カラー版 国際診療のための
小児科アトラス大事典

編集

ユーサティーン／サベッラ／スミス
メイヨー Jr. ／チャムリー／アパッチ

総監訳

五十嵐　隆

監訳

伊藤秀一／岡　　明／賀藤　均
清水俊明／三牧正和

西村書店

The Color Atlas of Pediatrics

Editors

Richard P. Usatine, MD
Professor, Family and Community Medicine
Professor, Dermatology and Cutaneous Surgery
Assistant Director, Medical Humanities Education
University of Texas Health Science Center at San Antonio
Medical Director, Skin Clinic, University Health System
San Antonio, Texas, USA

Camille Sabella, MD
Associate Professor of Pediatrics
Vice Chair for Education, Pediatric Institute
Center for Pediatric Infectious Diseases
Cleveland Clinic Children's
Cleveland, Ohio, USA

Mindy Ann Smith, MD
Clinical Professor
Department of Family Medicine
Michigan State University
East Lansing, Michigan, USA

E. J. Mayeaux, Jr., MD
Professor and Chairman, Department of Family and Preventive Medicine
Professor of Obstetrics and Gynecology
University of South Carolina School of Medicine
Columbia, South Carolina, USA

Heidi S. Chumley, MD
Executive Dean and Chief Academic Officer
American University of the Caribbean

Elumalai Appachi, MD, MRCP (UK)
Department of Pediatric Critical Care
Cleveland Clinic Children's
Cleveland, Ohio, USA

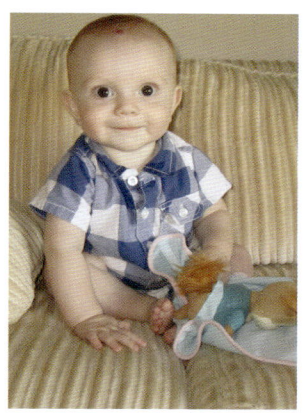 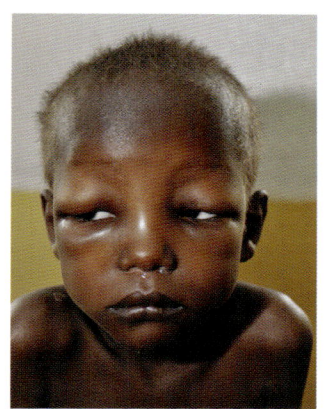 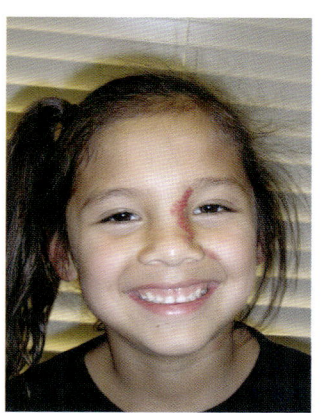 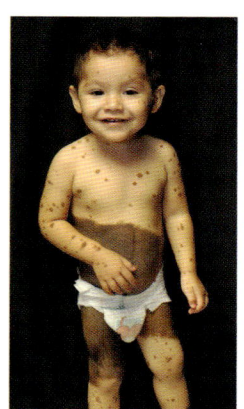

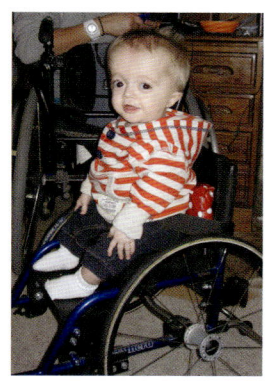 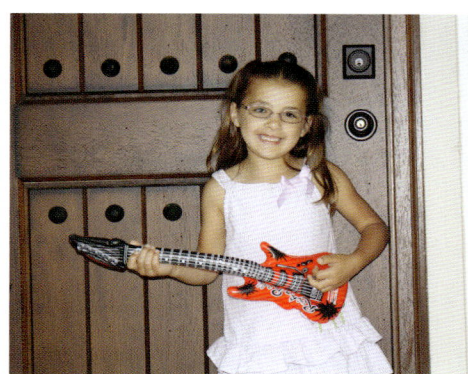 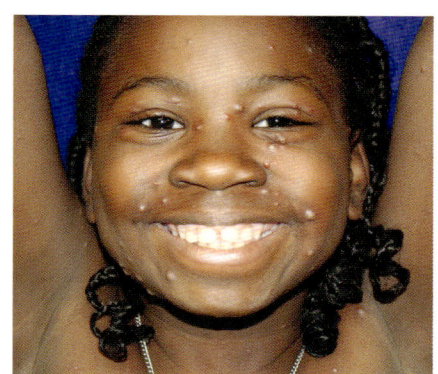

この本を，医学の研究と臨床の発展のため，私利私欲を捨て自分の病気やその苦悩を
世界に向けて開示，掲載することを了解してくださったすべての患者さんに捧げる。
彼らが彼らの病像を私たちに託してくれたことは，大変誇りであり，そして光栄なこ
とである。患者さんは，次世代を担う医療従事者を育てることにいつも協力してくだ
さり，私たちは，彼らからたくさんのことを学ばせていただいている。

総監訳者序文

　本書『カラー版 国際診療のための小児科アトラス大事典』（原題：*The Color Atlas of Pediatrics*）が完成したことを心から嬉しく思う。小児医療の subspecialty としての守備範囲は，内科に匹敵するだけでなく，それを超える subspecialty を含む広大なものである。また，小児医療の対象年齢は，わが国においてこれまでは新生児から15歳までであったが，欧米にならい，小児期に加えて思春期から成人に至るまでの年齢を対象とする傾向にある。さらに近年，医師，看護師，保健師，病棟保育士，チャイルドライフスペシャリスト，院内学級の教師など，小児医療に関係する職種も多様化してきている。

　そうしたなか，小児医療や小児疾患を理解するための教育的ツールとして，画像と写真（臨床所見の画像，X 線写真，CT および MRI 像，病理組織像など）をふんだんに掲載している本書は極めて有益である。わが国には画像と写真をふんだんに用いた本書のような小児科の教科書が存在しない。西村書店から本書の日本語訳を出版するお話をいただいたときに，その価値は極めて高いと判断した。そこで，病院長を中心とした国立成育医療研究センターのスタッフの意見を伺い，また各大学の先生方にもお力添えいただき，翻訳作業を分担することとした。完成された日本語訳は日本語としてこなれており，理解しやすいものになっている。

　小児科の疾患を理解するためには，その病態生理を知ることが重要である。さらに，common disease や稀少疾患を理解するために，疾患に特徴的な画像所見を言語としてだけでなく，画像として視覚を通して理解することも重要である。質の高い画像と写真をふんだんに用いている本書は，これらの点で他の類書の追随を許さない，充実した内容になっている（本書には姉妹編の内科アトラスもある）。

　さらに本書を通して，子どもや青年を biopsychosocial（生物的・心理的・社会的）にとらえ支援してゆこうとする米国の小児医療の基本的スタンスを理解することができる。

　わが国の小児医療や小児保健は大きな変革期を迎えつつある。小児医療を学ぶ方だけでなく，小児医療を教える立場の方にも本書は役に立つ教科書であり，ひとりでも多くの方に利用していただけることを願う。

国立成育医療研究センター理事長
五十嵐　隆

訳者一覧

総監訳者

五十嵐　　隆　　国立成育医療研究センター理事長／東京大学名誉教授

監訳者（五十音順）

伊藤　秀一　　横浜市立大学大学院医学研究科発生成育小児医療学 主任教授　8，9，64-73，120-134，172-178，215-220 章，付録
岡　　　明　　東京大学医学部小児科 教授　41-52，82-91，135-147，189-214 章
賀藤　　均　　国立成育医療研究センター 病院長　1-7，10-40 章
清水　俊明　　順天堂大学医学部小児科 教授　53-63，74-81，92-98，148-171，179-188，221-229 章
三牧　正和　　帝京大学医学部小児科 主任教授　99-119 章

訳者（章順）

石黒　　精　　国立成育医療研究センター教育研修センター センター長　1 章
中川　　聡　　国立成育医療研究センター教育研修センター 教育研修部長／手術・集中治療部 集中治療科診療部長　1 章
水口　浩一　　帝京大学医学部付属溝口病院　2，3 章
窪田　　満　　国立成育医療研究センター総合診療部 統括部長　2-7 章
益田　博司　　国立成育医療研究センター総合診療部総合診療科　4 章
田中　俊之　　前 国立成育医療研究センター放射線科　5 章
坂下　和美　　国立成育医療研究センター総合診療部総合診療科　6 章
前川　貴伸　　国立成育医療研究センター総合診療部総合診療科 診療部長　7 章
中尾　　寛　　国立成育医療研究センター総合診療部総合診療科　7 章
佐藤　厚夫　　たかさか小児科 院長　8，9，127-129 章
小澤　紘子　　川崎市立川崎病院眼科　10-14 章
仁科　幸子　　国立成育医療研究センター感覚器・形態外科部眼科 医長　10-14，16-19 章
片桐　　聡　　昭和大学病院整形外科　14-16 章
横井　　匡　　国立成育医療研究センター感覚器・形態外科部眼科　14-16 章
吉田　朋世　　国立成育医療研究センター感覚器・形態外科部眼科　16-19 章
守本　倫子　　国立成育医療研究センター感覚器・形態外科部耳鼻咽喉科 診療部長　20-23 章
藤井　可絵　　国立成育医療研究センター感覚器・形態外科部耳鼻咽喉科　24-27 章
小森　　学　　国立成育医療研究センター感覚器・形態外科部耳鼻咽喉科　28-31 章
吉浜　圭祐　　国立成育医療研究センター感覚器・形態外科部耳鼻咽喉科　32-34 章
馬場　祥行　　国立成育医療研究センター感覚器・形態外科部歯科 診療部長　35-40 章
中釜　　悠　　東京大学医学部小児科　41-47 章
田中　　優　　National Institutes of Health, National Cancer Institute　48-52 章
工藤　孝広　　順天堂大学医学部小児科 准教授　53-63 章
神垣　　佑　　横浜市立大学附属市民総合医療センター小児総合医療センター　64，65 章
松村　壮史　　神奈川県立こども医療センター感染免疫科　66，67 章
稲葉　　彩　　横浜市立大学附属市民総合医療センター小児総合医療センター　68，69 章
町田　裕之　　横浜市立大学附属市民総合医療センター小児総合医療センター　70，71 章
脇田　浩正　　総合周産期母子医療センター　72 章
花木　麻衣　　筑波大学小児科　73 章
吉川　尚美　　順天堂大学医学部小児科　74，75，79 章
八田　京子　　順天堂大学医学部小児科　76 章

小池　　良子	順天堂大学医学部小児科　77 章
三友　　聡美	順天堂大学医学部小児科　78 章
池尻　　佳奈	順天堂大学医学部小児科　80 章
細澤　麻里子	順天堂大学医学部小児科　81 章
竹中　　暁	東京大学医学部小児科　82-84 章
古川　　陽介	帝京大学医学部小児科　85-91 章
山﨑　　晋	順天堂大学医学部小児科　92，152，162，167 章
大塚　　宜一	順天堂大学医学部小児科　准教授　92-98，148-171 章
馬場　　洋介	順天堂大学静岡病院小児科　93，149，158 章
横倉　　友諒	順天堂大学医学部小児科　94，153，164，169 章
大島　　華倫	順天堂大学医学部小児科　95，160 章
米山　　俊之	順天堂大学医学部小児科　96，155，163，168 章
森　　真理	順天堂大学医学部小児科　97，151，166 章
稲毛　　英介	順天堂大学医学部小児科　98，156，157，170 章
山本　美佳智	帝京大学医学部小児科　99-107 章
髙橋　　和浩	帝京大学医学部小児科　99-107 章
中井　まりえ	帝京大学医学部小児科　108-114 章
星野　　英紀	帝京大学医学部小児科　108-114 章
元山　華穂子	帝京大学医学部小児科　115-119 章
小川　　英伸	帝京大学医学部小児科　115-119 章
清水　　博之	藤沢市民病院臨床検査科　医長　120-126 章
柏崎　　佑輔	横浜市立みなと赤十字病院小児科　医長　130 章
只木　　弘美	大和市立病院小児科　医長　131-133，217 章
宮沢　　啓貴	順伸クリニックわかば子供クリニック　院長　134 章
豊福　　悦史	東京大学医学部小児科　135-139 章
野木森 宜嗣	神奈川県立こども医療センター循環器内科　140-142 章
田中　　広輔	東京大学医学部小児科　143-147 章
本庄 明日香	順天堂大学医学部小児科　148，154，165，171 章
原　　良紀	横浜市立大学附属病院臨床研修センター　172，178 章
西村　　謙一	横浜市立大学附属病院小児科　173，176 章
野澤　　智	横浜市立大学附属病院小児科　174 章
大原 亜沙実	横浜市立大学附属病院小児科　175，177 章
松永　　展明	順天堂大学医学部小児科　179 章
久田　　研	順天堂大学医学部小児科　准教授　179-188 章
五十嵐　成	順天堂大学医学部小児科　180，181 章
小松　　充孝	賛育会病院小児科　182，183 章
中尾　　彰裕	順天堂大学医学部小児科　184，185 章
辻脇　　篤志	順天堂大学医学部小児科　187 章
田中　　沙季	順天堂大学医学部小児科　188 章
柴村　　美帆	東京大学医学部小児科　189-200 章
星野　　愛	東京大学大学院医学系研究科国際保健学専攻発達医科学　201-208 章
半谷 まゆみ	東京大学医学部小児科　209-214 章
早野　　聡子	大和市立病院小児科　医長　215 章
福冨　　崇浩	ふくとみ小児科　院長　216 章
石津　　博子	済生会横浜市東部病院小児科　医長　218 章
藤田　　真弓	神奈川県立こども医療センターアレルギー科　219 章
塩谷　　裕美	国立病院機構横浜医療センター小児科　医長　220 章
高橋　　健	順天堂大学医学部小児科　准教授　221-228 章
田久保 憲行	順天堂大学医学部小児科　准教授　229 章
林　　裕介	順神会横浜緑園丘の上クリニック小児科　付録 A
岩崎　　志穂	いわさきしほ小児科　院長　付録 B

序　文

　小児科医は，小児期に発症する遺伝性疾患，先天性疾患，感染症，皮膚疾患など変化に富んだ疾患を診ている。患者の外観や，X線検査・超音波検査による人体内部の画像など，診断の助けになる画像をひとまとめにしたこのアトラスは，小児科医にとって大きな助けとなるだろう。このたび，「臨床に役立つ」という目的のもとに 2,000 枚を超える優れた画像を集めた最新の小児科アトラスを出版できることは，編集者一同の誇りである。読者は，本書に掲載された何枚かの画像に驚かれることと思う。画像は，患者の身の上にふりかかった様々なことについて，多くの情報を読者に与えてくれる。

　本書は初版を世に出すまでに，長い年月を要した。しかし，この出版に要した長い年月は，われわれにとって多くのすばらしいメンターに激励され，かつ彼らから薫陶を受けた年月であり，診療における理学所見の重要性を改めて認識することのできた時間でもあった。そして，なにより幸運なことに，われわれは医学生やレジデントの教育のために，多くの症例写真を長年にわたって集積していた。そうした画像を本書の読者と共有できることは大変名誉なことである。この包括的な小児アトラスをつくりあげるために，症例，画像，病態などについて，多大な知識を提供してくれた優秀な執筆者たちに心から感謝申し上げたい。

　本書は小児や思春期の青少年の医療に従事する多くの人々を対象としている。特に医学生，レジデント，看護師，認定・専門看護師，開業医，皮膚科医には大いに役立つものと自負している。

　本書はまた，医学を学んだり，教えたり，実践するために臨床的画像を見ることが好きな人々のための本でもある。実際に，この本は「画像とデジタル写真から学ぶ」と題した 1 章から始まる。本文中，最も重要な箇所では，解剖と病態生理に焦点を当てることを心がけた。また，出生から成人に至るまでの健康問題にも目を向け，小児科の本質的な事項をおさえつつ，児童虐待，新生児や思春期に多くみられる疾患，皮膚疾患，遺伝子異常などもカバーしている。

　臨床画像は，common disease や希少疾患の診断・治療に必要なエビデンスに基づく情報と一緒に検討されることでその価値を増している。本文は，箇条書きを多用するなど，要点をおさえた記述となるよう配慮した。各章は，「症例」の記載から始まる。この症例は，実際の患者の例をもとにしており，図説は，患者の状態が的確に伝わるような記載を心がけた。また本文中には適宜，推奨度（strength of recommendation：SOR）のマークを示した。至適な患者ケアにむけて，医学の科学という特性と，実際的技術という特性の 2 つの折り合いがうまくつくように，全章に挿入されている（SOR の詳細は各部のトビラおよび巻末の付録 A を参照）。

　本が出版された後にも臨床の知見はどんどん新しくなっていく。変化をつづける最新の医学情報を常にアップデートしていくために，ネットで検索できる情報を活用されることをお勧めする（章ごとに有用な URL を紹介している。巻末参照）。本書によって患者ケアが一層充実し，皆様の日頃の診療が魅力のあるものになるよう願うものである。

編集者一同

謝　辞

　　多くの優秀な医師，写真撮影者，検査技師などメディカル・スタッフの協力がなければ，本書の出版は不可能だっただろう。本書は多くの国の方々から写真を提供いただき，それらの写真には，撮影者または提供者のお名前を記載した。幾人かの方々からは大変多くの写真を提供いただき，大いに助けていただいた。心より感謝申し上げる。「皮膚疾患」を扱った章の写真，本文，校正においては，University of Texas Health Sciences Center San Antonio（UTHSCSA）の皮膚科の方々から多大なお力添えをいただいた。この数年間，私（Richard P. Usatine）は UTHSCSA 皮膚科の仲間やレジデントと一緒に働くことができて幸運であった。彼らは本書の完成に惜しみない協力をしてくれた。プログラム・オフィサーの Eric Kraus 医師には，特に水疱性疾患の章に素晴らしい多くの写真をご提供いただいた。また Kraus 医師は，皮膚科が収集した 35 mm スライド集を私が自由に閲覧できるよう，とりはからってくださった。Jeff Meffert 医師と John Browning 医師には多くの章に写真を提供していただいた。ルイジアナ州の Sr. Jack Resneck 医師には，彼の 40 年以上にわたる臨床実務から得られたスライドを丹念に見返していただき，E. J. Mayeaux, Jr. 医師にそれらのスライドを提供していただいた。本書には，Resneck 医師の豊富な経験が反映されているといっていいであろう。

　　UTHSCSA の頭頸部診療科からもまた，多大な貢献をいただいた。特に Frank Miller 医師，Blake Simpson 医師には心より御礼を申し上げたい。UTHSCSA 小児科の面々には，「児童虐待」，「中耳炎」の章で助けていただいた。なかでも「児童虐待」の章で，Nancy Kellogg 医師から写真の提供や専門的助言をいただけたことは幸運であった。また，写真撮影と皮膚科に情熱をもって仕事にあたられている，ニューメキシコ州の家庭医である Dan Stulberg 医師からも，多くの写真をご提供いただいた。

　　われわれの学生や，本書の執筆者の方々にも感謝したい。UTHSCSA の学生，レジデント，そして Michigan State University のプライマリケアに関する FD（Faculty Development：教員が授業内容・方法を改善し向上させるための組織的な取組の総称〈文部科学省の HP より〉）プログラムのフェローの皆さんには，各章の執筆，写真の提供に熱心に取り組んでいただき，本書の完成に大きく貢献いただいた。こうした若い人たちを指導できたこと，また彼らと一緒に執筆できたことに感謝したい。さらに今回は，私（Usatine）の元で働いている皮膚科フェローが協力してくれたことにも感謝したい。われわれの皮膚科や関連クリニックで診療に携わっている聡明なる医師たちと一緒に仕事をすることによって，彼らのアカデミックな支援や人間形成の上での手助けをすることができたのではと思うが，私自身にとっても学ぶことが多かったといっていい。

　　そしてもちろん，本書の共同編集者である Camille Sabella 医師，Elumalai Appachi 医師，Mindy Ann Smith 医師，E. J. Mayeaux, Jr. 医師，Heidi S. Chumley 医師の才能あふれる執筆／編集能力がなければ，本書の出版はなかった。これらの医師たちは長年の臨床，または教育経験から得たものを，このアトラスの中に惜しみなく表現しているといってもよいであろう。

Sabella 医師，Appachi 医師，Mayeaux, Jr. 医師からは多くの写真を提供いただいた。また，Cleveland Clinic Children's の多くの医師たちにも執筆，写真提供に尽力いただいた。彼らの献身的ともいえる仕事ぶりには深く感謝している。彼らの教育に対する専門的知識，忍耐強さ，熱意には，ただただ感謝するのみである。また，Cleveland Clinic Children's の写真保管部門の責任者で Cleveland Clinic 小児科の創始者のひとりである故 Robert Mercer 医師にも心から感謝申し上げる。彼から提供いただいた写真は，本書全体を特徴づけているといっても過言ではない。Mercer 医師は熱心な臨床家であり，教育家であった。小児科分野における彼の貢献に敬意を表したい。また，われわれは Daniel Shapiro 医師の存在を忘れてはならない。彼は写真の収集，安全な保管，そして写真のファイルを教育のために使用することについて大きな貢献をされた。

　さらには，写真の撮影および本書への転載について快諾してくださった患者さんたちにも感謝しなければならない。彼らのおかげで，一部を除き，隠すことなく顔全体を写した貴重な写真を数多く掲載することができた。患者さんたちからは，出版を前提にした写真の使用承諾書を快くいただくことができた。ただし，10 年以上前に撮影された写真については，承諾書がもはや有効ではないため，口頭で承諾を得たうえで目の部分を隠して掲載させていただいた。

　以下に，各編集者から一言ずつ感謝の意を表する。

■Richard P. Usatine（リチャード・P・ユーサティーン）より：本書が世に出るまで，多くのサポートをしてくれた家族に感謝する。家族には迷惑をかけてしまった。臨床と医学教育という日常の仕事をしつつ，本書を執筆するのに夜間や週末の長い時間を費やしてしまったが，そのあいだも家族は私を支えてくれた。このアトラスを完成させるために私は懸命に努力してきたが，それは愛する妻，素晴らしい娘，立派に成長した息子，賢明な婿，そして私の人生に新たな意味をもたらしてくれた可愛い孫息子のおかげである。本書の制作を通して，Camille Sabella 医師には，彼の確固たる職業倫理，人としての温かさ，素晴らしいユーモアで支えてもらった。心からの感謝を表したい。彼のような素晴らしい仕事仲間は人生においてそうはいない。本書の完成まで，ことあるごとに，われわれは互いに尊敬し合い，いたわり合い，そして思いやりながら，一緒に仕事をすることができた。

■Camille Sabella（カミーユ・サベッラ）より：妻 Paula，3 人の子どもたち Carmen, Julia, Annmarie の絶え間ないサポート，愛情，励ましに感謝する。彼らのユーモアセンスは，本を完成させる作業において，かつ私がバランス感覚を失わずに仕事をする上で，大きな助けになった。個人的には Richard P. Usatine 医師に，彼の知識，知恵，そして経験を分かち合う機会を与えていただいたこと，そして，彼のこのアトラスに対する無私無欲の貢献に御礼申し上げたい。また，Cleveland Clinic Children's の同僚たちの，患者や学術的使命に対する献身的姿勢に感謝する。

■Mindy Ann Smith（ミンディ・アン・スミス）より：夫 Gary，娘 Jenny は，私が執筆・編集中にフレーズや言葉の使い方などで迷ったとき，嫌な顔ひとつせず付き合い，サポートしてくれたことに感謝したい。また，Barry Weiss 医師，Mark Ebell 医師，Richard P. Usatine 医師，Suzanne Sorkin 医師，Leslie Shimp 医師には，私が編集者として一人前になるまで手助けしてくださったことに御礼申し上げる。

■E. J. Mayeaux, Jr.（E・J・メイヨー Jr.）より：本書を完成させるのに，多くの時間を割き，かつ長時間パソコンに向かう私に理解を示してくれた妻と家族に感謝する。また，どのような状況になってもユーモアのある見方・考え方を見つけてくれて，いつも私の話し相手となり，愛を与えてくれた Bob（Papa Bob）Mitchell に本書を捧げる。そして，University of South Carolina の Columbia 校の家庭医学・予防医学科の私の新しい仕事仲間にも御礼申し上げたい。われわれは，これから大きなことを成し遂げます！

■Heidi S. Chumley（ハイディ・S・チャムリー）より：夫の John Delzell に感謝する。彼は，しばしば収拾のつかなくなった私の生活に愛と心の安寧をもたらしてくれた。そして，私の子どもたち Cullen，Sierra，David，Selene，Jack は，私に喜びを与え，この仕事を継続するためのやる気を奮い立たせてくれた。夜遅くまで起きて本書の仕事を続ける，気難しくて疲れたママのところに，彼らは順々にやって来ては元気づけてくれた。私は本当に幸せ者である。

■Elumalai Appachi（エルマライ・アパッチ）より：小児科臨床の術や，病気をもつ子どもたちへの接し方を教えていただいた，すべての医師や患者さんたちに感謝する。私はこの機会を得て改めて，私が医師となって病気の子どもたちに尽くすことを願った両親のことを思い出した。最後に，私が学んだことを皆と分かち合う機会を与えてくれた Camille Sabella 医師に御礼を申し上げる。

　最後に，この企画が有益であるという信念をもって，決してあきらめず，本書が出来上がるまで惜しみずに力を尽くしてくれた McGraw-Hill 社の James Shanahan，Alyssa Fried，Karen Edmonson に，編集者一同，心から御礼を申し上げる。

編集者一同

執筆者一覧

Nazha Abughali, MD
Department of Pediatrics
Metrohealth Medical Center
Case Western Reserve University
Cleveland, Ohio

Shoghik Akoghlanian, MD
Fellow, Pediatric Rheumatology
University Hospitals Case Medical
Center
Rainbow Babies & Children's Hospital
Cleveland, Ohio

Sophia Ali, MD
Department of Pediatric Gastroenter-
ology and Hepatology
Cleveland Clinic Children's
Cleveland, Ohio

Naim Alkhouri, MD
Department of Pediatric Gastroenter-
ology and Hepatology
Cleveland Clinic Children's
Cleveland, Ohio

Anna Allred, MD
Resident Physician
Department of Neurological Surgery
University of Texas South Western
Medical Center
Dallas, Texas

Homa Amini, DDS, MPH, MS
Postdoctoral Program Director and
Associate Professor of Pediatric Den-
tistry
Division of Pediatric Dentistry and
Community Oral Health
The Ohio State University and Nation-
wide Children's Hospital
Columbus, Ohio

James Anderst, MD, MS
Division of Child Abuse and Neglect
Associate Professor
Children's Mercy Hospital
UMKC School of Medicine
Kansas City, Missouri

Samantha Anne, MD, MS
Assistant Professor of Surgery
Pediatric Otolaryngology
Head & Neck Institute, Cleveland
Clinic
Cleveland, Ohio

Elumalai Appachi, MD, MRCP
Department of Pediatric Critical Care
Cleveland Clinic Children's
Cleveland, Ohio

Swathi Appachi, BS
Medical Student
Cleveland Clinic Lerner College of
Medicine
Case Western Reserve University
Cleveland, Ohio

Marjan Attaran, MD
The Cleveland Clinic
Womens' Health Institute
Head Pediatric and Adolescent Gyne-
cology
Cleveland, Ohio

Hend Azhary, MD
Assistant Professor
Department of Family Medicine
Michigan State University College of
Human Medicine
East Lansing, Michigan

Peter Aziz, MD
Pediatric Electrophysiology
Department of Pediatric Cardiology
Cleveland Clinic Children's
Cleveland, Ohio

Michael Babcock, MD
Colorado Springs Dermatology Clinic
Colorado Springs, Colorado

Keith Bachmann, MD
Orthopedic Surgery Resident
Department of Orthopedic Surgery
Cleveland Clinic
Cleveland, Ohio

Yoon-Soo Cindy Bae-Harboe, MD
Boston University Hospital
Medical Center Department of Derma-
tology
Boston, Massachusetts

R. Tracy Ballock, MD
Department of Orthopedic Surgery
Cleveland Clinic
Cleveland, Ohio

Luke Baudoin, MD
Associate Professor of Family Medi-
cine
LSUHSC Shreveport
Shreveport, Louisiana

Ruth E. Berggren, MD
Professor of Medicine
Division of Infectious Diseases
University of Texas Health Science
Center
San Antonio, Texas

Steven N. Bienvenu, MD, FAAP
Associate Clinical Professor of Pediat-
rics
Chief, Section of Ambulatory Care
Director, LSU Children's Clinic
Department of Pediatrics
Louisiana State University Health Sci-
ences Center
Shreveport, Louisiana

James R. Boynton, DDS, MS
Clinical Associate Professor and Direc-
tor
Pediatric Dentistry
Department of Orthodontics and Pedi-
atric Dentistry
University of Michigan School of Den-
tistry
Ann Arbor, Michigan

Allison W. Brindle, MD
Staff Pediatrician
Department of General Pediatrics
Cleveland Clinic Children's
Cleveland, Ohio

Margaret L. Burks, MD
Student Affiliate School of Medicine
University of Texas Health Science
Center at San Antonio
San Antonio, Texas

Timothy Campbell, MD
Allergy and Immunology Fellow
Cleveland Clinic
Cleveland, Ohio

Kevin Carlisle, MD
Resident
Department of Family Medicine
Louisiana State University
Shreveport, Louisiana

Nancy Carst, MSW
Nancy Carst, MSW
Bereavement Specialist
Haslinger Family Center for Pediatric
Palliative Care
Akron Children's Hospital
Akron, Ohio

Julie Cernanec, MD, FAAP
Julie Cernanec, MD FAAP
Department of Pediatric Hospital
Medicine
Cleveland Clinic Children's
Cleveland, Ohio

Melissa M. Chan, MD
Family Practicioner
Sutter East Bay Medical Foundation

Albany, California

Pierre Chanoine, MD
Drexel University School of Medicine
Philadelphia, Pennsylvania
St. Christopher's Hospital for Children
Philadelphia, Pennsylvania

Alia Chauhan, MD, FAAP
Assistant Professor
Department of Pediatrics
Hofstra North Shore–LIJ School of
Medicine
New Hyde Park, New York

Debby Chuang, MD
Urology Institute
University Hospitals of Cleveland
Case Western Reserve University
Cleveland, Ohio

Heidi S. Chumley, MD
Executive Dean and Chief Academic
Officer
American University of the Caribbean

Joshua Rai Clark, MD
Family Medicine House Officer 2
Louisiana State University Health Sci-
ences Center
Shreveport, Louisiana

Sigrid M. Collier, MD
Med Derm Resident
University of Minnesota
Minneapolis, Minnesota

Thomas J. Corson, DO
Emergency Medicine Resident
University of Connecticut School of
Medicine
Hartford Hospital
Hartford, Connecticut

Lara Danziger–Isakov, MD, MPH
Associate Professor of Pediatrics
Division of Infectious Disease
Cincinnati Children's Hospital Medical
Center
Cincinnati, Ohio

Kshama Daphtary, MBBS, MD, FAAP
Department of Pediatric Critical Care
Cleveland Clinic Children's
Cleveland, Ohio

John DiFiore, MD
Department of Pediatric Surgery
Cleveland Clinic Children's
Cleveland, Ohio

Gregor Dückers, MD
Helios Clinic Krefeld Children's Hospi-
tal
Department for Pediatric Immunology
Krefeld, Germany

David S. Ebenezer, MD
Department of Orthopaedic Surgery

Cleveland Clinic
Cleveland, Ohio

Brian Elkins, MD
Associate Professor of Clinical Family
Medicine
LSU Health Sciences Center
Department of Family Medicine and
Comprehensive Care
Shreveport, Louisiana

Katharine Eng, MD
Department of Pediatric Gastroenter-
ology and Hepatology
Cleveland Clinic Children's
Cleveland, Ohio

Gavin A. Falk, MD
Resident Surgeon
Department of General Surgery
Cleveland Clinic Foundation
Cleveland, Ohio

Angela M. Fals, MD, FAAP
Diplomate, American Board of Obesity
Medicine
Medical Director
Florida Hospital for Children
Center for Child and Family Wellness
Orlando, Florida

Cristina Fernandez, MD
Associate Professor of Pediatrics
Creighton University Children's Physi-
cians Medical Director
HEROES Program, Associate Program
Director
UNMC/Creighton Univeristy/Chil-
dren's Hospital and Medical Center
Omaha, Nebraska

Lindsey B. Finklea, MD
Dermatologist
San Antonio, Texas

Aron Flagg, MD
Department of Pediatric Hematology
and Oncology
Cleveland Clinic Children's
Cleveland, Ohio

Anthony Todd Flowers, MD
Family Physician
Louisiana State University Health Sci-
ences Center
Shreveport, Louisiana

Charles B. Foster, MD
Associate Professor of Pediatrics
Center for Pediatric Infectious Diseases
Cleveland Clinic Children's
Cleveland, Ohio

Kelli Hejl Foulkrod, MS
Psychotherapist/Yoga Teacher
Psychology Center of Austin
Austin, Texas

Jeremy A. Franklin, MD
Director, Medical Sciences
MedImmune LLC.
Lubbock, Texas.

Sarah Friebert, MD
Director
Haslinger Family Center for Pediatric
Palliative Care
Akron Children's Hospital
Akron, Ohio

Neil Friedman, MBChB
Pediatric Neurologist
Staff Physician, Center for Pediatric
Neurology
Neurological Institute
Cleveland Clinic
Cleveland, Ohio

Kimberly Giuliano, MD
Assistant Professor of Pediatrics
Department of General Pediatrics
Cleveland Clinic Children's
Cleveland, Ohio

Wanda C. Gonsalves, MD
Professor and Vice Chair
Department of Family and Community
Medicine
University of Kentucky College of
Medicine
Lexington, Kentucky

Blanca E. Gonzalez, MD
Assistant Professor of Pediatrics
Center for Pediatric Infectious Diseases
Cleveland Clinic Children's
Cleveland, Ohio

Ryan C. Goodwin, MD
Center Director, Pediatric Orthopae-
dics and Scoliosis Surgery
Fellowship Director, Pediatric Ortho-
paedics and Scoliosis Surgery
Associate Residency Program Director
Department of Orthopedic Surgery
Cleveland Clinic
Cleveland, Ohio

Elizabeth Sutton Gosnell, DMD, MS
Assistant Professor of Clinical Den-
tistry
Director, Pre–Doctoral Pediatric Den-
tistry
The Ohio State University College of
Dentistry
Nationwide Children's Hospital
Columbus, Ohio

Kelly Green, MD
Ophthalmology, Private Practice
Marble Falls Texas
Clinical Assistant Professor
Department of Ophthalmology
University of Texas Health Science
Center
San Antonio, Texas

Justin Greiwe, MD
Allergy and Immunology Fellow
Cleveland Clinic
Cleveland, Ohio

Heather M. Guillot, MD
Assistant Professor of Clinical Family
Medicine
LSU Health Sciences Center
Department of Family Medicine and
Comprehensive Care
Shreveport, Louisiana

David Gurd, MD
Director of Pediatric Spinal Deformity
Staff Physician, Department of Ortho-
pedic Surgery
Cleveland Clinic
Cleveland, Ohio

Meredith Hancock, MD
Preliminary Resident Internal Medi-
cine
Loyola University Medical Center
Maywood, Illinois

Jimmy H. Hara, MD, FAAFP
Professor of Clinical Family Medicine
David Geffen School of Medicine at
UCLA
Los Angeles, California

Tara Harwood, MS, RD, CSP, LD
Pediatric Dietitian
Cleveland Clinic Children's
Cleveland, Ohio

Karen Hawley, MD
Otolaryngology, Resident Physician
Head and Neck Institute
Cleveland Clinic
Cleveland, Ohio

John H. Haynes, Jr., MD
Family Physician
Rural Family Practice Program Director
Chief of Staff, North Caddo Medical
Center
Vivian, Louisianna

David Henderson, MD
Associate Dean, Medical Student
Affairs
Associate Professor
Department of Family Medicine
University of Connecticut School of
Medicine
Farmington, Connecticut

Nathan Hitzeman, MD
Faculty, Sutter Health Family Medi-
cine Residency Program
Sacramento, California

Janalee Holmes, MD
Resident Physician
Head and Neck Institute
Cleveland Clinic
Cleveland, Ohio

Ashley D. Hopkins, MD
Fellow
Child Abuse Pediatrics
The Children's Mercy Hospital
Kansas City, Missouri

Anne Hseu, MD
Head and Neck Institute
Cleveland Clinic
Cleveland, Ohio

Karen A. Hughes, MD
Associate Director
North Mississippi Center Family Med-
icine Residency Program
Tupelo Mississippi

Khalilah Hunter-Anderson, MD
Assistant Professor
Department of Traumatology & Emer-
gency Medicine
University of Connecticut Health Center
Farmington, Connecticut

Sabine Iben, MD
Assistant Professor
Department of Neonatology
Pediatric Institute
Cleveland Clinic Children's
Cleveland, Ohio

Edward A. Jackson, MD
Covenant Medical Group
Saginaw Medicine
Clinical Professor of Family Medicine
Michigan State University College of
Human Medicine
Hemlock, Michigan

Meghan Drayton Jackson, DO
Chief Pediatric Resident
Cleveland Clinic Children's
Cleveland, Ohio

Halima S. Janjua, MD
Center for Pediatric Nephrology
Cleveland Clinic Children's
Cleveland, Ohio

Adeliza Jimenez, MD
Staff Physician
Southern California Permanente Medi-
cal Group
Downey, California

Brooke Johnston, MD
Fellow
Haslinger Family Center for Pediatric
Palliative Care
Akron Children's Hospital
Akron, Ohio

Skyler Kalady, MD
Assistant Professor of Pediatrics
Department of General Pediatrics
Cleveland Clinic Lerner College of
Medicine of Case Western Reserve
University,
Cleveland Clinic Children's

Cleveland, Ohio

Jonathan B. Karnes, MD
Assistant Clinical Professor
Dartmouth School of Medicine
Main Dartmouth Family Medicine
Residency
Augusta, Maine

Jennifer A. Keehbauch, MD, FAAFP
Director of Research, Graduate Medi-
cal Education
Florida Hospital
Assistant Director, Family Medicine,
Residency, Florida Hospital
Director, Women's Medicine Fellow-
ship, Florida Hospital
Orlando, Florida

Nancy D. Kellogg, MD
Professor of Pediatrics
Chief, Division of Child Abuse
Unitersity of Texas Health Science
Center at San Antonio
San Antonio, Texas

Amor Khachemoune, MD
Attending Physician, Dermatologist
Mohs Surgeon and Dermatopathologist
Veterans Affairs Medical Center
Brooklyn, New York

Joel Kolmodin, MD
Resident, Department of Orthopedic
Surgery
The Cleveland Clinic
Cleveland, Ohio

Catherine Kowalewski, DO
Assistant Chief of Dermatology
STVHCS
Assistant Professor Dermatology
University of Texas San Antonio
San Antonio, Texas

Robert Kraft, MD
Clinical Assistant Professor
Department of Family and Community
Medicine
University of Kansas School of Medi-
cine
Wichita, Kansas

Paul Krakovitz, MD
Vice Chairman Surgical Operations
Section Head of Pediatric Otolaryngology
Head and Neck Institute
Cleveland Clinic
Cleveland, Ohio

Jennifer Krejci-Mannwaring, MD
Assistant Professor
Division of Dermatology
University of Texas Health Science
Center at San Antonio
San Antonio, Texas

Ashok Kumar, DDS, MS
Associate Professor of Pediatric Den-

tistry
Division of Pediatric Dentistry and Community Oral Health
The Ohio State University and Nationwide Children's Hospital
Columbus, Ohio

Charles Y. Kwon, MD
Center for Pediatric Nephrology
Cleveland Clinic Children's
Cleveland, Ohio

Katherine B. Lee, MD
Assistant Professor of Surgery
Cleveland Clinic Lerner College of Medicine of Case Western Reserve University
Cleveland Clinic Breast Center
Cleveland Clinic
Cleveland, Ohio

Jose Lozada, MD
Resident–General Surgery
Cleveland Clinic
Cleveland, Ohio

Megha Madhukar, MD
Resident
Department of Radiology
Penn State Hershey Radiology
Hershey, Pennslyvania

Lori A. Mahajan, MD
Fellowship Director
Department of Pediatric Gastroenterology
Cleveland Clinic Children's
Cleveland, Ohio

Amara Majeed, MBBS
The Aga Khan University Medical College
Karachi, Pakistan

Prashant Malhotra, MD, FAAP
Prashant Malhotra, MD, FAAP
Department of Otolaryngology Head and Neck Surgery
Nationwide Children's Hospital
Assistant Professor, Ohio State University
Columbus, Ohio

Bridget Malit, MD
Pediatric Resident
Department of Pediatrics
Weil Cornell Medical College
New York, New York

David Mandell, MD
Clinical Associate Professor
NOVA Southestern University College of Osteopathic Medicine
Division of Otolaryngology
Davie, Florida

Andreas Marcotty, MD
Assistant Clinical Professor
Cleveland Clinic Lerner School of Medicine
Cole Eye Institute, Cleveland Clinic

Section, Pediatric Ophthalmology
Cleveland, Ohio

Michaela R. Marek, MD
Dermatology Resident
University of Texas Health Sciences Center
San Antonio, Texas

Michelle Marks, DO, FAAP, FHM
Chair, Department of Pediatric Hospital Medicine
Cleveland Clinic Children's
Cleveland, Ohio

Nathan Scott Martin, MD
Chief Resident in Emergency Medicine/Family Medicine Combined Program
LSU Health Sciences Center
Shreveport, Louisiana

Raed Bou Matar, MD
Center for Pediatric Nephrology
Cleveland Clinic Children's Hospital
Cleveland, Ohio

Jessie Maxwell, MD
Department of Pediatrics
Metrohealth Medical Center,
Case Western Reserve University
Cleveland, Ohio

Rachna May, MD FAAP
Department of Pediatric Hospital Medicine
Cleveland Clinic Children's
Cleveland, Ohio

E.J. Mayeaux, Jr., MD, DABFP, FAAFP
Professor and Chairman
Department of Family and Preventive Medicine
Professor of Obstetrics and Gynecology
University of South Carolina School of Medicine
Columbia, South Carolina

Maria D. McColgan, MD
Assistant Professor
Departments of Pediatrics and Emergency Medicine
Director, Child Protection Program
Drexel University College of Medicine
Philadelphia, Pennslyvania

Stacy McConkey, MD, FAAP
Pediatric Residency Program Director
Florida Hospital for Children
Orlando, Florida

Carolyn Milana, MD
Assistant Professor of Pediatrics
Stony Brook Long Island Children's Hospital
Stony Brook, New York

William A. Miller, MD, MPH, MSc
Resident Physician
Department of Neurological Surgery

University of Texas Southwestern Medical Center
Dallas, Texas

Shashi Mittal, MD
Family Physician
MedFirst Northeast Primary Care Clinic
San Antonio, Texas

Arunkumar Modi, MD MPH
Department of Pediatric Hematology and Oncology
Cleveland Clinic Children's
Cleveland, Ohio

Jonathan Moses, MD
Department of Pediatric Gastroenterology
Cleveland Clinic Children's
Cleveland, Ohio

Melissa Muszynski, MD
Resident, Department of Dermatology
Georgetown University Hospital
Washington Hospital Center, Washington DC

Todd D. Nebesio, MD
Associate Professor of Clinical Pediatrics
Department of Pediatrics
Section of Pediatric Endocrinology/Diabetology
Indiana University School of Medicine
Riley Hospital for Children
Indianapolis, Indiana

Lisanne Newton, MD
Department of Allergy and Immunology
Cleveland Clinic Children's
Cleveland, Ohio

Tim Niehues, MD
Professor of Pediatrics
Helios Clinic Krefeld Children's Hospital
Department for Pediatric Immunology
Krefeld, Germany

Vera Okwu, MD
Department of Pediatric Gastroenterology
Cleveland Clinic Children's
Cleveland, Ohio

Kyra Osborne, MD
Otolaryngology, Resident Physician
Head and Neck Institute
Cleveland Clinic
Cleveland, Ohio

Asif Padiyath, MD
Pediatric Resident
Cleveland Clinic Children's
Cleveland, Ohio

Rita Pappas, MD, FAAP, FHM
Staff, Department of Pediatric Hospital Medicine
Cleveland Clinic Children's
Cleveland, Ohio

Ellen Park, MD
Department of Pediatric Radiology
Cleveland Clinic Children's
Cleveland, Ohio

Nisha Patel, MD
Department of Pediatric Gastroenter-
ology and Hepatology
Cleveland Clinic Children's
Cleveland, Ohio

Denise Powers-Fabian, MSSA, LISW-S
Social Worker
Haslinger Family Center for Pediatric
Palliative Care
Akron Children's Hospital
Akron, Ohio

Matthew Prine, MD
Chief Resident
Rural Family Practice Program
Louisiana State University Health Sci-
ences Center
Shreveport, Louisiana

Athar M. Qureshi, MD
Associate Director
CE Mullins Catheterization Laborato-
ries
Texas Children's Hospital,
Associate Professor of Pediatrics
Baylor College of Medicine
Houston, Texas

Karthik Rajasekaran, MD
Head and Neck Institute
Cleveland Clinic
Cleveland, Ohio

Vidya Raman, MD
Assistant Professor
Section of Pediatric Rheumatology
Nationwide Children's Hospital
Columbus, Ohio

Rachel M. Randall
Center for Pediatric Orthopaedics
Orthopaedic and Rheumatology Institute
Cleveland Clinic
Cleveland, Ohio

Brian Z. Rayala, MD
Assistant Professor
Department of Family Medicine
University of North Carolina School of
Medicine
Chapel Hill, North Carolina

Samiya Razvi, DCH, MD
Pediatric Pulmonologist
Department of Pediatrics
Apollo Hospitals, Jubilee Hills
Hyderabad, India

Katie Reppa, MD
Resident
University of Pittsburgh
Pittsburgh, Pennsylvania

Olvia Revelo, MD
Family Physician
Houston, Texas

Peter Revenaugh, MD
Head and Neck Institute
Cleveland Clinic
Cleveland, Ohio

Karl T. Rew, MD
Assistant Professor of Family Medi-
cine and Urology
University of Michigan Medical School
Ann Arbor, Michigan

Paul J. Rychwalski, MD
Associate Professor of Ophthalmology
and Pediatrics
Cleveland Clinic Lerner College of
Medicine
Case Western Reserve University
Staff Ophthalmologist
Cole Eye Institute, Cleveland Clinic
Cleveland, Ohio

Camille Sabella, MD
Associate Professor of Pediatrics
Vice Chair for Education, Pediatric
Institute
Center for Pediatric Infectious Diseases
Cleveland Clinic Children's
Cleveland, Ohio

Paula Sabella, MD, FAAP
Assistant Professor of Pediatrics
Department of Emergency Medicine
Akron Children's Hospital
Akron, Ohio

Paul M. Saluan, MD
Director, Pediatric and Adolescent
Sports Medicine
Department of Orthopaedic Surgery
Cleveland Clinic
Cleveland, Ohio

M. Jason Sanders, MD
Assistant Professor
Division of Community and General
Pediatrics
Department of Pediatrics
UT Health Medical School at Houston
Houston, Texas

Khashayar Sarabi, MD
Internal & Integrative Medicine
Irvine, California

Rebecca Schein, MD
Pediatric Infectious Diseases
Department of Pediatrics
MetroHealth Medical Center
Cleveland, Ohio

Melissa A. Scholes, MD
Assistant Professor Pediatric Otolaryn-
gology
Department of Otolaryngology
University of Colorado

Aurora, Colorado

Brian Schroer, MD
Associate Professor of Pediatrics
Lerner College of Medicine Cleveland
Clinic
Staff Pediatrics and Respiratory Insti-
tutes, Cleveland Clinic
Cleveland, Ohio

Emily Gale Scott, MD
Pediatric Emergency Medicine Attend-
ing Physician
Medical Director, Suture Program
Akron Children's Hospital
Akron, Ohio

Adriana Segura DDS, MS
Professor
Department of Comprehensive Dentistry
Associate Dean for Student Affairs
University of Texas Health Science
Center at San Antonio
Dental School
San Antonio, Texas

Federico G. Seifarth, MD
Department of Pediatric Surgery
Cleveland Clinic Children's
Cleveland, Ohio

Andrew Shedd, MD
Emergency Medicine Resident
Department of Emergency Medicine
Advocate Christ Medical Center
Oak Lawn, Illimois

Arun Singh, MD
Director, Ophthalmic Oncology
Cole Eye Instiute
Cleveland Clinic
Cleveland, Ohio

Abdul-Karim Sleiman
Faculty of Medicine and Medical Center
American University of Beirut
Beirut, Lebanon

Mindy A. Smith, MD, MS
Clinical Professor, Department of Fam-
ily Medicine
Michigan State University
East Lansing, Michigan
Deputy Editor, Essential Evidence Plus
Associate Medical Editor, FP Essentials

Linda M. Speer, MD
Professor and Chair Department of
Family Medicine
University of Toledo, College of Medi-
cine and Life Sciences
Toledo, Ohio

Anthony Stallion, MD
Chief of Pediatric Surgery
Pediatric Surgeon-in-Chief
Levine Children's Hospital
Jeff Gordon Children's Hospital
Carolinas Healthcare System

Concord, North Carolina

Ahila Subramanian, MD, MPH
Allergy and Immunology Fellow
Cleveland Clinic
Cleveland, Ohio

Di Sun, BS, MPH
Cleveland Clinic Lerner College of Medicine
Case Western Reserve University
Cleveland, Ohio

Joan Tamburro, DO
Pediatric Dermatology Staff
The Dermatology and Plastic Surgery Institute
Cleveland Clinic
Cleveland, Ohio

Dimitris N. Tatakis, DDS, PhD
Diplomate, American Board of Periodontology
Professor and Director, Advanced Education Program in Periodontics
Division of Periodontology, College of Dentistry, The Ohio State University
Columbus, Ohio

Julie Scott Taylor, MD, MSc
Associate Professor of Family Medicine
Director of Clinical Curriculum
Alpert Medical School of Brown University
Providence, Rhode Island

Stephen Taylor, MD
Associate Professor of Family Medicine
Louisiana State University Health Sciences Center
Family Medicine Rural Track
Shreveport, Louisiana

Danyal Thaver, MBBS
Otolaryngology, Resident Physician
Head and Neck Institute
Cleveland Clinic
Cleveland, Ohio

Sarat Thikkurissy, DDS, MS
Professor & Director, Residency Program
Department of Pediatric Dentistry and Orthodontics
Cincinnati Children's Hospital
Cincinnati, Ohio

Stefanie Thomas, MD
Department of Pediatric Hematology and Oncology
Cleveland Clinic Children's
Cleveland, Ohio

Margaret C. Thompson, MD, PhD

Department of Pediatric Hematology and Oncology
Cleveland Clinic Children's
Cleveland, Ohio

Carla Torres–Zegarra, MD
Chief Pediatric Resident
The Pediatric Institute
Cleveland Clinic Children's
Cleveland, Ohio

Elias I. Traboulsi, MD
Head, Department of Pediatric Ophthalmology and Strabismus
Director, The Center for Genetic Eye Diseases
Cole Eye Institute
Cleveland Clinic
Cleveland, Ohio

Victor E. Uko, MD
Department of Pediatric Gastroenterology
Cleveland Clinic Children's
Cleveland, Ohio

Richard P. Usatine, MD
Professor of Family and Community Medicine
Professor of Dermatology and Cutaneous Surgery
Assistant Director, Medical Humanities Education
University of Texas Health Science Center at San Antonio
Medical Director, Skin Clinic, University Health System
San Antonio, Texas

Neil Vachhani, MD
Chair, Section of Pediatric Radiology
Cleveland Clinic Children's
Cleveland, Ohio

Ernest Valdez, DDS
Assistant Professor
Department of Oral and Maxillofacial Surgery
The University of Texas Health Science Center at San Antonio
San Antonio, Texas

Frits van der Kuyp, MD
Department of Medicine
Metrohealth Medical Center,
Case Western Reserve University
Cleveland, Ohio

Allison Vidimos, MD
Dermatology Department Chair and Dermatology staff
The Dermatology and Plastic Surgery Institute
Cleveland Clinic

Cleveland, Ohio

Holly H. Volz, MD
Resident Physician
The University of Texas Health Science Center at San Antonio
San Antonio, Texas

Eugene K. Vortia, MD
Department of Pediatric Gastroenterology
Cleveland Clinic Children's
Cleveland, Ohio

Yu Wah, MD
Assistant Professor
Department of Family and Community Medicine
University of Texas Health Science Center at Houston
Houston, Texas

Brian Williams, MD
Brian J. Williams Dermatology, Private Practice
Midvale, Utah

Lynn L. Woo, MD
Assistant Professor of Pediatric Urology
Case Western ReserveUniversity
Rainbow Babies & Children's Hospital
University Hospitals of Cleveland
Cleveland, Ohio

Matthew Wyneski, MD
Department of Pediatric Gastroenterology and Hepatology
Cleveland Clinic Children's
Cleveland, Ohio

Congjun Yao, MD
Adjunct Assistant Professor
Department of Family and Community Medicine
University of Texas Health Science Center
San Antonio, Texas

Dawood Yusef, MD
Center for Pediatric Infectious Diseases
Cleveland Clinic Children's
Cleveland, Ohio

Abbas H. Zaidi, MB, BS
Senior Clinical Fellow Cardiology
Department of Cardiology
Boston Children's Hospital
Boston, MA

Andrew Zeft, MD, MPH
Center for Pediatric Rheumatology
Cleveland Clinic Children's
Cleveland, Ohio

目　次

第14部　皮膚疾患 　395

第1部

画像やデジタル写真から学ぶ

SOR	定義
A	一貫して質が高く，かつ患者指向のエビデンス（科学的根拠）に基づいた推奨*
B	一貫性に欠けた，もしくは質に一部問題がある患者指向のエビデンスに基づいた推奨*
C	これまでのコンセンサス，通常行う診療行為，専門家の意見，疾患指向のエビデンス，または診断・治療・予防・スクリーニングについての症例報告に基づいた推奨*

- SOR：推奨度（strength of recommendation）
- 患者指向のエビデンス：死亡率，罹患率，患者の症状の改善などを意味する。
- 疾患指向のエビデンス：血圧変化，血液生化学所見などを意味する。
- ＊：さらなる詳細情報は，巻末の「付録A」を参照。

1 患者管理，学習，教育の強化に役立つアトラス

> 人は見ようとしているものしか見えない。
>
> Ralph Waldo Emerson

　読者が図1-1の物体を本，あるいは水族館や海の中で見たら，魚であるとすぐにわかるだろう。魚の分類を学んだ人であれば，尾びれが天使の頭，背びれと尻びれが天使の翼のように見えることから，これがエンゼルフィッシュであることも認識できよう。さらには，この魚の眼の上の青い円形の模様が王冠に見えることから，クイーンエンゼルフィッシュだと気づく人もいるだろう。

　医療における診断は，この魚をクイーンエンゼルフィッシュであると特定するのに必要な，ある種のパターン認識と同様な行為である。美しい鳥や，お気に入りの画家の絵画を認識することとも同じである。適切な認識（診断）につながる鍵を見つけようとすれば，おのずと見るべきものを見るようになる。それでは，どのようにしたら診断の手がかりとなる鍵を見つけることができるのだろうか。これについては，過去に特徴的な画像や実際の患者を一度でも見たことがあるという経験に勝るものはない。視覚から入った記憶は強く残り，脳の中で記憶を呼び起こすときの重要な回路を形成するのである。

　医療では，一見して診断をつけられないときに，どこをどのように見れば手がかりとなる鍵を見つけられるかを知っていることが大切である。たとえば，治りにくい頭皮の脂漏性湿疹と手の皮膚炎を呈する3歳女児が，セレンを含んだシャンプーと局所のステロイド薬という一般的な治療によっても改善しない場合を考えてみよう（図1-2，1-3）。訓練された臨床医ならば，頭皮と手の落屑や紅斑が皮膚炎だけの徴候ではないことを知っており，爪の変化（図1-4）や肘や膝周辺の落屑や紅斑（図1-5）といった乾癬の診断に至る鍵を探すものだ。熟練した臨床医は，どこの何を見るべきかを知っているので，乾癬の診断をつけることができる。

感覚を使う

　われわれ臨床医は視覚，聴覚，触覚，嗅覚から臨床情報を

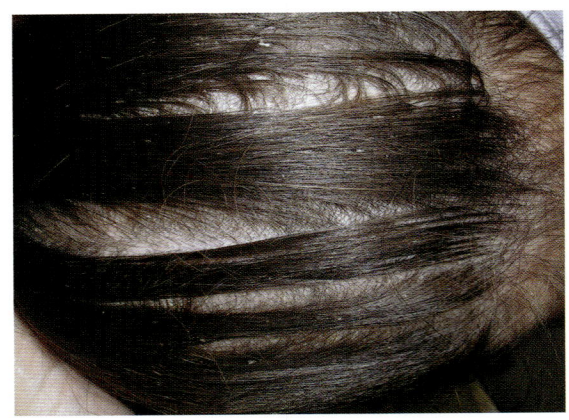

図1-2　3歳女児の頭皮にある鱗屑は1年の間，脂漏性湿疹と考えられてきた。頭部の皮膚炎のための幼児向けの適切な治療を施しても治らないとき，別の医師は乾癬と診断するために他の病気の手がかりを探した。(*Used with permission from Richard P. Usatine, MD*)

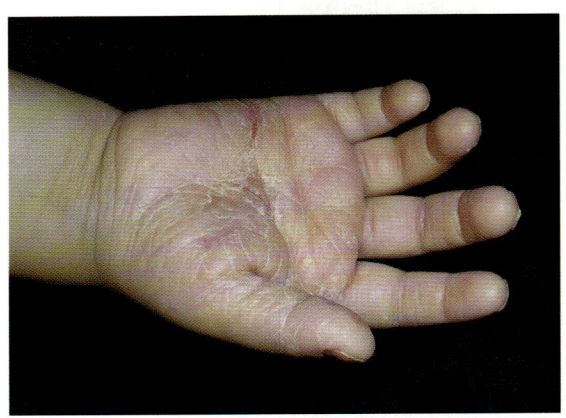

図1-3　図1-2と同患児の手掌にある鱗屑と亀裂。これによりアトピー性皮膚炎と考えられてきたが，別の医師が爪と膝を注意深く見て，初めて乾癬と正しく診断された。どこを探せば診断の鍵を得られるかを知っていることは，正しく診断するために大切である。(*Used with permission from Richard P. Usatine, MD*)

集めている。かつての臨床医は，糖尿病患者の甘い尿を味見したように味覚すら使用していたが，現代の医学では，味覚はほとんど使われなくなった。われわれは，心音・呼吸音・血管雑音を聞き，そして打診を用いて，診断につながる情報を得ている。われわれは，患者の体表の隆起物や振戦（振動），腫瘤を触診する。時には，嗅覚によって診断することもある。診断に結びつくにおいは，快適なものはめったにない。緑膿菌のもつ果実臭でさえも，市場に並んでいるような甘い果物のにおいとは異なる。五感に加えて，患者の病歴や検査値，より優れた画像診断によって患者の疾患を診断し管理することは，当然である。

　本書をつくろうと思った動機は，視覚からの情報が診断時にもつ力が大変大きいと信じるからである。2,000以上もの画像を大判のアトラスとして，読者や世界中の医師に届けられることは大変に喜ばしい。

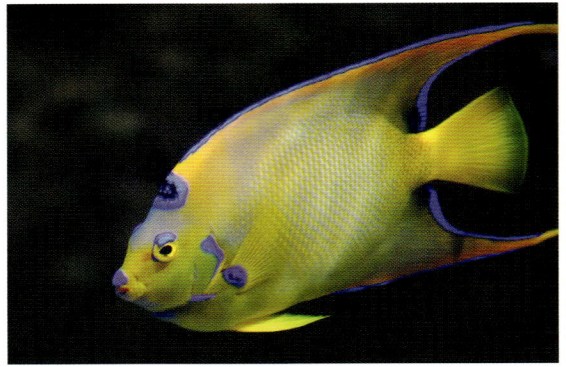

図1-1　クイーンエンゼルフィッシュ（*Holacanthus ciliaris*）。(*Used with permission from Sam Thekkethil. http://www.flickr.com/photos/natureloving*)

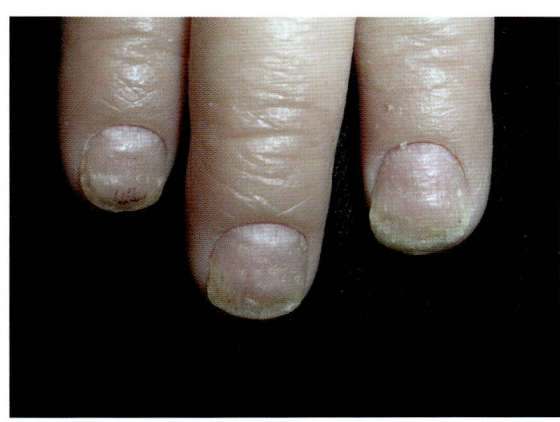

図1-4　乾癬を疑うならば，爪の点状陥凹や線状出血，爪甲剥離（離床），油滴状斑点などの爪の変化を見よう。本図は乾癬の3歳女児にみられる爪の点状陥凹と線状出血の好例である。（*Used with permission from Richard P. Usatine, MD*）

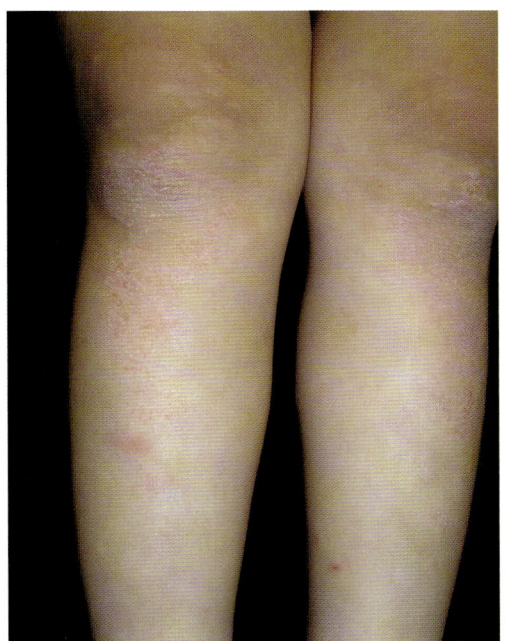

図1-5　乾癬の3歳女児の膝と下肢伸側皮膚にみられる辺縁不規則な紅色局面（紅斑性丘疹）。（*Used with permission from Richard P. Usatine, MD*）

脳内にもつ画像を増やす

　脳の中にもっている画像が多いほど，われわれはよりよい臨床医になることができ，より適切に診断できる。優れた臨床医は，記憶の中に膨大な画像を蓄積しており，瞬時にパターン認識して迅速な診断に結びつける。われわれの脳内の画像は，医学部の学生時代に始まり，講義時や教科書，電子メディアの画像を見ることによって蓄積される。臨床経験を通じて，画像はさらに蓄積される。

　どのようなアトラスを使って学んでも，読者の記憶中の画像を増やし，臨床能力を高めることができる。アトラスは参考書として，先人の臨床経験を長年にわたって読者に伝えて

きた。それに加え，この新しいアトラスは，患者の頭から足のつま先まで，そして，新生児医療から思春期医療まで，さらには皮膚科疾患や遺伝病まで，小児医療のすべての領域を包括している。

画像を活用して診断をつける

　われわれは，患者のすべての臨床所見を必ずしも認識できるとは限らない。そんなときには，この本を見て，似たような所見を探してほしい。目次や索引などを用いて，最も関連の深い写真にたどり着いてほしい。もし，最も当てはまる画像を見いだせた場合は，診断に結びつくだろう。さらには，目の前にいる患者の病歴や身体所見に合致するかどうか，本文を読んで判断してほしい。診断を確定するためには，さらなる検査が必要であるかもしれない。

　もし，このアトラスで適切な画像が見つからない場合は，インターネットを使って Google などの画像検索エンジンで探してほしい。きちんと鑑別診断ができていて，画像による確認をしたいときには，これが最も簡単な方法であろう。診断にたどり着かないときは，キーワードを入力して画像を探し，目の前にいる患者の所見と合うかどうかを検討することもできるだろう。もし，Google などの画像検索で見つからない場合は，他のウェブサイトで検索し，診断への手がかりを探そう。

　インターネット上にあるいくつかの臓器別・専門別のアトラスが，必要な画像を探すのに役立つかもしれない。多くのアトラスに備えられた独自の検索エンジンが，適切な診断に導いてくれることもある。

　現在，オンラインで利用可能な優れた臨床画像集とそのサイトを表1-1に示した。

患者・医師間の信頼関係を築くために画像を使う

　診断のついていない不可思議な病態の患者を診ていて，ようやく診断できたとしよう。そんな折には，同じ診断がついた別の患者の画像を見せて，患者やその家族の不信感や不安感を取り除くことができるかもしれない。このアトラスを，そのような事態に直面したときに使ってほしい。しばらく診断がつかなかった患者や誤診されていた患者に使われることが，とりわけ重要である。多くの患者にとっては，「百聞は一見に如かず」である。患者やその両親に，よく似た病態の別症例の画像を見たいかどうかを，まずは聞いてみてほしい。多くは興味を示し，見たいと言うだろう。そして，患者や両親は，自身の病態と別症例の画像との間に共通性を見いだし，あなたの診断が正しいと再確認するであろう。また，画像に診断名を書いて示せば，それが別の患者教育につながる。

　患者の目前で，ウェブ上で画像を調べるときに特に注意してほしいことがある。コンピューターの画面に現れる画像が，「きれい」ではない（あるいは未成年に不適切な）ことも往々にしてあるからだ。私は，ウェブ検索を始める前に，まずパソコンの画面を患者や家族から見えない方向に向け，検索が終了し検閲してから，画面を患者に見せるようにしている。また，本やインターネット上の画像は，時には最も重症な患者のものかもしれない。そういった場合は，目の前の画像が，当の患者の症状に比べて重症であって，かけはなれていることを説明する。こう説明することで，患者が最重症の患者のようになるのではないかという不安を和らげることも

表1-1　インターネットでみられる優れた臨床画像集

サイト	アドレス	画像提供元および備考
DermIS	www.dermis.net	Dermatology Information System（独）
DermNet NZ	www.dermnetng.org	皮膚疾患の画像集
Interactive Derm Atlas	www.dermatlas.net	Richard P. Usatine, MD による画像集
ENT USA	www.entusa.com	ENT（Ear Nose & Throat）USA の内科医による画像集
Eye Rounds. org	www.eyerounds.org	University of Iowa
Figuresearch	www.figuresearch.askhermes.org	University of Wisconsin
Wikimedia Commons	www.commons.wikimedia.org	多分野の画像集
Consultant 360	www.consultant360.com	多分野の画像集
CDC Public Health Image Library	www.phil.cdc.gov	Infectious Diseases
MedPix	http://medpix.nlm.nih.gov/home	放射線画像集
Skinsight	www.skinsight.com/html	有用な画像を掲載

注：情報は 2018 年 9 月現在のものであり，変更になることがあります。

できよう。

　医学生や研修医に教える際には，上記のような行為を彼らに見せよう。参考図書やインターネットを患者管理の現場で，どのように適切に活かせるかを彼らに示そう。

自分で撮影した写真を使う

　自分のカメラで患者の写真を撮ることで，患者の臨床経過を補完でき，その画像がより強く記憶に残って再利用可能になる。なぜなら画像が臨床経過の記憶を呼び起こしてくれるからである。読者には，デジタルカメラ（通常のカメラでも，スマートフォンのカメラ機能でも）で撮影し，自分の画像集を持つことを勧める。当然のことながら，写真を撮る前には患者の承諾を得る必要がある。患者には，現状を記録することが重要であり，その画像が他の医師への教育にも使えることを説明する。その写真が，個人識別情報として認識される場合は，文書による承諾を得る必要があり，患者が 18 歳未満の場合は，保護者の署名を要する。写真を保存する際には，「医療保険の相互運用性と説明責任に関する法律（Health Insurance Portability and Accountability Act：HIPPA）」を遵守する。たとえば，サーバーや個人のコンピューターに保存するときには，パスワードによる保護とデータの暗号化を徹底しなければならない。このような写真は，種々の慢性疾患や皮膚所見の変化を追跡するような場合には，患者管理に直接的に役に立つものである。

　デジタル写真を活用することは，臨床の実践や教育・学習に大いに役立つ。複数の鏡を使用したり，体をねじったりしないと見えないような部位の所見も，写真ならば患者に見せることができる。カメラのズーム機能を用いれば，詳細な画像を見せることもできる。子どもたちは，あなたのカメラやスマートフォンに自分が映し出されると，たいていは喜んで見てくれる。もし，患者が年長で，自分自身が正常でないことを認識できる場合は，患者の正常の部分から写真を撮り始めることを，まずは頼んでみよう。多くの子どもは，気分が良いときには，笑顔の写真を撮らせてくれる。こうしておくと，その後に患部の写真を撮る際にも，多くはそれほど嫌が

られることはない。

　デジタル写真が登場した結果，写真を安価かつ容易に撮影でき，保存できるようになった。デジタル写真は，その場でフィードバックできて，患者にすぐに喜んでもらえる。以前のように，1 巻のフィルムを撮り終えてから現像に出し，写真ができ上がるのを待たなくてもよくなった。撮影した画像が必要を満たしたものかどうかその場で確認できるだけでなく，撮った写真の質が低い場合は，患者が外来にいる間に再度写真を撮らせてもらうこともできる。このような，従来のフィルム写真では不可能だったことが，デジタル写真では初心者でも容易に習熟できる。

わたしたちの目標

　本書に掲載されている画像の多くは，私が過去 30 年に臨床を行いながら蓄積してきたものである。患者たちは写真を撮影し，その写真を後々の医師や患者の役に立てることを寛大にも承諾してくれた。さらに，他の医師や専門家の何十年もの経験が詰まった写真も加えてある。また，Cleveland Clinic Children's の写真のファイルは，一般の小児科の実地医家が経験できないような珍しい病気の画像を含んでおり，真の財産である。本書の共著者かつ共同編集者である Camille Sabella 医師が，そのファイルから写真を選抜してこのアトラスに加えてくれたことに感謝する。

　本書の目的は，一般的な病態からまれな病態まで幅広い画像を提供することである。そして，診断と初期治療に役立つ知識を提供することである。われわれは，読者の皆さんが最良の診断医になる手助けができるよう願っている。われわれは，William Osler 卿のような臨床医になったり，また，名探偵シャーロック・ホームズのような洞察力をもったりすることができるようになるかもしれない。本書の画像が読者の皆様にとって，見るべきものが見えるようになる手助けとなれば，この上ない喜びである。

【Richard P. Usatine, MD】

（石黒　精／中川　聡 訳）

第 2 部

小児医療のエッセンス

SOR	定義
A	一貫して質が高く，かつ患者指向のエビデンス（科学的根拠）に基づいた推奨*
B	一貫性に欠けた，もしくは質に一部問題がある患者指向のエビデンスに基づいた推奨*
C	これまでのコンセンサス，通常行う診療行為，専門家の意見，疾患指向のエビデンス，または診断・治療・予防・スクリーニングについての症例報告に基づいた推奨*

- SOR：推奨度（strength of recommendation）
- 患者指向のエビデンス：死亡率，罹患率，患者の症状の改善などを意味する。
- 疾患指向のエビデンス：血圧変化，血液生化学所見などを意味する。
- ＊：さらなる詳細情報は，巻末の「付録 A」を参照。

2　医師と家族の関係

症例

　注意深く，そして中立的に聞けば，子どもと家族の話から，彼らの生活や経験などを垣間見ることができる。子どもと家族の話は，患児とその家族を理解する強力な手段で，患児の症状や疾病に関する知識，意味，状況を知り，その改善につながるヒントを提供してくれる。われわれは，病との闘いにおける勝利の目撃者であり，闘病や成長発達の支援者であり，治療や診断の選択におけるガイドという役割がある。時に，彼らの物語はわれわれ自身の歴史とも重なる。人生や臨床に対するわれわれの考え方を変えるような，忘れられない患児との物語もあり，時にその物語はわれわれ自身の物語となる。（図 2-1，2-2）

家族は小児科医に何を望むか

- 13 歳未満の小児外来患者の家族を対象にした大規模な研究がある。家族の視点から，医師−家族−患児の間の効果的な相互関係における必須要素は 3 つある[1]。
  - 情報：子どもの健康管理に関して医師が提供する情報の質と量の多さを，家族は重視する。
  - 人間関係における感受性：家族や子どもの感情や不安を感じ取り，配慮，支援することができる医師の感受性に，家族は価値を見出す。
  - パートナーシップ：小児科医は，ケアにおいて患児とその家族に大きな影響を与えるため，家族のパートナーとなれるよう努める。
- 以前は，人と人との相互関係構築のスキルは，小児科診療やそのトレーニングの場において，重要視されていなかった。小児期や思春期の患児やその家族が話をするための対話的（ナラティブ）な面接アプローチを含めた，情報の引き出し方はもっと学ばれていく必要があり，相互的で共感的な理解が大切だと，米国小児科学会（American Academy of Pediatrics：AAP）は 2001 年に声明を出している[2]。

効果的なコミュニケーションの利点

- 子どもとの対話は，以下のような理由から複雑で特徴的なことがある。
  - 対象が子ども（患児）だけでなく，家族やきょうだいが含まれる。
  - 子どもの発達や認知レベルが影響する。
  - 医学的な問題のほか，感情的配慮，行動，今後起こりうること，ワクチンのこと，患児と家族への教育が必要となる。
- これらの点に配慮しながら，医師は，情報の取得や教育の提供が最も効果的にできるように，病歴聴取や身体所見を柔軟に行うことが求められる。
- 患児や家族とのコミュニケーションは，ケアの質を維持するには必須である。効果的な医師−家族間のコミュニケーション確保のための必須事項は，以下のとおりである。
  - 正確な診断
  - ケアに対する家族の満足

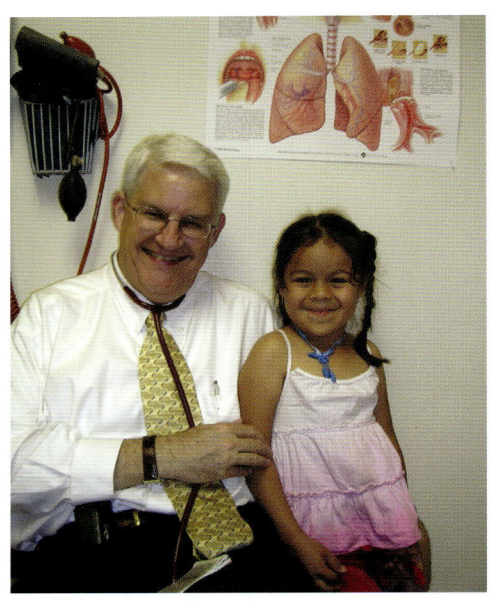

図 2-1　Jim Legler 医師は，ホームレスを対象にした仮設住宅内の無料診療所で，ある女児をケアしている。彼は小児科医であるが，毎週ボランティアとして，ホームレス状態から抜け出そうとしている家族のケアをしている。女児 Kimberly とその家族を何カ月にもわたってケアしており，その時の写真である。Legler 医師の姿勢は，行政サービスが十分でない地区におけるプライマリケアに興味をもつ学生のロールモデルとなっている。彼の親切や思いやりは，すべての患者に向けられている。

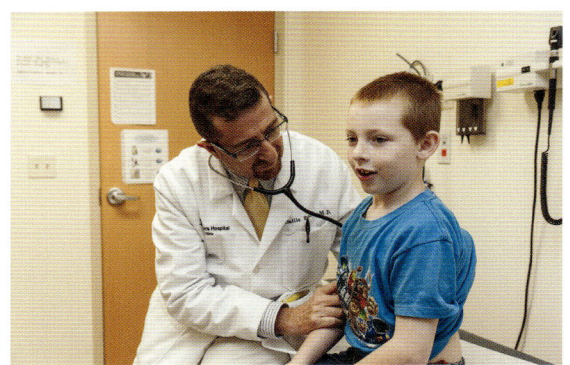

図 2-2　大腿骨骨髄炎を治療した男児を診察する Camille Sabella 医師。この男児は，6 週間の抗菌薬治療が必要となり，無事治療を終了した。この疾患は小児感染症科医にとっては，"日常的な"感染症なので，われわれはこの感染症が患児やその母親に与える社会心理的な影響について考えることを忘れがちである。しかし，綿密な経過観察，注意深い傾聴，今後の可能性や予後，関連する教育，自身のケアへの参加などのすべてが，良い結果のために重要である。

- 治療方針を守り，実施すること
- 家族の知識向上
- 精神心理的な予後向上に向けての，心理的な問題に関する話し合いの強化
- 効果的なコミュニケーションは患児中心，家族中心のケアに必須であり，AAP はケアの基礎として推奨している。

患児とのコミュニケーション

- 患児の親へのアプローチは，小児科的ケアの特徴的な点で

ある。

- 患児自身にケアに積極的に参加してもらうには，患児とのコミュニケーションは重要である。患児が，自身の能力や力量に対し自信をもち，将来の健康に関する意思決定力を強め，多くの治療選択肢があるという状況に対応できるようになるためである。これは，年長児や思春期の患者に特に当てはまる。
- 子どもをパートナーとみなして治療することは，治療計画の遵守や最終的な予後の改善につながる[3,4]。
- 子どもとの直接のコミュニケーションは重要であるが，外来診療では限られる。オランダの研究では，小児科医の意識の1/4は患児に向けられていたものの，実際の患児との関わりはわずか4%のみであるとの報告がある[5]。また，直接，患児に向けて伝えられた医療情報は，わずか13%であったという。
- 医師と患児間のコミュニケーションの改善には，小児科医や家庭医は外来での子どもとの関わり合いについて戦略を立てる必要がある。
- 外来診療への子どもの参加を促すために，まず，医師は社交的な質問を早いタイミングで行う。Yes/Noで答えられるような簡単な質問で，患児の目を見ながら質問することが大切である[5]。
- それ以外の戦略として，以下があげられる[6]。
  - 患児と直接会話をする（家族との話の中で「彼」「彼女」といった表現しない）。
  - プライバシーを大切にする：特に思春期の患者には秘密性は重要である。
  - 重大でない内容から始める。
  - 聞き方（積極的なあいづちが必要）
  - 声のトーンや身振りに意識をおく。
  - 絵を描いたりゲームをしたりするなど，創作的なコミュニケーションツールを使う。
  - 自身や他人を例にして，恐怖や不安を解消する。

家族中心のケア

- 10年前，良好な家族機能を推進する小児科医を援助するため，AAPは家族に関する専門調査委員会を設立した[7]。こうしたケアは，「家族中心のケア」「家族小児科学」と呼ばれ，家族機能の促進や患児の予後の観点から，小児科的療育のひとつの方法として強く推薦された。
- 「家族中心のケア」は，心理社会的問題に取り組む際にも重要であり，こうした問題はプライマリケアの65%を占め，臨床医による全人的アプローチが求められる。多くの患者は，情緒や心理社会的なストレス因子について質問されることを気にしないし，むしろ歓迎しているように見える[8]。小児科医の以下のような態度は，心理社会的問題についての告知を得やすくなる。
  - 興味を示し，注意深く傾聴する。
  - 直接的な質問をする（具体的でわかりやすく）。
  - 育児やしつけの問題に関心をもっていることを示す[9]。
- ケアには，「家族中心のケア」にとって必須で特徴的なものもある。患者をつなぐようなケアは，人と人との関係性から発展する。これらの関係から，臨床医は患児と家族の感情を理解し，症状や疾患が家族生活に与える意味に注意を払い，自らの真の感情を表現し（患者の気持ちに配慮するのとは別に），献身的な態度で接する必要がある（例：時には家族や患者に対して喜んで特別な何かを行う）[10]。患児にケアを提供するためには，臨床医は自分自身のケアを行わなければならない。

結論

　医師–家族–患児の相互関係は複雑で独特である。そして，ケアを行う側は，医学的診断，治療計画，今後起こりうること，家族の教育，心理社会的な背景への注意など，ケアの多様性を把握する必要がある。共感，支援，そして患児と家族の尊重が，効果的で長期持続可能な医師–家族の関係の礎となる。

【Camille Sabella, MD】

（水口浩一／窪田　満　訳）

3　患児および家族中心のケア

症例

　15カ月男児が発熱，発疹，眼球結膜充血で入院した。川崎病が疑われ，地域の病院から市内の大学病院に搬送された。母親は，息子の状態と診断についてとても不安をもっていた。その朝，小児科チームの回診が行われた（図3-1～3-4）。回診中にチームが紹介され，母親からの情報提供とともにケアプランが開始された。

別名

　家族中心のケア，家族中心の回診

定義

　患児の人生における家族の役割の重要性を理解したうえで，患児–家族–医療者間の有益なパートナーシップに基づき，ヘルスケアを計画立案し，実施，評価する革新的なアプローチ[1,2]。

　それは，信念，カリキュラム，施設設計，そして日々のスタッフの相互関係によって形づくられるヘルスケアへのアプローチである。このケアは，より良い医学的成果，よく考えられた財源配分，患児と家族の高い満足度を導くものである。

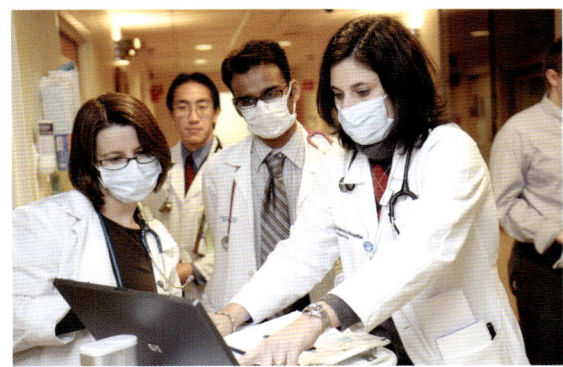

図3-1　患児および家族中心のケア。小児科チームは病室に入る前に，プレラウンドを行う。

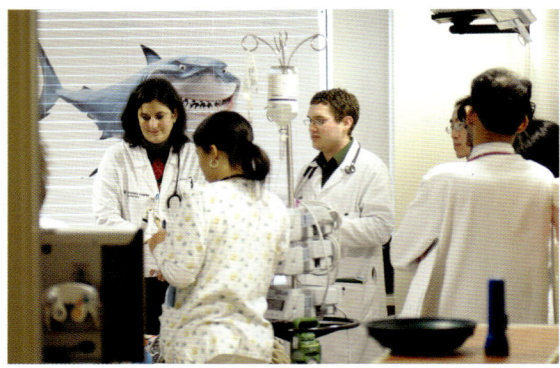

図3-2　小児科チームは，看護師，研修医，医学生，スタッフドクターで構成されている。患者と家族のケアに関わるすべてのことが，患者と家族にとってきわめて重要である。

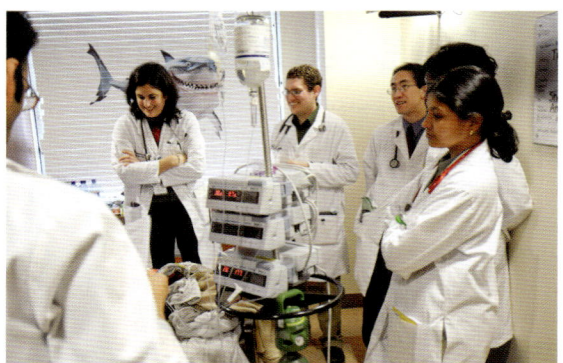

図3-3　患児の病室内では，すべての参加者が議論に加わる。

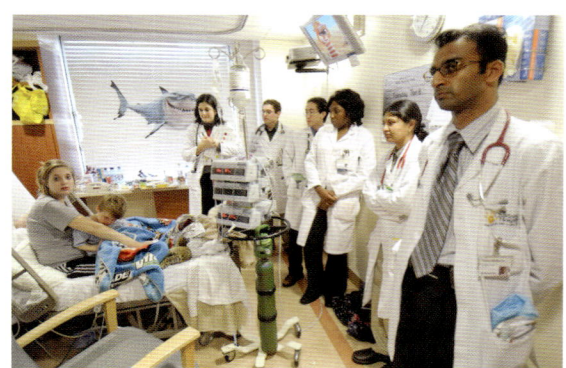

図3-4　病室内で回診する小児科チーム。家族は，回診を病室の外と中のどちらで行うかを選択できる。

　「家族中心のケア」が「患児および家族中心のケア」に置き換わってきたことは注目すべきである。より良いサポートのための方法として，家族と患児を，ヘルスケアチームに必須のメンバーとして引き入れることが大切だからである。

患児および家族中心のケアで重要な概念[1,2]

1．子どもとその家族の話に耳を傾け，尊敬し，多様な背景や家族の経験に敬意を示す。患児と家族の知識や価値観，信仰，文化的背景などを，ケアの計画立案，実施に組み入れる。
2．ケアサービスを，子どもや家族ごとのニーズ，信用，文化的価値観に合わせるために，チームの活動に柔軟性をもたせる。そのことが，子どもや家族が，ケアを円滑に選択することにつながる。
3．患児および家族と，継続的に，先入観をもたずに，正直に，そして有益で確約できる方法で情報を共有する。効果的にケアに参加し，意思決定のための，正確な新しい情報を患児と家族に提供するべきである。子どもや家族の健康に関する情報は，適切なヘルス・リテラシー（訳注：健康や医療に関する情報にアクセスして理解し，何かを決断するために情報を使う能力）に寄与されるべきである。病院では，調整的役割を担う医師が看護師とともに病室を回診し，情報交換や意思決定に関して，家族の関わりを強めることができる。
4．子どもの各々の生活ステージで，家族に対して公式や非公式の支援（例：ピアサポート）を確保，提供する。患児と家族は，ケアや意思決定に参加することで，励ましや支援を受ける。
5．ヘルスケアに関するすべての分野で，患児と家族と医療者が協働する。個々の患児に対し，ケアの提供方法，専門的な教育，ヘルスケアに関する方針作成，プログラムの開発，実施，評価や設備デザインなどにつき，家族と医療者が協働する。また，医療的研究の分野では，研究のすべての面で，患児と家族は発言権をもつべきである。

歴史と概説

- 患児および家族中心のケアは，20世紀後半のヘルスケアにおける重要なコンセプトとして登場した。初期の研究は，ほとんどが病院対象であった。たとえば，入院中の子どもが家族から離れることの影響に関する研究が登場し，多くの施設で，家族が一日中子どもと一緒にいることは歓迎すべきことであり，医療的処置の間も家族の付き添いを推奨するという理念が採用された。
- 保健資源庁（HRSA）の母子衛生局（MCHB）は，家族の関与の促進や，家族の抱える問題や必要なサービスの支援に関して，積極的な役割を担ってきた。
- 1980年代後期～90年代にかけて，連邦法によって，特別な医療ニーズのある小児患者を対象に，家族中心主義の重要性が追加承認された。
- 家族中心のケアは，長らく米国における効果的なメディカルホーム（訳注：米国において，患児と医師との関係の上に築き上げられ，患児のニーズを中心にした組織化された保健医療の考え方，ケアコーディネーションの方法や，システムのこと。1960年代～70年代の小児科学会の活動に始まる）の特徴となった。1992年に設立されたFamily Voices（訳注：特別なケアが必要な小児や障がい児に，家族中心のケアを提供する団体）は，特別な医療ニーズのある小児患者への，家族中心，地域中心のサービスに関して提案した。
- 過去10年間に開始された活動をもとに，Institute for Family-Centered Care（現在のInstitute for Patient- and Family-Centered Care）が，患児と家族，専門医療者のパートナーシップの形成促進のため，また，すべての局面で，家族中心のケアを実践し，進めるためのリーダーシップの提供のため，1992年に設立された。
- 調査研究の拡大と，米国医学研究所（IOM）のような有名な団体によるサポートにより，患児と家族中心のケアは支持

されている。IOM は 2001 年に，レポート『Crossing the Quality Chasm（医療の質―谷間を越えて）21 世紀のための健康システム』（訳注：受けることのできる医療サービスと，実際に受けている医療サービスの内容に差異があり，これは chasm（谷間）と表現されるほど深刻であること，今後，疾病構造が慢性疾患中心となり，複数の医療機関が治療に関与するにつれ，この chasm は拡大することが危惧されること，これを解消するためには情報技術の大々的な導入と，医療提供体制の大幅な変革を必要とすることを指摘した）を発表した。その内容は，患児の自身の治療に関する意思決定，患児の治療選択のためのよりよい情報提供，患児と家族の情報アクセスの改善の必要性を強調するものであった[3]。

- 2006 年には，Institute for Family-Centered Care と米国医療改善研究所（IHI）は，患児および家族中心のケアの実践の促進のためにリーダー制と相談員制を導入し，すべての医療現場で，患者，家族との効果的なパートナーシップの維持を確保しようとした[2,4,5]。
- アメリカ小児科学会（AAP）は，患児および家族中心のケアの中核となる概念を，政策提言とマニュアルに編入した[1,6]。2006 年に，AAP 理事会は，在宅ケア部門の家族諮問委員会（PAG）のパイロット研究を承認した。PAG の構成員は，患児および家族中心のケアにおいて，個々の経験などの重要な物事を共有し，助言者や先導者として，それぞれの地域で，そして国レベルで，患者と家族中心の小児ケアに力を注ぐことになった。
- 1991 年に設立された IHI は，世界のヘルスケア改善のための独立団体である。患児と家族中心の医療がその中核をなしている。National Institute for Children's Health Quality（NICHQ）は，IHI のプログラムのひとつとして，1999 年に立ち上げられた。NICHQ は，小児に対する医療者の質の向上に専念している。4 つの要改善議題のうち，1 つは慢性期の小児に対するエビデンスに基づいた患者および家族中心の小児ケアの推進であった[7]。
- 今では，患者と家族中心のケアに関するいくつかの研究成果は論文化されている。
- 病院においては，患児および家族中心のケアは在院日数の減少，医療過誤の抑制，スタッフの満足度向上に関連している[8,9]。
- また，患児と家族の満足度と，医療の基盤となるような医療安全対策や多職種の連携は，強く関連している[8-10]。
- この医療モデルは，患児と家族の予後を改善し，彼らのよい経験となり，満足度を向上させ，子どもと家族のつながりを強化する。専門家においても，満足度の向上，コスト削減，医療資源の最適化を図ることができる。

推奨事項[1]

1. 子どものメディカルホームのリーダーとして，小児医療関係者は，患児および家族中心のケアの中核概念である患児や家族との真の協働関係を，自らの専門性の高い医療行動に確実に組み込むべきである。患児と家族は，ヘルスケアチームの必須構成員で，ヘルスケア計画の発展や，その中心となるべく参加するべき存在である。

2. 小児医療関係者は，子どもの行動やニーズに関する家族特有の見識に対する尊敬の念をしっかり伝えるべきである。情報を積極的に探し出し，家族の選択をケアプランに適切に組み込むべきである。

3. 病院では，担当医と指導医の回診（患者の提示と討論）は看護師を伴って家族の在室中に病室で行われることを標準とすべきである。

4. 家族もしくは保護者は，医療的処置の間も，子どもと一緒にいることができること，そして処置の前後も含めて処置中に家族自身がサポートを受けられることを呈示されるべきである。

5. 家族が，入院中の子どもに付き添うことを強く勧めるべきである。また小児医療関係者は，子どもが病気のときに家族がそばにいることの重要性に対して，病院管理者の認識を改善すべく提言するべきである。

6. 小児医療関係者は，すべての子どもに対し（可能なら障がいのある子どもについても），自分自身のケアマネージメントや方向性の決定について，情報を共有し，積極的な参加を勧める必要がある。また，思春期の患者や若年成人の，自己意思決定能力やプライバシーに関する権利には敬意を払う必要がある。

7. 家族や患児，他のヘルスケア専門家との連携のために，小児医療関係者はケアシステム，ケアプロセス，患者フローを，患児や家族のケア改善の必要性に応じて適宜修正すべきである。

8. 小児医療関係者は，確実で役に立つ方法で，家族や子どもと医療情報を共有すべきである。この情報は完全で，偽りなく，偏見がないものであるべきである。

9. 小児医療関係者は，ピアサポートやネットワークづくり（特に類似した文化的言語的背景や，医療背景をもつ家族や子どもにおいて）を支援し，推奨すべきである。

10. 年齢に見合った時期に患児および家族中心のケアを行う良質な成人医療機関への移行を推進すべく，小児医療関係者は，患者や家族，その他のヘルスケア提供者と協働すべきである。

11. 職務内容の調節，支援スタッフの雇用，業務評価法の設定において，小児科医は患児や家族，患児および家族中心の支援に関わる担当者と連携し，雇用の可能性を明確にするべきである。

12. 小児医療関係者は，子どもや家族が，会社，クリニック，病院，施設や地域の小児保健に関わる団体に，リーダーや指導者として参加できるように，様々な方法を考えるべきである。

13. ケア施設の設計には，患児および家族中心のケアの理念が反映されるべきで，ケア用個室，家族用寝室，共用のキッチンや洗濯室やそれ以外の家族支援室などが含まれる。小児医療関係者はケア施設のデザインに関して，子どもと家族の代弁者であるべきである。

14. 患児および家族中心のケアに関する教育とトレーニングは，医療スタッフと同様に，すべての実習生や学生，研修医に提供されるべきである。

15. 患児と家族も，研究計画の作成に対して意見し，研究プログラムに共同研究者として参加するべきである。それは，子どもや家族が研究にどのように参加するか，研究結果をどのようにシェアするかを決めることも含まれる。

16. 小児医療関係者は，患児および家族中心のケアの実状や，予後についての研究を推進すべきである。

17. 患児および家族中心のケアの基本概念を，患児の外来診

療に組み入れていくには，小児医療関係者が患児と対面し，共感する時間がさらに必要となる。こうした時間は大切であり，ケアの質の改善への原資となり，予後の改善や，将来の不必要な支出の防止に結びつく。しかし，患児家族と適切に過ごす時間を尊重し，介入しすぎるべきではない。

【Michelle Marks, DO, FAAP, FHM／Rita Pappas, MD, FAAP, FHM】

（水口浩一／窪田　満　訳）

4　子どもの誕生

症例

　Mary は，Joe との初めての赤ちゃんを妊娠していた。妊娠は順調で，ルーチンの出生前検査や超音波検査は問題なく，母体の B 群溶連菌（GBS）検査，胎児の先天性異常の検査，嚢胞性線維症の検査も問題がなかった。Mary は強い胎動を感じ，幸せであった。予定日の 1 週間前に，Mary は強い張りを経験した。彼女は陣痛のため入院となり，病院到着後 2 時間以内に自然破水した。陣痛は問題なく進み，疼痛は硬膜外麻酔で緩和された。10 時間後，元気な女児が生まれた。出生時の唯一の治療介入は，きれいに拭くことだけであり，その後，愛着形成のために母の胸の上で肌と肌を触れ合わせた。最初の生理的チアノーゼは，生後 5 分で改善している（図 4-1）。Apgar スコアは 1 分値 8 点，5 分値 9 点だった。女児の体重は，在胎週数に対し正常範囲だった。新生児眼炎予防のためにエリスロマイシン眼軟膏剤を両眼に塗り，出血性疾患予防のためにビタミン K が筋注された。Mary は，授乳コンサルタントの支援を得て，分娩直後に最初の授乳をすることにした。数日間，女児は 1 日 10 回程度の授乳，数回の排尿をし，生後 14 時間までに胎便を排泄した。日齢 2 に，出生体重の 6％ほど体重が減り，少し黄疸がかったように見えた。ビリルビン値は，生理的な範囲だった。母子ともに出生 50 時間程度で退院し，かかりつけの小児科医による訪問が，退院後 2 日に予定された。

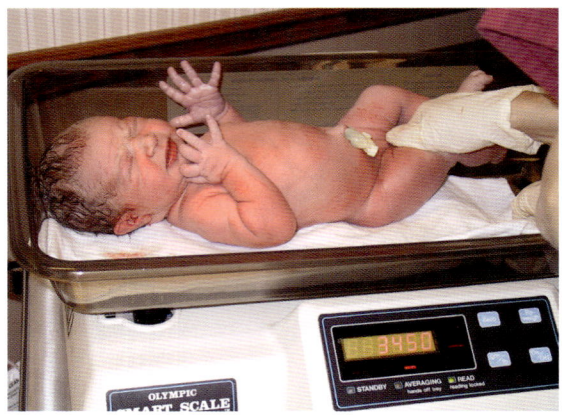

図 4-1　新生児における手足の四肢末端のチアノーゼは生理的なものであり，低酸素ではない。（Used with permission from Dr. Sabine Iben）

疫学

- 米国疾病管理予防センター（CDC）[1]によると 2011 年米国では，
  - 出生数は 395 万 3,593 人
  - 帝王切開は 32.8％
  - 早産児は 11.72％
  - 低出生体重児（2,500 g 未満）は 8.1％
- 2011 年の新生児死亡率は，4.04 人／1,000 出生／年であり（訳注：日本では 0.9 人／1,000 出生／年），1 年間あたり約 2 万 4,000 人の死亡数である[2]。
- 新生児死亡の主な原因は早産に関連しており（約 35％），先天異常，特に先天性心疾患によるものである[3]。
- 米国では概ね 3％の児が大きな構造的異常や遺伝的異常をもって生まれてくる[4]。
- 分娩室において，出生児の 10％が何らかの処置を必要とし，1％未満に蘇生行為を必要とする[5]。

病因と病態生理

- 分娩予定日は，最終月経から 40 週後に設定する。
- 在胎 37 週未満で生まれた赤ちゃんは早産である。生存能力の境界線は，在胎 22〜23 週と考えられている。
- 在胎期間にかかわらず，2,500 g 未満の出生は低出生体重児，1,500 g 未満の出生は極低出生体重児，750 g 未満の出生は超低出生体重児である（訳注：日本では出生体重 1,000 g 未満が超低出生体重児）。
- 子宮内から子宮外への体外環境の移行
- 子宮内胎児循環（図 4-2）
- ガス交換は，胎児循環中で最も抵抗の低い胎盤を介して行われる。
- 換気されていない血流抵抗の大きい肺は，卵円孔および動脈管開存症によって血流がバイパスされ，最低限の灌流を受けている。
- 特に問題のない場合の経過
  - 体血圧の増加は，臍帯のクランプと，血流が流れていきやすい胎盤を除去することで促進される。
  - 肺胞表面張力を低下させる界面活性剤の分泌
  - 胎児の肺内にある液体の消失
  - 第一啼泣による機能的残気量の確立
  - 生理的シャント（卵円孔と動脈管）の機能的閉鎖
  - これらの変化は，肺血管抵抗を減らし，肺動脈の血流を増加させる。
- 新生児循環へ適切に移行できない場合は，持続的な高い肺血管抵抗や肺血流量の低下による低酸素を特徴とする「新生児遷延性肺高血圧症（PPHN）」をきたすことがある。

危険因子

　出生時の新生児への介入や，さらなる集中治療を必要とする可能性のある，一般的な出生前要因を次に示す。
- 胎児の奇形／染色体異常
- 様々な遺伝性家族性疾患
- 多胎（図 4-3）
- 胎盤機能不全（妊娠高血圧／子癇前症，臍帯の異常，胎盤梗塞，慢性的早期剥離）（図 4-4）
- 妊娠の際に注意すべき薬物や違法薬物の母体への曝露

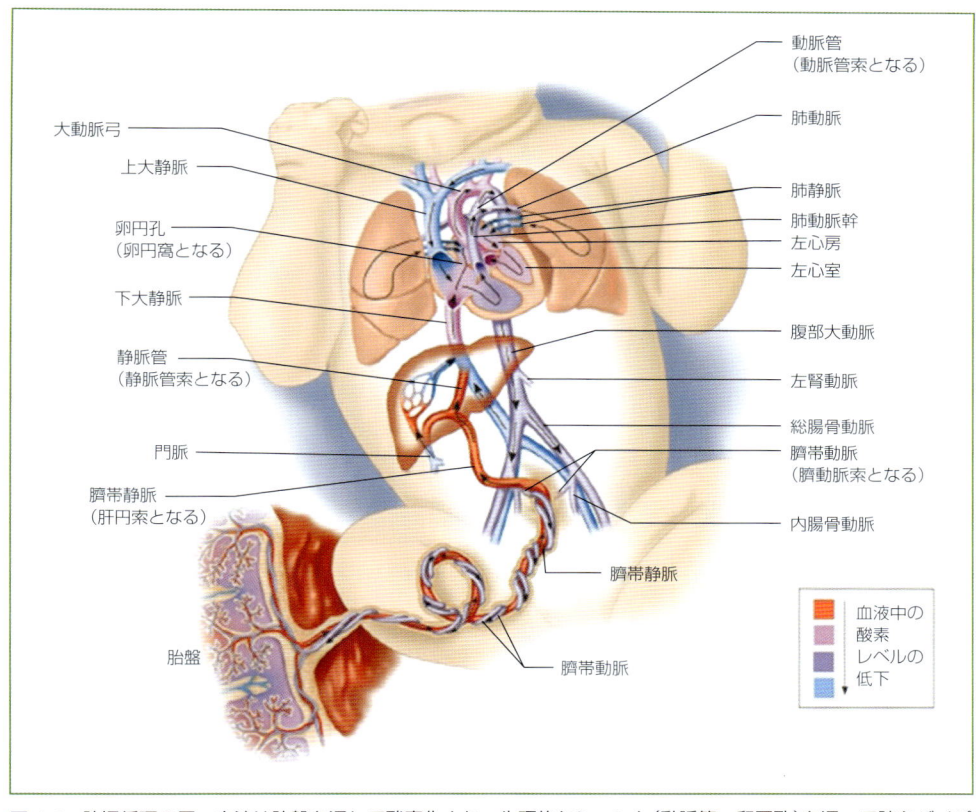

図 4-2　胎児循環の図。血液は胎盤を通して酸素化され，生理的なシャント（動脈管，卵円孔）を通って肺をバイパスする。（*Used with permission from Hole's Human Anatomy and Physiology, 12e, McGraw-Hill*）

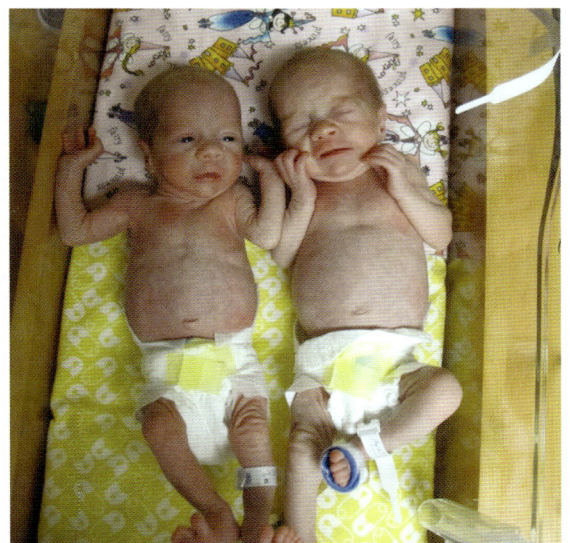

図 4-3　在胎 31 週の未熟児で生まれた，10％の成長の差がある一絨毛膜二羊膜性双胎の姉妹。（*Used with permission from Dr. Sabine Iben*）

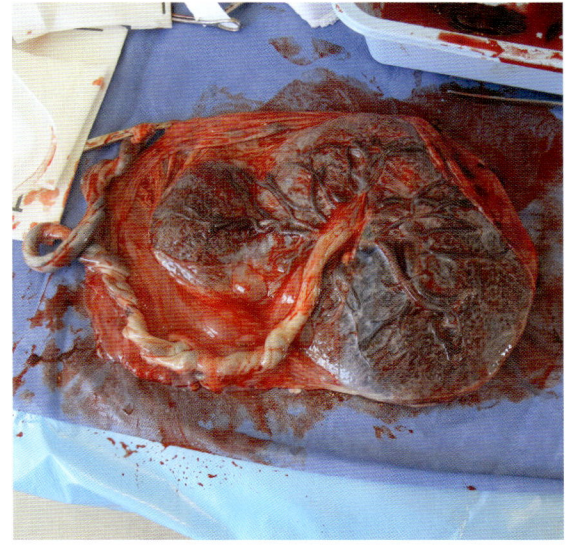

図 4-4　二重胎盤。臨床的な意義はめったにない。胎盤の異常や臍帯付着異常は，胎児の予後不良と関連する可能性がある。（*Used with permission from Dr. Sabine Iben*）

- 母体の栄養不良
- 母体の肥満／糖尿病
- 不適切な妊婦管理
- 不適切な胎児の成長（子宮内発育遅延または巨大児）
- 既知の血液型不適合

- 母体の未治療の性感染症
- 胎児モニターの異常（胎児の徐脈，反応性の乏しさ，頻脈）
- 羊水混濁（例：胎児仮死の指標として胎便）
- 母体の発熱
- 母体の病原菌繁殖（B 群溶連菌，大腸菌）

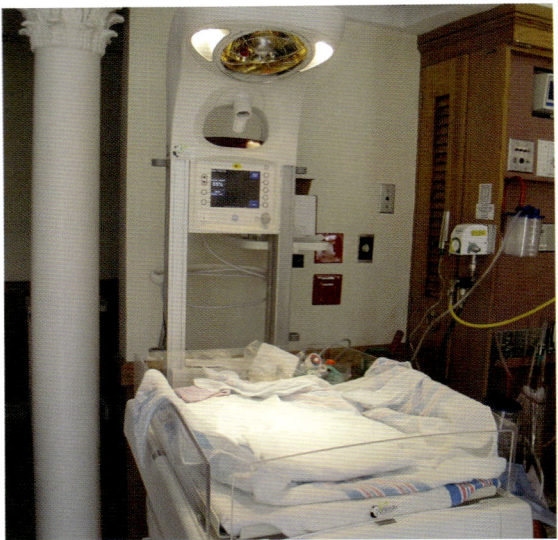

図4-5 新生児蘇生のための蘇生台の準備：温度調整の電源を入れ，新生児を拭くための何枚かの布，吸引の道具（バルブと備え付けの吸引器），バッグ／マスク，酸素，挿管セットをすべて使用可能な状態にし，確認する。（*Used with permission from Dr. Sabine Iben*）

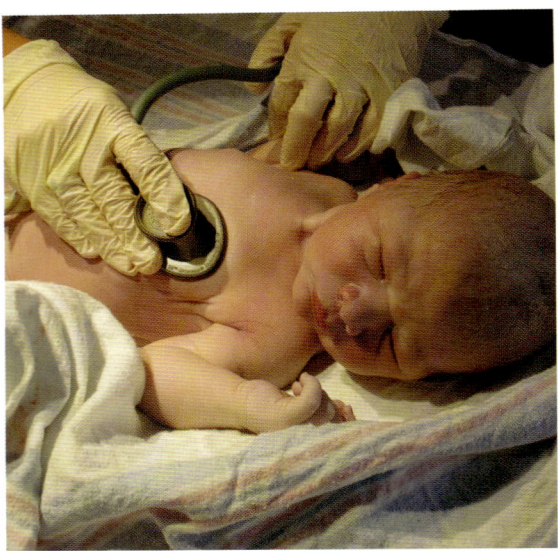

図4-7 最初の身体所見は，新生児評価のひとつである。（*Used with permission from Dr. Sabine Iben*）

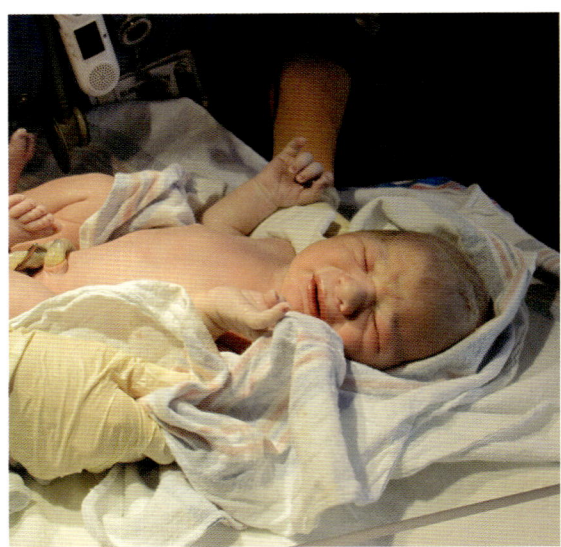

図4-6 生後1分の元気な新生児。乾燥させること以外に蘇生の必要はなかった。（*Used with permission from Dr. Sabine Iben*）

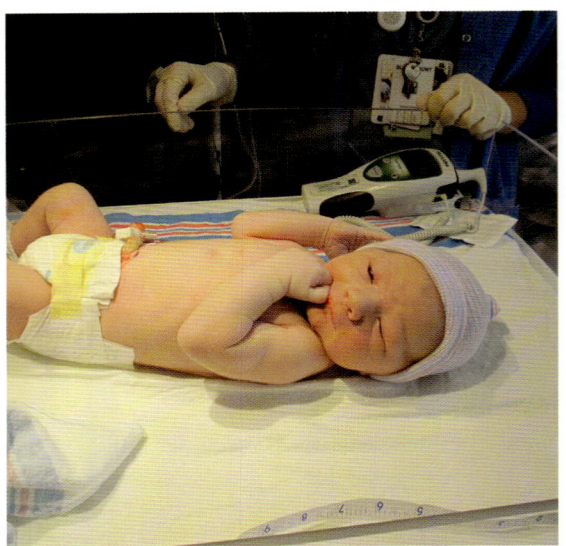

図4-8 帽子は，体温低下を最小限にする。児に苦痛はなく，母親との時間を過ごすための準備をしている。（*Used with permission from Dr. Sabine Iben*）

- 破膜後の分娩遷延
- 早産
- 異常胎位
- 帝王切開

診断

分娩室での新生児の評価（図4-5～4-8）
- 母体の詳細な経過
- 在胎週数の決定
- 追加のモニタリングや介入を必要とする状態かどうかを判断するための危険因子の見きわめ

- 分娩に立ち会っているチームによるApgarスコアの作成
  - 出生の状態を反映する1分後のスコア
  - 蘇生行為に対する反応を反映する5分後のスコア
  - 5分後のスコアが7未満の場合は，10分後のスコア[6]
- 大雑把な身体所見を行う。軽い末梢チアノーゼや軽度の頻脈は正常である。

新生児室での最初の評価
- 身長，頭囲，体重を測定する。
- 体温，心拍数，呼吸数を含めたバイタルサインを確認する。
- SGA（出生体重が10パーセンタイル未満），AGA（出生体重が10～90パーセンタイル），LGA（出生体重が90パーセンタイル以上）に分類する。
- 十分な身体所見を行う。

2

- 母親の病歴，出生前スクリーニング，出生前の画像検査を確認する。
- 低血糖に関するスクリーニングを行う。
  - 以下の危険因子のみで症状がない場合は，初回哺乳後30分で検査を行う。危険因子とは，LGA または SGA，母体糖尿病児，早産児である。症状がある場合はより早く検査を行う必要がある。
  - 目標のブドウ糖値は 45 mg/dL 以上である。母体糖尿病児は出生後 12 時間，早産児や SGA 児は 24 時間，哺乳前に血糖のフォローがされるべきである[7]。SOR C
- 在胎週数が不明あるいは不確かな場合は，Ballad 法を行う[8]。ただし，在胎週数は，早期の超音波検査や最終月経日での決定が最も正確であり，Ballad 法による在胎週数の推定は，2 週間ほどずれる可能性がある。
- 鑑別目的の末梢血検査をスクリーニングとして行う。早期 GBS 敗血症予防に関する CDC のアルゴリズム[9]に示されている状況，あるいは敗血症の危険因子が存在している場合[10]には，血液培養を行う。
- 黄疸に関する危険因子の評価を行う。それは，母親の血液型の確認も含んでいる。多くの施設では，すべての児に対して，あるいは母親の血液型が O 型，Rh 陰性，直接クームス陽性の場合のみ，ルーチンに臍帯血の血液型を検査している。

治療

分娩室では

- 新生児蘇生法（NRP）ガイドラインに沿って新生児の蘇生を行う[11]。SOR C
- 新生児の出血性疾患の予防のためにビタミン K を 0.5〜1 mg 筋注する[12]。SOR A
  - 予防しない場合の発生率は 0.25〜1.7％である。
  - 経口のビタミン K 投与は新生児の遅発性出血性疾患を予防しないと考えられている。
- 新生児淋菌性結膜炎の予防に 0.5％エリスロマイシン軟膏を塗布する[13]。SOR A
- 新生児，母親，もうひとりの成人（父親か母親が指名した援助者）に ID バンドをつける。
- 可能ならばセキュリティ用の装置やセンサーをつける。
- この先の適切なケアを決定する（新生児室か NICU か）

新生児室では

- 出生パラメーターと成長曲線を記録する。
- 体温が安定したら低刺激性の非薬用石鹸で沐浴もしくは清拭を行う。
- 授乳を勧め，母親に母乳の利点を教育する。
- 授乳の禁忌を評価する（乳房にある活動性単純ヘルペス病変，母体の HIV 感染，母親が代謝拮抗薬・化学療法・放射性薬品による治療中，児の何らかの代謝異常）。疑われる場合は，授乳相談員か新生児科医にコンサルトする。
  - 授乳の持続期間，人工乳の量，尿や胎便の重さを記録してインアウトバランスを評価する。
  - バイタルサインを記録する。
  - 体温を保つ。
  - 日々の体重を測定する。
  - 適切な体位をとる（平らなところに仰向けに）。
  - 出生前に麻薬に曝露されている場合は，新生児禁断症状

スコアリングシステムを用いて，中断による徴候や症状を定期的に評価する[14]。
- 少なくとも出生後 24 時間以内，退院前 24 時間以内に医師による診察を行う。
- 包皮切開術のケア
  - 手術部位を清潔にし，術後 4〜7 日間はおむつを替えるごとにワセリンを塗布する[15]。
  - 手術を受けていない陰茎の包皮を力ずくで引っ張ってはいけない。癒着は生理的なものである。
- 臍帯のケア
  - 臍帯は清潔・乾燥を保つ。
  - 消毒薬（アルコール，クロルヘキシジンなど）は先進国では必要ではない。SOR A
- 母体の B 型肝炎ウイルス抗原（HBsAg）を評価し，CDC の勧告に従う[16]。早期の免疫療法は B 型肝炎ウイルスの持続感染の予防に効果的である。SOR A
  - 母体の検査が陽性だった場合，児は出生後 12 時間以内に B 型肝炎ワクチンおよび HB 免疫グロブリンの投与が必要となる。
  - 出生後 12 時間以内に母体の B 型肝炎の有無が判明しない場合，児は B 型肝炎ワクチンの投与が必要になる。その後に母体の検査が陽性と判明した場合，もしくは不明のままであった場合は，出生後 7 日間以内に HB 免疫グロブリンの投与が必要となる。
  - 母体の B 型肝炎の状態が不明であり，児の出生体重が 2,000 g 未満だった場合，出生後 12 時間以内に B 型肝炎ワクチンと HB 免疫グロブリンの投与が必要となる。

NICU ではモニタリングと治療が必要となる多くの問題を抱えているが，一方，新生児室で管理できる例もある。
- 極端な体重減少もしくは尿量減少を示す脱水
  - 哺乳瓶で授乳している場合は，授乳のしかたを観察する。乳首を替えるか，より頻回の授乳を考慮する。
  - 母乳の場合は，母に対して母乳育児指導を行う。
  - 一時的に人工乳の追加を考慮する。
  - 哺乳瓶での授乳，カップでの投与などを比べて検討する。
- 黄疸
  - 米国小児科学会（AAP）が推奨している光線療法（図 4-9）のガイドラインを用いて治療の必要性を評価する[17,18]。
  - 極端なビリルビン値の上昇や交換輸血の必要性がないかぎり，新生児室で治療が可能である。
  - 厳密に低体温をモニターすると同時に，最適な皮膚の露出を確保する。
  - 授乳中も継続して照射できる光線療法の光源やビリブランケットなどを使用し，最大限の照射を行う。
  - 光線の強さは市販のラジオメーターで測ることができる。
  - 黄疸の増悪速度によっては血清ビリルビン値を 6〜24 時間毎に確認する。
  - 光線療法開始後 48 時間以内は経皮的計測は使用できない。
  - 児の眼はアイパッチで覆う。SOR C
  - ビリルビンの低下を認めたら，授乳や愛着形成のために短時間，治療を中断してもよい。
  - 脱水は避けるべきであり，母乳栄養児に対しても人工乳の追加を考慮する。
- 低体温

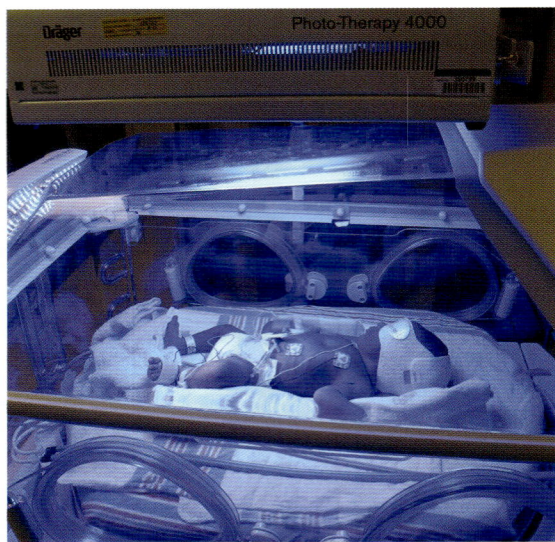

図4-9　ABO不適合と溶血性黄疸のある新生児に対する最大限の光線療法。ビリブランケットを含め，いくつかの方向から光線療法の光源が使用される。児は照射される皮膚露出範囲を最大にするために衣服が取られ，体温を喪失しないように保育器に入れられる。（*Used with permission from Dr. Sabine Iben*）

- 原因を調べる。
- 毛布を追加する。
- 室内の温度を調整する。
- 低血糖
  - 授乳を促し，2〜3時間毎に授乳する。
  - 人工乳の追加を考慮する。
  - 輸液を考慮する。
  - 授乳前に定期的に計測する。
  - 内分泌学的に持続する低血糖の原因を検査する。
- 48時間以内に胎便が排泄されない
  - 直腸の刺激や坐薬の使用は避ける。
  - 腹部の単純X線写真を撮影する。
  - 肛門が開通しているか詳細に診察する。
  - 腸閉塞を疑う場合は専門家（新生児科医，小児外科医）に相談する。
- 嘔吐
  - 量と頻度を評価する。
  - 身体診察を行う。
  - 腹部X線検査を考慮する。
  - 胆汁性か非胆汁性かを判断する。
  - 胆汁性嘔吐は，常に，腹部単純X線検査，上部消化管内視鏡検査，専門家へのコンサルトを含めた精密検査が必要となる。胆汁性嘔吐は腸軸捻転の唯一の症状であり，腸管壊死の危険性があるため外科的緊急性がある。
- 新生児薬物離脱
  - 評価スケールで新生児禁断症状スコアを記載する[14]。
  - 授乳を促進する。
  - 快適な環境をつくる（産着，抱っこ，最小限の刺激，暗い部屋）。
  - 薬物治療が必要となることがある。

退院の基準
- 米国のほとんどの州と立法議会は，経腟分娩では48時間まで，帝王切開では96時間まで入院を保証する法を規定している。
- 以下の基準を満たさなければならない[19]。
  - 全身状態が安定している。
  - 家族が新生児を自宅でケアできる能力がある。
  - 家庭や社会的な危険因子の評価がなされ，必要であれば介入されている。
  - 新生児のケアについて完璧に指導した。
  - かかりつけ医などに連絡し，フォローアップの予約を取っている。
  - 極端な体重減少がない。
  - 明らかな黄疸がない。
  - 適切に授乳ができている。

予防とスクリーニング

- 聴力スクリーニング
  - 難聴はおよそ1,000出生あたり1〜3人程度に認める。（NICU内では1,000出生あたり20〜40人に認める）
  - 早期発見と早期介入の利点は，ある程度以上の言語理解および表出性言語スキルを得られることである。
  - 米国聴覚学会の幼児聴力委員会からの推奨に従い[21]，耳音響放射（OAE）や自動聴性脳幹反応（AABR）による退院時の聴覚スクリーニングは，米国の多くの州で義務化されている[20]。
- パルスオキシメーターによる重篤な先天性心疾患のスクリーニング
  - 2011年9月以降，米国保健福祉省により推奨され，AAPにて承認された[22]。
  - 目標は，症状が明らかになる前に重症な先天性心疾患を見つけることで，陽性と判断されると心臓の精密検査が行われる[23]。
- 新生児代謝異常スクリーニング
  - 24〜48時間にかかとから採取された濾紙血で血液検査を行う（訳注：日本では生後4〜6日）。
  - 米国では州によって対象疾患が異なる[24,25]。
- 在胎37週未満出生の未熟児に対する車の座席での安全性
  - 未熟児は，半立位で，より低酸素になりがちである。
  - 車の座席での安全とは，車の中で長時間，つまり90〜120分かそれ以上過ごすことが考えられる場合は，児がチャイルドシートにおかれ，かつパルスオキシメトリーでモニタリングされていることを指す[26]。
- CDCの予防接種スケジュールに従って，B型肝炎ワクチンの接種を開始する[27]。
- 母乳栄養児へのビタミンDの補充（400 IU/日）を生後数日以内に開始する[28]。
- 親の希望があれば退院前に男児の包茎手術をする。
  - 米国の包茎手術に対する料金は地域によってかなり異なる。全体として，男の新生児の55%で，現在包茎手術が行われている[29]。
  - AAPは，予防医学的利益に基づき，包茎手術の医学的適応を認めている。すなわち，出生後1年における尿路感染症の発生率の減少，HIVや他の性感染症の減少，陰茎癌の減少が包茎手術を受けた男児にみられ，手技的なリスクよりも価値があると考えられている[30]。
- 身体所見による股関節脱臼のスクリーニングを行う[31]。危

険因子は，女児，骨盤位分娩，家族歴がある場合である。

予後

- 再入院は，早期に退院した児に高率にみられる[32]。
- 再入院は，黄疸，脱水，摂食不良に最も関連している[33]。

フォローアップ

　何らかの問題がある場合は，家庭医に，2〜3日かそれ以内にフォローアップしてもらう。フォローアップでは以下のことを行う。

- 幼児の体重フォロー
  - 生後3日以降の体重減少が出生体重の7%を超えている，あるいは生後10日目までに出生体重に戻らない場合は，授乳技術や母乳育児の適性評価を行う。
- 黄疸の評価を行う。
- 親の質問や心配なことに答える。

患者教育

　退院時の教育には，以下の内容が含まれるべきである。

- 適切な排尿と排便パターン。
- 生後3〜4日に胎便から黄色便へ移行すること。
- 臍帯，皮膚，および生殖器のケア。
- 体温についての考え方と体温計による測定のしかた。
- 病気の徴候や，一般的な新生児の問題。
- 乳幼児の安全確保と乳児突然死症候群（SIDS）に関する教育[34]。
  - 適切なチャイルドシートの使用。
  - 睡眠時は仰向けにし，起きているときは監視の下ならうつぶせにしてもよい。
  - 硬いところに寝かせる。
  - 何も掛けないベビーベッドを使用し，柔らかい毛布などは使用しない。
  - ベビーベッド内に体位を固定するものを置かない。
  - 出生前後の喫煙，アルコール，薬物使用を避ける。
  - 母乳で育てる。
  - 暖かくしすぎない。
  - 部屋を一緒に使用するのはよいが，ベッドで一緒に寝ない。
  - 入眠中におしゃぶりを使用しない。
  - 安全に扱い，決してゆすらない。
- 感染を減らす方法として手指の衛生を保つ。
- 合併症や緊急の問題が生じた場合の指導。

【Sabine Iben, MD】

（益田博司／窪田　満　訳）

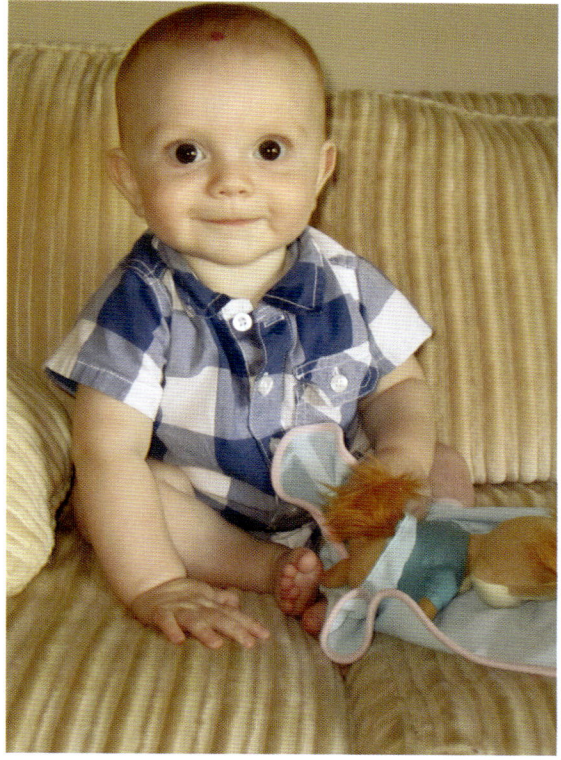

図 5-1　Blake は，腎外性ラブドイド腫瘍と診断された。病初期に自宅にいるときは元気にみえた。両親は，Blake が病院で終末期を迎えることを選んだ。それは，そこの環境に最もよく慣れていたからだった。彼は，家族に見守られて，穏やかに亡くなった。その後も緩和ケアチームは家族と関わり続けている。（Used with permission from Blake's family）

5　子どもの緩和ケア

症例

　Blake（図5-1）は生後7カ月にまれな進行性腫瘍と診断された。左下肢の腫脹を契機に入院となり，画像所見から腎外性ラブドイド腫瘍が認められた。家族は唐突に小児悪性腫瘍の現実を知ることとなった。Blake に中心静脈カテーテルが留置され，化学療法が開始された。家族は仕事を欠勤しなければならなくなり，Blake 以外のきょうだいの面倒をみる大変さや，難解で複雑な病状を支援団体に説明しなければならないこと，そしてわが子を亡くしてしまう恐れに直面せざるをえなくなった。6週間後に Blake は嘔吐で再入院となり，予後を左右する脳への転移がみつかった。脳室-腹腔シャントが留置され，骨髄検査が実施された直後，緩和医療科がBlake，両親と4歳の姉に面会した。Blake の家族は様々な問題（予期的グリーフ，姉のサポート，意思決定，終末期への準備，死後の準備など）に関して，相談できる場所を探していた。緩和医療科は Blake の疾患に伴う痛みや興奮を抑えるための相談にものった。また，特に Blake の姉にとって，音楽療法やアート（芸術）療法は大きな気晴らしとなり，複雑な感情の表現も可能となった。Blake は緩和的化学療法を受け，それは一時的だが確かな効果をもたらし，症状の著明な改善を得ることができた。結果として彼は笑顔で遊ぶことができ，周りのサポートに対しても関わりが増え，家族に予想外の貴重な時間をプレゼントした。化学療法の間の一時退院中は，近隣のホスピスでオンコールの腫瘍科や緩和医療科のスタッフからサポートを受けることができた。4クール目の高用量化学療法目的での入院時に，化学療法前の大量輸液は，Blake のすでに弱っている呼吸状態を悪化させることがわかった。両親は Blake にとって有益な治療のみを望み，それ以上の化学療法を継続しないことを希望した。対症療法とし

て疼痛や呼吸苦に対してはオピオイドが使用され，不安や呼吸苦にはベンゾジアゼピン系の薬剤が投与された。医療チームは家族の意思決定の過程で協力し，終末期に想定される状態に関して話し合いの場を設けた。両親はホスピスなら穏やかな終末を迎えられるだろうと，Blake をホスピスで看取る覚悟を決めた。Blake は家族に見守られながら安らかに亡くなった。緩和医療科は，家族に対するグリーフケアを継続した。

概説

　小児緩和医療は包括的かつ多分野にわたり，思いやりをもった，全人的な，誰にでも適応され，誰にでも有効なケアである。理想的には患児の病因がなんであれ，生命を脅かす病気の診断がなされたときに緩和医療は開始されるべきである(胎児期を含む)。緩和医療チームは医学・精神学・心理社会学の分野において熟達した専門家で構成されている。小児緩和医療は，患児の予測できない病状の悪化に寄り添い，患児の死の瞬間に立ち会い，悲嘆に暮れる家族に対して患児の死に向き合い続ける数年間，サポートを提供する。

疫学

- 統計(National Summary of Vital Statistics)によると，2009年米国の死亡者数は 243 万 7,163 人，そのうち 19 歳未満は 4 万 8,033 人だった[1]。
- 小児の年齢の定義が曖昧なため，小児の死亡に関する統計的比較は困難である。小児を 19 歳までと定義していたり，24 歳までと定義していたりする報告もある[2]。
- 全体として，米国だけでなく世界的にも小児の死亡数は減少している[3,4]。
- 小児の死亡症例の半数以上は 1 歳未満である[3]。
- 分娩前の死亡(前述の統計には含まれていない)は，年間に100 万件以上にのぼる。2008 年のデータでは，111 万 8,000件の妊娠が，胎児死亡で終了している。同年の選択的中絶は 100 万件以上だった[5]。
- 米国における乳児死亡率(IMR)，つまり 1 歳未満の乳児の死亡総数をその年の出生数で除したものは 2009 年のデータで 6.39 だった[1]。2010 年の予測データでは IMR は 6.14に下がると予測されている[6]。
  - 米国全体では IMR は減少しているが，アフリカ系やヒスパニック系の人では相変わらず非常に高い状態が続いている。2009 年のデータでは白人の IMR は 5.30，白人以外では 10.02 だった。最も高い IMR はアフリカ系におけるもので，12.64 だった[6]。
  - 米国の IMR は香港(1.7)，アイルランド(3.3)，オランダ(3.8)，英国(4.7)，クロアチア(5.3)よりも高い[3]。
- 米国における小児の死亡原因は年齢により異なる。
  - 乳児の死亡原因で最も多いものは，先天奇形や染色体異常である。
  - 1 歳以上の小児の死亡原因で最も多いものは，不慮の事故である。
  - 悪性腫瘍は特に 14 歳未満の小児において，多い死因である。疾患関連死の中では最も多い。
  - 15～19 歳の思春期では，殺人が 2 番目，自殺が 3 番目に多い死因である。
- 国際的には，WHO の報告は以下のとおりである。

- 1990 年には 5 歳未満の小児の死亡数は 1,200 万人だった。2011 年は同じカテゴリーでは死亡数は 41％減少して 700 万人にとなった[7]。
- これらの死亡の半数が，インド，ナイジェリア，パキスタン，中国，コンゴからであった。
- 1990 年以降の 5 歳未満の小児の死亡数は，年に約 2.5％ずっと確実に減少傾向を認める。米国や西太平洋諸国はアフリカや東南アジア諸国よりも死亡率の減少が大きく，所得格差の拡大と関連している。
- 世界的には死亡原因は，多い順に，栄養不良，肺炎，周産期の問題，下痢，マラリアである[7]。
- 最新の WHO の青年期の死亡に関する報告は，2004 年のものである。その年，10～24 歳の死亡総数は全世界で260 万人，その内訳は妊産婦死亡(15％)，交通事故(男性の 14％，女性の 5％)，暴力(男性の 12％)，自殺(6％)だった[4]。
- 2012 年の青年期の健康に関する報告でも，妊産婦死亡が青年期の死亡の一番の原因であった。自殺，交通事故，暴力行為などを原因とした死亡率は，高所得の先進諸国であってもばらつきが著明であった[8]。
- 腫瘍で亡くなる小児の両親にとって，看取りの場所は重要である。看取りの場所が選べる両親ほど，子どもの終末期のためにより積極的に準備を行い，それを安らかなものにできている[9]。
- 米国で亡くなる小児は，そのほとんどが病院で亡くなっている。米国において，自宅で亡くなる小児の正確な数は不明であるが，重症慢性疾患の患児に関するいくつかの報告は，自宅での看取りが増加していることを示している[10]。小児緩和医療を受けた小児に関するカナダの報告によると，小児ホスピスサービスを提供している地域においては，患児の最期の場所は病院，小児ホスピス，自宅に均等に分かれていた[11]。
- 2003～2006 年の間に死亡した小児に関するフロリダの報告では，65％が自宅でその最期を迎えた。ホスピス登録群においては，その 55％が自宅で最期を迎え，自宅で死亡した児の 15％はホスピスに登録されていなかった[12]。
- 上記報告ではホスピスに登録された患児は，白人に比してマイノリティーの人数が少なかった。その報告では医療不信，文化的背景の違い，スタッフの多様性の欠如などをその理由としてあげている[12]。さらに，慢性疾患を抱えたアフリカ系やヒスパニックの患児の自宅での看取りは，白人患児に比べると明らかに少なかった[10]。
- 2009 年のホスピスへの入院総数は 96 万 3,000 人，うち 24歳未満は全体の 0.4％だった[2]。ミシガン州での調査において，小児の終末医療に関わった医療者は，ホスピスケアのメリットとして，医療および非医療サービス，死の準備，ケアの協働，そして尊厳のある死をあげた。一方で反対意見としては，押しつけ，失望，そして医療不信があげられた[13]。
- 2007 年のホスピスに関する小規模調査では，ホスピス全体の 78％が小児に対してのケアを提供していた。30％を超えるホスピスが小児プログラムを提供，20％以上が小児専門のスタッフを有していた[2]。病院における小児緩和医療のより詳細な実情に関しては Center to Advance Palliative Care(CAPC)による調査が報告される予定となってい

2

る。

- 毎年約10万人の両親が，子どもの死によって苦しんでいると考えられる。その悲しみは両親や配偶者を亡くしたよりも，より深く，より長期間の悲しみであろう。米国では，核家族か大家族かにかかわらず，人口の約19％が子どもの死による何らかの影響を受けていると考えられる[14]。

病因と病態生理

- すでに述べたとおり，小児の死因は年齢によって様々である。
- 早産児，低出生体重児
  - 米国では早産率（在胎37週未満）は16年間にわたって右肩上がりであったが，2007〜2009年までは減少した[1]。
  - 多胎出産，早期の産科的介入，高齢出産や不妊治療の増加により，低出生体重児の発生率は減少していない[1]。
- 染色体異常や先天奇形
  - March of Dimes（訳注：小児のためのボランティア団体）によると，先天性心疾患，無脳症や脳瘤などの神経管欠損，鎌状赤血球症やサラセミアなどのヘモグロビン異常症などが，頻度の高い重症な先天異常である。米国では1980〜2001年の間に先天異常に伴う死亡率が46％減少した。他の先進国でも同様の改善が報告された。実は，年間330万人の先天異常に伴う死亡の95％は，低中所得国で生じている[15]。
  - 先天性心疾患による死亡の大部分は1歳以内もしくは18歳以降である[16]。先天性心疾患による乳児の死亡率は10万人に38.8人だった[1]。1999〜2006年の先天性心疾患による死亡は，外科的手術やカテーテル治療の向上により減少傾向だった[16]。
  - 鎌状赤血球症による死亡は，新生児スクリーニング，肺炎球菌ワクチンの定期接種，ペニシリンの予防内服などで改善傾向にある[17]。
  - 神経管欠損による2009年の乳児死亡率は10万人に5.9人だった。1998年以降の死亡数は，葉酸強化食を推奨するガイドラインの普及により減少した[18]。
- 不慮の事故
  - 2000〜2009年の間に1〜19歳の不慮の事故による死亡率は29％減少した[19]。
  - 不慮の事故による乳児死亡は，主に窒息による死亡率の増加を受け，増加した。2009年は907人の乳幼児が窒息で死亡していた[19]。
  - 乳幼児突然死症候群（SIDS）は，突然の予期せぬ乳幼児死亡の一番の原因である。SIDSは1歳未満の児に生じ，剖検を含む検査でも原因は不明である[20]。2009年にはSIDSにより2,000人を超える乳児が死亡したが，1990年と比べると50％以上の減少率を認めている[20]。乳児を仰向けに寝かせるよう安全な睡眠を推奨したことが死亡率低下につながったとされている。それは，危険因子としての，タバコの煙への曝露，添い寝，高い室温設定，早産児，低出生体重児，柔らかい掛け物，柔らかい寝具の使用に関しても同様である[21]。加えて，窒息のような他の死亡原因を正確に診断することも，SIDSによる死亡数の低下の要因となっている[22]。
  - 15〜19歳の中毒による死亡数は，2000〜2009年にかけておよそ2倍の増加を認め，処方薬の乱用とそれによる

死亡の増加が関連している[19]。
  - シートベルトやチャイルドシート使用の増加，飲酒運転の減少，車の性能の向上，道路環境の改善，免許取得の厳密化が，2000年と比べ41％の交通事故死亡数減少をもたらしたと考えられている。しかし，5〜19歳の不慮の事故による死亡の原因は，依然として交通事故が最多である[19]。
  - 男性や，ネイティブアメリカンやアラスカ先住民に不慮の事故での死亡が多く，州間での死亡率の格差が大きい[19]。
  - 米国での不慮の事故に伴う死亡数は，経済レベルが同等の他の先進国と比較しても多い[19]。
- 暴行
  - 米国保健福祉省からの報告では，2010年に1,537人の小児がネグレクトや身体的，性的虐待により死亡した。虐待で死亡した小児の大半が数種類の虐待を受けていた。死亡の80％が4歳未満であり，そのうちの40％が1歳未満であった。虐待死のあった家族の12％が児童福祉局に前もって通告されていた。児童虐待は両親が加害者であるケースが一番多かった[23]。
  - 10〜24歳の他殺による死亡は1990年では10万人に14.1人だったが，2009年の報告では15〜24歳のこの死者数は10万人に11.3人だった。女性よりも男性の方が，他殺の加害者もしくは被害者になる傾向がある。80％以上の他殺が銃器によるものであり，ヒスパニック以外のアフリカ系青年に他殺死が最も多かった[24]。
- 自殺
  - 2009年は15〜24歳の自殺率は10万人に10.1人だった[1]。自殺企図は女性が男性より多く，2007年には高校生の7％が一度は自殺を企てていた。一方で，自殺の完遂に関しては男性の方が多い[24]。毎年約4,600人の思春期〜若年成人が自殺で命を絶っている[25]。
  - 自殺の危険因子は，薬物乱用，家族内の自殺者の存在，幼児期の虐待歴，肉体もしくは精神疾患，孤独，自傷行為があげられる。
  - 自殺予防の因子としては家族や医療従事者のサポート，問題解決能力の向上，文化的もしくは宗教的信念をもつことがあげられる[26]。
- 悪性腫瘍
  - 1975〜2006年のSurveillance, Epidemiology, and End Results（SEER）の報告によれば，小児悪性腫瘍の発生率は上昇傾向で，急性リンパ芽球性白血病（ALL）で最も著明であった。脳腫瘍の発生率は1980年代の急激な上昇以降は横ばいである[27]。
  - ALL，非Hodgkinリンパ腫（NHL），Wilms腫瘍，非中枢神経胚細胞腫瘍，Hodgkinリンパ腫のような悪性腫瘍の予後は，Ewing肉腫，横紋筋肉腫，骨肉腫などの固形腫瘍と比較すると，より良好である[27]。
  - 全体的には，過去40年間の小児悪性腫瘍の生存率は上昇傾向にある。悪性腫瘍と診断された小児の80％が，診断されてから最低でも5年間は生存している[28]。1975〜2006年の期間で小児悪性腫瘍での死亡率は50％の減少を認めている[27]。これらの成果は，多剤併用および集学的治療の増加，腫瘍の分子機構の解析，画像や脳外科分野での進歩による治療レジメンのオーダーメイド化の恩

恵である[29]。

- 小児悪性腫瘍の生存者が増加することで，癌治療の長期にわたる影響を受けながら生き続ける新たな群が形成されるようになった。小児悪性腫瘍の生存者は，診断されてから30年間において腫瘍に関連した疾病での死のリスクが高まり，原発腫瘍とは直接関連しない疾患での死のリスクも高まる[28]。
- 乳幼児は治療反応性が悪く，治療関連疾病率も高く，薬の有害作用のために治療が限定的となり，予後が悪い[29]。
- 医療の進歩にもかかわらず，白血病による死亡が最も多く，次いで中枢神経系を侵す悪性腫瘍が続く。2006年の小児悪性腫瘍による死亡数は2,035人だった[27]。
- 生存率減少の原因は，重篤な遺伝的素因や悪性腫瘍サブタイプ，悪性腫瘍発見の遅延，小児の治療レジメンに基づいた適切な治療計画を受けられないことによるものである[29]。
- 腫瘍の生存率の人種間差に関するいくつもの報告がある。その原因として，治療へのアクセスの差，重篤なサブタイプにつながる遺伝的素因，治療抵抗性の素因，併存症，不十分なモニタリング等があげられている[29,30]。

- 慢性重症疾患
  - いくつかの研究は，慢性疾患をもつ小児と健康な小児との間で，死の特徴に違いがあることを示している。悪性腫瘍，代謝性疾患，神経筋疾患などの慢性重症疾患をもつ小児の死亡率は，基礎疾患をもたない同年齢の小児の2倍に及んでいる。また，主に医療や支持療法の進歩の結果，慢性重症疾患をもつ小児の数は上昇傾向にある[10]。

診断

- 小児の死亡の予測因子は，いまだに存在しない。PRISM（Pediatric Risk of Mortality Score）のようなスコアリング法は，特定の集団において，正確に死亡を予測する[31]。人工換気，経静脈栄養，血管作動薬への依存度，院内感染の有無，入院期間などの因子でPRISMは構成されている。
- 米国の6つの緩和医療プログラムへの新規入院の小児の内訳は，遺伝性／先天性疾患40.8％，神経筋疾患39.2％，悪性腫瘍19.8％，呼吸器疾患12.8％，消化管疾患10.7％であるという最新の報告がある[32]（図5-2）。
- 英国でつくられた基準（Association for Children with Life-threatening or Terminal Conditions and their Families）では，致死的な状況の小児は，予後と治療の観点から4つのカテゴリーに分類されている。詳細と臨床例は表5-1を参照してほしい。このような分類は，患児と家族が緩和医療を利用する際の大まかな指標となる。患児と家族には，疾患の経過，悲嘆のプロセス，そしてそれまでの経験に特有なニーズに基づく，それぞれ異なる緩和医療が必要だからである[33]。
- CAPC（Center to Advance Palliative Care）は，成人あるいは小児患者，そしてその家族が，緩和医療ケアから恩恵を受けられるかを評価するツールを作成した[34,35]。
- 小児では病気の進行は不確定要素が多いため，致死的な疾患が診断された時点で家族に対して小児緩和医療の導入が重要となってくる。さらに，早々に患児家族との関係を築くことで，症状のコントロール，経済的問題や日常の問題，死別，意思決定，精神的支援の面で手助けができる。緩和

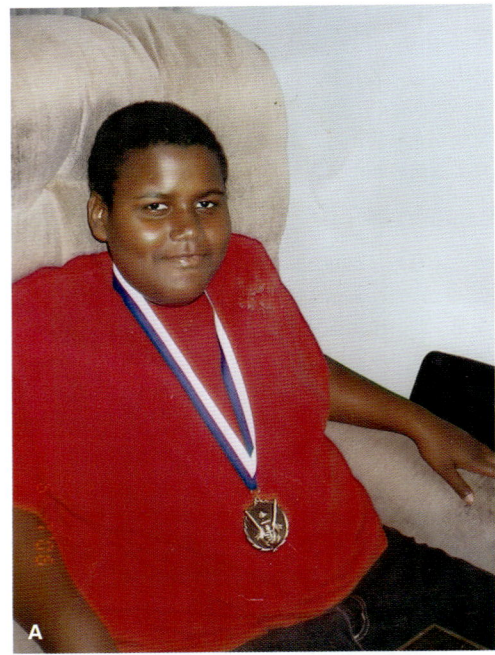
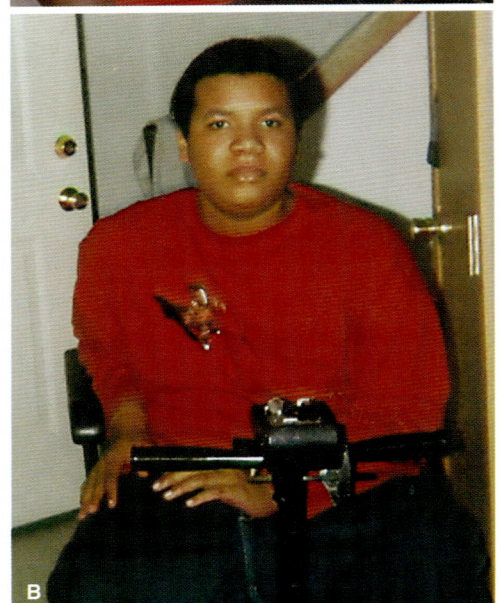

図5-2　Becker型筋ジストロフィーの合併症で亡くなった兄弟。兄のBobby（**A**）が先に亡くなった。Bobbyの衰えていく経過と死を見ていた弟のRayshawn（**B**）には，特別な支援策が必要だった。
(*Used with permission from Bobby and Rayshawn's family*)

医療は治療と並行して提供されるべきである。

- 残念ながら，多くの小児は，治療が行き詰まったとき，もしくは死が迫ってくるまで，小児緩和医療が導入されていない[36]。患児が不治の病であると家族が受け入れられないこととともに，不確かな予後，言語の壁，時間的制約のような導入への障害も明らかになっている。人材供給源の不足，緩和医療に関する知識不足，そして緩和ケアに熟練したスタッフの不足も，緩和医療早期導入の遅れにつながっている[37]。しかし，診断や予後の不確かな状況は，まさに

表 5-1　致死的小児疾患の分類

群	分類基準	具体例
1.	生命を脅かす疾患： 根治療法はあるが，予後は不明	腫瘍，不可逆的な臓器不全，複雑な先天性心疾患，外傷，急性重症疾患，超未熟児
2.	致死的な疾患： 集中的な延命治療により典型的な転帰（病気による早期の死）をたどる	嚢胞性線維症，左心低形成症候群の姑息術後，筋ジストロフィー，HIV/AIDS，短腸症候群（完全静脈栄養）
3.	治療方法がなく長期間にわたる進行性疾患： 治療は主に長期間の緩和ケアのみ	脊髄性筋萎縮症 2 型，副腎白質ジストロフィー，重症ミトコンドリア病，13 トリソミー，18 トリソミー，その他の致死的な遺伝性疾患
4.	その他： 神経障害に伴う合併症リスク上昇と予想不能な臨床経過	頭部外傷，中枢神経系の障害（水頭症，全前脳胞症，重症低酸素性虚血性脳症）による重症心身障害

（Association for Children with Life-threatening or Terminal Conditions and their Families' A Guide to the Development of Pediatric Palliative Care Services, 1997.）

不確かだからこそ，早期に緩和医療を導入することで大きな恩恵を受けると提言されている。加えて，多くの疾患の病因が不明であることもあり，緩和医療ケアからの情報は治療の邪魔にはならない[38]。

臨床所見

- 小児緩和医療や小児の終末期では，特有の症状を呈する。その頻度に関しては差があるが，疼痛，疲労感，呼吸苦，食思不振，うつ，嘔気・嘔吐，下痢，便秘は頻度が高いとされている[39,40]。そのほかにも多くの小児は不安，動揺，睡眠障害，掻痒感，咳嗽，けいれん，褥瘡性潰瘍で苦しんでいる[41]。
- 終末期の小児の介護者のニーズも様々である。彼らは社会から孤立した存在であり，財政的負担，煩雑な医療ケアの重責，患児以外のきょうだいや家族の世話といった，肉体的かつ精神的な負担を負っている[42]。

治療

- 小児緩和医療は，成人緩和医療と下記において異なる。
  - 出生前診断から小児期発症の疾患を患う成人を含めた，幅広い診断領域や年齢層[2]。
  - 病気の進行が予測できない：末期症状を呈する小児が少ないため，成人に比して小児では標準的な予後の予測が困難である[2]。緩和医療機関に紹介された小児の大半は 1 年以上生存している[32]。反対にホスピスの研究によるとホスピス滞在期間が短く，ホスピスケアが開始されてから 2 週間以内に 50％の患者が死亡もしくは退院している現状が報告されている[43]。
  - 症状のコントロールが困難：症状緩和のための薬剤の大半が小児には適応外である。また症状の評価もコミュニケーションの観点から困難である。
  - 倫理的な問題：意思決定のできる成人と異なり，小児患者は，両親や施設の代理人が彼らの代わりに最適な選択をせざるをえない[2]。思春期を含む小児の多くでは，自分のケアに関しての意思決定能力にばらつきがある[44]。
  - 人材や資源の必要性：小児医療では，患児に見合ったサイズの機材や熟練した人材を必要とする。また患児は医療的側面の需要だけでなく，医療以外のケアも必要である[2]。患児や家族にとっての包括的なサポートとは，宗教上のことから心理社会的なこと，死別に関わること，医療，意思決定のサポートまで多岐にわたる。
  - その他，小児緩和医療の現場では，患児の評価や治療に関する文献不足，在宅医療の増加や長期療養型施設の利用率の低下，患児の人生設計が困難なこと，死の前に中止すべき延命医療の増加，医療介護の供給モデルの多様性など，様々な問題が提起されている[45]。

- コミュニケーション促進と意思決定のサポート
  - 診断の際に，正直かつオープンな，互いを尊重した治療支援関係の構築が望まれる。
  - 最初の顔合わせでは，緩和医療科とスタッフの紹介，患児と家族の紹介をする。
  - 患児と家族に病気の解釈モデルを，また第三者が介入していれば，そこからも情報（患児や家族が望んだ場合に）を共有する機会を設ける。
  - 情報交換の場をつくる。患者や家族の情報のニーズを評価した後に，以下の情報を提供する。
    - ・患児の疾患と病因（判明している場合）
    - ・疾患の予後と病気の軌跡
    - ・治療オプションの利点と欠点
    - ・出現する症状や合併症と，利用できる対処法
    - ・家族生活に現れる変化に対してのサポートの数々[38]
  - 一連の会話の中で，上記に関して伝達することが望ましい。会話の最初は診断と一般的な予後に関して，そして患児や家族が望めばそれ以上の情報を提供することが望ましい[38]。
  - 患者・家族から特に話がなく黙っているときは，こちらからの情報伝達のよいタイミング，また患児や家族の感情，ニーズや他の心配事の表出と捉える。
  - 家族への説明の最後に，次の治療段階の説明や次回の面談の日取りを決めておくことが望ましい。患者カルテを正確に記すことで，治療計画や家族の優先順位を医療者間で共有することができる。
  - 治療目標の明確化と再評価（例：長生きすること，人工呼吸器からの離脱，学校登校，外出や特別行事への参加）は，患児の意思決定に関わってくる。
  - 両親にとっては治療への期待が，（病気の子どもをもつ）苦しみ，辛さへの対処方法となっている。医療従事者がこういった気持ちを理解することによって，効果のない治療だとわかっていても治療をやめようとしない両親への共感を深めることができる。
  - （医師の）最新の指示は，患児の治療に関する希望を反映すべきである[46]。（患児／家族が）判断すべき事項には，自然死の受け入れ，医学的栄養・水分補給の中止，感染に対する抗菌薬の使用，もしくは胸骨圧迫・蘇生薬の拒

否などが含まれる。患児の選択は文書化して他の医療従事者，学校，地域の救急診療所と共有すべきである。

- 両親と患児の関係は，病気という背景の中でも持続していく。患児の選択は，両親を喜ばせたいという気持ちの現れかもしれない[47]。反対に思春期には，自身の治療に関して主体性をもちたいがために，両親とは異なる選択をすることがある。

- 心理社会的側面
  - 疾患を患う子どもをもつ家族は，日常生活の様々なニーズに対応しなければならない。財政面の負担やストレス要因は増える一方で，家族個人の時間や各人への援助は減少してしまう[46]。子どもの病気が家族に与える精神的な影響は，想像以上のものがある。家族は想像もしなかった夫婦間，きょうだい間，親子間の問題に直面し，その困難は時に家族を超え周囲に波及する。医療費や欠勤は家族の財政の困窮につながる。また病気の子どもの面倒にかかりきりになると，他の家族に対して注意が行き届かなくなり，自分自身のケアもおろそかになってしまう。
  - 助成可能なこととして生活費や交通費の給付があげられる。子どものケアに対する援助，きょうだいや両親の学校／会社を欠席／欠勤を許可すること，また彼らに対しての（予測される）グリーフケアも必要だろう。育児介護休暇の申請や，利用できる情報資源の検索の手助けも必要である。
  - CLS（Child Life Specialist）は，患児との遊びを通して必要な医療情報を伝え，患児や家族の不安に対応する[41]。
  - 表現療法（expressive therapy）は作文，絵画や彫刻，音楽，ダンス，朗読，映画などで，患児や家族にとって意味があるものであれば何でもよい。患児の個々の能力や興味が，困難な状況を乗り越えるきっかけとなることもある。たとえば，図5-3は脊髄性筋萎縮症（SMA）の10代患児のBrandonが描いた「祈りの旗」である。このような手法はコミュニケーション障害をもつ患児や，死が間際に迫っている子どもをもつ家族にとって有用である[48]。

- 死別
  - グリーフワーク（家族の喪失による悲しみを乗り越える作業）が開始されることで，家族は過去に思い描いていた家族生活の喪失を嘆き悲しむことに時間を費やすことができる。死別の事象について経験の多い専門家が家族との関係を築き，一生にわたる悲嘆の過程が始まる。彼らは葬儀の手配，患児のきょうだいの面倒，患児に関する記憶の形成等，次に家族が何をすべきか手助けをすることもある。重症疾患で家族を亡くした経験がある子どもであれば，より前もったグリーフワークが重要となる。Rayshawn（図5-2B）は，兄のBobby（図5-2A）が筋ジストロフィーで亡くなる過程を目の当たりにしており，自分の将来も兄のような経過をたどると理解していた。彼の不安は薬剤で対応できるものではなく，うつや悲嘆に対して緩和医療チームの介入が必要となった。
  - 患児との思い出として，手形足形の採取，特別なイベントのときの写真，家族と一緒に写った写真，歌，詩，作文，ビデオ，患児の声の録音，手紙など，患児の気持ちがつまったものなど有形の物を残すとよい。図5-4は出

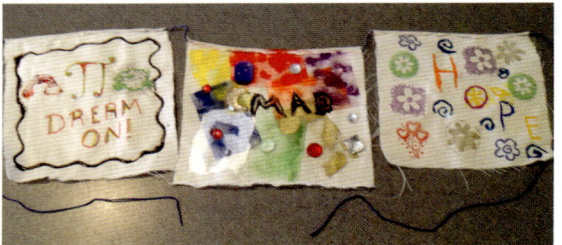

図5-3　不治の病の死の恐怖に対処するために，患児が表現療法でつくった「祈りの旗」。

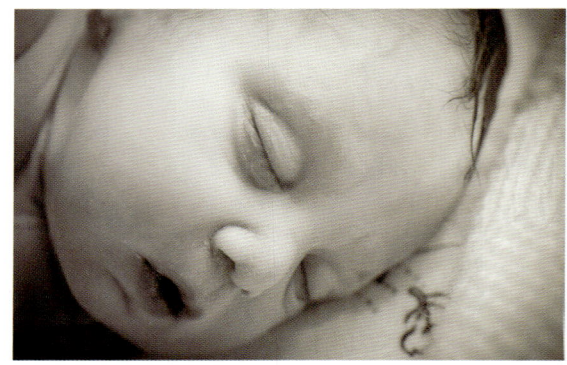

図5-4　Camdenは，出生前に診断されていた腎無形成により，出生後すぐに亡くなった。遺族は，Camdenの思い出を永遠に残すために，この特別な写真を撮った。（photo by Brent Watkins, Sylvart Studios）

生前に腎無形成の診断となり，出生してまもなく亡くなったCamdenの写真である。

- 遺族は悲嘆が大きいほど日常生活が困難となり，うつ状態から孤独感を感じ，自尊心がなくなり，希死念慮が芽生えることもある[48]。

- 宗教的ケア
  - 患児や家族のスピリチュアルな相談にのる熟練した緩和医療科のスタッフは，家族に必要な手助けをすることができる。死の際の（患児家族の）宗教的な必要事項を事前に確認しておく必要があり，家族から質問があればその場で話し合いをする[49]。ある家族は死者洗礼を望み，ある家族は患児の死が差し迫る前もしくは死の際に祈りや儀式を望み，宗教関係者を患児のそばに望む家族もいる。

- 終末期医療ケアは準備，サポート，症状コントロール，事象の記録を含む。
  - 十分な人材や治療薬，医療物資の確保が，迅速なケアと症状のコントロールを可能にする。終末期に高頻度にみられる症状とコントロールの方法を表5-2に示す。
  - 2007年に退院したホスピス患者の半数以上が，補完・代替療法を利用していた。マッサージ，ペット療法，イメージ療法，アロマ療法，アート（芸術）療法，手当て療法などを提供するホスピスもある[50]。
  - 家族に対するサポートやグリーフケアは患児に対するそれとは異なり，医療者は家族のあらゆる表現方法を許容すべきである。
  - いくつかの症例では，無意味な延命療法の中止は自然死の受け入れにつながる。人工換気の利点と欠点，医療的

表5-2　終末期の小児が呈する主な症状

症状	原因	対処法
興奮	治療薬，感染，疼痛，環境	薬剤の見直し，刺激の軽減，薬剤の使用（ベンゾジアゼピン，ハロペリドール，フェノバルビタール）
食思不振	腫瘍，筋肉量の低下	食欲増進薬（酢酸メゲストロール，酢酸メドロキシプロゲステロン，カンナビノイド）の使用
不安	心配，悲嘆，疼痛	催眠療法，認知行動療法，表現療法，ベンゾジアゼピンやSSRIの使用
便秘	脱水，食物繊維の不足，オピオイドの使用	軟化剤，緩下剤，浸透圧性薬剤，浣腸剤，オピオイド拮抗薬
咳嗽	胃食道逆流症，心膜もしくは胸膜の炎症，誤嚥，腫瘍による圧迫，気道刺激物，気管支けいれん	オピオイド，体位変換，カフアシスト，気管支拡張薬，スチーム吸入，粘液溶解薬
うつ	孤独感，倦怠感，境遇	SSRI，三環系抗うつ薬，心理的カウンセリング
下痢	治療薬，感染，食物繊維補助食品	抗コリン作用薬，オピオイド，分泌性下痢に対してはオクトレオチド
呼吸苦	空気渇望	体位変換や室内空気の入れ換え，酸素補充（±陽圧換気），気管支拡張薬，粘液溶解薬，オピオイド，ベンゾジアゼピン
倦怠感	貧血，呼吸量の増加，治療薬，栄養不足，不眠症	根本的原因の治療，興奮剤（メチルフェニデート）
嘔気・嘔吐	化学療法，便秘，心不全，不安，臓器不全，（消化管の）運動不全	制吐薬，根本的原因の治療，統合治療（生体自己制御，鍼灸，アロマセラピーなど）
疼痛	腫瘍転移，筋けいれん，組織傷害，血管閉塞障害，臥床，圧迫，感染	一般的：オピオイド，統合治療（音楽療法，マッサージ，イメージ療法など）補助療法として以下 　神経因性疼痛：抗けいれん薬，NMDA拮抗薬，抗うつ薬 　筋けいれん：バクロフェン，ダントロレン，ベンゾジアゼピン 　骨痛：NSAID，放射線治療，ビスホスホネート
褥瘡	湿気，知覚低下，摩擦，運動低下，栄養不足	褥瘡対応の寝具，定期的な体位変換，肌荒れ防止クリーム，理想的な栄養状態
掻痒感	治療薬，腫瘍，胆汁うっ滞	抗ヒスタミン薬，局所緩和薬，胆汁うっ滞に対するコレスチラミンやリファンピシン，腫瘍に対してステロイド
けいれん	中枢神経系腫瘍，発熱，電解質異常，治療薬，代謝性疾患	けいれんの種類に合わせた抗てんかん薬，ベンゾジアゼピン，難治性けいれんに対する外科治療
睡眠障害	脳損傷，鎮静薬の日中の使用，環境	鎮静薬の夜間使用，睡眠衛生（睡眠療法），メラトニン，ジフェンヒドラミン，ベンゾジアゼピン（短期間の使用のみ）

NSAID＝非ステロイド性抗炎症薬，NMDA＝*N*-メチル-ᴅ-アスパラギン酸，SSRI＝選択的セロトニン再取り込み阻害薬

な水分や栄養の補給，化学療法，透析療法等に関しては患児や家族と話し合うべきである。

- 死を迎える場所に関しても，考慮が必要である。延命療法の中止の際は，病院内の家族のプライバシーが確保された場所で実施することで，家族が最愛の子どもにお別れをすることができる。ホスピスやその他医療機関の助けが得られれば，自宅でのお別れも可能である。場所が変わることによって起こりうる症状の出現に留意し，適切な治療ができる態勢を確保することが何より大事である。
- 死亡宣告には患者の確認，触覚刺激に対する反応消失や心拍消失，努力呼吸や瞳孔反射の消失などの理学所見が必要となる。
- 米国では州によって必要な死亡診断書の内容は異なる。一般的には，死亡診断書は医師が死因や死亡時刻を含めて記載する必要がある。また，終末期に発生した事象に関する記載は大切である。
- 剖検方法に関しても，地域によって規制が異なる。しかしながら，予期せぬ死亡例，外傷が疑われる症例，死因が不明な症例では，剖検はほぼ必須である。剖検の規制の有無にかかわらず，家族には剖検の選択のオプションが提示されるべきであり，剖検により家族が希望する死因の判明につながることもある。また家族に対する検査が必要と判断されればそれを指示することもある[51]。

患児および家族の教育とサポート

- 死について子ども（患児やそのきょうだい，もしくは病と闘う患児の友人などを含む）に伝えるには，まずは子どもがどの程度理解しているか，何を知りたいかを知る必要が

ある[51]。アートを使っての表現，ロールプレイング，遊びを基調とした治療は有用である。観察したものを自己表現しようとする子どもに死についての情報を与えないでいることは，彼らをより不安にさせてしまう。

- 終末期の子どものケアをする介護者は，罪悪感や疲労感を感じやすい。このようなストレスの多い状況では，夫婦間や金銭的な問題はより悪化してしまう。そのうえ，介護者は患児以外の子どもや家族の面倒をみる必要もある。介護者の負担は，施設のレスパイトや周囲のサポートがあればいくらか軽減できる。また介護者にどのような問題（在宅医療，移動の問題，財政面の問題，宗教的な問題等）が存在しているかを評価し，サポートすることでその負担が軽減する[52]。
- 患児のきょうだいにも様々な負担が生じる。両親からの関心が分割的になってしまうこと，入院ごとの移動，罪悪感，自分も同じ疾患を患うのではないかという不安，困惑，社会的疎外感，ライフスタイルの変化，患児の苦しみを目の当たりにすることなどがあげられる[52]。彼らの発達やニーズの程度に併せて，有益な介入をすることができる。理解の程度に併せて両親や医療チームメンバーである死別コーディネーター，CLS，患児のプライマリケア医を含むかかりつけ医が同席し，話し合いの場をもうけることも助けになる。患児が他界した後も，きょうだいの発達ステージに応じた悲しみに対して，医療チームとの関わりは持続されるべきである。またサポートグループからの援助，リサーチへの参加や意思決定，思い出づくり，以前から自分が大事にしていた活動に参加することはきょうだいにとって有益である[52]。
- 終末期の患児をもつ家族にとって，経済的な問題は大きな

ものである。治療費だけでなく，患児の面倒をみるために職につけないことで，家計的に困窮してくることもある。彼らは他にもレスパイト，訪問看護，在宅に必要な医療機器を備えた自宅整備，きょうだいに対するケア，移動手段などに関するサービスも必要としている。患児の死の前の望みは，Wish Foundation や地域の慈善団体を通して叶えられることもある[52]。子どもが病気になる前に十分な財源をもっていた家族にとっても，子どもが病気になれば財源不足の状況は訪れうる。

- "My Wishes" のような生前指示書を通して，治療計画に関する患児の希望や症状緩和のための方法，また周りの医療者からどのように扱ってほしいか，介護者や愛する人に何を伝えたいかを知り，相互理解の促進を図る[53]。
- 患児が治療経過でどのような経過をたどるか詳細を知ることは，家族にとって重要である。また患児が終末期にどんな症状（皮膚の色の変化，苦しそうな呼吸，息切れ等）を呈するか，患児に家族がどのようにサポートできるかを知ることも役に立つ。その他にも，家族の関心事に関して医療者が聞き出しておくことも重要である。
- 臓器提供は家族にとって有意義な選択肢のひとつである。心臓弁や角膜の提供であれば患児の看取りは自宅であっても問題ないが，実質臓器の提供であれば，患児の看取りは病院で迎えられなければならない[54]。
- 重症患児の家族にとってはかかりつけ医は身近な情報源である。小規模研究では，かかりつけ医の役割は過小評価されている。おそらくその役割が病院勤務医の肩代わりであると思われたり，かかりつけ医に対する終末期ケアのトレーニングは不足していると考えられているからであろう。しかし，家族にとっては，かかりつけ医の葬儀への出席や患児のきょうだいへのサポートは有意義であるといわれている。
- ホスピスでは，医療や心理社会的援助を含めた広範囲のサポートが提供される。米国では医療保険制度改革法により，メディケイドを受給している小児は根治療法を受けていてもホスピスサービスを利用できる。しかし成人では小児と異なり，ホスピスサービスを利用している成人は支持療法しか受けられない。
- 生命を脅かす疾患をもつ子どもの家族に対する心理社会的評価項目を**表5-3** に示す。

フォローアップ

- 患児が亡くなったときは，最後のお別れのために家族のための時間と空間を確保するべきである。これはグリーフケアの中でとても大事な過程である。家族にとっては患児を沐浴させたり，服を着させたり，ただ抱きしめることが大切なものとなる[48,55]。
- 患児が亡くなった後，家族は医療者との関係性に大きな変化を感じる[48]。医療チームのスタッフは，患児が亡くなって数日経ってから家族に連絡をするとよいだろう。家族に対しての電話や定期的な訪問（3カ月後，6カ月後，1年後，家族が望めばそれ以上）[42]を推奨する報告もある。葬儀への出席，電話，患児の誕生日もしくは命日に手紙を送ったり，悲しんでいる家族に対して患児の追悼式を計画したり，といった持続的なサポートが望まれる。
- その後のミーティングでは剖検の報告，患児の死や受けた

**表5-3 生命を脅かす疾患をもつ小児の家族に対する
心理社会的評価**

心理社会的評価の項目
生活環境
• 家族構成
• 家族が自宅で生活しているかどうか
• 患児や介護者の配偶者の有無
• 後見人／親権の問題
• 安全性や医療施設へのアクセスのしやすさ
家族の状況
• 意思決定の習慣
• 文化的背景
• 家族の健康状態
• 精神的な強さ
• 収入
• 医療機器の利用（栄養，輸液路，呼吸器）
サポートへのアクセス
• ホスピス
• 各種免除／保険
• 社会福祉事業
• 教育プラン／学校
• 治療／リハビリテーション
• 自由時間／レスパイト
• ソーシャルネットワーク
• 強さの源泉となるもの
• スピリチュアルな習慣や信念
• 病気への理解
• 対処メカニズム
• 病気による日常生活での変化や喪失
• 主な心配事や課題
実施上の配慮点
• 日常生活でのサポートの必要性
• 移動時の補助
• 情報資源へのアクセス（治療，宗教団体，支援者）
• 介護者の雇用
• 法的事項

治療ケアについての議論，新しいスタッフや患児に関わった小児の専門医について，症例が共有されることもある。

結論

生命を脅かす疾患をもつ子どもとその家族は，体力，心理社会，スピリチュアル，感情，変わらない現実など，様々な問題に直面する。小児緩和医療科は，患児の治療が成功しようとも患児が死に至ろうとも，患児とその家族に対して包括的なサポートをする必要不可欠な科である。小児緩和医療科は患児が診断された際に即座に介入し，その後の困難な道のりの中で患児とその家族の助けの一部となる。

【Brooke Johnston, MD／Denise Powers-Fabian, MSSA, LISW-S／
Nancy Carst, MSW／Sarah Friebert, MD】

（田中俊之／窪田　満 訳）

6 社会的公正

すべての不平等の中で，医療における不公正は最も衝撃的で非人間的なものである。　　—Martin Luther King, Jr.

祭司とレビ人がまず問うたことは「もし私がこの人を助けるために止まったならば，私はどうなるのか？」である。しかし……善きサマリア人は逆の問いをした。「もし私がこの人を助けなかったならば，この人はどうなってしまうのか？」

—Martin Luther King, Jr.

症例

重度の栄養失調により，体重が 2.5 kg しかない生後 8 カ月の男児がいた（WHO 成長曲線で 5 パーセンタイルよりも 4.5 kg 下回る体重）。2003 年夏，リベリア内戦のさなかで，男児のおばが「国境なき医師団」の病院へ連れてきた。戦争のため，男児の家族は住居から追いやられ，普段のように食物を得ることができずにいた。Andrew Schechtman 医師は，男児が運び込まれた日，その病院で勤務をしていた（図 6-1）。栄養失調と合併していた肺炎に対して最善の治療がなされたが，男児は入院 3 日目に亡くなった。

ケアする臨床医としてのわれわれ

われわれのように，小児科医やその他の医療従事者になった人は，多くの理由からこの職に従事することを選んでいる。誰かを助けたいという気持ちはそのひとつの理由である。時には，日々の葛藤や失望，義務，疲労，特にうまくいかなかった日の終わりに襲ってくる過度の無力感によって，自分を見失うこともある。それでも，われわれはまだここにいる。そして自分の心の声をよく聞けば，ちょっとした素晴らしいことができる。

われわれは多くの点で特権をもっている。自分自身および，従事するコミュニティにおける自分の力を認識しなければならない。臨床医として，人間として，直面する諸問題に圧倒されることは多い。ヘルスケアシステムは崩壊し，自然界は毒されていて，国々は戦争を止めない。それでもまだ，本章で強調するように，われわれができることはとてもたくさんある——聴くことができる，観察することができる，目撃することができる，救援物資を運ぶことができる，触れることができる，愛することができる，そして導くことができる。

本章で紹介するのは，社会的支援を受けられず，住居を追われ，苦しんでいる人々が直面している多くの問題に創造的な解決策を見つけるため，われわれの仲間が自分自身に挑戦している，ほんのいくつかの例である。

国境なき医師団（MSF）
（Andrew Schechtman, MD）

疫学

国連難民高等弁務官事務所（United Nations High Commissioner for Refugees：UNHCR）は，2011 年の時点で，1,090 万人の難民（国境を越え避難している人々）と 2,750 万人の国内避難民（IDP，自国内で住居を失った人々）がいたと発表した[1]。2010 年末には，UNHCR は推計 1,470 万人の IDP の支援をしていた。複雑な人道的緊急事態（内外の紛争・自然災害により統治機構が崩壊し，単一の機関および／または国連カントリーチーム〈UNCT〉の権限や能力を超えて，国際的対応を要する，国・地域で発生した人道的危機と定義される）では，通常，次のようなことが起こる[2]。

- 市民に死傷者が出る。
- 一定の人口が敵により包囲されたり，避難を余儀なくされる。
- 支援運搬に影響する，深刻な政治的障害または戦闘に関連

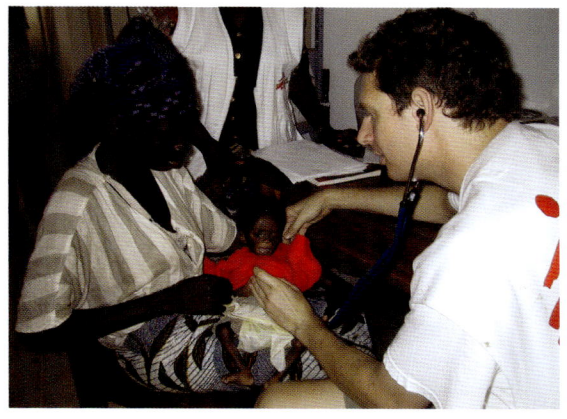

図 6-1　内戦のさなか，リベリアの診療所へ重度栄養失調の男児が運ばれてきた日，Andrew Schechtman 医師はそこにいた。「国境なき医師団」の病院で最善の治療を尽くしたが，その児は栄養失調と合併症の肺炎で死亡した。戦争と貧困の被害者である。
（Used with permission from Andrew Schechtman, MD）

した障害が生じる。
- 人々が，正常の社会的・政治的・経済的活動を営むことができない。
- 支援者の安全が高いリスクにさらされる。

原因

人災（戦争や迫害）や天災（津波，地震，ハリケーンなど）によって，多くの人々は住居を追われる。大部分の難民は戦争によってつくり出される。難民の大部分は，アフガニスタン，スーダン，ソマリア，パレスチナ自治区，イラクで発生している。

- 発展途上国における人道的緊急事態では，伝染病が死亡の原因の大部分となる。5 歳以下の小児は最も命が脅かされやすい[2]。安全な飲料水・食物・シェルターの提供，暴力行為からの保護も優先されるべきである。
- 発展途上国で緊急事態に巻き込まれた人々においては，疾患・死亡の通常の原因（麻疹，マラリア，肺炎，下痢）に加えて，密集した生活環境自体が，コレラ，髄膜炎，その他の疾患を発生させやすく，さらに流行させやすい要因となる。このような伝染病の発生は時に爆発的であり，比較的短期間に多くの人命が失われる。

見出された問題

Andrew Schechtman 医師は次のように書いている，「世界で最も貧しい人々の多くは，安定している時期には住居・食物・水の最低限の需要をなんとか満たそうと努力する。しかし，人災・天災により住居を追われると，コミュニティと家族が崩壊し，食物・水へのアクセスが断たれ，周辺環境が絶望的なものとなる。最低限の需要を満たすためにも，難民は国際的援助団体からの支援に依存するしかない」。

問題解決に向けて

人災・天災でインフラが崩壊すると，ヘルスケアへのアクセスは制限されるか，失われる。Schechtman 医師は，「国境なき医師団」のボランティア医師として従事し，支援がほしくてもどこにも行けない，絶望的な環境にある人々に医療ケ

アを提供している。そして図6-1に示した事例のような悲劇の証人になることで、彼らを助けるためのもうひとつの手段を見つけた。すなわち、この子どものような被害者に代わって声をあげ、こうした状況に公的な注目を集め、戦争を終わらせるような政治的圧力の一端を担うという手段である。

グローバルヘルス：ペルー保健援助計画
(Sangeeta Krishna, MD)

疫学

　グローバルヘルス(global health)（訳注：日本では、「国際保健」「地球規模の健康課題」などと訳されることもあるが、本書ではそのまま、「グローバルヘルス」とする）は、国内だけでなくおよび国境を越えるものである。グローバルヘルスには、健康状態を改善し、公正にすべての人々を健康にするケアを考え、提供するための、経済学・疫学・医学・公衆衛生、社会科学の考え方が必要である。地球規模のスケールで直面する健康問題は驚異的でさえある。世界的に見ると、10億の人々がヘルスケアシステムへのアクセスをもっていない[3]。循環器疾患・癌・慢性肺疾患・糖尿病などの非伝染性疾患により、1年に3,600万人が命を落とす。またAIDS/HIV・結核・マラリア・麻疹などの伝染病で、1年に670万人が亡くなる。そして、1年に750万人以上の5歳以下の小児が、栄養失調と予防可能な疾患で死亡している[3]。

　グローバルヘルスの経験は、多くの点で医師のトレーニングとなり、その実力を高める。学生はこうした経験を通じて、新たな対人コミュニケーションスキルを習得し、文化的能力を学び、その国が直面する健康問題と、それらの対応についての知識を高めることができる。学生はこうした経験に大いに興味を示すことが多い。サウスダコタ大学サンフォード医学校の医学生の調査では、約95%の学生が、医学部在籍中またはその後のキャリアの中で国際的に従事することに対して、非常に、またはいくらか興味があると回答した[4]。こうした経験の後、学生は自らの臨床スキル・人間力が向上したと報告しており、プライマリケアを専門とすること、および／または公共サービスのキャリアを選ぶ傾向が強くなる[5,6]。

原因

　援助対象国となったペルーは、2,998万8,000人の人口を抱える国である。1人あたりの国民総所得は9,440ドルであり、この地域で最も貧しい国のひとつである。ペルーの1人あたりの総医療費は隣接諸国よりかなり低く、10倍近い差がある。人口1万人に対し医師9.2人、看護師・助産師12.7人という医療従事者人口は、国の医療需要を満たすのに不十分である。WHOデータベースによると、ペルーでは周辺諸国の平均と比較し、伝染病で死亡する人数が多い(37% vs 20%、2008年のデータ)。5歳以下の死亡確率は、1990年の18人/1,000人という数字よりは大きく改善しているものの、この地域の平均とほぼ同じである。感染性下痢、結核、肝炎、デング熱、腸チフスなどの伝染病は広い地域でみられ、マラリア、バルトネラ症、リーシュマニア症、黄熱はこの国のある地域の風土病となっている。こうした疾患はすべて、予防接種や予防的健康方策によって予防しうるかもしれないもの

である。

　同じ世界に住むひとりとして、特により恵まれた国で比較的裕福に暮らしているわれわれは、こうした健康問題を無視してはならない。われわれの中の勇気ある仲間は変革のために積極的に活動している。多くの医学校がグローバルヘルスの経験の講義時間を確保している一方で、医学教育担当者や、援助受け入れ先となる国の医療者・政策担当者にとって困難なのは、運用可能で妥当なカリキュラムの構築である[8]。このためには、医学教育におけるグローバル化についての理解が必要となる。また、学生に国際医療支援活動に関する情報を提供したり、その活動への参加を検討してもらったりするためには、基本的な倫理面・文化面・健康面の問題を彼らに理解してもらうことも必要である。学生や研修医がグローバルヘルスの研修を行う際には、次の事項を考慮する必要がある。

- 充実した教育を享受した自分と、医療ケアが行き届いていない人々のそのままの姿を受け入れる自分との間のバランスをとること[9]。
- 学ぶ側の教育レベルに応じたトレーニングと、グローバルヘルスの世界で働きたいという医師の役割（例：国際保健担当、現地での医療担当、政策立案担当）に応じて、異なる内容のトレーニングを提供すること[10]。
- 受け入れ先となる国のヘルスケア供給システムの構造と機能を観察する時間を確保すること。
- 医療チームの移動・宿泊の安全性を考慮し、現地へ行く前に、その国の文化・ヘルスケアシステム・派遣地がどのような状態かを十分理解すること[11]。
- 経済的支援を確保すること。
- 可能な範囲で、参加する教育担当者が、学生を支援・指導できるように準備をすること。

見出された問題

　Sangeeta Krishna医師は、インドで医学生だったときに隣国のバングラデシュでのコレラ流行を目の当たりにし、そのときからグローバルヘルスの活動に関わってきた。彼女が研修していた病院の入口には、全身状態不良・脱水状態の難民が夜通し殺到した。病歴聴取の前に静脈ラインを確保することもあった。流行が地域社会に広がるにつれコレラワクチンが不足し、罹患リスクの高い人々は、推奨される2回ではなく、1回しかコレラワクチンを接種されていなかった。この経験は、Krishna医師に、ワクチン単回接種の効果、単回接種したことで「これで大丈夫」と安心してしまうことの危険性、そして今後このようなことが生じた際の対応方法について、多くの答えのない疑問を抱かせた。現在Krishna医師は、Cleveland Clinicのスタッフとして、医学生の公式な選択研修である、ペルー保健援助計画(PHOP)に参加し、指揮にあたっている。

問題解決に向けて

　PHOPは、2007年にLerner College of Medicine (Cleveland Clinic)とCase Western Reserve University School of Medicineの4人の医学生によって開始された。学生が活動し、それにスタッフが助言する形式のこのプロジェクトのミッションは、ペルーのセイクリッド・ヴァレー(Sacred Valley)の無医地区に倫理的かつ持続可能な医療ケアを提供するために、

2

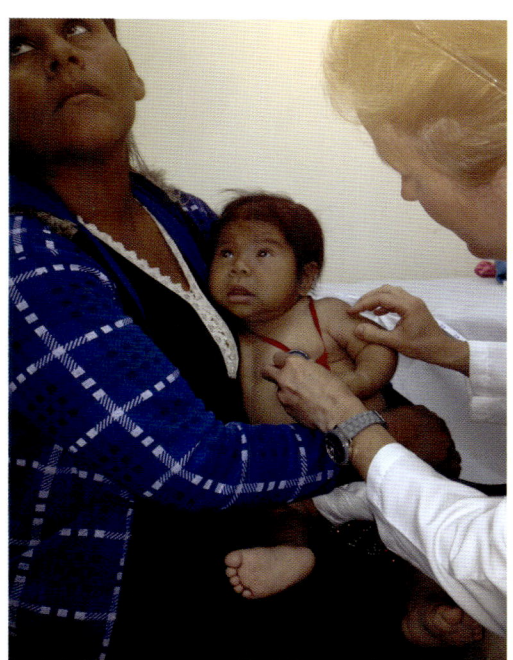

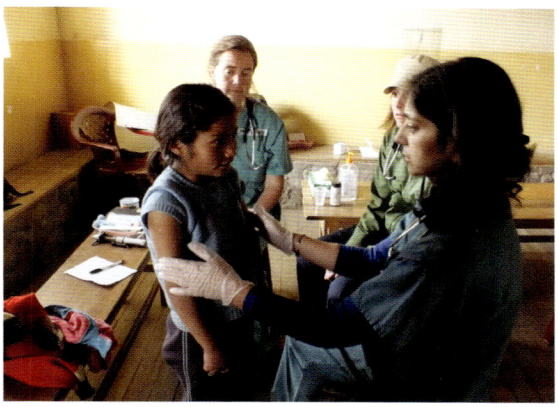

図 6-3　Sangeeta Krishna 医師が，ペルーアンデスの 200 人からなる遠方のコミュニティからやってきた 11 歳女児を診察している。ペルーアンデスには医療従事者が年に一度しか訪れない。この女児は事故に巻き込まれ左腕が部分的に麻痺してしまった。理学療法士の支援で強化エクササイズを教わった。(*Used with permission from Sangeeta Krishna, MD*)

図 6-2　医療ケアを受けたことのない 3 歳女児がペルー，チンチャの無料診療所へやってきた。女児は支えなしで座ることができず，数語を話すのみだった。所見では発達遅滞，筋緊張低下，臍ヘルニアを認めた。診療所による助成で行われた TSH 測定は高値を示し，先天性甲状腺機能低下症と診断された。首都リマの第三次病院の内分泌専門医へ紹介され，甲状腺ホルモン補充治療が開始された。(*Used with permission from Sangeeta Krishna, MD*)

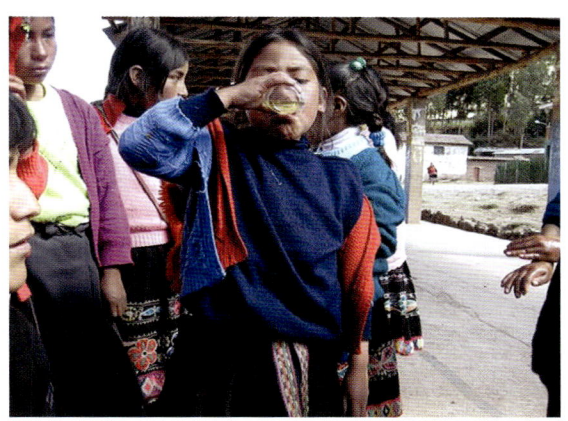

図 6-4　ペルーの僻地の村の学童に提供されたビタミン A 予防内服。ビタミン A 不足は発展途上国ではよくみられるものであり，感染症や死亡のリスクを高め，失明を生じうる。(*Used with permission from Sangeeta Krishna, MD*)

ペルーの医療従事者と連携することであった。活動当初から，学生の関心を集め参加者も途切れることなく，ますます発展し続けている。学生は診療活動に参加し，視力検査，健康診断（図 6-2, 6-3），糖尿病スクリーニング，口腔衛生を含む衛生・生活習慣改善，健康な食生活に関するカウンセリング，ビタミン A 不足予防（図 6-4），リサーチを行う。ペルーの医師と連携することで，学生は地域の医療従事者への 2 日間の教育シンポジウムを組織し，開催することもできた。このシンポジウムでの講演者はスタッフや学生で，トピックは心肺蘇生（CPR）からハイリスク妊娠の認識，小児の呼吸器疾患まで多岐にわたった。

　学生はこの選択研修に非常によいフィードバックを返してくれている。ある学生はこう書いている，「異文化コミュニケーションと謙虚であるということについて非常に多くを学んだ。グローバルヘルスに関しては，世界には，特にペルーのセイクリッド・ヴァレーでは需要がたくさんあり，地域住人が自分自身の健康と隣人の健康に責任をもつことができるようになるために維持可能な体制を模索する必要がある。リーダーシップに関しては，異なる背景の人々から成るチームで共通の目標のために働くことについて多くを学んだ。時には非常に困難なこともあるが，歩み寄るための最善の方法は，互いのコミュニケーションを促進することだと学んだ。全体的に，ペルーへの旅は医学部の最初の 2 年間の中で最も素晴らしい学びの経験であった。自分のキャリアと人生を通してずっと忘れないだろう。本当に人生を変えるものであった」(Andrea Grosz，Case Western Reserve University School of Medicine，2014 年入学)。

　プロジェクトリーダーたちは，現在そして未来の参加者のために，Cleveland Clinic でセミナーシリーズを開催した。セミナーでは，臨床現場およびリサーチにおける倫理，文化的感受性，僻地のクリニックにおける医療水準の探求などのトピックが扱われた。講演者は，過去に活動に参加した研修医，フェロー，地元の施設および Case Western Reserve University から招聘された教員たちであった。

　Krishna 医師は，「こうした経験があなたの人生を変えるのです。この活動に参加することは，謙虚で意義があり充実したことです。そこには予期せぬ倫理的ジレンマが存在し，必ずしも正誤の明らかな答えがあるわけではありません。われわれが去った後も，その国が維持していけるような水準を設定するようわれわれは努めています。その土地のヘルスケアシステムを理解し，コミュニティの中で適切なコンタクトをとり，その土地の医療従事者の力を借りることが，成功への鍵なのです！」と呼びかける。民族中心主義と "mzungu" 効果（mzungu とは「白人」を表すアフリカの言葉）に留意し，その土地の文化を学び，健康と疾病に影響する地域の因子を理

解することは必須である。そして，コミュニティの力を強めることが最終目標である。リサーチを行うなら，コミュニティに受け入れられ，かつコミュニティを尊重するものでなくてはならない。さらに，その結果はきちんとコミュニティに還元され，その地域のヘルスケア政策の決定に影響を与えられることが望ましい。リサーチに基づく介入を行うと，コミュニティの信用を得ることができる。何よりも，われわれは害を与えないよう尽力すべきである。

国際的人道支援活動：エチオピア
（Rick Hodes, MD）

疫学

世界では，慢性的な食糧不足により約7億9,200万人もの人が苦しんでおり，そのうちの20%が発展途上国に暮らす人々である。栄養失調は，疾病や早期死亡のリスクを大きく高める。特に蛋白質エネルギー失調は途上国の5歳以下の子どもの死因の半分を占める[12]。世界的には，3人に1人が栄養失調である。特に貧しい人々や，健康教育・清潔な水・良好な衛生環境に恵まれていない人々の間ではよくみられる状態である。アフリカに住む子どもの26%が蛋白質エネルギー失調である。栄養失調の重度なものとして，マラスムス，ヨウ素欠乏（クレチン症や不可逆的脳障害をきたす），ビタミンA欠乏（失明を生じ，感染・死亡のリスクを高める）がある[12]。

世界的に，2015年には24億人が衛生環境が改善されないまま生活しており，2011年には7億6,800万人が改善の必要な飲み水に依存していた。アフリカの大部分で，整った衛生環境下に暮らす人は50%以下であった[13]。エチオピアと隣国のソマリアは，安全な飲水資源を使える人口が50%以下というアフリカの国々のひとつである[13]。健康に最もよい水道管による飲み水は，エチオピアの人口のたった1〜10%にしか供給されていない。

原因

エチオピアは9,100万人以上もの人口を抱える。1人あたりの国民総所得は1,100ドルで，世界で最も貧しい国のひとつである。5歳以下の死亡率は68人/1,000出生であり，これは産前ケアを受ける女性が少数であることや，訓練を受けた医療者が立ち会う分娩がたった10%しかないことにも起因する[14]。医療従事者はほとんどおらず，人口1万人に対し医師が0.3人，看護師および助産師が2.5人である。エチオピアが抱える健康問題は，母体の致死率，マラリア，結核，HIV/AIDSがあり，これらは栄養失調と清潔な水・衛生環境の不足により，いっそうひどい状態となっている。

見出された問題

Rick Hodes医師は，20年以上にわたりエチオピアで暮らし，働いている。正統派のユダヤ教徒として，他人に奉仕することを常に志してきた。子どものときから，人々を助けるために僻地へ行った医師についての本がお気に入りであった。1984年に初めて，飢饉救済活動のためにエチオピアへ渡った。マザーテレサによって営まれたエチオピアのミッション（伝道活動）で働いた経験は彼の人生を変えた。彼はフルブライト・フェローシップでエチオピアに戻り，1990年に

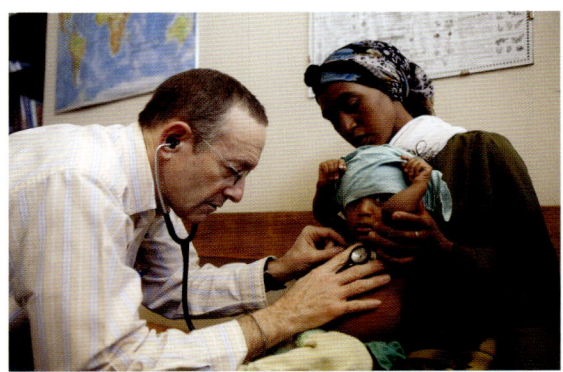

図6-5　リウマチ熱の後遺症で心疾患を呈したエチオピア人の女児を診察するRick Hodes医師。（*Used with permission from Mark Tuschman*）

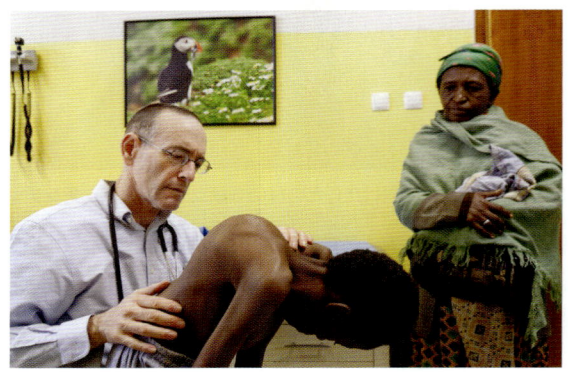

図6-6　結核性脊椎炎による重度脊椎後側弯症を呈したエチオピア人の男児を診察するHodes医師。（*Used with permission from Richard Lord*）

アメリカ・ユダヤ人共同配給委員会（JDC）にメディカルアドバイザーとして雇用された。もともとの役職はイスラエルへの2万5,000人の移民のケアをすることだったが，彼は継続的に患者のケアをするためにエチオピアに戻った。かつて，貧しく資源もないアフリカよりも米国で働くほうがよいのでは，と尋ねられたとき，Hodesは答えた，「いらいらすることは少ないだろうけど，心が揺さぶられることも少ないだろうね」。

問題解決に向けて

カトリック教会のミッションのシニアコンサルタントとして，Hodes医師は（リウマチ性および先天性）心疾患（図6-5），脊椎疾患（結核，側弯）（図6-6，6-7），感染症，癌（図6-8）の患者を助けている。また，エチオピアに加え，ルワンダ，ザイール，タンザニア，ソマリア，アルバニアの難民の支援も行った。JDCは1914年に設立されたユダヤ人の人道支援組織であり，70カ国以上で援助をしてきた。Hodes医師は，JDCのチームの一員である。彼のJDCにおける職務は，イスラエルへの移住を予定している，何千人ものエチオピア系ユダヤ人への医療ケアの提供である。エチオピア系ユダヤ人コミュニティの支援に加え，外来診療，予防接種，栄養プログラム，家族計画，地域保健を通じて，JDCは数万人のエチオピア人，ユダヤ人，非ユダヤ人に奉仕してきた（図6-9）。

2

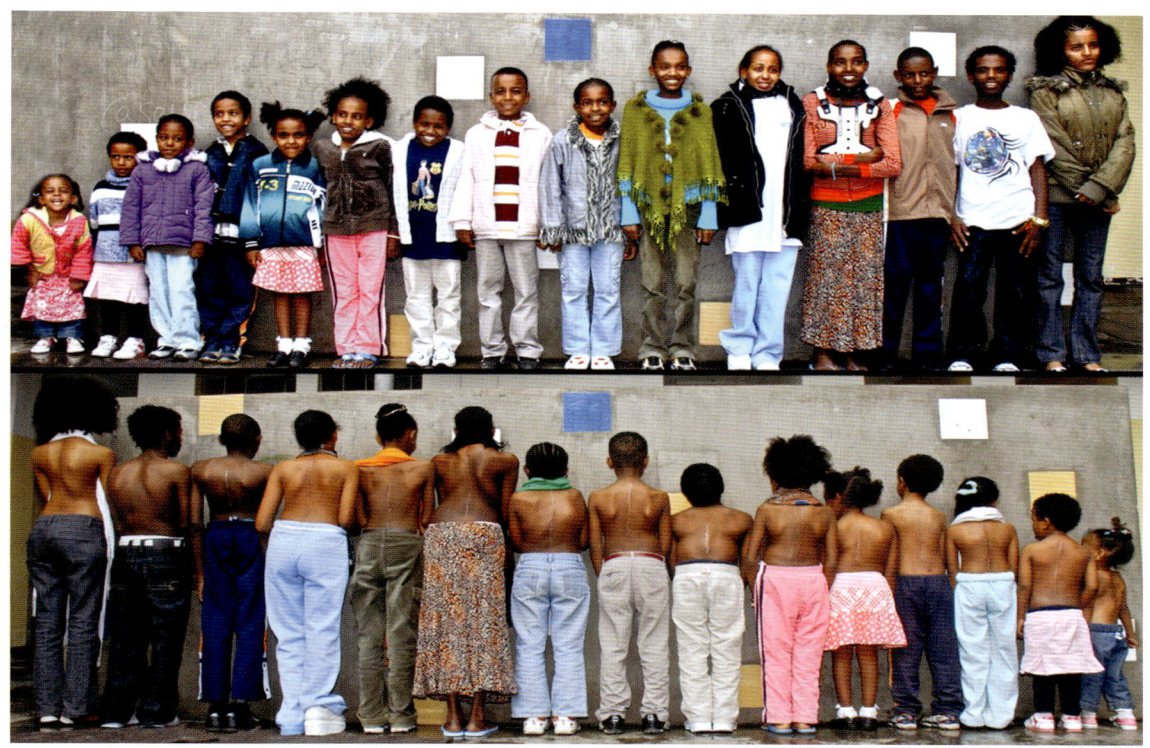

図 6-7　ガーナでの脊椎手術から戻った，様々な脊椎疾患をもつエチオピアの子どもたち。医学的評価と資金調達は，Hodes 医師とアメリカ・ユダヤ人共同配給委員会（JDC）によって行われた。この子どもたちは，弯曲の改善した脊椎で，これからよりよい生活を送ることを楽しみにしている。（*Used with permission from Rick Hodes, MD*）

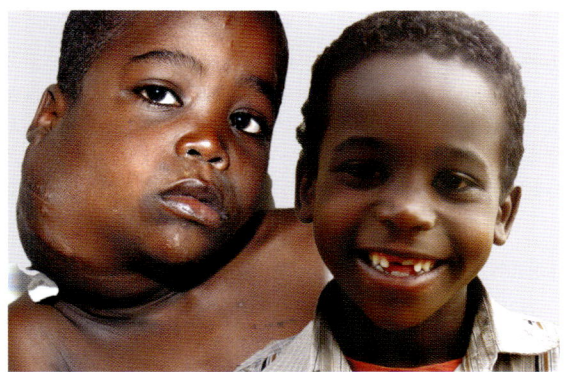

図 6-8　同じエチオピアの子どもの，Hodgkin リンパ腫に対する化学療法前（左）と後（右）の写真。Hodes 医師が診断し，治療を行った。（*Used with permission from Rick Hodes, MD*）

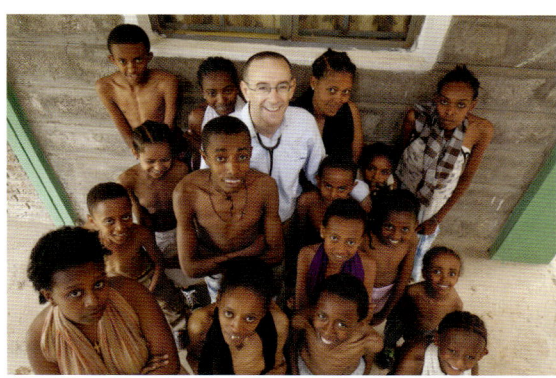

図 6-9　脊椎疾患をもつエチオピアの患者と Hodes 医師。（*Used with permission from Richard Lord*）

　Hodes 医師は 1990 年から主にエチオピアで JDC の元で働いている。直接の患者ケアに加え，米国とガーナの脳神経外科医および整形外科医による専門的なケアを，それを必要とする何千人もの子どもが受けられるよう調整してきた。多くの孤児の里親をし，4 人の子どもを養子とし，彼自身の保険で医療ケアを提供している。これらの子どものうち何人かは米国周辺の学校や大学へ通っている。さらに，ボランティアとして彼の元へやってくる医師のチームを指導している（図6-10）。あるインタビューで Hodes 医師は言った，「カトリック教会の病院でユダヤ人医師による無料の医療ケアを受けることは，全世界が一緒になっているようなものだ。このよう

に世界は機能すべきだ」。

障害のある人をケアする（Laurie Woodard, MD）

疫学

　約 5,400 万人の米国人が少なくとも 1 つの障害をもって生活しており，その大部分（5,200 万人）の人が自分の地域社会に暮らしている（図 6-11）[15]。

- 1999 年のデータによると，障害の罹患率は女性で 24％，男性で 20％であった[16]。約 3,200 万人の成人が，1 つかそれ以上の機能的障害をもち，約 1,670 万人の成人が家事を

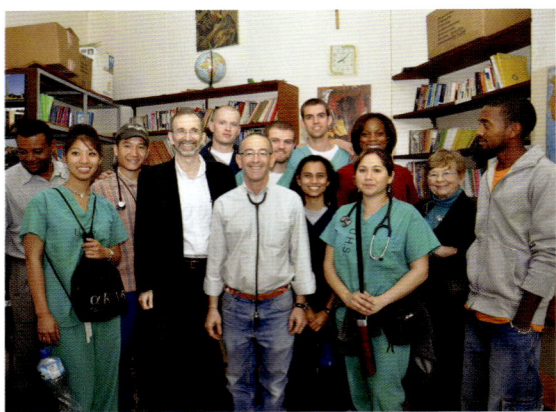

図6-10　エチオピアでのマザーテレサ・ミッションで，米国の医学生と医師の団体を診療所に迎える Hodes 医師。(*Used with permission from Richard P. Usatine, MD*)

行う能力に制限があった。200万人の成人が車いすを使用し，700万人が杖・松葉杖・歩行器を使用していた。

- 3～17歳の小児において，490万人が何らかの学習障害があると報告されており，12.8％(940万人)が特別なヘルスケアを必要とした[15]。
- 少数人種・少数民族は，白人およびアジア系アメリカ人よりも障害をもつ率が高い。障害をもつ人のうち，730万人(15～65歳)が少数人種・少数民族であった。
- ニーズが少なく見積もられてしまう，こうした障害者の健康と福祉を改善するため，2005年医務総監(訳注：米国保健福祉省の一組織である米国公衆衛生局長官)が Call to Action を発行した[15]。

原因

健康問題を解決する挑戦は，いつでもどこでも始められる。障害は疾病ではなく，歩行や視覚，働くことなど生活における必須の機能に影響を与える，医学的状態に関連した制限である[15]。さらに，障害はすべての人が同じではない。

- 障害をもつすべての成人のうち，4,120万人(93.4％)がその障害が健康状態に関連したものと報告している。健康状態としては，関節炎・リウマチ(17.5％)，腰部・脊椎の問題(16.5％)，心疾患・動脈硬化(7.8％)，呼吸器疾患(4.7％)，聴力障害(4.2％)，精神・感情障害(3.7％)，視力障害(3.4％)，知的障害(2％)が報告されている[16]。
- 高齢化，致死的疾患や外傷後の生存率の向上，幼児・小児の救命の向上により，障害者の率は増加している。

見出された問題

重度障害をもつ子どもの母として，Laurie Woodard 医師は自分が受けた医学トレーニングが，自分自身の子どものケアをしたり，子どもが困っているのを助けたりするためにはほとんど役に立たないことを知った(図6-11)。さらに，障害をもつ人々が医師を見つけるのに大変苦労していること，そして障害をもつ人々にケアを提供する人々がしばしば彼らを怖がっているように見えることに気づいた。「障害をもっているからというだけで，その人をケアしたがらない人がいるなんて想像できなかった」と彼女は言う。医師は病状にだけ注目し，その人の全体像や家族のことを見ない傾向がある。一

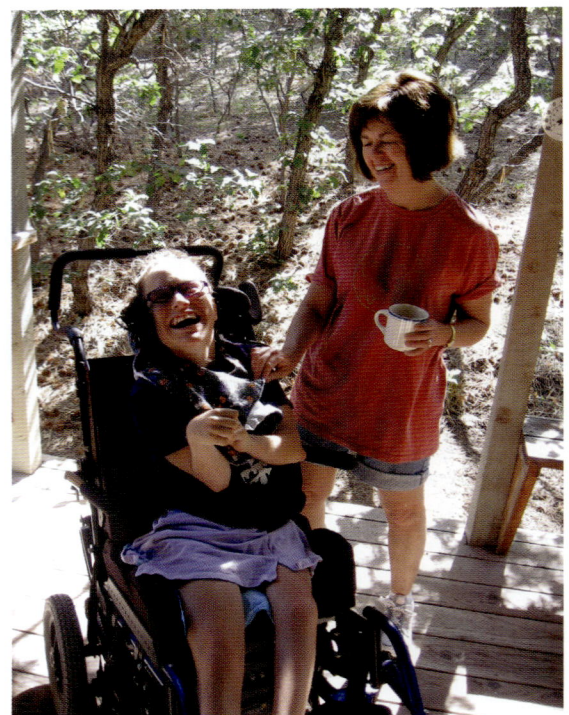

図6-11　ニューメキシコでの休暇中，朝食後に笑い合う Laurie Woodard 医師と娘の Anika。Anika は痙性四肢脳性麻痺のため，日常生活のすべての活動に介助を必要とする。言葉を話すことはできないが，旅行が大好きで，素晴らしいユーモアのセンスをもっている。

方で患者のヘルスケア需要と機能的な問題に直面したとき，医師というよりソーシャルワーカーのように働きたいという気持ちになってしまう。さらに，障害をもつ人々，特に成人になってから障害をもった人々への社会的支援はばらばらに分断されており，プライマリケア医がこれをつなぐ役割を果たさねばならない。

問題解決に向けて

Woodard 医師は，本で勉強したり経験をしたり，何が必要かを患者に尋ねたりしながら自分を鍛錬し，障害をもつ多くの人々のケアを始めた。ある学生らと働いたとき，自分が行ってきたトレーニングを提供するために，彼女は医学生のカリキュラムに割って入りたいと考えた。8年後，医学部3年生の学生カリキュラムが大きく改訂された際に，彼女はその機会を見つけた。12週間のプライマリケア体験の中に，障害をもつ人についての教育カリキュラムを取り入れたのである。彼女のカリキュラムは，感受性トレーニングから，障害をもつ人の能力とニーズの両方を理解することまでを目標とし，2005年に導入された。そのカリキュラムは以下のようなものである。

- 身体的障害(脳性麻痺，コミュニケーション障害，車いす使用者)をもつ8～10人の患者を相手に，外来診療のような経験をさせる。学生のペアが短い医療面接と身体所見をビデオ撮影下で行う。この研修は学生と患者の内省会(デブリーフィング)で締めくくられる。
- 患者会などの代表を務める患者と，パネルディスカッショ

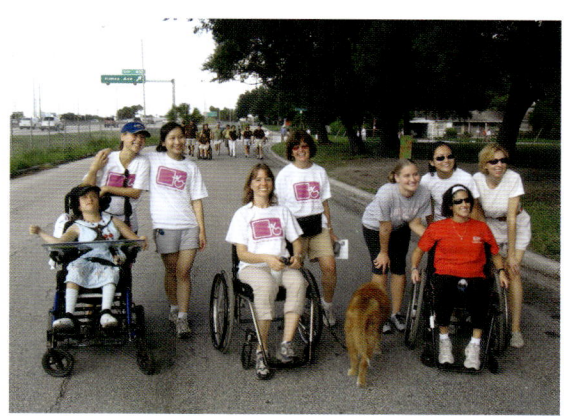

図 6-12　タンパ（米フロリダ州）で初めての完全バリアフリーの遊び場をつくる資金調達のために，南フロリダ大学の医学生，教員たち，家族が車いすマラソンに参加した。Woodard 医師，娘のAnika，犬の Nikki もチームメンバーである。障害をもつ人々にとって，スポーツとレクリエーションが治療的価値をもつことを医学生に教えることは，この大学のカリキュラムの中で大切な側面である。

ンを行う。コミュニティサービスや芸術・スポーツ等の機会に特別な重きを置く。

- 学生のペア（医学生 2 人もしくは医学生と理学療法学生）で，家庭訪問を行う。学生らは準備シートとチェックリストを受け取り，障害がどのように個人および家族に影響を与えているかを調べる。訪問のあと，学生は振り返り報告とリサーチレポートを作成し，黒板に張り出す。課題のひとつとして論文を読みコメントを記載する。
- サービス学習プロジェクトでは，学生が健康のトピック（例：救急処置，インフルエンザ）についてプレゼンテーションを行う。トピックは，知的障害をもつ人や，高校生の年代を対象としたデイケア施設のスタッフが選ぶ。また学生は障害をもつ人のレクリエーション活動の手伝いをする（例：治療的乗馬プログラムの参加者の身体診察を無料で行う）。
- OSCE で手動車いす使用者の肩の痛みの症例を取り入れる。模擬患者は実際に車いすを使用している人を起用する。
- 感受性トレーニングセッションでは，学生がランダムに障害（車いすや補助装具，目隠しを使うなど）を割り当てられ，与えられた課題を完遂する。その後映画「Murderball」（パラリンピックスポーツである四肢麻痺ラグビーと，その選手らについてのドキュメンタリー）を試写する。また，言語療法士が補助的または増大コミュニケーション器具の指導をハンズオンで行う。

Woodard 医師は言う，「学生はまず患者を診ることを学びます。こうした患者のケアには，患者自身が障害をどれほど把握しているかを理解し，ともに問題解決することが必要とされます。大部分の学生，あまりやる気のない学生でさえも，ここではまさに目の覚めるような経験をします。患者が重度の身体的障害をもちながらも，豊かで活動的な生活を送っているからです」（図 6-12）。

Woodard 医師はこのプログラムを拡張し，医学生と理学療法学生が一緒に医療面接と診察を行えるように，理学療法学校の指導者と共同で教えている。さらに，1～2 年目の医学生を対象にトレーニングを始める予定である（家庭訪問とパネ

ルディスカッションを 1 年目で行う）。こうすることでクラークシップの間に，より複雑で難しい問題を考えることができる。また，彼女は Alliance for Disability in Health Education（障害に関するトピックをカリキュラムに取り入れるようアメリカ医科大学協会〈AAMC〉に働きかける，主に米国北東部の州で活躍するグループ）の活動にも参加している。

この本が最初に出版されてから，Woodard 医師の娘 Anika は 2011 年 6 月に高校を卒業した。Anika は登録しているサービスからの連絡を待ちながら（いつ彼女の順番がくるかはわからない），毎日を過ごしており，家族は Anika の日々の支援を行っている。しかし，彼女は幸せで健康であり，家族は良き養育者であり，彼女の仲間であることを幸運だと思っている。

ホームレスをケアする
（Randal Charles Christensen, MD, MPH）

疫学

2009 年には少なくとも 64 万 3,000 人がホームレスであり，200 人に 1 人の米国人（約 156 万人）がその年の少なくとも一夜をシェルターで過ごした[17]。ある研究ではホームレスの人々のうち，3％は HIV/AIDS に罹患し，26％が結核や性感染症などその他の急性疾患に罹患していると報告された[18]。

ジョージア州フルトン郡監察医が行った，ホームレスを 1 年以上（1985〜1986 年）観察したある研究では，40 人の死因が調査された。当時は 4,000〜7,000 人がホームレスであり，その年の死亡率は 1,000 人あたり 5.7〜10 と報告されている[19]。

- 40 人の死亡のうち，19 人（48％）がアフリカ系男性，18 人（45％）が白人男性，3 人（8％）がアフリカ系女性であった。年齢がわかった 36 人の平均年齢は，44 歳（幅 21〜70 歳）であった。
- 22 人（55％）が屋外で死亡，または死んでいるのが発見された。屋内で死亡した 18 人のうち 7 人は空きビル，5 人はシェルターで発見された。
- 病歴・調査状況情報・死亡の状況・剖検および毒物検査（行われた場合）に基づくと，死因は自然死（16 人），事故死（19 人），他殺（4 人），自殺（1 人）であった。自然死はアルコール関連（9 人，うち 3 人はアルコール離脱症状によると思われるけいれんを伴った），心疾患（4 人），肺疾患（3 人）が含まれた。事故死は主に急性アルコール中毒に起因するもの（7 人），火災（6 人），低体温（2 人），歩行者-自動車事故（2 人）であった。アルコール以外の薬物が死因となった者はいなかった。

原因

ホームレスの人々は，きわめて貧しく社会的に孤立していることが多い。社会的な孤立がホームレスになることに大きく関係していると考えられる。厳しい生活状況とヘルスケアの不足によって，多くの病気が発症したり増悪したりする。

- 精神疾患（ホームレスの 40％にみられる）
- 身体的な健康問題。外傷や呼吸疾患（結核），疥癬やシラミによる感染，糖尿病などの慢性疾患が含まれる。

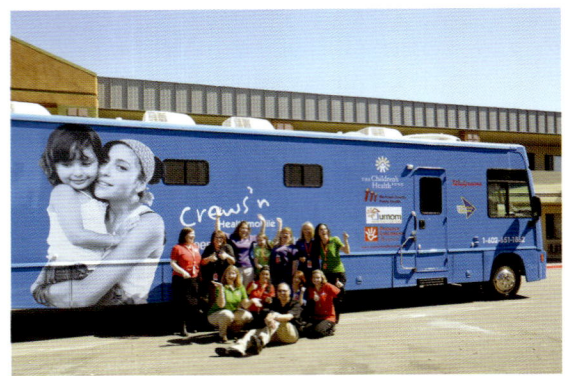

図 6-13　Randy Christensen 医師，彼のチーム，ヘルスモバイル。ホームレスでリスクの高い子どもへ無料医療ケアを届ける。このモバイル医療車両はニックネームを "Big Blue" といい，3つの診察室と最新のテクノロジーを搭載している。(*Used with permission from Phoenix Children's Hospital*)

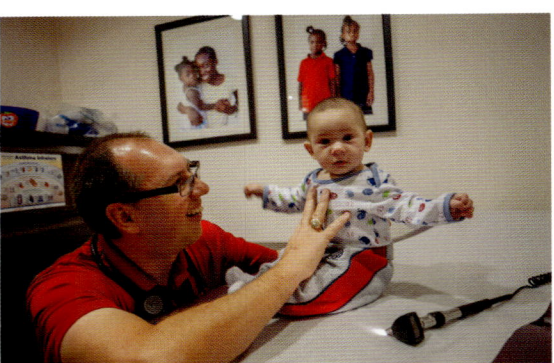

図 6-15　Christensen 医師は，地域のホームレスシェルターでこのかわいい乳児を診察している。(*Used with permission from Phoenix Children's Hospital. Photography by Desert Ridge Photography/Charles Siritho*)

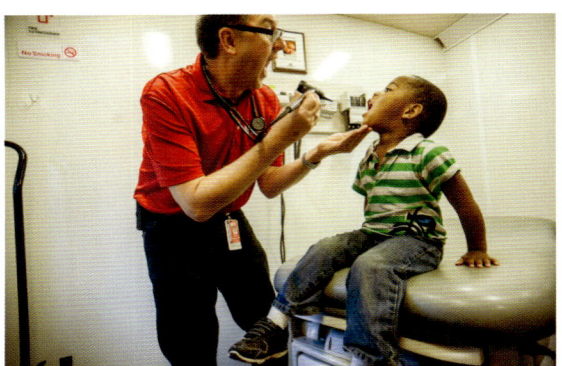

図 6-14　「あーっと言って！」ヘルスモバイルの中で Christensen 医師が Jacob の定期健診をしている。Christensen 医師はこの車両にいた 12 年間で，3 万 2,000 件以上の診察を行った。(*Used with permission from Phoenix Children's Hospital. Photography by Desert Ridge Photography/Charles Siritho*)

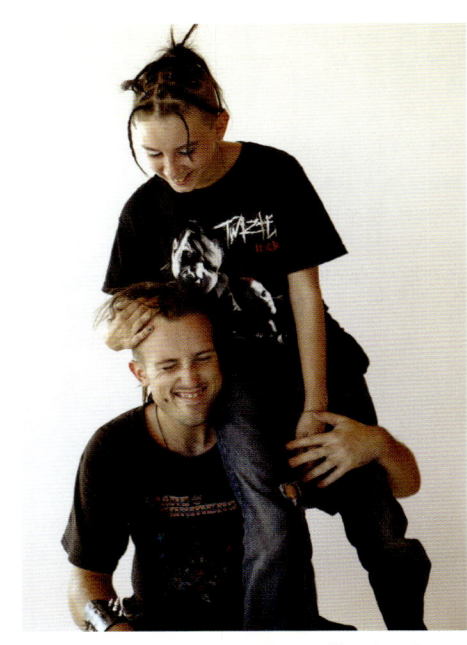

図 6-16　Crews'n Healthmobile は，10 代のホームレスが集うフェニックス周辺の多くの場所を訪れる。この 10 代のカップルは掲載写真のために喜んでポーズをとってくれた。

見出された問題

　Randal Christensen 医師はタフツ大学医学部で MD（医師）と公衆衛生修士の両方の学位を取得した後，アリゾナ州フェニックスで 4 年間の小児科・内科研修を受けた。医学教育は彼の得意分野となり，学生を地域活動へ参加するよう促し教育するかたわら，医療の不十分な人々への医療ケアを提供する方法を模索していた。キャリアを通して，Christensen 医師は声なき子どもをケアしたいという強い思いをもっていた。

問題解決に向けて

　Christensen 医師はフェニックス小児病院で，Crews'n Healthmobile（ホームレスの若者に医療ケアを提供するヘルスモバイル〈医療車両〉）のメディカルディレクターとして働き始めた（図 6-13，6-14）。Christensen 医師はアリゾナ大学医学部とアリゾナ州立看護大学の臨床助教授として，フェニックスおよび周囲の地域のホームレスの子どもを助けるというプログラムを拡大するのに理想的なポジションにいた。この移動診療所は，総合的な医療サービスと社会的サービスを提供でき，まさに車輪のついた診療所である。Christensen

医師とチームは，アリゾナの通りで貧困のうちに暮らす何千人もの子どもと思春期の若者に手を差し伸べている（図 6-15〜6-17）。彼のチームによってつくられたシステムと手法は，現在も国中の多くの移動診療所で利用されている。

　Christensen 医師は，多くの地域の団体のために，リーダーシップ能力を養ってきた。糖尿病の子どものための米国最大のキャンプのひとつである「キャンプ AZDA」では，メディカルディレクターとして，安全で，かつおそらく人生を変えるような経験を子どもたちに提供する一方で，キャンプに参加する子どもとスタッフの数を増やすための努力をしてきた。その他の活動として，Executive Board for VisionQuest 20/20（先進技術を用いて，すべての子どもが適切な視力スクリーニングを受けられるようにすることを目的とした団体）や，Advisory Board for Health Care for the Homeless がある。また Chistensen 医師は，医療の行き届かない人々を助けるた

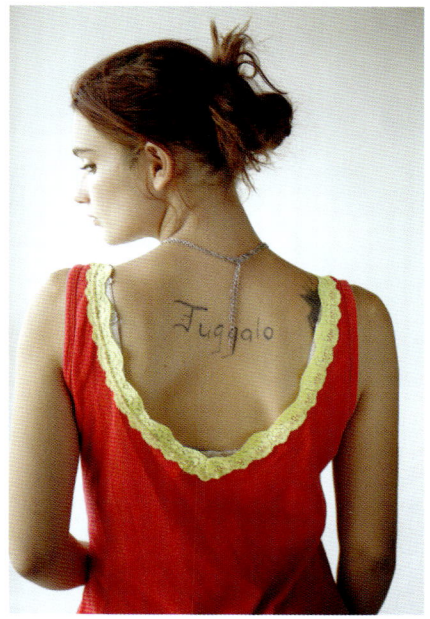

図6-17　この10代の女性は背中の入れ墨を見せてくれた。多くのティーンが入れ墨やピアスの施術を受けた後、「感染していないか」をチェックするためにヘルスモバイルへやってくる。こうした受診の際に、Christensen医師とチームは信頼関係を築き、フォローアップに来てもらえるよう尽力する。信頼が築かれれば、ティーンがきちんと卒業し、意味のある仕事に就くことができるチャンスも増える。

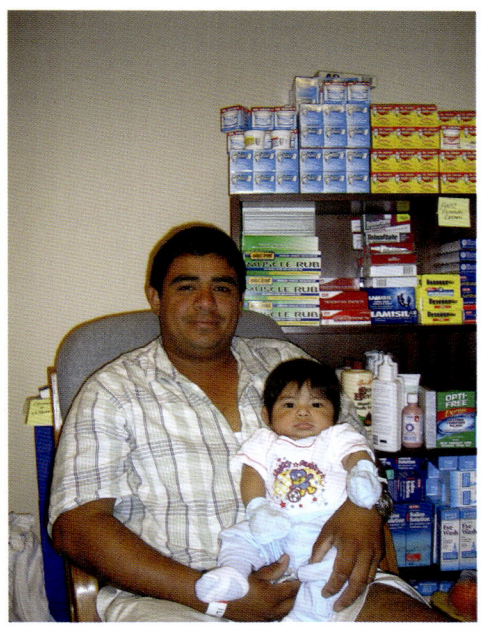

図6-18　ハリケーン・カトリーナの後、ニューオーリンズから避難し医療ケアを受ける父娘。(Used with permission from Richard P. Usatine, MD)

め、子どもの代弁者となるためにワシントンDCへ毎年出向している。
　Christensen医師の貢献は、フェニックス小児病院のなかだけにとどまらない。2006年にハリケーン・カトリーナが

ニューオーリンズを襲ったとき、Christensen医師は10日以内に医療チームを組織した。彼のチームはルイジアナの公的機関を介し、330回以上の訪問を通じて医療ケアを提供した。被災者家族の大部分はプライマリケアを必要としており、ハリケーンの襲来以降、医師の診察を受けることができていなかった(図6-18)。チームは数千ドル分の薬剤と医療物資を被害地域へ届けた。

【Mindy A. Smith, MD, MS／Richard P. Usatine, MD】

（坂下和美，窪田　満　訳）

7　グローバルヘルス

地域とともに

　Common Riverは米国に拠点を置く民間組織(NGO)で、エチオピアのアレタウォンドで地域開発計画を実行している。このNGOは、「よい逸脱(positive deviance)」の原則に基づき設立された。そこでは地域で最も優れた取り組みを明らかにし、それを模倣することにより、最大限の農業生産を目指すとともに(この地域では有機栽培コーヒーが生産されている)、孤児や弱い立場にある子どもたちの栄養状態・健康・教育の改善を目指す。2009年以降、テキサス大学医学部のグループが毎年アレタウォンドを訪問し、学校での健康スクリーニングと、地域で流行している蠕虫感染、トラコーマ、皮膚病の治療を含めた無料診療を行っている。また、行政が出資するクリニックと協力活動を行い、クリニックを支援している(図7-1A, B)。図7-1Cは、Common Riverで学童たちが、アフリカに到着したばかりの米国の医学生のグループと対面したところである。その後1週間以内に子どもたちは腸内寄生虫を治療するために経口アルベンダゾールを服用し、アタマジラミ、頭部白癬、トラコーマや足の感染症といった、よくみられる疾患を発見・治療するために、全身診察を受けた。多くの子どもたちが裸足であることに注目してほしい。図7-1Dは、女性のグループがその日の読み書きの授業を終えたところである。女性の識字率を向上させることは、地域全体の健康状態の改善につながる。

グローバルヘルスとは？

　長年にわたり、「国際保健(international health)」という用語は、熱帯病、伝染性疾患、栄養不足や安全な水・衛生管理・妊産婦管理が適切に得られないことにより引き起こされる疾患を重点課題として、医療資源が限られた地域で実践される保健活動を意味する語として用いられてきた[1]。最近では、先進国と資源が限られた国の間での経験と知識の相互共有を重視して「グローバルヘルス(global health)」(訳注：日本では、「国際保健」「地球規模の健康課題」などと訳されることもあるが、本書ではそのまま、「グローバルヘルス」とする)という語が一般的に用いられ、その重点課題は非伝染性疾患や慢性疾患にまで拡がりつつある[2]。世界保健大学コンソーシアム理事会は、グローバルヘルスの定義として「世界中のすべての人々の健康状態を改善し、すべての人々が平等に健康を享受することを主目的とした調査、研究や実践の分野」を提案した[1]。この章では、感染性疾患と栄養不良を中心に、開発途上国でよく遭遇

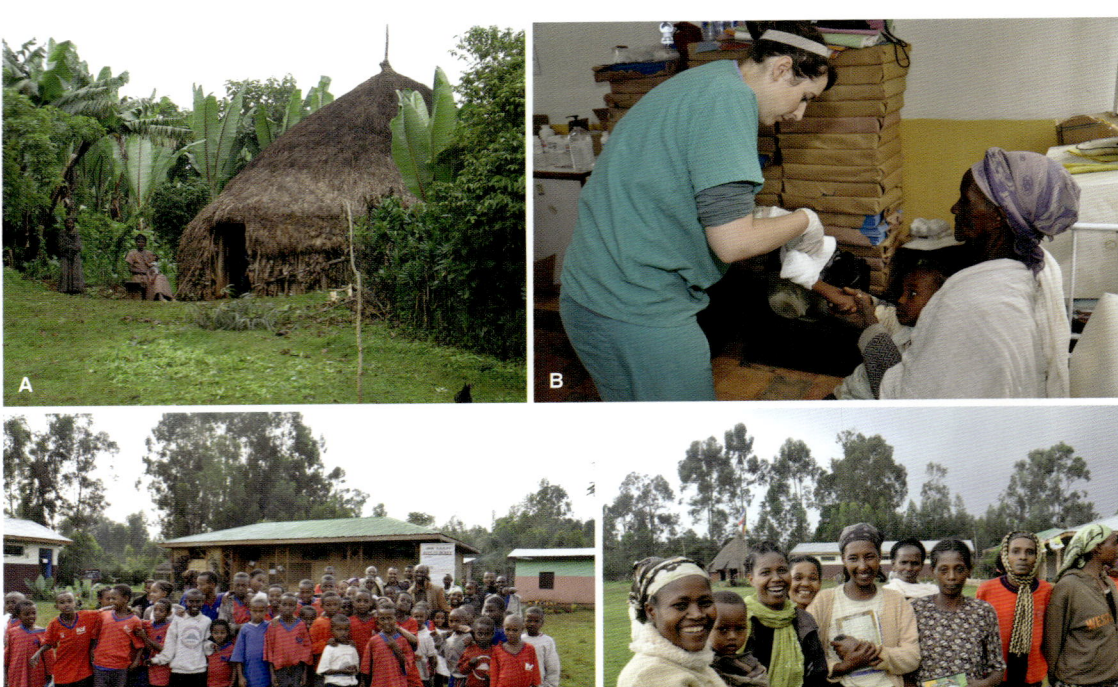

図 7-1　**A**：多くの人々は，いまだに水道水と電気のない極度の貧困の中で生活をしている。これは，エチオピアの典型的な住居である。ここで祖母，その孫と 1 頭の牛が生活している。頸部膿瘍と蜂窩織炎の治療後に地域の病院から退院してきた孫に，セフトリアキソン筋注を行うための家庭訪問の際に撮影された。テキサス大学からの医療チームが，Common River に滞在している。**B**：テキサス大学の医学生が，アレタウォンドで 2 歳の女児の手に包帯を巻いている。医療チームが，ちょうど女児の手の膿瘍を排膿させたところである。**C**：エチオピアの Common River の学童が，アフリカに到着したばかりの米国の医学生の新しい団体を出迎えている。**D**：その日の女性のための読み書きの授業を終え，笑顔の女性たち。女性の識字率を向上させることは，その地域全体の健康状態を向上させるための重要な方法である。（*Used with permission from Richard P. Usatine, MD*）

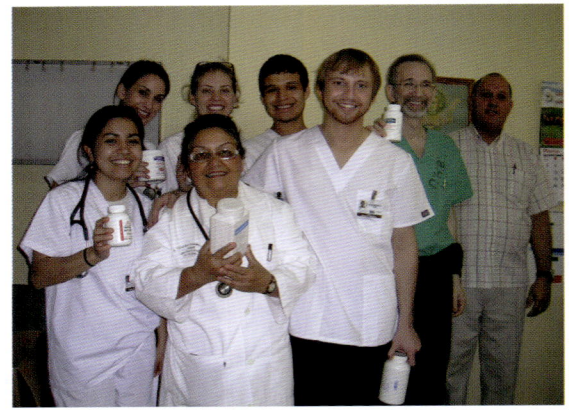

図 7-2　最前の医師は，パナマの地方病院では手に入れることができない薬剤を受け取って喜んでいる。薬剤を海外に送付あるいは持参する前に，その地域で働いている医師のニーズを知っておくことが重要である。不必要な薬剤，消費期限が近い薬剤，あるいは有効期限が短い高価なブランド薬剤を持参することはむしろ害となる。寄付する薬剤は，地域のニーズにあった有効期限内の非専売薬剤（ジェネリック）であることが望ましい。WHO の必須医薬品リストが計画の助けとなるかもしれない。(http://www.who.int/medicines/publications/essentialmedicines/en/index.html)（*Used with permission from Richard P. Usatine, MD*）

するいくつかの疾患に焦点を当てる。

　医療資源が豊富な場所を離れて，医療資源が極度に不足した場所で保健・医療活動を実践するとき，医師は多くの倫理的ジレンマを抱える。HIV 母子感染予防における母乳哺育ガイドラインを例にして考える。国ごとの保健・医療計画はどれほどの医療資源を活用できるかによって異なる。たとえば，ある状況下では，（母乳は HIV を伝播しうるからといって）HIV 陽性の母親に母乳をあげないように指導することは，乳児がほぼ確実に下痢で命を落とすことにつながる。プログラムが地域での完全母乳栄養についての教育を全面的に変更するなら，それに取って替わる安全で継続可能な乳児栄養法を担保しなければならない。先進国の標準を，実践することができない地域にそのまま押し付けることは，保健・医療計画を無駄にすることになる。地域の医療提供者の実践がたとえ結果的に苦痛の軽減よりも死亡率の上昇につながっていたとしても，住民が信頼してきた医療提供者との信頼関係を壊さないように注意しなければならない。地域の医療提供者と一緒に活動することは欠かせないからである。そうすることにより，たとえ 1 回の短期間の滞在であっても，その地域により多くの利益をもたらすことができる可能性がある（図 7-2）。

　この章では，国際的な医療活動を遂行する準備のために，国際的な医療提供者がよく知っておくべきいくつかの関連領

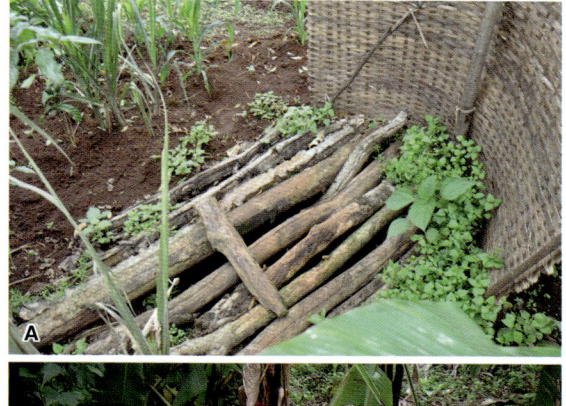
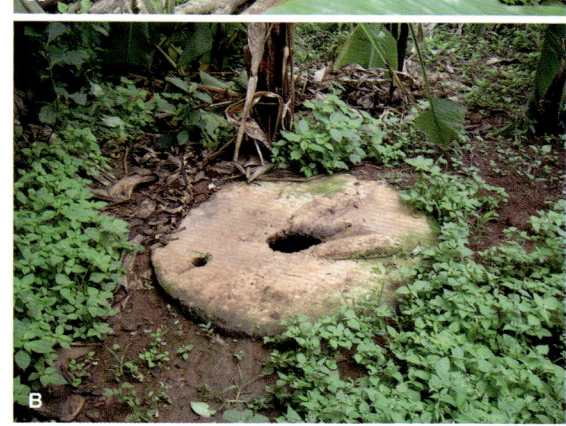
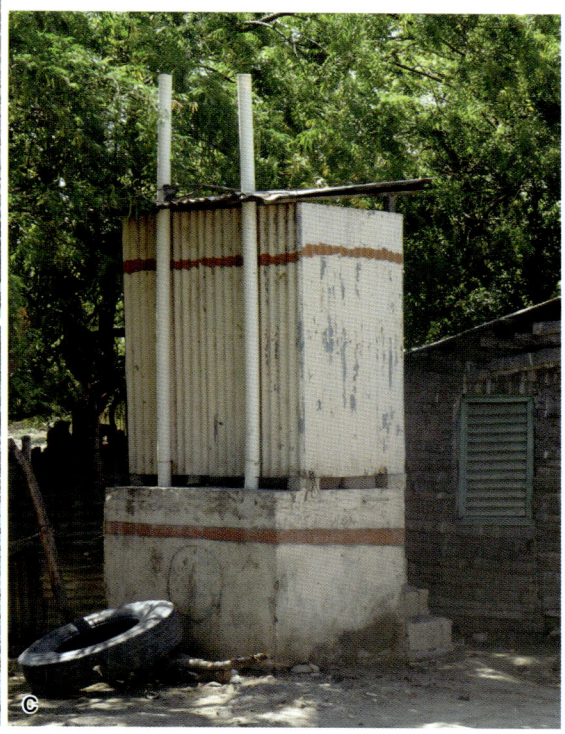

図 7-3　A：エチオピア家庭におけるおおわれた穴便所。便所は彼らの家の近くの庭先に設けられており，幼小児のために転落警告が示されている。（*Used with permission from Richard P. Usatine, MD*）　**B**：エチオピアの穴便所。ハエ除けはなく，下部の水面が近接している。豪雨時に給水源は糞便の病原体で汚染されてしまう。（*Used with permission from Richard P. Usatine, MD*）　**C**：床を高く設置された，換気が改善された穴便所は，地下水面を保護し，ハエを減らすことができる。空気はトイレの穴から下部の便槽に流れ，パイプを通って小屋の上に抜けて循環する。空気の流れが妨げられないよう，換気パイプの上端は小屋の屋根より 0.5 m 上でなくてはならない。便所の内部は暗いので，穴の中を照らす光源は換気パイプからの光である。ハエは光に引き寄せられてパイプから出ようとするが，パイプの上端にはハエ予防用スクリーンが取り付けられており，ハエは外に逃げることができず，最終的に死んでしまう[5]。多くの国で，換気の改善された穴便所が衛生状態改善のための最小限の標準設備であると考えられている。（*Used with permission from Jason Rosenfeld, MPH*）

域について簡潔に説明する。統計指標として，各国の健康状態を理解するのに役立つ指標が，5 歳未満児死亡率と出生時平均余命である。最も発展が遅れている国では 1,000 人の子どものうち 112 人もの子どもが 5 歳までに死亡する一方，先進国では 1,000 人あたり 8 人である[3]。また出生時平均余命は 48～49 年（チャド，スワジランド）から 88～89 年（日本，モナコ）まで幅がある[3]。もうひとつの重要な健康指標は妊産婦死亡率であり，10 万出生あたりの母体死亡数で定義される。これらの数値は，疾患の基礎疫学データとともに，各集団の公衆衛生改善の優先度を考えるうえで重要な示唆を与えてくれる。

しかしながら，その地域の人々が特定の健康問題をどの程度重要なものととらえているかは，統計指標だけではわからない。健康上のアウトカムを継続的に改善するためには，その地域の人々が，彼ら自身の優先順位で，改善の必要性を認識し，それに対処していくことが必要である。食事，服薬，身体活動，衛生，いずれにかかわらず，すべての健康問題の改善は最終的には長期的な行動変容が得られるかどうかにかかっている。集団の行動変容は，その地域の指導者の理解と行動があってこそ，住民に起こりうるものなのである。

よい影響が波及する有用な方法のひとつが，地域健康クラブを導入することを通して，継続的な仲間同士の成人教育を行っていくことである。この手法は，資源が限られた地域において住民が自ら優先順位を明らかにし，その地域の健康や発展のために行動するために有効な手法となりうる[4]。なんらかの介入を開始する場合，それが臨床的，インフラ整備的，予防的，のいずれであれ，事前に地域と政府の地域保健活動について学び，協働することが理想である。

● 水と公衆衛生

資源に乏しい地域において，多くの疾患は，清潔な飲料水の供給や貯留の不足，入浴時に使用する石鹸の不足，廃棄物・排泄物処理のための機能的なインフラ（例：ゴミ収集や便所）の欠如に原因を帰することができる（図 7-3）。その中でも重要なものとして，腸チフス，コレラ，腸内寄生虫への対応が含まれる。

発展途上国においては，政府および公的衛生基盤の設備不足により，多くの人々が清潔な水道水なしで生活を送っている。WHO とユニセフは，7 億 8,000 万人の人々が整備された上水道を利用できず，25 億人（世界の人口の 37％）の人々が整備された下水道を利用できていないと推定している[6]。

水と下水道の不足は，下痢性疾患による疾病負担の原因の大部分を占めている。旅行者下痢症の原因として最も頻度が

高いのは，腸管毒素原性大腸菌である。世界全体で，栄養不良で低年齢の子どもたちが，ロタウイルス，大腸菌，サルモネラ菌，赤痢菌とカンピロバクターによって引き起こされる予防可能な下痢症によって死亡している。

　清潔な飲料水が利用できないことが致死的となる疾患は，腸チフスとコレラである。腸内寄生虫は通常致死的にはならないことが多いが，栄養不良と貧血という慢性的な問題を引き起こし，さらに学習能力の低下，生産性の低下，他の感染症に対する脆弱性につながり，貧困と疾病の悪循環の一因となる。

腸チフス

　腸チフス（別名：腸熱）は，侵襲性細菌病原体である腸チフス菌によって引き起こされる急性全身性疾患である。腸チフス菌は汚染された水または食物から取り込まれ，小腸粘膜の表面から侵入して菌血症を引き起こし，肝臓，脾臓，リンパ節へと広がっていく。

▶ 疫学

　腸チフスは，主に衛生環境が未整備の国で発症がみられる。そのような国では通常，血液培養により診断を確認することはないので，腸チフスの発生はかなり過少報告されている。腸チフスの流行は，主に雨季に，ヒトの糞便が便所から流されて飲用水の水源に混入してしまう地域でしばしばみられる。浅い地下水源と，不適切に配置された便所は，腸チフスの環境危険因子である。世界的には，年間 1,600 万～3,300 万人が腸チフスを発症し，毎年 50 万人の人々が腸チフスにより死亡している[7]。

▶ 臨床所見

　患者は，汚染食品または水を摂取した後に，遷延する発熱，倦怠感，腹痛を伴う急性全身性疾患を呈する。悪心・嘔吐とともに，頭痛，軽度の咳嗽，便秘といった非特異的症候を伴うこともある。下痢がみられる場合もあるが，一般的ではない。10～20 日の潜伏期間の後，3 週間にわたって発熱が階段状に進行する。バラ疹（押すと色が薄まる，体幹を中心にみられる 2～4 mm のピンク色の紅斑）といわれる一過性発疹がみられることもある。高体温のわりに徐脈という体温と心拍数の解離がみられるのは，患者の 25% 足らずである。2 週目には，患者はより全身状態が不良となり，肝脾腫大を伴うことがある。無治療では，腸チフスが進行し，譫妄や神経合併症がみられたり，小腸粘膜のパイエル板（リンパ組織）で菌が増殖し腸管穿孔を伴ったりすることがある。無治療では腸チフスの死亡率は 20% であるが，早期の抗菌薬治療により死亡率を下げることができる。急性腸チフスから回復した患者のうち約 1～4% が，便中に腸チフス菌を排泄し続ける不顕性のキャリアになる[7]。

▶ 診断

　血液，便，直腸スワブまたは骨髄の培養[8]。

▶ 鑑別診断[9]

- マラリア（しばしば腸チフスと臨床的に区別がつかない。診断のための検査ができない場合は，マラリアと腸チフス両方に対する経験的治療が必要かもしれない）
- 腸管侵入性大腸菌
- カンピロバクター
- パラチフス熱（パラチフス菌，より毒性が低いサルモネラ菌属の菌）

- デング熱（ネッタイシマカによって拡散する蚊媒介性アルボウイルス感染）
- リケッチア症（発疹チフス，紅斑熱，Q 熱）
- ブルセラ症
- レプトスピラ症
- 熱射病

▶ 治療

　迅速な診断と抗菌薬治療の開始が必須であり，救命につながる。まず経口補水療法を開始し，嘔吐が抑制されない場合や，意識変容をきたしている患者や循環血液量減少性ショックを呈している患者に対しては，輸液療法を行う。抗菌薬耐性パターンは地域により異なる。

　アフリカと米国の資源が限られた場所では，第一選択はクロラムフェニコールまたはシプロフロキサシンである。歴史的に今までは ST 合剤が使われてきたが[8]，これらの地域ではサルファ剤耐性菌が増加しつつある。アジアでは，多剤耐性チフス株がよく報告されており，シプロフロキサシン，セフトリアキソン，またはアジスロマイシンの 7～14 日間の治療が選択されるかもしれない[8-10]。アジスロマイシンは軽症患者のみに用いるべきである。いくつかのガイドラインは，ショックまたは意識障害に対してデキサメタゾン（初回 3 mg/kg，以後 1 mg/kg を 6 時間毎に 2 日間，経静脈投与）の使用を推奨している[8]。ワクチンに関する情報は，巻末の「URL，参考文献」を参照。

コレラ

　コレラは，コレラ菌によって引き起こされる急性下痢性疾患である。通常，汚染された水または食物によって感染し，公衆衛生設備や衛生資材が不足している国では大規模な流行につながる。軽症や不顕性感染が多いが，5～10% の患者は重症で，時として生命が脅かされる[14]。

▶ 疫学

　コレラ菌は汽水および塩水ならびに河口に蓄積して生息している。コレラ菌はカイアシ類と動物プランクトンに寄生して生息するが，その最大の保菌者はヒトである。コレラ菌の大流行は過去に南アジア，アフリカとラテンアメリカで報告されている。特徴として，コレラ菌の流行は，公衆衛生基盤（給水，衛生設備，ゴミ収集システム）の破壊を受けた国で生じる。2010 年のハイチ大地震後の流行は，入浴や食器洗い，飲水として用いられていたハイチの主要河川が国連平和維持軍の兵士の排泄物によって汚染されたことが一因となった。わずか 10 カ月間に 30 万人の感染が報告され，そのうち 4,500 人が死亡，さらにその後数年にわたり雨季における流行が続いている[11]。感染症が発症するためには多量の菌量が必要であり，症候性感染は感染者の 10% にすぎないが，乳幼児や高齢者，栄養不良者が感染すると致死的となりうる。

▶ 病態生理

　コレラ菌は，運動性線毛を有するグラム陰性桿菌である。汚染された水や食物を摂取した後，コレラ菌が小腸粘膜表面にコロニーを形成するためには，胃の酸性環境を生き延びなければならない。病原体は非侵襲的であり血性下痢を引き起こすことはない。むしろ，コレラ菌は強力な毒素を産生し，腸管内へ電解質を含む多量の腸液の分泌を引き起こす。ヒト-ヒト間で接触感染を起こすことはなく，原則的に汚染された食品または水を介して感染が伝播する[12]。

2

臨床症状は，軽度の水様性下痢から，急性で多量の米のとぎ汁様の水様性下痢まで幅がある。18～40時間の潜伏期間を経て，最大30Lもの体液を喪失し，代謝性アシドーシスや電解質異常をきたす。重篤な例では，ほんの数時間のうちに命を失うこともある。嘔吐を伴う場合，下痢の発症後に嘔吐が始まる。重度脱水患者では，皮膚ツルゴールの低下，眼球陥凹，傾眠傾向を認める。成人ではまれだが，小児では微熱を認めることがある。カルシウムとカリウムの喪失による筋けいれんがみられる[12]。

▶ 鑑別診断と検査所見

初期症状は腸管毒素原性大腸菌に似るが，コレラ毒素により引き起こされる多量の「米のとぎ汁様」の分泌性下痢により，両者はすぐに区別できるようになる。コレラ菌の確認は便培養法，PCRによる毒素遺伝子の検出，特異的抗血清を用いて固定し暗視野顕微鏡で観察する方法が用いられる[13]。米国疾病管理予防センター（CDC）は，便培養または直腸スワブによってコレラ菌を確認する方法を推奨している。検体輸送はCary-Blair輸送容器，菌分離にはthiosulfate-citrate-bile-salts（TCBS）寒天培地が推奨されている[14]。

▶ 教育と治療

水，清潔と衛生についての教育が必須である。また同様に，疾患の症状を認識し，経口補水を開始しながら早期に病院受診をするよう教育することも重要である。理想的には，WHOが配布し，最僻地以外の世界中で入手可能な経口補水塩（ORS）を溶かして経口補水を開始するべきである。治療の中心は水分補給であり，水分喪失に見合った補液量を計算する必要がある。ORSは事前に煮沸した水で用い，24時間以内に使い切らなければならない。患者が嘔吐し続けているか，循環血液量減少性ショックの場合，乳酸リンゲル液を静脈内または骨髄内に投与する。コレラ患者の補液療法に必要な水分量はしばしば過小評価されるので，ベッドの下に設置されたバケツを用いて水様性下痢便の量を測定することが推奨されている。

コレラの重症患者に対しては，抗菌薬治療が推奨されている。ドキシサイクリン，アジスロマイシン，シプロフロキサシンとフラゾリドンが治療選択となる[15]。

▶ 汚染水からの二次感染予防

滅菌精製水や処理済みの水を飲むこと，正しい手指消毒を行うこと，汚染食品の摂取を避けることが必須である。旅行者は，水道水を用いて歯磨きをしないこと，飲用水に汚染の可能性がある氷を入れないこと，などに留意が必要である。炭酸飲料は，炭酸を加える過程が殺菌的なので，安全に飲用できる。正しい手指消毒と飲用水の煮沸処理についての地域での教育は必須である。上水道が整備されていない地域（図7-4）では，家庭での飲用水の貯水には，保護蓋付きの容器を用いるべきである。また，家庭用貯水容器内に塩素を添加することに関して，地域のガイドラインに従うべきである。

腸内寄生虫

▶ 疫学と地理的分布

世界の人口の1/3は腸内寄生虫に感染し，その多くは不顕性感染であるが，時として深刻な健康被害を受けることがある。鉤虫に起因する貧血は，特に妊婦と小児が感染すると，妊産婦死亡，低出生体重児，成長障害，学習障害の原因となる。CDCは，サハラ以南のアフリカと南アジアから国外に出

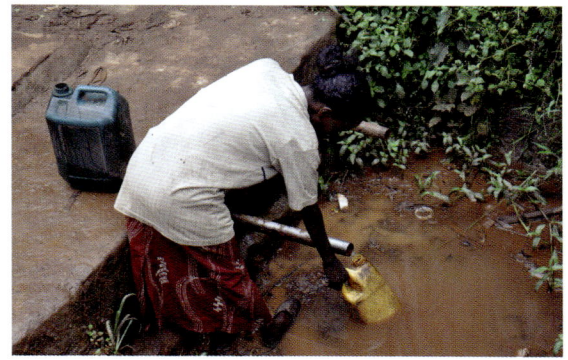

図7-4　上水道がないエチオピアのこの地域では，水はジェリー缶と呼ばれる容器で集められる。何千人もの女性が，この1本のパイプから容器を満たし，水の入った重い容器を何マイルも運ぶ。町はこの地域のための水源として，このパイプを提供した。下は泥だらけの水だが，パイプから出てくる水は透明にみえる。ただし，この水には細菌や寄生虫が含まれていそうである。
（*Used with permission from Richard P. Usatine, MD*）

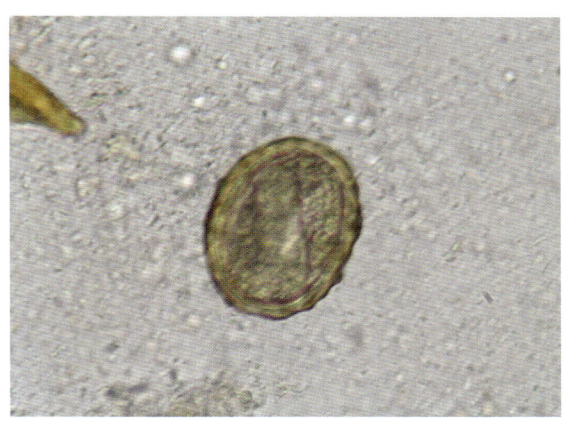

図7-5　腸内寄生虫をもつ小児の便中にみつかった回虫卵。大部分の発展途上国では，回虫はアルベンダゾールを用いて検査を行わずに治療される。便検査は必ずしも実施可能でないか，あるいは費用対効果が低い。（*Used with permission from Richard P. Usatine, MD*）

るすべての難民に対して，国外退出前にアルベンダゾール600mg単回治療を行うことを推奨している。この治療は大部分の線虫を駆除できるが，糞線虫と住血吸虫症に対しては不十分である[16]。

▶ 臨床所見

腹痛，けいれん，腹部膨満，食欲不振，貧血，倦怠感，小児の成長障害，肝腫大（住血吸虫症）

▶ 診断

便中の虫卵と寄生虫虫体を調べる（図7-5）。ただし，これらの方法では，糞線虫属または住血吸虫症を精密に検出できないということに留意すべきである。後者については血清学的診断が可能である。好酸球増多は，寄生虫感染を診断するための重要な手がかりとなる。持続的な好酸球増多をみた場合，寄生虫感染のための慎重な診断的評価が必要である。

▶ 治療

年長児と成人

アルベンダゾール400mg経口単回治療により鉤虫と回虫を駆除できるが，鞭虫属はほとんど駆除ができない[17]。ヒト

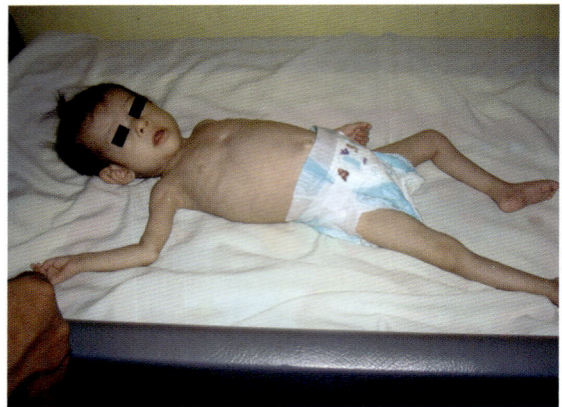

図 7-6 このマラスムスの状態にある 12 カ月のボリビアの児は，肺炎の治療を受けにやってきた。重度の成長障害を示しており，四肢は萎縮し貧弱にみえる。症状は，栄養失調と感染症の関係を明示している。（*Used with permission from Carolina Clark*）

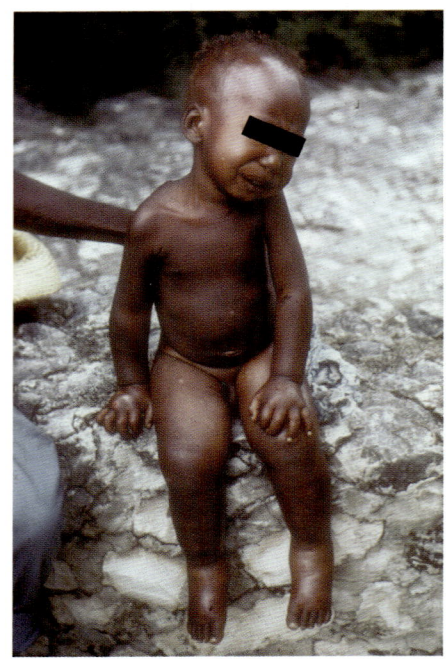

図 7-7 この 2 歳児は，蛋白質-エネルギー栄養失調の重症型であるクワシオルコルの古典的徴候と症状を示していた。「クワシオルコル」という単語は，ガーナの言語に由来しており，母乳栄養からの離乳時に子どもに発症する病気のことをさす。蛋白源が限られている国では，離乳した小児が特にこの疾患にかかりやすい。色素脱失，赤く退色した毛髪，腹部膨満，末梢の浮腫を呈する。（*Used with permission from Ruth Berggren, MD*）

鞭虫を駆除するためには，アルベンダゾールまたはメベンダゾールにイベルメクチンを加えた治療を 3 日間行う必要がある[18]。

12 カ月〜2 歳までの小児

アルベンダゾール 200 mg 経口単回治療が WHO により推奨されている[19]。糞線虫に対しては，アルベンダゾール 400 mg 経口 1 日 2 回，7 日間の治療が必要である。住血吸虫症に対しては，プラジカンテルが有効である。プラジカンテル 20 mg/kg を 4〜6 時間あけて 2 回（日本住血吸虫に対しては 4 時間あけて 3 回）経口投与する[20]。

● 予防

予防手段は，排泄物の適切な処理，排便後と調理前の手指消毒と，靴の着用（鉤虫と糞線虫属への感染を予防する）である。WHO ガイドラインは，流行地域では学童に対してアルベンダゾール単回投与による集団治療を 6 カ月毎に実施することを推奨している。

栄養失調

栄養失調の種類

- クワシオルコル（kwashiorkor）
- マラスムス（marasmus）
- 微量栄養素欠乏

産業化および輸送と技術の進歩と並行して，低栄養による健康問題から栄養過多による健康問題へと，世界的な変化が進行中である。しかし，この変化にもかかわらず，世界の乳幼児の約 1/4 は栄養不足による成長障害を示している。資源に乏しい国では，同じ家庭内で成人性肥満と小児期低栄養が共存する可能性がある。この一見矛盾するようなことが生じる原因は，貧困と関連する多くの要因を含む。すなわち，不適切な衛生環境における乳幼児の感染症への脆弱性，栄養教育の不足，科学技術や交通手段が容易に利用できるようになったことに伴う身体活動の低下，安価で高カロリーな食品の大量消費である。

小児の栄養失調の 2 つの古典的表現型は，児が免疫不全状態であり，感染および成長障害のリスク状態にあることを示唆するものであるため，知っておくことが重要である。写真はマラスムスにより衰弱した児（カロリー不足による浮腫を伴わない高度栄養失調，図 7-6）と，クワシオルコルによる浮腫を呈した児（高度の，浮腫を伴う蛋白質-エネルギー栄養失調，図 7-7）を示す。消耗性クワシオルコルは，これらの極度の栄養失調の病因と臨床像が高度に重複した，もうひとつの表現型である[21]。これらの小児を栄養回復の目的で入院させることは，できるだけ避けるべきである。「栄養学的 AIDS」の脆弱な状態にある小児を入院させることは，多くの病原菌への曝露の機会となり，時として致死的となりうるからである[22]。

● 診断

成長曲線モニタリングは，体重減少，成長障害，身長と体重の適正な増加が得られていない場合，それを早期に検出するために重要である。資源に乏しい国のほとんどで，成長モニタリングは訓練された地域の保健医療従事者によって実行される。そして，保健医療従事者は成長が不十分な 5 歳未満児を発見するとすぐ，母親に栄養と教育プログラムを紹介する。小児は感染性下痢症やマラリア発症のあと，しばしば通常の体重増加が得られなくなる。その後，急速な成長のキャッチアップが続かなければならない。もし小児がキャッチアップする前に再感染すると，小児はさらに成長曲線で遅れをとることになる。

食事の相対的な蛋白質含有量によって，患者は衰弱と無気力を特徴とするマラスムス（カロリー不足，図 7-6），または蛋白質-エネルギー栄養失調であるクワシオルコル（離乳時の疾患）を発症する。クワシオルコルは赤く脱色したもろい毛髪（図 7-8），腫れぼったい眼，腹部膨満，圧痕を伴う四肢の浮腫を特徴とする（図 7-7）。これらの患児はうつ状態で無気

2

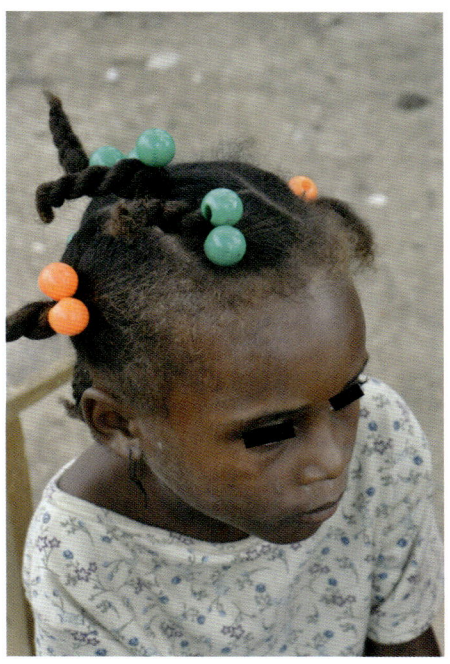

図 7-8　蛋白質-エネルギー栄養失調と赤毛を呈するクワシオルコルの子ども。赤毛は，クワシオルコルの結果である。(Used with permission from Richard P. Usatine, MD)

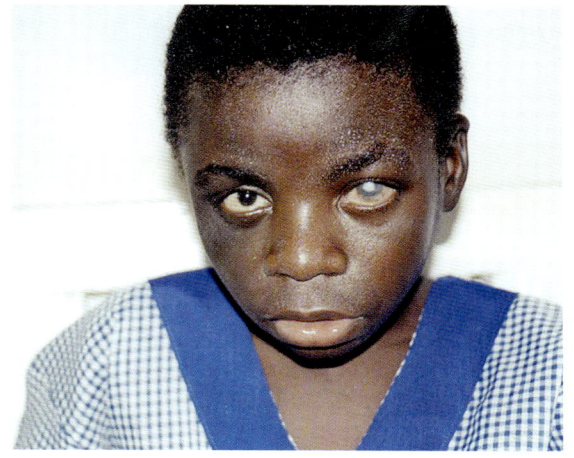

図 7-9　ビタミン A 欠乏に起因する左眼の重度の眼球乾燥症を呈する子ども[25]。(Used with permission from SIGHT AND LIFE www.sightandlife.org.)

力で，食物にも無関心である。クワシオルコルの鑑別診断は，ネフローゼ症候群，腎不全または右心不全が含まれる。

病態生理

　小児期の栄養失調，とくにクワシオルコルは，母乳栄養からの離乳時期に始まる可能性がある。母体由来の抗体や蛋白源がなくなることにより，離乳した乳児は汚染された環境物質を口にして，病原体を取り込むようになる。感染時期の腫瘍壊死因子（TNF）α のようなサイトカインの産生は，食欲を抑制し，栄養的な回復を妨げる[22]。

　微量栄養素欠乏症が併存し[21]，特にビタミン A と亜鉛の欠乏症は小児を感染症による死亡の危険にさらすことになる。親が離乳児に母乳中にあった蛋白必要量を与えることができないとき，小児はその地域で入手可能などんな栄養源（穀物，穀類，パン，果物）でも入手せざるをえない。多くの発展途上国の貧困者では蛋白源が慢性的に不足しており，肉，ミルクまたは卵が手に入ったときも，必ずしも乳幼児が優先されることはない。

　重度の蛋白質欠乏による，低アルブミン血症と血管内膠質浸透圧の低下は，浮腫を起こし，クワシオルコルの患児でみられる古典的な膨れた外見となる。長い間，クワシオルコルの患児は蛋白質が偏って欠乏しており，一方マラスムスの患児は蛋白質と炭水化物がともに欠乏していると考えられてきたが，最近ではこれらの 2 つの重度の栄養失調の表現型の間には，多くの共通部分があると考えられている[21]。

治療

　感染症は食欲低下につながり，体重減少は栄養失調とさらなる感染症を引き起こすという無限のサイクル[22]は，栄養失調児の母親がカロリーに富む離乳補助食品と軽食を導入することを学ばないかぎり，断ち切ることは困難である。多くの国では，ピーナッツバター，粉ミルク，植物性油脂，糖とビタミン混合物からつくられた Plumpy'nut またはハイチの Nourimanba のような，すぐに入手できる治療食（RUTF）[21]を地域で生産してきた[23]。

　これらの治療食は感染症，摂食障害，体重減少と栄養不良のサイクルを断つために有用な補助となるが，地域で入手できる手頃な食品を用いて栄養状態が悪い子どもを回復させる方法を母親に教育することのほうが重要である。肉以外の蛋白質，たとえば赤豆や地域で入手できる緑色葉野菜は，肉，牛乳または高価な輸入補助食品より母親が入手しやすい。

微量栄養素欠乏症

ビタミン A 欠乏

　マラスムスとクワシオルコルと対照的に，成長障害はより潜行性に 2 億人の 5 歳未満児に影響を与えている症候群である。種々の微量栄養素欠乏が成長障害に関与しており，発達の遅れ，認知機能の低下，免疫力の低下を起こすとともに，将来の肥満と高血圧のリスクを高めると考えられている[24]。4 つの重要な微量栄養素欠乏があり，それらの臨床症状はともに知っておかなければならない。それらはすべて小児の成長障害に関係する可能性があり，身長に対する体重は比較的正常であるが，異常な低身長を呈する可能性がある。

　ビタミン A は免疫機能の重要な調節因子であり，粘膜表面の健全性を維持するために必要とされる。栄養失調が存在する国では，ビタミン A の補給は失明（眼球乾燥症に由来）ならびに感染症（特に麻疹，下痢と呼吸器感染症）の罹患率を低下させる。図 7-9 に，ビタミン A 欠乏に起因する失明の例を示す。2009 年，WHO は臨床的ビタミン A 欠乏症（夜盲）と生化学的ビタミン A 欠乏症（血清レチノール濃度＜0.70 μmol/L）が，それぞれ 520 万人と 1 億 9,000 万人の未就学児に影響を及ぼすと推定した[26]。毎年，約 25 万人の小児がビタミン A 欠乏に起因して失明し，このうちの半数は視力を失ってから 12 カ月以内に死亡する[27]。

臨床症状

　ビタミン A 欠乏で最も早期の症状は夜間視力の低下で，進行すると，夜盲，眼球乾燥症，角膜潰瘍と角膜瘢痕を呈し，最終的に失明に至る。また，ビタミン A 欠乏は貧血と関連が

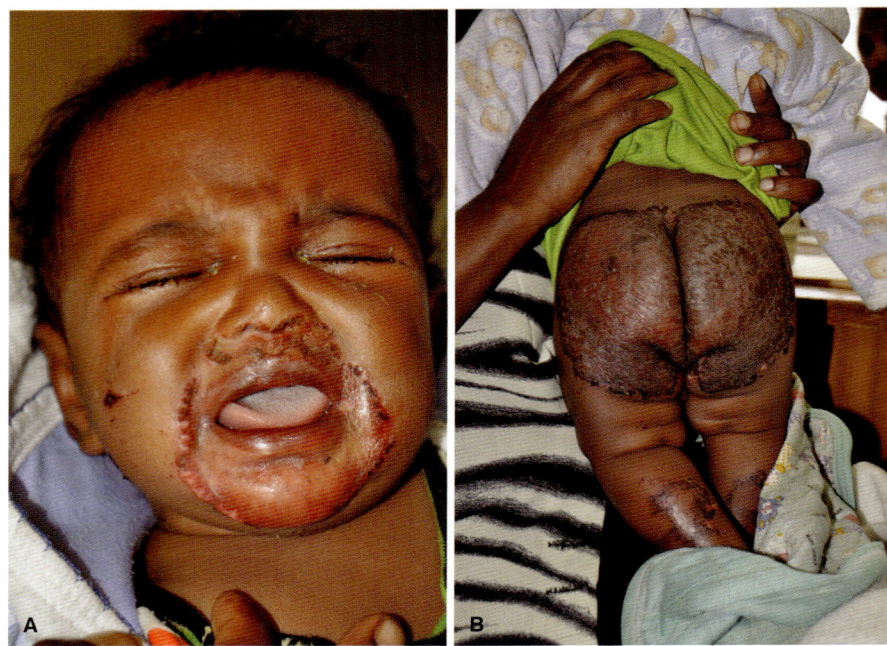

図7-10　亜鉛欠乏に起因する腸性肢端皮膚炎。亜鉛補給は，小児期下痢の治療としてWHOの標準的な推奨治療である。亜鉛欠乏の皮膚所見をもたない子どもでも，亜鉛補給後の数カ月，下痢の持続期間の短縮と，すべての感染症に起因する死亡率を低下させる効果が得られる。口（**A**），臀部周囲（**B**）の典型的病変を示す。（*Used with permission from Richard P. Usatine, MD*）

あり，麻疹は特に危険で死亡率が高い。

治療

　ビタミンA補助剤投与を受けた21万6,000人の5歳未満児を対象に含む43試験のメタ分析によって，死亡率と疾病罹患率の著しい減少が明らかになった。これらのうち17試験は死亡率を24％減少させたことを報告し，7試験は下痢と関連した死亡率を28％減少させたことを報告した。ビタミンAは下痢と麻疹の罹患率を低下させる。またビタミンAは疾病罹患率，死亡率，眼病を有意に減らす。ビタミンA補助剤は，低～中所得国のビタミンA欠乏のリスクがあるすべての小児に推奨される[28]。多くの国では，小児ワクチン・スケジュールに合わせてビタミンA補給に関するWHOガイドラインを実行している。

▶ 亜鉛欠乏

　亜鉛は，細胞の増殖，分化，代謝において中心的な役割を果たす。亜鉛は，身体発育，消化管活動と免疫機能のために必要である。多くの亜鉛研究により，資源の乏しい集団への亜鉛補給が小児の成長改善と感染症の減少させることを示唆している。また，これらの研究は，特にアフリカ，地中海東部地域と南アジアで，亜鉛欠乏の有病率が31％に近いことを示した[29]。

臨床所見

　亜鉛欠乏の多くの症状は非特異的で，成長障害，性成熟遅延，皮膚炎と免疫能低下である。亜鉛欠乏はマクロファージの遊走，好中球活動，T細胞応答の減弱化と関連している[22]。亜鉛欠乏が肺炎・下痢と，マラリアによる乳幼児死亡に強く関与していることは広く知られている。まれだが，高度亜鉛欠乏になると，特徴的な臨床症状として腸性肢端皮膚炎が出現する（図7-10）。

診断

　亜鉛欠乏のよいバイオマーカーがないため，診断は臨床的に疑い，亜鉛補給に対する治療反応の有無から判断する。

治療

　下痢症のためのWHOガイドラインでは，10～14日間，日常的な亜鉛補給と併せて低濃度ORSを使用することを推奨している。亜鉛の推奨用量は生後6カ月以上の小児で1日20mg，6カ月未満の乳児で1日10mgである[30]。亜鉛補給は下痢の期間を25％短縮し，下痢便量を30％減少させる。さらに重要なことに，下痢症に対する14日間の亜鉛補給は，その後2，3カ月の下痢と肺炎の発症率を低下させ，下痢症の入院を減らし，治療後1年間の非外傷性死亡率を約50％減少させる[31]。残念ながら，亜鉛補給の有益性は開発途上国の医療従事者にまだ広く知られていない[32]。

▶ 鉄欠乏

　鉄欠乏は世界で最も頻度の高い微量栄養素欠乏症であり，20億人（全世界人口のほぼ1/3）は貧血である。資源が限られた国では，マラリア，鉤虫のような腸内寄生虫，およびその他の慢性感染症（例：HIV，結核または住血吸虫病）によって，鉄欠乏性貧血が引き起こされるか，増悪する。鉄欠乏は莫大な疾病罹患を引き起こし，世界中の妊産婦死亡の20％に関与する。鉄欠乏の結果として，認知機能や身体発達の障害，疾病罹患リスクの増加，労働生産性の低下が引き起こされるため，鉄欠乏は資源に乏しい国の経済発展に対する真の障壁となる[33]。亜鉛やビタミンAと同様，鉄欠乏は好中球遊走を低下させ，宿主免疫に有害となりうる[22]。

介入

　WHOは，世界的な鉄欠乏に対処するために戦略の3本柱をうちたててきた。すなわち，食事の多様化と鉄補給による

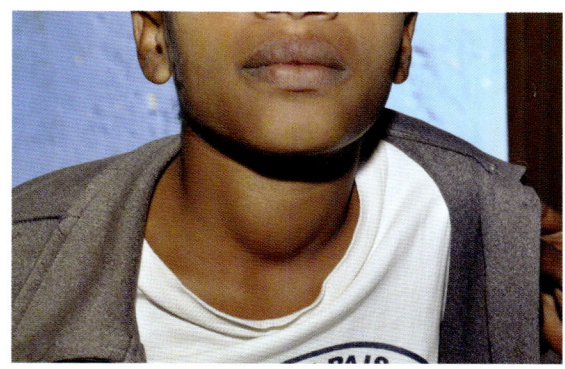

図7-11　ヨード欠乏に起因する甲状腺腫。この10代の男児は，標準的な食品へのヨード添加がなされていない，甲状腺腫が流行するアフリカの国の出身である。(*Used with permission from Richard P. Usatine, MD*)

鉄摂取量の増加，栄養状態の改善，感染症(特に寄生虫)の抑制である。鉄欠乏性貧血，マラリアと蠕虫感染症が有意にみられる国では，これらの介入は個々の健康状態を回復させると同時に，国家生産性レベルを上げ，それによって貧困と疾病のサイクルを断つことができる[33]。

▶ ヨード欠乏

食餌中ヨード不足は，国民全体のIQを有意に低下させる，予防可能な脳障害の主因となっている。ヨード欠乏は，1人あたり毎年2セントの食物強化を行うだけで容易に解決されるにもかかわらず，アフリカ，アジア，地中海東部の複数の国々では，学童におけるヨード欠乏の有病率は60〜90%に及ぶ。ヨード欠乏の程度は各国間で大きく異なるが，ヨード欠乏は必ずしも貧困や社会的不利とは関連しない[34]。ヨード欠乏は，過去の氷結や，降雨による溶出のために，土壌のヨード含有量が低いことにより生じる。ヨード不足の土壌で育った食用作物は，十分なヨードを供給することができない[35]。

臨床症状

ヨードは甲状腺ホルモン合成のために必要とされるので，ヨード欠乏は甲状腺機能低下症と甲状腺腫を引き起こす(図7-11)。先天的なヨード欠乏は，クレチン症として知られ，高度の認知機能障害を引き起こす。そのほかにも，死産，高度難聴，無症候性の甲状腺機能亢進または低下，精神機能障害，身体発育遅滞の原因となる[35]。

介入

ヨードは錠剤または液体で供給される。成人では1日150 μgのヨードを摂取すれば甲状腺機能には十分である。成人用総合ビタミン剤は1錠あたり150 μgのヨードを含有していることが多いが，実用的ではなく，集団ベースの介入としては，塩のヨード化を含む必要がある。いくつかの発展途上国では，ヨード滴を井戸水に加えることにより，ヨード欠乏の根絶が達成されている。

動物が媒介する病気

▶ マラリア

マラリアは，流行地域でハマダラカが媒介する原虫感染症である。4種のマラリア(熱帯熱マラリア，卵形マラリア，四日熱マラリア，三日熱マラリア)のうち，熱帯熱マラリアが最も重要である。というのは，診断，治療がされないと，すぐ

に致死的になるからである。熱帯熱マラリアのみが，高度の寄生虫血症を起こし，寄生した赤血球の微小血管に運ばれ，血流を阻害する。熱帯熱マラリアはこうした特徴があるので，治療が遅れると，腎不全，急性呼吸窮迫症候群(ARDS)，昏睡などの重度の臓器障害の原因となる[36]。

疫学，地理的分布

全世界で年間2億人を超えるマラリア患者が発生する。WHOによれば，年間100万人もがマラリアで死亡し，その89%がアフリカで生じている。マラリアで死亡する人のうちの多数が5歳未満の小児である。熱帯熱マラリア，三日熱マラリア，四日熱マラリア，卵形マラリアは熱帯地域に広く分布する。三日熱マラリアはアジア，南米，オセアニア，インドで最も多いマラリアである。卵形マラリアは主に西アフリカに分布し，四日熱マラリアは三日熱マラリアや熱帯熱マラリアよりも少ない。

マラリア罹患のリスクは同じ国の中でも大きく異なり，標高(標高が高いとリスクは低い)や季節(雨季にリスクが高い)，都市化の度合い(都市より田舎のほうがリスクが高い)などに依存する。そのため，旅行者はこういったリスクの違いを意識したうえで，予防計画を立てるべきである。

CDCがHealth Information for International Travelを出しており，オンラインで入手できる(http://www.cdc.gov/travel/)。またマラリアのリスクの地域パターンや薬剤耐性，ガイドラインなどはしばしば変更されるため，最新の情報を入手すべきである[37]。

臨床所見

感染した雌の蚊に刺されたあと，1〜3週間の潜伏期間を経て，高熱，頭痛，筋肉痛，悪寒戦慄といった非特異的な症状を発症する。悪心，嘔吐，背部痛，下痢を伴うこともしばしばある。脾腫大と貧血(溶血による)は，マラリア4種のいずれにもみられる。

熱帯熱マラリアが治療されずに進行すると，脳マラリアのリスクが高まる。これは寄生した赤血球が脳の毛細血管に運ばれて血管内皮に固着し，二次的に脳症を起こすことによる。そのため，脳マラリアはひどい頭痛と意識変容が特徴である。高度の寄生虫血症があれば，ARDS，低血糖，アシドーシス，ショックを合併することもある。未治療の脳マラリアの患者は，昏睡，呼吸不全，死に至る[38]。

鑑別診断

マラリアの初期症状は非特異的であり，インフルエンザ(呼吸器症状はない)，腸チフス(前述参照)，デング熱，リケッチア感染症，ブルセラ症，リーシュマニア症などと類似する。溶血が強いと黄疸が出るので，ウイルス性肝炎やレプトスピラ症も鑑別診断となる[36]。

検査診断

マラリアはふつう末梢血のギムザ染色かフィールド染色，または修正ライト染色による光学顕微鏡所見で診断する(図7-12，7-13)。マラリアが考えられる発熱患者，とりわけマラリア流行地域から帰ってきた発熱旅行者などには，可能なかぎり，常に薄層塗抹と厚層塗抹を行うべきである。薄層塗抹では，とくに寄生虫血症が強い場合に，半定量や寄生虫の特定ができる。厚層塗抹は，とくに寄生虫血症が弱い場合に，マラリアを診断するのに有用である。単回のスメア陰性ではマラリアを除外できないので，12〜24時間あけて3回は繰り返す必要がある[39]。高度の寄生虫血症(>5%)は予後が悪い

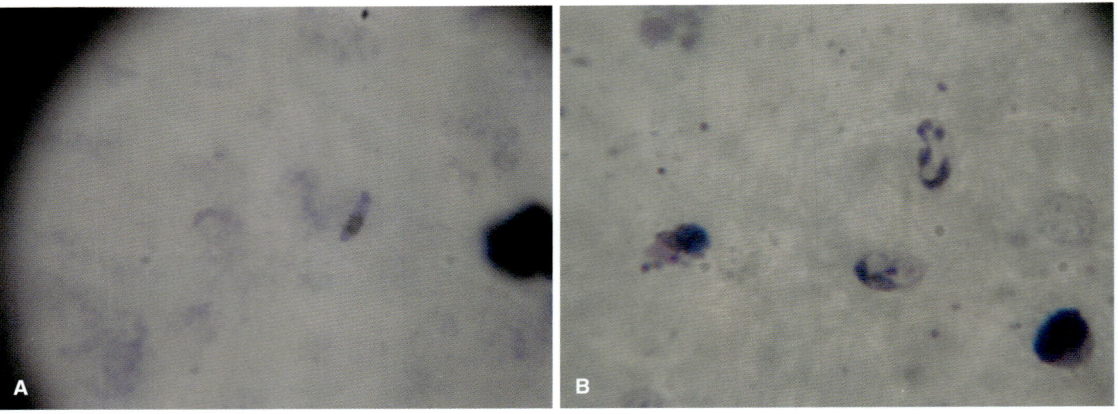

図7-12　**A**：バナナ形の生殖母細胞をもつ熱帯熱マラリア原虫。マラリアの中で熱帯熱マラリアが最も重篤な合併症，死亡の原因となる。**B**：環状クロマチンをもつ熱帯熱マラリア原虫。（*Used with permission from Richard P. Usatine, MD*）

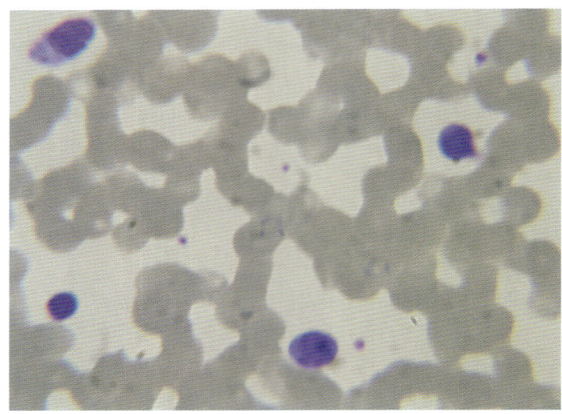

図7-13　マラリア診断の血液塗抹で，三日熱マラリア原虫を示す。迅速診断検査もあるが，いまだ顕微鏡検査より高価である。（*Used with permission from Richard P. Usatine, MD*）

ため，入院を考慮する。

他の診断方法として，アクリジン・オレンジ染色での蛍光顕微鏡検鏡や，PCR（広く使用できるわけではないが，寄生虫血症が非常に弱い場合は有用）がある。特異抗原を用いた指先採取血液による迅速抗原検査は，マラリア検査診断の代替法である。米国では，米国食品医薬品局（FDA）がBinax NOWマラリア検査を承認しており，これはコストがかかるが迅速検査法として便利である。ただし，これらの免疫クロマトグラフィを用いた検査では寄生虫量を定量することはできない[37]。

治療

マラリア患者の多くは内服治療が有効であり，経静脈治療は重症患者や嘔吐している患者に用いられる。処方前に，顕微鏡や迅速検査で，どの種が最も可能性が高いかを決める。流行地域や地域薬剤耐性パターンを考慮する。

処方の初回量の投与後1時間は観察すべきである。嘔吐はメトクロプラミド10 mg内服で対処でき，30分以内に再び嘔吐した場合は初回量全量を再投与する。WHOは，合併症のない熱帯熱マラリアの第一選択として，アルテミシニンを基本とする併用療法を推奨している。アルテメテル・ルメファントリン（体重5〜14 kgで1錠，体重15〜24 kgで2錠，25〜

34 kgで3錠，＞34 kgで4錠）を1時間，8時間，24時間，36時間，48時間，60時間で投与する。

他のアルテミシニン併用療法として，以下のものがある。アルテスネートとアモジアキン，アルテスネートとメフロキン，アルテスネートとスルファドキシン・ピリメタミンである。併用の選択は，その地域での薬剤耐性パターンによる。アルテミシニンとその誘導体は，単剤投与はすべきでない。

旅行先から米国への帰国者に対するマラリア化学療法は，感染種，薬剤耐性，重症度で選択する。選択肢としては，アトバコン・プログアニル，キニーネとテトラサイクリンの併用，アルテメテル・ルメファントリン，メフロキン，アルテスネートなどである。

重症熱帯熱マラリアの治療

重症マラリア感染症は，常に内科救急として治療すべきである。静注または筋注のアルテスネート，アルテメテル，または塩酸キニーネ（米国では入手できない）を投与する。

米国ではグルコン酸キニジンの10 mg/kg（最大600 mg）を0.9％食塩水に溶解して1〜2時間で点滴静注し，0.02 mg/kg/分の維持量を心電図モニター下で，内服可能になるまで点滴する。キニーネやキニジンは致死的低血圧のリスクがあり，ボーラス静注はしてはならない。米国では重症マラリア患者にキニジンが投与できない，または入手できない場合，アルテスネート静注がCDCの研究的新薬プロトコルを通して使用できる。臨床医はCDCマラリアホットラインを通じて，オンコール医に追加情報や薬剤について問い合わせることができる。

脳マラリア患者は，細菌性髄膜炎（図7-14）除外のために腰椎穿刺をすべきであり，重症マラリアは低血糖のリスクがあるので4時間毎に血糖チェックをする。循環動態の注意深いモニタリングと，けいれんの治療（ベンゾジアゼピン静注）が重要である。

予防

公衆衛生で優先されるのは予防法であり，それには蚊のコントロール，家庭や屋外での溜まり水の廃絶，少なくとも10〜50％のジエチルトルアミド（DEET，30％DEETは6〜8時間の予防効果）を含んだ防虫剤，ペルメトリンを浸み込ませた蚊帳などがある。2000年以来，予防と治療によりマラリア致死率は世界で25％，アフリカで33％以上も減少している[40]。

2

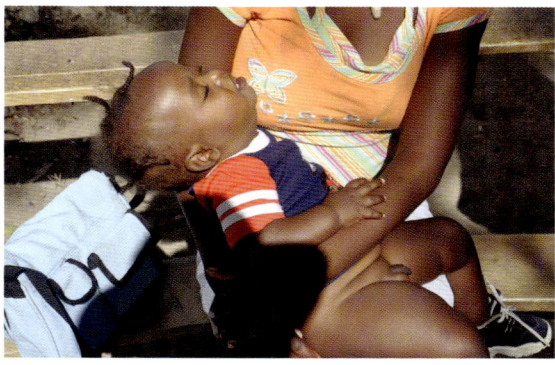

図7-14　重度の項部硬直のある髄膜炎小児。この小児の鑑別診断は脳マラリアである。ほとんどの細菌性髄膜炎は今やワクチンで予防できるが，発展途上国ではワクチンが入手できないことも多い。（*Used with permission from Richard P. Usatine, MD*）

旅行者の予防

　予防化学療法の選択は，訪問国の熱帯熱マラリアの薬剤耐性パターンによる。一般的には，予防は出発1週間前から始め，流行地域を出て4週間後までは続けるべきである。アトバコン・プログアニルの場合だと，予防投与は出発前日から始めて，現地を発って7日後に終える。予防投薬によく使われるのは，アトバコン・プログアニル（マラロン®，米国では高価），メフロキン（中枢神経系への副作用あり），ドキシサイクリン（光過敏症が起こる）である。クロロキンが使える地域は限られる。クロロキン感受性マラリアは，カリブ海地方，中央アメリカ，中東の一部のみである。

▶ リーシュマニア症

　リーシュマニア症（leishmaniasis）は，サシチョウバエが媒介する疾患である。大きく2つの型，頻度の高い皮膚型と，内臓型とに分けられる。よりまれな粘膜皮膚型もあり，これは口や鼻周囲の重度の顔面変形をきたす。

同義語

　カラアザール（黒熱病：kala-azar disese）は内臓リーシュマニア症の別名である。

疫学

- リーシュマニア症はメキシコ，中南米，インド，アフリカ，中東，南ヨーロッパ，アジアの一部でみられる。
- 米国で診断されるリーシュマニア症の多くは流行地域から帰国した旅行者であり，イラクやアフガニスタンからの帰還兵も含まれる。
- 米国の皮膚リーシュマニア症は，テキサス州やオクラホマ州からも報告がある[41]。
- 皮膚リーシュマニア症の90%はアフガニスタン，アルジェリア，イラン，サウジアラビア，シリア，ブラジル，コロンビア，ペルー，ボリビアで起こっている[41]。
- 内臓リーシュマニア症の90%はインド，バングラデシュ，ネパール，スーダン，エチオピア，ブラジルの一部で起こっている[41]。

病因と病態生理

- リーシュマニア症は，リーシュマニア属の20種類以上の原虫が原因である。
- リーシュマニア症は，サシチョウバエの虫刺でヒトに伝染する。
- 細胞内のリーシュマニア無鞭毛体はマクロファージ内で増

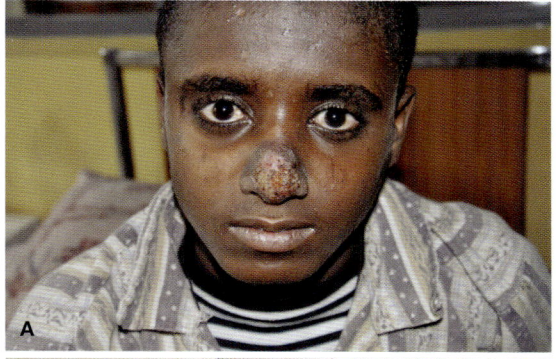
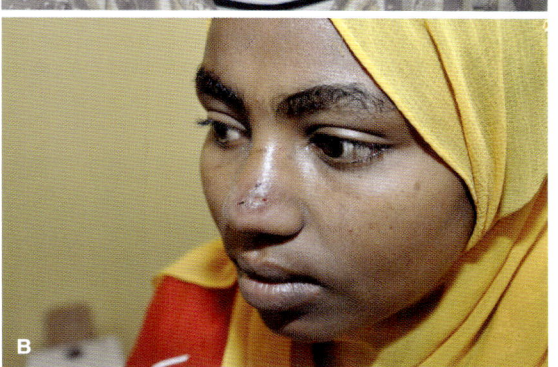

図7-15　リーシュマニア症が顔面に出た例。サシチョウバエの虫刺部から出現。アフリカの小児では，このように鼻が侵されやすい。（*Used with permission from Richard P. Usatine, MD*）

殖する。
- 血液感染する感染症のように伝染することもあるが，ヒト-ヒト感染はまれである。

危険因子

- 流行地域での生活および旅行。
- 流行地域では田舎のほうが罹患率が高い。
- 日暮れから夜明けまでの間に，サシチョウバエからの皮膚保護を怠ること。
- 輸血，静注薬使用者間での針の共有，針刺し損傷，先天性感染は，内臓リーシュマニア症の危険因子と報告されている[42]。

診断
臨床的特徴

- サシチョウバエの虫刺から6週間後に，皮膚型の場合は1カ所の潰瘍や結節に限局する（図7-15）か，体中に広がる（図7-16）。
- 2～6カ月の潜伏期間を経て，内臓型の場合は肝臓，脾臓，骨髄に浸潤し，全身疾患をきたしうる。発熱，貧血，盗汗，体重減少，肝脾腫による腹部膨満が起こる[43]。
- 粘膜皮膚リーシュマニア症は鼻，口を侵し，鼻中隔や口蓋を侵すこともある（図7-17）。この型は，皮膚リーシュマニア症が治ったように見えたのち，数カ月～数年後に起こることもある。

分布

- 皮膚リーシュマニア症は鼻，顔面を侵しやすい（図7-15）。
- 皮膚リーシュマニア症は四肢にもみられやすい。衣服で保護されていない顔面や四肢が通常刺されやすい。

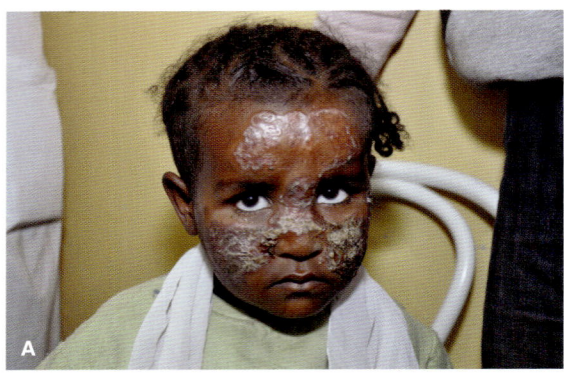
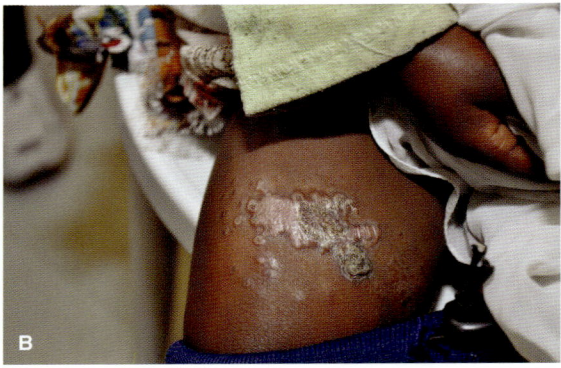

図 7-16　汎発性リーシュマニア症で顔面から体幹を侵されたアフリカの年少女児。顔面の多発結節は，ハンセン病結節やループスもありうるが，皮膚生検でリーシュマニア症が診断された。**A**：ループス状リーシュマニア症と呼ばれるタイプ。（*Used with permission from Richard P. Usatine, MD*）

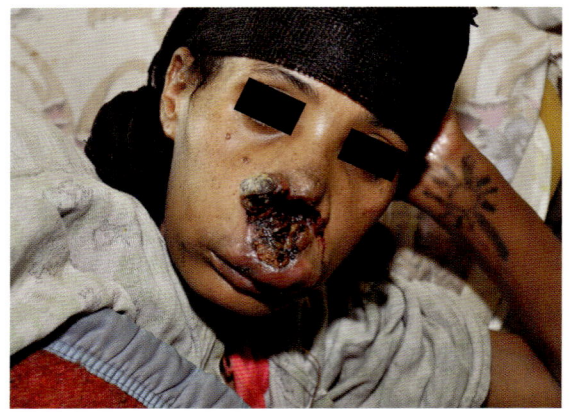

図 7-17　重症の皮膚粘膜リーシュマニア症で鼻が破壊されている。（*Used with permission from Richard P. Usatine, MD*）

- 汎発性皮膚リーシュマニア症は，頭からつま先までみられることがある（図 7-16）。

検査
- 皮膚リーシュマニア症は，臨床症状と潰瘍部の生検や擦過で診断する。活動性潰瘍の端部からの皮膚スメアをギムザ染色して，原虫を見ることができる[43]。病院によってはPCR が可能であり，選択肢に入る[44]。
- 内臓リーシュマニア症は，血液検査か骨髄生検で診断する。血清凝集検査（直接凝集検査法〈DAT〉や蛍光酵素免疫測定法〈FAST〉）には，高感度にリーシュマニア抗体を検出するものがある。骨髄穿刺の培養や PCR で診断できることもある[43]。

鑑別診断
- 皮膚リーシュマニア症の鑑別診断としては，ハンセン病，サルコイドーシス，壊疽性膿皮症，第 1 期梅毒，静脈うっ滞性潰瘍などがある。
- 内臓リーシュマニア症の鑑別診断としてはマラリア，腸チフス，リンパ腫などがある。

治療
非薬物治療
- 潰瘍の創傷ケア。

薬物治療
- リーシュマニア症に使われる主な薬物としては，スチボグルコン酸ナトリウム（CDC で入手できる）やアンチモン酸メグルミンがある[45,46]。ほかには，ミルテホシン（リーシュマニア症に使える唯一の経口薬），フルコナゾール，リポ化アンホテリシン B（米国で内臓リーシュマニア症に FDA が認可している唯一の薬剤）がある[45,46]。インドでは，アンチモン製剤抵抗性のためにアンホテリシン B が標準治療である[44]。

外科治療
- 粘膜皮膚リーシュマニア症や皮膚リーシュマニア症の変形に対して，形成手術が行われることがある。

▶ 動物が媒介する病気の予防
公衆衛生上は予防が優先され，そこには媒介生物（蚊，サシチョウバエ）の制御，家庭や屋外での溜め水の廃絶，20〜30%DEET を含んだ防虫剤，ペルメトリンを浸み込ませた蚊帳の使用が含まれるべきである。サシチョウバエやハマダラカは日暮れから夜明けまでに刺すが，デング熱を媒介するネッタイシマカは日中に刺すので，デング熱流行地域では日中の防蚊剤が特に重要である。

▶ 予後
- 皮膚リーシュマニア症は自然治癒することもあり，持続して治療抵抗性を示すこともある。予後は重症度と地域社会の状況による。治癒するケースでも瘢痕が残ることが多い。
- 内臓リーシュマニア症は診断・治療がされなければ致死的である。

眼：トラコーマ

▶ 疫学と地理的分布
トラコーマクラミジアは失明の感染性要因では最多であり，全世界の失明の 3％を占める。世界的に，2,140 万人がトラコーマに罹患しており，そのうち 120 万人が失明している[47]。トラコーマは，劣悪な公衆衛生，水供給の不足，個人的な衛生概念の不足などが関連している。洗っていない手，ハエ，密接な家族間接触（フェイスタオルやシーツの共有）などでヒト-ヒト感染を起こす。トラコーマはアフリカ（とくに乾燥地帯），インド，南アジア，オーストラリア，南米が流行地域である。

2

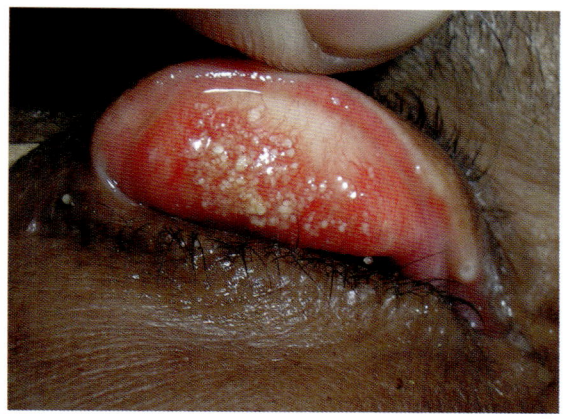

図 7-18　トラコーマクラミジアに罹患した人の上眼瞼の著明なトラコーマ濾胞。上眼瞼の裏の濾胞をみるのに，どの程度まで眼瞼をめくっているかに注目。（*Used with permission from Richard P. Usatine, MD*）

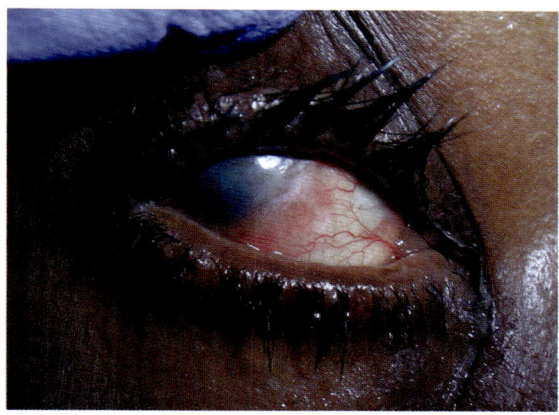

図 7-19　未治療のトラコーマによる失明。トラコーマは世界的に最も多い失明の原因のひとつであるが，経口アジスロマイシンの単回投与で簡単に治療できる。水の状態改善，石鹸の使用，「3 つの F」（ハエ fly，指 finger，顔面 face）の清潔を教育することで予防できる。（*Used with permission from Richard P. Usatine, MD*）

▶ 臨床所見

　眼の炎症が起こり，水様性眼脂，かゆみ，焼けるような痛み，視界のぼやけなどをきたす。眼瞼結膜の診察では濾胞がある（周囲の結膜より白い，円形の腫脹で径 0.5 mm 以上）。トラコーマの炎症が進展すると，眼瞼結膜の炎症性肥厚が起こり，おびただしい数の発赤し肥厚した濾胞が生じる（図 7-18）。

　最終的にはトラコーマは瘢痕化し，眼瞼結膜の白線や白帯，また睫毛が内側に向いて角膜に当たる睫毛乱生，さらに眼瞼自体が内側に向かう眼瞼内反に至ることもある。時間が経つと，この睫毛からの慢性的な摩擦により角膜混濁，失明に至る（図 7-19）。

▶ 診断

　瞼板の擦過物をトラコーマクラミジア染色する診断検査があるが，トラコーマの流行地域ではこの検査ができないことが多く，上眼瞼をめくって診ることで診断には充分である。両眼を診察し，睫毛乱生と角膜混濁をチェックする。患者に下方を見るように言って上眼瞼をめくり，睫毛を親指と人差

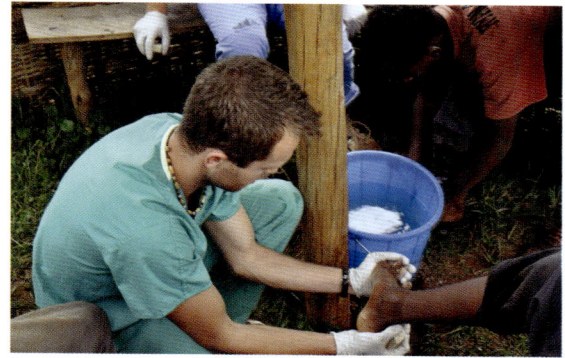

図 7-20　米国の医学生が，エチオピアの学童の皮膚感染症を治療し予防衛生法を教えるために，足を洗っている。（*Used with permission from Richard P. Usatine, MD*）

し指ではさんでおき，綿棒で瞼をめくる。そして瞼の濾胞，炎症，瘢痕をチェックする。トラコーマの鑑別診断はアレルギー性結膜炎（瞼板に濾胞を生じうる），細菌性またはウイルス性結膜炎である。

▶ 治療

- アジスロマイシンを成人に 1 g 単回内服，小児に 20 mg/kg 単回内服。
- 妊婦：エリスロマイシン 500mg1 日 2 回を 7 日間。
- 効果の低いもの：エリスロマイシンまたはテトラサイクリンの点眼[10]。
- 眼瞼内反や睫毛乱生に対する手術が必要なこともある。

▶ 予防

　予防法としては，地域の衛生教育，石鹸と水を使用した手洗いや洗顔，通気改良型ピット式（VIP）トイレを使ったハエの制御である。WHO はトラコーマの世界的根絶のために頭字語 “SAFE” を推奨している。

S：眼瞼内反や睫毛乱生に対する手術（surgery）
A：感染性トラコーマに対する抗菌薬（antibiotics）
F：顔面（face）の清潔による伝染予防
E：病気を伝播するハエの制御や，清潔な水へのアクセスといった環境（environment）改善[48]

皮膚

▶ 皮膚感染症

　資源の不足する国々では，住環境が過密で清潔な水や石鹸が不足することから，多くの皮膚疾患に遭遇する。頻回に体を洗うことができないので，ヒゼンダニやシラミが流行する。清潔な水が不足すると，水は入浴より飲用や調理に使われる。先進国では清潔な温冷の流水や石鹸，シャンプーを当然のものとして享受しているが，発展途上国では，水があっても，シャワーや入浴に使える温流水が手に入りにくいことも多い。

　発展途上国などでは，個々の衛生のために無料の石鹸を大量配布するという単純な介入の際に，多くの群衆が移動診療所に押し寄せてくるようなことが多々あり，基本的な健康手段へのアクセスが世界中で非常に不平等であることが，痛いほど明らかになる。石鹸や清潔な水の重要性を認識していても，そのような恵まれた状況になかなか与れないことで皮膚感染症や寄生虫症の罹患率が高くなり，ヒトからヒトへ拡が

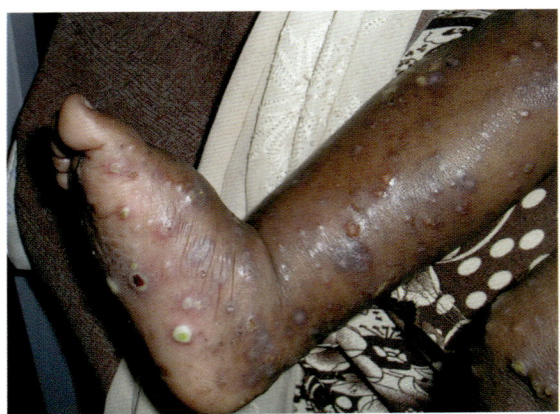

図 7-21　小児の下肢のひどく重感染した疥癬で，膿疱と痂皮化潰瘍を生じている。（*Used with permission from Richard P. Usatine, MD*）

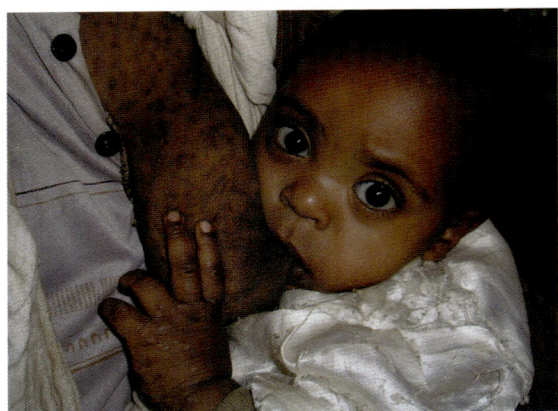

図 7-23　疥癬が母親の胸と乳児の手を覆うようにみられる。ヘルスケアへのアクセスが悪いと，こうした疥癬が治らず，乳児の皮膚に細菌の重感染，膿痂疹が起こりうる。（*Used with permission from Richard P. Usatine, MD*）

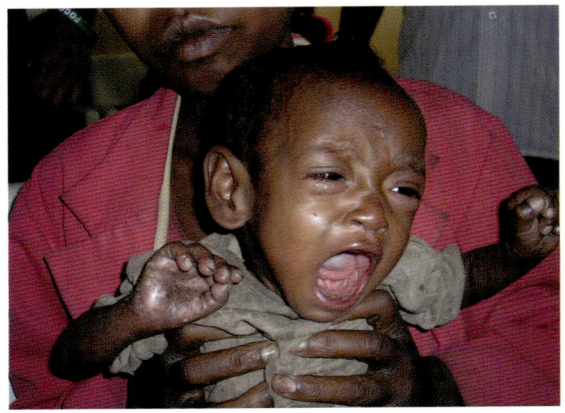

図 7-22　低栄養でマラスムスの乳児で，上肢に疥癬がはびこっている。栄養の欠乏は多くの感染症，疾病の危険因子である。疥癬の寄生は清潔な水がないことを示す。両方の結果として，小児はイライラし，食欲も減退する。（*Used with permission from Richard P. Usatine, MD*）

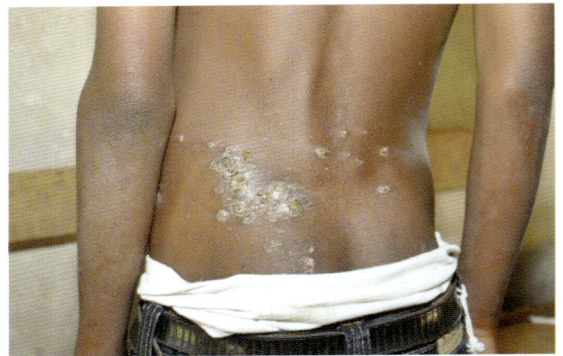

図 7-24　臀部に細菌感染による膿痂疹をもつハイチの小児。衛生状態が悪くヘルスケアへのアクセスが悪いと膿痂疹が多い。（*Used with permission from Richard P. Usatine, MD*）

るのが実際である（図 7-20）。

　皮膚疾患は寄生虫症，細菌感染症，ウイルス感染症，真菌感染症に分けられる。これらの皮膚感染症は本書の皮膚科の章（第 14 部）で扱っているので，本章では発展途上国でみられるものを中心に紹介する。

　疥癬（128 章「疥癬」参照）は，ヒゼンダニが皮膚に侵入することで起こり，かゆみと掻破を起こす。かゆみと掻破で夜に眠れなくなり，またしばしば細菌の重感染をきたす（図 7-21）。疥癬は直接の皮膚接触（図 7-22，7-23），寝床や衣服の共有，媒介物などにより拡がる。

　シラミ（127 章「シラミ」参照）は，頭ジラミ，衣ジラミ，毛ジラミの 3 種類が存在する。学童は特に頭ジラミのリスクがあり，頭髪洗浄が不足する地域ではシラミは多数の小児に寄生している。衣ジラミは衣服に住み宿主の血液を吸う。衣ジラミは，入浴が不足していて毎日同じ衣服を洗濯せずに着るような成人に多い。毛ジラミは性交渉で伝染するが，発展途上国で多いことは知られていない。また発展途上国では，水と衛生の問題が頭ジラミと衣ジラミの増加を引き起こしている。

　皮膚の細菌感染症（99 章「膿痂疹」参照）は世界中で普遍的である。膿痂疹は，黄色の痂皮（図 7-24）や水疱として現れる表層細菌感染である。衛生状態が良ければ膿痂疹は予防できるので，石鹸や清潔な水へのアクセスが不足する国々で膿痂疹が多いことは，驚くに値しない。膿痂疹はしばしば，疥癬や真菌感染によって皮膚のバリア機能が壊されることで，二次的に起こることがある。疥癬や白癬から二次性感染を起こしている例は，発展途上国でよくみられる。

　皮膚のウイルス感染症（108 章「水痘」，109 章「帯状疱疹」，110 章「眼部帯状疱疹」，111 章「麻疹」，112 章「伝染性紅斑（第 5 病）」，113 章「手足口病」，114 章「単純ヘルペス」，115 章「伝染性軟属腫」，116 章「尋常性疣贅」，117 章「扁平疣贅」，118 章「性器疣贅」，119 章「足底疣贅」参照）には，単純ヘルペス，水痘帯状疱疹，伝染性軟属腫，ヒトパピローマウイルスの感染症が含まれる。HIV 感染者で，適切な抗ウイルス治療を受けていない場合によくみられる。HIV 感染者が多い国で，若年の重症の軟属腫，重症の疣贅，重症の帯状疱疹などをみたら，可能であれば HIV 検査を早めに考慮したほうがよい。軟属腫や疣贅は世界的にありふれているので，免疫系が正常な健康人がこれらに感染することもあり，HIV を意識することが大事である。水痘や麻疹などによるウイルス性発疹は，ワクチンの乏しい国でより罹患が多い。

2

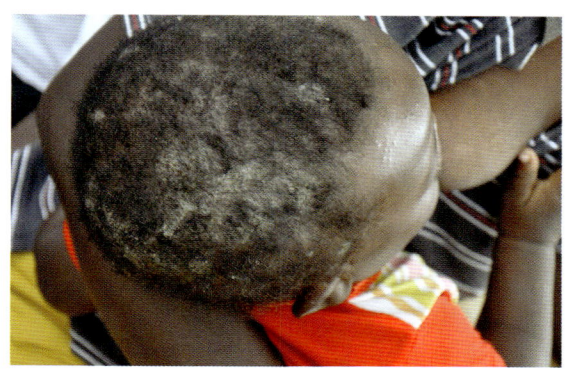

図7-25　発展途上国に住む男児の頭部白癬。発展途上国の小児では，衛生状態およびヘルスケアへのアクセスの悪さから，未治療の頭部白癬が多い。(*Used with permission from Richard P. Usatine, MD*)

皮膚の真菌感染症(120章「真菌総論」，121章「カンジダ症」，122章「頭部白癬」，123章「体部白癬」，124章「股部白癬」，125章「足白癬」，126章「癜風」参照)は，頭からつま先までどこでも生じうる。暑さ，湿度，入浴不足が真菌皮膚感染症の因子である。それゆえ，熱帯の発展途上国は頭部白癬(図7-25)，体部白癬，足白癬にとって格好の繁殖環境である。

抗酸菌(ハンセン病，結核 HIV 共感染)

● ハンセン病
症例
男児が顔面の著明な変化を起こして受診した(図7-26)。少年と父親はアフリカの田舎の方から来ており，医師が診ると男児は明らかに LL 型ハンセン病であった。父親も診察し，より微細なハンセン病の徴候(皮膚の無感覚ないくつかの色

素脱失斑)があることがわかった。男児の耳介でスリット皮膚検査をすると，多数の抗酸菌を認め，ライ菌として特徴的であった。男児は WHO 標準多剤治療を，リファンピン，クロファジミン，ダプソンで開始した。父親も検査し治療することとなった。

導入
ハンセン病はライ菌が原因であり，貧困と清潔な水へのアクセスが悪い発展途上国の多くで，いまだに流行している。過去には，ハンセン病罹患者は「ライ病者」などと呼ばれて，コロニーに隔離されたこともある。というのは，ハンセン病は外観を著しく損ない，また伝染性が過度に恐れられたためである。現代の科学と疫学によれば，ハンセン病は鼻や口の分泌物を介して，密接で頻回の接触を年余にわたって行うことで伝染するので，ふつうの接触では伝染しない。それゆえ，ハンセン病患者を診療する医師には，現実的に感染するリスクはない。しかし偏見と差別の問題はいまだに存在する。

疫学
- 2011 年には世界で 105 ヵ国併せて 21 万 9,075 人の新規患者の報告があった[49]。
- 2011 年に米国では 173 人の新規患者が報告された[49]。
- 1990 年から 1400 万人以上のハンセン病患者が治癒しており，うち約 400 万人は 2000〜2010 年の間である[50]。

病因と病態生理
- ハンセン病の臨床症状は感染に対する免疫反応による。スペクトルの対極に 2 つのタイプがある。
  - LL 型では強い抗体反応が起こり細胞性免疫に乏しいので，組織中のライ菌が多量となる(図7-26)。
  - TT 型では細胞性免疫が強く抗体反応は弱いので，組織中のライ菌は少ない。無感覚な色素脱失斑で現れることが多い(図7-27)。
- 境界型(B 群)のハンセン病もあり，細胞性免疫と抗体反応

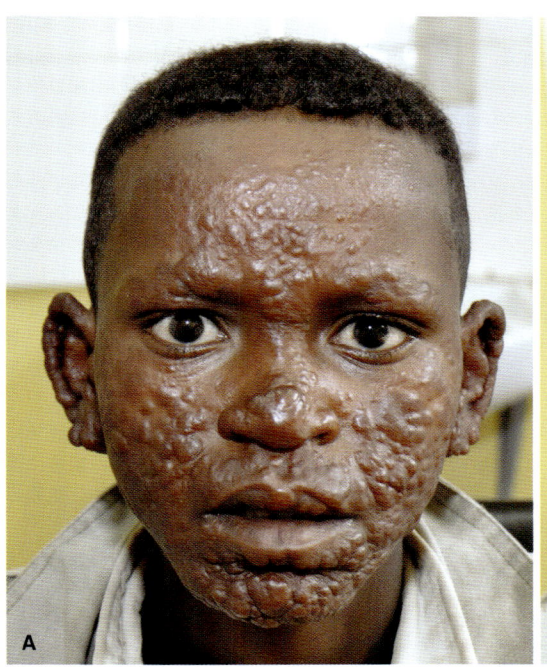
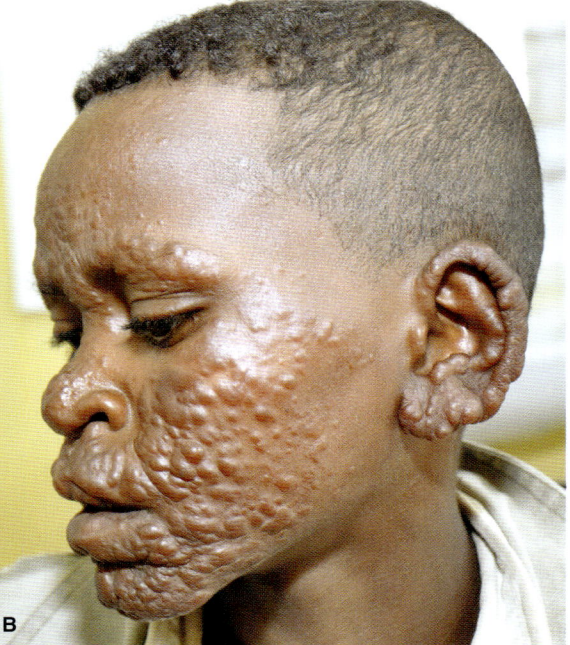

図7-26　LL 型ハンセン病でライオン様顔貌となった男児。**A**：眉毛が消失していることに注目。眉毛秃と呼ばれる。**B**：耳が著明に侵されていることにも注目。(*Used with permission from Richard P. Usatine, MD*)

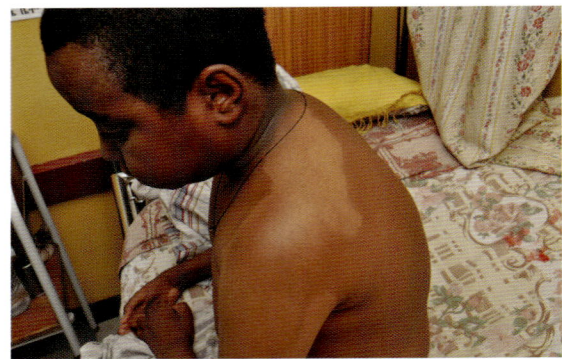

図7-27　ハンセン病の色素脱失斑がある男児の背部。この斑は抗酸菌感染であり，皮膚神経障害のため無感覚である。男児にはBell麻痺もある。(*Used with permission from Richard P. Usatine, MD*)

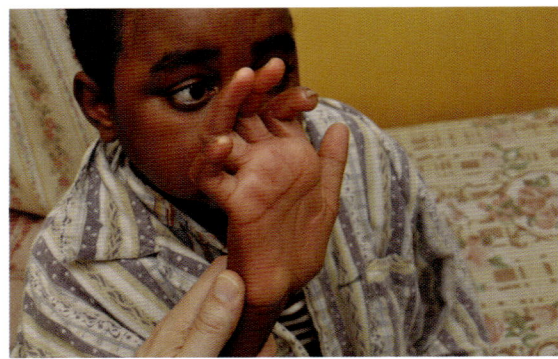

図7-28　図7-27と同症例で，ハンセン病の神経障害のため鷲手がみられる。鷲手は腱移植などの手術治療が考慮される。(*Used with permission from Richard P. Usatine, MD*)

が混合して起こり，LL型とTT型の両方の特徴を示す。
- 治療レジメンは患者が少菌型（細菌が少ない）か多菌型かによって異なる。LL型とBL型（WHO分類でいう）は多菌型であることが多い。

危険因子
- 貧困地域および流行地域での居住
- 清潔な水へのアクセスの悪さ，衛生不良
- 感染者との同居
- ライ菌の自然宿主であるアルマジロを食べたり触ったりすること

診断
臨床所見
- ライオン様顔貌，眉毛禿（図7-26のように眉毛が消失），耳介の延長と変形，鼻軟骨・鼻骨の破壊による鞍鼻様変形。
- 皮膚の可視変化としてはLL型の結節，TT型やB群での色素脱失斑（図7-27），B群での皿様環状病変。
- 神経障害による鷲手（図7-28のような手指の屈曲拘縮），下垂手，尖足，Bell麻痺，槌状趾，また感覚神経障害による神経向性潰瘍や外傷性潰瘍。
- 眼障害による角膜の無感覚，角膜炎，上強膜炎，兎眼（眼瞼を完全に閉眼できない），失明。
- 未治療でハンセン病が進行すると，無感覚になり外傷を繰り返すことで手の骨吸収による指の短縮や喪失がみられる

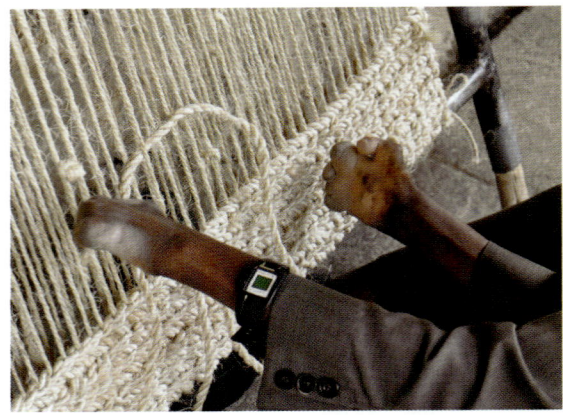

図7-29　この高齢患者はハンセン病で指を失っているが，ハンセン病病院で敷物を織って売るという生産的な生活を続けている。(*Used with permission from Richard P. Usatine, MD*)

（図7-29）。

分布
　LL型の結節は顔面と耳介に多いが，他の部位にもみられうる。色素脱失斑は顔面を含めた体のあらゆる部位でみられる。

検査
- ハンセン病の明らかな症例では，耳介でスリット皮膚検査をして菌指数をみるのが，多菌型か少菌型のハンセン病を決めるのに最も重要な検査である。
- （特に流行地域外で）ハンセン病疑いの症例では，疑わしい病変の皮膚パンチ生検が組織のライ菌を見つけるのに有用である。

鑑別診断
　表層真菌症，白斑症，皮膚フィラリア症はすべてハンセン病と類似した斑を生じうる。ハンセン病の浸潤病変と類似するのはリーシュマニア症，乾癬，サルコイドーシスである[52]。

治療
　早期診断と多剤治療が世界中のハンセン病の疾病負荷を減らすのに重要である。WHOはすべての流行国で無料の多剤治療を提供している[51]。
- ハンセン病は治癒可能で，早期治療で障害を予防できる。
- 多剤治療は多菌型ハンセン病患者にはリファンピン，ダプソン，クロファジミンの併用，少菌型患者にはリファンピンとダプソンの併用を行う。
- 多剤治療の期間は多菌型には12～24カ月間，少菌型には6カ月間行う[52]。
- 抗ハンセン病単剤治療は，必ずその薬剤への耐性ができてしまうので，倫理的でないやり方である。
- ケアへの早期アクセスを増やし，無料多剤治療を簡単に得る方法を提供する戦略が，世界のハンセン病の根絶に重要である。予防ワクチンの研究は，結核菌ワクチン研究と並行して続いている[53]。
- 神経障害を併発した進行症例に対する包括的管理には，無感覚な四肢のさらなる障害を防ぐケアを含むべきである[52]。
- 鷲手を治す腱移植などの，ハンセン病関連の問題に対する手術治療が受けられる病院もある[54]。

2

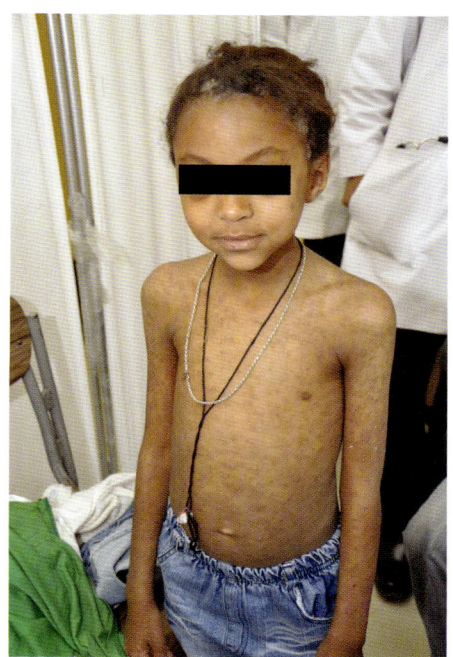

図 7-30　この女児は出生時に HIV 感染しており，丘疹状掻痒性発疹が出現している。HIV 感染母体から生まれた児は 3 人に 1 人が感染する。母子感染は，単純で入手可能な抗ウイルスレジメンで予防できる。この女児には幸いにも結核の症状はみられなかった。（*Used with permission from Richard P. Usatine, MD*）

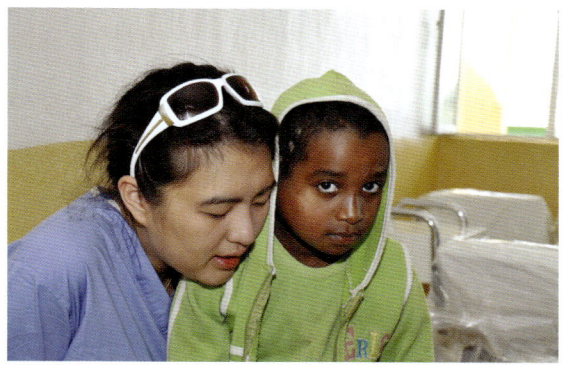

図 7-31　エチオピアの女児で出生時から HIV 感染があり，結核のため頸部腫脹がみられ，頭部白癬もある。HIV は多くの文化で偏見の強い病気であり，臨床医は人道的ケアを行うことで，コミュニティの偏見をやわらげる重要な役割を果たすことができる。（*Used with permission from Richard P. Usatine, MD*）

▶ 結核，HIV

疫学

　結核はよくある HIV 関連感染症で，世界の HIV 関連死の少なくとも 13％を占める[55]。WHO の推計によると，2010 年だけで 110 万人の HIV 関連の新規結核患者が発症しており，その多くはサハラ以南のアフリカに住む。世界的に HIV 感染者の約 1/3（少なくとも 1,100 万人）は結核に感染している（図 7-30，7-31）[56]。

病態

　結核はエアロゾル化した飛沫核で伝染する（186 章「小児結核」参照）。細胞性免疫の弱った HIV 感染者では，結核の感

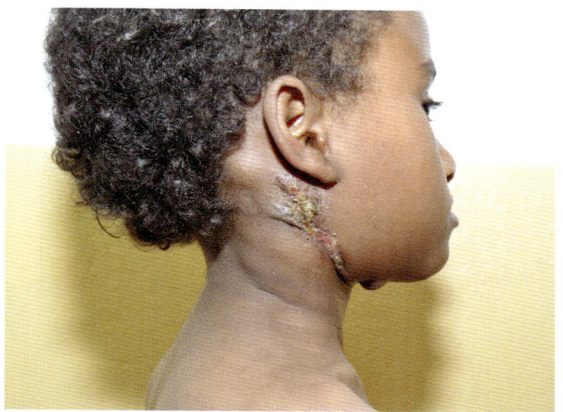

図 7-32　結核菌により頸部に瘰癧のある小児。瘰癧では慢性的な排膿と瘻孔形成がよく起こり，治療は肺結核と同様である。（*Used with permission from Richard P. Usatine, MD*）

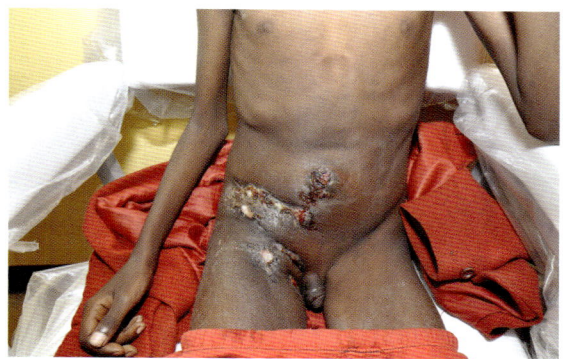

図 7-33　結核菌による鼠径部の瘰癧。患者は体重減少もあり，全身状態も良くない。（*Used with permission from Richard P. Usatine, MD*）

染の進行はより速く，死亡率もより高くなる。同時に未治療の結核感染は HIV 感染の免疫不全を加速させる。これら 2 つの病気は，医療や支持療法へのアクセスの少ない人々に罹りやすいので，多剤耐性結核の脅威が増大している。

臨床所見

　比較的免疫系が保たれた（CD4 ＋ T 細胞数数が 350/μL 以上）HIV 感染者の結核の臨床症状は，HIV 陰性患者の症状と同様である。免疫不全が進行すると，結核症状は非典型的となる。胸部 X 線では上葉の線維結節影や空洞像といった古典的所見を示さず，肺外症状（リンパ節炎，胸膜炎，心膜炎，髄膜炎）がみられる。結核性リンパ節炎や皮膚結核（主に頸部にできるものを瘰癧という）の例を図 7-31，7-32 に示す。結核性リンパ節炎や皮膚結核は鼠径リンパ節や鼠径部にも出ることがある（図 7-33，7-34）。

診断

　結核が診断された患者では HIV スクリーニングを行い，HIV 感染者では毎年結核のスクリーニングを，可能な範囲で，ツベルクリン反応，胸部 X 線および／または IFN-γ 遊離アッセイ（IGRA）で行う。CD4 細胞の数と年齢との比率が低い患者は，結核に対する皮膚反応が弱いことが多いので，曝露歴の慎重な聴取，症状の見直し，身体所見，胸部 X 線によるフォローが活動性感染を見つけるのに必要であり，CD4

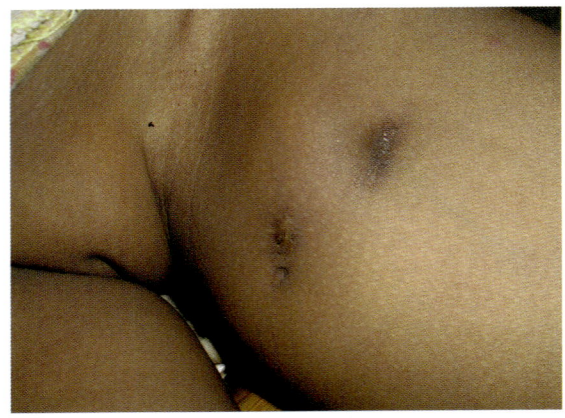

図 7-34　鼠径部に結核菌による瘰癧がある 4 歳女児。早期の症例であり，早期発見できたならば早期治療すべきである。(Used with permission from Richard P. Usatine, MD)

細胞数が年齢参考値まで上昇するまで結核スクリーニングを繰り返すべきである。

治療

HIV 陽性思春期患者の結核管理は一般的に成人と同様であり，次項で述べる。年少児での適切な治療は確立されていない。

結核潜伏感染

HIV 陽性患者の結核潜伏感染(LTBI)は，胸部 X 線と 3 回連続咳痰または胃吸引物での抗酸菌染色を行い，活動性感染を除外する。活動性結核が除外されたら，次のような HIV 陽性患者は年齢にかかわらずイソニアジド予防内服を開始する。(a)LTBI の診断検査が陽性，(b)LTBI 検査は陰性だが，胸部 X 線で陳旧性病変または治療不十分な病変がある，(c)伝染性肺結核患者との接触が密接で，LTBI 検査が陰性。

LTBI 予防内服の期間：イソニアジド 300 mg 毎日または週 2 回を 9 カ月間。ビタミン B6(ピリドキシン 25 mg 毎日)を併用する。代替レジメンとして，イソニアジド・リファペンチン合剤 12 錠週 1 回が最近承認された。ピリドキシンはイソニアジド関連末梢神経障害を予防する[57]。

活動性結核

咳と肺浸潤影のある HIV 陽性患者はすべからく隔離し，3 日連続喀痰塗抹と抗酸菌培養を行って結核を除外すべきである。この原則は，胸部 X 線で空洞や上葉浸潤影を示していな

くても適用すべきである。塗抹陰性で培養陽性の結核菌は，通常はない。

HIV-結核重感染患者の治療レジメンは，結核単独感染患者のものとほぼ同じである。抗レトロウイルス治療(ART)と結核治療とを同時に始めないようにする。これは，薬剤アレルギーと副作用についての混乱を防ぐために重要である。つけ加えて，結核治療の開始後あまり早く ART を始めすぎると，免疫再構築症候群(免疫再構築炎症反応 〈IRIS〉：免疫反応によって日和見感染症の症状が悪化すること)のリスクがある。

結核重感染患者の ART ガイドラインは特殊である。CD4 細胞が 50 未満の際は ART を結核治療開始から 2 週間以内に始める。CD4 細胞が 50 以上であれば，ART を結核治療開始から 8～12 週間の間に始める。万が一 IRIS が起こっても，ART と結核治療を続けながら，IRIS の管理を同時に行う[58]。

結核の直接監視下治療(DOT)が HIV-結核重感染患者には強く推奨される。

結論

医学生および医療従事者は，グローバルヘルスの問題に積極的に取り組まなければならなくなっており，その理由としては幅広く，より広く文化を理解をしたいという欲求や，世界の健康の公平性のために働きたいという使命感，苦痛をやわらげたいという思い，医療経験を地理的境界を越えて広げたいという思い，などがある。個人的動機がなんであれ，そういった経験を規律ある準備なしに行うべきではない。医療従事者は赴任に先立って，文化，言語を学び，現地政府や健康推進活動従事者およびその対象者にとっての需要と優先事項を学んでおくべきである。それに加えて，対象者となる人々における流行疾患の診断と，現地での適切な管理も学ぶ必要がある。同じように重要なことは，自分自身の健康を守るために適切な予防法(ワクチンやマラリア予防薬)をとることである。個人的・職業的準備が欠けると，全体の利益から現地の政府の重荷へと流れの向きをかえてしまう。最終的には，よく準備を行った医療教育者や臨床家は，どこから来た人であれ，知識を共有する特有のポジションにつき，生命を救い，より公平な世界へと導くのである。

【Ruth E. Berggren, MD／Richard P. Usatine, MD】

(前川貴伸／中尾　寛／窪田　満　訳)

第3部

身体的および性的児童虐待

SOR	定義
A	一貫して質が高く，かつ患者指向のエビデンス（科学的根拠）に基づいた推奨*
B	一貫性に欠けた，もしくは質に一部問題がある患者指向のエビデンスに基づいた推奨*
C	これまでのコンセンサス，通常行う診療行為，専門家の意見，疾患指向のエビデンス，または診断・治療・予防・スクリーニングについての症例報告に基づいた推奨*

- SOR：推奨度（strength of recommendation）
- 患者指向のエビデンス：死亡率，罹患率，患者の症状の改善などを意味する。
- 疾患指向のエビデンス：血圧変化，血液生化学所見などを意味する。
- ＊：さらなる詳細情報は，巻末の「付録 A」を参照。

8 身体的児童虐待

症例

▶ 症例1

生後1カ月の乳児が、あざを主訴に救急外来を受診した。身体所見上、臀部、胸部、眼の周囲にあざを認めた。両親によれば、臀部のあざ（**図8-1**）は父親があやまって落としてしまった際に、また胸部のあざはシートベルトによって、さらに眼の周囲のあざは一緒に寝ていた間に、たまたま肘をぶつけてできたという。連絡を受けたソーシャルワーカーは、この家族に気になる「危険信号」はないと判断した。さらに救急医は、これらの所見は親の不慣れによるものと考えた。乳児は両親とともに帰宅し、救急外来はのちに、家族への支援を目的に児童相談所に連絡を入れた。翌日、児童相談所から児童虐待専門小児科医（CAP）に本事例について相談があり、CAPはさらなる診察のため乳児を至急救急外来へ連れ戻すように要求した。そこで、肋骨斜位撮影を含む全身骨X線検査が行われ、第8肋骨後部の陳旧性骨折が判明した（**図8-2**）。不顕性外傷のスクリーニングとして頭部CTと肝機能検査も施行され、出血傾向の評価のため血液検査が施行されたが、これらの検査に異常は認めなかった。通報を受けた警察が児童相談所とともに調査を行った。乳児は親戚の家に預けられ、2週間後に再び行われた全身骨X線検査にて、右大腿骨に骨新生像が確認され、治癒途中の骨折が示唆された。

▶ 症例2

親戚からの通報で駆けつけた警察官に連れられて、生後15カ月の男児が救急外来を受診した。子どもと母親が親戚の集まりに来た際に、母親から「子どもがしょっちゅう転ぶ」という話を聞いて親戚たちがおかしいと感じたという。身体所見の結果、身体的虐待の所見を多数認めた（**図8-3〜8-5**）。顔はあざだらけであり、とくに右の眼周囲と頬部がひどかった（**図8-3**）。腋窩には爪で引っかかれた痕があった（**図8-4**）。初診時の全身骨X線検査では骨折像は認めなかったが、2週間後に同検査の再検と肋骨斜位撮影が施行され、治癒過程にある肋骨骨折が8本確認された。児童虐待と診断、あるいは疑われた4歳未満の小児においては、全身骨X線検査を繰り返し施行することが推奨されている（**図8-5**）。男児は入院し、警察、病院ソーシャルワーカー、児童相談所への連絡がなされた。男児は、児童虐待の写真記録の訓練を受けた法医学看護師によって診察された。ついでCAPが傷害の機序について評価し、男児を再診察し、初診時と2回目の全身骨X線像が読影された。

概説

身体的児童虐待を適切に同定することは、非常に重要である。虐待を見逃す、あるいは不適切な診断をするといった、いずれの方向の誤診も、子どもと家族にとってきわめて有害である。身体的虐待についての既存の科学的データをあてはめて、個々の症例を慎重に評価することが、子どもと家族の転帰を改善するであろう。

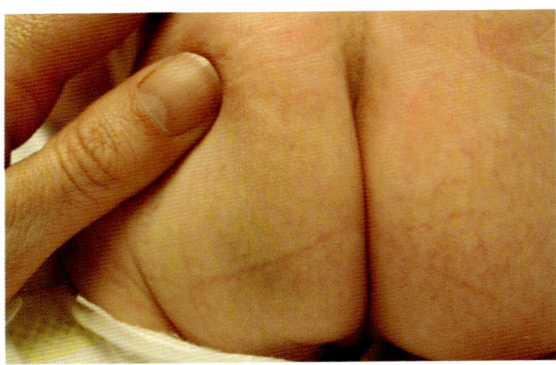

図8-1 生後1カ月児の左臀部に認められたあざ。自ら移動できない小児では、いかなるあざも児童虐待の可能性を強く懸念させる。鑑別診断として、出血性疾患を考慮しなくてはならない。（*Used with permission from James Anderst, MD, MS*）

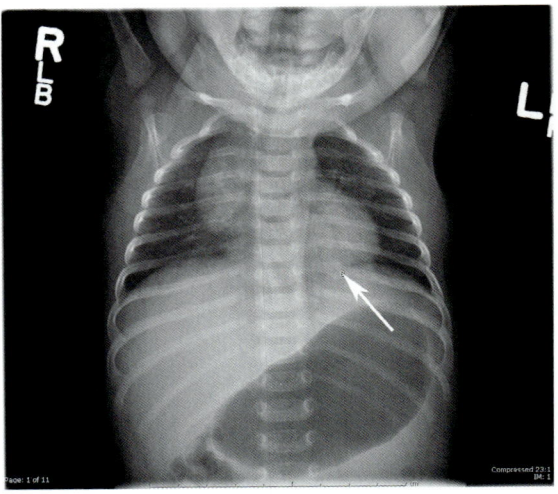

図8-2 図8-1と同じ乳児における第8肋骨後部の治癒途中の骨折。身体的虐待の疑いのある2歳未満の小児は、全身骨X線撮影の適応である。（*Used with permission from James Anderst, MD, MS*）

疫学

- 子ども1,000人あたり9.2人に発生し、0〜1歳児に最も多い（1,000人あたり20.6人）。
- 米国保健福祉省の2010年の集計によると、児童相談所への通告は330万件あり、69万5,000件が虐待と確認された[1]。これらのうち、
  - ネグレクト（78%）
  - 身体的虐待（18%）
  - 性的虐待（9%）
  - 心理的虐待（8%）
  であった。
- およそ81%が、親単独あるいは親と他の人物によって虐待されていた。
- 児童相談所への通告中、医療従事者による通告は8.2%にすぎなかった。

3

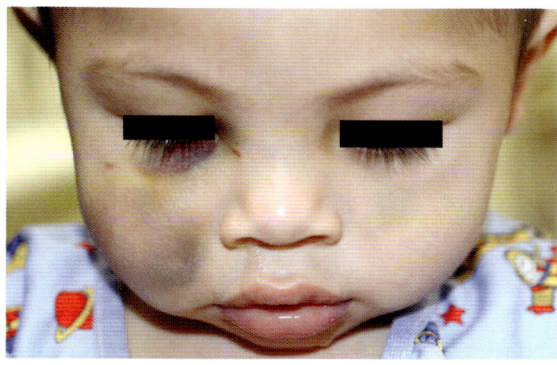

図 8-3　数週間にわたり母親のボーイフレンドにより身体的虐待を受けていた 15 カ月男児。両眼の下にあざがあり，右眼の下と右頬が最も重度であった。心配した親戚が警察に通報し，救急外来を受診した。（Used with permission from James Anderst, MD, MS）

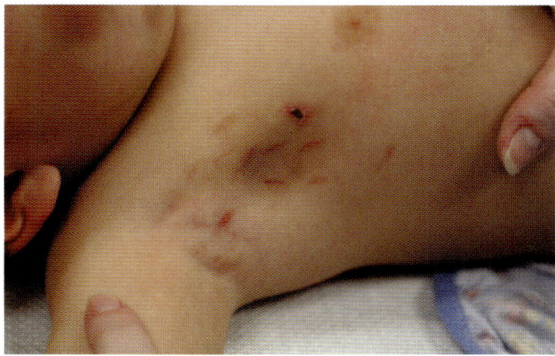

図 8-4　図 8-3 と同男児で，右の腋窩に複数の爪で引っかかれた痕を認める。新しい傷と，陳旧性で一部痂皮化を伴う痕が混在していた。異なった治癒段階にある外傷の存在は慢性的な虐待を示唆する。（Used with permission from James Anderst, MD, MS）

危険因子

　児童虐待に関連する養育者の要因は，以下の項目である[2-4]。

- 子どもに対する不適切な期待
- 子どもの要求に対する共感の欠如
- 体罰を是とする信念
- 親の役割の逆転
- 養育者の個人歴
  - 被虐待児であった
  - モデル化された育児法
  - 精神疾患または薬物濫用

虐待に関連する子ども特有の要因[2]

- 未熟児
- 障害
- 気むずかしさ

虐待に関連する環境要因

- 家庭内暴力
- 経済的，家族的，あるいは職業的ストレス因子
- 住居の問題

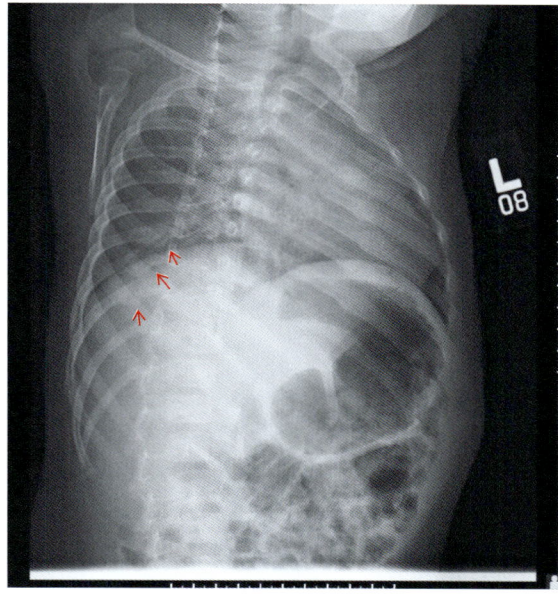

図 8-5　図 8-3 と同男児で，X 線斜位像で，8 カ所に仮骨形成を伴う治癒過程の肋骨骨折像を認める（矢印）。仮骨形成の程度は，これらの骨折が新しいものではないことを示している。肋骨の外側骨折は斜位撮影で最も判断しやすいため，この撮影法を「全身骨 X 線撮影」に追加するべきである。（Used with permission from James Anderst, MD, MS）

診断

気がかりな病歴[5]

- 子どもの発達段階に合致しない病歴
- 訴えられた病歴に合致しない傷害
- 時間とともに変化する病歴
- 目撃者間での異なった病歴
- 受診の遅れ（医療機関へのアクセスの問題を考慮することは必須）
- きょうだいのせいにする
- 謎の傷害――誰も何が起きたかわからない。

▶ 臨床所見

- あざ[6]
  - 1 人では移動できない児のあざ
  - 骨の突出部から離れたところのあざ
  - 顔，手，耳，臀部，背部，腹部，腕のあざ
  - 物体や手，索状物の形が痕になったあざ（図 8-6）
  - 集簇した複数のあざ
- 熱傷[7]
  - 病歴に合致しない熱傷（図 8-7）
  - ストッキング／グローブ型の分布
  - 辺縁が明瞭
  - 左右対称性
  - 飛散痕のない熱傷
- 骨折[8]
  - 肋骨骨折
  - 1 人では移動できない児の，出生時外傷に起因しない骨折
  - 複数箇所の骨折および／または受傷時期の異なる複数箇所の骨折

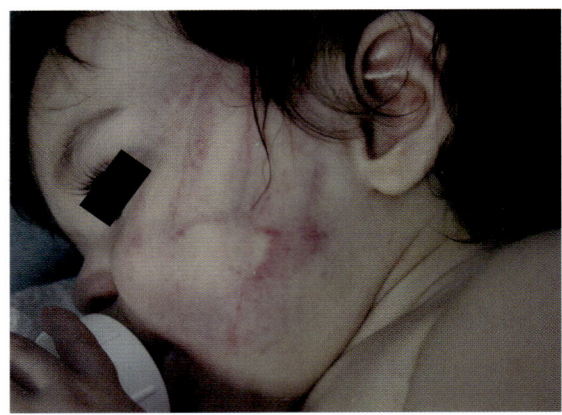

図 8-6　親に平手打ちをされた男児の頬の線状出血。(*Used with permission from James Anderst, MD, MS*)

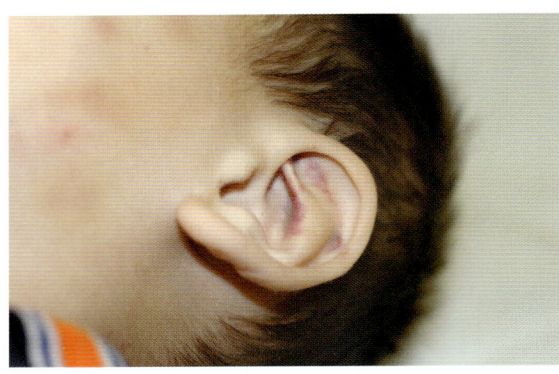

図 8-8　親により身体的虐待を受けた男児の耳介のあざ。耳介のあざが偶発的に起こることはまれである。頬にもあざがあり，手あるいは別の物体で打たれたことが示唆される。(*Used with permission from James Anderst, MD, MS*)

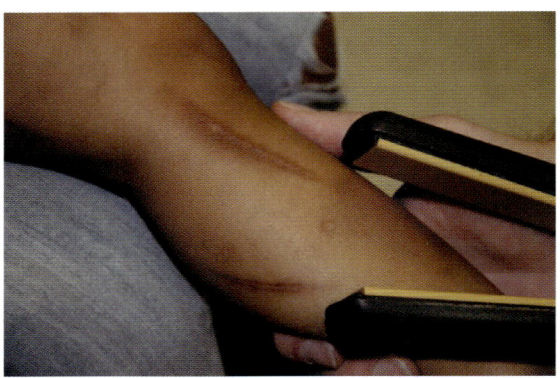

図 8-7　ヘアアイロンによる熱傷により受診した幼児。家族はアイロンが脚の上に落下したと訴えたが，あとの調査によって，子どもが泣き止まないのに怒った親が故意にアイロンを脚にあてたことが示唆された。ふくらはぎの熱傷はアイロンの落下で説明がつくかもしれないが，より近位側の熱傷は説明できない。(*Used with permission from James Anderst, MD, MS*)

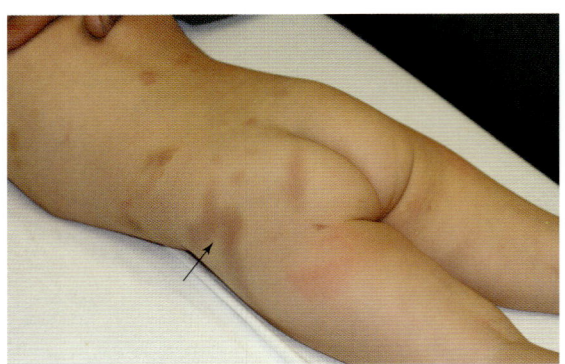

図 8-9　ベルトでの叩打により背部，臀部，大腿部に線状のあざを生じた女児。1 つのあざはループ状痕（矢印）を呈し，コードやループ状にしたベルトにより叩打された可能性が高い。柔軟性のある物体による叩打は体表のカーブにそった痕を生じやすいが，柔軟性のない物体の場合は体表のカーブによって断続的な痕になる。(*Used with permission from Nancy Kellogg, MD*)

- 外傷の病歴のない骨折
- 申告された機序とは合わない骨折
- 頭蓋内外傷
  - 臨床症状はきわめて多彩であるが，無呼吸・網膜出血および／または肋骨骨折は，虐待による頭蓋内外傷と強く相関する[9,10]。
  - 軽症の虐待性頭部外傷は，嘔吐やぐずりのみで発症することがある[11]。
  - 口腔病変-小帯裂傷，口蓋の点状出血，挫傷，または裂傷（典型例では，哺乳瓶，指，または口に無理やり挿入された他の物体による）[12]。
  - 故意に食事や水分を与えないことによる発育不全や栄養失調徴候。

▶ 検査と画像所見

- 明確に虐待とはいえないが，気にかかるあざ：プロトロンビン時間／部分トロンボプラスチン時間（PT/PTT），血算（CBC），von Willebrand 試験，凝固第 8 および 9 因子活性を測定する。CAP または小児血液専門医と協働して検査することが望ましい[13]。
- 不顕性腹部外傷の検索：肝機能検査，アミラーゼ，リパーゼ，検尿を行う。検査値の上昇あるいは血尿が陽性の場合は，腹部 CT 検査が推奨される[14]。
- 不顕性骨折の検索：2 歳未満または言語未発達の小児では（肋骨斜位撮影を含めた）全身骨 X 線検査を行う。急性骨折の検索には骨シンチグラフィー，または初診から 2 週後の骨 X 線検査再検を検討する[15]。
- 不顕性頭蓋内外傷の検索：全年齢層において頭部 CT/MRI（たとえ頭蓋内外傷の徴候がなくても）を行う。眼科的診察により網膜出血を検索する[16]。

鑑別診断

- あざ，あるいは他の皮膚所見
  - 偶発的あざ：乳児や自ら移動できない小児においては，いかなるあざも虐待を懸念させる。偶発的あざは，自ら移動や歩行する小児でははるかに起こりやすい[17]。故意につけられたあざ，あるいは 24 時間以上持続する皮膚所見（殴打や他の体罰によるものを含む）が虐待の特徴である[18]。耳介のあざは，虐待に非常に特異的である（図8-8）[19]。あざができた日を特定することは不可能である[20]。偶発的あざは典型的には，すね，前腕，顎の下，前額部，臀部，肘，くるぶし，そして骨の突出部に生じ

3

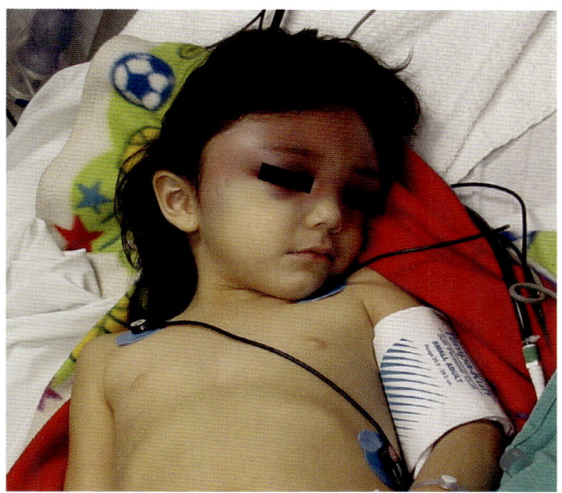

図 8-10　髪の毛を掴まれ持ち上げられ，血液が皮下をたどった広範な痕を伴う，重度の帽状腱膜下血腫を呈した女児。重傷外傷による血液のたどった痕は顔面に最もよくみられるが，外生殖器への外傷から会陰に広がることもある。(*Used with permission from James Anderst, MD, MS*)

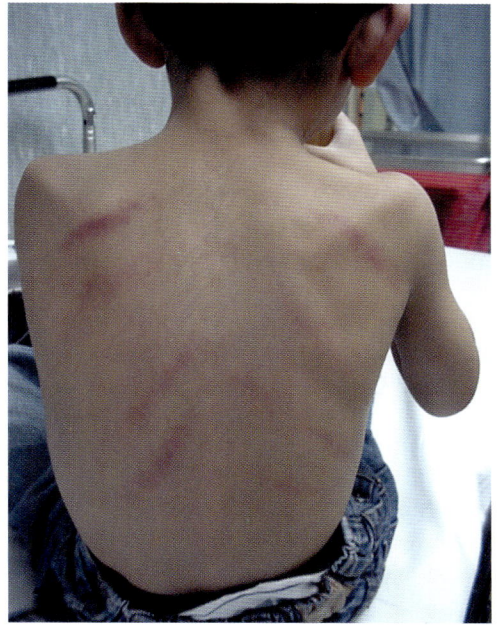

図 8-11　背中にコイニングの痕のある男児。急性疾患の治癒を促す目的でコインで背中をこすり，そのため骨の突出部に出血斑が残った。この文化的慣習は，アジア系の移民にみられることが多く，児童虐待と誤診されやすい。(*Used with permission from Maria McColgan, MD*)

る。ループ状のあざは，コード類やループ状にしたベルトによる殴打を疑わせる（図 8-9）。

- 血液のたどった痕を伴うあざ（帽状腱膜下血腫）は，毛髪を乱暴に引っ張ったことによる重症頭部外傷でみられることがある（図 8-10）。
- 出血性疾患：家族歴，血液凝固検査の異常，ビタミン K 欠乏。
- あざに関連する他のまれな疾患：Ehlers-Danlos，IgA 血管炎（Henoch-Schönlein 紫斑病），植物性光線皮膚炎（ライムの果汁に多く含まれるソラレンに対する皮膚反応），骨形成不全症（骨脆弱症）。
- 皮膚変色：頻度の高い例は，アレルギー性の目の下のくま（暗くむくんだ下眼瞼）と蒙古斑（たいていは生下時から，または生後数週以内に出現する。正常新生児の仙骨部に多い斑状の青灰色素沈着。92 章「乳児期の生理的皮膚変化」参照）。
- 熱傷
- 偶発的熱傷（しばしば飛散痕を認める）。
- 水疱性膿痂疹，蜂窩織炎，ブドウ球菌性熱傷様皮膚症候群，おむつ皮膚炎
- センナを含有する緩下剤による化学的熱傷
- 薬物反応
- 乳児・小児に起こるその他の疾患による骨折
  - 骨形成不全症：骨脆弱性を示す先天性疾患（患者は軽傷の外傷による骨折と，すぐに治ることを反復しているかもしれない。その他の特徴として，青色強膜，あざができやすい，聾などを認めることがある。225 章「骨形成不全症」参照）。
  - くる病：たいていはビタミン D 欠乏による。母乳栄養の乳児，暗い皮膚色の小児，日光にあたる機会がほとんどない小児で考慮する。骨幹端の盃状の広がり，類骨の石灰化が乏しいために不正な石灰化像を示す（198 章「くる病」参照）。

- 他の原因による発育不全には，人工乳の不適切調整，母乳栄養困難，囊胞性線維症，HIV，代謝性疾患，セリアック病，腎疾患などの器質的疾患，などがある（53 章「発育不全」参照）[21]。

頭蓋内出血：他の原因には，偶発的外傷，感染，血液凝固異常，分娩時外傷，およびまれな代謝性疾患（グルタル酸尿症）などがある。

文化的慣習：コイニング（図 8-11），カッピング，灸療法。

治療

- 第一に救急的ケア：外傷・熱傷・発育不全の治療。
- 皮膚と口腔の注意深い診察，骨圧痛や仮骨形成の触診，腹部外傷や神経学的異常の徴候，網膜出血の検索としての眼科的診察。
- 養育者の訴える病歴と身体所見を正確に記録する（写真を含む）。
- CAP や，トレーニングを受け専門性を兼ね備えた家庭医への追加的相談を検討する。米国では，虐待小児科学は 3 年間のフェローシップトレーニングを必要とする小児科の新しいサブスペシャリティである。
- もし外傷が真に偶発的機序によるものであった場合は，ネグレクト要因を考慮しなくてはならない。
- 報告義務
  - 米国の全 50 州で，小児と関わる職業につくすべての者に，児童虐待とネグレクトが疑われたケースの報告を求めている。
  - 虐待の報告者は法的に訴追免除が与えられる。
  - 報告されたケースにおいては，適切な転帰を確かなものにするために，たいていは児童相談所や警察との協働が

必要となる[22]。

患者教育

- 予防プログラム
  - 家庭訪問プログラムが児童虐待と小児の致死率を減少させる[23]。
  - 保育所をベースにした虐待による頭部外傷の予防プログラム[24]。
  - 特定のプライマリケアモデルが虐待を減らすかもしれない[25]。
  - 集団ベースの予防[26]。
  - 親子双方向療法（PCIT）が反復性の虐待を減少させる[27]。

フォローアップ

- 骨折の疑いがあれば，治癒途中にある骨折を見つけるために 2 週間以内の全身骨 X 線検査を再検する。
- 被虐待児のきょうだいを面接し，虐待を懸念させるような所見がないかを診察するべきである。
- 児童と家族のため適切な助言を与える。
- プライマリケア従事者とともに頻回にフォローアップし，虐待とネグレクトの徴候を評価する。
- 児童相談所に報告する。

【James Anders, MD, MS／Ashley D. Hopkins, MD】
（佐藤厚夫　訳）

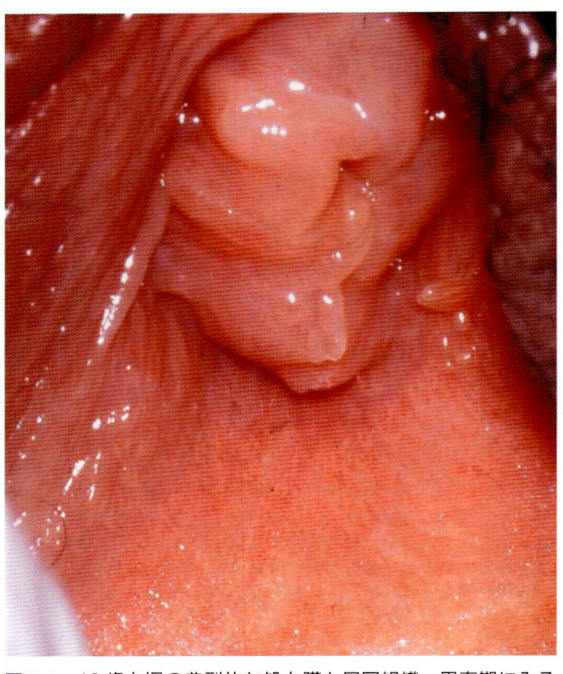

図 9-1　12 歳女児の典型的な処女膜と周囲組織。思春期に入ると，処女膜はひだが非常に豊富になり，急性あるいは回復期の損傷のわずかな徴候を診察するのが困難になる。(*Used with permission from Nancy D. Kellogg, MD*)

9　性的児童虐待

症例

　12 歳女児が慢性的腹痛を主訴に家庭医を訪れた。医師は母親に診察室の外に出るよう伝え，HEADSS（家庭生活，教育レベル，活動，薬物使用，性行動，自殺念慮／企図）に関する質問を含む，完全な病歴を聴取した。女児は，涙ぐみながら，母親の不在時に継父が彼女の部屋で身体を触ってくることを告白した。女性看護師の立ち会いのもとで行われた診察により，女児の処女膜は一見正常にみえた（図 9-1）が，綿棒を用いた注意深い診察を行うことにより，治癒しかかった処女膜後部の断裂が確認された（図 9-2）。女児にそれ以外の性的虐待について聴取すると，繰り返し男性器を挿入されたことを認めた。まれなことではあるが，診察により小児が自ら告白したいと思った以上のことが明らかになることがある。小児においては，しばし虐待について部分的にしか告白されないことがある。加えて，性的虐待の所見は軽微なことが多く，注意深い診察や特別な技法を用いないと容易に見逃されてしまう。女児を安心させるため，そんなことは二度と起こってはならないもので，さらにそれは彼女のせいで起こったのではないと伝えられた。彼女の母親が部屋に呼び戻され，繊細な議論ののち，警察への通報と児童相談所への通告がなされた。

　HEADSS は，青少年に健康上の問題を尋ねるときの枠組みをあらわす頭字語である。質問は簡単で比較的軽めの質問から徐々に繊細な質問の順に並んでいる。

　H―Home：家庭生活

E―Education：教育レベル
A―Activities：活動
D―Depression and drugs：うつと薬物使用
S―Sex and sexual abuse：性行動と性的虐待
S―Suicide：自殺

疫学

- 米国保健福祉省の 2008 年の統計では，48 州の児童相談所において 77 万 2,000 名の小児が被虐待児と認定された[1]。このうち性的虐待は 9％であった。家族以外からの性的暴行被害者数千名については，児童相談所ではなく警察に報告されるため，この数字には含まれていない。
- 女児（1,000 人あたり 2.3 人）は男児（1,000 人あたり 0.6 人）より性的虐待を受ける率がずっと高い[2]。
- 性的虐待の 50％は膣，肛門，口腔への挿入行為，あるいは口性器接触を伴っている[3]。概して，挿入行為を伴う虐待は，医学的および精神衛生的予後がより悪い。

病因と病態生理

　性的虐待は，子どもが理解できない性的行動に巻き込まれるときに起こる。その行為に対して，子どもは発達学的に準備ができておらず，同意できない，あるいはしていないものであり，それは法に触れることもある。すべての州が，虐待された疑いのある子どもを診察した場合は，児童相談所あるいは警察に報告するよう医師に求めている。

　ほとんどの性的虐待は，子どもが知っていて，当たり前のように信頼する成人が加害者となり，子どもを欺いたり，権威的地位を用いることで，黙って従わせ虐待を受け入れさせる[4]。軽い虐待から，より深刻な挿入を伴った行為にエスカ

3

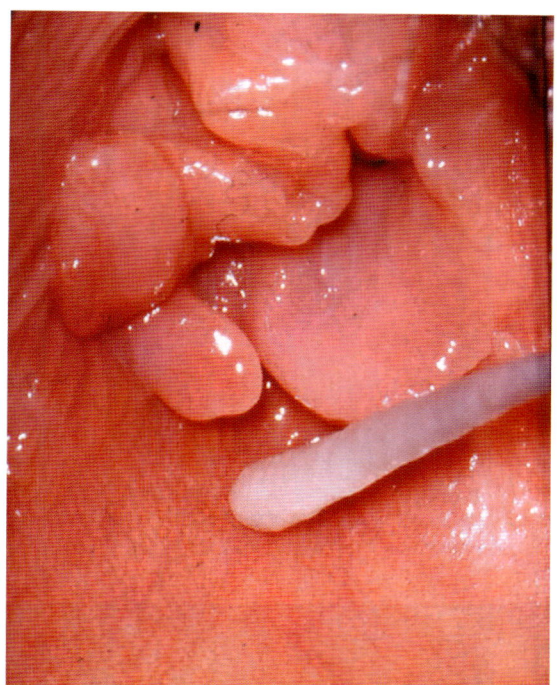

図 9-2　図 9-1 の女児で，先端を生理食塩水で湿らせた綿棒を用いて，処女膜縁を愛護的に展開し慎重に診察すると，処女膜の裂傷が可視化できる。この外傷は性的虐待によって起こり，注意深い診察をしなければ見逃されていたかもしれない。(Used with permission from Nancy D. Kellogg, MD)

レートすること，そして子どもがそれを告白するまで数カ月から年単位の時間を要することも少なくない。

診断

▶ 臨床所見

- 性的虐待を受けた子どもは行動変容，うつ，性行動の活発化，身体的症状(頭痛，腹痛，便秘，遺尿・遺糞，性器／肛門痛など)を呈しうるが，無症状のこともある。
- 医療機関への受診理由は次のようなことである。
  - 子どもによる虐待の告白(最も多い)：虐待が目撃されることはまれである。性的虐待の評価についてのトレーニングを受けた医師による特別プログラムへの紹介が推奨される。これらは米国のほとんどのエリアでアクセス可能である。
  - 養育者が虐待を疑い，行動上のあるいは身体的症状のために受診する。
  - 小児が日常的なケアのために医療機関を受診し，急性あるいは治癒過程の性器損傷，思春期前の小児における帯下，ヒトパピローマウイルスや単純ヘルペスウイルス感染症などの診察所見から性的虐待が疑われる。
- 最近の研究では，挿入性の行為は組織を損傷しないか，しても速やかに完全に治癒してしまうために，それを示唆する身体所見が得られるのは小児性的虐待事例の 5% 未満であると報告されている[5-7]。36 人の思春期妊娠女性のうち，2 人に挿入外傷の証拠があった[8]。医学的診断は主に病歴によって行われ，医師は「正常」所見が「何もなかったこと」を意味するのではないということを忘れてはならない。

- 身体所見をするときのコツ
  - 肛門性器の視診は，最善の直接的光源と拡大鏡を用い，適切な診察体位と手技によって行うべきである。
  - 推奨される診察体位は，仰向けの蛙足位または砕石位，そしてうつぶせの胸膝位である。後者は仰臥位において認められた処女膜の後部損傷(仰臥位において 4〜8 時の位置)を確認するのに特に重要である。
  - 陰唇の分離や牽引(愛護的に陰唇を外側下方へ引っ張る)，うつぶせの胸膝位における臀部挙上，組織を分けるための綿棒の使用など多彩な診察手技がある。
  - 患者によっては，診察医が陰唇を牽引するときに，介助者が少量の生理食塩水を処女膜上に噴霧することは，折りたたまれた処女膜縁をはがすのに有用である。
  - 腟鏡による診察や綿棒で処女膜縁を分離することは，思春期前の女児には侵襲的な処置であり，行うべきでない。
  - ほとんどの肛門外傷は，肛門襞を愛護的に広げることで確認できる。
- 虐待を懸念させる身体所見は以下のとおりである[9]。
  - 処女膜，処女膜周囲組織，肛門の擦過傷やあざ(図 9-3，9-4)
  - 処女膜後面の急性または治癒過程の裂傷で，処女膜基部あるいは腟前庭後部に伸びている，または近いもの(図 9-2)
  - 肛門のあざや裂傷(図 9-5)
  - 強制的な口腔内挿入行為の既往と，軟口蓋の点状出血やあざ

▶ 検査と画像所見

- 性的暴行から医療機関受診までが 72〜96 時間以内(地域差あり)の場合は，法医学的証拠の収集を行う(小児の法医学的証拠の収集に熟練した救急外来やレイプ被害者支援センターへの紹介を考慮)。
- 性的虐待を受けた青少年のおよそ 5% が性感染症に罹患する(図 9-6)[9]。
- 思春期後の全員，身体の開口部に性器接触があった思春期前の小児には性感染症の検査を考慮する。
- HIV，B 型肝炎(ワクチンを受けていない場合)，血清梅毒反応(RPR 法)，クラミジアの培養または遺伝子増幅検査，淋菌，トリコモナスの培養または PCR 検査
- 潰瘍や水疱を認めた場合は，HSV-1 および HSV-2 の培養または PCR 検査(図 9-6)
- 尖圭コンジローマは臨床診断であり，病変が非典型的あるいは治療抵抗性の場合のみ生検が必要となる(伝染性軟属腫はよく似ており，小児においては性感染症ではない)。
- 思春期後の小児における妊娠反応：暴行後 96 時間以内の場合は緊急避妊(例：プラン B)を考慮。
- 暴行後 2，3 週間後に，潜伏期間の長い性感染症(とくに HPV)の診断，外傷の治癒評価，精神的回復の確認のために，フォローアップの診察を行う。

鑑別診断

女児においては，下記が虐待と混同されやすい。

- またがり外傷(または他の偶発的外傷)：小児がなにかの物の上に落下した際に生じる。大陰唇，小陰唇，後陰唇小体のあざや裂傷がみられる。まれに，処女膜周囲組織を巻き込む偶発的な貫通性外傷も起こりうるが，あくまでもまれ

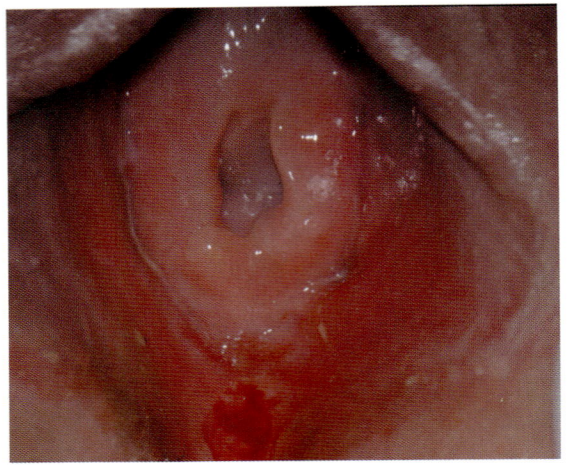

図 9-3　見ず知らずの人から性的虐待を受けた 10 歳女児におけ
る，後部前庭の急性裂傷。後部前庭は挿入性外傷により最も受傷
しやすい部位である。（*Used with permission from Nancy D. Kel-
logg, MD*）

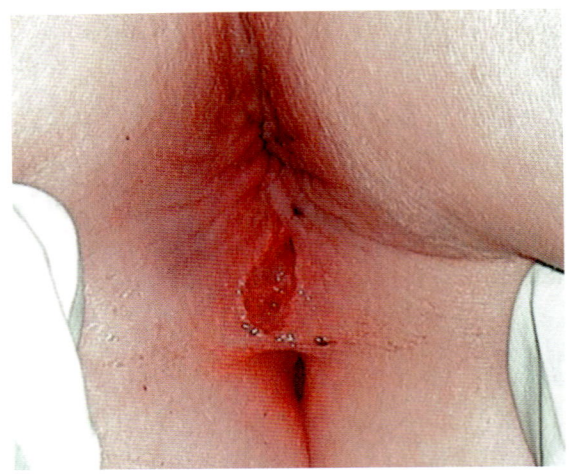

図 9-5　親戚により性的虐待を受けた男児の急性肛門裂傷。肛門
挿入歴のある小児の肛門診察の 95%以上は，正常か非特異的であ
る。（*Used with permission from Nancy D. Kellogg, MD*）

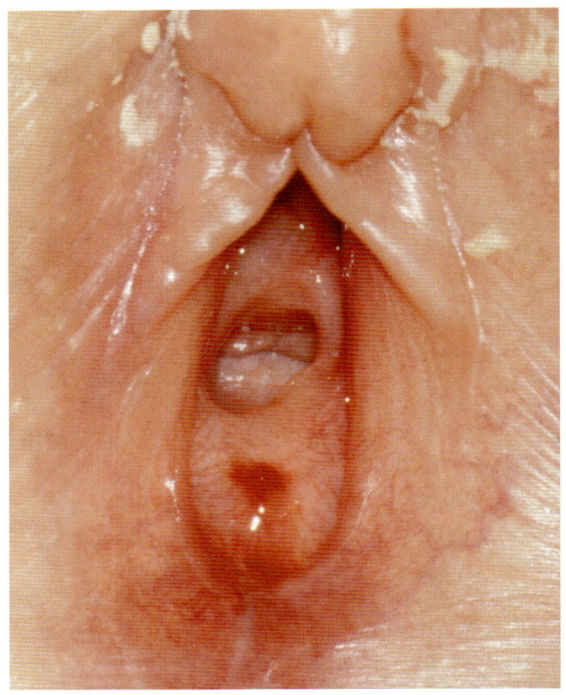

図 9-4　男性器挿入あるいは接触による思春期前女児の急性処女
膜血腫。大半の症例で診察で異常所見がない 1 つの理由は，完全
な挿入より接触のほうが頻度が高く，接触に伴う傷はまれであ
り，さらに軽度の傷は数日以内に完治するためである。（*Used
with permission from Nancy D. Kellogg, MD*）

である。
- 解剖学的な正常バリアント：処女膜の浅い切れ込み，前部
  処女膜の裂け目，腟前庭の正中白線，会陰部欠損，狭い処
  女膜縁など。
- 外陰皮膚炎：これはアトピー，接触皮膚炎，脂漏症によっ
  て起こる。
- 外陰腟炎（例：非特異的腟細菌叢，赤痢，レンサ球菌，不衛
  生，カンジダ症など）：腟の違和感や掻痒感，帯下などの症

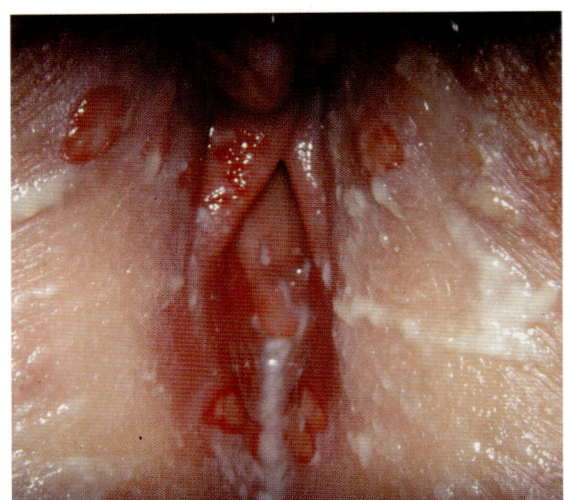

図 9-6　性的被虐待児である思春期前女児の外陰部単純ヘルペス
1 型（HSV-1 型）感染症。性的虐待により感染した HSV-1 型によ
る陰部ヘルペスの頻度は，2 型による陰部ヘルペスに比べて増加
傾向にある。（*Used with permission from Nancy D. Kellogg, MD*）

状がみられ，分泌液の検鏡や培養検査が有用である。
- 硬化性萎縮性苔癬は皮膚疾患の一種で，性的虐待によるも
  のではない。出血，あざ，外陰部掻痒感などの症状があり，
  表皮下の出血，萎縮性変化，「砂時計」形の外陰，会陰，肛
  門の色素脱失領域を認める（図 9-7）。
- 肛門や性器の違和感または出血：原因は，感染（蟯虫，カン
  ジダ，B 群レンサ球菌），刺激物（正常細菌叢の過増殖，洗
  剤や柔軟剤，剃毛の後遺症）または解剖学的な原因（尿道脱，
  陰唇癒合の離開）などがある（図 9-8）。
- 正常の生理学的白帯下：思春期女児における少量の白色で
  粘稠な帯下。検鏡所見は正常である。

男児においては，下記が虐待と混同されやすい。
- 偶発的外傷（例：男性器をジッパーにはさんだ）：病歴は外
  傷様式を支持するべきである。男児における意図的に加え
  られた性器外傷のほとんどは，性的虐待ではなく身体的虐

3

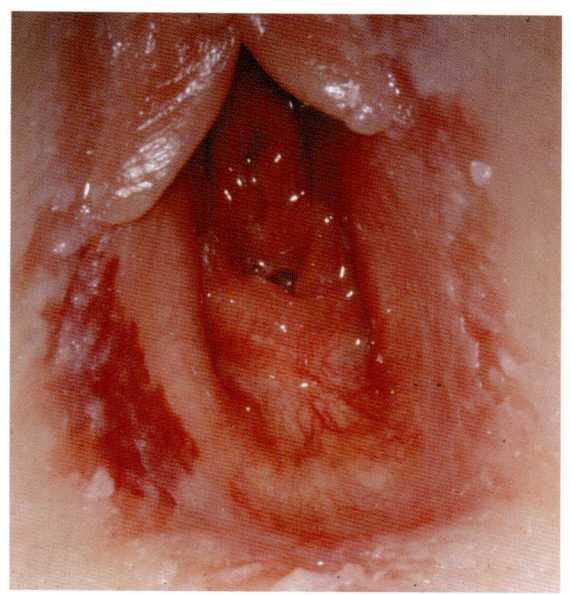

図 9-7　女児の硬化性萎縮性苔癬。本症は皮膚疾患であるが，表皮下出血を呈するため，しばしば性的虐待と混同される。（*Used with permission from Nancy D. Kellogg, MD*）

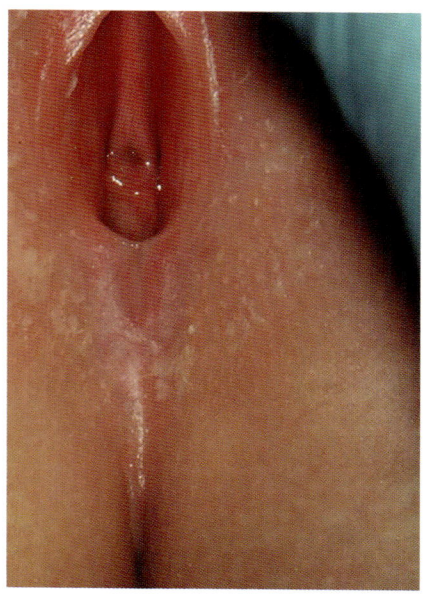

図 9-8　陰唇癒合は性的虐待後の瘢痕と混同されることがある。この後天的状態は思春期前女児において少なくなく，不衛生，炎症，場合によっては外傷と関連があると考えられている。女児は仰向けで，蛙足位をとっている。（*Used with permission from Nancy D. Kellogg, MD*）

待による。
- 包茎：包皮が翻転できない状態。恥垢が貯まり，違和感や発赤を生じることがある。

そのほかの虐待と混同されやすい所見
- 肛門縁から肛門管に伸びる表皮の擦過傷や裂傷である裂肛は，排便時に疼痛や出血を生じることもある。常にではないが，時に下痢や便秘が関係する。
- 肛門周囲の静脈うっ血も，時にあざと間違われやすい。

治療

- 子どもは，虐待を告白せずにいても，慢性腹痛や頭痛，学校生活の困難，気分の変容，睡眠障害などの非特異的な行動上および身体上の症状を呈することがある。これらの子どもでは，慎重に，かつ誘導することなく性的虐待の可能性について質問する。たとえば，医師は次のように話すといいかもしれない，「私は，君のように，学校での問題や頭痛が原因で診察を受けにくる子どもと話すことがよくあるんだけど，中には，悲しくて怖くて混乱するようなことが，身体や心に起きたっていう話をしてくれる子がいるんだ。そんなことが君にも起きたりしていないかい？」。
- 医学的診断をつけ，適切な検査と治療を行い，被虐待児疑いとして児童相談所や警察に報告する必要があるかどうかを決定するために，必要であれば子どもから病歴を聴取する。すでに子どもがどこか別の場所で面接を受けたか，受ける予定がある場合には，病歴聴取をしないという選択をすることもある。この場合は，どのような医学的評価や検査をするべきかを決めるための情報は，他者から得ることになる。
  - 病歴聴取の際には，親が同室しないようにする。身体所見の際はいてもらってもよい。
  - 「お父さんがプライベートな場所を触ったの？」といった示唆的な質問ではなく，「何があったの？」とか「もう少

し話してみて」というような，オープンクエスチョンを用いる。
  - 可能なかぎり，引用を用いた慎重な記録や文書を残す。
- 生殖器を含めた漏れのない身体所見を行う。すべての手技について説明し信頼を得ることによって，小児の協力を引き出すことにつながる。
- 思春期の患者に対しては，性感染症と妊娠の予防を考慮する。
- 無症候の思春期前の小児では，性感染症検査が陽性と判明するまでは治療をしない。なぜならば，これらの小児における性感染症の頻度は相対的に低いからである。
- HIV 予防については感染症専門医に相談する。その地域においてHIV の有病率が高い場合，加害者のHIV のリスクが不明または高い場合，ハイリスクな曝露から72 時間以内に診察できた場合，HIV の予防は適切であるかもしれない。
- 身体的虐待，心理的虐待，ネグレクトの徴候について細かく診察する。

フォローアップ

- 米国では法律は州によって異なるが，すべての州が法律によって報告を義務づけている（Child Welfare Information Gateway 参照）。
- すべての性的虐待の被害者と家族は，地域のカウンセラーと児童養護センター，あるいはその他の児童虐待機関に報告されるべきである。

患者教育

医師は，Well child visit（訳注：健康な子どもも毎年検診を受ける米国のシステム）において，元気な小児が訪れた際に，彼らを悲

しませたり，怖がらせたり，混乱させる身体的接触や，心に
「あれ，これはおかしいな」といった感情を呼び起こす身体的
接触について議論し，さらに彼らの両親に対しても，家庭内
でもこうしたテーマについて話しあう機会をもつように奨励

するべきである。

【Nancy D. Kellogg, MD／Maria D. McColgan, MD】

（佐藤厚夫 訳）

第4部

眼疾患

SOR	定義
A	一貫して質が高く，かつ患者指向のエビデンス（科学的根拠）に基づいた推奨*
B	一貫性に欠けた，もしくは質に一部問題がある患者指向のエビデンスに基づいた推奨*
C	これまでのコンセンサス，通常行う診療行為，専門家の意見，疾患指向のエビデンス，または診断・治療・予防・スクリーニングについての症例報告に基づいた推奨*

* SOR：推奨度（strength of recommendation）
• 患者指向のエビデンス：死亡率，罹患率，患者の症状の改善などを意味する。
• 疾患指向のエビデンス：血圧変化，血液生化学所見などを意味する。
＊：さらなる詳細情報は，巻末の「付録A」を参照。

10　麦粒腫と霰粒腫

症例

　5 歳女児。3 日前より下眼瞼に圧痛を伴う結節を認めた（**図 10-1**）。医師は外麦粒腫（ものもらい）と診断し，母親に 1 日 4 回患部の眼瞼に温湿布を勧めた。彼女の麦粒腫は 7 日間で治癒した。

概説

　麦粒腫（hordeolum）は眼瞼の分泌腺の急性感染で，痛みを伴い，通常細菌感染が原因となる。麦粒腫は眼瞼の内側にも外側にもできる。内麦粒腫が完全に治癒しないと霰粒腫（chalazia）と呼ばれる嚢腫となる。外麦粒腫は通常 "ものもらい" として知られている。

別名

　ものもらい（外麦粒腫）

疫学

- 米国での発生率や有病率は明らかではないが，一般に学童期の子どもにより多いといわれている。
- ブラジルの学童期の子どもの研究では，霰粒腫の発生率は 0.2% であり，麦粒腫は 0.3% であった[1]。

病因と病態生理

▶ 麦粒腫（眼の圧痛を伴う急性の結節）

- 内麦粒腫：マイボーム（Meibom）腺の感染で，しばしば霰粒腫となる（**図 10-1**）。
- 外麦粒腫：Zeiss 腺もしくは Moll 腺の感染（**図 10-2，10-3**）。
- 多くの場合，原因菌は黄色ブドウ球菌である。

▶ 霰粒腫

- マイボーム腺が閉塞するために生じ，しばしば眼瞼炎に合併する。
- 閉塞したマイボーム腺から，眼瞼の軟部組織に分泌腺内容物が放出される。
- 分泌腺の内容物は脂肪肉芽腫反応の原因となる（**図 10-4**）。
- 脂肪肉芽腫反応は急性圧痛や発赤の原因となり，その後慢性結節となる（**図 10-5**）。

危険因子

- 麦粒腫：黄色ブドウ球菌，眼瞼炎，麦粒腫の既往
- 霰粒腫：脂漏性眼瞼炎，酒さ

診断

- 麦粒腫と霰粒腫は臨床的に診断する。
- 霰粒腫は眼瞼の圧痛を伴わない結節である。
- 麦粒腫
  - 圧痛と発赤は眼瞼の局所に生じる（**図 10-1～10-3**）。
  - 結膜充血が起こることがある。
  - 発熱，耳前リンパ節の腫脹，視力変化はない。
  - 臨床検査は一般に不要である。

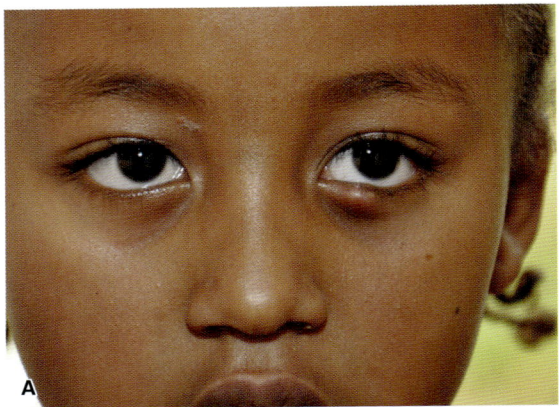
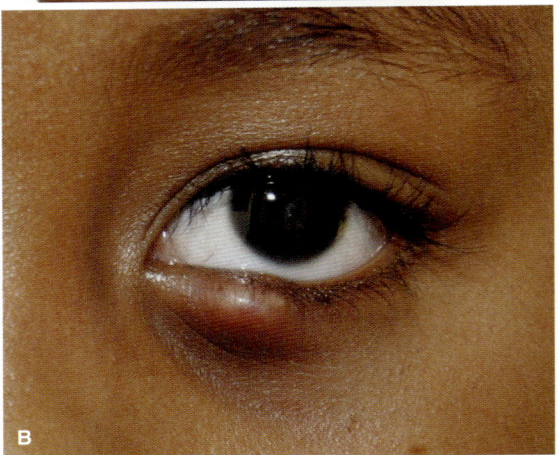

図 10-1　**A**：5 歳女児。下眼瞼に外麦粒腫を生じている。**B**：眼瞼腫脹の拡大所見。（*Used with permission from Richard P. Usatine, MD*）

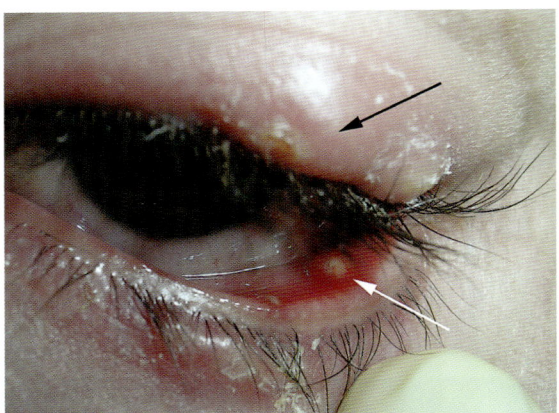

図 10-2　外麦粒腫（黒矢印）と内麦粒腫（白矢印）。（*Used with permission from Richard P. Usatine, MD*）

鑑別診断

- 黄色腫（眼瞼黄色腫）：黄色のプラークで，通常内眼角の近くに生じる（193 章「高脂血症と黄色腫」参照）
- 伝染性軟属腫：中央に臍型陥凹を伴う蝋様の結節で，通常多発性である（115 章「伝染性軟属腫」参照）。

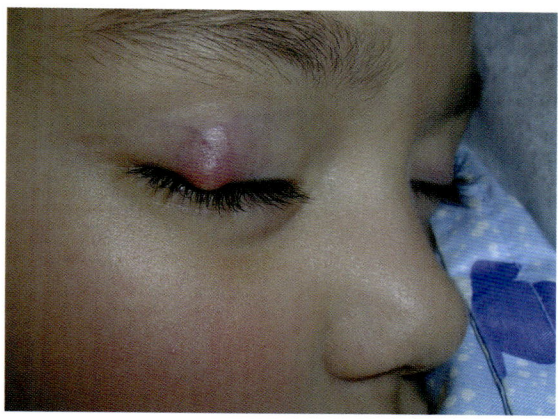

図10-3　正常な眼瞼から突出した外麦粒腫。(*Used with permission from Richard P. Usatine, MD*)

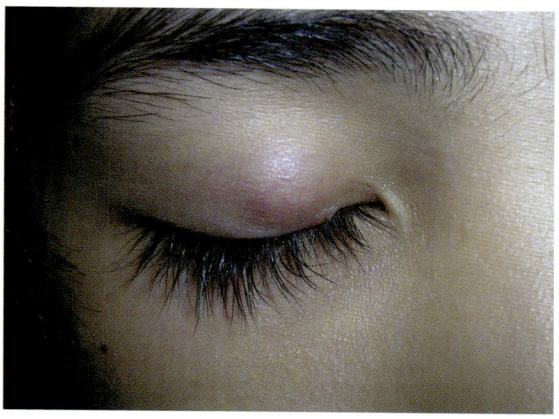

図10-5　女児の上眼瞼に4カ月持続する霰粒腫。症状はほとんどないが整容面では目立つ。(*Used with permission from Richard P. Usatine, MD*)

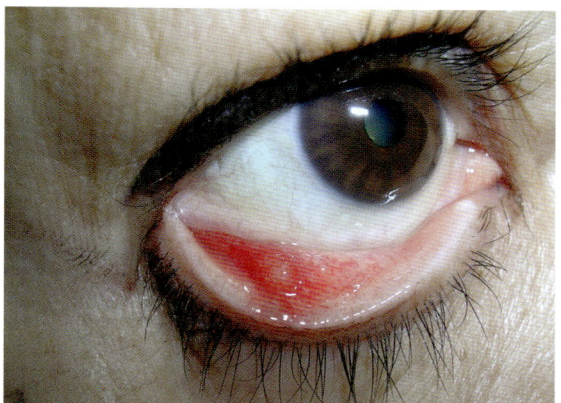

図10-4　眼瞼内側からみた霰粒腫。黄色の脂肪肉芽腫様物質を認める。(*Used with permission from Richard P. Usatine, MD*)

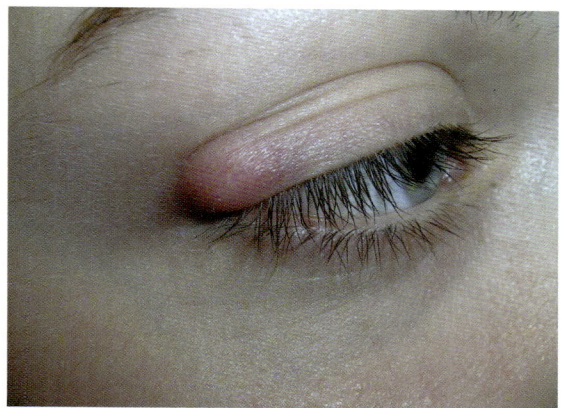

図10-6　14歳女児の霰粒腫。この眼瞼腫脹は1年間持続したものである。疼痛は認めないが，整容面が気になっている。(*Used with permission from Richard P. Usatine, MD*)

治療

- （内）麦粒腫
  - コクランスタディ（Cochrane study）の基準を満たす非観血的介入（湿布，眼瞼洗浄，抗生薬，ステロイド）の研究はない。急性内麦粒腫に対する非観血的介入の是非についてエビデンスはない[1]。SOR Ⓐ
  - 下記の外麦粒腫の項の記載にそって治療する。
- （外）麦粒腫
  - 1日3〜4回，15分間温湿布をすると，多くの場合排膿を促すことができる。SOR Ⓒ
  - 抗生薬の局所投与（例：バシトラシン眼軟膏）は，再発もしくは自壊した麦粒腫に有効である。SOR Ⓒ
  - 温湿布をしても効果のない場合や，とりわけ疼痛や腫脹の激しい場合には，11番刃で小切開を入れ排膿する。眼瞼の外側に切開を入れるか，内側に切開を入れるかは麦粒腫が突出している部位によって決める。眼球が傷つかないように狭瞼器を使用する。SOR Ⓑ
  - 切開，排出後の抗生薬は不要である[3]。SOR Ⓑ
  - 抗生薬の全身投与は，患者が眼窩隔膜前蜂窩織炎を生じていないかぎり通常必要がない。SOR Ⓒ

- 霰粒腫
  - 眼瞼洗浄と温湿布によって保存的に治療しうる。温湿布は毎日2，3回行うが，効果が出るまでに数週間から数カ月かかることがある。SOR Ⓒ
  - ある研究では温湿布に1%クロラムフェニコールを使用すると58%に効果があった[3]。SOR Ⓑ
  - 切開と掻爬やステロイド注射（例：0.3 mL トリアムシノロンアセトニド）によって，高率（80〜92%）に治癒しうる[4-6]。SOR Ⓑ　霰粒腫は通常狭瞼器を用いて眼球を保護し，眼瞼の内側より排出する。局所麻酔後，11番刃を用いて慎重に霰粒腫を切開する。脂肪肉芽質の掻き出しには霰粒腫用鋭匙が役立つ。縫合は必要ない。
  - トリアムシノロン注射，切開，温湿布を比較した106症例の検討では，治癒率はそれぞれ84%，87%，46%であった[6]。SOR Ⓑ
  - ある研究では，35.1歳以上で，病変が8.5カ月以上持続し，大きさが11.4 mm以上であった症例において，切開と掻爬がより有効であった[5]。SOR Ⓑ

▶ 紹介

麦粒腫や霰粒腫が視界を妨げたり，治療に反応しない場合には眼科医に紹介する。外科的介入が必要であるが，手術の

経験がない場合には眼科に紹介する。眼瞼炎に起因する霰粒腫の再発は「酒さ」の懸念があるため，速やかに眼科に紹介すべきである（97章「酒さ」参照）。

予防

眼瞼周囲を清潔に保つことで，麦粒腫を予防できるだろう。

予後

霰粒腫は治療しなければ何年も残存する（図10-6）。麦粒腫や霰粒腫が再発しやすい患者もいる。

フォローアップ

著しい膿と腫脹を伴う麦粒腫は2，3日以内に再診するか，眼科医に紹介すべきである。温湿布は霰粒腫に対して効果が出るまでに時間がかかるため，外科的介入を行わない場合には1カ月以上経過観察する。

患者教育

麦粒腫は通常温湿布と抗生薬を局所投与する。しばしば再発し，慢性の霰粒腫となる。その場合には外科的に除去するか，ステロイド注射によって治療する必要がある。

【Heidi S. Chumley, MD】
（小澤紘子／仁科幸子　訳）

11 角膜異物と角膜上皮剝離

症例

8歳男児。ボーイスカウト活動でのハイキング中に小さな枝で眼をついた。疼痛と流涙，羞明，異物感を訴え受診した。フルオレセイン染色ではコバルトブルーフィルターライト下で緑色に染まる部分を認めた（図11-1）。上眼瞼を翻転し，細隙灯顕微鏡で拡大して注意深く診察したが，異物を認めなかった。抗生薬の点眼で治療を行ったところ，翌日には改善を認め，その後完全に治癒した。

概説

角膜上皮剝離（corneal abrasion）はしばしば眼外傷時に生じ，炎症反応や著明な疼痛をもたらす。角膜上皮剝離はフルオレセインとUVライトを用いて検出される。十分な光源もしくは細隙灯を用いて注意深く診察を行うと，角膜異物を見つけることができる。非穿通性の異物は，経験を積んだ医師であれば診察室で局所麻酔下で除去できる。穿通性の角膜異物はすべて眼科医に紹介する。

別名

角膜上皮剝離は時に角膜上皮欠損といわれる。

疫学

● 角膜上皮剝離は異物を伴うかどうかにかかわらず，一般的な疾病である。しかしながら一般小児における角膜上皮剝離の有病率や発生率は不明である。
● 角膜上皮剝離は，小児にとって救急外来を受診する最も頻

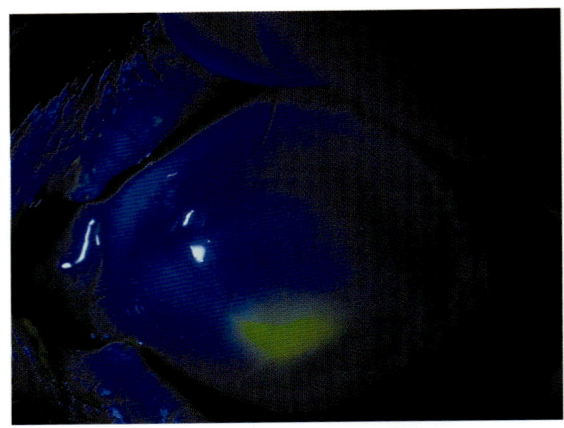

図11-1　フルオレセイン染色。緑色の部位は角膜上皮剝離を示している。（Used with permission from Paul D. Comeau）

度の高い眼外傷である[1]。

病因と病態生理

● 角膜は前房と虹彩を覆っており，保護バリア，紫外線フィルター，網膜へ光を屈折させる役割を担っている。
● 角膜の上皮剝離は典型的には異物による直接の損傷によって生じ，炎症反応を起こす。
● 炎症反応によって各症状が出現し，異物が取り除かれたあとも数日間持続しうる。小児では一般的に成人より早く角膜上皮剝離が治癒する。

危険因子

● ホッケー，ラクロス，ラケットボールなどのスポーツに参加すると，眼外傷による角膜上皮剝離の危険が上昇する[2]。
● 人工呼吸器を装着している新生児（眼窩へマスク圧がかかるため）や，鎮静下の患者（瞬目反射の消失によって角膜が露出するため）は角膜上皮剝離の危険が上昇する[2]。
　コンタクトレンズ，特に連続装用ソフトコンタクトレンズは上皮剝離の感染から潰瘍を生じる危険が上昇する[2]。いかなるコンタクトレンズ装用者でも，感染により恒久的な視力障害を起こす危険性が高いため，角膜上皮剝離を認めた場合は眼科医の診察を受けるべきである。

診断

▶ 臨床所見

▶病歴と身体所見

● 眼外傷や眼をこすった病歴（とはいえ，角膜上皮剝離は外傷歴がなくても生じうるし，年少児は外傷のことを正確にいえないであろう）。
● 疼痛，充血，羞明，異物感の症状。
● 異物が直視下または細隙灯でみられる（図11-2，11-3）。
● フルオレセイン染色を行い，コバルトブルーフィルターライト下で観察すると緑色の部位（角膜上皮剝離を示す）を認める（図11-1）。
● コンタクトレンズ装用歴
● 眼もしくは口周囲のヘルペスウイルス感染歴

▶ 検査所見

感染を伴う上皮剝離（角膜潰瘍）が疑われる場合，眼科医は

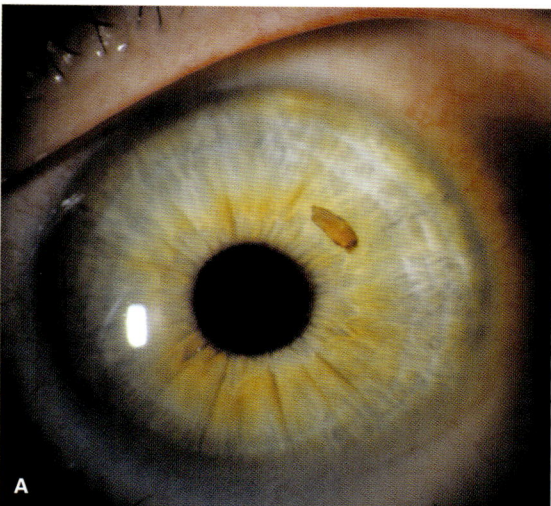

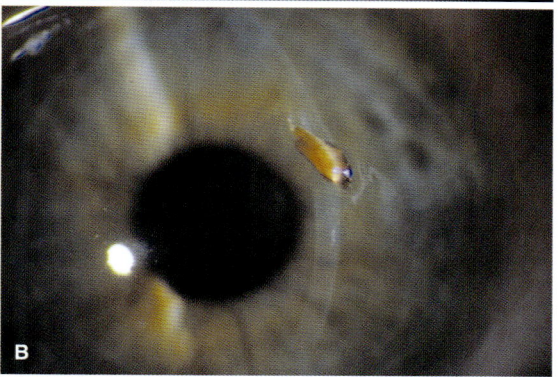

図11-2　**A**：眼部を注意深く観察すると，角膜に木片を認める。**B**：細隙灯検査によってこの木片は角膜に穿通していることがわかる。(*Used with permission from Paul D. Comeau*)

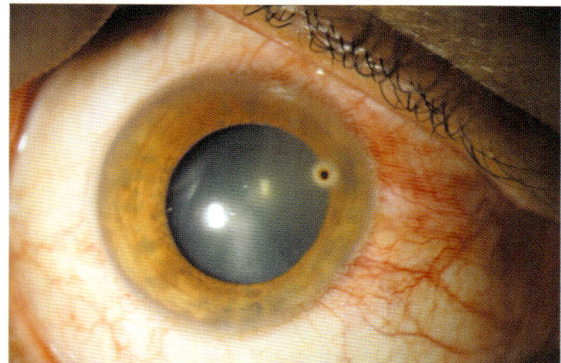

図11-3　角膜金属の異物が角膜実質内にさびの輪状病変を生じ，結膜充血を生じている。(*Used with permission from Paul D. Comeau*)

培養検査を行う。

▶ 画像検査

- 身体所見がはっきりしない場合，異物が角膜を穿孔しているかどうか確かめるのに画像が有用である。完全に角膜を穿孔している異物は，角膜を通過して前眼部もしくは後眼部に位置しており，画像検査なしでは検出が困難である。

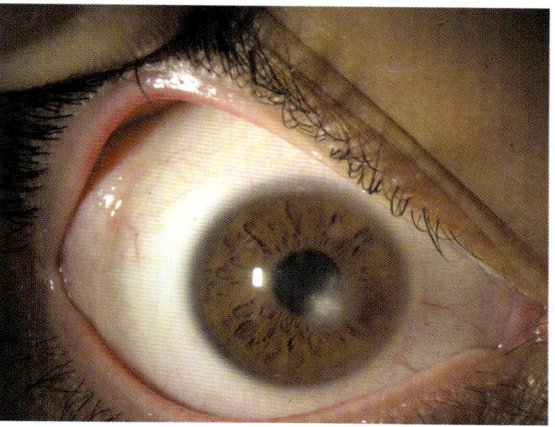

図11-4　視軸上にある小さな角膜潰瘍。(*Used with permission from Paul D. Comeau*)

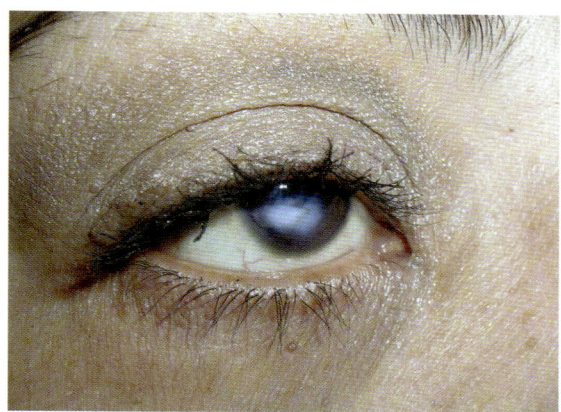

図11-5　コンタクトレンズ装用に続発した以前の潰瘍に起因する大きな角膜瘢痕。瘢痕は視軸を覆っているため，この若い患者は角膜移植の待機となっている。(*Used with permission from Richard P. Usatine, MD*)

最も重要な問題は，損傷の機序は何かということである。もし眼内異物の可能性があれば，画像検査を行う。診察において重要なことは，他の眼組織，たとえば虹彩などの明らかな損傷に注意することである。もし著明な前房出血があり，眼内異物を生じうる機序の外傷歴があれば画像検査を考慮する。

- CTやスパイラルCTは非金属もしくは金属の異物をとらえることができる。
  - 金属異物は眼窩X線写真に映る。異物が金属であることを示唆する病歴がある場合にはMRIは避ける。超音波検査や超音波生体顕微鏡も眼内異物を見つける助けとなり，症例によっては有用である。

鑑別診断

- ブドウ膜炎もしくは虹彩炎：通常外傷歴がなく，片眼の360°の輪部周囲の充血，眼痛，羞明，視力低下を伴う（13章「ブドウ膜炎と虹彩炎」参照）。
- 角膜炎や角膜潰瘍：毛様充血，しばしば縮瞳を伴うびまん性の紅斑，眼脂，疼痛，羞明，視力低下は潰瘍の存在部位に依存する（図11-4，11-5）。しばしば外傷，単純ヘルペス

ウイルス(HSV)，コンタクトレンズ装用の病歴がある。至
急眼科医の診察を受けるべきである。

- 結膜炎：結膜充血，眼脂，ゴロゴロする感じ／不快感，視
力低下はない，呼吸器感染歴，眼充血のある他人との接触
歴(12 章「結膜炎」参照)。

治療

▶ 非薬物療法

- 異物が容易に見つからない場合は，フルオレセインと UV
ライトで上皮剥離の診断を確定する(図 11-4)。
- 注意深く異物を検査する。上眼瞼を翻転して十分に観察す
る。角膜を穿通しているかどうかをみるために，細隙灯検
査が必要である(図 11-2)。異物はしばしば上眼瞼の異物溝
に入る可能性があり，これを除去しないと角膜損傷が続い
てしまう。
- 非穿通性の異物は除去(もしくは除去のため紹介を)する。
プロパラカインやテトラカインなどの局所麻酔を用いる。
洗い流すか，湿った綿棒，もしくは細いゲージの針で細隙
灯下にて除去する。
- 角膜が治癒するまでコンタクトレンズは使用しない[3]。
SOR ●
- 10 mm 以下の角膜上皮剥離に対して眼帯は使わない。眼帯
は治癒の助けとならない[4]。SOR ▲

▶ 薬物療法

- 必要であれば疼痛に対して NSAID の局所点眼を考慮す
る[5,6]。SOR ▲
この介入の疼痛緩和に対するエビデンスレベルは比較的高
いが，副作用や費用の問題がある。NSAID は治癒を早める
ことはないので，内服の鎮痛剤を使用することもある。
- 抗生薬の局所投与を考慮する。SOR ●　前向き，非プラセ
ボ，比較対照研究においてクロラムフェニコール軟膏は潰
瘍再発のリスクを軽減した[7]。クロラムフェニコールは米
国ではめったに使用されないが，エリスロマイシン軟膏な
どの他の眼科用抗生薬は角膜上皮剥離に対して使用され
る。SOR ●　上皮剥離があるかぎり，感染や潰瘍化の危険
がある。抗生薬を使用するかどうかの選択は，損傷の機序
による。小さな上皮剥離は，人工涙液や眼軟膏の就前投与
で潤滑化し上皮剥離が治癒するまで続ける。

▶ 紹介

- 穿孔性の異物は経験のある眼科医に紹介する。

予防

ハイリスクの職業もしくは娯楽活動の際には，眼球保護眼
鏡を使用すべきである。

予後

予後は通常良好である。感染やさびによる輪状病変の出現
は予後を悪化させる。

フォローアップ

すべての患者を 24 時間以内に再診して再評価する。改善
を認めない場合には，最初に見逃した異物がないか，または
全層に及ぶ傷がないかどうかよくみる。改善を認めない場
合，眼科医に躊躇せず紹介する。

患者教育

- ラケットボールやホッケーなどのスポーツを行う子ども
(およびその親)に一次予防のために眼球保護眼鏡の着用を
勧める。
- 角膜上皮剥離を認めた患者には，通常 2，3 日以内で治癒
することを伝え，持続的な疼痛，充血，羞明がある場合に
は知らせるように伝える。
- 患者に，たとえ "連続装用" と書かれていても，コンタク
トレンズを使用したまま寝るべきではないことを助言する。

【Heidi S. Chumley, MD／Kelly Green, MD】

(小澤紘子／仁科幸子 訳)

12　結膜炎

症例

4 歳男児。起床時，片眼に目やにがまとわりついて開かな
かった。両親は目やにを温かいタオルできれいにし，男児を
医者へ連れて行った。男児には不快感はあったが，疼痛はな
かった。男児の視力は良好であると思われた。診察で，男児
に熱はなく，左眼に結膜充血，眼瞼腫脹，膿性眼脂を認めた
(図 12-1)。視力検査は正常だった。男児の年齢，膿性眼脂か
ら細菌性結膜炎と診断され，抗生薬点眼が処方された。

概説

結膜炎(conjunctivitis)は眼瞼の裏側と眼球を覆う膜の炎症
である。軽度から膿性の眼脂を認め，眼の不快感や異物感(結
膜充血)があり，視力低下を認めない。結膜炎は最も一般的に
は感染性(ウイルス性や細菌性)もしくはアレルギー性であ
り，刺激物によって生じることもある。症状や所見の違いか
ら臨床的に判断する。

別名

赤目

疫学

- 感染性結膜炎は一般的な疾患であり，しばしば突発的に発
症するため，有病率の推定は困難である。
- 米国では，細菌性結膜炎の推定年間発症率は 1 万人あたり
135 人であり，0～2 歳，3～9 歳，10～19 歳の発症割合は
それぞれ 23%，28%，13% である[1]。
- ウイルス性結膜炎は細菌性結膜炎よりはるかに一般的であ
る。
- 1988～1994 年の米国での大規模研究では，小児と成人の
アレルギー性結膜炎の時点有病率は 6.4% であり，生涯有
病率は 40% だった[2]。

病因と病態生理

結膜炎は主に感染性(細菌性もしくはウイルス性)かアレル
ギー性であり，最も一般的な病因は年齢によって異なる。
新生児の結膜炎はしばしばクラミジアとナイセリアが病原
菌となる[3]。

4

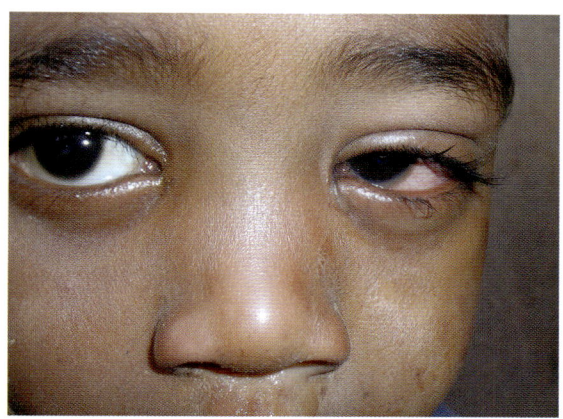

図 12-1　4 歳男児。片眼の結膜炎。患児の年齢と膿性眼脂から原因は細菌性結膜炎と考えられる。(*Used with permission from Richard P. Usatine, MD*)

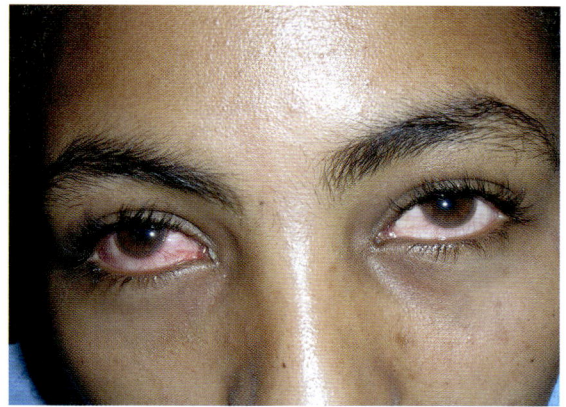

図 12-2　ウイルス性結膜炎は両眼の結膜充血を示し，眼脂は少ない。(*Used with permission from Richard P. Usatine, MD*)

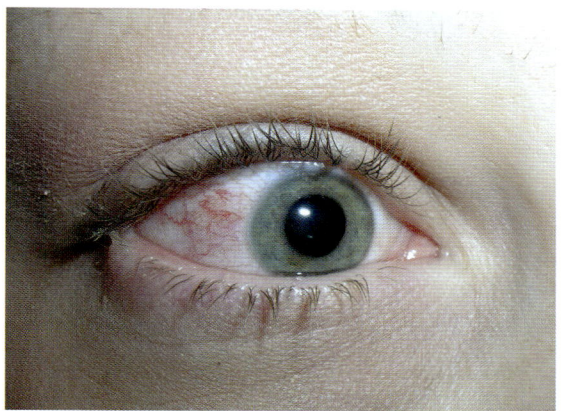

図 12-3　細菌性結膜炎。眼瞼外側に眼脂を認める。結膜炎は両眼性である。(*Used with permission from Richard P. Usatine, MD*)

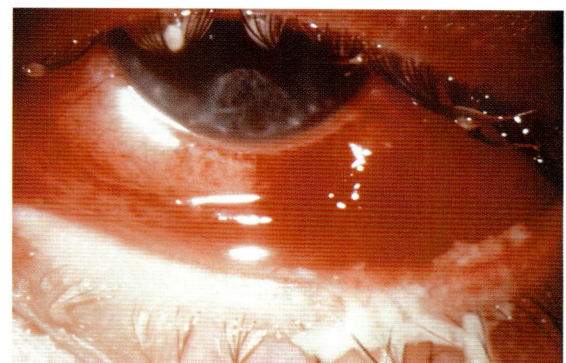

図 12-4　淋菌性結膜炎は多量の眼脂を伴う。この重症例では視力低下をきたした。(*Used with permission from Disease Control and Prevention［CDC］*)

- 6 歳以下の小児はウイルス性結膜炎より細菌性結膜炎になりやすい。米国では最も一般的な病原菌はヘモフィルス属と肺炎球菌で，小児の症例のほぼ 90 ％を占める[4,5]。
- 6 歳以上の小児ではウイルス性とアレルギー性結膜炎が一般的である[4]。アデノウイルスが病原ウイルスとして最も一般的である。

診断

- 赤目の原因として他の疾患と結膜炎を鑑別するために，疼痛について問診し，視力低下を調べる。赤目があり，強い痛みや瞬目しても治らない視力低下があれば，結膜炎とは考えにくく，精密検査を行うべきである。
- コンタクトレンズの装用は，細菌性結膜炎を含むすべての結膜炎の危険因子であるため，常に問診する必要がある。コンタクトレンズ装用中の患者が赤目を訴えた際は，いかなる場合も両眼のコンタクトレンズを外し，眼科に紹介する。
- いかなる種類の結膜炎でも，典型的な所見は眼脂，異物感や不快感，片眼または両眼の赤目であり，視力低下はない。感染は通常片眼より始まり，数日後に他眼に進展する。
- ウイルス性結膜炎はしばしば両眼の赤目を呈し，眼脂は少ない（図 12-2）。

- 細菌性結膜炎（図 12-1，12-3，12-4）はウイルス性やアレルギー性結膜炎と比較して，より膿性の眼脂を伴う。
- ある研究では，救急外来を受診した小児のうち，ベトベトあるいはネバネバした眼瞼と，膿性眼脂の病歴のある症例の 96 ％が臨床所見から細菌性結膜炎と診断された[5]。
- アレルギー性結膜炎は通常両眼性であり，眼掻痒感を伴う。巨大乳頭結膜炎はアレルギー反応の一種であり，ソフトコンタクトレンズ装用患者に最も多く認められる（図 12-5）。

● 検査所見

- 診察室でのアデノウイルス結膜炎迅速検査は，蛍光抗体法によるウイルス感染の確定診断と比較して，感度は 88 ％で，特異度は 91 ％である[6]。アデノウイルス性結膜炎は治療をしなくても自然治癒するため，通常，病歴と臨床検査によって診断し，検体検査はめったに行わない。

鑑別診断

- 新生児の鼻涙管閉塞：通常過剰な涙液を呈する。鼻下側眼瞼に紅斑と炎症を認めることがある。閉塞は時に感染性結膜炎を引き起こす。（14 章「先天性鼻涙管閉塞」参照）
- 角膜炎や角膜潰瘍：びまん性の結膜充血，縮瞳（瞳孔の収縮），眼脂，疼痛，羞明，視力低下が潰瘍の部位によってしばしば生じる。ヘルペス性角膜炎は見逃してはならない鑑

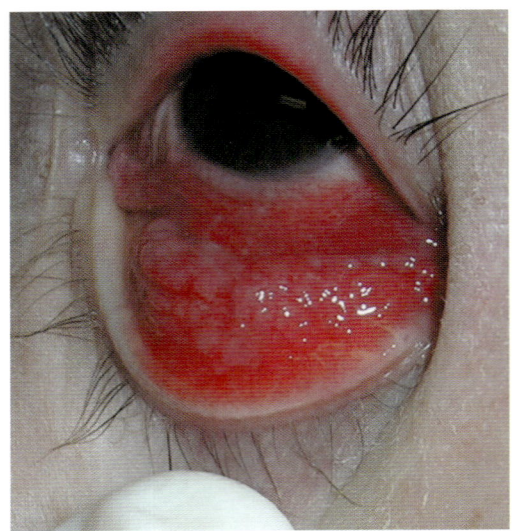

図12-5　コンタクトレンズ装用者の巨大乳頭結膜炎。(*Used with permission from Mike Johnson, MD*)

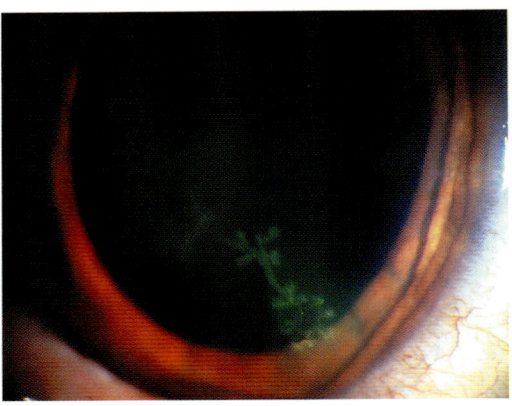

図12-7　ヘルペス性角膜炎。細隙灯顕微鏡でみるとフルオレセイン染色で樹枝状潰瘍を認める。(*Used with permission from Paul D. Comeau*)

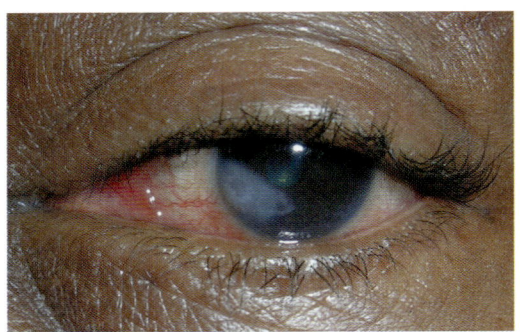

図12-6　ハリケーン・カトリーナの後，シェルターの中にいた女性のヘルペス性角膜炎。(*Used with permission from Richard P. Usatine, MD*)

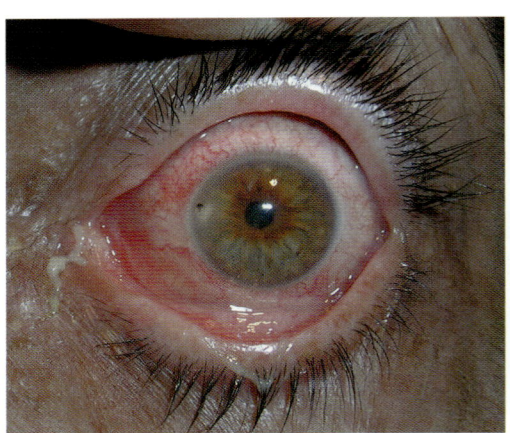

図12-8　異物による結膜炎。角膜に鉄片を認め，さらに角膜浸潤，膿性眼脂を呈しており，細菌の混合感染を示唆している。(*Used with permission from Richard P. Usatine, MD*)

別疾患である（図12-6，12-7）。フルオレセインとUVライトを用いて樹枝状潰瘍や他の角膜障害を検出し，可及的速やかに眼科医に紹介する（図12-7）。コンタクトレンズ装用者の角膜炎は，早急に眼科医へ紹介すべきである。

- 眼異物は結膜炎を生じ，細菌の混合感染を生じる。異物が非侵襲的な方法で容易に除去できない場合や，潰瘍や白血球の浸潤を伴う重複感染を認めた場合は，速やかに眼科医に紹介する必要がある（図12-8）。
- ブドウ膜炎や虹彩炎：360°の輪部周囲の充血，眼痛，羞明と視力低下を生じる。しばしば結膜炎として初期治療がなされるが，解決しない（13章「ブドウ膜炎と虹彩炎」参照）。
- トラコーマ：*Chlamydia trachomatis*の眼感染症で米国ではまれであるが，農村地域や発展途上国では一般的である。発展途上国では失明の主な原因である。貧困と不衛生が主要な危険因子である。一度眼感染症を生じると，眼瞼の翻転によって上眼瞼結膜に濾胞を認める（図12-9）。上眼瞼結膜の瘢痕は眼瞼内反を生じ，角膜瘢痕を生じ，最後には失明を引き起こす。
- 春季カタル：アレルギー性結膜炎の重症の再発型であり，多くは夏に生じる（春ではない）。春季という単語は春期を

指し，それゆえに最近は"春季カタル"というより"暖かい季節に起こる結膜炎"といっている。敷石状の巨大乳頭は春季カタルに認められる。巨大乳頭は主に年少男児に認められ，典型的には年齢によって治まったり，季節ごとに再発したりする。

治療

- 手指衛生により，感染性結膜炎の拡大を防ぐことができる。
- 6歳以下の小児は[4]
  - 1.5%アジスロマイシンを1日2回3日間点眼すると，80%以上の小児で臨床的および細菌学的に治癒する[7,8]。SOR Ⓐ この点眼レジメンはトブラマイシン点眼を1日4回点眼するのと同等の効果をもたらす[7,8]。SOR Ⓑ
  - ポリミキシンBとトリメトプリム（ポリトリム）の併用は細菌性結膜炎の治療に効果的で広く使用されている。
  - 細菌性結膜炎の治療にエリスロマイシンも使用されるが，ヘモフィリス属とモラクセラ属は耐性菌であり，使用は制限される。
- 著明な膿性眼脂を認める患者にはすべて細菌性結膜炎の治療を行う。

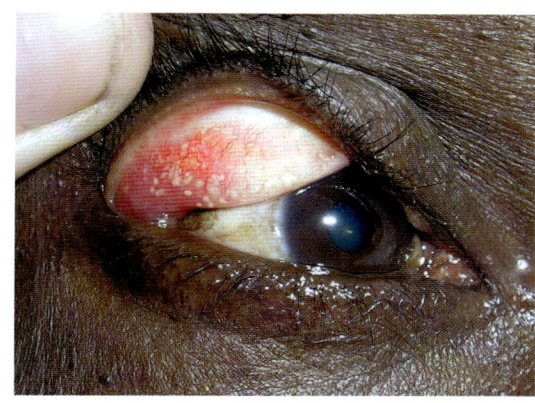

図12-9　トラコーマでは，上眼瞼の裏面に白い濾胞を多数認める。
（*Used with permission from Richard P. Usatine, MD*）

- 多くの薬剤が細菌性結膜炎の治療に使われている。研究によれば0.3％シプロフロキサシン，トブラマイシン，ノルフロキサシン，ゲンタマイシン，0.6％ベシフロキサシンで80％以上の患者で改善を認めた[9-12]。
- モキシフロキサシン（0.5％ベガモックス溶液）は新世代フルオロキノロンで，細菌性結膜炎の治療に効果があることが示された[13-15]。モキシフロキサシンはほぼ中性pH（6.8）であるため，小児に対して使いやすい[15]。FDAにより1歳以上の小児に使用が認められた。1日3回1週間，患眼に点眼する。SOR **B**
- トブラマイシンやゲンタマイシンなどのアミノグリコシドはグラム陰性菌に対して非常に効果的であるが，一般にレンサ球菌には効果がない。
- アレルギー性結膜炎の治療は抗ヒスタミン薬，マスト細胞の非活性化剤，非ステロイド性抗炎症薬（NSAID），副腎皮質ステロイド（眼科医の指導下の使用のみ），免疫抑制薬を使用する[16]。

▶ 紹介

- 視力低下，著明な膿性眼脂（淋菌性の可能性があり，細菌培養すべきである。失明につながりうる），著明な疼痛，治療に対する反応が不良の場合，もしくは単純ヘルペスや帯状疱疹眼症の病歴がある場合は眼科医に紹介する。著明な膿性眼脂を認める小児の場合，性的虐待の可能性を考えるべきである。速やかに細菌培養を行う。
- ステロイド点眼が必要な患者は，すべて眼科医の診察が必要である。ステロイド点眼の使用によって重篤な合併症の危険がある（眼圧上昇，白内障，角膜穿孔）。

予防

石鹸と水で手と顔を洗い，衛生を保つこと。

フォローアップと復学

- 症状が3～5日で消失した場合は，通常定期的な経過観察は必要ない。
- 米国の州立保健省は，結膜炎を発症した小児が登校可能となる時期については一定の見解をもっていない。文献によると，症状があるうちは登校禁止とするのが最もよいとされている[17]。

患者教育

- 6歳以上の小児の結膜炎は，臨床的に，眼のべたつきや著明な眼脂を認める場合を除いて，細菌性ではない。
- 結膜炎が軽快するまでコンタクトレンズを外す。
- 顔を触ったり眼をこすったりせず，触った場合には速やかに手を洗う。
- タオルや化粧品，コンタクトレンズケースを共有しない。
- 小児に疼痛や視力低下を認めた場合は，速やかに医師に知らせる。

【Heidi S. Chumley, MD／Richard P. Usatine, MD／Kelly Green, MD】

（小澤紘子／仁科幸子　訳）

13　ブドウ膜炎と虹彩炎

症例

　16歳男児。突然右眼の充血，強い眼痛，流涙，羞明，視力低下を生じた。外傷歴はない。全身的な問診で，膝とかかとの痛みが6カ月間続いていることがわかった。検査にて毛様充血（図13-1）と視力低下を認めた。眼科医に紹介され，急性前部ブドウ膜炎と診断された。また，小児膠原病科医に紹介され，若年発症脊椎関節炎と診断された。ブドウ膜炎はステロイド局所投与で治療された。

概説

　ブドウ膜炎（uveitis）とはブドウ膜，つまり虹彩（前部）・毛様体（中間部）・脈絡膜（後部）のいずれかの部分に生じた炎症である。多くのブドウ膜炎は前部ブドウ膜炎で，虹彩炎（iritis）ともいう。ブドウ膜炎は外傷，炎症，感染により発症し，最も多い病因は，ブドウ膜の部位により異なる。ブドウ膜炎の患者は視力の変化をきたし，前部ブドウ膜炎であれば，眼痛，充血，流涙，羞明を生じる。ブドウ膜炎を発症した患者はすべて眼科医に紹介すべきである。

別名

　前部ブドウ膜炎は虹彩炎と虹彩毛様体炎を含む。虹彩炎は炎症が虹彩に限局するものである。毛様体にも炎症が生じている場合には虹彩毛様体炎という。後部ブドウ膜炎は脈絡膜炎と脈絡網膜炎を含む。

疫学

- ブドウ膜炎の年間発症率は10万人に17～52人で，有病率は10万人に38～714人である[1]。
- どの年齢にも起こるが，20～59歳が最多である[1]。
- 一般外来においては，ブドウ膜炎の約90％が前部ブドウ膜炎（虹彩炎）である[1]。
- 小児のブドウ膜炎の原因の80％が若年性特発性関節炎である[2]。
- 米国では非感染性のブドウ膜炎が失明の10％を占める[3]。

病因と病態生理

- 小児のブドウ膜炎：若年性特発性関節炎と関連があること

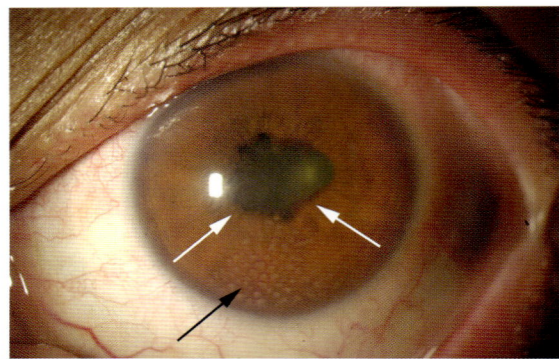

図13-1　急性前部ブドウ膜炎。角膜後面の白色細胞の沈着(黒矢印)と虹彩後癒着(虹彩が水晶体に癒着，白矢印)を伴っている。(*Used with permission from Paul D. Comeau*)

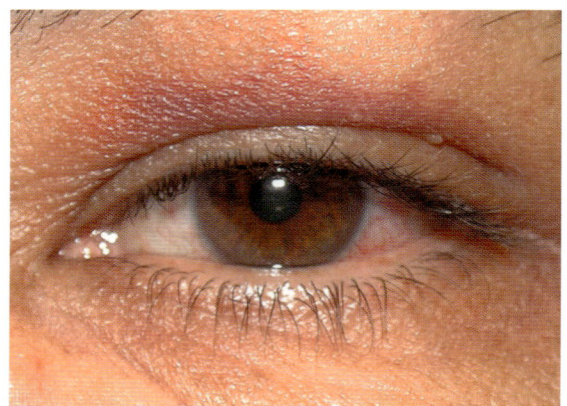

図13-2　野球ボールによる眼球打撲後の外傷性虹彩炎(前部ブドウ膜炎)。羞明と眼痛を生じた。(*Used with permission from Richard P. Usatine, MD*)

が多いが，外傷，感染，炎症，まれに腫瘍も原因となる。最も疑われる原因は炎症部位によって異なる[4]。

- 虹彩炎：自己免疫性疾患，特に若年性特発性関節炎や外傷が，原因として最も多い(図13-2)。感染，悪性腫瘍，特発性は原因として多くはない。感染はヘルペス，梅毒，結核を含む[4]。
- 中間部ブドウ膜炎：原因として最も多いのは特発性である[4](図13-3)。
- 後部ブドウ膜炎：原因としては，乳児では先天感染(トキソプラズマ，風疹，サイトメガロウイルス，単純ヘルペスウイルス〈HSV〉，梅毒)が多い。幼児では，後天的にイヌ回虫やネコ回虫が混入した土が口に入って，片眼性の後部ブドウ膜炎の原因となる。免疫不全の小児に最も多い原因はサイトメガロウイルスである。また，自己免疫，外傷，腫瘍や特発性も原因となる。
- 汎ブドウ膜炎(すべてのブドウ膜に炎症が及んでいる病態)：特発性(22～45%)，サルコイドーシス(14～28%)が原因となる[4]。片眼性の汎ブドウ膜炎はしばしば(内因性もしくは外傷や手術による)眼内炎が原因である。両眼性の汎ブドウ膜炎はサルコイドーシスや梅毒が原因となる。

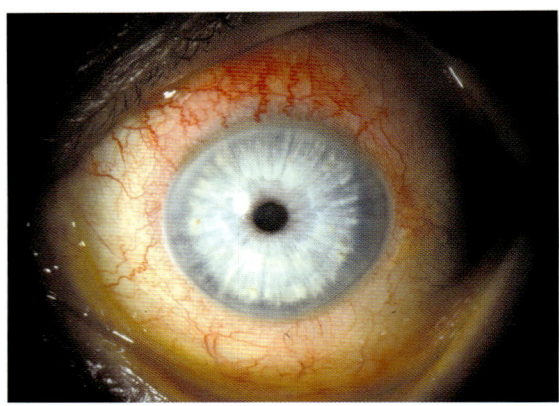

図13-3　特発性中間部ブドウ膜炎。毛様充血は，輪部周囲に拡張した血管が隣接する角膜から3mm後方の強膜側へ広がっている。輪部周囲の充血は紫色で，それぞれの血管は境界不明瞭である。(*Used with permission from Paul D. Comeau*)

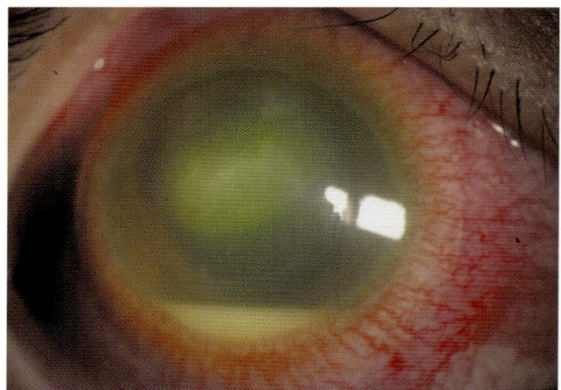

図13-4　重症前部ブドウ膜炎に伴う前房蓄膿。前房に白血球の集簇と線維成分を認める。無菌性か感染性である。著しい毛様充血を認める。HLA-B27陽性のブドウ膜炎患者に最も多い所見である。前房蓄膿は悪性腫瘍(網膜芽細胞腫やリンパ腫)の徴候のこともある。(*Used with permission from Paul D. Comeau*)

危険因子

　Behçet病と強直性脊髄炎の患者は，ヒト白血球抗原(HLA)の型のため，一般人口よりブドウ膜炎に罹患しやすい(相対危険度4～20)[5]。先天感染と免疫不全は感染性のブドウ膜炎のリスクを上昇させる。

診断

▶ 臨床所見

急性前部ブドウ膜炎は以下の所見を認める。
- 通常片眼性の眼痛，充血，流涙，羞明，視力低下。
- 輪部に最も強い全周性の毛様充血(図13-1，13-2，13-4)。
- 眼外傷歴，関連する全身疾患，感染の危険因子。
- 重症の前部ブドウ膜炎は白血球の集簇による前房蓄膿を生じ，前房に線維成分の析出を認める(図13-4)。Behçet病と強直性脊椎炎などのHLA-B27関連疾患の2つのみが前房蓄膿を生じる非感染性の原因である。

中間部ブドウ膜炎と後部ブドウ膜炎は以下の所見を認める。
- 視力の変化や飛蚊症を生じる。

・しばしば眼痛，充血，流涙，羞明を生じない。

サルコイドーシスによるブドウ膜炎は以下の所見を認める。

・汎ブドウ膜炎(前部，中間，後部)。
・緩徐で多くは両眼性の発症。
・白内障や緑内障を発症しないかぎり，視力変化はほとんどない。
・細隙灯検査での特徴的所見(豚脂様角膜後面沈着物，虹彩後癒着)[6]。

典型的分布

・前部ブドウ膜炎は通常片眼性で，サルコイドーシスによるブドウ膜炎は通常両眼性である。

鑑別診断

ブドウ膜炎以外の充血の原因

・強膜炎：強膜の部分的，もしくはびまん性の炎症(暗赤色，紫色，もしくは青色)で，強烈な穿刺痛があり，時に痛みは頭部や頸部に放散する。羞明と視力低下を認める。
・上強膜炎：上強膜の部分的，もしくはびまん性の炎症(ピンク色)で，不快感は軽度であるが，圧痛を伴うことがある。視力への影響はない。
・角膜炎や角膜潰瘍：毛様充血を伴うびまん性の充血で，多くは縮瞳や眼脂，眼痛，羞明をきたし，潰瘍の部位によって視力低下を生じる。外傷，HSV罹患歴，コンタクトレンズ装用との関連が多い。眼科医の迅速な診察が必要である。フルオレセイン染色で角膜の染色を認める。
・結膜炎：結膜充血，眼脂，異物感や不快感を認め，視力低下はない(12章「結膜炎」参照)。最近充血を認める人と接触したことがあったり，上気道感染の症状を認めたりする。

治療

充血を認める患者で，視力低下を伴う場合はすべて眼科医に紹介する。ブドウ膜炎を認める患者は，眼科医によって追加の検査を受けなければならない。

・外傷性ブドウ膜炎：他の眼外傷を検査するための眼底検査，眼圧測定，隅角後退および緑内障発症のリスクを評価するための隅角鏡検査を施行し，治療は，ステロイドと眼痛をやわらげるために調節麻痺薬の点眼も用いる。
・非外傷性ブドウ膜炎：細隙灯検査と検体検査は原因の診断の一助となる。治療は原因によるが，通常ステロイド点眼と調節麻痺薬の点眼を用いる。
・治療上の散瞳剤は，ブドウ膜炎で生じる虹彩後癒着を解除するために使用される(図13-5)。

予後

ブドウ膜炎は治療が遅れたり，行われないと，多くの場合，視力低下，白内障，時に緑内障を生じる。強直性脊椎炎などのHLA-B27関連疾患は前部ブドウ膜炎の原因として最多であり，再発性の両眼性のブドウ膜炎に関与する。

フォローアップ

病因により適切なフォローアップを行う。

患者教育

・視力低下を伴う充血を認める場合はすぐに診察を受ける。
・ブドウ膜炎の原因を特定するために一連の検査が行われる

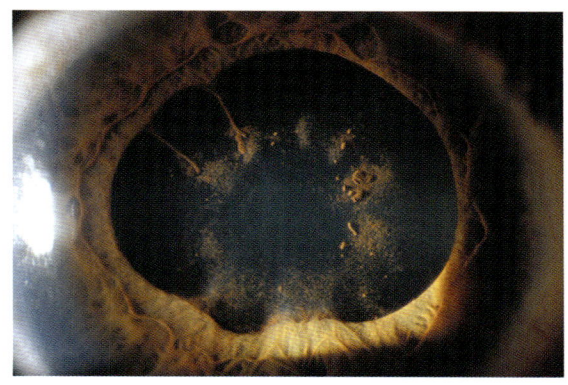

図13-5　虹彩が水晶体前嚢に癒着した虹彩後癒着を伴うブドウ膜炎。散瞳剤の点眼投与によって癒着を解除したが，前嚢に色素沈着が残っている。(*Used with permission from Paul D. Comeau*)

が，原因はしばしばはっきりしない。

【Heidi S. Chumley, MD】

(小澤紘子／仁科幸子 訳)

14　先天性鼻涙管閉塞

症例

6カ月の乳児。流涙と眼脂が睫毛や眼瞼についており，両眼性で，起床時に最も目立つため，小児科を受診した。流涙は苦痛を伴わず，外気に曝露したとき，特に寒い日や風の日に悪化した。発熱や不快感は伴わなかった。流涙は増加したが，羞明はなかった[1]。慢性的に顕著な涙液メニスカス(角膜とまぶたの間にたまった涙の高さ)の増加を認めた(図14-1)。絶え間なく続く流涙，粘性の目やにを生後まもなくより慢性的に生じており，結膜炎を疑う目やにの増加が2回あった。

ペンライトによる検査で羞明を認めず，眼痛を示唆する所見も認めなかった。下眼瞼の軽度な発赤を認めた。両眼の涙液の増加，皮膚には乾燥した粘液，涙液には粘性の成分を顕著に認めた。結膜充血や炎症はなかった。眼底鏡にて正常で左右対称の眼底赤色反射を認めた。フルオレセイン残留試験では，両眼とも5分以上涙液層に色素が残留していた[2,3]。涙嚢マッサージによって多量の膿性眼脂が流出することがあるが，この例ではみられなかった。先天性鼻涙管閉塞(NLDO)と診断された。

概説

先天性鼻涙管閉塞(neonatal nasolacrimal duct obstruction：NLDO)の患児では，常に涙を流しているという両親からの訴えがある。眼は常に濡れ，眼脂と目やにかすを生じる。NLDOは感染性結膜炎様の所見を呈し，時に真の結膜炎を引き起こすこともある。

別名

涙嚢炎はNLDOに感染が加わることによって生じる。流涙症は涙液の過剰である。

疫学

- Peterson と Robb が 1978 年に出版した大規模コホート研究では，50％が生後 4 カ月までに，89％が外科的治療を行うことなく治癒した[4]。
- 性差はなく，遺伝的素因はない。閉塞は片眼性も両眼性もある。
- 10 カ月までに（涙嚢マッサージを含み）自然治癒する割合は 65～95％である[5-7]。
- 自然治癒の経過は外科的介入に至適な年齢を決定するのに役立つ（表 14-1）。

病因

- NLDO は鼻涙管の先天的な閉塞により起こる。正常では在胎 8 カ月までに鼻涙管は開通している[8]。
- 最もよく閉塞する部位は鼻涙管遠位端で，下鼻甲介下方にあるハスナー弁である。
- 鼻涙管の近位部，遠位部，いずれの閉塞も起こりうる。
- 鼻涙管閉塞に伴って涙嚢感染が起こり，涙嚢瘤や涙嚢ヘルニアが起こることがある（図 14-2）。
- 鼻腔に嚢胞が形成されることがある。

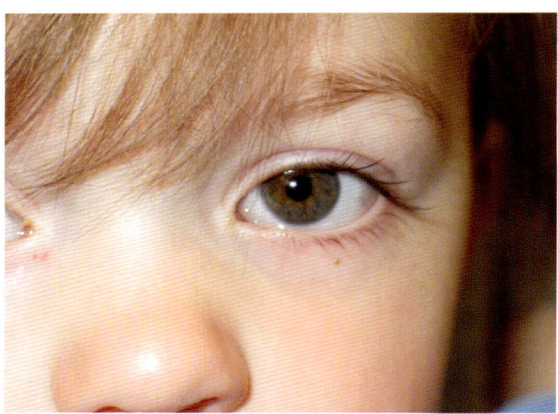

図 14-1　鼻涙管閉塞。涙液層の増加があり，感染徴候（結膜充血，膿性眼脂）がない。（*Used with permission from Andreas Marcotty, MD*）

- 結膜炎の結果，後天性に鼻涙管閉塞を生じることがある。
- まれな徴候
  - 全般性の鼻涙管狭窄
  - 涙点閉塞
  - 涙小管異常

危険因子

NLDO は頭蓋顔面奇形や症候群に合併する。

- 21 トリソミー，Crouzon 症候群，Treacher Collins 症候群，外胚葉異形成症，Hay-Wells 症候群（AEC 症候群），Saethre-Chotzen 症候群，Kallman 症候群，Nager 症候群，前頭鼻骨形成異常，鰓弓耳腎症候群，CHARGE 症候群，口蓋心臓顔面症候群（図 14-3）[9-11]。

診断

▶ 病歴

- 常時の流涙
- 涙液貯留による，眼脂や皮膚炎

▶ 身体所見

症状は単純な流涙から急性涙嚢炎まで幅広く生じる。
重要な所見は，以下である。

- 鼻側や下方眼瞼の炎症による顔面皮膚の紅斑。
- 涙液メニスカスの増加によって頻繁に涙が溢れる（図 14-4）。
- 下眼瞼の内側の可動性，嚢胞性腫瘤（図 14-5）。
  - 鼻内視鏡検査で，嚢胞性病変が見つかることもある（図 14-6）。
- 限局する圧痛のある腫瘤。
- 涙嚢の圧迫による，膿の排出。

▶ 検査

- 涙嚢圧迫による涙や膿の排出。
- フルオレセイン残留試験[3,4]。フルオレセイン染色紙を使い，少量のフルオレセインで（下眼瞼結膜嚢内の）涙を染色し，5 分待つ。ウッド灯や紫外線光を用い，緑色に発色するフルオレセインを観察する。
  - 陰性の場合，フルオレセインはわずかか，残っていない。
  - 陽性の場合，フルオレセインで緑色に染まった涙液の増加が観察される。

表 14-1　先天性鼻涙管閉塞の自然経過

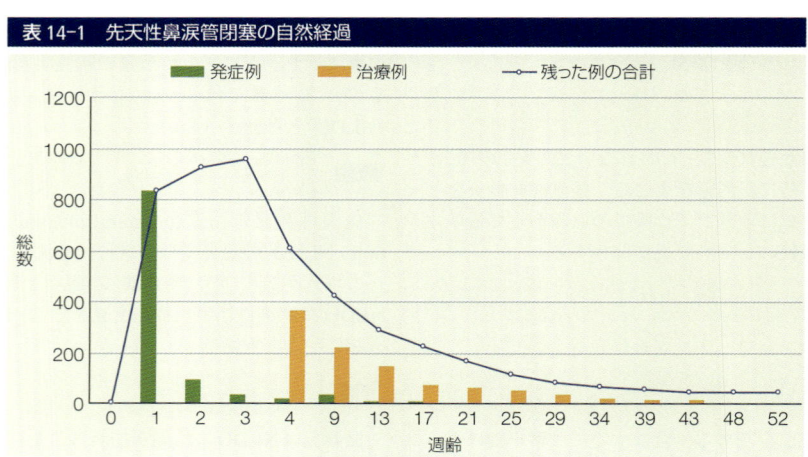

（MacEwen CJ and Young DH：Epiphora During the First Year of Life. *Eye*. 1991；5：596-600.より）

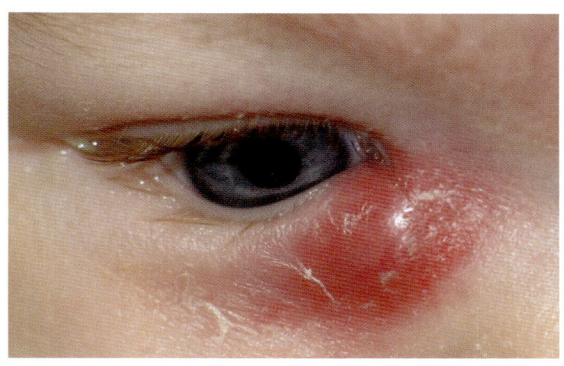

図14-2　おそらく涙嚢瘤をきたしている涙嚢炎。皮膚の紅斑，下眼瞼の腫脹，涙液フィルムの増加がみられる。（*Used with permission from Andreas Marcotty, MD*）

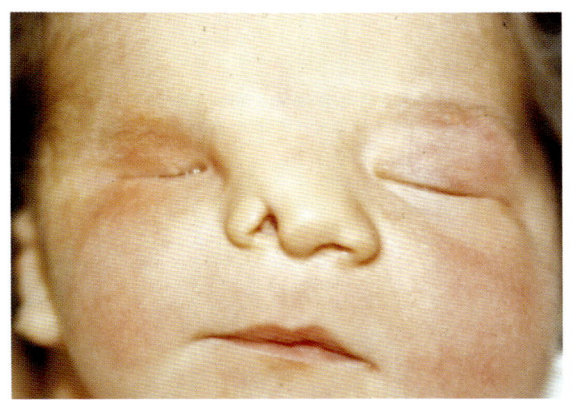

図14-3　続発性の鼻涙管異常をきたしている正中頭蓋顔面異常の患児。右の内眼角や，鼻骨から鼻孔に及ぶ顔面裂がみられる。（*Used with permission from Andreas Marcotty, MD*）

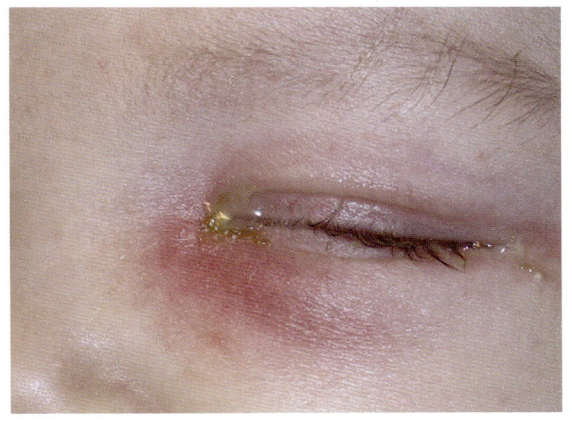

図14-4　急性涙嚢炎。皮膚紅斑，流涙，粘液膿性の眼脂がみられる。（*Used with permission from Andreas Marcotty, MD*）

● 画像検査

　一般的に画像検査は必要ないが，CT や MRI の眼窩条件で拡大した涙嚢，または鼻涙管や鼻骨を巻き込む構造変化が観察されることがある。

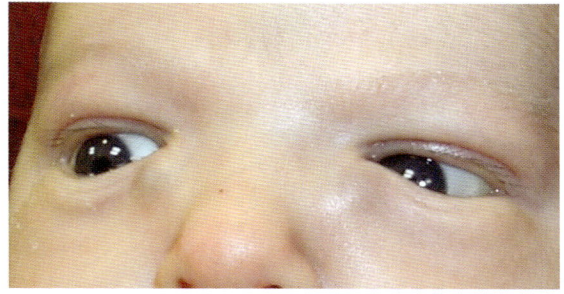

図14-5　下眼瞼鼻側の嚢様の腫脹を伴った両眼性の涙嚢瘤。内眼角では皮膚が青みがかっている。（*Used with permission from Elias Traboulsi, MD*）

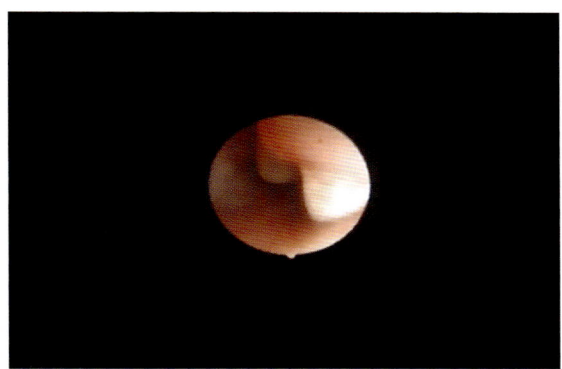

図14-6　鼻内視鏡で観察される涙嚢瘤に伴った鼻腔内の嚢胞。（*Used with permission from Paul Krakovitz, MD*）

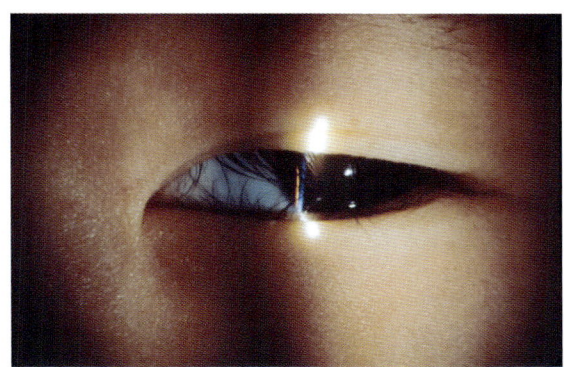

図14-7　典型的に内反した上眼瞼と下眼瞼の睫毛（角膜と結膜に接している）を呈する先天性睫毛内反症。細隙灯顕微鏡により撮影。（*Used with permission from Andreas Marcotty, MD*）

鑑別診断

- 内眼角贅皮は，上眼瞼や下眼瞼への異常な筋線維の挿入により起こる眼瞼奇形である。その結果，皮膚のひだを生じ，睫毛が押されて内側に巻き込まれ，睫毛内反をきたす。異物感や続発性の流涙の原因となる（図14-7）。
- 先天緑内障は，シュレム管や線維柱体の構造異常による房水流出低下による続発性の眼圧上昇によって発症する。およそ1万出生に1人の割合で生じる（図14-8）。症状は，流涙，羞明（図14-9），角膜混濁や，牛眼／眼球拡大である。
  - 原発性緑内障は，房水の流出路の閉塞を引き起こすその

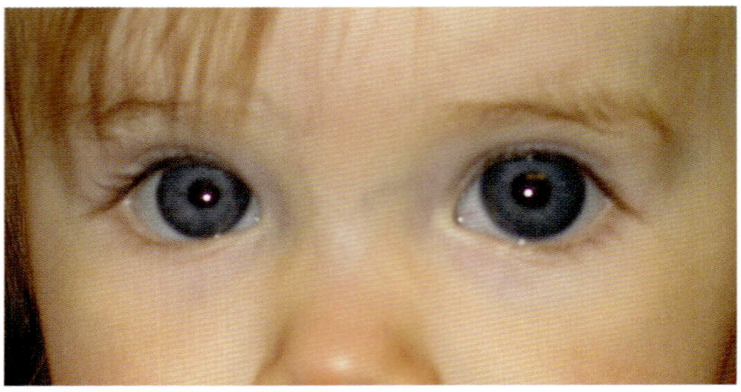

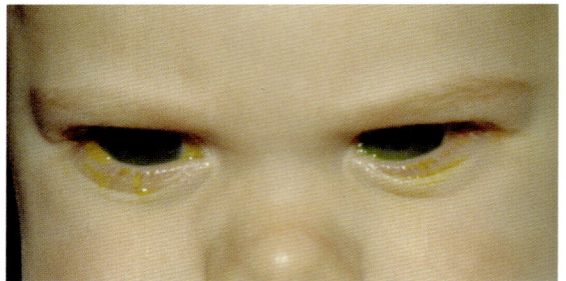

図 14-8　流涙を伴う先天緑内障。非対称性に拡大した角膜，流涙は認めるが，角膜浮腫は認めない。(*Used with permission from Andreas Marcotty, MD*)

図 14-9　流涙と羞明をきたしている先天緑内障。頭部の前傾，拡大した角膜，フルオレセインで染色された涙がみられる。(*Used with permission from Andreas Marcotty, MD*)

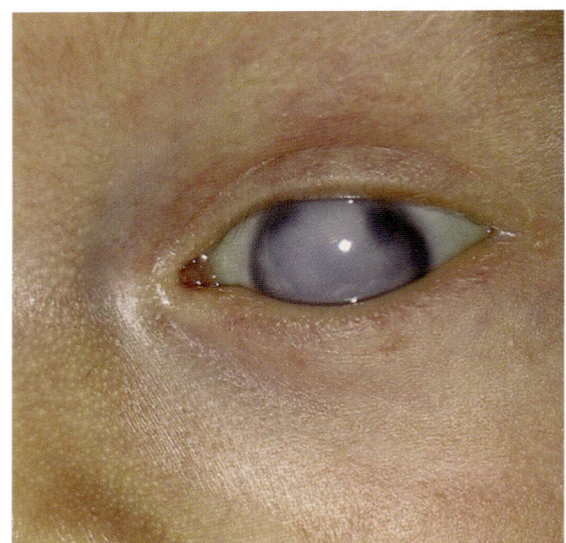

図 14-10　角膜混濁をきたす Peters 奇形。緑内障を合併することがある。(*Used with permission from Andreas Marcotty, MD*)

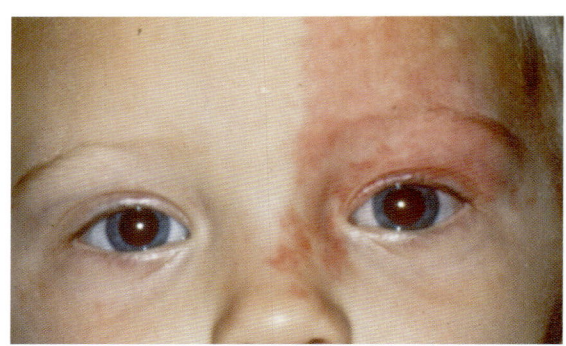

図 14-11　血管奇形に神経学的症状を伴う場合，脳三叉神経領域血管腫症は Sturge-Weber 症候群とも呼ばれる。眼瞼を含む顔面の“ポートワイン母斑”と強膜充血がみられるが，緑内障を疑う変化はみられない。この疾患では，出生時に緑内障であることがある。(*Used with permission from Andreas Marcotty, MD*)

他の異常がない。
- 10％が常染色体潜性（劣性）遺伝である。
- 続発性緑内障は，無虹彩症や，全身症候群に前眼部異常を合併した場合に発症する。
- 前眼部形成異常症候群として，Axenfeld-Rieger 症候群や Peters 奇形などがある（図 14-10）。
- TORCH 症候群に代表される先天感染症や神経は先天性緑内障の原因となる。皮膚疾患として Sturge-Weber 症候群が知られている（図 14-11）。
- 外眼部感染症として，結膜炎（ウイルス性や細菌性，12 章「結膜炎」参照）が含まれる。
- 眼内感染症として，先天性ウイルス感染症，トキソカラ，先天性梅毒，TORCH 感染症などが含まれる。
- 感染や外傷に続発する角膜潰瘍（図 14-12）。
- 角膜擦過傷（図 14-13，11 章「角膜異物と角膜上皮剥離」参照）

治療

▶ 必要に応じた抗菌薬使用

- 基本的に，涙道の閉塞による流涙と，その他の疾患に続発する流涙とを分けて考える必要がある。これらを鑑別することで，流涙が適切に治療され，全身状態や視機能を健全に維持することができる。時に，NLDO に感染の合併をみることがある。
- NLDO に対して培養が行われた場合，25％に，インフルエンザ菌，黄色ブドウ球菌かカタル球菌が検出される。涙嚢炎を合併する場合，コアグラーゼ陰性ブドウ球菌や肺炎球菌以外のレンサ球菌が検出される[12]。
- 重症感染の徴候がない場合，結膜からの培養は推奨されない。
- 感染が生じた場合，抗菌薬による眼科的な治療が行われるべきである。適切な抗菌スペクトラムをもつ抗菌薬が必要である。これらには，エリスロマイシン，ポリミキシン-トリメトプリム硫酸塩，アジスロマイシン，キノロン（ガチフロキサシン，シプロフロキサシン，オフロキサシン，レボフロキサシン）やゲンタマイシンが含まれる。

▶ マッサージ

- 従来から，合併症のない鼻涙管閉塞に対する治療の第一選択はマッサージである。
- マッサージ方法は Crigler[13] により報告され，Kushner[14] により再報告されている。
- 解剖学的に涙嚢や鼻涙管は大きく鼻側に位置しており，眼窩の上鼻側より始まる。涙嚢と鼻涙管は涙丘の後方・鼻側縁に沿って下方にまっすぐ走行し，涙骨に入る。涙骨に入った部分に関してはマッサージできない。

マッサージ方法

圧迫は，一定の強さで鼻上側より始め，涙嚢を指と鼻骨の

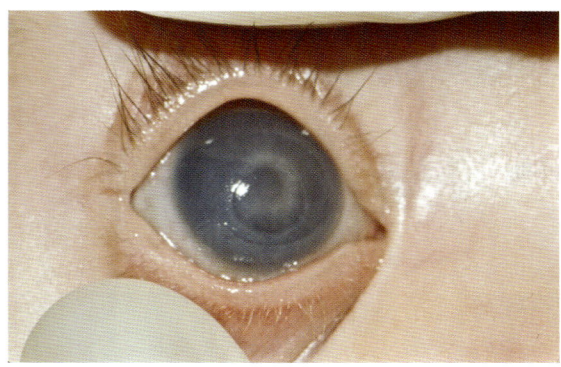

図14-12　家族性自律神経失調症患者にみられた，無菌性角膜潰瘍。隆起した辺縁を伴う角膜中心の上皮欠損を認める。(*Used with permission from Andreas Marcotty, MD*)

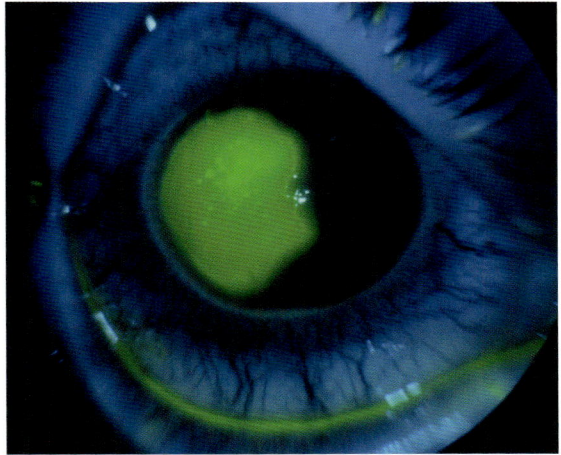

図14-13　フルオレセインで染められ，ウッド灯（紫外線光）で照らされた角膜上皮剥離。(*Used with permission from Andreas Marcotty, MD*)

間で絞るように行う。さらに，指を前頭骨と涙骨に対して下方・後方に回転させ，眼窩の下方縁が触れたところでマッサージを終了させる。

外科治療

- マッサージで治癒しなかった患児に対し，プローブと灌流による手術（P&I）の成功率は，疾患の重症度や手術者の選択バイアスや治療時年齢により異なるが，78～96％と報告されている[7,14-16]。SOR**A**
- 患児の年齢が小さいほど，手術成功率は高くなる。生後13カ月以降での治療は手術成功率が相当低下するという報告や，36ヶ月以降の治療で成功率が低下するという報告がある[15,16]。SOR**B**
- 早期の加療ほど成功率が高いため，外来での局所麻酔下P&Iを推奨しているグループがある。また，6カ月以上の患児では全身麻酔下での処置が必要になる。
- P&Iによる初期治療が失敗した場合，プロービングを繰り返す場合と，ステント留置やバルーンカテーテル拡張術を行う場合がある。従来，先端が丸く安全でループしたシリコーンチューブを上下の鼻涙管に通すことにより，ステント留置は行われてきた。

- チューブを抜去する際の両側涙点・涙小管損傷を防ぐため，現在ステントは，Monoka™ステントを使用し，片方の涙小管のみから行われる。
- バルーンカテーテル拡張術は，拡張とステントの双方を組み合わせた治療法である。拡張式ステントを鼻涙管に通したあと食塩水で満たし，弁による閉塞を穿孔する。4歳以下の子どもに対して，バルーンカテーテル拡張術が第一選択としてとして行われた結果，82％で治癒したとの報告がある[18]。SOR**B**
  - とりわけ，この治療は器具や設備，そして全身麻酔のために高い費用がかかる。P&Iに続く二次的な治療法として行う場合，バルーンカテーテル拡張術は，鼻涙管に一時留置する他のチューブ治療と同程度の成功率である[19]。
- 最終的な治療法として考慮される手術は，いわゆる涙道鼻腔吻合術（DCR）と呼ばれる涙道バイパス手術である。DCRは通常の涙道構造を変化させ，鼻腔と連結させるため，最終選択肢となる。

予後

年齢による自然寛解率や手術の成功率は，母集団により異なる。マッサージによる自然治癒は，患児の54～89％にみられる[5,7,15,17]。SOR**A**

フォローアップ

涙嚢炎や涙嚢ヘルニアを伴わない単純なNLDOは，合併症のリスクは低く頻繁に診察する必要はない。涙嚢炎を合併すればより深刻で，経口ないし経静脈的に適切な抗菌薬を早期に使用し，治療する必要がある。極早期のP&Iによる手術や，鼻腔内嚢胞の発見・治療のための涙道内視鏡による補助が必要になることがあるため，涙嚢ヘルニアは早期に鑑別することが重要である。

患者教育

両親に伝えられるべき最も重要な指導は，適切な涙道マッサージの方法と，一般的に治癒に時間がかかるため，治療を継続する必要性があることである。涙道マッサージは第一選択であるが，家族の同意が得られれば，外来手術などの早期加療を行ってもよい。

【Andreas Marcotty, MD】

（小澤紘子／片桐　聡／横井　匡／仁科幸子　訳）

15　斜視と偽斜視

症例

母親が外来へ5カ月の幼児を連れてきた。主訴は"斜視"である。問診を進めると，母親はこの1カ月の間，子どもの眼が鼻側に寄ることに気がついていた。この症状は時々起きていたため，父は気づかなかった。複数の写真を持ってきていたが，決定的なものはなかった。患児の母方のおじが子どもの頃斜視手術を受けていた。それぞれの眼を隠したところ左眼の遮蔽を嫌がり，右眼が内側に寄っているように見え，

左を見るときにそれがより明らかとなった(**図15-1**)。眼球運動はすべての方向で問題がない。

概説

斜視(strabismus または aquint)は，眼位異常のことをいう。さらに眼の向く方向によって，(1)内斜視：眼が内側に向く，(2)外斜視：眼が外側に向く，(3)上下斜視：眼が上もしくは下に向く，(4)回旋斜位：眼が時計方向や逆時計方向に回転する，に分類される。加えて，斜視が常に存在するか(恒常性か非恒常性か)，固視眼によって変化するか(共同性か非共同性か)に応じて，さらに分類される。

別名

外斜視，内斜視，両眼の強度外斜視

疫学

- 斜視の有病率は地域により異なる。
- 内斜視は西洋人に多くみられ，外斜視は東洋人に多い。
- 米国における大規模研究では，年間，10万人に対し64人の外斜視(11歳未満の子どもの1%)，111人の内斜視(6歳未満の子どもの2%)，12.9人の上斜視(19歳未満の子どもの0.26%)がみられた。
- 米国では，7歳未満の子どもで内斜視が最も多い一方，6〜9歳の子どもに外斜視が最も多く，若年者や廃用性斜視を伴う成人において，外斜視が多かった。
- 知的障害を伴う場合，斜視の頻度は知的障害のない場合と比べ44.1%高くなる。白人における斜視の有病率は2〜4%だが，アジア人ではより低いとされる[1-3]。ヒスパニックやラテン系の子どもでは，
  - 6〜11カ月で2%
  - 36〜47カ月で2.6%
  - 60〜72カ月で2.8%　である。
- アフリカ系アメリカ人の子どもにおける斜視の有病率は，
  - 6〜11カ月で1.1%
  - 36〜47カ月で1.9%
  - 60〜72カ月で3.9%　である[4]。

病因と病態生理

眼位が正位であることは，正常な感覚性・運動性融像により担保されている。したがって，どちらかないし両方の機能異常が起これば斜視となる。

- 感覚性の要素：外眼筋の動き，心理視覚反射(これまで解明されていない融像を引き起こす刺激)，筋トーヌスに影響する外部刺激(内リンパ，前庭系，想定されている頸筋からの反射)，眼球運動を支配する核性や核上性の刺激などがある。
- 運動性の要素：解剖学的な要因がある。眼窩の形や位置，眼球の大きさや形，球後組織の量，付着部・長さ・弾性・構造によって決まる眼筋の機能，眼窩の結合組織・靱帯・プリーの解剖学的な配置などである[5]。

危険因子

- 家族歴の存在
- 未熟児
- 発達遅滞

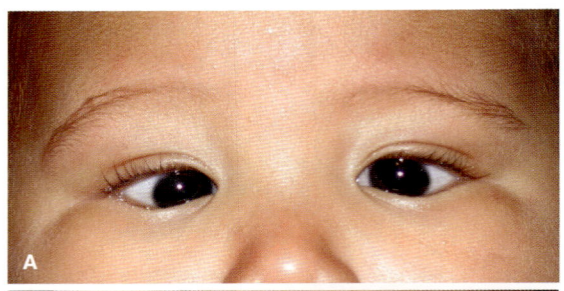
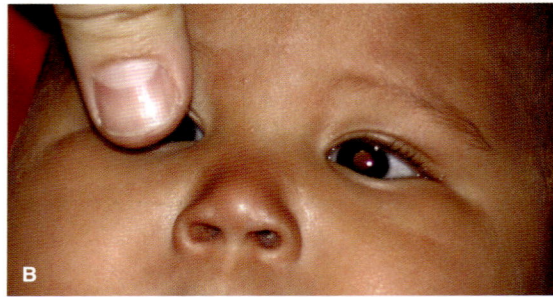
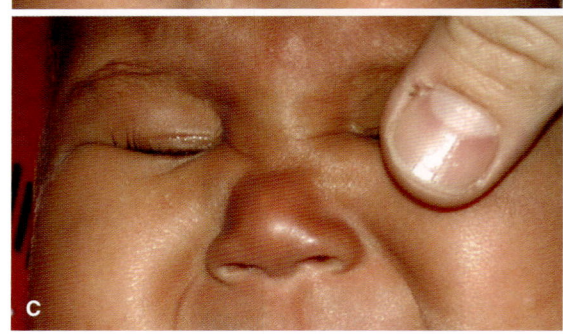

図 15-1　A：先天性ないし乳児内斜視。左眼優位の交叉固視を認める。**B**：右眼遮蔽には嫌悪反応を示さない。**C**：左眼遮蔽には嫌悪反応を示す。(*Used with permission from Paul J. Rychwalski, MD*)

- 神経疾患
- 遺伝子異常
- 失明

診断

診断は下記に示す，注意深い問診と身体所見によって行う。
- 問診
  - 発症年齢，特に乳幼児期
  - 出生歴
  - 家族歴
  - 合併する疾患や外傷，特に神経疾患
  - 眼振・頭痛・眼瞼下垂・瞳孔不同などの関連する症状
  - 恒常性か非恒常性か
  - 遠見時，近見時，また，眼の向き(眼位)による斜視の変化
- 身体所見
  - 全般的な健康状態，神経学的状態
  - 頭位：眼位ずれによる斜頸がないか
  - 視力，眼瞼の位置，瞳孔
  - 角膜頂点反射，もしくは Hirschburg 法
    - もし眼位が正常ならば，光はそれぞれの眼の中央に投影される。もし内斜視ならば，内側にずれている眼に

4

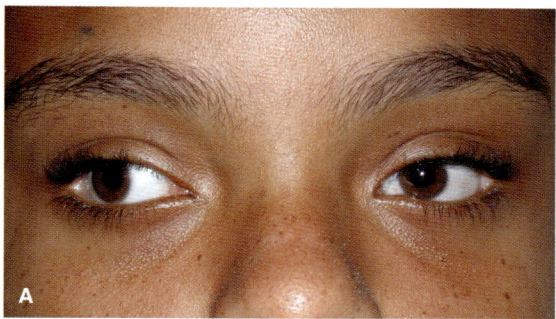
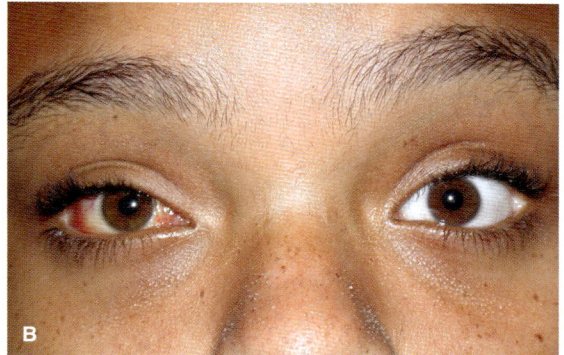

図 15-2　**A**：右眼の恒常性外斜視。**B**：同外斜視の両外直筋後転術後。（*Used with permission from Paul J. Rychwalski, MD*）

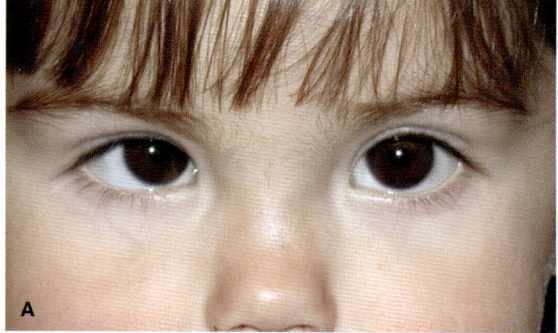
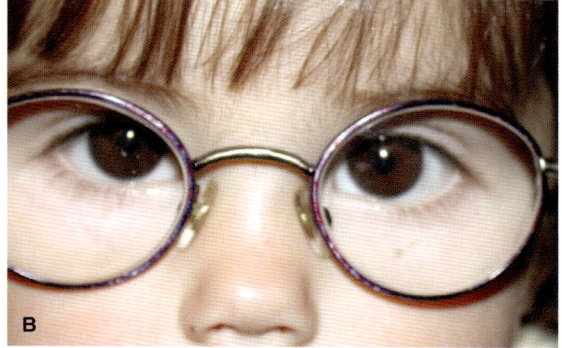

図 15-3　**A**：調節性内斜視。**B**：眼鏡による眼位の矯正。（*Used with permission from Paul J. Rychwalski, MD*）

対し光は耳側にずれ，外斜視ならば鼻側にずれる。

- 遮蔽試験，交代遮蔽試験
  ・明らかにまっすぐ固視している眼を隠し，僚眼が固視するために移動することを観察する。
  ・内斜視ならば，固視するために鼻側から耳側への眼球移動がみられる。外斜視ならばその逆である。
- ひき運動，向き運動
  ・眼球運動機能の評価のため，単眼運動と両眼運動を調べる。
- ペンライト試験
  ・角膜・虹彩・水晶体の異常を探す。
- 赤色反射テスト
- 調節麻痺下での屈折検査，散瞳下での眼底検査を含む全般的な眼科検査

▶ 臨床所見

後天性の斜視は，生命や視力を脅かす原因により発症することがあり，先天性や乳児発症の斜視と，後天性の区別をすることが重要である。

- 原発性斜視の原因として，特発性乳児ないし先天性内斜視（図 15-1）や恒常性外斜視（図 15-2）が含まれる。これらは通常，共同性である。
- 続発性斜視の原因として，網膜芽細胞腫（廃用性斜視），脳神経麻痺や眼窩壁骨折を伴う頭部外傷，重症筋無力症，Basedow 病が含まれる。
- 急性発症の後天性斜視は，頭蓋内出血，脳膿瘍，脳炎，シャント不全，腫瘍（頭蓋内，眼内，眼窩内）による頭蓋内圧亢進により起こることがある。
- 内斜視には，高度の遠視・高い調節性輻輳対調節（AC/A）比による調節性，屈折性内斜視（図 15-3），特発性乳児内斜

視，異常神経支配による Duane 症候群 I 型（図 15-4）やMoebius 症候群，廃用性内斜視，外転神経麻痺による内斜視が含まれる。

- 外斜視には，間欠性外斜視，動眼神経麻痺（通常は同側の眼瞼下垂と瞳孔散大を伴う），Duane 症候群 II 型が含まれる。
- 上下斜視の原因としては，滑車神経麻痺，動眼神経不全麻痺，眼窩壁骨折，甲状腺眼症，Brown 症候群（または，上斜筋腱鞘症候群）が含まれる（図 15-5）。

▶ 画像検査

- 神経学的画像
  問診や身体検査の結果，神経学的な要因による斜視が疑われる場合，一般的に造影をする／しないにかかわらず，脳と眼窩の脂肪抑制 MRI が必要である。下記のいくつかの所見は画像検査を施行する根拠となる。
  - 突然の発症
  - 外傷の既往
  - 瞳孔不同，眼瞼下垂，眼振，てんかん，頭痛などの随伴する神経学的症状
  - 非共同性（斜視）
  - 頭蓋顔面異常

鑑別診断

- 偽斜視（図 15-6）
  - はっきりとした内眼角贅皮
  - 低い鼻梁
  - 側方視でより顕著となる
  - 正常な対光反射と遮蔽試験が正常
  - 屈折・前眼部・網膜など眼科検査が正常
- 乳児眼位の不安定さ

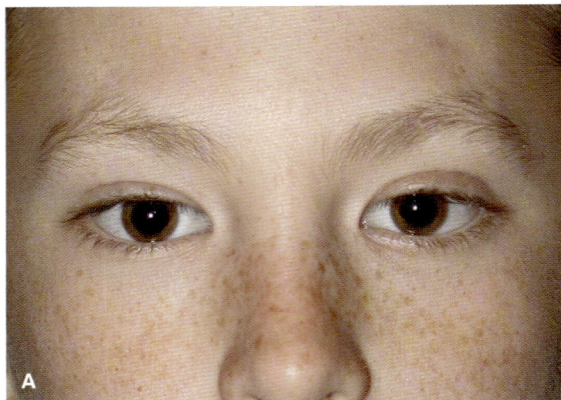

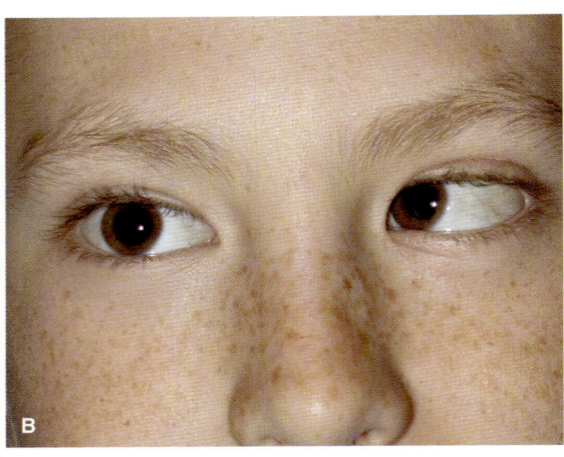

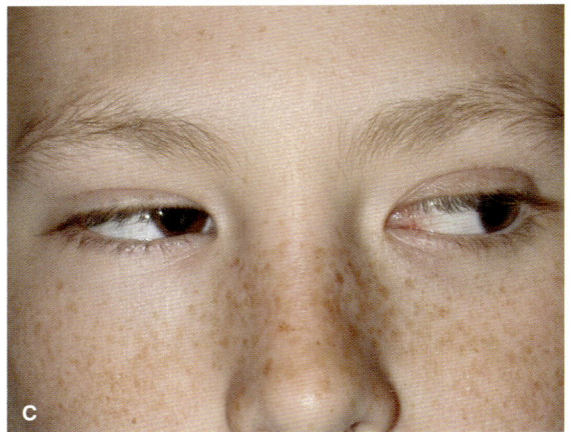

図 15-4　Duane 症候群。**A**：第一眼位では，眼は正位である。**B**：右方視時，左眼の内斜視と右眼の外転制限。**C**：右眼は正常に内転しているが，内転に伴い右眼の眼球後退と瞼裂の狭小化がみられる。（*Used with permission from Paul J. Rychwalski, MD*）

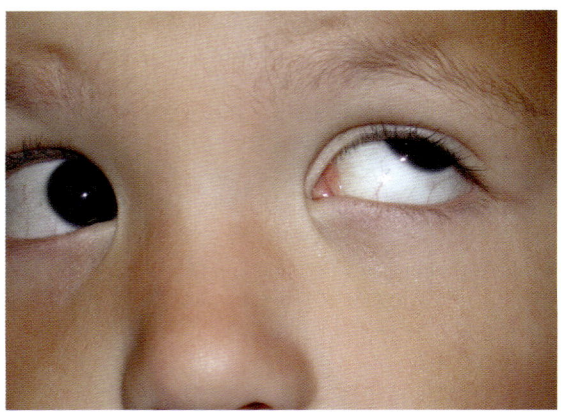

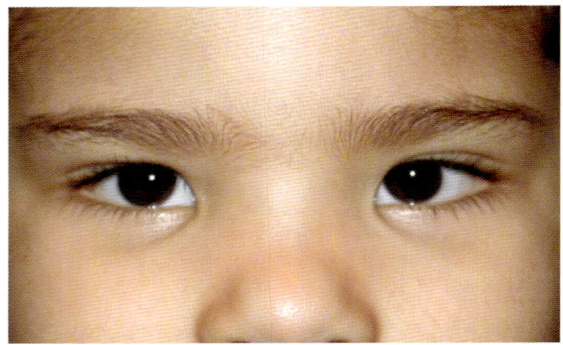

図 15-5　右眼の Brown 症候群（上斜筋腱症候群）。右眼は内上方への運動制限がみられ，左眼の外上方への過動がみられる。（*Used with permission from Paul J. Rychwalski, MD*）

図 15-6　偽斜視。中央に位置する角膜反射，広い鼻梁，はっきりとした内眼角贅皮がみられる。（*Used with permission from Paul J. Rychwalski, MD*）

- 生後数週間は，正常であっても様々な斜視（一般的には外斜視）がみられる。

治療

- 偽斜視（pseudostrabismus）
  - 視力を含む眼科一般検査を行う。
  - 再検査を行う。
  - 偽斜視と診断されている中に本来の斜視である場合があり，4～6カ月で再診する。

- 斜視
  - 病因に基づいて治療を行う。眼位を正位に保つこと，視力や両眼視機能，立体視を保つことが目的である。

▶ 非薬物療法
- 必要時の屈折矯正と弱視訓練（アイパッチなどを用いた健眼遮蔽による）[6-8] SOR Ⓐ
- プリズム眼鏡。SOR Ⓒ

▶ 薬物療法
- 縮瞳薬によって調節を起こさせ，斜視を治療する（ホスホリンアイオダイド点眼薬）。SOR Ⓒ
- 調節麻痺薬は弱視治療において，健眼を薬剤的に遮蔽する

4

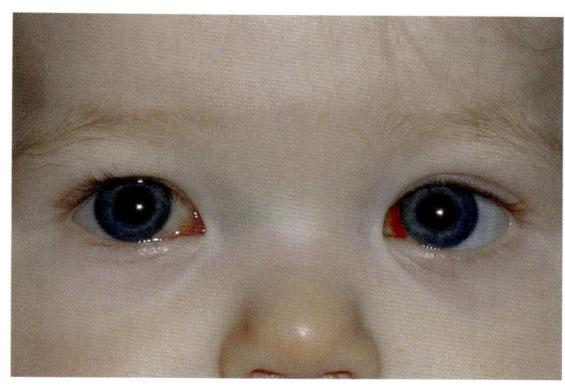

図 15-7　先天性内斜視に対する両内直筋後転術後 1 週間で，眼位は正位となっている。結膜下出血が残存している。（*Used with permission from Paul J. Rychwalski, MD*）

（ぼやけさせる）ために使用されることがある（1%アトロピン点眼）[6-9]。SOR **A**

▶ 補充療法と代替療法

視能訓練は，特により小角度の外斜視において有用なことがある。SOR **C**

▶ 外科治療

- 廃用性斜視において，視軸の障害となる疾患がある場合，手術適応がある。（眼瞼下垂手術，白内障手術，毛細管血管腫の治療）[10-13]。SOR **A**
- 斜視手術
  - 後転術："過動している"筋肉を減弱させるため，後方に移動させる（**図 15-7**）。
  - 切除（短縮）術：相対的に収縮の弱い筋を強化するため，筋肉の一部を切除，再縫着する。

▶ 紹介

小児眼科医へ紹介すべき所見として，下記がある。

- 恒常性内斜視（年齢を問わない）。
- 角膜反射試験か遮蔽試験で斜視があること。
- 非共同性斜視（斜視が眼位によって変化する）。これらは脳神経麻痺や外傷，外眼筋症候群により起こっていることがある。
- 眼性斜頸が疑われるもの。
- 再検査したにもかかわらず両親が眼位を心配している。
- 斜視や弱視のはっきりとした家族歴。

予防とスクリーニング

- 視力スクリーニングは，視機能異常を検出するために非常に重要である。
- 小児眼疾患の家族歴がある小児は，より眼疾患を有する可能性が高い。
- 米国眼科学会や米国小児科学会は，下記の年齢ごとに小児科医の診察を受けることを推奨している[14,15]。
- 新生児
  - すべての新生児は，感染，欠損，白内障，緑内障の検査を退院するまでに受けるべきである。特に，酸素投与が長期にわたる，ないし複数の医学的な問題を抱えている未熟児に対して行うべきである。
- 6 カ月児まで
  - 全身状態が良好な児の診察時に，毎回，眼の状態，視力

発達，眼位を確認すべきである。

- 3〜4 歳児
  - 今後の発達に影響を与える可能性のある眼疾患，視力障害がないかどうかを検査すべきである。
- 5 歳以降
  - 毎年，左右眼それぞれの視力を検査すべきである。通常の検査で何らかの異常が見つかった場合，必要に応じて小児眼科医へ紹介する。
- 学習障害
  - 学習障害は小児に多くみられ，様々な原因が考えられる。眼はしばしばその原因として疑われるが，ほとんどの場合，学習障害の原因とはならない。したがって，視力が改善したからといって学習障害が改善するわけではない。教育の専門家への紹介が望ましい[8]。

予後

良好な視力予後には，早期診断が重要である。弱視訓練が継続できるかどうかが，早期に発見・治療開始された弱視の予後に非常に重要となる。

フォローアップ

遮蔽訓練の際，経過観察は一般的に 2，3 カ月毎に行われる。より年少の児においては，視力発達の感受性期にあり，弱視発症の可能性が高く，頻回の診察が推奨される。

患者教育

- 異常に対しては，早期に受診すること，必要に応じて小児眼科医へ紹介できることを伝える。
- 推奨された治療を遵守することは，疾患治療において非常に重要である。

【Paul J. Rychwalski, MD】
（片桐　聡／横井　匡　訳）

16　網膜芽細胞腫と白色瞳孔の鑑別診断

症例

決まった方向を見る際に左眼の瞳孔が白く光ること（**図 16-1**）に両親が気づき，14 カ月の男児が小児科医を受診した。この所見は，最近の写真でもみられた。小児科医が対光反射を調べたところ，右眼の明るく赤みがかった瞳孔に比べ，左眼では薄暗く，黄褐色の瞳孔がみられた。母親はさらなる精査・加療を希望した。散瞳下の眼底検査で，眼球内の50%以上を占める腫瘍が 1 つ認められた。超音波検査は，腫瘍内が石灰化している所見を示し，網膜芽細胞腫（retinoblastoma）が疑われた。核磁気共鳴画像法（MRI）で視神経や頭蓋内への浸潤を示す所見はみられなかった。僚眼を含め，それ以外の腫瘍は見つからなかった。網膜芽細胞腫の家族歴は認めなかった。腫瘍の大きさから眼摘出術が行われることとなった。

概説

白色瞳孔（leukocoria または white pupil）は，瞳孔が白く反

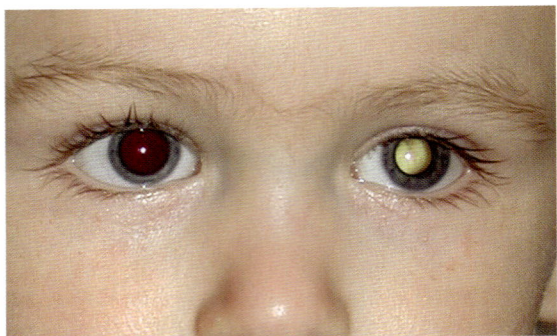

図16-1　網膜芽細胞腫の患児の左眼白色瞳孔。水晶体を通して腫瘍が直接観察できる。（*Used with permission from Elias Traboulsi, MD*）

射することを意味する。白色瞳孔は直視下や，レチノスコープ，時に眼科検査時や写真で偶然発見されるが，この所見自体は診断ではない。最も重症な白色瞳孔の原因は網膜芽細胞腫であり，これは，最も小児期に頻度の高い眼内腫瘍である。白色瞳孔を呈する他の疾患もあるが，正確に診断することは，原疾患による不可逆性の失明，二次性の弱視，致死性の悪性腫瘍を防ぐための適切かつ早期の治療につながる。

別名

　　白色の瞳孔反射

疫学

- 三次病院に紹介される，白色瞳孔を主訴にした患児のうち，47%は網膜芽細胞腫であった[1]。
- 網膜芽細胞腫の患児のうちの多く（32〜73%）は，白色瞳孔を呈する[2,3]。
- 網膜芽細胞腫は米国の0〜4歳児において，年間100万人あたり11.8人発症し，1.3万〜2万出生に1人発症する。これらはヨーロッパでも似た統計結果である[4]。
- 他の原因疾患により生じる白色瞳孔の頻度がわずかに多いが，その正確な発症率の報告はない。

病因と病態生理

- 白色瞳孔を呈する疾患には，頻度が高いものから低いものまであるが，これは眼底の赤色反射が遮られることによって起こる。厳密には角膜混濁は含まれず，水晶体から後方の濁りによって生じる。
- 網膜芽細胞腫による白色瞳孔は，白色で境界明瞭な網膜腫瘍が原因である。
- 網膜芽細胞種は，網膜前駆細胞において，癌抑制遺伝子であるRB1遺伝子の両方のアレルの変異によって，または細胞分裂に抑制的にはたらく，リン酸化RBの不活化もしくは欠失によって発症する[5]。
- 2ヒット説（1つめの変異は生殖細胞系で，2つめの変異は体細胞へ分化したのちに起こる，もしくは両方の変異が体細胞系）により，網膜芽細胞腫の遺伝性・非遺伝性の双方の形式を説明できる。
- 鑑別診断を表16-1に記載した。

危険因子

- RB1遺伝子に生殖細胞系の変異が1つある場合，網膜芽細胞腫となる可能性は90%異常である。
- 網膜芽細胞腫の家族歴は，子孫や兄弟への非常に強い危険因子となる。
- 放射線療法は，遺伝性の網膜芽細胞腫における続発性の悪性新生物を誘発する。
- 13番染色体長腕の欠失は，顔面形成異常を含む他の多くの奇形とともに，両眼の網膜芽細胞腫を誘発する。
- 現在，網膜芽細胞腫を対象とした小児腫瘍グループ（COG）臨床試験で，病理学的な危険因子，家族性・環境性の因子，眼外網膜芽細胞腫や関連腫瘍に対する多様な治療法（化学療法，幹細胞治療，ウイルスによる腫瘍崩壊など），また，生存者への晩期合併症が調査されている[6-8]。

診断

　的確な診断のために，眼底撮影だけでなく，全身麻酔下の眼，眼窩，また脳の画像検査がしばしば必要である。

▶ 臨床所見

- 一般的な網膜芽細胞腫の症状は，白色瞳孔，斜視，視力低下，家族歴のみ，眼炎症などである[2,3]。
- 腫瘍は，網膜下に成長（外長型）し，滲出性網膜剥離を続発するものや，硝子体側に成長（内長型）し，硝子体内播種を続発するものがある。
- 遺伝性の網膜芽細胞腫の患者は，二次癌の発症リスクがある。

▶ 分類

- 片眼性で単一性の網膜芽細胞腫は，一般的に非遺伝性である。
- 遺伝性の網膜芽細胞腫は，一般的に両眼性，または片眼性で多発性であり，乳児期に発症する。眼外に発症する二次癌の高リスク群である。
- 眼外病変として，三側性腫瘍（両眼の網膜芽細胞腫と松果体芽腫），二次癌（肉腫），転移がある。
- 網膜芽細胞腫は，大きさ，眼内に占める位置，播種などによって，国際眼内網膜芽細胞腫分類（ICRB）に則って分類される[9]。これによって，眼球保存が可能かどうかの予後を正確に評価できる。

▶ 検査所見

- 遺伝カウンセリングを行うには分子遺伝学的検査が必要である（後述参照）。
- 眼球摘出された場合には，視神経や脈絡膜への微小浸潤の検索，腫瘍の分類，術後化学療法の決定のために，組織病理学的な検査は必須である[10]。
- 追加の検査は，個々の治療に応じて計画する。たとえば，化学療法前の生化学，血算など。

▶ 画像検査

- 眼底撮影画像は，記録や分類に必要である（図16-2）。
- 超音波検査により，一般的に石灰化を伴うはっきりとした眼内の腫瘍塊を認める。同時に眼周囲の眼窩組織を評価する（図16-3）。
- CT検査もまた腫瘍内の石灰化を描出するが，二次癌発症リスクが増えるため避けられる。診断が困難な症例に対してのみ，CTが行われる。

表16-1　網膜芽細胞腫もしくは白色瞳孔の鑑別診断とその特徴

疾患	診断と疫学	原因と危険因子	白色瞳孔	臨床所見	治療	予後	予防、スクリーニング、教育
白内障	・進行性の水晶体混濁。 ・先天性:1万人に2人程度。 ・乳児:1万人に1~15人。	・50%が遺伝性であり、常染色体顕性形式が最も多い。 ・全身疾患や感染症、外傷で起こることがある。	・水晶体の混濁。直視下、赤色反射テスト、写真などによる両親やかかりつけ医が気がつく。	・視力低下 ・眼振 ・斜視 ・白瞳 ・遺伝性白内障の家族歴 ・白内障を引き起こす遺伝性疾患(ガラクトース血症やDown症) ・感染や代謝異常の検査が必要 ・遺伝子検査や染色体検査が必要。	・視軸外、あるいは小さく、視力がよい場合は保存的に、9歳までの視機能発達臨界期は細かな診察を行う。 ・上記以外:迅速な手術の加療(眼内レンズ挿入や術後コンタクトレンズ)、近視用眼鏡を処方し、成長に応じて変更する。弱視の場合、遮蔽訓練を行う。	・治療をしない場合、弱視や失明に至る。 ・早期に診断加療を行えば、0.5~1.0の視力が得られることが多い。 ・予後不良因子:眼振、斜視、片眼性白内障(先天性ないし乳児)。	・診察時の赤色反射テスト。ハイリスク症例や、放射線使用歴、ステロイドの長期使用歴、白内障を合併する全身疾患においては眼科の紹介と毎年の定期診察が必要である。
胎生血管遺残(PFV)もしくは第一次硝子体過形成遺残(PHPV)	・第一次硝子体と硝子体血管系の退縮異常で生じる先天奇形。まれである。 ・白色瞳孔の小児の63%を占める。	・通常胎生4カ月に始まる胎生血管組織の退縮停止。 ・非遺伝性	・硝子体中の遺残した血管茎や斑状の水晶体後面血管血管組織による。典型的には片眼性(図16-4)。	・小眼球 ・斜視 ・白内障 ・眼内出血 ・白色組織 ・虹彩血管の怒張 ・毛様体突起の延長 ・緑内障 ・他の奇形(水晶体内出血やアプドウ膜欠損症(コロボーマ)など後極眼、網膜ひだ、黄斑低形成、視神経低形成、乳頭に付着する硝子体血管茎を伴う牽引性網膜剥離)	・超音波検査:硝子体血管やケローグを含む、乳頭から硝子体への向かう第一次硝子体の遺残がみられる。 ・CTやMRI:超音波検査と同様、造影剤の使用により血管などに富む硝子体がみられる。 ・治療:水晶体切除と前部硝子体切除(しばしば難症例である)眼球摘出は、視力が望めない奇形を伴うような重症例に行う。	・緑内障、眼内出血、白内障、網膜剥離の高い危険性。 ・視力予後は視神経や黄斑の状態に依存する。 ・長期的には、末期の緑内障眼内出血、網膜剥離、眼球癆の症例に対して眼球摘出術を行う。	・診察時の赤色反射テスト。偶発的に発症するため予防はできない。胎児期超音波検査で診断されることがある。
有髄神経線維	網膜神経線維の異常髄鞘形成。(人口の1%程度)	・多くの症例は孤発性。Gorlin症候群(基底細胞母斑症(候群)のような症候群の一部としても起こることがある。	病変部は視神経線維の分布に一致したが、典型的には羽毛状の境界領域に髄鞘化された神経線維がみられる(図16-5)。	・多くの症例では無症状。(暗点や盲斑が拡大が生じることがあるが)一般的に視力は正常、重症例では、弱視、近視、斜視が合併する。視神経経由する血管ことがある(牽引性網膜剥離)	・視野検査 ・症状がある場合:治療は必要ない。 ・高度な近視や弱視などの予後不良因子がある場合、適切に加療する。	・一般的には進行しない。弱視により視力不良となる症例もある。	・典型例は、進行せず良性。 ・予防はできない。
未熟児網膜症(ROP)	・血管発育途上の未熟児網膜における異常な血管増殖により起こる新生血管疾病。 ・未熟児の21~36%に発症。	・32週未満の未熟児 ・低出生体重と低在胎週数 ・1週間を超える人工呼吸器の装着 ・サーファクタント治療 ・輸血 ・重症合併症 ・高血糖とインスリン治療 ・敗血症 ・動脈血酸素飽和度の上昇 ・脳室内の出血 ・血液ガス検査結果の変動 ・脳血管支持肺の異形成	進行例や、治療されず網膜剥離に至ったROP症例では、水晶体後面の不透明な組織(水晶体後面線維増殖)がみられる。	・熟練した眼科医によるスクリーニングで診断、病変の部位と変化を記載する。 ・AAP/AAO/AAPOS(2006年)がスクリーニングを推奨した疾患は、下記のとおり。 1. 1,500 g未満か出生32週以下のすべての症例。 2. 不安定な経過をたどった1,500~2,000 gの症例や胎生32週を超える症例。 3. 小児科医が新生児科医から高い危険性があると判断した症例。	・Prethreshold ROP:進行を予防するために選択的な加療を行う。 ・Threshold ROP:周辺の異常網膜のレーザー光凝固術(冷凍凝固術)が成熟する。 ・網膜剥離:最近の重大なROP(レーザー光凝固術ができない):適応外できるバシスマブ(抗VEGF薬)治療(施行時期と量は決まっていない)。 ・網膜剥離:緊急手術 ・治療後の経過観察:術後1~2カ月間は1~2週間毎に診察し、臨床経過に併せて徐々に診察を減らしていく。	・初回スクリーニング検査:両眼底の網膜血管が十分に発育していれば問題ない。網膜血管が成熟する、ROPが退縮するまで検査を続けるべきである。 ・酸化障害を対象とした予防(ビタミン、ペニシラミン、光曝露の制限)が研究されているが、これまでに効果は立証されていない。 ・推奨:全身状態の悪化を避ける。

(つづく)

4

表 16-1　網膜芽細胞腫もしくは白色瞳孔の鑑別診断とその特徴（つづき）

疾患	診断と疫学	白色瞳孔	原因と危険因子	臨床所見	治療	予後	予防、スクリーニング、教育
トキソカラ症	・人畜共通寄生虫症（イヌ回虫やネコ回虫）による眼感染症。 ・1～5歳の子どもに最も多い。白色瞳孔の症例では、98%の症例であらわれる。内臓幼虫移行症を認めない。	・網膜下肉芽種：白色であり、直径は1～2乳頭径。網膜のどの位置にも起こる。 ・線虫眼内炎：明らかな明子体の炎症とともに炎症性の隆起がみられる。 ・石灰化を伴うため、網膜芽細胞腫との鑑別が難しい。	・眼病巣：第二期幼虫による炎症によって起こる。 ・ヒトへの感染：第二期幼虫に感染した卵や組織を偶発的に摂取することにより起こる。 ・伝染：食物の汚染や土壌による。 ・眼症状の発症に関わる因子ははっきりしていないが、幼虫の死数に関連した炎症性変化が主である。	・眼症状のみのことがある。 ・片眼性 ・網膜下肉芽種（孤発、無症状） ・網膜障害：ひだ、隆起、剥離 ・視力低下 ・斜視 ・慢性眼内炎 ・（後部）ブドウ膜炎 ・黄斑と視神経の間位 ・血清IgG（ELISA）陽性：確定診断となる。 ・血清IgG（ELISA）陰性：トキソカラ症を否定できない。前房水中の自己抗体が眼内感染を証明する。	・周辺網膜の肉芽種（無症状、わずかな炎症）の場合、治療は必要ない。 ・虫の大量死が炎症を悪化させるため、駆虫薬（チアベンダゾールやジエチルカルバマゼピン）の使用は意見が分かれる。 ・ステロイドの併用投与、テノン嚢内による駆虫薬により駆虫できる。またステロイド単独使用により、網膜硝子体牽引を起こす膜病変を制御できる。 ・明子体手術：明子体混濁、網膜前膜、網膜剥離に対して行う。 ・レーザー光凝固術：ステロイド投与や、網膜硝子体の視認可能な幼虫を殺すために行う。 ・視機能改善のために、他の眼科処置も併せて行う。	・56%の症例で、生涯にわたる視力障害をきたす。 ・視力予後不良因子として、高度な明子体炎、囊胞性体斑浮腫、牽引性網膜剥離が含まれる。	・（無症状の場合、治療が必要ないため）スクリーニング検査は行わない。 ・ヒトへの経口感染を減らすための予防措置として、（特に授乳中の女性の）ペットの定期的な駆虫。ペットの糞便の適切な処理、よい衛生管理が含まれる。 ・ペットの感染を予防すること、汚染されている可能性が高い土壌への接触を避けることを患者に周知する。
視神経、網脈絡膜コロボーマ	・胚生裂間閉鎖不全により網脈絡より下方に正常組織の欠損が生じる。まれ	・視神経乳頭下方に起こる白色の境界明瞭な凹陥。 ・下方の網脈絡膜に広がることがある（視神経乳頭すべてに及ぶことはまれ）（図16-6）。	・孤発性もしくは遺伝性。 ・特発性もしくは症候群の一症状として発症。 ・網膜コロボーマ症候群（10番染色体長腕にあるPAX2遺伝子変異を原因とする。常染色体顕性遺伝）。 ・CHARGE症候群 ・その他の症候群（Walker-Warburg症候群、Aicardi症候群、Goldenhar症候群、線状皮脂腺母斑症候群、Jadassohn脂腺母斑、Noonan症候群、焦点皮膚形成不全	・片眼性ないし両眼性 ・薄い神経網膜縁を有する ・虹彩、毛様体コロボーマ ・眼窩嚢腫 ・網膜血管異常 ・腎コロボーマの所見（膀胱尿管逆流、腎低形成、腎不全、慢性腎炎） ・CHARGE症候群の所見（PHPV、小眼球、顔面神経麻痺、顔面異形症、気管食道瘻、腎・心血管・中枢神経系の異常）	・重症関連疾患の除外のために腎超音波検査を行う。 ・心臓超音波検査、鼻カテーテル、鼻腔（もしくは副鼻腔CT）や聴覚テストによる、CHARGE症候群（コロボーマ、先天性心疾患、後鼻孔閉鎖、発達遅滞、生殖器異常、難聴）の除外診断	・視力は正常から、失明まで様々である（病変の性状からは予想することはできない）。 ・良好な視力予後の因子：中心窩が網脈絡膜コロボーマに含まれず温存されていること。	・診察時の赤色反射テスト ・偶発的に発症するため予防はできない。

（つづく）

4

疾患	概要	眼所見	原因	所見	検査・治療	経過	予防
Coats病	網膜の毛細血管拡張を主座とするまれな滲出性網膜症である。一般的に若年男性で、男性が80%を占める(5～10歳が80%を占める)。	浮腫状となった網膜内や網膜上に多量の黄色滲出物を認め、明るい白色瞳孔をきたす(偽腫瘍、図16-7)。	・特発性、先天性、非遺伝伝性 ・NDP遺伝子の体細胞性変異により発達途上の網膜内のnorrin(蛋白質)が欠損する。 ・関連する全身症状は知られていない。	・90%が片眼性 ・視力低下 ・斜視 ・網膜の毛細血管拡張：通常は連続した血管瘤の拡張(小さな電球のように)を認める。 ・黄斑に偏在する腫瘍のような滲出病変 ・虹彩新生血管 ・血管新生緑内障 ・白内障 ・ブドウ膜炎 ・眼球癆	・治療目標：血管病変の進行停止 ・冷凍凝固ないしレーザー光凝固。効果は限定的。病変部が乳頭周囲に存在する場合は避ける。 ・眼球摘出術は、合併症が生じた重症例に対しても考慮する。	・様々な経過 ・一時的もしくは永続的な自然退縮が起こることがある。(黄斑下滲出物による)一般的には中心視力が失われる。 ・網膜の滲出性変化は網膜剥離を引き起こすことがある。 ・網膜障害が進行すると、最終的には完全失明に至る。	病因は不明。予防法はない。
朝顔症候群	視神経乳頭陥凹の中央に、白色のグリア組織を認め、拡大した視神経乳頭周囲に網膜が放射線状に広がる血管を認める。	・先天異常：漏斗状の形をした眼底。視神経乳頭の陥凹に網膜前線維化を認める。(図16-8)がみられ、視神経萎縮、眼瞼裂、眼球癆を引き起こす。 ・先天性の症例では、網脈絡膜萎縮、白内障、小眼球を併発することがある。まれだが、女性に多い。	原因は不明。大半は孤発例。遺伝子欠損に伴う症例も存在する(関連の項を参照)。	・片眼性 ・通常は他の異常は伴わない。 ・1/3の症例で網膜剥離をきたす。 ・口唇裂、いびき、鼻閉など正中頭蓋欠損と関連がある。 ・毛細血管瘤、もやもや病のような頭蓋内循環異常、腎系疾患との関連が報告されている。	MRI：経蝶形骨脳瘤が鼻咽頭に及ぶことがある。MRAは、生命を脅かすもやもや病を除外するために重要である。	・滲出性網膜剥離、網膜下新生血管は視力の予後不良因子である。 ・通常は高度な視力低下(0.1から指数弁)をきたすが、まれに視力のよい症例もある。	病変自体の予防はできない。
先天トキソプラズマ症	ふわふわした白色病変と網膜浮腫：増殖した寄生虫が存在する網膜内層を巻き込む網膜壊死が通常起こる。網膜から脈絡膜、強膜へ炎症を引き起こす。	・トキソプラズマによる眼感染症である。ブドウ膜炎、硝子体炎、眼局所に存在する網脈絡膜死を引き起こす。網膜を巻き込む網膜壊死をきたす。網膜から脈絡膜、強膜へ炎症を引き起こす。 ・先天性の症例では、トキソプラズマ再活性化を引き起こす。	・感染した母から胎児へ系経胎的に感染し、妊娠第三期が最も感染しやすい。 ・非加熱料理や日常生活(直接的ないし間接的に)ネコの汚染、肉、(直接的ないし間接的に)母系糞便などを経口的に摂取することにより、母系感染する。 ・(HIVや医学的な免疫抑制による)免疫不全状態は、トキソプラズマ感染や再活性化を引き起こす。	・先天感染のうち、90%は臨床症状を示さない。 ・症候性感染：網脈絡膜炎(先天感染の80%にみられる、基本的に両眼性)、頭蓋内石灰化、けいれん、脳性麻痺、精神発達遅滞、小頭症、水頭症。後部ブドウ膜炎の50%を占める。 ・汎ブドウ膜炎、乳頭炎、硝子体混濁、白内障。 ・網膜障害と網脈絡膜血管の肥厚 ・新生児におけるIgMの上昇(ELISA)	・フルオレセイン造影検査：初期は低蛍光だが徐々に蛍光漏出する ・インドシアニングリーン造影検査：病変部周囲に散財する小暗点がみられ、網膜障害が眼底検査所見より悪いことがある。 ・薬物療法：3剤(ピリメタミン、スルファジアジン、プレドニゾン)、4剤(3剤にクリンダマイシンを加える)、ピリメタミンによる血液学的な合併症を防ぐため、葉酸が必要である。治療の期間は臨床経過によるが、一般的に4～6週間である。 ・治療目的：寄生虫を除去し炎症を抑えることである。	・妊娠中の早期感染は視力予後不良因子である。 ・治療適応外。視神経乳頭、乳頭黄斑束や黄斑が含まれる場合である。 ・活動性の高い病変 ・免疫不全患者	CDCやUSDAは、食物を安全な温度で調理すること、食材に関する危険性を減らす習慣をつけること、妊婦にはネコ用のトイレやその他の環境危険因子を避けることを推奨する。

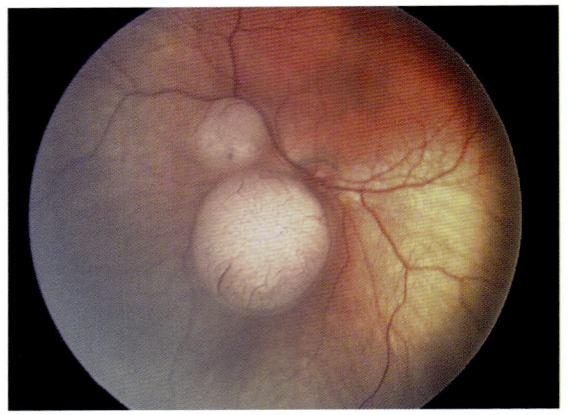

図16-2　広画角眼底写真により，視神経の鼻側に2つの網膜芽細胞腫が観察される。(*Used with permission from Elias Traboulsi, MD*)

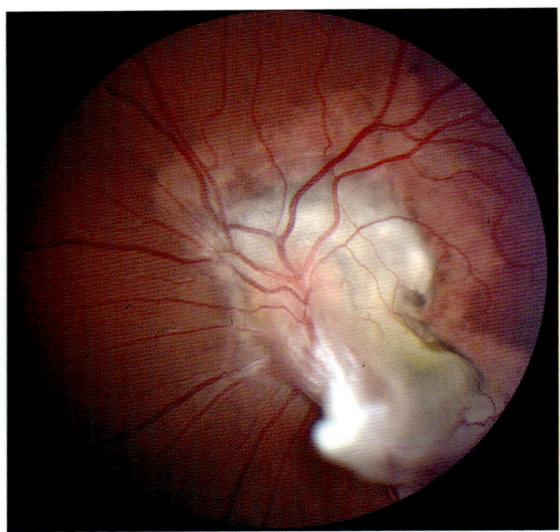

図16-4　第一次硝子体過形成遺残。胎児期の硝子体が遺残，増殖して後部が乳頭部に付着している。前方は白色塊が水晶体後面を占めており，毛様体突起を水晶体のほうへ牽引している。(*Used with permission from Elias Traboulsi, MD*)

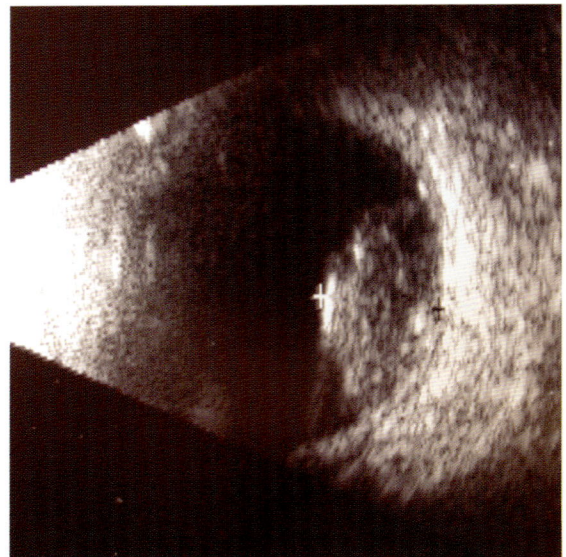

図16-3　B-スキャン超音波検査により，単一で中等度大の眼内腫瘍が観察される。腫瘍内の高輝度領域（白色部）は，石灰化部位に一致している。(*Used with permission from Elias Traboulsi, MD*)

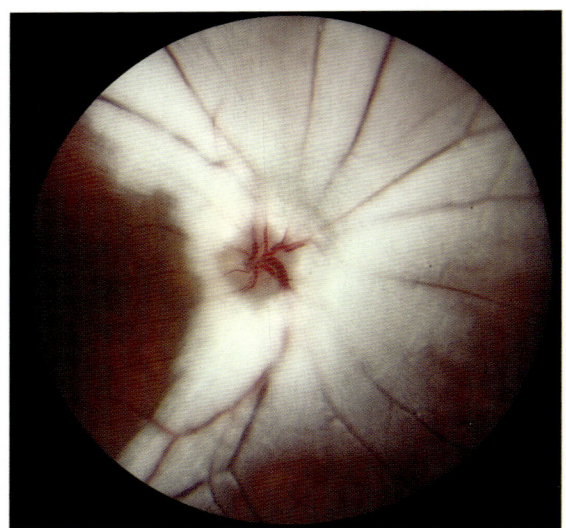

図16-5　右眼の視神経線維の広範な髄鞘化所見。白濁した有髄線維により視神経乳頭縁が毛羽立ち，一部閉塞している。(*Used with permission from Elias Traboulsi, MD*)

- 滲出性網膜剥離がある場合でも，MRIによりCoats病と網膜芽細胞腫を鑑別できる。
- 治療中や経過観察の際，MRIにより腫瘍の大きさ，視神経や脈絡膜への浸潤，関連する脳腫瘍などを詳細に確認することができる。

鑑別診断

　小児における白色瞳孔の鑑別診断は，そのまま網膜芽細胞腫の鑑別診断となる（**表16-1**参照）。

治療

- 治療として，(1)腫瘍の眼球外への進展や他の腫瘍の存在を除外，(2)眼内腫瘍の治療，(3)長期の経過観察，(4)遺伝カウンセリング，の4つが含まれる。
- 現代の治療技術を用いると，特に初回の化学療法と補助的な局所療法では，ICRBが治療効果を予測するのに最も有用である[9]。
- 治療計画は年齢，両眼性か片眼性か，視力予後，眼内腫瘍の体積，腫瘍の眼外への進展などを考慮して決定する。
- 治療目標は(1)腫瘍を根絶し子どもの命を救うこと，(2)保有視機能を最大限に発達させること，(3)治療による副作用を減らすこと，である[6]。

▶ 非薬物療法

- 小腫瘍は，局所療法(冷凍凝固術，光凝固術や経瞳孔温熱療法)によって焼灼し，眼球温存することができる。
- 大きな腫瘍の場合，局所療法は化学療法に併用して施行される[6]。SOR **A**

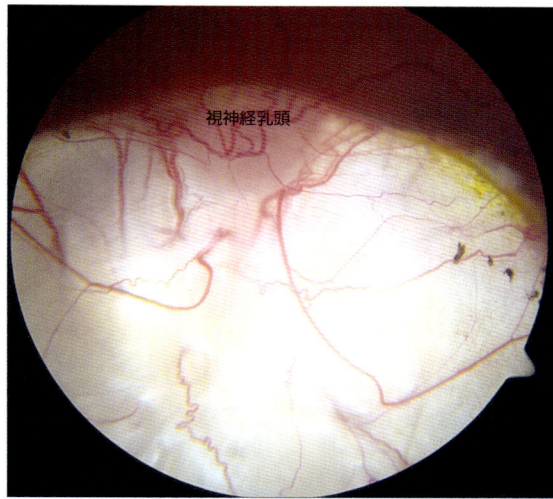

視神経乳頭

図16-6　視神経乳頭と眼底の下方を含む巨大な網脈絡膜コロボーマ。白色瞳孔を呈する。（*Used with permission from Elias Traboulsi, MD*）

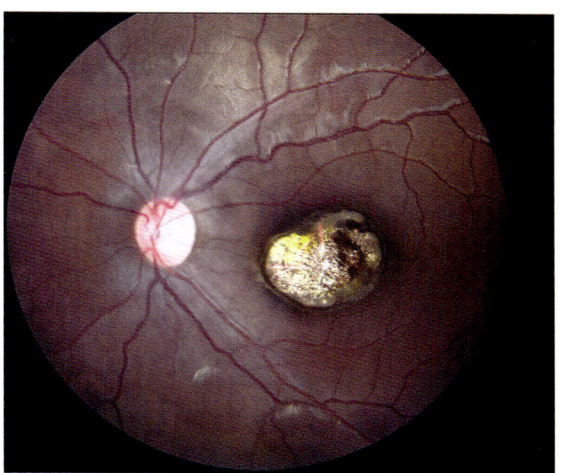

図16-8　先天性トキソプラズマ症による黄斑部の網脈絡膜瘢痕。白い部分は強膜であり，黒い部分は感染と炎症の治癒過程で増殖した網膜色素上皮細胞である。黄斑部病変は先天性トキソプラズマ症に典型的である。（*Used with permission from Elias Traboulsi, MD*）

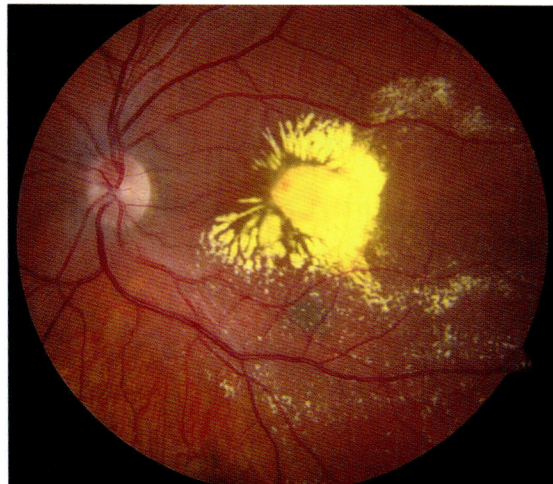

図16-7　黄色い黄斑隆起性病変は，異常漏出を起こす血管瘤（この写真では明らかでない）からのコレステロール滲出物により形成。この血管瘤は網膜の周辺部に存在し，漏出物は後極に溜まる。（*Used with permission from Elias Traboulsi, MD*）

- 冷凍凝固術（経強膜）は眼球の前方に位置する小腫瘍に対し用いられる。
- 光凝固術は眼球の後方に位置する小腫瘍の栄養血管を標的として行われる。
- 経瞳孔温熱療法は腫瘍塊に対し赤外線を照射し，加熱して破壊する。
- 初回治療が失敗もしくは再発した場合，強膜上の小線源療法，放射線外照射，眼球摘出によって治療する。

▶ 薬物療法

- 網膜芽細胞腫においては，放射線療法よりも化学療法のほうが安全に行える。
- カルボプラチン単独でも腫瘍の縮小は期待できるが，最も標準的な多剤併用化学療法のレジメンは，カルボプラチン＋ビンクリスチン±エトポシドを6クール施行すること

である[6,11]。SOR **B**
- 成功率はレジメン，腫瘍の厚み，腫瘍の大きさ，播種の有無による[12]。
- 化学療法で腫瘍の大きさを縮小することにより，局所療法を施行できるようになる。
- テノン嚢下（結膜下）カルボプラチン注射などの局所化学療法は，より大きい腫瘍への治療法として発展してきている。SOR **C**

▶ 補充療法と代替療法

- 放射線外照射療法（**EBRT**）は眼球温存を目的とした治療であるが，遺伝性の網膜芽細胞腫では二次癌を引き起こす重大なリスクがあるため避けられている。
- 小線源療法（プラーク放射線療法）は，特に限局性の腫瘍において，合併症が少なく予後の良好な治療である[13]。SOR **A**
- 病変が広範囲に進行した状態では，化学療法や放射線療法単独よりも併用療法のほうが，より眼球を温存できる[13]。SOR **A**

▶ 外科治療

- 眼球摘出は，進行した片眼性の腫瘍で罹患眼の温存が不可能な場合，その際には視機能がほとんど望めない状態，または眼球温存療法が成功しなかった場合に適応となる[14]。SOR **A**
- 摘出眼の病理でハイリスク所見を認めた場合，補助化学療法を考慮する必要がある。SOR **B**
- 眼球摘出術後，約6週間経過すると，義眼を挿入することができる。

▶ 紹介

- 白色瞳孔が疑われる患者はすべて速やかに眼科医に紹介する。
- しばしば，様々な専門医が白色瞳孔の精査に必要である。
- 眼科医および眼腫瘍科医は臨床所見，画像所見と病理組織所見から転移のリスクを評価する。
- 一度網膜芽細胞腫の診断が確定したら，小児腫瘍科医が管

理に携わる必要がある。

- 米国国立癌研究所は，小児や若年の癌患者がいる場合，様々な専門医のチームのもとで，治療計画が立てられる医療センターに紹介するよう勧めている[6]。

予防とスクリーニング

- 網膜芽細胞腫の家族歴をもつ新生児は速やかに眼科医の診察を受ける必要があり，その後も6歳になるまで，あるいはRB1遺伝子検査で陰性を確認するまで，注意深い経過観察が必要である[14]。
- 遺伝子検査によって無症状であるがリスクのある子どもを，変異のない近親者から区別できれば，リスク予測が向上する[5,15]。
- 生殖細胞系の変異が報告された患者の近親者（親，きょうだい，子孫など）は，厳重な調査が必要となる。

予後

- 明らかな眼外所見があれば眼球摘出が必要となることが多く，視機能予後は明らかに不良である[16]。
- ICRBによる眼内腫瘍のステージ分類により，眼球温存率（化学療法による成功率，眼球摘出およびEBRTは除外）を予測することができる[16-18]。
- 眼窩内での再発は，全身転移に関連している[19]。
- 転移のリスクは臨床所見，画像所見，病理組織所見によって評価される。
- 眼外病変を併発している患者は，生命予後がより不良である。
- 網膜芽細胞腫の全5年生存率は米国では約94％である[20]。
- 遺伝性の網膜芽細胞腫の患者が，成人になって二次癌を発症するリスクは35％以上に及ぶ[21]。

フォローアップ

- 診断の後，僚眼に発症しないか定期的な検査が行われる[6]。
- 眼科的フォローアップはMRIを施行するにせよ，しないにせよ，注意深く定期的に行われる。
- 眼球摘出の後は，眼窩内の再発を除外するために2年間のフォローアップが必要である[19]。
- 生存者において，腫瘤や骨の痛みを認める場合，軟部肉腫や骨肉腫を示唆する[5]。

患者教育

- 遺伝子検査は重要な情報の開示を伴うため，事前にカウンセリングが必要となる。
- 遺伝学者や遺伝カウンセラーは，患者や家族がよりよい決定を行えるように，性質，遺伝性，遺伝子異常の結果について情報を提供する。
- 子孫へのリスクは，腫瘍が両側性か片側性か，家族歴，分子遺伝学的診断により決まる。
- 疾患をもっている，またはそのリスクのある若年者に対しては，妊娠前に，疾患の遺伝子リスク，子どもをもつかどうか，出生前診断について話し合っておくことが望ましい。
- 患者は発癌性のある行動（喫煙やDNAを傷害するものに曝露されること）を避ける必要がある。

【Abdul-Karim Sleiman／Arun Singh, MD／Elias I. Traboulsi, MD】
（片桐　聡／吉田朋世／横井　匡／仁科幸子　訳）

17　眼窩隔膜前（眼窩周囲）蜂窩織炎

症例

　予防接種を受けていない1歳男児。24時間以内に発症した発熱，眼瞼腫脹，紅斑を主訴に，母親と一緒に救急外来を受診した。診察中，患児は39℃の発熱があり，機嫌が悪かった。右の上下眼瞼は腫脹・発赤していたが，眼球突出は認めなかった（図17-1）。眼球運動は正常であった。血液培養と血算検査が行われたあと，患児は眼窩隔膜前蜂窩織炎の診断で入院となり，抗菌薬の経静脈投与によって治療された。24時間後，血液培養でb型インフルエンザ菌が陽性となった。患児は抗菌薬の経静脈投与により治療され完治した。

概説

　眼窩隔膜前蜂窩織炎（preseptal cellulitis，または眼窩周囲蜂窩織炎 periorbital cellulitis）は，菌血症あるいは周囲の皮膚からの直接の波及によって，眼窩隔膜の前の眼瞼に細菌感染を起こしたものである。隔膜より後ろの組織に起こる眼窩蜂窩織炎と常に区別する必要がある（図17-2）。

疫学

- 眼窩隔膜前蜂窩織炎は乳幼児に最も多く，平均発症年齢は21カ月である[1,2]。
- 様々な感染形態があり，眼窩隔膜前蜂窩織炎は眼窩蜂窩織炎より頻度が高い[3,4]。

病因と病態生理

- 感染源や移行の形式で原因菌が予測できる。
- 最も頻度の高い感染経路は，眼外傷や虫咬症，涙嚢炎などの，眼瞼や顔面を覆う皮膚からの感染による（図17-3）。
- 皮膚から直接波及し発症する感染経路の場合，黄色ブドウ球菌（市中感染型メチシリン耐性ブドウ球菌〈MRSA〉を含む）とA群溶連菌が最も頻度の高い病原菌である[3]。
- 市中感染MRSAが眼窩隔膜前蜂窩織炎を起こす病原体として広がりつつある[5]。
- 副鼻腔炎の合併症としては眼窩蜂窩織炎が最も多いが，眼窩隔膜前蜂窩織炎にも関与する可能性がある。副鼻腔炎が感染源である場合，病原体（原因菌）は通常肺炎球菌，インフルエンザ菌，嫌気性菌であることが多い[2,4]。
- 血行性伝播（菌血症）がもうひとつの感染ルートであり，主に2歳以下の乳幼児に起こる。これらのケースでは，b型インフルエンザ菌（Hib），肺炎球菌，化膿レンサ球菌が原因となることが多い[6]。
- Hibワクチンの接種の普及により，菌血症による眼窩隔膜前蜂窩織炎の発生率は著しく減少した。しかし，Hibの感染は免疫のない小児において常に念頭に置くべきである（図17-1）[4]。

危険因子

- 鼻涙管閉塞は，涙嚢の炎症と二次感染による急性涙嚢炎の危険因子である（図17-3，14章「先天性鼻涙管閉塞」参照）[7]。

4

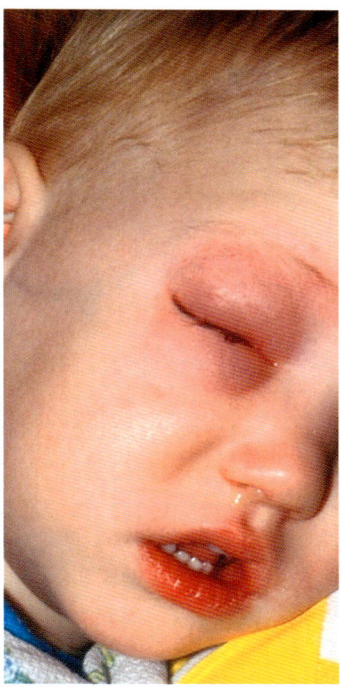

図 17-1　1 歳男児，細菌性眼窩隔膜前蜂窩織炎。(*Used with per-mission from Sabella C, Cunningham RJⅢ. Intensive Review of Pediatrics, 4th edition. Lippincott Williams Wilkins, p 417, Figure 50.1*)

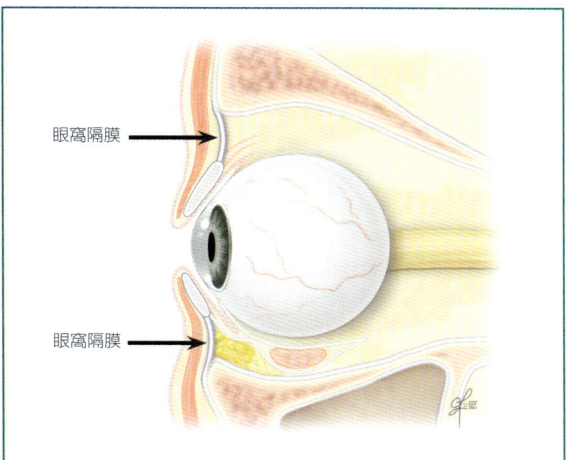

図 17-2　眼窩の矢状断図。眼窩隔膜は，眼窩隔膜前蜂窩織炎と眼窩(もしくは眼窩隔膜後)蜂窩織炎を区別する解剖学的な指標となる。(*Reprinted with permission, Cleveland Clinic Center for Medi-cal Art & Photography ©2013. All Rights Reserved*)

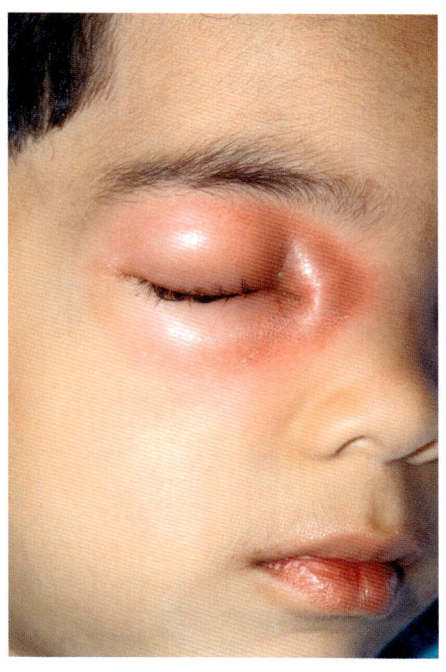

図 17-3　涙嚢炎が原因となった眼窩隔膜前蜂窩織炎。(*Used with permission from Johanna Goldfarb, MD*)

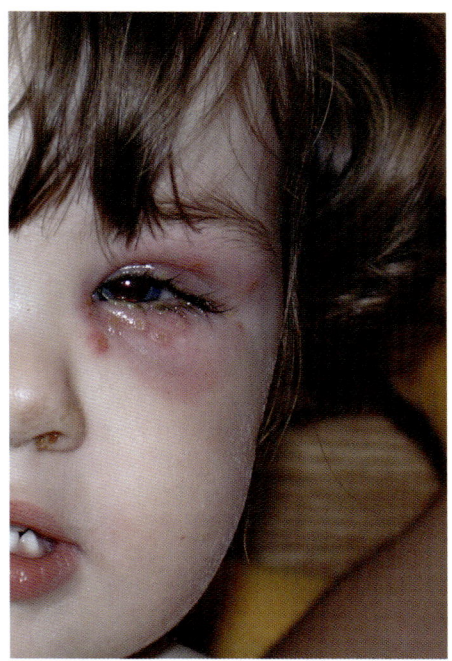

図 17-4　眼窩隔膜前蜂窩織炎と顔面の単純ヘルペス感染を合併した症例。(*Used with permission from Paul Rychwalski, MD*)

- 虫咬症。
- とびひ(膿痂疹)(99 章「膿痂疹」参照)。
- ヘルペスウイルス性眼窩隔膜前蜂窩織炎(図 17-4，114 章「単純ヘルペス」参照)。
- 水痘(108 章「水痘」参照)。
- 外傷。
- 副鼻腔炎を含む上気道感染(26 章「副鼻腔炎」参照)。
- 眼瞼手術後。
- 霰粒腫：マイボーム腺の閉塞による眼瞼の炎症(10 章「麦

粒腫と霰粒腫」参照)。

診断

▶ 臨床所見

- 通常，臨床所見から診断できる。
- 眼窩隔膜前蜂窩織炎の主な所見は片側の眼瞼腫脹，疼痛，発赤である。発熱はある場合もない場合もある。

- 眼窩蜂窩織炎とは対照的に，眼窩隔膜前蜂窩織炎では視覚障害，眼筋麻痺，眼球突出は通常みられない。
- 病歴の聴取と全身の診察を行うことで前述の危険因子が明らかになり，診断に役立つ。
- 頬部蜂窩織炎は，眼窩周囲炎と同様に，b型インフルエンザ菌や肺炎球菌の二次感染による菌血症に合併する可能性がある（図17-5）。

▶ 分類
典型的には片側性に起こる。

▶ 検査所見
- 臨床所見が軽く，感染経路が明らかで良性である場合，検体検査は通常必要でない。
- 眼窩蜂窩織炎と鑑別が困難な場合，血算と血液培養検査が有用である。
- 血液培養は，全身的な所見や症状がある場合，また血行性伝播の可能性がある場合に行うべきである[1,2]。
- 可能であれば眼窩周囲の浸出液や膿のグラム染色と細菌培養を行うべきである。
- 髄液検査は，菌血症が明らかになった場合，または疑われた場合，行うべきである。b型インフルエンザ感染症に続発して細菌性眼窩隔膜前蜂窩織炎を起こした乳児は，高率に髄膜炎を発症する[8]。

▶ 画像検査
- 眼窩隔膜前蜂窩織炎か隔膜後蜂窩織炎かを鑑別するために，眼窩の画像検査が必要な場合がある（18章「眼窩蜂窩織炎」参照）。多くの場合，臨床的に区別することができるので，画像検査は不要である。
- 全身的な所見や症状がある場合，眼筋麻痺や視覚障害がある場合，または適切な抗菌薬による初期治療が行われて24〜48時間以内に臨床所見が改善しない場合に，画像検査を考慮しなければならない。
- 眼窩隔膜前と眼窩隔膜後の蜂窩織炎を鑑別するには，コンピュータ断層撮影（CT）が最適である。

鑑別診断
- 眼窩蜂窩織炎は，時に眼窩隔膜前蜂窩織炎との鑑別が困難である（18章「眼窩蜂窩織炎」参照）。
- 眼外傷に引き続いて起こる眼周囲の発赤と腫脹は，通常病歴から鑑別できる（19章「眼外傷：前房出血」参照）。
- アレルギー反応は，眼窩隔膜前蜂窩織炎と鑑別が困難である。掻痒感があり，両眼性で，H_2ブロッカーに反応すればアレルギー性反応であると考えられる。
- 虫咬症による局所反応は，臨床所見および詳細な病歴聴取で診断できる。
- 低蛋白血症や末期臓器不全による眼瞼浮腫は通常両眼性である。
- 麦粒腫（ものもらい）は，睫毛の毛嚢（毛包）や眼瞼の腺組織の局所感染であり，顕著な眼瞼浮腫・発赤がないため鑑別できるが，蜂窩織炎に合併することがある（10章「麦粒腫と霰粒腫」参照）。
- 霰粒腫はマイボーム腺の閉塞による眼瞼の炎症である（10章「麦粒腫と霰粒腫」参照）。

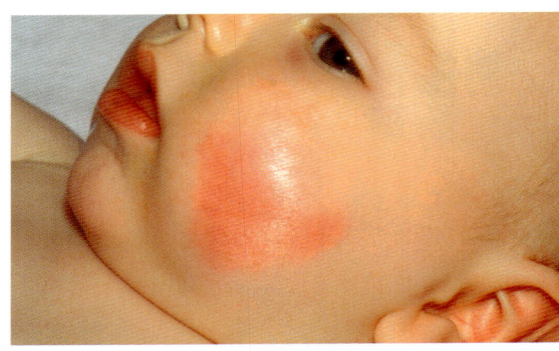

図17-5　6カ月の乳児の肺炎球菌による菌血症に伴った頬部蜂窩織炎。（Used with permission from Sabella C, Cunningham RJ Ⅲ. Intensive Review of Pediatrics, 4th edition. Lippincott Williams Wilkins, p 417, Figure 50.2）

治療

▶ 薬物療法
- 病原体が検出されることはまれである。したがって治療は通常経験的に行われ，感染経路や感染源によって予測する最も頻度の高い病原菌に対して治療を行う。
- 治療経路は，感染の重症度や，菌血症の可能性を考慮して選択する。
- 局所の外傷，あるいは涙嚢炎などの隣接した組織が感染源である場合，経験的に，初期治療として第1世代セファロスポリン，レンサ球菌に対するペニシリナーゼ抵抗性ペニシリン，クリンダマイシンを用いる。SOR C
- MRSAを抗菌スペクトラムに含む治療の必要があるかどうか，その地域での有病率や疫学的な面から判断する。
- b型インフルエンザ菌感染で起こるような，菌血症による伝播経路が疑われるか，あるいは証明されたときには，セフトリアキソンの経静脈的治療を使用する[9]。SOR A
- 合併症のない眼窩隔壁前蜂窩織炎の場合，治療期間は通常7〜10日であり，臨床所見の改善によって決める。SOR C
- 適切な抗菌薬治療を開始し，24〜48時間以内に明らかな臨床所見の改善がみられない場合，眼窩蜂窩織炎との鑑別のための眼窩CTと，抗菌薬の経静脈的投与の開始を考慮するべきである。SOR C

▶ 紹介
診断が疑わしい場合，または初期治療への反応が乏しい場合，眼科，感染症科，および／または耳鼻咽喉科への紹介を考慮するべきである。

予後
多くの眼窩隔膜前蜂窩織炎の患者は，適切な治療により改善する。局所の膿瘍形成，眼窩後部や頭蓋内への進展などの合併症はごくまれである。

フォローアップ
特に初期治療を行った初めの24〜48時間以内において，適切な経過観察が必須である。

患者教育
- 眼周囲の発赤および／または腫脹を認める場合，重篤な問

題が生じている可能性を考えるべきであり，医師に受診すべきである。

● 感染が予想されたとおりに改善するかを確かめるために，医療者による緊密な経過観察が必要である。

【Dawood Yusef, MD／Camille Sabella, MD】

（吉田朋世／仁科幸子　訳）

18　眼窩蜂窩織炎

症例

　12歳男児。24時間以内に増悪した著明な眼瞼腫脹，発赤，霧視を訴え，救急外来を受診した。診察上，左の眼瞼腫脹，発赤，眼瞼下垂，そして眼球運動痛が明らかであった。CTスキャンで眼窩を撮影したところ，副鼻腔に白色陰影を認め，眼窩後方へ波及して膿瘍を形成していることがわかった（図18-1）。眼窩蜂窩織炎および眼窩膿瘍と診断され，経静脈的抗菌薬投与と耳鼻咽喉科および眼科的検索のため入院となった。眼窩膿瘍は外科的に排膿され，3週間の抗菌薬治療を受けた後，完全に快復した。

概説

　眼窩蜂窩織炎（orbital cellulitis）は，眼窩の重症な感染症であり，眼窩隔膜より後方の組織に及ぶ（眼窩隔膜後蜂窩織炎）。眼窩蜂窩織炎は副鼻腔炎の合併症として起こることが最も多く，眼窩隔膜より前方の組織で起こる眼窩隔膜前（眼窩周囲）蜂窩織炎と区別する必要がある（図18-2）[1,2]。

別名

　眼窩隔膜後蜂窩織炎，眼窩骨膜下膿瘍

疫学

● 眼窩蜂窩織炎は，いずれの年齢でもみられるが，主に子どもに多い疾患である。

● 上気道のウイルス感染や副鼻腔炎と眼窩蜂窩織炎は密接な関係があり，通常冬季に起こることが多い。

病因と病態生理

● 子どもにおける眼窩蜂窩織炎は通常，副鼻腔炎，特に眼窩に直接炎症が波及しやすい篩骨洞炎に合併することが多い[1,3,4]。

● 篩骨洞は，紙様板と呼ばれる薄い開窓性の骨様組織によって眼窩と隔てられている。炎症により紙様板の完全性が失われると，眼窩へ炎症が波及する（図18-1）。

● 頻度は少ないが，眼窩蜂窩織炎の病因としては，眼窩に達する外傷，眼科手術後に起こった感染，菌血症がある。

● 原因となる病原体は感染のメカニズムによって異なる。肺炎球菌は，急性副鼻腔炎に合併する蜂窩織炎の病原体として最も可能性が高い。慢性副鼻腔炎に合併する蜂窩織炎の場合，黄色ブドウ球菌，扁桃レンサ球菌，嫌気性菌を原因として考慮する。外傷に続発して起こった場合，これらの病原菌に加えてグラム陰性菌を考慮する必要がある[1,3]。

● b型インフルエンザ菌（Hib）は一時期最も多い病原体で

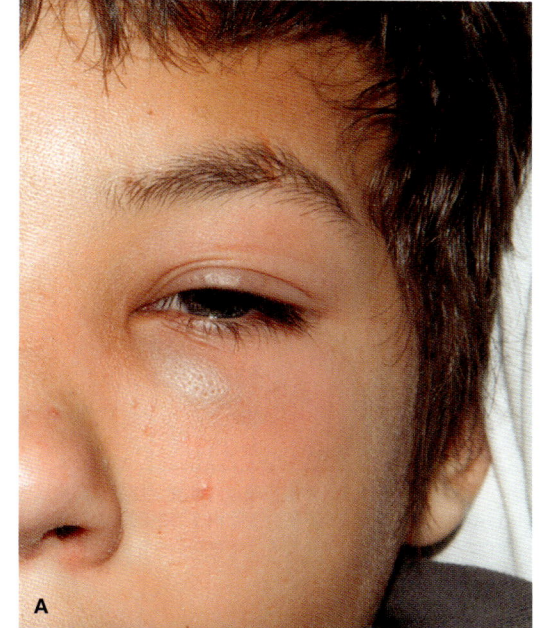

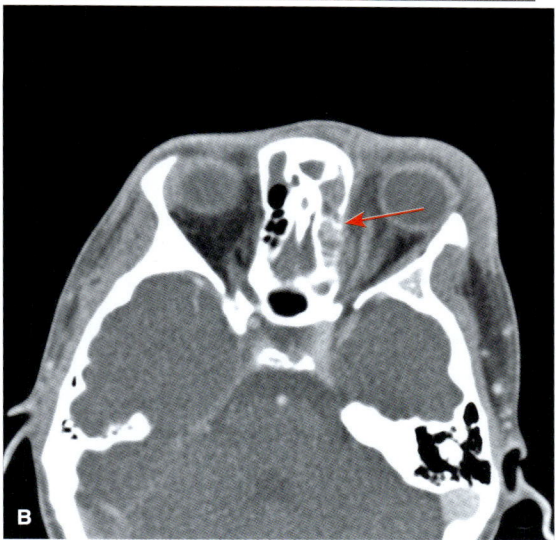

図 18-1　**A**：12歳男児，左の眼瞼腫脹・浮腫。**B**：眼窩のCTスキャンで左眼の篩骨洞炎および隣接する眼窩蜂窩織炎への波及と，眼窩と篩骨洞を隔てている薄い骨組織である紙様板の破壊像が示された（矢印）。（*Used with permission from Camille Sabella, MD*）

あったが，Hibワクチンの導入後は眼窩蜂窩織炎の原因としては非常にまれになった。しかしながら，ワクチンを接種していない子どもにおいては，常に眼窩蜂窩織炎の原因の可能性を考慮する必要がある[5]。

● 市中感染によるメチシリン耐性黄色ブドウ球菌（CA-MRSA）は，眼窩蜂窩織炎の新たな原因として広がっている[6,7]。

● 真菌感染（例：アスペルギルスやムコール症）はまれであるが，特に免疫不全患者の眼窩蜂窩織炎の原因となり，生命を脅かすことがある。

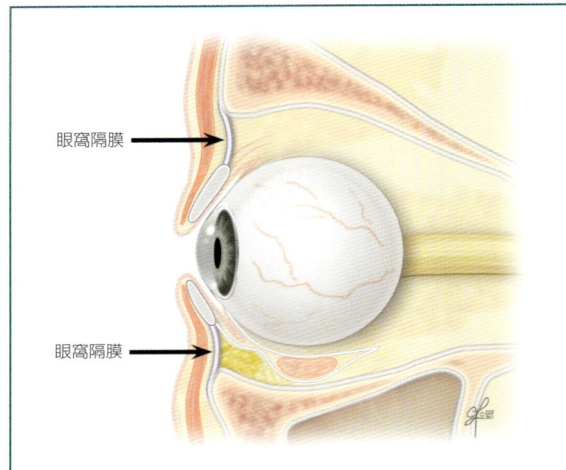

図 18-2　眼窩の矢状断図。眼窩隔膜は，眼窩隔膜前蜂窩織炎と眼窩（もしくは眼窩隔膜後）蜂窩織炎を区別する解剖学的な指標となる。（*Reprinted with permission, Cleveland Clinic Center for Medical Art & Photography © 2013*）

危険因子

- 篩骨洞炎または副鼻腔炎
- 上気道感染
- ワクチン接種を受けていない，もしくは接種が不完全である
- 眼科手術または眼窩外傷

診断

　通常，臨床的所見から診断され，適切な画像検査を行うことにより確定できる。

▶ 臨床所見

- 眼窩蜂窩織炎の主症状としては，発熱，片眼性の眼痛，眼瞼腫脹，発赤があげられる（図 18-1，18-3，18-4）[1,4,7]。
- 眼窩隔膜前蜂窩織炎との鑑別点として，視力障害，眼筋麻痺，結膜浮腫，眼球突出があげられる[1,4]。
- 副鼻腔もしくは上気道感染，眼科手術の既往，外傷などの病歴を聴取すると，感染源を同定するのに役立つ。
- 頭痛，無気力，精神状態の変化，または他の中枢神経系の症状を認めた場合，髄膜炎や頭蓋内への波及を示唆する。

▶ 分類

ほとんどが片側性である。

▶ 検査所見

- 末梢血白血球数増加は，眼窩隔膜前蜂窩織炎に比べ眼窩蜂窩織炎のほうが起こりやすい[1,2,6]。しかしながら，これは感度が高いマーカーでも特異的なマーカーでもない。
- 菌血症はまれであり，2 歳以下の子どもに多い。乳児は全身的な症状や末梢白血球数増加をきたしやすい。
- 眼部からの排液（漿液性もしくは膿性）は常に出現するわけではなく，あったとしても，内容物を培養して病原体を予測することはしばしば困難である。
- 多くの症例では，特に外科的な排膿が行われない場合，原因菌は単離されない。

▶ 画像診断

- 眼窩の CT スキャンもしくは MRI により，眼窩蜂窩織炎の

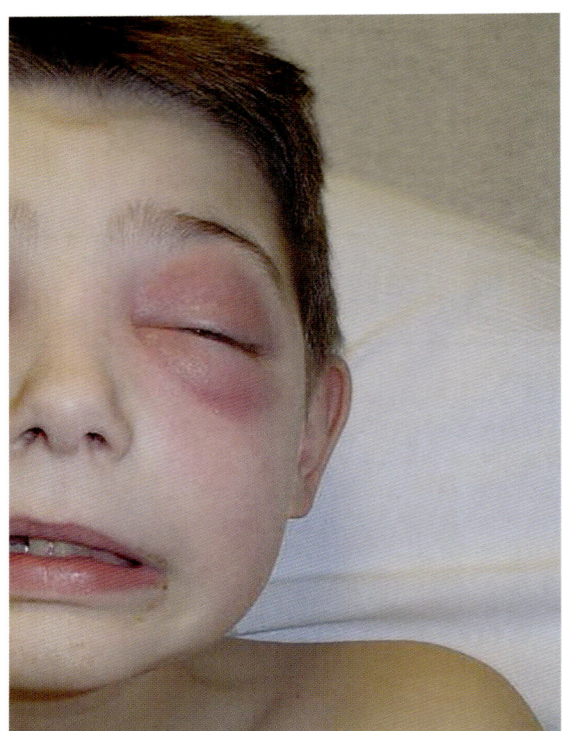

図 18-3　7 歳男児，眼窩蜂窩織炎。（*Used with permission from Camille Sabella, MD*）

確定診断を行うことができる。

- 眼窩後方の部位，特に篩骨洞に隣接した部位での広範な炎症の存在は，眼窩蜂窩織炎の診断の根拠となる（図 18-1，18-4）。
- 眼窩蜂窩織炎は骨膜下膿瘍や眼窩膿瘍へ進行することがある（図 18-4）。
- 特に篩骨洞における副鼻腔炎の所見（副鼻腔粘膜の肥厚や，副鼻腔の白色陰影）が通常存在する。紙様板の健常性の破壊がしばしば認められる（図 18-1，18-4）。

鑑別診断

- 眼窩隔膜前蜂窩織炎は，眼窩隔膜の前方の組織の感染であり，眼球突出や眼筋麻痺がないことから眼窩蜂窩織炎と鑑別できる（17 章「眼窩隔膜前（眼窩周囲）蜂窩織炎」参照）。
- 眼外傷は眼窩蜂窩織炎を続発することがあるが，通常病歴を聞くことで明らかになる。
- アレルギー反応では通常両眼の眼瞼腫脹と掻痒を引き起こし，発熱や感染の全身症状を認めない。
- 虫咬症は眼窩隔膜前蜂窩織炎を続発することがあり，臨床的所見および病歴聴取により鑑別できる。
- 低蛋白血症や末期臓器不全による眼瞼浮腫は通常両側性である。慢性疾患の病歴を聴取することで鑑別できる。
- 麦粒腫（ものもらい）は，睫毛の毛包や眼瞼の腺組織の局所的な炎症であり，通常著明な腫脹は起こらない（10 章「麦粒腫と霰粒腫」参照）。

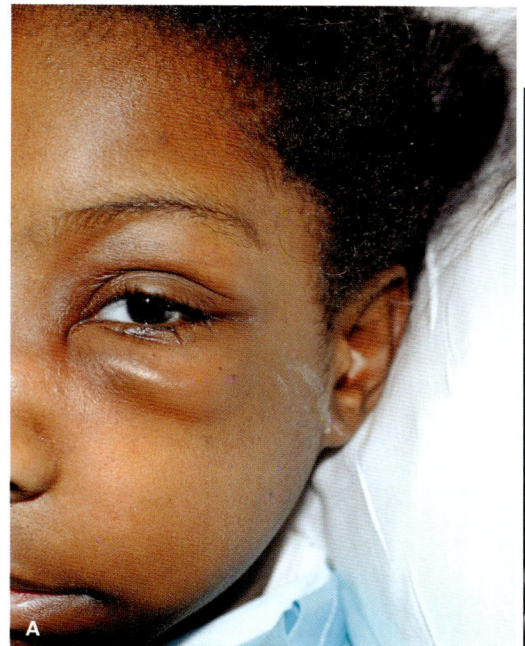
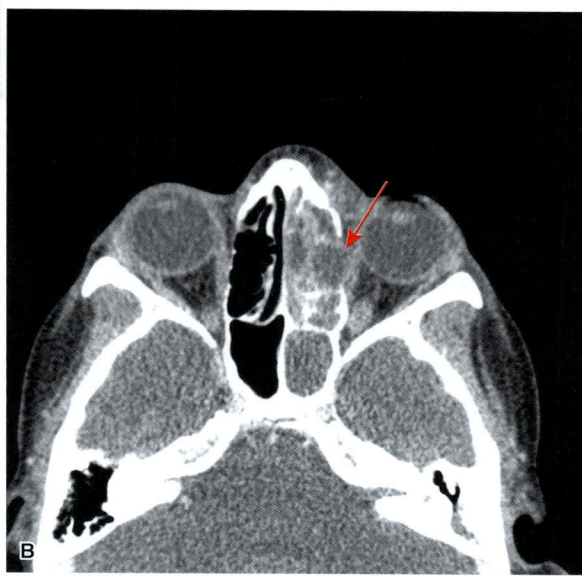

図 18-4　**A**：9 歳女児，左の下眼瞼の腫脹と浮腫。**B**：CT スキャンにて眼窩蜂窩織炎と骨膜下膿瘍（矢印），および広範な左側篩骨洞炎を認める。（*Used with permission from Camille Sabella, MD*）

治療

▶ 薬物療法

- 眼窩蜂窩織炎を起こした小児は入院させ，感染の機序から経験的に想定して，最も原因となりうる病原体に対し，非経口の広域抗菌薬による治療を行うべきである。
- 副鼻腔炎に続発して起こった場合，一般にセフトリアキソンやセフォタキシムのような第 3 世代セファロスポリンと，クリンダマイシンのような抗ブドウ球菌性の薬剤を併用する[1,3,7]。SOR **C**
- その地域の有病率や疫学にしたがって，CA-MRSA に対し経験的に有効である抗菌薬を用いるかどうかを決定する[6,8]。SOR **C**
- 眼窩内に到達する外傷や手術に続発して起こる場合，より広域の抗菌薬が必要になる。このような状況では，セフタジジム，ゲンタマイシンのような抗緑膿菌性の薬剤とバンコマイシンを併用する。SOR **C**
- 抗菌薬治療のスペクトラムは，細菌培養と薬剤感受性の結果によって絞ることができる。
- 経静脈的治療は，患者の臨床所見が正常に戻るまで継続するべきである。合併症のない眼窩蜂窩織炎では，経口抗菌薬により治療を完了することが適切である。通常治療期間は 2～3 週間であり，臨床所見の改善による[1,3,6,7]。SOR **C**

▶ 外科治療

- 眼窩膿瘍や骨膜下膿瘍ができたとき，あるいは経静脈的広スペクトラム抗菌薬治療に対する初期反応が乏しい場合，外科的排膿が必要となる[1,3,7]。SOR **C**
- 症例によっては，副鼻腔の外科的排膿が必要となることがある[6]。SOR **C**
- 手術によって得られた化膿性の排液はグラム染色と培養を行い，抗菌薬治療を決定する助けとするべきである。

▶ 紹介

- 眼窩蜂窩織炎の症例に対し，一般に眼科，感染症科，耳鼻咽喉科が協力して最適の管理を決定する。

予後

- 眼窩蜂窩織炎の多くの患者は，抗菌薬と必要時の適切な外科的介入により完全に回復する。
- 頭蓋内への波及，海面静脈洞血栓症や視覚障害などの重症な合併症を起こした患者の場合，より厳しい予後となる[1,7]。

フォローアップ

- 合併症を防ぐため，感染の状態を厳重にモニタリングすること，また外科的介入の必要性を評価することが重要である。
- 臨床的評価が最も重要であるが，特に治療に対する反応が遅い場合，画像検査を繰り返し行う必要がある。
- 症例によっては，眼窩蜂窩織炎から回復した後，副鼻腔炎の長期間の管理が必要となることがある。

患者教育

- 眼周囲に発赤や腫脹を認める小児で，特に発熱，視力障害，眼球突出を伴う場合，早急な医療介入が必要である。
- 重症で長期化した鼻閉や咳のような，副鼻腔炎の徴候や症状を示す小児は，かかりつけ医の治療を受けるべきである。

【Dawood Yusef, MD ／ Camille Sabella, MD】

（吉田朋世／仁科幸子　訳）

19 眼外傷：前房出血

症例

　14歳男児。野球ボールが眼に当たり，眼痛，発赤，視力低下を主訴に救急外来を受診した。前房には出血の貯留があり（図19-1），前房出血と診断された。彼は保護のための眼帯をもらい，疼痛に対しアセトアミノフェンを内服するよう指示され，前房出血が治るまでスポーツを行わないよう注意された。また，彼は早急に眼科を紹介され，他には問題がないことがわかった。前房出血は5日で改善した。

概説

　前房に生じる出血を前房出血（hyphema）といい，外傷や血液凝固障害，血管奇形，腫瘍による圧迫の結果起こることがある。外傷性前房出血は男児・男性により多く，しばしば仕事やスポーツに関連して起こる。前房出血は通常5～7日で消退するが，症例によっては再出血による合併症をきたす。

疫学

- 前房出血は，米国では年間10万人に17～20人発症する[1]。
- 前房出血の60%はスポーツ外傷に起因する[2]。ペイントボール，野球／ソフトボール，バスケットボール，サッカー，釣り，アイスホッケー，ラケットスポーツ，フェンシング，ラクロス，ボクシングなどは眼外傷のハイリスクとなるスポーツである。

病因と病態生理

- 前房出血は，主に赤血球成分の血液の貯留が前房に層状に認められるものである。
- 外傷が最も多い原因である。しばしばボールや，エアガンやBB弾，石が命中したり，拳などで殴られたりといった直接的な打撃により起こる。
- 眼に対する直達外力（鈍的外傷）は，眼球を内側にくぼませて，正常な構造を変形させる。
- 眼圧がただちに上昇し，水晶体・虹彩・毛様体を後方へ動かし，血管を破壊した結果，出血が起こる。
- 眼圧は上昇し続けるが，出血している血管を止血するくらいまで圧が上昇すると，出血は止まる。
- フィブリンと血小板による血塊ができ，4～7日で固まる。これは線維素溶解経路により徐々に破壊され，線維柱帯を通して排出される。

診断

　前房出血は，前房に血液が層状に貯留する典型的な所見によって，臨床的に診断される。

▶ 臨床所見
病歴と所見
- 前房内に層状に貯留した血液
- 外傷の既往もしくは非外傷性前房出血の危険因子
- 眼圧上昇（32%）
- 視力低下
- 前房出血は前房内の出血量により分類される[1]。

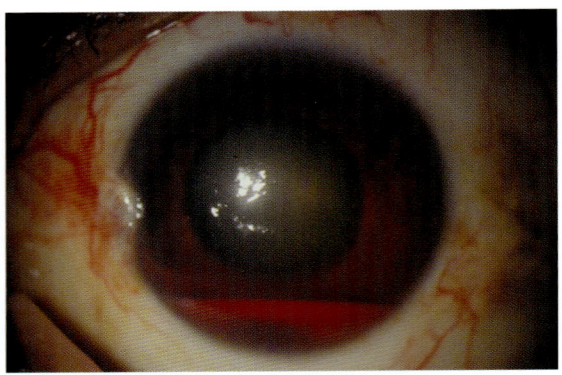

図19-1　鈍的外傷によって前房に赤血球が貯留している。これはグレードⅠの前房出血で，前房の1/3以下の血液貯留である。（*Used with permission from Paul D. Comeau*）

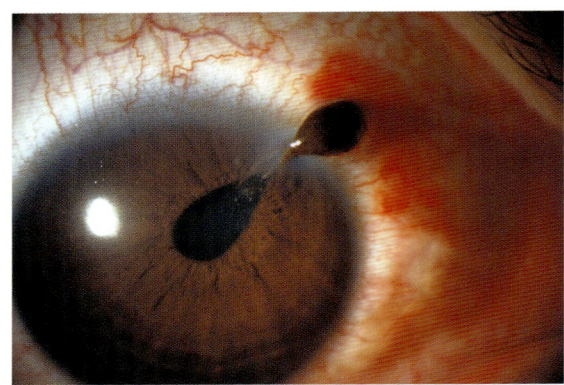

図19-2　この若い患者はラミネート加工された名札の角で眼を負傷した。鋭い先端によって角膜が穿孔し，創外に虹彩の一部が脱出した。瞳孔が異常な形状となっている（瞳孔異常）ことに注意する。前房出血は認めなかった。この患者は緊急に外科的修復が必要となった。（*Reprinted with permission from Lo MW, Chalfin S. Retrobulbar anesthesia for repair of ruptured globes. Am J Ophthalmol. 1997；123(6)：833-835. Photo by Paul D. Comeau.*）

グレードⅠ：前房の1/3以下（図19-1）。前房出血全体の58%を占める。

グレードⅡ：前房の1/3以上1/2以下。前房出血全体の20%を占める。

グレードⅢ：前房の1/2以上～ほぼ充満しているもの。前房出血全体の14%を占める。

グレードⅣ：完全に前房に充満しているもの。前房出血全体の8%を占める。

- 前房出血を伴わない眼外傷（図19-2，19-3）は，結膜下出血，前部ブドウ膜炎および／または眼球破裂を含む正常構造の変形を起こす可能性がある。

▶ 検査所見（補助検査も含む）
　凝固異常を評価するために血液検査を考慮する。出血時間，鎌状赤血球形質に対する電気泳動による検索，血小板数，プロトロンビン時間・部分トロンボプラスチン時間，肝機能などを調べる。

▶ 画像診断
　眼窩骨骨折が合併していると思われる場合，また眼窩や眼内に異物が入った可能性を示唆する受傷機転の場合，CTスキャンを考慮する。

4

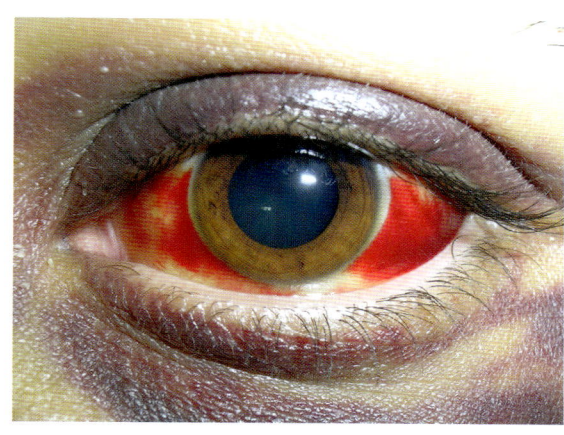

図 19-3　偶発的外傷に続発した結膜下出血と眼瞼の斑状出血。前房出血はなかった。(*Used with permission from Richard P. Usatine, MD*)

鑑別診断

　前房出血は臨床検査によって容易に発見され，以下のいずれによっても起こる可能性がある。

- 外傷：非偶発的外傷（例：虐待）を含む外傷の既往。
- 血液凝固障害：凝固障害の既往歴や家族歴，ほとんど，もしくはまったく外傷歴がない，アフリカ系人種（鎌状赤血球などの疾患の発生率が増加する）。
- 薬剤性凝固障害：慢性的なアスピリンやワルファリンの使用歴があり，ほとんど，もしくはまったく外傷歴がない。
- 血管新生：糖尿病性網膜症，他の眼科疾患の病歴（中心静脈閉塞症），もしくは眼科手術（白内障）の既往。外傷はなく，通常疼痛を伴わず，突然，霧視をきたす。
- 悪性黒色腫や網膜芽細胞腫：大きさや部位によって様々な症状を起こす。前房出血は，腫瘍の圧迫効果が水晶体・虹彩・毛様体に及んで出血を引き起こしたものである。
- 異常血管：若年性黄色肉芽腫にみられる。若年性黄色肉芽腫は，眼，皮膚，内臓に赤～黄色の丘疹や結節を生じ，1歳頃に最も多くみられる。

治療

- ほとんどの前房出血は 5～7 日間で消退する。管理戦略としては眼を保護すること，そして再出血を含む合併症を減らすことである。
- 眼圧上昇と他に合併した外傷に対し評価を行う，または眼科医に評価を依頼する。眼球破裂の可能性がある場合，早急に眼科医に紹介する。
  - ・近年のコクランレビューで，抗線維素溶解薬，副腎皮質ステロイド，調節麻痺薬，縮瞳薬，アスピリン，抱合型エストロゲン，アイパッチ，頭部挙上，臥床安静などの治療的介入を評価した。
- いずれの治療介入も視力予後に対し，明らかな効果はなかった。
- アミノカプロン酸（抗線維素溶解薬）の使用は，初発の前房出血の改善を遅らせる結果となった。
- 抗線維素溶解薬（アミノカプロン酸，トラネキサム酸，アミノメチル安息香酸）は，二次出血の発症率を低下させた[3]。

▶ 非薬物療法

- アイパッチ，頭部挙上，臥床安静は，単独では視力予後に影響しない。しかし専門家は，包括的な治療計画の一部として，歩行してもよいが，受傷した眼を覆って保護するように勧めている[1]。SOR **C**

▶ 薬物療法

- 最良の治療については議論の余地があるが，次にあげる治療は無作為（ランダム）化比較試験において再出血のリスクを下げるといわれている。
  - 経口抗線維素溶解薬（アミノカプロン酸 50 mg/kg /4 時間おき 5 日間内服，30 g/日を超えないこと。またはトラネキサム酸 75 mg/kg/日，分 3 で内服）[4]。SOR **C**
  - アミノカプロン酸の局所投与（30％ゲル基剤，1 日 4 回）は経口と同等の効果がある[4]。SOR **C**
  - アスピリンと NSAID は，再出血の確率を高めるため避ける。
- 疼痛に対し，必要に応じてアセトアミノフェンを用いる。

▶ 紹介または入院

- 眼球損傷の徴候，すなわち角膜・結膜・強膜の穿孔や眼構造の変形，虹彩（瞳孔偏位を起こす）のようなブドウ膜組織の脱出および／または変形などがある場合，緊急に外科的評価と修復が必要となる（**図 19-2** 参照）。
- 外科的治療介入は，全前房出血が持続する患者や眼圧上昇の遷延する患者に対し勧められる。
- 患児と両親が治療計画に従うことができそうな場合，小児に対しても外来での管理が可能である[4,5]。SOR **B**

予防

　スポーツ関連眼外傷の 90％は保護眼鏡の使用によって予防できる[6]。

予後

　視力が 0.5 まで回復する確率は前房出血の重症度による。グレードⅠは 80％，グレードⅢは 60％，グレードⅣは 35％である[1]。

フォローアップ

　発症してから 5 日間以上は，毎日，前房出血の治療に慣れている医療従事者によって観察する必要がある。前房出血のある患者は，隅角後退や高眼圧について継続して観察しなければならない。これらによって外傷性緑内障を起こし，外傷の既往のある患者に対し潜行性の失明の原因となるからである。

患者教育

- 合併症として，再出血，視力低下，虹彩後癒着または周辺前癒着，角膜血染，緑内障，視神経萎縮などがあげられる。緑内障に対し外科的もしくは薬物的治療介入が必要となることがある。
- 再出血をより起こしやすい患者として，アフリカ系人種（鎌状赤血球症の有無にかかわらず）[7,8]，グレードⅢまたはⅣの患者，そして初期に高眼圧を起こした患者があげられる。
- 外傷性の前房出血では，隅角後退が起こっている可能性があることを忠告する。これは，生涯を通じ，失明をきたす無症候性の外傷性緑内障になりやすくなるためである。これらの患者は，眼圧上昇や緑内障性神経乳頭変化がないかどうか，眼科医を定期的に受診する必要がある。

【Heidi S. Chumley, MD】

〔吉田朋世／仁科幸子　訳〕

第5部

耳鼻咽喉疾患

SOR	定義
A	一貫して質が高く，かつ患者指向のエビデンス（科学的根拠）に基づいた推奨*
B	一貫性に欠けた，もしくは質に一部問題がある患者指向のエビデンスに基づいた推奨*
C	これまでのコンセンサス，通常行う診療行為，専門家の意見，疾患指向のエビデンス，または診断・治療・予防・スクリーニングについての症例報告に基づいた推奨*

• SOR：推奨度（strength of recommendation）
• 患者指向のエビデンス：死亡率，罹患率，患者の症状の改善などを意味する。
• 疾患指向のエビデンス：血圧変化，血液生化学所見などを意味する。
＊：さらなる詳細情報は，巻末の「付録A」を参照。

1節　耳

20　副耳

症例

　7歳男児が，左耳の前にできものがある（**図20-1**）ということで母親と一緒に診察室に入ってきた。それは生まれたときからあったという。新生児聴覚スクリーニングは問題なく，両親も今まで気になったことはなかった。最近，他の子ども達がからかうようになり，母は摘出してほしいと希望してきた。男児はその他は奇形もなく，慢性的な疾患も有していない。

概説

　副耳（preauricular tag）は皮膚の盛り上がり，または細い茎をもって耳の前に付着しており，他の疾患との合併はない。

疫学

- 性差，人種に関係なく1万～1万2,500出生に1人の割合でみられる。
- 耳介奇形はそれ単独でも，また複数の奇形のひとつとしてもみられ，特に多いのは腎奇形に伴うものである。この場合難聴の割合が5倍以上（単独奇形の場合1万出生に1.5人であるところが，他の奇形を伴う場合1万出生に8人）である[1]。
- 出生後の難聴は副耳とは関連がない[2]。
- 複数の染色体異常が副耳を表現型のひとつとしている。
- Goldenhar症候群では，副耳と両眼角膜の類皮腫（デルモイド）や眼瞼のコロボーマがみられる。（34章「頭頸部の先天奇形」参照）

病因と病態生理

- 複数の鰓丘の残存[3]。
- 初期の発生の段階で鰓溝と呼ばれる複数のスリットが頭部の両側に形成される。最初の4つの溝の間にある3つの丘が将来耳となる。副耳は耳が形成される段階での遺残である[4]。

診断

　基本的に視診による。

▶ 臨床所見

- 耳前部の軟らかい隆起（**図20-1～20-5**）。
- 同じ側に同じあるいは大小の大きさの隆起が2つある（**図20-2，20-4，20-5**）。
- 生まれたときからある。
- 通常無症状である。

▶ 典型的分布

　副耳は一側性でも両側性でもありうるが，特に左に多い。

▶ 生検

　適応ではない。

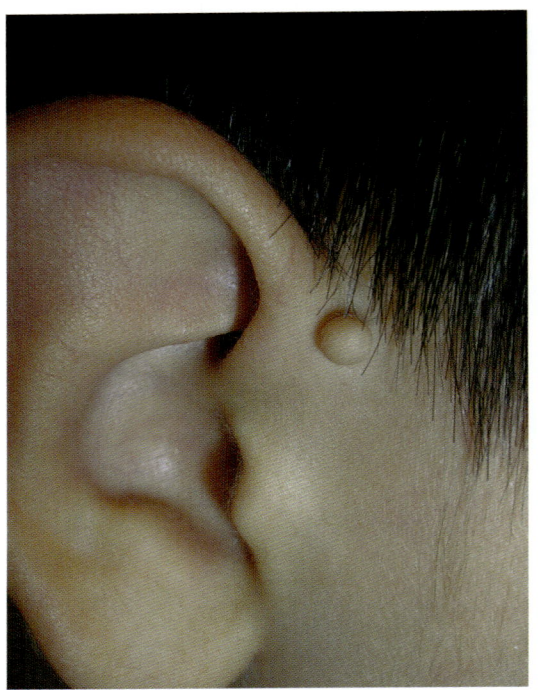

図20-1　7歳男児の耳前部にある副耳。（*Used with permission from Richard P. Usatine, MD*）

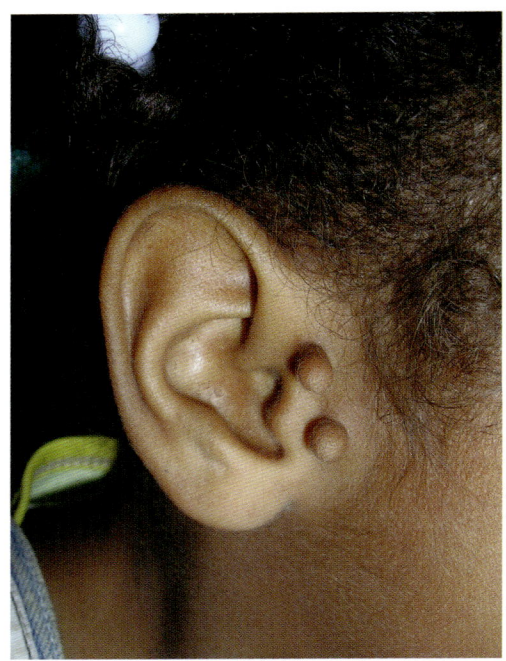

図20-2　アフリカ系女児の2つの副耳。（*Used with permission from Richard P. Usatine, MD*）

鑑別診断

- 副耳の診断のポイントは，副耳が孤立した所見であるか，または全身の臓器，特に腎臓の異常を伴った症候群の一所見か，という点である。ただし，副耳を有する健康な子どもに対して腎エコー検査を行うべきといったコンセンサス

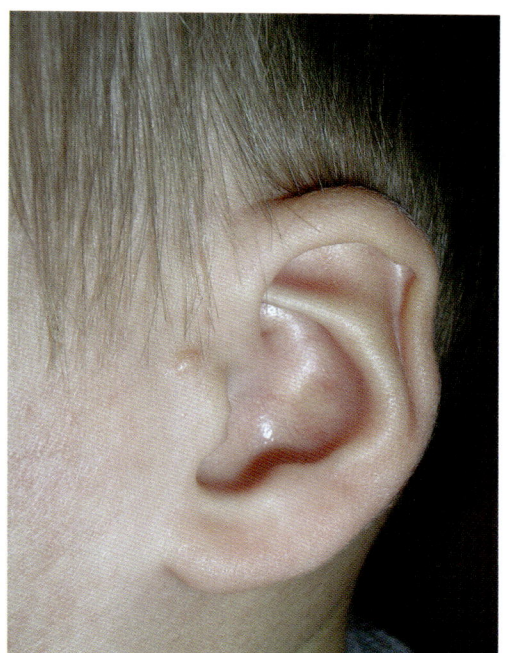

図 20-3　1 歳男児の副耳。(*Used with permission from Richard P. Usatine, MD*)

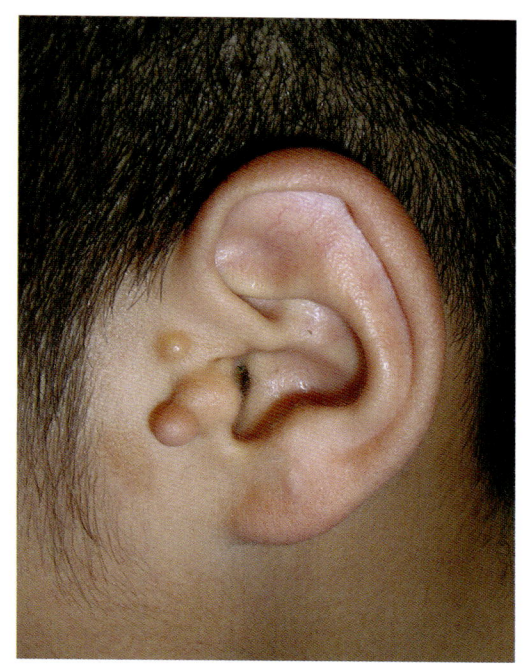

図 20-5　男児の 2 つの副耳。下のほうの副耳は副耳珠であろう。(*Used with permission from Richard P. Usatine, MD*)

【Linda French, MD】

（守本倫子　訳）

21　外耳道炎

症例

　乾癬の既往をもつ 11 歳女児が，2 日前より右耳からの耳漏と耳痛を訴え小児科を受診した。診察時，女児はとても元気であった。女児は右の耳介を動かすと特に痛みを感じ，外耳道には耳漏が乾いて固まっているのが認められた。また外耳道は赤く発赤しており，やや浮腫状であったが，鼓膜はよく見えて特に異常所見は認められなかった。また耳の周囲や頭皮に乾癬による皮疹が認められ，まだ完治していなかった（**図 21-1**）。小児科医は外耳道炎と診断し，オフロキサシンの点耳を 1 日 1 回 7 日間行うように指示した。女児の症状はすぐに軽快し，完治した。

概説

　外耳道炎（otitis externa）は世界中のどこでもよくみられる疾患である。外耳道炎は外耳道の炎症であり，しばしば感染によるものである[1]。

別名

　サーファーズイアー（surfer's ear）

疫学

- 外耳道炎の頻度は正確には知られていない。生涯で罹患したことがあるという人は約 10%である[2]。

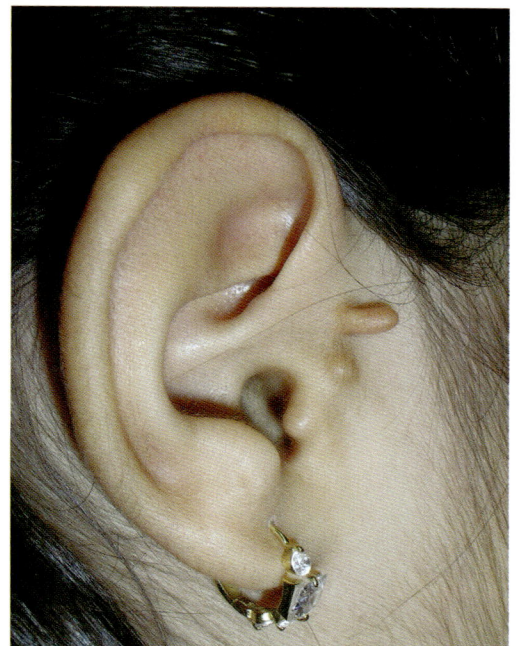

図 20-4　4 歳女児の 2 つの副耳。(Used with permission from Richard P. Usatine, MD)

は得られていない[4,5]。
- 副耳珠は正常の耳珠のすぐ横にある副耳であり，内部に軟骨を含んでいることが多い。**図 20-5** の下側の副耳はおそらく副耳珠であろう。

治療

- 整容のために切除することもある。

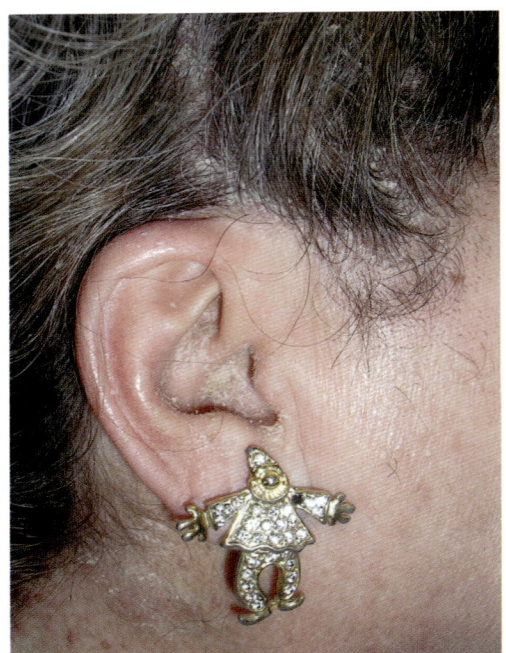

図 21-1　外耳道炎の女児，外耳道から出た耳漏が入り口にこびりついている。（*Used with permission from Richard P. Usatine, MD*）

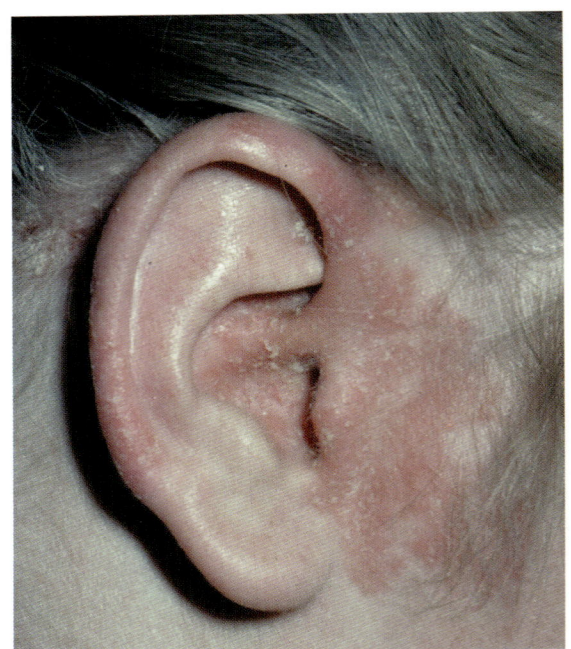

図 21-2　外耳道および耳介にみられる脂漏性湿疹。発赤とべたべたした皮膚が認められる。脂漏性湿疹は皮膚組織を破壊し，膿が漏出して外耳道にも炎症を波及させる。（*Used with permission from Eric Kraus, MD*）

- 夏のほうが多い。
- 水中に長時間頭をもぐらせていることで生じやすい。

病因と病態生理

- 外耳道の常在菌叢にある主に好気性菌（緑膿菌や黄色ブドウ球菌）と，頻度は低いが嫌気性菌（バクテロイデスやペプトストレプトコッカス）が主な原因菌である。1/3 の感染は複数の菌が原因である。非常に少ない割合（2〜10%）ではあるが，真菌の異常増殖（例：*Aspuergillus niger* は長期抗菌薬使用により増殖する）による外耳道炎がある[1]。
- 外耳道炎の病態としては
  - 外傷，慢性的な刺激により外耳道皮膚の恒常性が消滅する。
  - 皮膚の炎症や浮腫は，かゆみや耳垢腺，皮脂腺，毛根などの付属器の閉塞を生じる。
  - かゆみによりさらに掻きむしってしまい，皮膚がさらに損傷する。
  - 結果として外耳道の環境が変化（例：耳垢の性質や量が変化し，外耳道皮膚 pH が上昇し，上皮の新陳代謝機能が低下）する。
  - 最終的には外耳道は熱をもちアルカリ性で湿潤しているため，いくつかの菌の増殖には理想的な環境となる。

危険因子[3]

- 環境因子
  - 湿潤：外耳道の皮膚が湿潤であると pH が上昇し，皮膚のバリアになる耳垢層を洗い流してしまう（例：水泳，汗，湿度の高い環境）。
  - 外傷：外耳道の損傷を助長する（例：綿棒や指の爪，補聴器，耳栓，紙のクリップ，マッチ棒，その他耳垢をこすりとることができるもの）

  - 暖かい環境
- 宿主の因子
  - 解剖学的：耳垢や痂皮が詰まって湿っている（例：外耳道が狭い，外耳道の毛が多い）。
  - 耳垢：極端に少ない，または多すぎる場合（結果的にバリアが消失し，湿ってくる）。
  - 慢性的な皮膚炎：たとえば脂漏性皮疹や乾癬，アトピー性皮膚炎など（図 21-1，21-2）。
  - 免疫不全：たとえば HIV/AIDS や化学療法，糖尿病，好中球減少。

診断

▶ 臨床所見

- 外耳道炎は限局する傾向があり，小さな炎症のこともあれば，全体的な炎症となることもある（図 21-1〜21-3）。後者はびまん性外耳道炎または単純に外耳道炎として知られる。外耳道の脂漏性皮膚炎と外耳道炎は広汎に広がりやすい（図 21-1，21-2）。
- 定義[1]
  - 急性（＜6 週間以内，図 21-3，21-4 参照）
  - 慢性（＞3 カ月以上）：外耳道の狭窄により聴力低下なども生じる（図 21-5）。
  - 壊死性悪性外耳道炎：糖尿病や免疫不全など，しばしば生命を脅かす状態において，側頭骨の破壊を伴うことで定義される（図 21-6）。
- 既往歴
  - 耳痛，かゆみも伴う。
  - 耳漏（図 21-3〜21-5）
  - 軽度聴力低下

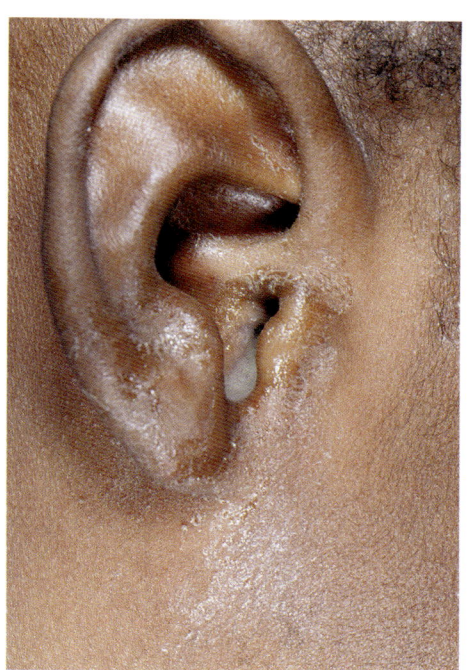

図 21-3 外耳炎で膿性の耳漏が認められる小児。(*Used with permission from Strange GR, Ahrens WR, Schafermeyer RW, Wiebe RA. Pediatric Emergency Medicine, 3rd edition：http://www.accessemergencymedicine.com.*)

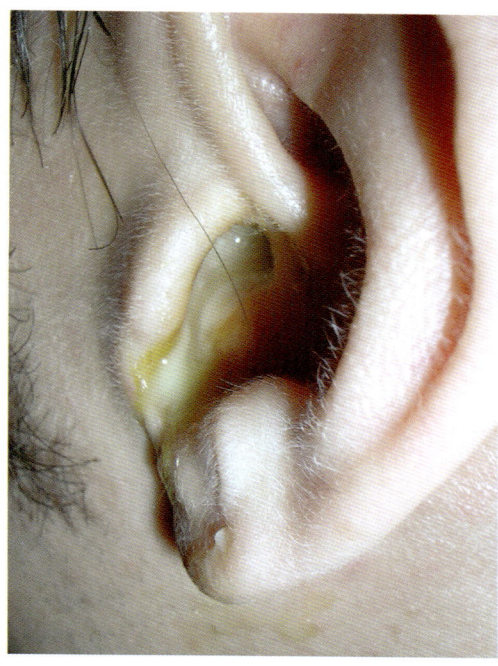

図 21-5 慢性膿性耳漏が外耳道から出続けている若年男性。急性穿孔性中耳炎か急性外耳道炎があると考えられる。(*Used with permission from Richard P. Usatine, MD*)

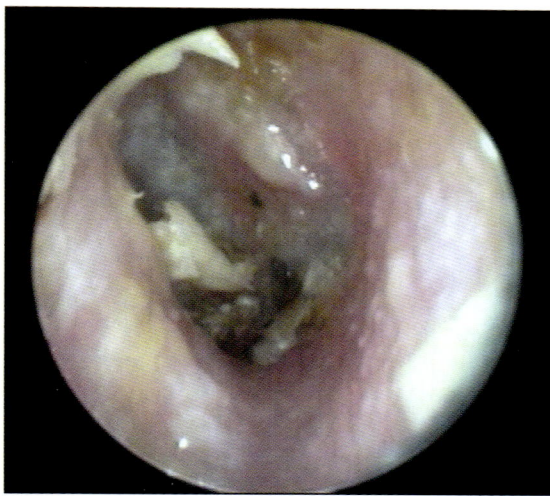

図 21-4 急性外耳道炎による膿の分泌により，外耳道が狭窄している。(*Used with permission from Roy F. Sullivan, PhD. Audiology Forum：Video Otoscopy, www.rcsullivan.com.*)

- 身体的所見
  - 外耳道を圧すると痛みがあり，耳介を上方に牽引すると痛みを感じる。ただし，軽症例ではこういった所見は認められないこともある。
  - 外耳道炎の徴候として，腫脹，発赤，耳介からの滲出液がみられる（**図 21-3〜21-5**）。
  - 重篤な例では，熱，耳介周囲の発赤，リンパ節腫脹などが認められる。
  - 外耳道の完全閉塞により外耳道炎は進行する。

- 鼓膜は常に見えるようにし，中耳の滲出液がない状態を（ニューマチック耳鏡などで）保つことは，外耳道炎を他の疾患から鑑別するために重要である（例：化膿性中耳炎や真珠腫など）。

▶ 生化学的検査と画像検査

- 外耳道炎は基本的に臨床所見で診断されるものであり，診断のための検査はそれほど重要ではない。患者が経験的な治療に抵抗を感じているとき，耳漏の細菌培養は抗菌薬を使用するか，抗真菌薬を使用するか，を決定するための目安となる。
- もし壊死性や悪性の外耳道炎が疑われたら，耳や頭蓋底のCT や MRI 撮影を推奨する。

鑑別診断

- 慢性化膿性中耳炎：耳鏡にて鼓膜穿孔が認められる。既往歴では，慢性的な耳漏や中耳炎の反復が認められ，聴力低下が生じていることもある（**図 21-5**）。慢性化膿性中耳炎を外耳道炎から鑑別することは，炎症を起こしているときは外耳道が腫脹して耳漏が出ているため困難である。このような症例では，定期的にこまめに外来受診をさせ，常に鼓膜までの清掃を行うことが必要である。
- 脂漏性皮膚炎：外耳や外耳道の炎症を生じ，皮膚が破れる（**図 21-1，21-2**）。同時にかゆみを伴うため，掻きむしってしまい，これが二次性の感染につながる。
- 鼓膜穿孔を伴う急性中耳炎：膿が外耳道から流出して，耳痛や熱などの臨床的な急性炎症の徴候を認める。鼓膜が見えるようであれば，発赤し，穿孔を伴っている。
- 外耳道異物：耳鏡にて異物は確定できる（異物が反応性の炎症を起こし，耳痛や耳漏を生じる。24 章「耳の異物」参照）

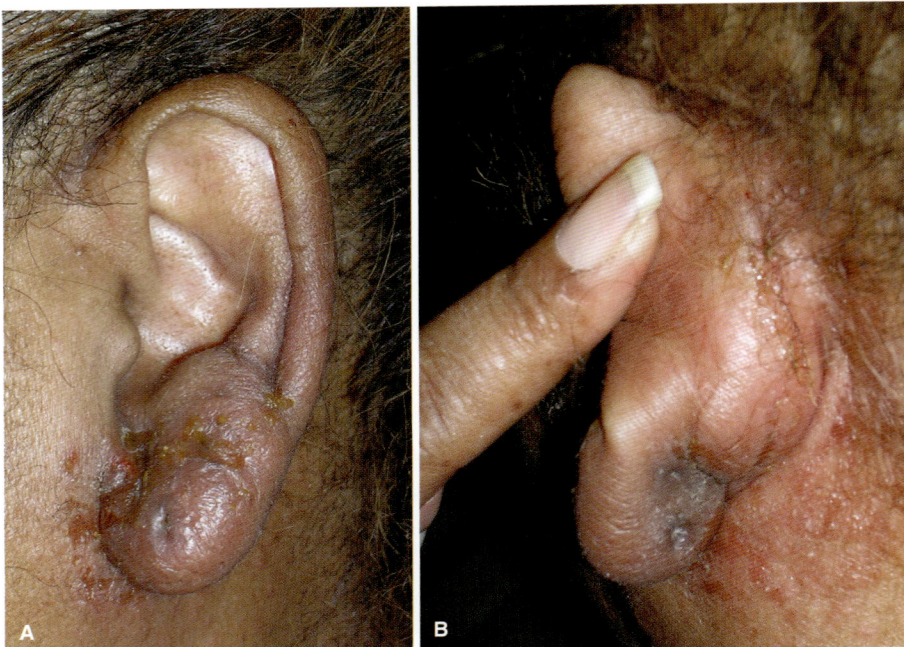

図 21-6　**A**：壊死性悪性外耳道炎がみられる糖尿病合併の若年女性。蜂蜜のかたまりのような耳垂が腫脹しているのがみられる。外耳道と側頭骨にも炎症が波及していた。**B**：感染を起こしている耳を後ろから見た図。（*Used with permission from E. J. Mayeaux, MD*）

- 外耳道真菌症：かゆみは著しく，外耳道の炎症（耳痛や耳漏）は少ない。真菌は外耳道内では特徴的な所見が認められる。
- 接触皮膚炎：よくみられるのは，点耳薬によるもの（例：ネオマイシン，ベンゾカイン，プロピレングリコール）や宝石による。多くはかゆみ，炎症，細かい皮膚のささくれ，ひっかき傷などがある。

治療

▶ 非薬物療法

- 耳を清掃する効果については明らかではない[3]。SOR **B**
- 専門医による耳の清掃（顕微鏡を使って専用の機器を使用した外耳道の清掃）の効果についても明らかではない[1]。SOR **B**

▶ 薬物療法

- 痛みについても治療が必要である。医療者は痛みの強さに応じた鎮痛薬を使うべきである[4]。SOR **B**
- 局所治療だけでも軽度の外耳道炎には効果的である。その場合は抗菌薬内服は必要ない[3]。SOR **B**
- 急性外耳道炎に対するステロイドのみの点耳治療の効果は限定的である[3]。SOR **B**
- 多くの点耳治療はほぼ同等の効果があるため，値段や便宜性，使用頻度，耳毒性のリスクや接触皮膚炎のリスク，発育抑制のリスク，などを鑑みて選択する[3]。SOR **B**
  - キノロン系と非キノロン系の効果に臨床的な違いがあるか，まず弱い薬から試してみる。キノロン系は非キノロン系に比べて高価である[3]。
  - 抗菌薬とステロイドが含まれた点耳は腫脹や発赤，耳漏を減少させ，ステロイドを使用しないときに比較して疼痛も軽減する。ステロイドの含有量が多いほど，痛みや炎症，腫脹に対して効果が高い[3]。SOR **B**
- 抗菌薬−ステロイド点耳治療を1週間行った後も治療を希望する患者に対しては，酢酸による治療が推奨される。しかし，酢酸は点耳治療に比べて効果が低く，2日おきに治療を行ったとしても長期的な通院が必要となる[3]。SOR **B**
- ブロー液（酢酸アルミニウム）による局所治療は，治癒率が抗菌薬−ステロイドの局所治療とそれほど変わらない[1]。SOR **B**
- 抗菌薬とステロイドによる局所治療を6日間行った後も症状が残ることがあるが，典型的な治療日数は7〜10日である。これでもやや日数が多く，治療しすぎである。適切な治療方法は，最短1週間の点耳を行い，必要であれば，もうあと1週間点耳を続けることである[3]。SOR **B**
- 抗真菌薬のみ，または抗真菌薬とステロイドの局所治療はエビデンスがない[1]。SOR **B**
- 壊死性・悪性外耳道炎：外科的に壊死組織を掻把し，緑膿菌や黄色ブドウ球菌に効果のある抗菌薬の静注を行う。ピペラシリン−タゾバクタムやセフタジジム，セフィピムなどの抗嫌気性菌薬は緑膿菌に対してゲンタマイシン，ブドウ球菌のためにバンコマイシンなどと組み合わせて使用される。SOR **C**　デブリードメントを行ったときの培養結果は，その後の治療方針決定に重要である。

予防

外耳道炎の予防治療（酢酸による局所治療，ステロイドによる治療，水による洗浄）の効果は明らかではない[1]。SOR **B**

予後

急性外耳道炎は6週間以内に改善するが，再発することも

ある。

フォローアップ

- 患者が 48〜72 時間以内に抗菌薬治療に反応しない場合は，外耳道炎なのか，他の原因によるものなのか，診断を見直すのがよい[4]。SOR **B**
- 初回治療を行っても症状が 2 週間以上続いている場合は，他の治療法を検討するべきである[3]。SOR **B**

患者教育

- 再発を予防する[5]。
  - 綿棒を耳の中に入れないようにさせる。
  - 耳を石鹸で洗うとアルカリ成分が残存し，外耳道の酸性皮膚を中和してしまう。
  - 汚水での水泳を避ける。
  - 水泳や入浴のあとは外耳道内に何か残っているようなことがないように注意する。これは頭を傾けたり，ティッシュペーパーを耳の中に入れて水分を取り除くことで予防できる。
- 水泳のあと外耳道炎を何度も繰り返している場合は，点耳を検討させる。70％イソプロピルアルコールと酢酸を 2：1 の割合で混ぜた点耳を水泳のあとに行うことで，外耳道内の乾燥，酸性化を補助することができる[5]。SOR **C**
- 水泳中は耳栓を使用しない。耳栓による外傷で外耳道炎が誘発されることもある[5]。

【Brian Z Rayala, MD／Camille Sabella, MD】
（守本倫子　訳）

22　中耳炎：急性中耳炎と滲出性中耳炎

症例

　15 カ月男児が 2 日間続く熱，不機嫌，しばしば左耳をひっぱるということで両親につれられて小児科を受診した。1 週間前から鼻閉があり，咳，鼻水が出ていた。耳鏡で観察したところ，左鼓膜が発赤し，内部が混濁，膨隆して滲出液が貯留していた（**図 22-1**）。左鼓膜はニューマチック耳鏡で動きが悪いことが観察された。このため急性中耳炎と診断され，10 日間のアモキシシリン内服を処方された。まもなく児は回復した。

　2 カ月後，児は健康で良好な発達がみられた。しかし，耳鏡にて観察したところ，右耳に空気と液体が認められた（**図 22-2**）。今度は滲出性中耳炎の診断がなされ，しばらく経過観察が指示された。3 カ月後，滲出液は完全に消失した。

概説

　急性中耳炎（acute otitis media：AOM）は救急外来でよくみられる疾患である[1]。AOM は中耳内の滲出液の貯留，急性炎症の症状（熱，不機嫌，耳痛）で特徴的である。滲出性中耳炎（otitis media with effusion：OME）は中耳腔内に液体が貯留することだが，何らかの急性症状はなく，小児期に特徴的である。

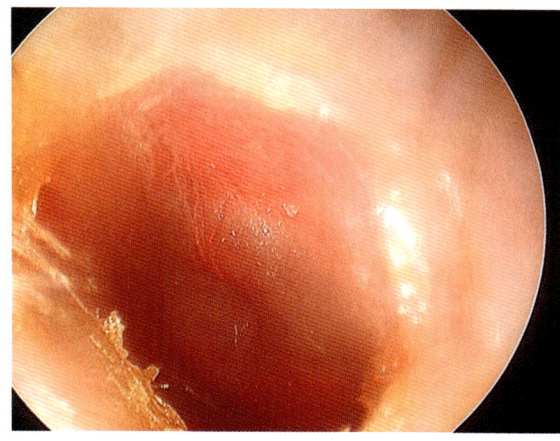

図 22-1　15 カ月男児の左の急性中耳炎（AOM）所見。鼓膜は著明に発赤，腫脹している。ツチ骨や光錐が消失している。（Used with permission from William Clark, MD）

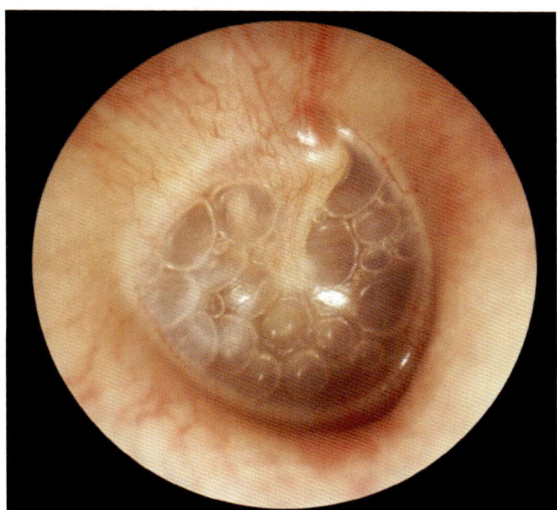

図 22-2　右の滲出性中耳炎（OME）。鼓膜がわずかに陥凹しており，透明感があり，発赤はないが，複数の液面が認められる。（Used with permission from Frank Miller, MD）

疫学

- AOM は，2000 年には 50 億人が罹患している。1〜3 歳の小児の 40％以上が治癒していない傾向がある[1]。
- 米国の小児の 60〜80％は 1 歳までに AOM を起こし，そのうち 80〜90％の児が 2〜3 歳まで AOM を繰り返している[2,3]。
- 6〜24 カ月が最も頻度が高い[2,3]。
- AOM は米国では最も抗菌薬を使う疾患である[4]。1992 年の国勢調査では，すべての種類の抗菌薬の 30％は 18 歳未満の小児の AOM 治療に処方されていた[5]。
- 米国では年間，220 万の小児が OME と診断されている[6]。
- 約 90％の小児が，就学前に OME になっており，6 カ月〜4 歳までが多い[6]。
- OME に関する直接，または間接的な医療保険費用は 40 億ドルに達する[6]。

病因と病態生理

AOM は咳や鼻水などの上気道炎に引き続き生じる。

- AOM の病因としては以下があげられる[7]。
  - 耳管機能不全（通常上気道感染により影響を受ける）と耳管閉塞
  - 中耳腔陰圧の増加
  - 中耳腔内の滲出液貯留
  - 微生物の成長
  - 膿の貯留（これが AOM の症状を引き起こす）
- 米国と英国にて最も多い病因は以下である[8,9]。
  - 肺炎球菌ワクチン（PCV7）の莢膜抗原に含まれない肺炎球菌
  - 無莢膜型インフルエンザ菌
  - カタル球菌（*Moraxella catarrhalis*）
  - 黄色ブドウ球菌
- ウイルスが関与している症例も 16％に報告される。RS ウイルス，ライノウイルス，インフルエンザウイルス，アデノウイルスは最も多く分離されるウイルスである[10]。

OME は AOM のあとに生じる。また自然に生じることも多い。

  - 滲出液は音の伝達を制限し，聴力を低下させる。
  - 中耳炎のあとに滲出液が貯留する理由は明らかではない。しかし可能性としては，アレルギー，バイオフィルム，身体的理由などが考えられている。
  - グルーイアー（glue ear：にかわの耳）はかなり粘調の滲出液が中耳腔内に貯留するもので，OME が悪化した結果である。

危険因子

- AOM の最も重要な危険因子は幼少であることと，集団保育の中にいることである[11]。
- 他の危険因子としては以下があげられる。
  - 白人
  - 男児
  - アデノイドや扁桃の肥大，喘息の既往
  - 過去に中耳炎の既往がある。
  - 哺乳瓶で哺乳している。
  - 両親やきょうだいに中耳炎の既往がある。
  - おしゃぶりの使用
- 両親が家で喫煙する場合，受動喫煙はリスク因子となる。
- 6 歳以下で OME になる危険因子は，きょうだいが多いこと，経済力が低いこと，頻回に上気道炎を繰り返していること，喫煙，集団保育，哺乳である[12]。

診断

▶ 急性中耳炎（AOM）の臨床所見

- 医師は耳鏡にて鼓膜が膨隆していることを確認し，症状が急激に生じていること，鼓室内に液体が貯留していることをニューマチック耳鏡やティンパノメトリーにて確認すること[6,13]。SOR **C**
- AOM の定義[6,13]
  - 中耳の炎症を指し示す徴候
    - 中等度または重度の鼓膜膨隆，急性外耳道炎由来ではない耳漏が認められる。

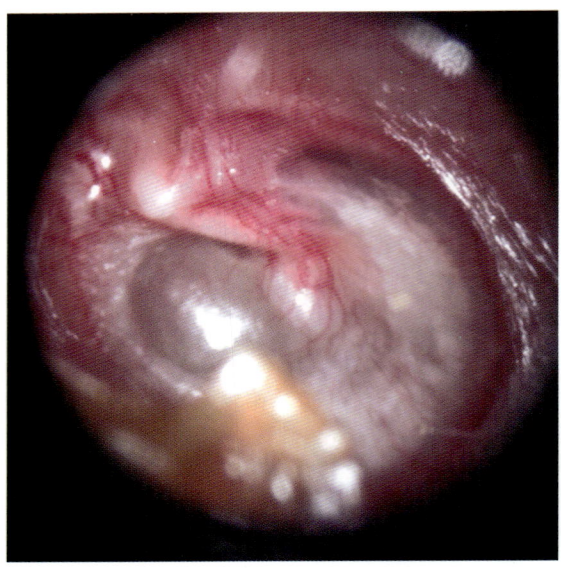

図 22-3　左耳の OME により鼓膜が陥凹しており，ツチ骨の柄が突出して上方に浮き上がってみえる。（*Used with permission from Glen Medellin, MD*）

- ・軽度の鼓膜膨隆と 48 時間以内の耳痛，正常の鼓膜（図 22-6）と比較して，鼓膜に明らかな発赤（図 22-1）がみられる。
- 中耳滲出液が貯留している。通常は膨隆している鼓膜（図 22-1）から推測されたり，液体貯留線が鼓膜の裏側に認められる（図 22-2）が，ガイドラインでは液体貯留を証明するために以下の方法を推奨している。
  - ・ニューマチック耳鏡にて鼓膜の動きが消失または低下していることがわかる。鼓膜が陥凹しているときなど，空気で圧をかけても鼓膜は動かない（図 22-3，22-4）からである。
  - ・ティンパノメトリーはピークの高さが低くなったり，平坦になる。

▶ 滲出性中耳炎（OME）の臨床所見

- 患者の半分以上にみられる最も多い症状は軽度難聴である。これは通常両親が子どもの行動や学校での対応，言語発達に不安を感じて見つかることが多い[12]。
- AOM から OME に移行したときは何も症状がないことが多い。
- 耳鏡で見た一般的な所見としては，
  - 液面や気泡がみられる（図 22-2）。
  - 鼓膜が正常の鼓膜（図 22-6）よりも混濁（図 22-4，22-5）している。
  - OME の鼓膜所見の 5％には鼓膜発赤がみられる。
- 医師はニューマチック耳鏡を用いて OME を診断しなければならない[14]。SOR **A**
  - 鼓室内の滲出液のため鼓膜の可動性が低下している。
  - メタ分析の結果では，ニューマチック耳鏡検査は感度 94％，特異度 80％であり，擬陽性 4.7％，偽陰性 0.075％とされている[14]。

▶ 検査所見と画像検査

- AOM や OME は臨床所見によって診断されるため，検査所見はあくまでも補助手段である。（ニューマチック耳鏡

5

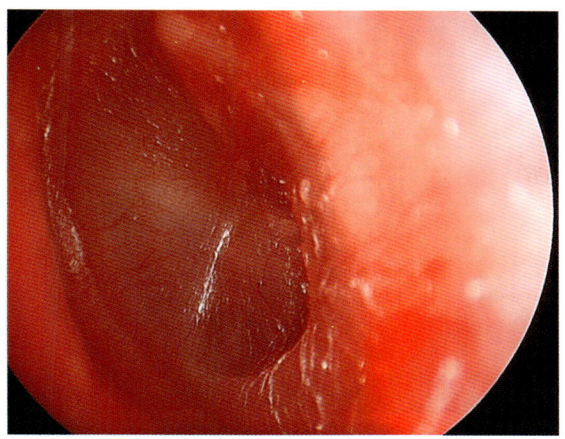

図22-4　耳管機能障害によるAOM初期。鼓膜はわずかに陥凹しており，ツチ骨が水平に認められ，ツチ骨外側突起も明らかである。（Used with permission from William Clark, MD）

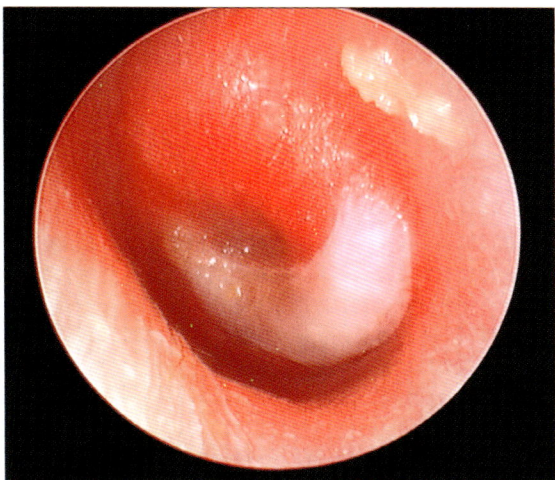

図22-5　膿が貯留する段階に進行したAOM。膿性滲出液が鼓膜の裏側に認められ，鼓膜は外側に膨隆している。鼓膜後上方が腫脹しており，鼓膜そのものも浮腫状である。白色の部分は以前起こした感染のため石灰化している。（Used with permission from William Clark, MD）

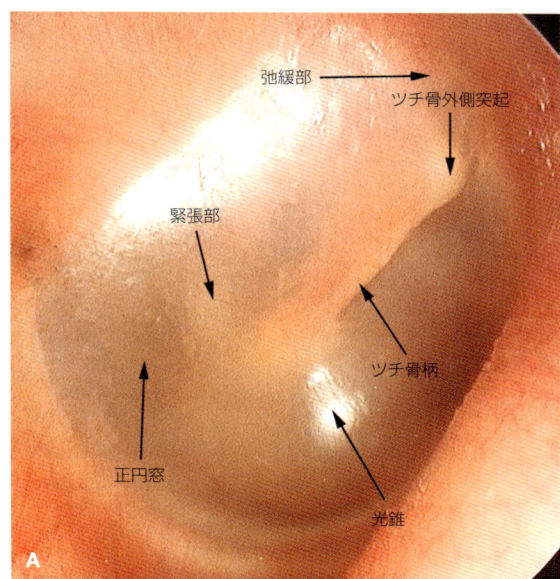

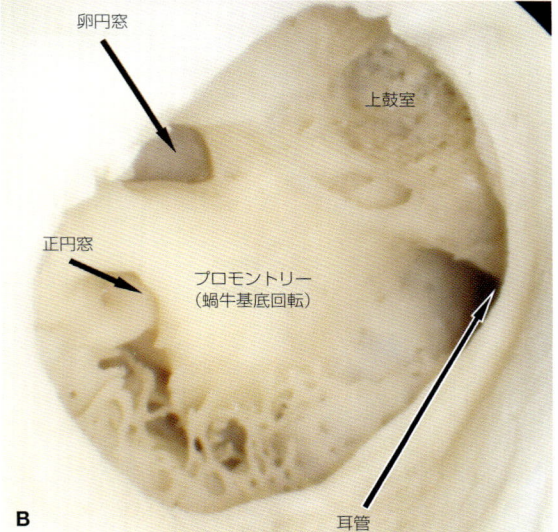

図22-6　A：比較のための右正常鼓膜。B：正常の鼓室内。この標本では耳小骨は摘出されている。（Used with permission from William Clark, MD）

を用いても）臨床的に診断がつかない場合，追加の検査を行う。

- ティンパノメトリー：この方法は音の周波数に対する反応を測定することで，鼓膜のコンプライアンスを記録する方法である。AOMやOMEはピークが低くなるか，平坦に記録される。この測定方法では患者にじっとしてもらうなど協力してもらう必要があるが，様々なデータを得ることができる。
- 音響測定法：この方法はティンパノメトリーに非常に似ているが，中耳の音への反射率を測定する方法である。これにより医師は外耳道を完全にふさぐことなく，鼓室内に空気または液体が貯留しているのかを診断することが可能である。
- 鼓膜切開：AOMにおいて，患者に免疫不全がある，抗菌薬に薬疹が生じた，初回抗菌薬治療で効果が上がらない，などの場合は鼓膜切開が妥当である。

鑑別診断

AOMとOMEの違いは，OMEに急性期所見（熱，不機嫌，耳痛）がないかどうかという点である。耳鏡所見は似ていることが多い。AOMやOMEと間違いやすいのは以下のものである。

- 外耳道炎：外耳道炎は耳痛，耳漏，軽度難聴が認められるので，AOMに類似している。耳介牽引痛や外耳道壁の炎症などの所見は鼓膜の発赤や炎症とは異なることが明らかになる（21章「外耳道炎」参照）。
- 耳性気圧障害：しばしば激しい耳痛を伴う。最近飛行機に乗ったとか，スキューバダイビングをした，上気道炎に伴う耳の外傷があった，などの既往歴を聴取する。
- 真珠腫：AOMと異なり，これは最初はほとんど症状がみ

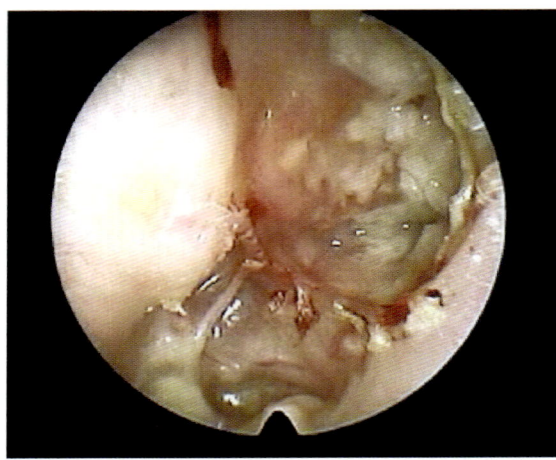

図22-7　真珠腫。(*Used with permission from Vladimir Zlinsky, MD, in Roy F. Sullivan, PhD. Audiology Forum：Video Otoscopy, www.rcsullivan.com.*)

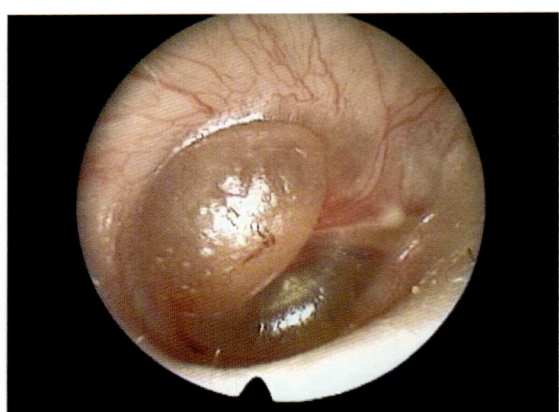

図22-9　水疱性鼓膜炎は滲出性中耳炎とは鑑別されるべきものであり，漿液性の滲出液が貯留した水疱が鼓膜の表面に形成されている。(*Used with permission from Vladimir Zlinsky, MD, in Roy F. Sullivan, PhD. Audiology Forum：Video Otoscopy, www.rcsullivan.com.*)

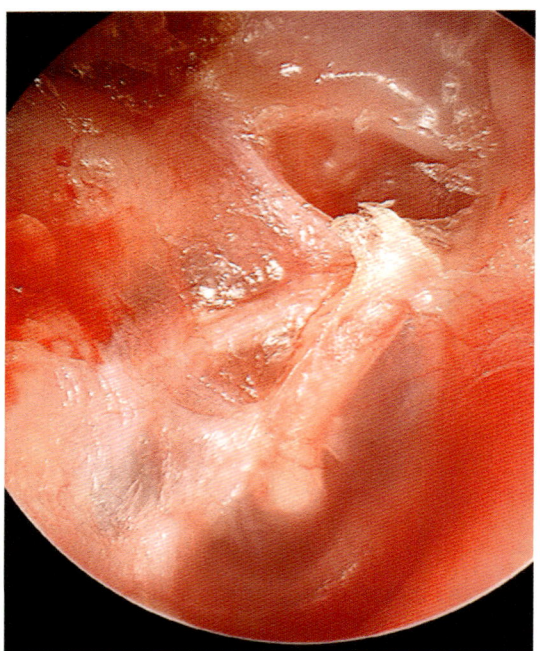

図22-8　後天性真珠腫。上鼓室の鼓膜陥凹ポケットから角化物を除去してある。(*Used with permission from William Clark, MD*)

られない。白色の角化物質が中耳腔内に(耳鏡で)認められることで診断される(図22-7，22-8)。

- 異物：耳内異物はしばしば耳痛を伴う。耳鏡所見で明らかな異物が認められる(24章「耳の異物」参照)。
- 水疱性鼓膜炎：しばしばウイルス性やマイコプラズマ感染にてAOMと同様の症状がみられる。1/3の患者において，感音難聴の症状がみられる。耳鏡所見では漿液性の液体が貯留した水疱が鼓膜の表面にみられる(図22-9)。患者は激しい耳痛を訴える。
- 慢性化膿性中耳炎：耳鏡所見では鼓膜穿孔と耳漏が認められる。過去に鼓膜チューブ留置や反復性中耳炎の既往がある。難聴を伴うこともある。
- 反復性耳痛：これは小児ではまれであるが両側耳痛を伴

う。耳痛を訴えるものの，臨床所見ではAOMなどの所見が認められない場合はこれを考える。反復性の耳痛は，歯，顎，頸椎，リンパ節や唾液腺，鼻，副鼻腔，扁桃，舌，咽頭，髄膜など，頭部や頸部の他の部位からの放散痛であることも多い。

- 乳突蜂巣炎：単純なAOMからは疼痛の増加，発赤，乳突蜂巣周囲の圧痛などで鑑別される。抗菌薬による治療が行われていなかった場合や，抗菌薬治療を行っていたにもかかわらず乳突蜂巣周囲の疼痛が悪化してきた場合にみられる。反復，または長期に続く発熱，徐々に悪化する耳漏はさらに乳突蜂巣炎を疑う手がかりとなる。乳突蜂巣周囲の腫脹により，普通よりも耳介が立ったようにみえる(図22-10)。
- 外傷性鼓膜穿孔(図22-11)：鼓膜に穿孔がみられるが，耳漏を伴わない。

治療

▶ 非薬物療法

　OMEの治療の基本は経過観察である。多くの患者は3カ月以内に自然治癒する。しかし，5〜10％の患者は1年以上も続くことがある。治療はその期間と付随する状況によるだろう。下記の方法も一考の価値がある。

- OMEの児に対して，左右差，滲出液貯留の間隔，付随する症状や重症度を記載しておく[6]。SOR C
- 言語発達や構音障害，学習障害などがみられる児では，より適切に聴力，言語能力，構音評価などのリスクに介入する必要がある[6]。SOR C　発達障害の危険因子は以下のとおりである。
  - OMEとは別に，治癒することのない聴力障害がある。
  - 言語・構音障害の疑いがある。
  - 自閉症スペクトラム障害や他の発達障害がある。
  - 症候群(Down症など)や頭蓋顔面奇形により知的，言語，構音発達障害がある。
  - 視力障害
  - 症候群性，非症候群性の口蓋裂の合併
  - 発達遅滞

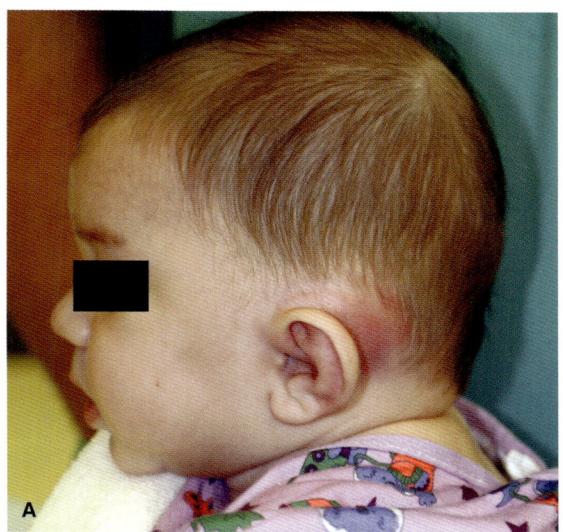

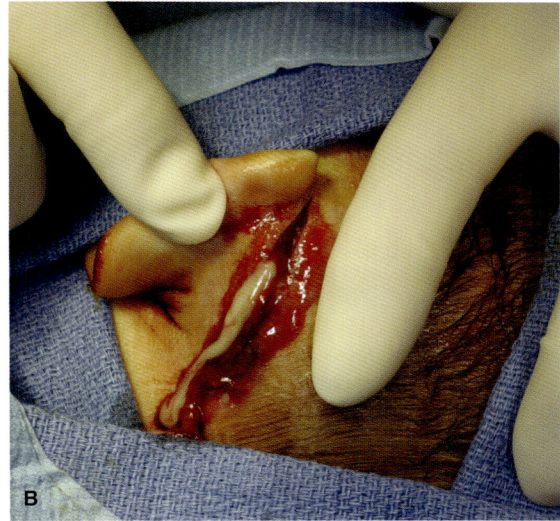

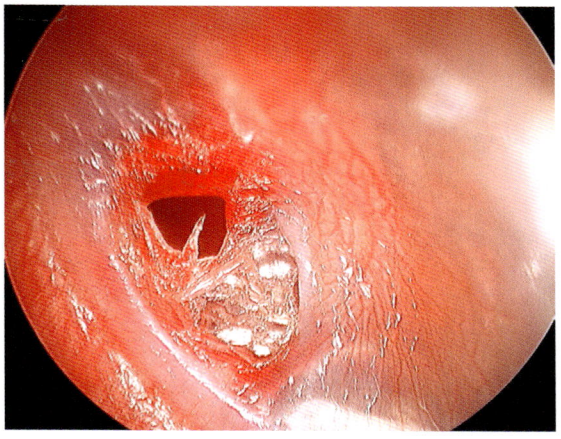

図 22-11　左耳の外傷性鼓膜穿孔。(*Used with permission from William Clark, MD*)

図 22-10　**A**：反復性中耳炎から急性乳突蜂巣炎を合併した乳児。耳介後部に発赤と腫脹が認められる。耳は反対側に比べて突出している。**B**：切開排膿を行った。(*Used with permission from William Clark, MD*)

- OME があるが，特に危険因子がない場合も，症状が始まったときから，または診断がついてから 3 カ月ほどは経過観察を行う[6]。SOR **B**
- OME をもつ子どもに対しては，特に危険因子がなく，3 カ月以上経過観察を行っている児や，学習障害や発達障害がある場合や，難聴が疑われる場合は聴力検査を行う[6]。SOR **B**
- 耳抜きは鼻に圧をかけることにより耳管開放させるものであるが，短期間でも聴力を改善させることがある。口と鼻をふさいで呼気を出す方法なので，幼小児では難しいかもしれない。他に風船を鼻で膨らます方法や麻酔に使用するマスクを使用する方法もある。急性の合併症はまれであり，費用もかからない。しかし，長期的な副作用については不明である[12]。SOR **B**

▶ 薬物療法

- 経口のアセトアミノフェンやイブプロフェンは耳痛を軽減

させる[16]。ベンゾカインやリドカインの入った点耳は 3〜18 歳までの AOM に伴う痛みを軽減させる作用がある[17]。SOR **B**
- 抗菌薬は 6〜23 カ月の両側 AOM を呈する児に対して，耳漏や急性炎症の症状（中等度〜重度の耳痛，48 時間以上の持続，39℃ 以上の発熱）に対して効果的である。軽度で一側だけの AOM を呈する多くの児においては，経過観察の上で診断を決定させる[13,15,18]。SOR **B**
- 抗菌薬は最も症状を軽減させる役割があるが，反対に下痢や嘔気，発赤などの副作用を起こす可能性もある[16]。SOR **B**
  - 抗菌薬は 2〜7 日で疼痛を軽減させる。また反対側の急性炎症を抑える働きもある。しかし，プラセボ効果よりも明らかに副作用のリスクを高める[14]。
  - 抗菌薬治療方法が他の治療方法よりも効果的である，とするデータは得られていない[14,16]。
  - アモキシシリン，アモキシシリン-クラブラン酸，セファロスポリンなどの抗菌薬は効果的であるとされている。アモキシシリンは第一選択薬であるが，その理由は薬価がそれほど高くないこと，味が子どもに受け入れられるからである[13]。
  - 過去 30 日以内にアモキシシリンで治療を行った既往がある場合や，インフルエンザ菌の結膜炎，または反復性中耳炎に対してアモキシシリンを投与したもののうまくいかなかった例などでは，β ラクタマーゼの効果もある薬物（アモキシシリン-クラブラン酸など）が推奨される。他の治療としては，ペニシリンにアレルギーがある場合に第 2 世代，第 3 世代のセフェム系薬剤が使用される[13]。
  - 抗菌薬を長めに（8〜10 日）使用することで，薬の短期使用による再発を防ぐことができるが，短期使用（5 日）に比べて特に利点はない[16,19]。
  - 経過観察は AOM の児たちに不必要な抗菌薬を使用しなくてすみ，定期的な抗菌薬使用に取って替わるものとなる[20]。
- ただちに抗菌薬治療（たとえば受診してすぐに開始するなど）を行うことは，症状を短期で消失させるには有効であるが，たとえば 72 時間以降から治療開始するのに比べ，嘔吐や下痢，発赤，などが生じる可能性が高くなる[16]。SOR **B**

- AOM の治療に血管収縮薬や抗ヒスタミン薬を使用することは推奨できない[21]。SOR **B**
- 抗ヒスタミン薬や血管収縮薬は OME にも効果がない[6]。さらに 5 歳以下の子どもにとっては有害である[22]。SOR **A**
- 抗菌薬，経口ステロイド，ステロイド点鼻は OME には推奨しない[6,23]。SOR **A**

▶ 補充療法と代替療法
　現在のところ，発展途上国で行われている年少の健康児に対する亜鉛サプリメントの中耳炎治療効果については，明らかなエビデンスはない[24]。SOR **B**

▶ 紹介
- 以下の場合，専門医(耳鼻科医，言語聴覚士)への相談[6]。SOR **C**
  - 4 カ月以上の滲出液貯留により聴力の低下が生じている場合。
  - 言語発達遅滞がある。
  - 鼓膜や中耳の損傷が伴っている場合。
- 鼓膜チューブ留置術は，反復性 AOM(6 カ月以内に 3 回以上の AOM を繰り返す，または 1 年以内に 4 回以上 AOM を繰り返す)の場合に，少なくとも 6 カ月の留置を行うと反復を予防できる。長期的な効果は明らかではなく，医師はただちに得られる効果とともに予想される合併症にも目を向けなければならない[25]。SOR **B**
- 潜在的な中耳の炎症に対する鼓膜チューブ留置は，言語の習得や構音の発達について 6〜9 カ月の経過観察と比較して，明らかに知的発達や言語発達を改善するわけではない[26]。さらに，待機的に鼓膜チューブ留置を行う場合，鼓膜チューブ留置を行わなくてもすむ可能性もあり，その場合発達に影響を与えることもない[27]。SOR **A**
- もし子どもが手術を受けることになった場合，鼓膜チューブ留置術が第一選択である。アデノイド切除は，鼻閉や慢性アデノイド炎がないかぎり適応ではない[6]。SOR **B**
- アデノイド切除＋鼓膜チューブ留置術を行うか，または鼓膜切開を繰り返すことがある。扁桃摘出術単独または鼓膜切開だけでは，OME の治療とはならない[6]。SOR **B**

予防

- 以前 7 価肺炎球菌ワクチンと呼ばれたワクチンは，乳幼児の AOM 予防に関して効果があった。しかし，その効果は AOM の頻度が 6〜7％ほど低下する程度であったため，公衆衛生の点からは重要視されていなかった。7 価肺炎球菌ワクチンはすでに AOM の既往がある幼児期後半の子どもには，AOM 予防の効果がない[28]。SOR **A**
- 最近使用されている 13 価肺炎球菌ワクチンの効果についてもまだ十分なデータが得られていない。
- インフルエンザワクチンは AOM の頻度を減少させるが，厳密な系統的レビューによると，その効果については再度評価される必要があるとされている[13]。SOR **B**
- 危険因子をもつ子どもに対しては，長期的に少なくとも 6 週間抗菌薬を内服させることで，AOM の頻度を年間 3 から 1.5 にまで減少させることができる。この効果は耐性菌と，起こりうる合併症を天秤にかけて得られる[16,29]。SOR **A**
- 健康児にキシリトールガムや錠剤，シロップを 1 日 3〜5 回与えることで，AOM を繰り返す頻度を 25％減少させる。

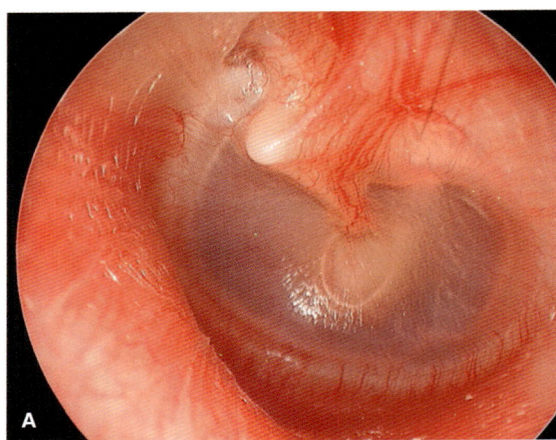
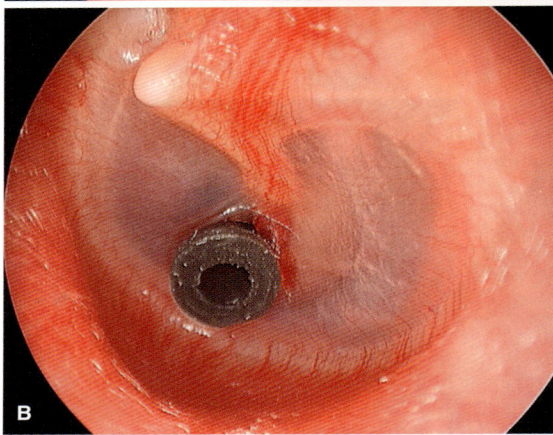

図 22-12　A：9 歳女児の左鼓膜所見。鼓膜チューブ留意を行う前は反復性中耳炎と慢性的な鼓膜の陥凹が認められていた。鼓膜中央近傍にみられる丸い部分は，鼓膜が陥凹して鼓室岬角に一部付着していることを示す。**B**：蛍光色の鼓膜チューブを鼓膜前後方に留置した。チューブが黒く見えるのはチューブ内に抗菌作用のある銀がしみこんでいるからである。(*Used with permission from William Clark, MD*)

しかし，乳幼児にガムや錠剤を飲ませることの安全性の問題や，1 日に何度も内服させなければならないことを考えると現実的な予防法とはいえない[30]。SOR **B**
- 母乳栄養を最低 6 カ月続けると AOM を起こしにくくなるため，勧奨するべきである[13]。SOR **B**
- 鼓膜チューブ留置は AOM の頻度を減少させるが，鼓室硬化症などの合併症のリスクを高める(図 22-12，22-13)[16]。SOR **B**

予後

- 60％の AOM は，抗菌薬なしで 24 時間以内に改善し，3 日以内に 80％が改善する。抗菌薬によって生じる合併症は 0.13％である[31]。
- OME の多くは 3 カ月以内に改善する。5〜10％は 1 年またはそれ以上症状が続く。しかし，滲出液の貯留は 30〜40％の児に繰り返す[6]。

フォローアップ

- AOM で初回治療に対して 48〜72 時間以内に改善が認められなかった場合，医師は AOM であることを再度確認し，

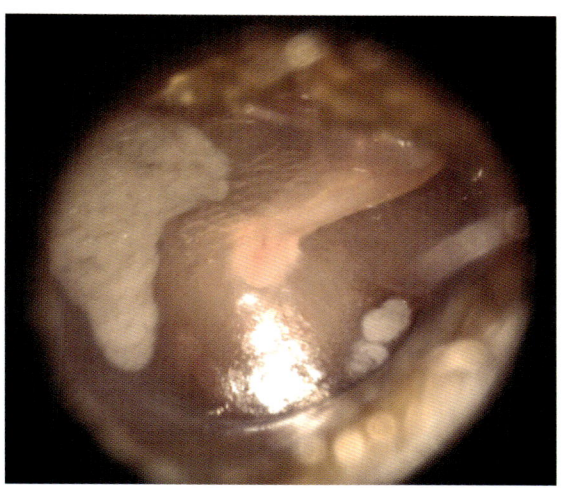

図 22-13　以前反復性中耳炎により何度も鼓膜チューブを留置していたことにより鼓膜硬化（石灰化）が生じている。（*Used with permission from Glen Medellin, MD*）

他の疾患の可能性を排除する。AOM と診断された場合は，初回治療が経過観察だったのであれば抗菌薬を開始する。初回治療が抗菌薬治療であった場合は，抗菌薬の種類を変更する[6]。SOR **B**

- 乳突蜂巣炎や顔面神経麻痺のような重篤な合併症の場合は，緊急に専門医にコンサルトを行う。
- AOM 治療後のフォローアップ間隔や，どのような患者をフォローアップしていくべきかについては一定したコンセンサスはない。親は抗菌薬治療を長く続ける医師を信頼する傾向がある[32]。
- 遷延する OME があり，特に危険因子を有していないと考えられる場合，滲出液が消失するまで，聴力低下が改善するまで，または鼓膜所見が改善するまで 3〜6 カ月毎に確認する必要がある[6]。SOR **B**

患者教育

- 患者教育は中耳炎の危険因子を見つけ，予防し，うまくつきあっていくことである。
- 親には，AOM がかなり高い確率で自然治癒すること，および抗菌薬によって合併症が生じることを知らせるべきである。初診にて抗菌薬の処方箋を出された場合，すぐに内服するのではなく，薬内服時期を少し遅くする（例：48 時間以内は経過観察のみとする）などの助言をする[20]。
- 患者は，OME の自然寛解についての情報も提供されるべきである。
  - 定期的なフォローアップにより鼓室内の滲出液を評価することは非常に重要である。
  - 鼓室内の滲出液が続き，難聴や言語障害の症状や徴候が続くと学習障害が生じ，さらに追加して治療が必要となる。

【Brian Z. Rayala, MD】

（守本倫子　訳）

23　乳突蜂巣炎

症例

12 カ月女児。1 日前より熱と左耳介後部の腫脹，発赤のために外来を受診した。診察では，左耳介が突出しており，明らかな発赤や腫脹，圧性疼痛，左乳突蜂巣の骨がぐらぐらしているのが認められた（**図 23-1**）。耳鏡にて膿性の耳漏が認められた。側頭骨の CT では乳突蜂巣の骨透過像がみられた。急性乳突蜂巣炎の診断で，ただちに鼓膜切開し，鼓膜チューブを留置，乳突削開術を施行した。術後からは抗菌薬の静注治療を行い，完治した。

概説

乳突蜂巣炎（mastoiditis）は急性中耳炎の合併症であり，乳突蜂巣内の遷延する感染が特徴である[1]。急性乳突蜂巣炎は急性中耳炎の所見と同時に耳介後部の発赤，浮腫，耳介の突出などの症状が 1 カ月以内に生じている状態である。急性中耳炎が乳突蜂巣の急性炎症に移行し，蜂巣骨の骨融解や破壊を伴う。慢性乳突蜂巣炎は長期的な鼓膜穿孔や鼓膜チューブ留置，または真珠腫などにより炎症が遷延している状態である。慢性乳突蜂巣炎は無痛性の感染状態である。

別名

乳様突起炎

疫学

- 急性乳突蜂巣炎は中耳炎の疫学と類似している。当然急性乳突蜂巣炎は 4 歳以下の子どもにみられやすい[2]。
- 反復性中耳炎は乳突蜂巣炎の危険因子ではあるが，過去に中耳炎の既往がない乳幼児にも，乳突蜂巣炎が高い頻度で発症することがある[2]。
- 人口あたりの乳突蜂巣炎の頻度を検討した報告はほとんどなく，本来の頻度や増加，低下傾向などは解析できていない。
- 慢性乳突蜂巣炎は慢性的な耳漏や鼓膜穿孔，真珠腫を伴っている慢性中耳炎の児に生じやすい[1]。

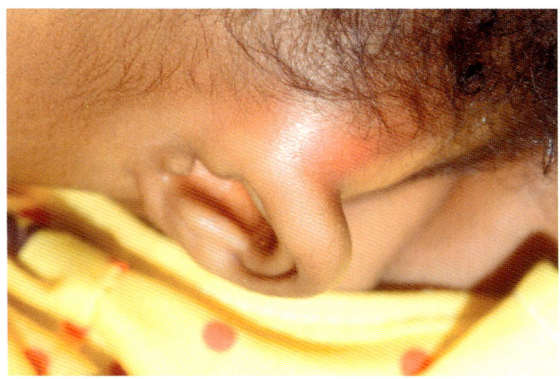

図 23-1　12 カ月女児，左耳介の突出と乳突蜂巣周囲の発赤や腫脹がみられる。（*Used with permission from Johanna Goldfarb, MD*）

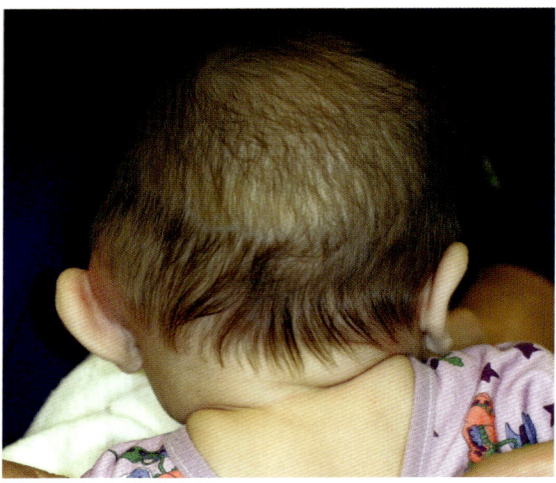

図23-2　反復性中耳炎から乳突蜂巣炎を起こした幼児。左耳介の突出と発赤が認められる。（*Used with permission from William Clark, MD*）

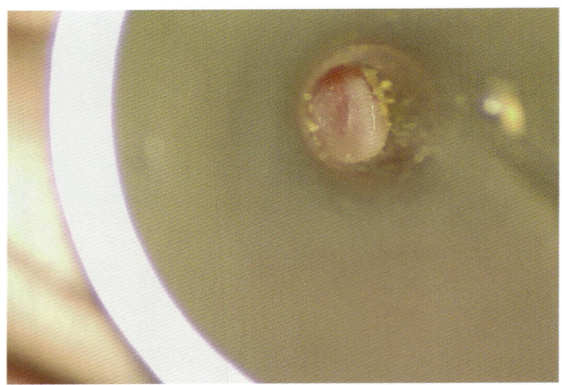

図23-3　膿が貯留している鼓膜所見。急性乳突蜂巣炎の小児に対して，これから鼓膜チューブ留置術を行うところである。（*Used with permission from Prashant Malhotra, MD*）

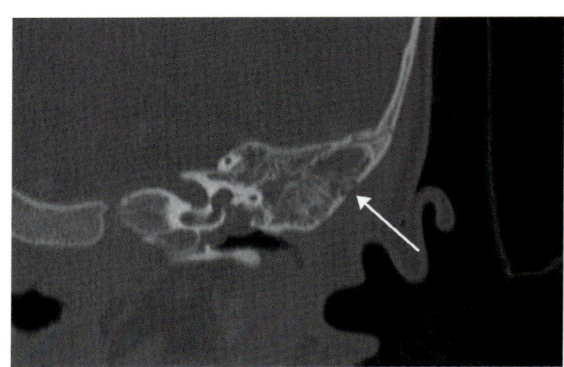

図23-4　側頭骨 CT では，左乳突蜂巣の外側壁に局所的に骨破壊が認められる（矢印）。

病因と病態生理

- 急性乳突蜂巣炎は以前に中耳炎に罹患した既往がないか，あったとしてもわずかであり，蜂巣内が十分に発達している児に生じやすい。
- 急性乳突蜂巣炎は免疫系が未熟な乳幼児に生じやすい[2]。
- 急性中耳炎から鼓室内や蜂巣内の粘膜浮腫が生じると乳突洞や耳管開口部が閉塞され，中耳内の換気が悪くなる[1,3]。これにより膿の貯留と炎症が続き，局所的なアシドーシス，骨隔壁の脱灰を起こす。さらに骨破壊活動が生じる例では骨隔壁も消失し，乳突蜂巣内すべての炎症となる。
- 乳突蜂巣内の圧が高くなっている例では，感染が頭蓋内や皮質骨まで浸潤し，頸部や耳介後部の皮下組織にまで波及する。
- 急性・慢性乳突蜂巣炎では肺炎球菌，化膿性レンサ球菌，黄色ブドウ球菌（MRSA 含む）や，まれに緑膿菌などが原因菌としてあげられる。
- 肺炎球菌の莢膜抗原型は 19 A と多剤耐性であり，急性乳突蜂巣炎の原因菌として重要である[4]。
- 慢性乳突蜂巣炎では緑膿菌や黄色ブドウ球菌（MRSA 含む）プロテウス桿菌と嫌気性菌のペプトストレプトコッカスやバクテロイデスなどが原因菌としてあげられる。

危険因子

- 中耳炎，乳幼児，免疫の変化は乳突蜂巣炎の危険因子である。
- 反復性中耳炎の既往は，急性乳突蜂巣炎の危険因子である[5]。
- 真珠腫は慢性乳突蜂巣炎の危険因子である。

診断

- 急性乳突蜂巣炎の診断は臨床症状にそって行われる[6]。
- 急性乳突蜂巣炎の診断は，骨融解像や蜂巣の破壊が認められれば確実である。
- 慢性乳突蜂巣炎は，慢性に経過する化膿性変化と乳様突起における炎症性変化の存在によって診断される。

▶ 臨床所見

- 耳介後部の弾性疼痛，発赤，腫脹，波動性は急性乳突蜂巣炎の代表的な徴候である[7]。
- 耳介突出はよくある症状であり（図23-2），乳幼児では外下方に突出し，小児では外上方に向かって突出する。
- 発熱，耳痛，不機嫌が認められる。
- 耳鏡所見では，通常急性中耳炎の所見（鼓膜発赤と膨隆）が認められる（図23-3）[6]。

▶ 検査所見

- 末梢血検査により，左方移動した白血球増多がみられる[8]。
- 炎症マーカーは急性乳突蜂巣炎では通常増加し，慢性乳突蜂巣炎や病初期ではほぼ正常である[9,10]。
- 血液培養では原因菌は突き止められない可能性が高いが，陽性が得られた場合，診断的価値が高い。
- 中耳腔と乳突蜂巣を外科的に培養検査を行うことは原因菌の解明と抗菌薬の治療につながるため大変有用である。

▶ 画像検査

- 画像検査は臨床所見が典型的であれば必要ない。しかし，典型的な症状がなく，急性乳突蜂巣炎の診断や乳突蜂巣炎の合併症などを調べるには有用である[11]。
- 画像検査は急性乳突蜂巣炎の治療方針決定には有用である。
- 側頭骨造影 CT は急性乳突蜂巣炎の画像描出に最もよい。蜂巣の骨脱灰像や骨皮質の融解，蜂巣内の炎症，耳介後部の液体貯留などが明らかになる（図23-4，23-5）

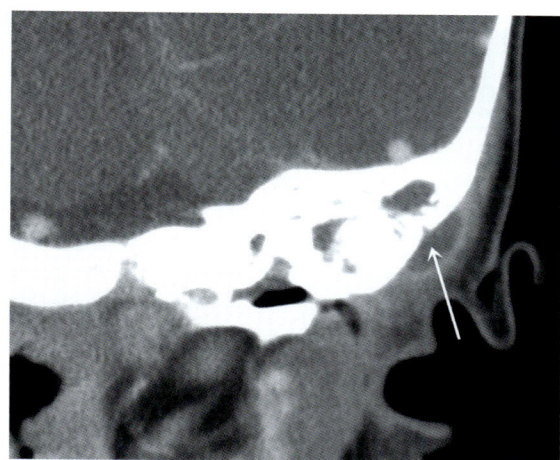

図 23-5　側頭骨 CT では，左側頭後部に明らかに軟部陰影が肥厚（矢印）し，内部に膿瘍が形成されている。

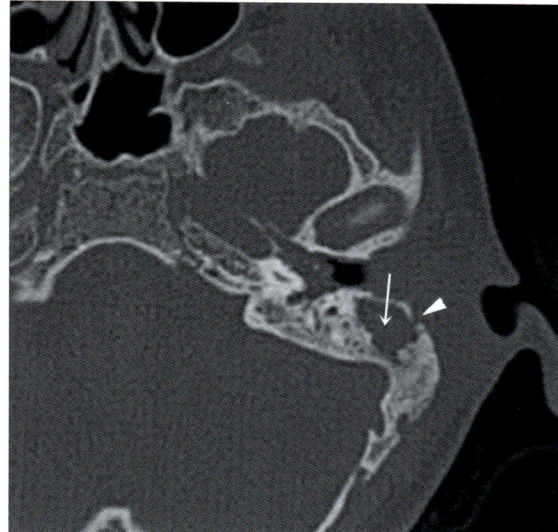

図 23-6　慢性乳突蜂巣炎と真珠腫の 16 歳男児の側頭骨 CT。中耳腔と蜂巣内（矢印）が軟部陰影で充満しており，乳突蜂巣の皮質骨（矢頭）と外耳道後部が融解している。

- 頭蓋内合併症の危険があるようであれば，頭部のガドリニウム造影による MRI を行ったほうが CT よりも高い感度で診断できる[12]。
- 慢性乳突蜂巣炎の画像では真珠腫や皮質骨の融解などが診断できる（図 23-6）。

鑑別診断

- 外耳道炎は耳介後部の蜂窩織炎による変化を起こし，急性乳突蜂巣炎に似た所見を呈する。耳介後部よりも外耳道や耳介に弾性痛があり，鑑別することができる。側頭骨 CT では，蜂巣ではなく外耳道に炎症所見が認められ，蜂巣内の不透明化がみられず外耳道周囲の軟部陰影変化が認められる。
- 外傷では耳介後部の皮膚に色調変化と浮腫が認められる。しかし，鼓膜所見が正常で，臨床症状が不十分であり，白血球増多などがないことで乳突蜂巣炎と外傷を鑑別するこ

とができる。
- ウイルス感染や頭皮の感染症による耳介後部のリンパ節腫脹は耳介後部腫脹や発赤をきたす。しかし，正常の耳介や鼓膜，リンパ節腫脹の触知などにより，乳突蜂巣炎と鑑別できる。

治療

- 全般的に，急性乳突蜂巣炎に対しては経静脈的な抗菌薬投与と鼓膜切開または鼓膜チューブ留置術が基本的な治療である。SOR C
- 保存的治療方法は常に成功するとはいえず，1 つの報告からではあるが，1/4～1/3 は外科治療が必要といわれている[13]。
- 頭蓋内合併症や化膿性疾患を合併した急性乳突蜂巣炎では，抗菌薬の静注と鼓膜切開または鼓膜チューブ留置術，さらに乳突削開術が必要である。SOR C
- 慢性乳突蜂巣炎では抗菌薬の保存的治療では寛解することは難しく，乳突削開術が必要となることが多い。

▶ 非薬物療法

鼓膜穿孔があった場合は，さらなる炎症を予防するために鼓膜が常に乾いているようにする。

▶ 薬物療法

- 経験的に考えられる原因菌をカバーする抗菌薬を投与する。原因菌が判明したら，その菌に特異的な治療を行う[14]。
- 急性乳突蜂巣炎ではセフトリアキソンなどの第 3 世代セフェム系を使用する。バンコマイシンは特に黄色ブドウ球菌が原因菌として疑われる場合に併用される。SOR C
- 他に使用される薬物としては，ペニシリンや β-ラクタマーゼ阻害薬であるセフェピム，ピペラシリン-タゾバクタムなどである。
- 慢性乳突蜂巣炎ではバンコマイシンはセフタジジム，セフェピムやアミノグリコシドなどの抗緑膿菌薬と併用されることが多い。SOR C
- 急性乳突蜂巣炎に対しては，最初から非経口治療で開始すべきである。抗菌薬の静脈投与期間などは臨床所見の改善や症状の改善，原因菌の種類によって変わるが，通常 3～4 週間の抗菌薬投与を行う。SOR C
- さらに，オフロキサシンやステロイド含有シプロフロキサシンの点耳薬は，補助治療として行われる。SOR C

▶ 外科治療

- 鼓膜切開や鼓膜チューブ留置術は鼓室内の膿汁排泄，膿の培養，疼痛の解除のため重要である。
- 乳突削開術は耳介後部の病的な骨を除去するために重要である。
- 乳突削開術は全般的に慢性乳突蜂巣炎に対しては必要である。

▶ 紹介

早期に耳鼻咽喉科医に相談することは，外科治療の適応となるか，培養物の提出のためにも重要である。頭蓋内感染が明らかであれば，脳神経外科医にただちに相談する。感染症医にも抗菌薬の選択などについて意見を求める。

予防とスクリーニング

中耳炎のフォローはこまめに行い，真珠腫の有無を検査し，症状や所見の悪化がみられた場合は積極的な治療を行う

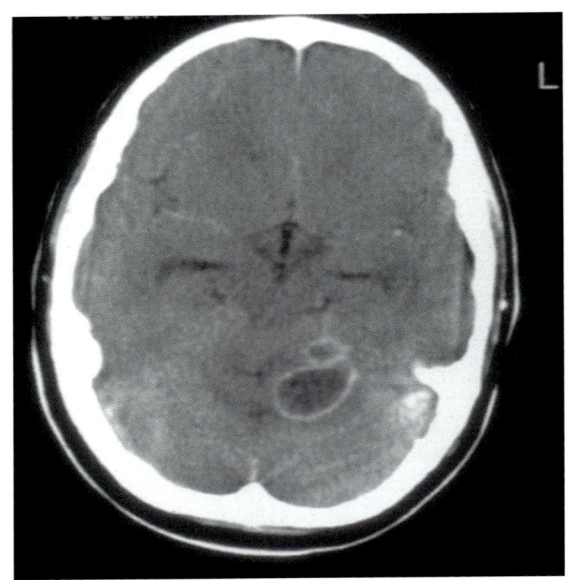

図23-7　頭痛と発熱を訴えてきた思春期の患児に認められた脳膿瘍，これは慢性中耳炎および慢性乳突蜂巣炎によるものであった。(*Used with permission from Camille Sabella, MD*)

ことで，乳突蜂巣炎の悪化を防ぐことができる。

予後

- 乳突蜂巣炎の合併症は隣接する構造物にまで炎症が波及するもので，約10〜30％の患者に生じる[6,15]。
- 急性乳突蜂巣炎は後方に進展するとS状静脈洞血栓症を起こし，側方に進展すると硬膜下膿瘍につながり，上方に進展すると頭蓋内感染となり，下方進展すると胸鎖乳突筋や咬筋の裏側にできるBezold膿瘍となる[16]。
- 他の合併症としては，顔面神経麻痺，難聴，迷路炎，頭蓋骨骨髄炎がある。
- 頭蓋内合併症では髄膜炎，脳膿瘍，硬膜外膿瘍，硬膜下膿瘍，静脈洞血栓症などがある。
- 頭蓋内合併症として脳膿瘍があるが，これが主訴で見つかることもある(図23-7)。

フォローアップ

- 乳突蜂巣炎と診断された子どもは治療が的確に行われているか，合併症が生じていないか，こまめに経過観察する必要がある。
- 定期受診のタイミングは外科治療か保存的治療か，治療によく反応したか，といった治療の状況により決定する。

患者教育

　耳痛が悪化した場合や耳介突出，耳後部の発赤や圧痛がある場合は医療機関受診が必要である。

【Samantha Anne, MD, MS】

（守本倫子　訳）

24　耳の異物

症例

　3歳女児が，頻繁に右耳を引っ張る動作をみせ，軽度の耳漏を認め，不機嫌で啼泣していたので，翌日救急外来を受診した。耳鏡で外耳道の発赤，腫脹を認め，ビーズが1つ埋まっていた(図24-1)。耳鼻咽喉科医に紹介し，手術用の顕微鏡にて摘出した。

概説

　異物のある患児は，通常耳痛，耳漏，難聴を認めることが多い。時々，不機嫌や啼泣など，特異的な症状ではないこともある。無症状のこともある。

疫学

- 外耳道異物は，1〜6歳の子どもに多く認める[1-3]。
- 小児症例では，男女差はない[4]。

病因と病態生理

- 小児の最もよくみられる外耳道異物としては，以下があげられる[5]。
  - 動かないものとして，ビーズ(図24-1)，綿棒，紙，玩具の部品，クレヨン(図24-2)，消しゴム，食べ物，砂(図24-3)，棒，石などの無機物。
  - 動くものとして昆虫(図24-4)など。
- 病理学的に異物と外耳道炎にはいくつかの重要な関連性がある(21章「外耳道炎」参照)。
  - 皮膚-耳垢のバリアが崩壊する(異物が存在することで起こる)。
  - 皮膚の炎症と浮腫により付属器官(耳垢腺，皮脂腺，毛嚢など)の閉塞が生じる。
  - さらに，異物反応により皮膚の損傷を生じる。
  - アルカリ電池による電気化学反応が起こると，アルカリによる重症の火傷が起こる可能性がある。

危険因子

　注意欠陥多動障害(ADHD)の子どもは異物を自己挿入する可能性が高い。5歳以上の子どもで外耳道異物を認めた場合は，ADHDの疑いがある[6]。

診断

▶ 臨床所見

- 主な一般的症状
  - 耳痛
  - 耳漏，耳出血
  - 中等度の聴力低下
  - 不機嫌や啼泣
  - 異物挿入の疑いの既往，あるいは異物を挿入した証言がある。
- 子どもによっては特異的症状のないことがある。
- 診察時に耳鏡で異物をはっきりと認める(図24-1〜24-4)
- 耳鏡で外耳道の炎症の明らかな徴候がみられる(浮腫，発

5

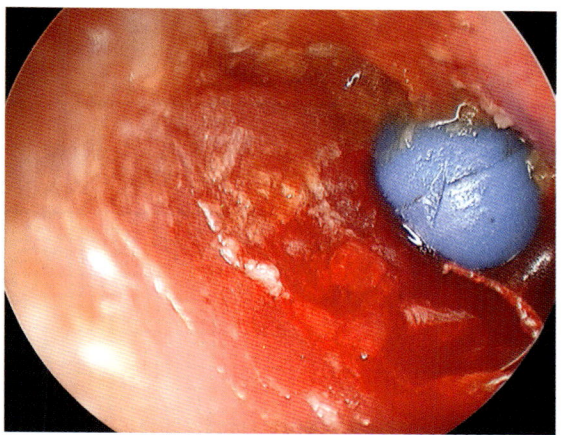

図 24-1　3 歳女児，外耳道異物（ビーズ）により周囲に炎症を起こしている。（*Used with permission from William Clark, MD*）

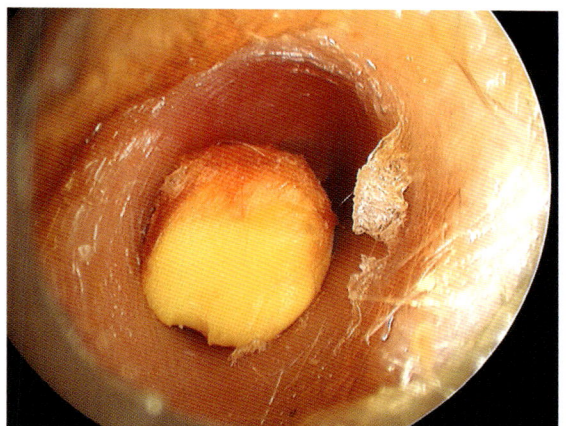

図 24-2　4 歳男児，クレヨン片の外耳道異物。（*Used with permission from William Clark, MD*）

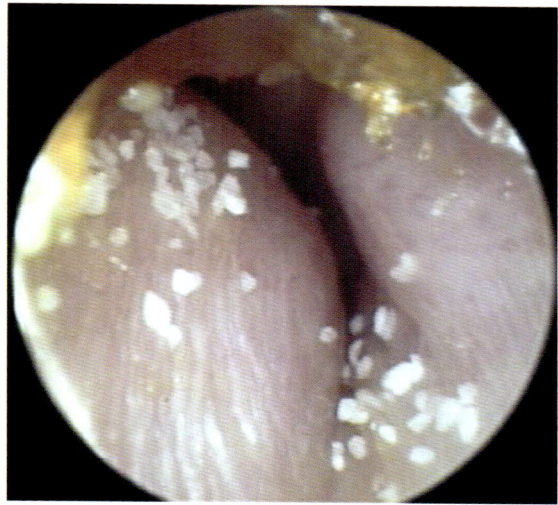

図 24-3　冷たい水の中でサーフィンを行ったことにより，海の砂と外骨腫を認める。外骨腫は冷たい水の中で泳ぐ人やサーファーによくみられる。（*Used with permission from Roy F. Sullivan, PhD. Audiology Forum：Video Otoscopy, www.rcsullivan.com.*）

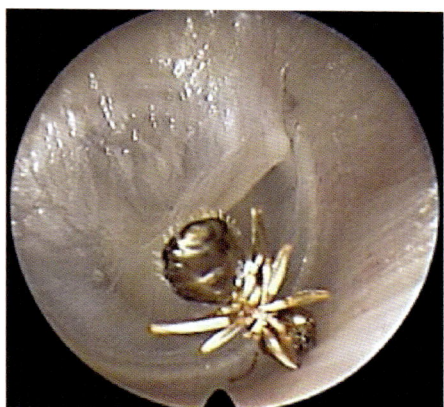

図 24-4　外耳道にアリを認める。（*Used with permission from Vladimir Zlinsky, MD in Roy F. Sullivan, PhD. Audiology Forum：Video Otoscopy, www.rcsullivan.com.*）

赤，耳漏など，図 24-1）。

▶ 検査所見と画像検査

　耳の異物は臨床的に診断する。検査や画像検査は特殊な例の場合に行う。

鑑別診断

- 外耳道炎：耳痛，耳漏，中等度の聴力低下を認め，耳の異物のある例と同じ症状を呈する。耳鏡検査で異物のないことが重要な鑑別点となる（21 章「外耳道炎」参照）。
- 急性中耳炎（鼓膜穿孔を伴う例，伴わない例）：耳鏡で異物のないことを確認する，および中耳の炎症所見および滲出液（鼓膜の膨隆，発赤，混濁，可動性不良）を認める。臨床症状を有する，あるいは発熱などの急性中耳炎の徴候を認める（22 章「中耳炎：急性中耳炎と滲出性中耳炎」参照）。
- 慢性化膿性中耳炎：耳鏡で異物がなく，鼓膜穿孔を認める。聴力に低下を伴う例でも伴わない例でも，これまで慢性的に耳漏がみられ，中耳炎を繰り返している既往がある。

治療

▶ 処置

- 子どもをしっかり固定する（必要であれば鎮静も）。そして

小児の多くの例では，摘出が複雑にならないように，適切な機器を使用する[7]。SOR **C**

- 幼小児例や，異物の大きさや性状，位置によって外耳道を傷つける可能性がある場合は，どの年齢児でも全身麻酔下で摘出するのが望ましい[7]。SOR **C**
- 耳の異物は，洗浄，吸引，機器を使用して除去することが可能である。どの方法を選択するかは，異物の種類による。
  - 小さい無機物は外耳道から洗浄して除去できることが多い。洗浄が禁忌の場合は以下である。
    ・鼓膜穿孔症例
    ・植物性のもの：洗浄により植物性のものは膨張してしまうため，さらなる閉塞をきたす。
    ・アルカリ（ボタン）電池：洗浄により漏電したり電流が流れることで，組織が融解して壊死したり，重度のアルカリ熱傷をきたしたりする。
  - 表面に突起のあるもの，不規則な角があるようなものは，直視下でワニ口鉗子などを用いて除去できる。

- 球状のものや壊れやすいものは，ループ状のワイヤーやキュレット，直角のフックを物体の奥にゆっくり挿入し，慎重に除去する。
- シアノアクリレート接着剤は小さく楔状にしたり，平らにしたり，あるいは丸めたりして除去を試みる。
- 生きている虫は，殺してから洗浄や鉗子を用いて除去する。アルコールやミネラルオイルを外耳道に注入することで，虫を殺すことが可能である。

▶ **紹介**

以下の場合，耳鼻科に紹介する。

- 除去までに何回か試みたが除去できなかった[8]。
- 除去するために，複数の機器が必要である[7]。
- 硬く球状の異物（**図24-1**）[9]。
- 表面が平滑で，掴みどころがない異物（**図24-1**）[10]。

予防

小さい物（例：ビーズや小さい玩具など）は幼児の手に届かないところに置く。

予後

地域の救急外来での後ろ向き調査では，53～80％は救急医が手術をせずに，最小限の処置で異物を除去できたと報告されている[7,8-10]。

フォローアップ

外耳道異物（たとえば異物を除去するまでに複数回除去を試みたり，様々な機器を使用したり，また長期間異物が入ったままの状態など）は炎症や感染を起こしやすいため，除去後も経過観察する必要がある。

患者教育

外耳道に異物が入っている期間が短いほど除去しやすいことを，患者に説明しておく必要がある。

【Brian Z. Rayala, MD】
（藤井可絵 訳）

2節　鼻・副鼻腔

25　鼻茸

症例

14歳男児が数カ月前から片側の鼻閉を徐々に自覚するようになった。鼻内を診察し，鼻茸を認めた（**図25-1**）。

概説

鼻茸（nasal polyps）は副鼻腔を含む鼻腔粘膜から発生する，良性の病変である。多くは半透明で蒼白な形態である。

疫学 [1]

- 人種差はなく，小児の0.1％程度に認められる。
- 鼻茸は10歳以下の子どもにはまれで，20～40歳に好発する。
- 以下の状態が関係する。
  - アレルギー性もしくは非アレルギー性の鼻炎や副鼻腔炎。
  - 喘息（20～50％の患者に鼻茸を認める）
  - 嚢胞線維腫
  - アスピリン不耐性（8～26％の患者に鼻茸を認める）

病因と病態生理

- 鼻茸は炎症の過程で発生する。正確な機序は不明だが，遺伝学的な関連が指摘されている[2]。
- 感染による粘膜層の剥離が契機となっている可能性がある。25人のすべての患者の鼻腔内の細菌叢に *Helicobacter pylori* 菌を認めたという報告もある[3]。
- 上皮細胞が活性化し，好酸球などの炎症細胞が波及する誘因となる主要な伝達物質を生成していると考えられている[4]。サイトカインや増殖因子が鼻茸に関係する粘膜の炎症を持続させる役割をしている。
- 乳製品などの食物アレルギーは鼻茸と強い相関がある。

診断

▶ **臨床所見**
- 通常表面は平滑で球状（**図25-1**）
- 湿潤で半透明（**図25-2**）
- サイズは様々
- 色はほぼ無色から暗赤色調

▶ **典型的分布**
篩骨洞や中鼻甲介に好発する。

▶ **検査所見と画像検査**
- アレルギー検査。
- 子どもで多発性の鼻茸を認める場合は，嚢胞線維腫の可能性があり，汗検査を行う。
- 副鼻腔CT検査にて病変の進展範囲を評価する（**図25-3**）。

▶ **生検**
通常は行わない。典型的には組織学的には，偽重層線毛上皮や浮腫性の間質性病変，上皮性基底膜，および好酸球浸潤などの炎症細胞の存在を80～90％の症例に認める。

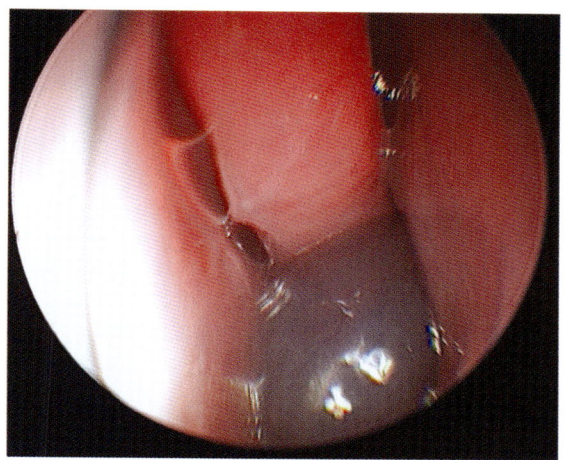

図25-1　左側中鼻道に正常の粘膜に囲まれている鼻茸を認める。（*Used with permission from William Clark, MD*）

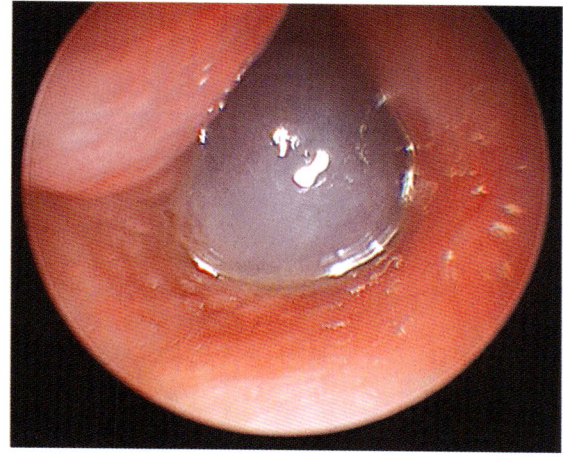

図25-2　アレルギー性鼻炎により，右鼻腔内に炎症を起こしている粘膜と鼻茸を認める。（*Used with permission from William Clark, MD*）

鑑別診断

　鼻腔内にできる腫瘤として，まれではあるが多くの疾患が鑑別としてあげられる。

- 横紋筋肉腫：横紋筋から発生する小児悪性腫瘍。
- デルモイド腫瘍：外胚葉由来の上皮性成分からなる囊胞を含む。通常20歳頃までに発見され，ゆっくり成長する。
- 血管腫：先天性に血管の異常増殖を起こし，血管が走行するところであればどこでも発生する（93章「小児期における血管腫と血管奇形」参照）。
- 神経芽細胞腫：小児期に比較的よくみられる悪性腫瘍。
- 髄膜脳瘤：灰色でゼラチン様の様相。
- 血管線維腫：組織侵襲性の腫瘍で，硬い灰色の腫瘤。易出血性。14～18歳の男児に発生する。原因はまだ不明[5]。
- 化膿性肉芽腫（142章「膿原性肉芽腫」参照）[6]

治療

▶ 薬物療法

- ステロイド点鼻薬[7,8]SOR Ⓐ
- 重症例では短期間（2～4週）のみ，経口ステロイド投与を行う[9,10]。SOR Ⓐ
- ステロイド治療により鼻茸のサイズは縮小するが，一般的には除去には至らない。ステロイドの投与は，手術前の鼻茸のサイズを縮小する目的にも有用である。
- 青年期であれば，ドキシサイクリンの経口投与を行うことができる。無作為化比較試験にて，100 mg／日を20日投与することで，12週間後にポリープのサイズを縮小させたとの報告がある[11]。SOR Ⓑ
- 抗鼻閉薬の局所投与も症状の軽減させるが，ポリープのサイズは変わらない[12]。SOR Ⓑ
- モンテルカストは両側性に鼻茸を有する患者に対し，ステロイド吸入治療と一緒に補助的に内服することで症状を軽減させる[13]。SOR Ⓑ

▶ 処置

- 保存的加療で軽快しない場合は，手術にて切除する。術後はステロイド点鼻の局所投与やモンテルカストの内服加療を行い，再発を予防する[14]。

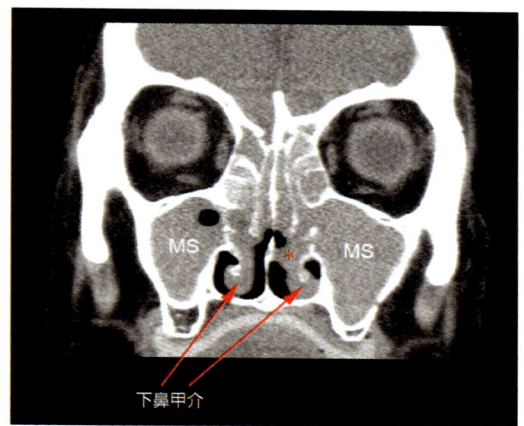

図25-3　CT画像で鼻茸（＊）および両側上顎洞（MS）に軟部組織陰影が占拠している。鼻茸は左上顎洞から発生しているようにみえ，下鼻甲介の上方に位置している。（*Used with permission from Richard P. Usatine, MD*）

- アレルギー患者では免疫治療も検討する。

予後

　良性の病変ではあるが，再発しやすい。

フォローアップ

　再発率が高いため，定期的に評価する[15]。

患者教育

　患者には，鼻茸は良性の病変ではあるが，再発しやすいことを説明する。

【Linda French, MD】

（藤井可絵　訳）

26 副鼻腔炎

症例

　6歳児が，鼻汁が止まらないため，母親と一緒に来院した。2週間前に感冒に罹患し，その後夜に増悪する鼻閉と咳嗽が続いていた。発熱はないが，母親がみているかぎりではいつもより疲れている様子で，食欲もないという。臨床所見として，膿性鼻汁，鼻粘膜発赤，アレルギー様の顔貌を認めた（図26-1）。それ以外は健康な状態にみえた。急性細菌性副鼻腔炎（ABS）と診断し，アモキシシリン-クラブラン酸合剤の内服を処方した。抗ヒスタミン薬や血管収縮薬の有効性はないだろうと話し合い，母親が拒んでいた，ステロイドの点鼻の処方を追加した。

概説

　副鼻腔炎（sinusitis）は，副鼻腔，鼻腔，およびこれらの上皮の変性により生じる炎症である。粘膜浮腫になると，ウイルスや細菌により生成された粘稠な鼻汁が流れにくくなる。副鼻腔炎は4週間以内を急性，4～12週以内を亜急性，12週以上を慢性，と3つの病期に分類されている。

疫学

- 毎年およそ1％程度の小児に副鼻腔炎が進行し，2,000万例ほどの患者に対して抗菌薬が処方されている。さらに呼吸器系のケアを必要とする小児の6～7％がABSを発症している[1]。
- 小児は1年に平均で6～8回程度感冒に罹患する。そのうち0.5～8％が副鼻腔感染を続発する[2,3]。
- ウイルス性上気道感染（副鼻腔炎の約80％はウイルス性上気道感染後である）[2]，アレルギー[4]，保育園児[5]は副鼻腔炎の危険因子である。
- 初めて副鼻腔炎に罹患した患児の1/3～半分程度は，細菌性の副鼻腔炎である[6]。

病因と病態生理

- 副鼻腔は粘液分泌性の呼吸上皮が配列している。粘液は線毛運動により副鼻腔自然口から鼻腔内に輸送される。正常の副鼻腔は無菌性の空洞であり，粘液貯留はない。
- 上顎洞と篩骨洞は出生時からみられ，前頭洞は5，6歳頃に篩骨洞から発生する。
- ABSは，閉鎖された状態で副鼻腔に炎症が起こると，線毛運動も悪くなり，粘液の貯留も増え，二次性に細菌が増殖する。
- 副鼻腔炎の原因は以下のとおりである。
  - 感染：最も多くはウイルス（ライノウイルス，パラインフルエンザ，インフルエンザなど）感染後に細菌感染（肺炎球菌，インフルエンザ桿菌，カタル球菌など）を起こす。過去10年の間に，小児のABSの原因として，肺炎球菌は減少傾向でインフルエンザ菌は増加傾向となっている[2]。免疫不全の患者では劇症型副鼻腔真菌症を起こす場合もある。
  - 非感染性の閉塞：アレルギー性，ポリープ，気圧変化（飛行機搭乗など），化学的な刺激，腫瘍，粘液の状態が変化したとき（囊胞性線維腫など）。

診断

- ABSの診断は臨床的になされる。ウイルス性上気道感染による症状は，一般的には5日目にピークとなり，10日ぐらいで軽快する[1,2]。ABSと診断されるのは以下の場合である。
- 10日以上30日未満の期間で症状が改善傾向なく続く。
- 一度症状が安定あるいは改善した後で，再び症状が増悪する（再燃）。
- 典型的ではない重篤な症状（39℃以上の高熱，膿性鼻汁）が，少なくとも連続して3日以上続く。
- 副鼻腔の周りに炎症の徴候がみられるときに，副鼻腔炎の可能性があると推測される（眼周囲の炎症，眼窩蜂窩織炎，眼窩内あるいは脳膿瘍など）。しかし，これらの副鼻腔炎合併症はまれである（図26-2，26-3）[2]。

▶ 臨床所見

- ほとんどの症例はウイルス性上気道感染，あるいはアレルギーに併発して起こる[2]。
- 上気道感染とABSの症状の多くは重なっている，しかし症状が改善しない状態はABSを疑う。
- 鼻汁（水様性，粘性，膿性，濁った色），夜間増悪する咳嗽などの症状を認める。
- 非特異的な症状として，口臭，発熱，倦怠感，頭痛，食思不振などを認める。
- 身体所見としては，特異的な所見はない。鼻腔粘膜の発赤や腫脹は，特異的所見ではない。
- 小児での副鼻腔炎の合併症として，重度の頭痛，発作，限局的な神経脱落症状，眼窩周囲の浮腫や発赤（図26-2，26-

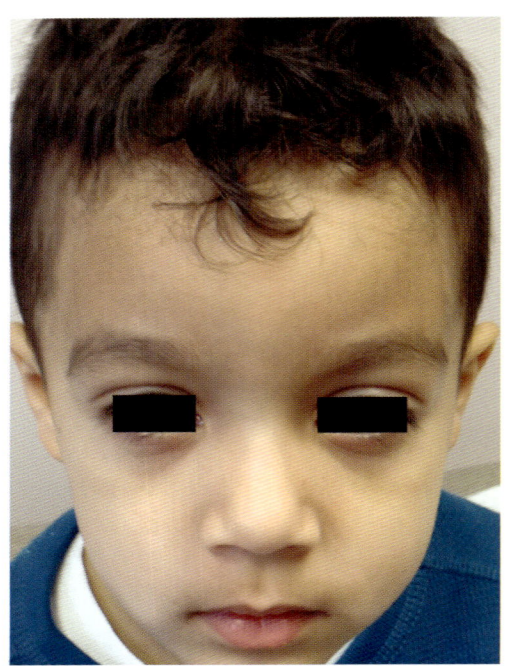

図26-1　急性化膿性副鼻腔炎を併発したアレルギー性鼻炎の小児。アレルギーは急性化膿性副鼻腔炎を生じる危険因子である。
（*Used with permission from Camille Sabella, MD*）

5

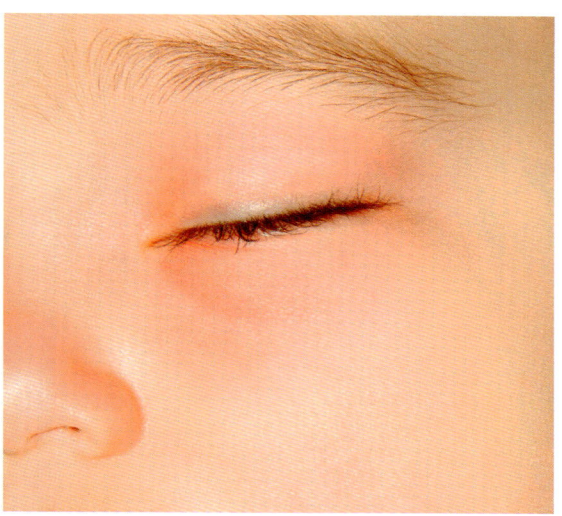

図 26-2　汎副鼻腔炎および左眼窩内膿瘍を認める１歳児の眼窩周囲の発赤腫脹。(*Used with permission from Camille Sabella, MD*)

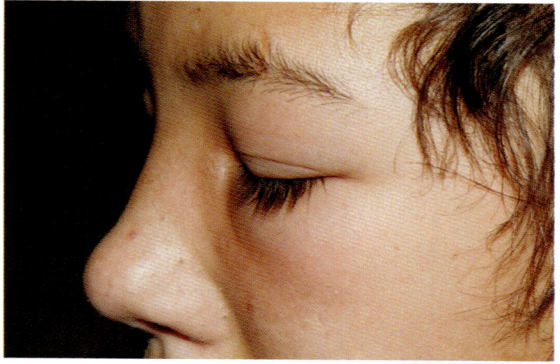

図 26-3　急性化膿性副鼻腔炎にて左眼窩蜂窩織炎を合併した 12 歳男児の眼窩周囲の腫脹。(*Used with permission from Sabella, MD*)

3)，眼球突出，眼内筋の運動機能障害[2]。

▶ 典型的経過
- 副鼻腔感染のほとんどは，上顎洞に炎症を認め，続いて篩骨洞（前部），前頭洞，蝶形骨洞の順に炎症が波及する。多くの症例では複数洞に炎症を認めることも多い(**図 26-4～26-6**)[4]。
- 小児では後篩骨洞や蝶形骨洞に炎症を起こしやすい[7]。

▶ 検査所見と画像検査
- 鼻内あるいは鼻咽腔の分泌物の培養検査は，ウイルス性の上気道感染と ABS の鑑別としてはあまり推奨されていない[1]。
- 耐性菌を疑う場合，あるいは感染が続いているために培養検査が必要となった場合，成人症例に関するメタ分析では，上顎洞内から検査しなくても，内視鏡下で中鼻道から検菌培養することで感度 80.9％，特異的 90.5％，さらに正確(87.0％，信頼区間 95％で 81.3～92.8％)に検出できるという多くの報告がある[8]。
- 小児の ABS に対する上顎洞穿刺と鼻腔からの培養の比較についての検討はされていない。副鼻腔炎の原因菌が小児の中鼻道にコロニーをつくると仮定し，中鼻道の培養の正確性について実証することは困難である。
- 米国感染症学会(IDSA)は，鼻腔のぬぐい液よりも直接副鼻腔穿刺を行い培養することを推奨している[9]。
- 急性化膿性副鼻腔炎の診断基準に適合し，合併症(**図 26-2，26-3，26-6，26-7**)や，他の診断が疑われる場合でなければ，X 線は必須ではない。これらのケースでは CT や MRI で確定診断される[1]。
  - ABS が薬物治療により改善しない場合，再発例，慢性副鼻腔炎の小児では，米国放射線科医学会では単純副鼻腔 CT 検査を推奨している[10]。
  - ABS により眼窩や頭蓋内合併症を起こしている小児では，米国小児科学会(AAP)は頭部あるいは眼窩を含めて副鼻腔造影CTあるいはMRI検査をすることを推奨している。
- 鼻腔内視鏡は，慢性副鼻腔炎の患者で施行する。慢性副鼻

腔炎を疑う患者では内視鏡検査を追加することで，より診断が正確になる(84.1％から 88.7％)。しかし CT を至適基準として行うと，有意に診断率は高くなる(12.3％から 66％)[11]。

▶ 紹介あるいは入院
- 病状の悪い，あるいは免疫不全患者で，広域の抗菌薬投与を行っているにもかかわらず，臨床的に増悪傾向が続く，あるいは ABS の再発傾向を認める場合には，専門医により再精査する必要がある[10]。
- 骨膜下膿瘍(**図 26-2，26-3**)，髄膜炎，硬膜外あるいは脳内膿瘍，海綿静脈血栓症などの生命の危険に関わる合併症を併発している患者は入院加療を行う。推定 2～30％の患者は ABS により入院加療を行っている。多くの合併症は男性に多い[12]。
  - 前頭洞炎のリスクには，前頭骨に炎症が波及して Pott's puffy 腫瘍(**図 26-7**)の要因となる，あるいは脳内や海綿静脈洞内へ炎症が波及することが含まれる。少ない症例の報告でも(N＝25，多くは思春期)，硬膜外膿瘍(N＝13)が ABS にて最も多くみられる頭蓋内合併症で，次いで硬膜下蓄膿(N＝9)，髄膜炎(N＝6)，脳炎(N＝2)，脳膿瘍(N＝2)，および硬膜静脈血栓症(N＝2)を認めている[13]。
  - 篩骨洞に感染を認めた場合，眼窩合併症の要因となる場合がある[13]。眼窩周囲蜂窩織炎は小児の ABS の中で最もよく遭遇する合併症で，頭蓋外合併症の 80～90％を占めている[13]。眼窩合併症は小児では眼筋麻痺や眼球突出を認める場合がある[13]。眼窩内膿瘍は非常に危険な合併症で，前頭洞からの炎症でも起こりうる。
- 免疫不全患者では劇症型副鼻腔真菌症に罹患すると，眼窩の腫脹や蜂巣炎，眼球突出，眼瞼下垂，外転障害，あるいは鼻咽腔粘膜の壊死や出血を引き起こす可能性がある。骨破壊を生じる場合もある。鼻腔粘膜は黒色，蒼白，発赤と様々である。

鑑別診断
- 上気道感染：最も一般的に起こる感染で，初期はウイルス（ライノウイルスが最も多い）感染で，小児では年に 6～8 回ほど感染する。罹患期間は限定されており（通常 7～10 日），典型的な症状は鼻汁や鼻閉，咽頭痛，咳嗽である。上

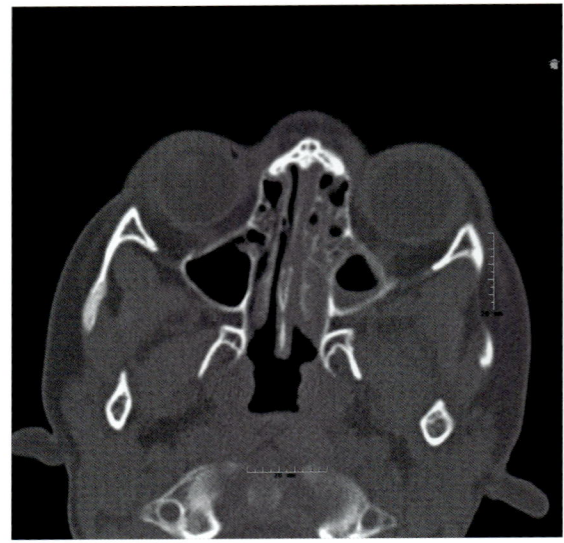

図 26-4　5 歳男児の急性化膿性副鼻腔炎症例で，左篩骨洞および上顎洞に占拠病変を認める。左上顎洞に液の貯留を認める。（*Used with permission from Camille Sabella, MD*）

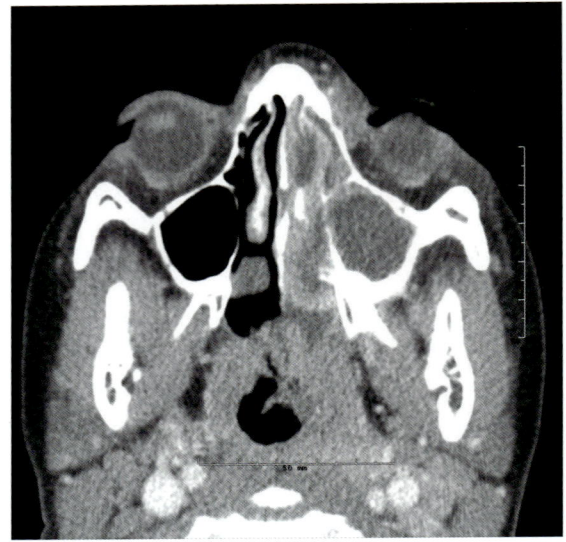

図 26-6　急性化膿性副鼻腔炎に眼窩蜂窩織炎を合併した女児で，左篩骨洞および上顎洞に占拠病変を認める。（*Used with permission from Camille Sabella, MD*）

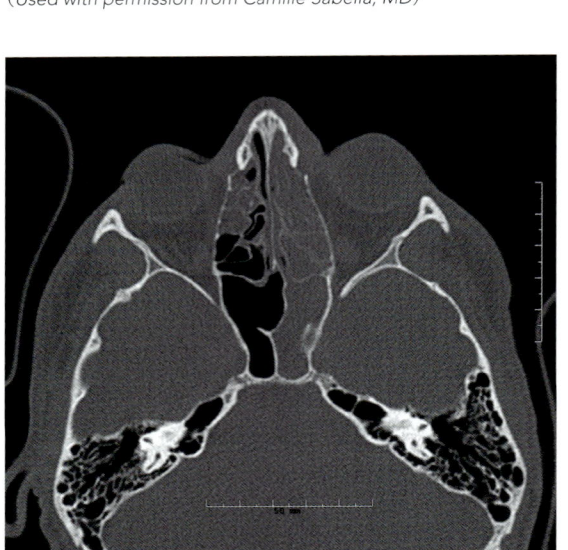

図 26-5　16 歳男児の急性化膿性副鼻腔炎症例で，篩骨洞および蝶形骨洞に占拠病変を認める。（*Used with permission from Camille Sabella, MD*）

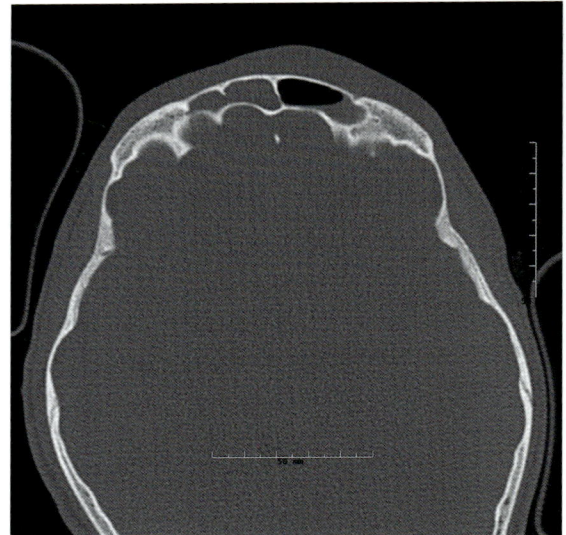

図 26-7　青年症例で，急性化膿性副鼻腔炎から Pott's puffy 腫瘍および硬膜下蓄膿を併発した，左前頭洞内の液体貯留および前頭骨の突出をみる。（*Used with permission from Camille Sabella, MD*）

気道感染はしばしば急性副鼻腔炎に移行する。
- 後鼻漏：熱がなく，透明な鼻汁，夜のみ続く咳嗽。
- 反応性の気道の炎症：気管支喘息やアトピーの既往があり，喘鳴や夜間の咳嗽を認める。
- アレルギー性鼻炎：くしゃみ，掻痒感，水様性鼻汁。
- 腫瘍：まれ。片側性の鼻出血や鼻汁，鼻閉，あるいは反復する副鼻腔炎や副鼻腔の疼痛を認める。

治療

罹病期間により治療方法を検討する。多くの患者は特別な処方を行わなくても改善する。ガイドラインでも，10 日間は経過観察することが推奨されている[10]。疼痛などの対症療法

が重要である。
▶ 非薬物療法
　小児の急性副鼻腔炎に対して，鼻内洗浄についての効果は認められていない[14]。成人の慢性副鼻腔炎症例では，生理食塩水による鼻洗浄により症状の改善を認めている。鼻洗浄単独でも点鼻ステロイド併用でも効果が認められている[15]。
SOR B
▶ 薬物療法
- 鎮痛薬（アセトアミノフェンあるいは非ステロイド性抗炎症薬）は，疼痛時に使用する。
- 小児での ABS で，症状の改善がみられず重篤な症状を認める場合には，抗ヒスタミン薬を用いて鼻粘膜の充血を改

善する効果を期待する[2,10]。SOR Ⓐ

- 抗ヒスタミン薬はABSに対しての効果はないが，アトピー患者の急性副鼻腔炎に対して使用することで，アレルギー症状を緩和させる効果がある。SOR Ⓒ
- ステロイド薬の点鼻は，青年期以上の年齢層でのABS症例の症状の改善や緩和に有効である[16]。SOR Ⓑ　幼児に対しては，ABSに対するステロイドの点鼻についての効果は認められていない[1]。
- 非アトピー性の小児，あるいは成人のABSに対する粘液溶解剤の効果についての臨床報告はない。しかし鼻汁が固まるのを防ぎ，液化するのに有用である。SOR Ⓒ
- 対症療法にて改善しなかった患者に対しては，症状も重症化し，抗菌薬の投与が推奨される。SOR Ⓑ　小児の急性副鼻腔炎患者について，5つの無作為化比較試験によると，3つの報告では抗菌薬の効果を認められているが，2つの報告では効果が期待できなかったとされている。特にそのうちの報告の1つでは，喘息やアレルギー素因があり，正確な診断や治療効果の評価が不確実になっている可能性がある[2]。
  - 最近では（アモキシシリン90 mgおよびクラブラン酸6.4 mg/kg/日の）抗菌薬の投与により，症状の増悪を抑える作用がある（増悪例は抗菌薬使用例では14%，プラセボ例では68%）と3報告のうち1報告で述べられている[17]。しかしながら抗菌薬の使用での臨床的改善率と，プラセボ例で臨床的増悪率はいずれも高かったと報告されている。Wald らの報告では，治癒率はアモキシシリンでは67%，アモキシシリン-クラブラン酸カリウムでは64%，プラセボでは43%だった[18]。
- 抗菌薬の種類の選択や投与量については，肝炎球菌の薬剤耐性（通常10〜15%）や起炎菌に対する他の危険因子の有無を考慮して決定するべきである。
  - IDSAによると，アモキシシリン-クラブラン酸合剤（アモキシシリン量として，45〜90 mg/kg/日を分2投与）のほうが，アモキシシリン単剤よりも小児のABSの抗菌薬治療として効果があると実証されている[10]。
  - AAPでは，薬剤耐性の疑いのないABSに対しては，第一選択としてアモキシシリンの投与を推奨している[1]。
  - アモキシシリンおよびアモキシシリン-クラブラン酸合剤の効果について多く報告されているが，他の薬剤との併用についての有効性の比較検討については報告がない[2]。マクロライドおよびST合剤は使用するべきではない[10]。
  - 高用量のアモキシシリン-クラブラン酸合剤やアモキシシリン（アモキシシリン量として，1日2 g分2内服あるいは90 mg/kg/日分2）の投与は，10%以上の薬剤耐性率の地域，2歳以下の例，易感染性の例，過去に5日入院歴がある例，あるいは1ヵ月ほど抗菌薬を投与されていた例について，推奨されている[10]。SOR Ⓒ
  - 筋肉内あるいは静脈注射でセフトリアキソンの単回投与は，経口投与が難しい，あるいは嫌がる小児について使用可能である[1]。
  - IDSAおよびAAPによると，1型のペニシリンアレルギーがなく，薬剤耐性菌が流行している地域では，第二選択として，経口の第3世代のセファロスポリン（セフィキシムやセクポドキシム）をクリンダマイシンと併

用あるいは単剤で投与することを推奨している[1,10]。SOR Ⓒ

- レボフロキサシンは，1型ペニシリンアレルギーがある例や，ペニシリンやセフェム系の皮内アレルギー反応を認める場合に使用を検討する[1,10]。SOR Ⓒ
- 投与期間は10〜14 日，あるいは症状が消失してから7日後までが推奨されている（AAP）[1,10]。SOR Ⓒ
- コクランレビュー第59版の総説では，急性上顎洞炎に対する抗菌薬の評価において，抗菌薬を使用しても約10%は改善されないと報告されている[19]。抗菌薬の種類の比較を行うも，効果に有意差はなく，そのため広域ではない抗菌薬の投与が推奨されている[20]。
- 臨床的治癒あるいは症状改善のために抗菌薬を適正に使用するには，薬剤の合併症（胃腸障害，皮疹，頭痛，ふらつき，倦怠感）などにも注意をする必要がある。Wald らの最新の報告では，下痢が44%の投与患者にみられている（プラセボでは14%），11%の小児は副作用のために抗菌薬の投与を中断していると報告されている[18]。
- 抗菌薬の静脈投与は細菌培養および局所の治療の抵抗性により選択され，副鼻腔炎の合併症に対して使用される。バンコマイシン，セフトリアキソン，メトロニダゾルの多剤投与は，ABSにより脳内へ炎症が波及した場合には，最も脳内への移行性がよいとされている[13]。

▶ 処置

- ABSでは，培養検査および貯留液を排膿するためには手術が第一選択の治療である[13]。
- 免疫不全患者の副鼻腔真菌症では積極的に病巣の清掃を行い，補助的に抗真菌薬を使用する[20]。
- コクランレビューでは，小児の慢性の鼻症状に対するアデノイド切除術の効果について2つの研究結果（1つは再発症例について）のみが報告されているが，いずれも有効性は示されていない[21]。
  - 小児の慢性副鼻腔炎患者のアデノイドにおけるバイオフィルム（細菌などの集合体）の頻度と睡眠時無呼吸患者のアデノイドで比べたところ95% vs 2%と圧倒的に慢性副鼻腔炎のアデノイドにバイオフィルムが多く存在していた。内視鏡手術の前にアデノイド切除を行うほうが合理的だとされている[22]。
- 慢性副鼻腔炎患者に対して，コクランレビューでは内視鏡手術は必ずしも薬物治療よりも優れた治療ではないとしている。1報告のみで慢性副鼻腔炎の再発率が低いとされている。（手術なしの症例での5.6%に比べ，手術例では2.4%）[23]。SOR Ⓑ　過去に公表されている8つの論文（非無作為）および非公表のデータによるメタ分析では，小児の内視鏡下鼻副鼻腔手術の成功率は88.7%と高く，合併症も0.6%の発症率だった[24]。SOR Ⓒ
- 喫煙および受動喫煙は，副鼻腔炎の発症率を高くする要因である。喫煙や受動喫煙を回避することで，特にABSのハイリスクとなるアレルギー素因をもつ小児における副鼻腔炎発症のリスクを下げる。

予後

- コクランレビューによると，急性副鼻腔炎の2週間以内の治癒あるいは改善率は，抗菌薬を使用した群（90%）もプラセボ群（80%）も同程度だった[19]。小児を対象とした試験で

5

は，抗菌薬を使用した例では 64〜86％の治癒率だったが，プラセボ使用例では治癒率は完全に 20％以上低かった[2]。

- 小児で慢性副鼻腔炎に罹患する症例は増加していることは明らかだが，患者数は不明である[25]。

フォローアップ

- 3〜5 日間抗菌薬を使用しても改善しなかった小児例では，非細菌性あるいは薬剤耐性が考えられ，広域の抗菌薬を使用するか，あるいは別の種類の抗菌薬を選択する必要がある（例：アモキシシリン-クラブラン酸合剤，ニューキノロン剤）[1,10]。SOR **C**

- さらに改善が認められない場合は，専門医に相談し，かつ画像検査（非感染性病変や進展範囲などを精査するためにCT あるいは MRI）を行う，さらに副鼻腔の洞内を穿刺し細菌培養を行う[10]。

- 慢性副鼻腔炎での細菌や炎症因子のはたらきはまだ解明されていない。しかし抗菌薬（アモキシシリン-クラブラン酸合剤など）を 3〜4 週間，およびステロイド点鼻が頻用されている[26]。アレルギーや全身疾患（囊胞性線維症，線毛運動機能不全など）を有する小児に対しては，局所の投与が有用とされている。

患者教育

- 鼻粘膜の慢性的な充血や鼻炎（感冒後 10 日以上持続する），あるいは感冒後に重症化や増悪症状（発熱，顔面の疼痛）をきたしている場合は，副鼻腔の炎症を起こしている可能性があり，かかりつけ医に受診する必要がある。感冒による症状は通常 1 週間以内に軽快する。

- 経口や鼻腔の洗浄により副鼻腔内の排膿を促す方法は，小児では困難であるが，点鼻ステロイドは有用と考えられる。

【Mindy A. Smith, MD, MS ／ Camille Sabella, MD】

（藤井可絵　訳）

27　副鼻腔炎合併症

症例

　2 週間頭痛と鼻汁が続いていた 10 歳女児が，左の前頭部痛が増悪して 2 日後に救急外来から小児集中治療室に運ばれた。意識レベルは傾眠状態で言葉も不明瞭，嘔吐および眼窩周囲の軽度の浮腫を認めた。CT 検査では両側前頭洞，上顎洞，前篩骨洞に軟部組織陰影を認め，気脳症も認めた（**図 27-1A**）。MRI で左側の硬膜下の膿瘍を広範囲（前頭洞や側頭葉優位に）に認め，さらに両側の硬膜がびまん性の造影効果を示していた（**図 27-1B**）。女児は両側の内視鏡下副鼻腔手術および左開頭術を施行され，さらに 10 日間抗菌薬を点滴された。早期手術加療により，女児は完治した。

概説

　急性副鼻腔炎（acute sinusitis）の合併症は一般的に，副鼻腔からの近傍部位への炎症の波及により，失明や神経症状，さらには死の転帰を引き起こす可能性がある。

別名

　眼窩周囲蜂窩織炎，骨膜下膿瘍，眼窩蜂窩織炎，眼窩内膿瘍，海綿静脈洞血栓症，髄膜炎，硬膜下膿瘍，膿瘍，粘液膿瘤，頭蓋内膿瘍，浸潤型副鼻腔真菌症

疫学

- 眼窩内合併症は，副鼻腔炎による急性の合併症の 90％を占める。さらにすべての急性副鼻腔炎のうちの約 3％にみられる[1]。

- 7 歳以下の小児では他の年齢層と比較して，急性篩骨洞炎

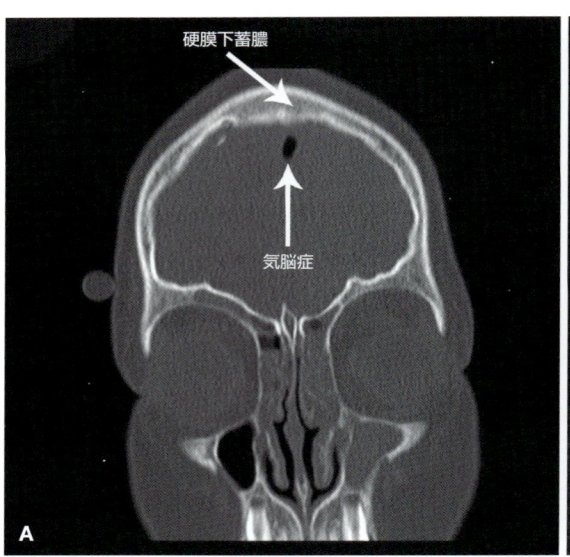

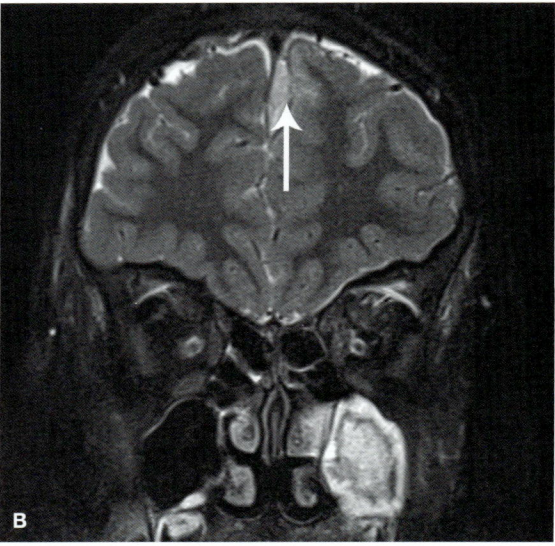

図 27-1　**A**：10 歳女児症例で，冠状断 CT 像にて両側篩骨洞および左上顎洞に占拠病変，およびそれに随伴して気脳症を認め，さらに前頭洞炎から頭蓋内進展し，硬膜下膿瘍を認めている。**B**：同症例。MRI 冠状断 T2 画像にて，左正中の大脳鎌に沿って高輝度の広範囲な軸状の集積（矢印）が，および大脳半球に沿って硬膜が一様に強調されている。（*Used with permission from Prashant Malhotra, MD*）

に眼窩合併症を併発しやすい[2]）。

- 7歳以上の児，ほとんどの10代男児では，他の年齢層と比べ頭蓋内合併症を起こしやすい[2,3]）。これは前頭洞や蝶形骨洞の発達が関係している。

病因と病態生理

- 小児では上気道感染症（URI）やウイルス性の鼻副鼻腔炎を高率に起こす。
- 先天性あるいは二次性に紙様板や頭蓋骨が薄いことが，直接に波及する要因となる。
- 頭蓋の板間静脈および篩骨の眼静脈はいずれも弁の機構がなく，鼻，副鼻腔，顔面，眼窩，海綿静脈，頭蓋内との間の関門を通してしまう。
- 静脈炎および血管周囲に細菌が直接侵入することで，炎症がおさまらず感染も拡大する。
- 脳血管関門のバリアーが機能不全となることで，血栓性静脈炎や敗血症性塞栓症をきたす可能性がある。
- 眼窩（**表27-1**）[4]），頭蓋内，周囲骨組織への合併症が起こる可能性がある。
- 頭蓋内合併症としては，髄膜炎，硬膜外あるいは硬膜下膿瘍，頭蓋内膿瘍，あるいは海綿静脈洞血栓症などが起こりうる。
- 小児の起炎菌は一般的な急性鼻副鼻腔炎の起炎菌が含まれている（肺炎球菌，インフルエンザ桿菌，カタル球菌）。しかし化膿性の合併症を認めた場合は，他の種類のストレプトコッカス属，黄色ブドウ球菌，嫌気性菌（バクテロイデスやフソバクテリウム属など），重複感染も関係している場合がある[9]）。
- 局所的な骨の合併症としては，骨髄炎以外に粘液嚢胞，膿瘤，粘液瘤なども含まれる。

危険因子

- 免疫機能不全，嚢胞性線維腫症，線毛機能不全の小児では急性細菌性副鼻腔炎（ABS）をより起こしやすい[5,6]）。
- 眼窩合併症は86%の症例で篩骨洞に炎症を起こしている[1]）。
- 頭蓋内合併症は思春期，男性，前頭洞炎を起こしている小児により多くみられる[3,7]）。

診断

▶ 臨床所見

- 合併症を起こす可能性がある副鼻腔炎の患者は，すべて前鼻鏡や鼻腔内視鏡を用いて中鼻道からの膿性鼻汁やポリープの有無を調べる必要がある。
- 内視鏡は，限局的な合併病変や粘液嚢胞などの解剖学的な異常なども評価が可能である。
- 眼科的には，視力，外眼筋の可動性，眼球突出の有無を評価する。上下眼瞼浮腫や発赤は一般的にみられる所見であり，眼球結膜の浮腫についても評価する。眼瞼に膿瘍形成（**図27-2**）の波動を触れることはまれである。
- 眼窩隔膜は上下眼瞼に広がる骨膜の層になっており，生理学的に眼窩関門となっている。後壁に炎症が波及した場合には，眼科に相談し，早急に手術加療の予定を立てる必要がある。
- 頭蓋内圧が上昇した場合，一般的な症状としては，前頭部あるいは眼の奥の疼痛，吐気・嘔吐，精神状態の変化，項

表27-1　眼窩内合併症のChandler分類[4]）

I	眼窩隔膜前蜂窩織炎
II	骨膜下膿瘍
III	眼窩蜂窩織炎
IV	眼窩内膿瘍
V	海綿静脈血栓症

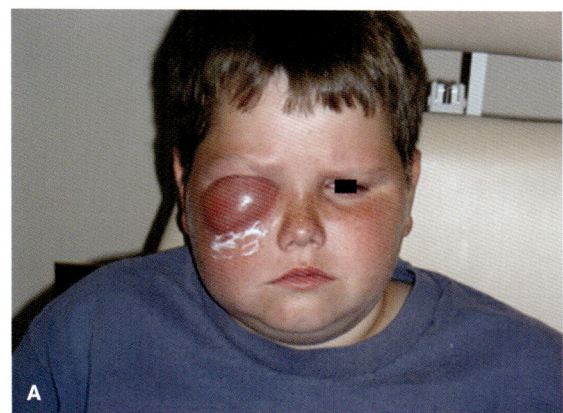

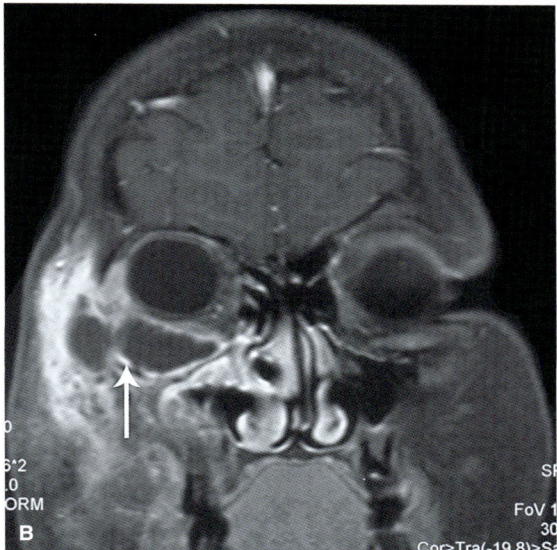

図27-2　A：11歳男児，右篩骨洞炎および下眼瞼に膿瘍形成を伴う骨膜下膿瘍。**B**：同症例。冠状断CT画像にて左下眼瞼に膿瘍形成を認める（矢印）。（*Used with permission from Paul Krakovitz, MD*）

部硬直，外転神経麻痺，視神経乳頭浮腫などを認める。
- 遅発性の頭蓋内症状としては，てんかん発作，片麻痺，局所の神経症状などがある[8]）。
- 副鼻腔炎による特異的な合併症およびその臨床症状については，**表27-2**に要約した。

▶ 検査所見

- 白血球数増加の有無を検査する。
- 腰椎穿刺は脳内に炎症が波及した可能性がある際に検討する。

▶ 画像検査

- 造影CTでは後壁への進展や頭蓋内合併症の有無を評価する。

表27-2　副鼻腔炎の合併症および臨床所見

合併症	臨床所見
眼窩隔膜前蜂窩織炎	眼瞼浮腫，発赤，圧痛(図27-3)。外眼筋の可動性や視力には影響せず。
骨膜下膿瘍	眼瞼浮腫，発赤，圧痛，および眼球突出や外眼筋の可動性制限を生じ，損傷の可能性がある。眼球を下方および外側に偏位させる可能性がある(図27-4，27-5)。
眼窩蜂窩織炎	眼瞼浮腫，発赤，眼球突出，結膜浮腫，外眼筋の可動性制限はあっても，損傷したり視野には影響しない。視力は正常。
眼窩内膿瘍	著明な眼球突出，結膜浮腫，眼筋麻痺，視力障害(図27-6)
海綿静脈血栓症	両側眼痛，結膜浮腫，眼球突出，眼筋麻痺，脳神経(Ⅳ，V1，V2，Ⅵ)症状，弛緩熱，髄膜症，傾眠傾向
髄膜炎	頭痛，頸部硬直，高熱，嘔吐
硬膜外膿瘍	頭痛，発熱，局所の疼痛・圧痛。造影なしのCTにて，頭蓋底に接して低吸収あるいは同吸収域の三日月状の領域を認める。
硬膜下膿瘍	頭痛，発熱，髄膜症，局所的な神経脱落症状，急速な増大，傾眠傾向を認める。MRIにてT1で低吸収域，T2で高吸収域，周囲造影効果を有する所見(図27-1)。
脳内膿瘍	発熱，頭痛，嘔吐，傾眠傾向，けいれん，および局所神経脱落症状。前頭葉に炎症が波及すると，態度や気分に変化を認める。脳幹に波及した場合は，生命の危険に及ぶ。MRIではT2で内部は低吸収域でその被膜は強く造影される嚢胞状の領域を認める。
静脈洞血栓症	髄膜刺激症状を伴う，あるいは他の重度の神経症状を伴う全身状態が極度に不良な状態。弛緩熱を認める。MRIでは局所の造影領域を認める。MR血管造影および静脈造影ではより描出される可能性がある。
Pott's puffy 腫瘍あるいは前頭洞骨髄炎	膨隆した波動性のある腫脹，前頭部痛，発熱(図27-7)
粘液嚢胞，膿瘤，粘液瘤	眼球突出，外眼筋の可動性制限(図27-8)

- CT検査は，治療を行っているにもかかわらず，24〜48時間以内に前隔壁の炎症が進行し，重症化(血色不良，高熱)を認める場合や免疫不全患者に対して行うことが推奨される。
- MRI検査は頭蓋内合併症の可能性がある場合に行われ，軸位断(横断)と冠状断のT1とT2画像を検査する。

鑑別診断

- 外傷：副鼻腔炎の既往がなく，検査をしても副鼻腔炎の所見を認められない場合は，画像検査にて副鼻腔合併症との鑑別診断を行う。
- 異物：外傷と同様に鑑別する。
- 眼瞼の炎症：生理学的な検査や副鼻腔炎の所見に乏しい場合，画像検査で鑑別可能である。
- 浸潤型副鼻腔真菌症：下記参照。
- 眼窩内血腫：特異的な顔貌と画像評価にて鑑別する。
- 中耳炎：しばしば副鼻腔炎と合併する(22章「中耳炎：急性中耳炎および滲出性中耳炎」参照)。
- 鼻ポリープ：通常の診察や内視鏡で確認する。
- 副鼻腔腫瘍：通常の診察，画像，内視鏡で確認する。
- 眼窩腫瘍：画像や手術中に鑑別する。

▶浸潤型副鼻腔真菌症

- 浸潤型副鼻腔真菌症は，早急に認識することが救命につながり，特異的で重要な合併症である。この破壊的な感染は，血液学的にあるいは悪性リンパ腫，移植後，原発性免疫不全，あるいは1型糖尿病のコントロール不良状態など，免疫不全の状態にある小児に起こる可能性がある。
- 浸潤型副鼻腔真菌症の症状として，発熱，顔面痛，三叉神経領域の麻痺，副鼻腔症状(鼻粘膜のうっ血，鼻汁)，口蓋瘻，皮膚の変化，あるいは眼窩や頭蓋内に進展している徴候を認める[15,16]。
- 浸潤型副鼻腔真菌症を疑った場合は，内視鏡および生検を早急に行う必要がある。粘膜下浸潤，血管浸潤，壊死を伴う菌塊の有無を診断する[15-17]。
- 浸潤型副鼻腔真菌症を疑った場合には，軸位および冠状断のT1およびT2を含めて造影CTやMRIを施行する(図27-9)。

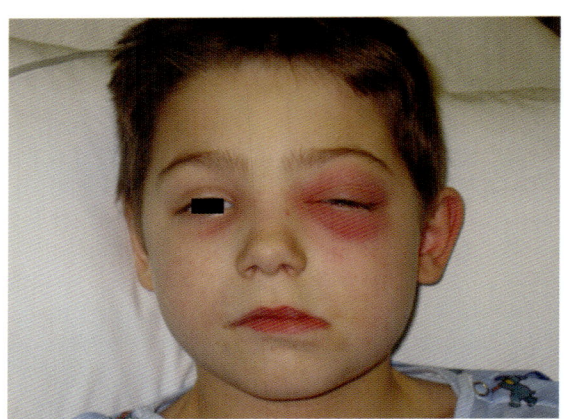

図27-3　急性篩骨洞炎により生じた眼窩隔膜前蜂窩織炎。(*Used with permission from Paul Krakovitz, MD*)

- 一般的に治療は，複数の抗真菌薬の点滴および手術での病巣の拡大切除を行う[15,17]。手術は侵襲的で，しばしば容貌も変化する。
- 死亡率は高く，50〜90％とされる[17-19]。

治療

▶薬物療法

- 即座に原因を同定し，早急に治療を開始する。
- 眼窩隔膜前蜂窩織炎は，しばしば外来で経口の抗菌薬を投与しながら経過観察することが可能である(17章「眼窩隔膜前(眼窩周囲)蜂窩織炎」参照)。
- 他の合併症は広域の抗菌薬の点滴を第一選択として投与する(しばしば経口加療後のことが多い)。SOR C
- 血管収縮薬の点鼻や生食での鼻洗浄はしばしば行われている方法だが，有用性については論議されている。SOR C
- 脳内合併症を認める場合には血液から脳への移行性のよい抗菌薬を使用する。
- ステロイド薬や抗けいれん薬は，二次的に脳の浮腫を認めた場合に使用効果が期待される。SOR C
- 静脈血栓症での抗凝固薬の使用は論議されている。

5

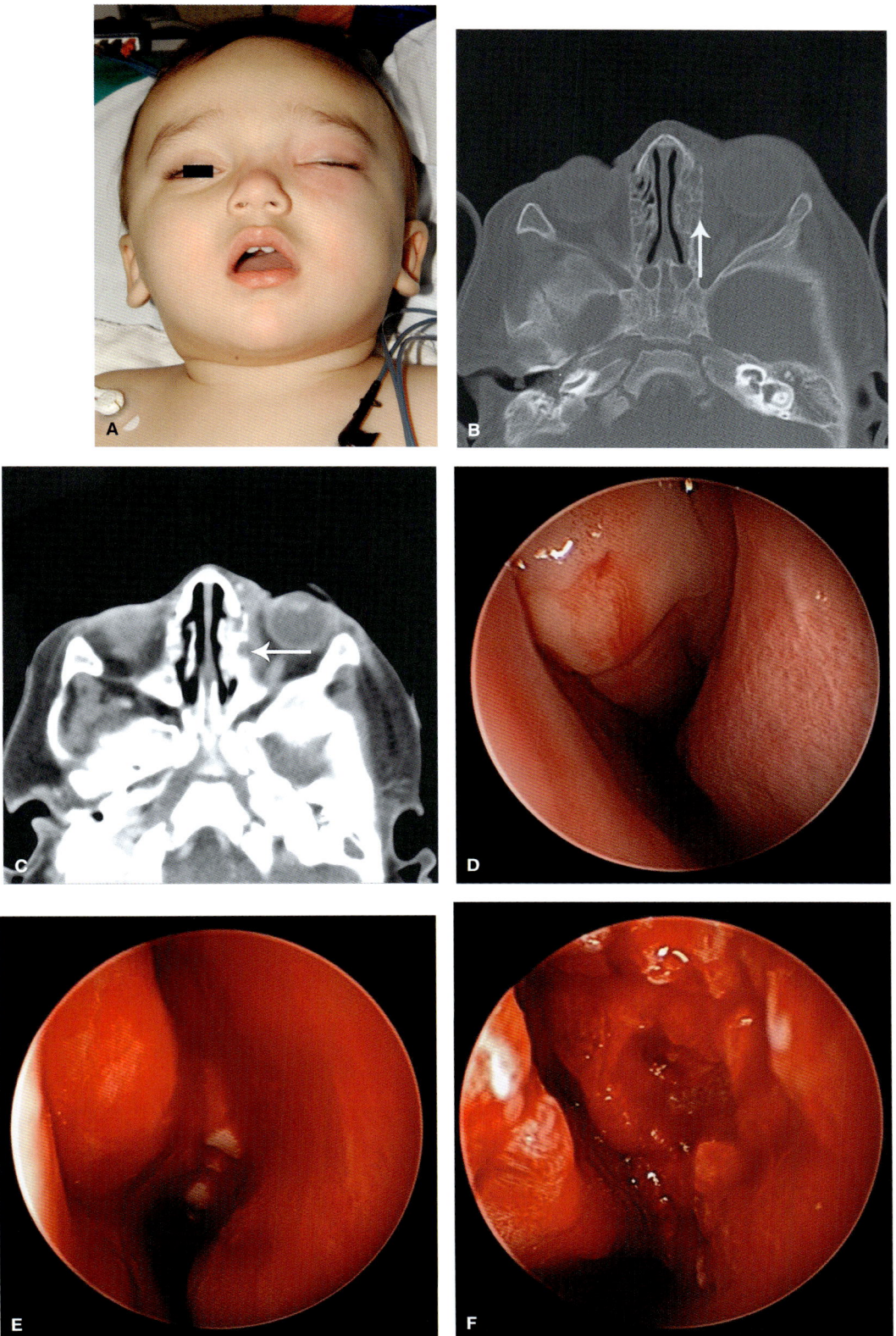

図 27-4　**A**：汎副鼻腔炎および左骨膜下膿瘍を生じた 10 カ月児。眼窩周囲の浮腫，発赤を認めるが，外眼筋の可動性は保たれている。**B**：同症例。軸位断 CT 画像（骨条件）にて紙様板の裂開（矢印）を認める。**C**：同症例。軸位断 CT 画像（軟部組織条件）にて骨膜下膿瘍（矢印）を認める。**D**：同症例。内視鏡手術にて中鼻甲介の浮腫を認める。**E**：同症例。内視鏡手術にて鈎状突起を摘出後，中鼻道から膿性貯留液の排出を認める。**F**：同症例。内視鏡手術にて膿瘍腔，骨の裂開，眼窩骨膜の露出を認める。（*Used with permission from Prashant Malhotra, MD*）

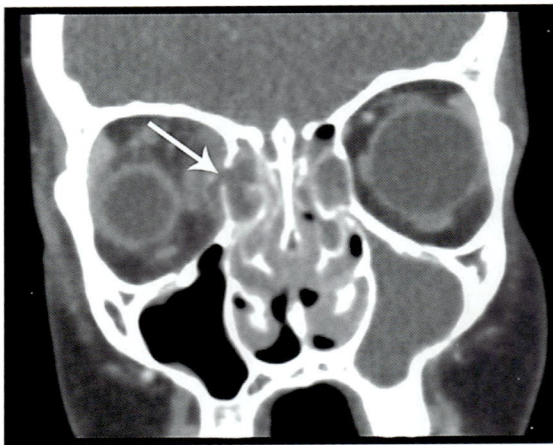

図27-5　冠状断CT画像にて右正中に骨膜下膿瘍および紙様板の裂開（矢印）を認める。（*Used with permission from Paul Krakovitz, MD*）

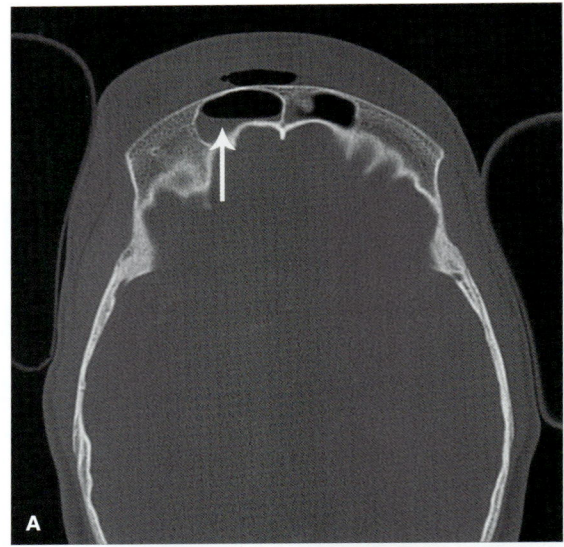

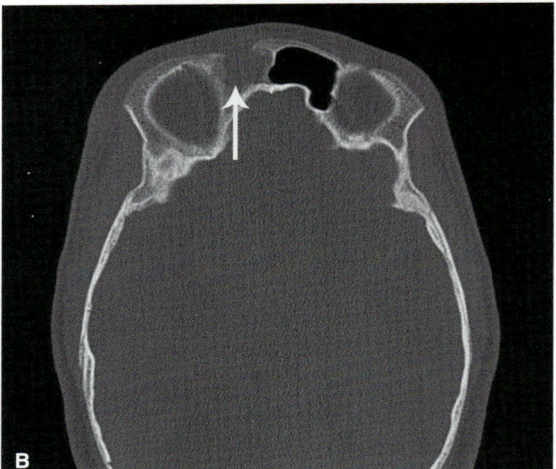

図27-7　**A**：軸位断CT画像にて，右前頭洞に液の貯留および帽状腱膜下に膿瘍形成を認める（矢印）。**B**：帽状腱膜下膿瘍に対して加療し，8週間後の軸位断CT画像。前頭洞骨板に炎症所見があり，洞内に完全に占拠している状態（矢印）。（*Used with permission from Paul Krakovitz, MD*）

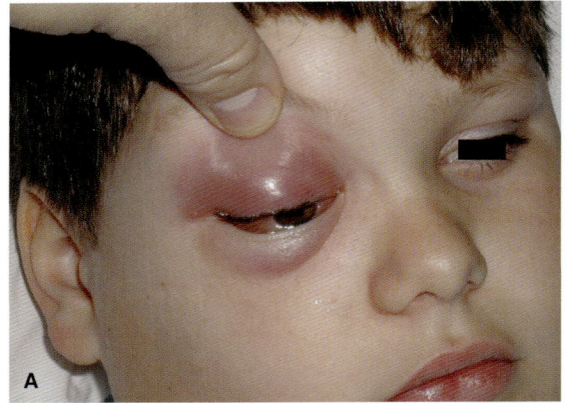

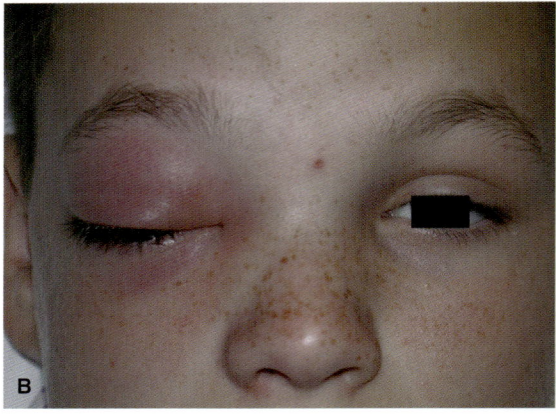

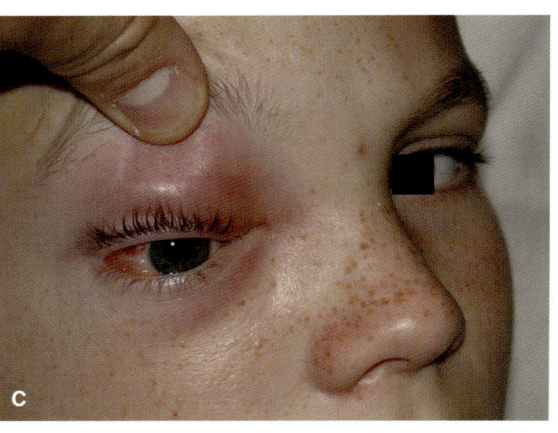

図27-6　**A**：眼窩上部の膿瘍形成により，眼窩周囲の浮腫，発赤，結膜浮腫，眼球突出，および外眼筋の可動性制限を認めている男児。**B**：同症例。正面から眼球が下垂している状態。**C**：同症例。結膜浮腫，流涙，注視の制限を認める。（*Used with permission from Paul Rychwalski, MD*）

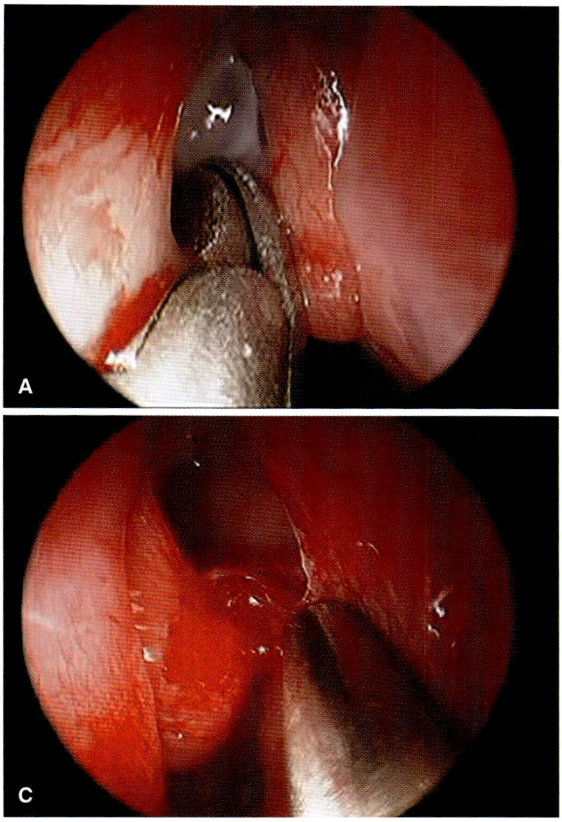

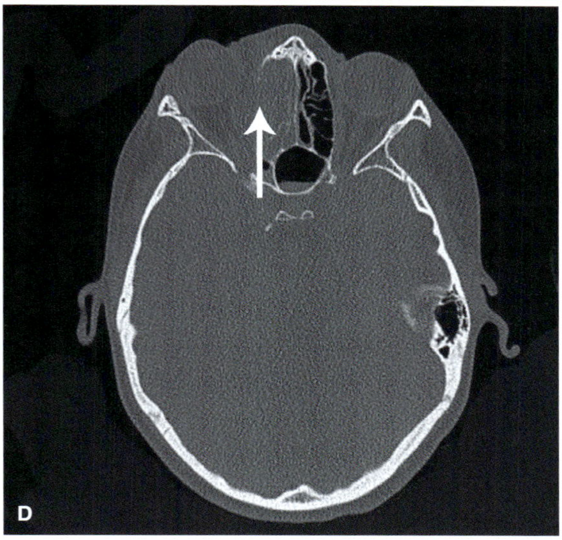

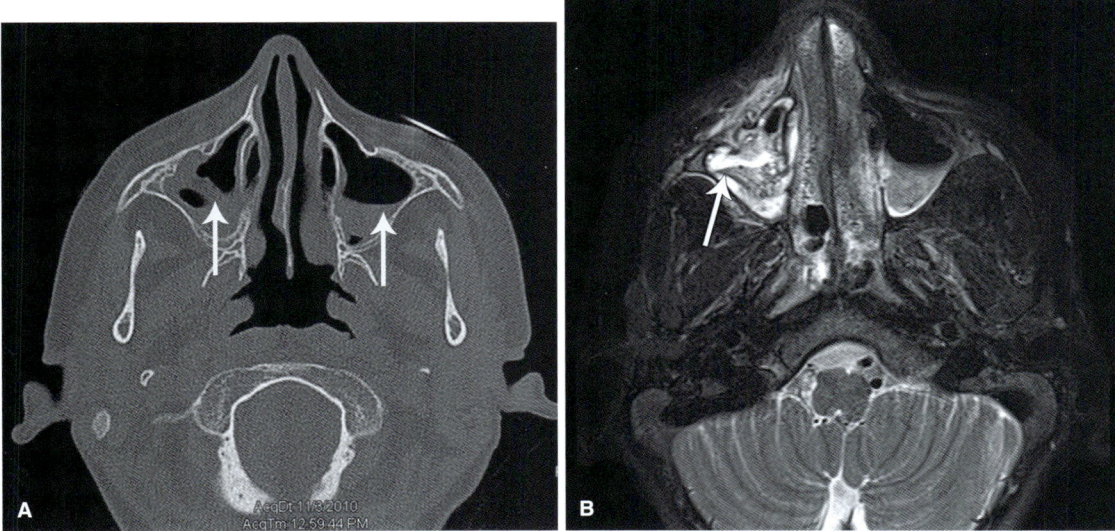

図27-8　**A**：内視鏡で，穿破前の右篩骨洞内の粘液嚢胞を認める。**B**：同症例，穿破後の内視鏡写真。**C**：同症例。内視鏡で，穿破後に膿瘍腔が空洞になっている状態。**D**：同症例のCT画像。右篩骨洞の蜂巣が炎症および拡大し，紙様板が裂開している（眼窩正中壁）（矢印）。(*Used with permission from Prashant Malhotra, MD*)

図27-9　**A**：再生不良性貧血や他の複合型免疫不全の状態にある9歳男児。軸位断CT画像にて両側上顎洞に中等度の液体貯留（矢印）を認める。鼻閉および頬部痛，右側の知覚低下を訴えていた。内視鏡および生検を行い，アスペルギルスによる侵襲性の炎症と診断した。**B**：同症例。MRI T2画像で浸潤型副鼻腔真菌症が，眼窩下神経に沿って頬部軟部組織に進展している状態を認める（矢印）。患児とその家族は，拡大および再建手術を選択せずに，内服および緩和療法を選択，患児は3カ月後に死亡した。(*Used with permission from Prashant Malhotra, MD*)

▶ 外科治療

- 手術は，はじめに評価を行ってから明らかに増悪しており，薬物療法にて効果がみられない，あるいは積極的な薬物療法を行ったにもかかわらず48時間以内に症状が改善しない重症の眼窩合併症，頭蓋内膿瘍，進行性の眼症状を認める場合に推奨される。SOR C
- 症例に合わせて，内視鏡下副鼻腔手術あるいは外切開による副鼻腔開放術を選択する。SOR C
- 骨膜下膿瘍の排膿は，膿瘍部位により，内視鏡下，眼角部正中，経結膜切開によりアプローチを行う[10]。SOR C
- 骨膜下膿瘍はCTでサイズを医学的に評価することが可能である。たとえば膿瘍が10 mmよりも広い場合はすぐに切開排膿を行うことが選択される[11]。
- Pott's puffy腫瘍は，膿瘍切開および感染が波及した骨を切除し，少なくとも6週間は抗菌薬の投与を行う。SOR C
- 脳内へ炎症が波及した場合は，副鼻腔手術と併用して，脳神経外科の手術も行うことがある。

▶ 他科への紹介

- 眼窩蜂窩織炎，眼窩内膿瘍，あるいは骨膜下膿瘍を認める場合，あるいは視覚や眼球運動に変化を認めた場合は，眼科的な評価が必要となる。手術前に，視力，眼圧など眼科的な検査をすべて行い評価しておく必要がある。
- 脳内に炎症が進展した場合は，脳神経外科による評価が必要である。
- 副鼻腔炎による合併症を認めた場合，炎症に対する薬物療法や膿瘍に対する経鼻的内視鏡手術などの可能な手術療法について，小児耳鼻咽喉科医による評価が必要である。
- 化膿性の合併症を認めた場合は，抗菌薬の選択や投与期間について感染症科に相談することを推奨する。

予防とスクリーニング

- 急性細菌性副鼻腔炎（ABS）に対して適切な治療をすることが，合併症の予防に最も効果がある。
- 本文は，2012年米国感染症学会（IDSA）[12]のガイドラインに沿って作成した。

予後

- 小児で頭蓋内進展を認める症例は，一般には眼窩内進展例と比較して，長期の入院治療を必要とされる。しかし後遺症が残ることはそれほど多くない[13]。
- 複視，視力低下，片麻痺，失語および他の神経欠落症状などの後遺症が残る症例は，全体の3〜23%とされている[11-14]。

フォローアップ

- フォローアップ期間は病状の重症度によって異なる。
- 眼窩隔膜前蜂窩織炎以外の合併症を併発した症例では，入院加療を行う。
- 経過観察は，進行や視野欠損を回避できるまで，すべての患者について行われる。
- 一般的に病変切除の内視鏡手術後は，少なくとも1週間は経過観察をする必要がある。

患者教育

- 重症で長引く鼻閉，鼻汁，顔面痛，発熱は医学的な介入が必要である。
- 複視やぼやけて見える，眼痛，項部硬直，激しい頭痛，精神状態の変化は緊急に評価する必要がある。
- 副鼻腔感染に対して治療の効果が得られない場合についても，医学的な注意が必要である。

【Janalee Holmes, MD／Prashant Malhotra, MD, FAAP】

（藤井可絵　訳）

3節　口と咽喉

28　猩紅熱とイチゴ舌

症例

突然の咽頭痛と発熱を伴った体幹の紅斑(図28-1, 28-2)を主訴に7歳男児が小児科クリニックに来院した。触診で紅斑が紙やすり様の感触だったこと(sandpaper rash)と迅速検査にて溶連菌が検出されたことから, 猩紅熱と診断した。医師は母親に病名を告げ, 治療法として経口ペニシリンVがあることを説明した。男児は翌日には快方に向かい, 母親もリウマチ熱予防のため, 医師の指示どおり10日間の服用を続けた。

概説

猩紅熱(scarlet fever)はA群β溶血性レンサ球菌(streptococcus, 以下, A群溶連菌:GAS)が産生する毒素が原因とされている。一般的には滲出性扁桃炎から始まる。

イチゴ舌(strawberry tongue)は猩紅熱患者に認められ, 通常は2〜3病日以内に出現する。また, 白〜黄色がかった舌苔が先行することが多い(図28-3)。

疫学

- 好発年齢は学童期であり, 特に性差は認めない。
- 大多数は溶連菌による扁桃炎と関連し, 10人に1人が猩紅熱を発症する(図28-1〜28-3)。
- 晩秋から初春にかけて流行する。
- イチゴ舌(図28-4)は猩紅熱や川崎病患者に認めることが多い。

- 他のA群溶連菌感染を合併することもある。
- 初期には舌が白く覆われたり, 後になって皮膚の落屑をみることがある。

病因と病態生理

- A群溶連菌(GAS)は, 口咽頭の分泌物を介して感染する。
- 2〜7日間にわたってGASは増殖する。GASのM蛋白質の血清型が特定の型であるのに適切に対応されない場合, リウマチ熱や急性糸球体腎炎へと進行する大きな危険因子となる[1]。
- 発熱と発疹はGASによって産生される外毒素に関連している[2]。
- 感染が進行すると蜂窩織炎や菌血症, 肺炎などを生じる。
- 病状の初期においてイチゴ舌を認める。

診断

➡ 臨床所見

- 頭痛, 咽頭痛, 頸部リンパ節腫脹, 腹痛, 嘔気・嘔吐, 食欲減退, 倦怠感などを認める。また, 発熱は発疹に先行することが多い。咳や鼻水は通常はない。
- 口腔咽頭所見は以下のとおりである。
  - イチゴ舌:紅斑性の所見を呈するが, 時々著明な乳頭を伴った浮腫状舌となる(図28-4)。
- 舌はしばしば白く覆われ(白苔), 乳頭状所見となる。
- 痛みを伴うことは少ない。
- Forchheimer spot:硬口蓋と軟口蓋に点状出血や紅斑を認める。
- 紙やすり様の発赤疹:時に掻痒感を伴った紅斑として, 通常1〜2日後に症状が出現する(図28-1〜28-3)[2]。
- Pastia徴候:特に肘や腋窩で認めることが多いピンク〜赤い線状の所見を指す。この線状の色素沈着は発疹後も持続することが多い(図28-1)。

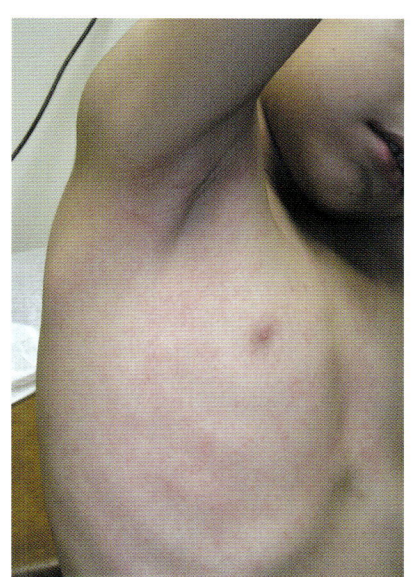

図28-1　猩紅熱により体幹と腋窩に紙やすり様の発赤疹を生じた7歳男児。(*Used with permission from Richard P. Usatine, MD*)

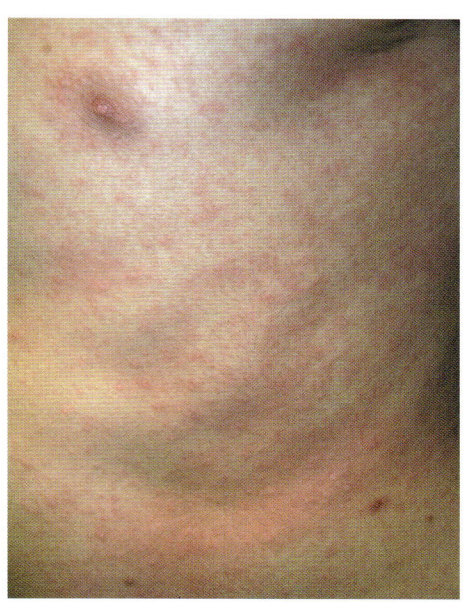

図28-2　小さな丘疹を伴う猩紅熱様発疹所見(猩紅熱発熱期)。(*Used with permission from Richard P. Usatine, MD*)

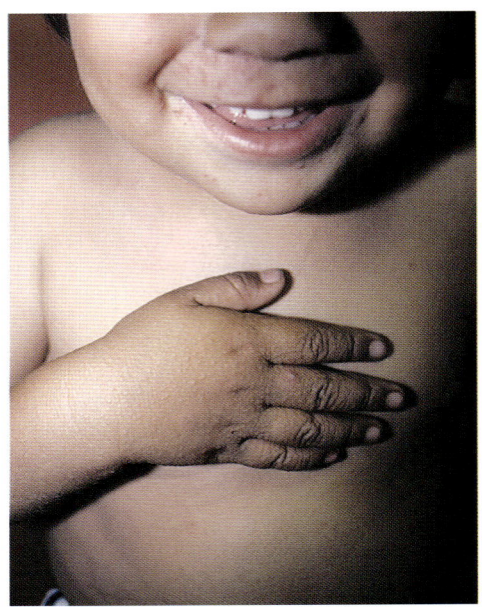

図 28-3　手背に生じた紙やすり様の発赤疹（猩紅熱様発疹）所見（猩紅熱回復期）。（*Used with permission from Richard P. Usatine, MD*）

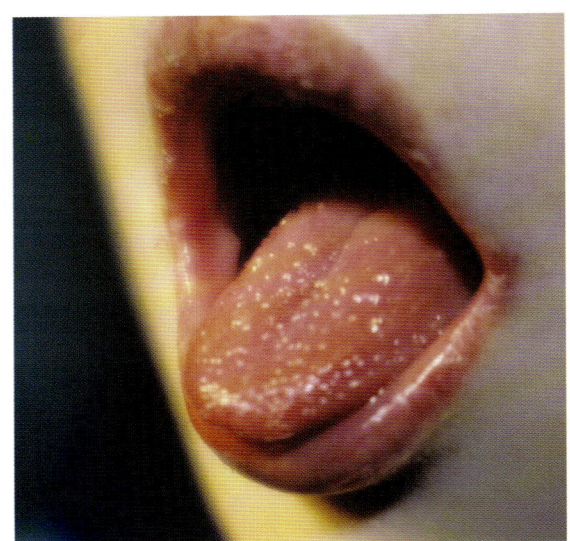

図 28-4　溶連菌感染に伴うイチゴ舌所見，舌の紅斑と乳頭様所見を認める。（*Used with permission from Richard P. Usatine, MD*）

- 皮膚の落屑（特に手と足）は発疹出現後 3〜4 日目に生じ，その後 2〜4 週続く[1]。

▶ 典型的分布

体幹から四肢末梢に向かって進行し，顔面，胸，手掌，手指，つま先に特に認めることが多い[1]。

▶ 検査所見と画像検査

- 咽頭スワブによる溶連菌迅速検査と細菌培養検査が行われる。
- 全血算では以下の所見に注意する。
  - 好中球の左方移動を示す。
  - 川崎病を合併した場合，血小板の上昇を認める（1 週間後）。
- 抗ストレプトリジン-*O*（ASLO）の力価で，溶連菌感染の既往もしくはリウマチ熱などの溶連菌感染後合併症を確認することができる[3]。
- CRP と赤沈値が上昇するため，リウマチ熱などの非感染性合併症をモニターするのに有用である[4]。
- 川崎病が疑われる場合，心エコー検査で冠動脈の異常を検出する。初回の心エコー検査は，確定診断がついた段階で行うことが重要となる。これは今後の長期にわたるフォローアップのためのベースライン（冠動脈形態，心拍出量，房室弁，心嚢液貯留の有無など）となる[4]。SOR C

鑑別診断

猩紅熱に伴う発疹は，以下のものとの鑑別が必要である。
- アレルギー性／接触皮膚炎：多くの場合，接触した部位に局在しており，掻痒感と皮膚に線状のスジを伴う。（130 章「アトピー性皮膚炎」，131 章「接触皮膚炎」参照）。
- ウイルス性発疹：ウイルス性の発疹の多くは，発疹出現前の発熱など，前駆症状の段階がある。発疹は斑点状発疹や斑丘疹で，麻疹（111 章「麻疹」参照），風疹（耳後部痛，頸

部痛，後頭部のリンパ節腫脹を伴い，顔面から始まり急速に広がる発疹），バラ疹（発疹が 3〜5 日目の高熱期の最後に出現）などになる。紙やすり様の触感はなく，口腔所見が鑑別に有用である。
- ブドウ球菌性熱傷様皮膚症候群（SSSS，105 章「ブドウ球菌性熱傷様皮膚症候群」参照）：発疹は全身倦怠感，発熱の前駆症状後に出現するが，斑点状発疹ではなく，明るい紅斑性であり，最初は顔面，頸部，腋窩，鼠径部に出現する。皮膚は激しく痛み，広範囲にわたって表皮の大部分が剥離する。
- 中毒性紅斑：新生児の中毒疹。紅斑のみ，黄色の丘疹の周囲に紅斑があるもの，丘疹に類似したものなど（92 章「乳児期の生理的皮膚変化」参照）。

イチゴ舌との鑑別疾患には以下のものがある。

- 川崎病（図 28-5）：発熱は最低でも 5 日間持続し，以下の 4 つの所見を呈する（177 章「川崎病」参照）[4]。
  - 四肢末端の変化：急性期には手掌や足裏の紅斑，手足の浮腫，2〜3 日目の亜急性期に指先からの膜様落屑が生じる。
  - 不定形発疹
  - 両側眼球結膜の充血
  - 口唇，口腔内の変化：ひび割れ，紅潮した口唇とイチゴ舌，口腔咽頭粘膜のびまん性発赤
  - 頸部リンパ節腫脹（直径 1.5 cm を超える）：通常は片側性
- 舌乳頭の変化を伴うウイルス性口内炎：猩紅熱や川崎病に特徴的な所見を欠く場合。
- 赤色の食用色素：問診が重要。浮腫や乳頭は存在しない。

治療

▶ 非薬物療法

支持療法として，年齢や症状に応じて経口うがい（塩水など）や必要に応じた解熱が推奨される。

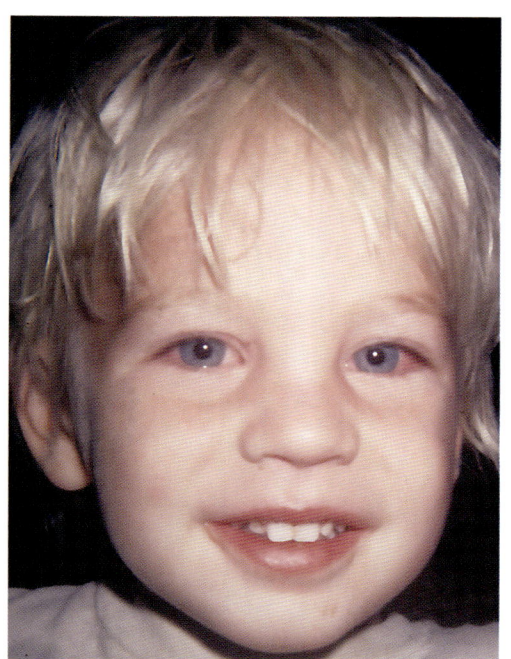

図28-5　川崎病回復期の小児。結膜充血が残っているのがわかる。
(*Used with permission from Greg Thompson, MD*)

薬物療法

- A群溶連菌に伴う猩紅熱とイチゴ舌を呈した場合。
  - 経口ペニシリン：10日間のペニシリンV 25〜50 mg/kg/日（1日あたり最大1,500 mg），またはアモキシシリン50 mg/kg/日（1日あたり最大1,200 mg）。
  - マクロライド：1日目にアジスロマイシン12 mg/kg/日（1日あたり最大500 mg），2〜5日目に6 mg/kg/日（1日あたり最大250 mg）。ペニシリンアレルギー患者にはクリンダマイシン20 mg/kg/日（1日あたり最大1,800 mg）を10日間投与する[5]。SOR🅰
  - ペニシリンアレルギー（即時型）の既往がない場合には，セフェム系を10日間投与（セフロキシムアキセチル20 mg/kg/日：1日最大500 mg）することも代替治療となる。セフェム系は，メタ分析でペニシリンよりも効果的という結果が出ている[6]。SOR🅰
  - 症状は4〜7日で改善することが多い。
- 川崎病に伴うイチゴ舌の場合（177章「川崎病」参照）。
  - ガンマグロブリン静注療法（IVIG）を行う。発症7〜10日以内に2 g/kgの単回投与を行うことで，その後の冠動脈異常が軽減する[4]。1〜2日以内に解熱を得られない場合には，追加でのIVIGを考慮する[7]。SOR🅰
  - 急性期においてIVIGと併用してアスピリン80〜100 mg/kg/日（分4）（訳注：日本では30〜50 mg/kg/日を分3）を投与し，その後3〜5 mg/kg/日の低用量アスピリンを発症6〜8週後に冠動脈異常が認められないことが確認されるまで投与する[4]。SOR🅲

▶ 紹介または入院

脱水症状が強い場合，心肺状態が安定しない場合には入院を考慮する（訳注：日本では原則として入院する例が多い）。また，複雑な猩紅熱，毒素ショック，ブドウ球菌性熱傷様皮膚症候群，リウマチ熱，急性糸球体腎炎，川崎病を疑う場合なども入院を考慮する。

予後

猩紅熱は通常は良好な経過をたどる。しかし，まれに感染性合併症である扁桃周囲膿瘍などからの敗血症性ショックや多臓器不全，非感染性合併症であるリウマチ熱やレンサ球菌感染後急性糸球体腎炎などが起こることで，病態を複雑にしている。

フォローアップ

- 病状が長引いたり，合併症がないかぎり，定期的なフォローアップは必要ない。
- 合併症のない川崎病患者の心エコー評価は診断時と発症2週目，6〜8週間目で行うことが推奨されている[4]。最近の研究では，病気の発症は4〜8週目での心エコー所見が正常であった患者においては，1年後に冠動脈の拡大はほとんどないことが明らかになっている[4]。SOR🅲

患者教育

- 発熱の再発，非定型または持続性の発疹，および新たな症状や合併症の可能性（髄膜炎，副鼻腔炎，中耳炎，口腔咽頭膿瘍，肺炎，急性糸球体腎炎，またはリウマチ熱）があるときは，かかりつけ医に受診する。
- 抗菌薬を決められた期間きっちりと服用することが，再発および潜在的な合併症の発生減少のために奨励されている[3]。

【M. Jason Sanders, MD／Linda French, MD】

（小森　学　訳）

29 咽頭炎（上気道感染症を含む）

症例

9歳女児が2日間続く咽頭痛と発熱，全身倦怠感を訴えて母親と一緒に小児科クリニックに来院した。女児は咳や鼻汁の症状は認めなかった。女児の同級生が溶連菌と診断されていたため，母親は溶連菌感染を心配していた。診察では口蓋扁桃の発赤と軟口蓋の点状出血，頸部リンパ節腫脹を認めた（図29-1）。迅速検査で溶連菌が陽性であったため，ペニシリンVKを10日間処方され改善を認めた。

概説

咽頭や扁桃，アデノイドなどの上気道組織の炎症による痛み，咽頭炎（pharyngitis），感冒などの上気道感染症（upper respiratory infection：URI）は，小児期における最も一般的な病気のひとつである。URIは鼻汁，鼻閉，咽頭痛を特徴とし，ウイルスが原因である。初期症状は咽頭痛や嗄声，発熱，頭痛，全身倦怠感，発疹，関節痛，筋肉痛，頸部リンパ節腫脹などである。大多数はウイルス性だがA群溶連菌（GAS）は扁桃周囲膿瘍や咽後膿瘍の原因となり，リウマチ熱や糸球体腎炎の合併症を引き起こすことから鑑別が重要となる。

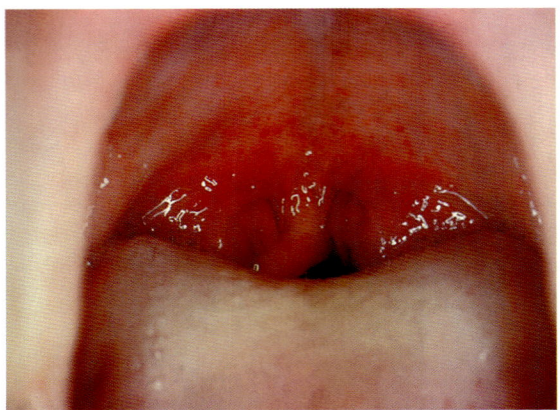

図 29-1　咽頭の紅斑と浮腫および軟口蓋の点状出血の所見（A 群溶連菌による咽頭炎）。（*Used with permission from CDC/Public Health Image Library/Heinz F. Eichenwald, MD*）

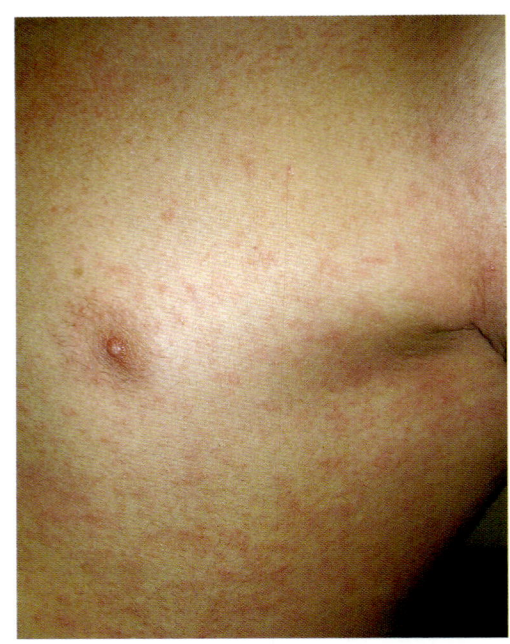

図 29-2　典型的な猩紅熱による紙やすり様紅斑と発熱を生じ，腋窩にかけて紅斑の所見を認めた 7 歳男児。（*Used with permission from Richard P. Usatine, MD*）

疫学

- 急性 URI と咽頭炎はプライマリケア医が診る患者のそれぞれ 1％と 3.4％を占める[1]。
- 60〜90％はウイルス感染とされ，細菌性咽頭炎の場合 GAS が代表的起炎菌である。
- URI と咽頭炎は，温暖な地域では秋から春にかけて流行する。
- URI の頻度は年齢とともに変化する。1〜5 歳までがピークで，年間 7〜8 回発症する。1 歳未満では年間 6.5 回程度，思春期では年間 4.5 回程度発症する[2]。
- GAS による細菌性咽頭炎は，学童期および思春期が好発年齢である。
- リウマチ熱は米国においてはまれである（45 章「急性リウマチ熱」参照）。
- URI および咽頭炎の原因ウイルスは飛沫感染するインフルエンザウイルス，コロナウイルス，飛沫または手から手などへ接触感染するライノウイルスや RS ウイルスなどがある。
- 咽頭炎から深頸部膿瘍へは 14％程度移行する[3]。

▶ 解剖学的構造

- 舌根扁桃と口蓋扁桃，咽頭扁桃（アデノイド）はワルダイエル輪としてリンパ組織を構成している。空気や食物からの抗原曝露に対応している。
- アデノイドと口蓋扁桃は主に B 細胞性組織であり，4〜10 歳までが免疫学的に最も活性化する[4,5]。アデノイド切除，扁桃摘出術は免疫系に大幅な悪影響を及ぼすことがないことがわかっている。

病因と病態生理

- ライノウイルスは，小児における URI と咽頭炎で最も一般的な原因ウイルスのひとつである。その他のウイルスとしてコロナウイルス，RS ウイルス，ヒトメタニューモウイルス，インフルエンザウイルス，パラインフルエンザウイルス，アデノウイルス，エンテロウイルス（ヘルパンギーナ），ヒトボカウイルスである[6]。
- 単純ヘルペスウイルス，HIV，梅毒，淋菌などは思春期における性感染性の咽頭炎の原因となる。
- 鼻粘膜に感染するウイルスは，URI の症状を惹起するアル

ブミンやブラジキニンなどの白血球の免疫応答を生成するサイトカインや炎症性メディエーターを放出する。

- 通常合併症のない URI の経過中でも，CT や MRI で副鼻腔や中耳に貯留液を示す陰影を認めることがある[7,8]。
- アデノウイルスなどは直接粘膜を傷害することで，咽頭粘膜の炎症を引き起こす[9]。また，ライノウイルスなどではブラジキニンなどの炎症性メディエーターが神経終末を刺激することが咽頭痛の原因となる。
- GAS が原因となる小児咽頭炎は 15〜30％におよび，扁桃炎では 38％を占める。
- GAS は外毒素とプロテアーゼを放出する。発赤性外毒素は猩紅熱様発疹の原因となる（図 29-2）[10]。
- GAS による咽頭炎では二次交差反応して生じる抗体が，リウマチ熱と心臓弁膜症を引き起こす[11]。また，同様の抗原抗体複合体は急性糸球体腎炎の原因となる。これらはいずれも GAS 感染の非化膿性合併症となる。
- GAS による咽頭炎は菌血症，中耳炎，髄膜炎，乳様突起炎，頸部リンパ節炎，心内膜炎，肺炎，深頸部膿瘍などの化膿性合併症の原因となる（図 29-3）。

危険因子

免疫不全

診断

▶ 臨床所見

- URI に罹患した幼小児は通常発熱，鼻閉，鼻過敏症，水様性鼻汁を呈する。また軽度〜中等度の前頸部リンパ節腫大を認めることもある。
- 学童〜思春期にかけては鼻汁，咽頭痛，くしゃみ，全身倦怠感，鼻閉塞感，嗄声などを呈する。咽頭や鼻粘膜の軽度

5

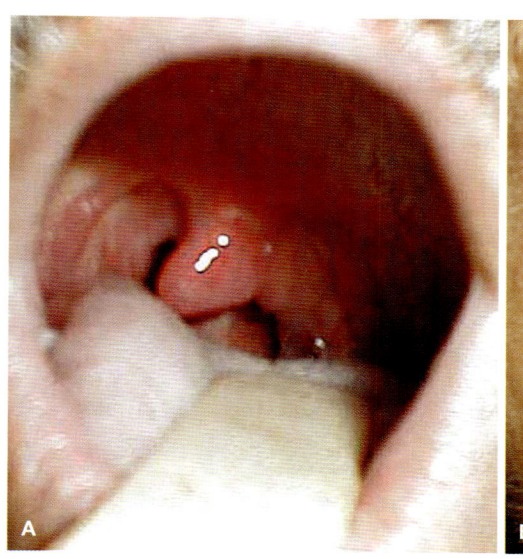
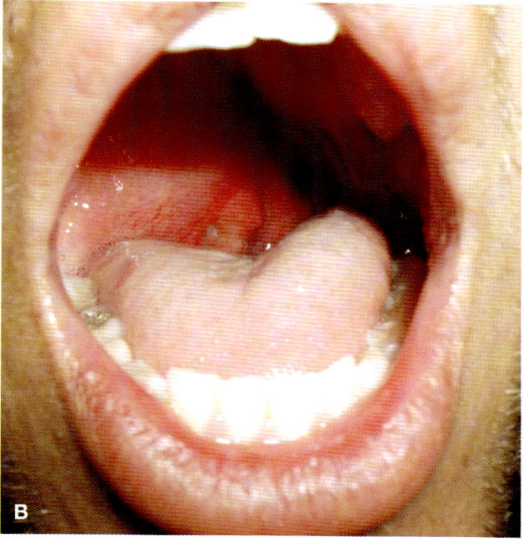

図29-3　**A**：左扁桃周囲膿瘍に伴い，軟口蓋が左へ偏位している。**B**：右扁桃周囲膿瘍に伴い，腫脹と軟口蓋の偏位を生じている。（*Used with permission from Charlie Goldberg, MD, and The Regents of the University of California*）

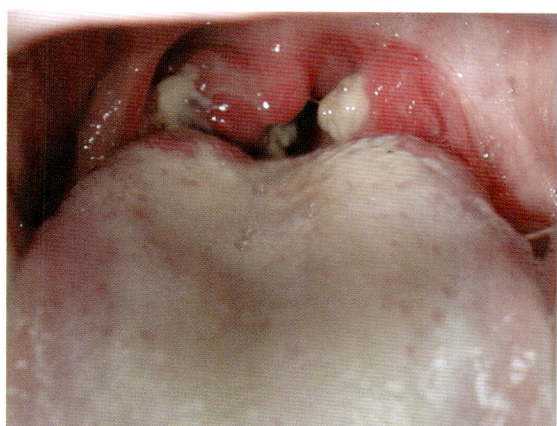

図29-4　伝染性単核球症に伴う扁桃の白苔所見。（*Used with permission from Tracey Cawthorn, MD*）

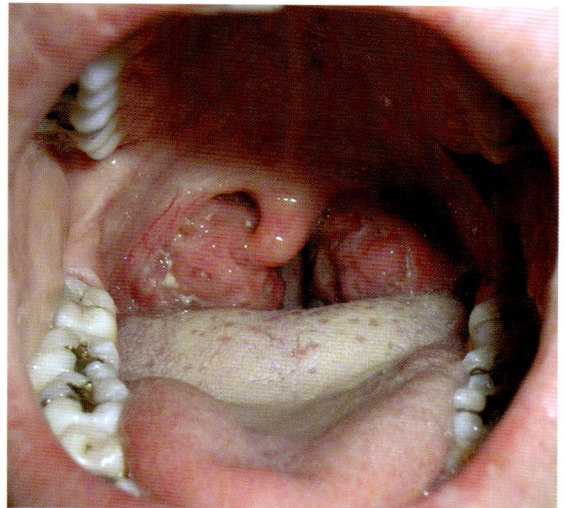

図29-5　ウイルス性咽頭炎に伴う扁桃の腫大，発赤と膿栓を認める。（*Used with permission from Richard P. Usatine, MD*）

の発赤を認める。

- GAS感染では嚥下時痛，扁桃滲出液，前頸部リンパ節腫脹，発熱，頭痛，腹痛などが突然症状として表れる。
- 扁桃滲出液がすべてGASによって生じるわけではない。伝染性単核球症や他のウイルスが原因の咽頭炎でも生じる（図29-4，29-5）。GAS感染は31％程度にすぎず，69％はその他の原因である。
- 扁桃腺が正中寄りもしくは前方寄りに偏位して腫大しており，口蓋垂が偏位している所見は扁桃周囲膿瘍を疑わせる（図29-3）。開口障害と触診にて圧痛を伴う前頸部リンパ節腫大がある場合は，より強く疑われる。
- 軟口蓋の点状出血はどの咽頭炎においても生じうる（図29-1，29-6）
- 紙やすり様紅斑とイチゴ舌は猩紅熱に伴う（図28-4，29-2，28章「猩紅熱とイチゴ舌」参照）。
- ウイルス感染症，胃食道逆流症（GERD），またはアレルギーからのリンパ濾胞過形成は，咽頭後壁に敷石状パター

ンとして現れる（図29-7）。通常はウイルス感染症やアレルギー性鼻炎を示唆するものであるが，GAS感染（図29-8）でも認める。
- 鼻汁や鼻閉はウイルス性のURIを示唆し，GAS感染においては通常認めない。

■ 検査所見と画像検査

- ウイルス性URIの診断は臨床的に行う。ウイルス特定のための検査はほとんど行われない。
- ウイルス性URIなどからの合併症（免疫不全など）の高いリスクを有する場合や入院を希望された場合は，ウイルスの同定が有益になる。その場合，鼻咽腔スワブや洗浄液でウイルスを同定する。直接蛍光抗体検査，リアルタイムPCR，ウイルス培養検査などが検出方法として用いられる。
- 臨床症状からはGASによる咽頭炎とその他の咽頭炎の区

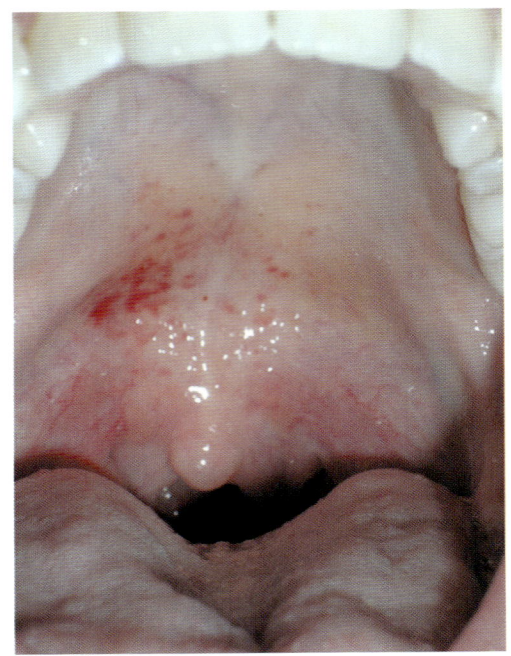

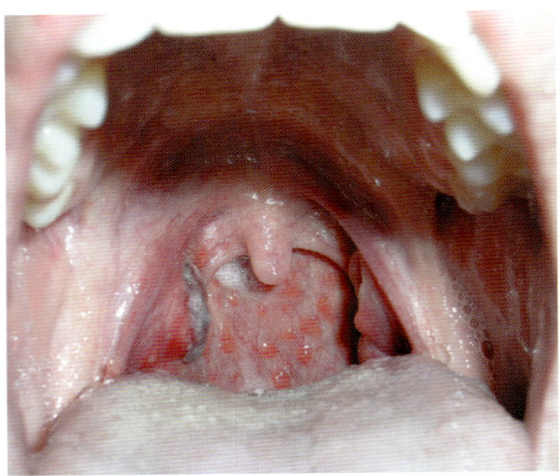

図 29-8   溶連菌に伴う右扁桃の壊死様所見と咽頭後壁の敷石状様のリンパ濾胞所見。(*Used with permission from Richard P. Usatine, MD*)

図 29-6   ウイルス性咽頭炎により軟口蓋の点状出血所見を認める。どのタイプの咽頭炎でも認めることがある。(*Used with permission from Richard P. Usatine, MD*)

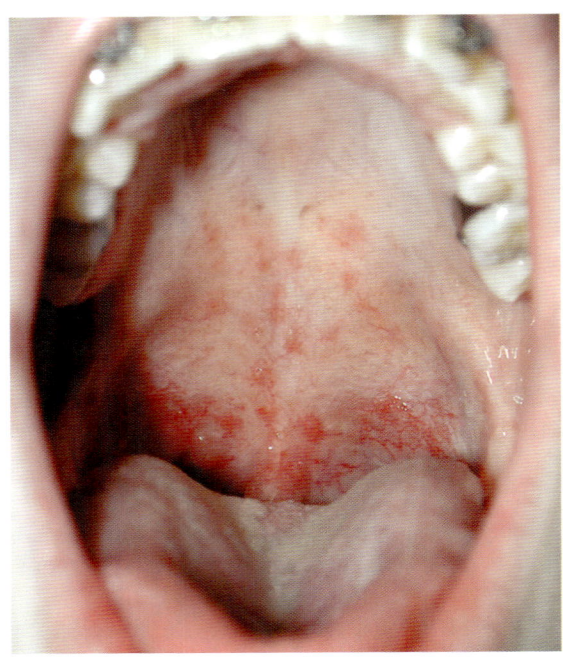

図 29-7   ウイルス性咽頭炎に伴う軟口蓋の充血とリンパ濾胞所見。(*Used with permission from Richard P. Usatine, MD*)

別がつきづらいため，溶連菌の迅速検査を行う必要がある。迅速検査で陰性である場合は細菌培養検査を行う。陽性の場合は必要ない[12]。

- 3歳未満には GAS 感染が少ないため，診断確定は通常行わない[12]。
- ウイルス性 URI に認める鼻汁，鼻閉，嗄声などの症状があ

る場合には，GAS の診断は行わない。

- 迅速検査には酵素免疫測定法，ラテックス凝集法，リポソーム法，免疫クロマトグラフィーアッセイがある。感度 0.97，特異度 0.97，陽性 32.3，陰性 0.03 の尤度比と報告されている[12]。
- GAS の保菌者の場合は迅速検査で擬陽性となるが，この場合は急性感染の原因とはならない。GAS は通常の学童では常在菌の一部として存在し，急性炎症の診断は急性炎症の症状と培養結果の陽性をもって診断される。急性炎症と保菌状態の区別は重要で，既往歴や身体所見などから培養検査を行うかどうかを決定する。
- 偽陰性は検体採取手技の未熟さから生じる。
- 検査所見は EBV 感染症を確認するのに有用である。10% 以上の異型リンパ球と 50% 以上のリンパ球増加を認めた場合に強く疑う。臨床的に疑われる場合には 2 週間以内に再検査を行う[13]。
- 小疱からのウイルス培養ではコクサッキーウイルスとヘルペス感染が判断できるが，通常これらは臨床所見から疑われる。
- 頭頸部 CT 検査と超音波検査は，扁桃周囲膿瘍やそこから深頸部膿瘍(例：副咽頭間隙や咽頭後間隙)への波及を疑う場合に有用である[14]。

鑑別診断

- アレルギー性鼻炎：URI と同様の臨床症状を呈するが，全身症状はない。季節性の場合やアレルギーの家族歴があることが多い。身体所見では目の下のくま，鼻こすりが補助診断となる(215 章「アレルギー性鼻炎」参照)。
- 急性細菌性副鼻腔炎：発熱，膿性鼻汁，鼻閉などが少なくとも 3〜4 日以上あり，URI の症状が 10〜14 日以上続く際には副鼻腔炎が URI に合併した状態といえる。
- 伝染性単核球症：嘔気・嘔吐のない食欲不振，口蓋垂の浮腫，対称性頸部リンパ節腫脹，嗜眠が 10 代〜青年期に生じた際には伝染性単核球症(EBV)を疑う。咽頭所見は GAS 感染と類似した所見を呈する(図 29-4)。口蓋扁桃はしばしば暗灰色を示し，肝脾腫が生じる。対症療法を行い，

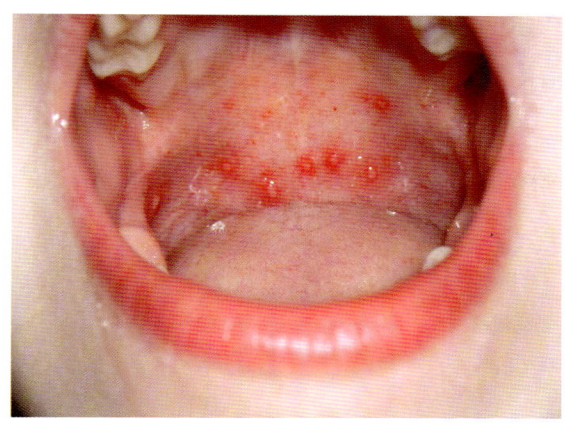

図 29-9　コクサッキーウイルスによるヘルパンギーナの所見。
（*Used with permission from Emily Scott, MD*）

回復には数週間かかる。扁桃腺とアデノイド肥大から上気道閉塞が生じた場合は，鼻腔エアウェイと高用量のステロイドを使用する。脾破裂の危険性があるため 4〜5 週間は激しい活動を控える必要がある[15]（184 章「EBV 感染症（伝染性単核球症）」参照）。

- ヘルパンギーナ／コクサッキーウイルス感染症：口腔咽頭の小疱や潰瘍の大多数はヘルパンギーナで生じる。これはコクサッキーウイルス A16 が主原因である（図 29-9）。
- 口腔カンジダ症：口腔咽頭粘膜の白斑は口腔カンジダ症を示唆する（121 章「カンジダ症」参照）。抗菌薬の使用，免疫不全，ステロイド吸入などが危険因子となる。
- 性感染症：青年期においては常に念頭に置く必要がある。HIV，淋菌，梅毒などはいずれも咽頭痛を初期に生じる。淋菌は急性扁桃炎の 6％において認められる[16]。一般的ではないが，高リスク群においては考慮する必要がある。
- ヘルペス性口内炎：口腔内潰瘍と疼痛を初期に生じる。広範囲の潰瘍の場合，単純ヘルペスによる咽頭炎を鑑別する必要がある（39 章「単純性ヘルペスウイルス性歯肉口内炎」，114 章「単純ヘルペス」参照）
- サイトメガロウイルス（CMV）感染症：免疫能に問題がない場合，CMV 感染症は通常無症候性だが，免疫不全患者では CMV は EBV 感染症によく似た臨床症状を呈する。
- 急性喉頭蓋炎：突然の発熱，倦怠感，咽頭痛，流涎，特徴的な咳が小児での急性喉頭蓋炎の徴候となる。症状が進行すると上気道閉塞を生じるため生命の危険性がある。しかし，現在では Hib ワクチンによる予防ができるため，まれな疾患となりつつある。
- 声門上炎：典型的には成人で起こりうるが，急性喉頭蓋炎と似た症状が小児にも起こる。咽頭痛と嚥下時痛が最も多い臨床症状で，90％において認められる。含み声と流涎，呼吸苦，喘鳴，咳の出現頻度は 50％に満たない。ほとんどの場合鑑別されないが，急性喉頭蓋炎と異なり培養検査では大半でインフルエンザ桿菌が陽性となるにもかかわらず，Hib ワクチンによる予防効果は 20％未満とされる。現在では予防接種の効果で急性喉頭蓋炎よりも頻度が高くなっている。死亡率は高くても 20％程度とされる。
- ジフテリア：今日の米国においてはほとんどが抗体をもっているため，非常に珍しい疾患となっている。しかしワクチン未接種，発展途上国においては考慮すべきである。咽頭ジフテリアは咽頭痛，微熱と倦怠感を生じる。紅斑を伴った灰色の偽膜が特徴的とされる。合併症として，急性および重症うっ血性心不全，心内膜炎，神経障害を伴う心筋炎がある。
- その他の細菌感染症：非 A 群レンサ球菌，*Fusobacterium necrophorum*，肺炎マイコプラズマ，肺炎クラミジア，溶血性アルカノバクテリアなどが咽頭炎の原因菌となる。
- PFAPA 症候群：周期性発熱，アフタ性口内炎，咽頭炎，頸部リンパ節炎を伴う病態は 1987 年に Marshall らによって報告された[17]。特徴的な所見として，3〜7 日続く発熱を 3〜6 週毎に生じる。周期性発熱に併せてアフタ性口内炎，咽頭炎，頸部リンパ節炎が生じる。PFAPA 症候群は発疹，頭痛，腹痛，関節痛とも関連性があるとされる。間欠期には無症候性となる。身体所見としては，通常は GAS 陰性の紅斑性の咽頭炎，扁桃炎の所見となる。ステロイドの使用は発熱持続時間を短くするとされるが，同時に発熱までの間の無症候の周期も短くなる。治療は通常扁桃摘出術が行われる。最近では，102 例中 99 例が扁桃摘出で治癒したという報告がある[18]。

治療

▶ 非薬物療法
- 経口水分補給
- 塩水による咳嗽

▶ 薬物療法
- 年齢に応じたアセトアミノフェンとイブプロフェンが解熱鎮痛のために用いられる。必要に応じて変更可能だが，アスピリンは小児には用いない。
- 抗ヒスタミン，血管収縮点鼻薬，鎮咳去痰薬は小児の URI において有用でないため，推奨されない[2]。
- 市販薬は乳児においては致死性の副作用のリスクを避けるために用いない。
- 亜鉛は URI の治療に有用だとのエビデンスはない[19]。
- ステロイド（デキサメタゾン 10 mg 単回など）投与は，気道閉塞症状を伴う伝染性単核球症の場合に推奨される。SOR **C**　しかし，気道閉塞を伴わない場合の使用に対する高いエビデンスはない[20]。
- GAS による咽頭炎が疑われる，もしくは確定した場合の第一選択治療として，体重 27 kg 未満ではペニシリン V 250 mg を 2〜3 回/日投与し，体重 27 kg 以上では同 500 mg を 2〜3 回/日投与する。ペニシリンアレルギーの場合には第 1 世代セフェム系薬を 10 日間投与するか，クリンダマイシン，クラリスロマイシンを 10 日間，またはアジスロマイシンを 5 日間投与する[12]。アモキシシリン 50 mg/kg/日を 12 時間に投与することが，ペニシリンでの治療よりもよい場合がある。
- 扁桃周囲膿瘍に対するレジメンは，ペニシリン G に加えてメトロニダゾール，スルバクタム-アンピシリン，アモキシシリン-クラブラン酸，クリンダマイシンなどがある。投与ルートと治療期間は重症度に応じて行い，外科的ドレナージは治療への反応に応じ必要時に行う[21]。

▶ 合併症
- 細菌性副鼻腔炎や中耳炎は URI の病態を悪化させる。突然の発熱や耳痛は細菌性中耳炎の徴候であり，持続性の鼻症

状，または 3〜4 日間続く膿性鼻汁は細菌性副鼻腔炎の可能性がある。

- ウイルス性 URI は喘息悪化の重要なトリガーとなることがある。
- 扁桃周囲膿瘍：一般的には，反復性もしくは慢性扁桃炎が不適切な治療をされた場合に，扁桃周囲（扁桃床）へ感染が波及することによって生じる。通常は片側に生じ，反対側へと扁桃と口蓋垂が偏位する特徴的な外観をもつ。痛みは通常重度であり，耳痛を伴うこともある。嚥下障害，嚥下痛，開口障害や流涎が生じる。治療は通常穿刺もしくは切開排膿を行う。2 回以上繰り返す場合は，扁桃摘出が推奨される[22]。
- 深頸部膿瘍：頸部腫脹，頸部運動制限，高熱そして咽頭壁の腫脹や偏位はこれを疑う。呼吸促迫症状は気道閉塞症状の前触れとされる。誤嚥，血栓症，縦隔炎，敗血症性ショックなどが合併症として起こりうる[14]。
- 猩紅熱は溶連菌感染からの扁桃炎や咽頭炎から二次的に生じる[23]。頻脈，紅斑状発疹，咽頭痛，頸部リンパ節腫脹，嘔吐，頭痛，発熱，紅斑性扁桃などが生じる。咽頭はしばしば黄色の滲出液を伴う。発疹は全身へ及び，イチゴ舌も生じる（28 章「猩紅熱とイチゴ舌」参照）。治療はレンサ球菌咽頭炎の治療と似る。
- GAS 感染後の糸球体腎炎は，咽頭もしくは皮膚感染症のあとに認められる。発症率は 24%（腎性株の場合）だが，この株は咽頭株の 1% 未満である[23]。GAS と糸球体の共通抗原の存在が原因とされ，初感染から約 2 週目に生じる。
- GAS 感染症に伴う小児自己免疫性神経精神障害（PANDAS）：これは小児期に GAS に感染することで，チックや強迫性障害が起こる。リウマチ熱の運動障害に認めるものと同様の，基底核に対する抗体の交叉反応によって発生すると考えられている。男児および年少児により多い。GAS との関連は証明されておらず，抗菌薬が有用とも考えられない。免疫グロブリン，血漿交換療法，扁桃摘出術などが提案されてきたが，いずれも治療に対するエビデンスは乏しい[24,25]。

➡ 紹介

- 気道緊急の徴候がある場合には，ただちに救急搬送する。経口気管内挿管が困難となる場合がある。
- 扁桃周囲膿瘍や深頸部膿瘍では，耳鼻咽喉科へ紹介する。切開排膿は抗菌薬の全身投与に加えて行う治療のひとつとなる。
- 反復性もしくは慢性の GAS 感染の場合（抗菌薬アレルギーなども含む），耳鼻咽喉科へ口蓋扁桃摘出術で紹介する[26]。しかし単発の場合では，特に口蓋扁桃摘出術を推奨するエビデンスはない[27]。

予防とスクリーニング

6 カ月以上のすべての小児において，インフルエンザワクチンが推奨される。

予後

- 原因にかかわらず，URI と咽頭炎は通常は 10〜14 日で自然軽快する疾患である。
- GAS 感染では抗菌薬投与は 1 日罹病期間を短くするのみであるが，GAS 咽頭炎で最も重要なことはリウマチ熱の

合併予防である[21]。

フォローアップ

- URI から続発する細菌感染症の症状が出現した場合はフォローアップする。
- 無症状の溶連菌咽頭炎治療後の小児においては特に必要はない[28]。
- 臨床的に嚥下困難，呼吸困難が出現した場合，激しい頭痛が生じた場合はフォローアップが必要である。

患者教育

- URI と非 GAS 咽頭炎では，教育こそが治療となる。ウイルス感染と細菌感染の違いを理解させ，抗菌薬が処方されない理由を患者とその親に説明することが必要である。患者やその親からの要求があったとしても，明らかなウイルス感染患者に抗菌薬を処方することは不適切である。より時間をかけて説明することが，抗菌薬を処方した場合よりも満足度が高いことが研究で明らかになっている[29,30]。
- 安静と補液，鎮痛薬が推奨される。
- 抗菌薬を投与した場合，症状が改善したとしても完全に服用することが肝要である。一般的な副作用として皮疹，嘔気，下痢がある。
- 単核球症と脾腫大を呈した患者では，人と接触するスポーツは脾破裂のリスクがあるために避けるべきである。

【Brian Williams, MD／Melissa A. Scholes, MD／Richard P. Usatine, MD／Mindy A. Smith, MD／Camille Sabella, MD】

（小森　学　訳）

30　急性上気道閉塞

症例

9 カ月の乳児が 1 時間前からの咳嗽と呼吸困難で救急外来を受診した。症状出現の 2 日前から微熱と鼻漏が出現していた。元気はあるが，呼吸が速く，吸気性喘鳴と陥没呼吸を伴っていた。含み声や流涎は認めない。頸部 X 線を待つ間にエピネフリンのネブライザーが開始された。頸部軟線正面像では声門下の狭窄（尖塔状徴候 steeple sign，図 30-1）を認めた。クループの診断がつき，経口でのデキサメタゾンが投与された。30 分後には陥没呼吸と吸気性喘鳴の改善を認めた。

概説

上気道閉塞（upper airway obstruction）とは気道のうち鼻〜喉頭までの閉塞を指す。喉頭より肺側は下気道と定義される。上気道閉塞は迅速に診断し的確に処置を行わないと，急速に低酸素脳症を引き起こし，心肺停止と不可逆的な脳損傷につながる。そのため気道緊急として取り扱い，吸気性喘鳴，陥没呼吸，声の変化などの症状出現時のサインを見逃さないことが重要である。

別名

- 上気道閉塞はしばしば胸腔外気道閉塞（extra-thoracic airway obstruction）と同義である。

- クループ(croup)は喉頭気管気管支炎(laryngotracheobron-chitis)と同義である。
- 喉頭蓋炎(epiglottitis)は声門上炎(supraglottitis)と同義である
- 細菌性気管炎(bacterial tracheitis)は細菌性喉頭気管気管支炎(bacterial laryngotracheobronchitis)または偽膜性クループ(pseudomembranous croup)と同義である。

疫学

- 上気道閉塞症状は小児において救急外来患者の約15%を占めており，気道緊急疾患のひとつである[1]。
- クループは急性上気道閉塞症状を生じ，米国では1,000人に18人の割合で発生する一般的な感染症のひとつである。6カ月〜4歳までの小児が罹患しやすく，1，2歳の1,000

人に60人が罹患するとされる疾患である。年間を通じて散発的にみられるが，特に初秋から冬場にかけて多い疾患である[2]。
- 急性喉頭蓋炎はHibワクチンの導入後劇的に減少しており，1987年は10万人に41人の割合であったものが，1997年には10万人に1.3人まで減少した[2,3]。
- 細菌性気管炎は年間10万人あたり0.1人の発生率である。特に秋と冬に流行する。すべての年齢で生じうるが，特に6カ月〜8歳に多い。咽後膿瘍は低年齢に生じやすく，ほとんどの場合6歳以下であった[2]。
- 扁桃周囲膿瘍は通常6歳以上および思春期に多い疾患である。
- 気道異物は部分的もしくは完全気道閉塞を生じうるが，そのほとんどは低年齢で生じており，ピーナッツ，ポップコーン，ホットドッグ，キャンディ，ブドウが多い。

病因と病態生理

- 上気道閉塞は様々な場所で起こりうるが，そのなかでも声門下が生理的に最も狭い部分であるため，声門下および喉

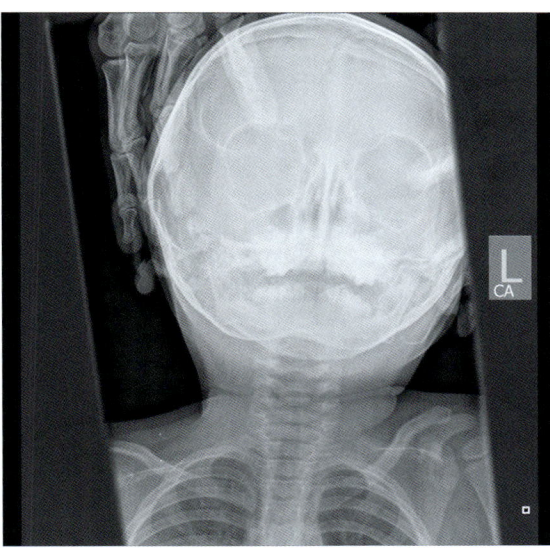

図30-1　頸部の正面X線におけるクループの声門下の狭窄所見(steeple sign)。(*Used with permission from Kshama Daphtary, MBBS, MD*)

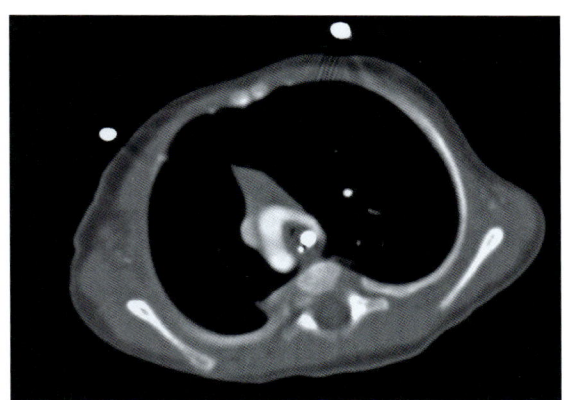

図30-2　胸部CTによる血管輪(double aortic arch)の所見。慢性上気道閉塞によって起こる。(*Used with permission from Kshama Daphtary, MBBS, MD*)

表30-1　急性上気道閉塞の主な原因

先天性疾患
- 後鼻孔閉鎖症
- Pierre Robin 症候群
- 囊胞性ヒグローマ(囊胞性リンパ管腫)
- 喉頭ウェブ
- 血管輪(図30-2)
- 声門下狭窄(図30-3)

感染性疾患：その起炎菌
- クループ：パラインフルエンザ1型が最も多い。その他，パラインフルエンザ2と3型，インフルエンザaとb型，RSウイルス，アデノウイルス，肺炎マイコプラズマ，単純ヘルペスウイルス1型と関係がある。
- 細菌性気管炎：黄色ブドウ球菌が最も多い。その他化膿性レンサ球菌，肺炎レンサ球菌，他のα型溶血レンサ球菌，カタル球菌，嫌気性菌。
- 急性喉頭蓋炎：インフルエンザb型が最も多い。その他の化膿性レンサ球菌，肺炎レンサ球菌，黄色ブドウ球菌，クレブシエラ，緑膿菌，カンジダ(図30-4)
- 咽後膿瘍：特に黄色ブドウ球菌，様々なレンサ球菌，嫌気性菌など複数の細菌感染(図30-5)
- 扁桃周囲膿瘍：ほとんどが化膿性レンサ球菌による(図30-6)。
- 急性咽頭扁桃炎：ほとんどが化膿性レンサ球菌による。複数の細菌感染，ウイルス感染が重要な感染源となりうる。

- 伝染性単核球症：Epstein-Barrウイルス(EBV)が多い。鑑別診断としてサイトメガロウイルスがあげられる。
- Ludwig アンギナ：黄色ブドウ球菌，α溶血性レンサ球菌，およびバクテロイデス，ペプトコッカス，ペプトストレプトコッカスなどの嫌気性菌
- 喉頭乳頭腫：HPV 6型，11型が多い(図30-7)。

異物
- 気道異物
- 食道異物(図30-8)

声帯麻痺
- Chiari 奇形などの神経疾患に二次的に生じるもの
- 動脈管開存症，気管食道瘻，甲状腺手術などに伴うもの

外傷
- 火傷
- 気道外傷

アレルギー
- アナフィラキシーショック
- 血管原性浮腫：アレルギー性，薬剤性，非アレルギー性，特発性(遺伝性C1阻害薬欠損症など)

新生物
- 血管腫
- 囊胞性疾患(図30-9，30-10)

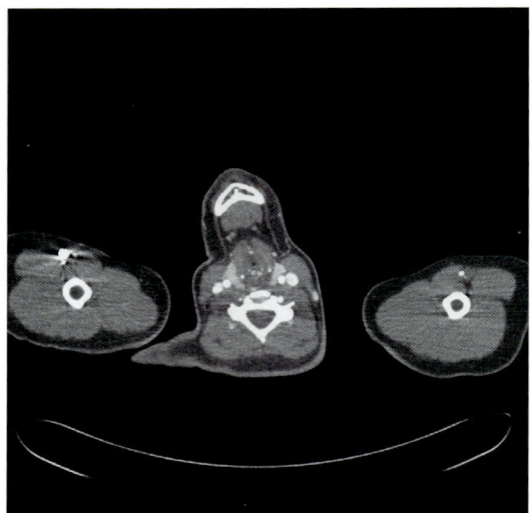

図 30-3　声門下狭窄の CT 所見。(*Used with permission from Kshama Daphtary, MBBS, MD*)

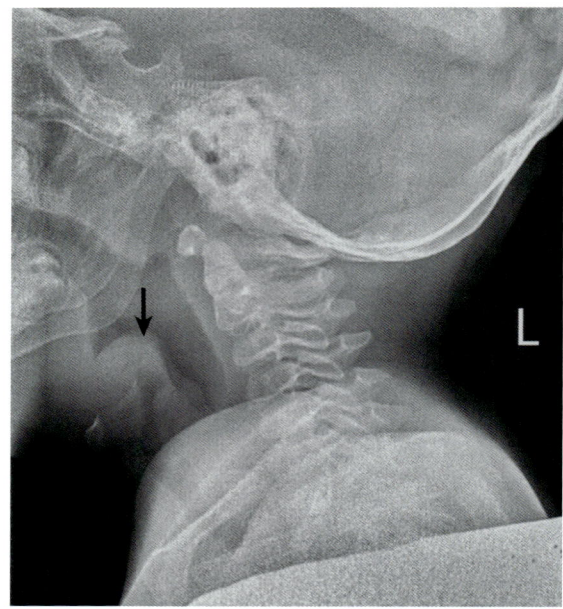

図 30-4　急性喉頭蓋炎に伴う thumb sign(矢印)。喉頭蓋が丸く厚くなり，喉頭蓋谷が狭くなっている。(*Used with permission from Kshama Daphtary, MBBS, MD*)

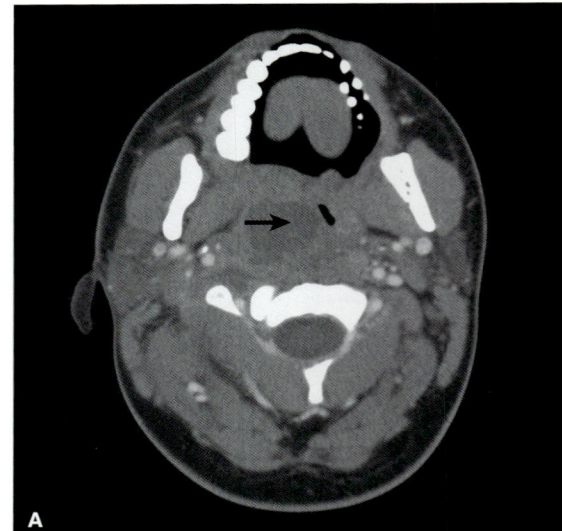

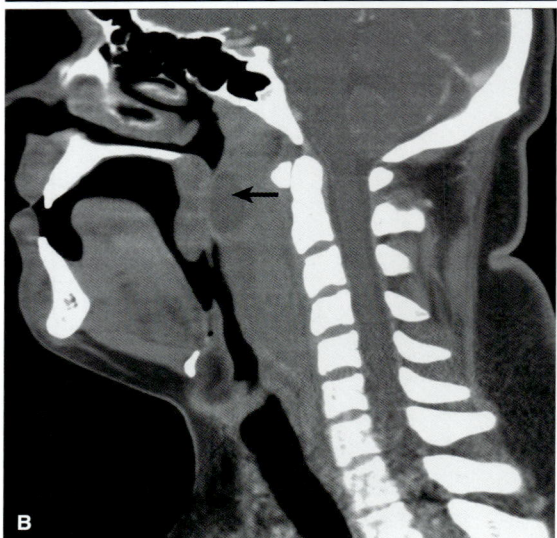

図 30-5　咽後膿瘍(矢印)の水平断(**A**)と矢状断(**B**)所見。(*Used with permission from Kshama Daphtary, MBBS, MD*)

頭では小さな病変でも症状として出現することがある。

- 声門下領域は完全に輪状軟骨に囲まれているため，炎症や浮腫が及んだ場合，その組織は直接的に声門下の気道内径を狭窄させる。

- 気道狭窄は気流と指数関数的な関連を示す。Poiseulle の法則ではチューブ(気道)の両端の圧力勾配 $\Delta P = (Q) \times (8\eta l / \pi r^4)$ として示される。Q は単位時間あたりの管を通過する空気の量を指す。r は半径，η は媒体の粘度，l は長さである。気道の直径を狭くすると空気の流れは乱流となり，気道抵抗は気道内腔の半径の 4 乗に反比例する。このように，気道の半径が少しでも減少すると気道抵抗は非常に増

加するため，呼吸努力を要する。

- 急性上気道閉塞の一般的な原因を**表 30-1** に示した。上気道閉塞の原因は，新生児期に多い先天性疾患，乳児期と幼児期に多い感染性疾患と年齢層によって異なる。

危険因子

上気道閉塞症状は特に以下の場合において高リスク群となる。

- 頭蓋顔面奇形(上顎骨低形成，鼻中隔弯曲症，小顎症，下顎後退症〈**図 30-11，30-12**〉，扁平頭蓋底，巨舌症)
- 気管内挿管の既往
- 神経筋疾患

診断

▶ 臨床所見

臨床症状は原因によって異なるが，一部の症状は共通する。閉塞部位，重症度，緊急気道確保の必要性などの迅速な

5

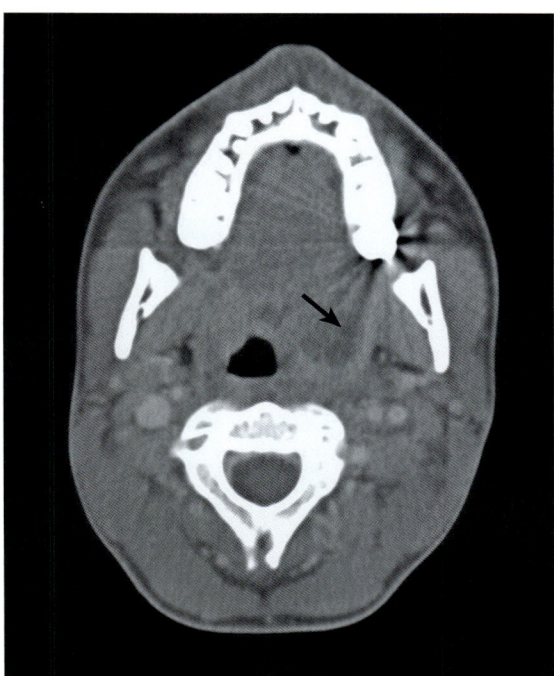

図 30-6　A 群溶連菌感染から波及した扁桃周囲膿瘍の CT 所見（矢印）。(*Used with permission from Kshama Daphtary, MBBS, MD*)

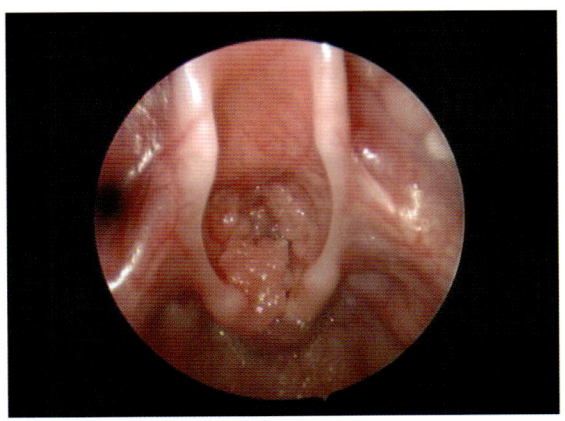

図 30-7　出生時にヒトパピローマウイルスに曝露した乳児の喉頭乳頭腫所見。(*Used with permission from Paul Krakovitz, MD*)

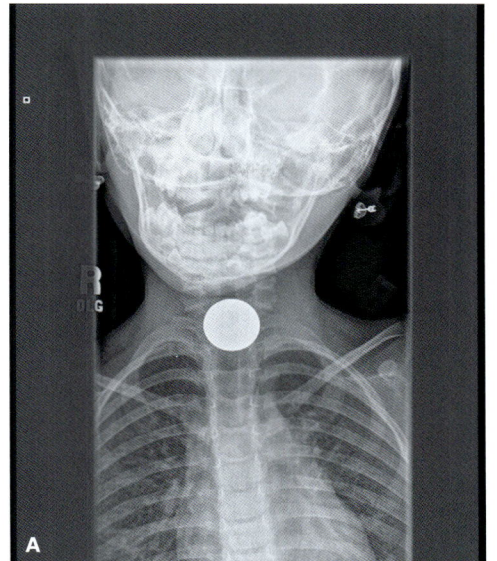

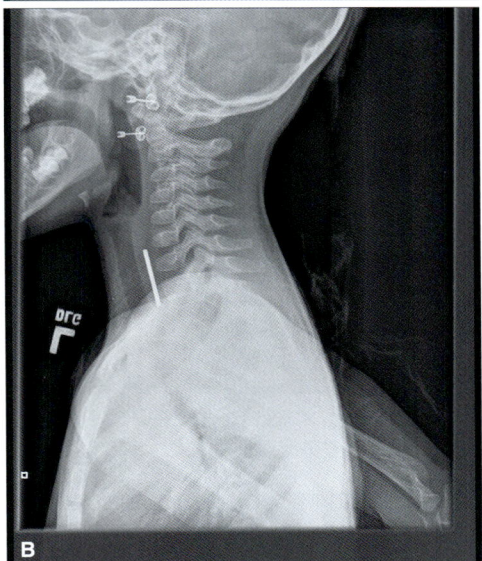

図 30-8　硬貨を食道誤嚥した児の頸部 X 線像。**A**：正面，**B**：側面。(*Used with permission from Kshama Daphtary, MBBS, MD*)

評価が重要である。
- 上気道閉塞患者には通常喘鳴，頻呼吸，努力呼吸を認める。
- 窒息のエピソードは異物を疑う。
- 外傷の有無も重要である。
- 発熱のタイプ・重症度・期間，声の変化，嚥下困難，流涎，アレルゲン曝露の有無，予防接種歴などを聴取する。
- 身体診察は親の膝に座らせることでスムーズに行うことが可能である。
- 外観，楽な姿勢，喘鳴，声の変化，流涎，首や顔面の腫脹，頭蓋顔面奇形，努力呼吸などから閉塞部位や原因を特定することが可能である。
- 不穏，パニック，意識混濁，奇異呼吸，陥没呼吸，あえぎ呼吸，酸素飽和度の低下などは切迫した呼吸状態の徴候で

ある。
- 突然の呼吸停止は急性喉頭蓋炎や異物誤嚥患者において，咽頭検査，仰臥位の状態，そしてストレスが生じる処置（例：血管確保）でしばしば起こりうるため，明らかにこれらが除外できる場合に咽頭検査を行うべきである。
- 内視鏡による気道評価は熟練した医師によって行われるべきであり，軟性ファイバー検査はベッドサイドで可能である。また，硬性ファイバーや気管支鏡は手術室において全身麻酔下で行うことができ，異物除去などにおいて選択される。
- 意識不明の患者においては，バッグバルブマスク（アンビューバッグ）などでの換気困難が気道閉塞の最初の徴候となる。

▶ 検査所見
- 気道確保されるまで血液検査は行わない。

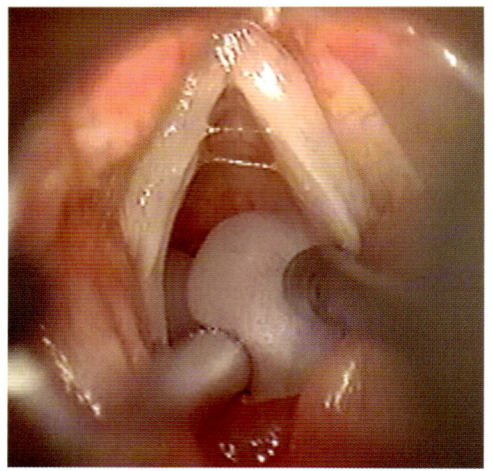

図 30-9　声門下嚢胞による上気道狭窄所見。(*Used with permission from Paul Krakovitz, MD*)

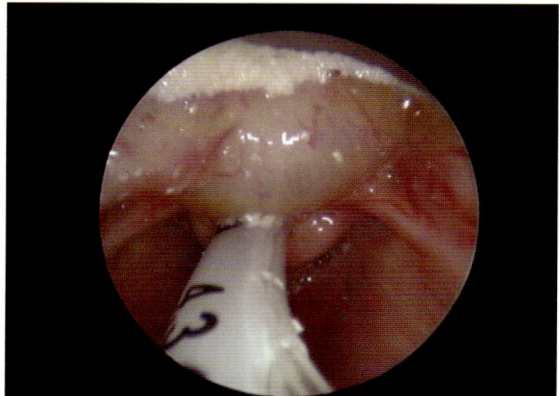

図 30-10　喉頭蓋嚢胞による上気道狭窄所見。(*Used with permission from Paul Krakovitz, MD*)

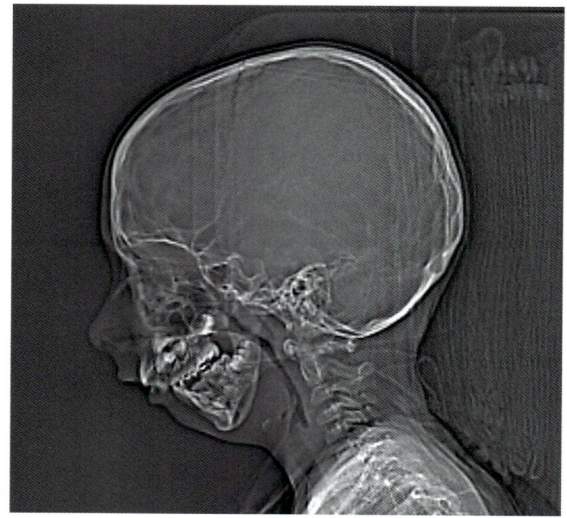

図 30-11　下顎後退の CT スカウト写真。(*Used with permission from Kshama Daphtary, MBBS, MD*)

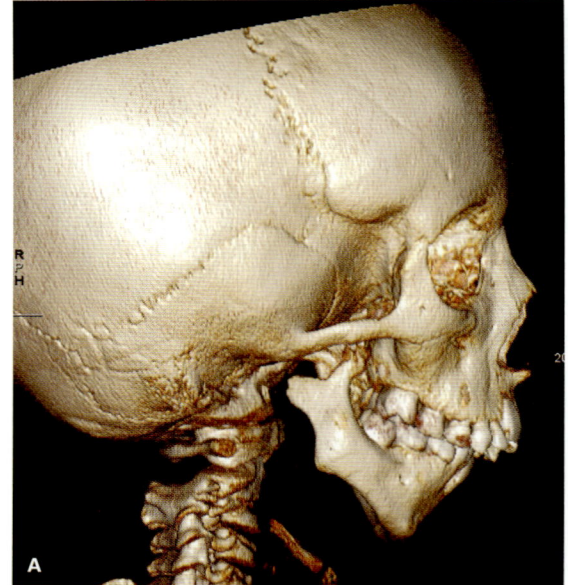

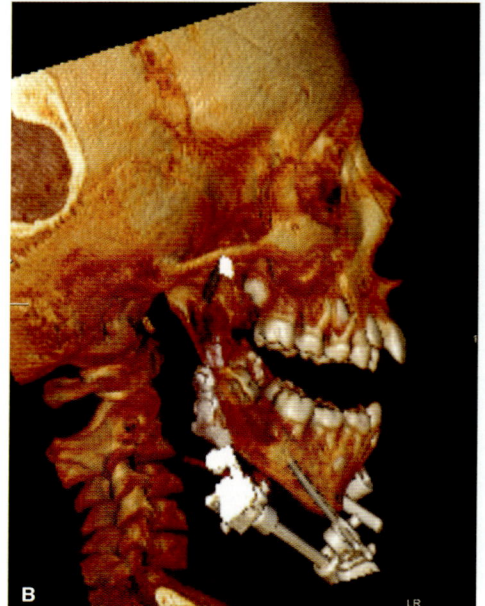

図 30-12　下顎後退の 3DCT 像。下顎延長術前(**A**)と術後(**B**)。(*Used with permission from Kshama Daphtary, MBBS, MD*)

- 咽後膿瘍，急性喉頭蓋炎，細菌性気管支炎では，血液培養は通常陰性になる。
- 局所の細菌培養検査が原因菌検索となる。
- 感染症患者では白血球，CRP，赤沈の上昇を認める。
- 血液ガスはほとんど役に立たない。
- 急性蕁麻疹，血管原性浮腫の患者において，ルーチンの血液検査は役に立たないが，遺伝性血管原性浮腫の患者（ACE 阻害薬に関連する浮腫を含む）では C_4，C_1 インヒビターの測定が役に立つ[4]。

● 画像検査

- 気道が安定するまでは，画像検査による原因検索は慎重に行うべきである。

表30-2　急性上気道閉塞の主な鑑別診断

	クループ	細菌性気管炎	急性喉頭蓋炎	咽後膿瘍	異物
年齢	6カ月〜4歳	6カ月〜8歳	6カ月〜4歳	6歳未満	幼児
発症	緩徐	中間型	急性発症	中間型	突然発症
発熱	平熱が多い	高熱が多い	高熱	高熱	平熱
前駆症状	上気道炎	上気道炎	特になし	上気道炎	息苦しさ
咳嗽	犬吠様，金属音	金属音	特になし	通常なし	クループ様
視診	元気がない，中毒症状（高熱と呼吸窮迫）はない	中毒症状	中毒症状, tripod position [両腕を自分の両脚について体を支え，前傾し下顎を前突させ開口した状態で，頸部を過伸展した前のめりの姿勢]	元気がない，含み声(muffled voice)，頸部硬直，開口障害	中毒症状はない
流涎	なし	なし	あり	あり	様々な状態をとる
経過	通常は良好な経過をたどる	急性非代償性［安定した状態から急激に悪化することがある］	劇症型	潜行性	しばしば致死的
咽頭痛	−	±	＋＋	＋	−
画像所見	頸部X線写真（正面像） • 声門下腔の狭小化（尖塔状徴候：steeple sign）	• 声門下腔の狭小化 • 対称性ではなく不整なことが多い［クループと比較して］	頸部X線写真（側面像） • 丸く肥厚した喉頭蓋（母指徴候：thumb sign） • 喉頭蓋谷の欠損 • 披裂喉頭蓋ひだの肥厚	椎骨前部の肥厚	平坦な異物[コインなど]は前後像では平面がみえ，側面像では縁がみえる

［ ］内＝訳註

- 検査時には緊急気道確保ができる医師が同行する必要がある。
- 頸部と胸部単純X線検査は，放射線不透過性の異物の鑑別と，上気道閉塞を起こす感染症スクリーニングに有用である。
- CTは膿瘍に，MRIは血管奇形の鑑別に有用である。これら2つの検査と心エコー検査は，バリウム検査による血管輪の診断に取って替わっている。
- 頸部（胸部）単純X線の正面像において，steeple signと呼ばれる声門下の狭小化はクループで特徴的である（図30-1）。
- 頸部側面単純X線において脊椎前方の軟部濃度の肥厚は，咽後膿瘍を示唆する。
- 放射線不透過性異物は単純X線で容易に診断可能である。平らな食道異物では通常冠状断において診断が確定できる（図30-8）。食道異物は通常大動脈弓のレベルもしくは噴門部，または梨状陥凹部が好発部位となる。

鑑別診断

　急性上気道閉塞の原因は年齢，前駆症状，基礎疾患，症状や徴候に基づいて区別することができる（表30-2）。

治療

- 呼吸障害を伴う患児を放置しない。
- 気道閉塞症状は，症状が安定するまでの努力を惜しんではならない。初期評価と処置が予後へ直接影響を及ぼす可能性がある。
- 状態が不安定な児を最優先して評価し，緊急に気道症状を安定化する必要がある。
- 気道閉塞は呼吸停止へとつながるため，適切なバッグバルブマスクによる換気と適切な気道確保（頸部伸展，あご先挙上など）を行う必要がある。経口もしくは経鼻エアウェイは，バッグバルブマスク換気が困難な場合に使用される。
- 特別な状況下での気道確保は，経験豊富な医師によって行

われる必要がある。
- 緊急の気道症状を有しない患児は診断確定まで注意深いフォローを行いつつ，酸素投与を行う必要がある。
- 急性喉頭蓋炎，Ludwigアンギナ，顔面熱傷，気道熱傷（煙を吸引した）患者では，（気管切開を行える状況で）的確に気管内挿管を行う必要がある。

▶ 非薬物療法

冷却加湿した酸素もしくは空気

　クループ患者において有用とされている一方で，根拠がないという報告もある[5-7]。SOR **A**

ヘリオックス

- ヘリオックスもしくはヘリウムと酸素の混合吸入は，気道抵抗を減らすことによって呼吸努力を軽減させる。
- クループや抜管後の声門下浮腫などにおいて一時的に使用される[8]。ヘリウムと酸素の比率は最低でも60対40でないと効果を認めない。SOR **B**

▶ 薬物療法

エピネフリン

- エピネフリンの吸入が気道浮腫を減少させる。
- クループにおいて一時的だが急速（30分以内）な症状改善を認める[9]。SOR **A**

ステロイド

- グルココルチコイドは感染症，アレルギー，外傷などに続発する浮腫による気道閉塞症状の治療として用いられる[10]。
- グルココルチコイドは6時間以内にクループの症状を改善させる[11]。
- 効果が約12時間持続するため，他の薬物を減らしたり，入院短縮もしくは再来を減らすとされる[11]。SOR **A**
- グルココルチコイドは抜管後の喘鳴治療にも用いられる[12]。SOR **B**

抗菌薬

- 急性喉頭蓋炎には第3世代セフェム系を選択する。SOR **C**

- スルバクタム-アンピシリンなどのペニシリンと β-ラクタマーゼ阻害薬の合剤は，扁桃周囲膿瘍や咽後膿瘍において選択される。また，代替としてクリンダマイシンもしくはメトロニダゾールは第3世代セフェム系と組み合わせることも可能である。**SOR C**
- 黄色ブドウ球菌を追加でカバーすることは細菌性気管炎において抗菌薬を選択する際に必要である。ペニシリン耐性菌の場合，クリンダマイシンやペニシリナーゼを第3世代セフェム系と組み合わせる。バンコマイシンは MRSA による症状が出現している場合に使用される。多くの場合，臨床的な改善は 24〜48 時間以内に認められる。**SOR C**

その他

- 重篤な場合，もしくは血管原性浮腫の場合には，H_1 もしくは H_2 ブロッカー，ステロイド，エピネフリンを用いる。
- 非ステロイド性抗炎症薬や ACE 阻害薬などが原因での血管原性浮腫の場合，原因薬剤の中止が考慮される。
- 遺伝性血管原性浮腫の患者においては，血漿由来の C_1 エステラーゼ阻害薬が投与されるべきである[13-15]。組換え型の薬剤は成人では推奨されているが，小児では未承認である[16]。これらの治療が利用できない場合には新鮮凍結血漿を使用する[17]。**SOR C**
- 反復性喉頭乳頭腫症では，レーザーもしくは外科的切除を行う。インターフェロン α と抗ウイルス薬とのアジュバンド療法はシドフォビルの全身もしくは局所療法が考慮される[18,19]。4価 HPV ワクチンは1名の患者で効果を認めている[20]。**SOR B**

▶ 外科治療

- 輪状甲状間膜切開と気管切開が施行されることはまれである。
- 細菌性気管炎の患者では，多くの場合，診断と治療目的に気管支鏡検査を要する。
- 扁桃周囲膿瘍，咽後膿瘍では外科的ドレナージが必要となる。
- 気道・食道異物は手術室での異物除去が必要となる。
- 嚢胞，ウェブ，血管腫，乳頭腫も外科的介入が必要となる。

▶ 紹介

- 急性喉頭蓋炎または Ludwig アンギナが疑われる場合には，手術室において麻酔科医と耳鼻咽喉科医で安全に気道確保が可能な状況にする必要がある。
- 扁桃周囲膿瘍，咽後膿瘍，異物，声門下狭窄，声帯麻痺などにかぎらず，気道閉塞においての評価，外科的介入の可能性がある場合には耳鼻咽喉科医へのコンサルトが必要である。
- 遺伝性血管原性浮腫が疑われる場合には，アレルギーや免疫の専門医へのコンサルトが必要である。
- 中等度〜重度の気道閉塞症状を有する患者において，小児集中治療専門医へのコンサルトが必要である。

予防とスクリーニング

- 頻回の手洗いなどの良好な手指衛生を保つことが感染防止になる。
- 急性喉頭蓋炎は b 型インフルエンザ桿菌（Hib）ワクチンで予防ができる[3]。**SOR A**
- 遺伝性血管原性浮腫の患者では外傷，ストレス，感染症などを回避するとともに ACE 阻害薬，エストロゲンによる避妊薬などを服用しないように指導することが必要である[14,16]。
- 遺伝性血管原性浮腫の患者では侵襲の強い処置の前に血漿由来の C1 インヒビターを用いて短期的な症状予防を行うことが必要かもしれない[14,16]。**SOR C**
- 血漿由来の C1 インヒビターの定期的な投与が，遺伝性血管原性浮腫の長期的な予防のためには最もよい。弱毒化アンドロゲンは 16 歳以上に使用できる。抗線維素溶解薬，トラネキサム酸，アミノカプロンなどは効果は乏しいが補助的に使用される[16,21]。
- 反復性乳頭腫症は HPV が原因であり，一般的には 6 型と 11 型である。子宮内感染もしくは経腟感染であるため，4価 HPV ワクチンがこれらの予防に期待されている[22]。

予後

- すべての上気道閉塞患者は肺水腫のリスクを伴うため，慎重な経過観察を要する[23]。
- 急性期を超えるとほとんどの場合で完全回復が期待される。
- クループ患者のほとんどは 48 時間以内に症状の改善を認める。
- クループ患児の 1〜8％は入院となり，入院患者の 3％ 未満が気管内挿管される[1]。死亡率は低い。
- 細菌性気管炎の死亡率は 18〜40％ と報告されており，これには肺炎，ARDS，敗血症性ショック，多臓器不全を含む[24,25]。
- Lemierre 症候群は *Fusobacterium necrophorum* によって生じる扁桃周囲膿瘍のまれな合併症であり，同側の内頸静脈血栓症と肺膿瘍が生じる。
- 反復性乳頭腫症は生涯で 20 回程度の手術を繰り返すとされている[19]が，悪性転化のリスクは 1％ 未満である[26]。

【Kshama Daphtary, MBBS, MD, FAAP】

（小森　学　訳）

31　慢性上気道閉塞：喉頭軟化症

症例

月齢 4 カ月の乳児の呼吸が苦しそうとのことで小児科を受診した。母親は，生後数週間から出現し徐々に悪化していると訴えており，吸気時の喘鳴として聴取された。哺乳時，啼泣時，仰臥位のときに悪化する。喉頭鏡検査で喉頭軟化症所見（図 31-1）を確認し，診断を確定した。乳児は酸抑制療法（胃酸を抑制する薬）で治療され，生後 18 カ月までに自然に軽快した。

概説

喉頭軟化症（laryngomalacia）は喉頭の先天性異常とされる。声門上の器質的な問題により気道閉塞をきたす。

別名

喉頭軟骨軟化症（larynx chondromalacia）

5

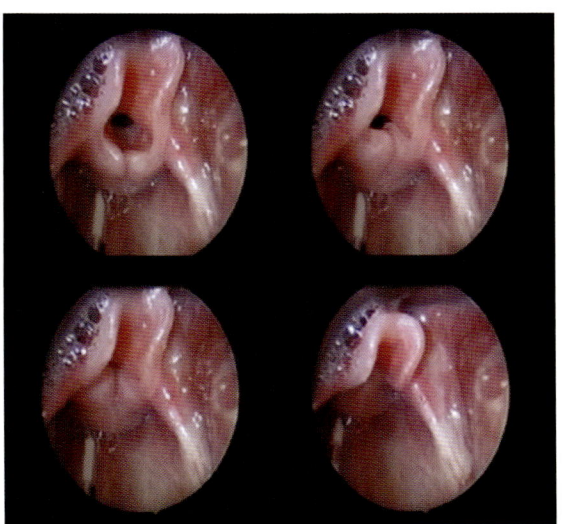

図 31-1　喉頭軟化症所見。Ω状の喉頭蓋を認め，披裂部余剰粘膜が声門に引き込まれている。（*Used with permission from Paul Krakovitz, MD*）

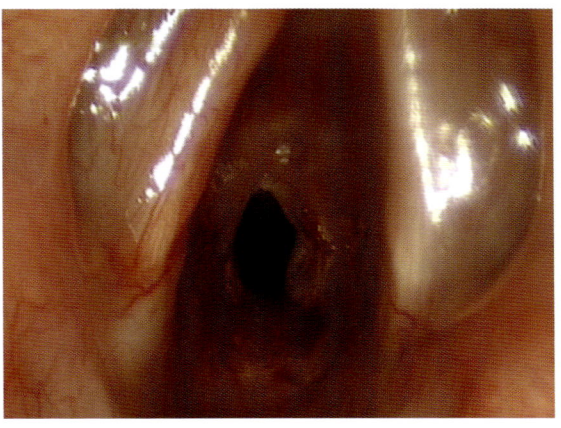

図 31-2　声門下狭窄所見。声帯の下方に狭窄部を認める。（*Used with permission from Paul Krakovitz, MD*）

疫学

　新生児期の先天性喘鳴の最も一般的な原因で，45～75％を占める[1]。

病因と病態生理

- 喉頭軟化症の正確な原因は不明である。
- 解剖学的な粘膜の偏位，軟骨の未熟性，喉頭機能に関わる神経の未発達などが原因ではないかとされている[1]。

危険因子

- 胃食道逆流（GER）
- 神経筋疾患
- その他の気道病変
- 先天性心疾患
- 先天奇形症候群／遺伝性疾患

診断

▶ 臨床所見

- 哺乳時，啼泣時，仰臥位もしくは体位変換時に悪化する吸気性喘鳴。
- 症状は生後数週後から始まり 6～8 カ月でピークとなり，通常は 12～24 カ月で自然軽快する。
- 逆流症状，咳，咽頭閉塞，哺乳時間の延長が多くの例でみられる。
- チアノーゼ，呼吸困難，漏斗胸，成長障害がある。

▶ 処置

- 病歴より疑われ，覚醒時の軟性喉頭ファイバー検査にて診断を行う。
- 典型的な特徴として，吸気時にΩ（オメガ）状の喉頭蓋，反り返った喉頭蓋，披裂喉頭蓋ひだの短縮がみられ，披裂部の余剰粘膜などの声門上組織が喉頭内に引き込まれている（図 31-1）。
- 病歴に応じて，気管病変についても二次スクリーニングを

行う必要がある。

▶ 検査所見と画像検査

　通常は必要ない。気管病変に対する疑いがある場合には，気管支鏡や画像検査を考慮する。

鑑別診断

- 声門下狭窄：先天性もしくは後天性に声門下狭窄をきたす病変（図 31-2）。
- 気管軟化症：気管軟骨部の脆弱性が気管の閉塞をきたし，呼吸抵抗を増加させる（図 31-3）。
- 声帯麻痺または不全麻痺：一側もしくは両側声帯の麻痺（図 31-4）。

治療

　重症度（軽症・中等症・重症）に応じて管理を行う。喘鳴の重症度ではなく，哺乳状況および上気道閉塞症状の重症度を判断基準とする。重症度と悪化の度合は Apgar スコア，併存疾患の数，気管病変の有無，安静時の平均血中酸素飽和度と関連する。出生状況，出生体重，性別，人種，妊娠期間は重症度とは関係ないことが示されている[2]。

▶ 非薬物療法

- 症状出現時，約 40％の患児は軽度である[1]。
- 70％の患者は自然軽快するため，経過観察を行う。

▶ 薬物療法

- 中等症の場合，哺乳時にぐずり，哺乳困難となる。胃酸を抑制する薬は症状を改善し，喉頭軟化症の自然改善期間を短縮させる[3]。SOR **C**
- 酸抑制療法としてオメプラゾールなどのプロトンポンプ阻害薬，ラニチジンなどの H_2 ブロッカーがある。

▶ 外科治療

- 5～20％の患児において重症な症状を呈し，外科治療を要する[4,5]。
- 手術適応は，繰り返すチアノーゼ，閉塞性無呼吸，誤嚥性肺炎，摂食困難，成長障害，肺性心などを呈した場合である[4]。SOR **A**
- 外科治療は，内視鏡的に組織切除を行う声門上形成術（図 31-5）を含む。手術の際には二次性の気道病変を除外するために詳細な気管評価を行う。

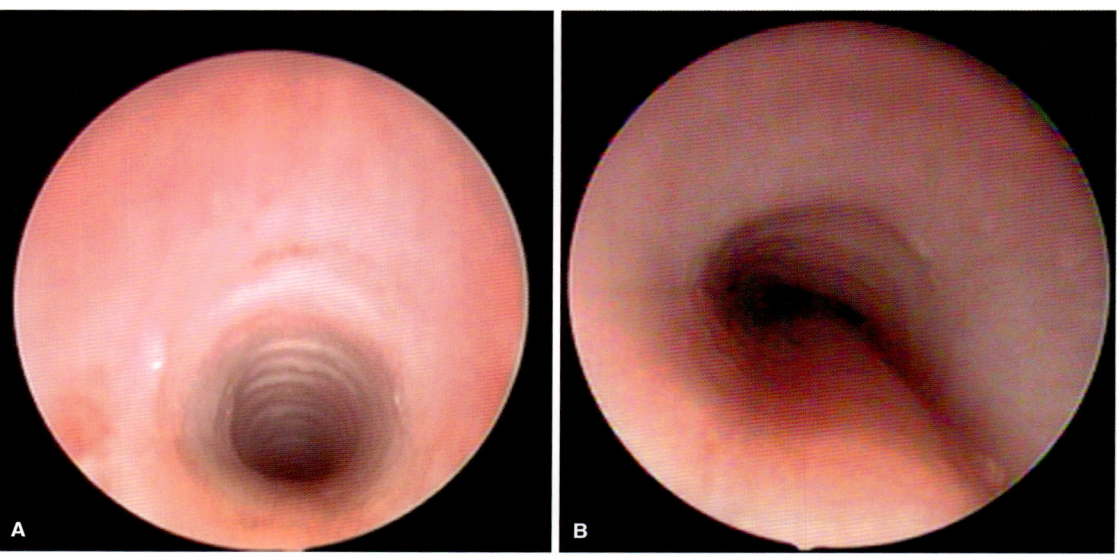

図 31-3　A：正常気管所見。**B**：気管軟化症：気管分岐部上方で閉塞を認める。（*Used with permission from Paul Krakovitz, MD*）

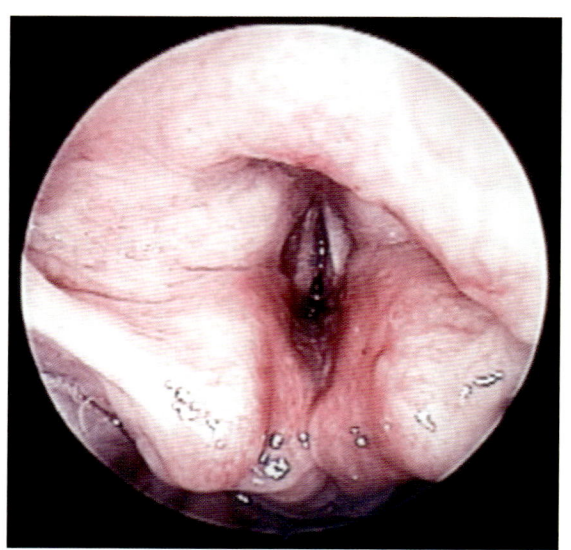

図 31-4　傍正中固定位での両側声帯麻痺。（*Used with permission from Paul Krakovitz, MD*）

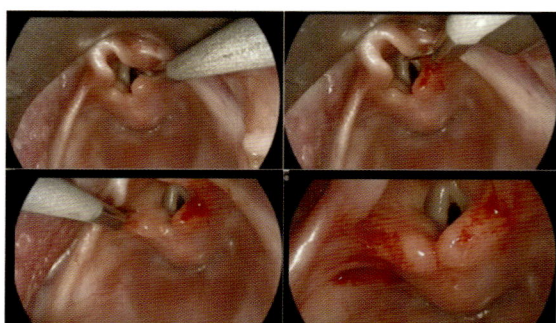

図 31-5　声門上形成術：両側の披裂部余剰粘膜を切除している。（*Used with permission from Soham Roy, MD*）

患者教育

　新生児期の呼吸時の雑音には医学的な評価を要する。

【Anne Hseu, MD／Paul Krakovitz, MD】

（小森　学　訳）

- 気管切開術は通常は声門上形成術が失敗した場合，複数の併存疾患をもつ場合などに行われる。SOR **C**

▶ 紹介

　中等症～重症と考えられる場合，小児耳鼻咽喉科医にコンサルトを行う。

予防とスクリーニング

　患者個々の情報と症状の程度と関連性を把握することで，耳鼻咽喉科医へのコンサルトを行うか決定する。

フォローアップ

　危険因子を有する場合，深刻な症状を呈する場合には耳鼻咽喉科医との密なフォローアップを要する。

4 節　頸部

32　甲状舌管囊胞およびその他の頭頸部腫瘍

症例

　6 歳男児が 2 日間の発熱と咳嗽で，かかりつけの小児科を受診した。診察上，頸部に腫瘤を認めた。父親は当日の朝に初めて気づいたとのことであった。腫瘤はおよそ 2×2 cm 大で，舌骨の高さで正中に位置していた（図 32-1）。辺縁は整で，発赤と皮膚の圧痛を伴っていた。腫瘤は嚥下にて可動性があった。小児科医は甲状舌管囊胞を疑い，小児耳鼻咽喉科医へ紹介した。耳鼻咽喉科医は待機的な完全摘出術を勧め，上気道感染の改善後，甲状舌管囊胞摘出術が全身麻酔下で行われた。合併症はなく，患児は完治した。

概説

　甲状腺は発生学的に舌根部から傍気管前部まで下降していく。この過程で，先天性の頸部腫瘤となったが甲状舌管囊胞（thyroglossal duct cyst）である。

別名

　頸部異所性甲状腺

疫学

- 甲状舌管囊胞の有病率は 7%に及ぶという報告がある[1]。
- 頸部の先天奇形で最多のものであり，頸部正中の先天性腫瘤の 75%以上にみられる[2]。

病因と病態生理

- 胎生 3〜4 週の間に，甲状腺は舌根部から傍気管前部に向けて下降し，そこに連続する甲状舌管を残すが，胎生 7〜10 週の間に消失する。しかし甲状舌管が部分的に消失せずに残った場合，甲状舌管囊胞が生じる。
- 甲状舌管の奇形の多くは，急性感染を起こすと頸部正中の舌骨の高さに圧痛を伴う腫瘤として気づかれる。これは繰り返す上気道感染によって甲状舌管付近の頸部リンパ組織が反応して，この感染が遺残甲状舌管上皮を刺激して結果的に囊胞を形成していくことになる[3]。

危険因子

　現在知られているものはない。

診断

　丁寧な病歴聴取が診断と頸部腫瘤のアセスメントを容易にする。特に重要な項目は，腫瘤の出現した年齢，臨床症状，増大速度，随伴症状，渡航歴，ネコとの接触である。

▶ 臨床所見

- 典型的には上気道感染の後に，疼痛・発赤・圧痛を伴う頸部正中の腫瘤として生じる（図 32-1，32-2）。
- 疼痛がない，可動性のある頸部正中の腫瘤として生じることもある。

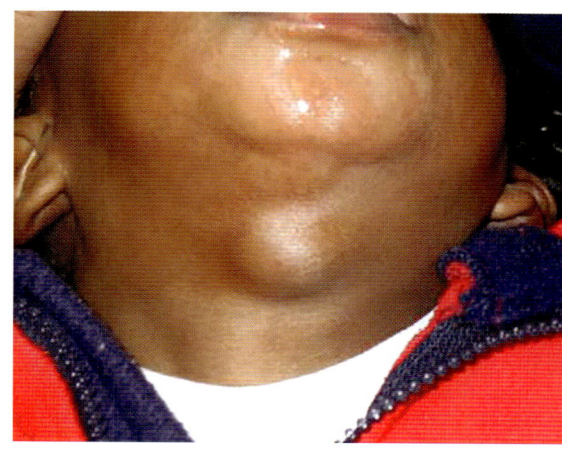

図 32-1　6 歳男児の甲状舌管囊胞。頸部正中に腫瘤を認める。（Used with permission from Paul Krakovitz, MD）

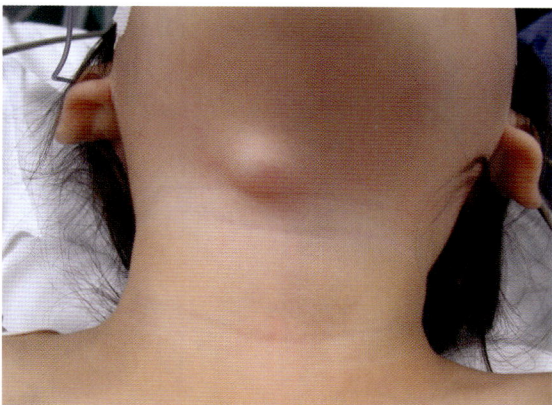

図 32-2　女児の甲状舌管囊胞。正中近傍に位置していることに注意する。嚥下にて可動性を認める。（Used with permission from Frank Miller, MD, and Usatine R. Dermatologic and Cosmetic Procedures in Office Practice. Elsevier, 2012）

- 随伴症状として，熱感，発赤，圧痛，内部からの排膿を伴う場合がある。
- 直径は平均 2〜4 cm である。
- 嚥下に伴う腫瘤の可動性が，診断に信頼性をもたせることが多い。これは甲状舌管が舌骨や舌盲孔と近傍にあるためである[4]。

▶ 検査所見

- 炎症反応の評価には，白血球数が有用である。
- その他，正中頸囊胞の診断として特に有用な検査はないが，その他の小児頸部腫瘤の可能性を除外するためには下記が有用である。
  - バルトネラ抗体価：猫ひっかき病の除外目的
  - トキソプラズマ抗体価
  - サイトメガロウイルス抗体価
  - EBV 抗体価
  - Monospot（伝染性単核球症の迅速診断テスト）

▶ 画像検査

- 超音波検査は，臨床的に甲状舌管囊胞を疑った際の第一選択である（図 32-3）。囊胞の切除前に，正常の甲状腺組織の有無，囊胞が異所性甲状腺ではないことを確認しておくこ

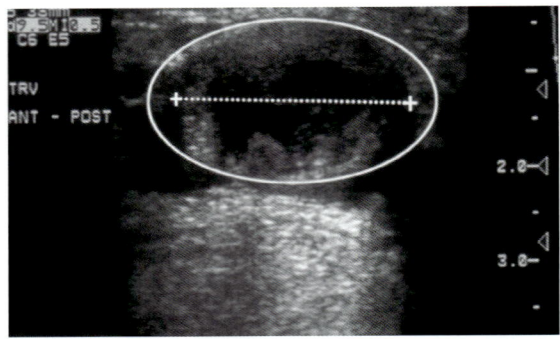

図32-3　甲状舌管嚢胞の頸部超音波所見。（*Used with permission from Camille Sabella, MD*）

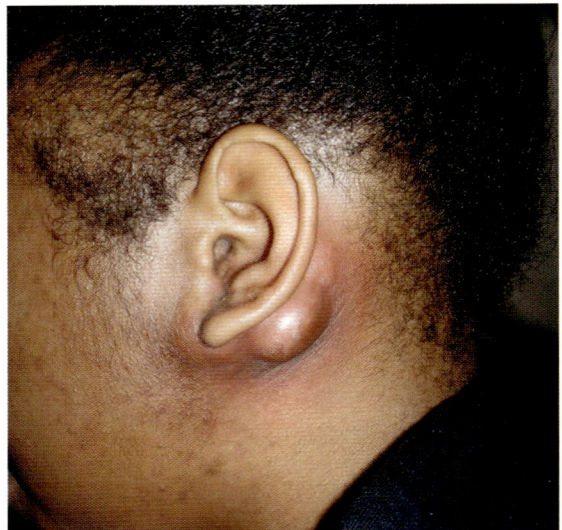

図32-4　耳介後方部の第1鰓裂嚢胞。典型的には，耳介周囲に存在するパターンと，より頻度の高い下顎弓の後方・下方に存在するパターンがある。この部位での鑑別疾患としては，リンパ管・血管奇形，乳突洞炎，類皮嚢腫，表皮内嚢胞がある。膿瘍形成の再発や画像から第1鰓裂嚢胞の診断となった。（*Used with permission from Paul Krakovitz, MD*）

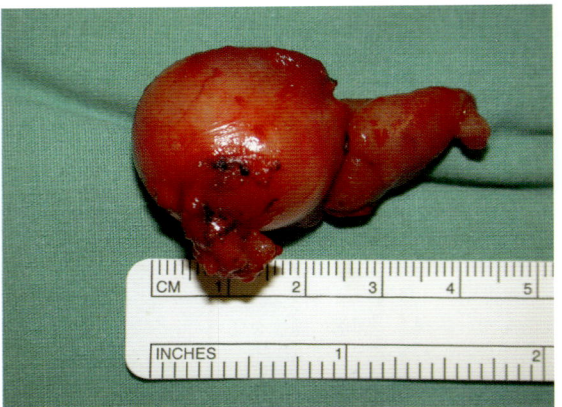

図32-5　摘出後の鰓裂嚢胞。（*Used with permission from Frank Miller, MD and Usatine R. Dermatologic and Cosmetic Procedures in Office Practice. Elsevier, 2012.*）

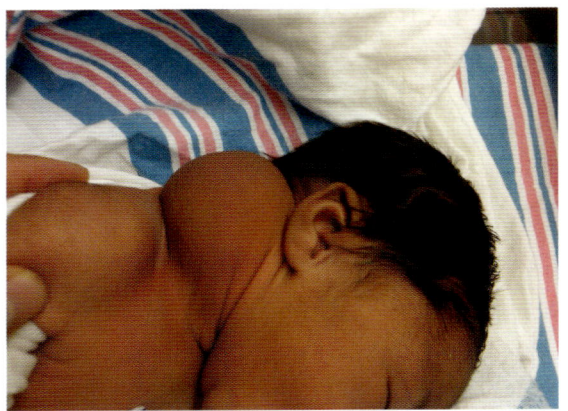

図32-6　新生児の嚢胞性リンパ管腫。軟らかく平滑なことに注目する。（*Used with permission from Federico Seifarth, MD*）

とは重要である。

- 大きな嚢胞の場合，CT および MRI は解剖学的に詳細な位置関係を明らかにする補助的な役割を担う。また MRI は，再発例において導管の遺残を確かめるために有用なときもある。

鑑別診断

腫瘤の部位が診断の助けとなる。

- 頸部正中
  - 類皮嚢腫：発生の際に上皮が組織内に閉じ込められたもの。通常皮膚と連続している。
- 頸部外側
  - 鰓弓性嚢胞：先天性頸部腫瘤で2番目に多いものである。発生過程において，咽頭嚢および咽頭裂の消失が不完全であることにより起こる（図32-4）。
  - 小児の先天性頭頸部腫瘤の20%にみられる[5]。
  - 甲状舌管嚢胞と臨床的に似た病態を呈する。一般的に上

気道感染の後に疼痛と発赤を伴う頸部腫瘤として指摘される。
  - 画像評価と診断に必要な検査も甲状舌管嚢胞と似ている。
  - 治療は手術による全摘出である（図32-5）。
- 嚢胞性リンパ管腫
  - 最も多いリンパ組織の奇形で，一般に軟らかく変動性である（図32-6）。
  - リンパ系の先天性過誤腫性奇形として一般的に現われ，胎生期に摘出しないかぎり成長し続ける。
  - 75%は頸部に限局する[6]。
  - 画像評価と診断に必要な検査は甲状舌管嚢胞とほぼ同じである。
  - 治療は手術による全摘出である。
- 頸部全体
  - 血管腫：血管系の腫瘍の大部分を占め，赤〜青色の軟らかい多中心性の腫瘤である（図32-7）。
  - 血管奇形：体位や血圧上昇に依存して容易に拡張する（図32-8）。
  - 感染性リンパ節炎：小児の頸部リンパ節炎で最多であり，多彩な臨床状況を呈する（33章「リンパ節腫脹」参照）。

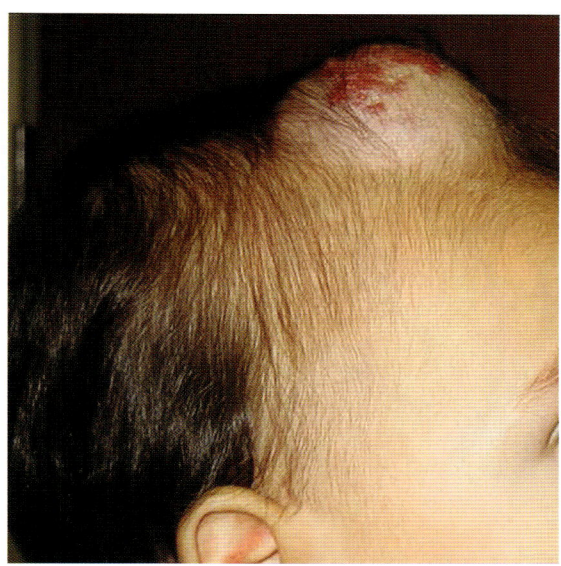

図 32-7　古典的血管腫。軟らかい腫瘤に発赤した皮膚の硬結を伴う。（*Used with permission from Paul Krakovitz, MD*）

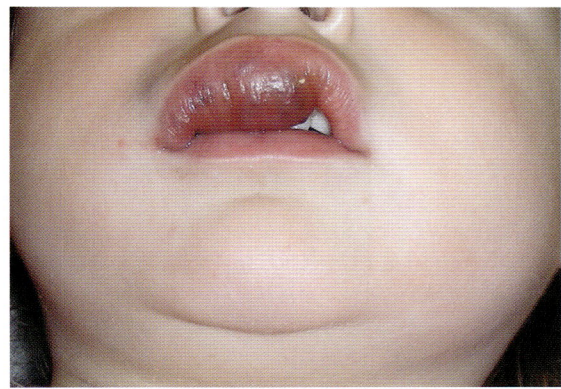

図 32-8　静脈奇形。視診所見は血管腫と似ている。しかし画像所見の特徴に差があり，血管腫のような "regress（退行）" がない。（*Used with permission from Paul Krakovitz, MD*）

治療

▶ 非薬物療法

- 初診時は急性の感染の治療と，基本的な検体検査，可能な範囲の画像検査を行うのが第一段階である。
- いったん感染が落ち着いてから，未施行の画像検査を行う。

▶ 薬物療法

- 甲状舌管嚢胞を治療できる投薬はない。しかし，外科手術の前に感染を抗菌薬で治療することにより，術後の再発が減るという報告がある[7]。SOR **B**

▶ 外科治療

- 完全摘出が第一選択である。嚢胞全体の摘出に加えて，舌骨の正中部分と，連続する舌根部の口腔底組織の切除（Sistrunk 手術）も必要である[4]。SOR **B**

▶ 紹介

- 診断がつくか，または疑いがある場合は，小児耳鼻咽喉科への紹介を要する。

- 抗菌薬治療にて改善しない頸部腫瘤は，耳鼻咽喉科へコンサルトする。

予後

- 甲状舌管嚢胞の Sistrunk 法による完全摘出後は，良好に経過する患者が多い。
- 最新の文献によれば，Sistrunk 法手術後の再発は 0〜12.2％と報告されている[8,9]。
- 甲状舌管嚢胞の外科的摘出ができなかった場合，感染の反復，発赤，腫脹，および／または瘻孔形成を引き起こしうる。

フォローアップ

感染あるいは再発の徴候がみられないうちは，術後は定期的な経過観察のみでよい。

【Karthik Rajasekaran, MD／Peter Revenaugh, MD／
Paul Krakovitz, MD】

（吉浜圭祐　訳）

33　リンパ節腫脹

症例

　2 歳女児。1 カ月前からの頸部と腋窩の腫瘤を主訴に小児科を受診した。診察にて，両側前頸・後頸部リンパ節鎖において全体のリンパ節腫脹を認めた（図 33-1）。検査にて，貧血，好中球減少および血小板減少症を認めた。リンパ節および骨髄生検の生検にて，急性リンパ芽球性白血病（lymphoblastic leukemia）の診断となった。寛解導入療法を施行し，反

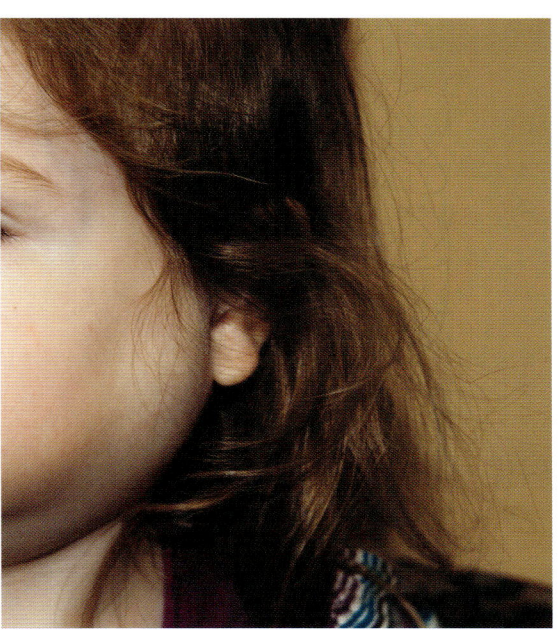

図 33-1　2 歳女児，耳介前および後頸部リンパ節腫脹。汎血球減少を伴い，急性白血病の特徴を呈した。（*Used with permission from Camille Sabella, MD*）

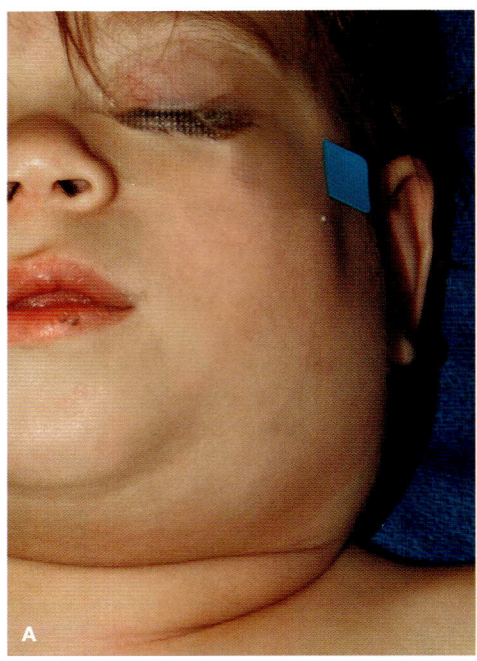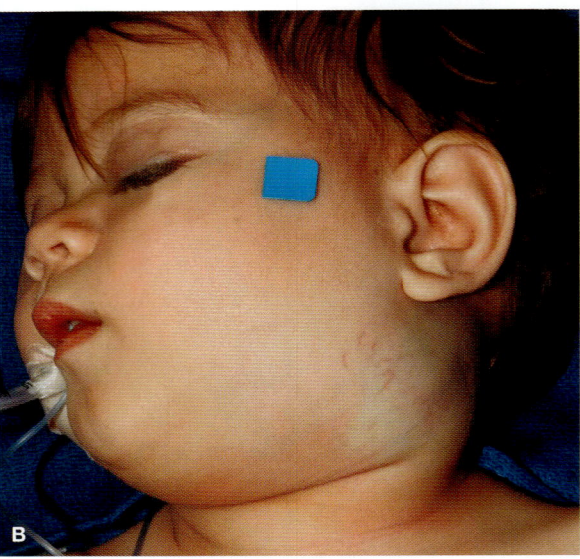

図 33-2　A：左側頸部の緊満は膿瘍形成に伴うものであり，切開排膿を要する。**B**：膿瘍形成に伴う皮膚蒼白に注目する。
(*Used with permission from Prashant Malhotra, MD*)

応良好であった。

概説

　リンパ節腫脹（lymphadenopathy）は大きさ，辺縁の不整，腫脹の数に異常を認めた場合をいう。小児では，リンパ節腫脹の原因は悪性または炎症性に分けることができる。炎症性のほうが一般的であり，悪性は一般的ではないが，病歴と身体所見での特徴から鑑別診断をしなければならない。

別名

　リンパ節炎，反応性リンパ節炎

疫学

　ほぼ 2/3 の小児がリンパ節腫脹を経験する[2]。

病因と病態生理

- リンパ節は，炎症部位から排出してくるリンパ液からウイルス，細菌などの抗原となりうるものを濾過する免疫細胞の重要な集合体である。
- 感染などで抗原刺激が活性化すると，形質細胞，マクロファージなどの細胞の増殖により腫脹する。
- リンパ節腫脹は悪性細胞の浸潤に起因する可能性もある[2]。

危険因子

- 炎症性リンパ節腫脹の危険因子は，病原体への曝露に関連するものが多い。
- リンパ節腫脹を引き起こすウイルス性疾患は，保育所などで流行しやすい。
- 寄生虫病や非定型の感染症は多種多様な曝露によって起こる。たとえばネコにひっかかれて起こる *Bartonella hense-lae* 感染症（猫ひっかき病），ネコの糞を介して感染するト

キソプラズマ症がある。
- ヒト免疫不全ウイルス（HIV）感染に伴うリンパ節腫脹は周産期曝露，薬物の自己注射，または感染予防が不十分な性的行動が原因となる。
- 米国南西部ではコクシジオイデス症，また米国中央部・南西部の一部の地域ではヒストプラズマ症などの特定の感染性病因は基本的に地域が限られる。
- フェニトインやペニシリンなどの薬物療法が，リンパ節腫脹を悪化させることがある。
- 歯の感染症は，感染部位に隣接するリンパ節腫脹を引き起こす可能性がある。
- リンパ節腫脹の悪性化の危険因子としては，リンパ腫および鼻咽頭癌の症例における EBV の感染があげられる。

診断

▶ 臨床所見

- 限局的なリンパ節腫脹は 75％，残りは全身性リンパ節腫脹である。
- 限局的リンパ節腫脹のうち，頭頸部が 55％ である[1]。
- 急性の一側性リンパ節腫脹は，レンサ球菌，ブドウ球菌，またはウイルス感染による可能性が最も高い（図 33-2, 33-3）。
- 急性の両側性リンパ節腫脹は，伝染性単核球症やウイルス性上気道炎などの全身感染症が原因であることが多い（図 33-4）。
- 亜急性または慢性リンパ節腫脹は，一般的に増大速度が遅く，猫ひっかき病または非結核性マイコバクテリア感染症などの細菌やウイルス感染が原因となる（図 33-5, 33-6）。
- 炎症性腫瘤は，圧痛を伴い可動性があることが多い。例外は，皮膚とリンパ節の癒着，非定型リンパ節腫脹である非結核性マイコバクテリア感染などの亜急性または慢性リン

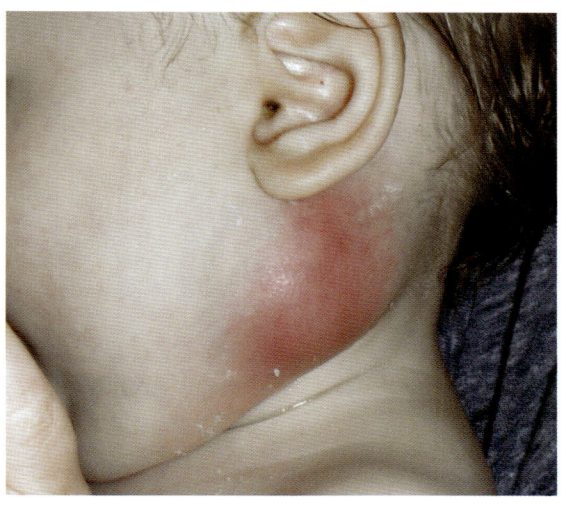

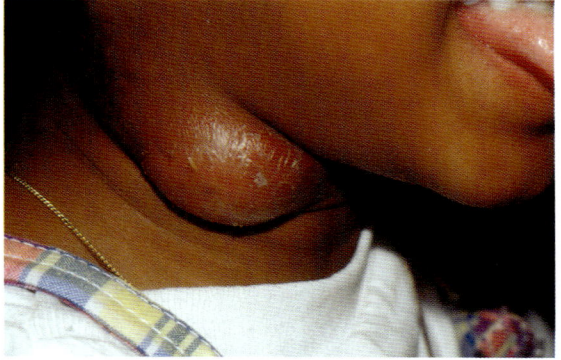

図 33-6　女児の非結核性抗酸菌感染。皮下にリンパ節を触知し，皮膚変色を伴っている。（*Used with permission from Johanna Goldfarb, MD*）

5

図 33-3　9 カ月の乳児における急性リンパ節炎および膿瘍形成。（*Used with permission from Emily Scott, MD*）

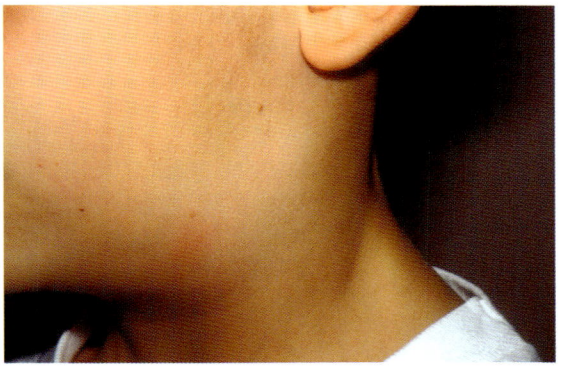

図 33-4　学童の前頸部および後頸部リンパ節腫脹。ウイルス感染が原因として一般的である。（*Used with permission from Johanna Goldfarb, MD*）

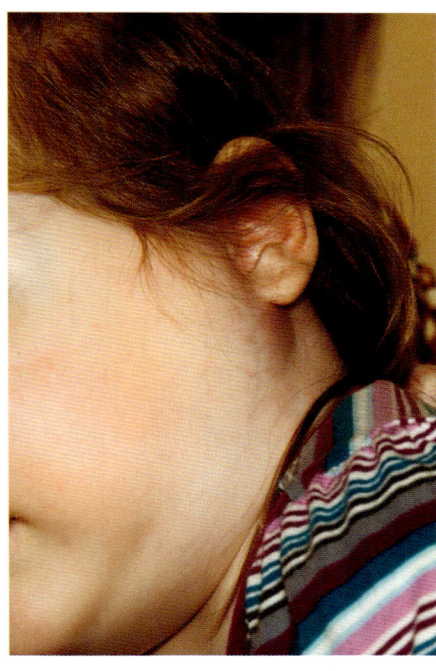

図 33-7　図 33-1 と同症例。急速に頸部リンパ節が増大している大きなリンパ節腫脹からくる褐色の皮膚変色を認める。（*Used with permission from Camille Sabella, MD*）

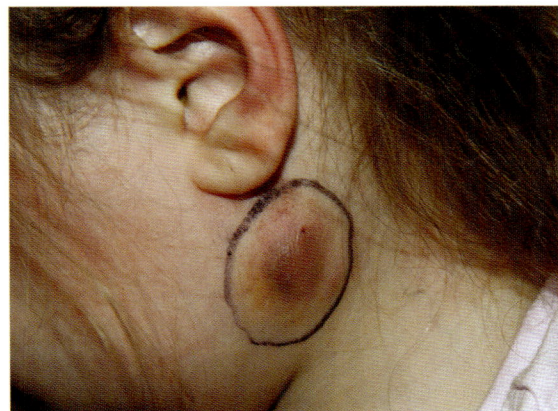

図 33-5　3 歳女児，亜急性の頸部リンパ節腫脹。浅在性リンパ節の炎症にて皮膚変色を認める。猫ひっかき病，または非結核性抗酸菌にて引き起こされたものと考えられる。（*Used with permission from Camille Sabella, MD*）

パ節腫脹などである（図 33-5，33-6）。

- 鎖骨上あるいは後頸部のリンパ節腫脹において，サイズが

　2 cm 以上，発熱などの全身症状，寝汗，体重減少，不可逆的で長期間続くリンパ節腫脹がある場合は，悪性腫瘍の存在を疑う[3]。

- また，急速に増大し，可動性の悪いリンパ節も，悪性腫瘍の存在が懸念される（図 33-7）。

▶ 分類

- リンパ節腫脹は，level I（頤下および顎下部リンパ節），level II，III，IV（それぞれ上内頸静脈リンパ節，中内頸静脈リンパ節，下内頸静脈リンパ節までを含む），level V（後頸三角部のリンパ節まで），level VI（下内深頸リンパ節まで），そして level VII（傍気管食道リンパ節まで）に分けられる（訳注：日本の臨床では，レベル分類で level VII を用いることは一般的ではない）。

- 鎖骨上リンパ節は，2 cm 以下のリンパ節腫脹であっても，

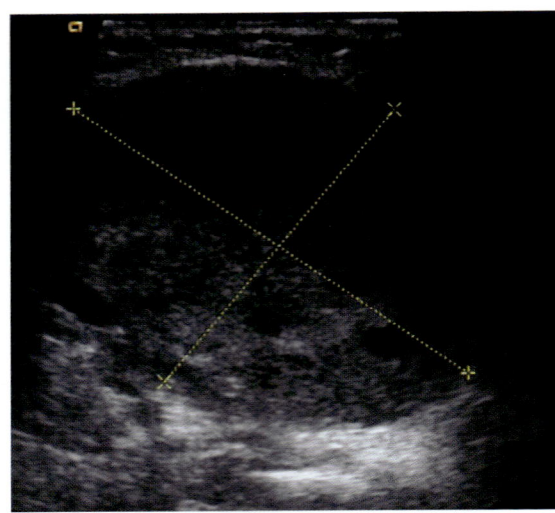

図33-8　非結核性抗酸菌感染児における超音波所見。左耳下腺と顎下腺の間でリンパ節腫大を認める。（*Used with permission from Camille Sabella, MD*）

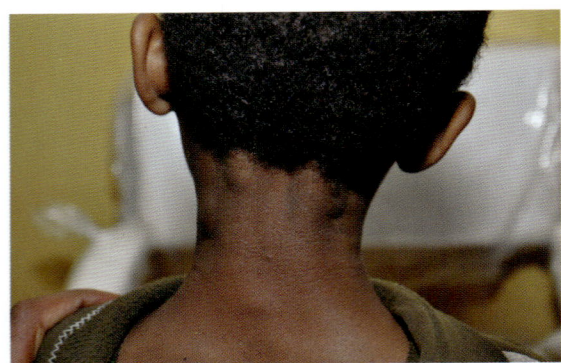

図33-9　頭部白癬による，二次性の後頭部リンパ節腫脹。（*Used with permission from Richard Usatine, MD*）

紋筋肉腫，神経芽細胞腫，鼻腔癌・咽頭癌がある。

悪性腫瘍の存在を高く示唆する。

▶ 検査所見

- まず臨床的に疑い，血球分画，血清学的検査を行ってEBV，CMV，猫ひっかき病，トキソプラズマ症，HIV，梅毒を診断する。
- 培養検査は，薬剤選択に有用である。
- また，リンパ腫の可能性については血清乳酸脱水素酵素（LDH），神経芽細胞腫の可能性については尿中VMAにて評価することができる。
- リンパ節開放生検の病理は診断，特に悪性腫瘍の除外に有用である。

▶ 画像検査

- 胸部X線写真は，悪性腫瘍，結核，HIV，サルコイドーシスの鑑別に有用である。
- 頸部CTは感染例において，リンパ節炎や蜂窩織炎と膿瘍形成を鑑別することができる。
- エコーもこの鑑別に役立ち，より非侵襲的である。ただしその評価は施行者の手技により差が出る（**図33-8**）。

鑑別診断

- リンパ節腫脹の鑑別は多岐にわたるが，やはり炎症性の変化と悪性疾患を鑑別すべきである。
- 最も一般的な炎症性リンパ節腫脹の原因はウイルス感染であり，その多くは非特異的で反応性のリンパ節腫脹であり，ほかにCMV，EBV，水痘-帯状疱疹ウイルス（VZV）感染に伴うものがある。
- 細菌感染として一般的なものは，ブドウ球菌やレンサ球菌による上気道感染，結核菌，非定型抗酸菌，猫ひっかき病，化膿性リンパ節炎がある。
- 真菌感染，特に浅在性白癬は，頸部リンパ節腫脹の原因となる（**図33-9**）。
- 非感染性の炎症疾患としては，川崎病（177章「川崎病」参照），木村病，組織球症，PFAPA症候群（176章「周期性発熱症候群」参照）がある[2]。
- 悪性疾患の原因としてはリンパ腫が最も多く，白血病，横

治療

- 一般的に，原因に対する治療を行う。
- 早期の生検を考慮する場合は，明らかな感染がないリンパ節腫脹，鎖骨上窩リンパ節腫脹，全身症状，固定または硬い腫瘤，異常な胸部X線所見，または急速な拡大・増加があった場合などがある[2]。SOR **C**

▶ 非薬物療法

- ウイルス性の急性リンパ節腫脹や，病歴や理学所見からは特に心配なことがない場合は，安静，水分補給，疼痛コントロールなどで経過観察，保存的管理を行う。
- 特に小児例では，急性リンパ節腫脹の大半はウイルス性上気道感染症で，後遺症なしに4～6週間程度で軽快する一過性の限定性疾患によるもので，安心させることが家族にとって重要である。

▶ 薬物療法

- ウイルス性リンパ節炎の治療として，ウイルスの種類，重症度，および宿主の免疫状態に応じて，抗ウイルス薬の投与を検討する。
- 細菌性リンパ節炎の治療は，多くの場合，抗菌薬，そして時には外科的ドレナージが必要である。
- 亜急性の非定型抗酸菌感染，猫ひっかき病，寄生虫および真菌感染症を含む感染症，ならびに性感染症は，感染性微生物，重症度，および患者の免疫状態に応じて，投薬治療，あるいは時に外科的に治療することが検討される。
- 自己免疫疾患と悪性腫瘍は，各疾患それぞれの現在の治療プロトコルに従って管理される。

▶ 外科治療

- 穿刺吸引，切開排膿，切開掻爬，切除生検が検討される（**図33-10**）。
- 小さな単房性膿瘍は，培養結果に基づいて，抗菌薬／抗真菌療法の後に穿刺排膿を行ってできる場合もある。
- より大きな膿瘍，気道狭窄，合併症，または重度の全身疾患がある場合，切開排膿を行うべきである[2]。SOR **B**
- 悪性腫瘍の可能性がある場合，非結核性抗酸菌感染によるリンパ節腫脹の場合，瘻孔あるいは排膿が続く場合にリンパ節切除が考慮される[2,4]。SOR **B**

（訳注）
※扁平上皮癌のリンパ節転移が考慮される場合，一般にリンパ

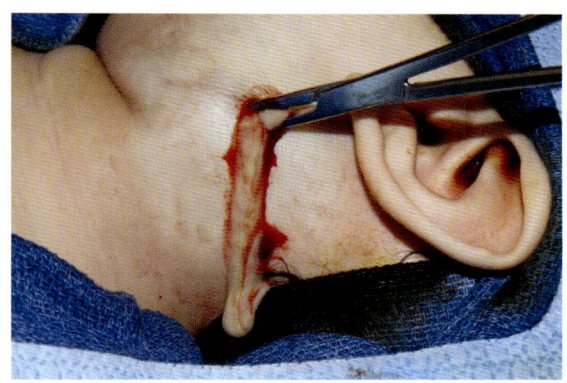

図 33-10　図 33-2 と同症例。膿瘍は外科的に切開され，大量の膿性排液が得られた。（*Used with permission from Prashant Malhotra MD*）

節生検は播種のリスクがあり禁忌である。

※結核性リンパ節炎は創傷治癒に難渋することが多く，開放生検より投薬治療が優先される。

▶ 紹介

- 頭頸部リンパ節腫脹では，外科的介入の適応，培養採取のために早期の耳鼻科へのコンサルトが重要である。
- 悪性腫瘍が疑われる場合は，血液科・腫瘍科へのコンサルトが重要である。

予防とスクリーニング

- 病気への接触（保育所などでの）を回避することは，小児の良性反応性リンパ節炎の発生率を減少させることができる。
- 適切なタイミングの予防接種は，風疹，麻疹，水痘と関連した幼年期のリンパ節腫脹を防ぐことができる。

予後

- リンパ節腫脹を起こしている感染への対応が不十分であると，敗血症，細菌感染の拡大，静脈血栓症および／または気道狭窄などの合併症が起こる。
- 悪性腫瘍の診断の遅れは，ステージの進行をもたらし，予後を悪化させる。

フォローアップ

外科的処置または投薬など，治療に対する反応により，フォローアップのタイミング，追加検査の検討を行う。

患者教育

患者（家族）へは，リンパ節のサイズや個数の増大，随伴症状，経過の長い腫脹を主治医に伝えるようアドバイスすべきである。

【Samantha Anne, MD, MS／David Mandell, MD】
（吉浜圭祐　訳）

34　頭頸部の先天奇形

症例

挿管管理を要する呼吸障害を呈する日齢 0 の男児。耳介低位，小顎症，口蓋裂を認め，精査の結果，右側の完全な聴覚消失および左外耳道の狭窄を認めた。顔面中部は低形成様であった。遺伝カウンセリングが実施され，男児は Treacher Collins 症候群（図 34-1）と診断された。生後 10 カ月で口蓋裂に対して外科的修復術が施行され，幼児期に骨導補聴器が聴覚療育のために提供された。小耳症と外耳道狭窄の形成を行うかどうかにつき，児の家族にカウンセリングが実施された。

概説

頭頸部の先天奇形は数多くあり，多岐にわたる。本章では，一般的な診断アプローチと児のマネージメント，そして一般的な症例からまれな症例まで写真を示しながら，奇形に対する解剖学的アプローチ法の概論を述べる。

議論のためには，コンセンサスの得られた用語の理解が必要である。「anomaly（奇形）」とは，出生時より存在する構造的または機能的な欠損を指す。「malformation（形成不全）」とは，異常な形態形成によって引き起こされた大きな欠損を指す。「sequence（シークエンス）」とは，ノンランダムに生じる一連の欠損を指す。ひとつのイベントがその後に一連の形成不全を引き起こしていく。Pierre Robin sequence はその一例である。複数の形成不全が偶然では説明できないほど高頻度に同時に起こることに関連すると思われるが，確立された先天性症候群のひとつとは考えられていない。眼欠損症，心奇形，後鼻孔狭窄，成長不全，生殖器奇形，耳奇形を含む CHARGE 連合もその一例である[1]。

診断

▶ 臨床所見

- 頭頸部の先天奇形は数多く，一連の頭頸部の検査が勧められる。
- 呼吸窮迫や閉塞の徴候がないか，初めに気道評価を行うことが重要である。同時に陥凹呼吸と低酸素血症の有無のチェック，喘鳴やいびきを声とともに評価する。喘鳴は通常高音で，呼気・吸気どちらか，あるいは双方で聴取される。いびきは吸気時に起こり，鼻腔や上・中咽頭の閉塞を示唆する所見である。しゃがれた，小さな，あるいはかすれた泣き声は声帯の固定や腫瘤のような病態を示唆する。
- 顔面の左右非対称性，耳介低位，眼裂狭小などの児の全身の外表奇形を記録することは，症候群を特定する上で大切である。懸垂線維腫や副鼻腔，血管異常などの皮膚変化も記録すべきである。
- 耳の診察は耳翼だけではなく，耳道の狭窄がないかどうかの評価も必要である。鼓膜と中耳のルーチンの診察も重要である。ABR（聴性脳幹反応）と OAE（耳音響放射）の両方での新生児聴覚スクリーニングが適切かどうかは，聴覚訓練士と新生児科医によって検討するのがよい。
- 鼻を診察するときは，鼻孔，鼻前庭の評価も含むべきである。時に鼻の類皮囊腫がみつかることもある前鼻鏡検査

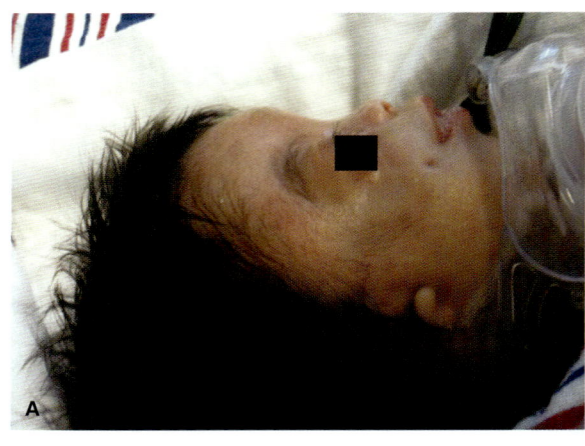
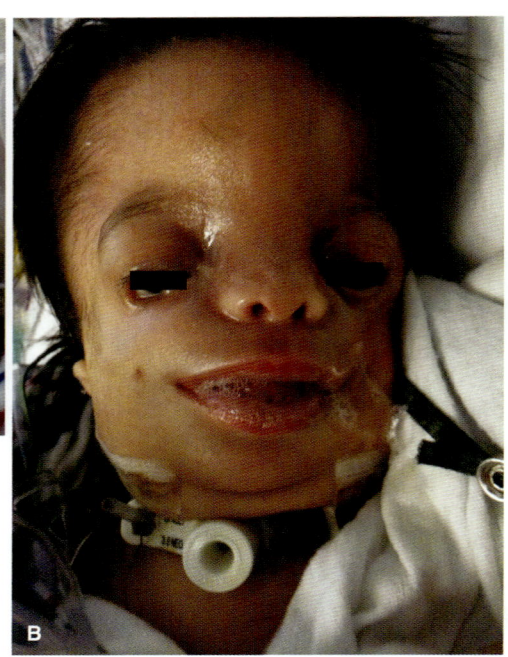

図34-1　新生児の Treacher Collins 症候群の重症例。側面（**A**），正面（**B**）の外表。小耳症（耳介の低形成）と外耳道閉鎖を認める。上顎骨と頬骨の重大な低形成により，外目角が下がっている。この児は顔面のくぼみと口蓋裂も伴っている。（*Used with permission from Prashant Malhotra, MD*）

は，鼻腔の腫瘍や部位を観察するために，拡大耳鏡を用いて行われる。もし鼻腔閉塞が疑われる場合には，5 または 6 Fr のカテーテルを通過させてみる。抵抗があれば，閉塞を示唆する。鼻の内視鏡を行う必要があるかどうかは，小児耳鼻咽喉科医に相談する。

- 口腔の診察は，口腔内全体および後中咽頭の観察とともに，両手で口腔底を触診することで，児の口唇口蓋を評価する。
- 頸部は腫瘍や瘻孔，鰓弓性囊胞などを評価する。
- いくつかの頭蓋顔面症候群は眼の異常と関連しており，眼のルーチンの診察を行い，必要であれば眼科医にコンサルトする。
- 上気道奇形が疑われる児は，すべての小児耳鼻咽喉科医により診察されるべきである。児の意識がある場合は，ベッドサイドでの簡易な鼻咽腔・喉頭ファイバーにより機能的な気道検索を行う。必要であれば，手術室にてきちんと気道評価（硬性あるいは軟性気管支鏡直達鏡によるラリンゴマイクロサージェリー）を行う。これらの必要性は臨床的な経過により耳鼻咽喉科医が判断すべきである。

■ 血液データ

特定の奇形によっては，様々な血液学的データや遺伝子検査が得られる。患者一人一人に対して，新生児学的，遺伝学的，そして他の専門チームメンバーと共同して行うべきである。

治療

- 先天奇形に対する治療は個々の病態プロセスによる。
- 複数の奇形がみられたり，症候群が疑われた場合には，遺伝カウンセリングを始める。
- 耳鼻咽喉科医，眼科医，形成外科医，そのほかの小児の専門医への適切なコンサルトを行うことで，外科的あるいは保存的な治療が行われる。

- 美容的な問題に目が行きがちであるが，気道や食事，視覚，聴覚に関する機能的な奇形が優先されるべきである。

部位ごとの頭頸部奇形

一般的な頭頸部奇形を解剖学的部位に分けて述べる。基本的な疫学，評価，および治療については，各表にまとめた。

鼻の先天奇形　（表34-1，図34-2～34-4）

発生：鼻原器は妊娠3週頃に，前頭隆起から鼻腔内（nasal pits）へ神経堤細胞の陥入として発生を始める。その後には内側・外側鼻隆起を形成する。後方では，nasobuccal membrane が形成され，鼻および口腔を分離する。この膜の遺残により，後鼻孔閉鎖症が起こる[2-4]。

- 内側鼻隆起は正中線に融合し，人中，および一次口蓋を形成する。上顎隆起は後方（切歯孔の後方）に二次口蓋を正中に形成し，内側鼻隆起が上口唇の外側を形成する。これら3つの癒合不全（左右上顎隆起，および正中における上顎隆起と内側鼻隆起）は，完全な口唇口蓋裂に至る[2-4]。
- 鼻骨の頭側面と前頭骨の下面との間には過渡泉門がある。硬膜の錐体状の延長は鼻橋の osseocartilaginous junction に向かって下方に伸びる。これは，鼻背の上皮と一時的に合わさっており，孔の盲端で頭蓋底を通って突出している。これらの層の分離不全は，上皮性や神経性などの様々な鼻奇形を引き起こす可能性がある[3,5]。

耳の先天奇形　（表34-2，図34-5，34-6）

発生：耳の原器は妊娠3週頃に発生する。耳介は妊娠6週目には，第1および第2鰓弓由来の6つの小丘から発生を始める。耳珠，対珠，対耳輪，耳輪，耳垂，耳輪脚の6つである。これらの小丘は12週に癒合を始める。耳介軟骨の形成は妊娠7週頃に始まる[6]。

口腔・中咽頭の先天奇形　（表34-3，図34-7～34-13）

発生：下顎の発生は第1鰓弓下方のメッケル軟骨より起こり，妊娠4～10週頃に成長する。舌は第1～第4鰓弓の後頭

表 34-1 鼻の先天奇形[2)]

奇形	疫学	臨床所見	評価	治療
梨状口狭窄 上顎鼻部の過形成による後鼻孔の骨性狭窄（図 34-2）	希少：症例報告のみ	• 呼吸障害 • チアノーゼ • 無呼吸 • 栄養不良 • 後鼻孔狭窄 • SCMI	• CTスキャン • SCMIを検索 • SCMIがあれば，全脳胞症や，その他の頭蓋底欠損を除外するためにMRIを行う。 • 小児耳鼻咽喉科へのコンサルト • 遺伝専門医へのコンサルトを検討	保存的経過観察（口腔気道で），または手術的な梨状口の開放
後鼻孔閉鎖 頬鼻膜の消退の不全に伴う，後鼻孔開存の不全（図 34-3）	• 8,000出生あたり1人 • 50%は合併奇形を伴う。 • 2/3が一側性	• 呼吸障害 • チアノーゼ • 無呼吸 • 栄養不良 • 一側性では正常のことが多い。 • 5-6Frのカテーテルが通過	• 内視鏡評価 • CTスキャンにて膜性・骨性の閉鎖を評価 • 小児耳鼻咽喉科へのコンサルト • CHARGE症候群や，その他の関連症候群を疑った場合，遺伝医へコンサルト	• 一側性の場合は，保存的に経過観察できる可能性がある。 • 両側性の場合は，気管挿管と早期の開放術，または気管切開が勧められる。
鼻涙管嚢胞 鼻涙管の遠位閉塞により嚢胞形成してしまう：一般に鼻涙管の開存不全による。	• 8：1万 • 女性＞男性	• 呼吸障害 • チアノーゼ • 眼角腫脹 • 暗青色腫瘤 • 流涙	• 内視鏡評価 • CTスキャン • 小児耳鼻咽喉科へのコンサルト	保存的に管理でき，手術を行うのは，一般に特に両側性である。
鼻内類皮腫 上皮構造（腺や毛を含む）を閉じ込めた状態で，硬膜憩室の形成不全で嚢胞状になってしまう（図 34-4）。	2万〜4万出生あたり1人	• 鼻閉 • 眉間から鼻柱にかけての腫瘤 • 鼻中隔穿孔 • 非拍動性，非光透過性	• CTスキャン • MRI（脳瘤や異所性グリオーマの除外目的） • 小児耳鼻咽喉科へのコンサルト • 必要なら脳外科へのコンサルト	外科的摘出

SCMI＝solitary central maxillary incisor

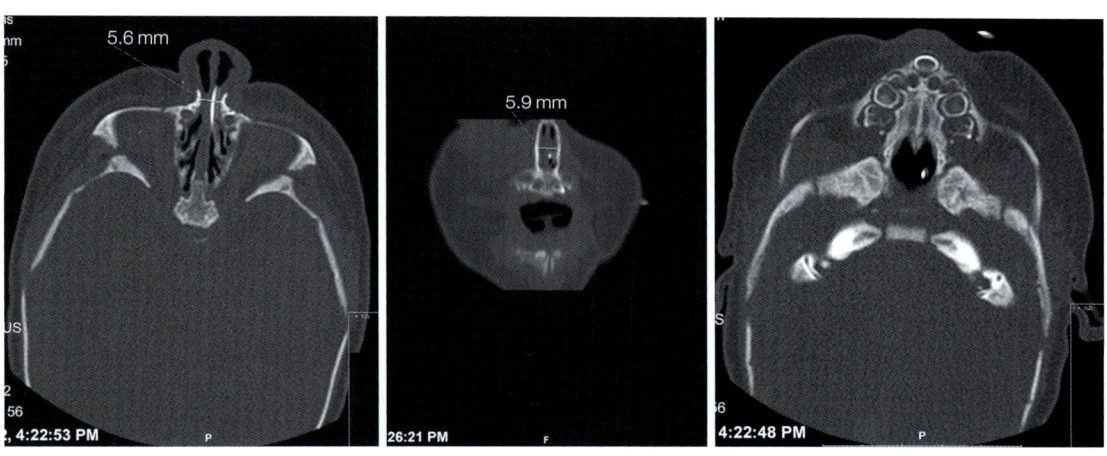

図 34-2　生後2週の梨状口狭窄の水平断（**A**），冠状断CT（**B**）。新生児呼吸障害と哺乳困難を認めた。孤立した中央の上顎切歯を水平断で認める（**C**）。（*Used with permission from Prashant Malhotra, MD*）

部の体節（神経管の側面に沿った中胚葉の塊）に由来する。舌はもともと鼻腔内に形成し，口蓋棚が正中に寄る際に，舌が口腔内に下方に押し込まれる。鼻と口腔の発生に関して，詳細は先述を参照されたい。Pierre Robin sequence では，相対的巨舌が上顎隆起の口蓋棚の癒合を妨げることにより，正中口蓋裂を形成すると想定されている[12)]。

頸部の先天奇形（表 34-4，図 34-14〜34-18）
発生：甲状腺は，舌の後方1/3に位置する舌盲孔から発生する。甲状腺を形成するために，舌の尾側から前方にかけて下降し，第4および第5鰓嚢と癒合する[13)]。鰓弓は頭頸部の筋骨格系と神経の発生の多くを担っている。鰓弓性奇形は，裂や嚢の不完全閉塞により起こり，またそれらによって分類される。鰓弓は，瘻のある場所および神経，動脈，筋の関連に

影響を及ぼす。こうしたことを手術治療の際に考慮すべきである。BOR（branchio-oto-renal）症候群（鰓原性・耳・尿管症候群）は古典的に知られる鰓弓性奇形症候群の一例である。
● 鰓弓性奇形は嚢胞，洞，および瘻孔として現れる。嚢胞は開口をもたず，洞は皮膚に開口し，瘻孔は皮膚と咽頭に開口する。

その他の奇形・症候群
● 口唇口蓋裂：口唇裂は出生児およそ700人に1人にみられ，ネイティブアメリカンやアジア人に比較的多く，アフリカ系アメリカ人に比較的少ない。内反足に次いで2番目に多い外表奇形であり，2/3が他の関連した奇形をもっている[14)]。口唇裂の68〜86%に口蓋裂が合併し，両側性よりも片側性の場合が多い[4)]。治療には専門的な口蓋裂・頭蓋

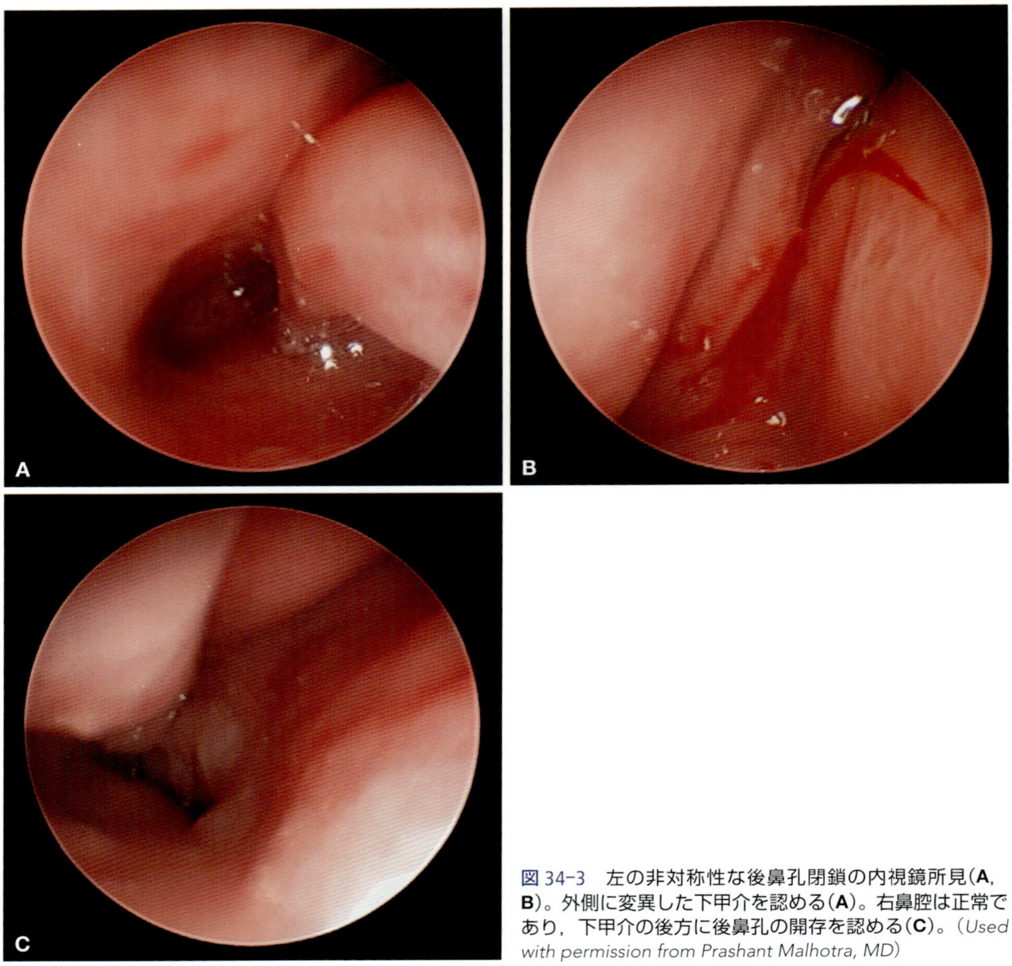

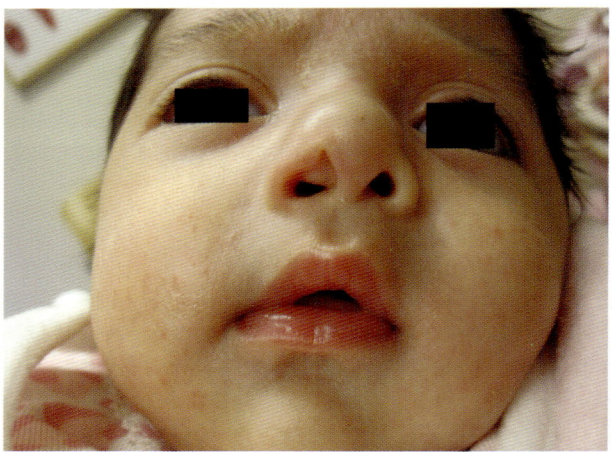

図 34-3　左の非対称性な後鼻孔閉鎖の内視鏡所見（**A**, **B**）。外側に変異した下甲介を認める（**A**）。右鼻腔は正常であり，下甲介の後方に後鼻孔の開存を認める（**C**）。（*Used with permission from Prashant Malhotra, MD*）

図 34-4　一側性の鼻腔狭窄の原因となっている顕著な鼻内類皮腫。頭蓋奇形は認めなかった。鼻翼に小さな陥凹を認める。（*Used with permission from Prashant Malhotra, MD*）

表 34-2 耳の先天奇形[6]

奇形	疫学	臨床所見	評価	治療
小耳症 外耳の形成不全，第1・2鰓弓由来の耳介小丘の形成不全 （図 34-1，34-5，34-24）	・1万～2万出生あたり1人 ・一側性＞両側性 ・男性＞女性 ・上記は日本人，ヒスパニック，ネイティブアメリカンの場合	外耳奇形	・外耳道閉鎖を伴いうる。 ・50%はその他の奇形を伴う。 ・聴力評価 ・小児耳鼻科・形成外科へのコンサルト ・遺伝医へのコンサルト	希望があれば（整容目的に）6～7歳で形成術，またはプロテーゼ
外耳道閉鎖 外耳道の形成不全，第1鰓溝の表皮開存不全 （図 34-1，34-24）	・1万～2万出生あたり1人 ・一側性＞両側性 ・男性＞女性	・外耳道の観察困難または不可能 ・伝音難聴	・聴力評価 ・小児耳鼻科・形成外科へのコンサルト ・4歳までにCTスキャン（解剖的評価と真珠腫の除外）	・早期：骨導補聴器（BAHA）の考慮（難聴がある場合） ・両側性閉鎖例ではクリティカルである。 ・5～7歳：外耳道形成または埋め込み型BAHAの検討
立ち耳 His の小丘の形成異常 （図 34-6）	白人の5%	・耳輪脚の欠損 ・耳介軟骨過形成	耳科学的な精査	耳介形成：6～7歳

5

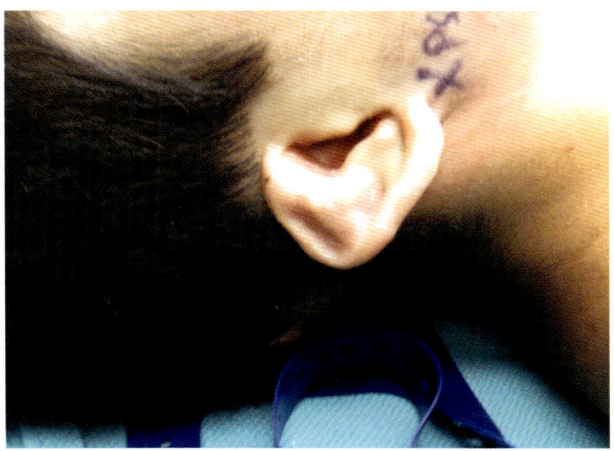

図 34-5　小児の小耳症（耳介の低形成）。（*Used with permission from Prashant Malhotra, MD*）

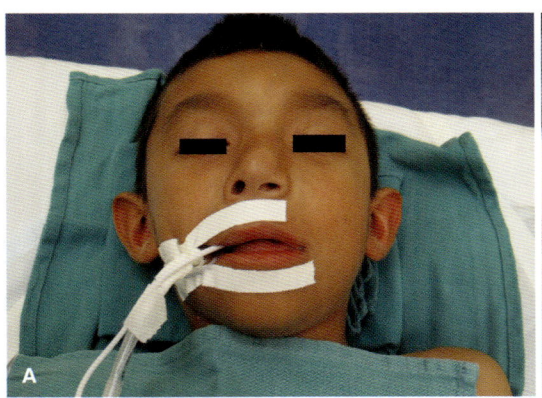
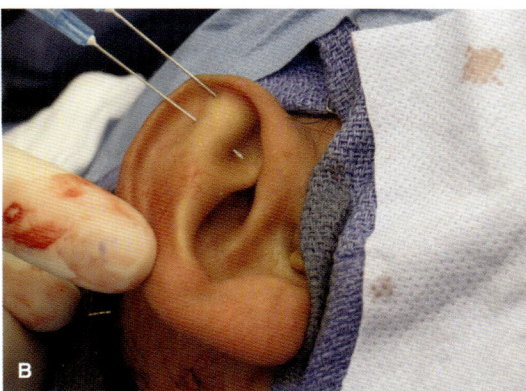

図 34-6　小児の著明な立ち耳（**A**）に対し，両側の耳介形成術を施行（**B**）。立ち耳は対耳輪小丘と耳介軟骨の欠如の結果起こる。耳介形成術は，皮膚切開により確保した耳輪脚の形成を行う。（*Used with permission from Prashant Malhotra, MD*）

表 34-3   口腔・中咽頭の先天奇形[7]

奇形	疫学	臨床所見	評価	治療
小顎症 小さな顎（図34-7, 34-8）	• 単独でも，症候群の一部としても起こる。 • Pierre Robin sequence（PRS）は8,500出生あたり1人に起こる。	大部分は無症候性だが，PRSでは上気道狭窄を伴う。	• 気道の観察 • 体重増加の観察 • 小児耳鼻咽喉科と顎顔面外科へのコンサルト	• 保存的：下顎挙上と経鼻エアウェイ • 手術：舌口唇接合，気管切開または下顎骨形成術
舌小帯短縮症 舌小帯の短縮・瘢痕化または舌の筋肉の癒着（図34-9）	• 0.04〜0.1%に起こる。 • 男女比は同じ。	• 舌固着 • 経口摂取困難 • 構音障害 • 舌が硬口蓋に付かない • 歯の前に1〜2 mm以上挺舌できない	ST評価を検討	• 言語療法 • 舌小帯形成手術（時期は相談）
巨舌 舌の肥大	以下の疾患に関連する。 • 血管奇形 • 先天性甲状腺機能低下症 • Beckwith-Wiedemann症候群 • Down症	• 経口摂取困難，狭窄音，気道閉塞 • 舌全体の肥大	超音波検査を検討（口腔底腫脹の評価）	• 重症度による。 • 重症例では減量術の適応がある場合もある。
異所性甲状腺 甲状腺舌管から甲状腺が下降することの不全[8]	• 4,000〜1万出生あたり1人 • 女性：男性＝4：1	• 小児期，思春期，閉経期に現れる。 • 気道閉塞 • ピンクで扁平な舌根部腫瘤 • 嚥下障害，構音障害，睡眠障害	• 超音波検査：他部位の異所性甲状腺を検索するため（75%の患者で，機能性腺は病変のみである）。 • CT，MRI，Tc-99 mシンチグラムも用いられる。 • 甲状腺機能検査：50%の患者で甲状腺機能低下が認められる。	• 議論：悪性転化の可能性があり，摘出を勧める報告もある。 • 無症候性であれば，経過観察でもよい。 • 必要に応じて内服にてホルモン療法を行う。
胎生歯 歯牙をもって生まれた新生児[9]	3,000出生あたり1人	• 新生児にはその後，正常な歯牙が生じる。 • 胎生歯は正常に機能しない。 • 早期萌出あるいは余剰歯である。	• 歯科へのコンサルト • 歯牙により，頬または舌粘膜の潰瘍を生じていないか観察	歯が気道へ脱落しそうな場合，余剰歯である場合は摘出。
先天性歯肉腫 歯肉の肺細胞腫瘍；良性の間質腫瘍[9,10]（図34-10）	• 女性：男性＝8：1 • 5〜16%では複数みられる。	• 粘膜被覆部は上顎歯肉より隆起している。 • 気道閉塞 • 上顎：下顎＝3：1	• CTでは接する骨組織との明確な境界を認める。 • 小児耳鼻咽喉科または口腔外科へのコンサルト	外科的切除
類皮腫 扁平上皮の並んだ，口腔底の皮膚遺残による囊胞性病変[11]（図34-11）	• 類皮腫の7%が頭頸部に生じる。 • 頭頸部類皮腫の11.5%が口腔底に生じる。	• 正中の徐々に増大する腫瘤 • 口腔底の囊胞性病変，舌に起こることは少ない。 • 顎舌骨筋の内側にも外側にも生じる。	• CTスキャンまたは超音波検査 • 小児耳鼻咽喉科へのコンサルト	• 急性感染があれば切開排膿を検討。 • 5%に悪性転化のリスク • 外科的切除

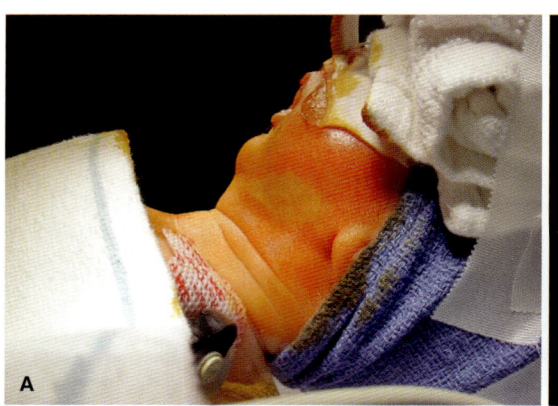
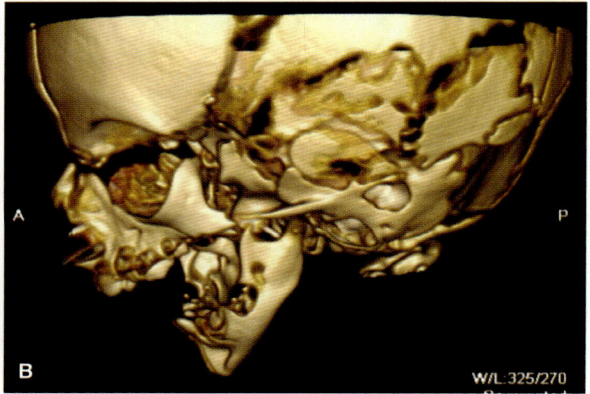

図34-7   生後3週の新生児の小顎症，著明な下顎低形成と上気道狭窄。術前の外観（**A**）と3D再構成を行ったCT（**B**）。（*Used with permission from Jonathan Grischkan, MD*）

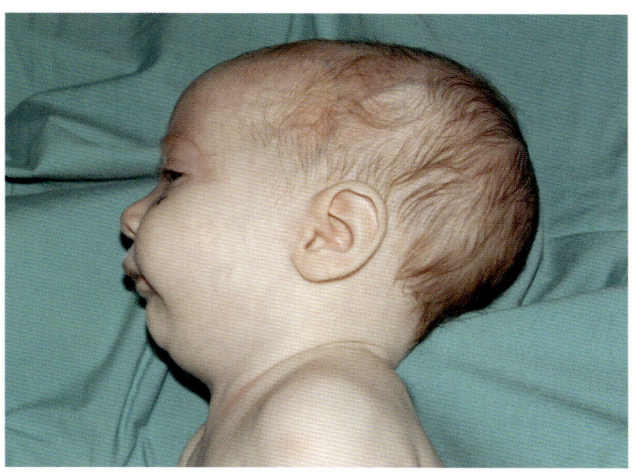

図 34-8　新生児の小顎症，著明な下顎低形成により，呼吸障害と成長障害がある。(*Used with permission from Prashant Malhotra, MD*)

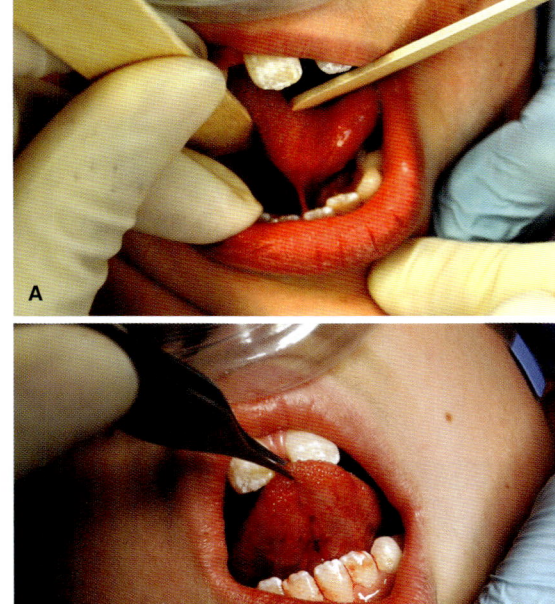

図 34-9　8 歳男児の舌小帯短縮症，構音障害を指摘。術前に膜様の舌小帯短縮を認める（**A**）。患児は切歯を越えて挺舌できない。舌小帯形成術の術後は緊張が解除されている（**B**）。術後は切歯を越えて挺舌できるようになった。(*Used with permission from Prashant Malhotra, MD*)

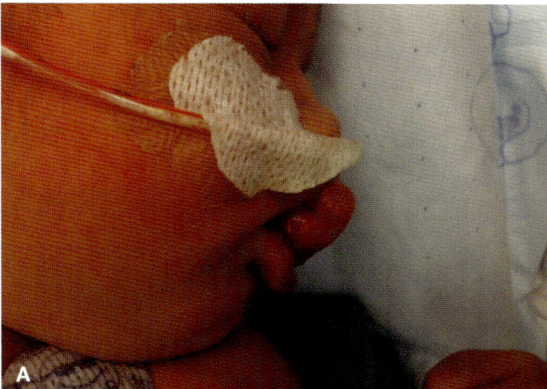

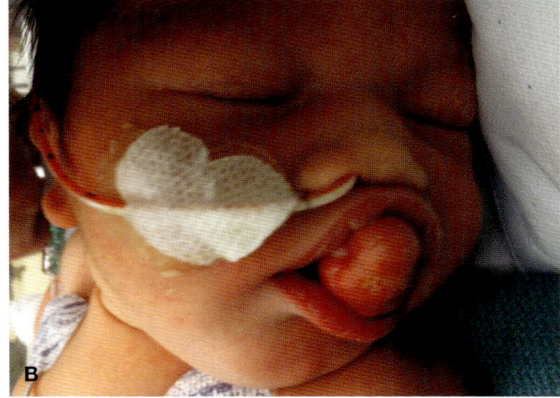

図 34-10　先天性歯肉腫（歯肉または歯槽粘膜の良性腫瘍）。新生児期からの下顎歯槽の腫瘤を認めた。外側（**A**）および正面（**B**）像を示す。(*Used with permission from Prashant Malhotra, MD*)

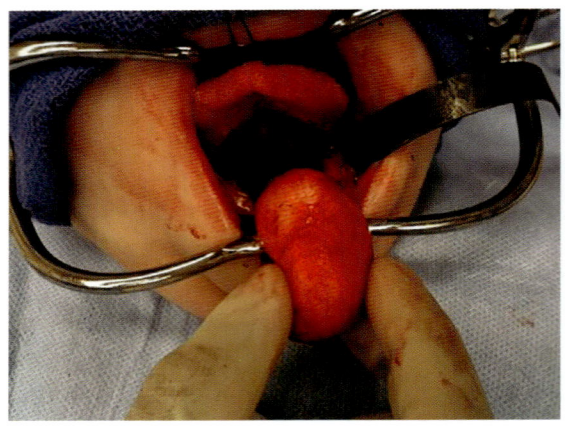

図 34-11　2 歳児の口腔の類皮嚢胞。口腔底より摘出術を施行している。(*Used with permission from Prashant Malhotra, MD*)

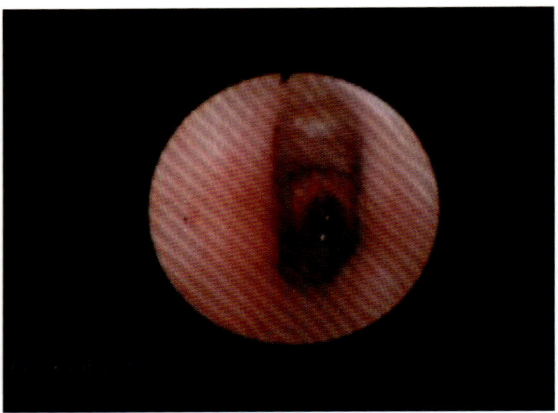

図 34-12　Moebius 症候群患児の，鼻腔から中咽頭の軟部組織による狭窄。軟性内視鏡にて狭窄を認める。奥の喉頭は正常である。(*Used with permission from Prashant Malhotra, MD*)

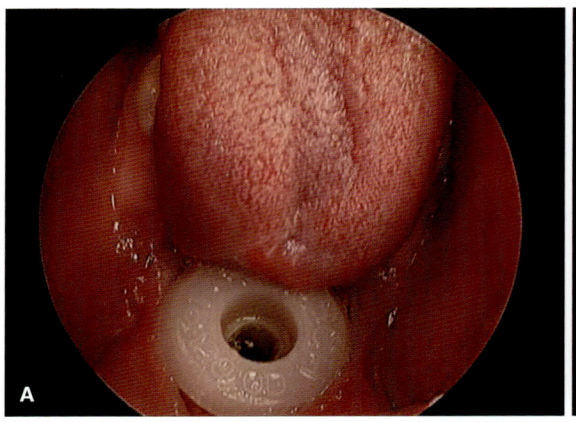

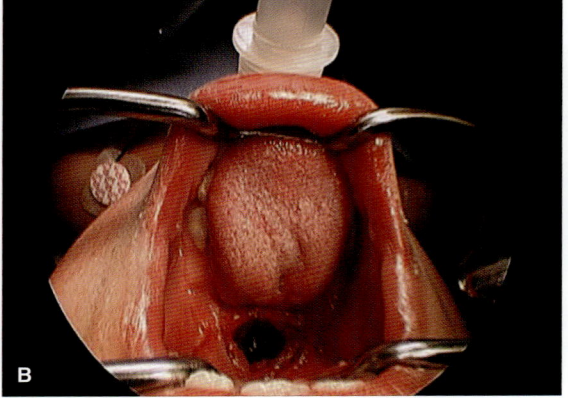

図 34-13　咽頭形成不全，ステントあり(**A**)，ステントなし(**B**)。手術施行まで中咽頭の開存がなかった。手術での開存とともに中咽頭ステントが留置された。開通性を完全に回復させるため，軟部組織は切除・焼灼された。(*Used with permission from Prashant Malhotra, MD*)

表 34-4　頸部の先天奇形 [13)]

奇形	疫学	臨床所見	評価	治療
甲状舌管嚢胞 甲状腺原基または，甲状舌管の遺残 (図 34-14，34-15，32 章「甲状舌管嚢胞およびその他の頭頸部腫瘤」参照)	・生涯を通じて 7%に生じる。 ・半数は 10 歳未満で見つかる。	・正中前方の頸部腫瘤，一般に無痛性 ・嚥下または挺舌で動く。 ・感染の可能性あり。	甲状腺超音波検査の評価(異所性甲状腺との鑑別)	Sistrunk 術(正中 1/3 の舌骨を導管とともに切除する)
鰓弓性奇形(嚢胞・洞・瘻孔) 第 1 鰓弓性奇形(1%) ・Type1(外胚葉のみ) ・Type2(外＋中胚葉) 第 2 鰓弓性奇形(95%) 第 3 鰓弓性奇形(まれ) 第 4 鰓弓性奇形(まれ) (図 34-16〜34-18 および 32 章参照)	先天性頸部腫瘤の 30%にみられる。	・頸部腫瘤 ・外耳道瘻孔 ・耳漏 ・頸部感染	・CT スキャン ・上気道内視鏡(咽頭瘻の除外)	嚢胞，洞，導管の完全摘出
類皮腫 上皮成分の閉鎖(外＋内胚葉)	頭頸部類皮腫の 20%は頸部にみられる。	・無痛性，表在性の頸部皮下腫瘤 ・徐々に増大	頸部超音波検査	舌骨に接する場合は，Sistrunk 術を考慮して外科的切除

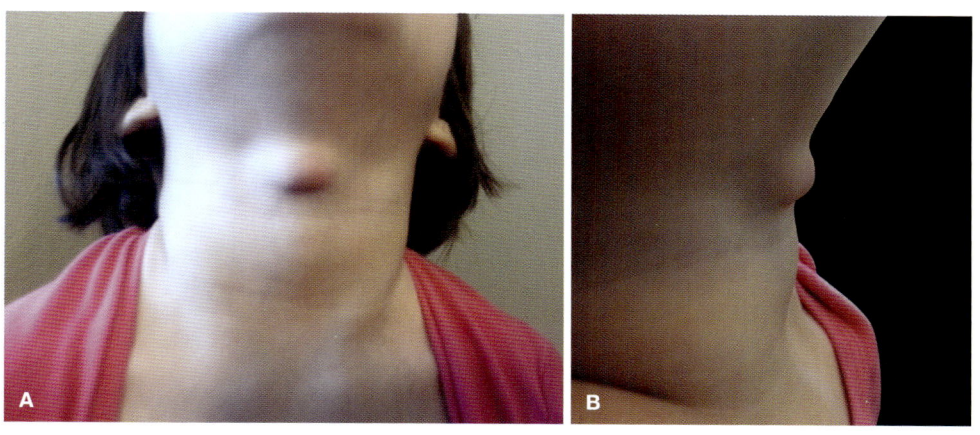

図 34-14　2 歳女児の甲状舌管嚢胞，正面（**A**），側面（**B**）。（*Used with permission from Prashant Malhotra, MD*）

5

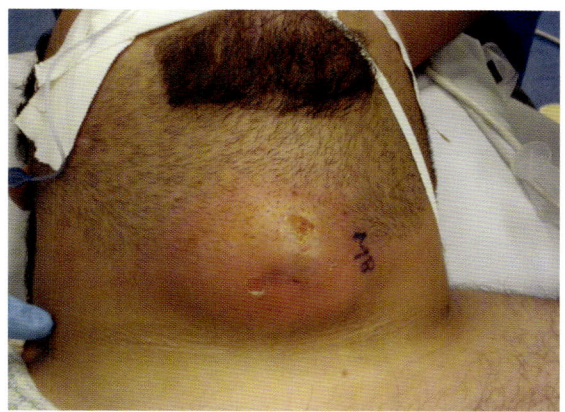

図 34-15　10 代の甲状舌管嚢胞に急性感染を伴った例。まず切開排膿がなされ，その後 Sistrunk 法（導管と舌骨正中部の切除を含めた嚢胞の摘出）を施行された。（*Used with permission from Prashant Malhotra, MD*）

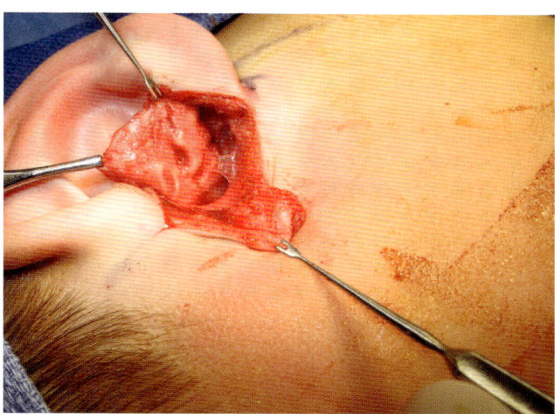

図 34-17　第 1 鰓弓性奇形。洞と耳介軟骨の奇形を伴う Type 1 である。小嚢胞の切除および外耳道形成術が施行された。（*Used with permission from Prashant Malhotra, MD*）

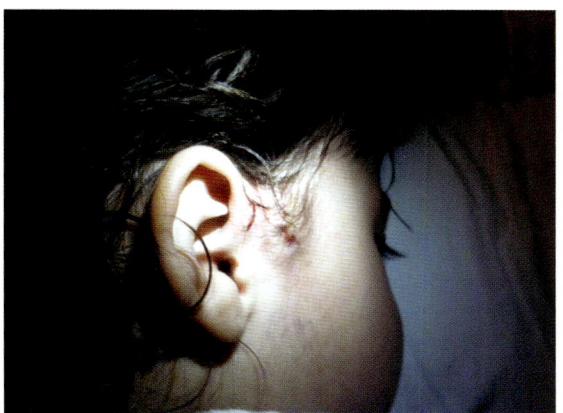

図 34-16　女児の右先天性耳瘻孔。感染し膿瘍形成を伴っている。（*Used with permission from Prashant Malhotra, MD*）

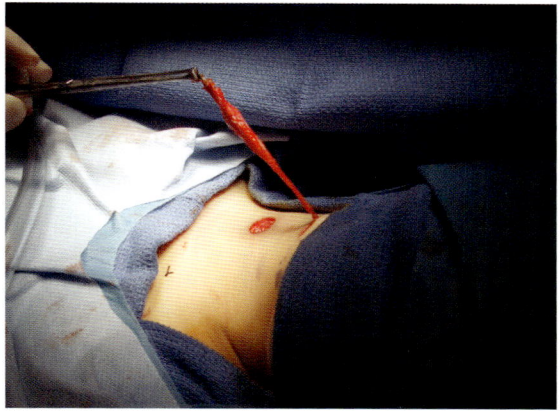

図 34-18　第 2 鰓弓性奇形の導管を平行横切開にて示した。頸動脈分岐部から，第 9 脳神経と扁桃窩に向かって横断するように走行している。（*Used with permission from Prashant Malhotra, MD*）

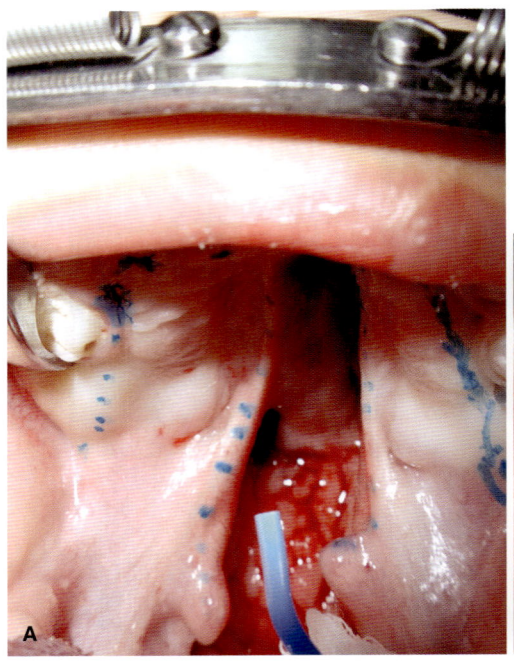
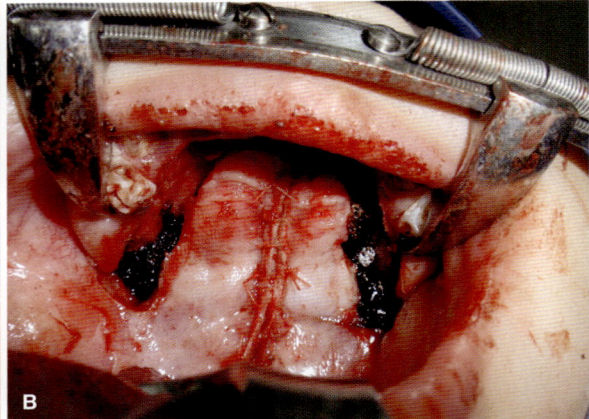

図 34-19　口蓋裂の形成術前（**A**），形成術直後（**B**）。（*Used with permission from Prashant Malhotra, MD*）

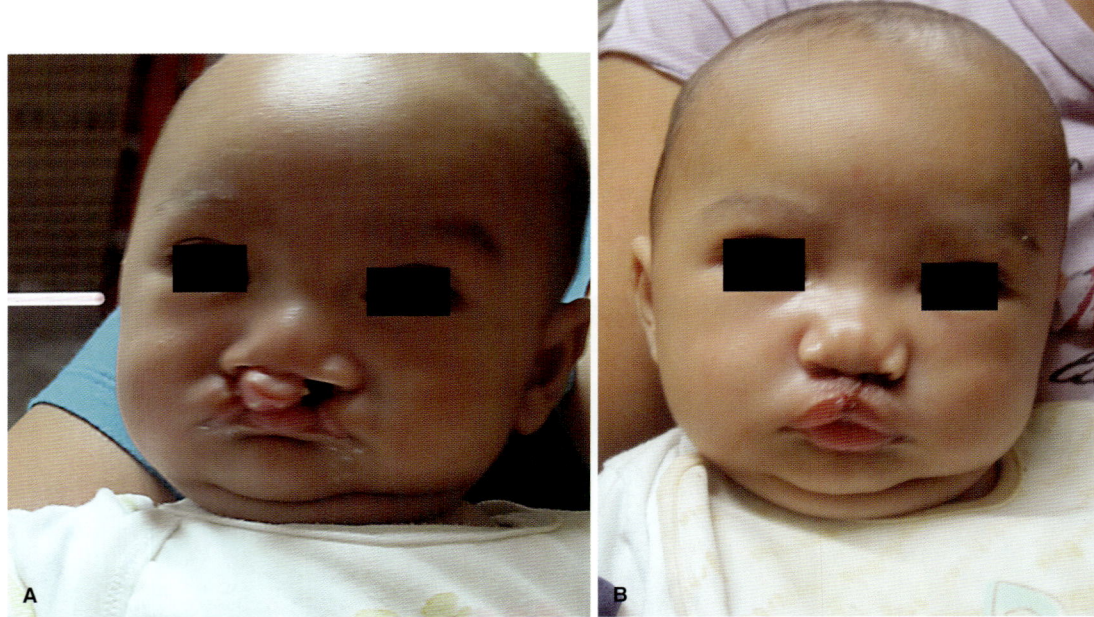

図 34-20　両側の口唇裂の形成術前（**A**），形成術 1 週間後（**B**）。（*Used with permission from Prashant Malhotra, MD*）

顔面奇形のチームにて当たることが最適である（**図 34-19**，**34-20**）。

- 血管奇形：毛細血管や静脈の奇形，動静脈奇形（AVM），リンパ管奇形，および血管腫などの腫瘍を含める。局所的な血管腫でなければ，皮膚科，形成外科，耳鼻咽喉科，放射線科，およびその他の専門家からなる，血管異常のチームによって管理されるのが望ましい。以下にいくつかの異常について述べる。

- 血管腫：一般的な良性腫瘍であり，内皮型増殖細胞から構成され，60％の例で頭頸部に発生する。通常は生後に発症し，特徴的な増殖期，安定期，およびその後の退行期という経過をたどる。個別に様々な評価や治療がなされる。合併症（潰瘍または出血）または気道，整容などへの問題がない場合，経過観察となる。薬物療法の第一選択として，以前はステロイド全身投与が使われていたが，プロプラノロールの使用がこれに取って替わった。

5

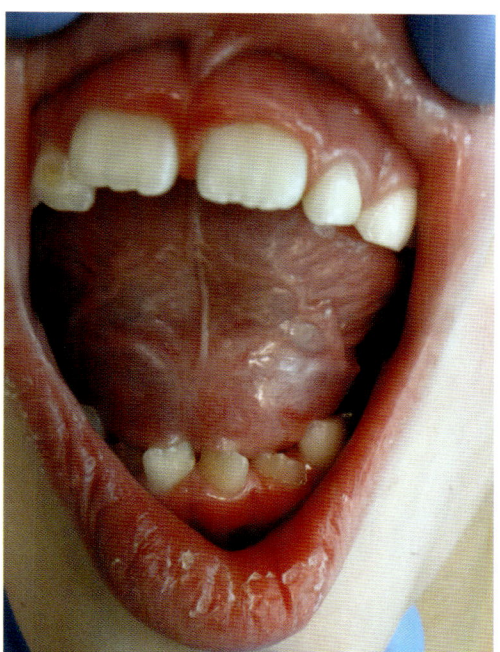

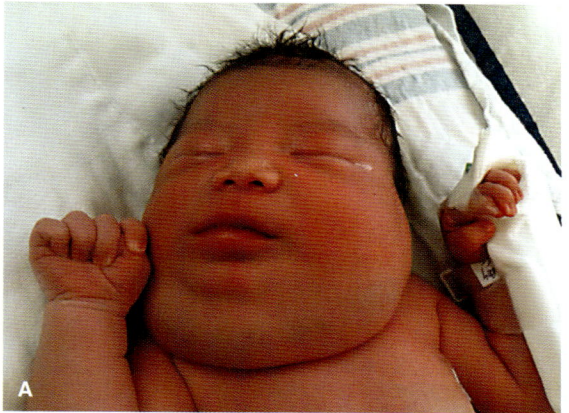

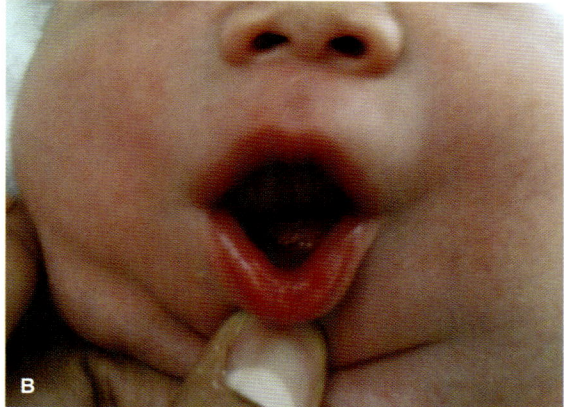

図 34-21　10 歳の血管リンパ管奇形，口腔底の左右対称な腫脹を認める。画像検査および手術検体の病理診断にて，血管成分とリンパ管成分の混在した奇形を認めた。(*Used with permission from Prashant Malhotra, MD*)

図 34-22　日齢 1 の新生児の重症なリンパ管奇形。**A**：舌骨上・舌骨下の腔，口腔底，舌，咽頭，声門上喉頭，縦隔へ進展している。**B**：このリンパ管奇形は粗大囊胞性と微小囊胞性の混合型病変であった。口腔底から，舌および口腔が口蓋に押し上げられている。(*Used with permission from Prashant Malhotra, MD*)

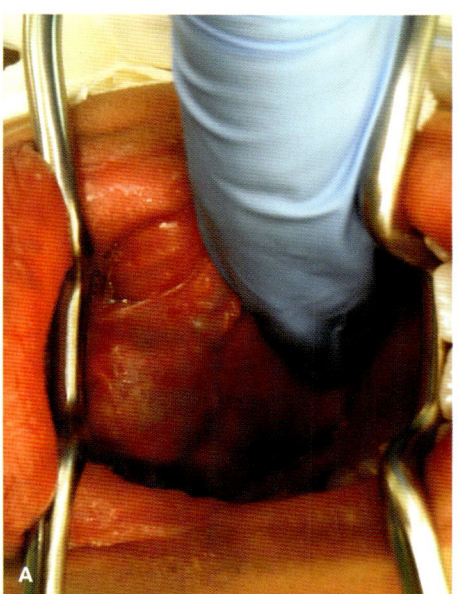

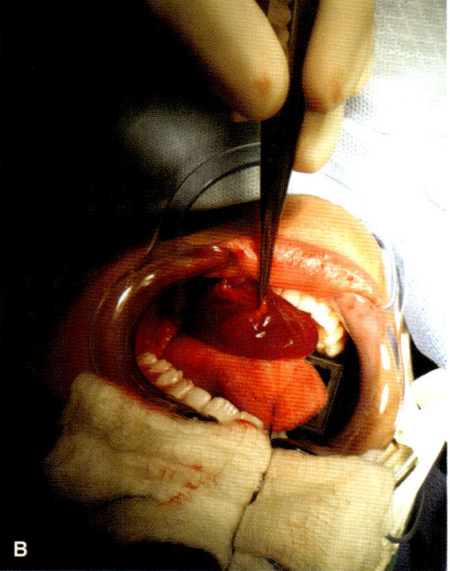

図 34-23　10 歳児の右口腔底のリンパ管奇形。**A**：舌は左側と口腔底から押され右へ偏位している。舌は暗青色に変色している。**B**：術中写真で粗大囊胞性のリンパ管奇形であるとよくわかる。(*Used with permission from Prashant Malhotra, MD*)

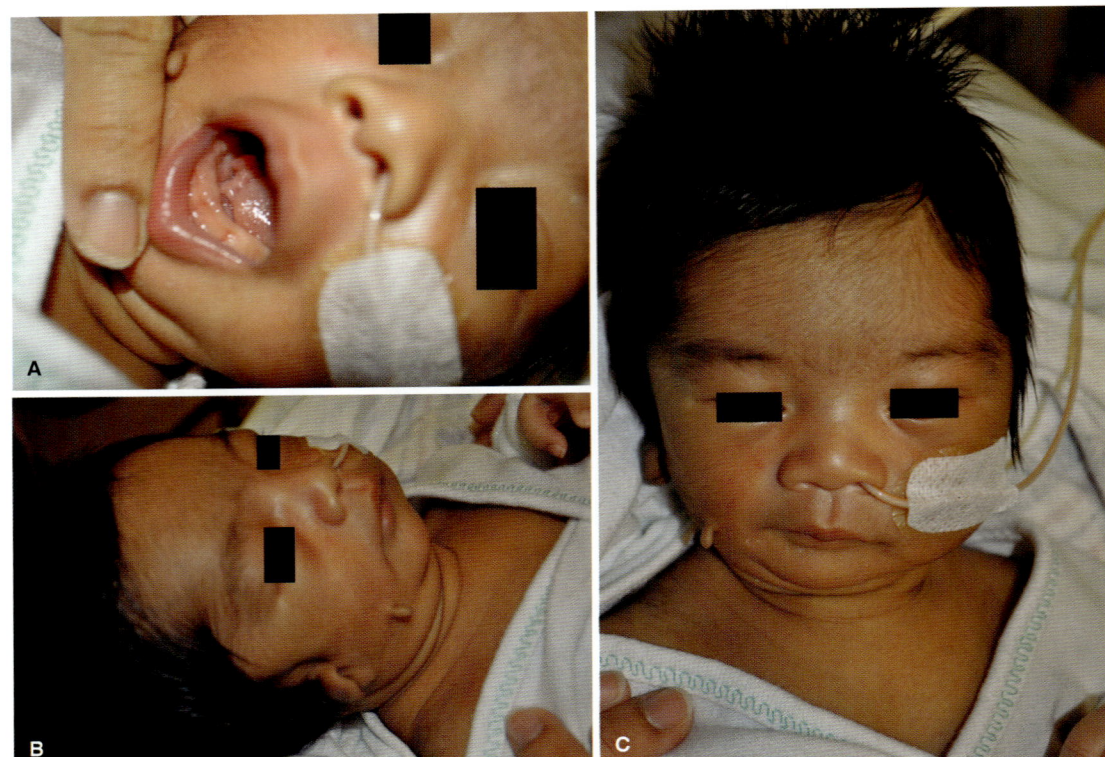

図 34-24 OAVS(oculo-auriculo-vertebral spectrum，または Goldenhar 症候群)の新生児，右半舌の低形成。上方(**A**)，側面
(**B**)，正面(**C**)像。小耳症(耳介の低形成)，外耳道閉鎖，副耳，乳様突起・頬骨・上顎骨・下顎骨の低形成を **B** および **C** で認める。
(*Used with permission from Prashant Malhotra, MD*)

表 34-5 頭頸部所見に関連する症候群

症候群	頭頸部所見	その他の所見	原因
Treacher Collins 症候群[18]（図 34-1）	斜め下に傾いた眼裂，コロボーマ，上顎低形成，小耳症，外耳道閉鎖	なし	AD；5 番染色体上の *TCOF1* 遺伝子
OAVS(Goldenhar 症候群を含む)[18]（図 34-24）	片側顔面低形成，結膜類皮腫(デルモイド)，上眼瞼コロボーマ，巨人症，眼裂，耳奇形	脊椎，心，腎障害	非遺伝性(糖尿病，催奇形物質)または遺伝性(5 番・18 番・22 番・X 染色体)
Stickler 病[2]	眼の奇形，顔面正中の平坦化，鼻背平坦化，SNHL，下顎低形成，口蓋裂	骨格奇形	AD；12 番染色体上の *COL2A1* 遺伝子—Ⅱ型コラーゲン
Crouzon 病[2,19]	骨癒合(一般に冠状縫合)，顔面正中の低形成，鼻咽腔狭窄，隔離症	脳幹ヘルニア，水頭症，頸静脈孔の硬化	AD；10q26 染色体上の *FSFR2* 遺伝子
口蓋心臓顔面症候群[20]（216 章「DiGeorge 症候群」参照）	甲状腺機能低下／奇形，副甲状腺の形成不全／低形成，異常胸腺，口蓋裂，口蓋形成不全，喉頭気管奇形，嚥下障害／食道運動障害	心臓・腎臓の障害，免疫不全，成長障害，骨格奇形，精神障害	22q11(22 番染色体バンド 11.2)の欠損
BOR 症候群[21]	鰓弓性奇形，難聴，小耳症，外耳／中耳／内耳奇形，顔面非対称，口蓋裂	腎奇形	AD；8 番染色体長腕上の *EYA1* 遺伝子，*SIX1* または *SIX5* 遺伝子
胎児アルコール症候群[22]	眼裂狭小，人中の平坦化，上口唇の肥厚，上顎低形成，小頭症	成長障害，中枢神経系障害	妊娠中アルコール曝露

AD＝常染色体顕性(優性)遺伝，SNHL＝感音性難聴

手術は，急速な増殖や機能障害をきたす病変，または退縮不完全な病変に適応となる[15]。

- 静脈奇形：血管拡張からなる良性の奇形である。出生時から認められ，小児期に成長し，非増殖性病変であるのが血管腫との鑑別点である。MRI が診断に有用であり，病変の広がりも評価できる。T1 強調画像では筋肉とほぼ同程度の低信号であり，T2 では高信号である。保存的には，注入硬化療法，レーザー治療が第一選択のオプ

ションとなり，改善しない症候群の病変では手術も考慮される(**図 34-21**)[16]。

- リンパ管奇形(過去には囊胞性ヒグローマ，あるいはリンパ管腫として知られた)：まれな血管奇形であるが，頭頸部によくみられる。静脈構造の異常な末梢リンパ血管の形成または癒合から起こり，出生 1 万あたり 1〜4 人に発生する。液性成分の含まれる区画により，粗大囊胞性，微小囊胞性，混合性に分類される。無症候性である

ともあれば，嚥下障害や気道困難などの機能障害を呈する場合もある。画像検査としてMRIが選択肢となり，典型的にはT1強調画像にて低信号，T2強調画像では明瞭な隔壁をもった高信号領域としてみられる。リンパ管奇形は出生前にエコーで診断されることもあり，あらかじめ気道確保の計画をすべき症例もある。リンパ管奇形は治療困難である。急性増悪した際には，抗菌薬や抗炎症薬が薬物療法が行われる場合がある。治療方針は，患部および病変の種類をde Serresステージ分類に基づいて個別に評価して決定される。経過観察，手術，注入硬化療法が粗大囊胞性病変に対する選択肢である。微小囊胞性においても同様だが，治療はさらに困難である（図34-22，34-23）[17]。

- 症候群に関連する奇形：頭頸部の奇形は多数の遺伝的異常および症候群と関連している。図34-1，34-24に一般的なものを示す。表34-5に頭頸部病変と，その他の所見，原因を示した。

【Karen Hawley, MD／Kyra Osborne, MD／
Prashant Malhotra, MD, FAAP】
（吉浜圭祐　訳）

5

第6部

歯科・口腔外科系疾患

SOR	定義
A	一貫して質が高く，かつ患者指向のエビデンス（科学的根拠）に基づいた推奨*
B	一貫性に欠けた，もしくは質に一部問題がある患者指向のエビデンスに基づいた推奨*
C	これまでのコンセンサス，通常行う診療行為，専門家の意見，疾患指向のエビデンス，または診断・治療・予防・スクリーニングについての症例報告に基づいた推奨*

- SOR：推奨度（strength of recommendation）
- 患者指向のエビデンス：死亡率，罹患率，患者の症状の改善などを意味する。
- 疾患指向のエビデンス：血圧変化，血液生化学所見などを意味する。
- ＊：さらなる詳細情報は，巻末の「付録A」を参照。

35 地図状舌

症例

　4歳女児の母親が児の舌の異常に気づいて小児科医を受診した。患児が痛みや不快感を訴えることはなく，症状がいつから続いているのかははっきりしない。病変は舌上でその形状や分布が変化しているようであった。診査の結果，病変は広く境界明瞭で，光沢があり平滑な舌表面の紅斑である（図35-1）。診断は地図状舌（良性移動性舌炎）である。医師は，病変が良性であり，症状が現れないかぎり治療の必要がないことを説明した。

概説

　地図状舌（geographic tongue）は舌背や舌縁に生じる再発性で良性，一般的には無症状の炎症性病変であり，輪状で不規則な形態の紅斑として特徴づけられる。白色の角化領域が周囲を取り囲み，紅斑中央部では舌の上皮の糸状乳頭が欠如している。まれではあるが，地図状舌に症状を伴うことがある。

別名

　良性移動性舌炎（benign migratory glossitis），地図状口内炎（geographic stomatitis）

疫学

- 地図状舌の頻度は人口の1〜3％といわれている[1]。
- 小児，成人のいずれにも発症の可能性があり，女性に好発する。
- 米国においては，白人やアフリカ系のほうがヒスパニック系アメリカ人と比べて頻度が高い[2]。

病因と病態生理

- 地図状舌は一般的な原因不明の口腔の炎症である。
- アレルギー，膿疱性乾癬，ストレス，1型糖尿病，溝状舌，ホルモン障害がある患者において頻度が高いとの報告もある[3]。
- 組織病理学的所見は乾癬に類似する[4]。

診断

▶ 臨床所見

- 診断は病変部の視診と病歴によってなされる。患部はあたかも白い海洋に囲まれるピンクの陸地の地形図（そのために地図状舌といわれる）のようである（図35-1）。
- 地図状舌は，広く境界明瞭で，光沢があり平滑な紅斑であり，周囲は白い部分で囲まれている（図35-2）。
- 舌の病変中央は糸状乳頭が萎縮しているために紅斑となり，その周囲はやや高く曲線状の白色〜黄色の縁となっている（図35-1，35-2）。
- 病変が時間の経過とともに拡張，収縮し移動しているようにみえる（そのために移動性舌炎ともいわれる）。
- 病変は数日で消えるものから数年継続する場合があるが，瘢痕を生じることはない。
- ほとんどの症例では無症状だが，特に刺激物の摂取で疼痛

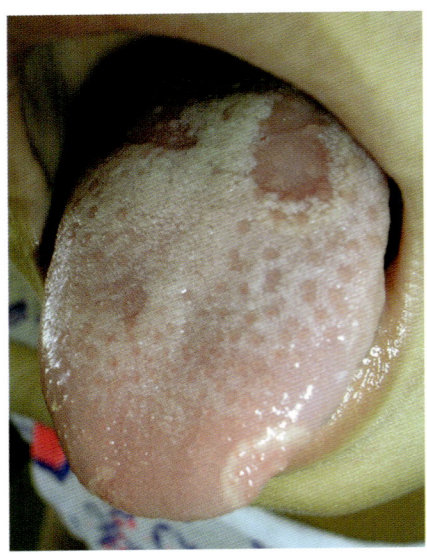

図35-1　4歳女児にみられた地図状舌（良性移動性舌炎）。白い海洋に囲まれるピンクの陸地のようである。（*Used with permission from Richard P. Usatine, MD*）

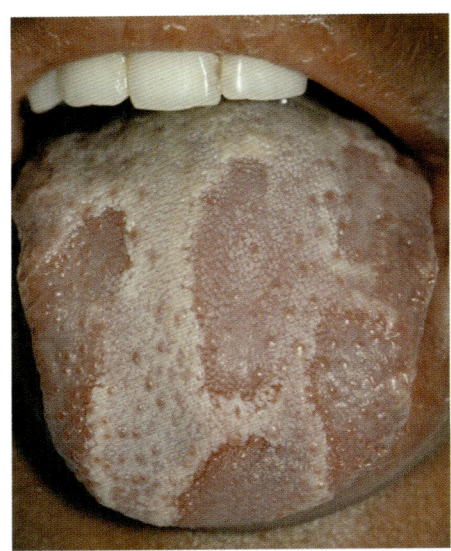

図35-2　地図状舌（良性移動性舌炎）。白い海洋に囲まれるピンクの陸地のようである。（*Reprinted with permission from Gonsalves WC, Chi AC, Neville BW. Common oral lesions：partⅡ. Am Fam Phys 2007；75(4)：501–508. Copyright © 2007 American Academy of Family Physicians. All rights reserved*）

や灼熱感を訴えるものもある。
- 患者に乾癬性の皮膚病変，あるいは反応性関節炎を疑うべき結膜炎，尿道炎，関節炎，皮膚症状がある場合には，乾癬あるいは反応性関節炎の全身症状のひとつとしての口腔内症状であることを疑う。

▶ 典型的分布

- 典型的には舌背の前方2/3に生じる。
- 地図状舌の好発部位は舌であるが，頬粘膜，口唇粘膜，およびまれではあるが軟口蓋といった舌以外の口腔領域に生じる場合もある[3]。

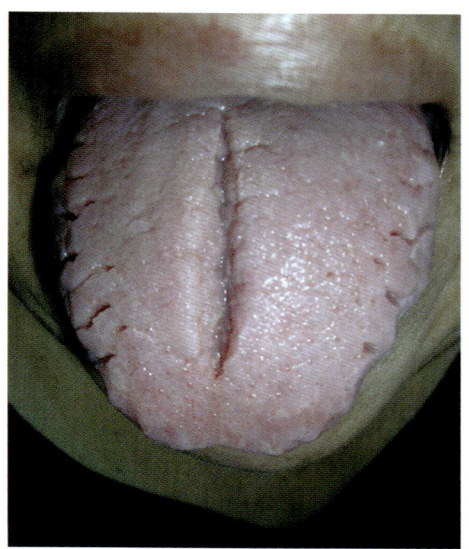

図 35-3　溝状舌は先天性である。以前には陰嚢舌とも呼ばれていたが，現在は当然ながら溝状舌のほうが好まれて使用される。（Used with permission from Richard P. Usatine, MD）

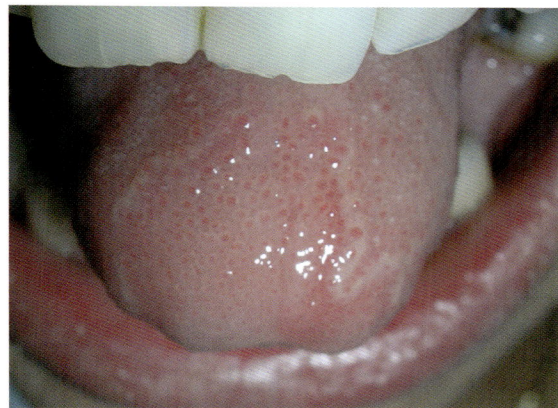

図 35-4　無症状の地図状舌の軽症例。糸状乳頭は萎縮し，周囲を乳白色の輪が囲む。（Used with permission from Richard P. Usatine, MD）

鑑別診断

- 扁平苔癬：頬粘膜にしばしばみられるような白線線条の網状配列であったり，中央の潰瘍部と周囲の放射状の線からなるびらん性の萎縮性紅斑として認められる（138 章「扁平苔癬」参照）。
- 乾癬：口腔内病変は赤色や白色の局面であり，皮膚病変の活動度に伴って変化する（136 章「乾癬」参照）。
- 反応性関節炎：尿道炎，関節炎，結膜炎を三徴とする病態で，まれに無痛性で潰瘍性の丘疹が頬粘膜や口蓋にみられる。
- 溝状舌：先天的で舌に無症状の溝が生じる。以前には陰嚢舌と呼ばれていたが，溝状舌の方が患者に受け入れられやすい（図 35-3）。

治療

ほとんどの患者では無症状のために治療を必要としない

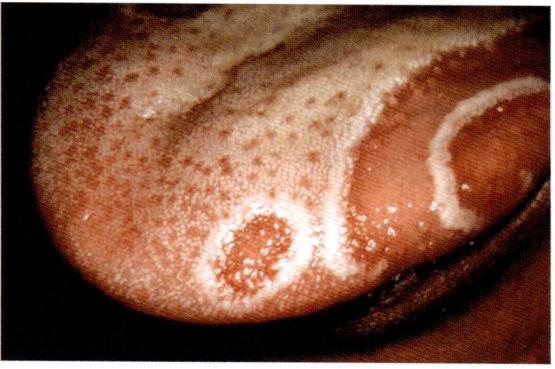

図 35-5　地図状舌の重症例で，刺激性のある食物で疼痛や灼熱感を生じる。正常な舌組織とピンク色に萎縮した乳頭との違いが明瞭である。（Used with permission from Ellen Eisenberg, DMD）

（図 35-4）。

- 症状がある場合，成人例でのいくつかの治療法が提唱されているが，臨床試験の結果有効とされるには至っていない[6,7]。
  - トリアムシノロン歯科口腔軟膏等の局所ステロイド剤（オラロンあるいはケナログ配合オラベース）。SOR C
  - 亜鉛，ビタミン B_{12}，ナイアシン，リボフラビンなどのサプリメント。SOR C
  - 抗ヒスタミン洗口剤（例：ジフェンヒドラミン・エリキシル 12.5 mg/5 mL を水で 4 倍希釈）。SOR C
  - 局所麻酔の洗口剤[6,7]。SOR C
- 安全上の問題より，低年齢の小児についてはこれらの治療を推奨しない。

　地図状舌はまれに，持続性で疼痛を伴う（図 35-5）。0.1% タクロリムス軟膏を 1 日 2 回 2 週間使用したところ，症状の著しい改善を認めたとの報告がある[8]。SOR C

　一様に効果が得られるという治療法は確立されていない[9]。

フォローアップ

　症状が 10 日間継続する場合は再診を，以下の場合には救急受診を指示する。
- 舌が著しく腫脹する。
- 呼吸困難となる。
- 会話，咀嚼，嚥下に支障がある。

患者教育

　患者と両親には，地図状舌が一般的には良性の病変であることを説明して安心させ，刺激性の強い飲食物の摂取は控えさせる。

【Ernest Valdez, DDS／Richard P. Usatine, MD／
Wanda C. Gonsalves, MD】
（馬場祥行　訳）

36　乳幼児う蝕

症例

　生後 18 カ月男児の母親が健診のため診療所を受診した。男児は，日中は牛乳から炭酸飲料まですべて吸い口付マグを用いて飲んでいたが，就寝時には哺乳瓶を使用していた。便秘がちであったことから，母親は牛乳の代わりにリンゴジュースを哺乳瓶に入れて与えていた。口腔内診査にて数歯に白斑を認めた（図 36-1）。医師は口腔衛生状態について説明し，フッ素の局所塗布を行った。

概説

　う蝕（dental caries）は乳幼児に最も蔓延し続けている慢性疾患である。米国小児歯科学会（AAPD），米国小児科学会，米国歯科医師会は最初の歯が生えてから 6 カ月以内または 1 歳で歯科受診を開始することを推奨している。1 歳までに歯科を受診することでリスク評価を終え，歯科への導入と事前の情報提供を行うことが可能となる。早期にう蝕を発見することで，両親や保護者に対して予防の手立てを提供することが重要である。

別名

　哺乳瓶う蝕

疫学

- 乳幼児う蝕（early childhood caries：ECC，虫歯）は単一疾患として最も一般的な小児慢性疾患である。5〜7 歳の小児における罹患率は，喘息の 5 倍，花粉症の 7 倍である[1]。
- 米国においてう蝕は，2〜5 歳では 25％，12〜15 歳では半数の小児に認められる。
- 口腔の健康状態における格差：2002 年の米国における 2〜11 歳のヒスパニック系アメリカ人では 32％，非ヒスパニックのアフリカ系小児では 27％の乳歯に未治療のう蝕が認められ，一方で非ヒスパニックの白人小児では 18％だった[2,3]。
- 乳幼児う蝕は，6 歳未満の小児の乳歯に 1 本以上のう歯，う蝕による欠損歯，または修復歯が存在することで定義づけられる（図 36-2〜36-4）[4]。
- 乳幼児う蝕の結果として自尊心，身体的成長，学習能力の低下，さらなるう蝕発症リスクや費用の上昇が生じる[4]。

病因と病態生理

- う蝕は，糖基質と酸産生性のう蝕原性細菌 Streptococcus mutans（Mutans streptcocci としても知られる）の存在下で歯のエナメル質の脱灰（図 36-1）によって生じる多因性で感染性／伝染性の疾患である。S. mutans は軟らかいゼラチン状のバイオフィルムに認められる，う蝕の原因として最も重要な菌株であると考えられている。
- 歯の萌出後はいつでもう蝕が生じうる。萌出直後の歯は一般的に，保護者またはきょうだいの口腔内の S. mutans が乳幼児の口腔内へ伝搬することで，う蝕に罹患しやすい。このようにして生じたう蝕を，哺乳瓶う蝕，または乳幼児

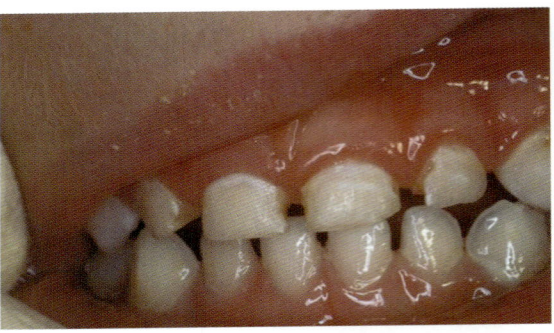

図 36-1　歯頸部の脱灰は白く変色することが特徴である。（Used with permission from Gerald Ferretti, DMD）

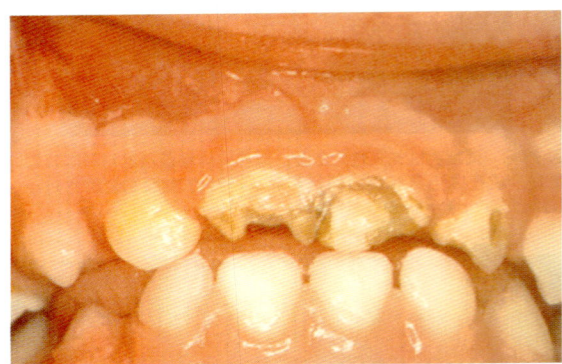

図 36-2　重症う蝕を生じた上顎両側中切歯と，歯頸線付近に脱灰（黄褐色に変色）を生じた上顎両側側切歯。哺乳瓶う蝕では，上顎前歯が最初に罹患することが多い。（Used with permission from Gerald Ferretti, DMD）

う蝕という。

危険因子

　う蝕を進行させる危険因子には以下のものが含まれる。

- 液体の頻繁な摂取
- 糖含有物（ジュース，ミルク，調整乳，炭酸水）の吸い口付マグによる反復飲用
- 粘着性食品の飲食
- ヒトの母乳は乳児に与えうる栄養として比類なく優れているのみならず，母乳そのものにはう蝕原性がない[3]。
- 夜間哺乳およびう蝕罹患している保護者
- フッ素を含まない水道水，または通常フッ素を含んでいないビン詰めの水の飲用
- 社会経済的状況の問題
- 砂糖を含有する，または口渇を惹起する薬剤の服用
- よい口腔衛生習慣の欠落
- 唾液とその機能の異常

診断

▶ 臨床所見

- 脱灰層は歯の表面，歯と歯の間または歯の小窩裂溝で進行する。これらは痛みを伴わず，つやのない白色〜褐色の斑状を呈する（図 36-1）。白斑部が脱灰開始の最初の目安となる。
- う蝕の進行をそのままにしておくと，その感染は象牙質

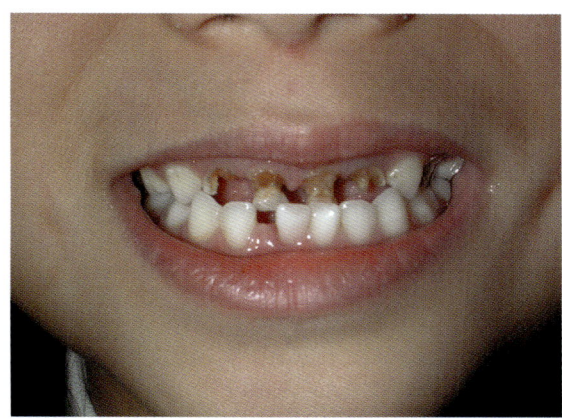

図 36-3　上顎 4 前歯のすべてに重度のう蝕を認める 4 歳児の重症乳幼児う蝕。（*Used with permission from Richard P. Usatine, MD*）

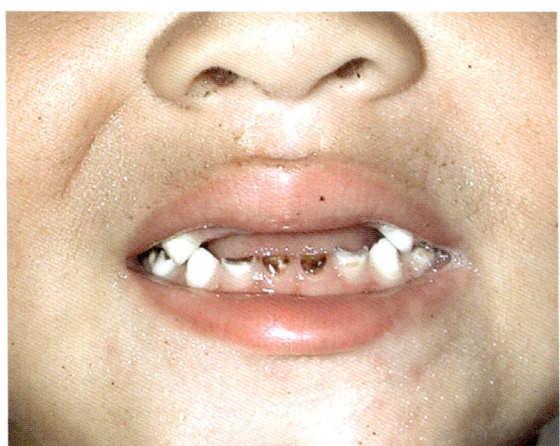

図 36-4　下顎前歯の多歯面う蝕と，う蝕による上顎前歯欠損を生じた 3 歳児の重症乳幼児う蝕。（*Used with permission from Rich-ard P. Usatine, MD*）

（エナメル質の下にある歯の構造）へ，また象牙質を越えて歯髄（神経と血管を含む。歯髄感染は歯髄炎と呼ばれる）へと拡大し，痛み，歯髄壊死を生じ，膿瘍を形成する場合もある。

▶ 典型的経分布

脱灰（白斑，褐色斑）またはう蝕病変は，通常上顎前歯歯頸部，その後第一または第二乳臼歯の咬合面にある小窩裂溝に認められる。下顎前歯部に生じることはまれである。

▶ 検査所見と画像検査

脱灰病変は X 線写真ではみえない場合もあるが，進行した咬合面のう蝕は発見可能である。

こすりつけた程度（2 歳未満）　　　小豆大（2～5 歳）

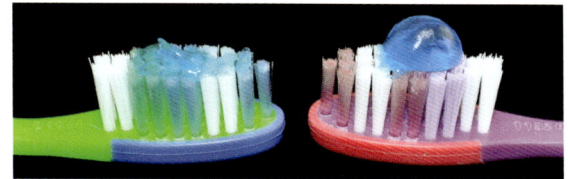

図 36-5　歯磨剤の量。"こすりつけた程度"（左側）と小豆大（右側）の比較。（*Used with permission from Richard P. Usatine, MD*）

治療

- 患者に口腔衛生状態を保つことの重要性を説明し，健診を通じてう蝕リスク評価を行う[5,6]。SOR **B**
- 小窩裂填塞処置を歯科に依頼する[5,6]。SOR **B**
- フッ素を処方する前に，その小児が普段飲んでいる飲料水のフッ素含有量を確認しなくてはならない。居住地域の水がフッ素化されていない場合には，フッ化物にさらされた井戸水やフッ素化された水で育てた果物や野菜が自然なフッ素の摂取源となる[7]。SOR **B**
- 水道水が最適量にフッ素化されている地域（0.7～1.2 ppm または 0.6 mg/L 以上）の居住者にはフッ化物添加法は推奨されない。フッ化物添加法については**表 36-1** を参照[7]。SOR **A**
- 1 歳までに子どもを歯科受診させるよう保護者にアドバイスする[6]。SOR **C**
- う蝕罹患リスクが中等度～重度の小児に対して年 2 回のフッ素塗布を行うことで，エナメル質の脱灰からう蝕の発症を防ぐことが報告されている[8]。SOR **A**

フォローアップ

白斑，または見て明らかなう蝕が歯に認められる小児を，診査または治療のため確実に歯科受診させなくてはならない。それらの歯に予防処置または修復処置をほどこすことによって，歯は保存される。

患者教育[6]

- 子どもの年齢と歯の発育に先行した保護者への指導を行う。歯の萌出前の乳児に対して布またはガーゼで口をふくことから，小児の歯磨きへと移行していくようにする。SOR **C**
- 中等度～重度のう蝕罹患リスクを示す 2 歳未満の小児に対してフッ素含有歯磨剤を使用する場合は，"こすりつけた程度"の量（フッ素 約 0.1 mg）にする（図 36-5）[6]。SOR **B**
- 2～5 歳の小児には小豆大（フッ素 約 0.2 mg）の歯磨剤が適

表 36-1　フッ化物添加法のスケジュール			
	飲料水のフッ化物濃度		
年齢	<0.3 ppm F	0.3～0.6 ppm F	>0.6 ppm F
生後 6 カ月まで	0	0	0
生後 6 カ月～3 歳	0.25 mg	0	0
3～6 歳	0.50 mg	0.25 mg	0
6～最低 16 歳まで	1.00 mg	0.50 mg	0

（出典：Guideline on Fluoride Therapy. Pediatric Dentistry, Volume 35(6)：2013-2014. American Academy of Pediatric Dentistry. http://www.aapd.org/media/Policies_Guidelines/G_fluoridetherapy.pdf）

量である[6]。SOR **B**

- 歯を適切に磨ける年齢（通常は7歳前後）になるまでは，保護者が小児の歯を磨くべきである。
- 保護者にはフッ化物の効果とフッ素中毒症，およびフッ素の過剰使用による副作用について指導する（**表36-1**）。
- 子どもにはできるだけ早期に吸い口付マグで飲むように教えることと，哺乳瓶または吸い口付マグのどちらを使用するにしても，就寝前にはミルク，ジュース，あるいは炭酸飲料を与えないようにすることを保護者に助言する。

　母乳そのものにはう蝕原性はないが，他の炭水化物とともに摂取した場合には，う蝕発生の危険因子となりうる[9,10]。

　AAPDは母乳育児を推進しているが，乳歯の萌出後には不断授乳をやめて他の炭水化物を与えることを推奨している[9]。SOR **C**

【Adriana Segura, DDS, MS／Wanda C. Gonsalves, MD】

（馬場祥行　訳）

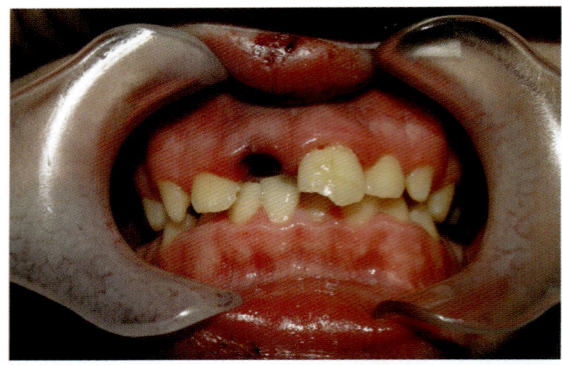

図37-1　上顎右側中切歯の完全脱臼と上顎左側中切歯の象牙質に至る歯の破折。(*Used with permission from The Division of Pediatric Dentistry and Community Oral Health, The Ohio State University*)

37　歯科的な合併症：硬組織（歯）

症例

　9歳男児がトランポリンでの転倒による顔面受傷45分後に小児科診療室を受診した（**図37-1**）。母親が濡らしたナプキンでくるんだ歯を持参していた。他の頭蓋顔面部に外傷による症状や徴候を認めず，神経学的な外傷の症状もなかった。診査の結果，歯根完成歯の脱落とその隣在歯の破折を認め，上顎右側中切歯の脱臼と診断された。かかりつけの歯科医に連絡し，小児科医が再植を行った（**図37-2**）。その後，評価と歯の固定のために歯科へと送られた。

概説

　歯の外傷には，歯の破折または歯そのものの転位を伴うことがある。同様に，口腔内外の軟組織（歯肉，口腔粘膜，舌を含む）も損傷することがある。

疫学

　歯の外傷は最も日常的に認められ，やや男児に好発する。最も一般的な受傷部位は上顎中切歯である[1]。

病因と病態生理

- 多くの外傷は家庭や学校の中，またはその周囲で起きた事故が原因である。
- 損傷の影響は歯の硬組織，歯内の歯髄組織，歯を歯列内に支えている歯根膜，歯槽骨，口腔内軟組織，上下顎骨，またはその他の頭蓋顔面の構造物に及ぶ。
- 歯の外傷または外傷歯治療の遅れにより，歯内の歯髄組織に壊死が生じて歯内治療が必要になったり，歯根膜に炎症が生じることで歯根吸収が生じる場合がある。
- 神経学的な所見や他の頭蓋顔面構造への物理的な損傷が除外された後，臨床的およびX線写真による詳細な口腔内診査を行うために，歯科への紹介を行う必要がある。

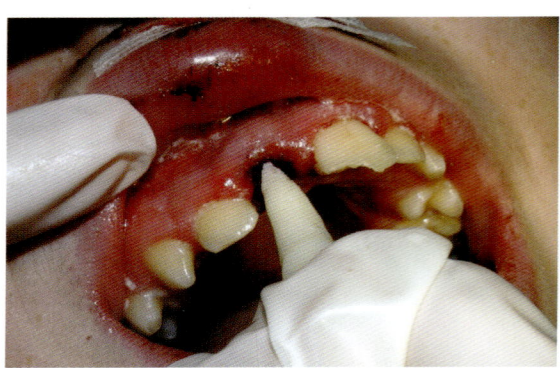

図37-2　脱臼した永久歯は可及的速やかに再植すべきである。歯冠部を持ち歯根部に触れることは避ける。(*Used with permission from The Division of Pediatric Dentistry and Community Oral Health, The Ohio State University*)

危険因子

- 上下顎の不正咬合
- 社会経済的状況の問題
- 危険な行為をしがちな小児
- いじめを受けていたり，感情的に抑圧された状況におかれている小児
- 肥満またはADHDの小児[2]

診断

▶ 臨床所見

- 歯の破折
  - エナメル破折：エナメル質の下層である象牙質の露出は伴わず，エナメル質の外表面に限局した破折。通常は無症状であるが，破折面に触れると粗造である場合もある。
  - エナメル質／象牙質破折：エナメル質の内外表面と黄色味を帯びた象牙質を含む破折である。通常は中等度〜重度の温熱痛または冷水痛がある（**図37-3**）。
  - エナメル質／象牙質／歯髄破折：破折はエナメル質と象牙質に及び，象牙質の内部にある血管を含む歯髄組織が露出する。無症状から温熱痛や冷水痛を伴うものまである（**図37-4**）。

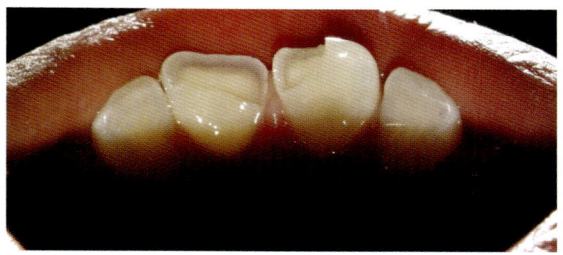

図 37-3　エナメル質内外層および黄色味を帯びた象牙質を含む歯の破折。（*Used with permission from The Division of Pediatric Dentistry and Community Oral Health, The Ohio State University*）

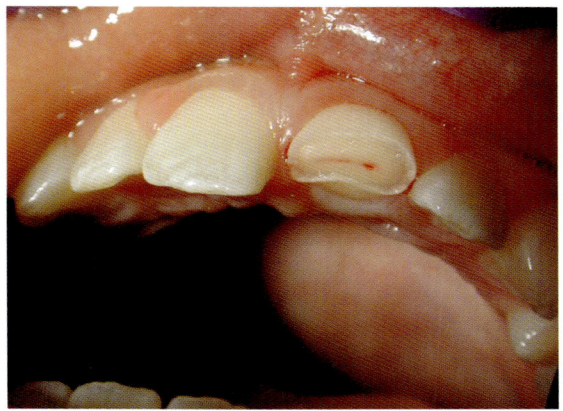

図 37-4　露髄した歯の破折。（*Used with permission from The Division of Pediatric Dentistry and Community Oral Health, The Ohio State University*）

- 歯の転位を伴う損傷
  - 震盪／亜脱臼：歯槽からの変位はないが，歯の動揺と違和感の両方またはどちらかを歯に生じる損傷である。触覚過敏や通常以上の動揺があるが，歯は元の位置のままである。
  - 脱臼：歯は歯槽の元の位置から転位している。歯は歯槽から水平に脱臼しているか，埋入するか，局所的に歯槽から挺出している場合がある。これらの損傷は，しばしばこれらの歯を支持している歯槽骨の損傷を伴う（図37-5，37-6）。
  - 脱落：歯は歯槽から完全に失われる。歯が失われた後，脱落窩には血餅が形成される（図37-1）。
- 口腔内軟組織の外傷
  - 視診で認められる歯肉・口唇・舌の裂傷，擦過傷，挫傷（図37-7）。

▶ 画像検査

歯科医師は口腔内X線写真を撮影し，歯の外傷の程度について評価を行う。下顎骨骨折が疑われる場合の評価には，パノラマX線写真が役立つ可能性がある。これら以外の頭頸部X線写真，CTスキャン，その他の画像検査は，特に指示がないかぎり通常は行わない。

鑑別診断

- 虐待を受けた小児の約半数に頭頸部の損傷が含まれるので，小児虐待の可能性を除外する[3]。
- 歯の外傷は他の頭頸部外傷に併発する可能性がある。そこ

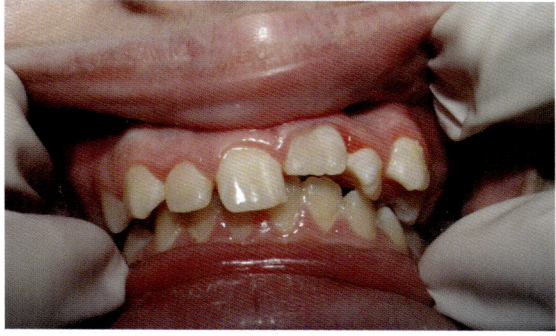

図 37-5　歯槽部に埋入した歯の外傷。（*Used with permission from The Division of Pediatric Dentistry and Community Oral Health, The Ohio State University*）

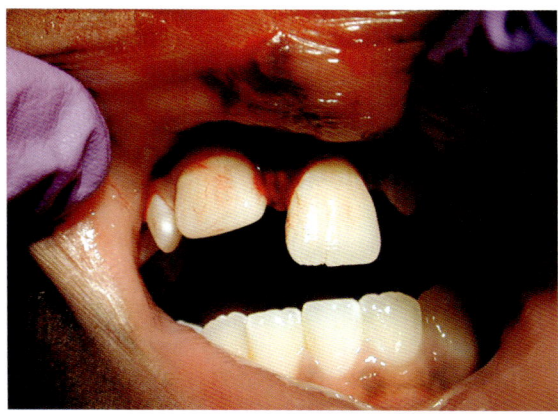

図 37-6　局所的に歯槽外に挺出した歯の外傷。（*Used with permission from The Division of Pediatric Dentistry and Community Oral Health, The Ohio State University*）

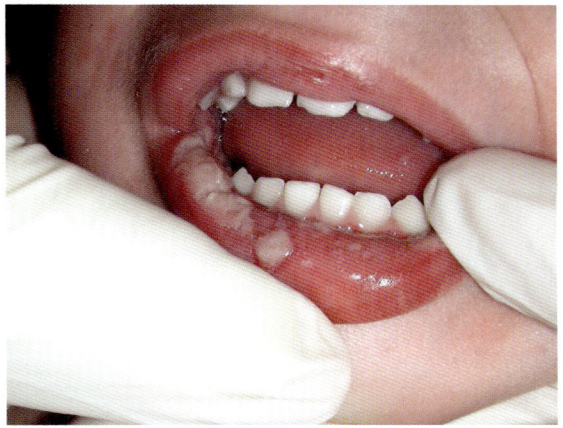

図 37-7　4歳児に局所麻酔を使用した後に唇を噛んだことで生じた下唇軟組織の損傷。（*Used with permission from The Division of Pediatric Dentistry and Community Oral Health, The Ohio State University*）

で，神経外傷や頭蓋顔面複合体の他部位の外傷を見落とさないように，詳細な評価をすることが重要である。

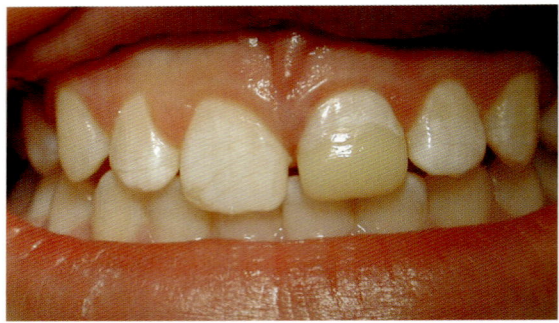

図 37-8　歯冠破折後に歯科材料によって元の形態に修復された上顎左側中切歯。(*Used with permission from The Division of Pediatric Dentistry and Community Oral Health, The Ohio State University*)

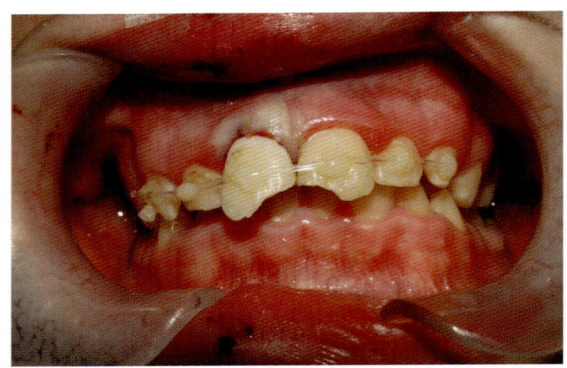

図 37-9　再植後にスプリント固定された脱臼歯。(*Used with permission from The Division of Pediatric Dentistry and Community Oral Health, The Ohio State University*)

治療

- 歯を破折した際には，臨床的および放射線科的評価と処置を受けるため早急に歯科を受診すべきである。乳歯および永久歯に対する治療の選択肢は同じであり，歯の破折部の修復や歯髄処置が必要な場合がある（図 37-8）。破折歯によっては修復ができずに，抜歯しなければならないことがある。
- 歯の転位を伴う場合には，緊急かつ速やかに歯科を受診し臨床的および放射線科的評価を受けるべきである。乳歯の処置は，経過観察で済む場合から外傷歯の抜歯となる場合まである。永久歯の処置は経過観察，復位，または外傷歯の抜歯となる可能性がある。
- 脱臼
  - 乳歯：再植をしようとしてはならない。精査のため歯科に紹介する。
  - 永久歯：歯冠部をつかみ，歯根には触れないようにする。歯根に汚れを認めた場合には，数秒間丁寧に洗浄してから可及的速やかに脱落窩に再植する。再植した歯を安定させるために，患者にはタオルを噛ませ，評価と固定のために早急に歯科受診させる（図 37-2，37-9）。
  - 再植できない場合は，輸送のために脱落歯を牛乳，ハンクス緩衝液，通常の生理食塩水などの保存液に浸漬し，評価と再植のため患児を早急に歯科へ診せるべきである[4]。
- 軟組織損傷：生理食塩水で創部を洗浄する。縫合が必要な場合もある。体内異物の確認のためには，口腔内 X 線写真が有用な場合がある。評価と処置のため歯科に紹介する。

▶ 薬物療法

- 疼痛管理のためには，イブプロフェンまたはアセトアミノフェンを使用する。
- 1 週間，0.12％グルコン酸クロルヘキシジン含嗽剤で 1 日 2 回洗口する。

予防とスクリーニング

- スポーツを行う際にはマウスガードを着用する。
- 家の中を小児にとって安全なように配慮する（例：テーブルの角を覆う，階段には安全ゲートを設置する）。

予後

　予後は損傷状態による。微小な歯の破折では破折部修復後の予後が良好である一方で，広範囲にわたる歯の破折はそうではない。微小な転位の予後は良好であるが，埋入や脱臼した歯の予後は最も厳しいものとなる。口腔内軟組織の損傷は概して予後良好である。

フォローアップ

　外傷受傷後は，患児の歯科医が歯髄や歯根膜の反応について，臨床診査および X 線検査を行いながら定期的に経過観察を行う。

患者教育

　外傷による歯の損傷の予防のために，前もって情報を提供する。スポーツ活動ではマウスピースの着用を推進し，小児にとって家の中が安全となるよう両親に助言する。

【Homa Amini, DDS, MPH, MS／Ashok Kumar, DDS, MS／James R. Boynton, DDS, MS】

（馬場祥行　訳）

38　歯科的な合併症：軟組織（歯肉と粘膜）

舌強直症

症例

　2 歳男児が "舌を突き出せないこと" を主訴に母親と来院した（図 38-1）。診察したところ，下顎前歯部よりも前に舌尖を突出することができず，上唇を上手になめることができなかった。一方，歯肉退縮や発話の問題は認めなかった。以上より，舌強直症と診断した。小帯切除術を提案し，診察台上での必要な処置が上手にできる年齢まで待つこととした。

概説

　舌強直症（ankyloglossia）は先天的な異常で，舌の小帯が短いもしくは厚い，またはその両方であることにより舌の動き

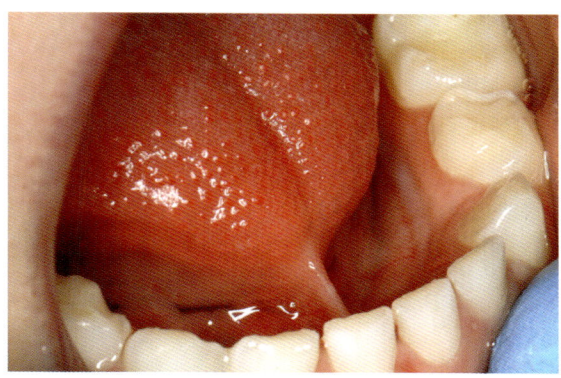

図 38-1　短く厚い舌の小帯が特徴である舌強直症。（*Used with permission from The Dimitris N. Tatakis DDS, PhD*

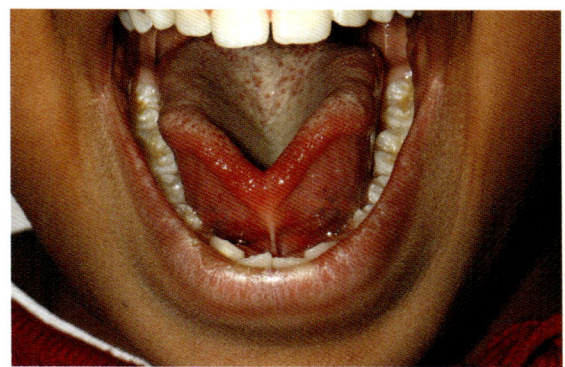

図 38-2　舌の動きが制限されている小児の舌強直症。（*Used with permission from The Dimitris N. Tatakis DDS, PhD*）

が制限される（**図38-2**）[1]。その重症度はきわめて多彩である。

別名

舌小帯強直症（舌小帯短縮症）

疫学

- 年齢人口調査によると，発症頻度は 0.1～10.7％と報告されている[1]。
- 発症は男性に多いとされているが，この説には反論もあり，結論に至っていない[2]。

病因と病態生理

- この疾患は，舌の発育時に起こり，先天性である。
- X 連鎖性の口蓋裂など特定の症候群の症状のひとつとしてみられる場合がある[3]。
- しかし，先天性疾患を伴わず，この症状単独で発症する場合が最も多い。
- 2002 年の舌強直症の家系調査によれば，舌強直症には頻度のばらつきがあるものの（10～53％），家族歴との関連を認めた[4]。一方，コカインを使用している母親との関連が強いことが報告されている[5]。

危険因子

- 家族歴
- 母親のコカイン使用（発現頻度が 3.2 倍となる）[5]

診断

▶ 臨床所見

- 舌小帯は，短い，厚い，など様々であり，舌の動き（可動域），もしくは機能性，またはその両方の制限を伴う。
- 臨床診断は，子どもへの授乳障害で早期に気づくことが多く，重症な場合だと授乳時に口をしっかりと閉じられない場合もある。
- 新生児，乳幼児の授乳相談の際に初期の診断が可能である。
- 2005 年に行われた無作為化比較試験において，外科的処置を受けた 95％の乳幼児への授乳状態が向上したのに対し，対照群では 10％未満であった[6]。

鑑別診断

- 授乳および言語の障害は，他の本能的行動や原因要素による場合がある。
- したがって，舌強直症の影響やその治療の必要性について網羅する総括が必要である。

治療

- 外科的な治療の適応判断は，舌強直症の重症度やその影響度合（授乳，言語，同級生の許容具合，社会生活と自己認識などへの影響）によるところが大きい。**SOR B**
- 小児の病状の重症度，影響度について包括的に評価することが，いかなる外科的修正を行う場合でも重要である。
- 過剰な瘢痕組織の形成により舌強直症が再発する可能性があるとされていることは重要な点である[7]。
- 外科的選択肢
  - 小帯切離術：小帯の短縮している部分を外科的に開放する。
  - 小帯切除術：舌小帯すべてを完全に取り除く。
  - 小帯形成術：小帯の付着を外科的に再構築し伸展する。

患者教育

　子どもに外科的な修正を受けさせる前に，親は小児歯科医（または，小児の舌強直症に詳しい歯科医師），授乳コンサルタント（授乳に問題がある場合），言語聴覚士（言語に障害がある場合）に相談し，子どもの病状が舌強直症によるものであることを確認しておくべきである。

歯肉炎

症例

　13 歳女児が歯茎からの出血が止まらないことを主訴に来院した。出血は歯磨き中によく起こり，既往歴から出血傾向を示す病歴は認められなかった。女児の歯茎は腫れ，傷つきやすい状態になっていた（**図 38-3**）。

概説

　歯肉炎（gingivitis）は，可逆的病状で歯垢由来細菌を介した（古典的な）歯肉の炎症であり，他の病因的因子が加わることにより（例：妊娠性歯肉炎），様々な種類がある。また歯肉炎は，小児に生じる広範囲の歯周疾患（歯の周囲を支持する軟組織，硬組織〈歯槽骨〉が喪失する）を含まない。

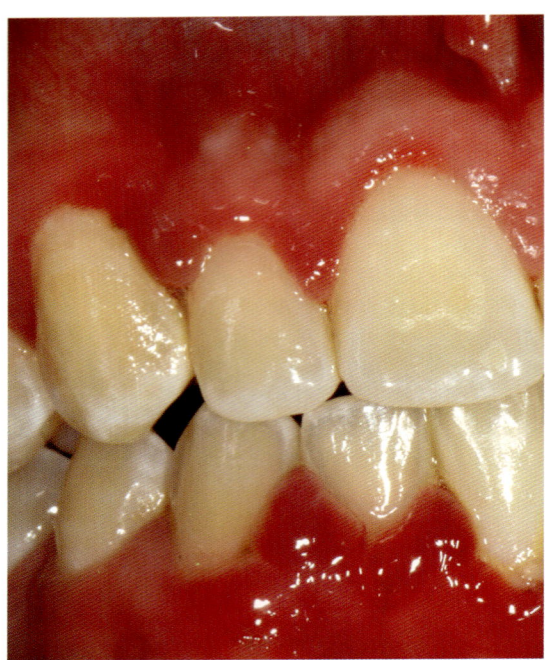

図 38-3　赤く腫れた歯肉が特徴である思春期性歯肉炎。(*Used with permission from The Dimitris N. Tatakis DDS, PhD*)

別名

歯茎疾患あるいは歯肉疾患

疫学

- 疫学的調査によると，歯肉炎は小児期や思春期の間でほぼ世界的に波及しており，乳歯列期に始まり思春期にピークを迎える[8,9]。
- 乳歯，永久歯の臼歯舌側面は歯肉炎の好発部位である[8]。
- 米国歯周病学会の国際会議における歯周疾患およびその症状による分類では，歯垢が引き起こす歯肉炎は若年者に顕著な疾患であるとしている。思春期や糖尿病など，細菌性プラークによる歯肉炎発症を修飾する要因がある[11]。

病因と病態生理

- 歯肉炎は歯垢による細菌感染である。通常，歯肉炎の病原菌としてあげられるのは，アクチノマイセス種とカプノサイトファーガ種である[10]。
- しかし，特定の細菌のコロニー形成に関係なく，歯肉炎の進行はたいてい口腔衛生状態の不良，そして歯垢の蓄積によって引き起こされる。
- 思春期性に起こる性腺刺激ホルモンレベルの変動は，歯肉の炎症を誘発し，歯肉炎への感染性を高める。
- 好ましくないインスリンレベルの糖尿病患者は，歯肉炎に罹患しやすい[12,13]。
- 歯垢が蓄積しやすい（例：叢生または矯正装置），あるいは適切な口腔衛生が困難である（例：萌出途中の歯）などの局所的因子が歯肉炎を生じやすくさせる。

危険因子

- 細菌性プラークの蓄積

- 口腔衛生状態不良
- 糖尿病のコントロール不良
- 思春期性のホルモン変化
- 口呼吸

診断

▶ 臨床所見

- 典型的には痛みを伴わず，辺縁歯肉（および乳頭歯肉）が赤く腫れあがり，つやがある。
- 炎症が進行すると，出血を伴うことが多くなる（例：歯磨き中）。

鑑別診断

- 化膿性肉芽腫：通常，痛みを伴って歯肉が増殖する。妊娠時によくみられる。
- 歯肉膿瘍：痛みを伴い限局した部位に生じる歯肉腫脹で，たいてい突然発症し，何かしらの外来性因子によることが多い。
- 急性壊死性潰瘍性歯肉炎：疼痛や出血を伴う歯肉炎であり，歯間部（乳頭部）もしくは辺縁歯肉，またはその両方に壊死（穿孔）を生じ，たいていは突然発症する。喫煙やストレスによっても引き起こされる。
- ビタミンC欠乏症による歯肉炎：たいてい全身症状（点状出血，斑状出血，創傷治癒力の低下）として現れる。適切な食料が供給されている集団に発症することはまれである。
- 白血病：出血を伴う炎症歯肉（艶があり，赤く，浮腫性である）を一般的特徴とし，全身症状として発熱，倦怠感，出血傾向（あざ），骨や関節の痛みがある。

治療

- 日々，注意深く効果的な口腔衛生を習慣づけることが最も重要である。
- 10歳以下の若年者では，口腔衛生状態をよく保つために親が直接関与することが望ましい。
- 洗口液のような補助剤を使用することも効果的である[14]。
SOR **A**

予防と患者教育

- 米国小児歯科学会・米国小児科学会の見解では，すべての子どもが1歳，もしくは初めて歯が生えてきたときまでに歯科を受診すべきであるとしている。
- 受診の際には，口腔衛生状態が適切かどうかの評価法を親に予期指導しておくとよい。

粘液嚢胞

症例

　1カ月ほど前より口唇に隆起があることを主訴に11歳男児が来院した。隆起の大きさは変化し，男児が遊んでいるときに時々咬んでしまわないかぎり痛みはない。粘液嚢胞（mucocele，図 38-4）であるとの臨床診断にて病変を切除し，順調に治癒した。

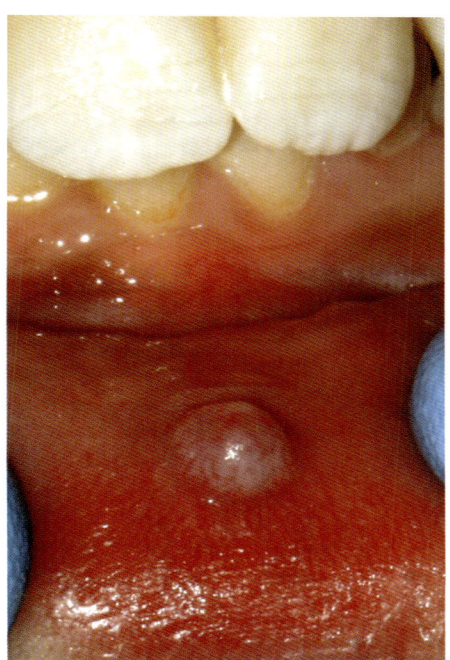

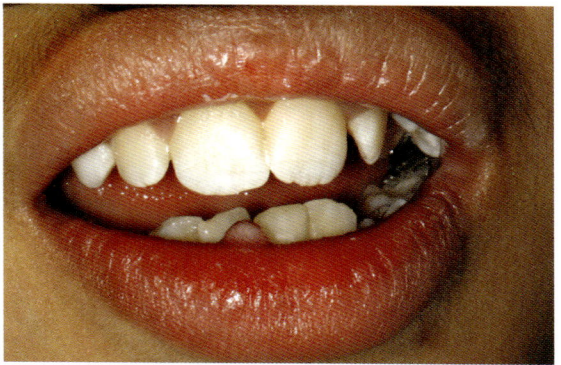

図38-5　図38-4と同症例。男児の下唇にできた粘液嚢胞。(*Used with permission from The Dimitris N. Tatakis DDS, PhD*)

6

図38-4　男児の下唇にできた粘液嚢胞。(*Used with permission from The Dimitris N. Tatakis DDS, PhD*)

概説

　外傷，もしくは口唇の小唾液腺の病理的変化により粘液が蓄積する（偽嚢胞）。その結果，粘液が蓄積および溢出した量に応じて口唇が腫れてくる。

別名

- 粘液貯留嚢胞／現象
- ガマ腫（口腔底部に生じた場合）
- Blandin-Nuhn腺嚢胞（舌下面に生じた場合）

疫学

- 10代に最も多く発症し[15]，性差は認められない。
- 平均して約6カ月かけて進行するとの報告がある。
- 30年間にわたり4,000人以上の小児を調べた大規模な後ろ向き研究によると，発症頻度は16％であった[18]。

病因と病態生理

- 口唇の小唾液腺への外傷により周囲組織に粘液が溢出する[16]。
- 粘液貯留嚢胞の大きさは，病変内のムチン蓄積量に直接関係している。口唇周囲にできる粘液貯留嚢胞は，噛んでしまうこと（咬合）により生じる場合が多い（図38-5）。

危険因子

- 咬唇癖などの自傷癖
- 粘液嚢胞の既往
- 扁平苔癬（多発性の粘液嚢胞）
- 移植片対宿主病

診断

▶ 臨床所見

- たいてい無痛で軟らかく変動する局面で，色は半透明もしくはピンクから青みがかっており，表面は滑らかである。長期間存在すると，結節様となる。
- 粘液嚢胞は臨床診断によるものが一般的であるが，確定診断にはムチンの存在と小唾液腺の構成を確認する組織学的検査が必須である。

鑑別診断

- リンパ管腫
- 血管腫
- 外傷性血腫
- 刺激性（外傷性）線維腫
- 尋常性疣贅：通常，身体の別部位にも同様に生じる。

治療

- 通常は外科的切除の適応である。
- 吸引は効果的な治療法でない。
- 完全に切除できていなかったり，小唾液腺に外傷があると再発する可能性がある。
- 最近の文献では，従来の外科的切除法が粘液貯留嚢胞の最も確実な治療法であるとしている[17]。SOR **B**
- 再発率は4～8％と報告されている[17,18]。

予防

- 外傷に引き起こされることが多いため，予防は難しい。
- 咬唇癖のある小児と同様に，過大なオーバージェット（上顎の歯が突出している）を呈する小児は口唇を咬みやすい傾向がある。

患者教育

　自傷癖は何であれ防ぐよう，親にはたらきかける。

歯肉線維腫

症例

　歯茎にピンクの隆起があるとの親の訴えで，7歳女児が来

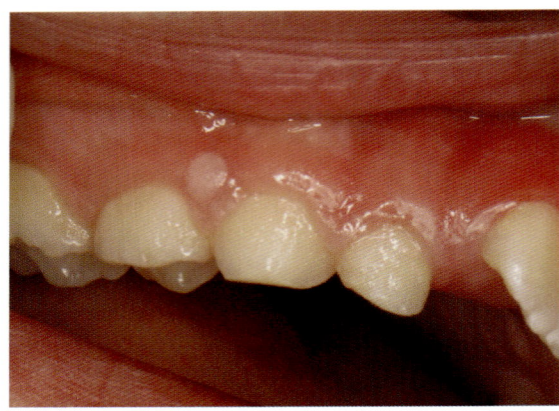

図38-6　小児の上顎歯肉にできた線維腫。（*Used with permission from The Dimitris N. Tatakis DDS, PhD*）

院した（図38-6）。口腔衛生状態は良好で，う蝕は認められなかった。切除生検を行ったところ，歯肉線維腫と診断された。

概説

　歯肉線維腫（gingival fibroma）は，限局性で反応性の高い歯肉疾患に分類され，慢性的刺激による結合組織過形成を特徴とする。疾患は良性であるが，鑑別診断が難しい場合があり，組織病理学的検査が必要となる[19]。

別名

　外傷性線維腫あるいは刺激性線維腫

疫学

- 2万5,000を超える生検で集団調査を行ったところ，およそ7%が局所性で反応性の高い歯肉病変であった[20]。
- 線維腫はいかなる粘膜上にも発現しうるが，口腔領域が好発部位である。

病因と病態生理

- 歯肉線維腫の病因は，慢性刺激または持続性の外傷によるものと考えられている。
- 小児においては，口腔衛生不良や口腔習癖が慢性刺激の原因となっている場合がある。

危険因子

- 慢性的な刺激および外傷
- 結節性硬化症：線維形成性線維腫の異型

診断

▶ 臨床所見

- 通常，歯肉は正常あるいは青みがかったピンク色を呈し，表面は滑らかで，硬く，弾性があり，無茎性である。
- 確定診断は，組織学的検査および病歴によってなされる。

鑑別診断

- 化膿性肉芽腫（妊娠に伴う場合もある）
- 周辺性巨細胞肉芽腫
- 周辺性化骨性線維腫（X線不透過性と透過性の像が混在する）

治療

- 切除生検とともに刺激の要因を取り除くことが，保存的で効果的な治療方法である。SOR **B**
- 切除しきれなかったり局所的な刺激因子の排除が不十分である場合には，再発の危険性がある。

予防

　明確な局所的刺激因子あるいは慢性的な外傷性因子の排除あるいは改善。

患者教育

　すべての自傷癖を止めさせること。
【Sarat Thikkurissy, DDS, MS／Elizabeth Sutton Gosnell, DMD, MS／Dimitris N. Tatakis, DDS, PhD】
（馬場祥行　訳）

39 単純ヘルペスウイルス性歯肉口内炎

症例

　それまで健常であったが，3日前からの発熱と口唇および口腔内に潰瘍性病変を認めた12カ月男児が来院した。日の経過とともに病変は顔面と眼周囲にまで及んだ（図39-1）。母親は，平らなものが隆起して水疱性の潰瘍へと進行したことを報告した。児は機嫌が悪くなっており，徐々に飲食を拒否するようになった。脱水症状が出現し，輸液のために入院するまでになった。

概説

　単純ヘルペスウイルス（herpes simplex virus：HSV）の初期感染は，一般に乳幼児あるいは小児期に起こる。ほとんどの場合は感染しても無症状であるが，初期感染時の最も一般的な症状は単純ヘルペスウイルス性歯肉口内炎（HSV gingivostomatitis）である。この感染症は健康な乳幼児や小児はほとんどが不顕性感染で終わるが，時々脱水症状により入院になることもある。免疫不全患者がHSVに感染すると，重症となったり全身症状が生じたりする。

別名

　口唇ヘルペス感染症，単純疱疹（cold sore，fever blister），ヘルペス口内炎

疫学

- 口腔周囲のHSV感染では多くが不顕性であるので，感染の徴候は感染患者のごく一部にしかみられない[1]。
- HSV-1の初期感染は幼児期に生じる[2]。
- 感受性宿主とウイルスをまき散らす宿主との間で皮膚粘膜接触すると，ウイルス獲得が感受性宿主で生じる。
- 伝染は一般的に無症状の宿主が初感染の後，またはウイルスの再活性化後にウイルスをまき散らすことにより生じる。
- 潜伏期間は3～4日である。

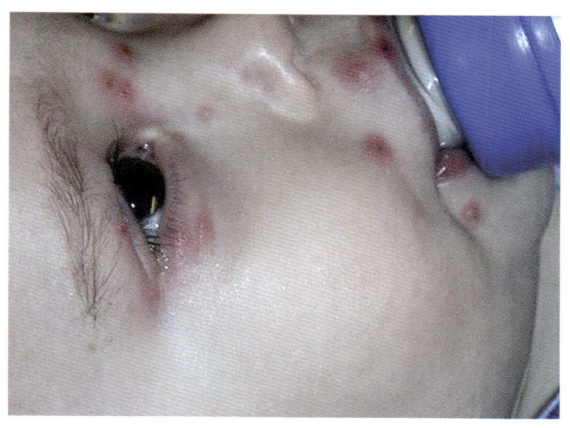

図 39-1　小水疱性潰瘍を伴う HSV に初期感染した 12 カ月児。
(*Used with permission from Johanna Goldfarb, MD*)

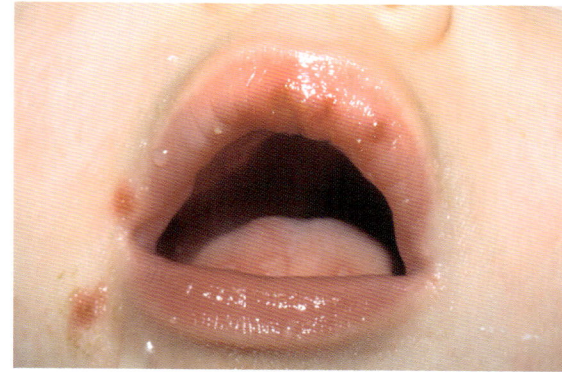

図 39-2　幼児の HSV 口内炎。上唇に小水疱が密集している。
(*Used with permission from Johanna Goldfarb, MD*)

6

病因と病態生理

- 多くの感染は HSV-1 により引き起こされる。
- 皮膚の傷口や粘膜の表面から侵入することで初期感染を起こす。
- HSV は皮膚ニューロンへ侵入し知覚神経節へ移動する。そこでウイルスが複製し，末梢の知覚神経節に沿って接触した領域へ戻っていく[3]。
- 皮膚や粘膜の表面変化は，初期感染のほうが再活性化後よりも重度である。
- 生涯，潜伏することがヘルペスウイルスの特徴であり，三叉神経節に潜伏する。
- 口腔周囲のウイルスの再発による発症は，ウイルスが神経軸索に沿って広がり皮膚領域で再発するものである。

危険因子

　ウイルスはストレス，紫外線曝露，感染の併発，神経根の処置，歯科処置，ホルモン変化，免疫抑制などにより再活性化する。

診断

▶ 臨床所見
初期感染の場合

- 発熱，過敏性，顎下リンパ節の圧痛が共通した患者の徴候である。
- 口蓋，歯肉，舌，口唇，顔面に小水疱性，潰瘍性の病変が生じる（図 39-2，39-3）[4]。
- 病変は痛みと口腔内浮腫を伴う（図 39-4）。
- 眼窩周囲の併発は，自己接種によって生じるか，もしくは初期感染による（図 39-5）。
- 病変は小水疱性のものから紅斑を底面とする浅い潰瘍へと進展する。
- 病変は 2〜3 週間継続する。
- 一般的に液体や個体の経口摂取はできない。
- 入院の原因の多くは脱水症状である。
- 免疫不全患者は口と顔により重篤な症状が現れ，伝播性の病変へ発展する（図 39-6）。

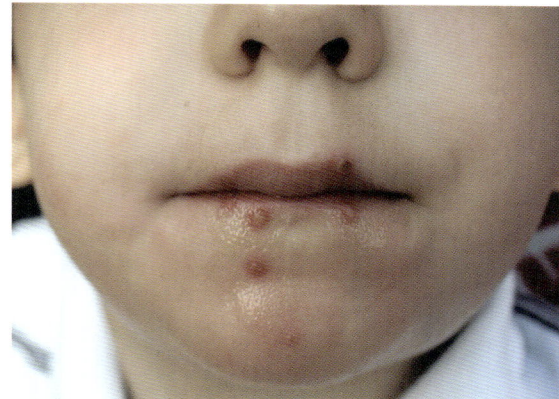

図 39-3　学童の HSV 口内炎。(*Used with permission from Camille Sabella, MD*)

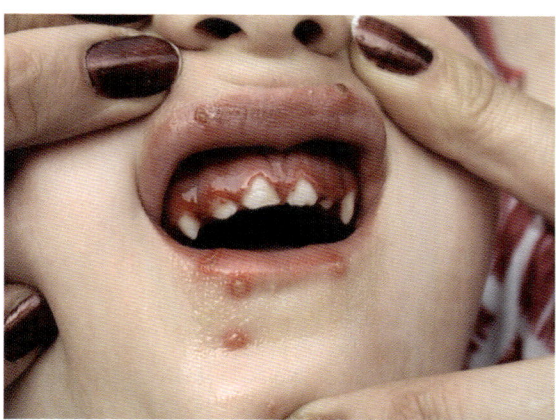

図 39-4　図 39-3 と同患児の HSV 口内炎。歯肉腫脹（浮腫）は HSV 感染の初期症状の特徴である。(*Used with permission from Camille Sabella, MD*)

再活性化の場合

- 三叉神経節の HSV が再活性化された場合，無症候性であるが，ウイルスは排出されることが多い。
- 症状や徴候が軽い患者では，発疹の 1，2 日前から灼熱感，痛み，刺痛などの予兆がある[5]。
- 平均して 3〜5 個の病変を生じる。

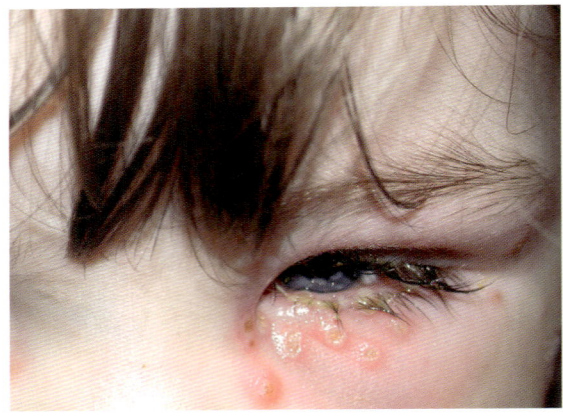

図 39-5　幼児の眼窩周囲にみられる小水疱は単純ヘルペス性潰瘍。(*Used with permission from Paul Rychwalski, MD*)

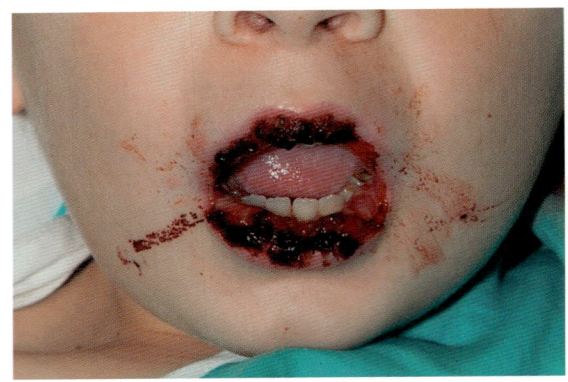

図 39-7　Stevens-Johnson 症候群。粘膜の壊死やびらんなどの特徴がある。(*Used with permission from Camille Sabella, MD*)

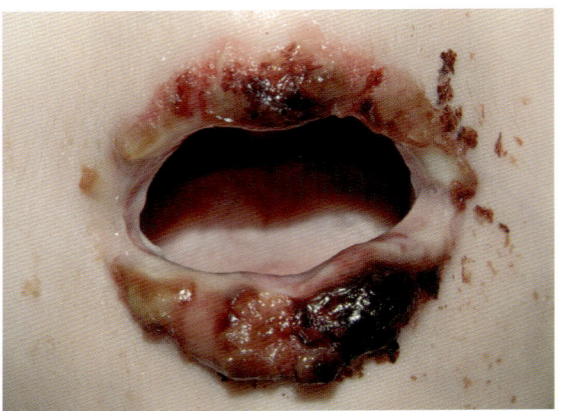

図 39-6　HSV 口内炎を伴った急性白血病患児。感染が広範囲である。(*Used with permission from Camille Sabella, MD*)

- 病変は小水疱から始まり，1，2日で膿疱か潰瘍となり，7〜10日で完全に治癒する。

▶ 分類
- 初期感染では，病変は口蓋，歯肉，舌，口唇，顔の領域に生じる。
- 口角は最も高く再発する部位である。

▶ 検査所見
- 典型的な症状や徴候を基準に臨床診断がなされることが多い。
- ウイルス診断が必要なときは皮膚の検体（水疱内の液体）をそのまま吸引するか，露出した皮膚の病変の底面を擦り取ることにより採取する。
- 皮膚病変からの HSV 培養は，活動的な HSV 感染を診断するのに最も感度が高く確実な方法である[6]。
- 培養における HSV 回収率は水疱性の病変から採取するときわめて高く，痂皮病変からは，はるかに低い[6]。
- 細胞障害性効果を利用して，HSV の陽性反応が得られるのは2〜5日である。しかし組織培養細胞の蛍光免疫染色では速やかに HSV の存在が確認でき，HSV-1 と HSV-2 を区別することができる。
- 感染細胞の直接蛍光免疫染色（病変表面を剥がし，その底面から採取した細胞が必要）は80〜90％の高い感度であるため，迅速な診断が可能となる[7,8]。
- Tzank 試験は直接蛍光免疫染色に比較して，感度と明確さが劣る。

鑑別診断
- アフタ性口内炎は HSV とよく間違われるが，一般的には口唇や口腔周囲よりも口腔内に生じる。
- 多形紅斑，Stevens-Johnson 症候群は全身的な徴候が現れ，たとえば，睫毛や眼症状などがあり，壊死や歯肉の脱落などの口腔内症状はさらに重篤な症状として現れる（図 39-7）。なお，HSV は多形紅斑，Stevens-Johnson 症候群の原因として知られている。

治療

▶ 薬物療法
- 初期感染にはアシクロビル内服が口腔病変の期間を短縮し，その結果，発熱，口腔外病変，飲食困難なども早期に消失する[9]。SOR Ⓐ
- HSV 初期感染で入院している小児に，アシクロビルの静脈注射が効果的であるという専門医がいる。SOR Ⓒ
- HSV の再発に対する局所的なアシクロビルの使用は効果的ではなく，アシクロビル内服は免疫を有する患者においてわずかに効果があるとされている[10,11]。SOR Ⓑ
- 予防的なアシクロビル内服は，成人における口腔周囲の再発性の HSV 感染を減少させる[12-14]。一方，小児での報告はない。

▶ 紹介
健康なのに HSV 歯肉口内炎を頻繁に再発する小児については，小児感染症専門医に依頼し，再発予防策を検討する。

予後
- 感染は，十分な免疫能を有する宿主では自然治癒する。
- 免疫抑制状態にある宿主では，伝播性の病変となる危険が高い。

患者教育
両親は口腔 HSV 感染かどうかを相談するべきであり，健康な小児であれば無症候性である場合もあるが，対症的な治

療が必要な場合もある。

【Camille Sabella, MD】
（馬場祥行　訳）

40 アフタ性潰瘍

症例

　5歳女児が健診と予防接種のために，また児が訴える口腔の痛みのために，母親に連れられ小児科医を受診した。口腔以外の所見は健康であるが，診査したところ，上顎の歯の上方の非角化性粘膜に小さな円形の潰瘍があった（**図40-1**）。壊死した中央部の周囲は少し盛り上がり，紅斑に囲まれている様子は，どう見てもアフタ性潰瘍の所見であった。小児科医は投薬や治療をせずとも自然に消退すると説明して母親を安心させた。数日間は酸味や辛味の食物を避け，乱暴な歯磨きで潰瘍をさらに傷つけないように指導した。

概説

　アフタ性潰瘍（aphthous ulcer）は疼痛を伴う口腔内潰瘍で，単独で生じたり複数であったり，一過性であったり再発したりする。これらの潰瘍は大小様々であるが，共通して痛みがあり，食事，会話，嚥下の支障となることもある。口腔外傷，ストレス，全身疾患がこれらの潰瘍の発生に関与している可能性があるが，その因果関係は明らかでない。再発性のアフタ性口内炎（recurrent aphthous stomatitis：RAS）は痛みを伴い，これを防ぐための積極的な治療が進められるべきである。

別名

　潰瘍性口内炎，アフタ性口内炎，アフタ，再発性アフタ性潰瘍（recurrent aphthous ulcer：RAU），RAS

疫学

- アフタ性潰瘍の頻度は人口の20％と報告されている[1]。
- 小児から思春期の1.5％にRAUが生じると報告されている[2]。
- RASに罹りやすいのは女性，40歳未満，白人，非喫煙者，社会経済的地位が高い者である[2]。

病因と病態生理

- 本疾患の正確な病因や病態は明らかではないが，多様な宿主あるいは環境の要素が関与している。
- RASの患者の約1/3に，本疾患発症の家族歴がある。HLA型のA2，A11，B12，DR2において発症頻度が増加するという遺伝性要因が示唆されている[2]。
- ある研究によれば，RAUの患者においてはTh₁（ヘルパーT細胞サブタイプ1）の活性がより盛んであった。心理的ストレス，非ステロイド性抗炎症薬（NSAID），Crohn病，セリアック病のようにRAUの発生率を高める多くの要因は，免疫応答もTh₁サブタイプ優位にシフトする。妊娠，サリドマイド，グルココルチコイド，テトラサイクリンのようにTh₁免疫応答経路を抑制する要因や薬物は，RAUの発生率を減少させる[3]。

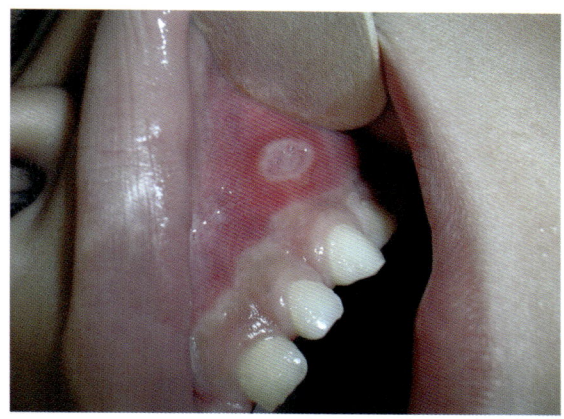

図40-1　5歳女児の非角化性（可動性）粘膜にみられたアフタ性潰瘍。わずかに盛り上がり，円形で，中央部は灰褐色で壊死性であり，紅暈を呈する。（Used with permission from Richard P. Usatine, MD）

- 潰瘍形成期のRAUを有する患者の20～39％においては，腫瘍壊死因子（TNF）-αの血清レベルが正常値より著しく高いことが見出された[3]。ペントキシフィリン，レバミゾール，サリドマイドのように抗TNF-α作用を有する薬物もまたRAUの治療に有効であることがわかっている[2-4]。
- 研究結果はRAUに伴う能動的な免疫機構が存在することを示すものの，病因および病態について解明すべき点はいまだ多くある。

危険因子

- 口腔外傷
- ストレスおよび不安
- 全身疾患（セリアック病，Crohn病，Behçet病，HIVあるいは反応性関節炎）
- 薬物（NSAID，β遮断薬あるいはアンジオテンシン変換酵素阻害薬〈ACEI〉）
- ビタミン不足（亜鉛，鉄，B₁₂あるいは葉酸）
- 食物あるいは薬物に対する過敏性

診断

● 臨床所見

病歴

- 症状はたいてい焼けつくような感覚に始まり，潰瘍部を動かすことで痛みが増幅する。
- 食事によりしばしば苦痛を生じる。特に酸味が強い食物および飲料で生じる。
- 再発や発症について，薬物の使用との関係を尋ねる。
- 胃腸症状，生殖器潰瘍，HIVの危険因子および関節痛について尋ねる。

身体所見

- 潰瘍の大きさによって，臨床的に3段階に分類する。
  1. 小型（3～10mm）（**図40-1**）：最も一般的である。
  2. 大型（10mm以上）（**図40-2**）。
  3. 疱疹状（3mm未満の複数の潰瘍）：最も少ない。
- 最も一般的な小型のものは，円形で境界明瞭，直径1cm未満の単一あるいは複数の潰瘍をなし，通常は10～14日で瘢痕を生じることなく治癒する。
- 疱疹状のアフタは，通常は10代～20代以降に生じる[1]。

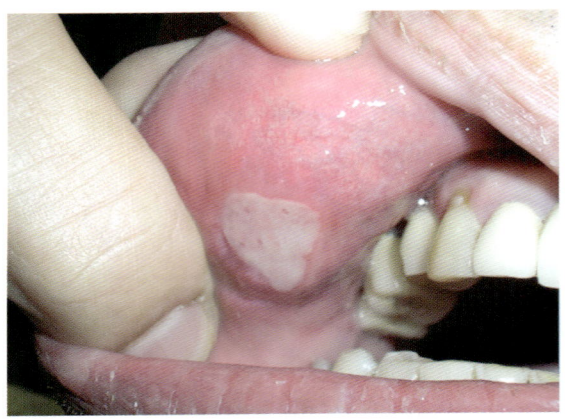

図 40-2　男性の頬粘膜に生じた大型のアフタ性潰瘍で，数年来 RAS に罹患している。(*Used with permission from Richard P. Usatine, MD*)

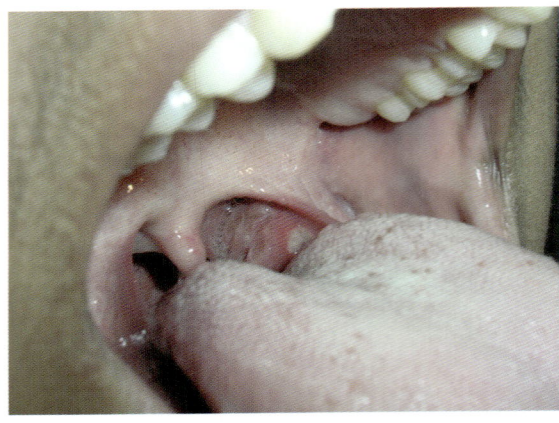

図 40-4　男児の扁桃腺近傍の粘膜に生じたアフタ性潰瘍で，咽頭痛を伴う。(*Used with permission from Richard P. Usatine, MD*)

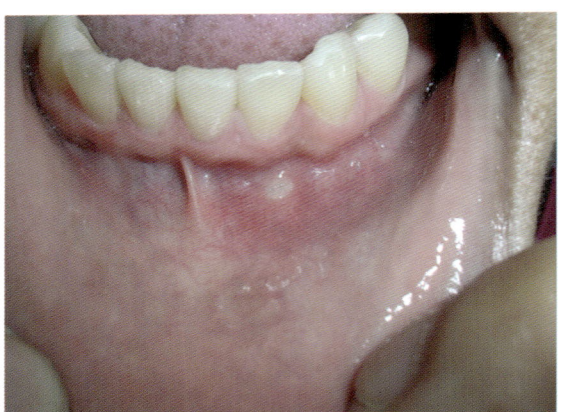

図 40-3　小児の下口唇可動粘膜に生じた小型のアフタ性潰瘍。(*Used with permission from Richard P. Usatine, MD*)

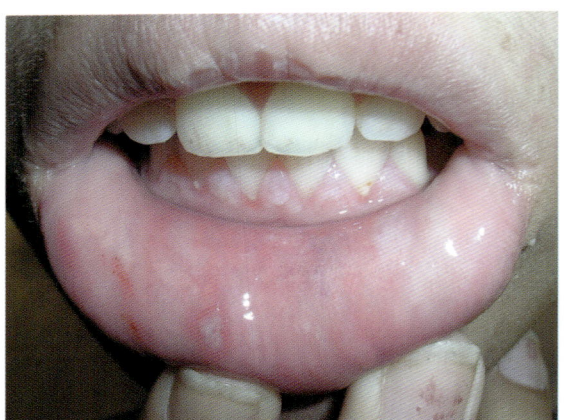

図 40-5　17 歳女児にみられた再発性の口腔および生殖器潰瘍によって特徴づけられる Behçet 病。(*Used with permission from Richard P. Usatine, MD*)

- 潰瘍は単一あるいは複数であり，灰色～褐色の偽膜に被覆され，紅暈を呈する（図 40-1）。

▶ 典型的分布

　潰瘍性アフタは，通常は非角化性粘膜に生じ（例：口唇粘膜，頬粘膜，あるいは舌底面）（図 40-3）。時に付着歯肉および硬口蓋（非可動性粘膜）にも生じる。他に扁桃腺近傍粘膜に生じることもある（図 40-4）。

▶ 分類

- 単純性アフタ：同時に生じるアフタは少数で，全身疾患を伴わず，発症は年間 2～4 回のみである。
- 複雑性アフタ：アフタは全身疾患に伴って同時に多発し，時には性器のアフタ性潰瘍を含むこともある。また，古い病変が治癒すると新しい潰瘍を生じる継続的な病態であったり，年間 4 回以上の頻回再発することがある。Behçet 病は，複雑性アフタを生じる一例である。

▶ 検査所見

　アフタ性潰瘍の単独（初回）発症の場合は，病歴と身体所見により診断する。RAS の場合には，全血球計算値（CBC），フェリチン，ビタミン B$_{12}$，葉酸，赤血球沈降速度（ESR），ウイルス培養，生検を検討し，場合によっては HIV 検査も行う。吸収異常の所見がある場合には，セリアック病の検査を

考える（60 章「セリアック病」参照）。

鑑別診断

- 原発性口腔単純ヘルペスウイルス（原発性歯肉口内炎）：水疱性病変として始まり，急速に口腔内の粘膜病変のすべてに潰瘍を生じる。全身症状として発熱，だるさ，食欲不振，咽頭痛などが生じる。潰瘍は可動性粘膜，非可動性粘膜（付着歯肉や硬口蓋），あるいは口唇のような角化性粘膜にも生じる（39 章「単純ヘルペスウイルス性歯肉口内炎」，114 章「単純ヘルペス」参照）。
- 手足口病ではエンテロウイルスによる手，足，口の皮膚粘膜病変を生じる。口腔粘膜では，いずれの部位にも生じる。病変は 1 週間以内に治癒する（113 章「手足口病」参照）。
- ヘルパンギーナは口腔内の特に軟口蓋および口峡前方部に複数の潰瘍を生じさせる（図 29-9 参照）。ほとんどの症例が，コクサッキーウイルス A16 型によって引き起こされる。アフタ性潰瘍と比べると潰瘍の分布が異なっている。
- 鵞口瘡：白色の局面を取り去ると赤色の病変が現れる。舌圧子で白色の局面を採取し KOH 処理後に検鏡すると，仮性菌糸や出芽酵母の両方，あるいは一方が検出される（121

表40-1　治療のエビデンスのまとめ

治療法	適用方法／対照	症例数	評価基準	効果（NNT＝治療必要数）
アンレキサノクス5％軟膏[6]	1日4回の局所適用／プラセボ	1,335	3日以内に疼痛が消退 潰瘍治癒の前駆状態 3日以内に潰瘍が治癒	NNT＝5（42％ vs 22％, $P<.05$） NNT＝1.6（97％ vs 35％, $P<.01$） NNT＝7（47％ vs 21％, $P<.05$）
ステロイド外用薬（多種）[7]	1日4回の局所適用	116	疼痛緩和	4例中3例に効果あり
硝酸銀[9]	1回の局所適用／プラセボ	97	1日以内に疼痛緩和	NNT＝1.7（70％ vs 10％, $P<.001$）
Debacterol[10]	1回の局所適用／プラセボ	60	6日以内に潰瘍が完治	NNT＝1.4（100％ vs 30％, $P<.01$）
クロルヘキシジン[13]	1日4回の洗口	77	潰瘍持続日数の減少	3例中2例に効果あり
ビタミン B_{12}[14]	日常の口腔内予防として	58	6カ月間新たな潰瘍の発生なし	NNT＝2.3（74％ vs 32％, $P<.01$）

Frontline Medical Communications の許可を得て Bailey J, McCarthy C, Smith RF. Clinical inquiry. What is the most effective way to treat recurrent canker sores?　*J Fam Pract*. 2011；60：621-632 より引用。

章「カンジダ症」参照）。

- 多形紅斑：HSVやマイコプラズマ肺炎菌（*Mycoplasma pneumoniae*）の感染，あるいは薬物曝露や投薬により引き起こされる皮膚粘膜病変である。口腔病変は，斑点から不規則な外形の広く浅いびらんおよび潰瘍へと変化する。好発部位は口唇，舌，頬粘膜，口腔底，軟口蓋である。標的状皮膚病変（targetoid skin lesions）の存在で多形紅斑をRASと区別する（151章「多形紅斑，Stevens-Johnson症候群，中毒性表皮壊死症」参照）。

- Behçet病：本来以下の3つの病状によって性格づけられている。(1)RAS（図40-5），(2)生殖器潰瘍，(3)ブドウ膜炎。アフタ性潰瘍はBehçet病でない者の症状と何ら変わらない。再発性の生殖器潰瘍は痛みを伴い，治癒後に瘢痕を残す。診断における臨床基準は，再発性の口腔潰瘍および以下の中から2項目を満たすものとされている。再発性の生殖器潰瘍，眼の炎症，明確な皮膚病変，パテルギー（針反応）である[5]。Behçet病は複合型アフタの一型ともいえる。Behçet病を疑う場合には患者を眼科医に紹介し，ブドウ膜炎あるいは網膜血管炎の徴候を調べてもらうべきである。Behçet病は多系統の血管炎を呈するので，リウマチ専門医に紹介するのが望ましい（75章「思春期女性における外陰部の潰瘍性病変」参照）。

- PFAPA症候群（周期性発熱，アフタ，咽頭炎，腺炎）：これもまた全身症状を伴い，様々な部位に症状が現れる複合性のアフタ性病変である（176章「周期性発熱症候群」参照）。

治療

ビタミン欠乏，全身疾患，繰り返し生じる口腔内外傷について確認し，治療する。ストレスの軽減は全症例に有効である。種々の治療効果のエビデンスについては表40-1を参照。

▶ 非薬物療法

ほとんどの孤発性アフタでは治療は不要，あるいは定期的な局所治療のみでよい。

▶ 薬物療法

- アンレキサノクス5％軟膏（Aphthasol）は潰瘍を小さくし，疼痛持続時間および治癒までの期間を減じる[6]。これは処方箋なしで購入可能であり，潰瘍が治るまで1日4回軟膏を直接塗布する[6]。SOR Ⓑ
- ステロイド外用薬（クロベタゾール・ゲル，フルオシノニド・ゲルなど）はRASの治癒を促進し，症状を緩和する[7]。使用に際しては，患部を水洗いし，乾燥させた後にゲル，軟膏，クリームを塗布し，30分以上は飲食を控える。SOR Ⓑ

- リドカイン1％クリームのアフタ性潰瘍への適用は，プラセボと比較して疼痛緩和の効果がみられた[8]。SOR Ⓑ
- 硝酸銀による焼灼は1回でアフタ性潰瘍の疼痛を軽減する。焼灼はとても痛いので，潰瘍の疼痛からすぐにでも解放されたいような10代の若者でなければ希望しないかもしれない。当該治療は，病院で医師が行うものである。ただし，治癒に要する時間は変わらない[9]。
- デバクテロールは疼痛を1日で緩和する局所薬で，処方箋が必要である。これもまた痛みを伴うので，使用は限定される[10]。

▶ 補充療法と代替療法

ビタミンCは，10代の少数例の報告によれば，軽度のRASの50％ほどにおいて発症頻度や疼痛を減じた。アスコルビン酸の投与量は1日 2,000 mg/m^2 であった[11]。

▶ 紹介

周期性発熱，アフタ性口内炎，咽頭炎，腺炎を伴うPFAPA症候群の小児においては，扁桃摘出術やアデノイド摘出術の依頼を考えるべきである。メタ分析によると補助的な手術による効果には否定的であるものの，著者らは，症状が小児のQOLを著しく損ねたり，投薬治療に効果がない場合には，手術も選択肢のひとつであると考える[12]。SOR Ⓒ

予防

- クロルヘキシジン洗口液の3薬剤のうちの2つでRAUの発症期間の短縮を認めた[13]。SOR Ⓑ
- 無作為化比較試験（RCT）により，成人における口腔内のビタミン B_{12} の効果を調べた。舌下部のビタミン B_{12} 投与量を 1,000 μg として6カ月間適用する介入群を調べたところ，最終月に介入群ではより多くの患者においてアフタ性潰瘍が消失した（介入群74.1％，対照群32.0％，$P<0.01$）。その治療効果は血清中のビタミン B_{12} レベルとは無関係であった[14]。SOR Ⓑ　10代後半あるいは体格のよい患児の治療に有効であろう。

患者教育

辛い，あるいは酸性が強い食物は痛みを増悪させるので，発症中は避けるべきである。外傷時と同様，アフタ性潰瘍の患者には，毛先が硬い歯ブラシから柔らかい歯ブラシに替えることを推奨する。

【Richard P. Usatine, MD】

（馬場祥行　訳）

第7部

循環器系疾患

SOR	定義
A	一貫して質が高く，かつ患者指向のエビデンス（科学的根拠）に基づいた推奨*
B	一貫性に欠けた，もしくは質に一部問題がある患者指向のエビデンスに基づいた推奨*
C	これまでのコンセンサス，通常行う診療行為，専門家の意見，疾患指向のエビデンス，または診断・治療・予防・スクリーニングについての症例報告に基づいた推奨*

- SOR：推奨度（strength of recommendation）
- 患者指向のエビデンス：死亡率，罹患率，患者の症状の改善などを意味する。
- 疾患指向のエビデンス：血圧変化，血液生化学所見などを意味する。
- *：さらなる詳細情報は，巻末の「付録A」を参照。

41 ばち状指，チアノーゼ

症例

　最近，疲れやすくなった，皮膚が青紫色にみえると訴え，アジアの農村部から，9歳男児が両親に連れられ，来院した。さらに病歴を聴取すると，激しい運動の後にはしゃがみ込む姿が頻繁にみられていた。そうすることで症状が一時的にやわらぐようであった。身体所見では，手足のばち状指，口唇および口腔粘膜のチアノーゼが認められた（図41-1）。粗い収縮期駆出性雑音が胸骨左縁上部から中部にかけて聴取された。心臓超音波検査によりFallot四徴症の診断となった。

概説

　ばち状指（clubbing）は，爪部が丸く盛り上がり，手指または足趾の先端が肥大した状態をいう。チアノーゼ（cyanosis）とは，血中の還元型ヘモグロビン量が増加することによって，皮膚・粘膜が青紫色に変化する現象である。本章におけるチアノーゼとは，中枢性チアノーゼを指す。

別名

- ばち状指：肥大性骨関節症
- チアノーゼ：中枢性チアノーゼ，低酸素血症

疫学

- ばち状指，チアノーゼは世界中でみられ，正確な頻度を把握することは困難である。
- 未修復の先天性心疾患の症例にみられる慢性のチアノーゼは，主に発展途上国で問題となっている。

病因と病態生理

- ばち状指をきたす詳細な機序は不明である。肺毛細血管網をくぐり抜け体循環に入った巨核球や血小板塊が，血小板由来成長因子を分泌することによって，ばち状指を生じると考えられている[1,2]。
- 心内の右左短絡や呼吸器疾患を有する患者では，肺血管網をバイパスした血小板が容易に体循環へ入り，ばち状指を生じる。血小板過多を生じる病態，たとえば炎症性腸疾患においても，ばち状指が観察されることがある。
- チアノーゼは，毛細血管におけるヘモグロビン酸素飽和度の低下によって起こり，還元型ヘモグロビン濃度が3～5g/dLを超えた（動脈血酸素飽和度70～85％に相当）場合に出現する[3]。

危険因子

ばち状指

- 慢性呼吸器感染症や悪性腫瘍などの肺疾患
- チアノーゼ性心疾患（小児における最も頻度の高い原因），感染性心内膜炎
- 炎症性腸疾患や肝硬変などの慢性の消化器疾患
- 遺伝性

チアノーゼ

- チアノーゼ性心疾患

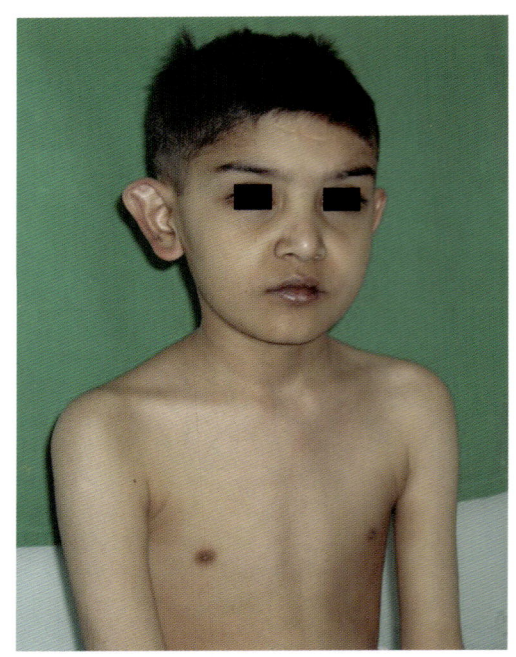

図41-1　9歳男児，未修復のFallot四徴症のため，口唇周囲に中枢性チアノーゼが認められる。（*Used with permission from Athar M. Qureshi, MD*）

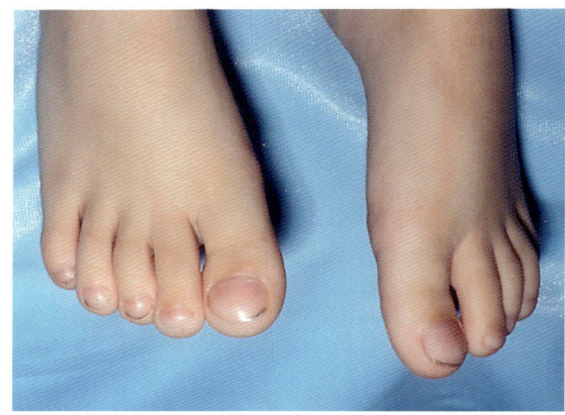

図41-2　重症免疫不全，慢性肺疾患を有する3歳半男児に認めた，足趾のばち状変化。爪部は丸く盛り上がり変形している。（*Used with permission from Johanna Goldfarb, MD*）

- 肺疾患

診断

▶ 臨床所見

ばち状指

- 早期から，爪床が軟らかくなり変形する。手指・足趾先端の無痛性肥大が出現する（図41-2，41-3）。
- 左右の指先を重ね合わせたときに，正常では左右の爪と爪郭によりダイアモンド型の間隙を生じる（図41-4A）が，ばち状指ではこの間隙が消失する（Schamroth徴候，図41-4B）。
- 病期が進むと，手指・足趾の先端は典型的な太鼓のばち様の外見となる（図41-5）。

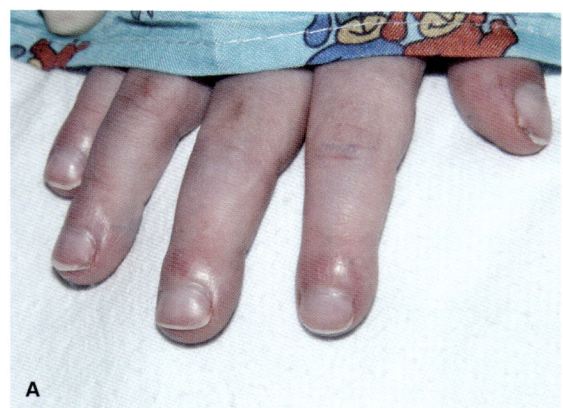

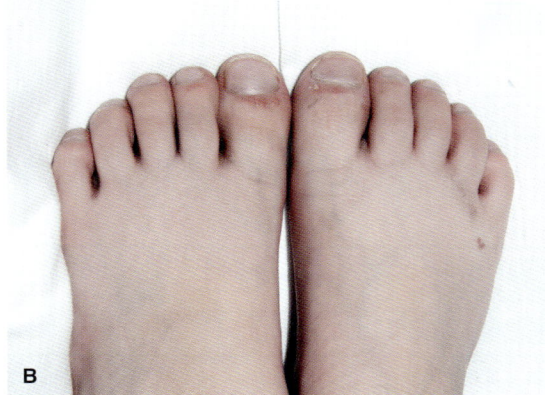

図 41-3　Glenn 手術後の三尖弁閉鎖症を有する 4 歳児に認めた，手指（**A**）および足趾（**B**）のばち状変化。図 41-2 と異なり，爪床にチアノーゼが認められる。（*Used with permission from Athar M. Qureshi, MD*）

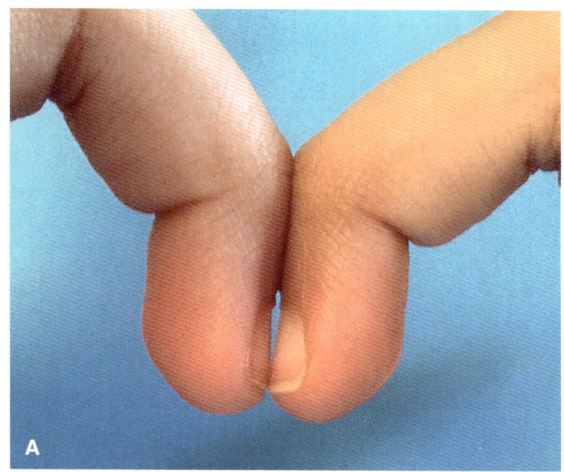

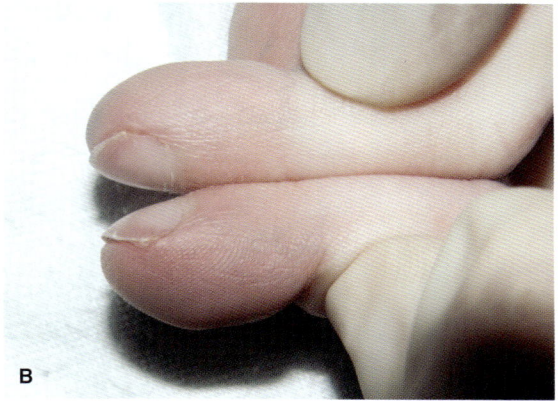

図 41-4　Schamroth 徴候。**A**：健康な 6 歳女児。左右の指先を重ね合わせたときに，左右の爪と爪郭によりダイアモンド型の間隙を生じる。**B**：三尖弁閉鎖症に対する Glenn 手術後の 4 歳男児。ばち状指を有する患者の場合，この間隙が消失する。（*Used with permission from Athar M. Qureshi, MD*）

7

チアノーゼ

- 息切れや易疲労感といった自覚症状をきたす。
- ヘモグロビン酸素飽和度は低値を示す。
- 頻度の高い危険因子を念頭に置いて，原因究明のための精査を行う（前項参照）。

▶ 分類
- ばち状変化は，手指・足趾の先端部にみられる。
- 中枢性チアノーゼを呈する患者では，皮膚色の変化は，特に爪床・口唇（図 41-1）・口腔粘膜・結膜といった部位で目立つ。

▶ 検査所見
- 動脈血酸素飽和度を測定する。動脈血酸素飽和度（および酸素分圧）が低値を示す場合には，先天性心疾患を強く疑う。
- メトヘモグロビン血症が疑われる場合，メトヘモグロビン濃度を確認する。

▶ 画像検査
- 疑われる病因によって，画像検査の必要性を検討する。
- 心疾患，呼吸器疾患の診断に，胸部 X 線検査は必須である。必要に応じて，胸部 CT 検査，MRI 検査を追加する。
- 未修復の先天性心疾患を診断するには，心臓超音波検査が有用である。
- 消化器疾患が原因の場合，超音波検査や内視鏡検査などの腹部画像検査を行う。

鑑別診断

ばち状指
　先述の「危険因子」の項参照。

チアノーゼ
- メトヘモグロビン血症などのヘモグロビン異常症。本病態では，（先天性または後天性）チアノーゼおよび酸素飽和度の低下が認められるが，動脈血酸素分圧は正常である。
- 末梢性チアノーゼあるいは（粘膜色には異常のない）肢端チアノーゼは，血流のうっ滞が原因で起こり，動脈血酸素飽和度は正常である。寒冷にさらされた場合などに起こる四肢の血管攣縮であり，通常は一過性のものである（4 章「子どもの誕生」および図 4-1 参照）。
- 口囲チアノーゼは，口唇周囲に生じる静脈の怒張である。前額部に出現した場合に，チアノーゼと同様の外観となる。これらは良性所見であり，病的意義はない。

治療

　ばち状指およびチアノーゼの根本治療は，基礎疾患の治療を行うことである。

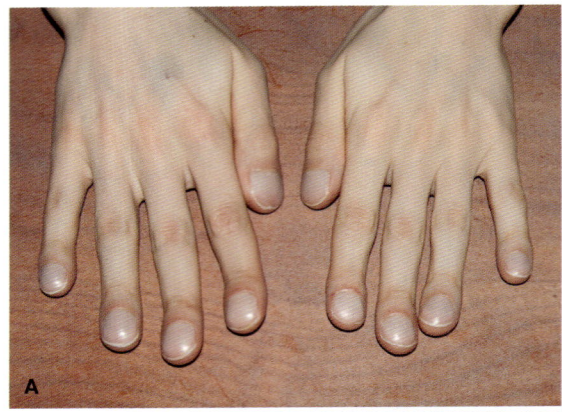

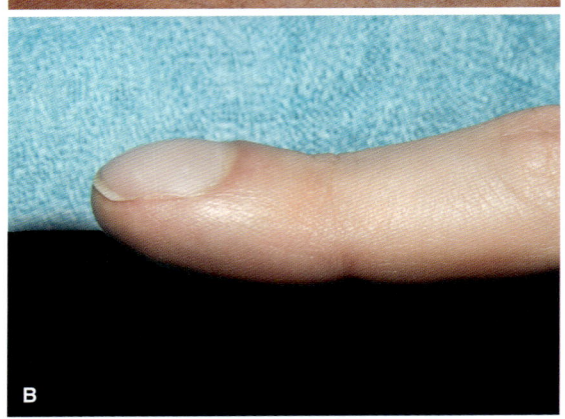

図 41-5　A：未修復のチアノーゼ性先天性心疾患を有する 25 歳の患者に認めた，爪床のチアノーゼを伴うばち状指。**B：**示指の側面像では，太鼓のばち様の外見が明らかである。（*Used with permission from Athar M. Qureshi, MD*）

▶ 非薬物治療
- 低酸素血症がチアノーゼの原因であれば，酸素補充療法を行う。
- Eisenmenger 症候群（未修復の先天性心疾患が原因となり，不可逆的な肺高血圧症のために右左短絡をきたした病態），または他の原因による慢性のチアノーゼは，多血症のリスクである[4]。
- 過粘稠症候群の治療として瀉血を行うことがあるが，鉄欠乏を生じるため賛否が分かれる。

▶ 薬物治療
基礎疾患の治療のために，適切な薬剤を使用する。

▶ 外科治療
- 原因によって，様々な外科手術が適応となる。
- 先天性心疾患の治療のために，外科手術やカテーテル治療が選択されることがある（肺高血圧症を伴わない場合に限る）。
- 肺腫瘍などの肺病変，炎症性腸疾患に対し，外科手術が選択される場合がある。末期肝硬変に対しては，肝移植が必要である。

▶ 紹介
原因に応じて，循環器科医，呼吸器科医，消化器科医といった専門医へ紹介する。

予防とスクリーニング
- 心疾患，呼吸器疾患，消化器疾患のいずれの場合も，早期診断が重要である。
- 胎児超音波検査は，心奇形の胎児診断に有用である。

予後
予後は基礎疾患によって異なる。基礎疾患を早期に治療することで，症状を取り去ることも可能である。

フォローアップ
基礎疾患の多くが慢性疾患のため，長期にわたる計画的フォローアップを行う。

患者教育
右左短絡を有する心疾患患者は，慢性のチアノーゼ，多血症に続発しうる脳血管障害や脳膿瘍の危険性について，理解していなければならない。

【Danyal Thaver, MBBS／Athar M. Qureshi, MD】
（中釜　悠　訳）

42 非チアノーゼ性先天性心疾患

最も重要で，頻度の高い非チアノーゼ性先天性心疾患は以下の 3 つである。
- 心房中隔欠損症
- 心室中隔欠損症
- 動脈管開存症

本章では，それぞれの疾患について順に解説する。

心房中隔欠損症

症例
ニカラグアからの移民である生来健康な 4 歳女児が，定期健診のために来院した。身体診察では，心尖拍動は正常で，聴診上はⅡ音の固定性分裂，および肺動脈弁領域にⅡ/Ⅵ度の収縮期駆出性雑音が聴取された。女児は心房中隔欠損症と診断された（図 42-1）。

概説
心房中隔に生じた欠損孔を心房中隔欠損症（atrial septal defect：ASD）と呼ぶ。その多くは自然閉鎖するが，早期診断とフォローアップを徹底することで，未診断例をなくし，続発症を予防することが重要である。

疫学
全先天性心疾患の 10% が本症であり，特に成人期に診断される先天性心疾患のうち 20〜40% を占める[1,2]。

病因と病態生理
- 欠損孔の位置により，主に 3 つのタイプに分類される。
  - 二次孔欠損型：最も頻度の高いタイプである。卵円孔弁

（一次中隔）と二次中隔の生後の癒合不全によって発症する。卵円孔開存症は，二次孔の形成の際に，一次中隔が過剰に吸収されるために生じる。

- 一次孔欠損型：2 番目に多い。房室中隔欠損型とも呼ばれ，僧帽弁の構造異常を高率に合併する。一次中隔と心内膜床との癒合が障害されることによって発生する。
- 静脈洞型：最も発症頻度が低い。上大静脈（SVC タイプ）あるいは下大静脈（IVC タイプ）接合部付近に欠損孔が存在する。右肺静脈の部分還流異常を伴うことがあり，特に上大静脈接合部に生じる静脈洞型 ASD において注意が必要である。胎児期の静脈洞と心房の癒合異常が原因である。

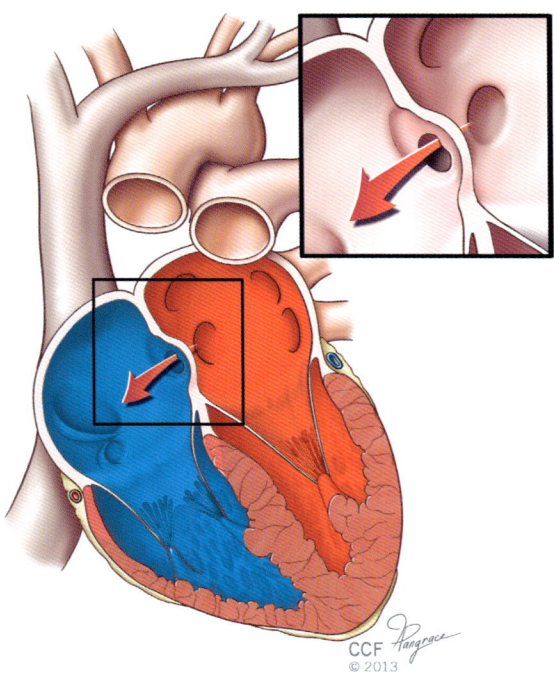

図 42-1　心房中隔欠損症。左房から右房への短絡血流を赤矢印で示した。（*Reprinted with permission, Cleveland Clinic Center for Medical Art & Photography ©2012. All Rights Reserved*）

- 臨床的に有意な，中等症以上の欠損孔では，未診断，未治療で経過した場合に，右房・右室の拡大を生じる。
- 右房拡大が進行すると，心房性不整脈の原因となりうる。
- 年齢が進むにつれ肺血管病変が進行し，ASD の最も重大な長期合併症である Eisenmenger 症候群に至るおそれがある。

危険因子

- ASD の一部は，家族性に発症する。
- Holt-Oram 症候群や Ellis-van Creveld 症候群は ASD を合併する。

診断

▶ 臨床所見

- ASD は，身体所見が軽微で自覚症状を欠くために，数十年にわたって未診断で経過することがある。
- 中等症以上の欠損孔であっても，一般的には本症例のように，小児期では自覚症状をきたさない。
- 一部の患者で，易疲労性，反復性呼吸器感染症あるいは労作時呼吸困難といった症状が出現する。

▶ 身体所見

- 拡張期流入血流および一回拍出量が増大するために，右心室の拍動が目立つ。
- 肺動脈が拡張するために，胸壁から拍動を触れることができ，収縮期クリックが聴取される。
- 吸気時，呼気時にかかわらず，左右短絡によって肺動脈弁の閉鎖が遅れるため，Ⅱ音は固定性分裂を示す。
- 右心室の一回拍出量が増大し，肺動脈弁を通過する血流量が増える結果，肺動脈弁領域に収縮期駆出性雑音が聴取される。
- 左右の心房間で有意な圧較差が存在しないため，欠損孔そのものを通過する血流は，心雑音を生じない。

▶ 心電図所見

- 未治療の，臨床的に有意な ASD を有する患者では，右軸偏位，右脚ブロックを示唆する RSR' パターン，右房拡大（四肢誘導における 2.5 mm を超える P 波増高）を示す。
- 下壁誘導の R 波にノッチを有する crochetage パターンは，ASD に特徴的である（図 42-2）。

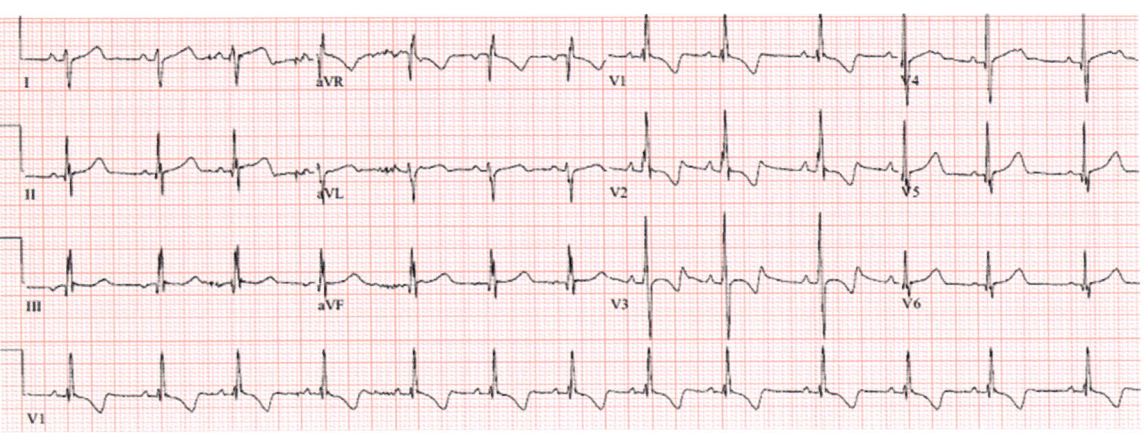

図 42-2　心房中隔欠損症の患者の心電図。V1 誘導の RSR'（不完全右脚ブロック）パターン，下壁誘導（Ⅱ，Ⅲ，aVF）の crochetage パターンが特徴である。（*Used with permission from Peter Aziz, MD*）

▶ 画像検査

- 経胸壁心臓超音波検査によって診断を確定する。
- ドプラ法やコントラスト法を用いて心房間短絡血流を描出することにより，付加的情報が得られる。

鑑別診断

肺動脈弁狭窄症においても II 音の病的分裂が聴取されるが，この場合は固定性分裂ではなく呼吸性に変動する。

治療

- 左右短絡を示す径 8 mm 以上の欠損孔の場合，自然閉鎖は期待できないため，若年者であっても閉鎖術の適応である[3-5]。SOR Ⓐ
- 自覚症状をきたさない径 3 mm 未満の小さな欠損孔の場合，大多数が自然閉鎖するため，経過観察してよい[6]。SOR Ⓐ
- 閉鎖術式には，外科的閉鎖術あるいは径カテーテル的閉鎖術がある。
- 適切な術式は，主に欠損孔の大きさに応じて選択される。

▶ 紹介

ASD と診断された小児は，小児循環器専門医へ紹介する。

予後

肺血管病変の進行を伴わない場合の ASD 患者の予後は，一般的に良好である。

フォローアップ

治療介入を要するか，あるいは経過観察を行うべきか，を決定するために，注意深くフォローアップする。

心室中隔欠損症

症例

満期で出生し，特に周産期異常のない，生後 2 カ月の男児が定期健診のために来院した。体重増加は良好であった。身体診察では，IV/VI 度の汎収縮期雑音が胸骨左縁下部で聴取された。出生直後，新生児室での診察時には，心雑音は指摘されていなかった。心室中隔欠損症（図 42-3）が疑われ，紹介先の小児循環器専門医が心臓超音波検査を行い，診断が確定した。

概説

心室中隔欠損（ventricular septal defect：VSD）とは，心室中隔に生じた欠損孔をいう。

疫学

- すべての先天性心疾患のうち，VSD が最多を占める。
- 近年は，1,000 出生あたり 2.5 の有病率といわれている[7]。

病因と病態生理

- VSD は，胎生 7 週を過ぎても心室中隔の閉鎖が起きないために，発症する。
- 心室中隔は流入路，肉柱部，漏斗部（流出路），膜性部，の 4 つの部位から構成される。
- VSD は部位別に 4 つに分類される。

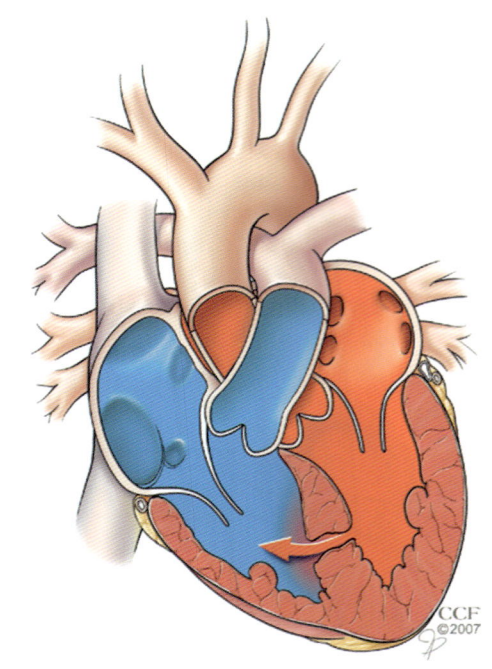

図 42-3　心室中隔欠損症。左室から右室への短絡血流を赤矢印で示した。(*Reprinted with permission, Cleveland Clinic Center for Medical Art & Photography ©2012. All Rights Reserved*)

- 膜性部欠損：中隔束の付着部直上で，三尖弁前尖と中隔尖の交連部近傍の，小さい半透明の構造を膜性部中隔と呼び，同部位に生じる欠損孔を指す。
- 筋性部欠損：筋性中隔のあらゆる部位に生じうる。
- 漏斗部欠損：欠損孔は肺動脈弁直下に位置する。右冠尖が逸脱し欠損孔にはまり込むことで，しばしば大動脈閉鎖不全症を合併する。
- 流入部欠損：しばしば房室弁の異常を伴い，Down 症候群における合併頻度が高い。
- 欠損孔の大きさと肺血管抵抗によって，患者の血行動態が決まる。
- 胎児期には高く維持されていた肺血管抵抗が，出生直後から低下するに従って，左右短絡を生じるようになる。
- 大きな欠損孔では肺動脈圧が低下せず，右心不全をきたす。

危険因子

VSD は，遺伝性の先天異常症候群に合併する場合や，複合型心奇形の一部として生じる場合がある。

診断

▶ 臨床所見

- 小欠損のほとんどは無症状で，肺動脈圧が有意に低下するまでは，心雑音は明らかでない。
- 小欠損では，古典的な VSD の特徴である，胸骨左縁下部に強い汎収縮期雑音を生じる。
- 比較的大きな欠損孔では，うっ血性心不全を発症し，哺乳不良，哺乳時の発汗，頻脈，発育不全をきたしうる。
- 身体所見では，多呼吸，心尖拍動の亢進，肝腫大といった心不全徴候が認められる。
- 大欠損においては，心室間に圧較差が存在せず，古典的な

汎収縮期雑音は必ずしも聴取されない。

画像とその他の検査

- 心電図検査：小欠損の VSD では心電図異常を認められない。比較的大きな欠損孔を有する患者では，両室肥大の所見を呈する。心内膜床欠損症では，QRS は上方軸を示す。
- 心臓超音波検査：カラードプラ法を用いることで，欠損孔の同定，短絡の重症度評価が正確に行える。

鑑別診断

三尖弁閉鎖不全症，僧帽弁閉鎖不全症は，心臓超音波所見によって区別できる。

治療

内科治療

- 発育，哺乳状態を改善することは重要である。
- うっ血性心不全に伴う症状をやわらげる目的で利尿薬，ジゴキシン，アンジオテンシン変換酵素阻害薬を使用することがある。SOR **C**

外科治療

- 外科治療の方針は，主に欠損孔の大きさ，位置／種類に応じて，症例ごとに決定される。外科手術が必要と判断された場合，肺高血圧症の進行を防ぐために，一般的には生後 3〜6 カ月時に手術が行われる。
- 1 歳以上の無症状な患者で，小欠損の場合は，1〜2 年毎のフォローアップでよい。SOR **C**
- unrestrictive VSD といわれる大欠損を有する患者は，乳児期早期に外科的修復術を必要とする。SOR **C**
- 比較的大きな欠損であっても，restrictive VSD であれば，多くの欠損孔は縮小傾向を示すので，まずは内科治療を考える。SOR **C**

紹介

VSD を有する患者は，全例，小児循環器専門医による精査を受ける必要がある。

予後

- 無症状の小さな筋性部 VSD は予後良好な疾患であり，自然閉鎖することが多い。
- 肺血管病変を伴わなければ，大欠損の場合であっても，心内修復術後の予後は良好である。

フォローアップ

- 特に中等症以上の欠損孔を有する VSD の患者は，外科的介入を要する場合に備えて，十分な体重増加が得られているかどうかをフォローアップする必要がある。
- 未修復の VSD を有する年長児では，心不全の進行に注意してフォローする。

患者教育

外科治療，あるいは内科治療による経過観察，の 2 つの治療選択肢について，患者の両親に情報提供する。

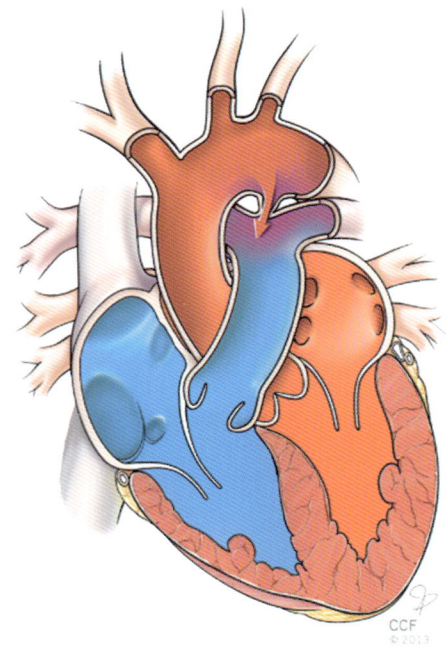

図 42-4　動脈管開存症。大動脈から肺動脈への短絡血流を赤矢印で示した。(*Reprinted with permission, Cleveland Clinic Center for Medical Art & Photography ©2012. All Rights Reserved*)

動脈管開存症

症例

在胎 24 週で出生し，NICU に入院中の生後 16 日目の男児は，経腸栄養が始まった直後であった。腹部膨満が出現し，腹部 X 線は腸壁気腫像を呈し，壊死性腸炎が示唆された。血圧は 66/18 mmHg を記録し，大腿動脈では反跳脈を触れ，左第 2 肋間では II / VI 度の連続性雑音が聴取された。心臓超音波検査で，動脈管開存症の診断が確定した(**図 42-4**)。

概説

動脈管開存症(patent ductus arteriosus：PDA)は，胎児動脈管の生理的閉鎖が障害され，大動脈-肺動脈間の交通が残存することによって発症する(**図 42-4**)。

疫学

- PDA の有病率は，1,000 出生あたり 0.138〜0.8 と報告されている[7,8]。
- 早産児では，正期産児と比べて，動脈管の閉鎖に時間を要する。乳児期以降にみられる PDA の一部においても，早産が発症に関与している。

病因と病態生理

- 出生後の初めての啼泣で，動脈管は平滑筋の収縮により閉鎖傾向となり，のちに内膜の肥厚，血栓形成による閉塞を経て，完全に閉鎖する。
- 閉鎖しない場合，大動脈から肺動脈への短絡が遺残し，肺，左房，左室，上行大動脈への血流量が過剰となる。

危険因子

- 早産が最大の危険因子である。
- 妊娠初期の胎児への風疹感染は，児が生後に PDA を発症するリスクとなる。
- 高地で出生した児は，海抜ゼロ地域で出生した児に比べ，PDA の有病率が高い。

診断

▶ 臨床所見

- 症状や徴候の程度は，肺循環への短絡血流量に比例する。
- 正期産児の小短絡 PDA では，左第 2 肋間の漸増性収縮期雑音が唯一の徴候である。
- 短絡量の多い PDA では，拡張期にも肺循環への短絡を生じるため，本症例で示したように，脈圧は開大する。
- 反跳脈を触れることも，同様の機序で説明できる。短絡血流の乱流の程度が軽度であるため，心雑音の性状はよりやわらかい。
- より年長になると，古典的な PDA の臨床所見を呈するようになる。II 音付近に最大振幅をもつ漸増・漸減型の連続性雑音（拡張期成分は高調）が，左第 2 肋間で聴取される。

▶ 画像検査

心臓超音波検査：PDA は断層エコー法により容易に描出できる。

鑑別診断

- PDA の連続性雑音は以下の病態との鑑別を要する。
  - 静脈コマ音：坐位でより明瞭に聴取され，臥位では減弱あるいは消失する。
  - 冠動脈瘻：心雑音の最強点が左第 2 肋間とは異なる。
  - バルサルバ洞破裂：新規に出現した心雑音。聴取部位は，PDA と近い。

治療

- PDA に対する治療には，内科治療，外科治療，あるいはカテーテル治療がある。

▶ 内科治療

- 早産児（特に体重 1,000 g 未満）に対しては，非症候性の左右短絡の場合でも，インドメタシンの投与が推奨される[9]。SOR **A**
- 体重 1,000 g 以上の新生児では，臨床的に有意な症候性左右短絡が生じた場合に，インドメタシンの投与が推奨される[10]。SOR **A**

▶ 外科治療

- 外科的治療法には，開胸手術とビデオ補助胸腔鏡手術（video-assisted thoracic surgery：VATS）がある。

▶ カテーテル治療

- コイル（より径の大きな PDA に対しては閉鎖栓という特殊なデバイス）を用いた経カテーテル的閉鎖術の治療成績は，VATS と同等である[11]。SOR **A**

▶ 紹介

- 新生児期は，新生児科医や心臓外科医によって治療・管理が行われる。
- より年長な PDA 患児は，小児循環器専門医へ紹介する。

予防

- 予防接種を普及させ，母体の風疹感染を予防することは，新生児の PDA 予防につながる。
- 体重 1,000 g 未満の早産児に対する予防的インドメタシン投与については，その効果について一定の結論が得られていないため，必ずしも推奨されない[9,12]。SOR **B**

予後

孤立性 PDA の予後はきわめて良好である。超低出生体重児のうち 34 ％以上の症例で，動脈管は自然閉鎖する[13]。

フォローアップ

完全な閉鎖を確認した症例では，小児循環器専門医によるフォローアップは不要である。

【Asif Padiyath, MD ／ Peter Aziz, MD】

(中釜　悠　訳)

43　チアノーゼ性先天性心疾患

症例

　子どもの顔が青紫色であることに気がついた両親が，生後 20 日目の男児を連れて，救急外来を受診した。意識は清明であるが，酸素飽和度は 83 ％を示し，チアノーゼを呈していた。右前胸部は軽度に隆起し，胸骨左縁上部に III／VI 度の粗い収縮期駆出性雑音が聴取された。機嫌が悪くなると，チアノーゼが増悪（酸素飽和度 60 ％）するとともに，心雑音は小さくなった。心臓超音波検査によって，チアノーゼ性先天性心疾患のひとつである Fallot 四徴症（図 43-1）と診断された。しばらく内科的治療が行われた後，Blalock-Taussig シャントによる姑息的手術が行われた。安定した状態で退院し，その後は外来でフォローアップを行いながら，修復術まで待機することとなった。

概説

　チアノーゼ性先天性心疾患は，胎生期の発生段階で生じる心臓や大血管の解剖学的異常によって，右左短絡をきたす病態である。出生後は，皮膚の青紫色変化である，チアノーゼを呈する。

疫学

- 米国において，先天性心疾患は最も頻度の高い先天異常である。統計データによって差はあるが，新生児のおよそ 1 ％に発症する[1]。
- 生命に関わる，重症先天性心疾患の大部分を，チアノーゼ性心疾患が占める。
- 頻度の高いチアノーゼ性先天性心疾患を，以下に示す[2]。
  - Fallot 四徴症（図 43-1），大血管転位症（図 43-2），総動脈幹症，三尖弁閉鎖症，総肺静脈還流異常症，重症肺動脈弁狭窄症
  - その他：Ebstein 病，両大血管右室起始症，肺動脈閉鎖症，単心室症

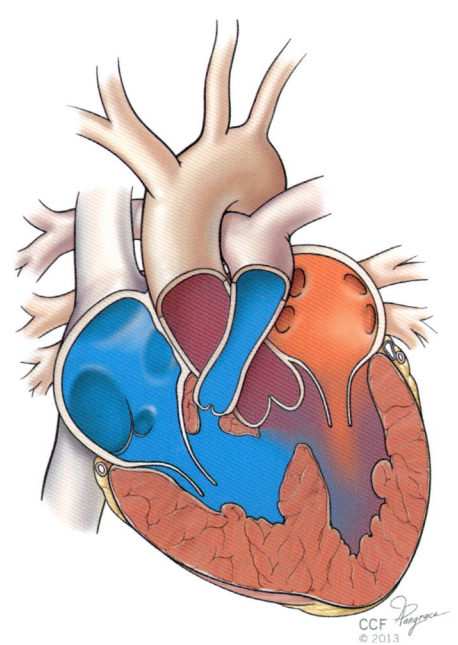

図 43-1　Fallot 四徴症。漏斗部中隔の前方偏位を伴う心室中隔欠損，肺動脈狭窄，大動脈騎乗，右室肥大の 4 つの特徴を示す。(*Reprinted with permission, Cleveland Clinic Center for Medical Art & Photography © 2012. All Rights Reserved*)

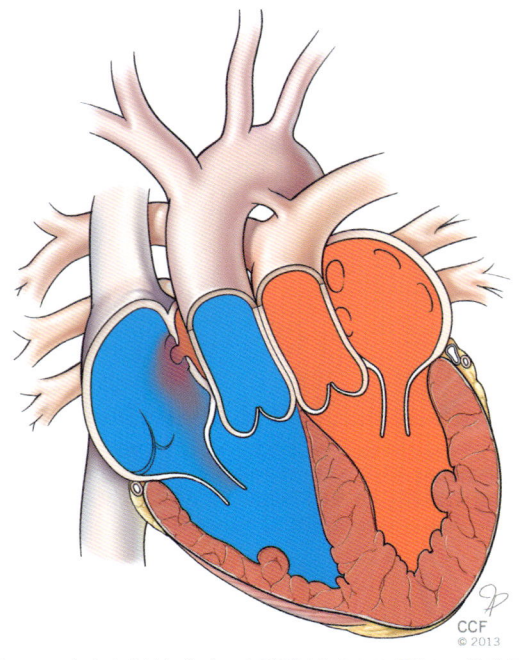

図 43-2　完全大血管転位症。大動脈は右室から起始し，肺動脈は左室から起始する。心内修復術までの間を生存するためには，心房中隔欠損，心室中隔欠損，動脈管を介したミキシング(体肺静脈血が混じり合うこと)が必須である。(*Reprinted with permission, Cleveland Clinic Center for Medical Art & Photography © 2012. All Rights Reserved*)

病因と病態生理

- ほとんどの症例において，その発症原因は不明で，多因子疾患と考えられている。
- 体静脈血の一部が肺循環をバイパスする結果，右左短絡を生じる。動脈血酸素飽和度は低下し，チアノーゼを呈する。
- 血行動態によってチアノーゼの程度は様々であり，チアノーゼそのものが主たる臨床上の問題でない場合もある。

危険因子

▶ 遺伝的要因
- 先天性心疾患の家族歴
- 先天性心疾患を特徴とする先天異常症候群(すなわち DiGeorge 症候群)[1,3]

▶ 母体要因
- 体外受精
- 催奇形物質(例：アルコール，リチウム，イソトレチノイン，抗けいれん薬，サリドマイド，有機溶媒)への曝露[4]
- 母体の合併疾患(例：糖尿病，フェニルケトン尿症，風疹)[4]

▶ 胎児要因
- 心外奇形の合併，染色体の異数性や重複・欠失などの異常，胎児水腫，内臓位の異常，一絨毛膜性双胎

診断

▶ 臨床所見
- 臨床症状は，疾患ごとに大きく異なる。
- 中枢性チアノーゼが認められる。
- 疾患によっては，呼吸窮迫，チアノーゼ発作，哺乳不良，

発育不全といった症状を呈する。
- バイタルサインの異常として，頻脈，多呼吸，酸素飽和度の低下，低血圧などが認められる。
- 右上肢と下肢の酸素飽和度に較差を生じる場合がある。
- 四肢の血圧を測定することが，大動脈縮窄症を診断する契機となりうる。
- 聴診では，疾患ごとに特徴的な心音異常や病的心雑音が聴取される。
- 多呼吸，陥没呼吸，肝腫大といった，うっ血性心不全の徴候を呈する場合がある。

▶ 検査所見
- チアノーゼが心疾患によるものか，呼吸器疾患によるものかを鑑別する目的で，高濃度酸素吸入を試みる。チアノーゼ性先天性心疾患の患者では，酸素吸入前後で，酸素飽和度と動脈血酸素分圧は大きく変化しない。
- 血算や動脈血液ガス分析，敗血症を除外する目的で血液培養検査などが一般的に行われる。

▶ 画像検査
- 胸部 X 線(図 43-3)
- 心電図検査
- 心臓超音波検査

鑑別診断

- 新生児遷延性肺高血圧症やその他の呼吸器疾患は，病歴や画像検査によって除外できる。
- 敗血症，低血糖，脱水，副腎不全による末梢循環不全，異常ヘモグロビンによる病態(例：メトヘモグロビン血症)を鑑別する。

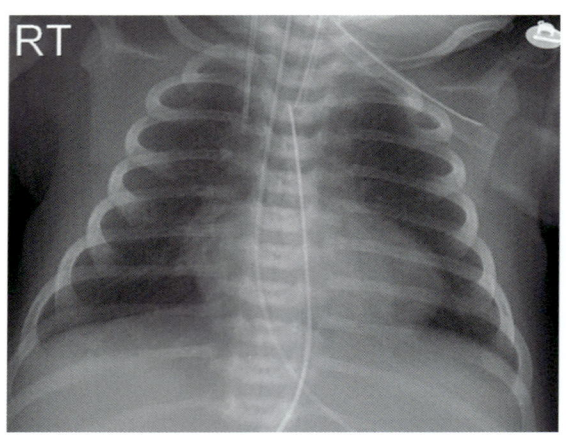

図 43-3　Fallot 四徴症の乳児の胸部 X 線（前後撮影）。心尖は挙上し，肺動脈陰影（左第 2 弓）の陥凹を認め，いわゆる木靴心を呈する。肺野の透過性は亢進し，肺血流の低下を反映している。（*Used with permission from Athar M. Qureshi, MD*）

治療

▶ 非薬物治療
- 呼吸，循環のサポートと厳重なモニタリングによる支持療法を行い，十分な末梢循環と酸素化を保つ。
- 適切な体温管理を行う。
- 必要に応じて，酸素投与，人工呼吸療法を行う。
- カロリー投与量を上げる。

▶ 薬物治療
- 動脈管依存性の血行動態が疑われる場合，プロスタグランジン E1 の持続点滴が適応となる。
- 酸塩基平衡異常や代謝障害を是正する。
- 病態に応じて，利尿薬，ジゴキシン，アンジオテンシン変換酵素阻害薬を投与する。
- 低血圧に対しては，昇圧薬を投与する。

▶ 外科治療
- 心臓カテーテルは，診断や治療を目的として行われる。
- 完全大血管転位症や左心系の閉塞性病変を有する患者に対し，左右の心房間に交通をつくる目的で，バルーン心房中隔裂開術が行われる（図 43-4）。
- 肺動脈弁狭窄症に対し，狭窄を軽減し拍出量を増加させる目的で，バルーン弁形成術が行われる（図 43-5）。
- ほとんどのチアノーゼ性先天性心疾患において，根本的治療となるのは外科手術である。手術時期は，疾患ごとに異なる。以下に，各疾患に対する標準的な術式を示す。
  - Fallot 四徴症：心室中隔欠損（VSD）閉鎖，および右室流出路狭窄の解除術（図 43-6）
  - 大血管転位症：動脈スイッチ手術（図 43-7）
  - 三尖弁閉鎖症：Blalock-Taussig シャント造設術，Glenn 手術，Fontan 手術
  - 総肺静脈還流異常症：共通肺静脈腔-左房吻合術
  - 総動脈幹症：VSD 閉鎖，および右室-肺動脈導管作成術

▶ 紹介
　小児循環器専門医，心臓外科医，母体胎児医学専門医，産科医，新生児科医，遺伝専門医などへ紹介する。

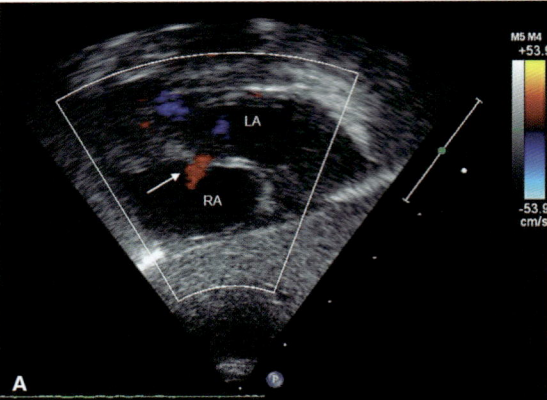

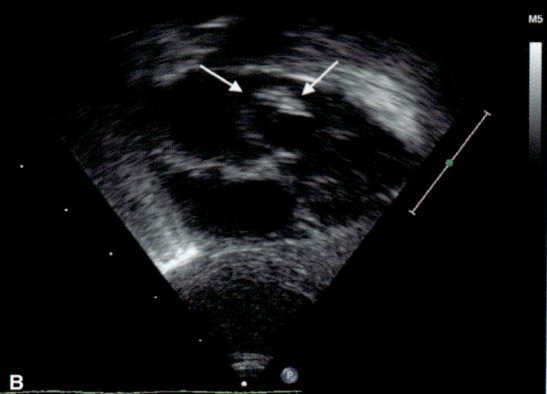

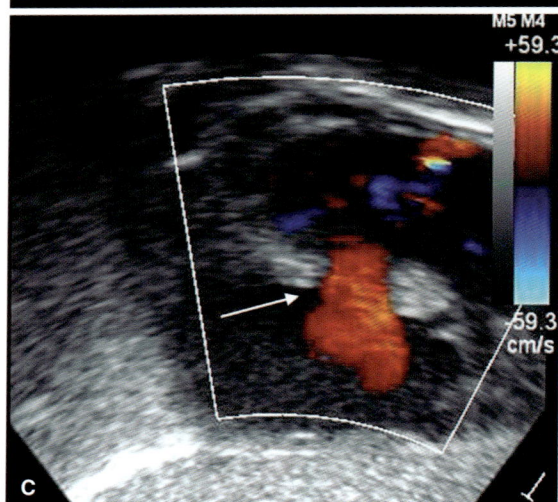

図 43-4　大血管転位症（TGA）による重度のチアノーゼを呈した乳児の経胸壁心臓超音波所見。**A**：心房中隔欠損（ASD）を通過する血流（矢印）がわずかに検出される。**B**：バルーン（矢印）による経カテーテル的心房中隔裂開術。**C**：介入後，ASD は拡大し，通過する血流量も増加した（矢印）。心内修復術までの待機期間，チアノーゼを軽減し生存を可能にするバルーン心房中隔裂開術は，多くの TGA 患者にとって大変重要な手技である。　RA＝右房，LA＝左房。（*Used with permission from Athar M. Qureshi, MD*）

予防とスクリーニング

▶ 予防
　遺伝カウンセリング，母体の合併疾患のコントロール，妊

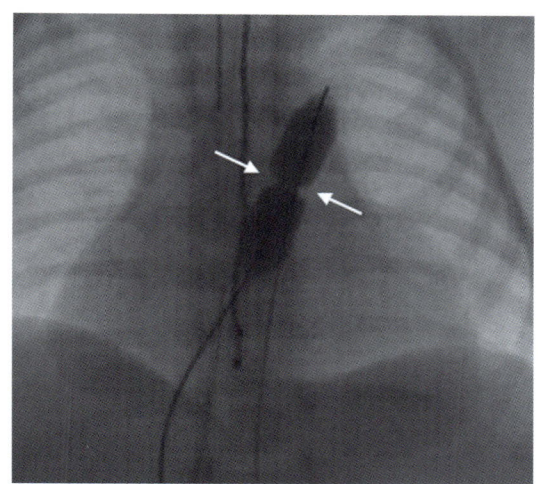

図43-5　チアノーゼを伴う重症肺動脈弁狭窄症の新生児に対し，心臓カテーテル検査室で実施したバルーン弁形成術。狭窄した弁口部に相当する位置に，ウエスト（バルーンのくびれ，矢印）を生じた。最大限にバルーンを拡張させることで，ウエストは消失した。（*Used with permission from Athar M. Qureshi, MD*）

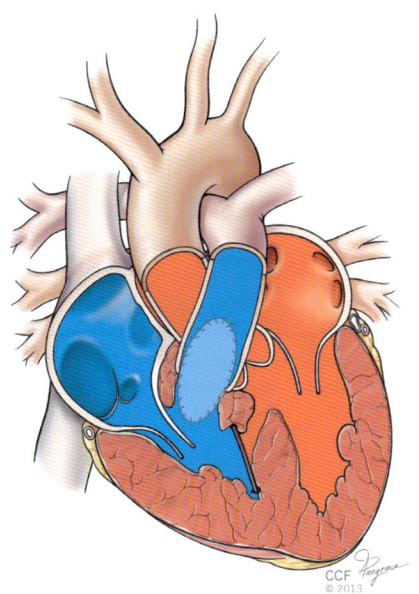

図43-6　Fallot四徴症に対する心内修復術。VSD閉鎖，および右室流出路狭窄の解除が行われた。本症例では主肺動脈−右室流出路切開法（transannular patch法）を用いて肺動脈弁輪を拡大している。（*Reprinted with permission, Cleveland Clinic Center for Medical Art & Photography © 2012. All Rights Reserved*）

娠中の催奇形物質への曝露を避けること，などが予防策として行われる。

▶ スクリーニング

- 産科的超音波検査による初期スクリーニングは，妊娠18〜22週に行う。
- 前述の危険因子を有するハイリスク妊娠では，胎児心臓超音波検査による精査を行う。
- 胎児心奇形を認めた場合は，合併奇形の有無を検索する。

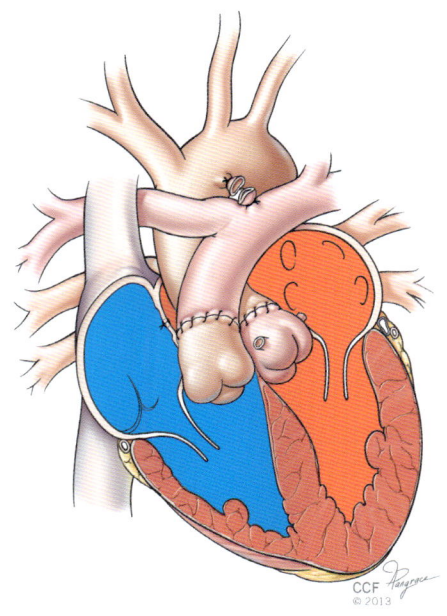

図43-7　大血管転位症（TGA）に対する心内修復術。動脈スイッチ手術は，血行動態の異常と解剖学的異常，双方を修復する術式である。大血管を入れ替え，ボタン状に切離した冠動脈を新大動脈へ移植する。（*Reprinted with permission, Cleveland Clinic Center for Medical Art & Photography © 2012. All Rights Reserved*）

予後

- チアノーゼ性先天性心疾患の大部分は，適切に治療されなければ予後不良である。しかし，迅速な診断と適切な治療によって，ほとんどの疾患において良好な予後を得ることができる。
- チアノーゼ性先天性心疾患が，無治療のまま長期間放置された場合，脳卒中，臓器障害，筋力障害，血栓症，血管障害といった重大な悪影響が全身に及ぶ[5]。

フォローアップ

修復術やカテーテル治療を行った後も，継続して内科的管理を行い，長期合併症に対応するために，定期フォローを行う。

患者教育

先天性心疾患患者はその生命予後，生活の質を向上させるために，多角的なケアを必要とする。患者とその家族を出産前，そして小児期から成人期に至るまで継続して支援するために，各専門家を集め，医療チームを構成する。

【Amara Majeed, MBBS／Athar M. Qureshi, MD】

（中釜 悠 訳）

44　感染性心内膜炎

症例

リウマチ性弁膜症による僧帽弁閉鎖不全症を既往にもつ

14歳女児が，2週間前から断続的に続く微熱，易疲労感，筋力低下，関節痛，筋痛を訴え，両親に連れられ来院した。全身状態は不良で，発熱を呈しており，身体診察上，心雑音が聴取された。眼底検査でRoth斑（図44-1，44-2）を認め，血液培養では*Streptococcus mitis*が検出された。心臓超音波検査によって，僧帽弁に付着した疣贅が確認された。女児は，感染性心内膜炎に対する治療目的に入院となった。

概説

感染性心内膜炎（bacterial endocarditis）は生命を脅かす重大な感染症であり，小児においては先天性心疾患患者，人工弁を有する患者，静注薬物常用者，中心静脈カテーテル挿入患者に多くみられる。Duke診断基準に従い，診断する。適切な抗菌薬治療と，必要に応じて外科治療を組み合わせることにより，高い治癒率を得ることができる。迅速に診断を行い，合併症に対し注意を払うことによって，さらに治癒率は向上する。

疫学

- 罹患率は年間10万人あたり0.34～0.64例である[1]。
- 小児入院患者の1,000人あたり1例が，感染性心内膜炎による入院である。
- 年齢ごとの内訳は，0～1歳が46％と最多で，次いで12～18歳が23％，5～12歳が20％，1～5歳が最も少なく12％となっている[2]。
- 患者の58％が男性である[2]。
- 感染性心内膜炎と診断された入院患者のうち68％が，なんらかの先天性心疾患を有していた[2]。
- 2007年版感染性心内膜炎予防のためのAHAガイドライン出版以降も，感染性心内膜炎による入院患者数は減少していない[2]。

病因と病態生理

- 弁奇形や，先天性心疾患に伴う体・肺循環の異常な交通が存在すると，それらの部位を通過する血流によって，内皮の損傷が引き起こされる。
- 血小板やフィブリンが損傷された内皮に沈着し，無菌性の血栓を形成する。
- 一過性の菌血症を契機に，傷害された内皮へ病原体が付着する。
- 緑色レンサ球菌（*Streptococcus mitis*，*Streptococcus oralis*など），黄色ブドウ球菌，コアグラーゼ陰性ブドウ球菌，腸球菌，カンジダ属，そしてまれに肺炎球菌などが起因菌となる。
- 緑色レンサ球菌は，リウマチ熱，未修復の先天性心疾患，術後遠隔期に発症する感染性心内膜炎において，しばしば起因菌として検出される。
- 心臓手術後や人工弁に関連して発症する感染性心内膜炎では，メチシリン耐性黄色ブドウ球菌（methicillin-resistant *Staphylococcus aureus*：MRSA）やコアグラーゼ陰性ブドウ球菌をはじめとしたブドウ球菌属が問題となる。正常心構造，あるいは静注薬物常用者に生じる感染性心内膜炎においても，黄色ブドウ球菌はしばしば起因菌となる。
- カンジダ属などの真菌類は，特に，院内感染型の感染性心内膜炎や，中心静脈カテーテル挿入患者，人工弁患者，新

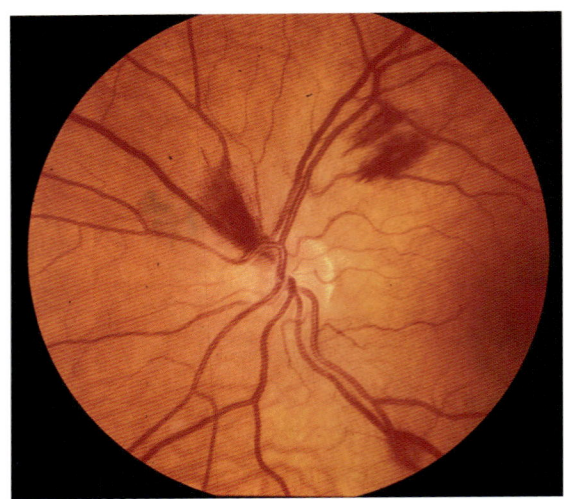

図44-1　Roth斑。中心部が白色の眼底出血で，感染性心内膜炎にみられる。白血病や糖尿病においても観察される。（*Used with permission from Paul D. Comeau*）

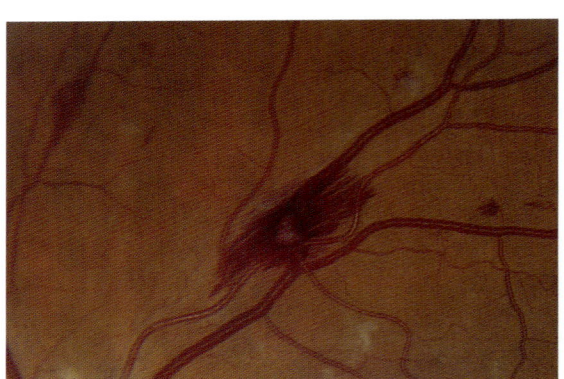

図44-2　Roth斑の拡大像。綿花状白斑の周囲を出血斑が取り囲む。綿花状白斑は軸索の虚血性壊死によって，出血斑は細動脈の破裂によって形成される。（*Used with permission from Paul D. Comeau*）

生児に発症する感染性心内膜炎の起因菌として頻度が高い。

- 培養が困難な病原微生物としてHACEK群が知られ，ヘモフィルス属，アクチノバチルス属，カルディオバクテリウム属，エイケネラ属，キンゲラ属を含む。これらは小児感染性心内膜炎の起因菌としてはまれであるが，時に新生児症例や免疫能の低下した患者において検出される。
- 血液と内皮下の組織因子とが接触することによって，血液凝固が促進される。
- 血栓に接着した病原体が，単球やサイトカイン，組織因子の産生を活性化することによって，弁に付着した疣贅が拡大する。
- 疣贅の拡大に伴い，弁が破壊される（図44-3）。適切な時期に治療介入がなされなければ，死亡につながることがある。
- 敗血症性塞栓は，脳，脾臓，腎臓といった臓器を侵す頻度が高い[3]。

危険因子[4]

- 先天性心疾患
- 人工弁

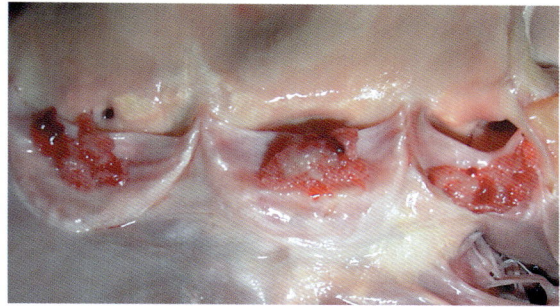

図 44-3　感染性心内膜炎のために死亡した患者の病理標本。細菌の増殖が，3 つの弁尖において観察される。(*Used with permission from Larry Fowler, MD*)

- 静注薬物常用
- リウマチ熱
- 感染性心内膜炎の既往
- 中心静脈カテーテルの使用（特に新生児）
- 過去の心臓手術の遺残病変（弁膜症や残存短絡）

診断

- Duke 診断基準では病歴，身体所見，血液検査所見，心臓超音波所見を組み合わせて診断に用いており，約 80％の感度を有することが複数の臨床試験において示されている[5]。
- 大基準 2 つ，大基準 1 つと小基準 3 つ，あるいは小基準 5 つを満たすとき，感染性心内膜炎の確診例とみなす[5]。
- 大基準 1 つと小基準 1 つ，あるいは小基準 3 つを満たすときは，感染性心内膜炎の可能性を考える[5]。
- 大基準とは，以下に示すものをいう[5]。
  - 2 回の血液培養が陽性でかつ：
    - ・緑色レンサ球菌，黄色ブドウ球菌，HACEK 群，腸球菌のいずれかが陽性
    - ・血液培養が持続して陽性
    - ・1 回の血液培養でも *Coxiella burnetti* の IgG 抗体（Q 熱の起因菌）が検出された場合，あるいは IgG 抗体価高値
  - 疣贅や膿瘍，人工弁の部分的裂開を示唆する心臓超音波所見
    - ・新規に出現した弁閉鎖不全
- 小基準とは，以下に示すものをいう[5]。
  - 素因（先天性あるいは後天性の弁形態異常などの心疾患，静注薬物常用，感染性心内膜炎の既往）
  - 発熱：38℃以上
  - 臨床所見：動脈塞栓，敗血症性肺塞栓，細菌性動脈瘤，頭蓋内出血，爪下線状出血，Osler 結節，Roth 斑，Janeway 病変（図 44-1，44-2，44-4 ～ 44-7）
  - 糸球体腎炎
  - リウマチ因子陽性
  - 血液培養陽性であるが，上記の大基準を満たさない場合。
  - 感染性心内膜炎に一致する心臓超音波所見を認めるが，上記の大基準を満たさない場合。

▶ 臨床所見

- 発熱：75 ～ 99％の患者に認め，典型的には微熱である。
- 新規に出現した，あるいは性状の変化した心雑音：20 ～ 80％の患者に聴取される。

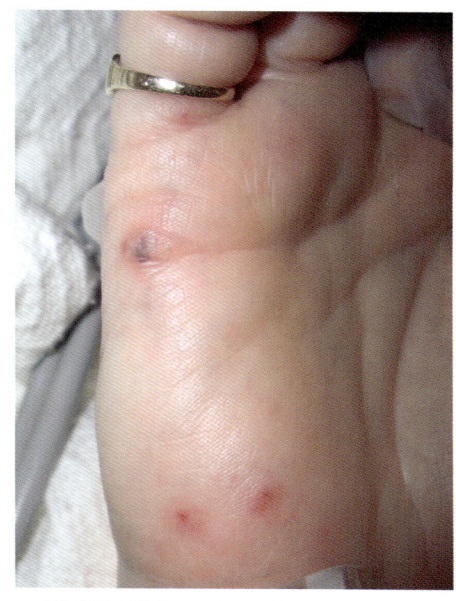

図 44-4　感染性心内膜炎のために入院中の女性の手掌部に認めた Janeway 病変。これらは無痛性である。(*Used with permission from David A. Kasper DO, MBA*)

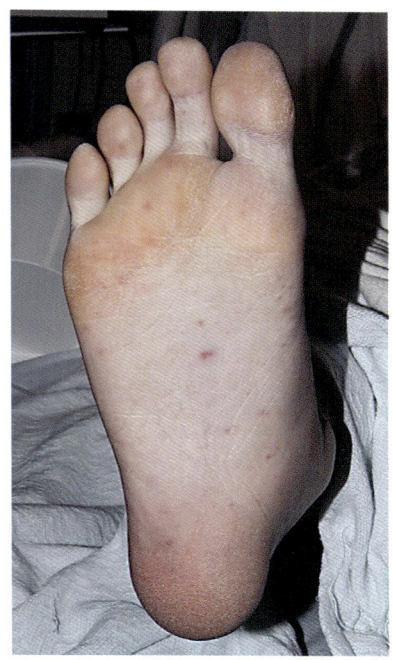

図 44-5　足底部に認めた Janeway 病変，点状出血斑。黄色ブドウ球菌による菌血症と感染性心内膜炎のために入院中の 17 歳男児。(*Used with permission from Blanca Gonzalez, MD*)

- 脾腫大：50 ～ 75％の患者に認められる。
- 点状出血斑：50％の患者に出現する（図 44-5）。
- 敗血症性塞栓：50％の患者に生じる。サイズが大きく（＞10 mm），可動性が強い疣贅に発生しやすい。
- 頭蓋内出血：30 ～ 40％の患者に起こる。敗血症性塞栓や感染性脳動脈瘤が出血源となる。
- 感染性動脈瘤：動脈壁内への感染の進展により，瘤が形成

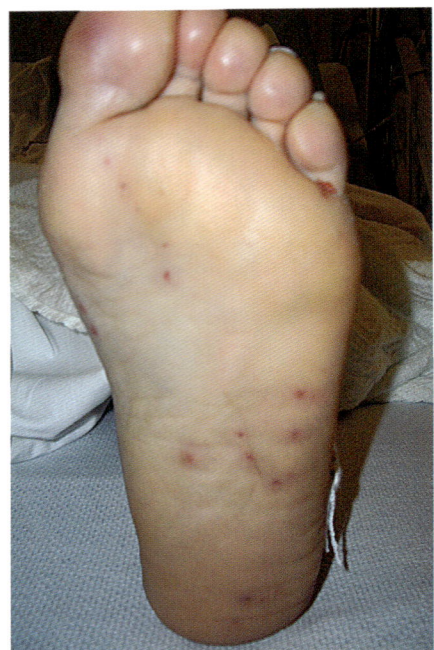

図44-6 第1趾の趾腹部に生じた有痛性のOsler結節（Osler結節は有痛性である。「痛い！〈Ouch!〉」とOslerの頭文字"O"とを結びつけて覚えるとよい）。感染性心内膜炎のために入院中の女性。足底部には，複数の無痛性で扁平なJaneway病変が認められる。（Used with permission from David A. Kasper DO, MBA）

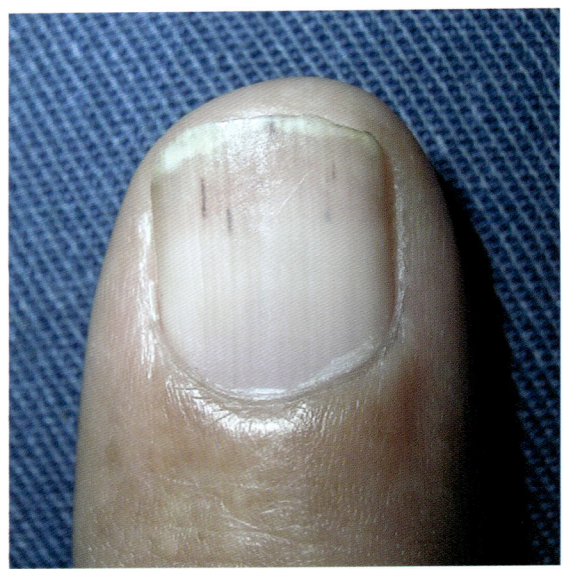

図44-7 爪下線状出血。爪甲の下，爪床内に赤い線条として出現する。感染性心内膜炎でみられるが，乾癬や外傷で出現する頻度も高い。（Used with permission from Richard P. Usatine, MD）

される。胸部大動脈が最も頻度が高いが，脳動脈にも生じうる。

- 爪下線状出血：手指，足趾の爪床に出現する赤い線条（図44-7）。
- Janeway病変：手掌や足底に出現する，扁平で無痛性の赤色〜青赤色斑（図44-4〜44-6）。きわめてまれ。
- 糸球体腎炎：免疫学的機序で生じ，血尿，腎機能障害を呈

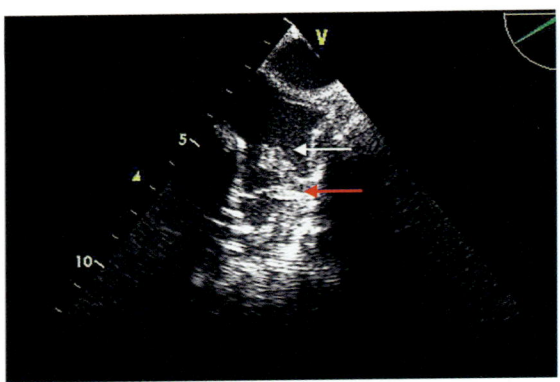

図44-8 10代男児，右室-肺動脈導管に生じた感染性心内膜炎の経食道心臓超音波所見。肺動脈の弁葉（赤矢印）に付着した疣贅（白矢印）を示す。（Used with permission from Athar Qureshi, MD）

する。約15%の患者に発症する。

- Osler結節：指腹に生じる有痛性の皮下結節（図44-6）。
- Roth斑：5%の症例に認められる，微小塞栓による眼底出血（図44-1，44-2）。

▶ 典型的分布

- 自己弁の感染性心内膜炎：僧帽弁（リウマチ熱の既往，僧帽弁逸脱症），次いで大動脈弁（リウマチ熱の既往，大動脈二尖弁に生じた石灰化性の大動脈弁狭窄症）に多い。
- 人工弁の感染性心内膜炎：あらゆる部位の人工弁に感染しうる。
- 静注薬物常用者の感染性心内膜炎：三尖弁，次いで大動脈弁に多い。

▶ 検査所見と補助検査

- 血液培養陽性，貧血，赤沈の亢進，が最も頻度の高い検査異常であり，それぞれ全患者の75〜100%，75〜90%，75〜100%で認められる。
- 感染性心内膜炎患者の25〜50%で，リウマチ因子が陽性となる。
- 感染性心内膜炎患者の25〜50%が，血尿を生じる。
- 血液培養陽性：はじめ2セットの血液培養が陽性となるのは，全患者の90%である[3]。

▶ 画像検査

- 経胸壁心臓超音波検査における異常。
- 体重60 kg未満の小児における，経胸壁心臓超音波検査の感度は80%である。小児患者では経食道心臓超音波検査の適応は限られるが，思春期〜青年期の患者で時に必要となる[6]（図44-8）。

鑑別診断

原因の明らかでない発熱の場合，鑑別すべき疾患とその鑑別のポイントについて，以下に記す。

- 結合組織疾患：疾患ごとに特徴的な徴候を呈する。血液培養は陰性，心臓超音波検査で異常は認められない。
- 不明熱：血液培養は陰性，あるいは病原性のはっきりしない細菌が検出される。心臓以外に熱源がある場合，心臓超音波所見は正常である。
- 腹腔内感染症：発熱および血液培養陽性，心臓超音波所見は正常である。

- 急性白血病：発熱および全身症状を呈する。血算値の異常が認められる。

感染性心内膜炎に類似の心臓超音波所見を示す疾患と，その鑑別のポイントについて，以下に記す。

- 非感染性疣贅：発熱を認めず，血液培養は陰性。
- 心臓腫瘍：塞栓症や右心不全・左心不全の合併，弁からは離れた心腔内に生じることが多い，血液培養は陰性。
- 弁尖逸脱：発熱を認めず，血液培養は陰性。
- 粘液腫様変化：弁尖の余剰な結合組織。
- Lambl 息肉突出：弁の損傷による線維状の突出，大動脈弁に多くみられ，発熱を認めず，血液培養は陰性。

治療

- 感染性心内膜炎が疑われる場合，2，3 セットの血液培養を採取し，入院治療を行うことが望ましい。
- エンピリックな抗菌薬治療を実施する判断は，臨床所見と疑いの強さに基づいて行う。静注抗菌薬治療を開始する前には，血液培養を採取しておくことがきわめて重要である。SOR **C**

▶ 薬物治療

- 年齢，危険因子，併存する心疾患，最近の外科手術，臨床所見，考えられる感染経路などの情報に基づき，起因菌の可能性が最も高い菌種をカバーするエンピリック治療を選択する。
- 自己弁の感染性心内膜炎においては，緑色レンサ球菌をカバーするために，ペニシリン G を選択し，ゲンタマイシンの併用投与が行われる。治療期間は 2～4 週間とする。
- 静注薬物常用者においては，ブドウ球菌属をカバーするために，ナフシリンを選択し，ゲンタマイシンの併用投与が行われる。MRSA が懸念される，あるいは人工弁が関与する場合は，ナフシリンに代わりバンコマイシンを選択し，ゲンタマイシンの併用投与が行われる。標準的な治療期間は 4～6 週間とする。
- 血液培養結果と薬剤感受性に基づき，標的治療を行う。
- グラム陽性菌に対する治療では，良好な感受性を示すことを確認した上で β-ラクタム薬を選択する。アミノグリコシドの併用投与は，必ずしも推奨されない[7]。SOR **A**
- 外科的治療は，以下の場合に考慮する。
  - 僧帽弁閉鎖不全あるいは大動脈弁閉鎖不全が原因となり，重症心不全を呈している。
  - 適切な抗菌薬治療にもかかわらず，発熱または菌血症が 7～10 日間持続する場合。膿瘍形成または弁周囲膿瘍に進展した場合。真菌が起因菌として検出された場合。
  - 適切な抗菌薬治療にもかかわらず，塞栓症を繰り返し生じる場合。あるいは直径 10 mm を超える疣贅で，塞栓症のリスクが高いと判断される場合。SOR **C**
- 感染性心内膜炎の治療において，抗凝固やアスピリン療法は推奨されない。中枢神経系合併症や脳動脈瘤を伴う場合には，むしろ禁忌である。

予防

- 感染性心内膜炎は，生命を脅かす重大な感染症であり，長期間におよぶ抗菌薬治療と綿密なフォローアップを必要とする。
- ハイリスク患者へは，特定の処置の前に予防的抗菌薬を投

与することの重要性について，十分に指導する必要がある。2007 年に改訂された米国心臓協会（AHA）の推奨は以下のとおりである[8]。

- 予防的抗菌薬投与は，以下のハイリスク患者に対してのみ実施されるべきである。SOR **B**
  - ・人工弁を有する患者
  - ・感染性心内膜炎の既往を有する患者
  - ・弁形成手術後の心臓移植レシピエント
  - ・以下の先天性心疾患を有する患者：未修復のチアノーゼ性先天性心疾患，6 カ月以内に人工物を用いて修復術が行われた先天性心疾患，修復術後の先天性心疾患で人工物の近傍に残存短絡を有するもの
- 僧帽弁逸脱症の患者に対し，予防的抗菌薬を投与することは，現在は推奨されていない。
- 予防的抗菌薬投与は，以下のいずれかの処置を受ける者に対してのみ実施されるべきである。
  - ・歯肉組織や根尖部への操作，口腔粘膜組織の損傷を伴うあらゆる歯科処置。SOR **C**
  - ・扁桃摘出術やアデノイド摘出術など，気道粘膜への切開や生検を伴う呼吸器系の処置。SOR **C**
  - ・感染した皮膚，筋・骨組織に対する処置。
- 消化管や泌尿生殖器に関わる処置の際に，予防的抗菌薬を投与することは，現在は推奨されていない。SOR **B**
- 処置を行う 30～60 分前に，下記を単回投与する[8]。
  - ・アモキシシリン 50 mg/kg（最大 2.0 g）経口
  - ・経口投与が困難な場合：処置を行う 30 分前に，アンピシリン 50 mg/kg（最大 2.0 g）筋注あるいは静注，セファゾリンまたはセフトリアキソン 50 mg/kg（最大 1.0 g）筋注あるいは静注
  - ・ペニシリンアレルギーの場合：クリンダマイシン 20 mg/kg（最大 600 mg）経口，筋注あるいは静注，アジスロマイシンまたはクラリスロマイシン 15 mg/kg（最大 500 mg）経口。ペニシリンアレルギーが，アナフィラキシー・血管浮腫・蕁麻疹などの即時型アレルギーでない場合は，セファレキシン 50 mg/kg（最大 2.0 g）経口，セファゾリンまたはセフトリアキソン 50 mg/kg（最大 1.0 g）筋注あるいは静注，を選択することも可能である。

予後

感染性心内膜炎の死亡率を低下させるためには，早期発見と積極的な抗菌薬治療が重要である。原因菌，基礎疾患の有無によっても異なるが，総死亡率は 16～25％にものぼる。

フォローアップ

- ほとんどの感染性心内膜炎の患者が 4～6 週間の抗菌薬治療を必要とする。
- 抗菌薬の種類によっては，血中薬物濃度をモニターする必要がある。
- 治療反応性を確認するために，血液培養を繰り返し行うことが重要である。
- 感染性心内膜炎の患者は再発リスクを有するため，治療終了時に心臓超音波検査を行い，基準となる正常時の画像所見を確認しておく[9]。SOR **C**

患者教育

- 感染性心内膜炎は, 死亡率の高い重篤な疾患である。
- 十分な治療を確実に行うために, 決められた治療期間を守り, その後も定期フォローを続ける。
- 発症から 6 カ月が経過してもなお, 一般人口に比し, 患者の死亡率は高い。
- 再発する恐れがあり, 特に残存リスクを有する場合(免疫抑制状態, 静注薬物常用), その頻度は高い。

【Heidi S. Chumley, MD／Camille Sabella, MD】
(中釜　悠　訳)

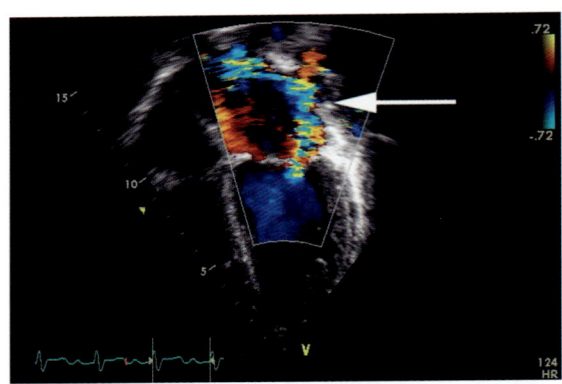

図 45-1　急性リウマチ熱と診断された 11 歳女児の経胸壁心臓超音波所見(心尖部四腔断面像)。重症僧帽弁閉鎖不全(矢印)が認められた。(Used with permission from Athar M. Qureshi, MD)

45 急性リウマチ熱

症例

　心雑音の精査目的に, 11 歳女児が紹介となった。右膝関節痛・腫脹, 右足関節痛・腫脹を訴えた。受診の 3 週間前, 発熱, 咽頭痛を認めていた。身体診察で, 右膝関節の腫脹・疼痛と, 心尖拍動の亢進, 心尖部に最強点を有する汎収縮期雑音を認めた。ASO 抗体価の上昇を認めた。心臓超音波検査で重症僧帽弁閉鎖不全を認めた(図 45-1)。急性リウマチ熱と診断され, 入院となった。ペニシリン, アスピリンの投与, および床上安静によって著明な改善が得られた。1 週間以内に退院でき, 数カ月以内に僧帽弁閉鎖不全も軽快した。

概説

　急性リウマチ熱(acute rheumatic fever：ARF)は, 主に 3〜19 歳の小児期から思春期患者に発症する, 炎症性疾患である。A 群溶連菌(group A streptococcus：GAS)咽頭炎に続発して, 液性免疫, 細胞性免疫の両者を介した自己免疫反応を生じ, 本症を発症する。ARF の症状は, 通常, 先行感染の 2〜4 週間後に発現する。

別名

　Sydenham 舞踏病(または「聖ヴィトゥスの舞踏」は, ARFの一症状であり, 詳細は後述する。

疫学

- リウマチ性心疾患の患者数は 1,560 万人を上回っており, 毎年 28.2 万人が新規に発症し, 23.3 万人が死亡する[1]。
- 現在は, リウマチ性心疾患のほとんどが発展途上国で発生している。
- 過去数十年の間に, 米国における ARF の発症は激減した。その理由は完全には明らかにされていないが, リウマチ原性の強い GAS 菌株から, 病原性の弱い菌株へ流行が変化したことが, おそらく重要な役割を担ったとみられる[2]。
- それにもかかわらず, 過去 30 年間をみても, 米国内ではいまだに ARF の流行が発生し続けている[3,4]。

病因と病態生理

- ARF の徴候の発現機序について, GAS と宿主抗原の交差性が提唱されている。

- GAS の表面抗原やスーパー抗原によって, B 細胞, T 細胞が活性化され, 自己免疫反応を引き起こす。

危険因子

リウマチ熱の危険因子は下記に分類される。

- 貧困, 過密状態, 教育不足, 医療施設の利用機会の不足などの社会的要因。
- 溶連菌感染の看過, 遺伝的感受性などの生物学的要因。
- 低栄養などの生活要因。

診断

▶ 臨床所見

　改訂 Jones 診断基準[5,6]に従い, 主症状 2 つ, あるいは主症状 1 つと副症状 2 つを満たし, 抗 ASO, 抗 DNase 抗体価の上昇などでレンサ球菌感染が証明されれば, リウマチ熱と診断される。

主症状

- 多関節炎：一過性の移動性関節炎である。下肢から始まり, 大関節を侵す。
- 心炎：心臓に炎症が起こり, 弁膜症, 心外膜炎, 心筋炎によるうっ血性心不全などを発症する(図 45-1)。
- 皮下結節(図 45-2)
- 輪状紅斑(図 45-3)
- Sydenham 舞踏病(聖ヴィトゥスの舞踏)：特徴的な四肢の素速い不随意運動で, 顔面をしかめる動きを伴うことがある。感染から数カ月が経過した遠隔期になって, 初めて症状が発現する場合もある。

副症状

- 38.2〜38.9℃の高熱
- 関節痛：腫脹, 発赤を伴わない関節痛(多関節炎と診断された場合は, 本項目を診断基準から除外する)
- 赤沈の亢進, CRP 値の上昇
- 白血球増多
- 心電図上, 房室ブロックを示す所見(PR 延長)(図 45-4)。(主症状に心炎が認められる場合は, 本項目を診断基準から除外する)
- リウマチ熱の既往, あるいは非活動性のリウマチ性心疾患

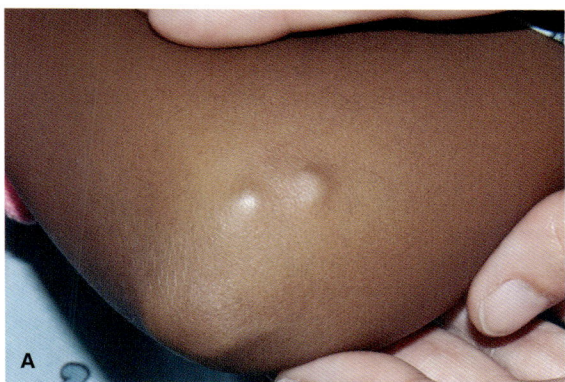

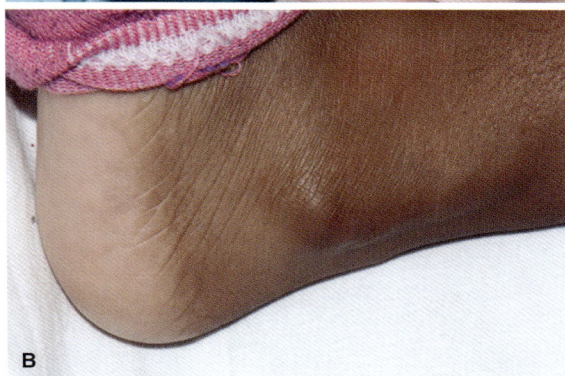

図 45-2　3 歳女児。前腕後面から肘部にかけて(**A**)，また，足部外側(**B**)に急性リウマチ熱に特徴的な無痛性皮下結節が認められる。発熱，移動性関節炎，新規に出現した僧帽弁閉鎖不全，赤沈の亢進，ASO 抗体価の著明な高値を呈した。(*Used with permission from Blanca Gonzalez, MD*)

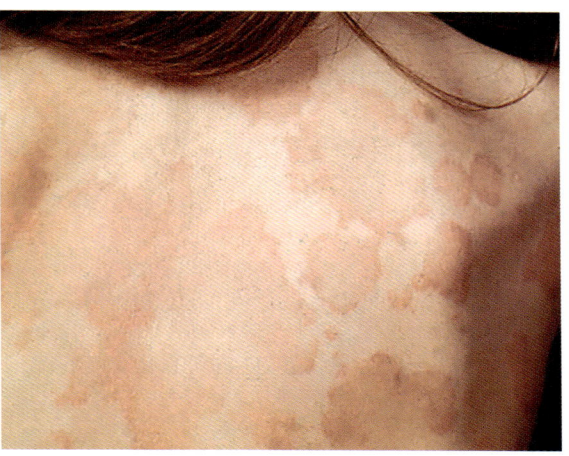

図 45-3　輪状紅斑。光過敏性のある斑状皮疹で，この紅斑は身体の中心部に始まり，末梢へ拡大する。中心部が褪色するために，輪状の形態をとる。時に癒合傾向を示し，蛇行模様となる。(*Used with permission from Cleveland Clinic Hospital Photo File*)

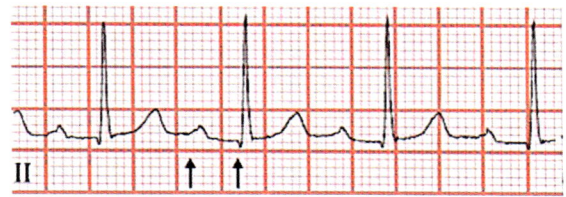

図 45-4　Ⅰ度房室ブロックによる PR 延長(矢印)。急性リウマチ熱の副症状のひとつである。(*Used with permission from Athar M. Qureshi, MD*)

検査所見

- GAS を目的とした咽頭培養
- ASO，DNase 抗体価
- 赤沈，CRP 値

画像検査

- 胸部 X 線で心拡大の有無をみる。
- 心電図検査を行い，PR 間隔を評価する。
- 心臓超音波検査で心合併症について確認する。

鑑別診断

- 溶連菌感染後反応性関節炎：より短い潜伏期(7〜10 日)を経て発症し，症状が移動性を示すことは少ない。
- 感染性関節炎：単関節炎であり，関節穿刺液の検査値異常，培養陽性を示す(ARF では陰性)。
- 関節リウマチ：関節症状はより長期化し，小関節をも侵す場合が多い(172 章「若年性特発性関節炎」参照)。

治療

▶ 非薬物治療

- 急性期は，激しい運動を避けるよう推奨される。SOR **C**
- うっ血性心不全を呈した場合，塩分・水分制限を行い，起坐位で管理する。
- 舞踏病の症状を呈した場合，外傷予防を行う。

▶ 薬物治療

- ARF の患者に対しては，GAS を除菌するために培養結果によらず，抗菌薬治療を行う[7]。SOR **A**
- 経口ペニシリンを 10 日間投与あるいはベンザチンペニシリン筋注を単回投与する[7]。SOR **A**
- 家族内の接触者に対して咽頭培養を実施し，陽性者へは抗菌薬治療を行う。SOR **C**
- 急性リウマチ熱の関節炎症状を緩和するための抗炎症薬として，主にサリチル酸(例：アスピリン)が投与される[8]。投与により，関節炎症状は速やかに緩和される。SOR **A**
- 心炎によるうっ血性心不全に対しては，標準的な心不全治療を行う。
- リウマチ性心炎の急性期治療には，アスピリンをはじめとした抗炎症薬を用いる。リウマチ性心炎に対する，ステロイドやその他の抗炎症作用を有する薬剤の標準的投与法は，まだ確立されていない[9]。SOR **C**
- ARF にみられる皮疹は一過性で，特に治療を要しないが，掻痒を軽減するには抗ヒスタミン薬が有効である。
- 舞踏病は自然寛解するが，患者の精神的苦痛を軽減するにはバルプロ酸，フェノバルビタール，バリウムが有効である。SOR **C**

▶ 外科治療とカテーテル治療

　心臓手術や経皮的カテーテル治療は，一般的に急性期には行われないが，慢性期の弁膜症に対して必要となる場合がある[10,11]。

▶ 紹介

ほとんどの症例で，小児循環器専門医，感染症科医，リウマチ専門医への紹介が必要となる。

予防とスクリーニング

▶ 一次予防

- GAS 咽頭炎の迅速な診断，治療が，急性リウマチ熱の一次予防において最も重要である。
- GAS 咽頭炎の徴候を呈する小児に対しては，全例に咽頭培養を行い，GAS が分離された場合，抗菌薬治療を行う。

▶ 二次予防

- ARF の既往を有する患者は，GAS 咽頭炎に再罹患した場合に，リウマチ性心疾患の発症，増悪のリスクが高い[7]。
- ARF の既往のある患者に対しては，GAS 咽頭炎を予防するために，予防的抗菌薬を投与する[7]。
- ARF の既往のある患者に対する，予防的抗菌薬の投与期間は，心合併症の罹病期間，活動性心病変の有無によって決定する。

予後

- ARF において，心合併症を発症した場合，死亡率は上昇する。
- その他，心外合併症は，最終的に後遺症を残さずに寛解する。

フォローアップと患者教育

ARF の病態，GAS 咽頭炎を治療しなかった場合の転帰について患者へ説明する。ARF の診断がついた場合，GAS 咽頭炎の予防，リウマチ性心炎の長期フォローの必要性について指導する。

【Abbas H. Zaidi, MB, BS／Athar M. Qureshi, MD】
（中釜　悠 訳）

46　頻度の高い不整脈疾患

小児において重要な不整脈疾患は，下記の 3 つである。
- Wolff-Parkinson-White 症候群
- QT 延長症候群
- 完全房室ブロック

本章では，これら 3 つの病態について順に解説する。

Wolff-Parkinson-White 症候群

症例

生来健康な 14 歳女児が，1 カ月前から続く動悸を訴え来院した。動悸は，特に誘因なく突然生じ，また治まるときにも急に消失するようであった。身体診察では異常を指摘されなかった。心電図上，デルタ波，QRS 幅延長，PR 短縮が認められた（図 46-1）。

概説

Wolff-Parkinson-White（WPW）症候群は，心房−心室間の異常な伝導路，すなわち副伝導路が存在する先天性の異常で，しばしば上室性頻拍（SVT）を発症する[1]。

別名

早期興奮症候群

疫学

小児から成人までを含んだ一般人口を対象にした大規模調査によれば，WPW 症候群の有病率は 1～3/1,000 人と推定されている[2]。

病因と病態生理

- 心室早期興奮は，副伝導路（AP）を介した刺激の伝導によって起こる。
- AP を介した伝導は，伝導遅延部位である房室結節を迂回するため，房室回帰性頻拍を発生しやすくする。
- WPW 症候群の患者にみられる，最も頻度の高い上室性頻拍は，正方向性房室回帰性頻拍である（図 46-2）。
- ほとんどの場合，心房性期外収縮（PAC）によって誘発され，興奮は房室結節を介して心室へ伝導し，AP を通り心房へ戻る。まれに，AP を介した順行性の伝導と，房室結節を通る逆行性伝導による逆方向性房室回帰性頻拍が発生する。

危険因子

- PRKAG2 遺伝子の変異が，家族性 WPW 症候群の原因となる。
- Ebstein 病，肥大型心筋症などの先天異常は，しばしば WPW 症候群を合併する。

診断

▶ 臨床所見

- WPW 症候群の患者には，自覚症状がない者もいる。
- 最も頻度の高い臨床症状は，動悸である。
- 心房細動を合併し，非常に速い心室応答をきたした場合に，まれに失神や突然死を起こす危険がある。
- 身体診察では，通常，異常所見は認められない。上室性頻拍の発作中には，血圧低下を伴うことがある。数時間にわたって無治療で経過した場合には，末梢循環不全，肝腫大，心不全徴候を呈しうる。
- Ebstein 病などの合併奇形の徴候を除外する。

▶ 画像所見

- 心電図は，WPW 症候群に特徴的な（1）PR 短縮，（2）デルタ波，（3）QRS 幅延長，などの所見を呈する。
- 心房細動を合併した場合，興奮は AP を介し急速に心室へ伝わり，心電図上は，RR 間隔の絶対的不整，QRS 幅の広い頻脈（図 46-3）を呈する。本病態が，WPW 症候群患者の突然死の原因である。

鑑別診断

- 頻拍発作時の心電図を記録することで，その他の不整脈疾患（房室結節リエントリー性頻拍，心房頻拍あるいは心室頻拍）は除外できる。
- その他のまれな早期興奮症候群（Mahaim 束，接合部回帰性頻拍）についても，心電図所見によって鑑別できる。

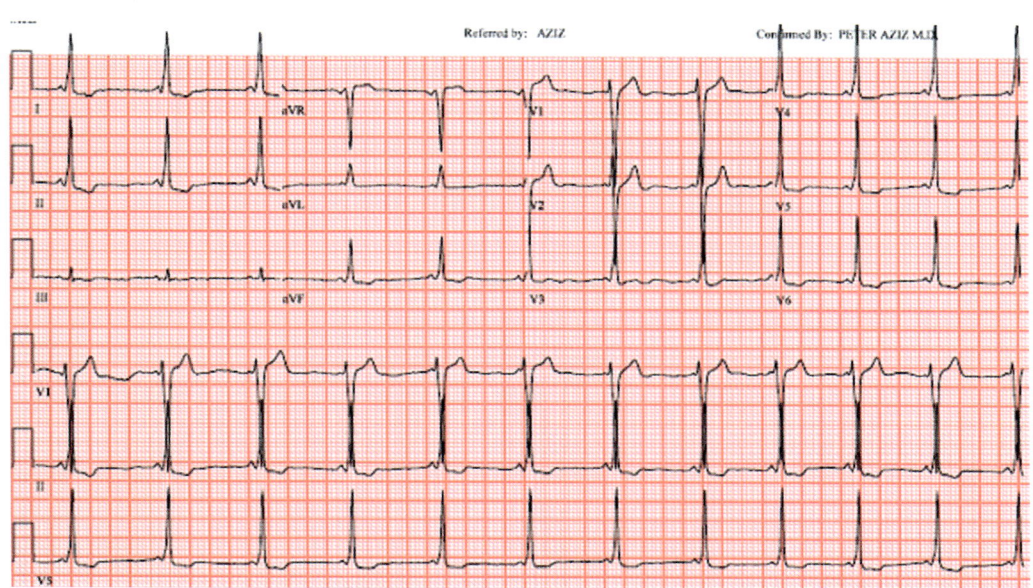

図 46-1　Wolff-Parkinson-White（WPW）症候群の心電図。デルタ波，QRS 幅延長，PR 短縮などの特徴を呈する。(*Used with permission from Peter Aziz, MD*)

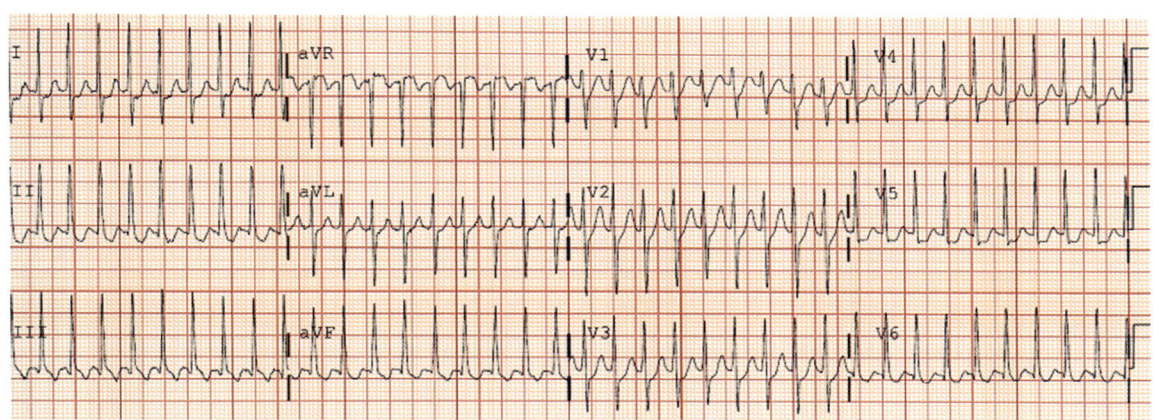

図 46-2　左室自由壁の副伝導路を介した，正方向性回帰性頻拍。上室性頻拍の多くは，QRS 幅の狭い頻拍を呈する。(*Used with permission from Peter Aziz, MD*)

治療

- 患者ごとのリスク評価に基づいて，個別化治療を行う。
- リエントリー性上室性頻拍は，迷走神経刺激（Valsalva 法，頸動脈洞マッサージ）やアデノシン投与によって停止する。
- WPW 症候群に対する治療アプローチは，主に薬物治療とカテーテルアブレーションの 2 つである。
  - 有症状の WPW 症候群に対しては，電気生理学的検査およびカテーテルアブレーションが第一選択である[3]。SOR Ⓐ
  - 房室結節の伝導性を抑制する薬剤（ジゴキシン，カルシウムチャネル遮断薬）の使用は，WPW 症候群の患者には禁忌である[3,4]。SOR Ⓑ

▶ 紹介

WPW 症候群の患者は，小児不整脈専門医による精査を必要とする。

予防とスクリーニング

- WPW 症候群は先天性の異常が原因であるため，予防法は存在しない。
- 現在，米国ではスクリーニングは実施されていない。

予後

- 適切な診断・治療を受ければ，WPW 症候群の予後はきわめて良好である。
- まれに心臓突然死をきたす。15 年のフォロー期間中に，有症状の WPW 症候群患者 100 人中 1 人の頻度で心臓突然死が発生する[5]。

フォローアップ

不整脈の再発，薬物治療の副作用，治療効果を検証するために，定期的なフォローアップが必要である。

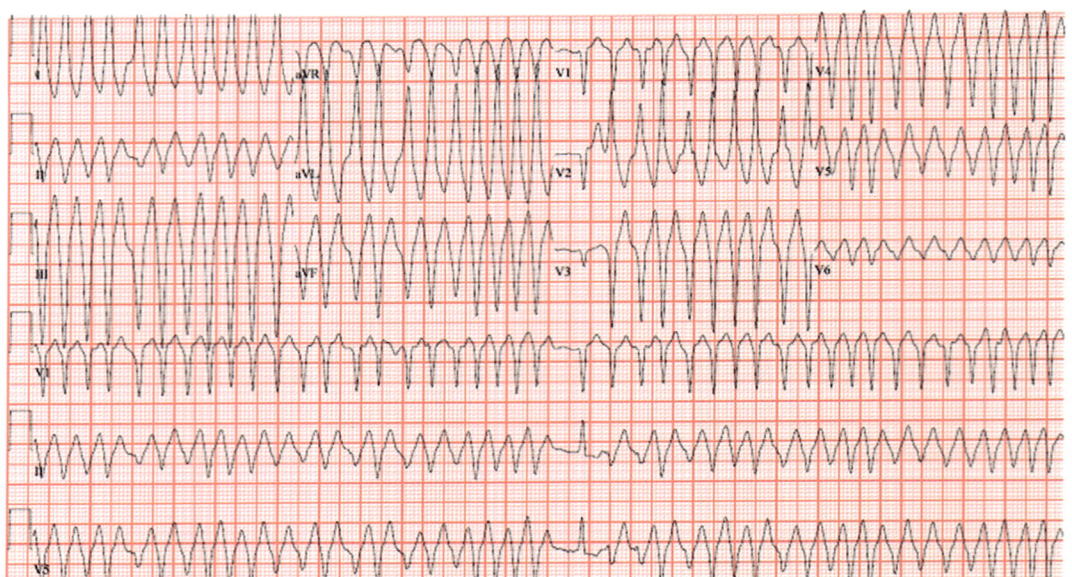

図 46-3　WPW 症候群に合併した，非常に速い心室応答を伴う心房細動。心電図は，RR 間隔の絶対的不整，QRS 幅の広い頻拍を示す。本病態が，WPW 症候群における突然死の原因である。(*Used with permission from Peter Aziz, MD*)

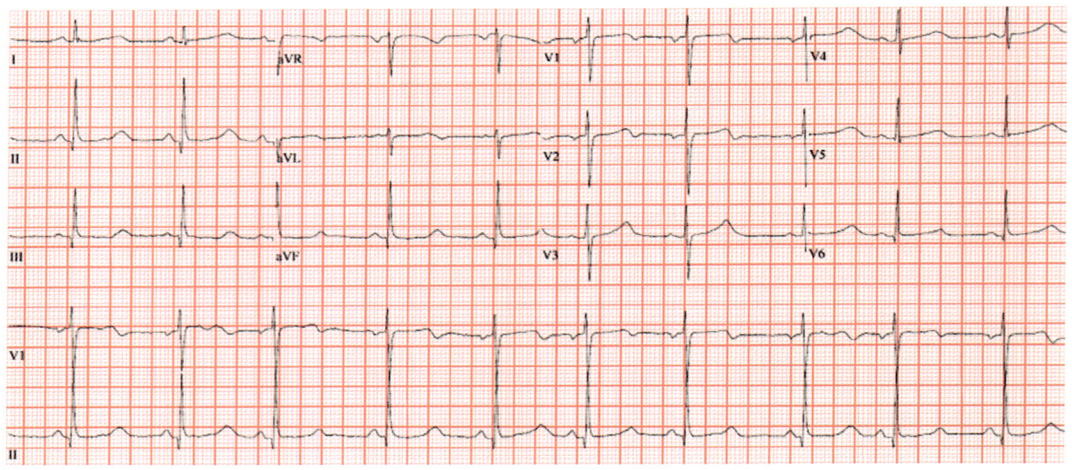

図46-4　補正 QT 間隔の延長（QTc＝570 ms）。QT 症候群 I 型に典型的である，水泳中の失神発作をきたし，来院した。(*Used with permission from Peter Aziz, MD*)

患者教育

治療介入の必要性，タイミングを検討するために，WPW 症候群と診断された患者には注意深いフォローアップが不可欠である。

QT 延長症候群

症例

12 歳女児が，失神を主訴に来院した。家族旅行でビーチを訪れ水泳を楽しんでいたところ，意識を消失し，30 秒間にわたって応答がなかった。特に前兆は認められなかった。上気道炎症状に対する鼻炎薬を前日から内服し始めていた。患者の母親と祖母には，運動中に失神した既往があった。心電図では，補正 QT 間隔の延長を認めた（図 46-4）。

概説

QT 延長症候群（long QT syndrome：LQTS）はイオンチャネル病であり，補正 QT 間隔の延長，失神，心室性不整脈，突然死を引き起こすことで知られる[6,7]。

別名

Jervell-Lange-Nielsen 症候群，Romano-Ward 症候群は，LQTS のサブタイプを表す。

疫学

• LQTS の有病率は約 5,000 人に 1 人と推定される[8]。

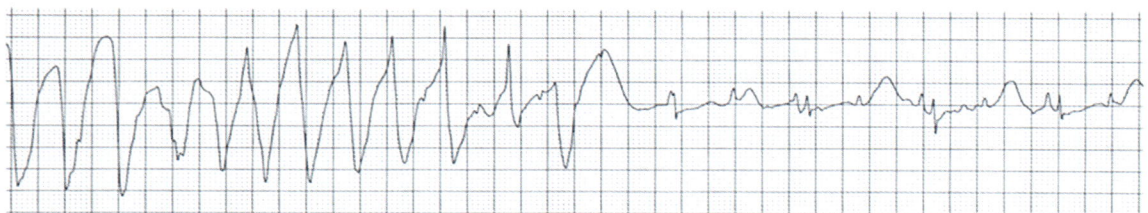

図 46-5　QT 延長症候群の乳児に認めた，トルサード・ド・ポアントの心電図記録。本症例では，不整脈は自然に停止している。(*Used with permission from Peter Aziz, MD*)

- 無症状あるいは未診断の LQTS 患者が多数いると推察されている。

病因と病態生理

- LQTS は，心筋イオンチャネル変異によって，心室筋の再分極が遅延するために発症する。
- 再分極の遅延した心室筋においては，後脱分極が発生すると容易に心室全体に伝播し，不整脈を起こしやすい状態にある。
- 後脱分極の発生にカテコールアミンが重要な役割を果たし，LQTS 患者では特に運動中あるいは興奮時に不整脈発生のリスクが高い。
- LQTS に特徴的な不整脈は，トルサード・ド・ポアント（torsade de pointes）である（図 46-5）。

危険因子

- LQTS 症例の大多数は，常染色体顕性（優性）遺伝形式をとる。すなわち，LQTS の両親から生まれる児は，50% の確率で同じ遺伝子変異を有する。
- 失神，特に運動中に失神をきたした患者には，LQTS の可能性を評価するために，心電図検査を実施すべきである。
- 頻度は高くないが，常染色体潜性（劣性）遺伝形式をとる LQTS（Jervell-Lange-Nielsen 症候群）は，先天性聾を伴うことが特徴である。ゆえに難聴の患者に対しても，心電図検査を実施すべきである。

診断

- LQTS の診断においては，心電図所見が最も重要である。LQTS の家族歴，あるいは LQTS を思わせる症状を有する者に対して，全員に実施されるべき検査である。しかしながら，心電図検査の限界についても銘記する必要がある。
- LQTS 患者の一部（遺伝子型による）は，運動時に異常な再分極パターンを示す。そのため運動負荷試験が診断に有用である[9]。
- Schwartz の診断基準では，LQTS に関連した様々な危険因子に基づいて，診断の確からしさを点数化する[7]。
- LQTS に対する遺伝学的検査が商業ベースで実施可能となり，ほとんどの保険会社がこれをカバーしている。現在までに，13 の原因遺伝子が同定されている。

鑑別診断

- 肥大型心筋症，冠動脈起始異常，WPW 症候群，カテコールアミン誘発性多形性心室頻拍，ブルガダ（Brugada）症候群，不整脈源性右室心筋症など，失神，突然死の原因となるあらゆる疾患について，鑑別を要する。
- 循環器科医あるいは不整脈専門医が評価を行うことで，上記の鑑別疾患について除外することができる。

治療

- LQTS 患者の管理の基本は β 遮断薬療法である。特にナドロール，プロプラノロールなどの非選択性 β 遮断薬が用いられる[10]。SOR Ⓐ
- 治療中にもかかわらず，失神あるいは蘇生された心停止などの症状を呈する患者に対しては，植込み型除細動器（ICD）を使用する[11]。SOR Ⓐ
- 神経節切除術など，他の治療選択肢については，ハイリスク患者に対して行われる場合がある[12]。SOR Ⓑ

▶ 紹介
QT 延長症候群の患者は，小児不整脈専門医へ紹介する。

予防とスクリーニング

- QT 延長作用を有する薬剤は，すべて使用を避けなければならない。こうした薬剤の一覧は，www.qtdrugs.org で閲覧可能である。
- 先天性 QT 延長症候群が疑われる場合，第一度近親者全員の遺伝学的検査を実施すべきである[13,14]。SOR Ⓐ

予後

一般的に，治療コンプライアンスのよい LQTS 患者の予後は良好である。一部，少数のハイリスク患者は，治療抵抗性の症状を呈する。

フォローアップ

LQTS 患者は，小児不整脈専門医による慎重なフォローアップを要する。

患者教育

- LQTS 患者へは，QT 延長作用を有する薬剤を避けるよう，正しく指導する。
- 近親者のスクリーニングについて，実施を促すべきである。

完全房室ブロック

症例

1 歳 3 カ月の男児が，発育不全のためにかかりつけの小児科医を受診した。4 カ月前に鼻漏と咳嗽を伴うウイルス感染症に罹患したが，それ以来，発育が不良となり，身体活動度

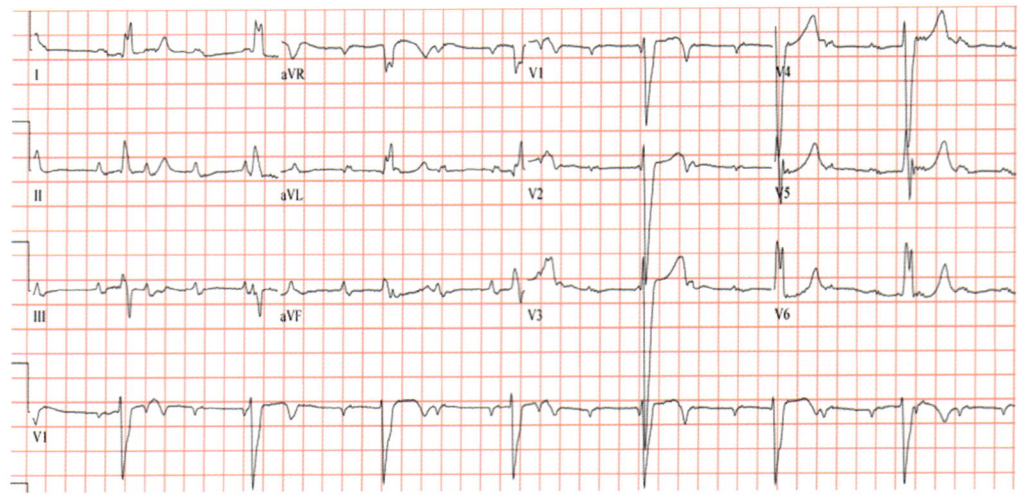

図 46-6　完全房室ブロック(CHB)の心電図。徐脈，房室解離を認め，QRS 幅の広い心室補充調律が出現している。
(*Used with permission from Peter Aziz, MD*)

も低下した。身体診察では，肝腫大と徐脈(心拍数 50/分)が認められた。心電図検査が行われ，完全房室ブロックの診断となった(図 46-6)。

概説

完全房室ブロック(complete heart block：CHB)は，房室結節における心房─心室間の刺激伝導が障害され，発症する。先天性心疾患を除けば，小児における心臓ペースメーカー植込み術の適応疾患のうち，最多を占める。小児におけるペースメーカー植込み術の適応の約 20～30％は，本疾患に対するものである。CHB の原因としては，母体由来ループス関連自己抗体への曝露が最も多いが，症例の大部分は特発性に発症する。合併心奇形のない，孤立性 CHB の予後は良好である[15,16]。

別名

房室解離あるいは房室ブロック

疫学

CHB の有病率は 0.02～0.04％である[17]。

病因と病態生理

- 房室結節の線維化あるいは瘢痕化は，様々な原因で生じる。
- 器質的心疾患のない症例においては，ループス関連自己抗体である抗 SS-A(Ro)および抗 SS-B(La)抗体が，房室結節を障害し，完全房室ブロックを引き起こす。
- これらの自己抗体は，胎盤を介して母体から移行し，胎児の房室結節を障害する。
- 一部，特定の先天性心疾患において，後天性 CHB を自然発症することがある(後述)。また，外科的修復術に関連した手術合併症として発生する場合がある。
- 本項の症例のように，時にウイルス感染症に続発して後天性 CHB を発症する。
- ライム病においても，一過性に CHB が出現しうる。

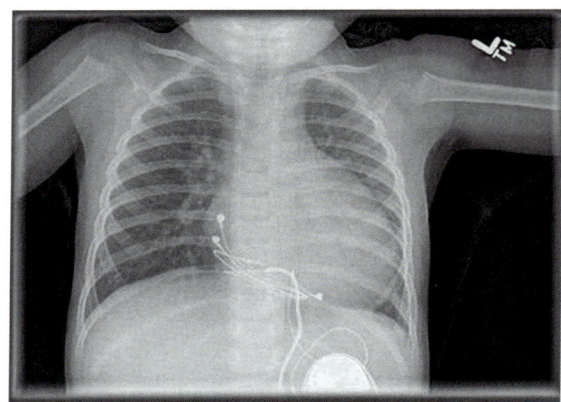

図 46-7　心外膜デュアルチャンバ型ペースメーカー植込み後の胸部 X 線。心陰影は拡大している。ペースメーカー本体は腹部に外科的に植込まれ，ペースメーカーリードは心房，心室表面に縫いつけられている。(*Used with permission from Peter Aziz, MD*)

危険因子

- 母体由来ループス関連自己抗体に曝露された胎児は，CHB を発症するリスクがある。
- 心疾患，特に心室中隔欠損症に対する外科的修復術に際して，後天性 CHB が生じうる。
- L 型完全大血管転位症(L-TGA)，内臓錯位症候群，房室中隔欠損症においては，房室結節への外科的操作とは無関係に，CHB を自然発症するおそれがある。

診断

- CHB の診断には，心電図検査が有用である。
- Holter 心電図を行うことで，疾患の重症度を知ることができる。
- CHB を有する患者に対しては，先天性心疾患や心筋症の有無を評価するために，心臓超音波検査を全例に実施する。

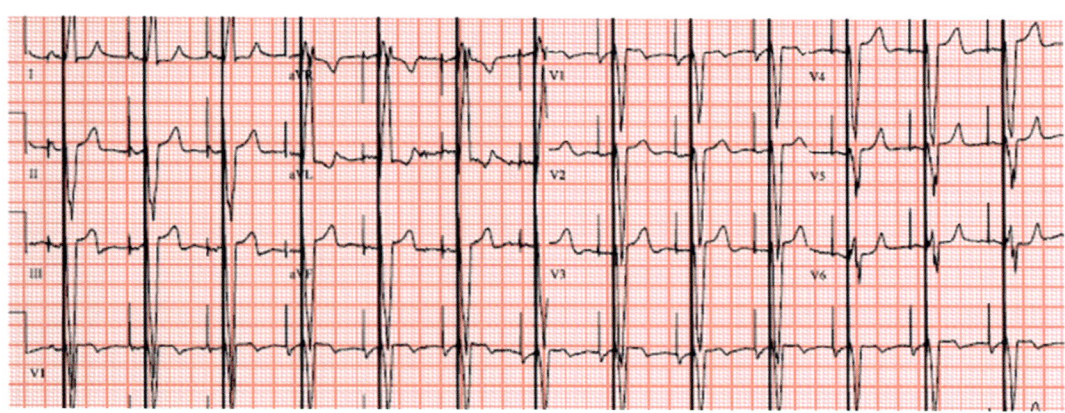

図 46-8　図 46-7 の症例における，心房–心室ペーシング後の心電図．P 波，QRS 波のそれぞれに先行して，心房，心室の
ペーシングスパイク波形が出現する．本症例は，CHB に洞機能不全を合併している．（*Used with permission from Peter Aziz,
MD*）

7

鑑別診断

　CHB 以外に，徐脈性不整脈の鑑別として，若年アスリート
に多い迷走神経緊張症などがあげられる．

治療

- CHB に対しては，小児不整脈専門医による精査が必要で
  ある．
- CHB の急性期管理は，自覚症状の程度に従う．有症状者に
  対してはイソプロテレノールやアトロピンの投与が心室性
  補充調律レートを上昇させ，症状を緩和する[18]．SOR **A** 経
  皮ペーシングが適応となることはまれである．
- 典型例では無症状者に対しては，急性治療を要さない．
  SOR **C**
- ペースメーカー植込みの適応は，重症度，先天性心疾患の
  有無に基づいて判断する．心機能が正常で，無症状の患者
  のほとんどは，無治療で経過観察することも可能である．
- 平均心拍数が低い患者や，補充調律レートの遅い患者に対
  しては，ペースメーカー植込みを行うべきである（図46-7,
  46-8）[19]．SOR **B**
- 外科手術後の房室ブロックは自然回復することがあるため，
  7～10 日間は無治療で経過をみる場合がある[20]．SOR **A**

▶ 紹介

　原因によらず，CHB と診断された患者は，即座に小児不整
脈専門医へコンサルトし，精査，治療を行う．

予防とスクリーニング

- 母体の SLE の既往など，既知の危険因子を有する患者に対
  しては，生後に心電図検査によるスクリーニングを行う
- 母体の SLE が判明している状況で，出生前にステロイドを
  投与することが試みられているが，有効性は証明されてい
  ない[21]．

予後

- ループス関連自己抗体を有する母体から出生した，CHB
  の新生児は，早産，胎児水腫，心奇形などを合併しないか
  ぎり，その短期予後はおおむね良好である[22]．しかし，出
  生直後にペースメーカーを必要としなかった患者を長期に

追跡すると，32％に次第に自覚症状が出現し，5％が突然
死をきたす[23]．
- 開心術に続発して生じる CHB の予後について，ほとんど
  が一過性であるが，術中の房室結節への損傷の程度によっ
  ては，不可逆的な障害もみられる．

フォローアップ

　CHB と診断された場合，注意深い経過観察が必要である．
身体診察，心臓超音波検査，心電図検査を含め，定期的に評
価する．

患者教育

　胎児が CHB と診断された場合，妊婦である母親に対し，
適切なカウンセリングを実施する．

【Asif Padiyath, MD／Peter Aziz, MD】

（中釜　悠 訳）

47　心疾患を合併する 先天奇形症候群

　先天奇形症候群の乳幼児は，高頻度に心血管異常を合併す
る．死亡などの重大なアウトカムにつながるため，これら症
候群に合併する心血管異常を理解することは，重要である．
本章では，心血管病変を合併することの多い，以下の先天奇
形症候群について解説する．

- Down 症候群
- Turner 症候群
- DiGeorge 症候群
- Williams 症候群
- Marfan 症候群

　本章では，心血管異常に重点をおいて解説する．症候群ご
との臨床情報の詳細については，216 章（DiGeorge 症候群），
221 章（Down 症候群），222 章（Turner 症候群），223 章（Mar-
fan 症候群）をそれぞれ参照すること．

Down 症候群

症例

42 歳の母体から，在胎 35 週の早産児が出生した。胎児心臓超音波検査では房室中隔欠損症を認めていた。患者の母親は，羊水穿刺や染色体検査による胎児診断を希望しなかった。出生後の診察で，猿線，巨舌，第 1-2 趾間のサンダルギャップを認めた。患児の臨床診断は Down 症候群であり，心臓超音波検査では房室中隔欠損症の合併が確認された（図 47-1）。房室中隔欠損症に対する心内修復術を，生後 3～6 カ月頃に予定している。

概説

Down 症候群（21 トリソミー）は先天性心疾患を合併するリスクが高い。したがって，Down 症候群の症例に対しては，全例に先天性心疾患合併の有無について精査を行う。

別名

21 トリソミー

疫学

Down 症候群の 40～50％に心血管奇形が合併する[1]。

病因と病態生理

- Down 症候群では，一般人口に比し，心内膜床の形成異常が高頻度に認められる。
- Down 症候群の合併心奇形としては，房室中隔欠損症，心室中隔欠損症，Fallot 四徴症，動脈管開存症の頻度が高い。

危険因子

高齢出産

診断

- Down 症候群は，妊娠初期スクリーニング検査や超音波検査による後頸部（NT）肥厚を契機として，胎児期に診断されることが多い。
- 羊水穿刺による染色体検査が，確定診断に用いられる。
- 妊娠中期の胎児心臓超音波検査が，心奇形の出生前診断に有用である。
- 房室中隔欠損症は，通常，新生児期には症状をきたさない。一般的には，肺血管抵抗の低下する，生後 3～6 カ月頃から症状を呈するようになる。

▶ 画像検査
- 心電図検査では，心奇形の特徴ごとに異常所見が認められる（図 47-2）。
- 心臓超音波検査を行う。

治療

Down 症候群に合併する，それぞれの心奇形に対する治療・管理法については，42 章「非チアノーゼ性先天性心疾患」と 43 章「チアノーゼ性先天性心疾患」で述べた。

▶ 紹介
胎児スクリーニング超音波検査によって多くの心奇形が検出される。その後は胎児循環器専門医への紹介を経て，胎児

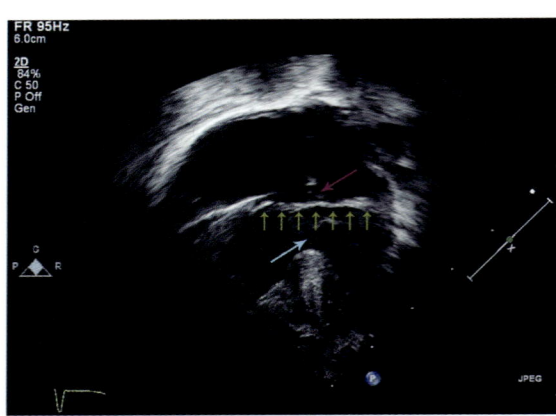

図 47-1　完全房室中隔欠損症の乳児の心臓超音波所見（心尖部四腔断面像）。心房間（赤矢印），心室間（青矢印）にそれぞれ交通が存在する。房室間溝の高さに，本症の特徴である共通房室弁（緑矢印）が描出される。（Used with permission from Peter Aziz, MD）

心臓超音波検査による精査が行われる。

予防とスクリーニング

心奇形のスクリーニングとして，妊娠中期に胎児超音波検査が行われる。

予後

予後は，合併する心奇形によって様々である。

フォローアップ

出生前あるいは生後に心奇形が発見された場合，小児循環器専門医によるフォローアップが必要である。

Turner 症候群

症例

16 歳女児が，原発性無月経のために，家庭医の診察を受けている。身体診察では低身長，翼状頸，乳頭間解離を認めた。上肢の血圧は身長別 95 パーセンタイル値を上回り，上下肢で収縮期に 50 mmHg の血圧差があった。大腿動脈の拍動は減弱していた。胸背部の診察では，Ⅱ/Ⅵ度の収縮期駆出性雑音が心基部および左肩甲部で聴取された。また胸郭の至るところで連続性雑音も聴取された。心臓超音波検査および CT 血管造影（図 47-3）によって，大動脈縮窄症と診断された。染色体検査の結果，Turner 症候群の診断が確定した。大動脈縮窄症に対する修復術が，無事に施行された。

概説

Turner 症候群は，性染色体が 1 本欠失し，45X の核型となることで発症する。Turner 症候群は，大動脈縮窄症を高率に合併する。

別名

45X 症候群，Bonnevie-Ullrich 症候群，X モノソミー，Ullrich-Turner 症候群

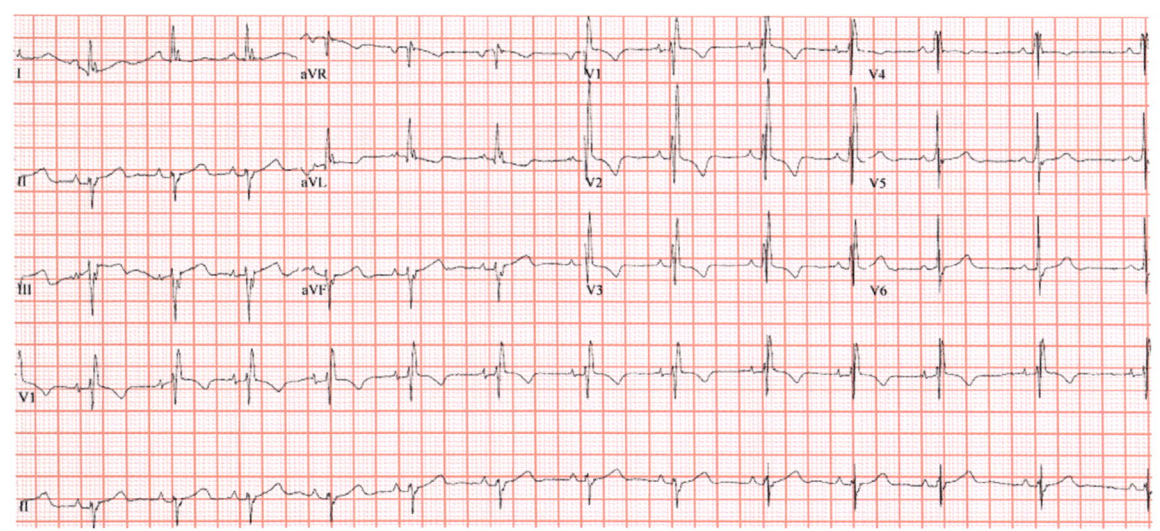

図 47-2　　上方軸（aVF 誘導で下向きの QRS 波）の心電図は，房室中隔欠損症に特徴的である。本症例では，右脚ブロック（V1 誘導の RSR' パターン，QRS 幅延長）を合併しており，流入部欠損型の欠損孔を外科的に閉鎖した際に生じたと考えられる。（*Used with permission from Peter Aziz, MD*）

疫学

- Turner 症候群の有病率は，出生女児約 2,000 人あたり 1 人である[2]。
- Turner 症候群の女児の 20〜40％が，心血管奇形を有する。

病因と病態生理

- 最も頻度の高い心血管奇形は大動脈縮窄症であるが，大動脈二尖弁や大動脈弁狭窄症の合併も多い。
- Turner 症候群においては，大動脈二尖弁から，まれなものでは左心低形成症候群まで，様々な左心系閉塞性病変の合併がみられる。

診断

- Down 症候群と異なり，Turner 症候群は出生後に診断されることが多い。Turner 症候群と診断された場合，合併心奇形について評価するために，身体診察や心臓超音波検査を実施する。
- 重度の大動脈縮窄症は，左心不全をきたしうる。
- 比較的軽度な大動脈縮窄症は，長期にわたって見過ごされる場合があり，時に高血圧症の精査の過程ではじめて判明する。
- 本症例で示したように，孤立性の大動脈縮窄症の患者においては，高血圧症の徴候がみられるが，下肢血圧は低い。大腿動脈の拍動は減弱し，左肩甲間部では収縮期駆出性雑音が聴取される。
- 長期にわたり未治療の大動脈縮窄症においては，肋間動脈を介した側副血行路が発達し，連続性雑音が聴取される。
- 大動脈二尖弁を有する患者では，収縮期クリック，頸部に放散する収縮期駆出性雑音が大動脈弁領域で聴取される。
- ▶ **画像検査**
- 側副血行路が発達すると，胸部 X 線で肋骨侵食像が出現する。幼児期にはみられない所見である。
- 心合併症の診断は心臓超音波検査によって可能であるが，

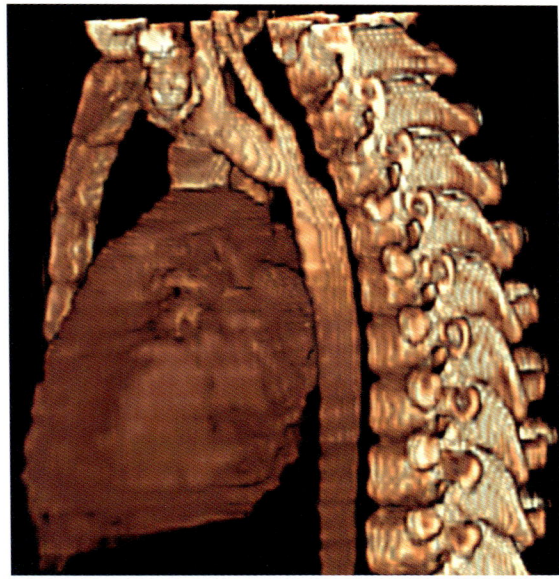

図 47-3　　Turner 症候群患者の CT 血管造影。左鎖骨下動脈の分岐直後に，限局した大動脈縮窄の所見が認められた。（*Used with permission from Kenneth Zahka, MD*）

特に年長児においては，MRI や造影 CT 検査が狭窄部位の同定に有用である。

鑑別診断

大動脈縮窄症と診断された Turner 症候群の患者においては，他の左心系病変の合併を除外する必要がある。

治療

- 大動脈縮窄症に対しては，外科的修復術が主たる治療法である[3]。SOR Ⓐ
- バルーン血管形成術やステント留置術は，特定の患者に適

応が限られる[4]。SOR **B**

▶ 紹介

- Turner 症候群の患者は，小児循環器専門医による精査を必要とする。

予後

- 外科的修復術が奏効した場合，予後は良好である。
- スポーツへの参加は，強度の高い等尺性運動を除き，広く可能である[6]。SOR **B**
- 高血圧症が出現するおそれがあるため，修復術後も収縮期血圧の注意深い観察が必要である。

フォローアップ

再狭窄，高血圧症など，合併症の出現を見過ごさないために，小児循環器専門医による，症例ごとの重症度や治療時期を考慮したフォローアップが必要である。

患者教育

Turner 症候群の管理にあたっては，遺伝専門医，小児内分泌専門医，一般小児科医が協力し，患者に対して予後や臨床経過についての事前説明を行う。

DiGeorge 症候群

症例

総動脈幹症と胎児診断されていた在胎 38 週の女児（図 47-4）が，生後まもなく NICU へ入室した。生後 3 時間で全身性けいれん発作を起こし，血清カルシウム値が 4.5 mg/dL と判明した。心奇形と低カルシウム血症が認められたことから，DiGeorge 症候群が疑われ，染色体検査により診断が確定した。生後 8 日目に心内修復術が施行され，長期の入院を経て，回復した。

概説

DiGeorge 症候群（DGS）は 22 番染色体長腕（22q11.2 領域）の欠失あるいは変異により発症する。

別名

口蓋心臓顔面症候群，Shprintzen 症候群，円錐動脈幹異常顔貌症候群，Strong 症候群，先天性胸腺無形成／低形成

疫学

- 一般人口における DGS の有病率は 2,000〜4,000 人に 1 人である。
- 先天性心疾患は患者の 74〜80％に合併する[7]。

病因と病態生理

- DGS は 22q11.2 領域の欠失により発症する。
- 本疾患にみられる徴候のほとんどは，神経堤細胞の遊走異常で説明される。
- 神経堤細胞は心流出路形成・中隔発生に寄与するため，その遊走異常は様々な円錐動脈幹奇形を引き起こす。

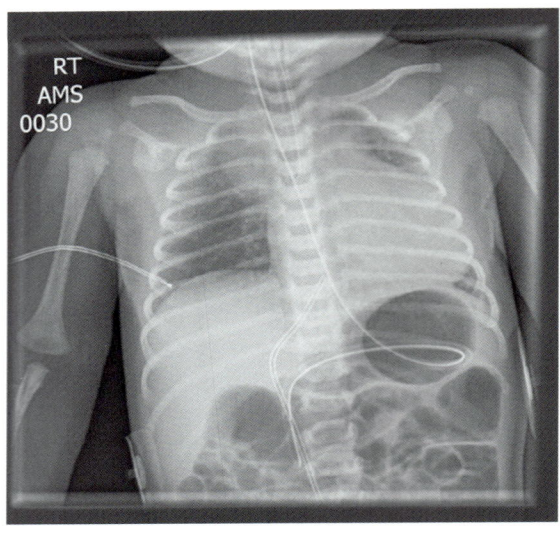

図 47-4　総動脈幹症，DiGeorge 症候群の新生児。著明な心拡大，右側大動脈弓を呈した。（*Used with permission from Camille Sabella, MD*）

危険因子

- 母体の妊娠糖尿病は，児の DGS 発症に関連すると考えられている[8]。

診断

- DGS に合併する心奇形のうち，最も頻度が高いものは総動脈幹症，Fallot 四徴症，大動脈弓離断症である。
- これらの心奇形をみた場合，特に顔貌の特徴を伴う症例では，DGS を疑う。
- より頻度の低い合併心奇形としては血管輪，心室中隔欠損を伴う大血管転位症，大動脈縮窄症，心房中隔欠損症，肺動脈弁狭窄症，左心低形成症候群，動脈管開存症があげられる。
- 新生児の低カルシウム血症や，胸部 X 線で胸腺陰影の欠損が認められた場合もまた，DGS を念頭に置いた遺伝学的検査が必要である。

鑑別診断

Cayler 症候群：口角下制筋の不全麻痺により起こり，心奇形を合併することがある。

治療

DGS に合併する心奇形の治療方針は，疾患ごとに異なる。

▶ 紹介

臨床的に DGS が疑われた患者は，小児循環器専門医による精査を必要とする。

予防とスクリーニング

DGS の患者に対しては，全例，心臓超音波検査による心奇形のスクリーニングを行う。

予後

心奇形を有する DGS の予後は，心奇形の重症度に左右さ

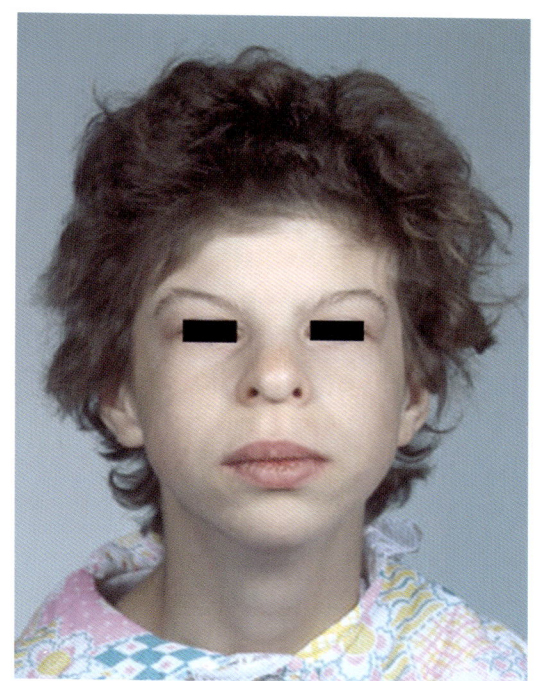

図 47-5　Williams 症候群における顔貌の特徴。短く上向きの鼻，鼻梁平低，長い人中，幅広い口などの特徴を有する。(*Used with permission from Cleveland Clinic Children's Hospital photo file*)

れる。

フォローアップ

　小児循環器専門医による注意深い外来フォローが必要である。外来受診の頻度は，心奇形の重症度に応じて決定される。

患者教育

　次回以降の妊娠時の再発リスクについて，患者の両親へ遺伝カウンセリングを通じて情報提供する。

Williams 症候群

症例

　発育不全を呈する 10 歳女児が，ルーチンの身体診察の際，収縮期雑音が聴取されたために小児循環器専門医へ紹介となった。在胎 38 週で出生し，週数に比し低体重（SGA）であった。児には反復性中耳炎の既往歴があった。短く上向きの鼻，鼻梁平低，長い人中，幅広い口などの顔貌の特徴（図 47-5）が認められた。心血管系に関する診察では，頸部に放散する収縮期駆出性雑音が胸骨右縁第 2 肋間で聴取された。心臓超音波検査で大動脈弁上狭窄症が認められた。心臓の所見から Williams 症候群が疑われ，染色体検査によって診断が確定した。小児循環器専門医による注意深いフォローアップが予定されている。

概説

　Williams 症候群は特異顔貌，大動脈弁上狭窄症，特発性高カルシウム血症，特有の発達および行動パターンによって特徴づけられる。

別名

　Williams–Beuren 症候群（WBS），妖精様顔貌症候群

疫学

- Williams 症候群の有病率は 7,500〜2 万出生に 1 人と報告されている[10]。

病因と病態生理

- エラスチン遺伝子（*ELN*）を含む 7q11.23 領域の欠失によるハプロ不全（遺伝子 2 コピーのうち 1 コピーの欠失）が，Williams 症候群の病因に関係する[11]。
- 本症候群における死亡のほとんどは，心奇形が原因である。

診断

- 染色体検査を行い，7q11.23 欠失を確認することで，診断が確定する。
- 胎児期から続く発育遅延，低身長，軽度〜中等度の精神遅滞，本症例で示されたような特異顔貌，高カルシウム血症，発達遅滞，学習障害，過剰に社交的な性格，音楽に対する情熱や興味，といった臨床的特徴を有する。
- 中血管から大血管，特に上行大動脈（大動脈弁上狭窄症）や肺動脈のびまん性狭窄などの心血管病変を合併する。
- 冠動脈狭窄による心筋虚血や，腕頭動脈，大脳動脈の狭窄病変による脳卒中が若年者にも発生しうる[12,13]。
- 腎動脈狭窄による二次性高血圧を含め，高血圧は症例の 50％ に合併する[14]。
- Williams 症候群においては，補正 QT 間隔が延長するという報告もある[15]。

鑑別診断

- 大動脈弁狭窄症：Williams 症候群に合併しない，孤発例が存在する。Williams 症候群の特徴的所見を欠く。
- 注意欠陥多動性障害：Williams 症候群に特徴的な臨床症状，遺伝学的異常，心血管病変，代謝異常が認められない。

治療

- Williams 症候群に合併する心血管病変の治療方針は，大動脈弁上狭窄症をはじめとして，疾患の重症度によって決定される。
- 高血圧症の治療方針は，その原因と，合併心血管病変の有無によって決定される。

▶紹介

- Williams 症候群と診断された患者は，小児循環器専門医による精査とフォローアップを必要とする。
- 高カルシウム血症や腎動脈狭窄症を有する患者は，小児腎臓専門医あるいは小児内分泌専門医への紹介，継続したフォローを必要とする。

予防とスクリーニング

- Williams 症候群の患者は，腎動脈狭窄による二次性高血圧症をきたす可能性があるため，外来受診時に血圧の注意深いモニタリングを行う。
- 心臓超音波検査を複数回実施し，病変のスクリーニングお

7

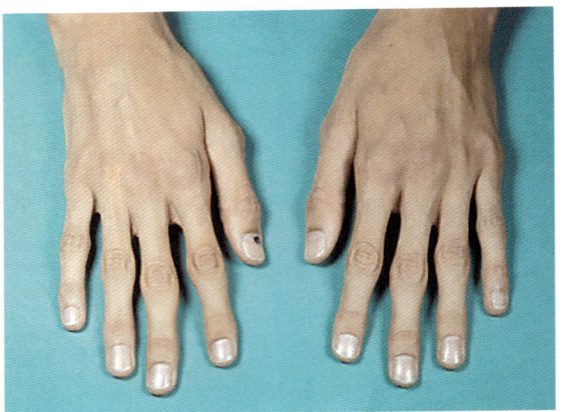

図 47-6　Marfan 症候群にみられるクモ状指（細長い指）。(Used with permission from Cleveland Clinic Children's Hospital photo file)

よび経過観察を行う。

予後

- 大動脈弁上狭窄症を有する患者において，乳児期に計測される圧較差が軽度の場合，長期予後は良好である。圧較差が 20 mmHg を超える症例では，成長に伴い圧較差は増大する傾向にあり，症例の 60% が外科手術を必要とする[16]。SOR **A**
- Williams 症候群の患者は，突然死のリスクを有することが知られる。

フォローアップ

- 小児循環器専門医が，年 1 回以上の頻度でフォローアップする必要がある。
- 腎，内分泌異常を合併する場合，その重症度に応じて小児腎臓専門医あるいは小児内分泌専門医によるフォローアップを必要とする。

患者教育

- 将来的に腎動脈狭窄をきたすおそれがあることを，カウンセリングを通じて患者の両親へ伝える。
- 突然死のリスクについて，患者の家族と共有しておく必要がある。

Marfan 症候群

症例

　生来健康な 16 歳男児が，小児科医による健診を受けたところ，収縮中期クリックと，それに続く収縮後期雑音を指摘された。心雑音は心尖部に最強点をもち，立位負荷で増強した。突然死の家族歴（父方のおじ）を有していた。患者の身長は，年齢別 99 パーセンタイル値に相当し，細身の体型で指が長く，関節の過可動，漏斗胸を認めた（**図 47-6**，**47-7**）。Marfan 症候群が疑われ，遺伝専門医と循環器科医へ紹介された。患者はフィブリリン 1（*FBN1*）遺伝子の変異を有し，大動脈の拡張をきたしていた。

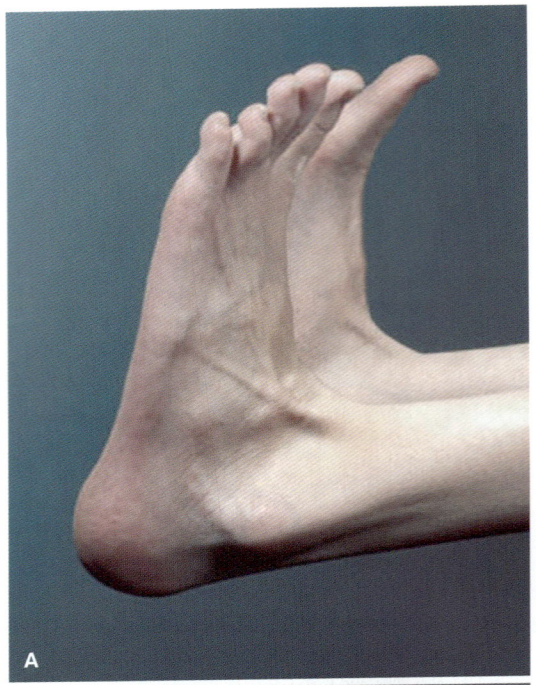

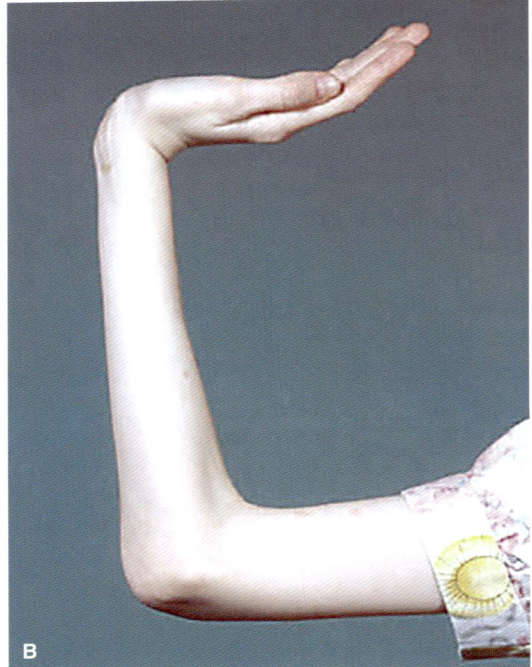

図 47-7　Marfan 症候群にみられる足関節（**A**），手関節（**B**）の過可動。(Used with permission from Cleveland Clinic Children's Hospital photo file)

概説

　Marfan 症候群は，結合組織病のなかで最も頻度が高く，よく知られた疾患であり，重篤な心血管病変を合併する。

疫学

　Marfan 症候群の有病率は，1 万人に 2〜3 人と推定されて

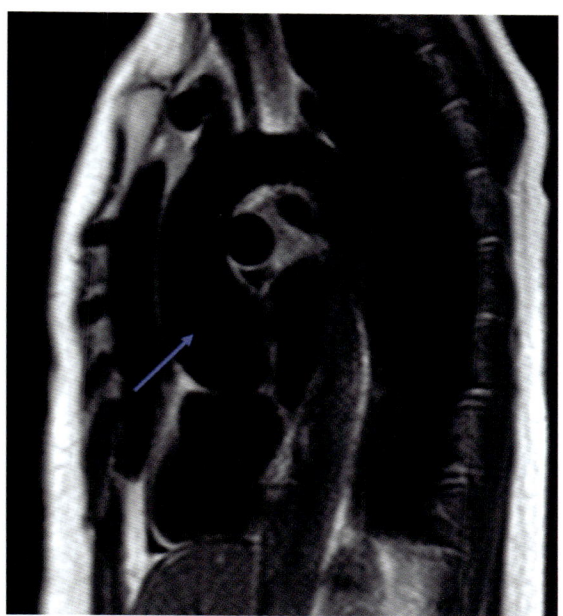

図 47-8　大動脈 MRI 矢状断像。Marfan 症候群患者の大動脈は，バルサルバ洞のレベルで拡張している（矢印）。一方，それ以外の部位における大動脈径は正常である。（Used with permission from Peter Aziz, MD）

いる[17]。

病因と病態生理

- 常染色体顕性（優性）遺伝形式をとり，重篤な心血管合併症を伴う全身疾患である[18]。
- Marfan 症候群の原因となる遺伝子異常として，FBN1 遺伝子の変異が同定された。FBN1 遺伝子は，結合組織を構成する蛋白であるフィブリリン 1 をコードする。

危険因子

- Marfan 症候群の家族歴
- 遺伝形式（常染色体顕性）

診断

- Marfan 症候群の臨床診断は，骨格系，心血管，眼，皮膚，肺の異常所見，家族歴を参考に，改訂 Berlin 基準または Ghent 基準に基づいて行われる[19,20]。
- 確定診断は，多くの場合，FBN1 遺伝子の変異解析に基づいて行われる。
- 下記の心血管合併症を合併する。
  - 大動脈弁閉鎖不全を伴う／伴わない，上行大動脈の拡張（図 47-8）
  - 上行，胸部，腹部大動脈の解離性大動脈瘤
  - 僧帽弁閉鎖不全を伴う／伴わない，僧帽弁逸脱症
  - 肺動脈弁狭窄や末梢性肺動脈狭窄などの明らかな原因を伴わない，肺動脈拡張症
  - 僧帽弁輪の石灰化

鑑別診断

- Loeys-Dietz 症候群は，Marfan 症候群と同様に大動脈基部拡張症をきたす疾患で，トランスフォーミング成長因子 β 受容体 1（TGFBR1）あるいは 2（TGFBR2）の遺伝子変異によって発症する[21]。
- Ehlers-Danlos 症候群もまた，大動脈基部拡張症や僧帽閉鎖不全症を合併する場合がある[22]（224 章「Ehlers-Danlos 症候群」参照）。

治療

- β 遮断薬は，大動脈壁への血行力学的負荷を軽減する作用があり，Marfan 症候群の患者に対して投与される。SOR C
- 大動脈，僧帽弁，大動脈基部への血行力学的負荷を軽減する目的で，後負荷を低下させる薬剤が使用される[23]。SOR B
- 動物実験と小規模臨床試験が実施され，ロサルタンの投与によって大動脈の収縮機能が改善することが示された[24,25]。SOR B
- 臨床的に有意な僧帽弁逸脱症に対しては，弁置換手術が必要である[26]。SOR A
- 解離性大動脈瘤の家族歴を有しない症例では 5.5 cm，家族歴を有する症例では 5.0 cm を基準とし，同基準を超える上行大動脈／大動脈基部拡張症に対しては，外科手術が適応となる（成人における適応基準）[27]。SOR B

▶ 紹介

- Marfan 症候群が疑われる患者に対しては，小児科医，小児循環器専門医，小児眼科専門医，遺伝専門医，小児外科医などによる集学的治療を行う。
- Marfan 症候群が疑われる場合，小児循環器専門医へ紹介する。

予防とスクリーニング

Marfan 症候群の患者家族に対しては，遺伝カウンセリングを行う。

予後

- 薬物治療の進歩や外科治療の成績向上に伴い，Marfan 症候群患者の平均寿命は，いまや一般人口と同等である。
- 未診断の患者における突然死をはじめ，心血管合併症に関連した死亡が死因の最多を占める。

フォローアップ

大動脈基部の状態を注意深く観察し，外科手術の適応を判断するためにも，小児循環器専門医および循環器科医によるフォローアップが必要である。

患者教育

家族内スクリーニングや，循環器科医による精査の必要性について，情報提供する。

【Asif Padiyath, MD／Peter Aziz, MD】

（中釜　悠　訳）

第 8 部

呼吸器疾患

SOR	定義
A	一貫して質が高く，かつ患者指向のエビデンス（科学的根拠）に基づいた推奨*
B	一貫性に欠けた，もしくは質に一部問題がある患者指向のエビデンスに基づいた推奨*
C	これまでのコンセンサス，通常行う診療行為，専門家の意見，疾患指向のエビデンス，または診断・治療・予防・スクリーニングについての症例報告に基づいた推奨*

* SOR：推奨度（strength of recommendation）
* 患者指向のエビデンス：死亡率，罹患率，患者の症状の改善などを意味する。
* 疾患指向のエビデンス：血圧変化，血液生化学所見などを意味する。
＊：さらなる詳細情報は，巻末の「付録 A」を参照。

48 細気管支炎

症例

　5カ月の満期産女児が発熱と咳嗽が3日間続き受診した。診察では，頻回の湿性咳嗽と両側の喘鳴を認めた。酸素飽和度は正常であった。娘の診断は細気管支炎であることと支持的療法のみが必要であることを母に伝え（**図48-1**），1～2日後に再診することとした。

概説

　細気管支炎（bronchiolitis）はウイルス感染によって引き起こされる細気管支の炎症であり，年少の小児によく発症する[1]。

別名

　RSウイルス感染，下気道感染

疫学

- 1歳未満の小児における最も一般的な下気道感染である[1]。
- 細気管支炎による入院で必要な医療費は年間で5億ドルを超える[2]。

病因と病態生理

- ウイルス感染．最も頻度の高いウイルスはRSウイルスである。
- 他のウイルスとしてはインフルエンザウイルス，パラインフルエンザウイルス，アデノウイルス，ヒトメタニューモウイルスがある。
- 細気管支にある上皮細胞の炎症，浮腫，壊死が起こる（**図48-1**）。
- 粘液産生が増え気管支攣縮が起こる。

危険因子

- 90%弱の小児は2歳までにRSウイルスに感染する[1]。
- 託児所に通う小児，学童との接触，喫煙への曝露は，細気管支炎発症の危険因子である[3]。
- 重症化する危険因子として以下のものがある。
  - 35週未満で出生した早産児
  - 慢性肺疾患や先天性気道奇形
  - チアノーゼ性心疾患
  - 重症の神経筋疾患
  - 免疫不全状態[4]

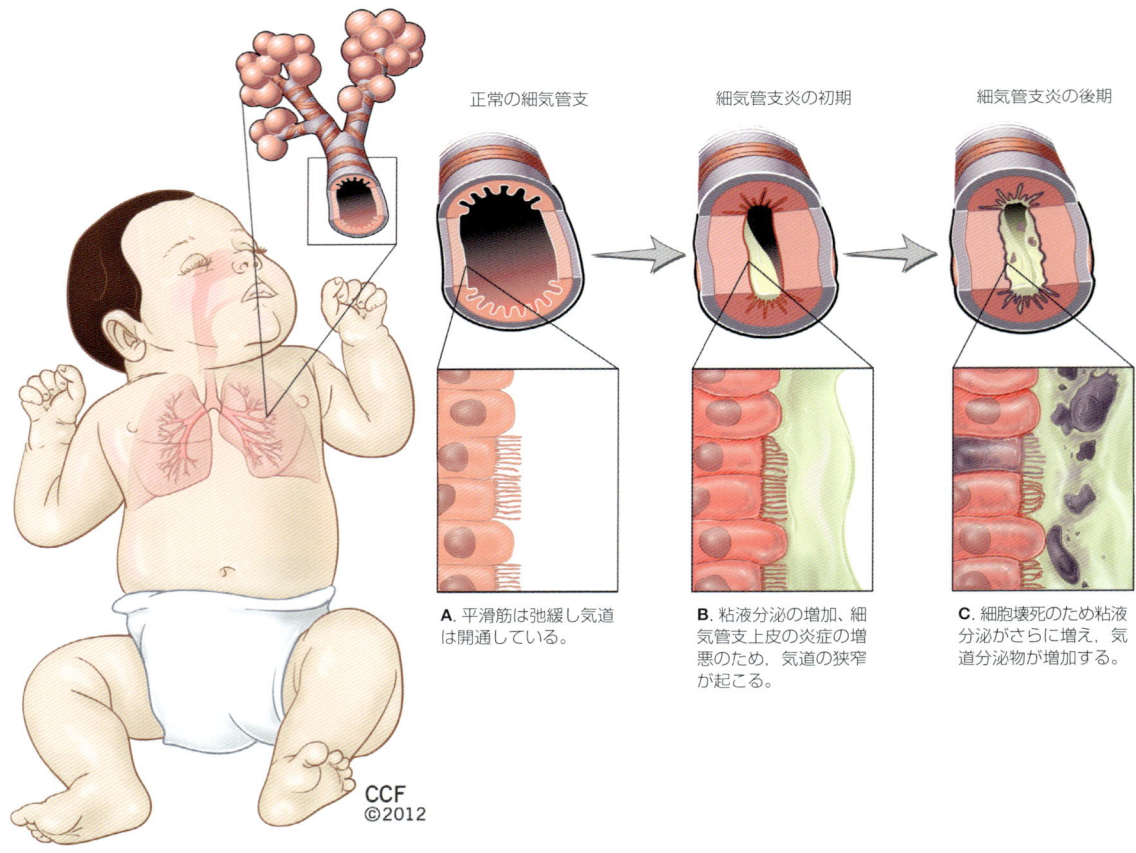

A. 平滑筋は弛緩し気道は開通している。

B. 粘液分泌の増加、細気管支上皮の炎症の増悪のため，気道の狭窄が起こる。

C. 細胞壊死のため粘液分泌がさらに増え，気道分泌物が増加する。

正常の細気管支　　細気管支炎の初期　　細気管支炎の後期

CCF
©2012

図48-1　細気管支炎の図解。（*Reprinted with permission, Cleveland Clinic Center for Medical Art & Photography © 2012. All Rights Reserved*）

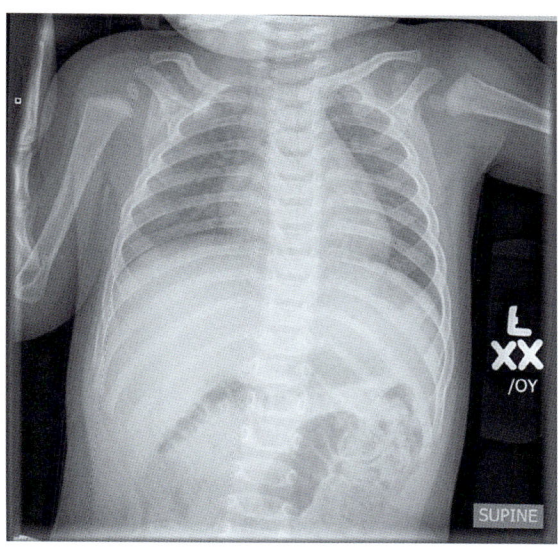

図 48-2　8 カ月乳児の正常胸部 X 線像。（*Used with permission from Rachna May, MD*）

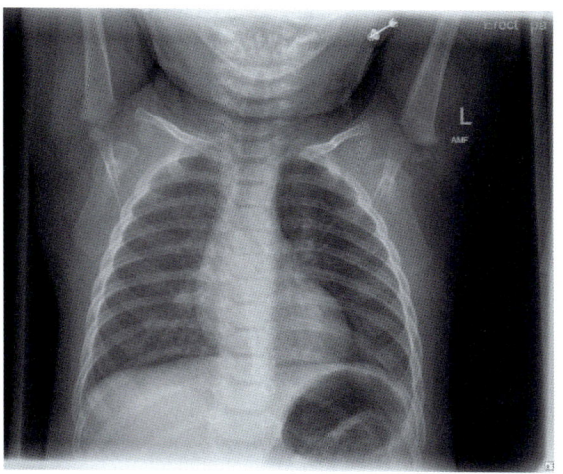

図 48-4　ウイルス感染にしばしばみられる非特異的所見である肺門部周囲陰影の増強。（*Used with permission from Rachna May, MD*）

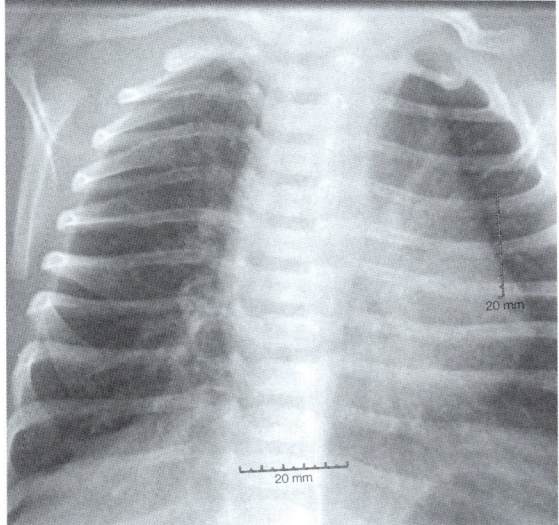

図 48-3　細気管支炎患者にみられた，エアートラッピングによって生じた過膨張および軽度の無気肺。（*Used with permission from Rachna May, MD*）

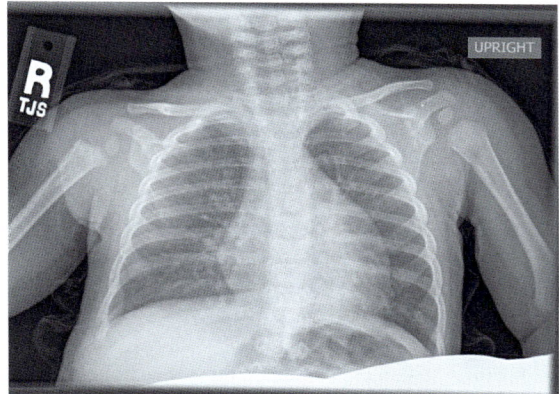

図 48-5　ウイルス感染にしばしばみられる非特異的所見である中心部の気管支壁の肥厚。（*Used with permission from Rachna May, MD*）

- 過膨張，肺門部周囲陰影の増強，気管支壁肥厚などの非特異的な所見がみられることがある（**図 48-3～48-5**）。
- 胸部 X 線は，重症例や自然歴から期待されるような治療経過を示さない例では必要になることもある。

鑑別診断

- reactive airway disease：2～4 歳前後の小児に起こり，喘鳴や気道過敏性を示す喘息に似た状態であり，ウイルス感染によって増悪する（49 章「喘息と呼吸機能検査」参照）。
- 肺炎：主にウイルスや細菌によって引き起こされる肺感染症（50 章「市中肺炎」参照）

治療

▶ 非薬物治療

- 患者の状態に応じて行われる酸素投与，吸引，輸液などの支持的療法が治療の中心である。
- 経静脈輸液は通常多呼吸が重度である場合に行われる。

▶ 薬物治療

- 細気管支炎における喘鳴に対して，気管支拡張薬はルーチ

診断

▶ 臨床所見

- 細気管支炎の診断は臨床症状で行う。
- 徴候および症状には，鼻汁，咳嗽，多呼吸，両肺での喘鳴，呼吸補助筋の使用や鼻翼呼吸などの努力呼吸などがある。

▶ 検査所見

- 検体検査は必ずしも必要ない。
- ウイルス検査はサーベイランスや疫学調査のために必要があれば行ってもよいが，検査結果は疾患の管理方法には影響を与えない。

▶ 画像検査

- 細気管支炎患者の胸部 X 線は大部分が正常であるため，ルーチンで撮像することは勧められない（**図 48-2**）。

ンには勧められない。ただし患者の反応性をみる目的で単回投与を試みることは，その後治療を継続するかどうかを決定するために適切である。患者の25％は気管支拡張薬による治療で改善があるとする研究がある[1]。SOR **B**

- 全身性および高用量の吸入ステロイドは勧められない[1]。SOR **B**
- 高張生理食塩水の使用は異論があり，さらなる研究が必要である[2]。

▶ 紹介

酸素投与が必要な患者でおよそ3日以上の入院が必要な者は，背景疾患としての reactive airway disease や構造異常を評価する目的で呼吸器科へのコンサルテーションが有用である。

予防とスクリーニング

- 細気管支炎を起こすウイルス感染を予防する最も有用な方法は，効果的な手洗いである[1]。
- RSウイルスに対するモノクローナル抗体であるパリビズマブは，早産児，慢性肺疾患，チアノーゼ性疾患など，RSウイルス感染が重症化する危険因子をもつ乳児に投与される[1]。パリビズマブはRSウイルス感染が重症化する危険因子をもつ乳児の入院リスクを低下させる[5-7]。SOR **A**

予後

大部分の児は長期間にわたる合併症を起こさず治癒する。

フォローアップ

- 基礎疾患のない児の場合，ほとんどの児はプライマリケア医の通常のフォローを続けるのでよい。
- 慢性肺疾患や reactive airway disease のような基礎疾患のある児は，専門家による適切なフォローが望ましい。

患者教育

外来で細気管支炎の診断を行った場合は，多呼吸，陥没呼吸，チアノーゼ，脱水など，救急外来での加療が必要になるような症状について両親に伝えるべきである。

【Rachna May, MD, FAAP／Julie Cernanec, MD, FAAP】
(田中　優　訳)

49　喘息と呼吸機能検査

症例

乳児期よりアトピー性皮膚炎の既往がある7歳男児が，感冒に罹患後2週間続く咳嗽と喘鳴を主訴に来院した。夜間の咳嗽が目立ち，家族が眠れないほどであった。今回で今年の冬3回目のエピソードであるが，前2回より長く症状が続いている。平時は健康である。来院時落ち着いてはいるが，間欠的に咳嗽をしていた。診察では吸気と呼気とに喘鳴（wheeze）をはっきり聴取するが，湿性ラ音（crackle）は認めなかった。母親も子どものときに喘息があり，息子も喘息ではないかと心配していた。小児科医は吸入気管支拡張薬を処方し，吸入前後でスパイロメトリーを行うよう指示した。スパイロメトリーでは軽度～中等度の機能低下があり，気

管支拡張薬の吸入後に著明な改善を認めた（**表49-1**）。フローボリューム曲線でも同様の結果が得られた（**図49-1**）。この結果喘息の診断となり，治療計画を立てることになった。**表49-2**，**図49-2**に参照比較として9歳男児の例を示す。

概説

喘息（asthma）は慢性の気道炎症であり，部分的には自然軽快する，あるいは β_2 刺激薬による治療などにより可逆的な，種々の程度の気道閉塞および気管支の過敏性を伴う。喘息患者は喘鳴，息切れ，胸部圧迫感，咳嗽（特に夜間や明け方に多い）などを反復する。

疫学

- 2009年には，12人に1人の割合（2,500万人，あるいは人口の8％），小児10人に1人で喘息が存在すると報告されている[1]。喘息の有病率は増加しており，アフリカ系小児で最も上昇率が高く，2001～2009年の間に約50％の増加があった[1]。
- 2007年における喘息に関連した死亡は3,447人であった[1]。2006～2008年にかけての米国内での救急外来のデーターベースによれば，喘息に関連する院内での死亡数はおよそ1,144（0.06％）と見積もられている[2]。そのうち大部分の患者（1,043人）は入院中に死亡するが，101人は救急外来で死亡していた。小児においても37人が喘息に関連して死亡している。
- 退院時，喘息が主病名となっている患者は2009年には47万9,000人にものぼり，平均の入院期間は4.3日であった[1]。
- 喘息に関連して必要な医療費は，2002年には486億ドルであったのが，2007年には501億ドルに増加した[1]。非保険患者の多く（約40％）および保険患者の9人に1人は処方薬を受け取ることができていない[1]。1997～2007年に喘息のコントロールを開始した8,834人の小児患者の保険給付支払いに基づく後ろ向き研究では，5～18歳の小児における年間の喘息治療の自己負担額は154ドルで（95％信頼区間152～156ドル），それ以下の年齢の小児ではわずかに低かった（平均151ドル）[3]。この研究では，5～18歳における喘息関連の入院は，自己負担額が高い上位1/4の児で多かった（100人あたり2.4［95％信頼区間1.9～2.8］人，下位1/4では100人あたり1.7［95％信頼区間1.3～2.1］人）。
- 2008年では，喘息発作を起こし学校や仕事を休まなくてはならなかったのは，小児で59％，成人では33％にのぼった。小児は平均4日間学校を休まなくてはならなかった[1]。

病因と病態生理

- 正確な原因は不明だが，浮遊するイエダニやゴキブリなどの抗原やRSウイルスやパラインフルエンザウイルスなどの呼吸器感染が喘息の発症に関連しているとされる。RSウイルスによる重症の細気管支炎を起こした乳児の半数が，その後喘息と診断されるという前向きコホート研究もある[4]。
- 環境因子に加え，喘息は複雑な遺伝要因を含んでいる[5]。メタロプロテイナーゼが気道のリモデリングに影響するようであり，ADAM33（a disintegrin and metalloproteinase）が喘息のリスクを増加させる可能性がある[6]。最近のコホート内症例対照研究では，ATPAF1遺伝子の変異が様々

表 49-1　呼吸機能検査：7歳男児（体重 30.7 kg, 身長 131 cm）

	予測値	気管支拡張療法前	%予測値	気管支拡張療法後	%予測値
努力肺活量(L)	1.70	1.80	105.6	1.92	112.9
1秒量(L)	1.45	1.17	81.0	1.67	115.5
1秒率(L)	88.00	65.36	74.5	87.11	99.2
最大呼気流量(L/秒)	3.49	2.43	69.6	3.76	107.9
最大中間呼気速度(L/秒)	1.67	0.76	45.5	1.88	112.1

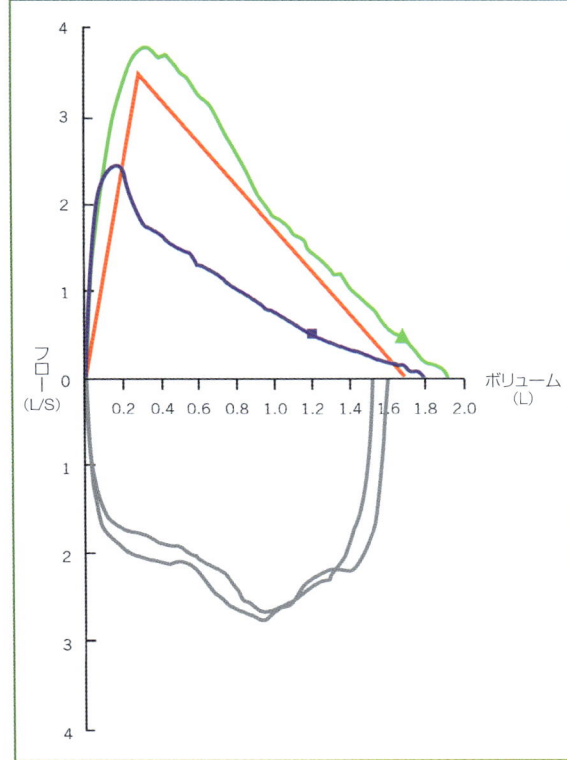

図 49-1　新規に喘息と診断された7歳男児に施行した呼吸機能検査で得られたフローボリューム曲線。軽度〜中等度の機能低下があり，気管支拡張療法によって著明な改善を示している（具体的な検査値は表 49-1 を参照）。　青＝気管支拡張療法前，緑＝気管支拡張療法後，赤＝予測値

な人種的背景の小児の喘息の罹患率を上げることが明らかになった[7]。

- Copenhagen Prospective Studies on Asthma in Childhood では，411 人の喘息のリスクのある小児を前向きに出生時からスパイロメトリーを用いて追跡し，7歳までに喘息と診断された小児は全体の 14％おり，新生児期より著明な気流制限があることが明らかになった[8]。喘息に伴う気流制限は，約 40％が出生時より存在し，残りが疾患の進行とともに生じてくると推測されている。

- 喘息を特徴づける気道閉塞は，粘膜腫脹，粘液産生増加，気管支平滑筋収縮，好中球増加などが原因となる。特に好中球の増加は喫煙者や職業性喘息患者において重要である[4]。小児において気道径が小さいことは，これらの要因をより増悪させうる。

- やがて，粘液栓形成に引き続き気道平滑筋の肥大や肥厚，リモデリング（基底膜下組織の肥厚，表皮下組織の線維化，血管増生および拡張）が起こり，病態を複雑にする[4]。

- アレルゲンによる急性の気管支攣縮は，IgE による肥満細胞からのメディエーター放出を伴う[4]。

危険因子

あるコホート研究によれば，10 歳時点で喘息と診断されるための危険因子（5歳までの）としては以下のものがある[9]。

- 喘息の家族歴（母方〈オッズ比 2.26, 95％信頼区間 1.24〜3.73〉，父方〈オッズ比 2.30, 95％信頼区間 1.17〜4.52〉，同胞〈オッズ比 2.00, 95％信頼区間 1.16〜3.43〉）

- 反復する呼吸器感染症（1歳まで〈オッズ比 2.67, 95％信頼区間 1.12〜6.40〉，2歳まで〈オッズ比 4.11, 95％信頼区間 2.06〜8.18〉）

- 4歳時点でのアトピーの存在（オッズ比 7.22, 95％信頼区間 4.13〜12.62）

- 1歳時点での両親の喫煙（オッズ比 1.99, 95％信頼区間 1.15〜3.45）

- 男児（オッズ比 1.72, 95％信頼区間 1.01〜2.95）

- アセトアミノフェンの使用も青年期の喘息症状と関連している（1年に少なくとも1回使用する群と使用しない群の比較：オッズ比 1.43, 95％信頼区間 1.33〜1.53, 1カ月に少なくとも1回使用する群と使用しない群の比較：オッズ比 2.51, 95％信頼区間 2.33〜2.70）[10]。メカニズムとしては，アセトアミノフェンが免疫反応を遅延させライノウイルス感染を遷延させる可能性がある[11]。

- 環境中に存在するカビもまた危険因子である。乳児期に居住している家の Environmental Relative Moldiness Index が10 倍になると，7歳時点で喘息と診断されるオッズ比は 1.8（95％信頼区間 1.5〜2.2）であるとする報告がある[12]。

- 塩分の多いスナック菓子の消費は喘息の症状発症と強く関連しており（オッズ比 4.8, 95％信頼区間 1.50〜15.8），特に1日にテレビを観たり，または画面でのゲームを2時間以上行う小児で関連が強いとする報告がある[13]。

- 重症の細気管支炎の既往のある小児を前向きにフォローした研究では，7歳時点で喘息と診断される危険因子としては，母親の喘息の既往（オッズ比 5.2, 95％信頼区間 1.7〜15.9），大量のイヌ由来の抗原への曝露（オッズ比 3.2, 95％信頼区間 1.3〜7.7），3歳時点での浮遊抗原に対する感受性（オッズ比 10.7, 95％信頼区間 2.1〜49.0），3歳までの喘鳴の既往が頻回であること（オッズ比 1.72, 95％信頼区間 1.01〜2.95），RSV 感染中に採取した鼻粘膜表皮での CCL5 mRNA 発現（オッズ比 3.8, 95％信頼区間 1.2〜2.4）などがあげられた[4]。

- 肥満は小児での喘鳴のリスクと関連しているとされる（オッズ比 1.62, 95％信頼区間 1.13〜2.32）[14]。

- 当然のことではあるが，重症または難治性の喘息患者では最近の増悪の既往が将来の増悪の最も強い予測因子である[15]。高濃度の汚染物質は喘息あるいは喘鳴による救急外

8

表 49-2　呼吸機能検査：9 歳男児（体重 46 kg，身長 141 cm）

	予測値	気管支拡張療法前	％予測値	気管支拡張療法後	％予測値
努力肺活量(L)	2.32	1.58	67.9	2.02	87.0
1 秒量(L)	2.01	0.97	48.3	1.44	71.5
1 秒率(L)	87.41	61.53	70.4	71.11	81.4
最大呼気流量(L/秒)	5.07	2.62	51.8	4.23	83.4
最大中間呼気速度(L/秒)	2.33	0.52	22.5	0.93	39.8

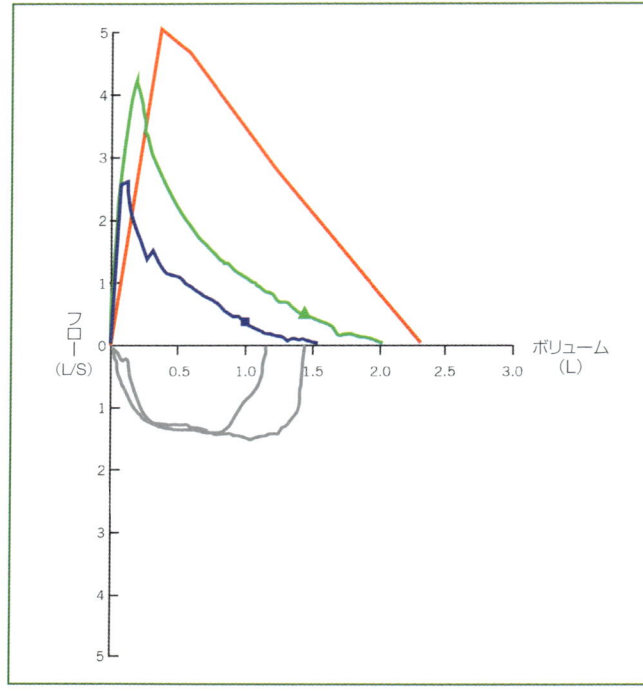

図 49-2　気管支喘息治療中の 9 歳男児に施行した呼吸機能検査で得られたフローボリューム曲線。中程度の機能低下があり，気管支拡張療法によって著明な 1 秒率（FEV1）と最大中間呼気速度の改善が得られたが，予測値までは達していない（具体的な検査値は表 49-2 を参照）。　青＝気管支拡張療法前，緑＝気管支拡張療法後，赤＝予測値

来受診を 15％上昇させる[16]。

診断

　喘息の診断は，反復し部分的には可逆的な気道の閉塞症状，あるいは気道過敏性が存在することから臨床的に疑い，スパイロメトリーを施行して確定診断する[5]。鑑別すべき疾患の除外診断をする必要がある。

▶ 臨床所見

　喘息の最も一般的な症状は，反復する喘鳴，呼吸困難感，胸部圧迫感，咳嗽である。しかしながら喘鳴がない，あるいは身体所見が正常であっても喘息を除外する根拠にはならない[3]。事実，25％の喘息患者は呼吸機能検査で異常がみられても，身体所見としては正常である[4]。喘息の診断において，下記の点を問診する必要がある[3]。

- 症状のパターンおよび増悪因子。夜間あるいは労作時，ウイルス感染，吸入抗原や刺激物質への曝露（タバコの煙，木材燃焼煙，空気中の化学物質など），気候の変化，強い情動の表出（大笑いあるいは啼泣），月経周期，ストレスなどでしばしば症状は悪化する[3]。
- 近親者における喘息，アレルギー，アトピーの家族歴
- 社会背景（保育施設，勤務場所，社会支援など）
- 増悪の既往（その頻度や持続期間，治療），患者および家族への影響。未就学児においては機能障害が比較的軽いのに対し，年長児および青年では機能障害がより強い傾向にあ

る[13]。

　みられる身体所見としては下記のものに注意すべきである[3]。

- 上気道：鼻汁の増加，粘膜腫脹，鼻ポリープなど
- 肺：呼吸音の減弱が最もよくみられる（33～65％の患者）[4]。その他には喘鳴，強制呼気相の延長，呼吸補助筋の使用，猫背，胸郭の変形などがみられることがある。喘息の増悪が重症である場合，気流が非常に制限され喘鳴さえ聴取しないこともある。
- 皮膚：アトピー性皮膚炎や湿疹（130 章「アトピー性皮膚炎」，132 章「ヘルペス性湿疹」，133 章「貨幣状湿疹」参照）。喘息，アレルギー性鼻炎，アトピー性皮膚炎の間には強い相関がある（図 49-3）。これら 3 つが同時にみられる「アトピー三組」はさほど多くない。喘息患児では，主に顔に明るい斑状の慢性皮膚病変である白色粃糠疹がよくみられる（図 49-4）。医師によるアトピー性皮膚炎の診断を受けた 2,270 人の小児のうち，38.0％が喘息またはアレルギー性鼻炎の症状を呈していたとする米国からの報告がある[17]。台湾からの同様の報告でも，6 万 6,446 人のアトピー性皮膚炎と診断された患者のうち，約半数がアレルギー性鼻炎または喘息の診断を同時に受けていたとされる[18]。アトピーの症状に関して，典型的には乳児期に皮膚炎の症状を呈し，その後アレルギー性鼻炎や喘息の症状を呈する，いわゆるマーチとなることがデータからも示唆される[19]。

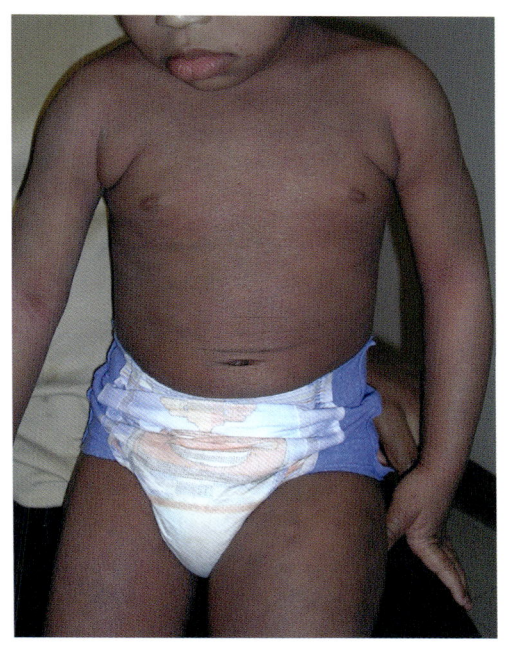

図 49-3　「アトピー三組」（喘息，アレルギー性鼻炎，アトピー性皮膚炎）をもつ 2 歳男児の皮膚所見。（*Used with permission from Richard P. Usatine, MD*）

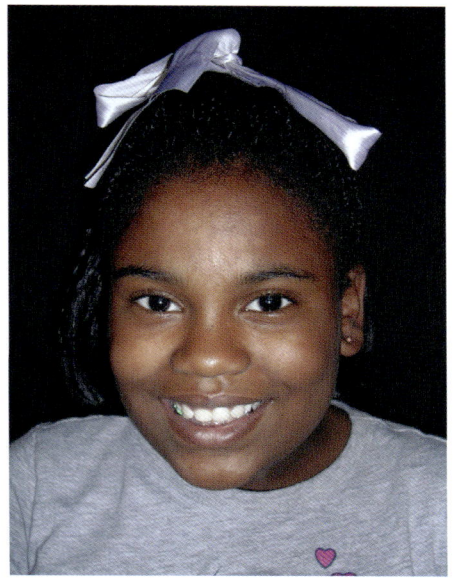

図 49-4　喘息の治療中である 10 歳女児。白色粃糠疹，アトピー性皮膚炎がみられる。（*Used with permission from Richard P. Usatine, MD*）

8

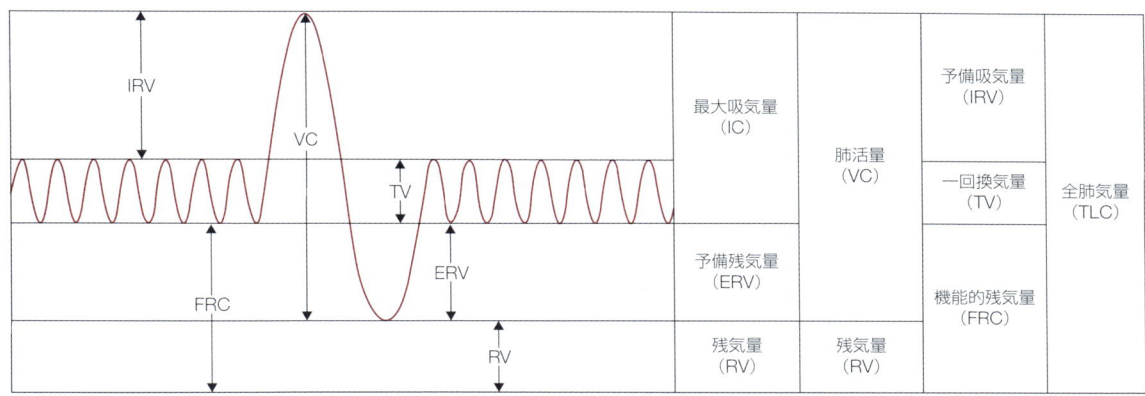

図 49-5　一回換気量と肺活量などの各呼吸量との関係を示したスパイログラム

　喘息重積発作（重症かつ遷延する喘息発作で，一般的な治療には反応しない状態）の患者では，下記の所見がみられることがある[4]。

- 頻脈（心拍数＞120/分），頻呼吸（呼吸数＞30/分）
- 呼吸補助筋の使用
- 奇脈（吸気時に収縮期血圧が 10 mmHg を超えて低下する）
- 意識レベルの変化（低酸素血症および高二酸化炭素血症による）
- 吸気時の奇異性に腹部および横隔膜が動く

▶ 検査所見

　米国喘息教育・管理プログラム（NAEP）は 4 歳以上のすべての患者に，気道閉塞が部分的に可逆的であることを証明する目的でスパイロメトリーを施行することを奨励している（図 49-1，49-2，49-5，49-6）[3]。**SOR** Ⓑ　さらに英国胸部疾患学会は，気道閉塞の可逆性を評価する目的で吸入気管支拡張薬への反応をみることを推奨している。

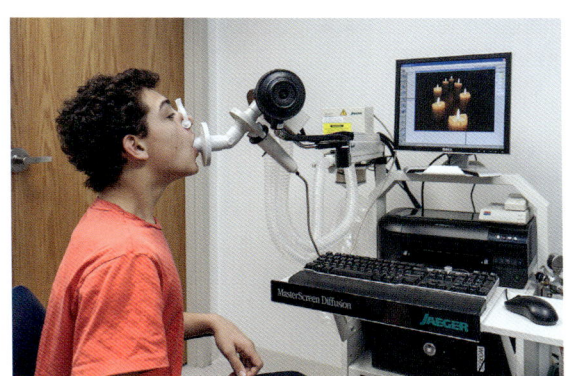

図 49-6　呼吸機能検査中の男児。この検査では，口周囲の空気の漏れがないようにした上で，スクリーンにロウソクの図を提示し，火を吹き消すつもりで息を吐き出してもらう。（*Used with permission from John Carl, MD*）

- 未就学児における喘息の診断は，おおむね症状のパターン，危険因子の存在，治療への反応に基づいてなされる[13]。

重症度評価

- 重症度は疾患プロセスの内因性強度によって定義される[3]。NAEP は 12 歳以上の年齢において重症度を 4 つのグループ（間欠型，軽度持続型，中等度持続型，重症持続型）に分類している。
- それ以下の小児においては，CASI（Composite Asthma Severity Index）が機能不全および危険因子両方のコントロールの評価に用いられている[20]。CASI は国立衛生研究所の補助を受けた都心部喘息コンソーシアムによって修正デルファイ法を用いてつくられており，Inner City Anti-IgE Therapy for Asthma trial を用いた因子解析と検証に準拠している。CASI は 5 つの部分から成り，そのスコアの合計で重症度を評価する（最も重症なのは 20 点である）。このスコアは治療の決定や治療反応性の評価に有用であると考えられる。
  - 過去 2 週間における日中の症状とアルブテロールの使用（最低 0 点〈症状出現回数およびアルブテロールの使用が 0〜3 回〉，最高 3 点〈毎日症状およびアルブテロールを使用する〉）
  - 過去 2 週間における夜間の症状とアルブテロールの使用（最低 0 点〈0〜1 回〉，最高 3 点〈5〜14 回〉）
  - 呼吸機能検査（最低 0 点〈FEV1 0.% ＞85〉，最高 3 点〈FEV1 0.% ＜70〉）。呼吸機能検査における略語を表49-3 にまとめた。
  - コントローラーの使用（最低 0 点〈なし〉，最高 5 点〈高用量吸入ステロイド〉）
  - 増悪（プレドニゾロンの投与があれば 2 点，入院を要する場合は 4 点）
- まず外来や救急外来で，予想 1 秒量やピークフローボリュームから重症度を評価する。40 未満であれば重症の増悪であると考えられる。70 以上の値になることが救急外来から退室する目安となる。
- 喘息のコントロールがつけば，コントロールに要した治療によって重症度を再度評価する。

追加検査としては下記のものが有用であることがある[3]。

- 拘束性呼吸障害や声帯機能不全が考えられる場合には，呼吸機能検査が有用であることがある。
- スパイロメトリーが正常，あるいはほぼ正常であるものの喘息が考えられる場合には，メタコリン，ヒスタミン，寒気，運動負荷など気管支刺激誘発試験を行うことがある。この検査が陰性であれば喘息の除外に有用である。
- チアノーゼや頻呼吸など，低酸素血症が疑われる場合にはパルスオキシメトリーや動脈血液ガス分析を考慮する。
- 未就学児では，喘息の診断のために抗原感作，IgE の上昇，好酸球の上昇を証明することを考慮すべきである[21]。PARIS birth cohort では，好酸球血症（オッズ比 1.76，95％信頼区間 1.21〜2.49）または 2 つ以上の抗原への感作（オッズ比 1.88，95％信頼区間 1.13〜3.14）がある場合に重症の喘鳴のリスクが上昇すると判明した[14]。
- 呼気一酸化窒素分画は好酸球性の気道炎症のバイオマーカーであるが，ステロイドを使用中の患者において，将来コントロール不良となるか否かを予測するために用いられ

表49-3　呼吸機能検査における略語	
FVC(L)	努力肺活量
FEV1(L)	1 秒量
FEV1/FVC %	1 秒率
FEF 25〜75%(L/秒)	努力肺活量の 25〜75% の呼気中の呼気速度（最大中間呼気速度と同じ）
FEF max(L/秒)	最大努力呼気速度
FEF 25%(L/秒)	努力肺活量の 25% を呼出したときの呼気速度
FEF 50%(L/秒)	努力肺活量の 50% を呼出したときの呼気速度
FEF 75%(L/秒)	努力肺活量の 75% を呼出したときの呼気速度
FIVC(L)	努力吸気肺活量
FIF 50%(L/秒)	努力肺活量の 50% を吸入したときの吸気速度
SVC(L)	肺活量
TLC(L)	全肺気量
RV(L)	残気量
RV/TLC	残気率
TGV(L)	胸腔内ガス容量
Raw	気道抵抗
ERV(L)	予備呼気量
IC(L)	最大吸気量
DLCO	肺拡散能
VA(L)	肺胞量
DL/VA	拡散能力

る[22]。加えて，喘息患児において，中等度の増悪の前には自宅で測定した呼気一酸化窒素分画が上昇していたという事後比較もある[23]。

▶ 画像検査

胸部 X 線写真は診断において有用ではないが，肺炎などの他疾患を除外したり，心不全などの合併症を同定したりするのに役立つ。胸部 X 線写真の主たる所見は過膨張であり，喘息患者のおよそ 45％にみられる[4]。過膨張では下記のものがみられる。

- 肺の過膨張と異常な透過性亢進（図 49-7）
- 前後径の上昇
- 後胸骨腔の増大（図 49-8）
- 心臓下の空気像
- 横隔膜の平低化（側面像でよく評価できる，図 49-7）
- 滴状心（図 49-7）
- 急性かつ重症の際に無気肺もよくみられる（図 49-8）。

鑑別診断

喘鳴を呈する乳児および小児における鑑別診断としては下記のものがある[3]。

- 上気道疾患（アレルギー性鼻炎，副鼻腔炎など）：診察や画像診断が鑑別に有用である。
- 気道閉塞（異物，血管輪，声帯機能不全，気管狭窄，リンパ節腫脹および腫瘍，感染，嚢胞性線維症，心疾患など）：画像診断が有用である。
- 反復性の咳嗽や逆流をきたす疾患。咳喘息は特に小児で多い。
- まれではあるが，心内シャント，流出路閉塞，冠動脈疾患，心筋症により労作時の呼吸困難をきたすことがある。心電図および心臓超音波検査が鑑別に有用である[24]。
- 喘息は上記疾患と並存することがある。

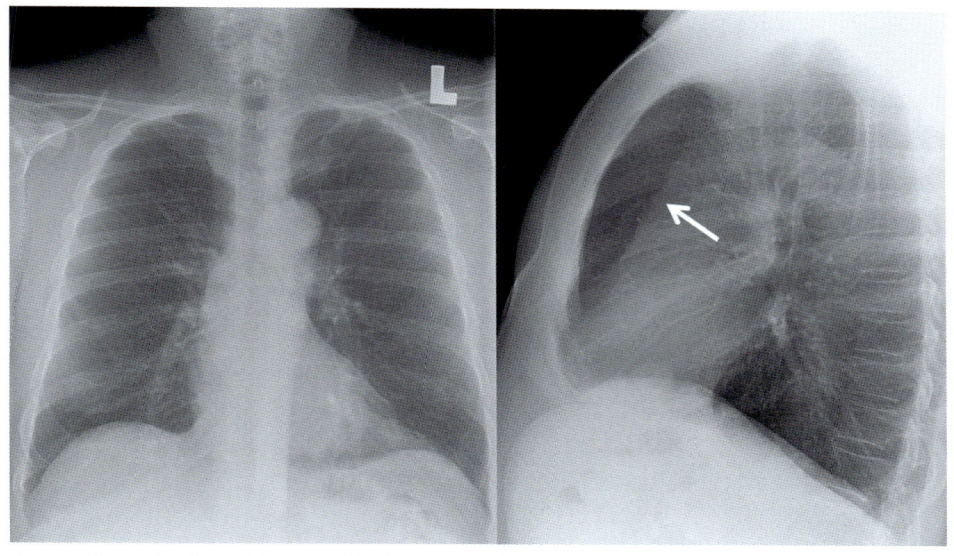

図 49-7　喘息の急性増悪時に撮像した胸部単純 X 線像。含気が増加しており，側面像では胸骨後面の透過性亢進域を認める（矢印）。（*Used with permission from Carlos Santiago Restrepo, MD*）

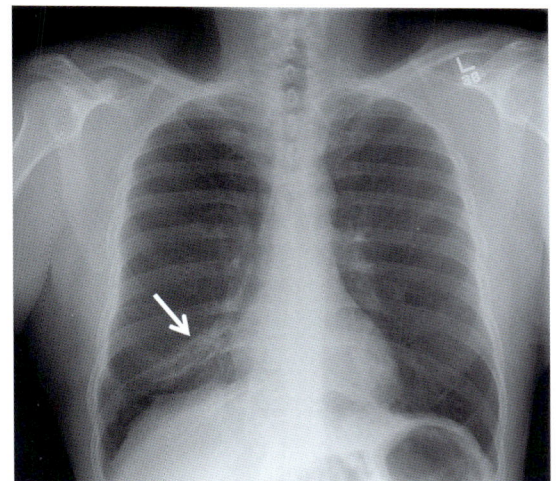

図 49-8　喘息の急性増悪時に撮像した若年男性の胸部単純 X 線正面像。含気が増加しているほか，右肺門下部に辺縁がはっきりしない透過性低下域があり，中葉の無気肺を示している（矢印）。（*Used with permission from Carlos Santiago Restrepo, MD*）

治療

　NAEP は治療における 4 つの要素，すなわち評価と経過観察，教育の提供，環境因子および合併症の管理，薬剤の使用について要約している[3]。喘息の治療の目的は以下の 2 つに分けられる[3]。

- 機能低下の改善：慢性症状を予防する。臨時吸入の使用頻度を週 2 回以下に抑える。呼吸機能を正常付近に保つ。日常活動を正常に行えるよう維持する。治療について患者および家族の期待と満足を得る。
- リスクの軽減：増悪を反復せず救急外来の受診や入院を最小限にする。肺の機能低下を予防する（小児においては肺の成熟が低下するのを防ぐ）。副作用や有害事象を最小限

にしながらも適切な薬物治療を提供する。

　将来，臨床徴候と医療資源に基づき，喘息の表現型に応じて個別の治療を行うことが可能になるかもしれない。近年，軽症・非アトピー性の重症・重症アトピー性の 3 つの表現型に分けることが提唱されている[25]。1,831 人の小児を対象に18 カ月間の観察期間を置いたこの研究では，軽症患者の大部分（全体の 69.4％）が呼吸症状やアレルギーがほとんどなく，軽症の群が続く（306 人，全体の 16.7％）。195 人（全体の11％）は非アトピー性の重症群であるが，うち 88％の患者は反復する喘鳴があった。重症のアトピー群には全体の 3.2％の 59 人が該当したが，うち 78％がアトピー性皮膚炎を合併しており，61％は抗原感作を受けやすい状態であった。また重症アトピー群では，49 人が喘鳴の既往があった。

▶ 非薬物治療

- 運動は奨励される。遷延する喘息患者において有酸素運動の有用性を調べた無作為化比較試験では，積極的に運動を行った群において，身体機能，症状の頻度，健康に関する生活の質，喘息の症状が出現しない日，不安やうつ症状などの改善が，教育と呼吸エクササイズのみの群に比して顕著であった[26]。
- 自宅で副流煙に曝露される患者に対して HEPA フィルターを用いた結果，6〜12 歳の患者においては喘息で予定外の受診を行う頻度が減少したという無作為化比較試験がある。保護者の報告による症状の有無では差がみられなかった[27]。
- 食生活の変化も重要である。小児における横断研究では，地中海式の食事を取り入れると喘息の症状出現が少ない傾向にあった[28]。
- 患者教育を行うべきである。SOR Ⓐ 小児に対する喘息教育は入院および救急外来受診の回数を減らし，喘息の症状出現のために救急外来を受診するオッズ比を低下させるというメタ分析がある[29]。ただし，入院するオッズ比や緊急の平均受診回数には影響を与えなかった。喘息に対する行動計画や医者の指示を文書にし，自己管理を行うように教

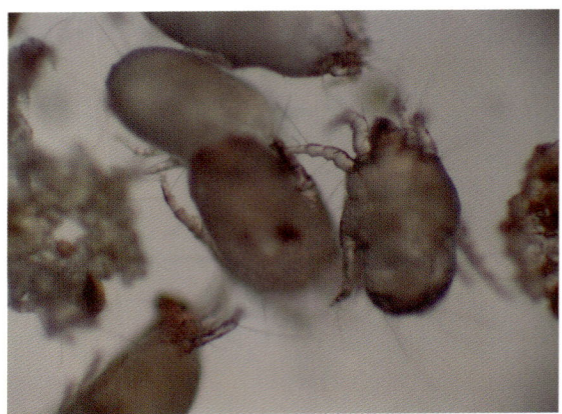

図49-9　顕微鏡でみたチリダニ。チリダニは喘息やアレルギー性鼻炎のある患者に対する典型的なアレルゲンである。環境改善を行いチリダニへの曝露を最小限にすることで，喘息のコントロールが改善する場合がある。(*Used with permission from Richard P. Usatine, MD*)

育することで，病院や救急外来を受診する回数および仕事や学校を休む回数が減る[4]。

- 青年期におけるいくつかの無作為化比較試験では，この年代の患者教育が開始半年後の治療への前向きな姿勢につながり[30]，それにより生活の質が改善し[30,31]，禁煙を自発的に行うようになり，喘息の自己管理に関する知識が増えることが判明している[31]。
- マイノリティーに属する人種の高校生に対して学校がプログラムを提供することで，喘息の管理に自信をもち予防に力を入れるようになり，またコントローラーおよび治療計画を文書にして利用するようになり，夜間の中途覚醒・活動制限のある日数・学校の欠席日数がそれぞれ減少したとする研究もある。加えて，喘息の急性増悪による受診，救急外来の受診，入院が減少した[32]。しかしながら，学校が提供する喘息の教育プログラムに関してのメタ分析では，喘息に関する知識・自己効力感・自己管理に関しては改善がみられるものの，有症状日数・中途覚醒・欠席日数が減少したとする研究は多くないとされている(それぞれ11研究中5研究，4研究中2研究，17研究中5研究)[33]。
- 環境因子を改善する介入を考慮すべきである。介入を網羅的に行うことで，症状のある日数を減らすことができる[4]。 SOR **B**
  - 喘息患者の多くがチリダニアレルギーをもっている(図49-9)。チリダニへの曝露を減少させる比較的簡単な介入方法は，チリダニを防ぐ特別なカバーつきの枕とマットレスを用い，シーツと毛布を毎週熱湯で洗うことである[3]。
  - 環境因子を減少させるための提言については，NAEPが発表している[5]。

▶ 薬物治療

　適切な薬物療法を決定するためには，症状・薬剤の利用・増悪・呼吸機能により重症度を評価する必要がある(前述の「検査所見」の項参照)。小児においては，重症度は通常症状・夜間の中途覚醒・日中活動の制限の程度・呼吸機能により評価される。呼吸機能については4歳以上で測定する。また患

児はカテゴリーに応じて設けられた治療の程度に応じて，「コントロール良好」「コントロール不良」「コントロールが著しく不良」の3群に分けられる。NAEPでは喘息の小児に対してチャートが提供されており，これらにより評価が円滑になり，以下に述べる治療の6つのステップに分けられた年齢ごとの治療プロトコルを用いることができる[5]。

- **Step 1**：間欠的な症状を有するすべての年齢の患者に対して，短時間作用型β_2アゴニスト(SABA)の吸入が推奨される。 SOR **A** 大部分の患者に対して，スペーサーを用いた定量吸入器はネブライザーによる治療と同等の効果があり，副作用も少ない。
- **Step 2**：低用量の吸入ステロイド(ICS)は遷延する喘息症状を有するすべての年齢の患者に対して，長期的なコントロール目的に有用である。 SOR **A** 代替薬として，0〜4歳の幼児に対してはクロモリンの吸入やモンテルカストの内服が，5〜11歳の小児に対してはクロモリンの吸入，ロイコトリエン受容体拮抗薬(LTRA)，ネドクロミル，テオフィリンなどが用いられる。
  - LTRAはICSよりも有効性が低いが，プラセボよりは優れる[5]。 SOR **A**
  - 反復する喘鳴を有する未就学の278人に対して施行された無作為化比較試験では，ブデゾニドの平均吸入量を減少させる過程で，間欠的な吸入を継続する方法(1日1mgを2回，呼吸器症状の増悪がみられれば早期から開始し7日間継続する)と，低用量を毎日用いる方法(0.5mgを1回，夜間)とでは，急性増悪を予防する効果は同等であった[34]。
- **Step 3**：低用量ICSで十分なコントロールが得られない0〜4歳の患児では，中等量を吸入するのが望ましい。4歳以上では，低用量ICSと長時間作用型β_2アゴニスト(LABA)の併用，または中等量ICSが選択肢としてあがる[5]。 SOR **A** 代替としては，低用量ICSとLTRAの併用(ただしICSとLABAの併用よりは劣る)，テオフィリン，ジリュウトンがあげられる。テオフィリンは血中濃度をモニターする必要がある。ジリュウトンはデータが限られており，また肝機能をモニターする必要があるため，やや望ましくない。コクランレビューでは，青年や成人において，経口ステロイド薬を必要とする喘息の増悪のリスクを軽減する目的では，ICSとLABAの併用の方が高用量ICSより有効であるとしているが，小児では増悪や入院のリスクを増加させる傾向があると指摘している[35]。
  - 4歳以下の患者に対しては，呼吸機能低下が遷延する，あるいは週2日以上症状がある場合には，低用量ICSとLABAを用い，その後ICSの量を上げることがある[5]。ICSとLABAの併用は増悪を減少させることはないが，ピークフロー値(PEF)や成長を促す[36]。LABAに起因すると考えられる，喘息関連死，挿管管理，入院といった重症の喘息に関連したイベントは小児で最も多いように思われるが，メタ分析では，ICSとLABAを併用しているグループで，重症なイベントの発生に関して年齢による有意な差はみられなかった[37]。
  - ICSを使用しても良好なコントロールが得られない喘息患児に対する治療のステップアップに関しては，ICSとLABAの併用が最もよい反応を示すものの，なかにはICSの倍増，あるいはICSとLTRAの併用に良好な反応

を示す小児もいるという臨床試験がある[38]。軽度～中等度の遷延する喘息患者に対して，中等量（1日300～400μg）と低用量（1日200μg以下）のステロイドの使用を比較したシステマティックレビューでは，中等量のステロイドがFEV1の改善を有意に示したもののその差は小さく（平均差0.11〈95％信頼区間0.01～0.21〉），症状のスコアなど，その他のアウトカムに関しては有意な差はみられなかった[39]。

- Step 4：コントロール不良の患児に対しては，喘息の専門家による診察と中等量ICSとLABAの併用が勧められる。選択肢としては，中等量ICSとLTRAの併用があげられる（年長児に対してはLTRAの代わりにテオフィリンやジレウトンも用いる）。
- Step 5：高用量ICSとLABAの併用。
- Step 6：高用量ICSとLABAの併用に加えて内服のステロイド薬の追加。中等度～重症の喘息のために救急外来を受診した406人の小児に対して施行した観察研究では，ステロイド薬の早期投与が入院のオッズ比を0.4に低下させ（95％信頼区間0.2～0.7），治療時間が0.7時間短縮した（95％信頼区間0.8～1.3時間の短縮）。症状の再発には影響がみられなかった[40]。

その他の薬のオプション：
- オマリズマブは11歳以上のアレルギーのある患者には考慮してもよい[3]。喘息をもつ都市部の小児，青年，若年成人419人に対しての無作為化比較試験では，オマリズマブは有症状期間と1回以上の増悪のある割合を減少させたとされる（30.3％，プラセボで48.8％）[41]。
- 禁煙を助けるために，ニコチン代替療法が行われる（ブプロピオン150 mg，1日2回，バレニクリン1 mg，1日2回，ノルトリプチリン1日75～100 mg，ニコチン代替〈ガム，吸入，スプレー，パッチ〉などを用いる）。またカウンセリングとフォローアップが考慮される。これらの介入によって禁煙率は倍増する[42-44]。SOR Ⓐ
- アレルギーに帰する喘息が遷延する患者においては，免疫療法が考慮される[5]。SOR Ⓑ　スキンテスト要請であった患者に対して特異的免疫療法を行うことで，薬剤投与量の増加の必要性を減じたとするメタ分析がある（治療必要数5）。IgEが高値な患者では免疫療法が増悪を減らすとする他の研究もある[4]。
- プロトンポンプ阻害薬の使用は，特に利益とはならない[45]。胃食道逆流症状がなく，ICSを使用していてもコントロール不良な喘息患者にランソプラゾールを追加しても症状の改善や呼吸機能の改善はプラセボに比べてみられず，副作用が増加した[46]。
　症状の増悪がみられた患者において，軽度の増悪（労作時のみの呼吸困難感，あるいはPEFが予想値あるいは最高値の70％を上回る）に対しては，治療方針にのっとり，自宅での管理にSABA，および場合によっては内服のステロイド薬が用いられる。NAEPは，増悪時に内服のステロイド薬の代わりに自宅でICSを倍増することは推奨していない[3]。コクランレビューは短期間のステロイド内服は副作用を増大させることなく，また追加治療が必要になるような再燃，入院，およびSABAの使用を減らすのに有効であると結論づけている[47]。
- 中等度の増悪（日常生活に影響を及ぼすような呼吸困難

がある，あるいはPEFが予想値あるいは最高値の40～69％）：通常診療所や救急外来を受診することが必要である。SABAや内服のステロイド薬（成人で通常プレドニゾン40～60 mg，もしくは1～2 mg/kg/日のプレドニゾロンを分2）を3～10日間継続することが勧められる。SOR Ⓐ　SABAは必要であれば20分毎に吸入し，吸入の臭化イプラトロピウムを追加することで入院の必要性を減じることができる可能性がある（0.68～0.75）[4]。SOR Ⓐ　症状は通常1～2日で治まってくる。

- 重症の増悪（安静時の呼吸困難感，あるいはPEFが予想値あるいは最高値の40％を下回る）：通常救急外来を受診し，入院する必要がある。SABAおよび抗コリン薬の吸入を1時間毎，または持続で行い，内服のステロイド薬の投与，さらに後述するような治療の併用が必要である。
- 生命の危険があるような増悪（会話ができないほどの呼吸困難感，発汗，PEFが予想値あるいは最高値の25％を下回る）：救急外来を受診し入院し，集中治療室での加療を考慮する。SABAおよび抗コリン薬，ステロイド薬の静注，追加治療を行う。
- 酸素療法：中等度以上の増悪があり，低酸素血症がある患者において用いられる。酸素飽和度は90％以上を保つようにする[3,4]。SOR Ⓒ
- 最初の評価に引き続き治療を行うも，反応に乏しい重症の増悪の場合は，硫酸マグネシウムの静注，アルブテロールの吸入を考慮する。
- FEV1あるいはPEFを評価し，治療反応性をモニターする。パルスオキシメトリーは小児において受診後の重症度を評価するのに有用である。1時間経過しても酸素飽和度が92～94％を下回るなら入院の適応である[3]。
- 重症の増悪があり最初の治療に反応しない場合には，挿管・人工呼吸管理を要する場合がある。傾眠は切迫する呼吸不全の症状であることがある。
- 以下の治療はエビデンスに乏しく，効果的な治療を遅らせることがあるので用いない。すなわち，大量の液体を飲む，温かい湿気を吸う，抗ヒスタミン薬や感冒薬などの処方されていない薬を内服する，口すぼめ呼吸などの呼吸法を行う[3]。加えて，NAEPは救急あるいは病院でのメチルキサンチン，抗菌薬（併存症がある場合は除く）の投与，過剰な輸液，呼吸理学療法，去痰薬，鎮静などを推奨していない[3]。

▶ 紹介
- 徴候および症状が非典型的である，他診断を考えにくい，追加の専門的な検査が必要な場合には，喘息専門医への紹介を考慮する。
- 喘息のコントロールが達成できない，あるいは維持するのが困難である場合，年間2回以上の内服ステロイドによる加療，あるいは入院を要する場合，免疫療法やオマリズマブの適応が考えられる場合にも紹介を考慮する[3]。
- Step 4以上の加療を要する遷延する症状のある場合には，紹介を考慮する。Step 3の加療を行っている場合でも，必要があれば紹介する[3]。

予防とスクリーニング
- 禁煙，副流煙曝露の回避，職業曝露および室内気の汚染曝露の抑制が予防に有用である。
- デンマーク国家出生コホートでは，妊娠中のピーナッツや

8

木の実の摂取が18カ月時の喘息の有病率と負の相関があると報告している（それぞれオッズ比0.79〈95％信頼区間0.65〜0.97〉，0.75〈95％信頼区間0.67〜0.84〉）[48]。

- 母乳栄養は喘息を予防する。特にアトピーのある小児で効果が高い。アトピーのある小児に対し，完全母乳栄養を3カ月以上行ったところ4〜6歳時の喘息を50％以上減少させたとする研究もある[49]。
- インフルエンザおよび肺炎球菌の予防接種が推奨される[3]。SOR B
- データは少ないが，ビタミンA・D・E，亜鉛，果物と野菜，地中海式の食事は喘息の予防に効果があるかもしれない[50]。生の牛乳の摂取も予防的である（補正オッズ比0.59〈95％信頼区間〉）[51]。

予後

- 喘息患児の半数以上が6歳までには症状がなくなる[4]。
- 母親の喘息の既往は，下記のリスクが増大するとするメタ分析がある[52]。出生児の低体重（リスク比1.46〈95％信頼区間1.22〜1.75〉），SGA（リスク比1.22〈95％信頼区間1.14〜1.31〉），早産（リスク比1.41〈95％信頼区間1.22〜1.61〉），妊娠高血圧腎症（リスク比1.54〈95％信頼区間1.32〜1.81〉）[52]。早産のリスクは喘息の厳格な管理によって改善する。処方薬を継続していれば妊娠によって喘息が悪化することはない[53]。
- 小児において，喘息の増悪予測因子としては，乳児期の細気管支炎または肺炎の罹患，母親の湿疹の既往，父親の花粉症の既往，喘息の症状が年3カ月以上続くこと，前年に4回以上定期受診を要したこと，前年にSABA，抗炎症薬，内服ステロイドなどの使用歴があることなどがある[36]。喘息の症状，薬剤，医療機関の受診，既往歴を評価する17項目のチェックリストが，喘息の増悪のリスクの高低を見積もるのに有用である[54]。
- 喘息の増悪患者において，下記の項目は喘息関連死のハイリスク項目である。これらの患者は増悪時には早急に医療的介入を求めるように注意を喚起する必要がある[3]。
  - 挿管，ICU管理を要した既往がある。
  - 前年に2回以上の入院，もしくは3回以上救急外来の受診があった。
  - 1カ月に2個以上のSABAを使い切った。
  - 気道閉塞症状や増悪症状を知覚しにくい。
  - 社会経済的に低い立場にある，都市部在住である。

フォローアップ

- 多くの喘息患者がコントロール不良である。小児を対象とした29の横断研究（2,429人）によれば，コントロール不良を小児喘息コントロール試験（C-ACT）または喘息コントロール試験（ACT）で19点以下と定義すると，46％が不良であったとされる[55]。NAEPの2007年のガイドラインでは，喘息の重症度とコントロールの程度をモニターすることに重点を置くことが強調されている。コントロール良好の定義としては，薬物介入によって喘息の症状が最小限になり，治療目標が達成される程度にまでなっていることをいう。
- 受診ごとに症状の頻度と程度を問診し，現在または最近経験した機能不全について問診する。フォローアップの受診

における自己評価シートがNAEPから出されている。SOR C

- 加えて，受診ごとに喘息の増悪，呼吸機能の低下の進行（小児では肺の成熟），薬物の副作用の可能性について評価する。患者自身でコントロール（症状やPEFなどから）と薬剤の使用について評価するシートがNAEPから出されている[3]。薬剤を加える，あるいは医療機関の受診のタイミングを理解する際に，視覚的に標準化および解釈が可能なピークフローのグラフを用いることで，ステロイドの内服や緊急での受診の必要性が減る可能性がある[56]。
- 薬剤投与中の患者に対しては，治療効果（息が切れにくくなったなど，何か変化を感じるかどうか）と副作用をモニターする必要がある。また適切な薬剤投与がなされているかを確認する目的で，吸入手技を少なくとも1回は観察する。
- 喫煙者に対しては，禁煙を促す。
- 増悪や入院の記録を行う。追加治療が必要なことが示唆される。
- 心疾患，慢性肺疾患などの合併症についてもモニターし，可能なかぎりそれらのコントロールを良好に保つ。
- 呼気中一酸化窒素分画測定は，定量的で非侵襲的な気道炎症の評価方法である[57]。喘息を含めた気道疾患の評価を行うための他の補助的なツールについては現在開発途中である。
- 退院後の管理については，三次小児医療施設で行われた前後比較研究で調査されている。これはJoint Commissionにより行われ，喘息管理プログラムの導入前後で3つのChildren's Asthma Care（CAC），つまり(1)βアゴニストを内服した患者の割合，(2)入院中にステロイドの全身投与を受けた患者の割合，(3)レリーバーとコントローラー，フォローアップの予約，環境要因などの原因の制御，行動計画の記載などを含めた自宅での管理計画を立てて退院した患者の割合を測定し比較した[58]。(1)と(2)については，施行前後でともにきわめて高値であった（CAC-1：施行前99％，施行後100％，CAC-2：施行前100％，施行後100％）。しかし，(3)については施行前後で0％から87％に増加した。施行後には，再入院の割合が平均で17％から12％に，小さいながらも有意な減少がみられた。

良好にコントロールされている患者は，治療のステップダウンが考慮されるべきである。毎日ICSを施行すると増悪の可能性は最も低く（28％），治療失敗も少ない（2.8％）が，毎日投薬はせず，レスキューとしてアルブテロールとICSを併用する治療法も選択肢としてあげられ（増悪35％，治療の失敗8.5％），身長の伸びには影響がなかった（−1.1 cm）という結論を得た研究がある[59]。レスキューとしてはアルブテロール単独よりは併用療法のほうが好ましい。

患者教育

- 禁煙は強く継続的に促すべきである。受動喫煙は喘息増悪の契機となる[60]。もし肥満があれば，あるいは健康な体重を維持するのであれば，運動も励行すべきである。
- NAEPは喘息に関する基本事項，薬剤の役割（短期的な作用のレスキューと長期的な作用のコントローラーの相違など），患者の手技（正しい吸入手技，自己評価など）に関する教育的なメッセージを提供している。

- 喘息に関しての行動計画を立てることで，自己管理を促し喘息の増悪の警告となる症状について良好な理解を得られる。行動計画の例は NAEP によって提供されている[3]。喘息の行動計画は通常 3 つの部分から成り，あたかも信号機のようである。つまり，よいコントロールを意味する「緑」（症状がほとんどなく，PEF が 80〜100％），増悪傾向にあるかコントロールがあまりよくないことを意味する「黄」（軽度〜中等度の症状がある，PEF が 50〜80％），警告を意味する「赤」（重度の症状がある，PEF が 50％ 未満）に分けられる。「赤」の場合はレスキューを行って 15 分しても症状の改善が得られず，すぐにかかりつけ医を受診することができないのであれば，緊急に治療を求めるようアドバイスする。それぞれの部分が管理のための教訓を含んでおり，プライマリケア医はそれらを適宜変更することができる。

【Mindy A. Smith, MD, MS】

（田中　優　訳）

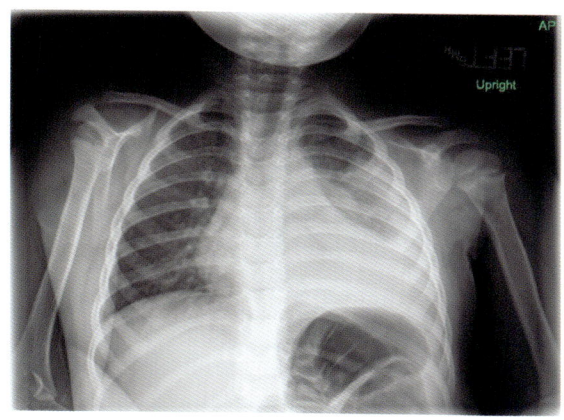

図 50-1　左下葉，左上葉の一部に浸潤影があり，胸水の貯留を認める 4 歳男児の X 線写真 PA 像で細菌性肺炎を疑う。（*Used with permission from Camille Sabella, MD*）

50 市中肺炎

症例

　4 歳男児が 2 日前より咳，熱，悪寒を訴えていた。男児はお腹が痛いと訴えていた。診察では男児はやや元気がなく，呼吸数は 1 分間に 55 回と速かった。酸素飽和度は室内気で 94％ であった。診察では呼吸音が減弱しており，左側で湿性ラ音（crackle）を聴取し，右側でも聴取可能であった。細菌性肺炎を考慮し，胸部 X 線写真を撮像した（図 50-1，50-2）。細菌性肺炎の可能性が高いため，男児を入院させ，抗菌薬の静注を行った。入院 48 時間後には男児はかなり回復し，抗菌薬の内服を処方され退院した。

概説

　肺炎は下気道（遠位の気道，肺胞，肺の間質）における感染症のことをいう。市中肺炎（community-acquired pneumonia：CAP）は伝統的には病院外で発症した肺炎のことを指す。CAP のサブグループとして，入院の既往，透析，免疫不全状態などの危険因子を伴う場合には，ヘルスケア関連肺炎と分類されてきた。

　CAP は広範囲にわたるウイルス，細菌，「非典型的な」病原体によって起こされる。小児においては，年齢と免疫状態が肺炎の潜在的な原因と管理を考慮する上で重要である。

疫学

- CAP を 5 歳までに発症するのは 1,000 人に 10〜40 人程度であり[1]，北米では 9 歳以上の小児 1,000 人に対して，年間 6〜12 例起こる[2]。
- 2006 年の National Hospital Discharge Survey では，短期間の入院で主病名が肺炎の 1,232 人の患者のうち，172 人（14％）が 15 歳未満の小児であった[3]。
- 2000 年に肺炎球菌ワクチンの接種が広く施行されたことで，米国での肺炎による入院は 1997〜1999 年と比べおよそ 35％減少し，2 歳未満の小児の肺炎の発症率は 2005 年

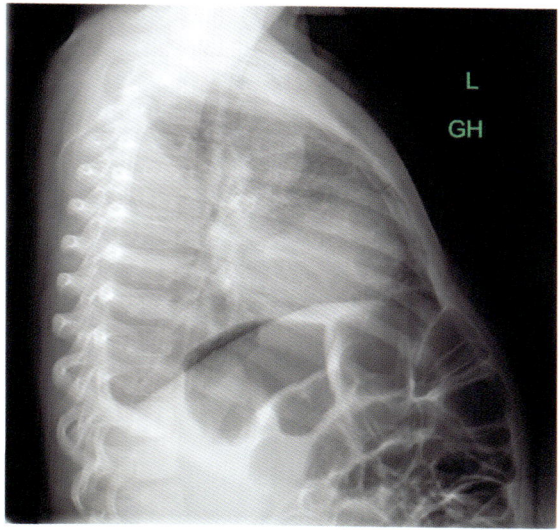

図 50-2　図 50-1 と同患児の X 線写真側面像。（*Used with permission from Camille Sabella, MD*）

に 9.1/1,000 人，2006 年には 8.1/1,000 人にまで減少した[4]。肺炎球菌肺炎に関しては，2 歳未満の小児の入院率は人口 1,000 人に対し 1997〜1999 年では 0.6 であったのが，2004 年には 0.3 に減少（57.6％の減少率），外来受診も 1.7 から 0.9 に減少（46.9％の減少率）ことが，雇用者ベースで施行された集団調査で明らかになった。

- 米国において CAP は感染症による死亡のなかで最も頻度が高く，全体でも死因の 8 番目になっている（2007 年）[5,6]。
- 2009 年にインフルエンザおよび肺炎による死亡は，1 歳未満児で人口 5 万に対し 5.9 人，1〜4 歳で 0.9 人，5〜14 歳で 0.6 人，15〜24 歳で 1.0 人であった[7]。

病因と病態生理

- 肺炎球菌は，すべての年齢層で最も重要な病原体である[8]。しかし年齢も考慮すべき重要項目である。生後 20 日までは肺炎の大部分は B 群レンサ球菌かグラム陰性腸内細菌が原因であるが，若年の小児の原因は RS ウイルス，インフルエンザウイルス，ライノウイルスが多い[9]。*Mycoplasma pneumoniae* と *Chlamydophilia pneumoniae* は就学児および青年に多い[8,9]。*M. pneumoniae* は就学児の CAP のなかで最も多い原因である。肺炎の原因となる病原体として新しく同定されたものとしては，ヒトメタニューモウイルス，ボカウイルス，*Simkania negevensis*（細胞内寄生体）があげられる[8]。

- 免疫不全状態にある小児に関しては，*Pneumocystis jiroveci* や結核菌に注意すべきである[9]。
- CAP で入院した 254 人の小児を対象にした研究では，原因は 85％の患者で同定され，ウイルスが最も原因として多く 62％を占め，30％はウイルスと細菌の両方の感染があった[10]。多い病原体は肺炎球菌（37％），RS ウイルス（29％），ライノウイルス（24％）であった。2 種類の細菌感染が 19 人にみられた。血液培養陽性であったのは，検査を受けた 125 人のうちわずか 1 人であった。
- 治療抵抗性または反復する CAP の患者で，軟性鏡を用い気管支肺胞洗浄液を採取した小児の後ろ向き研究では，大部分の症例（76％）で病原体が検出され，うち約半数ではインフルエンザ桿菌（75％），*Moraxella catarrhalis*（28.9％），肺炎球菌（13.3％）などの好気性菌が同定された[11]。
- 最も多い感染ルートは，常在菌を含んだ口腔内分泌液の少量誤嚥である[12]。このルートでは肺炎球菌とインフルエンザ桿菌が最も多い病原体である。
- 術後や中枢神経系に異常のある患者に多いが，誤嚥から二次的な肺炎を起こすこともある。この場合，病原体としては嫌気性菌とグラム陰性菌が多い[12]。
- 血行性感染は尿路感染から起こるのがほとんどだが，それにより大腸菌による肺炎を起こす。静脈内カテーテルからの血行性感染，または感染性心内膜炎の場合には，黄色ブドウ球菌肺炎を起こすことがある[12]。
- 結核菌，真菌，レジオネラおよび呼吸器感染症を起こすウイルスは，空気感染する。
- CAP の約 70％は原因不明である。

危険因子[13,14]

5 歳未満の小児における肺炎の危険因子としては下記のものがある。

- 反復する呼吸器感染症の既往（オッズ比 5.5），または胸部感染症の既往（オッズ比 2.31，95％信頼区間 1.55〜3.43）がある。
- 喘鳴の既往がある（オッズ比 5.3）。
- 2 歳までに中耳炎で鼓膜穿刺の既往がある（オッズ比 3.6）。
- 低体重，低身長（オッズ比 1.28，95％信頼区間 1.10〜1.51）
- 外遊びが少ない（オッズ比 1.96，95％信頼区間 1.11〜3.47）
- 子ども部屋のカビ（オッズ比 1.93，95％信頼区間 1.24〜3.02）

年長の小児では，肺炎の危険因子としては下記のものがある。

- 前年の反復する呼吸器感染症（オッズ比 3.0）
- 喘鳴の既往（オッズ比 2.1）

診断

▶ 臨床所見

- 発熱（88〜96％），咳嗽（76〜88％），呼吸困難感（37〜40％），悪寒，胸痛，喀痰などが症状である[8]。疲労感，筋

肉痛，頭痛などを訴えることもある[9]。

- ウイルスによる肺炎あるいはマイコプラズマやクラミジアなどの異型肺炎では，熱は高くなく，咳嗽は乾性であり，数日して全身症状が悪化してくる[9]。
- 半数の小児が嘔吐や腹痛といった非特異的な症状を訴える[8]。
- 喘鳴はウイルス性肺炎や異型肺炎でよくみられ，一方喘鳴がはっきりみられる場合には細菌感染は考えにくい[9]。
- 肺炎の徴候として，呼吸数の増加，打診での濁音，気管支呼吸，鼻声，湿性ラ音，喘鳴，胸膜摩擦音などがある。非特異的な湿性ラ音は 1/3〜半数の CAP 患児で聴取されるというイタリアの報告が 2 つある[15,16]。異型肺炎における肺の所見はさらに幅が広い。胸水はよくみられるが，より最近の関与を疑わせる[9]。
- 肺炎が疑われる 1 歳以上の小児の救急外来におけるケースシリーズでは，呼吸数が 1 分間に 50 回を超え，かつ酸素飽和度が 96％を下回る場合，X 線で肺炎がみられることが高い特異度（97％）で予測できる[17]。X 線で診断された CAP 患者の 50〜80％に頻呼吸がみられたとする研究もある[18]。
- 呼吸窮迫の徴候は頻呼吸（0〜2 カ月児で 60 回を超える，2〜12 カ月児で 50 回を超える，1〜5 歳児で 40 回を超える，5 歳以上の小児で 20 回を超える呼吸回数），無呼吸，意識変容，息切れ，呻吟，鼻翼呼吸，室内気でパルスオキシメトリーが 90％未満，陥没呼吸がある[19]。

▶ 検査所見[12]

- 血算，急性期反応物質（赤血球沈降速度，C 反応性蛋白，プロカルシトニンなど）は外来で管理可能な CAP が疑われる小児においては必要ないが，重症で有用と考えられる際には考慮される[19]。SOR C
- CAP で入院した小児患者において，プロカルシトニン（0.25 ng/mL をカットオフ値としたもの）を用いることで抗菌薬の処方が減った（85.8％ vs 100％）とする無作為化比較試験がある[20]。
- 急性期反応物質単独で，CAP をウイルス性か細菌性かを区別してはならない[19]。SOR A
- 他の検査などから重症と判断された肺炎により入院した小児では，血算を調べるべきである[19]。SOR C
- 喀痰のある入院患者では，喀痰培養とグラム染色を行うべきである[19]。SOR C　気管内吸引液のグラム染色，培養，ウイルス検査（適切に）は，人工呼吸管理を必要とする，気管内挿管された患児の場合には採取するべきである[19]。SOR C
- 血液培養は，CAP 患者で状態がよく，十分な予防接種を受けていて，外来で管理可能な場合には，必ずしも推奨されない[19]。SOR B　Pneumonia Etiology Research for Child Health（PERCH）により，細菌検査に関する戦略を立てていく際に CAP 患児で血行感染が証明されるのは，たった 1〜5％にすぎないことが判明した。重症感染の場合にはその確率は上昇する[21]。
- 血液培養は，臨床的な改善がみられない場合や，抗菌療法を施行したにもかかわらず症状の進行あるいは悪化がみられる場合には，採取されるべきである[19]。SOR B
- 中等症〜重症で細菌性の CAP が疑われて入院した患児では，血液培養を採取すべきである。特に病態が複雑な肺炎の場合は採取すべきである[19]。SOR C
- インフルエンザウイルスやその他の呼吸器感染症を起こす

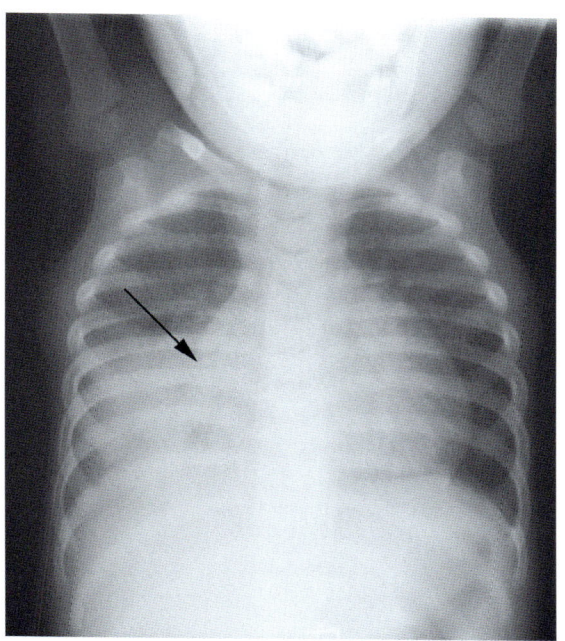

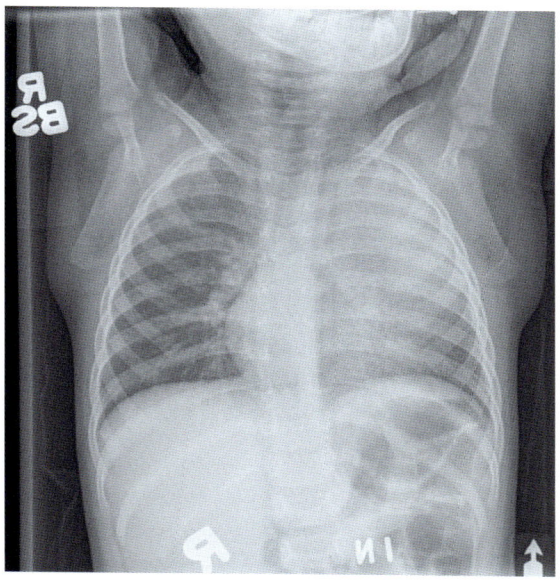

図50-4 1歳乳児のX線写真PA像，左上葉に浸潤影がみられる。（*Used with permission from Camille Sabella, MD*）

図50-3 右中葉の浸潤影を認める細菌性肺炎の乳児。心臓右側の境界（矢印）が不明瞭なことに注意。これは右中葉の突出において特徴的である。（*Used with permission from Camille Sabella, MD*）

8

ウイルスの迅速検査で感度・特異度ともに高いものは，CAP患児の評価に使用すべきである[19]。インフルエンザ検査が陽性であれば，追加の検査や抗菌薬の使用を減らし，外来でも入院でも抗ウイルス薬を適切に使用することになる[19]。SOR🅐 *M. neumoniae*，*C. neumoniae*，レジオネラ，その他のウイルス性肺炎の診断において，血清のIgMが4倍以上に上昇することも診断に有用である[19]。SOR🅒
- 尿中抗原の検査は偽陽性が多く，肺炎球菌による肺炎を小児において診断する際には推奨されない[19]。SOR🅐
- パルスオキシメトリーは，肺炎患児で低酸素血症が疑われる場合には施行すべきである。低酸素血症がある場合には，治療および追加の診断のための検査が施行可能な医療機関を決定すべきである[19]。SOR🅑

▶ 画像検査
- 胸部X線写真（CXR）は，CAPが疑われる患者を外来で治療する際には必ずしも必要でない[19]。SOR🅐
- 低酸素血症が疑われる，あるいはみられる場合，呼吸窮迫が顕著である場合，抗菌療法に反応がない場合，入院の適応がある場合には，正面（PA）および側面像のCXRを撮像すべきである[19]。SOR🅑
- 2〜59カ月のCAP患児の治療に関するパキスタンの無作為化比較試験では，臨床的に肺炎と診断された患児の大部分（82%）でCXRは正常であった[22]。
- CXRでみられる肺炎のパターンには4つある[12]。しかしCAPにおいて原因を判別するものではない[19]。
  - 肺葉型：浸潤影は肺葉全体を占める（図50-1〜50-5）。早期に，特に小児の肺炎球菌肺炎では，浸潤影は丸く見え，肺内あるいは縦隔内腫瘤と誤りやすい（図50-6，50-7）[23]。低年齢の小児では胸腺陰影を浸潤影と誤りやすい（図50-8）。
  - 気管支肺炎型：1つまたは複数の肺葉を斑状に占め，通

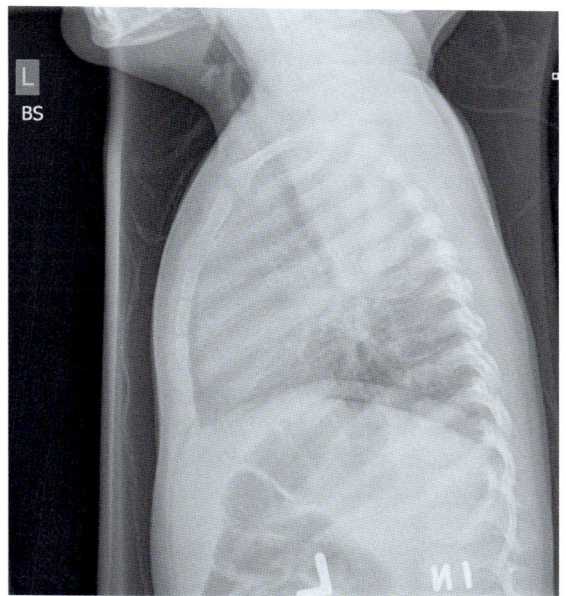

図50-5 図50-4と同患児のX線写真側面像，左上葉に浸潤影を認める。（*Used with permission from Camille Sabella, MD*）

常下部または後方の肺に広範囲に広がる。肺門部リンパ節腫脹を伴う両側の斑状陰影は異型肺炎によくみられるが，肺葉状の浸潤影はあまりみられない（図50-9〜50-11）。
- 間質性肺炎型：間質をおいて炎症反応が起こるため，通常斑状かつ広範囲にわたる（図50-12）。小児のウイルス性肺炎では，肺門部周囲の気管支周囲陰影が網状にびまん性にみられる。近接する気管支周囲の炎症のために，心陰影は辺縁が不明瞭になる[23]。ニューモシスティス肺炎では色々なタイプのX線像が得られるが，古典的にはびまん性の間質性パターンがよくみられるとされる（図

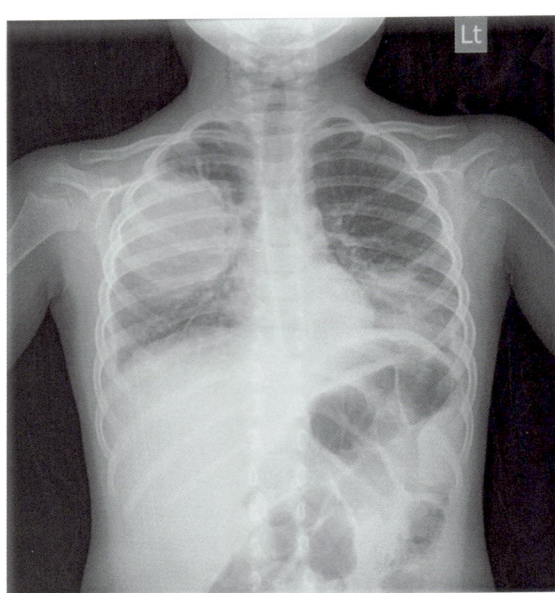

図50-6　右上葉にみられる円形肺炎，4歳女児の胸部X線写真PA像。この感染は肺炎球菌によるものと思われ，適切な抗菌薬によく反応した。（*Used with permission from Camille Sabella, MD*）

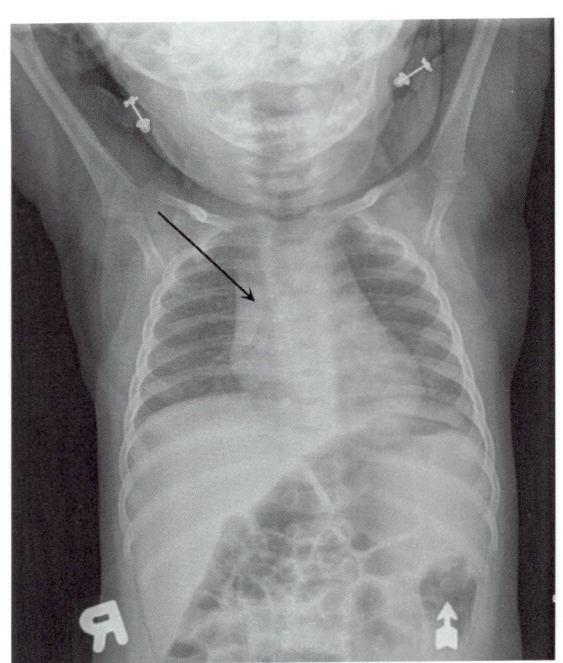

図50-8　小児の胸部X線写真でみられた胸腺陰影（黒矢印），肺炎と誤診された。（*Used with permission from Camille Sabella, MD*）

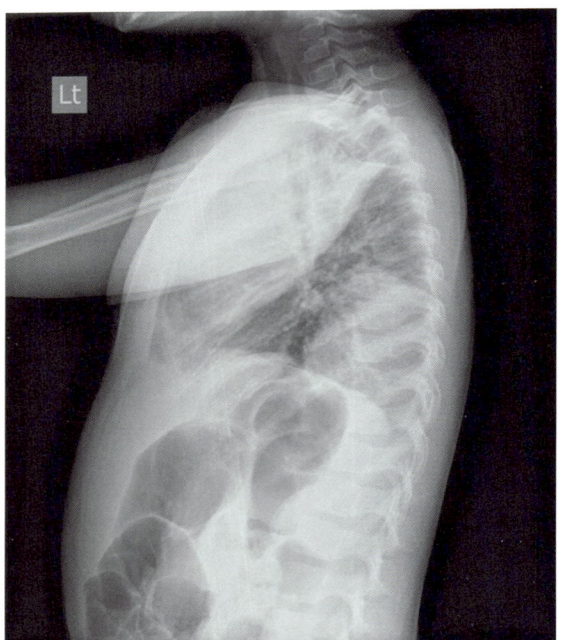

図50-7　図50-6と同患児の胸部X線写真側面像，右上葉の肺炎を認める。（*Used with permission from Camille Sabella, MD*）

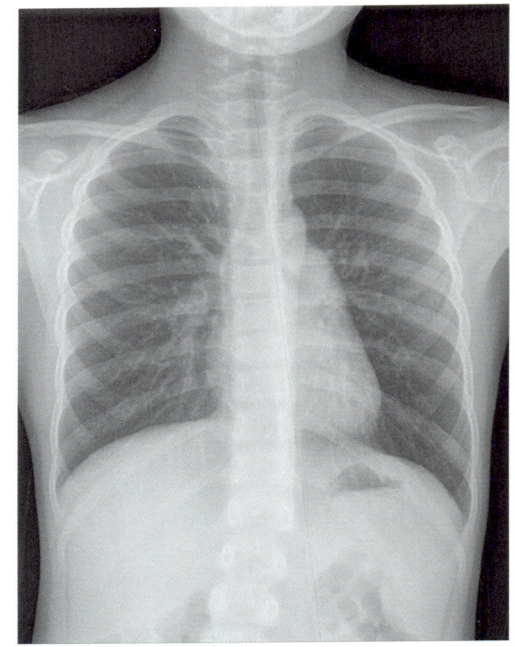

図50-9　マイコプラズマ肺炎の9歳小児にみられた，両側のびまん性の浸潤影。（*Used with permission from Camille Sabella, MD*）

50-13）。
- 粟粒肺炎型：血行性に拡散するため，多発性の病変がみられる（186章「小児結核」参照）。
- 肺炎随伴性胸水あるいは膿胸は，壊死性肺炎と同様，CXRでよく評価できる（図50-14）。
- 胸水の評価には超音波検査が有用である[24]。
- CTは肺炎の合併症である肺炎随伴性胸水，膿胸，壊死性肺炎などの評価に有用である（図50-15，50-16）。

鑑別診断

- 気管支炎などの上気道疾患でも咳，熱，悪寒，喀痰などがみられるが，CXRでは病変はみられない。
- 喘息でも咳，喘鳴，呼吸困難感，低酸素をきたす。粘液栓のために気道が虚脱しないかぎりCXRの異常はみられない（49章「喘息と呼吸機能検査」参照）。

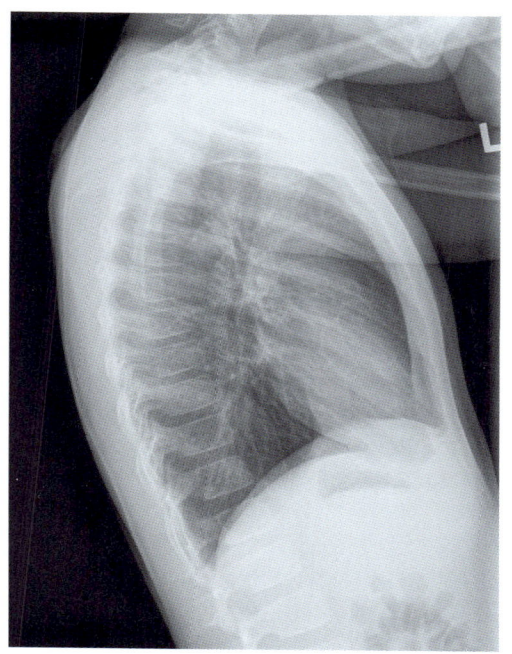

図 50-10　図 50-9 と同患児の胸部 X 線写真側面像。（*Used with permission from Camille Sabella, MD*）

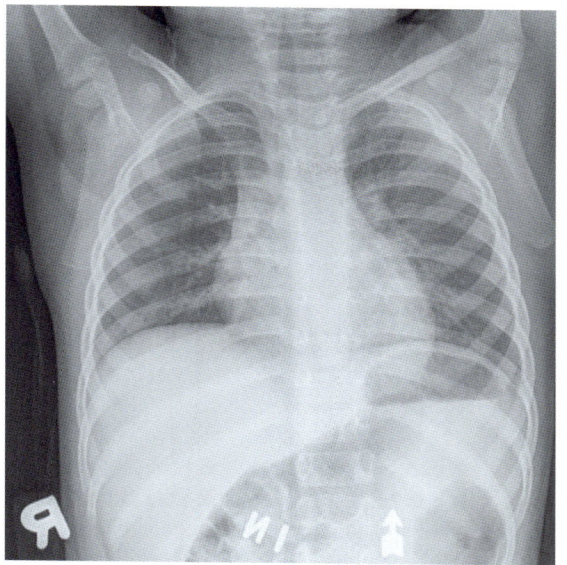

図 50-12　ウイルス性肺炎乳児における，中心部の気管支周囲陰影の増強および斑状浸潤影。（*Used with permission from Camille Sabella, MD*）

8

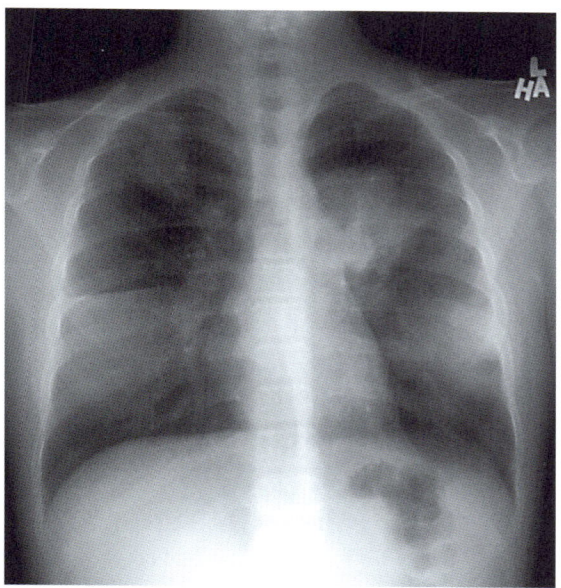

図 50-11　マイコプラズマ肺炎の学童にみられた複数の肺葉にわたる浸潤影。典型的な放射線学的所見は両側肺底部の浸潤影であるが，時に病変が 1 つの肺葉，または複数の肺葉にあることも経験する。（*Used with permission from Camille Sabella, MD*）

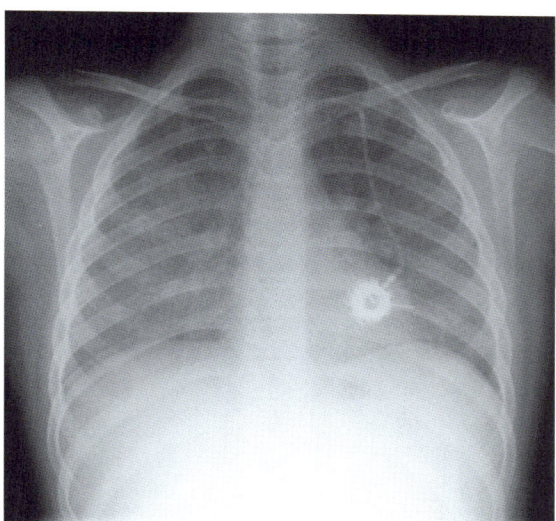

図 50-13　*Pneumocystis jiroveci* による肺炎患児におけるびまん性の間質性パターン。基礎疾患として急性白血病があり，治療のために中心静脈カテーテルがある。（*Used with permission from Camille Sabella, MD*）

治療

　初めに低酸素症と臨床的重症度を評価し，入院加療の適応を判断する（後述の「入院」の項参照）。侵襲的な呼吸管理を要する場合（SOR Ⓐ）や 50％酸素を吸入してもパルスオキシメトリーが 92％未満の場合は，ICU での管理が必要である。下記のいずれかがある場合には，ICU か持続的に心肺モニターが可能な病室に収容すべきである[19]。

- 非侵襲的陽圧呼吸（NPPV）が必要である。SOR Ⓐ
- 切迫する呼吸不全がある。SOR Ⓑ
- 頻脈，血圧異常が持続する，血圧あるいは循環をサポートするのに継続的な薬剤投与が必要である。SOR Ⓑ
- 意識変容がある。SOR Ⓒ

　小児において CAP の重症度を評価するスコアはないが，成人において重症度はスコア化可能であり，呼吸補助（侵襲的または非侵襲的陽圧呼吸），ショック，呼吸窮迫，複数の肺葉にまたがる病変や胸水の存在，併存症，代謝性アシドーシスなどを用いて行う。1〜59 カ月の入院を要する肺炎患児に焦点をあてた PERCH 研究で，重症肺炎患児では下部胸郭の引き込みがみられ，非常に重症の肺炎患児では中心性チア

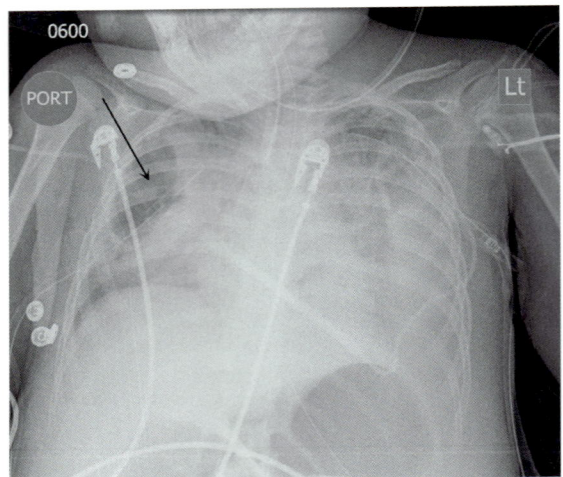

図 50-14　4 歳女児における肺炎球菌による右上葉の壊死性肺炎（矢印），大量の胸水が左側にみられる。（*Used with permission from Camille Sabella, MD*）

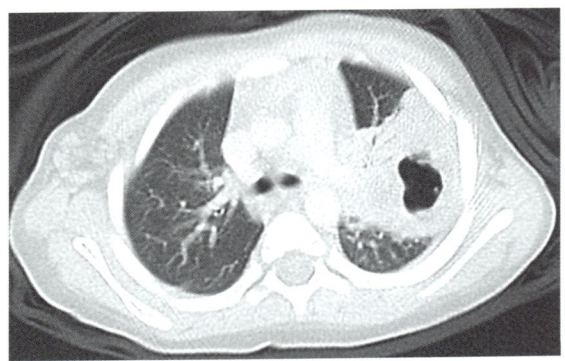

図 50-15　生来健康な 15 カ月の壊死性肺炎患児の胸部 CT，左の肺に浸潤影および空洞形成がみられる。（*Used with permission from Camille Sabella, MD*）

ノーゼや哺乳不良，嘔吐，けいれん，不穏，意識不明，点頭がみられる[25]。しかし，Pediatric Infectious Diseases Society（PIDS）と Infectious Diseases Society of America（IDSA）のガイドラインでは，重症度スコアは単独で ICU 入室の基準として用いるべきではなく，他の臨床所見，検査所見，画像所見と併せて用いることを推奨している[19]。

非薬物治療

- 3 つの臨床試験によると，胸部理学療法で CAP 患児の予後が改善することはなかった[26]。そのうちの 1～12 歳の小児 72 を対象にした無作為化比較試験では，標準化された胸部理学療法を受けるよう割り付けられた群と，深呼吸，痰の喀出，1 日 1 回の側臥位の保持を行うよう割り付けられた群との間で，呼吸数，重症度スコアの減少，入院日数に差はみられなかった[27]。
- 肺炎随伴性胸水を合併した肺炎患児に対する胸腔ドレナージの方法としては，胸腔ドレーンのみ，胸腔ドレーンに線溶療法を追加，ビデオ補助下胸部手術（VATS），開胸手術，がある。3,500 人の患者を対象にした多施設共同研究では，ドレナージ方法で入院期間（中央値 10 日）に差はみられず，最初に胸腔ドレーンを挿入した際に線溶療法の有無で結果

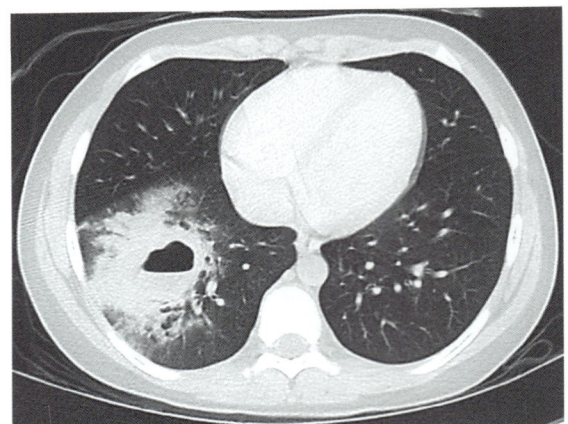

図 50-16　生来健康な 9 歳の壊死性肺炎患児の胸部 CT，右の肺に浸潤影および空洞形成がみられる。（*Used with permission from Camille Sabella, MD*）

は変わらなかった[28]。この研究において，VATS が施行された小児では，追加のドレナージはより少なかった。

薬物治療

ウイルス性肺炎の割合が高いため，未就学 CAP 患児では抗菌療法は必ずしも必要ない[19]。SOR **A**　抗菌薬を処方する場合には，10 日間は治療すべきである[19]。細菌ごとの CAP の推奨治療および代替治療について，**表 50-1** に要約した。

- アモキシシリンは，生来健康で予防接種を正しく受けている乳児および未就学児に軽症～中等症の細菌性肺炎が疑われる場合に，第一選択薬として使用されるべきである[19]。SOR **B**　コクランレビューでは第一選択薬としてアモキシシリン（または ST 合剤）を，第二選択薬としてアモキシシリン-クラブラン酸またはセフポドキシムを用いることを推奨している。他の抗菌薬に関してはデータが限られている[29]。
- アモキシシリンは，生来健康で予防接種を正しく受けている就学児および青年で，軽症～中等症の異型肺炎が疑われる場合にも推奨される[19]。SOR **B**　臨床的に異型肺炎が疑われる場合には，マクロライド系の抗菌薬を処方し，診断のための検査を施行するべきである（**表 50-1**）。コクランレビューでは，マクロライド系抗菌薬が他の薬よりマイコプラズマ肺炎に対して有効かどうかは結論づけられていない。大部分の研究では臨床経過に差はないとしており，マクロライド系抗菌薬がより臨床的に有効であるとした研究は 1 つのみである（アジスロマイシン使用群 100％，非使用群 77％）[30]。
- インフルエンザに対する抗ウイルス療法は，インフルエンザが蔓延している間，インフルエンザ感染症のある中等症～重症の CAP 患児に速やか（48 時間以内）に施行されなければならない[19]。SOR **B**
- 侵襲性肺炎球菌に対して投与された高用量のペニシリンへの耐性があるか否かのローカルな情報がない場合に関して，CAP で入院した十分に予防接種を受けている乳児および学童には，アンピシリンまたはペニシリン G を投与すべきである[19]。予防接種が不十分である，あるいは侵襲性肺炎球菌が高用量のペニシリンに対して耐性がある地域に居住している，あるいは感染により生命の危機にある場合に

表50-1　小児の市中肺炎に対する抗菌療法[19]

病原体	第一選択の薬剤（経口）	代替薬	入院中に用いる薬剤（静注）
肺炎球菌	アモキシシリン（90 mg/kg/日，分2）	第2または第3世代セファロスポリン（例：セフロキシム）またはレボフロキサシン（感受性があれば）[b]	アンピシリン（150〜200 mg/kg/日，6時間毎）またはペニシリン（20万〜25万単位/kg/日，4〜6時間毎）
ペニシリン耐性肺炎球菌[a]	レボフロキサシン（感受性があれば）[b]またはリネゾリド[c]	クリンダマイシン（30〜40 mg/kg/日，分3）	セフトリアキソン（100 mg/kg/日，12〜24時間毎）
A群レンサ球菌	アモキシシリン（50〜75 mg/kg/日，分2）またはペニシリンV（50〜75 mg/kg/日，分3〜4）	クリンダマイシン（40 mg/kg/日，分3）	ペニシリン（10万〜25万単位/kg/日，4〜6時間毎）またはアンピシリン（200 mg/kg/日，6時間毎）
メチシリン感受性黄色ブドウ球菌	セファレキシン（75〜100 mg/kg/日，分3〜4）	クリンダマイシン（30〜40 mg/kg/日，分3〜4）	セファゾリン（150 mg/kg/日，8時間毎）または合成ペニシリン（例：オキサシリン 150〜200 mg/kg/日，6〜8時間毎）
メチシリン耐性黄色ブドウ球菌（MRSA）	クリンダマイシン（30〜40 mg/kg/日，分3〜4）または経口リネゾリド（クリンダマイシン抵抗性の場合）[c]	リネゾリド[c]	バンコマイシン（40〜60 mg/kg/日，6〜8時間毎，またはAUC/MIC比が400を超えるように投与）またはクリンダマイシン（40 mg/kg/日，6〜8時間毎）
インフルエンザ桿菌	アモキシシリン（75〜100 mg/kg/日，分3，βラクタマーゼ陰性の場合）またはアモキシシリン-クラブラン酸（アモキシシリン配合剤，90 mg/kg/日，分2，βラクタマーゼ産生型の場合）	セフジニル，セフィキシム，セフポドキシム，セフチブテン	アンピシリン（150〜200 mg/kg/日，6時間毎，βラクタマーゼ陰性の場合）またはセフトリアキソン（50〜100 mg/kg/日，12〜24時間毎，βラクタマーゼ産生型の場合）またはセフォタキシム（150 mg/kg/日，8時間毎）
• *Mycoplasma pneumoniae* • *Chlamydia trachomatis* • *Chlamydophilia pneumoniae*	アジスロマイシン（初回のみ10 mg/kg，2〜5日目まで5 mg/kg/日，分1）	クラリスロマイシン（15 mg/kg/日，分2）またはエリスロマイシン　骨格が発達した青年に対してはレボフロキサシン（500 mg/kg，分1）またはモキシフロキサシン	アジスロマイシン（10 mg/kg，2日目まで，それ以降は可能であれば経口に変更）

[a] MIC（最低阻止濃度）4.0 μg/mL以上
[b] 6カ月〜5歳まで：16〜20 mg/kg/日，分2，5〜16歳：8〜10 mg/kg/日，分1，最高750 mg/日まで
[c] 12歳まで：30 mg/kg/日，分3，12歳以上：20 mg/kg/日，分2

は，第3世代セファロスポリン（セフトリアキソンまたはセフォタキシム）による経験的治療を開始すべきである[19]。SOR **B**

- 入院患者で，*M. pneumoniae* や *C. pneumoniae* による異型肺炎が強く疑われる場合には，マクロライド系抗菌薬（経口または経静脈）とβラクタム系抗菌薬の併用療法を経験的に行い，診断的検査も施行すべきである[19]。SOR **B**
- 臨床情報，検査，画像から黄色ブドウ球菌による感染が強く疑われる入院患児に対しては，βラクタム系抗菌薬に加えてバンコマイシンまたはクリンダマイシンを感受性に基づき併用すべきである[19]。SOR **C**
- CAPで入院中の患児で，β刺激療法を受けている患児のみ，ステロイドの併用は入院期間を短期化するようである（すなわち，ステロイドは急性の喘鳴をきたしている患児のみに有効性があると考えられる）[31]。SOR **B**　それ以外では，ステロイドの使用で入院期間が長くなり再入院のリスクも上がる。
- 咳に対する治療（去痰薬や鎮咳薬）が，肺炎患者で咳の重症度を下げるか否かは知られていない[32]。SOR **C**

▶ 補充療法と代替療法

重症の肺炎患児に対して，亜鉛の併用療法は有効であるかもしれない。ネパールで610人の小児を対象に施行された無作為化比較試験では，回復期間や治療反応性において亜鉛（2〜11カ月児には10 mg，それ以上の児には20 mg）はプラセボと比較して有意な利益をもたらさなかったが[33]，ウガンダで352人の小児を対象に施行された無作為化比較試験では，同量の亜鉛は致死率を下げ（4% vs 11.9%），特にHIV感

染のある小児においては特に有効であった[34]。

▶ 入院[19]

- 中等症〜重症のCAPは呼吸窮迫や低酸素血症（末梢での酸素飽和度〈SpO$_2$〉が90%未満で遷延している）などの因子で決定づけられるが，それらの患児は小児向けのケアが十分な施設に治療目的に入院すべきである SOR **A**
- 細菌性CAPが疑われる3〜6カ月以下の乳児 SOR **C**
- 市中MRSAなど，病原性が強い病原体によるCAPが疑われた，または診断された小児および乳児 SOR **C**
- 自宅での経過観察に懸念がある，または治療やフォローのために来院することができない小児および乳児 SOR **C**

予防

- 予防接種：CAPを予防するために，肺炎球菌，インフルエンザ桿菌，百日咳菌などの細菌に対する予防接種を受けるべきである[19]。SOR **A**　肺炎球菌に対する結合型ワクチンの使用により，5歳未満児の侵襲性感染症は減少した（1998〜1999年にはおおむね人口10万に対し99人であったのが，2008年には人口10万に対し21人となった）[35]。
- 6カ月以上の乳児，小児，青年，50歳以上の人，インフルエンザの合併症のリスクがある人，医療従事者は，CAP予防の目的で毎年インフルエンザの予防接種を受けるべきである[12,19]。SOR **A**　入院時にはすべての患者の予防接種歴を評価し，退院時点で適切な予防摂取を施行すべきである[12]。SOR **C**
- 喫煙する青年や小児に対して，禁煙するよう援助すべきである。子どもの周囲で喫煙する両親にも，喫煙が子どもの

健康にもたらす有害事象について助言を与えるべきである。

- 呼吸器に影響を及ぼす病原体の拡散を防ぐため，呼吸器衛生の評価を施行するべきである[12]。呼吸器衛生には咳エチケットを守る（咳をする際に袖で口を覆うなど），手指消毒薬を使用する，咳のある患者にマスクやティッシュを使用するなどが含まれ，特に外来や救急外来において重要である。

予後

- CAP に対して適切な治療を受けた患者は，臨床的（および検査的）改善の徴候が 48〜72 時間以内にみられる[19]。
- CAP の合併症には胸水，膿胸，肺膿瘍，気胸，気管支胸腔瘻などの肺に関するもの，髄膜炎，脳膿瘍，心外膜炎，心内膜炎，骨髄炎，化膿性関節炎などの遠隔性のもの，敗血症，溶血性尿毒症症候群などの全身性のものがある[12]。
- 米国において，CAP の小児患者の大部分は治癒する。スウェーデンからの 277 人のケースシリーズでは，CAP で入院した患者の 4% が死亡した。死亡と独立して関連した重要な因子は，初診時のアルブミン濃度が低値であることであった[36]。インターロイキン 6 の上昇も死亡と関連がみられた。
- 小児期の肺炎の長期的な続発症に関して，13 の論文をまとめたシステマティックレビューでは，拘束性肺疾患，閉塞性肺疾患，気管支拡張症などの主要な続発症を 1 つ以上起こすリスクは，非入院患者で 5.5%（95% 信頼区間 2.8〜8.3%），入院患者で 13.6%（95% 信頼区間 6.2〜21.1%）であった[37]。アデノウイルス肺炎は，続発症の最も高いリスクと関連していた。

フォローアップ

- 退院時またはフォローアップ時に肺炎球菌およびインフルエンザの予防接種の必要性を評価し，必要があれば接種を行う。
- 改善したことを確認し，併存する病気を治療する（しばしば悪化することがある）。
- 黄色ブドウ球菌による菌血症がみられた小児においては，症状にかかわらず血液培養を繰り返し行い，菌血症の改善を確認する必要がある[19]。SOR **C**　そうでなければ，臨床的に明らかな改善がみられた小児においては血液培養を繰り返し行う必要はない[19]。SOR **C**
- CAP またはそれに伴う合併症のために入院している小児において，治療反応性を評価する目的で急性期反応物質を臨床症状とともに用いるのは有用である[19]。SOR **C**
- CAP によるエピソードが問題なく改善した場合には，外来患者であれ入院患者であれ，CXR を繰り返し撮像する必要はない[19]。SOR **B**　呼吸窮迫や臨床症状の悪化がみられた複雑な経過の肺炎患者や，治療後 48〜72 時間経過しても反応がなく発熱が遷延したり臨床症状の悪化がみられたりした患者に対しては，フォローの CXR を撮像するべきである[19]。SOR **C**
- 同じ肺葉に反復して肺炎を起こす患者，あるいは初回の CXR で肺の虚脱がみられ，解剖学的異常，胸部腫瘍，異物誤飲が疑われる患者では，CAP の診断から 4〜6 週間あけて再度 CXR を撮像するべきである[19]。SOR **B**

患者教育

健康な外来患児であれば，48〜72 時間以内に改善が認められ，およそ 4〜5 日で学校に復帰でき，2 週間以内には完全に復調することが期待できる。

【Mindy A. Smith, MD, MS】
（田中　優 訳）

51　囊胞性線維症

症例

9 カ月女児が遷延する咳，体重増加不良，肛門から膨隆する腫瘤を主訴に小児科医を受診した。母親によると，女児は 3 カ月と 5 カ月時に「肺炎」の既往があり入院したとのことであった。その頃から体重があまり増えなくなり，身長とともに 10 パーセンタイル程度であることを指摘された。診察では粗い呼吸音と喘鳴が全肺野で聴取され，直腸脱がみられた（図 51-1）。小児科医は囊胞性線維症を疑い，汗の塩素イオン濃度を測定したところ 120 mEq/L であった。60 mEq/L 以上で囊胞性線維症の診断に有用であり，囊胞性線維症が強く疑われた。家族は囊胞性線維症の包括的なセンターに紹介された。

概説

囊胞性線維症（cystic fibrosis：CF）は常染色体潜性（劣性）疾患で，cystic fibrosis transmembrane conductance regulator（CFTR）遺伝子の変異により，肺，膵臓，汗腺，消化管，輸精管で分泌される粘液の組成が変化して起こる疾患である。CF により，閉塞性肺疾患や膵臓機能低下が起こり，吸収不良および低栄養が小児に起こる。

別名

膵線維囊胞症，ムコビシドーシス

疫学

- 米国における CF の発生率は，新生児 3,200 人に 1 人の割合である[1]。
- CF は白人で最も多い致死性の遺伝性疾患である。
- 米国において，CF と診断された患者の平均寿命は現在で 30〜40 年である[2]。
- CF は白人で最も多く，北米の 4〜5% の白人は CF のヘテロ接合型である[1,3]。
- ヒスパニックの CF の発生率は 9,200〜1 万 3,500 人に 1 人の割合である[4]。
- アフリカ系アメリカ人の CF の発生率は 1 万 5,000 人に 1 人，アジア系アメリカ人では 3 万 1,000 人に 1 人の割合である[3]。

病因と病態生理

- CF は 7 番染色体上にある CFTR 遺伝子の変異によって起こる。
- CFTR 遺伝子は粘膜上皮細胞の表面にある ATP 結合カセッ

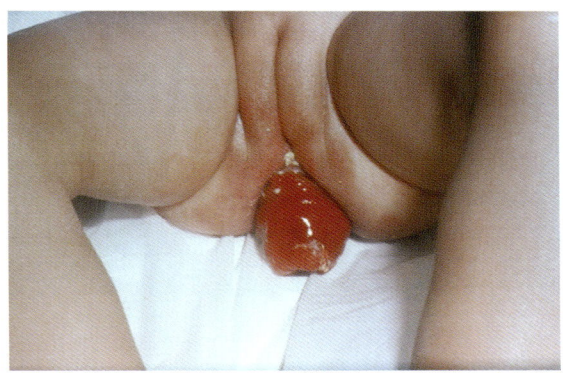

図 51-1　囊胞性線維症の乳児にみられた直腸脱。(*Used with per-mission from Elumalai Appachi, MD*)

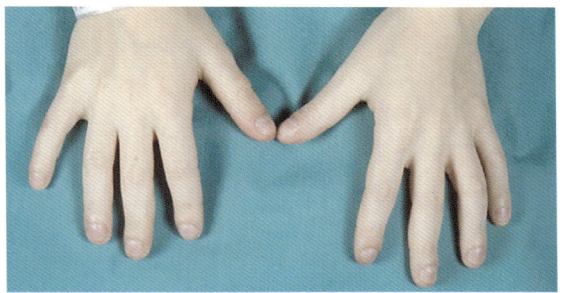

図 51-2　囊胞性線維症の男児にみられたばち状指。(*Used with permission from Cleveland Clinic Children's Hospital Photo Files*)

ト輸送体をコードする 27 のエキソンからなる大きさ 250 kb の遺伝子である。この蛋白は粘膜細胞に入ってくる塩素イオン濃度の制御を担っている[5]。

- *CFTR* 遺伝子の変異はいくつかのクラスに分けられる[3,5]。
  - Class 1 変異：転写が不十分に終了してしない異常蛋白が形成される。
  - Class 2 変異：蛋白の三次元構造形成に異常があり CFTR が破壊される、あるいは粘膜表皮細胞の表面での CFTR 発現が欠損する。
  - Class 3 変異：CFTR は細胞表面に輸送されるものの細胞先端での CFTR の制御に異常がある
  - Class 4 変異：塩素イオンが CFTR チャネルを通過する効率が悪化する
  - Class 5 変異：スプライシングの異常により、正常な機能のある CFTR の産生が減少する
  - Class 6 変異：細胞先端での CFTR の細胞回転が亢進する
- Class 1、2、3 の変異は疾患の重症度が高く、4、5 は膵機能異常が出現しやすいが、肺への影響は軽い傾向にある[3]。
- CF で最も多い変異は ΔF508 変異である。Class 2 変異に分類され、70% の CF 患者にみられる[1]。
- CF の病態生理は、粘膜細胞表面での塩素イオンの移動を制御し、ナトリウムや水の輸送に影響を及ぼす CFTR の重要な機能に基づいている。粘稠な粘液が炎症や管腔の閉塞を起こし、最終的には粘膜細胞に CFTR を発現している臓器の線維化を引き起こす[6]。
- CF における呼吸器症状は起動表面の液体の粘度が増すことにより、線毛の可動性が制限され粘膜のクリアランスが悪化するために起こる[5]。
- 気道表面液体の粘稠化のみならず、オプソニン化の低下、pH の低下、抗菌ペプチドの活性低下により病原体に対する免疫反応が低下することも、CF における肺疾患の特徴である[5,7]。
- CFTR 蛋白は緑膿菌に接着し、細胞の貪食や剥離による細菌のクリアランスを促す役割があると推測されている[5]。
- CF のもうひとつの重要な症状は膵機能低下である。粘膜表皮細胞から粘稠な分泌がされ、膵 β 細胞の破壊をまねく。インスリン分泌は低下するものの、内因性産生のためにケトーシスの悪化は阻止される。加えて、膵臓の炎症は α 細胞を減少させグルカゴンの産生を低下させる。インス

リン抵抗性は重症患児で時にみられるが、これは炎症の悪化によるものである。糖尿病を発症した場合には、末梢でのインスリン抵抗性も起こる[6]。

危険因子

- CF の家族歴、または CF キャリアの家族歴
- 白人

診断

▶ 臨床所見

- 呼吸器症状は CF においても最も多い症状である。粘稠な気道粘液と病原体のクリアランスが低下することで、気道への細菌が常在し炎症が惹起される。これにより閉塞性肺疾患、特に気管支拡張症が悪化し、その結果呼吸音の低下、頻呼吸、胸郭の径の増加などがみられる[1]。
- 幼年期に気道に常在する細菌で多いのは、黄色ブドウ球菌とインフルエンザ桿菌である。
- 緑膿菌はほぼすべての患者が感染し、終生常在する。
- 重症患者には *Burkholderia cepacia* が常在することがあり、その場合の予後不良である。
- 呼吸器合併症は少なくなく、大量の血痰、自然気胸、肺高血圧などを起こし、しばしば致死的になる。
- 呼吸機能が軽度低下するだけでも、手指にばち状指がみられることがある（図 51-2）。
- CF の患児においては、膵管の閉塞のため膵炎が起こったり膵外分泌機能が低下したりする。結果、脂肪や蛋白質の消化ができなくなり、便は油っぽくなり悪臭がするようになり、腹部膨満や腹痛をまねきやすくなる。低栄養となり発育遅延をきたすこともある。膵内分泌機能の低下はインスリン分泌の低下をまねき、糖尿病を発症することもある[6]。
- CF の新生児のうち 20～30% が、腸内の粘稠な分泌物による閉塞を起こし、胎便性イレウスを起こす。月齢が進んだ乳児や幼児では、便が硬くなり回盲弁の部位に蓄積し、distal intestinal obstruction syndrome（DIOS）が起こることがある。
- 直腸脱は 20% の乳児や小児に起こり、特に幼少時に多い（図 51-1）。これは腸閉塞、低栄養、肛門括約筋の欠損によって起こる。
- 胆汁が粘稠になり無石性胆嚢炎を起こすことがある。CF 患児の 1/3 が肝疾患を合併し、少数ながらも肝硬変や肝不全となる患児もいる。

- 汎副鼻腔炎はほぼすべての小児に起こるが，鼻ポリポーシスはCF患児の25％程度である。鼻ポリポーシスがある12歳未満の児は，CFのスクリーニングを受けるべきである。
- 輸精管の欠損により男性不妊が多い。女性のCF患者では粘稠な粘液が頸管を閉塞させ，妊孕性の低下がみられる。

▶ 検査所見

- 米国では，新生児期にCFを診断するためにスクリーニングが広く行われるようになってきている。CFの乳児血清で上昇する活性のない膵酵素である immunoreactive trypsinogen（IRT）を測定する検査を行う。この検査で陽性であった乳児は，DNAの変異解析（IRT/DNA）か，2回目のIRT測定（IRT/IRT）を州の規定にのっとり行う[8]。
- スクリーニングで陽性であった乳児（2回のIRT検査で陽性またはIRTとDNA検査で陽性）はCFのセンターに紹介し，汗の塩素イオン濃度の測定や診断確定のための遺伝学的検査を施行するべきである。
- 汗の塩素イオン濃度の測定は，定量的なピロカルピンイオン電気泳動法を用いて行われ，診断のゴールドスタンダードである。ピロカルピンは汗腺を刺激するのに用いられる。汗を集め塩素イオン濃度を測定する。
  - 塩素イオン濃度が60 mEq/L以上であればCFの診断となるが，40 mEq/L以下であれば正常である。40～60 mEq/L（2カ月以下の乳児であれば30～60 mEq/L）の場合は中間と考える。
  - 中間の場合には遺伝子検査を施行すべきである。
- CFにおける既知の遺伝子変異を調べるためのDNA検査はCFの診断に用いられる。CFTR遺伝子の2つの既知の変異を同定する。現在のDNA検査であれば90％以上のCFTR遺伝子の変異を同定することが可能であるが，遺伝子検査でも完全にはCFを否定することはできない。未知のCFTR遺伝子の変異は白人以外のCF患者には多く，DNA検査でも変異を見逃す可能性がある[1]。
- 基本的に，CFの遺伝子検査は汗の検査が難しい患者や，中間の結果が得られた患者に施行すべきである。
- CFTR蛋白の気道上皮における機能を，"nasal potential difference"と呼ばれる鼻粘膜間の生体電気による電圧差を用いて生体内で直接測定する方法もあるが，特別なCFセンターでしか施行できない[9]。この検査はCFの臨床的症状はあるが，汗の塩素イオン濃度および遺伝子検査が正常の小児に対して有用かもしれない。

▶ 画像検査

- 胸部X線写真は病初期には正常であることがある。
- 遷延する気道の閉鎖および炎症の結果，疾患の進行に伴い胸部X線写真でも気管支拡張がみられるようになる（図51-3～51-5）。
- 胸部X線写真は，気胸や肺出血などの合併症の発見にも重要である（図51-6）。
- CTは気管支拡張やその他の合併症の程度を把握するのに有効である（図51-7～51-9）。
- 輸精管の有無を把握するために，精巣の超音波検査は有用である。
- 腹部X線写真および造影検査は消化管閉塞を同定するのに用いることがある。
- 右上腹部の超音波検査は胆道系疾患の診断に有用である。

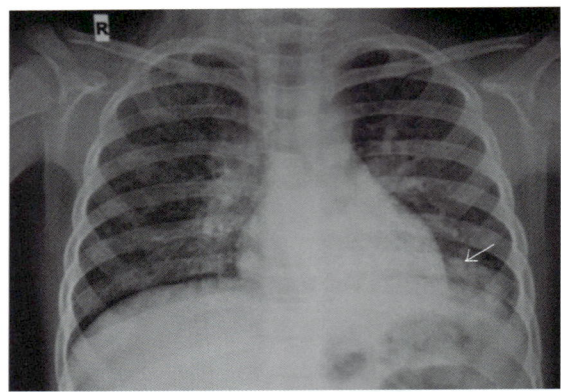

図51-3　囊胞性線維症の6歳女児の胸部X線写真。ΔF508変異をホモでもっている。顕著な気管支周囲肥厚，慢性的な左下葉の虚脱または浸潤影（矢印），気管支拡張様変化，細気管支の粘液栓形成がみられる。（Used with permission from Samiya Razvi, MD）

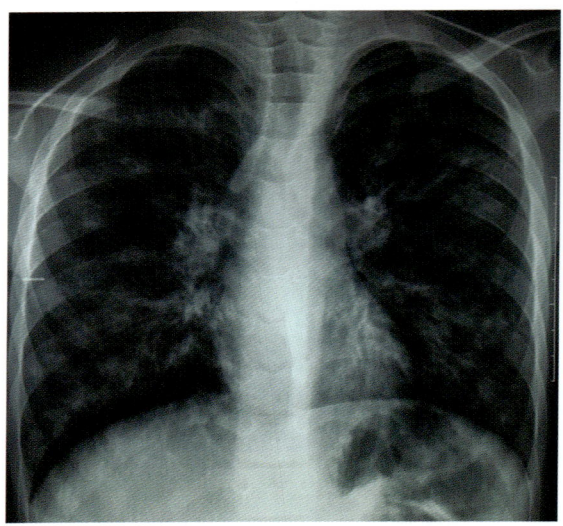

図51-4　囊胞性線維症の10歳男児の胸部X線写真。ΔF508変異をホモでもっている。両側の斑状陰影，末梢まで広がる顕著な気管支周囲肥厚，気道閉塞とエアートラップを示唆する過膨張がみられる。（Used with permission from Samiya Razvi, MD）

鑑別診断

- CFは古典的三徴である慢性肺疾患，脂肪便，成長障害のある乳児や小児においては容易に診断可能である。
- 肺炎を繰り返す場合，嚥下障害，胃食道逆流による誤嚥性肺炎，気管支原性囊胞などの解剖学的異常，先天性気道形成異常，免疫不全，鎌状赤血球症，喘息，右中葉症候群，異物誤飲など，CF以外の原因を考慮すべきである[10]。
- 成長障害や消化管症状などのCFの特徴がない場合，CFの可能性は低いと考えられるが，除外診断をはっきり行うために，肺炎を反復する小児には汗の塩素イオン濃度の測定を行うべきである。

治療

- CFの管理においては，疾患の進行を遅らせることに焦点を置くべきであり，これには家族の教育が必要である。特

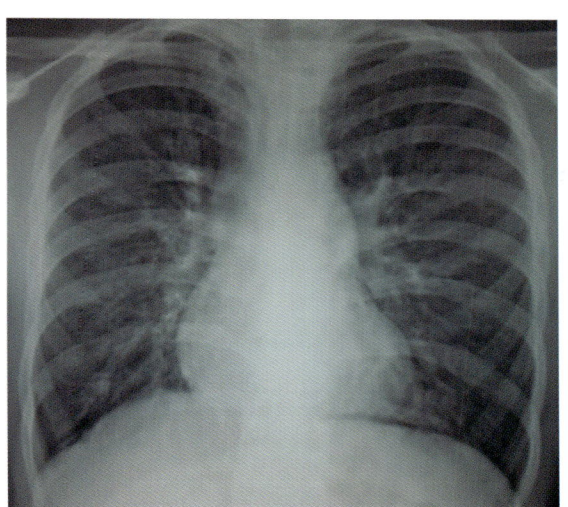

図 51-5 嚢胞性線維症の 13 歳男児の胸部 X 線写真。気管支血管陰影の増強，気管支周囲肥厚，気管支拡張の嚢胞性変化がみられる。（*Used with permission from Samiya Razvi, MD*）

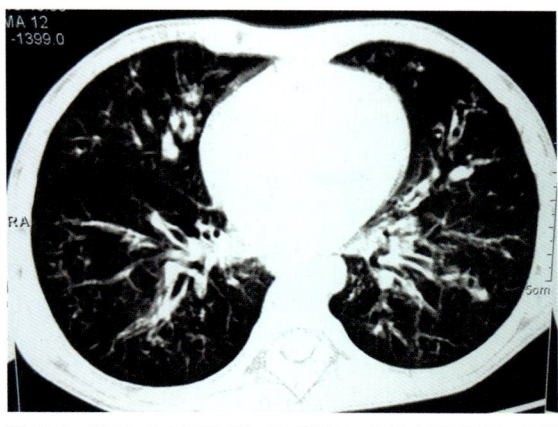

図 51-7 図 51-4 と同男児の CT 軸状断。気管支周囲肥厚，間質陰影の増強，円筒形の気管支拡張像がみられる。（*Used with permission from Samiya Razvi, MD*）

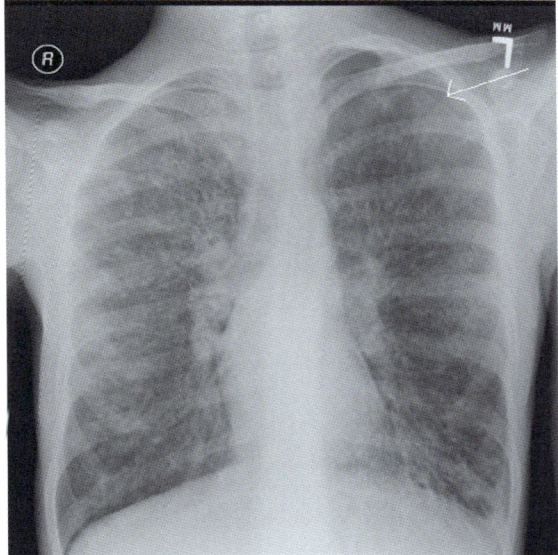

図 51-6 嚢胞性線維症の 20 歳患者の胸部 X 線写真。間質陰影の増強，気管支周囲肥厚，左下葉の気管支拡張，急性の左肺尖部の気胸（肺辺縁がみえる，矢印）がみられる。（*Used with permission from Samiya Razvi, MD*）

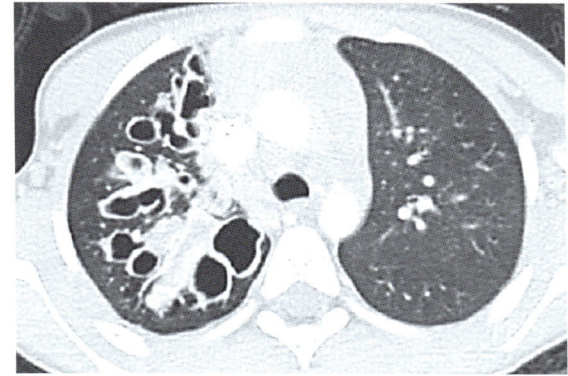

図 51-8 嚢胞性線維症の 7 歳男児の CT 軸状断。右上葉の空洞様変化を伴った紡錘状の気管支拡張および気管支周囲肥厚がみられる。この男児は慢性的な湿性咳嗽があり，呼吸器症状の悪化時には血痰もみられる。喀痰培養からは多剤耐性緑膿菌が検出された。（*Used with permission from Samiya Razvi, MD*）

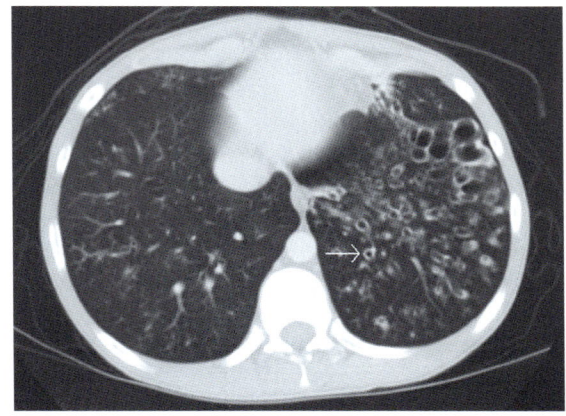

図 51-9 嚢胞性線維症の 17 歳女児の CT 軸状断。左下葉の紡錘状の気管支拡張，気管支周囲肥厚，伴走する肺動脈の径に比べて細気管支の径が拡大することを示す signet ring sign（矢印）がみられる。（*Used with permission from Samiya Razvi, MD*）

に新生児スクリーニングで発見された乳児の家族に対しては教育が重要である。出生時に発見された乳児はしばしば臨床症状を認めないが，家族に対しては早期介入が予後を改善すると教育することが不可欠である。

- 診断がついたら，すべての患者を CF センターに紹介し，医療従事者によるケア，特にプライマリケア医の協力を得られるようにする。
- 治療の目標は，正常の成長を維持し呼吸器疾患の進行を遅らせることである。
- 呼吸器疾患の発症を遅らせるために，下記のことが勧められる。
  - 患者を喫煙環境に置かないようにする。

- 気道浄化
  - この処置にはかなりの時間を要し, 成人の CF の治療において平均 1 日 108 分を占めたという報告がある[11]。時間がかかることが CF 患者にとっては問題である。
  - 2 歳未満の小児に対しては, 気道のクリアランスの方法としてはタッピングを行ったのちに体位ドレナージを行うことが勧められる。
  - 年長の小児に対しては, 気道クリアランスを行うための様々な機械, 具体的には陽圧呼気マスク, Flutter, Acapella, 高周波胸壁振動 (ベスト) などがある。それぞれの機械がその他に比して有用であることを示した臨床試験はない。治療は個々の患者に応じて行われるべきである。
  - 6 歳以上の小児では毎日 Dornase alfa (リコンビナントヒト DNase) を吸入し, 1 日 2 回気管支拡張薬および 7% の高張食塩水の吸入を行うべきである[12,13]。SOR🅐
  - 呼吸機能の改善および感染による増悪の間隔が延びたとする研究結果があり, 緑膿菌が常在している 6 歳以上の患者に対しては, アジスロマイシンを週 3 回投与するのが勧められる[14,15]。SOR🅐 アジスロマイシンの正確な作用機序は明らかになっていないが, 抗炎症作用が考えられている。しかし長期的効果については明らかではない。
- 呼吸機能検査は呼吸器疾患の進行をモニターするために定期的に施行すべきである。
- 有酸素運動は推奨される。
- 感染予防について
  - 患者には以下の接種を行う。
    - 6 カ月以上の患者に対して, 毎年のインフルエンザワクチンの接種
    - 診断のついた 2 歳未満の小児に対して, 重症の RS ウイルス感染を予防する目的で, パリビズマブの接種
  - 2 歳未満の患者に対しては, 3 カ月毎に鼻咽頭培養を行う。
  - 抗菌薬による予防療法が様々な CF センターで行われているが, リスクと利益とを鑑みて患者に応じて治療は個別化されるべきである。
  - 緑膿菌の常在している 2 歳未満の小児は, 除菌目的の治療を受けるべきである[11,16]。SOR🅒
  - 慢性的に緑膿菌に感染している患者に対しては, 吸入抗菌薬による治療を行うべきである。以前はトブラマイシンを 1 カ月毎に吸入していたが, 最近ではとブラマイシンを持続的に吸入するか, トブラマイシンとコリスチンを併用して吸入する方法に変わってきている[12]。SOR🅒
  - 医療機関においては, 他の患者に常在菌を伝播させないために CF 患者は他の患者と接触しないようにする。
- 正常成長を維持する
  - CF 患児は, 2 歳までは身長体重比で 50 パーセンタイルを維持すべきである。そうすることで, その後呼吸機能が改善するからである。母乳栄養は勧められるが, 人工乳で育った乳児も, 体重の点では母乳栄養の乳児と同じである。通常の人工乳を用いてよく, 加水分解乳は利益をもたらさない[17]。
  - 体重増加不良の乳児および小児に対しては, 強化ミルクや高カロリーミルク, 補助食品などを用いてもよい。経口補助食品は体重増加を改善させるために必要である[17]。
- CF 患児は食事に関して行うべき事項がある。新しい食品を食べたり自分で食べたりすることに対してほめる, 子どもが食べない場合には見逃す, お菓子を食べる機会が増えているときには食事の時間を 15 分までに制限する, などのことを継続的に両親が行うことで, 食の問題に対応できることがある[17]。
- 無症状でも, 出生時の CF 患児の 60% に膵臓機能不全 (pancreatic insufficiency : PI) が存在する。便のエラスターゼ検査は PI の場合には低くなるが, 生後 2 週間以降の乳児に対して PI の有無をみるのに有用である。PI の症状がある, あるいは PI と診断された患者に対しては膵酵素補充療法 (PERT) を施行すべきである[17]。
  - PI があり CFTR に 2 つ変異がある場合には, 無症状でも PERT は開始すべきである。
  - 少なくとも 1 コピーは膵機能が正常の遺伝子型であるならば, 無症状の患者に PERT は開始すべきでない。
- 年齢に応じた量の脂溶性ビタミン (ビタミン A・D・E・K) を患者は摂取すべきである。出生後 1 年は 2 カ月に 1 回, それ以降は 1 年に 1 回はビタミンの血中濃度を測定すべきである。
- 十分な量の経口摂取および PERT を行っていても, 体重増加不良のある 2 歳未満の小児に対しては, 亜鉛の摂取を開始することも考慮する[17]。
- 2 歳未満の小児に対するその他の補助としては, 塩 (1/8 さじから開始し, 6 カ月時までに 1/4 さじにまで増加させる), フッ化物 (水中のフッ化物の濃度が 0.3 ppm 未満であればフッ化物を 0.25 mg/dL) があげられる[17]。
- CF に関連して糖尿病を発症した場合は, 内分泌専門医の治療を受けるべきである[12]。
- 呼吸器疾患の急性増悪
  - CF の病原体を検出するのに慣れた検査室で呼吸器の常在菌の微生物学的検査をし, 頻回の包括的な臨床評価を受けることが CF 患者の管理において不可欠である。
  - 呼吸器系の急性増悪の臨床症状としては, 咳の増加, 喀痰の増加, 呼吸困難感, 胸痛, 血痰, 食欲低下, 体重減少, 呼吸機能検査の悪化があげられる。
  - 基本的には, 呼吸器系の急性増悪のある患者は入院し, 経静脈および吸入での抗菌療法を施行すべきである。
  - 投与する抗菌薬は常在菌およびその感受性に基づいて決定する。
  - 急性増悪中は, 気道浄化は強化すべきであり, 加えて酸素療法や気管支拡張療法が必要になることもある。

▶ 外科治療
- 肺移植は, 末期の肺疾患を伴う限られた CF 患者に対してのみ有効である。ただ近年の研究では, CF 小児患者に対する肺移植の有用性は疑問視されている[18]。
- 副鼻腔疾患やポリポーシスに対しての手術適応はあるかもしれない。

▶ 紹介
- CF と診断された患者はすべて, 認定を得たセンターに紹介すべきである。CF 患者のケアは, CF センター, プライマリケア医, 内分泌など, その他の分野の専門家との間で

適切に行われるべきである。

予防とスクリーニング

- 米国では新生児に対しての CF のスクリーニングが増えてきている。
- 反復する呼吸器感染症，鼻ポリープ，成長障害，膵臓機能低下などの CF を疑う臨床的徴候がある場合は，汗の塩素イオン濃度を測定し CF の鑑別を行うべきである。

予後

- 現在では CF 患者の寿命は 30～40 年であり，1985 年には 25 年であったのと比べると大幅に改善している[1,2]。
- CF 患児の多くは小児期において通常の活動に参加することができ，90％は高校生活を全うすることができる[1]。

フォローアップ

- ベースラインを把握する目的で，呼吸機能検査や呼吸器の細菌培養などの包括的な臨床評価を CF センターで受けるべきである。
- CF の患者はプライマリケア医のフォローアップを継続して受けるべきである。適切な予防接種は必須である。

患者教育

- CF 患者に対しては，長時間を要する気道浄化を受けるべく家族からの協力が必要である。家族は治療を継続して行うことの重要性に関して教育を受ける機会を与えられるべきである。
- 小児から青年，成人と移行していくなかで，自身の治療について責任をもつことについて学ぶ必要がある。これには追加のトレーニングと援助が必要である。

【Di Sun, BS, MPH／Elumalai Appachi, MD, MRCP】
（田中　優　訳）

---

52 先天奇形

先天性呼吸器奇形は比較的まれで，乳児や小児において多様な呼吸器症状を引き起こす。本章では，以下の最も重要な奇形の臨床的および放射線学的特徴について概説する。

1. 先天性肺静脈欠損
2. 気管気管支
3. 気管支原性囊胞
4. 先天性肺葉性肺気腫
5. 先天性囊胞性腺腫様形成異常
6. 肺分画症
7. 肺無形成

先天性肺静脈欠損

症例

5歳女児が呼吸窮迫と低酸素血症で入院した。右肺炎を起こしたのは今回で 3 回目であった。女児は痩せ型で，身長と体重は年齢における 25 パーセンタイルであった。胸部の聴

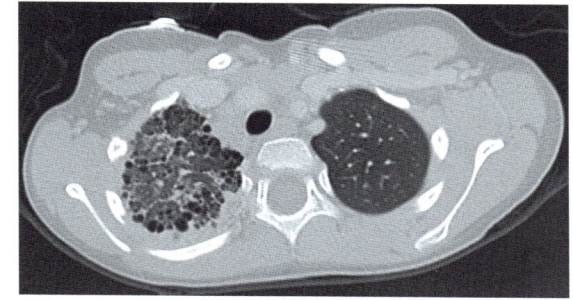

図 52-1　先天性右肺静脈欠損：胸部造影 CT 軸状断，正常の左肺に比べ，右肺において古典的な磨りガラス変化，葉間および間質隔壁の肥厚がみられる。(Used with permission from Samiya Razvi, DCH, MD and Ellen Park, MD)

診では右全肺野で捻髪音を聴取したが喘鳴は聴取しなかった。左肺の聴診は異常がなかった。心音は正常で副雑音もなかった。胸部 X 線では右肺全体の透過性が低く，右肺下部では斑状の透過性亢進域を認めた。左肺は異常がなかった。女児は経静脈的に抗菌薬を投与され改善した。血液培養および喀痰培養では陰性であった。反復する肺炎の精査が行われた。免疫グロブリンのパターンは正常であった。汗の塩素イオン濃度は正常範囲内にあった。胸部造影 CT では右肺全体がスイスチーズ様の変化を示し，囊胞状の透過性亢進域や隔壁の肥厚が認められた。左肺は正常であった（図52-1）。心臓超音波検査での心内奇形はみられなかった。心臓カテーテル検査および肺動脈造影では肺動脈は正常であったが，右肺静脈の欠損がみられた。彼女は慎重にフォローアップされ，呼吸器症状は抗菌薬と気管支拡張薬で治療された。女児は運動時も含め無症状であり，成長も年齢相応である。

概説

一側の肺静脈の欠損はまれな先天性異常であり，胎児期の発生の段階で肺静脈が閉塞することによると考えられている。患側の肺静脈の還流に異常をきたし，著明な換気血流不均衡をもたらす。

別名

先天性片側性肺静脈無形成

疫学

- 肺静脈の欠損はまれな先天性異常であり，小児の剖検の 0.5％にみられるにすぎない。
- 単独で起こるか，約 30～50％は他の先天性心疾患とともに起こる。
- 治療されない場合，死亡率は 50％に達する。

病因と病態生理

- まれな発生異常であり，一側または両側の肺静脈が欠損する。
- 肺静脈が左心房に接合する過程がうまくいかずに起こると考えられている。
- 肺静脈が閉鎖に至らず狭窄にとどまる場合，肺静脈が閉塞する場合，患側肺から還流する肺静脈が完全に欠損する場合など，スペクトラムがある。

- 胎児期から肺静脈が閉塞することで肺の正常な発達や構築が影響を受け，気管支静脈の拡張，慢性的な肺水腫，リンパ管拡張，肺胞間隔壁の肥厚，斑状の間質線維化，嚢胞性変化，側副血行路の発達などが起こる。
- 患側肺では肺胞レベルでのガス交換が不十分となり，換気が不十分で換気血流不均衡が著明な大きな死腔ができてしまう。

診断

　診断は除外診断となり，難しい場合がしばしばある。含気に左右差があり，網状間質陰影が画像検査でみられる肺炎を反復する際に強く疑われる。この場合には，CTや肺動脈造影による精査を施行すべきである。

▶ 臨床所見
- 症状は乳児期や5歳未満の小児期早期からみられる。
- 反復する片側性の呼吸器感染症や労作時の呼吸困難感を伴う運動耐用能の低下などが典型的な症状である[1]。
- 時に血痰がみられることがある。
- 肺循環が好ましくない状態にあるため，化膿性病変を伴い感染が急速に進行しやすい。感染を反復することで気管支拡張症や慢性肺疾患が起こる。
- 症状が軽度で心疾患や肺高血圧がない症例では，成人期に発見される場合もまれながらある[2]。
- 治療されない場合，死亡率は50％に達する。
- 新生児での完全な共通肺静脈の閉塞の例が報告されており，重症呼吸窮迫，治療に反応しない低酸素血症，アシドーシス，肺高血圧を呈し，致命的である。剖検で診断される。

▶ 画像検査
　胸部X線写真：患側肺の透過性の低下が全体にみられ，網状陰影や間質陰影の増強を伴う。患側肺は容量が減少し，同側の縦隔が偏位する。下気道感染の際には患側肺，あるいは肺葉が浸潤影または化膿性病変のため，患側肺または肺葉の透過性低下が起こる。

胸部CT検査
- 肺容量が減少するため患側の胸郭が小さくなり，左右非対称となる。また患側の肺葉間隔壁が肥厚し，磨りガラス様の透過性の低下がみられる（図52-1）。
- 肺静脈のうっ血または慢性の肺浮腫のため，間質の線維化が起こる。
- 同側の肺動脈が細くなり患側肺を灌流するために，体動脈から血行路が発達することがある。
- 気管の解剖および開存性は正常である[3]。
- 特記すべきこととしては，マルチスライスCTにより解剖を非侵襲的に明らかにすることができ，侵襲的な血管造影の必要性がなくなるかもしれない[4]。
- MRI：患側肺の低形成，びまん性の間質肥厚，肺浮腫，肺リンパ管の拡張がみられる。
- 換気血流シンチグラフィ：患側肺で換気および血流の著明な低下がエアートラッピングなしにみられる。
- 気管支鏡：気管および気管支の解剖は正常である。
- 心臓カテーテル検査：肺動脈造影が確定診断として用いられる。肺動脈楔入圧の著明な上昇，同側肺動脈の狭小化，静脈相で肺静脈が造影されないなどの特徴的な所見が得られる[5]。

▶ 組織病理
　間質の斑状線維化，肺動脈の筋性肥厚がみられる。肺静脈は，内膜の線維化および内腔の非炎症性の狭小化が中膜の筋性肥厚とともにみられる。

鑑別診断

　肺リンパ管拡張：リンパ管の奇形が画像的にみられることで鑑別される。

治療

▶ 非薬物治療
- 体と肺の適切な成長と発達，および感染からの速やかな回復のために，栄養状態に注意する。
- 呼吸器疾患においては気道浄化目的に理学療法を行う。
- 気管攣縮や喘鳴がある場合は気管支拡張薬を吸入する。
- 通常の小児期の予防接種に加え，6カ月以上の小児に対しては毎年インフルエンザワクチンを，2歳以上の小児に対しては5年毎に23価肺炎球菌ワクチンを接種する。

▶ 薬物治療
- 下気道感染症に対しては，早期の適切な抗菌療法を行う。既知の細菌に対しては，年齢に応じて適切な抗菌薬を選択する。
- 化膿性病変をつくらないために，積極的な治療が不可欠である。臨床徴候と胸部単純X線写真での所見により化膿性病変が示唆される場合は，経静脈的に抗菌薬を投与する。

▶ 外科治療
- 閉鎖した肺静脈と左心房との吻合を行うことは理論的には考慮されるが，複雑かつ異常な血管構造のため現実的には可能ではない。
- 化膿性病変が頻回かつ慢性的に存在する場合や，患側肺が感染巣になる場合には，肺切除が推奨される[6]。肺切除により死腔を取り除き，今後起こりうる左右シャントを予防することができる。

▶ 紹介
- 小児心臓専門医：以下の2点の目的で紹介する。（1）スクリーニング目的に先天性心疾患の合併の有無を心臓超音波検査で診断する，（2）確定診断目的に心臓カテーテル検査を施行し，肺動脈造影，肺動脈楔入圧の測定を行う。
- 小児呼吸器専門医：反復する呼吸器感染症の適切な管理，気道浄化のための肺理学療法の施行，呼吸機能の継続的な評価のために紹介する。

予防とスクリーニング

　反復する片側性の肺炎（時に血痰を伴う）を乳児期早期や小児期に起こした既往のある小児に対しては本疾患を強く疑い，造影CTでスクリーニングする。

予後

- 肺葉切除後の予後は機能的にもよい。
- 肺葉切除後には成長期において側弯が進行する危険性がある。充填術（肺葉を切除し空になった胸郭に，無菌のアクリル樹脂球などの活性のない物質を詰める）が胸郭の容量を保ち，側弯を予防するための選択肢である。
- 治療されない場合，死亡率は50％に達する。

フォローアップ

- 適切な体と肺の成長と発達のために栄養状態に注意する。
- 呼吸器感染症の反復による肺動脈性肺高血圧症や二次的な右心不全をモニターすべく，毎年心臓超音波検査によるスクリーニングを行うべきである。

気管気管支

症例

　神経線維腫症 1 型でてんかん，発達遅滞，嚥下障害を合併している 17 歳男児が冬に高熱，咳，呼吸窮迫を訴え受診した。男児は容体が悪そうで，頻脈，頻呼吸があり，陥没呼吸を肋間および肋弓下に認めた。92% 以上の酸素飽和度を維持するのにマスクで 5 L/分の酸素投与が必要であった。聴診では両側の肺野で湿性ラ音（crackle）および呼気時の喘鳴を聴取した。インフルエンザ（H1N1）の迅速診断で陽性であった。胸部 X 線写真では，右上葉の浸潤影と両側の肺底部の斑状の浸潤影を認めた。血液検査では白血球の上昇を認めた。血液培養は陰性であった。広域抗菌薬の静注，オセルタミフルの内服，気管支拡張薬の吸入，気道浄化のための積極的な肺理学療法などの治療を受け，徐々に改善し酸素投与が不要になった。後日撮像した胸部 X 線写真では，臨床症状は改善し退院から 1 カ月以上経過しているにもかかわらず右上葉の虚脱を認めた。胸部造影 CT では気管気管支が右上葉に分岐しており，その気管気管支内腔に粘液栓による閉塞がみられた（図 52-2）。症状がなく臨床的に安定していたので，タッピングによる肺理学療法と気管支拡張薬の吸入による治療を継続した。2 カ月後の胸部 X 線写真では，右肺上葉の無気肺は改善しており，両側の含気も良好であった。

概説

　気管気管支（trancheal bronchus）は様々な気管奇形を含んでいるが，竜骨より近位の主気管から気管支が分岐する疾患である。通常の気管支の走行は右の主気管支から右肺上葉に分岐するが，右肺上葉に向かう気管気管支は竜骨より近位の主気管から直接分岐する。

別名

bronchus suis, pig bronchus

疫学

- 気管の分岐異常は CT や気管支鏡で偶然に発見されることがしばしばであり，人口のおよそ 2% に存在する。
- 右気管気管支は竜骨より近位の主気管より起始する（"pig bronchus" では 3 つの区域枝が気管気管支より分岐し，右主気管支と交通しない）場合と，もしくは右上葉頂部の区域へ向かう枝のみ主気管から分岐し，前方と後方の区域へ向かう枝は右主気管支から分岐する場合とがある。
- 気管支鏡および画像検査による研究では，右気管気管支は 0.1〜2%，左気管気管支は 0.3〜1% の有病率であるとされる[7]。
- 非常にまれだが，両側の気管気管支がみられることがある。
- 気管気管支は気管食道瘻，気管狭窄，VATER 連合（脊椎異

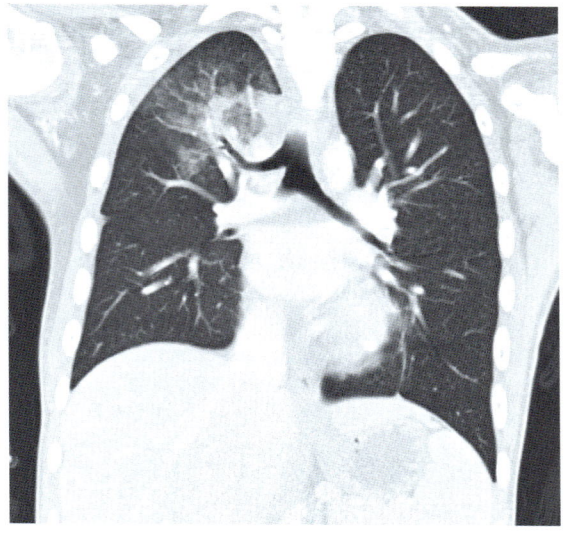

図 52-2　気管気管支の胸部 CT 冠状断。異所性の右気管気管支が気管分岐部より近位の気管から分岐して右上葉に分布している。竜骨，左右の主気管支およびその分岐は正常である。（*Used with permission from S. Pinar Karakas, MD*）

常，鎖肛，気管食道瘻，食道閉鎖，腎異常），21 トリソミーなど他の先天性異常に合併してみられることがある。

病因と病態生理

- 先天性気管支異常を説明する気管支の発生については，発生段階の減少および選択や，気管支分岐発生の種々の仮説（正常な位置関係で発生した部分の萎縮や抑制，あるいは初期の位置から移動・遊走しての新たな原器の形成が，最終的な解剖学的位置関係に関与する）があり，結果として局所的な形態異常に至ると考えられている[7]。
- 右上葉への気管支分岐が異常となることで局所的な肺の問題が起こる。気管気管支は正常より水平に走行するため，垂直に走行し重力によるクリアランスの増加が得られやすい正常の右気管支に比して，気道浄化が障害されると考えられる。
- これにより局所的に無気肺が右上葉に遷延し，頻回に感染を起こし化膿性変化を起こす危険性があり，気管支拡張へとつながる可能性がある。
- 影響のある肺区域を灌流する肺動脈および気管支動脈は正常である。

診断

　気管気管支は胸部 CT 画像の進歩と汎用性の結果，昨今よく診断されるようになってきている。気管支鏡検査は異常な気管支が気管から起始していることを直接示すため，確定診断に役立つ。

▶ 臨床所見

- しばしば無症状である。画像検査や気管支鏡で偶然発見される。
- 粘液栓の形成および気道分泌物の貯留のため，反復する感染，無気肺，右上葉の浸潤影がみられる[8]。
- 遷延する咳が症状であることがある。時に血痰がみられる。
- 感染を反復していると気管支拡張がみられる。

- 挿管されている患者では，挿管チューブで異常な気管気管支の起始部が閉塞し，これが発見されないでいると右上葉の無気肺または虚脱が遷延することがある[9]。異常気管支に誤って挿管していると換気が不十分になることがある。

▶ 画像検査

- 胸部X線写真：右上葉の無気肺または虚脱による透過性の低下が反復したり，平時にもみられたりする。
- 胸部CT：竜骨より近位の気管から気管支が分岐するのがわかる。他の気管支の解剖や肺実質は正常である[10]。CTによるバーチャル気管支鏡は，診断において非侵襲的なツールである。
- 気管支鏡：気道の評価および異常な気管気管支が竜骨より近位の気管から起始していることを気管支鏡で確認することで確定診断となる[11]。

鑑別診断

- 過剰気管気管支：右主気管支から右上葉へ分岐する正常の気管支以外に気管支がある。
- 副気管支：画像検査でみられることがある。

治療

- 無症状で偶然発見されることが多いが，もし存在するのであれば麻酔および挿管を行う小児や術後のリカバリーでの小児の管理に影響がある。右上葉の無気肺や虚脱が遷延するのであれば，この気道異常を念頭に置いておかなければならない[9]。
- 並存する症状の重症度や頻度に応じた管理を行う。
- 頻回の化膿性病変が起こるのであれば，異常な気管支や肺葉の外科的切除の適応がある。
- 症状がない，またはその頻度が少ない患者においては，抗菌薬の投与，胸部理学療法，気道浄化療法などといった保存的かつ待機的な治療が好ましい。

▶ 非薬物治療

- Down症候群，前腸奇形，気管狭窄など，気管気管支を合併しやすいことが知られている病態の小児においては挿管時に注意が必要である。
- 気道浄化の目的で胸部理学療法が考慮される。

▶ 薬物治療

粘膜線毛による気道浄化を有効にし，胸部理学療法の効率を上昇させるために気管支拡張薬の吸入が有効であることがある。

▶ 外科治療

右上葉切除術は，気管支閉塞や分泌物の排出が不十分なことから起こる二次的な化膿性病変が反復して起こる場合に適応がある。

▶ 紹介

理学療法士：気道浄化目的に両親や保護者に胸部理学療法を教える，あるいはAcapellaやFlutterといった呼気終末陽圧をかけるデバイスを用いて気道浄化を行う方法を患者に教える。

予防とスクリーニング

右上葉の肺炎や虚脱を反復する患者，なかでも先天性心疾患，脊椎異常，消化管異常を合併している患者は気管気管支のスクリーニングを行うべきである。

予後

気管気管支の閉塞による呼吸器感染症を反復する危険性がある。肺葉切除術後の予後はよい。

気管支原性嚢胞

症例

生来健康で活動的な16歳女児が，突然の右下腹部痛と嘔吐が一日じゅう続くとのことで来院した。腹部造影CTでは急性虫垂炎は否定されたが，CTの下部胸部断面で左の主気管支の下部に低吸収域を偶然に認めた（図52-3）。肺実質の異常はなく，リンパ節腫脹や胸水はみられなかった。女児は症状を訴えず，呼吸音は清で呼吸機能も異常がなかった。胸部MRIでは40×30×37 mm大の高信号域を認め，左右肺静脈と下行大動脈との間に位置し，ガドリニウムで造影されなかった（図52-4）。この肺門下に位置する嚢胞状の腫瘤は，気管支原性嚢胞に最も合致すると考えられた。待機的に胸腔鏡による手術が行われ，嚢胞は問題なく切除された。組織病理では線毛のある呼吸器上皮細胞が杯細胞とともにみられ，異形成はみられなかった。女児は問題なく回復し，症状はなく運動耐用能も正常で，スポーツに復帰した。

概説

- 気管支原性嚢胞（bronchogenic cyst）は，胎生期の気管気管支分岐樹の発生段階で前腸の腹側憩室が異常に分岐，または出芽することで起こる[12]。
- ほとんどが単房性であり多列円柱呼吸上皮に裏打ちされており，ヒアリン軟骨，平滑筋，粘液腺などからなる線維血管組織を含む。
- 気管気管支分岐樹とは交通をもたず，そのため基本的には含気はない。液体（水）や様々な蛋白質様の物質を含む。

別名

前腸重複嚢胞

疫学

- 気管支原性嚢胞は原発性縦隔腫瘍のおよそ6～15%を占める。多くはルーチンの胸部X線で偶然に見つかる。
- 右側，男性により多くみられる傾向がある[1]。

病因と病態生理

- 気管支原性嚢胞は，楕円形～円形で形成された胎生時期により様々な場所に起こる。
- 多くは縦隔（気管や竜骨に近接して），肺内，胸郭外（食道に近接して，時に横隔膜下にみられる）などに起こる。
- 無症状であることが多いが，増大して近接する縦隔構造を圧迫することもある。
- 感染を起こし破裂した場合には縦隔炎につながる。

診断

通常は，液体貯留による境界明瞭な透過性低下像から疑われる。確定診断は外科的切除を行い，組織病理学的に嚢胞の特徴である多列円柱呼吸上皮やヒアリン軟骨，平滑筋，粘液

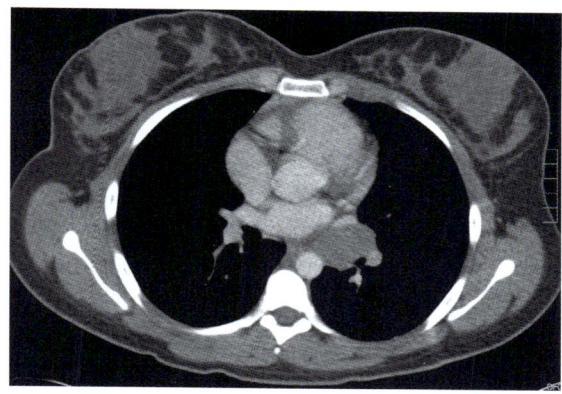

図 52-3 気管支原性嚢胞の非造影 CT 軸状断。気管の下にある嚢胞状の均一な病変。(*Used with permission from Samiya Razvi, DCH, MD and Ellen Park, MD*)

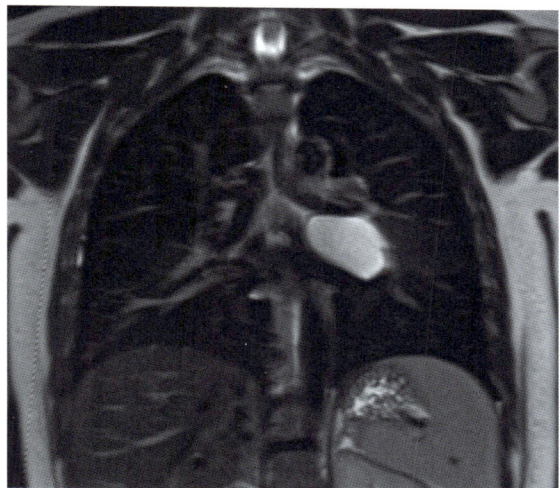

図 52-4 ガドリニウム造影 MRI 冠状断。右主気管支の下に位置し液体貯留がある，均一な嚢胞性病変を認める。(*Used with permission from Samiya Razvi, DCH, MD and Ellen Park, MD*)

腺を含む壁を証明する。

▶ 臨床所見

- 通常は良性の先天性の腫瘤であり，無症状で多くは縦隔に位置する。
- 臨床徴候は無症状であり，画像検査で偶然に発見されるものから，近接する構造を圧迫する大きな腫瘤のため症状が起こるものまである[13]。
- 圧迫によって気管が完全に閉塞すると無気肺になり，不完全な閉塞ではエアートラッピングとなる。
- 感染巣となり発熱，咳，呼吸困難感，胸痛を起こす可能性がある。時には血痰や縦隔炎を起こし，生命を脅かすこともある[13]。嚢胞に反復して感染や炎症が起こると周囲組織との癒着，嚢胞壁の脆弱化，瘻による気管分岐樹との交通などの原因となる。
- 嚢胞壁細胞が異形成を起こし，悪性化，気管支肺胞上皮癌に至ることがまれに起こる。

▶ 分布

- 気管支原性嚢胞は広義には縦隔または肺内に分類される。
- 多くは中縦隔に位置する(2/3)：基本的にはこれらの嚢胞

は気管気管支分岐樹と交通をもたない。肺門部，気管周囲，竜骨下に位置する。
- 肺内または実質内(1/3)：基本的には肺門部周囲で下葉に多い。嚢胞の内腔は気管気管支分岐樹と交通をもつ。

▶ 画像検査

- 出生前診断：超音波検査で診断可能であり，胎児 MRI で確定させやすい。出生後 1 カ月に胸部 CT を撮像する。
- 胸部 X 線写真：単純写真では均一な腫瘤がみられ，時に air-fluid level や壁内石灰化を認めることがある。
- 胸部造影 CT：選択的な薄いスライスの画像を撮ることで近接する構造と嚢胞とを描出することが可能であり，術前のプランニングに有用である。CT では嚢胞は通常楕円形〜円形であり，辺縁は平滑または分葉している。嚢胞は基本的には均一な液体濃度であり造影されない[14]。
- ガドリニウム造影 MRI：充実性の縦隔腫瘤と嚢胞とを鑑別する。単純な気管支原性嚢胞は液体で満ちており，T1 強調画像で非常に低信号，T2 強調画像では蛋白質の内容により非常に高信号である[14]。通常造影剤で造影されない。

鑑別診断[15]

- 食道重複嚢胞，傍心臓嚢胞
- 胸腺腫瘍，嚢胞
- 内胚葉嚢胞
- 嚢胞性奇形腫
- 嚢胞性ヒグローマ，リンパ管拡張
- 感染性ブラ，肺膿瘍，真菌球
- 腫脹したリンパ節
- これらは放射線学的に鑑別可能であるが，最終的な確定診断は組織診断による。

治療

　臨床経過は明らかでなくとも，無症状の患者に対しても圧迫，感染，出血，悪性化などを予防する目的で外科的切除が勧められる。手術時期については議論があるが，年齢とともに嚢胞は粘液産生のためか大きくなる傾向にあり，ビデオ補助胸腔鏡手術(VATS)などの侵襲性の低い手術に比べて開胸手術が必要になる可能性が高くなる[16]。

　超音波検査で出生前診断がついた場合には，生後 6〜12 カ月での胸腔鏡による切除術が肺実質を保護し，炎症性または感染性の合併症を減じると報告されている。

▶ 外科治療

- 縦隔の気管支原性嚢胞に対しては外科的な完全切除が勧められる。肺内のものに対しては，必要な場合には肺葉切除が行われる。
- 周囲組織との癒着のため切除が不完全になった場合には，術後の再発を予防する目的で表皮剥離を行う必要がある。
- アプローチとしては VATS が，手術時間や合併症の観点から好まれる[17]。

▶ 紹介

小児胸部外科に紹介する。

予後

- 治療しない場合，感染，炎症，破裂，近接臓器の圧迫などの合併症を起こす可能性が 20% 程度あると見積もられている。また嚢胞を治療しない場合，CT でのフォローを定

8

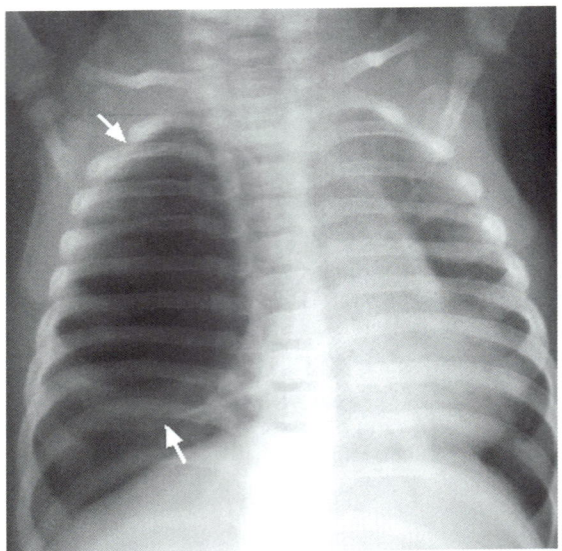

図 52-5　10 カ月男児にみられた先天性肺葉性肺気腫。胸部 X 線写真では，左右の含気が非対称的で（矢印），右上葉の気腫性変化が正中を越えて陥入しており，右下葉を圧迫している。（Used with permission from Nitin Mehta, MD）

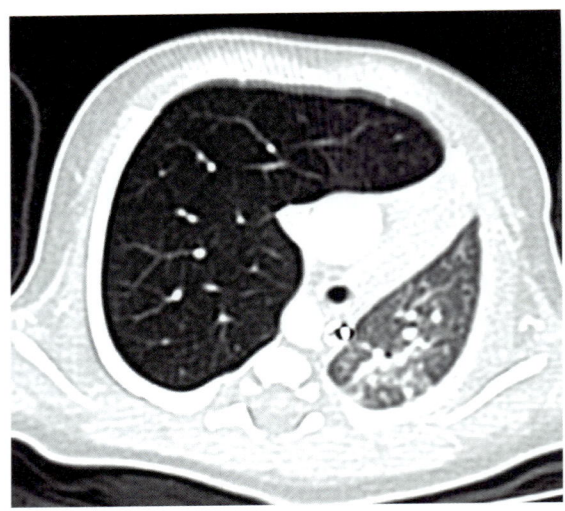

図 52-6　図 52-5 と同患児。胸部 CT では気腫性，透過性の高い右上葉が正中を越えて陥入している。気管の解剖および肺の血流供給は正常である。（Used with permission from Nitin Mehta, MD）

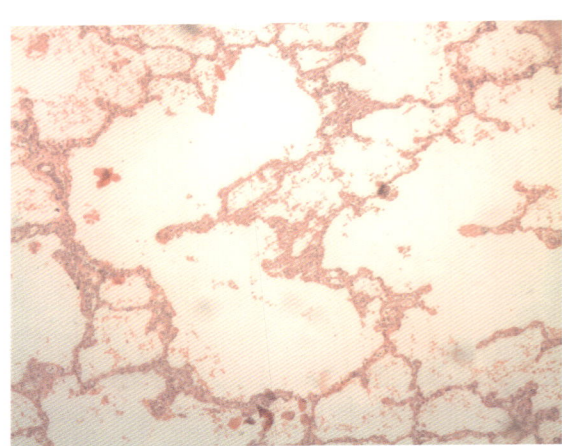

図 52-7　組織病理標本。診断的所見である気腫性変化，肺胞間隔壁の破壊と消失を伴う肺胞過膨張がみられる。（Used with permission from the Department of Pathology, Christian Medical College Hospital, Vellore, India）

期的に行うため被曝量が蓄積し多くなる。
● 外科的切除の適応がある。嚢胞が複雑で感染の既往があり周囲組織と癒着がある場合などは，拡大手術が必要となる可能性がある。

先天性肺葉性肺気腫

症例

　ウイルス感染に伴う喘鳴のエピソードを反復している 10 カ月男児が受診した。それぞれのエピソードは上気道症状，咳，微熱で始まり，急速に重症の呼吸窮迫および低酸素血症を呈し入院を要した。男児の胸部 X 線写真では右肺上葉に限局する透過性上昇域が遷延して存在することが明らかになった（図 52-5）。胸部 CT では右上葉の単独の透過性亢進域がみられ，気腫性変化，血管陰影の減少，対側の縦隔への偏位がみられた（図 52-6）。右下葉の圧排および無気肺もみられた。気管および気管支の解剖は正常であった。手術の依頼を行い，待機的な右上葉切除術が施行された。切除された肺葉の組織病理学的検査では，肺胞の過膨張と気腫性変化，肺胞間隔壁の破壊と減少がみられた（図 52-7）。術後，特に合併症もなく回復した。しかしその後数カ月間，男児には程度は軽いものの気道過敏性と呼吸器疾患時の喘鳴が継続してみられた。しかし気管支拡張薬の吸入で十分な反応がみられ，以前のように重症の呼吸窮迫や非代償的になることはなかった。成長および発達は良好であることがフォローで確認されており，胸部 X 線写真でも肺の含気は良好である。

概説

　先天性肺葉性肺気腫はまれな先天性疾患で，組織学的には正常な肺葉に限局性の過膨張が起こる結果，気腫性肺葉の陥入，縦隔の対側への偏位，同側の近接する肺葉の圧迫による

無気肺などがみられる[18]。呼吸窮迫は様々な程度でみられ，時々気胸と誤られる。この疾患は 1932 年に初めて報告された。

別名

　乳児肺葉性肺気腫

疫学

● 通常，症状は乳児期に起こり，頻呼吸，陥没呼吸，喘鳴，呼吸窮迫が 6 カ月未満の乳児にみられる。
● 女児に比べ男児に 2 倍程度多い[18]。
● 14～40％の患児がその他の先天性異常を合併しており，なかでも先天性心疾患が最も多い。
● まれだが，無症状の年長の小児あるいは成人で偶然発見されることもある。

病因と病態生理

- 先天性肺葉性肺気腫の原因として考えられている病理学的な因子として，病変のある肺葉に分布している気管支の発達異常があげられる。
- 軟骨異形成，気管支軟化症，気管支軟骨輪の欠損などのため呼気時に気管支内腔が潰れ，チェックバルブの様式で空気がトラップされ，その結果病変のある肺葉が気腫性変化を示す[19]。
- 気管粘膜の増生や異常血管による気管の外部からの圧迫により気管支内腔が閉塞することもある。

診断

先天性肺葉性肺気腫は臨床的および放射線学的所見に基づき診断可能であるが，病変である肺葉を外科的に切除した患者では組織学的に確定を行う。

▶ 臨床所見

- 典型的な症状は新生児期や乳児期に起こる。
- 新生児期には重症の呼吸窮迫で発症することがある。約半分の症例で，生後数週間の間に症状の出現を認めると報告されている。
- 乳児において，呼吸器疾患の合併は呼吸不全あるいは呼吸窮迫の発症につながる。
- 聴診では患側で呼吸音は減弱する。
- 呼吸器症状は無症状のものから，頻呼吸，頻回の喘鳴のエピソードや，ひどいものでは重症の呼吸不全と幅広い。
- 患側肺の気腫性変化は，死腔の換気，患側肺の腫張および過膨張の進行を認めるため，安静時にも頻呼吸がみられるようになる。
- まれには成人期に発見されるまで無症状であることがある[20]。

▶ 分布

左上葉は右上葉よりよく病変が起こる。次いで右中葉が多く，下葉はまれである。

▶ 検査所見

動脈血液ガスの所見としては，症状がある際に低酸素血症がみられたり，死腔での換気が増加するため，高二酸化炭素血症がみられたりする。

▶ 画像検査

- 出生前超音波検査の技術が向上しており，一側の低エコー域が肺にみられることがある[21]。
- 胸部X線写真：患側の透過性が亢進し，正中を越えて対側への陥入，縦隔の偏位，近接する同側の肺葉の圧迫による無気肺を伴う。肋間が拡大したり患側の横隔膜が平低化するなどの所見もみられる。
- 胸部CT：気管支の構造は正常であり，気腫性肺葉内で圧迫されて細くなった血管の像や縦隔を越えて対側まで陥入している像などにより，確定診断が得られる[22]。
- 気管支鏡：気管支内腔の閉塞，気管支構造異常，気管狭窄，粘液栓による閉塞などが鑑別可能である。
- テクネシウム99mを用いた換気血流シンチグラフィ：病変のある肺葉で換気および血流は減少する。この検査ではどの肺葉が機能していないか，あるいは圧迫されている肺が正常に機能しているかどうかが明らかにできる。

▶ 組織病理

気腫性変化，肺胞の過膨張，肺胞間隔壁の破壊および減少がみられる（図52-7）。

鑑別診断

膨張した肺葉を伴った緊張性気胸，先天肺葉性肺気腫の特徴から鑑別可能である。

治療

治療は症状の重症度，特に呼吸窮迫の重症度に応じて行う。伝統的には病変のある肺葉の外科的切除が勧められているが，症状が軽い乳児の場合には待機的に，生命の危険がある呼吸不全がある際には緊急で手術を行う[23]。

症状が軽い場合には手術をせず保存的に治療することもあり，成績はよいと報告されている。しかし保存的療法の長期的な結果は明らかにはなっておらず，さらなる評価が必要である。

▶ 外科治療

- 肺葉切除術は，生命を脅かす呼吸窮迫を起こさないよう予防する目的で早期に行われる。
- 麻酔中陽圧換気を行うとエアートラッピングが起こり，病変のある肺葉がさらに拡大し，心肺機能が悪影響を受けることがあるため，患者が耐えられない可能性を考慮し，注意深いモニタリングが必要である[23]。
- 異常のある肺葉が開胸中に陥入し残りの肺葉に無気肺が起こることがあるため，麻酔導入後は速やかに開胸することが外科医には求められる。
- 肺葉切除が終了したら，同側の肺は胸郭を満たすように拡張する。

▶ 紹介

小児胸部外科医に紹介する。小児呼吸器専門医には呼吸機能と肺の発達を継続的に評価してもらう。

予後

- 肺葉切除術は安全で効果的である[24]。
- 残存肺の成長や拡張は6～8歳まで起こり，肺活量や呼吸機能はほぼ正常となる。

フォローアップ

- 術後の胸部X線写真はほぼ正常で，小児では残存肺の成長を望むことができる[24]。
- 年長児では，呼吸機能検査を繰り返し行うことで肺活量の評価や末梢気道閉塞や気道過敏性のスクリーニングを行うことができる。

先天性嚢胞性腺腫様形成異常

症例

35歳女性が過去4回の自然流産（すべて妊娠第1三半期）のため，婦人科のハイリスク外来で注意深いフォローを受けていた。妊娠20週の超音波検査による出生前スクリーニングでは，胎児の右肺に嚢胞性病変が認められ右胸郭の40％を占めていた。それ以外の先天性異常の合併はなく，胎児の成長や発達は正常範囲内であった。右肺の嚢胞性病変の超音波検

査による継続的な評価で，胎児の成長とともに小さくなっていき，満期の頃には右肺の約 10% 程度になっていた。40 週に男児が正常に出生，体重は 3.5 kg，Apgar スコアは 1 分値が 9 点，5 分値が 10 点であった。呼吸器症状は窮迫も含めて認めなかった。男児は症状もなく経口哺乳は良好，呼吸は安定しており酸素飽和度も正常であった。身体所見は正常で呼吸音も清であった。日齢 1 で撮像された胸部 X 線写真は両側とも正常な含気があり腫瘤性病変や透過性低下域を認めなかった。

　男児は注意深いフォローアップを受けたが，特に呼吸器症状はなく，よい状態であった。3 カ月時まで軽い胃食道逆流があったものの体重増加は良好であった。1，3，6 カ月時に撮像された胸部 X 線写真はいずれも正常であった。出生前に囊胞性病変が右肺にみられたことを考慮し，12 カ月時に計画され待機的に撮像された胸部造影 CT では，右下葉に透過性の亢進した囊胞性病変を認めたが，気管支や血管に関しては正常構造であった（図 52-8）。

　先天性囊胞性腺腫様形成異常の診断となり，胸腔鏡による右下葉切除術が待機的に行われた。男児はよく耐術し合併症もなかった。長期的なフォローアップでも男児は良好な成長発達を遂げており，運動耐用能はよく活動的であり，呼吸器症状も認めない。

概説

　先天性囊胞性腺腫様形成異常（congenital cystic adenomatoid malformation：CCAM）は 1949 年に Chin と Tang によって初めて記載されたまれな肺の発生異常である。この奇形は良性の過誤腫か肺の異常成腫瘍と考えられている。CCAM は気管支の成熟が停止した結果起こり，間葉系組織が過剰に成長し，肺胞の数が減少した腺腫様の様相を呈する[25]。

別名

　先天性気道奇形（congenital pulmonary airway malformation：CPAM）

疫学

- 出生児の 1 万 1,000～3 万 5,000 人に 1 人の割合で起こるとされる。
- 女児より男児にやや多いとされる。

病因と病態生理

- 過成長，過形成，過誤種形成が発生機序として提言されてきた。肺の発生および成長の過程で，間葉系組織と表皮系組織の相互作用に異常が起こることで血管と肺組織の増殖との間に齟齬をきたす。
- 伝統的に，囊胞の大きさと組織病理による Stocker らの分類が使われている[26]。
  - Type I：囊胞の大きな腺腫様形成異常，多くは単一の肺葉を占める。囊胞は通常直径 2 cm 以上である。囊胞壁は呼吸上皮が並び，近位の気道や遠位の肺実質との間に交通をもつ。
  - Type II：囊胞の小さな腺腫様形成異常，発生の段階で気道が閉塞したことで起こる。囊胞は通常直径 1 cm 以下である。
  - Type III：充実性の含気のない腫瘤，大部分の組織は細気

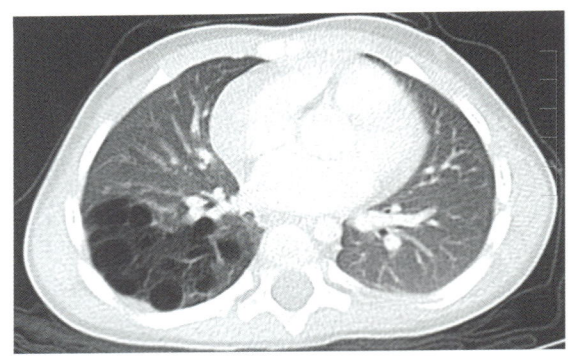

図 52-8　CT 軸状断，CCAM の診断となる右下葉の囊胞状透過性亢進域がみられる。（*Used with permission from Samiya Razvi, DCH, MD and Ellen Park, MD*）

管支の組織からなり，呼吸上皮が並ぶ。一部には肺胞組織も含む。

診断

　大部分が出生前の超音波スクリーニングで発見され，胎児の肺に囊胞性または充実性の病変が認められる。出生後の胸部 X 線写真で発見されたのであれば，胸部 CT が診断確定に用いられる。CCAM は，片側性の肺炎を反復する場合，胸部 X 線写真で限局性の透過性低下域が遷延してみられる場合に疑う。

▶ 臨床所見

- 出生前超音波検査では胎児の肺に低エコー域がみられ，生児であった場合には胸部 CT で出生後に診断を確定する[27]。
- 大部分（80%），特に囊胞が大きい場合には新生児期に呼吸窮迫が出現する。胎児期に病変に圧迫され肺の低形成（時に顕著である）がある場合には，著明な心肺機能の悪化がみられることがある[27]。
- 小さな囊胞性または充実性の CCAM の場合には無症状で乳児期早期には発見されないこともあり，片側性の肺炎が反復する，肺膿瘍を発症する，胸部 X 線写真で限局性の透過性低下域が遷延する，まれには悪性化する，などの事項を契機に小児期や成人期に発見されることがある[27]。

▶ 分布

- 通常片側性で 1 つの肺葉にとどまる。まれには両側性の病変となることもある。
- 病変は右側より左側に多い。
- 半分の患者で肺分画症を合併するという報告もある。

▶ 画像検査[28]

- 出生前のスクリーニングで高分解能の超音波検査を用いると，胎児肺に低エコー域または囊胞性（含有する囊胞性部分，または充実性部分の相対的な量による）の病変を確認することができる。胎児 MRI では病変の詳細な構造について追加の情報が得られるほか，先天性横隔膜ヘルニアと CCAM とを高い信頼度で鑑別可能である。カラードプラエコーは体循環からの栄養血管がないことをみるために用いられ，これにより肺分画症との鑑別が可能である。
- 胸部 X 線写真の所見は多岐にわたり，異常がない含気のある大きな囊胞性病変，実質による透過性低下域が散在する囊胞性病変，充実性の肺腫瘤などの所見がみられる（図 52-9，52-10）。

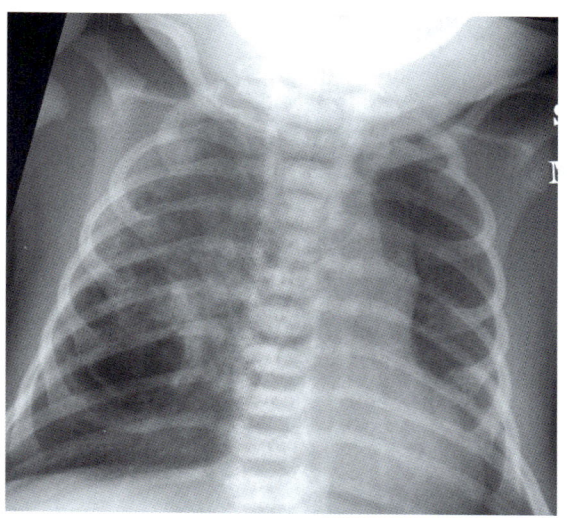

図 52-9　CCAM のある新生児の胸部 X 線写真，右下葉に大きな嚢胞性病変があり，圧排され右横隔膜が下方に偏位している。(*Used with permission from S. Murthy Chennapragada, MD*)

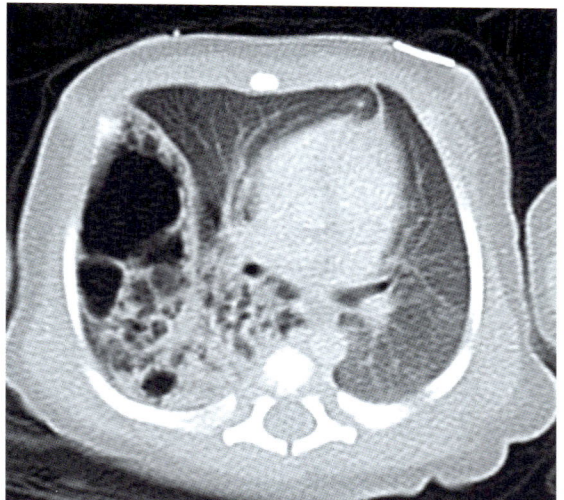

図 52-11　先天性気道奇形 1 型。胸部 CT では右下葉に大きさの異なる複数の嚢胞がみられる。主なものは 2 cm 以上の径で複数の小さい嚢胞に囲まれている。(*Used with permission from S. Murthy Chennapragada, MD*)

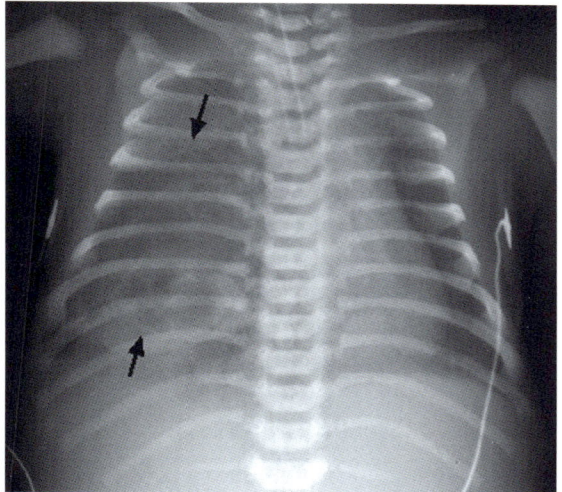

図 52-10　CCAM の別症例。右肺に辺縁が不明瞭な石鹸の泡状の嚢胞性病変（矢印）がみられる新生児の胸部 X 線写真。(*Used with permission from Nitin Mehta, MD*)

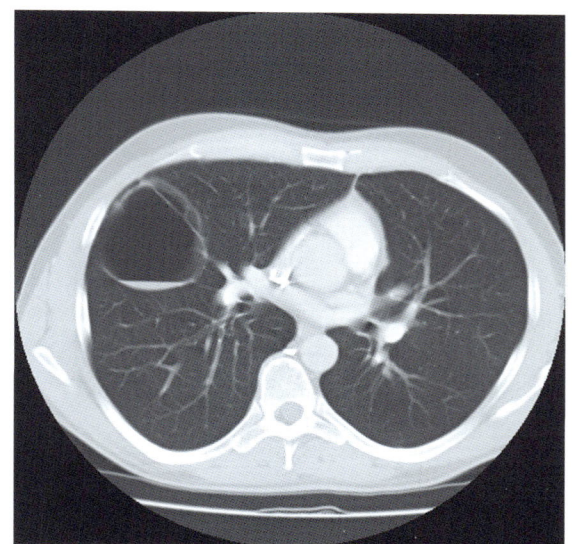

図 52-12　胸部 CT 軸状断，右肺に壁のはっきりとした単独の大きな嚢胞性病変があり，CCAM に矛盾しない。(*Used with permission from Nitin Mehta, MD*)

- 胸部造影 CT は先天性肺病変が疑われる児の出生後の評価に，選択肢のひとつとして用いられる（図 52-11，52-12）。

鑑別診断

　これらの疾患は胸部 CT から通常 CCAM の典型的な所見と比較して鑑別可能である。
- 肺分画症
- 先天性横隔膜ヘルニア
- 奇形腫
- 気管原性重複嚢胞，消化管重複嚢胞
- 先天性肺葉性肺気腫

治療

- 出生前に指摘された腫瘤性病変は，満期に近づくにつれ超音波検査上大きさが小さくなったり消失したりすることが

報告されている。このような患児に出生後の画像検査をすべきか否かについては議論があるが，有意な異常が残存している例も複数報告されており，CT は病変の存在，場所，大きさを明らかにするために不可欠であるともいわれている[29]。
- 外科的切除は標準的治療であり，呼吸状態の突然の悪化，気胸，感染，近接する構造の圧迫，破裂，悪性化などの合併症のリスクを考慮し，無症状であっても行うべきである。

▶ 外科治療

- 肺葉切除術は選択肢のひとつであり，一般的に耐術可能である。場合によっては緊急での切除術が必要な場合がある。VATS は侵襲が少なく，安全で効果が高い。待機的な

手術の至適時期は明らかではないが，麻酔や手術のリスクを減少させるために乳児期後期に行うことが勧められている[29]。

- 正常な肺実質を残し，後の成長や発達を促すために肺区域切除術を行ってよいかどうかに関しては議論がある。しかしながら，術前のCTは残存する肺葉における奇形の範囲を予想するには不十分であるとされ，肺区域切除（肺葉亜全摘または区域切除）はCCAMの組織を残存させるリスクがあり，エアーリークや感染などの術後の合併症のリスクを上昇させ，追加の手術や肺葉切除術を要することがあるとされる[30]。

▶ 紹介

合併心奇形の有無を評価するために小児循環器専門医に紹介する。

予防とスクリーニング

出生前の高分解能超音波検査によるスクリーニングとその後のフォロー，胎児MRIも考慮される。

予後

- 周産期における死亡率は病変の大きさによって大きく異なり9～49％となっている。症状のある新生児においては重症の呼吸窮迫による合併症をきたすことがある。
- 肺葉切除術により症状が改善し長期予後がよくなる。乳児や小児は肺葉切除術によく耐え，その後も肺は成長するため肺活量やガス交換能はほぼ正常に近くなる。
- 予後はType IのCCAMが最もよく，Type IIIの病変は予後が悪い。
- 両側に病変がある場合，肺低形成や心奇形の合併がある場合は予後が悪い。

フォローアップ

- 長期間にわたるフォローにおいて，気道過敏性や喘鳴といった軽度の呼吸器症状が残存することはありうる。
- 年長児には呼吸機能をモニターする目的で呼吸機能検査を定期的に行う。

肺分画症

症例

アフリカ系アメリカ人の13歳女児が，間欠的な差し込むような腹痛が数週間続き，酸が逆流するような症状があるということで受診した。女児は運動誘発性の喘息があり吸入器で十分コントロールされていた。5歳時に肺炎の既往歴が1回ある。女児の以前の胸部X線写真は手に入らなかった。今回撮像された胸部X線写真では右下葉に囊胞性病変を認め，辺縁は明瞭で中心部の透過性は高くair-fluid levelを認めた（図52-13）。女児はまず腹痛の精査として上部消化管内視鏡を受け，腸回転異常が認められたが急性の閉塞起点は認められなかった。腹部CTでは多脾を認めた。胸部CTでは右下葉に非常によく造影される透過性低下域を認めた。病変は充実成分と囊胞成分とが混合しており，下行大動脈からの異常血管によって灌流されていた（図52-14）。それ以外の異常血管はみられなかった。女児はまず腸回転異常に対して外科的

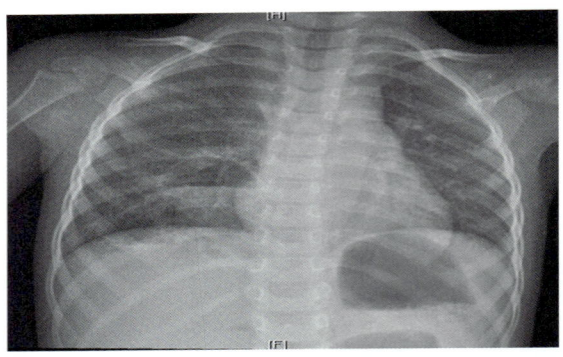

図52-13　肺葉内肺分画症の13歳女児の胸部単純写真。壁がはっきりとして中心部の透過性が高く，内部にair-fluid levelのみられる囊胞性病変が右下葉にある。（*Used with permission from Sneha Varki, MD.*）

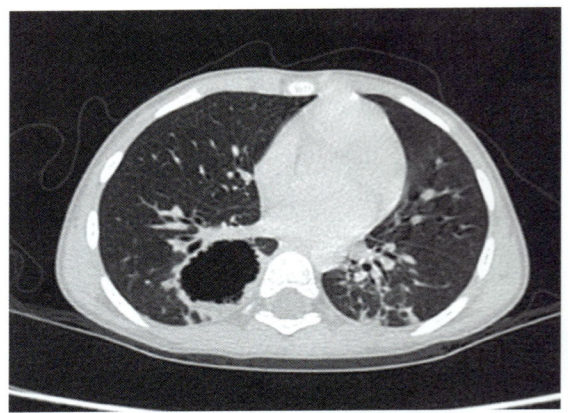

図52-14　図52-13と同症例のCT軸状断，右下葉に肺葉内で分画された囊胞性病変がみられる。（*Used with permission from Sneha Varki, MD*）

治療を受け，腹部症状は改善した。後日，待機的に右下葉の病変の切除および異常血管の結紮切離が行われ，問題なく終了し術後経過も良好であった。切除された右下葉の組織診断では，肺葉内（肺内）肺分画症に特徴的な所見がみられた（図52-15）。フォローでは彼女は症状もなく，胸部X線写真では異常がなく，スパイロメトリーによる呼吸機能検査でも正常であった。

概説

肺分画症（pulmonary sequestration）は肺実質の限局的な異常として起こり，病変部位は気管気管支分岐樹と交通がなく，大動脈からの異常血管による灌流を直接受けている。肺分画症は病変のある肺組織が正常の肺葉の中にあるか外にあるかで肺葉内肺分画症 intralobar sequestration（ILS）と肺葉外肺分画症 extralobar sequestration（ELS）に分けられる[31]。

別名

気管支肺分画症

疫学 [31]

- 先天性呼吸器奇形の中で2番目に多く，ILSとELSの比は約3：1である。
- 胸壁，脊椎，横隔膜，消化管，心臓の異常がELSでは多く

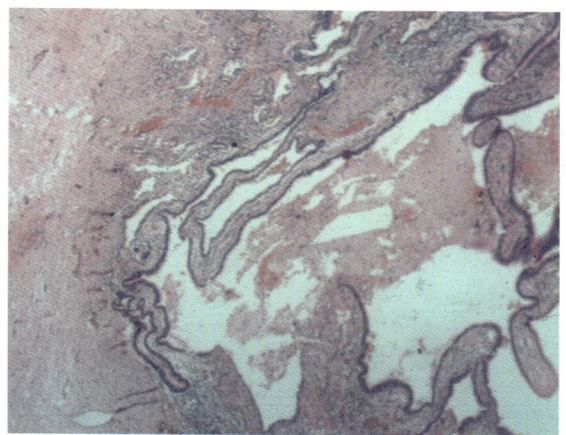

図 52-15　肺葉内肺分画症の組織病理標本，辺縁のはっきりした病変で気管支が拡張しており，壁には単球の浸潤がみられる。肺胞も拡張しており，ヘモジデリンの沈着したマクロファージと同様の泡沫状の組織球が内腔にみられるものも数個ある。血管は筋性の厚い壁をもち，間質線維化が中等度に起こっている。(*Used with permission from the Department of Pathology, Christian Medical College Hospital, Vellore, India*)

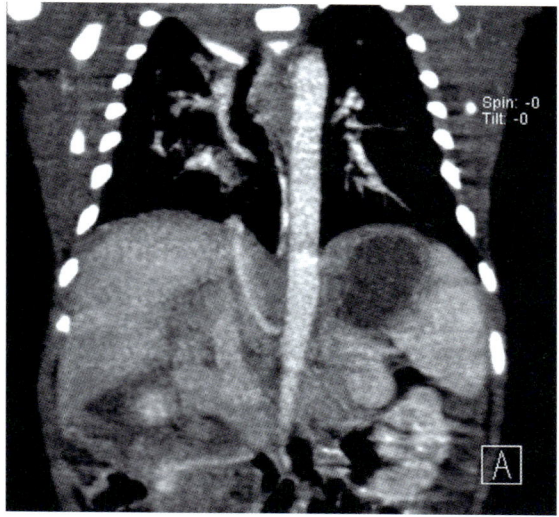

図 52-16　肺葉内肺分画症。異所性の動脈が腹部大動脈から分岐し，右下葉の分画された肺を灌流しているのがみえる胸部造影CT 冠状断動脈相。静脈は肺静脈に還流する。(*Used with permission from S. Murthy Chennapragada, MD*)

8

（65%），一方 ILS では少ない（11%）。ELS に合併する奇形で多いのは先天性横隔膜ヘルニアと CCAM である。

病因と病態生理

- 肺分画症は気管支構造の分葉および増生の過程での発生異常によって起こり，病変のある肺葉が分離し気管気管支分岐樹との交通を失う[32]。
- ILS は肺内に含まれており，病変のある肺葉は自身の胸膜をもたない。
- ELS は自身を覆う臓側胸膜をもっており，近接する肺組織とは解剖学的に分離している。
- ILS，ELS 共に大動脈からの動脈血の灌流を受けている。ELS の静脈血は通常大静脈に注ぎ，ILS の静脈血は肺静脈に注ぐ。
- 大きな分画症は発生の段階で残存する肺組織を圧排し，肺低形成のリスクを増す。
- 胃や食道などの消化管との交通がみられることがあり，感染のリスクが増す。

診断

▶ 臨床所見

- ILS は通常乳児期早期に症状を呈するが，ELS は通常臨床経過上特に問題とならず，年長児や成人になって偶然発見されるまで無症状である（10%）ことが多い[33]。
- 病変のある肺葉に限局する肺炎を反復したり，胸部 X 線写真で透過性低下が遷延したりすることがあり，CT による精査をすべきである。
- 異常血管による動脈血の供給を受けることで肺動脈血が増加するため，病変のある肺葉における左右シャントによって高拍出性心不全が起こることがある。
- 先天性横隔膜ヘルニア，CCAM，前腸重複嚢胞，漏斗胸，先天性心疾患などの先天性異常の合併が ELS の約 60% で報告されている[34]。
- 重篤な合併症としては，肺膿瘍形成を起こすような感染，

分画されている肺葉を灌流する動脈の浸食によって起こる大量の喀血，悪性化などがある。

▶ 分布

- ILS は男女同じ程度に発症するが，ELS はやや男児に多い（3：1）。
- 左肺に多く発生する（ILS の 55%，ELS の 65%）。
- 最も多い部位は ILS で左肺底部の後側，ELS では左下肺の下である。

▶ 画像検査

- ドプラエコー，CT または MRI アンジオグラフィによって，動脈血の供給を示すことが肺分画症の診断には必須である[35]。
- 胸部 X 線写真：非特異的な所見であり，下葉に均一な透過性低下域を認めることがある。分画されている部分は，感染や気管気管支分岐樹との交通と共にみられることがある。
- 超音波検査：ILS も ELS も超音波では充実性で辺縁明瞭な高エコー域としてみられる。カラードプラでは，分画されている肺葉に向けて異常な栄養血管が走行するのが描出できる。
- 血管造影：動脈と静脈の解剖を描出するため，伝統的には診断を行う際にはゴールドスタンダードであると考えられていた。しかしながら侵襲的で被曝もあり，小児に対しては鎮静も必要であるため，非侵襲的なマルチスライス CT や MR アンジオグラフィに取って替わられている。
- 胸部造影 CT：診断モダリティのひとつである。CT で非侵襲的に診断を確定することができ，分葉している肺葉の解剖学的位置，気管支との交通がないこと，病変のある肺葉を灌流している異常血管をはっきり描出することができる（図 52-16）。

▶ 組織病理

顕微鏡的には拡張した細気管支，肺胞，上皮細胞が裏打ちしている空洞がみられる。慢性の感染や炎症像，あるいは線維化などがみられる。

鑑別診断

- CCAM：前項参照。
- 奇形腫：通常放射線学的な所見から鑑別可能である。

治療

▶ 外科治療

- ILS，ELS ともに，たとえ無症状であっても合併症を予防するため外科的切除が最終的な治療である。
- 術前には分画されている肺葉に注ぐ異常血管を明らかにすることが，術中の出血のリスクを最小限にするため，必要である。
- 術中に異常血管を明らかにすることは難しいことがあり，肺部分切除は外科医にとって困難であり，体血流からの動脈性灌流があった場合に有意かつ大量出血の危険性を伴うため，肺葉切除術の適応となる。
- 頻回の感染により炎症性変化や癒着が起こり区域間隔壁の破壊が起こるため，待機的な切除を早期に行うことが推奨される。
- 分葉されている肺葉の動脈塞栓を行うことでサイズの縮小が CT 上みられたという報告もあるが，異形成組織の残存や悪性化のリスクを完全になくすものではない。
- 伝統的に，肺葉切除に必要な剥離を十分に行えるため開胸手術が用いられてきたが，術創や合併症，術後疼痛を最小限にするために侵襲を最小限にする方法が選択肢としてあがってきている[36]。

予防とスクリーニング

　出生前の超音波検査で胎児の肺病変を変化がなくなるまで1〜3週毎に，その後は1カ月毎にフォローすることが推奨される。胎児 MRI は血管の解剖や合併する先天奇形の有無を明らかにするのに有用である。

予後

　全体としては，症状および左右シャントによる心不全を含む合併症が解決された後は，予後は良好である。分画されている肺葉は機能がないため，術後回復後の呼吸機能には影響しない。開胸部位の縮小化や侵襲性を最低限にするアプローチが増えてきているため，胸壁の成長や発達に関する長期的な続発症は減少してきている。

肺無形成

症例

　母親は3回目の妊娠であり2回の帝王切開歴があり，妊娠糖尿病を認めていた。待機的な帝王切開にて満期産で男児が出生した。男児はピンク色で活気があり，啼泣も大きく筋緊張も良好であった。Apgar スコアは1分値が8点，5分値が9点であった。体重は3,000 g であった。出生後24時間頃から，呼吸回数が50回程度で肋骨弓下に陥没を認め，軽い呼吸窮迫であることに気づかれていた。室内気で酸素飽和度は96％であった。発熱はなく，吸啜および哺乳は良好であった。胸部の聴診では右肺の呼吸音が減弱していた。心音は正常で雑音も聴取しなかった。胸部 X 線写真では右胸郭の透過

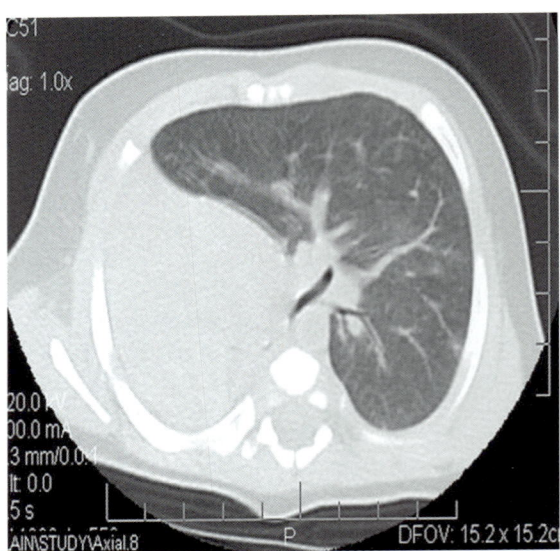

図 52-17　右肺無形成の胸部 CT 軸状断。肺組織，肺動脈，主気管支が患側にみられないといった古典的な所見があり，心臓および縦隔は同側へ偏位している。(*Used with permission from Nadeem Ahmed, MD, DNB*)

性が低下しており縦隔が右に偏位していた。左肺は過膨張であり正中を越え右側上方へ広がっていた。心陰影は正常であった。心臓超音波検査では心内奇形はなく血管の構築も正常であった。胸部 CT では右肺および右主気管支の欠損が認められた（図 52-17，52-18）。左気管支および左肺実質は正常であった。再構成された画像のバーチャル気管支鏡では，気管は正常，右主気管支は欠損，左気管支は正常であった。彼は右肺の完全欠損であると診断された。それ以外の先天奇形はみられず，腎臓超音波検査も正常であった。退院後より彼は注意深いフォローを受けた。彼は安静時にも軽い頻呼吸および陥没呼吸を認めるものの，それ以外は問題がなく体重増加も良好であった。

概説

　肺無形成（pulmonary agenesis：PA）は一側あるいは両側の完全な肺，気管支，血管の欠損を示すまれな発生異常である。Schneider と Schwalbe は肺無形成を3つのカテゴリーに分類した。すなわち，(1)無形成：肺，気管支，血管の完全な欠損，(2)形成不全：肺，血管がなく，遺残した気管支は盲端になっている，(3)低形成：気管支，低形成な肺，気道，肺胞の遺残があり，血管は細く数も少ない[37]，である。

疫学

　まれな先天奇形で約1万5,000妊娠に1回の割合で起こると推測される。しばしば他の先天異常を合併する。実際の発生率はもう少し高いが，そのうち50％は死産であり，20％以上が出生時または数カ月以内に死亡する[37]。

病因と病態生理

- 肺芽の1つの発生が全く起こらないために起こる。胎生4週（胚形成期）に背側大動脈弓に異常な血流が起こることで肺無形成が起こると推測されている。
- 対側の正常肺が代償的に過膨張になるため縦隔の偏位が起

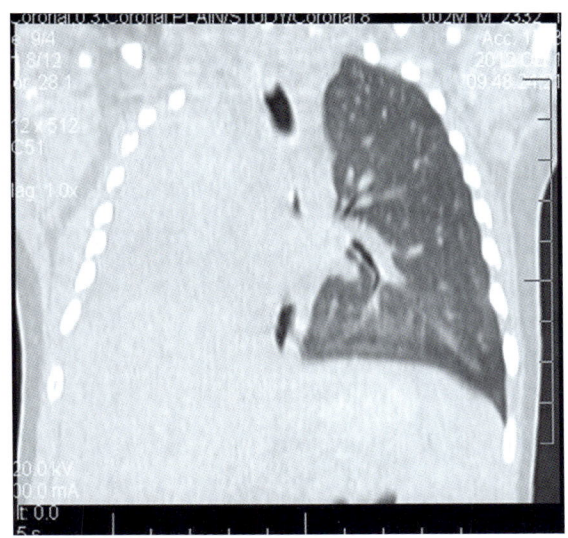

図 52-18　右肺の完全欠損（右肺無形成）の胸部 CT 冠状断。右主気管支，右肺動脈が患側の半胸郭によりみえなくなっている。
(*Used with permission from Nadeem Ahmed, MD*)

こる。

- 大動脈の位置異常により気管の圧迫が起こる。気管狭窄や気管軟化症といった内因性の気管気管支の異常もみられる。
- 合併心奇形や肺血管の異常によって，心不全や肺高血圧症が生存患者にみられることがある。
- 気管食道瘻のような食道疾患や胃食道逆流が時にみられる。肺無形成は VACTERL 連合の一部である[38]。

診断

▶ 臨床所見
- 症状は多彩である。無症状で偶然に発見されることもある[39]。
- 症状は軽い労作時呼吸困難感から，新生児期に呼吸不全となり，呼吸補助を要するような呼吸器感染症を反復する重篤なものまである。
- 心血管系，消化器系，骨格系，泌尿生殖器系の異常が半数の患者に合併している。
- 右肺無形成の方が，左肺欠損より合併奇形の頻度が多い。
- 大動脈の偏位，肺動脈，心室や心房の拡張，血管輪などによって気管が圧迫されることがある。気管狭窄や気管軟化症も時に起こる。

▶ 典型的分布
- やや女性に多い。
- 右肺欠損と左肺欠損は同じ頻度でみられる。

▶ 画像検査
- 超音波検査：出生前の診断では患側肺に高エコー域がみら

れる[40]。
- 胸部 X 線写真：患側の胸郭は完全に透過性が失われるか真っ白にみえ，虚脱していることが示唆される。対側の肺は過膨張となり縦隔の偏位をきたし，肺の容量や形態は左右非対称となる。肺欠損の確定診断は肺動脈造影で行い，患側の肺動脈は造影されない。
- 胸部造影 CT：患側の肺組織，肺動脈，主気管支が認められず，心臓や縦隔が同側へ偏位しているのを正確に描出できる。主な気道の血管による圧迫も評価できる。
- MRI：気道および血管の解剖学的異常を正確に描出でき，患者の管理や外科手術のプランニングに古典的な血管造影に代わって用いられてきている。
- 気管支鏡：患側の気管支は盲端となっている。

治療

　無症状の患児，特に合併奇形のない患児に対して外科的介入は必要ない。呼吸器感染症に対しては予備能が少ないため早期から積極的に介入する。肺血管床が少ないため肺高血圧症が起こることがあり，心内での左右シャントが合併すると非可逆的な血管病変へと進展する可能性がある。

▶ 外科治療
- 著明な気管の閉塞を解除するため，あるいは縦隔を固定するために手術を考慮する。前者に対しては大動脈固定術，血管輪の切離，狭窄あるいは軟化した気管支の切除が，後者に対しては横隔膜の転位，補填物の挿入を行う。
- 合併する心疾患や食道疾患に対して外科的に治療を行う[37]。

▶ 紹介
　小児循環器専門医に合併心疾患がないか紹介する。

予後

- 新生児管理および外科的管理の進歩により生存率は改善してきており，成人する例も報告されている。
- 右側の欠損は心臓と縦隔のより大きな偏位がみられ血管や気道のねじれが起こり，心臓や血管の異常を伴いやすいため予後が悪い[37]。

フォローアップ

- 患者は成長障害と側弯がないか注意深くフォローアップしなければならない。気道の圧迫により喘鳴が起こる。
- 年長児や成人に対しては呼吸機能検査を定期的に行うことで，肺活量やフローレートを測定することができる。

【Samiya Razvi, DCH, MD／Ellen Park, MD】

（田中　優 訳）

8

第9部

消化管疾患と栄養障害

SOR	定義
A	一貫して質が高く，かつ患者指向のエビデンス（科学的根拠）に基づいた推奨*
B	一貫性に欠けた，もしくは質に一部問題がある患者指向のエビデンスに基づいた推奨*
C	これまでのコンセンサス，通常行う診療行為，専門家の意見，疾患指向のエビデンス，または診断・治療・予防・スクリーニングについての症例報告に基づいた推奨*

- SOR：推奨度（strength of recommendation）
- 患者指向のエビデンス：死亡率，罹患率，患者の症状の改善などを意味する。
- 疾患指向のエビデンス：血圧変化，血液生化学所見などを意味する。
- ＊：さらなる詳細情報は，巻末の「付録A」を参照。

53 発育不全

症例

　12歳のアフリカ系アメリカ人の脳性四肢麻痺の男児（図53-1）。進行性の食事摂取困難を認め，母親がクリニックへ連れてきた。9歳のときから来院していなかったが，その時点では身長も体重も脳性四肢麻痺児用成長曲線の20パーセンタイル上にあった。彼は固形物の経口摂取が徐々に難しくなった。1.5 cal/ccの栄養剤を処方されたが，その摂取も困難になった。学校での経口摂取も困難であった。彼は衰弱しており，身長，体重とBMIは5パーセンタイルをはるかに下回っていた。セリアック抗体パネル，包括的代謝性疾患パネル，血算，赤沈，甲状腺機能を含めた検査では，軽度リンパ球減少と低プレアルブミン値以外は正常であった。嚥下検査では，嚥下開始の遅延を呈する口咽頭嚥下障害を示した。経鼻胃管栄養にて状態は改善し，急速に体重が増加した。その後，経腸栄養のための胃瘻を造設した。栄養サポートチーム（NST），主治医，社会福祉事業などが協力し慎重な経過観察を開始した。

概説

　発育不全（failure to thrive：FTT）は，診断というより臨床徴候である。多種多様な病状と心理社会的因子が発育不全の要因となる。発育不全の長期合併症にはIQ低下に伴う恒久的な認知機能障害，低身長，免疫力低下に伴う重症感染症がある。

別名

　栄養失調，栄養不全，成長不全

疫学

- 貧困層の小児ではより頻度が高い。
- プライマリケアでは5〜10%の小児で認められる[1]。
- 発育不全の小児の50%弱は治療対象になっていない。

病因と病態生理

- 90%以上の症例は，基礎疾患に付随するものではなく純粋な栄養問題である。
- 発育不全の原因は，以下に分類される。すなわち，カロリー摂取不良，吸収不全または消費過多，必要カロリーの増加または利用障害[1,2]。

▶ カロリー摂取不良

- 食事に影響する行動問題／不適切な食習慣
- 親子関係の障害
- ネグレクト（図53-2）
- 貧困
- 不十分な授乳
- 不適切な授乳準備
- 吸綴／嚥下障害（食道蠕動不全，中枢神経障害，神経筋疾患，解剖学的：口唇口蓋裂，図53-3）
- 摂取疲労（貧血，遺伝症候群，脳性麻痺，神経筋疾患，中枢神経系の構造異常）

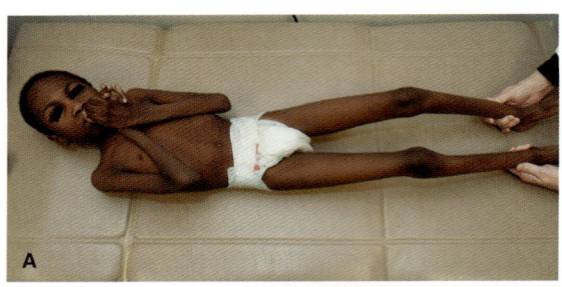
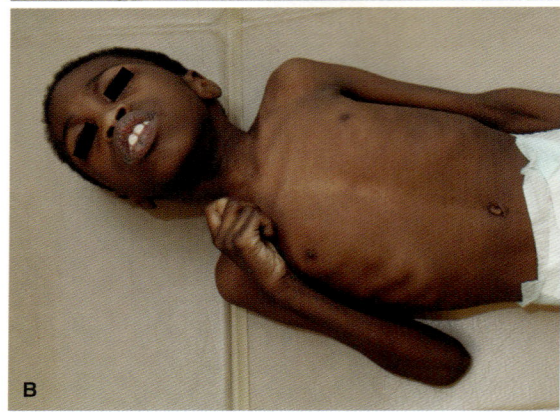

図53-1　脳性四肢麻痺と重症な蛋白質-エネルギー栄養失調の12歳男児。**A**：極度に細い四肢。**B**：四肢の拘縮と胸部の極度の痩せがみられる。（*Used with permission from Lori Mahajan, MD.*）

- 摂取拒否（胃食道逆流，好酸球性食道炎，誤嚥）
- 反復性嘔吐

▶ 吸収不全

- 壊死性腸炎
- 蛋白吸収不全（牛乳蛋白アレルギー，エンテロキナーゼ欠損）
- 膵機能不全（嚢胞性線維症，慢性膵炎，Shwachman-Diamond症候群）
- 肝疾患
- セリアック病：60章「セリアック病」参照。
- 消化管感染症
- 糖質吸収不全
- 短腸症候群
- 炎症性腸疾患：59章「炎症性腸疾患」参照。

▶ 必要カロリーの増加

- 先天性心疾患：42章「非チアノーゼ性先天性心疾患」，43章「チアノーゼ性先天性心疾患」参照。
- 慢性肺疾患
- 慢性全身性感染症（先天性感染症，HIV）：187章「先天性および周産期感染症」参照。
- 慢性代謝性疾患（副腎機能不全，糖尿病，甲状腺機能亢進症，先天性代謝異常症）（図53-4，53-5）
- 腎疾患（腎尿細管性アシドーシス）
- 慢性全身性疾患（全身性エリテマトーデス，若年性特発性関節炎）：172章「若年性特発性関節炎」，173章「全身性エリテマトーデスと皮膚エリテマトーデス」参照。
- 悪性疾患
- 炎症性腸疾患：59章「炎症性腸疾患」参照。
- 遺伝性症候群（21トリソミー，Turner症候群，Russell-

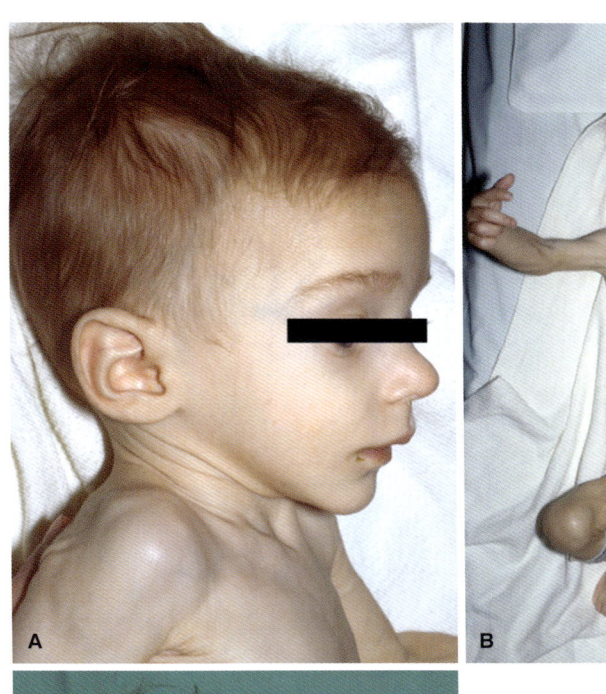

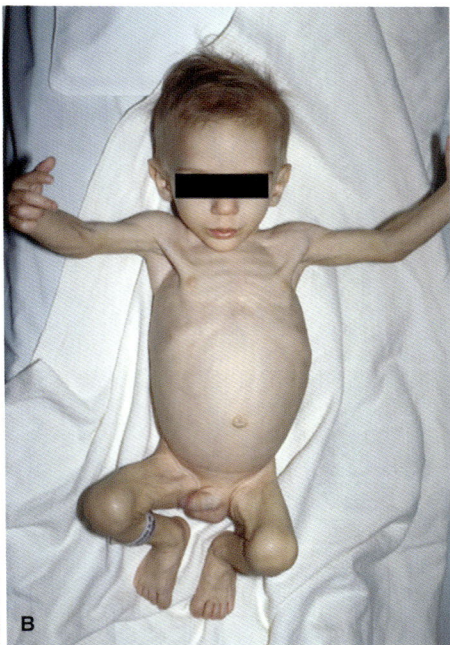

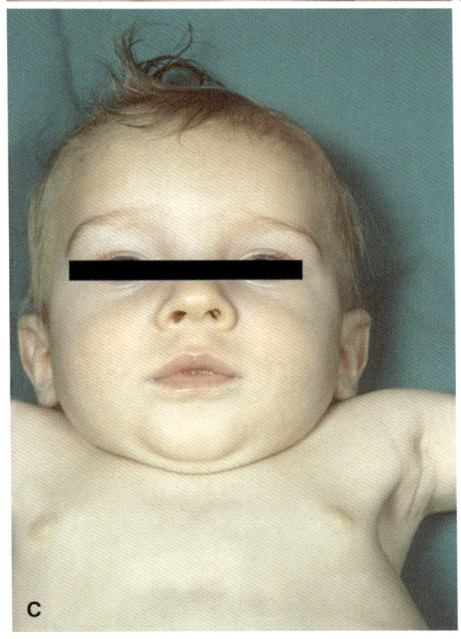

図 53-2　**A**，**B**：心理社会的ネグレクトにより痩せた悪液質の乳児。**C**：1 カ月間の十分なカロリー摂取後の同じ乳児。（*Used with permission from Cleveland Clinic Children's Photo Files.*）

Silver 症候群）：221〜228 章参照。

危険因子

- 子宮内の有害環境（アルコール，非合法薬物，感染症，抗けいれん薬への曝露）
- 早期産
- 基礎疾患または先天異常（口唇裂，口蓋裂，先天性心疾患など）
- 発達遅滞
- 栄養摂取不良，消化吸収不全，代謝亢進を呈する様々な状態
- 貧困，第一子，育児能力や哺乳技術の低さ，身体的虐待，

間違った栄養法（肥満を懸念することで与える希釈乳，長期に及ぶ排他的な母乳栄養，意図的なカロリー制限）を含む心理社会的因子

診断

▶ 臨床所見

- 体重と身長の計測は必須である。
- 計測による一般的な発育不全の基準
  - 年齢と性別における 1 回測定の体重が 2 パーセンタイル未満
  - 標準成長曲線における体重に対する年齢が 80 パーセンタイル未満

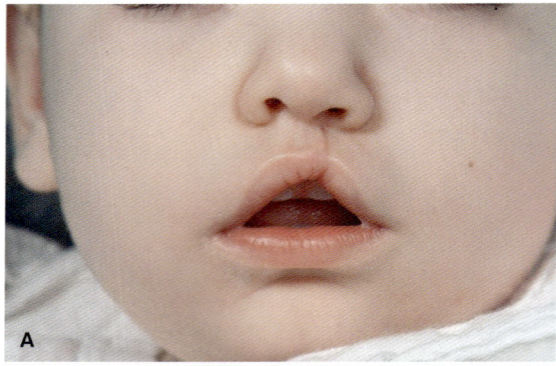

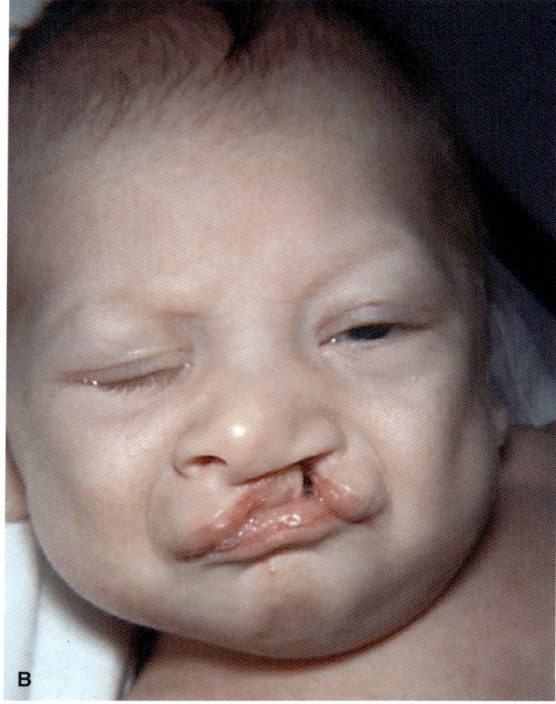

図 53-3　A：不完全口唇口蓋裂。B：完全口唇口蓋裂。吸綴，嚥下障害による発育不全を合併している。(Used with permission from Cleveland Clinic Children's Photo Files)

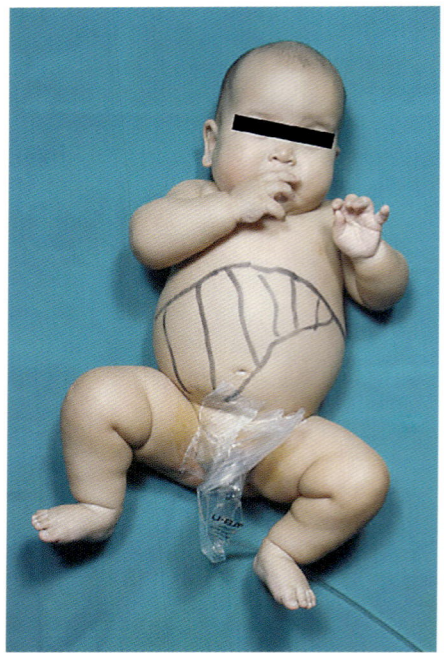

図 53-4　肝腫大と発育不全から糖原病と診断された乳児。診察所見における肝腫大は，器質的疾患が示唆される。(Used with permission from Cleveland Clinic Children's Photo Files)

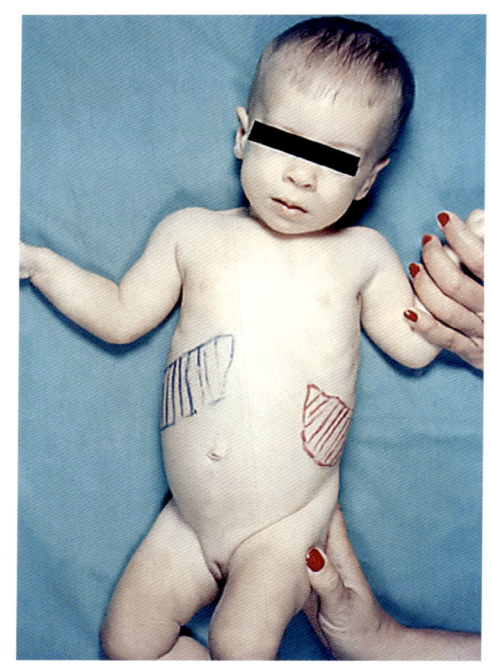

図 53-5　重症発達遅延を伴った乳児における肝脾腫と腹部膨満。この児はリソソーム蓄積疾患である Niemann-Pick 病と診断された。(Used with permission from Cleveland Clinic Children's Photo Files)

- 体重・身長比が 10 パーセンタイル未満
- 年齢における BMI が 5 パーセンタイル未満
- 米国では，生後 24 カ月までの小児の成長評価には WHO の成長曲線を使用する[3]。
- 未熟児の成長曲線は，生後 24 カ月まで使用する。
- 遺伝性疾患（軟骨異形成，Cornelia de Lange 症候群，Marfan 症候群，Prader-Willi 症候群，Rubinstein Taybi 症候群，21 トリソミー，Turner 症候群，Williams 症候群）特異的成長曲線，特殊疾患（脳性麻痺患児）成長曲線があるので，それを利用する。
- 2 歳までの小児の身長測定は横臥位で行う。頭部が固定され，足底部が可動するタイプの測定器を用いる。
- 2 歳以上の小児では壁に固定されている測定器を用いる。
- 栄養失調の程度は軽症，中等症，重症に分類される（表 53-1)[4]。
- 栄養失調や内分泌疾患による体重増加不良や成長速度の低

下では，正常な成長曲線から離れていく（図 53-6)。
- 食事歴，哺乳歴，医療／外科既往歴，家族歴，社会歴などの慎重な病歴聴取が必要である。
- 摂食に関する親子関係を観察すべきである。

- 詳細な身体診察によって基礎疾患を把握できることがある（**表53-2**）[5]。

▶ 検査所見

- 臨床検査は病歴と現症の所見によって施行すべきである。
- 発育不全の際に推奨されている主な臨床検査は異常値を示す。
- 栄養療法を行っても発育不全が持続している場合は，血算，包括的な代謝パネル，甲状腺機能検査，セリアックパネル，血清鉛値，尿検査を確認する。嚢胞性線維症を鑑別するための汗中 Cl 検査と膵機能検査も適応になる。身体所見に基づいた微量元素の検査も行う。

▶ 画像診断

- 病歴または検査によって，必要な場合のみ推奨される。
- 下記の検査は有用な場合がある。
  - 幽門部の超音波検査：反復する嘔吐を伴う乳児期前半の肥厚性幽門狭窄症を除外する。
  - 上部消化管造影：腸異常回転を除外する。
  - バリウム嚥下造影は，言語療法士とともに施行したり，

胃排出能をみる場合に施行したりする。

鑑別診断

- 大部分の症例は心理社会的要因による。
- 他の要因は，病因と病態生理学のもとに考慮される。

治療

▶ 非薬物治療

- 治療は，身体的，精神医学的および社会経済的因子によって検討される。
- 3 日間の食事日記は，治療前のカロリー摂取評価のために必要なことがある。
- 栄養摂取不良であった場合，詳細な経過観察とともに年齢相応の栄養療法を行う。
- 大部分の症例は外来診療において栄養障害の重症度に応じた積極的介入を行う。
- 心理社会的要因が疑われた場合は，入院して食事観察を行うことが必要なこともある。
- 母乳栄養児では，頻回哺乳として乳汁産生を促進させ，かかりつけ医にて詳細に経過観察する。成長が回復するまで人工乳の追加が必要な場合がある。
- 人工栄養児では，適正な人工乳の作成方法を指導したり，摂取カロリーを増やすために添加穀物や油分（植物，キャノーラ，ココナッツ）を添加したりする。
- 年長児では，食物や飲み物でカロリー摂取を増加させるためにバター，クリーム，油分，チーズ，ピーナッツバターを食品添加物として追加する。
- 定期的に外来通院や往診を行う。

表53-1　Waterlow 分類による栄養失調症の重症度[4]

重症度	急性栄養失調*（身長対体重%）	慢性栄養失調**（年齢対身長%）
軽症	<90	<95
中等症	<80	<90
重症	<70	<85

*身長対体重%の算出：児の身長年齢を100として，計測した体重が50パーセンタイルとなる年齢の%とする。身長年齢は計測した身長が成長曲線で50パーセンタイルとなる年齢である。
**年齢対身長%の算出：児の年齢を100として，計測した身長が50パーセンタイルとなる年齢の%とする。

表53-2　発育不全の評価におけるレッドフラッグ

	レッドフラッグ	考慮する疾患
バイタルサイン	頻脈 頻呼吸 低血圧 高血圧	貧血／代謝需要の増加 肺疾患／感染症 甲状腺または副腎機能不全 腎臓または心臓疾患
全身状態	不衛生 奇形	ネグレクト，貧困 遺伝性の基礎疾患
頭部	小頭症 大泉門開大または閉鎖遅延 脱毛症 白内障 アフタ性口内炎 乳幼児う蝕（哺乳瓶う歯） 永久歯の茶色の水平線 構造異常：高口蓋，口蓋裂，巨舌， 　扁桃肥大流涎	先天性感染症，神経障害，遺伝性疾患 甲状腺機能低下症，水頭症，ビタミン D 欠乏症 甲状腺機能障害，真菌感染症，SLE，糖尿病，鉄欠乏性貧血， 　ビタミン A 中毒，抜毛癖 先天性感染症，ガラクトース血症 Crohn 病 ネグレクト セリアック病 機能性摂取障害 口腔内運動嚥下障害
頸部	甲状腺腫大	甲状腺疾患
肺	ラ音，喘鳴	反復性気道疾患，嚢胞性線維症，慢性感染症
心血管	心雑音 ばち状指	先天性心疾患 心臓疾患，肺疾患，炎症性腸疾患
腹部	腸蠕動音亢進，腹部膨満 肝脾腫 腎臓肥大	吸収不全症 先天性肝胆道疾患，悪性腫瘍，糖原病 尿路閉鎖，神経芽細胞腫
直腸	皮垂，痔瘻 指診察時に爆発的に便が排出される	Crohn 病 Hirschsprung 病
生殖器	外性器異常	内分泌疾患
神経	深部腱反射亢進 筋緊張低下	脳性麻痺，中枢神経疾患，甲状腺機能亢進症 神経筋疾患
皮膚／爪	挫傷 カンジダ症 開口部皮疹 スプーン状爪	虐待 免疫不全 腸性肢端皮膚炎 鉄欠乏

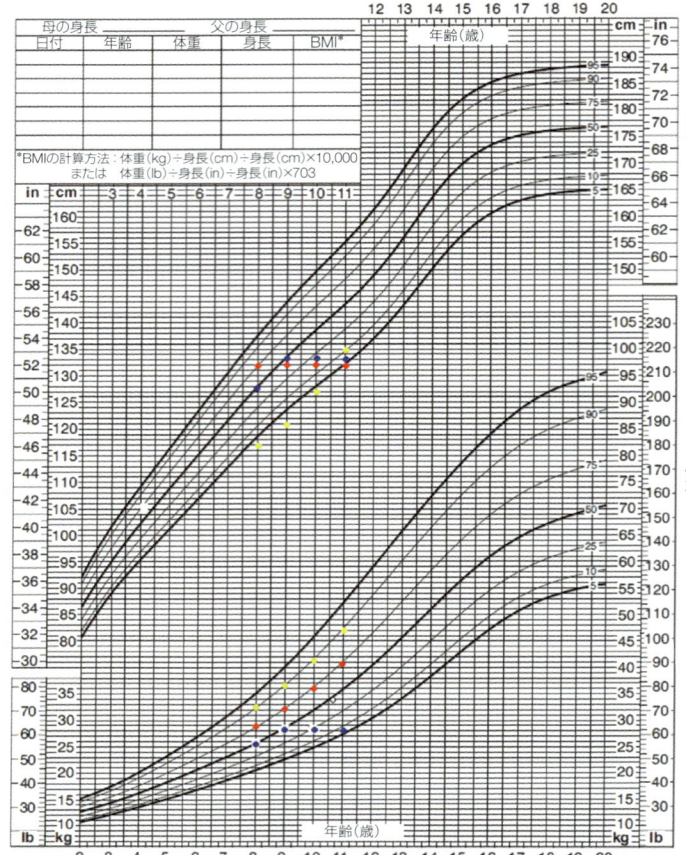

2〜20歳：男児
身長対年齢・体重対年齢パーセンタイル

図 53-6　栄養失調（青），成長ホルモン分泌不全症（赤），体質性発育不全（黄色）の典型的な成長曲線。in＝インチ，lb＝ポンド
（*Used with permission from Lori Mahajan, MD.*）

- 哺乳方法を検討する必要がある。誤嚥のリスクがある場合には哺乳は粘調にし，嚥下機能向上のため言語・作業療法士に相談する。食事中の雑音やテレビのような注意散漫を生じることは排除する。食事摂取を確立するために，軽食の時間を一定にしたり，食事時間の制限を設けたりする必要がある。

▶ 薬物療法
- 薬物は，基礎疾患に対してのみ処方される。
- シプロヘプタジンは，基礎疾患のない発育不全の小児に対する食欲刺激薬として臨床的に使用される。しかし，無作為抽出試験による報告はない。シプロヘプタジンは，囊胞性線維症の小児と成人において最小限の副作用と食欲刺激薬として効果があったことが，小規模の研究で報告されている[6]。SOR Ⓑ

▶ 外科治療
- 発育不全についてなんらかの解剖学的／生理的病因がある場合は，外科的に治療される（例：肥厚性幽門狭窄症，腸異常回転症，Hirschsprung 病）。
- 十分なカロリーが安全かつ効果的に，長期にわたって経口的に摂取できない場合は，経鼻胃管栄養を経て胃瘻造設を検討する。SOR Ⓒ
- 経腸栄養が困難な場合には，中心静脈カテーテルを留置して中心静脈栄養を検討する。SOR Ⓒ

▶ 紹介
- 発育不全の管理では，多分野の専門医からのアプローチが推奨される。
- 持続する発育不全に対しては，小児消化器医，小児栄養医，社会福祉士などへ紹介する。
- 他の専門医への紹介は，発育不全の病因による。

予防とスクリーニング
- 個々の健康な小児に対する適切な先行指導，栄養相談，詳細な成長モニタリングは，一部の発育不全を予防できる可能性がある。
- 発育不全のリスクの高い患児／家族では，小児栄養士，社会福祉士，訪問看護師が早期から介入する。

予後
- 発育不全の既往歴をもつ小児は，再発のリスクが高い。
- 乳幼児期の栄養失調は，成長や発達に永続的に影響する[7]。

フォローアップ
　成長が回復するまでは頻繁に経過観察する。成長が回復した後は，再発のリスクが高いと思われる数年間は年に 3〜4 回確認していく。

患者教育

- 両親へは，彼らの子どもに適切な栄養を補給できるように，早期から頻繁に教育する。
- 子どもを健康に保つことが重要であるということを両親に教育する。

【Vera Okwu, MD／Lori A. Mahajan, MD】
（工藤孝広　訳）

54 食道疾患：胃食道逆流症と好酸球性食道炎

症例

▶ 症例 1

哺乳後に短時間の嘔気と嘔吐を認める 6 カ月男児。男児は嘔気と嘔吐の間に背中をそらし啼泣するため両親が心配している。吐物はほぼ消化されたミルクで，非血性，非胆汁性であった。嘔吐は 1 日に 2〜3 回認め，男児がとても不快そうなのを，両親は非常に気にしている。男児のバイタルサインは安定している。身体所見では，身長体重は 50 パーセンタイルに沿って成長し，活発であった。胃食道逆流（図 54-1）と診断し，H_2受容体拮抗薬などの制酸薬を処方した。患児の嘔吐，背中をそらすこと，および不快感は著しく改善した。

▶ 症例 2

食べ物の喉のつかえを主訴に受診した 12 歳男児。喉のつかえは食物摂取時に生じ，母親いわく，男児の食事はほとんどピーナッツバターサンドとステーキであった。既往歴は季節性のアレルギーのみであった。男児は胸やけをよく感じていた。H_2受容体拮抗薬とプロトンポンプ阻害薬を試したが，男児の症状はほとんど改善しなかった。内視鏡検査では食道に白い斑点が同心円状にあり，病理検査にて好酸球性食道炎と診断した（図 54-2，54-3）。

概説

胃食道逆流症（gastroesophageal reflux disease：GERD）は一般臨床でよく遭遇する小児の疾患である。逆流の徴候とメカニズムは乳児，小児，思春期で様々で，どの年代でも不快感は共通である。GERD は，下部食道括約筋の弛緩によって食道に胃内容物が流入することであると定義されている。

好酸球性食道炎（eosinophilic esophagitis：EoE）は Th2 細胞が免疫系を活性化し，食道粘膜上皮の好酸球増多を引き起こし，酸抑制に対して難治の嚥下障害や逆流症状を呈する。

別名

- 逆流，酸性逆流，胸やけ
- 好酸球性胃腸炎

疫学

- 3〜4 カ月の乳児の約 50〜67％に逆流があると，親により報告されている[1]。
- 逆流の有病率は 12 カ月で 5％程度減る[1]。
- 小児と思春期の約 7〜8％に逆流症状の経験がある[2]。
- GERD は神経疾患の小児でより多く生じ，その頻度は

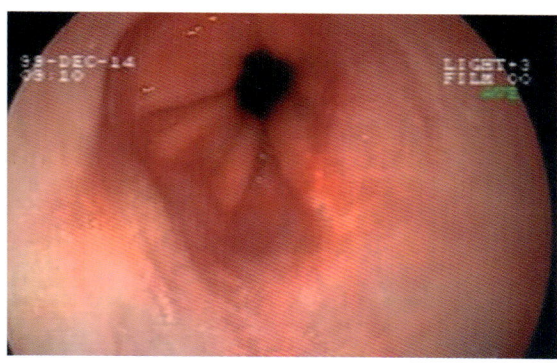

図 54-1　逆流性食道炎（胃食道逆流症）の内視鏡所見。（*Provided by The NASPGHAN Foundation for Children's Digestive Health and Nutrition and the North American Society for Pediatric Gastroenterology, Hepatology and Nutrition.www.naspghanfoundation.org and www.naspghan.org.*）

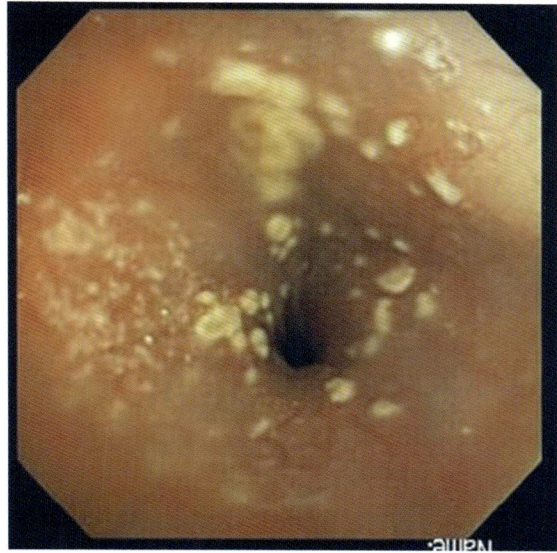

図 54-2　好酸球性食道炎患者における食道の典型的な好酸球性微小膿瘍。（*Used with permission from Matthew Wyneski, MD*）

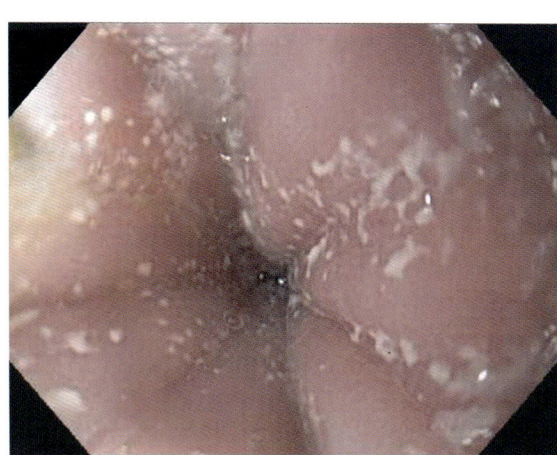

図 54-3　好酸球性食道炎患者の微小膿瘍と気管様変化（同心円状の食道環）。（*Used with permission from Jonathan Moses, MD*）

- 77％にまで及ぶと報告されている[3]。
- EoEの推定有病率はおよそ1万人に1人と報告されている[4]。

病因と病態生理

- 下部食道括約筋の異常な弛緩によって起こる逆流は，胃液と胃内容物の食道への逆流をもたらす。
- EoEは慢性的な免疫／抗原反応で，食道粘膜の好酸球を増加させ，嚥下障害，異物閉塞，難治性の逆流をもたらす。

危険因子

- 逆流の危険因子は年齢，遺伝的素因，香辛料，カフェイン，喫煙，脳性麻痺やてんかん疾患などの神経疾患，Down症候群である。
- EoEの危険因子はアトピー性疾患（喘息，湿疹，アレルギー性鼻炎），食物アレルギーである。遺伝子も6.8％でみられ，家族歴を認める[5]。

診断

▶ 臨床所見

- 乳児の逆流：嘔吐，吐血，摂食困難，喘鳴，咳嗽，無呼吸，過敏性，嗄声
- 小児の逆流：胸やけ，嘔吐，嚥下障害，胸痛，腹痛，長引く咳嗽や喘鳴，う歯，嗄声
- EoE：嚥下障害，嘔気・嘔吐，胸骨後の疼痛，吐出，食事拒否，窒息／悪心，咽頭痛，食物のつかえ感，難治性の持続する逆流症状

▶ 典型的分布

EoEとGERDどちらも食道領域に分布し，胃でも逆流が顕著になる。

▶ 検査所見

- GERDに特異的な血液検査は必要ない。
- EoEでは，好酸球数とIgEは，感度と特異度ともに高くない。
- 診断がつかないときは，便中Helicobacter pylori抗原検査または呼気試験を考慮する。

▶ 画像検査と病理検査

- 上部消化管造影検査は嘔吐の原因である，アカラシア，食道裂孔ヘルニア，腸回転異常，胃流出路狭窄を除外するために施行されるが，GERDの診断をするために施行されるべきではない。
- 逆流には食道pHインピーダンス検査が標準的な検査で，酸性と非酸性逆流を鑑別できる。
- 腹部超音波検査は肥厚性幽門狭窄症，膵炎，および胆石を除外するのに有用である。
- 胃排出検査は胃食道逆流，誤嚥，胃不全麻痺，胃流出路狭窄を区別するのに有用であるが，特異性はpHインピーダンス検査ほどではない[6]。
- 消化管内視鏡は逆流性食道炎（**図54-1**）の診断が可能だが，通常，他の逆流様症状（狭窄，消化性潰瘍，感染性食道炎など）を除外するために施行される。
- EoEは内視鏡下生検で好酸球数15/HPF以上で診断となる（**図54-4**）。

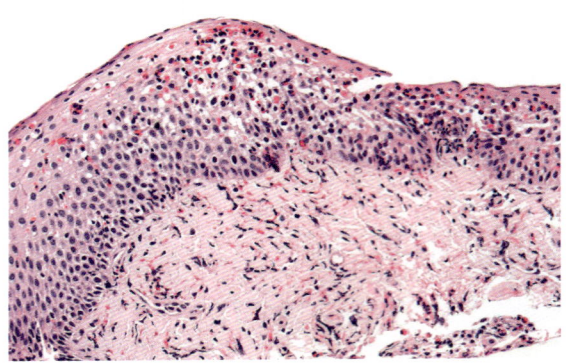

図54-4　好酸球性食道炎に特徴的な好酸球浸潤。（*Used with permission from Thomas Plesec, MD.*）

鑑別診断

- 腸回転異常：通常，急激に胆汁性嘔吐を呈し全身状態不良となる。
- *H. pylori* 感染症：逆流様症状を呈しうるが，消化性潰瘍の一因となる（55章「消化性潰瘍」参照）。
- 異物閉塞：EoEと類似しているが，既往と症状出現の急激さがEoEとの鑑別の一助となる。
- 肥厚性幽門狭窄症：乳児早期に噴水状嘔吐を呈する（57章「幽門狭窄症」参照）。
- 膵炎：通常，重度の腹痛を伴う。
- セリアック病：消化器症状を伴う奇形を合併することがある（60章「セリアック病」参照）。
- 炎症性腸疾患：通常，症状と成長障害の重症度で鑑別することができる（59章「炎症性腸疾患」参照）。
- 脊髄筋萎縮症症候群：幼少期に全身性の筋力低下を認める。

治療

▶ 非薬物治療

- 逆流に対しては香辛料，カフェイン飲料，チョコレート，高脂肪食，NSAIDの過剰内服，酸性食品，炭酸飲料を避け，生活習慣の改善を勧める[1,2]。SOR Ⓐ
- 乳児の逆流に対しては，哺乳後30分間身体を挙上させておくこと，また4カ月で米穀物やオートミールを開始することで，逆流の回数を減らし食道の酸への曝露を減らすことができる[7]。
  - EoEに対してはピーナッツ，大豆，卵，乳を含むアレルゲンを除去する[8]。SOR Ⓑ
  - EoEでは，経鼻胃管から注入されるアミノ酸主体の成分栄養に治療効果があると示された[8]。SOR Ⓑ

▶ 薬物治療

逆流症

- 食事変更と非薬物治療で症状が十分にコントロールできない場合は，薬物治療が必要である。
- 薬物治療は下記のとおりである。
  - プロトンポンプ阻害薬：オメプラゾール，ランソプラゾール，エソメプラゾール
    - H_2-Na-K ATPaseを阻害し，壁細胞の酸分泌を抑制す

る。
・副作用として頭痛，嘔気，下痢がある。
- ヒスタミン H_2 受容体拮抗薬：ファモチジン，ラニチジン
  ・壁細胞の H_2 受容体に結合し酸分泌を阻害する。
  ・一般的にプロトンポンプ阻害薬より効果が低い。
  ・副作用として，頭痛，易刺激性がある。
- 消化管運動促進薬：エリスロマイシン，メトクロプラミド（レグラン®）
  ・胃内を急速に空にする。
  ・エリスロマイシンは乳児の肥厚性幽門狭窄症と関連し，年長児において，QT 延長症候群を増悪させる。
  ・メトクロプラミドは，遅発型ジスキネジアのような錐体外路の副作用がみられる。
- スクラルファートはショ糖，硫酸塩，アルミニウムを含有する外用薬である。
  ・胃粘膜の障害された部位に結合する。GERD や EoE より消化性潰瘍によく使用される。
  ・副作用として，アルミニウム毒性と胃石形成がある。
- 制酸薬（液体またはチュアブル）は酸分泌を減少させる。年長児に使用される。これらは活性成分として，カルシウム，マグネシウム，アルミニウムを含む。
  ・アルミニウムを含む制酸薬は，骨減少症，くる病，小球性貧血，神経毒性に注意すべきである。

好酸球性食道炎
- ブデゾニドまたはフルチカゾン[9] SOR **B**
  - 液体薬は食道が覆われるようにハチミツや砂糖を混ぜる。
  - 吸入薬は口腔内に入れ，嚥下する。
- 成分栄養は EoE を減らすが，行うのがとても厳しく困難である[8]。SOR **B**
- 食物アレルゲンの除去は効果的であると証明されている[8]。SOR **B**

▶ 外科治療
- 噴門形成術はリスクを伴う手術なので，治療不応の GERD の場合に唯一考慮される手術である。SOR **C**
  - 噴門形成術は現在，腹腔鏡下での手術が可能である。これは，下部食道括約筋圧を上昇させ，食道を延長する手術である。
  - 術後合併症のリスクは 10% 程度である[6]。
  - 噴門形成術の効果について前向き研究が必要である。

予防とスクリーニング
- 乳児と小児の逆流は，適切で頻回な脱気と，児を食後 30 分間座らせたり，乳児を寝かせるときに頭を高くしたりすることで予防できる。
- 年長児や思春期の逆流は，食生活の改善が予防として最も効果的である。
  - カフェイン飲料，チョコレート，酸性食，香辛料のきいた食べ物を避ける。
- EoE に対してはアレルギー食品を避け，必要なら成分栄養へ変更することで症状を予防できる。

予後
- EoE 患者は Barrett 食道を有することが多い[4]。
- 乳児の逆流は 9～12 カ月までに治癒していく[6]。
- 重症な GERD は Barrett 食道，食道炎，腺癌，食道狭窄な

どの合併症を引き起こす[6]。
- プロトンポンプ阻害薬や局所ステロイド療法は EoE の長期予後を改善する。

患者教育

食事や体位変更を促す患児とその家族へのアドバイスとサポートは，症状を改善させ，その他の因子を修正する。

【Sophia Ali, MD／Matthew Wyneski, MD】
（工藤孝広　訳）

55 消化性潰瘍

症例

10 歳男児，数回の嘔吐を主訴に母親と受診した。直近の嘔吐では吐物内に少量の茶色い物が混ざっていた。数カ月前から胃痛を繰り返していたと訴え，嘔気がある。学校で嫌なことはなかったが，父が最近失職し仕事が見つからないため，すぐにも引っ越す必要が生じている。男児は 3 人兄弟の長男で，弟たちと同じ部屋で暮らしている。男児は父のことが心配で，また，今の学校に残りたいと思っている。検討の結果，上部消化管内視鏡検査（EGD）を施行することを勧めた。母は内視鏡検査をすることで男児の健康が保証されるのであれば，ということで検査に同意した。そして，ラニチジン系の内服が開始された。EGD では幽門部に小潰瘍がみられ，同部位の生検から *Helicobacter pylori* 菌が陽性となった（図 55-1）。男児の保険では，より高価な薬剤を処方することができなかったので，ビスマス塩，アモキシシリン，メトロニダゾールの 3 剤を 10 日間処方した。

概説

消化性潰瘍（peptic ulcer disease：PUD）は，ペプシンと胃酸分泌により二次性に胃や十二指腸の粘膜構造が破綻することで生じる消化器疾患である。潰瘍は径 5 mm 以上の大きさにもなり，深さは粘膜下層まで達する[1]。PUD は原発性と続発性がある。後者は重度の全身性疾患（敗血症など）や潰瘍を引き起こす薬剤（非ステロイド性抗炎症薬〈NSAID〉やステロイドなど）によって生じる。

疫学

米国では PUD は年に約 450 万人が罹患する疾患である。胃と十二指腸のどちらの潰瘍も含む（図 55-1～55-4）[2]。
- 米国では，1 年の有病率は 1.8% で，生涯の有病率は 10% である[2]。
- 有病率に性差はなく，年齢とともに発症頻度が増加する[1]。
- PUD は小児では一般的ではない。イスラエルの研究では，症状のある小児 751 例に内視鏡を施行したところ，消化性潰瘍がみられたのは 51 例（6.8%）であった[3]。ピロリ菌が陽性となったのは 112 例（66.3%）で，ピロリ菌関連潰瘍は 10 歳以上で増加した。中国でも同様の結果が示され，上部消化器症状のある小児 619 例に上部消化管内視鏡を施行したところ，PUD を認めたのは 43 例（6.9%）であった[4]。イタリアの研究（小児の内視鏡検査 N = 2234）では，PUD を

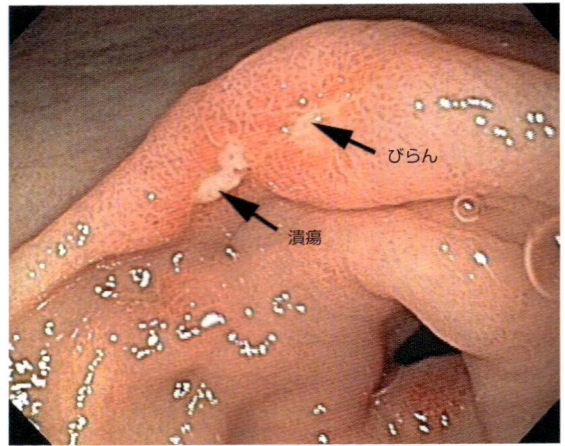

図 55-1　幽門部の潰瘍とびらんの内視鏡像。（*Used with permission from Marvin Derezin, MD*）

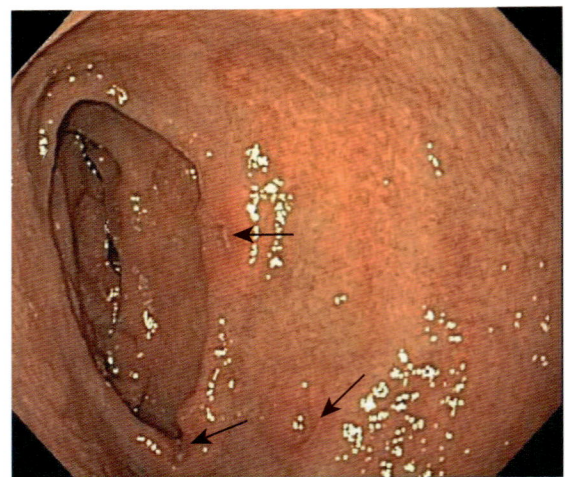

図 55-3　十二指腸下行脚に Crohn 病に特徴的な，部分的な深い潰瘍を数個認める（矢印）。（*Used with permission from Jonathan Moses, MD*）

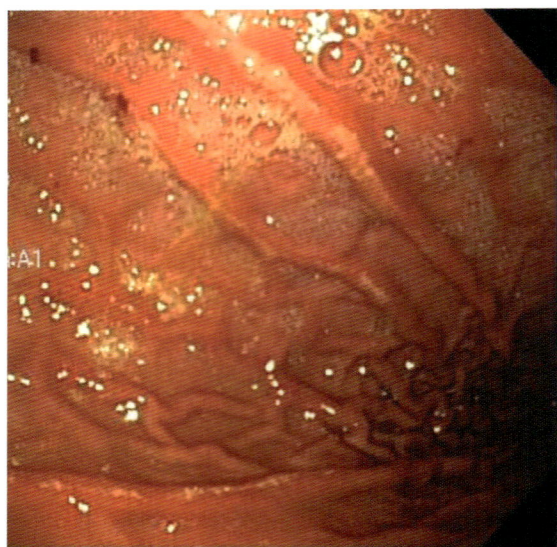

図 55-2　胃潰瘍。小児ではひだに沿って白色の線状に潰瘍が形成される。（*Used with permission from Matthew Wyneski, MD*）

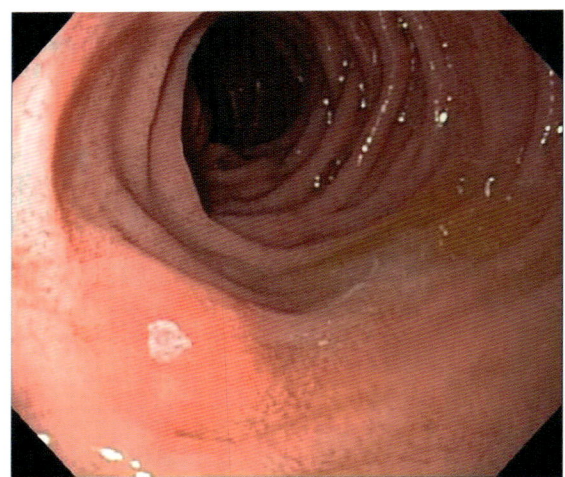

図 55-4　十二指腸下行脚に Crohn 病に特徴的な孤発性の大きな潰瘍を認める。（*Used with permission from Jonathan Moses, MD*）

3.4％に認め，他の報告と比較して少ない結果であった。症状のある年長児に対し内視鏡検査を施行した研究と同様の結果であった（1.8〜3.6％）[5]。消化器症状のある成人に内視鏡検査を行ったときの PUD の有病率は 8％であり，少ない結果であったとしている[6]。

- ピロリ非関連潰瘍とびらんの頻度は小児で高い[7]。
- 2008 年の米国小児データベースでは，消化性潰瘍出血の発生率は 0.5〜4.4/10 万人で，総症例数は 378〜3,250 例であった[8]。

病因と病態生理

- PUD の原因
  - 非ステロイド系抗炎症薬（NSAID），慢性 *H. pylori* 感染症，Zollinger-Ellison 症候群などの酸過剰分泌の状態[2]。
  - まれな原因としては，サイトメガロ感染症（特に移植患者），全身性肥満細胞症，Crohn 病（図 55-3，55-4），リ

ンパ腫，NSAID 以外の薬剤（アレンドロネートなど）がある[2]。

- 慢性腎不全の小児はガストリンの基礎値が高い。通院で腹膜透析を行っている慢性腎不全患児（N＝19）のある研究では，3/4 が EGD で出血性胃炎や胃十二指腸炎，結節性胃炎，ポリープを認めた[9]。
- カナダの三次病院に PUD で入院した小児の 5 年間の後ろ向き研究では（N＝36，生後 3 カ月〜17 歳），約半数が二次性に PUD を発症し，その多くは重症感染症を基礎疾患として認めた（11/17 例）[10]。10 歳以下の全 PUD 患児が二次性の PUD であった。
- ピロリ菌は短いらせん状の，微好気性グラム陰性桿菌である。世界の人口の約半数に感染し，成人の PUD の主要な原因となる。ピロリ菌感染は，成人の十二指腸潰瘍の 70〜80％に関連している[2]。NSAID を使用していない患者では感染率が低く，NSAID 使用者のうち潰瘍を有している患者の感染率は 60％である[11]。

- ピロリ菌感染症は，鉄欠乏性貧血，胃潰瘍，胃粘膜関連組織（MALT）リンパ腫，幽門部胃癌と関連がある[12]。アンデス地方の学童を対象とした研究では，慢性ピロリ菌感染症は成長遅延と関連があり，ピロリ菌陰性の小児より 0.022 cm/月と遅い（95%信頼区間：0.008～0.035）[13]。
- 小児期の消化性潰瘍におけるピロリ菌感染症の関与は，この年代での感染者が少ないため明らかにされていない。発展途上国の思春期の小児でおよそ 65%（7～87%）がピロリ菌に感染している[12]。母由来のピロリ IgG が移行し守られているものの，垂直感染を生じると考えられる[14]。
- 胃炎，胃潰瘍，十二指腸潰瘍と内視鏡的に診断された 40 例の後ろ向き研究では，ピロリ菌感染は約半数（48%）にみられ，原発性（22%）または二次性（50%）の十二指腸潰瘍と比較して，初期の胃炎（88%）から見つかることが多い[15]。これは，PUD のピロリ菌陽性率が 53.5% であった中国の研究と同等な結果だが[4]，NSAID またはピロリ菌が関連した小児 PUD における陽性率 73～80% という以前の報告と比較すると低い結果である[16,17]。
- ピロリ菌に感染している 1～14 歳の小児 518 例を対象とした，最近のヨーロッパの研究では，454 例（87.6%）が内視鏡的に胃炎がみられ，潰瘍がみられたのはわずか 64 例（12.3%）であった[5]。しかし，ロシアの小児は前述のヨーロッパの小児より，潰瘍性疾患が多かった（それぞれ 35% vs 6.7%）。
- ピロリ菌は粘液で覆われた粘膜の深層にコロニーを形成し，酵素や毒素を分泌して粘膜保護能力を破壊する。これらは消化液によって組織損傷をより受けやすくすることで，胃（図 55-1，55-2）や十二指腸（図 55-3，55-4）に傷害を引き起こす[1]。小児の発達段階の免疫機構は，胃粘膜の破壊リスクを減らすように，より少ない炎症応答で行われるという理論がある[12]。中国の症例では，ピロリ菌に感染した全小児では，粘膜生検で慢性活動性胃炎の所見を認めた[4]。
- 成人では NSAID は 2 番目に多い PUD の原因であり，ピロリ菌陰性の症例の多くを占める。NSAID とアスピリンは粘膜のシクロオキシゲナーゼ活性を阻害し，粘膜でのプロスタグランジン濃度を下げ，粘膜保護能力の低下を招く。
- 長期 NSAID 使用者の胃潰瘍の有病率は 10～20% で，十二指腸潰瘍の有病率は 2～5% である[2]。生命を脅かす潰瘍の合併症のリスクは，NSAID 長期使用者の 1～4% で，高齢ではリスクが高くなる[18]。
- IL-1 遺伝子群の遺伝子多型は，成人と小児の胃粘膜における組織学的変化と IL-1β 発現に関連している。中国の消化器症状のある小児（N＝128）を対象とした研究では，小児の中等症～重症の胃炎または胃潰瘍の 60.7% に IL-1B-511TT/-31CC の遺伝子型を認めた[19]。

危険因子

- 重度の生理的ストレス：熱傷，中枢神経系外傷，手術，重症疾患は，二次性（ストレス）潰瘍形成のリスクを高める[11]。
- 小児期の身体的虐待：カナダの人口調査では，小児期に身体的虐待を受けた人は 1,020 例（7.3%）で消化性潰瘍の発生と関連があった（被虐待児 6.6% vs 虐待を受けていない児 2.7% ［OR 1.68；95% CI 1.22～2.32]）[20]。
- 喫煙：喫煙が十二指腸潰瘍のリスクであるという証拠は，

いくつかの研究で矛盾点が見出され，結論づけられていない。しかし，ピロリ菌感染者における喫煙は PUD の再発リスクを上昇させる可能性がある[21]。近年の米国人口調査で，PUD における喫煙の OR は，以前は 1.55，近年では 1.99 であった[22]。
- 飲酒：エタノールは胃粘膜の炎症と非特異的胃炎を引き起こすことが知られている。アルコール消費は十二指腸潰瘍の危険因子であるというエビデンスは確定的ではない[21]。前述の人口調査では，PUD における飲酒の OR は 1.29 であった[22]。
- 薬物：ステロイド薬単独使用が PUD のリスクを上げることはないが，NSAID を併用している患者では PUD のリスクが増加する[11]。
- 消化性潰瘍に対する他のリスクとして，アフリカ系アメリカ人（OR 1.20），肥満（OR 1.18），慢性腎不全（OR 2.29），年に 3 回以上受診をする人（OR 1.49）があげられる[22]。十二指腸潰瘍形成とセリアック病とは関連がある[23]。
- ピロリ菌感染の危険因子は，低所得層，大家族，大勢の子どもたちの同室，親の教育，子どもたちが同じベッドで寝ている，といった社会経済的な要素が含まれる[12]。

診断

▶ 臨床所見

- 小児のピロリ菌関連 PUD の症候は非特異的で，心窩部痛，嘔気および／または嘔吐，食思不振，鉄欠乏性貧血，吐血などがある[12]。
- 中国の症例では，急性消化管出血をきたしたのは 30 例（70%）で，心窩部痛の既往があったのはわずか 19 例であった[4]。これは，ピロリ菌陽性 PUD のうち 21% で，急性出血（8 例は緊急手術を要した）であったイタリアの小児を対象とした研究や[5]，原発性 PUD のうち緊急手術を要したのが 1 例であったカナダの研究とは結果が異なる[10]。これらは 10 歳の PUD 小児 61 例（31 例は原発性 PUD）を対象とした米国の研究と類似している。その研究では腹痛や出血が最も多い症状で，1/3 は難治の疼痛，穿孔，再発性消化管出血のため手術となっていた[24]。
- PUD 患児でのピロリ菌陽性と陰性との差異として，陽性例では男性優位で，発症がより高年齢にみられ，再発率が低いと報告されている[5]。

▶ 典型的分布

- 十二指腸球部は十二指腸潰瘍の好発部位である[1]。中国の研究では，小児のほとんどが十二指腸潰瘍（N＝37/43）で，そのうち 30 例（81%）が十二指腸球部に発症していた[4]。カナダの研究では，十二指腸潰瘍が胃潰瘍より約 3 倍多かった[10]。
- 中国の研究で見つかった 6 例の胃潰瘍のうち，4 例は胃体部，2 例は幽門部だった[4]。

▶ 検査所見

- 一般検査では単純な PUD であってもほとんど参考にならない[11]。
- 非侵襲的な検査として，血清 H. pylori 抗体，便中ピロリ抗原検査，[13]C 尿素呼気試験（C-UBT）があり，後者の 2 つは陽性であれば活動期を示唆する[25]。多くの質の高い小児の研究で，C-UBT と便中抗原検査の感度と特異度は高い信頼性を示してきたが，検査が陽性だからといって確実では

なく，潰瘍や胃炎，病理学的所見を省くことはできず，PUD が疑われる小児には内視鏡検査が標準的に行われる[12]。

- ヨーロッパと北アメリカ小児栄養消化器肝臓学会（ESPGHAN と NASPGHAN）のガイドラインでは，*H. pylori* 感染症は繰り返す腹痛との関連性が示されておらず[12]，機能性腹痛の小児には *H. pylori* 感染症の検査を推奨していない。それは，臨床精査の主要目標は消化器症状の根本的原因の究明であり，単に *H. pylori* 感染症の存在を証明することではないからである[26]。
  - *H. pylori* 感染症の検査は，一親等に胃癌患者がいる小児や，治療抵抗性の鉄欠乏性貧血の小児に対して考慮されるべきである[26]。SOR**C**
  - EGD を施行した小児に対して，*H. pylori* 感染症と診断するためには，胃生検（前庭部と体部）を行う[26]。しかし，*H. pylori* 感染症は，組織学的に陽性，かつ迅速ウレアーゼ検査が陽性，または培養検査が陽性，のどちらかで初期診断となる。SOR**B**
  - C-UBT（SOR**A**）または便中抗原検査（SOR**B**）はピロリ菌の除菌の評価に用いられる[26]。
- 2〜18 歳の症状のある小児 50 例を対象とした前向きコホート研究では，侵襲的な迅速ウレアーゼ検査（内視鏡による胃粘膜生検）と非侵襲的な血清学的検査を組み合わせることが，症状のある小児の *H. pylori* 感染症を診断するのに最適であった[27]。
- 酵素結合免疫吸着測定法（ELISA）は，正確で初期感染の診断に唯一有用な検査である。
- 血清ガストリン検査は，再発性，難治性，合併症のある PUD 患児と，PUD の家族歴のある患者で，Zollinger-Ellison 症候群のスクリーニング検査としては有用である可能性がある[1]。

▶ 画像検査

- 上部消化管内視鏡は胃十二指腸潰瘍の診断のために施行される（**図 55-1〜55-4**）[2]。
- 内視鏡検査はバリウム造影検査より診断性が高く，悪性腫瘍と *H. pylori* 感染症の存在を証明するための粘膜生検も可能である。内視鏡検査は次のような状況では考慮することが多い[18]。
- レッドフラッグ徴候（出血，嚥下障害，重度の疼痛，腹部腫瘤，繰り返す嘔吐，体重減少）
  - 初期療法に失敗した患児
  - 正しい治療後に症状の再燃があった患児
- 上部消化管造影検査（UGI）は内視鏡検査にかわる施行しやすい検査だが，小潰瘍（0.5 cm 未満）の感度は悪く，胃潰瘍の粘膜生検ができない[25]。

鑑別診断

潰瘍様症状を呈する疾患は，以下がある。

- 非潰瘍性または機能性ディスペプシア（FD）：上腹部の不快感がみられる患者で最も多い診断で，除外診断である。ディスペプシアは米国で 30％以上に起こると報告されている。
- 小児の反復性腹痛（RAP）：他疾患が除外できていて，3 カ月間に日常生活が困難となる腹痛のエピソードが 3 回以上ある。ストレスのかかる出来事と関連した，消化管運動障害，食物過敏性またはアレルギー，腹部てんかんを含む病因が証明されている[28]。
- 胃食道逆流症：典型的な症状は胸やけ（酸逆流や酸味と関連すると思われる胸骨下の痛み）で，特に大食後に前屈や横になることで増悪する。内視鏡検査は，治療（ヒスタミン 2〈H$_2$〉受容体拮抗薬，プロトンポンプ阻害薬〈PPI〉）に抵抗性か警告徴候や症状を認める場合に考慮される（54 章「食道疾患：胃食道逆流症と好酸球性食道炎」参照）。
- 胃十二指腸 Crohn 病：症状は心窩部痛，嘔気・嘔吐である。内視鏡検査で *H. pylori* 陰性の胃炎や十二指腸潰瘍（**図 55-3，55-4**）がみられ，幽門部狭窄を呈していることがある。結節性紅斑，末梢性関節炎，結膜炎，ブドウ膜炎，上胸膜炎などの腸管外徴候がある。内視鏡検査では飛び石状の炎症所見，瘻孔，アフタ性潰瘍がみられ，直腸病変を認める。小腸では分節状の腸炎と狭窄に加えて，縦横に潰瘍（敷石状）がみられる（59 章「炎症性腸疾患」参照）。

治療

- PUD 患児への治療は，H$_2$ 受容体拮抗薬（シメチジン，ラニチジン）を使用し，*H. pylori* に感染している場合は抗菌薬による除菌を行う。
- 香港の内視鏡サーベイランスを利用した症例検討では，6 週間の H$_2$ 受容体拮抗薬の内服によって，29 例中 22 例の十二指腸潰瘍と 3 例全例の胃潰瘍が治癒し，効果が示された[29]。十二指腸潰瘍（35％）の再発率は，毎晩の維持療法を行った小児でより少なかった（1/9 vs 8/17）。感染，壊死性腸炎，死亡のリスクを上昇させるため，低出生体重児へのラニチジン投与は注意すべきである[30]。
- PUD 全患者に対して，喫煙，飲酒，NSAID を避けるよう指導する。
- *H. pylori* 関連の活動性潰瘍の治療目標は，ディスペプシア症状がなくなり，潰瘍治癒を促進し，*H. pylori* 感染を除菌することである。ピロリ菌の除菌は，十二指腸潰瘍の薬物治療を行うことよりも効果的で[8]，潰瘍の再発を大幅に減らす。
- 一次除菌療法：文献12, 26参照（巻末の「URL，参考文献」参照）。SOR**B**
  - 3 剤併用：PPI（1〜2 mg/kg/日）＋アモキシシリン（50 mg/kg/日，最大 2 g/日）＋メトロニダゾール（20 mg/kg/日，最大 1 g/日）1 日 2 回を 10〜14 日間
  - PPI＋アモキシシリン＋クラリスロマイシン（20 mg/kg/日）1 日 2 回を 10〜14 日間
  - ビスマス塩（8 mg/kg/日）＋アモキシシリン＋メトロニダゾール
  - 連続療法：PPI＋アモキシシリンを 5 日間，続いて PPI＋アモキシシリン＋メトロニダゾールを 5 日間
- 成人において PPI，クラリスロマイシン，アモキシシリンを用いた 3 剤併用療法は以前から世界中で使用され，クラリスロマイシンの耐性が進み，現在の治療率は満足のいくものではない（治癒率 80％以下）[9]。ESPGHAN と NASPGHAN は，ピロリ菌に対するクラリスロマイシンの耐性率が高い（20％以上）ことが知られている地域では，クラリスロマイシンを用いた一次除菌を行う前に，薬剤感受性を確認することを推奨している[26]。
- 一次除菌に失敗した場合，ESPGHAN と NASPGHAN は

次のうち 1 つを推奨している[26]）。

- 一次除菌を行う前に EGD にて粘膜培養と薬剤感受性試験を行う。
- 一次除菌の前にクラリスロマイシンの感受性試験が行われていなければ，パラフィン包埋した生検検体で蛍光 in situ ハイブリダイゼーション（FISH）を行う。
- 治療の改変，抗菌薬の追加（4 剤療法）や変更（PPI，アモキシシリン，レボフロキサシン〈10 mg/kg/日，最大 500 mg/日〉）[12]，ビスマス塩追加治療，投与量を増量した治療（PPI 2 mg/kg/日），治療期間の延長（14 日間）などを行う。
- 成人領域ではニューキノロン耐性が問題となっている。レボフロキサシンの使用経験がある小児では注意すべきである[12]。
- NSAID 関連潰瘍の治療は，可能であれば NSAID を中止し，H_2 受容体拮抗薬または PPI による標準的な治療を行う。もし，NSAID を継続する場合は PPI を処方する。SOR Ⓐ

予防

- メタ分析では，成人でストレス性潰瘍を予防するために経腸栄養を行っている患者に対する H_2 受容体拮抗薬の予防投与は必ずしも必要ではない。さらに，肺炎や病院死のリスクが高くなる[31]。集中治療室に入院している患者では，PPI はストレス性の上部消化管出血予防，肺炎，および死亡数において，H_2 受容体拮抗薬と同等の効果があるとした成人のメタ分析もある[32]。
- H. pylori 感染症は小児期に感染することが多いので，胃炎と PUD の予防にはワクチンが最適となりうる。しかし，ヒトのワクチン研究では中等度の効果のみでアジュバント（免疫賦活剤）に関連した副作用がみられた[12]。

予後

- カナダの後ろ向き研究では，原発性の十二指腸潰瘍に罹患した多くの小児（67%）が症状を繰り返し，そのうち 40% が難治のため手術を要するとされている[10]。二次性の PUD 患児は慢性化や再燃は起こさない。
- 他の研究では，小児の消化性潰瘍で内視鏡的治療後の再発率は 1 年で 43%[33]，成人までで 47% となる[34]。最新の中国での研究では，1 年間の潰瘍の再発率は，ピロリ菌陽性の小児では 5.2% 以下（95% CI 4.2〜6.3）[4]，ピロリ菌陰性の小児では 11.4%（95% CI 9.1〜13.6）とされている[4]。ロジスティック回帰分析では，ピロリ菌陰性と潰瘍径 1 cm 以上が再発の危険因子となると報告された[4]。成人のように，H. pylori 感染症の根絶によって，再発は劇的に減少する[12]。
- 消化管穿孔は患児 1 例につき 1 年間に約 0.3% で，消化管閉塞は約 0.1% である[11]。

フォローアップ

- 感染によって潰瘍が完成していない成人患者には勧められていないが，小児では可能なら C–UBT によるピロリ除菌の確認が推奨されている[12,26]。便検体は呼気試験が困難な低年齢の小児に対する除菌確認で使用される。成人の研究に基づいて，抗菌薬と酸抑制薬は長くても 4 週間で中止し，特に PPI は初回検査から 2 週間で中止する[12]。

- 持続性の H. pylori 感染症には追加治療を行う。
- 症状が持続しているピロリ菌陰性の PUD 患児には，持続的な酸分泌抑制治療が考慮される。

患者教育

- PUD 患児では，飲酒，喫煙，NSAID を避け，規則正しく間隔をあけたバランスのよい食事を摂取するよう指導する。また，ストレスを減らすようなカウンセリングも症例によっては必要な場合がある。
- 両親には，子どもが突然の鋭い持続する痛み，血便またはタール便，血性またはコーヒー残渣様嘔吐を起こしたら受診するように指導すべきである。

【Mindy A. Smith, MD, MS／Hend Azhary, MD】

（工藤孝広　訳）

56　異物誤飲

症例

　2 歳男児，4 日間の咳と経口摂取不良を主訴にかかりつけ医を受診。とても機嫌が悪く，固形物の摂取量が明らかに減っていた。彼は 2 日前に救急外来で抗菌薬を処方され自宅で様子をみていたが，症状は改善しなかった。診察上，口腔内分泌物が増えており，上気道音は聴取したものの限局性喘鳴はなく，微熱を伴っていた。肺炎の評価のために胸部単純 X 線検査を行ったところ，上部食道で硬貨が映し出された（図 56-1）。症状が持続しており，緊急内視鏡検査目的に紹介となった。
　硬貨が上部食道の嵌入部分より除去された。食道粘膜に潰瘍を形成していた。その後すぐに経口摂取は通常通りに回復した。スクラルファート（粘膜保護薬）を 1 週間処方され，長期合併症もなく経過した。

概説

　異物誤飲（foreign body ingestion）は小児において救急外来を受診する原因のひとつである。ほとんどが偶発的であるが，幸いにも誤飲した異物の 90% は自然に通過して合併症なく経過する。異物を誤飲して嵌入する児のほとんどに，胃腸の形態異常はない。食物が食道に詰まった場合も異物と分類される。ステーキやホットドッグ，チキンは 10 代と成人において食道異物の主因である。

別名

胃腸異物，嚥下異物，食道食物嵌入

疫学

- 2010 年に報告された 10 万以上の異物誤飲症例は，その大部分が小児と青年であった[1]。
- 小児の異物誤飲症例のうち，75% が 6 カ月〜6 歳にピークがあった[2]。
- 小児の異物誤飲は 90% が硬貨である。
- ほとんどの異物誤飲患者は 1% 未満の合併症率で，結果として問題なく経過する。

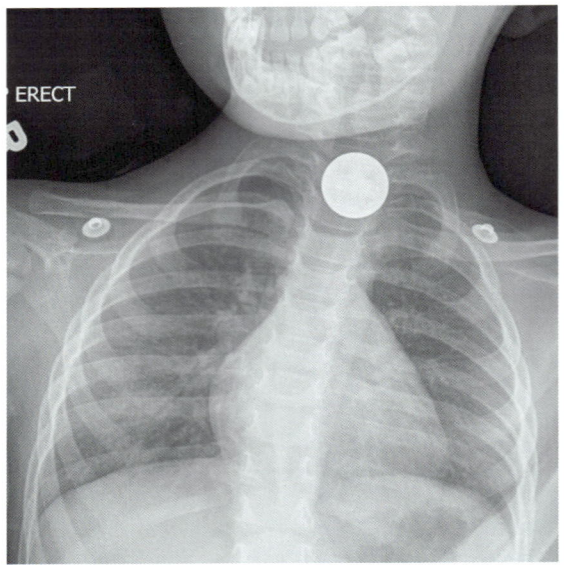

図 56-1　2 歳男児の上部食道にみられるコイン（正面像）。4 日間の咳嗽の原因であった。コインは上部食道括約筋部に嵌入していた。（*Used with permission from Eugene Vortia, MD.*）

- 異物誤飲患者のうち異物の摘出に介入を要するのは 10％のみである。
- 2008〜2010 年，米国においてボタン電池の誤飲症例が 3,300 件以上報告されたが，そのすべてが 6 歳未満で，そのうち 50 例が重症合併症を起こし，死亡例も 7 例あった[3]。
- 2009 年 1 月 1 日〜2011 年 12 月 31 日に米国の救急治療センターで治療を受けた，1,700 症例の磁石の誤飲患者のうち，70％は 12 歳未満であり，20 例は外科的治療を要した[4]。

病因と病態生理

- ボタン電池（図 56-2）を誤飲した場合は特に，重症合併症や死亡などの高いリスクと関連する。
- ストレス解消や科学機器などで，大人の机の上にあるような玩具用の小さくて強力な "レアアース" の磁石（図 56-3）を短時間に 2 個以上飲み込んでしまった場合，重症合併症を引き起こす。
- 狭窄部位や外科吻合部，十二指腸 C ループなどの解剖学的に狭い部分や，上下部食道括約筋や幽門，回盲弁の生理的括約筋部分で嵌頓や閉塞がしばしば起こる。

▶ 食道

- 食道には解剖学的狭窄部が 3 カ所あり，小児ではたいがいその部分に異物が嵌入する。
  - 上部食道括約筋（症例の 70％，図 56-4）。
  - 中部食道（大動脈の狭窄部，図 56-5）。
  - 下部食道括約筋（LES，図 56-6）。

▶ 胃と下部消化管

- 飲み込んだものが胃に到達した場合，90％は自然に何事もなく消化管を通過する。
- 一般的に直径が 2 cm 以上，長さが 6 cm 以上のものは，幽門や十二指腸を通過することができずに，内視鏡的除去が必要となる[5]。
- 多数の磁石や鋭利なものをいくつか誤飲した場合を除いて，大多数のものは小腸や大腸を合併症なくうまく通過す

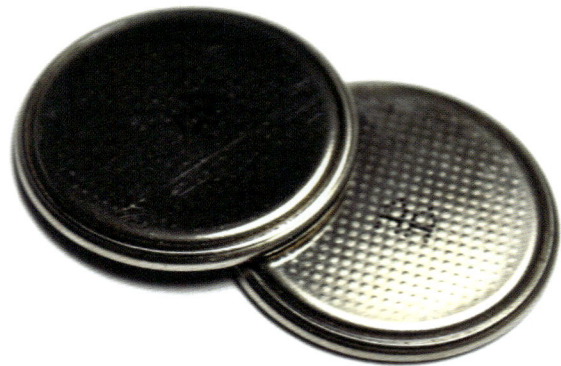

図 56-2　ボタン電池は一般的に小児に誤飲されやすい。重症合併症や死亡の可能性があり，リスクが高い。（*Used with permission from Eugene Vortia, MD.*）

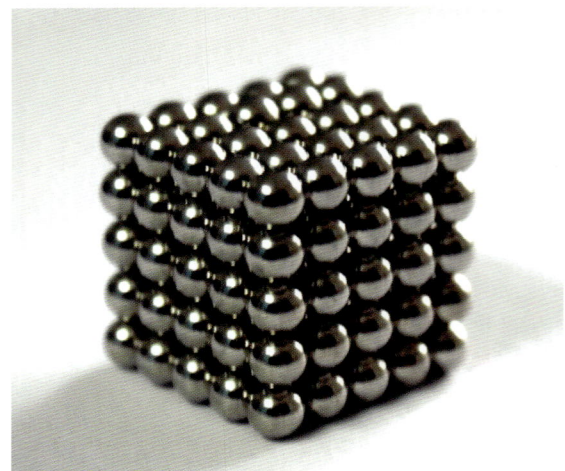

図 56-3　レアアース磁石やネオジム磁石を飲み込むと，特に危険なことがある。とりわけ 2 つ以上を短時間のうちに飲み込んだ場合に危険である。（*Used with permission from Vera Okwu, MD.*）

る。

危険因子

- 親の管理の怠りや放置
- 精神疾患
- 気を引こうとする振る舞い（年長児）。
- 下記の因子は，異物を誤飲した後の消化管に嵌入を引き起こす可能性を増加させる。
  - 3 歳未満
  - 大きな異物（直径 2 cm 以上または長さが 6 cm 以上）
  - 食道の機能的または構造的異常[6-8]
    ・好酸球性食道炎
    ・食道術後や逆流性食道炎による食道狭窄
    ・食道アカラシア
    ・食道の粘膜ひだや食道輪

診断

▶ 臨床所見

- 症状は通常直接的であるが，時にあいまいな場合があり，その際は診断が遅れることがある。

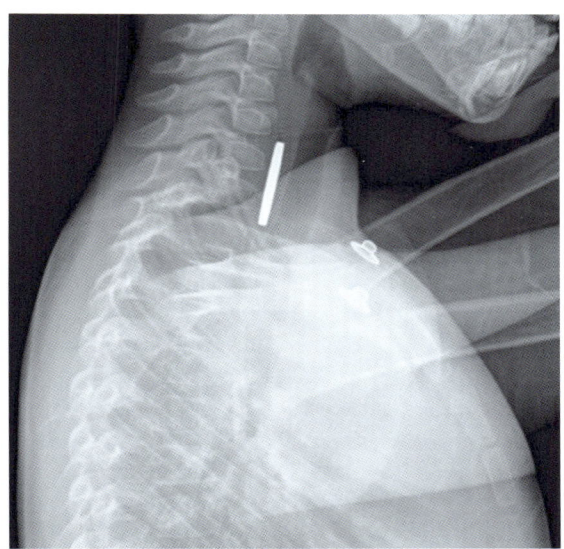

図56-4　上部食道に嵌入したコインの側面像。（*Used with permission from Eugene Vortia, MD.*）

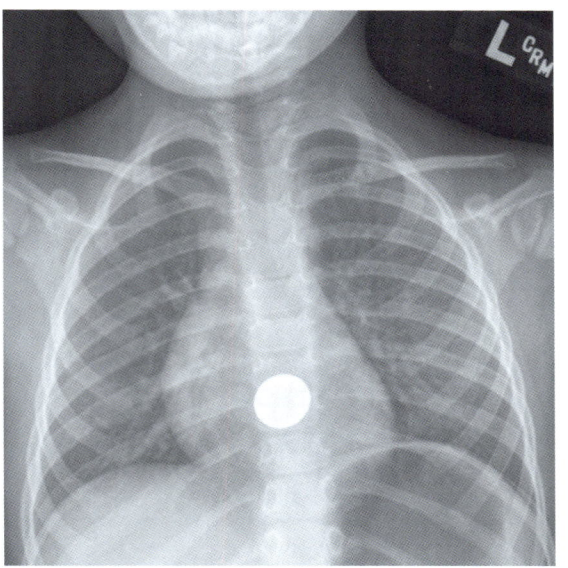

図56-6　下部食道にあるコイン（正面像）。下部食道括約筋部に嵌入している。（*Used with permission from Katharine Eng, MD.*）

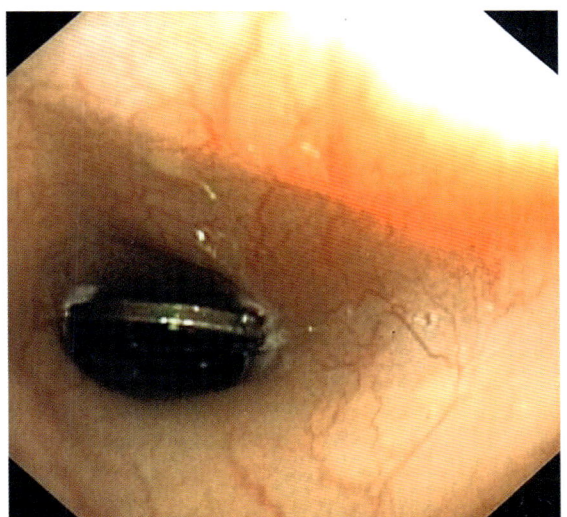

図56-5　中部食道に嵌入したコインの内視鏡像。（*Used with permission from Katharine Eng, MD.*）

- 嵌入部位は正確に特定できないこともある。低年齢児では不快感を抱く部位とは相関しない。
- 主症状の特徴は，嵌入している間はほとんどの場合が誤飲した異物の形や大きさ，場所に基づく。
- 低年齢児では，流涎，経口摂取不良，嘔吐，窒息，咳，呼吸切迫などの症状をしばしば認める。
- 低年齢児では呼吸器症状が持続することや誤嚥性肺炎が再発する場合，日常の単純X線撮影で食道異物の検索を行う必要がある。
- 年長児では，嚥下障害や嚥下痛，窒息，胸痛などの症状を呈する。
- 食道異物が長期間停滞していると，異物によるびらんが隣接する血管まで浸食していくことで消化管出血を引き起こし，致死的になるとの報告がある。

- 一般に，ボタン電池や鋭利なもの，多数の磁石の誤飲は，重篤な合併症（穿孔や狭窄）を起こす。
- 上部食道穿孔では，頸部の紅斑や腫脹，捻髪音や圧痛を伴う縦隔気腫を呈することがある。
- まれに小腸閉塞による腹膜炎症状を認める。

▶ 検査所見

　臨床検査は，誤飲した異物が鉛などの有害物質によって覆われていたり，構成されていたりする場合以外は必要としない。

▶ 画像検査

- 異物誤飲が判明している，または疑われる小児の初期評価では，異物の大きさや形の鑑別のために二方向（正面，側面）の胸腹部単純X線撮影を行うべきである。
- 食道の硬貨は，正面X線検査では冠状の平面に見えるが，側面像では硬貨が気管に刺さっているように見える（図56-1，56-4，56-6）。
- 単純X線検査においては，「二重輪郭像」や「光輪」の存在によって硬貨か電池かを見極める（図56-7）。
- 磁石を誤飲した場合，単純X線検査においてはそれが1つなのか，または隣接して複数存在するのか鑑別困難な場合があるため，慎重に確認する（図56-8）。
- 造影検査は誤嚥のリスクを高くし，内視鏡処置が困難になる可能性があるため行わない。

鑑別診断

　異物誤飲として症例報告された中には，鑑別困難な症例が多く存在する。さらに，誤飲された異物が消化管に留まることで，消化管以外の下記のような疾患を合併する可能性がある。

- 気管異物：前述のように胸部単純X線検査によって食道異物と鑑別する。
- 急性細気管支炎：一般的に上気道感染症の症状や発熱を伴う（48章「細気管支炎」参照）。

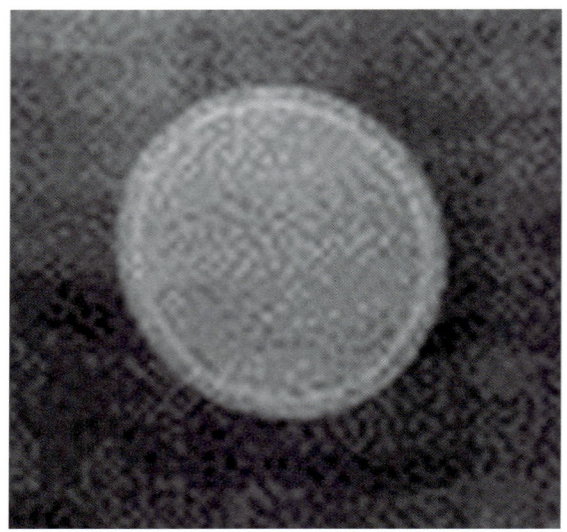

図 56-7　単純 X 線検査におけるボタン電池のサインである「二重輪郭像」や「光輪」。（*Used with permission from Nisha Patel, MD.*）

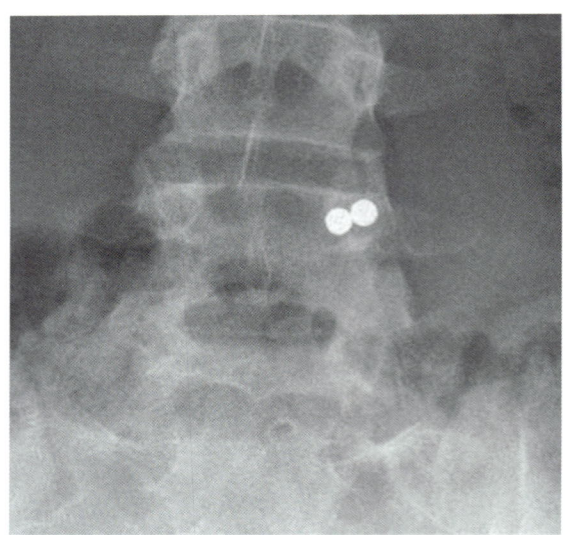

図 56-8　単純 X 線検査における，遠位小腸で隣接している 2 つの磁石の像。この写真では，磁石が腸管壁を介して接しているのか，腸管内で直接接しているのかは明らかではない。（*Used with permission from Vera Okwu, MD.*）

- 反応性気道疾患：喘鳴の既往歴から判断する（49 章「喘息と呼吸機能検査」参照）。
- 誤嚥性肺炎：むせ込みの既往歴や，胸部単純 X 線検査の浸潤像によって診断する。
- 好酸球性食道炎（54 章「食道疾患：胃食道逆流症と好酸球性食道炎」参照）
- Munchhausen 症候群：所見と病歴が合致しない場合は異物誤飲を疑う。
- 異食症
- ネグレクト

治療

- 必要であれば分泌物吸引や酸素投与を行い，気道確保する。
- 確実に食道に嵌入がある患者には，異物が除去できるまで誤飲のリスクを減らすために絶食とする。
- 下記の状況では，緊急で専門的な治療が必要となる。
  - 気道確保されていない徴候や症状がある。
  - 分泌物を嚥下することができないような食道閉塞の所見がある。
  - 嘔吐や腹痛などの腸閉塞の症状や徴候がある。
  - 食道異物を誤飲したと思われる時間が不明の場合や 24 時間以上経過している。
  - 短時間で複数の磁石を誤飲した。
  - 円盤状の電池が食道に留まっている（2 時間以内）。
  - 鋭利なもの（湾曲したピン，針，カミソリ，複数の直線状のピン）
  - 長いもの（6 cm 以上）
- 食道に複数の磁石や円盤状の電池，鋭利なものなどを誤飲した場合を除いて，口腔内分泌物を嚥下できる無症候性の患者は，除去処置を 24 時間まで待機できる。
- 異物誤飲しても無症候性の患者は，初期評価の後に経過をみて，異物が胃まで通過していないか確認する。そのために内視鏡検査の直前に X 線撮影で再評価する。
- 複数の磁石や大きなもの（直径 2 cm 以上または長さ 6 cm 以上），鋭利なものを誤飲した場合を除くほとんどの場合，

胃を通過し，合併症なく腸を通過し体外へうまく排出されることが多い。

- 幽門閉塞を示唆する持続的な腹痛または嘔吐の症状を呈する場合，内視鏡的除去術を実施する必要がある。
- 誤飲してから 4 週間が経過しても異物が便中に排出されない場合は，腹部単純 X 線検査を再検し，体内に異物が残存する場合は，さらなる評価のために紹介を検討する。

▶ 特殊な状況

電池の誤飲

- ボタン電池は，腐食による漏電や電気の放電によって重篤な合併症を高率に引き起こす（図 56-2, 56-7）。そのため，食道穿孔を引き起こさないように誤飲から 4 時間以内に除去しなければならない。
- 胃に電池があると判明した場合，48 時間後に X 線検査を再度行う必要がある。もし，胃の中にある場合は，内視鏡的除去を検討する。

鋭利な異物

- 鋭利な異物の存在は，外科的にもしくは内視鏡検査を考慮して，即時に紹介が必要である（図 56-9）。
- 丸い頭部のある直線状のまち針は，多くの場合は蠕動運動により，尖っていない部分が先行し鋭い部分が後にくることで消化管を損傷することなくうまく進むが，細やかなフォローアップが必要である。

磁石

- 誤飲した磁石が 1 個の場合は，消化管合併症はほとんどなく，臨床的に経過観察される。ただし，複数の磁石が隣接しているものを 1 個だと間違わないように注意する必要がある（図 56-8）。
- 複数の磁石を誤飲した場合は，それぞれの腸膜ごしに互いに引き合うことによる圧力から腸管壁が壊死し穿孔する，もしくは腸と腸の瘻孔が形成される可能性がある。そのため，可能なかぎり早期に内視鏡的，もしくは外科的介入について検討する。

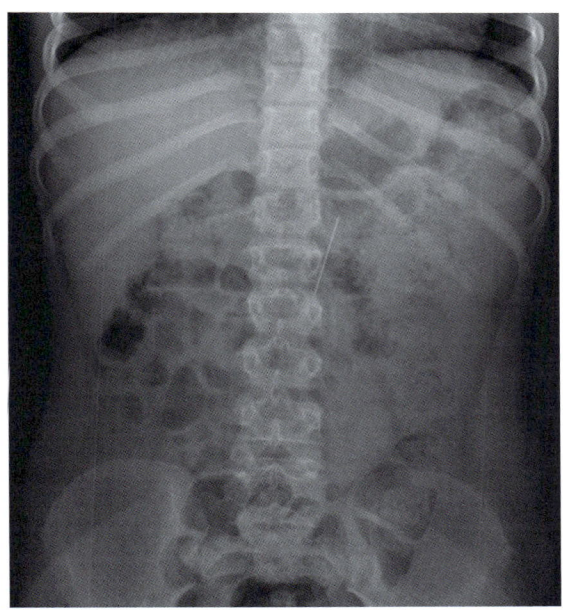

図 56-9　単純 X 線検査（正面像）における，直線状のピン。（*Used with permission from Nisha Patel, MD.*）

食物による嵌入

　食道に嵌入した食肉は，粘膜の損傷を最小限にするために12時間以内に除去する。食物の嵌入の可能性が高い場合は自然に除去されるものの，専門医を紹介することが勧められる。

非放射線不透過性異物

- 非放射線不透過性異物の取扱いについては，多くの場合は症状，異物の長さや大きさ，鋭さについて十分に現病歴を聴取する（図 56-10）。
- 誤飲した異物の現物およびそれに近い物を手に入れることは，処置のときに役立つ。
- 腹部 CT 検査や超音波検査は，詳細な情報が得られる可能性がある。

▶ 薬物治療

- グルカゴンのような平滑筋弛緩薬は，下部食道括約筋に異物が嵌入している場合，成人では成功しているが，小児においてはまだ成功していない。SOR **C**
- 緩下剤を用いて誤飲した異物を早く腸管を通過させることは，排出を促すことにならず推奨されない。SOR **C**
- 食道に嵌入した肉に対する肉柔化剤の使用は，高ナトリウム血症や食道損傷の危険を高めるため禁忌である。
- トコンのような催吐剤の使用は禁忌である。

▶ 外科治療

- 下記のような内視鏡的除去が難しい場合は，外科的介入が必要となる。
  - 複数の磁石それぞれが引き合っている場合，消化管を通過していくことは不可能である。
  - 複数の鋭い直線状のピンやその他の鋭利なものを誤飲した場合。
  - 消化管を閉塞している，内視鏡的除去が困難なすべての物。
- 異物誤飲によって，致死的な合併症（穿孔や出血）を呈している場合。

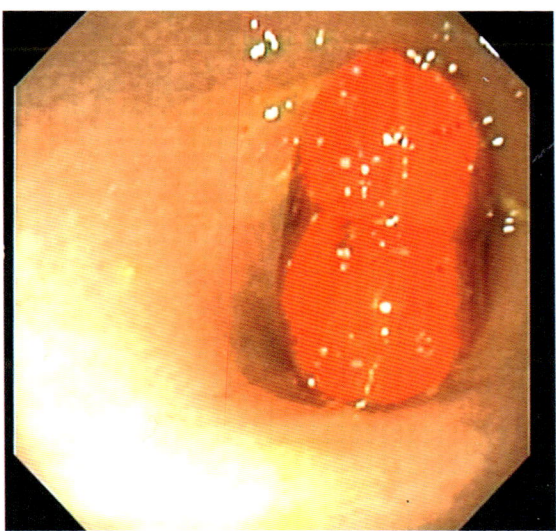
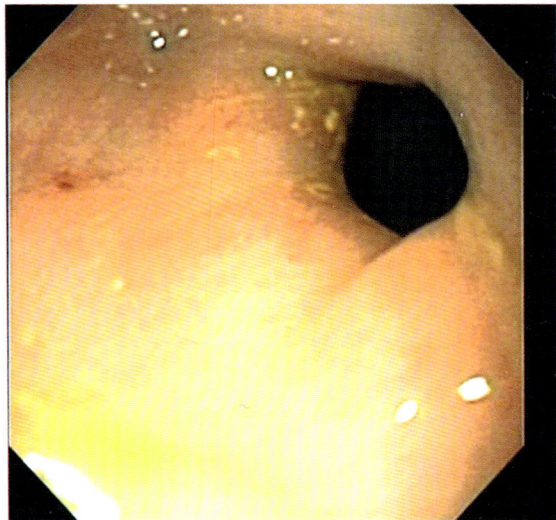

図 56-10　X 線透過性の大きな異物が幽門を閉塞している。上の写真では，ハート形のプラスチック製のおもちゃが幽門に嵌っている。下の写真は異物を除去した後。（*Used with permission from Eugene Vortia, MD.*）

▶ 紹介

- すべての異物誤飲症例を救うためには，適切な専門医や紹介センターに連絡する。
- 食道内にボタン電池がある場合は，重症な合併症を起こす危険を防ぐために，症状の有無にかかわらず 2 時間以内に適切な医療機関へ転送すべきである。
- 複数の磁石，多数の直線状のピン，両端が鋭利なものを誤飲した可能性がある場合，内視鏡的検索や外科的処置のできる施設へ緊急的に紹介すべきである。

予防とスクリーニング

- 玩具と食品の安全性について，保護者を教育する。
- ボタン電池についての取り扱いと処理の仕方について特に注意する。
- 小さな磁石を子どもから遠ざける。特に非常に強力なレアアース磁石は子どもの絶対に手の届かない場所に置く。

- 食事パターンの急な変化などは，異物誤飲の可能性を高めることに留意する。
- 誤飲した異物が特に磁石やボタン電池，鋭利なものの場合，その情報を迅速に医師に伝えるように家族に知らせ，救急を受診する。

予後

- 異物誤飲のほとんどの症例で予後は良好である。
- 複数の磁石や直線状のピン，大きい鋭利なものやボタン電池を誤飲した児は，治療後は一般的に予後良好であるが，後期合併症の発症率が高いため，予後は慎重に評価する。

フォローアップ

- 複数の磁石や複数の直線状のピン，大きい鋭利なものやボタン電池を誤飲した児は，後期合併症のため経過観察が必要である。
- 食道異物を除去した後，内視鏡検査にて著明な食道粘膜病変が確認されず，無症候性の場合，その後の経過観察は必要ない。
- 保存療法後に消化器症状が出現した場合は，専門医へ紹介し評価すべきである。
- 誤飲した異物が大きなものや鋭利なもの，長いものや磁石などの例外を除いて，無症候性の患者は，異物が消化管を通過して便中に出てきたことを確認できれば，その後の経過観察は必要ない。
- 4週間を経過しても誤飲した異物が排出されない場合は，その異物の場所を腹部X線写真にて確認する。

【Eugene K. Vortia, MD／Lori A. Mahajan, MD】

（工藤孝広　訳）

57　幽門狭窄症

症例

生後4週の男児が，2週間前から徐々に悪化する嘔吐を主訴に外来を受診した。現在は毎食後に嘔吐している。嘔吐は噴水状であり，非胆汁性で非血性である。空腹のようであるが，数日にかけて不機嫌になり，尿量は減少してきた。熱，呼吸器症状，下痢または発疹は認めない。

身体所見では意識清明であるが，軽度の脱水を呈していた。心窩部に緊満感を認め，ゆっくりとした蠕動運動がみられた（図57-1）。

腹部超音波検査にて，幽門狭窄症の診断となった。検査では低クロール性，低カリウム性の代謝性アルカローシスがみられた。経静脈的補液のために入院し，後日，腹腔鏡下幽門筋切開術を受けた。翌日退院し，嘔吐は再発することなく母乳を飲むことができた。

概説

幽門狭窄症（pyloric stenosis）は，幽門管の進行性の肥厚および延長と定義され，最終的に部分的もしくは完全な胃流出路の閉塞をきたす。

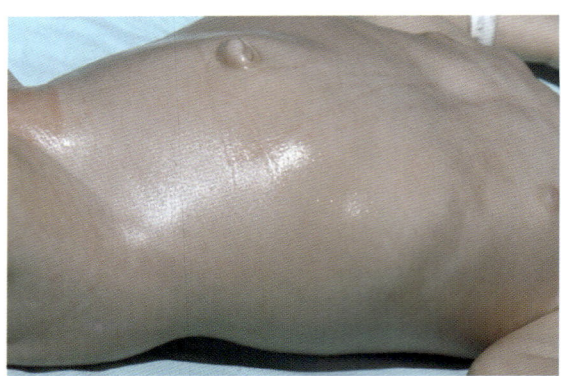

図57-1　幽門狭窄症の乳児で蠕動波がみられる。（Used with permission from Cleveland Clinic Children's Hospital Photo File）

別名

乳児肥厚性幽門狭窄症（infantile hypertrophic pyloric stenosis：IHPS）

疫学

- IHPS は0.5〜4/1,000出生で発症する。地域や調査法によって変化すると推定される[1]。
- 男児4〜5：女児1と明らかな男女差がある[1-4]。
- 双生児間や親族間において発生率が高まるため，遺伝的要素が考えられる[1,2]。
- 第一子により多くみられる[1]。
- 母体の人種もしくは民族が，有病率に影響する。IHPS はアフリカ系やアジア系よりも白人およびヒスパニック系の家系でより頻度が高い[1]。
- IHPS は乳児早期に手術を要する最も頻度の高い疾患である[2]。

病因と病態生理

- IHPS の根本病因は，まだわかっていない。
- 原因は，おそらく遺伝性および環境要因による多因子性と考えられる。
- 幽門括約筋の機能は異常である。NO 合成酵素の産生低下と平滑筋受容体の異常のため，筋肉は弛緩できない[1]。
- 時間の経過と局所的な成長因子により幽門は段階的に肥厚し，流出路の閉塞をもたらす。代償的に胃は拡張，肥厚し，食事ごとの蠕動が嘔吐を誘発する。

危険因子

- 遺伝要因は，明らかに一因となっている。非血縁性の個人と比較すると，発生率が一卵性双生児の同胞では200倍に，二卵性双生児では20倍に上昇する[2]。
- 百日咳予防に使われるエリスロマイシンは，モチリン作動性の作用のため IHPS のリスクは10倍に増加する[1,4]。
- さらなる危険因子としては，母体の妊娠中の喫煙，早期産児，SGA 児，帝王切開児，先天奇形であり，人工栄養も最近報告された[3,5]。
- Smith-Lemli-Opitz 症候群と Cornelia de Lange 症候群は，IHPS の重大な危険因子である[4]。

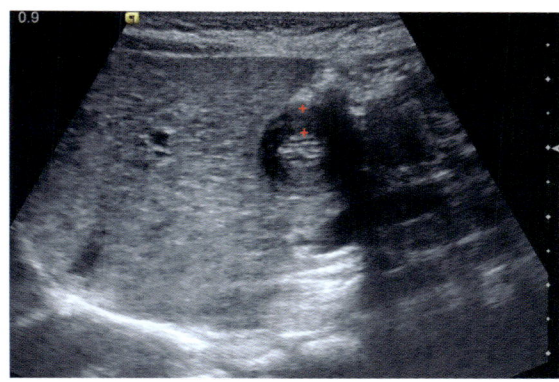

図 57-2　筋層が肥厚した幽門（赤印）の腹部超音波検査短軸像。
（*Used with permission from Neil Vachhani, MD.*）

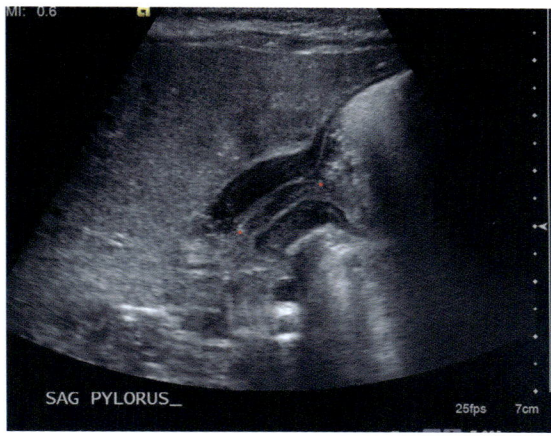

図 57-3　幽門管の延長（赤丸）と筋層の肥厚を示している腹部超音波検査の長軸像。（*Used with permission from Neil Vachhani, MD.*）

診断

▶ 臨床所見

- 症状は古典的に生後 3～6 週の間に発症するが，まれに 12 週以降での発症もある。
- 哺乳のあとに噴水状，非胆汁性，非血性の嘔吐を呈する。
- 患児は脱水に陥らないかぎりは，活気があり食欲もある。
- 嘔吐後に腹部が弛緩しているとき，熟練した医師によっては幽門の "オリーブ状腫瘤" が触知可能である。
- 脱水と体重減少とともに，嘔吐の直前に上腹部の左側から右側へ胃の蠕動波がみられることもある（図 57-1）。
- 症例の 5～14％に黄疸がみられる[4,6]。

▶ 検査所見

- 臨床検査は補助的で診断的ではない。
- 電解質パネルは，典型的には低クロール性，低カリウム性，もしくは代謝性アルカローシスである。しかし，臨床医の認識が高まったことと画像診断の進歩により，多くの患児は電解質異常をきたす前に診断されるようになってきている。
- 哺乳不良による一過性の肝酵素活性の低下により，非抱合型高ビリルビン血症が比較的多くみられる。

▶ 画像検査

- 超音波検査は，経験豊富な術者の施行下において画像検査の第一選択となっている[4,7]。感度と特異度が高く，放射線を使用しない。所見は，幽門筋の肥厚と幽門管の延長である（図 57-2，57-3）。
- 上部消化管造影検査は，術者の経験による依存度がより少なく，超音波検査の経験が少ないときに有用である[7]。感度，特異度共に高いものの，電離放射線が用いられる。造影剤の通過遅延とともに，少量の造影剤が幽門管を通過する（string サイン，図 57-4）のが確認できる。
- 腹部単純 X 線検査は幽門狭窄症の診断において感度は悪く，ルーチン検査としての適応はない。施行した場合では，遠位腸管ガスの欠損と胃の拡張を呈する[7]。過剰な蠕動運動により胃の輪郭線のうねりがみられることがある（caterpillar サイン，図 57-5）。

鑑別診断

▶ 一般的疾患

- 胃食道逆流症（GER）：IHPS に類似して食後の非胆汁嘔吐

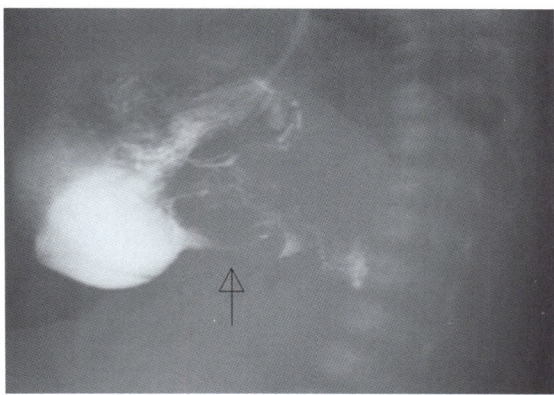

図 57-4　上部消化管造影検査の側面像。少量のバリウムが幽門管（矢印）を通過している像（string サイン）がみられる。（*Used with permission from Neil Vachhani, MD.*）

を呈する。しかし，GER を有する児には，噴水状嘔吐や脱水はみられない（54 章「食道疾患：胃食道逆流症と好酸球性食道炎」参照）。
- 牛乳蛋白アレルギー：食事に関連した嘔吐を呈するが，最終的には噴水状嘔吐や脱水よりも，下血を伴う大腸炎の徴候が優位になる。
- 胃腸炎：ウイルス感染症は典型的には，疾患接触，下痢，数日後の自然軽快により，IHPS と鑑別できる。

▶ 病歴で重要な違いがあるまれな疾患

- 十二指腸閉鎖／狭窄：閉塞の徴候が出生時から存在する。
- Hirschsprung 病：胎便排出遅延に続く嘔吐で鑑別される（62 章「肛門および直腸障害」参照）。
- 副腎クリーゼ：傾眠，哺乳不良，嘔吐を認め，進行性に増悪する。検査では高カリウム性，代謝性アシドーシスを呈する。アメリカの多くの州では，診断を補助するための新生児スクリーニングがある。
- 感染症：嘔吐を伴う発熱や不安定な体温は，尿路感染症，菌血症，髄膜炎を示唆する。
- 腸捻転を伴う腸回転異常症は，いかなる胆汁性嘔吐においても早急に考慮されるべきである。

9

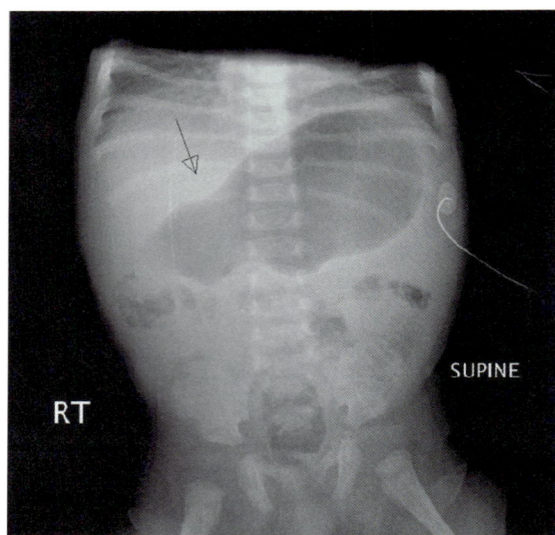

図57-5　ガスが充満し拡張した胃を呈した腹部単純X線の臥位AP写真。胃の輪郭線のうねりは、過蠕動運動による "caterpillar サイン" として知られる。(*Used with permission from Neil Vachhani, MD.*)

治療

▶ 外科治療
- 幽門筋切開術は、IHPS の根治術である[4]。SOR Ⓐ
- 脱水や電解質異常を伴う乳児では、手術前に経静脈補液を行い、体液補充や電解質補正をする必要がある[4]。SOR Ⓐ
- 腹腔鏡下および開腹下の幽門筋切開術はよく研究されており、効果も高い。しかし、最近のメタ分析では、より少ない創部感染や入院期間の短縮と哺乳再開までの期間短縮の理由により、腹腔鏡下アプローチが推奨される[8,9]。SOR Ⓐ
- 嘔吐なく哺乳できれば、一般的に 24～48 時間後には退院できる[4]。

▶ 非薬物治療
　長期間にわたる経鼻十二指腸栄養が以前には研究されたが、良好な外科治療結果により、以前の治療法は古く非実用的となった[10]。

▶ 薬物治療
　患児が手術を受けることができないまれな例において、経静脈投与から経口投与に移行する硫酸アトロピンを用いた治療が良好な結果を得られたと報告されたことがある[11]。

▶ 紹介
　小児麻酔医と小児外科医が在籍している医療センターへの紹介が、標準的な方法である。

予防とスクリーニング
- 遺伝子および環境要因の研究は、この分野のさらなる洞察につながる。
- 現在では早期乳児に対するエリスロマイシン投与回避が推奨されている。

予後
- 幽門狭窄症手術後の予後は良好である。
- IHPS 患児と対照群との比較で、慢性腹痛の発生頻度が上昇する（25% vs 5.8%）との報告が 1 つあった[12]。

フォローアップ
　かかりつけ医による一般的な経過観察を行う。

患者教育
　新生児における噴水状嘔吐は、緊急の治療を必要とする。
【Skyler Kalady, MD／Neil Vachhani, MD】
（工藤孝広　訳）

58　腸重積症

症例
　生来健康な 11 カ月男児が前日から続く啼泣と嘔吐のため、救急外来を受診した。一日をとおして、胸に膝を抱え込んで泣き止まない時間帯があった。啼泣は約 20 分間続き、間欠期は落ち着いていた。その後、啼泣した直後に急激に嘔吐が出現した。さらに血性かつ粘液性の便を排出した。間欠期では、よりぐったりしてきた。救急外来では、中等度の脱水があり、傾眠傾向であり、腹部の触診では圧痛が認められた。経静脈的補液による補正の後、腸重積症が考慮されて腹部超音波検査を施行した（図58-1）。小児放射線科医は、X線透視下での空気整復により腸重積を整復した。患児は処置後に完全に回復した。

概説
　腸重積症（intussusception）は、伸縮式の望遠鏡にたとえられ、腸の一部位が遠位部分に嵌り込むことを指す。それにより腸閉塞に至る。

疫学
- 好発年齢は生後 3 カ月～36 カ月である。
- 2 歳未満の小児では、最も多い腸閉塞の原因である[1-3]。
- 男児に優位である。
- 1998～1999 年の間で、4 価ロタウイルスワクチンを接種した乳児に腸重積症の発生増加がみられた（RotaShield, Wyeth Laboratories 社）[4]。このワクチンは市場から消えた。
- 現在接種できる 5 価ロタウイルスワクチンである RotaTeq™の市販後調査によると、腸重積症の増加はみられず、ロタウイルスの予防接種は、定期予防接種として推奨されている[5,6]。

病因と病態生理
- ほとんどの腸重積症は特発性である。
- 特発性では、パイエル板のリンパ濾胞増殖症が先進部になっていると考えられている。
- 腸重積症の発生率の季節変動は、アデノウイルスのような通常の胃腸炎ウイルスとの関連が考えられる。
- 腸重積症で最も頻度の高い型は、回盲部に回腸が入り込む回腸–結腸型である。回腸–回腸型、結腸–結腸型もしくは小腸–小腸型のような型も報告されているが、頻度は低い。
- 内筒腸管が外筒腸管に陥入するとき、腸間膜はそれに引っ

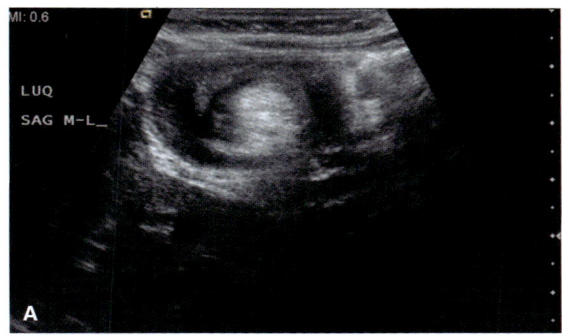

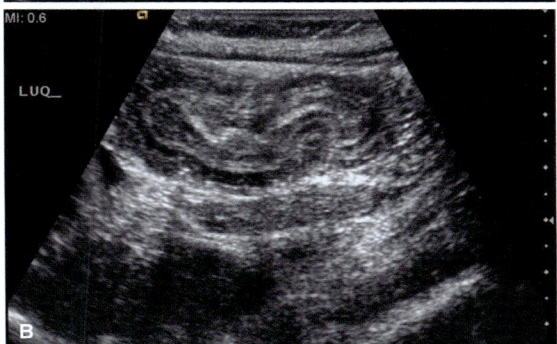

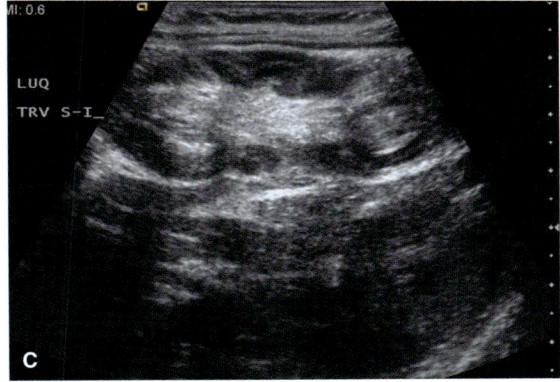

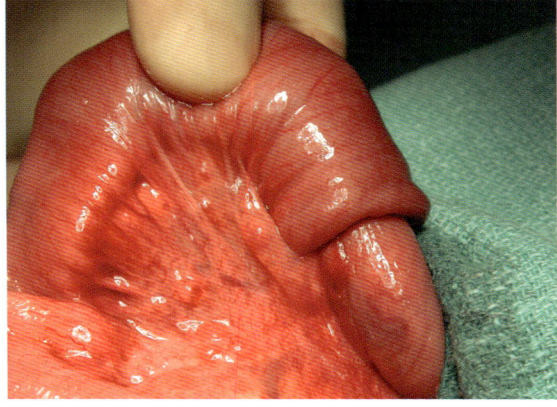

図 58-2　小腸-小腸型の術後腸重積症（過去の腹部手術後の小腸内に重積）。腸管を切除することなく，手術室で整復した。（Used with permission from John DiFiore, MD.）

図 58-1　**A**：11 カ月児乳児の腸重積症。腹部超音波検査の横断面で重積した腸管による円心性の低エコー域と高エコー域が交互に層となり，典型的な "ターゲットサイン" がみられる。**B**：腸重積症の矢状面エコーでは，低エコー域の腸管壁と高エコー域の腸間膜が交互に層としてみられる。**C**：斜め矢状面エコー像では，腎皮質に類似している低エコー域の腸管壁と腎洞の脂肪のような高エコー域の腸間膜からなる，典型的な "pseudokidney サイン" がみられる。（Used with permission from Ellen Park, MD.）

張られる。これが腸浮腫を引き起こす。

- 腸重積症の合併症は，腸管虚血，穿孔，腹膜炎および死亡である。
- 2 歳以上の腸重積症では，先進部が多く存在する。先進部にはメッケル憩室，ポリープ，嚢胞，血腫，リンパ腫が認められる。

危険因子

- IgA 血管炎（Henoch-Schönlein 紫斑病）では，小腸血腫が腸重積の先進部となる。
- 嚢胞性線維症：高粘度の便が先進部になりうる。
- 術後腸重積症：腹部手術後の数日以内（図 58-2）。
- 腸重積症の既往：特発性の 5～10% が再発することがある。

診断

▶ 臨床所見

鍵となる病歴の特徴

- 腸重積症の一般的な病歴の特徴
  - 活気がない[7]。
  - 腹痛：典型的には発作的な疝痛として現れ，時に重篤である[8]。
  - 嘔吐：通常は非胆汁性で始まる。しかし，進行すると胆汁性嘔吐を呈する。
  - イチゴゼリー様便（肉眼的な血液と粘液が含まれる）：50～60% にみられる。
  - 発熱を呈することがあるが，概して後から出現する。

▶ 身体所見

- 患児は機嫌がよいときもあるが，通常具合が悪そうであり非常に不機嫌である。
- 腹部腫瘤："ソーセージ様" の腫瘤が右下腹部に触れることがある。
- 直腸診で Guaiac 法陽性の便がみられる。

▶ 画像検査

- 単純 X 線検査：腸重積症の診断はできない。しかし，さらなる画像検査の必要性を判断する上で有用となる。3 方向（立位，腹臥位，左側臥位）からの撮影で，3 方向すべての写真において上行結腸内のガスを認め，腸重積症が臨床的に疑われない症例であれば除外診断できる[9]。腹部 X 線検査上の腹腔内フリーエアーは浣腸の禁忌である。
- 超音波検査：98% 以上の感度で腸重積症を診断できる（図 58-1）。超音波検査は，腸重積症でない児の被ばくを減らし，腸重積症が疑わしい児の重積を整復できる可能性がある。
- CT 検査：腸重積症は CT 検査によって可視化することができ，先進部の検出では感度が高い。しかし，CT 検査は超音波検査と同様の治療はできず，また小児にとって高い被ばく量となるため，画像検査の選択肢としては用いられない。
- 透視下での造影剤もしくは空気の高圧浣腸：どちらも診断と治療が可能である。

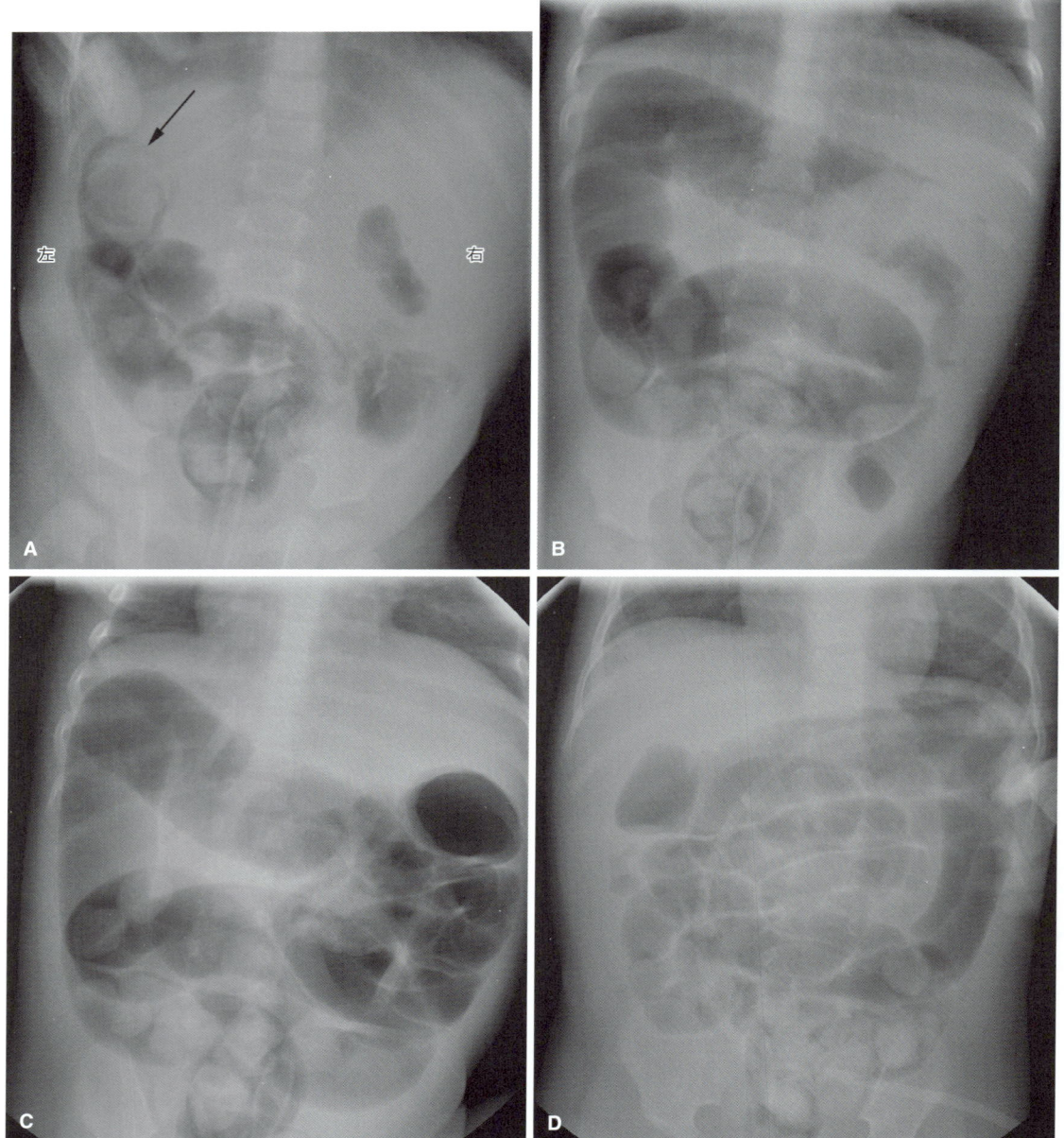

図 58-3　11 カ月男児の腹臥位における回腸-結腸型腸重積症の空気整復法。重積腸管は脾弯曲部で軟部組織の腫瘤(矢印)として示される(**A**)。送気の継続とともに重積腸管は回盲部に移動しており，回腸結腸の腸重積が整復されたため，やがて空気が回腸末端に流入した(**B〜D**)。(*Used with permission from Ellen Park, MD*)

鑑別診断

- 胃腸炎・腸炎：胃腸炎に罹患している児は腹痛や下痢を呈する。しかし，腸重積による疝痛や血便の出現はウイルス性の胃腸炎ではあまりみられない。細菌性腸炎の児は，疝痛と下痢の間欠期に持続性の疼痛がみられる。
- メッケル憩室：血便の原因になるが，典型的には無痛性である。
- 小腸閉塞：小腸閉塞となる他の原因を考慮する必要がある。しかし，これらのほとんどは嵌頓しているため，腸重積のような疝痛や間欠的な疼痛ではない。

治療

- 臨床的に安定し，補液されている児における初期治療は，経鼻胃管による減圧と緊急的な整復である。自然な整復は約 5％ である。
- 回腸-結腸型腸重積症の非観血的整復術は，透視下の造影剤もしくは空気の高圧浣腸で 80〜95％ の成功率で整復できる(**図 58-3**)[10]。SOR **A**　超音波検査はガイドとしてよく使われる。
- 治療的浣腸の禁忌事項は，腹膜炎，敗血症／ショック，X線写真上の腹腔内のフリーエアーである。

- 非観血的整復術の主要なリスクは腸管の穿孔であり（全体の穿孔発生率は1％以下），空気整復では腹膜気腫のリスクが増加する。

▶ 外科治療

- 小児外科は，非観血的整復術を施行した穿孔例（整復施行例の約1％）に対して，手術の準備をしなければならない。
- 腸重積の浣腸整復に失敗した場合は，手術適応となる。
- 観血的整復術と腸管切除の可能性は，回腸-回腸型腸重積症でみられる（図58-2）。
- 手術は急激な発症や穿孔を起こした患児にも必要である。
- 手術では用手的な整復が試みられるが，腸管切除と吻合を行う傾向がある。
- 先進部の切除が必要な場合がある。

▶ 紹介

腸重積症の疑いや診断の場合は，小児放射線科と小児外科が常駐する医療機関で対応すべきである。

予後

- 未治療の腸重積症の一般的な経過は，腸閉塞，穿孔，腹膜炎，敗血症とショックである。
- 特発性の回腸-結腸型腸重積症の非観血的整復術は，特に発症24〜48時間以内に治療された場合は，80〜95％で成功している。
- 腸重積症が48時間以上経過した場合，罹病率と死亡率は上昇する。
- 腸重積症の再発率は10％である。このうち50％以上は，整復後から48時間以内に起こる。各々が初回重積のように治療される必要がある。しかし，複数回の再発は先進部に病変が存在する可能性がある。

フォローアップ

- 整復後の約24時間は，病院内で観察されなければならない。
- 経鼻胃管による胃内減圧は，腸管機能と腸管運動が回復するまで継続される。
- 腸管機能が回復したら，食事を開始する。

患者教育

- 両親は，乳幼児の腹痛と不機嫌が医療機関受診の対象になることを知っておく必要がある。
- 乳児と小児の腸重積症の大部分は特発性であり，先進部病変と関連しない。
- 非観血的整復術が成功した後であっても10％は再発する。

【Allison W. Brindle, MD／Ellen Park, MD／John DiFiore, MD】

（工藤孝広　訳）

59 炎症性腸疾患

症例

12歳女児に腹部疝痛，約4.5 kgの体重減少，下痢，および血便がみられた。身体診察では口腔内アフタ，軽度の右下腹部痛，肛門の6時方向に皮膚垂がみられた。検査結果では貧血（ヘモグロビン7.2 g/dL）と赤血球沈降速度の亢進（41 mm/時）がみられた。小児消化器医に紹介され上部消化管，大腸内視鏡を施行され，画像所見と病理所見からは胃炎，十二指腸炎，全大腸炎，および終末回腸炎がみられた（図59-1，59-2）。以上からCrohn病と診断された。

概説

炎症性腸疾患（inflammatory bowel disease：IBD）はCrohn病（CD）と潰瘍性大腸炎（ulcerative colitis：UC）の2つの慢性消化管疾患を指し，小児期後期から思春期に多くみられる。IBDは小児期と思春期の最もよくみられる慢性疾患のひとつである。

別名

Crohn病，潰瘍性大腸炎，分類不能型腸炎

疫学

- ここ数十年，世界中で小児期発症IBDの発症率と症例数はともに著しく増加している[1]。
- 現在のIBD罹患患者は米国で140万人，欧州で220万人存在すると推測されている[2]。20％以上の患児は小児期に発症し10歳前には診断され，5％未満は5歳前に診断される[3]。
- 米国において，小児IBDの診断には平均で12.5年を要している[3]。

病因と病態生理

- IBDは消化管の慢性炎症を特徴とし，CDとUCの2つが含まれる。
- IBDの病態生理は依然として不詳だが，遺伝素因，宿主免疫調節の欠如，環境要因，および腸管細菌叢の不均衡（腸内毒素症）が関与している。腸内毒素症（細菌異常増殖症とも呼ばれる）は，慢性腸管炎症の進行に重要な役割を演じていると考えられている。

危険因子

- IBDを発症した小児の25％以上にIBDの家族歴がみられる。一親等にUCあるいはCDの罹患者をもつ児はIBDの発症リスクが10〜13倍高かった[4]。
- 一卵性双生児における同時発症は，CDが約50％でUCが約20％であった[5]。
- 遺伝子連鎖分析とゲノムワイド関連研究から，複数のIBD関連遺伝子が同定された。16番染色体の長腕に位置するNOD2/CARD15遺伝子はCDとの関連がある。
- 抗Saccharomyces cerevisiae抗体（ASCA）は，CD患児の50〜60％で検出される。
- 核周囲型抗好中球細胞質抗体（pANCA）は，UC患児の約70％で同定される。

診断

▶ 臨床所見

- CDとUCには重複する特徴があるが，CDの主症状を下記に示す。
  - びまん性もしくは右下腹部に限局する疝痛
  - 下痢（切迫感，しぶり腹，腸管蠕動による夜間覚醒）

9

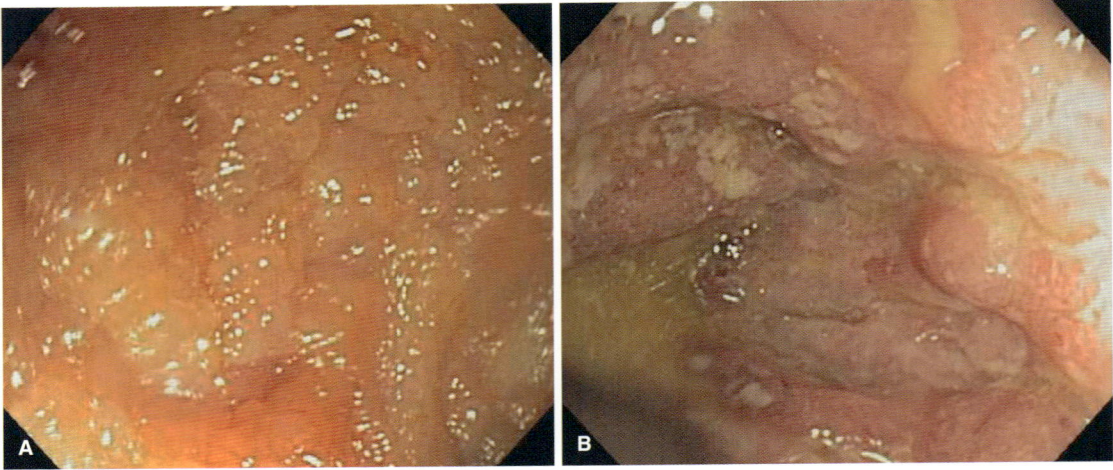

図 59-1　**A**：正常な終末回腸。パイエル板と結節がみられる。**B**：Crohn 病の小腸病変。アフタ性潰瘍を伴った粘膜浮腫と膿性粘液がみられる。（*Used with permission from Nisha Patel, MD*）

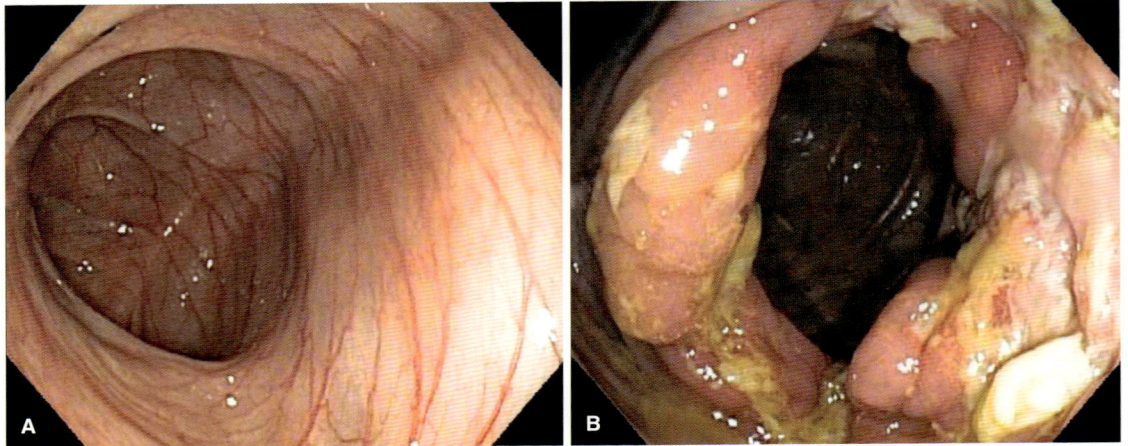

図 59-2　**A**：正常の大腸粘膜は光沢があり，正常な大腸ひだと血管パターンがみられる。**B**：深掘れ潰瘍，発赤，脆弱性，および粘液を伴った局所的敷石像がみられる重症 Crohn 病。（*Used with permission from Nisha Patel, MD*）

- 体重減少
- 反復性アフタ性口内炎
- 成長障害
- 肛門周囲病変（皮垂，裂傷，瘻，膿瘍）
- 典型的な UC の症状は下痢，血便，および便意切迫に関連する疝腹痛である。
- IBD の 1/3 は消化管外症状が消化管症状に先行する（**表59-1**）。

▶ 典型的分布
- CD は口から肛門に至る消化管のいずれの部位にも発症する。病変は主に回腸末端と大腸に認め，局所的あるいは非連続性である。典型例の炎症は全層性に生じ，腸管肉芽腫（CD に特徴的），狭窄，瘻，膿瘍形成を呈する（**図 59-1, 59-2**）。
- UC は直腸と大腸を連続性に侵し，典型例の炎症は粘膜表層に留まる。一般的に UC では陰窩膿瘍がみられる（**図 59-3**）。

▶ 検査所見
- 全血算（CBC），全代謝プロファイル，赤血球沈降速度，CRP，アルブミン。
- 便検査（培養，*Clostridium difficile*，虫卵，寄生虫）を感染症除外のために施行。便中カルプロテクチン，便中ラクトフェリン。
- 補助検査：IBD の血清パネル，すなわち pANCA，ASCA，抗 OmpC（大腸菌の外膜構成蛋白）
  - IBD の血清パネルはスクリーニングや単独診断には推奨できない。偽陽性は不要な不安を煽るだけでなく，過剰な侵襲的検査へとつながる可能性がある。これらの検査で陽性が出たとしても，約 1/3 の患児は IBD ではないことには注意した方がよい。これらの項目は，分類不能型腸炎における CD と UC の鑑別に有用である[1]。

▶ 画像検査
- 上部消化管造影：腸管ループの狭窄部位と異常分離について評価できる。
- CT エンテログラフィ（**図 59-4**）：腸管壁肥厚や膿瘍形成，

表 59-1	炎症性腸疾患の腸管外病変
肝	非特異的トランスアミナーゼ上昇，自己免疫性肝炎，原発性硬化性胆管炎（潰瘍性大腸炎＞Crohn 病）（図 59-5），胆石症，脂肪肝
関節	関節痛，関節炎（図 59-6），強直性脊椎炎，仙腸関節炎
皮膚	結節性紅斑（152 章），壊疽性膿皮症（図 59-7），アフタ性潰瘍（40 章）
眼	ブドウ膜炎（13 章），上強膜炎，角膜炎
骨	ばち状指（肥大性骨関節症），骨減少症，骨粗鬆症，無菌性壊死
膵	急性膵炎
腎	腎結石（シュウ酸結石）
血液	貧血（鉄欠乏性，葉酸欠乏性，ビタミン B_{12} 欠乏性，自己免疫性溶血性貧血），血小板増加，血小板減少性紫斑病
血管	凝固能亢進（血栓症，血栓性静脈炎，血栓塞栓症）
内分泌	成長障害，思春期遅発
悪性疾患	異形成，大腸癌のリスク上昇
その他	反復性発熱，倦怠感，食思不振

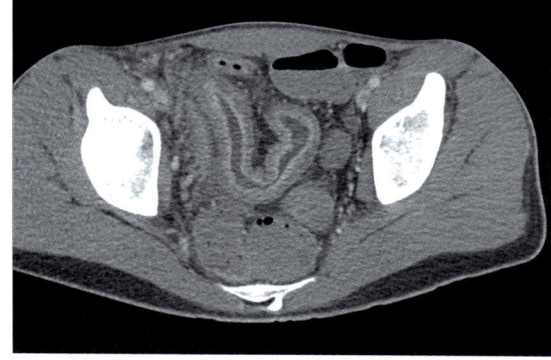

図 59-4　Crohn 病患者の CT 画像で終末回腸の全層性肥厚がみられる。（*Used with permission from Nisha Patel, MD.*）

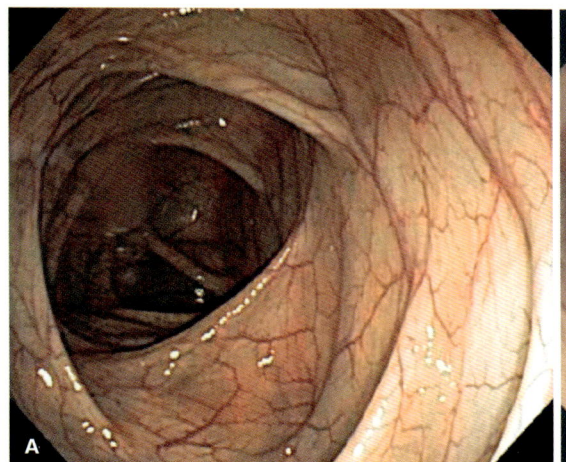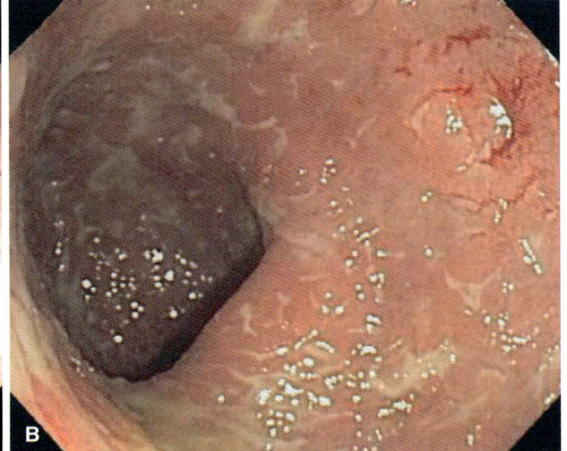

図 59-3　**A**：正常大腸。**B**：重症潰瘍性大腸炎。連続性の発赤，血管透過性消失，表層潰瘍，粘液，内視鏡が触れた部位の粘膜脆弱性がみられる。（*Used with permission from Nisha Patel, MD*）

瘻形成，および狭窄病変などの IBD の急性期合併症について評価できる。

- MRI，MR エンテログラフィ（MRE）：放射線被曝がないだけでなく，小腸病変同定において 90％以上の感度と特異度をもっている。
- カプセル内視鏡：通常の内視鏡検査では到達できない小腸の評価ができる。

● 内視鏡検査

- 上部消化管内視鏡検査と大腸内視鏡検査を含む内視鏡検査と粘膜生検は，IBD の診断のゴールドスタンダードである。
- 病理における非乾酪性肉芽腫は CD に特徴的である（図 59-8）。

鑑別疾患

- 感染性腸炎：サルモネラ，赤痢菌，カンピロバクター，大腸菌 O157：H7，エルシニア，アエロモナスなどの腸管内の病原体。通常は IBD よりも急速に発症し，成長障害は生じない。
- 偽膜性腸炎（*C. difficile*）：通常は抗菌薬の使用に関連し，よ

り急激に症状を呈する。

- リンパ球性大腸炎：免疫不全患児の日和見感染による合併症としてみられ，疫学や病理学的に IBD と区別することができる。
- 好酸球性胃腸炎：主に胃と小腸で発症するが，病変は時に大腸にも及ぶ。末梢血中の好酸球増多や粘膜生検が IBD との鑑別に有用である。
- IgA 血管炎：明らかな紫斑や関節痛があるので，通常は鑑別が容易である（175 章「IgA 血管炎（Henoch–Schönlein 紫斑病）」参照）。
- 溶血性尿毒症症候群：溶血性貧血，血小板減少，および急性腎不全の存在から鑑別する（69 章「溶血性尿毒症症候群」参照）。
- 自己炎症症候群（TRAPS（TNF 受容体関連周期性症候群）や PFAPA（アフタ性口内炎，咽頭炎，リンパ節炎を伴う周期熱））：通常は IBD で下痢が著明であるが，腹痛と発熱は共通してみられる（176 章「周期性発熱症候群」参照）。
- リウマチ性疾患：体重減少，倦怠感，回帰熱，関節障害など，多くの特徴が小児 IBD と重なる。
- 腸結核や CD は臨床像，放射線画像および内視鏡所見が類

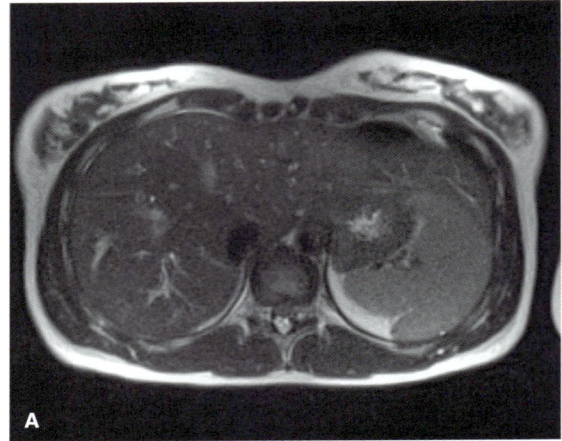

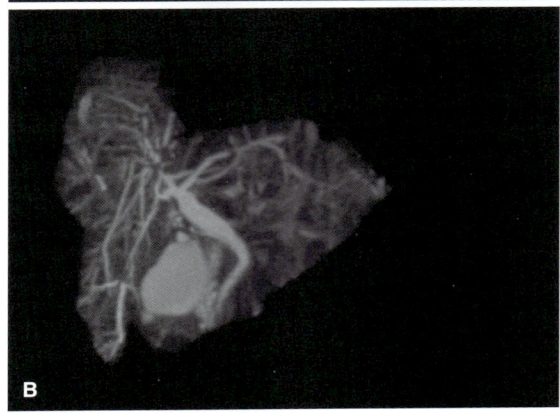

図 59-5　磁気共鳴胆管膵管造影（MRCP）：原発性硬化性胆管炎（PSC）。典型的な症状としては慢性疲労，食思不振，掻痒感，黄疸がある。トランスアミナーゼ（γ-GTP）とアルカリホスファターゼの上昇に加え，MRCP と肝生検の所見は診断確定に有用である。正常径と狭窄のある肝内胆管が交互にみられ（**A**），"数珠状変化"（**B**）を呈している。胆道系の拡大像は同様に "数珠状変化" を示している。（*Used with permission from Nisha Patel, MD*）

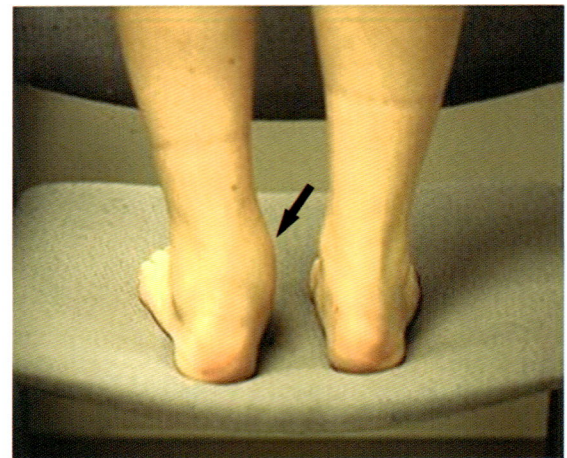

図 59-6　Crohn 病患児の足首にみられた血清反応陰性脊椎性関節症。関節浸出液と腱付着部症による左足首の腫脹がみられる（矢印）。（*Used with permission from Andrew Zeft, MD*）

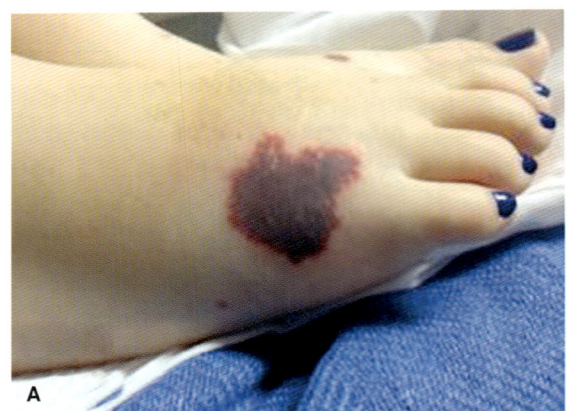

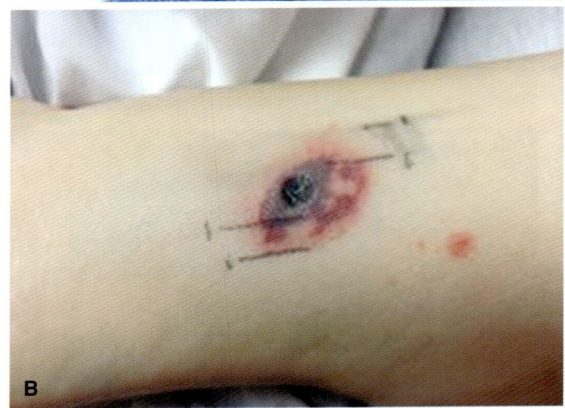

図 59-7　壊疽性膿皮症（PG）は，珍しい非感染性好中球性皮膚症である。初めは無菌性膿疱がみられ，速やかに進行して紫色の境界をもった有痛性の潰瘍病変を呈する。病変の深度と大きさは様々で，主に下肢に好発する。**A**：早期の PG では，足の紫色の箇所に小潰瘍がわずかにみられる。**B**：PG で脚にみられた明瞭な潰瘍病変。（*Used with permission from Michael J. Nowicki, MD*）

似し，鑑別に苦慮する可能性がある。腸結核は典型例では回盲部に発症し，潰瘍の形態がほとんど共通している。結核のリスクがある患児には，ツベルクリン反応を施行しなければならない。

治療

▶ 治療の主要目標
- 寛解を導入し維持すること。
- 疾病の合併症（瘻，狭窄，膿瘍，癌）を予防すること。
- 正常な成長と発達を維持すること。

▶ 非薬物治療
- 高分子の食物繊維あるいは成分栄養などの栄養療法は，UC よりも CD において効果的で，疾病を寛解させる可能性がある[6]。
- 栄養療法継続困難により，栄養療法単独による治療効果は制限される。

▶ 薬物治療
- 薬物治療は疾患の重症度と局在をもとに選択される。
- IBD の治療薬の種類としてステロイド，5-アミノサリチル酸（5-ASA），免疫調節薬，生物学的製剤，抗菌薬，プロバイオティクスがある（**表 59-2**）。
- 一般的に軽症例に対しての治療には 5-ASA を投与する。

9

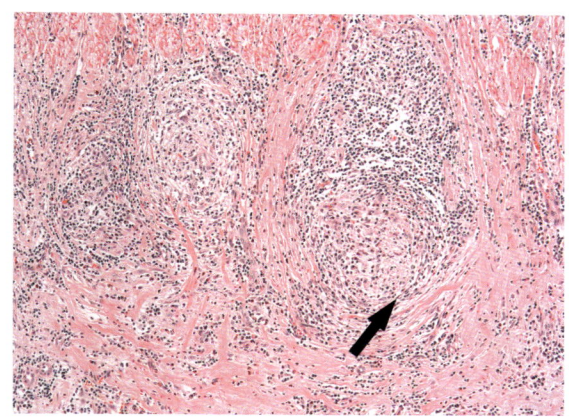

図 59-8　病理組織検査における非乾酪性肉芽腫は，Crohn 病の診断に有用である。（*Used with permission from Thomas Plesec, MD.*）

SOR **C**

- 5-ASA に反応しない，またはより重症な症例にはコルチコステロイドを加えるのが典型的である。通常，コルチコステロイドは寛解導入できるが，寛解維持には効果がない[7,8]。SOR **A**
- 特に，関節症状を伴っている場合はメトトレキサートが有効である可能性がある。SOR **C**
- アザチオプリン，6-メルカプトプリン，およびメトトレキサートなどの免疫調節薬は，ステロイド抵抗例や寛解維持に有用である。SOR **C**
- シプロフロキサシンやメトロニダゾールなどの抗菌薬はよく治療に用いられる。それらの正確な作用機序は明確ではない。SOR **C**
- インフリキシマブ（点滴静注投与）などの TNF-α に対するモノクローナル抗体は，臨床像の改善や寛解導入にきわめて効果的であることや，肛門周囲病変や消化管における瘻

孔治癒にも有効であることが示されている[9]。SOR **A**

▶ 外科治療

- IBD 患児における外科手術の適応は，適切な治療を行ったにもかかわらず炎症が制御できない場合，腸管穿孔，膿瘍形成，消化管閉塞，腸管皮膚瘻，および出血などである[10]。
- 外科治療は CD を治癒させるわけではなく，症状の緩和や合併症の治療が目的である。
- CD と異なり UC に対する外科治療は治癒をもたらす可能性があり，適切な治療に反応しなかった場合や出血，穿孔，および中毒性巨大結腸症などの UC の合併症を生じた場合に施行される。

予防とスクリーニング

- 骨粗鬆症のリスクがあるため，骨密度の基礎値を測定する（特に，長期間の全身性ステロイド薬を使用している場合）。
- 1 年に 1 回は眼科診察を受ける。
- 免疫抑制治療（ステロイド，免疫調節薬，生物学的製剤）を投与されていない IBD 患児は，通常のスケジュールで予防接種を行う。
- 生ワクチン（麻疹-流行性耳下腺炎-風疹，水痘，経口ポリオ，鼻腔投与インフルエンザ）は免疫抑制状態の患児では禁忌である。不活化ワクチンは推奨スケジュールに従い接種できる。

予後

- 1/3 の IBD 患児は治療開始後 1 年で再燃する可能性があり，2 年で半数以上に再燃の可能性がある。
- IBD 患児は大腸癌のリスクが上昇するが，そのリスクは疾患の進展度と罹病期間に依存する。

フォローアップ

　異形成をスクリーニングするための大腸内視鏡は，診断 8 年後から開始し，1〜2 年毎に行う。

表 59-2　炎症性腸疾患の管理

薬剤の種類	適応	副作用
アミノサリチル酸（メサラミン，スルファサラジン）	軽症の CD，軽症〜中等症の UC	頭痛，関節痛，発熱，発疹，光線過敏症，血便
コルチコステロイド（プレドニゾン，メチルプレドニゾロン，ブデソニド）	・プレドニゾン：中等症〜重症の CD，UC に対する寛解導入 ・ブデソニド：回盲部と上行結腸を含む軽症〜中等症の活動期の UC ・注腸あるいは坐薬：遠位部の UC	Cushing 様顔貌，体重増加，ざ瘡，皮膚線条，成長障害，骨減少症，高血圧，高血糖，白内障
免疫調節薬（アザチオプリン〈AZA〉，6-メルカプトプリン〈6-MP〉，メトトレキサート〈MTX〉）	・AZA，6-MP：中等症〜重症の CD，UC でステロイド依存性・抵抗性症例に対する寛解導入と維持療法 ・MTX：CD の寛解導入と維持療法	白血球減少症，トランスアミナーゼの上昇，膵炎，感染リスクの上昇
抗菌薬（メトロニダゾール，シプロフロキサシン）	肛門周囲膿瘍を伴った痔瘻形成，回腸嚢炎	末梢神経障害，嘔気
プロバイオティクス（*Lactobacillus GG, Saccharomyces boulardii*）	アジュバント療法	なし
生物製剤（インフリキシマブ，アダリムマブ，セルトリズマブ）	中等症〜重症の CD，UC でステロイド依存性・抵抗性，免疫調節薬が無効，重度の瘻孔がみられる症例に対する寛解導入と寛解維持	急性もしくは遅発性の過敏反応，重症感染症，結核もしくはヒストプラズマ症の再活性化や水痘症，悪性疾患（致死的なリンパ腫），自己免疫性疾患
抗インテグリン製剤（ナタリズマブ）	中等症〜重症の CD に対する寛解導入と維持療法	進行性多発性白質軟化症
外科治療	薬物治療抵抗例，小腸閉塞，消化管出血，穿孔，異形成	

CD=Crohn 病，UC=潰瘍性大腸炎

患者教育

- IBD 患児は消化器専門医から注意深く詳細な評価を受ける必要がある。
- 食事や治療に関するアドヒアランスは，治療反応性を維持するにあたり最も重要である。

【Nisha Patel, MD／Naim Alkhouri, MD】

（工藤孝広　訳）

60 セリアック病

症例

　2 歳男児が体重減少を呈した。母親が体重減少に気づいたのは生後 12 カ月くらいであった。また，数カ月前から腹部膨満を認め，機嫌が悪くなった。母親のあいまいな記憶では，血便を伴わない軟便が続いていた。児は小児消化器専門医に紹介され，血液検査では軽度の貧血がみられ，抗組織トランスグルタミナーゼ IgA 抗体（TTG IgA）は陽性であった。上部消化管内視鏡では十二指腸粘膜の著明な発赤とひだの切れ込みがみられた（図 60-1，60-2）。

　粘膜生検による病理検査では，上皮内におけるリンパ球の増加と絨毛萎縮がみられ，セリアック病と診断した（図 60-3）。グルテン除去食を開始し，成長と検査値は正常化した。

概説

　セリアック病（celiac disease）は，遺伝的感受性をもつ人がグルテンを含む食品を摂取すると発症する自己免疫疾患である。セリアック病と診断できず，あるいは治療せずに放置した場合は消化器症状，成長障害，および何らかの長期合併症をきたす可能性がある。

別名

　セリアックスプルー，グルテン腸症，グルテン過敏性腸症，非熱帯性スプルー

疫学

- 歴史的に白人にのみ発症するという誤った見解があるが，世界中でみられる[1]。
- 各地での発症率は下記のとおりである[2]。
  - 米国：1：100～200
  - ヨーロッパ：1：88～262
  - 中東：1：87～166
  - 南米：1：67～681
  - インド：1：100～310
- 発症形態が多様であるため，「セリアックの氷山」のイラスト（図 60-4）のように実際の発症率は不詳である。

病因と病態生理

- セリアック病は，遺伝的感受性をもつ人がグルテンを含有した食品（小麦，大麦，ライ麦）を摂取することで発症する自己免疫疾患である[3,4]。
- 遺伝素因はヒト白血球抗原（HLA）–DQ2 と–DQ8 に関連が

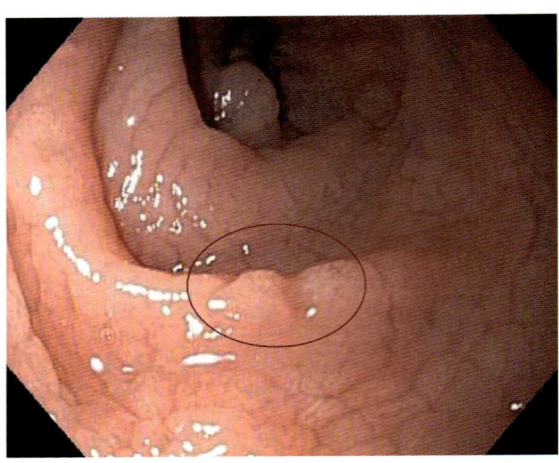

図 60-1　セリアック病の内視鏡像におけるひだの切れ込み。粘膜ひだに切れ込みがみられる（枠内）。また，粘膜表面はモザイク状である。（*Used with permission from Jonathan Moses, MD.*）

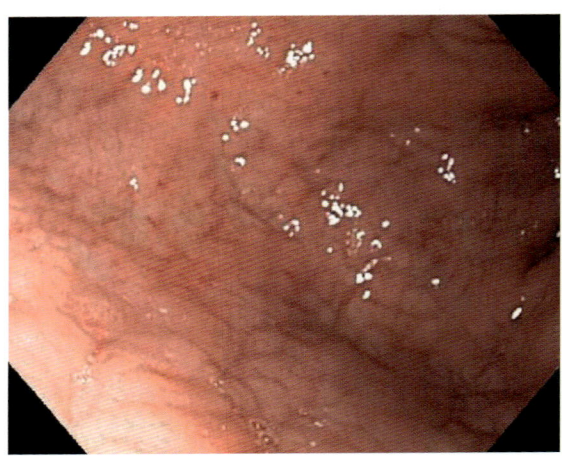

図 60-2　セリアック病における結節の内視鏡像。十二指腸粘膜にびまん性の結節パターンがみられる。また，粘膜は炎症による発赤を伴っている。（*Used with permission from Jonathan Moses, MD.*）

ある[3,4]。
- セリアック病患児の 95％ 以上は HLA–DQ2 をヘテロダイマーでもち，残りは HLA–DQ8 が陽性である。
- 白人の 30～40％ が HLA–DQ2 をもっているが，そのすべてがセリアック病を発症するわけではないことから，HLA–DQ2 をもっていることは必ずしも発症を意味するものではない。
- グルテンを含有した食品を摂取すると，下記の機序で免疫系の活性が生じる[5,6]。
  - 組織グルタミン 2（TG2）によるグルテン蛋白の脱アミド化と，DQ2 と DQ8 を含む抗原複合体の形成が生じる。
  - この抗原複合体は T 細胞に提示され，T 細胞の活性化と炎症性サイトカインに加え TG2 とグリアジン蛋白に対する抗体を産生する。

危険因子

- 他疾患が合併していると，セリアック病が進行する危険性がある[3,7]。それらの疾患の罹患率は，

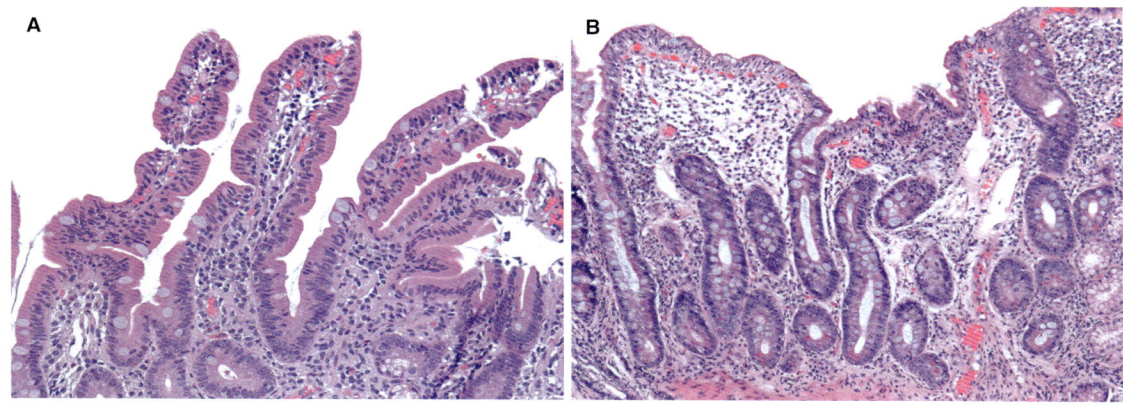

図 60-3　セリアック病の病理所見。**A**：Marsh 1 型。上皮内リンパ球の増加と正常な絨毛がみられる。**B**：Marsh 3 型。上皮内リンパ球の増加，陰窩の過形成，絨毛萎縮がみられる。（*Used with permission from Thomas Plesec, MD.*）

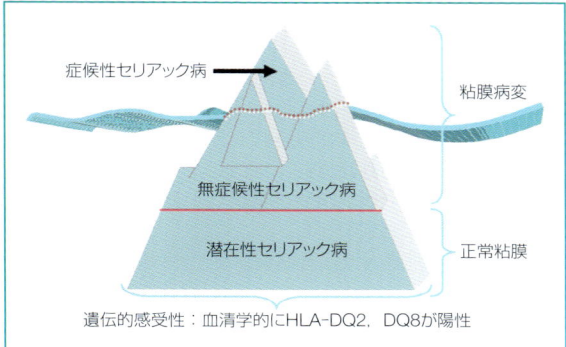

図 60-4　「セリアックの氷山」はセリアック病の病態を図示したものである。頂上部は典型的な粘膜所見があり，症候を有する群で，中腹部は典型的な粘膜所見はあるが症候を示さない群である。底部は正常粘膜で症候がみられない患者で，いずれセリアック病を発症する可能性がある群である。共通する因子は遺伝的素因に HLA-DQ2 と DQ8 をもつことである。（*Provided by The NASPGHAN Foundation for Children's Digestive Health and Nutrition and the North American Society for Pediatric Gastroenterology, Hepatology and Nutrition. www.naspghanfoundation.org and www.naspghan.org.*）

- 1 型糖尿病（8％）
- 自己免疫性甲状腺炎（2％）
- Down 症候群（5〜12％）
- Turner 症候群（4.1〜8.1％）
- Williams 症候群（8.2％）
- IgA 単独欠損症（1.7〜7.7％）
- Fasano らの報告によれば，非リスク群のセリアック病の発症率が 1：133 であるのに対し，一親等以内にセリアック病の患者がいる場合の発症率は 1：22 である[8]。

診断

▶ 臨床所見

- 典型例では 6〜24 カ月の小児期に成長障害，易刺激性，下痢で発症する[3]。セリアック病の臨床所見は，明確に診断できるまでに長時間かけて進行するものがあるが，検査手段が普及したため，あらゆる年齢でも診断できるようになった。
- セリアック病でみられる消化器症状として以下がある[3]。

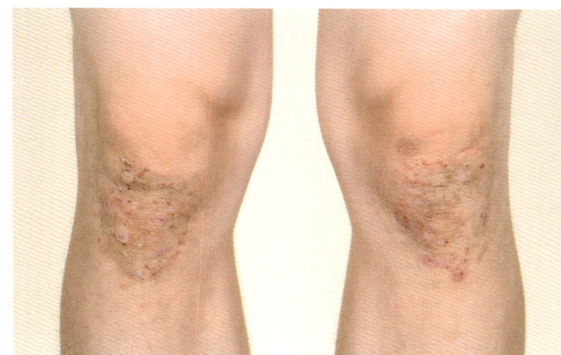

図 60-5　セリアック病の腸管外合併症である疱疹状皮膚炎。紅斑の中に小水疱状〜膿疱状の皮疹を認めることが特徴である。病変は対称性で，まれに無症候性だが激しい掻痒感を伴い発症する。内視鏡所見における絨毛萎縮と相関があるが，明らかな消化器症状を伴わないこともある。（*Used with permission from Janine Sot, Cleveland Clinic.*）

- 下痢
- 成長障害
- 腹痛
- 嘔吐
- 便秘
- 食思不振
- 腹満
- 栄養失調
- セリアック病でみられる消化器外症状として下記がみられる[3]。
  - 疱疹状皮膚炎（図 60-5）
  - 永久歯のエナメル質低形成症（図 60-6）
  - 骨減少症／骨粗鬆症
  - 低身長
  - 思春期遅発症
  - 補充反応不良の鉄欠乏性貧血
  - 肝炎
  - 関節炎
  - 後頭葉石灰化を伴うてんかん
- 無症候の患児が増加しているため，セリアック病患児の一親等以上でも，一般的にリスクがあるとされる。

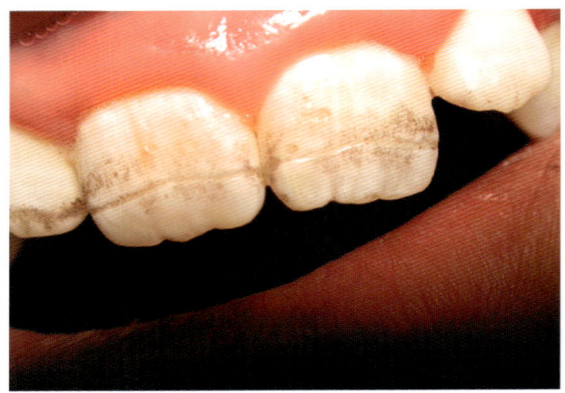

図 60-6　セリアック病の腸管外合併症のひとつである歯牙のエナメル質欠損で，一般的に永久歯が侵される。唯一セリアック病に特有のものである。（*Provided by The NASPGHAN Foundation for Children's Digestive Health and Nutrition and the North American Society for Pediatric Gastroenterology, Hepatology and Nutrition. www.naspghanfoundation.org and www.naspghan.org.*）

- セリアック・クリーゼは珍しい発症形態で，重症下痢，代謝・電解質の異常，低蛋白血症で発症する。これは，致死的な状態であると考えられている[1]。

▶ 検査所見

- 血液検査の異常として，血算（CBC）上の鉄欠乏性貧血や代謝パネルでの低アルブミン血症がある。
- 初回検査には，TTG IgA を総 IgA 値とともに追加したほうがよい。TTG IgA は高い感度（98％）と特異度（98％）であるため，スクリーニング法として理想的である[9]。
- 他のセリアック病の抗体として測定可能なものは，下記のとおりである。
  - 抗筋内膜 IgA，IgG 抗体（EMA IgA，IgG）
  - 抗脱アミド化グリアジン IgA，IgG 抗体（DGA IgA，IgG）
  - 抗グリアジン IgA，IgG 抗体（AGA IgA，IgG）
- EMA IgA は良好な特異度であるため，TTG IgA の結果が不明確な場合の確定診断に用いる[1]。
- IgA 欠損症患児では，DGA IgG を行うのがよい[1,9]。
- AGA IgA と IgG は正確さに欠けるため，スクリーニングとしては推奨できない[3]。
- HLA-DQ2 と DQ8 の遺伝学的検査は，診断が不確定な場合に重要な役割をもつ。HLA-DQ2 と DQ8 の両者が陰性であった場合には，セリアック病のリスクが高くても繰り返しスクリーニング検査を行う必要はない[3,4]。

▶ 内視鏡検査

- セリアック病における診断のゴールドスタンダードは，上部消化管内視鏡検査による小腸，特に十二指腸の粘膜生検である。
- 肉眼的所見
  - ひだの切れ込み（**図 60-1**）
  - モザイク状の粘膜（**図 60-1**）
  - 結節形成（**図 60-2**）
  - 粘膜発赤（**図 60-2**）
  - 小腸絨毛の平坦化
- 生検組織の鏡検像
  - 上皮内リンパ球の存在（**図 60-3**）

- 絨毛萎縮（**図 60-3**）
- 陰窩の過形成（**図 60-3**）
- これらの組織学的所見は，セリアック病の診断に用いられる Marsh 分類を基にしている[10]。

鑑別疾患

- 感染性下痢症，主にジアルジア（*Giardia lamblia*）感染症：セリアック病と同様の症状を呈することがあるが，便検査や小腸組織の鏡検で除外することができる（179 章「消化管感染症（下痢を含む）」参照）。
- 小児の非特異的下痢症（toddler の下痢）：通常は多量の水分摂取と関連し，成長障害はきたさない。
- 炎症性腸疾患：通常は年長児で発症し，より重篤な症状や消化管外症状を呈する（59 章「炎症性腸疾患」参照）。
- 自己免疫性腸症：小腸の病理組織所見で鑑別可能である。
- HIV 腸症：通常は幼少年期に，HIV によるリンパ節腫脹や反復性感染症などの他症状が先行する。
- 非ステロイド性抗炎症薬による腸症：病歴，血液検査，セリアック病の病理所見から鑑別できる。
- 好酸球性胃腸炎：通常は末梢血好酸球増多や小腸の病理所見における好酸球浸潤がみられる（54 章「食道疾患：胃食道逆流症と好酸球性食道炎」参照）。
- 食物蛋白誘発性腸炎症候群：詳細な血液検査とセリアック病の組織検査で鑑別できる。
- 免疫不全症：通常は反復性感染症など他の所見から鑑別できる。

治療

▶ 非薬物治療

- 現在でもグルテン除去食を開始することが，セリアック病の治療の基本である[3,11]。SOR Ⓐ
- 小麦，大麦，ライ麦の除去が推奨される。オーツ麦は加工の過程でグルテンの混入が懸念されるが，除去の必要性に関しては明確ではない[3]。
- 米やトウモロコシを含む，摂取可能な代替食品の一覧を**表 60-1**に示す[11]。
- 二次性の乳糖不耐症は一般的ではないが，疑われる場合には 2〜4 週間の乳糖除去を行う。SOR Ⓒ
- 見落とされがちなグルテン含有物[11]
  - 処方薬と市販薬
  - リップスティック
  - 飴玉
  - 聖餐用のウエハース
  - ビール
  - 粘土玩具（皮膚からは浸透しないが，よく手洗いをしたほうがよい）
  - 醤油
  - ランチョンミート
  - マニキュアと香油

▶ 紹介

典型的な消化器症状・非消化器症状がある，リスク群に該当する，一親等にセリアック病の患児がいる場合は，TTG IgA と総 IgA でスクリーニングしたほうがよい。総 IgA 値が正常で TTG IgA が陽性の場合，TTG IgA が陰性だが臨床的にセリアック病が疑われる場合，IgA が欠損している場合

表 60-1　グルテン除去のため摂取可能／不可能な穀類

摂取可能	摂取不可能
・アマランス	・大麦（麦芽，麦芽香味料，大麦からつくられるモルトビネガー）
・葛	・ブルグル
・そば	・セモリナ粉のクスクス
・トウモロコシ	・デュラム小麦
・亜麻	・ヒトツブコムギ
・ナッツ類，豆類，種子類からつくった粉	・エンメル麦
・粟	・穀粉
・真菰の粉	・ファロ
・じゃがいもデンプン	・グラハム粉
・じゃがいも粉	・カムート小麦
・キヌア	・マツ粉
・米	・オルゾー
・米ぬか	・パン粉
・サゴ	・ライ麦
・モロコシシロップ	・麩
・大豆	・セモリナ粉
・タピオカ	・スペルト小麦
・テフ	・ライ小麦（小麦とライ麦の交配種）
	・うどん
	・小麦粉（ふすま，胚芽，でんぷんを含む）

は，小児消化器専門医への紹介を推奨する。

▶ スクリーニング

一親等にセリアック病の患児がいる場合に加え，リスク群（前述の「危険因子」の項参照）の患児は積極的にスクリーニングしたほうがよい。

予後

- 生涯にわたりグルテン除去食を継続した場合は，通常の平均余命を全うすることが期待される。
- セリアック病が未治療で経過した場合は，長期に及ぶ合併症を生じる可能性がある。
  - 骨粗鬆症[1]
  - 消化器悪性疾患のリスク上昇[12]

フォローアップ

- グルテン除去食の開始 6 カ月後から，TTG IgA の確認を継続して行う[3]。
- 症状が続いている患児に対し，またはグルテン除去食のコンプライアンス確認のために TTG IgA を繰り返し行う。
- 症状が安定しグルテン除去食に関する理解が得られた場合は，小児消化器専門医によるフォローアップを年 1 回とし，下記の確認を行う。
  - 成長評価
  - TTG IgA の再検査
  - 骨粗鬆症，自己免疫性甲状腺疾患などの合併症を評価する[1]。

患者教育

- 患児や家族には，消化器専門医の診察を受けるまでは現行の食事を継続し，グルテン除去食にしてはいけない旨を説明したほうがよい。診断のための内視鏡検査の前にグルテン除去食を開始することで，粘膜生検の所見が偽陰性を示

す可能性がある。
- 新規にセリアック病と診断された患者には登録栄養士を紹介したほうがよい。

【Jonathan Moses, MD／Tara Harwood, MS, RD, CSP, LD】

（工藤孝広　訳）

61　新生児胆汁うっ滞症

症例

正期産で出生した生後 4 週女児が乳児健診のために小児科を受診した。児は母乳栄養で体重増加は良好であった。母親は特に気になる点はないようだったが，最近の淡い色の便について報告した。診察上，皮膚黄疸と強膜黄疸を認め，おむつには暗色尿がみられた。緊急で血液検査を行い，小児消化器専門医に速やかに相談した。精密検査は迅速に施行され，女児は胆道閉鎖症（biliary atresia，図 61-1，61-2）と診断され，胆汁うっ帯性黄疸の治療のため，葛西の肝門部空腸吻合術が行われた。この術式は肝門部を露出し，胆汁を肝内から小腸内に排出するため，小腸の一部を露出された肝門部に吻合するものである。

概説

- 一般的に，新生児黄疸は生後 2 週以内にみられる。
- ほとんどの場合は非抱合型高ビリルビン血症を特徴とする生理的黄疸か母乳黄疸が原因で，自然軽快する。
- しかし，生後 2 週を超えて遷延する新生児黄疸には注意が必要で，非抱合型高ビリルビン血症と，まれに重篤な状態である胆汁うっ滞性黄疸とを早急に鑑別する必要がある。
- 胆汁うっ滞性黄疸は抱合型ビリルビンの上昇を特徴とし，肝胆道系の機能低下を示唆する。
- 抱合型高ビリルビン血症は，（1）総ビリルビンが 5 mg/dL 未満のとき，直接ビリルビンが 1 mg/dL 以上の場合，あるいは，（2）総ビリルビンが 5 mg/dL 以上で直接ビリルビンが総ビリルビン値の 20％以上を示す場合を指す[1]。
- 新生児胆汁うっ帯性黄疸は重篤で，かかりつけ医により早期に発見される必要があり，速やかに小児消化器専門医に紹介し，診断と良好な予後を得るための適切な治療を受ける必要がある。
- 胆汁うっ滞症の基礎にある感染症や代謝疾患の早期治療介入は重要である。特に肝外胆管閉塞症に対する適当な時期の外科治療はきわめて重要である。

別名

新生児胆汁うっ滞症（neonatal cholestasis），新生児高抱合型ビリルビン血症（neonatal conjugated hyperbilirubinemia）

疫学

- 新生児胆汁うっ滞症は，新生児 2,500 人に 1 例の割合で発症すると推測される[2]。
- 新生児胆汁うっ滞症の原因は多々あるが，最も一般的なものは胆道閉鎖症である。
- 胆道閉鎖症の発症率は 8,000〜2 万 1,000 出生に 1 例と推測

9

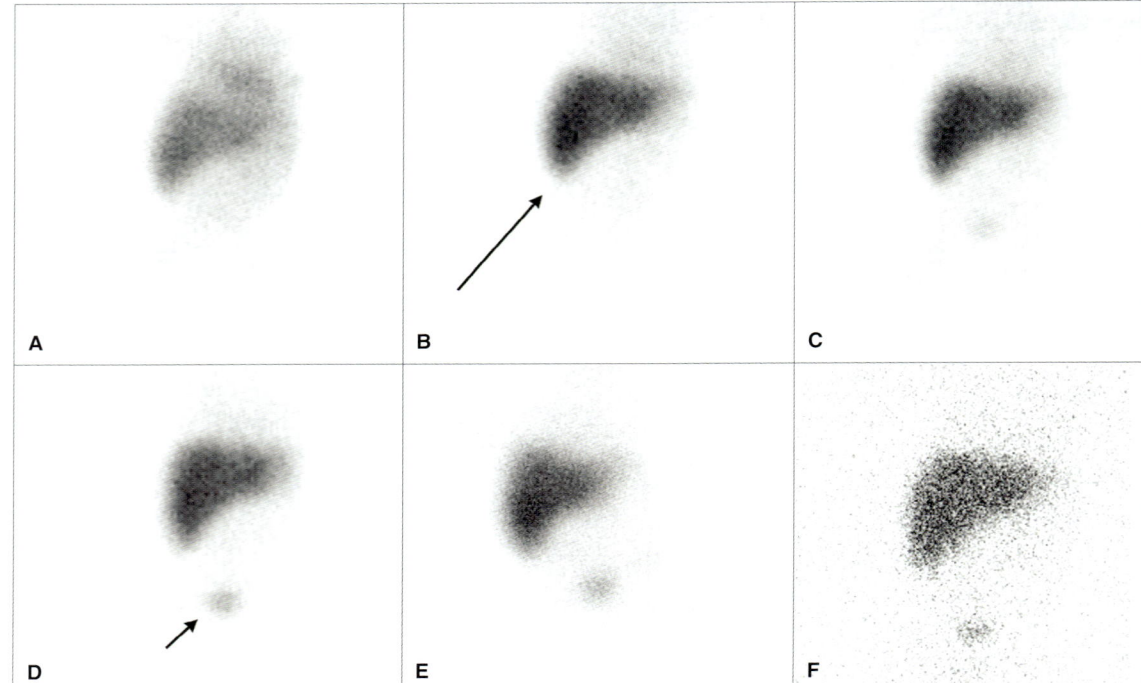

図61-1 胆道閉鎖症の肝胆道シンチグラフィ。腹部と骨盤部の撮影では Tc-99m mebrofenin の肝内への良好な取り込みが確認できる（大矢印）。しかし，胆管，胆嚢，腸管内への排出は確認できない。画像は1分（**A**），15分（**B**），30分（**C**），60分（**D**），4時間（**E**），24時間（**F**）で撮影された。放射性同位体が腎臓を介し膀胱内へ排出されたのが確認できる（小矢印）。24時間像において腸管が描出されないのは胆道閉鎖症を示唆している。（*Used with permission from Shyam Srinivas, MD.*）

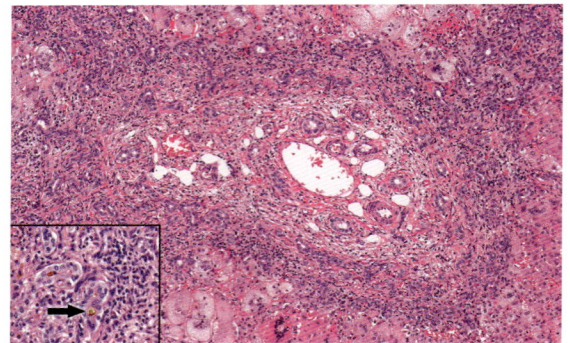

図61-2 胆道閉鎖症の肝生検病理像。肝生検像において，胆道閉鎖症の患者にみられる典型的な変化が確認できる（ヘマトキシリン・エオジン染色）。特徴的な門脈浮腫，著明な胆管増生，門脈周囲の肝細胞の慢性的胆汁うっ帯性変化がみられる。左下の拡大像では胆管内胆汁うっ滞が胆汁栓（矢印）を形成している。（*Used with permission from Thomas Plesec, MD.*）

病因

　胆汁うっ滞の原因は，肝細胞による胆汁産生が減少しているか，肝外あるいは肝内胆管における胆汁の流れが閉塞することによる。これにより，胆汁成分が肝内，肝外臓器，および血中に沈着する。

診断

▶ 臨床所見

- 胆汁うっ滞は皮膚黄疸，強膜黄疸（**図61-3**），白色（あるいは無胆汁）便，および暗色尿により確認される。診察上で肝腫大がみられることがある。
- 初期症状として，肝合成能の低下とビタミンKの欠乏に起因した凝固障害による消化管出血，頭蓋内出血，臍帯断端からの出血，紫斑などがある。
- 肝硬変などの進行性病変による肝機能の低下がある場合は，腹水（**図61-4**）や浮腫もみられる。病期が進行したときには脾腫がみられることがあるが，これは感染症の際もみられることがある。
- 新生児胆汁うっ滞症の臨床所見は基礎疾患により異なる。
- 胆道閉鎖症の乳児は黄疸，白色便，および暗色尿で発症するが，一般的に患児は進行するまでは無症状である。
- 食欲低下，易刺激性，活動性低下，嘔吐は高ガラクトース血症や高チロシン血症などの代謝異常にみられるが，胆汁うっ滞を生じる一般的な感染症の症状でもある。
- 先天性感染症に続発する乳児の胆汁うっ滞症は，低出生体重，小頭症，脈絡網膜炎，紫斑で発症する。
- 異常顔貌（**図61-5**），心雑音，脊椎・眼・腎の異常は Alagille

される[3]。
- 新生児胆汁うっ滞症は下記の原因で発症する。
  - 1/3の症例は胆道閉鎖症である。
  - 特発性新生児肝炎が約10～15%含まれると推定される。
  - 約10%は α_1-アンチトリプシン欠損症である。
  - 約20%は先天性代謝障害である。
  - 10～20%が様々な遺伝性胆汁うっ滞症である。
  - 約5%が先天性感染症である[3,4]。

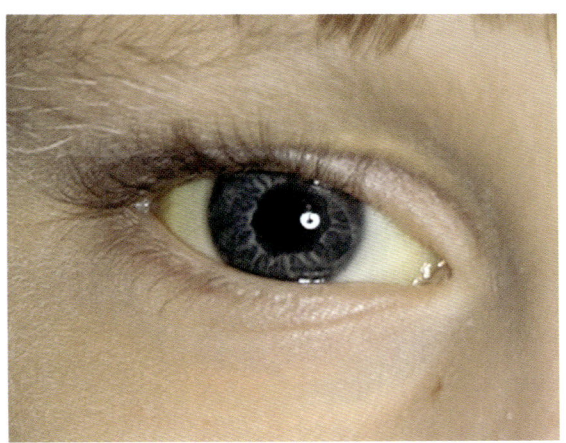

図 61-3　高ビリルビン血症の小児にみられる強膜黄疸，あるいは眼球結膜の黄染。(*Used with permission from Naim Alkhouri, MD.*)

症候群にみられる[5]。

● 検査所見[3]
初期の血液検査
- 初期の血液検査では，胆汁うっ滞の確認のために総ビリルビンに加え，ビリルビン分画を含めたほうがよい。
- 肝合成能の評価：アンモニア，アルブミン，血糖値，凝固能検査（APTT，PT-INR，凝固因子値）
- 血清肝酵素：ALT，AST，ALP，γ-GTP
- 血算
- 必要であれば，血液と尿の培養
- 鑑別疾患を基に，より特異的な血液検査を考慮する。
- 血清 α_1-アンチトリプシン値とフェノタイプ
- 汗中 Cl 分析
- 感染症に対する血清学的検査と培養検査（TORCH，ウイルス性肝炎，パルボウイルス，あるいは HIV）
- 尿中と血清中の胆汁酸分析
- 代謝スクリーニング（尿中還元物質，尿中と血中のアミノ酸と有機酸，ガラクトース-1-リン酸ウリジリルトランスフェラーゼ活性）
- 内分泌的検査（TSH，free T4，下垂体機能低下症の精査）
- 遺伝学的検査（Alagille 症候群，囊胞性線維症，進行性家族性肝内胆汁うっ滞症）

● 画像検査
- 超音波検査：胆石，胆管や胆囊内の胆砂，総胆管囊胞などの胆汁うっ滞を起こす原因となる構造異常の同定に有用である。胆囊の矮小化や欠損がある場合は胆道閉鎖症が示唆されるが，確定診断はできない。さらに，胆囊がみられても胆道閉鎖症は否定できない。
- 肝胆道シンチグラフィ：胆道閉鎖症と非閉塞性胆汁うっ滞症の鑑別に有用である。肝胆道シンチグラフィは胆道閉鎖症に対し高い感度をもつが，特異度が低いことは考慮しなければならない。したがって，胆道閉鎖症は本検査法のみで診断できない（図 61-1）[6]。

● 侵襲的検査
- 経皮的肝生検：新生児胆汁うっ滞症の評価において，最も信頼できる診断法と考えられる（図 61-2，61-6）[6]。
- 初期の検査法から胆道閉鎖症が否定できない場合は，試験

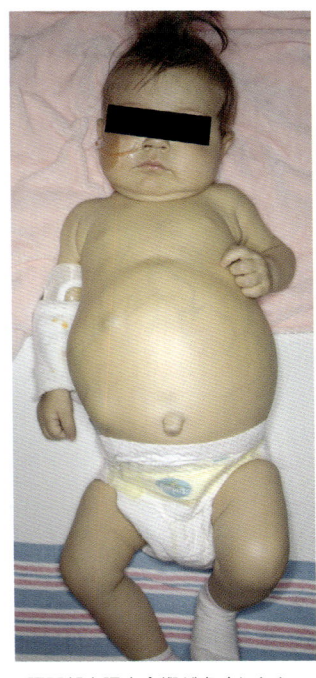

図 61-4　葛西の肝門部空腸吻合術が奏功しなかった胆道閉鎖症の 7 カ月女児にみられた，腹満を伴った腹水。右季肋部に初回外科治療のときの切開創と創ヘルニアがみられる。(*Used with permission from Naim Alkhouri, MD.*)

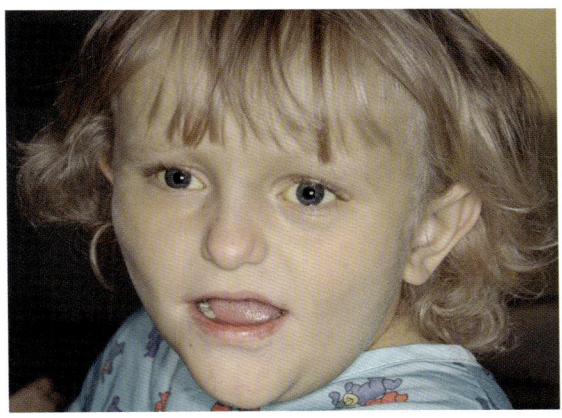

図 61-5　典型的顔貌異常のある 3 歳の Alagille 症候群の女児。前額突出，鼻梁が直線で先端が平坦化した鼻，深くくぼんだ眼窩，小顎がみられる。(*Used with permission from Naim Alkhouri, MD.*)

開腹と術中胆道造影を行う必要がある。

鑑別診断

● 閉塞性胆汁うっ滞症
- 胆道閉鎖症：新生児胆汁うっ滞症の原因では最もよくみられ，早期に診断する必要がある。
- 総胆管囊腫（胆道拡張症）：まれに先天性の胆管奇形で胆汁うっ滞を生じることがある。診断は画像検査で行う。
- Alagille 症候群：常染色体顕性（優性）遺伝形式をとり，肝臓，心臓，骨格，眼，腎の異常と，特徴的な顔貌がみられる（図 61-5）。

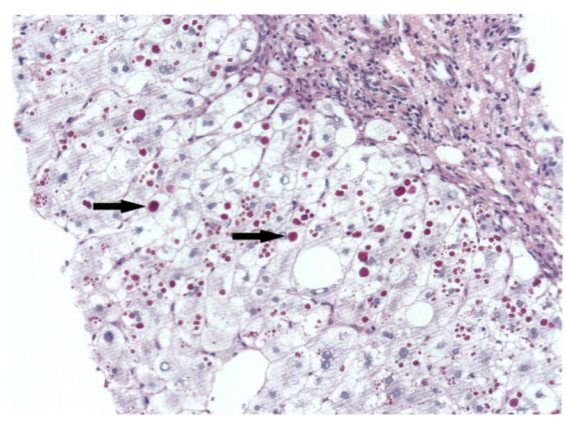

図 61-6　肝生検組織でのα_1-アンチトリプシン。α_1-アンチトリプシン欠損症の患児の肝生検標本に対し，ジアスターゼ染色を併せた PAS 染色を行った。PAS 陽性でジアスターゼで染まらない門脈周囲細胞質内のピンク色の小球（矢印）がみられ，この所見は本疾患に特異的である。（Used with permission from Thomas Plesec, MD.）

- 胆石あるいは胆砂：乳幼児期はめったにみられない。
- 嚢胞性線維症：胆汁うっ滞の原因は，濃縮胆汁が胆管を閉塞することによる（51 章「嚢胞性線維症」参照）。
- 先天性肝線維症：他の先天性欠損症を合併することがあり，特に多発性嚢胞腎の合併は多い（66 章「多発性嚢胞腎」参照）。

肝細胞性胆汁うっ滞症
- 特発性新生児肝炎：肝細胞性胆汁うっ滞を示すが，特異的な病因が同定できない
- 遺伝／代謝異常
  - α_1-アンチトリプシン欠損症：小児において最もよくみられる遺伝性の肝疾患である。
  - 胆汁酸の分泌と代謝異常：胆汁酸合成／代謝に必要な酵素の欠損もしくは胆管上皮の輸送体の欠損による。
  - 嚢胞性線維症：前述のとおり。
  - ガラクトース血症：ガラクトースの代謝異常に起因するまれな代謝疾患で，胆汁うっ滞が初発症状であることがある。
  - チロシン血症：遺伝性代謝疾患で，ほとんどの蛋白質に含有されているチロシンの代謝酵素の欠損がある。
  - 遺伝性フルクトース不耐症：フルクトースの代謝異常に起因する代謝疾患で，フルクトースを含有した食事の開始後に症状の発現がみられることが診断の鍵である。
  - その他の先天代謝異常
- 内分泌異常：胆汁うっ滞は甲状腺機能低下症や下垂体機能低下症の初発症状である可能性がある。
- 感染症：胆汁うっ滞と肝炎は新生児の感染症ではよくみられる症状で，以下の感染症の症状は非特異的であるため，常に考慮に入れておかなければならない。
  - ウイルス感染症（サイトメガロウイルス，HIV，ヘルペスウイルス，コクサッキーウイルス，エコーウイルス，風疹ウイルス，パルボウイルス）
  - 細菌感染症（尿路感染症，敗血症，梅毒）
  - トキソプラズマ症
- 血管障害

- Budd-Chiari 症候群：肝静脈あるいは肝からの流出血管の閉塞。
- 心不全：肝胆道系への血流の減少が生じる。
- ショック，循環不全：胆道系への血流の減少が生じる。
- 中毒／二次性
  - 中心静脈栄養関連性胆汁うっ滞症：新生児集中治療室において，様々な理由で中心静脈栄養を行っている新生児に発症する。
  - 薬剤（母体に使用もしくは集中治療で用いられたもの）：肝毒性がある薬剤，あるいは母体もしくは乳児に対して使用された治療薬による。

治療
- かかりつけ医が新生児胆汁うっ滞を発見することは重要で，精査のために適切に小児消化器専門医に紹介する必要がある。
- 胆汁うっ滞のある新生児を診た場合は，速やかに内科救急と外科救急に振り分けることが重要である。
- 新生児胆汁うっ滞症の特殊な治療は基礎疾患にしばしば依存しているため，早期の外科的介入（胆道閉鎖，総胆管嚢腫など）や特殊な内科治療が必要な疾患（甲状腺機能低下症，ガラクトース血症，感染症など）を鑑別することが重要である。
- 胆道閉鎖症の早期診断は，良好な予後を得るために重要である。観察研究のエビデンスと専門家の推奨からは，葛西の肝門部空腸吻合術を日齢 45〜60 日以前に施行された乳児は胆汁流量が回復し，自分の肝臓を長期にわたり保持できる可能性が強いことが示唆された[1,7-10]。SOR Ⓐ　他の報告では，日齢 75〜100 の胆道閉鎖症患児に対し，葛西の肝門部空腸吻合を施行することは禁忌でないことが示されている[11,12]。Wong らは，葛西術を日齢 60〜100 の児に施行しても予後は悪化しなかったと報告している[12]。
- 特異的疾患の治療に加え，新生児胆汁うっ滞症の総合的管理は，主に支持療法，適切な栄養摂取と成長を促すこと，脂溶性ビタミン欠乏があれば補充すること，高コレステロール血症，掻痒感，門脈圧亢進症，肝硬変，肝不全などの合併症の治療が含まれる[4]。

紹介
- 小児期の胆汁うっ滞症は，小児消化器専門医による評価が必要である。
- 胆汁うっ滞の特異的な病態では，さらなる紹介が必要なこともある。

予後
- 明確な予後は，胆汁うっ滞症の病因による。
- エビデンスの大半が，日齢 60 以前に胆道閉鎖症の乳児で肝門部空腸吻合術を施行したものは，60 日以後に診断された症例と比較して良好な予後であることを示している[7-10]。

フォローアップ
　経過観察の必要性と明確なタイミングは疾患によるため，適切な専門医により計画されるべきである。

患者教育
- 可能性のある疾患と胆汁うっ滞症の精査に関して教育する。

- 胆汁うっ滞症の多くは慢性化するため，診断がついた時点で家族へのサポートを提供する。

【Katharine Eng, MD／Naim Alkhouri, MD】
（工藤孝広 訳）

62 肛門および直腸障害

　乳児や小児で様々な肛門および直腸障害があることを認識することは重要である。本章では，下記の障害について解説する。

1. Hirschsprung 病
2. 鎖肛
3. 直腸脱
4. 裂肛
5. 肛門周囲膿瘍と痔瘻

Hirschsprung 病

症例

　生後 8 週の女児が，腹部膨満と便秘を主訴に受診した。直腸指診では爆発的な下痢と腸内ガスの噴出があった。単純 X 線写真では便栓を認め，注腸造影では S 状結腸に移行帯を認める（図 62-1）。吸引生検で Hirschsprung 病と診断した。浣腸治療を開始し，3 週間後に根治的プルスルー手術を行った。

概説

　Hirschsprung 病は腸管神経系の発達障害であり，遠位腸の筋層と粘膜下層のガングリオン神経細胞の欠如が特徴である。

別名

　部分的または全神経節細胞欠損，先天性巨大結腸

疫学

- 米国：5,400～7,200 新生児あたり 1 症例
- 世界：1,500～7,000 新生児あたり 1 症例[1]
- 大部分の症例は，2 歳までに診断される。

病因と病態生理

- 遠位腸管の先天性神経節細胞欠損は，便秘を伴った腸蠕動障害を呈する。神経節細胞欠損は，通常肛門から始まり，近位腸管へ様々な距離で続く。
- 神経節細胞欠損には 2 つの説がある。つまり，神経冠から遠位腸管への神経節細胞の移動が不完全である，または神経節細胞の成熟障害や原始神経節細胞のアポトーシスである。RET 癌原遺伝子を含む種々の遺伝子変異が病因の鍵となる可能性があるという証拠が増えてきている[2,3]。

危険因子

- 人種：人種偏向はない。
- 性別：男女比は 4：1
- 約 10％に家族歴がある。
- 21 トリソミー

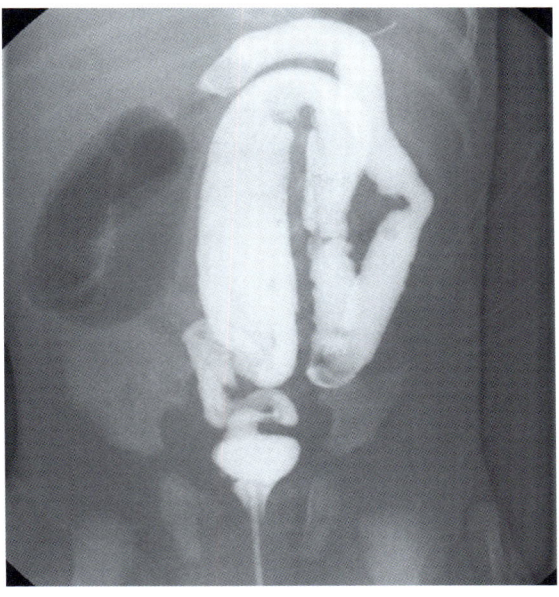

図 62-1　Hirschsprung 病。水様性造影剤を使用した注腸造影にて脾弯曲部に移行帯を認めた。（Used with permission from Oliver S. Soldes, MD.）

診断

▶ 病歴

- 新生児期
  - 胎便排出遅延がある場合は，本疾患を疑う。生後 24 時間以上の胎便排出遅延，腹部膨満，反復性嘔吐
  - 胆汁性嘔吐，哺乳不良，発育不全など腸閉塞の徴候
- 小児期
  - 慢性便秘，出生時からの腹部膨満
  - 便漏，便失禁
- 腸炎
  - 約 10％の患者は，腸炎に起因する発熱，腹部膨満，下痢を呈する。さらに結腸穿孔や致死的な敗血症に進行することがある。

▶ 臨床所見

- 身体所見では腹部膨満および／または空虚な直腸と高緊張の肛門を認めることがある。
- 直腸指診では便の爆発的排出を認めることがある。

▶ 直腸生検

- 確定診断は直腸生検の組織学的評価による。
- 直腸の粘膜および粘膜下組織を採取する吸引直腸生検は，通常新生児期や小児期に対してベッドサイドで施行される。
- 一方で，全層直腸生検は手術室にて全身麻酔下で採取する。

▶ 検査所見

- 腸炎を併発した小児では，白血球増多と CRP 上昇がある。
- 化学パネル：電解質は通常正常である。下痢を呈している小児では，脱水によって濃縮される可能性がある。

▶ 画像検査

- 腹部単純 X 線写真：直腸ガスを伴わない腸管拡張を示す可能性がある。
- 注腸造影：病巣範囲である狭小化した遠位腸管と，正常腸管である拡張した近位腸管を認める（図 62-1）。

9

▶ 肛門直腸内圧検査

- 罹患範囲腸管での弛緩障害を認める。
- 全施設で施行できる検査ではなく，新生児に対し通常は施行しない。
- 年長小児の便秘症例でHirschsprung病を除外する場合に，最も有用である。

鑑別診断

- 機能性便秘症：全身性症状，発育不全，胆汁嘔吐は通常伴わない。
- 囊胞性線維症：出生後早期に胎便性イレウスを認める（51章「囊胞性線維症」参照）。
- 甲状腺機能低下症：全身所見のひとつの徴候として便秘を呈する。
- 腸管閉鎖：類似の症状を呈することがあるため，閉塞の部位を確認するために画像検査を施行する必要がある。
- 腸閉塞：一般的により急性であり，発育不全のような全身症状はみられない。
- 新生児敗血症：新生児では常に考慮する必要があるが，通常では便秘以外の徴候が出現することが多い（187章「先天性および周産期感染症」参照）。
- 腸管蠕動障害：Hirschsprung病と同様の症状を呈することがあるが，全身的な徴候はみられない。
- 大きな会陰瘻孔のある低位鎖肛：通常は身体所見で判断できる。

治療

- 根治治療は外科手術である：神経節細胞欠損の腸管を切除するが，半待機的に施行できる[4,5]。SOR **A**
- 再建手術を施行するまでに，未治療の疾患や合併症の治療を検討する。
  - 便秘：直腸刺激，浣腸，緩下薬
  - 脱水症：静脈内補液による補正
  - 腸管閉鎖：経鼻胃管にて減圧する。
  - 腸炎：洗腸，広域抗菌薬

▶ 薬物治療

- 抗菌薬療法：術前や腸炎の場合に投与する。SOR **C**
- 緩下薬 SOR **C**

▶ 外科治療

- 外科治療の選択
  - 腸瘻造設しない一期的プルスルー根治術
  - 初回に腸瘻造設し，2回目に根治術を行う二期的手術
- 口側の強い腸管拡張，腸炎，腸管穿孔，栄養失調がある場合は，一期的手術は禁忌である。

▶ 紹介

- 小児外科医
- 小児消化器医
- 症候群を合併している場合には遺伝医

予防とスクリーニング

　Hirschsprung病は，21トリソミーを含む他の症候群に合併することがある[6]。

予後

- 無治療の左半結腸型Hirschsprung病では，死亡率が高い。

- 一般的な術後合併症は，腸閉塞症状，便漏れ，腸炎である[7]。
- 便秘は，機械的閉塞，神経節細胞欠損部の残存，蠕動障害，習慣的な排便の我慢に起因する。
- プルスルー根治術後の長期予後は良好である[4,5]。SOR **B**
- Hirschsprung病のほとんどの青年および成人は正常な生殖機能を有していると報告されている。

フォローアップ

　適切な手術を施行しても便秘，便漏，腸炎を併発する可能性は高い[7]。

肛門直腸奇形—鎖肛

症例

　男児が新生児の初回診察で平坦な臀部と肛門が開口していないことを指摘された（図62-2）。小児外科医にコンサルトされ，絶飲食（NPO）となった。数日後，尿から便成分が検出された。倒立位X線検査では，直腸断端は尾骨より上にみられた（図62-3）ため，高位の直腸尿管瘻を疑い，人工肛門造設術を行った。3カ月後，肛門形成術と人工肛門解除術を施行した。

概説

　鎖肛（imperforate anus）は，肛門の開口部が存在しない先天奇形である。表現型は皮膚瘻孔から尿路生殖器への瘻孔まで非常に多様である。「肛門直腸奇形（anorectal malformations）」という用語は，鎖肛の多様な型を包括する。

疫学

- 5,000出生あたり約1人[8]
- わずかに男性優位である。

病因と病態生理

　鎖肛の異常は，通常在胎9週に完成するべき泌尿生殖器および肛門直腸の発生早期の障害である[9]。

危険因子

- 既知の危険因子はない。
- 大部分の症例は散発性であるが，地理的な集積や家族内発症例も報告されている。

診断

- 通常，新生児期の初回診察で指摘される。大きな会陰瘻孔を伴う軽度の鎖肛の症例では，新生児期に見過ごされて，後日に慢性便秘で発見されることがある。

▶ 臨床所見

- 初回診察時か，腹部膨満と胎便排泄遅延を呈した場合に，通常生後24時間以内に発見される。
- 平坦な臀部，仙骨奇形，会陰瘻孔開口，瘻孔が胎便で満たされないことなどがみられる[10]。
- 病変は，挙筋と直腸断端の関係によって低位か高位に，最近では臨床症状と瘻孔との関係に基づいて分類される。

▶ 検査所見

尿検査

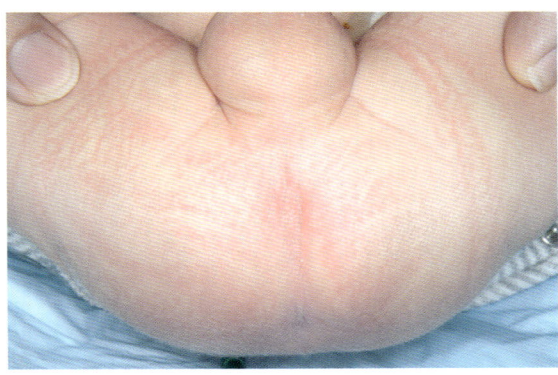

図 62-2　鎖肛と直腸尿管瘻の男児新生児。(*Used with permission from Federico Seifarth, MD.*)

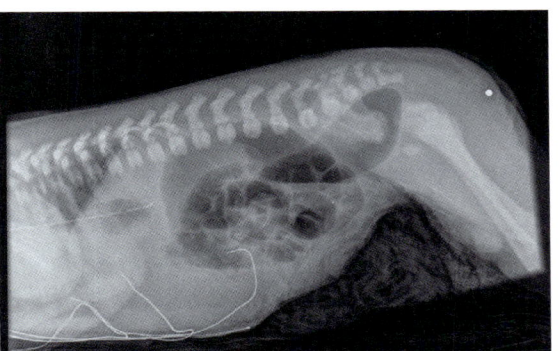

図 62-3　倒立位 X 線検査で高位の直腸断端がみられる。放射線不透過の小球は，閉鎖している肛門部を示している。(*Used with permission from Federico Seifarth, MD.*)

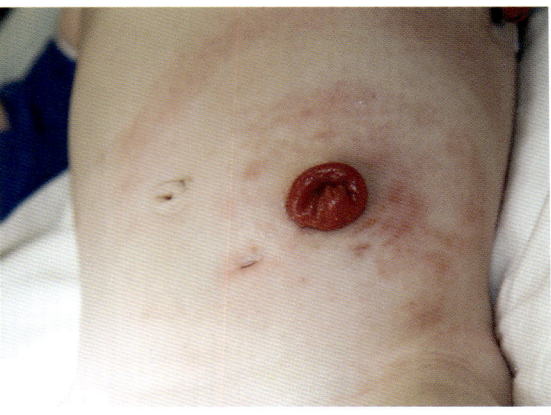

図 62-4　鎖肛と遠位の粘膜瘻孔が直腸膀胱頸部瘻に存在した患児に造設した下行結腸 S 状結腸の人工肛門。(*Used with permission from Federico Seifarth, MD.*)

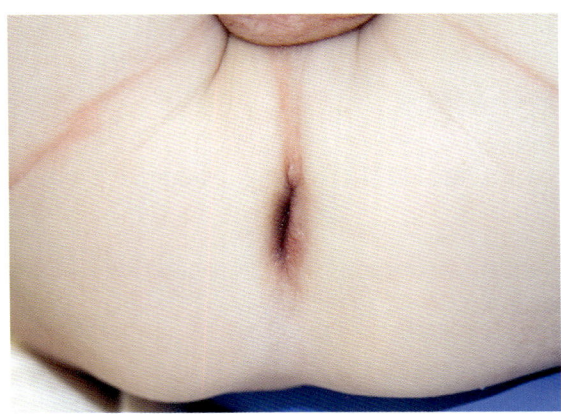

図 62-5　鎖肛と直腸膀胱頸部瘻患児の，肛門形成術後の肛門。(*Used with permission from Federico Seifarth, MD.*)

▶ 画像検査
- 関連奇形を検索する：心臓，消化管，脊髄／仙骨／脊椎，泌尿生殖器[11]
  - 全身骨撮影：脊椎異常
  - 仙骨撮影：仙骨欠損
  - 腹部超音波検査：泌尿生殖器異常
  - 脊髄超音波検査：脊髄奇形
  - 心臓超音波検査：心奇形
  - 倒立位 X 線検査：瘻孔がない場合，仙椎嚢の位置を確認するために，生後 2 日目に臀部を挙上した腹臥位側面像（図 62-3）を撮影する。

治療
- 奇形の種類の評価，直腸嚢の位置，大多数の症例に存在する直腸瘻の同定
- 経鼻胃管による減圧と絶飲食
- 合併奇形の精査
- 直腸嚢の高位，低位に応じた外科的処置の計画
▶ 薬物治療
　鎖肛の新生児では，経口哺乳せずに点滴静注を行う。SOR **B**
▶ 外科治療
- 一期的根治術 vs 人工肛門形成と直腸位置による根治術[12]。SOR **B**
  - 高位（高位の直腸嚢と泌尿生殖器の瘻孔）は，初回は人工

肛門形成が必要な可能性がある（図 62-4）。
  - 視認できる皮膚レベルの瘻孔がある低位では，一期的手術ができる。
- 肛門再建のための望ましい手術は，後方正中肛門直腸形成術である（PSARP，図 62-5）[12]。SOR **B**
▶ 紹介
- 小児外科医へ即時に診察依頼。
- 脊髄係留症がある場合は脳外科医（全症例の 25％）。

予後
　肛門直腸奇形患児では，便秘や便漏などの長期後遺症が残存する可能性がある。

フォローアップ
　長期にわたる詳細な経過観察は，便秘や便漏などの合併症を早期発見，早期治療できる。一部の患者では生涯にわたる排便管理や食事療法が必要である[13]。

直腸脱

症例

　3 歳男児が来院した。最近，トイレトレーニングをしていて，2 日前から排便後の肛門痛を訴えていた。母親は，排便後に肛門から腫瘤が突出していることに気づいた（**図 62-6**）。

　問診では，患児はトイレで排便することを嫌がっていた。トイレトレーニングが遅れたため，軟便の定期排便を促すための食物繊維／流動食の重要性を母親へ指導した。その後，直腸脱は軽快した。

概説

　小児の直腸脱（rectal prolapse）は比較的よくみられ，大多数は器質的な因子がみられない。直腸粘膜のみの脱出から全層の脱出までみられる。

疫学

　1 〜 3 歳にピークがあり，比較的一般的にみられる。

病因と病態生理

- 特発性
- 手術後：粘膜直腸脱は，鎖肛手術（**PSARP**）後に多くみられる。
- 素因
  - 便秘：議論の余地がある。慢性便秘のわずか 3 ％に直腸脱がみられる[14]。
  - 囊胞性線維症：この疾患の 20 ％以上に直腸脱がみられる。
  - 脊髄髄膜瘤：肛門挙筋群の機能不全
  - 結合組織異常：Ehlers-Danlos 症候群
  - 行動異常：排便の我慢と持続的な腹圧上昇
  - 直腸ポリープは，先進部になる可能性がある。

危険因子

　上述の「病因と病態生理」の項参照。

診断

　通常，排便中または排便後に親によって発見される。

▶ 臨床所見

- 直腸粘膜のロゼット（花紋板）は排便後みられ，自発的に戻る。
- 放射状の粘膜ひだは，粘膜脱出を示唆する。
- 同心円状の粘膜は，全層の脱出でみられる（**図 62-7**）。
- 簡単に用手整復できる。

鑑別診断

- 脱出した直腸ポリープ：組織の外見で鑑別できる。
- 痔核：小児では一般的ではない。特徴的な外観で鑑別できる。
- 腸重積：腹痛と粘血便を伴う（58 章「腸重積症」参照）。
- 直腸炎：全身症状を伴う。

治療

　非手術性の処置：迅速に用手整復する。

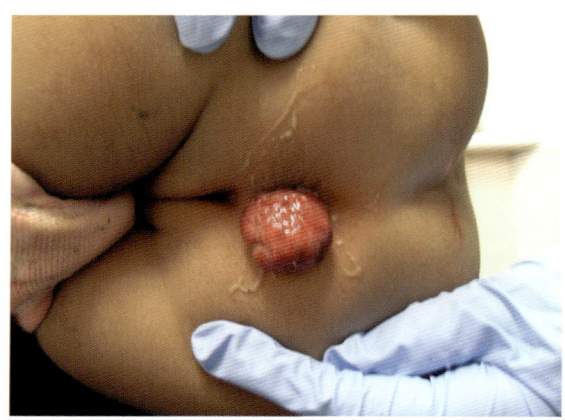

図 62-6　小児の粘膜直腸脱。（*Used with permission from Thomas J Abramo, MD, From Figure 72-7 Pediatric Emergency Medicine, 3rd edition. www.accessemergency medicine.com.*）

▶ 非薬物治療

- 慢性のしぶり腹や肛門括約筋の奇異性収縮の患者における生体自己制御。SOR **C**
- 行動異常の修正。

▶ 薬物治療

　下痢や便秘がある場合は治療する。

▶ 外科治療

- 4 歳以上の小児における慢性の脱出の場合，再発性，疼痛，潰瘍がある場合，出血性の脱出を伴う場合に計画される。SOR **C**
- 硬化療法，焼灼療法，余剰粘膜の切除療法のような経肛門治療を含めた外科治療。SOR **B**
- 腹腔鏡下での直腸と前仙骨の分離，または S 状結腸の切除が必要な場合がまれにある[15]。SOR **B**

▶ 紹介

　小児外科医，消化器科医

予防とスクリーニング

- CF の検査[16]
- 直腸 S 状結腸鏡は，直腸ポリープや他の疾患を除外できる。

予後

- 自然治癒率が高い[17]。SOR **B**
- 4 歳未満より 4 歳以上の児のほうが，手術となる率が高い[18]。SOR **B**
- 手術を施行した患者では再発率が低い[19]。SOR **B**

フォローアップ

　かかりつけ医による診察。

患者教育

　直腸脱と便秘の関係性について指導する必要がある。

裂肛

症例

　11 カ月男児のおむつに血液の付着がみられた。肛門部の診

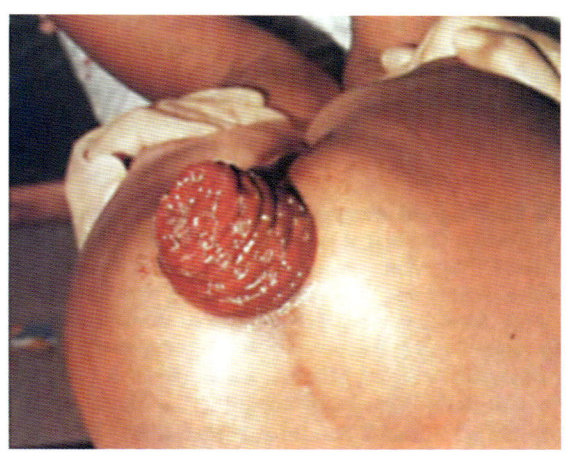

図 62-7　同心円状環を伴った全層の直腸脱。脱出した粘膜の同心円状環は，全層の直腸脱の徴候である。（*Used with permission from Rudolph Textbook of Pediatrics, 22nd edition. Figure 416-1. www.accesspediatrics.com.*）

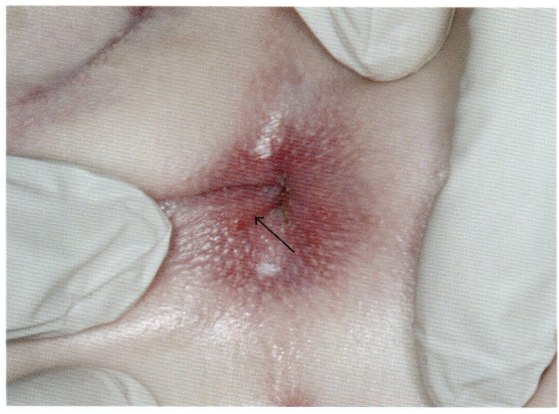

図 62-8　11 カ月男児の裂肛（矢印）。下痢があり，便に線状の血液が付着していた。（*Used with permission from Federico Seifarth, MD.*）

察では縦走した皮膚病変がみられた（**図 62-8**）。問診の結果，半身浴が推奨された。定期的な排便を促すために食事内容を変更するよう指導された。3 週後の再診では，裂肛は治癒していた。

概説

裂肛（anal fissure）は，歯状線から肛門縁まで続く遠位肛門管上皮に縦走する裂傷である。裂肛は，最も頻度の高い小児における下血の原因であり，肛門痛の原因でもある。

疫学

裂肛はどの年齢でも起こりうるが，最も多いのは生後 12～24 カ月児である。

病因と病態生理

- 裂肛の病因は，完全には把握できていない。
- 小児では固形便による機械的な裂傷が原因であるといわれている。
- 疼痛を伴う排便を回避してしまうことが，裂肛を悪化させ治癒を妨げる。
- 感染や慢性潰瘍に進行する可能性がある。

危険因子

- 便秘
- 習慣的な排便の我慢

診断

▶ 病歴

- 疼痛を伴う排便，便やおむつ，トイレットペーパーに新鮮血が付着する。
- 診断は診察によって行う。

臨床所見

- 軽度の皮膚陥凹は縦走する裂傷であり，通常は尾側正中線にみられる。
- 疼痛と括約筋攣縮を起こすため，肛門指診は避ける。

- 通常は尾側正中線（90％）にみられるが，腹側正中線や左右でもみられることもある。
- 尾側正中線にみられる典型的な皮垂は，裂肛が治癒するときに発生する。慢性炎症に伴う上皮肉芽組織による。

▶ 画像検査

便秘の程度を評価するために，腹部臥位 X 線写真が必要である。

鑑別診断

- 肛門掻痒：掻痒の既往と広範囲な易刺激性から鑑別できる。
- 炎症性腸疾患：慢性または再発性で，全身症状を伴う（59 章「炎症性腸疾患」参照）。
- 免疫不全：他の粘膜表面の病変や発育不全，反復性感染症など他の徴候を伴う（219 章「SCID（重症複合型免疫不全症）とその他の原発性免疫不全症」参照）。
- 性的虐待：既往歴，病変部の長さから疑う（9 章「性的児童虐待」参照）。

治療

▶ 非薬物治療

非外科治療として，食事内容を変更し，便軟化薬や半身浴を行い，水分と繊維の摂取量を増やす。SOR **C**

▶ 薬物治療

慢性裂肛では，肛門圧を減圧するために括約筋にボツリヌス毒素を注射する[20]。SOR **A**

▶ 外科治療

- 外科治療はあまり必要としない。
- 小児の慢性裂肛に対する手術療法は，裂肛切除，肛門拡張，内肛門括約筋側方切開がある[21]。SOR **A**

予防とスクリーニング

- 十分な水分補給，高繊維食，便秘を避け，排便で力むのを控えるようにする。SOR **B**

予後

- 通常 10～14 日間の治療で症状は軽快する[22]。
- 特発性裂肛の 50％の症例では，保存的処置で 6～8 週以内に治癒するが，25％の症例では 5 年以内に再発する[23]。

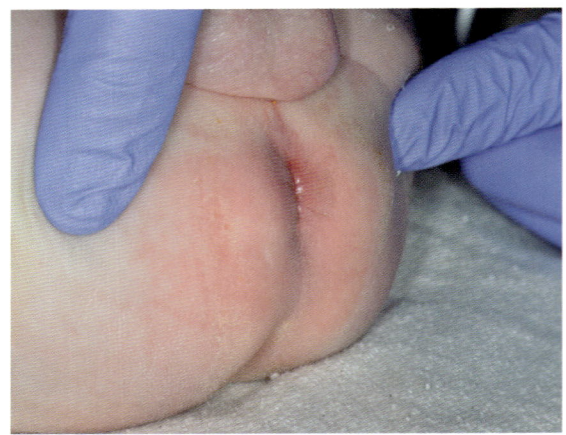

図 62-9　肛門周囲膿瘍が，砕石位で 9 時方向にみられ，同部位に硬結がみられる。（*Used with permission from Federico Seifarth, MD.*）

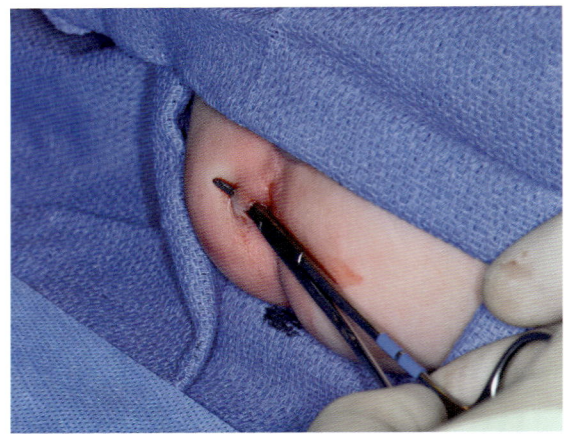

図 62-10　肛門周囲膿瘍に対し切開と対切開を行う。（*Used with permission from Federico Seifarth, MD.*）

SOR **B**

フォローアップ

- 食事内容の変更，便軟化剤と半身浴は，手術後の数週間は継続していく。
- 術後の初診は，手術後 2～3 週で行う。

患者教育

- 十分な水分補給の重要性と便秘の回避に関して両親へ指導する。
- 裂肛は水分補給と便秘に注意を向けることで軽快していくことを説明し，安心させる。

肛門周囲膿瘍と痔瘻

症例

5 カ月男児に，蜂巣炎と明らかな波動を伴った肛門周囲の病変がみられ（図 62-9），全身麻酔下で切開排膿を行った（図 62-10，62-11）。2 カ月後，膿瘍部位からの再発性の排膿がまだみられていた。再手術となり，痔瘻と診断され，術後は病変部位を皮膚で覆わないようにした。4 週間後の診察では，瘻管は不明瞭になっていた。

概説

肛門周囲膿瘍（perianal abscess）は一般的であり，典型的には生後 6～12 カ月で発症する。自然自壊または切開排膿の後で，患児の 10～20％で痔瘻（fistula in ano）に移行する可能性がある[24]。

疫学

男児に多い。

病因と病態生理

- 肛門周囲膿瘍は，肛門陰窩に感染して発症する。
- 排膿性膿瘍では痔瘻に進展する可能性がある。感染した陰窩から皮下の外括約筋を通過して肛門周囲の皮膚に達する。

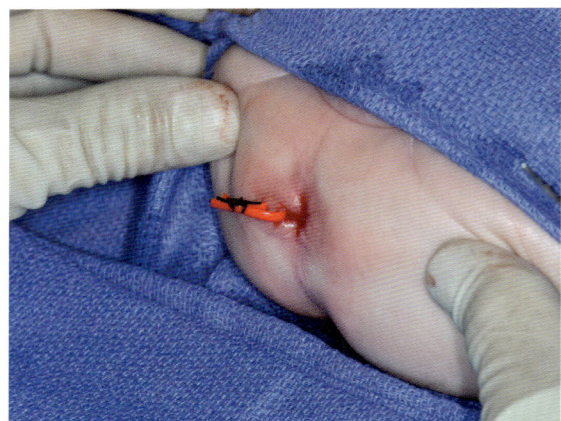

図 62-11　肛門周囲膿瘍に対し，ループ状にドレーンを留置した。（*Used with permission from Federico Seifarth, MD.*）

- 乳児の痔瘻については，先天的要因が示唆されている[25]。
- アンドロゲンが先天的に陰窩を深くするために，肛門周囲膿瘍は男児に優位であるとされている[26]。

危険因子

男性

診断

肛門周囲領域の慎重な診察が診断の鍵である。

▶ 臨床所見

- 膿瘍：自然排膿の有無にかかわらず，疼痛と紅斑を伴う肛門周囲の腫脹がみられる。
- 痔瘻：排膿瘻管開口部または肛門周囲膿疱（図 62-12）。瘻管は，典型的には皮下の括約筋外で直線的である。

▶ 分布

- 瘻孔は肛門の円周周辺に均一に分布する。
- 15～20％の症例で多発性に病変が発生する[27]。

鑑別診断

- 裂肛：前項参照。

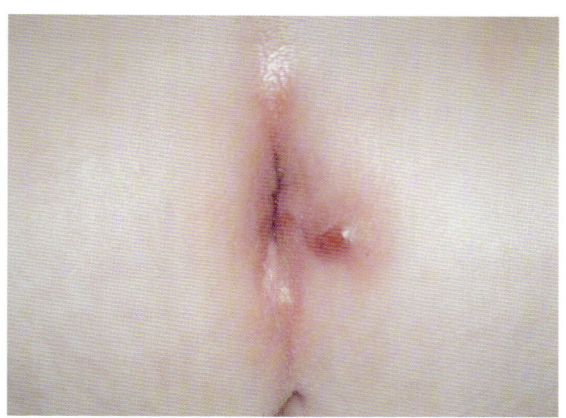

図 62-12　肛門周囲膿瘍後の痔瘻。この乳児は，以前に排膿した膿瘍部位で反復性の膿疱を呈した。(*Used with permission from Federico Seifarth, MD.*)

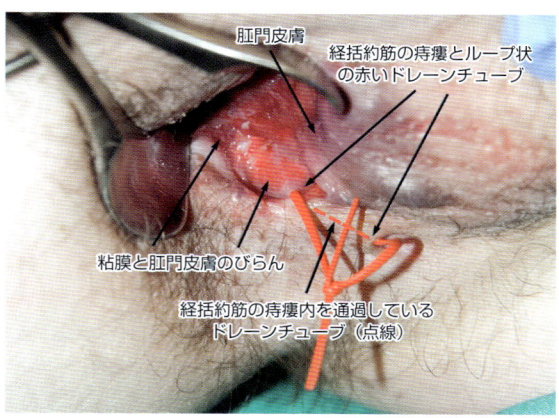

図 62-13　Crohn 病患者における経括約筋の痔瘻。(*Used with permission from David K. Magnuson, MD.*)

- おむつかぶれ，皮膚炎，真菌感染症：通常は広範囲にわたる病変（121 章「カンジダ症」参照）。
- 性的虐待：既往歴と他の所見により疑う必要がある（9 章「性的児童虐待」参照）。
- 年長児の炎症性腸疾患（図 62-13，59 章「炎症性腸疾患」参照）。

治療

- 初期は非外科的治療。**SOR C**
  - 半身浴
  - 温沈
  - 頻繁なおむつ交換と衛生的な処置
  - 貯留膿の圧出

▶ 薬物治療

抗菌薬の選択は，外科的排膿の際の膿培養と感受性試験によって決められる。

▶ 外科治療

- 肛門周囲膿瘍：切開排膿治療（図 62-10，62-11）vs 抗菌薬単独治療[24]。
- 痔瘻：瘻管の開放と瘻孔切開術（図 62-14）。
- 最近の報告では，無症候性痔瘻に対しての治療も提唱されている[28]。
- 思春期における痔瘻治療は成人期の手術と類似しており，瘻管を切開し肉芽形成のために開放しておくか，切除により一期的に閉鎖するかである。

予防とスクリーニング

好発年齢において外表痔瘻がある小児では，Crohn 病を除外する必要がある。

予後

- 大部分の痔瘻は，後遺症なく 12〜24 カ月で治癒する。
- 手術：反復性痔瘻は 10〜20％でみられる。

フォローアップ

かかりつけ医と小児外科医による。

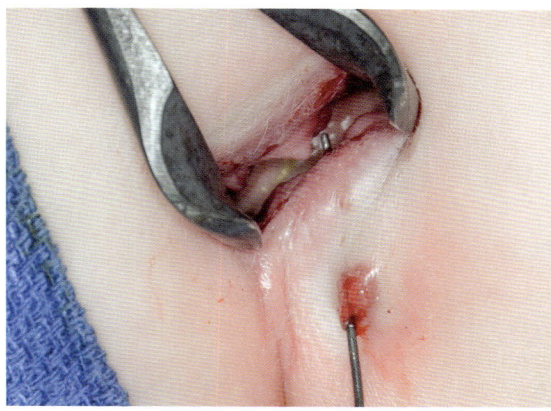

図 62-14　図 62-12 と同じ乳児。外科切除時でありゾンデが貫通している。瘻管は肛門周囲の皮膚から肛門陰窩の内側に開口している。(*Used with permission from Federico Seifarth, MD.*)

患者教育

予想される経過や管理方法について両親に説明する。

【Federico G. Seifarth, MD／Gavin A. Falk, MD】

（工藤孝広 訳）

63　小児の栄養障害

症例

　生後 18 カ月女児が，蒼白の評価のために受診した。活発な幼児で，最近の疲労，下血，血便はなかった。患児は偏食であり，この 6 カ月間は 1 日平均 850〜1,130 g の牛乳を摂取していた。家族歴と既往歴では特記事項がなかった。身長と体重は，50 パーセンタイルであった。診察所見では，蒼白と匙状爪（図 63-1），軽度の頻脈，胸骨下部左縁に聴取する Levine Ⅱ/Ⅵ の収縮期駆出性雑音以外は正常だった。血液検査では以下が有意所見であった。すなわち，Hgb 7.0 g/dL，Hct 21.0%，MCV 52 fL，RDW 18%，網状赤血球 1.9%，総

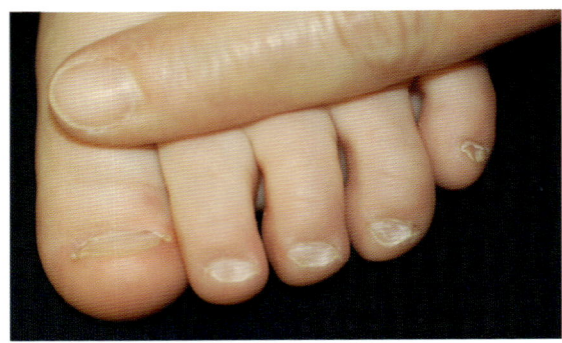

図63-1　鉄欠乏による匙状爪。(*Used with permission from Rudolph CD, Rudolph AM, Lister GE, First LR, Gershon AA：Rudolph's Pediatrics, 22nd edition：www.accesspediatrics.com.*)

表63-1　消化管疾患において欠乏する可能性のある栄養素

疾患	ビタミン	ミネラル	微量元素
嚢胞性線維症／膵機能不全症	A, D, E, K, B$_{12}$	マグネシウム	鉄, セレン, 亜鉛
胆汁うっ滞症	A, D, E, K, B$_{12}$	カルシウム	
セリアック病	A, D, E, K, B$_{12}$, 葉酸	カルシウム	鉄, 銅
Crohn病	A, D, E, K, B$_{12}$, 葉酸	マグネシウム	鉄, 銅, セレン, 亜鉛
潰瘍性大腸炎	D, 葉酸	マグネシウム	鉄, 亜鉛

鉄10μg/dL（30～140μg/dL），トランスフェリン飽和度9%（11～46%），フェリチン16ng/mL（18～300ng/mL）。血液像では，小赤血球，血色素低下，軽度の赤血球大小不同，多染性赤血球を示した。

　患児は鉄欠乏性貧血と診断され，経口鉄剤を開始し，牛乳摂取量を1日510～570gにまで制限した。1カ月後の診察では，血色はよくなり，食欲は改善し，より多くの種類の食品を摂取できていた。再検査ではHgb 9.5g/dL，MCV 69fLであった。3カ月後にはHgbは完全に正常化した。

概説

　小児の栄養障害（nutritional disorder）は，欠乏と過剰の両者の状態が含まれる。蛋白質エネルギー栄養障害は，発展途上国の小児における主要死因のひとつである。肥満は世界中の小児で最も頻度が高い栄養障害である。性別年齢特異的BMIが85～94パーセンタイルの小児は過体重，BMIが95パーセンタイル以上は肥満と考えられる。

疫学

- 重症な蛋白質エネルギー栄養障害は，米国や他の先進諸国ではまれである。
- 小児肥満症率は確実に上昇している。世界の推定値では約17%であり，特に若年者で多い。過体重と肥満が低・中所得国の特に都市部で，今まさに増加している。発展途上国では3,500万人，先進諸国では800万人の過体重児が存在する。
- 過体重と肥満は，栄養失調よりも多くの死亡に関連している。

病因と病態生理

- 栄養欠乏状態は食事摂取量の低下，栄養素欠乏の増加，慢性疾患児のように栄養素とエネルギー需要の上昇で起こる。
- 小腸は，消化管からの栄養素吸収の主たる臓器である。胆汁，消化酵素排出，小腸粘膜の吸収機能が障害されてしまうどのような疾患でも，種々の栄養欠乏が起こる可能性がある（**表63-1**）。
- 脂溶性ビタミン（A，D，E，K）欠乏は，経口摂取不良や，膵機能低下や胆汁うっ滞性肝疾患などの吸収不良を呈する疾患においてみられることがある。ビタミンD欠乏は，日光曝露が少なくても起こることがある[1]。

- 鉄欠乏は小児期で最も頻度が高い栄養欠乏である。経口摂取量低下，吸収不良，慢性失血の場合は二次性にみられることがある。
- ビタミンB$_1$（チアミン）は，牛乳，肉，卵，マメ科植物，果物に含有している。欠乏症は摂取量低下，腸管や肝臓疾患による吸収不良から起こる。
- ビタミンB$_2$（リボフラビン）欠乏は，長期のバルビツール系薬剤，腸管吸収不良，このビタミンを豊富に含有している乳製品を回避している患児でみられる。
- ビタミンB$_3$（ナイアシン）欠乏は，カルチノイド症候群とHartnup病（常染色体潜性〈劣性〉のトリプトファン代謝異常）にみられる。また，イソニアジド，アザチオプリン，フェノバルビタールの長期使用でもみられる[2]。
- ビタミンB$_6$（ピリドキシン）欠乏はまれである。糖尿病，喘息と鎌状赤血球性貧血などの慢性疾患では，ピリドキサールリン酸が低下することがある。
- ビタミンB$_9$（葉酸）は，DNA合成と修復を含む多数の身体の機能と同様に生物学的反応の共因子として必須である。急速な細胞分裂と増生に特に重要で，正常な赤血球を産生して貧血を予防することができる。摂取量不足が葉酸欠乏につながるが，現在ではまれである。
- ビタミンB$_{12}$は胃で内因子に結合して，主に末端回腸で吸収される。欠乏症は摂取量不足（完全菜食主義の母親による母乳栄養児），胃または末端回腸の手術，胃からの内因子産生不全（悪性貧血）から生じる。
- ビタミンC（アスコルビン酸）欠乏は，重症栄養不良の患児，果物や野菜の摂取を回避している患児で生じる。欠乏症では膠原線維，コンドロイチン硫酸構造に障害が起きる。出血傾向，歯の象牙質の障害，膠原線維欠乏による歯の緩みは，壊血病として知られる。
- 銅欠乏は，胃バイパス術後，または未治療のセリアック病のような吸収不良の場合にみられる。十分な銅補充のない人工乳で哺乳されているか，長期に及ぶ完全静脈栄養（TPN）を行われている未熟児では，銅欠乏症を呈することもある。
- 亜鉛欠乏は，膵機能不全（膵酵素は食物内の亜鉛の放出が必要である），慢性炎症性疾患，長期に及ぶTPNを行われている場合に起こる。吸収不良による亜鉛欠乏で，腸性肢端皮膚炎が起こる[3]。
- セレン欠乏はまれであるが，補給がないまま長期に完全静脈栄養を行っている場合に起こる[4]。
- 栄養素の毒性状態は，脂溶性ビタミン，ミネラルを伴い，過剰摂取または投与による。
- 肥満の原因は，遺伝要因，環境要因の両者による[5]。最も頻度が高いものは，消費カロリーと比較して，相対的なカ

表63-2　ビタミン欠乏または過剰な状態の臨床所見

ビタミン	欠乏状態	過剰状態
ビタミンA	夜盲症（夜盲） 眼球乾燥症 Bitot斑	悪心，嘔吐 骨痛，筋痛 肝腫大／肝線維症 偽性脳腫瘍
ビタミンD	くる病／骨軟化 う蝕	偽性脳腫瘍 骨痛／皮質性骨増殖症 高血圧 異所性石灰化
ビタミンE	神経系の病変：DTR低下，ワイドベース歩行， 眼筋麻痺，脊髄小脳変性 貧血／溶血	PT延長／ビタミンK拮抗作用
ビタミンK	凝固障害 新生児出血	ショック，静注でアナフィラキシー 溶血
ビタミンB₁（チアミン）	脚気 心不全／神経障害 Korsakoff症候群／Wernicke脳症	悪心／摂食障害／嗜眠，静注でアナフィ ラキシー
ビタミンB₂（リボフラビン）	脂漏性皮膚炎 口唇炎 舌炎	
ビタミンB₃（ナイアシン）	ペラグラ：皮膚炎，下痢，認知症	潮紅 灼熱，刺すような手の痛み
ビタミンB₆（ピリドキシン）	ナイアシンへの変換におけるトリプトファン低下 人格変化	けいれん 末梢神経障害
ビタミンB₉（葉酸）	大球性貧血／白血球減少	
ビタミンB₁₂	口唇炎 舌炎 末梢神経障害 大球性貧血／過分葉好中球	
ビタミンC	壊血病 創傷治癒遅延	胃炎 下痢

ロリーの過剰摂取である。

栄養欠乏状態の危険因子

- 栄養摂取量低下
- 社会経済的地位の低下
- 長期に及ぶTPNを行われている患児
- 吸収不全症候群と慢性疾患（表63-1）

栄養素過剰状態と肥満の危険因子

- 摂取過剰
- 座ることが多い生活様式

診断

▶ 臨床所見

- 栄養失調と過体重／肥満の臨床症状は，身体計測（標準成長曲線），身体診察所見，確認のための血液検査，で評価する。
- 栄養失調と過剰状態における一般の臨床的特徴は，表63-2，63-3に示す。
- 鉄欠乏性貧血は，小児で最も一般的なミネラル欠乏である。慢性の欠乏では，匙状爪と爪床蒼白（図63-1）がみられる。
- ビタミンA欠乏は，夜盲症（最も初期の症状），乾燥症（乾燥性角結膜炎〈ドライアイ〉）を呈し，結膜の三角部に異常な扁平上皮細胞増殖と角質化を認めるBitot斑（図63-2）がみられる[6]。
- ビタミンB₁（チアミン）は基本的には心機能障害（心筋症）の症状と関係しているが，多発性ニューロパチーやけいれんを含めた神経症状にも関連する。Wernicke-Korsakoff症

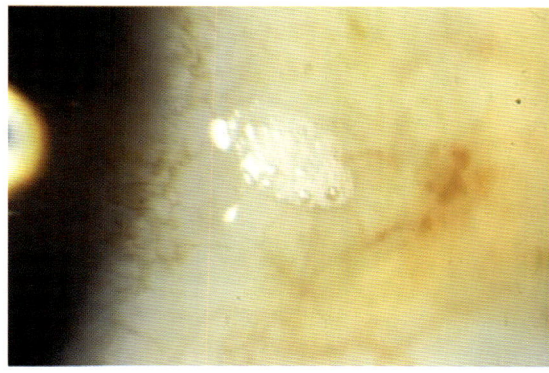

図63-2　ビタミンA欠乏による結膜のBitot斑。結膜乾燥症と関連がある。（Used with permission from Lueder GT：Pediatric Practice Ophthalmology www.accesspediatrics.com.）

候群（眼振，眼筋麻痺，運動失調が三徴である）は小児期の年齢層ではきわめてまれである。

- ビタミンB₂（リボフラビン）欠乏は，口角炎，舌炎と脂漏性皮膚炎が特徴的である（図63-3）。
- 亜鉛欠乏は，口周囲および肛門周囲皮膚炎が特徴的である（図63-4）。他の臨床症状では，感染症，下痢，発育不全の可能性がある。
- 肥満児は高血圧を慎重に評価されなければならない。他の一般的な症状は，脂肪肝からの肝腫大や黒色表皮腫（インスリン抵抗性と関係している）がある。肥満を示唆する原因における可逆的な徴候として，濃い紫色の皮膚線条やCushing症候群（まれな二次性肥満）の「野牛肩」がある。

表63-3　ミネラル／微量元素の欠乏または過剰な状態の臨床所見

ミネラル／微量元素	欠乏状態	過剰状態
カルシウム	骨石灰化 テタニー／けいれん 不整脈	腎石灰（ミルク-アルカリ症候群）
銅	低色素性貧血，好中球減少，皮膚色素脱失 中枢神経機能不全	肝壊死 溶血 腎不全 昏睡／死
フッ化物	う歯の増加 骨粗鬆症	斑状エナメル質（慢性的）
鉄	小球性低色素性貧血 異食症	凝血異常 消化管出血
ヨウ素	甲状腺腫 クレチン症	甲状腺中毒症
マグネシウム	心不整脈 発作 けいれん	緩下剤的効果 心臓ブロック Flaccid 四肢麻痺 呼吸麻痺
マンガン	爪，頭髪の発育障害 凝固因子の抑制 皮膚炎	
セレン	心筋症 疲労／甲状腺機能低下症	脱毛症 ニンニク様口臭
亜鉛	発疹（肛門周囲／口周囲），創傷治癒遅延， 免疫機能不全	悪心／消化不良／嘔吐 高コレステロール血症

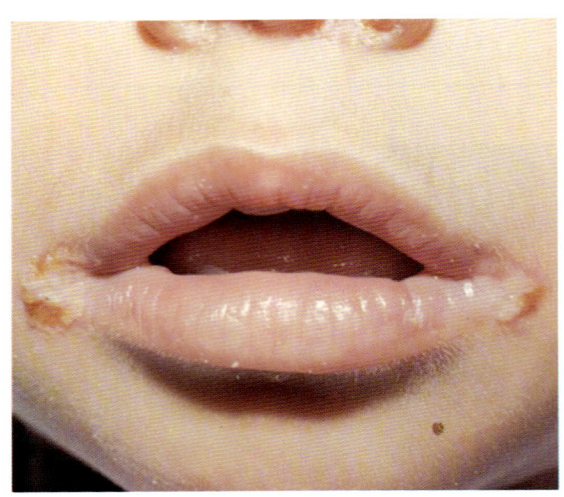

図63-3　ビタミン B₂（リボフラビン）欠乏による口角炎。（*Used with permission from Goldsmith LA, Katz SI, Gilchrest BA, Paller AS, Leffell DJ, Wolff K：Fitzpatrick's Dermatology in General Medicine, 8th edition：www.accessmedicine.com.*）

▶ 検査所見

- 病歴と身体所見に応じた検査を施行する。
- 脂溶性ビタミン（A，E）：血清で測定できる。
- ビタミン D：血清中の 25-ジヒドロキシビタミン D（25OH Vit D）値を測定する。
- ビタミン K：血清でプロトロンビン時間と国際標準比（INR）を測定する。
- ビタミン B 群：この群の各ビタミンの測定は特殊である。
- 大部分の微量元素：血清で測定できる。Wilson 病においては，銅検査よりも 24 時間蓄尿での銅測定がよい。アルカリホスファターゼ値の低下は亜鉛欠乏患児でみられる。
- BMI が 85〜94 パーセンタイルの小児に対し，血液検査が推奨される。肥満に関連する疾患（高血圧，既知の脂質異常

血症，血圧上昇）はなくても，空腹時の脂質プロファイルを施行すべきである。BMI が 85〜94 パーセンタイルで危険因子をもつ小児では，空腹時の脂質プロファイルと ALT・AST 値（脂肪肝検出のため）と空腹時血糖（2 型糖尿病検出のため）の測定をする[7]。BMI が 95 パーセンタイル以上の小児では，前述検査に加え，腎機能障害検出のために BUN，Cr を行う（長期間の高血圧や糖尿病を発症する可能性があるため）。

- 病歴と診察所見で疑わしい場合にのみ，染色体検査（Prader-Willi 症候群［15q-］のための蛍光 in situ ハイブリダイゼーション〈FISH〉）を行う（図 63-5）。

鑑別診断

栄養素欠乏の潜在的原因は多数あるが，経口摂取不良が最も頻度が高い原因である。その他，鑑別に必要な事項を表63-1〜63-3 に示した。

治療

▶ 非薬物治療

- 適切な食事のカウンセリング（欠乏または過剰な状態に応じて，摂取するものや避けるべきものを指導する，表63-4）。
- 体重は，全小児で少なくとも年 1 回は測定されるべきである。
- 小児肥満症の治療への 4 段階アプローチは，米国医師会によって下記のとおりに定められた[8]。

第 1 期（予防＋プロトコル）

- 毎日 5 人前以上の果物と野菜を摂取する。
- テレビとコンピューターの使用を 1 日 2 時間以内とする。
- 小児の寝室にテレビを置かない。
- 1 日 60 分以上の中等度〜活発な身体活動を行う。
- 糖の多い甘い飲料を飲まない。
- 毎日朝食を摂る。

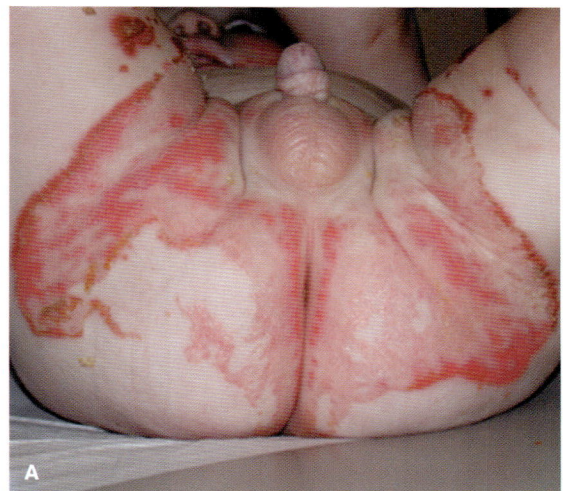

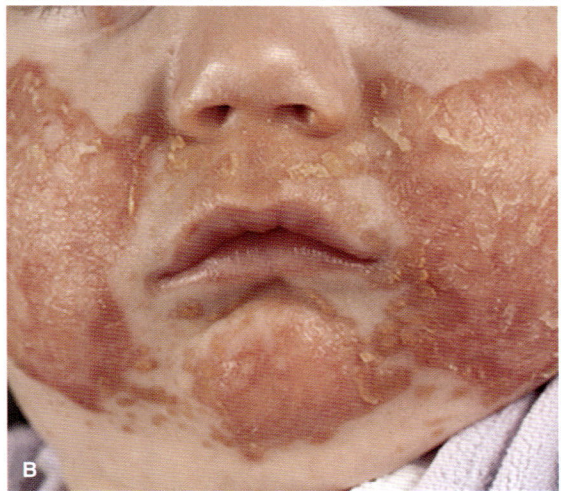

図 63-4　亜鉛欠乏による肛門周囲（**A**），口周囲（**B**）の皮膚炎。腸性肢端皮膚炎として知られている。（*Used with permission from Goldsmith LA, Katz SI, Gilchrest BA, Paller AS, Leffell DJ, Wolff K：Fitzpatrick's Dermatology in General Medicine, 8th edition：www. accessmedicine.com.*）

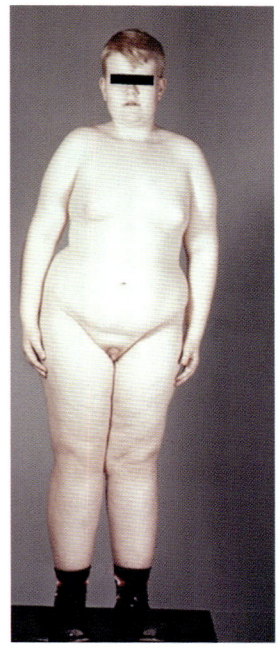

図 63-5　Prader-Willi 症候群の 11 歳男児。（*Used with permission from Cleveland Clinic Children's Hospital Photo File.*）

表 63-4　栄養素を豊富に含有している食物

脂溶性ビタミン
- ビタミン A：卵，肝臓，強化乳，緑黄色果物・野菜
- ビタミン D：強化乳，卵黄，魚，日光
- ビタミン E：ナッツ，大豆，緑葉野菜，コーン油またはキャノーラ油，オリーブ
- ビタミン K：緑葉野菜，ハーブ，プルーン

水溶性ビタミン
- チアミン：全穀物／高栄養価穀物製品，肉，乳，マメ科植物
- リボフラビン：全穀物／高栄養価穀物製品，肉，乳，卵
- ナイアシン：全穀物／高栄養価穀物製品，肉，魚，緑葉野菜
- 葉酸：強化穀物，緑葉野菜，もやし，ピーナッツ
- ビタミン B12：肉（特に魚介類），乳，卵

ミネラル／微量元素
- カルシウム：乳製品，豆腐，アーモンド，緑葉野菜，ニシン
- 銅：肉，マメ科植物，チョコレート
- 鉄：肉，強化穀物，カボチャ／カボチャの種，ドライトマト／干しアンズ
- ヨウ素：魚介類，ヨード塩
- マグネシウム：魚介類，ナッツ，生野菜
- 亜鉛：肉，ダークチョコレート，ピーナッツ

- 外食を制限する。
- 1 週間に 5 回以上，家族で食事する。
- 食事摂取を自己管理させて，食事制限を避ける（例：過量でも不足でもなく食事を満足するまで摂取させる）。

第 2 期（体重管理構築プロトコル）

　構築プロトコルとは，構築された食事，1 日 60 分以上の身体活動，1 日 1 時間以内のスクリーン時間（テレビ，ゲーム，タブレットなどを見る時間）を日誌に付け，その日誌を通し習慣の自己モニタリングを行う機会を増やすことである。3～6 カ月後に BMI の改善がみられない場合には第 3 期へ移行する。

第 3 期　多分野の専門家による介入

第 4 期　三次医療介入

▶ **薬物治療**

- 不十分な微量元素またはミネラルの補充を行う。
- 栄養欠乏状態になるため，どのような基礎疾患であろうと治療を開始する。

▶ **外科治療**

- 栄養欠乏および／または基礎疾患をもつ患児は，栄養チューブ挿入または経静脈栄養を行うための中心静脈カテーテル挿入のような外科的手技を行うことがある。SOR **C**
- 体重減少手術（胃バンディング手術，バイパス手術）は，極度の肥満（BMI 40 以上）と，食事および生活様式の変化に感受性が低いという長期にわたるリスクと合併症に対して検討される。SOR **C**

▶ **紹介**

- 適切な食事のカウンセリングを提供するために小児栄養士と相談する。
- どのような消化器疾患であっても栄養素が欠乏するため，

小児消化器医に相談する。

- 過体重または肥満患者に対して，多分野の専門家チームを招集し検討すべきである（栄養士，消化器科医，内分泌医，カウンセラー，トレーナーなど）。

予防とスクリーニング

- 脂溶性ビタミン（A，D，E，K）の補充は，胆汁うっ滞性疾患または脂肪吸収不全症患児に必要である。補充していてもビタミンが低値を示していないか評価するために，定期的に測定する。
- ビタミンD欠乏を予防するために，十分な日光曝露（おむつ着用期で1週間に30分，またはおむつが外れて以降で1週間に2時間）推奨される。濃い皮膚色の乳児では，少なくても通常より3倍以上の日光曝露を必要とする。
- 母乳栄養児と同様に，人工乳摂取が1日1Lに満たない小児では，400単位／日のビタミンD補充が毎日必要である[9]。
- 出生時または出生後の乳児へのビタミンK投与は，新生児出血性疾患を予防する。
- 厳格な菜食主義の妊婦で特に母乳栄養を行いたいと考えている女性に，ビタミンB12を補充することを義務づけている。
- 母乳栄養児では，生後4カ月で鉄の補充を開始する。乳児（6カ月以上）では，2倍の鉄が強化されたシリアルと，1日1回以上の柑橘類，濃緑色野菜，トマトのようなビタミンCの豊富な食物を摂取する。
- 1〜5歳の小児では，1日の牛乳摂取は600mLを超えてはいけない。
- 生後9〜12カ月の乳児に対しては，鉄欠乏のスクリーニングが推奨される。
- 生後15〜18カ月，5〜8歳の小児では，高リスク患者（早産児，慢性炎症性疾患の小児，再発性／慢性感染症，食事制限している小児）では，追加でスクリーニング検査を行う。
- 過体重／肥満状態の児に対して年1回の検査を行う。健康的な食事，健康的な習慣，理想の自分，活発なライフスタイルについて，両親が問診でカウンセリングを受ける。

予後

- 栄養失調は基礎疾患による。
- 摂取不良による栄養失調は，不十分な栄養素を補充することで予後が良好になる。
- 肥満の治療はどの年齢でも課題である。肥満児は肥満成人になるリスクが高い。10〜15歳の肥満児のうち，約80%が成人しても肥満のままである。

フォローアップ

薬物または食事の介入を行った場合には，栄養欠乏または過剰になっていないか慎重な経過観察が必要である。

【Victor E. Uko, MD／Lori A. Mahajan, MD】

（工藤孝広　訳）

第 10 部

腎・泌尿器疾患

SOR	定義
A	一貫して質が高く，かつ患者指向のエビデンス（科学的根拠）に基づいた推奨*
B	一貫性に欠けた，もしくは質に一部問題がある患者指向のエビデンスに基づいた推奨*
C	これまでのコンセンサス，通常行う診療行為，専門家の意見，疾患指向のエビデンス，または診断・治療・予防・スクリーニングについての症例報告に基づいた推奨*

- ＊SOR：推奨度（strength of recommendation）
- ・患者指向のエビデンス：死亡率，罹患率，患者の症状の改善などを意味する。
- ・疾患指向のエビデンス：血圧変化，血液生化学所見などを意味する。
- ＊：さらなる詳細情報は，巻末の「付録 A」を参照。

64 尿沈渣と尿路感染症

症例

10 歳男児が紅茶色の尿が 2 日続いたため，医療機関を受診した。男児は 2 週間前に治療を要さずに治癒した上気道感染に罹患していた。2 年前にもウイルス感染症後に肉眼的血尿が出現し，その際は IgA 腎症の可能性が示唆された。現在，血尿（図 64-1）を認めるが，蛋白尿は認めない。

概説

尿沈渣検査は，尿路の遺伝的・内因的な疾患（ループス腎炎，鎌状赤血球症，糸球体腎炎，間質性腎炎など）や解剖学的な異常（動静脈奇形など），閉塞性疾患（後部尿道弁や腎結石など），感染症，代謝疾患（凝固障害など），外傷，腎尿路腫瘍性疾患の評価のために頻繁に行われている。尿中の赤血球や白血球や円柱，細菌，悪性腫瘍細胞などの潜在的な尿所見は，患者の問題についての，さらなる評価に有用である。

疫学

- 小児において，コンセンサスの得られた顕微鏡的血尿の定義は存在しないが，強拡大の一視野における 5～10 個以上の赤血球は，有意な異常と考えられている[1]。
- 古い研究（N＝8,954　任意抽出の 8～15 歳の小児）によれば，4 つの尿検体に 1 つ以上の血尿を認める頻度は 4.1％で，2 つ以上の尿検体において血尿を認める頻度は 1.1％であった[2]。
- 小児における肉眼的血尿の推定頻度は，1.3/1,000 とされる[3]。
- 軽度の膿尿（強拡大一視野あたり，2～10 個以上の白血球）は，病気の新生児や発熱している小児においては一般的である。
  - カラチ（パキスタン）の NICU に継続して入院した 110 名の新生児において，35 名に膿尿を認め，うち 71.4％は尿培養で細菌の発育を認めなかった[4]。
  - 川崎病に罹患した小児の集団報告（N＝210）において，29.5％（N＝62）が膿尿を伴っていた。そのうち，34 名が無菌性膿尿で，8 名が細菌性膿尿を認めた[5]。
  - 急性期の川崎病患児と川崎病以外の発熱性疾患を比較した集団研究では，川崎病患児の 79.8％，川崎病以外の発熱性疾患患児の 54％が膿尿を伴っていた[6]。また，尿中白血球数の中央値は川崎病で高かった（川崎病：42WBC/μL vs 他の発熱性疾患：12WBC/μL）。
- 尿路感染症（urinary tract infection：UTI）は小児において一般的な疾患であり（女児の 8％，男児の 2％が 7 歳までに経験），顕微鏡での膿尿は診断感度 73％，特異度 81％である[7]。
  - 有熱性尿路感染症に罹患した約 60％の小児が，急性腎盂腎炎を示唆する腎皮質シンチグラフィでの集積欠損を認める。このうちの 10～40％が永続的な腎瘢痕となる[8]。
- 88 施設における 1 万 1,000 以上の尿検体についての臨床検査の研究では，機械による自動法でない顕微鏡による尿沈渣検査は 62.5％の施設で実施され，通常それは尿検査異常

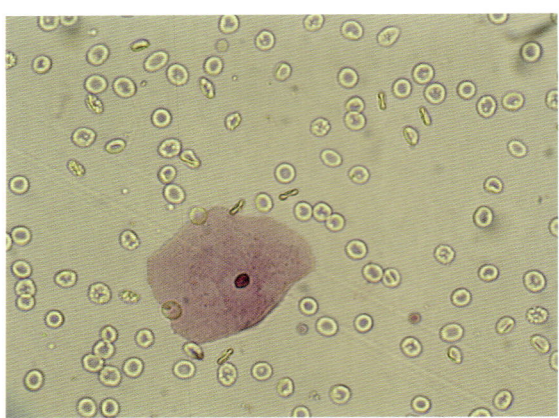

図 64-1　尿中赤血球を認める。一部の赤血球は円鋸歯状であり，1 つの上皮細胞が観察される。(Used with permission from Richard P. Usatine, MD)

を認めた場合に追加されることが多かった[9]。顕微鏡による尿沈渣検査により，65％の検体で新たな情報が得られた。

病因と病態生理

- 血尿は（図 64-1），原因は多岐にわたる[1]。
  - 特発性
  - 糸球体疾患（IgA 腎症，溶連菌感染後糸球体腎炎，膜性増殖性糸球体腎炎〈MPGN〉など）
  - 間質尿細管疾患（急性腎盂腎炎，結核，鎌状赤血球や血小板減少症などの血液学的異常など）
  - 構造的・先天的異常（多嚢胞性腎疾患など）
  - 尿路（腎盂，尿管，膀胱，尿道など）疾患（膀胱炎〈大腸菌が 85％を占める〉[7]，結石，外傷〈最近のカテーテル挿入を含む〉，腫瘍，運動）
  - 高カルシウム血症，高尿酸血症を含む代謝異常
  - 薬剤（アミノグリコシド，抗てんかん薬，アスピリンなど）
  - 毒素（鉛，テレビンなど）
  - 異物混入（月経血，血性下痢便）
  - 小児における血尿の最も一般的な原因は，特発性，良性家族性血尿，特発性高カルシウム尿症，IgA 腎症，鎌状赤血球形質あるいは貧血である[1]。Vehaskari らは，2 回以上にわたり血尿（RBC＞6/0.9 mm^3 あるいは RBC≧10 万/時）を有する，28 人の小児における腎生検の結果は，12 人が正常組織，2 人が IgA-IgG 腎症（現在の IgA 腎症），1 人が巣状分節性糸球体硬化症，1 人が管外増殖性糸球体腎炎，1 人がおそらく遺伝性腎炎であった，と報告している[2]。
  - 小児の血尿は，尿路由来ではなく，ほとんどが糸球体由来である。赤血球は毛細血管壁の裂け目を通り，血管係蹄の内皮-上皮バリアを通り抜け，尿中に混入する[1]。
  - 血尿，高血圧，腎疾患（例：腎結石，嚢胞疾患など），鎌状赤血球症，血友病，透析，移植などの家族歴は診断に有益である[1]。輸血を必要とする 500 人の小児 β サラセミア患者では，10.6％が血尿を有していた[10]。
- 変形性赤血球や赤血球円柱（図 64-2）を伴う血尿と一定量（＞500 mg/dL）を超える蛋白尿の排泄は，糸球体腎炎を示唆する。

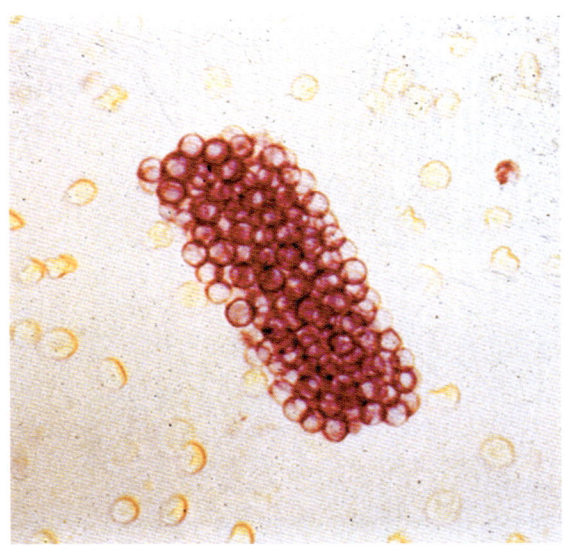

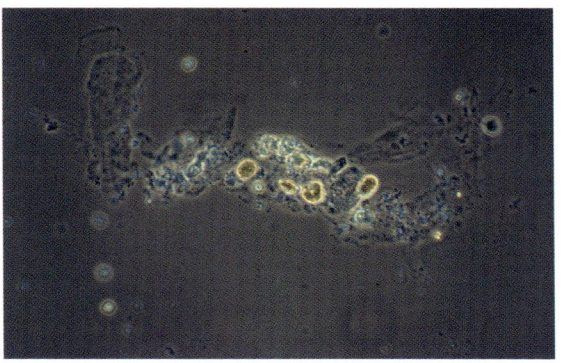

図64-4　腎盂腎炎患者で認められた白血球円柱。円柱状の形状や硝子基質を有し，集簇した白血球と区別可能である。

図64-2　赤血球円柱は，糸球体から尿細管への出血により生じる。これらの円柱はIgA腎症，ループス腎炎，Goodpasture症候群，Wegener肉芽腫症（訳注：現在は，多発血管炎性肉芽腫症〈GPA〉）などの糸球体腎炎で認められ，常に病的なものである。

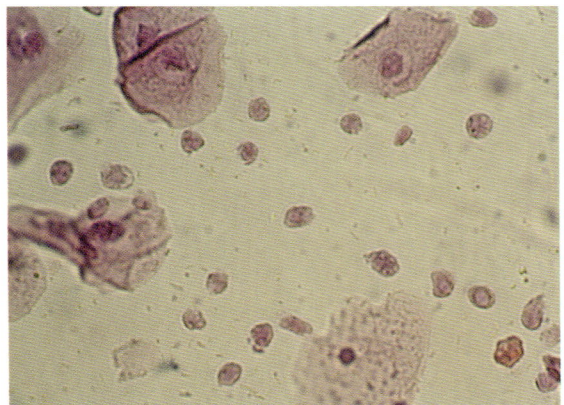

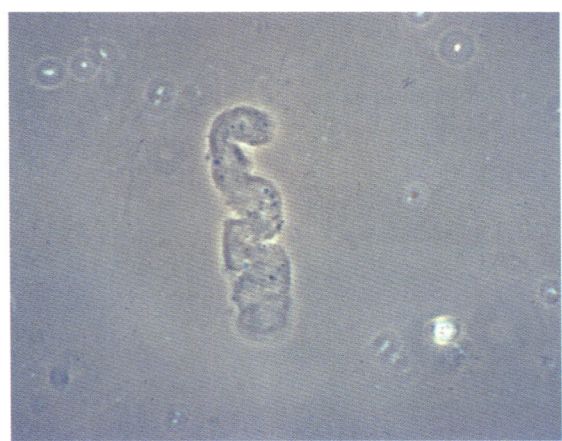

図64-5　硝子円柱は半透明であり，蛋白質に由来する。最も一般的な円柱であり，正常人でも認められる。脱水，運動，利尿薬（前二者と併存もあり）などにより，尿細管内の低流量と尿濃縮をきたし，円柱が形成される。

図64-3　尿路感染症患者の膿尿と細菌尿。遠心分離後の尿のスライドガラスに単純染色を追加した。上皮細胞を認めるが，尿培養検査により本患者が真の尿路感染症であり，単なる細菌の混入でないことが実証された。（Used with permission from Richard P. Usatine, MD）

- 無症候性細菌尿は，4〜15％の妊婦に認められ，通常，大腸菌による。
- 細菌を伴う白血球円柱（図64-4）の存在は腎盂腎炎を示す。
- 前述したように，単独性膿尿（無菌性）は川崎病や結核で認められる[5,6,13]。
- 白血球や白血球円柱は，間質性腎炎や全身性エリテマトーデス（SLE）や移植腎の拒絶反応などの尿細管間質に関連した病態で認められる。
- 尿円柱は遠位曲尿細管や集合管（遠位のネフロン）でのみ形成される。
- 硝子円柱はネフロン内の尿細管上皮細胞から分泌されたムコ蛋白で形成される。これらの半透明の円柱は最も一般的な円柱であり，強い運動の後や脱水時の正常な人でも認められる。尿細管内の低流速と脱水による濃縮尿などによって硝子円柱が形成される（図64-5）。
- 顆粒円柱は2番目に多いタイプの円柱である（図64-6）。これらの円柱は細胞性円柱の崩壊やアルブミンあるいは免疫グロブリンの軽鎖の凝集体が円柱に封入されることで生じる。封入物の大きさにより密または疎の顆粒円柱に分類されるが，粗密の分類に診断的な意義はない。

- 一般的に肉眼的血尿は腎盂以下の泌尿器系に起源があることが多い。しかし，MPGN患者の10〜20％に肉眼的血尿を反復するエピソードを認める[11]。
  - 鮮やかな赤い色調の尿で，かつ顕微鏡で正常な形状の赤血球に凝血塊を認める場合は，尿路からの出血が示唆される[1]。
  - 茶色の尿（紅茶色，コーラ色などと表現される）で，赤血球円柱や変形赤血球を認めるときは，糸球体出血が示唆される[1]。
- 膿尿（図64-3）はしばしば尿路感染症の結果である。
  - 細菌の存在は感染を示唆する（>10^2微生物/mL あるいは年長児や成人では中間尿を用いて10^5以上）。尿検査で10細菌/HPFは感染を高く示唆する（感度99％，陽性尤度比85）[12]。

10

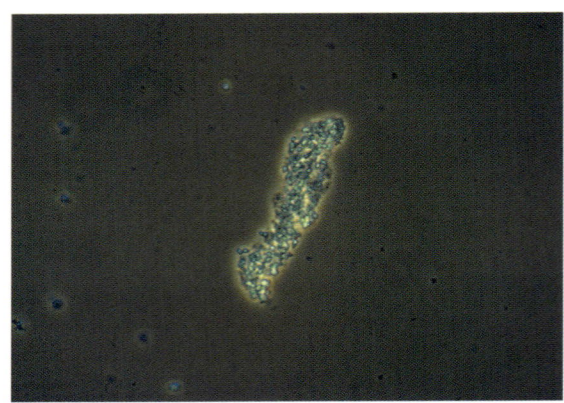

図64-6　粗な顆粒円柱。すべての顆粒円柱は腎疾患の存在を示唆する。ただし、非特異的であり、様々な腎疾患で認められる。

危険因子

- 便秘(小児の尿路感染症にとって)
- 有熱性小児の尿路感染症に関連する臨床的危険因子の研究では、以下のものが示されている[14]。
  - 割礼を受けていない男児(オッズ比 10.4、95%信頼区間 4.7〜31.4)
  - 39℃以上の発熱(オッズ比 2.4、95%信頼区間 1.5〜3.6)

診断

▶ 臨床所見

- 血尿は糸球体疾患や代謝異常の患者では無症候性のことも多い。
  - 病歴聴取にあたり重要な点は、過去もしくは最近の感染既往(尿路、下痢、レンサ球菌による咽頭炎)、強い運動、月経、熱帯地域への渡航、外傷、疼痛(膀胱、側腹部、関節)、発疹、尿路感染の症状(頻尿や排尿障害)などである[1,18]。また、尿量の変化、さらに異物の挿入や性的虐待などによる潜在的な外傷(例:性器出血)の有無に関しても調べる。
  - 鎌状赤血球症や血友病、結石、難聴、家族性の腎疾患、血尿、高血圧などの家族歴は診断に有用である[18]。
  - 糸球体疾患の徴候や症状には、様々な程度の腎不全、浮腫、乏尿、高血圧、腎不全の程度と不釣り合いな貧血などがある。感染後疾患を示唆する過去4週間以内の咽頭痛や皮膚感染の有無に関して聴取する。また、MPGN の患者は以下のいずれか1つの形式で発症する。ネフローゼ症候群(40〜70%)、急性腎炎症候群(20〜30%)、定期の尿検査で検出された無症候性の蛋白尿や血尿(20〜30%)、あるいは肉眼的血尿の反復(10〜20%)[15]。高血圧は MPGN の1/3の患者で検出される[15]。
  - IgA 血管炎(Henoch–Schönlein 紫斑病)の患児(N=223)は、その46%が腎炎を発症し、その大部分は紫斑病の診断から1カ月以内に発症した[16]。腎炎では、血尿のみが14%、蛋白尿のみが9%、血尿と蛋白尿の両者が56%、ネフローゼレベルの蛋白尿が20%、ネフローゼ・腎炎症候群が1%であった。
  - 腎結石は鼠径部や精巣外陰部への放散を伴って同側の腹部や脇腹に痛みをきたし、結石が膀胱内に認められる際

には刺激性の頻尿、尿切迫や排尿障害などの症状を生じうる。
  - 腹部腫瘤は腫瘍や水腎症、多嚢胞性異形成腎、多発性嚢胞腎などが原因となる[1]。
  - IgA 血管炎や SLE の患者では、発疹や関節炎を生じうる。
- 尿路感染症を有する小児は、排尿障害や頻尿、あるいはその両方(陽性尤度比 2.2〜2.8)に加え、痛み(腹痛〈陽性尤度比 6.3、95%信頼区間 2.5〜16.0〉や背部痛〈陽性尤度比 3.6、95%信頼区間 2.1〜6.1〉)を有することが多い。新規発症の尿失禁があると、尿路感染症の可能性が上昇する(陽性尤度比 4.6、95%信頼区間 2.8〜7.6)[17]。
  - 幼児において、尿路感染症の既往(陽性尤度比 2.3〜2.9)、40℃以上の発熱(陽性尤度比 3.2〜3.3)、恥骨上の圧痛(陽性尤度比 4.4)は尿路感染症を特定するための最も有用な所見である。
- 腎盂腎炎の症状は寒気や悪寒、発熱、嘔気・嘔吐、脇腹の痛みを含む。しかし、陽性尤度比は低い(1.5〜2.5)。

▶ 検査所見と画像検査

- 小児の顕微鏡的血尿の精査では、尿沈渣で変形赤血球や赤血球円柱(図64-2)に加え、蛋白尿検査(尿試験紙で 2+以上)を行う。
  - 変形赤血球、赤血球円柱、蛋白尿などが陽性であれば、糸球体疾患を疑い基礎的な生化学検査や全血算や血小板数、補体価、アルブミン値、レンサ球菌抗原試験、抗体価検査(ASO、抗糸球体基底膜抗体、抗好中球細胞質抗体)を考慮する。その結果により腎生検に適応を判断する[1]。MPGN が疑われている患者の検査については、68章「腎炎症候群」参照のこと[11]。
  - 変形赤血球、赤血球円柱、蛋白尿などが陰性で、尿中白血球(図64-3)や白血球円柱(図64-4)を認める場合は、尿路感染症を疑う。とくに腎盂腎炎の疑いがあるときは、尿培養と感受性試験を追加する。腎盂腎炎の最も一般的な起因菌は、大腸菌である。
  - 蛋白尿、白血球も陰性で、糸球体疾患を示唆する症状も認められない顕微鏡的血尿の場合は、家族の尿検査を行う(家族の血尿が陽性の際は、良性家族性血尿の可能性が高い)。さらに、高 Ca 尿症の鑑別のために、尿 Ca/Cre 比を調べる。診断が不確かな場合、24時間蓄尿により蛋白尿、クレアチニン、カルシウムを測定する[1]。これらの検査も陰性であれば、聴力検査(Alport 症候群など)や腎臓超音波検査やヘモグロビンの電気泳動なども考慮する[1]。
  - 米国放射線科医学会(ACR)は、顕微鏡的の血尿単独の小児への腎臓と膀胱の超音波検査を推奨している[18]。さらに、小児が有痛性の非外傷性血尿を有する際には、結石の評価のための単純 CT 検査や腎臓・膀胱の超音波検査を推奨している。また、腹部や骨盤部の単純 X 線写真も考慮する。
- 肉眼的血尿を認める小児では、糸球体腎炎の徴候を調べる(例:浮腫、高血圧、蛋白尿、赤血球円柱など)。それらが存在するなら、前述した糸球体腎炎が疑われる顕微鏡的血尿患者への血液検査を行う。
  - 外傷を認めない肉眼的血尿患者では、尿培養検査や腎臓・膀胱の超音波検査を行う[1]。

- 外傷に由来する肉眼的血尿に対して, ACR は腹部から骨盤部までの造影 CT を推奨している[18]。尿道口に出血を認める, あるいは骨盤骨折を認める場合は, 逆行の尿道造影を考慮すべきである[18]。
- 非感染性の有痛性肉眼的血尿の場合は, 腹部から骨盤部の単純 CT 検査や腎臓・膀胱の超音波検査が, 結石や泌尿器科学的異常(例:腫瘍など)の探索に最適である[18]。
- 膀胱由来の肉眼的血尿が疑われるとき, あるいは活動性出血の出血点の特定には, 膀胱鏡検査が有用である。
- 前述の評価がすべて陰性なら, 定期的なフォローアップを考えるべきである。
- 赤血球円柱(図 64-2)が蛋白尿とともに尿検査で認められた場合, 糖尿病やアミロイドーシスによるネフローゼ症候群も考慮しなければならない(67 章「ネフローゼ症候群」参照)。
- 赤血球円柱は壊れやすいため, 新鮮尿で最も確認しやすい点に留意する(図 64-2)。
- 古いデータによれば, 尿路感染症が疑われている小児で, 顕微鏡的に膿尿と細菌尿が陽性であること(統合陽性尤度比 37.0, 95%信頼区間 11.0〜125.9), 尿試験紙で白血球エステラーゼと亜硝酸塩が陽性であること(統合陽性尤度比 28.2, 95%信頼区間 17.3〜46.0)は, 尿路感染症と決定するのに最良である[19]。顕微鏡的に膿尿・細菌尿の両者が陰性であること(統合陽性尤度比 0.11, 95%信頼区間 0.05〜0.23), 尿試験紙で白血球エステラーゼと亜硝酸塩の両者が陰性であること(統合陽性尤度比 0.20, 95%信頼区間 0.16〜0.26)は, 尿路感染症の除外に有用である[11]。
  - 3 歳以下の小児においては, 顕微鏡と培養のための尿採取が勧められる。膿尿と細菌尿陽性(適切に採取された尿検体において単一の尿病原性微生物が 5×10^4 コロニー/mL 以上存在)の場合は尿路感染症と定義される[20]。幼児における尿試験紙検査の陽性尤度比は低い(陽性尤度比 7.62, 95%信頼区間 0.95〜51.85)[21]。有熱性の幼児においては抗菌薬投前にカテーテル挿入や恥骨上膀胱穿刺で尿検体を採取すべきである[20]。
  - 白血球エステラーゼ試験や亜硝酸塩が陽性の年長児の場合, 起因菌の同定や薬剤感受性試験のために尿培養を行い, 同時に経験的治療を始める。尿試験紙検査の一方のみが陽性の場合も, 臨床・検査所見に基づいた治療を行うとともに, 顕鏡や培養のための尿検査を行う[7]。
- ACR が尿路感染症後に画像検査を推奨しているのは以下の場合である[22]。
  - 有熱性の尿路感染症の 2 カ月未満の患児:腎臓・膀胱の超音波検査を行う。男児や超音波検査上の異常を認める場合には, 排泄性尿道膀胱造影(X-ray voiding cystourethrogram:VCUG)を考慮する。
  - 2 カ月より大きく 3 歳以下で, 治療反応良好な有熱性尿路感染症の患児:腎臓・膀胱の超音波検査を行う。ただし, 超音波検査は年齢が増すにつれ異常検出率が低下し, 年長児においては臨床的判断が必要とされる。
  - 非典型的な(48 時間以内に抗菌薬による十分な反応がない, 敗血症の合併, 尿閉, 尿線が細い, 血清クレアチニンの上昇あり, 非大腸菌性の尿路感染症), 再発性の有熱性尿路感染症の患児:腎臓・膀胱の超音波検査や VCUG を行う。女児には放射性核種膀胱造影を考慮する。
- VCUG は, 腎臓・膀胱の超音波検査で水腎症, 瘢痕, 他の所見(高度膀胱尿管逆流〈VUR〉や閉塞性尿路異常などを示唆する所見)が発見された患児に必要である[20]。

治療

治療は, その背後にある病因・病態によって変わる。

- 糸球体腎炎, 高カリウム血症, 高窒素血症, 尿路結石症, 腎不全の家族歴を有する場合は, 小児腎臓専門医に紹介する[1]。MPGN の治療は 68 章「腎炎症候群」を参照[11]。
- 外傷, 閉塞性の尿路結石症, 腫瘍, 構造上の異常を有する血尿を認める患児は, 泌尿器科医に紹介する。泌尿器科医への紹介は原因不明の血尿の原因検索にも有用である。
- 膀胱炎の治療は, 個々の臨床現場の大腸菌の抗菌薬感受性を参考に(アモキシシリンに対する耐性は増加している), 適切な抗菌薬で治療する。
  - 第一選択薬は, トリメトプリム-スルファメトキサゾール(ST 合剤), アモキシシリン-クラブラン酸(AMPC/CVA), セフィキシム(CFIX)などのセファロスポリンである[7]。症状は通常, 24〜36 時間以内に改善する。
- 非複雑性腎盂腎炎は外来患者として適切な抗菌薬(例:AMPC/CVA, CFIX, セフチブテン〈CETB〉など)で治療が可能で, 10〜14 日間の内服治療あるいは短期間(2〜4 日)の静注治療後の内服治療を行う[7,23]。腎盂腎炎では, 治療指針の決定のために尿培養を行う。複雑性腎盂腎炎をもつ妊娠女性と小児は入院加療が必要である。
- ネフローゼ症候群(67 章)と腎結石(70 章)は各章参照のこと。

予防とスクリーニング

- Institute for Clinical Systems Improvement(ICSI)によると, 小児と思春期児におけるスクリーニングとしての尿検査は, 様々な検査の中での的中率が低く, 真の陽性者を検出する有益性は不確かであり, 推奨されていない[24]。
- 放射線治療や化学療法を受けた小児癌の生存者のような特定の集団には, 年に 1 回のスクリーニングの尿検査が推奨されている[25]。
- 韓国の学校検尿政策において(1999〜2008 年), 5,000 人以上の小児が小児腎臓専門医を受診し[26], 1,478 名の小児が腎生検を受けた(対象全体の 28.79%。このうち血尿単独が 26.77%, 蛋白尿単独が 9.09%, 蛋白尿・血尿が 51.19%)。腎生検を行った小児の 25%に慢性糸球体腎炎が指摘された(IgA 腎症 40%, MPGN 24%, 基底膜菲薄病 13%)。
- 健康な小児における, 初回尿路感染症後の抗菌薬予防投与は, 尿路感染症の再発を減少させなかった。これは, 軽度〜中等度の VUR を有する小児においても同様であった[27,28]。

【Mindy A. Smith, MD, MS/Richard P. Usatine, MD】

(神垣 佑 訳)

10

65 水腎症と尿管腎盂移行部狭窄

症例

　生来健康な7歳男児がある日，吐き気と非胆汁性嘔吐を伴う発作性の左腹部と左脇腹の疼痛を訴えた。発熱はなく，最近の外傷の既往もなかった。排尿や排便にも異常を認めなかった。触診により左肋骨脊柱角の圧痛を認める以外に特記すべき所見はなかった。尿検査では血尿も感染症の徴候も陰性で，血清クレアチニン値も正常範囲内であった。放射線学的検査によって，尿管拡張を伴わず，結石や腫瘍も認めない中等度の左側水腎症が発見された（**図65-1**）。右側の腎臓や膀胱は正常であった。実施された腎機能検査は左腎の狭窄と矛盾していなかった。男児は尿管腎盂移行部狭窄の外科的加療が実施された。その後のフォローアップ中に男児の水腎症と症状は消失した。

概説

　過去20年間，超音波技術の進歩や出生前医療の改善により，胎児期に先天的異常が発見されることが著明に増加した。現在では，水腎症（hydronephrosis）や尿管腎盂移行部狭窄（ureteropelvic junction obstruction：UPJO）などの一般的な泌尿生殖器異常は，周産期においてより頻回に発見されるようになり，さらに若年小児期により効率的に管理されるようになった。これらの異常に早期に治療介入することは，患者が成人になる過程で，彼らの泌尿生殖器系の成長と発達に改善をもたらす。

別名

　腎盂尿管移行部狭窄，近位尿管狭窄化／狭窄，腎盂拡大，腎盂拡張症

疫学

- 妊娠中に検出されるすべての先天異常において，泌尿生殖器系の異常は約20〜30％を占め，水腎症がその大多数を占める[1-4]。
  - 水腎症は腎盂の異常な拡大と定義されている。周産期において，腎盂の前後径が5mm以上と計測されたときに水腎症としている[5-7]。
  - 水腎水尿管症は腎盂と同側の尿管の異常な拡張と定義されている。
- UPJOは周産期の水腎症の最も一般的な原因であり，全体の約40％を占める[8]。
- 複数の大規模集団研究により，UPJOは男性に多く，男女比は2：1以上であり，左側に発生しやすい（特に新生児では）ことが示されている[9-12]。
- 両側性UPJOは，UPJOの10〜40％で認められる[10,11,13]。

危険因子

- UPJOの家族例の報告も存在するが[14-16]，現時点では先天性UPJOについての確立された遺伝的素因は判明していない。
  - しかし近年の研究によれば，骨形成蛋白質（BMP），

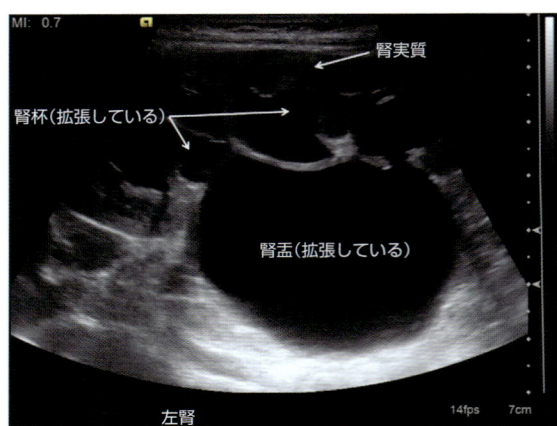

図65-1　左腎の超音波像。尿管の拡張がない水腎症の所見は尿管腎盂移行部狭窄（UPJO）を示唆している。（*Used with permission from Lynn L. Woo, MD*）

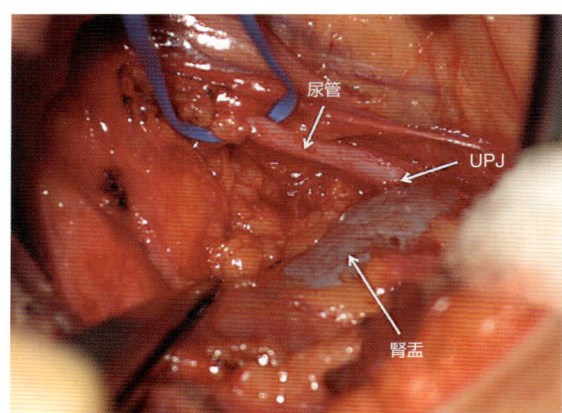

図65-2　原発性（先天性）UPJOの術中写真。尿管は狭窄し，尿管腎盂移行部で捻転していることが判明した。腎盂は拡張し，尿で充満していた。UPJ＝尿管腎盂移行部（*Used with permission from Lynn L. Woo, MD*）

Wilms腫瘍（*WT1*）遺伝子，ヒト白血球抗原（*HLA*）遺伝子などのネフロン発生に関わる様々な因子の異常は，家族性UPJOの原因となる可能性が示唆されている[15,17-19]。
- しばしばUPJOは，他の先天的な腎臓あるいは腎臓以外の異常に合併する[20]。
  - 馬蹄腎患者の15％以上にUPJOが認められ，回転異常腎においてもUPJOが合併する[12,21-25]。
  - 異所性腎（特に骨盤腎）の水腎症の1/3以上の症例はUPJOが原因である[25,26]。
  - VATER症候群のおよそ20％の患児がUPJOを合併する[27]。

病因と病態生理

- UPJOには原発性（先天性）と二次性の2種類がある。
- 原発性UPJO（**図65-2**）
  - 原発性UPJOは，尿管腎盂移行部における尿管内腔の狭小化を伴う先天異常であり，尿の輸送や腎障害を合併する。
  - 真の病因はいまだ不明であるが，原因は多因子にわたると考えられている[20,28]。

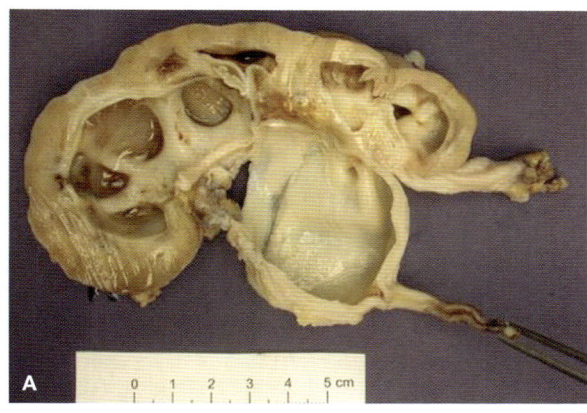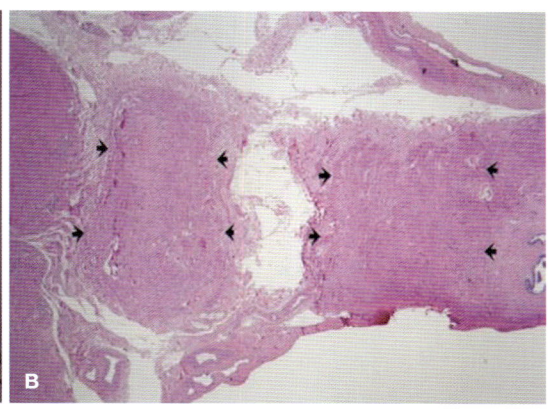

図 65-3　先天性 UPJO の病理像。**A**：先天性 UPJO を合併した腎臓の肉眼標本。腎盂とすべての腎杯が拡張し，著明な腎実質の減少が認められる。尿管腎盂移行部（UPJ）から遠位部の尿管は正常径である。**B**：先天性 UPJO の弱拡大組織像。腎盂筋は遠く離れた左側に位置している。UPJ の筋肉は非連続性の構造をしている。すなわち，乏細胞性の膠原線維領域により隔てられ，筋束方向が不均一な2つの襟のような筋肉（逆向きの矢印で示されている）で囲まれている。（*Used with permission from Lynn L. Woo, MD*）

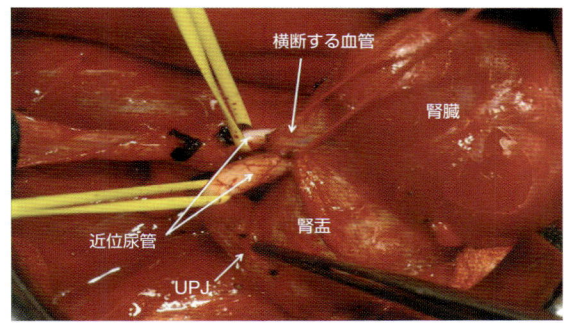

図 65-4　横断血管による UPJO の術中写真。尿管は黄色いループで識別されており，横断する血管は赤いループで示されている。横断する血管は典型的には腎下極から出ており，UPJ か近位尿管の前を横断する。その結果，尿管に捻転を生じる。異常な血管がすべての原因なのか，あるいは内因性の狭窄の結果として生じたのかは不明である。（*Used with permission from Lynn L. Woo, MD*）

- ・内因性因子（**図 65-3**）
  - ▪ 胎生発育における尿管の不完全な再開通[29,30]。
  - ▪ 尿管の蠕動運動に影響を与える異常な尿管筋や線維組織の発達[31,32]。
- ・外因性因子（**図 65-4**）
  - ▪ 腎下極から横断する血管による機械的狭窄は，UPJO の 63% の症例に認められる[33,34]。
- ・二次性 UPJO
  - ・重度に拡張し，曲りくねった尿管が UPJ において捻転し閉塞をきたす。尿管の拡張を認める場合，重篤な膀胱尿管逆流症や先天性巨大尿管症による二次的なものが多い。

診断

▶ 臨床所見

- ・水腎症や UPJO の多くの症例は，妊娠中の超音波検査や小児外傷に対する画像検査により偶然発見されるため，多くの幼児や小児は無症候性である。
  - ・出生前に発見された水腎症は出生直後に自然に治癒する可能性がある[35]。

- ・周産期に発見された水腎症の経過は，そのまま変わらない場合，児が年齢を重ねるにつれ自然に治癒する場合などがある。特に症状がなければ治療の必要性がなくなる[36,37]。
- ・水腎症は狭窄を必ずしも示唆するものではない。
- ・症状
  - ・脇腹／腹部痛
  - ・嘔気・嘔吐（非胆汁性）
  - ・血尿
  - ・尿路感染症
  - ・体重増加不良
- ・Dietl のクリーゼとは，発作的な上腹部や脇腹の痛みと嘔気・嘔吐が，両方同時に現れる発作症状である。特に利尿薬使用時に多く，その原因は UPJO と関連している。
- ・UPJO をもつ小児は，腹痛や嘔気・嘔吐を呈するため，泌尿生殖系の病因が特定され小児泌尿器科医に紹介される前に，しばしば胃腸や精神的な病因の評価がなされることがある[38,39]。
- ・治療されていない UPJO は，患側の腎臓の機能不全，腎萎縮，疼痛，再発性の感染，結石発生，成人期の高血圧のリスクと関連している可能性がある。

▶ 検査所見

- ・尿検査では，拡張した腎盂内の粘膜血管の穿破による肉眼的血尿，顕微鏡的血尿を認めることがある。
- ・腎機能不全は基本的な生化学検査により明らかになることが多いが，UPJO で対側腎が正常な場合は，通常は腎機能障害を生じることはない。
  - ・新生児の評価においては，少なくとも出生後 48 時間までは，児の血清クレアチニン値は母親の血清クレアチニン値を反映する点に留意すること。

▶ 画像検査

- ・逆行性腎盂造影（**図 65-5**）
  - ・本検査は解剖学的な検査であり，典型的には外科的な治療時に行われる。
  - ・本検査により解剖学的な異常を確認し，水腎症の原因となる狭窄が，実は腎盂よりさらに遠位で生じている可能性を除外するうえで有用である。

10

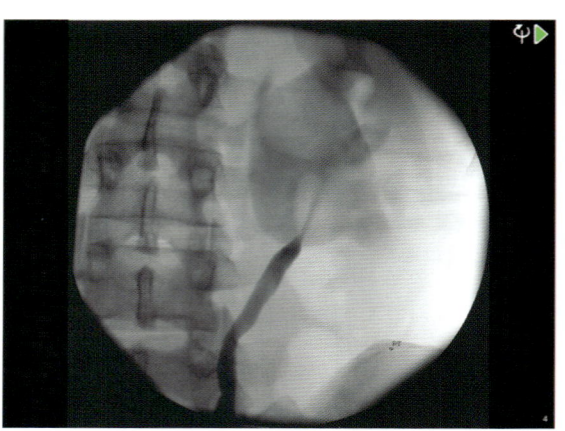

図 65-5　左腎の逆行性腎盂造影。腎盂は大きく拡張し，先端が鈍くなっている腎杯を伴っているようにみえる。近位尿管で狭窄している部位があり，UPJO に矛盾しない。（*Used with permission from Lynn L. Woo, MD*）

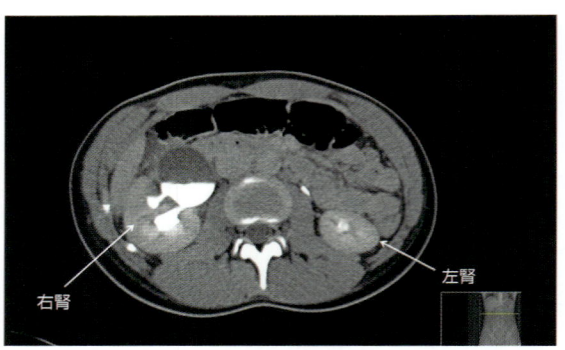

図 65-6　腹部造影 CT による右 UPJO の所見。右腎盂と腎杯は拡張し，それに伴い尿路系への造影剤の貯留が観察される。一方，正常な左腎には尿管への正常な造影剤の排泄が認められる。（*Used with permission from Lynn L. Woo, MD*）

A

腎臓

Fr:1 4452K 128×128

B

腎臓

放射能値／秒

分

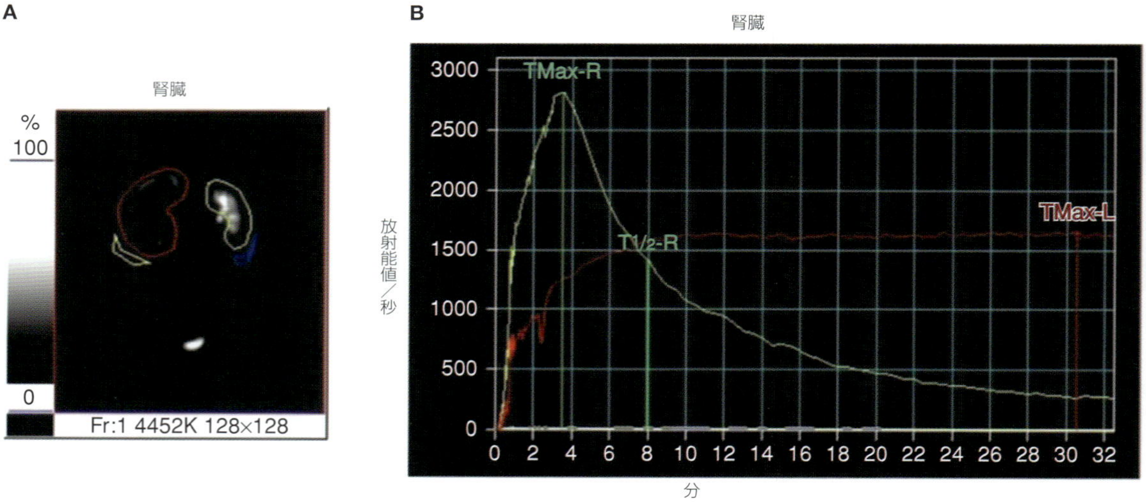

C　結果の表（概要）

パラメーター	左	右	合計
分腎機能（%）	28.0	72.0	
腎臓の放射能値（cpm）	58,037	149,203	207,240
TMax（分）	30.5	3.502	
T$_{1/2}$（分）		7.980	

図 65-7　フロセミド負荷 MAG3 シンチグラフィによる腎動態検査（後面像からの撮影像）。**A**：分腎機能。左腎（赤色の線で囲まれた部分）では放射性同位元素の集積率が著しく低下，総腎機能の 28% しか占めていない。右腎（黄色の線で囲まれた部分）では総腎機能の 72% を占めている。**B**：腎臓の放射性同位元素の集積と排泄。グラフは左右の腎臓の放射性同位元素の集積と排泄パターンを示している。右腎（黄色の線）では，放射性同位元素は速やかに取り込まれ，速やかに排泄されており，摂取した最大値の 1/2 の放射性同位元素の排泄にかかった時間は 7.98 分であった。この所見は正常な腎機能を示している。一方，平坦なグラフの線が示すように，左腎（赤色の線）は放射性同位元素が集積されているが，記録時間内（30 分）に排泄を認めず，狭搾所見に矛盾しない。**C**：分腎機能と T$_{1/2}$ の概要。（*Used with permission from Lynn L. Woo, MD*）

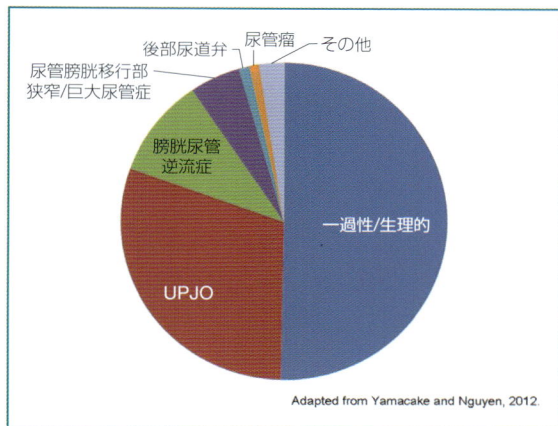

Adapted from Yamacake and Nguyen, 2012.

図65-8　出生前の水腎症の鑑別診断[65]。出生前の水腎症のほとんどの症例では，出生直後に治癒し，UPJO が周産期における持続性の水腎症の最も一般的な原因である。(Adapted from Yamacake KG, Nguyen HT：Current management of antenatal hydronephrosis. Pediatr Nephrol 2012；28(2)：237-243. With kind permission from Springer Science and Business Media.)

・所見：UPJ でみられる特徴的な狭窄，あるいは捻転を伴った拡張した腎盂，それら遠位の正常径の尿管。
● 超音波検査(図65-1)
　● 本検査は解剖学的な検査である。
　● UPJO を示唆する超音波所見
　　・水腎症あるいは拡張した腎盂。小児においては腎盂前後径が 5 mm 以上
　　・尿管は描出されないことが原則(正常の尿管は拡張していないため，通常は超音波で尿管を確認できない)
　　・菲薄化した腎実質
　　・腎の成長異常
● CT 検査あるいは MRI 検査(単純あるいは造影)(図65-6)

● 本検査は解剖学的，機能的検査であり，年長児によく使用される。
● CT は憂慮すべき放射線曝露があるため，小児においては最小限に留めるべきである。
● 狭窄を示唆する所見
　・拡張した腎盂±拡張した腎杯
　・UPJ における尿管の狭窄
　・狭窄部位で横断する血管
　・患側腎の造影剤摂取および排泄の遅延
● 利尿レノグラフィ／腎血流スキャン(図65-7)
　● 機能的核医学検査
　● 分腎機能だけでなく腎臓の分泌と排泄も同時に測定する。
　　・最も一般的に用いられる放射性同位元素はテクネシウム-99 m メルカプトアセチルトリグリシン(MAG3)
　　・フロセミドは放射性同位元素の利尿を促進するために，検査中に投与される。
　● 狭窄を示唆する所見
　　・患側腎の分腎機能が 40％未満であること。
　　・放射性同位元素の集積あるいは排泄がない，もしくは不足している。
● 放射性同位元素の 50％までになる時間($T_{1/2}$)
　● 正常：10 分未満
　● 境界型：10～20 分
　● 閉塞型：20 分以上

小児水腎症の鑑別診断(図65-8)

● 一過性／生理的水腎症
● 膀胱尿管逆流症(上部尿路系への尿の逆流)
● 後部尿道弁(尿道の先天性の狭窄あるいは他の膀胱出口部狭窄)
● 先天性巨大尿管症
● 尿管膀胱移行部狭窄

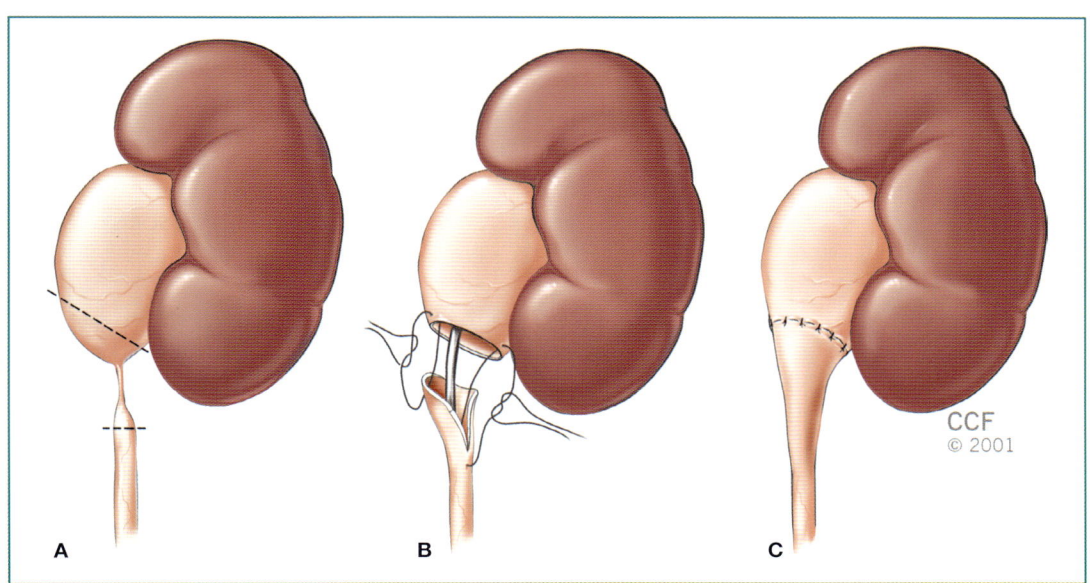

図65-9　分離-腎盂形成術(Anderson-Hynes 法)のイラスト。A：異常な尿管領域が切除される。B：径を広げるため，尿管の側面に切開を入れる。C：腎盂は近位の尿管と再吻合され，UPJ の連続性が再構築されている。(Reprinted with permission, Cleveland Clinic Center for Medical Art & Photography © 2001-2013. All Rights Reserved)

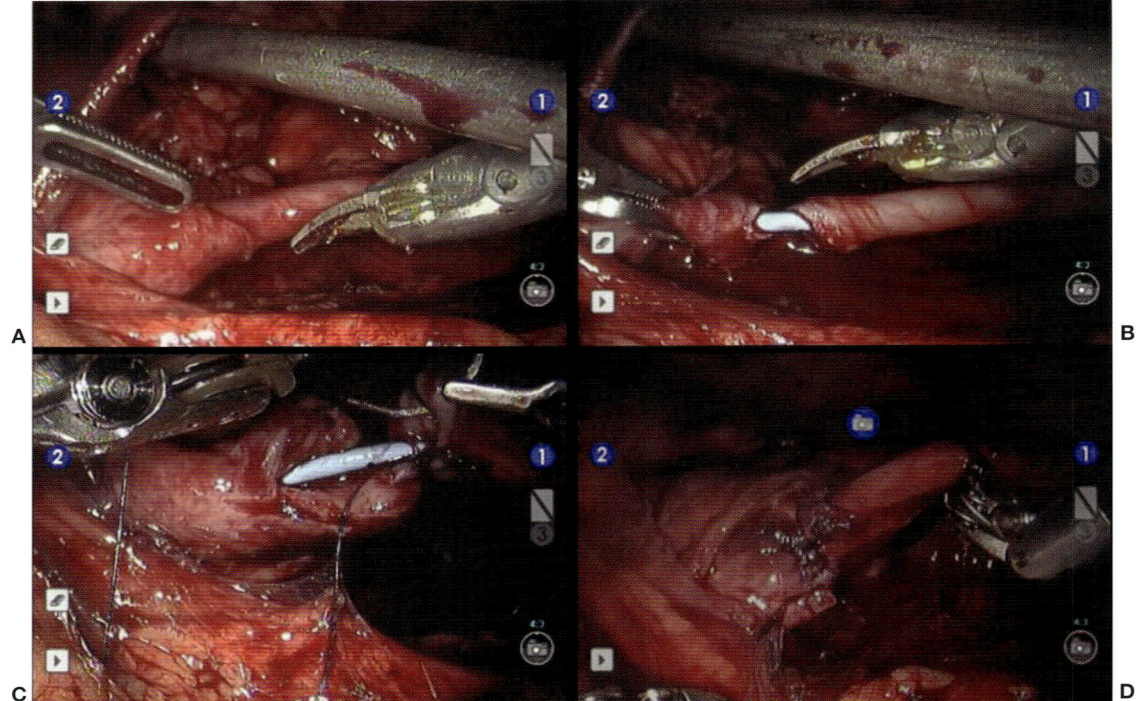

図65-10　ロボット支援腹腔鏡下腎盂形成術。修復の原則は，開腹の分離-腎盂形成術と同様である。この症例においては，はじめに尿管ステントが留置されている。**A**：UPJが同定される。**B**：UPJが横切開され，腎盂における狭窄部が明らかにされる。**C**：腎盂と切り込みを入れられ展開された尿管がステントの外側で再吻合される。**D**：修復完了。(*Used with permission from Lynn L. Woo, MD*)

- 重複尿管
- 尿管の異所性開口部への付着
- 尿管瘤（遠位尿管の嚢胞性拡張）
- 尿路結石や尿管ポリープ・腫瘍による閉塞
- 多嚢胞性異形成腎

治療

- 出生前の水腎症は，異なる病因から生じる可能性があり，閉塞性と非閉塞性の双方の可能性がある。最適な管理には，小児泌尿器科医への紹介や綿密なフォローが必要である。
- 小児の画像技術の向上に伴って，小児泌尿器科学分野が関わる領域は拡大している。そして，水腎症やUPJOに保存的治療を行う傾向が増加している[40,41]。SOR C
  - UPJOを有する40％以上の小児は，外科的処置を必要としない可能性がある[42]。
  - 現時点で提唱されている治療適応[43]
    - ・持続性の症状（疼痛，嘔気，体重増加不良）
    - ・利尿薬負荷腎動態検査での著明な狭窄
    - ・総腎機能低下あるいは腎成長の異常
    - ・高血圧
    - ・同側の腎機能低下
    - ・尿路感染症の再発
    - ・尿路結石の進行
    - ・腎不全

■ 治療介入

- 1949年の導入以来，Anderson-Hynes法による腎盂形成術

（訳注：狭窄部を切除し，腎盂と尿管を吻合する術式）（図65-9）は小児UPJOの標準治療とみなされてきた。本術式の成功率は98％以上と報告されている[44,45]。SOR A
  - さらに低腎機能（分腎機能＜30％）[46]となっているUPJO患児の約90％が，腎盂形成術後3年以上後も，術後腎機能が持続的に改善することが示されている。
- 過去10年で内視鏡手術と同様に，腹腔鏡やロボットによる腎盂形成技術の急速な進歩がもたらされ，これらの方法は開腹による腎盂形成手術に代わる術式として周知されるようになった（図65-10）。
  - 近年の研究で，ロボット手術と腹腔鏡の技術は実行可能で安全であるということが証明され，それらによる手術は97％以上の成功率をもつ[47,48]。SOR A
  - 内視鏡的腎盂切開術の成功率は65％と報告されている[49]。
- 尿管ステントは，吻合の創傷の治癒を助けるために腎盂形成術の間にしばしば留置される。
  - 腎盂形成術の間に尿管ステントを置かれた子どもは，腎盂形成術後約2～6週間後に外来でステント除去のための処置を実施する必要がある。

予防とスクリーニング

- UPJOの病因はいまだ不明で，多因子の可能性があるため，現時点ではUPJOの発生を予防する方法はない。
  - 重度の膀胱尿管逆流症や巨大尿管症の合併により二次的なUPJOをもっている子どもにおいて，早期の外科的治療は症状の進行や腎機能のさらなる悪化を予防しうる。

- 水腎症やUPJOのほとんどの症例は定期胎児超音波検査で検出され，小児泌尿器科医へ紹介されて周産期や出生後早期にカウンセリングを受け，その結果さらなる画像検査が必要とされる。両側の水腎症の症例では，潜在的な羊水過小症となりうるために周産期において綿密にフォローされるべきである。水腎症やUPJOに推奨される追加のスクリーニング検査は特にない。
- 再発性尿路感染症の子どもが発熱や脇腹，側腹部痛を有するときには感染の評価を行うべきであり，同様に，可能性のある潜在的な異常を検出するために腎臓や膀胱の超音波検査を行うべきである。
- 画像検査から新たに水腎症と診断された症例は，さらなる精査や管理のために小児泌尿器科医に紹介されるべきである。

予後

- 腎盂形成術による外科的修復後の狭窄の再発の全リスクは，5年後で1.3%と報告されている[50]。
  - 狭窄の完治は，典型的には腎盂形成術後の初めの3〜6カ月以内に94%の患児に認められる[44,46,51]。
  - 腎機能維持は，術後少なくとも6〜19年は持続し，場合によっては成人期まで持続すると報告されている[52-54]。
  - 再発の危険因子は，最初の手術のときに若い年齢であること，尿漏れの遷延，解剖学的所見の見落とし，術中の逆行性腎盂造影の未実施，背面からの術野への到達法である[55,56]。

フォローアップ

- 文献的には，腎盂形成術後には狭窄の解決や腎機能は長期間にわたり安定するとされるが，最適なフォローアップ期間についてのコンセンサスはいまだにない。
  - ほとんどの小児泌尿器科医は，狭窄の治癒の確認のために，定期的な超音波検査や修復後の利尿薬負荷腎動態検査などにより患児をフォローアップする[45,57]。
  - 腎機能が改善し安定化すれば，UPJOの修復2年後ほどで，患児は紹介元の小児科医へ逆紹介されうる[20]。
- 狭窄の再発があるため，ある一定の割合の子どもが小児泌尿器科医へ管理のために再紹介されてくる可能性がある。
  - 再発性のUPJOは，瘢痕組織や狭窄の発達や余分な腎盂（手術形成による），（手術後も残る）頑固な，または手術前に見逃された腎盂前を横切る血管によって生じる可能性がある。
  - 狭窄の再発により，症状が出る場合もあれば出ない場合もある。
    - 症候性の子どもは，UPJOの最初の症状（疼痛，嘔気・嘔吐，腎不全，増悪する高血圧）のように同じ形式で発症する可能性がある。
  - 画像は水腎症や尿管腎盂移行部の狭小化を明らかにする。
  - 利尿薬負荷腎動態検査は狭窄や低下した分腎機能を明らかにする。
  - （再発時の）治療介入の適応は，最初のUPJOの修復適応に類似している。
  - 管理の選択肢：
    - 尿道ステント留置
      - ステント留置により狭窄症状の解決が得られ，同時

に短期的には腎機能をも保護するが，患児にとって長期的な解決法ではない。
      - ステント留置時に行われる逆行性腎盂造影は，狭窄の範囲や狭窄が及んでいる尿管長の描出に有用である。
- 内視鏡的腎盂切開術
  - 尿管の狭窄は尿管鏡により直接可視化でき，瘢痕や狭窄組織はコールドナイフ切開，電気焼灼，レーザー焼灼などで切除する[58]。
  - 成功率は70%程度と報告されている[59]。
- 内視鏡的バルーン拡張術
  - 尿管腎盂移行部における瘢痕組織の内視鏡的な拡張である。
  - 内視鏡的腎盂切開術と比較すると，成功率は変動する[58,60]。
- 腎盂形成術の再施術，尿管腎杯吻合術による狭窄の修復
  - 開腹，腹腔鏡，ロボット技術が実施されている。これは安全で実施可能で効果的とされており，成功率は83%より高いと報告されている[60-63]。
- 腎摘除術
  - 腎摘除術の適応は，外科的修復を妨げるほどの著明な線維化を伴った重度の狭窄，低い分腎機能（通常20%以下），腎の成長発達の低下，再発性の尿路感染症，持続性で重篤な症状を含む[64]。
  - 低腎機能の状態の再発性・持続性のUPJOの最終治療として考えられている。

【Debby Chuang, MD／Lynn L. Woo, MD】
（神垣　佑 訳）

66 多発性嚢胞腎

症例

　17歳男児。友人とサッカーをした後に，軽度の腹痛と肉眼的血尿を主訴に受診。診察では左側腹部に有意な圧痛を認めたが，血圧を含めたバイタルサインに異常はなかった。尿定性検査は潜血3＋，蛋白1＋であり，多数の赤血球沈渣を認めたが，白血球や円柱はなかった。患児の母親への問診で，患児の父親と父方の叔母が何らかの腎臓疾患に罹患していることが聴取されたが，大分前に離婚し，今ではほとんど会っていないため，詳細不詳であった。超音波検査では，両腎に多数の嚢胞を伴う腫大を認め，左腎には結石を認めた。CT検査で多発性嚢胞腎が確定診断された（図66-1）。

概説

　多発性嚢胞腎（polycystic kidney disease：PKD）とは，進行性に腎嚢胞が増殖・増大する遺伝性腎疾患の総称である。最も多いものは，常染色体顕性（優性）多発性嚢胞腎（ADPKD）であり，腎臓の広範囲に上皮に裏打ちされた嚢胞が発生する。さらに，肝臓，膵臓，脳，動脈血管に病変が発生する患者もおり，それらの病変が複数合併することもある。常染色体潜性（劣性）多発性嚢胞腎（ARPKD）では，嚢胞腎の腫大と肝臓の線維化が主な所見であり，通常は乳児期から病変を認

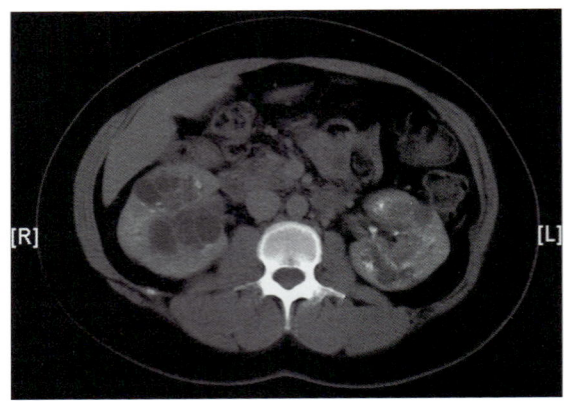

図 66-1　血尿がある多発性嚢胞腎患者の CT 像。(*Used with permission from Michael Freckleton, MD*)

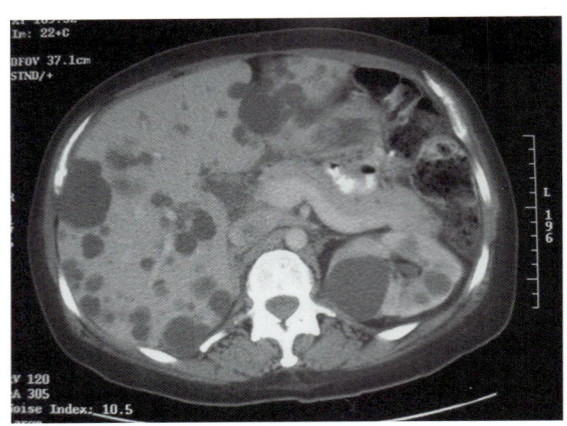

図 66-2　多発性嚢胞腎患者の CT 像。多発する肝嚢胞と両側の腎嚢胞を認める。(*Used with permission from Vesselin Dimov, MD, Cleveland Clinic, ClinicalCases.org.*)

める。ARPKD の嚢胞は集合管のみで発生し，非常に小さいため典型例では肉眼で識別できない。

疫学

- 最も多い腎尿細管疾患であり，300 人に 1 人の発生頻度である。
- ADPKD が 90％を占める[1]。ADPKD の大多数は成人で診断されるが，全年齢層で診断されうる[2]。ドイツの集団調査では，全体の有病率は 10 万人に 32.7 人で，60 代では最大 10 万人あたり 57.3 人であった[3]。
- 約 1,000 人に 1 人は孤発性の遺伝子変異により生じる。
- 米国では ADPKD は末期腎不全（ESRD）の原因の 5〜10％を占める。
- ADPKD は 30 代と 40 代で最もよく認めるが，全年齢層で診断されうる。
- 推定では ARPKD は 1 万〜4 万出生に 1 人の割合で発生する。しかし，重症例では出生後数日で死亡するため，発症率は過小評価されている可能性がある[2]。
- ADPKD，ARPKD ともにすべての人種，民族で認められ，男女差はない。

病因と病態生理

- ADPKD は細胞膜の蛋白をコードする *polycystin 1* 遺伝子（*PKD1*）と *polycystin 2* 遺伝子（*PKD2*）のどちらかの変異がその原因となる[4]。polycystin は，腎臓，肝臓，脳，心臓や膵臓などの臓器における管腔や血管の発達を制御する。PKD1 と PKD2 は一次繊毛に共局在し Ca^{2+} シグナルを調整する機械的センサーであり，尿細管や胆管などの上皮に裏打ちされた管腔の分化状態を維持するために必要である[5]。
- ADPKD では，実際は少数（1〜5％）のネフロンから嚢胞が発生する。残った腎実質は尿細管の萎縮，間質の線維化，腎の硬化などが様々な程度で存在する。
- 結節性硬化症で ADPKD を合併しうる[2]。
- ADPKD 患者では，肝臓（図 66-2），脾臓，膵臓，卵巣など腎以外の臓器でも嚢胞を認める。肝嚢胞は ADPKD 患者の 80％近くに認められる[3]。また，脳動脈瘤の頻度が増加する（5〜12％）。
- ARPKD は polycystic kidney hepatic disease 1（*PKHD1*）遺

伝子の変異が原因であり，以前までは新生児の PKD と考えられていた。この遺伝子は繊毛や基底小体に存在する fibrocystin, polyductin をコードし，PKD2 と複合体をつくる。この大きい受容体様の蛋白は，尿細管や胆管の形成や上皮細胞の管腔構造の維持に関与していると考えられている。

- ARPKD は羊水過小症候群（Potter 症候群）の結果生じる肺低形成と関連しうる[2]。
- ADPKD の若年患者（平均年齢 16 歳）を対象とした研究では，血清 VEGF（血管内皮増殖因子 vascular endothelial growth factor）の log(10) 値は，クレアチニンクリアランスと負の相関を示し，このことは ADPKD 患者の腎病変の初期段階において血管新生が関与している可能性を示している[6]。
- PKD を合併するまれな症候群の中には，眼や中枢神経系，指，神経管などの異常を呈するものがある[5]。
- PKD の一種に，糸球体嚢胞腎がある。糸球体嚢胞腎では腎糸球体の 5％以上に嚢胞性変化がある[7]。この疾患は通常若年患者において診断される。多くの糸球体嚢胞腎の症例において，PKD 関連の遺伝子異常は否定されているが，嚢胞や高尿酸血症，希釈尿を呈する家族性の糸球体嚢胞腎症が存在する[7]。

診断

初期の ADPKD を診断するためには，家族歴が重要である。

▶ 臨床所見

- ADPKD は小児患者では通常は無症状であり，他の理由で行われた画像検査で偶発的に診断されることが多い[2]。
- 慢性的な側腹部痛は，腎腫大によるものである。
- 嚢胞感染や閉塞，出血によって急激な腹痛を呈する。
- 肝腫大を認めることもある。
- 高血圧は成人では 75％と多く，小児でも 10〜30％の患者で認められる。左心室肥大は，思春期や若年成人で高血圧が明らかになる前であっても認められることがある[2]。
- 僧帽弁逸脱（MVP）は 15％近くの ADPKD 小児患者，成人患者で起こる[2]。
- 肉眼的血尿は 40％近くの患者で認められる[2]。尿路感染症に関しては，腎嚢胞が尿路と連続していない可能性がある

ため，嚢胞感染により膿瘍の形成をきたしうる。持続する発熱や側腹部痛を認めた場合，尿培養が陰性でも嚢胞感染を疑うべきである[2]。

- 尿の再吸収の異常による，尿中クエン酸の低下，尿 pH の低下により腎結石（シュウ酸カルシウムや尿酸）が 15〜20％の患者で発生する。腎結石は小児では一般的ではないが，11 歳の患者における報告もある[8]。
- 尿の濃縮力低下により，夜間多尿を認めることがある。
- デンマークでの研究では，ADPKD 患者において低出生体重児，男性，平均動脈圧高値が早期の末期腎不全発症の危険因子である[9]。
- ARPKD は羊水過小，肺低形成などの合併症状により 50％近くの患者が出生前に診断される[2]。新生児や乳児では触知可能な側腹部の腫瘤，肝腫大，高血圧，肺低形成による呼吸窮迫を認める[2]。
- ARPKD の小児の診断は，腫大し超音波検査上は輝度が亢進した腎臓を認めることに加え，以下の所見を 1 つ以上認めることにより臨床的に下される。すなわち，両親に腎嚢胞を認めないこと，同胞が過去に ARPKD と診断されたこと，近親婚，肝線維化の所見を臨床的，臨床検査的あるいは病理学的に認めること[2]。
- 少数の ARPKD 患者では，年長児や若年成人で肝疾患（門脈圧亢進，肝腫大）や腎疾患を発症する[2]。
- ブラジルの ARPKD 患者 25 人の症例報告では，診断時の年齢中央値は 61 カ月であり，半数に動脈血圧高値，40％に尿路感染症既往，約 1/3 に門脈圧亢進，約 1/4 にステージ 2 以上の慢性腎臓病を認めた[10]。

▶ 検査所見

- ADPKD 患者の 60％で顕微鏡的血尿か肉眼的血尿を認める[4]。血尿を証明するために尿検査を行い，貧血を鑑別するために血算やヘモグロビンも調べる。
- 遺伝子検査は ADPKD，ARPKD いずれの診断にも有用であるが，家族歴がある場合や両腎に典型的な嚢胞を認める場合には不要である。ADPKD の家族歴がある無症状の小児にスクリーニングを行うことは，経済的，心理社会的な懸念，疾患特異的な治療がないことから推奨されない。年に 1 回血圧測定，尿検査（血尿，蛋白尿）を行い，必要であればその他の検査を追加することは考慮すべきである[2]。ある後ろ向き研究では，小児 ADPKD 患者において，スクリーニングで診断された患者と，症状が出現し診断された患者では，腎予後が同様であった[11]。

▶ 画像検査

- 診断はしばしば超音波によって行われる。20 歳までに 80％以上の ADPKD 患者は腎嚢胞が出現し，30 歳までに 100％の患者で腎嚢胞が認められる。ある研究では，PKD の種類によるが，PKD の可能性がある 30 歳未満の人に対する超音波検査の感度は 70〜95％であった[12]。若年患者や嚢胞が小さい場合には，CT スキャン（図 66-1，66-2）や MRI が有用である。また，小児 ADPKD 患者の腎臓の全容量と嚢胞の容量の経過観察における MRI の有用性の報告もある[13]。
- 新生児の ARPKD 患者では，超音波にて著明な腎腫大と輝度亢進を認め，超音波では識別できない微細な嚢胞が無数に存在することが示唆される（図 66-3）[2]。より大きな嚢胞は ADPKD に典型的であるが，一般的には新生児では認め

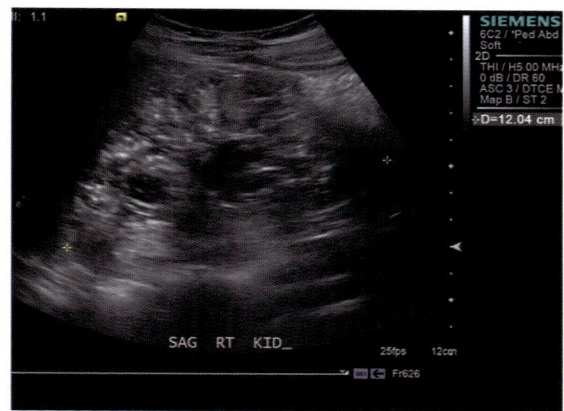

図 66-3　ARPKD の 8 歳男児。無数の小嚢胞が多くの界面をつくり，その結果多数の高エコー域を両腎で認める。(Used with permission from Karl Rew, MD)

ない。

- 時間経過に伴い，ARPKD の腎臓の外見は ADPKD のそれに類似してくる[2]。
- 小児 ADPKD では左右非対称性の病変や片側のみに腎嚢胞を認めることがある[2]。小児では単純性嚢胞がまれであるため，ADPKD のリスクがある患児で腎嚢胞が認められた場合は ADPKD の診断を考慮すべきとの意見もある。
- 嚢胞感染が疑われた場合，PET 検査が最適な検査であることが報告されている[14]。
- ADPKD 患者では，一般的に肝臓（50〜80％）（図 66-2），脾臓，膵臓，卵巣にも嚢胞が認められる。
- 年齢に対応した腎臓超音波所見の評価基準が，PKD1（最も重篤な疾患）のリスクがある患者の診断と疾患の除外目的に作成されているが[15]，PKD のリスクのある小児のための同様の評価基準はない[2]。
- 超音波エラストグラフィ（transient elastography）は，嚢胞性腎疾患において肝線維化を発見するのに有用となりうる[16]。

鑑別診断[2]

- 単純性嚢胞：全年齢で嚢胞が発見される。少数の嚢胞を認め，良性である。
- 後天性嚢胞性疾患：成人期で嚢胞が発見される。少数から多数の嚢胞を認める。腎不全が先行し嚢胞が出現する。
- 結節性硬化症：全年齢で嚢胞が発見される。同時に少数から多数の腎血管筋脂肪腫を認める。遺伝性の非悪性腫瘍も皮膚，脳／神経系，腎臓，心臓に発生する。

治療

　PKD に対する現在の治療は病状の進行を遅らせ，症状を最小限にすることである。しかし，PKD に対する特異的治療はいまだ黎明期の段階にある。

▶ 非薬物治療

- 臨床試験では，蛋白質制限も厳密な血圧管理も糸球体濾過率（GFR）の低下を抑えることはできなかった[17,18]。しかし英国での人口調査では，降圧薬の適応の拡大に伴い（その使用が人口の 7％から 46％に増加）死亡率が低下傾向を示し，さらに降圧治療の強化が ADPKD 患者の死亡率の減少

10

に関連していた[19]。

- 栄養学的な治療介入に関して，PKDの動物モデルの研究では，カフェインを避けること，大豆性蛋白質もしくは亜麻仁の摂取，水分摂取の増量が有益であることが示されたが，これらの検討はヒトに対しては行われていない[2]。
- 肉眼的血尿を認める場合，ベッド上安静と鎮痛薬，さらに1日尿量が2〜3L程度に保たれるように水分を補給することを推奨する意見もある。それにより徐々に改善し，数日で顕微鏡的血尿になるという[4]。**SOR C**

▶ 薬物治療

- 血圧の適切な管理は心疾患関連の危険を減少させる。**SOR A**
- ある無作為化比較試験（RCT）（N＝46人の高血圧を合併したADPKD患者）では，3年間のフォローアップ期間において，ラミプリル（訳注：ACE阻害薬）とメトプロロール（訳注：β遮断薬）で治療された患者群を比較した結果，腎機能や尿中アルブミン排泄量，左室重量係数（LVMI）に有意差は認めなかった[20]。腎機能は両群ともに有意に低下した。アンジオテンシン変換酵素（ACE）阻害薬とアンジオテンシン受容体拮抗薬はADPKDやARPKDを含めた慢性腎臓病の患児や高血圧の患児に慣習的に使用されてきた。しかし，成人患者に対する研究は行われていない。**SOR C**　ARPKD患者は血圧を管理するために数種類の降圧薬を必要とすることがある[2]。
- すでにACE阻害薬で治療されているADPKDの小児と若年成人を対象に，プラバスタチンが腎疾患や心疾患の進行抑制に効果的かを評価するRCTが現在進行中である[21]。
- 感染は可能なかぎり早期に治療する。囊胞の膿瘍形成が疑われた場合，ST合剤やシプロフロキサシンなどの囊胞に浸透する抗菌薬を選択する。**SOR C**
- 今後の治療法として，本症の病因に関与する，細胞内シグナル伝達機構が注目されている。基礎研究や観察研究により，mTOR経路が囊胞の増大に重要な役割を果たしていることが示された。
- mTOR阻害薬であるエベロリムスをADPKD患者n＝46人に投与した2年間のRCTでは，本剤はプラセボと比較し，総腎臓体積の増加を鈍化させたが，腎機能低下の進行を抑制しえなかった[22]。mTOR阻害薬のシロリムスの非盲検試験（N＝100人のADPKD患者と早期慢性腎臓病患者）でも，従来の治療と比較し，腎腫大の鈍化も腎機能の改善も認めなかった[23]。
- 多発性肝囊胞の患者（ADPKD症例を一部含む）に対するオクトレオチド（長期作用型のソマトスタチンアナログ）とプラセボのRCTでは，ADPKD患者におけるオクトレオチドを使用群で腎臓体積は増加せず，ADPKD患者のプラセボ群は腎臓体積の増加を認めた。また，オクトレオチド群の全患者において肝臓体積の減少を認めた。しかし，両群でのGFRに有意差は認めなかった[24]。

▶ 外科治療やその他の治療法

- 囊胞の穿刺と硬化薬（エタノールなど）投与は囊胞の痛みがある場合は行ってよい。**SOR C**　その他の治療法として，剥皮手術（囊胞のアンルーフィング）や神経除去がある[2]。
- 有痛性の肝腫大に対しては，経験豊富な施設において肝部分切除を行うことが可能であり，良好な結果が報告されている[25]。小児では肝腫大の痛みが問題となることはまれである。**SOR C**

- PKDによって末期腎不全（ESRD）となった患者に対し，腎移植や透析が選択肢としてある。
- 腎移植後15年間の転帰を調べた全国調査（N＝ADPKD患者534人，および非ADPKD患者4,779人）では，ADPKD患者は非ADPKD患者と比較し移植腎の生着率が良好であり，感染症に関しては差を認めなかった。しかし，血栓塞栓，代謝性疾患，高血圧などの合併症の増加が認められた[26]。
- 肝腎同時移植は深刻な肝臓合併症があるPDK患者で考慮される[2]。

▶ 紹介

- 進行性腎不全やESRDのPKD患者はしばしば透析や腎移植を必要とし，複数の合併症を生じる可能性があるため，専門家のチームで管理されるべきである。貧血の管理や腎移植前の動脈瘤のスクリーニング，固有のADPKDの腎臓の摘出なども考慮される[27]。**SOR C**
- PKD患者で急性腎盂腎炎や囊胞感染の症状を認めた場合は入院治療を考慮する[4]。

予後

- 約50％のADPKD患者が緩徐にESRDに進行する。典型的には40代〜60代で腎代替療法を必要とするESRDに至る[26]。ADPKDによってESRDとなった患者はその他の理由で腎不全となった患者と比較し，より良好な転帰であると思われる[28]。
- ADPKD患者でGFRの低下が早いことが予測される因子は以下である[29]。
  - 血清クレアチニン値が高い（GFRとは独立して）
  - 尿蛋白が多い
  - 平均動脈圧（MAP）が高い
  - 若年である
  - 腎臓体積の増加（＞1,500 ml）[2]
  - PKD1の変異による疾患[2,30]
  - 尿細管間質の線維化[31]
  - 尿路結石[32]
- 小児ADPKD患者の大多数は，小児期を通じて腎機能は正常である[2]。
- ARPKDの臨床像は，新生児期に死亡する患者から，高齢期においても軽症の腎疾患しか呈さない患者まで，多様である[5]。新生児期の推定死亡率は30％である。新生児期を越えた場合，10年生存率は約80％である[33]。約1/3は10歳までにESRDに進行し，さらに20〜30％が思春期までにESRDとなる[2]。成人期までの腎生存率は42％にすぎない[2]。
- 肝移植の有無に限らず，腎移植が施行された3〜24歳のARPKD患者14人を対象とした小規模の後ろ向き研究では，最初の1年間の腎生着率は92％であるが，腎移植10年後の生着率は14％にすぎない。死亡率は21％（14人中3人）であり，感染症の合併（繰り返す胆管炎）や肝内胆管の著明な拡張と直接的に関係していた[34]。肝腎移植を計15回施行された14人の小児患者（年齢中央値8歳，7人はARPKD）を対象とした研究では，前述の検討よりも良好な転帰をたどった[35]。6人の患者は術後出血の合併症があり，3人が腹腔内出血のため再手術が必要となった。半数が術後透析を必要としたが，1年生存率と5年生存率は100％

であり，1年後と5年後の肝臓生着率は80％，腎生着率は93％であった。

- ADPKD患者は腎結石と（68章「腎炎症候群」参照）[36]，脳動脈瘤（成人の10～12％で認める）を認める傾向がある[2]。
- 新生児では呼吸窮迫，乏尿，体液や電解質異常，高血圧などが出現する可能性がある[2]。25人のARPKD患児の報告では，平均152カ月の観察期間後に動脈性高血圧が76％（観察開始前が半数），門脈圧亢進が68％（観察開始前32％），グレード2以上のCKDが44％（観察開始前24％），尿路感染症が52％で認められた[10]。

フォローアップ

- 患者の腎機能を定期的に測定し，高血圧，腎移植後の糖尿病に注意する。画像検査で腎臓や嚢胞の総体積の増加率を評価することは予後の推測に有効である[37]。
- 腎障害をきたしたPKD患者すべてに対し，腎機能に応じて各薬剤の投与量を調整し，腎毒性がある薬は可能であれば避ける。SOR C
- 特にARPKDの患児において，代謝異常の管理（高カリウム血症，代謝性アシドーシス，貧血，代謝性骨疾患など）も必要である[2]。
- 食物の摂取に注意することは重要である。特にARPKDの新生児では，著明に腫大した腎臓による胃の圧迫により，食べ始めてすぐに満腹感が出現したり，胃食道逆流を引き起こすなどにより，食事摂取が阻害される。そのため，経腸栄養は適切なカロリーを担保するためにしばしば必要となり，さらに腎摘出も考慮される場合がある[2]。
- 尿路感染症はADPKD患者（30～50％）や，ARPKD患者においてよく認められる。しかし，嚢胞感染や膿瘍はARPKD患者では一般的ではない（標準的な抗菌薬が適切に使用される限りは）[2]。ADPKD患者256人を対象とした後ろ向き研究では，1年間の無症候性膿尿は0.492エピソード／患者／年であり，持続する無症候性膿尿では上部尿路感染症がより高い頻度で発生する（ハザード比＝4.612，性別と高血圧を調整した95％信頼区間1.735～12.258）[38]。
- 新生児期を生き延びたが先天性肝線維症（カロリCaroli病）を認めたARPKDの患児は，門脈圧亢進に関連した合併症（食道静脈瘤に対する定期的な内視鏡検査を含む）や胆管炎の定期的な検査のために，年1回の肝臓専門医による診察を受けるべきである[2]。これらの患者は脾腫大の傾向があり，その結果貧血，血小板減少症，白血球減少症などが起こる。また，胆管癌のリスクが増大する[2]。
- 移植後のADPKD患者は，糖尿病を発症する傾向がある（オッズ比2.3，95％信頼区間1.008～5.14）[28]。
- 動脈瘤の家族歴がない場合，無症状の患者に対する画像スクリーニングは通常推奨されない。ADPKD患者で新規発症の頭痛か激しい頭痛がある場合，その他の中枢神経系の症状や徴候を認めた場合に，診断目的の検査が考慮されるべきである[2]。

患者教育

- 遺伝する疾患であること（ADPKD患者では子の半分でADPKDを発症する），疾患の予後を患者に説明する。挙児希望のある患者を遺伝カウンセラーへ紹介することは有用

でありうる。ARPKDの着床前の遺伝スクリーニングは可能である[39]。

- 高血圧は一般的であり，治療するべきである。
- 腎機能障害も一般的であり，定期的に検査を受けるべきである。
- ボディコンタクトの程度の強いスポーツ（ボクシングなど）は腹部外傷が起こる可能性があるので，避けること[2]。
- 特に合併症のない健康なADPKDの女性であれば妊娠は通常可能である。しかし，妊娠前より高血圧や腎機能障害を認めている場合では，著明な高血圧や子癇前症のリスクが通常の妊婦より高くなる[40]。

【Mindy A. Smith, MD, MS】
（松村壮史 訳）

67 ネフローゼ症候群

症例

3歳男児。この3週間に間欠的な顔面の浮腫を認めていた。症状は自然に治まるため，季節性のアレルギーによるものと思われた。起床後に著明な眼瞼浮腫と顔面の浮腫（図67-1），両側の脛骨中央に圧痕性浮腫を認めたため医療機関を受診。腹痛や頭痛，発疹，肉眼的血尿はなく，血圧や腎機能は正常であったが尿試験紙で尿蛋白4＋であった。微小変化型ネフローゼ症候群と推測され，プレドニゾロンによる治療が開始となった。患児の浮腫は徐々に改善し（図67-2），蛋白尿は治療開始から2週間で陰性化した。

概説

ネフローゼ症候群（nephrotic syndrome）の四徴は以下の通りである。すなわち，50 mg/kg/日を超える蛋白尿，血清アルブミン3 g/dL未満，浮腫，高脂血症である。ネフローゼ症候群の予後は，主に蛋白尿の原因となる糸球体疾患の種類に依存する。微小変化型小児ネフローゼ症候群は原因として最も多く，かつ長期の腎予後が良好である。

別名

ネフローゼ

疫学

- 微小変化群は16歳未満では10万人あたり5人の割合で発症し，発症年齢の中央値は2.5歳である。
- 男児に多くみられる[1]。
- まれに家族例が報告される。

病因と病態生理

- ネフローゼ症候群は，糸球体病変により高度蛋白尿が出現することで発症する。蛋白を喪失することにより低アルブミン血症となり，典型的な顔面浮腫，下肢の浮腫，陰部の浮腫をきたす。関連する高脂血症の病因は十分には解明されていない。
- 微小変化型ネフローゼ症候群は原因として最多だが，発症の原因はほとんどわかっていない。血中内に循環する液性

10

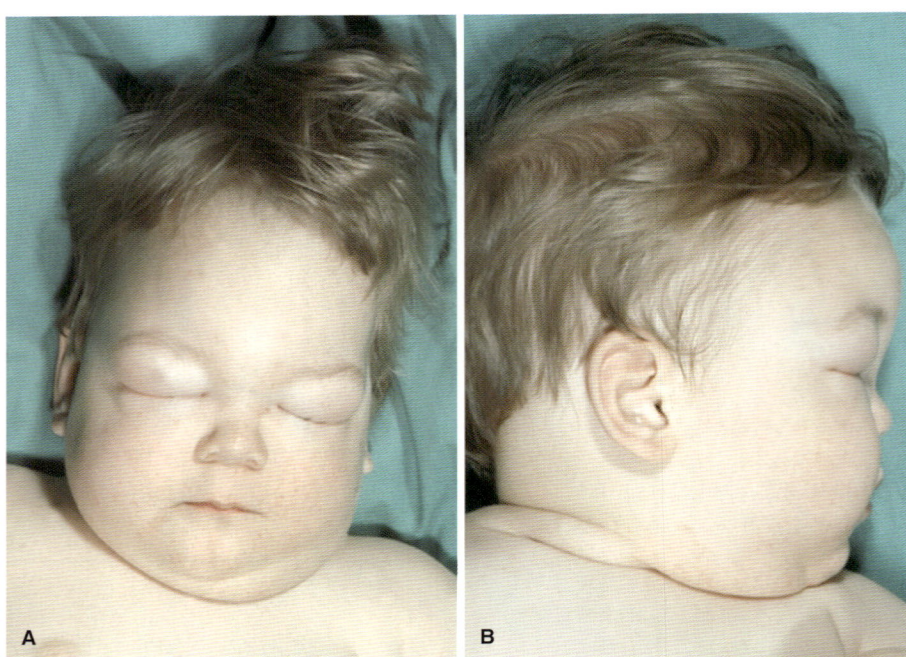

図67-1　3歳男児，微小変化群による著明な顔面浮腫。**A**：正面像，**B**：側面像。(*Used with permission from Cleveland Clinic Children's Hospital Photo Files*)

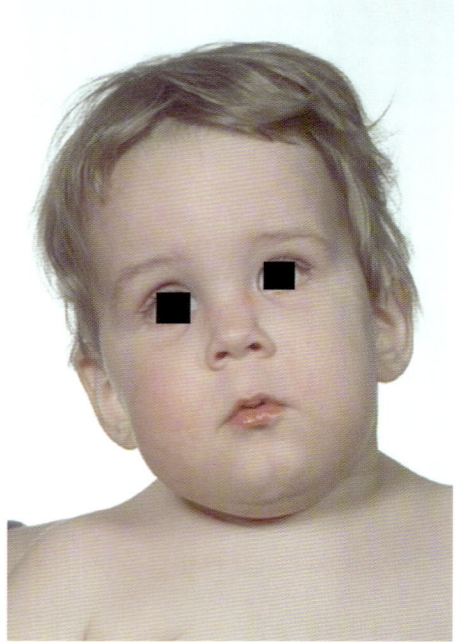

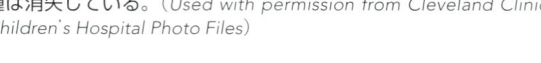

図67-2　図67-1と同患児。プレドニゾロンによる治療で顔面の浮腫は消失している。(*Used with permission from Cleveland Clinic Children's Hospital Photo Files*)

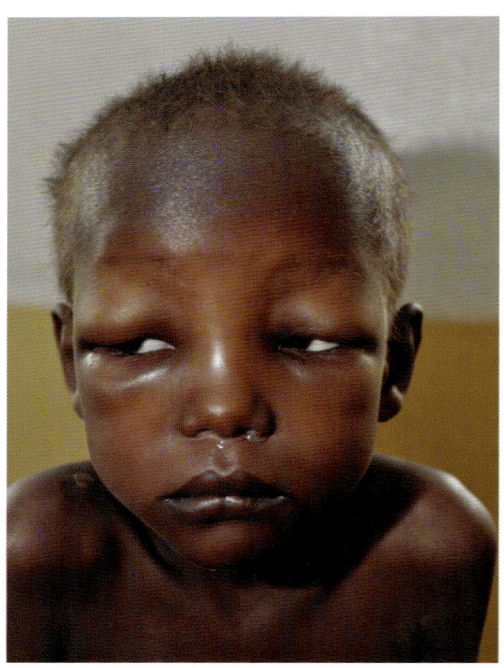

図67-3　ネフローゼ症候群と低栄養状態のアフリカの男児。腎性の蛋白喪失と低栄養による低アルブミン血症により，著明な眼瞼浮腫を認める。赤毛はクワシオルコルの徴候である。(*Used with permission from Richard P. Usatine, MD*)

因子を原因とする仮説が最も有力である[2]。

危険因子

大多数の微小変化型群では，上気道炎などの急性疾患が先行する。

診断

▶ 臨床所見

● 通常，小児では浮腫が最初に症状として出現する(図67-1，67-3)。

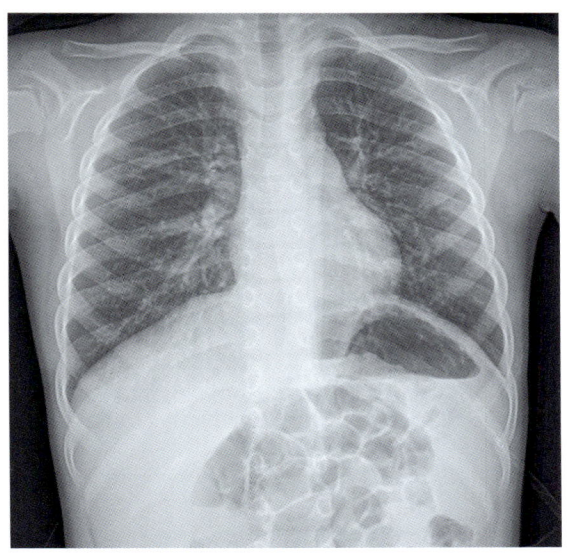

図 67-4　ネフローゼ症候群の5歳女児。胸部X線で軽度の肺水腫を認める。（*Used with permission from Camille Sabella, MD*）

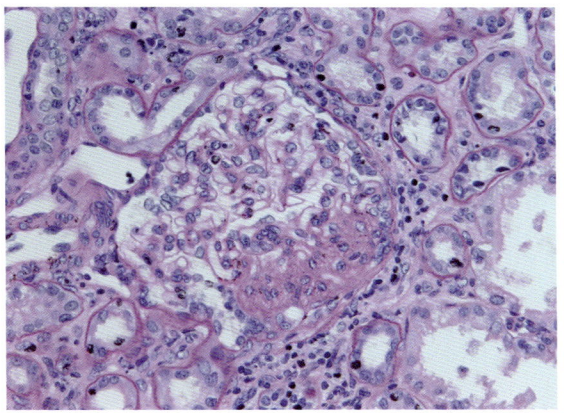

図 67-5　光学顕微鏡像での巣状分節性糸球体硬化症。写真中央の糸球体で巣状に虚脱・硬化した病変を認める。（*Used with permission from Kemp, Burns, Brown, Pathology：The Big Picture. Figure 16-2. www.accessmedicine.com. McGraw-Hill*）

- 泌尿器的な症状はまれである。小児のネフローゼ症候群では，顕微鏡的血尿は 10％以下の患者で認める。肉眼的血尿は微小変化群ではまれにしか認めず，肉眼的血尿の存在は糸球体腎炎をより示唆している[5]。

▶ 検査所見

- 尿試験紙で高度蛋白尿を呈する。
- 尿沈査検査では特記すべき所見を呈さないことがしばしばある。時々，脂肪円柱（脂肪を含んだ無細胞の円柱）を認めることがある。
- 血清学的検査で血清アルブミンの低値を認める。
- 微小変化群では腎機能（血清尿素窒素，クレアチニン）は典型例では正常である。
- 腎機能障害は，著明な体液の細胞間質への移動や血管内容量の低下による腎前性腎障害によって二次的に起こりうる。また，腎機能障害は巣状分節性糸球体硬化症や糸球体腎炎などの別の病因を示唆している可能性がある[2,3]。
- 脂質の検査値は異常値を示す。LDL，総コレステロール，トリグリセリドは上昇する。HDL は正常値にも低値にもなりうる[3]。

▶ 画像検査

- 腎臓の超音波検査はほとんどの場合正常であり，ネフローゼ症候群では腎生検を計画しないかぎり必須ではない。
- 胸部単純 X 線写真では肺水腫の所見を呈することがある（図67-4）。

鑑別診断

- 一次性／特発性
  - 微小変化群[1]
    - ・1〜10 歳のネフローゼ患者の 90％を占める。
    - ・全年齢で認めうるが，年齢が上がるにつれて微小変化群の可能性が低下する。
  - 巣状分節性糸球体硬化症：腎機能障害を認めた際に考慮する。ステロイド抵抗性であることが多い。腎生検で診断する（図 67-5）。

- 二次性
  - 大抵の糸球体腎炎はネフローゼ症候群となりうる。
    - ・IgA 腎症
    - ・溶連菌感染後糸球体腎炎
    - ・全身性エリテマトーデス
  - 感染症を契機としてネフローゼ症候群になりうる。
    - ・B 型肝炎，C 型肝炎
    - ・HIV
    - ・梅毒
  - 悪性疾患：ネフローゼ症候群の原因としては非常にまれである。
- 先天性ネフローゼ症候群[6]
  - 1 歳未満で発症するネフローゼ患者のすべてで考慮すべきである。
  - 糸球体上皮細胞の機能の維持に必要な構造蛋白の遺伝子の欠損に起因することが最も多い。

治療

▶ 対症療法

- 塩分制限は浮腫の抑制のために重要である。一方，水分制限はそれほど重要ではなく，一般的に低ナトリウム血症の患者以外には積極的には行われない。
- 利尿薬は血管内容量を減少させる危険性が高く，注意して使用すべきである。
- アルブミンと利尿薬の併用は，浮腫に対して効果的であるが効果は一時的である[4]。
- 腹膜炎と血栓症などの合併症の有無を注意深く観察することが重要である。

▶ 薬物治療

- 微小変化群が想定される患児に対しては，プレドニゾロンによる治療が第一選択である。
- プレドニゾロンに対する反応は長期予後に密接に関係している[3,7]。SOR Ⓐ
  - ステロイド感受性：ステロイドに反応し，ステロイドを中止できた患者。長期にわたり寛解である可能性が高い。
  - ステロイド依存性：ステロイドに反応したが，ステロイドを完全には中止できない患者。一般的に長期の寛解維

10

持にはステロイド以外に免疫抑制薬が必要となる。
- ステロイド抵抗性：ステロイドに反応しない。寛解導入は難しく，最終的に慢性腎臓病となる可能性が高い。
- 先天性ネフローゼ症候群の患者には免疫抑制薬は効果がない。

▶ 外科治療

腎生検（大多数は経皮的）は，ステロイド抵抗性の患者や糸球体障害（腎機能低下，高血圧，細胞性円柱）の徴候を認めた患者に対して考慮される。SOR Ⓒ

▶ 紹介

ネフローゼ症候群の患者は，小児腎疾患の治療に習熟した専門家に紹介すべきである。

スクリーニング

小児においてスクリーニングとしての定期的尿検査の適応はない（日本では 3 歳，および学校検尿の有用性が認められている）。浮腫が出現する前にネフローゼ症候群を診断しても，患者の転帰には影響しない。

フォローアップ

- ステロイド感受性患者において発症 1 年目での再発は 50％ を超える。再発は主に急性疾患がきっかけとなる。再発時にはステロイド治療が必要となるが，たとえ再発しても良好とされる長期予後は悪くならない[7]。
- 原発性腹膜炎や血栓症など，ネフローゼ症候群で起こりうる合併症の経過観察を行うことは大切である。

【Charles Y. Kwon, MD／Raed Bou Matar, MD／
Halima S. Janjua, MD】

（松村壮史 訳）

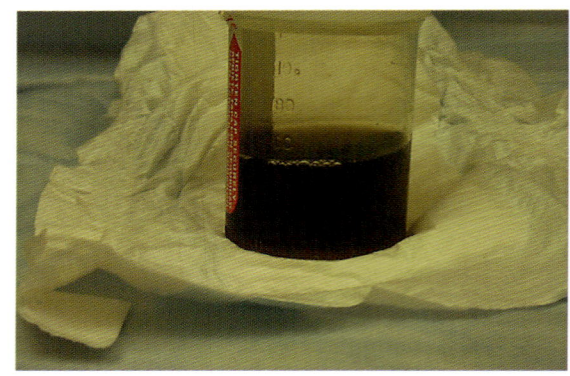

図 68-1　紅茶色の尿は，糸球体性の肉眼的血尿を示唆する。（*Used with permission from Rudolph's Pediatrics, 22nd edition, eFigure 467.1, McGraw-Hill*）

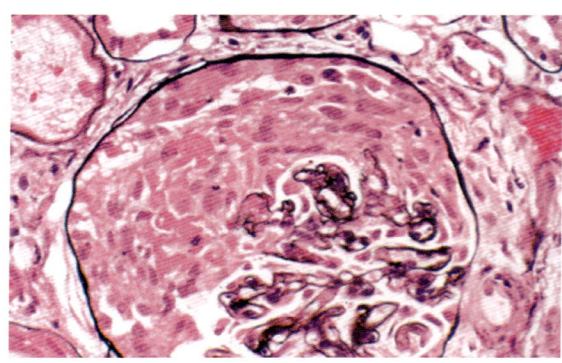

図 68-2　細胞性半月体。（*Used with permission from Harrison's Principles of Internal Medicine, 18th edition, Fig e14-14A, McGraw-Hill*）

68　腎炎症候群

症例

8 歳女児が 2 日間続く重度の頭痛と紅茶色の尿を主訴に救急外来を受診した（**図 68-1**）。患児は，溶血性レンサ球菌による咽頭炎に対する 10 日間のアモキシシリンの内服をちょうど終えたところであった。患児の来院時の血圧は 132/88 であった。患児はおそらく溶連菌感染後急性糸球体腎炎（post-streptococcal glomerulonephritis）であると診断され，塩分制限食と利尿薬を処方され症状は軽快した。

概説

腎炎症候群（nephritic syndrome）は肉眼的血尿と急性腎障害，塩分と水分の体内貯留傾向を特徴とする（症状としては高血圧と，時に浮腫を伴う）。

別名

急性糸球体腎炎，急性腎炎

疫学

- 好発年齢は 5～12 歳
- 3 歳未満の小児においては溶連菌感染後急性糸球体腎炎は

一般的ではない。
- 罹患率は 10 万人あたり 9.5～28.5 人[1]
- 溶連菌感染後急性糸球体腎炎は先進国に比し，発展途上国においてはるかに発生頻度が高い[1]。

病因と病態生理

- 溶連菌感染後急性糸球体腎炎は，小児における腎炎症候群の最も頻度の高い原因疾患である。腎炎原性の系統の A 群 β 溶血レンサ球菌による咽頭炎，もしくは皮膚感染に続発して発症する。
- 溶連菌抗原が免疫複合体を形成し補体経路を活性化することで，炎症性の糸球体障害が惹起される[2]。
- 溶連菌以外に腎炎症候群を引き起こす原因としては，頻度が少ないものの，以下のものがあげられる。すなわち，膜性増殖性糸球体腎炎，ループス腎炎，IgA 腎症，紫斑病性腎炎，感染性糸球体腎炎（通常心内膜炎に関連して発症），その他の細菌，ウイルス，寄生虫感染後の糸球体腎炎である。
- 急速進行性糸球体腎炎は急速な腎機能低下（数日～数週間で進行）と，腎生検所見における半月体形成性糸球体腎炎を特徴とする（**図 68-2**）。急速進行性糸球体腎炎は，急性腎炎の中で最も重症な表現型である[3]。

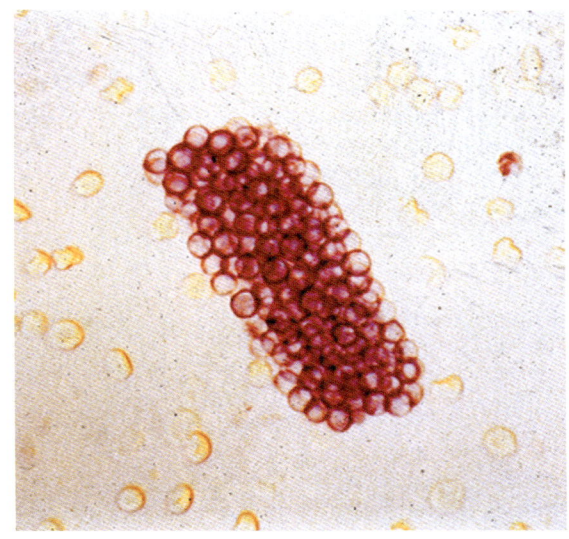

図 68-3　赤血球円柱。（*Used with permission from Agnes B. Fogo, MD*）

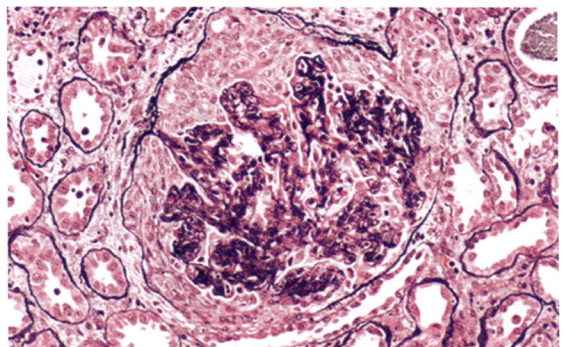

図 68-4　溶連菌感染後急性糸球体腎炎。光学顕微鏡所見において，糸球体は炎症細胞浸潤を伴う増殖性変化を示している。（*Used with permission from Harrison's Principles of Internal Medicine, 18th edition, Fig e14-6A, McGraw-Hill*）

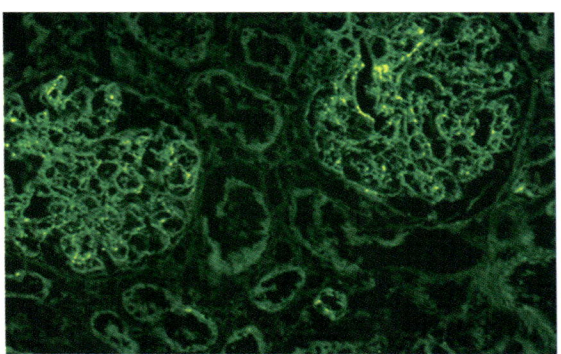

図 68-5　溶連菌感染後急性糸球体腎炎。免疫蛍光抗体法所見において C3 や IgG のメサンギウム領域や血管係蹄に限局した沈着を認める。（*Used with permission from Harrison's Principles of Internal Medicine, 18th edition, Fig e14-6B, McGraw-Hill*）

診断

▶ 臨床所見

- 急性腎炎症候群は，古典的には急激な肉眼的血尿（紅茶色の尿，図 68-1），乏尿，高血圧症と時に全身浮腫の出現で発症する。
- 肉眼的血尿は溶連菌による咽頭炎の 1〜2 週後や溶連菌による皮膚感染後 3〜6 週間後に出現する。その一方で，IgA 腎症による肉眼的血尿は，通常上気道炎罹患の際に同時に出現する。
- 軽症例（潜在性）の腎炎の患児では，顕微鏡的血尿程度の症状の場合がある[4]。

▶ 検査所見

- しばし急性腎障害を呈するため，血清クレアチニン値の上昇を伴うこともあるが，その程度は患児ごとに様々である。
- 尿検査所見では顕微鏡的血尿を認める。また赤血球円柱の存在が，血尿が糸球体由来であることを示している（図 68-3）。
- 蛋白尿を伴う場合もあるが，通常軽度にとどまる。
- 血清補体価は原疾患により異なってくる。
  - C4 の低下を伴わない一過性の C3 低下（最長 8 週間）：溶連菌感染後糸球体腎炎
  - 慢性的な C3 低下：膜性増殖性糸球体腎炎
  - C3，C4 いずれも低下：ループス腎炎
  - C3，C4 とも正常：IgA 腎症や紫斑病性腎炎
- 血清学的所見
  - ストレプトザイムテストは 5 つの異なる溶連菌の菌体外毒素に対する抗体を測定する検査であり，最近生じた A 群溶連菌感染の検出に高い感度を示す[5]。
  - 抗核抗体，抗 ds DNA 抗体，抗 Sm 抗体の存在はループス腎炎を示唆する。

▶ 腎生検

溶連菌感染後急性糸球体腎炎の診断は，典型的には臨床症状と検査所見に基づく。腎生検は非典型的な臨床経過を呈する場合や，他の疾患が疑われる場合にのみ適応となる。

溶連菌感染後急性糸球体腎炎の特徴的な腎組織学的な所見は，光学顕微鏡所見でのびまん性（すべての糸球体における）の細胞増殖所見（図 68-4）や，免疫蛍光抗体法での IgG と C3 の粗造な顆粒状の沈着パターン（図 68-5），電子顕微鏡所見での上皮下の瘤様の免疫複合体の沈着所見（図 68-6）が含まれる。糸球体の半月体（図 68-2）の存在は急速進行性糸球体腎炎を示唆する。

鑑別診断

- 膜性増殖性糸球体腎炎（図 68-7）：膜性増殖性糸球体腎炎は，発症時は溶連菌感染後急性糸球体腎炎と鑑別が困難なことがある。ただし，本症では発症後 8 週を経過しても C3 が低値のままであり，これは慢性的な免疫複合体の沈着を示唆している。
- ループス腎炎：様々な腎外症状を伴うことと C3，C4 の低値が遷延する点から鑑別される。抗 ds DNA 抗体陽性や，あるいは抗 Sm 抗体陽性が伴えば診断確定となる。腎生検所見は，蛍光抗体法での各種免疫グロブリンや C3，C1q の顆粒状沈着が特徴である（いわゆるフルハウスパターン）。
- IgA 腎症：上気道炎罹患時に同時に肉眼的血尿が出現する傾向がある（それに対し，溶連菌感染後急性糸球体腎炎では咽頭炎後 1〜2 週間後に発症する）。血清補体価は正常で

10

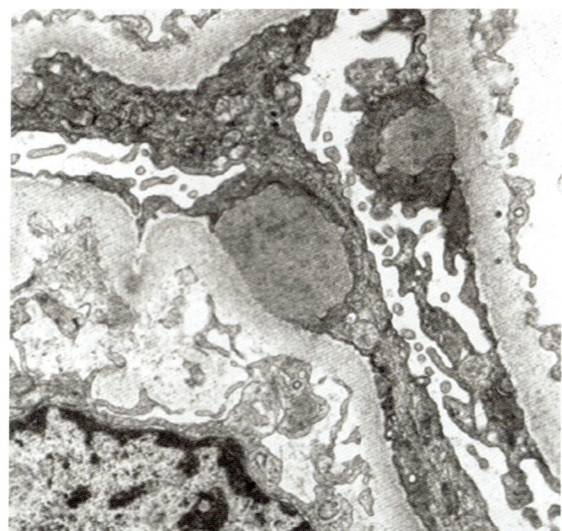

図 68-6　溶連菌感染後急性糸球体腎炎。電子顕微鏡所見では典型的な上皮下の瘤様の免疫複合体（hump）の沈着を認める。（*Used with permission from Harrison's Principles of Internal Medicine, 18th edition, Fig e14-6C, McGraw-Hill*）

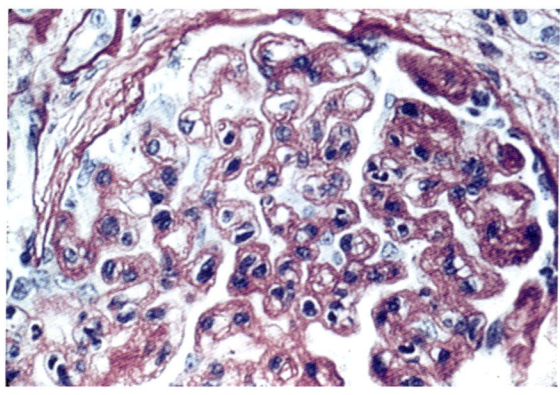

図 68-7　膜性増殖性糸球体腎炎。光学顕微鏡所見では、メサンギウム領域の拡大と管内増殖所見、さらにそれらの結果生じる典型的な糸球体基底膜の二重化（いわゆる "tram-track"）を認める。（*Used with permission from Harrison's Principles of Internal Medicine, 18th edition, Fig e14-9, McGraw-Hill*）

ある。腎生検は、免疫抗体法での顕著な IgA のメサンギウムへの沈着が特徴的である。

- IgA 血管炎：やや隆起した紫斑の出現が特徴的であり、通常下腿や臀部に認める。血清補体価は正常である。

治療

溶連菌感染後急性糸球体腎炎は、一般的に自然治癒傾向があるとされる。特異的な治療法はなく、対症療法が基本である。

▶ 非薬物治療
食事の塩分制限は高血圧や全身浮腫を改善させる可能性がある。SOR **C**

▶ 薬物治療
- 利尿薬は急性期における高血圧と塩分貯留傾向への改善効果がある。SOR **C**

- Ca チャネル拮抗薬や血管拡張薬は、重度の高血圧に対し使用される場合がある。SOR **C**
- 透析療法は電解質異常（高カリウム血症など）や溢水状態、尿毒症の際に必要となる場合がある。SOR **C**
- 急速進行性急性糸球体腎炎の場合、高用量ステロイドが予後を改善させる可能性がある[6]。SOR **C**

▶ 紹介
明らかな高血圧や腎機能異常を伴う急性腎炎の患者は、腎疾患診療の経験の豊富な腎臓専門医に紹介すべきである。

予防とスクリーニング

溶連菌による咽頭炎の際の抗菌薬治療が溶連菌感染後急性糸球体腎炎の発症リスクを減少させることは示されていないが、腎炎を発症させる系統の A 群溶連菌が他の患者に広がることを防ぐ可能性はある。

予後

- 溶連菌感染後急性糸球体腎炎の患児の多くは、予後は非常に良好であり、完全、もしくはほぼ完全に臨床症状が改善する。
- 急速進行性糸球体腎炎の患児は、高頻度に末期腎不全に進行する[3]。
- 上記以外の腎炎の場合、各腎炎の種類や重症度により予後は異なってくる。

【Raed Bou Matar, MD／Charles Y. Kwon, MD／
Halima S. janjua, MD】

（稲葉　彩 訳）

69　溶血性尿毒症症候群

症例

4歳男児が顔面浮腫、気分不快、倦怠感と食欲低下を主訴にかかりつけ医を受診。問診で、両親が患児の顔色不良と尿量減少に言及した。患児は最近血性下痢のために抗菌薬を処方され、その内服を終えたところであった。所見では、高血圧、顔色不良、全身の浮腫を認めた。初回の検査所見で、ヘモグロビンが 7 g/dL、血小板数が 4 万 4,000/μl、尿素窒素が 39 mg/dL、血清クレアチニンが 2.9 mg/dL を認めた。末梢血の塗抹所見で破砕赤血球と血小板数の減少を認めた（図 69-1、69-2）。患児は溶血性尿毒症症候群と診断され、小児集中治療室に入室した。水分の収支の厳密な管理と塩分・水分の制限、必要に応じた降圧薬の投与による保存的治療を受けた。血性下痢発症時の便培養で大腸菌が検出され、さらに血清型は O157：H7 と同定された。患児のヘモグロビンが 5.2 g/dL まで低下したため、赤血球輸血が施行された。血小板数は入院後数日間は低下傾向であったが、以降は改善した。出血症状は示さなかった。尿素窒素の高値と乏尿は 1 週間以上かけて改善し、食欲も回復し、全身浮腫も消失した。患児は完全に回復して退院となり、後遺症もなく予後は非常に良好であった。

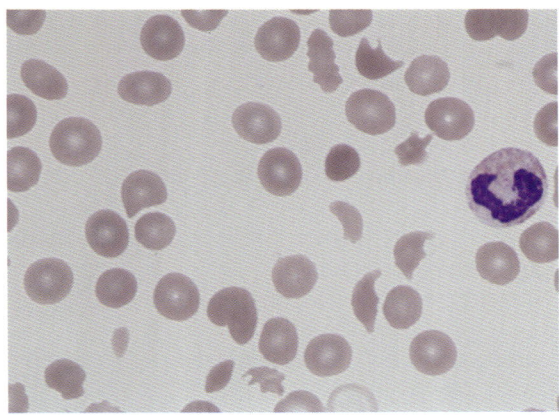

図 69-1 破砕赤血球(断片化した"ヘルメット"細胞)と血小板の減少は溶血性尿毒症症候群(HUS)の特徴的な所見である(末梢血塗抹所見, 強拡大)。(*Used with permission from Megan Nakashima, MD*)

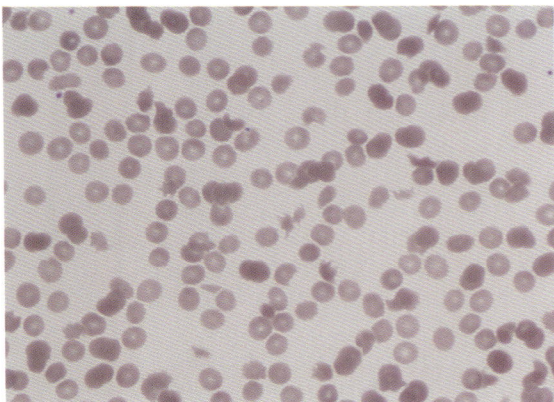

図 69-2 破砕赤血球(断片化した"ヘルメット"細胞)と血小板の減少は HUS の特徴的な所見である(末梢血塗抹所見, 弱拡大)。(*Used with permission from Megan Nakashima, MD*)

表 69-1 溶血性尿毒症症候群(HUS), 血栓性血小板減少性紫斑病(TTP)と関連疾患の分類

病態解明済み

1. 感染症
   a. 志賀毒素もしくは志賀様毒素産生性の細菌 (腸管出血性大腸菌, 赤痢菌 type 1)
   b. 肺炎球菌
2. 補体制御系の異常
   a. 遺伝性
   b. 後天性
3. ADAMTS13 欠損
   a. 遺伝性
   b. 後天性
4. コバラミン代謝異常症
5. キニーネによる薬剤性

病態未解明

1. HIV 感染
2. 悪性新生物, 癌に対する化学療法や電離放射線治療
3. 移植後のカルシニューリン阻害薬
4. 妊娠 HELLP 症候群や避妊用ピル
5. 全身性エリテマトーデスや抗リン脂質抗体症候群
6. 糸球体腎炎
7. その他の家族性
8. 分類不能

Adapted with permission from Ariceta G, Besbas N, Johnson S, Karpman D, Landau D, Licht C, et al. Guideline for the investigation and initial therapy of diarrhea negative hemolytic uremic syndrome. Pediatr Nephrol. 2009 ; 24(4) : 687-696.

- 5歳以下の幼児でより発症頻度が高く, 年間 10 万人あたり 6 例程度とされる[4]。
- 発症頻度は地域差もあり, 最も発症数が多いのはアルゼンチンである[5]。

病因と病態生理

- 2006 年に European Study Group for HUS が HUS と血栓性血小板減少性紫斑病(TTP), さらにその関連疾患の分類を提唱した(**表 69-1**)[6]。
- HUS の背景にある組織学的病変は血栓性微小血管障害であり, 細動脈と毛細血管壁の肥厚と著明な内皮細胞傷害(内皮細胞の腫大と脱落), 内皮下への蛋白と細胞のデブリの蓄積, フィブリンと血小板にとんだ血栓による血管内腔の閉塞が特徴的である。
- 実臨床においては, 多くの HUS は先行する STEC(多くの場合, その血清型は O157：H7 である)による下痢症状が引き金となる, いわゆる典型的 HUS もしくは下痢を伴う D(+)HUS と呼ばれる HUS に分類される。このタイプの HUS は全 HUS 症例の 90%を占める[7]。
- HUS の 10%が"非典型"カテゴリー, すなわち非典型 HUS もしくは D(-)HUS に分類される。非典型 HUS は孤発性の場合もあるが家族性にも発症する。
- 非典型 HUS(aHUS)は多くの場合, 補体制御系の異常により発症するいくつかの疾患を含める一群である[7,8]。これまで H 因子(CFH), membrane cofactor protein(MCP もしくは CD46), I 因子(CFI), H 因子関連蛋白(CFHR)などの補体第 2 経路の制御因子, さらに B 因子(CFB), C3 などの補体活性化因子, さらにトロンボモジュリン(THBD)の遺伝子変異などが同定されている。さらに 5～10%の患者で CFH の阻害作用を有する自己抗体により HUS を発症するが, 孤発性の場合も, 前述の遺伝子異常に関連する場合も

概説

溶血性尿毒症症候群(hemolytic uremic syndrome：HUS)は 1955 年に Gasser らにより初めて報告された[1]。HUS は血栓性微小血管障害のひとつであり, 溶血性貧血, 血小板減少と急性腎障害の三徴を特徴とする。

別名

- 典型的 HUS は D(+)HUS, 志賀毒素産生性大腸菌(Shiga toxin-producing *Escherichia coli* 〈STEC〉)HUS, ベロ毒素産生性大腸菌(verocytotoxin producing *Escherichia coli* 〈VTEC〉)HUS, もしくは志賀様毒素関連(Shiga-like toxin associated 〈Stx〉)HUS としても知られている。
- 非典型 HUS は D(-)HUS, 非志賀様毒素関連(non-Stx) HUS ともいわれる。

疫学

- 小児の腎不全で最も頻度の高い原因疾患である[2]。
- 世界的な発症頻度は年間 10 万人あたり 0.2～4 例とされる[3]。

10

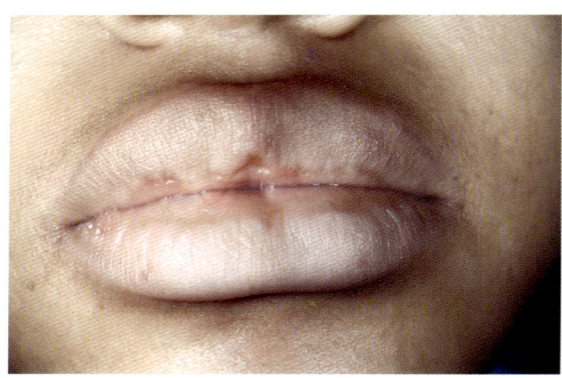

図69-3　HUSによりヘモグロビンが5g/dLまで低下した思春期症例の口唇蒼白所見。(Used with permission from Binita R. Shah, MD, www.accessemergencymedicine.com.)

ある[7]。

- aHUSの発症の性差はない[9]。小児のaHUS症例の70%が初回のエピソードの発症を2歳未満で,さらにほぼ25%が6カ月未満で認める[9]。
- その一方で,D(+)HUS症例の5%未満が6カ月未満で発症する[9]。

危険因子

- 大腸菌O157:H7に感染した小児のうちの10〜15%のみがHUSを発症する[10,11]。
- 初診時の白血球高値,嘔吐と抗菌薬の使用がその後のHUSの発症に関連していたとの報告がある[11]。
- aHUSの約80%が感染を契機に発症するが,上気道炎や胃腸炎のいずれかが多い[9]。そのほかの誘因としては水痘,H1N1インフルエンザ,さらに興味深いことに志賀毒素関連腸炎が報告されている[9]。

診断

● 臨床所見

- D(+)HUSの患児は志賀毒素産生性の細菌に感染後2〜5日後に下痢を発症する[4]。下痢は多量で血性であることも多い。感染した細菌の病原性により,10〜15%(2011年のドイツの大腸菌O104:H4感染の大規模な流行の際は25%)の症例において3〜8日後にHUSの徴候を示す[12]。
- 発症は一般的に突然であるが,その症状は顔色不良(図69-3)や,食欲不振,嘔吐,倦怠感,嗜眠のほか,全身性の浮腫を認めることもある。しばしば乏尿や無尿,高血圧のほか,溢水所見や貧血も認める。
- 3〜41%のaHUSの症例で易刺激性や意識障害の変容,けいれんなどの中枢神経系の症状を認めるが,これらの症状は通常HUSの発症後に認める[12]。
- aHUSは,通常いったんHUSの診断がされた後に改めて認識される。HUSの発症が6カ月未満の場合,発症が潜在性の場合,HUSの既往歴がある場合,原因不明の貧血の既往歴がある場合,同期性でないHUSの家族歴がある場合,臓器移植後のHUSの場合などは非典型HUSを考慮すべきである[8]。

● 検査所見

HUSは以下の所見を同時に認めた場合と定義される。

- 溶血性貧血(ヘモグロビン<10g/dL):破砕赤血球(図69-1,69-2)を伴い,ハプトグロビンが測定感度以下かつ乳酸脱水素酵素(LDH)の上昇を認めれば,血管内溶血の存在が証明される。
- 血小板減少(15万/μl未満)。
- 腎機能障害(血清クレアチニン値が各年齢の正常上限値以上)。
- 高カリウム血症,代謝性アシドーシス,低ナトリウム血症などを認める場合がある。
- 小児患者においては,診断確定のための腎生検は必要ではない。

HUSの原因検索と,aHUSとの鑑別を目的としたフローチャートを表69-2に示す[8]。

- 下痢もしくは血性下痢の病歴のある6カ月以上の患児は,腸管出血性大腸菌(STEC)と赤痢菌の検索をすべきである。非典型的な臨床経過で発症することも知られているため,HUS発症前の下痢のエピソードを認めない場合や下痢のエピソードがあるものの非典型的な徴候を伴う場合であっても,STECの検索は行うべきである。また,このような患者においては,他の原因によるHUSをすべて検索する必要がある(表69-3)[8]。
- 6カ月未満の乳児がHUSを発症した場合は,血漿C3濃度の減少の有無にかかわらずCFHやCFI,C3のスクリーニングをまず行うべきである。発症が乳児期以降でC3レベルが正常の場合は,MCPの遺伝子変異を検索すべきである。抗CFH抗体によるaHUSは,通常はほぼ7歳以上の思春期前あるいは思春期の患者で認められる。これらの年齢層の患児において,特にC3の低下を認める場合には抗CFH抗体をスクリーニングすべきである。どの年齢層においても,CFHやCFI,MCP,C3の遺伝子変異を認めない場合には,CFBやTHBDの遺伝子変異のスクリーニングを行うべきである。
- aHUSとTTPの臨床所見はオーバーラップする場合があるため,すべてのaHUS患者においてADAMTS13活性の測定が必要となる。血液検体は新鮮凍結血漿(FFP)の輸注や血漿交換(PE)を施行する前に採取する必要がある。ADAMTS13活性が正常の10%未満の場合はTTPが疑われる。
- コバラミン代謝異常(メチルマロン酸尿症を伴うホモシスチン尿症)のスクリーニングは必須である。
- HELLP症候群や分娩後HUS,移植後HUSの患者では補体系の検索が必要である。

鑑別診断

- TTPはHUSと同様の症状を示すことがある。従来はこの2疾患は,TTPは顕著な中枢神経系の合併症を呈し,一方でHUSは主に腎障害を呈するという点で臨床的に両者を区別していた。しかしながら,両者とも血栓性微小血管障害という共通の病態を基礎にもつため,症状は重複することも多く,HUSで中枢神経系の症状を認める場合も,逆にTTPで腎合併症を認める場合もありうる。それゆえ,TTPとHUSは同一の疾患群として認識される場合もある[6,13]。

表 69-2　HUS の原因検索と非典型 HUS（aHUS）を鑑別するのためのフローチャート

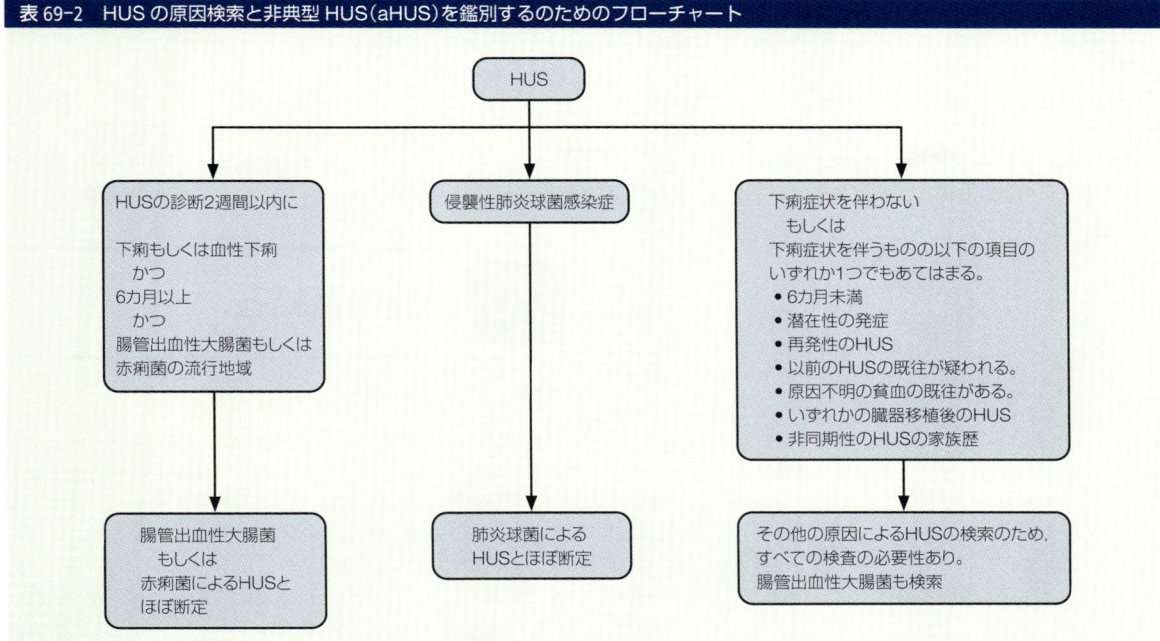

(Adapted with persmission from Ariceta G, Besbas N, Johnson S, Karpman D, Landau D, Licht C, et al. Guideline for the investigation and initial therapy of diarrhea negative hemolytic uremic syndrome. Pediatr Nephrol. 2009 ; 24(4) : 687-696.)

表 69-3　非典型 HUS（aHUS）が疑われる患者に行うべき検査

分類	検査
補体制御系の異常	C3（血漿，血清） H 因子，I 因子（血漿，血清） 抗 H 因子抗体 MCP（CD46） H 因子，I 因子，MCP，B 因子，C3 の遺伝子変異の解析
ADAMTS13（vWFcp）欠損（先天性もしくは後天性）	血漿 vWF 特異的切断酵素（ADAMTS13）活性 ±ADAMTS13 インヒビター（血漿）
コバラミン代謝異常症	ホモシスチン，メチルマロン酸（血漿，尿） ±MMACHC 遺伝子変異の解析
HIV	血清学的検査
妊娠 HELLP 症候群	妊娠検査，肝酵素所見
その他	抗核抗体，ループスアンチコアグラント，抗リン脂質抗体

MCP＝membrane cofactor protein，vWFcp＝von Willebrand 因子特異的切断酵素

(Adapted with permission from Ariceta G, Besbas N, Johnson S, Karpman D, Landau D, Licht C, et al. Guideline for the investigation and initial therapy of diarrhea negative hemolytic uremic syndrome. Pediatr Nephrol 2009 ; 24(4) : 687-696.)

治療

▶ 非薬物治療

- 多くの HUS 症例において，水分や電解質バランスに細心の注意を払いつつ，血圧の管理や栄養管理を行うことにより治療管理が可能である。
- 重度の腎機能障害とそれによる無尿を呈する症例に対しては，腹膜透析か血液透析による腎代替療法が必要となる可能性が高い。
- 貧血に対し赤血球輸血が必要になる可能性がある。
- 血小板輸血は重篤な血小板低下がある場合か，もしくは出血症状を伴う場合や侵襲的な処置が予想される場合に限定

すべきである。

- 近年，European Working Group for HUS から aHUS の初期治療における標準的アプローチの確立を目的としたガイドラインが出版された[8]。SOR**C**　無作為化比較試験が存在しないため，これらのガイドラインは個々の臨床経験や症例報告に基づいて作成されている。
  - PE は支持療法と併用して，初回のエピソード発症の 24 時間以内に開始すべきである。まず，予想される血漿量の 1.5 倍（60〜75 mL/kg）を交換すべきである（FFP 置換）。PE は連日 5 日間施行後に週 5 日間のペースで 2 週間施行し，さらに週 3 日間のペースで 2 週間施行するスケジュールが推奨される。
  - 溶血と腎機能障害の程度を評価するため血球数，電解質，血清クレアチニンを毎日モニターすべきである。
  - C3 が低値である症例においては，連日 C3 の値も測定すべきである。
  - PE に反応しないような他の疾患の診断がされた場合（コバラミン-C 代謝異常症など），先天性 ADAMTS13 欠損症の場合，PE による合併症が生じた場合，寛解に至った場合は PE は中止しうる。
  - 血小板数 $150 \times 10^3/\mu\mathrm{L}$ 以上が 2 週間以上持続し，溶血の所見をまったく認めなくなった場合，寛解に至ったとみなされる。回復後 2 週間以降に血小板低下や溶血所見を再度認めた場合，再発とみなされる。再発時の治療としては，初回のエピソード時に PE が有効であった場合は PE を再度施行することが推奨される。
  - PE が施行できず，患児に溢水や高血圧，心不全の徴候がない場合は，10〜20 mL/kg の FFP 輸注を行うべきである（欠損している因子を補充するため）。

▶ 薬物治療

- ヒト化抗 C5 モノクローナル抗体であるエクリズマブは，

近年aHUSに対し有効性が示された[7]。個々のaHUS症例におけるエクリズマブの有用性の報告がなされ，さらに近年その効果が臨床比較試験で評価されている[14]。米国食品医薬品局（FDA）も小児と成人のaHUS症例の治療におけるエクリズマブの使用を承認している[15]。SOR Ⓐ

- aHUSへのエクリズマブ治療の成功が初めて報告され，一方で臨床上のPEの難しさのため，近い将来小児のaHUSには，早期からエクリズマブが使用される可能性が高い。エクリズマブは経静脈的に投与される。最も頻度の多い有害事象は高血圧と上気道感染，下痢，頭痛，貧血，嘔吐，尿路感染と白血球減少である。

- 重症の志賀毒素関連HUSにおいてもエクリズマブは使用されているものの，D（＋）HUSに対する安全性と有用性は確立されておらず，D（＋）HUSに対する使用は推奨されない[15]。

- エクリズマブ治療は髄膜炎菌感染の危険を増加させる[15]。FDAは，治療者にレジストレーションプログラムに登録することを求めている。さらに，エクリズマブ治療の危険性について患者に説明をすること，彼らに教育的な資料を提供すること，さらに髄膜炎菌感染症を発症した患者を速やかに報告することなどを勧めている[15]。エクリズマブ治療を受けている患者は，多価の髄膜炎菌ワクチンの接種を受けるべきである。

- エクリズマブ治療を受けている患者は，肺炎球菌やインフルエンザ菌b型（Hib）の感染リスクが増大する可能性があり，これらに対する免疫が確立されていない場合は，ワクチン接種を行うべきである。また，こうした患者は抗菌薬の予防投与も必要な場合がある。

▶ 外科治療

末期腎不全に至ったHUS患者は腎移植の適応となる可能性がある。aHUSの腎移植後の再発リスクは30〜100％である[7]。

▶ 紹介

- HUS症例は，小児腎臓専門医による治療管理とその後の経過観察が必要である。

- 血液透析やPEのための透析用カテーテル留置や腹膜透析カテーテルの留置の際には，小児外科へのコンサルトも必要となる。

予防とスクリーニング

HUSを予防するための特異的な方法はない。ただし，腸管出血性大腸菌やその他の食べ物が媒介する病気に対し，手や調理器具，食べ物の表面をこまめに洗うこと，生の食べ物を調理済みの食事や肉から分別すること，野菜と果物を洗うこと，低温殺菌されていないミルクやジュース，サイダーを避けること，糞便による汚染の可能性がある水中で泳がないことによる予防措置は勧められる。

予後

- 典型的HUSの死亡率は5％程度である[6,12]。比較的軽症な患者の場合，数週間程度で腎機能の回復とともに徐々に改善する。約25％の患者で腎障害が残存するが，その程度は蛋白尿の残存や高血圧から末期腎不全まで様々である[12]。乏尿期間が4週間以上続く場合に，予後不良のリスクが増大する[16]。

- aHUSはD（＋）HUSに比し予後不良であり，死亡率は25％程度である[7]。aHUSは，頻回に再発することと，約50％もの症例が末期腎不全に進行することが特徴である[16,17]。またaHUSは腎移植後の再発割合が高く，補体欠損の程度により30〜100％の患者で移植後再発が報告されている[7]。

【Kshama Daphtary, MBBS, MD, FAAP】

（稲葉　彩　訳）

70　小児の腎結石

症例

13歳女児が右側腹部〜正中腹部にかけての痛みを訴えた。数人の家族に腎結石の既往がある。尿検査では感染症徴候を伴わない血尿を認め，妊娠反応は陰性であった。腹部単純X線写真では両側性に結石を認めた（図70-1）。腹部CTでは右尿管内の結石と左腎の非閉塞性の結石を認めた（図70-2, 70-3）。痛みの原因となっていた結石はうまく排出され，回収された。結石の成分はシュウ酸カルシウムであった。精密検査より，結石は特発性高カルシウム尿症によるものと判明した。

概説

腎結石（kidney stone）は無機質が結晶化し，尿路に集積し形成される固形物である。腎結石は疼痛や血尿の原因となり，尿路閉塞や感染などの合併症を引き起こす。

別名

腎石症，腎臓結石，尿路結石，尿管結石

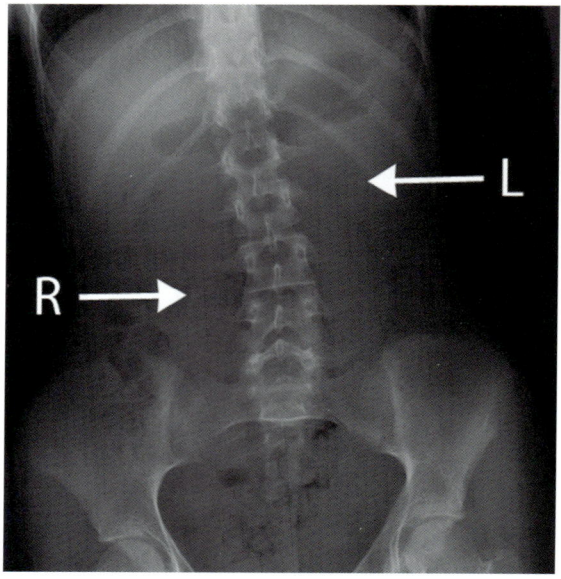

図70-1　13歳女児に施行した腹部単純X線写真。右側尿管内と左腎内の2カ所に小さな結石影（矢印）を認める。（Used with permission from Julian Wan, MD）

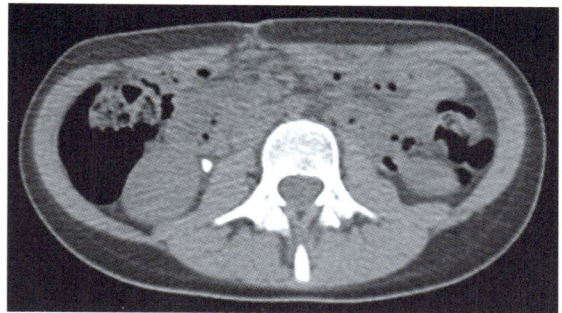

図70-2　図70-1と同症例の女児の腹部-腎盂レベルの単純ヘリカルCTで右尿管内に結石像を認める。（*Used with permission from Julian Wan, MD*）

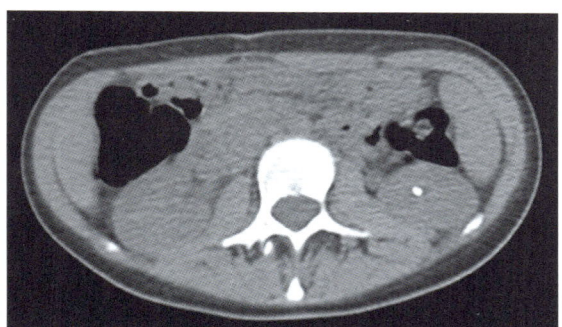

図70-3　図70-1と同症例の女児の腹部-腎盂レベルの単純ヘリカルCTで左腎内に結石を認める。（*Used with permission from Julian Wan, MD*）

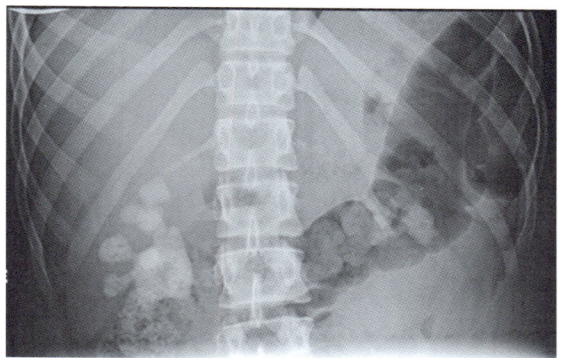

図70-4　シスチン尿症の15歳女児に施行した腹部単純X線写真。右腎に巨大な珊瑚状結石を認める。（*Used with permission from Julian Wan, MD*）

疫学

- 米国では成人，小児を問わず腎結石の有病率は増加している[1]。増加の一因には画像診断技術の進歩があげられるかもしれない[2,3]。小児でのデータは不十分だが，腎結石の頻度は成人の約1/10と見積もられている。
- 腎結石はすべての年代の小児に起こりうるが，思春期に最も多くなる傾向があり，年少児に比べ症候性の尿路結石を呈しやすい[3,4]。
- 年齢，結石の種類，地理的素因に関係なく，結石の発生率は男女間ではほぼ類似している[5,6]。
- アフリカ系アメリカ人の児は白人の児に比べ腎結石の頻度が少ない[4,7]。
- 遺伝的，代謝的，また解剖学的な異常は，小児の結石の主要因である。そのため，一般的には環境や食生活が結石の原因となることが多い成人と比べて，小児のほうが結石の再発や続発性の腎機能障害の危険性が高い[4]。成人では肥満や体重増加が結石形成の危険性を増加させるが[8]，小児においても肥満が及ぼす影響についての研究がなされている。
- シュウ酸カルシウム結石とリン酸カルシウム結石が小児の腎結石では最も一般的であり，全体の約9割を占める。ストルバイト（リン酸マグネシウムアンモニウム）結石は全体の約5%で，まれなものとなりつつある。シスチン結石は小児では約2%の頻度である。尿酸結石は成人に比べて小児では少なく，発症頻度も1%以下である。薬剤性の結石

やその他の結石はまれである[6]。

病因と病態生理

- 腎結石は脱水や化合物の排泄増加などによる可溶性物質の過飽和によって形成される。特発性高カルシウム尿症は，思春期にみられる最も一般的な異常である。尿中クエン酸の減少は，カルシウム結石形成の危険性を増加させうる。尿中クエン酸がカルシウムと結合し，複数の機序で結石形成を妨げる役割をもつためである。尿pHも結石の形成に影響する。リン酸カルシウム結石やシスチン結石はアルカリ尿（pH＞7）下で，尿酸結石は酸性尿（pH＜5.5）下で形成される。
- ストルバイト結石はプロテウス属などの尿素分解性細菌の感染が原因となって形成される。
- シスチン結石は，二塩基性アミノ酸輸送機構の遺伝的欠損をもつ患者に発症する。生成される結石は純粋なシスチンやシスチンとシュウ酸カルシウムの混合物からなる。
- 尿酸結石は痛風による高尿酸血症，骨髄増殖性障害，化学療法，Lesch-Nyhan症候群の患者に起こる。ケトン食療法や慢性の下痢に起因する酸性尿は，尿酸結石の危険性を増加させうる。
- ストルバイト結石，シスチン結石，尿酸結石は増大して珊瑚状結石を形成し，腎盂を充満させ腎杯にまで拡大しうる（図70-4）。

危険因子

- 多くの腎結石は，既知の危険因子をもたない小児にも生じる。しかし，24時間蓄尿により，不十分な水分摂取と尿量低下が明らかにされることがしばしばある。
- カルシウム結石を形成する危険性は成人では肥満[8]，糖尿病，メタボリック症候群，動物性蛋白質・塩分・シュウ酸含有食物の多量摂取により上昇することが示されており，これは小児でも研究されている。
- 通念とは逆で，食事中のカルシウムはカルシウム結石形成を誘発しない。実は食事で摂取したカルシウムは消化管でシュウ酸に結合することで，シュウ酸カルシウム結石の形成を妨げうる。
- 神経因性膀胱，解剖学的奇形による低い尿排泄能，長期間のカテーテル留置などは，プロテウス属による尿路感染症

10

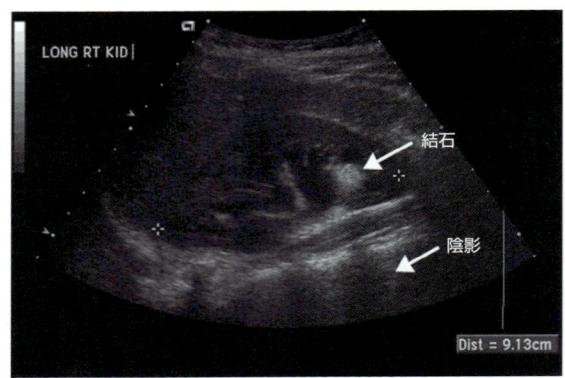

図70-5　8歳女児に施行した腹部超音波検査。右腎結石(矢印)を認め、結石の後部に音響陰影が出現している。(*Used with permission from Julian Wan, MD*)

とストルバイト結石形成の危険因子となる。
- シスチン結石は、常染色体潜性(劣性)遺伝で腎臓に二塩基性アミノ酸を輸送する蛋白の欠損をもつ家族で認められるものであり、尿中の不溶性シスチン濃度が上昇する。すべてのホモ接合型といくつかのヘテロ接合型がシスチン尿症とシスチン結石の危険因子となる。
- 尿酸結石は慢性の下痢、糖尿病やケトン食療法による酸性尿に高尿酸血症を伴う患者に多い。

診断

▶ 臨床所見
- 腎臓内の結石は無症候性である。そのような結石は他の目的で行った画像検査で偶然に見つかり、しばしば症候の原因とならずに年余にわたり腎臓内に残存することがある。
- 結石が尿管内を通過するときに、通常疼痛や血尿の原因となる。思春期の腎原性の激しい痛みは同側の側腹部から腹部にかけて突然出現して間歇的に進行し、20～60分以内に徐々に増強することが典型的である。結石が下降するとともに痛みの部位も同側の鼠径部、精巣や外陰部へと下降する。尿路結石の診断は血尿や非特異的腹痛、尿路感染症などが出現しうる幼少児ではしばしばより困難である。
- 結石による閉塞は水腎症の原因となり、しばしば持続性の側腹部の鈍痛を伴う。膀胱内の結石は頻尿、尿意切迫、排尿障害、あるいは反復性尿路感染を起こしうる。

▶ 検査所見
- 尿検査では顕微鏡的血尿が典型的だが、膿尿もわずかながら認められる。肉眼的血尿はわずかである。シスチン結晶はシスチン尿症に特徴的である。
- 尿培養は感染の有無を評価するため行うべきである。
- 結石の性状によって治療と予防は変わり、結石の回収と解析が推奨される。**SOR C**　年長の小児では濾過器を用いて、年少の小児ではおむつを用いて結石が採取可能である。
- 代謝系の精査は尿路結石の患児すべてに推奨される[9]。これには尿(理想的には24時間蓄尿)を用いてのpH、尿量、カルシウム、シュウ酸、クエン酸の評価、同時に採取した血清中のカルシウム、尿酸、電解質、クレアチニン評価が含まれる。24時間蓄尿ができない場合には、随時尿を用いた評価を行うべきである。血清カルシウム値の増加を認める患児には副甲状腺ホルモンも併せて評価すべきである。

▶ 画像検査
- 腹部単純X線写真ではほとんどのカルシウム、ストルバイト、シスチン結石を明らかにできる。これは前述のX線不透過性結石の患児らにも推奨される(図70-1、70-4)。
- 腹部超音波検査は尿酸結石(典型的なX線透過性)の観察や水腎症の評価、X線被曝を抑えるために有用である(図70-5)。また、超音波検査は尿路系以外に結石がある場合に診断のための手がかりをも与えうる。
- 単純ヘリカルCT(図70-2、70-3)は尿路結石をもつ成人の画像評価において、経静脈的尿路造影に大きく取って替わった。しかし、小児では放射線被曝を減らすために単純X線や超音波検査を行うことで、適正な評価が可能である。CTは小児の結石を診断する上で効果的であり、その原因を知るために有用な、尿路系以外の手がかりを与えうるが、放射線被曝量は腹部単純X線写真1枚分の2～10倍である[10]。

鑑別診断

その他の側腹部や骨盤下部／鼠径部痛の原因として、以下があげられる。
- 女児での婦人科的疾患(卵巣捻転、卵巣嚢腫、子宮外妊娠)は、超音波検査で鑑別可能である。骨盤の炎症性疾患は疼痛が認められ、臨床検査や培養に基づいて診断される。
- 男児では精巣炎、精巣上体炎、精巣捻転で、腎結石との区別がつきにくい痛みが起こりうる。精巣腫瘍は痛みの原因とはなりにくい。身体所見がこれらの状態の鑑別診断に有用である。
- 尿管腎盂移行部閉塞、腎被膜下血腫、腎嚢胞(65章「水腎症と尿管腎盂移行部狭窄」、66章「多発性嚢胞腎」参照)などの泌尿器系障害が疼痛の原因となる。画像所見が腎結石との鑑別の手助けとなる。

腎結石による腹痛は、このような他の疾患による痛みに類似する。
- 大腸炎・虫垂炎：全身徴候として発熱、下痢、直腸出血、テネスムス(不完全な排泄感を伴う切迫感)、粘液排出、痙性腹痛(59章「炎症性腸疾患」参照)などを伴う。腎結石に伴う消化器症状は通常、腹腔神経叢の刺激による嘔気や嘔吐に限られる。
- 消化性潰瘍は消化不良症状(55章「消化性潰瘍」参照)を伴う上腹部痛によって特徴づけられる。上部消化管内視鏡検査は潰瘍の診断に有益である。便抗原検査は *Helicobacter pylori* 感染を確認できる。
- 尿路感染症は膀胱結石に類似した症状を呈する。尿路感染症の有益な所見は、尿試験紙で硝酸塩反応陽性(陽性尤度比〈LR＋〉26.5)や尿沈渣で10/HPF以上の細菌(LR＋85)が認められることである。

血尿は以下の症状を伴う患者にみられる。
- 尿路感染症、性行為感染症、住血吸虫症を含む感染
- 糸球体腎炎、IgA腎症、ループス腎炎、溶血性尿毒症症候群(67章「ネフローゼ症候群」、68章「腎炎症候群」、69章「溶血性尿毒症症候群」参照)などを含む腎疾患
- 外傷

治療

▶ 非薬物治療

- 十分量の水分摂取が基本である。ほとんどの思春期〜成人患者では 2〜3 L/日[11] が望ましい。SOR **B**
- 小さい結石は自然に排出されることが多い。約 3/4 の下部尿管結石，約半分の上部尿管結石は自然に排泄される。

▶ 薬物治療

- α-アドレナリン遮断薬（タムスロシンなど）やカルシウムチャネル拮抗薬などの薬剤による排出療法は，成人における結石排泄の機会を増加させており，現在のところ FDA で承認されてはいないが，小児でも効果を上げている[12]。SOR **B**
- NSAID や必要ならば睡眠薬を用いて，効果的な疼痛管理が行われるべきである。砕石術を予定しているなら，NSAID は腎周囲出血の危険性を高めるため使用を避ける必要がある。

▶ 補充療法と代替治療

　ストルバイト結石を防ぐため，クランベリージュースの摂取で尿を酸性化させる[11]。日々のレモンジュース摂取は尿中クエン酸レベルを上昇させ，カルシウム結石の生成を妨げる。その他の栄養補助食品は腎結石生成を潜在的に阻害することが示唆されているものの，複数の研究結果は相反している。

▶ 処置

　自然に排出されない，または薬物的排出療法に反応しない結石は，体外超音波砕石術や尿管鏡下に除去する。内視鏡的逆行性砕石術やレーザー手術は幼少児でも次第に行われるようになっている。大きな結石は経皮的腎切石術や開腹術が必要となる。

▶ 紹介

- 腎結石に伴う，腎原性敗血症，無尿，腎不全などを呈した場合は，泌尿器科医への緊急の紹介が推奨される。難治性疼痛や嘔気，極端な低年齢，重篤な合併症，5 mm を超える結石などは泌尿器科への紹介が必要である。SOR **C**
- 腎臓専門医への紹介は，急性腎障害や慢性腎障害をもつ患児への治療の指針に有用である。
- 十分な栄養管理を行いながら結石形成を予防する食事を摂ることを守らせるために，栄養管理士に紹介を行うことは，患者と親の双方にとって役立つ。
- シスチン尿症やその他の遺伝性の危険因子を有する患児には，遺伝学的な紹介が必要になる。

予防

- 多めの水分摂取や低ナトリウムの食事は，ほとんどの種類の結石を防ぐ手助けとなる。
- 低カルシウム食はカルシウム結石の患者に与えるべきではない。低カルシウム食は，むしろ結石形成を助長し，骨密度を低下させる。
- 大黄，ホウレン草，不断草，ビート，アンズ，イチジク，キウイフルーツ，多くの大豆製品，チョコレート，ナッツ類や種子などシュウ酸を多く含む食物は，シュウ酸カルシウム結石患者は避けるべきである。
- シスチン結石をもつ患者は魚，肉，卵，乳製品，大豆などの高蛋白質含有食物に含まれるメチオニンを避けるべきである。
- 尿酸結石は低プリン食で防止できる。避けるべきプリンを多く含有する食物としては，魚や甲殻類，肉（特に猟獣肉，内臓肉），ビール酵母などを含有する蛋白質のサプリメントがあげられる。日々のアロプリノール内服は尿酸結石の予防に効果的である。

　結石の種類に応じた追加療法が必要となる。

- 特発性高カルシウム尿症により反復性のカルシウム含有結石を形成する患者はサイアザイド系利尿薬により治療可能であり，3 年以上にわたり再発率が 50% に減少する。低カリウム血症はカリウム低値が尿中クエン酸を減らし，結石形成を増加させるため避けるべきである。
- 特発性尿路結石症は水分とクエン酸カリウムの投与で治療可能である。クエン酸カリウムは FDA では小児への使用を承認していないが，ヨーロッパの研究では小児での開始量として 1 mg/kg/日を分 2〜3 と提唱している[13]。
- シスチン結石に対しては水分摂取量を上げること，尿のアルカリ化（pH≧7.5），低ナトリウム食が勧められる。D-ペニシラミンはシスチンと結合し，分解とシスチン結石形成を妨げるが，すべての患者に問題なく投与可能な薬剤ではない。

予後

- 約半数のカルシウム含有結石の患者が，初発から 10 年以内に再発する。ストルバイト結石は，完全に結石を除去しないとその 25% が再発する。シスチン結石は，ほとんどの患者が 1 年に 1 回以上再発する。
- 長期間にわたる合併症には，高血圧や慢性腎障害がある。全年齢を通して腎結石関連の末期腎不全に至る患者の割合は少ない（3.2%）。

フォローアップ

　すべての初発の結石患者にとって，腎結石予防のためのフォローアップ／紹介は重要である。薬物治療を開始した患者は 3 カ月以内に 24 時間蓄尿を用いて再評価されるべきである。結石再発の既往のある患児は，少なくとも年に 1 回は観察すべきである。

患者教育

　摂取水分量を増やして尿比重を 1.005 前後（思春期では 2〜3 L/日）に維持することが，ほとんどの患者に推奨されている。これにより，成人では腎結石の再発率が半分に減ることが判明している。食事に関する情報については，巻末の「患者向け UPL」参照。

【Karl T. Rew, MD】

（町田裕之 訳）

71 腎血管性高血圧

症例

　14 歳女児が定期検診に訪れた。患児は慢性の頭痛の既往歴

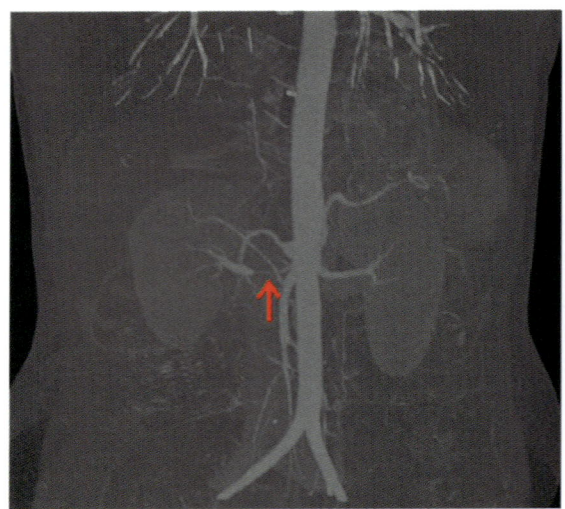

図71-1　血管造影法（CTA）で得られた右腎静脈の狭窄（矢印）。
（*Used with permission from Halima Janjua, MD*）

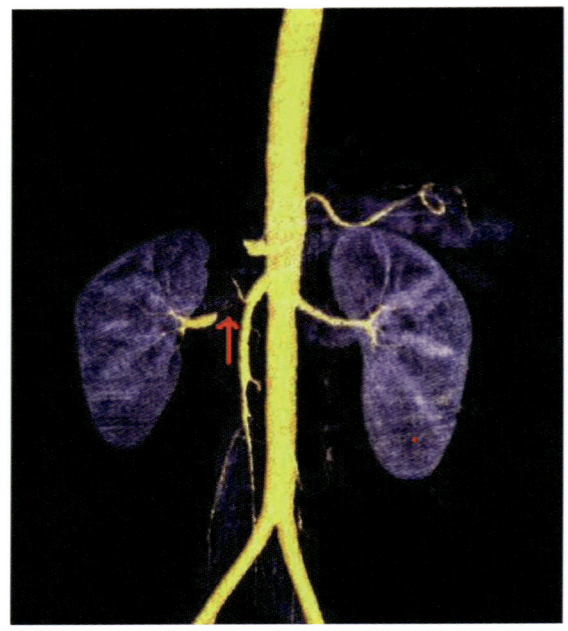

図71-2　図71-1と同患者に施行したカラー加工のCTAで右腎動脈の狭窄を認める（矢印）。（*Used with permission from Halima Janjua, MD*）

があり，食後の腹痛を訴えていた。患児の血圧は163/100 mmHgであった。手動血圧計で再測定した血圧も152/98 mmHgであった。血液検査では，血清クレアチニン値は正常だが，軽度の低カリウム血症，血症レニン活性およびアルドステロンの上昇を認めた。ドプラ検査を含めた腎臓超音波検査では，右腎動脈の狭窄が疑われた。高血圧の治療に，カルシウムチャネル拮抗薬を処方し，小児腎臓病医へ紹介を行った。その結果，CT血管造影検査（図71-1）上で右腎静脈の重度の狭窄が明らかになった。患児の血圧はカルシウムチャネル拮抗薬で次善的に管理されていたが，高血圧の治療薬としてアンジオテンシンⅡ受容体拮抗薬が追加された。

概説

　腎血管性高血圧（renovascular hypertension）は，片側もしくは両側の腎への血流が障害された結果起こる高血圧である。小児の可逆性高血圧の重要な原因のひとつである。

別名

　腎動脈狭窄，腎血管疾患

疫学

　腎血管性高血圧は，小児の高血圧のうち5〜10％を占める[1,2]。

病因と病態生理

- 腎血管性高血圧の原因は，レニンが介在する機序，ナトリウムが関与する血管内容量の増加，交感神経系の活動亢進などの相互作用による。
- 腎血管性高血圧の特異的原因には，以下が含まれる。
  - 線維筋異形成
  - 血管炎（高安病，結節性多発動脈炎，川崎病）
  - 症候群（神経線維腫症Ⅰ型，結節性硬化症，Williams症候群，Marfan症候群）
  - 臍動脈カテーテル
  - 腹部大動脈狭窄症候群

- 腎動脈低形成
- 外部からの圧迫（神経芽腫，Wilms腫瘍）

診断

▶ 臨床所見

- 腎血管性高血圧の臨床像は非常に多様である。
- 小児においては，無症候性で偶然に高度の高血圧が見つかる場合もあれば，重度の高血圧症による臓器障害に起因する二次症状を示す場合もある。
- 腹部や側腹部で，血液の乱流により発する血管雑音が診察で聴取されることがある。

▶ 検査所見

- 血清レニン活性（PRA）の増加：PRAは腎血管性高血圧を伴う小児で増加しうる。
- 高アルドステロン血症：アルドステロンはレニン-アンジオテンシン-アルドステロン機構の活性化により上昇しうる。
- 低カリウム血症：アルドステロンの影響で認められることがある。
- 代謝性アルカローシス：アルドステロンの影響で認められることがある。

▶ 画像検査

- ドプラ超音波検査：腎動脈とその分枝は，カラーおよびパルスドプラで確認できる。超音波検査は腎内分枝の最大収縮期血流速度の測定を可能としているが，遠位の狭窄部位の検出感度は不十分である[3]。
- CT血管造影法（CTアンジオグラフィ：CTA）：三次元画像を得ることができる。磁気共鳴血管造影法（MRA）に比べ良好な空間分解能をもつ。本検査は電離放射線への曝露があるが，全身麻酔なしで，しかも迅速に行うことができる（図71-1，71-2）[4]。

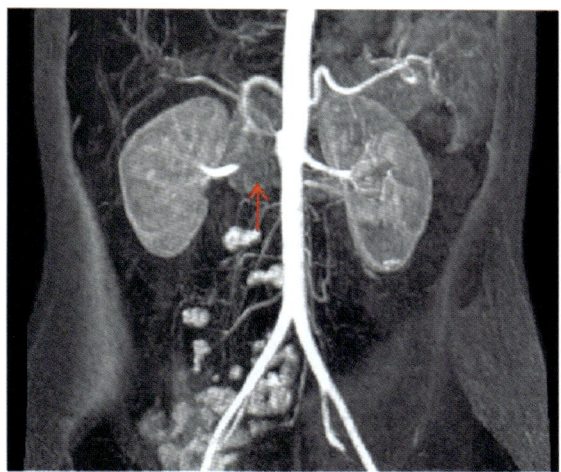

図71-3　図71-1と同患者に施行したMRAで右腎動脈の中枢側−中間領域にかけて，びまん性に長い(2.4 cm)片側性の狭小化(矢印)と軽〜中等度の上腸間膜動脈の狭小化を認める。(*Used with permission from Halima Janjua, MD*)

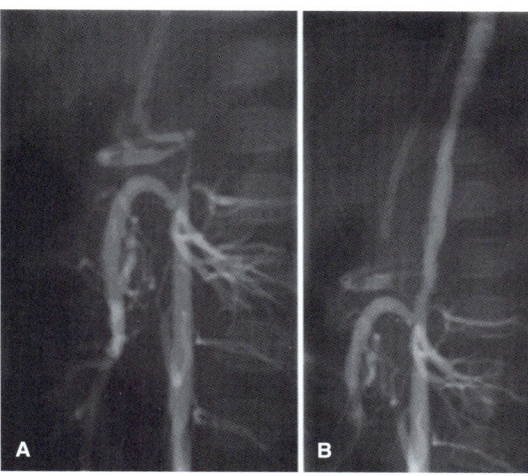

図71-4　重度の腹部大動脈狭窄症候群。**A**：血管形成術前の狭窄した腹部大動脈。**B**：血管形成術後の狭窄が改善した同部位。
(*Used with permission from Springer Science＋Business Media, with kind permission：Clinical Hypertension and Vascular Diseases：Pediatric Hypertension, edited by：J. T. Flynn et al. DOI 10.1007/978-1-60327-824-9_20. Springer Science＋Business Media, LLC 2011. Chapter 20. Fig. 2*)

- MRA：糸球体濾過率(GFR)＜30 mL/分/1.73 m^{2}の患児に使用すると腎原性の組織線維化をきたしうるガドリニウム造影剤を使用するが，電離放射線への曝露がない。MRAは鎮静や全身麻酔を必要とすることがある(**図71-3**)。
- デジタル・サブトラクション血管造影(DSA)：腎血管奇形の診断においてゴールドスタンダードと見なされている。DSAにより，線維筋異形成における腎動脈の分枝の念珠状所見(string of beads)が描出されるなど，優れた画像を得ることができる(**図71-5**参照)。片側性の腎動脈狭窄は，両側腎静脈における血清レニン試料採取で確認されうる。DSAのもうひとつの強みは，DSA検査時に放射線科医による血管内治療が可能となることである。DSAはCTAよりも高量の放射線や全身麻酔，小児の血管外科医の支援が必要である。

鑑別診断

　腎血管性高血圧以外に，小児に重度の高血圧をもたらすものとして，以下を鑑別診断すべきである。
- 腎瘢痕：通常は慢性の尿路感染症の既往が認められる。
- 慢性糸球体腎炎：以前の腎疾患の既往や腎炎の徴候が通常認められる(67章「ネフローゼ症候群」参照)。
- 多発性囊胞腎疾患：通常は画像検査で見つけられる(66章「多発性囊胞腎」参照)。
- 溶血性尿毒症症候群：腎機能障害，溶血性貧血，血小板減少等が根拠として疑われる(69章「溶血性尿毒症症候群」参照)。
- 慢性腎不全：徴候や症状が明らかになってくる。
- 腫瘍：画像検査で見つけられる。
- 血管炎：通常は全身症状を伴う。
- 大動脈縮窄症：すべての末梢脈拍を注意深く診察することで明らかになる。
- 褐色細胞腫：重度の高血圧，頻脈，全身症状などの徴候がみられる。
- 神経芽腫：症状のあることが多い。通常は画像診断で発見可能である。

- 医原性：新生児や小児ではめったにない。

治療

　腎血管性高血圧の患児は通常慢性的な高血圧を呈しており，徐々に低下させる必要がある。

▶ 薬物治療
- アンジオテンシン変換酵素阻害薬(ACEI)とアンジオテンシンII受容体拮抗薬(ARB)はすでに低下している糸球体濾過過をさらに減少させる可能性があるため，慎重に使用されるべきである。両側性の重度狭窄や片側性の高度の狭窄，進行した慢性腎臓病(CKD)の患者においては，糸球体濾過過低下をもたらし，重度の急性腎障害の原因となる[6]。SOR **C**
- カルシウムチャネル拮抗薬やβ遮断薬は比較的安全であり，初期治療に用いられる降圧薬である。一方，血圧を適正に管理するために，ACEIやARBの慎重な使用を伴う降圧薬の多剤併用療法を必要とすることも特別なことではない。SOR **C**

▶ 血管内インターベンション
- 血行再建術や血管形成術は，降圧薬が使用しにくい，もしくは降圧薬に抵抗性の難治性の高血圧患者に必要である。
- 血行再建術としては，経皮的血管形成，部分的経動脈的エタノール焼灼，手術などの方法がある。一般的に，治療法は患児の年齢・体格，技術的な実施しやすさ，疾病の進展範囲，原病の種類などにより決められる。
- ステント・グラフト留置術の有無にかかわらず，経皮的血管形成術は第一選択の治療である。約50％の症例においては臨床的改善がみられるが，高頻度の再狭窄が問題である(**図71-4**，**71-5**)。SOR **C**
- 部分的な分枝の狭窄例に対しては，血管形成術は困難であり，部分的エタノール焼灼が妥当な代替治療となりうる[9,10]。SOR **C**

10

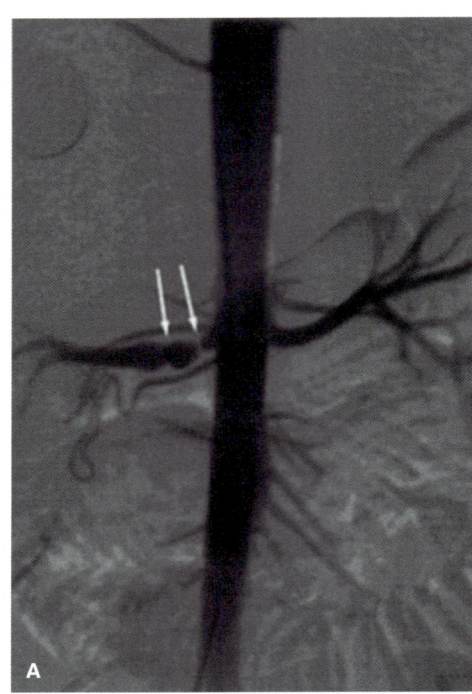
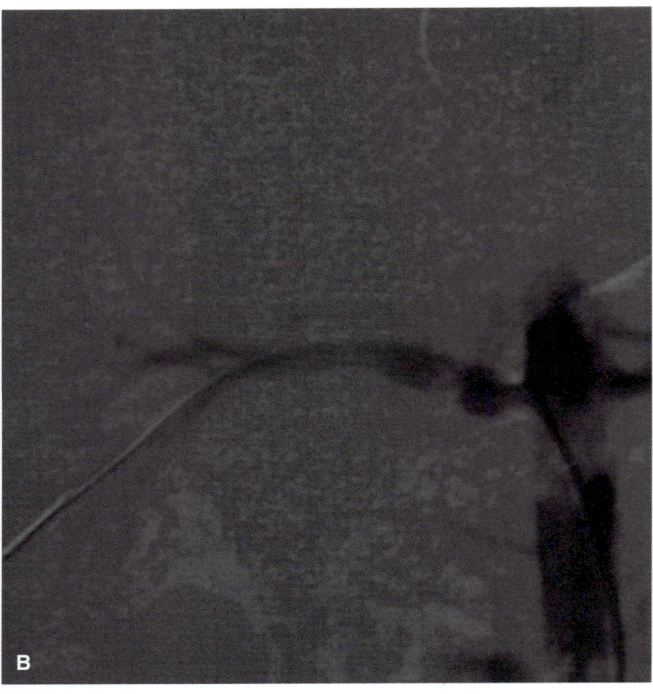

図 71-5　デジタル・サブトラクション血管造影(DSA)像。**A**：重度の狭窄に伴う腎動脈の典型的念珠状所見(string of beads)。矢印は数珠間の狭窄部位を示している。**B**：同部位の血管形成術後。(*Used with permission from Springer Science＋Business Media, Clinical Hypertension and Vascular Diseases：Pediatric Hypertension, edited by J. T. Flynn et al. DOI 10.1007/978-1-60327-824-9_20. Springer Science＋Business Media, LLC 2011. Chapter 20. Fig. 3*)

▶ 外科治療

- 部分的な，また完全な一側腎摘出術や自己もしくは人工グラフト移植を伴う血行再建術は，複雑な症例や血管形成術，エタノール焼灼術に失敗した症例に考慮される。これらの外科治療により約 97％の患児において医学的改善が得られる[11]。SOR **C**

▶ 紹介

腎血管性高血圧は，小児腎臓病医，血管治療専門の放射線科医，血管外科医などを含む集学的チームの介入により最良の管理がなされる。

スクリーニング

- 血圧のスクリーニングは 3 歳時より開始，定期検診ごとに継続して行うことが米国小児科学会(AAP)より推奨されている[12]。

- 小児の重症，もしくは 99 パーセンタイルを 5 mmHg 以上上回るものと定義されるステージ 2 の高血圧は，高血圧の副次的原因を探索すべきである。

予後

長期間にわたる腎血管性高血圧の転帰は不明である。

フォローアップ

腎血管性高血圧の既往をもつ患児においては，再狭窄の危険や新規血管病変の出現の可能性があるため，定期的な血圧測定が推奨される。

【Halima S. Janjua, MD／Raed Bou Matar, MD／
Charles Y. Kwon, MD】
(町田裕之 訳)

第11部

新生児の疾患

SOR	定義
A	一貫して質が高く，かつ患者指向のエビデンス（科学的根拠）に基づいた推奨*
B	一貫性に欠けた，もしくは質に一部問題がある患者指向のエビデンスに基づいた推奨*
C	これまでのコンセンサス，通常行う診療行為，専門家の意見，疾患指向のエビデンス，または診断・治療・予防・スクリーニングについての症例報告に基づいた推奨*

- SOR：推奨度（strength of recommendation）
- 患者指向のエビデンス：死亡率，罹患率，患者の症状の改善などを意味する。
- 疾患指向のエビデンス：血圧変化，血液生化学所見などを意味する。
- ＊：さらなる詳細情報は，巻末の「付録A」を参照。

72　新生児結膜炎

症例

　日齢6の女児が両眼からの多量の黄色眼脂を主訴に入院した。在胎36週，母親は18歳で自宅分娩だった。妊婦健診が不定期であり，妊娠中のスクリーニングは行われていなかった。児は診察上，両眼の多量の膿性眼脂と明らかな眼瞼浮腫を認めた（図72-1）。眼脂からはグラム陰性双球菌が検出されており，淋菌感染症として矛盾のない結果だった（図72-2）。血液培養および髄液培養は陰性だった。セフトリアキソン単回経静脈投与と頻回の眼球洗浄により完治した。

概説

　新生児結膜炎（neonatal conjunctivitis）は新生児期に発症し，感染性のものと非感染性（化学性）のものとがある。鑑別診断を知ることが早期診断と治療に重要である。

別名

　新生児眼炎（ophthalmia neonatorum）：（クラミジア性）結膜炎を含む。

疫学

- 最も多い感染経路は経腟分娩による垂直感染である。
- クラミジア陽性母体から生まれた児の50％に感染する。そのうち結膜炎を発症するのは半数にのぼると思われる[1]。
- 淋菌感染は抗菌薬眼投与による予防の導入により劇的に減少している[2]。
- 新生児単純ヘルペス感染症の皮膚，眼，口腔病変は45％にのぼり，新生児結膜炎を合併しうる[3]。

病因と病態生理

- 新生児眼炎の最も多い原因微生物はクラミジアで，他に淋菌，単純ヘルペスウイルス（HSV）などがある[4]。
- 結膜炎の児から時折検出されるクラミジア，淋菌，単純ヘルペスウイルス以外の微生物（黄色ブドウ球菌，B群レンサ球菌〈GBS〉，インフルエンザ菌b型〈Hib〉など）は無症状の新生児の結膜からも検出されるため，その病原性については議論がある[1]。
- まれではあるが，NICUへの長期入院に伴い，院内感染による緑膿菌性結膜炎を発症することもある[5]。
- 化学性結膜炎は非感染性であり，硝酸銀の予防点眼に引き続いて起こることが最も多い。

危険因子

　母体のクラミジア，淋菌，HSV感染。特に経腟分娩の場合に最も重大なリスクとなる[4]。

診断

▶ 臨床所見

- 軽度の眼瞼紅斑や軽度の漿液性眼脂から，重症の眼瞼浮腫，多量の膿性眼脂まで，症状は様々である。時に結膜浮腫や偽膜形成を認めることもある。（図72-1～72-4）[4,6,7]

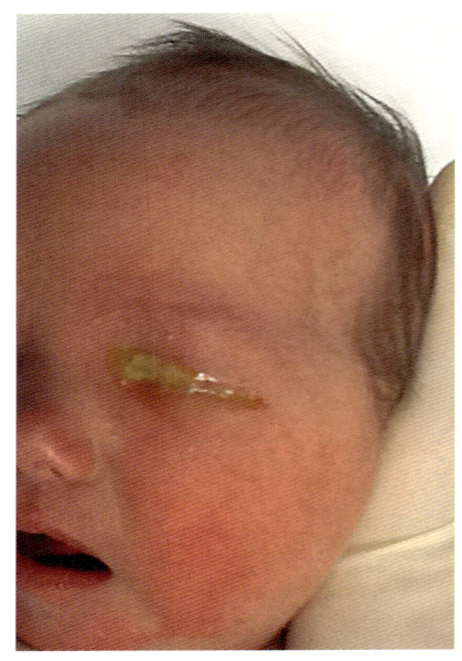

図72-1　日齢6の淋菌性結膜炎の乳児。（*Used with permission from Camille Sabella, MD*）

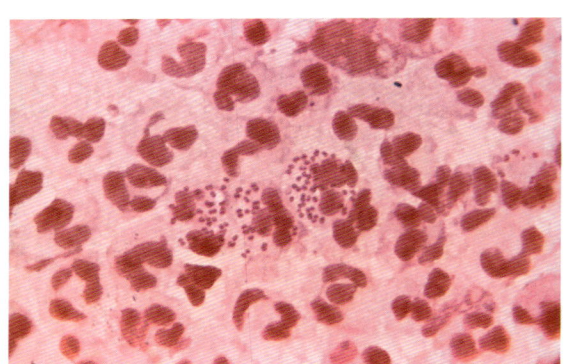

図72-2　グラム染色で白血球内にグラム陰性双球菌を認める。（*Used with permissions from CDC/Bill Schwartz*）

- 全身徴候や全身症状の合併は，播種性淋菌感染，播種性HSV感染，または敗血症を示唆する[3,6]。
- 淋菌感染は非常に重篤な感染を引き起こし，無治療だと眼に潰瘍や瘢痕を形成することもある。
- 淋菌性結膜炎は比較的生後早期（生後2～7日）で発症する。一方，クラミジアをはじめ，他の病原微生物による結膜炎の多くは，通常生後第2週間目に発症する[7]。
- 化学性結膜炎は，結膜炎予防のための硝酸銀点眼薬（米国では現在入手不可〈日本では硝酸銀薬でなく，主に抗菌薬が使われる〉）によるものが多く，通常生後24時間以内に発症する[7]。
- HSV結膜炎は皮膚，眼，粘膜病変を呈する新生児HSV感染症の一症状の可能性がある[3]。

▶ 典型的分布

- 多くの結膜炎は両側性であるが，片側性のこともある[4,6]。
- HSV感染では皮膚，粘膜病変を伴うのが一般的である。

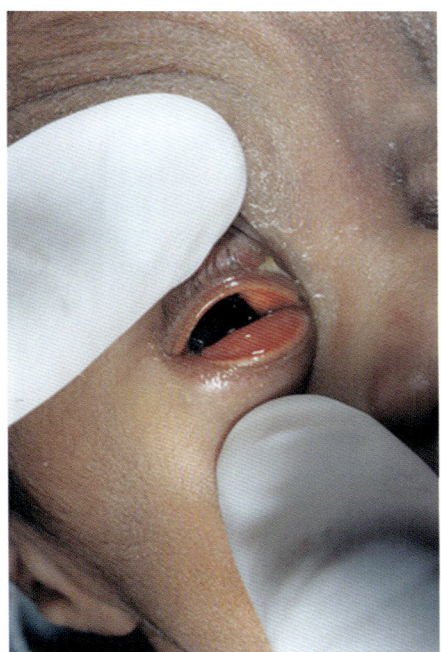

図72-3　新生児クラミジア性結膜炎。(*Used with permission from Shah SS：Pediatric Practice：Infectious Diseases, www.accesspediatrics.com, and Shah BR, Lucchesi M. Atlas of Pediatric Emergency Medicine, McGraw-Hill*)

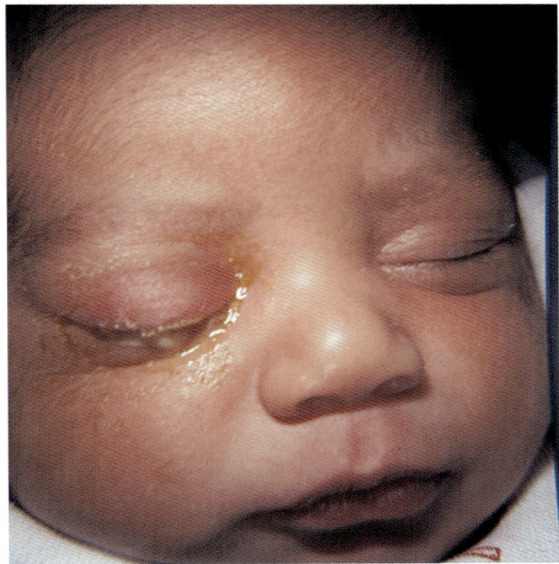

図72-4　新生児淋菌性結膜炎。膿性眼脂と眼瞼浮腫がみられる。(*Used with permission from Shah SS：Pediatric Practice：Infectious Diseases, www.accesspediatrics.com, and Shah BR, Lucchesi A. Atlas of Pediatric Emergency Medicine, McGraw-Hill.*)。

▶ 検査所見

- 眼脂のグラム染色で白血球内にグラム陰性双球菌がみられた場合，淋菌感染症である可能性が高い（**図72-2**）。眼脂培養検査で確定診断を行う。
- 蛍光抗体染色（DFA）や酵素免疫測定法などのクラミジア抗原に対する検査は感度・特異度ともに高い。これらの検査はクラミジア性結膜炎の診断法として米国食品医薬品局

（FDA）から認可されている[9]。

- 核酸増幅検査（NAAT）はクラミジア性および淋菌性新生児結膜炎の診断として FDA から認可されていない[7]。
- 淋菌感染を疑った場合や診断が確定した場合，播種性淋菌感染の除外のために血液培養検査や髄液培養検査を行うべきである[4,7]。
- 新生児では HSV 感染が疑われる場合，結膜，皮膚，粘膜などの病変部からの検体をウイルス培養に提出すべきである。迅速診断の蛍光抗体染色を病変部からの検体で行うこともできる。蛍光抗体染色は HSV の診断において特異度は高いがウイルス培養に比べて感度は低い[3]。

鑑別診断

- 化学性結膜炎：通常生後24時間以内に発症し，重症度は低い。しばしば特別な介入なく48時間以内に改善する。硝酸銀溶液の予防投与歴があることが多い[7]。
- 鼻涙管閉塞：14章「先天性鼻涙管閉塞」参照。
- 異物：まれに結膜発赤や眼脂の原因となる。病歴や片側性であることにより，他の原因から鑑別される。

治療

▶ 非薬物治療

- 頻回の眼洗浄により傷害と瘢痕を防ぐことが淋菌性結膜炎管理の基本である[4,6,7]。SOR **A**
- 化学性結膜炎は待機的にみていれば24〜48時間以内に改善する。

▶ 薬物治療

- 米国小児科学会（AAP）はクラミジア性結膜炎の治療に14日間のエリスロマイシン経口投与を推奨している[7]。SOR **A**
- エリスロマイシンと肥厚性幽門狭窄症（infantile hypertrophic pyloric stenosis：IHPS）の関係が示唆されているが[10]，代替薬のデータが十分でないことから，治療薬として現在もエリスロマイシンが選択されている。
- 淋菌性結膜炎に対してはセフトリアキソンの単回経静脈投与が選択される。播種性淋菌感染症であれば7〜14日間投与する[4,7]。SOR **A**
- その他の病原菌による結膜炎の治療は，真の感染症らしいか，原因菌はなにか，などによって決まる。
- 眼，皮膚，粘膜に限局した新生児 HSV 感染症は，最低14日間のアシクロビル静脈投与を行う。播種性感染または中枢神経系感染がある場合，さらに長い治療期間が必要である[3,7]。SOR **A**

▶ 紹介

新生児結膜炎の管理には眼科医も参加するべきである。

予防とスクリーニング

- 妊婦のクラミジアおよび淋菌のスクリーニングおよび治療は，母児感染の頻度を減らし，これら2つの病原微生物による新生児結膜炎のリスクを減らす[8]。
- 新生児の生後早期の結膜炎予防の治療は淋菌に対しては効果があるが，クラミジアに対しては効果的ではない。0.5％エリスロマイシン眼軟膏，1％テトラサイクリン眼軟膏，1％硝酸銀点眼薬などが使用されるが，現在米国ではエリスロマイシン眼軟膏のみが入手可能である[2,8]。
- 無治療の淋菌陽性母体から出生した場合，無症状であって

11

も単回のセフトリアキソンまたはセフォタキシムの経静脈
投与または筋肉内投与を行うべきである[7,8]。SOR Ⓐ

- 無治療のクラミジア陽性母体から出生した場合，抗菌薬投
与は効果が不明であることと肥厚性幽門狭窄症のリスクが
あることから推奨されない。代わりに注意深い観察とフォ
ローアップが重要である[7]。SOR Ⓒ
- 淋菌性結膜炎またはクラミジア性結膜炎に対して全身抗菌
薬投与が行われる場合，抗菌薬の局所投与は不要であ
る[4,7]。SOR Ⓐ

予後

- 一般的に，速やかに適切な治療を行った場合，新生児結膜
炎の予後は良好である[4,6]。
- 適切な治療が行われなかった場合，角膜瘢痕から視力障害
に至ることがある。とりわけ淋菌感染やHSV感染におい
て起こりうる[3,4,6,7]。

フォローアップ

- クラミジア陽性患者から生まれた新生児が結膜炎症状を呈
していないか密にフォローアップし，症状があった場合，
適宜治療するべきである。
- クラミジア感染症は，結膜炎の病歴の有無にかかわらず新
生児期に肺炎を起こすことがある。通常クラミジア肺炎は
生後4〜12週に出現する咳嗽，多呼吸を特徴とする[1,7]。

患者教育

- 結膜炎症状があった場合，すぐに医療機関を受診するよう
に，両親に教育するべきである。
- 新生児の淋菌性結膜炎またはクラミジア性結膜炎が診断さ
れた場合，母親とそのパートナーの性感染症のスクリーニ
ングと適切な治療を行うべきである[8]。

【Dawood Yusef, MD／Camille Sabella, MD】

（脇田浩正 訳）

73　腹壁欠損

　正常な腹壁は，頭側，尾側，左右側方のひだの陥入により
形成される。これらのひだは，胎生4週に側板中胚葉の壁側
板と皮膚外胚葉の結合体として生じるものである。正中で癒
合するように腹側に移動するため，ひだにより細胞増殖や融
合の割合が異なる。このひだの癒合過程は，細胞間の接着や
細胞の移動，細胞の再構成を含む複雑なものである。胎生
6〜10週では，腹壁が形成されるのと同時に腸管の成長も急
速に進み，臍輪から卵黄嚢へ脱出する。胎生10〜12週まで
に，一連の決められた様式で腸管は腹腔内に戻る。この結果，
正常な腸の回転と腸が固定され，その後腹壁が正常に形成さ
れるのである[1]。
　腹壁の発生異常は，臍帯ヘルニアや腹壁破裂の原因となり
え，これらの病態は一連の疾患として扱われる。

腹壁破裂

症例

　正期産の新生児。内臓を含む腹壁が脱出していた（図73-
1）。患児の腹壁破裂は胎児超音波検査で診断され，母体はハ
イリスク妊娠のための高次医療施設に紹介された。患児は経
腟分娩で出生し，早急に蘇生と全身管理を行うためNICUへ
入室した。家族は出産前から小児外科医や新生児の集中治療
チームと面談していた。欠損部修復術は成功し，患児は5週
間の入院を経て退院し，消化機能は良好であった。

概説

　腹壁破裂（gastroschisis）は腹壁の全層欠損であり，臍帯右
側の欠損が典型的である（図73-1）。腸管や他の臓器が被膜な
しに様々な程度で腹壁から脱出する[2,3]。

疫学

- 腹壁破裂の発生は世界中で増加しており，多い地域では1
万出生あたり3〜4人とされている[4]。
- 最近の疫学研究では，腹壁破裂の発生と若年妊娠との間に
強い相関が示された。しかし，腹壁破裂の明確な原因はま
だ特定されていない[4,5]。

病因と病態生理

- 腹壁破裂の原因はまだ特定されていない。
- 腹部臓器が胎生初期に固有の腹壁欠損部から脱出する原因
については，諸説ある[6]。
  - 中胚葉の局所的な形成不全
  - 臍輪における羊膜の破綻
  - 右臍静脈の巻き込み異常
  - 右卵黄動脈の途絶とそれに続く体壁の虚血
  - 体壁ひだの異常
- 腹壁破裂は他の先天奇形と強い相関はないとされている。
しかしながら，腹壁破裂が発生初期異常でないという証拠
にはならない。

危険因子

　若年妊娠

診断

▶ 胎児診断

- 腹壁欠損の多くは胎児期に超音波検査で診断される。特異
度は95%以上であり，感度は検者の手技により変動しやす
い[7]。
- 胎児の腹壁欠損を指摘された妊婦では，血清 α-フェトプ
ロテイン（AFP）が上昇していたという報告がある[8]。

▶ 臨床所見

- 腹壁破裂を有する児のおよそ10%では，腸管の循環不全か
ら生じると考えられる腸管狭窄や腸管閉鎖を認める。循環
不全は，腹壁破裂の発生初期や，その後の腸捻転や狭小化
した腹壁欠損部による腸管膜血管柄の圧迫により生じると
考えられている。
- 染色体異常など，他の先天異常の合併はまれである[9,10]。

11

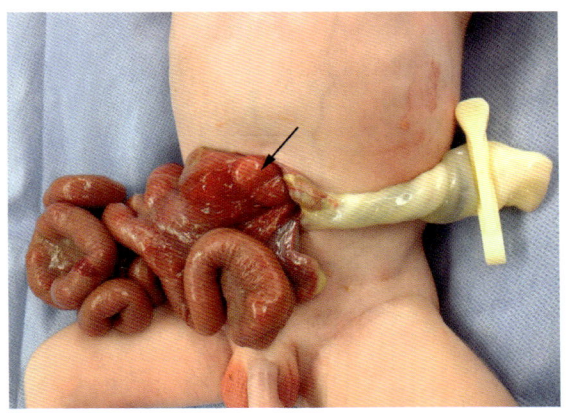

図 73-1　腹壁破裂の新生児。臍帯の右側から内臓脱出がみられる。小腸に加え，左精巣（矢印）も外反の一部として観察される。
(*Used with permission from Anthony Stallion, MD*)

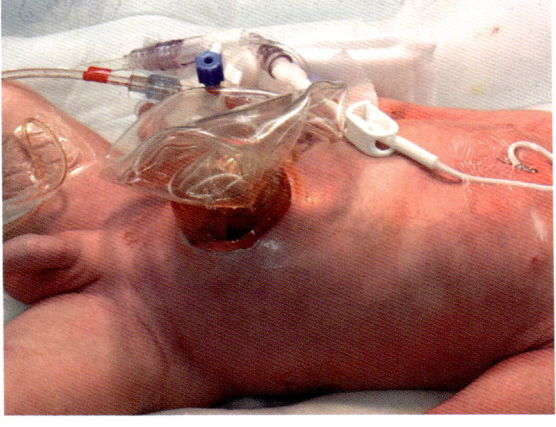

図 73-2　図 73-1 と同患児に"サイロ"を設置している術中写真。
(*Used with permission from Anthony Stallion, MD*)

鑑別診断

臍帯ヘルニア：次項参照。

治療

▶ 胎児期の管理

- 腹壁破裂を伴う胎児では，子宮内発育遅延，羊水過少，早産，胎児死亡などが多くみられる。
- これらのリスクを伴うため，良好な分娩後転帰を目指し，小児専門施設と連携したハイリスク妊娠管理施設を受診すべきである。
- 胎児診断された場合には，家族に小児外科医を紹介する。
- 現時点では胎児治療は行われていないが，外科医を紹介することで疾患や治療，予後についての情報提供が可能となる。

▶ 分娩後の管理

- 気道，呼吸，循環の初期評価を行い，必要があれば介入する。
- 初期評価と処置が終わったら，次の段階として，bowel bag と呼ばれるビニール袋に，飛び出した内臓と下半身を収納する。これにより，体温や腸の湿潤を保つことが可能となる。腸管が体幹の脇へ落下し，静脈がうっ滞し浮腫をきたすと，一期的閉鎖の妨げとなるため，湿らせたガーゼで腸を保持しながら処置を行う。
- 下肢の静脈血管確保に必要であれば，bowel bag に小切開を加える。
- 適切な胃の減圧を行う。
- 体液喪失のリスクがあるため，積極的輸液は重要な初期治療である。

▶ 外科治療

- 一期的閉鎖が不可能な場合，または腸管の虚血がある場合には，"サイロ"を手術室で設置する（図 73-2）。"サイロ"は合成物質でつくられ，筒状もしくは漏斗を逆さにしたような構造をしている。一時的に腹部臓器を覆い，腹腔内へ臓器が徐々に還納することを可能とする。"サイロ"は腸を弱い圧で腹腔内にゆっくりと還納し，その間，体外に脱出した腸や他の臓器を保護する。
- このような腸の還納は，生後 7〜10 日までに完了すること

を目標としている。
- 近年用いられている他のアプローチとして，"pre-fashioned サイロ""pre-manufactured サイロ"というものがある（日本では wound retractor が用いられている）。これは，合成物質でつくられた管状構造をしており，縫合を必要とせずベッドサイドでの設置が可能である。
- その後，一期的な腹壁閉鎖術あるいは過剰な腹腔内圧を避けるための合成パッチを行う。

▶ 紹介

小児専門施設や小児外科と連携したハイリスク妊娠管理が可能な施設への紹介を原則とする。

予防とスクリーニング

腹壁欠損はしばしば，超音波検査により胎児診断される。

予後

- 腹壁破裂を有する児の予後は，腸管の状態や欠損孔の大きさ，適時の内臓還納によるところが大きい。
- 生存率は 90〜95％といわれ，主な死因は腸管喪失と腸管壊死である[11]。
- 壊死性腸炎のリスクは高く，X 線写真で壁内ガス像を認める。術後，経腸栄養が進んできたときに起こる可能性がある[12]。
- 消化管機能の回復の遅れや，経口と経管栄養を併用しながらの経腸栄養の確立の遅れから，多くの患児は長期入院が必要となる。出生時に哺乳をしておらず，経口哺乳をしない期間が長いため，ある程度の吸啜困難を有する児が多い。
- 患児のおよそ 40％が外科治療から 1 カ月以内に，36％が 1〜2 カ月，25％が 2 カ月以上で退院となる[13]。
- 一般的に，長期の消化管機能は良好である。時に，蠕動障害による長期間の食物不耐症を起こすことがある[14]。長期の癒着性イレウスのリスクは 5〜10％と報告されている[15]。

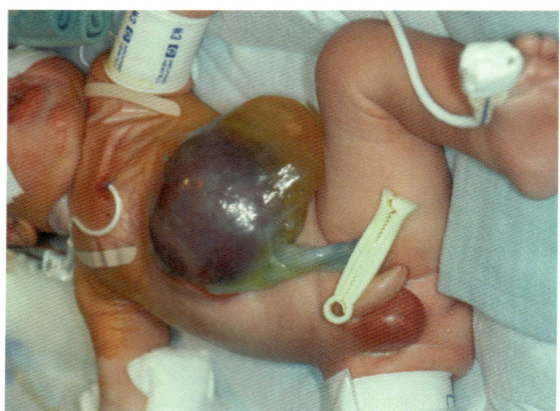

図 73-3　臍帯ヘルニアの新生児。臍帯血管が直接膜に入っている。（*Used with permission from Anthony Stallion, MD*）

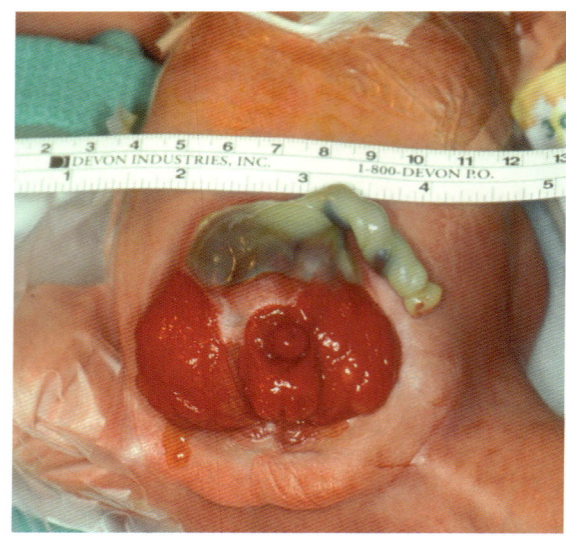

図 73-4　主に尾側ひだが欠損した臍帯ヘルニアと，それに関連した総排泄腔外反。（*Used with permission from Anthony Stallion, MD*）

臍帯ヘルニア

症例

　臍帯ヘルニアの診断は胎児エコーで診断され，陣痛発来のため妊娠 37 週に帝王切開で出生した。児の正中に大きな腹壁欠損と，膜に覆われた消化管の脱出を認めた。臍帯血管はその膜内に直接入り込んでいた（図 73-3）。ただちに経鼻胃管による減圧と呼吸補助を含めた蘇生を行った。他の先天奇形の鑑別のため，胸部 X 線写真，心臓超音波検査，腎臓超音波検査を施行し，すべての検査において正常であった。生後 24 時間で外科的修復術を行い，閉鎖による過剰な腹腔内圧の上昇を防ぐために生合成パッチを必要とした。皮膚は一期的閉鎖が可能であった。長期のイレウスを認めた以外は，術後経過は順調であった。経腸栄養は術後 20 日目から開始し，術後 34 日目からすべてを経腸栄養にすることができた。術後 40 日目に全量経口哺乳できる状態で自宅退院となった。

概説

　臍帯ヘルニア（omphalocere または exomphalos）は，腹壁正中に欠損孔があり，そこから膜に覆われた臓器の脱出を認める。欠損孔の大きさは様々である。臓器を覆う膜は，内面が腹膜，外面が羊膜，その間が Wharton 膠質でできている。臍帯血管は腹壁ではなく膜の中に直接入り込んでおり，このことからまさに正中の発生欠如であるといえる。頭尾側と両側方のひだが正中に寄らず，完全閉鎖していない。欠損は正中で，上腹部，腹部中央，下腹部のいずれも可能性がある。臍帯ヘルニアで脱出する内臓はどんな腹部臓器もありうるが，欠損孔の大きさや場所によるところが大きい。

疫学

- 臍帯ヘルニアの発生は 1 万出生あたり 1.5〜3％である。
- 多くは孤発例だが，まれに家族性のこともある[16]。

病因と病態生理

- 腸管は胎生 6〜10 週には生理的に臍帯内にあり，臍帯ヘルニアはその腸管が腹腔内に戻らないことで生じる。
- なぜこのような異常が起こるのかは不明だが，体壁ひだの

欠損と関係していると考えられている。
- 真の発生異常であり，合併する先天奇形と高い関連性がある。
- 主に頭側ひだが欠損している場合，上腹部の臍帯ヘルニアとなる。この場合，頭側ひだに関連する他の異常を合併することがあり，ことに前方の横隔膜ヘルニア，胸骨披裂，心膜欠損，心腔内欠損（Cantrell の五徴）を含めた正中の発生異常が多い。
- 主に尾側ひだが欠損している場合，臍帯ヘルニアは膀胱または総排泄腔外反（図 73-4）や肛門直腸奇形と関連することがある。

診断

▶ 胎児診断

- 腹壁破裂と同様に，妊娠第 1 三半期後の胎児超音波検査で診断されることが一般的であり，感度と特異度は同程度である。
- 母体の血清 AFP 上昇を認めた場合，詳細な胎児超音波精査を行う必要がある。

▶ 臨床所見

- 臍帯ヘルニアの 50〜70％の症例で，以下のような奇形を合併する[17]。
  - 30％の症例は染色体異常を合併する。
    ・13 トリソミー（Patau 症候群）
    ・14 トリソミー
    ・15 トリソミー
    ・18 トリソミー（Edwards 症候群）
    ・21 トリソミー（Down 症候群）
  - 30〜50％で先天心奇形を合併する。
  - 奇形症候群がみられることもある。
  - Beckwith-Wiedemann 症候群は臍帯ヘルニアの児の 10％が合併する。過成長を起こす症候群であり，臍帯ヘルニアに加え，巨大児，巨舌，内臓肥大，腎臓の異常をきたす。

- Cantrell の五徴（臍帯ヘルニア，前方の横隔膜ヘルニア，胸骨披裂，心膜欠損，心腔内欠損）。
- 妊娠中にみられる合併症としては以下のものがある。
  - 子宮内発育遅延（5～35％）
  - 早産（5～60％）
  - 流産

▶ 検査所見

先天奇形を合併するため，染色体検査は全例で行うべきである。

▶ 画像検査

- 出生前に他臓器の異常を評価するため，超音波検査と胎児心臓超音波検査が推奨される。
- 出生後は，胎児期の所見を確認し，未指摘の奇形を鑑別するために腹部超音波検査と心臓超音波検査を行う。

鑑別診断

腹壁破裂：前項参照。

管理

▶ 胎児期の管理

- 胎児超音波検査で見つかった時点で，以下の精査を行う。
  - 胎児超音波検査で他臓器の異常を評価する。
  - 胎児心臓超音波検査
  - 染色体検査
- 早期の分娩の適応はないが，大きな臍帯ヘルニアの児は分娩中のヘルニア囊の破裂や異常分娩を予防するため，帝王切開が勧められる。

▶ 新生児の蘇生

- ABC の初期蘇生
- 胃を減圧するための経鼻胃管を挿入

▶ 外科治療

- 覆っている膜が保たれていれば，緊急の外科的閉鎖は必要ない。

- その場合，外科処置の前に合併する欠損を完全に評価すべきである。膜は臓器の静脈うっ血や浮腫，虚血を防ぐために，支えるか，吊るすべきである。これは，後に還納を試みる際に有利となる。
- 小さな欠損の場合，膜を切除し，欠損孔を一期的に閉鎖することが可能である。肝臓に付着した膜はそのまま残す。
- 大きな欠損は腹壁破裂と同様に治療する。外膜を切除し，"サイロ"を設置し，腹部臓器を 7～10 日間かけて徐々に還納する。
- 児の大きさに比して巨大な欠損の場合には，腹部領域が不足し還納は不可能である。この場合，膜を乾燥・収縮させ上皮化を促進する銀スルファジアジンなどの局所物質で膜を治療する。腹部臓器は，時間をかけてゆるい弾性帯を用いてゆっくり還納する。初期治療から 2 年かかることもある[18]。
- また，長期的には，巨大な欠損を最終的に閉鎖するために，組織拡張器の設置や component separation 法による手術を考慮する。

▶ 紹介

小児専門施設や小児外科と連携したハイリスク妊娠管理が可能な施設への紹介を原則とする。

予防とスクリーニング

- 多くは，妊娠第 1 三半期以降の胎児超音波検査で診断される。
- 母体の血清 AFP 上昇が診断の一助となることがある。

予後

一般的に，臍帯ヘルニア修復後の予後は，他の先天奇形（特に心奇形）や，他の合併症の存在によるところが大きい。

【Jose Lozada, MD／Anthony Stallion, MD】

（花木麻衣 訳）

第 12 部

思春期における疾患

SOR	定義
A	一貫して質が高く，かつ患者指向のエビデンス（科学的根拠）に基づいた推奨*
B	一貫性に欠けた，もしくは質に一部問題がある患者指向のエビデンスに基づいた推奨*
C	これまでのコンセンサス，通常行う診療行為，専門家の意見，疾患指向のエビデンス，または診断・治療・予防・スクリーニングについての症例報告に基づいた推奨*

- SOR：推奨度（strength of recommendation）
- 患者指向のエビデンス：死亡率，罹患率，患者の症状の改善などを意味する。
- 疾患指向のエビデンス：血圧変化，血液生化学所見などを意味する。
- ＊：さらなる詳細情報は，巻末の「付録A」を参照。

74 膣炎の総論

症例

　18歳女児が帯下と外陰部の掻痒を主訴に受診した。診察所見では、外陰部の発赤と表皮剥離を認めた（図74-1）。また膣鏡による診察では、子宮頸部から膣壁に粘稠な白色帯下を認めた。分泌物のpHは4.2で、帯下の鏡検で上皮細胞の10%未満に胞子と糸玉状細胞を認めた（図74-2参照）。カンジダ外陰膣炎（candida vulvovaginitis）と診断され、フルコナゾール経口で治療を行った。

概説

　膣分泌物は、プライマリケアにおける患者の訴えとして非常に多く、思春期・青年期に占める最も多い原因は、細菌性膣症（bacterial vaginosis）、カンジダ膣炎（candidiasis）、トリコモナス膣炎（trichomoniasis）である。

　帯下の色や粘稠度のみで膣炎の"診断"をするべきではない。なぜなら誤った診断や、合併する感染症を見逃すことにつながるからである[1]。

　思春期前の小児における外陰膣部の症状は、感染、先天異常、外傷、皮膚疾患による。膣炎は思春期前の女児にとって最も頻度の高い婦人科系の問題で、しばしば帯下、発赤、痛み、掻痒、排尿困難、出血などの症状を伴う[2]。

　思春期は、身体的な特徴、性的な発達、情緒発達、性的活動において急速に変化する時期である。そのため、潜在的に性行為感染症（STD）を発症するリスクが高くなるのである。

疫学

　クラミジアと淋菌感染は15〜19歳女児において最も頻度が高いとの報告がある。思春期はSTDを発症するリスクが高い。なぜなら彼女らは頻繁に無防備な性交渉をもち、生物学的にも感染しやすく、しばしば短期間のうちにパートナーを変え、そして医療機関を利用しにくい状況にあるからである[1]。

　2003〜2004年の米国全国健康・栄養調査（NHANES）による横断的調査において、若年女性（14〜19歳）の24%に検査の異常を認め、ヒトパピローマウイルス（HPV、18%）、*Chlamydia trachomatis*（4%）、トリコモナス膣炎（3%）、単純ヘルペスウイルス2型（HSV-2、2%）と淋菌感染を認めた。性交渉の経験のない女児においても、40%の児で検査上主要な4つのSTD、特にHPV（30%）とクラミジア（7%）を認めた、との報告もある[3]。

病因と病態生理

- 健康な若年女性における正常な帯下の量や性状は変化する。生理的な白色帯下とは、誘因のないときに認める通常においのない、粘性の白色〜黄色の膣分泌液のことをいう。そして、症状（痛みや掻痒、熱感、紅斑、過敏性など）を伴わない。しかし、軽度の悪臭と易刺激性はこの時期の女性ではしばしば起こる[4]。生理的な白色帯下は、通常膣頸部の分泌物がエストロゲンによって誘発されて起こる。
- 思春期前の女児における外陰膣炎は、非特異性の外陰膣炎

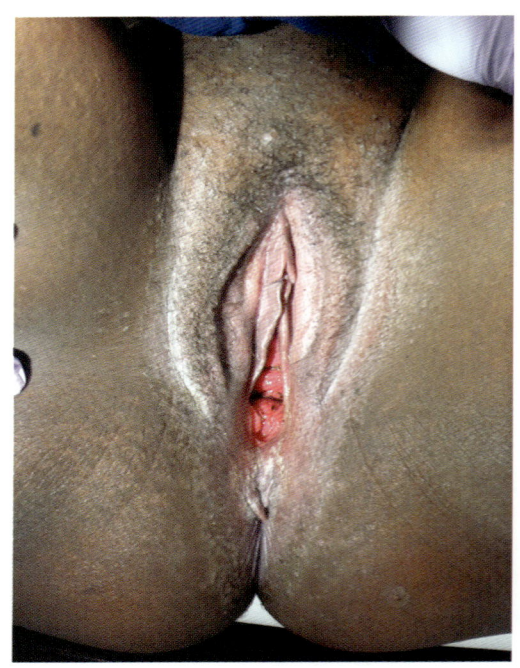

図74-1　18歳女児のカンジダ膣炎。外陰部の掻痒感および外陰部の発赤と表皮剥離を認める。炎症の部位の境界周囲に微少病変が確認できる。以上よりカンジダ外陰膣炎と診断された。（*Used with permission from E. J. Mayeaux, Jr., MD*）

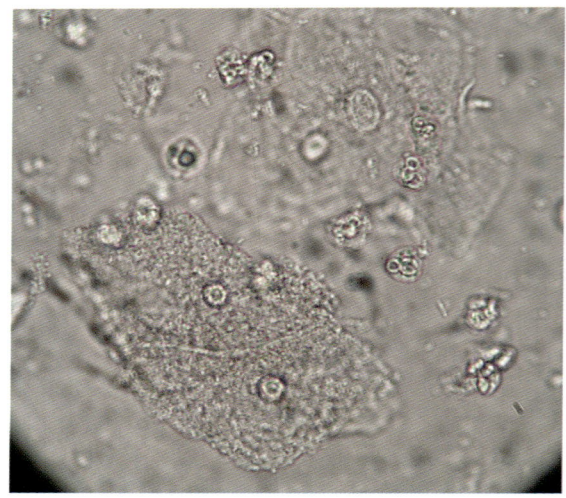

図74-2　帯下の検鏡所見。膣の上皮細胞、白血球（多核球）、菌を認める。下方にみえる細菌は2つの上皮細胞の細胞膜を覆うガードネレラ桿菌である。これらは細菌性膣症の症例で認める細胞である。（*Used with permission from Richard P. Usatine, MD*）

が25〜75%を占める[5]。小児において外陰膣炎のリスクを増す潜在的な因子としては、衛生面や陰唇の発達の未熟さ、エストロゲンの作用を受けていない菲薄な粘膜、アルカリ性の比較的強い膣内pH、泡風呂やデオドラント石鹸、肥満、体を締めつける衣服、などがあげられる。

- 膣内異物もまた小児の急性または慢性の外陰膣炎の原因となる。トイレットペーパーが最も高頻度だが、それ以外にも小さいおもちゃや髪止め、ビーズやクリップなども多く

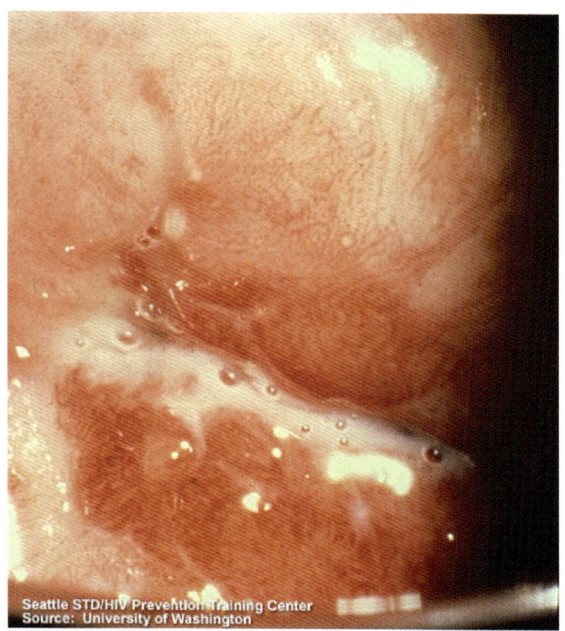

図74-3　膣トリコモナス感染患者における膣頸部所見。泡沫状の帯下と頸部の紅斑を認める。（*Used with permission from Seattle STD/ HIV Prevention Training Center, University of Washington*）

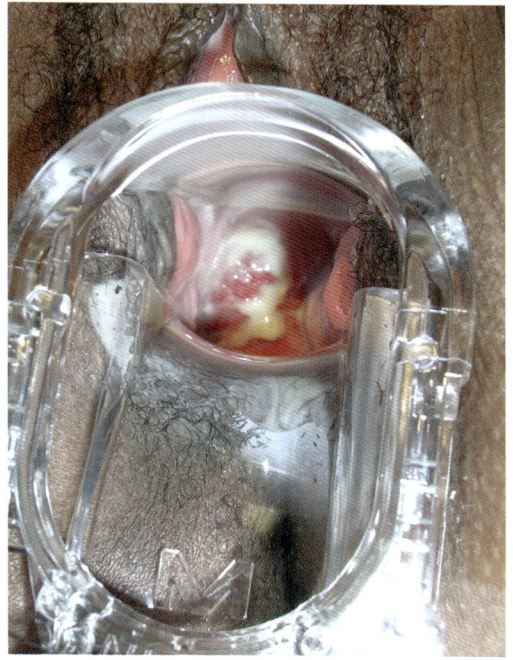

図74-4　クラミジア頸管炎の患者における膣鏡所見。子宮頸部に膿性分泌物を認める。（*Used with permission from Richard P. Usatine, MD*）

ある[6]。

- 性的虐待もまた非特異的な外陰膣炎の原因となる。STDを認めないからといって虐待を除外してはならない[7]。
- 非感染性の膣炎では、過敏な反応を起こす刺激物（香料入りのパンティライナー、避妊剤、ポビドンヨード、石鹸や香水、いくつかの局所用薬剤など）やアレルギー物質（ラテックスコンドーム、局所の抗真菌薬、化学防腐剤など）も原因として含まれる。
- 検査の診断率の低下、また骨盤内炎症性疾患のリスクを避けるため、検査をする前に、最近に膣洗浄を行ったかどうかの確認が必要である[8]。膣洗浄を中止するように指導された患者は、時々石鹸水を含ませたタオルで外陰部をふき取ることがある。これは膣と子宮頸部に刺激になり膣分泌物を生じる可能性がある。膣洗浄は、細菌性膣症の増加や原因菌に曝露された際にSTDの感染に関連するといわれている。しかし、最近では1週間に1回以下の真水による膣洗浄は膣の正常の常在菌叢に影響を与えないとの報告がある[9,10]。
- 膣炎の原因には様々なものがある。感染が原因のものとして、細菌性膣症（40〜50%）（図74-2）、カンジダ感染（20〜25%）（図74-1）、トリコモナス感染（15〜20%）（図74-3）がある[11]。まれな原因としては、萎縮性膣炎、細胞融解あるいは剥離性の炎症性膣炎、レンサ球菌性膣炎、潰瘍性膣炎、HIV感染に伴う特発性外陰部潰瘍がある。
- 化膿性レンサ球菌は、外陰部膣炎を起こす女児の約20%にあたる思春期前の女児において最も頻度の高い原因菌である[7]。
- 蟯虫もまた外陰部の症状、特にかゆみ（179章「消化管感染症（下痢を含む）」参照）を呈することがある。外陰部または肛門周囲のかゆみを特に夜間に繰り返し訴える小児は、蟯虫を疑う。検査が必要であり、経験的に治療を開始すべき

である[7]。

- 古典的STDに加え、性器マイコプラズマ感染は思春期から若年層における性感染症の原因として増加している[12]。
- さらにまれな非感染性の膣炎の原因としては、化学性、アレルギー、過敏性、接触皮膚炎、外傷、産後の萎縮性膣炎、びらん性扁平苔癬、膠原血管病、Behçet病、天疱瘡などがある。

診断

▶ 臨床所見

- 外陰部の炎症や分泌物の有無を診察する（図74-1）。膣鏡を用いて帯下の量や性状を調べる（図74-3）。帯下を伴う性行動の活発な女性に対してはクラミジアと淋菌の検査は必須である。頸部と帯下を詳細に観察し、感染や、異形成あるいは癌の徴候を調べる（図74-3，74-4）。次に双合診により頸部、子宮、付属器の圧痛の存在を確認する。表74-1に膣炎の診断に用いる検査を示す。
- 膣のpH値は、膣炎の診断に有効であり、検査紙を膣に挿入し側壁に付着させ検査する。検査紙を頸管粘液に付着させないように注意する。閉経後やトリコモナス感染、細菌性膣症の患者では、pH4.5以上となる。
- 帯下の検査では、綿棒の先端を膣の側壁に付着させて得た検体を生理食塩水に浸して採取する。そして懸濁液をスライドに滴下し、白血球数、トリコモナス、カンジダ菌糸や糸玉状細胞の有無を確認する（図74-2）。
- KOH処理は、帯下の生理食塩水懸濁液にKOH溶液を滴下して行う。KOHにより、5〜15分ほど（スライドを温めるとより短時間で）で上皮細胞を溶解させると、カンジダ菌糸が観察できる。DMSOとともに用いると、KOHはより早く上皮細胞を融解することができ、スメアの検査がすぐに

表 74-1　膣感染症の診断項目

診断基準	正常	細菌性膣症	膣トリコモナス	カンジダ外陰膣炎
膣内 pH	3.8〜4.2	>4.5	4.5	<4.5（通常）
帯下の性状	白色，薄い，羊毛状の	粘性のない，白色，灰色	黄色，緑色あるいは灰色，泡沫状	白色，凝固乳様（"カッテージチーズ様"）
アミン臭 臭気テスト	なし	生臭い	生臭い	なし
鏡検所見	乳酸桿菌属，上皮細胞	糸玉状細胞，菌の付着，白血球はない	トリコモナス WBC＞10/hpf	発芽酵母，菌糸，仮性菌糸

可能になる。

- 他の診断方法として「におい」を確認する方法があり，KOH を検体のスライドに滴下し，においを嗅いで魚のような生臭いにおいを確認する。悪臭は，嫌気性の状態や感染の存在を示している。そして，魚のような生臭いアミン臭が検査中に検出された場合，臭気テストは陽性であり，それから KOH 添加やにおいを再検査をする必要はない。

検査所見

- 核酸増幅検査（NAAT）は診断精度が高く，淋菌，*C. trachomatis* について尿検体を用いて検査ができる。淋菌とクラミジアあるいはその両方において尿を用いたスクリーニングは，検査を受けることが困難な若年層において有用である[13]。
- 膣分泌物を引き起こす複数の病原体に対する核酸同定法を用いた，より新しい検査が可能になっている。これらは，非常に感受性が高く，塗抹標本の鏡検では精度に限界があり診断の遅れにつながるが，この検査法ではその影響を受けない。そして，塗抹標本の検鏡のように検者に診断に必要なスキルを必要としない。従来の塗抹鏡検に比べると検査に時間がかかる[1]。

治療

- 治療は，同定された原因病原体に基づく。
- 膣の刺激物とアレルゲンに関しては，原因となる薬剤を同定し除去することが必要となる。しかし，その同定は困難なことが多い。
- 自然食品店の乳酸菌は，異なる株のため，膣上皮に定着することはあまりない。生きた培養菌や非熱殺菌のヨーグルトの摂取が，カンジダ膣炎や細菌性膣症の発症率を有意に変えることはない[14]。
- 生理的な白色帯下は治療の必要はない。
- 小児において，特定の原因が除外できた非特異的な膣炎に関して，以下の事項が推奨される。
  - タイツ，レギンス，レオタードなど肌に密着した衣類の着用を避ける。スカートやゆったりしたパンツなど，通気性がよい衣服を選ぶ。
  - 綿製の下着を着用する。
  - 刺激物が残らないように，洗濯後 2 度すすぎをする。下着と水着には柔軟剤を使用しない。
  - 毎日湯船に 10〜15 分浸かる。そして，浴槽から出る前に石鹸を使って外陰部以外を洗う。外陰部は，やさしくすすぎ，そっと乾かす。
  - 入浴剤や香料の入った石鹸を用いない。
  - 外陰部がひりひりする場合は，冷やすことで症状を軽減できる可能性がある。
  - トイレットペーパーの代わりに，ウエットティッシュを用いる。保湿剤は，皮膚の保護に有用である。
  - 子どもたちに衛生状況についての教育をする。排便後は前から後ろに向けて拭き取ることを強調する。
  - 水泳後に，長時間濡れた水着のままでいさせない。
- 症状が 2〜3 週間持続あるいは繰り返す場合は，膣内異物や何らかの感染症を疑い，検査をすべきである。

薬物治療

- 抗菌薬投与（アモキシシリン経口投与，局所のメトロニダゾール，あるいは局所のクリンダマイシン）により，衛生環境の改善に反応のない，また他の疾患が除外された化膿性の帯下をより早期に改善する可能性がある。
- 短期間のエストロゲンクリームの投与は膣粘膜を強化し，繰り返す非特異的な感染症に対し，より抵抗性を増すことがある。
- 異物は温水による洗浄で除去できることがある。必要に応じてキシロカインゼリーなどの局所麻酔薬を使用して行う。鎮静下あるいは全身麻酔による処置は，簡単な洗浄では除去が困難な，より大きな異物の場合に必要となる[6]。

【E. J. Mayeaux, Jr., MD】

（吉川尚美　訳）

75　思春期女性における外陰部の潰瘍性病変

　若年女性において，外陰部の潰瘍性病変は性感染症と同様に性感染症以外の原因でも起こりうる。この章では，一般的に外陰部に潰瘍性病変をきたす下記の疾患について述べる。

1. 性器ヘルペス（単純ヘルペスウイルス〈HSV〉感染）
2. 思春期女性における皮膚・粘膜の梅毒
3. 軟性下疳
4. Behçet 病

性器ヘルペス（単純ヘルペスウイルス感染）

　他のヘルペス属の感染症に関しては，114 章「単純ヘルペス」参照。

症例

　16 歳女児に外陰部の腫脹，圧痛，排尿困難を認めた。女児は，性行動に活発である。臨床所見として，小陰唇の内側に潰瘍性病変を認めた（図 75-1）。単純ヘルペスウイルス 2 型（HSV-2）が疑われ，鎮痛剤とアシクロビルの経口投与を行った。また同時に，梅毒，HIV の確認のため血液検査を，淋菌とクラミジアの確認のため尿検査を行った。病変部位より HSV-2 が検出された。その他の検査はすべて陰性だった。2

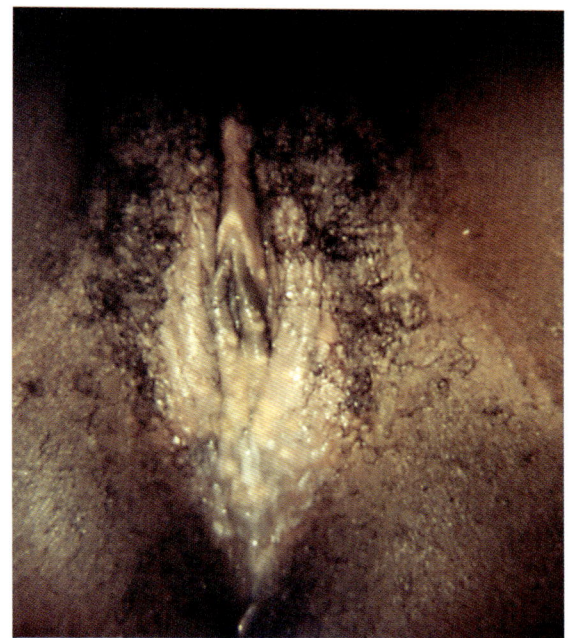

図 75-1　外陰部に単純ヘルペスウイルス感染による潰瘍性病変を認める。(*Used with permission from Centers for Disease Control/Susan Lindsley, MD*)

週間で症状は軽快した。

概説

　HSV-2 は通常外陰部から会陰部にかけて水疱性あるいは潰瘍性病変を起こす性感染症である。HSV-1 は通常性器以外にも発症する。HSV-2 感染は，痛みを伴う器の潰瘍性病変を呈する。HSV-1 は外陰部～肛門周囲に，HSV-2 は口腔粘膜に病変を引き起こすことがある。両方のタイプの単純ヘルペスに既感染であっても，多くの人が症状を伴った "ヘルペス感染" を起こすことはない。

疫学

- HSV の既感染率は年齢とともに増加する[1-4]。
- 15 歳までに，40%が HSV-1 に感染する[2]。
- HSV-1 の有病率は世界の多くの地域において，HSV-2 に比べはるかに多く，HSV-2 は主に性行為により感染するため，小児においてはまれである。
- 米国全国健康・栄養調査（NHANES）から調査された疾患管理予防センター（CDC）によるデータでは，2005～2008 年の HSV-2 の全体の有病率は 16.2%であった。また，HSV-2 陽性者のうち 81.1%が，今まで医師または健康管理に従事するスタッフから性器ヘルペスに感染していることを伝えられていなかった[2]。
- この調査より，血清陽性の有病率は年齢とともに増加し，14～19 歳での有病率 1.4%から 40～49 歳での 26.1%まで幅があった[2]。
- 血清 HSV-2 陽性率は，女性（20.9%）が男性（11.5%）を上回っている[2]。

病因と病態生理

- 性器ヘルペスは，通常 HSV-2 によるものが多いが，HSV-1 が原因となることもある。
- 水平感染は，感染した男性から女性のパートナーへ感染することが一般的である。
- 感染は，活動性の高い病変に曝露すること，あるいは活動性の高い HSV 感染者の体液に曝露することにより起こる。
- 潜伏期間は約 4 日とされるが，2～12 日間の幅がある。
- 感染は 2 つのカテゴリーに分類される。つまり初感染と再発例である。初感染でない場合，HSV の 1 型と 2 型両方の抗体を保有する可能性は少なく，1 型の抗体のみを保有している可能性がある。
- ウイルスは，通常自律神経系の知覚神経節に潜伏している。何かしらのきっかけが起こるとウイルスが知覚神経を伝って，初感染時と同じ領域で再活性化する。

危険因子

- 女性とアフリカ系アメリカ人に多く認める[2]。
- 経済的に低所得層において多く認める[1]。

診断

▶ 臨床所見

- 小陰唇と膣前庭部に水疱を認める（図 75-1）。病変は，さらに膣内および子宮頸部に認めることもある。
- 水疱は小さく，紅斑の中に痛みの伴う浅い潰瘍を形成していく。
- 通常皮膚病変は，発熱，倦怠感，灼熱感，局所の感覚異常，食欲不振，頭痛，リンパ節腫脹などの前駆症状に引き続き起こる。
- また，ストレス，疲労，生理などがトリガーとなって再発を繰り返す。

▶ 検査所見

- 活動性病変よりウイルスが検出される可能性がある。その場合，病変の中心を確実にスワブして採取する必要がある。そして標本から HSV 感染を証明する。
- 直接蛍光抗体法（DFA）は HSV 抗体の有無を確認する検査で，迅速かつ感度が高く比較的安価である。病変部位の擦過標本を染色し，多核巨細胞を証明する方法もある。この検査は，ウイルス分離や DFA ほどの特異度はないが，熟練した者により検査が施行されれば有用な検査である。
- ポリメラーゼ連鎖反応（PCR）法はヘルペス脳炎が疑われた場合に，髄液中のヘルペスウイルスの DNA を検出する際に用いる。性器ヘルペスの際にはあまり用いない。
- 血清抗体価の測定は主に再発を診断する際に用いる。急性期の診断および治療には有用ではない。

鑑別診断

- 梅毒および軟性下疳を含む他の STD を鑑別しなければならない。
- また考慮すべき他の疾患として，カンジダ感染症，Behçet病（後述），扁平苔癬，硬化性苔癬，帯状疱疹，外傷，があげられる。これらの疾患とは，疾患に特徴的な皮膚所見，性器以外の部位に認める所見などで鑑別することができる。
- 思春期前の小児において性器ヘルペスを認めた際は，性的

虐待を疑うべきである(9章「性的児童虐待」参照)。

治療

▶ 予防

感染経路および無症候性に感染源となる可能性についての教育が必要となる。

▶ 薬物療法

- 抗ウイルス薬の全身投与は,初回感染時や再発時あるいは日常的に抑制療法として使用する際に,ヘルペス患者の症状を緩和することができる[5]。
- 抗ウイルス薬は,潜在するウイルスを根絶することはできない。
- アシクロビル,バラシクロビル,ファムシクロビルは,性器ヘルペスに対して臨床的効果が示されている[5]。SOR B
- 経口アシクロビルは,小児における性器ヘルペスの初感染で適応が承認されている。発症後6日以内に投薬を開始すべきである。また,再発ヘルペス感染では発症後2日以内に使用される。
- 推奨されている投与量は,最大80 mg/kg/日(1,200 mg/日)で,投与期間は初感染で7〜10日間,再発で5日間である。
- 支持療法としては,病変の疼痛コントロールが必要である。
- 継続的な抑制療法は,再発時に間欠的に投与する場合に比べて有効とされる。その際の最大投与量はアシクロビル1,000 mg/日である。

予後

性器ヘルペスは治療しても完全な治癒とはならない。

患者教育

- ヘルペスウイルスの感染伝播様式についての教育を受けなければならない。
- 活発な病変を認める患者は,他者との直接接触を避けなければならない。
- 毎回,コンドームを使用しなければならない。
- 再発のリスクについての知識を教育されるべきである。

思春期女性における皮膚・粘膜の梅毒

梅毒感染症全般については,181章「梅毒」参照。

症例

16歳女児,外陰部のシェービングを行っていたときに,痛みのないいくつかのできものに気づいた(図75-2)。そしてこの皮膚表面にできた隆起が数日で潰瘍に変化していくことに気づいた。これらは痛みを伴わなかったが,女児は心配になり病院を受診した。そして,6週間前に性交渉をもったことを認めた(避妊はしていなかった)。診察した医師は,扁平コンジローマあるいはHPVを疑わせる扁平隆起に気づいた。血清RPR試験とトレポネーマ試験が陽性だった。彼女は,240万単位のベンザチンペニシリンの筋注を単回投与された。HIVのスクリーニングとHIV-DNAのPCR検査が行われ,幸いにも陰性だった。

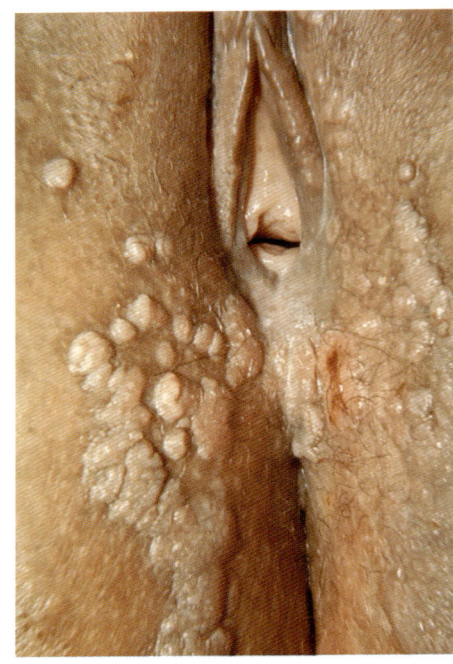

図75-2 若年女性の第2期梅毒の扁平コンジローマ所見。(Used with permission from Centers for Disease Control/Joyce Ayers, MD)

概説

梅毒(syphilis)は,スピロヘータ梅毒トレポネーマによる感染症であり,外陰部の皮膚上皮に潰瘍性病変を引き起こす。

疫学

- 2011年の米国における梅毒の成人の有病率は1人/10万人であった[6]。
- 2011年の米国での15〜19歳における第1期および第2期梅毒の有病率は,2.4人/10万人であった[6]。

病因と病態生理

- 後天梅毒は,梅毒の病変に直接接触することにより感染が成立する。スピロヘータは粘膜の微細な傷より侵入する。
- 感染時期により分類がなされ,早期(第1期,第2期,無症候性梅毒で感染後2年以内)と陳旧性(感染後2年以上経過)とに分類される。

危険因子

- 更生施設で生活する者
- 同性との性交渉のある男性
- 複数のパートナーがいる者
- ドラッグやアルコール使用者,風俗業に従事している者

診断

▶ 臨床所見

- 下疳は通常単発であり,痛みもなく円形の硬結として出現し,3〜6週間程度続く。リンパ節腫脹を伴う。
- 下疳の症状は第1期梅毒を疑う。感染後約3週間後に出現し,治療の有無にかかわらず消失する。

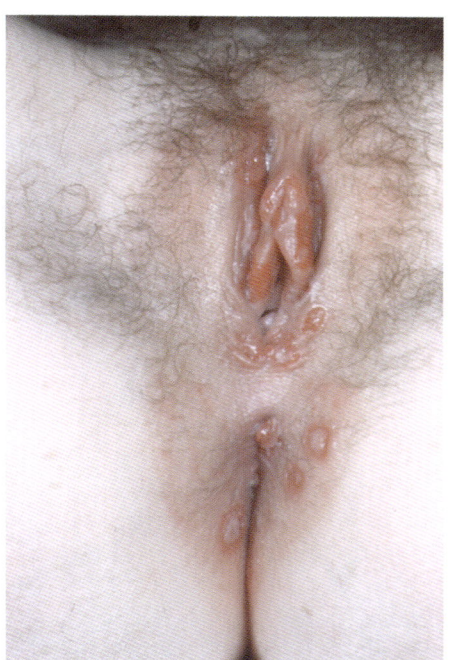

図 75-3　外陰部および肛門周囲に認める扁平コンジローマ。
（*Used with permission from Centers for Disease Control*）

- 全身の様々な症状が出現するのは第2期梅毒である。皮膚の発疹と粘膜病変が出現する。しばしば扁平コンジローマ（白色や灰色の大きく隆起した病変）は、口腔内や腋窩、鼠径部にも認めることがある（図 75-3）[7,8]。
- 他の第2期梅毒の症状として、発熱、リンパ節腫脹、咽頭痛、筋肉痛、疲労感などがある。
- 15％の梅毒患者では、初感染後 10～20 年後に発症することがある。その間に、脳や眼、関接や骨などの臓器に浸潤する。

▶ 分類
　下疳は、外陰部、膣、肛門または直腸にみられる。また口唇や口腔内にもみられることがある。

▶ 検査所見
- 非特異的試験
  - VDRL と RPR がある。これらは、安価なスクリーニングのツールとして用いられるが、感度は高くなく、偽陽性となることがある[7]。
- 梅毒特異的試験
  - 梅毒の診断を確定するために必要な検査である。
  - 梅毒トレポネーマ蛍光抗体吸収検査（FTA-ABS）と、梅毒トレポネーマ間接蛍光抗体法（TP-PA）、トレポネーマの酵素に対する免疫 IgG, IgM の検出などの血清診断[7]。

鑑別診断
- HSV 感染と軟性下疳を鑑別しなければならない。本章後述。
- 性病性リンパ肉芽腫：通常鼠径部に著明なリンパ節腫脹をきたす。性器に潰瘍や丘疹の病変を起こすこともあるが、まれである。
- 鼠径部肉芽腫（Donovan 症）：米国ではほとんど報告がない。熱帯地域や発展途上国、つまりインド、パプアニュー

ギニア、カリブ海域、オーストラリア中部、南アフリカなどで報告がある。臨床症状は、性器または会陰部に無痛性で緩徐に進行する潰瘍性病変を認め、局所のリンパ節腫脹を伴わないのが特徴である。

治療

▶ 薬物治療
- ベンザシン・ペニシリン G の単回筋肉内投与は、第1期、第2期、感染初期の無症状の梅毒の治療である[5]。SOR Ⓐ
- 治療により、スピロヘータを消失させ、その後の臓器損傷を防ぐ。
- ペニシリンアレルギーの患者では、ドキシサイクリンまたはテトラサイクリンを投与するが、これらはペニシリンによる治療と同等のエビデンスはない。

予防とスクリーニング
- すべての病変が消失するまで、性交渉を控える。
- 他の性感染症（特に HIV）の検査を受けなければならない。
- 梅毒患者は、パートナーに梅毒であることを伝え、治療の機会を与えなければならない。
- コンドームの使用は、梅毒感染のリスクを減らすことができる。

予後
　梅毒は再発はしないが、既往があっても再度感染することがある。

患者教育
　梅毒の病変は自然に消失するが、感染の進行を防ぐために治療を受けなければならない。

軟性下疳

症例
　南アフリカへの旅行から帰ったばかりの 18 歳女児が、1週間ほど前に外陰部の赤い隆起したできものに気づき、痛みが出現し病変が潰瘍化したため受診した（図 75-4）。診察上、両側鼠径部の腫脹と、同部位の圧痛を認めた。また膣分泌物の変化はなく、性活動も行っている。潰瘍から HSV は検出されず、梅毒の血清学的検査も陰性だった。軟性下疳が疑われ、経口アジスロマイシン 1 g による治療を行った。皮膚病変および鼠径リンパ節腫脹は 7 日間で軽快した。

概説
　軟性下疳（chancroid）は、*Haemophilus ducreyi* の感染によって起こる。外陰部に認める潰瘍と膿瘍形成を伴う所属リンパ節の腫脹を認める。

疫学
- 米国において、1987 年より軟性下疳の有病率は安定して低下している。2001 年より、散発例のみ報告がある。2010 年は、24 例の報告があった[9]。
- 発展途上国においては、性器の潰瘍性病変の主な原因となる。

12

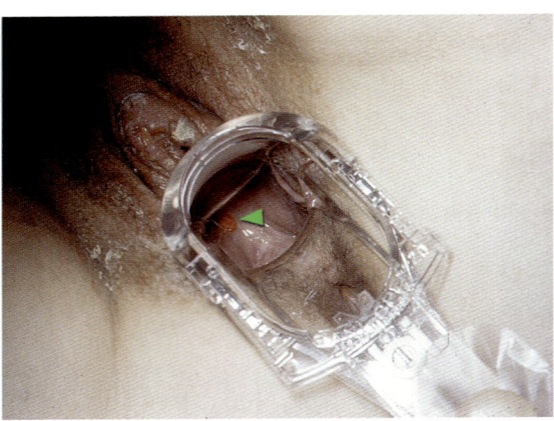

図 75-4　後方の膣壁に認める軟性下疳潰瘍（矢頭）。(*Used with permission from Centers for Disease Control/Susan Lindsley, MD*)

- 都市部での発生は，性職業の従事者においてしばしば認めることがある。
- アフリカ，アジア，ラテンアメリカで，より一般的である。

病因と病態生理

- グラム陰性菌である *Haemophilus ducreyi* が原因である[10]。
- 性感染症である。性交渉で接触した際に微細な傷から組織に菌が侵入する。
- 他の解剖学的部位へ自己接種により広がる。
- 潜伏期間は 4〜10 日間である。
- *H. ducreyi* は毒素を産生し，細胞傷害とそれに続く潰瘍性変化を引き起こす。

診断

▶ 臨床所見

- 性器に痛みを伴う潰瘍と鼠径部のリンパ節腫脹を同時に認めるときに疑う。
- 病変は，1〜2 cm 大で灰色の膿疱状で擦過により出血する。
- 確定診断は，病変部位より *H. ducreyi* が検出された場合になされる。
- 診断を疑う症状として
  - 1 カ所あるいはいくつかの痛みを伴う性器の潰瘍性病変
  - 潰瘍性病変が出現してから 7 日後に梅毒が否定された場合（血清学的検査で陰性）
  - 臨床所見が典型的な軟性下疳の所見と一致する場合
  - HSV の検査が陰性である場合

▶ 検査所見

- *H. ducreyi* の培養同定は難しい。
- *H. ducreyi* が増殖するには特別な培地が必要である。
- FDA 認可の PCR 検査は米国では使用できない[11]。
- 商業用の検査室において PCR 検査が可能である[12]。

鑑別診断

- 性器に潰瘍性病変を認めたときには，HSV と梅毒を除外する必要がある。梅毒による下疳では初期には RPR がしばしば陰性で，その後 2〜4 週間で RPR が繰り返し陽性になることがあるため注意が必要である。
- 性病性リンパ肉芽腫：通常鼠径部に著明なリンパ節腫脹を

きたす。性器に潰瘍や丘疹の病変を起こすこともあるが，まれである。
- 鼠径部肉芽腫（Donovan 症）：米国ではほとんど報告がない。熱帯地域や発展途上国，つまりインド，パプアニューギニア，カリブ海域，オーストラリア中部，南アフリカなどで報告がある。臨床症状の特徴は，性器または会陰部に無痛性で緩徐に進行する潰瘍性病変を認め，局所のリンパ節腫脹を伴わない。

治療

- 抗菌薬による治療が，感染の治癒，臨床症状の改善と他者への感染伝播の予防となる。

▶ 薬物治療

- CDC 推奨のレジメンを以下に示す[5]。
  - アジスロマイシン 1 g，1 回内服
  - セフトリアキソン 250 mg 筋注投与
  - シプロフロキサシン 500 mg，1 日 2 回 3 日間内服（ただし妊娠中は禁忌）
  - エリスロマイシン 500 mg，1 日 3 回 7 日間

▶ 外科治療

- リンパ節腫脹の改善に時間がかかるときには，針による吸引，穿刺，ドレナージも考慮する[5]。SOR **C**
- 膿瘍の穿刺またはドレナージにより頻回の穿刺や自壊を防ぐ可能性がある。

予防とスクリーニング

患者は，安全な性交渉に関する情報を含めた健康教育を受けなければならない[10]。

予後

- 治療開始後 3〜7 日で，潰瘍性病変は軽快する。
- 所属リンパ節の腫脹や膿瘍の改善には，さらに時間がかかる。
- 症状の改善を認めない場合は，診断を再考する必要がある。HIV や梅毒などの他の STD の混合感染を考慮する必要がある[11]。
- 進行した症例では，適切な治療を行っても瘢痕が残ることがある。

フォローアップ

軟性下疳の診断を受けた時点で，HIV の検査を同時に行う必要がある。そして同様に HIV のフォローアップと 3 カ月後には梅毒の血清学的検査を行う。

Behçet 病

症例

性交渉の経験のない 12 歳女児，4 日前から認める陰唇の痛みを主訴に小児科を受診した。診察所見で，両側の大陰唇に潰瘍性病変を認めた（図 75-5）。HSV は陰性で，梅毒の血清学的検査も陰性だった。症状は数日で軽快した。しかし，1 カ月後に症状が再燃し再診した。Behçet 病が疑われ小児膠原病科へ紹介となった。

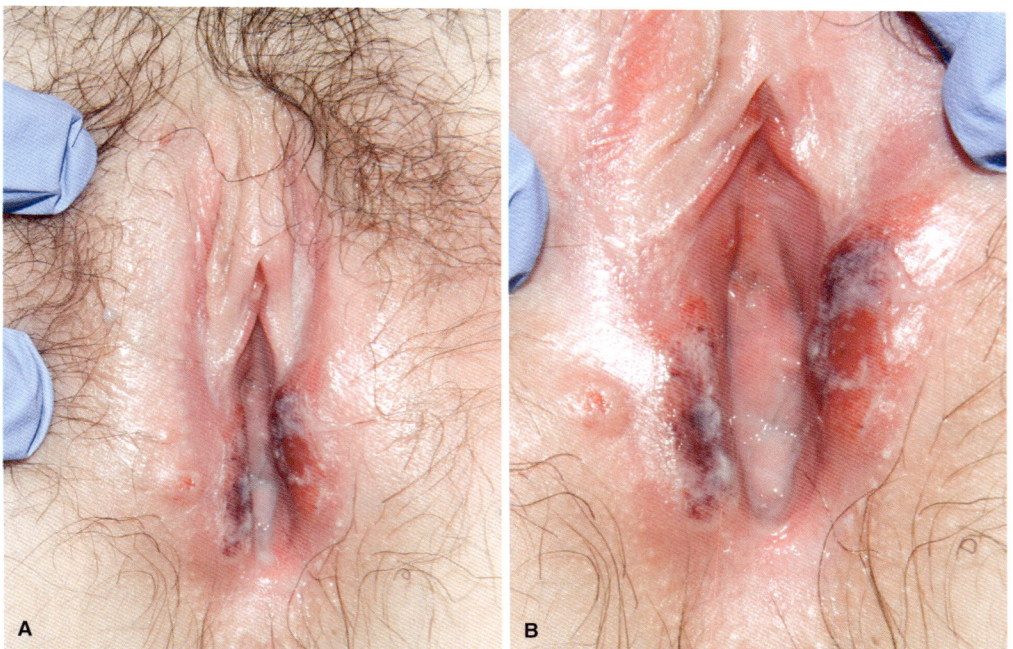

図 75-5　12 歳女児，両側の大陰唇に再発性の潰瘍性病変を認めた（**A**）。**B**：拡大像。女児は Behçet 病と診断された。
（*Used with permission from Marjan Attaran, MD*）

概説

　Behçet 病（BD）は，繰り返す口腔内，外陰部，時にブドウ膜炎を伴う皮膚粘膜病変を特徴とする全身の炎症疾患である。

疫学

- 北米における BD の有病率は，10 万人に対し 0.12〜0.33 人である[13]。
- 極東から地中海地域，中東の国では，より頻度が高い。トルコでの BD の有病率は最も高いとされる[14]。
- 好発年齢は，30〜40 代だが，小児や思春期にも認める[15]。

病因と病態生理

- 病因は，明らかではない[13]。
- 遺伝性因子，環境因子，免疫因子の多因子の相互作用によって発症するといわれている。
- BD のいくつかの症例では，遺伝子異常がわかっている[13]。
- BD の遺伝的要因として最も関連があるのは HLA-B51 である。しかし，占める割合は遺伝的リスクの 20％以下である。
- 遺伝的感受性のある患者において，環境因子が BD 発症のトリガーとなりうる。それは，細菌性あるいはウイルス感染の場合がある。
- BD では，好中球の活動性が増加している。
- BD 発症に関連する主要なリンパ球は T 細胞である。
- BD の患者では，内皮細胞抗体が陽性になることがある。

危険因子

- 中東においては，男性がより多く発症する。
- 日本においては，女性が優位である。

診断

　診断は，特徴的な臨床症状によってなされる。診断に特異的な臨床検査はない。12 カ月間に重症，軽症を含めて少なくとも 3 回の口腔内アフタの症状を認める（40 章「アフタ性潰瘍」参照）。さらに診断基準の 2 つの小症状を有する。すなわち眼病変，皮膚病変，外陰部病変と皮膚の針反応陽性である[14]。針反応は病変部位の外傷後に症状が出現または増悪する反応のことである。皮膚の針反応試験は，注射針の先端で皮膚に傷をつけた 24〜48 時間後に，中心に膿疱または丘疹のある紅斑が出現する。この症状は特徴的ではあるが，BD に特異的なものではない。

▶ 臨床所見

- 通常口腔内アフタが初期症状である。また，長期的にも他の徴候に先行して出現する可能性がある。
- 潰瘍は，円形で境界が明瞭なアフタと表現され，頬粘膜，口唇，歯肉，口蓋粘膜に現れる。
- 性器に認める潰瘍は，女性では外陰部，膣，子宮頸部に，男性では陰嚢，亀頭に認める。
- BD の患者の 80％に皮膚病変が出現する。皮膚症状は，結節性紅斑，ざ瘡様皮疹，表在性血栓性静脈炎がある。
- 眼症状は，BD の患者の 70％以上に認める。眼科医による細隙灯での診察ではブドウ膜炎を認める。症状として，視力低下と眼の中の異物感を訴えることがある。
- BD の患者の約半数に関節症状を認める。
- あまり一般的ではない症状として，血栓性静脈炎と胃腸症状がある。BD は動脈および静脈に影響を与え，粘膜潰瘍が消化管を含めたどこにでも起こりうる。
- 少数の患者は中枢神経系の症状を呈する。

▶ 検査所見

　BD の病変には，通常好中球，CD4＋T 細胞，細胞毒性細

胞などの炎症細胞を認める。

鑑別診断

- 再発性アフタ性潰瘍：全身症状は伴わない（40 章「アフタ性潰瘍」参照）。
- 再発性 HSV 感染：通常，感染初期を除き，全身症状を伴わない典型的な水疱所見を認める（39 章「単純ヘルペスウイルス性歯肉口内炎」，114 章「単純ヘルペス」参照）。
- 梅毒あるいは軟性下疳：本章および 181 章「梅毒」参照。
- 炎症性腸疾患：初期症状として粘膜潰瘍を認める可能性があるが，次第に消化器症状を伴う（59 章「炎症性腸疾患」参照）。
- 反応性関節炎：通常尿道炎と結膜炎を伴う。
- 先天性表皮水疱症：通常は粘膜潰瘍病変よりも水疱が主で，全身に広がる（155〜157 章参照）。

治療

▶ 非薬物治療

- 小児における BD の治療法についての対照研究の報告はない[16,17]。
- 半身浴は，外陰部の病変を清潔に保つのに効果がある。

▶ 薬物治療

- スクラルファート混濁液によるうがいや局所のステロイドも有効である。SOR C
- 急性期の潰瘍性病変に対して，短期間のステロイド内服は早期に症状の緩和を得るためにしばしば用いられる。SOR C
- 長期のコルヒチンは，発症頻度や症状の程度を下げるためにしばしば用いられる。SOR C
- 非ステロイド性抗炎症薬（NSAID）は，関節炎関節痛のコントロールのためにコルヒチンと併用されることがある。SOR C

▶ 紹介

- BD は全身の疾患であり，専門的な介入が不可欠である。リウマチ科，眼科との連携は必ず考慮しなければならない。
- 眼科との早期からの連携は，眼病変に関連した BD の合併症を減らすために重要である。

予後

- BD は，慢性的に再発を繰り返す疾患であり，長期にわたる観察が必要である。
- 潰瘍性病変は，繰り返し再発する可能性がある。
- 罹患率と死亡率の増加に至る可能性があるため，患者はどのような全身症状でも観察を受けなければならない。

【Marjan Attaran, MD】

（吉川尚美 訳）

76　細菌性腟症

症例

　17 歳の妊婦が，腟の掻痒感とにおいのある粘性のない分泌物を主訴に来院した。痛みはなかった。彼女は未婚で，複数の性的パートナーがいた。診察では，灰色がかった白色の分泌物が認められた（図 76-1）。分泌物の塗沫検査では，50% 以

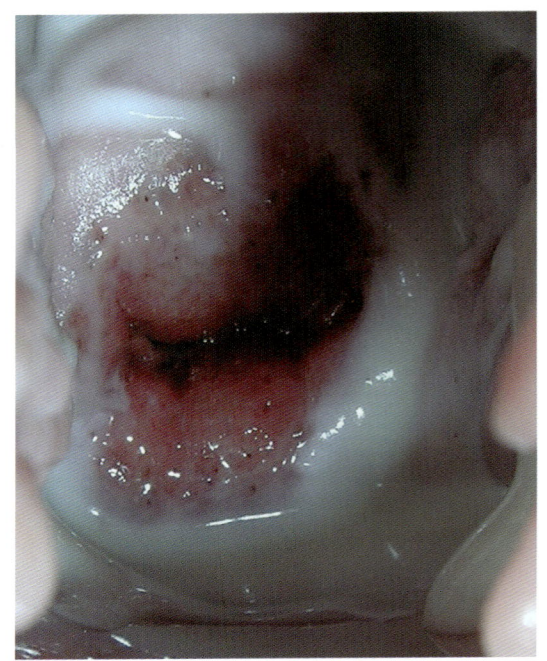

図 76-1　均一な，粘性のない白色の帯下を認めた 17 歳の細菌性腟症の妊婦。腟掻痒感とにおいを主訴に来院した。（*Used with permission from E. J. Mayeaux, Jr., MD*）

上が糸玉状細胞（図 76-2）であった。すべての性感染症の検査は陰性だった。患者は，1 日 2 回の経口メトロニダゾール 500 mg 内服治療を 7 日間行い，症状は軽快した。

概説

　細菌性腟症（bacterial vaginosis：BV）は，腟の生理的変化から生じる臨床症候群である。組織自体が実際に感染しておらず，表在性の病変があるだけなので，「腟炎」でなく「腟症」と呼ばれる。BV をもつ女性は HIV，淋菌，クラミジアや単純ヘルペスウイルス（HSV）2 型の感染の危険が高く，さらに婦人科手術の術後合併症のリスクも増加する[1]。

　BV は，早期破水，早産，絨毛膜羊膜炎，分娩後の子宮内膜炎などの妊娠合併症と関係している。しかし，妊婦における BV 治療の確立された有益性は，腟感染症の症状と徴候の減少のみである[1]。

別名

- 細菌性腟炎
- コリネバクテリウム腟症／腟コリネバクテリウム
- ガードネレラ腟炎／腟症
- 腟ヘモフィルス／ヘモフィルス腟炎
- 非特異性腟炎
- 嫌気性菌腟症

疫学

　米国では，BV は腟分泌物または腟の悪臭で受診する女性において，最も一般的な原因であると推定される。しかしながら，BV の女性の 50% 以上は無症状である[1]。米国では，1 年に 1,000 万人以上が BV のために受診しているが[2]，世界的な有病率はわかっていない。

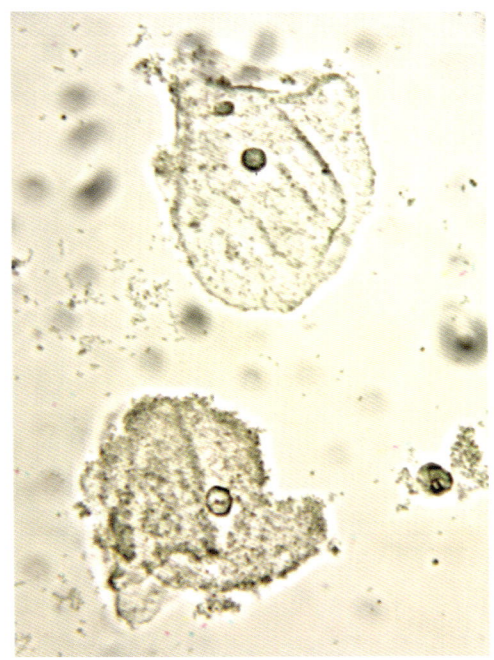

図 76-2　細菌性腟症でみられる糸玉状細胞と細菌。上部の細胞は正常な上皮細胞であり，下部の細胞は細菌で覆われている糸玉状細胞である。光学顕微鏡強拡大像。(Used with permission from E. J. Mayeaux, Jr., MD)

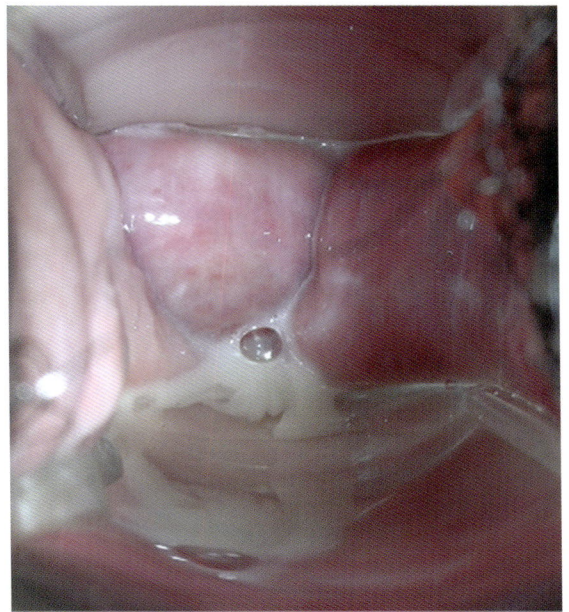

図 76-3　細菌性腟症の女性。腟壁に付着する均一な灰色がかった白色の悪臭を放つ分泌物と腟円蓋への貯留がみられる。(Used with permission from Richard P. Usatine, MD)

12

病因と病態生理

- 過酸化水素を引き起こす乳酸菌は，思春期後の正常な腟内細菌叢を構成している主要な細菌のひとつである[1]。BV では，正常な腟の乳酸菌が，高濃度のモビルンカス属や，プレボテーラ属，ガードネレラ属，バクテロイデス属とマイコプラズマ属などの嫌気性菌と置き換えられる[1,2]。
- 乳酸菌によって生じる過酸化水素は，非定型細菌叢の成長を阻害するのに役立つと考えられている。
- BV のにおいは，異なる細菌叢によって生じる芳香族アミンに起因する。これらの芳香族アミンには，腐敗臭の基となるプトレシンとカダベリンが含まれる。

危険因子

- 複数の性的パートナー[1,3]
- 新しい性的パートナー[1]
- 腟洗浄[4]
- コンドームの不使用[1]
- 腟の乳酸菌の不足[1]
- BV の先行感染[1]

診断

▶ 臨床所見

- 症状を有する患者は，性交渉後に生臭い魚のような不快なにおいのする分泌物に気づき受診する(精液の基本的な pH は，臭気テストの 10%KOH とほとんど同じである)。掻痒感がある場合もあるが，カンジダ腟炎のように頻発ではない。身体診察は，外陰部の炎症や分泌物の観察を行い，腟鏡診では，分泌物の量と性状の確認を行う。尿道または子

宮頸部，尿の検体を用いた淋菌やクラミジアに対する核酸増幅検査(NAAT)を行う。

- BV は，通常以下の 4 つの症状のうち 3 つを満たすことによって，臨床的に診断される。
  - 腟壁を滑らかにコーティングする，均一な，薄い，白い分泌物(図 76-3，76-4)。
  - 顕微鏡検査による糸玉状細胞の存在(図 76-2)。
  - 腟内 pH が≧4.5。
  - 10%KOH の追加(臭気テスト)の前後で認められる腟分泌物の魚のような悪臭[1]。

▶ 検査所見

- 腟の pH 試験は，腟炎の診断に非常に有用である。正常な腟の pH は，通常 3.5〜4.5 である。4.5 を上回る pH は，閉経期，トリコモナス感染症または BV の患者にみられる。pH 試験紙を，検査中に腟分泌物に浸す。食塩水が pH を変えるので食塩水を用いた場合，塗沫検体での検査は控える。
- 塗沫検体は腟の側壁を綿棒で拭って採取し，検体は水ではなく食塩水に入れて保存する。糸玉状細胞，白血球，トリコモナスやカンジダの菌糸について観察する。糸玉状細胞は，辺縁が細菌で不明瞭となった扁平上皮細胞である。通常 BV では，上皮細胞の 20〜25%以上が糸玉状細胞(図 76-2)である。
- ゴールドスタンダードのグラム染色と比較して，プロリン・アミノペプチダーゼテストや DNA プローブ法，OSOM®・BVBLUE® 試験は，ある程度の精度が認められているが[1]，コストがかかる。
- プロリン・アミノペプチダーゼテストは pH とトリメチルアミンの検出に利用できるが，感度と特異度が低く，米国疾病管理予防センター(CDC)は推奨していない[1]。
- ガードネレラ菌の培養は特異度が低く，診断用ツールとして推奨されない。

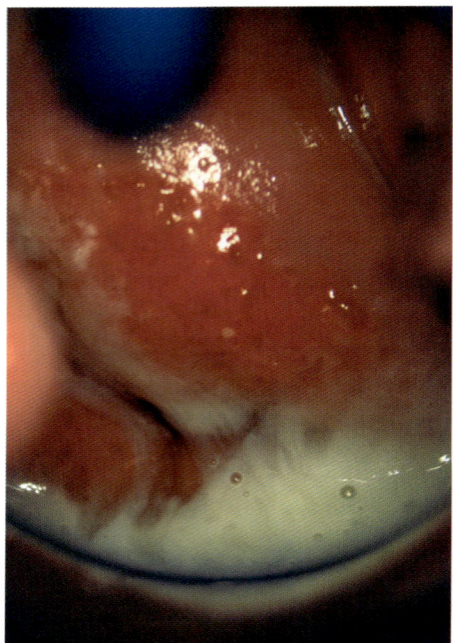

図 76-4　細菌性腟症の子宮頸部でみられる白い均一な分泌物。通常，カンジダ感染症でみられる，搔痒感を伴うカッテージチーズ様の外観は認められない。(*Used with permission from E. J. Mayeaux, Jr., MD*)

- パパニコロー染色は，感度が低いため，BV の診断には役立たない[1]。

鑑別診断

- トリコモナス属も芳香族アミンのにおいをもつ可能性があり，初めは BV と混同しやすい。イチゴ状の子宮頸部と塗沫検査で，移動するトリコモナスを探すことで鑑別が可能となる（78 章「トリコモナス腟炎」参照）。
- カンジダ腟炎は，カッテージチーズ様の分泌物と腟搔痒感を呈する傾向がある（77 章「カンジダ外陰腟炎」参照）。
- 淋菌とクラミジアは，腟分泌物を有する患者で見過ごされてはならない疾患である。患者の危険因子と化膿性の分泌物，塗沫検査で白血球を認めた場合は，性行為感染症（STD）の検査を考慮する必要がある（79 章「クラミジア頸管炎」参照）。

治療

- 治療は，女性の有症状者に行われる。
- 男性パートナーの治療は，BV の再発防止に有益でなかった[1]。SOR **A**

▶ 薬物治療

- 非妊娠女性における BV 治療の確立した有益性は，(a)腟の症状や感染の徴候を取り除くこと，(b)中絶または子宮摘出術後の感染性合併症のリスクを低下させること，である[1]。SOR **A**　また，他の性感染症（STI）のリスクを低下させるかもしれない[1]。SOR **B**　表 76-1 に CDC が推奨する治療を示している。
- メトロニダゾール 2 g の 1 日 1 回投与法は BV のための治療法としての有効性は最も低く，代わりの療法が推奨され

（Data from Centers for Disease Control and Prevention.[1]）

表76-1　疾病予防管理センター（CDC）が推奨する治療法 SOR **A**
メトロニダゾール 500 mg　経口投与　1 日 2 回　7 日間 または 0.75%メトロニダゾール・ゲル　腟内塗布（5 g）　1 日 1 回　5 日間 または 2%クリンダマイシン・クリーム　就寝時腟内塗布（5 g）　7 日間
代替療法 SOR **A** 　チニダゾール 2 g　経口投与　1 日 1 回　3 日間 　または 　チニダゾール 1 g　経口投与　1 日 1 回　5 日間 　または 　クリンダマイシン 300 mg　経口投与　1 日 2 回　7 日間 　または 　クリンダマイシン小卵状剤 100 mg　腟内投与　1 日 1 回就寝前 　　3 日間 　または 　メトロニダゾール徐放錠 750 mg　経口投与　1 日 1 回　7 日間
妊婦のための治療法 SOR **A** 　メトロニダゾール 500 mg　経口投与　1 日 2 回　7 日間 　または 　メトロニダゾール 250 mg　経口投与　1 日 3 回　7 日間 　または 　クリンダマイシン 300 mg　経口投与　1 日 2 回　7 日間

る。クリンダマイシン・クリームはオイルベースで，使用後 5 日間はラテックス・コンドームや避妊具の効果を弱める可能性がある。局所のクリンダマイシン製剤の使用は，妊娠後期には控えるべきである[1]。多変量解析やメタ分析では，妊娠中のメトロニダゾールの使用と新生児の催奇形性や変異の相関関係は示されなかった[1]。SOR **A**

- 妊婦における BV 治療の唯一の確立した有益性は，腟の症状や感染の徴候を取り除くことだけであった[1]。SOR **A**　その他の有益性としては，(a)妊娠中の BV と関連した感染性合併症のリスクを低下させること，(b)その他の感染症（例：他の STD または HIV）のリスクを低下させる可能性があげられる。そして，多変量解析やメタ分析では，妊娠中のメトロニダゾールの使用と新生児の催奇形性や変異の相関関係は示されなかった[5]。
- 持続的な BV に関する 1 件の無作為化試験では，治療が終了してから 6 カ月間，0.75%メトロニダゾール・ゲルを 1 週間につき 2 回使用することで，臨床的寛解状態が 6 カ月間維持されることが示された[6]。SOR **B**
- 一部のデータは，寛解期に，経口ニトロイミダゾールに続き，ホウ酸とメトロニダゾール・ゲルを腟内に直接塗布することが，再発性の BV をもつ女性に有用である可能性を示唆している[7]。SOR **B**
- 妊娠後期での腟内クリンダマイシン・クリームの使用は，有害転帰と関係していた[1]。

▶ 補充治療と代替治療

- 生きた培養菌の摂取や低温殺菌されていないヨーグルトは，理論的には乳酸菌のコロニー形成を増加させる可能性があり，BV 発症を減少させる可能性がある[8]。SOR **C**　しかし，健康食品店の乳酸菌は間違った菌株を増幅させ，腟によい影響は与えない。
- ゼラチンカプセルを用いた生菌乳酸菌の腟内への投与の有効性は，2 件の小さな試験で報告されている[9,10]。

予防

- 危険因子の回避は推奨されているが，無症候性 BV も多い。
- 早産のリスクとなる妊婦を対象とした BV のスクリーニン

グの有用性は，エビデンスが不十分である[1]。

フォローアップ

- 非妊娠女性では，症状が改善した場合は経過のフォローアップは不要である[1]。
- 早産のリスクが高い無症候性妊婦における BV の治療は，臨床経過を改善するかもしれない。したがって，治療終了1 カ月後の治療の効果の評価は，積極的に行うべきである[1]。SOR **C**
- 症状が繰り返される場合は，最初の治療法とは異なる治療法を考慮すべきである[1]。SOR **C**

患者教育

メトロニダゾールによる治療中，治療終了後 24 時間は，アルコールの摂取は控える。また BV の再発は珍しくないので，症状が繰り返される場合は，追加治療のために再受診するよう伝えておく必要がある。

【E. J. Mayeaux, Jr., MD／Richard P. Usatine, MD】

（八田京子 訳）

77 カンジダ外陰腟炎

症例

18 歳女性，腟および外陰部の強い掻痒感と濃い白色分泌物を呈する。図 77-1 に外陰部の擦過創と発赤所見を示す。炎症を起こした領域の辺縁付近の衛星病変には注意が必要である。彼女の内診所見は，腟壁と子宮頸部上に濃い分泌物が付着しており（図 77-2），活動性カンジダ感染と判断された。抗カンジダ薬により治療された。

概説

腟外陰部カンジダ症（vulvovaginal candidiasis：VVC）は，妊娠可能年齢の女性において一般的な真菌感染症である。においのあまりない濃い白色分泌物を伴い，掻痒感がある。VVC は性行為感染症（STD）でない。臨床症状，微生物学，宿主因子，治療への反応などにより，VVC は単純性もしくは複雑性に分類することができる[1]。単純性 VVC は免疫不全がなく，軽〜中程度の症状を散発性，もしくはまれに呈する。再発性（1 年間に 4 回以上），非アルビカンスカンジダ症などの重篤な VVC，衰弱状態や免疫不全，コントロールの悪い糖尿病などを合併する場合を複雑性 VVC という[1]。

別名

酵母菌性腟炎，酵母菌感染，カンジダ症，モニリア症

疫学

- カンジダ（図 77-3）は抗生物質の使用や糖尿病の合併，おむつを着用している場合を除いて，通常思春期前の女児からは分離されない[2]。
- VVC は，腟炎の約 1/3 を占める[1]。
- カンジダ種は，健常な無症候性女性の 20〜50％の腟・外陰部に常在菌として存在する[3]。

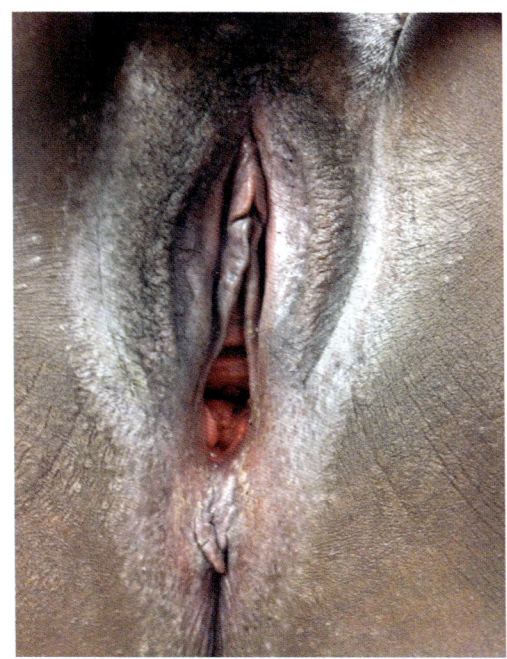

図 77-1 腟および外陰部の強い掻痒感を訴えるカンジダ外陰腟炎の 18 歳女性。外陰部には紅斑および擦過傷がみられる。炎症を起こした領域の辺縁付近に衛星病巣を示す。（*Used with permission from E. J. Mayeaux, Jr., MD*）

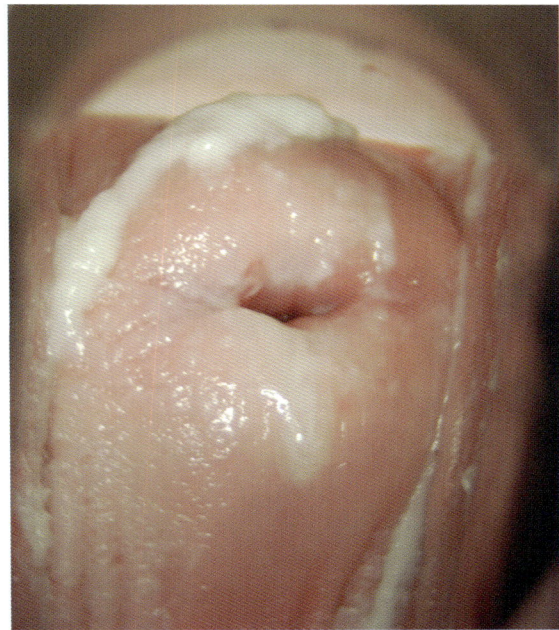

図 77-2 カンジダ腟炎。白く付着した"カッテージチーズ様"の分泌物を示す。（*Used with permission from E. J. Mayeaux, Jr., MD*）

- 米国女性の 75％は，一生のうち少なくとも 1 回は VVC を発症する。これらのうち，40〜45％の女性は 2 回以上を経験する[4]。約 10〜20％の女性は，診断および治療的考慮を要する複雑性 VVC を発症する。
- 抗菌薬療法により腟内細菌叢が変化すると頻繁に起こる医

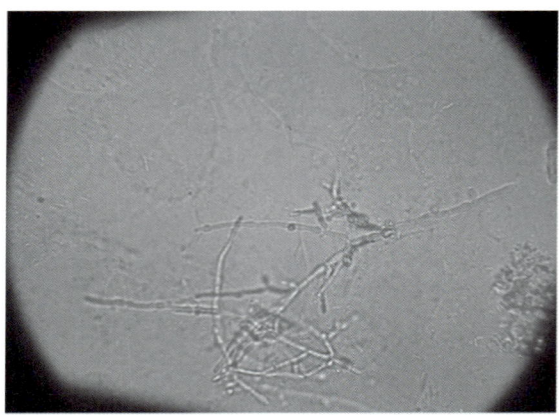

図77-3　カンジダ膣炎の10代患児から分離された*Candida albicans*（KOH添加の標本）。分岐した仮性菌糸と発芽酵母が高倍率下で観察される。（*Used with permission from Richard P. Usatine, MD*）

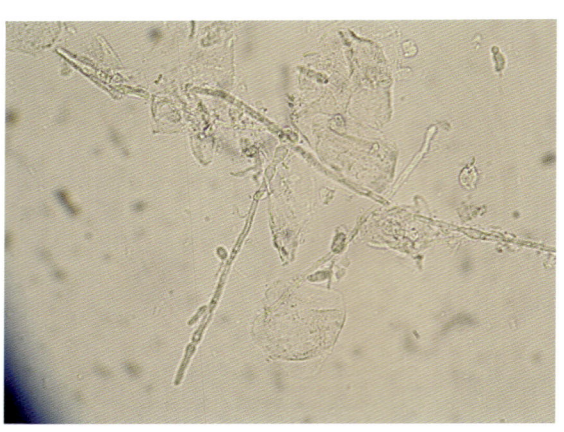

図77-4　カンジダ膣炎の10代患児から検出されたカンジダ菌（生理食塩水による標本）。KOHにより上皮細胞が溶解しなかった場合でも，分岐形成仮性菌糸と発芽酵母がどのようにみえるかに注意する。（*Used with permission from Richard P. Usatine, MD*）

原性合併症である。

- すべての女性の約半分は複数の症状を経験する。そして，最大5％は再発を経験する[1]。
- 再発性膣外陰部カンジダ症（再発性VVC）は，年4回以上VVCを発症する場合と定義され，その頻度は低い（＜5％）[5]。再発性酵母菌膣炎は通常再発によって，そして頻度は低いが再感染によって引き起こされる。再感染は，直腸から膣へのカンジダ再定着により引き起こされる場合がある[6]。

病因と病態生理

- ほとんどの膣外陰部カンジダ症は，*Candida albicans*による（図77-3）[1,7]。近年では*Candida glabrata*によるカンジダ外陰膣感染症が増加している。これは処方箋なしで購入できるイミダゾール・クリームに対して耐性を示す。*C. glabrata*は治療薬使用下においてアルビカンス種より非常に急速に変異することができる[8]。
- 膣と外陰部の紅斑，および外陰部領域の掻痒感がみられる（図77-1，77-2）。外陰部組織の発赤は，カンジダ感染のエタノール副産物に起因する。このエタノール副産物は，掻痒感ももたらす。衛星病巣の波形の辺縁は，外陰部の紅斑の特徴である。
- VVCはSTDに付随して起こることがある。
- 再発性VVCの原因はよくわかっていない。また，再発性VVCの大部分の女性に明白な素因はなく，基礎疾患を有していない[1]。

危険因子[9,10]

- 真性糖尿病（特にA1C値が高値である場合）
- 抗生物質の使用後
- エストロゲン分泌の増加
- 免疫抑制
- 避妊器具（膣スポンジ，ペッサリー，子宮内器具）
- 遺伝的感受性
- 行動因子：VVCは，オーラルセックスや，一般的ではないがアナルセックスとの関連が示唆されている。
- おむつの着用

- 殺精子剤はカンジダ感染と関連はない。
- 衛生的習慣，ぴったりと密着した衣類を着ること，合成繊維の衣類とVVCに関連があるとする説には高いエビデンスはない。

診断

▶ 臨床所見

　診断は，通常特徴的所見（図77-1，77-2）によって疑われる。典型的症状は，掻痒，膣疼痛，性交疼痛，排尿障害である。典型的臨床所見は，外陰部浮腫，亀裂，擦過傷，濃い凝乳状の膣分泌物である[1]。

▶ 検査所見

- 一般にカンジダに起因する膣炎は，pH4.5未満の正常な膣内pHをもつ。
- ウェットマウント，KOHスメア，グラム染色により酵母または仮性菌糸がみられることがある（図77-3，77-4）。ウェットマウントでは白血球，トリコモナス，カンジダ菌糸，糸玉状細胞がみられることもある。
- KOH法では，スライドグラスの生理食塩水にKOH溶液を1滴加える。KOHは，5〜15分で（スライドが温められればより早く）上皮細胞を溶解し，カンジダ菌糸または酵母をより観察しやすくする[1]。Swartz-Lamkins染色法（KOH，界面活性剤，青色色素）は酵母生物を水色に染色することにより，診断を容易にすることができる[11]。
- 迅速抗原検査は，カンジダにも利用できる。膣酵母菌の迅速抗原検査は，診察室で行いやすくウェットマウント法より感受性が高い。しかしながら，陰性結果が酵母を除外し，培養を回避するのに十分な感受性であるとはいえない[7]。**SOR Ⓐ**
- *C. glabrata*は仮性菌糸や菌糸を形成せず，顕微鏡では容易に認められない。そのため鏡検陰性でもカンジダ症状を示す患者では，サブロー寒天培地，Nickerson培地，Microstix-Candida培地による培養が考慮されなければならない。ウェットマウントが陰性でカンジダ培養が行えない場合は，臨床上VVCの徴候を示す女性に対し経験的治療が考慮される[1]。**SOR Ⓒ** 10〜20％の女性の膣内にはカンジダ属やその他の酵母が常在しているため，症状のない

女性においては培養検査を施行するべきではない[1]。SOR **A**

- RVVC の患者では，非アルビカンスや *C. glabrata* などまれな種（特に *C. glabrata* は仮性菌糸または菌糸を形成せず，鏡検では容易に検出されない）を同定し臨床診断を確認するために，膣培養を施行するべきである[1]。SOR **B** *C. glabrata* や他の非アルビカンスのカンジダ種は再発性 VVC 患者の 10～20% で観察される[1]。

- 免疫異常のない健常者集団での再発性 VVC 発症頻度を考えると，再発性 VVC 単独の発生は HIV 検査の適応とするべきではない[1]。SOR **C**

鑑別診断

- トリコモナス症：カンジダ症と同様に掻痒と分泌物を呈するため，混同されることがある。トリコモナス感染は診察上イチゴ状の子宮頸部を呈し，ウェットマウントでは移動するトリコモナスが観察される（78 章「トリコモナス膣炎」参照）。

- 細菌性膣症：カンジダ症と同様に分泌物とにおいを訴えるため，混同されることがある。通常，細菌性膣症はカンジダ症に比して臭気がより強く，分泌物の性質は異なっている。ウェットマウントでは，これらの 2 つの感染症を区別できる（76 章「細菌性膣症」参照）。

- 淋病とクラミジア：膣分泌物を有する患者で忘れてはならない。臨床症状に化膿やウェットマウントで白血球がみられる場合，患者に危険因子がある場合は STD の検査を考慮する（79 章「クラミジア頸管炎」参照）。

- 細胞溶解性膣症または Döderlein 細胞崩壊：カンジダ症と混同される。細胞溶解性膣症は，膣内の過剰な乳酸菌に関連し上皮細胞の広範囲な落屑によって生じる。ウェットマウントで酵母菌が見つからないこと以外，徴候と症状はカンジダ膣炎と類似している。ウェットマウントでは乳酸菌の過成長を示す。治療法は膣内細菌叢の変化の原因となるすべての抗真菌薬やその他の薬剤処置を中止することである。

治療

▶ 非薬物治療

- VVC は通常性交を介して感染しない。そのため性的パートナーの治療は推奨されないが，再感染をする女性では考慮される場合がある。一部の男性パートナーは亀頭炎を呈している可能性があり（121 章「カンジダ症」参照），その治療が有効なことがある[1]。SOR **A**

- 市販薬を使用しても症状が軽快しない場合や，2 カ月以内に症状が再発する場合は，医療機関を受診し検査を受けるべきである。VVC の既往があっても必ずしも自己で診断できるわけではなく，カンジダ以外の外陰膣炎の治療が遅れた場合は重篤となりうる[1]。SOR **A**

▶ 薬物治療

- カンジダの検査結果が陽性で典型的な症状があれば，治療を受けなければならない。局所製剤の短期間使用は合併症のない VVC に効果的である（**表 77-1**）[1]。SOR **A** 外用アゾール薬はニスタチンより効果的であり，治療を完了する患者の 80～90% で培養陰性と臨床的治癒が得られる。**表 77-1** に示したクリームと膣坐剤はオイルベースであり，ラテックスコンドームやペッサリーの効果を弱める可能性が

表 77-1　CDC が推奨する治療計画

膣内薬剤
ブトコナゾール 2%クリーム 5 g　膣内 3 日間
ブトコナゾール 2%クリーム 5 g（ブトコナゾール徐放製剤），膣内単回使用*
クロトリマゾール 1%クリーム 5 g　膣内 7～14 日間
クロトリマゾール 2%クリーム 5 g　膣内 3 日間
クロトリマゾール 100 mg 膣坐剤　膣内 1 坐剤 3 日間
ミコナゾール 2%クリーム 5 g　膣内 7 日間
ミコナゾール 100 mg 膣坐剤　膣内 1 坐剤 7 日間
ミコナゾール 200 mg 膣坐剤　膣内 1 坐剤 3 日間
ミコナゾール 1200 mg 膣坐剤　膣内 1 坐剤 1 日間
ニスタチン 100,000 U 膣錠　膣内 1 錠 14 日間*
チオコナゾール 6.5%軟膏 5 g　膣内単回投与
テルコナゾール 0.4%クリーム 5 g　膣内 7 日間*
テルコナゾール 0.8%クリーム 5 g　膣内 3 日間*
テルコナゾール 80 mg 膣坐剤　1 坐剤 3 日間*

経口薬剤
フルコナゾール 150 mg 経口錠　単回投与 1 回 1 錠*

*米国内のみの処方
(Data from the Centers for Disease Control and Prevention.[1])

ある[1]。SOR **A**

- 経口フルコナゾール単回投与とすべての膣内薬治療の治癒率は同様である[12]。フルコナゾール（ジフルカン）150 mg の単回投与が非常に普及しているが，臨床的治癒率はおよそ 70% 程度である。経口薬剤の使用は全身性アレルギー反応を引き起こす可能性がある。SOR **A**

- 経口薬剤フルコナゾール，ケトコナゾール，イトラコナゾールも効果的と考えられる[1]。SOR **B**

- VVC はしばしば妊娠中に起こる。局所アゾール療法（7 日間）のみ妊娠中の女性に推奨されている[1]。SOR **C**

- 非アルビカンス種 VVC に対する最適な治療法は確立されていない。100 mg，150 mg，200 mg の経口フルコナゾールの 3 日に 1 回 3 セットによる治療，もしくは局所療法の延長（7～14 日間）が治療法として選択されている[1]。SOR **C**

- 重篤な VVC（広範囲な外陰部紅斑，浮腫，擦過傷，亀裂形成を呈する）において，局所もしくは経口治療期間が短い場合，症状の改善は不十分となる。7～14 日の局所アゾールの使用，または 150 mg のフルコナゾール 2 回投与（初回投与から 72 時間後に 2 回目投与）が推奨されている[1]。SOR **C**

▶ 補充治療と代替治療

- 再発性 VVC にはゼラチンカプセルに入れた 600 mg ホウ酸の 1 回／2 週経膣投与が推奨される。これにより臨床的および菌類学的に約 70% の根絶率が得られる[1]。SOR **B**

- *Lactobacillus acidophilus* はあまり膣上皮に付着しないが，それがカンジダ外陰膣炎の発生率を有意に変えることはない[6,13]。

- 他の補充・代替（CAM）治療法（例：ニンニク，チャノキ油，ヨーグルト，膣洗浄）が，*C. albicans* による VVC の治療または予防に効果的であるという無作為化試験にエビデンスはない[14,15]。

予防

▶ 維持療法

- 維持療法の第一選択として，経口フルコナゾール（100 mg，150 mg，200 mg）を週に 1 回，6 カ月間投与する。これが

12

可能でない場合，一部の専門医は局所クロトリマゾール 200 mg 週に 2 回，クロトリマゾール 500 mg 膣坐薬週 1 回，もしくは他の局所治療の断続使用を推奨している[1]。SOR **C**

- 抗真菌薬による維持療法は再発性 VVC に対して有効である[1]。SOR **A**　しかし，維持療法中止後 30〜50％で再発がみられる。性的パートナーへのルーチン治療は議論となっている。*C. albicans* のアゾール耐性は膣の分離株ではまれであり，感受性試験は個々の治療計画において通常用いられていない。

予後

- 衰弱するような病状にある場合（コントロールされていない糖尿病の合併やステロイド治療など），短期的な治療には反応しない。患者状態や合併症を改善し，抗真菌薬投与期間の延長（7〜14 日間）をする必要がある[1]。SOR **C**
- 症候性 VVC は HIV 陽性の女性に頻度が高く，免疫不全の重症度と相関する。加えて，HIV 感染女性において，全身アゾール曝露と膣培養からの非アルビカンスのカンジダ分離には関連がみられる。HIV 感染のある女性に対する VVC の治療は，感染がない女性と同様である[1]。SOR **C**

フォローアップ

初めの症状が出てから 2 カ月以内に再発する場合や，症状が持続する場合は再診するよう指示する[1]。

患者教育

以前 VVC と診断された女性が必ずしも自己診断できるわけではないことが，研究結果で示されている[1]。非処方製剤を使用した後も症状が持続する，または，2 カ月以内に症状の再発がみられる場合は，医療機関を受診し，検査を受ける必要がある。非処方製剤の不必要な使用，もしくは不適当な使用は他の外陰膣炎の治療の遅れにつながり，重篤な状態になりうることを説明する[1]。

【E. J. Mayeaux, Jr., MD／Richard P. Usatine, MD】

（小池良子　訳）

78　トリコモナス膣炎

症例

17 歳女児，数週間持続する膣の掻痒感，におい，分泌物を訴える。パートナーは 1 人で，無症状である。膣鏡診では，子宮頸部に魚の生臭いにおいを伴う泡沫状の白色分泌物を多量に認める（図78-1）。ウェットマウントでは生理食塩水中にトリコモナドが観察される（図78-2, 78-3）。トリコモナドは白血球より大きく，鞭毛をもち，動く。女児はトリコモナス症と診断され，メトロニダゾール 2 g 単回投与で治療された。また，他の性行為感染症（STD）の検査を受け，パートナーも同じ治療を受けた。

概説

トリコモナス膣炎（trichomonas vaginitis）は，原虫である

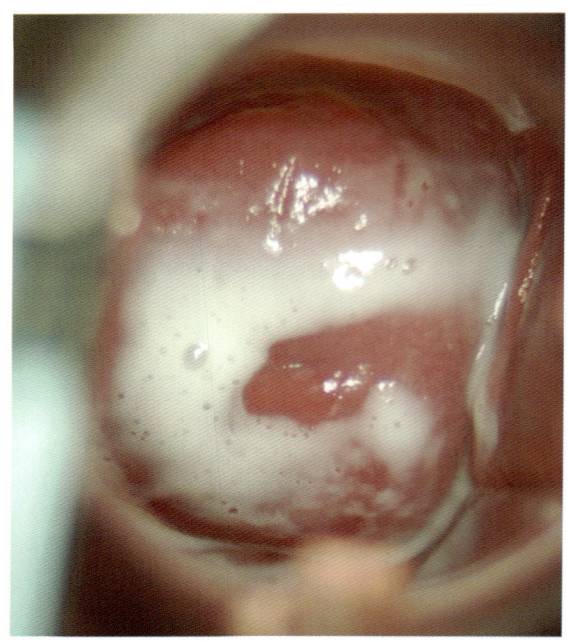

図 78-1　子宮頸部にみられるトリコモナス感染。乳白色の泡沫状分泌物がある。（*Used with permission from Richard P. Usatine, MD*）

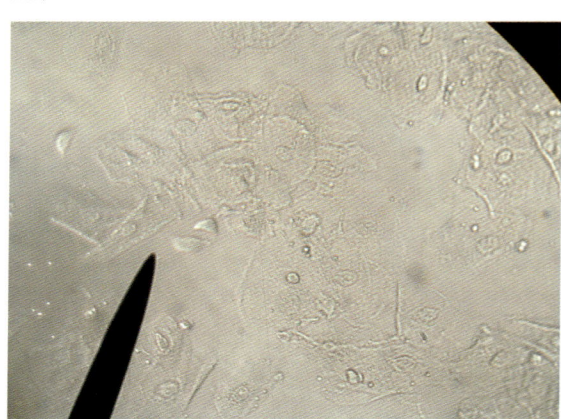

図 78-2　生理食塩水中のトリコモナスを弱拡大で示す。ポインターの先端の右上に 2 つのトリコモナドが確認できる。一番大きな細胞は核をもつ膣の上皮細胞である。（*Used with permission from Richard P. Usatine, MD*）

Trichomonas vaginalis（膣トリコモナス）によって引き起こされる局所感染であり，膣の分泌物と刺激を伴う。しばしば分泌物とともに掻痒，においを合併するが，無症状のこともある。

別名

トリコモナス症，trich，tricky monkeys

疫学

- 米国では年間約 300〜500 万例のトリコモナス症が発生している[1]。
- 世界的な有病率は，年間 1 億 8,000 万例と推測される。これはすべての膣感染症の 10〜25％を占める[2]。
- 2003〜2004 年の米国全国健康・栄養調査（NHANES）によ

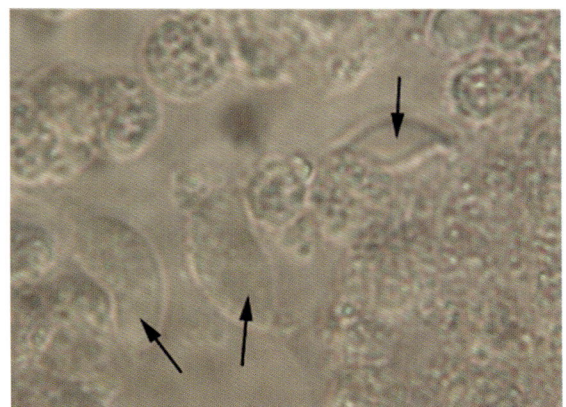

図78-3　生理食塩水中のトリコモナスを強拡大で示す（矢印）。顆粒球より小さい細胞は白血球である。（Used with permission from Richard P. Usatine, MD）

る横断調査の結果では，思春期女児（14〜19歳）の3％にトリコモナス膣炎の感染が確認された[3]。

病因と病態生理

- トリコモナス感染症は単細胞原虫である膣トリコモナスによって引き起こされる[4]。
- 膣トリコモナスに感染した男性の大多数（90％）は無症状であるが，女性の多く（50％）には症状がある[5]。
- 主に性的接触を介して感染する。膣トリコモナスは体外では，10℃で最長48時間生存することができ，まれではあるが温泉や肌着の共用でも感染する。
- 妊婦のトリコモナス感染では，早産，低出生体重児，前期破水と関連する[6]。
- HIVと同時感染している患者では，膣トリコモナスの感染がHIV拡散を増加させうる。HIV陰性の人でも，トリコモナス感染をするとHIVの侵入門戸を拡大させる可能性がある。アフリカの研究では膣トリコモナス感染がHIV伝播率を約2倍上昇させる可能性のあることを示唆した[7]。

危険因子[3]

- 新しい，あるいは複数のパートナー
- STDの既往
- 金銭や薬物を代償とした性行為
- 注射薬物使用

診断

▶ 臨床所見

- 身体診察では，刺激性や分泌物確認のため外陰部の観察を行う（図78-1，78-5）。膣鏡診では分泌物の量と性状を同定し，特徴的なイチゴ状頸部の有無を確認する（図78-4）。このイチゴ状パターンは子宮頸部の炎症と点状出血に起因する。
- 典型的には，トリコモナス症の女性は外陰部刺激に加えて，悪臭のある黄緑色の分泌物を認める（図78-5）[4]。膣および外陰部の掻痒と刺激は一般的である。
- 膣洗浄を行うと検査の診断率が低下するため，最近膣洗浄したかどうかについては確認しなければいけない。膣洗浄をしないように指導された患者の中には，「清潔に保つ」た

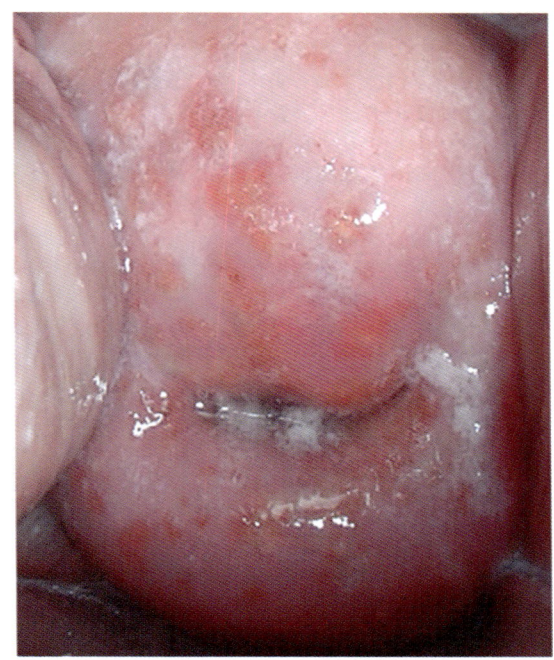

図78-4　トリコモナス感染におけるイチゴ状頸部の拡大像で，炎症と点状出血がみられる。（Used with permission from Richard P. Usatine, MD）

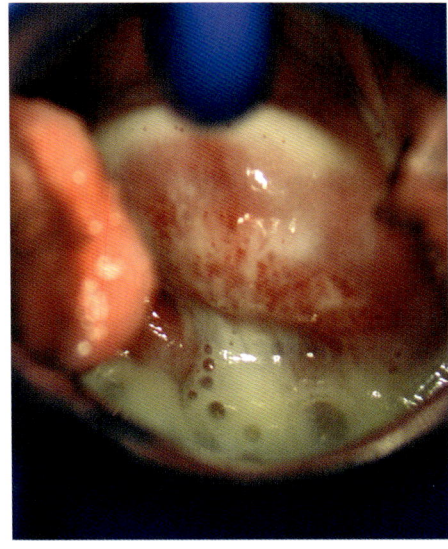

図78-5　膣鏡診で確認されたトリコモナス感染の黄緑色分泌物。泡沫状でもある。（Used with permission from E. J. Mayeaux, Jr., MD）

め石鹸のついたタオルで膣内を拭く者がいるが，この行為は検査感度を下げ，膣と子宮頸部を刺激して分泌物を生じさせることがある。

▶ 典型的分布

- 感染した女性においては膣トリコモナスが膣，尿道，傍尿道腺のほか，子宮頸部，バルトリン腺，スキーン腺にも確認される。

▶ 検査所見

- トリコモナス症の高い有病率を考慮して，膣分泌物の訴えのある女性では検査を施行するべきである。スクリーニングは，危険因子を有する女性で考慮される[4]。
- 綿棒のアプリケーターで膣の側壁を擦過して，検体を生理食塩水内に入れる。懸濁液を 1 滴スライドに置き，カバーグラスで覆い，弱拡大の対物レンズで慎重に鏡検する（ウェットマウント）。顕微鏡下で動くトリコモナドを観察するが，鞭毛の動きがあるため，発見は容易であることが多い（図 78-2）。
- ウェットマウントは感度が 60〜70％程度しかなく，また最適な結果を得るためには即時の評価を必要とする[4]。ある研究によれば，この検査で検体の 20％は 10 分以内に，35％は 30 分以内に，78％は 2 時間以内に陰性化することがわかった。このことから，検査の感度を最大にするためには，検体を採取した直後に鏡検すべきであると結論づけられている[8]。
- OSOM トリコモナス迅速検査と Affirm VP Ⅲ は，トリコモナス症の女性に対しての使用が米国食品医薬品局（FDA）により承認されている。どちらの検査も膣分泌物を検体として用い，感度 83％以上，特異度 97％以上である。OSOM トリコモナス迅速検査は約 10 分以内に，Affirm VP Ⅲ は 45 分以内に結果を得ることができる。特に罹病率の低い集団においては偽陽性が起こりうる[4]。
- 淋病やクラミジア感染の同定のために FDA に承認されている PCR 法（Amplicor，Roche Diagnostic Corp. 製）も，膣トリコモナス検出に応用されており，膣や子宮頸管内スワブ，男性・女性の尿を検体として用い，感度 88〜97％，特異度 98〜99％となっている[9]。
- APTIMA *T. vaginalis* Analyte Specific Reagents（ASR，Gen-Probe, Inc. 製）も，淋病やクラミジア感染の同定のために FDA に承認されている APTIMA Combo2 と同じ機械使用法で膣トリコモナス RNA を同定できる。これは感度 74〜98％，特異度 87〜98％と報告されている[10]。
- 膣内 pH＞4.5 は，閉経後，トリコモナス感染，細菌性膣症でみられる所見である[5]。
- 培養は，診断感度，特異度ともに高い検査法である。トリコモナス症が疑われ，かつ鏡検で確定されない女性では，膣トリコモナスを目的として膣分泌物の培養が行われるべきである[4]。
- すべてのトリコモナス症患者は，淋菌と *Chlamydia trachomatis* に対する核酸増幅検査（NAAT）も行われるべきである。
- 子宮頸部細胞診でもトリコモナス症は同定されうるが，その感度は低く，また HIV 感染でもないかぎり思春期の患者に子宮頸部細胞診が適用されることはない[11]。

鑑別診断

- 細菌性膣症およびトリコモナス症は，芳香族アミンのにおいをもつことがあり，互いに混同されやすい。両者を区別するためにはウェットマウントで手玉状細胞やトリコモナドを同定する（76 章「細菌性膣症」参照）。
- カンジダ膣炎：カッテージチーズ様分泌物と膣掻痒を伴う傾向がある（77 章「カンジダ外陰膣炎」参照）。
- 淋病とクラミジアは膣分泌物を有する患者では見逃されては

表 78-1　妊婦および非妊婦に対して CDC が推奨する薬物治療 SOR A
メトロニダゾール 2 g　単回経口投与 または チニダゾール 2 g　単回経口投与
CDC が別の選択肢としてあげる治療 SOR A
メトロニダゾール 500 mg　1 日 2 回経口投与　7 日間投与

（Data from Centers for Disease Control and Prevention.[2,4]）

ならない。これらの STD に対する検査施行は，患者の危険因子と，臨床的な化膿所見，ウェットマウントでの白血球の存在に基づいて考慮される（79 章「クラミジア頸管炎」参照）。

治療

▶ 薬物治療

- 表 78-1 に，膣トリコモナス感染に対する治療法を示す。メトロニダゾール 2 g 単回経口投与または 500 mg 1 日 2 回 7 日間投与（妊婦を含む）がコクラン解析により最良とされている[12]。SOR A
- 第 2 世代ニトロイミダゾールであるチニダゾール（Tindamax）2 g 単回経口投与はトリコモナス症（メトロニダゾール耐性トリコモナス症を含む）の治療として導入されている[4]。SOR A　チニダゾールは，耐性の有無にかかわらず膣トリコモナスに有効である[13,14]。チニダゾール使用に対する禁忌（エチルアルコールを含む）はメトロニダゾールと同様である。
- 妊婦がメトロニダゾール 2 g 単回経口投与の治療を受けることもあるが，妊娠中のメトロニダゾールはカテゴリー B である。トリコモナス膣炎は前期破水，早産，低出生体重児の出産など妊娠経過への悪影響と関連する。残念ながら，メトロニダゾールによる治療は周産期罹病率を減少させることはなく，早産や低出生体重児を増加させることもある[4]。膣トリコモナスに対する治療は，妊婦の膣分泌物の症状を改善し，新生児の呼吸器あるいは性器感染を予防，あるいはさらなる性感染を予防しうる。米国疾病管理予防センター（CDC）は，臨床医が妊娠中の治療における利害について患者に助言するよう推奨している[4]。
- 膣トリコモナスにはメトロニダゾールに対する感受性が減弱している株がある。低レベルメトロニダゾール耐性の膣トリコモナスは，トリコモナス膣炎症例の 2〜5％に同定されている。治療にはチニダゾールか，高用量または長期のメトロニダゾール投与が有効である。高レベル耐性はまれである[15]。
- メトロニダゾール・ゲルは，トリコモナス症の治療としての有効性は経口投与の 50％以下であり，推奨されない[4]。

予防

- 患者とそのパートナーが治癒するまで（すなわち治療が終了し，患者とそのパートナーが無症状となるまで），性交をしないよう指導する[4]。
- ノンオキシノール 9 のような殺精子剤はトリコモナスの伝播率を減少させる[16]。
- コンドームの継続使用とパートナー数の制限は，感染の危険を減少させうる。

フォローアップ

　トリコモナス症と診断された患者は再感染率が高いため，性的に活動的な女性では，初感染から3カ月後に再スクリーニングすることが考慮される。

患者教育

　トリコモナス症と診断された患者のパートナーも治療されなければならない。パートナーが自身で受診しないと思われる場合には，患者がパートナーの分の処方を持ち帰ることができる。

【E. J. Mayeaux, Jr., MD／Richard P. Usatine, MD】
（三友聡美　訳）

79　クラミジア頸管炎

症例

　16歳女性，帯下を主訴にクリニックを受診した。彼女にはパートナーが1人しかいないが，そのパートナーが他に性的関係をもっているかどうかは定かでない。診察所見では，子宮頸部の外反と粘性の分泌物を認めた（図79-1）。子宮頸管の擦過検体による顕鏡や遺伝子検査の際には易出血性を認めた。腟分泌物の顕鏡所見では多数の白血球を認めたが，病原体は確認できなかった。この患者は，クリニックの看護師によりアジスロマイシン1gの内服をその場で行った。またHIV，梅毒，トリコモナス，淋菌およびクラミジアの検査を行い，1週間後に再診となった。腟分泌物の遺伝子検査でクラミジアが検出され，他の検査はすべて陰性であった。この結果は再診時に患者に伝えられ，患者は安全な性交渉について説明を受けた。

概説

　クラミジア・トラコマティス（*Chlamydia trachomatis*）は性行為により感染し，骨盤内炎症性疾患（PID），子宮外妊娠，不妊の原因となる。男性も女性も無症状のことが多く，そのため診断するには医療従事者によるスクリーニングの必要がある。米国疾患管理予防センター（CDC）はすべての25歳以下の性的活動のある女性，また25歳以上で新しいパートナーがいる者や複数のパートナーがいる者は毎年スクリーニングを受けることを推奨している。

疫学

- クラミジアは米国内では最も多く認める性感染症である（ヒトパピローマウイルス〈HPV〉を除く）[1]。米国では毎年120万人の感染がCDCに報告されている[2]。
- 世界保健機構（WHO）によると，世界では毎年1億4,000万人の *C. trachomatis* による感染者がいるとされている[3]。
- CDCによると，スクリーニング検査とスクリーニング陽性者の治療にかかるコストは1億7,500万ドルだが，そのコストがすべてスクリーニングと治療に使用することができれば，未治療のクラミジア感染症が引き起こす合併症にかかるコストから12ドルを削減できる[4]。

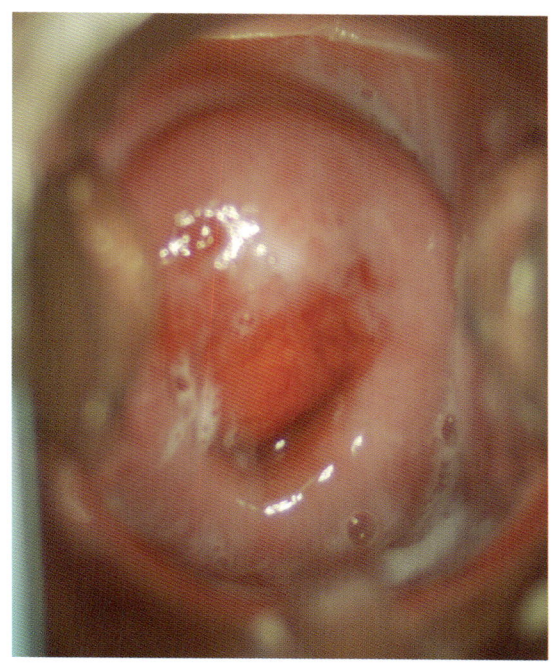

図79-1　16歳女性のクラミジア頸管炎で子宮外反と腟分泌物による炎症を認める。子宮頸部は炎症によりもろくなっている。（*Used with permission from E. J. Mayeaux, Jr., MD*）

- クラミジア感染は，性活動の活発な成人や青年によくみられる感染症である[5]。クラミジア感染の検査を受けた青年期女性の10人に1人は感染しているといわれている。CDCの報告に基づくデータでは，年齢別では10代の女性で最も感染率が高い。これらの報告では，15〜19歳女性の46%，20〜24歳女性の33%が感染しているといわれている[3]。
- 2003〜2004年に行われた米国の国民健康栄養調査（NHANES）では，14〜19歳女性のおよそ4%が *C. trachomatis* の検査が陽性だったと報告されている[6]。

病因と病態生理

- *C. trachomatis* は小型でグラム陰性の細菌であり，生物学的に特殊な性質をもつ。クラミジア科は偏性細胞内寄生細菌で，2つの主要な段階からなる独特のライフサイクルをもつ。基本小体（elementary body）が貪食により細胞内に取り込まれ，細胞内に封入体を形成し代謝活性を有する網様体（reticulate body）へと変化する。
- 長期間にわたり分裂・増殖を起こすため，しばしば治療に難渋することがある。感染に対する免疫は終生免疫ではなく，再感染や持続感染を多く認める。
- クラミジア感染症は無症候性で，多くは無痛性に発症する。感染症の女性に多く認める症状は，異常な帯下や性器出血（性交後も含む），排尿障害である。男性では，患者の2〜4%のみが症候性である[7]。
- クラミジア感染は，子宮頸管炎，子宮内膜炎，PID，不妊症，劇症型肝周囲炎（Fitz-Hugh-Curtis症候群），尿道炎，精巣上体炎などを発症する。また，前期破水や早期産，低出生体重児，死産，封入体結膜炎，新生児肺炎など，新生児の予後にも影響を与える[8]。クラミジアに曝露された新

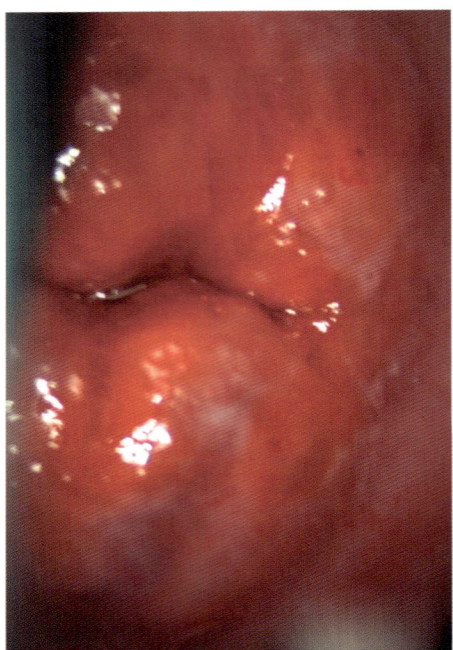

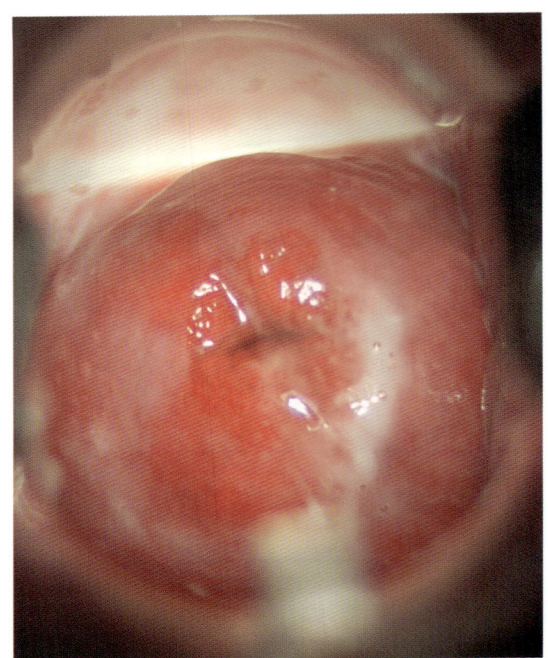

図 79-2　症例は性交後に点状出血を呈している。また頸部の外反と脆弱性，出血を伴う子宮頸管炎を伴っている。クラミジアに対する核酸増幅法（NAAT）が陽性だった。（*Used with permission from E. J. Mayeaux, Jr., MD*）

図 79-3　少量の分泌物を伴うクラミジア頸管炎の所見。NAAT でクラミジアが陽性，他の精密検査は陰性であった。（*Used with permission from E. J. Mayeaux, Jr., MD*）

生児において 50％で結膜炎を発症し，10〜16％は肺炎に至る[1])。周産期のクラミジア感染症は，世界での感染性失明の主な原因であり，青年期に感染が多く認められる上に，彼らにとってスクリーニング検査はハードルが高いため，特にやっかいな問題となっている[9])。

- クラミジア感染は，関節炎と結膜炎，尿道炎を伴う反応性関節炎を起こすことがある。*C. trachomatis* 感染の既往，あるいは持続感染は卵巣癌の危険因子となる[10,11])。
- クラミジア感染未治療の女性の 40％が PID へと進行する。またクラミジア感染が原因の PID は診断に至っていないことが多い。PID を発症した女性の 20％は不妊症を起こし，18％は全身状態不良，慢性の骨盤痛を呈し，9％は卵管妊娠を起こし，命に関わる重篤な状態となる可能性がある。卵管妊娠は，米国での妊娠初期における妊娠関連死の原因となっている[4])。

危険因子[1,2,12]

- 思春期や若年女性
- 非白人種
- 複数，あるいは新しい性的パートナーをもつ
- 経済的に貧しい
- 独身者
- 感染制御のできない避妊具の使用
- 性行為感染症（STD）の既往

診断

▶ 臨床所見

- 子宮頸部は赤く腫れ，脆弱で触診により容易に出血をきたす。また頸部は外反しており（円柱上皮細胞を子宮頸膣部

に認める），分泌物は粘性または膿性である（図 79-1〜79-3)[8])。
- アナルセックスを行った患者は直腸に感染を起こし，肛門部の痛み，分泌物，出血を伴う。オーラルセックスを行った患者は，咽頭に感染を起こし，咽頭の炎症を伴う[8])。
- スワブテスト：白い綿棒の先端を子宮頸管内に挿入して擦過し，採取する。粘液膿性の分泌物を認めればクラミジア陽性とする（図 79-4)。しかし，このテストはクラミジアに対しての特異度は低く，他の性感染症も粘液膿性の分泌物を伴うため，診断には推奨されない。

▶ 検査所見

- クラミジア感染の患者の多くは無症候性であり，感染源となり続けてしまう。すべての妊婦および性活動の活発な 25 歳以下の女性は，スクリーニング検査を受診すべきである。ウエットマウントでは他の微生物は通常陰性となり，白血球と正常細菌叢のみが検出される。
- クラミジアは偏性細胞内寄生細菌であり，人工培地では培養ができない。そのため生体組織の細胞培養が必要となる。その際，木に含まれる物質はクラミジアの増殖を抑制するため，木製のスワブを使用してはならない。細胞培養は 70〜100％の感度と 100％の特異度であり，診断におけるゴールドスタンダードである[1])。
- 酵素結合免疫吸着測定（ELISA）法（Chlamydiazyme）は感度が 70〜100％で，特異度は 97〜99％である[5])。フルオレセイン抱合モノクローナル抗体検査（Micro Trak）も感度が 70〜100％で，特異度は 97〜99％である[5])。
- *C. trachomatis* はスワブ検体または尿検体から核酸増幅法（NAAT）で検出可能である。これらの検査は淋菌と *Chlamydia* の検出に用いられる。NAAT は検査の困難な青少年（"ストリートキッズ"と呼ばれる若者）において，小児救急

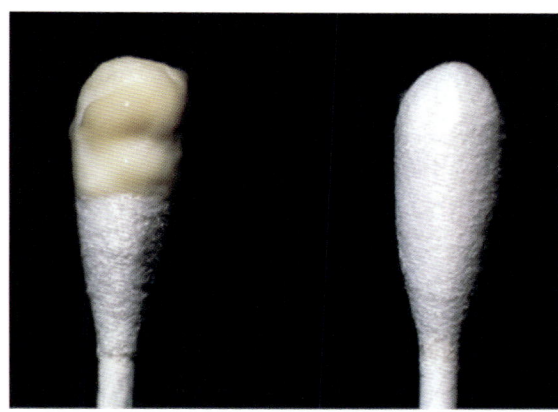

図 79-4　左の綿棒はクラミジア感染患者の子宮頸管より採取した粘液膿性の分泌物（スワブテスト陽性）。(*Used with permission from Connie Celum and Walter Stamm, Seattle STD/HIV Prevention Training Center, University of Washington*)

表79-1　疾病予防管理センター（CDC）が推奨する治療法 SOR Ⓐ
アジスロマイシン 1 g　経口単回投与 または ドキシサイクリン 100 mg　1日2回　経口投与　7日間
CDC　第二選択薬 エリスロマイシン 500 mg　1日4回　経口投与　7日間 または エリスロマイシンエチルコハク酸エステル 800 mg　1日4回 　経口投与 7日間 または オフロキサシン 300 mg　1日2回　経口投与　7日間 または レボフロキサシン 500 mg　1日1回　経口投与　7日間
CDC 推奨の治療法（妊婦） アジスロマイシン 1 g　経口単回投与 または アモキシシリン 500 mg　1日3回　7日間
第二選択薬（妊婦） エリスロマイシン 500 mg　1日4回　経口投与　7日間 または エリスロマイシン 250 mg　1日4回　経口投与　14日間 または エリスロマイシンエチルコハク酸エステル 800 mg　1日4回 　経口投与　7日間 または エリスロマイシンエチルコハク酸エステル 400 mg　1日4回 　経口投与　14日間

(Data from the Centers for Disease Control and Prevention.[1])

の現場や学校単位で行う場合に非常に有用である[13,14]。学校単位で行われるスクリーニングは，その後1年間におけるクラミジア罹患率の減少に影響を与えるといわれている。自分で膣から採取したスワブ検体は，通常採取の検体を用いる NAAT による診断とほぼ変わらない[15]。NAAT は，子宮頸管，尿道，膣，咽頭，直腸，尿検体で検査が可能である。尿検体における NAAT の精度は，子宮頸部から直接採取した検体における検査と同等である[16]。

- アナルセックスあるいはオーラルセックスの嗜好者における直腸および咽喉頭の *C. trachomatis* 感染は，曝露した部位の擦過検体で検査を行うことで診断可能である。このような検査の使用は FDA の承認は得られていないが，男性の直腸[17]や咽喉頭からの培養による検出と比べ，NAAT の感度と得意度のほうがより高くなっている[18]。
- NAAT は，液状の検体を用いた細胞診に使用する場合のみ FDA に承認されているが，それらの検体を用いた検査での感度はあまり高くない[19]。
- クラミジア感染を疑われ検査を行う場合は，他の性感染症の検査も同様に行うべきである[1]。

鑑別診断

- 淋病は高頻度でクラミジアに合併するため，クラミジア感染が疑われる患者には，検査をすべきである。淋病で認める分泌物はより膿性が強い可能性があるが，その限りではない。
- 細菌性膣症：芳香族アミンのにおいと糸玉状細胞が特徴であり，鑑別に用いる。（76章「細菌性膣症」参照）
- トリコモナス膣炎：診察にてイチゴ状頸部を認め，ウェットマウントにてトリコモナスを確認できる。また，臭気テストが陽性になる（78章「トリコモナス膣炎」参照）。

治療

▶ 非薬物治療

クラミジア頸管炎と診断された患者は，他の性感染症の検査も行う[1]。

▶ 薬物治療

- **表79-1** に CDC の推奨するクラミジア感染症の治療法を示

す。アジスロマイシン（ジスロマック）1 g 単回投与は簡便で，クリニックで確実に投与することができる[1]。SOR Ⓐ　妊娠中のクラミジア感染の第一選択薬である。

- 他の治療としては，ドキシサイクリン 100 mg 経口投与7日間がある[1]。SOR Ⓐ　投与期間中は乳製品の除去を行う。
- エリスロマイシンは，アジスロマイシンやドキシサイクリンと比べると有効性がやや劣るとされ，その主な原因としては副作用として胃腸症状の頻度が高く，内服継続が難しいことがあげられる。
- オフロキサシン（フロキシン）300 mg の7日間経口投与は，第二選択となるが，空腹時に内服が必要である[1]。SOR Ⓐ　小児および妊婦，授乳婦には禁忌だが，淋菌感染も同時に治療が可能である。そのほかのフルオロキノロン系の抗菌薬は，レボフロキサシン 500 mg 7日間経口投与がある[1]。SOR Ⓐ
- クラミジア性感染症の治療におけるアジスロマイシンとドキシサイクリン両群比較を行った12の無作為臨床治験のメタ分析では，両群間の治療成績は同等であり，菌陰性化率はそれぞれ97％と98％であった[20]。
- パートナーの治療が必要である。パートナーが検査や治療を受けていない場合には，抗菌薬治療（処方箋や薬）をパートナーに配ることも選択肢のひとつである[1]。
- クラミジア感染の薬物治療では，その場で薬を処方するべきであり，また初回投与を直接クリニックで行うことで患者の服薬コンプライアンスが最大限に期待できる[1]。

▶ 紹介または入院

卵巣，卵管膿瘍，重症な PID などの合併症を認めた場合。

予防

性的に活動的な年齢層では，性感染症のリスク，また感染の予防方法について，つまりパートナーを1人に限ること

や，適切にコンドームを使用すること，などを知るべきである

予後

　きちんと初期治療を行うことができれば，ほとんどの症例で治癒が期待できる。再感染例が多く，その要因はパートナーの未治療や新しいパートナーの存在と考えられる。

フォローアップ

　治療判定（治療終了後 3〜4 週に行う）は，適切な治療を行った患者に対しては推奨されていないが，治療コンプライアンスに疑問の残る場合や症状が持続する場合，また再感染が疑わしい場合は行う。しかし，妊娠中の患者では治療効果の判定のための検査が推奨される[1]。妊娠初期にクラミジア感染と診断された場合は，3〜6 カ月以内あるいは妊娠後期に再感染の有無の検査をすべきである[1]。男性および非妊娠女性では 3 カ月後に再検査をすべきである。もし再検査ができない場合は，かかりつけ医は治療後 1 年以内に再診を指示し，再感染のスクリーニング検査を行う[1]。

患者教育

- 感染拡大を減らすためにクラミジア感染症に対し治療を行った患者に対して，単回投与後の場合 1 週間，7 日間投与の場合は，治療終了までは性交を控えるよう指導する。
- また再感染のリスクを減らすために，パートナーの治療も終了するまでは性交を控えるように指導する[1]。

【E. J. Mayeaux, Jr., MD／Richard P. Usatine, MD】
（吉川尚美　訳）

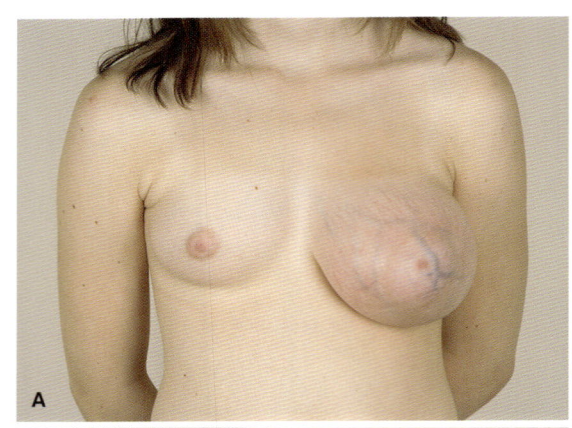
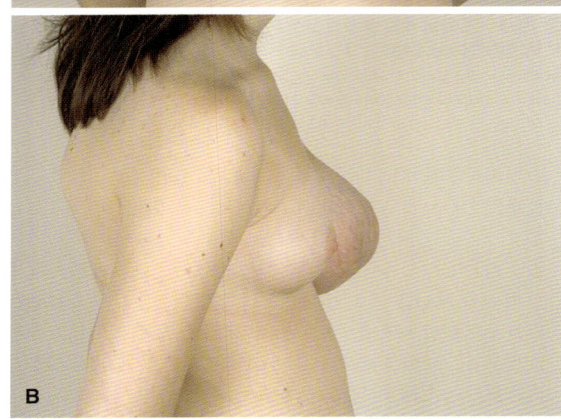

図 80-1　13 歳女児の巨大線維腺腫。**A**：前面像，**B**：側面像。
（*Used with permission from Katherine B. Lee, MD*）

80 思春期における乳房腫瘤

症例

　13 歳女児が数カ月前から認めている左乳房の腫瘤を主訴に，母親とともに小児科に来院した。腫瘤塊はかなりの痛みを伴い，色調の "変化" を伴っていた（図 80-1）。母親は来院の 3 日前にそれに気づき，腫瘤の大きさを心配していた。患児は 12 歳で初潮を迎え，服薬はしていなかった。妊娠歴はない。巨大線維腺腫が疑われ，患児は乳房手術を受けた。大きさ，著しい非対称性により腫瘤の切除と美容的再建が勧められた。手術が施行され，取り除かれた腫瘤は巨大線維腺腫であった。手術後，乳房は対照的になり良好に治癒した。将来的に，乳房の他の部分の年齢相当の成熟のために，左乳房の再建の修正の懸念はある。これは成人期までフォローが必要となる。

概説

　思春期女性の乳房腫瘤（breast mass）は正常胸部組織から嚢胞，線維腺腫，悪性腫瘍まで様々である。思春期女児の乳房腫瘤における最も主要な原因は線維腺腫（fibroadenoma）であり，良性で豊富な間質と上皮成分から構成される，限局した病変である。良性ではあるが，精密診断と治療が病変に関連する著しい不安を緩和するだろう。

疫学

- 線維腺腫は思春期女児の乳房病変で最も一般的である[1,2]。
- 全女性の 10%に生じ，20〜30 代がピークである。
- 乳房の線維嚢胞変化は思春期に最も一般的であるが，正確な罹患率はわかっていない[2]。

病因と病態生理

- 思春期において女児は通常乳房の発達と成長を遂げる（図 80-2）。正常発達の知識が，思春期における乳房腫瘤の診断において重要である。
- 病変部の病理は病変のタイプを決定する。嚢胞は液体に満たされた腫瘤である。線維腺腫は多数の細胞により満たされた線維上皮性の病変である。
- 線維嚢胞状変化は，エストロゲンとプロゲステロンのアンバランスにより生じると考えられている。
- 線維腺腫をもつ女性に乳癌のリスクが高いわけではない。しかし，乳癌の 2%は線維腺腫から起こっている。この理由により，安定していることを保証するために線維腺腫は通常継時的にフォローされるべきである。5 cm 以上の成長を認めたものは巨大線維腺腫である。
- 線維腺腫はホルモンの変化に非常によく反応し，妊娠中や生理前に大きくなる。

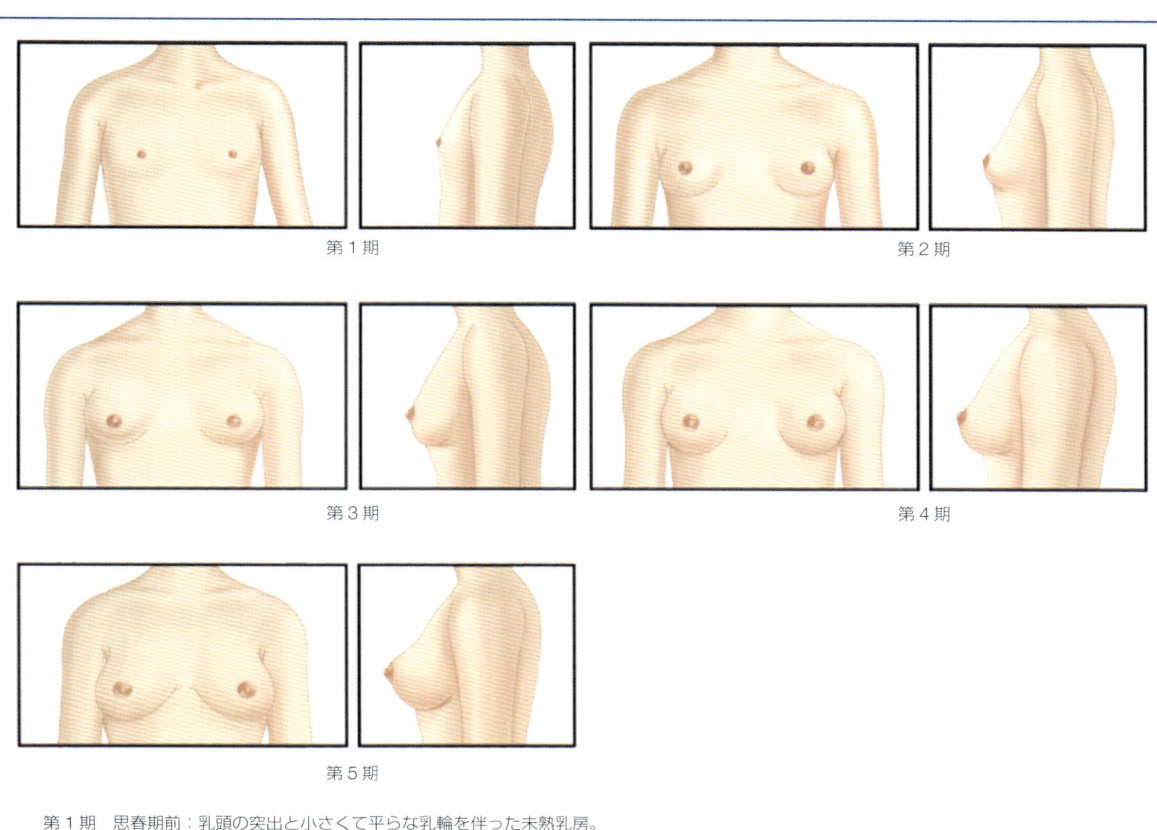

第1期

第2期

第3期

第4期

第5期

第1期　思春期前：乳頭の突出と小さくて平らな乳輪を伴った未熟乳房。
第2期　ホルモン刺激の影響下の乳房形態。乳房と乳頭が小さい高まりを形成。乳輪径が増大。
第3期　乳房実質の継続した増大がさらに乳頭を突出させる。乳輪は引き続き拡大する。他の部分との間に段がない。
第4期　乳輪と乳頭が高まりを形成し，乳房から突出。
第5期　成人型：乳輪の山は乳房形態の中へ後退する。乳頭は突出を継続する。

図 80-2　乳房発達の Tanner 分類。（*Used with permission from Greydanus DE, Pratt HD. Adolescent growth and development, and sport participation. In：Patel DR, Greydanus DE, Baker RJ, eds. Pediatric Practice：Sports Medicine. New York, NY：McGraw-Hill；2009：18. www. accesspediatrics.com*）

危険因子

- 20～30 代の女性はリスクがより高いが，線維腺腫は思春期の乳房病変の原因として最も一般的である。
- 妊娠や生殖コントロールピルの使用などのホルモン曝露。
- 線維腺腫の既往のある女性は，将来的にも線維腺腫をもちやすい。
- 線維腺腫の危険因子としてのカフェインの役割ははっきりしていない[3-5]。

診断

　思春期における乳房病変の診断の第1ステップは，注意深い病歴の聴取と身体診察である。しばしば1～2回の月経周期の間の腫瘤の観察は診断の助けとなり，より深刻な原因の除外診断を助ける。はっきりしない症例では超音波検査と針吸引診が助けとなる。

▶ 臨床所見

- 線維腺腫は有痛性であるが，大部分が無症状である。
- 病変のサイズは，小さいものでは1 cm 程度から数 cm のもの（写真の患者のように）まである。
- 大部分の線維腺腫は可動性で，弾性硬充実性，限局性である。

- 線維腺腫は乳房の輪郭にも影響しうる（**図 80-3**）。
- 再発する可能性があり，多様な腫瘤として見つかる。

▶ 典型的分布

　乳房の四分円のどの部位にも起こるが，上方，外側に最も起こりやすい。

▶ 検査所見

- 診断が問題となっているときは，診断の最終的な方法は病変部の切除や生検を通して行う病変のサンプリングである。
- 組織学的検査は器質の増生を表す。

▶ 画像検査

- 画像は通常必要ではないが，2サイクル以上の月経周期にわたって持続する病変の場合，囊胞と液体腫瘤を区別する助けになる。
- 乳房の超音波検査では限局性の高エコー域の腫瘤を認める[6,7]。
- 思春期では腺組織が多いので判断が難しく，マンモグラフィは診断には役立たない[8]。

鑑別診断

- 乳房の発達：乳房組織の発達は検査において異常と混同さ

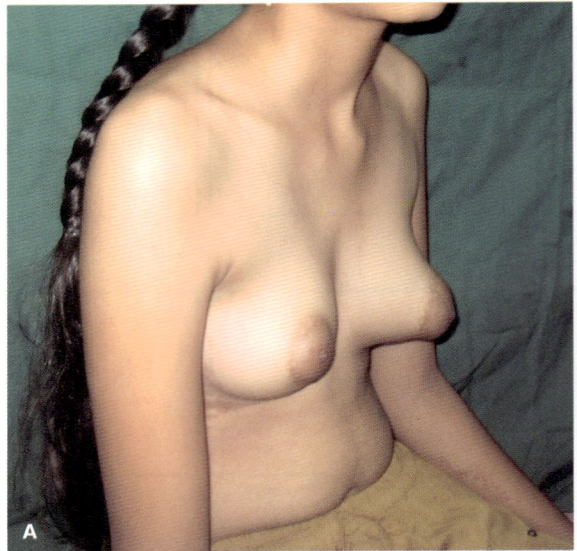

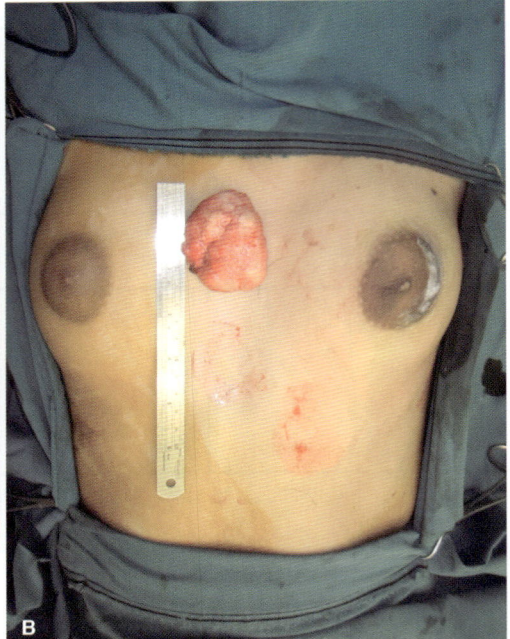

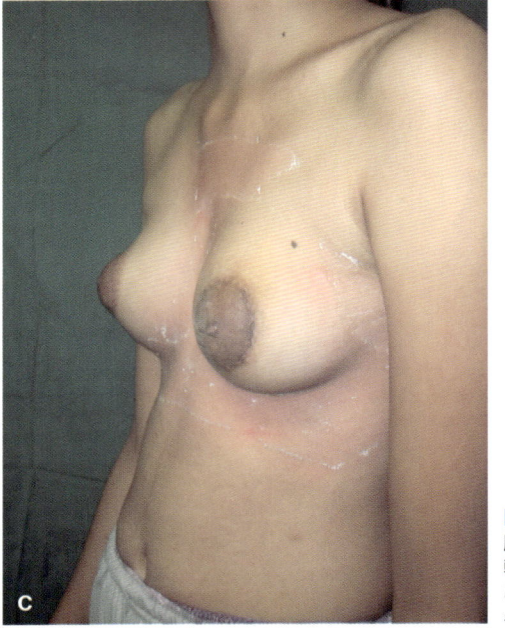

図80-3　**A**：左乳房の輪郭の大きな変化を伴った10代女児の線維腺腫。**B**：乳輪周囲の切開を通して切除した線維腺腫。**C**：正常の乳房輪郭への回復。（*Used with permission from Dr. N. Jithendran and http://breastsurgeries.blogspot.in/2012/05/fibroadenoma-excision-minimal-scarring.html*）

れる可能性がある。正常乳房発達組織と異常な腫瘤を混同しないことが重要である（図80-2）。

- 単純性嚢胞：通常臨床的に区別され，数週〜数カ月で消退する。
- 線維腺腫（巨大）：5cm以上の大きさで正常乳房組織を圧排もしくは置換する。表面の拡張静脈がしばしば認められる（図80-1）。
- 乳房膿瘍／乳腺炎：しばしば乳腺炎に関連して起こり，化膿した乳首の分泌物を伴うこともある（図80-4，80-5）
- 葉状腫瘍：まれな一次腫瘍であり通常良性であるが，幅広い範囲の生物学的性質をもつ。線維腺腫と明確に区別するには組織の生検が必要である。
- 乳癌：思春期ではきわめてまれである。硬く不整な腫瘤である。
- 乳房肉腫のようなその他の悪性腫瘍：非常にまれである。

硬くて不正な腫瘤で，月経周期で変化しない。

治療

- 思春期患者における線維腺腫の治療は一般的に保存的であり，外科的切除に対抗するために油断なく経過観察を行う[8]。
- もし病歴が線維嚢胞性変化もしくは線維腺腫として典型的であれば，1〜2回の月経周期での腫瘤の観察が最も一般的である。
- 5cm未満の無症候性の液体腫瘤が持続するときは，線維腺腫が観察される可能性がある。
- 腫瘤が退縮するときは，3〜4カ月の間隔を置いての観察が適切である。病変がこの期間を超えて持続するなら超音波検査を行い，線維腺腫と矛盾しなければ生検することなしに経過観察できる[9,10]。

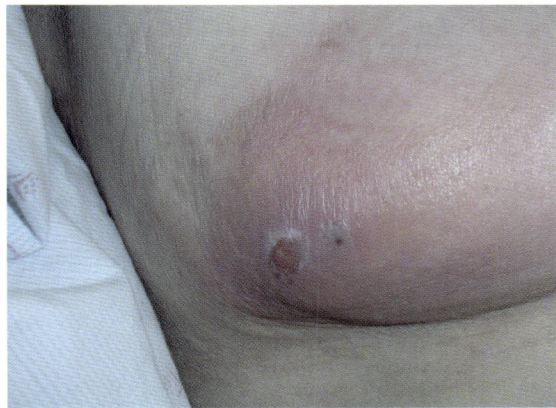

図 80-4　周囲の蜂窩織炎を伴った乳房腫瘤。(*Used with permission from Richard P. Usatine, MD*)

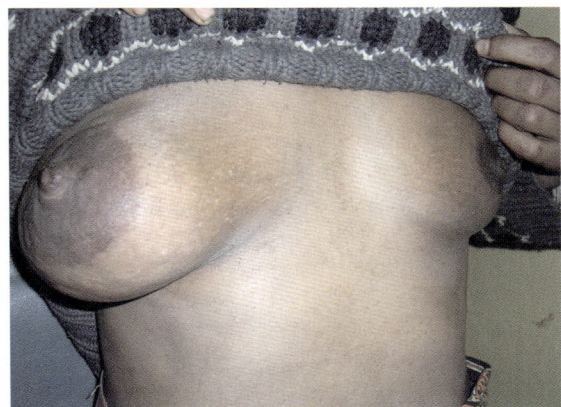

図 80-5　乳房を含む広範囲の腫脹を伴った産後乳腺炎。(*Used with permission from Richard P. Usatine, MD*)

▶ 外科治療

- 思春期で必要とされることはまれであるが，持続する囊胞性病変の持続には針吸引診による評価を行うことができる。
- 外科的切除は，非可動性で，硬く，サイズが大きく，外観上皮膚の変化を伴うもの，あるいは患者や家族の不安が強いもの，が適応となる。SOR ●
- 巨大線維腺腫が大きなサイズで，著しい非対称性を認め，周囲の乳房組織の圧排がある場合，1つの腫瘍をルールアウトするために切除されるべきである[1,8,11]。SOR ●

▶ 紹介

- 形成外科による，再建を伴った乳房手術による病変の切除（図 80-3）が必要な場合。

予防とスクリーニング

- 線維腺腫の成長を予防する介入は知られていないが，診断がわからない場合，葉状腫瘍の疑いがある場合は生検が提案される。
- 病変部の超音波検査は診断の助けとして行われるべきである。

予後

- 思春期における大部分の線維腺腫はサイズが小さくなってゆき，やがて完全に治癒する[12]。
- 巨大線維腺腫の場合，完全切除すれば予後は良好である。

フォローアップ

　フォローアップと安心を与えることは思春期の線維腺腫の治療における主要な部分である。

患者教育

- 線維腺腫が良性であると安心させることはとても重要である。
- 思春期における乳癌はまれであると保証することも，とても重要である。

【Katherine B. Lee, MD】
（池尻佳奈　訳）

81　タトゥーとピアスの合併症

症例

　10代女児が，下腿の最近タトゥーを入れた部位に沿った掻痒感と腫脹で受診した。女児は，その部位が腫脹し，かゆみがあり，膿んでいる（図 81-1）と訴えた。診察すると，赤い染料を使用した部位が腫脹していた。小児科医は，これは赤い染料に対するアレルギーだと気づき，擦過傷と一部痂皮化がみられると言及した。これは，ひっかき行動に起因して皮膚に傷がつき，二次感染を引き起こしたことによるものだった。医師は経口セファレキシンで二次感染を治療し，患者に，赤い染料へのアレルギーに対する局所ステロイド療法を検討するために皮膚科を受診させた。

　10代の子どもが，後頸部に埋め込まれたピアスの周囲の軟らかい，赤い腫れ物で受診した（図 81-2A）。医師は，左側のピアス部位の周囲に肉芽腫があることに気がついた。患者は，このピアスの除去を希望し，診察室内で施行された。4カ月後，右側の後頸部に新たな肉芽腫が形成された（図 81-2B）。患者は，2つめのピアスの除去も希望し，これ以上ピアスをあけることが自分にとって良くないことを認めた。

概説

　成人および青年層におけるタトゥーとピアスは，より一般的になってきている。ボディアートの人気が高まるにつれ，それぞれに伴う合併症は増加している。

別名

　タトゥーとピアスは，ボディアートとも呼ばれている。タトゥーで使われる色を参照するとき，染料，色素，インクはすべて同義語である。

疫学

- タトゥー，ピアス，スカリフィケーション（瘢痕文身）を含むボディアートは，有史以来世界的に施されてきた。

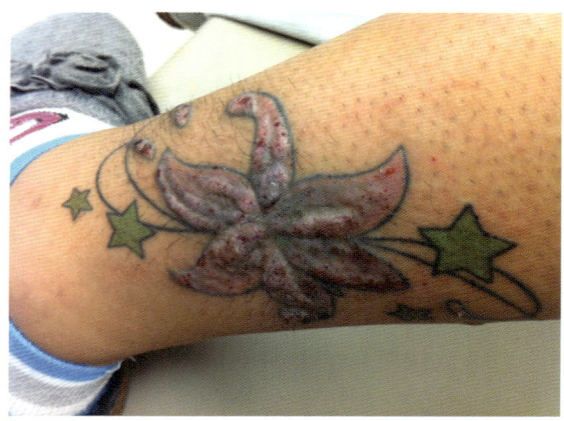

図 81-1 10 代女児の下腿における，タトゥーの赤い染料へのアレルギー反応。（*Used with permission from Jonathan Karnes, MD*）

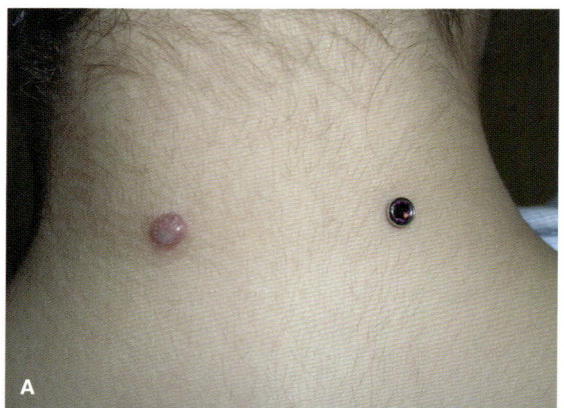

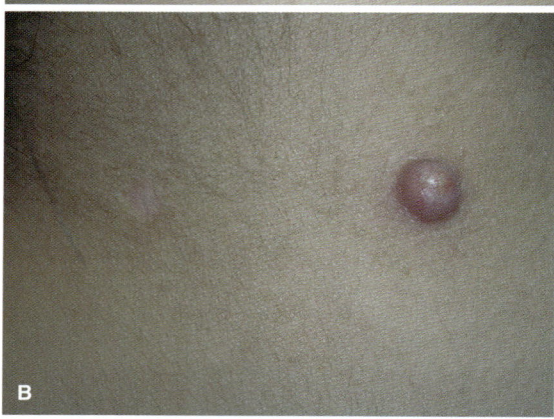

図 81-2 **A**：左の後頸部のピアス周囲の肉芽腫。**B**：5 カ月後，後頸部の 2 つめのピアス周囲に新しい肉芽腫が形成された。1 つめのピアスを除去した創痕もみえる。（*Used with permission from Richard P. Usatine MD*）

- タトゥーは米国で人気が高まっており，2012 年時点で，1 つ以上のタトゥーがある成人は約 21〜25％と推定されている[1]。
- より多くの青年と成人が，タトゥーとピアスを個性の表現として選択するようになっている[2]。

表 81-1 ピアスの傷が治るまでにかかる一般的な時間

部位	治癒に要する時間
耳たぶ	6〜8 週
耳介軟骨	4 カ月〜1 年
眉毛	6〜8 週
鼻孔	2〜4 カ月
鼻中隔	6〜8 カ月
鼻梁	8〜10 週
舌	4 週
唇	2〜3 カ月
乳頭	3〜6 カ月
臍	4 カ月〜1 年
女性生殖器	4〜10 週
男性生殖器	4 週〜6 カ月

病因と病態生理

　永久的なタトゥーやピアスに伴う合併症は，その部位や治癒時間，そして選択されたボディアートの種類による。タトゥーとピアスはともに，保護する皮膚のバリアを破壊するため，感染や出血のリスクが高まる。ピアスに伴うその他の合併症には，局所外傷のリスク，皮膚や粘膜の裂傷，ケロイド形成や各部位の特異的な合併症のリスクの増加がある。ピアスでは，創傷治癒の遅延もまた問題であり，ボディアートの定着を難しくさせる[4]。ピアスの傷が治るのにかかる時間は体の部位により異なり，表 81-1 に示されている。

危険因子

- 合併症のリスクは，タトゥーよりピアスでより一般的で，17〜69％と報告されている[5]。生殖器のピアスは，特に感染症にかかりやすい（図 81-3，81-4）[7]。
- タトゥーからの感染のリスクは，汚染された染料（色素）と関連し，ブドウ球菌，抗酸菌のような細菌感染症[6-8]，B 型肝炎または C 型肝炎のようなウイルス，真菌が含まれる[4]。
- これまでの報告で最も頻度が高いタトゥーの皮膚反応は，色素に対する過敏反応である。赤い色素は，最もアレルギー反応を引き起こしやすい（図 81-1，81-5）。
- ピアスによるリスクは部位特異的となることがあり，創傷治癒の遅延，ピアスの金属部分へのアレルギー（通常は宝石のニッケル成分），ピアスをした部位でのケロイド形成（耳が一般的）などが含まれる（図 81-6）。

診断

　早期診断と治療を助けるために，以下に写真とともに合併症を例示する。

- 染料（色素）に対するアレルギー性反応：皮膚の腫脹と掻痒感を呈する。赤い色素に対する反応の頻度が最も高い（図 81-1，81-5）が，他の色に対する反応も起こりうる。
- 皮膚表面の接触アレルギー（ニッケルまたは染料）：紅斑，皮膚剥離と掻痒を呈する（図 81-7，131 章「接触皮膚炎」参照）。
- 感染：発赤，局所の疼痛，膿性分泌物の可能性，腫脹など一般的な徴候を呈する。多くのタトゥーやピアス周囲の感染は局所的であるが，発熱などの全身症状も起こりうる（図 81-8）。
- 炎症（肉芽腫）：紅斑と腫脹は，ピアスやタトゥー周囲の感

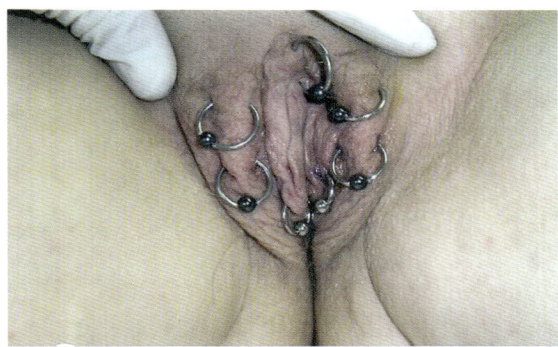

図 81-3 陰核と陰唇のピアス。局部のピアスは，より感染症のリスクが高い。(*Used with permission from Edward A. Jackson, MD*)

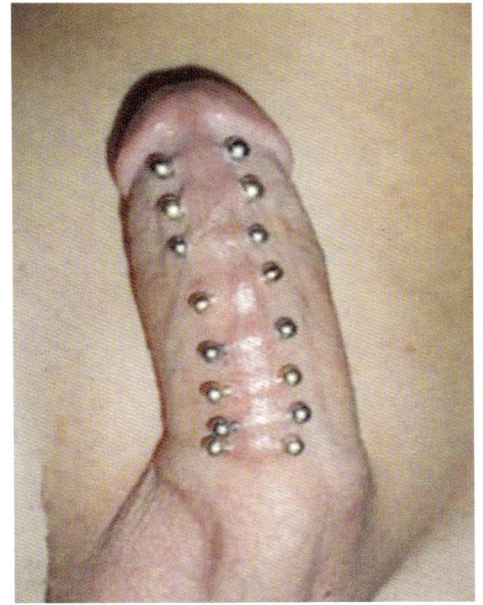

図 81-4 陰茎ピアス。感染の徴候はないが，生殖器部位のピアスは，感染症のリスクがより高い。(*Used with permission from Edward A. Jackson, MD*)

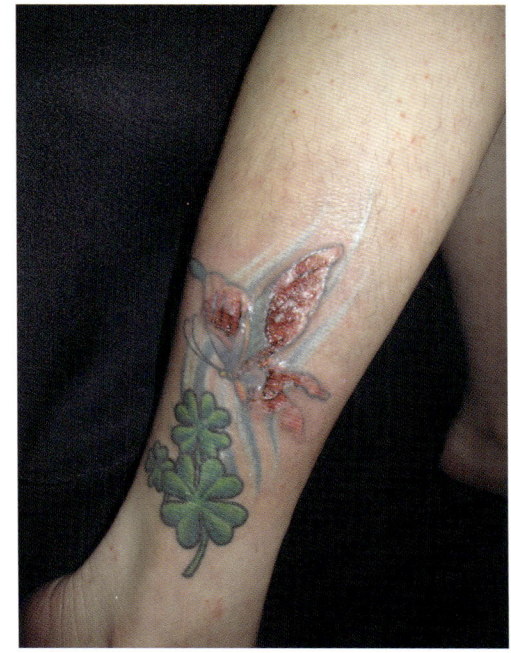

図 81-5 下腿のタトゥーの赤い染料へのアレルギー反応。肉芽腫形成も同時にあることに注目する。(*Used with permission from Jonathan Karnes, MD*)

染というよりも炎症により起こりうる(図81-2，81-5)。サルコイドーシス様肉芽腫は，タトゥーの部位で発現する可能性がある(図150-7 参照)。

- 日光への曝露後に浮腫や紅斑が出現したときは，光線過敏反応によるものと考えられる。これは，黄色のタトゥー色素に対して，最もよく起こる。
- ケロイド：皮膚が外傷を与えられたり，切られたり，ピアスをされたりした際に生じる良性腫瘍。一般的には周囲の皮膚と同じ皮膚色であるが，紅斑様であったり，色素沈着を起こすこともある。耳は，耳たぶと耳介を含めてケロイドを大変形成しやすい(図81-6，141 章「ケロイド」参照)。
- 歯が壊れたり欠けたりすることは，舌ピアスで最も起こりやすい(図81-9，81-10)。
- 解剖学的な歪み：一部のピアスは，たとえば耳たぶのように周囲の皮膚を牽引する目的で使われている(図81-11)。青年がこうしたボディアートに飽きたとき，彼らには，形成手術でしか修復できない解剖学的な歪みが残される。

- 解剖学的な組織破壊
  - 乳頭ピアスは，乳管を破壊することがある(図81-12)。青年期の男性にとっては母乳産生が問題となることはないが，乳頭ピアスは局所からちぎれる可能性があり，疼痛と解剖学的な歪みをもたらすことがある(図81-13)。
  - プリンス・アルバートピアスは陰茎の尿道を通って，尿道破裂に至る可能性がある(図81-14)。
- ピアスが皮膚にはまって，取り除くために手術が必要となることがある(図81-15)。

▶ 検査所見

- メチシリン耐性黄色ブドウ球菌(MRSA)が疑われた場合には，感染したピアスまたはタトゥーの細菌培養を考慮すべきである。
- 米国疾病管理予防センター(CDC)への報告では，汚染されたタトゥーインクに伴う真菌や抗酸菌感染が指摘されている[6]。真菌の検査は，もし真菌が表層性であればKOHを準備することで施行でき，また真菌の構成部分を検索するPAS染色のためにパンチ生検を病理医へ送ることでも可能である。抗酸菌種は，感染した組織の生検からのAFB染色で検出できる。

鑑別診断

- ピアスを施行した後も体液が流れ続けることがあり，感染と紛らわしいかもしれない[7]。培養検査が両者の鑑別に有用である可能性がある。
- ケロイド形成は，肥厚性瘢痕と紛らわしいかもしれない。肥厚性瘢痕は，ピアスや外傷の範囲を越えて形成されることはない[7]。しかし，肥厚性瘢痕はケロイドと同じ方法で治療することができる。

12

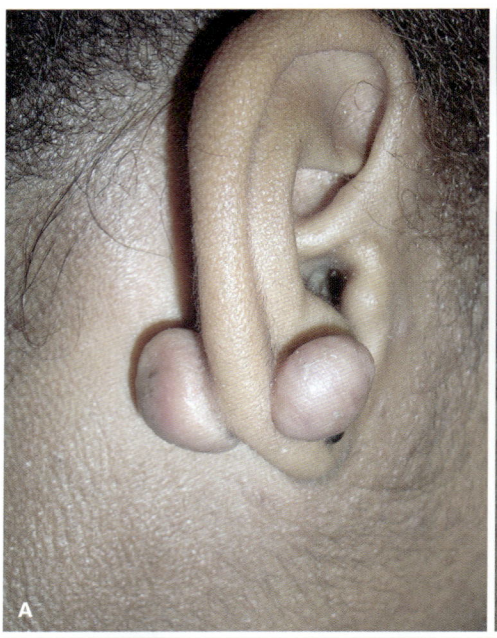
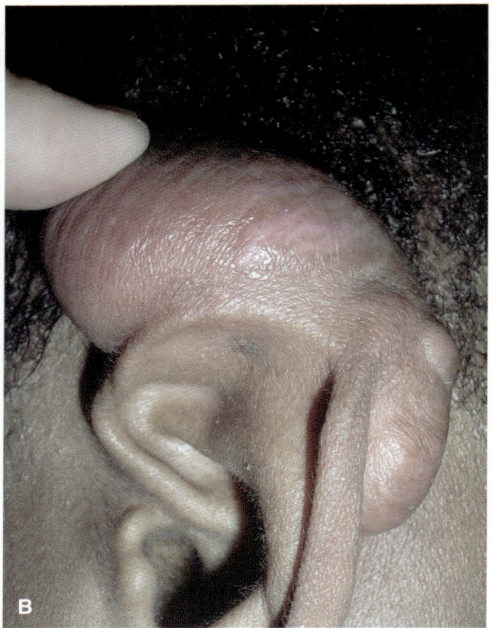
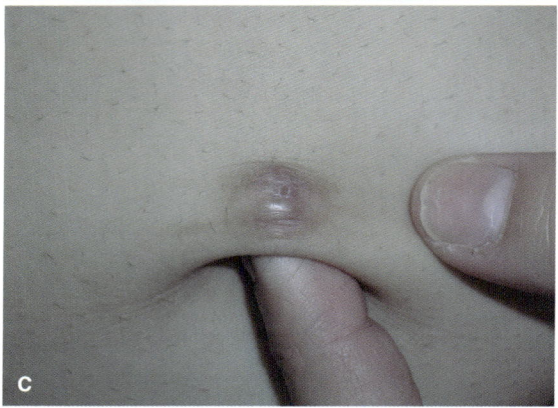

図81-6　**A**：アフリカ系アメリカ人の10代女児が，耳にピアスをした後に生じた両側耳たぶのケロイド。**B**：若いアフリカ系アメリカ人女性が，耳介にピアスをした後に生じた大きなケロイド。**C**：臍のピアスに伴うケロイド。（*Used with permission from Richard P. Usatine, MD*）

治療

- タトゥー染料に対する過敏反応は，局所ステロイドまたは患部へのトリアムシノロン5 mg/mL注入で治療できる。患部への注入はより効果的で，十分な効果のためには繰り返し施行する必要があるかもしれない。
- 局所ステロイドは，ピアスやタトゥーに関連したニッケルやその他の接触アレルゲンに伴う接触皮膚炎の治療に用いられることがある。通常，治療効果が出るためには中等度の局所ステロイドが必要となる。
- 肥厚性瘢痕とケロイドもまた，トリアムシノロン10〜40 mg/mLを使用した皮内ステロイド注射で治療することができる。
- 切開排膿は，ピアスに併発した膿瘍を治療する際に施行されるべきである。
- 蜂窩織炎や二次的に膿痂疹化した部位では，黄色ブドウ球菌と化膿性レンサ球菌をカバーする抗菌薬の選択が適切である。薬剤抵抗性の頻度が高い部位や，感染が表層的な膿痂疹というよりも，蜂窩織炎に囲まれた膿瘍の際には，潜在的なMRSAもカバーすることを検討すべきである。

- ピアスに伴う感染症例では，局所が閉鎖してしまわないよう，ピアスを局所に残すことが勧められる。これは排液を助け，膿瘍形成を阻止しうる[7]。局所感染は，ムピロシン・クリームのような局所の抗菌薬による皮膚洗浄でも改善しうる。軟膏は，その閉塞的性質が創傷治癒を遅延させうるため回避する[8]。
- タトゥーのために，清潔な針や色素バイアルを使用しても，ウイルス性肝炎感染の可能性がある。ウイルス性肝炎は，肝機能検査を含む標準的な検査で疑われ，肝炎の血清学的検査が施行されるべきである。

▶ 外科治療

- ピアスが皮膚にはまり込んで，患者がその除去を希望する際には，その部位の麻酔をし，外科的に除去する（図81-15）。
- 周囲に肉芽腫を形成したピアスも，除去すべきである（図81-2）。
- ケロイドを有する患者において，患部へのステロイド療法が不成功の場合，外科手術を考慮することもある。
- 生殖器ピアスをもつ患者では，尿道破裂のような合併症は，その損傷を修復するのに泌尿器科の診察が必要となる

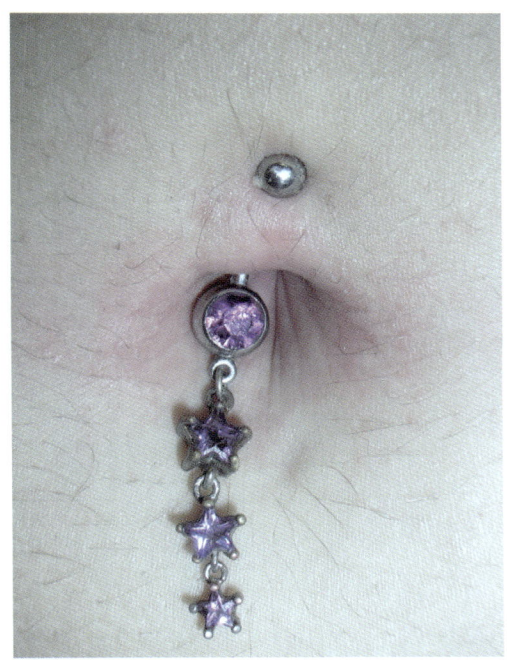

図 81-7　臍のピアスに使われている宝石周囲のニッケルによる接触皮膚炎。(*Used with permission from Richard P. Usatine, MD*)

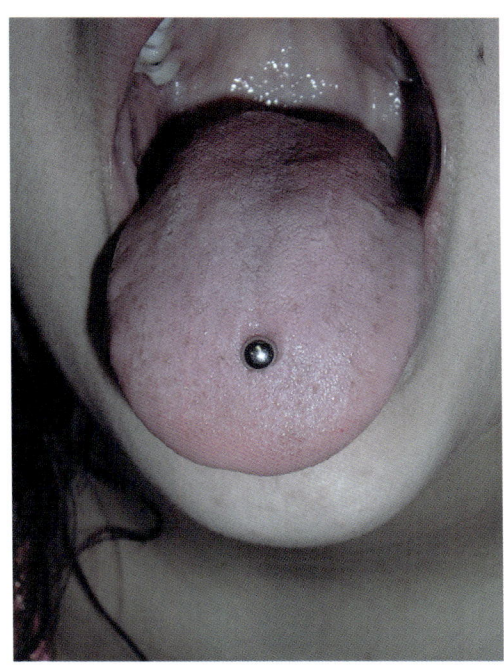

図 81-9　患者の歯にひびや欠けのリスクを高める舌のピアス。(*Used with permission from Richard P. Usatine, MD*)

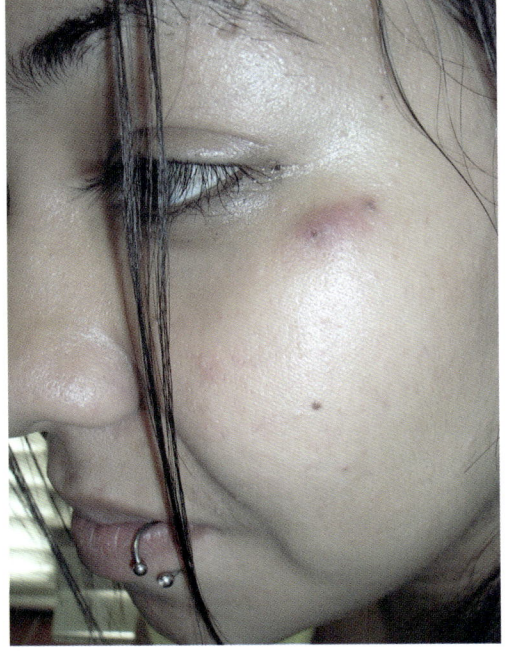

図 81-8　10 代女児の上頬部にある，二次的に感染したピアス部分。唇にもピアスがされていることに注目。(*Used with permission from Richard P. Usatine, MD*)

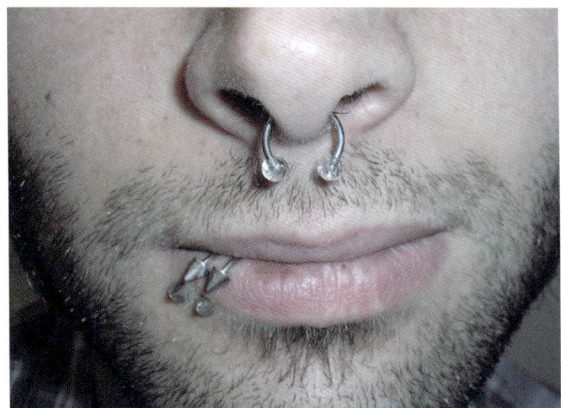

図 81-10　歯の損傷につながりうる二重の口唇ピアスを含む顔面のピアス。(*Used with permission from Richard P. Usatine, MD*)

療でカプセルが壊れると体に吸収される生物的適合性のある新しいインクが販売されている。

▶ 紹介
- ケロイドや他の外科的除去の処置について皮膚科または外科医に相談する。
- 尿道破裂については泌尿器科に相談する。
- レーザーによるタトゥーの除去を望む患者には，美容皮膚科医か美容的レーザーによるタトゥーの除去に熟練した医師に相談する。
- 新たにウイルス性肝炎と診断された患者はすべて，肝臓専門医へ紹介すべきである。

予防
- タトゥーとピアスによる合併症を予防する最善の方策は，

かもしれない。
- タトゥーの除去は，機械的に色素粒子を破壊し，マクロファージが小さい粒子を除去できるようレーザー装置を使用することがある。しかし，この治療は高額であり完全に粒子を除去できなかったり，続発性の瘢痕のリスクを高める。2007 年以降は，小さなカプセルで覆われ，レーザー治

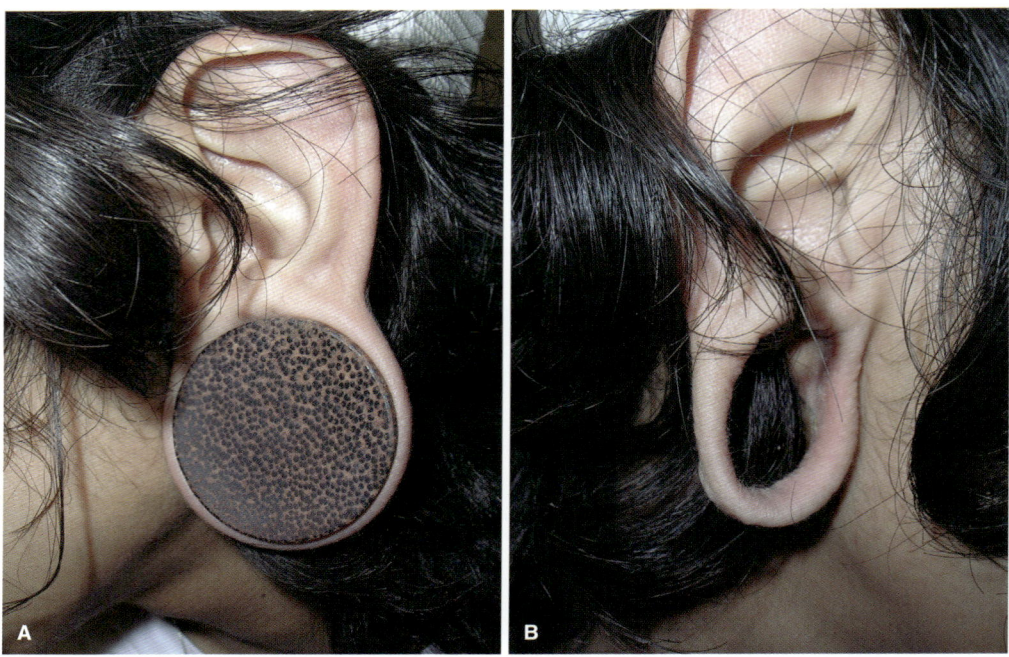

図 81-11 **A**：ボディアートとして施された耳たぶの大きなピアス。**B**：挿入物が取り除かれた後に，耳たぶに起きた解剖学的な歪みに注目せよ。この 10 代男児が，このボディアートをこれ以上続けたくないと決断したときには，形成手術によってのみ修復が可能である。（*Used with permission from Richard P. Usatine, MD*）

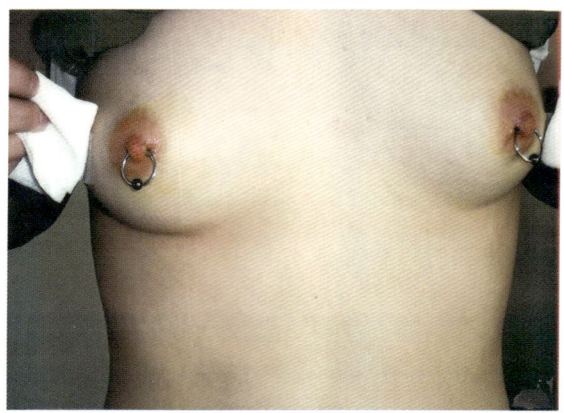

図 81-12 10 代女児における両側乳頭ピアス。このタイプのピアスは，乳管を破壊し，将来的な母乳栄養に影響を及ぼす可能性がある。（*Used with permission from Edward A. Jackson, MD*）

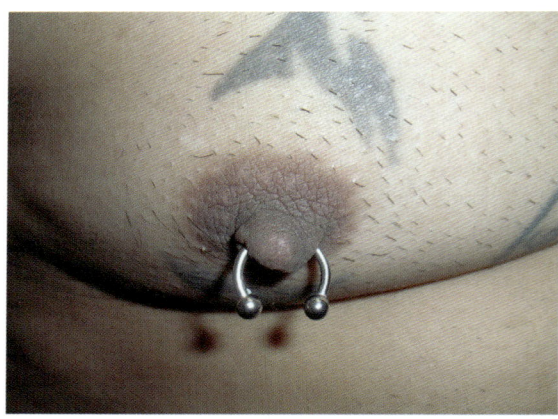

図 81-13 若い男性の乳頭ピアス。授乳は問題にならないが，リングを引っかけたりすることで，乳頭に損傷を与える可能性がある。（*Used with permission from Richard P. Usatine, MD*）

そもそも永久的なものを施行しないようにすることである。多くの患者は，「購入者の自己責任」と考えており，タトゥーを入れたことを後悔している。永久的なタトゥーへの代替品としては，一時的なタトゥー，たとえば偽のタトゥーやヘンナタトゥーがある。宝石を磁石で固定する偽のボディピアスもある。

- 消費者は，タトゥーやピアス業者を注意して選ぶ必要がある。米国の Association of Professional Piercers（AAP）のガイドラインでは，優良な業者は本協会の認定証をもっているはずだと示唆する。こうした業者は，少なくとも 1 年以上の経験があり，心肺蘇生や血液媒介病原菌についての訓練を受けており，芽胞検査を通過したオートクレーブで消

毒を行っているとされる[8]。

- 滅菌された，未使用の針と新しい未開封の色素は，安全なタトゥー技術には必須である。清潔な針の使用と同様に大切なのは，客ごとに新しい色素バイアルを用いることである。すでに開封された色素バイアルを利用することは，肝炎を 1 人の客から他の客に蔓延させる可能性がある。客は，自分のタトゥーのために真新しい色素バイアルが開封されることを確認すべきである。

- タトゥーやピアス後の良いアフターケアは，感染の合併を予防する可能性がある。

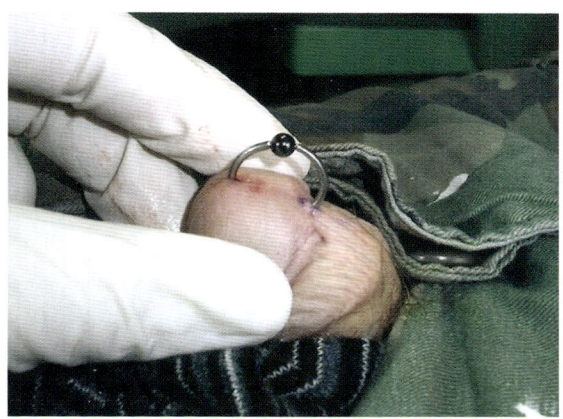

図 81-14　陰茎の尿道と陰茎体部を貫通するプリンス・アルバートピアス。これは，尿道破裂を含め尿道に損傷を与えうる。（*Used with permission from Edward A. Jackson, MD*）

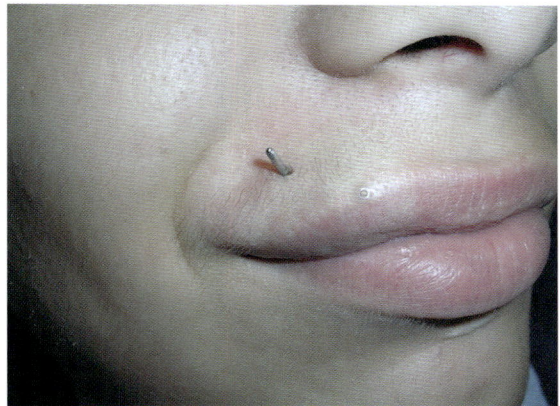

図 81-15　10 代女児，口唇ピアスが埋め込まれ，はまっている。口唇はいくぶん腫脹し，外科的除去の前に，この部位には麻酔がかけられた。（*Used with permission from Richard P. Usatine, MD*）

フォローアップ

　タトゥーとピアスのアフターケアでは，以下が推奨される[8]。

- 部位の清潔を保つ：少なくとも 1 日 2 回抗菌石鹸で洗う。
- アルコール，イソジン，過酸化水素を擦り込まない。なぜなら，これらは挿入された宝石を変色させる可能性があり，また石鹸と流水と比較してもより効果的ではないからである。
- 部位への刺激を予防するため，しめつけのきつい衣類を避ける。
- 創傷治癒が完了するまで，温水浴を回避する。
- 生殖器ピアスにおいては，性的パートナーからの分泌物で傷が膿むことを予防するために，性交時のコンドーム使用が推奨される。
- 口腔内ピアスは抗菌アルコールフリーのうがい薬で 1 日 4～5 回うがいする。

【Edward A. Jackson, MD／Richard P. Usatine, MD】

（細澤麻里子　訳）

12

第13部

筋骨格系疾患

SOR	定義
A	一貫して質が高く，かつ患者指向のエビデンス（科学的根拠）に基づいた推奨*
B	一貫性に欠けた，もしくは質に一部問題がある患者指向のエビデンスに基づいた推奨*
C	これまでのコンセンサス，通常行う診療行為，専門家の意見，疾患指向のエビデンス，または診断・治療・予防・スクリーニングについての症例報告に基づいた推奨*

* SOR：推奨度（strength of recommendation）
* 患者指向のエビデンス：死亡率，罹患率，患者の症状の改善などを意味する。
* 疾患指向のエビデンス：血圧変化，血液生化学所見などを意味する。
＊：さらなる詳細情報は，巻末の「付録A」を参照。

82　肘内障

症例

　健康な2歳女児が左手を使えなくなったと救急を受診した。つまずいたとき，父親と手をつないで歩いていた。女児が転ぶのを防ごうとして，父親が女児の左手をしっかりと握って引き上げた。女児はすぐに泣き出し，その後落ち着いた。痛みがあるようには見えなかったが，左手を動かすことも使うこともできなくなった。左腕を体の横におき，肘を少し曲げて手掌を体のほうに向けていた（**図82-1**）。父親によれば打撲，腫れ，発熱，他の外傷，最近の疾病罹患はないとのことだった。肘内障と診断され，救急で症状は見事に軽減し，すぐに左腕を元通りに使えるようになった。

概説

　肘内障（nursemaid's eldow または pulled elbow）は就学前幼児で非常にありふれた障害である。通常，子どもの腕や手首をひっぱることで，肘の輪状靱帯の変位と橈骨頭の亜脱臼が引き起こされて生じる。その結果，痛みが生じ，腕を使うことを拒むようになる。古典的には，患側の肘を体の横におき軽く曲げ，前腕を回内させる。診断は臨床的に行われる。橈骨頭の亜脱臼は通常，診察室や救急部で迅速かつ容易に軽減する。

別名

　橈骨頭亜脱臼，癇癪肘，輪状靱帯変位

疫学

- 生後6カ月〜5歳までの乳幼児に起こり，2〜3歳が好発年齢である[1-4]。
- 左肘で最も起こりやすい[2,4]。
- 男児より女児に多い[1,2,4]。

病因と病態生理

- 肘内障の古典的な受傷機転は，回内位の前腕や上肢を軸方向に引き抜くことにある[2]。
- 橈骨を遠位方向に引っ張ると，輪状靱帯が橈骨頭を越えて近位に変位し，橈骨上腕骨関節内にはまる（**図82-2**）[2,3]。これが疼痛を起こし，患側の腕を使わなくなる。
- 肘内障の多くの例では，腕の引き抜きの典型的な病歴を欠く[5]。
- 肘内障の患者で報告されている原因の例として，以下があげられる[1,2,5]。
  - 手首や手を握ったまま子どもを揺らす。
  - 手や手首を握って子どもを持ち上げる。
  - 転ぶのを防ごうとして子どもの手をつかむ。
  - 子どもが転倒しないように何かにしがみつく。
  - 乳児がベッドで寝がえりをうつ。
  - 肘への軽度外傷。

危険因子

- 女児により多い[1,2,4]。

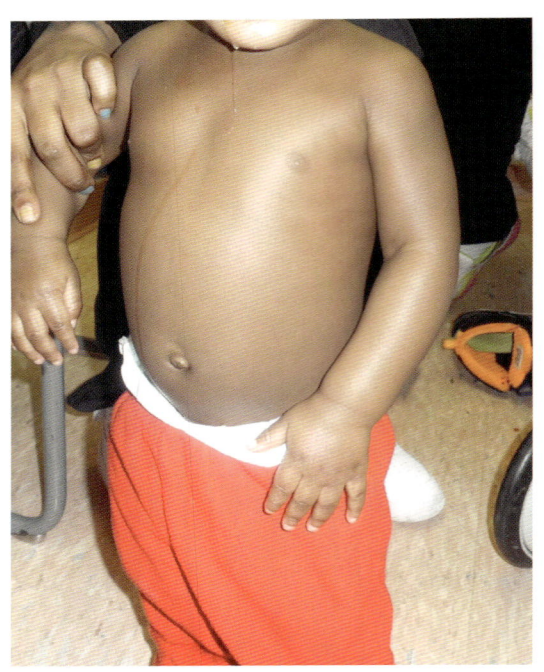

図82-1　肘内障患児の典型的な肢位。患側の左腕を体側において肘を軽く曲げ，前腕を回内させている様子に留意する。（*Used with permission from Paula Sabella, MD*）

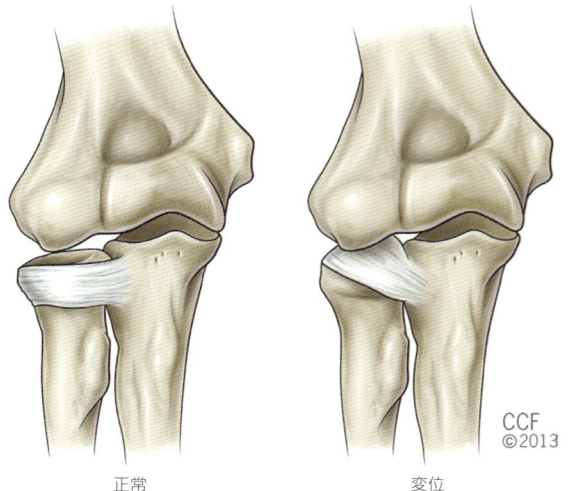

正常　　　　　　　変位

図82-2　輪状靱帯の正常と変位。前腕への軸方向への牽引や急な引っ張りにより，輪状靱帯が橈骨頭を越えて近位にずれ，腕橈関節にはまった状態となる。（*Reprinted with permission, Cleveland Clinic Center for Medical Art & Photography © 2013. All Rights Reserved*）

- 罹患部位は左肘がより多い[2,4]。
- よちよち歩きの年齢層で最もリスクが高い[1-4]。
- 肘内障の既往のある子どもは再発のリスクが増す[2,4]。

診断

　腕への牽引性外傷の病歴は診断に有用であるが，必須ではない[5]。受傷時の短時間の啼泣と疼痛の病歴が報告されることもある。

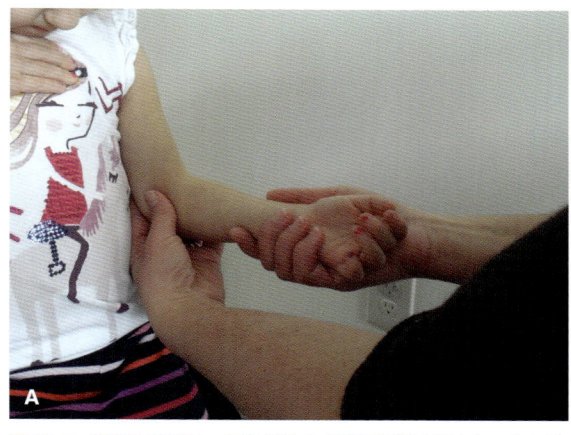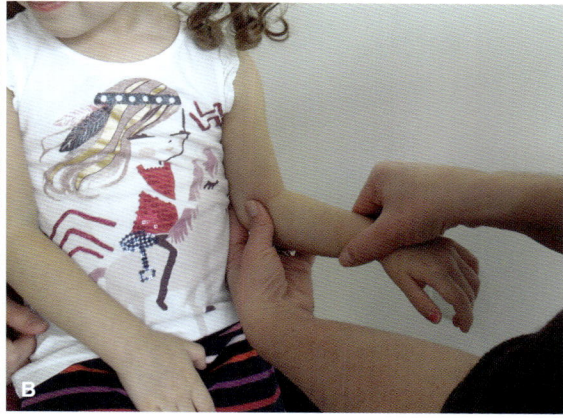

図 82-3　過回内整復法。検者が片方の手で患側の肘をしっかり持ち（**A**），もう一方の手で前腕を過回内する（**B**）。（*Used with permission from Paula Sabella, MD*）

▶ 臨床所見

- 肘内障は臨床診断であり，上肢を使うことを拒み，腕を古典的な肘内障の位置に保つのが観察される子どもを評価するときに，疑うべき疾患である（図 82-1）。
- 患児は典型的には患肢を体側に保ち，肘を軽く曲げ，前腕を回内させる（図 82-1）。
- 受診時に強い痛みを訴えることは少ない[3,5]。
- 鎖骨を含めて罹患した上肢全体を視診，触診して評価すべきである。肘内障の子どもはあざ，腫脹，変形，その他の外傷や神経血管合併症を示す臨床所見を呈さない。
- 橈骨頭の触診で圧痛を示すことがある[2,5]。典型的には回外しようとすると痛みがある。

▶ 典型的分布

　肘が関連部位である。しばしば両親は，子どもが患肢を使わない様子から，手首や肩の外傷の関わりを訴える。

▶ 画像検査

- X 線写真は肘内障の診断には適応がない。肘内障は臨床診断である[3,6]。
- 病歴と身体所見が肘内障と合致しない場合，X 線写真を撮像すべきである。
- 子どもが対症療法後にも腕を依然として使わない場合は，X 線写真の適応がある[3,6]。

鑑別診断

　通常，骨折（上腕骨顆上骨折，橈骨骨折，尺骨骨折，鎖骨骨折）と上腕脱臼は，受傷歴，疼痛，苦痛，圧痛点，腫脹，あざ，変形の有無によって肘内障と鑑別される。

治療

▶ 非薬物治療

- 臨床症状と身体所見が肘内障に合致するときは，罹患が疑われる肘の整復を慎重に試みる[5]。SOR **C**
- 整復に用いる 2 つの手技は，過回内と回外屈曲である。
- いずれの手技も患児が親の膝の上で座った状態で行う。検者は患児と同じ高さで座り，向き合って行う。
- 鎮静は不要である。

整復法

- 過回内：検者が患側の肘をつかみ，指で橈骨頭に力を加える。検者は同時にもう一方の手で患児の前腕遠位／手首をつかみ，前腕を過回内する（図 82-3）[1]。
- 回外／屈曲：検者が患側の肘をつかみ，指で橈骨頭に力を加える。検者は同時にもう一方の手で患児の前腕遠位／手首をつかむ。連続した流れるような動きで，検者が前腕を軽く牽引し，最大限に回外し，肘を最大限屈曲する（図 82-4）[1-3]。
- どちらの整復法でも，輪状靱帯が正常位置に戻るときにクリックを感じる[2-4]。ほとんどの子どもが整復で泣くが，すぐに泣き止む。
- 整復が成功すれば，10〜15 分以内に通常，もう片方の腕と同様に患側の腕が使えるようになる[1,2,5]。
- おもちゃ，本などで，家族は患児が物に手を伸ばすのを誘導する（図 82-5）。
- 整復後の腕の使用は肘内障の診断と整復の成功を裏づける。患児はすぐに日常生活に復帰できる。
- もし整復がうまくいかず，数回の整復失敗後にまだ腕を使わないときには X 線写真を撮るとよい[3,6]。
- 検者を待っている間や病院へ向かう途中に自然に整復されることもある。
- X 線写真を撮るために腕を配置した後に整復されることもある。

▶ 紹介

- X 線写真では正常だが，整復失敗の後に患児が依然として腕を使わない場合は，整形外科専門医へ紹介する。つり包帯や添え木を患側の腕に用いるとよい[2,3,6]。

予防とスクリーニング

- 子どもを抱え上げるときは脇の下を支えるように家族に推奨する。
- 子どもの手や手首，腕を急に強く引っ張ったり，押したりしないよう家族に指導する。

予後

　整復法はかなり高い成功率が見込まれている。

フォローアップ

　再診は再発時や子どもが再び腕を使わなくなったときに必

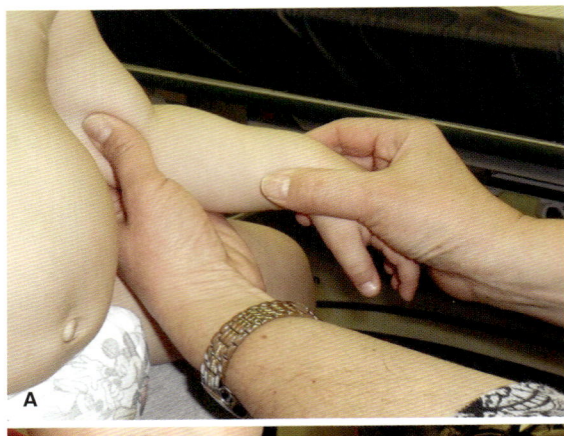
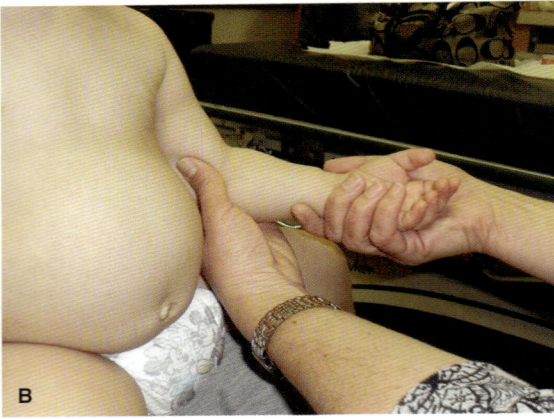
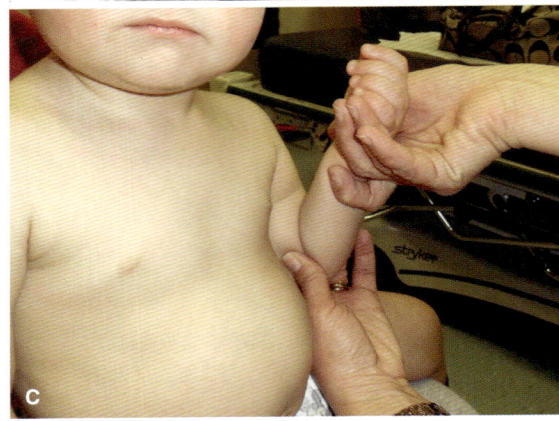

図82-4　回外屈曲整復法。検者が片方の手で患側の肘をしっかり持ち，一連の動きでもう一方の手で優しく遠位へ牽引する（**A**），前腕を回外し（**B**），肘を完全に屈曲する（**C**）。（*Used with permission from Paula Sabella, MD*）

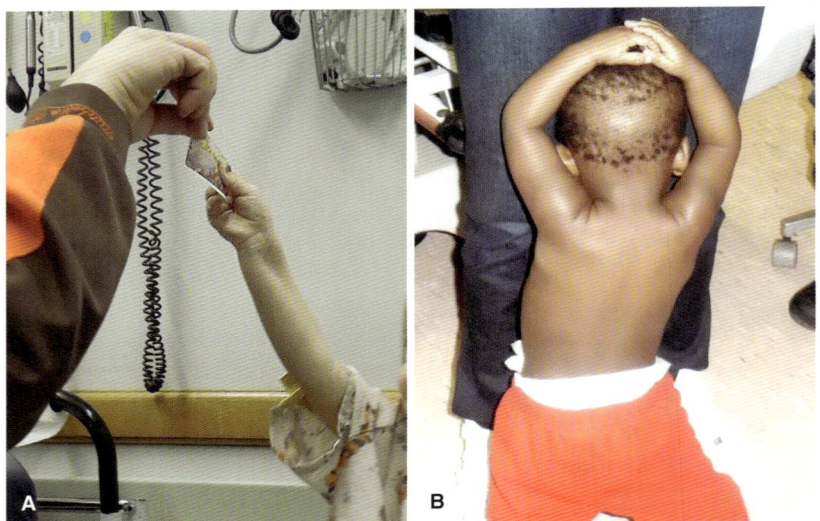

図82-5　肘内障の整復成功後の腕の正常な動き（**A**，**B**）（*Used with permission from Paula Sabella, MD*）

要である。

患者教育

- 子どもを抱え上げるときは脇の下を支えるように家族に推奨する。
- 子どもの手や手首，腕を急に強く引っ張ったり押したりし

ないよう家族に指導する。
- 診断が確定した時点で，家族に診断と整復法について教育するのがよい。

【Paula Sabella, MD】

（竹中　曉　訳）

83 鎖骨骨折

症例

15歳女児が氷上で滑って転び，肩を側面からぶつけた。すぐに痛みを感じ，鎖骨中央が腫れてきた。両親は女児を救急外来へ連れて行き，X線写真で骨片転位を伴う中央部の鎖骨骨折が判明した（**図83-1**）。彼女はつり包帯で固定され，翌日かかりつけ医の診察を受けた。スポーツ医学専門医への紹介で，女児と家族，かかりつけ医は保存的治療に決めた。4カ月後のX線写真では良好な治癒傾向を認めた。鎖骨の盛り上がりはまだ触知するが，女児は特に気にしていなかった（**図83-2**）。

概説

鎖骨骨折（clavicular fracture）はよくみられる疾患で，突発的な外傷に伴うことが多い。鎖骨は骨幹部で折れることが多いが（**図83-3**），遠位側で骨折することもある（**図83-4**）。ほとんどの鎖骨骨折は保存的に治療可能である。著しい転位を伴う骨折や遠位端骨折の場合は，外科的評価のため紹介すべきである。

疫学

子どもの骨折の10〜15％を占め，その90％は骨幹部骨折である[1]。

病因と病態生理

- 鎖骨外傷の90％は突発的な外傷によるもので，たとえば肩から落ちて鎖骨に直達する衝撃が加わったり，落下時に差し出した手から着地した場合であったりする[2]。しかし，体操選手やダイバーの疲労骨折の報告もある。
- 新生児期の鎖骨外傷は通常出産時外傷によるもので，骨盤位で多い。
- 2歳未満の子どもではベッド／ベビーベッドからの転落が最も多い受傷機転である[3]。
- スポーツ外傷は思春期世代に多い。
- 身体的暴行や児童虐待は鎖骨骨折の原因でありうるため，考慮に入れておく必要がある（**図83-5**）。
- 病的骨折（まれ）は骨溶解や骨腫瘍，骨転位，放射線などに起因する。

▶ 典型的分布

鎖骨骨折の典型的分布や分類は**表83-1**を参照のこと。

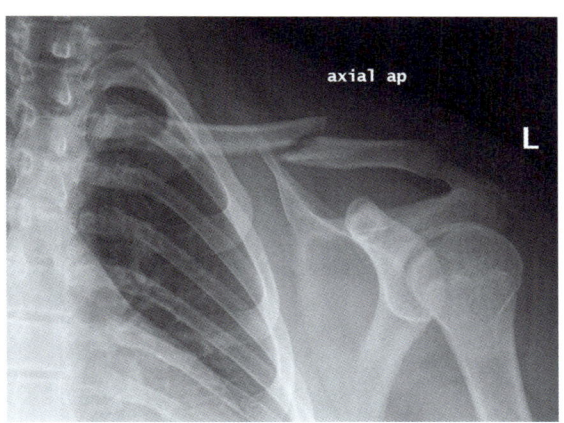

図83-1　氷上で滑って転倒した15歳女児の鎖骨骨幹部骨折。（*Used with permission from Emily Scott, MD*）

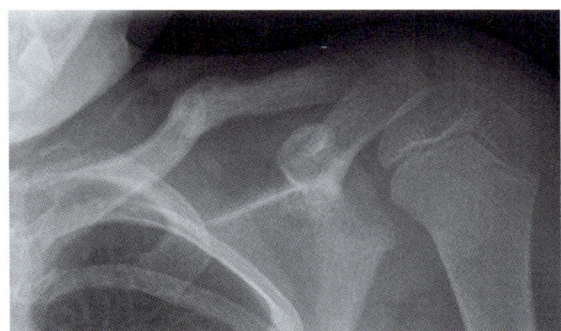

図83-2　図83-1と同女児の鎖骨骨幹部骨折の治癒過程の骨カルス。（*Used with permission from Emily Scott, MD*）

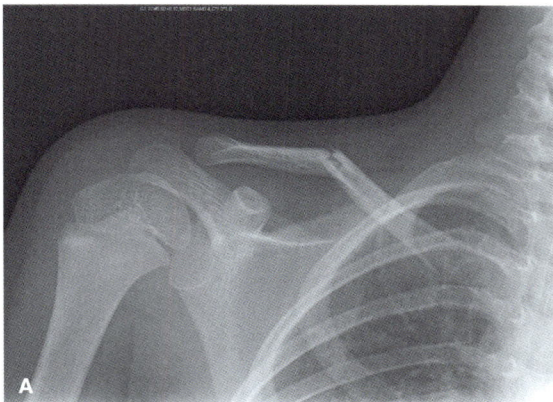

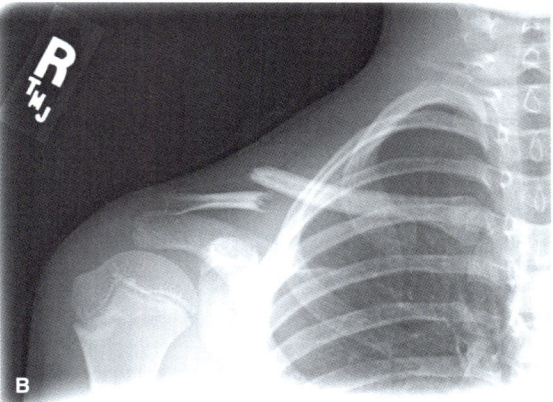

図83-3　**A**：8歳の小児で骨片が軽度の"くの字"変形を伴うが，乗り越えてはいない鎖骨骨幹部骨折。**B**：11歳の小児で骨片の乗り越えのある鎖骨骨幹部骨折。通常近位骨片が胸鎖乳突筋の牽引力により上方に転位する。（*Used with permission from Emily Scott, MD*）

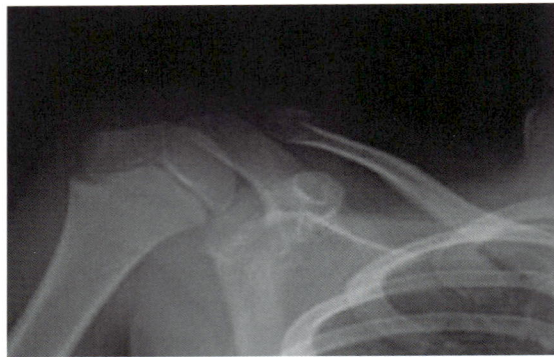

図83-4　ベッドから転落した8歳男児の右鎖骨遠位端骨折。（*Used with permission from Emily Scott, MD*）

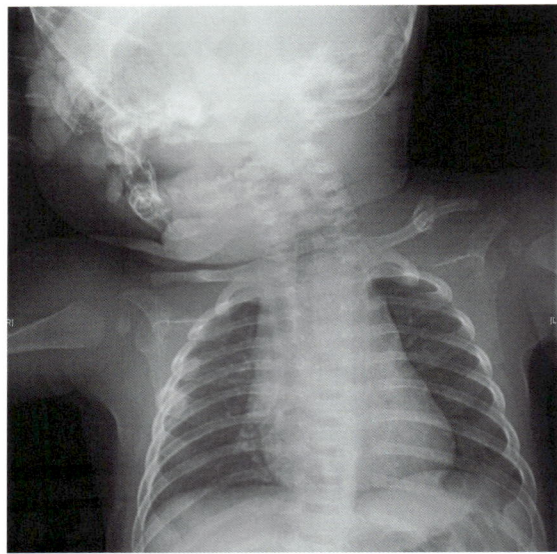

図83-5　カルス形成を示す生後6カ月の乳児の左鎖骨骨折の治癒過程。この骨折は身体的虐待のX線写真スクリーニングで判明した。（*Used with permission from Emily Scott, MD*）

表83-1　鎖骨骨折の典型的な分布・分類

グループ（約%）	骨折部位	放射線所見
グループⅠ（80%）	中央部1/3	上方への転位（図83-3）
グループⅡ（15%） 　1型 　2型 　3型	遠位部1/3	近位側が上方に転位（図83-4） 軽度転位 烏口鎖骨靱帯の内側の骨折で骨片が重なり合う。 肩峰鎖骨関節（AC）の関節面で，の骨折で，肩関節脱臼のようにみえる。
グループⅢ（5%）	近位部1/3	近位側が上方，遠位側が下方に転位，縦隔の損傷の危険性が高い。

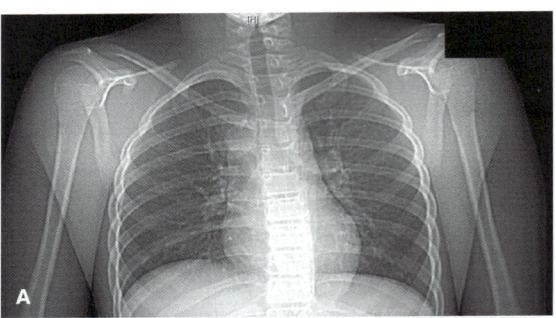

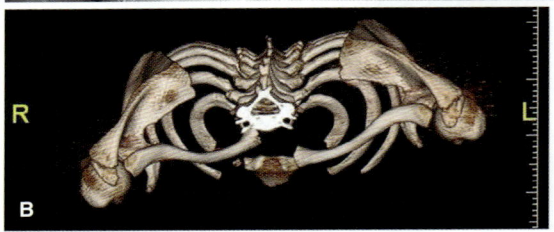

図83-6　レスリング中に膝が胸に入った15歳男児の右鎖骨の胸鎖関節脱臼。単純X線像（**A**）と三次元再構成像（**B**）。手術的修復を要した。（*Used with permission from Emily Scott, MD*）

- 胸鎖関節脱臼：肩から転落し，腕を動かしたり横たわったりするときに増悪する胸痛と肩痛を呈し，鎖骨の上内側への転位による隆起がみられることがある（まれ，図83-6）。
- 鎖骨偽関節：鎖骨中央部の骨化不全による鎖骨中央部の無痛性腫瘤（きわめてまれ）。

治療

- 受傷した四肢の神経および血管の状態を評価する。
- アセトアミノフェンやNSAIDで適宜痛みを治療する。評価時および可能性として，最初の数日は麻薬の適応も考える。
- 肺への損傷を評価する（気胸や血胸）。
- X線写真で分類と転位の程度を評価する（表83-1）。

▶ 処置

ほとんどの鎖骨骨折は非手術的に治療できる。プレート固定が時に必要となる。

- 鎖骨骨折の子どものほとんどは保存的に治療し，幼い子どもは8点固定により，年長の患児はつり包帯により不動化する[1]。
- 90°もの転位と数インチの重なりがある場合でも非手術的に治療しうる[1]。
- 手術治療の現在の適応は開放骨折，粉砕骨折，多発外傷患

診断

▶ 臨床所見

- 鎖骨骨折をもたらすとされる機転を伴う外傷の受傷歴（たとえば，手をついたり，肩から落ちたり，衝撃が肩を直撃したりした場合）
- 痛み，あざ，骨折部位の腫脹
- 骨折部位の粗大な変形
- 幼い子どもは自分の頭より上に腕を上げられず，しばしばシャツを着たり，車の座席でシートベルトを締めたりするのに困難を伴う。

▶ 画像検査

鎖骨の単純X線写真で骨折を証明する。

鑑別診断

- 肩鎖関節脱臼：転落し，肩の一点から落ちた場合や，直接の打撃を受け，頭上へ腕を挙上した動きで痛みがあり，肩鎖関節の圧痛があり，X線写真で肩鎖関節脱臼がみられる。

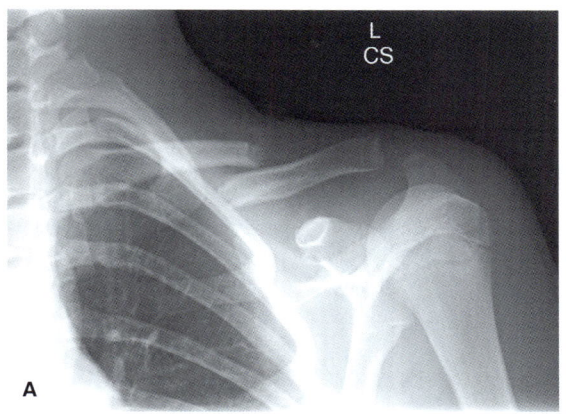

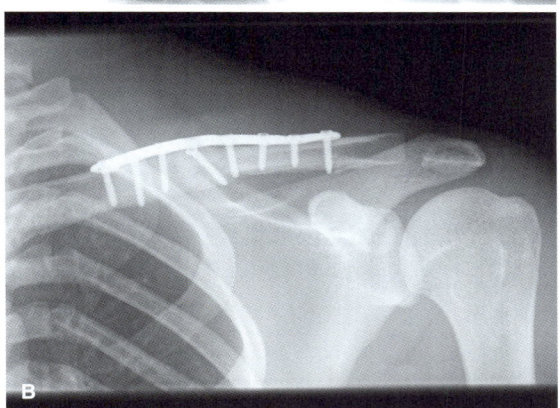

図83-7　ホッケー選手の15歳男児の中等度転位を伴う乗り越えのある鎖骨骨折（**A**）。観血的なプレート固定を要した（**B**）。（*Used with permission from Emily Scott, MD*）

者，思春期世代の短縮した骨折の場合である[4]。

- 近年では，思春期世代の骨幹部骨折の早期手術治療についての研究が進んでいる（図83-7）[5]。

▶ 紹介

- 軟部組織／筋の衝突，肩帯の不動化，皮膚貫通／壊死を伴う転位，縦隔臓器へのリスクが認められる患者には，外科的評価を求めて紹介する[1]。
- 鎖骨遠位端骨折患者の治療管理には，熟練した医師への紹介を考慮する。骨癒合不全が高率であるが，1カ所でも骨癒合不全があると疼痛や運動制限が残る。何カ月も経過して症候性の骨癒合不全が続く患者に対しては，手術が考慮される。

予後

- 新生児や小児における鎖骨中央部の骨折は，多くの場合手術せずに完治する。
- 思春期における鎖骨中央部の骨折も，多くの場合手術せずに治癒する。手術的介入を行えば，活動への復帰が16〜12週短縮しうる[5]。

フォローアップ

- 疼痛が解消し，いずれの機能障害も回復し，X線写真で治癒が証明されるまでは，診察とX線写真でモニターする。
- 骨折が安定した場合は，4〜6週毎にX線写真撮影を繰り

返し，治癒するまで続ける。2〜3カ月後も治癒が認められない場合は紹介を考慮すべきである。

患者教育

　ほとんどの鎖骨骨折は手術せずに治癒し，特に転位していない場合には治癒しやすい。小児の骨折は治癒するまでおよそ3〜4週間を要する。しばしば骨折癒合部位に骨カルスを基底にもつ隆起がみられる。骨カルスは通常いかなる活動にも差し障ることはないが，最初の数日で形成され始め，月単位で持続するため，家族とよく話し合うことが大切である。

【Heidi S. Chumley, MD／Emily Gale Scott, MD】

（竹中　暁　訳）

84　前腕骨折

症例

　5歳男児が自転車で転倒したあと，すぐに痛みを感じ，右手首が腫れてきた。男児は傷みを訴え続け，強い痛みのために右手を使うことができなかった。救急外来でX線写真が撮影され，膨隆を伴う右橈骨骨折が判明した（図84-1）。短上肢装具による3週間の固定を受け，非常に良好な回復を示した。

概説

　橈骨遠位および前腕の骨折は，小児や思春期児童でよくみられる。典型的には患者は転倒時に手を差し出して着地し，発症する。診断はX線で確定する。小児期の治療は，長期間の局所の安静による保存的治療が通常行われるが，骨折のタイプ，変位の程度，患者の年齢によって観血的治療を要することもある。

別名（骨折のタイプ）

　骨端軟骨骨折（成長板損傷），膨隆骨折，若木骨折は前腕に起こりうる。Galeazzi，Monteggia骨折はよりまれな前腕骨折であるが，知っておくべきである。

疫学

- 橈骨／尺骨骨折は6歳未満の小児で最もありふれた上肢骨折（37％）である[1]。
- 橈骨遠位端骨折（図84-2）は2〜14歳の小児における骨折の25〜30％を占める[2,3]。
- 発生率は小児10万人に373人とされる[4]。
- 好発年齢は男児で11〜14歳，女児で8〜11歳である[4]。
- 全年齢で男児のほうが多い[2]。

病因と病態生理

- 古典的な病歴は高所（ベッド，遊具），階段からの転落や，走行中，自転車走行中，スケート中の転倒で手をついたというものである。
- 思春期年齢の骨折発生率の上昇は，一時的な皮質骨の骨量不足と同時に起こる身体活動の増加，および十分な骨石灰化を伴わない身長の増加に続発すると考えられる[4]。
- 虐待：乳児（1歳未満）では，特に外傷歴が受傷パターンと

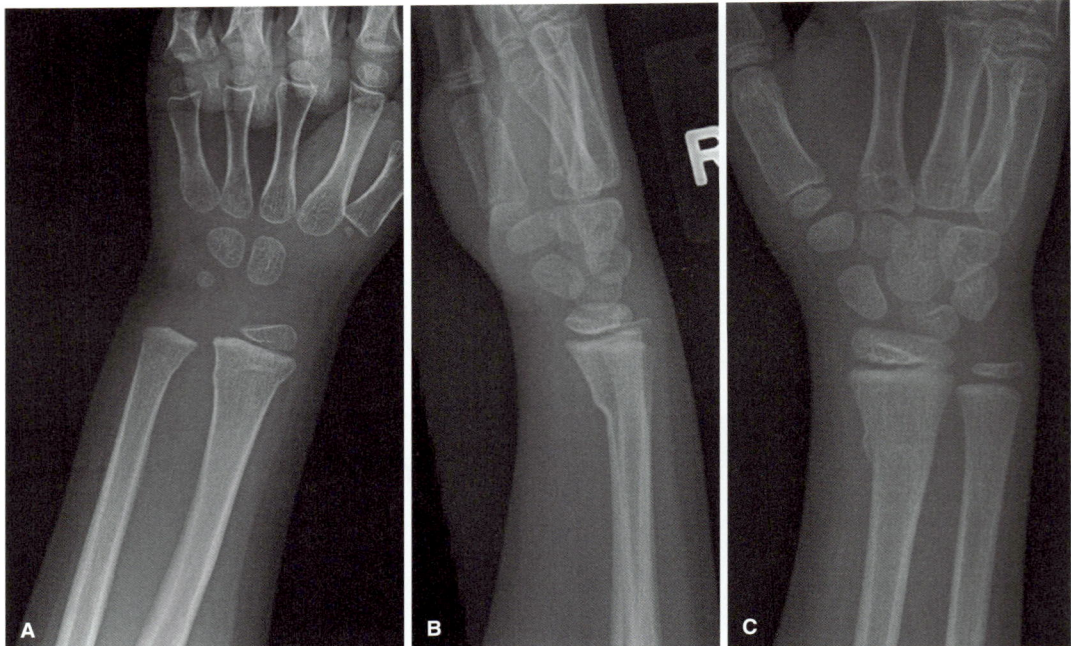

図84-1　自転車から転落した5歳男児の症例。橈骨遠位の隆起骨折の前腕部X線の前後(AP)像(**A**)，側面像(**B**)，斜位像(**C**)。
(*Used with permission from Emily Scott, MD*)

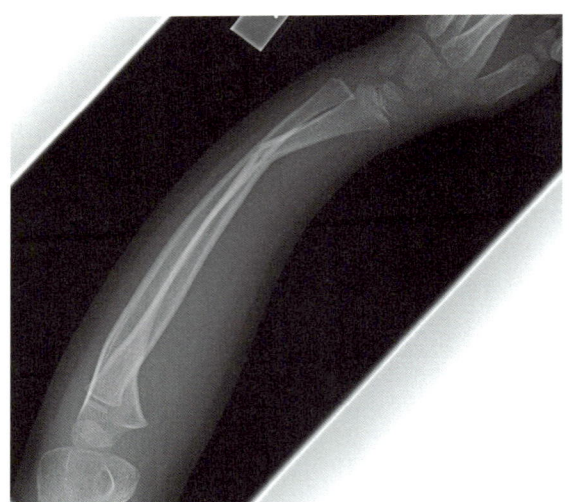

図84-2　7歳児の橈骨遠位端骨折の側面像。(*Used with permission from Emily Scott, MD*)

合致しない場合に考慮すべきである[5]。

危険因子

- 男児
- 思春期年齢
- 骨折既往

診断

　診断は転落などの病歴や外傷の身体所見で疑い，X線写真(2または3方向)で確定する。X線写真に関しては，1方向以上の撮像が変形の角度や変形をみるのに必須である。典型的なX線写真は前後(AP像)，側面像，斜位像である(図84-

3)。一部の特定の外傷では，前腕骨折に伴う脱臼その他の損傷をよく合併するため，肘を撮像する必要がある。

臨床所見

　突発的な受傷後に疼痛，明らかな腫脹，変形が通常みられる。多くの場合，損傷の外見的徴候や腕の不自然な動かし方がみられる。しかし，6歳未満の小児では必ずしもこれらの徴候を示すとは限らない。これら(6歳未満の)15%の小児が損傷の外見的徴候を示さず，16%の小児は腕を通常どおりに動かしている[1]。

骨折のタイプ

　小児の前腕骨折には以下のようなタイプが含まれる。

- 骨端軟骨骨折(成長板損傷)：6～10歳の小児が転倒時に手をついたときによくみられる。Salter-Harris分類タイプⅠ，Ⅱ(図84-4，84-5)。
- 隆起骨折：幼い小児に多く，転倒で手をついた後に生じる，骨端軟骨より2～3cm近位部の骨皮質の骨折で，遠位骨片の背側変形を伴う(図84-6，84-7)。
- 若木骨折：橈骨または尺骨，あるいはその双方の背側に起こる不全骨折。一側の前腕骨の若木骨折は反対側の前腕骨の完全骨折を伴うことがある(図84-8)。
- 複雑橈骨尺骨骨折：橈骨，尺骨両方の骨折であり，完全骨折も不全骨折(若木骨折)もありうる。原因として，転倒して手をついたり，重症外傷であったり，特に乳児における故意の受傷であったりする。通常，骨幹部に生じ，治療としてしばしば手術を要する(図84-9)。
- Galeazzi骨折：小児の場合は尺骨遠位端の脱臼を伴う橈骨遠位端骨折にあたる(Salter-Harris分類タイプⅡ)。
- Monteggia骨折：とりわけ特殊な前腕部骨折であり，橈骨頭脱臼を伴う尺骨近位端骨折を含む。尺骨骨折単独の場合は肘に他に受傷がないか評価する必要がある(図84-10，84-11)。

13

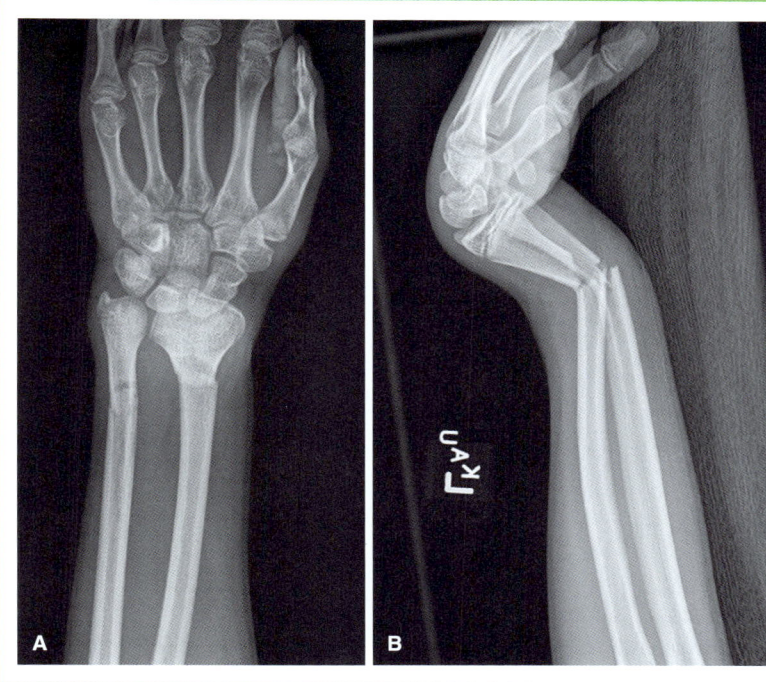

図84-3　10歳児の橈骨骨幹部骨折。前腕骨折における受傷の程度を評価するのに2方向のX線像が必須である。骨折は前後像で確認できる(**A**)が，前後像では確認できない高度の変形が側面像ではっきり認められる(**B**)。(*Used with permission from Emily Scott, MD*)

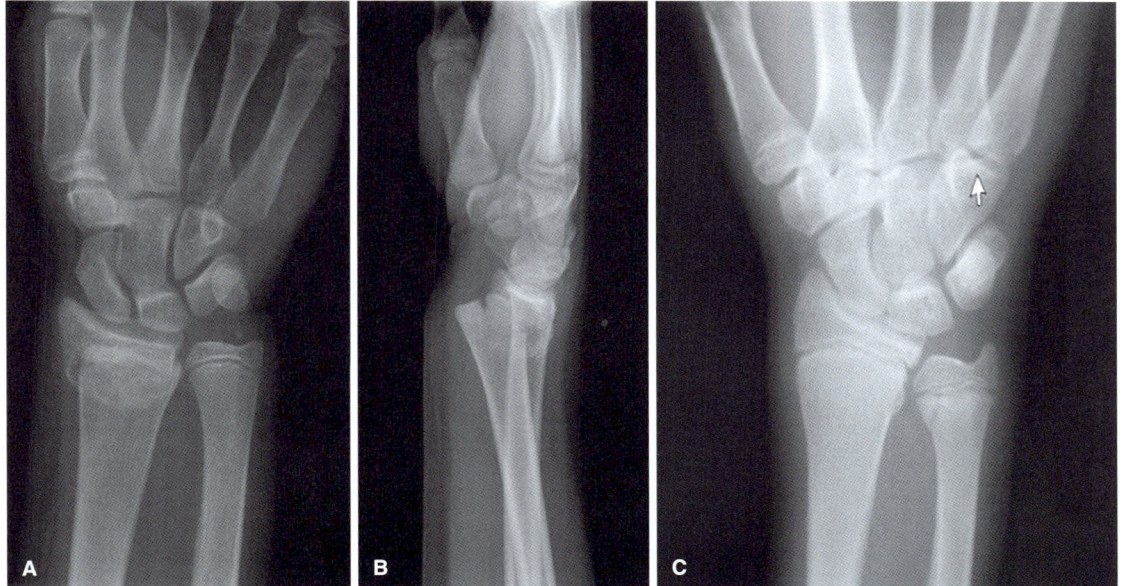

図84-4　10歳男児における Salter-Harris 分類タイプⅡの成長板の橈骨骨端軟骨骨折の前後像(**A**)，側面像(**B**)。**C** は手をついて転倒した13歳男児の古典的な Salter-Harris 分類タイプⅡの尺骨骨折と橈骨の隆起骨折。(*Used with permission from Emily Scott, MD*)

鑑別診断

手関節部疼痛の他の原因には以下のようなものが含まれる。
- 圧痛・自発痛・腫脹を伴うが，正常 X 線所見を示す手関節の捻挫や張り。
- 亜急性に発症し，MRI で同定できる軟部組織および骨の病変を含む圧迫ないし酷使による損傷(体操選手など)。

治療

初期治療には，神経血管と運動器を含む精査，疼痛管理，X 線写真を要する。骨折のタイプ，転位の程度，年齢が前腕骨折の管理計画の方針に関わってくる。

▶ 骨端軟骨骨折（成長板損傷）
- 尺骨遠位端骨折と尺骨茎状突起の剥離骨折の併発を探索する。

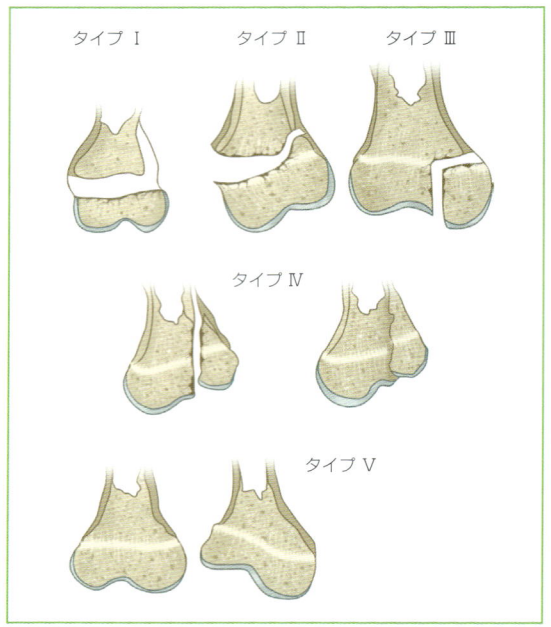

図 84-5　成長板骨折の Salter-Harris 分類体系。タイプⅠ：骨端線離開，タイプⅡ：骨端線と隣接する骨幹端にわたる骨折，タイプⅢ：骨端線と隣接する骨端にわたる骨折，タイプⅣ：骨端線と隣接する骨幹端および骨端にわたる骨折，タイプⅤ：骨端線の圧挫損傷。（*Used with permission from Patel DR, Greydanus DE, Baker RJ：Pediatric Practice：Sports Medicine：www.accesspediatrics.com.*）

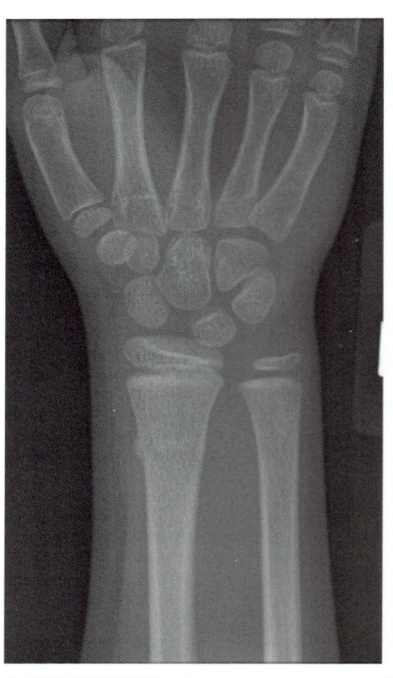

図 84-7　13 歳児の隆起骨折。（*Used with permission from Emily Scott, MD*）

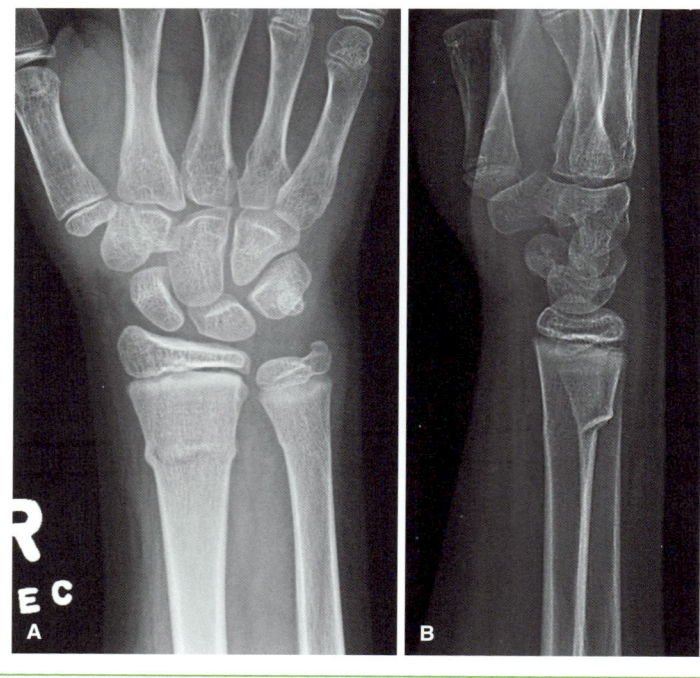

図 84-6　10 歳児の橈骨遠位端隆起骨折の前後像（**A**）と側面像（**B**）。（*Used with permission from Emily Scott, MD*）

13

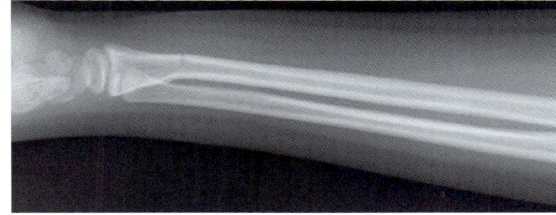

図84-8　8歳児の橈骨若木骨折。（*Used with permission from Emily Scott, MD*）

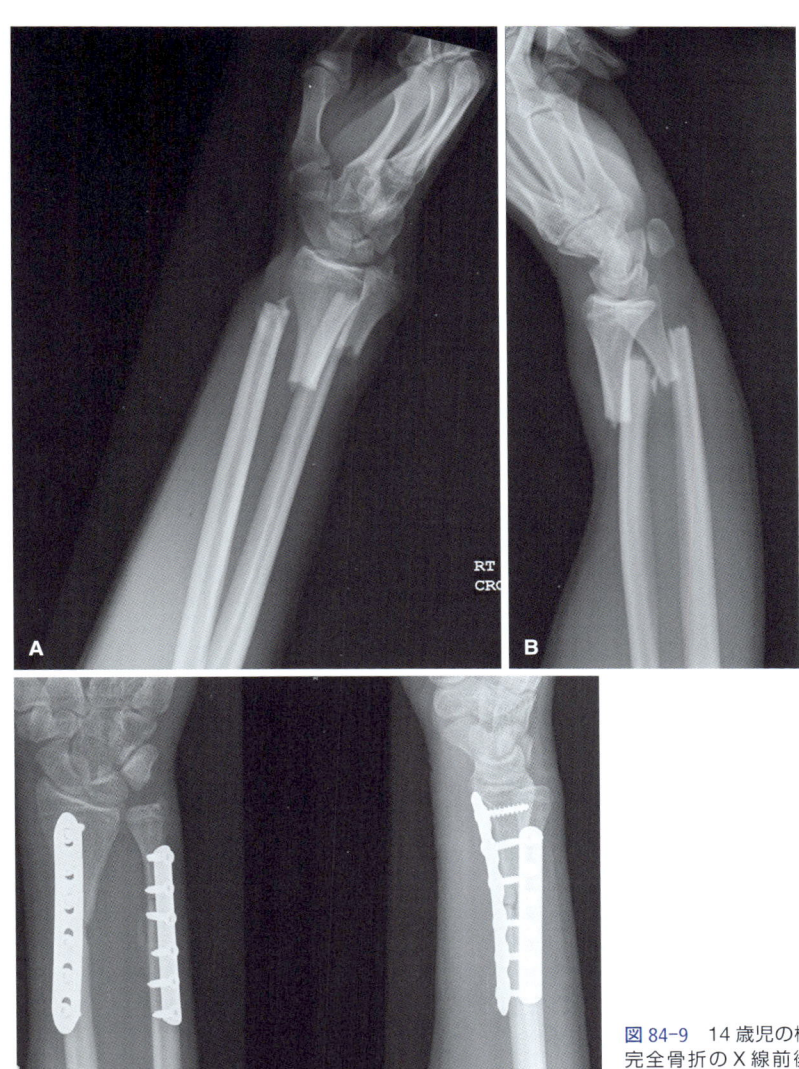

図84-9　14歳児の橈骨および尺骨の完全骨折のX線前後像（**A**）と側面像（**B**）。この患児は外科的プレート固定を要した（**C**）。（*Used with permission from Emily Scott, MD.*）

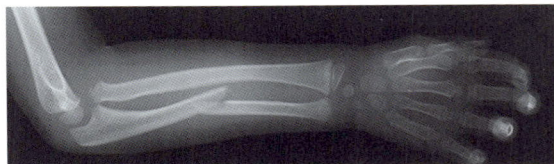

図84-10　9歳児のMonteggia骨折。肘と前腕の側面像は，橈骨頭脱臼を伴う尺骨骨幹部骨折を示す。（*Used with permission from Emily Scott, MD*）

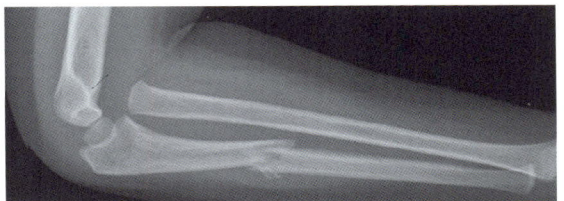

図84-11　3歳児のMonteggia骨折。橈骨頭脱臼を伴う尺骨骨幹部骨折を示す。（*Used with permission from Emily Scott, MD*）

表84-1　橈骨骨折の一般的分類

I.	非関節部	転位なし	4～6週間のギブスまたは副木での固定
II.	非関節部	転位あり	整復してギブスまたは副木での固定，整復できない場合や不安定な骨折では観血的治療
III.	関節部	転位なし	固定，不安定な場合には骨接合術
IV.	関節部	転位あり	観血的治療

- コンパートメント症候群と急性手根管症候群について評価し，あれば速やかにコンサルトする。
- 手首を25°曲げ，尺骨を15°偏位させた状態で添え木を施す[5]。
- 整形外科医のように骨端軟骨骨折の管理の経験のある医師にコンサルトする。
- Salter-Harris分類（**表84-1**）によって類型化された。

▶ 隆起骨折
- 骨折が圧迫側にあり，牽引側が無傷であることを確認する。
- 短上肢装具を3週間装着する[5]。

▶ 若木骨折
- 4週間，短上肢装具または添え木で15°未満の最小限の角度にする[6]。
- 骨折部位を十分に整復し，時に装具装用中のさらなる変形のリスクを小さくする必要があるため，若木骨折の管理の経験のある医師にコンサルトする。

▶ 複雑橈骨尺骨骨折
- 神経血管系の状態を評価する。
- 徒手整復と観血的整復のどちらが最も適しているかを決めるのに，前腕骨折の管理の経験のある医師にコンサルトする。

予防

米国疾病管理予防センター（CDC）は小児の転落による受傷を予防するため，以下のような安全対策を推奨している。
- スポーツやレクリエーションの最中には小児にヘルメットやリストガードを含めた防具を身に着けることを守らせる。
- 風除けや階段安全ゲート，ガードレールを利用する。
- 遊具の下の床面が，たとえば土でなく木質チップのように安全で柔らかいことを確認する。
- 階段や遊具などから転落の危険のあるときは，常に幼児を監視する。

予後

橈骨遠位端骨折は適切な治療で機能回復することが多い。

フォローアップ

管理とフォローアップは，橈骨遠位端骨折の管理の経験のある医師に関わってもらうことが多い[7]。

患者教育

- 多くの子どもは適切な治療で完全回復する。
- 安全対策はさらなる受傷を予防するのに役立つ。
- 今後の受傷を予防するための安全対策について両親と話し合う。

【Emily Gale Scott, MD／Heidi S. Chumley, MD】

（竹中　暁　訳）

85 中足骨骨折

症例

13歳男児。道路でバスケットボール中に足首をひねった。音とともにすぐに痛みを感じた。第5中足骨底に圧痛を感じた。Ottawa ankle ruleに基づき（後述の「治療」の項参照），X線検査をしたところ，第5中足骨基部に骨折を認めた（**図85-1**）。

概説

5歳以上の小児における中足骨骨折（metatarsal fracture）の多くは第5指で，骨基部の裂離骨折や，急性の骨幹骨折（Jones骨折と呼ばれる）や骨幹部疲労骨折を起こす（**図85-2**）。第1～4中足骨までの骨折は少ないが，リスフラン（Lisfranc）関節の損傷に関連して起こることがある。5歳以下の場合は，第1中足骨骨折がより一般的である。診断は，受傷機転，酷使の程度やX線所見に基づいて決まる。治療は骨折の種類により異なる。多くの中足骨骨折は経過良好である。しかし，Jones骨折は癒合不全となる頻度が多く，リスフラン関節の損傷は症状が長く続くことがある。

別名

- 第5中足骨基部の裂離骨折，第5中足骨結節部骨折，ダンサー骨折，偽性Jones骨折
- Jones骨折：急性第5中足骨骨幹部骨折

疫学

- 足の骨折はレクリエーション程度のスポーツから本格的な競技の中でよく起こる骨折であるが，発症率や有病率はわかっていない。
- 5歳以下の小児は第1中足骨骨折の頻度が多く，高い所からの転落で起こりやすい[1]。
- 5歳以上の小児では第5中足骨骨折が多く，転倒で起こりやすい[1]。

病因と病態生理

- 裂離骨折：一般的には足底屈しているときに内反することで，短腓骨筋腱や外側足底筋膜が第5中足骨の基部から牽引されて生じる。
- Jones骨折（急性骨幹部骨折）：足底屈しながら足の外側で着地すると起こる。
- 疲労骨折：バレエなどで繰り返す損傷により第2，第3中足骨の基部に起こりやすい。
- 骨幹部骨折：跳躍や行進などの慢性的な負荷がかかると起こる。
- 第1～4中足骨骨折：直接的な衝撃や足底屈して前のめりになったときに起こる。この骨折は，リスフラン関節損傷を合併していることがある。

診断

裂離骨折やJones骨折は，受傷機転や外側の痛みを伴う患児に単純X線像を行うことで診断される。健側と比較するこ

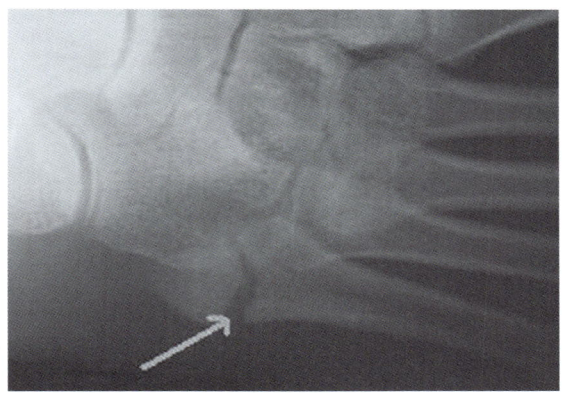

図85-1　第5中足骨基部の転位を伴う茎状突起骨折。(*Used with permission from Patel DR, Greydanus DE, Baker RJ : Pediatric Practice : Sports Medicine : www.accesspediatrics.com. Figure 28-26, with permission*)

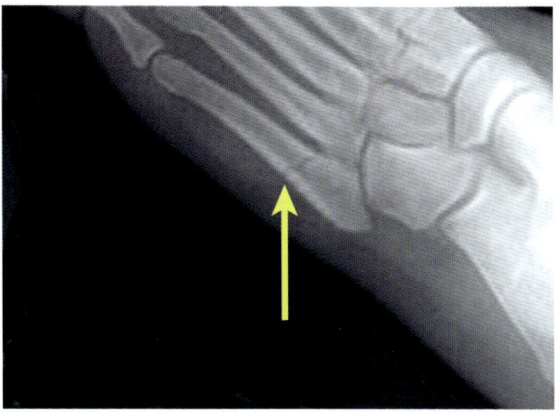

図85-3　Jones骨折。骨幹部と骨幹端の間に横断して骨折がみられる。(*Used with permission from Patel DR, Greydanus DE, Baker RJ : Pediatric Practice : Sports Medicine : www.accesspediatrics.com. Figure 28-25, with permission*)

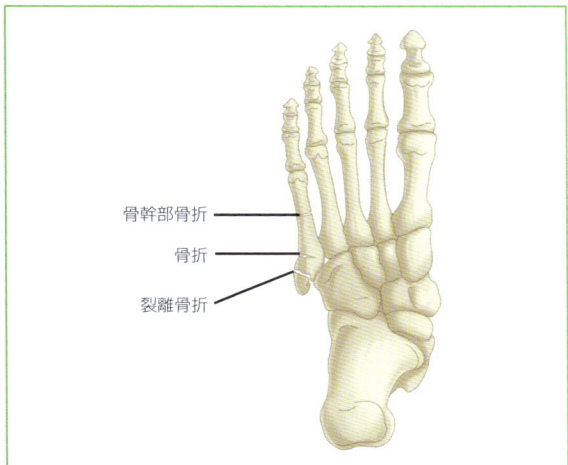

図85-2　第5中足骨骨折。裂離骨折は小児では一般的であり，Jones骨折(骨幹端-骨幹接合部の骨折)は小児ではまれである。(*Used with permission from Strange GR, Ahrens WR, Schafermeyer RW, Wiebe RA : Pediatric emergency Medicine, 3rd edition : http://www.accessemergencymedicine.com. Figure 38-11, with permission*)

とも有用である。骨幹部疲労骨折の場合，CT検査を必要とする場合もある。

▶ 臨床所見

- 裂離骨折：足底屈した状態で足部の内反が強制された後に，第5中足骨の基部に突然の痛み(診察時には圧痛)がみられる。
- 急性Jones骨折：足底屈した状態で前足側面に沿って直達外力が加わった後，体重を支えきれず，第5中足骨基部に突然の痛みが生じる。
- 疲労骨折：繰り返す動作に伴い，慢性的に痛みがみられる。

▶ 画像検査

- 裂離骨折：骨幹に対して垂直方向に，第5中足骨基部に骨折線がみられる(図85-1)。立方骨関節まで及ぶこともあるが，中足間関節までは及ばない。
- Jones骨折(図85-3)と疲労骨折：第5中足骨近位端から1.5cm遠位に骨折線がみられる。これらはⅠ型〜Ⅲ型に分類

される[2]。
- Ⅰ型：骨折線が明瞭で鋭い。髄質の骨硬化像は伴わず，骨皮質の肥厚は少ない。
- Ⅱ型(遷延癒合)：幅広の骨折線がみられ，皮質・髄質ともに硬化がみられる
- Ⅲ型(癒合不能)：幅の広い骨折線で，骨膜に新生骨がみられる。硬化した骨による髄腔の閉鎖がみられる。
- 疲労骨折の早期：X線検査は正常で，CTやMRI，骨スキャンでわかることがある。超音波検査は低コストで行うことができ，ある小規模の研究では感度83%，特異度76%，陽性適中率59%，陰性適中率92%であったとされている[3]。

鑑別診断

以下の原因であっても第5中足骨の痛みは生じる。
- 骨幹部疲労骨折：X線所見がJones骨折に類似しているが，骨幹部のより遠位にみられることが多い。外傷はなく，バレエや行進など足を酷使した病歴のある児に起こる。
- リスフラン関節損傷：足根中足関節の脱臼(図85-4)。典型的には中足部のより内側に痛みがみられる。第1〜4中足骨骨折に関連して起こりうる。

▶ 足の骨折で混同しやすいX線所見

- 女児では9〜11歳，男児では11〜14歳で第5中足骨の近位端に二次骨化核に伴い骨突起が出現する。この骨突起は骨幹部に対して斜めにみられ，一方，裂離骨折では垂直に骨折線がみられる。
- 副骨(立方骨の外側縁に位置する。例：os peroneum)の場合は辺縁が平滑であり，裂離骨折は辺縁が粗くなっている。

治療

小児における第5中足骨骨折は成人と同様であり，管理も成人の文献に基づいて行われる[4]。

5歳以上の小児ではOttawa ankle ruleを適用し，外傷や足部，足関節に疼痛のある児にはX線検査を行うべきである[5,6]。**SOR Ⓐ** Ottawa ankle ruleでは外傷後ただちに4歩以上歩けない場合，内踝・外踝の後端もしくは先端に圧痛がある場合，舟状骨に圧痛がある場合，第5中足骨基部に圧痛がある場合，のうち，いずれかがあればX線検査を行う[5]。

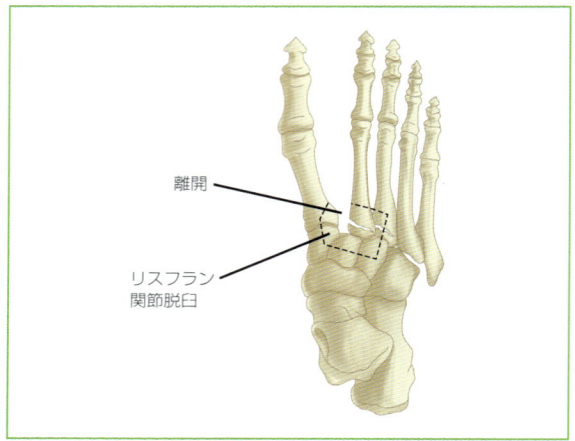

図 85-4　リスフラン関節損傷。足根骨と中足骨の間で脱臼がみられる。小児ではまれである。(Used with permission from Strange GR, Ahrens WR, Schafermeyer RW, Wiebe RA: Pediatric emergency Medicine, 3rd edition: http://www.accessemergencymedicine.com. Figure 38-12, with permission)

- 転位のない裂離骨折の治療は、副子や歩行用ブーツにて 3～6 週間治療する[7]。SOR Ⓑ　転位のある裂離骨折であれば紹介する。
- Jones 骨折は、血流不足により高い割合で癒合不全が起こるため、紹介を考慮する。Ⅰ型やⅡ型は、少なくとも 6～8 週間は固定を行う。Ⅱ型は外科的に治療することもある。Ⅲ型は外科的治療が必要である。より早期回復が必要な一流の競技選手や患者でも、外科的治療を行うことがよくある[8]。SOR Ⓑ
- 疲労骨折は 4～8 週間の安静とし、固定は必要としないことがよくある。もし歩行時に痛みがみられる場合は、部分的固定もしくは免荷歩行を 1～3 週間行うこともある[9]。

▶ 紹介[9]
- 神経血管の障害、コンパートメント症候群、開放骨折
- 初回の中足骨骨折、複数箇所の中足骨骨折、転位を伴う骨折、関節内骨折、リスフラン関節損傷
- 治療への反応が不十分な場合

予後

　小児における予後は良好と考えられている。中高生や成人でも予後は良いとされており、多くの患者は 33 カ月で症状がなくなるとされている。BMI の高い患者、糖尿病患者、女性、転位を伴う骨折の場合の予後は、やや悪くなる[10]。

フォローアップ

　治療への反応を臨床的あるいは画像的に評価を行い、1～3 週間毎に経過をみる。

患者教育

　転位のない裂離骨折では副子やブーツが必要となるが、歩行は可能である。Jones 骨折はたとえ固定したとしても、血流が少なく、再接着しないことがよくある。症例によっては、早期復帰のために手術を行うこともある。

【Heidi S. Chumley, MD】
（古川陽介　訳）

86　内反足

症例

　出生後初めて小児科を受診した日齢 4 の男児。正期産児で、骨盤位であったこと以外に異常はなかった。母親は両側の下肢が少し曲がって、両側ともほぼ横向きになっており異常にみえることに気づいていた（図 86-1）。診察してみると、かかとが明らかに内反しており、つま先は内側を向いて、足底屈していた。正常の位置に徒手的に戻そうとすると多少は矯正されるが完全には戻らなかった。児には痛がる様子はみられなかった。また、他に異常はなく、神経学的にも異常はみられず、その他の点では健康であった。この患児は小児整形外科医に紹介され、1～2 週間以内に Ponseti 法にて治療を開始された。数週間後、より正常の位置を保てるようになった。およそ 3 カ月間は特別な整形器具にて終日固定を行い、それ以降は独歩可能な年齢までは夜間のみの固定とし、その後中止とした。変形の後遺症はみられていない。

概説

　内反足（clubfoot）は最も多い下肢の先天異常のひとつである[1]。何らかの先天奇形があれば、両親にとっては非常に不安に感じることであろう。ただ、現在は早期の非外科的治療が標準で、長期の機能的予後を良くするとされている。手術は遠隔期に必要となった場合にのみ行う[2]。

別名

　先天性内反尖足

疫学

- 白人ではおよそ 1,000 人出生のうち 1.2 人である[3]。
- アジア圏では 1,000 出生あたり 0.39～0.5 人であるが、南太平洋域のアジア人においては 1,000 出生あたり 7 人である[1,3]。
- 全人口において男児が 2 倍であり、50% が両側である[4]。

病因と病態生理

- 足の骨や関節は無数にあるため、正常と異常との関係性を理解するために非常に多くの記述的かつ複雑な整形外科的用語が存在する。変形をどのように矯正すればよいかを伝達するのには、以下の用語が役に立つ。
- 内反足の病態生理学は 4 つの根本的な変形により特徴づけられる。CAVE と記憶しておくとよい[5]。
  - Cavus（凹足）：土踏まずが強く弯曲した変形。
  - Adductus of the forefoot（前足部の内転）：つま先が内側に向く。
  - Varus of the hindfoot（後足部の内反）：患者を後ろから見ると踵骨が内側を向いている。
  - Equinus（尖足）：足底が比較的屈曲し、アキレス腱の収縮を伴うことが多い。
- 他に前足部では、内反と内転が伴う回外という表現も有用である。
- 変形は軽く、非常に柔軟性のあるものから、重度で硬直し

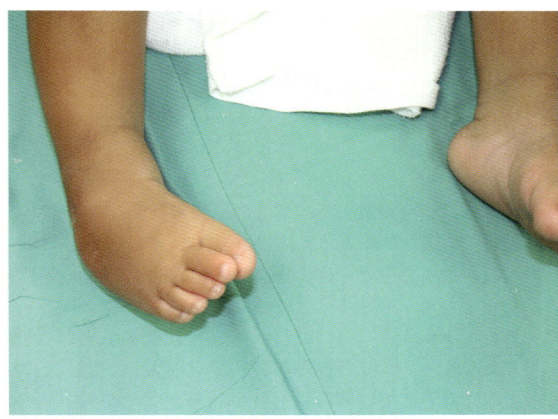

図86-1　乳児の両側内反足。内側のしわが深くなっていることがわかる。（*Used with permission from David Gurd, MD*）

たものまで様々である[1]。
- 原因は多因子であると考えられており，以下のものがあげられる[1]。
  - 遺伝性
  - 環境因子（例：喫煙）
  - 血行障害
  - 神経筋単位での機能異常
  - 子宮内での妊娠後期の胎位も原因のひとつとして考えられているが，あまり大きな影響は及ぼしていないように思われる。
- 関節拘縮，絞扼輪症候群（Streeter 異形成症），プルーンベリー症候群，脛骨欠損，Moebius 症候群，Freeman-Sheldon 症候群，小人症，Larsen 症候群，Opitz 症候群，Pierre Robin 症候群などといった症候群が関連していることもある[6]。

診断

▶ 臨床所見
- 内反足は非常に典型的な外見である。
- 出生後，ある程度の凹足，内反，内転を伴う尖足がみられることで身体所見から臨床診断される[6]。
- 患側のふくらはぎの周径が小さくなることがよくみられる。
- 足や足関節周辺のしわの所見が診断に有用な場合もある。
  - 患側ではかかとのしわが1つであるのに対して，健側では複数みられる[6]。
  - 内側の皮膚溝の深さが変形の重症度を示唆する。
- 非常に多くの分類体系があるため，一概に予後は判定できない。Deméglio による分類が重症度と治療の効果を表現するのに最もよく用いられている[5]。

▶ 画像検査
- X線検査が行われることはあるが，新生児は軟骨成分が多く骨化がみられないために画像の解釈が難しく，その役割は不明確である。
  - 骨化に伴い，正面像と側面像にて距骨と踵骨の長軸が健側と比較し並行になるのが典型的な変化である（図86-2）。
  - 内反足は出生前の超音波検査で描出されることもある。
  - 出生後に MRI や CT などの他の検査を行うこともある

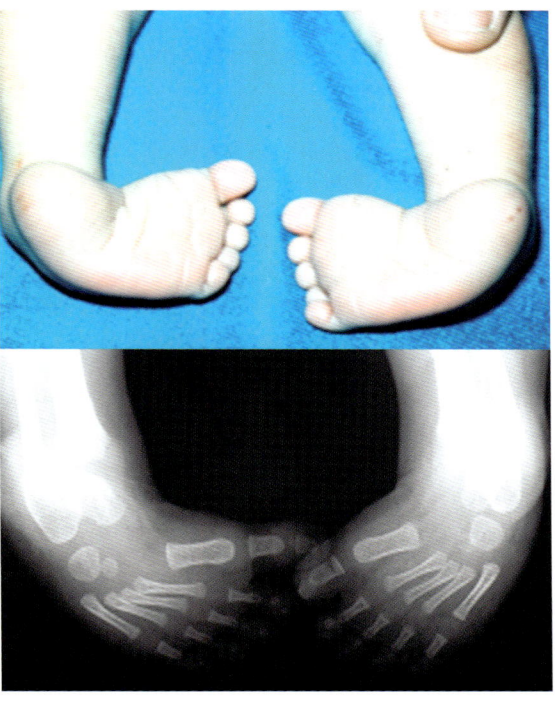

図86-2　両側内反足のX線画像。距骨と踵骨が平行となっており，典型的な内反足であることがわかる。（*Used with permission from Ryan Goodwin, MD*）

が，必須ではない。
- X線検査は，脛骨欠損の場合や外科的介入が必要となるときに治療計画を立てる場合に有用となりうる。
- 何らかの疾患や症候群が関連している割合が高いため，すべての関節や脊椎を評価すると同時に十分な神経学的評価を行うことが重要である[3,6]。

鑑別診断

- 生理学的な子宮内での圧迫が，臀部の外転や脛骨の内転，足の様々なポジション，もしくはそれらが組み合わさり，がに股などの足の変形として症状に現れることもある。これらの所見はたいていは軽度で，成長とともに自然治癒することが多い。
- 内転中足は内反足に似ており，内反足の変形の要素のひとつであるが，それ自体が単体で起こりうる[6]。この場合は後足部に所見はみられない。
- rocker bottom 変形を特徴とする先天性垂直距骨[6]。

治療

▶ 非外科治療
ギプス固定は小児整形外科医の中では，内反足の第一選択の治療として推奨されるようになり，ここ10年で目覚ましい成績をあげている[5,7]。**SOR Ⓐ**
- 生後1カ月以内に開始するのが理想的である。
- 原則として，2つの非外科的方法が用いられている。
  - Ponseti 法によるギプス固定
    - 米国では最も用いられている[7]。
    - 長下肢の装具で愛護的に矯正を行う（図86-3）。
    - 装具は1週間で交換する。

・矯正の様式は CAVE に従って進める。まず凹足，次に内転，内反，それらがすべて矯正された後に尖足にとりかかる（図 86-4）。

・合計で 6～8 週間かかる。

・4～5 回目の固定の後に，尖足が残っている場合には経皮的アキレス腱切腱術を行うことがある[1]。こうすることで，腱の異常と脆弱性を残さないようにし[5]，さらに 3，4 週間の固定を行う。

・一度完全に矯正されたら固定を外し，Denis-Browne バーなどの外転装具を足部につけて約 70°に外転位にする[1]。

・3 カ月間は 1 日 23 時間，その後は夜間と昼寝の時間に装着し，少なくとも独歩可能な年齢までは継続する。とはいえ，再発を予防するために 4 歳まで行うこともある[1,6]。

・French 法
・理学療法士による日々の施術やストレッチやエクササイズを行うより動的な方法で，同時に接着用テープを用いて，治療により正した矯正位を保持する[1,6]。
・また，持続的受動運動（CPM）もその療法に組み込む[5]。

●コンプライアンスの良好な児であればどちらの治療でもうまくいくので，2 つの治療法で成功率には差はあまりないが，米国では Ponseti 法がより広く使用されている[8,9]。

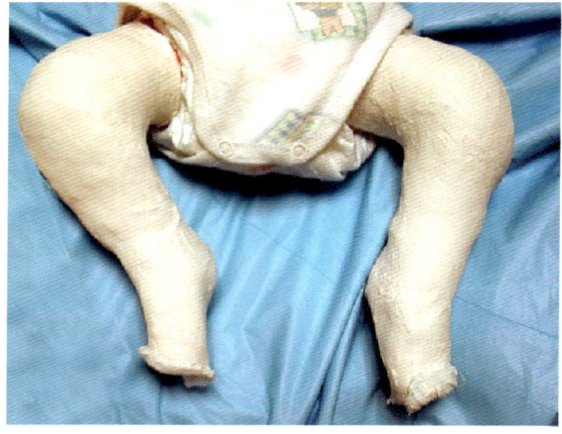

図 86-3　両側の Ponseti 法によるギプス固定。乳児では膝下までだと容易に外れてしまうため，膝より上まで固定しなければならない。（*Used with permission from Ryan Goodwin, MD*）

●再発の原因となる大きな問題はコンプライアンス不良の児であり，再固定もしくは手術による治療を行う[9]。

●非外科的な管理はアキレス腱切腱術と，可能であれば矯正を持続するために外側楔状骨への前脛骨筋腱移行術を行うと成功しやすい[1,9]。

▶ 外科治療

●生後早期は結合組織の細胞質と膠原質の反応が高まっているため，早期の外科的介入は，瘢痕化や筋の脆弱性，疼痛，変形の再発，神経と血管の構造への傷害，過剰修正などをもたらすため，避けるべきである[1,3]。

●非外科治療がうまくいけば，広範囲の切開術の必要性はかなり低くなり，外科的処置の数を減らすこともできる[1,6]。

●最近の傾向としては非外科的治療から開始し，外科的処置は補助的に，より限られた方法で，選択的に切開術，腱移行術が行われている[1]。

●より広範囲の切開が必要なのは，重度の変形や症候性の内反足，神経原性の内反足，難治性の再発例などの場合である[1,6]。

●これらは，アキレス腱，長趾屈筋腱，長母趾屈筋腱，後脛骨筋腱，母趾外転筋，足底筋膜，踵立方関節の関節包，距舟状関節の関節包，三角靱帯浅層，距舟靱帯，後脛距関節包などが関係しており，そのうちのいくつか，もしくはすべてに解離術または延長術を行うこともある[3]。

●ほとんどの外科医は，変形に対して外科的介入を行うまで，少なくとも生後 9 カ月までは待つ[3]。

●広範な解離術をした場合の多くは，遠隔期に矯正の失敗や創傷の問題や骨変形や過剰矯正などの合併症のために再手術が必要となる。

●これらの遠隔期の変形や合併症のうちいくつかは，変形が強い場合や軟部組織の解離術で解決できない場合には，骨切り術と骨の再編成を行うこともある。

●非常に遅れて気づかれる重度の内反足は小児期遅く（図 86-5，86-6）にみられ，立体フレームによる創外固定といった，より規模の大きい治療が必要となる。ただし先進国では非常にまれである。

●あらゆる治療がうまくいかなかった場合に，三関節固定術などで最終的に関節の融合を行う場合もある。

予防とスクリーニング

●両親や小児科医は，出生後や初回の診察時に内反足にすぐに気づかなければならない。

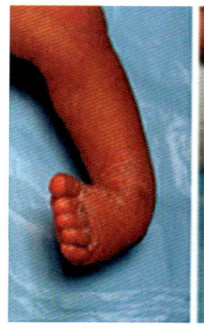 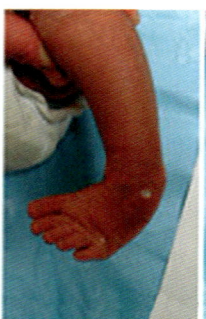 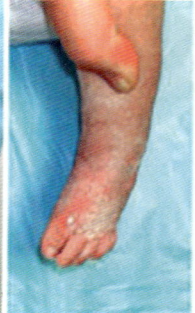 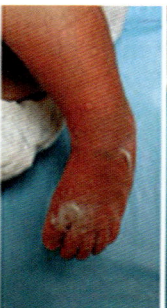 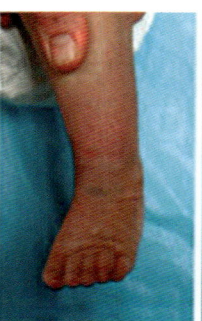 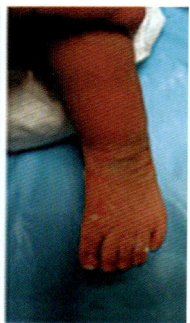

図 86-4　Ponseti 法をほどこした内反足の経時的画像。左から右に向かって徐々に正常に矯正されていくのがわかる。（*Used with permission from Ryan Goodwin, MD*）

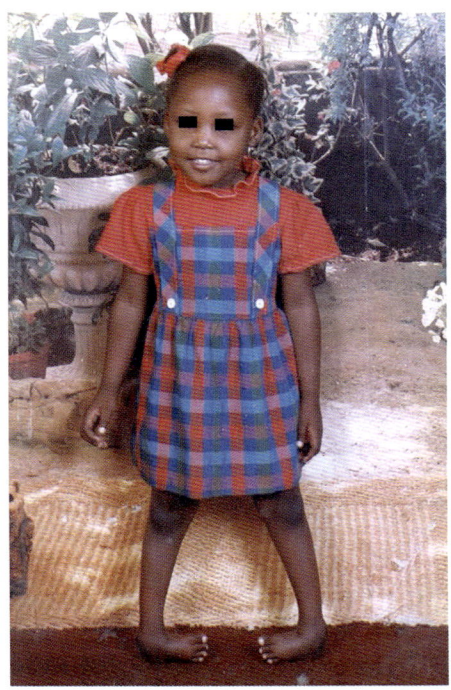

図86-5　無治療の両側内反足のある女児。(*Used with permission from Kaye Wilkins, MD*)

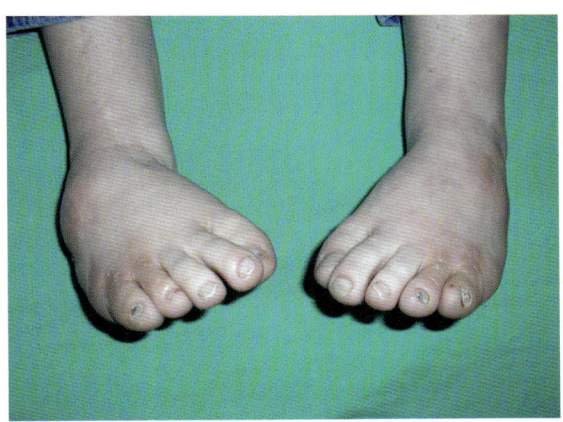

図86-6　治療されなかった内反足でみられる慢性期の所見。変形したまま歩いたことにより，通常使わない足の側背面の部分に皮膚硬結がみられる。(*Used with permission from Richard Usatine, MD*)

- 小児整形外科への紹介は，早期に治療を行い，より確実に治療効果を得るために，内反足が疑われた場合にただちに行うべきである。

予後

- 早期に Ponseti 法によるギプス固定を行い，装具使用のコンプライアンスが良好で，必要に応じて補助的に外科的処置（アキレス腱切腱術や前脛骨筋腱移行術）を行えば，多くは治療目標を達成することができ，成功率93～100％との報告もある[9]。
- 長期間にわたる研究でもまた，機能的にも予後は非常に良好であった[2]。

フォローアップ

- 内反足の小児は装具治療している間はギプスを交換したり，その後矯正位を維持するために小まめに経過をみる必要がある。
- 再発がないかを確認するために，小児の中～後期までは定期的に経過観察を続けるべきである。

患者教育

- 内反足は非外科的治療と必要最小限の外科的介入で，予後は非常に良好である。
- 小児科を受診し，治療を始めるために生後2，3週間以内には整形外科医の診察を受けることが重要である。
- 治療がうまくいったとしても，装具に対するコンプライアンスが長期予後に大きく関わってくる。

【David S. Ebenezer, MD／Paul M. Saluan, MD】

（古川陽介　訳）

87 発育性股関節形成不全（先天性股関節脱臼）

症例

日齢3に定期の評価のため小児科医の診察を受けた女児。出生前，超音波検査では単殿位が指摘され，在胎40週に帝王切開にて出生した。母親は初産婦であった。小児科医の診察時に，左側の大腿が右側より短く，大転子を持ち上げ股関節を外転させたときにコクンという音を感じることに気づいた（**図87-1**）。医師は左股関節のエコーを行い，大腿骨頭の脱臼が明らかになった。この児はその後リーメンビューゲルを装着された。3カ月後には股関節が整復され，診察時に異常はみられなかったため装具は外された。1歳時の立位X線検査では正常であった。

概説

発育性股関節形成不全（developmental dysplasia of the hip：DDH）は，寛骨臼の低形成により臼蓋窩が浅くなっている（臼蓋形成不全）ことが，股関節の不安定さ，脱臼に関連していると考えられている[1]。

別名

股関節異形成，先天性股関節脱臼

疫学

- 女児に多く，アメリカ先住民では少ない。
- DDH は約100人に1人であるが，治療を要するのは1,000人に1人である。
- 新生児期，乳児期，もしくは幼児期以降に発見される。

病因と病態生理

- 子宮内での胎位が臼蓋窩の正常な発達に影響している。
- 子宮内の圧迫が股関節の過度の屈曲，外転をもたらし，寛骨臼の平坦化と関節唇の伸張，最終的に股関節の不安定性につながる。

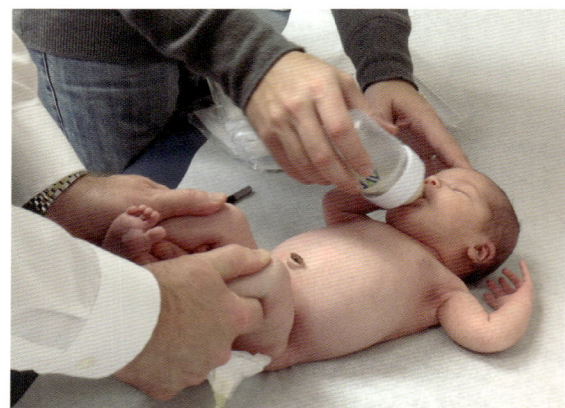
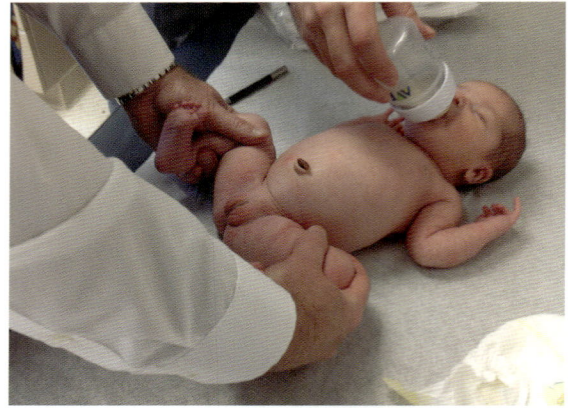
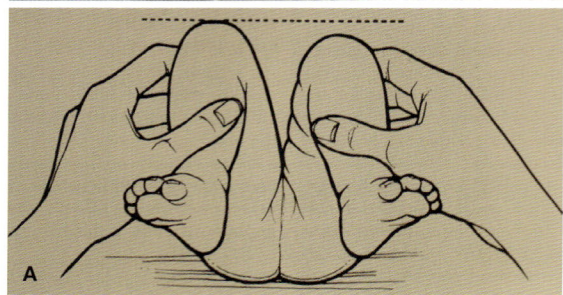
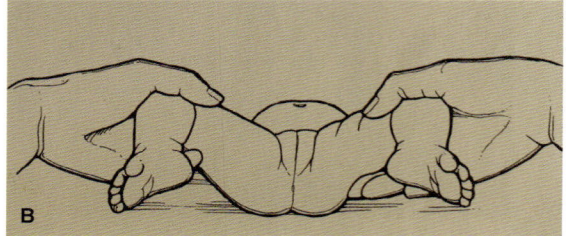

図87-1　発育性股関節形成不全の評価のための身体診察の手順。微妙な所見も正確に評価するため，児が安静にしていなければならないことに注意する。**A**：Barlow 徴候をみる場合は，臀部と膝部を 90°に屈曲した状態で，大腿の後方へやさしく圧迫し大腿骨頭を亜脱臼させる（写真）。Galeazzi 徴候をみる場合は，90°に屈曲した状態で，膝の高さがずれるのを確認する（イラスト）。患側では健側より短縮しているようにみえる。**B**：Ortolani 法。股関節を最大限に外転させた状態で，大転子を上方に持ち上げ，脱臼した大腿骨頭を臼蓋窩に整復する。（*Sketches Adapted and Reprinted with permission from Ballock and Richards, Contemporary Pediatrics 1997；14：108. Contemporary Pediatrics is a copyrighted publication of Advanstar Communications Inc. All rights reserved*）

- 単殿位と羊水過少は子宮内の圧迫の原因としてよく知られている。

危険因子

- 骨盤位（特に単殿位が 20％）
- DDH の家族歴
- 初産
- 女児（男女比は 1：6）
- 靱帯の弛緩に関連した疾患（例：Ehlers-Danlos 症候群）
- 羊水過少
- 出生後の股関節の伸展位
- まれに，斜頸と先天性内転足

診断

▶ 臨床所見

- Galeazzi 徴候：臀部と膝部を 90°屈曲させると健側に比べて膝の高さが低くなる（図87-1A）。大腿の位置が上方／後方にずれることで患側には過度の皮膚溝がみられ，左右非対称となることもある。
- Barlow 徴候：臀部と膝部を 90°屈曲させた状態で，股関節を外転し，大腿を後方に圧迫すると（図87-1A），コクンという音を触れる。大腿骨頭が臼蓋から亜脱臼したことを示す。
- Ortolani 徴候：股関節を外転しながら大転子を前方に押すとコクンという音を触れる。（図87-1B）。脱臼した大腿骨頭が整復されたことを示している。

- 生後 3 カ月以上の DDH は，大腿が脱臼した位置に固定されているため，Barlow 法や Ortolani 法はもはや役立たない。そのかわりに，内転筋の緊張のため患側の開排が制限されるという有用な身体診察所見がある（図87-2）。しかし，DDH が両側であった場合に，開排制限を評価するのは難しい。もし歩行可能な年齢であれば，腰椎の過度の前腕だけでなく，患側の足に荷重するときに骨盤を落として歩く，アヒル様歩行がみられることもある。これは患側の外転筋が弱くなっているためである。

▶ 典型的分布

最も多い胎位（第 1 後頭位第 1 分類）では，胎児の左大腿の位置が母体の脊柱側にぶつかっていることから，左側に多いとされている（DDH の 67％）[1]。しかし，形成不全は片側だけでなく両側でも起こりうる。

▶ 検査所見

化膿性股関節炎でないかぎり，有用な所見はない。

▶ 画像検査

骨盤位，DDH の家族歴，あるいは羊水過少であった児には生後 6 週間で超音波検査，または生後 3 カ月で正面 X 線像を撮る[2]。

- 超音波検査：股関節が未成熟で軟骨からなる生後 3 カ月以前が最も適している。股関節の亜脱臼・脱臼の程度を評価するのに有用である。
- X 線：一般的には生後 3 カ月もしくはそれ以降で初回の検査に用いられる。超音波検査でみられるような解剖学的な細かい部分や軟部組織はみられないが，いくつかの基準線

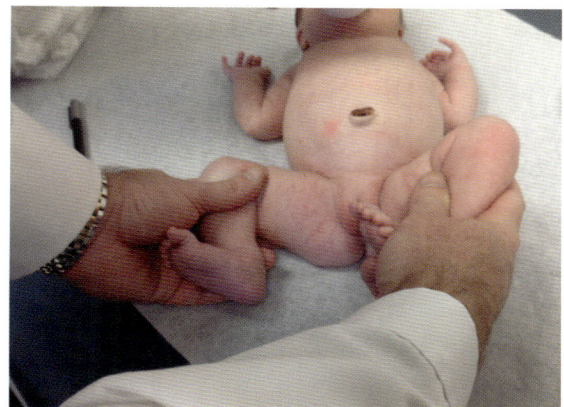

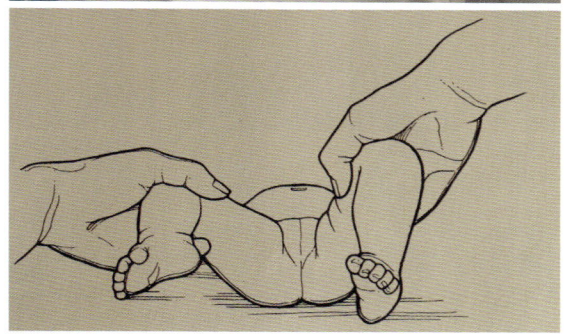

図87-2　患側の左股関節の外転制限。生後3カ月以降の児では，内転筋と腸腰筋の緊張が発育性股関節形成不全に関連しており，大腿は臼蓋窩の外で固定されている。（*Sketches Adapted and Reprinted with permission from Ballock and Richards, Contemporary Pediatrics 1997；14：108. Contemporary Pediatrics is a copyrighted publication of Advanstar Communications Inc. All rights reserved*）

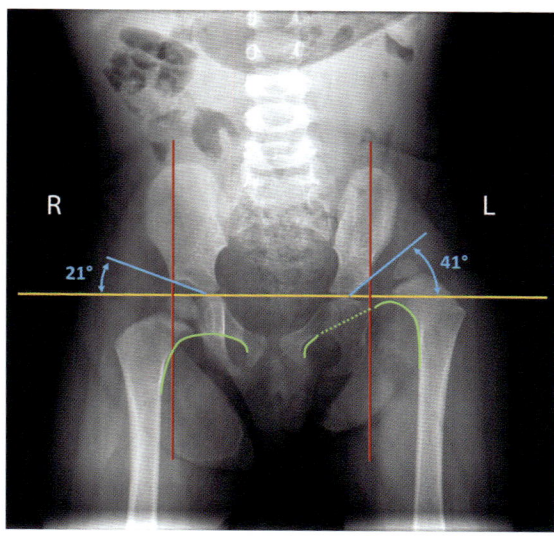

図87-3　骨盤のX線像。右（R）は正常で左（L）が発育性股関節形成不全。Hilgenreiner線（オレンジ），Perkin線（赤），Shenton線（緑）は両側でみられる。Shenton線は患側では連続性がない。臼蓋指数（青線と角度）は25～27°以下であれば正常で，月齢とともに臼蓋の深さは大きくなる。この画像では患側の臼蓋指数が41°となっていることがわかる。（*Used with permission from R. Tracy Ballock, MD*）

や角度が解釈できる（**図87-3**）。Hilgenreiner線（オレンジ），Perkin線（赤），Shenton線（緑），臼蓋指数（青の線と角度）がある。

- 関節造影：造影剤を股関節に直接注入する。軟骨性の大腿骨頭と，臼蓋の関係性を描出することができるため有用である。
  - 大腿骨頭が通常位置している場所に，造影剤が異常に貯留していることがわかる（**図87-4**）
  - 異常な腸腰筋が関節包を圧迫することで関節包が変形し（砂時計状関節包），あるいは関節唇が大腿骨頭の亜脱臼により転位する（薔薇のとげ徴候）。

鑑別診断

- 化膿性股関節炎：易刺激性や全身症状を伴うことが多い。
- 内反股：大腿近位で内反の角度を測定する。
- 奇形性股関節脱臼：関節拘縮症や二分脊椎といった神経筋の異常に関連して起こる。

治療

▶ 非薬物治療

- 乳児期早期では，リーメンビューゲルなどの外転装具が最も一般的に使われている（**図87-5**）。
  - 通常は診断してから3カ月間は装具着用する。
  - 生後6カ月以降では効果が乏しい。

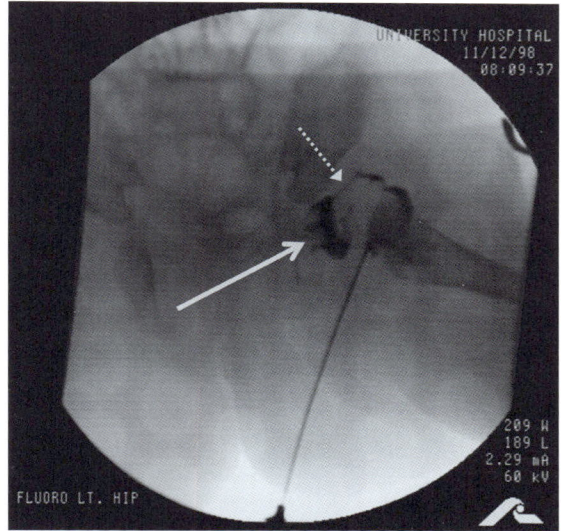

図87-4　発育性股関節形成不全の関節造影。本症では内側に造影剤の貯留がみられ，大腿骨頭の亜脱臼を示す（実線の矢印）。関節造影では関節唇の鈍化もみられる（点線の矢印）。（*Used with permission from R. Tracy Ballock, MD*）

- 臼蓋形成不全単独であれば安静で経過観察とする。

▶ 補充治療と代替治療

二重，三重のおむつはDDHの治療としては有効ではない[2]。

▶ 外科治療

- 非観血的整復として，内転筋腱切除とギプス包帯（生後4～6カ月）
- 観血的整復として，関節包縫合術（生後9カ月以降）
- 寛骨臼形成術（生後18カ月以降）

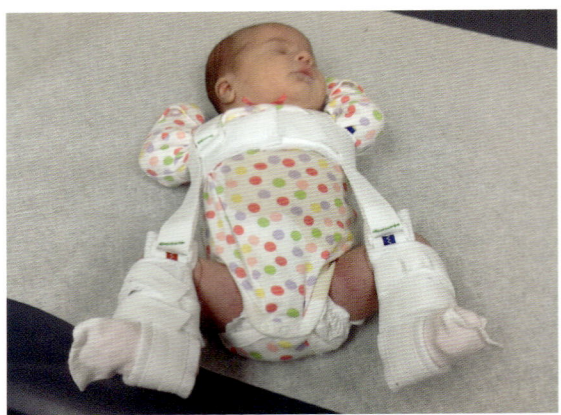

図 87-5　リーメンビューゲルにて治療中の児。股関節を 100〜120° で開排した状態で固定し，股関節の安定性を保つ。(*Used with permission from R. Tracy Ballock, MD*)

- Y 軟骨が開いていれば，Salter 手術（**図 87-6**）や Pemberton 手術などの骨盤骨切り術が行われる。
- Y 軟骨が閉鎖していれば，Ganz 骨切り術か Steele（Triple）骨切り術が行われる。
- 救助療法：臼蓋形成術や Chiari 骨盤骨切り術
- 年長児では，大腿骨減捻骨切り術や股関節の過剰な負荷を軽減するために大腿骨短縮骨切り術を行う（**図 87-6**）。

▶ 紹介

身体所見から DDH の臨床徴候が明らかであれば，小児整形外科へ紹介する。

スクリーニング

- 新生児期に身体診察によるスクリーニングを行い，その後は生後 12 カ月までは健診時に評価すべきである[2]。
- 子宮内での骨盤位や家族歴などといった危険因子がある児には生後 6 週間で超音波検査，または生後 3 カ月で X 線検査を行い，無症候性の臼蓋形成不全を見つける[2]。

予後

- DDH は，早期に発見できれば保存的治療がきわめて有効である。
- リーメンビューゲル装具は生後 6 週間以内であれば，95％の割合で成功する[1]。

フォローアップ

- DDH の危険因子のある児では，身体診察は継続的に評価する。
- 臼蓋形成不全のある児に対しては，骨盤 X 線検査を 3 歳になるまで 3〜6 カ月毎に行い，それ以降は 5 歳になるまで年 1 回，骨成熟までは 3 年毎に評価する。

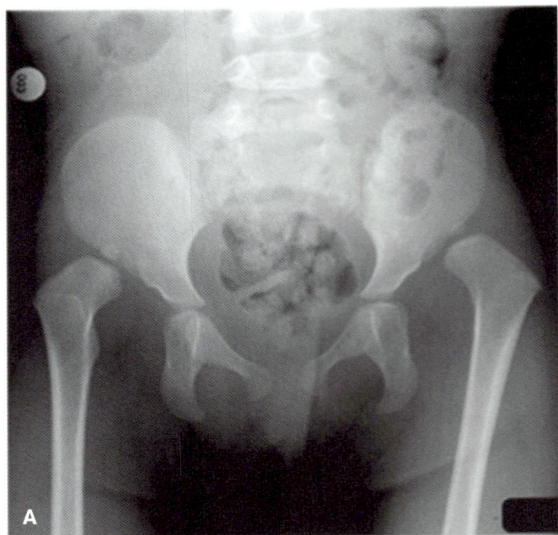

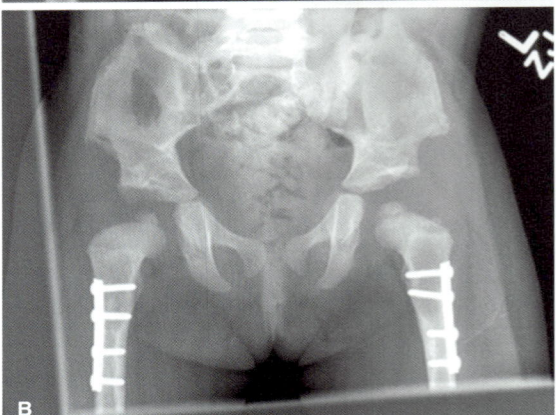

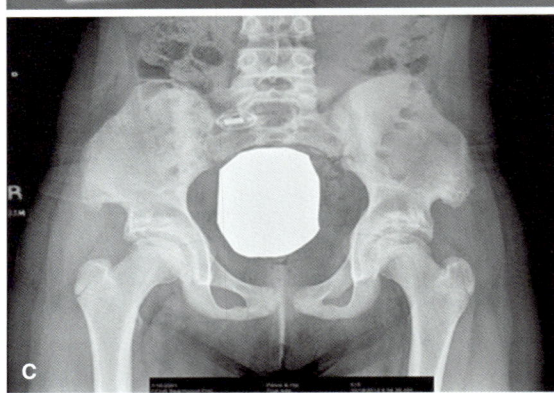

図 87-6　外科治療の前後での発育性股関節形成不全。**A**：手術前の両側発育性股関節形成不全の 2 歳女児の X 線像。**B**：Salter 骨盤骨切り術と大腿骨短縮骨切り術後の像。**C**：長期フォローアップ後の 11 歳時の像。骨盤骨切り術により臼蓋形成を行い，大腿骨頭の求心位をとることができる。(*Used with permission from R. Tracy Ballock, MD*)

【Rachel M. Randall／R. Tracy Ballock, MD】

（古川陽介　訳）

88 Legg-Calvé-Perthes 病（Perthes 病）

症例

　ここ 1 カ月間，野球をしているときに変な走り方をするという主訴で両親とともに受診した 7 歳男児。痛みの訴えはなく，以前に同様のことはなかった。問診で外傷や発熱や悪寒はないとのことであった。骨盤 X 線検査で Legg-Calvé-Perthes 病（Perthes 病）の初期段階であることがわかった（図88-1）。

概説

　Legg-Calvé-Perthes 病（以下 Perthes 病）は若年性の特発性大腿骨頭骨壊死である。1910 年に初めて，Legg と Calvé，Perthes により結核と区別して記載された。いまだに病因や管理については議論が続いている。

疫学

- 2〜14 歳まで幅広い年齢で発症するが，最も多いのは 5〜8 歳である。
- 男女比は 5：1 である。
- 10〜15％が両側である[1]。
- 発症率は 10 万人あたり 5.1〜16.9 人である[2]。

病因と病態生理[2]

▶ 病因

- 多因子と考えられているが，はっきりした原因は不明である。
- 原因の可能性のある因子：外傷，易感染性のある児，遺伝，凝固障害，多動，受動喫煙，膠原病[3]。
- 可能性が低い因子：内分泌異常，都市環境，滑膜炎[3]。
- 大腿骨頭への血流途絶と病理学的な修復が骨吸収と骨形成の不均衡をもたらす[1]。
- 最近の研究では，血流障害の原因として家族性の症例では Ⅱ 型コラーゲン遺伝子のミスセンス変異に焦点をあてているものや，これらの異常がなくとも血栓症があると Perthes 病の原因となりうるといった報告がある[1]。

▶ 病態生理[1]

- 血流障害が関節軟骨や骨端部，骨端軟骨，骨幹端に影響を及ぼしている。
- 関節軟骨
  - 特に深層での壊死，軟骨内骨化の停止，血流再開と新しい骨化により下層の骨とのずれが生じる。
- 骨端
  - 骨髄腔の壊死，骨梁の圧潰，線維血管性の肉芽組織の浸潤と破骨細胞による吸収が起こる。
- 骨端軟骨
  - 軟骨下骨梁が主に大腿骨頭前部で軟骨内骨化の境界部分の下に広がる。
- 骨幹端
  - 上記の軟骨下骨梁，線維軟骨や脂肪壊死，血管増殖，線維化がみられる。

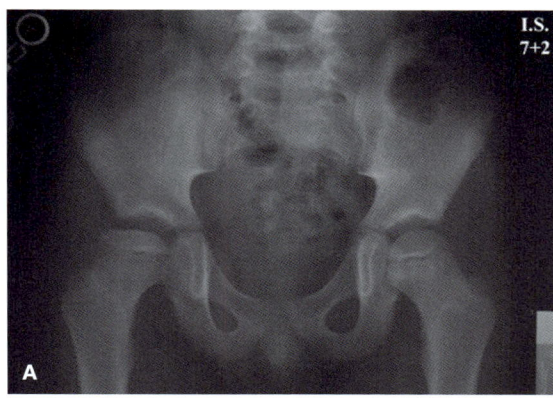
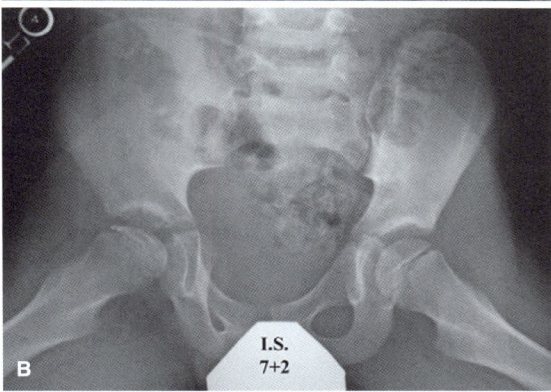

図 88-1　7 歳男児。右側の大腿骨頭が扁平化する Perthes 病の初期。骨盤 X 線の正面像（**A**），カエル足姿勢（**B**）。（*Used with permission from Ryan Goodwin, MD*）

診断

▶ 臨床所見

- 鼠径部，股関節前部，大転子周囲の軽い痛み，もしくは膝の痛みがみられる。
- 動作時に悪化する跛行。安静時には改善する。
- 緩徐に発症。ただし，しばしば外傷が先行する。
- 滑膜炎による股関節の痛み（動かすと痛みは増強する）
- Trendelenburg 歩行（患側の臀部が傾く）
- Trendelenburg 徴候：患側の股関節に荷重がかかったときに健側が落ち，体が患側に揺らぐ。
- 病期により股関節の可動域制限がみられる：最初は外転と内部回転ができなくなる。分節期になると，制限は重度になり，以下がみられる可能性がある。
  - 下肢長の左右差
  - 大腿筋と腓腹筋の萎縮

▶ 検査所見

　Perthes 病そのものによる血液検査などの異常はないが，他の疾患が明らかになることがあり鑑別診断には有用である。

▶ 画像検査

- 単純 X 線は骨盤の正面像，股関節の正面像と側面像。
- 典型的な画像では 4 つの段階がみられる。すなわち，初期（図 88-1），分節期（図 88-2），再骨化期，回復期である。
- 初期と分節期では大腿骨頭は扁平化し，再骨化期にはそれが改善か悪化もしくは変化がみられないこともある。
- MRI 検査は大腿骨頭の血流の変化をみることで進行の予

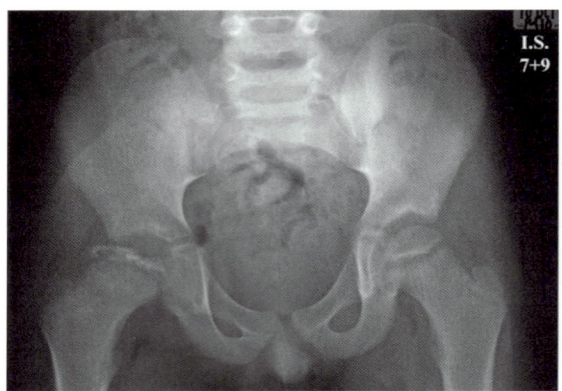

図88-2　図88-1 と同男児の分節期における骨盤 X 線の正面像。右大腿骨頭の後方亜脱臼がみられる。(*Used with permission from Ryan Goodwin, MD*)

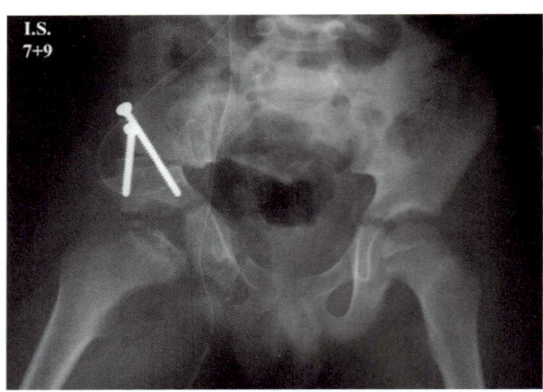

図88-3　図88-1 と同男児。右大腿骨頭を被覆し，臼蓋に包む込むために骨盤骨切り術を施行した後の X 線正面像。(*Used with permission from Ryan Goodwin, MD*)

測に役立つこともあるが，臨床的に有用なのは初期の段階である。

- 回復期の X 線は古典的に Stulberg 分類により分けることができる。
  - Stulberg Ⅰ：正常股関節
  - Stulberg Ⅱ：大腿骨頭が球状で，拡大と頸部短縮と急勾配な寛骨臼がみられる
  - Stulberg Ⅲ：非球状の大腿骨頭
  - Stulberg Ⅳ：大腿骨頭の扁平化
  - Stulberg Ⅴ：関節の変形を伴う大腿骨頭の扁平化

鑑別診断 [3,4]

小児にみられる跛行の他の原因は，以下があげられる。

- 骨折（幼児の脛骨骨折，疲労骨折，骨端軟骨折）：多くは病歴と X 線所見により除外することができる。
- 骨髄炎，敗血症性関節炎，椎間板炎：急性の発症や発熱や全身の症状を伴うことが多い。
- 大腿骨頭すべり症：単純 X 線像で容易にわかる。
- 関節炎（若年性リウマチ，ライム病）：明らかな関節炎の所見や検査で炎症反応を伴うことから臨床的に診断できる。
- 一過性滑膜炎：一般的には先行する上気道炎がみられる。
- 離断性骨軟骨症（膝と足関節）：膝部と足関節部に，より強い痛みがみられる。

阻血性壊死の原因

- 鎌状赤血球症や異常ヘモグロビン症：二次的な血管閉塞性の疾患。慢性的な病歴があることが多い。
- ステロイド使用中：長期間のステロイド投与歴がある。
- 外傷性の脱臼：外傷の病歴がある。
- 医原性：発症の機序は不明である。
- 多発性骨端異形成症，脊椎骨端異形成症，ムコ多糖症，甲状腺機能低下症などを含む骨端異形成症：病歴から慢性疾患であることが明らかである。

治療

▶ 非薬物治療

- 外転運動と安静（理学療法）。
- containment 療法はスコティッシュ・ライト装具が歴史的にも広く用いられている。

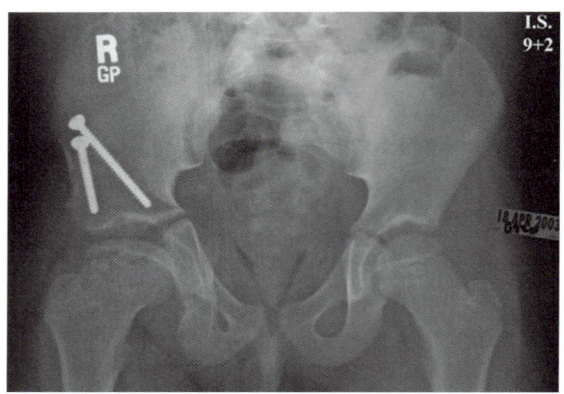

図88-4　図88-1 と同男児の X 線正面像。最終的に Stulberg Ⅱ まで回復した。(*Used with permission from Ryan Goodwin, MD*)

- ペトリ装具（containment）

▶ 薬物治療

- 有効な薬剤は見つかっていない。
- 対症療法として，抗炎症薬は有用である。**SOR Ⓒ**
- ステロイドは阻血性壊死をもたらす可能性があり，推奨されない。

▶ 外科治療 [5]

- 発症年齢（後述）により選択され，以下のものがある。
  - 関節造影
  - 内転筋腱切腱術
  - ペトリ装具
  - 大腿骨内反骨切り術
  - 骨盤骨切り術（図 88-3，88-4）
  - 結合法
- 発症時期による管理
  - 6 歳未満の発症
    - ・80%が理学療法と装具による治療で，予後は良好（Stulberg Ⅰ / Ⅱ）である。
    - ・5 人中 1，2 人は予後が悪くなるが，今のところ予測する方法はない。
  - 6～8 歳での発症
    - ・最近の研究では結論は出ておらず，手術をしたことで

13

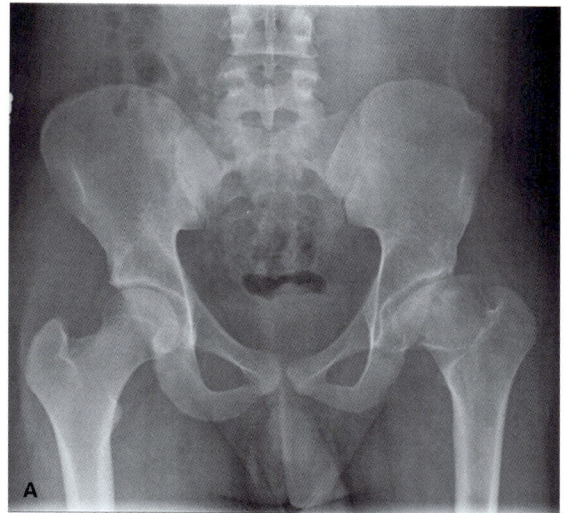

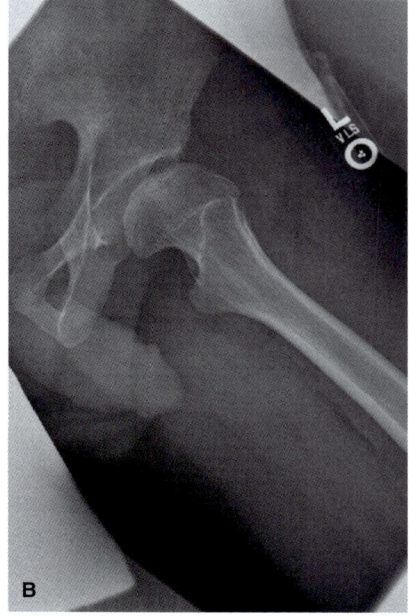

図88-5　Perthes 病の19歳男性の StulbergⅣ型の左大腿骨頭。骨盤X線の正面像(**A**)と側面像(**B**)。骨頭の扁平化と，側面像で側面の除覆化がみられる。この患者は人工股関節全置換術を必要とした。(*Used with permission from Ryan Goodwin, MD*)

予後が改善したという報告もあるが[6]，差がみられなかったという報告もある[7]。

- 8歳以上での発症
  - ・フォローアップした研究の結果から外科的治療が支持されているが，手術を行っても Stulberg Ⅰ/Ⅱまで到達できるのは，いまだ2/3にとどまっている。SOR**C**
- 米アイオワ州における平均47.7年の長期間のフォローアップでは，Perthes 病患者のうち機能的に良い状態を維持できたのは40%のみで，他の40%は股関節形成術を行い(図88-5，88-6)，10%は動けないほどの痛みが残り，10%は機能的に不良であった[8]。

▶ **紹介**

小児整形外科医は Perthes 病患児の治療方法について検討

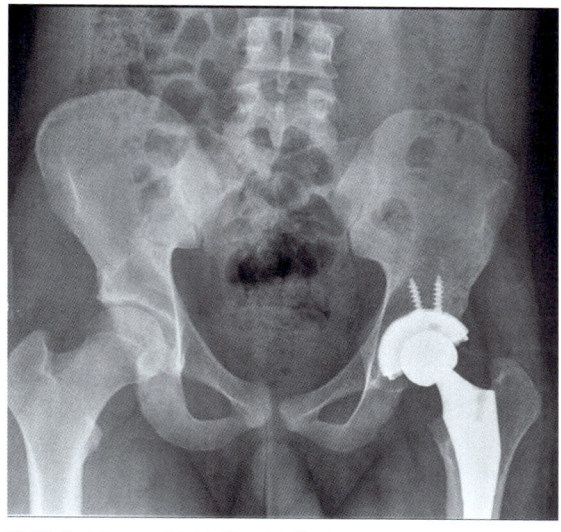

図88-6　図88-5と同患者の股関節形成術後の骨盤正面X線像。(*Used with permission from Ryan Goodwin, MD*)

したり，治療に先立って関与したりするべきである。

予防とスクリーニング

親族に Perthes 病の患者がいて典型的な病歴であれば，本症を強く疑う。しかし，現時点では親族に本症をもつ患者がいる場合でも，ルーチンなスクリーニングは行われない。

フォローアップ

- 小児整形外科医によるフォローアップが必要である。
- 発症年齢だけでなくX線による病期の判断は，治療方法やさらなるフォローアップを決定づける。

患者教育

多様な原因が関与しており，臨床的なとらえ方も今後変化しうることを両親には説明しておく。生命に関わる疾患ではなく，手術を要さずに通常は改善する。

【Keith Bachmann, MD／Ryan C. Goodwin, MD】

(古川陽介　訳)

89　大腿骨頭すべり症

症例

1カ月続く左鼠径部の痛みと間欠的な左大腿部内側の痛みを主訴に来院した10歳男児。彼の症状は動作時に悪化し，両親も男児が足を引きずっていることに気づいていた。両親は過去にも同様のことがあったと説明した。左股関節のX線検査で大腿骨頭すべり症であることがわかった(図89-1，89-2)。この患者は免荷装具を使い，ただちに入院となり，外科的管理のため小児整形外科に併診された。

概説

大腿骨頭すべり症(slipped capital femoral epiphysis：

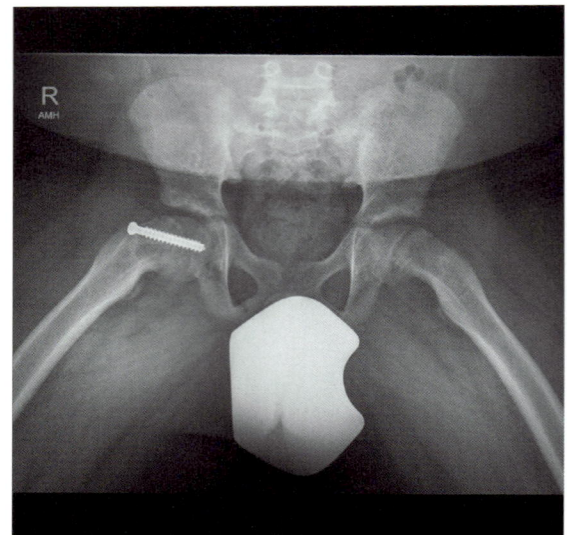

図89-1　10歳男児の左大腿骨頭すべり症のカエル足姿勢でのX線像。右大腿骨頭すべり症に対しては18カ月前に手術が行われている。(*Used with permission from Thomas Kuivila, MD*)

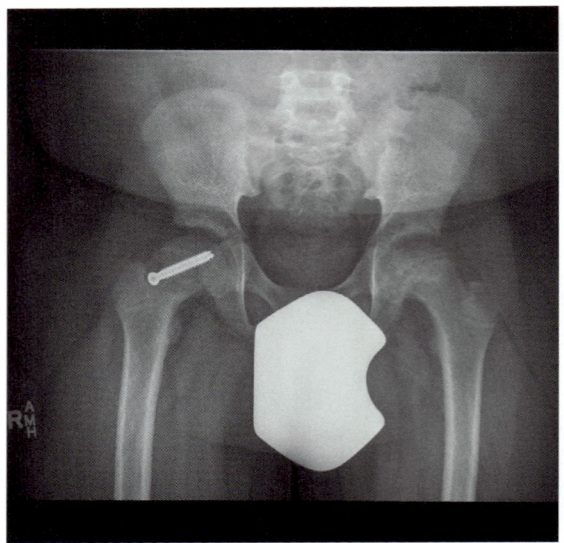

図89-2　図89-1と同男児の正面像。(*Used with permission from Thomas Kuivila, MD*)

SCFE)は，思春期に比較的多い股関節疾患である。すべり症は加速成長期に大腿近位部の骨端線に障害があると発症する。この障害が結果的に，骨頭と頸部の間での不連続性をもたらす。大腿骨頭は寛骨臼内に位置しているが，大腿骨頸部は上方かつ前方に転位する。

別名

大腿骨頭上方すべり症(slipped upper femoral epiphysis：SUFE)

疫学

- SCFEは10〜16歳の思春期の男児に多い。時々女児にも起こり，多くは12〜14歳であるが，女児は男児の半数である[1]。
- 発症率は10万人あたり8.3人は片側，0.5人は両側である[2]。
- すべり症は肥満児に多く[3]，またアフリカ系やヒスパニックは白人の2〜4倍頻度が高い[1,4]。
- 左側が右側の2倍多い。初発時から12〜18カ月以内に両側ですべり症を発症する率は20％とされている[1]。
- 興味深いことに，SCFEは季節や人種によって傾向が異なる[5]。暖かい季節に多くみられ，米国では北東部と西部に偏って発症数が多い[1]。

病因と病態生理

- SCFEの発症要因は多く考えられている。局所の外傷，物理的素因(思春期の骨端軟骨の脆弱性や肥満による圧迫)[6,11]，内分泌異常(甲状腺機能低下症，下垂体不全)[1]，炎症性疾患，遺伝的素因などがあげられる。
- 要因としてあげられるものはすべて一般的によくみられる。骨端線の脆弱性があると，垂直に圧がかかったときに耐えることができなくなる。障害は骨端線の肥大細胞層に生じる[7]。

危険因子

SCFEの原因は完全に解明されてはいないが，いくつかの危険因子が特定されている。

- 男性[1]
- 思春期
- 肥満児[3]
- 甲状腺機能低下や成長ホルモン分泌不全や他の下垂体系の異常などの病歴[8]

診断

▶ 臨床所見

- SCFE患者は典型的には臀部，大腿(多くは内側)，膝に持続時間の短い痛みを訴える。大腿内側と膝の疼痛は二次的に閉鎖筋が刺激されることで起こると考えられている。
- 疼痛は動作時に悪化し，安静時に改善する。
- 患者はよく足を引きずって歩く。
- 重症の場合は荷重することが完全にできなくなるが，まれである。
- 患側は健側に比べて外旋している。
- 診察では，患側股関節が屈曲したときに強制的に外旋する(図89-3，89-4)。若干の下肢長の差がみられることもある。症状の期間やすべりの重症度に基づく分類が用いられていたが，現在は安定型か不安定型かを評価する方法が広く用いられている。安定型は荷重が可能であり，不安定型は歩行困難である。この分類は，予後や治療方法を含めて考えられたものである[9]。

▶ 検査所見

- SCFEの診断に必要な検査室検査はない。
- しかし，内分泌異常の関連性が考えられるため，内分泌的な異常の可能性がある場合は検査を行う。
- 甲状腺機能低下症の評価のためには甲状腺刺激ホルモン(TSH)，腎異常の評価のためには基礎的な生化学検査，下垂体機能低下症の評価のためには成長ホルモン，などそれ

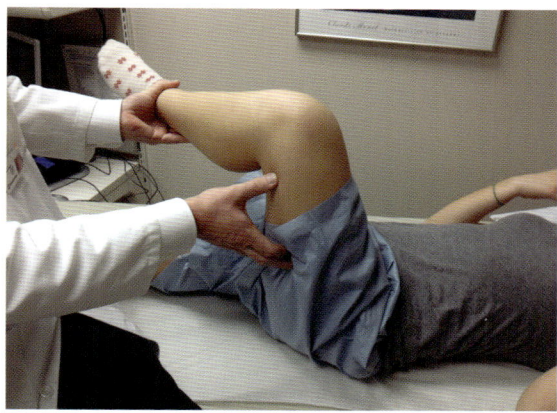

図89-3　大腿骨頭すべり症の治療中の患児。股関節を屈曲したときに股関節が自然に外旋する。検者が股関節を屈曲させると，解剖学的異常により自発的に外旋される。これは股関節が屈曲している間，大腿骨頸部が寛骨臼縁にあたるために起こる。（Used with permission from David Gurd, MD）

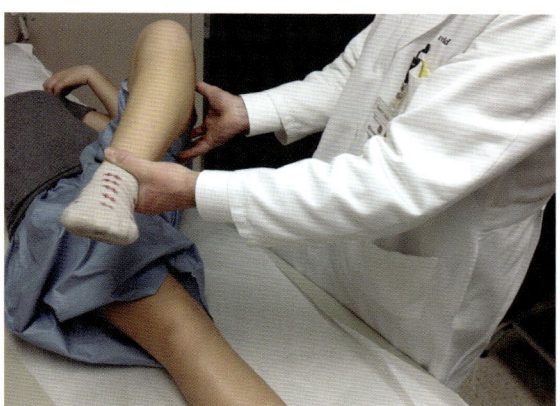

図89-4　図89-3と同男児。股関節屈曲時に強制的に外旋されるのを尾側から見た図。（Used with permission from David Gurd, MD）

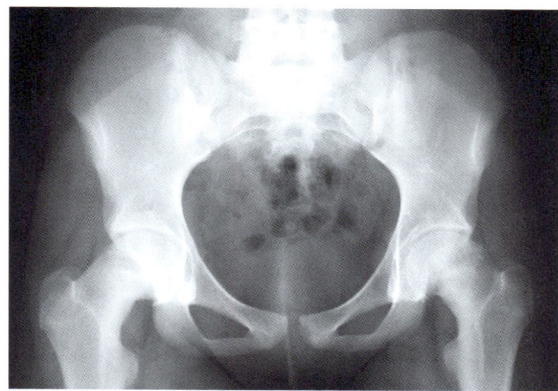

図89-5　12歳男児の両側大腿骨頭すべり症の正面像。（Used with permission from Ryan Goodwin, MD）

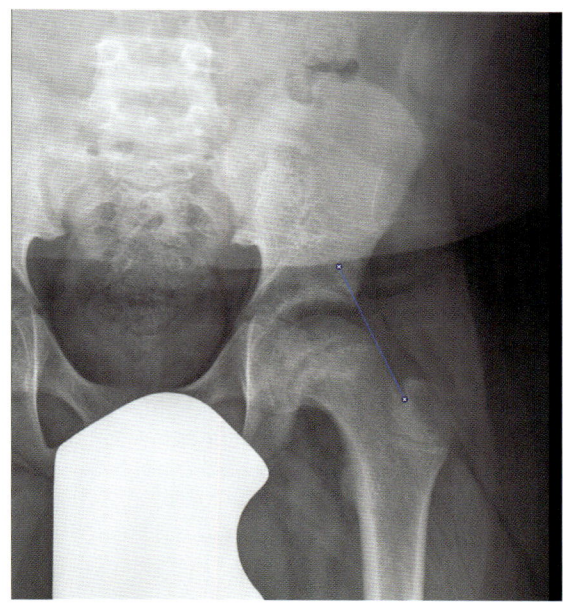

図89-6　股関節正面像で患側の大腿骨頸部の上部に沿ってKlein線がみられる。この線が大腿骨頭のどの部分とも交わらない場合に，大腿骨頭すべり症と診断される。（Used with permission from Thomas Kuivila, MD）

ぞれ適切な検査を行う。

- 低身長の患者や性腺機能低下症の患者に選択的に下垂体機能評価をするだけでなく，SCFE患者に全例TSH検査を勧める意見もある[10]。

▶ 画像検査

- SCFEは典型的にはX線検査のみで診断することができる。正面像とカエル足姿勢での側面像が微妙なすべりをみる方法として有効である（図89-1，89-2，89-5，89-6）。
- X線検査で明瞭ではないすべりを発見するために，MRI検査を行うことはまれである。
- 超音波やCT検査はSCFE診断に通常は用いられない。

鑑別診断

- 大腿骨頭の阻血性壊死（Perthes病や他の病因）：大腿骨頭骨端の障害。血流障害によるものが多いが，原因ははっきりしていない。関節軟骨が破綻し，骨と軟骨が修復やリモデリングができなくなると関節炎を引き起こす（88章「Legg-Calvé-Perthes病（Perthes病）」参照）。
- 大腿骨頸部骨折（外傷性大腿骨近位骨端軟骨骨折も同様）：

大腿骨骨端線近位部の骨折（成長板の骨折）や大腿骨頭のすぐ下の骨折（大腿骨頸部骨頭下骨折），頸基部の骨折（大腿骨頸基部骨折）などである。これらは本来外傷で起こることがほとんどである。

- 大腿骨頸部疲労骨折：過活動や激しく反復した活動（新人の兵士など）により，大腿骨頸部骨折が起こる。初回のX線検査では所見がないこともある。
- 内転筋の緊張：大腿の内転筋のうちいくつか，特に短内転筋，長内転筋，大内転筋が引っ張られることで起こる。これらの筋は恥骨枝についていて，引っ張られると患者は鼠径部が引っ張られる感覚を覚える。
- 恥骨骨炎：恥骨結合と筋の付着点周囲の非感染性の炎症。反復運動により関節や筋付着点周囲の微小な損傷の結果として起こる。
- 骨盤骨端部の損傷：骨突起（成長板に関連した靭帯や腱の

付着部位)からの腱の裂離は，小児のスポーツ選手によく
みられる。小児では骨突起の障害がよくみられ，成長板は
腱や靱帯より脆弱な傾向がある。

治療

▶ 非薬物治療

- 牽引や装具は以前はよく用いられていたが，難しく，合併
症もあるため，現在の治療では用いられない。
- 制限の強いギプスは，牽引のためベッド上安静が長期にな
るだけでなく，この年齢では実施が難しい。
- 加えて，過去の研究では，装具で治療された患者には手術
で治療された患者より，かなり高い頻度で軟骨融解が起こ
ることが示唆されている[11,12]。

▶ 薬物治療

周術期の疼痛コントロールのために鎮痛薬が使用される。
疾患を治療するための薬はない。

▶ 外科治療

外科的管理は SCFE の標準的な治療とされている[11,12]。
SOR Ⓐ　経皮的内固定や，観血的整復固定術や骨切り術など
多くの選択肢がある。

- 一般的に，すべり症は元の状態にまで整復されず，この整
復操作によって血流障害による壊死のリスクを上げること
になる。
- すべり症の整復は，開放術の際に大腿骨頸部と骨頭が見え
ているときのみ施行してよい。
- 多くの症例では，骨端をそのままの位置で内固定を行う。
- 最近は，太めのネジ 1 本で経皮的内固定を行うことが多い。
- 多くの研究で，2 本や 3 本のピンより，1 本のピンのほう
が安定性が維持されることがわかっている[13,14]。SOR Ⓐ
- 片側の SCFE 患者において，予防的に健側の股関節にも固
定を行うかどうかについては議論の余地がある。一般的
に，年齢が低い(オックスフォード式骨年齢が低い[15])場合
や内分泌異常を合併している場合には，健側にも予防的に
固定を行うことが推奨されている。

▶ 紹介

- SCFE と診断したら，すぐに入院することと厳重に免荷す
ることを促し，コンサルテーションを行った小児整形外科
医に引き継ぐ。
- SCFE 患者はさらなる活動や歩行がすべり症を悪化させる
大きなリスクになるため，帰宅させたり，外来で経過観察
とするべきではない。

予防とスクリーニング

- SCFE に決まったスクリーニングはない。しかし，洞察力
のある臨床医であれば，思春期や思春期前の患者が膝や大
腿，股関節に痛みを訴えているときに SCFE を疑うことが
できるはずである。
- 実際には，多くの SCFE 患者が，臀部の外側の痛みを訴え
たときに見逃されていた。

予後

- 安定型の予後は一般に良好で，最高で 96％に満足な結果が
得られたという報告がある。
- 対照的に，不安定型の予後は不良で，満足のいく結果が得
られたのは半分の患者にとどまった[16]。

- SCFE の合併症には，大腿骨頭壊死や股関節インピンジメ
ント(FAI)がある[3]。

フォローアップ

- 診断と外科治療の後，SCFE の患者は骨性架橋が形成され
骨端部が安定するまで，医師が経過を観察する必要がある。
- SCFE が他の異常(すなわち甲状腺機能低下症)に付随して
見つかったものであれば，小児科専門医によるフォロー
アップは必要である。

患者教育

SCFE と診断された小児には，診断から手術までの間，荷
重しないように教える必要がある。診断された時点で，入院
の上で直ちに評価を行う。両親には，児が荷重しないように
する手助けをしてもらう。

【Joel Kolmodin, MD／Paul M. Saluan, MD】
(古川陽介 訳)

90　Osgood-Schlatter 病

症例

片側の膝の疼痛と腫脹を主訴に訪れた思春期の男児(図
90-1)。痛みはスポーツをした後や膝立ちで悪化する。診察
では脛骨結節に圧痛と浮腫を認めた。男児は Osgood-Schlat-
ter 病と診断され，安静とアイシング，非ステロイド性抗炎症
薬(NSAID)にて治療された。症状は改善したが，運動時の軽
度の疼痛は残存している。

概説

Osgood-Schlatter 病は前脛骨結節の疼痛と浮腫として，
1903 年に Osgood 医師と，Schlatter 医師により報告され
た[1,2]。これらの臨床所見は，脛骨結節近位部に付着している
膝蓋腱が牽引されて骨端症を起こすためにみられる。

別名

脛骨結節骨軟骨炎，脛骨結節裂離

疫学

- 急激な成長期後の思春期に多い。
- 女児(図 90-2)より男児に多い[3]。
- スポーツ選手でない人(4.5％)よりスポーツ選手に多い
(21.2％)[4]。

病因と病態生理

- オーバーユースによる損傷である。
- 繰り返す牽引が慢性的な脛骨結節の剥離をもたらす。
- 慢性的な脛骨結節の剥離によって，脛骨結節に付着してい
る膝蓋腱の分離と挙上が起こる。
- 回復期の硬結により，脛骨結節は膨隆する。

危険因子

- ランニングやジャンプを繰り返し行う競技への参加

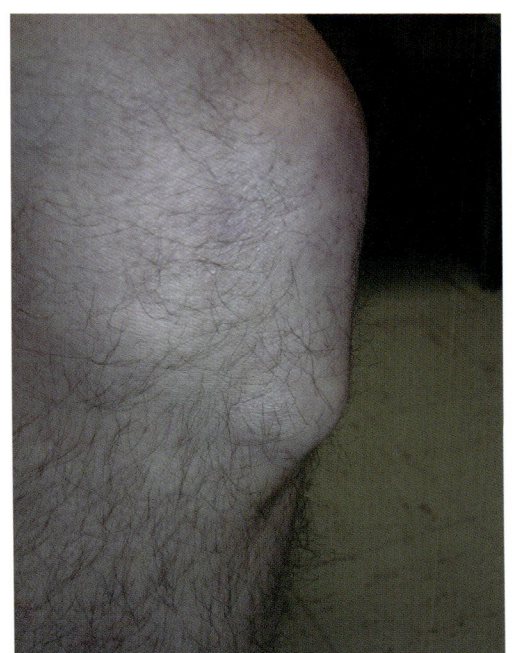

図90-1　Osgood-Schlatter病の思春期男児の隆起した脛骨結節。
(*Used with permission from Richard P. Usatine, MD*)

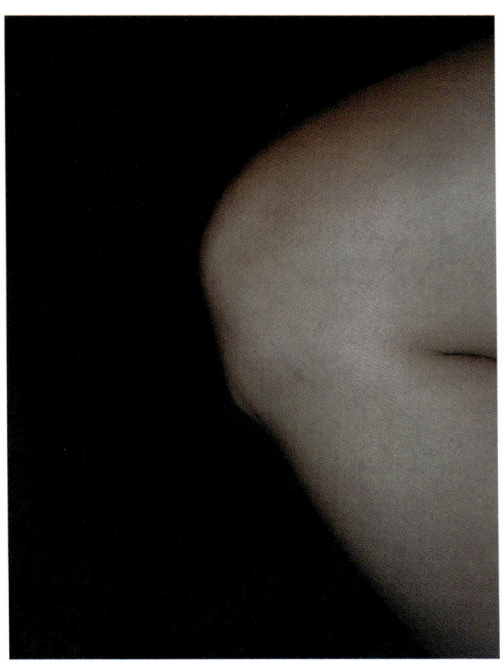

図90-2　Osgood-Schlatter病の思春期女児の隆起した脛骨結節。
(*Used with permission from Richard P. Usatine, MD*)

- 思春期の急成長
- 膝蓋腱のより近位部への付着[5]
- 脛骨に付着した膝蓋腱が幅広であること[5]
- 膝蓋腱高位[6]

診断

▶ 臨床所見

脛骨結節の圧痛と隆起

▶ 典型的分布

典型的には片側性だが，両側でも起こりうる[4]。

▶ 画像検査

- Osgood-Schlatter病は臨床診断が多い。画像検査は，他の診断を疑うような非典型的な所見がないかぎりは行われない。
- 単純X線検査では，側面像において，正常所見から脛骨結節の骨片や不整，前膝部の軟部組織の腫脹，膝蓋腱の肥厚まで様々な所見がみられる（図90-3）。脛骨結節の骨化がまだであると（およそ9〜11歳の間），単純X線像は役立たないこともある。
- CTやMRI検査は通常は施行されない。しかし，MRI検査は最も感度の高い検査で，軟部組織や膝蓋下脂肪体の浮腫状変化，膝蓋腱の肥厚化や骨変化などの所見を描出することができる（図90-4）。

鑑別診断

- 骨腫瘍：一般的に，腫瘍の場合はOsgood-Schlatter病ではみられない症状（発熱，安静時に痛み，〈痛みによる〉夜間の覚醒，全身症状）がみられる。
- 骨髄炎：紅斑や熱感，発熱を伴う場合は感染症の評価を行うべきであり，これらはOsgood-Schlatter病では通常みられない。

- 脛骨結節の剥離骨折：外傷に関連した急性の疼痛は，剥離骨折の可能性がある。Osgood-Schlatter病の場合は亜急性の痛みを伴い，外傷はない。
- 関節炎：Osgood-Schlatter病では関節内の浮腫はみられない。若年性特発性関節炎（JIA）や敗血症性関節炎であれば脛骨結節に限局しておらず，全身症状を伴うことが多い（172章「若年性特発性関節炎」参照）。
- 脛骨疲労骨折：疲労骨折は脛骨結節に限局して起こらない。
- 膝蓋腱炎：膝蓋腱に沿って触診で痛みがみられた場合は膝蓋腱炎であり，Osgood-Schlatter病ではみられない。
- Sinding-Larsen-Johansson病（膝蓋骨下端の骨端症）：疼痛は膝蓋骨下端にみられ，脛骨結節に異常はない。
- 皺襞症候群（滑膜ひだの炎症）：滑膜ひだが炎症を起こし膝関節部に疼痛がみられるが，脛骨結節には圧痛はない。
- Hoffa病（膝蓋下脂肪体のインピンジメント）：膝関節内の疼痛がみられ，脛骨結節には痛みはない。

治療

▶ 非薬物治療

- 膝の安静[7-10] SOR **B**
- 氷冷法 SOR **C**
- 物理的負荷の制限[11] SOR **B**
- 疼痛軽減のための膝蓋腱ストラップの装着[12] SOR **C**
- 直接的な外傷から患側部位を守るための膝パッドの装着 SOR **C**
- 腓腹筋や大腿四頭筋のストレッチ SOR **C**
- 大腿四頭筋の筋力増強 SOR **C**

▶ 薬物治療

- 非ステロイド系抗炎症薬（NSAID）[7-10] SOR **B**
- 難治性のOsgood-Schlatter病に対するブドウ糖の注入で効果があったとする報告もある[13]。 SOR **C**

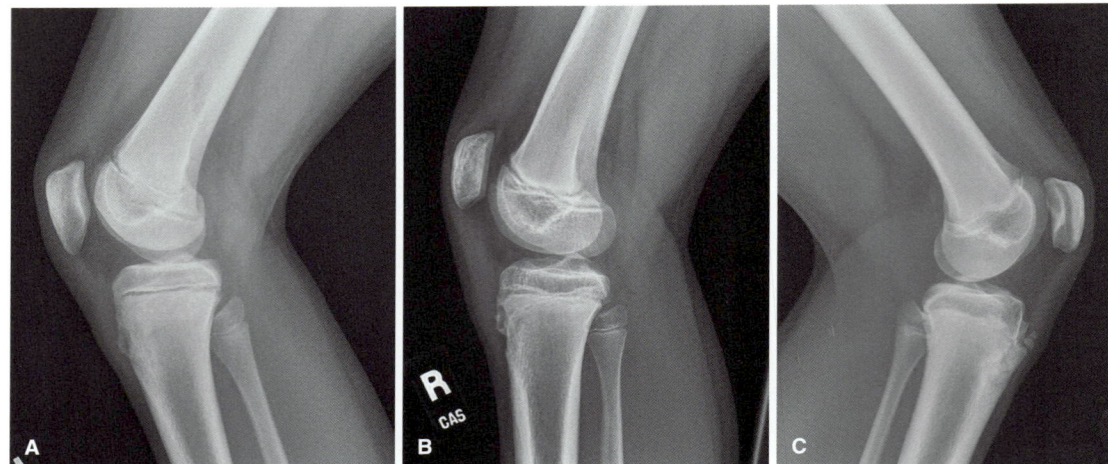

図 90-3　**A**：Osgood-Schlatter 病の 11 歳男児の左膝部の X 線側面像。軽度の膝蓋腱肥厚と浮腫状変化，脛骨結節のわずかな不整がわかる。**B**：右膝部の X 線側面像。膝蓋腱の肥厚と軟部組織の浮腫状変化，脛骨結節の不整がみられる。**C**：Osgood-Schlatter 病の脛骨結節の剝離骨片。（*Used with permission from Ellen Park, MD*）

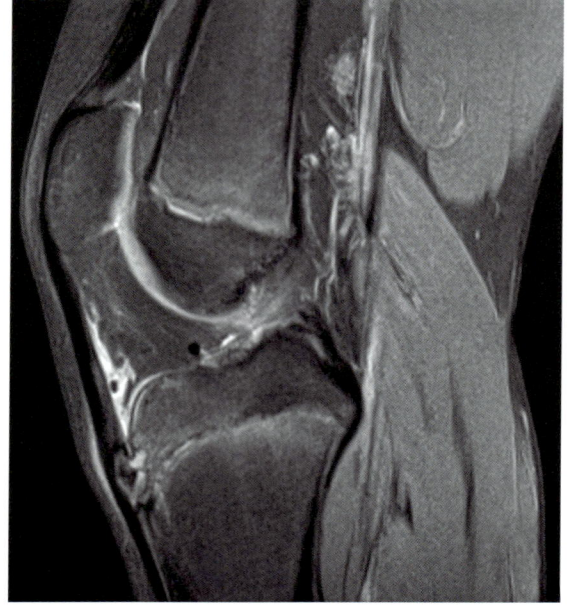

図 90-4　Osgood-Schlatter 病の 11 歳男児の膝部 MRI 画像（T2 強調像）。隣接した軟部組織の浮腫状変化とともに，骨髄の浮腫状変化と脛骨結節の剝離骨片がみられる。（*Used with permission from Ellen Park, MD*）

▶ 外科治療

- 手術が必要になることはまれである。
- 手術は患者の骨成熟が完了していて，明らかに難治性の Osgood-Schlatter 病である場合に考慮されることがある[14-18]。SOR **B**

▶ 紹介

　かかりつけ医による保存的管理で十分であることが多い。紹介は難治性である場合や，非典型的である場合に考慮する。

- 理学療法
- スポーツ医学
- 整形外科医

予防

- スポーツ前の腓腹筋や大腿四頭筋の適切なストレッチ
- 硬い地面での繰り返しのジャンプを避ける。

予後

- 自然治癒する。
- 骨成熟が完了したときには大部分は完治する。
- 脛骨結節の隆起は治癒した後も残ることがある。
- 遊離骨片の遺残により，骨成熟後も痛みが続くことがある。

フォローアップ

- 保存的治療に対してアドヒアランスは良好なのに痛みが軽減しない場合は，かかりつけ医によるフォローアップを行う。ただし，軽度の痛みは残ってしまうことが予測される。
- 痛みの増強や夜間の覚醒，紅斑，熱感や発熱を伴う場合は，速やかにさらなる評価を行うべきである。

患者教育

　患者やその両親には，この疾患が自然治癒の経過をたどることと，保存的治療に対するアドヒアランスが症状改善に重要であることを再確認させる。

【Kimberly Giuliano, MD／Ellen Park, MD】

（古川陽介 訳）

91　脊柱側弯症

症例

　学校検診後に来院した 12 歳女児。彼女は脊椎に異常な弯曲があることを告げられ，背中の右側に気になるこぶがあることに気づいた。肩の高さが異なり右側が高くなっており，診察では脊椎の側弯があることがわかった（**図 91-1，91-2**）。神経学的所見は正常であった。正面像と側面像の X 線検査を

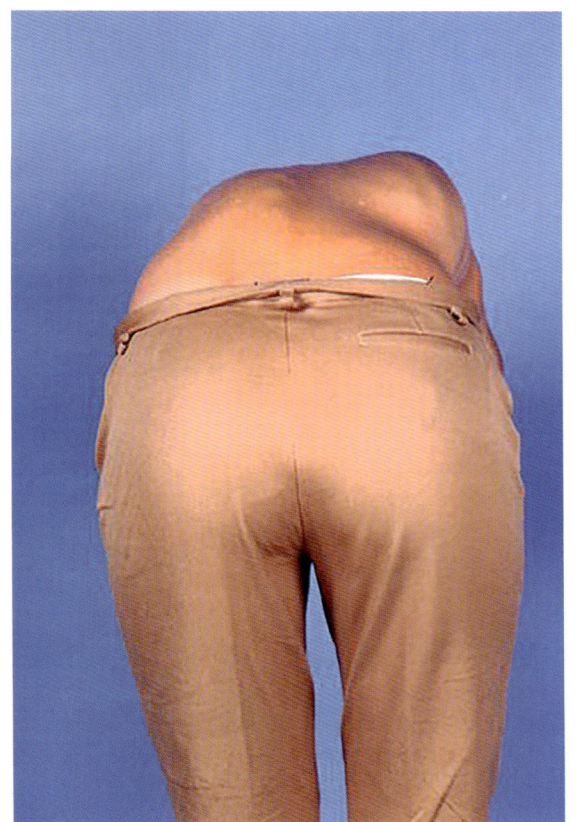

図 91-1　12 歳女児，診察での前屈時にみられた典型的な側弯変形。右胸郭の膨隆と右から左への傾斜角があることがわかる。（*Used with permission from David Gurd, MD*）

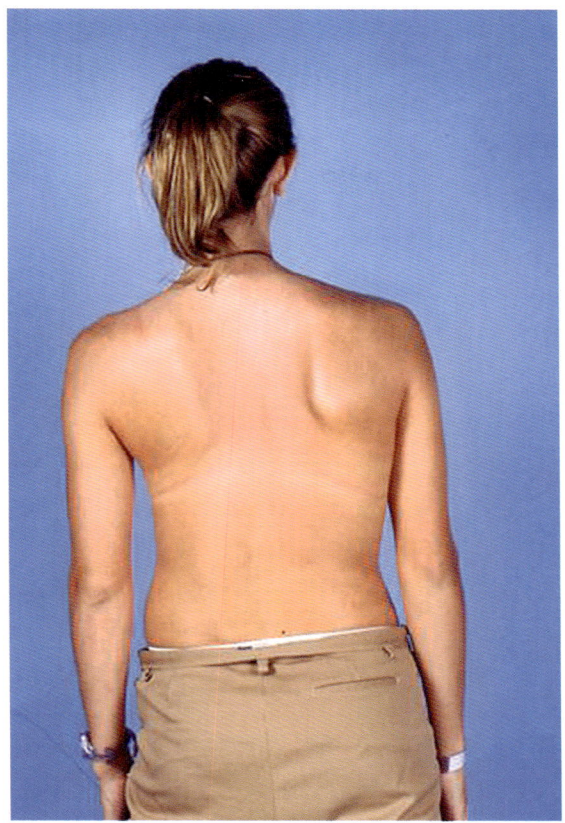

図 91-2　図 91-1 と同女児の後ろからみた側弯変形。肩甲骨とウエストの輪郭の左右差がみられる。脊椎の弯曲はわずかに右肩が高くなっているところにも現れている。（*Used with permission from David Gurd, MD*）

行い，評価と管理のために小児整形外科医に紹介された。

概説

　側弯症（scoliosis）では前額面における 10°以上の脊柱の弯曲がみられる（**図 91-3**）。回転異常と後弯が小さいことに関連している（胸椎が横から見たときに平らになっている）[1]。

別名

　背部弯曲，脊椎変形，脊椎捻転

疫学

- 全体の発症率は人口あたり 2～3％で，20°以上の強い弯曲は人口あたり 0.1～0.3％である[2]。
- 側弯症は以下のように分類される。
  - 先天性：楔状椎や半椎，椎体癒合／椎体分離異常などの先天性（乳幼児期）椎体異常により発症する。
  - 乳幼児特発性側弯症：出生時から 3 歳までの間に先天異常がなく，発症する側弯症。特発性側弯症全体の 4％を占める[3]。
  - 若年性特発性側弯症：4～10 歳に発症する。特発性側弯症全体の 10～15％を占める[4]。
  - 思春期特発性側弯症（AIS）：10～18 歳に発症する。側弯症の中ではるかに多い。

病因と病態生理

- 多くは特発性であり，全体のほとんどが思春期に変形が出現する。
- 乳幼児や学童期の場合は，子宮内での胎位，仰向けに寝ることや，遺伝的な素因など，多くの説が考えられている[5]。

危険因子

　およそ 30％に家族歴がある。

診断

● 臨床所見

- 側弯症は一般的に無症状である。間欠的な背部痛は側弯症でない児よりもよくみられるわけではない。背部痛はかなり重度の変形でないかぎりは生じないと考えられる（**図 91-4，91-5**）[6]。患者とその家族らは脊椎の変形（弯曲），胸郭の変形（こぶ），肩の変形（左右差），骨盤の変形（ウエストラインの左右差）を訴えることもある。
- 側弯の多くは右側で，つまり患者を背中からみたときに脊椎が右に弯曲している。患者が前屈したときに肋骨の隆起がみられることがよくある。脊椎の側弯は前屈でより明らかになる。肩や腸骨稜（骨盤）の高さの左右差で気づかれることもよくある（**図 91-6**）。
- 神経障害はまれであるが，側弯症が神経学的異常によるも

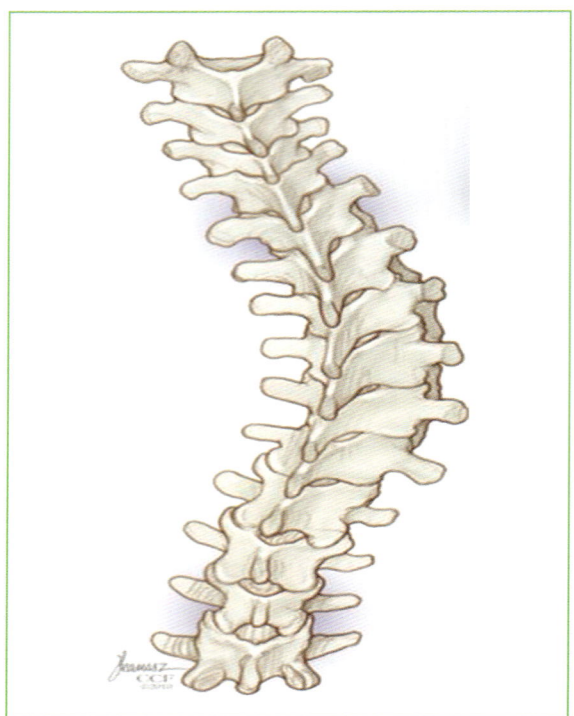

図 91-3　側弯症の回転異常の例。椎体がどれだけ曲面の頂点，弯曲凸面の外側に曲がっているかがわかる。回転の多くは頂椎に最も近いところに生じていて，頂椎から離れると少なくなる。（*Reprinted with permission, Cleveland Clinic Center for Medical Art & Photography © 2012. All Rights Reserved*）

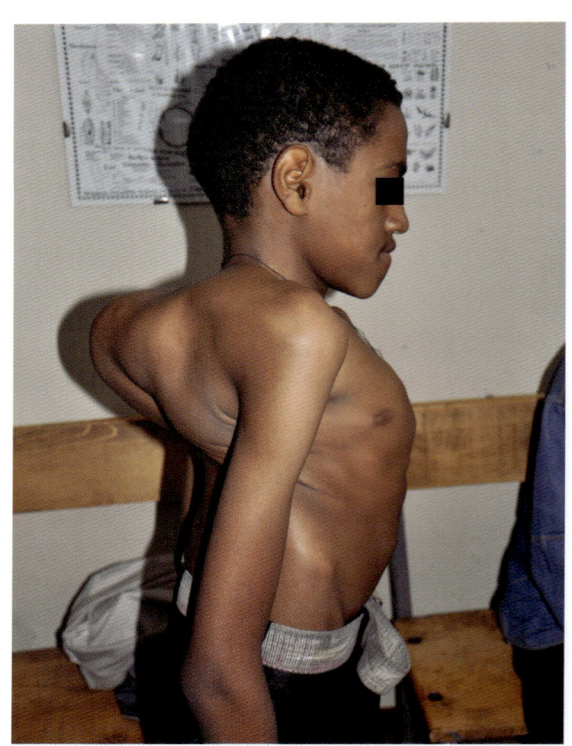

図 91-5　図 91-4 と同じ重度の側弯変形の児の側面像。上部脊椎がほぼ水平になっているのがわかる。（*Used with permission from Richard Usatine, MD*）

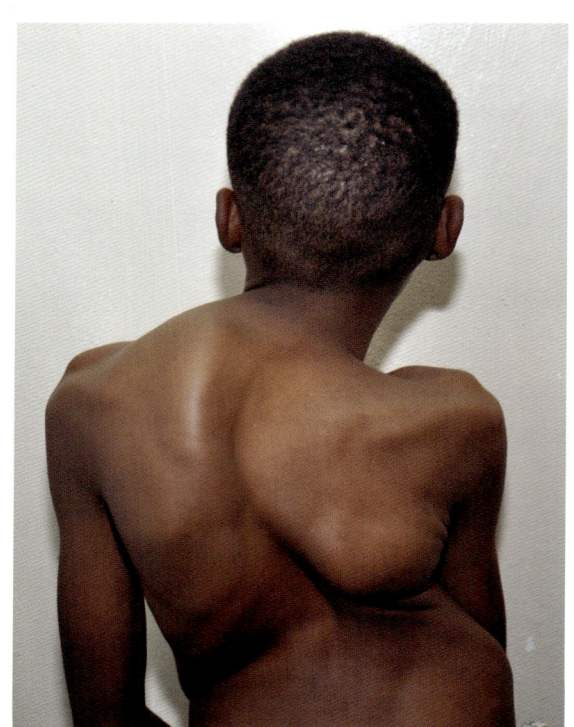

図 91-4　重度の側弯変形。（*Used with permission from Richard Usatine, MD*）

のでないか確認しなければならない。疑いがあれば，評価のために MRI 検査が有用となることもある。

▶ 検査所見

SCOLISCORE は，思春期特発性側弯症の進行を評価するための臨床的に有効な遺伝子検査である[7]。綿棒により口腔粘膜から検体採取するだけで検査ができる。この検査で進行の予測するためのスコアがつけられる。点数が低ければ低いほど進行の可能性は低く，点数が高ければ高いほど進行の可能性が高い。このほかに現在行える検体検査はない。

▶ 画像検査

- 通常は正面と側面の X 線検査を行う（図 91-7，91-8）。側弯の柔軟性を評価するために，整形外科医によっては側屈での X 線検査が行われることがあるが，一般的には手術前にのみ施行される。
- MRI 検査は通常行われない。脊髄空洞症や脊髄係留症候群，Chiari 奇形などの神経学的異常を除外しなければならない状況のときのみ，整形外科医によりオーダーされる。側弯症と診断されている患者では，何らかの神経学的な異常所見があれば MRI 検査を行う。

鑑別診断

- 後弯症：胸椎の異常に大きい前への弯曲。胸椎の弯曲は自然にみられるが，50°以上の場合は異常と考える。側弯症はある程度は後弯症とも関連しているので，この 2 つの疾患は互いに類似している。
- 姿勢変化：非対称に前かがみや背中を丸めることで側弯症の弯曲のようにみえることがある。しかし，患者の姿勢を

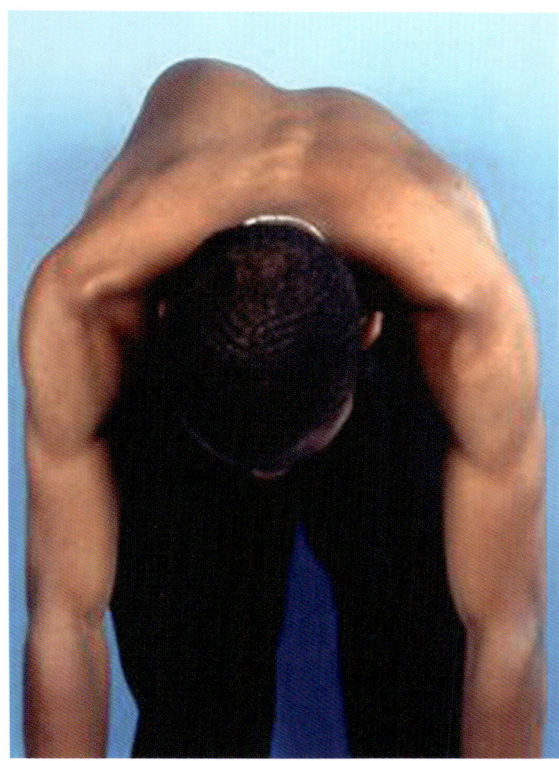

図 91-6　思春期男児の前屈時にみられる典型的な側弯変形。
（*Used with permission from David Gurd, MD*）

正せば，この弯曲は矯正される。

- **Sprengel 変形**：発達の過程での肩甲骨の下降障害により肩甲骨の高さが非対称になる。このため，脊椎の弯曲はなくとも，背中から見たときに肩の高さに左右差があるように見える（側弯症でも同様にみえる）。
- **下肢脚長差**：片側の下肢が長いと，骨盤が傾く。体が仙骨の中心位置を保とうとするために，この骨盤の傾斜が代償性の脊椎の弯曲を生じさせる。
- **鳩胸と漏斗胸**：両方とも，側弯症の有無にかかわらず，前胸部によくみられる変形である。ほとんどが側弯症の合併はない。鳩胸は胸骨と前胸部の突出で，成長期にみられることがよくある。漏斗胸は前胸部が窪んでいるようにみえるもので，頻度は低い。どちらとも非対称となることもあり，そのため側弯症のようにみえる。

治療

▶ 非薬物治療

- 理学療法が側弯症の進行を予防するということは明らかになっていないが，胴回転の非対称性に対処するための体幹の強化[8]，ストレッチ，心血管のトレーニング，症状緩和など有益なことはいくつかある。
- 整形外科領域では議論されているが，装具は現在，側弯症の非外科的管理の方法として中心的なものとなっている[9]。装具固定の目標は側弯の進行を予防することであり，側弯を矯正することではない。装具は，患者が成長期になり，弯曲が 25〜40°であれば整形外科医によって開始される[10]。SOR **B**

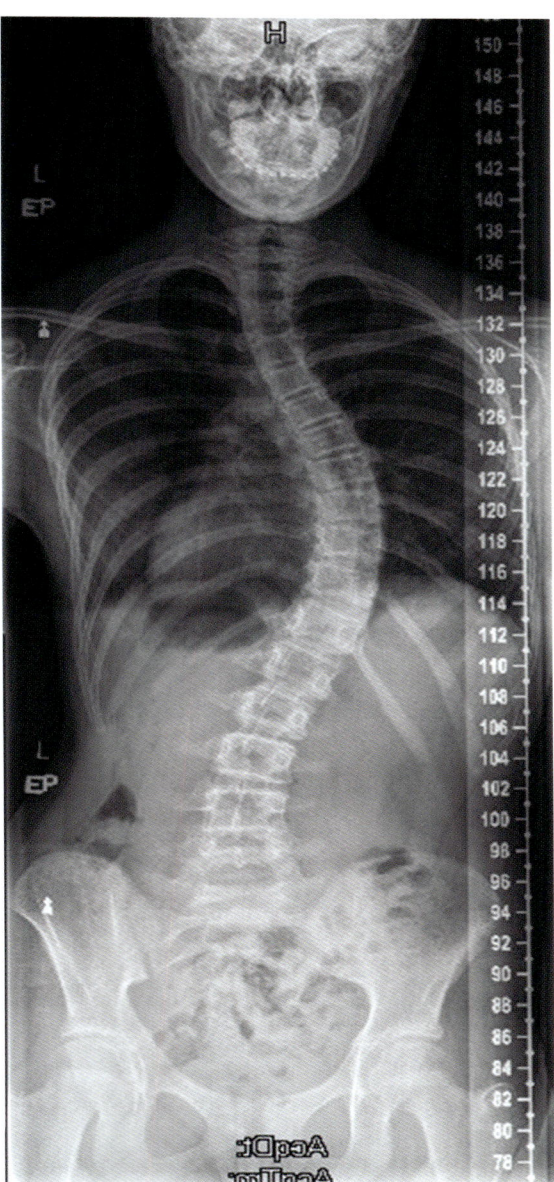

図 91-7　正面像（PA 像）での Cobb 角が 50°以上の側弯症（大部分が右胸郭への弯曲）。（*Used with permission from David Gurd, MD*）

- 成長期が活発になるのは，（1）月経がまだ始まっておらず，（2）Risser スコアが低く[11]，（3）Y 軟骨がまだ開いている時期に多い。
- 装具には様々な型があり，1 日のうち 23 時間装着しなければならないものもあれば，夜間のみの装着でよいものもある。装具は活発な成長期が完了するまでは続ける。たいていは初月経後 2 年間，あるいは Risser スコアが 4〜5 点になった頃である[11]。
- 早期発症の側弯症であれば，胸郭の癒合が呼吸機能に支障をきたさない程度まで発育した 10 歳以降まで外科的手術を遅らせるように治療を行う。
- 手術は，側弯が 45°以下で保てていれば医学的に必要というわけではない[12,13]。SOR **A**

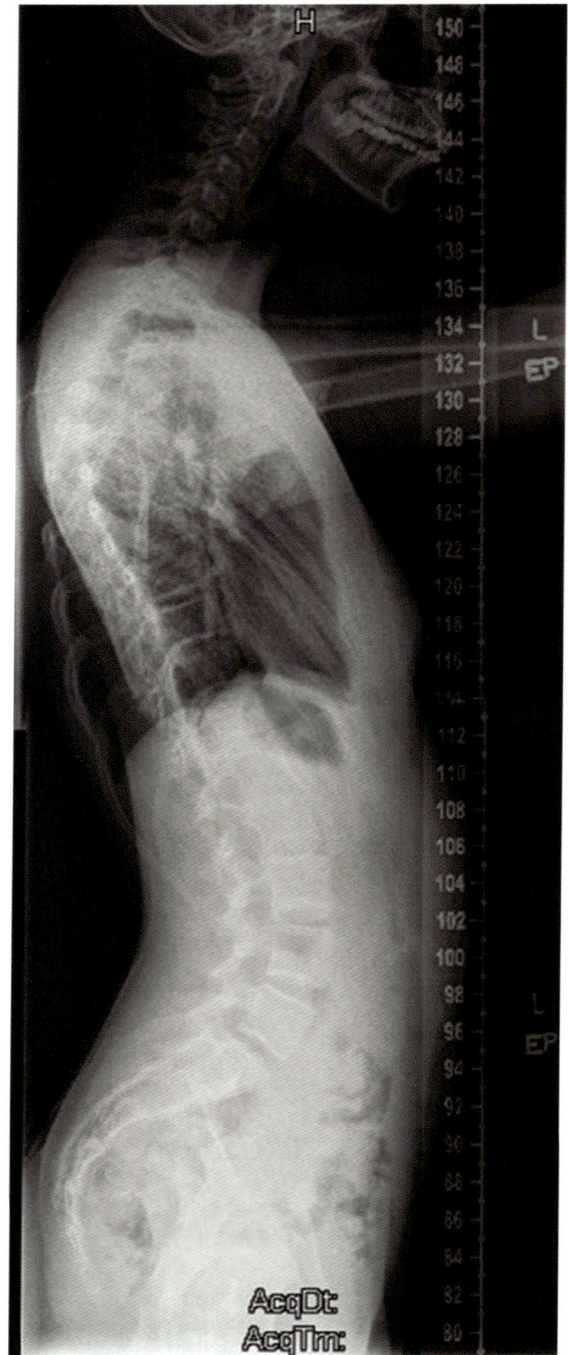

図 91-8　図 91-7 と同患者の側面像では，後弓が乏しいことと肋骨隆起が確認できる。（*Used with permission from David Gurd, MD*）

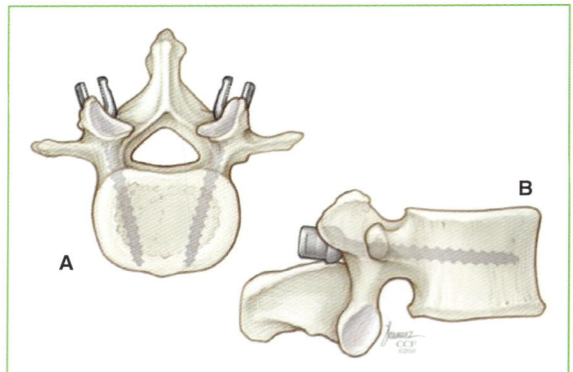

図 91-9　**A**：胸椎の椎弓根に挿入したスクリューの図。椎弓の内側には神経腔が，外側には肋骨と胸膜がある。**B**：同じスクリューを横から見た図。（*Reprinted with permission, Cleveland Clinic Center for Medical Art & Photography © 2012. All Rights Reserved*）

▶ 補充治療と代替治療

- 一般的に，代替医療は側弯症には無効である。
- 特に，カイロプラクティック手技，バイオフィードバック，鍼治療，電気刺激[14]は側弯症の進行の予防にはならない。**SOR B**
- これらは，症候性の側弯症における疼痛や筋けいれんの対症療法の手段としては役に立つかもしれない。

▶ 外科治療

- 手術は早期発症で進行が急速である患者に対してはひとつの手段として行われる。グローイングロッド法やメタルロッド法は側弯の最上部と下部にロッドを取りつけ，児の成長とともに延長することができる。この方法では，脊椎後方固定術を 10 歳かそれ以降まで遅らせることができる[15]。
- 脊椎後方固定術の手術は側弯が 45°以上の場合に考慮される[12]。**SOR A**　骨成熟時に 45〜50°あるいはそれ以上の側弯がある場合の多くは，1 年あたり 1°ずつ年齢とともに進行するとされている[12]。
- 手術の目的は，（1）変形の進行を止めること，（2）側弯を安全に矯正すること，（3）胸郭の突出などの美容的な処置である。側弯の進行を止めることは最も重要な目標で，側弯が大きいと（90°以上）疼痛が強くなり，呼吸機能にも大きな影響を及ぼすということが研究でわかっている[13]。
- 外科的治療は，金属インプラントを用いて，それらを脊椎に挿入する。背部から正中切開を行い，椎弓根スクリューやフックと 2 本の金属ロッドを後方から挿入する方法がよく行われる（図 91-9）。前方からのアプローチも行われるが，肺への有害事象を考慮して，頻度は少ない。この方法は，冠状断での弯曲と何らかの回転異常を矯正するために用いられ，脊椎は同種移植および／または自家移植により癒合する。金属器具の役割は骨癒合が生じるまで矯正位に脊椎を固定することである。神経モニタリングは，矯正している間に神経学的変化がないか確認するために，手術中は常に行われる[16]。このような最近の技術進歩のおかげで，より安全に治療し，大きな弯曲も積極的に矯正することができるようになった。
- 術後は一般的に装具固定を必要としない（図 91-10）。

▶ 薬物治療

- 側弯症に有効な薬物療法はない。
- 側弯症には疼痛がないことが多いが，鎮痛薬（**NSAID**）や抗けいれん薬（シクロベンザプリン，メトカルバモール，ジアゼパム）は，疾患に関連して間欠的な背部痛や筋けいれんがある場合に使用される。**SOR C**

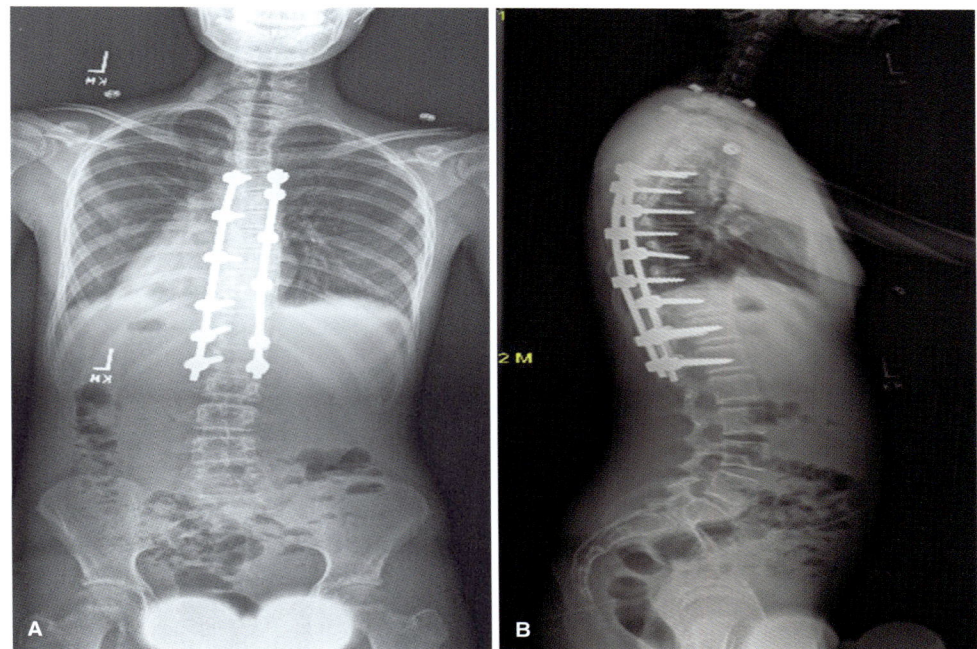

図 91-10　図 91-1，91-2 と同患児の手術後の X 線像。**A**：正面像，**B**：側面像。（*Used with permission from David Gurd, MD*）

- 患者は術後初日から動くことを促される。
- 一般的に，日常生活はすぐに始められるが，体を曲げること，体をひねること，物を持ち上げることは 6 カ月までは禁止する。
- 術後 6 カ月が経過したら，衝突のないスポーツであれば再開してもよい。

▶ 紹介
- 整形外科への紹介は，乳幼児期もしくは早期に側弯が見つかった場合には勧められる。
- 20°以上の弯曲で，成長期のピークにまだ達していない場合には紹介する。

予防とスクリーニング
- 学校健診は広く実施されており，一般的に小学校で開始され，成長期がピークになる年齢より前に行う[17]。
- 加えて，側弯症のスクリーニングは小児科医による 1 年毎の健診でも行われるべきである。

予後
- 予後は側弯症の型によって異なる。乳幼児側弯症は 20〜80%は自然治癒することが知られている[18]。
- 若年性および思春期特発性側弯症の場合は，適切にスクリーニングと保存的治療，根治的治療が必要なときに行われていれば一般的に予後は良好である。
- 90°以下を保てている側弯症は，呼吸障害や臓器不全，疼痛の後遺症には関連性はないとされている[13]。

フォローアップ
- 一度側弯症と診断されたら，小児整形外科医による定期的な経過観察が必要である。
- 成長期のピークを過ぎた児は，1 年に 1 回程度の経過観察がされることがある。
- 成長が急速な児や装具をつけている児は，一般的には 6 カ月毎の頻度が多いが，3〜4 カ月毎に経過観察とする。

【Joel Kolmodin, MD／David Gurd, MD】

（古川陽介 訳）

第14部

皮膚疾患

SOR	定義
A	一貫して質が高く，かつ患者指向のエビデンス(科学的根拠)に基づいた推奨*
B	一貫性に欠けた，もしくは質に一部問題がある患者指向のエビデンスに基づいた推奨*
C	これまでのコンセンサス，通常行う診療行為，専門家の意見，疾患指向のエビデンス，または診断・治療・予防・スクリーニングについての症例報告に基づいた推奨*

- SOR：推奨度(strength of recommendation)
- 患者指向のエビデンス：死亡率，罹患率，患者の症状の改善などを意味する。
- 疾患指向のエビデンス：血圧変化，血液生化学所見などを意味する。
- ＊：さらなる詳細情報は，巻末の「付録A」を参照。

1 節　幼児期

92　乳児期の生理的皮膚変化

症例

生後 2 週の女児が，乳児健診のため来院した。両親は顔面の発疹について心配していた。鼻尖部の白い小丘疹は稗粒腫，頬は新生児ざ瘡であり，どちらも無治療で自然寛解すると説明したところ，両親は安心して帰宅した（図 92-1，92-2）。

概説

● 発疹は頻繁に両親から出される新生児期・乳児期に多い主訴のひとつである。生後 2 カ月の間に乳児の皮膚は種々の変化を伴うが，ほぼすべての発疹は良性であり，ほとんどは自然寛解する。まれに重症な疾患を合併している場合があるため，医師は正確な診断をし，適切なアドバイスを両親に提供する必要がある[1]。

● 稗粒腫（milia）は，皮膚や口蓋に認める白い小丘疹様の封入性囊胞である（図 92-1）。

● 新生児ざ瘡（neonatal acne）は，小さい紅色丘疹や紅斑の中心に小膿疱を認める，思春期のざ瘡に似た発疹である（図 92-2）。

● 蒙古斑（mongolian spots）は遺伝的な素因があり，多くは仙骨尾部から下背部の青黒色斑として認められる（図 92-3，92-4）。

● 新生児中毒性紅斑（erythema toxicum neonatorum：ETN）は，類円形紅斑で中心部に小丘疹や無菌性膿疱を呈し，無治療で数日以内に消退する（図 92-5，92-6）。

別名

● 稗粒腫は，milk spot や oil seed とも呼ばれる。

● 新生児ざ瘡は，acne neonatorum とも呼ばれる。

● 蒙古斑は，mongolian blue spots，congenital dermal melanocytosis，dermal melanocytosis と同義語である。

疫学

● 稗粒腫は米国の新生児のうち約 40％に認め[2]，満期産児に多い傾向がある。

● 新生児ざ瘡は約 20％に認め，多くは額，鼻，頬に生じるが，他の部位もありうる。生後 1 週間の男児に最も生じやすく，男児の発症率は女児に比べ 5 倍とされている[3]。

● 蒙古斑の頻度は人種間で異なり，アフリカ系の乳児で約 96％，ネイティブアメリカンの乳児 90％，アジア系の乳児 81〜90％，ヒスパニック系の乳児 46〜70％，白人の乳児 1〜10％に認められる[2,4,5]。

● ETN は，正期産児の 30〜70％，早産児の 5％に生じ，在胎週数，出生体重が多いほど発生率は高くなる[6,7]。

● サンディエゴの乳児 594 人の統計では，生後 48 時間以内の稗粒腫の発生率は 8％，ETN の発症率は 7％であった[8]。スペインの乳児 1,000 人の統計では，生後 72 時間以内の

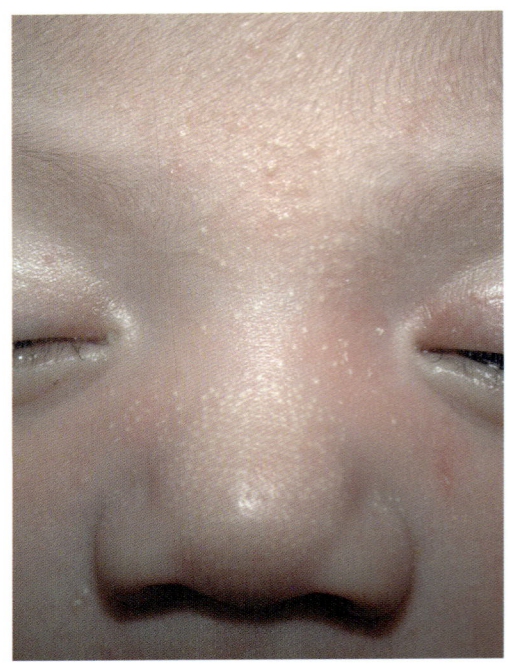

図 92-1　生後 2 週の新生児。鼻尖部を中心とした稗粒腫を認める。（*Used with permission from Richard P. Usatine, MD*）

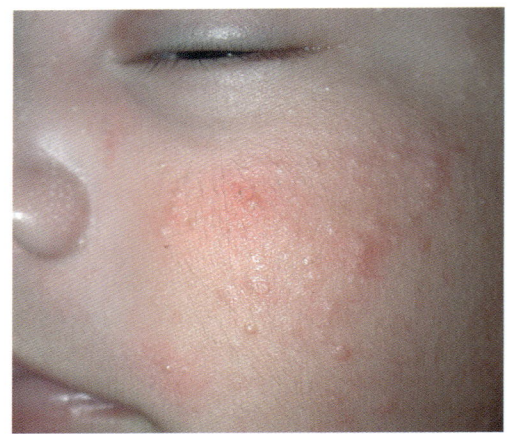

図 92-2　図 92-1 と同患児。頬に新生児ざ瘡を認める。（*Used with permission from Richard P. Usatine, MD*）

ETN の発症率は 16.7％であった[9]。

病因と病態生理

● 稗粒腫は，リンパ球浸潤を伴う角質化されたケラチンを含む表皮囊腫で，真皮内でケラチンがうっ滞した結果生じる。まれに表皮水疱症や口顔面指症候群（1 型）といった症候群の一症状として発症していることがある[2,10]。

● 新生児ざ瘡は，母体由来のアンドロゲンが脂腺を刺激する結果生じると考えられていたが，最近では，新生児ざ瘡は胎児の副腎の増大と活性化に関わるデヒドロエピアンドロステロン（DHEA）の増加に起因すると考えられている[3]。

　● 病理所見では，ケラチンで開口部が塞がれた過形成性脂腺を認める。

● 蒙古斑は，先天性のもので遺伝的な要素が強い。胎生期に

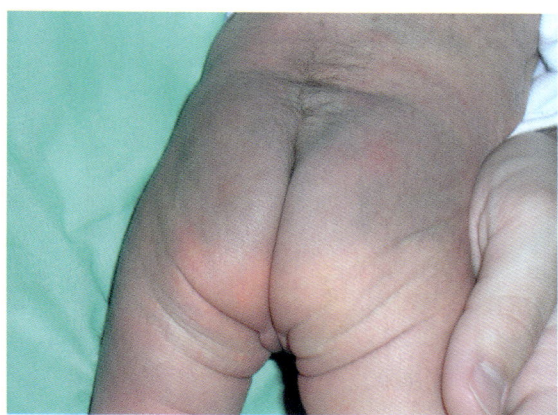

図 92-3　ヒスパニック系乳児に認めた臀部から背中を覆う蒙古斑。（*Used with permission from Richard P. Usatine, MD*）

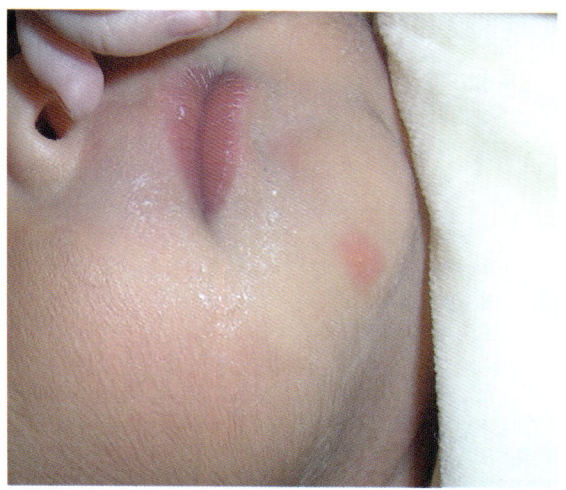

図 92-5　日齢 2 の新生児に認めた新生児中毒性紅斑（ETN）。（*Used with permission from Richard P. Usatine, MD*）

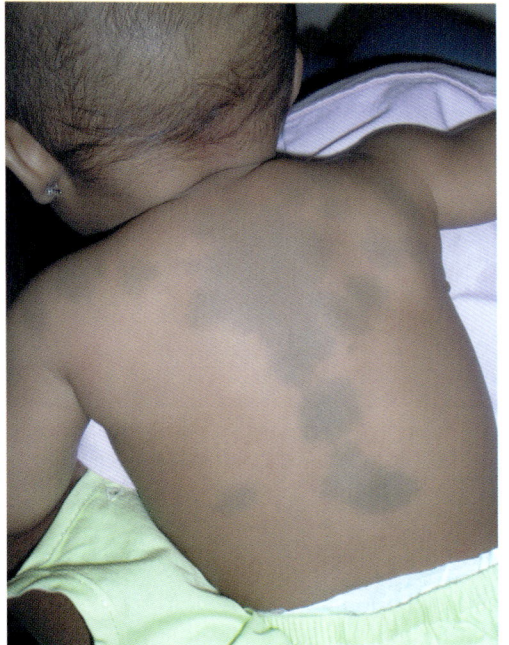

図 92-4　アフリカ系の 1 歳児の背部に認めた蒙古斑。（*Used with permission from Richard P. Usatine, MD*）

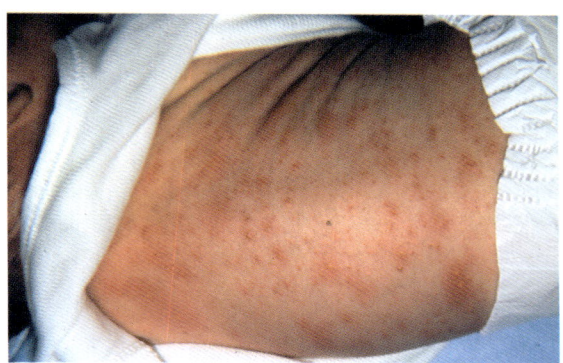

図 92-6　より広範囲にわたる ETN。ETN は良性疾患で，自然消失する。（*Used with permission from the University of Texas Health Sciences Center, Division of Dermatology*）

メラノサイトは神経堤から表皮へ遊走するが，蒙古斑は真皮メラノサイトが遺残することにより生じる皮膚の発達過程の一状態である。

- 蒙古斑では，口唇裂，脊髄髄膜腫瘍，メラノーマ，色素血管母斑症（2 型，5 型）の合併を認めることがある[2,11]。
- 広範な蒙古斑の児のうち，まれに先天性代謝異常症を合併していることがある。最も頻度が高いものは Hurler 症候群であり，以下，ガングリオシドーシス 1 型，Niemann-Pick 病，Hunter 症候群，マンノース蓄積症が続く。これらに合併する蒙古斑は，自然消退せずに遺残する傾向がある[2,4]。
- ETN の病因は解明されていない。ETN は，免疫応答の結果と考えられており，IL-1 や IL-8，エオタキシン（eotaxin）などの炎症性メディエーターや，児の免疫力の発達が関係している[12]。

- ETN に認める好酸球浸潤所見は，その病因にアレルギーの関与を推測させるが，アレルゲンの同定はされていない。また，出生直後の皮膚は，どんな損傷，刺激に対しても好酸球浸潤による応答を認めるため，好酸球浸潤所見を一概にアレルギーと結びつけることは難しい。
- ETN は未熟児ではまれであり成熟児に多く認めることから，その発症にはある程度の免疫力の成熟，免疫応答の関与が必要と考えられている。

診断

▶ 臨床所見

- 稗粒腫は，直径 1〜2 mm の白い小さな表皮嚢腫である（図 92-1）[2]。正期産児では日齢 4〜5 以後に生じるが，
  - 早産児では生後数日から数週経ってから生じることがある[11,12]。
- 新生児ざ瘡は小膿疱や白色丘疹の形態を示し（図 92-2），面皰，丘疹，膿疱の形態をとる。
  - 丘疹と膿疱は最も頻繁な型で 72.7％ を占め，面皰だけのものは 22.7％ とされている[2]。
- 蒙古斑（図 92-3，92-4）は青黒色の斑で，典型的なものは直径数 cm であるが，より広範囲な斑を認める症例や，斑が

散在する症例があり，体幹の前後面，四肢すべてを覆うほどの広範囲な全身性の蒙古斑の報告もある。蒙古斑には亜型があり[2,4]，より大きく辺縁は鮮明で，長年にわたって持続する持続性蒙古斑（図 92-4）や，顔面や四肢などの典型的ではない部位に生じる異所性蒙古斑が知られている。

- ETN は，一般的に境界不明瞭な一過性の斑状紅斑（図 92-5，92-6）として生じる。大きさは様々であるが，より症状の強い症例（図 92-6）では，紅斑の中心に白から淡黄色の丘疹や無菌性膿疱が生じる。約 10% の症例では，2～4 mm の膿疱を形成する[7]。正期産児では生後 4 日以内に発症し，特に生後 48 時間頃にピークを迎える。正期産児の遅発性の発症はまれで，早産児でも遅くても生後 14 日以内には生じる。出生時からすでに認める症例は少ない。全身状態は良好である。

▶ 典型的分布

- 稗粒腫は，額，鼻，上唇，頬，頭皮に多くみられるが，他の部位に認めても珍しくはない。また，出生時からすでに認める症例から，生後遅れて認める症例もある。図 92-1 の稗粒腫は，出生時のものである。
- 新生児ざ瘡の 81.8% が顔（特に頬）に生じ，最好発部位である（図 92-2）[2]。
- 蒙古斑は一般的に腰仙部（図 92-3）に最もよくみられ，他に，広範囲な症例では臀部，側腹部，肩（図 92-4）などにみられる。
- ETN は額，顔，体幹，外性器を含み，どこにでも生じる可能性があり，まれに粘膜，手掌，足底にも生じる（図 92-5，92-6）。

▶ 検査所見と画像検査

- 検査は必要としない。
- 背部を覆うほどの広範囲な蒙古斑では，脊髄髄膜腫瘍などの奇形を除外するために X 線検査が必要である[4]。
- ETN は，病歴と症状から臨床的に診断可能であるが，診断確定には病変内容物のスメアが役立つ[2,7]。水疱擦過物の塗抹（Tzanck smear）染色標本やグラム染色では，好酸球と好中球が炎症細胞の 90% 以上を占める。患者の約 15% が，血算で好酸球数の増多（最高 18%）を認める。発疹が著明な膿疱ほど好酸球増多を認めやすい。

鑑別診断

稗粒腫，新生児ざ瘡，ETN の鑑別診断として，以下があげられる。

- 汗疹（あせも）：紅色や水晶様にみえる小さい丘疹（図 92-7）。汗疹は，エクリン汗腺の閉塞により汗が表皮内に漏れることで生じる。稗粒腫と汗疹はともに皮膚構造の未熟性から生じるが，臨床的には異なった疾患群である。
- 新生児膿疱性メラノーシス：出生時から存在し，乳状液体を含んだ 2～4 mm の非紅斑性狼瘡で，生後 3～4 週で消失する。アフリカ系アメリカ人新生児の 5%，白人新生児の 1% 未満に生じる。（94 章「小児期の膿疱性疾患」参照）。
- 薬疹：投薬歴から疑う。より広範囲に病変を認めやすい。

蒙古斑は，出生時から生後早期に出現する以下の疾患の鑑別を要する。

- 先天性色素細胞性（メラノサイト系）母斑：新生児の 1～2% にみられる。褐色～黒色の色素斑で，しばしば単一病変であり次第に消失する。辺縁はしばしば不規則で，病変は経

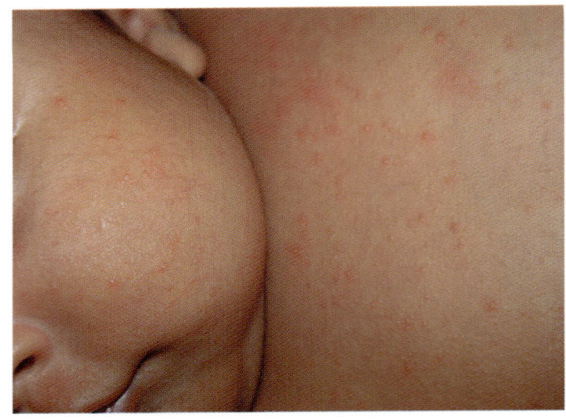

図 92-7　紅色汗疹，生後 6 カ月児。（*Used with permission from Richard P. Usatine, MD*）

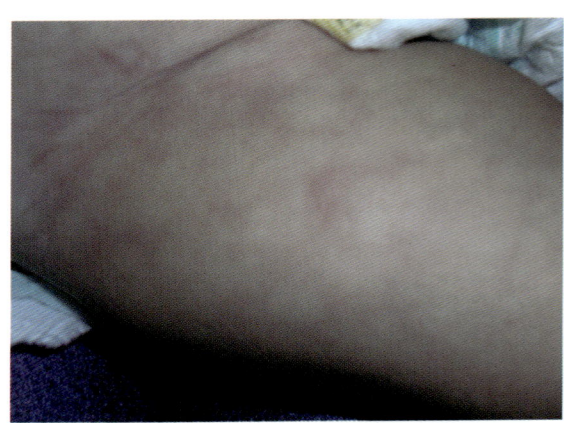

図 92-8　大理石様皮斑，生後 4 カ月児。網様パターンが特徴的である。この写真は冷環境下で収めたものだが，乳児を暖めると皮斑は消失した。（*Used with permission from Richard P. Usatine, MD*）

過とともに少しずつはっきりしてくる（黄斑の部分は通常辺縁でみられる）。大部分の先天性色素細胞性母斑は蒙古斑に比べ，より濃い色味と散在性を認める。生検が必要なものは，黒色腫が疑われる症例のみである（144 章「先天性母斑」参照）。

- 小児虐待による挫傷：蒙古斑と虐待痕を混同した報告があるが，蒙古斑の形態と正しい経過を理解しておくことで，これらの疾患を鑑別できるようにしなければならない。

ETN は，以下の疾患と鑑別を要する。

- 汗疹：上述参照。
- 毛嚢炎：初期の病変は毛髪によって貫かれる丘疹または膿疱であるが，毛髪は必ずしも目視できるとは限らない。より深い病変は，紅斑や小結節として現れる。ETN を最も多く認める生後数日の間に毛嚢炎を認めることはまれである（100 章「毛嚢炎」参照）。
- 単純ヘルペスウイルス感染症：新生児単純ヘルペスウイルス感染症の徴候は紅斑上に小嚢を伴う症状である。病変の外見は ETN に似ているが，新生児単純ヘルペスウイルス感染症は高い致死率をもつ重症感染症のため，新生児における小水疱疹は，単純ヘルペスウイルス感染症の可能性を考慮する必要がある（187 章「先天性および周産期感染症」

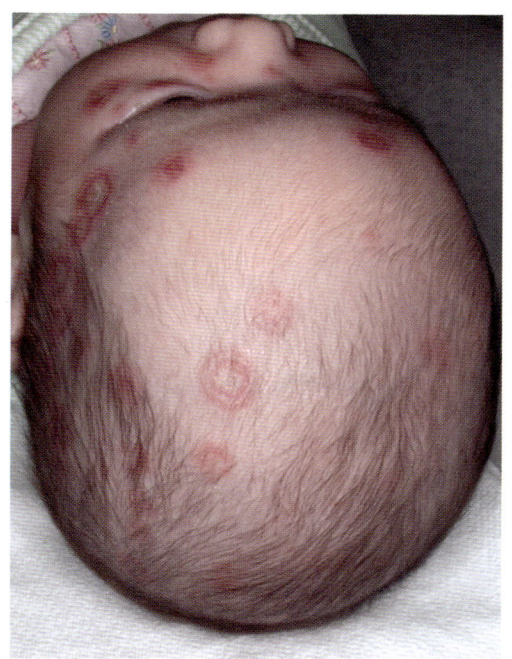

図 92-9　新生児ループス。SLE のある母体から出生した児。頭皮に輪状紅斑を認める。(*From Warner AM, Frey KA, Connolly S. Photo rounds: annular rash on a newborn. J Fam Pract. 2006; 55 (2): 127-129. Reproduced with permission from Frontline Medical Communications*)

参照)。

● 水痘：紅斑→丘疹→水疱・膿疱という経過をたどる発疹が，異なる段階で同時に群発していることが特徴的所見である。大部分の乳児は母体から水痘に対する十分な移行抗体をもって生まれるため，出生時の ETN とは発症時期から区別しなければならない(108 章「水痘」参照)。

● 大理石様皮斑(図 92-8)：感冒に対する脈管反応によって生じる躯幹と四肢の対称性の網状斑状様皮膚で，皮膚変化は熱で消失する。数週～数カ月間持続することがあるが，治療の必要はない。

● ハレルキン現象：満期産新生児の 10%にみられる，体の中央に線を引いたように一方が赤くなる現象である。皮膚色変化は 30 秒～20 分で消失し，体動や啼泣によっても消失する。生後 2～5 日の間に発症し，遅くても生後 3 週までには消失する[13]。

● 新生児ループス：しばしば環状を形成する境界明瞭な滲出性紅斑で，主に頭皮，頸部，顔面に生じる(図 92-9)。母体由来の自己抗体が引き起こす症状で，自然経過で生後 6～7 カ月に瘢痕を残さず消失するが，先天性心ブロックの合併に注意する必要がある。治療は，紫外線防御を含め，局所のステロイド外用薬が有効な場合がある。

治療

● 稗粒腫，新生児ざ瘡，蒙古斑，ETN は良性疾患で，経過とともに消失することを両親へ伝えることが重要である。

● 通常，新生児ざ瘡に対し治療の必要はないが，2%ケトコナゾール・クリーム(外用抗真菌薬)を 1 日 2 回，1 週間続ける治療を行うことがある[3]。ざ瘡が 4 週間以上持続する症例には，2.5%過酸化ベンゾイル・ローションを使用することもある[3]。

予後

● 稗粒腫は，通常数週間以内に消失する。

● 新生児ざ瘡は，生後 4～6 カ月まで繰り返し生じる。

● 蒙古斑は長年にわたって持続する症例もあるが，通常は 3～5 年以内に，たいていの症例では遅くとも思春期までには消失する。

● ETN は通常は数日間で消失するが，病変は様々な部位に出現し，数時間のうちに出現，消退を繰り返す。

患者教育

● 稗粒腫は数カ月以内に瘢痕を残さずに消失する良性の発疹であり，薬剤や医薬部外品の使用は推奨しない。

● 新生児ざ瘡は，数週間で改善する。油脂やローション剤は，ざ瘡の改善には効果はなく，むしろざ瘡を悪化させる可能性もある。

● 蒙古斑は時間とともに衰退し，7～13 歳までには消失する。

● ETN は，通常 2 週間以内に消失する。

【Mindy A. Smith, MD, MS／Cristina Fernandez, MD】

(山﨑　晋／大塚宜一　訳)

93　小児期における血管腫と血管奇形

症例

　出生時より女児の顔面にイチゴ状血管腫がみられ，徐々に大きくなることを母親が心配し受診した。小児期にみられる血管腫のほとんどは時間とともに消失し，処置の必要がないことを説明し，母親は安心し帰宅した(図 93-1)。

概説

　血管腫(hemangioma または angioma)は，幼少で最も頻度の高い良性腫瘍である。しばしば視野を妨げることや生活機能に干渉する場合があるが，ほとんどの血管腫は小さく美容的な問題が中心となる。

別名

　幼児性血管腫。イチゴ状血管腫は，幼少期における表在性血管腫と呼ばれる。海綿状血管腫は，幼少期の深部血管腫とも呼ばれている。

疫学

● 血管腫の約 30%は出生時よりみられ，その他は，生後数週間以内より出現する。

● 血管腫は一般的に色白，早産，女児に起こりやすく，母親は高齢出産であることが多い。子癇，前置胎盤で発生率が高く，また多胎妊娠で血管腫を呈しやすいとの報告もある[1]。

● 血管腫をもって生まれた家族がいる場合，血管奇形の発生率は上昇するとの報告もある[1]。

● 絨毛生検が血管腫の発生に関わる可能性については様々な

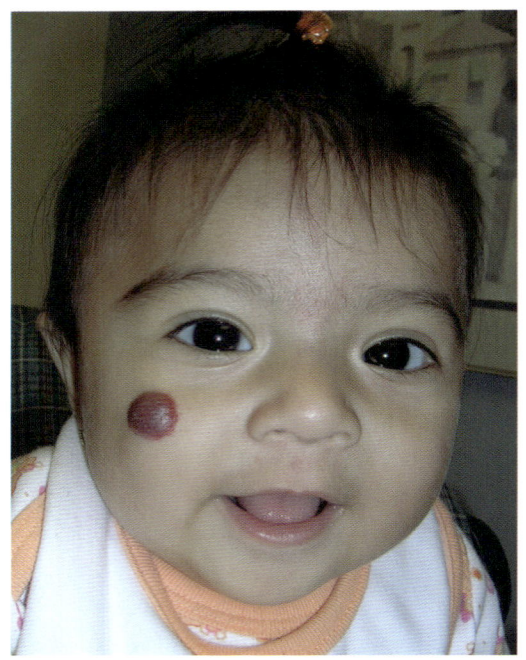

図 93-1　機能的な問題を生じていない顔面のイチゴ状血管腫。治療は、安心を与え経過観察することである。(*Used with permission from Richard P. Usatine, MD*)

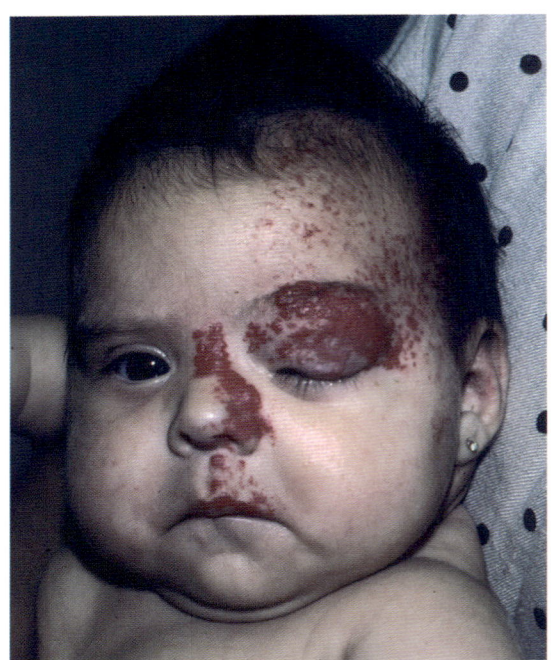

図 93-2　顔面に巨大血管腫を認め、左眼の弱視を予防するために応急処置が必要である。この血管腫は V1 皮膚腫瘍であるが、ポートワイン母斑や Sturge-Weber 症候群ではない。(*Used with permission from Richard P. Usatine, MD*)

意見がある[1]。
- 女性のほうが男性より約 2.4 倍発症しやすい[1]。

病因と病態生理

- 血管腫は、拡張した血管が異常に密集することにより起こる。小児期にみられるほとんどの血管腫は散発的に起こると考えられている。
- 血管腫は発症初期から急速な増殖がみられることが特徴的である。その後はゆっくりと自然退縮し完全に消失する。大部分の小児期血管腫は小さく無害であるが、しばしば臓器の機能障害や生命に危険を及ぼすこともある(**図 93-2**)。
- 生後 1 カ月の間に、内皮細胞が急速に分裂と膨脹を起こし急成長することが血管腫の特徴である。血管腫はドーム状、分葉状、斑状および／または腫瘍状など様々な形態を呈しうる。増殖期は生後 1 年までであるが、大部分が生後 6 カ月までに発生し、その後、増殖は緩やかになり、やがて血管腫は退縮しはじめる。
- 退縮期は迅速である場合と長期間にわたる場合がある。退縮の変化や完全な消退を説明しうる典型的な徴候はあまりない。卵胞期に発症し子宮内で完全に発育するような先天性血管腫は、出生後から退縮し 2 歳までに退縮するものもある[1]。
- 経験的に 5 歳までに 50%、7 歳までに 70% が退縮する。残りの血管腫はさらに 3〜5 年で完全に退縮する[1]。
- 6 歳までに退縮してゆく病変のうち、38% は瘢痕化、末梢血管拡張、"bag-like skin" など残存所見を示す。退縮に時間がかかる場合は瘢痕化の可能性が増加する。たとえば、6 歳以後まで長引く病変のうち 80% は、美容的な問題を起こす可能性がある[1]。

診断

▶ 臨床所見

初期の病変ははっきりせず、掻破または挫傷あるいは、色素欠損の領域に小さな毛細血管拡張を認めるだけかもしれない。初期の血管腫は平坦な赤脾髄であるが、増殖が起こるにつれ、皮膚から突出するスポンジ状の腫瘤になる。血管腫で多い初期症状は、白色の皮膚に細い毛細血管拡張を伴う赤い斑点である。まれに浅い潰瘍が血管腫の初発症状であることもある[1]。血管腫は特徴的な外見から診断されるが、まれに追加検査が行われることもある。

深達度は表在性や皮下、またはその両方の合併であることもある。表在性血管腫の所見は明確であり、明赤色かつ小結節の斑点が、臨床上正常な皮膚の上に生じる(**図 93-1〜93-3**)。皮下血管腫は隆起した皮膚色の小結節で、しばしば青みがかっており、触診所見は硬いゴムのようである(**図 93-4**)。

血管腫は、生命維持に関わる構造異常を起こしたり、潰瘍化、出血、消費性凝血異常症の合併、高度心不全や心拍出に影響する構造的異常を引き起こさないかぎり、臨床的にはほとんど意味がない。治療が必要となる理由は、視野を妨げる影響がある場合であることが多い(**図 93-2**)。

▶ 典型的分布

多くの場合は顔面や頭皮、胸背部だが、どこにでも起こりうる。

▶ 画像検査

乳児期にみられる血管腫の大部分は、画像診断が不要である。血管腫が非常に大きい、深達度が深い、またはそれらがはっきりしない場合、MRI 検査(単純またはガドリニウムによる造影)は、動静脈奇形のような血流の速い血管病変と区

14

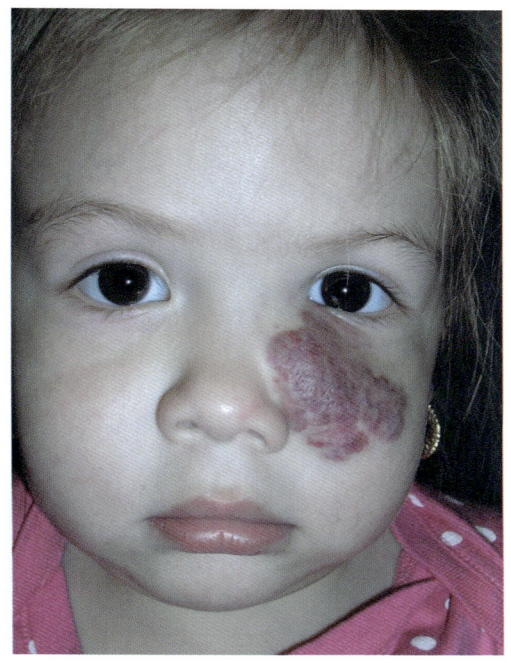

図 93-3　22 カ月女児。出生から存在するイチゴ状血管腫。眼瞼近傍にあるにもかかわらず、視覚障害はみられなかった。眼科医にて経過観察されたが、積極的な治療は推奨されなかった。血管腫は 1 歳頃まで拡大がみられたが、その後無治療で退縮しはじめている。（*Used with permission from Richard P. Usatine, MD*）

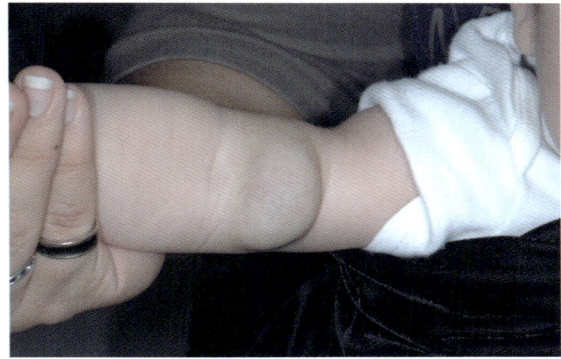

図 93-4　9 カ月小児。深部（海綿状）血管腫が上肢にみられる。治療は経過観察である。（*Used with permission from Richard P. Usatine, MD*）

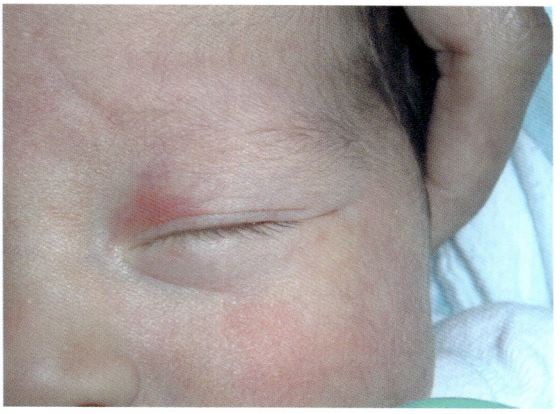

図 93-5　上眼瞼のサーモンパッチ（火炎状母斑の異型）は"天使のキス"とも呼ばれる。2 歳までに治癒する。（*Used with permission from Richard P. Usatine, MD*）

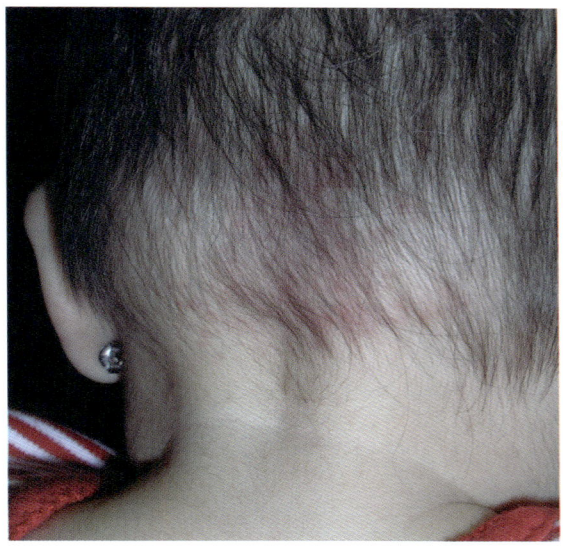

図 93-6　頸部にみられるサーモンパッチ（火炎状母斑の異型）は"コウノトリのかみ跡"とも呼ばれる。これらの血管奇形は成人期まで持続することもある。（*Used with permission from Richard P. Usatine, MD*）

別したり、位置や血管腫の範囲を描出するのに役立つ[1]。超音波検査も、血管腫を嚢胞、リンパ節、その他の軟部腫瘍と区別するのに有用である。

　単純 X 線撮影は、気道に影響を与える血管腫を評価することに役立つ場合がある[1]。

▶ 生検

　生検はまれに必要であるが、病変は血流が豊富であり、出血する可能性があるため危険である。生検が考慮される場合は、専門医に紹介すべきである。

鑑別診断

- 乳児の眼瞼や首筋などに表在毛細血管の形成異常がしばしばみられることがある。これらはサーモンパッチと呼ばれていて危険性はない。眼瞼にみられる"天使のキス"は、通常 2 歳までに消退する。頸部にみられる"コウノトリのかみ跡"は毛髪によって覆われるため、しばしば成人期まで継続しても問題になることはまれである（図 93-5，93-6）。これらの毛管の形成異常は、火炎状母斑またはポートワイン母斑の異型である。これらは斑状、限局性であり、紫〜ピンク色などで大きさは様々である（170 章「血管およびリンパ管奇形」参照）。
- 青色ゴムまり様母斑症候群は、青っぽい皮膚の血管奇形症候群であるが、圧力でつぶれ、組織はゴム様小塊である。深部の血管腫と類似している[2]。
- Maffucci 症候群は非遺伝性の先天性中胚葉異形成であるが、多発する内軟骨腫や皮膚血管腫、紡錘細胞血管腫などが特徴的な疾患である[3]。Maffucci 症候群は進行が速く、悪性化の危険性があるため早期鑑別が重要である。皮膚に

多発する "ぶどう状" の脈管奇形が出現することがある（170章「血管およびリンパ管奇形」参照）。

- 動静脈奇形は良性で、単一の赤い丘疹が頭部や頸部、皮膚粘膜に認められる場合がある[4]。
- 乳児線維肉腫はまれであるが、小児期にみられる非常に悪性度の強い腫瘍で、特に急速に増殖し潰瘍化した血管腫に似ており、血管新生に強い形態を示す[5]。

治療

- 大多数の血管腫は最終的に合併症はなく退縮し、治療は必要としない。しかし約20％に潰瘍形成や不可逆的な皮膚の伸長、さらには眼や鼻、気道などの重要な器官に影響を及ぼすことがある[6]。
- 顔面にみられるどれほど大きな分節血管腫でも、PHACE症候群（後頭蓋窩形成異常、血管腫、動脈形成異常、大動脈縮窄、心臓欠陥、眼の異常）の一症状でありうるため、眼科、中枢神経系、心奇形の評価は必要である（227章「PHACE症候群」参照）。PHACE症候群には以下のものが含まれる。
  - Posterior fossa（後頭蓋窩形成異常）：出生時よりこの異常がみられる。
  - Hemangioma（血管腫）：分節血管腫が頭部または頸部において5 cmを超えて広域にみられる。
  - Arterial lesions（動脈病変）：頸部または頭部の動脈病変。
  - Cardiac abnormality, aortic coarctation（心奇形／大動脈縮窄症）。
  - Eye abnormality（眼の異常）。
  - 胸骨裂、胸骨小孔、上部臍帯領域の縫合線がみられる場合もある。
- 顔面下部や顎の血管腫は、喉頭血管腫症の所見でありうる。さらに、小児でいびきを伴う場合は悪性の徴候であり、耳鼻咽喉外科を紹介する。
- 外傷を起こしやすい領域の血管腫は、最も潰瘍化しやすく、それは特におむつ領域（図93-7）や後頸部である。小さい潰瘍には、朝にムピロシン外用、夜にメトロニダゾール・ゲル外用を行い治療する。SOR C
- プロプラノロールは、機能障害を認める血管腫や、急速に増殖する幼児の血管腫の第一選択薬である[2-4]。これは、眼窩周囲やその他にも問題のある部位における幼児性血管腫の治療も可能である（図93-8）[2-4]。SOR B
- プロプラノロール（20 mg/5 mL）は、1 mg/kg/日を分4で経口投与する。多くの研究により安全性が確認されているが、低血糖と低血圧をモニタリングすることが望ましい[2-4]。耐性を示す場合、1.5～2 mg/kg/日の維持量まで増量する場合もある[2-4]。治療は完全な退縮を確認するまで、もしくは1歳までに終了すべきである。
- プロプラノロールの有益性と安全性が提唱される前は、第一選択としてプレドニゾロン3～5 mg/kg/日が、血管腫に対して有効かつ迅速な治療法とされていた[7]。SOR B 経口ステロイド療法を受けている68％の患者において、血管腫が急速に完全な退縮を認めたという報告もある[7]。その他の25％は有意な退縮を示し、残りの7％は効果を示さなかった。著者らは6～8週間の経口プレドニゾロン、さらに重症な症例では12週間の経口プレドニゾロンを勧めている。副作用は満月様顔貌やステロイド過敏性が考慮され

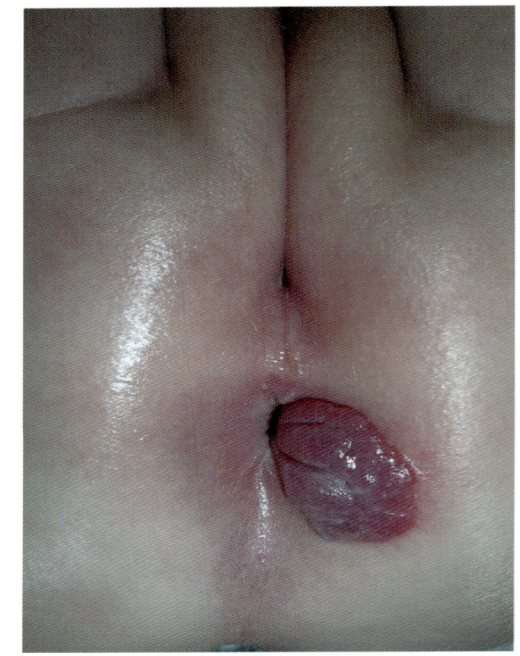

図93-7　5カ月の女児。肛門周囲のイチゴ状血管腫であり、潰瘍の危険性が高い。（Used with permission from Richard P. Usatine, MD）

るが、治療が終了すればそれらは改善する[7]。一時的に成長障害をきたしうる可能性がある。

- 強力な局所ステロイド療法が、潰瘍や傷を起こしやすい部位、特に小さい血管腫や眼周囲の血管腫に有効であるとわかった。患者の74％は治癒や少なくとも部分寛解をきたし、大部分が予想よりも早期に退縮を認めている。さらに表在性血管腫は、深達度の深い血管腫よりも良好な改善を示している[8]。SOR B
- ステロイド局所注射（トリアムシノロンアセトニド（平均薬用量20 mg）と酢酸ベタメタゾン（平均薬用量3 mg）の混注）は、適応のある乳児症例の頭頸部の血管腫の治療に有効である。近年の研究では13％の血管腫は病巣内注入にてほとんど退縮し、32％は半分以上の容積減少を、また32％は半分以下の容積減少を示したと報告している。しかし23％は容積に変化を示さなかった[9]。SOR B ただし、眼周囲の治療は避ける必要がある。
- 色素レーザーによる治療も、機能障害の可能性がある部位や顔面における表在性血管腫に対して有効である。76％の患者が色素レーザーにより良好な結果を示すという報告もある。しかし深達度の深い血管腫は、脈管損傷の深さによりレーザーが制限され、表在性血管腫ほど有益でないことがある[10]。SOR B
- 重篤な機能障害や心理的苦痛を生じる顔面の血管腫は、自然退縮が予想される年齢になる以前に外科的摘出を考慮する。SOR C
- 巨大な眼周囲の血管腫は、弱視などを予防するため、迅速な治療が必要となる（図93-2）。増大する口唇の腫瘍も、出血傾向だけでなく、摂食障害を生じうるので早期治療が推奨される。また鼻部先端の血管腫も将来的に鼻骨格の弯曲を生じうるため、外科的早期治療が考慮される[11]。
- レーザー手術は、潰瘍を生じた血管腫や薄い表在性血管腫

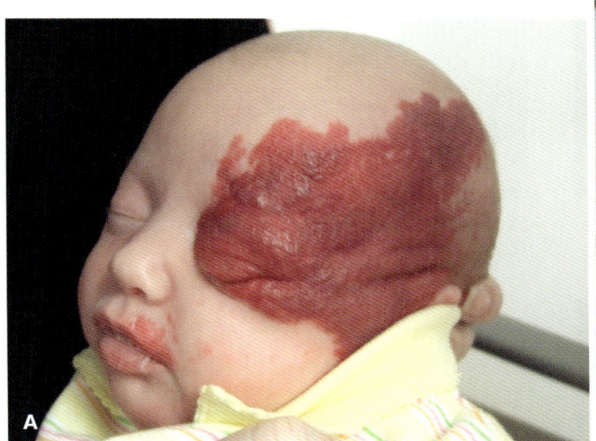
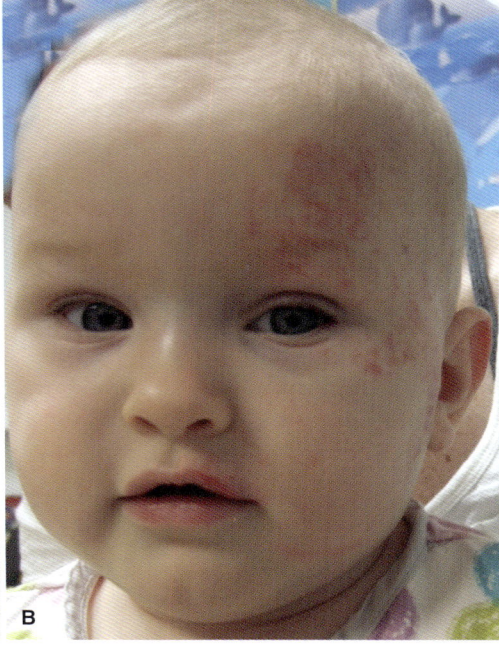

図 93-8　巨大血管腫を認めるが，PHACE 症候群は否定的であった。しかし縮小のために緊急治療を要した。**A**：プロプラノロール治療前，**B**：プロプラノロール治療後。(*Used with permission from John Browning, MD*)

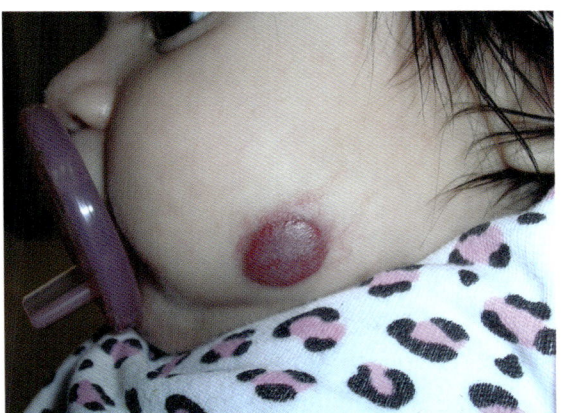

図 93-9　3 カ月女児。機能的問題を生じていない顔面のイチゴ状血管腫。両親が治療を希望し，0.5％チモロール外用薬による治療が開始された。血管腫は顎部に認められ，呼吸障害やいびきの問題はみられなかった。耳鼻咽喉科による喉頭血管腫の精査は不必要であった。(*Used with permission from Richard P. Usatine, MD*)

のような維管束組織を部分的に切除するのに考慮する。特に患者の心理的苦痛を生じうる部位(すなわち顔面の血管腫)での適用が多い。また，色素レーザーは，周囲の組織への損傷を最小限にとどめ，血管腫を消褪させることが可能である[12]。これらの処置は，痛みをより少なくし，治癒効果をあげることができる[12]。SOR **B**

- 消退した血管腫の外科的摘出は，美容上の問題や機能障害を理由に行われる。外科的摘出は，出血の危険性を避けるため退縮期後期に行われる。
- 血管腫の位置や合併症の程度によっては，適切な治療を行うために小児皮膚科医，眼科医，耳鼻咽喉科医，形成外科医，小児神経外科医などの診察が必要になる場合がある。

▶ **新しい局所療法**

- 眼周囲に対する局所チモロール・ゲルまたは溶液は，多くの研究で乳児血管腫に有効であると示されている(図 93-9)[13-15]。SOR **B**　表在血管腫であること(p＝0.01)，0.5％チモロール濃度であること(p＝0.01)，3 カ月以上継続すること(p＝0.04)がより有意に治療成績を良くする因子であると報告されている[14]。SOR **B**　さらに，小さな表在血管腫に対し，3〜4 回／日の 0.5％チモロール点眼が，増殖期初期における最も有効な治療であるとの報告もある[13]。SOR **B**

フォローアップ

　単純な幼児血管腫には注意深い経過観察が推奨され，悪化要因があれば個別に追加検査が推奨される。

患者教育

　血管腫は良性であり癌化しない。白人で 10 人に 1 人の頻度でみられ，ほとんどが自然退縮し治療を必要としない。治療が必要な場合，新しい治療として経口プロプラノロールや局所チモロールなどがある。

【Richard P. Usatine, MD／Megha Madhukar, MD】
(馬場洋介／大塚宜一　訳)

94　幼児期の膿疱性疾患

症例

　1 歳男児。再発性の掻痒を伴う小水疱と膿疱を手と足に認め，セカンドオピニオン目的で来院した。今回 3 回目の発症

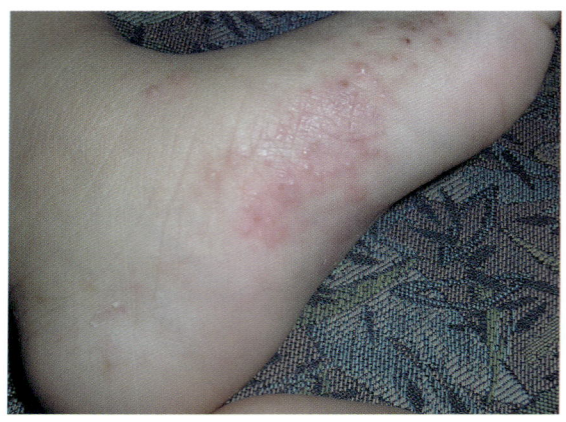

図 94-1　1歳男児。小児肢端膿疱症を足に認める。（*Used with permission from Richard P. Usatine, MD*）

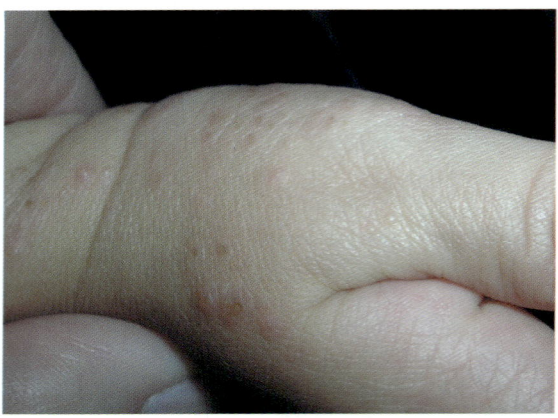

図 94-3　図 94-1 と同男児。掻痒を伴う湿疹を手と腕に認める。（*Used with permission from Richard P. Usatine, MD*）

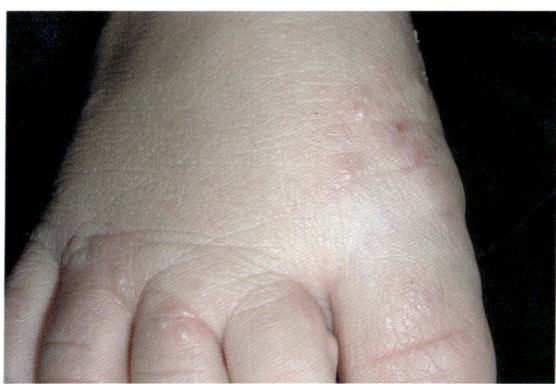

図 94-2　図 94-1 の男児。つま先に小水疱膿疱性の湿疹を伴った肢端膿疱症を認める。（*Used with permission from Richard P. Usatine, MD*）

で，前の 2 回のエピソードとも，医師は疥癬が影響していると考えた。患児は 2 度ともペルメトリンの治療を受け，2～3 週未満で皮膚症状は改善した。児以外の家族には同様の症状を認めなかった。疥癬としばしば誤診される小児肢端膿疱症の典型症例を **図 94-1～94-3** に示す。症状は再発性のこともあるが，最終的に自然寛解し治癒する。

概説

　肢端膿疱症（acropustulosis）と新生児一過性膿疱性メラノーシス（transient neonatal pustular melanosis：TNPM）は，一般的に幼少期に出現する膿疱性の疾患である。肢端膿疱症は生後 2～10 カ月から出現し 36 カ月までに自然寛解する，掻痒を伴う小水疱膿疱性疾患である。TNPM は出生時から認め，2～3 mm の色素斑と膿疱によって特徴づけられる。肢端膿疱症は掻痒の対症療法を必要とする場合があるが，両疾患とも自然寛解する。

疫学

肢端膿疱症

- 幼児においてまれで，強い掻痒をもち，小水疱膿疱性疾患である[1]。
- 典型例では，生後 2～3 カ月[1]，遅くとも生後 10 カ月頃に

は出現する[2]。
- 浅黒い肌の児と男児にやや多い[1]。
- 典型例では，生後 6～36 カ月に自然寛解する[2]。

TNPM

- 新生児期の疾患[3]。
- 男女比は同等[3]。
- アフリカ系乳児の 4.4％，白人乳児の 0.6％に認める[4]。
- 早期に，自然寛解する[3]。

病因と病態生理

肢端膿疱症

- 正確な原因と機序は解明されていない[5]。
- 一部の医師は，疥癬に対する持続的な反応（「疥癬後症候群」）であると推測している。小児肢端膿疱症は時に同胞間で同時にみられ，感染を示唆する。また，症例患者のように，本疾患と診断される患者は以前に疥癬の治療を受けていることがある。このことは感染の証拠となりうるが，しばしば誤診されている可能性も示している。Odom らは，いくつかのケースで，この疾患がヒゼンダニ属の過敏性反応によってもたらされている可能性を指摘している[4]。

TNPM

- 病因は不明である[6]が，毛嚢脂腺の閉塞から生じる可能性がある[3]。

診断

- 肢端膿疱症：小児期早期の新しい膿疱性皮膚症では，潜在的に深刻な感染を除外する精密検査を考慮しなければならない。精密検査は，迅速な診断検査として疥癬の擦過検査と KOH がある。検査の結果が陰性の場合，診断は後述するように臨床的になされることがある。
- TNPM：しばしば臨床的に診断されることがある。滲出物のライト（Wright）染色では好中球と，時に好酸球の増加を認める。グラム染色は陰性である[3]。

● 臨床所見

肢端膿疱症

- これらの水疱膿疱性病変は生後 2～3 カ月頃出現し，典型例では手足（**図 94-1～94-3**）に限局する[1]。
- ピンクの丘疹が出現し，24 時間以内に急激に直径 5 mm 未

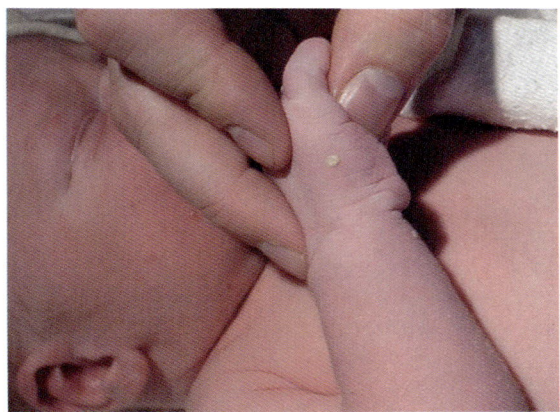

図 94-4　新生児一過性膿疱性メラノーシス（TNPM）が新生児の手に認められる。膿疱の周囲に紅斑がない点に注意する。（*Used with permission from Dan Stulberg, MD*）

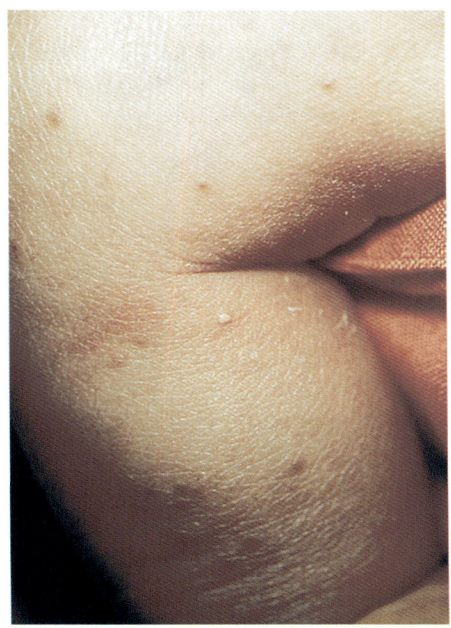

図 94-6　新生児の脚部の TNPM。膿疱がおさまった色素沈着斑を示す。（*Used with permission Kane KS, Lio P, Stratigos AJ, Johnson RA. Color Atlas and Synopsis of Pediatric Dermatology, 2nd edition, Figure 1-8, McGraw-Hill, 2009*）

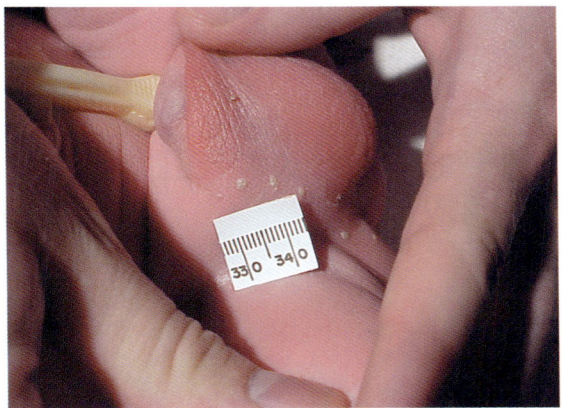

図 94-5　陰嚢に TNPM を認めるこの児には，複数の膿疱があり紅斑は認めない。（*Used with permission from Dan Stulberg, MD*）

満[2]の膿疱に進展する[2]。

- 激しい掻痒を伴う病変は，一般に 10 日持続して 2〜5 週毎に再燃を繰り返す[1,2]。その後，頻度と重症度は軽快し[2]，3 歳頃までには自然寛解する[1]。
- 鱗屑や炎症後色素沈着を認めることがある[2]。

TNPM

- 症状は出生時から 2〜3 mm の斑と膿疱が紅斑を伴わず形成されることが特徴的である（図 94-4〜94-7）[4,7]。
- 病変はおそらく出生前に進展し，出生後 1〜2 日で破裂する[7]。
- 治癒後の色素沈着は生後 3 カ月で消失し[3]，白人患者では色素沈着がより軽度である（図 94-6，94-7）[7]。
- 出生時から存在する鱗屑を伴う，小さい茶色の斑が唯一の所見のことがある（図 94-7）[7]。

➡ 典型的分布

- 肢端膿疱症：一般的には手掌と足底に認められるが，膿疱は手と足の背面で見つかることもあり，時に顔面，頭皮，体幹にも認められる[5]。
- TNPM：顔面や顎に出現することが多いが，頸部，胸部，仙尾部，腹部や大腿にも存在する場合がある[7]。

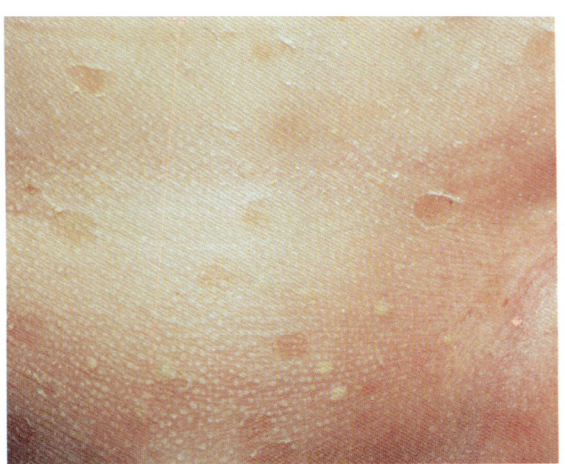

図 94-7　TNPM に散在する膿疱と色素沈着。一部に破裂した鱗屑と痂皮化を認める。（*Used with permission from Weinberg SW, Prose NS, Kristal L, Color Atlas of Pediatric Dermatology, 4th edition, Figure 1-3, New York, NY：McGraw-Hill, 2008*）

➡ 検査所見

- 肢端膿疱症：血球算定は必要ないが，軽度の白血球増加としばしば好酸球増加がみられることがある。病変の塗抹染色を施行すると，多くの好中球[1]と，早期には好酸球を認める[2]。
- TNPM：ライト染色で多数の好中球と若干の好酸球を認める。グラム染色は陰性である[3]。血球数は通常正常範囲であり，通常血液検査は必須の検査ではない。

鑑別診断

- 疥癬の寄生：掻痒，表皮内感染巣，鱗屑，痂疲や小水疱が

特徴的で，一般的に指，手首，肘，性器，および下肢の疥癬トンネルを認める。他の家族にも存在することがあり，出生時には存在しない。感染巣の擦過片の顕微鏡検査で，ダニおよびダニの糞便，卵またはそれらすべてを認めることがある[3]。

肢端膿疱症には疥癬の治療はすべて不応であるが，肢端膿疱症の症状は自然寛解をたどるため，疥癬の治療の効果があったかのように見えることがある（128 章「疥癬」参照）。

- 新生児中毒性紅斑（ETN）：生後 1〜2 日の新生児に出現する。病因は不明であり，中心に 1〜4 mm の小疱または膿疱を伴う 2〜3 cm の紅斑のような色素斑を認める。病変は手掌と足底に現れ，好酸球を多く含み生後 2 週程度で自然軽快する（92 章「乳児期の生理的皮膚変化」参照）[3]。
- 膿痂疹：小疱，水疱，蜂蜜色の痂皮などを伴う皮膚表面の感染症は A 群レンサ球菌，または黄色ブドウ球菌によって引き起こされる。グラム染色と培養が陽性である（99 章「膿痂疹」参照）[3]。
- 皮膚カンジダ症：軽度掻痒を認める部位と紅斑性丘疹，膿疱，色素斑や，白い滲出液を性器や皮膚のひだの周りに認める。カンジダ酵母は KOH や培養で確認する（121 章「カンジダ症」参照）[3]。
- 水痘：特徴的な「バラの花びら上の露しずく」が小児期に発症する。均一に分布し，掻痒と接触歴をもつ。予防接種により，現在ではあまり一般的ではなくなった（108 章「水痘」参照）。
- 単純ヘルペス：紅斑とその上に集簇した，疼痛を伴う紅斑。幼児期に歯肉性口内炎が起こることがあるが，膿疱性の疾患を起こすことはまれである。症状は発疹よりむしろ小疱を呈することが多い（第 114 章「単純ヘルペス」参照）。
- 手足口病：この疾患は，コクサッキーウイルスと他のエンテロウイルス属の感染症で，手と足に丘疹および色素斑を形成する。平坦な小疱を形成した後，最終的に潰瘍を形成し，寛解に至る。典型的に手と足の背側に出現し，疼痛を伴う口腔病変を伴う（113 章「手足口病」参照）[3]。
- 膿疱性乾癬：乾癬の重症型であり，小児ではまれで，高熱，倦怠感，食欲不振を伴った，急激なびまん性，有痛性の，ピンポイントの膿疱が急激に出現するのが特徴である（136 章「乾癬」参照）[1]。

治療

肢端膿疱症

- （局所的および経口の）ステロイドは，一般に効果はなく[1]，治療に必須ではない[5]。SOR **C**
- 経口の抗ヒスタミン薬は，掻痒をコントロールするのに有効なことがある[1]。SOR **C**
- プラモキシン（ローションまたはクリーム）は，抗ヒスタミン薬とは異なる機序で掻痒コントロールに局所的に使用されることがある[5]。SOR **C**
- ダプソン（1〜2 mg/kg/日，100 mg/日の最大量）投与で症状が改善する[5]。しかし，掻痒の改善が認められない場合，合併症のリスクが利益を上回ると考えられる[1]。SOR **C**

TNPM

- 治療は必要ない。両親には予後良好な疾患であり，自然寛解し，軽度の色素斑を経て皮膚が正常化すると伝え，安心させるべきである[6]。SOR **B**

予後

- 肢端膿疱症は，生後 6〜36 カ月で自然寛解する。
- TNPM は，生後 3 カ月までに自然に消失する。

フォローアップ

肢端膿疱症は，症状のコントロールと良好な臨床経過を確認するために短期間経過観察する場合がある。症状がコントロールされていて，児が月齢を重ね，疾患の周期と重症度が減少してきたら経過観察は不要となる。ダプソンを処方する場合は，適宜モニタリングが必要となる。

TNPM は，正常な小児の健診以外の経過観察を特に必要としない。

患者教育

他の疾患が除外されれば，これらの疾患が自然寛解するという情報を家族に提供し，安心させることが最も重要である。

【Andrew Shedd, MD／Richard P. Usatine, MD／
Heidi S. Chumley, MD】

（横倉友諒／大塚宜一　訳）

---

95 おむつかぶれと肛門周囲皮膚炎

症例

生後 2 カ月の女児。おむつかぶれがデシチン軟膏で改善せず，増悪したため受診した。診察時に舌と頬粘膜に白苔が認められた。おむつの中には，皮膚の潰瘍と周辺病巣の発赤が認められた（図 95-1）。鵞口瘡（口腔カンジダ症）とカンジダ性おむつ皮膚炎の合併と診断された。児は，ニスタチン懸濁液の経口投与と陰部へのクロトリマゾール・クリーム塗布で順調に改善した。

概説

おむつかぶれ（diaper rash）とは，おむつ領域に位置する，発赤や炎症性の皮膚変化の総称である。

別名

おむつ皮膚炎，ナプキン皮膚炎

疫学

- おむつ皮膚炎は，幼児にみられる最も頻度の高い皮膚炎である。
- 生後 2 年間の有病率は，報告により 4〜35％と様々である[1]。
- おむつかぶれは，外来を受診する小児の 25％に認められる[2]。
- 人種や性別による有病率の違いはない。
- 3〜6 カ月の乳児の 19.4％に発生するとする報告もある[1]。
- 母乳栄養児に比較し，人工栄養児により多く発生する[1]。
- 症状はおおむね，生後 3 週頃から始まり，9〜12 カ月でピークに達し，トイレトレーニングが完了するとともに改善する。
- 症状は，1 日〜2 週続く。

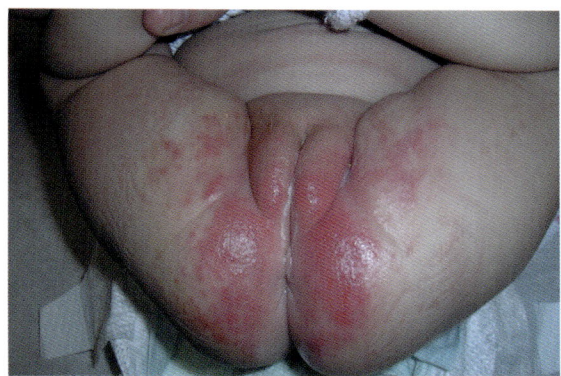

図 95-1　鵞口瘡を有する乳児のカンジダ性おむつ皮膚炎。（*Used with permission from Richard P. Usatine, MD*）

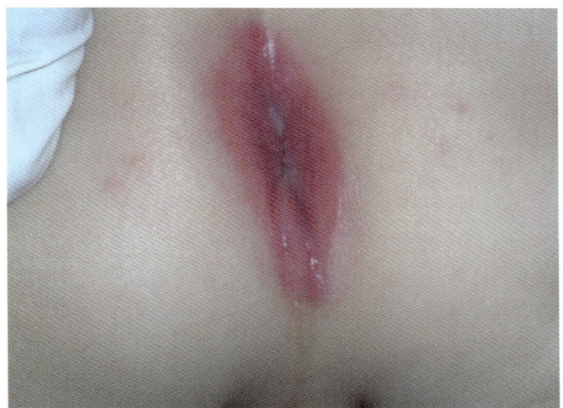

図 95-2　A 群 β 溶連菌による肛門周囲皮膚炎。（*From Sheth S, Schechtman AD. Itchy perianal erythema. J Fam Pract. 2007；56（12）：1025-1027. Reproduced with permission from Frontline Medical Communications*）

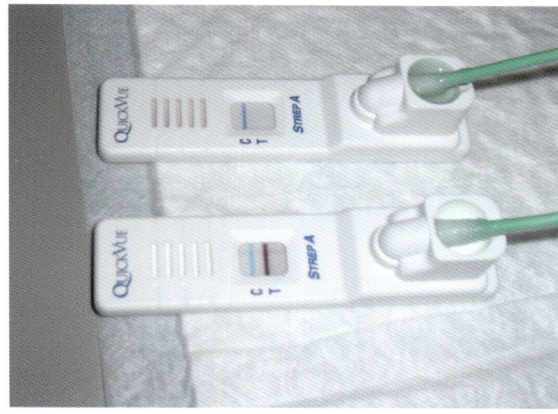

図 95-3　図 95-2 の乳児の肛門周囲のスワブで施行した，迅速溶連菌診断キット陽性の図。（*From Sheth S, Schechtman AD. Itchy perianal erythema. J Fam Pract. 2007；56（12）：1025-1027. Reproduced with permission from Frontline Medical Communications*）

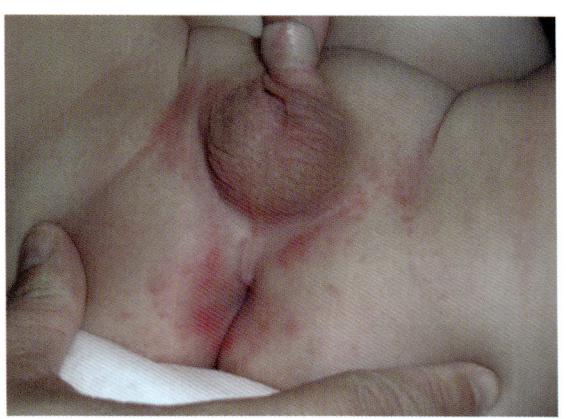

図 95-4　中耳炎治療のためのアモキシシリン-クラブラン酸投与後の二次性下痢によって発症したおむつ皮膚炎。衛星病巣がないこと，深いしわの間隙には症状がないことが特徴である。（*Used with permission from Richard P. Usatine, MD*）

- 増悪因子として，スキンケア不足，下痢，抗菌薬の使用と尿路奇形があげられる。
- 肛門周囲レンサ球菌性皮膚炎は，6 カ月〜10 歳の小児に生じる（図 95-2，95-3）。

病因と病態生理

- 初期おむつ皮膚炎：多因子によるおむつ領域の皮膚の炎症である[3]。主因は，糞便や尿を含む水分による菲薄化した皮膚への長期間の接触刺激による。

関係する多因子は，以下のとおりである。
  - 空気への曝露不足
  - 摩擦と機械的外傷
  - 局所（刺激性）：糞便中のプロテアーゼとリパーゼ
  - pH の上昇
  - 皮膚のバリア機能喪失に伴う上皮角質層の軟化
- （刺激性）おむつ皮膚炎：過剰な水分により，エクリン腺が閉塞することによって起こる間擦疹（摩擦による皮膚の損傷）と粟粒疹（紅色汗疹）の組み合わせである。非感染性，非アレルギー性で，多くの場合，無症候性の接触皮膚炎である。おむつ習慣を改善することにより，3 日未満で改善することがほとんどである。
- カンジダ性おむつ皮膚炎：45〜75％で，培養開始 3 日以内に糞便起源の *Candida albicans* のコロニーが形成される。
- 細菌性おむつ皮膚炎：黄色ブドウ球菌や化膿レンサ球菌に続発する二次感染の場合がある。その他，大腸菌，ペプトストレプトコッカス属とバクテロイデス属などが分離されることがある。一般的に，暑くなる夏の季節に起こりやすい。
- 肛門周囲レンサ球菌性皮膚炎は，A 群 β 溶連菌に起因する（図 95-2，95-3）。

危険因子

- 下痢
- 人工栄養児
- 抗菌薬の使用
- 尿路奇形
- 誤ったスキンケア，スキンケア不足

診断

▶ 臨床所見

- おむつ皮膚炎は，会陰部のおむつと接触する領域に光沢の

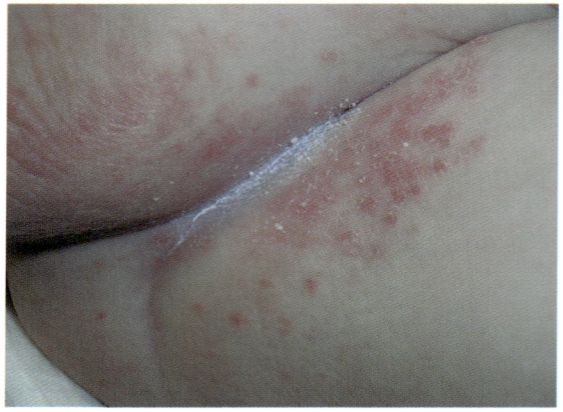

図 95-5　5 カ月乳児のカンジダ性おむつ皮膚炎。衛星病巣の辺縁の落屑が特徴である。（Used with permission from Richard P. Usatine, MD）

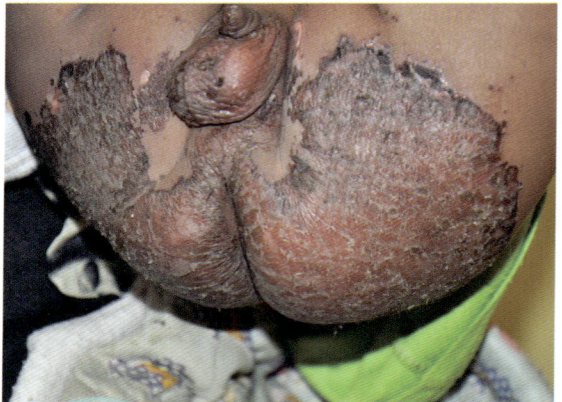

図 95-6　亜鉛欠乏による腸性肢端皮膚炎。おむつ領域の皮膚炎と類似する口囲皮膚炎も認められた。（Used with permission from Richard P. Usatine, MD）

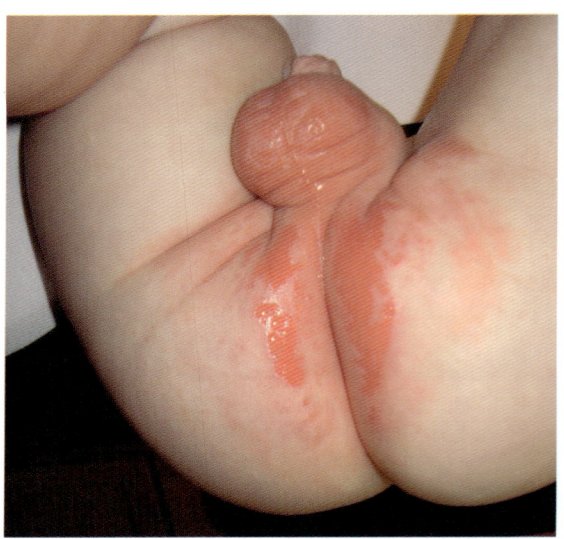

図 95-7　遷延性下痢症の乳児におけるびらん性おむつ皮膚炎（Jacquet 皮膚炎）。赤いびらんと隆起した小結節が特徴である。（Used with permission from Richard P. Usatine, MD）

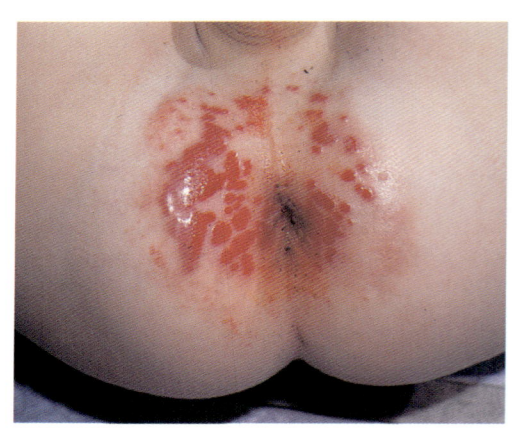

図 95-8　明赤色の紅斑，打ち抜かれた潰瘍と辺縁整で隆起した小結節がみられるびらん性おむつ皮膚炎（Jacquet 皮膚炎）。（Used with permission from Weinberg SW, Prose NS, Kristal L, Color Atlas of Pediatric Dermatology, 4th edition, Figure 8-42, New York, NY：McGraw-Hill, 2008）

ある紅斑が出現することで始まる。鱗片や不明瞭な辺縁を認めることがある。丘疹，斑，小水疱と皮膚のひだ，表皮の軽微な潰瘍を認めることがあり，悪化して境界明瞭な皮膚潰瘍，結節となることがある。おむつと接触のない大きなしわの間隙には症状がないことが特徴である（図 95-4）。

● 「衛星病巣」と呼ばれる，主病巣と連続しない膿疱丘疹，皮膚のひだの関連，白い鱗片などは，カンジダ感染の特徴である（図 95-5）。

● 二次性細菌感染症は，赤みや黄色痂皮，腫れ，赤い線条，膿性分泌物などがみられる。膿痂疹は水疱よりも，表皮の剥がれたびらんの状態でみられることが多い。

● 肛門周囲レンサ球菌性皮膚炎は明赤色の境界明瞭な発疹（図 95-2）で，時に便に血液が線状に付着することがある。

▶ 典型的分布

おむつ皮膚炎の初発部位は主に臀部，性器，恥丘，下腹部，大腿内側である。おむつ領域以外の発疹の有無を確認することが重要である。カンジダ皮膚炎が疑われる場合，咽頭や口腔内粘膜の白苔の付着がないかなどを診察し，口腔カンジダ症も鑑別する。脂漏性皮膚炎が疑われる場合は頭皮と顔面の診察も必要である。

▶ 検査所見

臨床診断は，主に身体診察で行う。重症例では KOH による真菌および鉱油による疥癬の顕微鏡検査，血液検査（血球算定，亜鉛濃度），皮膚生検などを行う（図 95-6）。肛門周囲レンサ球菌性皮膚炎では迅速診断キットが用いられる（図 95-2，95-3）。

鑑別診断

おむつ皮膚炎には 3 つの異なる重症化パターンがある。

1. びらん性おむつ皮膚炎（Jacquet 皮膚炎）は，遷延性の下痢による難治性のおむつ皮膚炎である[4]。びらんは進行すると辺縁の隆起した結節に変化することがある（図 95-7，95-8）。

2. 乳児臀部肉芽腫は，肉芽腫性小結節を呈するまれな一次性おむつ皮膚炎である。大きく育つことがあり，辺縁整で

14

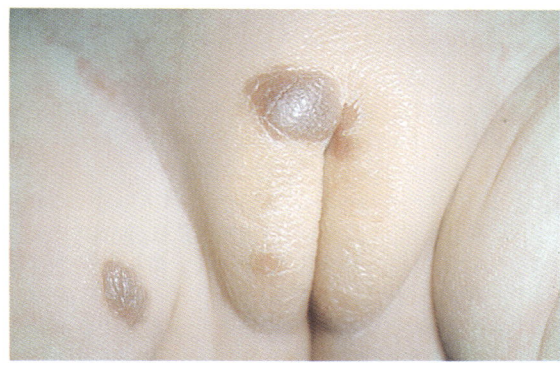

図 95-9　乳児臀部肉芽腫。2 つの大きな結節がおむつ領域に認められる。この小結節は茶褐色だが，赤や紫に色調が変化することがある。この症例では，局所ステロイドも発症の一因であった。（Used with permission Kane KS, Lio P, Stratigos AJ, Johnson RA. Color Atlas and Synopsis of Pediatric Dermatology, 2nd edition, Figure 3-5, McGraw-Hill, 2009）

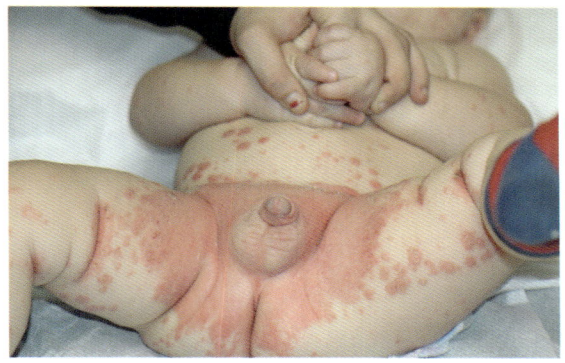

図 95-11　1 歳男児における重症脂漏性皮膚炎。おむつ領域に限局していない点に注意する。淡い黄色の痂皮は脂漏性皮膚炎の特徴である。この症例では，陰部，頬，頭皮（乳痂）に症状を認めた。カンジダでみられる衛星病変（膿疱）は認められなかった。おむつ領域に限定されず，深いしわの間にも病変が認められることから，刺激性皮膚炎やカンジダ性おむつ皮膚炎は除外される。（Image used with permission from Robert Brodell, MD）

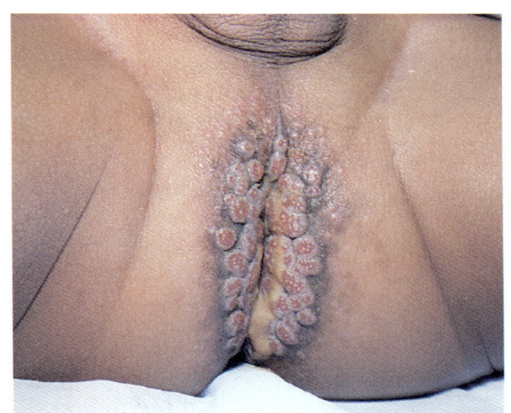

図 95-10　偽疣状丘疹および小結節。膨隆し表面は平らな丸い病変は，湿性の紅斑で光沢がある。このおむつ皮膚炎は当初，尿瘻の辺縁の皮膚に起きたものと考えられたが，Hirschsprung 病などによる慢性下痢症や，遺糞尿失禁の結果として起こることがある。（Used with permission from Weinberg SW, Prose NS, Kristal L, Color Atlas of Pediatric Dermatology, 4th edition, Figure 8-45, New York, NY：McGraw-Hill, 2008）

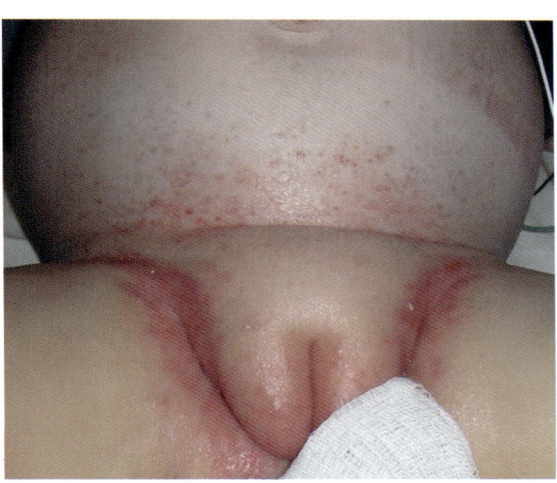

図 95-12　おむつ領域の Langerhans 細胞組織球症。散在性の紅斑性丘疹と点状出血を認める。難治性のおむつかぶれとして発症した。発疹がおむつ領域に限定されず，むしろ点状出血が下腹部で顕著であることに注意する。皮膚生検で Langerhans 細胞が認められ，診断に至った。（Used with permission Kane KS, Lio P, Stratigos AJ, Johnson RA. Color Atlas and Synopsis of Pediatric Dermatology, 2nd edition, Figure 3-6, McGraw-Hill, 2009）

ある（図 95-9）。寄与因子として，炎症，カンジダ重複感染と高力価の局所ステロイド塗布があげられる。良好なおむつケアと刺激物の除去で，数カ月の間に改善する。瘢痕や色素沈着を残す可能性がある[5]。

3. 偽疣状丘疹および小結節は，慢性下痢症で認められる光沢のある赤色の，平滑で湿った，表面が平らな肛門周囲病変である。性器疣贅と間違えられることが多く，Hirschsprung 病に合併することがある（図 95-10）。

二次性おむつ皮膚炎は，病因のあるおむつ領域の発疹である。アトピー性皮膚炎，脂漏性皮膚炎，乾癬は，体のどの部位でもみられるが，おむつをつけることで鼠径部で悪化することがある（図 95-11）。アトピー性皮膚炎，乾癬，その他鼠径部にかぎらず発疹の家族歴は，診断に際して有用である。脂漏性皮膚炎を疑ったら，頭皮を診察する（新生児頭部皮膚炎，乳痂）（135 章「脂漏性皮膚炎」参照）。

先天性梅毒，疥癬，HIV，Langerhans 細胞組織球症（図 95-12）と腸性肢端皮膚炎（図 95-6）は，おむつに起因しない，お

むつ領域の発疹症である。おむつ自体がアレルゲンとなるアレルギー性接触皮膚炎はまれである。重症のおむつ皮膚炎に口囲皮膚炎（図 95-6）を伴うときは，亜鉛欠乏に起因する腸性肢端皮膚炎を疑う。血清中の亜鉛濃度が低ければ，亜鉛の補充を行う。

間擦疹は，鼠径ひだなどの摩擦が起こりうる領域の炎症である（図 95-13）。他に起こりうる領域として，頸部，腋窩，臀裂がある。病因は 1 つに特定されないため，カンジダ感染，脂漏症湿疹，乾癬などを念頭に置かなければならない。

治療

● おむつ習慣を改善することが必要である。できるだけ皮膚を露出させ，乾燥した状態を保つ。SOR Ⓑ 使い捨ておむ

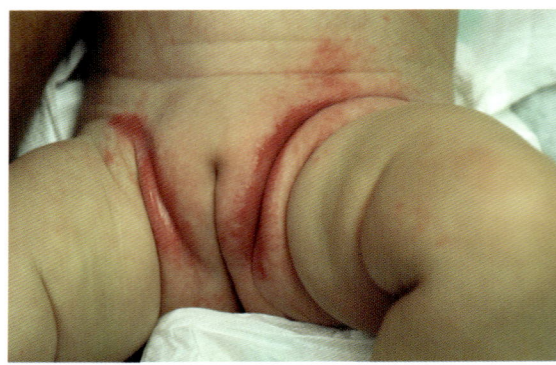

図 95-13 鼠径ひだにある間擦疹。明赤色の紅斑が認められる。間擦疹を見つけたら，必ず寄与因子を探す必要がある。考えうる病因として，以下の3つがあげられる。(1)(刺激性)皮膚炎：尿や糞便からの刺激で生じ，深いひだの間には症状がないのが特徴だが，この症例では深いひだの中にも症状が認められ，典型例ではない。(2)カンジダ皮膚炎：左側腹部と大腿に衛星丘疹と小水疱性丘疹が認められる。(3)脂漏性皮膚炎：疑った場合は必ず，頭皮と顔面も診察する。(*Image used with permission from Robert Brodell, MD*)

つを使用し，頻回に(少なくとも3〜4時間毎)に交換する。SOR **B** 排便，排尿後は速やかに交換する。市販のおしり拭きはアルコールが含まれているため避ける。ぬるま湯で頻回にやさしく洗浄し，乾かすときはタオルなどを押しあてるようにして水分を取り除く。スクイーズボトルなどを使うことで，繊細な皮膚をこすらずに洗い流すことができる。

- 高吸収性のおむつは，皮膚から水分を除くため有用である[1]。SOR **B**
- 亜鉛華軟膏，ワセリン，ビタミンAやビタミンDの軟膏，アルミニウム酢酸塩などのバリア製剤をおむつ替えのたびに患部に塗布する[1]。SOR **B** ペースト状の基材のほうが軟膏より皮膚を被覆し，患部にとどまるため効果があり，同様の理由でクリームやローションより優れている。アレルギー反応を防ぐため，香料や防腐剤の入っているものは避ける。"ケーキの糖衣"のように厚く塗る。他の薬剤を塗布する場合も，このバリア製剤の上に塗布する。
- 中等度〜重度の炎症には，非フッ化，低作用強度局所ステロイド(例：1%のヒドロコルチゾン軟膏を毎日最高3回)を皮膚炎がなくなるまで塗布する。皮膚浸食，萎縮，線条を回避するため，乳児の臀部に局所ステロイドを使用するときは2週間を超えないようにする。
- カンジダ皮膚炎には，クロトリマゾールやミコナゾールのような市販の局所抗真菌性クリームを使用する。発疹が改善するまで，おむつ替えのたびに患部に塗布する。SOR **B** 鵞口瘡が合併したときは，ニスタチンを口に含ませて，毎日4回，内服させる。
- Lotrisone のようにヒドロコルチゾンより強いステロイドを含有する抗真菌薬との合剤は避ける。強力な局所ステロイドは皮膚の線条やびらん，視床下部–下垂体–副腎系抑制，Cushing 症候群を引き起こすことがある[1]。
- 軽度の細菌感染症には，発疹が改善するまで，おむつ替えのたびにバシトラシンまたはムピロシンのような抗菌薬の軟膏を使用する。SOR **B**
- より重篤な細菌感染症には，アモキシシリン–クラブラン酸のような広域スペクトル抗菌薬を経口投与する。肛門周囲細菌性皮膚炎の起因菌は，黄色ブドウ球菌であることが報告されている[6]。経口セファレキシンは黄色ブドウ球菌とA群β溶血性レンサ球菌の両者に効果があり有効である。メチシリン耐性黄色ブドウ球菌(MRSA)が疑われる場合，ST合剤の使用を検討する。SOR **B**
- カンジダおむつ皮膚炎の臨床試験で，44人の患児において，0.77%局所シクロピロックス懸濁液(Loprox)(抗真菌性，抗菌および抗炎症の広域スペクトル薬剤)が有害事象なく，有効であった[1]。SOR **B**
- アレルギー性接触皮膚炎の予防のため，染料の含まれないおむつを推奨する。SOR **B**

予防とルーチンのスキンケア

- おむつ領域をできるだけ乾燥させ，清潔に保つ。
- 皮膚のバリア機能を維持するため，毎日バリア製剤を使用する。
- 局所ビタミンA製剤のおむつ皮膚炎の予防効果は証明されている[7]。SOR **B**
- 使い捨ておむつの使用がよいとする報告は多いが，2006年のコクランレビューでは，その有用性，もしくは有用性のなさを立証するほどの良質な，無作為で比較対象を置いた臨床試験はなされていないと報告されている[8]。SOR **B**

予後

前述のとおり治療すれば，おむつ皮膚炎の予後は良好である。

フォローアップ

発疹が増悪するか，遷延しないかぎり経過観察は不要である。ただし，重篤な細菌感染症は再発することが多いため，経過観察が推奨される。

患者教育

予防と早期治療が，最善の策である。おむつ領域を清潔に保ち，蒸れることのないよう，おむつを頻繁に交換する。ホウ酸，樟脳，石炭酸，サリチル酸メチル，安息香化合物，タルカムパウダー，コーンスターチなどを含有するクリームは使用しない。おむつ皮膚炎は両親や患児本人にとって不快な状態ではあるが，それが重症化することは少ないことを両親に告げ，安心させることが大切である。

【Bridget Malit, MD／Julie Scott Taylor, MD, MSc／Richard P. Usatine, MD】

(大島華倫／大塚宜一 訳)

2 節　ざ瘡様

96　尋常性ざ瘡

症例

　重症の結節嚢胞性ざ瘡と瘢痕を認める 16 歳男児（**図 96-1**）が，治療目的に受診した。経口抗菌薬や局所レチノイド，局所過酸化ベンゾイルは効果を認めず，男児と母親はイソトレチノイン（アキュテイン）を希望した。イソトレチノインによる治療開始 4 カ月後，結節や嚢胞は消失し，わずかな丘疹のみ残存した（**図 96-2**）。彼は大変満足し，外見により自信をもてるようになった。イソトレチノインによる加療後，皮膚は完全に正常化した。

概説

　ざ瘡（acne）は，主に若者の顔面に生じる毛嚢脂腺単位の閉塞性および炎症性疾患であるが，いかなる年齢にも認め，顔面以外では体幹に生じることがある。

疫学

　尋常性ざ瘡（acne vulgaris）は 10 代の 80％以上に生じ，25歳を過ぎても男性の 3％と女性の 12％に継続して認められる[1]。

病因と病態生理

　ざ瘡の病態における最も重要な 4 段階は以下のとおりである。
1. 男性ホルモンと遺伝に関連した皮脂の生産過剰
2. 毛嚢（毛包）上皮の異常な脱落（ケラチン閉塞）
3. *Propionibacterium acnes* の増殖
4. 炎症と毛嚢破裂を生じうる毛嚢閉塞

　新生児ざ瘡は母体のホルモンに関連があると考えられ，一過性である（**図 96-3**）。

　ざ瘡は，ヘルメットのあご紐などによる物理的圧迫（**図 96-4**）や，フェニトインやリチウムのような薬剤（**図 96-5**）で誘発されることがある。

　ミルク（特にスキムミルク）の大量摂取が 10 代におけるざ瘡の危険性を増すという研究もある[2]。

診断

▶ 臨床所見

　ざ瘡の形態には，面皰，丘疹，膿疱，結節，嚢胞がある。
- 閉塞性ざ瘡（コメドナルアクネ〈comedonal acne〉）：非炎症性ざ瘡は面皰のみで構成される（**図 96-6**）。
- 開放面皰は黒にきび（**図 96-7**）であり，閉鎖面皰は白にきびと呼ばれ，小丘疹に似ている。
- 炎症性ざ瘡は，面皰に加え，丘疹，膿疱，結節，嚢胞を認める（**図 96-5**）。

▶ 典型的分布

　顔面，背部，胸部，頸部

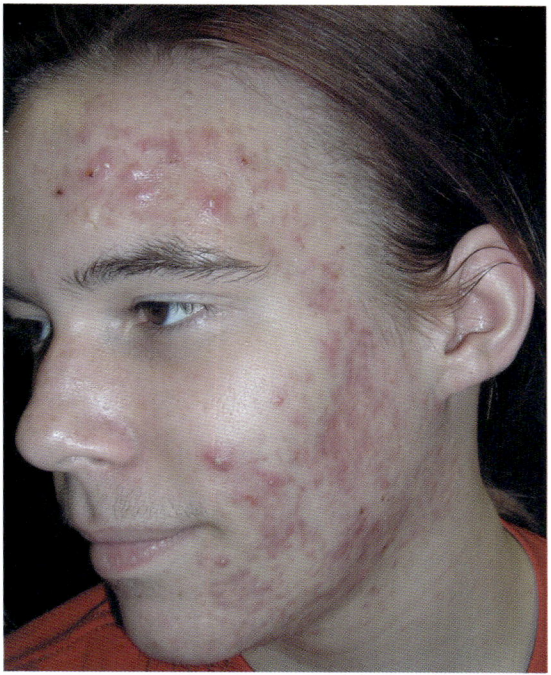

図 96-1　16 歳男児に認めた，瘢痕を伴う重症の結節嚢胞性ざ瘡。（*Used with permission from Richard P. Usatine, MD*）

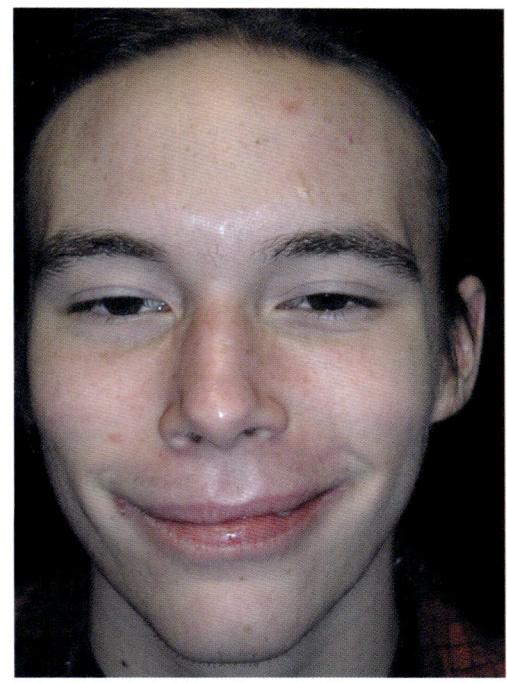

図 96-2　図 96-1 と同症例。イソトレチノインの治療開始 5 カ月目に結節や嚢胞が消失し，満足気な男児。（*Used with permission from Richard P. Usatine, MD*）

▶ 検査所見

　男性ホルモン（アンドロゲン）過剰や多嚢胞性卵巣症候群（PCOS）を疑わないかぎり施行しない[3]。SOR **A**　男性ホルモン過剰や PCOS を疑う場合は，テストステロンと DHEA-S 値を測定し，PCOS を疑う場合は，卵胞刺激ホルモン

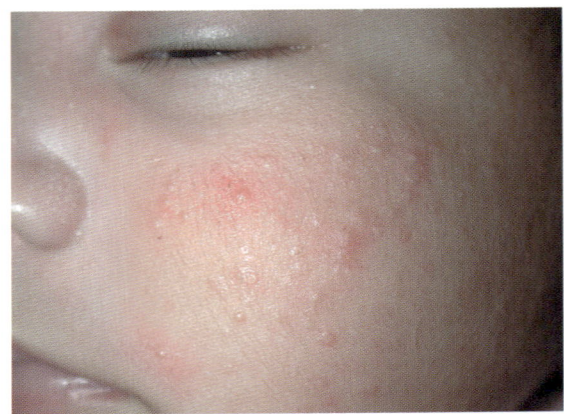

図96-3　治療せず改善した生後2週間の健康な乳児に認めた新生児ざ瘡。（*Used with permission from Richard P. Usatine, MD*）

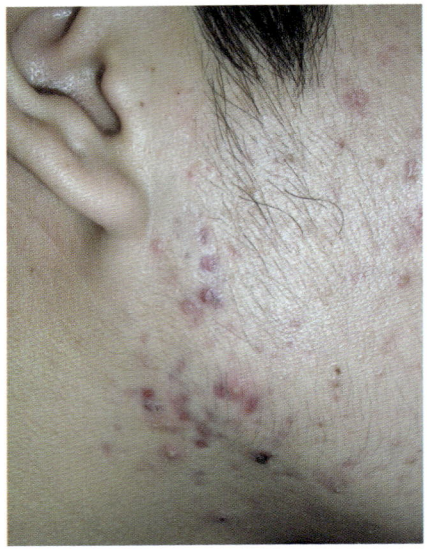

図96-4　高校でのフットボールの際，ヘルメットを着用している17歳男児に認めた膿疱や結節を伴う炎症性ざ瘡。（*Used with permission from Richard P. Usatine, MD*）

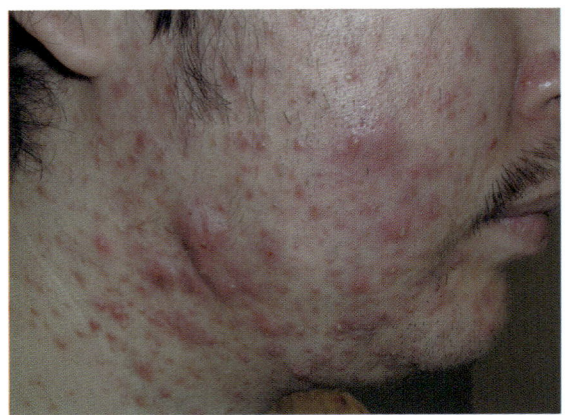

図96-5　若年成人の重篤な炎症性ざ瘡。てんかん治療のためフェニトインを内服開始後にざ瘡が悪化した。（*Used with permission from Richard P. Usatine, MD*）

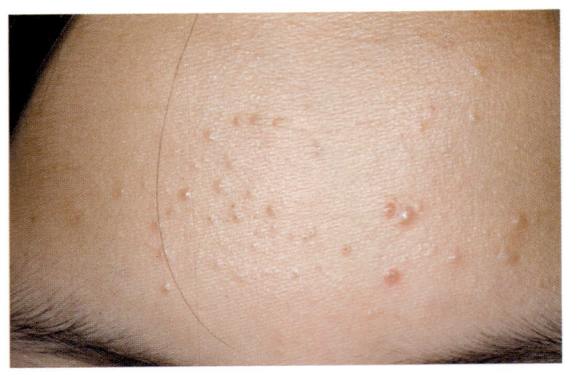

図96-6　15歳女児のコメドナルアクネ。額に開放面皰（黒にきび）と閉鎖面皰（白にきび）を認める。（*Used with permission from Richard P. Usatine, MD*）

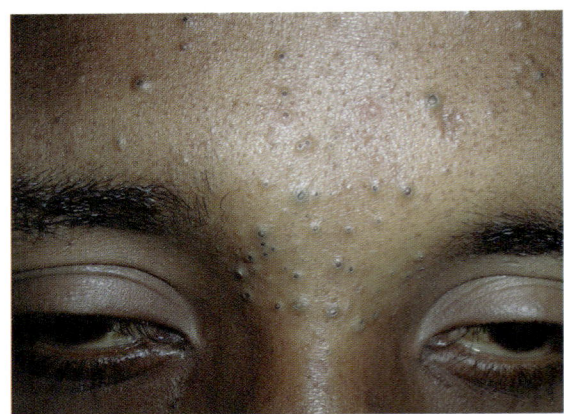

図96-7　17歳女児のコメドナルアクネ。大きな開放面皰（黒にきび）を多数認める。内科的治療に加え，ざ瘡手術のよい適応である。（*Used with permission from Richard P. Usatine, MD*）

（FSH）と黄体形成ホルモン（LH）値の測定を考慮する。

鑑別診断（ざ瘡の特殊型を含む）

- 集簇性ざ瘡：多数の面皰，囊胞，洞管，膿瘍を特徴とした，まれで非常に重症型のざ瘡である。炎症性部位と瘢痕のため，外観を非常に損ねる[4]。洞管は不快な匂いを放つ化膿性物質を排出する複数の開口部を形成する（**図96-8**，**96-9**）。面皰と結節は通常，胸部，肩，背部，臀部，顔面に認める。集簇性ざ瘡は汗腺炎や頭部解離性蜂窩織炎とともに，毛囊閉塞性3疾患のひとつといわれることもある。

- 閃光状ざ瘡：突然発症し潰瘍を伴う硬い囊胞性ざ瘡が特徴であり，大部分は胸背部に認める（**図96-10**，**96-11**）[5]。多くは発熱，倦怠感，嘔気，関節痛，筋肉痛，体重減少を伴い，通常は白血球増多や赤血球沈降速度の亢進を認める。限局性の骨溶解病変を伴うこともある。閃光状ざ瘡という用語は，全身徴候がなくとも，ざ瘡が非常に悪化した場合にも使用される[5]。

- ポマードざ瘡：油性整髪料が額の皮膚に接触することで生じ，悪化するざ瘡である。アフリカ系アメリカ人によく認められる（**図96-12**）。

- 酒さ：顔面に丘疹と膿疱を認めるため，ざ瘡に類似する。顕著な紅斑と末梢血管拡張を伴い，通常は高齢者にみられ

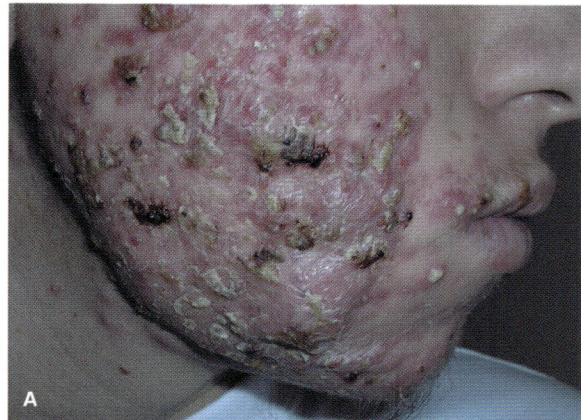

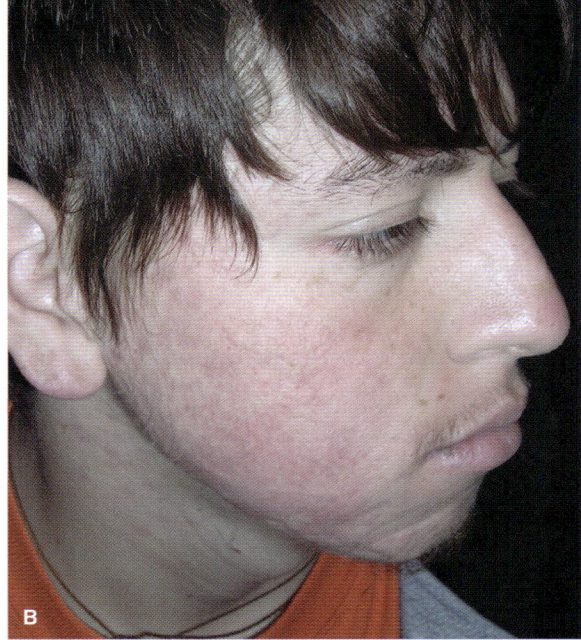

図 96-8　**A**：16 歳男児の集簇性ざ瘡。顔面に洞管と重篤な囊胞を認める。イソトレチノインが開始される前，男児は何週間もの間，経口プレドニゾンを服用した。治療によりざ瘡は完全に消失した。**B**：経口プレドニゾンと 5 カ月にわたるイソトレチノイン治療により，集簇性ざ瘡は微小瘢痕を残すまでに改善した。(*Used with permission from Richard P. Usatine, MD*)

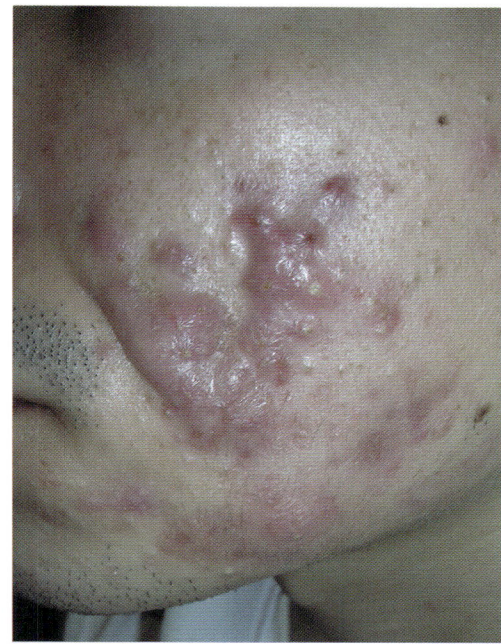

図 96-9　洞管と巨大な囊胞病変を伴った 10 代男児の顔面に認めた集簇性ざ瘡。(*Used with permission from Richard P. Usatine, MD*)

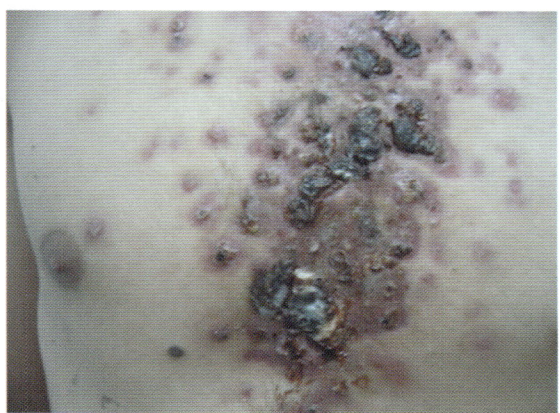

図 96-10　17 歳男児に認めた閃光状ざ瘡。多発筋痛と関節痛を伴ってざ瘡が増悪したとき，男児はイソトレチノインを服用中であった。胸背部に出血性の痂皮に覆われた多数の結節囊胞を認めた。(*From Grunwald MH, Amichai B. Nodulo-cystic eruption with musculoskeletal pain. J Fam Pract. 2007；56：205-206, Reproduced with permission from Frontline Medical Communications*)

る。酒さには面皰がなく，眼や鼻に症状を認めることがある（97 章「酒さ」参照）。

- 背部の毛囊炎：ざ瘡と混同されることがある。毛囊炎とざ瘡の区別に有用なのは，毛囊炎の炎症性丘疹の中心部に毛囊を見つけることである。背部にざ瘡があれば，通常顔面にもざ瘡を認める（第 100 章「毛囊炎」参照）。
- 項部のケロイドざ瘡：後ろ髪の生え際にみられ，丘疹，膿疱，結節，ケロイドで構成される。首筋の毛を剃った後の有色人種に多く認める（**図 96-13**）。

治療

　治療は，ざ瘡の種類や重症度に基づく。選択肢として，局所レチノイド，局所抗菌薬，全身性抗菌薬，ホルモン療法，経口イソトレチノイン，注入療法がある。

■ 薬物治療

　250 の比較試験のレビューの中で，Agency for Healthcare Research and Quality（AHRQ）は 14 個をエビデンスレベル A と認定した[6]。これらにより，添加剤や，局所クリンダマイシン，局所エリスロマイシン，過酸化ベンゾイル，局所トレチノイン，経口テトラサイクリン，ノルゲスチメート／エチニルエストラジオール合剤のプラセボ対照試験の有効性が示された[4]。同等性を示すレベル A の結論として，異なる濃度の過酸化ベンゾイルは，軽症～中等症のざ瘡において同等の効果を示し，アダパレンとトレチノインは同等の有効性であった[6]。SOR Ⓐ

局所療法

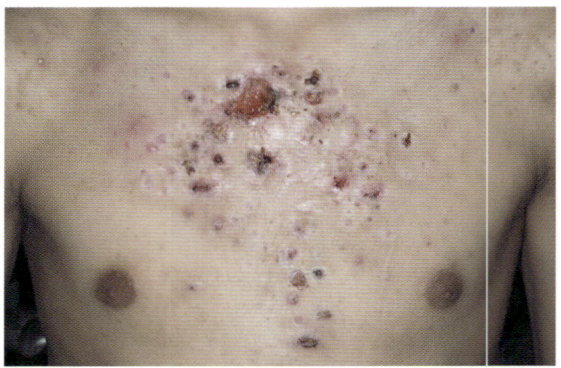

図 96-11　15 歳男児の体幹に認めた急性増悪する閃光状ざ瘡。発熱や骨痛はないが，白血球数は 1 万 7,000 であった。男児はプレドニゾロンで速やかに効果を認め，イソトレチノインを開始された。イソトレチノイン開始初期に潰瘍と肉芽組織が悪化したが，プレドニゾロンによりその症状は抑えられた。（Used with permission from Richard P. Usatine, MD）

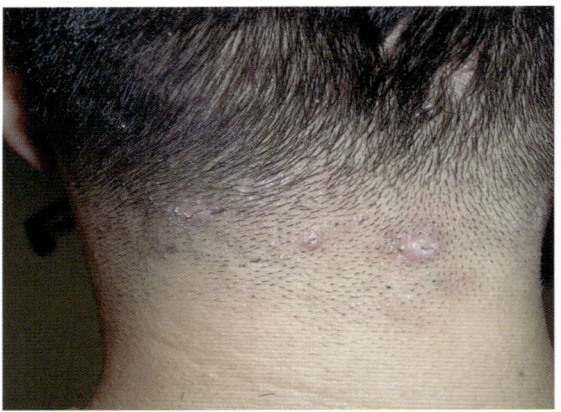

図 96-13　10 代で，毛髪を剃られた項部の後ろ髪の生え際に認めたケロイドざ瘡。病態生理的にはざ瘡より毛嚢炎に近い。（Used with permission from Richard P. Usatine, MD）

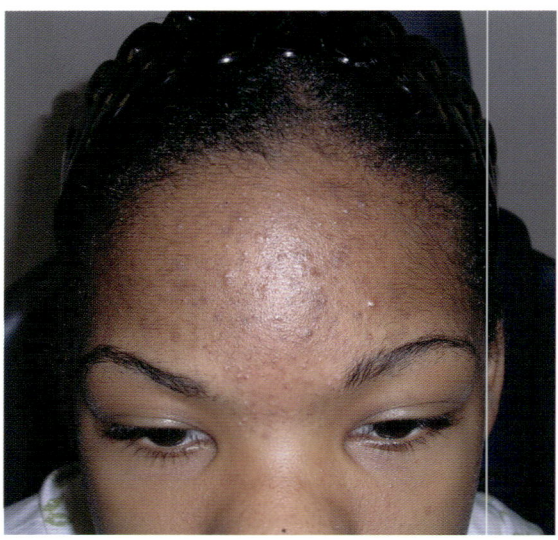

図 96-12　髪型を整えるために油性整髪料を使用しているアフリカ系アメリカ人の 10 代に認めたポマードざ瘡。ざ瘡は主に前額部に認める。（Used with permission from Richard P. Usatine, MD）

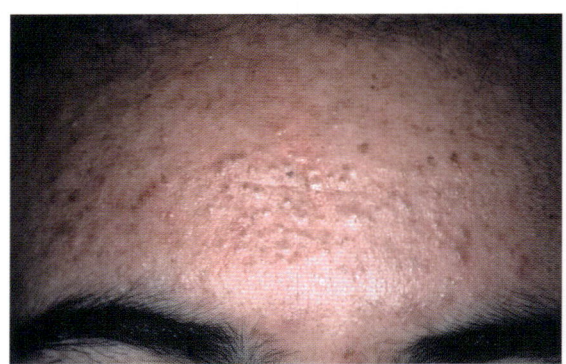

図 96-14　斑状の過剰な色素沈着を伴う閉塞性またはコメドナルアクネ。アゼライン酸がざ瘡と過剰な色素沈着の治療に有用であった。（Used with permission from Richard P. Usatine, MD）

- 過酸化ベンゾイル：抗菌作用（ゲル，クリーム，ローション）（2.5%，5%，10%）10% は刺激性が強く効果的でない[1]。SOR **A**
- 局所抗菌薬：クリンダマイシンやエリスロマイシンが治療の中心となる。
- エリスロマイシン：溶液，ゲル[3]。SOR **A**
- クリンダマイシン：溶液，ゲル，ローション[3]。SOR **A**
- ベンザマイシン・ゲル：3% エリスロマイシン，5% 過酸化ベンゾイル[3]。SOR **A**
- ベンザクリン・ゲル：1% クリンダマイシン，5% 過酸化ベンゾイル[3]。SOR **A**
- 5% ダプソン・ゲル[7]。SOR **B**

レチノイド
- トレチノイン（レチン A）・ゲル，クリーム，溶液，微粒子[1]。SOR **A**
- アダパレン・ゲル：トレチノインより刺激が少ない[1]。

SOR **A**
- タザロテン：最も刺激性の強い最強の局所レチノイド[8]。SOR **A**

　局所レチノイドは，治療開始後数カ月間は時折，皮膚刺激性を認めるが，新しい系統的レビューでは，局所レチノイドの使用初期に，ざ瘡の皮疹数の悪化は認めていない[2]。
- アゼライン酸：斑状の過剰な色素沈着やざ瘡の治療に有用である（図 96-14）[3]。SOR **B**

全身療法
- 経口抗菌薬
  - ドキシサイクリン 1 回 40〜100 mg/1 日 1〜2 回：安価で忍容性が高く，食事時に服用できるが，日光過敏性が増す[3]。SOR **A**
  - ミノサイクリン 1 回 50〜100 mg/1 日 1〜2 回：高価であり，テトラサイクリンを含む他の全身性抗菌薬より有用であるとはされていない[3,9]。SOR **A**
  - エリスロマイシン 1 回 250〜500 mg/1 日 2 回：安価。時折胃腸障害を認めるが，妊婦も服用可能である[3]。SOR **A**
  - ST 合剤/1 日 2 回：効果的だが，Stevens-Johnson 症候群のリスクがある。特に重症で治療抵抗性の症例における短期治療に用いる[3]。SOR **A**
  - 経口アジスロマイシン：質の低い多くの小規模研究の中

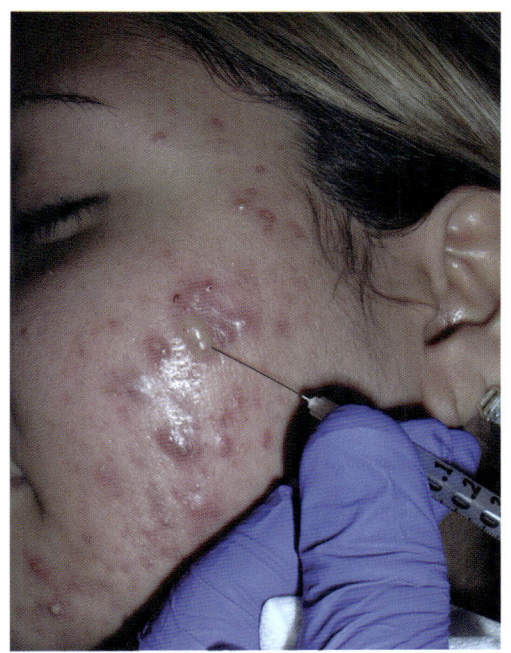

図 96-15　2 mg/cc のトリアムシノロンアセトニドをざ瘡の結節に注入。(*Used with permission from Richard P. Usatine, MD*)

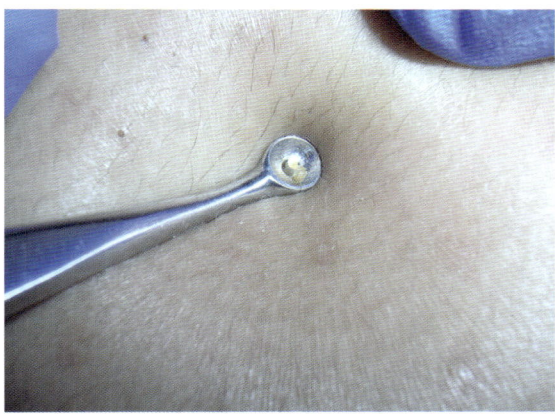

図 96-16　#11 メス刃で切開後，開放面皰から面皰圧出器を用いて中身を除去するざ瘡手術。(*Used with permission from Richard P. Usatine, MD*)

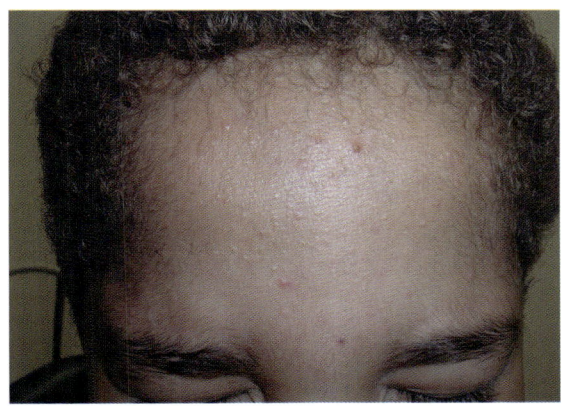

図 96-17　9歳男児の額に認める初期のコメドナルアクネ。(*Used with permission from Richard P. Usatine, MD*)

で，ざ瘡治療のために何度も処方されているが，経口ドキシサイクリンより有用かどうかは定かでない[10]。

- イソトレチノイン（アキュテイン）は，ざ瘡の最も強力な治療薬である。特に他の治療法に反応しなかった嚢胞や瘢痕を伴うざ瘡に有用である[3]。SOR🅐　5ヵ月間，1日約1 mg/kg を服用する。妊娠する可能性のある女性は性交を避けるか，2つの避妊手段を用いるべきである。異論はあるが，患者やその両親に伝えることが重要とされる。その他の危険性として，うつ病，自殺，炎症性腸疾患などがあげられる。
- 米国食品医薬品局（FDA）は，イソトレチノインの処方者，服用患者，調剤する薬剤師のすべてに，iPLEDGE システム（www.ipledgeprogram.com）への登録を義務化している。
- ホルモン療法は女性限定である。
  - 経口避妊薬：アンドロゲン作用の少ない薬剤を選択する[3]。SOR🅐　FDA が認可した経口避妊薬は，オーソトリサイクレン（Ortho Tri-Cyclen），ヤーズ（Yaz），エストロステップ（Estrostep）である。FDA の認可がない他の経口避妊薬でも，女性のざ瘡治療に有用である。
    【注意】ヤーズとヤスミンは，17α-スピロノラクトン由来のプロゲスチン・ドロスピレノンを有する。プロゲスチン・ドロスピレノンは，スピロノラクトンとともに抗アンドロゲン作用をもつ。

▶ 補充治療と代替治療
5%チャノキ油・ゲル[11]。SOR🅑

▶ ざ瘡処置
- ざ瘡に対するステロイド注入は，有痛性の結節や嚢胞に有用である。SOR🅒　患者は注入翌日に病変の平坦化と疼痛の軽減を認める。皮膚萎縮を回避するために以下の指示に従う。
  - 0.1 mL シリンジに 2 mg/mL の懸濁液を作製するため

に，0.1 mL の 10 mg/mL トリアムシノロンアセトニド（ケナログ）を 0.4 mL の滅菌食塩水で希釈する。注入前に混濁液を振盪する。
  - 30 ゲージ針を用いて各結節や嚢胞の中へこの懸濁液 0.1 mL を注入する（図 96-15）。
- ざ瘡手術とは，開放面皰から中身を圧出する手技である。面皰圧出器で中身を圧出する前に，針や #11 メス刃で面皰に切れ目を入れるとよい（図 96-16）。図 96-7 の患者は，内科的治療に加え，この処置のよい適応である。

▶ 重症度別のざ瘡治療
コメドナルアクネ（図 96-6，96-7，96-17）
- 局所レチノイドやアゼライン酸は最も有益な薬剤である。
- 抗菌薬は不要：*P. acnes* の殺菌は不要である。
- 過酸化ベンゾイルは有益なこともある。

軽症の丘疹膿疱
- 局所抗菌薬と過酸化ベンゾイル
- 局所レチノイドまたはアゼライン酸
- 局所薬剤が無効の場合，経口抗菌薬の追加も可（図 96-18）。

中等症～重症の炎症を伴う丘疹膿疱性または結節性ざ瘡
- 局所抗菌薬，過酸化ベンゾイル，経口抗菌薬
- 特に体幹に認める場合，経口抗菌薬はこの段階で必須となる。

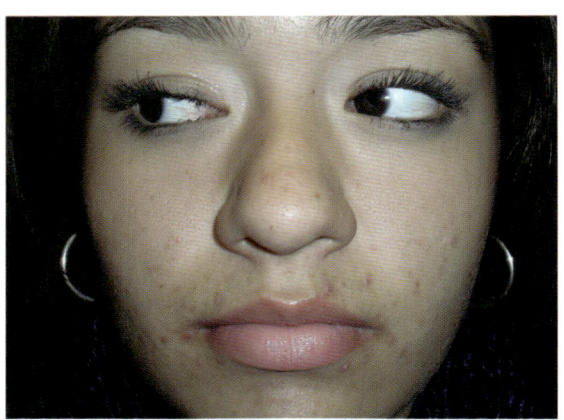

図 96-18　局所の過酸化ベンゾイルとエリスロマイシンで完治に至らなかった軽症の炎症性ざ瘡。(*Used with permission from Richard P. Usatine, MD*)

- 局所レチノイドまたはアゼライン酸。
- ステロイド注入療法：有痛性結節や嚢胞に施行する。

重症な嚢胞や瘢痕を伴うざ瘡

- 禁忌でない場合，イソトレチノイン（図 96-19）。
- ステロイド注入療法：有痛性結節や嚢胞に施行する。

閃光状ざ瘡（図 96-10，96-11）

- 全身性ステロイド（1 日 40〜60 mg のプレドニゾロン：1 日あたり約 1 mg/kg）を開始する[12]。SOR **C**
- 全身性ステロイド療法は，急速に皮膚病変と全身症状を抑制する。フィンランドのあるシリーズでは，再発回避のためステロイド療法を 2〜4 ヵ月間施行した[12]。SOR **C**
- イソトレチノイン，抗菌薬，または両者による治療はしばしばステロイドと併用されるが，これらの薬剤の役割はまだ不明確である[12]。SOR **C**
- ある英国のシリーズでは，4〜6 週間にわたり経口プレドニゾロン 0.5〜1 mg/kg を連日使用している（その後漸減中止）[13]。SOR **C**
- 経口イソトレチノインは，4 週目にレジメンに追加され，1 日 0.5 mg/kg から開始し，完全に消失するまで段階的に増量される[13]。SOR **C**
- 禁忌がない場合，経口プレドニゾンに約 4 週間のイソトレチノインの併用を考慮する。SOR **C**

　集簇性ざ瘡（図 96-8，96-9）は，閃光状ざ瘡と同様に治療されるが，経口プレドニゾロンの服用はさほど長期を必要としない。SOR **C**

▶ 併用治療

- 複数の局所薬剤の併用療法は，単剤より効果的なことがある[3]。SOR **B**
- 局所レチノイドと局所抗菌薬は，一方の単剤使用より併用したほうがより効果的である[3]。SOR **B**
- 過酸化ベンゾイルと局所抗菌薬の併用は，薬剤耐性を最少にするため，ざ瘡治療に有効である[3]。SOR **B**
- タザロテン・クリームにクリンダマイシン／過酸化ベンゾイル・ゲルを補助的に使用することで，有効性を増し，忍容性を高めうる[14]。
- 局所レチノイドと経口抗菌薬の併用療法は，ざ瘡治療の初期に有効である。しかし，タザロテンとミノサイクリンを併用する維持療法は，タザロテン単剤と比べやや有効で

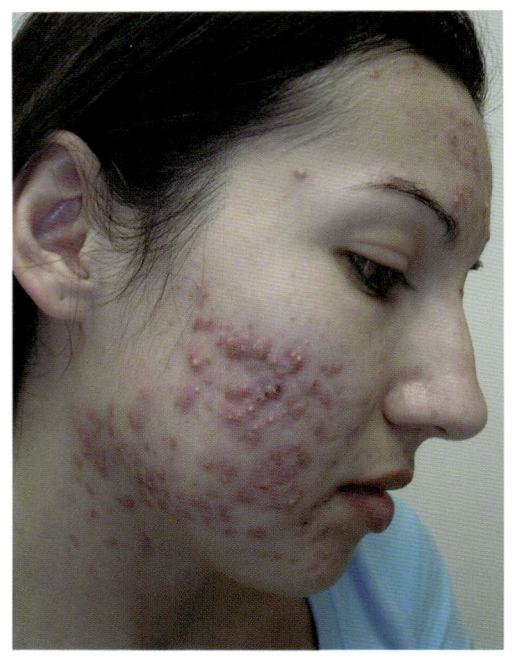

図 96-19　経口イソトレチノイン治療開始前の 17 歳女児に認める重篤な結節性嚢胞性ざ瘡。(*Used with permission from Richard P. Usatine, MD*)

あったが，統計学的有意差は認めなかった[15]。

▶ 薬価

　ざ瘡の最も安価な治療薬は，外用薬では過酸化ベンゾイル，エリスロマイシン，クリンダマイシン，経口薬ではテトラサイクリンとドキシサイクリンである。ざ瘡の最も高価な治療薬は，新たに特許を取得した既存の局所薬物の配合製品である。これら新薬をカバーする保険に加入している人々には入手しやすい（エピデュオは，過酸化ベンゾイルとアダパレンを含有し，ジアーナは，クリンダマイシンとトレチノインを含有する）。

▶ 新たな高額治療法

　ざ瘡治療には強烈なパルス光と，レーザー，特殊光，局所化学物質を使用する光線力学療法（PDT）が用いられる[16-18]。これらの治療は非常に高額であり，現時点で治療の第一選択として勧められるデータはない。光・レーザー治療は，患者に治療を受ける余裕があり，若干の不快感を許容することができる場合，短期の有益性が示されている。これらの治療が，単純な局所療法より有用であるとは証明されていない[2]。

　ある比較試験は，炎症性病変の短期間での縮小において，PDT は局所アダパレンより効果が乏しいことを立証した[2]。

フォローアップ

　イソトレチノイン治療では毎月の定期受診が必要であるが，他の治療法では最初は数ヵ月毎，その後は年 1，2 回の受診でよい。ざ瘡治療の多くが効果発現まで数ヵ月を要することを確認しておかないと，短期間での再診によって患者を失望させかねない。

患者教育

　薬物治療のアドヒアランスは，治療成功のために重要であ

る。1日2回の十分な洗顔は有効だが，体幹用または化学製品で顔をこすり洗いしてはいけない。もし過酸化ベンゾイルが手元になければ，洗顔用に購入するとよい。

【Richard P. Usatine, MD】

（米山俊之／大塚宜一　訳）

97 酒さ

症例

14歳女児。2年以上前から，顔面の発赤および軽度の刺激に伴う顔面の潮紅を認めていた（図97-1）。女児の顔は徐々に赤みを増し，治療を希望して来院した。

女児の母親も，屋内であっても，類似の発赤を呈していた。女児の先祖は，北ヨーロッパ出身である。女児の顔には，若干の吹き出物も認められた。診察では，若干の丘疹と紅斑を認め，面皰は認められない。日光により症状は悪化するが，多くの日焼け止めが彼女の皮膚を刺激することも認識している。患者は0.75％メトロニダゾール・ゲルを1日1回塗布することを開始し，帽子を着用し，日中は直射日光を浴びないこととした。使用可能な日焼け止めを探すこととし，高温多湿の天候，アルコール，熱い飲み物や辛い食べ物が悪化要因であることを認識した。

概説

酒さ（rosacea）は，大部分は成人期に影響を及ぼす顔面と眼の炎症であるが，小児期に始まることもある。一般的には，顔面の頬と鼻の上に発赤を呈し，毛細血管拡張と丘疹膿疱性の発疹をしばしば伴う（図97-2，97-3）。

別名

酒さ性ざ瘡（acne rosacea）

疫学

- 祖先がケルト人および北ヨーロッパの色白の人によく認められる。
- 女性は，男性よりしばしば多い。
- 男性はより増殖型の傾向があり，鼻部酒さを引き起こす。しかし，若い女性でも，鼻部酒さを呈することがある（図97-4）。

病因と病態生理

- 正確な病因は知られていない。毛嚢（毛包）の拡大と毛細血管周辺の反応性の亢進に続く非特異的な炎症を含む病態生理を示す。これらは，毛細血管拡張（図97-5）に進展する。
- 酒さが進行するにつれて，結合組織と脂腺のびまん性肥大が起こる（図97-4）。
- アルコールは紅斑を増悪させる可能性があるが，発症のきっかけにはならない。酒さは家族性に起こる。
- 日光曝露は急な酒さの増悪のきっかけとなる可能性がある，しかし，再発は日光曝露の刺激なしに発生する。
- 毛嚢に存在するダニ・ニキビダニの有意な増加が，酒さで認められることがある[1]。ダニが毛嚢を機械的に閉塞させ，

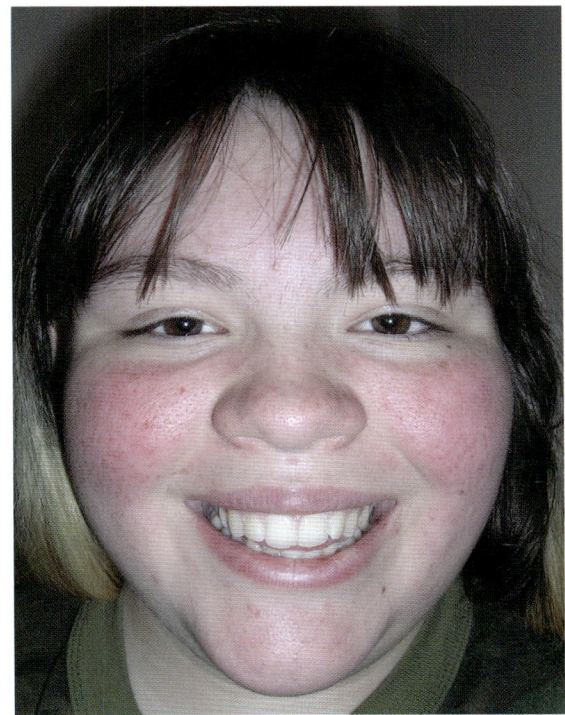

図97-1 紅斑と丘疹を呈している14歳女児の酒さ。（*Used with permission from Richard P. Usatine, MD*）

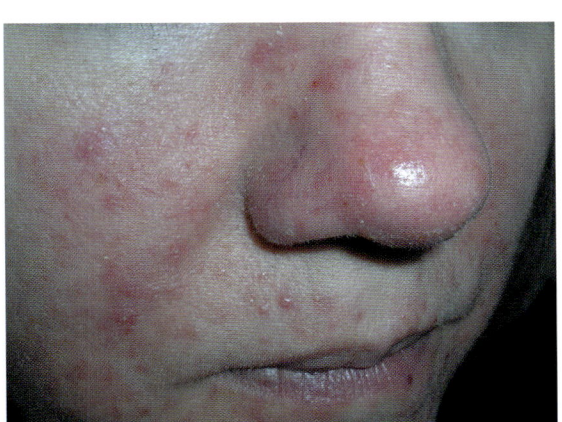

図97-2 酒さの若い女性の丘疹と膿疱の写真。面皰，ざ瘡ではなく，丘疹膿疱性酒さ。（*Used with permission from Richard P. Usatine, MD*）

炎症やアレルギー反応が生じると推測されている。

危険因子

遺伝，ニキビダニの存在[1]，日光曝露

診断

● 臨床所見

酒さには，4つの段階，亜型がある。

1. 血管拡張性紅斑性酒さ（図97-5）：顔面の中心に発生する持続的な紅斑を特徴とし，軽度〜重度の潮紅が頻繁に起こる。
2. 丘疹膿疱性酒さ（図97-6）：第一期より潮紅をきたす期間

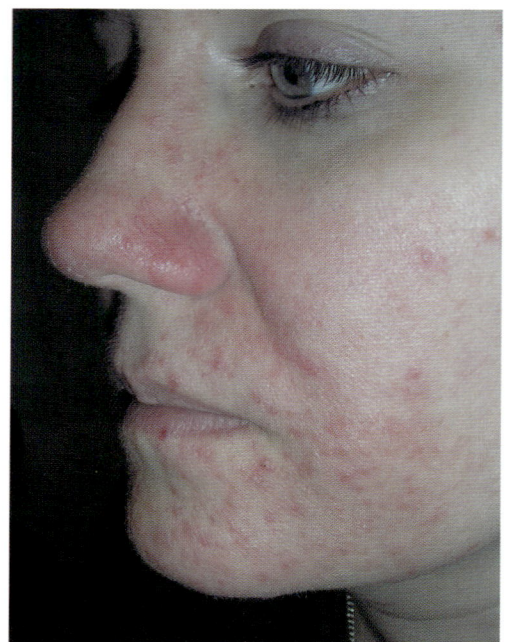

図97-3　鼻の末梢血管拡張および口と顎周辺の丘疹の拡大像。
(*Used with permission from Richard P. Usatine, MD*)

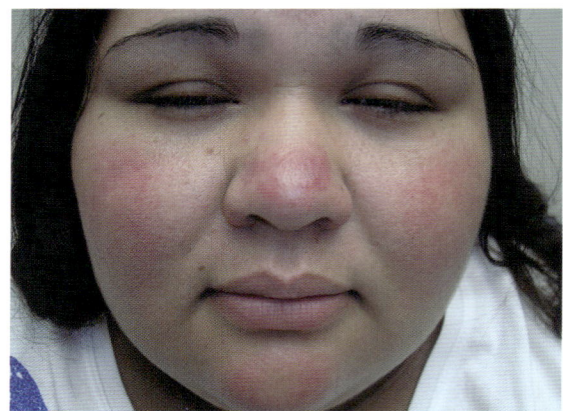

図97-5　ヒスパニック系女児における血管拡張性紅斑性酒さの亜型。(*Used with permission from Richard P. Usatine, MD*)

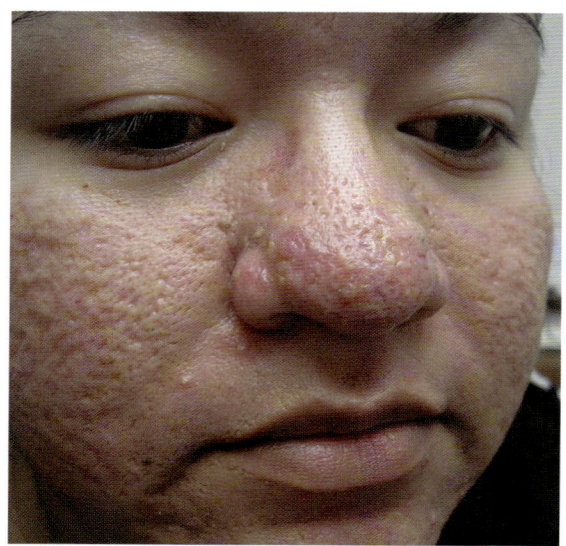

図97-4　思春期からざ瘡性瘢痕を示す鼻の皮膚の肥大を伴う若い女性の鼻部酒さ。患者は多量のアルコールは摂取していないとのことである。この種の酒さは,小児では非常にまれである。
(*Used with permission from Richard P. Usatine, MD*)

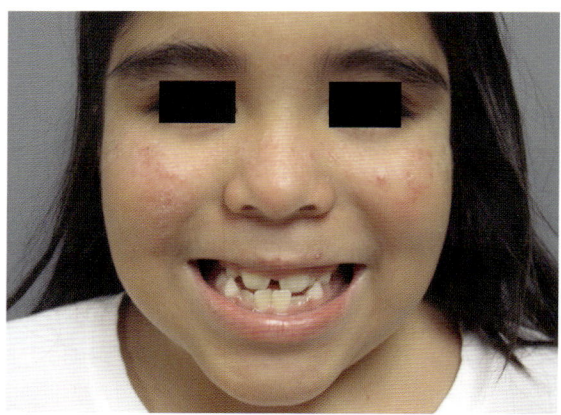

図97-6　11歳女児の丘疹膿疱性酒さ。(*Used with permission from Jennifer Krejci-Manwaring, MD*)

が長く,血管系に炎症を起こす段階である。時に,数日から数週にわたり続く。軽度の毛細血管拡張と丘疹が形成され始め,一部の患者は眼の異物感や結膜炎のような非常に軽い眼症状を呈する。これらの患者は,重篤な顔面紅斑を伴うひどい膿疱をきたす可能性がある。併せて麦粒腫を呈しやすい(10章「麦粒腫と霰粒腫」参照)。

3. 部分酒さ,または鼻部酒さ(図97-4):「酒さ鼻」として知られている鼻の症状で,融合性斑を厚く形成する脂腺の増殖による。この過形成は,額,眼瞼,顎,鼻に起こり,大

幅に外観を損なう可能性があり,女性よりも男性でより一般的にみられる。W. C. フィールズ(アメリカのコメディアン,1879～1946年)は,大酒家で酒さ鼻をもつことで有名である。酒さ鼻はアルコール摂取歴がなくても起こりうる。

4. 眼性酒さ(図97-7, 97-8):永続的な毛細血管拡張症,丘疹,および膿疱をきたし,深刻な潮紅を伴うことを特徴とする酒さの重症な亜型。涙目,異物感,灼熱感,乾燥,視力の変化,および眼瞼・眼周囲紅斑を自覚しうる。眼瞼に,毛細血管拡張症,眼瞼炎,および再発麦粒腫と霰粒腫が起こることが多い(図97-7)。結膜炎は慢性的である場合がある。角膜病変はまれであるが重症化することがある。角膜所見としては,斑点状浸食,角膜浸潤,角膜血管新生が起こりうる。最も重篤な症例では新生血管は角膜上に成長し,失明に至る可能性がある(図97-8)。

▶ 典型的分布

酒さは顔面,特に頬と鼻の上に生じる。しかしながら,額,眼瞼,顎にも起こりうる。

▶ 検査所見

臨床徴候が明白であるならば必要ない。SLEやサルコイドーシスを考慮する場合,抗核抗体(ANA),胸部X線または皮膚生検が必要になる(図97-9)。

14

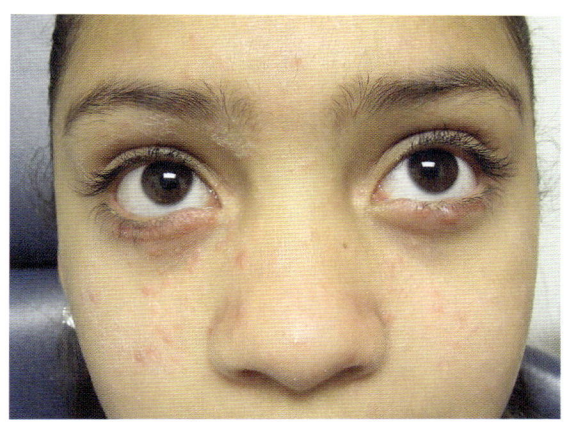

図 97-7　眼瞼炎，結膜充血と末梢血管拡張をきたしている 11 歳女児の眼性酒さ。(*Used with permission from Lewis Rose, MD*)

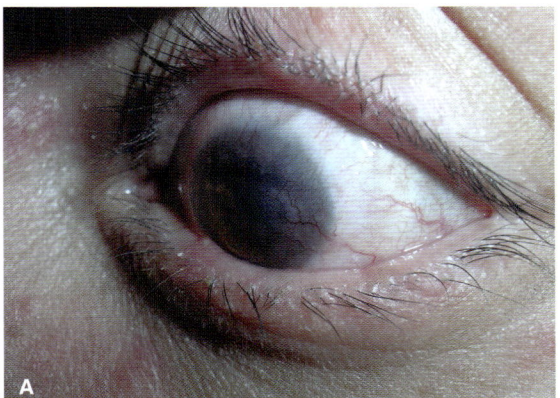

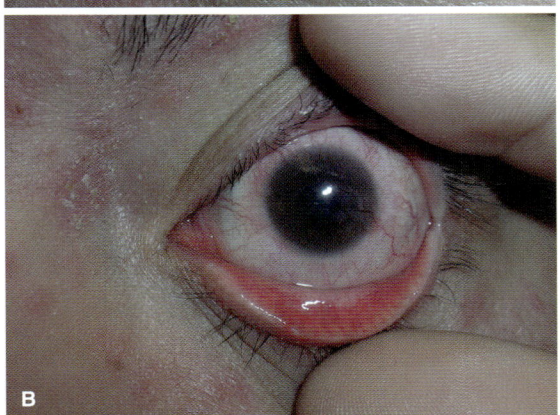

図 97-8　高校時代に症状が出現し始めた，角膜を含む部位に新生血管拡張をきたす重篤な眼性酒さ。長期間診断されず，角膜混濁により彼女の視力は低下した。**A**：側面像，**B**：正面像。(*Used with permission from Richard P. Usatine, MD*)

鑑別診断

- 尋常性ざ瘡：酒さの発症年齢はおおむね 30〜50 歳であり，尋常性ざ瘡の発症より非常に遅い。面皰はざ瘡の大部分の症例で顕著であるが，酒さでは一般的でない（96 章「尋常性ざ瘡」参照）。
- 顔面のサルコイドーシス：酒さよりまれである。しかし，炎症性斑は発赤をきたすことがあり，酒さの炎症に類似す

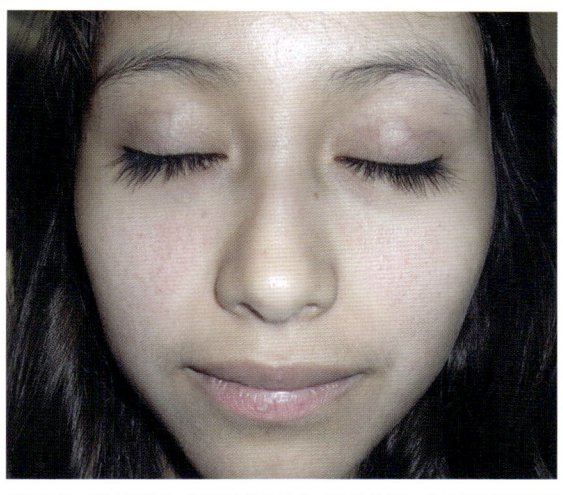

図 97-9　酒さに対し生検が行われた 15 歳女児。女児の頬の発赤は 1 年間継続，経験的治療が行われるも改善しなかった。蝶形紅斑があり，酒さとしては典型的ではなく，ループスを除外し確定診断を行うために生検を行った。(*Used with permission from Richard P. Usatine, MD*)

る（150 章「小児サルコイドーシス」参照）。
- 脂漏性皮膚炎：鱗屑を生じる傾向があるが，酒さではない。両者とも中心顔面紅斑を生じるにもかかわらず，丘疹と末梢血管拡張は酒さに認められ脂漏性湿疹ではない。（135 章「脂漏性皮膚炎」参照）
- 全身性エリテマトーデス（SLE）：瘢痕を形成するが丘疹膿疱を形成せず，鼻唇ひだと鼻には現れない（173 章「全身性エリテマトーデスと皮膚エリテマトーデス」参照）。図 97-9 の患児は，蝶形紅斑があるが，生検では酒さの細織像を示した。

以下の 3 診断はかつて酒さの範疇と考えられていたが，最近の分類では別のものとして判断された[2]。

- 劇症酒さ（pyoderma faciale：膿皮症 faciale として知られる）は，内部が共通の排液洞でつながっている丘疹，膿疱，結節として突然出現する。主に 20 代の女性に出現し，発赤と浮腫が顕著である[2]。
- ステロイドによって誘発されたざ瘡様発疹：酒さの異型でなく，ステロイド使用中もしくは使用後の患者において炎症反応として認められる。同様の炎症反応は，酒さ患者に起こる場合もある。
- 酒さ症状のない口囲皮膚炎：酒さの異型としてはならない。口囲皮膚炎の特徴は，口周囲の微小水疱，落屑，剥離である（図 97-10）。開口部皮膚炎は同じ疾患だが，鼻孔と眼の周囲の皮膚病変を伴う（図 97-11）。

治療

- コクランレビューでは，酒さへの介入の有効性の記載がある[3]。ドキシサイクリンの経口投与はプラセボより有意に効果的であったが，100 mg と 40 mg の使用に有意差はなかった[3]。SOR **A**　また，重度〜中等度の酒さに対し，局所メトロニダゾール（0.75％または 1％），アゼライン酸（15％または 20％）の有効性を認めた[3]。SOR **A**　シクロスポリン眼科用乳液は眼性酒さの治療において，すべての結論において人工涙液よりも有効であった[3]。SOR **A**

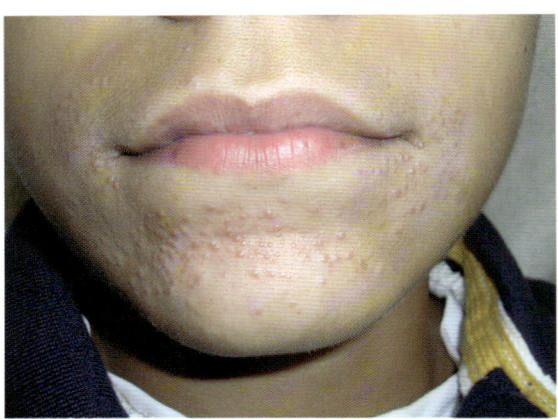

図 97-10　口周囲に微小水疱，落屑と皮膚剥離を認める 13 歳男児における口囲皮膚炎。(*Used with permission from Richard P. Usatine, MD*)

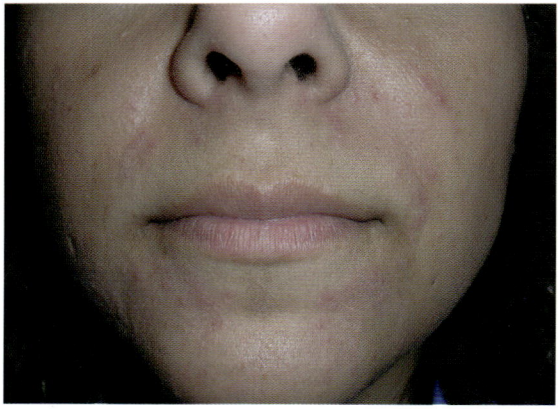

図 97-11　丘疹，落屑，紅斑が口と鼻孔のあたりにある 10 代女児の開口部周囲皮膚炎。ざ瘡で認められる面皰がないことに注意する。(*Used with permission from Richard P. Usatine, MD*)

- 限られた数の丘疹と膿疱がある場合，局所メトロニダゾール（0.75％または 1％）または局所アゼライン酸（15％または 20％）から開始する[3]。
  - 0.75％と 1％の局所メトロニダゾールに有意差はなく，また，1 日 1 回投与と 1 日 2 回投与でも有意差は認められない[4]。メトロニダゾールのクリーム，ゲルとローション剤はいずれも同じ程度の有効性をもつ[4]。
- メーカー主導研究では，15％アゼライン酸・ゲルは，0.75％メトロニダゾール・ゲルより，より効果的であった[4]。アゼライン酸は痛みを伴うので，薬の選択は患者の好みや許容度に応じて行えばよい[3]。**SOR B**　また，アゼライン酸 15％ゲルの使用について，1 日 1 回と 2 回の使用は同程度に有効であることが報告されており，1 日 1 回の使用によりコスト削減につながる結果となった[5]。
- 皮膚病変がより広範囲な場合，経口抗菌薬，たとえば，ドキシサイクリン（1 日 40 mg または 100 mg）が推奨される[3]。**SOR A**　また，ドキシサイクリンの日光過敏の副作用を回避するため，経口テトラサイクリン（250～500 mg/日）または経口メトロニダゾール（250～500 mg/日）を処方することは合理的である。**SOR C**
- 経口抗菌薬単独による治療で改善する患者は，局所薬剤

（例：維持のためのメトロニダゾールまたはアゼライン酸）に切り替えられる可能性がある。
- ニキビダニは，酒さの原因物質のひとつである可能性がある。ペルメトリン 5％クリームとメトロニダゾール 0.75％ゲルは，プラセボと比較して同程度に効果的である[5]。**SOR B**
- 対応困難な重篤な丘疹膿疱において，抗菌薬と局所治療では経口のイソトレチノイン 0.3 mg/kg/日の低用量による治療が効果的である[6]。**SOR B**
- 無麻酔で行われる単純な電気外科療法またはレーザー治療は，酒さを伴う末梢血管拡張を治療するのに有用である。**SOR C**
- 鼻部酒さは，高周波電気外科療法またはレーザー治療で切除することができる。イソトレチノインは，鼻部酒さの治療にも用いられる[6]。**SOR B**
- 軽度の眼性酒さは，以前より経口テトラサイクリン，眼瞼縁清拭と温湿布により治療されている[1]。**SOR C**　酒さ眼瞼と角膜の治療において眼科用局所シクロスポリン 0.05％（Restasis）は，人工涙液よりも効果的であった[7]。**SOR B**　角膜病変がある場合には，失明を避けるため，速やかに眼科受診を勧めるべきである（図 97-8）。

フォローアップ

経過観察は，必要に応じて 1～3 カ月毎に行う。

患者教育

帽子と日焼け止めの日々の使用を含む日光曝露予防は重要である。非刺激性で UVA と UVB 光線から体を保護する日焼け止めを選択する。患者の増悪要因（例：高温多湿の天気，アルコール，熱い飲料，香辛料のきいた食事，大量の熱い食事）を特定して，回避するために日記をつけるように勧める。

【Richard P. Usatine, MD】

（森　真理／大塚宜一　訳）

98　化膿性汗腺炎

症例

17 歳女児が，2 週間前の生理中に始まった腋窩の圧痛を伴う病変で来院した（図 98-1）。女児は同様の病変の増悪を一昨年に 2 回経験している。担当した医師は，患児が化膿性汗腺炎の軽症例であり，鑑別診断として毛嚢炎が考慮されると考えた。患児はドキシサイクリン 1 日 100 mg 1 日 2 回の治療を開始され，病変は 1 カ月以内に消退した。女児は 1 日 1 箱の喫煙者でもあったため，自身の健康のために禁煙し，汗腺炎を再発させるリスクを軽減することを承諾した。

概説

化膿性汗腺炎（hidradenitis suppurativa：HS）はアポクリン腺がある皮膚領域にある，毛嚢脂腺系で起こる炎症性疾患である。HS は腋窩および鼠径部で最も高頻度だが，乳房下の領域にも同様に認められることがある。有痛性の炎症性結節，囊胞，そして粘液膿性の分泌液や進行性の瘢痕化を伴う

14

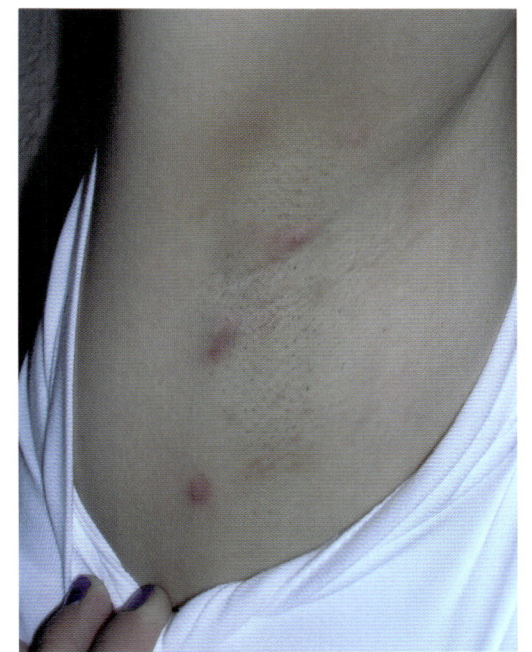

図 98-1　17 歳女児にみられる腋窩部の軽い化膿性汗腺炎。女児は腋窩部で反復する多発病変の既往歴がある。(*Used with permission from Richard P. Usatine, MD*)

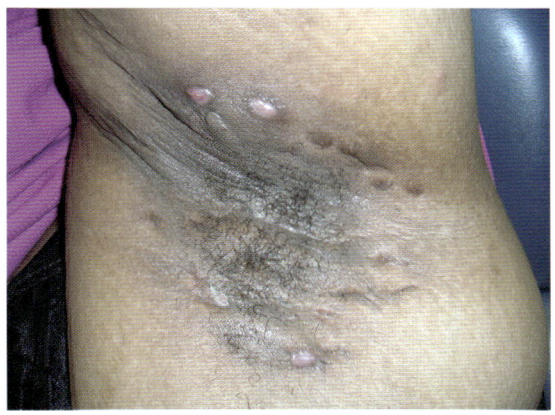

図 98-2　若年女性の汗腺炎。ここでの病変はより深刻で，一部に既往病変の瘢痕や線維化を伴う慢性期の変化を伴っている。(*Used with permission from Richard P. Usatine, MD*)

ような洞管をつくり出す。

別名

　ざ瘡の好発部位ではなく間擦部位を侵すため，逆乾癬（inverse psoriasis）（乾癬の一亜型）と同様に逆ざ瘡（acne inversa）とも呼ばれる。

疫学

- 総人口の約 1 % が思春期の発来後に発症する[1]。
- 女性に多く，男女比は 1：4〜5 である。再燃は月経と関連していることがある[1]。

病因と病態生理

- 皮膚でアポクリン腺を有する部位の，濾胞上皮末端部の疾患である[1]。
- 毛嚢の閉塞で始まり，それをとりまくアポクリン腺の閉塞へと進展する。
- 粘液膿性の分泌物を伴う慢性で再発性の炎症である。
- 洞管，排液性瘻孔，進行性の瘢痕化に至ることがある。

危険因子

　肥満，喫煙，窮屈な衣服

診断

▶ 臨床所見

- 最も一般的な症状は腋窩の有痛性の圧痛で，硬い結節性の病変である（図 98-1，98-2）。
- 結節は開口して膿を自然排出することもある。排膿の有無にかかわらず，10〜30 日をかけてゆっくりと治癒する[1]。
- 結節は年に数回再発することもあるが，重症例では古い病

変の治癒に並行して新規病変が形成される。
- 周囲をとりまく蜂窩織炎が存在し，抗菌薬の全身療法を必要とすることがある。
- 慢性的な再発は洞管の肥厚を引き起こし，排液性瘻孔を形成する（図 98-3）。
- HS は障害を引き起こすような疼痛，可動域の制限や社会的な孤立を引き起こすことがある。

▶ 典型的分布

- 腋窩，鼠径部，乳輪周囲，乳房間（図 98-4），乳房下部，恥骨部（図 98-5），臍下正中部，臀溝部，大腿前頂部，肛門周囲などの病変がある[1]。

▶ 臨床所見

　膿培養ではブドウ球菌ないしレンサ球菌が陽性となることが多いが，治療法を決定するためには通常必要にならない。メチシリン耐性黄色ブドウ球菌（MRSA）を疑っている場合は培養検査が有用であると考えられる。

鑑別診断

- 毛嚢炎，癰，癤，膿瘍，蜂窩織炎といった細菌感染症は HS に類似した病像をとることもあるが，間擦部位で再発性の経過をとることは比較的考えにくい。
- 間擦部位の表皮嚢腫が HS に類似することがある。こうした嚢腫は悪臭を放つケラチン成分を含んでいる。
- 鼠径部肉芽腫や鼠径（性病性）リンパ肉芽腫症は性行為感染症（STD）で，時に HS と誤診されるような鼠径部潰瘍やリンパ節腫大を引き起こすことがある。

治療

- 肥満を有する場合の体重減少のように，生活習慣の改善が推奨される。SOR **C**
- 喫煙は HS の危険因子であり，多くの理由で禁煙が強く進められる[1]。HS については SOR **B**，他の健康上の理由については SOR **A** を参照されたい。
- 入浴の励行や，きつくない衣類の着用が有用と考えられる。

　内科治療はざ瘡の治療に類似している。

- 急性期および慢性期の治療に経口抗菌薬が用いられる。経口テトラサイクリン，クリンダマイシン，リファンピン，

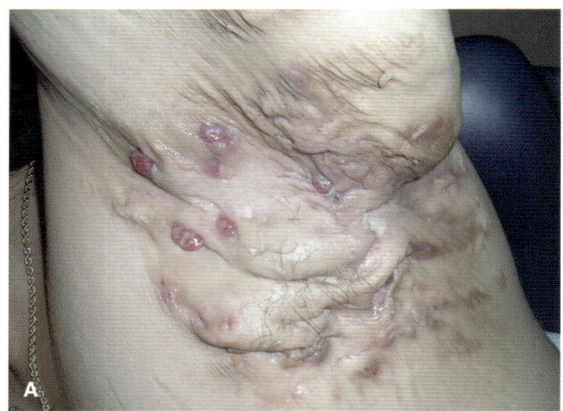
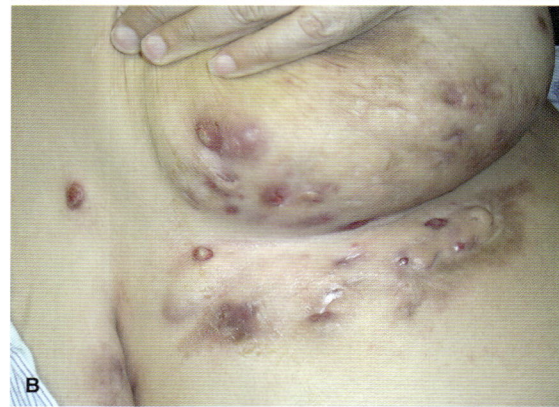

図 98-3　洞管と瘢痕形成を伴う重症で治療抵抗性の汗腺炎。**A**：腋窩病変，**B**：乳房下部の病変。（*Used with permission from Richard P. Usatine, MD*）

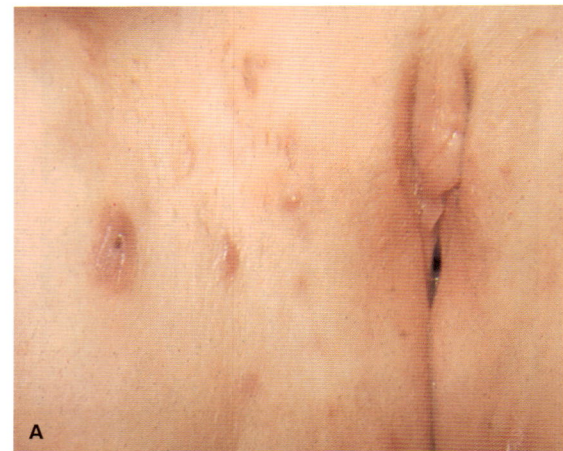
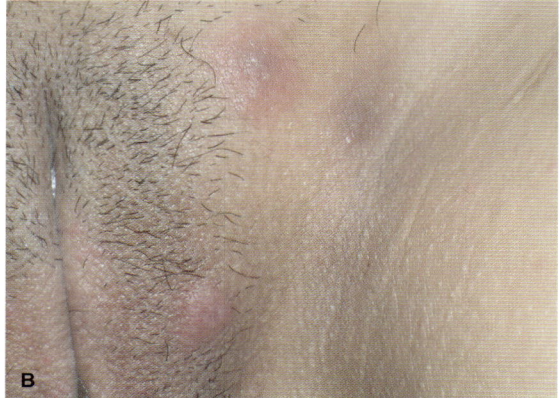

図 98-5　鼠径部と外陰部の汗腺炎。**A**：思春期前症例。（*Used with permission from Weinberg SW, Prose NS, Kristal L, Color Atlas of Pediatric Dermatology, 4th edition, Figure 2-30, New York, NY：McGraw-Hill, 2008.*）　**B**：10 代症例。（*Used with permission from Richard P. Usatine, MD*）

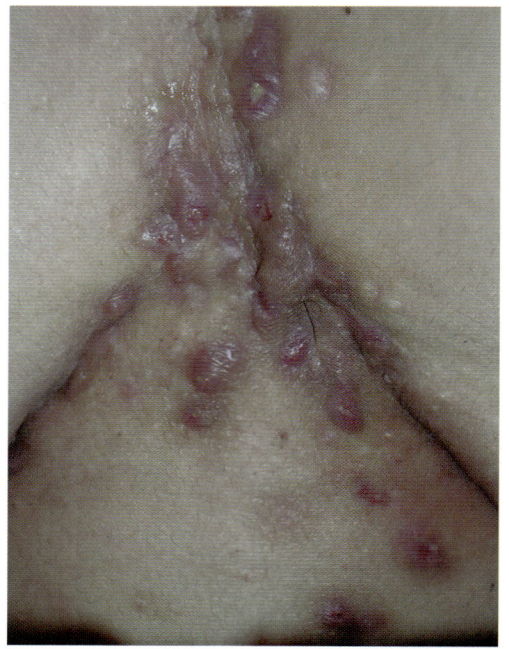

図 98-4　女性患者の乳房間における，長期間にわたる有痛性で重症の化膿性汗腺炎。（*Used with permission from Richard P. Usatine, MD*）

ダプソンが有用であるとされる。MRSA が存在する場合，トリメトプリム-スルファメトキサゾール（ST 合剤）ないしクリンダマイシンを用いるべきである（訳注：日本における市中感染の MRSA では，原則として薬剤感受性を確認するのが望ましい）。

- ドキシサイクリン 1 日 100 mg，1 日 2 回は急性期に加えて，新規病変を抑制するために最軽症例で用いられる。多くの患者では，こうした抗菌薬が非常に役に立つとは限らない。SOR **C**
- クリンダマイシンの 1 日 2 回局所療法は最軽症例で用いられる。無作為化比較試験（RCT）では，テトラサイクリン系抗菌薬の全身投与はクリンダマイシンの外用に比して，より優れた効果を示すことはなかった[1]。SOR **B**
  - より重症の HS 患者では，全身投与によるクリンダマイシン（1 日 300 mg，1 日 2 回）とリファンピン（1 日 600 mg）の併用療法が推奨される[2,3]。116 例の症例集積研究では，重症度指標と同時に QOL スコアも改善している[2]。別の検討では，34 例中 28 例（82%）が少なくとも部分的な改善を示し，16 例（47%）では完全寛解を得ている[3]。この治療による最大の効果は 10 週以内に得られることにある。完全寛解の後に，13 例中 8 例（61.5%）は平均 5 カ月後で再発している。治療に反応しない患者群

14

は主として重症例であった。最も頻度の高い副作用は下痢であった[2,3)]。

- 他の治療で奏功しない場合，ダプソンの経口投与が考慮される。ただし，この治療で改善したのはわずか 38% であった[4)]。SOR B　治療中止直後の再燃は，抗菌作用よりも抗炎症効果がより強いことを示唆している。全体としての効果はクリンダマイシンとリファンピンの併用療法よりも弱いようである。経口ダプソンはしばしば溶血を引き起こすため，投与中は血算のこまめなモニタリングが必要である。まず G6PD 酵素活性を 1 回確認し，重症溶血(性貧血)の高リスク患者でないかを確認すべきである。
- イソトレチノインは一部の患者で重症度を軽減しうるが，HS に対して信頼できる根治療法ではない[5)]。SOR C　潜在的な発がん性物質でもあるため，本症の女性に対して用いないのが最良である。
- アシトレチンは治療抵抗性 HS に対する有効な治療法である。ある研究では，12 人全員の患者が寛解を達成し，有意な疼痛の軽減を経験した。9 人の患者では長期にわたる改善が観察された。再発を認めなかった期間は 6 カ月以上(N＝1)，1 年以上(N＝3)，2 年以上(N＝2)，3 年以上(N＝2)，4 年以上(N＝1)[5)]であった。SOR B　しかし，アシトレチンは先天異常を引き起こす経口レチノイドであり，体内に 3 年間程度残存する。したがって，同薬剤は思春期の男性のみへの使用に限定されるべきで，妊孕能のある女性への使用は厳しく慎むべきである。
- 重症の治療抵抗性 HS に対して抗 TNF-α 製剤の使用が検討されている。ある症例集積研究では，既存の治療に抵抗性の HS を有する 7 人中 6 人の患者で(体重を指標とした)インフリキシマブ療法が有効で，かつ長期間にわたり耐容だった[6)]。これは，インフリキシマブ療法により 60 人中 52 人(87%)で改善を認めたという検討とも一致している[6)]。SOR B　アダリムマブも短期間は有効だが，一般に長期間治癒するような効果は認められていない[7)]。
- レーザーによる超短パルス光(IPL)療法は，治療に要する費用と時間が許容できる患者には考慮される価値がある。片側の腋窩，鼠径あるいは乳房下部に無作為割り付けされた 18 例の検討では，1 週間に 2 回の IPL 療法を 4 週間続けることで，病勢指数に有意な改善を認め，その効果は治療開始後 12 カ月の時点でも維持された。患者たちは IPL 療法に高い満足を示した[8)]。SOR B

外科治療には以下のものが含まれる。

- 5～10 mg/mL トリアムシノロン製剤を用いたステロイドの局所注射は，24～48 時間以内に炎症と疼痛を軽減する効果を有する。SOR C
- 急性病変の切開と排膿は HS で発生しうるような，波動を有するような大結節で推奨される。ある程度圧の緩和が得られるが，こうした外科治療や傷の再閉鎖は有痛性であり，それがより早い治癒をもたらすというエビデンスはない。SOR C
- 小結節に対する切開は効果よりも疼痛がはるかに勝っており，推奨されない。
- 植皮を伴うか伴わないかにかかわらず，障害をもたらすような治療抵抗性の疾病では病変部の外科的な切除が行われ

るが，こうした治療はその病変部位と重症度(ステージ)によって症例毎に検討されるべきである[9)]。SOR B　鼠径部に局在した汗腺炎の拡大切除後に，欠損部の一時閉鎖のために大腿内側部の挙上を行う外科療法チームもある[10)]。

フォローアップ

蜂窩織炎ないし排膿された大きな膿瘍を有する場合，数日以内に再診するべきである。慢性再発性の症例では，治療法とその有効性によるが，3～6 カ月毎の経過観察で十分に管理できる。

患者教育

禁煙，過体重がある場合，体重の減量，きつく当たる衣類を避ける。

【Richard P. Usatine, MD】
(稲毛英介／大塚宜一　訳)

3節　細菌性

99 膿痂疹

症例

▶ 症例 1

3日間治療せずに経過した耳の皮膚感染症のある男児が受診した（図99-1）。母親によると，1年前から児の顔に白斑があったが，耳の感染症がどのように始まったかはわからないという。診察では蜂蜜色の痂皮と耳介下方からの排膿があり，顔には白色粃糠疹（pityriasis alba）を認めた。熱はなく，普段どおり活動していた。膿痂疹に対して経口セファレキシンが処方され，白色粃糠疹に対して1%ヒドロコルチゾン軟膏が投与された。感染が家庭内で広がらないように，手洗いと衛生について説明がなされた。1週間後の経過観察時には，膿痂疹は消え，白色粃糠疹は改善していた。

▶ 症例 2

11歳女児がハイキング後から5日間続く皮膚病変のために受診した（図99-2）。この水疱性膿痂疹のエピソードはメチシリン耐性黄色ブドウ球菌（MRSA）によるものと判明した。病変は急速に進行し，周囲に蜂窩織炎を形成していた。この女児は入院し，クリンダマイシンの静脈注射による治療で軽快した[1]。

概説

膿痂疹（impetigo）は細菌性皮膚感染症のうち最も表在性のものである。蜂蜜色の痂皮，水疱，びらんの原因となる。

疫学

- 2～6歳の小児に好発するが，あらゆる年代でみられる。
- 路上生活を送るホームレスの間でよくみられる。
  - 発展途上国で，きれいな水や石鹸が手に入りにくい生活をする人々に多い。
- 伝染性で，家庭内に広がりうる。

病因と病態生理

- 膿痂疹は，黄色ブドウ球菌およびA群β溶血性レンサ球菌（GAS）が原因となる。
- 水疱性膿痂疹は，ほとんどの場合で黄色ブドウ球菌が原因となり，典型的な痂皮性の膿痂疹よりも頻度は少ない。
- 膿痂疹は，虫刺されや擦り傷，皮膚炎などの軽微な皮膚損傷後に起こりうる。

診断

▶ 臨床所見

水疱，膿疱，蜂蜜色（図99-1），茶色もしくは黒ずんだ痂皮，紅斑性びらん（図99-3），膿瘤内の潰瘍（図99-4），水疱性膿痂疹内の水疱（図99-5〜99-7）

▶ 典型的分布

顔（図99-1，99-5〜99-6，99-8）が最も頻度が高く，次いで手，脚（図99-2，99-4，99-9），体幹，そして臀部にみられ

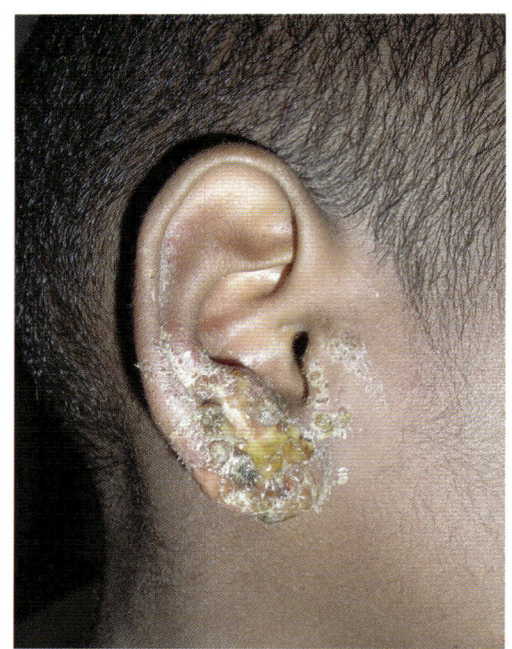

図99-1　膿痂疹の男児の耳にみられる典型的な蜂蜜色の痂皮。
（*Used with permission from Richard P. Usatine, MD*）

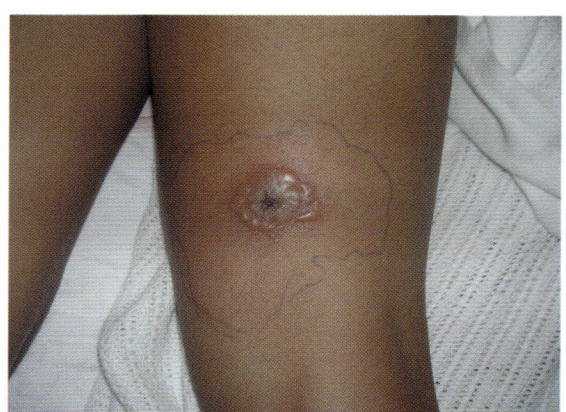

図99-2　11歳女児の脚のMRSA感染に伴う水疱性膿痂疹。膿痂疹周囲の蜂窩織炎に注目。（*With permission from Studdiford J, Stonehouse A. Bullous eruption on the posterior thigh 1. J Fam Pract. 2005；54：1041-1044. Reproduced with permission from Frontline Medical Communications*）

る。

▶ 培養

MRSAによる膿痂疹の発生が増えているため，重症例では培養を考慮すべきである。

鑑別診断

下記の疾患の多くは，細菌による二次感染（図99-10，99-11）を経て膿痂疹となりうる。この過程は膿痂疹化と呼ばれる。

- アトピー性皮膚炎：よくみられる炎症性皮膚疾患で，掻痒性，炎症性皮膚を特徴とする。細菌によって二次感染を起こしうる（図99-10，130章「アトピー性皮膚炎」参照）。
- 単純ヘルペスウイルス感染症：皮膚や粘膜のどこに生じて

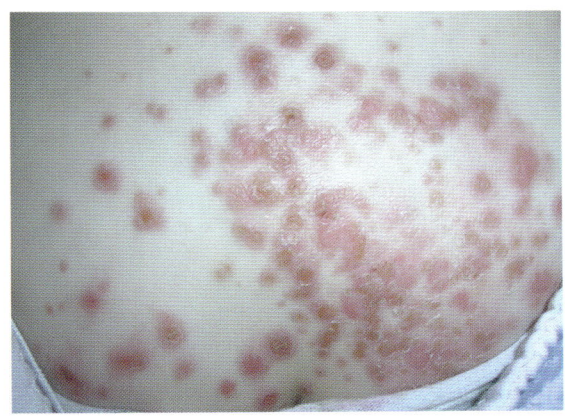

図 99-3　7 歳小児の背中に生じた蜂蜜色の痂皮，紅斑病変を伴う広範な膿痂疹。(*Used with permission from Richard P. Usatine, MD*)

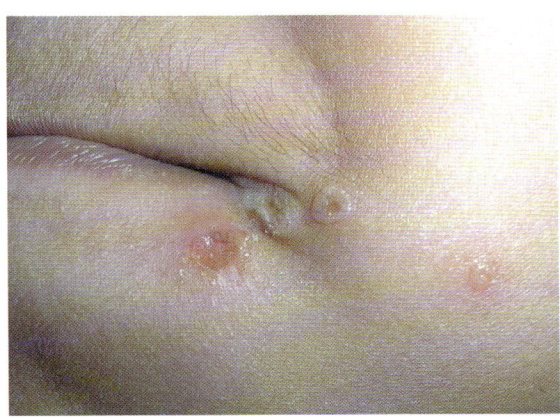

図 99-5　年少男児の口周囲に生じた水疱性膿痂疹。これは手足の皮膚の落屑に進展した。(*Used with permission from Richard P. Usatine, MD*)

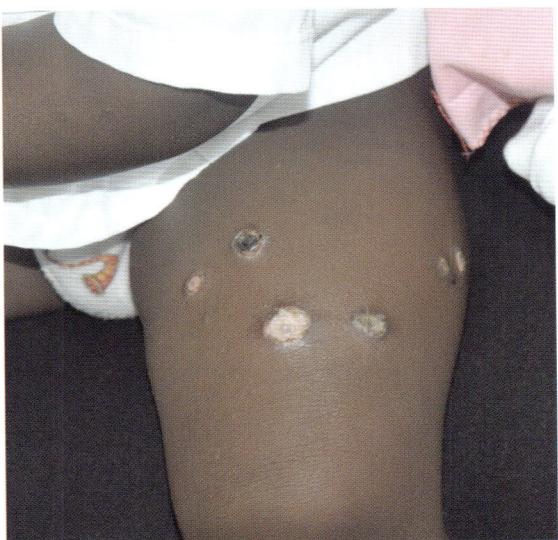

図 99-4　ハイチに住む女児の脚に生じた膿痂疹。大腿中央の膿瘡(潰瘍のある膿痂疹)に注目。(*Used with permission from Richard P. Usatine, MD*)

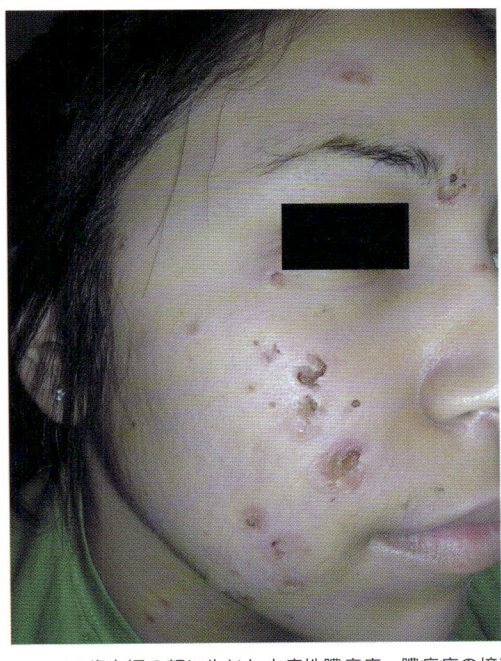

図 99-6　14 歳女児の顔に生じた水疱性膿痂疹。膿痂疹の培養でMRSA が発育した。(*Used with permission from Richard P. Usatine, MD*)

も二次感染を起こしうる(114 章「単純ヘルペス」参照)。

- ヘルペス性湿疹：細菌よりもヘルペスの重複感染によって生じた湿疹である(132 章「ヘルペス性湿疹」参照)。
- 疥癬：掻痒性の接触伝染病で，皮膚にトンネルを掘るダニによって引き起こされる(128 章「疥癬」参照)。
- 毛嚢炎：毛嚢の炎症と感染症，またはいずれかで，細菌性の場合もありうる(100 章「毛嚢炎」参照)。
- 体部白癬：皮膚糸状菌による皮膚の真菌感染症で，しばしば環状の鱗屑を伴う(123 章「体部白癬」参照)。
- 水痘もしくは帯状疱疹：水疱性膿痂疹に似た小水疱や水疱を形成する。帯状疱疹に似た水疱性膿痂疹の症例については 図 99-11 を参照(108 章「水痘」，109 章「帯状疱疹」参照)。
- 小児期の水疱性疾患：多発性の緊満性水疱を伴った自己免疫疾患はロゼット様の環を形成しうる(155 章「小児期の慢性水疱性疾患」参照)。

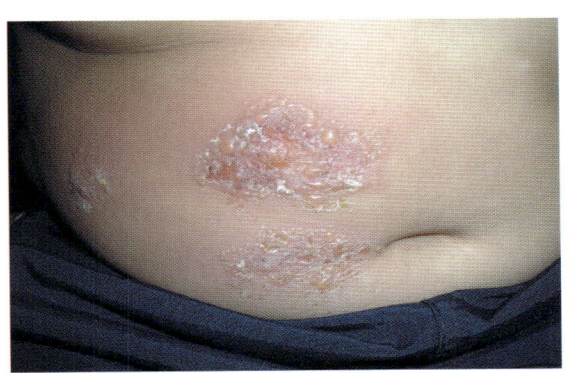

図 99-7　8 歳男児の腹部に生じた水疱性膿痂疹。(*Used with permission from Richard P. Usatine, MD*)

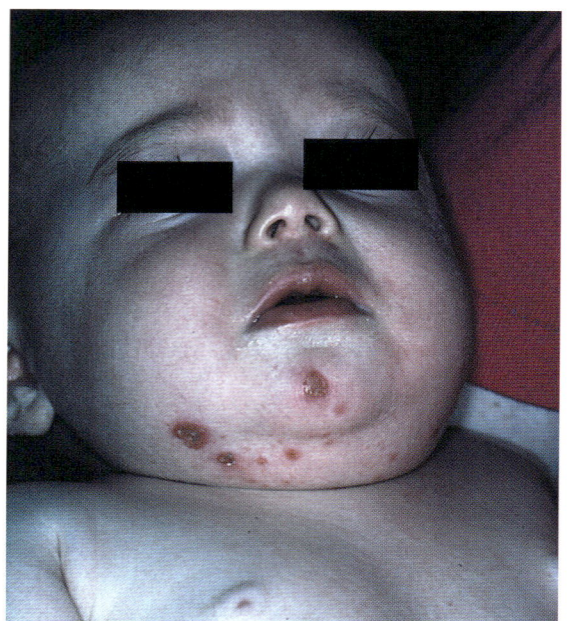

図 99-8 乳児の顔と首に生じた膿痂疹。(Used with permission from Richard P. Usatine, MD)

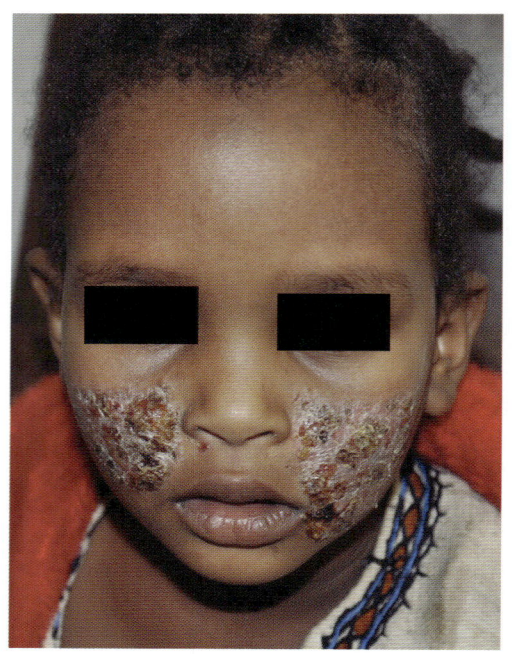

図 99-10 続発性に膿痂疹化したアトピー性皮膚炎。(Used with permission from Richard P. Usatine, MD)

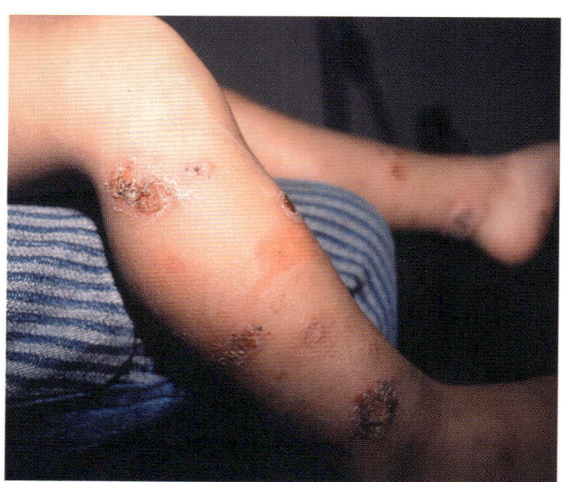

図 99-9 年少女児の両脚に生じた，ノミ咬傷に続発した膿痂疹。(Used with permission from Richard P. Usatine, MD. Previously published in the Western Journal of Medicine)

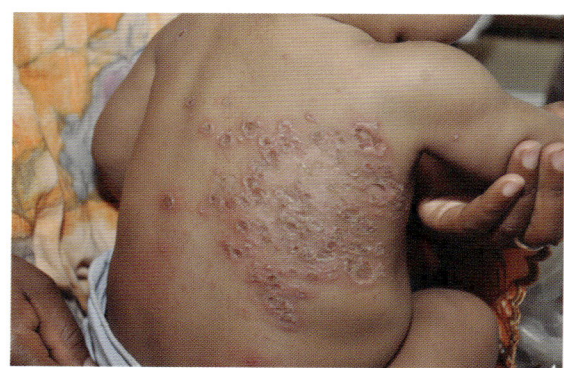

図 99-11 エチオピアの6カ月乳児の体幹に生じた水疱性膿痂疹。分布と形態は帯状疱疹に似ている。しかし，病変が背中の両側にあるうえ，児が水痘に罹患して現在帯状疱疹に至ったとするには年齢が低すぎる。(Used with permission from Richard P. Usatine, MD)

- 急性アレルギー性接触皮膚炎：ツタウルシのようなアレルゲンに皮膚が直接曝露されて起こる皮膚炎。急性病変は線状の紅斑性丘疹と水疱である（131 章「接触皮膚炎」参照）。
- 昆虫刺傷：引っ掻かれ，開放性になった病変は細菌による二次感染を起こしうる（膿痂疹化，図 99-9）。
- II 度熱傷や日焼け：水疱が破れたままの皮膚は二次感染を起こしやすくなる。
- ブドウ球菌性熱傷様皮膚症候群（SSSS）：皮膚の急性剥離をきたす生命に関わる症候群で，ブドウ球菌感染症由来の外毒素によって起こる。本症候群はほぼ乳幼児期を通してみられる（図 99-12，105 章「ブドウ球菌性熱傷様皮膚症候群」参照）。

治療

- 病変が限局した膿痂疹患者には，ムピロシン局用が内服療法と同等あるいはそれ以上の効果があるという，よいエビデンスがある。SOR Ⓐ　ムピロシンは MRSA もカバーする[2]。
- 広範な膿痂疹にはセファレキシンやジクロキサシリンのような GAS や黄色ブドウ球菌をカバーする抗菌薬による 7 日間の治療を行ってもよい[3]。SOR Ⓐ
- 市中感染型 MRSA は，水疱性膿痂疹のかたちで小児（図 99-2，99-6）や成人にみられることがある。
- MRSA による感染を疑ったら，患部の培養を提出し，トリメトプリム−スルファメトキサゾール配合剤（ST 合剤），クリンダマイシン，（8 歳以上の患者で）ドキシサイクリンの

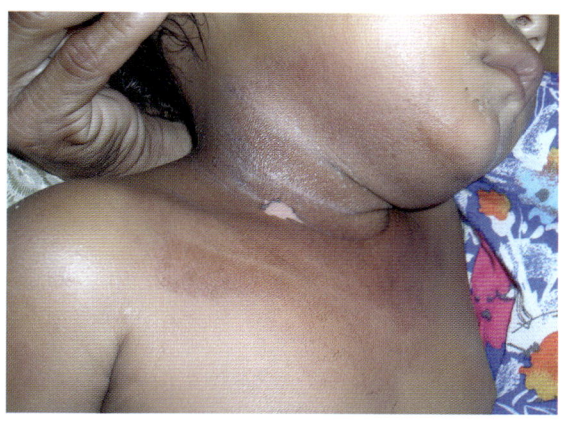

図99-12　幼児のブドウ球菌性熱傷様皮膚症候群。重症型水疱性膿痂疹で，広範囲の表皮剝離を伴う。頸部の顕著な病変に注目。この病変は皮膚皺襞部に生じやすい。(*Used with permission from Richard P. Usatine, MD*)

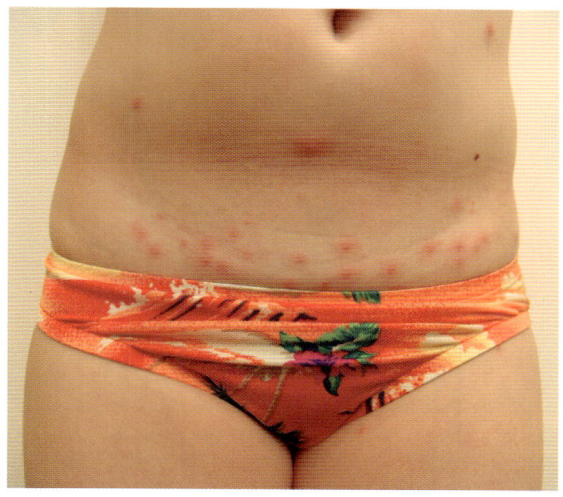

図100-1　温水浴槽の緑膿菌によるhot tub毛嚢炎。毛嚢炎は水着の下もしくは周囲に分布する傾向にある。(*Used with permission from Daniel Stulberg, MD*)

うちの1剤による経口投与を開始する[4]。SOR Ⓐ　1件の小規模無作為化比較試験(RCT)では，ST合剤は，MRSAとGASが培養陽性の小児膿痂疹の治療で，全例を治癒させた[6]。

- MRSA感染症が反復する場合は，MRSAのコロニー形成を減らすためのムピロシン軟膏の鼻腔内塗布とクロルヘキシジン入浴が1つの選択肢になるかもしれない[5]。SOR Ⓑ

予防

石鹸と清潔な水を使用して，良好な衛生に努める。タオルの共用を避け，衣類を洗濯する。

フォローアップ

患者の重症度，年齢，免疫状態に基づいて経過観察する。

患者教育

衛生上の問題，ならびに家庭あるいはホームレス保護施設のような他の生活形態で感染の拡大を防ぐ方法について話し合う。

【Richard P. Usatine, MD】
（山本美佳智／髙橋和浩　訳）

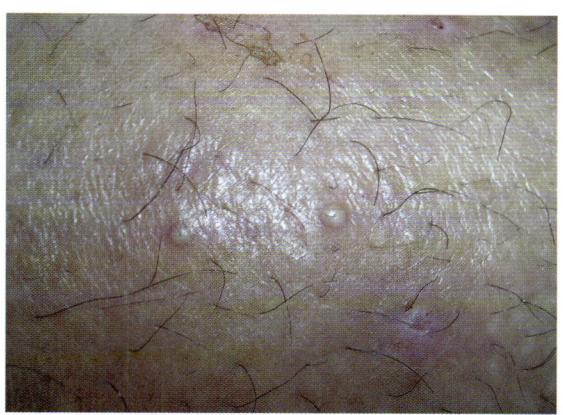

図100-2　細菌性毛嚢炎の近接撮影で，膿疱から生える毛を示している。培養からは黄色ブドウ球菌が発育した。(*Used with permission from Richard P. Usatine, MD*)

100　毛嚢炎

症例

女児が下腹部の多発性の丘疹と膿疱で受診した（図100-1）。詳細な問診によって，女児が先週末に友人宅の温水浴槽（hot tub）に2回入ったことがわかった。そして2度めに温水浴槽に入った後から急速に発症した。これは緑膿菌性毛嚢炎もしくはhot tub毛嚢炎の一例である。患者がこの温水浴槽の使用を避けたところ毛嚢炎は自然に消失した。

概説

毛嚢炎(folliculitis)は通常は感染性の毛嚢の炎症である。

複数種の細菌あるいは真菌生物が関与している。

疫学

- 毛嚢炎は，すべての年齢層と人種，そして性別を問わずに発症する皮膚疾患である。
- 感染性と非感染性のどちらもありうる。一般的には細菌性である（図100-2）。
- 顎鬚偽性毛嚢炎(仮性鬚毛嚢炎，pseudofolliculitis barbae)は有色人の男性で最もよくみられ，ひげ剃りによって増悪する（図100-3）[1]。"かみそり痛"としても知られ，ひげ剃りを始める10代から発症しうる。
- 項部ケロイドざ瘡もしくはケロイド毛嚢炎はアフリカ系の人によくみられるが，どの民族的背景の患者にもみられうる（図100-4，100-5）[2]。顎鬚偽性毛嚢炎と同様にひげ剃りで悪化する。
- メチシリン耐性黄色ブドウ球菌(MRSA)の場合は毛嚢炎の治療はより困難になる（図100-6）。

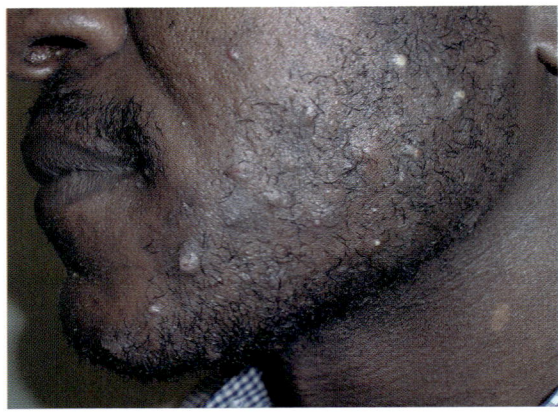

図100-3　アフリカ系の若年男性の顎鬚偽性毛嚢炎。"かみそり瘤"としても知られ，この患者の場合もひげ剃りの開始と同時に10代で始まった。(*Used with permission from Richard P. Usatine, MD*)

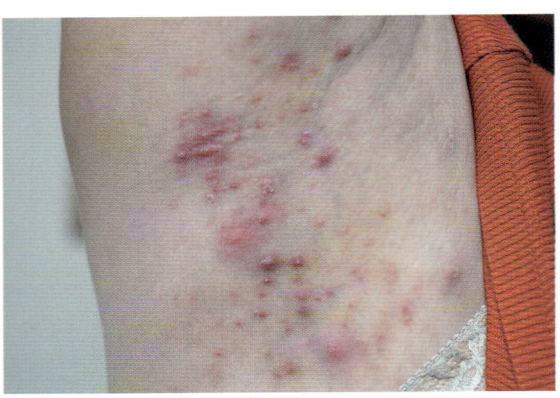

図100-6　若い女性の腋窩のMRSA毛嚢炎。病変は腋窩，左前腕，そして右大腿に4週間存在した。MRSAはテトラサイクリン感受性で，経口ドキシサイクリンで解消した。(*Used with permission from Plotner AN, Brodell RT. Bilateral axillary pustules. J Fam Pract. 2008；57(4)：253-255*)

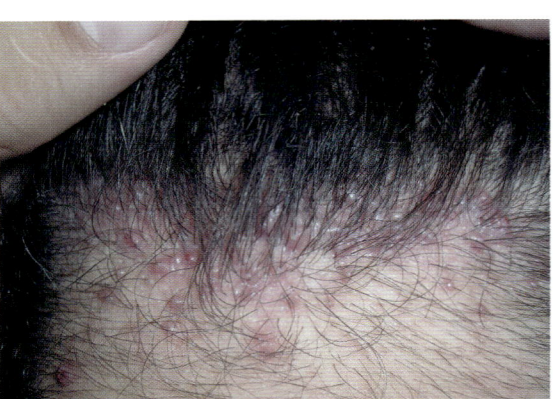

図100-4　ヒスパニック系の若年男性の首の項部ケロイドざ瘡で，炎症性丘疹と膿疱を伴っている。(*Used with permission from Richard P. Usatine, MD*)

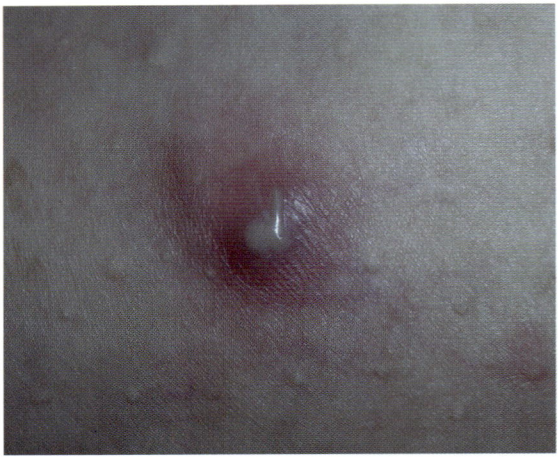

図100-7　孤立した単独の癤。(*Used with permission from Richard P. Usatine, MD*)

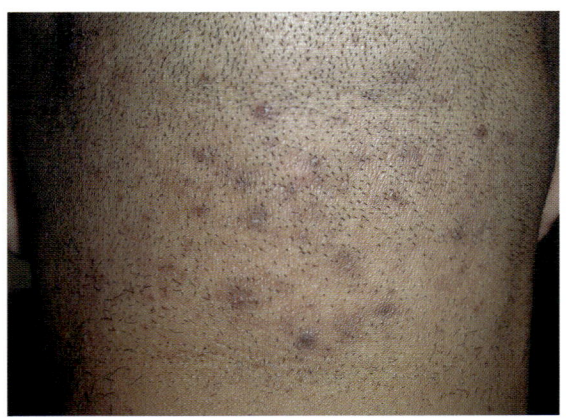

図100-5　頭を剃っている若いアフリカ系アメリカ人男性の後頸部と頭皮の項部ケロイドざ瘡で，炎症性丘疹と膿疱を伴っている。(*Used with permission from Richard P. Usatine, MD*)

病因と病態生理

- 毛嚢炎は毛嚢の感染症で，毛嚢上部にとどまる表在性の場合もあれば，炎症が毛嚢の深層全体におよぶ深在性の場合もある。
- 感染は細菌性，ウイルス性，または真菌性である。細菌感染の起炎菌としては黄色ブドウ球菌がほとんどである。
- 非感染性の毛嚢炎は，体にぴったりとした衣服を着る青少年や若年成人でしばしばみられる。毛嚢炎は化学的刺激物や物理的傷害によっても引き起こされる。
- 局所ステロイド使用，軟膏，ローション，もしくは化粧品は，毛嚢脂腺まで開口部を腫らし，毛嚢炎を引き起こすことがある。
- 細菌性毛嚢炎もしくはブドウ球菌毛嚢炎は通常，感染した膿疱として，顔，臀部，体幹，もしくは手足に顕著にみられる。より深い感染に進行し，癤もしくはおできの形成を伴うことがある(図100-7)。感染は化学的損傷の結果として起こることもあれば，隣接した感染創から局所伝播することもある。黄色ブドウ球菌毛嚢炎では，感染した膿疱を囲むように落屑の部分がみられることが多い[1-3]。
- 寄生性毛嚢炎は通常，ダニ感染症の結果として起こる(ニキビダニ)。通常は顔，鼻，背中にみられ，典型的には好酸球性膿疱様毛嚢炎を引き起こす[1]。

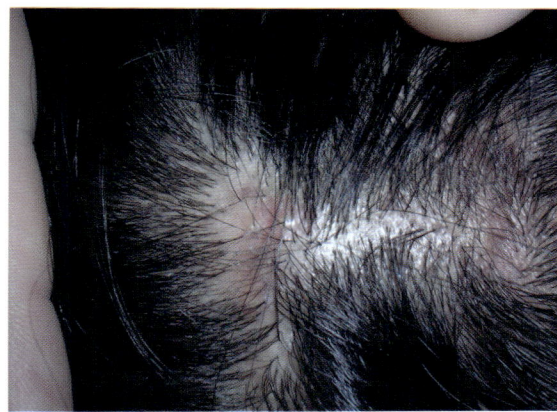

図100-8　早期の脱毛性毛囊炎で，頭皮の炎症，毛囊周囲の膿疱，瘢痕性脱毛症を示している。（*Used with permission from Richard P. Usatine, MD*）

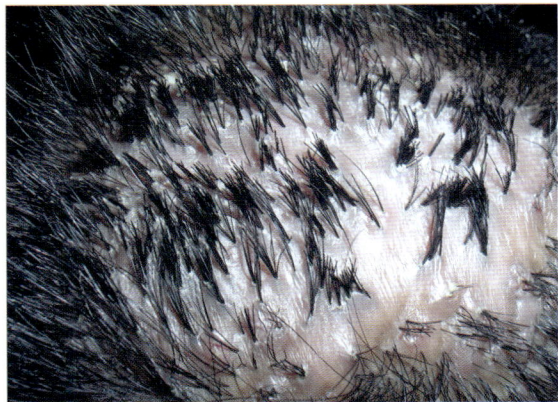

図100-9　房状毛囊炎で，異常な毛囊から毛の房（1つの毛囊から多数の毛）が生えているのがみえる。これは瘢痕性脱毛症の一例である。（*Used with permission from Richard P. Usatine, MD*）

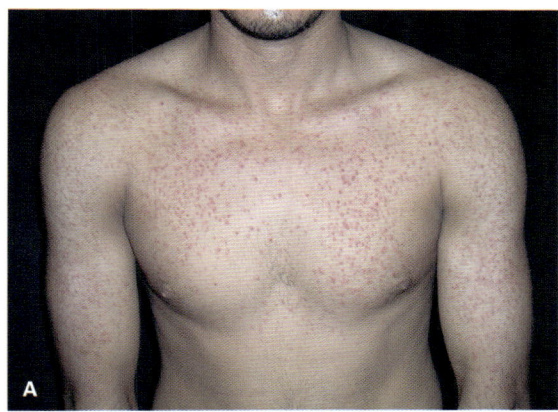

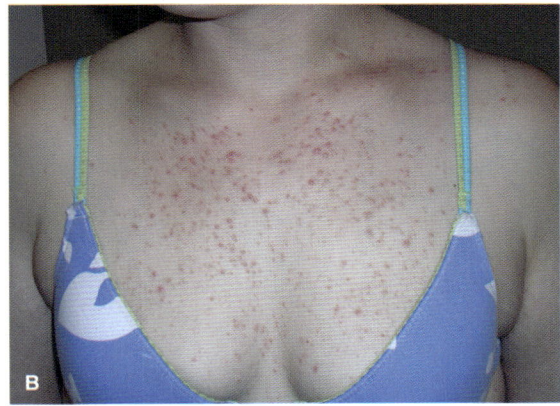

図100-10　**A**：若年男性の胸部，肩，そして腕のマラセチア毛囊炎。生検で確定された。**B**：若年女性の胸部のマラセチア毛囊炎。KOH標本では，ジーティ（短いパスタ）とミートボール様のマラセチアがみられた。（*Used with permission from Richard P. Usatine, MD*）

- 脱毛性毛囊炎は毛囊炎の慢性の形態で，頭皮を侵して抜け毛や脱毛症に至る（図100-8）。ブドウ球菌感染が通常の原因病原体であるが，この疾患の遺伝的要素も示唆されている[1]。いくつかの毛囊から同時に何本もの毛が生えることから，房状毛囊炎とも呼ばれる（図100-9）。

- 項部ケロイドざ瘡は後頸部にみられる毛囊炎の慢性の形態で，広範囲に及んでケロイド組織や脱毛症の原因となることがある（図100-4，100-5）[1-3]。

- 真菌性毛囊炎はよくある表皮真菌感染症である。頭部白癬感染症は，皮膚糸状菌性毛囊炎の一形態である（122章「頭部白癬」参照）。マラセチア（訳注：旧名ピチロスポルム）毛囊炎は，酵母感染（マラセチア菌種）によって引き起こされ，細菌性毛囊炎と似た分布で背中，胸部，肩にみられる（図100-10，126章「癜風」参照）。カンジダ感染症は比較的少なく，通常は免疫が抑制された人にみられ，湿気のある有毛部に存在し，また多くの毛囊炎の場合とは異なり，全身性の徴候や症状を呈することがある[1-4]。

- 緑膿菌性毛囊炎もしくはhot tub毛囊炎は，通常は自己限定的な感染症で，緑膿菌で汚染された水や物体への曝露後に起こる（図100-1）。これは温水浴槽の塩素消毒や臭素処理が不十分だと起こる。また，スポンジなどの入浴用品が緑膿菌の発育の場となっても起こりうる。症状の発現は通常，曝露後6～72時間以内で，さらなる曝露を避けていれば数日で完全に解消される[4]。

- グラム陰性毛囊炎は，グラム陰性菌による感染症で，最も典型的には長期間抗菌薬治療を受けてきた人，たいていはざ瘡に対して経口抗菌薬を服用する人に起こる。最も頻度の多い感染病原体にはクレブシエラ，大腸菌，エンテロバクター，そしてプロテウスが含まれる[5]。

- 顎鬚偽性毛囊炎（かみそり瘤）は，ひげを剃るアフリカ系男性に最も一般的にみられる。丘疹は，毛幹の鋭い縁が皮膚に再び入る（内生毛）ときに形成し，丸まった内生毛の結果として頬と首にみられる[2]。毛を剃ったり引き抜いたりする多毛症の女性にも起こる。

- ウイルス性毛囊炎は，主に単純ヘルペスウイルスと伝染性軟属腫によって引き起こされる[4]。ヘルペス性毛囊炎は，主にI型もしくはII型単純ヘルペス感染の既往のある人にみられる。しかし中でも注目すべきは，HIV感染の場合であるように，これが免疫抑制の徴候となりうることである[6]。HIV感染におけるヘルペス毛囊炎の発現は，単純から壊死性の毛囊炎と潰瘍性病変まで多岐にわたる。軟属腫はポックスウイルスであり，伝染性軟属腫は，これまでに同様の患者集団（すなわち，HIVとAIDS）や小児でよく記述されている（114章「単純ヘルペス」，115章「伝染性軟

属腫」参照)[6-7]。

- 光線性表在性毛囊炎は無菌タイプの毛囊炎で，大部分は温帯地域において，もしくは暑い時期や夏季にみられる。膿疱は主に首，肩一面，体幹上半分，上腕などに，日光曝露後通常 6～36 時間以内に起こる[8]。

診断

多くの場合，毛囊炎は病歴と身体所見から診断される。

▶ 臨床所見

毛囊炎は，薄い壁を有し紅斑や炎症の辺縁で囲まれた丘疹や膿疱を形成するという特徴的な所見をもつ。病変の中心にある毛を見つけること(図100-2)。通常は全身性の徴候はなく，患者の症状は軽度の不快感や掻痒から極度の障害を伴う激しい痛みまで多岐にわたる。

▶ 典型的分布

皮膚のどの部分でも侵されうるし，その局在はしばしば毛囊炎の病原体や原因に関連しうる。より侵されることの多い部分として，顔，頭皮，首，体幹，腋窩，四肢，鼠径部がある。

▶ 検査所見

単純な表在性毛囊炎で，病歴が明らかで迅速に解消するものについては検体検査は不必要だろう。ヘルペスや真菌毛囊炎の臨床診断は難しいことがあり，強い臨床的疑いや抗菌薬療法の失敗の結果に基づいて診断がつけられることもある。KOH 標本は，癜風や他の真菌生物を見つけるのに使われる。ヘルペス培養もしくはヘルペスに対する迅速検査は，ヘルペスが疑われる際に使われる[1]。SOR🅐

鑑別診断

- 汗疹：汗腺の閉塞で，毛囊炎の小さな丘疹に似うる(図100-11)。エクリン汗腺が閉塞され，汗が真皮や表皮に漏出する。臨床的に，皮膚病変は透明な小水疱から膿疱まで多岐にわたる。これらの皮膚病変は，主に熱や湿気が増加した時期に生じ，自己限定的である(92 章「乳児期の生理的皮膚変化」参照)[1]。
- 膿痂疹：皮膚の細菌感染症で，毛囊ではなく表皮の上層を侵す。毛囊炎とは違い，伝染性がある。水疱形成型と非水疱形成型があり，毛囊炎でみられる通常の膿疱とは違い，蜂蜜色の痂皮病変が目立つことが多い(99 章「膿痂疹」参照)[4]。
- 毛孔性角化症：特に上腕外側や大腿部において，毛囊の開口部におけるケラチンの集積の結果として起こる丘疹からなる。感染症ではないが，病変が感染すると毛囊炎に進行しうる(130 章「アトピー性皮膚炎」参照)[1]。
- 尋常性ざ瘡は，毛囊の過剰増殖と過剰な皮脂による栓塞の結果である面皰，丘疹，膿疱，結節の存在で特徴づけられる。*Propionibacterium acnes* や他の炎症性物質が，閉塞された毛包脂腺から押し出されたときに炎症が生じる。顔のざ瘡が毛囊炎と混乱されることはまれだが，体幹のざ瘡は毛囊炎に似ることがある。これを区別するには，顔にも病変がないかどうか，ざ瘡でみられる面皰を見つけることである(96 章「尋常性ざ瘡」参照)。

治療

- 毛囊炎の管理は，原因となる因子と根本的な病態生理に

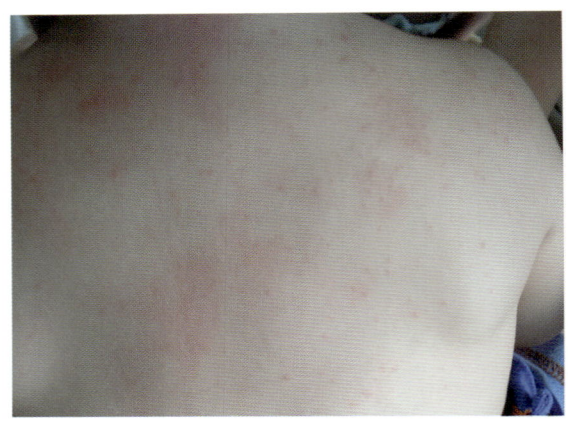

図100-11　16 カ月児の汗疹。これはエクリン汗腺の炎症と閉塞で，毛囊炎でみられるような毛囊脂腺単位ではない。(*Used with permission from Richard P. Usatine, MD*)

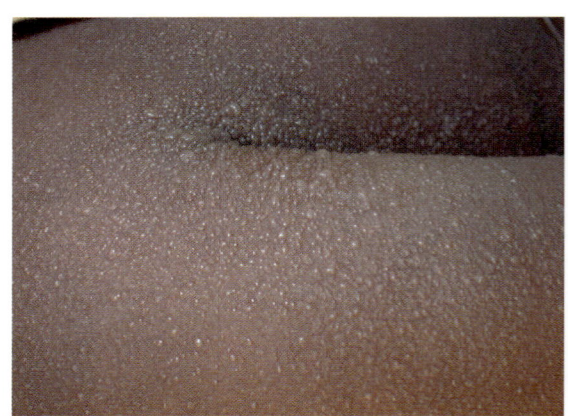

図100-12　水晶様汗疹で，エクリン汗腺の閉塞が小さな表在性の水晶のような小水疱をもたらしたもの。(*Used with permission from John Browning, MD*)

よって変わってくる。

- 抗ウイルス薬，抗菌薬，抗真菌薬は，局所薬や全身薬としても使われる。投薬以外の対処法には，化学的，機械的な皮膚刺激回避についての患者教育が含まれる。糖尿病患者における血糖管理が毛囊炎の治療に役立つこともある[1-3]。良好な衛生状態は，症状を抑えること，再発の予防に役立つ。
- 表在性の細菌性毛囊炎では，ムピロシン(バクトロバン)もしくはフシジン酸などの局所用製剤による治療で十分だろう[1]。SOR🅐 加えて，MRSA が関与する最軽症例ではクリンダマイシン局所薬が検討されるだろう[1]。SOR🅐
- 深在性もしくは広範な細菌性毛囊炎は，第 1 世代セファロスポリン(セファレキシン)，ペニシリン(アモキシシリン-クラブラン酸とジクロキサシリン)，マクロライド，もしくはフルオロキノロンによる経口療法を必要とする[1,4]。SOR🅐
- 緑膿菌性もしくは hot tub 毛囊炎は通常，発現から 1 週間以内に無治療で解消する(図100-1)。重症例では，シプロフロキサシンによる治療が，適した抗緑膿菌作用をもたらす[1,4]。SOR🅑 患部への温湿布の貼付もまた症状を軽減させる。
- マラセチア毛囊炎や癜風は，抗真菌薬の全身投与，局所ア

ゾール剤および／またはアゾールかセレンか亜鉛を含有するシャンプーで治療できる(**図100-12**)(126 章「癜風」参照)[9]。

- 免疫不全者におけるカンジダ性毛嚢炎は，経口イトラコナゾールもしくはフルコナゾールで治療しうる(121 章「カンジダ症」参照)[1]。SOR **B**
- ニキビダニ毛嚢炎は，イベルメクチンか，もしくは局所的に 5%ペルメトリン・クリームで治療できる[4]。SOR **B**
- ヘルペス性毛嚢炎は，アシクロビル，バラシクロビル，ファムシクロビルで治療できる。処方計画には，アシクロビル 200 mg を 1 日 5 回，5 日間が含まれることが多い(114 章「単純ヘルペス」参照)[1]。SOR **B**

フォローアップ

毛嚢炎症例の多くは表在性で，治療によって容易に解消する。瘢痕化を伴う慢性毛嚢炎の症例では，皮膚科や外科への相談は必須であろう。

患者教育

予防が最も重要であり，個人の良好な衛生状態と衣類の適切な洗濯が中心となる。患者には体にぴったりとした衣服を避けるように指示すべきである。温水浴槽は適切に清掃されるべきであり，(浴槽に使用する)薬品は適切に維持されるべきである。ひげ剃りは電気かみそりが顎鬚偽性毛嚢炎の予防に役立つが，アルコールで定期的に洗浄されるべきである。項部ケロイドざ瘡の患者は，病変部の毛を剃ることを避けるべきである。

【Richard P. Usatine, MD／Khalilah Hunter-Anderson, MD】
(山本美佳智／高橋和浩　訳)

101 点状角質融解症

症例

17 歳男児が，足のひどい異臭の問題で受診した。カウボーイブーツを履いており，足はいつも汗ばんでいるという。彼はブーツを脱ぐのを恥ずかしがったが，母親に説得されてブーツを脱ぐと，異臭は不快なものだった。診察医は点状角質融解症の典型的なあばたがみられ，男児の靴下が湿っていることに気づいた。男児の足底には噴火口状のあばたが多数あった(**図101-1**)。点状角質融解症に対しての局所用エリスロマイシン溶液と，多汗症に対しての局所用塩化アルミニウムが男児に処方された。この問題が改善するまで，軽くて通気性のよい靴を履くことが提案された。

概説

点状角質融解症(pitted keratolysis)は，グラム陽性菌による表在性の感染症である。これらの細菌が角質層のケラチンを分解し，目に見えるあばたを足底に残す。

疫学

- 男性により多くみられる。
- 多くは多汗症に合併する。

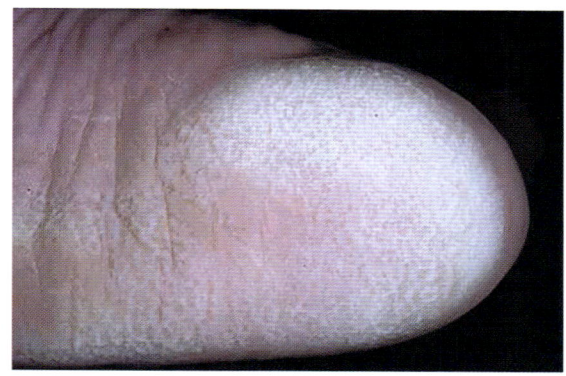

図 101-1　足のかかとに多数の噴火口状のあばたがみられる。点状角質融解症と多汗症を伴う。(*Used with permission from Richard P. Usatine, MD*)

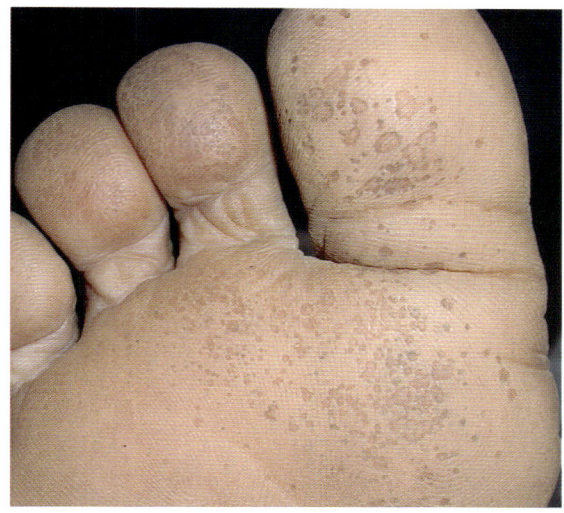

図 101-2　圧力がかかる足の親指や母指球の部分の点状角質融解症。(*Used with permission from Richard P. Usatine, MD*)

- 高温多湿の気候で多くみられる。
- 水田労働者での有病率は 42.5%にまで達する[1]。
- 運動選手の湿って汗をかいた足によくみられる[2]。

病因と病態生理

- *Kytococcus sedentarius*(旧ミクロコッカス菌種)，コリネバクテリウム(*Corynebacterium*)菌種，*Dermatophilus congolensis* はすべて，点状角質融解症を引き起こすことが示されている[3]。
- 細菌によって産生された蛋白分解酵素が，ケラチンを分解して臨床的所見を与える[4]。
- 付随する悪臭はおそらく，硫黄副産物の産生に続発している[3]。

診断

▶ 臨床所見

点状角質融解症は通常，無痛で，悪臭を放つ噴火口状のあばたとして現れ，融合してより大きな角質層の表在性びらんとなる(**図101-1~101-4**)。一部の患者において，搔痒や灼熱感を伴うこともある(**図101-3**)。

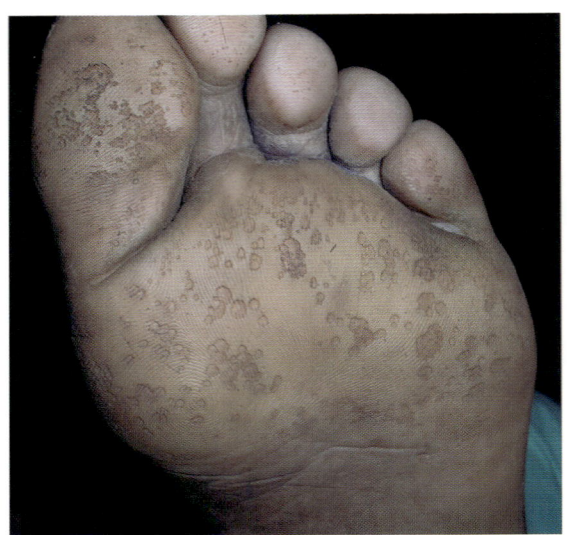

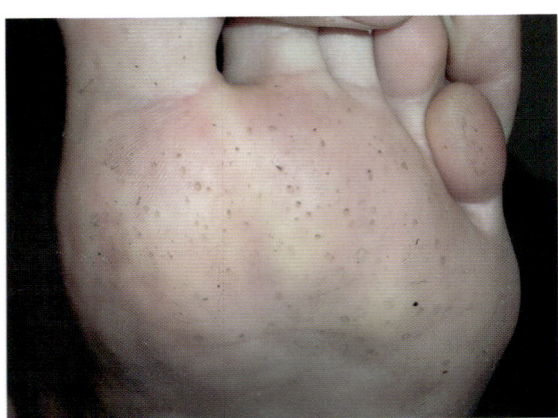

図 101-5　足の母指球の点状角質融解症で，小さな噴火口状のあばたを伴う。10代のこの患児には多汗症もあり，塩化アルミニウムで同時に治療された。多汗症の治療は点状角質融解症の再発を予防した。（Used with permission from Richard P. Usatine, MD）

図 101-3　圧力がかかる足の部分の点状角質融解症で，色素過剰となった噴火口状のあばたを伴う。患者は足の掻痒と灼熱感を訴えた。（Used with permission from Richard P. Usatine, MD）

- 足底疣贅：典型的にはそれほど多くない。血栓症に罹患した毛細血管によって小さな黒い斑点が軟らかい中心部にでき，その周りを硬い「たこ（胼胝）」が囲う（119章「足底疣贅」参照）。
- ヒ素毒性は，掌蹠にあばたを引き起こしうるが，他にも色素過剰，多くの皮膚癌，Mees線（指の爪の白い線）や，他の爪の疾患もありうる。

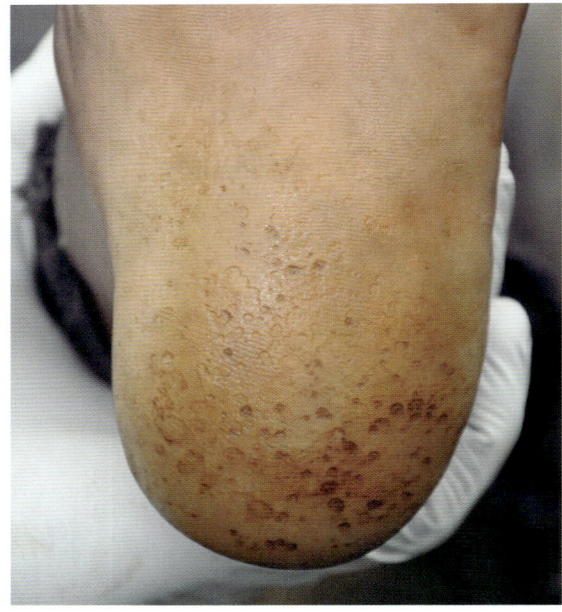

図 101-4　多数の噴火口状のあばたを伴うかかとの点状角質融解症。（Used with permission from Richard P. Usatine, MD）

▶ 典型的分布
　点状角質融解症は通常，かかと，母指球，親指の足底など，圧力がかかって硬化した足の部分を侵す。足指の間の摩擦部分にも見つかることがある[5]。

▶ 検査所見
　典型的には臨床診断だが，生検では細菌に覆われたケラチンあばたが明らかとなるだろう。

鑑別診断

　特徴的な症候から診断は容易であるが，他の病気が足底あばたの原因となっている可能性がある。

治療

- 治療は，細菌除去と細菌が発育する湿潤環境を減らすことに基づく。様々な局所用抗菌薬が点状角質融解症に有効である。
- 局所用エリスロマイシンもしくはクリンダマイシン溶液あるいはゲルを，1日2回，状態が解消するまで塗布する。SOR Ｃ　ふたに塗布器が付いたジェネリックの2％エリスロマイシン溶液は，とても安価で有効な製剤である。異臭と皮膚病変が消えるまで3～4週間かかることがある。
- 局所用ムピロシンはより高価であるが，これも有効である。SOR Ｃ
- 経口エリスロマイシンは有効であり，局所療法が奏効しないならば検討してもよい。SOR Ｃ
- 潜在する多汗症を治療することも，再発予防に重要である（図101-5）。これは各種濃度の局所用塩化アルミニウムで可能である。SOR Ｃ　Drysolは20％塩化アルミニウム溶液で，塗布器のついたふたとともに処方できる。
- ボツリヌス毒素注射は，多汗症に対する高価で有効な治療法である[6]。SOR Ｃ　その費用，頻回注射の不快感，3～4カ月毎に治療を繰り返す必要性から，これは他の治療の失敗した場合にのみ用いるべきである。

フォローアップ

　フォローアップは，治療失敗，再発，潜在する多汗症があればその治療に対して必要である。フォローアップは，処方塩化アルミニウムで年1回，もしくはボツリヌス毒素注射でおよそ4カ月毎に行われうる。

患者教育

　再発を避けるために，患者にはこの疾患の病因を教育すべきである。有用な予防戦略は，閉塞した履き物を避けること，湿気を逃がす靴下を履くこと，汗を吸った靴下を頻繁に取り替えることである。

【Michael Babcock, MD／Richard P. Usatine, MD】
（山本美佳智／髙橋和浩）

102 紅色陰癬

症例

　母親に付き添われたヒスパニック系の 12 歳女児が，1 年間にわたって両側腋窩に赤いヒリヒリする発疹を呈しているとして受診した（図 102-1）。女児は複数の医師に診てもらっており，たくさんの抗真菌クリームを試したが効果はなく，ヒドロコルチゾンさえも役に立たなかった。体臭防止剤すべてにアレルギーがあることを恐れて女児は使用を止めた。ウッド（Wood）灯に対して発疹はほぼ蛍光を発しなかったが，身体診察と病歴は紅色陰癬に最も一致していた。患者に経口エリスロマイシンが処方されると，紅色陰癬は消え，女児は母親とともに大いに喜んだ。

概説

　紅色陰癬（erythrasma）は，慢性の表在性細菌皮膚感染で，通常は皮膚のひだに生じる。

疫学

- 紅色陰癬の発生率はおよそ 4％である[1]。
- 男女差はない。
- 男性では鼠径部に多くみられる。

病因と病態生理

- *Corynebacterium minutissimum* という脂肪親和性グラム陽性非胞子形成性桿状微生物が原因病原体である。
- 高温多湿といった好条件の下で，この微生物は角質層の上 1/3 に侵入して増殖する。
- 微生物がポルフィリンを産生し，これがウッド灯下ではサンゴ色の蛍光発光をもたらす（図 102-2）。

危険因子[1]

- 温暖な気候
- 糖尿病
- 免疫抑制状態
- 肥満
- 多汗症
- 不衛生
- 高齢

診断

● 臨床所見

- 紅色陰癬は，輪郭がはっきりした乾いた赤褐色のまだら斑

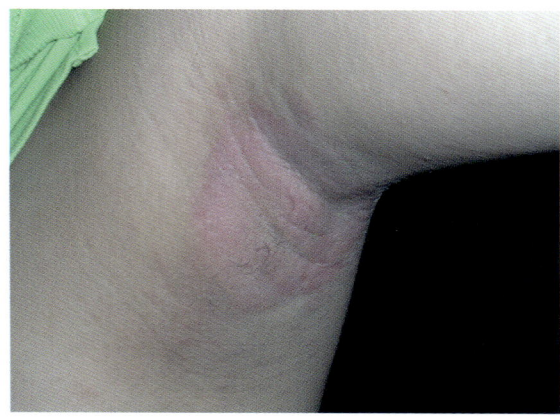

図 102-1　ヒスパニック系の 12 歳女児の腋窩の紅色陰癬。（*Used with permission from Richard P. Usatine, MD*）

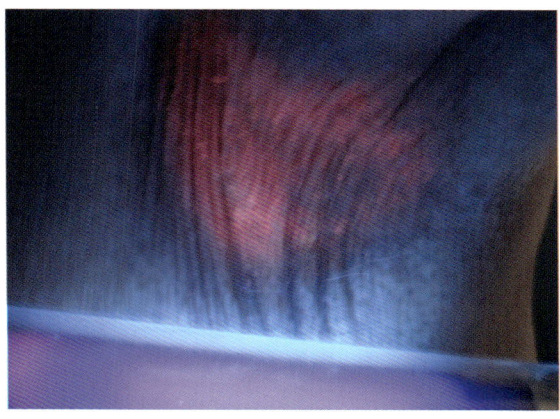

図 102-2　紅色陰癬の患者の腋窩に置かれたウッド灯によりみられたサンゴ色の蛍光。（*Used with permission from the University of Texas Health Sciences Center, Division of Dermatology*）

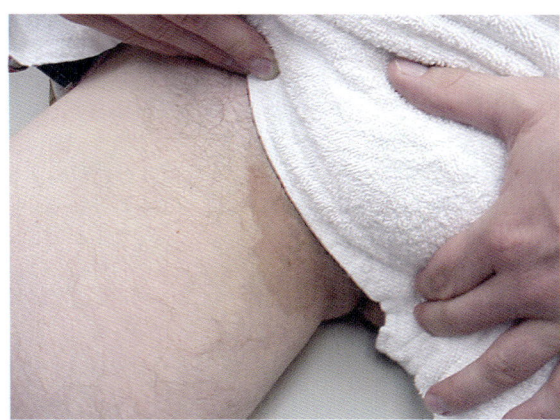

図 102-3　若い男性の鼠径部に生じた薄茶色の紅色陰癬。通常の陰部白癬でみられるほどの落屑はない。（*Used with permission from Dan Stulberg, MD*）

で，わずかに落屑斑を伴う。より赤くみえる病変もあれば，茶色い病変もある（図 102-3，102-4）。
- 病変は通常無症候性である。ただし病変が鼠径部に生じた場合は，時に搔痒と灼熱感を訴える（図 102-3）

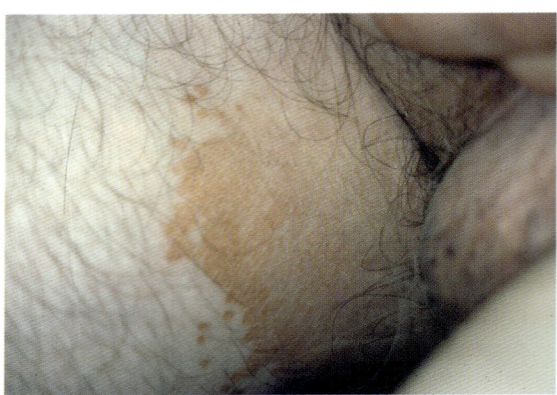

図102-4　糖尿病の若い男性の鼠径部に生じた茶色い紅色陰癬。
(*Used with permission from the University of Texas Health Sciences Center, Division of Dermatology*)

▶ 典型的分布

　紅色陰癬は典型的には間擦性の部分，特に腋窩と鼠径部でみられる。紅色陰癬のまだら斑は，趾指の間，臀間裂，肛門周囲の皮膚，そして乳房下部でもみられる。

▶ 検査所見

- ウッド灯を照射すると斑がサンゴ色に蛍光する。診察前に患部を洗うと蛍光発光が失われる可能性があり，注意を要する。
- 診断は患部の剥離物をグラム染色やメチレンブルー染色し，それぞれグラム陽性桿菌あるいは紺青色顆粒を検出することで確認してもよい。ただし症状が典型的で斑が蛍光を発するなら，鏡検や培養は不要である。
- 鏡検は紅色陰癬が疑われるものの斑が蛍光しない場合，有用である。

鑑別診断

- 乾癬：逆乾癬（間擦部乾癬）は，紅色陰癬と同じ部位に生じるとともに，境界明瞭な辺縁を有するピンク〜赤色の斑を生じる。乾癬と紅色陰癬とを鑑別する最良の方法は，爪の陥凹・爪甲剥離，肘・膝・頭皮の過角化斑などの乾癬の随伴症状が患者にないかどうかを探すことである。逆乾癬は，肥満の人では乳房の下やパンヌス（重度肥満の人の腹部から垂れ下がる脂肪組織），臀間裂にもみられることがある（136章「乾癬」参照）。ウッド灯はこれらの鑑別に有用なことがある。
- 皮膚糸状菌症：腋窩と鼠径部に生じた皮膚真菌感染症は，紅色陰癬に非常によく似ている。白癬感染症の場合も，無症状の部位を中心として広がる境界明瞭な縁をもつ。この白癬特有の症状は紅色陰癬より白癬においてより明瞭であるものの，病変剥離物を鏡検すれば，これらの2疾患をより確実に鑑別できる。体の他の部位に白癬感染症がある場合，足の診察で足白癬や爪甲真菌症がみられることが多い（123章「体部白癬」，124章「股部白癬」参照）。
- カンジダ症：衛星病変の有無は紅色陰癬とカンジダ症の鑑別に役立つ。カンジダ症では蛍光を発さず，鏡検では分枝する仮性菌糸がみえるはずである（121章「カンジダ症」参照）。
- 間擦疹：間擦部位（皮膚のひだ）の炎症を表す。高温，多湿，浸軟，摩擦，通気性欠如によって発症・増悪する。カンジ

ダ，細菌，皮膚糸状菌の感染によって増悪することが多いことから，紅色陰癬，カンジダ，皮膚糸状菌症と重複する。肥満と糖尿病では特にこの状態になりやすい。共存する感染症の発見・治療に全力を尽くすべきである。
- 体臭防止剤による接触皮膚炎は紅色陰癬に似ることがある。病歴とウッド灯がこれら2疾患の鑑別に役立つ（131章「接触皮膚炎」参照）。

治療

▶ 非薬物治療

- 局用抗菌薬を塗布する前に患部を石鹸と水でよく洗うことが提唱されている[5]。SOR **C**
- 治療の間，そして再発の予防のために，ゆったりした綿の下着を着用する[5]。SOR **C**

▶ 薬物治療

- 細菌は様々な抗菌薬（例：ペニシリンや第1世代セファロスポリン製剤）に反応するものの，治療はエリスロマイシン250mgを1日4回，14日間内服を選択する。エリスロマイシンの治癒率は100％に達する[2-4]。SOR **B**
- 一方で，エリスロマイシン内服は広範囲もしくは難治性の症例にのみ必要と主張する人もいる[5]。SOR **C**
- 隠れた病巣（例：指間の病変）を有する患者には，経口療法に局用療法（抗菌薬，抗真菌薬，6％安息香酸）の追加が推奨されている。SOR **C**
- 治療と予防のため，エリスロマイシン経口療法中と病変消失後2週間，クリンダマイシンを1日1回局用してもよい[3,6]。SOR **C**
- 局用2％エリスロマイシン液を1日2回塗布する[4,5,7]。SOR **C**
- トルコの研究では，ウッド灯反射スコアによると，フシジン酸局用は，エリスロマイシンや単回クラリスロマイシン投与より有効だった[8]。
- 紅色陰癬を有する糖尿病患者の管理では至適血糖管理が推奨される[2]。SOR **C**

予後

- 通常は良好である。ただし，コリネバクテリウムは免疫不全の人に膿瘍形成，菌血症，心内膜炎，腎盂腎炎，蜂窩織炎，髄膜炎を起こすことがある[1]。
- 素因となった状態を解消しない場合は再発しやすい。

フォローアップ

　紅色陰癬が消失したら，必要に応じて2〜4週間患者をフォローアップする。

患者教育

　紅色陰癬が抗菌薬治療で治癒する疾患であることを説明し，患者を安心させる。

【Anna Allred, MD／Richard P. Usatine, MD／
Mindy A. Smith, MD, MS】
（山本美佳智／髙橋和浩　訳）

103 蜂窩織炎

症例

4 歳女児。発熱し，片足が発赤・腫脹している（図 103-1）。3 日前にドアで足にけがをした。診察では足は温かく，圧痛があり，発赤・腫脹していた。体温は 39.4℃ である。これは典型的な蜂窩織炎で，女児は抗菌薬静注のため入院した。

概説

蜂窩織炎（cellulitis）は真皮と皮下組織を病座とする皮膚の急性感染症である。

疫学

- 入院を要した小児の重症皮膚感染症を対象としたニュージーランドの調査では，最も多い感染症のタイプは蜂窩織炎（38%）と皮下膿瘍（36%）だった[1]。最も頻度の高い感染部位は頭，顔，頸（32%），および下肢（32%）だった。最も高率に検出された微生物は，黄色ブドウ球菌（48%）と A 群 β 溶血性レンサ球菌（GAS，20%）だった[1]。
- 顔の蜂窩織炎の好発年齢は 6 カ月〜3 歳である。
- 肛門周囲の蜂窩織炎は，幼児で最も起こりやすい（95 章「おむつかぶれと肛門周囲皮膚炎」参照）。

病因と病態生理

- しばしば外傷，咬傷，もともとある皮膚病（例：アトピー性皮膚炎）によって生じた皮膚の破綻に伴って発症する（図 103-1〜103-4）。
- GAS（図 103-3）や黄色ブドウ球菌により発症することが多い。傷のない皮膚の蜂窩織炎で最も多い病因は，針吸引やパンチ生検によって確認したところ，黄色ブドウ球菌で，GAS よりも 2 倍近く多かった[2]。

- 蜂窩織炎を含むすべての軟部組織感染症における市中感染型のメチシリン耐性黄色ブドウ球菌（MRSA）の役割に対し，懸念が増大している[3-6]。
- ネコもしくはイヌに咬まれた後は，蜂窩織炎はしばしば *Pasteurella multocida* によって生じる（図 103-4）。
- 塩水曝露後では，蜂窩織炎は温帯地域の場合 *Vibrio vulnificus* により発症する可能性がある。*V. vulnificus* 感染症は特に致命的になりうる。
- 丹毒は独特な表在性蜂窩織炎で，顕著なリンパ管浸潤を伴うため，病変は境界明瞭な隆起を生じる（図 103-5，103-6）。
- カリフォルニア州における小児ブドウ球菌性皮膚感染症の

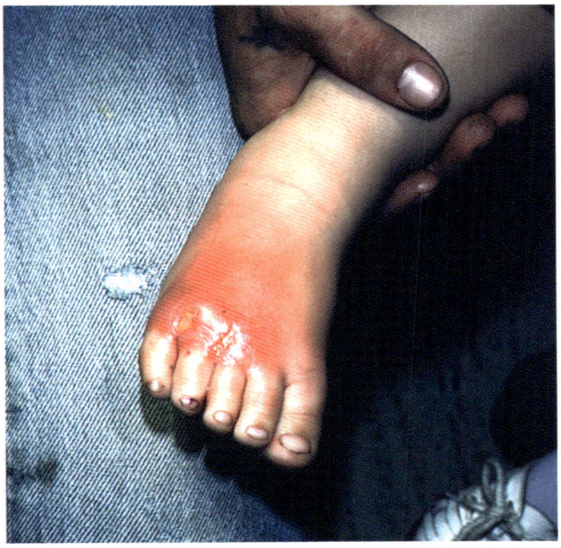

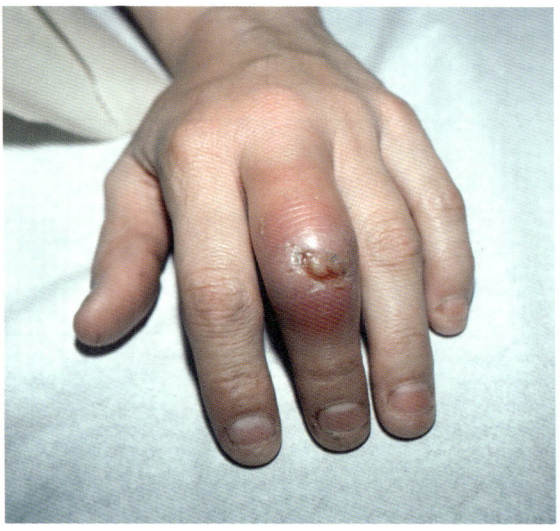

図 103-2　若い男性が喧嘩で相手の歯を殴った拳に生じた蜂窩織炎。これは敗血性腱鞘炎だけでなく敗血性関節炎にまで進展しうる。（*Used with permission from Richard P. Usatine, MD*）

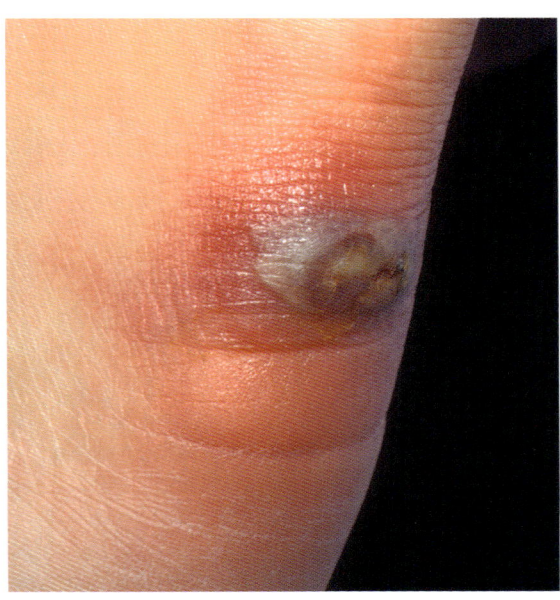

図 103-3　アキレス腱の GAS 蜂窩織炎。局所外傷として始まったものである。（*Used with permission from Camille Sabella, MD*）

図 103-1　4 歳女児，ドアで負傷後の足の蜂窩織炎。（*Used with permission from Richard P. Usatine, MD*）

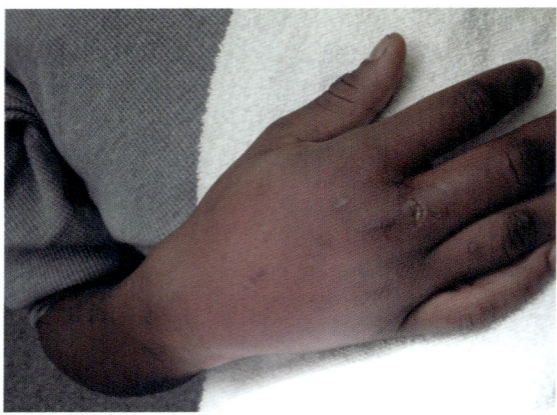

図103-4 ネコの咬傷で生じた小児の蜂窩織炎。最も可能性の高い原因微生物は *Pasteurella multocida* である。（*Used with permission from Emily Scott, MD*）

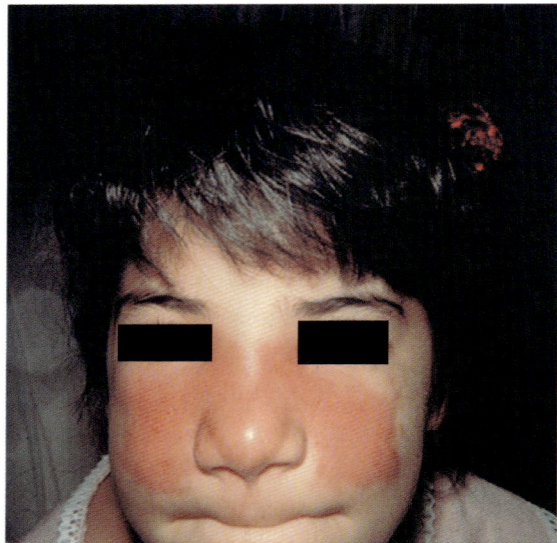

図103-5 丹毒の蝶形紅斑。サーモン色の紅斑と周囲の正常皮膚との明瞭な境界がはっきりわかる。（*Reproduced with permission from Shah BR, Lucchesi M：Atlas of Pediatric Emergency Medicine, ©2006, McGraw-Hill, New York*）

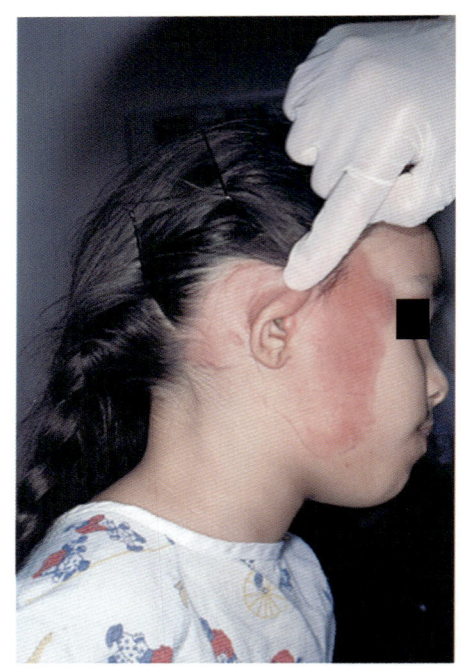

図103-6 女児の耳周囲の丹毒。境界明瞭な辺縁は治療効果をモニターするためにペンでなぞった。（*Reproduced with permission from Shah BR, Lucchesi M：Atlas of Pediatric Emergency Medicine, ©2006, McGraw-Hill, New York*）

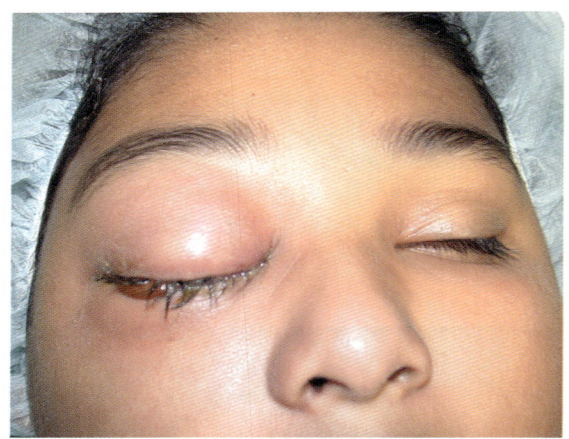

図103-7 生命に関わるブドウ球菌性眼窩周囲蜂窩織炎は，手術による処置を要する。（*Used with permission from Frank Miller, MD*）

入院危険因子は，3歳未満，アフリカ系であること，民間保険未加入だった[7]。

診断

▶ 臨床所見
発赤，熱，腫瘤（腫脹），疼痛。

▶ 典型的分布
身体のどの部位にも生じうるが，四肢と顔に最もよくみられる（図103-1～103-6）。眼窩周囲蜂窩織炎は生命を脅かしうる（図103-7）。乳児では，臍帯血管を介して感染が急速に広がるため，臍周囲の蜂窩織炎に進展することがある（臍炎）（図103-8）。

▶ 検査所見
- 吸引：紅斑の部分の内部内に波動があれば，針による吸引あるいは切開・排膿を行う（図103-9）。膿が吸引されれば，

抗菌薬使用の手引きとするために培養する。
- 血液培養：5％しか陽性にならない。また，炎症を起こしている皮膚からの針吸引培養は結果が一定しておらず，推奨されない[5]。

鑑別診断

- 膿瘍：紅斑で覆われている場合，蜂窩織炎のようにみえることがある。もし波動を触知できれば，膿瘍の徴候であることが多い。患部を針で吸引することが膿瘍と蜂窩織炎を鑑別する唯一の方法という場合がしばしばある。もちろん膿瘍が蜂窩織炎で囲まれていれば，この2疾患は共存しう

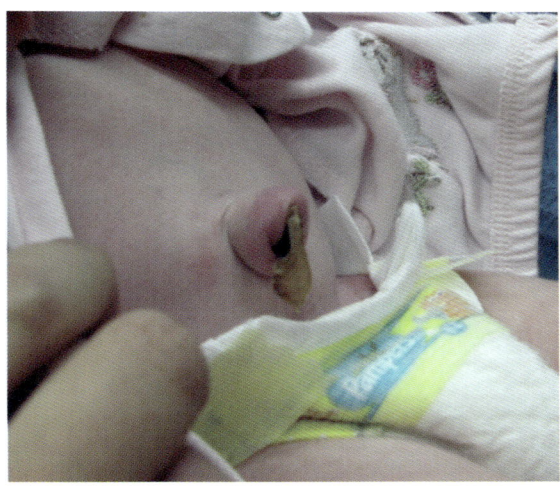

図 103-8　新生児の臍炎(臍の蜂窩織炎)。(Used with permission from Emily Scott, MD)

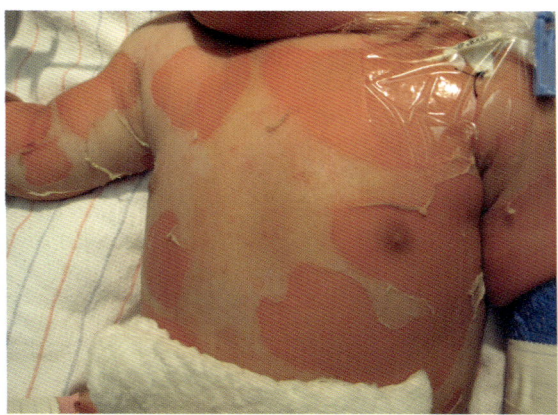

図 103-10　SSSS の乳児の皮膚に生じた紅斑と落屑。(Used with permission from John C Browning, MD)

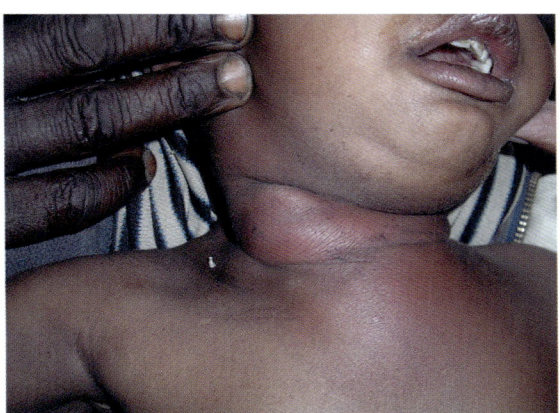

図 103-9　エチオピアの 2 歳女児に生じた首と胸の蜂窩織炎と膿瘍。首の波動部分の切開・ドレナージ術で膿がみられた。切開部から膿が持続的に排出されるようにドレーンが留置された。児はセフトリアキソン静注で治療され，軽快した。(Used with permission from Richard P. Usatine, MD)

る(図 103-9，104 章「膿瘍」参照)。

● ブドウ球菌性熱傷様皮膚症候群(SSSS)：毒素による疾病で，黄色ブドウ球菌の剥脱性毒素 A と B によってもたらされる。赤い皮膚ははじめ蜂窩織炎と似ているようにみえるが，皮膚の剥脱があれば，これが毒素による疾病だと気づかなければならない(図 103-10，105 章「ブドウ球菌性熱傷様皮膚症候群」参照)。

● 壊死性筋膜炎：皮下組織と筋膜の深部感染で，びまん性腫脹，激しい痛み，水疱を伴い，患者は中毒にみえる。標準的な蜂窩織炎と壊死性筋膜炎との違いを認識することは重要である。撮像法によって軟部組織内に気体を検出できる。軽度の紅斑から数時間での，青紫色の病変もしくは壊死病斑や水疱への急速な進行は，壊死性筋膜炎の危険信号である。患者の重篤さと他の身体所見から，迅速な外科へのコンサルテーションが奨励される(106 章「壊死性筋膜炎」参照)。

治療

● 最初の決断は，入院と抗菌薬の静脈注射が必要かどうかである。蜂窩織炎を伴う免疫不全の患者(例：HIV，移植レシピエント，慢性の腎臓もしくは肝疾患，プレドニゾロン投与中，コントロールできない糖尿病)は誰でも，すぐに代償不全になることがあるため，入院とするのが最善のことが多い。SOR **C**

● 治療期間，および抗菌薬の経口投与と経静脈投与とを比較した証拠は不足している[8]。

● 入院を要さない蜂窩織炎に対する標準的経口療法(MRSA 時代以前において)は，GAS と黄色ブドウ球菌に作用するセファレキシンもしくはジクロキサシリンを含む[5]。SOR **A**　典型的な治療期間は 7〜10 日である。SOR **C**

● ペニシリンアレルギー患者は，マクロライド耐性と MRSA 率の増加のため，エリスロマイシンよりはクリンダマイシンで治療してもよい[5]。SOR **A**

● 非経口治療は通常，ペニシリナーゼ耐性ペニシリンもしくはセファゾリンなどの第 1 世代セファロスポリン，あるいは，生命に関わるペニシリンアレルギー患者に対しては，クリンダマイシンかバンコマイシンで行われる[5]。SOR **A**

● 皮膚と軟部組織感染症における MRSA の罹患率は増加しているが[4]，蜂窩織炎で微生物培養物を採取することは難しいため，健常皮膚での蜂窩織炎で MRSA がどの程度問題になるかを知ることはいまだ困難である。膿瘍か痂皮病変を伴っているなら，治療の指標とするために培養検体を採取し，ST 合剤とクリンダマイシンによる経験的治療開始が最善である[3]。SOR **B**

● 壊死性筋膜炎を見逃さないこと。激しい痛み，水疱，捻髪音，皮膚の壊死，重篤感を伴う患者は，画像検査と外科への速やかなコンサルテーションを行う価値がある(106 章「壊死性筋膜炎」参照)。

● 感染を惹起しやすい基礎疾患(例：アトピー性皮膚炎，足白癬)を治療する。SOR **C**

患者教育

安静と患肢の挙上を勧める。外来治療を継続するなら，患者がすぐに受診しなければならない状態(例：嘔吐や薬剤を

服用できない状態)に注意するよう伝える。

フォローアップ

　経口抗菌薬による外来療法を行う場合，抗菌薬の反応と外来治療で十分かを確認するため，1〜2日後のフォローを検討する。

【Richard P. Usatine, MD】

(山本美佳智／髙橋和浩　訳)

104 膿瘍

症例

　エチオピアの2歳女児が有痛性で腫脹した手をアメリカ人医師に診察してもらうために運ばれてきた。手は著明に腫脹し，女児はその手を使おうとしなかった。診察では体温37.2℃，皮下に目視できる膿があった(図104-1)。切開・排膿が行われ，膿瘍から多量の膿と血が噴出した。膿瘍には止血と早期閉鎖の予防のため，少量の充填物が留置された。周囲の蜂窩織炎と深層の感染の治療のため，経口抗菌薬が投与された。このエチオピアの農村ではメチシリン耐性黄色ブドウ球菌(MRSA)を検出するための培養ができなかったが，厳重な経過観察のために翌日の再診が予定され，患児はかなり改善した。医療チームが1日2回家庭を訪問して包帯を交換し，経口トリメトプリム-スルファメトキサゾール(ST)合剤を投与した。1週間のうちに，女児は楽しく遊ぶようになり，紅斑と腫脹も軽減していった。そして女児は手を再び使うようになった。

概説

　膿瘍(abscess)は感染した組織内の膿の集積である。膿瘍は壁で閉鎖された感染を意味し，内部に化膿物の嚢がある。皮膚の膿瘍で原因となる微生物は，ほとんどの場合黄色ブドウ球菌である。

疫学

- 米国11都市の救急診療部を受診した皮膚および軟部組織感染症患者において，MRSAは検出された起炎菌として最も多かった。黄色ブドウ球菌はこれらの感染症患者の76%から分離され，59%は市中感染MRSA(community-acquired MRSA：CA-MRSA)だった[1]。
- MRSAによる感染やそれ以外による膿瘍の危険因子は，静注薬物乱用，ホームレス状態，歯の疾患，接触するスポーツ，投獄，地域での高い有病率。
- ニュージーランドにおいて入院を要した小児の重症皮膚感染症を対象とした検討では，最も多い感染症の病型は蜂窩織炎(38%)と皮下膿瘍(36%)だった[2]。最も頻度の高い感染部位は頭部・顔面・頸部(32%)と下肢(32%)だった。最も多く分離された微生物は黄色ブドウ球菌(48%)とA群β溶血性レンサ球菌(GAS，20%)だった[2]。

病因と病態生理

- ほとんどの皮膚膿瘍は黄色ブドウ球菌による。

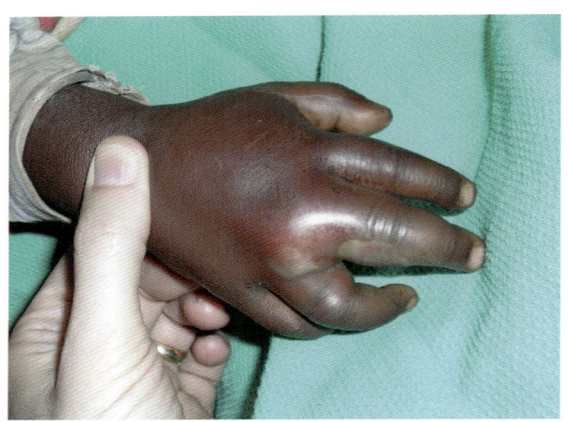

図104-1　エチオピアの2歳女児の手の大きな膿瘍。切開・排膿が行われ，周囲の蜂窩織炎とより深部の感染症にも対応するため，抗菌薬が投与された。(*Used with permission from Richard P. Usatine, MD*)

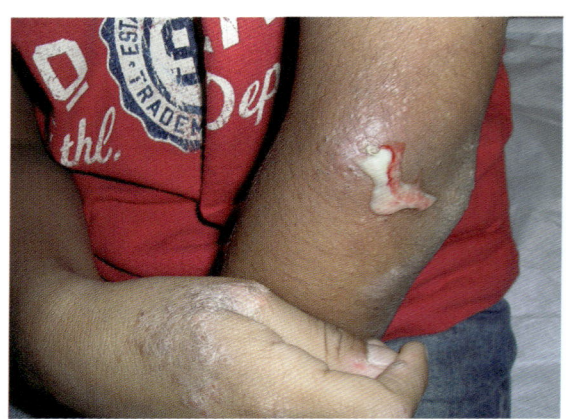

図104-2　両肘に膿瘍のあるアトピー性皮膚炎の男児。この膿瘍は，波動部を愛護的に圧迫したところ自然に排膿した。培養ではメチシリン感受性黄色ブドウ球菌が検出され，経口抗菌薬で皮膚の感染部位がすべて消失した。アトピー性皮膚炎は0.1%トリアムシノロン軟膏で根治した。(*Used with permission from Richard P. Usatine, MD*)

- MRSAによる膿瘍形成の危険因子には，医療従事者や医療現場に出入りする人，静注薬物の使用，MRSA感染の既往と保菌，最近の入院，ホームレスであること，アフリカ系アメリカ人，過去6カ月以内の抗菌薬使用歴，が含まれる[3]。
- 米カリフォルニア州では，小児ブドウ球菌性皮膚感染症における入院の危険因子は3歳未満，アフリカ系であること，民間保険未加入だった[4]。
- 米国ではCA-MRSAが一般的になってきている。救急診療部で排膿を受けた皮膚膿瘍の治療を評価した研究では，周囲の蜂窩織炎の広がりや膿瘍の大きさと，培養でMRSA陽性となる尤度との間には有意な関連がないことが示された[3]。

診断

▶ 臨床所見

　皮膚内もしくは皮下の膿の集積。有痛性であることが多く，患部に圧痛を伴う。ほとんどの場合，腫脹，紅斑，温感，

14

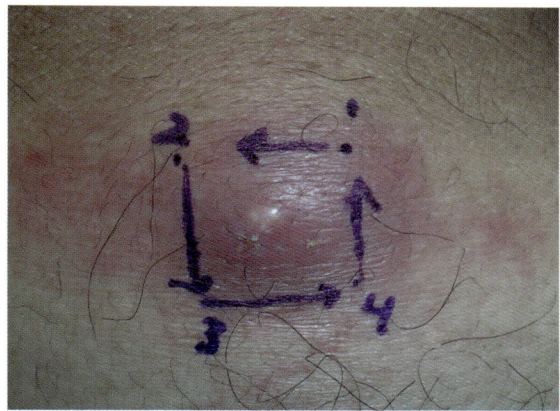

図104-3　患者が蜘蛛による咬傷だと考えていた後頸部の MRSA 膿瘍。膿瘍周囲に手術用マーカーで輪状ブロックが描かれていることに注目。どのような手順でブロックを行うかが示されている。（*Used with permission from Richard P. Usatine, MD*）

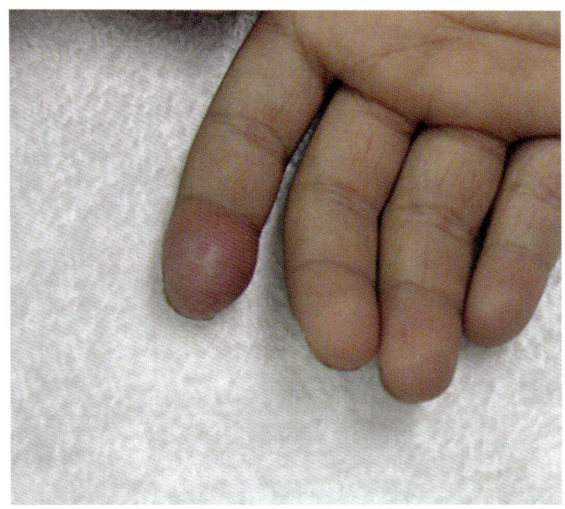

図104-4　ひょう疽。手指遠位端の軟部組織の膿瘍。この軟部組織の膿瘍を切開・排膿するために指の神経ブロックを要した。（*Used with permission from Emily Scott, MD*）

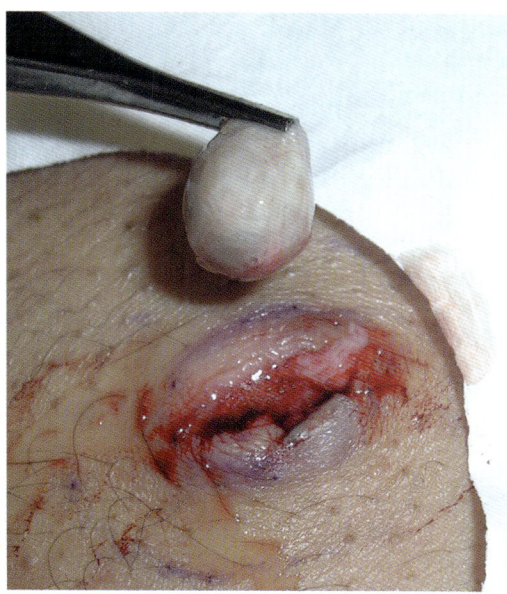

図104-5　破れることなく摘出された表皮封入嚢胞。この症例では抗菌薬は不要である。（*Used with permission from Richard P. Usatine, MD*）

波動がある（図104-1〜104-3）。発熱および周囲の蜂窩織炎の有無を確認すること。

▶ 典型的分布

皮膚膿瘍は頭から足までどこにでもみられる。頻度の高い部位は手，足，四肢（図104-2），頭部，頸部，臀部，胸部である。

指（通常は手指）の遠位部の指球部に生じる膿瘍の一型は，ひょう疽と呼ばれる（図104-4）。ひょう疽は痛みが特に強く，切開・排膿には指の神経ブロックを要する。

▶ 検査所見

切開と排膿のみで治癒するため，低リスク患者では病原菌と感受性の同定を行う利益は少ない[3]。ほとんどの臨床研究では免疫不全，糖尿病，他の重大な基礎疾患を有する患者は除外されてきた[3]。このため，高リスクの患者，全身感染の徴候のある者，そして高い再発率の病歴を有する患者では創傷部の培養を採取することは妥当かもしれない[3,5]。

鑑別診断

- 炎症や感染を伴う表皮封入嚢胞：粉瘤としても知られるこれらの嚢胞は，炎症・腫脹・重複感染を起こすことがある。紅斑が初めは無菌性の炎症でも，嚢胞は黄色ブドウ球菌に感染しうる。治療は切開・排膿で（もし蜂窩織炎があるなら）抗菌薬投与である。炎症が起こる前に嚢胞が切除されれば，嚢胞は破れることなく摘出できるかもしれない（図104-5）。

- 腫脹があり膿の貯留がない蜂窩織炎：感染した皮膚に膿瘍があるか不明の場合は，太いゲージの針による針吸引が皮膚を切開するかどうかの決定に役立つことがある。蜂窩織炎単独では波動の部分はないはずである（103章「蜂窩織炎」参照）。

- 化膿性汗腺炎：腋窩と鼠径部のアポクリン腺周囲の反復性炎症（98章「化膿性汗腺炎」参照）。

- 癤と癰：癤またはおできは，毛囊や汗腺から起こる膿瘍である。癰は，癤が皮下組織に拡大して生じる。

- ざ瘡囊胞：真の膿瘍よりも無菌性の炎症が優位のため，たいていの場合は切開・排膿よりもステロイド注射をしたほうがよい（96章「尋常性ざ瘡」参照）。

治療

- エビデンスは膿瘍の切開・排膿を強く支持する[3,6]。**SOR Ⓐ** 切開する皮膚に27ゲージ針でエピネフリン入り1％リドカインを注射する。膿瘍自体に注射するよりも，輪状のブロックのほうがより有効であろう（図104-3）。＃11刃のメスを使い，可能であれば皮膚線に沿って直線に切開し，膿瘍を開く[7]。

- いまだに多くの医師が排膿された膿瘍にひもガーゼを詰めているが，膿瘍腔を詰めるか否かが転帰の改善に影響するかどうかについてはデータが不十分である。小規模研究で

は，単純な皮膚の膿瘍にガーゼをルーチンに詰めることは痛みを伴うし，おそらく不必要という結論だった[8]）。**SOR ⓒ** 本章の著者はたいていの場合，ガーゼは膿瘍に軽く詰め，2 日後のシャワー中に患者に取り除いてもらっている。これは再診や治癒しつつある腔への痛みを伴う詰め直しを避けるためである。**SOR ⓒ** しかし，大きな膿瘍ではガーゼを詰めなければ，膿瘍が塞がって膿が再び貯留するかもしれない。

- 初発の膿瘍に対し，切開・排膿に加えて抗菌薬をルーチンに使用することを現在のエビデンスは支持していない[3,9-11]）。**SOR Ⓐ** CA-MRSA 出現後に行われた 3 つの無作為化比較試験では，抗菌薬が表在性皮膚膿瘍の治癒率を有意に改善しないことを明らかにした。ただし，このうち 2 研究は抗菌薬が，短期の新しい病変の発生率を確かに減少させることを示唆した[9-11]）。
- 小児と成人における単純膿瘍の切開・排膿後の抗菌薬の全身投与についての最近のメタ分析では，治療後 7～10 日の時点で膿瘍が完全に消失した患者の割合は，抗菌薬により有意に改善しないことを示した[12]）。
- CA-MRSA 感染が疑われる膿瘍患者で，発熱や全身症状がある，周囲に強い蜂窩織炎がある，切開と排膿単独では治療が失敗した，頻回に再発する，膿瘍への濃厚な接触歴がある，といった場合は，膿瘍の治療に経口抗菌薬の使用を考慮する[3]）。**SOR ⓒ**
- 抗菌薬を使用するならば，CA-MRSA は ST 合剤に 100% 近い感受性がある[3]）。**SOR Ⓑ** 代替抗菌薬には経口クリンダマイシン，（8 歳以上の小児に）テトラサイクリン，（8 歳以上の小児に）ドキシサイクリンが含まれる。地域や施設内の薬剤感受性が入手できる場合は感受性を考慮すべきである[3]）。**SOR Ⓑ**
- MRSA 定着を根絶するための抗菌薬（ムピロシンもしくはリファンピン）使用を支持するデータは現時点ではない[3]）。**SOR ⓒ**

患者教育

患者は切開・排膿した 24～48 時間後より毎日シャワーを浴びることができ，シャワー後は創部をドレッシング材で覆うようにする。症状が悪化する場合，発赤や疼痛，排膿が持続する場合は再診するよう，患者に対して注意を促す。

フォローアップ

患者や創傷の合併症リスクが高まっている場合は，24～48 時間後に経過観察をする。詰め物がされている場合は患者や家族が取り外してもよい。

【Richard P. Usatine, MD】
（山本美佳智／高橋和浩　訳）

105 ブドウ球菌性熱傷様皮膚症候群

症例

18 カ月女児が発熱，易刺激性，圧痛を伴う顔の発疹を主訴に入院した。顔は両側性に腫脹し，口周囲に痂皮形成も伴っ

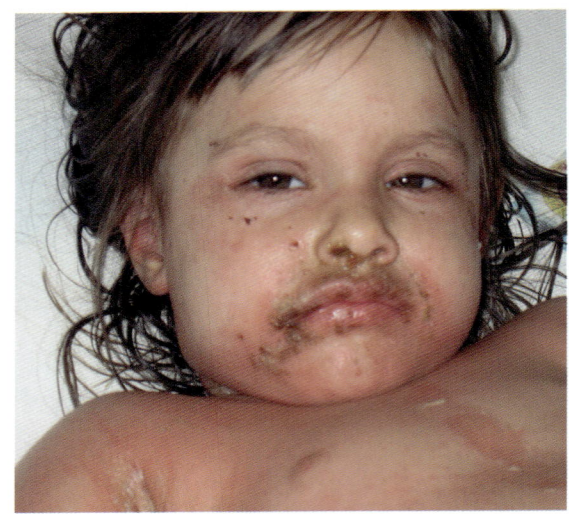

図 105-1　ブドウ球菌性熱傷様皮膚症候群（SSSS）の 18 カ月女児。顔面浮腫，口周囲の痂皮形成，頸部と体幹への紅斑の拡大に注目。胸部と腋窩の薄い落屑にも注目。（*Used with permission from Camille Sabella, MD*）

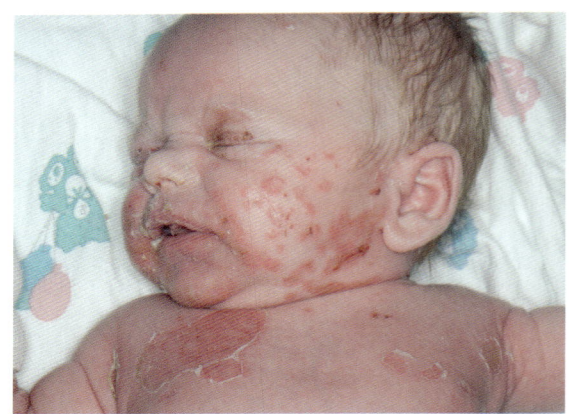

図 105-2　SSSS の 1 カ月乳児。顔面の痂皮形成と浮腫に注目。（*Used with permission from Charles B. Foster, MD*）

ていた（図 105-1）。その後の 24 時間で発疹は頸部と体幹に広がり，頸部と体幹の発疹部分に非緊満性の水疱を形成した。皮膚の病変部を軽く擦過すると，皮膚の表層部が容易に剥離した（Nikolsky 徴候）。女児は抗ブドウ球菌抗菌薬の静注で治療され，完全に回復した。鼻孔から採取した培養からは黄色ブドウ球菌が発育した。

概説

ブドウ球菌性熱傷様皮膚症候群（Staphylococcal scalded skin syndrome：SSSS）は毒素による疾患で，黄色ブドウ球菌の表皮剥離毒素 A と B によって発症する。

別名

Ritter 症候群（新生児と年少乳幼児における SSSS）。

疫学

- 主に 5 歳未満の小児に生じる。

14

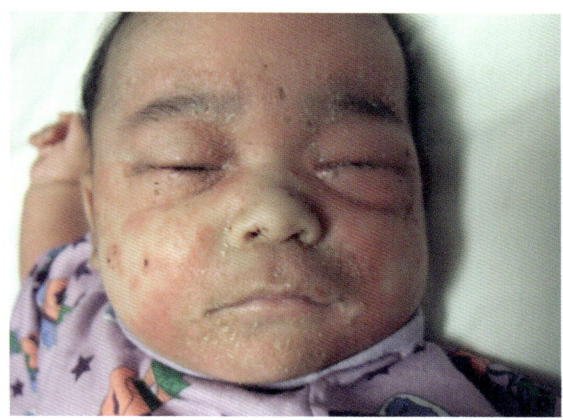

図 105-3　SSSS に典型的な顔面の浮腫と痂皮形成を伴う乳児。(*Used with permission from John C Browning, MD*)

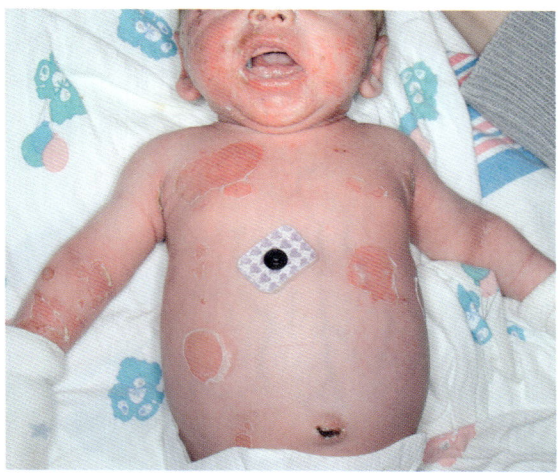

図 105-5　図 105-2 と同乳児で，体幹に広範囲に広がる薄い水疱を伴っている。(*Used with permission from Charles B. Foster, MD*)

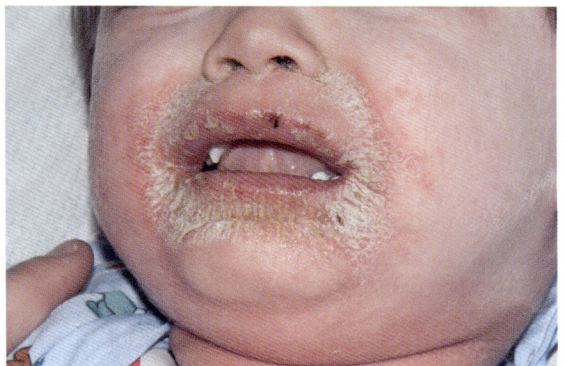

図 105-4　SSSS の幼児。口周囲の著明な痂皮形成，紅斑，浮腫を伴っている。(*Used with permission from Camille Sabella, MD*)

- 黄色ブドウ球菌毒素産生株の保菌あるいは感染を経て，新生児にも起こりうる（Ritter 症候群）。

病因と病態生理

- 黄色ブドウ球菌表皮剥離毒素 A と B が本疾患の症状の原因である[1,2]。
- 大部分はファージⅡ群 71 あるいは 55 型に属する黄色ブドウ球菌によって発症する。
- 毒素は血行性に広がり，発熱と特徴的な発疹を生じる。
- 毒素はデスモグレイン 1 を標的としていて，皮膚浅層部で表皮の裂開を生じる[3,4]。

危険因子

　臍（新生児の場合），鼻咽頭，結膜のような皮膚以外の部位での毒素産生性黄色ブドウ球菌による一次感染。

診断

▶ 臨床所見

- 発熱，易刺激性，そして圧痛を伴う皮膚の紅斑が通常みられる。
- 口周囲と眼周囲の痂皮化を伴う顔の浮腫が典型的症状で，最初の臨床像かもしれない（図 105-2 〜 105-4）。
- 非緊満性水疱と表在性びらんを 12 〜 24 時間以内に形成し，

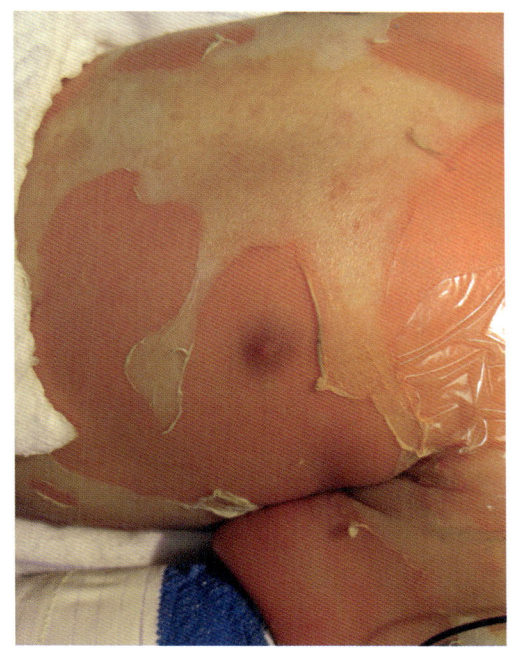

図 105-6　SSSS 乳児の皮膚の落屑。(*Used with permission from John C Browning, MD*)

広範囲にわたる皮膚の表皮剥離へと進展する（図 105-5）。
- 皮膚の軽い擦過は広範囲な表皮剥離を引き起こしやすい（Nikolsky 徴候）。
- 病変部では続発して皮膚の落屑を生じやすい（図 105-6）[5,6]。

▶ 典型的分布

- 顔，頸部，体幹に特に生じやすい。
- 粘膜面には生じない。

▶ 検査所見

- 通常，特徴的な外観と通常の治療法への反応に基づいて臨床診断が行われる。
- 病変皮膚から離れた部位：通常は鼻咽頭，結膜，割礼の部位，（新生児で）臍からの黄色ブドウ球菌の分離は，診断を

より強固にするのに役立つ。分離株による毒素産生を証明すれば，より確定的な診断が得られるが，これは一般的にほとんど行われないし必須でもない。

- 皮膚病変と水疱液の培養は黄色ブドウ球菌陰性である。
- 菌血症はまれである。

▶ 生検

- 皮膚生検は通常，診断に不要である。
- 皮膚生検では，表皮顆粒層における皮膚の層の分離がみられる[7]。

鑑別所見

- 薬剤誘発性中毒性表皮壊死症：誘発物質がしばしば存在する。通常粘膜が侵される。生検では表皮・真皮間で皮膚の分離がみられる（151章「多形紅斑，Stevens-Johnson 症候群，中毒性表皮壊死症」参照）[7]。
- 猩紅熱：発疹は粗雑で，"サンドペーパーのようにザラザラしている（紙やすり様の発赤疹）"。しばしば咽頭炎とイチゴ舌がみられる。就学年齢の児が最も発症しやすい（28章「猩紅熱とイチゴ舌」参照）。
- 川崎病：持続する高熱，粘膜病変，不定形発疹，四肢末端の変化，リンパ節腫脹が通常存在する（177章「川崎病」参照）。
- 中毒性ショック症候群：血圧の大幅な低下と定義される血行動態の変動が出現する（185章「毒素性ショック症候群」参照）。

治療

▶ 非薬物治療

- 支持的：体液量の状態，電解質濃度，解熱薬，抗鎮痛薬への十分な注意。
- 皮膚の重複感染を予防するため，創部ケアと消毒方法への細心の注意。
- 皮膚は生理食塩水や酢酸アルミニウム溶液で愛護的に保湿・洗浄してもよい。

▶ 薬物治療

- 抗ブドウ球菌抗菌薬（ナフシリンなど）の経静脈投与が細菌量を減らすために用いられる。これが迅速な臨床症状の改善をもたらす。SOR **C**
- 経口抗ブドウ球菌抗菌薬は病初では効果がない。
- 静脈注射から内服治療への移行は，明らかな臨床的改善がみられた後で，7～10日間の治療期間を完了するために行ってもよい。SOR **C**
- 局用抗菌薬は無効であり，不要である。
- ワセリン軟膏などの皮膚軟化剤の塗布は，表面を潤滑にして苦痛を軽減できる。

予後

- 患児の大多数は経過良好で，後遺症なく回復する。
- 皮膚は瘢痕化せずに治癒する。
- 脱水と重複感染は，皮膚剥脱が広範囲の際に起こりうる。

【Camille Sabella, MD／Charles B. Foster, MD】
（山本美佳智／髙橋和浩 訳）

106　壊死性筋膜炎

症例

▶ 症例1

日齢9の新生児。高熱・呻吟と，背部に青みがかった変色を伴い，わずかに硬化した腫脹が出現した（図106-1）。12時間の間に，水疱の形成と紫がかった変色がみられた。乳児は壊死性筋膜炎と診断され，ただちに外科へコンサルテーションがなされた。最初の外科による検索とデブリードマンで，下層の筋肉と壊死部の境界が示された。血液と組織培養の両方から黄色ブドウ球菌が発育した。外科による検査と創面切除が複数回行われ，その後回復期に皮膚移植が行われた。乳児は瘢痕を残したが，他の後遺症なく生存した。

▶ 症例2

16歳女児がインドの農村部で受けた筋肉注射の後に，左臀部の壊死性筋膜炎を発症した。児は発熱し，敗血症性ショックだった。左臀部全体が全層壊死となり，ひどい悪臭を放っていた。皮膚は青紫色で，紫色の水疱と剥脱部を伴っていた。以前に行った切開・排膿は有用ではなかった。女児は輸液，抗菌薬，手術室での外科的な広範な創面の全層切除により加療された。女児は解熱し，血行動態も安定した。女児の次の治療は，創部の陰圧閉鎖療法とそれに続く皮膚移植だった。女児には瘢痕と外形の変形が生じたものの，他の後遺症なく生存した（図106-2）。

概説

壊死性筋膜炎（necrotizing fasciitis：NF）は深部筋膜の急速進行性の感染症で，皮下組織の壊死を伴う。小児では通常，手術，外傷，水痘感染の後に発症する。患者には紅斑と，身体所見とは不釣り合いな疼痛がある。速やかに外科的デブリードマンと抗菌薬療法を開始しなければならない[1]。

別名

人喰いバクテリア，壊死性軟部組織感染症（necrotizing soft-tissue infection：NSTI），化膿性筋膜炎，病院壊疽，壊死性丹毒。Fournier 壊疽は，性器や会陰部における NF もしくは NSTI の一型である[2]。

疫学

- 小児（16歳未満）全体の NF 発生は，カナダにおける最近の集団ベースのサーベイランス研究によると，100万人あたり年間2.93例である。発症率は非 A 群レンサ球菌関連症例では100万人あたり0.81，A 群レンサ鎖球菌（GAS）関連症例では100万人あたり2.12である[3]。
- 非 GAS 関連症例では，NF は典型的には糖尿病，外傷，最近の手術などの基礎疾患を有する小児に生じる[3]。
- GAS によって引き起こされる NF は，小児と成人の NF で最も多い病像である[3]。
- 非 GAS 関連症例は1歳未満の乳児で最も多い。早産児であるなどの既往が一般的な危険因子であり，これらの症例の多くでは臍炎もしくは割礼に関連して発症する。
- GAS 関連 NF 症例のほとんどは水痘と関連している（図

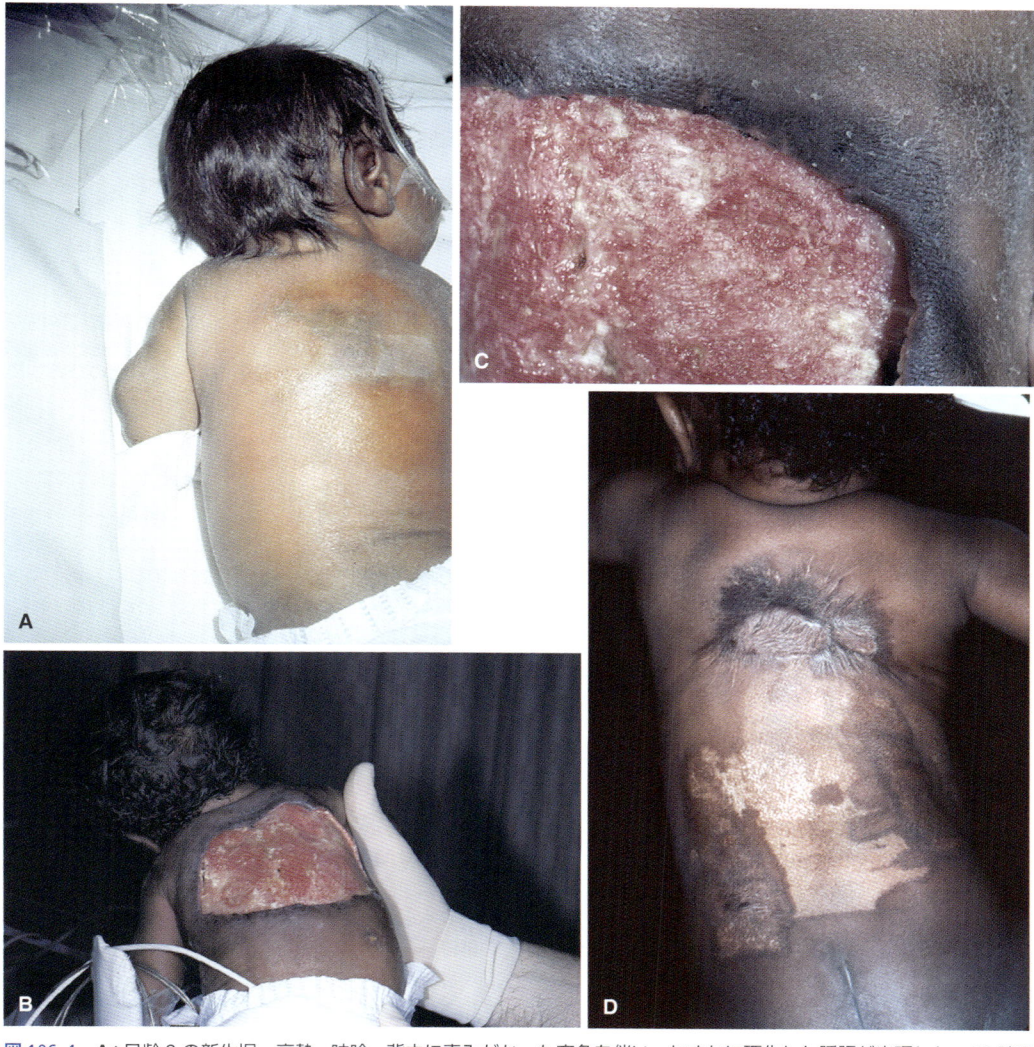

図 106-1　**A**：日齢 9 の新生児。高熱，呻吟，背中に青みがかった変色を伴い，わずかに硬化した腫脹が出現した。12 時間以内には，水疱形成と紫がかった変色が起こった。**B**：この写真は初回の外科的検索とデブリードマンの 8 時間後に撮影された。下層の筋肉と壊死の縁が示されている。**C**：接写では下層の筋肉上の壊死の縁と膿が示されている。血液・組織の両方の培養から黄色ブドウ球菌が発育した。**D**：外科的検索とデブリードマンが複数回行われ，その後回復期に皮膚移植が行われた。（*Used with permission from Shah BR, Lucchesi M. The Atlas of Pediatric Emergency Medicine, McGraw-Hill, 2006, p.87*）

106-3)[3,4]。

病因と病態生理

- Ⅰ型 NF は，好気性細菌と嫌気性細菌による複数の菌の感染である。
  - 腸内細菌属とバクテロイデス属を含む腸内グラム陰性病原菌によって引き起こされることが多い。
  - 非 GAS やペプトストレプトコッカス属などのグラム陽性微生物によっても起こりうる[5]。
  - 海洋性ビブリオを含む海水で汚染された穿通性外傷もしくは開放創では，海水性の類似疾患が起こりうる。*Vibrio vulnificus* は最も病原性が強い[6]。
  - 1 つの創部から最高 15 の病原菌が分離される。
  - 1 つの創傷あたり平均 5 つの異なる菌が分離される[7]。
- Ⅱ型 NF は小児で最も多い病型で，一般に GAS によって発

症する単独の菌による感染症である。
  - 黄色ブドウ球菌を伴って発症することがある。
  - MRSA は，もはや NF のまれな原因ではない[5]。
  - GAS は発熱性外毒素を産生することがあり，これが腫瘍壊死因子（tumor necrosis factor：TNF）-α，TNF-β，インターロイキン（interleukin：IL）-1，IL-6，IL-2 の産生を刺激するスーパー抗原として作用する[7]。

危険因子

- Ⅰ型 NF（複数菌感染）の危険因子は，以下である。
  - 糖尿病
  - 早産児
  - 重症な末梢血管疾患
  - 肥満
  - アルコール依存症と肝硬変

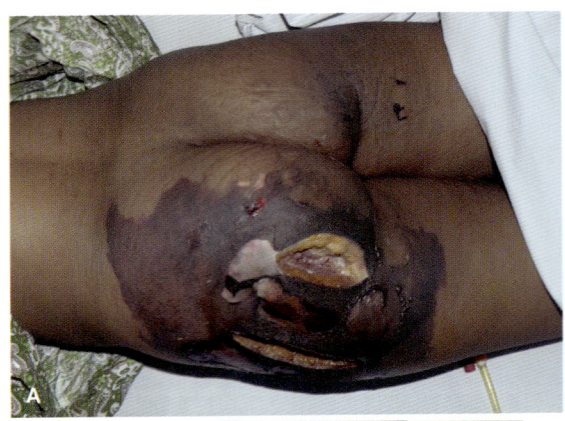

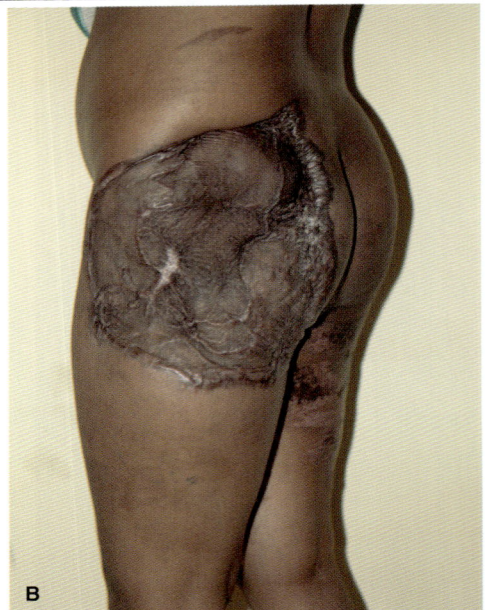

図106-2　**A**：インドの農村部で受けた筋肉注射後に発症した左臀部の壊死性筋膜炎。この16歳女児は発熱し，敗血症性ショックの状態だった。左臀部全体が全層壊死となり，ひどい悪臭を放っていた。皮膚は青紫色で，紫色の水疱と表皮剥離の部分を伴っていた。以前行われた切開・排膿は無効だった。**B**：瘢痕化と外表体型の変形を伴って治癒した。治療は抗菌薬の静注，全層にわたる広範な外科的デブリードマン，局所陰圧閉鎖療法であり，その後皮膚移植が行われた。（Used with permission from Dr. N. Jithendran and http://diabeticfootsalvage.blogspot.in/2012/11/post-intramuscular-injection-soft.html）

- 静注薬物の使用
- 褥瘡の潰瘍
- 栄養不良
- 術後患者もしくは穿通性外傷の者
- 女性生殖器の膿瘍
- Ⅱ型NF（A群レンサ球菌〈GAS〉と黄色ブドウ球菌）の危険因子は，以下である。
  - 水痘[3,4]
  - 熱傷
  - 穿通性外傷

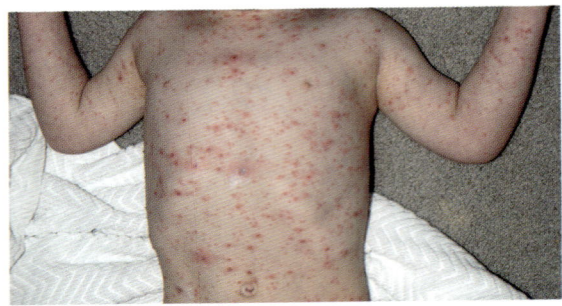

図106-3　予防接種を受けていない幼児の水痘。この児は壊死性筋膜炎を発症しなかったが，GASによる水痘病変の重複細菌感染は，小児の壊死性筋膜炎の最も重要な素因のひとつである。
（Used with permission from Camille Sabella, MD）

診断

　徴候や症状に基づく早期診断により救命しうる。検体検査と画像診断は臨床的印象を裏づけはするが，抗菌薬と手術による迅速な治療が，生存率を上げるために非常に重要である。

▶ 臨床所見

- 軟部組織の腫脹と疼痛が，外傷部位や水痘病変でしばしば現れる。これは皮疹の発現後3〜4日で明らかになる。
- 乳幼児はしばしば怒りっぽく，ぐずる。年長児では侵された四肢に体重をかけたり，歩くことを拒否したりすることがある。
- 紅斑から水疱（図106-2），斑状出血，壊死もしくは壊疽への急速な進行。
- 紅斑部の皮膚はくすんだ青紫色に変色することがある。大小の水疱性病変が紅斑部の皮膚にでき，多少の漿液血性の排液を伴う。水疱は青紫色になることもある（図106-2）。皮膚は壊疽となり，黒色痂皮を形成しうる[2]。
- 浮腫状で，木のような皮下組織の触感が，紅斑の辺縁を越えて広がる。
- 高熱があり全身状態が非常に不良である。
- 皮膚所見とは不釣り合いな絶え間ない激痛。
- 痛みは疾患が進展するにつれて皮膚感覚消失に進行する。皮膚の感覚消失は皮神経の梗塞の結果として発症する[2]。
- 軟部組織にガスがあると捻髪音が生じる。
- 経験的抗菌薬療法に反応しない。
- 特にGAS感染による場合，中毒性ショック症候群に進行することがある[5]。

▶ 典型的分布

- どの解剖学的部位にも起こることがある。
- 病変の好発部位は，下肢（図106-2），体幹（図106-1），腹部，臀部，上肢，そして会陰（Fournier壊疽）が含まれる。

▶ 検査所見と画像検査

- 通常の検体検査は非特異的だが，よくみられる所見として白血球数（WBC）の増加，未熟好中球優位，血清ナトリウム低下，血液尿素窒素（BUN）高値が含まれる。
- 深部組織生検の組織像と培養は絶対に必要である。表面培養は単独では信頼できない。培養の結果を待つ間，滲出物のグラム染色が病原菌に関する手がかりとなることがある[2]。
- 好気性と嫌気性の血液培養を採取し，原因微生物の同定を

試みるべきである。
- 通常の X 線写真は，組織内に空気が証明されなければ，ほとんど価値がない。
- CT，超音波検査，MRI は，組織傷害の程度を評価したり，軟部組織内や筋肉内の気体を検出するために施行できる。
- 画像診断は疾患の範囲を描出するのに役立つかもしれないが，そのために外科へのコンサルテーションを遅らせるべきではない。

▶ 生検
- 肉眼的には腫脹して鈍化した灰色の筋膜に，筋張った壊死部を伴うのが明らかである。
- 浅在筋膜と脂肪の壊死が，水様性で悪臭のある"食器を洗った後の汚水様の膿"を産生する。
- 組織像は，皮下脂肪壊死，血管炎，局所出血を示す。

鑑別診断
- 蜂窩織炎：皮膚と軟部組織の急性びまん性感染で，紅斑，浮腫，痛み，色で特徴づけられる。抗菌薬にもかかわらず病気が急速に進行する，全身毒性，激痛，そして皮膚の壊死は，蜂窩織炎というよりは NF を示唆する（103 章「蜂窩織炎」参照）。
- 化膿性筋炎：個々の骨格筋群内の化膿。相乗的に発生する壊死性蜂窩織炎は，表面組織と筋膜に加えて筋群にも波及する[7]。化膿性筋炎は NF を併発することもあるが，皮膚や軟部組織の感染と関係なく発症する。筋肉の画像検査により，診断を確定する。
- クロストリジウム性筋壊死：クロストリジウム属の微生物により発症する筋組織の急性壊死性感染症。NF と鑑別するため，外科的検査と培養が必須である。
- レンサ球菌性またはブドウ球菌性中毒性ショック症候群：毒素産生菌に対する全身性の炎症反応で，熱，低血圧，全身性紅皮症，筋肉痛，多臓器障害が特徴である。NF は中毒性ショック症候群の一部として発症することがある[5]。

治療
　NF を常に強く疑い続けることが第一歩である。初回のデブリードマンが発症から 24 時間以内に行われれば，生存率ははるかに高くなる[8]。
- 外科的なデブリードマンが基本的治療法である[7-10]。SOR Ⓐ
  - 広範で徹底的なデブリードマンが初回手術の目標である。病状をコントロールするため，患肢の切断を要することもある。外科的デブリードマンは，感染して壊死した組織がすべて除去されるまで繰り返される。
- 抗菌薬は手術に対する主要な補助療法である。NF を疑ったら広域スペクトラムの抗菌薬による経験的治療をただちに開始する。抗菌薬はグラム陽性，グラム陰性，嫌気性微生物を含めてカバーするべきである[7]。SOR Ⓐ
  - 抗菌薬による治療は，既知もしくは疑われる病原菌に対して行うこと。手術によるデブリードマンの繰り返しが不要となり，患者の明白な臨床的改善が示され，さらに解熱後 48〜72 時間が経過するまでは，十分な用量を使用しなくてはならない[7]。SOR Ⓐ
  - クリンダマイシンは，嫌気性菌とほとんどの黄色ブドウ球菌血清型を含む好気性グラム陽性球菌をカバーするのに有用である。

- クリンダマイシンは，GAS 感染症による外毒素産生に対する効果から，最初のカバーとして検討されるべきである。GAS が原因となった NF，もしくはレンサ球菌による中毒性ショック症候群は，クリンダマイシンとペニシリンで治療されるべきである[7]。SOR Ⓐ
  - クリンダマイシン選択の根拠は，毒素抑制とサイトカイン（例：TNF）産生調節の両方を証明した in vitro の研究，ならびにペニシリンと比較して優れた有効性を証明した動物実験，そして β-ラクタム系抗菌薬よりもクリンダマイシンでより大きな有効性を証明した 2 つの観察研究に基づいている[7]。SOR Ⓐ
- メトロニダゾールはグラム陰性嫌気性菌全体に対して最も強い嫌気性スペクトラムを有するが，グラム陽性嫌気性球菌に対してほとんど効果がない。ゲンタマイシン，チカルシリン-クラブラン酸，ピペラシリン-スルバクタムは，耐性グラム陰性桿菌をカバーするのに有用である[7]。
- 市中感染の混合感染症に対する経験的な抗菌薬選択は，一般的にアンピシリン-スルバクタムもしくはピペラシリン-タゾバクタムにクリンダマイシンを加えた組み合わせである[7]。アミノグリコシド系やシプロフロキサシンは，β-ラクタム抗菌薬で治療ができない，もしくは多剤耐性グラム陰性感染症が疑われる患者に対して，グラム陰性菌をカバーする目的で使用できる。SOR Ⓒ
- 経験的なバンコマイシンの使用は，増加する市中感染型メチシリン耐性黄色ブドウ球菌（CA-MRSA）感染症をカバーするために，培養結果が出るまでの間，考慮されるべきである[7]。
- V. vulnificus 感染症による NF に対しては，第 3 世代セファロスポリンとドキシサイクリンの組み合わせが 8 歳以上の小児で好まれ，8 歳未満の小児ではトリメトプリム-スルファメトキサゾール（ST）合剤とアミノグリコシドの組み合わせが推奨される[11]。
- 高圧酸素（HBO$_2$）は，NSTI の術後に使用すると有用かもしれない。最近の 1 つの研究では，手術後の HBO$_2$ の使用で罹患率（切断 50% vs 0%）と死亡率（34% vs 11.9%）の減少が示された[12]。SOR Ⓑ
- 重度の血管漏出症候群のため，積極的な急速輸液がしばしば必要となる。補助経腸栄養法が，NSTI の患者に対してしばしば必要である。
- 陰圧補助閉鎖治療システムは，NSTI でデブリードマンを行った後の二次創傷管理に役立つ可能性がある[10]。
- γ-グロブリンの経静脈投与は，NF もしくは中毒性ショック症候群の治療において確信をもって推奨できない[7]。SOR Ⓑ

予後とフォローアップ
- 成人における全症例致死率は，積極的で最新の治療にもかかわらず 20〜47% のままである[6,7]。
  - ただし 2004〜2007 年に米テキサス州の 6 つの教育機関病院で治療された NSTI の患者の診療録に基づく後ろ向き検討では，死亡率は病院によって 9〜25% と様々だった（N = 296 人）[13]。
- カナダにおける小児を対象とした最近のアクティブサーベイランス研究によると，症例の致死率は 5% だった[3]。

- 早期の診断と治療が症例の致死率を減少させるようである。
- 発症24時間以内に初回の筋膜切開とデブリードマンが行われることが，生存率の有意な改善と関係する[8]。

患者教育

　NFが重篤で生命に関わる疾患であることを，術前のインフォームド・コンセントを行う際に患者と家族に説明するべきである。命および手足を失う危険性は，回復への希望を与える際に，併せて説明するべきである。手足を失った患者に対しては，切断に伴う精神的影響を考慮し，カウンセリングの機会を用意する。

【Richard P. Usatine, MD／Jeremy A. Franklin, MD／
Camille Sabella, MD】
（山本美佳智／髙橋和浩　訳）

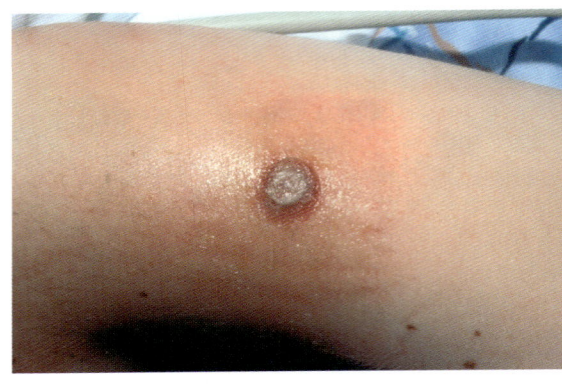

図107-1　急性骨髄性白血病の13歳男児の腕の壊疽性膿瘡。この病変は水疱性膿疱期の段階である。血液培養では緑膿菌が発育した。（Used with permission from Johanna Goldfarb, MD）

107 壊疽性膿瘡

症例

　13歳男児が，急性骨髄性白血病に対する導入療法を受ける間入院した。重度の好中球減少期間に，男児は悪寒を伴う39℃の発熱をきたした。血液培養が採取され，広域スペクトラム抗菌薬が投与された。その後48時間で圧痛を伴う紅斑様の2×2cm大の丘疹が腕に生じ，中心部は嚢胞性水疱様になった（図107-1）。発熱初期の血液培養はその後緑膿菌が陽性だった。男児は好中球が回復するまでピペラシリン／タゾバクタムとゲンタマイシンを含む併用療法により2週間治療された。

概説

　壊疽性膿瘡（ecthyma gangrenosum）は，特徴的な壊死性中心部をもつ皮膚の感染病変である。主に免疫不全の患者におけるグラム陰性菌（典型的には緑膿菌）の菌血症に伴ってみられる。

疫学

- 発熱を伴う重度免疫不全患者で最も多いが，頻度は低い。
- 本疾患の皮膚病変は，急性白血病の一症候のこともある[1]。

病因と病態生理

- 壊疽性膿瘡は，播種性の緑膿菌感染症に最も一般的に関連する。しかし，*Aeromonas hydrophila*，エンテロバクター（*Enterobacter*）属，大腸菌，モルガネラ（*Morganella*）属，*Serratia marcescens*，*Stenotrophomonas maltophilia*，アスペルギルス（*Aspergillus*）属，カンジダ（*Candida*）属，フサリウム（*Fusarium*）属，そしてムーコル（*Mucor*）属を含む，他のグラム陰性桿菌や真菌による記載もある[1-3]。
- 壊死性の出血性血管炎が病理組織でみられる。
- 微生物は特に血管の中膜内によくみられる[2,4]。

危険因子

　宿主の免疫不全（悪性腫瘍や化学療法によることが多い）が

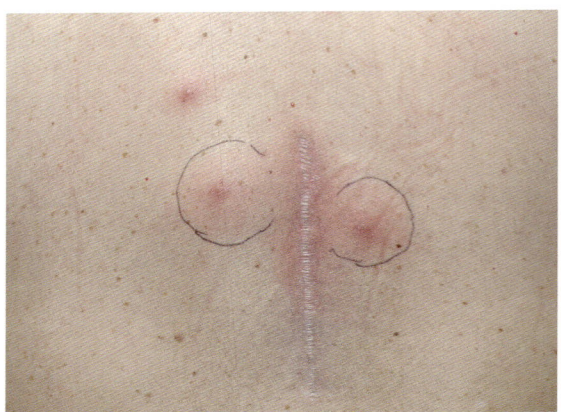

図107-2　発症初期の壊疽性膿瘡。化学療法によって好中球減少をきたした患者の古い傷周囲の丘疹性病変に注目。（Used with permission from Camille Sabella, MD）

最大の危険因子である。そのような宿主では，好中球が欠如していることがある[1]。

診断

▶ 臨床所見

　病変は紅斑として始まり，急速に丘疹（図107-2）へ進展する。その後膿疱，水疱性膿疱（図107-1），もしくは水疱へと進展する。病変部によっては結節状にみえることもある。中心壊死と潰瘍形成が，病変形成過程の後のほうの段階で生じることもある（図107-3）。

▶ 典型的分布

　体のどこにでも生じうるが，一般的に病変は同時多発性である。

▶ 検査所見

- 血液培養は通常グラム陰性菌敗血症の診断方法である。
- 生検は診断を確定しうる。組織培養もまた細菌学的な診断をもたらしうる。

▶ 画像検査

　特異的なものはない。

鑑別診断

- 紅斑：黄色ブドウ球菌またはA群レンサ球菌に関連する市

14

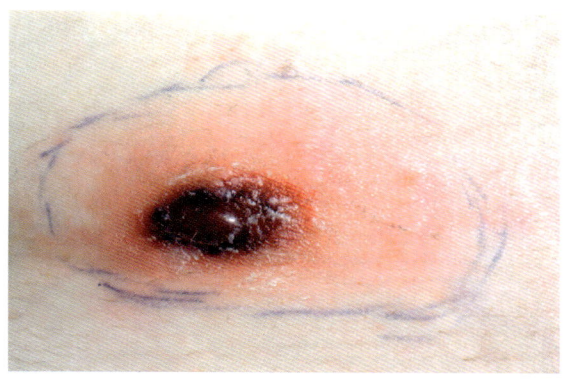

図107-3　急性骨髄性白血病の 14 歳女児にみられた壊疽性膿瘡。病変中心部の壊死様の部分と周囲の紅斑に注目。この患者の血液培養からは緑膿菌が発育した。(*Used with permiszzsion from Camille Sabella, MD. From Sabella C, Cunningham RJ Ⅲ. Intensive Review of Pediatrics, 4th edition. Lippincott Williams Wilkins, p 453*)

中感染症は，他の健康な小児，高齢者あるいは糖尿患者にもみられる。

- 皮膚炭疽病：通常病変部を囲む著明な浮腫や，職業上の曝露に関連する[1]。
- Sweet 症候群：感染によらない発熱と急性好中球増多症を伴う皮膚炎。通常生検による診断を要する。
- 白血病皮膚病変：白血病診断あるいは再発の際にみられ，感染との関連はない。生検を要する。

治療

▶ 薬物治療

- 経験的抗菌薬治療では緑膿菌を対象にすべきであり，いったん細菌学的診断がなされたら，抗菌薬をその結果に合わせる[1-3]。SOR Ⓐ
- 感染専門医は免疫不全患者における重症グラム陰性菌感染症に対しては，相乗効果を期待し，耐性獲得を防ぐために少なくとも最初は 2 剤の抗菌薬使用を推奨している[1,2]。SOR Ⓐ
- 抗菌薬併用の際に使われる典型的な薬剤は，ペニシリン製剤（ピペラシリン，チカルシリン），セファロスポリン製剤（セフタジジム，セフェピーム），カルバペネム製剤（イミペネム，メロペネム），キノロン製剤（シプロフロキサシン），アミノグリコシド製剤（アミカシン，ゲンタマイシン）である[2]。

▶ 外科治療

壊死，膿瘍形成あるいは感染の進展に対して，外科的なデブリードマンがまれに必要となるかもしれない。

▶ 紹介

- 診断を確定させ必要な場合に生検材料を得ることは，皮膚科医へコンサルテーションする根拠となりうるかもしれない。
- 外科的なデブリードマンを要する広範な壊死がある場合は，外科医へコンサルテーションする根拠となる。

予後

免疫不全患者の壊疽性膿瘡は 30〜70%にのぼる高い死亡率を有する[2]。

フォローアップ

頻回のフォローアップにより，菌血症，敗血症，紅斑部が治療や白血球減少症に伴って消失したことを確認できる。

患者教育

化学的療法で好中球減少症にある患者すべてについて，発熱や特徴的な病変，紅斑があれば迅速な治療が必要となる。

【Aron Flagg, MD ／ Camille Sabella, MD】

（山本美佳智／髙橋和浩　訳）

4節　ウイルス性

108 水痘

症例

　12歳女児。3日前より全身にかゆみを伴う水疱性皮疹が出現（図108-1）。皮疹出現の24時間前に発熱と倦怠感で発症した。水痘と診断され，抗ウイルス薬は処方されていない。アセトアミノフェンまたはイブプロフェンは対症療法として推奨されるが，Reye症候群を避けるためアスピリンは使用するべきでない。

概説

　水痘（varicella，水疱瘡 chickenpox）は感染性の高いウイルス感染症であり，帯状疱疹として再燃しうる。

疫学

* 水痘帯状疱疹ウイルス（varicella-zoster virus：VZV）は全世界的に分布している。
* 罹患しやすい人では家族内の二次感染が90%を超える（図108-2）[1]。
* 成人感染例や免疫不全患者の場合は，一般的に通常の小児例よりも症状が重症化する。
* 通常，VZVへの初感染は小児期に起こる（図108-3）。免疫学的に正常な小児においては重篤でないことが多く，自然経過で治癒する。温帯地域では1年中罹患しうるが，晩春から夏に流行のピークがある。
* 新生児水痘は重篤な疾患であり，死亡率は30%ほどに及ぶ[2]。母親が分娩前5日以内に症状を呈した場合，児の罹患率および死亡率は著明に上昇する。分娩までの間に母体内でのIgG抗体産生や胎児への移行が行われる時間がなく，十分な感染予防ができない[3]。児が出生後に感染した水痘は，生後10日を超えてから発症するため症状が軽いことが多い[4]。
* 1995年に水痘ワクチンが導入されるまでは，米国では年間約400万人が水痘に罹患し，そのうち約1万1,000人が入院し，約100人が死亡していた[5]。
* 予防接種率が年々上昇するに伴い，米国における水痘患者数は現在では1/4まで減少し，2001年には人口1,000人あたり0.3〜1.0人程度となっている[5]。

病因と病態生理

* 水痘はVZVの初感染による。VZVは直線状二本鎖DNAヘルペスウイルスである。
* 空気感染，飛沫感染または水疱性の皮膚病変への接触感染により伝播する。
* VZVの潜伏期間は約15日で，その間ウイルスは所属リンパ節で複製する。その後2つのウイルス血症期が続き，2期目は皮膚病変が完成する14病日頃まで続く[6]。
* 水疱は数日間かけてまとまって出現する。病変はまず表面に水疱を伴う発赤として出現する。これは古典的に「バラ

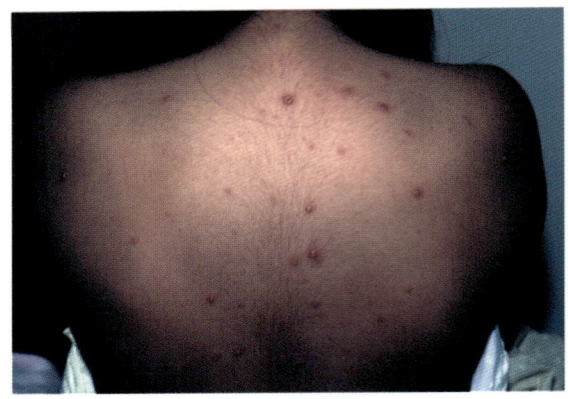

図108-1　小児の水痘。様々な段階の病変（丘疹，未破裂の水疱疹，膿疱，痂皮化した丘疹）がみられる。水疱は発赤を基盤にして存在する。（Used with permission from Richard P. Usatine, MD）

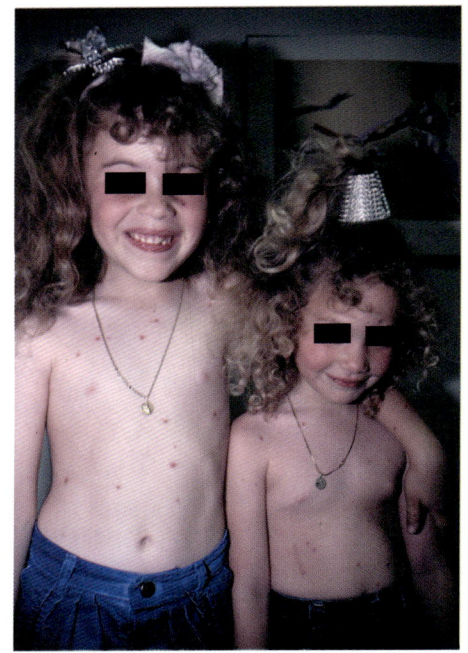

図108-2　水痘ワクチン導入以前の水痘の姉妹例。治癒に向かい症状が改善してきているところ。（Used with permission from Richard P. Usatine, MD）

の花びら上の露しずく」と表現される（図108-4）。その後徐々に膿疱性となり，丘疹は痂皮化していく（図108-5，108-6）。皮疹の出現48時間前からすべての病変が痂皮化するまで感染力が続くとされている。

* 健常児の場合，最も多い合併症は皮膚の細菌重複感染である（図108-6）。より頻度が少ない（免疫不全患者では頻繁に生じる）皮膚合併症として，水疱性水痘，電撃性紫斑，壊死性筋膜炎が起こることがある。
* 脳炎は水痘に起こりうる重篤な合併症で，発疹の始める週の終わりに進行する。急性小脳失調はその一型で，小児に好発し完全回復することが多い。びまん性脳症は成人に起こりやすく，せん妄，けいれん，神経巣症状を呈し，神経学的後遺症や死亡の確率が高い。
* 肺炎は健常児ではまれだが，成人入院例の多くを占め，死

14

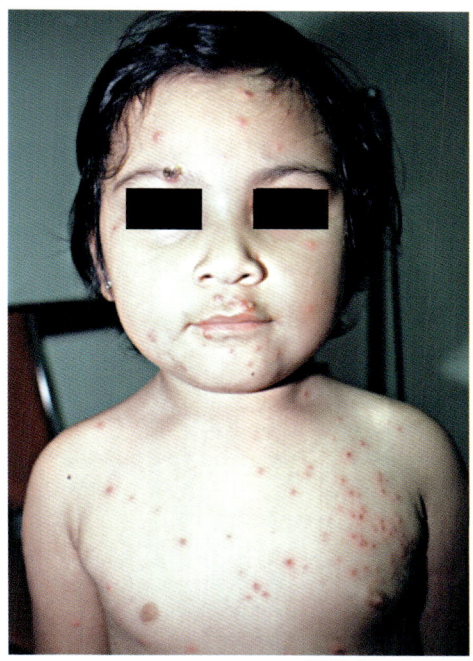

図 108-3　小児の水痘。病変が広範囲に及ぶことに注意。眉毛部の黄色痂皮病変（膿痂疹）は二次細菌感染を示唆する。（*Used with permission from Richard P. Usatine, MD*）

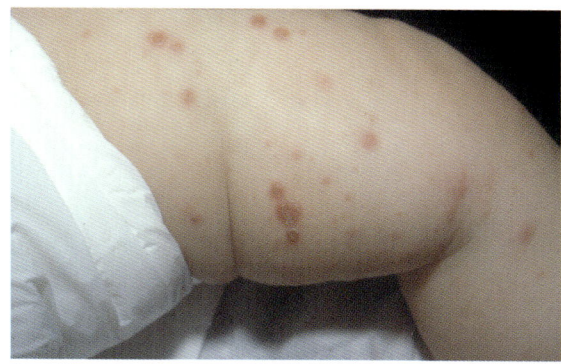

図 108-5　病変が痂皮化した後の乳児の脚の水痘。この時点では感染力はないと考えられる。（*Used with permission from the University of Texas Health Sciences Center, Division of Dermatology*）

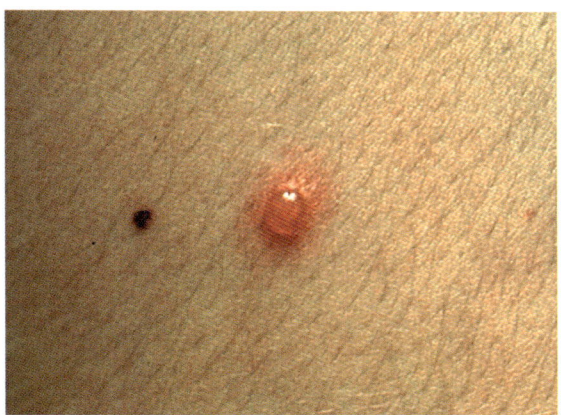

図 108-4　水痘でみられる発赤の表面にある水疱疹は，古典的に「バラの花びら上の露しずく」と表現される。（*Used with permission from Richard P. Usatine, MD*）

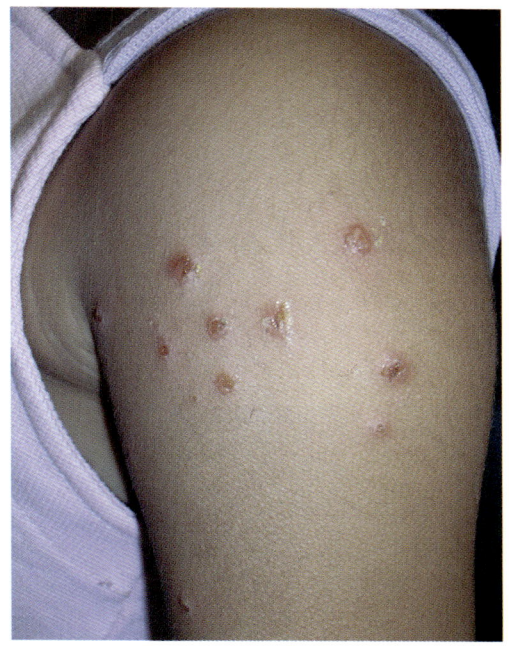

図 108-6　重複感染を起こした水痘の黄色痂皮病変。二次細菌感染による膿痂疹化水痘（膿痂疹）。（*Used with permission from Richard P. Usatine, MD*）

亡率は 30％にのぼる[7]。通常皮疹出現後の数日間で，潜行性に多呼吸，呼吸困難，乾性咳嗽が進行する。胸部 X 線ではびまん性両側性浸潤影がみられる。アシクロビル静注で迅速に治療を行う必要がある。ステロイド補助療法には賛否がある。

- 水痘肝炎はまれであり，ほぼ易感染性宿主にのみ起こる。致命的であることが多い。
- 潜伏 VZV の再活性化は帯状疱疹になる。

診断

▶ 臨床所見

- 水痘の典型的な経過では，発熱，倦怠感，咽頭炎の前駆症状に続いて 24 時間以内に全身性の水疱疹が出現する。
- 病変は掻痒性で，3～4 日以上にわたり水疱が次々に出現する。
- 顔面，体幹，四肢に異なる段階の病変が同時にみられるのが特徴である（図 108-7）。
- 4 日ほどで新規の病変は出現しなくなり，7 日以内にはすべての病変が痂皮化する。

▶ 典型的分布

全身性。診断がつけられない場合を除き，検体検査は不要である。既往が不明かつ迅速に診断を確定する必要がある場合には，病変の擦過検体で直接蛍光抗体法を行う。多くの検査室では 24 時間以内に結果が得られる（図 108-8）。

▶ 検査所見

通常は典型的な臨床症状に基づいて診断できる。水疱液の

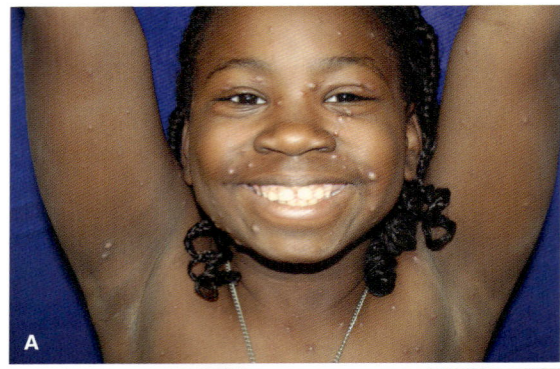

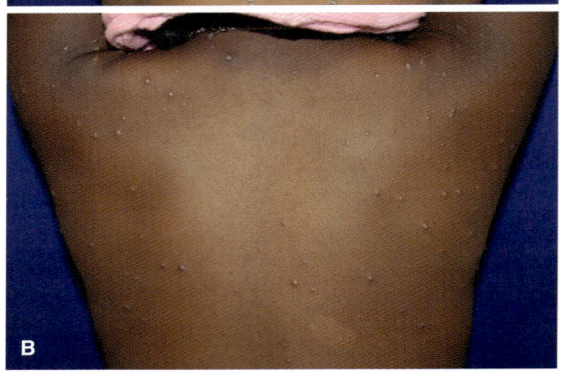

図108-7　**A**：水痘ワクチン接種歴のある女児に発症した水痘。丘疹，膿疱がみられることに注意。**B**：背中には均一に分布する小膿疱がみられる。（*Used with permission from Richard P. Usatine, MD*）

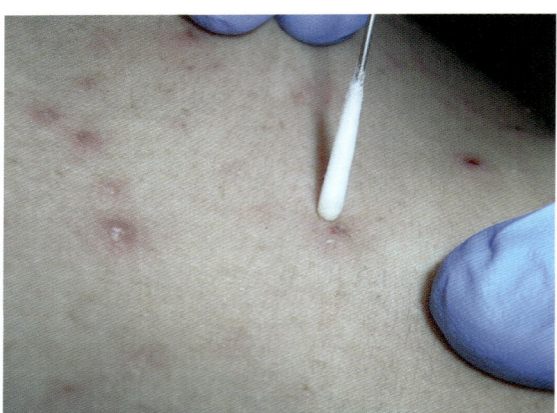

図108-8　病変部を擦過しているところ。水痘ウイルスは直接蛍光抗体法で速やかに検出される。（*Used with permission from Richard P. Usatine, MD*）

培養は確定診断となるが，感度は40%以下である。直接免疫蛍光法は組織培養よりも感度がよく，結果も早く得られる。ラテックス凝集法はVZVへの曝露および免疫を調べるときに用いられる。

鑑別診断

- 天疱瘡および水疱性類天疱瘡は成人によくみられる。一方，水痘は小児の疾患である。
- 疱疹状皮膚炎では四肢，体幹に掻痒性小水疱性丘疹が出現し，基底膜にIgAの顆粒状沈着がみられる（155章「小児

の慢性水疱性疾患」参照）。
- 単純ヘルペスウイルス感染症では水痘と似た病変を呈するが，一般的には性器または口腔付近に限局する。水痘疹が広範に分布するのに対し，単純ヘルペスの水疱はより集簇する（114章「単純ヘルペス」参照）。
- 膿痂疹では，小疱性または痂皮性の病変があらゆる部位に出現しうる。病変は軽い紅斑から黄色斑，痂皮までみられる（99章「膿痂疹」参照）。
- 昆虫刺傷は病歴より疑われ，全身のどこにでも起こりうる。

治療

▶ 非薬物治療

- 掻痒感はカラマイン・ローション，プラモキシン・ゲル，粉末オートミール浴で治療できる。
- 掻き壊しによる表皮剥離や二次感染を予防するため，爪は短く切っておく。

▶ 薬物治療

- 掻痒感に対して抗ヒスタミン薬が有効である。
- アスピリンはウイルス感染に用いるとReye症候群を引き起こすことがあるため，小児の発熱に対してはアセトアミノフェンを使用すべきである[8]。SOR **A**
- 重複感染に対しては外用または経口の抗菌薬を用いる。
- 感染の可能性のある人に曝露した場合，早期に抗水痘帯状疱疹ウイルス免疫グロブリン（VariZIG）予防投与（125 U/10 kg，625 Uまで，筋注）を行えば，発症予防や軽症化に効果がある。ただし免疫グロブリンは入手が困難なときもある。また，予防投与は新生児（次項参照）や易感染性宿主など重症水痘を発症しうる人にのみ適応がある[9]。
- 健常児の水痘に対するアシクロビル（20 mg/kg/回，内服，1日4回）は米国食品医薬品局（FDA）が認可する治療法である。皮疹出現後24時間以内に投与を開始する必要がある[1]。ただし，米国小児科学会感染症委員会は，水痘に罹患したすべての健常児に対して型通りアシクロビルを投与する必要はないとの見解を出している[10]。SOR **C**
- VZVに曝露された新生児に対しては，他の児との隔離とVariZIGの曝露後予防投与を行う。ワクチン接種に関する諮問委員会（ACIP）は，以下の新生児に対して96時間以内の投与を推奨している[11]。SOR **A**
  - 分娩前5日以内から分娩後2日以内に，母体が水痘を発症した児。
  - 在胎28週以降の早産児で新生児期に曝露され，かつ母体が免疫をもたない児。
  - 母体の水痘罹患歴や予防接種歴にかかわらず，在胎28週未満の早産児または出生体重1,000 g未満の超低出生体重児で新生児期に曝露された児。
- 水痘肝炎や肺炎には速やかなアシクロビル静注が有効である。免疫抑制患者に対する治療としても期待できる。SOR **B**
- 成人例では神経症状および肺の評価を行う。

予防

- 水痘の予防には水痘予防接種（Varivax）を用いる。SOR **A**　ゼラチンアレルギー，ネオマイシンアレルギー，生ワクチンであるため免疫不全患者には禁忌である。ACIPは，13歳未満のすべての小児に対して，生後12～15カ月時と4～6歳時（就学前）の2回，水痘ワクチンを接種するよう2006

14

年と 2010 年に推奨している。初回接種後 3 カ月以上間隔
をあければ，早めに 2 回目を接種することもできる[12]。

フォローアップ

　免疫が正常で合併症がない場合は，小児・成人ともに
フォローアップは不要である。呼吸器または神経系に異常を
認めた場合には，速やかに医療機関を受診するよう説明して
おく。

患者教育

- 爪を短くし，水疱を掻かないようにする。掻くことによっ
  て重複感染を起こしうる。
- カラマイン・ローションとオートミール（Aveeno）浴はか
  ゆみをやわらげることがある。
- 解熱剤としてアスピリンやアスピリン含有製剤を使用して
  はいけない。アスピリンの使用は Reye 症候群発症に関係
  があり，時に致命的になる。

【E. J. Mayeaux, Jr., MD】

（中井まりえ／星野英紀 訳）

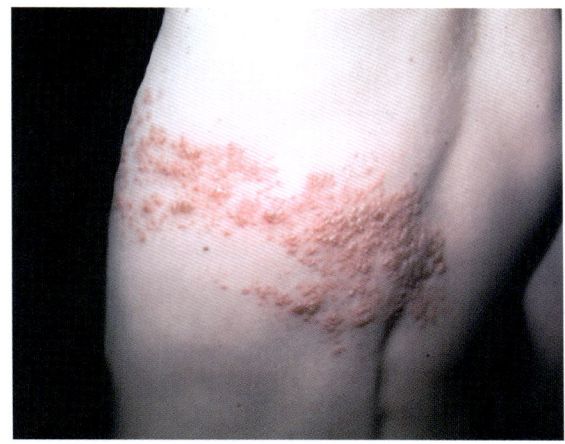

図 109-1　14 歳男児の背部の重症帯状疱疹。（*Used with permission from Richard P. Usatine, MD*）

109 帯状疱疹

症例

　14 歳男児。焼けるような痛みと，左胸に始まりちょうど背
部の正中線を越えたところで終わる帯状の水疱疹を呈してい
る（図 109-1）。水痘帯状疱疹ウイルスは後根神経節から脊髄
を下行し皮膚の皮神経に至る。脊髄神経後枝は正中まで達す
る皮膚正中神経枝を出しているため，水疱は数 cm だけ正中
線を越える[1]。この男児は鎮痛薬と抗ウイルス薬で治療され，
帯状疱疹は瘢痕を残して治癒した。

概説

　帯状疱疹（herpes zoster または shingles）は，多くは片側の
皮節性に分布する有痛性水疱疹に特徴づけられる症候群であ
る（図 109-1，109-2）[2,3]。

疫学

- 米国疾病管理予防センター（CDC）によると，米国の人口の
  32％が生涯で帯状疱疹を発症し，年間の罹患数は約 100 万
  人である[4]。罹患者の中では高齢者が一番多い。帯状疱疹
  患者の約 4％は再罹患する[5]。
- 健常児で帯状疱疹に罹患することは少なく，臓器または造
  血器の移植歴があるなどの免疫不全患者での発症が多い。

病因と病態生理

- 水痘またはワクチン株の VZV に初感染後，後根感覚神経
  節への潜伏感染が成立する。潜伏 VZV の再活性化により
  帯状疱疹を発症する。
- 感覚神経節ニューロンおよびその周囲の衛星細胞のいずれ
  もが潜伏感染巣になる。潜伏期間中に発現するウイルス蛋
  白はわずかである。
- 潜伏していたウイルスの出現してくる機序は解明されてい

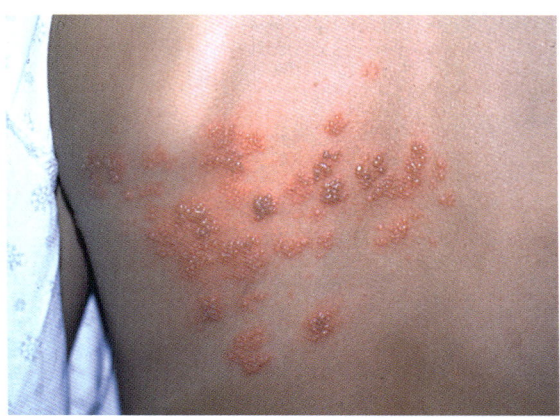

図 109-2　帯状疱疹病変の拡大図。発赤部位の表面に水疱の集簇
がみられることに注目。（*Used with permission from Richard P. Usatine, MD*）

ない。一度再活性化すると，ウイルスは神経節内の他の細
胞に広がっていく。皮節に沿った皮疹の分布は，感染した
神経節の感覚支配域に一致する[3]。
- VZV 特異的細胞性免疫の低下は再活性化の原因となる[3]。
- 帯状疱疹による疼痛および帯状疱疹後神経痛（postherpetic
  neuralgia：PHN）は，末梢神経の傷害と，中枢神経系での
  痛みの処理機構の変化によると考えられている。
- 最も多い合併症は二次細菌感染であり，それにより治癒が
  遅れたり，病変が瘢痕化したりする。
- 合併症として以下がみられる[6]。
  - PHN：小児ではまれ
  - ブドウ膜炎や角膜炎などの眼合併症（110 章「眼部帯状疱
    疹」参照）
  - Bell 麻痺および他の運動神経麻痺
  - 皮膚細菌感染症
  - 中枢浸潤による髄膜炎
  - 同側性の顔面神経麻痺，耳痛，外耳道・耳介の水疱疹を
    三徴とする耳帯状疱疹（Ramsay Hunt 症候群，図 109-
    3）[8]。味覚障害，聴覚障害（耳鳴や聴覚過敏），流涙，前
    庭障害（めまい）が起こりうる。
  - 他のまれな合併症として，急性網膜壊死，横断性脊髄炎，

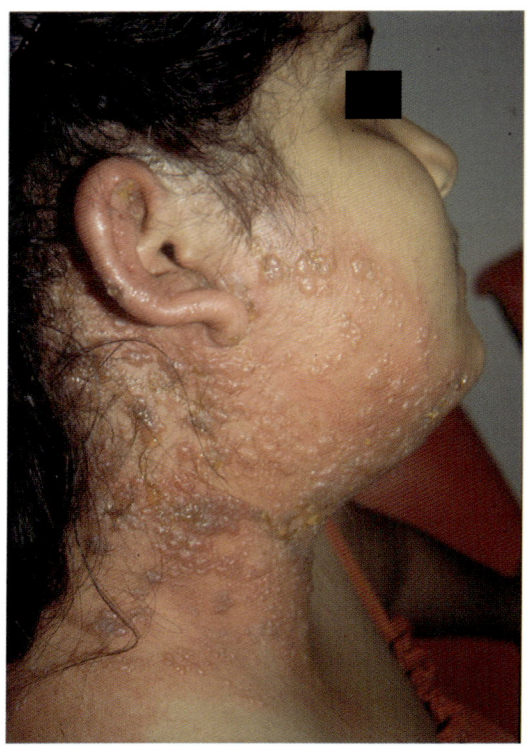

図 109-3　古典的な外耳道水疱疹のみられる耳帯状疱疹。(Ramsay Hunt 症候群)。(*Used with permission from the University of Texas Health Sciences Center, Division of Dermatology*)

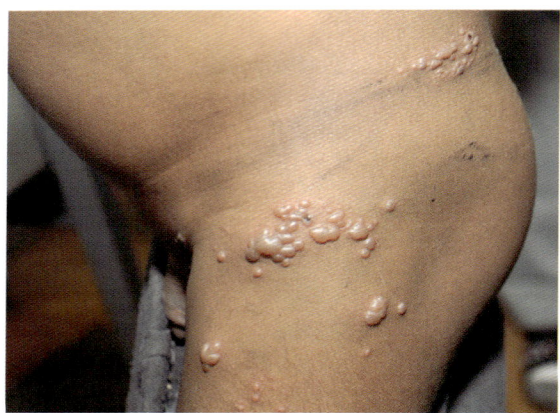

図 109-4　HIV 罹患 4 歳男児にみられる帯状疱疹。複数の皮節が侵されていることに注目。(*Used with permission from Richard P. Usatine, MD*)

脳炎，白質脳炎，対側性血栓性脳卒中症候群，肉芽腫性血管炎がある[7]。

● 免疫不全患者では合併症のリスクが高く，広範な皮節にわたる病変(図 109-4)や播種性感染，内臓病変，間質性肺炎，髄膜脳炎などの重症合併症もきたす。

● PHN は帯状疱疹発症後 1 カ月以上にわたり，運動の誘因や，無害性刺激の反応として，感染皮節に疼痛，しびれや異常感覚が遷延する。一般人口での発症率は毎年 1,000 人あたり 1.38 人であり，60 歳以上の高齢者や免疫不全患者で起こりやすい[3]。小児ではまれである。

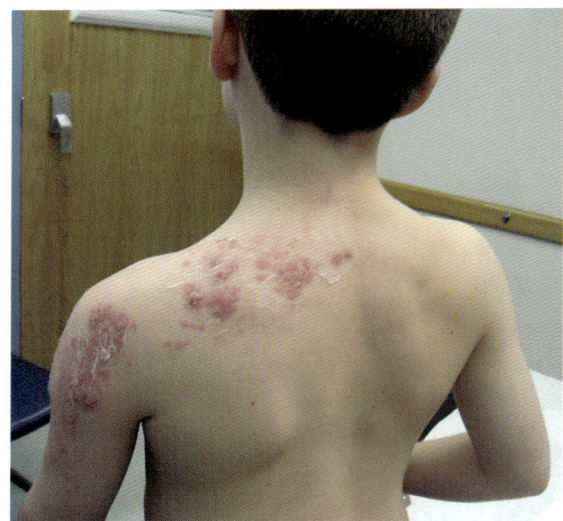

図 109-5　健常男児にみられる C6 皮節の帯状疱疹。免疫不全でない小児にも発症することがある。(*Used with permission from Emily Scott, MD*)

危険因子[3]

● 高齢者
● 癌患者
● 臓器および造血細胞移植後などの細胞性免疫不全
● 慢性肺または腎疾患
● 自己免疫疾患

診断

▶ 臨床所見

● 小児患者では必ずしも強い疼痛や障害がみられるわけではない。
● 皮疹に先立つ最初の症状として，皮節性に軽い刺痛や発赤がみられることがある。
● 前駆症状として発熱，異常感覚，倦怠感，頭痛が数日みられてから，皮節性の水疱疹を発症する。皮疹は集簇する小水疱や水疱で始まり，3～4 日のうちに膿疱性または出血性病変に進展する(図 109-1～109-6)。病変は典型的には約 1 週間で痂皮化し，3～4 週間で完治する[5]。

▶ 典型的分布

　免疫学的異常のない患者では 1 つの皮節に限局されることが多いが，隣接する皮節まで侵されることもある。まれに，神経節から放出された VZV の血流感染により，病変皮節から離れたところにわずかな孤立散在性の水疱疹がみられることがある[3]。感染皮節以外で 20 以上の病変がみられた場合には，播種性帯状疱疹と診断される。胸部および腰部皮節は最も侵されやすい。時折，四肢に帯状疱疹がみられることもある(図 109-5)。

▶ 検査所見

● 脳脊髄液検査で細胞数増多がみられれば，VZV 関連髄膜炎と診断できる。
● HIV が疑われる場合には，抗 HIV 抗体検査を行うべきである(図 109-4，109-6)。

14

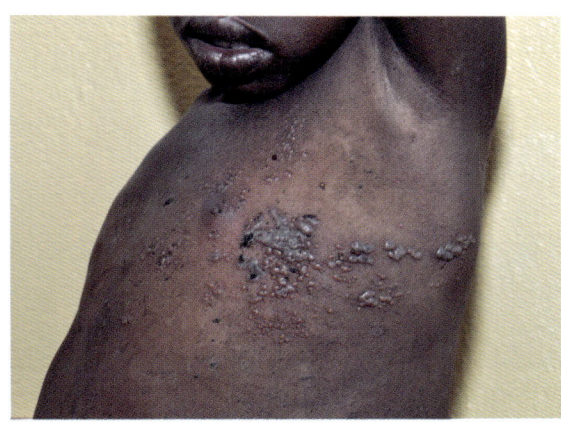

図 109-6　アフリカ系の小児にみられる胸部帯状疱疹。様々な危険因子を考慮し，HIV 検査が施行された。(Used with permission from Richard P. Usatine, MD)

鑑別診断

- 天疱瘡および他の水疱性疾患でも水疱疹がみられるが，古典的な皮節性分布とはならない(155 章「小児の慢性水疱性疾患」，156 章「天疱瘡」参照)。
- ポックスウイルスによる伝染性軟属腫では，上部が平坦で中央臍状陥凹を伴う白色または黄色丘疹がみられる。病変はより硬く，刺激しないかぎりは帯状疱疹でみられるような発赤の土台をもたない(115 章「伝染性軟属腫」参照)。
- 疥癬では膿疱疹がみられるが皮節に限局されることはなく，通常は指の水かきに特徴的な病変がみられる(128 章「疥癬」参照)。
- 昆虫刺傷は病歴より疑われ，全身のどこにでも起こりうる。
- 毛囊炎では毛幹から生じる特徴的な膿疱がみられる(100 章「毛囊炎」参照)。
- 帯状疱疹で皮疹出現前に胸痛を呈した場合，冠動脈疾患との区別が難しい。
- 単純ヘルペスウイルス感染症では似た病変を呈するが，一般的には口腔付近，性器，臀部，指に限局する(114 章「単純ヘルペス」参照)。

治療

▶ 非薬物治療
カラマイン・ローション，リドカインの局所投与は疼痛や掻痒感の緩和に用いられる。SOR C

▶ 薬物治療
- 帯状疱疹に罹患した健常児には対症的に鎮痛薬が用いられる。
- アシクロビルは通常健常児に対しては推奨されないが，皮疹出現後 48 時間以内に投与が開始されれば病変の早期治癒を見込める。SOR C
- 免疫不全患者に対しては，早期治癒および播種予防のためアシクロビルの静脈内投与が適応となる。SOR C

予防

水痘(水疱瘡)ワクチンは，接種者および一般人口におけるワクチン関連帯状疱疹の増加を抑え，全体での帯状疱疹罹患率を下げる[8]。

フォローアップ

重症度や患者の免疫状態に基づいてフォローアップを行う。

患者教育

- 免疫学的に正常な患者に発症した帯状疱疹は，開放病変に直接接触した場合のみ感染性がある。
- 播種性帯状疱疹の患者や免疫不全患者の場合は，空気感染の可能性があるため，水痘の免疫をもたない人から隔離するべきである。
- 水痘に感染したことがない人が帯状疱疹患者に曝露した場合は，帯状疱疹ではなく水痘の初感染のみ危険がある。

【E. J. Mayeaux, Jr., MD／Richard P. Usatine, MD】
(中井まりえ／星野英紀 訳)

110 眼部帯状疱疹

症例

5 歳女児。右側前額部に発赤と疼痛を認めた後，水疱疹が出現した(図 110-1)。三叉神経第 1 枝(眼神経)の帯状疱疹と診断された。小水疱および水疱は前額部と眼瞼に認め，鼻尖部に痂皮がみられること(Hutchinson 徴候)に注目。幸運なことに眼合併症はなく，この症例はアシクロビルの全身投与とアシクロビル眼軟膏により完治した。

概説

帯状疱疹は水痘の原因になる VZV による，よくある感染症である。感覚神経節に潜伏感染していたウイルスの再活性化により帯状疱疹の特徴的な症状が現れる。高齢，低栄養，易感染状態(図 110-2～110-4)，肉体的精神的ストレス，極度の疲労により帯状疱疹を発症しやすくなる。帯状疱疹は胸部および腰部の皮節に最も出やすいが，三叉神経節に潜伏していたウイルスの活性化が起こると眼部帯状疱疹(herpes zoster ophthalmicus：HZO または ocular herpes zoster)となる(図 110-1～110-5)。

疫学

- 帯状疱疹の HZO 合併率は 8～56％である[1]。
- 眼症状は年齢，性別，帯状疱疹の重症度に関係なく発症する。

病因と病態生理

- 慢性眼炎，失明，激しい疼痛など重篤な続発症をきたすことがある(図 110-2～110-4)。角膜への波及や失明を予防するためには早期診断が重要である[2]。
- 三叉神経(第 5 脳神経)第 1 枝(眼神経)鼻毛様体枝は眼球の知覚を支配しているため(図 110-6)，この枝が侵された場合に最も重篤な眼症状が生じる。
- 古典的に，鼻尖部側方の病変(Hutchinson 徴候)は，外鼻神経を経由することによる眼症状の発症を予測するものとされてきた(図 110-1～110-5)。Hutchinson 徴候は眼炎および角膜の脱神経の強力な予測因子で，相対危険度はそれぞ

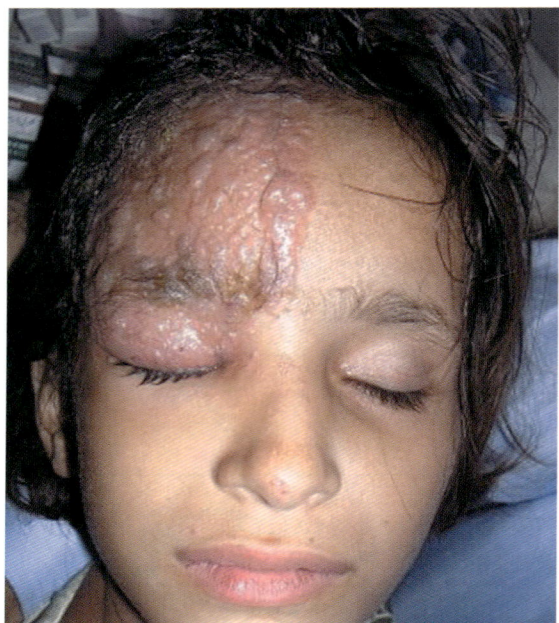

図110-1　三叉神経眼枝領域の帯状疱疹を発症した5歳女児。大小の水疱を前額部と眼瞼に認め，鼻尖部に痂皮がみられること（Hutchinson徴候）に注目。幸運なことに眼合併症はなく，この症例はアシクロビルの全身投与とアシクロビル眼軟膏により完治した。（*Used with permission from Amor Khachemoune, MD*）

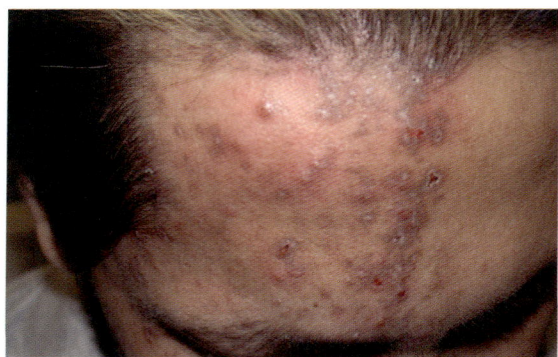

図110-2　右前額部に有痛性帯状疱疹を発症したHIV陽性のヒスパニック系男性。右眼は発赤し，痛みを伴い，光過敏であった。（*Used with permission from Paul Comeau*）

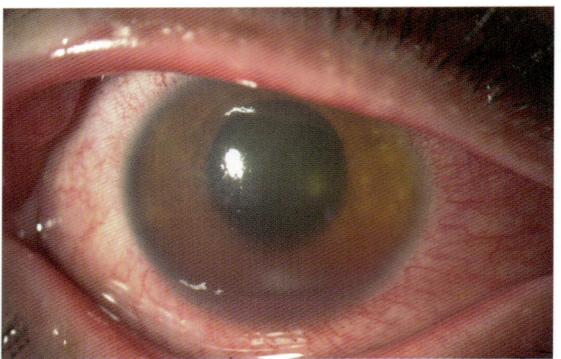

図110-3　図110-2と同患者における急性眼部帯状疱疹。結膜充血，角膜赤点斑（角膜炎），前房に少量の血液層（前房出血）がみられることに注意。不整形の瞳孔，前房出血，毛様体の紅潮から，前部ブドウ膜炎が疑われる。細隙灯顕微鏡検査により，前部ブドウ膜炎（虹彩炎）が確定した。（*Used with permission from Paul Comeau*）

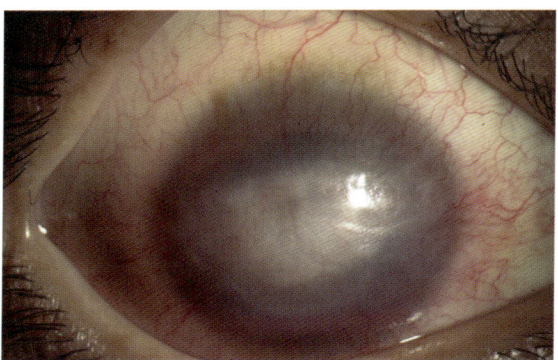

図110-4　フォローアップ中断6カ月後，図110-2と同患者にみられた角膜瘢痕および結膜出血。（*Used with permission from Paul Comeau*）

れ3.35と4.02である。ある研究では，両方の鼻毛様体枝の支配皮節（鼻尖部，外側部，鼻根部）に帯状疱疹がみられる場合には，例外なく眼炎を発症したとされている[3]。

- 上皮型角膜炎は最も早期に出現する角膜所見である（**図110-3**）。細隙灯顕微鏡では角膜上に，蛍光色素に染まる多発性，巣状の膨隆斑を認める。これらは消失するか，または樹枝状に進行する。VZVは蛍光色素に染まり，先端の先細りする樹枝状またはシダ状の形状をとる。この病変はさらに前部角膜実質へ浸潤しうる。
- 角膜実質炎はHZO患者の25～30%に発症し，前部角膜実質への微細な顆粒の浸潤が多発してみられる。浸潤はおそらく抗原抗体反応によるものと考えられており，遷延したり反復したりすることがある[4]。
- 前部ブドウ膜炎はHZOでよくみられ，高頻度に毛様体虹

彩炎に進展する（**図110-3**）。炎症は通常軽いが，軽度の眼圧上昇をきたしうる。経過は，特に適切な時期の治療を逃すと遷延しがちで，緑内障や白内障が続発することもある。
- VZVは急性網膜壊死の最も多い原因である。片側または両側のかすみ目または（それに加えて）疼痛の症状と，急速に癒合する末梢の網膜壊死斑，閉塞性血管炎，硝子体炎などの所見がみられる。網膜剥離を高率に合併する。両側性病変は1/3の患者でみられるが，無治療の場合には70%もの確率で起こる。治療は経口または静注によるアシクロビルの長期間投与とステロイド薬で行う[5]。
- VZVは単純ヘルペスウイルス，EBウイルス，サイトメガロウイルスと同じヘルペスウイルス科に属する。
- VZVは感覚神経に神経炎や二次性神経周囲炎を引き起こすことで，眼と周辺組織を傷害する。この結果，しばしば角膜感覚脱失につながる。
- 結膜炎はHZOによくみられる合併症である。多くは黄色ブドウ球菌による。

危険因子

免疫不全患者，特にHIV感染による免疫不全の場合，HZOを含む帯状疱疹合併症のリスクが高い。

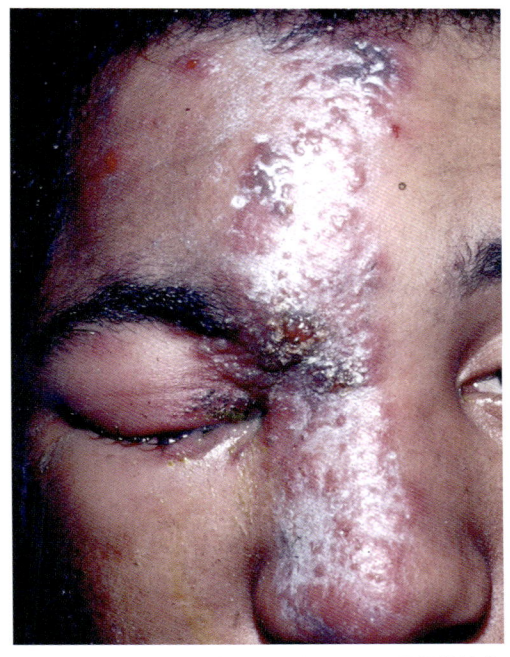

図 110-5　眼瞼浮腫および眼瞼下垂を呈する眼部帯状疱疹。Hutchinson 徴候が陽性であることに注意。(*Used with permission from Richard P. Usatine, MD*)

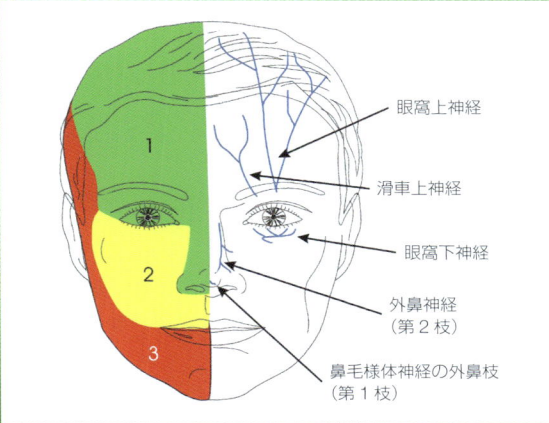

図 110-6　三叉神経(第 5 脳神経)の感覚枝分布と，眼部帯状疱疹で侵されうる第 1 枝(眼枝)の主な末梢神経。第 2 枝の分枝である眼窩下神経も示してある。(*Used with permission from E. J. Mayeaux, Jr., MD*)

診断

▶ 臨床所見

- 通常は皮疹出現 1 週間前より微熱，頭痛，倦怠感などの前駆症状が始まる。
- 前駆症状に先行して，または引き続いて，感染した眼，前額部，頭頂部，もしくは(それに加えて)鼻に片側性の疼痛または感覚鈍麻が出現する。皮疹は侵された皮節に沿った紅斑で始まり，数日間で急速に丘疹，水疱，膿疱に進行する(図 110-5)。病変は破裂し，通常は痂皮化し完治するまでには数週間を要する。
- 三叉神経支配域に沿った水疱疹の出現とともに，充血性結膜炎，上強膜炎，眼瞼下垂が起こる(図 110-5)。
- HZO 患者の約 2/3 は角膜炎を発症する[1]。上皮型角膜炎では点状または樹枝状病変がみられるのが特徴的である(図 110-3)。角膜炎の合併症として，角膜瘢痕を残すことがある(図 110-4)[6]。
- 虹彩炎(前部ブドウ膜炎)は約 40％の患者に発症し，前房出血や瞳孔不整を伴うことがある(図 110-3)[1]。
- 帯状疱疹が脳神経麻痺につながることはほとんどない。

▶ 典型的分布

- 三叉神経第 1 枝の前額枝(眼窩上神経，滑車上神経，前篩骨神経外鼻枝を含む)は最も侵されやすく，患者の 50〜72％は眼症状を呈する(図 110-6)[1]。
- HZO では三叉神経領域に古典的な皮疹がみられることが多いが，中には角膜所見のみを呈する患者もいる。

鑑別診断

- 細菌性またはウイルス性結膜炎では眼脂を伴う眼痛，異物感がみられるが，皮疹はみられない(12 章「結膜炎」参照)。

- 三叉神経痛では顔面痛がみられるが，皮疹や結膜所見はみられない。
- 緑内障では炎症，疼痛，充血がみられるが，皮疹や結膜所見はみられない。
- 外傷性剥離では外傷歴と角膜所見がみられるが，帯状疱疹でみられる他の所見はみられない(11 章「角膜異物と角膜上皮剥離」参照)。
- 天疱瘡および他の水疱性疾患では水疱疹がみられるが，皮節性の分布はみられない(第 14 部 13 節「水疱性皮膚疾患」参照)。

治療

▶ 薬物治療

- HZO に対する標準治療はアシクロビルによる抗ウイルス療法である(12 歳未満：20 mg/kg/dose，8 時間毎，静注，または 12 歳以上：800 mg，経口，1 日 5 回，7〜10 日間，または 10 mg/kg，8 時間毎，静注，7〜10 日間)[7]。SOR **A**
- 眼科医の判断が必要であるが，ステロイド点眼薬による局所療法は，炎症反応を抑制し角膜炎や虹彩炎をコントロールするために適応がある[1,2]。SOR **B**
- 眼科医は虹彩炎による有痛性の毛様体筋攣縮に対して，局所調節麻痺剤(アトロピンなど)を処方することがある。SOR **C**
- 二次感染予防のため，局所抗菌点眼薬も使用できる。SOR **C**
- 帯状疱疹の他の症例と同様に，疼痛は経口鎮痛薬で治療する。
- 局所麻酔薬は角膜毒性があるため，眼病変に対して決して用いてはならない。SOR **B**
- 二次感染(通常黄色ブドウ球菌による)を起こした場合は，広域スペクトラム抗菌薬の局所や全身投与により治療する。

▶ 紹介と入院

- 眼病変がみられたり疑われたりした際には，速やかに眼科医へ紹介する。
- 失明，重篤な症状，免疫不全，複数の皮節にわたる病変，明らかな顔面の重複細菌感染がみられる場合には入院を考慮する。

予後

- HZO は慢性化したり反復したりする。再発は HZO の特徴である。
- HZO 患者の約 50％が合併症を生じる。抗ウイルス薬の全身投与は合併症の発症率を下げる[10,11]。

フォローアップ

　角膜病変の発症および失明を予防するためには，早期診断が非常に重要である。帯状疱疹患者には，三叉神経第1枝（眼枝）領域または眼部に症状が出た場合には速やかに受診するよう指導する。

患者教育

- HZO は非常に重篤で失明の危機のある疾患であり，厳格な治療のアドヒアランスと細やかなフォローアップが必要である。
- 患者から免疫のない人への感染はありうるが，水痘よりは頻度が少ない。分泌物への接触により感染する。

【E. J. Mayeaux, Jr., MD／Richard P. Usatine, MD】
（中井まりえ／星野英紀　訳）

111　麻疹

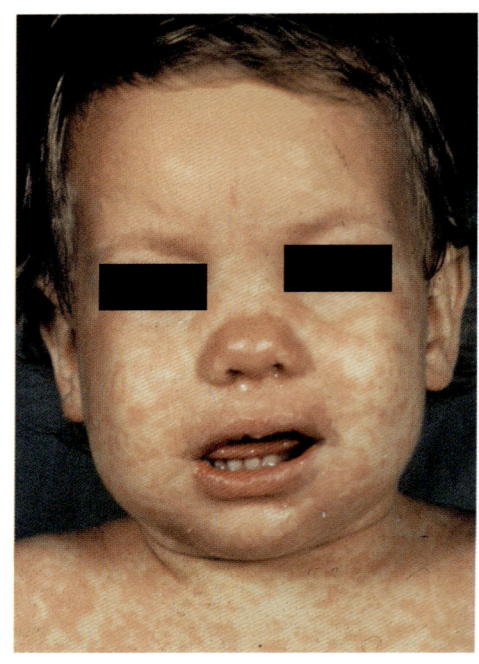

図 111-1　典型的な麻疹の皮疹。顔面から始まり癒合する。（Used with permission from the University of Texas Health Sciences Center, Division of Dermatology）

症例

　18カ月男児。両親とともに中米からサンアントニオの親戚の家に遊びに来ており，3日間の発熱，倦怠感，結膜炎，鼻カタル，咳嗽を認めている。男児は約2週間前に同様の症状をもつ児と接触し，前日，圧迫消退する斑状丘疹状発疹が出現した（図 111-1，111-2）。予防接種歴は不詳だが，母親の話によると最終予防接種は1歳前とのことであった。麻疹と診断され，対症療法を施行された。

概説

　麻疹（measles）は感染力が高い急性ウイルス性疾患であり，人類の歴史の中で最も深刻な感染症のひとつである。麻疹ワクチンができるまでは世界で年間数百万もの人々が麻疹で命を落としていた。疫学的には麻疹の根絶は不可能ではないといわれているが，感染力が高いこと，免疫をもたない人口がごくわずかでも存在すれば流行してしまうことにより，実際には麻疹の根絶はきわめて難しい。

疫学

- 米国では 1989～1990 年に最後の大流行がみられた。これをきっかけに 1991 年に予防接種の方針が変更され，すべての小児に対して幼稚園入園前に麻疹ムンプス風疹（MMR）ワクチンを2回接種するようになった。
- これにより，1993 年までに米国固有の麻疹は流行しなくなり，1997～1999 年には麻疹の発生率は歴史的な低値（100 万人あたり 0.5 例未満）となった[1]。
- 2004 年に米国内の発症数が 34 例という空前の低値を記録して以降，年間発生率は上昇に転じた。多くは適切なワク

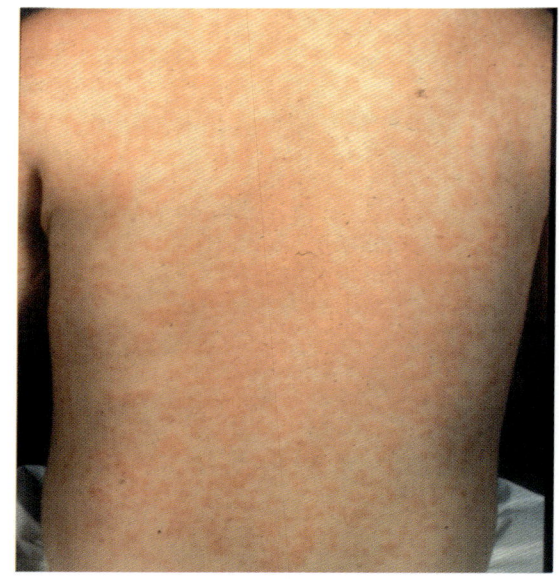

図 111-2　体幹にみられる典型的な麻疹の皮疹。（Used with permission from the University of Texas Health Sciences Center, Division of Dermatology）

チン接種を受けていないアメリカ人が麻疹の流行地域に旅行したことによる罹患であった。ワクチン接種率が不完全であったため，一度ウイルスが米国内に持ち込まれてからは周期的な大流行を繰り返すようになった[1]。

- 世界保健総会のメンバー国による大々的な予防接種キャンペーンが奏功し，世界中の麻疹による死亡数は 2000 年の約 73 万 3,000 人から 2008 年の約 16 万 4,000 人にまで減少した[2]。2008 年には，世界中の子どもたちの 83％が保健

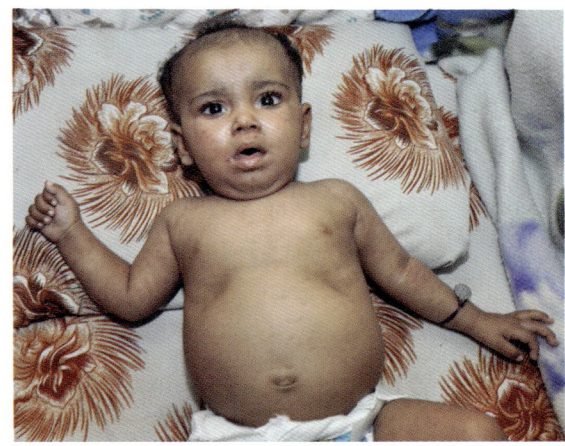

図 111-3　麻疹の大流行中にエチオピア人乳児にみられた麻疹。皮疹は淡いものの咳嗽が目立ち，咳嗽に伴い肋弓下の陥没呼吸がみられる。鼻漏と結膜充血も認める。（*Used with permission from Richard P. Usatine, MD*）

事業として 1 歳の誕生日までに 1 回の麻疹ワクチン接種を受けており，2000 年の 72％より上昇していた[3]。

- 麻疹の根絶は今や達成可能な目標として掲げられている。WHO の新しい声明では 2015 年までに麻疹の伝染を根絶するとしている。これを達成するためには，人口の 95％以上が MMR ワクチンを 2 回受ける必要がある[4]。

病因と病態生理

- 麻疹はパラミクソウイルス科モルビリウイルス属の麻疹ウイルスによる。
- 感染力は高く，空気感染し，大流行を起こすことが多い。
- 古典的な麻疹感染は潜伏期間から始まり，無症候のまま 10～14 日間経過する。呼吸器粘膜にウイルスが侵入し局所で複製され，その後感染は局所のリンパ組織に波及し，血流に乗って全身に及ぶ。
- 前駆症状期は発熱，倦怠感，食思不振，結膜充血，鼻カタル，咳嗽などの全身症状で始まる（図 111-3）。呼吸器症状は上皮細胞へのウイルス感染による粘膜の炎症により引き起こされる。この時期に Koplik 斑がみられることがある。Koplik 斑とは頬粘膜，多くは大臼歯付近にみられる小さな斑で，発赤を基盤として白色や灰白色，または青色を呈する（図 111-4）。前駆症状は通常 2～3 日続く。
- 古典的麻疹の皮疹（図 111-1，111-2，111-5）は斑状丘疹状で圧迫消退する。2 日以内に症状は改善に向かうことが多く，最初に皮疹が出現してから 3，4 日後には茶色く変色し，その後小薄片になる。咳嗽は 2 週間程度遷延することもある。
- 皮疹が出現してから 3 日以上続く発熱は麻疹の合併症を示唆する。
- 麻疹感染後の獲得免疫は生涯続くと考えられている。麻疹の再感染は時折起こるが，きわめてまれである。
- 異型麻疹は麻疹ワクチン接種歴のある患者に発症する，麻疹の亜型である。曝露から 7～14 日後に高熱と頭痛で発症し，多くは乾性咳嗽と胸膜炎性胸痛も伴う。2，3 日後，四肢に始まり体幹に広がる発疹が出現する。皮疹は水疱性または点状出血，紫斑，蕁麻疹様などである。呼吸窮迫，末

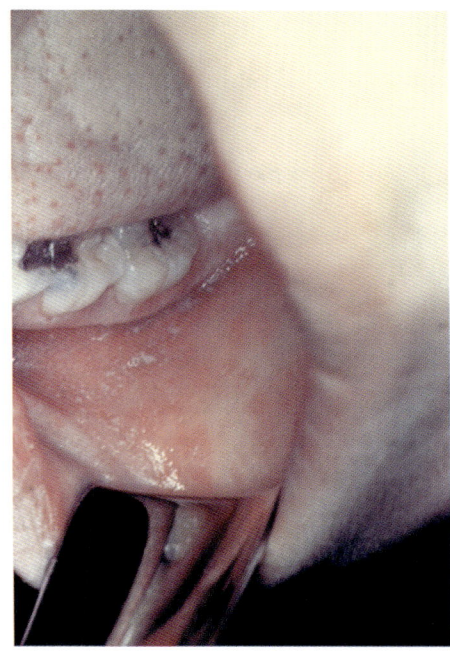

図 111-4　Koplik 斑は皮疹出現の 1，2 日前～1，2 日後までにみられる。Koplik 斑の出現は麻疹特異的と考えられている。口腔頬粘膜上に明るい発赤を基盤とした青白色の斑点としてみられる。（*Used with permission from the Centers for Disease Control and Prevention*）

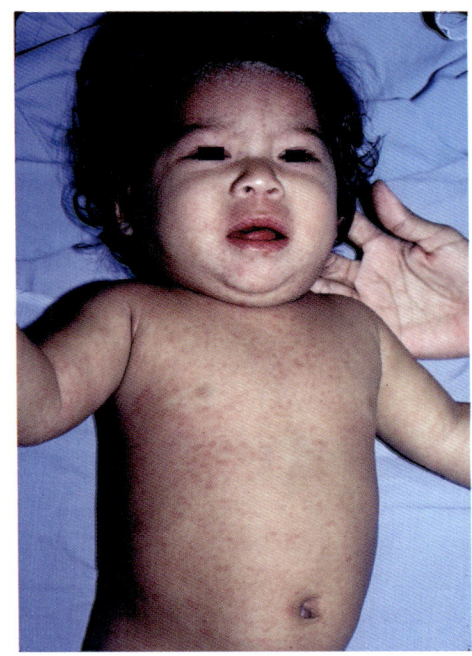

図 111-5　全身に拡がる麻疹皮疹のみられる南米の小児。（*Used with permission from Eric Kraus*）

梢浮腫，肝脾腫，知覚異常，感覚過敏がみられることもある。

- 麻疹ウイルス感染は，典型的な小児の疾患から抗麻疹抗体が十分でない患者に生じる軽い症状まで，多様な症候を呈しうる。

- 麻疹ウイルス感染はリンパ節腫脹，脾腫，喉頭気管気管支炎（クループ），巨細胞性肺炎，免疫不全患者にみられる麻疹封入体脳炎など，より重症な疾患も引き起こしうる[5]。これらは低年齢，ビタミン A 欠乏症，妊婦に起こる。
- 感染後に神経症状をきたすことがある。感染後脊髄炎は回復期にみられる脱髄性疾患で，感染後の自己免疫反応により生じるとされている[6]。主要な症状として発熱，頭痛，項部硬直，運動失調，認知変容，けいれんがみられる。脳脊髄液検査ではリンパ球増多と蛋白上昇がみられる。感染後脳脊髄炎の死亡率は 10～20％であり，神経学的後遺症を残すことも多い[6]。
- 亜急性硬化性全脳炎（subacute sclerosing panencephalitis：SSPE）は進行性で致死的な神経変性疾患であり，中枢神経系への変種ウイルスの持続感染が示されることもある。麻疹感染後 7～10 年後，通常 20 歳以下の患者に発症する[7]。神経徴候，ミオクローヌス，認知症，筋弛緩または除皮質硬直がみられる。
- 妊婦の麻疹感染はワクチンが普及している地域ではめったにない。妊娠中に麻疹に罹患すると早産が増えるが，催奇形性については明らかにされていない[8,9]。
- 妊娠中に麻疹に罹患すると，母体または胎児の罹患率は上昇する。ウイルスの先天異常への関与は指摘されていないが，胎盤毒性による胎児死亡は起こりうる。他の周産期の主なリスクは流産および早産である。妊娠後期に麻疹に感染すると先天感染になる可能性がある[8]。

危険因子

麻疹罹患の危険因子
- ワクチン未接種
- 追加ワクチン未接種
- 流行地域への旅行
- 流行地域からの旅行者との接触

重症麻疹や合併症の危険因子
- 免疫不全
- 低栄養
- 妊娠
- ビタミン A 欠乏
- 5 歳未満または 20 歳以上

診断

　麻疹は発熱，倦怠感，結膜充血，鼻カタル，咳嗽，皮疹，Koplik 斑により明確に特徴づけられる疾患である。

▶ 臨床所見

　Koplik 斑は前駆症状期に現れ，麻疹特異的で，特徴的な麻疹出現の約 48 時間以内にみられる。前駆症状，Koplik 斑に加えて古典的な圧迫消退性の発疹がみられれば暫定診断を下すには十分である。急性麻疹の最も迅速で正確な検査は麻疹特異的 IgM 抗体の測定である。皮疹出現後 3 日目以降になれば IgM の偽陰性は避けられる[1]。

▶ 典型的分布

　皮疹は顔面に始まり頸部，体幹，最後に四肢と遠心性に広がっていく。病変は特に顔面で癒合しやすい。頭尾方向への皮疹の進行は麻疹に特徴的である。

鑑別診断

- 上気道感染：麻疹の前駆症状期は，高熱になりやすいことを除いては上気道感染症と混同されやすい。
- Fordyce 斑：頬粘膜または口唇粘膜の良性異所性皮脂腺による小黄白色顆粒であり，Koplik 斑と間違えられやすい。Fordyce 斑は発赤を土台としない。
- 麻疹の鑑別としては，ロッキー山紅斑熱，伝染性単核球症，猩紅熱，川崎病，毒素性ショック症候群，デング熱，薬疹があげられる（154 章「皮膚の薬剤反応」参照）。
- 麻疹では強い皮疹および茶色への色調変化，古典的前駆症状，重症な経過がみられるため，風疹，伝染性紅斑（パルボウイルス B19 感染症），突発性発疹，エンテロウイルス感染症とは臨床的に区別される。

治療

▶ 非薬物治療

　麻疹の主な治療は対症療法である。麻疹が疑われた場合，米国では速やかに地域または州の保健省に報告しなければならない（日本では全例ただちに保健所に届け出る）。

▶ 薬物治療

- 検体検査による確定診断を待って感染予防策が遅れるようなことがあってはならない。感染の可能性のある人に対しては速やかにワクチンを接種したり，流行場所から 3 週間以上離したりしなければならない。**SOR C**
- 感染の可能性のある人が麻疹に曝露した場合，6 日以内に免疫グロブリン 0.25 mL/kg（上限 15 mL/dose）を接種することで予防や症状軽減が期待できる。合併症リスクの高い妊婦，1 歳未満の乳児，免疫不全患者に対しては特に重要である。**SOR C**
- WHO は，居住地域にかかわらず麻疹に罹患したすべての小児に対して合併症予防のためのビタミン A 投与を推奨している。ビタミン A は下記の用量で 1 日 1 回 2 日間投与する。
  - 6 カ月未満の乳児には 5 万 IU
  - 6 カ月～11 カ月の乳児には 10 万 IU
  - 12 カ月以上の小児には 20 万 IU
  - ビタミン A 欠乏の症状がある場合は，3 回目として 2～4 週間後に年齢に応じた量を投与する[1]。**SOR B**

▶ 紹介と入院

　下記の場合には入院を考慮する。
- 呼吸障害や喘鳴：気管支肺炎は患者の 5～10％に合併する。
- 異常行動や錯乱：急性播種性脳脊髄炎の前兆である可能性がある。
- 下痢，嘔吐，経口摂取不良による脱水。

　麻疹角膜炎では瘢痕化や失明の可能性があるため，視力障害が認められた際は眼科医に紹介する。

予防

- 検体検査による確定診断を待って感染予防策が遅れるようなことがあってはならない。感染しやすい人に対しては速やかにワクチンを接種したり，流行場所から 3 週間以上離したりしなければならない。
- 初回および追加予防接種
- 予防接種を完了しないうちは流行地域に近づかないように

14

する。

- 通常 MMR の初回接種は 12 カ月以降に行うが，米国疾病管理予防センター（CDC）は，海外渡航前には 6〜11 カ月の乳児に MMR ワクチンを 1 回接種するよう推奨している。12 カ月未満で MMR を接種した場合は，通常の 1 回目には数えない。
- CDC は，12 カ月を超える児では海外渡航前に初回から 28 日以上をあけて 2 回目の MMR ワクチンを接種するよう推奨している[1]。
- ビタミン A を含む適切な栄養
- 手洗い

予後

- 麻疹は通常自然治癒する。前駆症状の出現から皮疹の消退までは約 10〜14 日間である。
- 約 30％の症例で 1 つ以上の合併症がみられる。合併症は 5 歳未満の小児および 20 歳以上の成人に多い。CDC は麻疹の合併症について以下をあげている[6]。
  - 下痢：8％
  - 中耳炎：7％
  - 肺炎：6％
  - 脳炎：0.1％
  - けいれん：0.6〜0.7％
  - 死亡：0.2％

フォローアップ

- 重症化や合併症がないかフォローアップを行う。
- 予防接種が完了するまで予約をしっかりとっておく。

患者教育

- 皮疹が出てから少なくとも 4 日目までは他者，特にワクチン未接種の小児および成人，妊婦，免疫不全患者への曝露を避ける。
- 呼吸器症状が改善するまでは，二次細菌感染の原因になりそうなものへの接触を避ける。

【E. J Mayeaux, Jr., MD／Luke Baudoin, MD】
（中井まりえ／星野英紀　訳）

112 伝染性紅斑（第 5 病）

症例

軽いインフルエンザのような症状と皮疹を認める 2 歳男児。頬部紅斑および四肢体幹の「網目状」紅斑を認めた（図 112-1，112-2）。"頬を平手打ちされたような" 外観より，伝染性紅斑（第 5 病）の診断は容易であった。自然治癒する旨を両親に説明して安心させた。男児は翌日には保育所に戻ることができた。

概説

伝染性紅斑（erythema infectiosum）は第 5 病（fifth disease）ともいわれる。小児に多い 6 つのウイルス性発疹症のうち 5 番目として数えられていたことより「第 5 病」と呼ばれてい

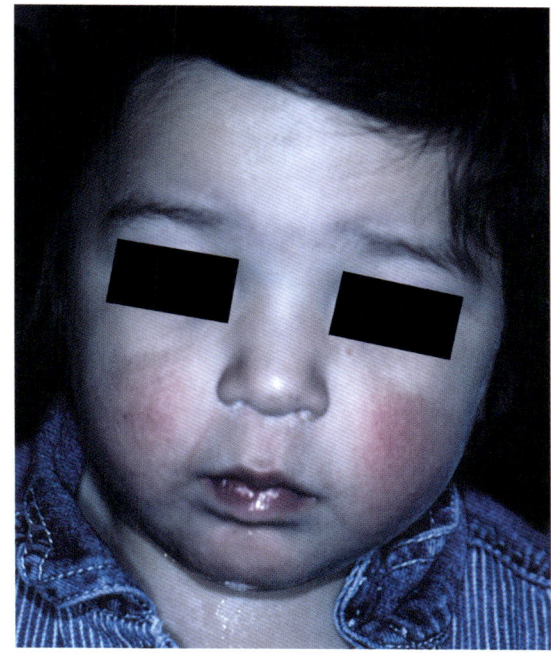

図 112-1　伝染性紅斑（第 5 病）の "頬を平手打ちされたような" 典型的な頬部紅斑。（*Used with permission from Richard P. Usatine, MD*）

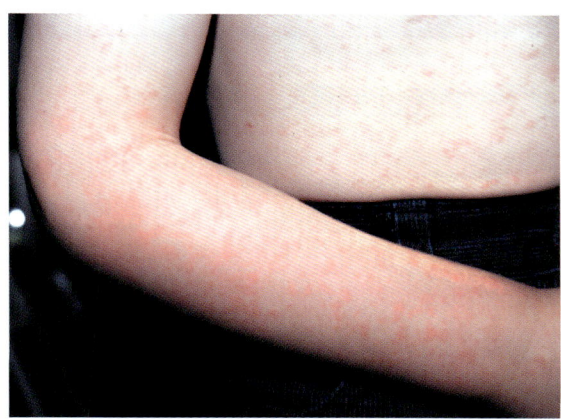

図 112-2　伝染性紅斑で四肢体幹にみられる典型的な「網目状」紅斑。（*Used with permission from Richard P. Usatine, MD*）

る（訳注：本書では以下，日本でより一般的な「伝染性紅斑」の名称を用いる）。気道分泌物や媒介物を通して，または経胎盤感染，血液・血液製剤の輸血により伝染する。

別名

パルボウイルス B19 感染症，slapped cheek disease（リンゴ病）。

疫学

- 伝染性紅斑は世界中でよくみられる疾患である。抗パルボウイルス B19 IgG はアメリカ人，アジア人，ヨーロッパ人で同じように認められる[1]。B19 は知られているかぎりではヒトのみを宿主とする。
- 多くの人は学童期に感染する。

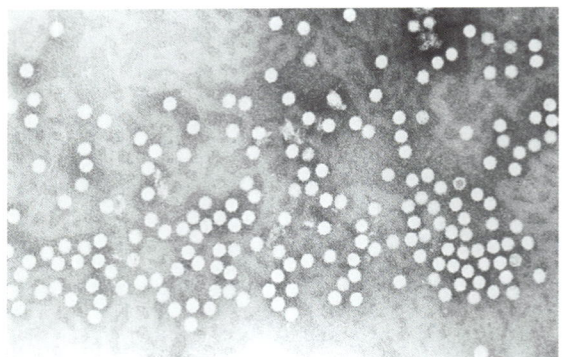

図112-3　透過電子顕微鏡によるパルボウイルスB19。(*Used with permission from the Centers for Disease Control and Prevention*)

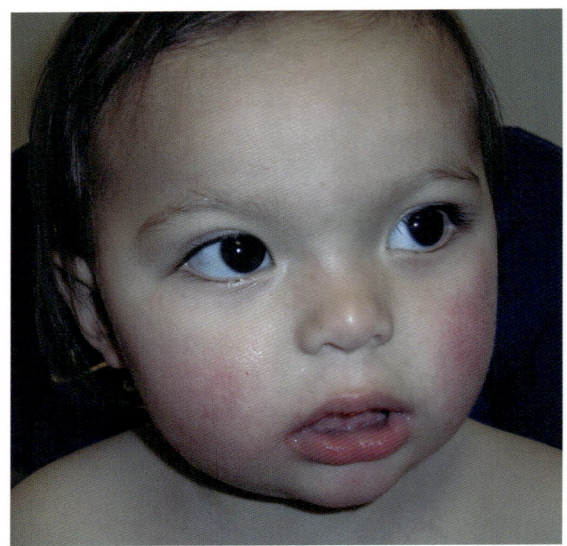

図112-4　18カ月児にみられる伝染性紅斑の典型的な"平手打ちされたような"頬部紅斑。(*Used with permission from Richard P. Usatine, MD*)

- 伝染性紅斑は伝染力が高く，気道を介して感染し，晩冬から初夏まで流行する。人口の60％程度が20歳までに抗パルボウイルスB19抗体陽性となる[2]。4〜10年程度の周期で流行を繰り返す集団もある[3]。
- 妊婦の30〜40％はパルボウイルスB19 IgGが陰性であり，これらの人々は感染の可能性があると考えられる。妊娠中に罹患すると胎児死亡となることがある。

病因と病態生理

- 伝染性紅斑はパルボウイルスB19によって引き起こされる，軽いウイルス性発熱性発疹症である（図112-3）。
- パルボウイルスB19に感染した多くの人々は，伝染性紅斑の典型的な臨床像を呈さない。
- パルボウイルスB19は急速に細胞分裂している細胞に感染し，赤芽球前駆細胞に対する細胞毒性をもつ。
- 初感染後，ウイルス血症により急激な網状赤血球数の低下および貧血がみられる。この貧血は健康な患者では臨床的に明らかとならないことが多いが，貧血患者では重篤な貧血を起こしうる。鎌状赤血球症やサラセミアなど慢性貧血の患者では一過性の骨髄無形成発作をきたすことがある[4]。
- 妊婦が感染すると垂直感染により先天感染が起こる[5]。妊娠20週までに感染した場合に，胎児死亡や胎児水腫のリスクが最も高く，胎児死亡の確率は11％である[6]。

危険因子

- 罹患児との接触
- 血液製剤の輸血

診断

▶ 臨床所見：病歴，身体所見

- 伝染性紅斑は通常2相性の経過をたどる。第1段階として頭痛，発熱，咽頭痛，掻痒，鼻カタル，腹痛，下痢，関節痛などを伴う上気道症状がみられる。これらの全身症状はウイルス血症と一致して始まり，通常は次の段階に入る1週間前には改善する。血液学的異常もこの第1段階でみられる。
- 第2段階では小児の典型的な頬部紅斑および相対的な口周囲蒼白，いわば"頬を平手打ちされたような"外観を呈する（図112-1, 112-4）。その後体幹および四肢に「網目状」紅

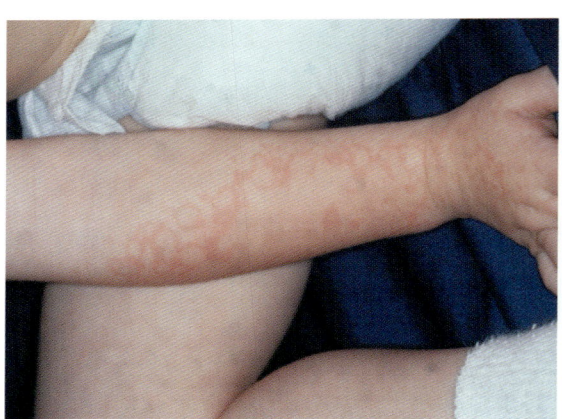

図112-5　典型的な四肢の「網目状」紅斑。(*Used with permission from Jeffrey Meffert, MD*)

斑がみられる（図112-2, 112-5）。成人の場合，皮疹に先行して手，手関節，膝，足関節に関節症がみられることがある。通常は自然治癒する。

▶ 典型的分布

発疹は頬部紅斑から始まる（図112-1, 112-4）。続いて四肢に斑状紅斑が生じる。数日後，四肢の紅斑は消退して網目状になる（図112-2, 112-5）。その後数週間にわたり，運動や日光曝露，入浴，その他のストレスにより発疹の再発しやすい状態が続く。

▶ 検査所見

- 通常は病歴と身体所見により診断可能であり，検体検査は不要である。妊婦が伝染性紅斑に曝露した場合は，血清B19特異的IgM抗体を検査する。3週間あけたペア血清でB19特異的IgG抗体が4倍以上になっている場合も感染と診断される。
- 貧血，赤血球破壊（例：鎌状赤血球症，遺伝性球状赤血球症），赤血球産生低下（例：鉄欠乏性貧血）がみられる場合に

14

は貧血の程度を調べる必要がある。

- 妊婦が曝露したり感染徴候がみられたりする場合には，血液検査を施行する。妊娠 20 週未満で急性感染と診断された場合(IgM 陽性かつ IgG 陰性)には，低リスクではあるが胎児死亡や先天奇形の懸念についてカウンセリングを施行しなければならない。現時点では先天奇形との関連は明らかにされていないが，胎児死亡のリスクはある[7]。

▶ 画像検査

　妊婦で血液検査陽性の場合，胎児超音波検査による胎児水腫の確認を推奨する意見もある。胎児貧血に対しては子宮内輸血が現時点で唯一の治療法である[8]。

鑑別診断

- レンサ球菌感染による猩紅熱では，紙やすり(サンドペーパー)様の小丘疹がみられる(28 章「猩紅熱とイチゴ舌」参照)。
- アレルギー性過敏性反応(多形紅斑，結節性紅斑，皮膚血管炎)では四肢にも症状がみられるが，顔面にみられることはほとんどない(第 14 部 12 節「過敏性と薬剤への反応」参照)。
- ライム病では遊走性紅斑(刺咬部に赤色丘疹が生じ，環状に拡張していく皮疹)がみられる(183 章「ライム病」参照)。
- 麻疹では顔に始まり頸部，体幹，四肢と遠心性に広がる圧迫消退性皮疹を認める。時間経過とともに網目状になるのではなく，癒合していく(111 章「麻疹」参照)。

治療

▶ 非薬物治療
- 伝染性紅斑は通常自然治癒するため，特別な治療を要さない。
- 妊娠中のパルボウイルス B19 感染については後述の「患者教育」の項を参照。

▶ 薬物治療
- 発熱や関節炎に対しては NSAID またはアセトアミノフェンが有効である。
- 貧血患者では一過性再生不良性貧血が起こり，赤血球産生が回復するまで輸血を要するほど重症になることもある。

予防

- 気道分泌物，あるいは媒介物によっても伝播しうるため，手洗いや感染予防策が推奨される。
- 皮疹の再燃を引き起こすことがあるため，感染者は熱や日光を避ける。

予後

- 伝染性紅斑は通常自然治癒するが，数週間～数カ月間持続することもあり，その間に何度か増悪を伴うこともある。
- 再生不良性貧血は通常 2 週間以内には治まるが，慢性化することもある。皮疹の出現は網赤血球産生の改善を示唆し，以降は骨髄無形成発作をきたさない。

患者教育

- 両親には自然治癒する疾患であることを説明する。日光を避ければ通常の活動をしても構わない。
- 伝染性紅斑の典型的な皮膚症状を呈している小児には伝染

力はなく，学校や保育園に通ってよい。

- 妊娠 20 週未満で感染した場合は，低リスクではあるが胎児死亡や先天奇形が心配されるため，カウンセリングを行う必要がある。20 週以降では胎児水腫の有無につき超音波検査を行うことを推奨する意見もある。

【E. J. Mayeaux, Jr., MD／John H. Haynes, Jr., MD／
Mathew Prine, MD】
(中井まりえ／星野英紀 訳)

113 手足口病

症例

　4 歳男児。微熱と手足の病変を認めホームレス向けの無料診療所を受診した(図 113-1，113-2)。母親によると一時生活センターにいる 2 人の同胞も同様の皮疹があるとのことであった。さらに，診察により口腔内病変(図 113-3)も明らかになった。手足口病であり自然に軽快することを伝えられ，母親は安心した。必要に応じて補液や解熱剤が使用される。

概説

　手足口病(hand, foot, and mouth disease)は特徴的な症状を呈するウイルス性疾患であり，ヒトと一部の動物が感染する。世界中でみられる。米国では 2011 年と 2012 年に，より重症で非典型的なウイルス型の大流行がみられた。

疫学

- 全世界的に 3 年ごとの流行がみられる。温帯気候では晩夏から初秋にかけて最も流行する。
- 手足口病は通常軽症だが，乳幼児では重症化することもある[1,2]。
- 人種や性別による罹患率の差はみられない。ほとんどの患者は 10 歳未満の小児である[3]。

病因と病態生理

- 手足口病はエンテロウイルス属，特にコクサッキーウイルスによることが最も多い。米国での流行株はコクサッキーウイルス A16 が最も多く，それ以外では他のコクサッキーウイルス A 群，コクサッキーウイルス B 群，エンテロウイルス 71 がみられる[2,3]。他のコクサッキーウイルスによる孤発例もある。
- 手足口病は全世界で多くのエンテロウイルス属による多様な病型を示すが，米国では最近まで A6 による大流行はみられていなかった。世界中でほとんどの手足口病はコクサッキーウイルス A16 による[4,5]。
- 近年，東アジアおよび東南アジアでエンテロウイルス 71 による手足口病が大流行している。罹患率，致命率ともに高いが，米国ではまだ認めていない[5]。
- 2011 年秋～2012 年初にかけて，重症型手足口病の 63 症例が米国の 4 つの州から米国疾病管理予防センター(CDC)に報告された。PCR と遺伝子解析により，38 例の検体の 74％からコクサッキーウイルス A6 が証明された[4]。現在では北米のほとんどの州でこれらの非典型的重症型手足口

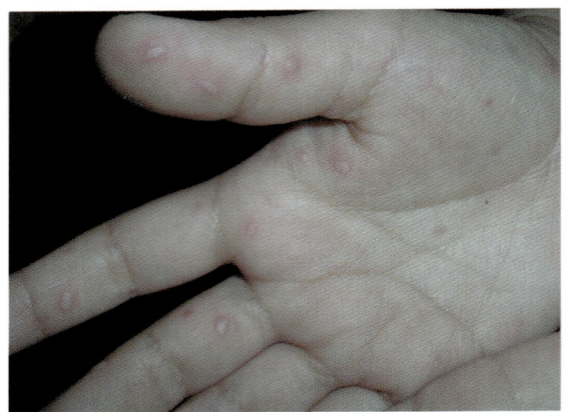

図113-1　手足口病の4歳男児にみられる典型的な扁平小水疱病変。（*Used with permission from Richard P. Usatine, MD*）

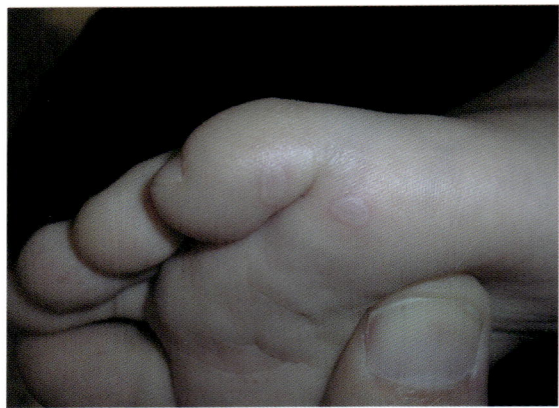

図113-2　図113-1と同男児の足。皮疹は手掌，足底，手指，足趾によくみられる。（*Used with permission from Richard P. Usatine, MD*）

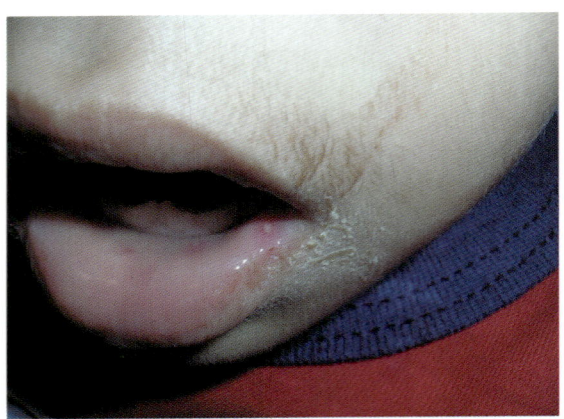

図113-3　図113-1と同男児の口腔内病変。口唇および口腔内粘膜に小潰瘍がみられる。（*Used with permission from Richard P. Usatine, MD*）

病がみられるようになったと考えられる[4,6,7]。

- コクサッキーウイルスは伝染力が大変強い。飛沫感染または糞便経口感染，皮膚病変への接触感染により伝播する。流行期にはウイルスは小児から小児へ，母体から胎児へと感染する。
- 平均潜伏期間は3〜6日間である。ウイルスはまず消化管粘膜で増殖し，24時間以内にリンパ節に進展する。その後速やかにウイルス血症となり口腔粘膜，皮膚に広がる。まれではあるが無菌性髄膜炎もきたしうる。通常は7日目までに中和抗体が産生されて，ウイルスは体内から除去される。
- 手足口病はポリオ様疾患，無菌性髄膜炎，脳炎，急性小脳失調，急性横断性脊髄炎，Guillain-Barré症候群，良性頭蓋内圧亢進など，神経学的な異常をきたすことがある。まれではあるが心筋炎，間質性肺炎，肺水腫などの呼吸循環系合併症を生じることもある[8,9]。
- 妊娠初期で感染すると自然流産や子宮内発育遅延になることがある。

危険因子

- 保育園への通園
- 手足口病患者との接触

- 大家族
- 郊外の居住

診断

▶ 臨床所見

- 通常は前駆症状で始まり，12〜36時間続く。前駆症状にはウイルス感染症でよくみられる症状に加えて食思不振，腹痛，口腔内疼痛がある。病変は5〜10日で現れ，5〜7日で自然治癒する。発熱は多くの場合軽度である。
- 非典型的重症型手足口病（A6）では39.4〜40.5℃程度の高熱，より重度で広く分布する皮疹，重度の倦怠感と食思不振，脱水，疼痛がみられる[4]。
- 手足口病の典型的な皮疹は2〜10 mmの紅斑で始まり，灰色で長軸が皮膚緊張線に沿った楕円形の水疱に変化していく（図113-1，113-2）。口腔内病変（図113-3）は紅斑で始まり2〜3 mmの水疱に変化する。水疱は発赤を基盤として存在し，すぐに潰瘍化する。有痛性であるため食事摂取不良になることもある。かゆみは伴わないことが多い。
- 非典型的（A6）手足口病では不定形発疹となる。早期の病変はA16による軽症型と同様に通常斑状丘疹状であるが，癒合性である（図113-4）。他にも，水疱性で内容液を排出する場合（図113-5）や，単なる丘疹状である場合（図113-6），潰瘍性の斑状丘疹状である場合（図113-7）などがある[4,6,7]。
- 頸部または顎下リンパ節腫脹をきたすこともある。

▶ 典型的分布

- 軽症型（A16）の皮膚病変は手，足，口腔内と，臀部にもみられることがある。口腔内では口蓋，頬粘膜，歯肉や舌などにみられる。手足の病変は手掌および足底の表面に限局することが多い。
- 非典型的重症型手足口病（コクサッキーA6）の皮疹はより広範となり，口唇や口周囲皮膚（図113-4，113-8），腕，足，膝，陰部，体幹（図113-7），臀部（図113-9），肛門周囲にもみられる。手掌や足底だけでなく手足の背側（図113-5，113-6，113-10）に病変がみられることも特徴的である。ただし分布は症例により様々である[4,7]。

▶ 検査所見

通常検体検査は不要である。

14

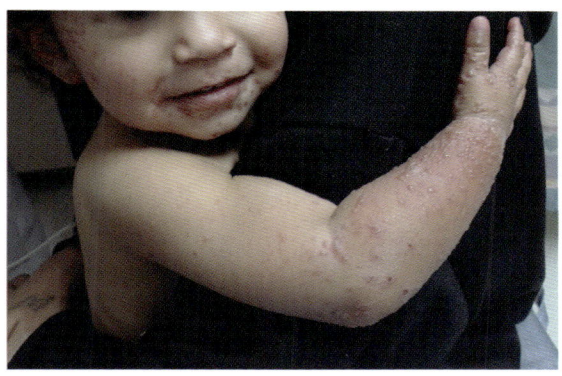

図 113-4　コクサッキーウイルス A6 が検出された 1 歳男児。39.9℃の高熱と，肘屈曲部付近に Koebner 現象を伴う多彩な皮膚病変がみられる。(*Used with permission from Ann Petru, MD and Julie Kulhanjian, MD*)

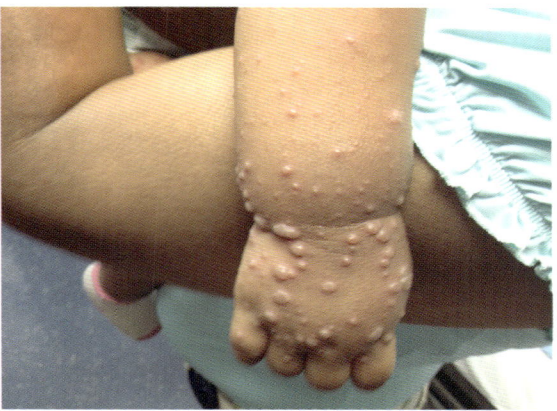

図 113-6　A6 が検出された 15 カ月女児。皮疹は多彩で広範にわたる。(*Used with permission from Ann Petru, MD*)

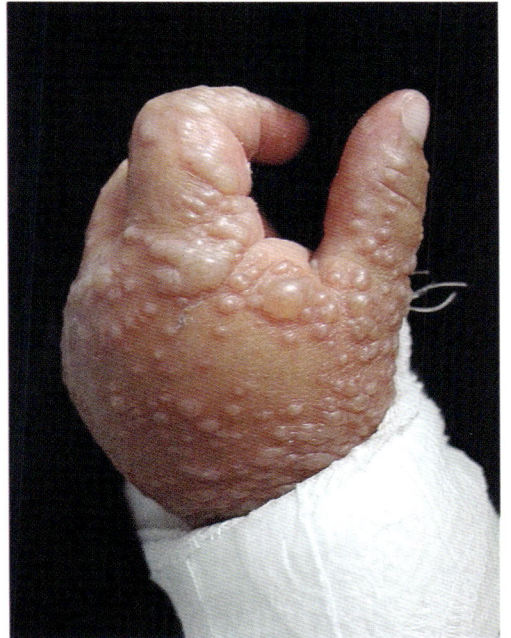

図 113-5　図 113-4 と同男児の左手にみられる小水疱性病変。水疱性病変は破裂することもある。(*Used with permission from Ann Petru, MD and Julie Kulhanjian, MD*)

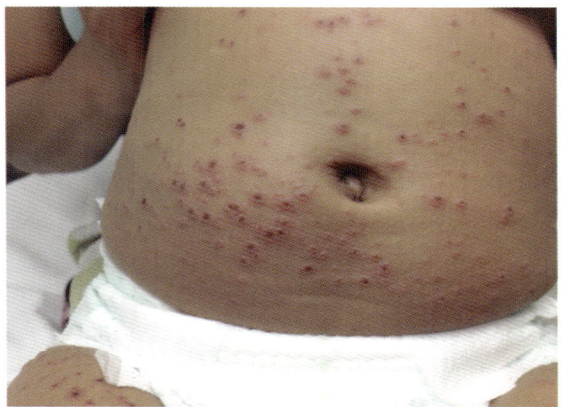

図 113-7　図 113-6 と同女児の腹部。ひとりの患者に 2 種の病変がみられる。(*Used with permission from Ann Petru, MD*)

▶ 生検

生検は必要ない。

鑑別診断

- アフタ性口内炎：口腔内に孤発または複数の有痛性潰瘍がみられるが，皮膚病変は認めない（40 章「アフタ性潰瘍」参照）。
- 水痘：多数の全身性水疱性病変がみられる（108 章「水痘」参照）。
- 多形紅斑：手掌と足底を含む全身の皮膚に標的様病変がみられる（151 章「多形紅斑，Stevens-Johnson 症候群，中毒性表皮壊死症」参照）。
- 単純ヘルペス：有痛性再発性潰瘍が口唇または陰部にみられるが，手のヘルペス性ひょう疽でないかぎり，同時に手

足の病変がみられることはない（114 章「単純ヘルペス」参照）。
- ヘルペス性湿疹：病変は非典型的重症型手足口病に酷似するが，注意深く診察すれば手足口病では典型的な口周囲または口腔内の病変と手足の病変が同時にみられることがわかる。この新型手足口病は水痘（108 章「水痘」参照），膿痂疹（99 章「膿痂疹」参照），ツタウルシ接触，非典型的川崎病とも誤診される。口腔内または手または足の病変を欠く症例もある[6,7]。

治療

▶ 非薬物治療

- 手足口病の治療としては対症療法を行う。口腔内病変は，ヘルペス性歯肉口内炎ほどの痛みは伴わないことが多いが，食事摂取不良となるほど口腔内疼痛が強い場合には，以下の治療を検討する。処方薬では 2％リドカインビスカス，市販薬では 20％局所ベンゾカイン（Orabase）などの局所麻酔薬が口腔内有痛性潰瘍に使われる。ベンゾカインはメトヘモグロビン血症を引き起こす可能性があり，2 歳未満の小児での安全性は確立していない[10]。SOR Ⓒ
- 水酸化アルミニウム-マグネシウム合剤（制酸薬）と 2％リドカインビスカスの疼痛時頓用は有効であるという報告が

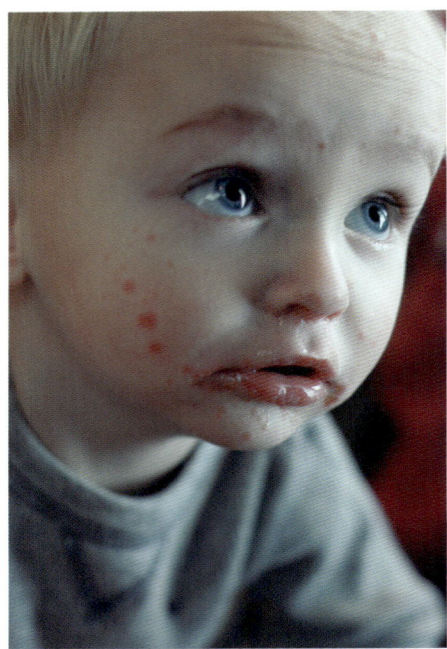

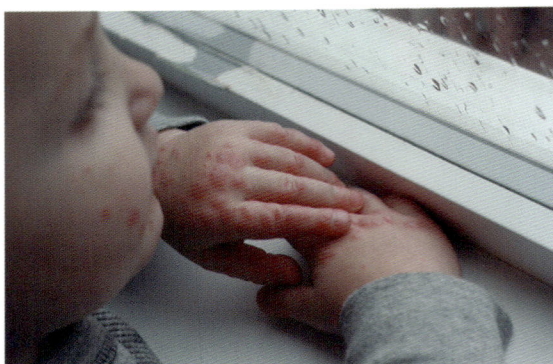

図113-10　図113-8と同男児の手背にみられる丘疹。(*Used with permission from Storiesofgrandeur. blogspot.com*)

予防

感染予防のためには，家庭および保育施設での確実な手洗いがとても重要である。ウイルスの糞便内排泄は少なくとも数週間持続する。

予後

- コクサッキーウイルスによる手足口病は通常軽症であり，7〜10日間で自然治癒する。再発や遷延，重大な合併症を引き起こすことはまれである。
- 近年大流行がCDCより報告されている異型（A6）手足口病では，入院率は高いが（5例に1例），CDCに報告された63例の中では死亡例はみられていない。合併症がなければ病変は完全治癒する。Beau線（またはBeauライン，160章「正常な爪とその異型」参照）や爪甲脱落症が数週間後に認められることがあるが，これも完全治癒する[4,7]。軽症型，新型非典型的手足口病のいずれもが瘢痕化せずに治癒する。手足口病の遷延例や死亡例はほとんどが中枢神経合併症によるものであるが，まれである。

患者教育

- 年少例では口腔内疼痛により食事摂取不良を引き起こすことがあるため，脱水症状に注意するよう両親を教育する。
- 感染を拡大させないよう，病変の掻き壊しを禁止する。
- 発熱や他の症状が消失し，新規病変がみられなくなり，すべての皮疹が乾燥して痂皮化すれば，登校を再開してよい[6]。
- 手足口病の原因ウイルスは，1カ月程度は患児の糞便中に認められる。
- 神経症状を認めた場合には，速やかに医療機関を受診させる。
- 他者への感染を予防するためには，手洗いと接触予防策をしっかり行うことが重要である。

【E. J. Mayeaux, Jr., MD／Steven N. Bienveau, MD】

（中井まりえ／星野英紀 訳）

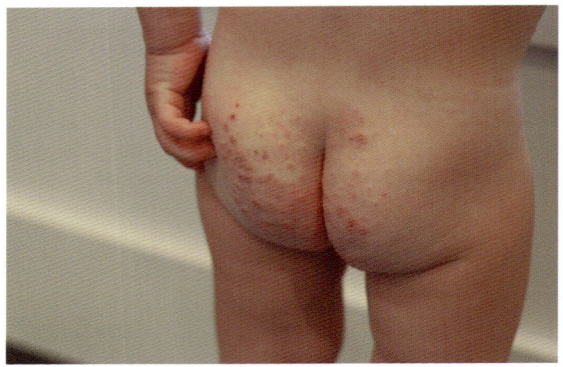

図113-8　臨床的に手足口病と診断され，A6による可能性が高いとされている16カ月男児。典型的な口周囲および顔面，臀部，下肢病変がみられる。(*Used with permission from Storiesofgrandeur. blogspot.com*)

図113-9　図113-8と同男児の臀部。(*Used with permission from Storiesofgrandeur.blogspot.com*)

ある。この治療は，嚥下に重要な部位を麻酔しないよう適切に使用できる年長患児のみに限定しなければならない。SOR **C**

▶ 薬物治療

- 発熱に対してはアセトアミノフェン，NSAID，シクロキシゲナーゼ（COX）-2阻害薬を，関節痛には鎮痛薬を用いる。SOR **C**　アスピリンはReye症候群を引き起こすおそれがあるため，12歳未満の小児のウイルス性疾患には用いてはならない。SOR **C**

▶ 紹介と入院

- 中枢神経症状を呈する患者は入院を考慮する。
- 新型非典型的手足口病（A6）では，脱水や激しい痛みなど症状の重篤さ，診断の困難さなどにより入院が必要になることが多い[5,8]。

14

114 単純ヘルペス

症例

2日前からの発熱と口内痛を主訴に小児科を受診した4歳女児。意識は清明で元気もあり，見当識障害はなく，外唇に痂皮を認める（図114-1A）。母親が児の上口唇をめくると，ひどい歯肉炎も認められた（図114-1B）。舌尖部には小さな潰瘍がみられる（図114-2A）。下口唇をめくると粘膜面に明らかな潰瘍がみられる（図114-2B）。医師は容易にヘルペス性歯肉口内炎と診断し，児は水分が摂取できるのみで食事摂取できていないことが判明した。児の粘膜は湿潤で脱水傾向はみられない。酸味のない冷ためのものを我慢できる範囲で飲むように推奨した。経口アシクロビル懸濁液が1日3回，7日間分処方された。児は翌日に解熱し，飲食による痛みも軽減した。1週間以内に治癒し，幼稚園に戻った。

概説

単純ヘルペスウイルス（herpes simplex virus：HSV）は，皮膚，粘膜，眼，中枢神経系などに感染する。HSV は潜伏感染し，ウイルスの再活性化や再発性の局所病変をきたす。周産期の HSV 感染は新生児の重篤な障害や死亡へとつながることがある。

疫学

世界人口の1/3 以上が感染しているとされ，皮膚症状としては口唇ヘルペス（図114-1，114-2）と性器ヘルペス（図114-3，114-4）の2つが最も多い[1]。

HSV-1 感染は唾液を介して感染し小児に多いが，初感染によるヘルペス性歯肉口内炎はどの年代にも発症しうる。小児では5歳までの感染が最も多く，感染率は20〜40%だが，居住地や家庭の社会経済的状況に影響される[2]。口唇ヘルペスは小児ヘルペス感染の中で最も多く，5歳未満の小児でよくみられる。未治療の場合，罹病期間は2〜3週間ほどで，口腔内のウイルス排出は23日ものあいだ続く[1]。

急性ヘルペス性歯肉口内炎（図114-1，114-2）は HSV-1 初感染により発症し，6カ月〜5歳の小児で最も多い。成人でも急性歯肉口内炎を発症しうるが，重症度は低くしばしば咽頭後部炎を伴う。唾液により伝播し，潜伏期は3〜6日である[3]。

HSV-2 感染は一般的に性器にみられるが，分娩時に母体で症状がみられる場合は新生児に感染することがあり，3,000 出生に1人で起こるとされる[4]。HSV-2 による性器感染は多くの場合，性行動が活発になる思春期でみられる。小児の HSV-2 性器ヘルペスでは性的虐待も考えなければならない[5]。

米国疾病管理予防センター（CDC）によると，米国では少なくとも 5,000 万人が HSV-2 による性器感染を有しているとされる（図114-3，114-4）[6]。この10年間で性器ヘルペスに感染している米国人の割合は変化していない。HSV-2 感染者の多くは，これまで性器ヘルペスと診断されたことはない人たちである[6]。

性器 HSV-2 感染は，女性では14〜49歳の5人に1人，男

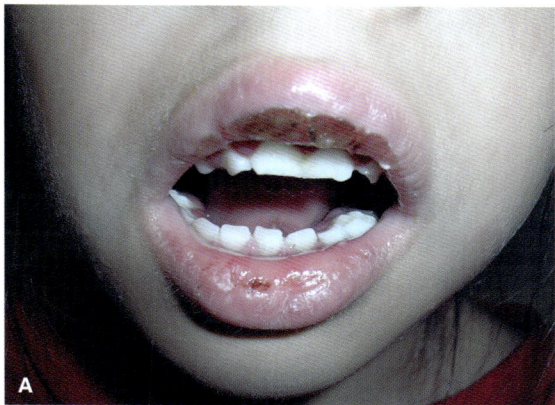

図114-1　4歳女児のヘルペス性歯肉口内炎。**A**：口唇の痂皮，**B**：著明な発赤と歯肉の腫脹を伴う歯肉炎。（*Used with permission from Richard P. Usatine, MD*）

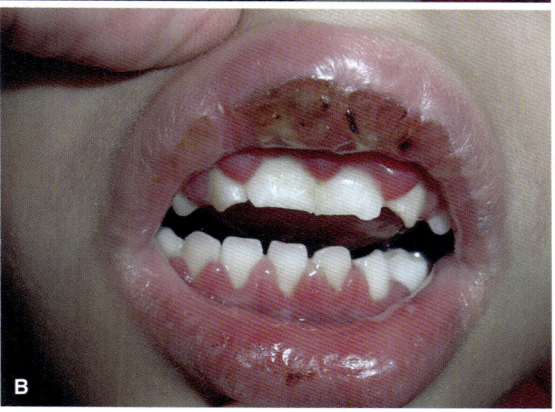

性では9人に1人とされ，女性で多い。感染した女性から男性のパートナーへの感染よりも，男性から女性への感染のほうが多いと考えられている[6]。

2003〜2004 年の横断的な米国全国健康・栄養調査（NHANES）では思春期（14〜19歳）の女性の24%が，ヒトパピローマウイルス（HPV，18%），*Chlamydia trachomatis*（4%），腟トリコモナス（3%），HSV-2（2%），淋菌などに感染しているという検査結果が出ている。性交渉の経験がある女児では40%が4つの性行為感染症（STD）のうちの1つに感染しており，特に HPV（30%），クラミジア（7%）が多いと報告されている[7]。

ヘルペス性ひょう疽は単数または複数の指尖部を侵す感染で，激しい痛みを伴う（図114-5，114-6）。米国での発症頻度は年間10万人に2.4例とされている[8]。

病因と病態生理

- HSV はヘルペスウイルス科に属する二本鎖 DNA ウイルスである。
- HSV には1型と2型の2つの型があり，それぞれ異なった上皮に親和性をもつ[8]。HSV-2 感染の70〜90%は外性器であり，HSV-1 感染の70〜90%は口腔および口唇である。
- HSV は皮膚の擦過部や正常粘膜を介して侵入する。いったん感染すると上皮細胞は死滅し，小水疱と多核巨細胞を形成する。
- ウイルスは逆行性に感覚神経節まで到達し，生涯の潜伏感

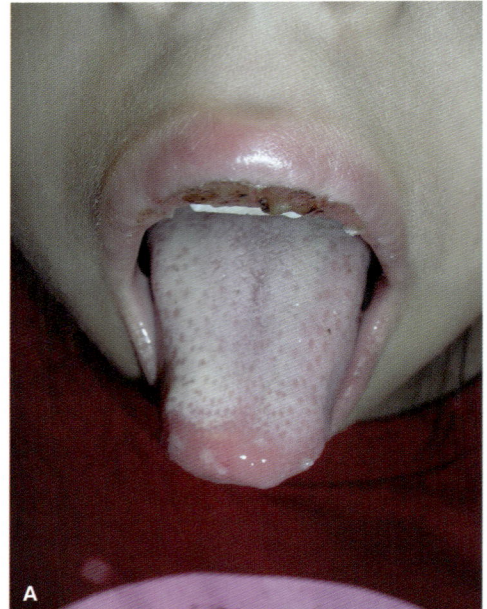

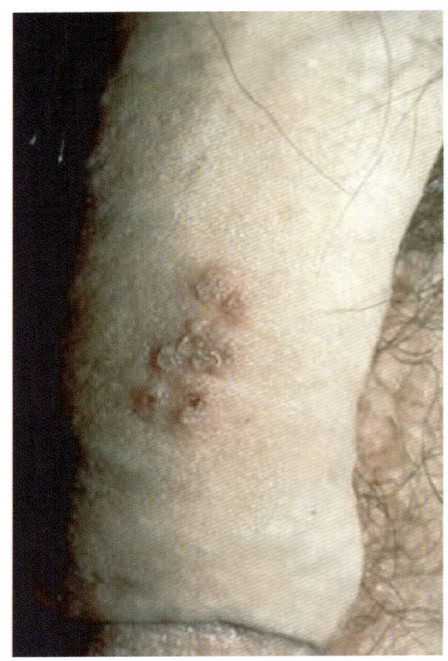

図114-3　陰茎の単純ヘルペス感染。破裂していない水疱と痂皮を伴う。(*Used with permission from Jack Rezneck, Sr., MD*)

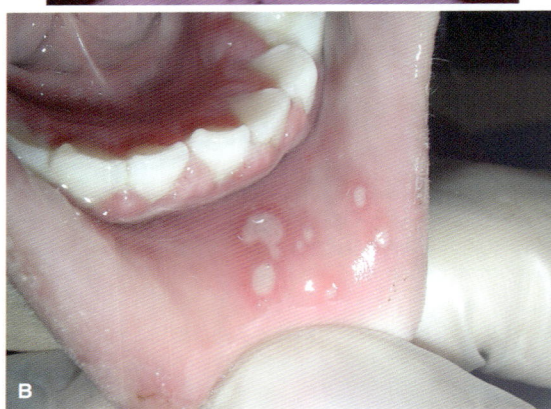

図114-2　4歳女児のヘルペス性歯肉口内炎。**A**：舌尖部の小さな潰瘍，**B**：下口唇粘膜面のHSV潰瘍。(*Used with permission from Richard P. Usatine, MD*)

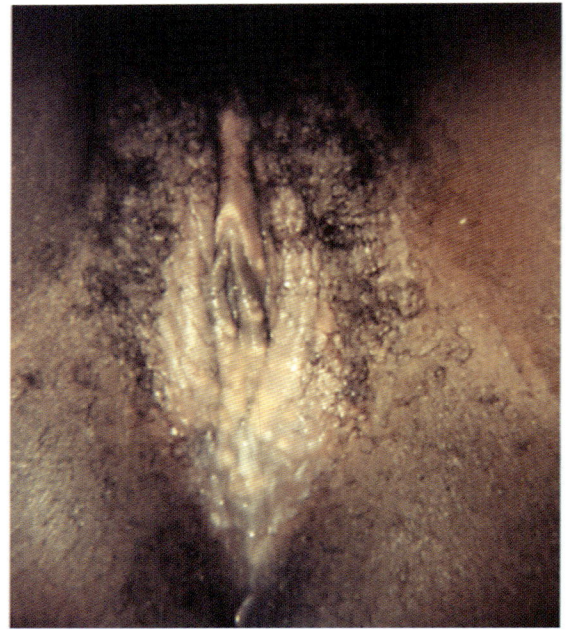

図114-4　外陰部の単純ヘルペス感染。膣口に小さな打ち抜き状の潰瘍がみられる。(*Used with permission from the Centers for Disease Control and Prevention and Susan Lindsley*)

染となる[1]。ウイルスの再活性化は免疫不全や外傷，発熱，紫外線などによって引き起こされる。

- 性器ヘルペスは一般に性的接触によって伝播する。思春期前の小児でみられた場合は，必ず性的虐待の可能性を考えなくてはならない。

- 12歳以上の米国人の21.9%が血清学的にHSV-2に感染しているというエビデンスがあり，性器感染症と関連が深い[4]。

- 感染者のうち90%もの人が自覚のないままヘルペスに感染しているとされ，知らぬ間にウイルスを排出し感染を広げている可能性がある[9]。

- 性器ヘルペスの初感染は4日の潜伏期間の後，搔痒，灼熱感，紅斑などの前駆症状がみられる。

- いずれの型でも初感染における全身症状は共通しており，発熱，頭痛，倦怠感，腹痛，筋肉痛などがみられる[10]。再発時は通常初感染よりも軽症で，罹病期間も短い[1,10]。

- ヘルペス性ひょう疽は口腔または性器ヘルペスの合併症として起こり，患者の口腔内の分泌物に接触するような医療

従事者にも発生する（**図114-5，114-6**）。

- 口唇ヘルペス感染のある幼児や未就学児で指しゃぶりの癖がある場合は，ヘルペス性ひょう疽を発症しやすい（**図114-6**）。

- すべてのHSV感染と同様に，ヘルペス性ひょう疽でも通常初感染とその後の再発がみられる。ウイルスは末梢の神経節やシュワン細胞に至り，そこで休眠状態となる。再発

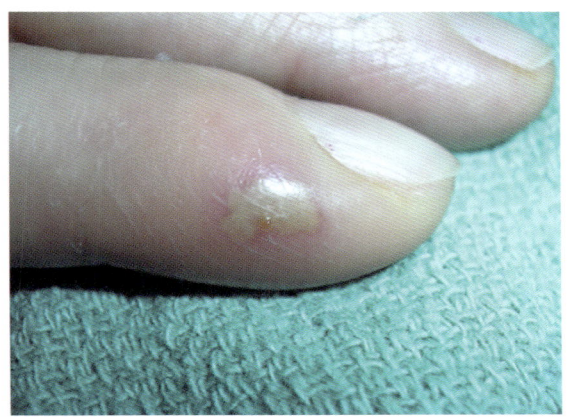

図114-5　示指遠位のヘルペス性ひょう疽。(*Used with permission from Richard P. Usatine, MD*)

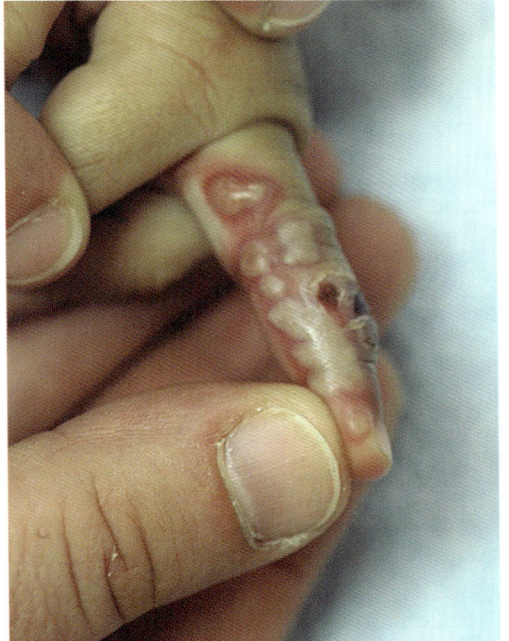

図114-6　6カ月児の左中指にみられるヘルペス性ひょう疽。母親が示す指の病変では、発赤を基盤に膿疱の集簇がみられる。この母児には再発性口唇ヘルペスの既往があり、今回の二次性初感染はおそらく指しゃぶりによる自家感染によるものと考えられる。Tzanck試験では多核巨細胞を認め、ウイルス培養ではHSV-1を認めた。(*Image used with permission from Robert Brodell, MD*)

は20～50%でみられ、多くは初感染よりも軽症で、短期間で治癒する。

- ヘルペスは三叉神経などの神経内に潜伏し、再発を起こす（図114-7～114-10）。
- HSVの母子感染は発症率、罹患率ともに高い。新生児ヘルペス感染症の症状として、皮膚、眼、口の局所症状、中枢神経疾患、播種性多臓器疾患（図114-11）がみられる。CDCと米国産婦人科学会は、分娩時に活動性HSV病変がみられたり、性器ヘルペス既往のある妊婦が分娩時に陰唇痛や灼熱感などを訴えたりした場合には、速やかに帝王切開を行うよう推奨している[11]。

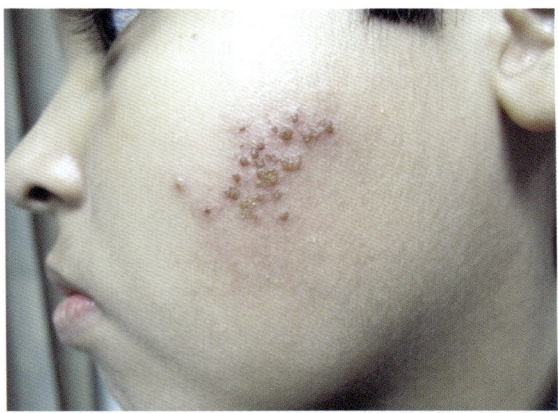

図114-7　頬に再発性単純ヘルペス感染がみられる14歳男児。生後8カ月時以降、毎年1回程度再発しており、今回は5日前より症状がみられている。HSV-1は再発時以外には三叉神経第2枝の神経節に潜伏している。(*Used with permission from Ross Lawler, MD*)

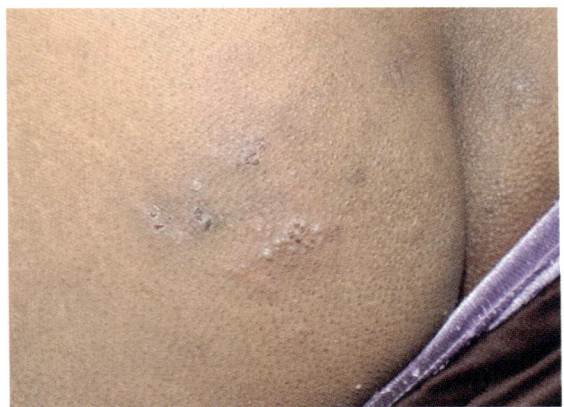

図114-8　若年女性の臀部にみられる再発性単純ヘルペス感染。小水疱と痂皮が片側性に集簇していることに注意。(*Used with permission from Richard P. Usatine, MD*)

危険因子

- 複数の性的パートナー
- 女性
- 低い社会経済的地位
- HIV感染

診断

▶ 臨床所見

- HSV感染は臨床症状により診断される。多くの患者で発熱、頭痛、倦怠感、筋肉痛などの全身症状がみられる。
- 典型的な初感染のヘルペス性歯肉口内炎では、舌、口蓋、歯肉、頬粘膜、口唇に有痛性小水疱と潰瘍性びらんがみられる（図114-1、114-2）。
- 急性ヘルペス性歯肉口内炎では突然38.9～40℃の高熱と、歯肉の著明な腫脹・発赤・脆弱化を伴う歯肉炎、食思不振、気力低下、口腔粘膜・舌・口唇の水疱性病変や潰瘍斑（後に破裂、癒合する）、局所性圧痛性リンパ節腫脹、唾液腺の汚染による口周囲皮膚病変で発症する[5]。

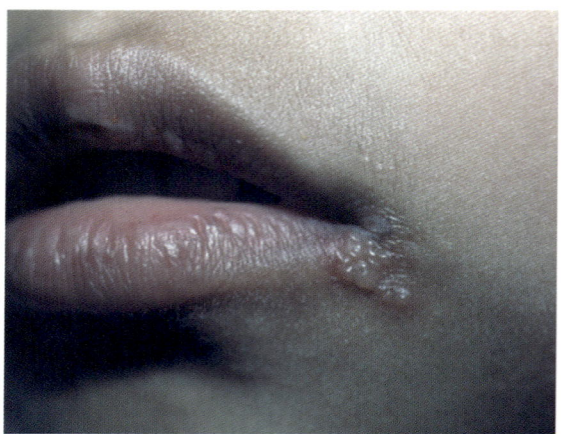

図114-9　女児の口唇縁にみられる再発性HSV-1感染病変の拡大。発赤上に小水疱がみられる。(Used with permission from Richard P. Usatine, MD)

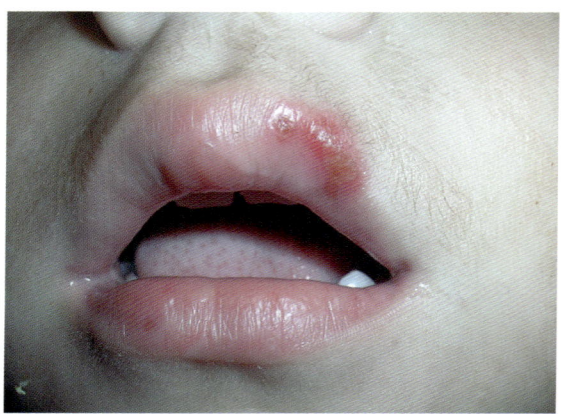

図114-10　小児の再発性口唇ヘルペス。むき出しの小水疱(潰瘍)がみられる。(Used with permission from Richard P. Usatine, MD)

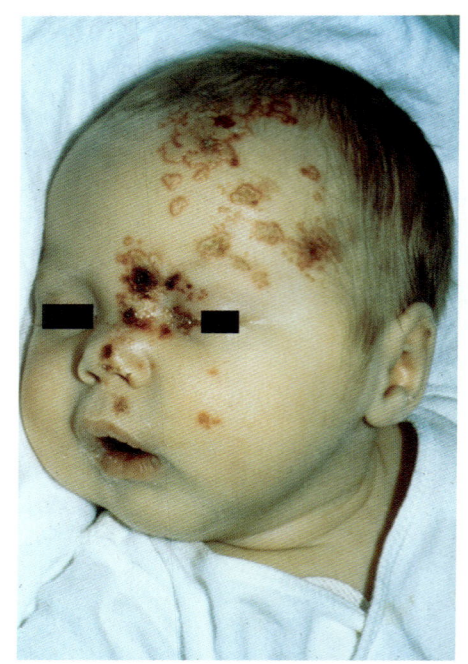

図114-11　経膣分娩中に感染したとみられる顔面の新生児HSV-2感染(培養で証明)。本児は入院してアシクロビルの点滴を施行され、眼周囲に病変を認めるため眼科医の診察も受けた。皮節に沿った分布のようにみえるが帯状疱疹ではない。(Used with permission from Richard P. Usatine, MD)

- 性器ヘルペスでは陰茎(図114-3)、陰唇(図114-4)、臀部(図114-8)、会陰部、膣または子宮頸部に多発する一過性有痛性小水疱と、圧痛性鼠径リンパ節腫脹がみられる[10]。小水疱は治癒過程で自壊、潰瘍化してから痂皮化する。
- 口唇および性器ヘルペスは宿主側の要因により様々な頻度で再発する。再発時の罹病期間は初感染時より短く疼痛も軽い。病変は単発性のことが多く、8〜10日間で完全治癒する。再発性口唇ヘルペスは上気道感染が契機になることがあるため、"cold sore"と呼ばれる(図114-9、114-10)。
- 日光浴による紫外線曝露は再発の原因になりうる。また、日光を浴びるとアシクロビルではHSV-1を十分抑制できなくなるため、口唇ヘルペス再発中の外出時は日光を避ける。

● 検査所見

- 分娩中にHSVに曝露された新生児は、小児感染症専門医による慎重な経過観察が必要である(図114-11)。必要に応じて、新生児ヘルペスの症状出現前に粘膜表面の監視培養を行いHSV感染の有無を確認する[6]。
- 診断のゴールドスタンダードは、組織培養からのウイルス分離とポリメラーゼ連鎖反応(PCR)である[6]。
  - 培養の感度は70〜80％程度であり、検体が採取された

病期に依存する。感度は最初の小水疱期で最も高く、潰瘍期、痂皮期と進むにしたがい低下していく。組織培養分析では48時間以内に陽性となることもあるが、それ以上に時間がかかることもある。

- PCRは感度96％、特異度99％といずれもとても高い。PCRは通常HSV脳炎や髄膜炎が疑われる場合に脳脊髄液で施行される[6]。
- HSV-1とHSV-2を確実に区別できない旧式の型特異的HSV血清分析も、まだ市販されている。検査室での検査と、毛細血または血清で感度80〜98％のHSV-2抗体価測定ができるポイント・オブ・ケア検査が利用できる。ほぼすべてのHSV-2感染が性感染症であるため、HSV-2特異的抗体の存在は肛門生殖器の感染症を示唆する。型特異的HSV血清分析は、再発性病変を有するがHSV培養陰性の患者や、性器ヘルペスのパートナーをもつ無症候性患者で有用である。一般人口でのHSV-1、HSV-2スクリーニング検査は不要である[6]。
- 小水疱を破壊し病変基底部の細胞を採取した検体を用いた直接蛍光抗体法では、感度は80〜90％で特異度も非常に高い。迅速な診断が行える。
- Tzanck試験はウイルス分離より感度が低く、診断根拠とすべきでない[6]。
- 近年では、CDCはヘルペス感染を疑う症状のない人に対するHSV-2ルーチン検査(一般人口スクリーニング)を推奨していない[11]。
- 性的接触によりヘルペスに感染した場合は、梅毒やHIVなど他のSTDのスクリーニングを行う必要がある。
- 性器病変の感染の原因が不明な場合や、悪性疾患が疑われ

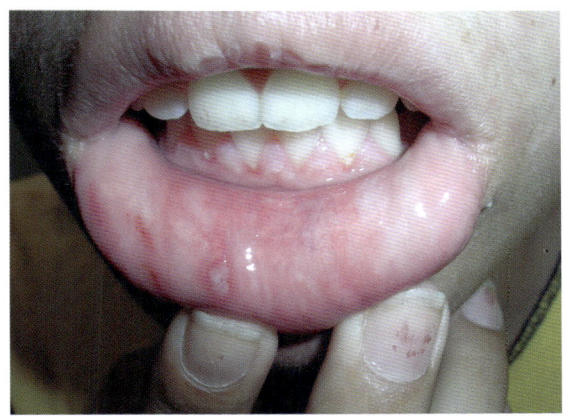

図114-12　Behçet病の17歳女児。再発性アフタ性口内炎と再発性性器潰瘍が性行動が始まる前よりみられている。(*Used with permission from Richard P. Usatine, MD*)

る場合以外には，生検は必要ない。

鑑別診断

- 梅毒では無痛性または軽度有痛性の，硬性で基盤に発赤を伴わない潰瘍(硬性下疳)が曝露部に出現する。原因不明の性器潰瘍の初発時は，梅毒や梅毒合併の有無を検査するべきである(181章「梅毒」参照)。
- 軟性下疳は有痛性で侵食性，化膿性の深い潰瘍と有痛性鼠径リンパ節腫脹がみられる(75章「思春期女性における外陰部の潰瘍性病変」参照)。
- 薬疹ではウイルス感染症状を伴わない掻痒性丘疹や水疱疹がみられる(154章「皮膚の薬剤反応」参照)。
- Behçet病では口周囲，性器に潰瘍性病変が，性行動が活発化する以前よりみられる(図114-12，75章「思春期女性における外陰部の潰瘍性病変」参照)。
- 急性爪囲炎では爪郭局所に潰瘍がみられ，ヘルペス性ひょう疽の重要な鑑別疾患である(164章「爪囲炎」参照)。
- ひょう疽(felon)は主に細菌による感染症で，指腹に発赤と疼痛を認める。felonとwhitlowを区別することはとても重要である(訳注：felonとwhitlowは両者とも「ひょう疽」と訳されるが，ここではwhitlowはherpetic whitlowに限定して使用されている)。felonでは指腹部は通常緊満しており切開・排膿が必要だが，ヘルペス性ひょう疽(herpetic whitlow)では二次細菌感染をまねくため切開・排膿を行ってはならない。

治療

▶ 非薬物治療
- 分娩時に初発または再発性の性器ヘルペスの活動性病変がみられた場合は，新生児HSV感染を予防するため帝王切開を行うべきである[11]。SOR **A**

▶ 薬物治療
- アシクロビルはグアノシンアナログであり，取り込まれたときにウイルスDNA複製を終了させるDNA鎖ターミネーターとしてはたらく。小児のヘルペス疾患の大多数で適応がある。バラシクロビルはアシクロビルのL-バリンエステル化前駆体であり，経口投与時の吸収率が高く経口での全体での利用効率が高い。ファミシクロビルはペンシクロビルの経口薬でアシクロビルに似たプリンアナログである。これらの薬剤は発症後早期に投与されると効果を発揮し，安全であり，耐用性もとても高い[10]。SOR **A**　小児ではアシクロビルのみが適応がある経口薬である。
- 新生児ヘルペスの治療はアシクロビル静注薬であり，その投与方法に関しては**表114-1**参照。
- 新生児ヘルペスと診断した場合は迅速に状態を評価し，アシクロビル全身投与を20 mg/kg，静注，8時間毎に開始し，播種性感染と中枢神経疾患で21日間，皮膚粘膜のみに病変が限定されている症例では14日間継続する[6]。SOR **B**

性器ヘルペス
- 性器ヘルペス初発時は抗ウイルス薬が推奨される。抗ウイルス薬の全身投与によりヘルペス発症時の症状は緩和できるが，潜伏ウイルスを根絶することはできない。
- アシクロビル，ファミシクロビル，バラシクロビルは性器ヘルペスに対して同等の効果があるが，ファミシクロビルはウイルスの排出抑制に関しては少し効果が劣るようである[6]。小児にはアシクロビルのみ適応がある。SOR **B**
- ヘルペス発症時には，前駆症状期または病変出現後1日以内に治療を開始すると効果的である。症状が出たときにすぐ内服するよう指導してあらかじめ処方しておくと，症状の改善に効果的である[6]。SOR **B**
- 免疫不全患者ではアシクロビル耐性HSV株が検出されており，このような場合には他の抗ウイルス薬(ホスカルネットなど)を検討する。SOR **C**
- HSV感染に対する局所薬は通常効果がなく，推奨されない。ペンシクロビルの2時間毎，4日間の局所投与により，治癒までの期間が約1日短縮されたという報告がある[1,6]。

表114-1　新生児ヘルペスの治療

薬剤	用量	エビデンスレベル[†]	参照
皮膚，眼，口に病変が限局			
アシクロビル静注	60 mg/kg/日を14日間	A	3
播種性感染，中枢神経症状			
アシクロビル静注	60 mg/kg/日を21日間	A	3
初感染性器ヘルペス母体から出生した無症候性新生児			
アシクロビル静注	60 mg/kg/日を経験的投与　培養結果が出るまで(専門家の推奨)	C	3

[†]A＝一貫性のある，良質な，患者指向のエビデンス，B＝一貫性のない，または質が限定的な，患者指向のエビデンス，C＝これまでのコンセンサス，疾患指向のエビデンス，通常行う診療行為，専門家の意見，症例報告にもとづいたもの。
(*Source*：Hollier LM, Wendel GD. Third trimester antiviral prophylaxis for preventing maternal genital herpes simplex virus(HSV) recurrences and neonatal infection. *Cochrane Database Syst Rev.* 2008 Jan 23；(1)：CD004946. doi：10.1002/14651858.CD004946.pub2.)

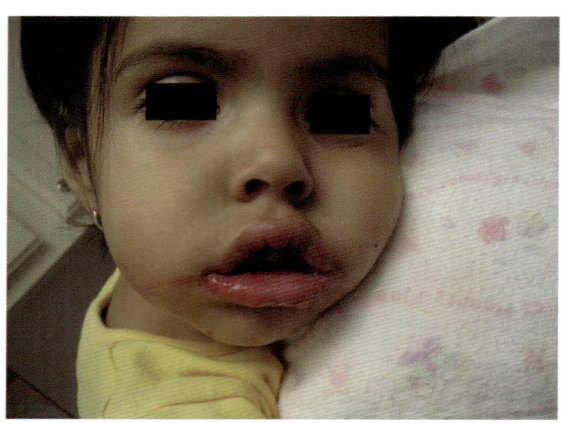

図 114-13　ヘルペス性歯肉口内炎の女児。口唇の腫脹と，疼痛により嚥下困難なため流涎がみられる。発熱と活気不良を認める。
(*Used with permission from Richard P. Usatine, MD*)

- 性器ヘルペスの初感染では，初期症状が軽くても重症化したり遷延したりすることがあるため，すべての患者に対して抗ウイルス薬を投与する。
- 上記の 3 種類の抗ウイルス薬が毒性を示すことはまれであるが，脱水や腎機能低下がみられる症例では腎尿細管で薬剤が結晶化し，可逆性のクレアチニン上昇や，ごくまれではあるが急性尿細管壊死をきたすことがある。副作用は通常軽度だが，悪心，嘔吐，皮疹，頭痛がみられることがある。腎障害患者を対象にした研究では，まれに傾眠，振戦，けいれん，せん妄が報告されている[12]。

口唇ヘルペス
- 初感染のヘルペス性歯肉口内炎の小児に発症後 3 日以内に経口アシクロビルを投与すると，有症状期間および感染力のある期間を短縮することができる[13]。SOR B　この無作為化比較試験（RCT）では，アシクロビル懸濁薬（15 mg/kg）またはプラセボが 1 日 5 回，7 日間投与された。アシクロビルを投与された小児（1～6 歳）では口腔内病変消失までの期間がプラセボ群より短縮され（中央値 4 対 10 日間），以下の徴候が早期に消失した。すなわち，発熱（1 対 3 日間），口腔外（口周囲）病変（0 対 5.5 日間），摂食不良（4 対 7 日間），飲水不良（3 対 6 日間）。ウイルス排泄期間はアシクロビル治療群で有意に短縮された（1 対 5 日間）。

年齢および体重にもとづいた経口アシクロビル投与量
- 3 カ月～2 歳：15 mg/kg/日，静注または経口，分 3～5，5～7 日間。
- 2 歳以上：400 mg（または 15 mg/kg/日），経口，8 時間毎，分 3，7～10 日間。
- ヘルペス性歯肉口内炎の口腔内病変は，特に小児では経口摂取不良につながる（図 114-13）。脱水予防のため以下の治療を考慮する。処方薬である 2％リドカインビスカス，または市販薬であるベンゾカインなどの口腔内局所麻酔薬は有痛性潰瘍に使用される。SOR C　水酸化アルミニウム-マグネシウム合剤（液体制酸薬）と 2％リドカインビスカスの疼痛時頓用（1 日数回）も有用である。SOR C
- ドコサノール・クリーム（Abreva）は再発性口唇ヘルペスに対して処方箋なしで使用できる。口唇ヘルペス患者 743 人を対象とした RCT では，ドコサノール 10％クリーム使用群ではプラセボ群より早期の治癒（4.1 対 4.8 日間），有痛期

間の短縮（2.2 対 2.7 日間）がみられた[14]。両群とも，90％以上の患者は 10 日以内に完治した[14]。症状出現から 12 時間以内に開始し 1 日 5 回投与したドコサノール・クリーム群では，安全性と多少の有効性が認められた[15]。

予防

- 性器 HSV 感染への曝露を最小化するため，コンドームによる感染予防が推奨される（後述の「患者教育」の項参照）。前向きデータを用いた大規模解析では，コンドームにより男女ともに中等度の HSV-2 予防効果がみられた[16]。SOR A
- 頻回再発患者への抗ウイルス薬による抑制療法は，性器ヘルペスの再発頻度を 70～80％減少させた[6]。SOR A　一般的には年間 4～6 回以上の再発がみられる患者に限定して行う（表 114-1）。
- 強い紫外線に曝露される場合には，アシクロビルによる口唇ヘルペスの短期予防を行うこともある。

フォローアップ

- 疼痛コントロールが困難な場合や，重複感染が疑われる場合には再診させる。年間の再発回数に基づいて，抑制療法が必要かどうかを定期的に評価する。
- 急性ヘルペス性歯肉口内炎は通常 5～7 日間持続し，症状は 2 週間以内に治まる。唾液へのウイルス排泄は 3 週間かそれ以上持続することもある[5]。

患者教育

　性器ヘルペスを繰り返す女性に対して，新生児ヘルペス感染症のリスクは低いことを説明する。母体への抗ウイルス薬予防投与が新生児ヘルペスを減少するという明確なエビデンスはない。出産前の抗ウイルス薬予防投与はウイルス排泄と分娩時の再発を減少して，性器ヘルペスによる帝王切開を減少させる[3]。

性器 HSV 感染予防法
- 疾患への曝露を予防するため性活動を断つか，性的パートナーの数を限定する。
- 感染予防のためコンドームを使用する。ただしコンドームで覆われる部位の外に潰瘍がみられることもあるため，完全な予防策とはならない。
- 病変を乾かすときには，タオルでこするのではなく，タオルの上から軽く叩くようにして，自家感染を防ぐ。
- 研究により，症状がなくても患者からウイルス排泄されている期間があることがわかっている。
- HSV 性器潰瘍と HIV 性行為感染の間には関連性が確立している。HSV を他者へ感染させたり HIV に感染したりしないよう，安全な性交渉を実践しなければならない。

【E. J. Mayeaux, Jr., MD／Richard P. Usatine, MD】

（中井まりえ／星野英紀 訳）

115 伝染性軟属腫

症例

▶ 症例 1

8歳女児が，3カ月前から顔面に多発する疣（いぼ）を主訴に来院した（**図115-1**）。時々疣を掻破しているが，それ以外に症状はない。患児と母親は伝染性軟属腫による見た目を気にし，5%イミキモド軟膏による治療を選択した。高価な治療ではあるが幸い保険にて賄われた。皮膚の色が濃い症例に凍結療法を行った場合に色素脱失が起こりやすく，今回の治療は色素脱失の危険性を避けるよう選択された。

▶ 症例 2

11歳女児も，顔面の伝染性軟属腫を主訴に来院した。患児と母親は凍結療法による治療を選択した。女児は液体窒素を用いた凍結治療に耐えた（**図115-2**）。

いずれの症例でも，瘢痕や色素脱失を残すことなく伝染性軟属腫を治癒することができた。

概説

伝染性軟属腫（molluscum contagiosum）は皮膚のウイルス感染症で，中心臍窩を伴う真珠腫性丘疹を起こす。小児によくみられるが，成人の場合は性行為感染症（STD）でみられることもある。

疫学

- 伝染性軟属腫は世界中でみられる。オーストラリアの血清学的研究では，血清陽性率が23%であったと報告されている[1]。
- 米国では，小児の5%で伝染性軟属腫の臨床症状が認められる[2]。小児でよく遭遇する疾患だが，小児例では通常性行為以外で感染する（**図115-1～115-4**）。
- 1980年代より米国では，HIV/AIDSの流行によるものと思われる伝染性軟属腫の成人症例が増加した。HAART療法（highly active antiretroviral therapy）の導入が始まってからは，HIV/AIDS患者の伝染性軟属腫の症例は大幅に減少した[3]。しかし，HIV陽性者における伝染性軟属腫の有病率は，いまだ5～18%に及ぶ（**図115-5**）[4,5]。

病因と病態生理

- 伝染性軟属腫は，小児では濃厚な接触によって感染し，青年期においては性的な接触で感染する良性疾患である。
- 原因は，大きなDNAウイルスのポックスウイルス科ポックスウイルスである。オルソポックスウイルス（天然痘，牛痘，サル痘ウイルス）の近縁ウイルスである。
- 軟属腫はウイルスが上皮細胞の細胞質で複製し，ドーム状の真珠腫性丘疹を形成する慢性的，限局的な皮膚感染症である。多くのポックスウイルス科ウイルスと同様に，軟属腫は皮膚と皮膚の直接的な接触によって広がる。掻く，触る，病変を治療するなどの自家接触の行為でも広がる。ひとつひとつの病変は通常は約2カ月程度残存するが，自家接触により次々出現することが多い。

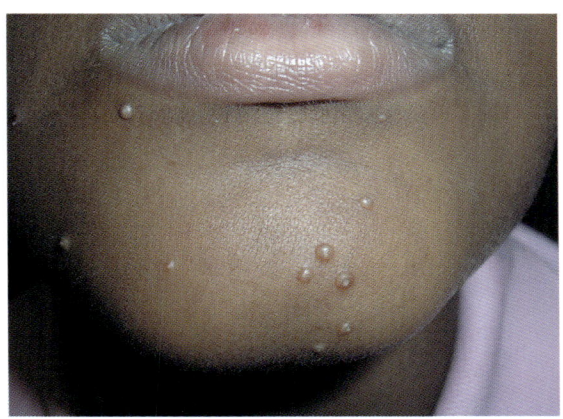

図115-1 8歳女児の顔面の伝染性軟属腫。（*Used with permission from Richard P. Usatine, MD*）

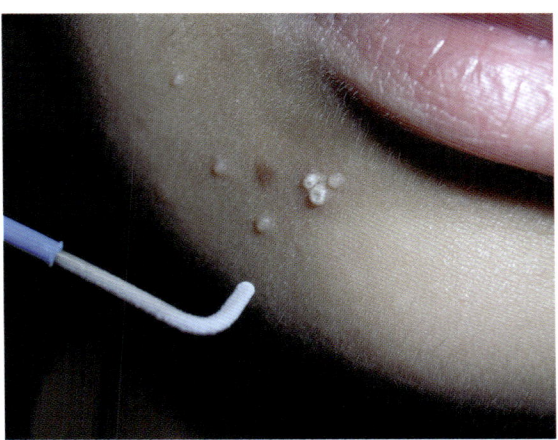

図115-2 11歳女児の顔面にできた伝染性軟属腫に対する凍結療法。中心臍窩が認められる2個の丘疹に対して凍結療法を行った。（*Used with permission from Richard P. Usatine, MD*）

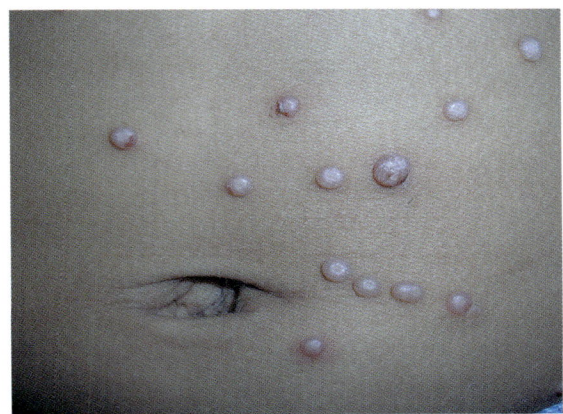

図115-3 4歳男児の腹部の伝染性軟属腫の多発病変。（*Used with permission from Richard P. Usatine, MD*）

危険因子

- 日常的に小児にみられる病気である。
- 伝染性軟属腫はアトピー性皮膚炎の患者により多く認められる（**図115-6**）[2]。

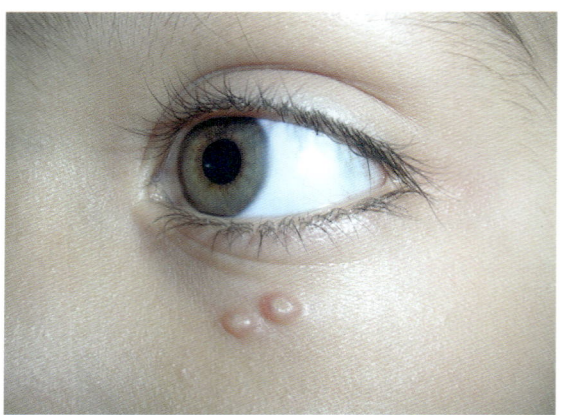

図115-4 女児の眼の下部にできた中心臍窩を伴う伝染性軟属腫。（*Used with permission from Richard P. Usatine, MD*）

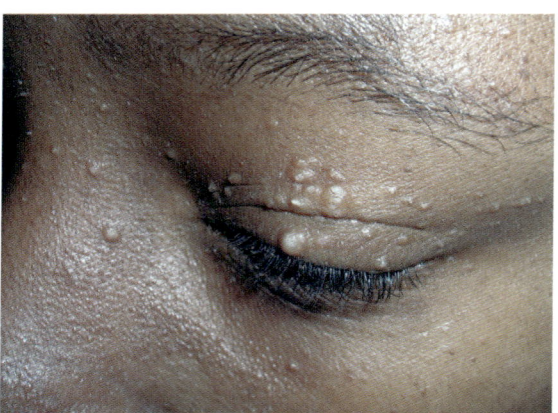

図115-5 周産期感染によるHIV感染症の女児の顔面に発症した広範囲の伝染性軟属腫。（*Used withpermission from Richard P. Usatine, MD*）

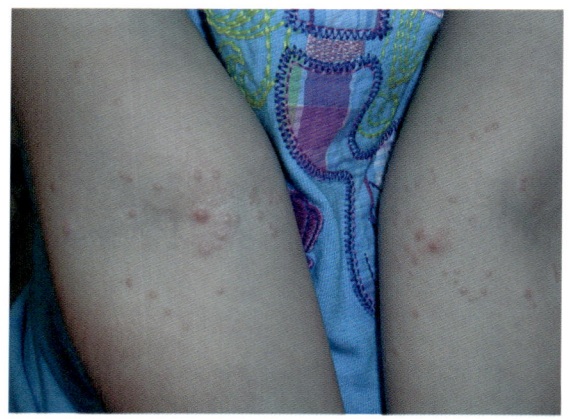

図115-6 アトピー性皮膚炎の6歳女児の肘窩に発症した伝染性軟属腫。（*Used with permission from Richard P. Usatine, MD*）

- 同様に，接触するスポーツでも感染し広がる[2]。
- HIV などの免疫能低下状態に関連して認められ（図115-5），免疫抑制薬使用中にも認められる。

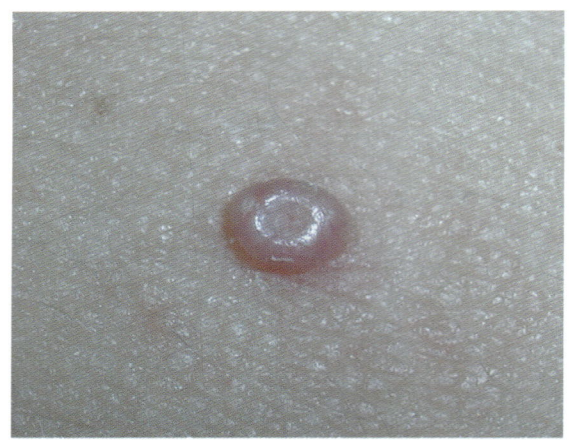

図115-7 ドーム状で中心臍窩に特徴づけられる真珠様丘疹を呈した，小児の背中にみられた伝染性軟属腫の拡大写真。（*Used with permission from Richard P. Usatine, MD*）

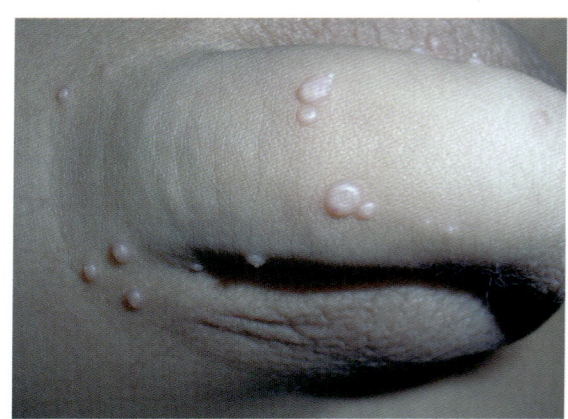

図115-8 男児の陰茎周囲の伝染性軟属腫。性的虐待は認められなかった。（*Used with permission from Richard P. Usatine, MD*）

診断

● 臨床所見

- 硬くて多発する，2〜5 mm 大でドーム状の丘疹で，特徴的な明るい光沢のある表面をもち，中心臍窩を伴う（図115-7）。すべての丘疹が中心臍窩を伴うわけではないので，注意深く丘疹を観察して，この形態学的に特徴的な所見をもつ丘疹を探すことが診断に役立つ。ただし，すべての丘疹において中心臍窩を認めないとしても，伝染性軟属腫を診断から除外してはいけない。
- 病変は光沢を帯びた白色，皮膚色，ピンク色，および黄色である。
- 掻痒を伴うことも，伴わないこともある。

● 典型的分布

- 病変は，手掌と足底を除いた体全体のあらゆる部位に出現しうる。HIV 感染者では病変数はより多い。小児においては病変は体幹や顔に多いが，時に性器，鼠径部，臀部，大腿内側にみられることもある。
- 仮に小児で性器に伝染性軟属腫を認めた場合，性的虐待を示唆するような証拠を見落とさないよう，問診および身体所見をとるべきである（9章「性的児童虐待」参照）。ただ

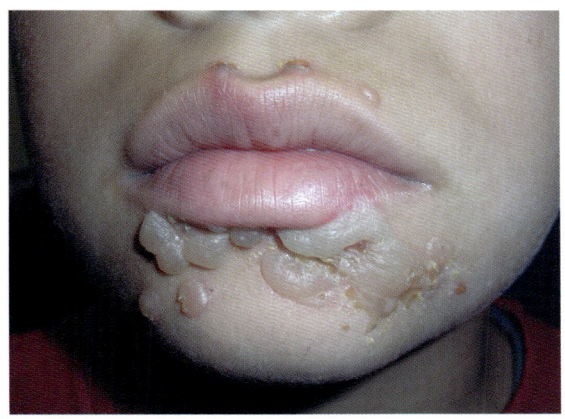

図 115-9　伝染性軟属腫に対しカンタリジンを用いて治療した翌日に認められた水疱。水疱は通常これほど大きいとはかぎらないが，ハンミョウ類甲虫より抽出したカンタリジンによって形成され，軟属腫を根絶するために役立つ。(*Used with permission from Richard P. Usatine, MD*)

し，性器周辺の伝染性軟属腫がある症例が必ずしも性的虐待によるものとはいえない（**図 115-8**）。

▶ 検査所見
- 臨床検査は通常行われない。
- 性的活動を認める青年期に性器周辺の病変を認めた場合は，HIV を含めた他の STD の評価を行うべきである。

▶ 生検
　確定診断が必要な場合は，病変から採取した乾酪性物質の塗抹検体を顕微鏡で直接観察し，モルスカム小体（ウイルス封入体でうっ血し拡張された角化細胞）を探す。薄片生検切片を H-E 染色すると，通常好酸球性の細胞質封入体を伴った角化細胞が明らかとなる[5]。

鑑別診断
- 疥癬：疥癬ダニが原因で，性的接触や濃厚接触で感染しうる。早期の病変は皮膚色〜赤色の丘疹で，強いかゆみを伴う。かゆみと表皮剥奪は軟属腫よりも程度が強い。疥癬の病変は通常，指の間や手関節屈側にみられる（128 章「疥癬」参照）。
- 皮膚線維腫：硬い結節で皮膚色〜黒色を呈し，典型例では側方に押すと下向きにくぼむ。通常は軟属腫のように多発しない。結節は真皮より深く，軟属腫のように張り付いたように現れない。
- 性器疣贅：平坦で軟属腫によく似るが，つやのある表面や中心臍窩といった特徴はない（第 118 章「性器疣贅」参照）。

治療

▶ 非薬物治療
- 性器以外の病変は，通常は数カ月で自然治癒するため，感染症としての治療は必ずしも必要ではない。自家接触を減少させることを目的として治療することはある。慎重な経過観察中も改善がない場合，患児とその両親は美容的な面を気にして治療を希望することが多い。
- 2009 年のコクラン・システマティックレビュー（コクランレビュー）で，性器以外の伝染性軟属腫の治療効果を健常児で調べた結果，どのような治療も最終的には効果が不十

分であったと結論づけている[6]。SOR **A**
- HIV 感染している患者における伝染性軟属腫は，HAART 療法による HIV 感染症コントロール後に改善する[3]。SOR **B**
- 免疫不全患者では，全身の皮膚の診察を行い，すべての病変について確認する。治療はあくまでも選択的であり，両親が望む場合に行う。

▶ 薬物治療
- 0.5％ポドフィロトキシン（コンジロック）は細胞分裂阻害剤で，性器疣贅の治療に使用される。10〜26 歳で大腿または性器に病変がある人の無作為化試験によると，ポドフィロトキシンの治療効果は確立されている。SOR **B**　ポドフィロトキシン使用中に局所の紅斑，ほてり，搔痒，炎症，びらんが起こりうる。安全性と効果は小児では確立されていない[7]。
- 5％イミキモド（アルダラ）クリームは，伝染性軟属腫を賦形剤単独で使用するよりはよいとされている（FDA では認可されていない）[8,9]。SOR **B**　治療の忍容性はよいが，刺激性が不快であり治療継続が難しいことがある。全身に対する有害作用は小児では確認されていない[9]。伝染性軟属腫に罹患している 1〜9 歳の 23 人の小児において，5％イミキモド（12 症例）と賦形剤のみ（11 症例）を使用した場合につき，無作為化して比較した研究がある。
- 両親は，研究薬剤を患者病変に週 3 回，12 週にかけて使用した。12 週の間で，5％イミキモド使用症例の 33.3％（12 人中 4 人）で，賦形剤使用症例の 9.1％（11 人中 1 人）で完全に病変が消失した[10]。
- 従来からトレチノイン 0.1％軟膏または 0.025％ゲルの連日使用が行われているが，この処方は FDA では認可されていない[11]。SOR **B**
- カンタリジン使用では，300 症例の伝染性軟属腫のうち病変が消失したのは 90％，病変の改善がみられたのは 8％との調査報告がある（**図 115-9**）。さらに，カンタリジン使用者の 95％がまた同じ治療をするだろうと答えている[12]。局所の紅斑，ほてり，搔痒，炎症などの副作用の報告がある。
- トリクロロ酢酸[13]は，外来で局所に塗布される薬剤として使用される。SOR **B**

▶ 外科治療
- 搔爬術や凍結療法は，軟属腫を根治する方法として行われる[14,15]。SOR **B**　しかし，多くの子どもはとくに病変が多発している場合，搔爬術や凍結療法を怖がる。

▶ 補充治療と代替治療
- ZymaDermis は市販の外用ホメオパシー製剤で伝染性軟属腫の治療として商品化されているが，効果や安全性に対する調査は報告されていない。
- 水酸化カリウムは伝染性軟属腫によく用いられてきたが，プラセボ群との明らかな有意差は認められなかった[16]。
- パルスダイレーザーは，症例報告や小規模な非対称研究では，安全で効果があると報告されている。ある前向き研究では，2〜13 歳の 19 症例に 585 nm のレーザー術を行ったところ，84.3％が 1 回の治療で病変が改善したとの報告がある[17]。

予防
- 伝染性軟属腫は小児ではよくみられる病気である。
- 性的曝露や不特定多数との性的接触を控えることで予防可

能である。

- 性器病変は性的接触による感染拡大防止のため，治療すべきである。

予後

正常免疫能をもつ患者では，数カ月で病変は改善する。数年間病変が持続する例も少数ながら存在する[18]。

フォローアップ

掻痒，炎症，二次感染などの合併症を観察すべきである。眼瞼の病変は濾胞，乳頭結膜炎に関連があり，眼のかゆみを認める場合は眼科医の診察を受けるべきである。

患者教育

自家増殖を防ぐために病変を掻かないように指導する。

【E. J. Mayeaux, Jr., MD／Stephen Taylor, MD／
Kevin Carlisle, MD】

（元山華穂子／小川英伸　訳）

116 尋常性疣贅

症例

11 歳女児が，市販薬で改善しない，指にできた疣贅を主訴に来院した（図 116-1）。女児と母親は，見た目を気にして病変を取り除くことを希望していた。母親は同時に娘の爪にも影響があるのではと心配していた。女児は液体窒素治療による痛みに耐え，疣贅を除去することを希望した。母親は，40%サリチル酸を購入し，自宅で残りの疣贅の治療継続を指導された。

概説

ヒトパピローマウイルス（HPV）は DNA ウイルスで，皮膚や粘膜に感染する。感染症は通常上皮に限定してみられ，全身に広がることはない。最も一般的な臨床的所見が，疣贅（wart）である。DNA 検査により，HPV には 100 種類以上のサブタイプがあることが明らかとなっている。いくつかのタイプは体の特異的な部位や上皮に好んで感染する。また，あるタイプは悪性腫瘍に変化する能力をもつが，角化した皮膚で悪性化することはまれである。

別名

疣（いぼ）

疫学

- 性器以外にみられる皮膚の疣贅は世界中で認められ，また小児によくみられる。10 代に発症ピークがみられ，その後急激に低下する[1]。疣贅は，小児皮膚科領域では医療機関を訪れる 3 大理由のうちのひとつで，来院患者の 16%を占める[2]。
- HPV 1-5，7，27，29 型によるものが一般的である[1]。
- 尋常性疣贅は，性器以外でみられる皮膚疣贅のうち，およそ 70%を占める[3]。

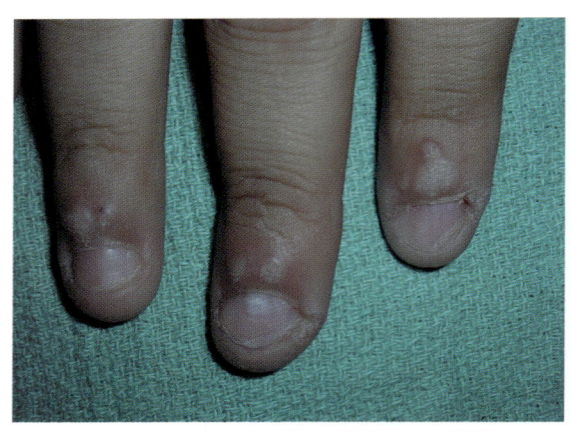

図 116-1　11 歳女児の指先の尋常性疣贅。指にできた疣贅は根絶することが難しい。（*Used with permission from Richard P. Usatine, MD*）

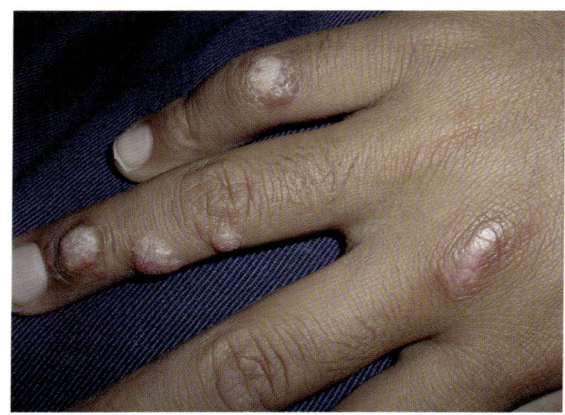

図 116-2　9 歳男児の手の尋常性疣贅。（*Used with permission from Richard P. Usatine, MD*）

- 尋常性疣贅は，小児期と青年期に多くみられる。（図 116-1，116-2）[4]。

病因と病態生理

- HPV 感染症は皮膚と皮膚の接触で起こる。無傷の上皮に浸軟や外傷が起こり，そこからウイルスが基底膜に侵入することから感染が起こる。
- 疣贅は隣接する指にも感染することがあり，これを "kissing wart" という（図 116-3）。
- HPV の保菌者として，不顕性感染者も多数いる。
- 潜伏期間は 2～6 カ月である。

危険因子[1]

- 若年齢
- 正常な上皮組織の破壊
- 精肉業の人
- アトピー性皮膚炎
- 爪を噛む人には，爪周囲に多発する疣贅がよく認められる。
- HIV 感染症（図 116-4）や免疫抑制剤使用による細胞性免疫能低下状態。

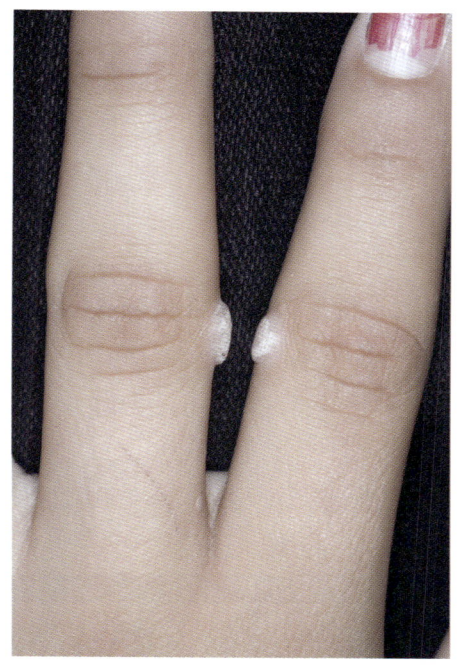

図 116-3　疣贅は隣接する指の皮膚に感染することがあり，これは kissing wart と呼ばれる。（*Used with permission from Richard P. Usatine, MD*）

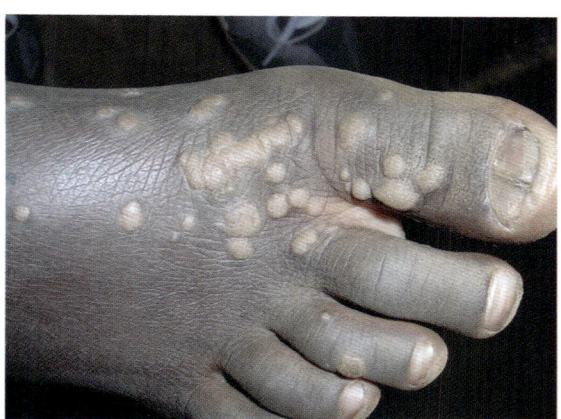

図 116-4　アフリカの小児の足の，広範に集簇した疣贅。HIV 感染症が疑われる。（*Used with permission from Richard P. Usatine, MD*）

診断

▶ 臨床所見

- 診断は臨床像に基づいて行う。疣贅により正常皮膚は不明瞭となる（図 116-5）。
- 尋常性疣贅は境界がはっきりしており，粗く，硬い丘疹で表面が不整である。病変が圧覚点上になければ通常無症状である。
- 疣贅は円柱状の糸状突起を呈することもある（図 116-6, 116-7）。

▶ 典型的分布

　一般的な解剖学的な部位は，手背，指の間，指の屈側面，爪周辺などである（爪周囲，図 116-1, 116-2, 116-5）。

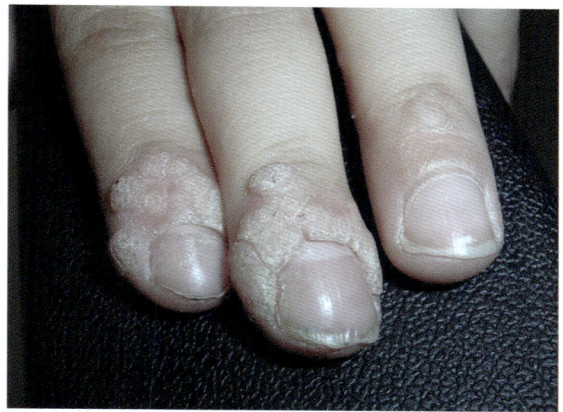

図 116-5　小児の爪周囲疣贅。疣贅により正常皮膚は不明瞭である。（*Used with permission from Richard P. Usatine, MD*）

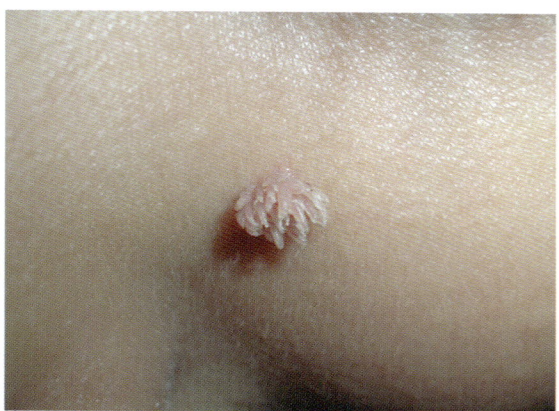

図 116-6　糸状疣贅は多発する突出した病変であり，一体型の病変とは対照的である。この疣贅は女児の頬部にみられた。（*Used with permission from Richard P. Usatine, MD*）

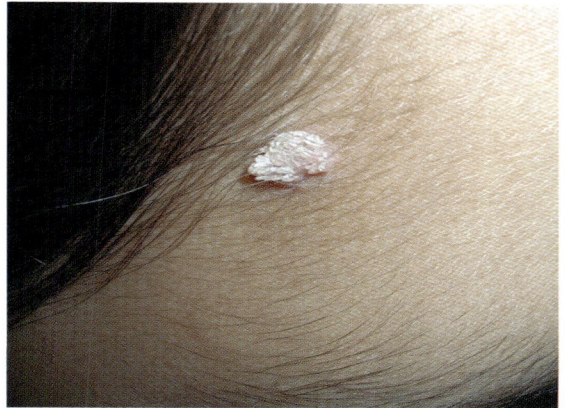

図 116-7　女児の顔面の糸状疣贅。（*Used with permission from Richard P. Usatine, MD*）

▶ 検査所見

- HPV 検査は，有用ではない[5]。2011 年の調査では，HPV の型と凍結療法への反応性との間に関連性はなかった[6]。
- 疣贅が重度であり他にも危険因子が存在する場合は，HIV 検査は有用な場合がある（図 116-4）。

▶ 生検

　メスで表皮を剝離すると，血栓形成による黒点や点状出血を認める。診断に確信がもてない場合，確定診断を行う上で薄片生検を行う。

鑑別診断

- 伝染性軟属腫：中心臍窩がはっきりしない場合には，尋常性疣贅によく似る。しかし伝染性軟属腫の丘疹は，丸みがあり皮膚に張りついているようにみえる。
- 軟性線維腫：有茎性で皮膚色の丘疹で，肥満の人によくみられる。尋常性疣贅ほど表面にざらつきはない。糸状疣贅は同様に有茎性であるが，特徴的な糸状を呈する。

治療

▶ 非薬物治療

- 2年以内に，2/3の疣贅は自然治癒することから無治療での経過観察は選択肢のひとつである。17の試験で，10週間での平均治癒率は30％であった[7]。経過観察をした調査では，1年で自然治癒する疣贅は1/2，2年で自然治癒する疣贅は2/3と報告している[8]。
- 治療では，ウイルスの伝播は減少しない[9]。
- 子どもに処置を受け入れさせ，我慢させるために気をそらすよう工夫するとよい。2012年の調査によると，皮膚のウイルス性疣贅に対して凍結療法を受けた2〜6歳の患児に，ポータブルビデオを視聴させたところ，明らかに処置に対する不安を減少させることができた[10]。

▶ 薬物治療

- 尋常性疣贅の治療は，HPVウイルス特異的な治療ではない。ウイルスが感染していない組織を保存しながら，ウイルスが定着した皮膚を破壊する。通常，血液や免疫細胞をウイルスに曝露し，ウイルスへの免疫反応を起こす。
- 小児に行う初期治療は，最も痛みの少ない方法を行うべきである。**SOR _C** ~~**SOR Ⓒ**~~
- コクランレビューで，尋常性疣贅に対する局所療法は，医学的根拠に乏しいとされた[7]。研究の方法と質にはかなりばらつきがある。サリチル酸などを用いる局所療法は，治療効果があり医学的根拠がある[7]。**SOR Ⓐ** 凍結療法の効果は根拠に乏しく，局所療法に比べて効果があることを納得させる医学的根拠はない。2011年に行われた無作為抽出試験のメタ分析で，尋常性疣贅に対するサリチル酸使用は，プラセボ群よりも効果があった（治療リスク比1.6，95％信頼区間1.15〜2.24）が，このデータは他の治療効果について結論を出すには不十分である[11]。
- 17％サリチル酸は，特に厚く多発する疣贅に対しては，初期治療として使いやすい[7]。**SOR Ⓐ** 小児にも安全に使用できる。5つの無作為化比較試験の結果を統合すると，6〜12週間サリチル酸で治療した群は73％，プラセボ群は48％の治癒率であった（治療必要数〈NNT〉＝4）[7]。多くの調剤は処方箋なしに利用できる。局部に用いる17％サリチル酸は夜間に使用し，このタイプの疣贅に現在最も使用されている。疣贅を5分間温水に浸水させ，厚い皮膚も軽石や爪やすりで優しくこする。サリチル酸は，疣贅にしっかりつける。液体かゲル製剤を用いて毎日この2つのステップを行うか，パッチの隔日使用を繰り返す。サリチル酸液体製剤を疣贅に塗ったのち，テープで覆ってもよい。疣贅

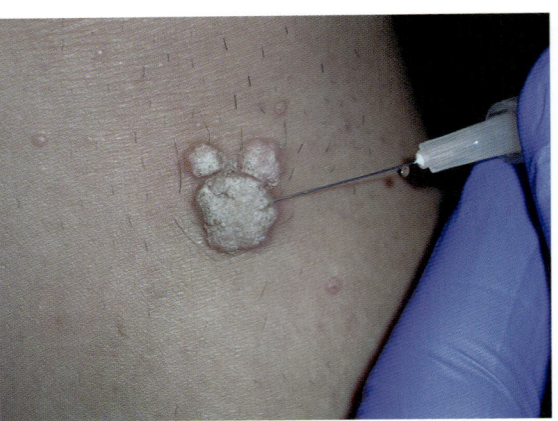

図116-8　10代男児の膝に集簇する疣贅に，カンジダ抗原を注入している様子。この疣贅は局所サリチル酸療法，凍結療法など様々な治療に抵抗性だった。（*Used with permission from Richard P. Usatine, MD*）

表116-1　カンジダ抗原の希釈

注射用 1.0 mL	カンジダ抗原 (mL)	生食または2％リドカイン (no Epi) (mL)
ジェネリック 1：1000	0.25	0.75
カンディン 1：500	0.5	0.5

Adapted with permission from：Usatine R, Pfenninger J, Stulberg D, Small R. Dermatologic and Cosmetic Procedures in Office Practice. Elsevier, Inc., Philadelphia. 2012.

が消失するか，12週経過するまで治療を繰り返す。重症の紅斑や痛みが治療している部位にみられた場合は，治療を中断する。サリチル酸は色素脱失のリスクがあるので，顔には使用してはならない[1]。
- 40％サリチル酸膏薬（Mediplast）は，処方箋なしに利用でき，厚い病変や大きい病変に使用できる。この膏薬は，病変部を数mm超えた大きさに合わせて切り，48時間貼りつける。パッチを外したら，疣贅を爪やすりか軽石，外科用メスで剝くことを，必要に応じて繰り返す。
- 5％イミキモドは局所療法に用いる高価な免疫調整薬で，会陰疣贅に通常使用するが，それ以外の疣贅にも同様に使用される[12-14]。**SOR Ⓑ** この薬は瘢痕を残さず痛みも少ないが，局所刺激はよくみられる。角化した疣贅を取り除いておくと，この薬剤の浸透を高める。週3回（隔日夜），薬剤を薄く塗り，接着性のある絆創膏やテープで覆う。薬剤は，石鹸や水で朝に取り除く。この方法は，併用療法としても行われる。より低濃度のイミキモド（3.75％軟膏）も同様に使用できるが，尋常性疣贅での使用データは乏しい。
- カンジダ抗原を病変内に注射すると，局所に細胞媒介性のHPV特異的な反応を引き起こし，注射した疣贅と同じように離れた疣贅も標的にする（図116-8）。この方法は，皮膚に抗原陽性反応のみられた治療抵抗性の疣贅の患者において，中等度の効果がある（60％治癒率）[1]。**SOR Ⓑ** カンジダ抗原は，使用前に必ず希釈する（表116-1）。0.1〜0.3mLのカンジダ抗原を，30ゲージの注射針を用いて，最も大きい疣贅に1回の治療で1mLを上限に注射する。患者には，注射部位にかゆみ，熱感，表皮剝離が起こりうることを説明しておく。4週間毎に3回治療するか，疣贅が消失するまで繰り返す。

14

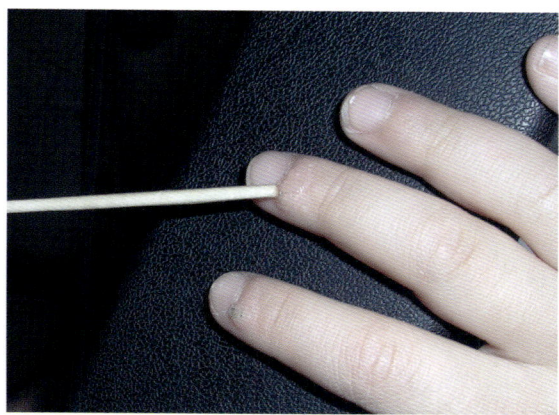

図 116-9 5歳の小児の指にできた爪周囲疣贅に対し，カンタリジンを使用している様子。綿棒の軸の部分を使用する。綿の部分を使用すると，綿にカンタリジンが吸収されてしまい治療効果が不十分となる。(*Used with permission from Richard P. Usatine, MD*)

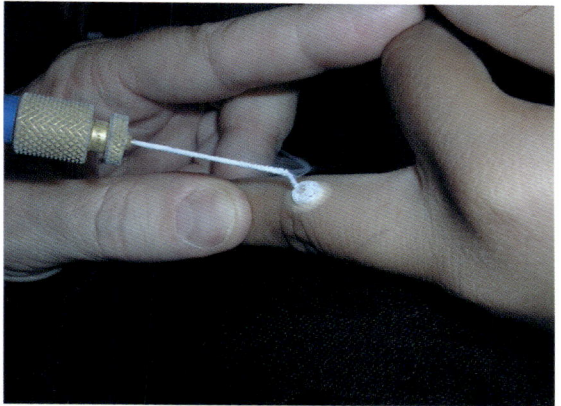

図 116-10 凍結療法により疣贅周囲に十分な凍結部位(halo)がみられる。(*Used with permission from Richard P. Usatine, MD*)

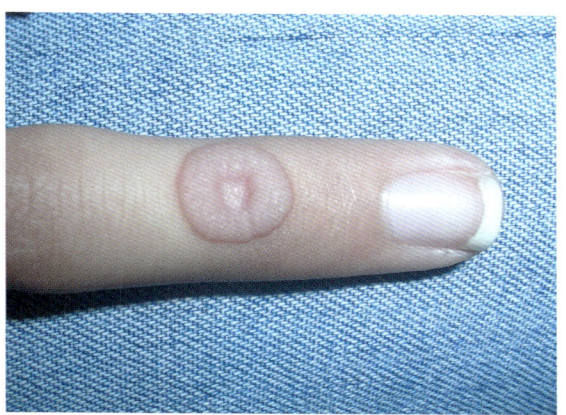

図 116-11 尋常性疣贅に対する不適切な凍結療法でできた輪状疣贅。(*Used with permission from Richard P. Usatine, MD*)

- アミノレブリン酸とサリチル酸を用いた光力学的治療は，治療抵抗性の疣贅に中等度の治療効果がある[1]。SOR **B** 有益な治療ではあるが，高価で，時に専門医への紹介が必要な治療である。
- 0.7%カンタリジンはハンミョウ類甲虫から抽出したもので，疣贅に使用すると数日後水疱が形成される。これは治療抵抗性の症例で行う。痛みが少ないため，小児に使用してもよい。しかし，薬剤使用後に痛みを伴う水疱が数日後に起こりうる。水疱はかなり重篤なので，カンタリジンによる過度な治療を行わないよう気をつける。多発する病変には，綿棒を用いて慎重に薬剤を使用する(図116-9)。SOR **C**
- ジニトロクロロベンゼン，スクアリン酸ジブチル，ジフェニルシクロプロペノンの塗布による接触性免疫療法は，患者を感作させ，病変に免疫応答を引き起こす。SOR **C**
- ブレオマイシンを病変内に注射する方法は，治療抵抗性の疣贅に考慮してもよいが，効果は証明されていない[1]。SOR **B**
- 早期の非盲検非対照試験で，シメチジンが疣贅の治療に有用であることが示唆された。しかし，3つのプラセボ比較試験，二重盲検，2つの非盲検比較試験で，プラセボ群と効果が同等であることが示された[15]。SOR **A**

▶ 外科治療

- 液体窒素を用いることが主流の凍結療法は，有用ではあるが，若年層には痛みを伴う[7]。SOR **B** 化学的凍結剤はその代用にはなるが，液体窒素に比べ，冷たくなく効果も乏しい。凍結療法とサリチル酸療法を比較した多くの試験では，効果は同等で，3〜4回の治療後の治癒率は50〜70%であった[1]。より強力な凍結療法(10〜30秒)は短時間の治療よりも効果があるが，合併症が増える可能性がある[1]。SOR **B** 必ずしも麻酔は必要ではないが，1%リドカインやEMLA(eutectic mixture of local anethetics)を用いる。液体窒素はCryogunもしくは綿棒を用いて，10〜20秒間病巣周辺2mmくらいが球状に凍結するよう処置する(図116-10)。2回繰り返して行うことで治療効果は上がるが，過剰な治療を行うと永続的な傷跡や，色素脱失を起こすので適度な治療にとどめる。凍結療法は2〜3週間毎の治療

で良好な結果が得られる。3カ月以上行っても有効な治療成績は得られない[1]。SOR **B** HPVは液体窒素中でも生存するので，別の患者への感染拡大と液体窒素の汚染を防ぐために，綿棒や残りの液体窒素は廃棄する[16]。凍結療法後，皮膚は赤くなり，出血性水疱がみられることがある。約1週間で改善し，色素脱失がみられる。輪状の疣贅は，尋常性疣贅の治療範囲が不十分だった際にみられる(図116-11)。凍結療法に通常みられる副作用として，疼痛，水疱，色素脱失や色素沈着がある。凍結療法は神経表在部位(指など)には，痛みや神経障害を防ぐよう慎重に行うべきである。爪周囲の過剰な凍結は，永続的な爪の変形を起こしうる。
- 単純摘出は，小さい病変や糸状疣贅に行う(図116-6，116-7)。エピネフリン入りリドカインを注射し，ハサミや外科用メスで切り取る。SOR **C**
- パルスダイレーザーは治療抵抗性の疣贅に使用を考慮するが，有効性は証明されていない[1]。SOR **B**

▶ 補充治療と代替治療

予備的調査では期待されていたが，疣贅に対する粘着テープの効果は不確実である[1]。成人のRCTで，モールスキン(厚手の布)との比較で，治癒率はそれぞれ21%，22%と，有効性に差はみられなかった[17]。SOR **B**

予防

- 疣贅を切るのに使用した爪やすり，軽石などは，正常な皮膚や他人に使用しない。
- 疣贅のある有毛部位の剃毛には，脱毛剤や電気剃刀を用いるべきで，そうしないと病変の拡大を防ぐことはできない。

予後

- 60～70％の皮膚疣贅は，3～24カ月の間に無治療で改善する[18,19]。
- 病変が改善しているときに新たな疣贅が出現することがある。これは治療の失敗ではなく，HPV感染の自然経過といえる。

フォローアップ

- フォローアップのロスの軽減と治療評価のために，治療後の再診予定を組む。
- 自己治療中の患者では再診予定は患者の判断に委ねてもよい。

患者教育

- 治療は週～月単位の時間を要するため，忍耐と努力が治療の成功には必要である。

【E. J. Mayeaux, Jr., MD／Anthony Todd Flowers, MD】

（元山華穂子／小川英伸　訳）

117 扁平疣贅

症例

16歳女児の前額部に多発する平坦な病変を認めた（**図117-1**）。最初は2～3個であったが，3カ月で前額部全体に広がった。扁平疣贅と診断され，初期治療としてイミキモドが処方された。

概説

扁平疣贅（flat wart）は，平坦もしくはやや隆起した皮膚色の丘疹として特徴づけられる。平滑か，やや角化性のこともある。大きさは1～5 mmかそれより大きく，数は数個～数百個ほどで，それらはやがて癒合する。多くは顔面，手，脛骨にみられる。病変は，掻いたり，剃ったり，外傷の跡に沿って，線状に分布して現れる（Koebner現象）（**図117-2，117-3**）。

別名

plane wart（扁平疣贅），verruca plana（扁平疣贅），verruca plana juvenilis（若年性扁平疣贅）

疫学

- 扁平疣贅は小児や青年期によくみられる（**図117-1～117-3**）。
- 扁平疣贅は疣贅の中では多様性はないが，通常は非常にたくさん発生する[1]。
- ヒトパピローマウイルス（HPV）3，10，28，29型により起

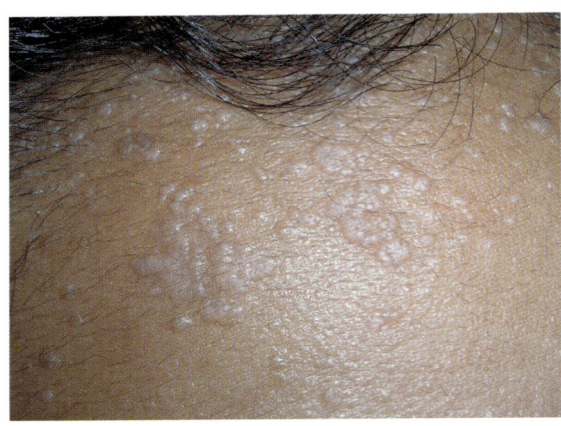

図117-1　患者の前額部の扁平疣贅。（*Used with permission from Richard P. Usatine, MD*）

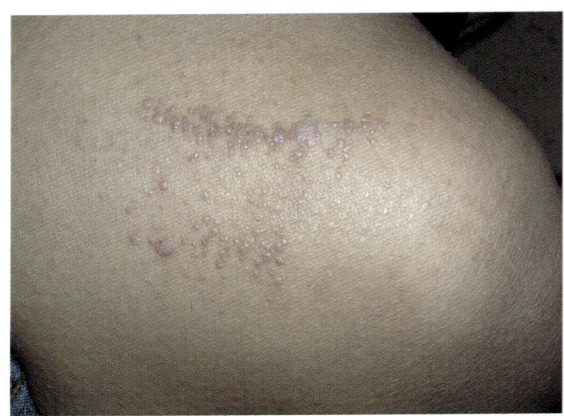

図117-2　若い女性の膝の上にできた扁平疣贅。線状の分布から，おそらく剃毛したことで病変が広がったと推測される（Koebner現象）。（*Used with permission from Richard P. Usatine, MD*）

こる[2]。

病因と病態生理

- すべての疣贅に共通して，扁平疣贅もHPVにより発生する[2]。
- 扁平疣贅は，剃る，掻くことのほか，外傷により線状に広がる（**図117-2，117-3**）。
- 扁平疣贅は，長期間持続してみられること，美容上重要な部位に発生し，その上治療に抵抗性であるため，治療上特別な問題がある。

危険因子

- 感染部位の周辺を剃ったり，掻いたりすること（**図117-2，117-3**）
- HIV感染症，その他の免疫抑制状態

診断

➡ 臨床所見

多発する小さな，頂部が平らな丘疹で，ピンク，明るい茶色，明るい黄色をしている。形は多角形である（**図117-4**）。

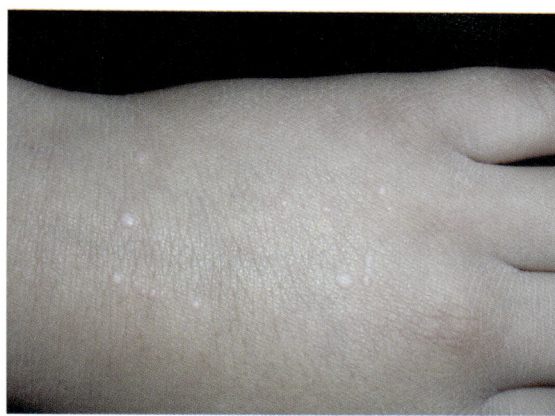

図 117-3　小児の手にできた扁平疣贅。線状の分布から，おそらく掻き傷もしくは小さな外傷で生じたと推測される（Koebner 現象）。（Used with permission from Richard P. Usatine, MD）

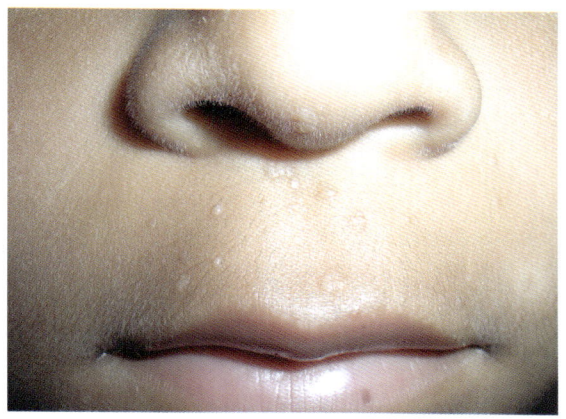

図 117-5　女児の上口唇の上部と鼻にできた扁平疣贅。（Used with permission from Richard P. Usatine, MD）

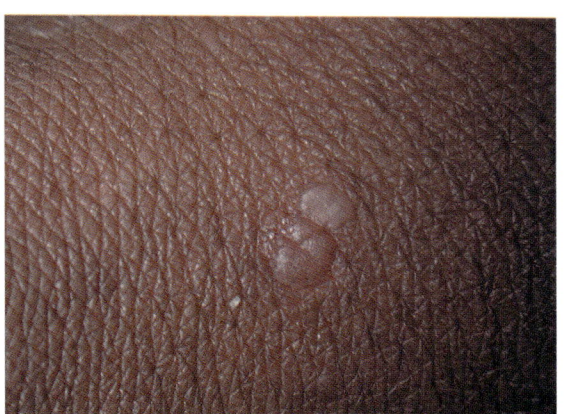

図 117-4　扁平疣贅の拡大写真。小さく，表面の扁平な典型的丘疹。（Used with permission from Richard P. Usatine, MD）

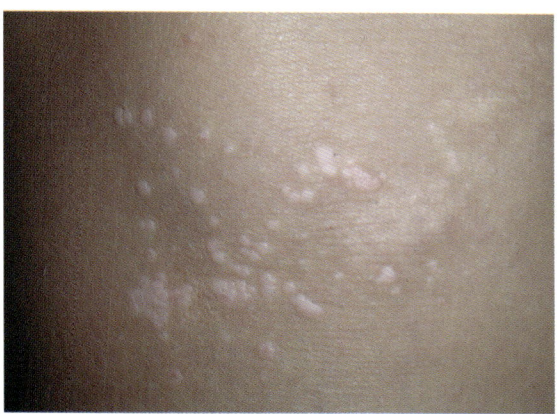

図 117-6　10 代の脚にできた扁平疣贅。（Used with permission from Richard P. Usatine, MD）

▶ 典型的分布

典型例は，前額部（図 117-1），口周囲（図 117-5），手背（図 117-3），剃った部位，すなわち男性では顔面下部や首，女性では膝周囲および下腿（図 117-2，117-6）にみられる。

▶ 検査所見

HPV 検査は有用でない[3]。

▶ 生検

通常，必要のない検査だが，薄片生検は診断に疑問がある場合に確定診断として用いることができる。

鑑別診断

- 扁平苔癬：頂部の平坦な丘疹で扁平疣贅と混同しやすい。扁平苔癬は特徴的な対称性の分布を示し，紫色で口腔にレース状の病変を認める（Wickham 線条は白くて細く，病変は網目状である）。扁平苔癬は手首，足首，背中に最も出やすく，扁平疣贅とは異なる（138 章「扁平苔癬」参照）。また小児期にみられることはまれである。
- 脂漏性角化症：通常，濃く色素沈着しており，貼りつけたような外観を呈する。綿密な検査により，角化囊腫がみられる。小児期にはまれである。

治療

▶ 非薬物治療

- この病変は，炎症後に自然退縮しうる。
- HPV に特化した治療法は確立していない。
- 子どもに処置を受け入れさせ，我慢させるために気をそらすよう工夫するとよい。2012 年の調査によると，皮膚のウイルス性疣贅に対して凍結療法を受けた 2〜6 歳の患者に，ポータブルビデオを視聴させたところ，明らかに処置に対する不安を減少させた[4]。

▶ 薬物治療

- 5 つのプラセボ比較試験によると，液体またはパッチを用いた局所サリチル酸治療の平均成功率は 73％で，すべての疣贅に対して最も効果のある治療である（治療必要数 NNT ＝4）[5]。SOR Ⓐ　サリチル酸は顔よりも下肢に使用しやすい[2]。17％サリチル酸は疣贅が消失するまで毎晩使用することが多い。
- フルオロウラシル（Efudex 5％クリーム，Fluoroplex 1％）は，成人の扁平疣贅にのみ使用されており[6,7]，SOR Ⓑ　小児には適用がない。
- イミキモド 5％は扁平疣贅に効果的で，高価な局所免疫調整薬である[8,9]。痛みもなく瘢痕も残さない。全身性の副作用

の報告もまれである。軟膏は 1 週間に 3 回（2 日に 1 回）使用する。軟膏は罹患領域に塗ればよく，病変部に厳密にならなくてよい[10]。外部に感染したすべての HPV に使用できるが，粘膜は塞がないように使用する。症状が問題になるときは，治療を一時的に休止する。イミキモドは瘢痕を残す危険性がほとんどないという利点がある[8,9]。SOR🅑 低濃度のイミキモド（3.75％軟膏）は同様に使用できるが，扁平または尋常性疣贅の治療データは少ない。思春期年齢でのデータはあるが，小児に対する適応はない。

- トレチノイン軟膏，0.025％，0.05％，0.1％は，容認されているひとつの治療法で，就寝時に罹患領域全体に塗布する。細かく皮膚が剥がれ落ちて紅斑ができる程度に塗布頻度を調整する。日焼け止めは重要である。有効性が認められるまで数週間〜数カ月必要かもしれない。この治療方法の効果を支持する調査は発表されていない。SOR🅒 また 12 歳以下の安全性と有効性も確認されていない。
- カンジダ抗原を病変内に注射する方法は，局所細胞性に HPV 特異的な反応を，注射部位の疣贅だけでなくそこから離れた疣贅にも同様に誘発する。この方法は治療抵抗性の疣贅に，中等度の有効性がある（治癒率 60％）（図 117-3）[2]。抗原は使用前に必ず希釈する（表 116-1 参照）。最も大きい疣贅に対して，30 ゲージ針を用いて，0.1〜0.3 mL，最大 1 mL 注射する。患者には注射した部位にかゆみ，熱感，ひりひりした感覚などがみられることを伝えておく。4 週間毎に繰り返し，治療は最大 3 回，もしくは疣贅が消えるまで続ける[11]。SOR🅑
- 0.7％カンタリジンはハンミョウ類甲虫から抽出したもので，疣贅塗布後水疱が形成される。治療抵抗性の症例に行う[12]。外来で痛みなく使用できるので，低年齢の小児にも使用できる。しかし，治療後 1 日以内に痛みの強い水疱が生じることが多い。水疱は重症化しうるので，カンタリジンを過剰に使用しないように注意する。多発する病変には，綿棒を用いて慎重に薬剤を塗布する。SOR🅒

外科治療

- 液体窒素を用いた凍結療法は最もよく行われるが，低年齢の小児には痛みが強い[7]。SOR🅑 化学性凍結剤も使用可能であるが，液体窒素よりは冷たくなく有効性も乏しい。凍結療法とサリチル酸療法を比較した多くの試験では，効果は同等であった[2]。液体窒素は Cryogun もしくは綿棒を用いて，5〜10 秒間，病巣周辺 1〜2 mm くらいが白色化するように凍結する。扁平疣贅は尋常性疣贅より薄いため，凍結時間はより短くてよい。2 回繰り返し行うことで治療効果は上がるが，過剰な治療を行うと永続的な傷跡や色素脱失を起こすので，適度な治療にとどめる。凍結療法は 2〜3 週間毎の治療で良好な結果が得られる。3 カ月以上行っても有効な治療成績は得られない[2]。SOR🅑 HPV は液体窒素中でも生存するので，別の患者への感染拡大と液体窒素の汚染を防ぐために，綿棒や残りの液体窒素は廃棄する[13]。凍結療法後，皮膚は赤くなり，出血性水疱がみられることがある。約 1 週間で改善し色素脱失がみられる。凍結療法に通常みられる副作用として，疼痛，水疱，色素脱失や色素沈着がある。
- パルスダイレーザーは治療抵抗性の疣贅に使用を考慮するが，有効性は証明されていない[2]。SOR🅑

予防

疣贅のある有毛部位の剃毛は脱毛剤や電気かみそりを用いるべきで，そうしないと病変の拡大を防止できない。

フォローアップ

治療後，2〜3 カ月で来院させ，効果を評価する。

患者教育

- 疣贅の拡大を防止するために，病変を触ったり掻いたりしないようにする。
- 感染防止のため，病変部位に使用したかみそりは，他の正常な皮膚や他人に使用しないようにする。

【E. J. Mayeaux, Jr., MD】

（元山華穂子／小川英伸　訳）

118 性器疣贅

症例

16 歳男児で，1 カ月の間に性器周辺の病変が増えてきた（図 118-1）。一度も性行為感染症（STD）に罹患したことはなく，ヒトパピローマウイルス（HPV）予防接種を受けたことはないが，複数の性的パートナーがいた。彼には，HPV 感染による STD のひとつである性器疣贅と説明された。治療法が話し合われ，液体窒素による凍結療法が選択された。尿検査で，淋菌，クラミジアが検査され，また梅毒と HIV も検査された結果，幸いなことにすべて陰性であった。さらに，患者教育を行い，フォローアップされることとなった。

概説

100 種類以上の HPV の型が存在し，40 種類以上がヒトの性器に感染しうる。多くの HPV 感染症は無症状で自覚症状がなく，不顕性感染である。リスクは低いが性器疣贅（genital wart）を起こす HPV の型（例：6 型，11 型）の中には，扁平上皮内癌を起こすものもある。性器に発症する HPV 感染症は通常無症状であり，性活動が盛んな人によくみられ，通常は自然に軽快する[1]。

別名

尖圭コンジローマ

疫学

- 肛門性器疣贅は，米国では最も多いウイルスによる STD である。米国では，毎年約 100 万人が性器疣贅を発症している[2]。
- 多くの症例は一過性で，2 年ほどで改善する[2]。
- 一部の症例では感染の持続や再発に悩まされる。

病因と病態生理

- 性器疣贅は男女ともにみられ，HPV 感染により引き起こされる（図 118-1，118-2）。HPV は，原発性の STD を起こす二本鎖 DNA ウイルスである。潜伏期間は，曝露してか

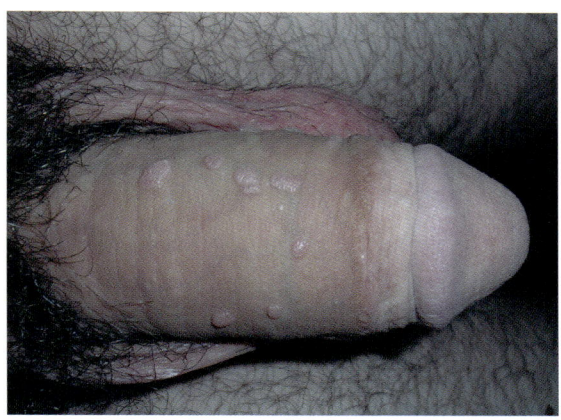

図 118-1　割礼しており，かつ安全でない性交渉をしていた 16 歳
男児にみられた尖圭コンジローマ。陰茎に孤立した病変が認めら
れる。液体窒素を用いた凍結療法の治療を受けた。(Used with
permission from Richard P. Usatine, MD)

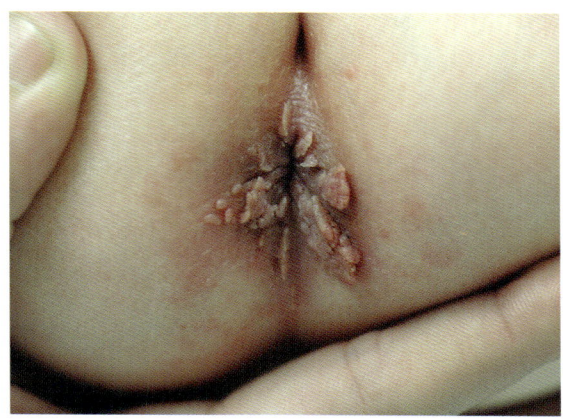

図 118-3　2 カ月前から 2 歳女児の肛門周囲にコンジローマが認
められた。女児は母親に連れてこられ，母親は手に疣贅を発症し
ていた。母親によると，女児は自宅で家族と過ごしており，デイ
ケアには行かず，家族に性器疣贅の者はいないという。担当医は
虐待とは考えず，通常の局所治療を行った。(Image used with
permission from Robert Brodell, MD)

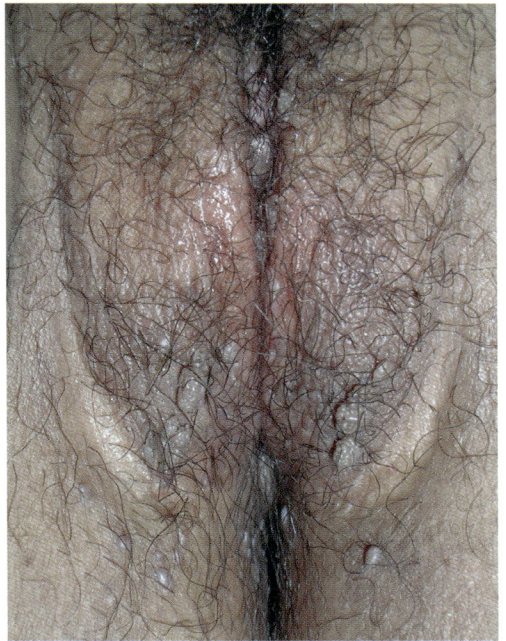

図 118-2　18 歳女性に多発する外陰部周囲の外方増殖性コンジ
ローマ。彼女は今まで一度も STD に罹患したことはなく，HPV ワ
クチンを接種したこともないが，この 6 カ月の間に新たに 2 人と性
交渉をしていた。(Used with permission from Richard P. Usatine,
MD)

ら 3 週間〜8 カ月である。

- HPV は性感染とそれ以外でも感染しうる[3]。皮膚に感染す
る HPV は，長期間正常な皮膚に感染する[4]。HPV の DNA
が羊水，胎児粘膜，臍帯血，胎盤の絨毛細胞から検出され
たということは，HPV 感染は子宮内でも起こりうること
を示唆している（胎盤感染）[3]。
- HPV の垂直感染についての最初の体系的な調査では，
2,113 人の新生児のうち，6.5％に母親と児の間に感染を認
めた。感染は帝王切開よりも経腟分娩で多く認められ
た（18.3％ vs 8％）（RR = 1.8；95％ CI 1.3〜2.4）[5]。
- 幼児にみられる HPV の粘膜感染は，口腔内および性器粘

膜への持続感染で偶発的に見つかることが多く，それぞれ
10％，2％以下である[3]。2〜3 歳以下にみられる尖圭コン
ジローマの多くが母児間の感染症の結果と考えられるが，
性感染もしくは非性感染によることもある（図 118-3）。
- 73 例の小児肛門性器疣贅の症例で，性的虐待の有無を 2 年
間調査した調査がある。全症例の約 25％は 1 歳以下，50％
は 1〜3 歳であった。66 症例で性的虐待は確認されなかっ
た。調査者は，特に 3 歳以下の小児では STD 以外の感染
が主であると結論づけた[6]。
- 母親の HPV 検査では性的虐待を除外できず，一般的には
行われない。
- 特に年長児では性的虐待の可能性を考慮すべきであり，適
切な経験のある専門家による評価を考慮する。

危険因子

- 性行為，オーラルセックス
- 性行為のうち，指-肛門，口-肛門，指-腟の接触
- 免疫抑制状態，特に HIV 感染

診断

▶ 臨床所見

- 性器疣贅の診断は通常，視診に基づいて行われる[1]。
- 性器疣贅は通常無症状で，典型例は肌の色の外方増殖性の
病変が陰茎，外陰，腟，陰嚢，会陰，肛門周囲の皮膚，な
どの外性器にみられる。
- 疣贅は，小さな突起もしくは平坦，または有茎性である（図
118-4〜118-6）。
- 時に，疣贅は紅色または茶色，平滑，隆起した丘疹として，
あるいは角化した皮膚上のドーム状の病変としてもみられ
る。

▶ 典型的分布

- 女性では，外陰（図 118-2），肛門周囲，腟にみられること
が多い。
- 男性では陰茎（図 118-1，図 118-4〜118-6），陰嚢にみられ
ることが多い。

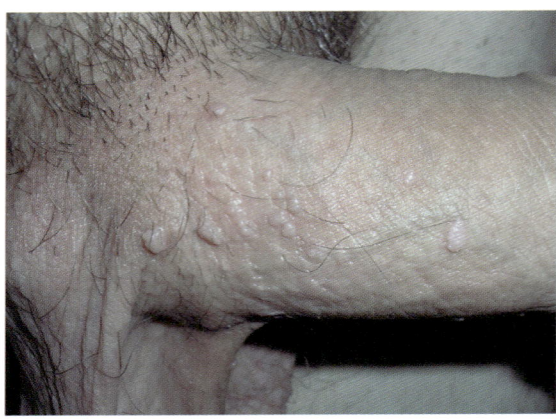

図 118-4　割礼を受けた 10 代の角質化した皮膚に認められた表面平滑な尖圭コンジローマ。（*Used with permission from Richard P. Usatine, MD*）

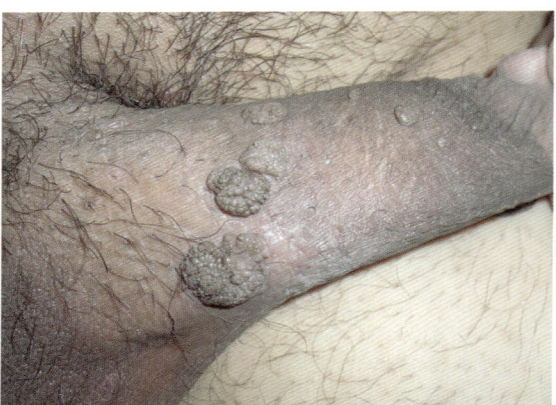

図 118-5　割礼を受けた男性の角質化した皮膚にも，尖圭コンジローマはカリフラワー状に出現しうる。（*Used with permission from Richard P. Usatine, MD*）

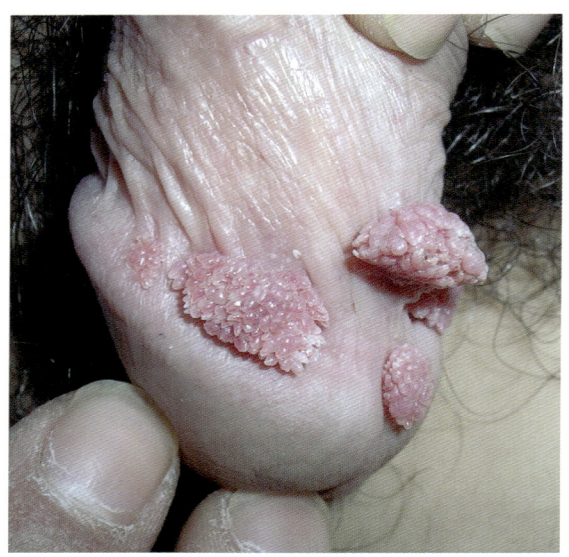

図 118-6　割礼を受けていない男性の包皮を引っ張ると，乳頭状の表面をしたカリフラワー状の尖圭コンジローマが認められた。上方の疣贅は基部の狭い有茎性である。（*Used with permission from Richard P. Usatine, MD*）

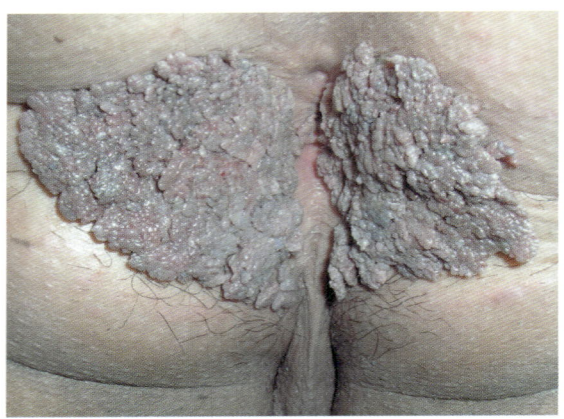

図 118-7　17 歳男児にみられた広範囲の肛門周囲疣贅。性的虐待および肛門性交は否定している。イミキモド療法がうまくいかず，外科治療を紹介された。（*Used with permission from Richard P. Usatine, MD*）

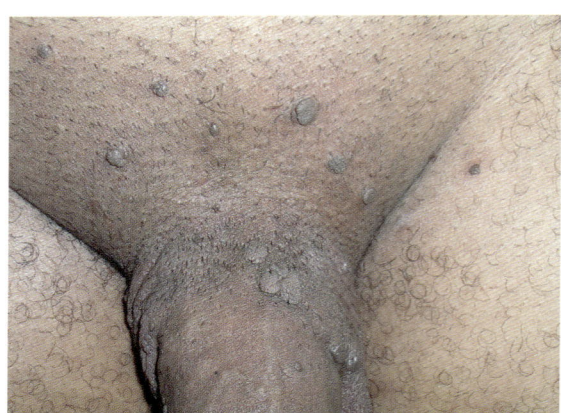

図 118-8　10 代のアフリカ系男児に発症した，陰茎から発生して腹部や大腿まで広がった尖圭コンジローマ。かなり色素沈着が強い。（*Used with permission from Richard P. Usatine, MD*）

- 肛門周囲の疣贅は，男女ともにみられ，肛門を介した性交を行った場合やそうでない場合でも起こりうる（図 118-7）[1]。
- 尖圭コンジローマは，性器疣贅と併せて腹部または大腿上部にみられることがある（図 118-8）。

▶ 検査所見

- 梅毒のスクリーニング，HIV 検査は必ず行ったほうがよい。性器疣贅は STD であり，STD を 1 つでも認める症例は他の STD もスクリーニングすべきである（図 118-9）。
- HPV のウイルス型を同定しても臨床的な治療は変わらないため，勧められない。HPV 感染による粘膜の変化を検出するために 3〜5 ％の酢酸を塗布することは，現在は推奨されていない[1]。

▶ 生検

- 生検による確定診断が必要であるなら，薄片生検かパンチ生検を行う[1]。生検は，次のような場合に行う。
  - 診断に確信がもてない場合
  - 適切な治療で効果が乏しい場合
  - 疣贅が非典型的な見た目をしている場合（色素沈着，硬結，固定されている，潰瘍を認める，など）

14

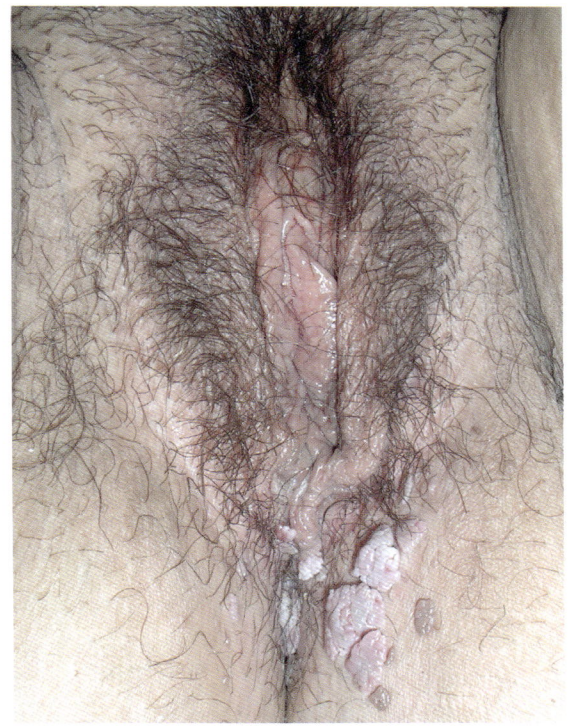

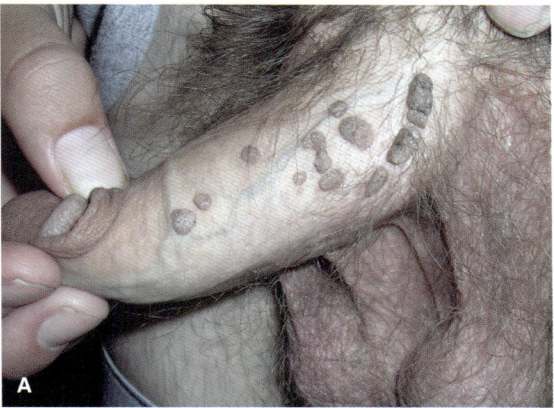

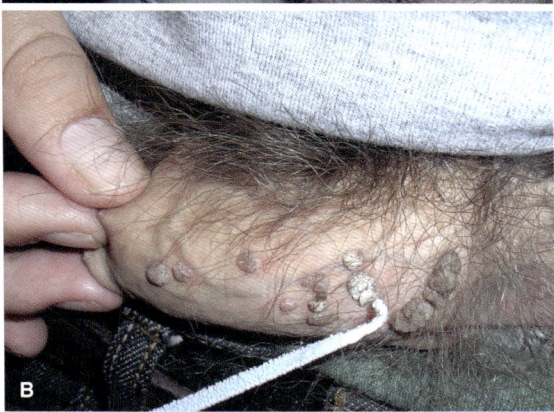

図 118-9　梅毒検査陽性の女児にみられた尖圭コンジローマ。RPR が陽性ではあるものの，これらの疣贅は梅毒の後期にみられるコンジローマよりは，HPV に関連した疣贅と考えられた。患児はベンザチンペニシリンの筋注と凍結療法で治療された。（*Used with permission from Richard P. Usatine, MD*）

図 118-11　**Ａ**：性活動が盛んだが安全な性交渉を心がけていない 10 代にみられた陰茎のコンジローマ。**Ｂ**：コンジローマの凍結療法。先端の曲がった器具でスプレー式に液体窒素を塗布している。（*Used with permission from Richard P. Usatine, MD*）

- 扁平コンジローマ：梅毒感染で二次的に起こる。病変は平坦で軟らかい（181 章「梅毒」参照）。性器疣贅を認める症例には，必ず梅毒を含むすべての STD の検査を行うべきである（図 118-9）。
- 外陰の小乳頭腫症は，左右対称に陰唇から突出した乳頭状突起であり，正常バリアントである。

治療

- 治療の最大の目的は，症状の改善と最終的に疣贅を取り除くことである[1]。
- 治療は，数，大きさ，場所，病変の形態に基づいて，患者の希望や治療費，利便性，副作用，施術者の経験を加味して選択する。
- 性器疣贅に有用な治療はおそらく HPV 感染力を減少させるが，感染を根絶することはできない[1]。

■ 薬物治療と外科治療

- 外性器疣贅の治療は，局所薬物療法，凍結療法（図 118-11），外科治療があり，それらを表 118-1 に示す。
- 12 歳以下の小児に対する性器疣贅の治療で，米国食品医薬品局（FDA）にて承認された治療はない[11]。
- 凍結療法は，先端の曲がったスプレー式の器具を用いることで，正確に病変を治療でき，痛みをやわらげることができる（図 118-11）[12]。必要であれば治療は 2 週毎に繰り返す。

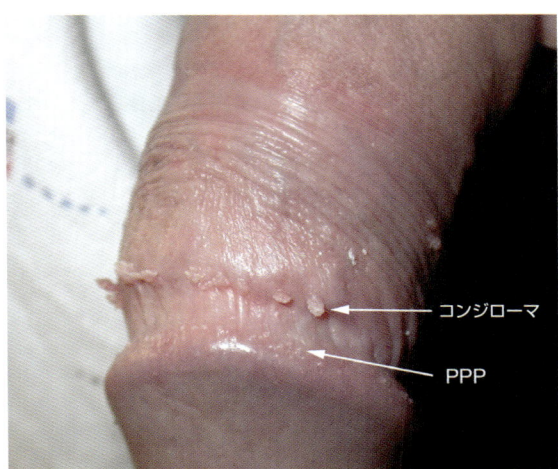

図 118-10　亀頭冠の縁にみられる真珠様陰茎小丘疹（PPP）は正常バリアントであり，コンジローマが同時に発症している。（*Used with permission from Richard P. Usatine, MD*）

- 免疫抑制状態，扁平上皮癌が疑われる場合（HPV 関連悪性腫瘍の一型）

鑑別診断

- 真珠様陰茎小丘疹（PPP）：陰茎亀頭の縁周囲にみられる小さな丘疹（図 118-10）で，性器疣贅と混同することがある。
- 伝染性軟属腫：光沢のある臍状の丘疹が性器の周辺と下腹部にみられる（115 章「伝染性軟属腫」参照）。

表118-1　外性器疣贅の治療法

治療法	起こりうる副作用	消失率(%)	再発率(%)
患者自身による治療法			
・イミキモド(アルダラ)は，就寝時に3日間塗布し4日間休薬，あるいは，隔日で3回塗布する。16週間を上限に，毎週これを繰り返す[8]。SOR Ⓐ	紅斑，刺激性，潰瘍，疼痛，色素沈着；最小限の全身への吸収	30〜50	15
・Sinecatechins 15%軟膏を1日3回，0.5cmの線状にそれぞれの疣贅に塗布する[6]。SOR Ⓐ	紅斑，掻痒／熱感，疼痛，潰瘍，浮腫，硬結，小水疱	53〜57	3.7
・Pedofilox(Condylox)は，1日2回，計3日間使用し，4日間休薬する。これを4サイクル繰り返す[7]。SOR Ⓐ	熱感，疼痛，炎症。粘膜を閉塞するようにして薬剤を塗布しないかぎり，全身性の中毒を起こすリスクは低い。	45〜80	5〜30
施術者による治療法			
・液体窒素または凍結プローベを用いた凍結療法を行う[6]。SOR Ⓑ	施術を行った部位の疼痛，水疱，瘢痕。	60〜90	20〜40
・ポドフィルム樹脂はそれぞれの疣贅に塗布し，乾燥させ，必要に応じて1週間毎に繰り返す[6,10]。SOR Ⓐ	局所の掻痒，紅斑，熱感，使用部位のびらん。吸収されると，神経中毒と発癌性がある。	30〜80	20〜65
・疣贅に対する外科的手術は，真皮−表皮接合部を除去する。選択肢は，ハサミでの切除，薄片切除，レーザー気化術，Loop Electrosurgical Excision Procedure切除法(LEEP)である[9]。SOR Ⓑ	疼痛，出血，瘢痕。麻酔を行った部位の熱感とアレルギー反応のリスク，レーザー術とLEEPはHPVを羽状に広げるリスクがある。	35〜70	5〜50
・トリクロロ酢酸(TCA)とジクロロ酢酸(BCA)をそれぞれの疣贅に使用し，乾燥させる。1週間毎に繰り返す[6]。SOR Ⓑ	局所の疼痛と掻痒。全身性の副作用はない。	50〜80	35

- 5%フルオロウラシルクリーム(Efudex)による治療は，局所の重篤な副作用と催奇形性がみられるため，今では推奨されていない[1]。
- 若年層における凍結療法は，痛みが強いため治療が続かないことがよくある。凍結療法を行う際に局所麻酔を行うべきとの主張もある。しかし，二重盲検，無作為化比較試験(RCT)で，5%共融リドカイン／プリロカイン・クリームを6〜18歳の非性器疣贅患者に対する凍結療法前に局所麻酔として使用したが，処置による痛みを明らかに軽減させることはできなかった[13]。SOR Ⓐ
- 0.5%ポドフィロトキシン・ゲルと5%イミキモド・クリームは，1歳程度の小児にも安全に使用できる[14,15]。SOR Ⓑ

➡ 紹介または入院

病変が大きい，または治療抵抗性の場合は，専門施設への相談を考慮する。

予防

HPV16，18型を含む2価ワクチン(Cervarix)とHPV6，11，16，18型を含む4価ワクチン(Gardasil)は米国で認可されている。4価ワクチンは，男女ともに性器疣贅の90%の原因であるHPVのウイルス型を予防する(HPV6，11)。両ワクチンともに，子宮頸癌の原因の70%を占めるHPVのウイルス型を予防する(HPV16，18)。米国では，性器疣贅を予防するために4価ワクチン(Gardasil)が9〜26歳の男女に使われる[7]。

予後

多くの性器疣贅は無治療でも改善するが，治療で早く改善する(表118-1)。

フォローアップ

治療2〜3カ月後に，新病変がないか評価する[1]。SOR Ⓒ

患者教育

HPVは皮膚どうしの接触による感染が主である。コンドームの使用は感染率を下げるが，完全には予防できない。

またコンドームでは感染しているかもしれない陰嚢や外陰は覆えないため感染予防は失敗することがある。

【E. J. Mayeaux, Jr., MD／Richard P. Usatine, MD】

（元山華穂子／小川英伸　訳）

119 足底疣贅

症例

15歳男児，6カ月の間に右のかかとの痛みが増強したため来院(図119-1)。歩くときもかなり痛み，治療を希望した。多発する足底にみられる大きな疣贅で，モザイク様足底疣贅と診断された。病変を薄い外科用メスで皮を剥いて，凍結療法を行った。残りの疣贅に，サリチル酸を使用するように，使い方を指導された。

概説

足底疣贅(plantar wart, verruca plantaris)はヒトパピローマウイルス(HPV)による病変で，足底(図119-1〜119-5)や，手掌(図119-6)に発症する。

別名

手掌足底疣贅，ミルメシア

疫学

- 足底疣贅は，たいていは思春期から若年成人が罹患し，この年齢層の10%程度が罹患する[1]。
- 有病率の調査によると米国で0.84%[2]，英国で3.3〜4.7%[3]，オーストラリアでは16〜18歳の24%に認められた[4]。

病因と病態生理

- 足底疣贅はHPVによって発症する。
- 圧力がかかる部位，すなわち，かかと(図119-1〜119-4)，中足骨頭上(図119-5)に発症することが多い。しかし，足

14

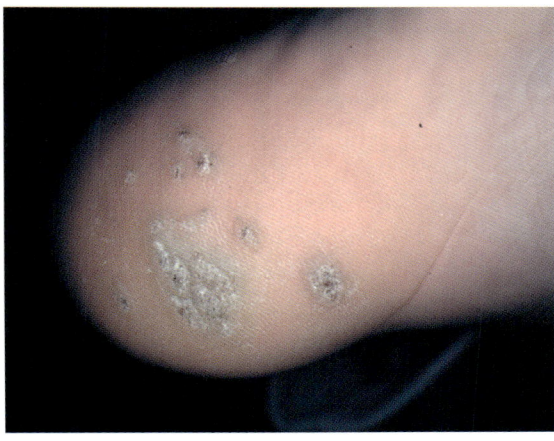

図 119-1　足底疣贅。疣贅内の小さな黒点は塞栓血管である。このように大きなものはモザイク様足底疣贅と呼ばれる。(*Used with permission from Richard P. Usatine, MD*)

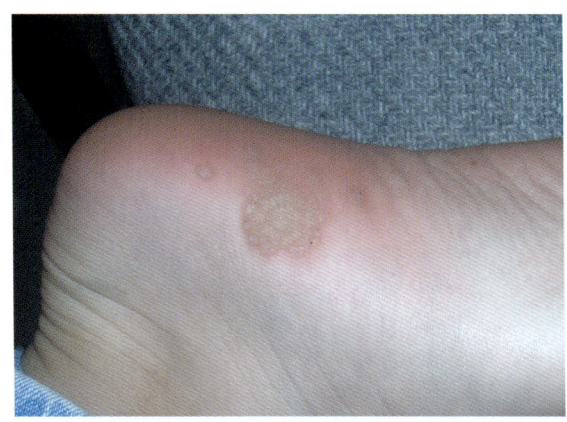

図 119-4　このモザイク様足底疣贅はいくつかの足底疣贅が癒合して形成されている。(*Used with permission from Richard P. Usatine, MD*)

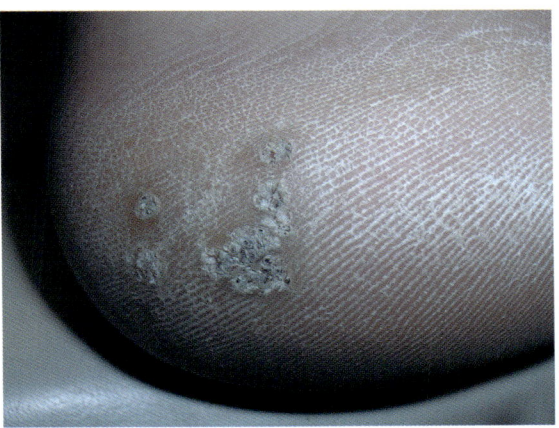

図 119-2　かかとの足底疣贅の拡大写真。皮膚の線が途絶し，黒い点が認められる。(*Used with permission from Richard P. Usatine, MD*)

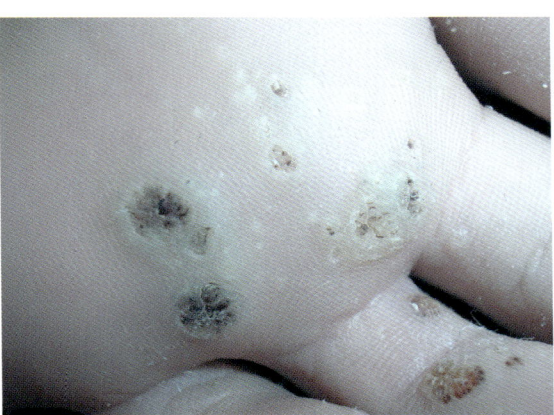

図 119-5　母趾球と趾に多発している足底疣贅。疣贅の塞栓血管は黒い点のようにみえる。(*Used with permission from Richard P. Usatine, MD*)

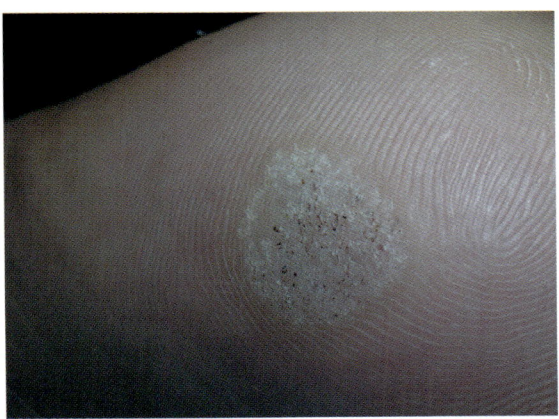

図 119-3　正常な皮膚の線が途絶した足底疣贅の拡大写真。胼胝(たこ)や皮膚硬結では正常な皮膚の線が途絶することはない。黒点は塞栓血管で，足底疣贅ではよくみられる。(*Used with permission from Richard P. Usatine, MD*)

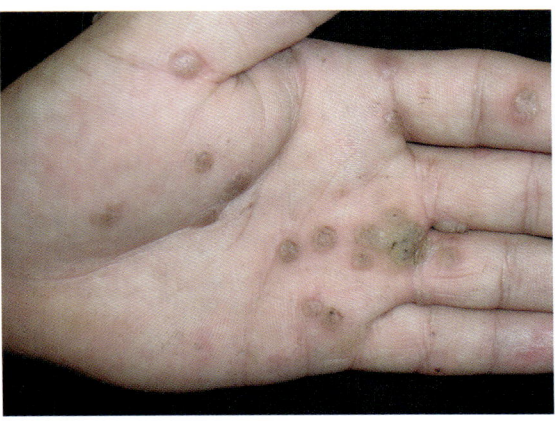

図 119-6　HIV 陽性の若い男性患者の手掌に多発する足底疣贅。(*Used with permission from Richard P. Usatine, MD*)

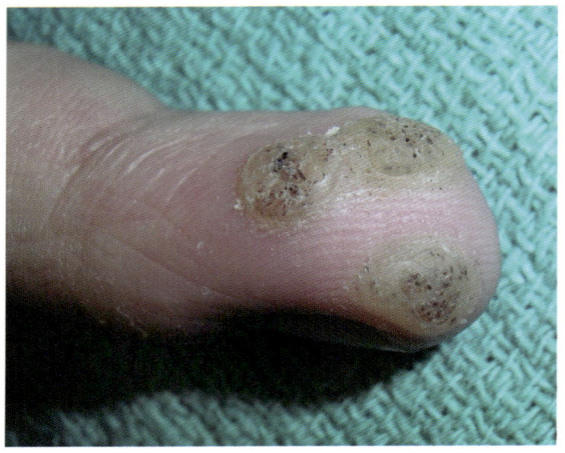

図119-7　指にみられた足底疣贅の拡大写真。皮膚線の途絶と黒い点を伴う。（*Used with permission from Richard P. Usatine, MD*）

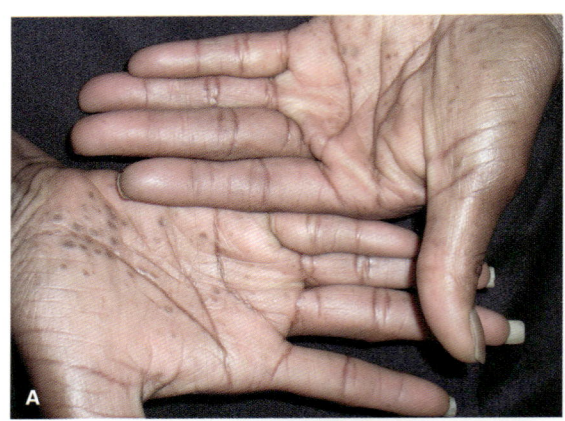

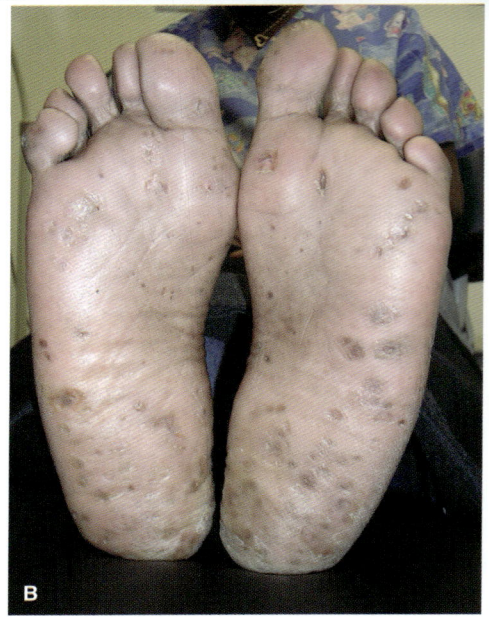

図119-8　局所性掌蹠角化症の手掌（**A**）と足底（**B**）。遺伝性の皮膚症である。最も圧がかかる部位を中心に病変がある。（*Used with permission from Richard P. Usatine, MD*）

底および手掌の表面であれば，指先を含めたどの部位にも発症しうる（図119-6，119-7）。

- 病変が増大して生じる圧力に反応して，厚く有痛性の硬結を形成する。小さな疣贅でも強い痛みを生じることがある。
- 多数の疣贅が融合したものはモザイク様足底疣贅（mosaic wart）といわれる（図119-1，119-4）。

危険因子

- 若年齢
- 免疫能低下

診断

▶ 臨床所見

足底疣贅は，厚く有痛性の内向発育性で，足底や手掌にみられる。疣贅は以下のような所見を呈する。

- 最初は小さくて光沢のある丘疹として発症。
- 表面は正常な皮膚の線が欠如する（図119-3）。
- 虫眼鏡で観察すると表面がモザイク状を呈する。
- 粗い角化した表面を表面平滑な肥厚した皮膚が取り囲んでいる。
- 側方を押すと痛みを伴う。
- 中心部は黒点（塞栓血管）で，皮を剥くと出血する（図119-1～119-7）。

▶ 典型的分布

手掌，足底に発症する。また体重負荷がかかる部位，すなわち中足骨頭下や，かかとにみられることが多い[5]。

▶ 生検

診断に疑いがある場合，薄片生検で確定診断を行う[6]。

鑑別診断

- 胼胝（たこ）や皮膚硬結：圧がかることで皮膚が肥厚した状態になったものであり，足底に発症し，足底疣贅と誤診しやすい。皮膚硬結は足底によく認められ，胼胝は指先にみられることが多い。皮膚硬結と胼胝は，表面を覆うように皮膚線がみられ，圧を加えても痛みに乏しい。
- 破綻した毛細血管による青黒斑がかかとにみられる場合がある。これはスポーツ時の剪断外傷時，たとえば急に動き

を止めた，位置を変更した，などの動きの際に発症し，かかとの足底表面にみられることがある。検査で正常皮膚縫合線を明らかにし，皮を剥いたときに新たな出血がないことを確認する。この状態は一時的で，数週間で改善する。

- 黒色疣贅：自然治癒過程にある足底疣贅で，メスで皮を剥くと軟らかく，黒色に変化する[7]。
- 扁平上皮癌：病変が，非典型的に増大する，色素沈着がみられる，潰瘍化している，治療抵抗性であるといった場合，特に，免疫抑制状態の患者の場合は鑑別にあげるべきである。
- 無色素性黒色腫：きわめてまれであるが，HPV病変によく似る。手掌や足底の治療抵抗性で非典型的な病変は，慎重に経過をみる必要がある。診断には，生検を行う必要がある（147章「小児黒色腫」参照）。
- 掌蹠角化症：いくつかの症候群でみられるまれな異常で，手掌と足底が厚くなることが特徴である。掌蹠角化症は一様な病像を呈するものと局所性角化を呈するものとに分類され，局所に起こる過角化症は，繰り返し圧がかかる部位

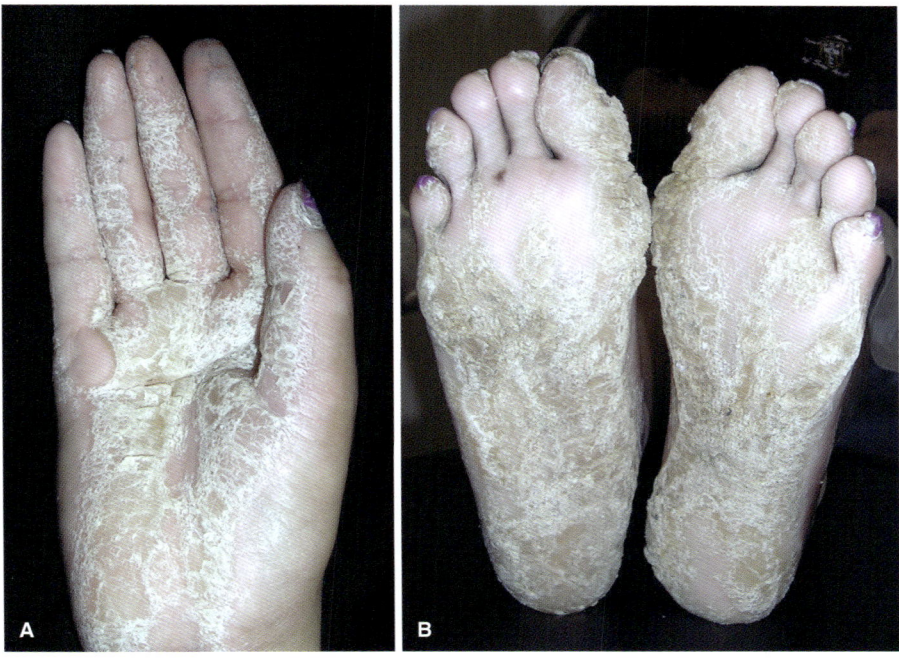

図 119-9　11歳女児に認められた，びまん性掌蹠角化症の手掌（**A**）と足底（**B**）。遺伝性の皮膚症で重篤な機能的障害をもたらす。（*Used with permission from Richard P. Usatine, MD*）

や摩擦する部位にみられる（図 119-8）。後者は，手掌足底の表面に広く病変がみられる点で足底疣贅と鑑別できるが，必要であれば生検を行う（図 119-9）。

治療

▶ 非薬物治療

- 痛みのない足底疣贅は治療の必要はない。メスや軽石で定期的に過角化部分を取り除くことで，足底疣贅に伴う不快感は軽減できる。
- 痛みのある疣贅では，瘢痕は通常永続的で痛みを伴うため，瘢痕が最小限になるように治療すべきである。
- 糖尿病患者は，合併症を最小限に抑えるために，最大の注意をはらって疣贅の治療を行うべきである。

▶ 薬物治療

- 局所サリチル酸溶液は，処方箋なしに，温存的で角層剥離性の治療を行うことができる。瘢痕化もなく，痛みも最小限であり比較的効果も高いが，長期間の治療が必要で，数週間〜数カ月の間，毎日 1 回必ず使用する。疣贅は最初にメスや軽石，爪やすりで削り，温水に浸水させて，その後サリチル酸溶液を塗布し乾燥させ，再度溶液を塗布しテープで密着させて塞ぐ[8]。白色で軟らかい，角質化した部分は，ピンク色の肌がみえるまで慎重に皮を剥く[9]。SOR **B**
- 17〜50％サリチル酸溶液と硬膏は処方箋なしで使用が可能であるが，17％硬膏のほうがより流通しており，処方箋なしで使用できる薬剤として入手しやすい。治療過程は，硬膏にはサリチル酸がすでに含まれている以外は，前述の治療過程と同様である。特に広い範囲を治療できるモザイク様足底疣贅の治療に有効である。治療により数日のうちに多くの角質が取り除かれるため，足底疣贅の痛みはすぐに消失する[9]。SOR **B**　最近の，多施設非盲検無作為化対

照試験で，50％サリチル酸と凍結療法の足底疣贅に対する有効性は同等との結果であった[10]。SOR **A**
- トリクロロ酢酸やジクロロ酢酸による酸化学療法は外来で，足底疣贅に対しよく行われる。この治療法は妊娠中の外表性病変に安全に使用できる。過剰な角質は最初にメスで削り，病変すべてを酸でコーティングし，つまようじを用いて疣贅の中に酸を入れ込む。この過程を 7〜10 日毎に繰り返す。SOR **C**
- 液体窒素を用いた凍結療法はよく用いられるが，足底疣贅は HPV が引き起こす病変の中では治療抵抗性である。液体窒素は病変とその周囲の正常組織 2 mm を含めた範囲を，通常 10〜20 秒かけて凍結させる。SOR **C**　2 回治療を行うことが 1 回の治療より優位である証拠はないが，患者が受け入れれば凍結療法を長く行う。過剰に凍結すると瘢痕を残し永続的な障害を起こすことがあるため，凍結療法は過剰に行わない。
- 治療抵抗性の病変に対しては，専門機関でより高価で専門的な治療が行われている。カンタリジンは，ハンミョウ類甲虫から抽出したもので疣贅に治療として用いるが，使用後水疱を生じることがある。皮膚試験抗原（ムンプス，カンジダ，白癬菌抗原など）による病変内の免疫療法は，注射した疣贅と，注射していない疣贅の両方に効果がある。ジニトロクロロベンゼン，スクアリン酸ジブチルエステル，ジフェニルシクロプロペノンを用いた接触性免疫療法は患者の皮膚を感作するために使用し，同時に病変の免疫反応を抑制する。ブレオマイシンを病変内に使用する方法や，レーザー治療も治療抵抗性疣贅に有用である。SOR **C**

▶ 補充治療と代替治療

疣贅に対する補充治療および代替治療は多く行われているが，これらのうち足底疣贅の治療で明らかに有効性の高い治

療法のデータは認められない。

予防

　疣贅を剥離した道具，爪やすりや軽石などは，正常な皮膚や他人に使用してはいけない。

予後

　多くの足底疣贅は，無治療で消失する。治療は病変消失を早める。

フォローアップ

　治療を途中で中断しないためにも，治療効果の評価，副作用の有無，患者の耐性評価を定期的に行う。

患者教育

- 自然に軽快するため，痛みを伴わない病変には治療をしないほうが望ましい。
- 治療は，時に週～月単位となる。そのため，治療を成功させるには根気と忍耐が必要である。

【E. J. Mayeaux, Jr., MD】
（元山華穂子／小川英伸　訳）

---

5 節　真菌

120　真菌総論

症例

　ホームレス施設で生活する元来健康な 7 歳男児が，2 カ月前からの斑点状の脱毛のために受診した（図 120-1）。ふけ取りシャンプーをいくつか試したが効果はなかった。診察では，頭皮の中等度の範囲に，多くの鱗屑が付着した斑点状の脱毛を認めた。後頸部のリンパ節腫脹を認め，特に左側はよく触知した。ウッド灯検査では蛍光を発さず *Trichophyton tonsurans* による真菌感染症が疑われた。これだけで小児科医は容易に頭部白癬（tinea capitis）と診断したが，続けて KOH 法による確定診断を行った。2 枚の顕微鏡スライドを用いて何片かの鱗屑を採取した（1 枚目のスライドで剥がし取った鱗屑を，2 枚目のスライドにつける）。次に KOH 液を添加しカバースリップで覆った。顕微鏡では分枝する菌糸が認められた。経口グリセオフルビン 20 mg/kg/日が処方された。4 週間後の再診時には明らかな改善を認め，副作用も認めなかったため，さらに 4 週間の追加処方を行った。

概説

　皮膚や粘膜の真菌感染症（fungal infection）は，普遍的で一般的な感染症である。ヒトに感染する真菌は多くの種類が存在するが，温かくて湿った場所を好む傾向は共通である。したがって温暖で高湿度の気候は真菌感染症を助長することになる。しかし寒い気候であっても，足や鼠径部など体の多くの場所は，温かく湿った状態になりうるため真菌感染症をきたしやすい。

別名

　癜糠疹（pityriasis versicolor）は癜風（tinea versicolor）と同義語である。

病因と病態生理

　皮膚粘膜の真菌感染症は下記によって発症する。

- 皮膚糸状菌：*Microsporum*（小胞子菌属），*Epidermophyton*（表皮菌属），*Trichophyton*（白癬菌属）の 3 属に分類され，さらに約 40 種が存在する。これらの真菌は足白癬，手白癬，頭部白癬，体部白癬，股部白癬，顔面白癬，爪真菌症を引き起こす（図 120-1～120-6）。
- カンジダ，マラセチア属：酵母真菌であり，多くの種が存在する。*Pityrosporum*（ピチロスポルム属）は脂漏症や癜風の原因となる（図 120-7，120-8）。癜風はその名前に白癬（tinea）が含まれているが，本当の皮膚糸状菌ではないため，正確には pityriasis versicolor の表記が正しい。
- 多くの種類の真菌がヒトに深在性皮膚真菌感染症を引き起こす。それらは比較的まれな感染症であり，本章では皮膚糸状菌と酵母真菌を中心に扱うため取り上げない。それほどまれではない深在性皮膚真菌感染症をひとつあげると，バラの棘による微小な傷口から侵入するスポロトリコーシ

14

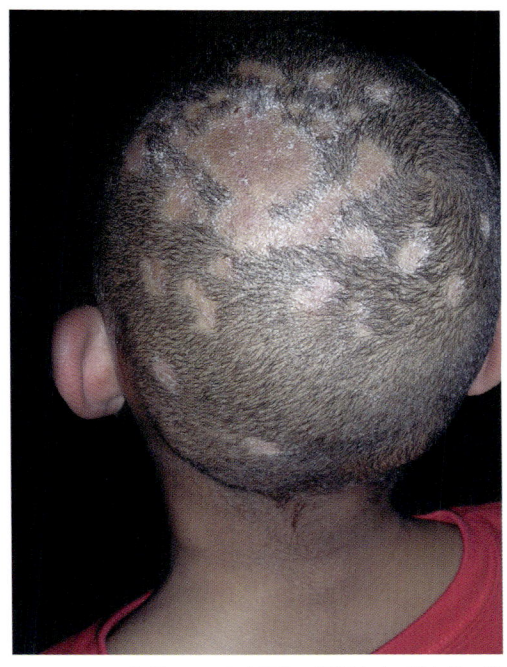

図120-1　アフリカ系アメリカ人男児の頭部白癬。斑点状の脱毛と後頸部リンパ節腫脹を認める。(*Used with permission from Richard P. Usatine, MD*)

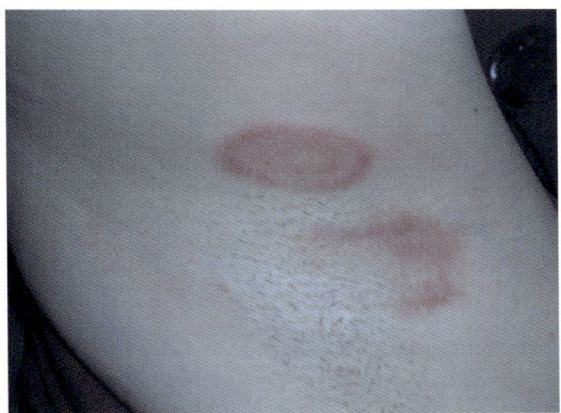

図120-2　若年女性の腋窩部の体部白癬。掻痒を伴う同心円状の環状病変で，同心円状の皮疹は白癬感染症に特異的である。(*Used with permission from Richard P. Usatine, MD*)

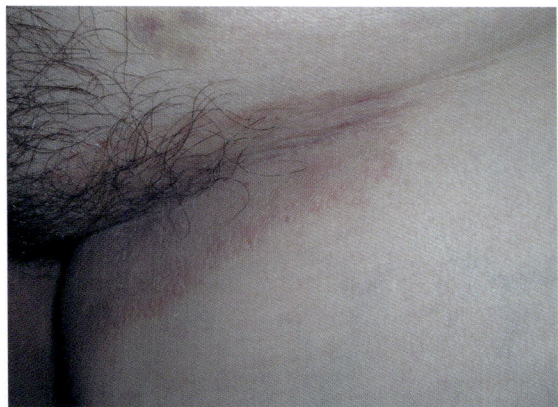

図120-3　股部白癬。境界線の盛り上がりが明瞭である。中心が白く抜ける所見は認めない。(*Used with permission from Richard P. Usatine, MD*)

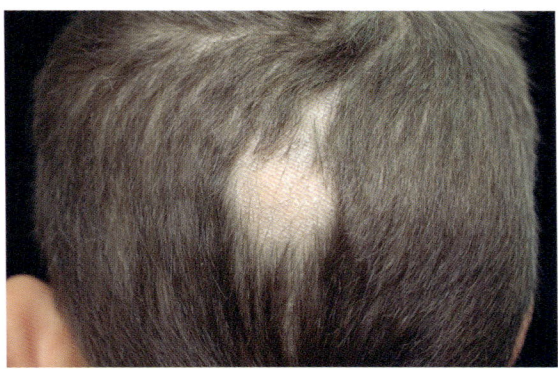

図120-4　6歳男児の頭部白癬。鱗屑を伴った広範囲の脱毛を認める。(*Photo Credit：Dr. Patrick E. McCleskey, MD*)

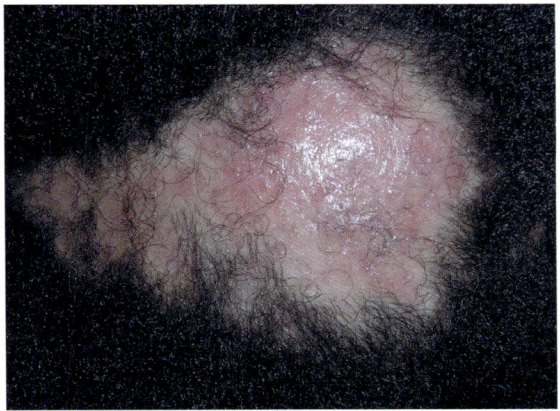

図120-5　5歳女児の頭部白癬。脱毛と炎症を認める。禿瘡はグリセオフルビンの内服により軽快した。(*Used with permission from Richard P. Usatine, MD*)

ス（sporotrichosis）がある（図120-9）。

診断

● 臨床所見

　白癬の臨床症状は，鱗屑，紅斑，掻痒，中心が白く抜ける皮疹，同心円状の環状病変，皮膚浸軟がある（表120-1）。色素沈着は多くの白癬ではまれではなく，特に癜風ではよくみられる。

- 図120-2は若年女性の腋窩部にみられた同心円状の掻痒を伴う環状病変であり，体部白癬の症例である。同心円状の環状病変は白癬感染症に非常に特異的（80％）である。
- 図120-10は特徴的な鱗屑と環状の病変を示した顔面白癬の症例である。それゆえ輪癬（ringworm）とも呼ばれる。紅

斑や中心が白く抜ける所見もみられる。掻痒も伴っていた。
- 白癬には中心が白く抜ける所見がみられない場合もあり，図120-3の股部白癬の症例では認めない。図120-11では中心に病変を伴わずに白く抜ける所見を認める。
- 皮膚色が濃い人では真菌感染症による色素沈着はよく起こる。図120-12に若年女性の脇腹の所見を示す。色素沈着

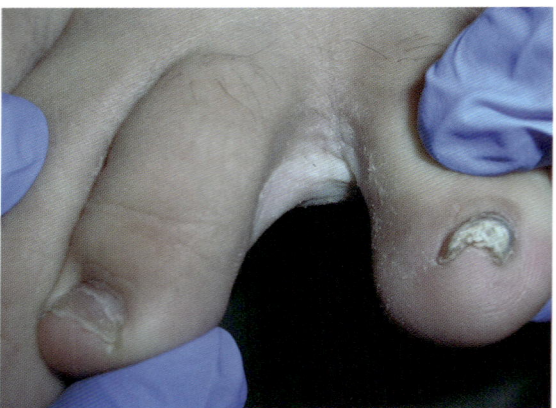

図120-6　14歳男児の爪真菌症による足白癬。（*Used with permission from Richard P. Usatine, MD*）

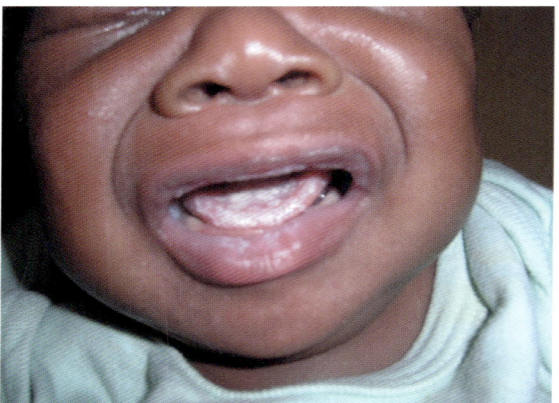

図120-7　カンジダによる乳児鵞口瘡。（*Used with permission from Richard P. Usatine, MD*）

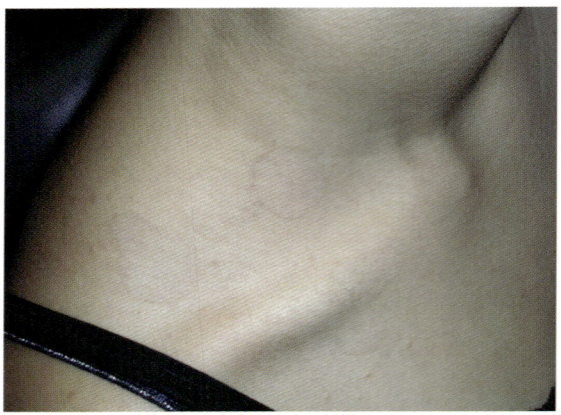

図120-8　13歳女児の癜風。肩に環状の病変を認める。中心が色素脱失で，鱗屑を伴う箇所もみられる。頭部にはマラセチアによる脂漏症も認める。癜風がKOH法によって診断された。（*Used with permission from Richard P. Usatine, MD*）

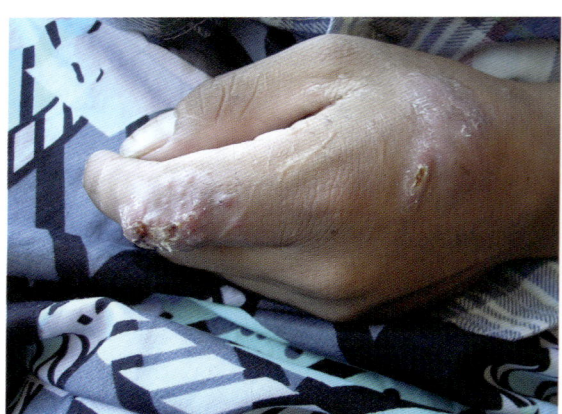

図120-9　10代男児のスポロトリコーシス。この患児の深在性皮膚真菌感染症は人差し指から真菌が侵入し，腕に広がった。（*Used with permission from Richard P. Usatine, MD*）

表120-1　白癬感染症における症候の診断価値*

症候	感度（%）	特異度（%）	陽性的中率（%）	陰性的中率（%）	陽性尤度比	陰性尤度比
鱗屑	77	20	17	80	0.96	1.15
紅斑	69	31	18	83	1.00	1.00
掻痒	54	40	16	80	0.90	1.15
中心が白く抜ける病変	42	65	20	84	1.20	0.89
同心円状の環状病変	27	80	23	84	1.35	0.91
浸軟	27	84	26	84	1.69	0.87

*症候は，真菌培養のために検体を採取する前に27名の医師によって評価された。無毛の皮膚に紅斑落屑性を有する148人から検体を採取した。培養結果を確定診断とした（エビデンスレベル2b）。
（*Source*：From J Fam Pract. 1999；48：611-615. Reproduced with permission from Frontline Medical Communications.）

は体部白癬でみられる。
- 逆に癜風では色素脱失がよくみられる（図120-8）。

典型的分布
文字どおり，頭部から足の先まで発生する。
- 図120-5に5歳のアフリカ系女児の頭部白癬を示す。脱毛と炎症がみられる。経口グリセオフルビン開始後に女児の禿瘡は改善している。
- 図120-6は14歳男児の爪真菌症による足白癬である。

検査所見
KOH法を実施する。
- 病変の先端部に付着した鱗屑をスライドガラス，もしくは15番の外科用メスを用いて剥がし，別のスライドガラスにのせる（図120-13）。動き回る幼児の安全のため，メスではなく，2枚のスライドガラスを用いた方法が望ましい。
- カバースリップを用いて，採取した鱗屑片をスライドの中央にもっていく。
- KOH液2滴をスライドに滴下し，カバースリップで覆う。

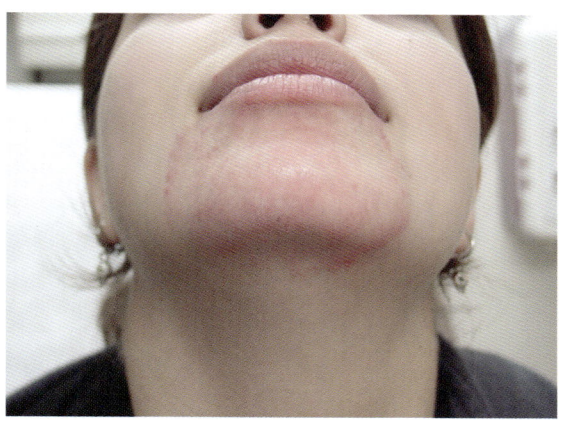

図 120-10　10 代女児の顔面白癬。特徴的な鱗屑と環状の病変を示す（輪癬）。境界線の盛り上がりが明瞭で，中心が白く抜ける所見も認める。（*Photo Credit：Dr. Patrick E. McCleskey, MD*）

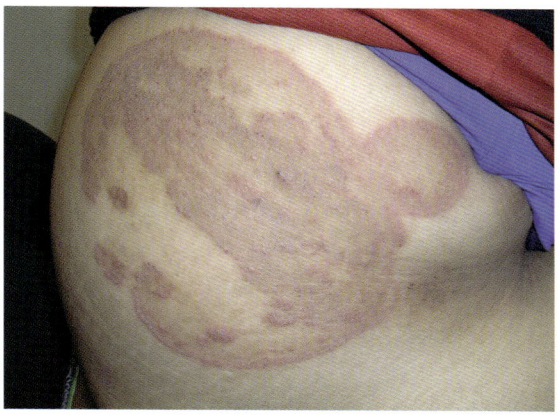

図 120-12　若年女性の右脇腹から前部に広がった体部白癬。境界線の盛り上がりが明瞭である環状病変を多数認める。一部には炎症後の色素沈着も認める。（*Used with permission from Richard P. Usatine, MD*）

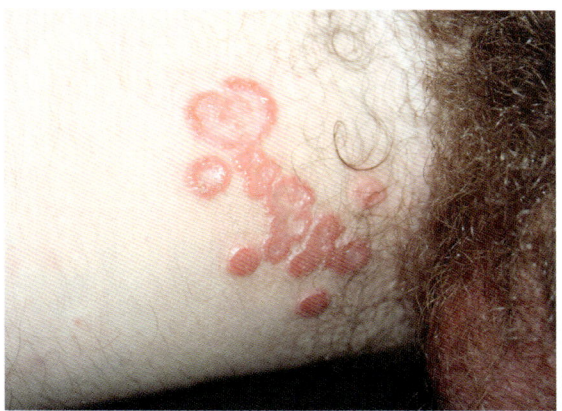

図 120-11　10 代男児の股部白癬。病変は環状で，深紅色である。（*Photo Credit：Dr. Patrick E. McCleskey, MD*）

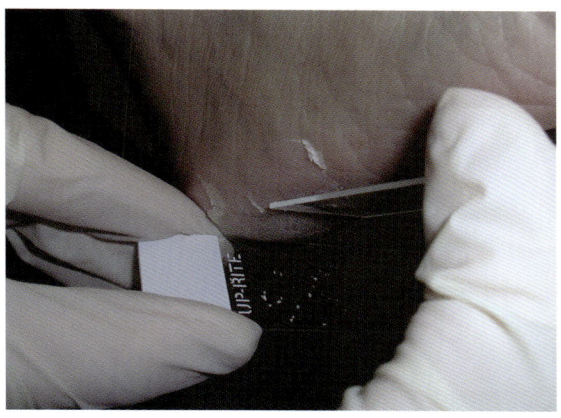

図 120-13　足白癬。KOH 法のために，2 枚のスライドガラスを用いて鱗屑片を剥がし取っている。（*Used with permission from Richard P. Usatine, MD*）

- 採取した鱗屑片が大きい場合，爪からの検体の場合，ジメチルスルフォキシド（DMSO）を含まない KOH 液を使用する場合は，アルコールランプやライターの炎で軽く熱する。沸騰させてはならない。
- DMSO は熱処理を行わなくても表皮細胞の細胞膜を融解させることができる界面活性剤としてはたらく。KOH 液と界面活性剤による真菌染色は，非常に簡便な方法である。この安価な染色剤は，プラスチックボトル容器に入れて 1～3 年間の保存が可能である。真菌を簡便に検出する染色法にはクロラゾールブラック法と，Swartz-Lamkins 染色法がある。Swartz-Lamkins 染色はより長期間の保存が可能である。
- 光学顕微鏡は最初 10 倍で細胞や菌糸を観察する。そして 40 倍に上げて観察対象を詳細に確認する（図 120-13～120-17）。真菌染色は，表皮細胞内の菌糸をより明瞭に検出できる。
- 最初に 10 倍で観察することで，細胞塊を検出しやすくなり，真菌を含む細胞群を見つけやすい（図 120-14）。
- 線状に伸びて分枝しているかのようにみえる細胞の境界を，真菌と間違わないように注意する。40 倍で形態を確認することでアーチファクトを除外し，真の真菌であること

がわかる。真菌染色によって，細胞壁，細胞核，Arthroconidia（真菌胞子の一種）などの特徴的所見をより明確に得ることができる（図 120-15～120-17）。
- KOH 法の特徴（真菌染色は行わない場合）[1]：感度は 77～88％，特異度は 62～95％（表 120-2）であるが，真菌染色の追加や検査技師の経験によってさらに上昇する。

▶ その他の臨床検査

- 真菌培養：皮膚の鱗屑片，毛髪，切り取った爪を尿カップのような無菌容器に入れて検査室に搬送する。真菌の寒天培地を用いて培養を実施する。
- KOH 法や真菌培養では検出されないが偽陰性が疑われるときは，生検材料や切り取った爪をホルマリン固定して PAS 染色を行う。
- 紫外線照射（ウッド灯検査）を用いて蛍光の発色をみる方法。大部分の *Microsprum*（小胞子菌属）は蛍光を発するが，*Trichophyton*（白癬菌属）はほとんど蛍光を発しない。

治療

多くの種類の局所に用いる抗真菌薬が存在する（表 120-3）。足白癬に使用されている抗真菌薬の 70 のトライアルを

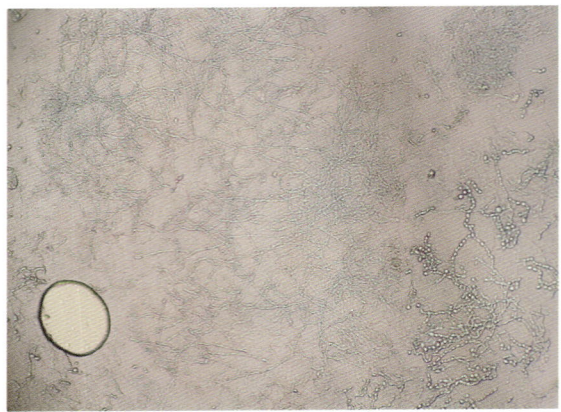

図 120-14　股部白癬。光学顕微鏡 10 倍，Swartz-Lamkins 真菌染色。皮膚細胞間に *Trichophyton rubrum* が観察される。最初は 10 倍で観察し，その後 40 倍に上げて確認する。（*Used with permission from Richard P. Usatine, MD*）

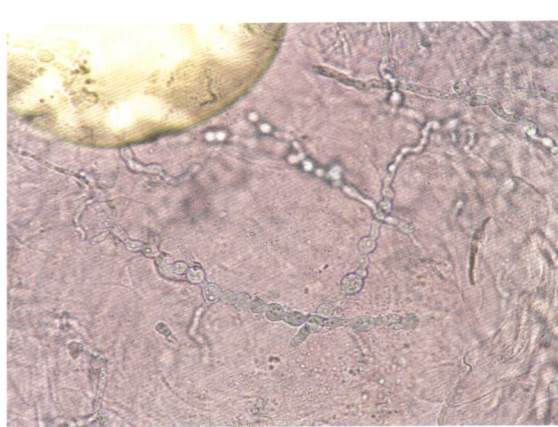

図 120-16　股部白癬。光学顕微鏡 40 倍，Swartz-Lamkins 真菌染色。Arthroconidia を確認できる。（*Used with permission from Richard P. Usatine, MD*）

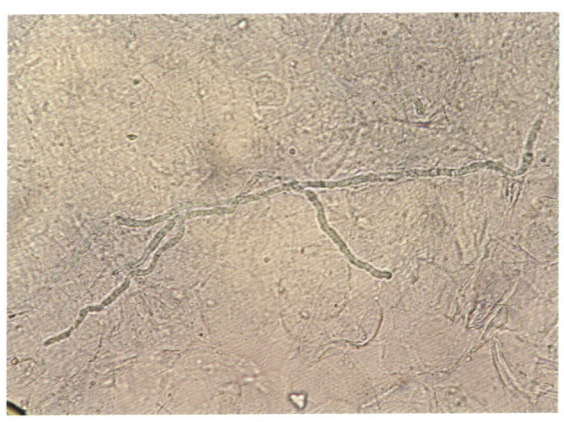

図 120-15　股部白癬。光学顕微鏡 40 倍，Swartz-Lamkins 真菌染色。*Trichophyton rubrum* が観察される。隔壁を有する線状に伸びる菌糸を認める。（*Used with permission from Richard P. Usatine, MD*）

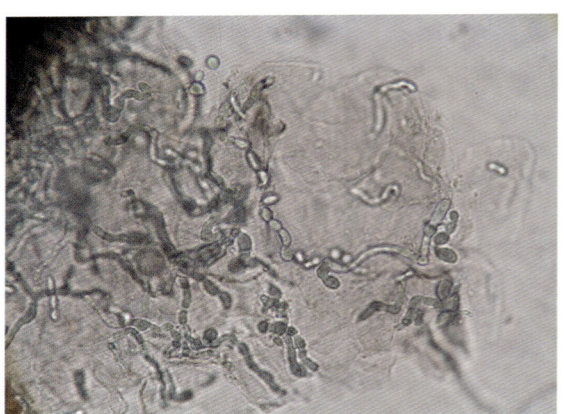

図 120-17　股部白癬。光学顕微鏡 40 倍，クロラゾールブラック真菌染色。*Trichophyton rubrum* が観察される。（*Used with permission from Richard P. Usatine, MD*）

表 120-2　白癬感染症における臨床診断および KOH 法の診断価値

検査	感度(%)	特異度(%)	陽性的中率(%)	陰性的中率(%)	陽性尤度比	陰性尤度比
臨床診断*	81	45	24	92	1.47	0.42
KOH 法(研究 1)†	88	95	73	98	17.6	0.13
KOH 法(研究 2)†	77	62	59	79	2.02	0.37

*臨床診断は，真菌培養のために検体を採取する前に 27 名の医師によって評価された。紅斑落屑性の病変を有する患者から検体を採取した。培養結果を確定診断とした（研究クオリティ＝2b）。
†両方の KOH 法の研究は，白癬が疑われる部位について非盲検下で行われた。最も信頼できる方法としての KOH 法と同時に真菌培養が行われた（研究クオリティ＝2b）。
（*Source*：From Thomas B. Clear choices in managing epidermal tinea infections. J Fam Pract. 2003；52(11)：850-862. Reproduced with permission from Frontline Medical Communications.）

解析したコクランレビューによると，プラセボに比較して有効性が確認されている[2]。

- アリルアミン系(ナフチフィン，テルビナフィン，ブテナフィン)
- アゾール系(クロトリマゾール，ミコナゾール，エコナゾール)
- アリルアミン系はアゾール系よりもわずかに有効性が高いとされるが，価格も高い[2]。
- 患者個人でみた場合，アリルアミン系とアゾール系の有効性に差はない[2]。SOR **A**

爪真菌症に対する局所治療は，有効性の証拠はきわめて少ない。シクロピロックスオラミンとブテナフィンの有用性を示す根拠がいくつかあるが，連日投与で 1 年間以上の投薬が必要である[3]。

頭部白癬やその他の部位の白癬でも，重症例においては経口の抗真菌薬が必要である[4]。また局所治療に反応しない皮膚糸状菌でも経口薬治療が必要である。

- 足白癬に対する経口抗真菌薬の 12 のトライアルを解析し

表120-3　局所に用いられる抗真菌薬

一般名	商品名	市販薬/処方薬	分類
ブテナフィン	メンタックス Lotrimin Ultra	処方薬 市販薬	アリルアミン
シクロピロックス	Loprox	処方薬	ピリドン
クロトリマゾール	Lotrimin AF クリーム Lotrimin AF スプレー	市販薬	アゾール
エコナゾール	スペクタゾール	処方薬	アゾール
ケトコナゾール	ニゾラール	2%処方薬	アゾール
ミコナゾール	Micatin Generic	市販薬	アゾール
ナフチフィン	Naftin	処方薬	アリルアミン
オキシコナゾール	Oxistat	処方薬	アゾール
Sertaconazole	Ertaczo	処方薬	アゾール
テルビナフィン	ラミシール AT	市販薬	アリルアミン
Tolnaftate*	Tinactin クリーム ラミシール AF defense と Tinactin パウダー スプレー Generic クリーム	市販薬	混合

*上記の抗真菌薬はすべて皮膚糸状菌とカンジダに対して有効であるが，Tolnaftate は皮膚糸状菌に対してのみ有効であり，カンジダに対しては無効である。ナイスタチンはカンジダに対してのみ有効であり，皮膚糸状菌に対しては無効である。

たコクラン・システマティックレビューによると，グリセオフルビンよりもテルビナフィンのほうが 2 週間目での有効性が 52 ％高かった[5]。SOR🄐

- テルビナフィンはイトラコナゾールと患者転帰は同等である[5]。
- 他にも多くの経口抗真菌薬があるが，有効性に大きな差はない[5]。

皮膚，爪，粘膜の真菌感染症に用いられる経口抗真菌薬は下記の通りである。

- イトラコナゾール（スポラノックス）
- フルコナゾール（ジフルカン）
- グリセオフルビン
- ケトコナゾール（ニゾラール）
- テルビナフィン（ラミシール）

Trichophyton（白癬菌属）による頭部白癬の治療において，テルビナフィンはグリセオフルビンよりも有効であるが，一方で *Microsporum*（小胞子菌属）による頭部白癬においてはテルビナフィンよりもグリセオフルビンのほうが有効であるとしたメタ分析がある[6]。SOR🄐

皮膚真菌症に対する治療薬の詳細は 121〜126 章を参照のこと。

【Richard P. Usatine, MD】
（清水博之 訳）

121 カンジダ症

症例

生後 2 カ月乳児がおむつかぶれを主訴に受診した。舌と口腔内は白苔に覆われていた（図 121-1）。鵞口瘡およびカンジダ性おむつ皮膚炎と診断された。口腔病変に対しては経口ナイスタチン，おむつ皮膚炎に対してはクロトリマゾールの外

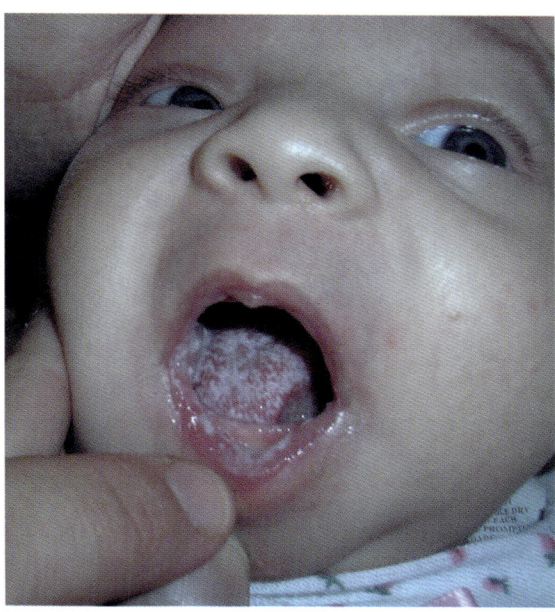

図 121-1　生来健康な乳児にみられた鵞口瘡。（*Used with permission from Richard P. Usatine, MD*）

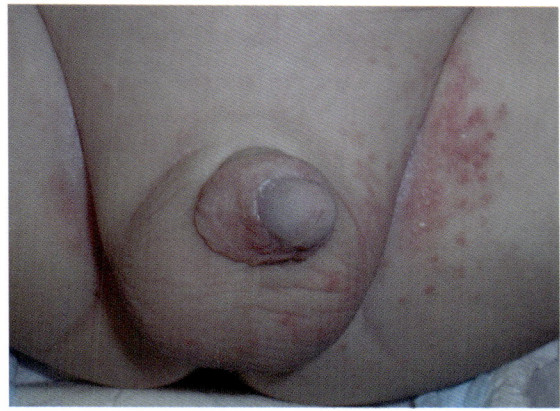

図 121-2　生来健康な乳児にみられたカンジダ性おむつ皮膚炎。衛星病変を有し，ピンク色である。（*Used with permission from Richard P. Usatine, MD*）

用で治療された。

概説

皮膚や粘膜のカンジダ感染症は，鵞口瘡（thrush）あるいはおむつ皮膚炎（diaper rush）として乳児によくみられる（図 121-2）。肥満，糖尿病，免疫不全を有する幼児や 10 代の若者でもカンジダ感染症を発症しやすい。

別名

鵞口瘡

疫学

- おむつ皮膚炎にカンジダ感染症が重複することは乳児ではよくみられる（図 121-2，121-3）。
- 生来健康な乳児におけるカンジダ鵞口瘡もまれではない

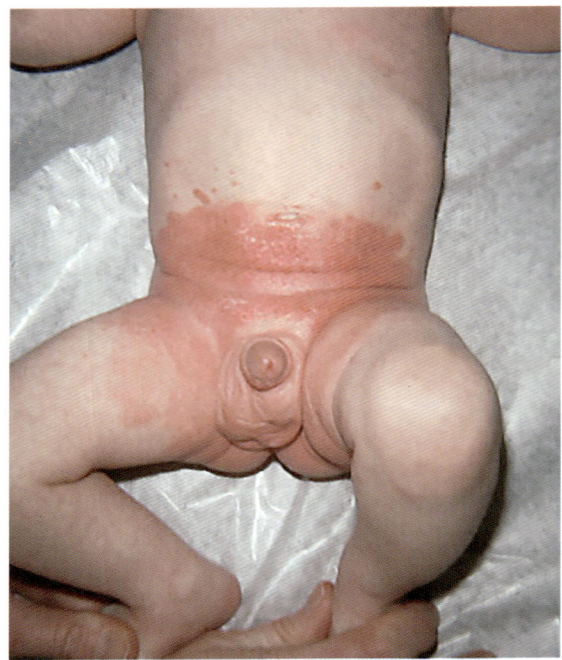

図121-3　中耳炎に対して抗菌薬治療後にみられたカンジダ性お
むつ皮膚炎。皮膚炎が腹部を上行して拡大しているが，おむつの
接触部に限られる点に注意。衛星病変もみられる。（Used with
permission from the Cleveland Clinic Children's Hospital Photo
Files）

（図121-1）。
- カンジダ血症（candidemia）はNICUにおいて，高い罹患率
および死亡率の原因である[1]が，本章では皮膚のカンジダ
感染症だけを扱う。

病因と病態生理

- カンジダ属による皮膚感染症は主に*Candida albicans*によ
る。
- *C. parapsilosis*と*C. albicans*感染症は，NICUにおけるカ
ンジダ血症の最も多い原因菌である[1]。
- *C. albicans*は菌糸型と酵母型の両方の形態で存在できる
（これを二形性真菌と呼ぶ）。出芽の際に形成された新しい
細胞が独立できなかった場合，連鎖状になり，これを仮性
菌糸型と呼ぶ[2]。

危険因子

乳幼児，早産児，入院児，NICU入室児，肥満，糖尿病，
免疫不全，HIV，経口抗菌薬の使用，吸入または全身ステロ
イド投与

診断

▶ 臨床所見

- 抗菌薬やステロイドの使用歴を聴取する。
- 典型的な分布：おむつ領域（図121-3），亀頭，外陰部，乳
房下部（図121-4），下腹部，指趾間，頸部のしわの部分，
口角部。
- 皮疹の形態：衛星病変を有するピンク色～鮮紅色の斑点や
斑状病変（図121-2，121-3）。

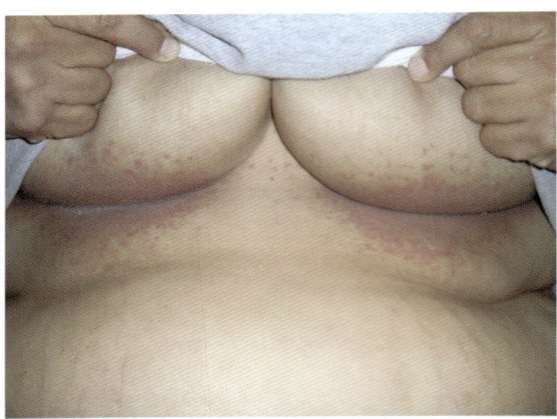

図121-4　肥満のある若年女性の乳房下のカンジダ皮膚炎。境界
線は不明瞭で，衛星病変もみられる。（Used with permission from
Richard P. Usatine, MD）

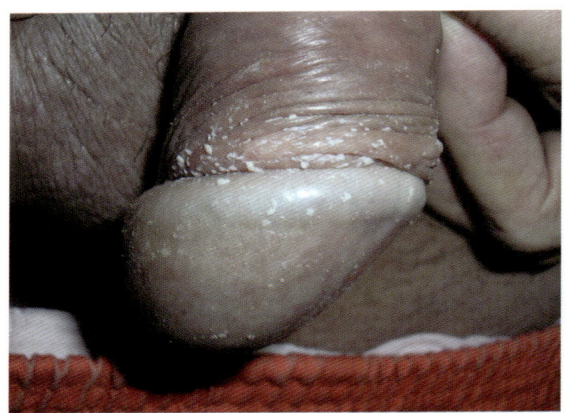

図121-5　割礼を受けていない若年男性にみられたカンジダ亀頭
炎。（Used with permission from Richard P. Usatine, MD）

- 理学所見：鵞口瘡では舌，口蓋，頬粘膜を含む口腔粘膜に
白苔がみられる（ベルベット状あるいはカッテージチーズ
様，図121-1）。鵞口瘡は母乳やミルクのように頬粘膜や舌
から簡単に除去できない。ガーゼで覆った指で病変を擦り
取って検査する。白苔が剥がれ，赤くてもろい組織が現れ
れば鵞口瘡である。

10代

- カンジダ亀頭炎は割礼を受けていない男性ではよくみられ
る（図121-5）。陰茎の掻痒や包皮下の白色分泌液が特徴で
ある。
- カンジダ腟炎も掻痒と白色帯下が特徴である（図121-6）。
腟トリコモナス症も同様の特徴をもつため，正確な診断に
は分泌物の標本をみることが大切である。

▶ 検査所見

病変を剥がし，スライドグラスにのせてKOH液（DMSO
入りも選択可）を滴下する。*C. albicans*は菌糸型と酵母型の
両方の形態で存在する（二形性）。仮性菌糸や出芽酵母を観察
する（図121-7）。

鑑別診断

- 間擦疹：皮膚のひだにみられる非特異的な炎症であり，熱，

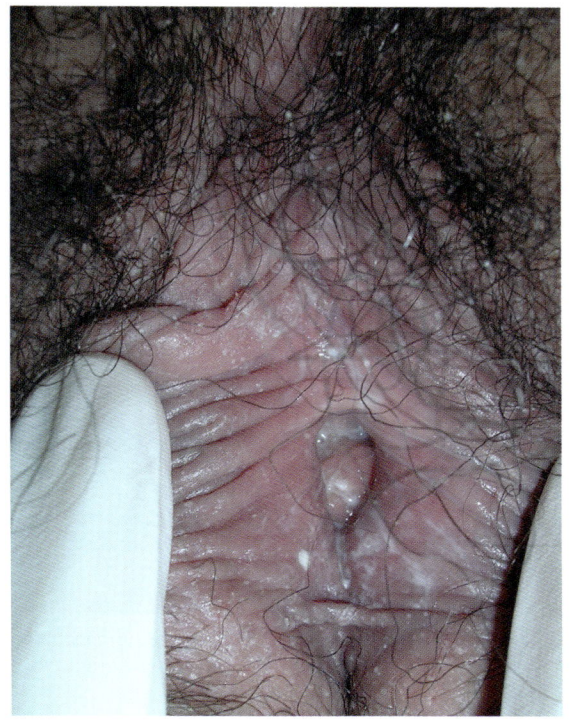

図 121-6　若年女性にみられた外陰部腟炎。（*Used with permission from Richard P. Usatine, MD*）

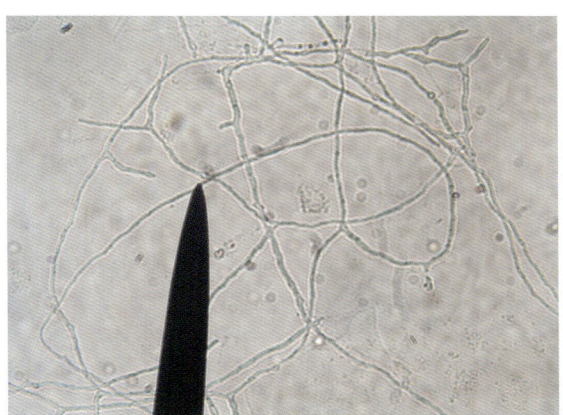

図 121-7　分枝した仮性菌糸と発芽したカンジダ酵母が強拡大でみられる。（*Used with permission from Richard P. Usatine, MD*）

湿度，浸軟，摩擦によって起こり，悪化する。またカンジダや皮膚糸状菌の感染によって悪化する（図 121-4）。

- 体部白癬，股部白癬：鼠径部に環状病変や同心円状病変がみられればカンジダとの鑑別は可能である。股部白癬は典型的には陰囊に病変を認めないが，カンジダによる間擦疹では陰囊病変を合併することがある。
- 紅色陰癬：鼠径部や腋窩部に発生する。ピンク色あるいは茶色で，紫外線を当てると赤の混じったオレンジ色を発する（102 章「紅色陰癬」参照）。
- 脂漏症：*Pityrosporum*（ピチロスポルム属）と呼ばれる酵母に類似した微生物の過剰発育による炎症（135 章「脂漏性皮膚炎」参照）。

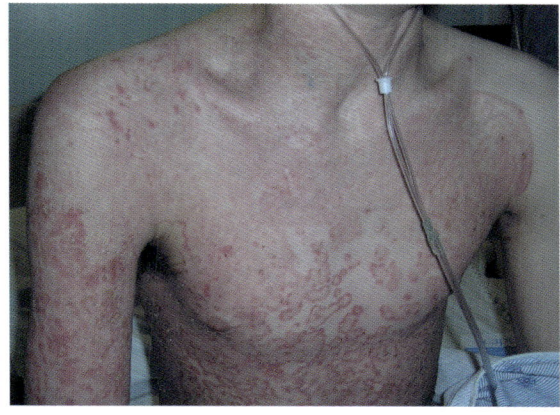

図 121-8　慢性皮膚・粘膜カンジダ症。本症例の若年男性は，T 細胞免疫不全のために，小児期から，皮膚，爪，粘膜の持続カンジダ感染症を有する。（*Used with permission from Richard P. Usatine, MD*）

- おむつ皮膚炎の鑑別診断は 95 章「おむつかぶれと肛門周囲皮膚炎」で主に述べている。

治療

▶ 原発性カンジダ皮膚感染症

- クロトリマゾール，ミコナゾール，ポリエン系のナイスタチンを含むアゾール系の局所投与が有効[4]。SOR Ⓑ
- 感染した皮膚表面の乾燥を維持することは重要[3]。SOR Ⓒ
- 外用抗真菌薬の詳細は 120 章「真菌総論」の表 120-3 を参照。
- ある研究によると，カンジダ感染によって難治化したおむつ皮膚炎の治療において，亜鉛華軟膏よりもミコナゾール軟膏が耐容性良好であり，有効であった[4]。
- Tolnaftate はカンジダではなく皮膚糸状菌に対する抗真菌薬であり，使用すべきではない。
- 再発あるいは治療抵抗性の場合はフルコナゾールの経口投与を検討する。

▶ 口腔咽頭カンジダ症

- 初発に対してはナイスタチン懸濁液の経口投与を行う[3]。SOR Ⓑ
- フルコナゾール経口投与も同程度に有効。いくつかの研究では局所投与より優れる[3]。SOR Ⓐ
- イトラコナゾール溶解液はフルコナゾールと同程度有効[3]。SOR Ⓐ
- ケトコナゾールやイトラコナゾールカプセルは吸収が不安定であり，フルコナゾールに比べて有効性は低い[3]。SOR Ⓐ
- HIV/AIDS 患者の口腔内カンジダ症において，安全に使用可能な年長児に対してはクロトリマゾール・トローチやフルコナゾールの経口薬が有効である[3]。SOR Ⓐ

▶ 慢性皮膚・粘膜カンジダ症

- 慢性皮膚・粘膜カンジダ症は持続性あるいは再発性の皮膚，爪，粘膜のカンジダ症の疾患群である（図 121-8）。本症はカンジダに対する細胞性免疫に必須とされる T リンパ球由来のサイトカインの産生不全が原因である[5]。
- 慢性皮膚・粘膜カンジダ症の患者は，AIDS 患者に対するカンジダ症と同様の長期間にわたる治療が必要である[3]。
- 全身投与が必要で，ケトコナゾール，フルコナゾール，イ

トラコナゾールなどのアゾール系抗真菌薬が有効である[3]。
● 細胞性免疫を回復させる治療によって長期間の寛解が可能である[5]。

予後

カンジダ感染症の種類や宿主の免疫状態によって予後は異なる。生来健康な乳児の鵞口瘡やカンジダ性おむつ皮膚炎は完全に治癒し予後良好である。

患者教育

皮膚感染症では，感染した皮膚の清潔かつ乾燥を維持する。乳児の鵞口瘡では，母親の乳房や哺乳瓶の乳首などの感染源への対応を行う。人工乳栄養児の場合は，別の児に使用する前に乳首を煮沸するか，取り替える。

【Richard P. Usatine】
（清水博之　訳）

122　頭部白癬

症例

11歳男児が，2カ月前から徐々に悪化している斑状の脱毛を主訴に受診した（図122-1）。患児は頭皮の掻痒を訴えるが，母親は脱毛を心配している。理学所見では，鱗屑を伴った脱毛と，脱毛部位に黒い斑点状にみえるちぎれた毛髪が認められた。病変部位の組織を剥離し，KOHによる前処理を行いスライドガラスにのせた。KOH処理の前に何本からの抜けた毛髪をスライドにのせカバースリップで覆い，顕微鏡で観察すると真菌の構造が確認された。6週間のグリセオフルビンにより頭部白癬は完治した。

概説

頭部白癬（tinea capitis）は頭皮と毛髪に起こる真菌感染症である。これは10歳未満の小児で最も多い皮膚糸状菌症であり，脱毛，頭皮脱落，紅斑，膿痂疹様のプラークが特徴である。

別名

頭皮白癬（白癬菌が皮膚に感染するとできる環状の皮疹）

疫学

● 頭部白癬は短く縮れた毛の毛包（毛嚢）に好発するため，若年のアフリカ系男児に起こりやすい。
● 頭部白癬は10歳未満の小児で最も多い皮膚糸状菌症であり（図122-1〜122-6），思春期以降や成人ではあまりみられない[1]。また世界中に分布している。
● 皮膚糸状菌は長期間，くし，ブラシ，ソファやシーツの中などで生存できる。
● ヒトからヒトへの伝播は直接的経路あるいは，媒介物を介した間接的経路がある。
● イヌやネコからヒトに伝播することもある。

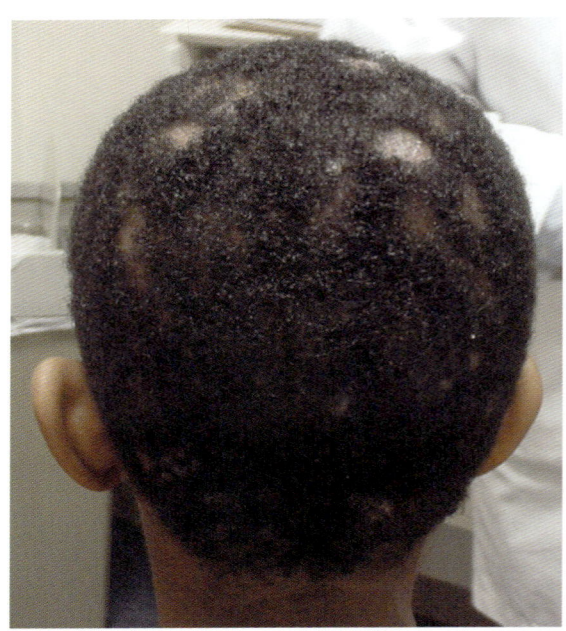

図122-1　アフリカ系の小児にみられた頭部白癬。*Trichophyton tonsurans* が最も多い病原体である。（*Used with permission from Richard P. Usatine, MD*）

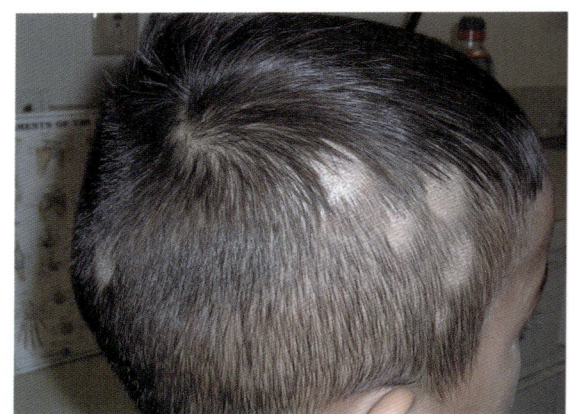

図122-2　小児にみられた斑状の脱毛と頭皮の鱗屑を伴った頭部白癬。（*Used with permission from Richard P. Usatine, MD*）

病因と病態生理

● 頭部白癬は毛幹と頭皮の毛嚢に感染する表在性真菌感染症である。眉毛や睫毛に感染することもある。
● *Trichophyton*（白癬菌属）や *Microsporum*（小胞子菌属）が原因であり，米国で最も多いのは黒点型（block-dot）の脱毛症と関連性の高い *Trichophyton tonsurans* である。*Microsporum canis* による頭部白癬は数十年前と比較すると多くはないが，途上国ではいまだに罹患率が高い。自然界の宿主はイヌやネコである。

危険因子

● 清潔な水や石鹸を使用できないこと。
● 貧困や農村地域で生活していること。

14

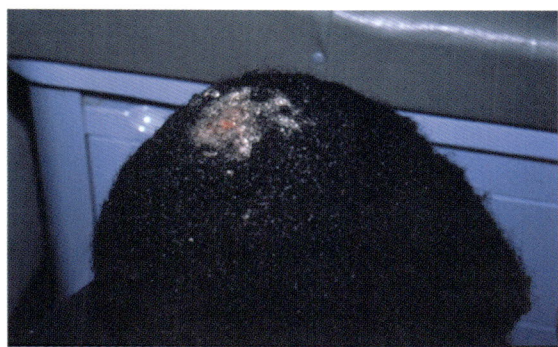

図 122-3　白癬に対する炎症によって発生した禿瘡。禿瘡は一見すると重複感染のようにみえるが，糸状菌に対する激しい炎症である。（Used with permission from Richard P. Usatine, MD）

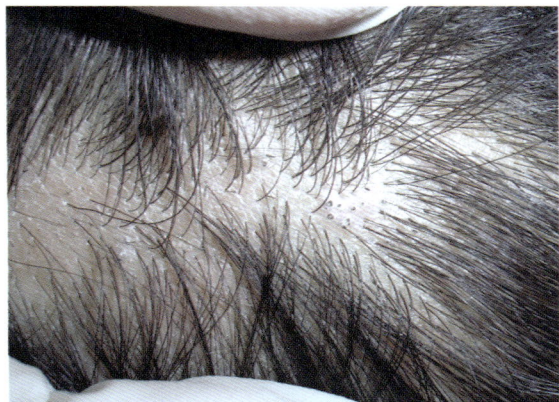

図 122-4　7 歳女児の脱毛症でみられる黒色斑点の拡大像。黒色斑点は感染した毛髪が破壊されたものである。（Used with permission from Richard P. Usatine, MD）

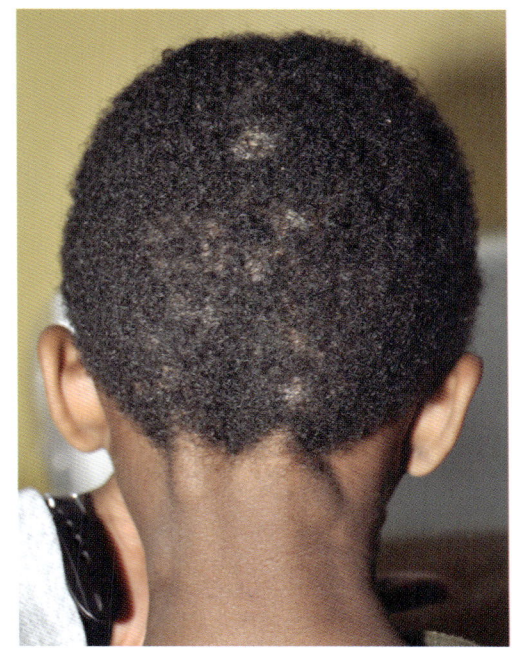

図 122-5　頭部白癬の男児にみられた頸部リンパ節腫脹。真菌感染では，実際の脱毛部よりも広い範囲の鱗屑と痂皮形成を認める。リンパ節腫脹は白癬に対する反応性腫脹であり，細菌の重複感染ではない。（Used with permission from Richard P. Usatine, MD）

- 皮膚糸状菌は短い縮れ毛の毛囊で成育しやすいため，アフリカ系の人種であること。
- 感染者が周囲に感染を広げやすい，人が密集した生活環境。
- くし，ブラシ，ヘアアクセサリーなどの共有。

診断

- 臨床所見で診断できることが多い。
- 頭皮の病変を削り取り，数本の脱落した毛髪を KOH 処理（DMSO や真菌染色によってさらに感度が上がる）して顕微鏡で観察することで，確定診断できる。菌糸と胞子の存在（**図 122-7**，**122-8**），あるいは真菌が毛幹に侵入しようとしている所見を見つけることも有用である。

▶ 臨床所見

- 脱毛症や頭皮の脱落（**図 122-1**，**122-2**）。
- 白癬に対する炎症反応が生じると禿瘡をきたす。頭皮の紅潮，腫脹，浸潤を認める。血液状の滲出液を伴い，それが乾燥すると痂皮を形成する（**図 122-3**，**122-5**）。
- 黒色の斑点にみえる，損傷しちぎれた毛髪を脱毛部位に認める（**図 122-4**）。
- 頭部白癬では頸部リンパ節腫脹がよくみられる（**図122-5**）。
- 頭部白癬では環状病変も起こりうる（**図 122-6**）。

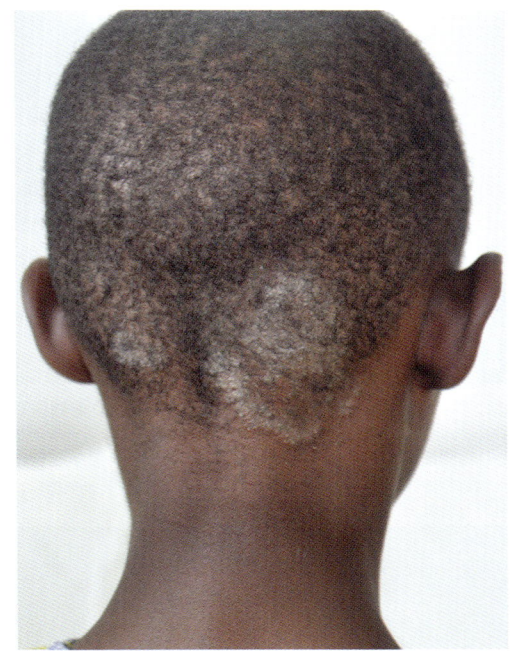

図122-6　環状の形態をとる頭部白癬。（Used with permission from Richard P. Usatine, MD）

▶ 典型的分布

　名前のとおり頭部全体に起こりうるが，通常は頭皮である。まれに眉毛や睫毛にも発生する。

▶ 検査所見

　可能であれば，何週間も継続する抗真菌薬を内服開始する前に確定診断を行い，真菌感染の根拠を強くもつことが重要

である。

- KOH の前処理：#15 のメスの刃を使用して，鱗屑や感染した毛髪を剥離する。KOH や真菌染色を使い，ケラチンを溶解する。そして顕微鏡の 10〜40 倍拡大で隔壁や分枝する菌糸を探す（図122-7）。*Microsporum*（小胞子菌属）の菌糸は毛髪の外側にみられる一方で，*Trichophyton*（白癬菌属）の菌糸は毛髪の内側にみられる（図122-8）。
- 診断が不確実であれば，数本の脱落した毛髪と頭皮の鱗屑を真菌培養に提出する。
- 紫外線を当て（ウッド灯），蛍光発光を探すこともできるが，有用性は低い。*Microsporum* のみが蛍光を発する（図122-9）が，皮膚糸状菌の 30% 未満であるためである。

鑑別診断

- 円形脱毛症：鱗屑，炎症，頭皮下の瘢痕を伴わない脱毛。自己の毛嚢を攻撃してしまう自己免疫性の機序で発生する（158 章「円形脱毛症」参照）。
- 脂漏性皮膚炎（ふけ）：酵母真菌である *Pityrosporum*（ピチロスポルム属）により頭皮の剥離，炎症が起こるが，脱毛は通常認めない。頭部白癬のような斑状かつ限局したものではなく，病変は広範囲に及ぶ。
- 頭皮乾癬：脱毛は通常認めない。軽症では狭い範囲で小さな鱗屑を認める程度だが，重症では銀色の厚いプラークが頭皮の広範囲を覆うこともある。乾癬によるプラークは体のどこにでも発生し，爪の変化を認めることもある。
- 抜毛癖：患者が自らの毛髪を抜いたり，ねじったりして発生する脱毛症（159 章「牽引性脱毛症と抜毛癖」参照）。
- 牽引性脱毛症：患者あるいは両親が髪の毛を編みこみやポ

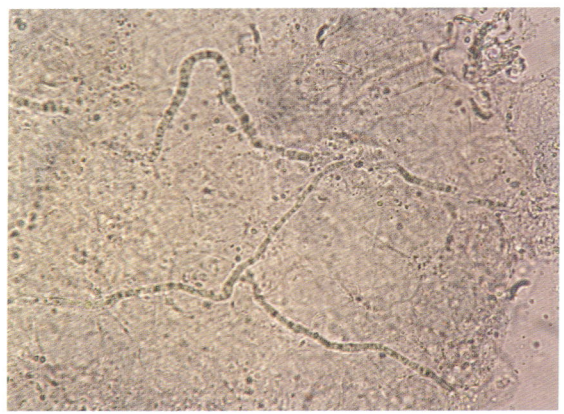

図122-7　Swartz-Lamkins 真菌染色の 40 倍観察で皮膚細胞間に認められた頭部白癬の *Trichophyton tonsurans*。（*Used with permission from Richard P. Usatine, MD*）

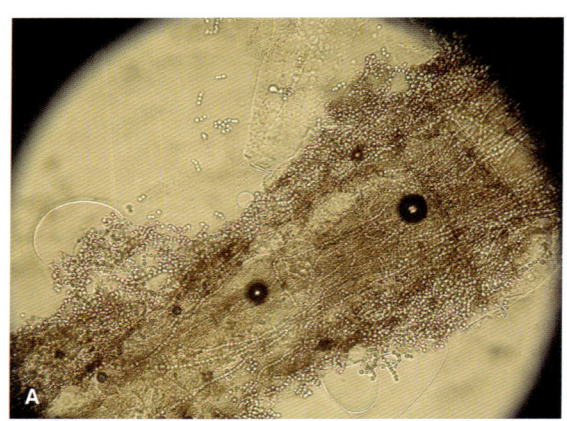
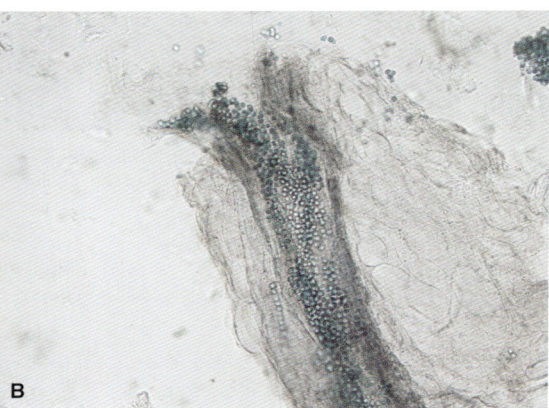

図122-8　**A**：*Microsporum canis* の菌糸は，40 倍観察で毛髪の外側にみられ，そのためこの菌種は蛍光を発することができる。（*Used with permission from Eric Kraus, MD*）　**B**：*Trichophyton tonsurans* の菌糸は，Swartz-Lamkins 真菌染色の 40 倍観察で毛髪の内側にみられる。そのためこの菌種では真菌が毛髪内に存在し蛍光を発することができない。（*Photo Credit：Dr. Patrick E. McCleskey, MD*）

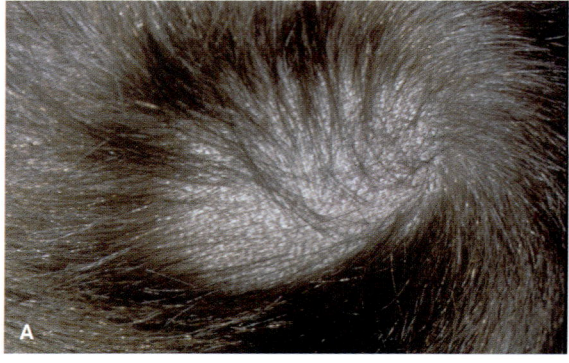
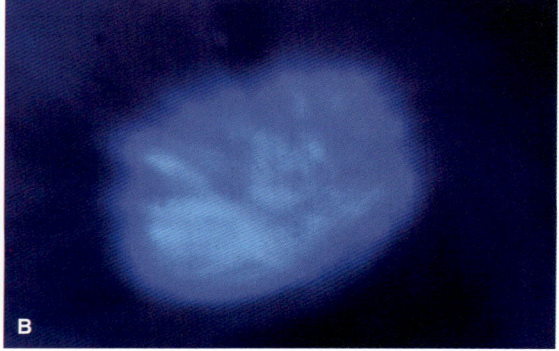

図122-9　**A**：男児の頭部白癬。**B**：紫外線照射によって蛍光発光を呈し，頭部白癬の原因が *Microsporum* と判明した。（*Used with permission from Jeff Meffert, MD*）

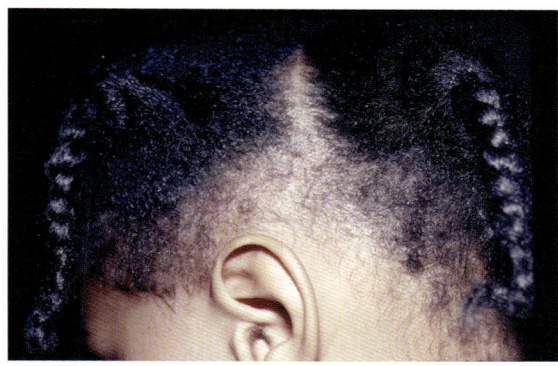

図 122-10　牽引性脱毛症は，髪の毛を強く編むことにより毛嚢に圧力がかかり生じる。脂漏症によって若干の鱗屑がみられるが，頭部白癬は鑑別にあげなければならない。（Used with permission from Richard P. Usatine, MD）

ニーテールにするために，毛髪が牽引され生じる脱毛症。脂漏症の合併がなければ頭皮の鱗屑はなく，脱毛範囲がヘアスタイルに一致する（図 122-10，159 章参照）。

治療

- 抗真菌薬の外用薬は不適切で，経口薬が必須。
- 新規の抗真菌薬よりも長期間の内服が必要だが，グリセオフルビンは今なお頭部白癬の治療選択肢である[2-5]。SOR B
- グリセオフルビンは小児に対しては液体薬もあり，かつ保険適応もある。頭部白癬には 6～8 週間もしくはより長期（12 週間）の処方を行う。SOR C
- グリセオフルビンは多くの剤形が存在し，小児には液体薬（125 mg/5 cc）がある。高脂肪食と一緒に内服すると腸管吸収率が上昇する。マイクロサイズのグリセオフルビンの投与量は 20 mg/kg/日で，ウルトラマイクロサイズのグリセオフルビン錠の投与量は 5～15 mg/kg/日である。ウルトラマイクロサイズの剤形（錠剤のみ）ではマイクロサイズよりも mg あたりの効果が強力であるが，液体薬はない。錠剤は液体薬よりも安価であり，錠剤が飲める小児では使用できる。標準治療期間は，耐性型の増加への対応として頭部白癬には 6～12 週間の治療が必要である。
- 近年の論文における専門家の見解では，2.5％硫化セレン配合のシャンプーを併用しながら，マイクロサイズのグリセオフルビン 20～25 mg/kg/日を 2～3 カ月間投与すべきとしている[6]。SOR C
- 頭皮の Trichophyton 感染症には，2～4 週間のテルビナフィン，フルコナゾール，イトラコナゾール治療は，6～8 週間のグリセオフルビン治療と同等とされている。
- Trichophyton tonsurans による内在性頭部白癬の治療において，経口テルビナフィン（3～8 mg/kg/日を 2～4 週間）はグリセオフルビンと比較して，より早期により高い治療効果が望めるという無作為化比較試験（RCT）が多く存在する[6-10]。SOR A
- グリセオフルビンは Microsporum や炎症性の Trichophyton による，まれな真菌感染症に対してはテルビナフィンより優れている傾向がある[10,11]。
- テルビナフィンはグリセオフルビンよりも短期間治療が可能で有効である。液体薬はない。10～20 kg の小児には 62.5 mg/日，20～40 kg の小児には 125 mg/日，40 kg 以上

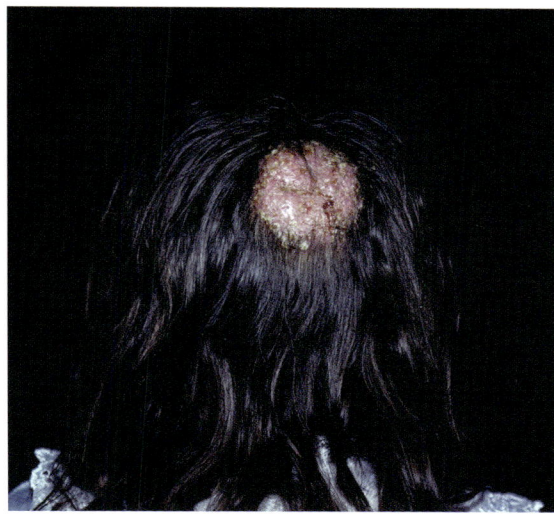

図 122-11　Trichophyton rubrum に感染した 5 歳女児の禿瘡。（Used with permission from Eric Kraus, MD）

の小児には 250 mg/日が推奨投与量である。Trichophyton の治療期間は 2～4 週間で，Microsporum の治療期間は 8～12 週間である。
- フルコナゾールは液体薬もあり，皮膚真菌症には有効かつ安全な薬剤である。5～6 mg/kg/日を投与する。Trichophyton には 3～6 週間，Microsporum には 8～12 週間投与する。
- イトラコナゾールも液体薬がある。液体薬の推奨投与量は 3 mg/kg/日で，カプセルは 5 mg/kg/日である。治療期間は 2～6 週間。
- 頭部白癬への推奨された治療期間内であれば，これらの薬剤の使用にあたり，血液検査モニタリングは不要である[1]。
- 禿瘡は経口抗真菌薬だけで改善する。重症で疼痛が激しい症例では，治癒を早めるために短期間の経口ステロイドパルスを検討する（図 122-11）。SOR C
- 頭部白癬の治療は経口薬が中心だが，外用薬も補助的に用いることもある。具体的には，1～2.5％硫化セレン，1％シクロピロックス，2％ケトコナゾールシャンプーを 8 週間の間，週に 2～3 回程度，5 分間頭皮や頭髪に用いる[12,13]。SOR B　硫化セレンとシクロピロックスのシャンプーの効果は同等とされる[13]。SOR B
- 他にも疑い症例で培養結果が判明するまでの間に，抗真菌薬シャンプーを経験的治療として開始することがある。また，抗真菌薬シャンプーは，経口薬の効果が現れるまでの間に，密集した生活環境で過ごす人の白癬症の伝播を抑制することもできる（図 122-12）。SOR C

予防

家族や友人も検査を行い，無症状者も治療を受けるべきである。濃密な接触，おもちゃやくし，ブラシなどの共有も避けるべきである[14]。SOR B

予後

頭部白癬が無治療で放置されると，重度の脱毛と瘢痕性禿瘡を生じることがある。

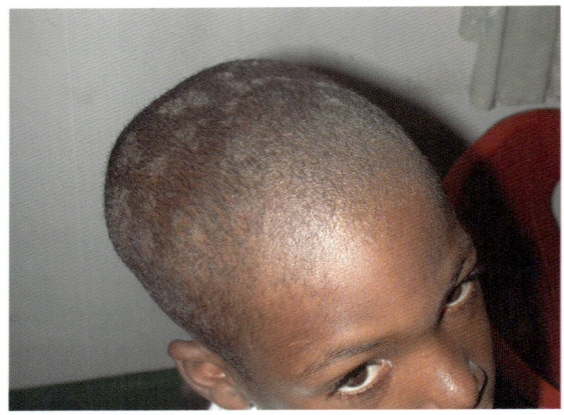

図122-12　パナマの学童にみられた頭部白癬。クラスメートの多くが頭部白癬に罹患していた。内服の抗真菌薬が届くまでに，抗真菌薬シャンプーが使用された。(*Used with permission from Richard P. Usatine, MD*)

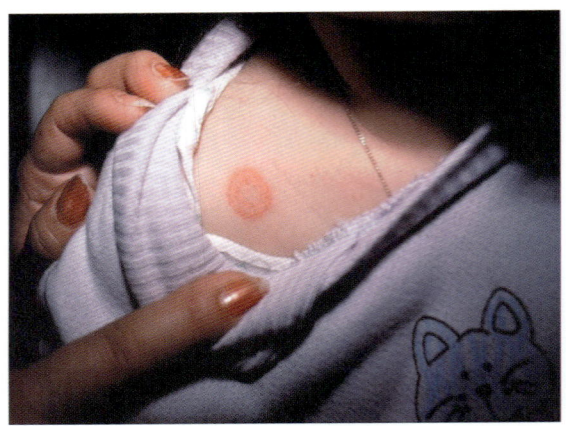

図123-1　女児の肩にみられた体部白癬。典型的な環状病変。スウェットシャツのネコのイラスト(女児の家ではネコを飼っていた)が，家庭内で *Microsporum* 属の伝播があったことを教えてくれるカギになったかもしれない。鱗屑や紅斑を有する，中心部が白く抜けた環状病変が特徴。(*Used with permission from Richard P. Usatine, MD*)

患者教育

患者や保護者は，他者に感染伝播しないようにケアを行う必要がある。またくし，ブラシ，タオルを共有しないことの重要性を説明する。

フォローアップ

培養の陰性化や毛髪の再生により感染の完全な消失を確認するために，フォローアップの受診を計画すること。

【Richard P. Usatine, MD／Congjun Yao, MD】

(清水博之 訳)

123 体部白癬

症例

6歳女児が掻痒を伴う発疹が体幹部に出現したと診察室に連れて来られた(図123-1)。2週間前に初めて気づき，飼いネコには脱毛箇所がいくつかあった。鱗屑や紅斑を有する，中心が白く抜けた同心円状の環状病変を認めた。紫外線照射によって緑色蛍光を発し(*Microsporum*)，KOH法によって分枝する隔壁を有する菌糸を認めた。抗真菌薬の外用薬を1日2回塗布し，白癬症は3～4週間で治癒した。飼いネコも同時に獣医で治療された。

概説

体部白癬(tinea corporis)は，よく遭遇する体幹部の表在性真菌感染症である。中心の白く抜けた，紅斑で表面に鱗屑が付着した，境界明瞭の環状病変である。

疫学

皮膚糸状菌が米国では最も頻度の高い真菌感染症である。特に *Trichophyton rubrum*(紅色菌，紅色白癬菌)は体部白癬，股部白癬，手白癬，足白癬の原因菌の大部分を占める。

- 過度な温度と湿度は真菌の発育にとって良好な環境を提供する。
- 皮膚糸状菌は感染した動物，ヒト，汚染された物品を介して拡大する。

病因と病態生理

体部白癬は次の3種類の皮膚糸状菌のいずれかの感染によって起こる。すなわち，*Trichophyton*(白癬菌属)，*Microsporum*(小胞子菌属)，*Epidermophyton*(表皮菌属)である。この中で最多は *Trichophyton rubrum* である。

- 皮膚糸状菌は角化した組織を貫通させるケラチナーゼなどの酵素を産生する。菌糸は角質層やケラチンに侵入し，同心円状に病変を外側に拡大していく。

危険因子

- 保育施設への参加
- 低い衛生意識
- 不衛生な生活環境
- 温暖で，高湿度な環境
- 免疫低下状態(AIDS，悪性腫瘍，臓器移植，糖尿病など)

診断

診断は病歴，臨床症状，培養，KOH法による感染組織や毛髪の菌糸を直接鏡検する。

▶ 臨床所見

- 感染部位の掻痒感
- 中心部の病変が目立たない，辺縁部に鱗屑が付着した紅斑を伴った，境界明瞭の環状病変である。環状病変は白癬症に非常に特異的(80%)な所見である(図123-1)。
- 病変の中心部が白く抜けているという特徴は常にみられるわけではない(図123-2)。
- 鱗屑は最も目立つ形態的特徴であるが，白癬症の中には炎症反応から膿疱を形成するものもある(図123-3)。

▶ 典型的分布

- 顔面や四肢を含め体のどの部位にも発生しうる(図123-4)。
- 医療者や患者に白癬症と認識されないまま，ステロイド外

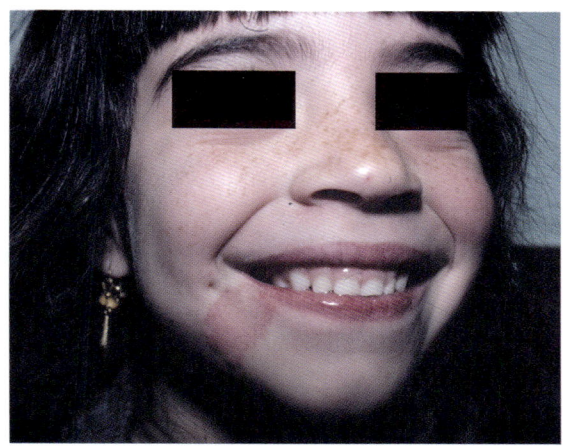

図 123-2　女児にみられた顔面の白癬症。病変中心部が白く抜けた所見はなく，環状病変でもない。しかし KOH 法は陽性であり，分枝する菌糸がみられた。外用抗真菌薬で治癒した。(*Used with permission from Richard P. Usatine, MD*)

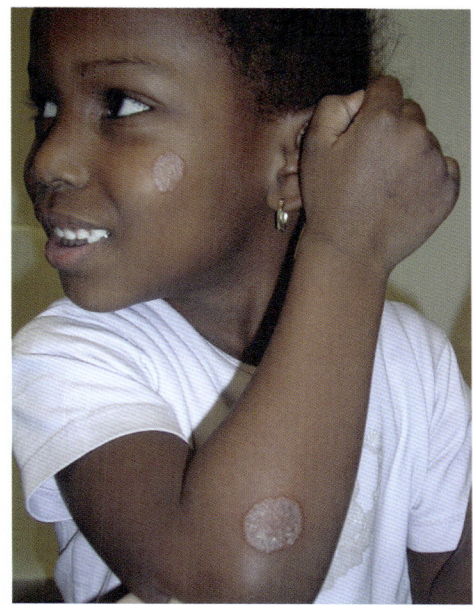

図 123-4　女児の腕や顔面にみられた古典的な鱗屑を伴う環状病変の体部白癬。(*Used with permission from Richard P. Usatine, MD*)

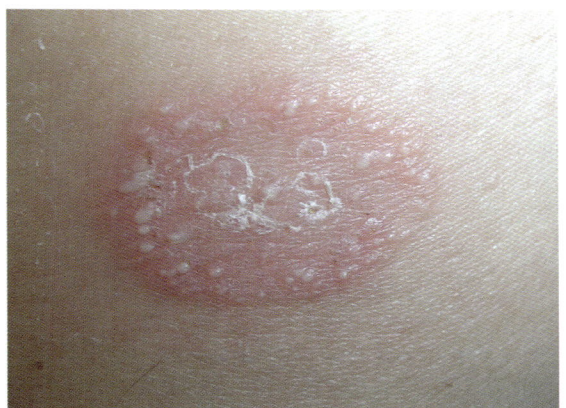

図 123-3　膿疱と鱗屑を伴った体部白癬。KOH 法は陽性で，分枝する菌糸を認めた。膿疱は皮膚糸状菌に対する炎症性の反応で起こる徴候である。(*Used with permission from Richard P. Usatine, MD*)

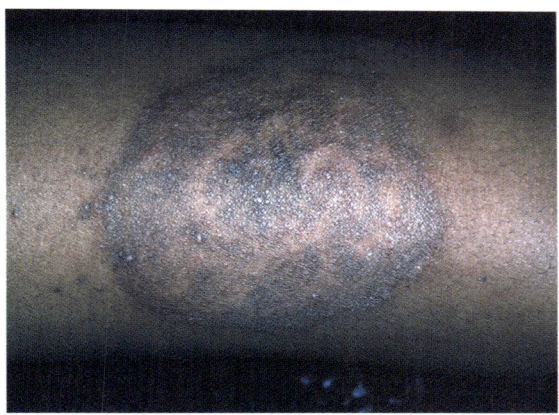

図 123-5　腕にみられた環状病変をもつ tinea incognito(隠された白癬症)。医療者に誤って処方された外用ステロイドの使用中に，糸状菌は増殖し続けた。炎症後の過色素沈着を広範囲に認める。(*Used with permission from Richard P. Usatine, MD*)

用薬が塗布されていた白癬症を tinea incognito(隠された白癬症)と呼ぶ。ステロイドを使用している間，糸状菌は増殖を続け，環状病変を形成する(図 123-5，123-6)。

- 体部白癬の病変は広範囲に及ぶこともある(図 123-7)。
- 過色素沈着がみられることもある(図 123-5～123-7)。

▶ 検査所見

- 臨床診断を確かめるため，あるいは診断が不確定の場合には，皮膚を削り取り，KOH 処理を行うことが有用である。病変の端や紅斑部分を，スライドガラスの縁あるいは外科用メスを用いて皮膚を削り取ることが重要である。出血を極力起こさずに，角質層を得るために強く削る。不適切な削り取りや，抗真菌薬の外用薬の使用，経験の少ない鏡検者によって偽陰性が起こりうる。
- 表皮細胞を熱を加えずに迅速に崩壊させるのに KOH を用いる(KOH のみ，あるいは DMSO 添加，もしくは真菌染色)(図 123-8)。KOH，サーファクタント，ブルーインクを含む Swartz-Lamkins 真菌染色の試薬は容易に入手可能である。ブルーインクによって菌糸を際立たせることがで

き，時間の節約になり，かつ偽陰性の可能性を減らしうる(図 123-9)。表皮細胞を十分に崩壊させることができない場合は，炎をスライド裏面から 5 秒間当てることで工程を早めることができる。

- 皮膚の削り取りと培養は診断のゴールドスタンダードであるが，費用がかかり，培養での真菌の発育には 2 週間を要する。KOH 法が陰性だが，なお白癬症が疑われる，あるいは顕微鏡が使用できない際に培養を検討する。
- KOH 法や培養が陰性だが，臨床像からなお真菌感染が疑われる場合は皮膚生検を行い，PAS 染色を実施する。

鑑別診断

- 環状肉芽腫症：原因不明の炎症性，良性皮膚炎で，真皮の環状丘疹を特徴とする(図 123-10，148 章「環状肉芽腫」参

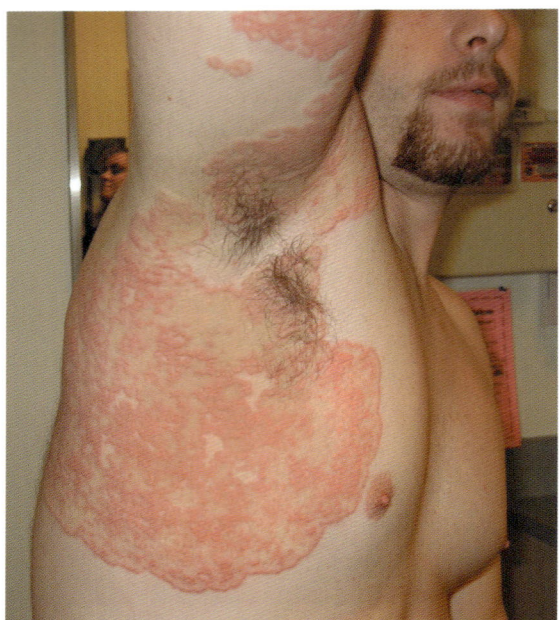

図 123-6　ステロイド外用薬が処方された若年男性の腋窩部にみられた tinea incognito。過色素沈着もわずかにみられるが，紅斑が主体であった。(Used with permission from Chris Wenner, MD)

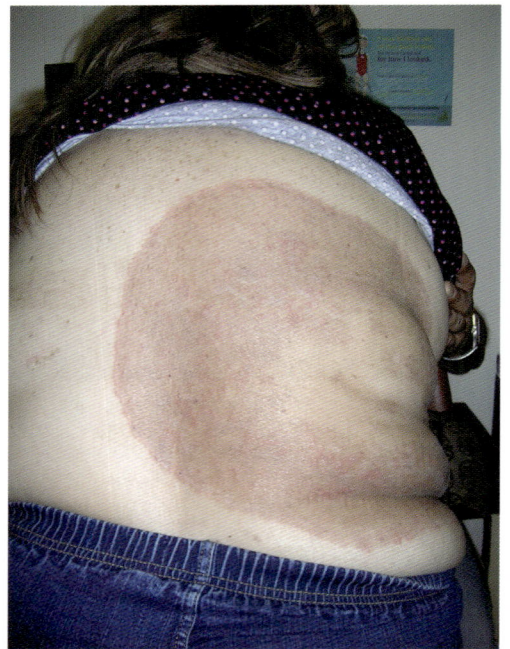

図 123-7　背部を広く覆う境界明瞭な体部白癬。(Used with permission from Richard P. Usatine, MD)

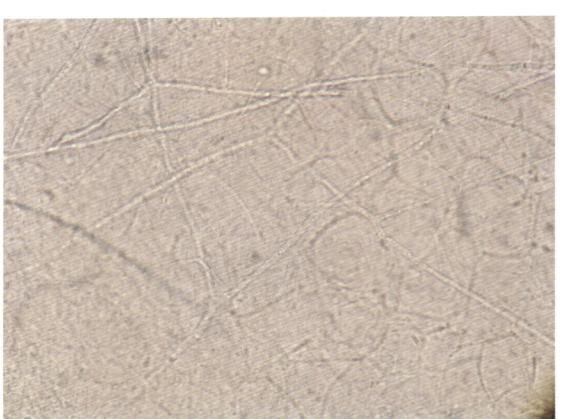

図 123-8　体部白癬の KOH 法の 40 倍で観察した，分枝する菌糸。(Used with permission from Richard P. Usatine, MD)

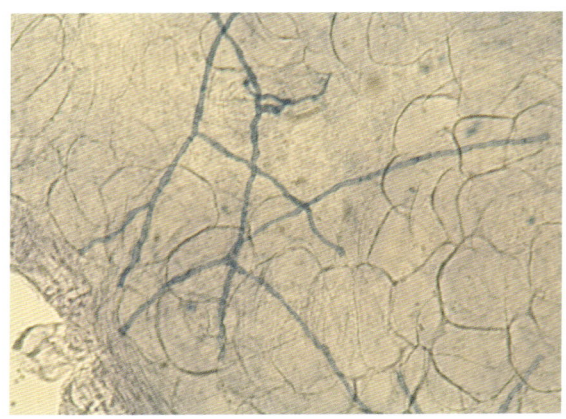

図 123-9　体部白癬の削り取った皮膚で真菌染色(Swartz-Lam-kins 染色)を用いると，40 倍観察で分枝する菌糸が容易にみられる。(Used with permission from Richard P. Usatine, MD)

照)。
- 貨幣状湿疹：円形のコイン状の赤い鱗状のプラークで，病変中心部が白く抜けるという特徴はない(133 章「貨幣状湿疹」参照)。

治療

- 図 123-12 や図 123-13 にみられるような狭い範囲の体部白癬では，外用抗真菌薬で治療を行う。
- すべての外用抗真菌薬が有効であるが，アリルアミン系（テルビナフィン）は足白癬や体部白癬にはより安価なアゾール系よりも効果が高い。アリルアミン系はアゾール系よりも有効な真菌感染症がやや多く，現在は市販薬としても販売されている[1,2]。SOR Ⓐ
- 1%クリームあるいは水薬のテルビナフィンを 1 日 1 回 7 日間塗布が，体部白癬や股部白癬に有用性が高い[3,4]。この 1%クリーム製剤はラミシール AF という商品名で市販されており，治療効果はプラセボ 23.3%に対して実薬 84.2%である。治療必要例数(NNT)は 1.6 である[3]。SOR Ⓐ
- 図 123-6 や図 123-7 でみられるような広範囲の体部白癬では，経口薬が第一選択薬である。ただし，病変の範囲が境界のものであれば，まずは外用薬で治療することも誤りで

照)。
- 乾癬：四肢伸側表面や体幹にみられる鱗屑を伴うプラーク。時にプラークは環状にみえることもある(図 123-11)。間擦部位に発生した乾癬も体部白癬に類似する(136 章「乾癬」参照)。
- 皮膚幼虫移行症：鉤虫幼虫が蛇行性に皮下に潜伏する。これらは環状病変にもみえるため，体部白癬と類似する(129

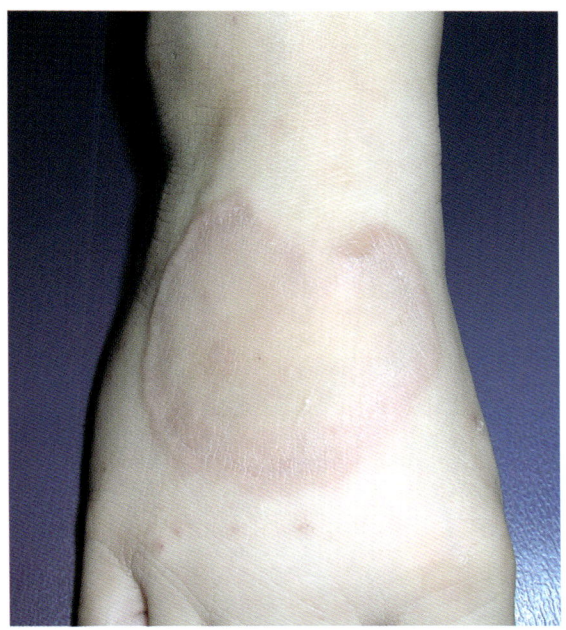

図 123-10　３歳男児の足背に形成された環状肉芽腫症。鱗屑の付着はみられない。(*Used with permission from Richard P. Usatine, MD*)

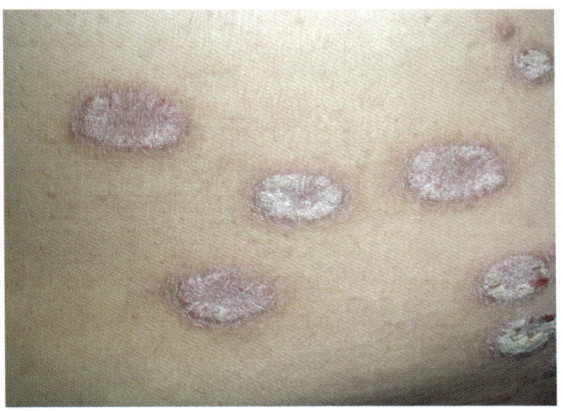

図 123-11　乾癬による環状病変。鱗屑を伴う環状病変がすべて体部白癬とは限らない。(*Used with permission from Richard P. Usatine, MD*)

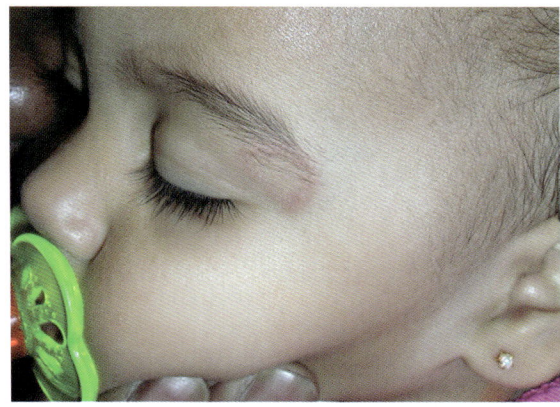

図 123-12　乳児の眉の近くにみられた顔面白癬。(*Used with permission from Richard P. Usatine, MD*)

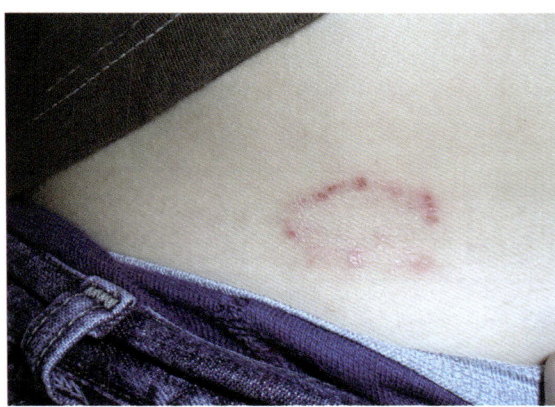

図 123-13　10 歳男児の腰の近くにみられた輪状の体部白癬。中心が白く抜けて，紅斑や鱗屑を伴う点に注目。(*Used with permission from Richard P. Usatine, MD*)

表 123-1	体部白癬の治療における体重別のテルビナフィン投与量（2 歳以上）
体重(kg)	経口テルビナフィンの投与量，1 日 1 回 2 週間
<20 kg	62.5 mg(250 mg 錠剤の 1/4)
20〜40 kg	125 mg(250 mg 錠剤の 1/2)
>40 kg	250 mg

はない。図 123-5 のような tinea incognito では経口薬が必要である。残念ながら炎症後の過色素沈着は著明には改善しない。

- ある無作為化比較試験（RCT）では，体部白癬や股部白癬の治療において，経口イトラコナゾール 200 mg の 1 日 1 回 1 週間投与も同様に有効であり，イトラコナゾール 100 mg 2 週間投与と同程度に安全であることが示された[5]。SOR Ⓑ
- ある研究では，真菌学的に証明された体部白癬や股部白癬において，経口テルビナフィン 250 mg の 1 日 1 回内服 2 週間の群と，グリセオフルビン 500 mg の 1 日 1 回内服 2 週間の群を比較して，6 週間目の治療効果はテルビナフィン群が優れていた[6]。SOR Ⓑ
- 結論として，経口薬が必要な状況の場合，テルビナフィン 1 日 1 回 2 週間が最も効果が高い[6]。SOR Ⓑ　米国ではテ

ルビナフィンは安価なジェネリック処方薬として 4〜5 ドル程度で入手できる。イトラコナゾールと比較して薬物相互作用も少ない。したがって，これらの理由から経口薬を選択する場合にはテルビナフィンが好まれる傾向にある。表 123-1 にテルビナフィンの体重別投与量を記載している。もしくは，イトラコナゾール 10 mg/kg/日を 1 週間，または 5 mg/kg/日を 2 週間，も選択肢である[5]。SOR Ⓑ　ただし，テルビナフィンよりも高価であり，薬物相互作用も多い。

予防

体部白癬と股部白癬は，特に過度な温度と湿度の地域においては頻度の高い皮膚糸状菌感染症である。乾燥と低温環境は感染症を減少させるのに重要な因子になる。加えて，家畜や体部白癬や股部白癬に罹患している他人との接触を避ける

ことも感染予防になる。白癬症の予防方法として，個人の適切な衛生管理も大事である。すなわち，皮膚を常に乾燥させ，低温にしておくこと，罹患者とタオル，衣服，ヘアアクセサリーなどを共有することを避ける，などである[7]。

　レスリングなどのコンタクトスポーツを行う人は，次の策を組み合わせた包括的な皮膚病予防対策を行うべきである。すなわち，練習や試合の前後でレスリングマットを洗う，練習の前後でシャワーを浴びる，練習前に清潔な練習着に着替える，感染した競技者を参加させない，などである[8]。

フォローアップ

　難治例や広く伝播した症例では，4～6週間後にフォローアップを行う。細菌による重複感染が疑われる症例では，早めの再診を指示する。

患者教育

　皮膚を清潔にし，乾燥を保つこと。感染したペットも治療を行う。

【Richard P. Usatine, MD／Adeliza jimenez, MD】
（清水博之　訳）

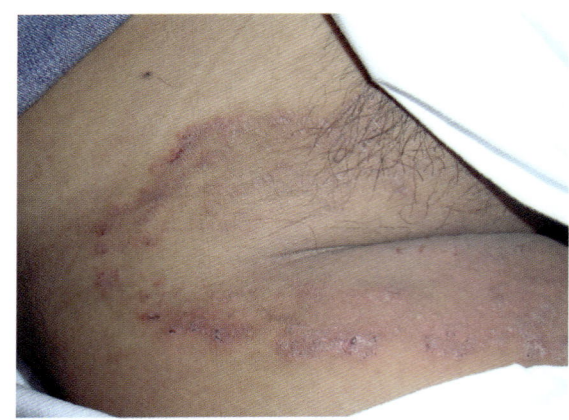

図124-1　17歳女児にみられた環状病変の紅斑，鱗屑を有する股部白癬，中心部の病変が目立たない所見は，体部白癬に比べて股部白癬では典型的ではないが，みられることもある。（Used with permission from Richard P. Usatine, MD）

124　股部白癬

症例

　17歳女児が鼠径部の発疹と掻痒を主訴に受診した（図124-1）。診察すると，鼠径部に拡大した境界明瞭な鱗屑を伴った紅斑性病変を認めた。剥離した皮膚にSwartz-Lamkins染色を行ったところ，顕微鏡下に多数の糸状菌を認めた（図124-2）。担当医は，股部白癬と診断した。経口薬か外用薬かの選択肢を提示され，彼女は経口薬による全身治療を選択した。経口テルビナフィン250 mg／日の2週間内服により患者は治癒した。

概説

　股部白癬（tinea cruris）は，きわめて強い掻痒を伴う，鼠径部や周辺皮膚の表在性皮膚真菌感染症である。

別名

いんきんたむし（crotch rot, jock itch）

疫学

- National Ambulatory Medical Care SurveyとNational Hospital Ambulatory Medical Care Survey（NHAMCS）の1995～2004年のデータによると，年間400万人以上が皮膚糸状菌感染症で受診しており，そのうち8.4%が股部白癬であった[1]。
- 股部白癬は女性より男性のほうが3倍多く，小児ではまれである。ただし思春期以降の10代では発生しうる。

病因と病態生理

- ほとんどは糸状菌により生じ，起因菌はTrichophyton rubrum（紅色菌，紅色白癬菌），Epidermophyton flocco-

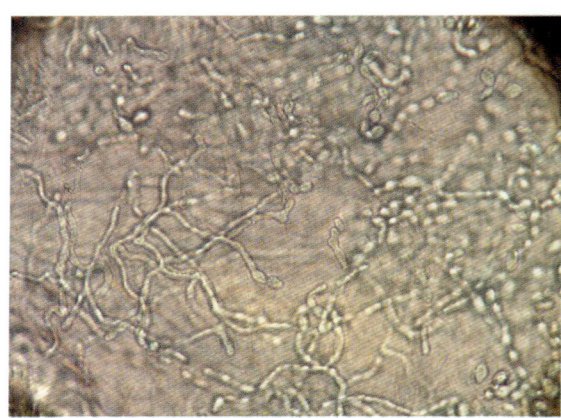

図124-2　股部白癬患者の鼠径部から採取した皮膚の顕微鏡所見。Swartz-Lamkins染色の40倍観察で菌糸は容易にみられる。（Used with permission from Richard P. Usatine, MD）

sum, Trichophyton mentagrophytes, Trichophyton verrucosum などである。この中でT. rubrumが最も多い[2]。
- 汚染されたタオルなどの媒介物を介して拡大する。
- 皮膚糸状菌は皮膚の表皮細胞の角化層への侵入を助けるケラチナーゼを産生する[2]。
- 足や手の真菌の自己接種が股部白癬の原因となることがある。

危険因子

- ぴったりした衣服や湿った衣服，下着は伝統的にリスクとされてきたが，イタリア軍人を対象とした研究では，多汗症やプールでの水泳などは真菌感染との有意な関連を認めなかった[3]。
- 肥満や糖尿病は危険因子である[4]。

診断

● 臨床所見

　主要な特徴は鱗屑の付着した炎症所見である。色白の人ではピンク色または赤色にみえ，浅黒い人では，しばし過色素沈着を生じる（図124-4）。時に股部白癬は図124-1のように

14

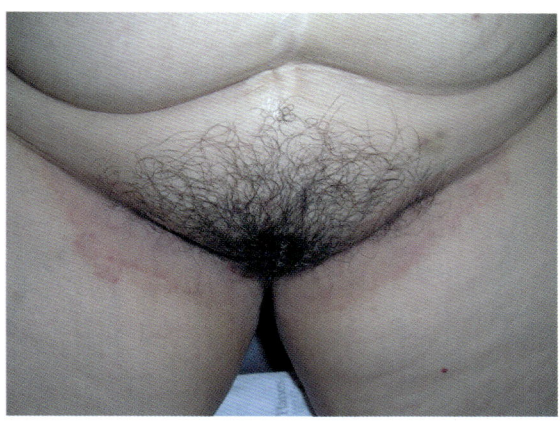

図 124-3　紅斑，鱗屑を伴った股部白癬の女性。この患者は，足，顔面，乳房の下部にも白癬菌を認めた。(*Used with permission from Richard P. Usatine, MD*)

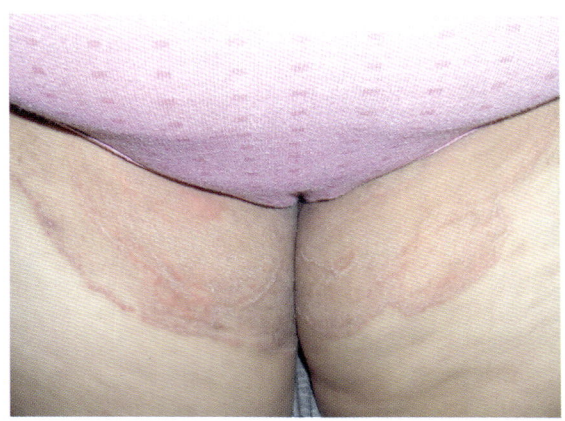

図 124-5　tinea incognito(隠された白癬症)は，鱗屑を伴った皮疹の内側に同心円状病変に広がっている。本来の股部白癬が誤診され，ステロイド外用薬が処方された。(*Used with permission from Richard P. Usatine, MD*)

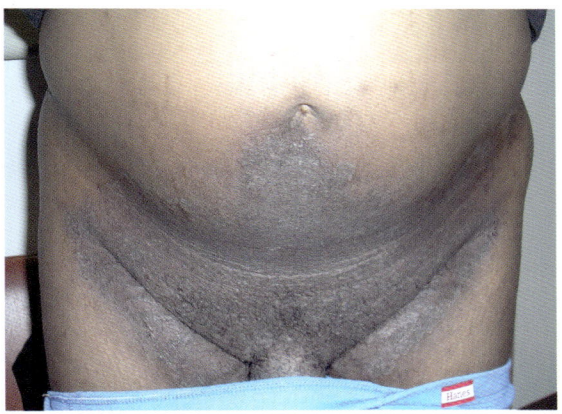

図 124-4　若年の黒人男性の股部白癬。病変は鼠径部を越えて拡大している。感染部位に一致した炎症後の過色素沈着を認める。(*Used with permission from Richard P. Usatine, MD*)

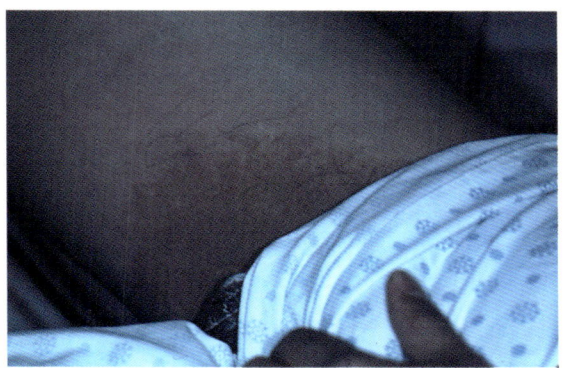

図 124-6　鼠径部の紅色陰癬は股部白癬と誤診されやすい。紫外線照射によって赤の混ざったオレンジ色の蛍光発色がみられる。(*Used with permission from Richard P. Usatine, MD*)

中心病変が目立たない環状病変を示すが，たいていの症例では図 124-3，124-4 のように均一に分布する。白癬症が見逃され，掻痒に対して局所ステロイド治療が行われると，股部白癬は tinea incognito(隠された白癬症)となり，発疹は大腿方向に拡大する(図 124-5)。tinea incognito は，鱗屑を伴った皮疹の内側に同心円状にみえる。

▶ 典型的分布

　定義上は，股部白癬は鼠径部に発生する。しかし，腹部や大腿部に拡大することもある(図 124-4，124-5)。白癬症は，足を含むいくつかの場所に同時に多発することもある。

▶ 検査所見

　臨床症状から診断されることが多いが，KOH 法で処理された皮膚切片で真菌染色を行い，顕微鏡下で観察することが有用である(図 124-2)。皮膚の削り取り方が不適切だったり，局所に抗真菌薬を塗布していたり，観察者の経験不足などにより偽陰性が起こりうる。適切な KOH 処理の詳細な情報は，120 章「真菌総論」を参照のこと。

　皮膚切片の培養が確定診断になるが，高価であり，培養での真菌の発育には 2 週間を要する。

　紫外線照射は紅色陰癬(102 章「紅色陰癬」参照)の赤の混ざったオレンジ色の蛍光発色を探すのに使用される。股部白癬の大部分は *T. rubrum* によるため，蛍光発色しない。

鑑別診断

- 鼠径部の皮膚カンジダ症：発赤と鱗屑を呈し，大腿部や陰嚢に拡大する。通常，股部白癬は陰嚢には病変が及ばない。カンジダ症は衛星病巣を伴うことが多いが，股部白癬もまた数個の衛生病巣を伴うことがある(121 章「カンジダ症」参照)。

- 鼠径部に発生した紅色陰癬：股部白癬に類似する。股部白癬よりも頻度は少なく，紫外線照射によって赤の混ざったオレンジ色の蛍光発色がみられる(図 124-6)(102 章「紅色陰癬」参照)。

- 接触皮膚炎：身体のいずれの部位にもみられる。接触が鼠径部付近であれば，股部白癬と間違われることもある(131 章「接触皮膚炎」参照)。

- 間擦部乾癬：身体の間擦部に炎症を起こす。尋常性乾癬のような分厚いプラークは伴わない。間擦部乾癬は鋭い臨床医によって認識されたり，あるいは生検をするまで真菌感染症として誤診されることがある(図 124-7，136 章「乾癬」参照)。

- 間擦疹：皮膚のしわにみられる炎症である。熱，湿気，浸

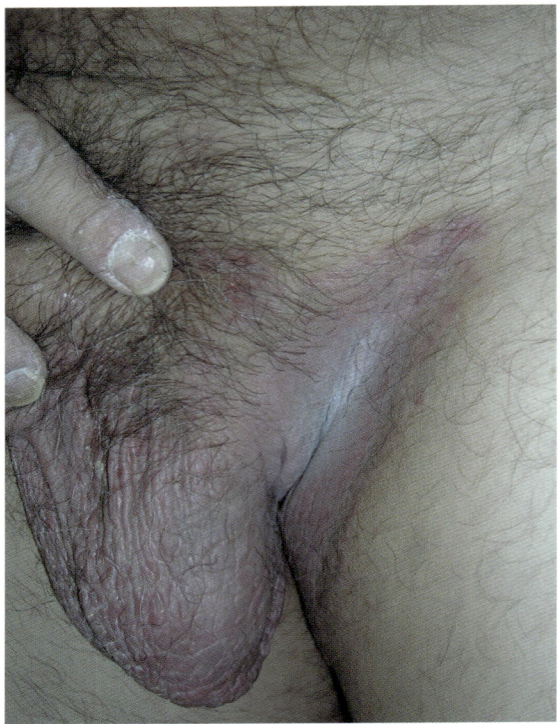

図124-7　間擦部乾癬の男性。爪にも乾癬の病変を認めた。(Used with permission from Richard P. Usatine, MD)

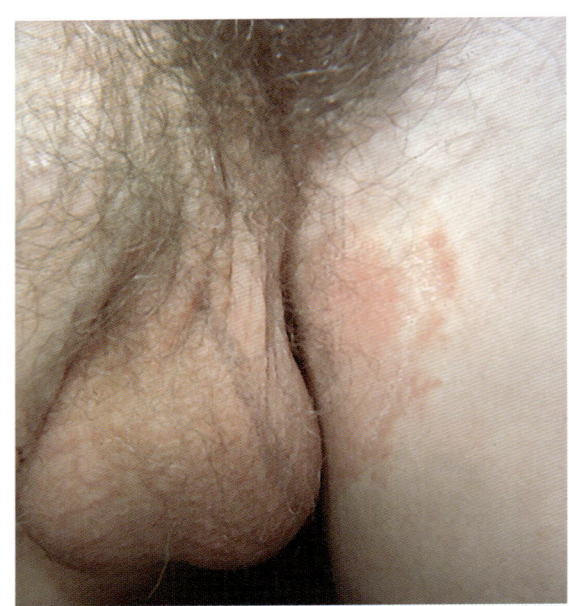

図124-8　10代男児の股部白癬。(Used with permission from Cleveland Clinic Children's Hospital Photo Files)

軟，摩擦によって惹起され悪化する[5]。またカンジダや皮膚糸状菌による感染によって悪化することが多い。したがって，股部白癬に重複感染していることもある。

治療

- 股部白癬(図124-8)はアリルアミン系やアゾール系の外用抗真菌薬が第一選択である(複数の無作為化比較試験〈RCT〉による)[6]。SOR Ⓐ　この2種類の外用薬を層別化するのに，最新の比較試験では不充分である[7]。あるRCTでは，ブテナフィン(1日1回，2週間)1週間目の治癒率がクロトリマゾール(1日2回，4週間)と比較して高かった(26.5% vs 2.9%)。しかし4週間目，8週間目の治癒率に大きな差はなかった[8]。
- 殺真菌性のアリルアミン系(ナフチフィン，テルビナフィン)やブテナフィン(アリルアミン誘導体)は外用薬の中でも高価な抗真菌薬であるが，静真菌性のアゾール系(クロトリマゾール，エコナゾール，ケトコナゾール，オキシコナゾール，ミコナゾール，スルコナゾール)と比較して短時間で治療できるため便利である[7]。
- アゾール系の外用薬は4週間継続する必要があり，アリルアミン系の外用薬は2週間もしくは臨床的に治癒するまで継続する[6-8]。SOR Ⓐ
- 成人の股部白癬では，フルコナゾール150 mg，1週間1回を2～4週間が有効である[9]。SOR Ⓑ　これは10代の若者にも適応できる。
- あるRCTでは体部白癬あるいは股部白癬においてイトラコナゾール200 mg，1日1回，1週間治療は，イトラコナゾール100 mg，1日1回，2週間治療と同等に有効かつ安

全であった(後ろ向きな臨床的有効性の検討では，評価終了時点で73% vs 80%)[10]。SOR Ⓑ　この試験は成人で行われたが10代にも適応できる。
- 真菌学的に診断された体部白癬，股部白癬の成人をテルビナフィン250 mg，1日1回，2週間投与群と，グリセオフルビン500 mg，1日1回，2週間投与群に無作為に割り付けたところ，6週間目での治療成功率はテルビナフィン投与群で有意に高かった[11]。SOR Ⓑ　経口テルビナフィンは，外用薬治療に失敗した10代によい適応であり，手の届く価格である。SOR Ⓒ
- 真菌の感染部位が複数箇所に及ぶ場合，他部位から鼠径部への再感染を防ぐために，同時にすべての感染部位の治療を行うべきである。図124-3のように白癬が広範囲である場合，経口薬が適切である。

フォローアップ

必要に応じて行う。

患者教育

- 直接播種を避けるために足白癬の患者に対して，下着を履く前に靴下を履くように指導する。SOR Ⓒ
- 入浴後に鼠径部を確実に乾燥させること。SOR Ⓒ

【Richard P. Usatine, MD／Mindy A. Smith, MD, MS】

(清水博之 訳)

125 足白癬

症例

8歳男児が1カ月持続する足趾間の搔痒を主訴に受診した(図125-1)。小児科医が観察すると，足趾間に白色物質を伴

14

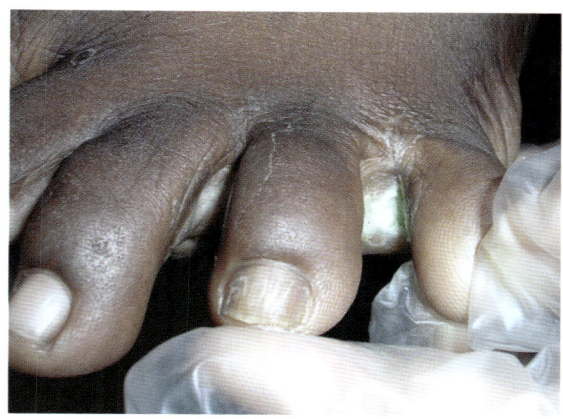

図 125-1　8 歳男児の足趾間にみられた足白癬。(*Used with permission from Richard P. Usatine, MD*)

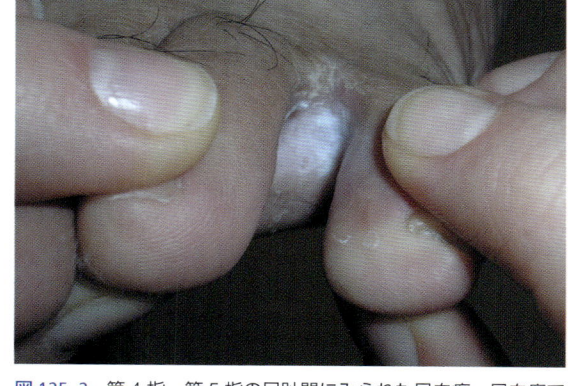

図 125-2　第 4 指，第 5 指の足趾間にみられた足白癬。足白癬で最も多い罹患部位である。(*Used with permission from Richard P. Usatine, MD*)

う浸軟変化を認めた。患児は足白癬と診断され，処方箋なしで購入可能な外用薬で治療し改善した。

概説

　足白癬(tinea pedis)は皮膚糸状菌が原因で，足に発生する皮膚感染症である。臨床所見は次の 3 型のいずれかとなる。すなわち，趾間部型，モカシン型，炎症／水疱型である。同時に爪の真菌感染症(爪真菌症)が存在することが多い。

別名

　水虫(athlete's foot)

疫学

- 足白癬は世界で最多の皮膚糸状菌感染症と考えられる[1]。
- ヒトの 70%は生涯の中で，いずれかの時点で足白癬に罹患する[1]。
- 足白癬は女性よりも男性に多い[1]。
- 足白癬の罹患率は加齢とともに上昇し，思春期前はまれである[1]。

病因と病態生理

- 皮膚糸状菌感染症の原因で最多は，*Trichophyton rubrum*(紅色菌，紅色白癬菌)である[1]。
- 続いて多いのは *Trichophyton mentagrophytes*(毛瘡白癬菌)，*Epidermophyton floccosum* である。
- *T. rubrum* が足白癬や爪真菌症の多くの原因である。

危険因子

- 男性
- 公衆シャワー，浴場，プールの使用[2]
- 家族に足白癬感染者がいること[2]
- 特定の職業(鉱山労働者，農場経営者，軍人，食肉加工工場労働者，マラソン走者)[2]
- 免疫抑制薬の使用

診断

▶ 形態論

足白癬は次の 3 型に分類される。

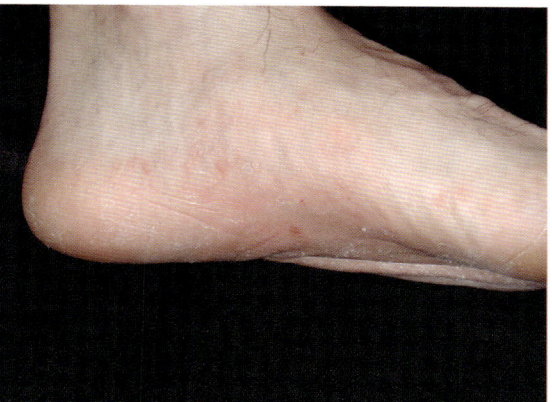

図 125-3　モカシン型の分布を示す足白癬。(*Used with permission from Richard P. Usatine, MD*)

- 趾間部型：最も多いタイプ(図 125-2)
- モカシン型(図 125-3)
- 炎症／水疱型：最もまれなタイプ(図 125-4)
  その他，潰瘍型の報告もある(図 125-5)。

▶ 臨床所見

- 趾間部型：肉眼的には白色～緑色にみえる真菌発育が，趾間部，特に第 4 趾と第 5 趾の間に，紅斑，浸軟，亀裂，ひびを伴ってみられる(図 125-1，125-2)。乾燥したタイプでは鱗屑を伴い，湿潤したタイプでは軟らかくなる。
- モカシン型：足の側面や足底部に鱗屑を伴う(図 125-3)。
- 水疱型：水疱が土踏まずの周囲に形成される(図 125-4)。
- 潰瘍型の足白癬は急速に拡大する水疱膿疱性病変，潰瘍形成，ただれが特に趾間部に形成される(図 125-5)。付随して二次的に細菌感染することもある。その結果蜂窩織炎やリンパ管炎に進展することもある。
- 爪真菌症の診断のために爪を検査する。爪の真菌感染症は爪下の角化症，黄色～白色への変色，爪の形成異常を伴う(163 章「爪真菌症」参照)。
- 足や下腿を上行する赤色索状病変である紅斑，腫脹，疼痛を有する蜂窩織炎を除外する(103 章「蜂窩織炎」参照)。

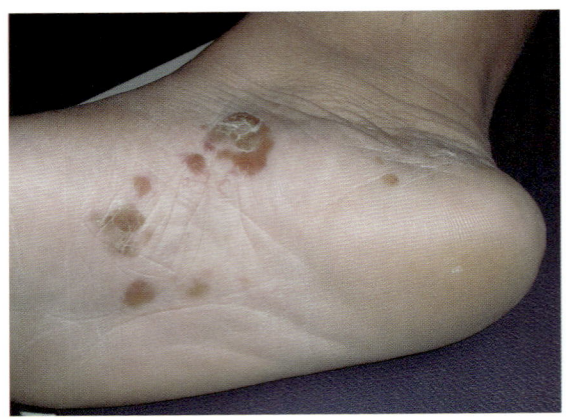

図 125-4　足の土踏まずに認められた小水疱と水疱を呈した足白癬。水疱型の足白癬は土踏まずが典型的な罹患部位である。(Used with permission from Richard P. Usatine, MD)

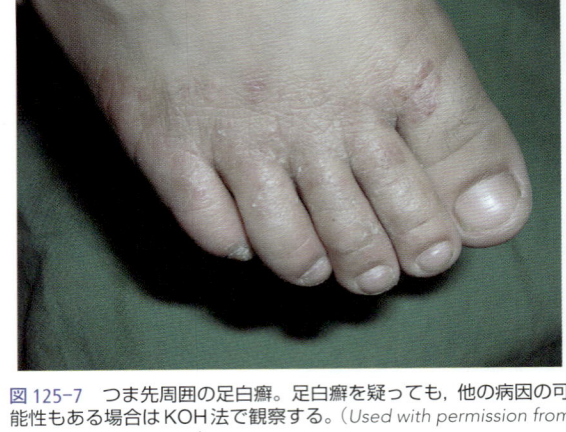

図 125-7　つま先周囲の足白癬。足白癬を疑っても，他の病因の可能性もある場合は KOH 法で観察する。(Used with permission from Richard P. Usatine, MD)

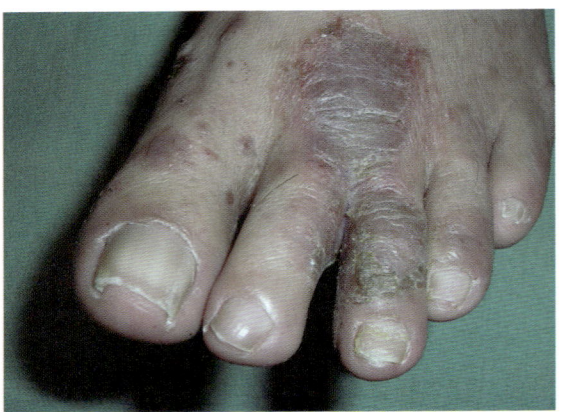

図 125-5　細菌の重複感染によって病変が拡大し水疱を呈した潰瘍型足白癬。この患者は抗真菌薬と抗菌薬で治療された。(Used with permission from Richard P. Usatine, MD)

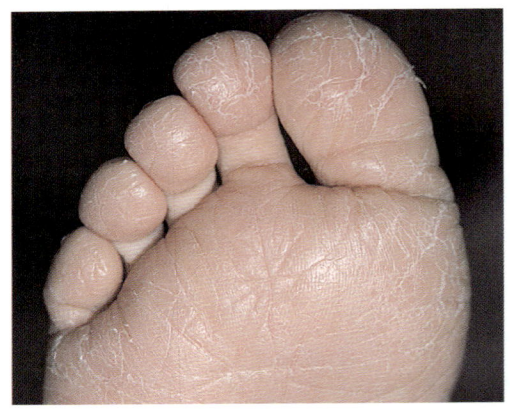

図 125-8　足の荷重のかかる部位に紅斑，鱗屑，亀裂やひび割れを呈した若年性足底皮膚炎。多汗症で汗だくの靴下を履いていることが多いので，"汗だくの靴下症候群" とも呼ばれる。(Used with permission from Weinberg SW, Prose NS, Kristal L. Color Atlas of Pediatric Dermatology, 4th ed. Figure 6-13, New York, NY : McGraw-Hill, 2008)

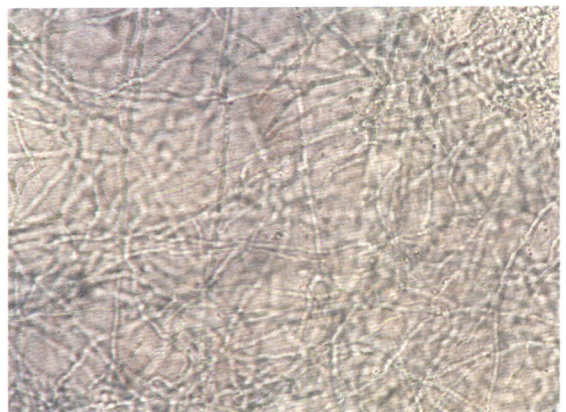

図 125-6　足白癬患者から削り取った皮膚の顕微鏡写真。Swartz-Lamkins 染色で 40 倍で観察すると容易に菌糸がみられる。(Used with permission from Richard P. Usatine, MD)

▶ 典型的分布

足趾の指間部，足底部，足の側面に発生する。

▶ 検査所見

臨床症状から診断されることが多いが，KOH 法で処理さ

れた皮膚切片で真菌染色を行い，顕微鏡下で観察することが有用である（図 125-6）。足の掻痒を訴える小児（図 125-7）は足白癬，発汗異常性湿疹，若年性足底皮膚病，接触アレルギーの可能性がある。KOH 法で陽性であれば診断は容易である。

　KOH 法が陰性であった場合，皮膚の削り取り組織の培養が有効であるが，偽陰性の可能性がある。残念ながら培養で真菌を発育させるのに 2 週間必要であり，さらに KOH 法よりも高価である。

鑑別診断

● 若年性足底皮膚炎：小児の足底の荷重のかかる部位に紅斑，鱗屑，亀裂やひび割れを呈する（図 125-8）。多汗症で汗だくの靴下を履いていることが多いので，"汗だくの靴下症候群(sweaty sock syndrome)" とも呼ばれる。また，閉鎖された履物で過度に汗をかき，低い湿度環境で急速に乾燥するため，wet-dry foot syndrome とも呼ばれる。冬季に悪化する傾向にあり，アトピー性皮膚炎の小児で多い。皮膚軟化軟膏が有用で，KOH 法は陰性である。

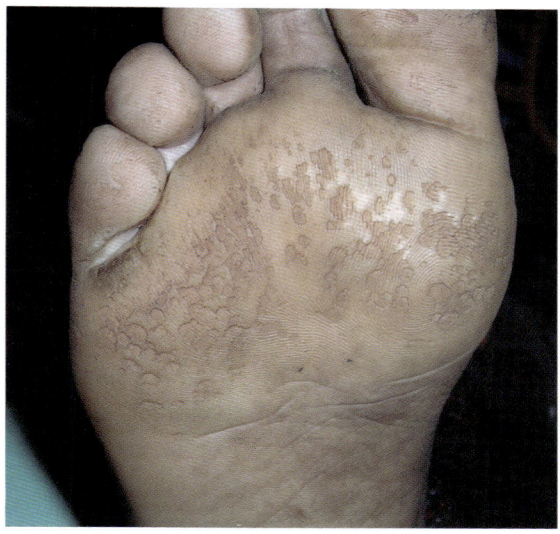

図 125-9　いくつかの足趾間にみられた足底部の点状角質融解症。このくぼみは細菌が原因であるため，抗菌薬を含んだ治療が必要である。(*Used with permission from Richard P. Usatine, MD*)

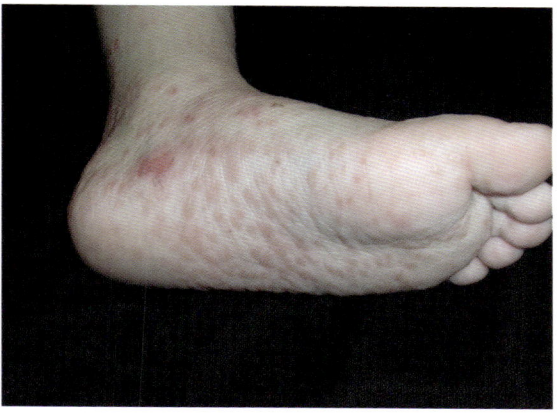

図 125-11　4 歳男児の足にみられた発汗異常性湿疹は，足の側面と足底にタピオカ様の水疱疹と鱗屑がみられた。本児は，重症アトピー性皮膚炎も有していた。(*Used with permission from Richard P. Usatine, MD*)

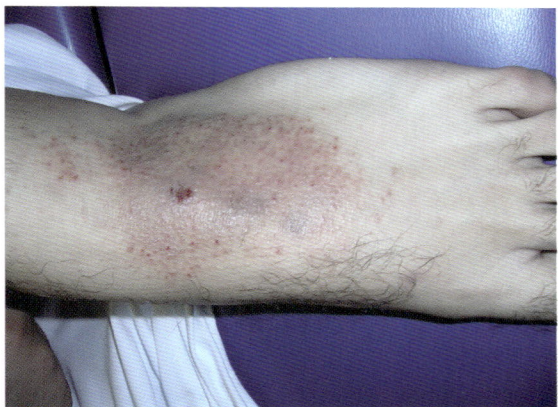

図 125-10　靴と足背が擦れる部位にみられた，典型的な病変分布を示す，靴のゴムに含まれる化学物質に対する接触皮膚炎。(*Used with permission from Richard P. Usatine, MD*)

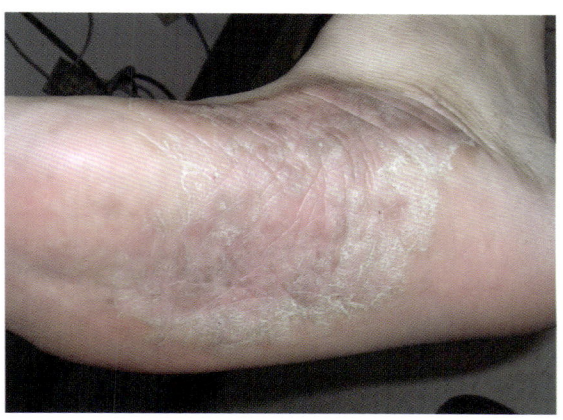

図 125-12　若年患者の足底の乾癬。乾癬は身体の他部位にもみられ，KOH 法は陰性であった。(*Used with permission from Richard P. Usatine, MD*)

- 点状角質融解症：細菌感染による，足底部にみられる境界明瞭な皮膚のくぼみとただれ(図 125-9，101 章「点状角質融解症」参照)。
- 接触皮膚炎：足背や足の側面にみられることが多く(図 125-10)，しばしばゴムや革に対するアレルギーが原因となる。アトピー性皮膚炎の小児で多い(131 章「接触皮膚炎」参照)。
- 発汗異常性湿疹：手足に出現する鱗屑とタピオカ様の水疱疹である(図 125-11)。本疾患もまたアトピー性皮膚炎の小児に多い。
- 摩擦水疱疹：激しく運動を行う人の足に形成される水疱疹である。
- 乾癬：足白癬に類似するが，身体の他部位にもみられることが多い(図 125-12，136 章「乾癬」参照)。

治療

表 125-1 に足白癬の治療についてまとめる。

▶ 外用薬

- 外用の抗真菌薬に関する 70 論文のシステマティックレビューによると，次の薬剤はプラセボと比較して有効性が示されている。
  - アリルアミン系(ナフチフィン，テルビナフィン，ブテナフィン)[3] SOR Ⓐ
  - アゾール系(クロトリマゾール，ミコナゾール，エコナゾール)[3] SOR Ⓐ
  - アリルアミン系はアゾール系よりわずかに優れるが，より高価である[3]。SOR Ⓐ
  - 患者個人で比較するとアリルアミン系とアゾール系で，その効果に有意差は認めない(表 125-2)。SOR Ⓐ
  - あるメタ分析の結果によると，テルビナフィン外用薬は，その他の薬剤に比較して同等に有効であったが，治療期間の平均値はより短かった(2 週間に対して 1 週間)。加えてテルビナフィンは唯一，皮膜形成溶液の剤形があり有効である[4]。SOR Ⓐ

▶ 経口薬

- 700 症例を含む 12 試験のシステマティックレビューによると，経口テルビナフィン 2 週間治療は，経口グリセオフ

表125-1　足白癬の治療薬

足白癬の型	軽症例の治療	難治例の治療	SOR
趾間部型	外用抗真菌薬	他の外用抗真菌薬または経口抗真菌薬	A
モカシン型	外用抗真菌薬	経口抗真菌薬	A
炎症／水疱型	経口抗真菌薬	経口抗真菌薬	A

Reprinted with permission from Thomas B. Clear choices in managing epidermal tinea infections. J Fam Pract. 2003；52(11)：857.
Reproduced with permission from Frontline Medical Communications.

表125-2　外用抗真菌薬一覧

薬品名	剤形	投与回数(／日)	投与期間(週間)	治療必要例数
アゾール系				
クロトリマゾール	1％ クリーム 1％ 液剤 1％ 綿棒	2 回	2〜4	2.9
エコナゾール	1％ クリーム	2 回	2〜4	2.6
ケトコナゾール	2％ クリーム	1 回	2〜4	データなし
ミコナゾール	2％ クリーム 2％ 噴霧液 2％ パウダー	2 回	2〜4	2.8(8 週間目)
オキシコナゾール	1％ クリーム 1％ ローション	1〜2 回	2〜4	2.9
スルコナゾール	1％ クリーム 1％ 液剤	1〜2 回	2〜4	2.5
アリルアミン系				
ナフチフィン	1％ クリーム 1％ ゲル	1〜2 回	1〜4	1.9
テルビナフィン	1％ クリーム 1％ 液剤	1〜2 回	1〜4	1.6(股部白癬／体部白癬では8週間目で1.7)
ベンジルアミン系				
ブテナフィン	1％ クリーム	1〜2 回	1〜4	1.9(体部白癬では1.4, 股部白癬では1.5)
その他				
シクロピロックス	0.77％ クリーム 0.77％ ローション	2 回	2〜4	2.1
Tolnaftate	1％ パウダー 1％ 噴霧液 1％ 綿棒	2 回	4	3.6(8 週間目)

Reprinted with permission from Thomas B. Clear choices in managing epidermal tinea infections. J Fam Pract. 2003；52(11)：857.
Reproduced with permission from Frontline Medical Communications.

ルビンよりも52％も多くの患者を治療できた[5]。SOR **A**

- テルビナフィンは，患者治療のアウトカムではイトラコナゾールと同等である[5]。SOR **A**
- 多くの経口薬の薬剤間での有意差はない[5]。SOR **A**

経口薬の投与量は下記のとおりである。

- イトラコナゾール 100 mg 錠剤を連日 2 錠内服，1 週間[6]。
- テルビナフィン 250 mg 錠剤を連日 1 錠内服，1〜2 週間[6]。

　爪真菌症の患者では，爪に潜伏している真菌に関連した皮膚感染症の再発を起こすため，完全な治療のために経口薬は 3 カ月間必要である。

　10〜40％濃度の外用の尿素製剤(Carmol，Keralac)は，過角化型の患者では鱗屑を軽減するのに有効である[5]。

▶ 代替薬

　56名の患者を対象とした小規模パイロットスタディでは，酸化銅繊維を含む靴下を，最低 8〜10 日間履く治療によって症状の著明な改善または軽減を認めた[7]。SOR **B**

患者教育

- 裸足のままで，公衆シャワーやロッカールームに行かないこと。SOR **C**
- 足の乾燥と清潔を保ち，きれいな空気に触れるようにし，

清潔な靴下と靴を履くこと。SOR **C**

- 外見上改善しても，再発を防ぐために，さらに外用薬の使用を継続する。

【Richard P. Usatine, MD／Katie Reppa, MD】
(清水博之 訳)

126 癜風

症例

　2 年前から体幹部の皮膚が白色に変化していることを主訴に，男児が両親に連れられて受診した(図126-1)。症状の訴えはない。両親はマイケル・ジャクソンの疾患(白斑症)と同じではないかと心配していた。診察医は，白色の皮膚のKOH法を実施したところ顕微鏡下に，ジーティ(短いパスタ)様およびミートボール様の *Malassezia furfur* を認めた(図126-2)。癜風の治療を受け，接触による他人への伝播がまれであることを認識し，両親は安心した。

14

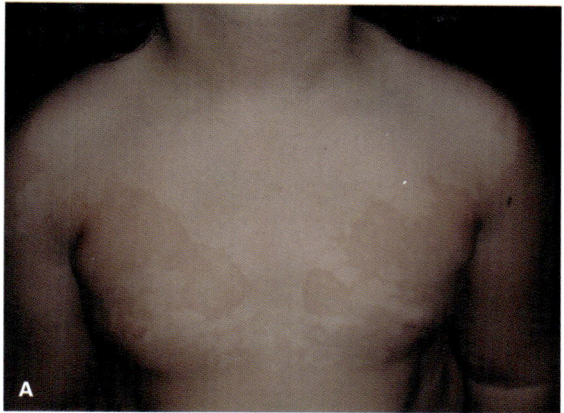

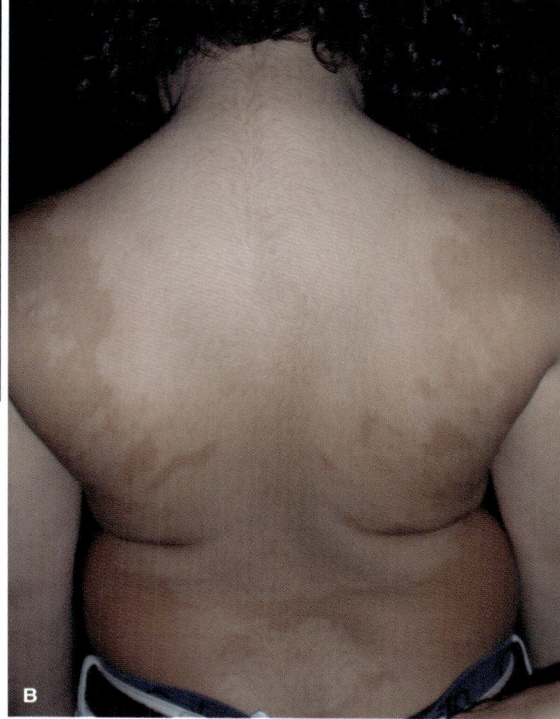

図 126-1　広範囲の色素脱失がみられた男児の癜風。暗い茶色の部分が元の皮膚の色。*Malassezia furfur* はメラノサイトに傷害を与え色素脱失をきたす。色素脱失は治療により回復する。
(*Used with permission from Richard P. Usatine, MD*)

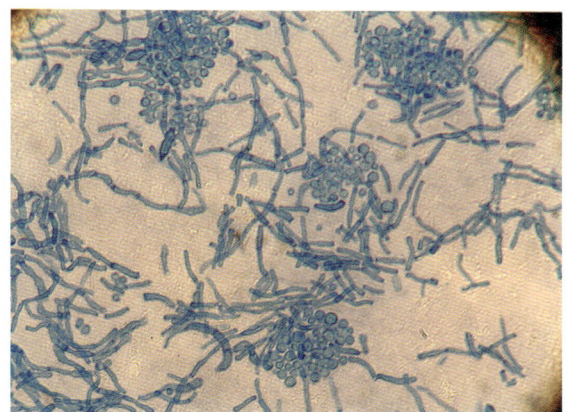

図 126-2　KOH 法で陽性になった癜風。提示症例の男児から得られた皮膚の顕微鏡所見を示す。短い菌糸と円形の酵母真菌(ジーティ様およびミートボール様)を認める。Swartz-Lamkins 染色。
(*Used with permission from Richard P. Usatine, MD*)

概説

　癜風(tinea versicolor)は，二形性かつ脂溶性のピチロスポルム(*Pityrosporum*)属酵母真菌(*Malassezia furfur*)によって起こる頻度の高い疾患である。典型的な症状は，細かい鱗屑を伴った脱色素斑が，体幹部にケープ状に分布する。

別名

　癜風は皮膚糸状菌ではなく，*Pityrosporum* が原因である。したがって，「pityriasis versicolor」は皮膚糸状菌を意味する tinea(白癬症)よりもさらに正確な表現である。

疫学

- 女性よりも男性に多い。
- 夏季に多く，特に温暖で多湿な気候では多い。

病因と病態生理

- 癜風は健常人の皮膚正常細菌叢である脂溶性の酵母真菌 *Pityrosporum*(*M. furfur*)が原因である。
- *Pityrosporum* は 2 つの形態で存在する。すなわち卵形と円形である。
- 癜風は，皮膚で常在していた酵母真菌が円形から病原性のある菌糸型に変化し，角質層に侵入してゆくことで起こる[1]。
- *Pityrosporum* は脂漏症やピチロスポルム毛嚢炎とも関連する。
- 白色あるいは茶色への変化は *Pityrosporum* のメラノサイトに対するダメージの結果である。一方でピンク色は，病原体への炎症の結果である。
- *Pityrosporum* は皮脂や水分の中で生存でき，皮脂を分泌する毛嚢が存在する部位の皮膚で増殖する。

診断

▶ 臨床所見

　癜風は体幹部に発生する，細かい鱗屑を伴った境界明瞭に縁取られた色素脱失，色素沈着，あるいはピンク色の斑状病変である。癜風の欧名にある versicolor は様々な色(虹色)という意味である。すなわち癜風は白色，ピンク色，茶色を呈する(図 126-1，126-3〜126-5)。

▶ 典型的分布

　癜風は胸部，腹部，上肢，背部にみられるが，脂漏症は頭

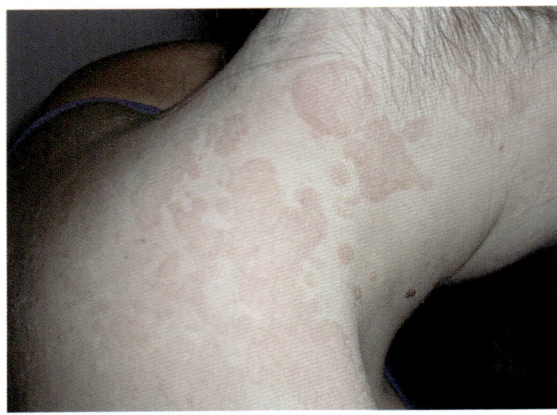

図 126-3　10 代女児の頸部にみられた癜風によるピンク色の鱗状の斑状病変。(Used with permission from Richard P. Usatine, MD)

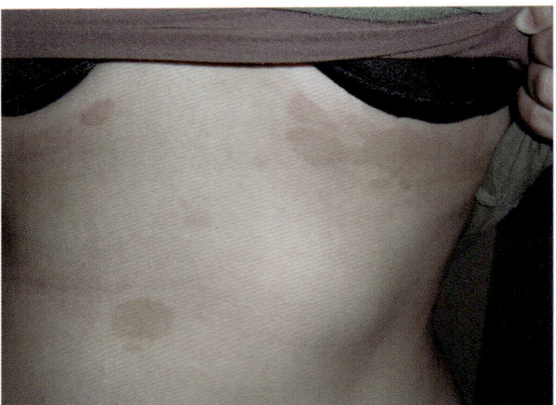

図 126-4　10 代女児の腹部にみられた癜風による茶色の斑状病変。(Used with permission from Richard P. Usatine, MD)

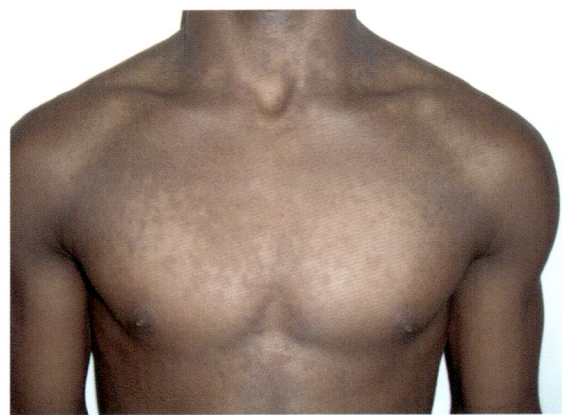

図 126-5　若いアフリカ系男性にみられた色素沈着を呈した癜風の異型。(Used with permission from Richard P. Usatine, MD)

皮，顔面，前胸部にみられる傾向にある。

● 検査所見

　皮膚の鱗屑の付着した部位を，スライドの側面あるいは外科用メスを使って削り取り，スライドにのせる。DMSO を含んだ KOH をスライドに滴下し，カバースリップをかぶせる（DMSO は KOH が角化細胞を融解するのを早め，スライド

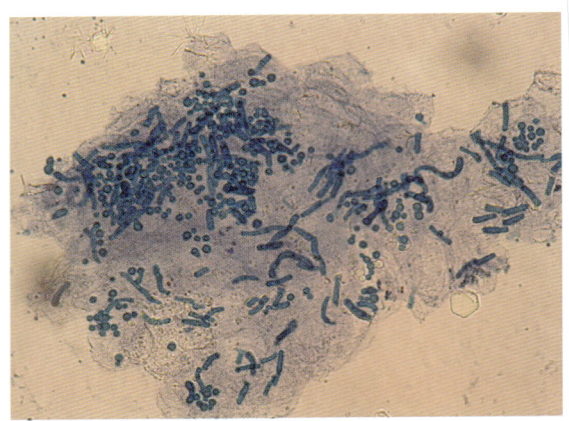

図 126-6　KOH 法で陽性になった癜風で，短い菌糸と円形の酵母真菌を認める。「ジーティ様およびミートボール様」と表現される。Swartz-Lamkins 染色。(Used with permission from Richard P. Usatine, MD)

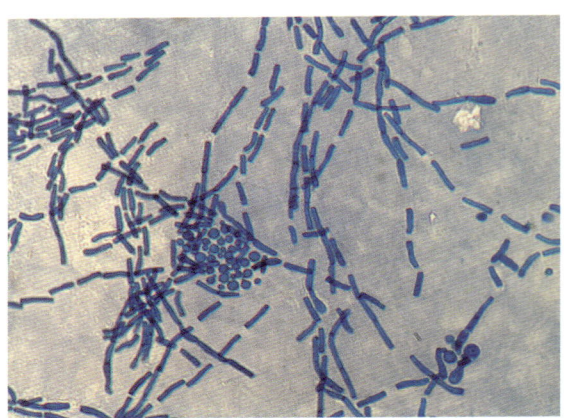

図 126-7　癜風における Swartz-Lamkins 染色で，*Malassezia furfur*(*Pityrosporum*)の拡大像は，ジーティ様およびミートボール様にみえる。(Used with permission from Richard P. Usatine, MD)

を熱する必要性を減らしてくれる）。顕微鏡で観察すると，典型的な「ジーティ様およびミートボール様」の癜風がみられる。ジーティ（短いパスタ）様は短い菌糸型であり，ミートボール様は円形の酵母形態を指す（図 126-6，126-7）。Swartz-Lamkins 染色のような真菌染色を用いると，より迅速に真菌成分をみつけることができる。

鑑別診断

- バラ色粃糠疹：病変の境界付近に，繊細な捲縮輪の鱗屑を伴い，前駆斑をもつことが多い。KOH 法は陰性である。（137 章「バラ色粃糠疹」参照）。
- 第 2 期梅毒：通常は鱗屑を伴わず，病変は手掌や足底に出現する傾向にある。KOH 法は陰性である（181 章「梅毒」参照）。
- 体部白癬：癜風ほど拡大することはなく，病変の中心は白く抜け，輪郭が明瞭で，膨隆し，鱗を剥がしたような境界であることが多い。体部白癬の病変を KOH 法で観察すると，多数の枝をもつ菌糸がみられ，癜風のようなジーティ様およびミートボール様ではない（123 章「体部白癬」参

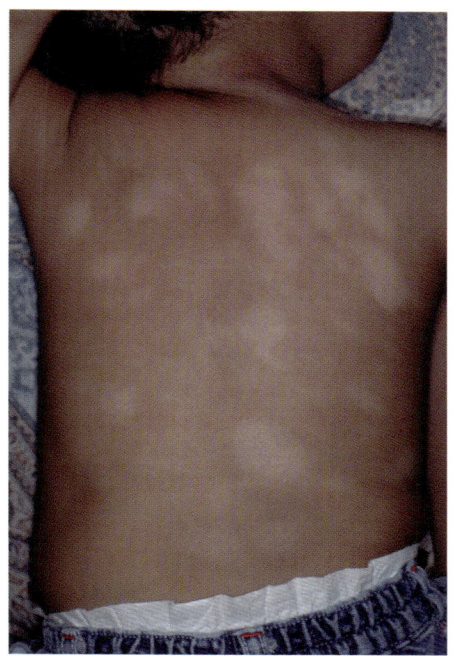

図 126-8　癜風と誤診された男児の背部にみられた白色粃糠疹。KOH 法は陰性で，本児はアトピー性皮膚炎の他の症状を有していた。(*Used with permission from Richard P. Usatine, MD*)

照)。

- 白斑症：低色素沈着の程度がより高度であり，分布が手や顔面を含む点で異なる(167 章「白斑と色素脱失症」参照)。
- 白色粃糠疹：アトピーの小児の顔面や体幹部に発生する，わずかな鱗屑を伴う軽度の低色素沈着病変である。これらの病変は癜風より小さく，より円形であることが多い(**図 126-8**，130 章「アトピー性皮膚炎」参照)。
- ピチロスポルム毛嚢炎：同一の真菌が原因であるが，背部にピンク色または茶色の丘疹がみられる。患者は掻痒のある，きめの粗い肌であり，KOH 法で陽性である。

治療

▶ 外用薬

- 癜風は通常無症状であるため，治療は美容上の問題のために行われることが多い。
- 脂漏症やふけの原因と同じ *Pityrosporum* が癜風の原因でもあるため，治療の根幹はふけ予防のシャンプーを用いた外用薬である[1,2]。
- 2.5％硫化セレンのローションかシャンプー，ピリチオン亜鉛シャンプーを患部に 1〜2 週間，連日塗布する。効果が発現するまでに必要な時間は諸説あるが，最短の時間は研究がないため不明である。一般的な用法は，ローションまたはシャンプーを 10 分間塗布し，シャワーで洗い流す。SOR **C**
- ある研究では，2％ケトコナゾールのシャンプー(Nizoral)を単回使用する，もしくは連日 3 日間使用したところ，癜風の治療に安全で有効であった[3]。SOR **B**
- 小さな病変であれば，ケトコナゾールやクロトリマゾールを含む外用薬が有効である。SOR **C**

▶ 経口薬と予防

- 経口フルコナゾール 400 mg 単回使用は臨床的効果，真菌学的効果において最も有効であり，12 カ月間のフォローアップ期間で再発は認めなかった[4]。SOR **B**
- 経口フルコナゾール 300 mg 単回使用を週 1 回，2 週間の治療は，ケトコナゾール 400 mg 単回使用を週 1 回，2 週間治療と同等であった。両群間で，効果，安全性，耐容性には有意差を認めなかった[5]。SOR **B**
- 経口ケトコナゾール 400 mg 単回使用は，イトラコナゾールをはじめとする新規の高価な，経口抗真菌薬と比較して，安全であり費用対効果も高い[6,7]。SOR **B**
- 経口イトラコナゾール 200 mg，1 カ月のうちで 1 日 2 回内服は，癜風の予防に安全で有効であることが示された[8]。SOR **B**
- 癜風の治療において，経口抗真菌薬の内服後に汗をかく必要性を支持する科学的根拠はない。

フォローアップ

　難治性あるいは再発性でなければ，フォローアップは不要である。再発症例の場合は，毎月の外用薬あるいは経口薬で治療する。

患者教育

　患者には皮膚色の変化はすぐには改善しないことを伝える。治療効果の最初の徴候は，鱗屑が消失することである。色素脱失の斑状病変で酵母真菌は日焼け止めのようなはたらきをする。色素脱失をきたした患者では日光に当たることが，皮膚色の改善を早める。

【Richard P. Usatine, MD／Melissa M. Chan, MD】

(清水博之　訳)

6節　寄生

127 シラミ

症例

　12歳女児が頭の掻痒感を主訴に，母親に連れられてホームレス外来を受診した。身体診察の結果，女児のストレートの長髪の中に無数の卵を認め(**図127-1**)，頭部の毛髪内には，アタマジラミの成虫が這っているのが発見された(**図127-2**)。母親の診察でも，耳後部の毛髪内に少数の卵を認めた。彼女たちは2人だけでシェルターに入居しており，ともにペルメトリンで治療された。さらに生き残った卵を孵化前に殺すために1週間後にもう一度治療された。医師がシェルタースタッフに注意をうながしたところ，他の家族にも寄生していることがわかった。女児はペルメトリン・クリームリンスによる治療の完了後に通学を許され，医師は衣服，ベッドリネン，くしとブラシを熱湯で洗うことを勧めた。

概説

　シラミは身体上またはその近くで生きる外部寄生虫である[1]。シラミは，ヒトから隔離されると10日以内に餓死する。シラミは，1万年以上前から人類と共生している[2]。シラミは全世界に存在し，大きな問題であり続けている[3]。

別名

　シラミ寄生症，ケジラミ

疫学

- ヒトジラミ(コロモジラミ，ケジラミ，アタマジラミ)は，すべての国と気候でみられる[3]。
- アタマジラミは学童期に最も多い。毎年，約600〜1,200万人の3〜12歳児が寄生される[4]。
- アタマジラミはすべての社会層にみられ，不衛生を反映するものではない[5]。
- 米国では，アフリカ系の子どもは毛幹が楕円形をしていて，シラミが捕まりにくいために寄生されにくい[4]。
- コロモジラミは衣服の縫い目(**図127-3**)やベッドリネンに寄生し，非衛生や雑居状況と関連する。
- ケジラミは性的に活発な青少年から成人期に最も多い。小児におけるケジラミは典型的には睫毛に寄生する。この年齢層における寄生は性的虐待を示唆するかもしれないが，たいていは親からの寄生である[6]。

病因と病態生理

- シラミは6本の足をもつ寄生虫で，先端にあるかぎ爪によって毛髪や衣服に付着することができる。ヒトに寄生するシラミには3種類あり，すべて生存のためにヒトの血液を毎日吸わなくてはならず，宿主から離れると1，2日しか生存することができない。3種類のシラミは以下のとおりである。
  - アタマジラミ(*Pediculus humanus capitis*)：全長2〜4

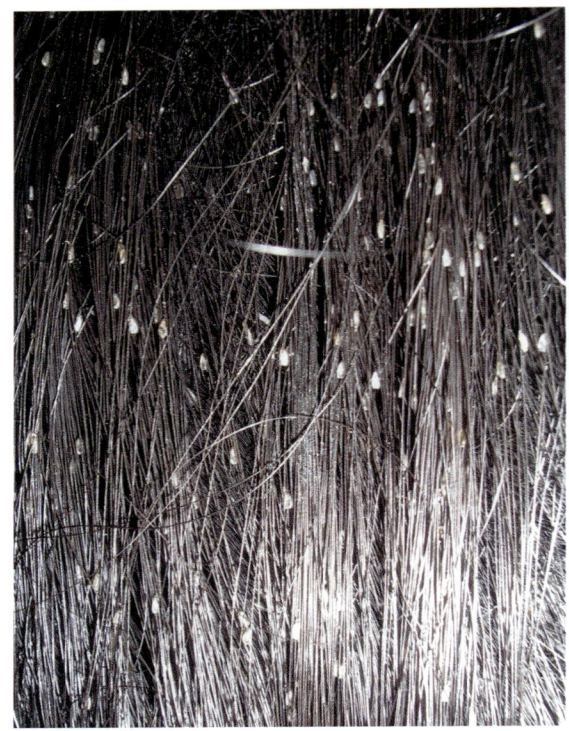

図127-1　ホームレスシェルターに暮らす12歳児の頭髪内のアタマジラミの卵。(*Used with permission from Richard P. Usatine, MD*)

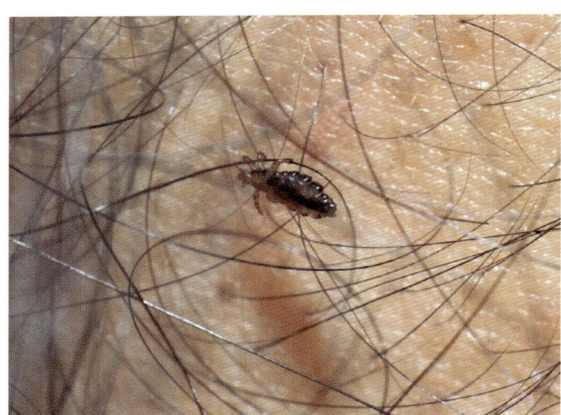

図127-2　うなじの毛にしがみついている成虫シラミ。(*Used with permission from Richard P. Usatine, MD*)

mm(**図127-2，127-4**)
  - コロモジラミ(*Pediculus humanus corporis*)：同じく全長2〜4 mm(**図127-5**)
  - 陰部またはケジラミ(*Phthirus pubis*)：体が幅広く，全長は1〜2 mmと短い(**図127-6**)
- 雌のシラミは約30日間生存し，1日で約10個の卵を産む[4]。
- 卵は，シラミによって産生される糊状物質によって，毛髪の幹あるいは衣服の縫い目に強固に付着している(**図127-7**)。
- 卵は宿主の体温によって培養される。
- 産みつけから幼虫へ孵化するまでの日数は7〜14日間である。

14

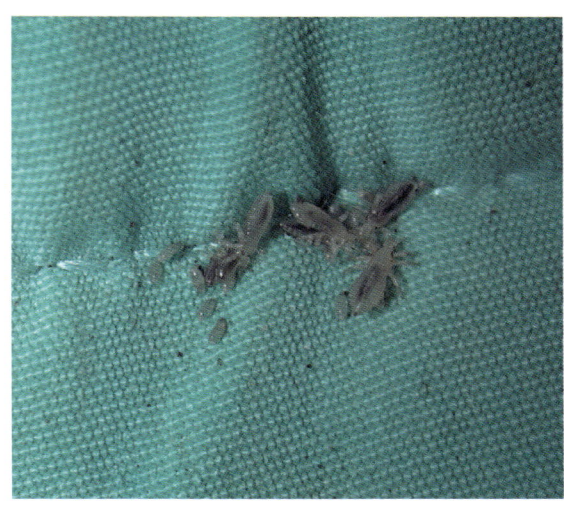

図 127-3　コロモジラミの寄生した患者のズボンの縫い目に認めたシラミの成虫と幼虫。（*Used with permission from Richard P. Usatine, MD*）

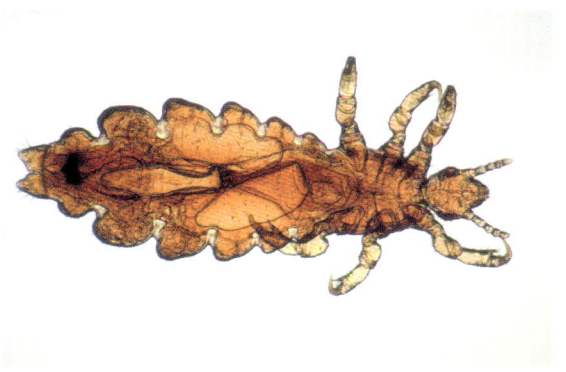

図 127-4　アタマジラミの成虫は躯幹が長い。（*Used with permission from Centers for Disease Control and Prevention and Dennis D. Juranek*）

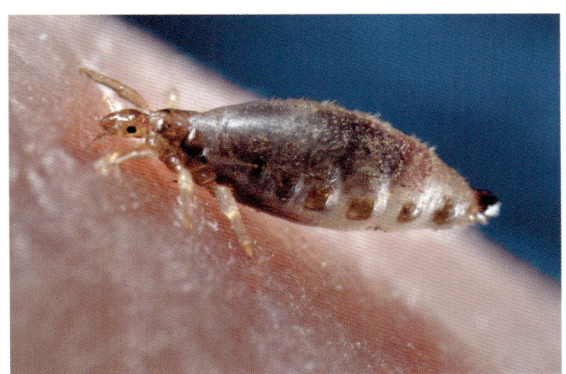

図 127-5　撮影者の血液を吸っているコロモジラミ。吸った血液により腹部が暗く膨れている。（*Used with permission from Centers for Disease Control and Prevention and Frank Collins, PhD*）

- 2～3週後に卵を産むことのできる成虫となる[5]。
- アタマジラミの伝播は、寄生している毛髪への直接接触を介して起こる。帽子、くし、ブラシなどを介した感染はきわめて少ない[6]。アタマジラミはヒトの疾病の媒介者とは

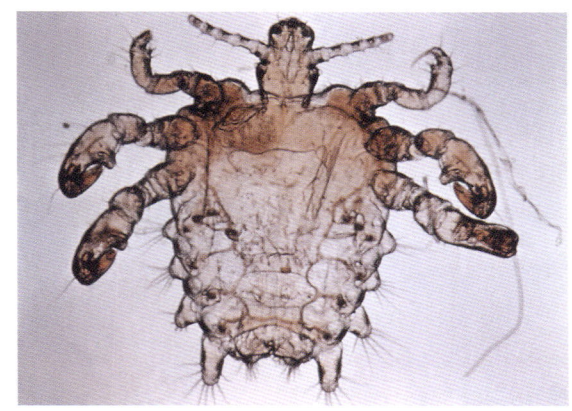

図 127-6　ケジラミは短い躯幹とその別名（カニシラミ）の元となっている大きなかぎ爪をもつ。（*Used with permission from Centers for Disease Control and Prevention and World Health Organization*）

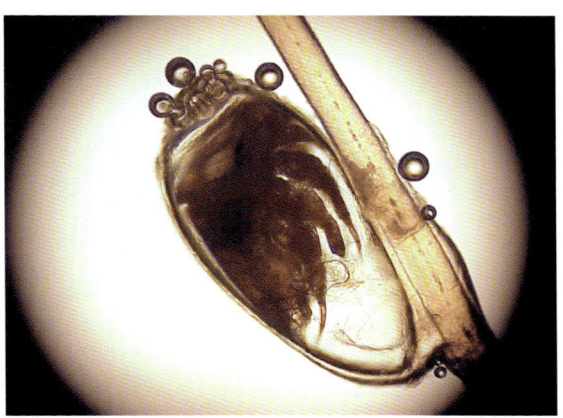

図127-7　毛髪に接着し、孵化する直前の卵の鏡検像。（*Used with permission from Dan Stulberg, MD*）

ならない。
- コロモジラミの伝播は、直接接触か、シラミが寄生した物体との接触を介して起こる。アタマジラミと異なり、コロモジラミはチフス、塹壕熱、回帰熱の病原体の媒介者となることがよく知られている[5]。
- 陰部またはケジラミは、主に性的接触によって伝播する。陰毛に加えて（図 127-8）、睫毛、眉毛、ひげ、上部大腿、腹部、腋毛への寄生が起こりうる。

危険因子

- シラミの寄生した人との接触。これは主に学校や家庭での同胞間で起こる。
- ホームレスシェルターなどの、人が混み合った宿舎
- 非衛生的環境と精神疾患

診断

▶ 臨床所見

- 卵は活動性の寄生と治療後の寄生の両方でみられる。毛髪の基部に近い卵は、たいていより新しく、生きている未孵化の卵の可能性が高い。残念ながら、シラミ駆除剤によって殺されなかった卵から孵化して、寄生サイクルが再び始

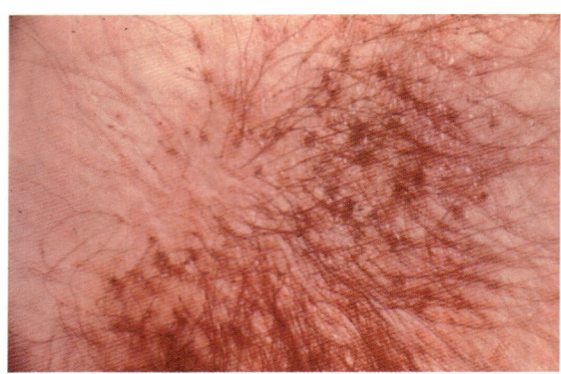

図 127-8　ケジラミの寄生した陰毛。（*Used with permission from the University of Texas Health Sciences Center, Division of Dermatology*）

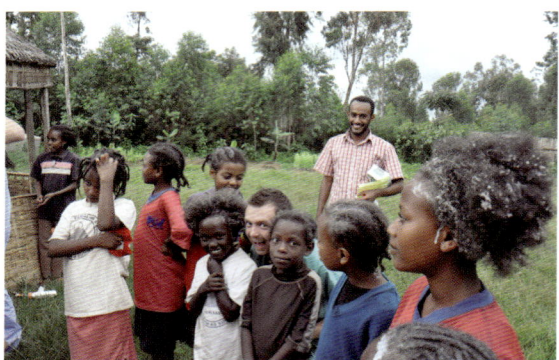

図 127-9　アタマジラミの寄生したエチオピアの子どもたちにペルメトリンを投与している医学生たち。（*Used with permission from Richard P. Usatine, MD*）

まることがある。ふけがくしで簡単に取り除けるのに対し，卵は毛髪にしっかりと接着していて取り除くことが難しい。

- 掻痒感がシラミ寄生の大きな特徴である。これは，シラミの唾液へのアレルギー反応の結果である[7]。アタマジラミは，頭皮，耳介，頸部，そして背部の表皮剥離病変と関連がある。
- とくに病変部が重複感染を受けた場合に，後頭部や頸部リンパ節が腫脹することがある。
- コロモジラミは，おもに体幹や衣服の縫い目の部分に，小丘疹性に発生することがある（図 127-3）。
- シラミの慢性寄生では，しばしば「放浪者の肌」と称される色素沈着を伴う苔癬化斑を認める[8]。
- ケジラミでは，胸部，腹部，大腿部にみられる青灰色斑（macula cerulea）を生じる[8]。

▶ 典型的分布
- アタマジラミ：シラミとその卵を，毛髪内，とくに耳介の上部や後ろ，うなじ付近に探す。生きた成虫よりも卵の数のほうがずっと多い。卵しか見つからない場合でも，寄生からの治癒を意味しない（図 127-1，127-6）。卵除去用の歯の細かいくし（歯の間隔が 0.2 mm）により，濡れたあるいは乾いた毛髪をくまなく梳くことで，視診単独よりも活動性の寄生をよく判別できる[9]。
- コロモジラミ：衣服の縫い目の中にシラミや幼虫を探す

（図 127-3）。
- ケジラミ：陰毛の中にシラミと卵を探す（図 127-8）。大腿上部や腹部の毛，腋毛，ひげ，眉毛や睫毛の中にいることもある。下着に付着したかすかな血液の跡が寄生のヒントになるかもしれない。18歳未満の小児にケジラミを発見した場合，性的虐待について精査すべきである。

▶ 検査所見
- 生きたシラミそのものや卵を直接見つけて同定することができれば，診断に十分である（図 127-1〜127-9）。
- 拡大レンズがシラミ寄生を確認するのに有用だろう。
- ウッド灯検査では，アタマジラミの卵は薄青色の蛍光を呈する。
- シラミの成虫を発見したら，スライドガラスにのせ，上からカバースリップを軽くかぶせ，顕微鏡の弱拡大で観察する（図 127-4，127-6）。この方法によりシラミの体のつくりが観察できる。シラミが典型的な場所にいなかったときは，シラミの種類の決定のために，体と足の形態観察が有用である。
- ケジラミの場合は，患者は他の性行為感染症（STD）についてスクリーニングを受けるべきである[5]。

鑑別診断
- シラミ寄生と，ふけ，毛鞘，皮膚の破片などを鑑別すべきである。シラミの卵と異なり，これらは毛根部から容易に取り除かれる。そして，成虫シラミは見つからない。
- 疥癬もまた，非常な掻痒感と丘疹を特徴とする。シラミと違うのは，疥癬では水疱を認めることがあり，疥癬トンネルが特徴的である。診断は，病変部の掻爬物を検鏡し，ダニか卵の存在を確認することによってなされる（128 章「疥癬」参照）。

治療

▶ 非薬物治療
- 小児を含むアタマジラミの局所的駆除薬を避けたい患者には，濡らしたくしによる物理的除去が代替治療となる。水で 1/2 に希釈した酢リンス（風呂用のヘアキャップまたはタオルの下で 15〜20 分間放置），または 8％蟻酸クリームリンスが，強固に粘着している卵の除去を容易にするだろう[8]。くしによる髪梳きはシラミが 2 週間みられなくなるまで続けて行う。SOR **B**
  - 卵はまた，すべてのトリートメントのあとに歯の細かいくしで梳くことによっても除去される。これは治癒のための重要なステップである。
  - 使用したくしやブラシは捨てるか，お湯（少なくとも 55℃ 以上）の中に 5 分間漬けるか，またはシラミ駆除薬で処理すべきである[10]。

▶ 薬物治療
- アタマジラミ
  - 市販薬の 1％ペルメトリン・クリームリンス（Nix），ピペロニルブトキシド（ピレトリン代謝，RID を抑制する）添加ピレトリン・シャンプー，あるいは 1％ペルメトリン液を頭髪と頭皮にかけ，10 分間放置後に洗い流す[11]。SOR **A**　図 127-9 では，医学生のグループがシラミが寄生したエチオピアの子どもたちの頭髪にペルメトリンを投与している。

14

- ピレトリンはシラミ駆除薬であるが，一方ペルメトリンは成虫とともに卵も駆除する。両者とも耐性シラミの発生により治療失敗が少なくないことに留意する。
- 7～10日後の再治療は，ペルメトリンではオプションであるが，ピレトリンでは必要である。ピレトリンによって駆除できなかった場合は耐性が示唆される。
- 0.5％マラチオン(Ovide)は処方薬であるが，耐性シラミおよびその卵に対しては非常に効果的である。マラチオンはピレトリンより有用性が高く[12]，6歳以上の小児において承認されている。乾いた頭髪にローション剤を投与し，8～12時間放置ののち洗い流す。生きたシラミが残存していた場合は，7～10日後の再治療が推奨される。適切に使用されれば，マラチオンの有効性は78～95％に達する[12]。SOR Ⓐ
- 5％ベンジルアルコールローション(Ulesfia)は，6カ月以上の小児における新たな治療オプションで，作用機序は寄生生物を窒息させることによる。頭皮と頭髪に10分間浸透させてから，水で洗い流す。これを7日後にも繰り返す[13]。SOR Ⓐ
- スピノサド(Natroba)は2011年に米国食品医薬品局(FDA)により承認された新たなシラミ治療外用薬(処方薬)である。スピノサドは*Saccharopolyspora spinosa*という土壌細菌の発酵産物で，シラミの中枢神経系を傷害する。これは，たいていの場合一度の治療で，シラミ根絶に約85％の有効性をもつ。乾いた頭皮と頭髪にスピノサドをくまなくかけて，10分後に洗い流す。初めの治療から7日後に生きたシラミが残存していた場合は，再治療が推奨される[14]。SOR Ⓐ
- 2012年2月，FDAは6カ月以上の小児のアタマジラミの治療において，0.5％イベルメクチン・ローションを承認した。これは単独で10分間局所で作用させる。6カ月未満の乳児におけるイベルメクチンの安全性は確立していない[15]。SOR Ⓐ
- 効果を低下させる可能性があるため，シラミ駆除薬の前にヘアーコンディショナーを使わないようにする[16]。
- コクランレビューでは，どれかひとつのシラミ駆除薬が他よりも優れている，というエビデンスは得られなかった。ペルメトリン，合成ピレトリン，マラチオンはいずれもアタマジラミの治療に有効であった[17]。SOR Ⓐ
- 他の治療選択肢は，5％ペルメトリンクリームである。5％ペルメトリンクリームは以前より疥癬の治療に使われてきたものだが，治療抵抗性のアタマジラミの治療として逸話的に推奨される[5]。SOR Ⓒ
- 経口治療のオプションには，スルファメトキサゾール－トリメトプリム(ST)合剤の10日間投与かイベルメクチン(200 μg/kg)の1日2回7～10日間投与がある。SOR Ⓒ ST合剤はシラミの腸内細菌を殺すといわれている[4]。1％ペルメトリンとST合剤の併用療法は，治療を複数回失敗している場合や治療抵抗性が疑われる場合に勧められる[5,10]。SOR Ⓒ
- コロモジラミ
  - 衛生状態の改善，衣服とベッドリネンを65℃以上のお湯で，15～30分間洗浄することでコロモジラミを駆除できる[8]。
  - 衣服を替えることができない環境(例：貧困層)では，

10％リンデン・パウダーを月毎に塗布することで衣服の裏側のシラミをはらうことができる[8]。
  - さらに，ペルメトリン・クリームを8～12時間塗布することもコロモジラミの根絶に有用かもしれない。
- ケジラミ
  - ケジラミは，アタマジラミの治療と同じ局所的シラミ駆除薬を10分間塗布することで治療できる。
  - 7～10日後の再治療が勧められる。
  - 睫毛の寄生は，油性軟膏を毎日2～4回，8～10日間塗布することで根絶できる。
  - 卵のついた毛を取り除くのに，衣服，タオル，ベッドリネンを洗濯するべきである[8]。

予防

アタマジラミ，ケジラミに感染した患者が，治療前2日以内に使用した衣服やリネン類は熱い湯で洗濯する。さらに，54.5℃以上のドライヤーで乾かしてもよい。洗濯できないものは，ドライクリーニングをするか，2週間ビニール袋の中で密閉し殺虫する。

フォローアップ

シラミの駆除を確認するために，治療の完遂時に再診察をするべきである。

患者教育

- 汚染されている可能性のある衣服，ベッドリネン，くし，ブラシ，帽子を洗濯するよう指導する。
- 卵を除去することが，新たに孵化したシラミによる寄生の継代の予防に重要である。寄生された人を適切に治療し，さらにその人と密接な関係がある人たちを慎重に診察することが再発防止に重要である。
- ケジラミの症例では，すべての性的接触者は治療されるべきである。

【E. J. Mayeaux, Jr., MD／Richard P. Usatine, MD】

(佐藤厚夫　訳)

128 疥癬

症例

2歳男児が，手の激しい掻痒感と痂皮形成を訴えて外来を受診した(図128-1, 128-2)。体の他の部位にも掻痒感のある発疹があった。患児は生後2カ月からこの問題を抱えており，これまで疥癬に対する多くの治療を受けてきた。同居している成人も他の子どもも掻痒感と発疹を呈していた。様々な治療が試みられてきたが，いずれも局所療法のみであった。皮膚の擦過診が行われ，ヒゼンダニとその糞が認められた(図128-3, 128-4)。患児を含む家族全員が同時にイベルメクチンを投与され，患児の角化型疥癬(ノルウェー疥癬)は治癒した。家族も同様に治癒し，患児には再発予防のためイベルメクチンが再投与された。

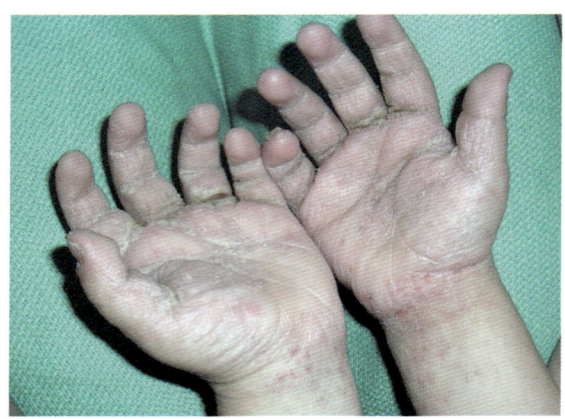

図 128-1　2 歳男児の角化型疥癬（ノルウェー疥癬）。（*Used with permission from Richard P. Usatine, MD*）

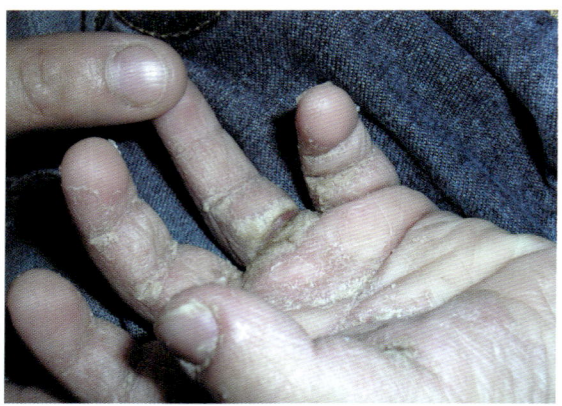

図 128-2　図 128-1 の患児の手を拡大すると，痂皮形成と亀裂を認める。（*Used with permission from Richard P. Usatine, MD*）

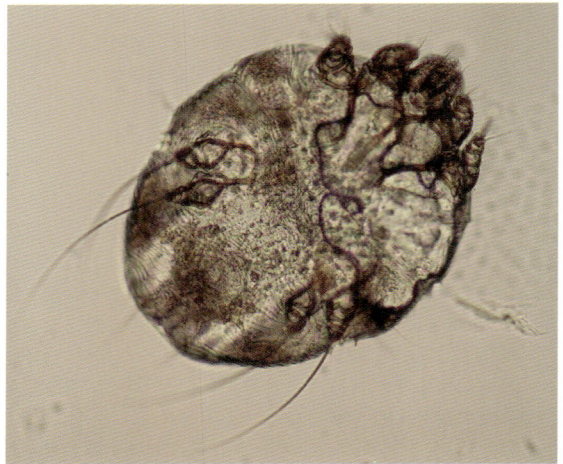

図 128-3　角化型疥癬患者からのヒゼンダニの鏡検所見。（*Used with permission from Richard P. Usatine, MD*）

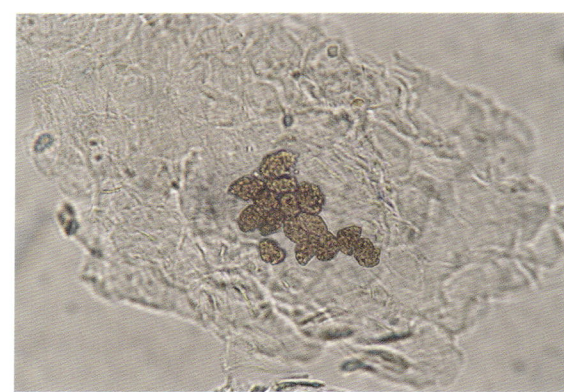

図 128-4　患者手掌の擦過診により，明瞭に確認されたダニの糞。（*Used with permission from Richard P. Usatine, MD*）

別名

ノルウェー疥癬，seven year itch

疫学

- 世界中で年間 3 億人が発症しているといわれる[1]。いくつかの熱帯諸国では，疥癬（scabies）は風土病である。
- ナイジェリアの学童における疥癬の有病率は，4.7% であった（2005 年）[2]。
- マレーシアの全寮制学校の生徒における疥癬の有病率は，8.1% であった（2009 年）[3]。

病因と病態生理

- ヒトの疥癬は，ヒトにしか寄生しないヒゼンダニ（*Sarcoptes scabei*）によって発症する（図 128-3）[1,4]。
- ダニの成虫はそのライフサイクル（およそ 30 日間）のすべてをヒトの表皮内で過ごす。交尾後にオスのダニは死に，その後メスは皮膚の表層内にトンネルを掘って進み，糞を排泄し（図 128-4），産卵する（図 128-5）。
- ダニは，皮膚の角質層を分解するプロテアーゼを分泌しながら移動する。
- ダニの寄生数は通常は 100 匹未満であるが，免疫不全者に

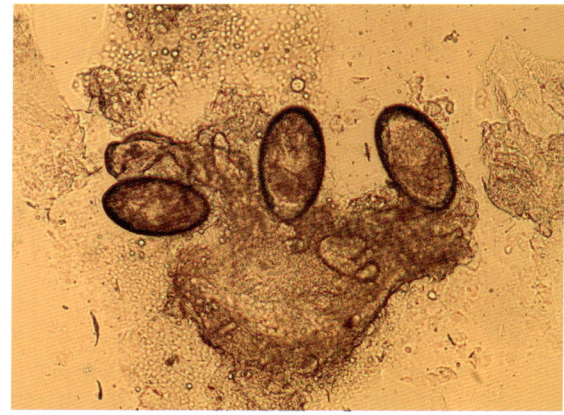

図 128-5　擦過診でのダニの卵。（*Used with permission from Richard P. Usatine, MD*）

おいては 100 万匹に達することがあり，ノルウェー疥癬と呼ばれる角化型疥癬になりやすい（図 128-1，128-2，128-6〜128-8）[1]。

- ダニの伝播は通常は皮膚の直接接触を介して起こる（図 128-9）。成人においては，しばしば性行為によって伝播さ

14

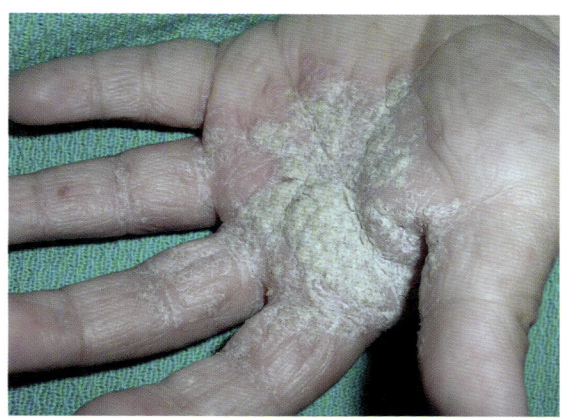

図128-6　角化型疥癬に罹患した3歳男児の角化した手掌。(*Used with permission from Richard P. Usatine, MD*)

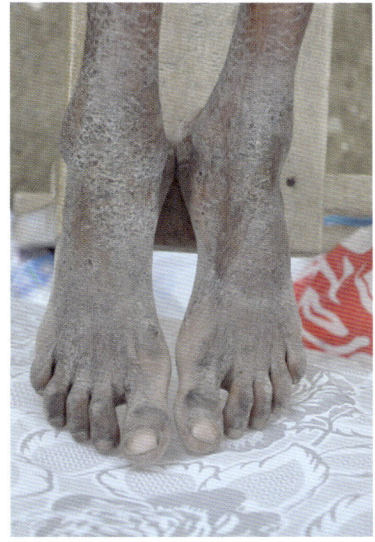

図128-7　ハイチの低栄養女児の足角化型疥癬。(*Used with permission from Richard P. Usatine, MD*)

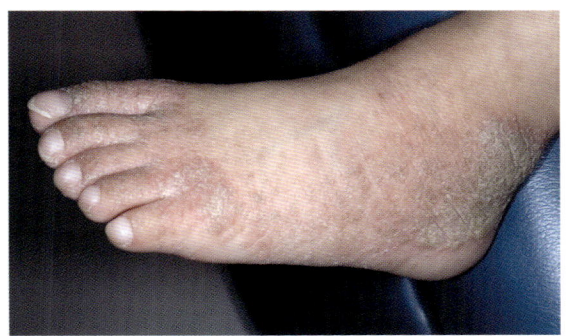

図128-8　5歳男児Down症の足角化型疥癬。(*Used with permission from Richard P. Usatine, MD*)

れる[5]。動物からヒトに伝播することもある[1]。

● ダニはヒトの表皮を離れて3日間は生存できるので，まれにベッドや衣服を介して伝播することもある。
● 最初の寄生からの潜伏期間は平均して3，4週間である。

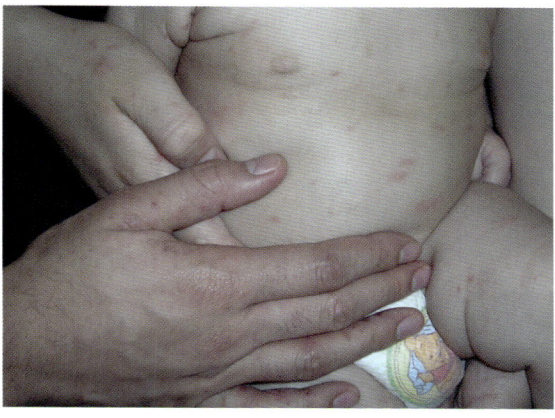

図128-9　この家庭では家族間の皮膚から皮膚への接触感染が認められた。写真は，乳児と両親の皮膚の活動性感染を示している。(*Used with permission from Richard P. Usatine, MD*)

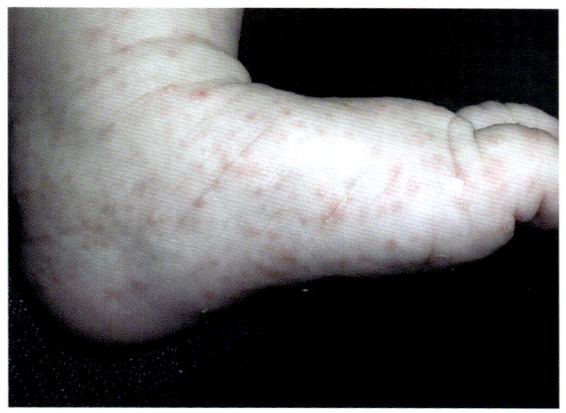

図128-10　3カ月乳児の疥癬性丘疹。(*Used with permission from Richard P. Usatine, MD*)

感作された人では，再曝露から数時間で症状を呈することもある。

危険因子

● 疥癬は，年少児，ヘルスケアワーカー，ホームレス，貧困者，免疫不全者，認知症患者に発症しやすい[1]。
● 施設入所者や混み合った住環境に居住している人もまた寄生率が高い[1]。

診断

▶ 臨床所見

● 掻痒が最も顕著な特徴である[1]。
● 皮膚所見には，丘疹(図128-10)，疥癬トンネル(図128-11，128-12)，結節(図128-13)，水疱性膿疱(図128-14)がある。
● 疥癬トンネルは古典的な形態学的特徴で，最もダニを発見しやすい部位である(図128-11，128-12)。
● 乳幼児では不機嫌や食思不振を呈することがある。
● 腋窩周囲(図128-13)，臍または陰茎(図128-15，128-16)や陰嚢上の掻痒感のある丘疹／結節は強く疥癬を示唆する。

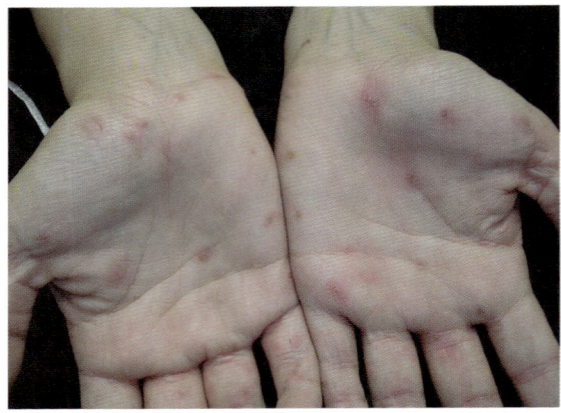

図128-11　17歳男児における手疥癬。疥癬トンネルと丘疹を認める。ダーモスコープによって，トンネルからヒゼンダニが証明された。（*Used with permission from Richard P. Usatine, MD*）

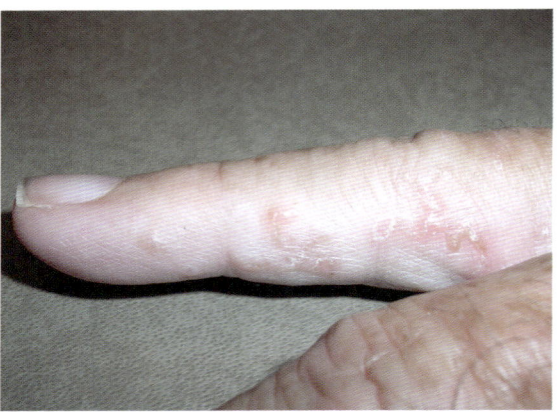

図128-12　指間部の顕著なトンネル。トンネルは疥癬の古典的症状である。（*Used with permission from Richard P. Usatine, MD*）

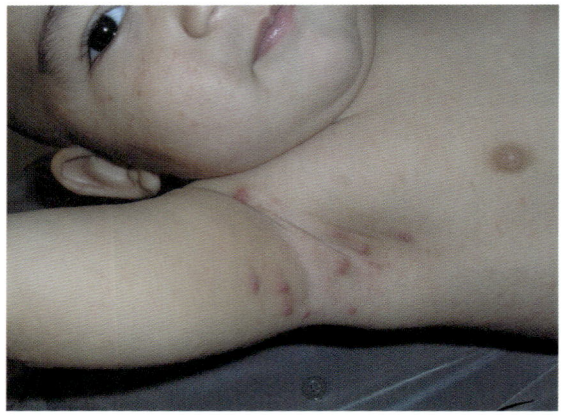

図128-13　疥癬に罹患した乳児における腋窩結節。（*Used with permission from Richard P. Usatine, MD*）

▶ 典型的分布

- 疥癬の古典的な分布は，指間（図128-17），手首（図128-18），足首（図128-19），腰（図128-20），鼠径部，腋窩（図128-13），手掌および足（図128-1，128-2，128-6～128-8）である。

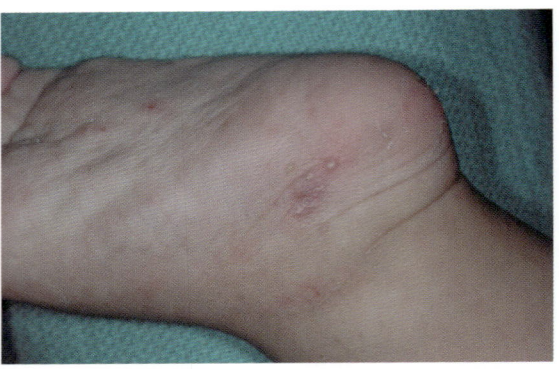

図128-14　9カ月乳児の足疥癬における膿疱。乳児肢端膿疱症にもみえるが，母親が疥癬に罹患していた。（*Used with permission from Richard P. Usatine, MD*）

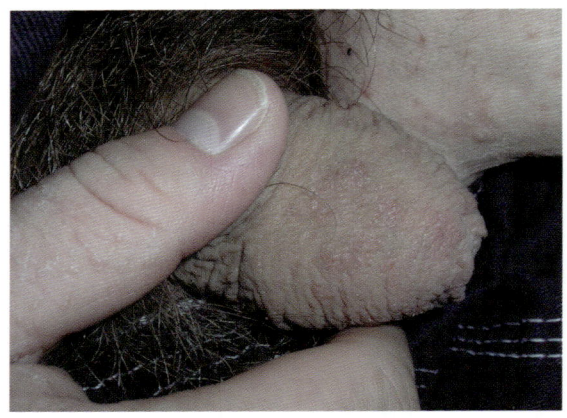

図128-15　性行為感染症としての疥癬。亀頭包皮と手，鼠径部に掻痒感のある丘疹を認める。（*Used with permission from Richard P. Usatine, MD*）

- 外性器にも発症することがある（図128-15，128-16）。
- 小児では，頭部に発症することもある（図128-21）。

▶ 検査所見と画像検査

- 光学顕微鏡による皮膚擦過診でダニ，卵，糞を認めた場合には確定診断となる（図128-3～128-5）。しかし，ダニ，卵，糞があるときですら診断はときに難しく，時間を要する。ダニを光学顕微鏡で探すためには，メスを用いた皮膚擦過診の代わりに，皮膚に梱包用テープを貼って剥がす方法も用いられる[6]。上記の所見が見つからない場合でも，臨床的に疑わしい患者においては疥癬を否定するべきではない。再発疑い例では，診断が正しいことを証明する直接的証拠を捉えることが有用である。

- ダーモスコープは，トンネルの終点にヒゼンダニを同定するのに有効かつ迅速な手段である[7]。ダニは矢頭またはジェット機型と表現される（図128-22）。ダーモスコープの利点は，患者に痛みを与えることなく複数のトンネルを迅速に診察できることである。とくに小児においては，前述のメスやテープを使う方法に比べて，より安静を保てるであろう。

- ダーモスコープが使用できる場合は，この非侵襲的検査から始める。その所見が典型的であれば，顕微鏡による診察は不要である。所見が確定的でない場合，もしくはダーモ

14

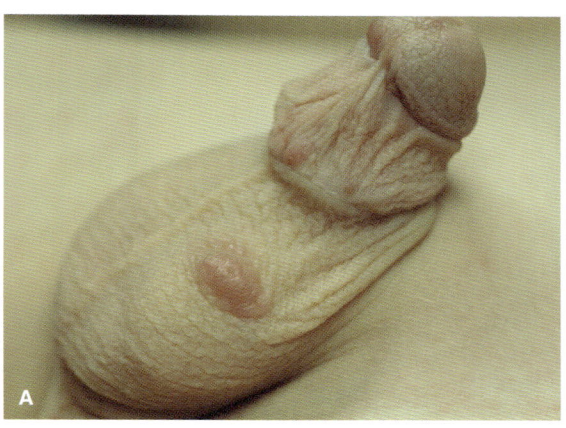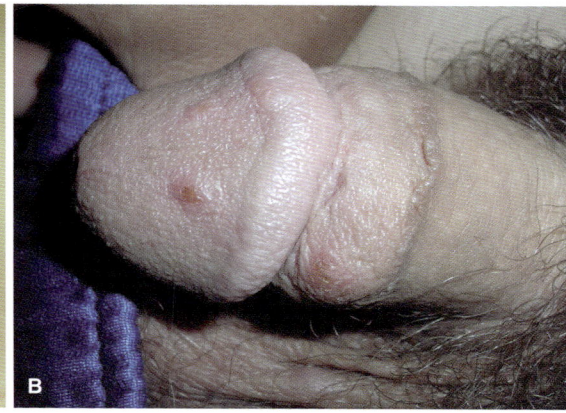

図 128-16　亀頭，陰茎，陰嚢の丘疹・結節は典型的疥癬の所見である。**A**：6 歳男児の結節性疥癬（*Used with permission from Robert Brodell, MD*），**B**：10 代少年の亀頭部の搔痒のある丘疹性疥癬（*Used with permission from Richard P. Usatine, MD*）。

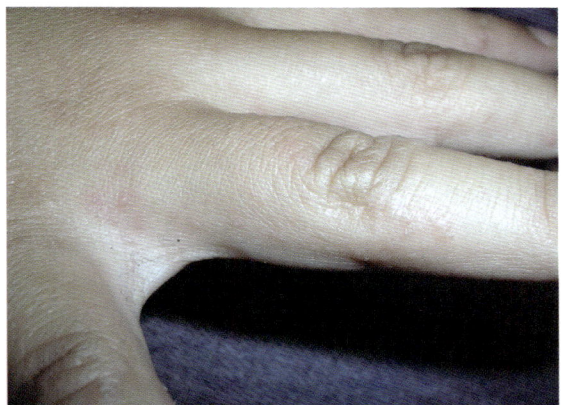

図 128-17　指間水かきは疥癬の古典的罹患部位である。（*Used with permission from Richard P. Usatine, MD*）

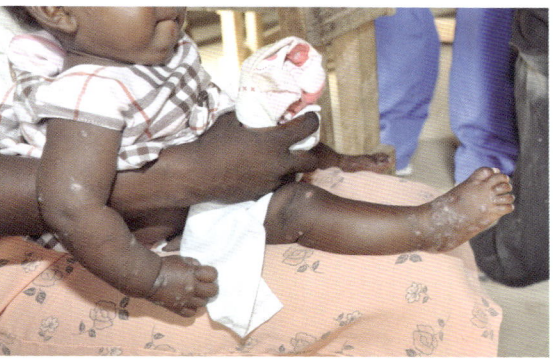

図 128-19　手首と足首に広範な疥癬局面を認めるエチオピアの小児。（*Used with permission from Richard P. Usatine, MD*）

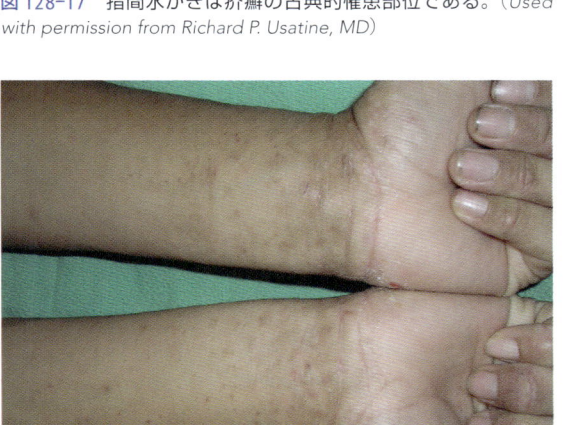

図 128-18　15 歳男児の手首周囲に認めた疥癬丘疹。（*Used with permission from Richard P. Usatine, MD*）

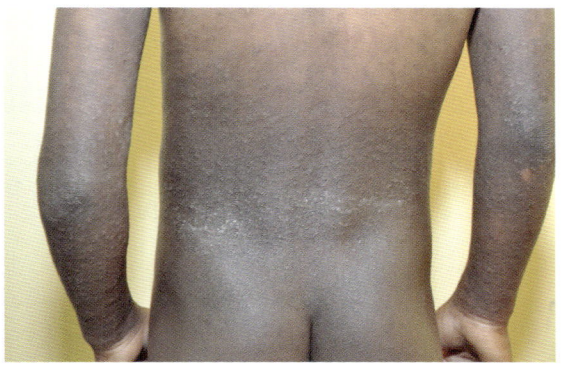

図 128-20　炎症後色素沈着をきたした多数の丘疹と一部痂皮形成を認める腰部の疥癬。（*Used with permission from Richard P. Usatine, MD*）

スコープが使用できない場合は，メスによる擦過診を行う。その際はトンネルの終点を擦過するのが最も適切である。鉱物油か油浸脂に浸した # 15 の外科用メスを用いる。刃を皮膚に対して垂直に保持し，トンネル（または丘疹）が開くまで擦過する（少量の出血を伴うことが多い，図 128-23）。擦過物をスライドガラスにのせ，カバーリップを

かぶせる。
- 検鏡のコツ：まずは最も小さい倍率で検鏡する。なぜなら，ダニは 4 倍の倍率で確認でき，最低倍率では非常に速くスキャンできるからである。それでダニが認められなければ，10 倍に倍率を上げてダニ，卵，糞を探す。40 倍の倍率は 10 倍の倍率で得られた所見を確認するのに用いる。
- ダーモスコープによるダニの同定と皮膚擦過物の検鏡を比較した研究では，経験の少ない検者においても，両者の感

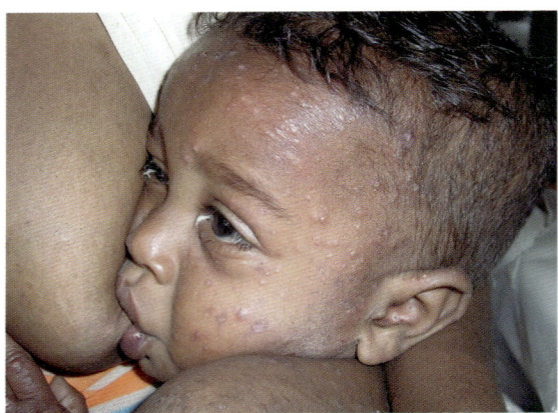

図 128-21　授乳中の男児に認める頭部と顔面の疥癬。(*Used with permission from Richard P. Usatine, MD*)

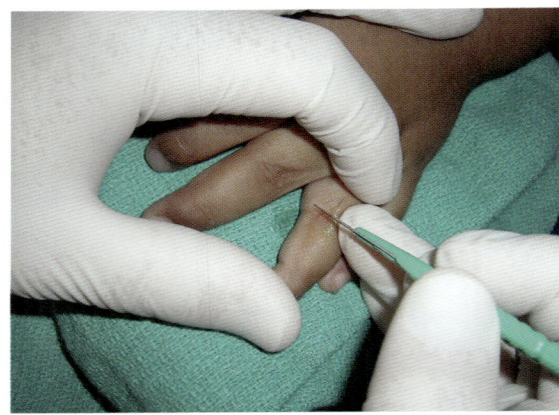

図 128-23　＃ 15 の外科用メスを皮膚に対して垂直に使い，疑わしい疥癬孔道を擦過している様子。メスに鉱物油を少量たらし，十分組織が採れるように擦過する。(*Used with permission from Richard P. Usatine, MD*)

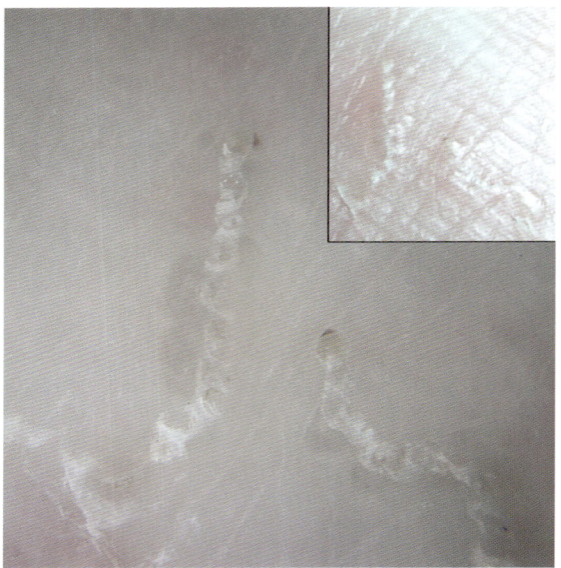

図 128-22　ダーモスコープで認めた 2 体のヒゼンダニ。暗い色で最も見やすい部分が矢頭かジェット機のようにみえる。この症例ではダニの卵形躯幹もみえる。右上は同じ孔道を肉眼でみた状態である。(*Used with permission from Richard P. Usatine, MD*)

度は同等で（91 ％と 90 ％），特異度は後者を 100 ％とすると前者では 86 ％であった[8]。別の研究ではダーモスコープの感度は 83 ％（95 ％CI 0.70〜0.94）であった[9]。この研究ではダーモスコープと粘着テープテストの陰性的中率は等しく（0.85），物資の乏しいエリアでは後者も優れたスクリーニング法だとしている。

- ビデオダーモスコープもまた疥癬の診断に使用できる[10]。ビデオダーモスコープでは付属光源によって皮膚を拡大して見ることができ，ダニと卵を拡大像として確認することができる。非侵襲的で疼痛を伴わない方法である。
- *S. scabiei* リコンビナント抗原は診断への応用が期待されており，活動性疥癬患者中の抗体の検出について研究されている[11]。

▶ 生検

他の診断を疑う理由がないかぎり，ほとんど適応がない。

鑑別診断

- アトピー性皮膚炎：アトピー性皮膚炎と疥癬は，ともに顕著な掻痒感がある。両者の鑑別には罹患皮膚の分布が有用だろう。疥癬においてはトンネルを探し，罹患した家族の存在について聴取する。小児においては，アトピー性皮膚炎はしばしば関節の屈側または伸側面に限局する。成人においては，手掌が初発部位のひとつである（130 章「アトピー性皮膚炎」参照）。
- 接触皮膚炎：鮮紅色の皮膚上の水疱と丘疹が特徴であり，これらは疥癬ではまれである。慢性の接触皮膚炎では，しばしば皮膚が鱗状化や苔癬化し，疥癬ほど掻痒感を伴わない（131 章「接触皮膚炎」参照）。
- 脂漏性皮膚炎：身体の皮脂分泌の盛んな領域，たとえば頭部，顔面，耳後部，間擦部などに，限局した鱗屑と痂皮を伴う丘疹落屑性発疹を認める。掻痒感は多くの場合，軽度であるか，ない（135 章「脂漏性皮膚炎」参照）。
- 膿痂疹：蜂蜜色の痂皮を伴うプラークが最大の特徴である。二次的に疥癬を発症することがあり，丘疹と膿疹が存在する場合は両者の併発も考慮する必要がある（図 128-24，99 章「膿痂疹」参照）。
- 節足動物咬症：疥癬との鑑別に有用な，咬まれた部位の刺し口を認める。
- 乳児肢端膿疱症（図 128-25）：手，手首，足，足首に限局した再発性の水疱性膿疱発疹。2 歳以降はまれである（94 章「幼児期の膿疱性疾患」参照）。

治療

▶ 非薬物治療

環境の汚染除去がすべての治療の基本要素である。SOR Ⓑ
服，ベッドリネン，タオルは熱湯を用い洗濯機で洗浄する。洗濯できない衣服など（例：ぬいぐるみ）はドライクリーニングするか，密閉バッグで少なくとも 72 時間密封する[12]。

▶ 薬物治療

薬物治療としてはダニ駆除薬と止痒薬の投与がある[1,13]。

- 5 ％ペルメトリン・クリーム（Elimite，Acticin）は，コクランレビューによれば最も効果的な治療である[13]。SOR Ⓐ

14

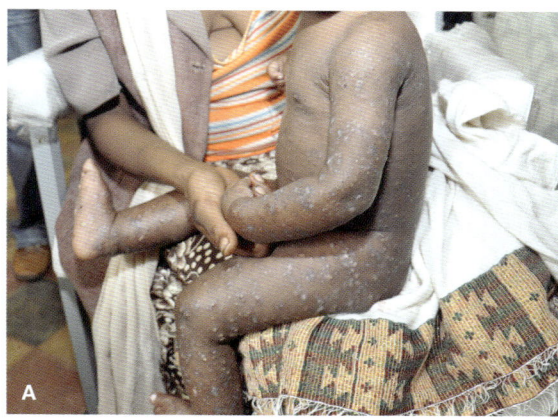
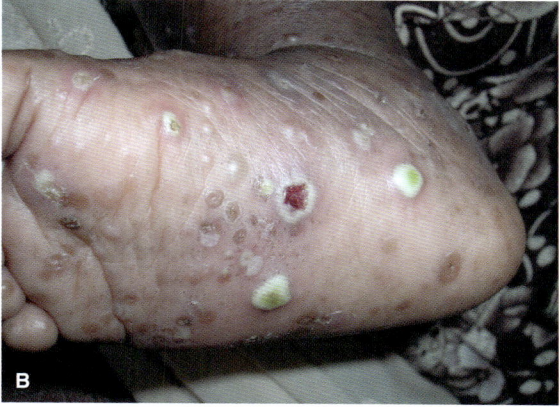

図 128-24　**A**：頭からつま先まで，疥癬に細菌の重複感染をきたした男児。**B**：細菌重複感染を示す足の大きな膿疱。（*Used with permission from Richard P. Usatine, MD*）

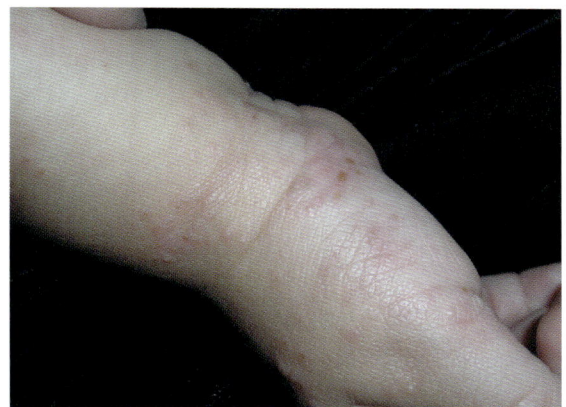

図 128-25　疥癬と誤診され治療された 9 カ月乳児の肢端膿疱症。家族内に疥癬患者はおらず，疥癬の治療をしても膿疱・水疱は軽快しなかった。（*Used with permission from Richard P. Usatine, MD*）

これを首から下へ（侵されていれば頭部も）塗布し，8〜14 時間後に洗い流す。たいていの場合，この治療は寝ている間に行われる。1, 2 週間後の再治療はさらに有用である。**SOR** **C** 角化型疥癬の患者では，角質溶解クリームを使用すると痂皮が壊れ，クリームの浸透がよくなる[14]。残念なことに，ペルメトリン耐性疥癬が増加しつつある。

- イベルメクチンは，治療抵抗性あるいは角化型疥癬用の内服治療である。研究によってその安全性と有効性は実証されている。ほとんどの研究では，200 µg/kg のイベルメクチン単回投与が行われている[13]。**SOR** **A** 食事と一緒に内服すれば，表皮への浸透がよくなる[14]。1 週間後の再投与を推奨する専門家もいる。ただし，FDA は体重 15 kg 未満の小児へのこの薬物の使用を承認していない。イベルメクチンは現在，3 または 6 mg 錠としてしか手に入らないので，錠剤の量に合わせるために，しばしば投与量を切り上げる必要がある。経口懸濁薬は存在しないので，小児へ使用する場合は錠剤を切って，食事とともに与える必要があるだろう。
- ジフェンヒドラミン，ヒドロキシジン，中力価のステロイドクリームは掻痒感の軽減のために用いられる。**SOR** **C** 死んだダニと卵が持続性の炎症を惹起する抗原性を維持する

ため，掻痒感は治療成功後も 1, 2 週間持続することがあることは知っておく必要がある。
- ダニの寄生を認めた家のすべての家族，および性的パートナーを治療するべきである。**SOR** **C** 全員を治療しなかった場合，高率に家族内再発を認める。殺虫スプレーや燻蒸剤の使用は推奨されない。
- 前記薬剤ほどの効果はないが，局所的安息香酸ベンジル，クロタミトン，合成自然ピレスリンも使われる[9]。**SOR** **A** 他の国々でより使われている局所外用薬としては，5〜10% の硫黄パラフィン（アフリカや南米），10〜25%安息香酸ベンジル（ヨーロッパ，オーストラリア），そしてマラチオンがある[14]。ある著者は，全身性吸収についての理論的懸念から，生後 2 カ月以下の乳児において，ペルメトリンよりもクロタミトンあるいは硫黄剤を推奨している[14]。
- 細菌の重複感染の証拠があれば，抗菌薬が必要となる（図 128-23）。**SOR** **C**

▶ 補充治療と代替治療
- ティーツリー油は酸化テルペノイドを含有し，迅速な殺ダニ活性があると示されている[15]。

予防
- 寄生された人や，寄生された人が使用した衣服・ベッドリネンなどとの直接的皮膚−皮膚接触を避ける。
- 再曝露や再寄生の可能性を防ぐために，患者と同時に同居家族や，その他曝露された可能性のある人を同時に治療する。

予後
- 患者が免疫不全者でないかぎり，適切な診断と治療をすれば予後はきわめて良好である。しかし，環境因子が改善されなければ，再寄生がしばしば起こる[1]。
- 炎症後の色素沈着や脱失が起こりうる[1]。

フォローアップ
- 症状が改善しないときは定期的フォローアップの適応である。
- 角化型疥癬（ノルウェー疥癬）の患者では，免疫学的検査を考慮する。

患者教育

- 最初の治療が完遂するまでは，他者とベッドをともにするなどの直接接触は避けるべきである。
- 最初の治療後24時間後からは学校や職場に復帰してよい。
- 治療が成功しても掻痒感は1，2週間続くことがあることを伝えるが，3週間経っても症状が残存している場合には，さらなる検査のために再診すべきである。

【Richard P. Usatine, MD／Pierre Chanoine, MD／
Mindy A. Smith, MD, MS】
（佐藤厚夫 訳）

129 皮膚幼虫移行症

症例

　18カ月男児が，足と臀部の掻痒感のある皮疹を主訴に母親に連れられて受診した（図129-1，129-2）[1]。初診医は患児を診て，体部白癬と誤診した。クロトリマゾール・クリーム外用は効果がなかった。患児は掻痒感が著しいため眠れず，食思不振から体重減少をきたした。救急外来を受診した際，初診の前に家族でカリブ旅行に行っていたことが判明した。患児は現地のイヌがよく出入りしているビーチで遊んでいた。診察医は皮膚幼虫移行症（cutaneous larva migrans：CLM）にみられる皮膚の蛇行パターンを確認した。患児は0.2 mg/kg（体重15 kgで3 mg）のイベルメクチンをすりつぶしてアップルソースにまぜて経口投与され治療は成功した。

別名

　蛇行性皮疹，配管工掻痒症（plumber's itch）

疫学

- 発展途上国，特にブラジル，インド，南アフリカ，ソマリア，マレーシア，インドネシア，タイに土着の疾患である[2,3]。
- 雨季に多く発生する[3]。
- 雨季のピークシーズンでは，社会的資源の乏しい地域の子どもの，実に15％が罹患するが，同じ国でも裕福な階級ではずっと少なく，1万人年あたり1，2件にすぎない[4]。
- 米国では，おもにフロリダ，大西洋の南東沿岸州，メキシコ湾の沿岸地域で発生する[2]。
- 成人より小児が罹患しやすい[4]。

病因と病態生理

- イヌまたはネコ鉤虫に起因することが最も多い（*Ancylostoma braziliense*，*Ancylostoma caninum*，または *Uncinaria stenocephala*）[4]。
- イヌやネコの糞便中に卵が排泄される[2]。
- 湿った温かい砂や土壌中で幼虫が孵化する[2]。
- 感染性をもつ段階に成長した幼虫が皮膚にもぐり込む[2]。

診断

　診断は病歴と臨床所見による。

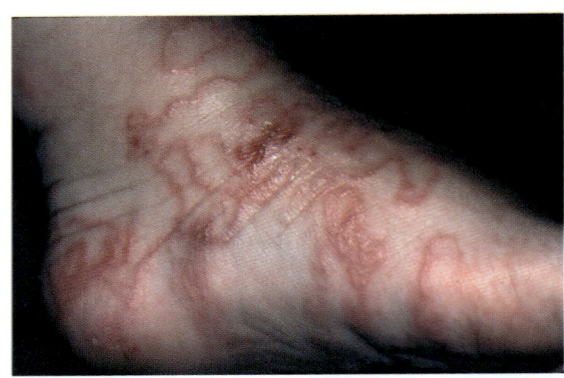

図129-1　家族でカリブ旅行に行ったあとに発症した18カ月男児の足皮膚幼虫移行症。蛇行性皮疹を認める。（*Used with permission from Richard P. Usatine, MD. Usatine RP. A rash on the feet and buttocks. West J Med. 1999；170(6)：334-335*）

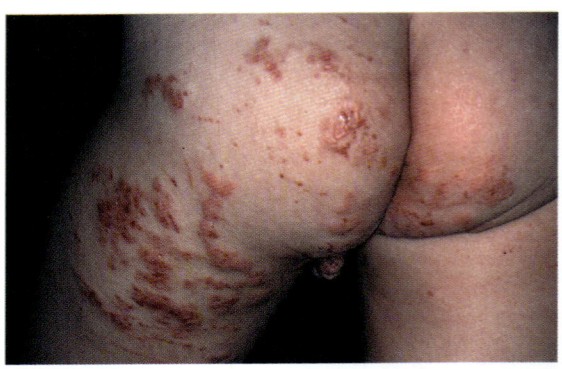

図129-2　激しい掻破の跡のある，図129-1と同患児の臀部と大腿部の皮膚幼虫移行症。（*Used with permission from Richard P. Usatine, MD. Usatine RP. A rash on the feet and buttocks. West J Med. 1999；170(6)：334-335*）

▶ 臨床所見

- 長さ1〜5 cmの，隆起して蛇行した，あるいは赤茶色の線状跡（図129-1〜129-3）[2,5]。
- 掻痒感が強く，しばしば睡眠を妨害する[3]。
- 症状は数週〜数カ月持続し，まれに数年続くこともある。ほとんどの場合は自然治癒する[5]。

▶ 典型的分布

- 足と下肢（73％）（図129-4），臀部（13〜18％），腹部（16％）[6,7]。
- 汚染された砂や土壌と接触する箇所。
  - 最も多いのは足，臀部と大腿部[3]。

▶ 検査所見と画像検査

　適応はないが，まれに血液検査上，好酸球増多や血清IgE値の上昇を認める[5]。

鑑別診断

　次のような病態と混同されやすい。

- 皮膚真菌感染症：局面は，典型的には鱗屑斑と中心が抜けた環状斑である。CLMの蛇行跡が環状になった場合は，ringworm（輪癬／輪状の白癬）と誤診されることがある。皮肉なことに，ringwormは皮膚糸状菌症であるのに対し，CLMは本当のwormによる（123章「体部白癬」参照）。
- 接触皮膚炎：局面の分布，水疱の存在，典型的蛇行跡がないことから鑑別する（131章「接触皮膚炎」参照）。

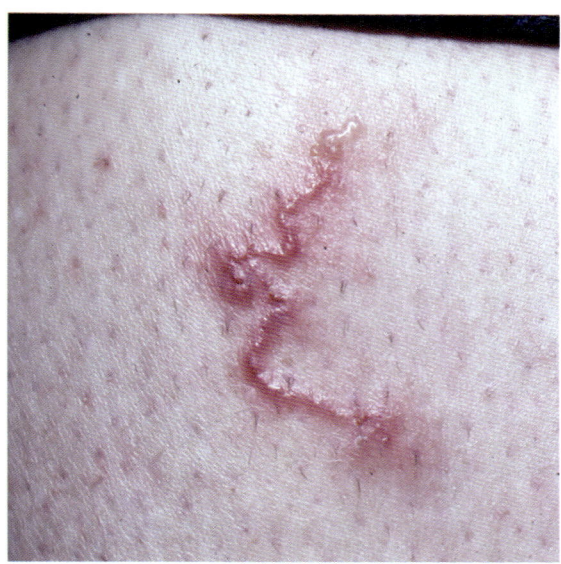

図129-3 足皮膚幼虫移行症の蛇行したトンネルの拡大像。目で見える跡の2, 3 cm先に幼虫が存在する。(Used with permission from John Gonzalez, MD)

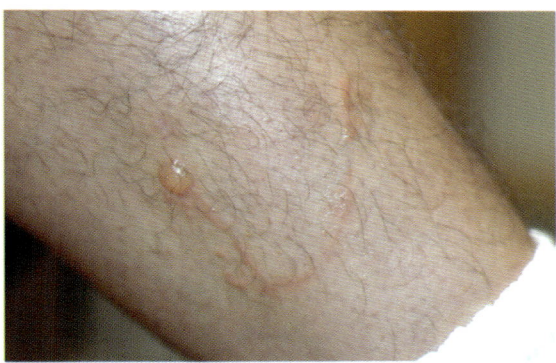

図129-4 青年の足皮膚幼虫移行症。ビーチに行った数日後にこの掻痒感のある蛇行性皮疹が出現した。皮疹は日に数mmずつ伸びていき,トンネルの遠位部には24時間以内に水疱を形成した。(Used with permission from Robert T. Brodell, MD)

- ライム病の遊走性紅斑:局面はたいていの場合,環状斑であり,隆起や蛇行はしていない(183章「ライム病」参照)。
- 植物光線性皮膚炎:急性期症状は水疱を伴う紅斑である。その後,炎症後色素沈着をきたす。これは砂浜でライムを使った飲料を用意しているときなどに発症しうるが(ライム果汁が皮膚につくと,果汁中のソラレンが日光と反応し皮膚に炎症を起こす),幼虫で汚染された砂浜からうつるわけではない。

治療

- 経口チアベンダゾールが最初の米国食品医薬品局(FDA)認可薬だったが,2010年に発売終了となった。
- アルベンダゾールは25年間の使用経験があり,米国疾病管理予防センター(CDC)の第一選択薬となっているが[3,5],FDAからは認可されていない。
  - 推奨用量は400 mgを3日間である[3,5]。SOR **B**
  - アルベンダゾールによる治癒率は92%以上であるが,単回投与では効果が減弱する[3]。
- イベルメクチン(ストロメクトル)はよく研究されているCDCによる代替薬である。用量は0.2 mg/kgを1～2日間である[3,5]。本薬もFDAからは認可されていない。
  - イベルメクチンの0.2 mg/kg単回投与もまた推奨される[3]。SOR **B**
  - 単回投与での治癒率は77～100%である[3]。
  - イベルメクチンは全世界で何百万人の患者に使われており,安全性は非常に高い[3]。
  - イベルメクチンの禁忌は,妊娠,授乳中,体重15 kg未満の小児である[3]。
  - 局所外用薬としてのイベルメクチンとアルベンダゾールの合剤の研究データは限られているが,小児への使用は有望である[3]。
- 液体窒素による凍結療法は効果がなく,有害なので行わない[3]。SOR **B**

▶ 補充治療

- 抗ヒスタミン薬は掻痒感を軽減する。
- 抗生物質は二次感染に対して用いられることがある。

フォローアップ

局面が残存している間はフォローアップする。

患者教育

- 動物の許可されている砂浜では靴を履く。
- 砂トイレにカバーをする。
- オーナーはペットをビーチに連れて行かない。寄生虫駆除をする。糞を適切に始末する。

【Jennifer A. Keehbauch, MD】
(佐藤厚夫 訳)

7節　皮膚炎／アレルギー性

130 アトピー性皮膚炎

症例

　アジア系アメリカ人の 1 歳女児。顔面と下肢に発疹が出現したため，かかりつけ医を受診した（図 130-1，130-2）。発疹のある両部位を掻いているが，生来健康である。父方家系に気管支喘息，アレルギー性鼻炎，アトピー性皮膚炎の家族歴がある。低用量ステロイド外用薬および皮膚軟化剤を局所に使用し，治療への反応は良好であった。

概説

　アトピー性皮膚炎（atopic dermatitis：AD）は掻痒と皮膚の炎症を特徴とし，慢性かつ増悪寛解を反復する炎症性皮膚疾患である。遺伝的，免疫学的，環境的因子の相互作用が誘因となる。

別名

　湿疹（eczema），アトピー性湿疹（atopic eczema）

疫学

- AD は，米国で最も頻度の高い炎症性皮膚疾患であり，小児で最もよくみられる皮膚状態である[1]。
- 全世界での小児における有病率は 15〜20％といわれており，先進国で増加している[2]。
- 60％が 1 歳までに発症し，5 歳までに 90％が発症する[1]。1/3 は成人まで持ち越す[2]。
- 成人の AD 患者のうち，60％はその子どもも AD を発症する（図 130-3）[1]。

病因と病態生理

- 家族内発症の傾向あり，母方からのアトピー素因の遺伝では，特にその傾向が強い。
- Th2 サイトカインへの反応の亢進，血清 IgE 高値，過剰反応性のランゲルハンス細胞，細胞性免疫不全，上皮バリア蛋白であるフィラグリンをコードする遺伝子の機能喪失変異が関係している。
- 黄色ブドウ球菌の外毒素がスーパー抗原としてはたらき，T 細胞およびマクロファージの活性化を刺激する。その結果，実際は重複感染の徴候は示さないが AD の悪化が生じる。
- AD 患者では，原発性 T 細胞性免疫不全が存在することもある。単純ヘルペスウイルス（口唇ヘルペス，図 130-4）や細菌（膿痂疹）による皮膚感染がしばしば重症化するのはこのためである。また，そのような患者では弱毒天然痘ワクチンを接種すると，接種部位を越えて播種するリスクもある。天然痘ワクチンの致死的合併症が種痘性湿疹である（図 130-5）。

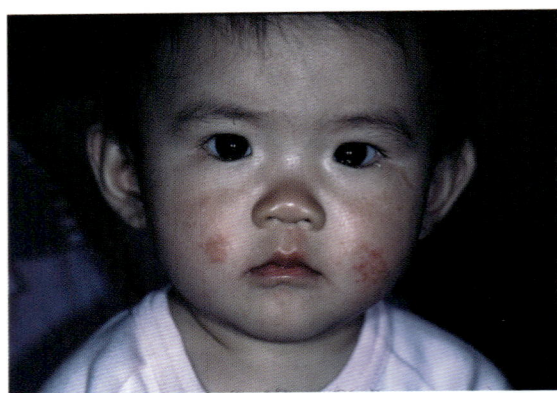

図 130-1　頬部に皮疹のあるアトピー性皮膚炎の乳児。（Used with permission from Milgrom EC, Usatine RP, Tan RA, Spector SL. Practical Allergy. Philadelphia, PA：Elsevier；2004）

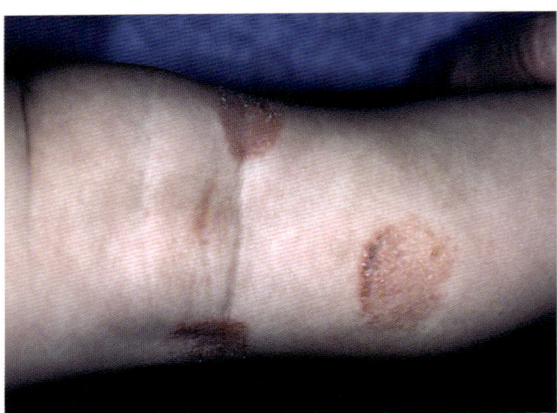

図 130-2　図 130-1 の乳児の下肢の皮疹。貨幣状湿疹を認める。（Used with permission from Milgrom EC, Usatine RP, Tan RA, Spector SL. Practical Allergy. Philadelphia, PA：Elsevier；2004）

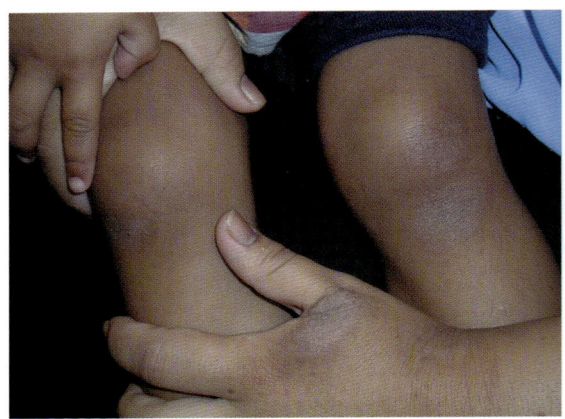

図 130-3　最も典型的な分布ではないが，アトピー性皮膚炎の母児症例。（Used with permission from Richard P. Usatine, MD）

診断

- 病歴：AD の最も特徴的な症状は掻痒である。皮膚病変が生じる前に掻きたい衝動に駆られることから「皮疹を発生させるかゆみ」とも称される。かゆみがなければ AD では

14

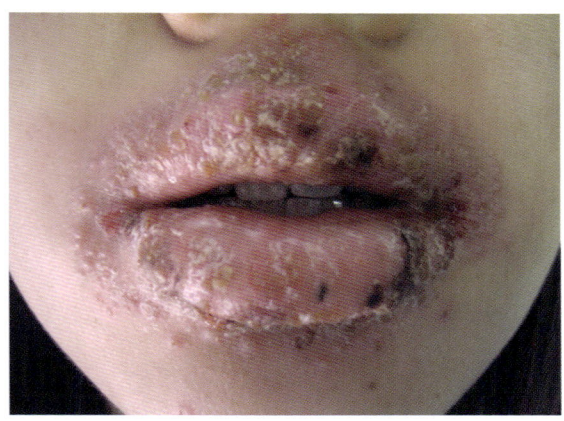

図 130-4　単純ヘルペスウイルスによる重複感染を起こした 10 代患児。(*Used with permission from Richard P. Usatine, MD*)

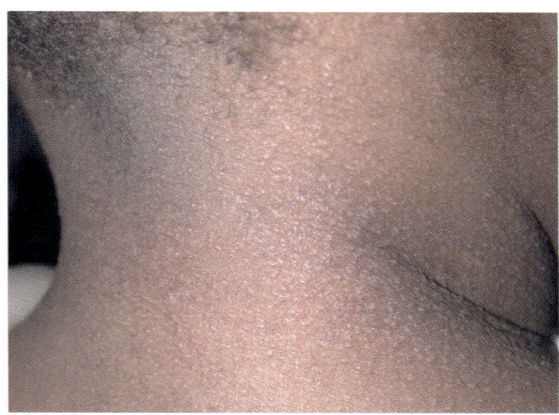

図 130-6　若年アフリカ系女性のアトピー性皮膚炎患者での角化性毛嚢。有色人種で多くみられる。(*Used with permission from Richard P. Usatine, MD*)

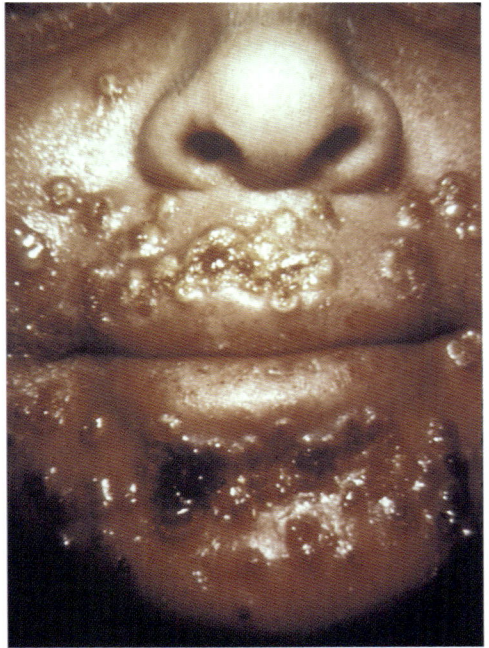

図 130-5　17 歳女児アトピー性皮膚炎患者の種痘性湿疹。天然痘ワクチン接種 8 日後にこのように増悪した。(*Used with permission from CDC and Arthur E. Kaye*)

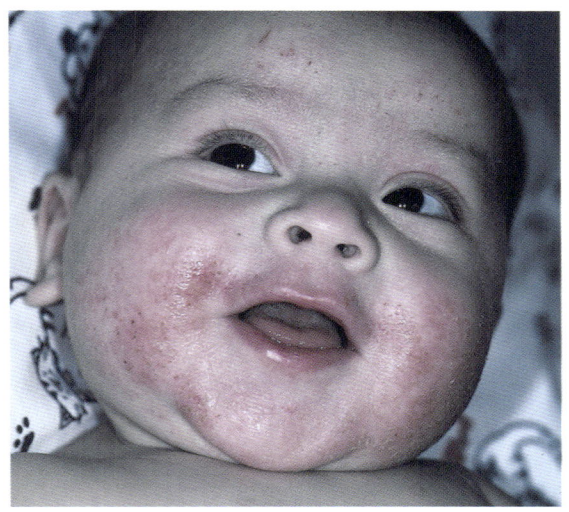

図 130-7　顔面に重複感染を起こしたアトピー性皮膚炎の乳児。(*Used with permission from Milgrom EC, Usatine RP, Tan RA, Spector SL. Practical Allergy. Philadelphia, PA：Elsevier；2004*)

ない。AD 患者では，気管支喘息やアレルギー性鼻炎といったアレルギー疾患の既往もしくは家族歴がある。
- 三大アトピー性疾患とは，AD，アレルギー性鼻炎，気管支喘息である。アトピー素因をもつ人では，皮膚への刺激因子に対して過剰な炎症反応を起こす。
- 身体所見：原発性皮膚病変は，水疱，鱗屑，丘疹，斑である。
- 続発性皮膚病変（あるいは後遺症病変）としては，掻破や擦過による線状の表皮剥離を認める。その結果，苔癬化（皮膚割線が目立ち，皮膚が肥厚すること），亀裂，結節性痒疹が生じる。二次感染が起こると痂皮が生じることもある。また，炎症後の色素沈着や毛嚢が目立つようになる（角化性毛嚢，図 130-6）。

▶ 典型的分布
- AD の皮疹は乳幼児期に顔面から発症することが多い（図 130-1，130-7）。皮疹は次第に屈曲部に現れ，特に肘前窩と膝窩に現れる（図 130-8〜130-10）。
- 頸部，手関節，足首にも皮疹を認めることがある（図 130-11，130-12）。
- 患者によって，手，口囲，眼瞼にも他の部位同様に皮疹を認める（図 130-13，130-14）。
- ある統計では，手病変の出現率は 58.9％であり，年齢が上がるにつれて手病変の出現率も上昇する，有意な傾向があったと報告されている[3]。

▶ その他の特徴
- 毛孔性角化症（図 130-15）
- 魚鱗癬（図 130-16）
- 白色粃糠疹（図 130-17，130-18）
- 手掌もしくは足底の多紋理
- 口角炎（図 130-13）
- Dennie-Morgan 下眼瞼皺襞（図 130-14）

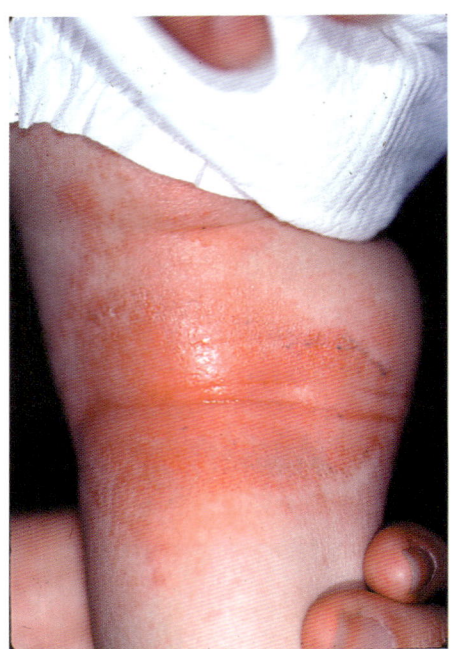

図 130-8　図 130-7 と同患児の膝窩の重複感染。(Used with permission from Milgrom EC, Usatine RP, Tan RA, Spector SL. Practical Allergy. Philadelphia, PA：Elsevier；2004)

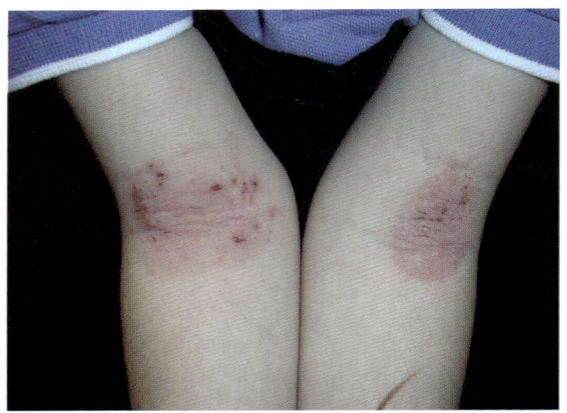

図 130-9　6 歳男児の肘前窩の皮疹。表皮剥離を伴う紅斑を認める。(Used with permission from Richard P. Usatine, MD)

- 手または足の皮膚炎
- 皮膚の易感染性(図 130-4, 130-5)
- 乾皮症(図 130-19)
- 眼病変：再発性結膜炎，円錐角膜(図 130-20)，白内障，眼瞼色素沈着。
- 鼻こすりをする癖のあるアレルギー性鼻炎患者では，鼻柱をまたいで水平のしわがみられることがあり，色素沈着を認めることもある(図 130-21)。

● 検査所見
　病歴や身体所見から診断が可能であれば，検査はほとんど必要ない。白癬の否定のために直接鏡検(KOH 法)や疥癬の否定には皮膚の掻爬検査を行うこともある。もちろん，両疾患は AD に併発することもある。食物アレルギーの検索のための RAST や血清 IgE 値の有益性は証明されていない。

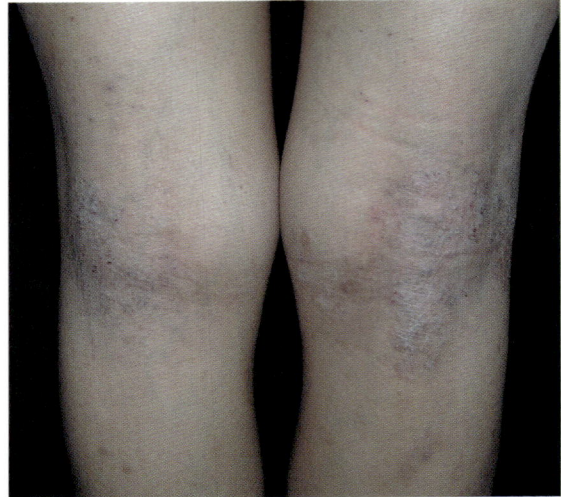

図 130-10　重症アトピー性皮膚炎の 20 歳女性。膝窩に苔癬化および色素沈着を認める。(Used with permission from Richard P. Usatine, MD)

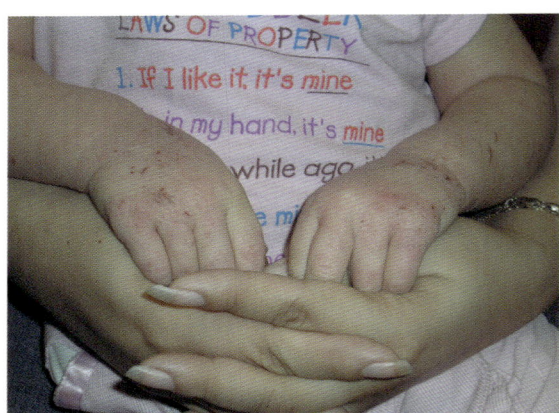

図 130-11　アトピー性皮膚炎の 2 歳女児。手，手関節，前腕に皮疹を認める。(Used with permission from Richard P. Usatine, MD)

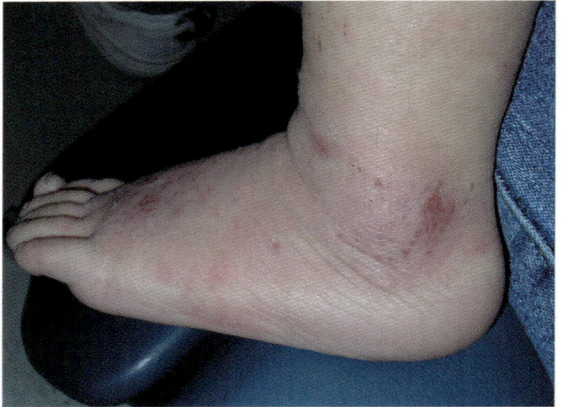

図 130-12　図 130-11 と同症例。増悪時，足関節に表皮剥離を多数認める。(Used with permission from Richard P. Usatine, MD)

14

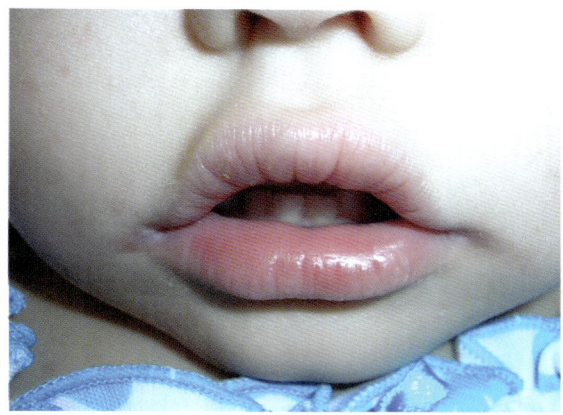

図 130-13　アトピー性皮膚炎の乳児にみられた口角炎。(Used with permission from Richard P. Usatine, MD)

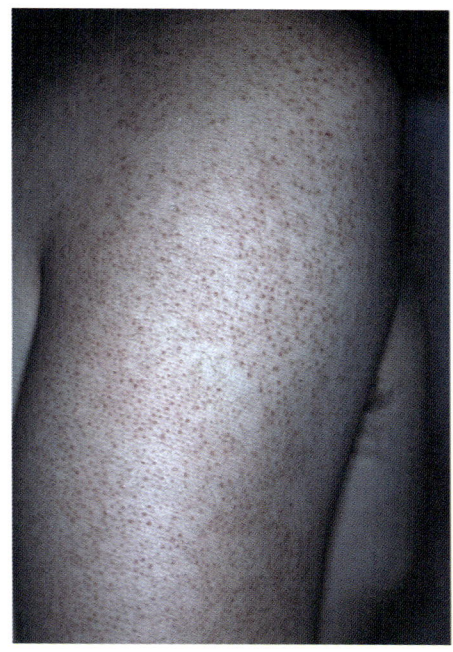

図 130-15　上腕外側の毛孔性角化症。丘疹の色調は，患者の皮膚色によりピンクから茶色，白色まで様々な色調を呈する。(Used with permission from Richard P. Usatine, MD)

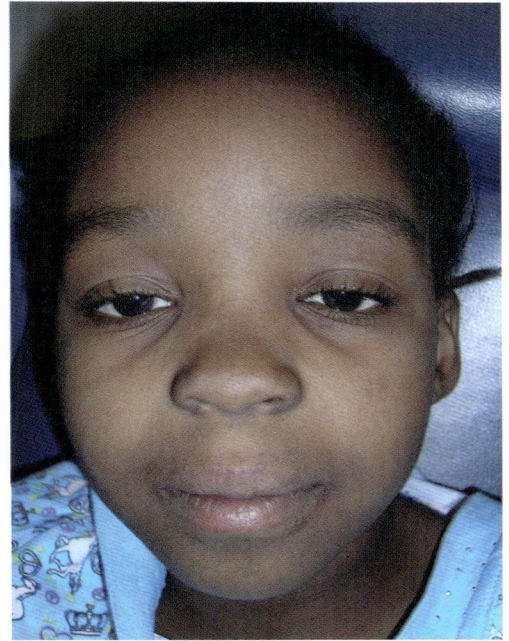

図 130-14　三大アトピー性疾患をもつ女児。Denny-Morgan 下眼瞼皺襞を認める。受診時に鼻こすりをよくしていた。(Used with permission from Richard P. Usatine, MD)

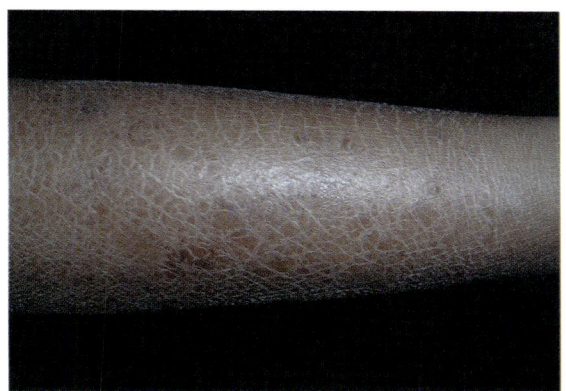

図 130-16　アトピー性皮膚炎の 9 歳男児。下肢に魚鱗癬を認める。ドライスキンを伴った魚鱗様の皮膚が特徴である。(Used with permission from Richard P. Usatine, MD)

鑑別診断

- 発汗異常性湿疹：手が乾燥し，炎症を起こし，落屑を認める。足にはタピオカ様の水疱が生じる。特に趾間に認めることが多い。
- 脂漏性皮膚炎：頭皮，顔面，前胸部に脂漏性および落屑性病変を認める（135 章「脂漏性皮膚炎」参照）。
- 乾癬：伸側，頭皮，臀部に肥厚斑を認める。爪の点状陥凹を認める（136 章「乾癬」参照）。
- 慢性単純性苔癬（神経皮膚炎とも呼ばれる）：足関節，手関節，頸部など，容易に手の届く部位に好発し，通常単一の局面を形成する。
- 接触皮膚炎：AD の家族歴がなく，接触の既往が明らかな場合や接触部位の発疹を認める場合に疑う。AD との鑑別

にパッチテストが有用なこともある（131 章「接触皮膚炎」参照）。
- 疥癬：丘疹，疥癬トンネルを認め，指間に好発し，掻爬検査が陽性となる（128 章「疥癬」参照）。
- 皮膚糸状菌感染症：手足のみの場合，手足皮膚炎のような病変を生じる。水酸化カリウム液での鏡検で菌糸を認めれば診断が可能である（第 125 章「足白癬」参照）。

治療

- 三大アトピー性疾患をもつ患者において，室内塵ダニを減らすことが症状の重症度を減少させるという報告がある。室内チリダニを減らし，かつこの患者群における AD 症状の軽減のための最も有効な方法は，リネンを清潔にすることである。しかしながら，三大アトピー性疾患がすべて揃

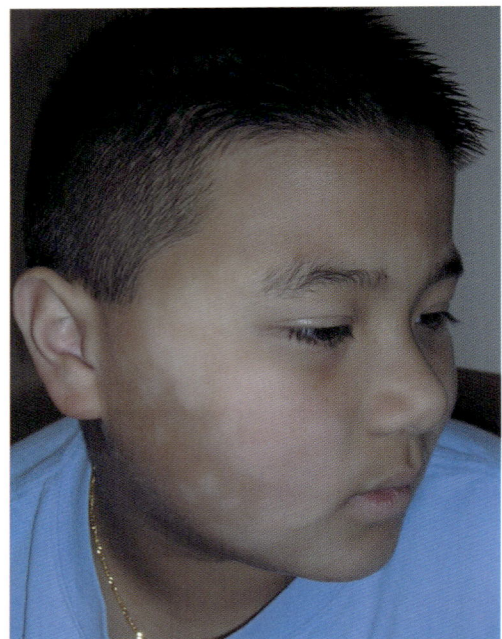

図 130-17　顔面に白色粃糠疹を認める男児。(*Used with permission from Richard P. Usatine, MD*)

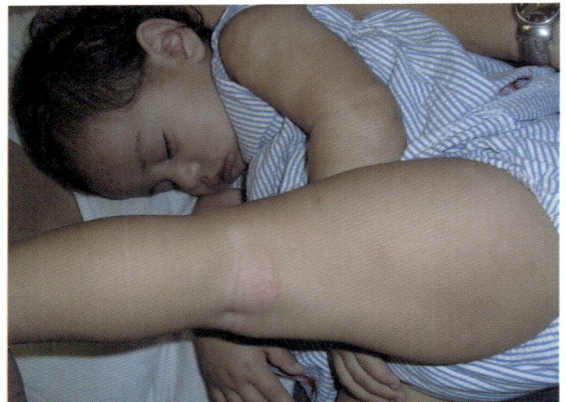

図 130-18　アトピー性皮膚炎の 1 歳 6 カ月女児。膝窩に皮疹, 上肢に白色粃糠疹を認める。(*Used with permission from Richard P. Usatine, MD*)

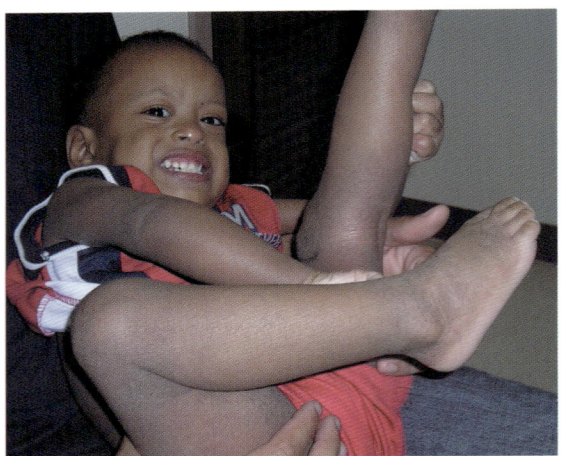

図 130-19　重症アトピー性皮膚炎の 2 歳アフリカ系男児。乾皮症を認める。常に患部を引っ掻き, 不快で啼泣している。(*Used with permission from Richard P. Usatine, MD*)

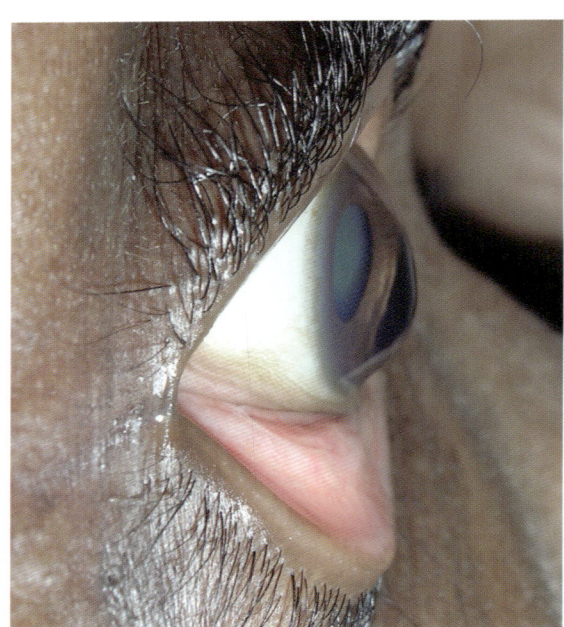

図 130-20　重症アトピー性皮膚炎の若年女性で認められた円錐角膜。彼女は, 頻繁に眼をこすっていた事実を認めた。角膜が中央部で円錐状に突出し, 眼に悪影響を及ぼす。(*Used with permission from Richard P. Usatine, MD*)

わない AD 患者では, 室内チリダニを減らしても効果がないとされている[1]。SOR **B**

- 食事制限については議論の余地があるところだが, 鶏卵アレルギーのある乳児では食事制限が有効なこともある。SOR **B**　小児または成人において食事制限が症状の重症度を軽減させたというエビデンスはまだ不十分であり, むしろ医原性の栄養不良状態をもたらすかもしれない。
- 患者教育を行い, 誘発因子を回避(酵素が多く含まれた洗剤, ウール製衣料品)し, スキンケアをしっかり行う。
- 漂白剤浴(6％漂白剤を 0.5 カップ浴槽に入れる)が皮膚の黄色ブドウ球菌除菌に効果があり, AD の重症度が軽減したという報告がある[4]。SOR **B**
- 妊婦がプロバイオティクス製品を摂取し, 授乳期間を長くさせることによって AD の発症を遅らせることができると

いうエビデンスがある[1]。SOR **B**

▶ 局所療法

- ステロイド外用薬と皮膚軟化薬が AD に効果があることは証明されており, 治療の中心である[1]。SOR **A**
- 年齢, 部位, 病変形態に基づき, 剤形やステロイド外用薬の強度を決定する。軟膏は乾燥や亀裂部位に最も適しており, 効果もより高い。クリームは塗布しやすく, 軟膏よりクリームがより適している患者もいる。
- 肥厚した皮膚を認めるとき, 重篤な増悪時, 弱いステロイド外用薬に反応が乏しいときは, より強度の高いステロイド外用薬を使用する。顔面, 外陰部, 腋窩には強度の高いステロイド外用薬は使用せず, 乳児や幼児においても使用

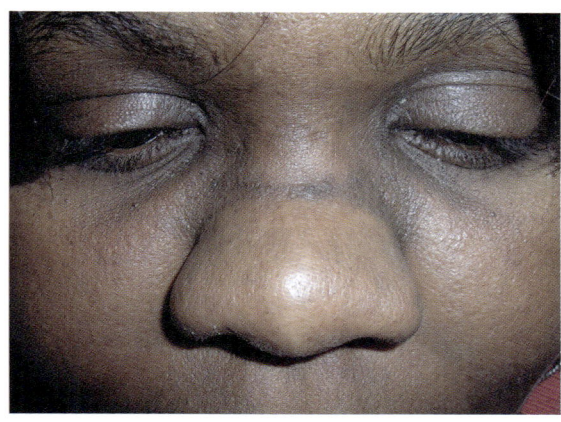

図130-21　三大アトピー性疾患をもつ患者。鼻に水平のしわを認め、色素沈着もみられる。患者は鼻が痒いときに繰り返し鼻こすりをしていた。(*Used with permission from Richard P. Usatine, MD*)

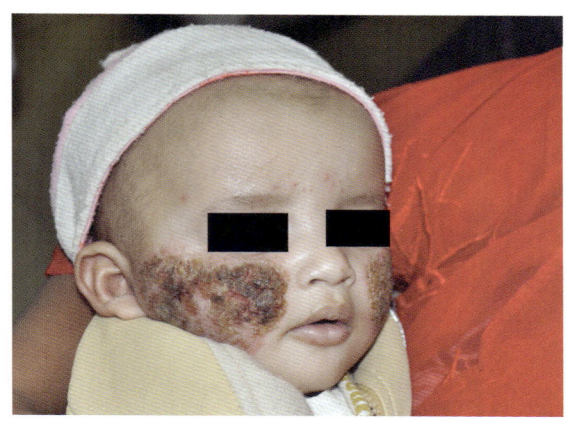

図130-23　頬部の皮疹に重複感染を起こした患児。痂皮形成を認めた場合、黄色ブドウ球菌または溶連菌による二次感染を考慮する。(*Used with permission from Richard P. Usatine, MD*)

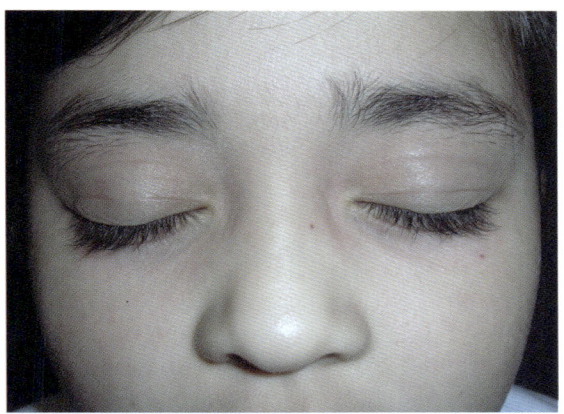

図130-22　眼瞼に皮疹のある乳児期発症アトピー性皮膚炎の8歳女児。カルシニューリン阻害薬の外用薬で眼瞼の湿疹の管理が可能になった。(*Used with permission from Richard P. Usatine, MD*)

しない。

- 副作用を避けるために、strongest potency のステロイド外用薬は2週間以上継続して使用するべきではない。しかし、AD悪化時や週末のみに使用するパルス療法での間欠的な使用は可能である。
- タクロリムスやピメクロリムスなどのカルシニューリン阻害薬の外用薬は、小児と成人において、皮疹の重症度と症状を軽減させる[1]。SOR **A** 抗原特異的T細胞の活性化を抑制し、炎症性サイトカインの放出を抑制する。タクロリムス外用薬はステロイド外用薬の減量効果があり、皮膚が薄くステロイドの副作用が出やすい眼瞼やその他の部位に有用である（**図130-22**）。適応は2歳以上の患者であり、米国食品医薬品局（FDA）はその発癌リスクの可能性を考慮して、第一選択薬として使用されるべきではないとしている。一方、米国皮膚科学会は、適切なタクロリムスやピメクロリムスの外用薬による局所療法が危険であるというエビデンスはないとの見解を出している。
- 抗うつ薬である doxepin の外用薬による短期間補充治療が掻痒の軽減に有効であるとの報告もある[1]。SOR **A**
- 細菌による二次感染の場合には、抗菌薬外用もしくは抗菌

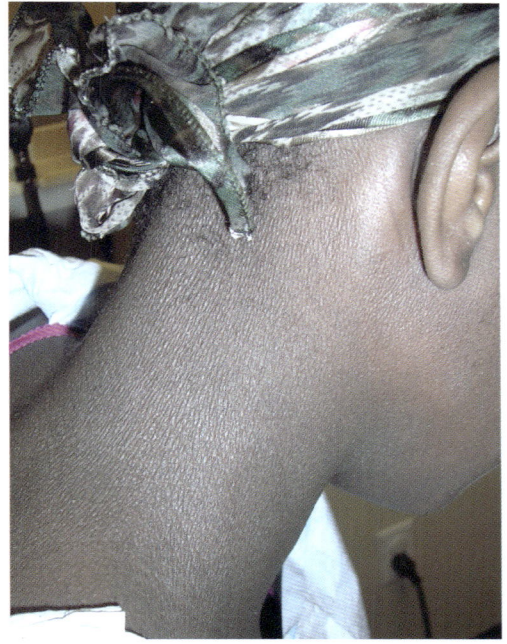

図130-24　全身の増悪に対し、経口シクロスポリン投与が行われた17歳女児。2カ月間で効果が認められたため投与を中止し、皮膚軟化剤と必要時のステロイド外用薬の塗布で良好な皮膚状態を保っている。(*Used with permission from Richard P. Usatine, MD*)

薬投与を行う。最も頻度の高い細菌は黄色ブドウ球菌である。皮膚増悪時に浸出液や痂皮形成を認める場合には速やかに抗菌薬の使用を考慮する[1]（**図130-7, 130-8, 130-23**）。SOR **A**

▶ 内服／全身療法

- 広範囲の病変には、経口プレドニゾロンもしくはトリアムシノロン筋注投与（成人では40 mg/mL）を考慮する[1]。SOR **C**
- 抗ヒスタミン薬の効用については議論の余地がある。もし使用するのであれば、鎮静作用のある抗ヒスタミン薬が最も効果的であり、夜間に投与する[1]。SOR **B**

表130-1　患者または保護者への行動計画

病変なし、または乾燥肌	予防：皮膚軟化剤、スキンケア、無香料洗剤、シート型柔軟剤は使用しない、週1回の漂白剤浴
軽度の増悪	上記予防＋ステロイド外用薬(low-mid potency)もしくはカルシニューリン阻害外用薬(例：ヒドロコルチゾン2.5％もしくはタクロリムス0.1％を顔面、腋窩、外陰部に。デソニド0.1％もしくはトリアムシノロン0.1％を体に)
中等度の増悪	上記予防＋ステロイド外用薬(mid-high potency)もしくはカルシニューリン阻害外用薬(例：トリアムシノロンを塗布し、その上から湿らせたパジャマを着る。短期間クロベタゾールを付加)
重度の増悪	全身療法

(Adapted from Rance F, Boguniewicz M, and Lau S,[2] and from Chisolm SS, Taylor SL, Balkrishnan R, et al.[5])

(訳注)米国と日本ではステロイド外用薬の強さの分類が異なるので注意。米国では7段階(巻末の付録Bの表B-1を参照)、日本では5段階(表B-1下の訳注を参照)にそれぞれ分類されている。

- 重症難治性ADでは、治療および再燃防止のための、シクロスポリンが長期維持療法として使用可能である[1]。SOR **A** 米国では皮膚疾患の治療として生涯のうち1年間、ヨーロッパでは同じく2年間の投与が認可されている(**図130-24**)。注意深くフォローアップをすれば、短期間投与も非常に有効である。
- 効果は限定的であるが、重症難治性ADでは紫外線療法も行われる[1]。SOR **A**
- 一部の患者ではアザチオプリン、メトトレキサート、ミコフェノレートが有効な可能性もあるがエビデンスはほとんどない[1]。SOR **C**

フォローアップ

慢性およびコントロール困難なAD患者では、定期的なフォローアップが必要である。適切な投薬計画を立てることが、良好なコントロールにはきわめて重要であり、その後に受診間隔を延ばしながら調整していく。

患者教育

掻破が皮疹を悪化させることを患者が知る必要がある。行動変容は特に幼児、小児では困難を伴い、爪を短くしたり、木綿の手袋や衣類などで夜間に手や体を覆うことが必要になることもある。慢性疾患であること、および再燃を繰り返すがゆえに、ADの患者はアドヒアランスが低い。ある研究では、全体のアドヒアランスが32％と報告されている。アドヒアランスを改善するために、行動計画を書面で患者に渡すこともよいかもしれない(**表130-1**)。

【Richard P. Usatine, MD／Lindsey B. Finklea, MD】
(柏崎佑輔 訳)

131　接触皮膚炎

症例

この1カ月ほど腹部に皮疹が続いている11歳女児(**図131-1**)。患児は腹部以外の皮膚には問題はないと言ったが、彼女の母親が乳児期のアトピー性皮膚炎について述べた。診察し

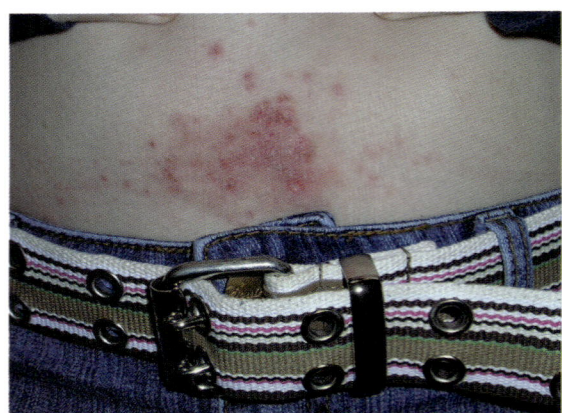

図131-1　ジーンズのファスナーやベルトのバックルにあるニッケルに対するアレルギー性接触皮膚炎(ACD)による紅斑、落屑、色素沈着。(Used with permission from Richard P. Usatine, MD)

た医師は、ただちに彼女のジーンズとベルトのニッケルに反応したニッケルアレルギーと考えた。医師はニッケルとの接触を避けること、0.1％トリアムシノロン軟膏をこの接触皮膚炎が改善するまで1日2回塗布することを指示した。医師は金属の留め金を布で覆う方法や金属の表面に透明のマニキュアを塗る方法を勧めた。どの方法も100％は防げないが、実際には金属のスナップのないジーンズを探すのは難しい。患児は治療により速やかに改善した[1,2]。

概説

接触皮膚炎(contact dermatitis：CD)は、異物と皮膚の接触により生じるかゆみを伴う紅斑を特徴としたありふれた炎症性皮膚疾患である。刺激性接触皮膚炎(irritant contact dermatitis：ICD)はある物質により引き起こされる皮膚の非免疫性のかゆみであり、結果的に皮膚の変化を伴うものである。アレルギー性接触皮膚炎(allergic contact dermatitis：ACD)は、異物が皮膚に接触し、再接触時に皮膚の変化が生じる遅延型過敏反応である[3]。

疫学

- CDの一般的な例としては、ツタウルシ、ニッケル、香料への接触がある[4]。
- パッチテストの結果によると、3,700種類の既知の接触アレルゲンのうち5つの最も一般的な接触アレルゲンは、ニッケル(検査した患者のうちの14.3％)、香料(14％)、ネオマイシン(11.6％)、ペルーバルサム(植物名)(10.4％)、チメロサール(10.4％)である[5]。
- 職業病としての皮膚疾患(主にCD)は、外傷性損傷に次いで多い職業病である。溶剤や切削液などの化学刺激物はICDの原因として多い。60％はACDで32％がICDである。ACDの64％、ICDの80％の症例で、手の症状が最初に出現している[4](**図131-2**)。

病因と病態生理

- CDは異物と皮膚の接触により引き起こされる、かゆみを伴う紅斑を特徴とするありふれた炎症性皮膚疾患である。
- ICDは特定の物質により引き起こされる皮膚の非免疫性のかゆみであり、結果的に皮疹を形成する。

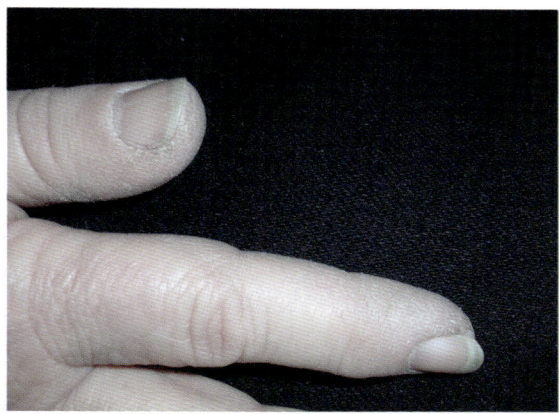

図 131-2　女性にみられた職業性刺激性接触皮膚炎（職業性 ICD）。カウボーイハットを製造する過程で使用する薬品が手に曝露し発症。職業に伴う曝露は，仕事を開始する 10 代に生じやすい。（*Used with permission from Richard P. Usatine, MD*）

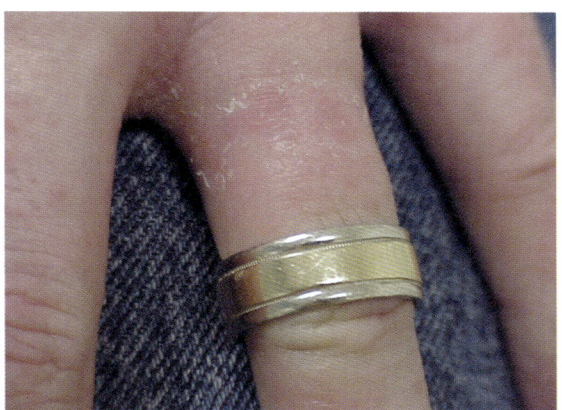

図 131-3　指輪のニッケルアレルギーに続発したアレルギー性接触皮膚炎。皮疹をみせるために指輪をずらしている。（*Used with permission from Milgrom EC, Usatine RP, Tan RA, Spector SL. Practical Allergy. Philadelphia, PA：Elsevier, Inc；2004*）

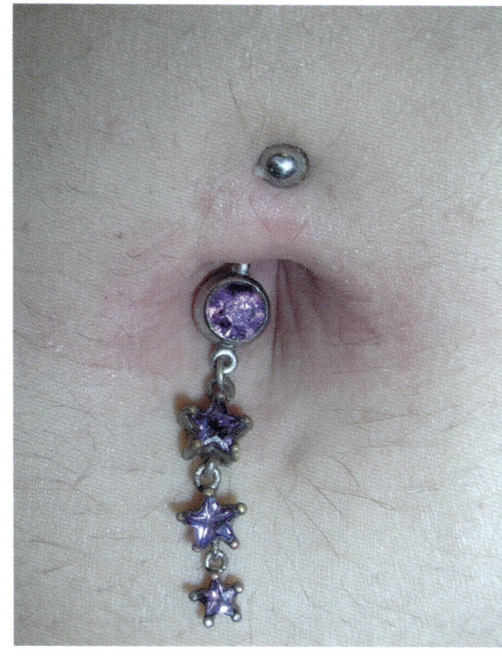

図 131-4　臍ピアスの金属に対するアレルギー性接触皮膚炎を認めた 10 代女児。（*Used with permission from Richard P. Usatine, MD*）

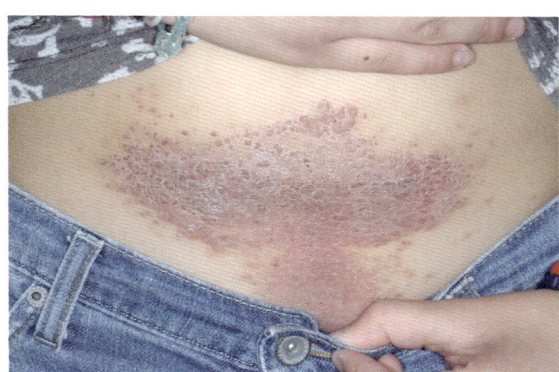

図 131-5　ズボンのファスナーや金属ベルトのニッケルに対するアレルギーを認めたアトピー性皮膚炎の 12 歳女児。（*Used with permission from Richard P. Usatine, MD*）

- ACD は異物（ハプテン）が皮膚に接触し，それが皮膚の蛋白（キャリア）と結合し抗原複合体を形成し，抗原複合体への感作が生じることに起因する遅延型過敏反応である。表皮に再度抗原が接触すると，感作された T 細胞により炎症のカスケードが始まり，ACD の皮膚変化が引き起こされる。

診断

▶ 病歴

既知のアレルゲン（例：ニッケル，香料，ネオマイシン，ツタウルシ，ウルシ）についての接触歴を聞く。

- ニッケルとの接触：指輪，宝石，ベルトの金属性の止め具などによることが多い（図 131-3～131-5）。
- 口唇をなめること：唾液は ICD の原因となりうる（図 131-6）。
- デオドラントや香水に含まれる香料（図 131-7）。
- ネオマイシンを含む 3 剤含有抗生物質の軟膏（図 131-8, 131-9）。
- 屋外のものではツタウルシやアメリカツタウルシ。特に病

変が線状に分布する場合にはその可能性を問診する（図 131-10, 131-11）。
- 職業的に接触するものがあるかを聞く。特に溶解剤など。たとえば，帽子製造で使う化学物質は手の ICD を引き起こしやすい（図 131-2）。
- 傷や手術後に使用する医療用テープは CD の原因となりやすい（図 131-12）。
- もし CD が足にある場合には，新しい靴について聞く（図 131-13, 131-14）。

皮膚に使っている物質の詳細な病歴聴取が，疑わしいアレルゲンを明らかにしうる。病歴のみで確証を得られない場合は，パッチテストで診断できることもある。たとえば，軽症のアトピー性皮膚炎の 8 歳女児において，皮膚の保湿に使用していた市販薬中の化学物質へのアレルギー反応が判明し

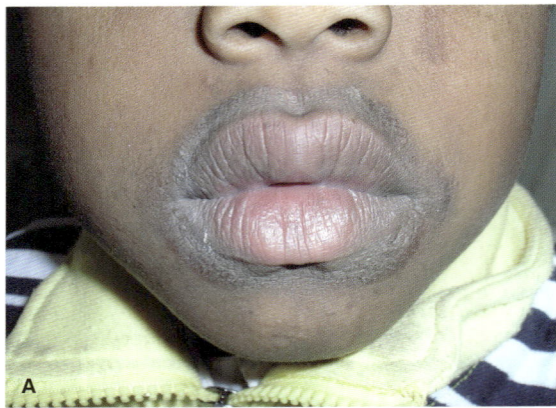

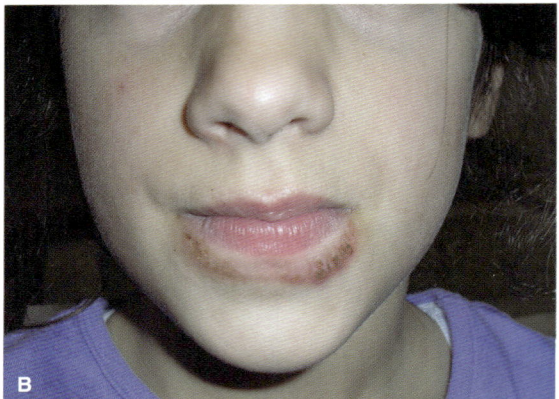

図131-6　唇をなめたことによる刺激性接触皮膚炎の小児の2例。**A**：炎症後の色素沈着，**B**：色調はピンク色で痂皮化している。（*Used with permission from Richard P. Usatine, MD*）

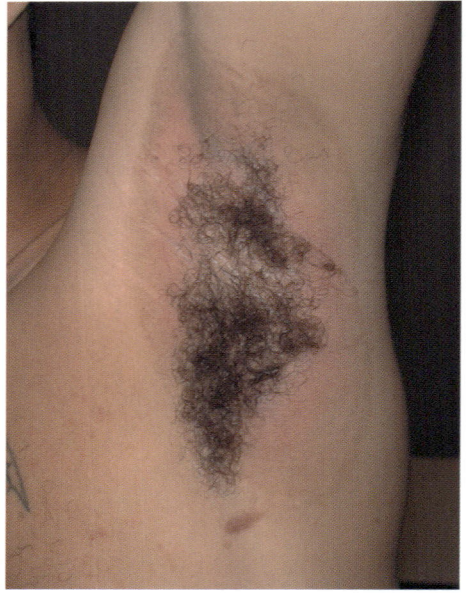

図131-7　新しいデオドラントの香料に対するアレルギー性接触皮膚炎。（*Used with permission from Milgrom EC, Usatine RP, Tan RA, Spector SL. Practical Allergy. Philadelphia, PA：Elsevier, Inc；2004*）

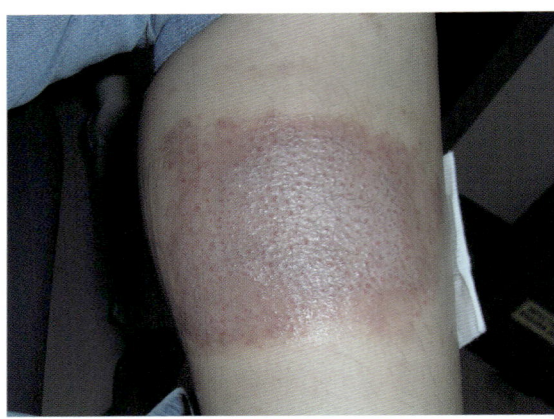

図131-8　若い女性の脚に塗られたネオマイシンによるアレルギー性接触皮膚炎。母親が虫刺症に対して3種類の抗生物質の軟膏を塗布し，皮膚にくっつかない大きなパッドで覆った。接触皮膚炎はパッドで覆われた範囲に一致し，抗生物質が塗られた部位に限局してみられている。（*Used with permission from Richard P. Usatine, MD*）

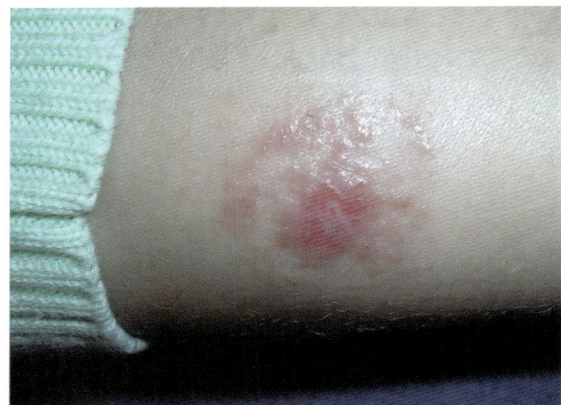

図131-9　ネオマイシン含有の局所の抗生物質に対するアレルギー性接触皮膚炎。（*Used with permission from Richard P. Usatine, MD*）

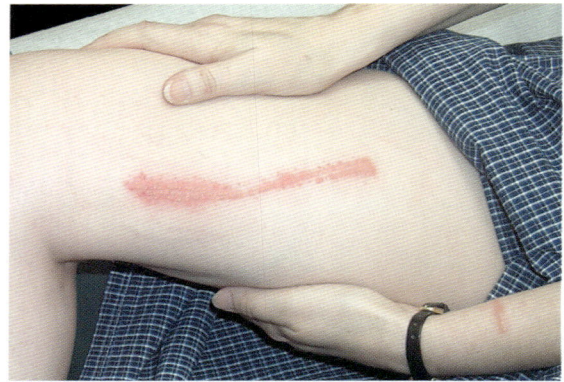

図131-10　ツタウルシによるアレルギー性接触皮膚炎にみられる線状のパターン。（*Used with permission from Jack Resneck, Sr., MD*）

た。特定の石鹸の使用時に湿疹ができたという母親からの病歴情報が，新たに出現した手の湿疹が二次的な CD である可

14

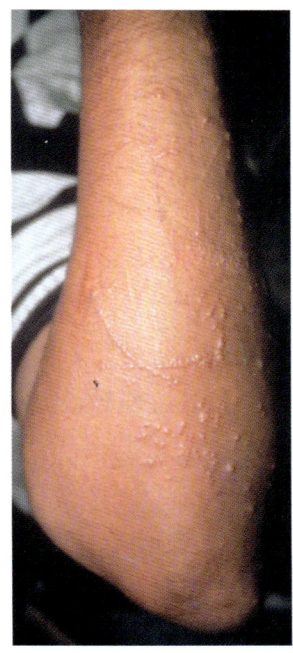

図131-11 10代の男児の腕にみられたウルシによる多数の線状の水疱。(Used with permission from Milgrom EC, Usatine RP, Tan RA, Spector SL. Practical Allergy. Philadelphia, PA：Elsevier, Inc；2004)

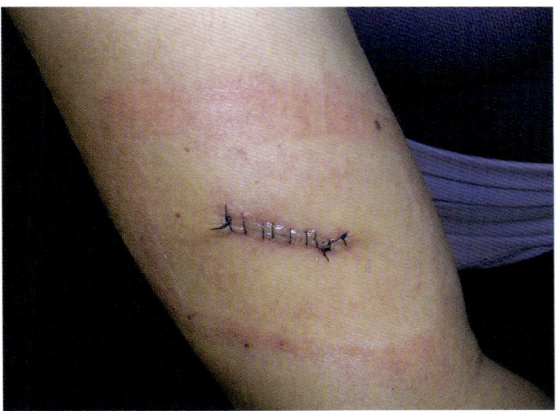

図131-12 医療用テープによる接触皮膚炎。(Used with permission from Richard P. Usatine, MD)

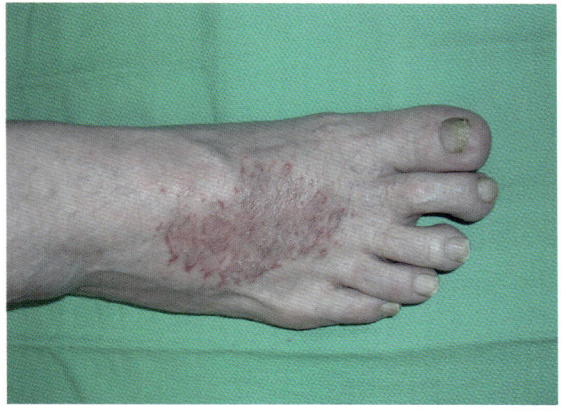

図131-13 新しい靴によるアレルギー性接触皮膚炎。足背にみられる典型的な分布である。パッチテストによりゴムに含まれるチウラムに対するアレルギーと判明。(Used with permission from Richard P. Usatine, MD)

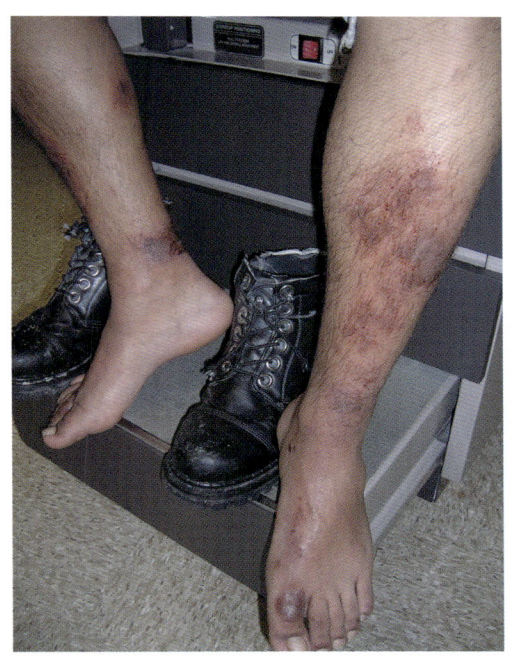

図131-14 ブーツの中の化学物質によるアレルギー性接触皮膚炎がみられた若年男性。彼はもう少し長かったブーツを切ることにより，ブーツとの接触による脚の上のほうの不快感を軽減しようとした。(Used with permission from Milgrom EC, Usatine RP, Tan RA, Spector SL. Practical Allergy. Philadelphia, PA：Elsevier, Inc；2004)

能性があることを知る手がかりになった。パッチテストで，その化学物質を同定することができた（図131-15〜131-17）。

▶ 臨床所見

すべてのタイプのCDが紅斑を認める。ICDとACDの鑑別は必ずしも容易ではないが，以下に参考となるいくつかの特徴を列挙する。

- ICD
  - 病変部位：主に手
  - 症状：熱感，かゆみ，痛み
  - 乾燥して亀裂を伴った皮膚（図131-2）
  - 境界不明瞭病変
- ACD
  - 病変部位：露出している皮膚，しばしば手
  - かゆみが主な症状
  - 小水疱や水疱（図131-1，131-8）
  - 明瞭な角度，線，境界（図131-8〜131-12）

ICDもACDも重複細菌感染をきたすことがあり，その場合滲出物，浸出液，痂皮などを認める。トキシコデンドロン属（ウルシ属）による皮膚炎（ツタウルシ，ウルシ，ハゼノキ）はウルシオールが原因であり，この植物類の樹液に含まれている。臨床的には，これらの植物への接触により線状の小水疱を生じる。さらに，この線状の分布は，引っ掻くことや爪で樹液を皮膚上に広げてしまうことより生じる（図131-10，131-11）。

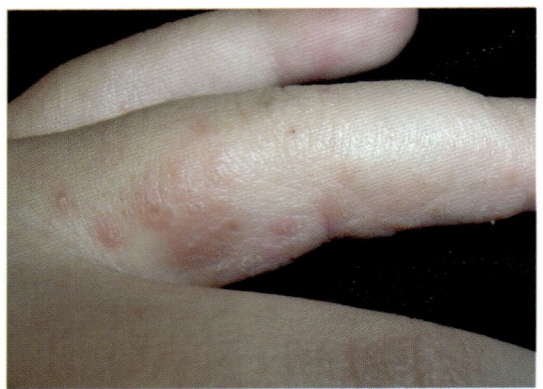

図 131-15　軽症のアトピー性皮膚炎の 8 歳女児の手にみられた ACD。パッチテストによりイソチアゾリノンに対するアレルギーであることが判明した。母親が女児が使用していた保湿剤にこの成分が含有されていたことを発見した。イソチアゾリノンへの曝露が回避された後は，女児のアレルギー性接触皮膚炎は消失した。(Used with permission from Richard P. Usatine, MD)

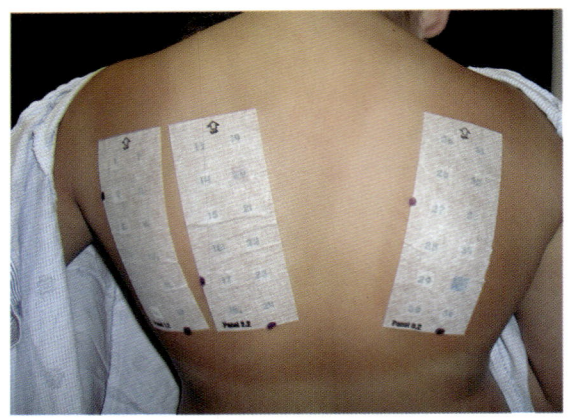

図 131-16　T. R. U. E. Test は簡便に使用できる標準化されたパッチテストであり，35 種類の一般的なアレルゲンを調べるために 3 枚のパネル（ストリップテープ）を背中に貼って使用する。この 8 歳女児は，手の CD の原因を同定するためにパッチテストを始めるところである。アレルギーを起こしにくいテープで，2 日間ストリップテープがはがれないように上から固定するところである。(Used with permission from Richard P. Usatine, MD)

表 131-1　T. R. U. E. Test に含まれているアレルゲン（接触皮膚炎のためのパッチテスト）

パネル 1	パネル 2	パネル 3
1. 硫酸ニッケル	13. *p*-tert-ブチルフェノールホルムアルデヒド樹脂	25. ジアゾリジニル尿素
2. 羊毛アルコール（ラノリン）	14. エポキシ樹脂	26. キノリンミックス
3. ネオマイシン硫酸塩	15. カルバミックス	27. チキソコルトール 21 ピバル酸
4. 重クロム酸カリウム	16. 黒色ゴムミックス	28. 金チオ硫酸ナトリウム
5. カインミックス	17. イソチアゾリノン（MC1/M1）	29. イミダゾリジニル尿素
6. 香料ミックス	18. クオタニウム-15	30. ブデソニド
7. ロジン（精製松脂）	19. メチルジブロモグルタロニトリル	31. ヒドロコルチゾン 17 酪酸エステル
8. パラベンミックス	20. p フェニレンジアミン	32. メルカプトベンヅチアゾール
9. 陰性コントロール	21. ホルムアルデヒド	33. バシトラシン
10. ペルーバルサム	22. メルカプトミックス	34. パルテノリド
11. エチレンジアミン二塩酸塩	23. チメロサール	35. ディスパーズブルー 106
12. 二塩化コバルト	24. チウラムミックス	36. 2-ブロモ-2-ニトロプロパン-1,3-ジオール（ブロノポール）

35 種類の抗原と 1 つの陰性コントロール（9 番）が含まれる。

　全身性の CD は，CD の中でも珍しい病型だが，過去に局所での感作が成立している物質（主に薬剤）が全身投与された場合に起こる[6]。

検査所見

　診断は病歴と診察に基づくことが最も多い。もし重複感染の徴候やメチシリン耐性黄色ブドウ球菌（MRSA）の感染が懸念される場合は皮膚培養を行う。診断が明確でない場合には下記の検査を考慮する。

- 白癬を疑う場合には，鏡検（KOH 法）や真菌培養
- ヒゼンダニや卵の顕微鏡検査
- ラテックスアレルギー検査：ラテックスアレルギーは ICD（非免疫系）でも ACD でもない。その反応は，Ⅰ型アレルギー反応，もしくはラテックス抗原に対する IgE 抗体を介した反応である。
- パッチテスト：一般的なアレルゲンを患者の皮膚に貼る。T. R. U. E. Test（Thin-layer Rapid Use Epicutaneous Test というパッチテストユニット）は，背中に貼る 3 枚のパネル（ストリップテープ）で構成されている（図 131-16）。テープには 35 種類の一般的なアレルゲンが埋め込まれており，用意するものは何もない（35 種類のアレルゲンの一覧は表 131-1）。貼ったテープを 2 日以内にはがし，その時点とさらに 2 日後に判定する（図 131-17）。T. R. U. E. Test のウェ

ブサイトには，検査方法や結果の解釈を患者に伝える方法など詳細な情報が掲載されている。パッチテストに興味がある臨床医であれば，誰でもこの検査と診断を診察室で簡単に行うことができる。

- T. R. U. E. Test のメタ分析ではニッケル（検査した患者のうち 14.7%），チメロサール（5.0%），コバルト（4.8%），香料（3.4%），ペルーバルサム（3.0%）はこの検査法で同定される最も一般的なアレルゲンである[5]。
- T. R. U. E. Test の欠点は，他の重要なアレルゲンが含まれていない点である。そのため，独自のパネルを作成する皮膚科医も多い。被疑抗原が T. R. U. E Test に含まれていない場合は，パッチテストを個別作成する専門家に相談するとよい。さらに，化粧品やローションなど，患者が個人的に使用している商品については，希釈して個別にパッチテストを行うことも可能である。
- 小児における ACD のパッチテストのメタ分析では，5 大アレルゲンとしてニッケル，過硫酸アンモニウム，金チオ硫酸ナトリウム，チメロサール，2,5 ジアミノトルエン（p-トルエンジアミン）[7]が示されている。しかし，T. R. U. E. Test には，5 大アレルゲンのうち 2 つ（ニッケルとチメロサール）しか含まれていないため，小児にはこの標準化されたパッチテストを使用しないほうがよいか

14

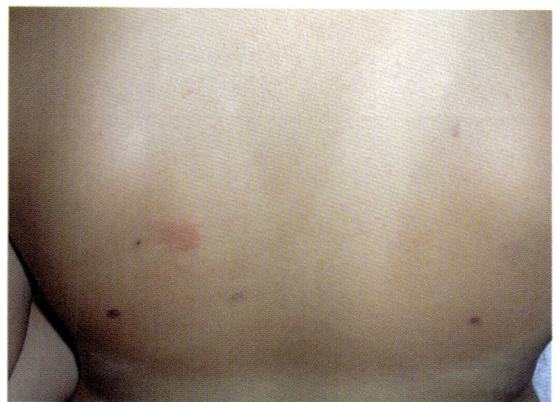

図131-17　図131-15，図131-16と同じ8歳女児の例。パッチテストで陽性を示したイソチアゾリノンの部位には紅斑の上に小水疱を認める。陽性抗原の同定のために皮膚につけたマーキングとT. R. U. E. Testの解読用のストリップを照らし合わせて判定する。（Used with permission from Richard P. Usatine, MD）

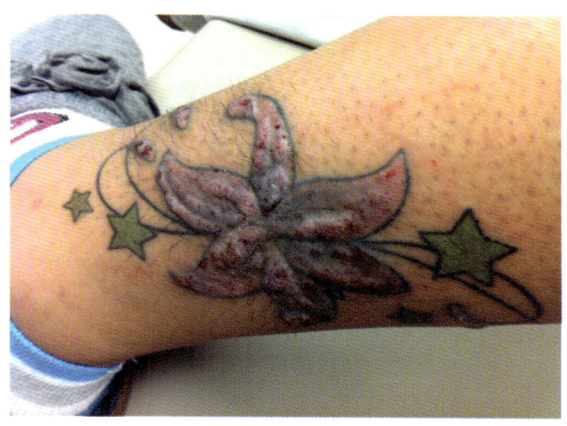

図131-18　入れ墨の紅色の染料に対するアレルギー性接触皮膚炎。（Used with permission from Jonathan Karnes, MD）

もしれない。

- パッチテストの結果は，それが患者の皮膚病変に合致するかという判断が重要である。パッチテスト陽性の場合の臨床的妥当性の段階的分類は，以下のとおりである。
  - ・現在の妥当性：現在の皮膚症状の出現時には，特定のアレルゲンに接触しており，それへの接触をやめれば改善する。
  - ・過去の妥当性：特定のアレルゲンへの接触時の皮膚症状の既往。
  - ・妥当性不明：アレルゲンとの接触が現在のものか過去のものか不確かである。

（注）
- ○交差反応：他にアレルゲンがある場合，その交差反応によりパッチテストが陽性となる。
- ○接触歴：接触歴の考え方には2つのパターンがある。
  1）過去に接触歴があるが，その接触により皮膚症状が生じないパターン。
  2）過去に接触歴がないのに，パッチテストで明らかな陽性を示すパターン[6]。
- ○パンチ生検：組織所見が診断に最適と思われる，他の基礎疾患を疑う場合に行うべきである（例：乾癬）。

鑑別所見

- アトピー性皮膚炎：通常はCDよりも病変部が広範囲である。さらにアレルギー性鼻炎や気管支喘息などの他のアレルギー疾患の病歴を伴っていることが多い。さらにアレルギーの家族歴をもつこともある。しかし，アトピー性皮膚炎の患者はCDになりやすい傾向をもつ（図131-5，130章「アトピー性皮膚炎」参照）。
- 汗疱性湿疹：手や足にタピオカ状の小水疱，紅斑，落屑を認める。アレルゲンへの接触が根本的な原因でなくとも，種々の刺激物質は皮膚症状の悪化をまねく。
- 即時型IgE反応（例：ラテックスアレルギー）：すでに判明している（あるいは疑いのある）アレルゲンへの接触後，速やかに出現する紅斑，かゆみ，まれに全身症状。
- 真菌感染：皮膚糸状菌感染が手や足にみられるとCDに

酷似している。足白癬は主に趾間やかかと，足の側面に発生することが多い。足のCDは足背に多く，靴のゴムや他の化学物質に反応し出現する（図131-13，131-14，125章「足白癬」参照）。
- 手部の疥癬：CDと間違えられることがある。CDとの鑑別のために，疥癬トンネルと典型的な感染部位の分布を確認する（128章「疥癬」参照）。
- 入れ墨（タトゥー）に使用する染料へのアレルギー：染料は皮下に注射されるため，厳密にはCDではないが，アレルギーの機序は類似している（図131-18）。

治療

- 原因物質を同定し回避すること[4]。SOR Ⓐ
  - 局所に用いるステロイド薬に対してアレルギー反応を起こす患者もいることを忘れてはならない。これはパッチテストで診断できる。
  - ニッケルによるACDに対しては，ジーンズの金属部を布で覆ったり，透明なマニキュアで数回塗ることを勧めている。
- 急性期のCDには，冷たいものを用いた圧迫が，症状を緩和しうる[4]。SOR Ⓒ
- カラミンやコロイド状オートミール風呂は，急性期の浸出病変を乾燥し鎮静化させるかもしれない[3,4]。SOR Ⓒ
- 局所の急性期のACDには，0.1%トリアムシノロンから0.05%クロベタゾールといった，medium potencyからhigh-potencyのステロイド薬が最も効果的である[4]。SOR Ⓐ
- 皮膚が薄い場所（例：屈曲面，眼瞼，顔面，肛門生殖器周辺）ではデソニド軟膏などの低いクラスのステロイド薬を使用することで皮膚萎縮の危険を最小限にできる[3,4]。SOR Ⓑ
- ICDへの局所ステロイド薬の使用を支持する知見は乏しいが，ACDとICDの臨床的な鑑別は困難であるため，局所ステロイド薬は頻繁に試されている。SOR Ⓒ
- ACDが広範囲の皮膚（＞20%）でみられた場合には，ステロイドの全身投与がしばしば必要になるが，症状は12〜24時間以内に改善する。推奨投与量はプレドニゾロン0.5〜1mg/kg/日を5〜7日間であり，もしその時点で改善していれば，半分に減量してさらに5〜7日間投与する。ステロイドの減量速度は重症度，ACDの罹病期間とどれくらい効

果的にアレルゲンを回避できるかによる[4]。SOR **B**

- 経口ステロイド薬の急激な中止は皮膚炎の再燃をきたす可能性があり，2週間以上かけて減量するべきである。重症のツタウルシやウルシによる皮膚炎は，しばしば2〜3週間の経口プレドニゾロンで治療される。Medrol dose-packは十分な投与量と持続期間が得られないため使用するべきではない[4]。SOR **B**
- ACDとICDにおける局所の免疫抑制薬（タクロリムスとピメクロリムス）の効果については，確立されていない[4]。しかし，ある無作為化比較試験（RCT）は，慢性的なニッケルの接触により発症したACDに対して，プラセボと比較してタクロリムス軟膏がより効果的であったと報告している[8]。SOR **B**
- ACDと関連したかゆみに対して，抗ヒスタミン薬は一般的には効果がないとされているが，日常的にはよく使用されている。催眠系の抗ヒスタミン薬（ジフェンヒドラミン，ヒドロキシジン）による鎮静により，多少は症状が緩和されるかもしれない[4]。SOR **C**
- 細菌による重複感染は溶連菌や黄色ブドウ球菌をカバーする適切な抗菌薬で治療するべきである。もし疑われる場合にはMRSAに対する治療も行う。
- CDと診断が確定した際には，軟化薬や保湿剤などが皮膚の刺激を緩和する一助になるかもしれない[4]。SOR **C**

ICDや職業で発症した手のCDの治療

- 知られているアレルゲンや溶媒，石鹸や洗剤など刺激性の強い物質を扱う際には保護用の手袋を着用する[6,9]。SOR **A**
- 快適性と汗の吸収のために，手袋の下には綿の裏地を使用する。保護用手袋の下に綿の手袋を使用することにより，密閉された手袋の長時間の使用により生じる皮膚のバリア機能障害の予防ができる[9]。SOR **B**
  - 刺激物との接触を防ぐための保護クリームを推奨する十分なエビデンスはない[6,9]。SOR **A**
  - 仕事の後に皮膚保護用のクリームを塗ることは，皮膚に傷害がある労働者の皮膚の状態を改善できるかもしれない[9]。SOR **A**
- 手はなるべく清潔に，乾燥させて，よく保湿された状態に保つ。
- 乾燥してひび割れた皮膚の保湿のために，ワセリンを1日2回塗布することは，新しい刺激物への接触を防いで保湿する推奨される方法である。

　CDがかなり重症な場合には，原因となる刺激物や抗原を完全に回避するために生活様式を変える必要があるかもしれない。

フォローアップ

　原因物質が同定できていなかったり，皮疹が改善しなかったり，パッチテストが必要な場合には，頻回のフォローが必要である。

患者教育

　症状改善のために，原因物質を回避し処方された薬剤を服用すること。

【Richard P. Usatine, MD】

（只木弘美 訳）

132 ヘルペス性湿疹

症例

　アトピー性皮膚炎の既往のある16歳男児が，灼熱感を伴う軟らかい水疱形成性病変が1日の経過で顔面や頸部に急激に出現したため，救急外来を受診した。その他の症状は，嗜眠，頭痛，症状が出現してから4回の嘔吐であった。診察時にはぐったりしており，中等度の脱水所見と39℃の発熱がみられた。頻脈であったが，血圧は正常で，冷感はなく，循環動態は落ち着いていた。皮膚所見は膿疱，水疱，落屑が顔面，頸部，肘，両手，両膝にみられた（図132-1）。患児は入院して輸液，抗菌薬，アシクロビルの点滴静注を行った。つぶれていない小水疱から採取したウイルス培養では，単純ヘルペスウイルス1型が検出された。膿痂疹化した病変から採取された細菌培養では黄色ブドウ球菌が検出された。

概説

　ヘルペス性湿疹（eczema herpeticum）は，アトピー性皮膚炎のような皮膚の基礎疾患や表皮のバリア障害が背景にあり発症する，全身症状を伴う急性かつ播種性の単純ヘルペスウイルス（herpes simplex virus：HSV）感染症である。HSV-1型が最も一般的に関与しているが，HSV-2型や他のウイルスもまれに関係していることがある。

別名

　Kaposi水痘様発疹症（Kaposi varicelliform eruption）

疫学

　アトピー性皮膚炎の乳児や小児が最もハイリスクである[1]。

病因と病理生理

- アトピー性皮膚炎の患者がヘルペス性湿疹を発症する免疫学的機序は多数提唱されている。
  - T細胞を介した単純ヘルペスウイルスに対する免疫反応の破綻
  - ウイルスに対する抗体産生の欠陥
  - ナチュラルキラー細胞やIL-2受容体の減少
  - IL-4の増加によるTH-1反応の抑制
  - IL-1を産生する樹状細胞の減少[2]
- アトピー性皮膚炎において存在する皮膚のバリア障害により，直接的にウイルスの播種が起こる可能性もある[3]。

危険因子

- ヘルペス性湿疹をきたした100名の患者を対象とした後ろ向き研究では，アトピー性皮膚炎の早期発症とIgE高値であることが危険因子であった[4]。
- 局所のステロイド薬の使用は危険因子にならない。
- Darier病，皮膚のT細胞リンパ腫，毛孔性紅色粃糠疹，家族性良性天疱瘡，脂漏性皮膚炎，Wiskott-Aldrich症候群，乾癬，SLEのような慢性の皮膚疾患の患者はヘルペス性湿疹になりやすい。皮膚炎が落ち着いているときでも重症の感染を起こす可能性がある[2]。

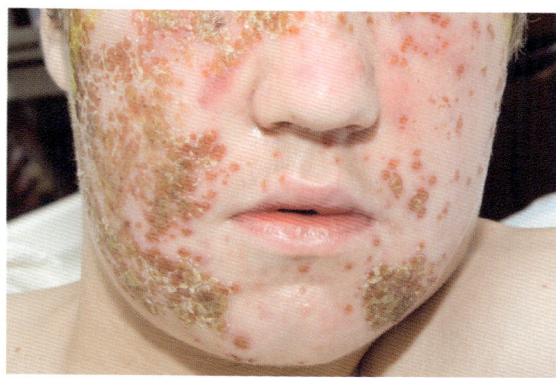

図 132-1　ヘルペス性湿疹を発症した，重症のアトピー性皮膚炎の既往がある 16 歳男児。アトピー性皮膚炎の患者では，ヘルペス性湿疹は重症の HSV 感染を呈する。(*Used with permission from Camille Sabella, MD*)

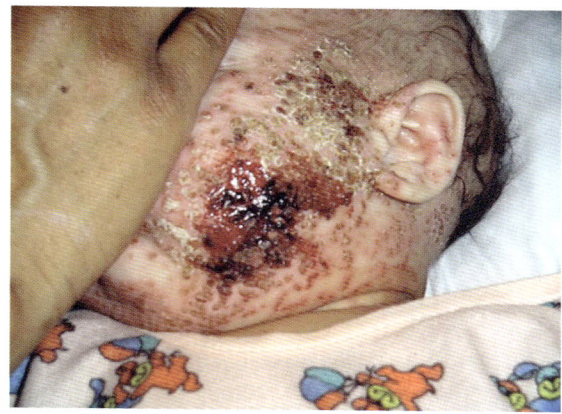

図 132-3　ヘルペス性湿疹を発症した，重症のアトピー性皮膚炎の生後 5 カ月児。小水疱，丘疹，痂皮とともに潰瘍や出血性病変を認める。つぶれていない小水疱から採取したウイルス培養で HSV が検出された。(*Used with permission from Camille Sabella, MD*)

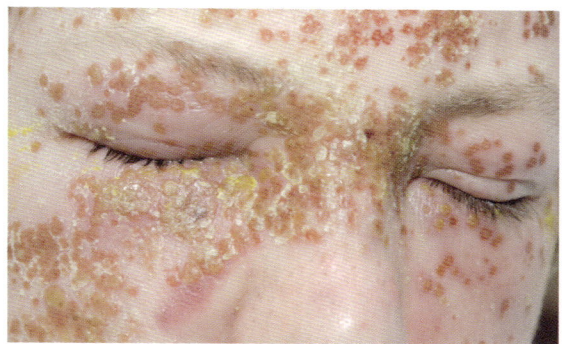

図 132-2　図 132-1 のアトピー患者のヘルペス性湿疹の拡大図。HSV 感染により出現した丘疹，小水疱，痂皮化した病変が集簇している。一部の痂皮化した領域は，黄色ブドウ球菌による細菌の重複感染により二次性に出現し膿痂疹化した病変である。(*Used with permission from Camille Sabella, MD*)

- その他の危険因子としては，熱傷，接触皮膚炎，移植した皮膚，皮膚剥離部などの表皮のバリア障害がみられる状態がある。

診断

► 臨床所見

- 診断は主に臨床的に行い，HSV を培養で分離することが補助診断となる。
- ヘルペス性湿疹は皮膚の痛みを伴い，既存のアトピー性皮膚炎の上に単形性の丘疹，小水疱，膿疱，痂皮が多数の集合体を形成するのを特徴とする（図 132-2）。
- これらの病変は急速に進行し，重篤な合併症や死に至ることもある[5]。
- 基礎疾患がコントロール不良な場合には，ヘルペス性湿疹の出現と基礎疾患の湿疹との鑑別が困難な場合もある。
- 細菌の二次感染による膿痂疹は，ヘルペス性湿疹との鑑別が困難な場合があり，診断を複雑にさせる。
- 膿疱性や出血性病変を認めることがあり（図 132-3），発熱や全身倦怠感といった全身症状と関連することがある。このような病変は細菌の重複感染においても生じるため，鑑別診断上とりわけ考慮すべきである。
- 眼窩周囲の紅斑や浮腫は注目すべき所見であり，発症初期

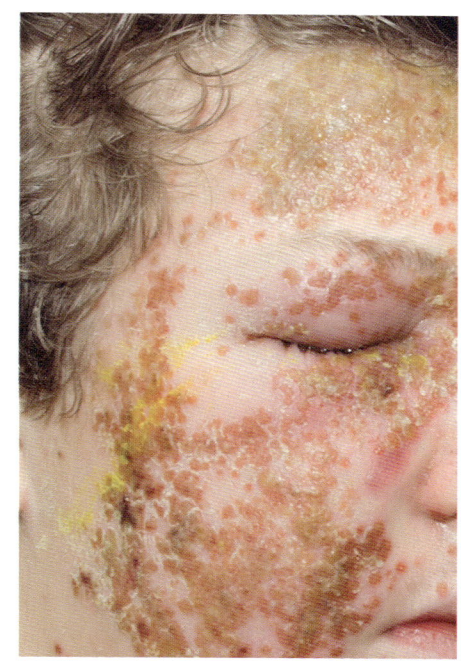

図 132-4　図 132-1 と同患児のヘルペス性湿疹による眼周囲の紅斑と硬結。(*Used with permission from Camille Sabella, MD*)

の過程，もしくは二次性の細菌性蜂窩織炎を表している可能性がある（図 132-4）。

- 罹病期間は平均 16 日であるが，2～6 週間と幅がある。13～16％の患者は再発することがあるが，皮膚所見は限局性で，軽症ですむ傾向にあり，全身症状を伴うことも少ない[2]。
- 最も多い合併症は皮膚の細菌による二次感染であり，黄色ブドウ球菌が最も一般的な病原体である。
- まれに，ヘルペス性湿疹でも広範囲な病変を認め，多臓器不全，骨髄抑制，播種性血管内凝固症候群（DIC）を引き起こすような重症化がみられることがある。

■ 検査所見

- 皮膚病変から HSV を培養することが，活動性の HSV 感染を診断する，最も感度，特異度ともに高い方法である[6]。
- 感染細胞の直接蛍光抗体（DFA）染色は感度が 80〜90％であり，特異度もとても高い。DFA は 24 時間以内の迅速な診断が可能である[7,8]。多くの検査室ではまず DFA 染色を行い，陰性であった場合に培養を行う。
- 培養や DFA に用いる細胞は，つぶれていない小水疱を開放し，底部の細胞を採取して使用するのが一番よい。もしつぶれていない小水疱がない場合には，なるべく古い病変より新しい病変，痂皮よりも潰瘍のほうが望ましい。
- つぶれていない小水疱の底部を擦過した検体で Tzank 試験を行い，多核巨細胞を認めれば診断の補助となる。この方法は迅速で低価格な診断方法であるが，より感度も特異度も高い培養や DFA が利用可能となったため，もはや推奨されない。
- もし細菌による二次感染が疑われる場合には，皮膚病変部と血液の細菌培養を行うべきである。

鑑別診断

- 手足口病：コクサッキーウイルス A16 を原因とする感染。病変部の特徴としては手掌，足底，口腔粘膜にみられる，上部が平坦な小水疱である。ヘルペス性湿疹でみられるような痂皮はみられない（113 章「手足口病」参照）。
- 膿痂疹：黄色い痂皮を認める膿痂疹は一般的には進行がゆっくりで，全身症状はより少ない。通常は孤立性の小水疱を認めることはない（99 章「膿痂疹」参照）。
- 水痘：様々な段階の多形性の病変が，一群となり出現するのが特徴である。一般的にはより広範囲の分布を示す（108 章「水痘」参照）。
- その他のウイルス：小水疱水疱性のウイルス感染の原因となるものとして，コクサッキーウイルス A5，9，10，エコーウイルス 4，9，11，17，25，天然痘や牛痘がある。

治療

■ 薬物治療

- HSV の診断のための検査結果を待っている間にも，アシクロビルによる迅速な経静脈的な抗ウイルス療法を行うことが推奨されている。もし全身症状が出現している場合には，患者を入院させ，薬剤は経静脈的に投与されるべきである[9,10]。SOR Ⓑ
- ヘルペス性湿疹で入院している小児では，アシクロビルの開始の遅れが入院期間の長期化と関連している[11]。SOR Ⓑ
- 入院時の局所ステロイド薬の使用は，入院期間の長期化とは関連しない[11]。SOR Ⓑ
- 保湿剤は基礎疾患にある湿疹の治療のために使用してもよい。
- 細菌の重複感染を疑う場合には，黄色ブドウ球菌や溶連菌に対して感受性のある抗菌薬を，経静脈的もしくは経口投与するべきである。SOR Ⓒ
- 局所の抗菌薬を使用すべきというエビデンスはない[2]。SOR Ⓑ
- 眼周囲の病変を認める場合には，ヘルペス性角膜炎の予防のためにアシクロビル点眼を使用してもよい。

■ 紹介

- 入院時には皮膚科医にも紹介するべきである。
- 眼周囲の病変が存在する場合には，眼科医にも紹介するべきである。

予防とスクリーニング

アトピー性皮膚炎の状態を良好に保っておくことは，重症化を避けたり，細菌性の重複感染のリスクを下げるためには重要であろう。

予後

- アシクロビルの迅速な使用により死亡率が 50％から 10％に減少した[10,11]。
- 未治療で放置されると，皮膚の傷害（欠損）により循環不全，低体温症，低アルブミン血症，低 K 血症，DIC，さらなる細菌感染症など，重症熱傷で一般的にみられるような合併症が引き起こされる可能性がある。
- 眼周囲の病変が存在する場合には，ヘルペス性角膜炎やヘルペス性結膜炎が出現する可能性がある。

フォローアップ

- 最初の病状と経過によっては，皮膚科医と眼科医によるフォローアップが必要である。
- 基礎のアトピー性皮膚炎がコントロール不良であった場合には，そのために皮膚科医によるフォローアップが必要である。

患者教育

- 早期発見によりヘルペス性湿疹は効果的に治療できる。アトピー性皮膚炎の病歴のある患者であれば誰でも，急激な水疱形成を認めた場合には検査を行い，経験的にヘルペス性湿疹として治療されるべきである。
- 以前使用していた保湿剤やクリーム（特に大きな容器に保存されている場合など）に細菌混入が疑われる場合には，処分するよう患者に勧める。
- アトピー性皮膚炎の状態を良好に保ち，適切に管理することは，皮膚のバリア機能維持のために重要である。

【Carla Torres-Zegarra, MD／Camille Sabella, MD】

（只木弘美 訳）

133 貨幣状湿疹

症例

　2 歳のヒスパニック系の男児が左大腿部と右腕に紅斑性の，円形で，湿潤している，痂皮化した病変を主訴に受診した（図 133-1）。母親の証言では，初めは小さな隆起であったのが数週間で貨幣状の病変に変化したとのことであった。患児は病変部を引っ掻いている以外は健康である。病変部の擦過による KOH では真菌感染は証明されなかった。患児は medium potency のステロイド外用薬，保湿剤の塗布，病変部を引っ掻かないように長袖の洋服を着用することで改善を認めた。患児の貨幣状湿疹は 6 週間で改善した。

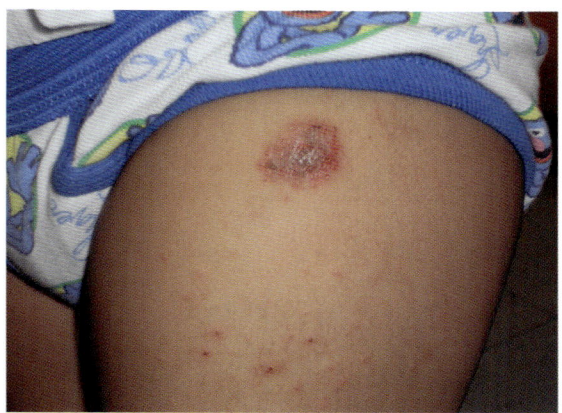

図 133-1　左大腿部に貨幣状湿疹を認める 2 歳男児。病変部は掻破による表皮剥脱や擦過創がみられる。右腕にも同様の病変がみられた。（*Used with permission from Yu Wah, MD*）

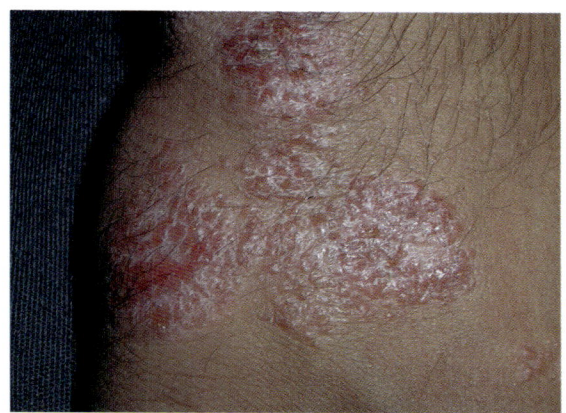

図 133-2　貨幣状湿疹の一般的な部位である手背部にみられる多数の貨幣状の病変。この病変部位には，多数の丘疹や小水疱が癒合して貨幣状の斑点を形成している。破れた小水疱から浸出液や痂皮がみられる。（*Used with permission from Richard P. Usatine, MD*）

概説

貨幣状湿疹（nummular eczema：NE）は円形〜卵円形の，境界明瞭な落屑性の斑状の病変を特徴とする湿疹である。"nummular"という用語は貨幣の形によるものである（ラテン語で *nummus* は貨幣の意）。病変部位は典型的にはあらゆる部位にみられ，最も一般的なのは手，腕，足の背部にみられる。アトピー性皮膚炎，うっ滞性皮膚炎，皮脂欠乏性湿疹などの他の湿疹としばしば重複し合併することがある[1,2]。

別名

nummular dermatitis（貨幣状皮膚炎），discoid eczema（円板状湿疹），microbial eczema（貨幣状湿疹），orbicular eczema（輪状湿疹）

疫学

- 疾病頻度は 0.1〜9.1％と幅広く報告されている[1]。
- わずかに女性より男性に多くみられる[1]。
- 男性（50 歳以上でピーク）では女性（30 歳未満でピーク）と比較して年齢が上がってから発症する[1]。
- 小児では頻度が少ない。

病因と病態生理

多数の因子が NE と関連していると報告されているが，それらの病因や病理における役割は証明されていない。

- NE の起源は微生物とみなされており，細菌の定着により二次性に，もしくは細菌の毒素の血行性播種によるとされるが[1,3]，NE のほとんどの症例で感染源が特定できない。
- NE は皮膚のバリア機能低下をもたらし，環境抗原を感作させる皮膚の乾燥症に関連があると報告されている[4]。
- NE はニッケル，クロム酸塩類，ペルーバルサム（植物名），香料などの様々な物質に対する接触感作と関連があるとしばしば報告されている。アレルギー性もしくは慢性の接触皮膚炎は手背部の NE を呈するという報告も多い[1,5]。
- NE の発症は，C 型肝炎のインターフェロン療法，リバビリン療法[6,7]やイソトレチノイン（難治性のにきび治療薬）[8]などを含む種々の薬物療法と関連があると報告されている。これらの報告のほとんどは単独症例や少数の症例での報告で

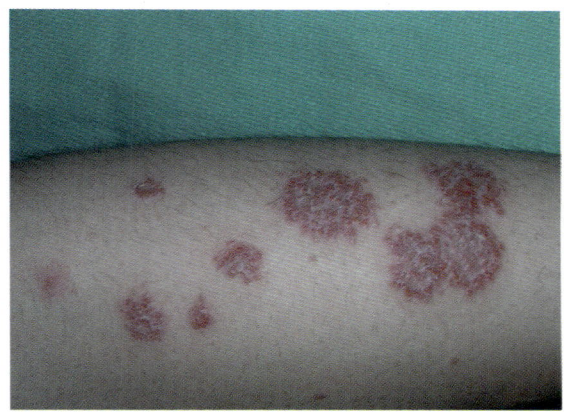

図 133-3　若年男性の前腕にみられる貨幣状湿疹。この病変部位には多数の丘疹や小水疱が癒合して貨幣状の斑点を形成している。破れた小水疱から浸出液や痂皮がみられる。（*Used with permission from Richard P. Usatine, MD*）

ある。
- 歯科アマルガムに含まれる水銀で発症した再発性の NE の 2 症例が報告されている[9]。

診断

▶ 病歴

- 発症は数日〜数週間以内と報告されている。同時にもしくは次々に多数の病変が出現することが多い。
- 猛烈な掻痒と灼熱感が一般的である。
- 治療しなければ数カ月〜数年持続し，再発することもある。
- NE の患者毎の適切な管理のためには，薬物の治療歴，アトピーの有無，アレルゲンへの接触などの病歴が参考になるかもしれない。

▶ 身体所見

- はじめの形態は小丘疹，小水疱が癒合して円形や卵円形の斑状の皮疹を形成する（図 133-2，133-3）。
- 二次的な形態学的変化としては，掻破による表皮剥離と擦過創がみられ（図 133-1），小水疱がつぶれた後に浸出液や

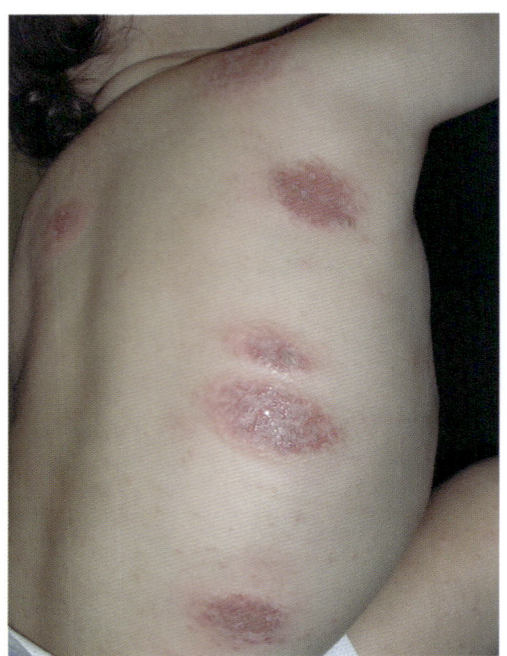

図133-4　重複感染をきたした治癒過程の貨幣状湿疹を体幹に認めた2歳女児。トリアムシノロン軟膏とセファレキシンの経口投与にて治療されている。(*Used with permission from Richard P. Usatine, MD*)

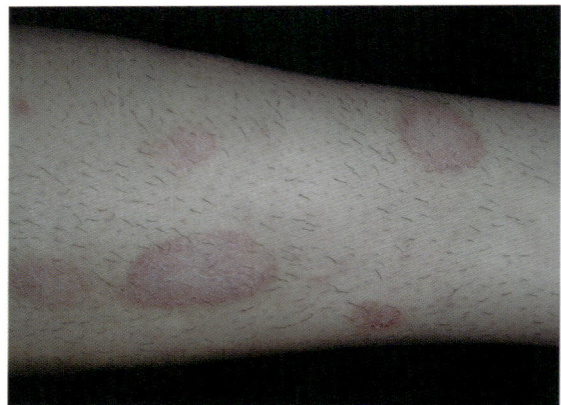

図133-5　15歳女児の下腿にみられる多数の貨幣状病変。貨幣状湿疹の領域は乾燥しており落屑性である。病変が出現したため下腿の毛を剃ることを中止した。(*Used with permission from Richard P. Usatine, MD*)

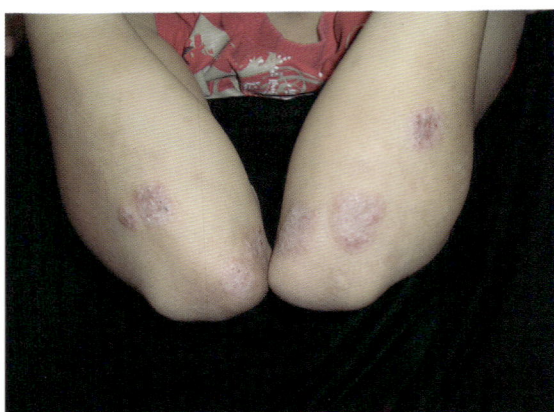

図133-6　前腕や肘の伸側の貨幣状湿疹。厚みのある落屑性病変は乾癬の皮疹に似ている。貨幣状湿疹の確定診断をするために生検が行われた。(*Used with permission from Richard P. Usatine, MD*)

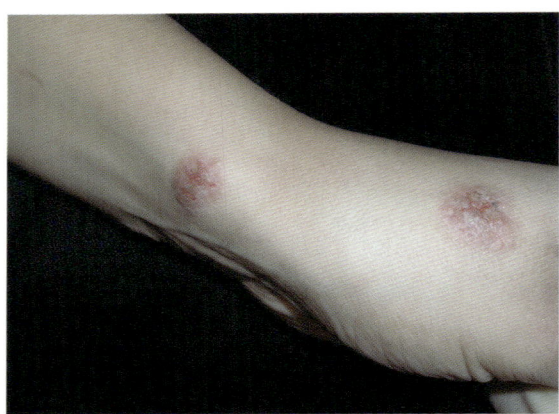

図133-7　手背部や手首にみられる貨幣状湿疹。(*Used with permission from Richard P. Usatine, MD*)

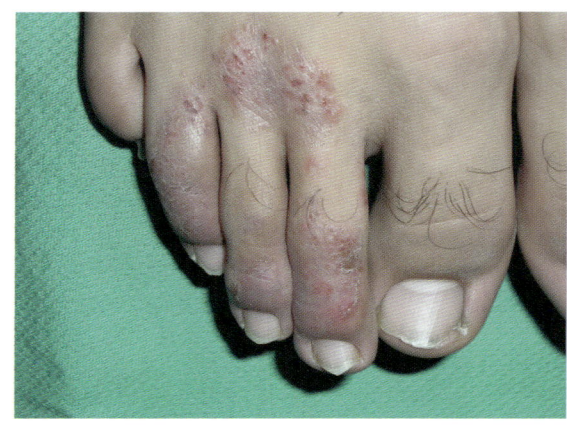

図133-8　足背部にみられる貨幣状湿疹。接触皮膚炎や足白癬が鑑別診断としてあげられる。KOH法は陰性であり、実際に局所のステロイド外用薬で改善した。(*Used with permission from Richard P. Usatine, MD*)

痂皮化を認め（図133-2～133-4）、さらに慢性化してくると落屑や苔癬化がみられる（図133-5，133-6）。多量の滲出液や痂皮化を認める場合は、二次的な細菌感染の可能性がある。

典型的分布

手背に最も多くみられる（図133-2，133-7）。前腕の伸側（図133-3，133-6）、下腿（図133-5）、大腿（図133-1）、側腹部によくみられるが、全身のどの部位にでも出現しうる（図133-4，133-8，133-9）。

検査所見

● ほとんどの患者は臨床的特徴により診断される。

● 体部白癬の鑑別のためには KOH 法を行うとよい。

● 接触によるアレルギーが疑われる場合にはパッチテストを考慮する。

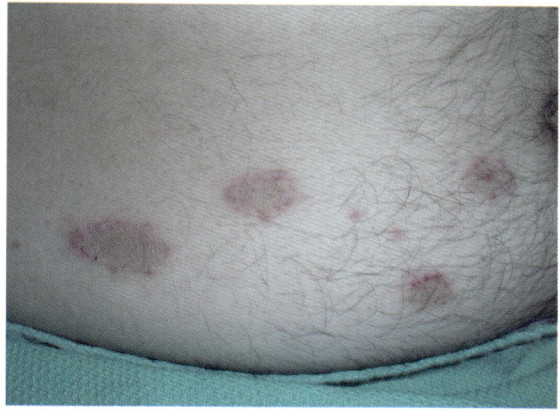

図 133-9　若年男性の腹部にみられる貨幣状湿疹。(*Used with permission from Richard P. Usatine, MD*)

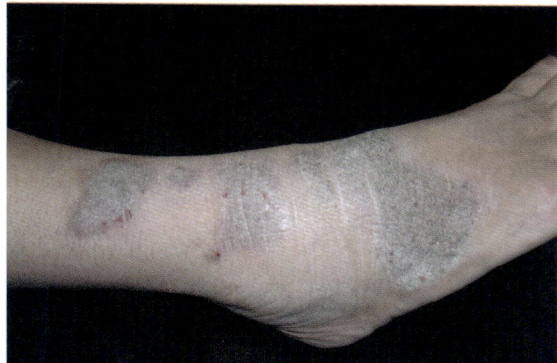

図 133-10　足首にみられる慢性単純性苔癬。病変部の苔癬化を認め，皮膚の肥厚とともに皮膚の線が目立っている。皮膚の炎症後の色素沈着も認められる。(*Used with permission from Richard P. Usatine, MD*)

▶ 生検

　生検が必要になることはほとんどないが，他の重症疾患（例：菌状息肉腫，乾癬）が疑われる場合や，診断が不確定な場合には施行するべきである。

鑑別診断

- 体部白癬：鱗屑や小水疱を伴う掻痒性の円形病変として出現する。小水疱が病変部の中心にみられる NE と比較すると，小水疱は典型的には病変部の辺縁にみられる。KOH 法で菌糸を同定できれば診断の補助となる（123 章「体部白癬」参照）。
- 乾癬：典型的には厚みのある斑状病変が腕や足の伸展側，頭皮，仙骨部に出現する。爪の変化がみられることもある（136 章「乾癬」参照）。
- 慢性単純性苔癬：一般的には足首，手首，頸部などの掻きやすい場所に単独の斑状病変が出現する（図 133-10～133-12）。
- アトピー性皮膚炎の貨幣状病変：NE と似た特徴を呈することがある。典型的には屈曲部に他の病変が存在し，アトピー，気管支喘息，季節性のアレルギーの既往が診断の補助となるであろう（130 章「アトピー性皮膚炎」参照）。
- 接触皮膚炎：貨幣状の病変を呈することがある。病変部位

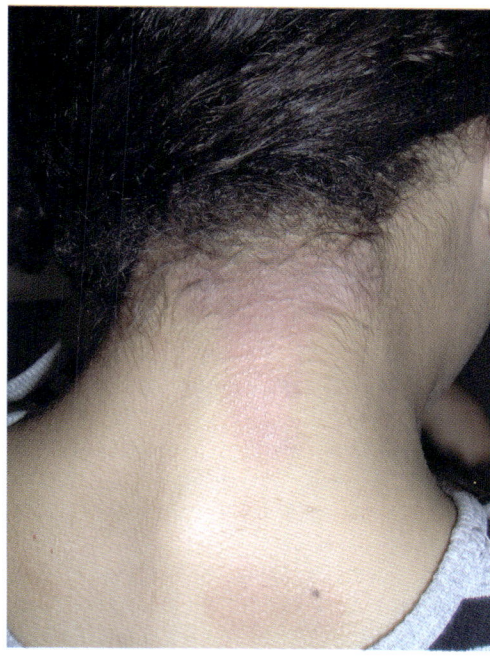

図 133-11　13 歳女児の頸部にみられる慢性単純性苔癬。慢性単純性苔癬はしばしば首にみられる。(*Used with permission from Richard P. Usatine, MD*)

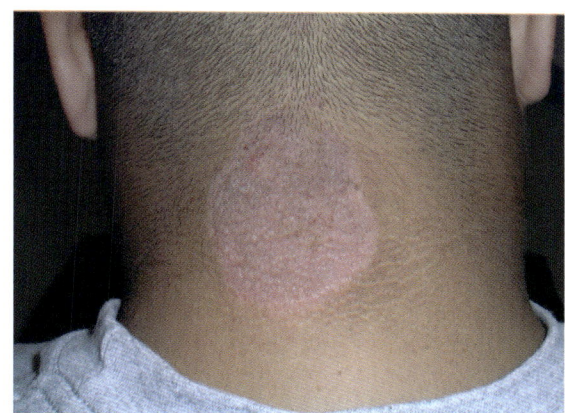

図 133-12　15 歳男児の頸部にみられる慢性単純性苔癬。(*Used with permission from Richard P. Usatine, MD*)

へのアレルゲンの接触歴があれば接触皮膚炎が疑われる。その際はパッチテストにより確定診断できることがある（131 章「接触皮膚炎」参照）。

治療

- 保湿剤は正常な皮膚のバリア機能を回復させ維持するためには有効である。SOR **C**
- 湿疹がある患者では，就寝前に入浴し，入浴後すぐに湿潤した皮膚に軟膏塗布をすることが，有効なスキンケアの方法である[10]。SOR **B**
- medium から high-potency クラスの局所のステロイド軟膏が第一選択薬となる。軟膏療法のコンプライアンスが不良の患者には，クリーム療法を使用することもある。SOR **C**
- タクロリムス軟膏やピメクロリムス軟膏のようなカルシ

ニューリン阻害薬は皮膚萎縮を起こさない利点があり，様々な湿疹に効果的であると報告されている[1]。SOR **B**　しかし，これらの軟膏はステロイド外用薬と比較すると費用は高く，悪性腫瘍のリスクがあるという報告もあるため，その危険性については未知数であり注意を要する。

- 重症または急性の症例では短期間のステロイド薬の全身投与を必要とすることもある。SOR **C**
- 中等度～重症の小児の NE において，メトトレキサートは安全，効果的，そして忍容性が高い治療であると報告されている[11]。これは 25 名の治療抵抗性の NE の小児例においてメトトレキサート 5 mg もしくは 10 mg/週投与したという報告である。平均 10.5 カ月後の完全治癒は 64％であった。この研究では重症な副作用の報告はなかった[11]。SOR **B**
- 光線療法は一般的な，重症もしくは難治性の症例において使用されることがある[1,2]。一般的には狭領域 UVB が使用されており，さらに重度の症例では PUVA 療法が行われる[2]。SOR **C**
- 抗ヒスタミン剤の外用薬や内服薬は，かゆみの治療としてしばしば必要となる。局所用ドキセピンは湿疹性病変と関連するかゆみの治療として有効であると報告されており，安全性も高い[12]。SOR **B**
- 局所や全身性の抗菌薬は，二次性あるいは重複性の細菌感染の治療に必要となることがある。SOR **C**
- プロバイオティクスによる補充治療は湿疹の治療としては無効であり，副作用の危険性も多少はある[13]。SOR **A**

フォローアップ

慢性，難治性，再発性の貨幣状皮膚炎を呈している患者では，寛解や完治がみられるまでは定期通院は必要である。

患者教育

皮膚を保湿して刺激物から皮膚を守ることが重要である。入浴後のまだ皮膚が湿っているうちに，保湿剤や外用薬を塗布する。刺激の強い石鹸は避けて，香料の入っていない刺激の弱い石鹸を使用する。皮膚の刺激となるような素材の生地やきつめの服を避ける。

【Yu Wah, MD／Richard P. Usatine, MD】
（只木弘美 訳）

134 蕁麻疹と血管性浮腫

症例

中耳炎に罹患したペニシリンアレルギーの少年に対し，スルファメトキサゾール–トリメトプリム（ST）合剤が処方され，1 週間後に蕁麻疹が出現した。蕁麻疹は体幹部と腕に認められた。（図 134-1）。気道症状や血管性浮腫を伴わない蕁麻疹のみだった。解熱し，耳の痛みは軽快し，鼓膜の腫脹は消失していたため，両親は抗菌薬を中止するように言われた。小児科医は，H$_2$ブロッカーを処方した。症状はやわらぎ，蕁麻疹は 2 日後に消失した。

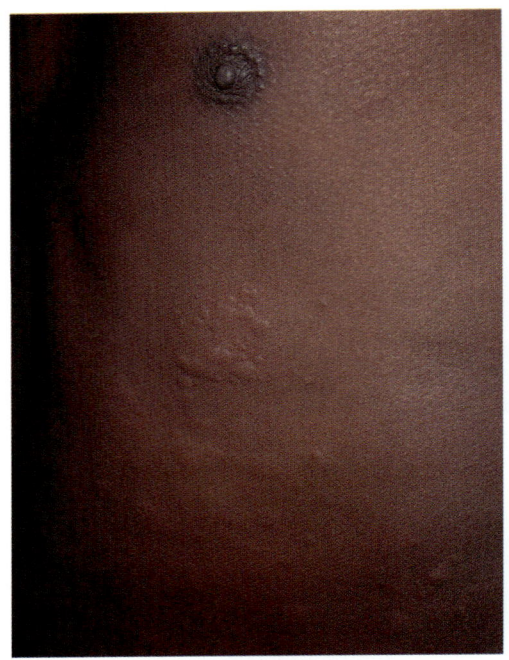

図 134-1　ST 合剤による急性蕁麻疹の男児。（*Used with permission from Richard P. Usatine, MD*）

概説

蕁麻疹（urticaria または hives）や血管性浮腫（angioedema）は，皮膚や他の軟部組織の腫脹をきたす様々な原因に基づく疾患群である。両疾患ともに，その原因は多種多様であり，様々な因子が引き金となり出現し，臨床症状も非常に多彩である[1]。一過性にみられる膨疹を伴う病型が蕁麻疹の最も一般的な特徴である。

疫学

- 人口の 15～25％が，一生のうち 1 回は蕁麻疹に罹患すると推定されている[2]。
- 蕁麻疹は就学前の 6～7％，アトピー性皮膚炎をもつ子どもの 17％に起こるといわれている[2]。
- すべての年齢層で約 50％の患者が蕁麻疹と血管性浮腫の両方の症状をもち，40％は蕁麻疹のみ，10％は血管性浮腫のみを呈する[2]。
- 急性蕁麻疹は持続期間が 6 週間以下と定義される。急性蕁麻疹は原因が特定できることが多い[2]。
- 慢性蕁麻疹（持続期間 6 週間以上）は，20％以下の患者でしか原因が特定できない[2]。
- 慢性蕁麻疹罹患患者の大部分は成人である[3]。
- 6 カ月以上持続する慢性蕁麻疹の患者の 40％は，10 年後も症状が持続している[3]。

病因と病態生理

- 蕁麻疹と血管性浮腫の病態生理は，IgE 抗体，補体，自己抗体などを介するものや，物理的刺激が関与するもの，あるいは特発性のこともありうる。
- これらの機序により肥満細胞の脱顆粒が起こり，結果的にヒスタミンが遊離される。ヒスタミンと他の炎症性メディ

14

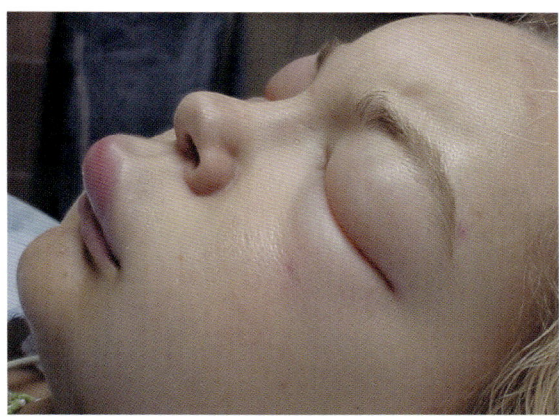

図 134-2　高校生女児の眼と口周囲の重症血管性浮腫。(*Used with permission from Daniel Stulberg, MD*)

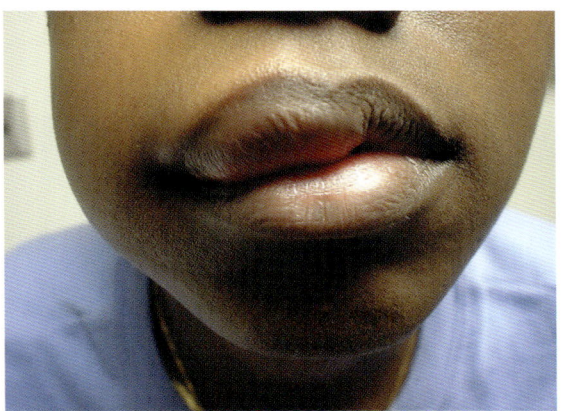

図 134-3　本態性高血圧に対してアンジオテンシン変換酵素阻害薬(ACEI)を開始した後に血管性浮腫を起こした若いアフリカ系女性。(*Used with permission from Adrian Casillas, MD*)

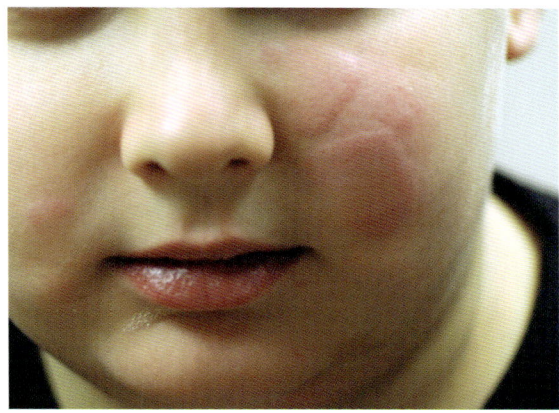

図 134-4　顔面に氷塊を 2 分間押しつけたときの男児の寒冷蕁麻疹。皮膚に氷の塊の形が鏡像のごとく現れる，この氷塊テストは診断に有用である。寒冷を避けること，抗ヒスタミン薬を使用することが治療の柱である。この患児は，プールに飛び込むと低血圧になり，溺れることがある。安全のためにエピペンを処方する必要がある。(*Image used with permission from Robert Brodell, MD*)

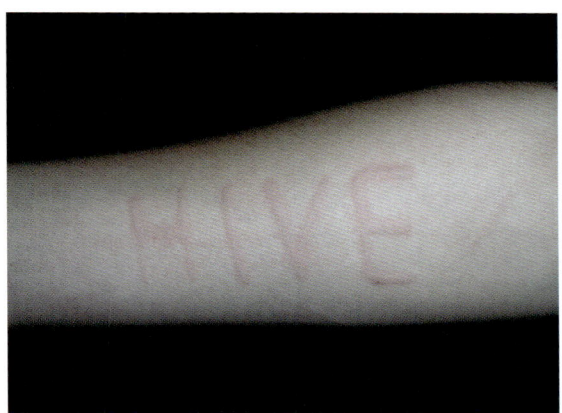

図 134-5　慢性蕁麻疹の 15 歳女児の皮膚描記症。過剰な(ルイスの)三重反応を認める。(*Used with permission from Richard P. Usatine, MD*)

エーターは，膨疹，浮腫，かゆみを引き起こす。

- 蕁麻疹は古い膨疹が消え，新しい膨疹が出現するという，動的な経過をとる。膨疹は，局所の毛細血管拡張に引き続き生じる，血管周囲の皮膚へ蛋白質に富んだ液体が漏出することにより発生する。液体がゆっくり再吸収されると膨疹は消失する。
- 血管性浮腫とは，真皮や皮下組織をも含んだ液体の漏出を伴う，浮腫性病変である。(図 134-2，134-3)

病因別の分類

- 免疫学的機序：IgE 抗体や補体により引き起こされる。アトピー素因をもつ患者に多い。抗原は食物や薬剤であることが多い。最も多い食物は牛乳，ナッツ，小麦，貝，甲殻類である。
- 物理的蕁麻疹：皮膚描記症，寒冷，コリン性，日光，圧迫，振動による膨疹(図 134-4〜134-6)。
- 肥満細胞が放出する物質によって引き起こされる蕁麻疹：マストサイトーシスや色素性蕁麻疹(図 134-7，134-8)。
- 血管や結合組織の自己免疫性疾患と関連した蕁麻疹。
- 遺伝性血管性浮腫は，潜在的に生命の危険につながる常染色体顕性(優性)遺伝の疾患である。この疾患では，血管性浮腫は蕁麻疹を伴わずに出現する。

診断

▶ 臨床所見

- 症状は搔痒感，熱感，疼痛を伴う。
- 蕁麻疹の大きさは，コリン性蕁麻疹でみられる 2 mm の小さな丘疹から(図 134-6)，体幹の大部分を覆うような巨大な単一の膨疹まで幅広い。
- 蕁麻疹は全体が赤か白のこともあれば，もしくは辺縁が赤く，残りの皮膚の表面は白いこともある。
- 環状の膨疹もある(図 134-9〜134-11)。
- 皮膚描記症が存在すれば，皮膚の上に書いた文字や形が浮かび上がる(図 134-5)。
- 色素性蕁麻疹を疑う場合は，綿棒の軸の部分で皮膚をつついてみる。これにより紅斑がみられ，つついた部位に限局して蕁麻疹がみられる。これは Darier 徴候と呼ばれる(図 134-12，134-13)。

▶ 典型的分布

- 血管性浮腫は顔面に頻繁にみられ(図 134-2，134-3)，特に

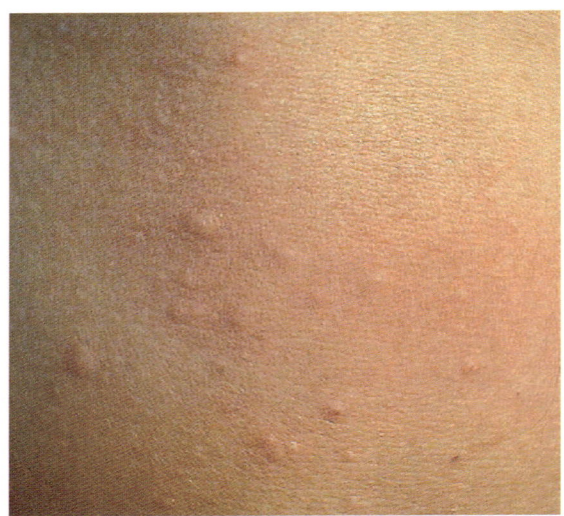

図 134-6　小膨疹を呈するコリン性蕁麻疹。患者には運動後にこの蕁麻疹が出現する。(*Used with permission from Philip C. Anderson, MD*)

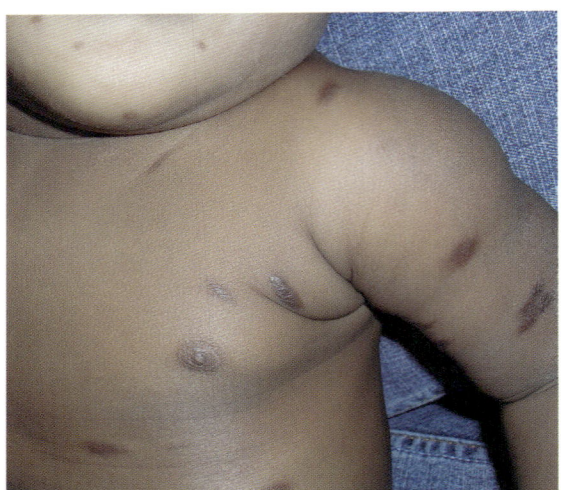

図 134-8　色素性蕁麻疹の生後 4 カ月のアフリカ系男児。生後 2 日で出現し始め，その後増加していった。(*Used with permission from Richard P. Usatine, MD*)

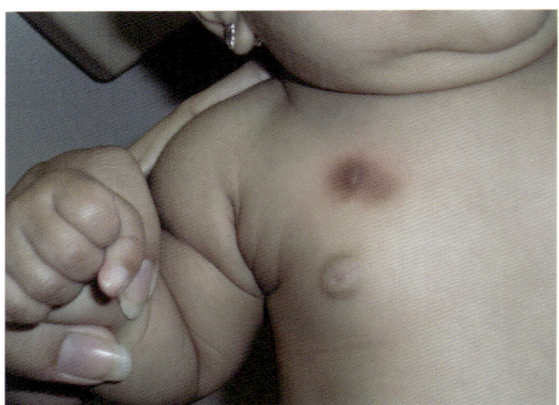

図 134-7　生後 9 カ月女児の胸部にできた色素性蕁麻疹。つついた場所が浮腫になる Darier 徴候が陽性であった。(*Used with permission from Richard P. Usatine, MD*)

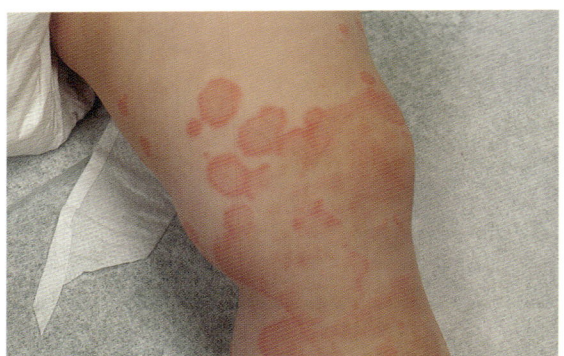

図 134-9　1 歳男児の左大腿部に出現した一部輪状（多形蕁麻疹）の巨大蕁麻疹。原因は不明である。(*Image used with permission from Robert Brodell, MD*)

口や眼の周囲にみられる。陰部や体幹にみられることもある。
- 蕁麻疹は体のどの部位でもみられ，しばしば体幹や四肢でみられる。（図 134-14，134-15）

▶ 検査所見
蕁麻疹や血管性浮腫の原因特定のための検査を考慮するべきである。
- 血管性浮腫が蕁麻疹なしで反復して起こるときには，原因検索のために遺伝性あるいは後天性の C1 エステラーゼインヒビター活性の欠乏を証明するための補体検査を施行する。
- 病歴からある特定のアレルゲンとの直接的な接触後に蕁麻疹や血管性浮腫が出現する際には，アレルゲンの皮内テストや血液検査を考慮する。
- 蕁麻疹様血管炎やマストサイトーシスの診断のために，病変部位のパンチ生検を行うこともある。

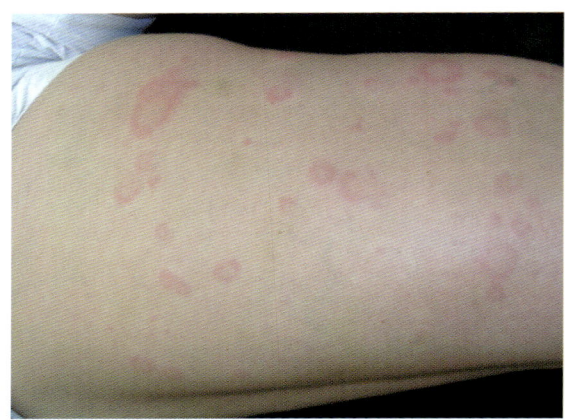

図 134-10　輪状の膨疹がみられる慢性蕁麻疹。(*Used with permission from Richard P. Usatine, MD*)

鑑別診断

- 虫刺症：病歴の詳細な聴取や丁寧な診察は，虫刺症と蕁麻疹の鑑別の手助けとなる。

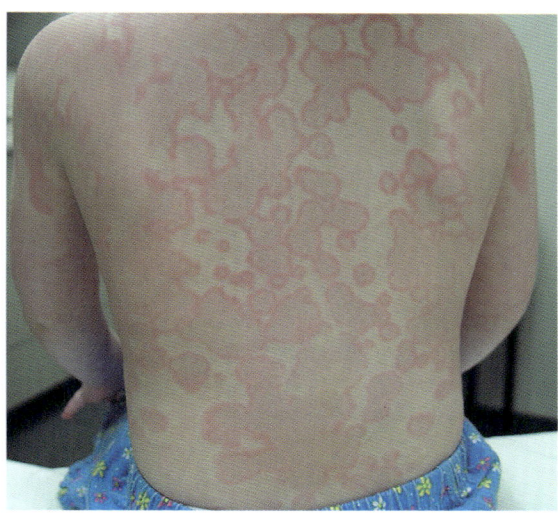

図 134-11　巨大蕁麻疹（多形蕁麻疹）。一見ターゲット状にみえるが，多形滲出性紅斑の本来のターゲット状の病変は中心部に鱗屑や水疱性成分を伴った表皮の障害がみられる。病歴から，血清病様の反応と考えられた。（*Used with permission from Milgrom EC, Usatine RP, Tan RA, Spector SL. Practical Allergy. Philadelphia, PA：Elsevier；2003；and Daniel Stulberg, MD*）

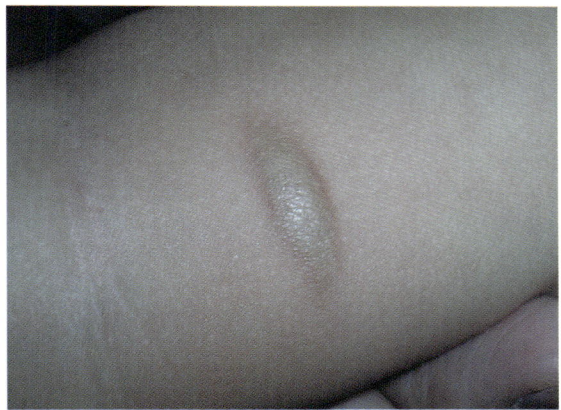

図 134-12　色素性蕁麻疹をつついた部位が浮腫になる Darier 徴候陽性の所見。（*Used with permission from Richard P. Usatine, MD*）

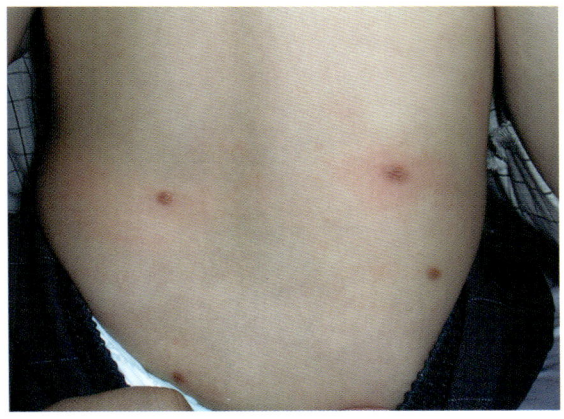

図 134-13　背中にある色素性蕁麻疹をつついた場所が Darier 徴候陽性を示し，紅斑や浮腫になった所見。（*Used with permission from Richard P. Usatine, MD*）

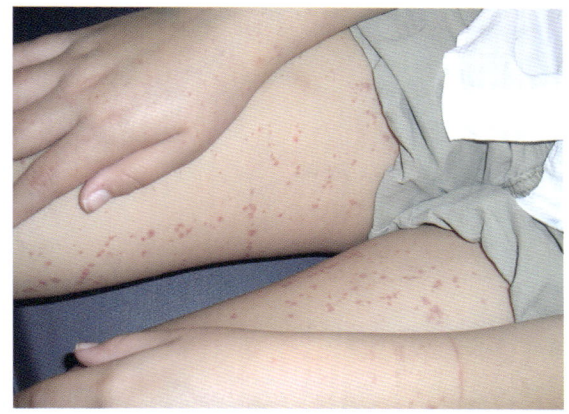

図 134-14　11 歳女児の下肢の IgA 血管炎（Henoch-Schönlein 紫斑病）。これは蕁麻疹様血管炎の一種である。（*Used with permission from Richard P. Usatine, MD*）

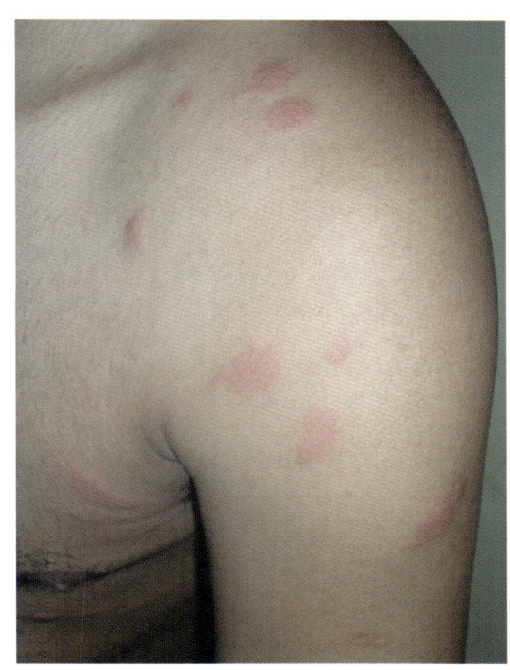

図 134-15　若年男性の急性かつ特発性の蕁麻疹。（*Used with permission from Richard P. Usatine, MD*）

- 多形（滲出性）紅斑：蕁麻疹のように，医薬品，感染症，悪性新生物に対するアレルギー的，免疫学的反応によって引き起こされる。古典的な多形紅斑は，中心部に上皮の陥凹（上皮障害）を認めるターゲット状の病変である。多形紅斑の上皮障害は，小水疱，水疱やびらんのこともある。表皮に障害を認めなければ，輪状や同心円状の蕁麻疹の病変を，多形紅斑と混同してはならない（図 134-11 は多形紅斑ではない。151 章「多形紅斑，Stevens-Johnson 症候群，中毒性表皮壊死症」参照）。
- 蕁麻疹様血管炎：典型的には 24 時間以上持続する。病変は下肢にみられることが多く，治癒過程で色素沈着を残す。原因は IgA 血管炎（Henoch-Schönlein 紫斑病）のような過敏性の血管炎から結合組織病まで多岐にわたる[2]（図 134-14）。

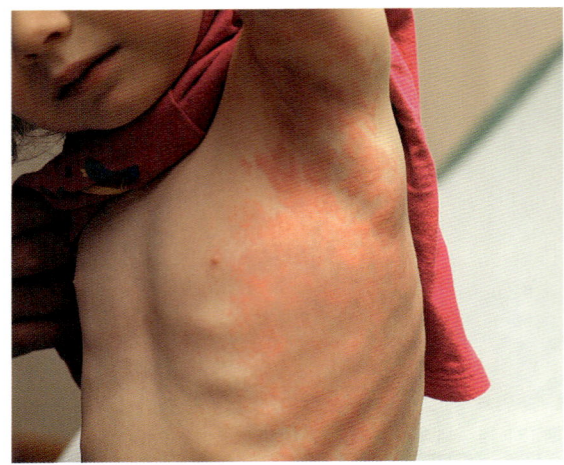

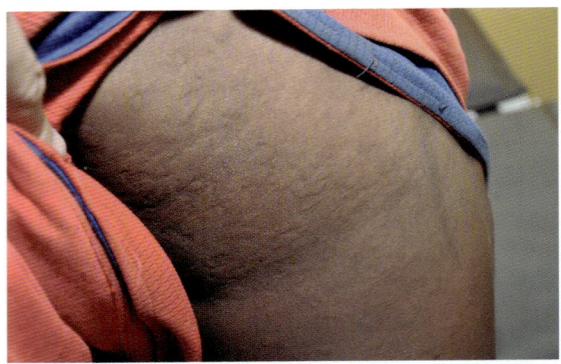

図134-17　高熱に対しイブプロフェンが処方された後，1時間以内に蕁麻疹が出現した男児。(*Used with permission from Richard P. Usatine, MD*)

図134-16　9歳女児の左横腹に出現した屈曲部周囲の左右非対称性の発疹。この発疹は数週間～数カ月間かけて自然治癒し，接触皮膚炎，湿疹と誤診されることも多い。これらの子どもたちは元気であり，軽度の掻痒以外は無症状である。原因は不明である。(*Image used with permission from Robert Brodell, MD*)

- 肥満細胞症候群：皮膚や体の他の臓器に肥満細胞が非常に多く存在する症候群である。これらは皮膚のマストサイトーシスや色素性蕁麻疹も含まれる（**図134-5**，**134-6**，**134-11**，**134-12**）。
- 小児期における屈曲部周囲の左右非対称性の発疹：この疾患は数週間～数カ月間かけて自然治癒する。接触皮膚炎，湿疹や蕁麻疹と誤診されることも多い。これらの子どもは元気であり，軽度の掻痒以外は無症状である。原因は不明であり，血清学的検査は一般的には陰性である（**図134-16**）。

治療

▶ 薬物治療

- 原因物質が判明したら，その薬剤，刺激物，抗原などを避けること。SOR **B**
- アンジオテンシン変換酵素阻害薬（ACEI）は，血管性浮腫の原因になりやすいので，薬剤性の血管性浮腫や蕁麻疹が疑われたら，可能なかぎり速やかに中止すべきである（**図134-3**）[1]。SOR **A**　アンジオテンシン受容体拮抗薬（ARB）でさえ，血管性浮腫の原因になる可能性があり，これらの薬剤を内服している患者については，原因として疑うべきである（**図136-16**）。
- 慢性蕁麻疹においては，アスピリン，NSAID（**図134-17**），オピオイド，アルコールのような潜在的に蕁麻疹を起こすような物質を避けたほうがよいであろう[1]。SOR **B**
- 感染は原因や悪化因子となるかもしれないが，無関係なこともある[1]。寄生虫感染，歯科的な感染症，消化器感染，呼吸器感染，足白癬のような慢性感染症を探してみることが重要である。可能なら，そのような慢性蕁麻疹の原因に寄与している可能性がある病気を，証明ができなくとも治療する。SOR **C**
- 慢性蕁麻疹では，不必要な市販薬，サプリメント，ビタミン剤をすべて中止する。SOR **C**
- 物理的蕁麻疹では，物理刺激を避けることが望ましいが，常に可能であるとは限らない。（観察研究のみ）[1]。SOR **B**

- ストレスを軽減する工夫は，慢性蕁麻疹の改善に役立つかもしれないが，有効性は証明されていない。SOR **C**

▶ 抗ヒスタミン薬

- 鎮静作用が弱い，第2世代の抗ヒスタミン薬を，慢性蕁麻疹の治療の第一選択薬として処方すべきである[4-6]。SOR **A**
- セチリジンの量を10 mg/日から20 mg/日に増やすことにより，標準量の抗ヒスタミン薬では手に負えなかった蕁麻疹の膨疹やかゆみの重症度を有意に改善した[7]。SOR **B**
- 英国のガイドラインにおいても，他の治療法に変更する前に通常の4倍量まで抗ヒスタミン薬を増量することが提唱されている。抗ヒスタミン薬の効果が完全に期待される4週間を待ってから専門医に紹介することも推奨している[1]。SOR **C**
- 感受性や耐性に個人差があるので，すべての患者について，少なくとも2つの鎮静作用の弱いH_1拮抗薬を使用してみるべきである[8]。SOR **A**
- 夜に鎮静作用のある抗ヒスタミン薬を追加することは，おそらくH_1拮抗作用への追加作用はほとんどないであろうが，患者の安眠の助けとなるかもしれない[8]。
- 効果が常にあるとは限らないが，H_2拮抗薬の追加は，H_1拮抗薬単独の治療より，よりよい蕁麻疹の管理が得られるかもしれない[8]。SOR **B**　ある研究では，急性のアレルギー症状で救急外来を受診した患者において，H_1拮抗薬にH_2ブロッカーを追加することにより，特定の皮膚症状の改善を認めた[9]。SOR **B**
- 後天的な寒冷蕁麻疹の治療において，低鎮静性の抗ヒスタミン薬は，寒冷曝露後の膨疹や掻痒の出現を有意に減少させる効果がある[10]。SOR **A**

▶ ステロイド薬

- 経口ステロイドは，口に出現する重症の急性蕁麻疹や血管性浮腫に対する短期間の使用に留めるべきである（例：プレドニゾロン1～2 mg/kg/日を3～4日間使用する）[8,11]。SOR **B**
- 3～4週間を超える経口ステロイドの短期間の漸減療法は，蕁麻疹様血管炎や重症の遅延性圧迫性蕁麻疹に対する治療として必要である。
- 長期間の経口ステロイドは，慢性蕁麻疹に使われるべきでない。どうしても必要な場合は，ステロイドに比べ利益が害を上回るため，経口シクロスポリンを使用するほうが望

ましい[1,8]）。

- 遅延性圧迫性蕁麻疹患者の短期治療として，0.05％クロベタゾールの泡沫剤の安全性と有効性が無作為化比較試験（RCT）で証明された[12]。SOR **B**

▶ その他

- 気道症状やアナフィラキシーの疑いがあれば，エピネフリンは重症急性蕁麻疹や血管性浮腫に有効である。
- 蕁麻疹の治療にロイコトリエン拮抗薬での治療はエビデンスに乏しい。SOR **C**
- 遺伝性血管性浮腫の急性発作の皮下治療として，エカランチドは新しい血漿カリクレイン阻害薬である[13]。SOR **B**
- コルヒチン，ダプソン，スルファサラジンのような抗炎症薬は，非比較試験や症例報告でのみ有効性の報告がある[1]。

フォローアップ

蕁麻疹や血管性浮腫が持続するときや再発したときには，特にフォローアップが必要である。

患者教育

多くの患者において，蕁麻疹の原因の特定は不可能である。特にこれは慢性蕁麻疹で顕著である。幸いなことに大部分の慢性蕁麻疹は時間が経てば軽快し，軽快するまで対症療法で治療できる。1 つの薬が効かなければ，他の薬を試すためにフォローアップは継続するようにする。注意深く，原因物質を探すことも重要である。

【Richard P. Usatine, MD】

（宮沢啓貴　訳）

135　脂漏性皮膚炎

症例

▶ 症例 1

アフリカ系アメリカ人の 3 カ月男児。1 カ月前から顔面に白斑ができたため外来を受診した（図 135-1）。児は皮膚以外はすこぶる健康で，食事摂取・体重増加も良好だった。母体妊娠中の HIV 検査は陰性だった。身体所見上，頭髪の生え際と両眉の下を中心とした顔面に色素脱失した斑点が複数みられた。各々の斑点には明らかな鱗屑が付着していた。この色素脱失は癜風でみられるように，マラセチア（ピチロスポルム）の毒性で色素細胞が侵されることで生じる。脂漏性皮膚炎と診断し，外用薬による炎症とマラセチアの治療が開始された。母親にはセレンを含有したシャンプーで 1〜2 日毎に児の頭髪を洗うことと，1％ヒドロコルチゾンを含有したクリームを色素脱失した部位に毎日 2 回塗布することを指示した。2 週間後の外来で鱗屑は消失し，色素脱失も治癒していた。

▶ 症例 2

アフリカ系アメリカ人の 13 歳男児。2 年前から顔面の中心に軽度の掻痒を伴う皮疹と頭皮の枇糠疹があるため外来を受診した（図 135-2）。アレルギー性接触皮膚炎や薬剤アレルギーの病歴はなかった。身体所見では鼻正中部と眉の上に色素脱失があり，同部位に癒合性の落屑と紅斑がみられた。加えて，びまん性の落屑と紅斑が頭皮全体にみられた。脂漏性皮膚炎と診断した。さらに色素脱失が拡大すると，皮膚糸状菌感染の進行部を思わせるように外側縁が高くなったようにみえ，外観を一時的に損なう炎症の結果として色素脱失がしばしば起こってくる。治療としては 2％ケトコナゾール含有クリームを顔面と頭髪の生えていない部位に 1 日 2 回塗布し，また 2％ケトコナゾール含有シャンプーで週 2 回洗髪した。治療に反応して色素脱失は徐々に改善した。

概説

脂漏性皮膚炎（seborrheic dermatitis）は皮脂の多い部位に好発する皮膚炎で，頻度が高く，慢性に経過し，再発しうる。老若男女で起こりうる。症状は様々で，軽度の紅斑から脂肪性の落屑，そしてまれに紅皮症を呈する。治療は炎症と刺激を緩和させることと，マラセチア真菌を除菌することであるが，マラセチアの病的意義は完全にはわかってはいない。

別名

脂漏症，脂漏性湿疹，ふけ，乳児脂肪冠（頭部枇糠疹）

疫学

- オーストラリアで 1,000 人以上の小児を対象にした皮膚の調査によると，脂漏性皮膚炎の有病率は 0〜5 歳児の 10％である。3 カ月未満の有病率が最も高く，以後は 1 歳にかけて急激に低下し，以後は 5 歳にかけて緩やかに低下す

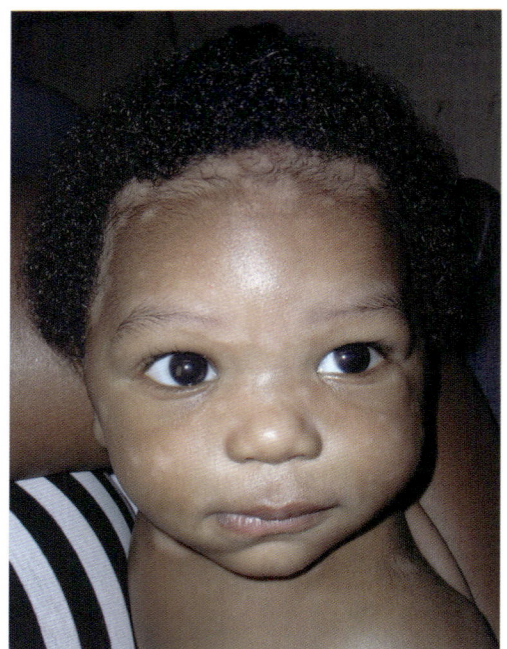

図135-1　頭皮と顔面に明らかな色素脱失を呈した脂漏性皮膚炎。色素脱失が頭髪の生え際と両眉の下で際立っている。（*Used with permission from Richard P. Usatine, MD*）

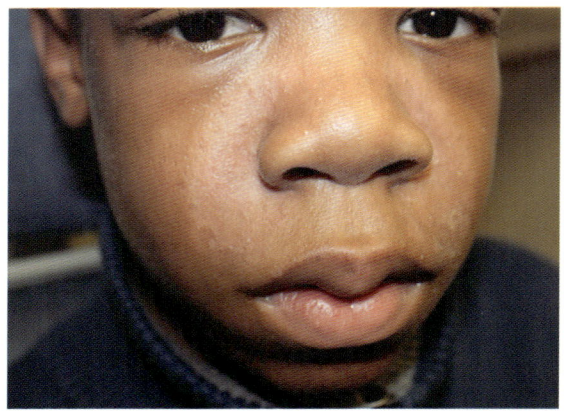

図135-2　脂漏性皮膚炎の13歳男児。色素脱失の領域に沿って，落屑と紅斑が癒合している。さらに色素脱失が拡大すると，皮膚糸状菌の感染の進行部を思わせるように外側縁が高くなったようにみえ，外観を一時的に損なう炎症の結果として色素脱失がしばしば起こってくる。（*Image used with permission from Robert Brodell, MD*）

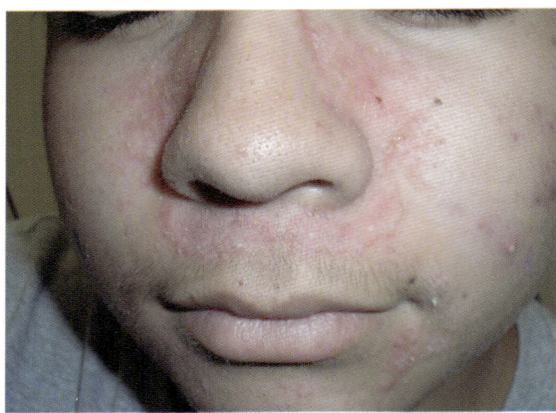

図135-3　14歳男児の顔面の脂漏性皮膚炎。紅斑と鱗屑が顔面中心部に集中している。頭皮の脂漏症とざ瘡も伴っている。（*Used with permission from Richard P. Usatine, MD*）

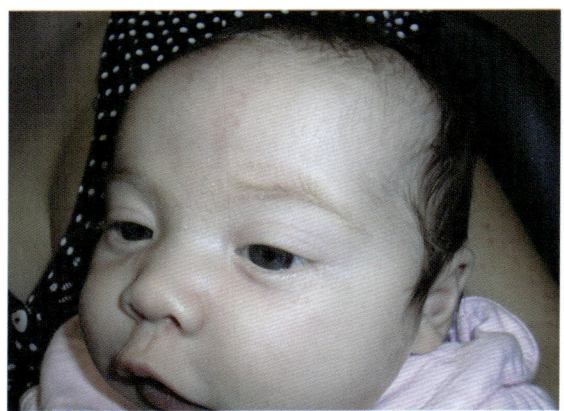

図135-4　2カ月女児。軽度の脂漏性皮膚炎。両眉毛の周囲がかすかに剥離している。乳児脂肪冠も伴っている。（*Used with permission from Richard P. Usatine, MD*）

る。ほとんど（72％）が最軽症〜軽症に分類された。乳児脂肪冠は調査対象の児の42％にみられ，うち86％は最軽症〜軽症に属した[1]。

- ブラジルでの思春期男児における頭皮脂漏性湿疹の有病率は11％である。白人や体脂肪率の高い人では有病率はより高い[2]。
- 脂漏性皮膚炎は一般集団の1〜3％，若年成人の3〜5％，AIDS患者の20〜83％が罹患している[3]。

病因と病態生理

- 脂漏性皮膚炎は慢性で表在性で局所的な炎症性の皮膚炎で，体表の皮脂を産生する部位でみられる。
- 脂漏性皮膚炎の正確な原因は未解明だが，宿主の感受性と環境因子，抗原に対する局所の免疫反応が関係しているものと考えられている[4-6]。
- 脂漏性皮膚炎の患者は脂肪に親和性のある酵母，すなわちマラセチア属を保菌していることがあるが，マラセチア自体は健常者が保菌することもある正常細菌叢である。
- 最近の報告では，マラセチアが感染した皮膚では通常と異なる何らかの刺激物質や代謝産物がつくられていることが示唆された[6]。

危険因子

- 乳児
- 男性
- 免疫不全（HIV/AIDS，Parkinson病，悪性腫瘍）
- ストレス
- 環境因子（寒冷，乾燥）

診断

病歴と身体所見から臨床診断する。図135-3，135-4では，眉毛の上下・前額部・顔面中心部・頭皮に紅斑と鱗屑がある。

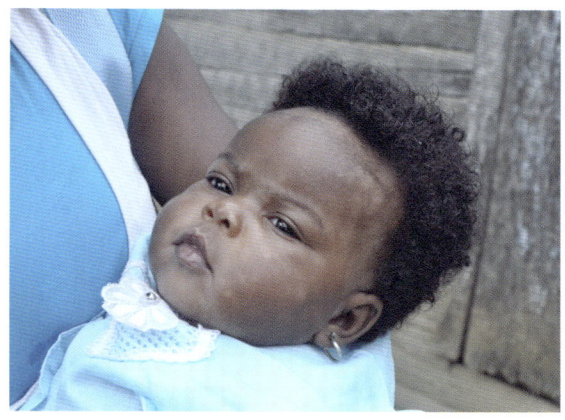

図 135-5　脂漏性皮膚炎の乳児。頭皮の周囲と眉毛の上に色素脱失がみられる。色素脱失は炎症後の二次性変化である。(*Used with permission from Richard P. Usatine, MD*)

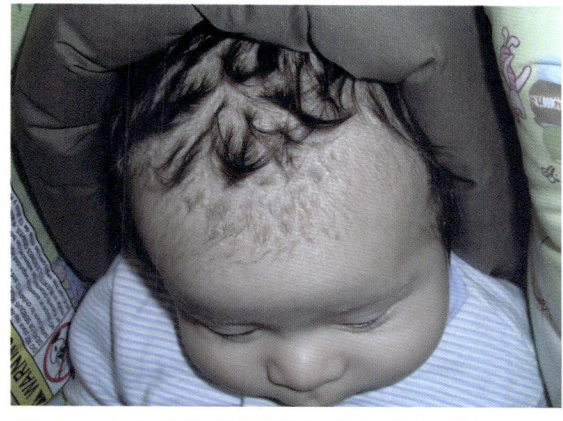

図 135-7　健康な乳児の乳児脂肪冠。茶色の鱗屑が頭皮の中央に付着している。(*Used with permission from Richard P. Usatine, MD*)

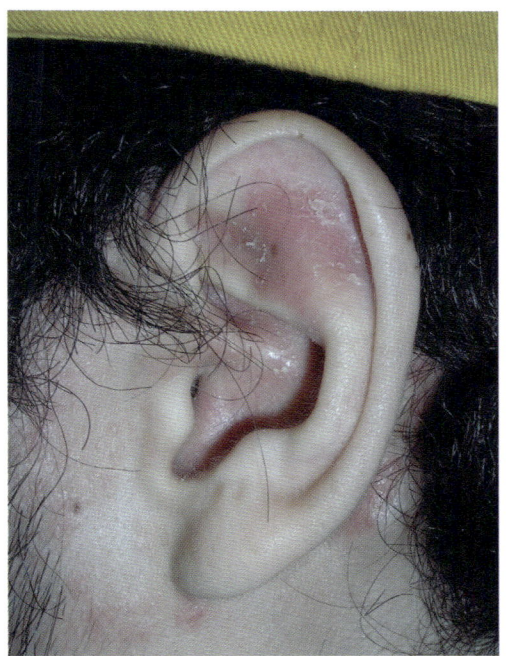

図 135-6　10 代の耳介の中と周囲に形成した脂漏性皮膚炎。(*Used with permission from Richard P. Usatine, MD*)

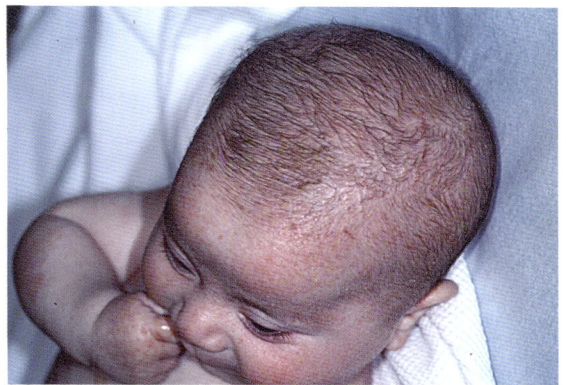

図 135-8　乳児の広範に広がる重症な脂漏性皮膚炎。乳児脂肪冠を形成。アトピー性皮膚炎も合併している。(*Used with permission from Richard P. Usatine, MD*)

生検は通常行わないが，例外としては他の可能性(後述の「鑑別診断」参照)を除外したい場合である。

▶ 臨床所見

- 増悪と寛解を特徴とする慢性の皮膚の状態。
- 境界が不明瞭で，紅斑性の脂肪に富んだ局面で，黄色の落屑がある(図 135-3)。皮脂に沿って分布するのが特徴的である(後述)。
- 一般的な増悪因子はストレス，免疫抑制状態，冷気である。
- 顔面，頭皮，耳が最もかゆみを生じやすい。
- HIV 血清反応陽性の徴候でありうる。
- 色黒の人では皮膚や鱗屑の色素が沈着したり脱失することがある(図 135-2，135-3，135-5)。

▶ 典型的分布

頭皮(すなわちふけ)，眉毛(図 135-4，135-5)，鼻唇溝，前

額部，頬部，鼻周囲，耳の裏(図 135-6)，外耳道，顔面の有髪部など。他にも胸骨上，腋窩部，乳房下のしわ，臍部，鼠径部，臀部のしわなど。

乳児では頭皮の鱗屑が拡大し，乳児脂肪冠と呼ばれることがある(図 135-7，135-8)。眉毛でも起こることがある(図 135-4，135-5)。乳児では分布が広く，首のしわ，腋窩，足のしわ，鼠径部にみられることもある(図 135-9)。

▶ 検査所見

- 危険因子があれば，HIV 検査をする。
- KOH 鏡検を考慮(マラセチア〈ピチロスポルム〉ではジーティ〈短いパスタ〉およびミートボール所見)。
- 血中亜鉛濃度とアルカリホスファターゼを考慮(亜鉛や他の栄養失調を除外するため)。

鑑別診断

- ランゲルハンス細胞組織球症：ランゲルハンス細胞の増殖を特徴とする疾患群である。ランゲルハンス細胞の増殖は，皮膚，骨髄，内分泌系，肺に障害を及ぼす。難治性のおむつかぶれとして認めることがあり，散在性の紅斑性丘疹と点状出血を伴う(図135-10)。診断には皮膚生検が必要である(214 章「ランゲルハンス細胞組織球症」参照)。

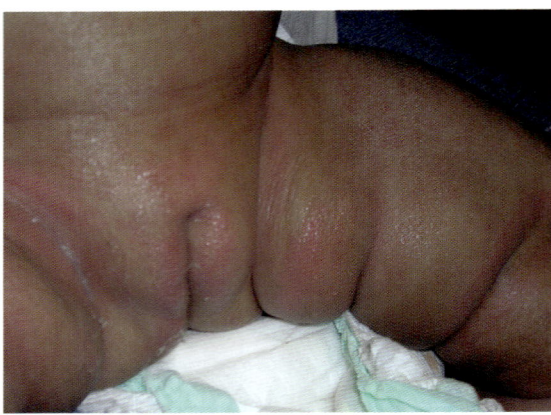

図 135-9　皮膚以外には健康な乳児。おむつの装着部位と大腿の
しわに形成した脂漏性皮膚炎。(*Used with permission from Rich-
ard P. Usatine, MD*)

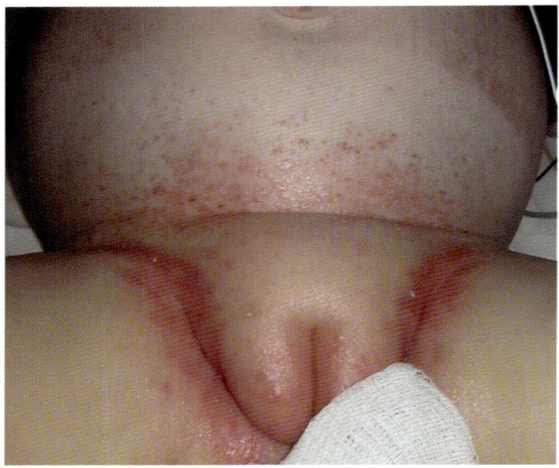

図 135-10　おむつの装着部位に形成したランゲルハンス細胞組
織球症。おむつかぶれのようにみえるが，治療に反応しなかった。
この難治性のおむつ部分の皮疹には散在性の紅斑性丘疹と点状出
血がみられた。皮膚生検の結果，ランゲルハンス細胞を認めた。
(*Used with permission from Kane KS, Lio P, Stratigos AJ, Johnson
RA. Color Atlas and Synopsis of Pediatric Dermatology, 2nd edi-
tion, Figure 3-6, New York, NY：McGraw-Hill, 2009*)

- 乾癬：乾癬は厚みがあり境界明瞭な斑が伸筋の表面や頭皮
  に分布する。乾癬の診断を示唆する爪病変の有無に注目す
  る（136 章「乾癬」参照）。
- 酒さ：顔面の紅斑で，丘疹，膿疱，毛細血管拡張を伴うが，
  鱗屑は認めない。霰粒腫や麦粒腫を呈することもある（97
  章「酒さ」参照）。
- 頭皮白癬：鱗屑と紅斑があり，同部位は毛髪がないことが
  多い。KOH や培養法で区別ができる（122 章「頭部白癬」
  参照）。
- 口囲皮膚炎：通常は口の周囲に限局し，鱗屑に乏しい。
- 癜風（体幹と頸）：癜風の鱗屑は細かく，白く，擦過により
  生じる。マラセチア感染症はメラニン細胞に影響を与え，
  感染部位の皮膚を白，ピンク，茶などに変色させる。癜風
  は脂漏症と同じ微生物によって起こるため，臨床所見や治
  療には類似点が多くある（126 章「癜風」参照）。
- アレルギー性ないし刺激性接触皮膚炎：細かい白色の鱗屑

を伴う境界明瞭の病変であり，二次的に膿痂疹となった病
変では鱗屑ではなく黄色の痂皮がみられる。
- カンジダ症：間擦部位として認識されることがあるが，大
  きな紅斑と衛星病変を伴う。
- 栄養障害（亜鉛など）：顔面の病変や末端の皮疹として観察
  される腸性先端皮膚炎（7 章「グローバルヘルス」参照）。

治療

脂漏性皮膚炎は再発性で慢性の病変であるため，繰り返し
の治療や維持療法がしばしば必要である。

- 治療の中心は局所の抗真菌薬である。
- 頭皮の脂漏性湿疹に対しては，抗真菌薬（硫化セレン，ケト
  コナゾール，シクロピロクス）含有のシャンプーで週に数
  回洗髪する。毎回，石鹸の泡を感染部位に数分間のせてお
  く。これを回復するまで週に何度か行う必要がある。抗真
  菌薬含有のシャンプーを維持療法として用いることもでき
  る[5]。
- ケトコナゾール，硫化セレン，亜鉛ピリチオン（ZPT）など
  を含むシャンプーはマラセチアに効果的で，中等度～重度
  のふけに対して効果がある[7,8]。SOR Ⓐ
- 2％ケトコナゾール・シャンプーと 1％ZPT シャンプーを週
  に 2 回，4 週間使用する場合，前者がより優れている。ケ
  トコナゾールは糠疹の重症度スコアを 73％，ZPT は
  67％改善させる[8]。SOR Ⓑ
- 1％シクロピロクス・シャンプーは頭皮の脂漏性湿疹を治
  療するのに有効でかつ安全である[9,10]。SOR Ⓐ　ただし処
  方箋のみでしか入手できず，かつ高価である。
- 2％ケトコナゾール・クリーム，ゲル，乳液は顔面の脂漏性
  湿疹を治療するのに有効でかつ安全である[11-13]。SOR Ⓑ
- 1％シクロピロクス・クリームは，顔面の脂漏性湿疹を治
  療するのにやはり有効で，かつ安全で，2％ケトコナゾー
  ル・クリームと同等である[11,14]。SOR Ⓑ
- テルビナフィン 250 mg／日の 4 週間内服は，成人の中等
  度～重度の脂漏症に有効と思われる[15,16]。SOR Ⓑ　しか
  し，経口抗真菌薬の有害事象の可能性と，効果を示した試
  験が不十分であることから初期治療としては位置づけられ
  ない[5]。テルビナフィンの経口は思春期の脂漏症に伴う紅
  皮症で考慮される。

ステロイドの局所療法は，合併症の紅斑や掻痒症に対して
用いられる[5]。長期投与では皮膚萎縮を起こしかねないの
で[5]，慎重に用いるべきである。

- 頭髪に覆われる部位に対しては，患者の安心や使い勝手を
  考慮してローションや水剤が望ましい。
- ヒドロコルチゾンの 1～2.5％クリームやローションは 1 日 2
  回，顔，頭皮，その他の罹患部位に用いる[13,17]。SOR Ⓑ
- 0.05％デソニド・ローションは，顔面の脂漏性湿疹に対す
  る短期間の治療としては安心かつ効果的である[15]。SOR Ⓑ
  フッ素化されていない低～中等度の強度のステロイドで
  1％ヒドロコルチゾンよりも有効性が高い。
- 10 代の中等症～重症の頭皮の脂漏性湿疹に対しては，
  0.05％フルオシノニド溶液 1 日 1 回塗布で治療可能で，有
  益である。SOR Ⓒ

▶ その他の治療

- 顔面の脂漏性湿疹に対しては 1％ピメクロリムス・クリー
  ムが効果的かつ耐用性がある[17,19,20]。SOR Ⓑ　ピメクロリ

ムスはベタメタゾン 17−吉草酸 0.1％クリームよりも灼熱感が強いという報告がある[19]。

- 顔面の脂漏性湿疹の治療におけるメトロニダゾール・ゲルについて，2 つの小規模な研究がそれぞれ異なる結果を示している。1 つの研究は基材のみと比べて奏功しているとし，もう 1 つはプラセボと統計学的有意差がないとした[21,22]。SOR B

▶ 補充治療と代替治療

- 5％ティーツリー油シャンプーでは，重症度スコアを四分割したスコアで，プラセボ 11％に対して 41％の改善をみせた。統計的な有意差を認めたのは，病変部の全面積スコア，全体の重症度スコア，患者の自己評価によるかゆみと皮膚湿潤性だった[23]。SOR B

- ある小さな無作為化比較試験（RCT）によると，ホメオパシーによる薬剤（臭化カリウム，臭化ナトリウム，硫酸ニッケル，塩化ナトリウムを含む）を 10 週間用いることで，プラセボより明らかに改善した[24]。SOR B

フォローアップ

長期間かつ重症な脂漏症の患者は，多くの場合で外来通院となる。より軽症な場合は必要に応じての外来でよい。

患者教育

より高い効果を目指して，患者（若年の場合は両親）に対して頭髪と頭皮を毎日抗真菌薬含有シャンプーで洗うように勧める。洗髪することにより頭皮の乾燥をきたすことを恐れる患者（あるいは親）がいるが，頻繁に洗髪をすることによって，落屑・剥離は悪化するのではなく，むしろ改善することを理解する必要がある。剥離は頭皮の乾燥によるものではなく，真菌が異常増殖した結果であるから，頭皮を洗う必要があると説明するとよい。

【Meredith Hancock, MD／Yoon-Soo Cindy Bae-Harboe, MD／Richard P. Usatine, MD】

（豊福悦史　訳）

136 乾癬

症例

5 歳男児。レンサ球菌咽頭炎の治療を受けて 2 週間後，新しく紅斑ができたことを主訴に小児科外来を受診した。溶連菌迅速検査陽性のためアモキシシリン 10 日間内服で治療されたところだった。母親によると紅斑以外に具合が悪いところはなく，食欲・活気ともに良好だった。小児科医の所見では，患児の顔面，両腕，体幹に水滴のような形をした小さな局面があった（図 136-1）。バイタルサインや他の身体所見に異常はなかった。検体検査や生検を行うことなく滴状乾癬（guttate psoriasis）の診断が下された。患児は 0.1％トリアムシノロン軟膏の 1 日 2 回塗布が開始され，皮膚科医に紹介された。

概説

乾癬（psoriasis）は慢性炎症性の，丘疹落屑性かつ免疫介在性の皮膚異常である。乾癬は関節や心血管の合併症にも関連する。乾癬は多様な形状を取りうるし，頭皮から足まで分布する。また精神的苦痛や身体障害を起こしうる。無数の表現型から乾癬を特定することがきわめて重要で，それによって患者が可能なかぎりよい治療を受け，生活の質（QOL）を上げたり，また合併症を避けたりすることができる。

疫学

- 世界の人口の約 2％が乾癬に罹患する[1]。
- 米国のある集団調査によると，乾癬の有病率は白人の 2.5％，アフリカ系アメリカ人の 1.3％であった[2]。
- 男女差はない。
- 乾癬はどの年齢でも発症しうる。乾癬の発症年齢を調べたある集団調査によると，二峰性の発症が明らかになった。最初のピークは男性 22 歳／女性 16 歳だった。2 番目のピークは男性 57 歳／女性 60 歳だった[3]。
- ドイツでの小児の乾癬の有病率は，1 歳の 0.2％から 18 歳の 1.2％まで直線的に増加していた[4]。
- 1/3 の患者は乾癬を 20 歳以前に発症している[5]。
- 乾癬患者の 20％が感染性関節炎を罹患している[5]。

病因と病態生理

- 免疫が介在した皮膚疾患である。T 細胞が疾患の発症にきわめて重要な役割を果たす。
- ランゲルハンス細胞（皮膚の抗原提示細胞）が皮膚から所属リンパ節に移動し，T 細胞を活性化する。T 細胞は皮膚に移動し，サイトカインを放出する。
- サイトカインが表皮と血管の過剰増殖・炎症誘発効果の原因である。

危険因子

- 家族歴
- 肥満
- 喫煙と受動喫煙
- アルコール過剰摂取

表 136-1 に乾癬の誘因と増悪因子を示す[6]。乾癬の危険度は以下の場合に高くなる[7]。

- 乾癬の家族歴（オッズ比［OR］＝33.96；95％信頼区間［CI］14.14〜81.57）
- 都会の住人（OR＝3.61；95％CI 0.99〜13.18）
- アルコール摂取（OR＝2.55；95％CI 1.26〜5.17）
- 家庭での受動喫煙（OR＝2.29；95％CI 1.12〜4.67）

小児の乾癬における環境の危険因子を調べた多施設症例対照試験によると，最も重要な危険因子は以下のとおりだった。

- 家庭内受動喫煙または喫煙（OR＝2.90；95％CI 2.27〜3.78）
- ストレスとなりうる人生の出来事（OR＝2.94；95％CI 2.28〜3.79）
- 高 BMI（＞26）（OR＝2.52；95％CI 1.42〜4.49）[8]

診断

乾癬は多様な場所に多様な形態を呈する。米国皮膚科学会（AAD）によると，乾癬を表記するのに以下の 9 つの分類が用いられる[9]。

1. 尋常性乾癬（図 136-2）

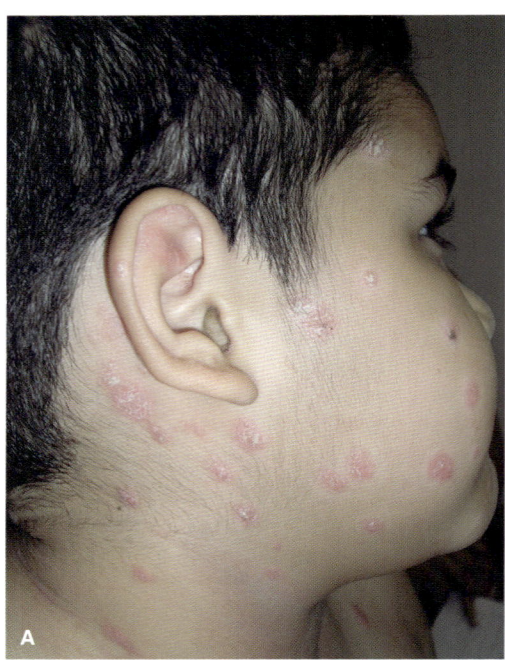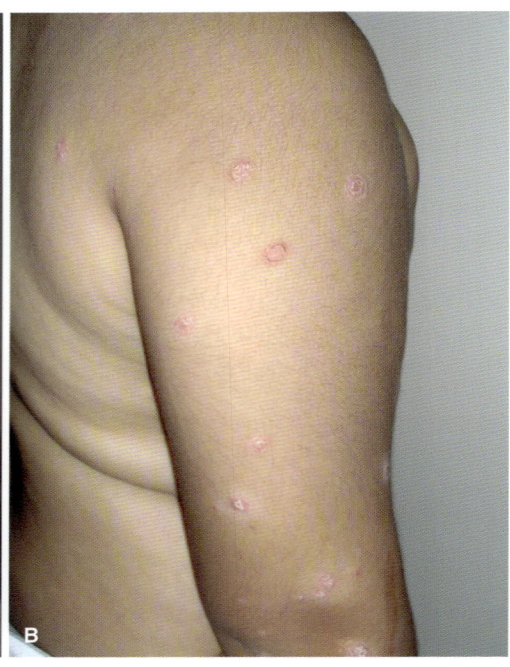

図136-1　この５歳男児は，レンサ球菌咽頭炎の２週間後に滴状乾癬が進行した。**A**：顔と頸にみられるピンク色の水滴状の局面に注目する。**B**：水滴状局面は両腕と体幹にもみられる。(*Used with permission from Richard P. Usatine, MD*)

表136-1　乾癬の誘因と増悪因子

- ストレス
- 皮膚への物理的刺激(Koebner 現象)
- 寒冷・乾燥した気候
- 日光への曝露と暑い気候
- 感染症(例：レンサ球菌性咽頭炎，HIV)
- 薬物(例：ACE 阻害薬，抗マラリア薬，β遮断薬，リチウム，NSAID)

2. 頭皮乾癬(図 136-3)
3. 滴状乾癬(図 136-4，136-5)
4. 逆(インバース)乾癬(図 136-6)
5. 掌蹠性乾癬(図 136-7)
6. 乾癬性紅皮症(図 136-8)
7. 膿疱性乾癬：限局性と全身性(図 136-9)
8. 爪乾癬(図 136-10，165 章「爪乾癬」参照)
9. 乾癬性関節炎(図 136-11)

典型的な分布領域は，肘，膝，四肢，体幹，頭皮，顔面，耳，手，足，外性器，間擦部位，爪である。

尋常性乾癬

- 境界明瞭な紅斑性の隆起に白色の鱗屑を認める(図136-2)。
- 局面は，銀灰色(図136-12)や色素脱失(図136-13)など様々な色を呈しうる。
- Auspitz 現象(鱗屑を剥離すると点状出血すること)を認める。
- 典型的な分布領域は，肘，膝，他の四肢伸側である。局面は頭部からつま先まで，臍や男女の外性器も例外なく全身に認められる。小児では成人に比べて顔面に局面が現れやすい傾向がある(図136-14)。
- 局面は対称性に分布する傾向がある。
- 局面は中心部の抜けた環状を呈することがある(図136-15)。

- 皮膚を刺激した部位に局面が出現したものは，Koebner 現象として知られる。

頭皮乾癬

- 頭皮の局面は頭髪の生え際や耳の周囲に認められる(図136-3)。
- 尋常性乾癬と同様に，局面の厚みや広がりは様々である。

滴状乾癬

- 小さく丸い局面が水滴のようにみえる(図136-16)。
- 古典的にはレンサ球菌咽頭炎や他の細菌感染の後に起こるとされる(図136-4)。これは小児期に起こる乾癬の一形態である。
- 典型的な分布領域は体幹，四肢であるが，顔面や頸部にも分布しうる(図136-1，136-5)。

逆乾癬

- 腋窩，鼠径部，乳房下部の折り重なった部位，臀間裂などの間擦部位にみられる(図136-6)。肥満者の脂肪の重なり部位にもみられうる。
- 「逆」という語は，伸側領域に分布しているわけではなく，しわ部分に分布していることを意味する。
- 形態学的に，病斑には落屑はないか，あっても少量である。
- 通常はピンク〜紅色だが，色黒の人では色素沈着もありうる。

掌蹠性乾癬

- 手足の底面(手掌や足底)に起こる乾癬(図136-7)。乾癬は手足の他の部位にも認めうる。
- この種の乾癬の患者は，しばしば手足の強い疼痛のために歩行や日常生活に支障をきたす。手の乾癬は様々な動作で疼痛を生じうる。
- 形態学的に局面，水疱，膿疱を呈しうる。茶褐色の皮膚斑や扁平丘疹として出現しうる。これらはマホガニー点と呼ばれ，必ずしも全例でみられるわけではないものの，掌蹠

14

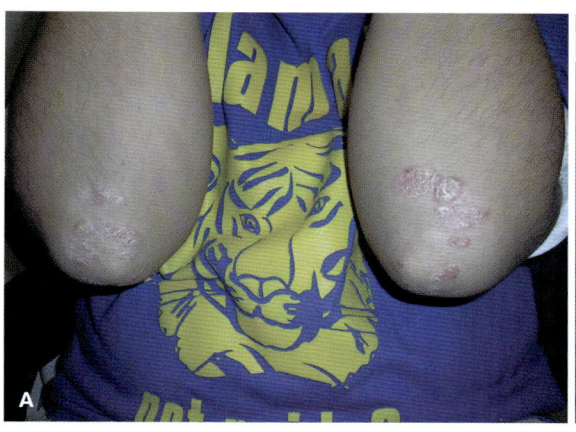
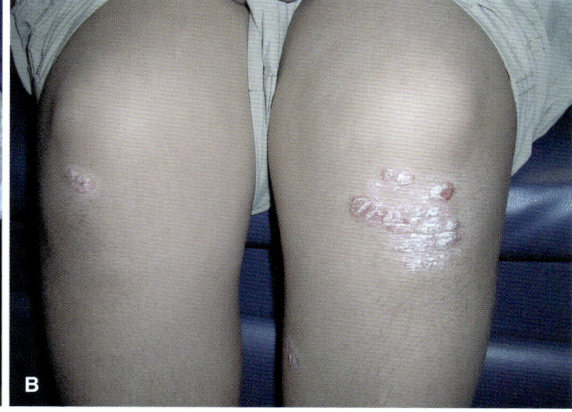

図136-2 9歳男児。典型的な尋常性乾癬の肘（**A**）と膝（**B**）を示す。(*Used with permission from Richard P. Usatine, MD*)

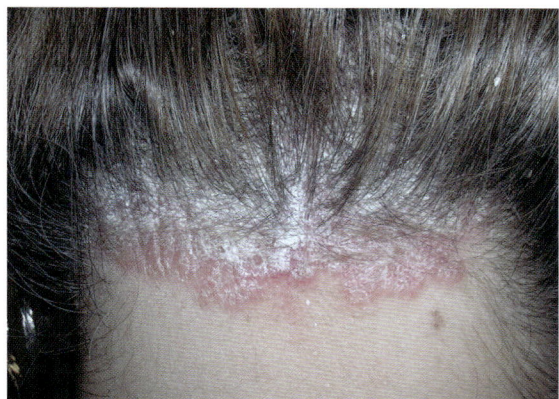

図136-3 10代女児。前額部の頭髪の生え際に頭皮乾癬を認める。(*Used with permission from Richard P. Usatine, MD*)

性乾癬の特徴である。皮膚剥脱は手掌・足底で起こりうる。

乾癬性紅皮症

- 広範囲に分布し，エリテマトーデスがほとんどの皮膚を占める（図136-8）。
- 形態学的に局面と紅斑を呈しうる。あるいは紅皮症は膿疱性乾癬の落屑として認めうる。
- 広範に分布するため，皮膚の重要な機能をも障害しうる。これは皮膚科学的に緊急であり，入院での輸液療法を要する。悪寒，発熱，頻脈，起立性低血圧はすべて入院適応となる徴候である。

膿疱性乾癬

- 膿疱性乾癬は限局性と全身性に分けられる。図136-9は下腿に限局した膿疱性乾癬の一例である。
- 全身性では（図136-17），初期には皮膚は燃えるように赤く，圧痛がある。そして患者は全身の症状や徴候（頭痛，発熱，悪寒，関節痛，倦怠感，食欲不振，悪心）を自覚する。全身性の膿疱性乾癬における落屑では，皮膚の重要な機能を障害し，脱水や敗血症を起こしやすくさせる。これは皮膚科学的に緊急であり，入院での輸液療法（できるだけ十分な監視と良質な看護）を要する。
- 典型的な分布領域は，屈曲部位，肛門性器部位である。頻度は低いが顔面にも起こりうる。膿疱は舌や爪下に形成することもあり，それぞれ嚥下障害や爪の脱落を起こしうる。

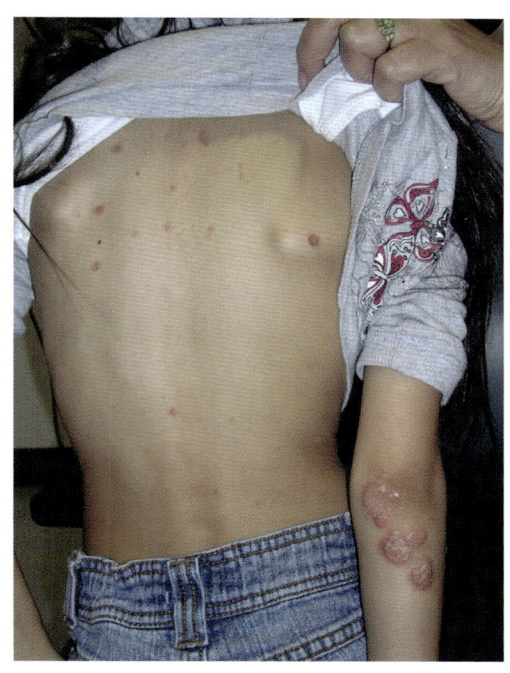

図136-4 6歳女児。レンサ球菌咽頭炎の2週間後に滴状乾癬を呈した。特筆すべきは，肘に大きな局面があるのと同時に，背中に水滴様の小さな局面を認めることである。(*Used with permission from Richard P. Usatine, MD*)

- 経時変化としては，全身性では，数時間以内に，非濾胞性の集簇した2〜3 mm大の表在性の膿疱が出現する。これらの膿疱は1日以内に癒合し，膿の塊を形成する。これらは乾燥して層状に落屑し，紅斑性の面を残す。ここから新たに膿疱が出現する。こうした膿疱形成が数日〜数週間続き，患者は強い不快感と疲労感を感じる。膿の塊が消失するとほとんどの全身性の症候は消失するが，乾癬性紅皮症の状態に移行したり，遺残病変が残ることがある[1]。

爪乾癬

爪乾癬は爪の穿孔，離床，角化，線状出血，油のしみを起こし，爪を喪失することもある（図136-10，165章「爪乾癬」参照）。

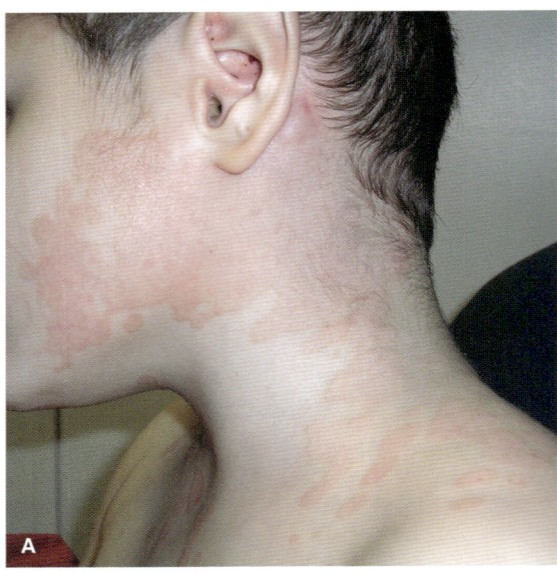

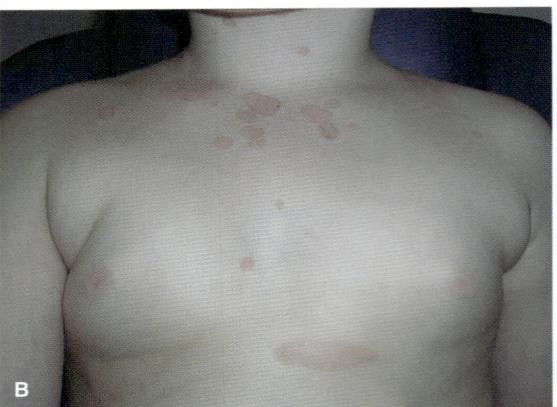

図136-5　**A**：7歳男児。レンサ球菌咽頭炎の2週間後に滴状乾癬が出現した。滴状乾癬のサーモンパッチは頸部，耳，顔面，頭皮に目立つ。**B**：胸部にも滴状乾癬がみられる。（*Used with permission from Richard P. Usatine, MD*）

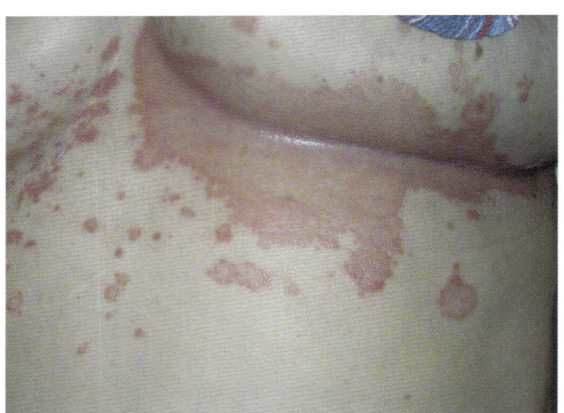

図136-6　肥満の10代患児。乳房下部の折り重なった部位に逆乾癬を認める。これはカンジダ感染症ではない。（*Used with permission from Richard P. Usatine, MD*）

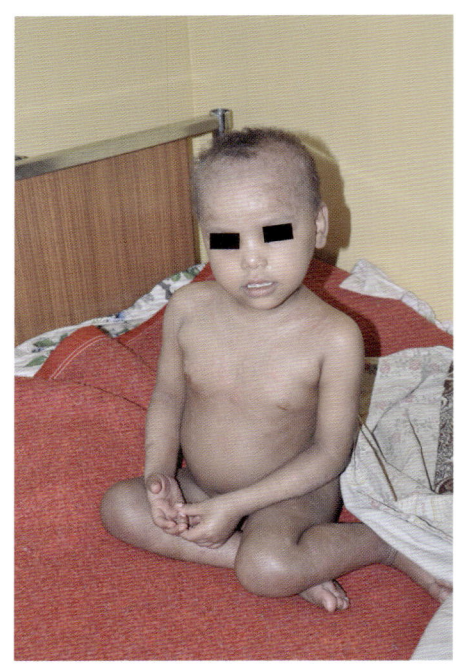

図136-8　乾癬性紅皮症を治療中の若年女児。病院で全身療法を開始するまでは，頭部からつま先まで紅斑性の乾癬で覆われていた。（*Used with permission from Richard P. Usatine, MD*）

乾癬性関節炎

- 非対称性の少関節炎で，典型的には手，足，膝を障害する。関節炎は対称的のこともあり，小児においては若年性特発性関節炎（JIA）の形態である（172章「若年性特発性関節炎」参照）。遠位指節間関節（distal interphalangeal joint：DIP）の病変は典型的な所見だが，DIP優位の所見は少数にしか認めない。指はソーセージ様に腫脹し，指炎と呼ばれる。
- 手の病変は日常生活の障害をきたしうる（図136-11）。乾癬患者が乾癬性関節炎を示唆するような関節痛を訴えた場合

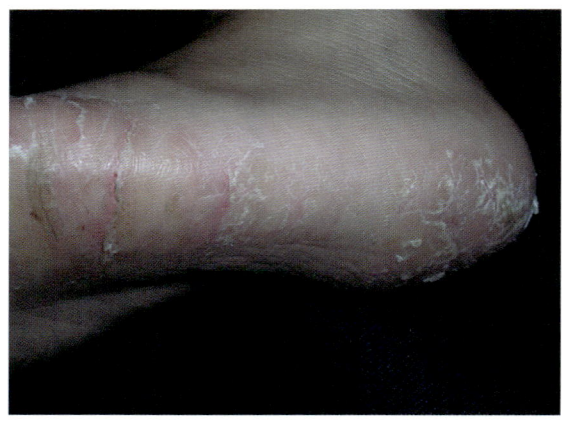

図136-7　3歳女児。足底の乾癬。手と爪にも乾癬を認める。広範囲の紅斑と鱗屑は足白癬と間違われることがあるので注意が必要である。（*Used with permission from Richard P. Usatine, MD*）

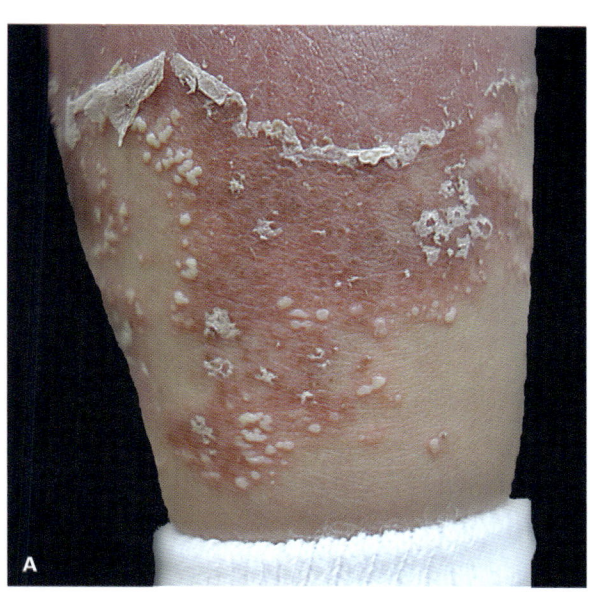 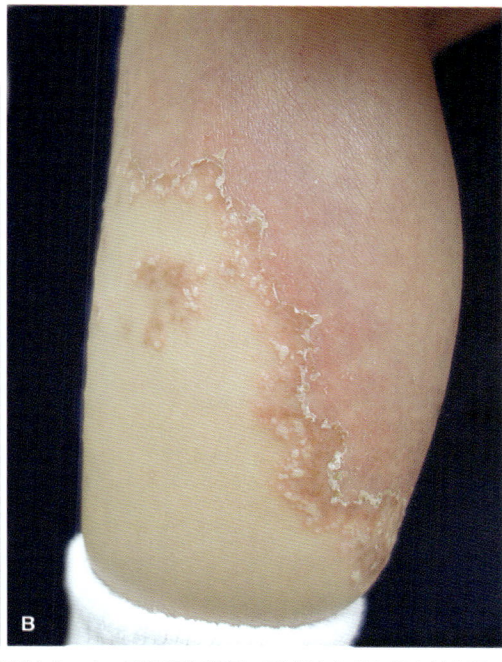

図 136-9　3歳男児の膿疱性乾癬。発熱，紅皮症を呈したが乾癬の病歴はなかった。感染症を想定して入院した後に膿疱が出現した。入院中にシクロスポリンが開始され，外来でのアシトレチンに切り替わった。特筆すべきは，膿疱が房状に群がり，境界線で皮膚剥脱が起きていることである。**A**：下腿に多くの膿疱を認める。**B**：対側の下腿では，紅斑の辺縁領域に膿疱がある。（*Used with permission from Emily Becker, MD*）

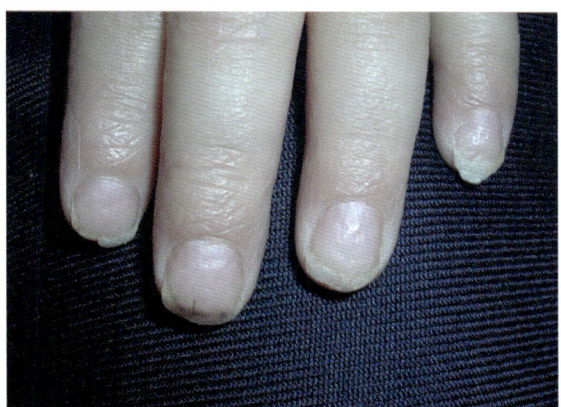 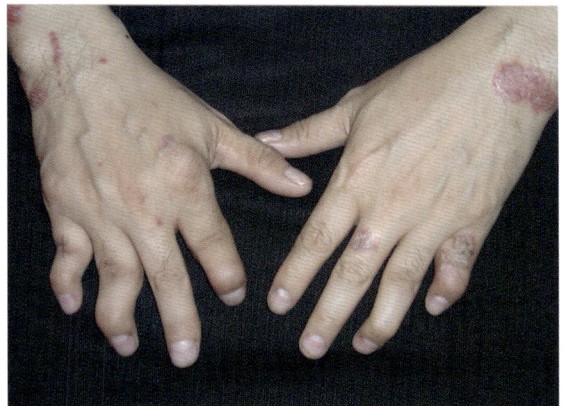

図 136-10　3歳女児。乾癬で爪が陥凹している。足底の乾癬（図136-7）と同じ女児である。（*Used with permission from Richard P. Usatine, MD*）

図 136-11　乾癬性関節炎で手が不自由になっている。特筆すべきはスワンネック変形である。乾癬性関節炎は，この段階に至る前に診断，治療するべきである。（*Used with permission from Richard P. Usatine, MD*）

は，X線を検査するべきである。当初は軟部組織の腫脹のみで，他の所見はないはずである。未治療の乾癬性関節炎では，時間と共に関節近接部の浸食と，鉛筆の先端にキャップをかぶせたような変形を指節間関節で認める。

- 腱の骨への付着部位に炎症がある（腱筋付着部症）。これはアキレス腱に起こる。
- 乾癬性関節炎の患者は，進行を防ぐために全身性の薬物（メトトレキサートや生物製剤）で治療する必要がある。

■ 疾患の重症度

- 中等度～重度は，以下で定義される。すなわち手掌，足底，頭部，頸部，外性器の病変，体表面積（BSA）の5％以上の病変である。手掌の面積はBSAの約1％であり，面積の推定に用いられる。
- 他の重症度評価方法では以下の数値を用いる。
  - 軽度：BSAの3％未満
  - 中等度：BSAの3～10％
  - 重度：BSAの＞10％（図 136-18）
- 乾癬性関節炎患者の皮膚病変は限局していることもあるが，積極的な全身療法が必要である。
- 特筆すべきこととして，掌蹠性乾癬の場合はBSAの3～5％に満たなくても，患者の障害が強いため中等度～重度とみなされる。

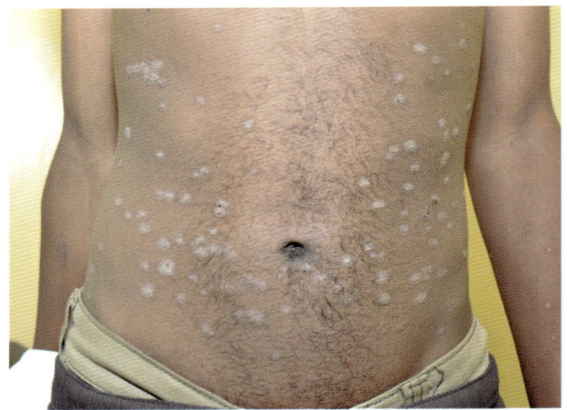

図 136-12　アフリカ系の 17 歳児。レンサ球菌咽頭炎の後に滴状乾癬を呈した。特筆すべきは小さな局面が明るい紅斑ではなく，銀灰色を呈することである。（*Used with permission from Richard P. Usatine, MD*）

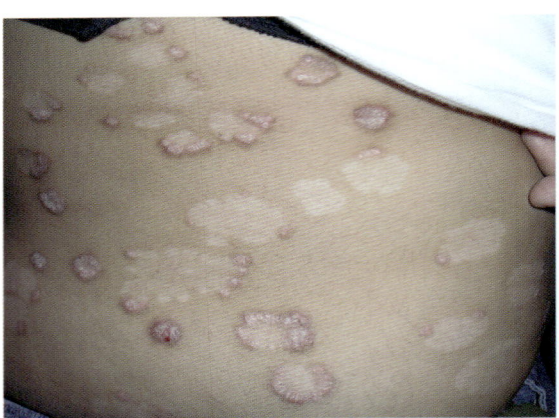

図 136-15　15 歳女児の体幹の環状の尋常性乾癬。いくつかの治癒した局面では，炎症後の色素脱失がみられる。（*Used with per-mission from Richard P. Usatine, MD*）

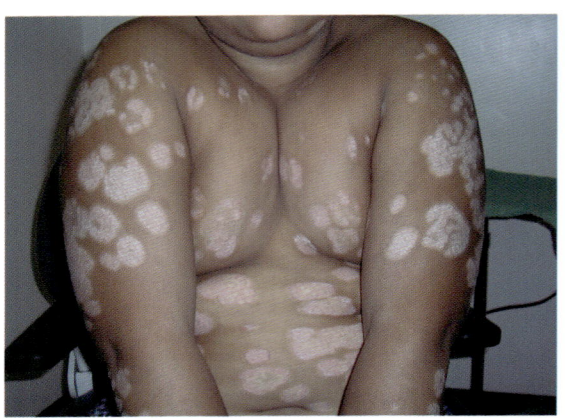

図 136-13　肥満の 12 歳男児の皮膚の色素が脱失した尋常性乾癬。（*Used with permission from Richard P. Usatine, MD*）

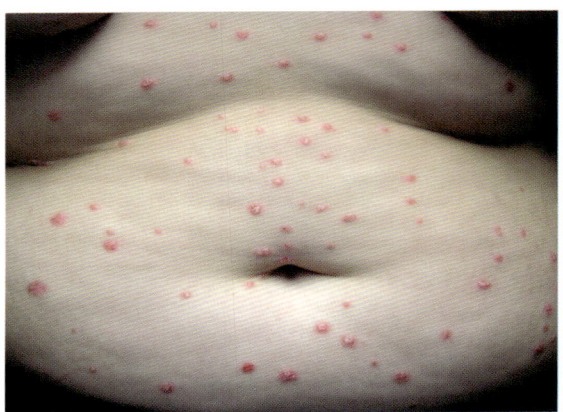

図 136-16　肥満の 8 歳女児の滴状乾癬。局所のステロイド塗布，紫外線療法など多くの治療を試した結果，最終的にエタネルセプトで消失した。（*Used with permission from Richard P. Usatine, MD*）

mm のパンチで生検することが望ましい。

▶ 画像検査

　乾癬患者が関節炎を疑わせる関節痛を訴えた場合は，X 線撮影をすべきである。早期の乾癬性関節炎では往々にして骨病変を認めないが，病歴や身体所見から疑われるときには，不可逆的，可視的な関節破壊が起こるまで治療開始時期を待つべきではない。

鑑別診断

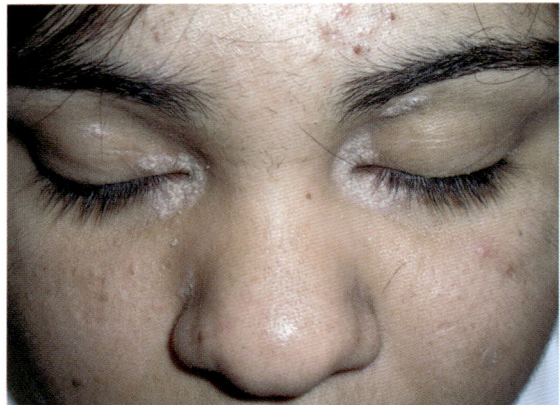

図 136-14　15 歳女児の顔面の尋常性乾癬。頭皮の乾癬も併発している。（*Used with permission from Richard P. Usatine, MD*）

▶ 検査所見

　臨床検査が必要になることはめったにない。非典型的な症例での評価のためにパンチ生検や，深く削ることがある。膿疱性乾癬に対しては，破裂していない膿疱を囲むように 4

- 体部や下腿の白癬：間擦部位の逆苔癬と似ている。いずれも紅斑を呈し，中心の脱失のない薄い局面を形成する。非間擦部位の体部白癬は，典型的には中心の脱失した環状の局面を呈する。体部白癬は通常は乾癬ほど多くの局面を形成しないが，これらを区別するために KOH 鏡検で真菌を検索することがある（123 章「体部白癬」参照）。
- 扁平苔癬：乾癬に似た丘疹鱗屑性疾患である。扁平苔癬は手関節，足関節の屈側や周囲に多く分布し，肘や膝には少ない（138 章「扁平苔癬」参照）。小児では非常にまれである。
- 慢性単純性苔癬：角化性の苔癬化した局面である。これは

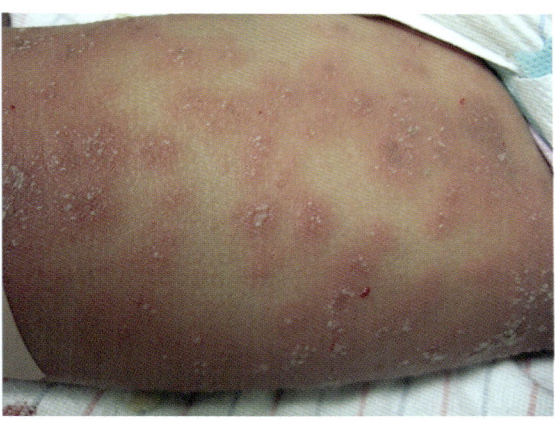

図 136-17　2歳男児の汎発性（全身性）の膿疱性乾癬。これ以前に乾癬はみられなかった。児は発熱を主訴に診断，治療のため入院した。特筆すべきは，広い紅斑と多くの膿疱がみられることである。いくつかの領域では，膿疱が癒合して膿の塊を形成し始め，落屑し始めている。(*Used with permission from John C. Browning, MD*)

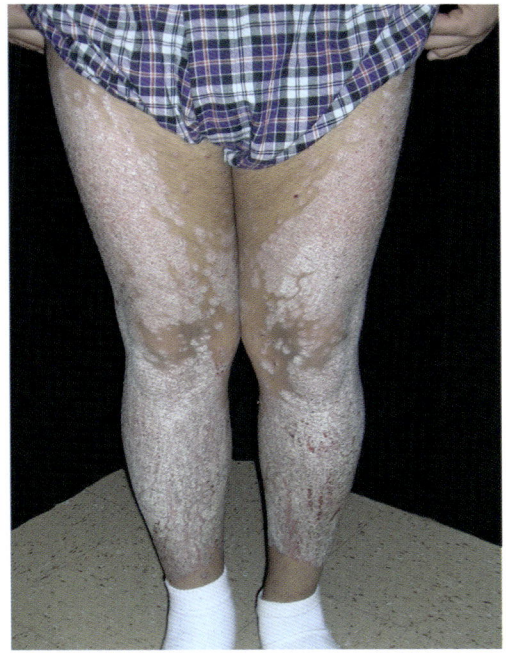

図 136-18　10代男児。乾癬は初発で，広範囲の尋常性乾癬を認めた。脚と脚関節に乾癬性関節炎由来の強い疼痛があった。最終的に生物学的製剤で治療できた。(*Used with permission from Richard P. Usatine, MD*)

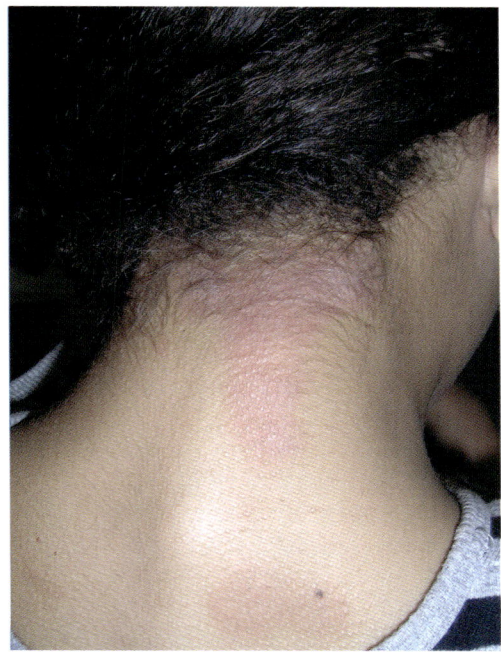

図 136-19　ヒスパニック系の13歳女児。頸部の慢性単純性苔癬。(*Used with permission from Richard P. Usatine, MD*)

「バラ色粃糠疹」参照）。

- 頭皮の脂漏性湿疹：頭皮の乾癬と似ている。とりわけ重症時にはよく似る。乾癬は通常は頭皮に薄い局面を形成し，頭髪の生え際を越えることもある。脂漏症と乾癬は両者とも耳に発症しうる。両者とも局所のステロイド塗布に反応する（135章「脂漏性皮膚炎」参照）。
- 梅毒：よく似ており，第2期梅毒は乾癬に似た丘疹鱗屑性の発疹を呈する。第2期梅毒はしばしば手掌や足底に生じ，急速血漿レアギン試験（RPR）は陽性を示す（181章「梅毒」参照）。
- 皮膚カンジダ症：特に間擦部位にできた場合には，逆乾癬に似る（121章「カンジダ症」参照）。KOH鏡検では陽性となり，衛星病変も観察しうる。

治療

　増悪因子と根本の原因がわかる場合は，それらを分けて考える。喫煙者には禁煙を勧める。飲酒は避ける。小児や10代の人々で，ストレスが重要な増悪因子だと自覚している人に対しては，ストレス対処法を示すとよい。既知の増悪因子は可能なかぎり予防する。

　患者の疾患を認知することと，治療に期待をもつことは，以下に述べる治療の根拠や推奨と同様に重要である。一部の患児や両親は，全身療法を行うよりも，少々の皮膚病変とともに生活を送ることを望む。一方でどんな治療でも行って100％治癒することを望む人もいる。その結果として，患児や両親の価値観，生活の状況（治療にかかる経済的・時間的状況）を基に，相談の結果で治療法を決めることになる。

基剤の選択

- 軟膏にはワセリン基剤が用いられており，厚い鱗屑によく浸透する。
- 皮膚軟化剤クリームは軟膏の利点をもつと同時に，軟膏が

通常は局面が乾癬より少なく，典型的には後頸部，足関節，手関節，下腿に認められる。通常は厚い鱗屑よりも苔癬化が多く認められ，常に掻痒を伴う（図 136-19）。

- 貨幣状湿疹：硬貨様の局面を呈する。これは下腿によくみられ，通常は乾癬の局面ほど厚くはない。貨幣状湿疹は小水疱を認める。乾癬では分布が異なり，爪の変化を伴う（133章「貨幣状湿疹」参照）。
- バラ色粃糠疹：自己限定的な丘疹鱗屑性の局面である。これは角化が少なく，皮疹の辺縁には細かい鱗屑をもつ。バラ色粃糠疹は頻繁に前駆症状としての斑を生じる（137章

脂ぎっていると感じる患者にとっては，美容的に魅力的である。

- 軟膏の脂ぎった感覚を嫌い，クリームを好む患者もいる。クリームは一般的に軟膏より効果が低くても，多くの場合，最も効果的な基剤は，患者が指示通りに用いるものである。
- ローションや泡タイプは，頭髪の生えている部位を保湿するにはよい。
- ステロイド溶液は頭皮乾癬に対してよく効く。
- 新しい泡の製剤は速やかに吸収され，美容的に魅力的である。ただし高価であり，保険対象外であることもある。

局所療法

- 表136-2に，乾癬に対する局所療法の推奨度の強さを要約する。多くの臨床試験は成人で行われているため，成人の成績しか得られない場合は，小児の根拠は推測に基づく。
- 研究の裏づけを基に，有効なステロイド局所療法が初期治療である[10]。SOR A　クロベタゾールは超強力な（Ⅰ群）ステロイド製剤で，後発品もあり多くの剤形があり，体幹や頭皮に用いられる。クロベタゾールは12歳以上の小児では米国食品医薬品局（FDA）の認可を受けている。メタ分析によると，クロベタゾールを用いた68〜89％の患者で完治した[11]。SOR A
- ある研究では，クロベタゾールの泡は12歳以上の軽度〜中等度の尋常性乾癬の患者に対して安全かつ効果的だった[12]。SOR B　6〜12歳では，クロベタゾール局所療法の副作用としての可逆的な視床下部-下垂体-副腎系の抑制が47％に認められた[12]。
- 0.1％トリアムシノロンの局所療法は中等度の強さ（Ⅳ群）のステロイドで，どの年齢の小児にも使用可能である。
- 局所療法用のビタミンD類似体が2つある。カルシポトリエン（ドボネックスと後発品）とカルシトリオール（ベクティカル）である。これらのビタミンD製剤は，ステロイド局所療法の併用の有無にかかわらず，小児の乾癬の治療における初期治療として推奨されている[13]。SOR A
- カルシポトリエン（ビタミンD類似体）とタザロテン（レチノイド）では，有効性は同等であり，有害事象はタザロテンでわずかに多い[10]。SOR A
- ステロイドと，カルシポトリエン（またはタザロテン）の併用は効果的である。有効性は上昇するが，副作用は比較的少ない[10,11]。SOR A　しかし乾癬における単剤局所療法の試験では，ステロイドがビタミンD類似体やタザロテンと比べて有害事象は少なかった[14]。SOR A
- 朝のクロベタゾール・夕のタザロテンが副作用軽減と効果増強によい[10]。SOR A
- 2つの臨床試験で，強力なステロイド療法で治療した患者を，無作為に間欠的維持療法（週末に3回塗布）と維持療法なしに割り付けた。ともに結果は6カ月以上経過後に維持療法群が3倍以上も寛解を維持していた[15]。SOR B
- コールタールの局所療法を含めた古典的治療は今なお用いられる[11]。コールタールの治療は，単独療法・併用療法ともに，現時点では根拠に裏づけられていない[11]。SOR A
- 湿疹に対して承認されているカルシニューリン阻害薬の局所療法は，乾癬においても試験的に用いられている。顔面と間擦部位の乾癬の治療にはタクロリムスが最も効果的なように思われる。臨床試験によると顔面と間擦部位の（逆）

表136-2　乾癬に対する局所療法の推奨度の強さ（SOR）[1]

薬物	推奨度の強さ	根拠の水準
Ⅰ群ステロイド（高い有効性）	A	Ⅰ
Ⅱ群ステロイド	B	Ⅱ
Ⅲ/Ⅳ群ステロイド（中等度の有効性）	A	Ⅰ
Ⅴ/Ⅵ/Ⅶ群ステロイド（低い有効性）	A	Ⅰ
ビタミンD類似体	A	Ⅰ
タザロテン［ビタミンA誘導体］	A	Ⅰ
タクロリムス＋ピメクロリムス［免疫抑制剤］	B	Ⅱ
アントラリン［アントラキノン誘導体］	C	Ⅲ
コールタール	B	Ⅱ
ステロイド＋サリチル酸の併用	B	Ⅱ
ステロイド＋ビタミンD誘導体の併用	A	Ⅰ
ステロイド＋タザロテンの併用	A	Ⅰ
タクロリムス＋サリチル酸の併用	B	Ⅱ

Adapted from Menter A, Korman NJ, Elmets CA, et al：American Academy of Dermatology. Guidelines of care for the management of psoriasis and psoriatic arthritis. Section 3. Guidelines of care for the management and treatment of psoriasis with topical therapies. J Am Acad Dermatol. 2009；60(4)：643-659.　［　］は訳注。

乾癬の多数派の患者が，0.1％タクロリムス軟膏の1日2回塗布に反応する（図136-6〜136-14）。SOR B
- 皮膚軟化剤と角質溶解薬は安全であり，おそらく補充治療としても効果的と思われる。SOR C
- 病巣内へのステロイド注射は，年長児で注射に支障がない場合には，小さな局面を消失させるのに役に立つ。トリアムシノロン・アセトニド5〜10 mg/mLを27ゲージ針で局面に注射する。SOR C

光線療法

- 光線療法は，広範囲に広がった病変（実用的には簡単に計数できない病変で定義する）や局所療法で奏功しなかった乾癬に用いられる。
- 光線療法は，年長児（専用の小さな箱の中に数十分もの間ひとりで，防護メガネを装着して座っていられる児）に対しては安全そのものである。患者は，強い紫外線から視力を守るために，治療中ずっと防護メガネをつけなければならないことを理解する必要がある。
- 狭帯域のUVBは，広帯域のUVBより有効性が高い。また狭帯域のUVBは，皮膚の色の明るさがⅠ〜Ⅲ型（明るい肌）の患者に対する乾癬の治療において，ソラレンとUVA（PUVA療法）の有効性に匹敵する[19]。SOR A
- 現時点では，どの型の乾癬が最も狭帯域のUVBに反応するのか予測することはできない[19]。
- 成人の乾癬患者では，狭帯域のUVB治療を受けた患者の63〜80％が治癒し，PUVAと同等の再発率であった[19]。
- ある試験では，メトトレキサートの前療法（毎週15 mgを3回）により乾癬が消退し，光線療法単独に比べて光線療法の期間が短くなった[20]。SOR B
- あるコンセンサス会議によると，アシトレチンと紫外線の併用療法は安全かつ有効で，治療頻度，治療期間，累積治療量を短縮・減少させる。この併用療法は耐性が高く，利便性が高く，医療費も低額で，かつおそらくは長期間にわたったときに光線療法単独よりは安全だとされている[21]。SOR C
- シクロスポリンと紫外線療法の併用は，皮膚癌の危険性が

表 136-3　乾癬の治療に用いられる全身療法の薬剤[29]

薬剤名	分類/作用機序	解説
アシトレチン	経口レチノイド	男児の慢性掌蹠性ないし膿疱性乾癬に対する全身療法薬。催奇形性と長い半減期のため女児への投与は避ける。
シクロスポリン	経口カルシニューリン阻害薬	慢掌蹠性乾癬や紅斑性乾癬に対して初期治療で用いられる，作用発現時間の短い全身療法薬。乾癬の炎症を抑えるために短期間だけ用いる薬剤として，最大で 12 週間の間欠投与が行われる。小児に対しては臓器移植後の拒絶反応に対して FDA が承認しているが，アトピー性皮膚炎や乾癬では認可外で用いられている。
メトトレキサート	葉酸合成阻害薬	乾癬性関節炎では全年齢において注意深い観察のもとで初期治療として用いられる。FDA は JIA に対して 2 歳以上で承認しているが，皮膚の乾癬に単独で用いることは承認していない。
アダリムマブ	TNF 阻害薬	FDA は JIA に対して 4 歳以上で承認しているが，皮膚の乾癬に単独で用いることは承認していない。
エタネルセプト	TNF 阻害薬	FDA は JIA に対して 2 歳以上で承認しているが，皮膚の乾癬に単独で用いることは承認していない。慢性尋常性乾癬や乾癬性関節炎に対しては初期治療として広く用いられる。ヨーロッパでは，重症の尋常性乾癬に対する治療として 8 歳以上で承認されている。

FDA が皮膚の乾癬に承認した薬剤はないが，いくつかの薬剤は若年性特発性関節炎(JIA，乾癬性関節炎もひとつの亜型である)に対して承認されている。

増すため避ける[22]。

全身療法

- 局所療法や光線療法が無効の場合，全身療法(生物学的製剤を含む)が次の治療になる。表 136-3 に乾癬の治療に用いられる全身療法の薬剤を要約する[23]。
- メトトレキサートと生物学的製剤は，特に乾癬性関節炎の患者に対して有効で，永続的な関節破壊を防ぐため早期に開始されるべきである。
- 乾癬に対してはステロイドの全身投与はしてはならない。膿疱性の炎症が引き起こされ，致命的になるためである。
- メトトレキサートと経口レチノイドは出生異常を起こすので，薬剤投与に伴って適切なカウンセリング，避妊，検査を行う必要がある。
- 小児の乾癬治療における有効性と安全性を調べた，ある系統的な文献の評価では，メトトレキサートは全身療法の選択肢として考慮されている[24]。ドイツの小児リウマチ科医の合意表明によると，小児期の乾癬と乾癬性関節炎に対する初期治療はメトトレキサートで，次にエタネルセプトである[5]。SOR C
- メトトレキサートは，効果および副作用判定のため週 1 回は濃度測定するべきである[25]。SOR A　結核のスクリーニング検査(精製ツベルクリン蛋白やクオンティフェロン)は治療の前に行う(陽性だった場合は，乾癬の治療の前に結核の治療が必要である)。治療前の検査には，血算，血球分画，肝機能，生化学，B 型肝炎，C 型肝炎を含める。血算と肝機能は定期的に検査する必要がある。メトトレキサートで起こりうる副作用を防ぐために，患者は毎日葉酸を摂取する必要がある。男女の別なく，メトトレキサート投与中と投与後3カ月間は確実な避妊方法をとるべきである[24]。
- メトトレキサートの主要な危険性は肝障害である。2 型糖尿病と肥満は，肝線維症の明らかな危険因子である[23]。肝生検やメトトレキサート中止をいつどのように判断するべきかについては意見がわかれる。米国国立乾癬財団(National Psoriasis Foundation)の刊行物によると，肝臓「生検は，低危険度の患者で累積 3.5 g 投与された場合か，高危険度の患者で累積 1.5 g 投与された場合に推奨される」とされる。同様のメトトレキサートと乾癬に関する推奨事項は，2009 年の米国国立乾癬財団による統一見解会議でも引用された[26]。SOR C
- 経口シクロスポリンは T 細胞の阻害薬で，急速に乾癬を治療するのにとても有効である。推奨される初期用量は 2.5～6.0 mg/kg/日(実際の体重)分 2 である[22]。SOR C　血

清クレアチニン，血圧，血算，尿酸，カリウム，脂肪，肝機能，マグネシウムは月 1 回は確認する必要がある。シクロスポリンは重症乾癬患者に長期間投与されることがある。ヨーロッパの指針によると生涯を通じて最長 2 年間，米国の指針によると最長 1 年間用いることができる[11,22]。SOR C　妊婦へのシクロスポリン投与は C に分類される。早産児の危険度が上昇することがいくつかの試験で示されているが，主要な先天奇形は認めない[22]。
- 経口レチノイド：アシトレチンは乾癬に対する強力な全身レチノイド療法として用いられる[27]。SOR A　アシトレチンは膿疱性乾癬(掌蹠性乾癬も含む)に対して，尋常性乾癬に比べて単一療法としては高い有効性を示す[28]。SOR A　アシトレチンは，ちょうどイソトレチノインのように胎児の先天異常をまねくことで知られる。特に治療中止後も最大 3 年間は体内に残存するため，妊孕能な女性には投与を避けるのが望ましい。

生物学的製剤

成人の乾癬治療においては，4 種類の生物学的製剤が FDA に承認されている。表 136-3 には FDA によって小児の JIA(乾癬性関節炎がひとつの亜型)に対して承認されている生物学的製剤 2 種類が示されている。ヨーロッパでは，エタネルセプトは 8 歳以上の重症な尋常性乾癬に対して承認されている[29]。

- 治療の開始前にツベルクリン反応かクォンティフェロンを行う。生物学的製剤は潜在結核を再活性化させる。生物学的製剤の投与中は，年 1 回は結核を検索するべきである[30]。
- TNF 阻害薬(アダリムマブ，エタネルセプト)は共通の機構をもつことから，安全性に懸念が生じる。安全性の懸念とは，感染症(敗血症，結核，ウイルス感染症)や自己免疫性疾患(全身性エリテマトーデス，脱髄性疾患)，悪性リンパ腫などである[31]。
- エタネルセプトは 211 人の小児(4～17 歳)で 48 週間の試験がなされ，中等度～重症だった尋常性乾癬の重症度を明らかに改善させた[32]。被験者は週 1 回の皮下注射で，プラセボないしエタネルセプト 0.8 mg/kg(最大 50 mg)を投与された。この試験の下位集団での解析では，エタネルセプトでは明らかな重症度の持続的な改善効果を示し，8 歳以上の重症な尋常性乾癬に対して許容されうると結論づけている[33]。
- 生物学的製剤は非常に高額であるが，(米国においては)保険で対応でき，収入の限られた保険未加入患者に対しても援助活動がある。

メトトレキサートと生物学的製剤の比較[25]

- メトトレキサートは非常に安価な薬剤で，40年間以上の実績があるが，肝障害の可能性が知られている。メトトレキサートは非常に有効だが，肝機能と血算を定期的に測定する必要がある。
- 生物学的製剤は，潜在的にメトトレキサートよりも安全な人工蛋白質である。しかしながら生物学的製剤は非常に高価で，非経口投与が必要である。血液検査を評価する必要性が比較的少ない利点がある。生物学的製剤は副作用がまったくないわけではなく，いくつかの潜在的な副作用（敗血症，悪性腫瘍，脱髄性疾患）はまれながらも危険である。

乾癬の種類に応じた治療法

尋常性乾癬

軽度〜中等度の尋常性乾癬には，トリアムシノロン軟膏（1日2回，2〜4週間塗布）を開始する。必要に応じてクロベタゾール（強力なステロイド）局所療法を考慮する。その後に局所のステロイド使用量を可能なかぎり漸減し，ステロイドの代替となるような局所療法（ビタミンD類似体など）の追加を考慮する。

重症な尋常性乾癬においては，1つの系統的評価が，重症な尋常性乾癬を対象とした665の試験を扱っている[20]。光化学療法が平均的に最も高い治癒率（70%［6,947/9,925］）と良好な治療効果（83%［8,238/9,925］）を示した。続いてUVB（67.9%［620/913］），シクロスポリン（64%［1,030/1,609］）が続いた[34]。**SOR A**　専門家の会議における一致した意見として，解析の結果に基づいて，UVB，光化学療法，メトトレキサート，アシトレチン，シクロスポリンの順に治療することを支持した[34]。**SOR C**

尋常性乾癬に対する専門家の一致した意見による指針は2012年に出版されたが，これは米国国立乾癬財団の総説と，カナダにおける尋常性乾癬の治療指針の最新情報に基づいている[29]。**表136-3**に尋常性乾癬に対する全身療法の薬剤を要約する。

頭皮

ある直接比較した頭皮乾癬の試験において，ビタミンD類似体と強力なステロイドの局所療法を比較したところ，治療効果に違いは認められなかった[15]。フルオシノニド外用液を毎日頭皮に塗布するのは効果的である。Derma-smoothは入手しうる選択肢のひとつで，強力なステロイドとピーナッツ油を含んでいる。カルシポトリエンを毎日頭皮に塗ることは効果的だが，一方で高額である。鉱物油は保湿と鱗屑の除去のために用いられることがある。タールやサリチル酸を含んだシャンプー（T-GelとT-Sal）は鱗屑を溶解して洗い流すのに役に立つ。もちろん，さらに重症な乾癬に対する全身療法は，頭皮乾癬にも効果がある。

滴状乾癬

光線療法を安全に行える年長児であれば，滴状乾癬に対しては光線療法が非常によく効く[9]。**SOR C**　狭帯域のUVB治療では，1カ月以内で感染を除去できる。光線療法が行えない場合は局所療法が合理的な選択肢である[9]。**SOR C**　抗菌薬と扁桃摘出術の両者が頻繁に提唱されてきたが，有益だとのよい根拠はどちらもない[35]。

逆乾癬

中等度〜高度の効力の局所的なステロイドが，逆乾癬（屈

表136-4　初診時に医療者と患者／両親が相談するべき項目

- 遺伝面
- 全身症状
- 増悪寛解因子
- 過去の治療への反応性
- 治療の選択肢の幅
- 慢性・長期的な疾患であること
- 心理的問題
- 急速に研究が発展しているので将来は楽観的であること
- 米国国立乾癬財団から支援・情報提供を受けられること

曲部に起こる病変ではあるが）に用いられる（**図136-6**）。多くの研究で，タクロリムス1日2回塗布は逆乾癬によく効くことが示されている[16-18]。**SOR B**　治療開始時には，温覚や掻痒感を訴えることがあるので，患者にはその事実を説明し，時間とともに改善するのでタクロリムスは決して止めないように説明するべきである[13-15]。

掌蹠性乾癬

軽度の場合は，尋常性乾癬にある局所療法で開始する。中等度〜重症の場合は，全身療法（経口アシトレチン，メトトレキサート，生物学的療法）が必要となりうる。

乾癬性紅皮症と汎発性乾癬

考慮するべき治療の選択肢として，脱水に対する入院と綿密な監視，シクロスポリン，メトトレキサート，経口レチノイド，光線療法がある[9]。**SOR C**　シクロスポリンは最重症の乾癬性紅皮症を急速に治療するにあたって非常に効果が高い。

膿疱性乾癬

治療の選択肢として，イソトレチノインやアシトレチンなどの経口レチノイド（患者の性別と年齢によって選択），メトトレキサート，シクロスポリン，光線療法，必要に応じた入院などがあげられる[9]。**SOR C**　シクロスポリンは膿疱性乾癬を急速に治療するにあたって非常に効果が高い[22]。

紹介

小児の乾癬で，中等症以上だったり，局所療法以上の治療が必要な場合は皮膚科医に紹介するべきである。小児の乾癬性関節炎は小児リウマチ科医または小児皮膚科医に紹介するべきである。

予後

ある研究によると，37%の患者が18歳までの間に乾癬の最初の徴候を認める。小児期に発症した乾癬の型は，しばしば成人期まで同じ型で持続する。18歳以前に乾癬を発症することが，後の人生の疾患の重症度に影響するかどうかについてはエビデンスがない。著者らは，乾癬の発症年齢は本質的にはその後の疾患の経過に影響を及ぼさないと判断している[36]。

フォローアップ

- 多様な治療（細胞毒性のある薬剤，生物学的製剤，光線療法）に対して，頻繁な経過観察が必要である。
- 生物学的製剤について安全性の懸念が多いなか，乾癬患者に対するエタネルセプトの短・長期間の安全性情報を統合した最近の解析では，感染性および非感染性の有害事象は，プラセボとエタネルセプトの両者で同等であると結論

14

づけられた[37]。なおかつ，エタネルセプト療法患者の悪性腫瘍の頻度は，乾癬患者の人口と比較して特に増加していない[37]。

- 局所療法で良好に治療された乾癬患者は，頻繁な経過観察は必要としない。

患者教育

これは決して治癒しない慢性疾患である。乾癬には多数の治療法がある。乾癬を治療し，QOLを最大限に向上させるため，患者と家族は皮膚科医と良好な関係を築く必要がある。表136-4に相談すべき項目をあげる。

【Richard P. Usatine, MD】

（豊福悦史　訳）

137 バラ色粃糠疹

症例

17歳女児。明らかな誘因なく3週間前から出現した皮疹を主訴に，母親とともに外来を受診した（図137-1～137-3）。体調不良はなく，皮疹はたまに痒いのみだった。母親の同席のいかんにかかわらず，患児は性交渉を否定した。明らかな予兆となる斑点は認めなかったが，臨床所見からバラ色粃糠疹の診断がなされた。皮疹の辺縁の細かい鱗屑が視認でき，分布領域はバラ色粃糠疹に一致した。患児と母親は本症が自然に軽快することを聞き，安心した。大学の健康診断に向けた再診時には，皮膚は瘢痕も残さず完全に治癒した。

概説

バラ色粃糠疹（pityriasis rosea）は自己完結的でありふれた丘疹鱗屑性の皮膚状態で，19世紀に初めて記述されたものである。小児にも成人にもみられる。長い歴史があるにもかかわらず，その病因はわかっていない。多数の感染性の病因が提言されたが，現時点では支持する根拠は決定的ではない。バラ色粃糠疹は特有の特徴をもつ。先行する斑点や，皮疹の辺縁の細かい鱗屑などであり，他の丘疹鱗屑性皮疹と区別するのに有用である。

疫学

- バラ色粃糠疹は，原因不明の丘疹鱗屑性皮疹である[1]。
- 全年齢で起こりうる。通常は10～35歳によくみられる[3]。
- 20～29歳が最も高頻度である[1]。
- 基本的に性差はない[1]。
- 皮疹は冬によくみられる[4]。

病因と病態生理

- バラ色粃糠疹の原因は不明だが，多数の原因が提言されてきた。
- 皮疹の出現前にウイルス様の前駆症状がしばしば認められるため，長らくウイルス感染の関与が提言されてきた。ヒトヘルペスウイルス6型と7型が原因として提言されてきたが，それを支持する決定的な根拠は，多数の試験が行われてもまだ得られていない[1,2]。

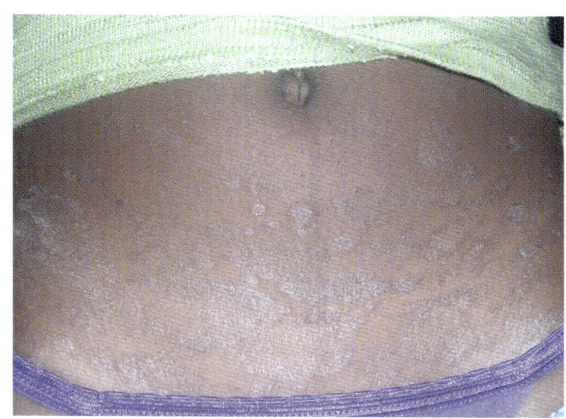

図137-1　17歳女児のバラ色粃糠疹。病変は下腹部に集中していた。（Used with permission from Richard P. Usatine, MD）

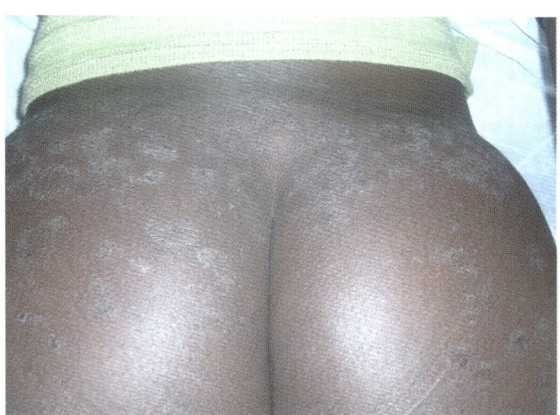

図137-2　図137-1と同じ女児。臀部に鱗屑性病変を認める。特筆すべきは，いくつかの病変は環状であるということである。（Used with permission from Richard P. Usatine, MD）

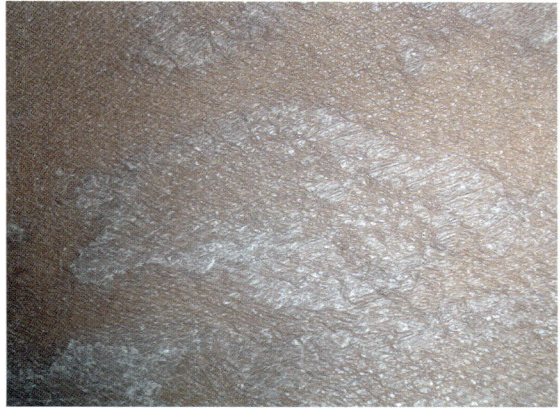

図137-3　辺縁の細かい鱗屑を示した拡大写真。病変は環状で中心の抜けていることが特徴である。（Used with permission from Richard P. Usatine, MD）

- 肺炎クラミジア，マイコプラズマ，*Legionella pneumophila*が潜在的な病因ではないかと提言されてきた。しかし複数の試験において，バラ色粃糠疹の患者においてこれらの病原体に対する抗体の明らかな上昇は一切確認されなかった[1]。

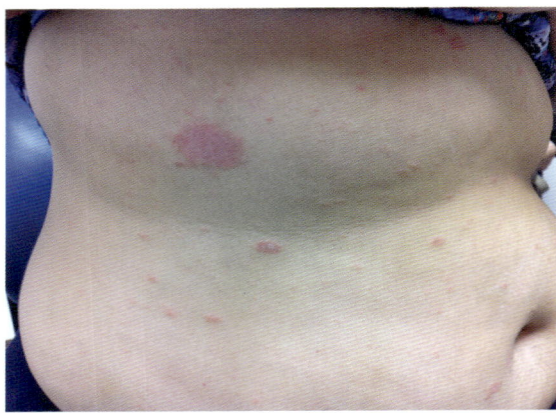

図137-4　10代の肥満者のバラ色粃糠疹。腹部に隆起したピンク色の先行する斑点を認める。（*Used with permission from Richard P. Usatine, MD*）

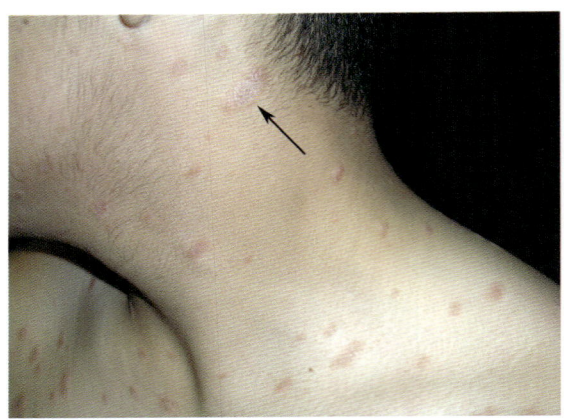

図137-6　15歳男児のバラ色粃糠疹。頸部（頭髪の生え際付近）に先行する斑点を認める。（*Used with permission from Richard P. Usatine, MD*）

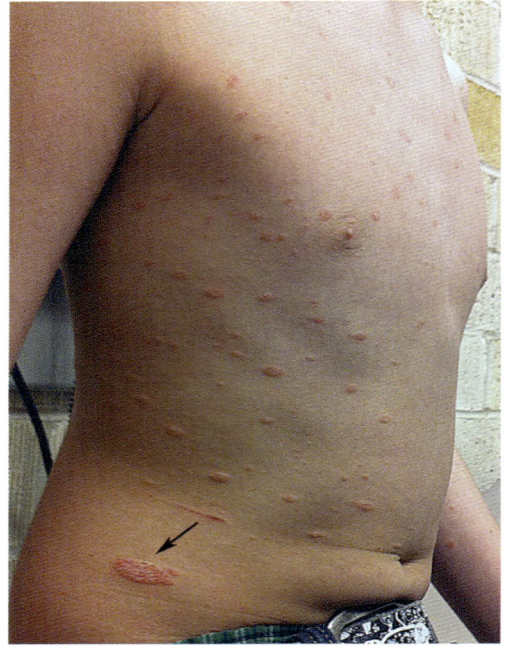

図137-5　13歳男児のバラ色粃糠疹。先行する斑点を矢印で示す。（*Used with permission from Richard P. Usatine, MD*）

- バラ色粃糠疹は妊娠に悪影響（とりわけ早産）を与えていた。その危険性は妊娠初期の15週に罹患した場合に増加するようにみられる[2]。
- バラ色粃糠疹は薬物への反応としてはめったに起こらない。バラ色粃糠疹様の皮疹を過去に生じたと記載のある薬物は，バルビツレート，カプトプリル，クロニジン，インターフェロン，ビスマス，金，B型肝炎ワクチンである[1,2]。

診断

▶ 臨床所見

- およそ20～50％の割合で，バラ色粃糠疹の皮疹が出現する前に，ウイルス様の疾患（上気道症状や胃腸症状）がみられる。
- そのあとに17％の割合で，先行する斑点を認める（図137-

4～137-6）[4]。
- 先行する斑点は，単独で，楕円形で，皮膚色～サーモン色の病変で，辺縁に落屑を伴う。時に体幹に出現し，通常は径2～10 cmである（図137-4，137-5）。
- 先行する斑点が出現した1～2週間後に，他の丘疹鱗屑性発疹が体幹と，時に四肢に出現する。
- これらの病変は，卵形の斑からわずかに隆起した局面まで，0.5～2 cm大と多彩である。サーモン色（または浅黒い肌の人では色素沈着）で，典型的には辺縁の細かい鱗屑を認める（図137-3）。病変が環状で，中心が抜けていることもよくある。
- 多くの場合で，先行する斑点は残りの発疹の出現時までに消退し，診断を困難にさせる。
- 全身症状はない。
- 約25％の患者で掻痒がある。
- 80％の患者は8週間以内に発疹が消退する[1]。しかし最大3～5カ月間続くことがある[3]。

▶ 典型的分布

- 皮疹は両側対称性で，通常は体幹で最も密度が高いが，上下肢にも起こる。
- 病変は皮膚の溝（Langer割線と呼ぶ）に沿い，背部に典型的な"モミの木"または"クリスマスツリー"パターンを示すことがある（図137-7）が，常にクリスマスツリーパターンがみられることを期待してはいけない。
- 胸部では病変がV字に広がり，腹部では横断する（図137-8，137-9）。
- 逆パターン型も知られており，四肢に病変が集中し，体幹は比較的少ないのが特徴である（図137-10，137-11）。

▶ 検査所見

バラ色粃糠疹は臨床診断である。診断の助けとなる臨床検査はない。病変の生検では，典型的には非特異的な炎症性変化を認めるのみである。第2期梅毒も同様に丘疹鱗屑性の皮疹で，臨床的背景だけではバラ色粃糠疹と見分けることが困難なため，バラ色粃糠疹の診断にあたって性行動の情報聴取は重要である。性行為感染症（STD）の病歴や，危険性のある性交渉歴がある患者では，梅毒の血液検査が考慮される（図137-10）（181章「梅毒」参照）。

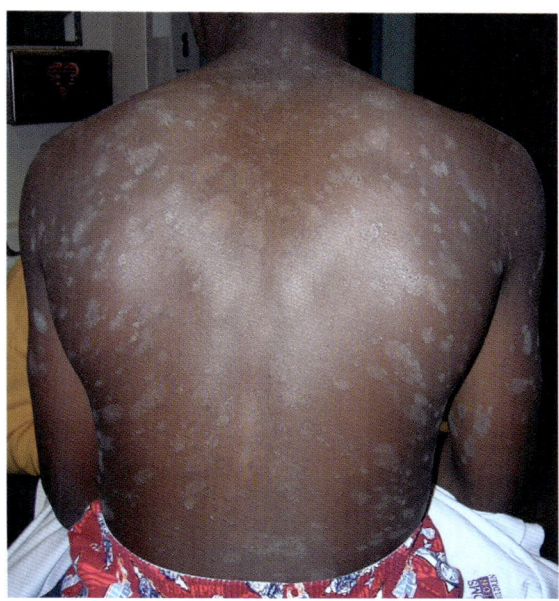

図 137-7　16 歳男児のバラ色粃糠疹。皮膚のしわに沿って鱗屑性病変があり，分布はクリスマスツリーに似ている。（*Used with permission from E. J. Mayeaux, Jr., MD*）

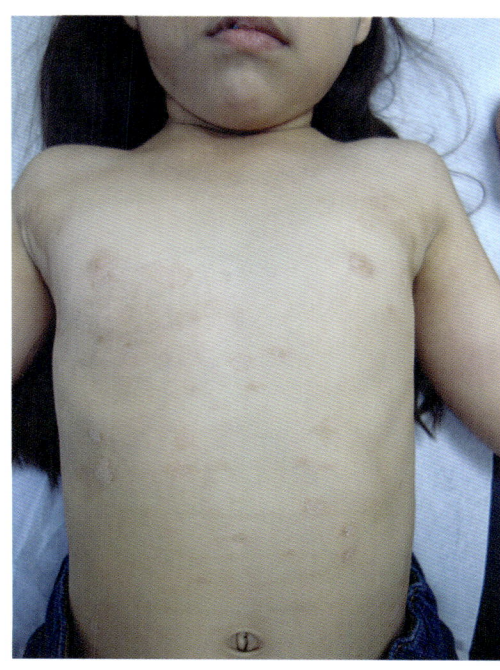

図 137-9　若年女児の胸腹部のバラ色粃糠疹。すぐには見分けがつきにくいが，詳細な観察で鱗屑が割線方向に並んでいることがわかった。（*Used with permission from Emily Becker, MD*）

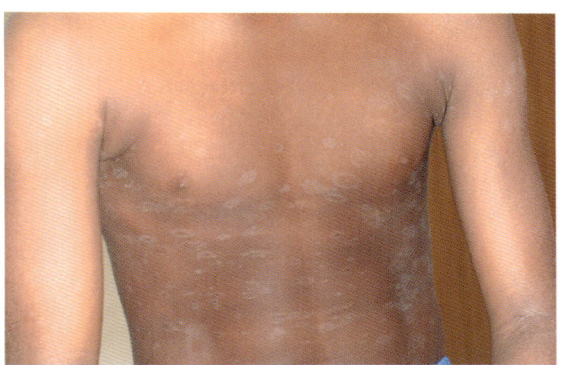

図 137-8　12 歳男児のバラ色粃糠疹。古典的な鱗屑性病変が前胸部から腹部にかけてみられる。小さな環状の病変が認められる。（*Used with permission from Jeffrey Meffert, MD*）

鑑別診断

- 体部白癬：通常，バラ色粃糠疹より限局している。しかしバラ色粃糠疹の輪状の病変や鱗屑，中心部の脱失は，臨床医が体部白癬と誤診しかねない。体部白癬は通常は環状の病変が少ない傾向にあり，単一の輪というより同心円状である。KOH 鏡検では分枝した菌糸を観察できる（123 章「体部白癬」参照）。

- 癜風：バラ色粃糠疹と似た分布を示すが，先行する斑点は認めない。鱗屑は通常はびまん性で，環状ではない。KOH 鏡検ではピチロスポルム属に特徴的な"ジーティ（短いパスタ）とミートボール"状の形態を認める（126 章「癜風」参照）。

- 第 2 期梅毒：同様に丘疹鱗屑性皮疹である。第 2 期梅毒の病変をしばしば手掌と足底に認め，これはバラ色粃糠疹には当てはまらない。しかしながら両者は必ずしも臨床的背

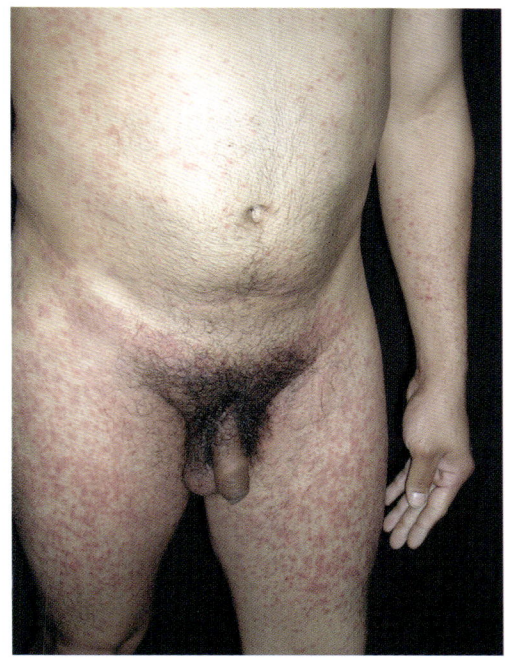

図 137-10　逆パターン型のバラ色粃糠疹。特筆すべきは，下肢に高密度の病変があることである。急速血漿レアギン試験（RPR）は陰性で，診断はパンチ生検でなされた。（*Used with permission from Richard P. Usatine, MD*）

景だけで正確に区別できないため，診断にかなりの疑いがあるならば梅毒の血液検査を行うべきである（181 章「梅毒」参照）。

- 貨幣状湿疹：硬貨様の鱗屑領域があり，バラ色粃糠疹と似

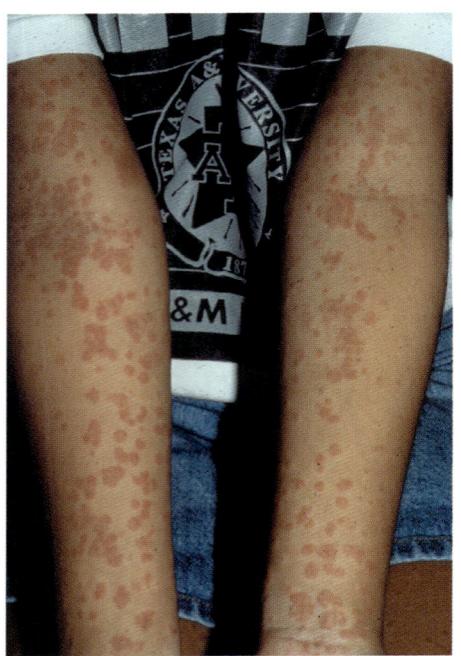

図 137-11　両腕に隆起した紅斑性病変を認める逆パターン型のバラ色粃糠疹。(*Used with permission from the University of Texas Health Sciences Center, Division of Dermatology*)

ている。貨幣状湿疹はV字ではなく，下肢(バラ色粃糠疹はほとんど発生しない)に好発する(130章「アトピー性皮膚炎」参照)。

- 滴状乾癬：体幹に楕円～円形の落屑性の斑を呈し，バラ色粃糠疹と見間違う。しかし滴状乾癬の鱗屑はバラ色粃糠疹に比べて通常は厚く，粘着している(136章「乾癬」参照)。

治療

- 安心をさせること以外に，バラ色粃糠疹は治療を要しないことが多い。
- 搔痒症を伴う場合は，搔痒を抑えるために局所副腎皮質ホルモンと経口ジフェンヒドラミンを使用してもよい。**SOR ⓒ**
- ある試験ではバラ色粃糠疹の治療に経口エリスロマイシンが有効という報告があったが[5]，その後の報告では対照群と比較して経口エリスロマイシンが有益だという結果は認めなかった[6]。**SOR ⓑ**
- バラ色粃糠疹の患児に対する試験で，アジスロマイシンの治療効果はなかった[7]。
- コクランレビューにおいて，バラ色粃糠疹に対するほとんどの治療法で，有効性の根拠が不適切だった[8]。ある小さな無作為化比較試験(RCT)に基づいて，レビューの著書は経口エリスロマイシンが皮膚の治療と搔痒の軽減に有効かもしれないと述べている[5,8]。同時に，単一のRCTに基づくものなので，結果は慎重に扱う必要があると述べている[5,8]。**SOR ⓑ**

フォローアップ

患者には，皮疹が3カ月以上続いた場合には再診するよう指示する。これは他の鑑別診断を再評価するためである。

患者教育

しばしば患者は皮疹の持続期間と，感染力の有無を気にする。バラ色粃糠疹は自己完結的で，真に感染力のあるものではないことを知らせ安心させるべきである。過去には，寮などの宿舎で生活している人にバラ色粃糠疹が集団発生したことが報告されたが，これは感染力があるためだとは考えられていない。再発率はわずか2%である[5]。

【David Henderson, MD／Richard P. Usatine, MD】

(豊福悦史 訳)

138 扁平苔癬

症例

12歳男児。両手関節・前腕と足関節に皮疹が1カ月間出現した(図138-1)。皮疹はかゆみがあり，原因がわからなかった。父親によると，このような皮疹のある家族は，今も昔も他に誰もいない。小児科医は形態と分布から扁平苔癬と診断した。両手首の丘疹と局面はピンク色と紫色で，平面で，搔痒を伴い，多角形だった。口腔内粘膜はきれいで，Wickham線条は認めなかった。男児は中等度のステロイド軟膏局所塗布を開始し，再診予約をとった。

概説

扁平苔癬(lichen planus：LP)は自己完結的で再発性の慢性自己免疫性疾患であり，皮膚や口腔粘膜，外性器に生じる。LPは通常，古典的に6Psと呼ばれる病変(平面 planar，紫 purple，多角形 polygonal，搔痒感がある pruritic，丘疹 papule，斑 plaque)をもって臨床診断される。

疫学

- LPは皮膚や粘膜の炎症性の皮膚病で，医療機関の新患の約1%にみられる[1]。
- ほとんどは30～60歳に起こるが，どの年代でも起こりうる。20歳未満は4%以下である[1-4]。
- やや女性に多い[2,5-7]。

病因と病態生理

- 通常は特発性で，未知の抗原に対しての細胞を介した免疫反応と考えられている[2,5,8]。
- ヒト白血球抗原(HLA)に関連した遺伝素因の可能性がある[2]。
- 苔癬に似た反応として，薬剤(アンジオテンシン変換酵素阻害薬〈ACEI〉，チアジド系利尿薬，テトラサイクリン，クロロキン)，鉱物(金，水銀)，感染症(第2期梅毒)があげられる[2,8]。
- 肝疾患，特にC型肝炎ウイルスと関連する[2,8,9]。
- 少数ながらB型肝炎ワクチン接種後のLPも報告されている[10]。
- LPは他の免疫異常(潰瘍性大腸炎，円形脱毛症，重症筋無力症)でもみられる[1]。
- 男性の口腔内の潰瘍性病変では，悪性の変化が報告されて

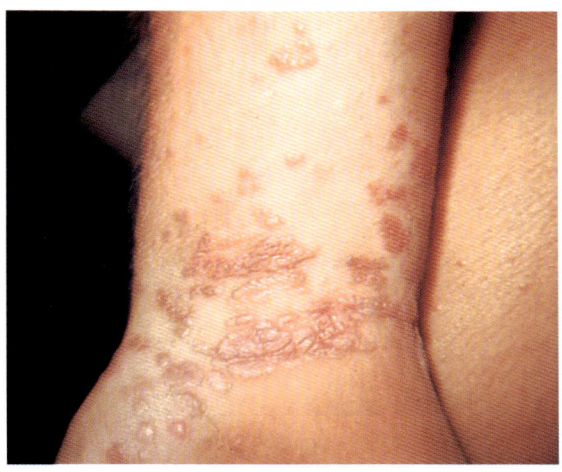

図 138-1　12 歳男児の手関節屈側の扁平苔癬。(*Used with permission from Weinberg SW, Prose NS, Kristal L, Color Atlas of Pediatric Dermatology, 4th edition, Figure 9-40, New York, NY：McGraw-Hill, 2008*)

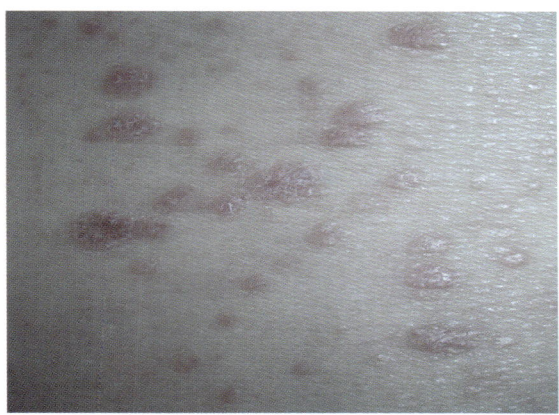

図 138-3　背部の拡大図。扁平な丘疹の列を Wickham 線条が横切っている。これらの線は白色で，網目のように直線である。(*Used with permission from Richard P. Usatine, MD*)

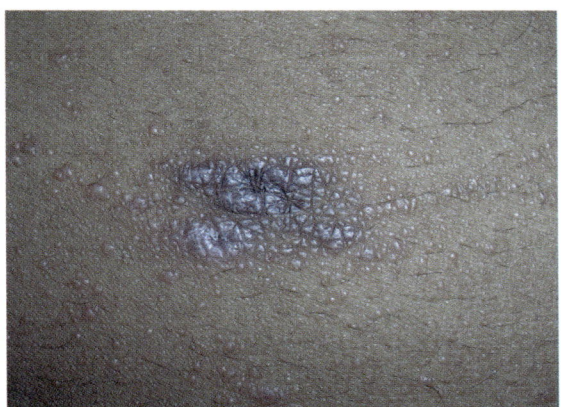

図 138-2　背部の扁平苔癬。6Ps のすべてを認める。丘疹のいくつかはピンク色でもあり，線状模様が続く。(*Used with permission from Richard P. Usatine, MD*)

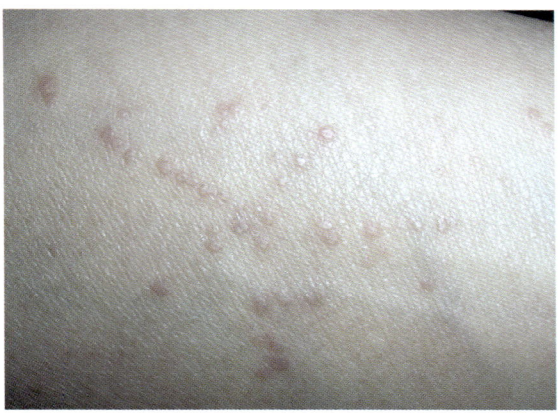

図 138-4　手関節の拡大図。Koebner 現象により屈側表面に病変が直線的に分布している。病変は紫色というよりピンク色である。(*Used with permission from Richard P. Usatine, MD*)

いる[1]。

危険因子

- HLA に関連した遺伝性が考えられているが，家族歴は一貫してはっきりしない[11]。
- 因果関係に確証はないが，C 型肝炎ウイルスと，おそらく B 型肝炎ワクチンによる[6,12]。
- ある種の薬剤（前項「病因と病態生理」参照）。

診断

▶ 臨床所見[2,8]

- 古典的に扁平苔癬の 6Ps である（図 138-2）。これらの境界は明瞭で平坦なスミレ色の病変は，しばしばレース状で網状の線（Wickham 線条，あるいは Wickham 線と呼ばれる）で覆われる（図 138-3）。
- 最初の病変は通常は四肢（手関節など）の屈側表面に位置する。その後に全身に皮疹を生じ，2〜16 週目には最大に拡大する[1]。

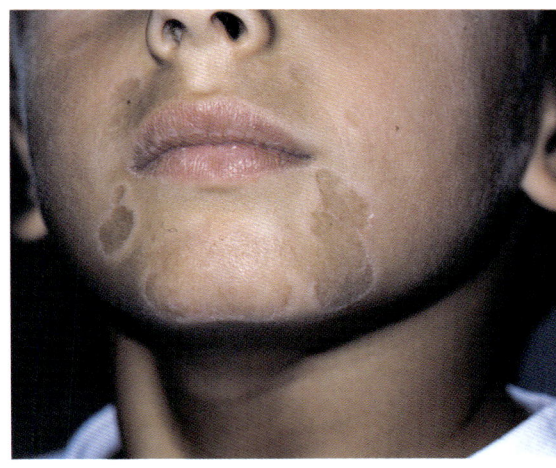

図 138-5　男児の顔面に環状にできた扁平苔癬。病変が紫色やピンク色ではなく，色素沈着しているのが特徴的である。(*Used with permission from Weinberg SW, Prose NS, Kristal L, Color Atlas of Pediatric Dermatology, 4th edition, Figure 9-47, New York, NY：McGraw-Hill, 2008*)

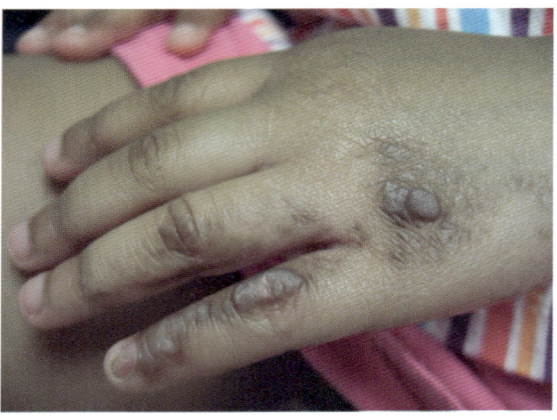

図138-6　小児の手の肥大した扁平苔癬。尋常性疣贅に似ているため，薄片生検が行われた。（*Used with permission from John C. Browning, MD*）

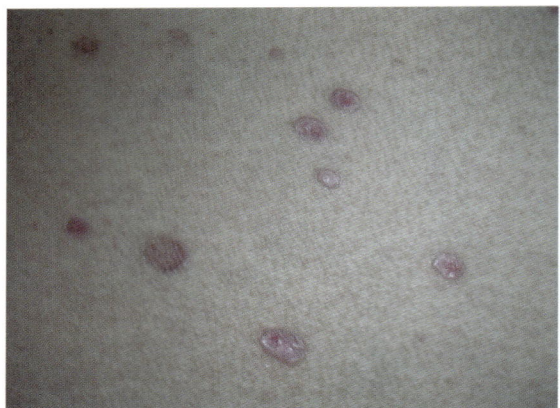

図138-8　腰部の水疱性の扁平苔癬。（*Used with permission from Richard P. Usatine, MD*）

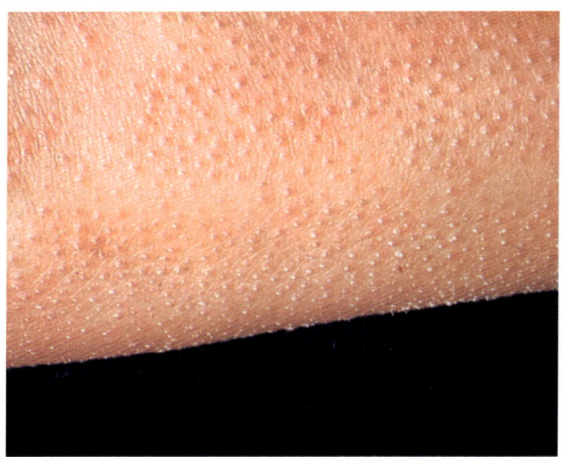

図138-7　毛孔性の扁平苔癬（小胞状の扁平苔癬）の原発部位は毛嚢周囲であり，これは女性に多い。これが頭皮に生じると瘢痕性脱毛症となる。（*Used with permission from Weinberg SW, Prose NS, Kristal L, Color Atlas of Pediatric Dermatology, 4th edition, Figure 9-48, New York, NY：McGraw-Hill, 2008*）

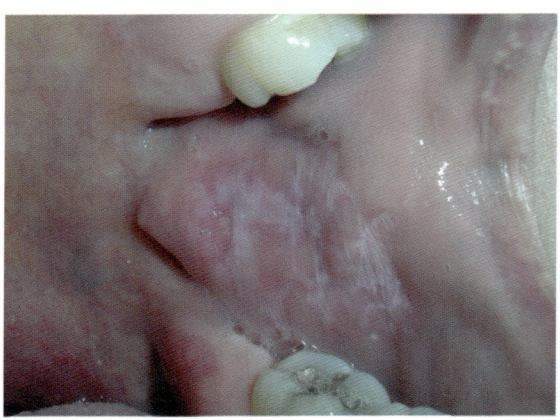

図138-9　左頬粘膜の扁平苔癬。無症候性の白色の角化した線条を認める。右の頬粘膜と歯肉にも似た病変があった。口腔内の扁平苔癬は両側性である。（*Used with permission from Richard P. Usatine, MD*）

- 病変は擦過により Koebner 現象（直線的な分布）を示すことがある（図138-4）。
- 色黒の人では，病変は紫色やピンク色というより色素沈着となることがしばしばあり，軽快後も色素沈着が残ることがある（図138-5）。
- 病変は環状にもなりうる（図138-5）。
- 皮膚の変異
  - 肥大（図138-6）：典型的な丘疹から，赤褐色～紫色の厚い局面に進展する。主に下腿と足関節に分布する。
  - 小胞状：小さく角化した突起（しばしば頭皮に形成）は，しばしば瘢痕性脱毛症に進展する（図138-7）。
  - 小嚢状：小水疱や水疱は典型的な LP の分布領域に沿って出現する（図138-8）。
  - 光線性：典型的な領域は日光に曝露される領域で，顔面，背部，手，上腕などである。
  - 萎縮性：通常の局面というよりむしろ萎縮している。
  - 潰瘍性：潰瘍は典型的な病変から発展したり，手掌や足底については，蝋のような半透明の局面から始まる。時

に皮膚移植が必要なことがある。
- 粘膜の変異
  - 網状（図138-9），萎縮性，浸食性，水疱性であり，ほとんど常に両側性である。
  - 口腔内病変は無症候性だったり，燃えるような感覚を伴うことがある。疼痛は潰瘍から生じる[1,6,9]。
  - 小児の有病率は最大 40％ である[13]。
  - 口腔内の扁平苔癬はしばしば口腔外の扁平苔癬に関連する[4,14,15]。
- 外性器の変異
  - 網状，環状，丘疹性，浸食性の局面が陰茎，陰嚢，陰唇，膣に生じる。
  - 外陰部や膣の病変は，性交時痛や焼ける感じ，掻痒感に関連する[1,14]。
  - 外陰部と尿道の狭窄が起こりうる[1,14]。
- 髪と爪の変異（図138-10）：後者は成人の 10％ に認めるが，小児では頻度は少ない[1,11,13]。
  - 頭皮において，スミレ色で鱗状の，掻痒性の丘疹は瘢痕性脱毛症に進展することがある。毛孔性の LP（頭皮の LP）は広範囲で毛髪を失うことがある[16]。
  - 爪甲が薄くなることで，縦に溝と畝を生じうる。ただし

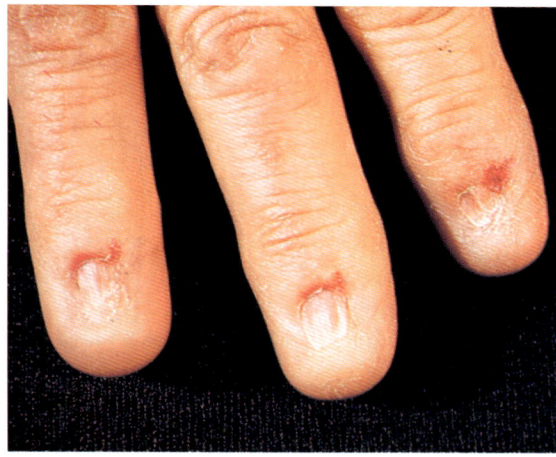

図 138-10　爪の扁平苔癬。翼状片となって永久に爪が欠損した。
(Used with permission from Weinberg SW, Prose NS, Kristal L, Color Atlas of Pediatric Dermatology, 4th edition, Figure 9-46, New York, NY：McGraw-Hill, 2008)

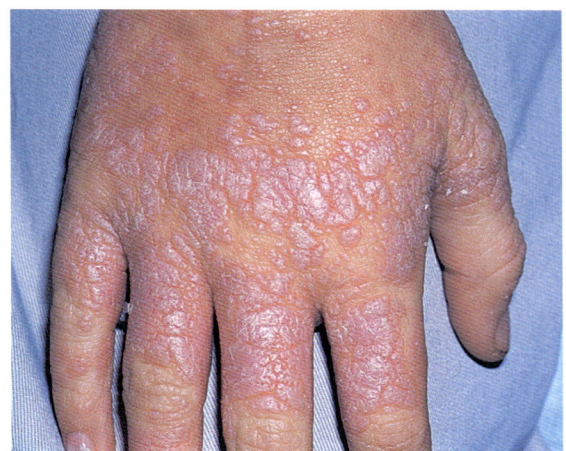

図 138-11　小児の手背，手指の扁平苔癬。(Used with permission from Weinberg SW, Prose NS, Kristal L, Color Atlas of Pediatric Dermatology, 4th edition, Figure 9-39, New York, NY：McGraw-Hill, 2008)

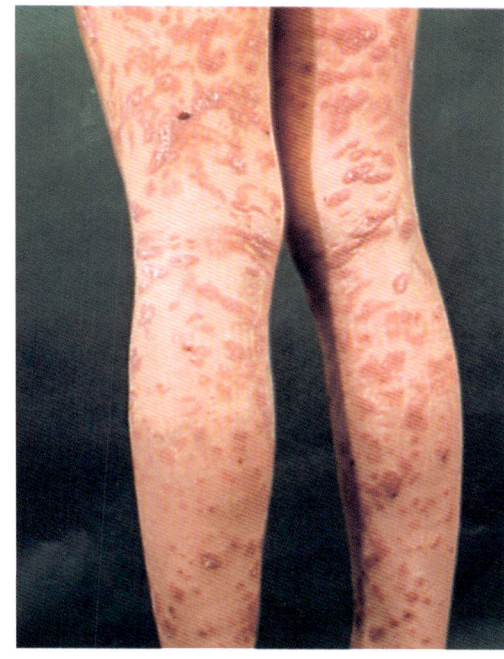

図 138-12　小児の下腿の重症な扁平苔癬。(Used with permission from Weinberg SW, Prose NS, Kristal L, Color Atlas of Pediatric Dermatology, 4th edition, Figure 9-41, New York, NY：McGraw-Hill, 2008)

- 主にリンパ球による免疫性炎症性の沈澱物が認められ，顆粒層は角化して増加し，基底細胞層は液化している[2,8]。
- 基底膜に沿ってフィブリン・フィブリノーゲンが直線状に沈着している[2,8]。
- 生検検体の免疫蛍光検査によって，表皮-真皮接合部に IgG，IgM，IgA，補体などからなる球状の沈着物が認められる[8]。

鑑別診断

LP と混同しかねない皮膚病変は，以下がある。
- 湿疹様皮膚炎：「皮疹を伴うかゆみ」，すなわち乾燥肌，掻痒感，しばしば表皮剥離と苔癬化がみられ，屈側表皮に好発する（130 章「アトピー性皮膚炎」参照）。
- 乾癬：著明に突出する銀色の鱗屑があり，通常は屈側表面に分布する[8]。臨床像が不確かなとき，これらを区別するためにパンチ生検が行われることがある（136 章「乾癬」参照）。
- バラ色粃糠疹：先行する斑点と，それに続くピンク色の丘疹と局面が，長軸方向の皮膚のしわに沿って分布している（クリスマスツリーパターン）（137 章「バラ色粃糠疹」参照）。
- 慢性皮膚エリテマトーデス：鮮明な紅色の境界明瞭な丘疹で，鱗屑が付着している。中心に退縮する傾向があり，光に誘発されうる。通常は顔面，頭皮，前腕，手に分布する。鑑別のために生検は必須である（173 章「全身性エリテマトーデスと皮膚エリテマトーデス」参照）[8]。
  他の粘膜病変で似た病像を呈するのは，以下である[8]。
- 口腔カンジダ症：紅斑性の粘膜の表面に，移動性の白っぽい局面が付着した病変である。カンジダ感染症であり，

爪基部や爪床が破壊されることはめったにない（図 138-10）。
- LP によって，色素沈着，爪下の角化症，爪甲離床症，黒爪症などが起こりうる[1]。

▶ 典型的分布
手関節（図 138-1），足関節，腰部，眼瞼，下腿，頭皮，陰茎，口（頬粘膜，舌の外側，歯肉）などに分布する[2,8]。病変は手背（図 138-6，138-11）や下肢（図 138-12）にも生じうる。

▶ 検査所見
皮膚の局面に油を垂らして拡大することで，Wickham 線条は強調される[8]。必ずしもすべての LP で Wickham 線条を視認できるわけではない。この検査はめったに必要としない。診断が不確かなら，パンチ生検を行うべきである。

▶ 生検
- 臨床像が不確かな場合，初期診断をつけるためにパンチ生検は意義がある検査である。悪性の変化を評価する目的で必要になることはめったにない[8,17]。

KOH 鏡検で確認できる（121 章「カンジダ症」参照）。

- 口腔内咬傷：口唇や頬粘膜に白色領域を生じる。上下の臼歯が噛み合わさる部位に白色の噛線が出現し，これは LP と混同しかねない。もし疑ったら生検が必要である。陰部病変で LP と区別するべきものは，以下である[8]。
- 陰茎の乾癬：陰茎の LP のようにみえる。両者を区別するために薄片生検が行われる（136 章「乾癬」参照）。

治療

LP は数カ月〜数年は持続する。肥大した LP と口腔 LP は数十年と続くことがある[2]。いずれの型の LP も再発しうる。症候性の掻痒症には抗ヒスタミン薬が用いられる[8]。SOR **C** 症候性や重症の場合は以下のように治療する。

- 局所／外用療法
  - ステロイド薬を 1 日 2 回外用する[18-20]。SOR **B** 通常は中等度〜高度のステロイド薬が必要である。クロベタゾール・クリームや軟膏が皮膚に，クロベタゾールの軟膏やゲルが口に用いられる。
  - アロエのゲルの外用は口腔 LP に対して効果を示す[21,22]。SOR **B**
  - トリアムシノロン（3〜5 mg/mL）の病巣内注射が肥大した病変や粘膜病変に用いられ，3〜4 週間毎に反復する[2,8,17,18,23]。SOR **B**
  - ステロイド外用薬に反応しない口腔病変に対しては，洗口液や粘着性の基剤をもって，タクロリムス，ピメクロリムス，レチノイド，シクロスポリンを用いる[5,6,17,19,24-27]。SOR **B**
  - 外陰部の LP には，ステロイド，タクロリムス，アロエゲルの外用が効果を示す[28,29]。SOR **B**
- 全身療法は，治療抵抗性，広範性，重症な場合に考慮する。
  - ステロイド内服は，3 週間で漸減するプレドニン経口投与で始める[2,17,18,30,31]。SOR **B**
  - レチノイド内服はアシトレチン 25 mg/日で行う。血清クレアチニン，肝機能，空腹時脂質を確認する[5,8,31]。SOR **B** 妊娠可能性のある女性には禁忌である。
  - シクロスポリン（5 mg/kg/日）は，血算，血清クレアチニン，肝機能，血圧を確認する[2]。SOR **B**
  - アザチオプリンはステロイドの代替として用いられる。血算と肝機能を確認する[8,17]。SOR **C**
  - ソラレン UVA 光線療法（PUVA 療法）は効果的だが，光線の毒性による反応と長期の危険性，特に扁平上皮癌への進展がある[32]。SOR **C**
  - 二酸化炭素レーザーと低出力レーザーは，口腔内の LP に対して成功したとの報告がある[33,34]。SOR **C**

予後

- 通常は自己完結的で，12〜18 カ月で自然に寛解する。
- 再発はよくある。
- 通常，皮膚の LP に比べて粘膜の LP は長く持続する。
- LP が悪性に変化することはまれである。

フォローアップ

- フォローアップは重症度と治療内容による。
- 口腔病変と腟病変は最も治療が困難な可能性がある。
- 口腔病変と腟病変は，悪性の変化を踏まえてフォローアッ

プする。口腔 LP でさえ悪性に変化する可能性は低い（最大に見積もって 0.2％/年）ので，日常的なスクリーニングと生検は推奨されない[17]。生検は悪性腫瘍を疑ったとき（病変が拡大する，潰瘍を伴う，結節性となる，網状でなくなる）に行う。

患者教育

- LP はしばしば自己完結的で，12〜18 カ月をかけて寛解することを理解させる必要がある。
- 再発の可能性はかなり高い。

【Robert Kraft, MD／Richard P. Usatine, MD】

（豊福悦史　訳）

139 光沢苔癬と線状苔癬

症例

8 歳のヒスパニック系アメリカ人の男児。2〜3 カ月前からの，軽度のかゆみを伴う小さな突起を主訴に来院した。「皮疹」は主に体幹に分布していた。患児に他に既往歴はなく，他の家族には似たような皮疹はなかった。患児の母親はいくつかの市販のヒドロコルチゾンを試して，かゆみのいくらかは効果があったが，病変は持続した。小さな丘疹が直線的に並んでいることから，小児科医は光沢苔癬と臨床診断した（図 139-1）。これらの並んだ丘疹は児の手が届く場所にあり，掻破によって惹起されたものである（Koebner 現象）。

概説

光沢苔癬（lichen nitidus）と線状苔癬（lichen striatus）は，苔癬様皮膚病の集団の中でも，まったく異なる存在である。ここで苔癬様皮膚病とは，原型的な扁平苔癬に似た臨床徴候をもつ集団であり，特徴的な組織所見（帯状の炎症の浸潤に加え，表皮-真皮接合部の血管の変化が存在することもある）を呈するものである。両者はともに直線的に配列している。光沢苔癬は Koebner 現象（図 139-1）のため，線状苔癬は Blaschko 線に沿っている（図 139-2）ためである。以下で両者の相違をさらに詳しく述べる。

別名

線状苔癬：線状苔癬様皮膚病，Blaschko 線を伴う炎症性皮疹

疫学

▶ 光沢苔癬
- 光沢苔癬は比較的まれな疾患だが，小児や若年成人では比較的よくみられる。
- 光沢苔癬はしばしば，就学前や学童にみられる。
- 人種差や性差はないように思われる。

▶ 線状苔癬
- 線状苔癬は主に 5〜15 歳の小児にみられる[1]。
- 女性のほうが男性より多く，ある報告では男女比は 1 対 2〜3 とされている（図 139-3）。

14

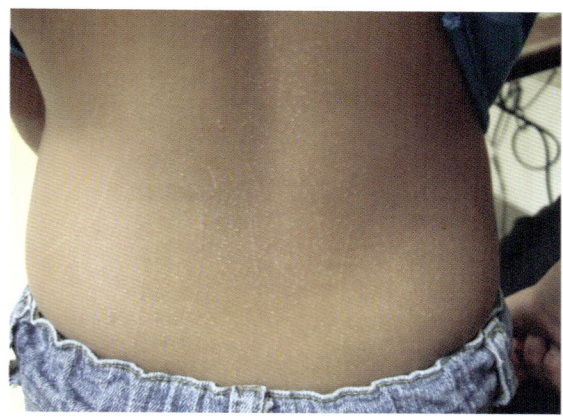

図 139-1　光沢苔癬の小児。体幹に小さな丘疹が散在するのを基調とし、小さい皮膚色の丘疹が直線的に複数配列している。直線的に配列した丘疹は掻破で二次的に生じた(Koebner 現象)。(*Used with permission from John Browning, MD*)

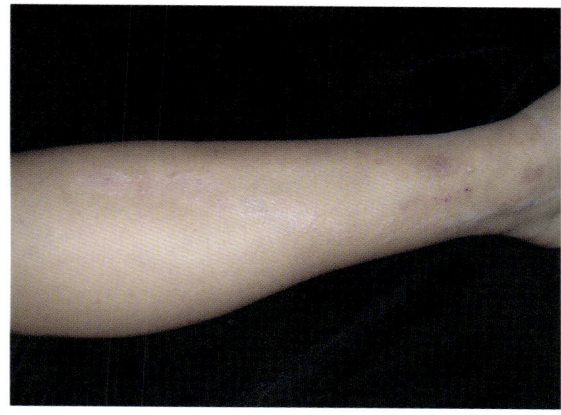

図 139-3　線状苔癬の 11 歳女児。Blaschko 線に沿ってピンク色でわずかに鱗状の丘疹を脚に認める。(*Used with permission from Richard P. Usatine, MD*)

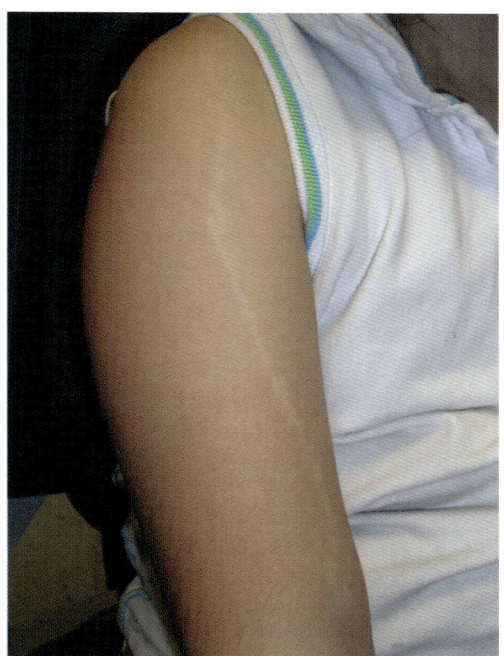

図 139-2　線状苔癬の女児。上肢にピンク色でわずかに鱗状の扁平丘疹が曲線的に分布している。(*Used with permission from Richard P. Usatine, MD*)

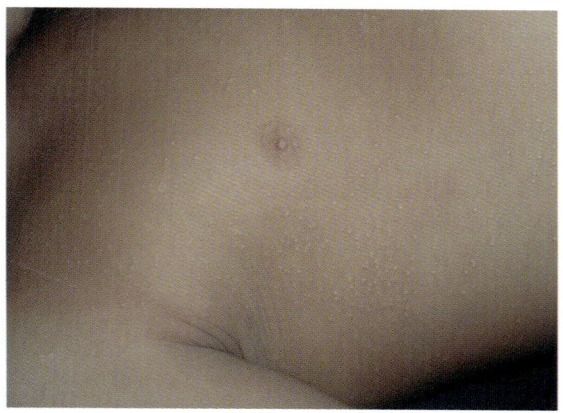

図 139-4　光沢苔癬のヒスパニック系 7 歳男児。1〜2 mm の皮膚色で光沢のある薄い扁平丘疹が体幹に散在している。(*Used with permission from Richard P. Usatine, MD*)

とつも証明されていない。

- あるいは、上記 2 つの組み合わせが線状苔癬への進展に必要という仮説が立てられる。
- さらに、線状苔癬はアトピーと関係しているかもしれない。

危険因子

▶ 光沢苔癬

危険因子で証明されたものはないが、光沢苔癬が Crohn 病に伴う皮膚病変と信じている人もいる[2]。

▶ 線状苔癬

アトピーが線状苔癬の危険因子かもしれない。しかし、感染症がいまだに重要な誘因だろうと推測されている。

診断

光沢苔癬

▶ 臨床所見

光沢苔癬は、皮膚の色をした、光沢のある、上部の平たい、1〜2 mm の丘疹が、別々に数多く密集したものである(図139-4、139-5)。炎症があれば、丘疹はさらに紅色になる。

時に、帽針頭大の丘疹はより黄色や赤褐色を呈する。色黒の人では、丘疹は色素脱失することが最も多いが、色素沈着

病因と病態生理

▶ 光沢苔癬

光沢苔癬は、その独特な組織所見(リンパ組織球性の浸潤)から、かつては結核への反応と考えられていた。しかし、いかなる病原体もこれまでに解明されていない。

▶ 線状苔癬

- 線状苔癬も同様に感染症、特にウイルス感染との関連が考えられていた。この仮説は小児で線状苔癬が多いことと、春から夏にかけて生じやすいことに基づく。
- 線状苔癬の病変の Blaschko 線様の分布は、他の可能性として、体細胞変異を暗示する。しかし遺伝子との関連はひ

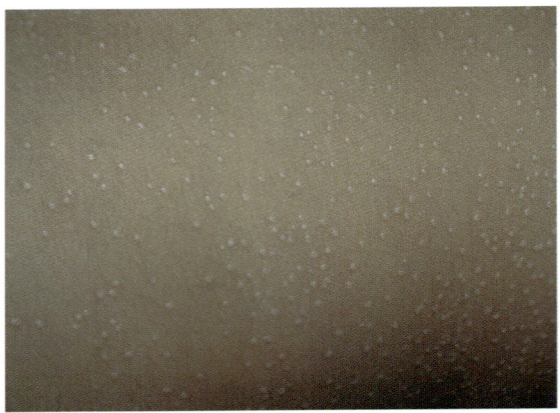

図139-5　光沢苔癬の拡大写真。皮膚色の扁平丘疹が体幹に散在している。（*Used with permission from Richard P. Usatine, MD*）

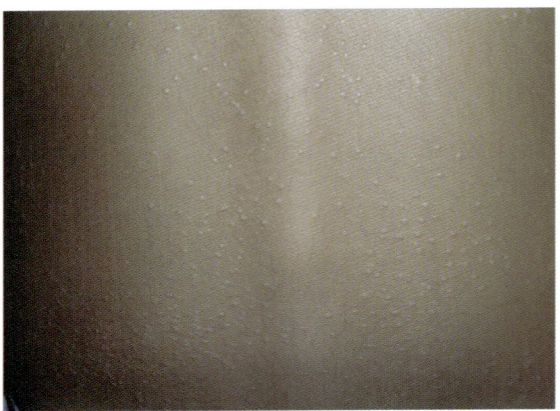

図139-6　光沢苔癬の思春期症例。皮膚色の扁平丘疹が，中背部を越えて直線的に分布している。これが Koebner 現象の例である。（*Used with permission from Richard P. Usatine, MD*）

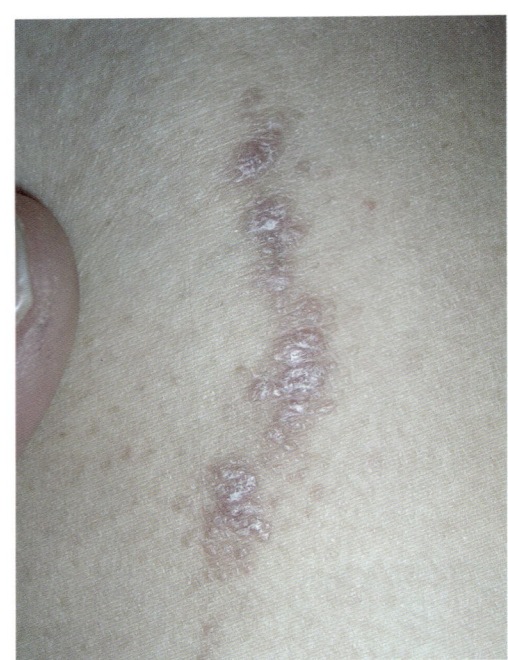

図139-7　線状苔癬の拡大写真。ピンク色で鱗状の丘疹が帯状に直線的に分布している。（*Used with permission from Richard P. Usatine, MD*）

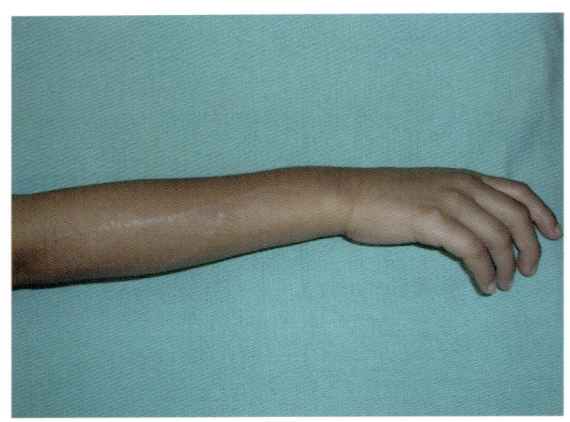

図139-8　線状苔癬の女児。皮膚色～ピンク色で、わずかに鱗状の丘疹が癒合して上肢に直線的な局面を形成している。（*Used with permission from Richard P. Usatine, MD*）

することもある。

　小さな灰白色の丘疹が頬粘膜にみられることがある。同時に，舌や硬口蓋に灰白色の局面がみられる。

　患者の約10％に爪の変化が認められる。特に成人で頻度が高いが，穿孔したり，縦に凹凸の線が生じる。

　しばしば，Koebner 現象によって直線的な配列が認められる（図139-6）。

　かゆみを伴うことがある。全身性の場合に痒いことが多い。

　夏季の日光による苔癬様の皮疹（SALE），言い換えると，光線性の光沢苔癬は光線苔癬と似た臨床的な外観であるが，Ⅳ型やⅤ型の皮膚でみられ，かゆみを伴い，露光部の分布が特徴である。

▶ 分布

　上肢の屈側，手背，体幹前面，外性器が好発部位である。まれではあるが，過去に小児の手掌に生じたとの報告もある[3]。

▶ 検査所見と画像検査

　生検を除いては，通常は検体検査や画像検査は光沢苔癬の診断に有用ではない。生検では "ball in claw" と呼ばれる典型的な模様を示す。これはリンパ液と組織球，増殖性の網状組織にとらえられた上皮様細胞からなる。

線状苔癬

▶ 臨床所見

　線状苔癬は臨床的に皮膚色～ピンク色の，わずかに鱗状で上部の平たい丘疹が帯状に密集したものである（図139-7）。個々の丘疹は通常は光線苔癬に比べて大きく，2～4mm 程度である。滑らかであったり鱗状であったりする。たまに小水疱がみられる。

　爪の変化が唯一の臨床所見であることがある。このとき爪が薄くなり，爪が縦に凹凸の溝を形成する。爪の変化は皮膚病変の前後や同時に起こりうる[4]。

　線状苔癬は激しく痒いことがある。

▶ 分布

　線状苔癬は，通常は Blaschko 線に沿った片側性の単一の

14

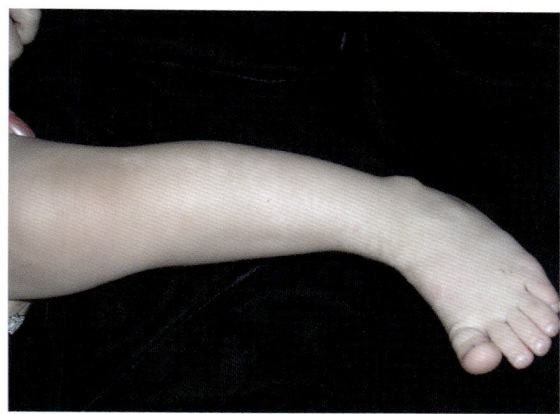

図 139-9　線状苔癬の乳児。色素脱失したピンク色の扁平丘疹が脚の Blaschko 線に沿って分布している。(*Used with permission from Richard P. Usatine, MD*)

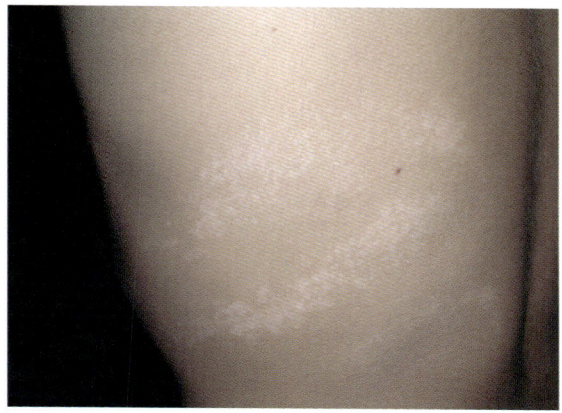

図 139-11　線状苔癬の 13 歳男児。色素脱失したピンク色の扁平丘疹が体幹の Blaschko 線に沿って分布している。(*Used with permission from Richard P. Usatine, MD*)

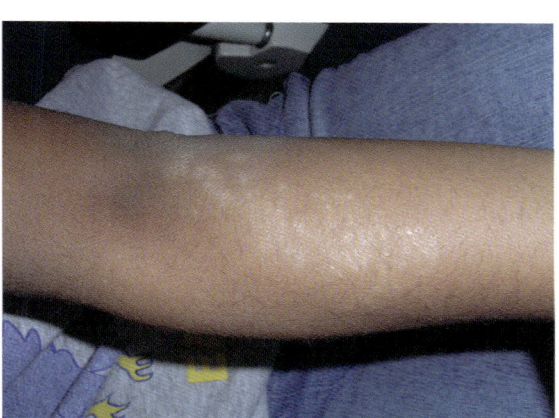

図 139-10　線状苔癬。色素脱失したピンク色の扁平丘疹が腕の Blaschko 線に沿って分布している。(*Used with permission from Richard P. Usatine, MD*)

筋である(図 139-8，139-9)。

　皮疹は四肢のうち一肢のみに生じることが多い(図 139-10)が，両側性であることや，顔面・体幹にみられることもある(図 139-11)。

▶ 検査所見と画像検査

　通常は臨床診断であり，検体検査は線状苔癬を診断するのにあまり重要ではない。せいぜい確定診断のために生検を考慮する程度である。画像検査は示されない。

鑑別診断

▶ 光沢苔癬

- 扁平苔癬：紫色の多角形で平面の丘疹で，光沢苔癬の丘疹に比べてより大きく，搔痒も強い(138 章「扁平苔癬」参照)。
- 伝染性軟属腫：滑らかで，皮膚色〜ピンク色で，球形の丘疹で，中心に臍窩を伴う(115 章「伝染性軟属腫」参照)。
- アトピー性皮膚炎(一般的な病型)：帽針頭大の散在した紅斑性の丘疹で，しばしば屈側に分布する(130 章「アトピー性皮膚炎」参照)。
- 棘状苔癬：多重で別々の，小胞による皮膚色の丘疹で，中心に一体化した局面に囲まれた角質の棘を伴う。棘は一体

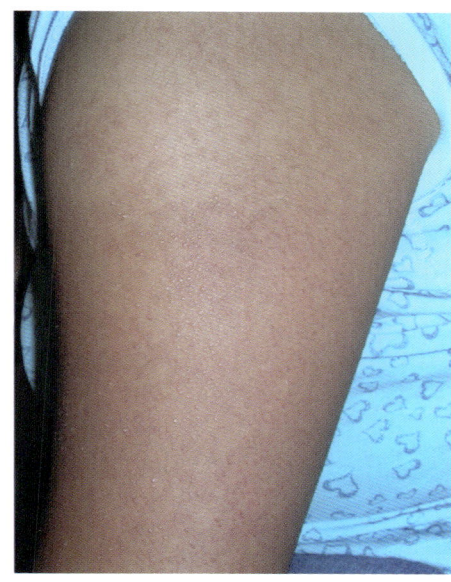

図 139-12　毛孔性角化症の女児の腕。毛孔性角化症は通常は四肢の伸側に分布する。これは光沢苔癬の好発部位(腕の屈側)とは異なる。(*Used with permission from Richard P. Usatine, MD*)

化した局面に囲まれ，通常は両側性で対称性である。
- 毛孔性角化症：単形性の約 1 mm の濾胞を中心とした病変で，上腕と大腿の伸側に分布することが多い(図 139-12，139-13)。
- 真珠様陰茎丘疹：皮膚色〜ピンク色の通常の丘疹で，冠状輪や小帯に沿って横に配列する。通常は思春期以後に顕在化する。

▶ 線状苔癬

- 線状扁平苔癬：直線的に分布する，紫色で多角形の平面の丘疹。
- 線状表皮母斑：直線的な局面と一体化した皮膚色〜日焼けした色や茶褐色の疣状の丘疹。
- Blaschkitis：Blaschko 線に沿った再発性の丘疹状の小疱疹。
- 炎症性線状疣贅状表皮母斑：紅斑性の疣状の丘疹で，直線的に集まる。

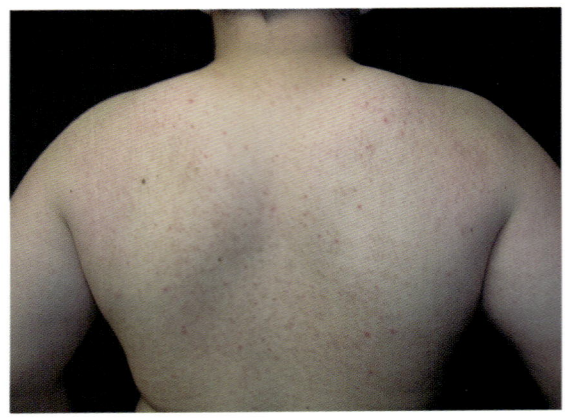

図 139-13　毛孔性角化症の 17 歳男児。毛孔性角化症に特徴的な濾胞中心性の皮膚色～ピンク色の丘疹は背部にもみられることがある。光沢苔癬もやはり背部にも起こるが、光沢苔癬の場合は体幹前面が好発である。(*Used with permission from Richard P. Usatine, MD*)

- 直線的な Darier 病：常染色体顕性（優性）遺伝で，直線的に分布する，黄褐色で脂に富み角化性の丘疹。
- 色素失調症：X 染色体潜性（劣性）遺伝で，ほぼ 100% 近く女性にみられる。通常は出生後数週間で出現する。4 つの段階（小嚢状，疣状，色素沈着，色素脱失）がある（228 章「色素失調症候群」参照）。

治療

　光沢苔癬と線状苔癬は，どちらの疾患も通常は自己限定的な疾患であるため，症状がある場合にのみ治療を行う。光沢苔癬がより多いが，どちらの疾患も強い掻痒を生じ，ステロイド製剤外用でよく改善する。どちらの疾患も自然経過で最終的に消退するので，外科手術のような積極的な治療は基本的には避ける。

光沢苔癬
▶ 薬物治療
　ステロイド外用薬は，掻痒の強い患者に対して最初の治療として用いられる。小児では効果の弱いステロイドを用い，また顔面や間擦部位への塗布をなるべく避け，皮膚萎縮や白色線条，毛細血管拡張症などの有害事象を避けることが重要である。

　カルシニューリン阻害薬（TCI）の外用，すなわちタクロリムスやピメクロリムスの外用は同様に有効と報告されている。TCI は炎症性サイトカインの転写を抑制することで皮膚での免疫反応を抑制する。これが光沢苔癬での有効性に寄与すると考えられる[4]。

- 抗ヒスタミン薬の内服は強烈なかゆみを抑制するかもしれない。小児に投薬する際，鎮静作用のある抗ヒスタミン薬は就寝時に使用し，鎮静作用のない抗ヒスタミン薬は日中に用いるのがよい。
- 全身性の光沢苔癬で，ステロイド外用薬に反応しないものは，狭帯域の UVB や PUVA 療法がよく効くかもしれない。
- アシトレチン，イソトレチノイン，その他のレチノイドは使用経験がほとんどない。
- 重症例に対しては免疫抑制薬（シクロスポリン，ジニトロクロロベンゼン，イトラコナゾール，イソニアジド）で治療

した報告がある[5]。

▶ 紹介
　確定診断のためには紹介はよいかもしれない。外用薬での治療や抗ヒスタミン薬内服に反応しない全身性の掻痒症の患者は，皮膚科への紹介を望むだろう。そのような状況下では狭帯域の UVB や PUVA 療法，あるいは他の全身療法が必要になるかもしれない。この場合は皮膚科医に治療，観察を依頼するのがよい。

線状苔癬
▶ 薬物治療
- ステロイド薬の外用は治療の中心である。病変を密閉し塗布することで，自然寛解を促進してきた。前述のとおり，有害事象を避けるために注意喚起すべきである。
- カルシニューリン阻害薬の外用は，光沢苔癬と同様に有効と報告されている。

▶ 紹介
　光沢苔癬や他の皮膚紅斑についていえば，皮膚科へ紹介することで適切な診断につながる。とりわけ線状苔癬については，皮膚科へ紹介することで他の診断を除外することが有益である。他の診断とは，たとえば色素失調症や線状表皮母斑であり，これらは全身所見を呈することがある。

予防とスクリーニング

　どちらの疾患も現時点では確かな発症機序がわからず，予防や早期発見ができる実践的な方法はない。

予後

　光沢苔癬と線状苔癬の予後は非常に良好である。すなわち，どちらの疾患も自然経過として通常 2, 3 年以内に自然寛解する。

フォローアップ

　症状のある患者では必要に応じてフォローアップし，掻痒が十分に制御されたことを確認する。

患者教育

- 患者と両親に対して，光沢苔癬と線状苔癬は自己限定的であることを話して安心させる。
- 掻痒が問題ならば，効果の弱いステロイド外用薬を勧める。

【Michaela R. Marek, MD／Catherine Kowalewski, DO】

（豊福悦史 訳）

9節　良性新生物

140　若年性黄色肉芽腫

症例

　2歳の健康な白人男児が，最近数カ月で頭皮に出現してきた孤発性の腫瘍様病変のために，母親とともに受診した。自覚症状はなかった。母親の話では他の症状や疾患はないとのことだった。1 cm程度の黄色いドーム状の平滑な結節を頭頂部に認めるほかは，身体診察で異常はなかった（図140-1）。若年性黄色肉芽腫と臨床診断され，病変は数カ月かけて自然消退すると母親に説明された。

概説

- 若年性黄色肉芽腫（juvenile xanthogranuloma：JXG）は良性の非ランゲルハンス細胞性組織球増殖性疾患と考えられている。
- 通常，ドーム状で赤色～黄色の丘疹が上半身に1個または数個みられるが，他にも種々の多型があることが知られている。
- JXGは通常皮膚のみの病変である。これらの病変は，基本的には数カ月～数年で自然消退する。
- まれにJXGに合併して中枢神経系や肝，脾，肺，眼球，中咽頭，筋などに全身症状を認めることがある[1]。German pediatric tumor registryの後ろ向きレビューによると，全身症状があったのは患者129人中5人（3.9％）のみであった[2]。
- 0.3～0.5％に眼JXGを認める。最もリスクが高いのは2歳以下の症例，複数の病変がある症例，新規診断例である[3]。眼に関わるJXGのうち2％では，前房出血や緑内障などのために失明する[4]。
- JXGは，神経線維腫症1型（neurofibromatosis 1：NF1），若年性慢性骨髄性白血病（chronic myelogenous leukemia：CML），色素蕁麻疹，インスリン依存性糖尿病，水原性掻痒症，サイトメガロウイルス感染症などの他疾患に合併することがある。NF1にJXGを合併した小児では，CML発症のリスクが20倍になる[1]。
- JXGによる黄色腫では原発性高脂血症を伴わない[4]。

別名

　母斑性黄色内皮腫，多発性黄色腫，若年性黄色腫，先天性結節性黄色腫，母斑性黄色腫，若年性巨細胞肉芽腫

疫学

- 疾患頻度は不明である。認識されていない，または報告されていないJXGもあると思われる。2万6,400人の患者についての後ろ向きレビューによると，相対頻度は0.52％であった[2,5]。
- 多くは2歳以下の小児に発症し，75％は1歳未満，15％は出生時に診断される[4]。
- やや男児に多い傾向にある。男女比は1.5：1～4：1と推定される[1]。

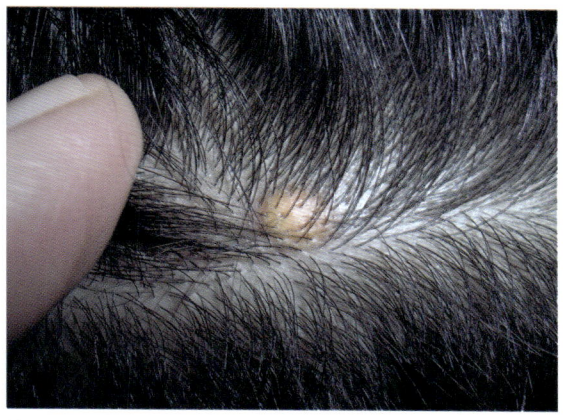

図140-1　2歳男児の頭皮の若年性黄色肉芽腫。黄色の色調に注目。（*Used with permission from Richard P. Usatine, MD*）

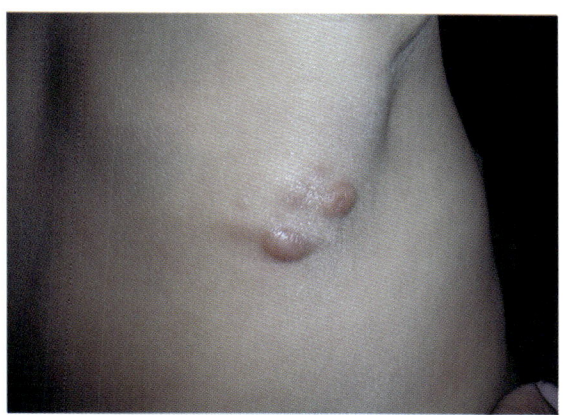

図140-2　20カ月のアフリカ系アメリカ人男児の体幹にできた，複数の若年性黄色肉芽腫結節。病変の初期におけるピンクの色調に注目。（*Used with permission from Richard P. Usatine, MD*）

- 成人例はほとんどない。

病因と病態生理

- 病因は不明である。
- 非ランゲルハンス細胞性組織球増殖性疾患には様々な多型があり，すべて単一の疾患のスペクトラムであるとする考え方も多いため，本疾患に関連する細胞の起源や組織学的な診断基準に関しては議論が分かれる[2,4]。

診断

▶ 臨床所見

- 所見には2通りの型がある。1つは，ピンク色で2～5 mmのドーム状の丘疹を複数伴う小結節で，やがて赤茶色を経て黄色に変化する。これらは主に体幹上部に生じる（図140-2）。
- 2つめは，1個または数個の1～2 cmの結節を内部に生じる大きな結節である（図140-3）。
- 両方の所見を同時に認めることもある。

▶ 典型的分布

　病変が最もよく出現するのは頭部と顔面であり（図140-4），頸部，体幹上部，上下肢，まれには口腔粘膜にも出現する[2,4-7]。

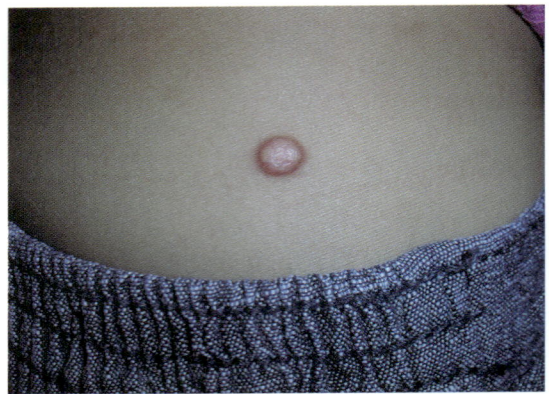

図140-3　大きく赤茶色の体幹の孤発性若年性黄色肉芽腫。皮膚線維腫が鑑別にあがる。（*Used with permission from Weinberg SW, Prose NS, Kristal L, Color Atlas of Pediatric Dermatology, 4th Edition, Figure 15-29, McGraw-Hill, 2008*）

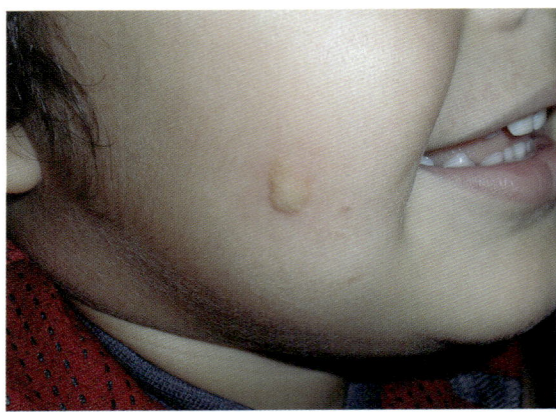

図140-4　2歳半男児の顔面の孤発性若年性黄色肉芽腫で黄色の色合いが際立っている。（*Used with permission from Richard P. Usatine, MD*）

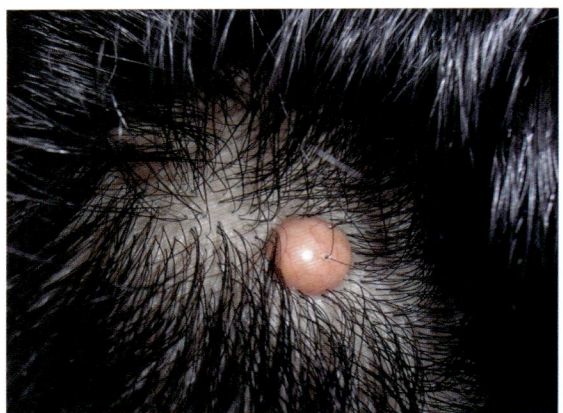

図140-5　2歳男児の頭皮の若年性黄色肉芽腫。黄色い色調と毛細血管拡張に注目。この症例は生検で確定診断された。（*Used with permission from Richard P. Usatine, MD*）

● 検査所見

　生検で臨床診断を補うことができ（図140-5，140-6），組織診で確定診断できる。

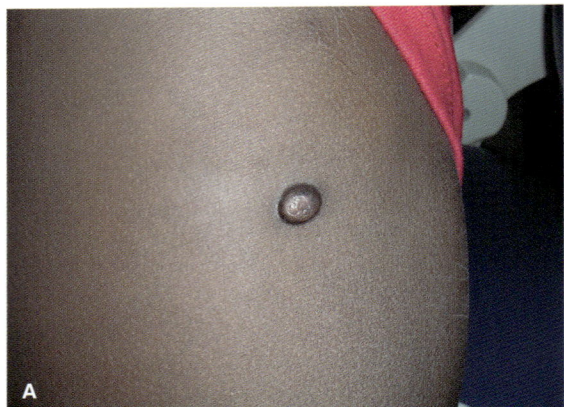

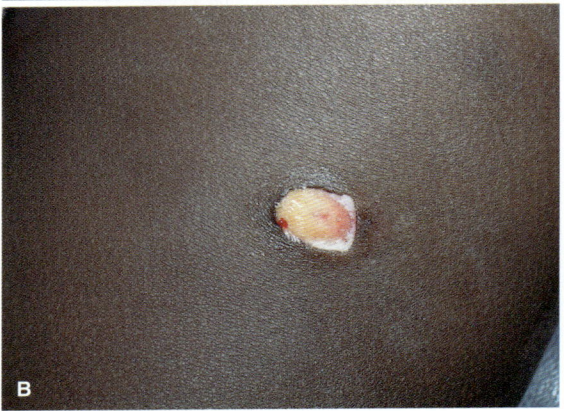

図140-6　**A**：体幹に拡大する腫瘤を生じた6カ月女児。暗色の皮膚で腫瘤の黄色みは視認できない。**B**：局所麻酔を用いて削生検した後の若年性黄色肉芽腫では黄色みが視認できる。（*Used with permission from Richard P. Usatine, MD*）

● 画像検査

　臨床症状から全身の関与が疑われるときには画像検査を考慮する。

鑑別診断

　JXGは以下のような他の組織球増殖性疾患と混同されることがある。

- ランゲルハンス細胞組織球症：この疾患の乳児では，典型的にはおむつ皮膚炎や皮膚黄色腫様丘疹に合併して，難治性頭皮脂漏様皮膚炎を呈する。骨病変や肝脾腫，尿崩症などの全身症状をしばしば合併する（214章「ランゲルハンス細胞組織球症」参照）[5,8,9]。
- 汎発性発疹性組織球症：この疾患は通常年長児や成人にみられ，体幹上部や顔面，四肢の近位に赤色〜茶色の丘疹が複数，繰り返し出現する。これらの病変は色素沈着した痕を残すことがある[4,5]。
- 良性頭部組織球症：この疾患では，典型的には紅斑や発赤を伴う丘疹が顔面にみられ，時に耳介や頸部，体幹，上肢にも出現する（図140-7）[4,5]。
- 播種性黄色腫：皮膚の黄色腫，粘膜の黄色腫，尿崩症の三徴を示すまれな病態である。通常は無数の対称的な黄色腫が顔面をはじめ，屈側や間擦部の皮膚に出現する[4,5]。
- 伝染性軟属腫やSpitz母斑，皮膚線維腫（図140-3参照），ケロイド，膠原性肉芽腫にも似る[4]。組織診が唯一の鑑別

14

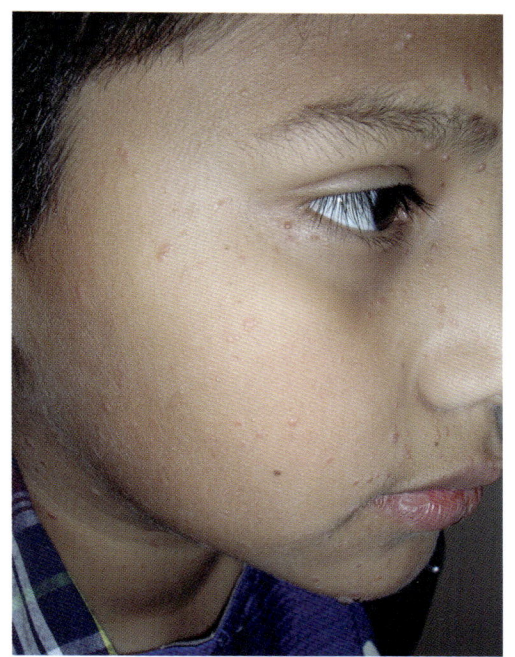

図 140-7　8 歳男児の顔面に生じた良性頭部組織球症で，生検で確定診断された。(Used with permission from Richard P. Usatine, MD)

法であろう。

治療

- 皮膚に限局する JXG は通常定型的な増殖をして，治療を要さない。全身症状や全身疾患を検索して，他臓器の関与がなく他疾患合併のリスクもないのであれば，予後は良好である。肉芽腫は通常 3 カ月〜6 年で消退する[2,4-7]。SOR Ⓐ
- 全身の関与があるのであれば，適切な専門科でのモニタリング，摘出術やその他の切除術が適応となる[1,5,10]。SOR Ⓐ
- 全身性の場合に様々な化学療法（クラドリビンなど），高用量プレドニゾロン，シクロスポリン，放射線療法を行った単発の症例報告がある[4,8]。SOR Ⓒ
- 外科的切除は美容的または縮小する適応があれば考慮される。SOR Ⓑ
- 症状のない患者をルーチンで眼科受診させることは推奨されない。2 歳以下の場合，診断時，複数の病変がある場合にはリスクが高くなるので，眼科への紹介が考慮されうる[3,5]。SOR Ⓐ

予後

皮膚 JXG では痕を残さず自然消退する可能性が高く，予後はよい。全身の関与がある場合は，疾患や他臓器関与の度合いによって予後は様々である。

フォローアップ

必要に応じて，病変の消退と，新規の全身症状の出現や眼症状の出現に関してフォローアップを行う。

患者教育

皮膚のみの病変であれば予後はよいこと，他臓器の関与はごくまれであることを伝える。病変はほとんど，あるいは

まったく痕を残さずに消退することを伝える。時折，結節が鱗状に広がったり集簇したりすることがあるが，軟化して改善する（図 140-3）。病変は通常症状を伴わない。

【Olvia Revelo, MD／Richard P. Usatine, MD】

（野木森宜嗣　訳）

141 ケロイド

症例

2 年以上前に耳介上部に外傷があって以来，同部位に大きなケロイド（図 141-1A）ができた 14 歳男児。外来で局所麻酔下にケロイドの切除が行われ，欠損部は 5-0 プロリーンで縫縮された（図 141-1B）。美容的な仕上がりは素晴らしく，患児も満足した。

概説

ケロイド（keloid または cheloid）は創傷治癒の変化によって，傷のある場所に生じる良性皮膚線維増殖性腫瘍である。細胞外マトリックスと分裂頻度の高い皮膚線維芽細胞が過剰に産生された結果生じるものである。

疫学

- 暗色の皮膚色素が強い人ほどケロイドを生じやすい。ランダム抽出によると，アフリカ系人種の 16％にケロイドがあったと報告されている[1]。
- ケロイドの生じやすさに男女差はないが，おそらく耳にピアスの穴をあける頻度が高いために若年成人女性でケロイドが多くみられる（図 141-2）[2]。
- 最も罹患率が高いのは 10〜20 歳である[2,3]。

病因と病態生理

- ケロイドは通常の創傷治癒過程の変化による皮膚線維性病変であり，線維増殖性疾患の一種である。
- ケロイドは胸骨の上など皮膚の張力が強くかかる部位に生じやすい。
- 受傷から 1 年経ってもケロイドが生じることがあり，傷のあった領域を超えて拡大する。熱傷やその他の受傷では，受傷部位のうち 1 カ所のみにケロイドを生じて治癒する。
- 長期にわたり炎症があった創傷（嚢胞性ざ瘡など）ではケロイドを生じやすい。

危険因子[3]

- 濃い皮膚色素（アフリカ系，ヒスパニック系，アジア系人種など）（図 141-3）
- ケロイドの家族歴
- 二次治癒により治癒した創傷
- 遷延する炎症があった創傷
- 外傷を繰り返した部位
- 妊娠
- ピアス（図 141-4）

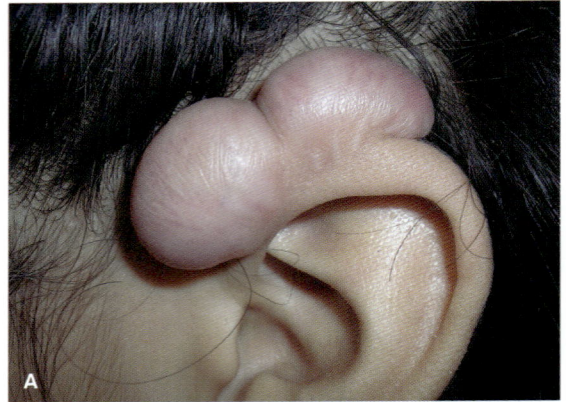

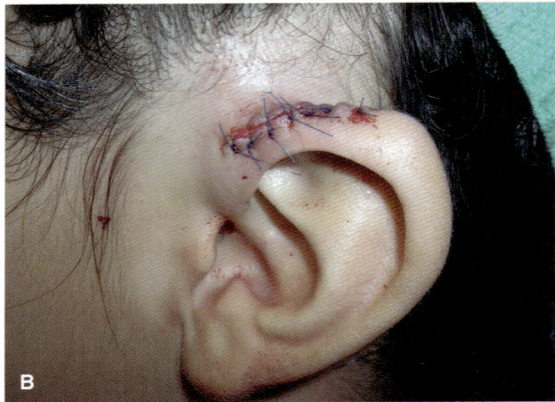

図 141-1　**A**：14歳男児の耳介上部外傷後に生じ，2年以上存在する大きなケロイド。**B**：外来で局所麻酔下にケロイド切除を行い，欠損部を5-0プロリーンで縫合した。美容的予後はきわめて良好であった。（*Used with permission from Richard P. Usatine, MD*）

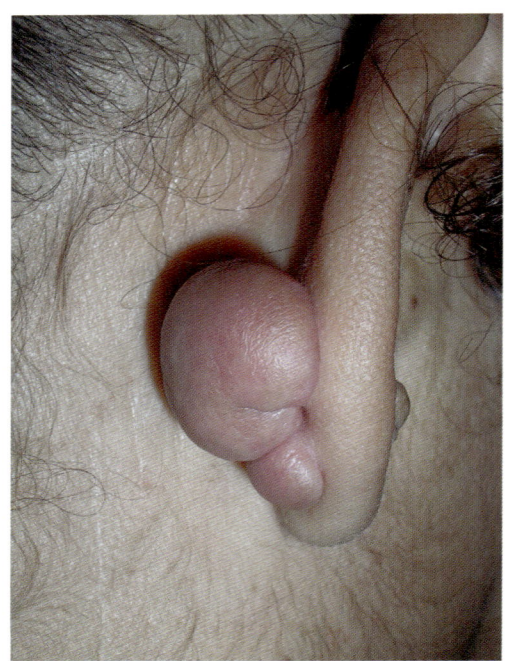

図 141-2　ピアスのあとに生じた耳朶のケロイド。（*Used with permission from Richard P. Usatine, MD*）

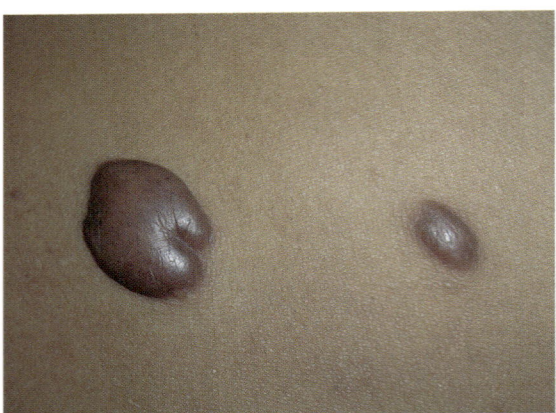

図 141-3　若年アフリカ系アメリカ人女性の背部に生じた2つのケロイド。（*Used with permission from Richard P. Usatine, MD*）

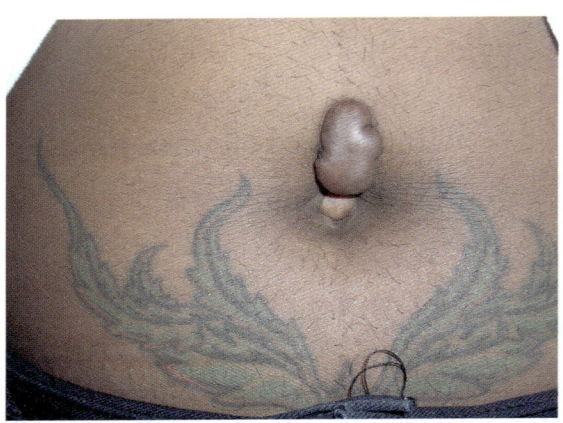

図 141-4　臍のボタンピアスの部位に形成されたケロイド。（*Used with permission from Richard P. Usatine, MD*）

診断

▶ 臨床所見

- 一部のケロイドは掻痒性の疼痛や創傷周囲の灼熱感を伴う。
- はじめは毛包（毛嚢）や分泌組織の欠損した紅斑を呈する。
- 丘疹から小結節，さらに大きな結節性病変へと進展する。
- パン生地程度の軟なものから弾性硬のものまで存在する。色調は通常の皮膚と同じであることが最も多いが，茶色がかった赤色や青色がかった場合もあり，加齢とともに蒼白になることもある[4]。
- どれほど軽度の外傷であっても，爪状に進展しうる。
- 頸部，耳介，腹部の病変は有茎性になる傾向がある。

▶ 典型的分布

前胸部，肩，四肢の屈側，前頸部，耳朶，皮膚割線に交差する創傷

▶ 検査所見

通常は臨床的な外見が明確であるため，診断のために生検が必要となることはまれである。

鑑別診断

- 肥厚性瘢痕：ケロイドに似るが，もともと創傷のあった部位のみに限られる。

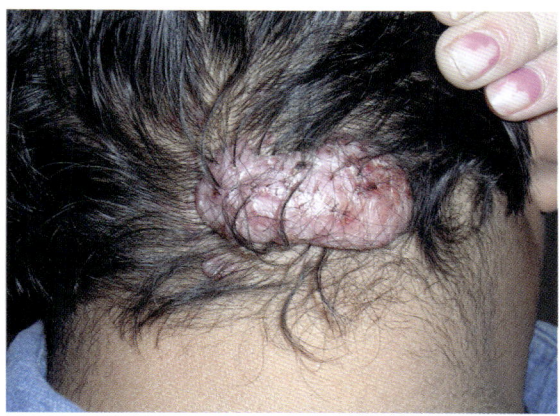

図141-5　若年ヒスパニック系男性の後頸部に生じた項部ケロイドざ瘡。（*Used with permission from Richard P. Usatine, MD*）

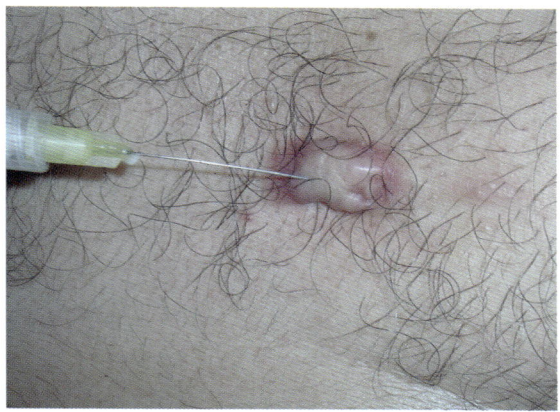

図141-6　症状を伴う胸部のケロイドへのトリアムシノロン注射。ステロイドがケロイド本体に適切に注射されて，ケロイドが均一に白くなっている様子に注目。注射中の圧で針が外れないようルアーロックシリンジを使用し，患者の苦痛を最小限とするために 27 ゲージ針を使用している。（*Used with permission from Richard P. Usatine, MD*）

- 項部ケロイドざ瘡：後頸部毛嚢周囲の炎症性疾患でケロイド様の瘢痕を生じる（図141-5）。瘢痕はケロイドに似るが，発生部位や病態生理はケロイドと異なり，固有のものである。脱毛症の原因ともなりうる。
- 皮膚線維腫：有病率の高いボタン状の小結節で，上下肢によくみられる。周囲の皮膚をつまむと落ちくぼんだようになる。周囲に色素の濃い暈を伴うことが多く，ケロイドほど隆起はしない。

治療

- 症状（疼痛や掻痒）や外見のために，ケロイドの治療を望む患者は多い。
- 396 の研究に関する 2006 年の体系的なレビュー，およびそれに付随する 36 の文献のメタ分析では，エビデンスに基づいて最適といえるような治療法は存在しないという結論であり，経費と合併症を考慮しつつ治療法を選択することが推奨された[5]。

▶ 非薬物治療

　肥厚性瘢痕およびケロイドに対するシリコンゲルシートを用いた治療の根拠となる試験は，バイアスの可能性があり質的に問題がある。高リスク患者における創傷異常予防効果について，シリコンゲルシートの有益性には弱いエビデンスしか存在しない[6,7]。SOR **B**

▶ 薬物治療

- 病変内ステロイド注射：トリアムシノロンアセトニドの病変内注射（10～40 mg/mL）により，掻痒感およびケロイドの大きさや隆起が改善しうる（図141-6）。SOR **C**　これは必要に応じて 1 カ月毎に反復する[5,8]。
- 耳朶のケロイドは耳朶の両側に接するように削切除したあと，5％イミキモド・クリームを塗布することで治療しうる[9,10]。SOR **B**　手術を行った日の夜から術後 6～8 週間まで，1 日 1 回 5％イミキモド・クリームを創部に塗布する。5％イミキモド・クリームは，胸骨前部のケロイドに対しては切除後一時的に再発を抑制したにすぎなかった[11]。SOR **C**

▶ 補充治療と代替治療

　Mederma（米国で市販されている外用薬）やその他の処方箋不要のクリーム，ゲル，オイルには，傷の治療に関する有効なエビデンスはない[7]。完成されたケロイドや肥厚性瘢痕の治療について，タマネギ抽出物のゲルを用いた局所療法（Mederma など）やビタミン E の局所療法の効果を調べた限定的な臨床試験では，治療による改善が持続することを示せなかった[3]。SOR **B**

▶ 外科治療

- 小さなケロイド（ざ瘡に続発するものなど）には，冷凍外科療法と病変内トリアムシノロン注入（TAC）が用いられており，類似の他の治療法でも効果を認める[3,12]。SOR **B**
- 冷凍外科療法と病変内トリアムシノロン注入の併用：病変をまず液体窒素スプレーで冷凍し，溶けたあとに酢酸トリアムシノロン（10～40 mg/mL）を注入する。SOR **C**
- 耳朶のケロイドでは外科的に削切除または切除したあとに，止血が得られてから酢酸トリアムシノロン（10～40 mg/mL）を注入する。再発予防のため，1 カ月以内にトリアムシノロン再注入を行ってもよい[8]。SOR **B**
- 耳介上部のケロイドは切除して皮膚縫合を行う（図141-1）。SOR **C**
- パルスダイレーザー治療はケロイドに有効なことがある[13]。パルスダイレーザー治療に加えて，局所のコルチコステロイドやフルオロウラシル（50 mg/mL），または両者を週に 2～3 回併用することで，レーザー治療単独や局所療法単独よりもさらに改善が見込まれる[14]。SOR **C**
- ケロイドは冷凍外科療法単独または病変内ステロイド注入で治療できる。10 人のケロイド患者について，病変内ステロイド注入と冷凍外科療法の併用を，病変内ステロイドまたは冷凍外科療法単独と比較した，小規模比較試験がある[15]。SOR **B**　患者はいずれも 4 週間毎の治療を少なくとも 3 回受けていた。ケロイドの厚みに関しては，冷凍外科療法とトリアムシノロンの併用を行ったほうが，トリアムシノロン単独や冷凍外科療法単独よりも有意に改善があった。疼痛の度合いに関しては，どの治療法でも有意に改善があった。掻痒については，併用療法の場合と病変内ステロイド治療単独の場合のみ改善があった[15]。
- 別の研究では，肥厚性瘢痕およびケロイドの患者 20 人に対して，1 回 15 秒間を 2 回繰り返す冷凍外科療法（合計 30

秒間)を月に1回,12カ月にわたって続け,10〜40 mg/mL
のトリアムシノロン病変内注入を月1回,3カ月間併用し
ていた[16]。SOR B　シリコンゲルの局所塗布を1日3回,
12カ月間行う治療も追加されていた。コントロール群はシ
リコン塗布のみの10人であった。1年後には,すべての指
標,特に症状,美容的な外観,合併症についてベースライ
ンやコントロール群と比較して改善があった[16]。SOR B

- Laytonらは背部のざ瘡に伴うケロイドについて,病変内
ステロイド注入は有効だが,冷凍手術療法のほうが効果があ
る(病変隆起に関して85%の改善)ことを報告した[17]。トリ
アムシノロンの病変内注入は有効だったが,冷凍外科療法
のほうが早期の血管病変に関して,より改善があった[17]。
SOR B

- ケロイドが古いときや強固な場合,新しいときや軟らかい
場合と同様,注入療法に反応しないことがある。あらかじ
め冷凍療法で処置しておくことが有用な場合がある。病変
周囲の正常組織まで冷凍する必要はない。液体窒素やその
他の冷凍法をケロイドに施したのちに,溶かして浮腫を生
じさせる。これは通常1〜2分で行うことができ,病変へ
のステロイド注入が容易になる。SOR C

- ある二重盲検臨床試験では,40人の患者がTACまたは
TACと5-フルオロウラシル(5-FU)の併用に無作為割付け
された[18]。両群とも1週間隔で8週間の注入を受け,病変
の紅斑,掻痒感,柔軟性,高さ,長さ,幅に関して評価さ
れた。両群でほぼすべての指標に関して良好な改善があっ
たが,TACと5-FUの併用群のほうがより改善の程度が大
きかった(掻痒感と掻痒の減少率以外のすべての指標でP
<0.05)。良好またはきわめて良好な改善があったのは,
TAC単独群の20%と,TACと5-FU併用群の55%だっ
た[18]。SOR B

- 耳朶のケロイドは削切除と基部へのステロイド注入で切除
しうる(図141-7)。これらのケロイドの基部へ多量の注入
を行うことは難しいので,40 mg/mLのトリアムシノロン
が注入時の濃度として好ましい。SOR C　ラジオ波電気外
科的な手法で切除する(麻酔目的のステロイドを用いる)方
法もある。

- 耳朶のケロイドの単純切除では,80%近くが再発するとい
う文献がある[19]。ステロイド注入と放射線治療を比較した
無作為前向き試験では,手術と放射線治療を受けた16例
中2例(12.5%)で再発があったのに対し,手術とステロイ
ド注入を受けた12例での再発は4例(33%)だった。この
結果に統計学的有意差はなかった。皮膚色素の変化,創部
縫合不全,慢性皮膚炎は両群のどの患者にも認めなかっ
た[19]。この試験では放射線治療は簡単に行えるとされてい
るが,実臨床でステロイド注入を用いるのは理にかなって
いる。

予防

ケロイドの起こりやすい患者では,できるかぎり手術を含
む外傷を避けることでケロイドの発症を減らせると思われる。

予後

396の研究に関する2006年の体系的なレビューと,付随す
る36の文献のメタ分析では,どのような治療法でも総じて
70%(95%CI 49〜91%)の改善があったとの結論だった[5]。

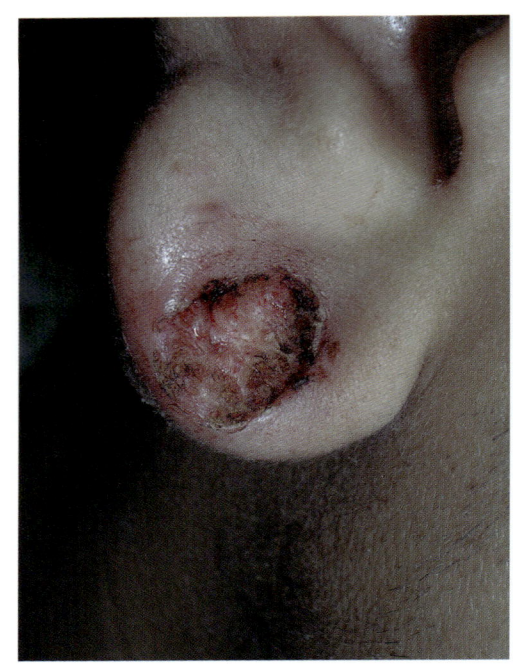

図141-7　DermaBlade を用いて耳朶のケロイドを削切除
し,止血のため基底部を電気手術的に処理した。その後,
40 mg/mL のトリアムシノロン0.1 mL を,残存したケロ
イドの基底部に注射した。(Used with permission from
Richard P. Usatine, MD)

フォローアップ

選択された治療法に応じてフォローアップを行う。病変内
ステロイド注入を行った場合のフォローアップ期間は,通常
1カ月以内である。

患者教育

耳のピアス,身体のピアス,入れ墨など皮膚の外傷を避け,
炎症性のざ瘡の治療を行うよう助言する。

【Richard P. Usatine, MD／E. J. Mayeaux, Jr., MD】

(野木森宜嗣　訳)

142　膿原性肉芽腫

症例

2カ月前から拡大傾向にある顔面の赤い病変のため,女児
が母親に連れられて小児科を受診した(図142-1)。赤い病変
は傷つくと容易に出血した。診察した小児科医は膿原性肉芽
腫の特徴に気づき,生検を兼ねた切除を含む,様々な治療選
択肢を母親に提示した。患児が針を用いた局所麻酔でじっと
していられないことは明らかだったが,凍結用ピンセット
(Cryo Tweezer)を用いて膿原性肉芽腫を凍結させることには
患児の同意が得られた。小児科医が凍結用ピンセットを液体
窒素に浸し,膿原性肉芽腫に使用した。患児が協力的だった
ので,同様に2回目の凍結も行った。外来でのフォローアッ

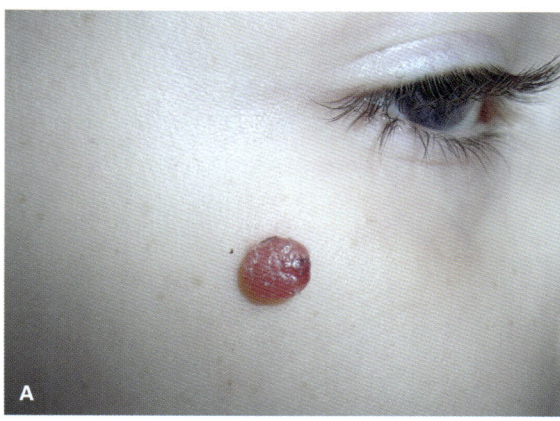
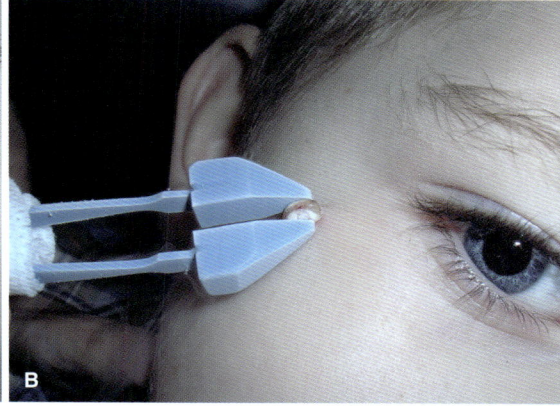

図 142-1　**A**：女児の頬部にできた膿原性肉芽腫。**B**：膿原性肉芽腫に対する冷凍用ピンセットを用いた冷凍療法。局所麻酔のために必要な針や外科的切除を女児が怖がったため，この治療法を選択した。女児は冷凍療法には耐えることができた。（*Used with permission from Richard P. Usatine, MD*）

プで 3 週間以内に膿原性肉芽腫は消失した。再発があった場合には再診して，詳細な評価と治療を受けるように母親へ説明された。

概説

膿原性肉芽種（pyogenic granuloma：PG）とは，皮膚や粘膜に生じ，頻度の高い後天性良性血管新生物を指す。

別名

PG は膿原性ではなく（化膿性細菌感染症ではなく），肉芽腫でもないので，「小葉状毛細血管腫」という言葉が受け入れられ好んで使われる[1]。ただし，「膿原性肉芽腫」という言葉が最も普及しているので，本書ではその表現で記載する。

疫学

- 小児と若年成人で最も多い（小児の皮膚病変の 0.5％）。42％は 5 歳までにみられ，1％は出生時に存在する[1]。
- 口腔内病変は 20～30 代に出現することが多く，特に女性に好発する（男女比 1：2）[1]。イスラエルの小児歯肉病変症例のうち（N＝233），1/4 は PG だった。
- 妊娠中にも好発する。
- 消化管，喉頭，鼻腔粘膜，結膜，角膜にも PG の報告がある。

病因と病態生理

- 機序は不明だが，おそらく外傷や感染，先行する皮膚疾患の結果生じると考えられる。
- 密に増殖した毛細血管と線維芽細胞による基質からなり，多形核白血球の浸潤を伴う。
- 熱傷後に経口避妊薬や蛋白分解酵素阻害薬を使用した場合，またざ瘡に対してトレチノインの局所塗布を行った場合に，PG が複数生じた報告がある[2]。
- PG は妊娠後に消退することが知られている。ある研究で，妊娠中には肉芽腫内で高濃度の血管内皮細胞増殖因子（VEGF）が検出されたが，分娩後にはほぼ検出できなくなり，血管内皮細胞のアポトーシスと肉芽腫の消退を伴った[3]。

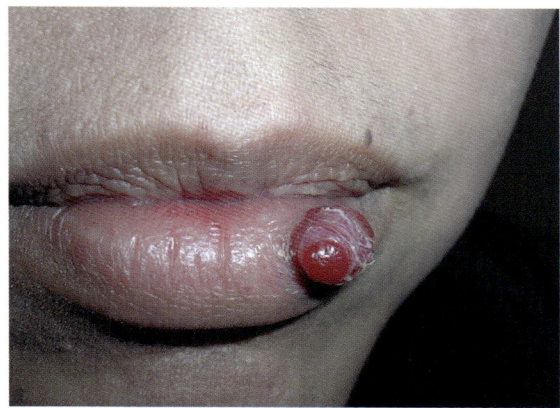

図 142-2　口唇の膿原性肉芽腫。外科的に切除された。（*Used with permission from Richard P. Usatine, MD*）

危険因子

- 鼻のピアス[4]や慢性的な刺激（歯列矯正など）[1,5]を含む外傷（50％程度）
- 初発の病変に触れることで複数の病変が生じうる[6]。
- 口腔の PG については妊娠や経口避妊薬がリスクとなる。血管新生促進因子と抑制因子のバランスが崩れることが原因と推測される[1]。
- バルトネラ感染症[1]

診断

▶ 臨床所見

- 通常は孤発性で紅色のドーム形の丘疹または小結節で，容易に出血する（図 142-1～142-6）が，貧血の原因となることはまれである。まれに衛星病変を生じる。
- 潰瘍，びらん，痂皮形成しやすい。
- 大きさは数 mm から数 cm までの幅がある（平均は 6.5 mm）[1]。
- 数週間で急速に拡大して最大の大きさに達する。
- 皮膚，口腔粘膜（妊娠性肉芽腫），衛星病変，皮下，血管内，先天性などの様々な種類が存在する[1]。

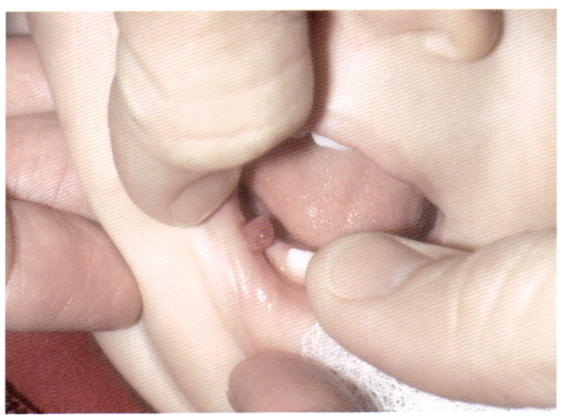

図 142-3　乳児の口唇に存在する膿原性肉芽腫。（*Used with permission from Richard P. Usatine, MD*）

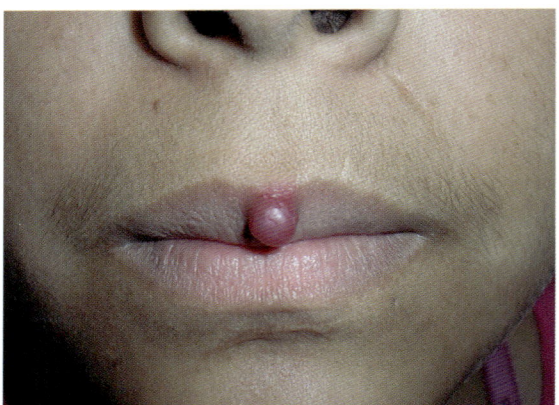

図 142-4　上口唇に存在する膿原性肉芽腫。（*Used with permission from Richard P. Usatine, MD*）

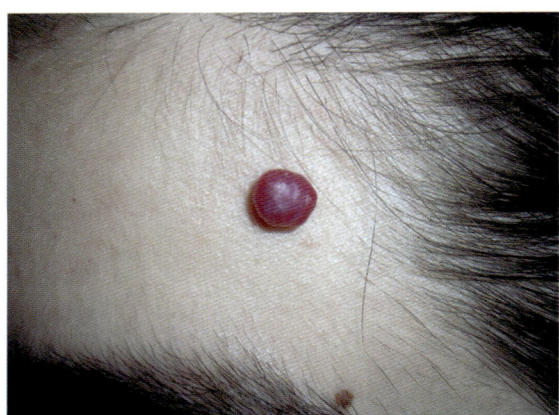

図 142-5　14 歳女児の前額部に生じた膿原性肉芽腫。（*Used with permission from Richard P. Usatine, MD*）

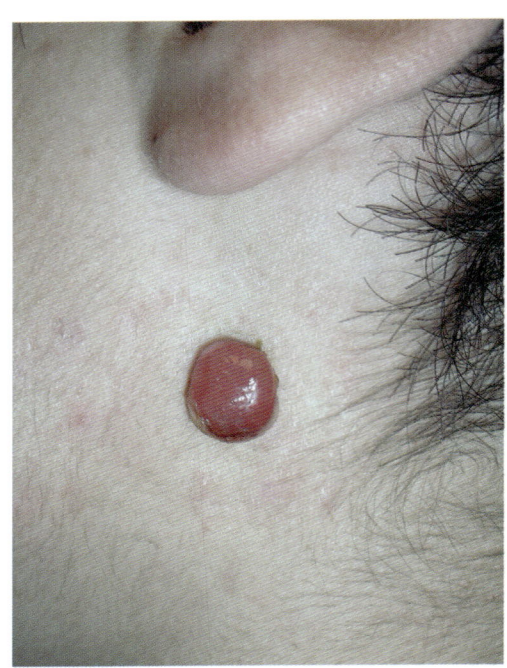

図 142-6　12 歳男児の頸部に生じた膿原性肉芽腫。（*Used with permission from Richard P. Usatine, MD*）

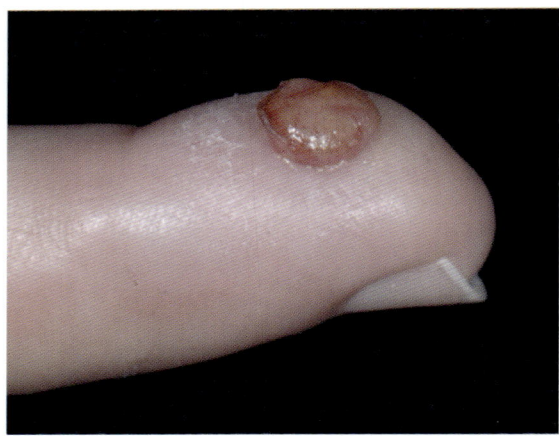

図 142-7　17 歳男児の手指に 2 カ月存在する小さな膿原性肉芽腫。手指の小さな外傷がきっかけで生じた。（*Used with permission from Richard P. Usatine, MD*）

- PG はポートワイン母斑の内部にも生じ，ある症例研究では（ポートワイン母斑内に小結節を認めた症例 N＝31），生検の結果 14 例で PG と診断された[7]。ほとんどの PG と動静脈奇形（10 標本）は三叉神経の第 2 枝領域に生じていた。また，他のある症例研究ではポートワイン母斑内に生じた PG は，ポートワイン母斑に対する 595 nm 波長可変パルスダイレーザー治療の合併症と考えられた[8]。

➤ 典型的分布

- 皮膚の PG は頭頸部に最も多くみられ（62.5％）（特に歯肉と口唇，図 142-2〜142-4），鼻，顔面（図 142-5），頸部（図 142-6），体幹（20％），四肢（18％，図 142-7）にみられる[1]。指や手は非常に病変を生じやすい（図 142-7）。また，包茎の合併症として陰茎亀頭に生じた PG の報告もある[9]。
- 妊娠による PG は上顎口腔内粘膜表面に生じることが最も多い。
- ある後ろ向き研究（N＝58 例）と文献のレビューによれば，PG の原因には薬剤，局所の外傷，末梢神経系の障害も含まれていた[10]。悪性黒色腫の除外のために，組織学的な検索が必要となる可能性も指摘されている。

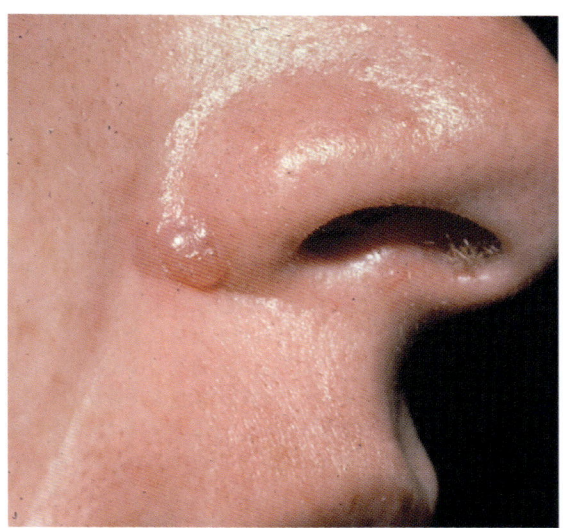

図 142-8　膿原性肉芽腫と混同されそうな，鼻に生じたメラニン欠乏性黒色腫。膿原性肉芽腫を疑った場合は必ず病理へ検体を提出するべきである。(*Used with permission from UTHSCSA Division of Dermatology*)

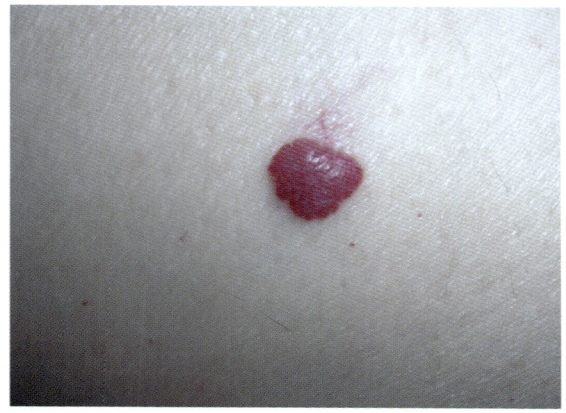

図 142-9　腕の老人性血管腫。(*Used with permission from Richard P. Usatine, MD*)

人ほどみられやすい。

- 鼻の線維性丘疹：鼻の良性腫瘍である。ほとんどのものは皮膚色と同色で，PG と混同されることは少ない。線維性丘疹の中でも良性の淡明細胞を伴う型は PG に類似する。

治療

腫瘍の除去は出血や不快感の改善を要する場合や，美容的理由による場合，あるいは診断が不確定の場合に適応となる。

▶ 非薬物治療

無治療でも，PG は最終的には縮小して線維質となり，緩徐に退縮する。特に原因物質が除かれればそのような経過をとる。

▶ 薬物治療

- 5％イミキモドの局所塗布を週に 2 回，14 週間にわたって行うことで，再発する膿原性肉芽腫を治療できた報告がある[14]。SOR Ⓒ
- あるケースシリーズで 98％フェノールによる局所療法(3 回投与で，各回に 1 分間かけたあとスルファジアジン銀と 10％ポビドンヨードで処理する)でも，爪周囲の PG に対して瘢痕化することなく治療できたと報告されているが，2～14 週間にわたり毎週治療が必要であった[15]。

▶ 処置

PG の治療のために多くの処置が行われているが，データはケースシリーズのものに限られる[16]。

- 局所麻酔の注射が必要な切除に比べ，冷凍手術は小さな子どもにも受け入れられやすい。凍結用ピンセット(図 142-1)や凍結用プローブ(図 142-10)は，いずれも血管構造を圧迫してより効果的に低温による組織破壊を得ることができるので，より治療効果も高くなる。また，これらの器具ではスプレーを用いるよりも恐怖心や疼痛を抑えられるようである(筆者の経験)。
- 外科的な単純切除は再発率が少ない(＜4％)が，瘢痕化を伴うことがある(55％)[16]。SOR Ⓒ
- 削切除および電気乾固法で腫瘍を除去でき，後者を用いることで再発を減らすことができる(約 10％)。瘢痕化は単純切除(31％)や焼灼術単独(43.5％)よりも少ない(31％)[1,16]。PG は操作を受けたり切開されたりすることでよく出血する。リドカインとエピネフリンを用いて，エピネフリンの

▶ 画像検査

- 赤みがかった均一な領域が白色輪状の辺縁に囲まれているのが，膿原性肉芽種で最も多いダーモスコピー所見である(85％)[11]。より進展した病変では，線維性中隔のように中心部を横切る白色の線がみられることがある。わずかな圧迫で PG 内の血管構造は不明瞭となるが，赤い腫瘍内に血管構造がみられるときは黒色腫の鑑別を要するため注意が必要である[12]。
- 生体で反射型共焦点顕微鏡を用いて後天性血管病変との鑑別を行う方法が研究されている[13]。

▶ 生検

- 治療に切除を要する場合は，組織を病理へ提出して診断の確認と悪性の除外を行うべきである。
- 初期の病変は肉芽組織に似ている(無数の毛細血管と内皮細胞をもつ細静脈が皮膚表層へ向けて放射状に配列し，間質は浮腫様)[1]。
- 成熟した PG では，病変が小葉に分かれた線維粘液性間質を呈する。毛細血管が増殖し，内皮細胞が目立つ。病変の基底部では上皮が内向性に成長している[1]。

鑑別診断

小児では皮膚の悪性腫瘍はまれであるが，PG は非定型線維黄色腫，基底細胞癌，Kaposi 肉腫，転移性皮膚病変，扁平細胞癌，メラニン欠乏性黒色腫などの病変と混同されやすい(図 142-8)。PG と思われる病変の切除検体を病理に提出して，悪性疾患の見落としがないか確認することは特に重要である。

PG と混同されうる良性腫瘍としては，以下のようなものがある。

- 老人性血管腫：良性の毛細血管増殖による，明るい赤色でドーム状の小さな丘疹(図 142-9)。これらは平坦に近いことが多く，PG ほど容易に出血しない。多くの老人性血管腫は加齢とともに出現してくるので，年齢のより進んだ成

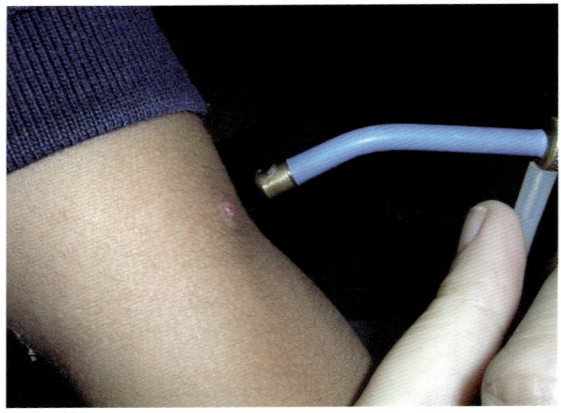

図 142-10　7 歳男児の腕に生じた膿原性肉芽腫で, 病変を冷却するとともに圧迫もできるよう, プローブ型デリバリー器具を用いて冷凍療法を行った。(Used with permission from Richard P. Usatine, MD)

効果が現れるまで 10 分待ち, 電気手術器具を用いて出血をコントロールするのがよい。PG はメスで切除して病理へ提出する。基底部を掻爬することでも出血を抑えることができ, 再発も防ぐことができる。出血がおさまるまで基底部を掻爬し電気乾固する。外来での治療を終了する前に圧迫被覆しておくべきである。SOR 🄒

- 冷凍手術とレーザー治療はしばしば複数回の治療を要し, 瘢痕化しやすい(それぞれ 12〜42％, 44％)[1,16]。SOR 🄒　あるケースシリーズでは 1,064 nm ネオジム添加イットリウムアルミニウムガーネット(Nd：YAG)レーザーによる治療を 1〜4 回受けた 20 人の患者のうち 19 人が再発なく治癒した[17]。
- あるケースシリーズで報告された硬化療法では, 瘢痕化も再発もみられなかった[16]。SOR 🄒

予後

- PG は数週間かけて拡大し, 数カ月は大きさが維持される[1]。最終的には縮小して線維質の血管腫となる。一部は自然に梗塞して退縮する。電話でフォローアップを行った小児での後ろ向きケースシリーズでは, 4 人の無治療の患者で 6〜18 カ月の間に自然治癒し再発もなかった[18]。
- 先天性 PG はまれな播種性の一型で, 皮膚型に似た複数の病変が出生時から存在する。良性の経過をたどり 6〜12 カ月で自然軽快する[1]。

フォローアップ

必要に応じて行う。

患者教育

- 患者には自然軽快すること, 様々な治療法があることを説明する。
- 治療を行って再発した場合には, 病変が拡大して治療しにくくなる前に, 早めにフォローアップするのがよい。

【Mindy A. Smith, MD, MS／Richard P. Usatine, MD】

(野木森宜嗣　訳)

10 節　母斑と黒色腫

143　良性母斑

症例

10 代女児が母親に連れられて来院した。母親によると, 女児の背中のほくろに変化がみられるとのことであった(図 143-1)。いくつかのほくろは茶色の色素沈着の周囲に白い暈(ハロー halo)を認め, いくつかの暈では色素沈着が完全に失われ, 明るい領域のみとなっていた。この女児は特に症状の訴えはなかったが, これらのほくろが皮膚癌でないかを確かめたいと考えていた。暈を伴う母斑は, 頻度は少ないものの母斑の一種である。これらのほくろが良性のものであるとわかり, 女児と母親は安心した。

概説

多くの母斑(nevus)は皮膚のメラノサイトの集合した良性腫瘍である。しかし, 母斑は結膜, 強膜やその他の眼の構造物に起こることもある。また, Becker 母斑や面皰母斑のように, メラノサイト以外の細胞によって構成される母斑もある。多くの母斑は後天性であるが, 出生時にすでに認められる母斑も多くある。

別名

ほくろ(mole)

疫学

- 後天性の母斑は頻度の高い病変で, 早期小児期に形成される。まったく母斑のない成人はまれである。
- 皮膚の色が濃い人における母斑の有病率は低いようである。
- 新生児では 1％に存在し, 小児期を通して増加し, 思春期に最大となる。しかし, 成人期にも新しい病変が出現することもある。便宜的標本のコロラド州の小児において, 非ヒスパニック系白人の小児は他の人種／民族と比較して最も母斑の数が多かった。6 歳になったばかりの段階で, 非ヒスパニック系白人の男児(中央値 21)が有意な差をもって最も母斑が多く, 非ヒスパニック系白人の女児(中央値 17), ヒスパニック系白人の小児(中央値 11), アフリカ系の小児(中央値 7), アジア／太平洋諸島系の小児(中央値 6)の順であった[1]。この値はバルセロナにおける小児の研究(N＝180, 1〜15 歳, 母斑の平均数 17.5)と同等であった[2]。
- 先述のコロラドの研究では, 非ヒスパニック系白人の小児は, 3〜8 歳において平均して年 4〜6 個の母斑の新出を認めた。体の露出部分における新しい母斑の出現頻度は 7 歳で横ばいとなったが, その頻度は女児より男児のほうが高かった[1]。
- 成人は一般的には 10〜40 個の母斑があり, 母斑は全身に点在している。
- メラノサイト系母斑の発生率は 40〜50 代において最も多くなり, その後は減少する[3]。

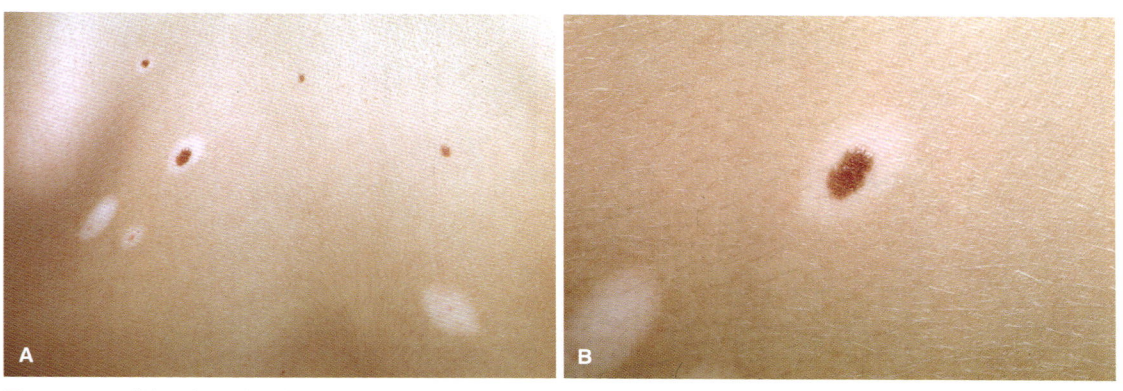

図 143-1　**A**：背部の多発暈状母斑，**B**：移行期にある暈状母斑の拡大像。（*Used with permission from Richard P. Usatine, MD*）

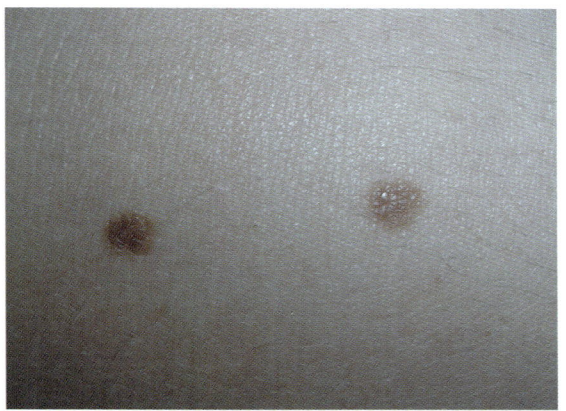

図 143-2　10 代女児の腕に現れた 2 つの良性の境界母斑。これらは平坦な斑であることに留意する。（*Used with permission from Richard P. Usatine, MD*）

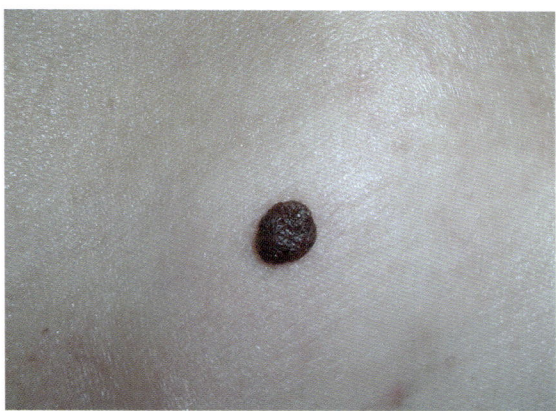

図 143-3　14 歳女児の胸部に現れた良性の複合母斑。生検で診断。茶色の色素沈着と隆起している点に留意。（*Used with permission from Richard P. Usatine, MD*）

病因と病態生理

- メラノサイト由来の母斑細胞で構成された良性腫瘍である。母斑細胞は表皮に定着している色素産生細胞である。
- メラノサイト系母斑は，互いに接したメラニン細胞の増殖により，巣と呼ばれる細胞の小集合体を形成したものである。一般的な母斑は黒色腫と同様に，BRAF，NRAS，c-*kit* などを含む遺伝子変異を有する[4]。
- 日光（紫外線）への曝露，水疱形成イベント（日焼けなど），遺伝が母斑の新出に関与している[3]。
- メラノサイト系母斑の分類は，母斑細胞の存在部位に基づいて大きく 3 つに分けられる[5]。
  - 境界母斑：母斑細胞が真皮-表皮接合部に存在する。小児期以降に複合母斑に変化する場合がある（手掌，足底，外性器にある場合を除く，図 143-2）。
  - 複合母斑：母斑細胞の一部が真皮へ侵入したもの（図 143-3）。
  - 真皮母斑：母斑細胞が真皮内に存在するもの（通常成人にのみみられる）。これらの母斑は，通常隆起し，強い色素沈着は少ないかほとんどない（図 143-4，143-5）。
- 特殊な母斑の分類
  - 暈状母斑：複合母斑または真皮母斑で，対称性の境界明瞭な脱色素領域を有するもの（図 143-1）。体幹に生じる

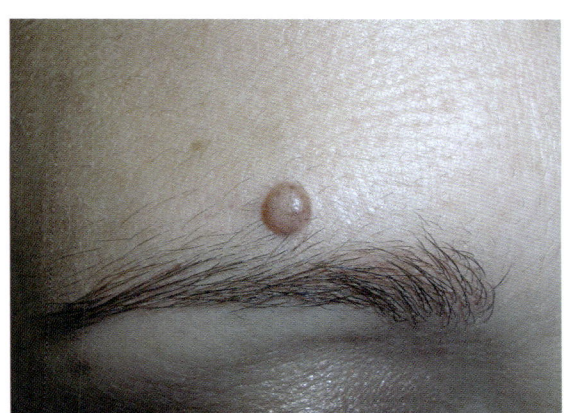

図 143-4　真皮母斑（真皮内メラノサイト系母斑）。ドーム形で色素沈着が散在。（*Used with permission from Richard P. Usatine, MD*）

ことが多く，青年期に出現することが多い。
- 青色母斑：色素の量を多く含む真皮母斑で，茶色の色素が長波長の光を吸収し，青色光を散乱する（Tyndall 効果，図 143-6）。青色母斑は必ずしも青色とは限らず，色調は淡褐色〜青色，黒色，そして灰色など様々である。小結節は母斑に伴う間質の硬化のため硬い。通常，小児

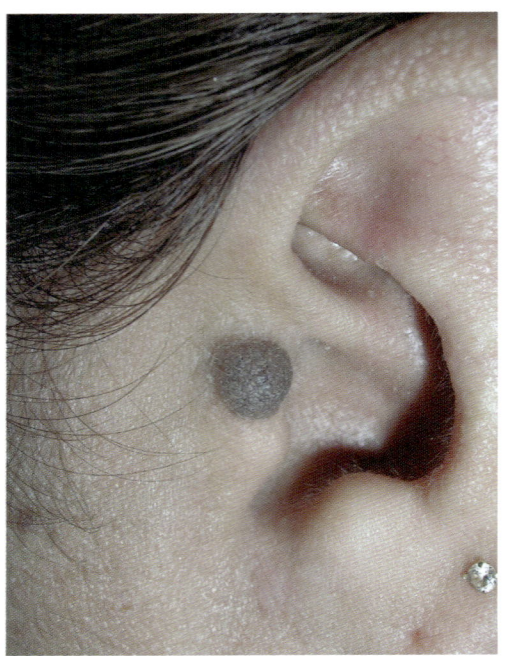

図 143-5　耳珠上の真皮母斑。生検にて真皮母斑と診断された。均一に色素沈着を認める。(*Used with permission from Richard P. Usatine, MD*)

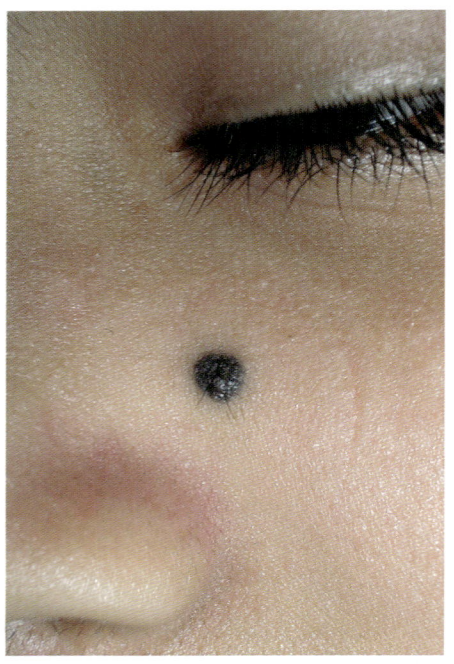

図 143-6　左頬部の青色母斑，暗い色調で黒色腫に似ている。本症例では 5 mm パンチによって完全に切除され，整容的にも良好であった。青色母斑は良性であり，疑わしい変化がなければ切除する必要はない。(*Used with permission from Richard P. Usatine, MD*)

期に四肢，手背，顔に出現する。まれな変異として，細胞増殖型青色母斑（＞1 cm）は臀部に好発し，悪性への変性が生じる可能性がある。

- 扁平母斑：無毛，長円形〜不整形の茶色病変で，母斑細

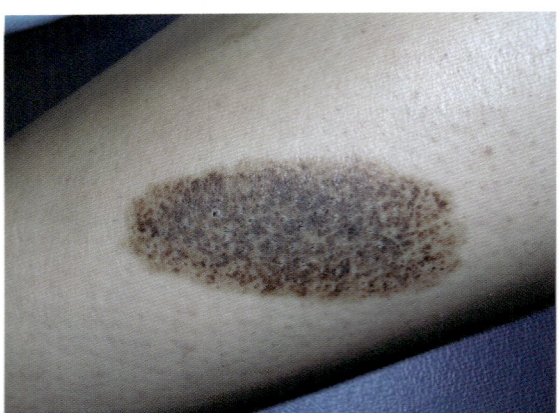

図 143-7　若年女性の下腿に出生時よりみられる扁平母斑。良性と考えられるため，介入は要さない。(*Used with permission from Richard P. Usatine, MD*)

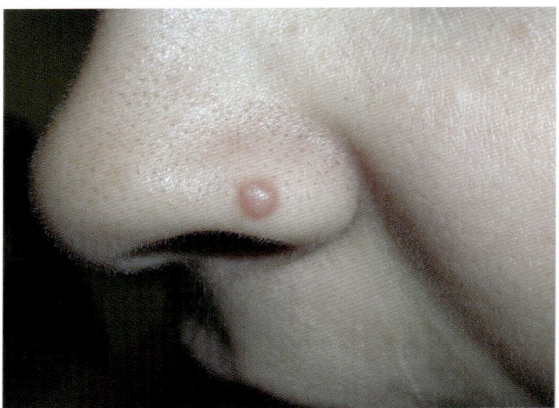

図 143-8　過去数年にわたり増大を認めた 18 歳女児の鼻の Spitz 母斑。特に合併症なく，完全に切除された。(*Used with permission from Richard P. Usatine, MD*)

胞を含む濃茶色〜黒色の斑を有する（図 143-7）。いずれの年齢層でも出現する可能性があり，出生時に認めることもある。日光への曝露とは関連しない。

- Spitz 母斑（以前は悪性黒色腫との臨床的，組織学的な類似性より，良性若年性黒色腫と呼称されていた）：無毛，赤〜赤褐色，半球状の小結節で，一般的には小児に突然現れ，時に外傷に引き続いて生じる（図 143-8，143-9）。ピンクの色は血管が豊富であるためである。この母斑は，しっかりとマージンをとって完全に切除することが最も重要である。
- 太田母斑：一般的には眼の周囲に最も好発する濃褐色の母斑で，強膜に病変を伴うこともある（図 143-10）。
- 後天性，先天性いずれのメラノサイト系母斑においても，黒色腫への悪性化のリスクを孕んでいる。メラノサイト系母斑の数は，特に 100 以上の場合，表皮黒色腫の重要な独立した危険因子である[6]。

■ 非メラノサイト系母斑
- Becker 母斑：茶色の斑でしばしば発毛を伴い，肩，背部，乳腺下部領域にみられることが多く，成人男性に最も好発する（図 143-11，143-12）。病変部は肩や上腕全体を覆うほど広がる場合もある。母斑と呼称されるものの，実際には

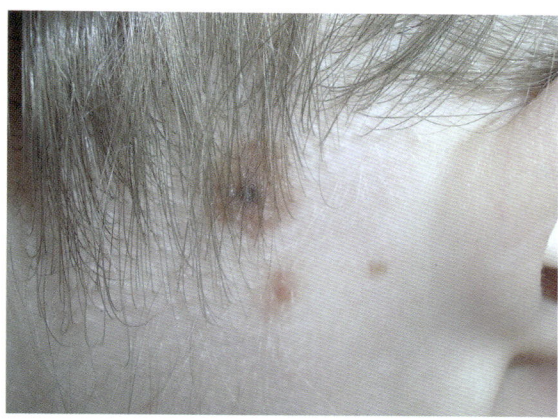

図 143-9　9 歳男児の顔面にみられた Spitz 母斑。患児は非常に勇気があり，局所麻酔薬のみで切除することができた。（Used with permission from Richard P. Usatine, MD）

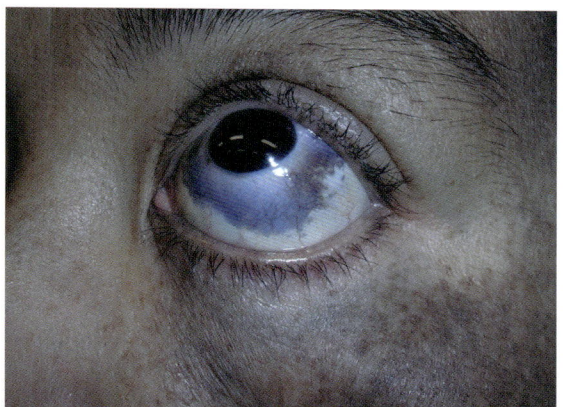

図 143-10　若い女性の顔面に小児期早期より現れていた太田母斑。両眼とその周囲の皮膚に病変を認める。強膜の色素沈着は青色にみえる。（Used with permission from Richard P. Usatine, MD）

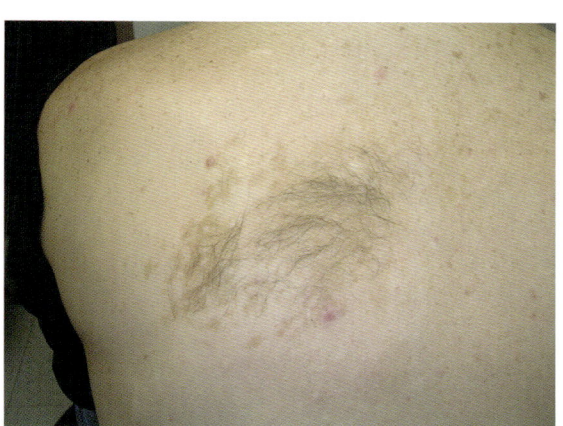

図 143-11　思春期に発症した Becker 母斑。このタイプの非メラノサイト系母斑は，しばしば有毛である。（Used with permission from Richard P. Usatine, MD）

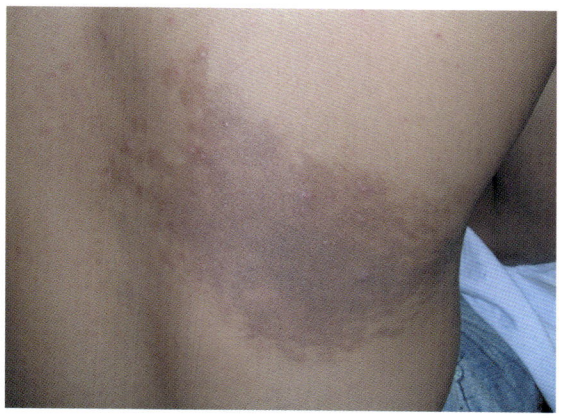

図 143-12　2 年前より 16 歳のヒスパニック系男児の背中に現れた Becker 母斑。この母斑には毛はなかったが，この領域に多数のにきび痤瘡を認めた。これも Becker 母斑の特徴のひとつである。（Used with permission from Richard P. Usatine, MD）

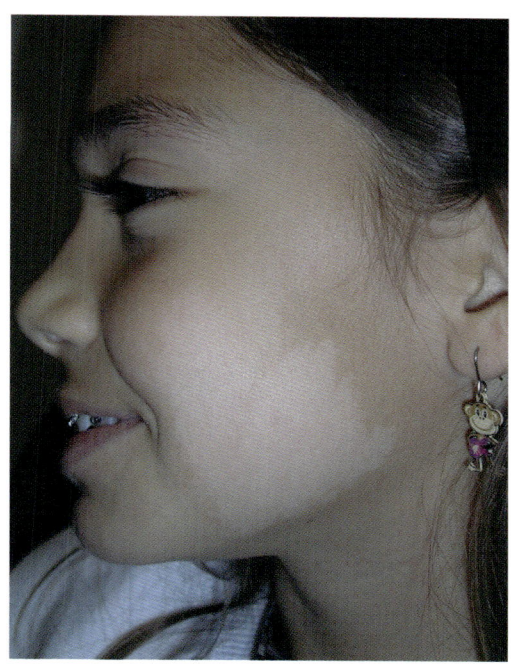

図 143-13　女児の顔面に出生時より認める脱色素母斑。（Used with permission from Richard P. Usatine, MD）

- 脱色素性母斑：通常，出生時ないし幼児期よりみられる。病変部ではメラノサイトの数は正常であるが，メラノソームの数が減少している。典型的には境界は鋸歯状にギザギザしている（図 143-13）。
- 貧血母斑：先天的な低色素斑で，相対的なサイズや分布は変化しない。この母斑は局所のカテコールアミン過敏の結果生じるもので，メラノサイトの減少ではない。硝子圧法（diascopy：ガラス板で圧迫）では，病変部は周囲の皮膚と区別がつかなくなる（図 143-14）。
- 面皰母斑：まれな先天性の過誤腫で，皮膚の一領域への面皰（黒色角栓を有する開大した毛囊）の集簇を特徴とする（図 143-15）。
- 表皮母斑：外胚葉由来の先天的な過誤腫で，その母斑の主

母斑細胞は有さず，悪性化の可能性もない。この母斑は過誤腫の一種で，細胞と組織成分が異常な混在を示し，通常は成長の盛んな部分に生じる。

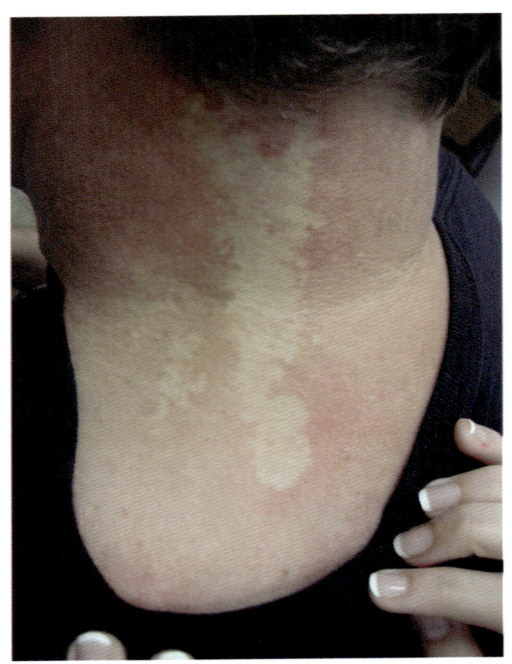

図 143-14　後頸部にみられる貧血母斑。カテコールアミンに対する局所的な過敏性によって，周囲の皮膚に比べて明るくみえる領域を生じる。(*Used with permission from the University of Texas Health Sciences Center, Division of Dermatology*)

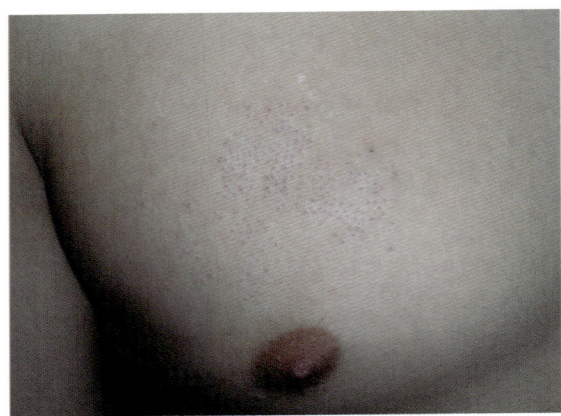

図 143-15　15 歳男児の胸部に出生時より認める面皰母斑。先天性の過誤種で黒色角栓を有する開大した毛嚢を認める。これはざ瘡とは異なる。(*Used with permission from Richard P. Usatine, MD*)

要な構成細胞(脂腺，アポクリン腺，エクリン腺，毛嚢，角化細胞)によって分類される。この母斑に関しては 144 章「先天性母斑」において詳述する。

面皰母斑と表皮母斑に関しては，胎生期の発育に由来するBlaschko 線に沿って生じる傾向がある。

危険因子

- 先述のバルセロナにおける小児の研究では，男性，日焼け歴，顔面の雀卵斑(そばかす)，乳癌の家族歴は，より多くの母斑を有することの独立した危険因子であった[2]。
- ある研究では，皮膚色がとても明るく，赤毛ではない子どもたちの間では，日焼けをした子はより母斑の数が多かった[7]。
- 屋外スポーツをすると母斑は増加する[8]。
- ある研究では，新生児の青色光線療法は 9 歳時の母斑の数とは関連しなかったが[9]，片方のみが青色光線療法を受けた双生児の研究(N＝59)においては，光線療法を受けた児のほうで皮膚とブドウ膜のメラノサイト系病変の有病率が高かった[10]。

診断

▶ 臨床所見

多くの良性メラノサイト系母斑は淡褐色〜茶色で，通常 6 mm 未満，円形で境界は明瞭である。

- 境界母斑：斑状またはわずかに隆起したほくろで，均一な茶色〜黒色の色素沈着を伴う。表面はなめらかで円形〜楕円形の境界をもつ(図 143-2)。多くは無毛で大きさは 1〜6 mm と様々である。
- 複合母斑：わずかに隆起し，対称性，皮膚色〜茶色で円

形〜楕円形の境界をもつ。しばしば加齢とともにさらに隆起する(図 143-3)。有毛性の場合や周囲に白色の暈(ハロー)を伴うこともある。
- 真皮母斑(真皮内母斑と同義)：肌と同色か茶色で加齢とともに薄まる。半球状が最も一般的だが，形は様々でポリープ状，疣状，有茎性のこともある。しばしば顔にみられ(図 143-4，143-5)，大きさは 2〜10 mm 程度である。

▶ 典型的分布

- 最も頻度が高いのは腰より上の日光に曝露する領域であるが，皮膚の表面であればどこにでも現れる可能性がある。頭皮，乳房，臀部は頻度が下がる。
- バルセロナにおける小児の研究では，61.1％が顔または頸部に，17.2％が臀部に，11.7％が頭皮に母斑があった。また，ほぼ 1/3 に先天性の母斑があった(144 章「先天性母斑」参照)[2]。
- オーストラリアにおける白人小児の研究では，すべてのサイズを含むメラノサイト系母斑は，前腕外側に最も多く，次いで上腕外側，頸部，顔面の順であった[11]。男児は，頸部におけるすべてのサイズを含むメラノサイト系母斑の密度が女児より高かった。一方，女児は大腿，下腿における 2 mm 以上のメラノサイト系母斑の密度が男児より高かった。習慣的に日光に曝露される体の部位において小さなメラノサイト系母斑の密度がより高く，大きなメラノサイト系母斑の頻度は最も高い。

▶ 画像検査

- ダーモスコピーは良性の母斑を診断するのに有用な方法である。メラノサイト系母斑では，ダーモスコピーによる診断で色，パターン(例：球状 globular，網状 reticular，星形 starburst，均質な青色)，色素分布(例：多焦点性，中心性，偏心性，均一性)，そして特殊な部位(顔面，末端部，爪，粘膜)などをみて，患者要因(例：病歴，妊娠)と併せて診断する[12]。
- 小児患者におけるダーモスコピーのレビューで，筆者たちは小児の後天性のメラノサイト系母斑は母斑周囲に辺縁小球(peripheral globules)と母斑-メラノサイト接合巣を認めることを報告している[13]。病変は対称性，遠心性に拡がり，辺縁に小球を伴う。小球は病変が成熟するにつれて，

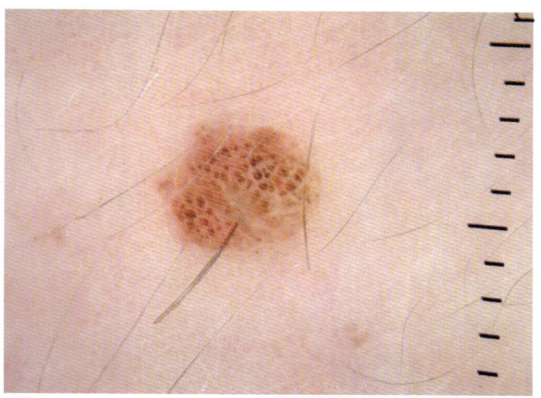

図143-16　10代女児の良性メラノサイト系母斑のダーモスコピー所見で，球状パターンを示している。球状パターンは，小児の母斑でしばしばみられる。(*Used with permission from Richard P. Usatine, MD*)

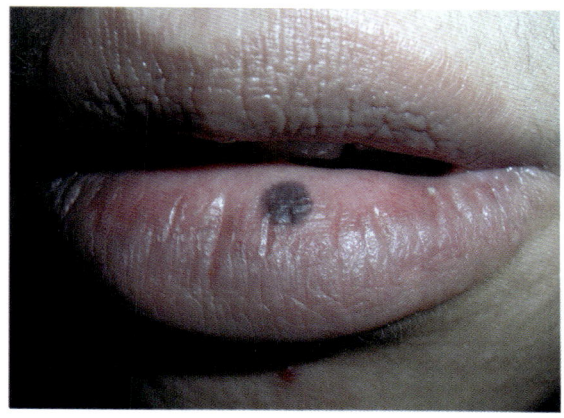

図143-17　口唇メラニン色素斑。良性であるが，母斑ではない。(*Used with permission from Richard P. Usatine, MD*)

まばらになりながら，次第に消退する。成熟したメラノサイト系母斑は網状または均一なパターンを示す。また，ある別の研究では，黒色腫があまり疑われない良性のメラノサイト系病変 2,497 例に対して短期間ダーモスコピーを行ったところ，16.2％に変化を認めたと報告されている[14]。変化は若年者(0〜19歳と19〜35歳)と高齢者において，より多くみられた。

- 先述のバルセロナの研究では，小児において最も頻度が高く主要なダーモスコピーのパターンは，球状パターンである(図143-16)。乳幼児群では均一なパターンが一般的であり，思春期では網状パターンが主となる[2]。

▶ 生検

- 生検は黒色腫または Spitz 母斑(図143-9)を疑う際には必要である。黒色腫を疑う妥当な理由がある場合は，色素沈着している領域よりも下層まで切除する生検が望ましい。これは薄片生検(湾曲し曲げられる刃を用いて削ぐ生検)，すべての病変を得られるパンチ，楕円形の切除などによって可能である。もし患者が，良性にみえる隆起病変を美容上の理由で切除を求める場合は，shave excision(剃刀によって薄く削ぎとる切除)が適切である。すべての病変(skin tag は除く)は，仮に良性にみえたとしても，検査のために病理医に提出し，黒色腫の見逃しを避けるようにする。
- メラノサイト系腫瘍の良性と悪性を見分ける病理組織学的評価において，病理医によって行われる免疫学的染色は，重要な補助的検査である[15]。

鑑別診断

　良性の母斑は異型性を呈したり，黒色腫となる場合がある。これらは，病変部が，ABCDE：非対称性(Asymmetry)，辺縁不整(Border irregularity)，色調のむら(Color irregularity)，直径 6 mm 以上(Diameter>6 mm)，変化(Evolution)といった非典型的な特徴を示した場合に疑うべきである。症状(例：掻痒感，疼痛，刺激感，出血)を伴った場合，色素沈着の喪失，増悪がみられた場合は，病変の再評価を行い，必要に応じて生検を行うべきである。ダーモスコピーは良性病変と悪性病変の鑑別の精度を上げるのに有用である。

- 黒色腫は既存の母斑から生じる可能性のある皮膚癌である。良性の母斑と，悪性黒色腫の可能性のある母斑を見分ける技術は重要である。しかし，臨床的な外見は紛らわしい場合もあるので，癌の疑いがある場合は生検が必要である(147 章「小児黒色腫」参照)。
- 異形成母斑は，比較的平坦ないし，わずかな盛り上がりの丘疹で，やや大型である。しばしば病変部は標的様，または目玉焼き様の形態を示し，中心部の丘疹部と周囲の斑状領域を伴い，色調はむらがある(146 章「異形成母斑」参照)。
- 口唇メラニン色素斑は口唇の良性暗色斑で，母斑ではなく，また黒色腫でもない(図143-17)。美容的な目的で除去することもできる。

治療

　母斑は一般的には，美容上の理由がある場合と病変部に異形成や黒色腫を示唆する変化が懸念された場合にのみ切除する。

- 黒色腫の可能性が懸念される場合は，縫合による閉創を含めた完全切除による生検が最も望ましい方法である。
- より小さい病変に対してはパンチ切除も可能である。
- 薄片生検：残念ながら，大きい病変からの検体採取にパンチ生検法を用いた場合には，病変の他の部分における黒色腫を見逃してしまう可能性がある。完全な楕円切除が不可能，ないしは望ましくない場合(例：顔面の広範囲の平坦な色素沈着病変など)，パンチ生検より広範囲の薄片生検が望ましい。
- 母斑を美容上の理由で切除する場合，しばしば shave excision が用いられる[3]。

Spitz 母斑が疑われる場合は，すぐに生検を行うか，完全切除を計画する。経過観察するには，病理組織学的所見が黒色腫にあまりにも類似している。

- Becker 母斑と面皰母斑はメラノサイトを欠くため，これらから黒色腫を生じることはない。そのため，これらの母斑を切除する理由はない。一般的には，これらの母斑は広範であり，美容的な切除のリスクは利益を上回る。

予防

- 日焼けを避けるための日光からの保護は，母斑の出現を減

らすために有効な可能性がある。209 名の白人小児の研究
では，日焼け止め群に割り当てられた児，中でもそばかす
がある児は，コントロール群の児に比べて，3 年間のフォ
ローアップの段階で有意に体幹の母斑の新出が少なかっ
た[16]。

- 他の研究では，部分的に個々の状況に合わせた，子どもの
日焼け防止対策を示したメールによる介入が，両親の申告
による日焼け止め，日焼け防止衣類や帽子の使用，日陰を
探したり日中の日差しを避けたりするなどの行動を増加さ
せ，結果として，1 年後の日焼けや 2 mm 以上の母斑を減
少させた[17]。

予後

- 一般的な母斑の黒色腫への変性は非常にまれである。
- 多発性または広範なメラノサイト系母斑を有する患者は，
黒色腫のリスクが上昇する[3]。
- 母斑は切除後に再発や残存する場合がある。ある研究で
は，異型メラノサイト系母斑は最も残存が多い傾向にあっ
た[18]。また，他の研究では，61 例の良性母斑の生検部にお
いて再検を行ったところ，2 例（3.3%）に再発を認めた[19]。

フォローアップ

- 多発性または広範なメラノサイト系母斑を有する患者は，
経験のある医師がフォローアップすべきである。なぜな
ら，そのような患者は黒色腫の生涯リスクが上昇する可能
性があるからである。リスクはおおよそ病変のサイズおよ
び／または数に比例する[3]。
- 「画像検査」の項で前述したように，小児におけるメラノサ
イト系母斑にはしばしば変化がみられる。変化は頭皮の母
斑において，より頻度が高い可能性がある。小児の頭皮の
母斑 44 例（全症例の 30%）のフォローアップに関する研究
では，平均フォローアップ 2.8 年の間で大部分（77%）に臨
床所見の変化を認めた。初回の診察と比べると，そのうち
約半分（53%）は異形成が強くなり，残りの半分（47%）では
初回よりも異形成が弱くなった[20]。頭皮のメラノサイト系
母斑はより綿密なモニタリングが必要かもしれない。

患者教育

- 患者とその家族には，皮膚癌の予防と新出の母斑を減らす
ために日焼け止めの使用を勧めるべきである。
- 多発性または広範なメラノサイト系母斑を有する患者とそ
の家族には，母斑の非対称性，辺縁不整，新出の症状，色
調やサイズの変化がないかどうかをよく観察し，報告する
よう指導すべきである。

【Mindy A. Smith, MD, MS／Richard P. Usatine, MD】
（田中広輔 訳）

144 先天性母斑

症例

この 6 カ月の児は，新しい家庭医によって定期検診で小さ
な先天性母斑（図 144-1）を指摘された。両親はその母斑が出

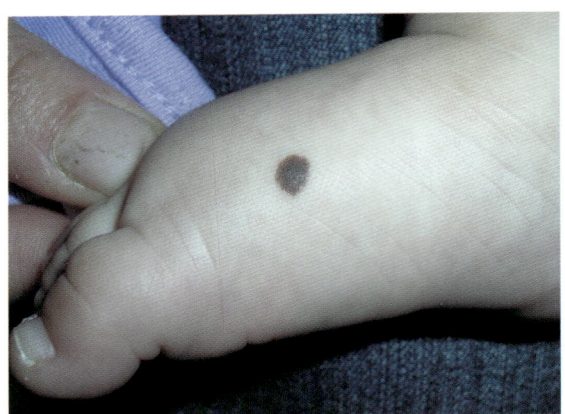

図 144-1　6 カ月児の足にある小さな先天性母斑。両親は現時点
では切除しないことを勧められた。（Used with permission from
Richard P. Usatine, MD）

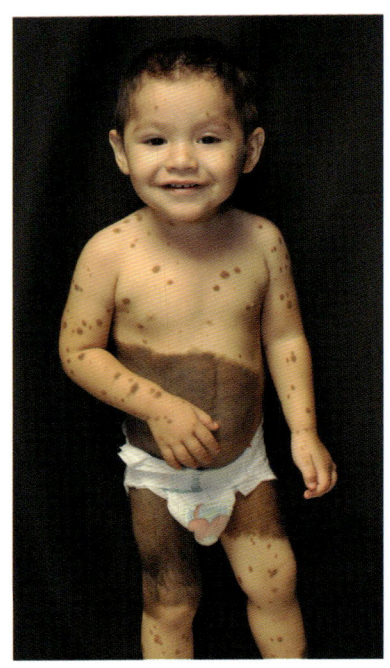

図 144-2　笑顔の 2 歳男児における多発する，衛星母斑を伴った広
範な水着様母斑。母親は外科的介入を行わないことを選択した。
（Used with permission from Richard P. Usatine, MD）

生時からあることを認め，切除する必要があるかどうかを尋
ねた。両親は，それに関しては特に何かをする必要はなく，
将来的に不審な変化が起こってこなければ今後もそのままに
しておいてよいと説明を受けた。

概説

先天性メラノサイト系母斑（congenital melanocytic
nevus：CMN）は良性色素性病変であり，大きさや外観は多様
で，皮膚の色素形成であるメラノサイトによって構成されて
いる。

別名

- 衣類様母斑（garment nevus），水着様母斑（bathing trunk

14

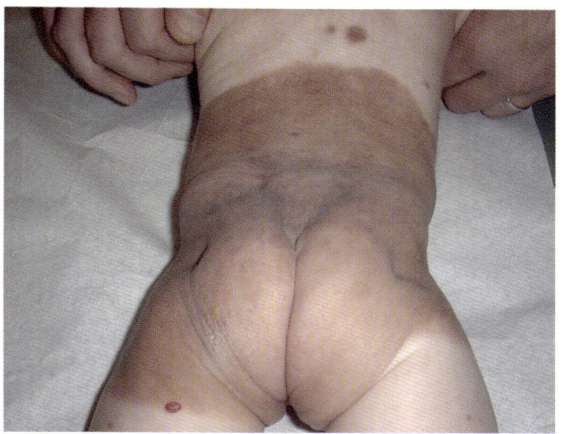

図 144-3　水着様先天性メラノサイト系母斑の表面には，細かな産毛を認める。やがて，これらの毛は硬毛となり，そうなるとその病変部は先天性有毛性母斑とも呼ばれるようになる。この病変は前癌状態の可能性が高い。すべての病変を切除しきることが困難であったとしても，病変部を減らすために，しばしば段階的な切除が行われる。悪性化を除外するため，生検を要するような病変の変化をみつけるために，少なくとも，年に 1 回は診療所で，自宅でも毎月の慎重な臨床経過のフォローアップが必要である。
(Image used with permission from Robert Brodell, MD)

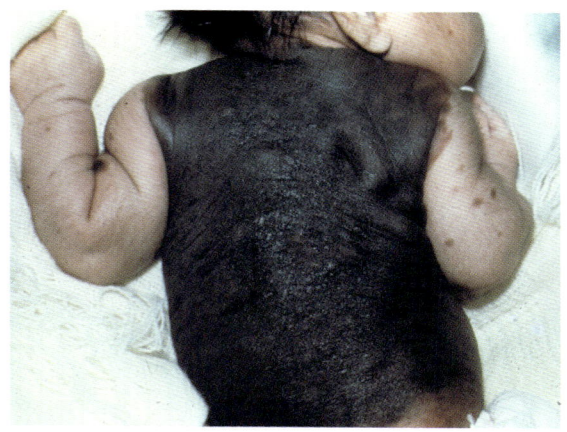

図 144-4　出生時より，背部と胸部のほぼ全域を覆うような広範な水着様母斑を認める乳児。(Used with permission from UTH-SCSA Division of Dermatology)

nevus，図 144-2），獣皮母斑(giant hairy nevus)，有毛性色素性母斑(pigmented hairy nevus)，色素性母斑(nevus pigmentosus)，有毛性色素性母斑(nevus pigmentosus et pilosus〈pigmented nevus with hair〉)[1]。

- 遅発性先天性母斑(tardive congenital nevus)は先天性母斑に類似した特徴を有する母斑であるが，1～3 歳に現れるものを指す。

疫学

- 先天性メラノサイト系母斑は新生児の 1～6％にみられ，出生時より存在するか，時に生後 1 年以内に現れる[1]。近年のカリフォルニアにおける症例シリーズ報告(N＝549)では，乳児の 2.4％に先天性メラノサイト系母斑を認めた[2]。
- イタリアにおける 12～17 歳の小児 3,000 人以上の有病率調査では，先天性メラノサイト系母斑または先天性母斑様の母斑は 17.5％に認められた。ほとんど(92％)は小さかった(＜1.5 cm)[3]。
- 先天性母斑は神経皮膚黒色症においてもみられる。神経皮膚黒色症は，先天性メラノサイト系母斑と中枢神経系の黒色腫瘍の存在を特徴とする，まれな症候群である。
- 先天性メラノサイト系母斑からの黒色腫の発症(図 144-8)は，通常の皮膚よりも高率で起こると信じられている。4～10％と評価されており，病変が小さいほどリスクが低い[1]。
  - システマティックレビューでは，先天性メラノサイト系母斑患者 6,571 例のうち 46 例(0.7％)が 3.4～23.7 年のフォローの間に黒色腫を発症した。これは小児期と思春期における黒色腫発症の相対的危険度が 465 倍高いことを意味する[4]。黒色腫の診断時の平均年齢は 15.5 歳であった(中央値 7 歳)。
  - 巨大先天性メラノサイト系母斑の患者(20 cm 以上，図 144-2～144-5)は，5～7％が 60 歳までにその部分から後

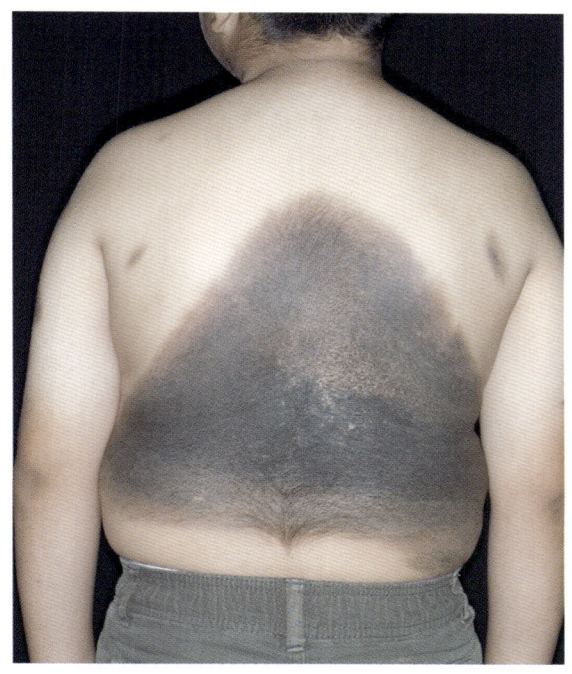

図 144-5　7 歳のヒスパニック系の男児における衛星母斑に囲まれた巨大先天性水着様母斑。患児は，この悪性化の可能性がある病変の段階的な切除を検討するように勧められている。(Used with permission from Richard P. Usatine, MD)

に黒色腫を発症すると報告されており，高リスクである[5]。ある研究では，巨大先天性メラノサイト系母斑があり黒色腫と診断された患者の 70％が，10 歳までに診断されていると報告されている[6]。
- しかし，1955～1996 年における中程度の大きさの先天性母斑患者 227 名，230 病変(1.5～19.9 cm，図 144-6，144-7)の前向き研究では，黒色腫の発症は認められなかった。平均フォローアップ期間は 6.7 年で，フォロー終了時の平均年齢は 25.5 歳であった[7]。
- 他の黒色腫の危険因子は，黒色腫あるいはその他の皮膚癌の既往歴または家族歴，多発性母斑の存在，赤毛，青

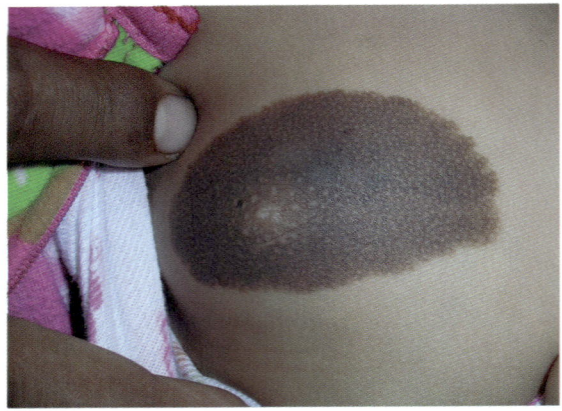

図 144-6　4 カ月女児の乳輪周囲にみられた先天性母斑。将来的な乳房発育を阻害する可能性が見込まれるため，この母斑は切除しないことを勧められた。悪性化の所見がないため，毎年の診察でフォローアップされることとなった。(*Used with permission from Richard P. Usatine, MD*)

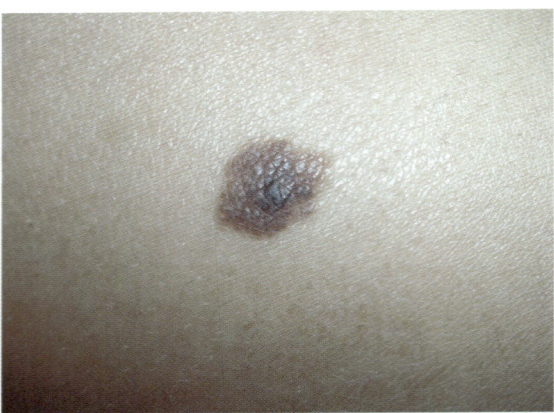

図 144-8　10 歳女児の肩にある先天性母斑で，生検により良性と確診された。母斑の中心に小さな隆起した色素沈着領域があることから，両親は生検を希望することとなった。(*Used with permission from Richard P. Usatine, MD*)

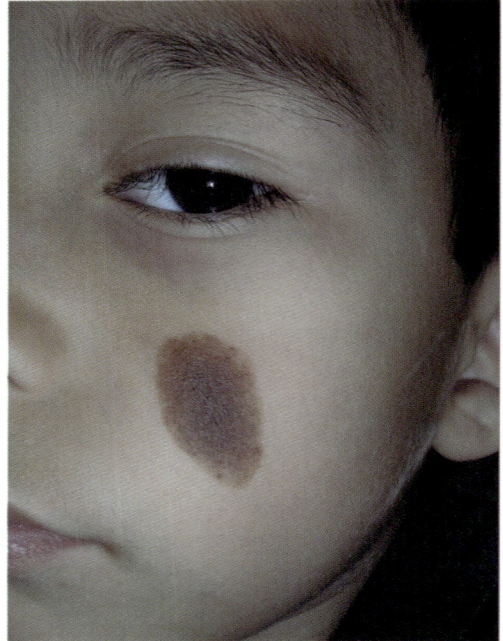

図 144-7　4 歳男児の顔面にある中等度の大きさの先天性母斑。(*Used with permission from Richard P. Usatine, MD*)

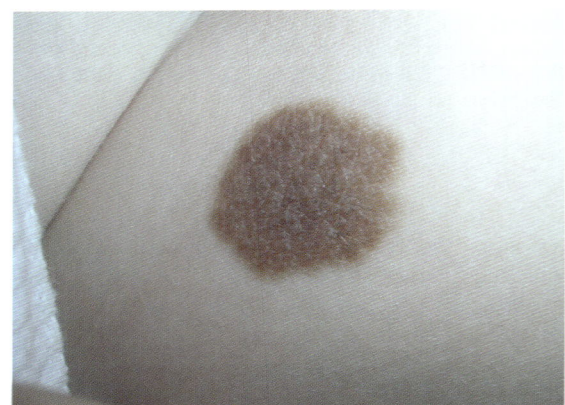

図 144-9　7 歳男児の先天性母斑。表面が小石状である。(*Used with permission from Richard P. Usatine, MD*)

診断

　診断は通常，臨床的特徴に基づいてなされる。

● 臨床所見[1]

- 濃いピンク（主に出生時），淡褐色，茶色，黒といった色が種々に混ざっていたり，ひとつの病変が多くの色合いを伴っていたりする。通常は色調は時間の経過にかかわらず不変であるが，母斑は患児の成長とともに増大する。
- 形もやはり非常にバリエーションに富んでおり，長円形，円形，線状，不整形などである。病変の形は不整だが，はっきりとした境界を有している。色素に関しては，周囲の皮膚へ薄まっていく場合もある。
- 母斑は時間経過とともに隆起する場合や，一部が盛り上がってくる場合もある（図 144-8）。皮膚の表面は滑らかであったり，つぶつぶとした小石状（図 144-9），角化性であったり種々である。
- 斑状部分は通常，辺縁部にみられる。
- しばしば多毛性を示す（図 144-10，144-11）。
- 色素沈着が強く広範な先天性メラノサイト系母斑が四肢にある場合は，四肢の発育不全と関連する可能性がある[1]。
- 病変は成人期のサイズによって分類される[1]。

　い眼，そばかす，放射線治療歴である（147 章「小児黒色腫」参照）[1]。

病因と病態生理

- 先天性メラノサイト系母斑の病因はわかっていない。
- 先天性母斑は真皮，表皮またはその両方において，良性のメラノサイトが増殖したものである。皮膚のメラノサイトは神経外胚葉に由来し，皮膚のほか，中枢神経系や眼といった場所へ垂直に遊走する[1]。遊走や成熟における異常が原因との仮説がある。

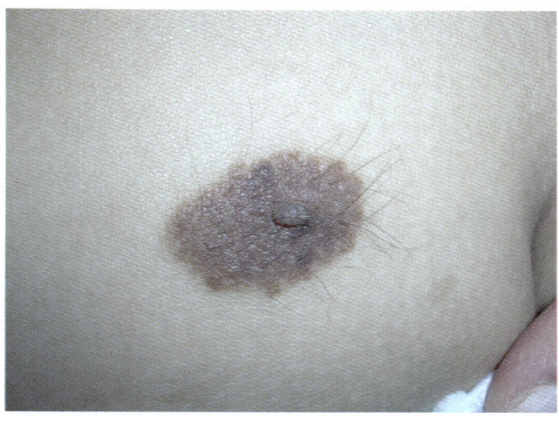

図144-10　7歳男児の上臀部の良性先天性有毛性母斑。（*Used with permission from Richard P. Usatine, MD*）

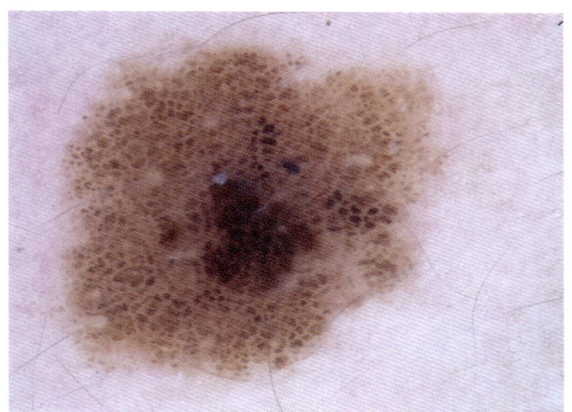

図144-12　10歳女児の先天性母斑のダーモスコピー所見で，球状パターンを示している。この画像は図144-8の女児の先天性母斑のものである。（*Used with permission from Richard P. Usatine, MD*）

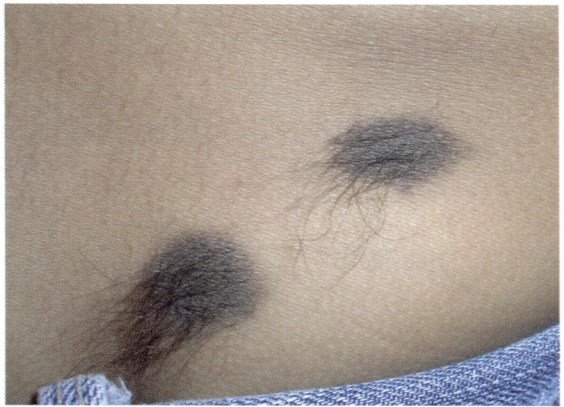

図144-11　多毛を伴う2つの衛星母斑。本児は写真のほかに1つの広範な先天性母斑を有している。（*Used with permission from Richard P. Usatine, MD*）

- 小（＜1.5 cm，図144-1）
- 中（1.5〜19.9 cm，図144-6，144-10）
- 大（＞20 cm　図144-2〜144-5）。巨大な母斑はしばしば，数個のより小さい衛星母斑に囲まれている（図144-2〜144-5，144-11）
- 小児の頭部にある＞9 cmの病変は，次第に拡大してくる傾向に基づいて大とみなされる[1]。

▶ 典型的分布
先天性母斑は体のあらゆる部分に現れる可能性がある。

▶ 画像検査
- ダーモスコピー所見は年齢と場所による。ある研究では，球状パターン（図144-12）が11歳以下で体幹にあるもので最も頻度が高かった[8]。網状パターンの病変は四肢に多く，斑状パターンは先天性母斑に最も特徴的であった。ある日本人の末端の先天性メラノサイト系母斑の追跡研究（N＝24病変）では，14歳未満の患児の4病変において，ダーモスコピー所見で特徴的な変化が観察された[9]。
- 神経皮膚黒色腫が疑われる患者の診断に，中枢神経系のMRIが有効な場合がある。ある著者は，巨大な先天性メラノサイト系母斑を有する患者に対してはスクリーニングとしてMRIを勧めている[10]。

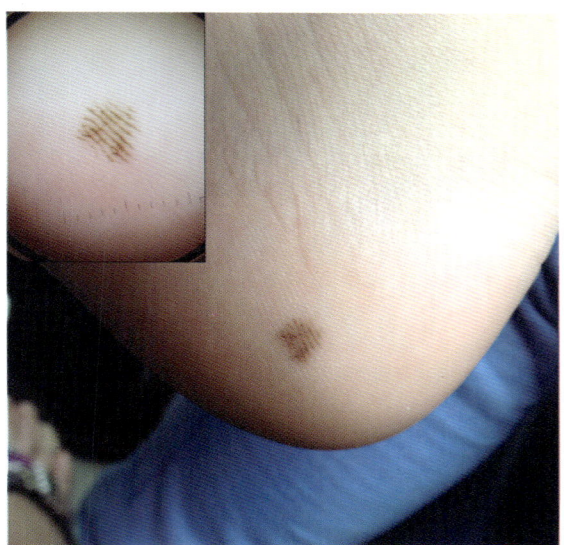

図144-13　8歳女児の足底に近い先天性の末端母斑。左上のダーモスコピー所見では，平行な色素沈着した線が，末端皮膚の谷に沿って走る様子が観察される。この所見により，医師は良性の母斑と診断した。（*Used with permission from Richard P. Usatine, MD*）

▶ 生検
- 組織学的なサブタイプは多数あるものの，先天性メラノサイト系母斑の組織学的特徴による鑑別は以下に注目する[1]。
  - 母斑細胞による真皮深部付属器や神経血管構造（例：毛嚢，脂腺，立毛筋，血管壁）への障害
  - 母斑細胞の膠原線維束への浸潤

鑑別診断
- 末端母斑：手掌や足底に現れる先天性母斑は，末端母斑の一種である（図144-13）。その他の末端母斑は後天性の場合もある。末端母斑が良性にみえる場合は，生検は不要である。末端母斑で最も良性で簡単に良性と判断できるパターンは，色素が皮膚の谷（皮溝）に沿ってみられるHill in Valleyパターンでこれらの領域の皮膚でみられる。

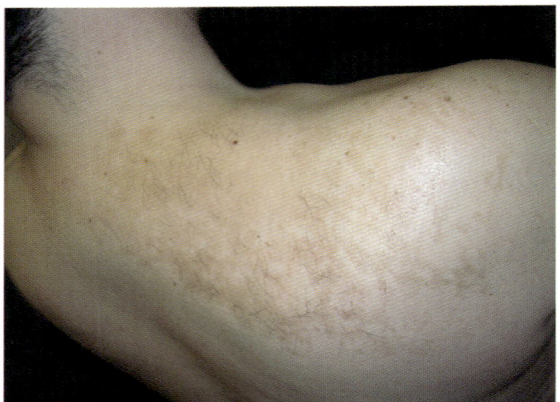

図144-14　10代男児の右肩の先天性のBecker母斑で，高色素沈着と発毛を認める。(*Used with permission from Richard P. Usatine, MD*)

- Becker母斑：肩，背部，乳腺下部領域にみられる茶色斑，有毛性の斑，またはその両方を伴うもので，しばしば思春期に現れる。辺縁は不整で，病変は肩全体または上腕すべてを覆うくらいまで広がる場合もある。過誤腫の一種でメラノサイト系母斑ではない（143章「良性母斑」参照）。Becker母斑は出生時よりみられる場合もあり，思春期を通して広がることもある（**図144-14**）。
- カフェオレ斑：薄茶色の斑で，出生時からみられることもあれば早期小児期に現れることもある。大きなカフェオレ斑の多くは神経線維腫と関連しているが，中には神経線維腫とはまったく関連ない児にみられる場合もある。これらの斑はメラニンの増生を伴ってはいるが，母斑ではない（206章「神経線維腫症」参照）。
- 真皮メラノサイトーシス（蒙古斑）：出生時よりみられる青灰色の高色素沈着斑で，辺縁は先天性母斑に比してはっきりしない。臀部や背部に最も好発し，非常に大きい場合もある（168章「色素沈着を主徴とする疾患」参照）。
- 脱色素性母斑：脱色素を伴う良性の非メラノサイト系母斑で，大陸に似た不整な辺縁を有する。しばしば先天性だが，後天性の場合もある（**図144-15**）。
- 扁平母斑：無毛で卵形または不整形の茶色病変で，母斑細胞を含む濃茶色〜黒色の斑点を有する。出生時に加えいずれの年齢でも発症することがある（**図144-16**，143章「良性母斑」参照）。
- 先天性母斑に起こりうる変化としては，暈（ハロー）の出現（**図144-17**），色素失調（**図144-18**）がある。疑わしい変化はすべて生検することが望ましい。

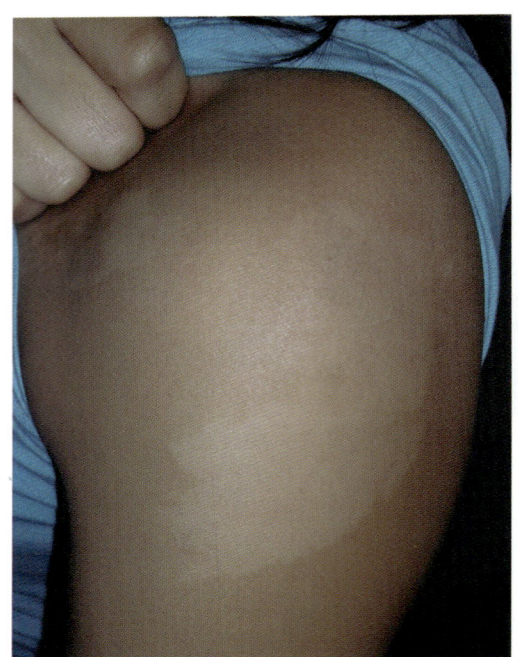

図144-15　17歳女児の肩に出生時より認める先天性脱色素性母斑。(*Used with permission from Richard P. Usatine, MD*)

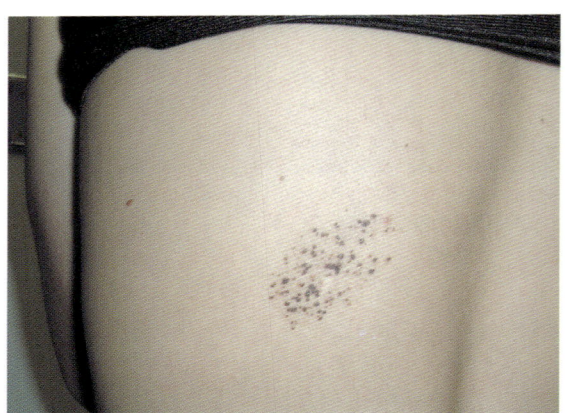

図144-16　背部の先天性点状母斑（扁平母斑）。(*Used with permission from Richard P. Usatine, MD*)

治療

　先天性メラノサイト系母斑の管理は，病変のサイズと場所（観察のしやすさ），関連症状，患児の年齢，外見的な影響，悪性化の可能性による。
- 小〜中程度のサイズの先天性メラノサイト系母斑は悪性化のリスクは低く，予防的な切除は勧められない。美容的には，皮膚剥削術，掻爬術，レーザー治療，外科的切除などの治療がある。
- 大きめの先天性メラノサイト系母斑は外科的に切除される場合もあるが，広い欠損部を閉鎖するために，組織拡張器，

遊離植皮術，有茎植皮術などが必要となる可能性がある。メラノサイトは下層組織（筋肉，骨，中枢神経系を含む）へ深く浸潤する場合があるため，皮膚構成物の切除によって悪性化のリスクが完全になくなるわけではない。
- 外科的な介入が先天性メラノサイト系母斑の細胞に悪影響を及ぼす可能性があることも懸念されている[11]。
- 病変に対するレーザー治療は，これまでに多くの様々なタイプのレーザーを用いて行われてきた[12]。深部組織レベルへの浸透性の不足から，これらの技法でもやはり長期的な再発または悪性化が問題となる。
- 先天性メラノサイト系母斑患者（N=52）のケースシリーズ研究では，平均8年の追跡期間で，ほとんど（87％）が治療に満足し，約75％が治療完遂後には目にみえる色素沈着がほとんどなくなった[13]。治療失敗は5例，再発も

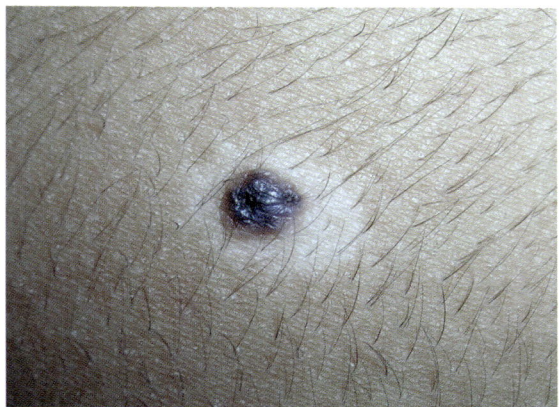

図 144-17　この 12 歳女児の先天性母斑は色調が暗くなり，周囲に暈を認めるようになった。生検により，炎症を起こした先天性真皮内母斑であり，悪性所見を有しないことが判明した。(Used with permission from Richard P. Usatine, MD)

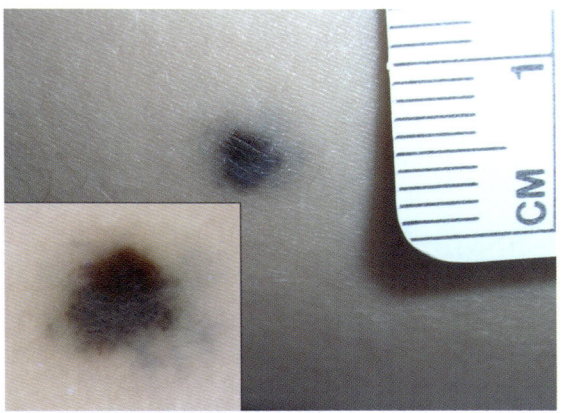

図 144-18　先天性母斑に現れた色調の変化。左下のダーモスコピー所見では判断が難しく，生検を行ったところ色素消失が明らかとなったが，悪性所見は認めなかった。(Used with permission from Richard P. Usatine, MD)

5 例であった。数名の患者が過形成瘢痕または色素沈着を残し，1 名で頭蓋内黒色腫を発症した。

- 写真撮影による慎重な生涯にわたるフォローアップは，特にデジタルカメラが手頃な価格となったこともあり，好ましい方法である。
- 衣類様母斑または水着様母斑(図 144-2 ～ 144-5)
  - 水着様母斑に発症する黒色腫の約半分は 5 歳までに発生する[14]。これらの黒色腫は表皮由来ではない場合もあり，観察において見逃される可能性がある。
- 一部の専門家は，黒色腫を予防するために外科的切除を勧めている[14]。SOR **C**
- 生検が必要で受診すべき変化
  - 部分的な退縮(陥凹した白色領域)
  - 炎症
  - 急激な増大または色調の変化
  - 硬い結節の形成(図 144-19)

フォローアップ

- 巨大先天性メラノサイト系母斑や多発先天性メラノサイト

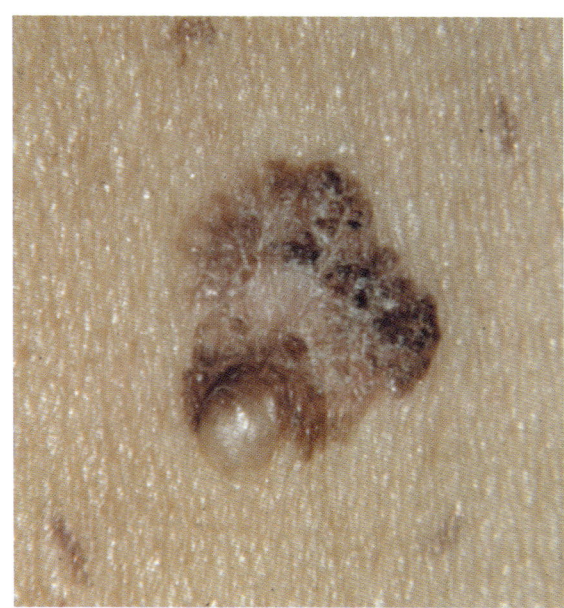

図 144-19　後天性母斑の中に生じた黒色腫で，中心部の退縮と新出の隆起結節という所見を認める。これらと同じ所見を先天性母斑に認めた場合，黒色腫が疑われる。(Used with permission from UTHSCSA Division of Dermatology)

系母斑を有する患者は，神経皮膚黒色腫とそれに伴う神経学的所見や閉塞性水頭症のリスクがあるため，神経内科医，小児科医またはその両方への紹介が有益な場合がある。
- 水着様母斑は，また二分脊椎や髄膜瘤，神経線維腫と関連がある場合もある[14]。
- すべての形の先天性メラノサイト系母斑の患者，特に巨大先天性メラノサイト系母斑は黒色腫を発症するリスクが高いため，これらの患者に対して，診療医はベースラインの写真を残し，経験が豊富な臨床医による定期的なフォローアップを考慮すべきである。

患者教育

- すべての患者に対して，紫外線曝露からの防護の重要性に関して説明すべきである。これは特に巨大先天性メラノサイト系母斑の患者において，黒色腫のリスクが非常に高いため重要である。
- 患児(またはその両親)に対して，黒色腫の徴候(ABCDE：非対称性 Asymmetry，辺縁不整 Border irregularity，色調のむら Color irregularity，直径 Diameter>6 mm，変化 Evolution)を確かめるように指導する。

【Mindy A. Smith, MD, MS ／ Richard P. Usatine, MD】

(田中広輔　訳)

145 表皮母斑と脂腺母斑

症例

15 歳男児が，母斑の増大を気にした母親に連れられて来院した。母斑は過去 1 年以内にいくらか盛り上がりや凹凸が増

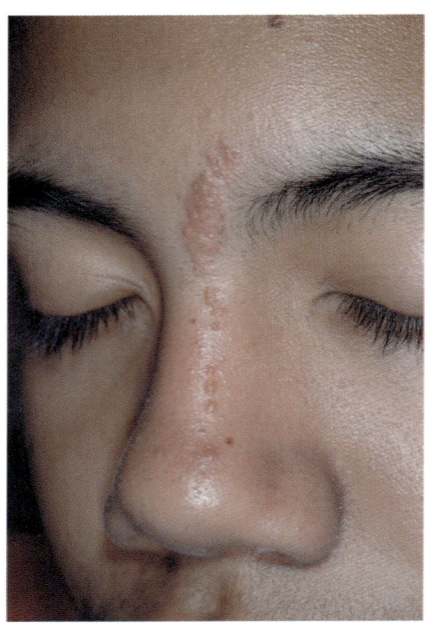

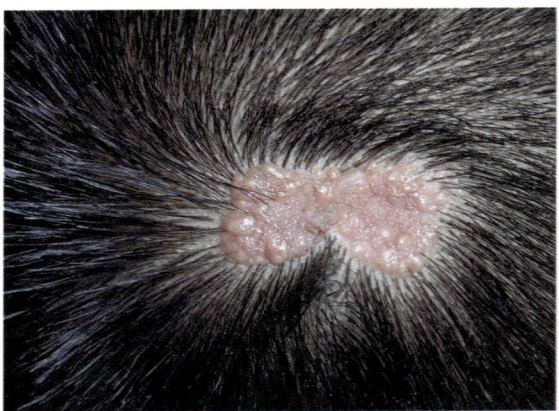

図145-2　14歳男児の頭皮の脂腺母斑。（*Used with permission from Richard P. Usatine, MD*）

図145-1　10代患児の顔面の表皮母斑。この母斑は出生時より存在し，その他の点において患児は健康である。（*Used with permission from Richard P. Usatine, MD*）

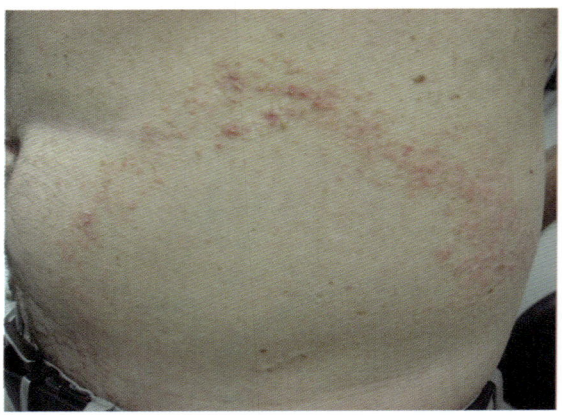

図145-3　体幹の炎症性線状疣贅性表皮母斑。掻痒感を抑えるためにステロイド外用を行ったが，無効であった。（*Used with permission from Robert T. Gilson, MD*）

してきた（図145-1）。男児に症状の訴えはなく，外見に関しても気にしてはいなかった。他の点に関しては，男児は健康であり，神経症状も認めなかった。家族と医師で相談した結果，現時点では表皮母斑は切除しないこととした。男児は，将来的には形成外科医によるこの母斑の切除を選択するかもしれない。

概説

- 表皮母斑（epidermal nevus：EN）は外胚葉由来の先天性の過誤腫で，分類は母斑の主要な構成物（脂腺母斑，アポクリン汗腺，エクリン汗腺，毛囊，角化細胞）に基づいてなされる。
- 脂腺母斑（nevus sebaceous：NS，あるいは sebaceous nevus）は表皮，毛囊，脂腺，アポクリン汗腺の過誤腫である。過誤種とは，良性組織が本来の存在部位で無秩序に過剰増殖したものである。

別名

- 表皮母斑症候群は，Solomon 症候群ともいわれ，表皮母斑と種々の神経学的または内臓の徴候の組み合わせを特徴とする神経皮膚疾患である。
- 脂腺母斑は，Jadassohn 脂腺母斑とも呼ばれる（図145-2）。
- 炎症性線状疣贅性表皮母斑（inflammatory linear verrucous epidermal nevus：ILVEN，図145-3）は表皮母斑症候群の一部である可能性があるが，皮膚の表皮母斑のみが患者に現れる場合もある。

疫学

- 表皮母斑はまれで（新生児と小児の約1〜3％），孤発性であり，通常は出生児より認めるが，早期小児期に現れることもある。

- 表皮母斑は10〜30％の患者において眼，神経，筋骨格系の疾患との関連がある。ある研究では，表皮母斑患者の7.9％が表皮母斑症候群である9症候群のうちの1つを有し，これは小児患者の1万1,928人に1人と計算される[1]。
- 他の表皮母斑131例のレビューでは，多く（60％）が非炎症性表皮母斑を有し，1/3が脂腺母斑，6％がILVENを有した[2]。
- 脂腺母斑は，一般的には出生時より存在するか，早期小児期に発見される[3]。多くの症例は孤発性であるが，家族性の症例の報告もある。
- 線状脂腺母斑は1,000出生に1人の頻度で発症するとされる[4]。
- 線状脂腺母斑症候群は，中枢神経系を含む様々な異常を有する。中枢神経系の合併症を伴う患者においては，典型的には認知障害やけいれんがみられる[4]。心血管系，骨格系，眼科系，泌尿生殖器系の異常を伴うこともある。

病因と病態生理

- 表皮母斑は組織学的には角質増殖と乳頭腫症を示し，顕微鏡所見的には脂漏性角化症に類似する[3]。また，脂漏性角化症と同様に，角化細胞の分化した表皮母斑（約1/3）の中

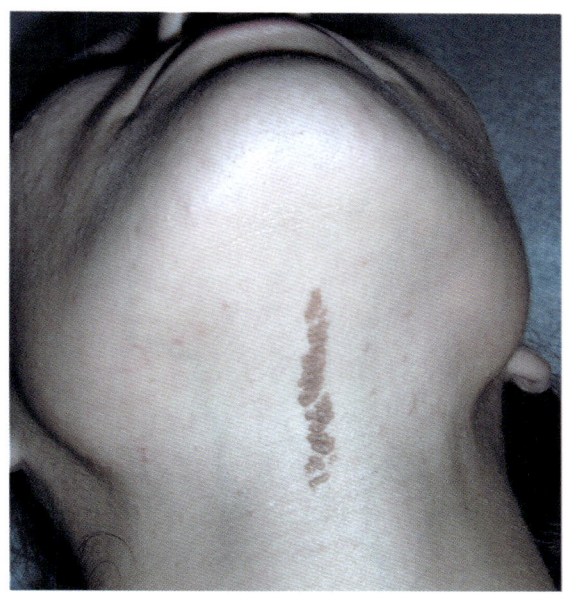

図145-4　小児期早期に現れた頸部の線状表皮母斑。患児に神経系，筋骨格系，視力に関する問題は認めなかった。(*Used with permission from Richard P. Usatine, MD*)

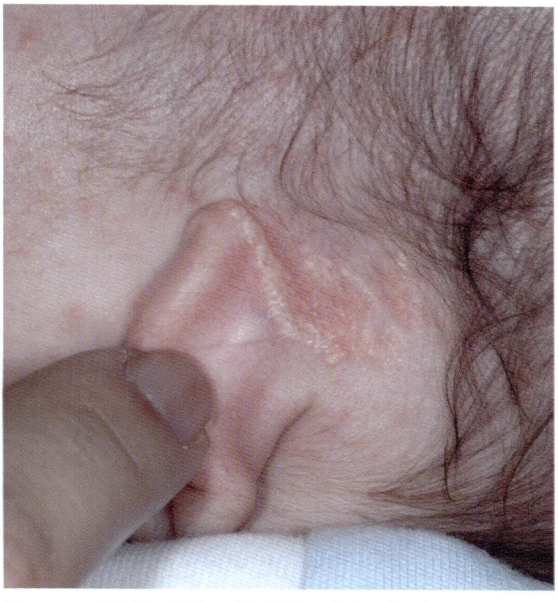

図145-5　新生児の耳介の裏に認めた脂腺母斑。色調が明るく，目立ちにくい外表所見が特徴である。(*Used with permission from Richard P. Usatine, MD*)

には線維芽細胞増殖因子受容体3(*FGFR3*)遺伝子の変異を有するものがあると報告されている[3)]。

- 9つの表皮母斑症候群が報告されており，巻末の参考文献を参照されたい[5)]。
- 表皮母斑はしばしばBlaschko線に沿った線状の分布を示し(図145-1，145-3，145-4)，胚形成時の表皮細胞の遊走を示すものと考えられている。
- 表皮母斑は，思春期になると厚く，疣状(図145-4)となり，色素沈着も示す[3)]。
- 同様に，脂腺母斑も，正常の皮脂腺の組織学的な分化と同等の段階的な進行を示す[6)]。
  - 乳児期と幼年期：平坦かわずかに乳頭状で，すべすべとした無毛性の肥大(図145-5)。
  - 思春期：表皮の過形成で，密に集簇した多数の黄色～茶色の丘疹で覆われる疣状の不整な表面を呈す(図145-6)。
  - 20～30%の患者において，二次的な皮膚付属器腫瘍を発症することがあるが(図145-7)，多くは良性である(最も頻度が高いのは，基底細胞上皮腫または毛髪細胞腫)。しかし，表皮または付属器由来の孤発性(最も頻度が高いのは基底細胞癌)，多発性の悪性腫瘍が生じる場合もあり，転移も報告されている。これらの悪性化が小児期にみられることはまれである。
- 脂腺母斑はヒトパピローマウイルスDNAの検出率が高いという報告があり，その著者らは胎児の上皮幹細胞へのヒトパピローマウイルスの感染が発症機序になんらかの役割を果たしているかもしれないと主張している[7)]。

診断

● 表皮母斑の臨床所見

- 表皮母斑は線状，円形～楕円形で，境界明瞭，隆起しているが上部は扁平である(図145-8，145-9)。
- 色調は黄褐色である。

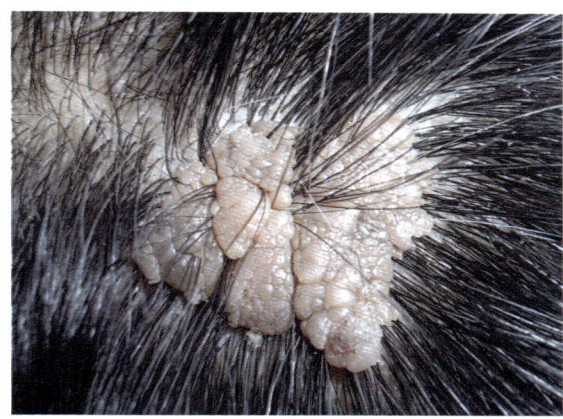

図145-6　10代女児の頭皮の脂腺母斑。疣状で茶色を呈している。(*Used with permission from Richard P. Usatine, MD*)

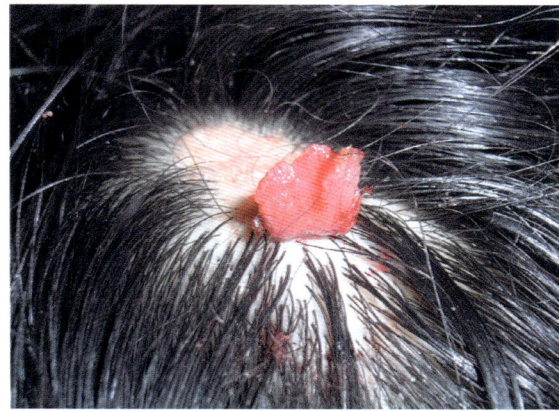

図145-7　良性腫瘍を伴う脂腺母斑。薄片生検によって乳頭状汗管嚢胞腺腫と診断された。患者は脂腺母斑の切除を勧められた。(*Used with permission from Richard P. Usatine, MD*)

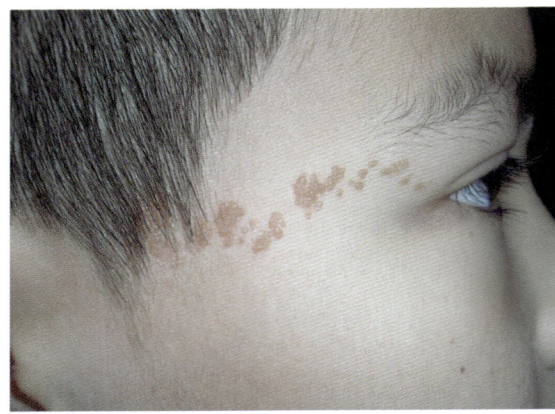

図 145-8　若年男児の顔側面にある線状の表皮母斑。（*Used with permission from Richard P. Usatine, MD*）

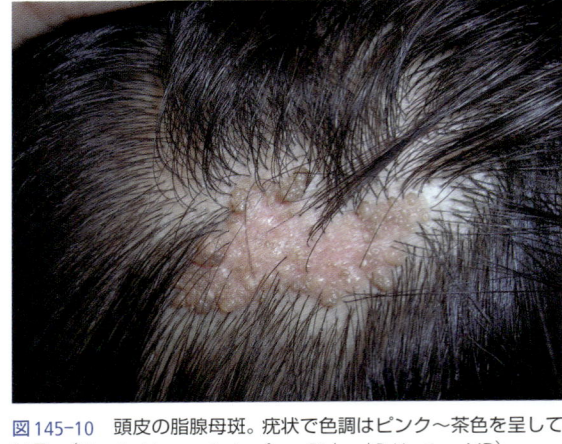

図 145-10　頭皮の脂腺母斑。疣状で色調はピンク〜茶色を呈している。（*Used with permission from Richard P. Usatine, MD*）

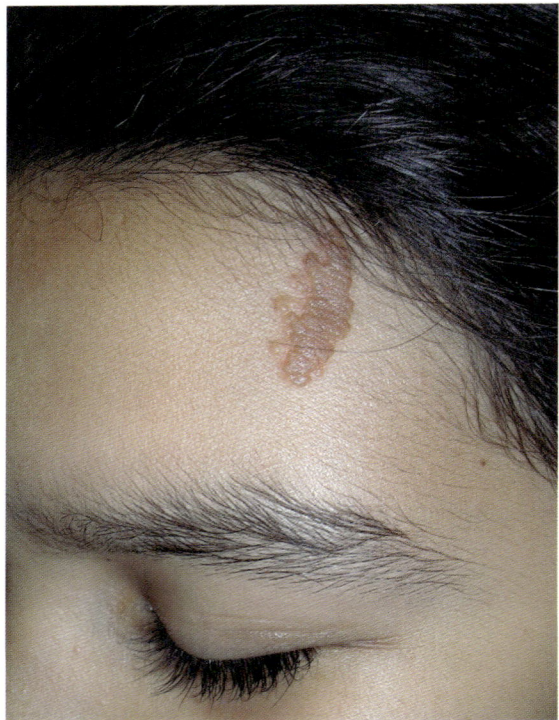

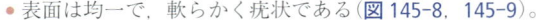

図 145-9　若年女児の前額部にある色素沈着を伴った表皮母斑。（*Used with permission from Richard P. Usatine, MD*）

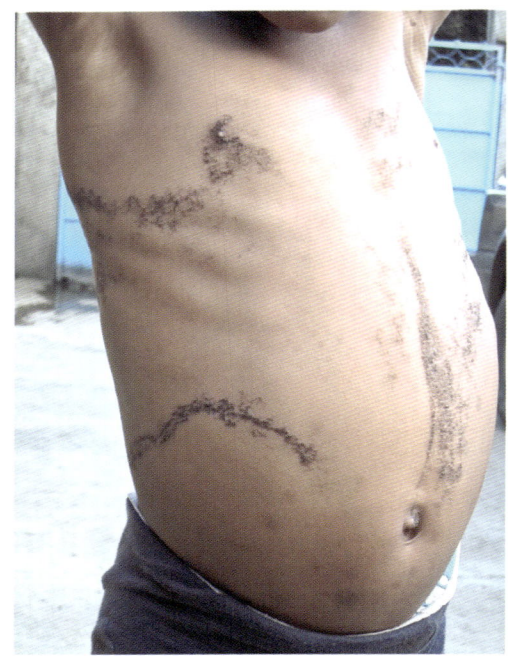

図 145-11　男児の体幹に現れた Blaschko 線に沿った広範な表皮母斑。図 145-3 に示した炎症性線状疣贅性表皮母斑患者における線状の病変との類似性に注目。（*Used with permission from Rick Hodes, MD*）

- 表面は均一で，軟らかく疣状である（図 145-8，145-9）。
- ILVEN は頻度の低い表皮母斑で，掻痒性の紅斑を呈する（図 145-3）。

▶ 脂腺母斑の臨床所見

- 脂腺母斑は長円形〜線状の形で，0.5×1 cm〜7×9 cm 程度である。
- 脂腺母斑は通常孤発性で滑らかで光沢があり，無毛の肥厚病変で，出生時ないし早期小児期の頭皮にみられる（図 145-5，145-6，145-10）。
- 早期の脂腺母斑はピンク，オレンジ，黄色，褐色などの場合がある。その後，病変は疣状や結節状になることもある（図 145-10）。

▶ 典型的分布

- 表皮母斑が最も好発するのは頭部，頸部で，次いで体幹，四肢近位である。広範な病変を呈するのは 13％にすぎない（図 145-11）。病変は加齢とともに，当初の分布よりも拡大する場合がある。ILVEN は四肢にみられる。
- 脂腺母斑は頭皮に好発し，次いで前額部と耳介後方領域にみられる（図 145-5，145-10）。頸部，体幹や他の領域が現れることはまれである。

▶ 生検

- これらの母斑を診断するには，生検が最も確実な方法である。臨床像がはっきりしており，外科的介入の予定がない場合，生検は必要ではない。病変は表皮と真皮上層に存在するため，診断のための薄片生検（shave biopsy）では適切

14

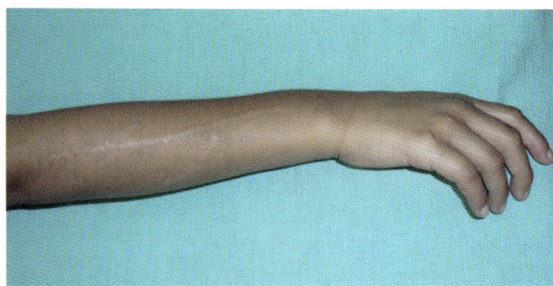

図 145-12　若年男児の前腕に突如出現した線状苔癬。(*Used with permission from Richard P. Usatine, MD*)

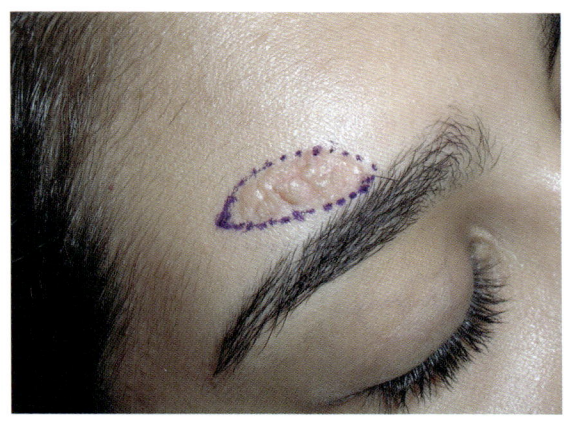

図 145-14　15 歳女児の前額部にある脂腺母斑で，これからまさに楕円形切除されるところである。その後，経験豊富な外科医による注意深い手術で，整容的にも良好な結果を得られた。この病変に悪性化の徴候はなかったものの，女児と両親は整容的，心理的な理由で外科医に手術を依頼した。女児と両親は手術結果に満足した。(*Used with permission from Richard P. Usatine, MD*)

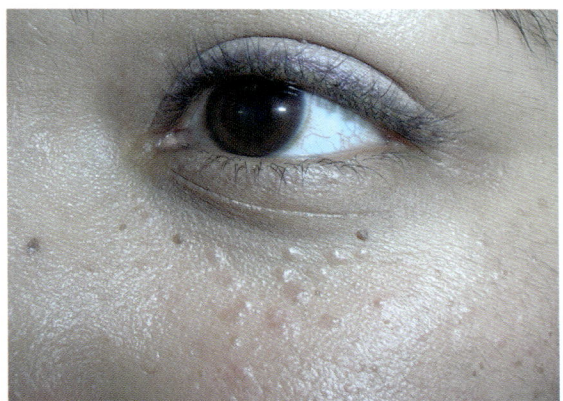

図 145-13　10 代女児の下眼瞼の汗管腫。(*Used with permission from Richard P. Usatine, MD*)

な組織を採取するべきである。
- 表皮母斑における表皮剥離性角質増殖症の組織学的な特徴はケラチン遺伝子の変異と関連し，子孫へと引き継がれる可能性がある。その場合，広範な皮膚病変がみられることがある[3]。

鑑別診断
- 線状苔癬：孤立性で，ピンク〜褐色または皮膚色の自覚症状のない丘疹で，線状に配列し突然現れる。丘疹は滑らか，鱗状，表面が扁平な場合がある。主に小児に認められる。四肢に好発するが，体幹に現れることもある(図 145-12)。線状表皮母斑に類似するが，線状苔癬は 1 年以内に自然消退する。
- 汗管腫(図 145-13)：汗管に由来する良性の付属器腫瘍である。常染色体顕性(優性)遺伝で，軟らかく小さい皮膚色〜茶色の丘疹で，小児期から思春期に現れる。眼の周囲に現れることが多いが，顔面，頸部，体幹に現れることもある。

治療

■ 薬物治療
　これらの病変に対する，効果の証明された外用治療法はない。レチノイド外用は病変の外観を改善する可能性があるが，再発が多い[3]。

■ 外科治療
- 表皮母斑に対する電気凝固術，凍結療法といった破壊性の治療法は，病変の外観を一時的に改善する可能性はある

が，しばしば再発する[3]。
- 炭酸ガスレーザーは表皮母斑に対する治療の選択肢となる。しかし，瘢痕化と色調変化が，特により皮膚色の濃い患者において，永続的な合併症として生じる可能性がある[8]。この治療では脂腺母斑は完全に取り除くことはできず，再発の可能性がある。
- 外科的切除も選択肢のひとつであるが，合併症として瘢痕化の可能性がある。
- 特に思春期以降，悪性化の可能性があるため，多くの論文では，脂腺母斑(図 145-14)に対しては早期の形成外科にて完全に切除することを勧めている。必要に応じて再建手術を行う。SOR **C**
- 広範な病変の切除は，閉鎖のために回転皮弁による再建手術を要する場合もある[9]。

予後
- 広範に分布した表皮母斑で自然軽快が得られた患者の報告がある。
- 表皮母斑は悪性化の可能性は低い[3]。
- 脂腺母斑における悪性化の可能性は不明である。0〜2.7% という報告がある[3]。
  - かつての報告では，脂腺母斑では基底細胞癌の発症頻度が高いとされていたが，より近年の研究では毛芽腫，乳頭状汗管嚢胞腺腫も確認されている。これらは成人期に発症する。
  - 1996〜2002 年における 16 歳以下の小児の脂腺母斑 757 例の後ろ向き解析において，悪性化の報告はないことから，研究者は予防的な外科的切除の必要性に対して疑義を呈している[10]。6 つの巨大脂腺母斑に関する後ろ向き研究(N = 2520)のデータを統合した研究では，悪性腫瘍の累積発症率は 0.5% であった[11]。
  - 扁平上皮癌も同様に脂腺母斑において報告されている[12]。

フォローアップ

- 脂腺母斑の患者は，他の関連した所見に関して診察を受けるべきである。神経内科および／または眼科医へのコンサルトを考慮する。
  - 脂腺母斑患者196名における臨床的な神経学的異常所見に関する研究では，異常所見を認めた症例はわずかに7％であった[13]。広範な母斑を有する症例（21% vs 5%），病変が顔面正中に位置する症例（21% vs 2%）では，異常所見の頻度が高かった。図145-1～145-3の患者には，神経学的異常は認めなかった。

【Mindy A. Smith, MD, MS／Richard P. Usatine, MD】
（田中広輔 訳）

146 異形成母斑

症例

10代男児が，背部のほくろが大きくなり，色調に変化が出てきたと母親に指摘され，心配になって来院した。男児とともに来院した母親によると，彼の父親は黒色腫を発症したが早期に発見され治療に成功したという。辺縁は不整で，色調はあたかも周囲の皮膚へ“漏れ出ている”ようにみえた。男児は，この病変に伴う自覚症状はないと話した。身体診察では，母斑は直径9mmで非対称であり，色調はばらつきがあり，辺縁は不整であった（図146-1）。全身の皮膚の観察では，他に疑わしい病変を認めなかった。ダーモスコピーでは，不整なネットワークと多発性で非対称性に配置された点を認めた（図146-2）。臨床的に正常にみえる皮膚から2mmのマージンをとって，DermaBlade を用いた scoop saucerization（scoop saucerization は，DermaBlade または剃刀を用いた深い薄片生検）が行われた（図146-3）。病理所見では，完全に切除された異形成母斑で，悪性化の所見はなかった。悪性化を監視するため毎年皮膚の観察を行う以外に，さらなる治療は不要であった。

概説

異形成母斑（dysplastic nevus）／非典型型母斑は皮膚の後天性のメラノサイト系病変で，臨床的，組織学的な定義は意見が分かれており，いまだに定まっていない。これらの病変は，少ないながらも悪性化の可能性を孕んでおり，多発性の異形成母斑の患者では黒色腫のリスクは上昇する[1]。

多発性の異形成母斑の存在は，赤毛と同様に黒色腫の高リスクの指標であり，赤毛をすべて切り落としても黒色腫のリスクは変わらないのと同じように，すべての異形成母斑を切除しても黒色腫のリスクは変わらない。異形成母斑に伴う問題は，その母斑から将来的に発症する黒色腫を予防するためではなく，黒色腫の見逃しを避けるために，黒色腫が疑われる病変はすべて生検を行わなければならない。

別名

非典型型母斑（atypical nevus/atypical mole），Clark 母斑，nevus with architectural disorder，melanocytic atypia[1]。

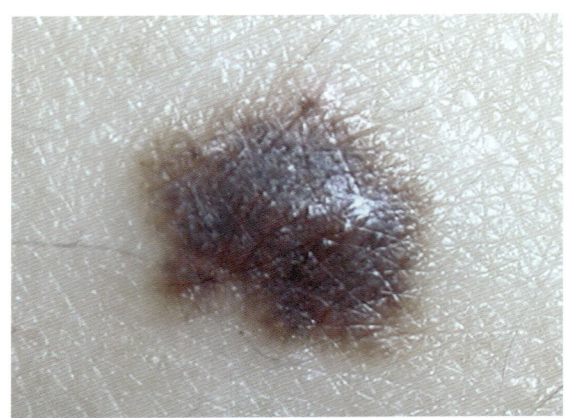

図146-1 背部に現れた，拡大傾向のある9mmの色素沈着病変で，非対称性，色調の変化，辺縁不整といった所見を有する。切除後の病理所見によって，複合性異形成母斑と判明した。（Used with permission from Richard P. Usatine, MD）

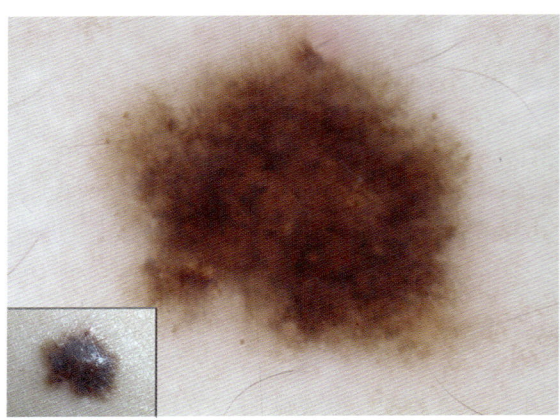

図146-2 この複合性異形成母斑のダーモスコピー所見（左下）では，不整なネットワークと多発性で非対称性に配置された点を認める。（Used with permission from Richard P. Usatine, MD）

疫学

- 異形成母斑は小児では頻度が低い。スウェーデンの小児における研究（N＝524）では，異形成母斑を有する患者はいなかった[2]。他の18歳未満の患者から切除された母斑の病理報告に関する研究では，組織学的分析に提出された199例中3例で異形成母斑の組織学的診断基準を満たした[3]。
- 人口の2～9％が非典型型母斑を有している[4,5]。黒色腫の患者では，異形成母斑を有する患者の頻度は34～59％であった[4]。
- 肌の白い人は異形成母斑のリスクが高い[4]。
- 良性，非典型型メラノサイト系母斑の突然の出現が報告されており，これは水疱が形成された皮膚状態や免疫抑制などの種々の疾患状態との関連がある。免疫抑制状態にある患者群では，手掌や足底の母斑の数が多い[6]。
- 早期黒色腫の診断と治療に関する National Institute of Health Consensus Conference では，家族性非典型母斑黒色腫（familial atypical mole and melanoma：FAMM）症候群を定義している。FAMM の診断基準は以下である[7]。
  - 1人以上の一ないし二等親以内の親族の悪性黒色腫の発

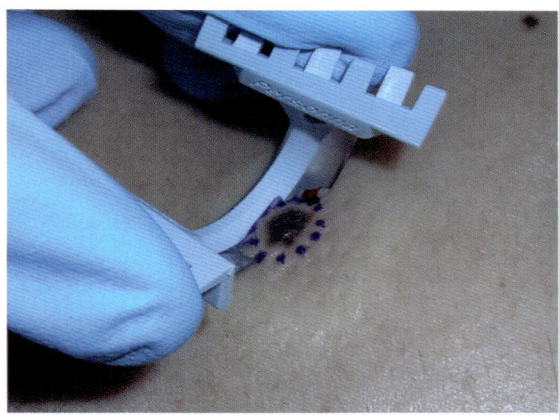

図 146-3　臨床的に正常にみえる皮膚から 2 mm のマージンをとって，DermaBlade を用いた scoop saucerization が行われた。この病変は早期の薄い黒色腫である可能性もあったが，病理検査の結果，悪性化所見のない複合性異形成母斑で，完全に切除できていることがわかった。（*Used with permission from Richard P. Usatine, MD*）

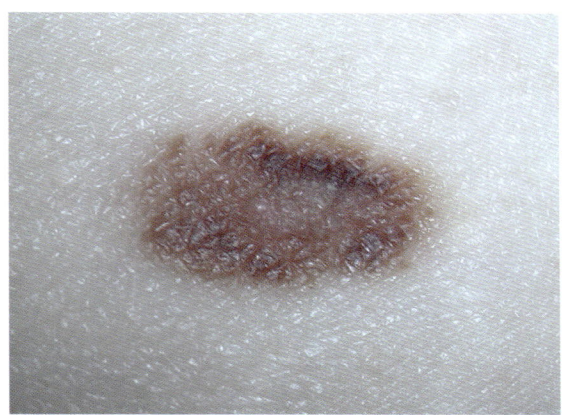

図 146-4　身体の別の領域に悪性黒色腫を発症した，若年女性における異形成母斑。サイズは 6 mm より大きく，色調の変化を伴った。黒色腫が存在しないことを確実にするため，この病変は完全に切除された。（*Used with permission from Richard P. Usatine, MD*）

症。

- メラノサイト系母斑の多発（しばしば 50 以上），その一部は臨床的に非典型。
- 関連した母斑の多くが特定の組織学的特徴を示す（後述の「生検」の項参照）。

病因と病態生理

- 多くの異形成母斑は複合性母斑（**図 146-1**）で，接合部と真皮の構成要素を有している（143 章「良性母斑」参照）[1]。接合部要素は細胞密度が高く，巣状に配列した不規則な分布のメラノサイトで構成され，表皮−真皮接合部に沿ったそばかす様所見を示す。真皮要素は中心に位置し，明らかな硬化性変化を伴う巣状ないし束状のメラノサイトで構成される[1]。
- 異形成母斑は不規則な表皮突起の延長，表皮下の硬化，真皮毛細血管の増殖，血管周囲のリンパ組織球性炎症性浸潤で構成される宿主の反応を示す[1]。
- 異形成母斑を有する患者は，DNA 修復不全を有する場合があり，異形成母斑領域は褐色メラニン（メラノサイトによって産生される色素）の過剰発現と関連し，これは酸化的 DNA 障害と腫瘍の進行を増加させる可能性がある[8]。

診断

▶ 臨床所見

- 褐色，茶色，黒，赤など様々な色調が一病変内に混在する。（**図 146-4，146-5**）
- 不規則でギザギザの辺縁で，色素沈着は周囲の皮膚へ次第に薄れていく場合もある。
- 平坦，またはわずかに隆起（**図 146-4〜146-6**），端は斑状である。疣状や有茎状となることはない。
- しばしば病変は反応性の充血のため，赤い色調で周囲を囲まれている。このため標的様にみえる。
- 通常 6 mm より大きく，10 mm を超える場合もある（**図 146-1，146-4**）。
- FAMM 症候群の患者は 100 を超える病変を有する場合も

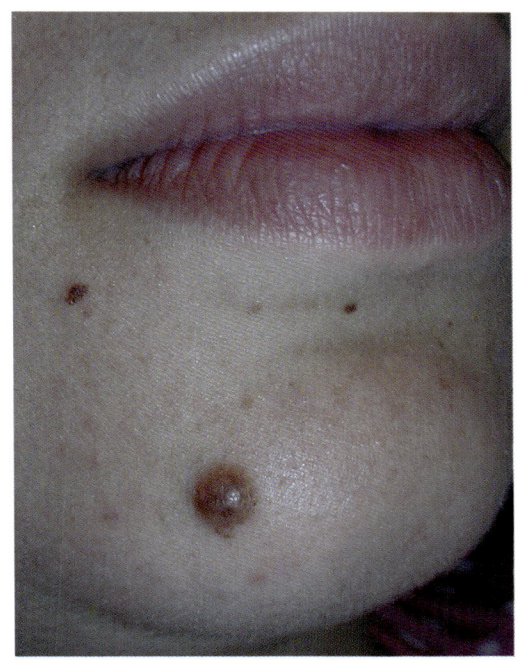

図 146-5　10 代女児の顎に現れた異形成母斑。パンチ生検ですべての病変を取り切ることができ，黒色腫でないことが確認された。（*Used with permission from Richard P. Usatine, MD*）

ある。これは多くの人における一般的なほくろ（＜50）の平均的な数よりはるかに多い。

▶ 典型的分布

通常は日光曝露のある領域，特に背部（**図 146-1，146-6**）に生じる。通常は母斑がみられない，またはまれな頭皮，乳房，生殖器皮膚，臀部，手掌，足背などの領域に認められる場合がある。

▶ 画像検査

- 黒色腫では偏心性末梢性色素過剰，多焦点性過剰色素／低色素タイプがより一般的にみられるが，上皮内黒色腫と異形成母斑を明確に見分けることのできるデジタルダーモス

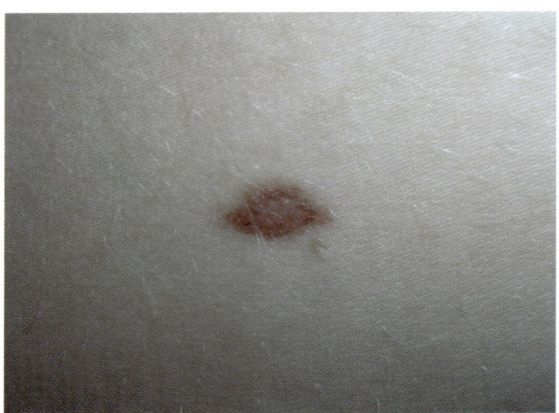

図 146-6　背部の異形成母斑で，生検により診断が確定されている。非典型母斑における目玉焼き様の外観に注目。(*Used with permission from Richard P. Usatine, MD*)

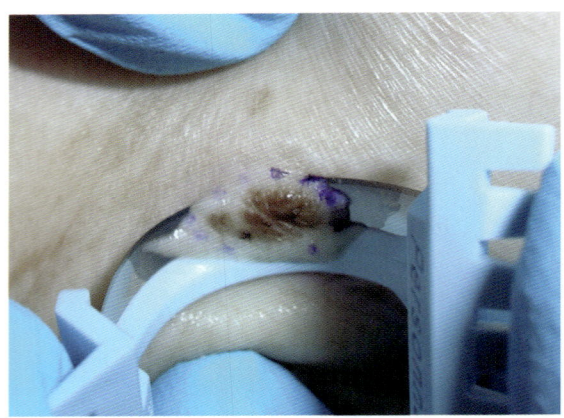

図 146-7　黒色腫の疑いのある色素沈着病変に対する DermaBlade を用いた scoop saucerization。生検により中等度の異形成を有した異形成接合部母斑と判明した。deep shave により，すべての病変を切除することができた。(*Used with permission from Richard P. Usatine, MD*)

コピー所見による基準は存在しない[9]。しかし，ダーモスコピーは，皮膚の黒色腫の診断感度，特異度を60%から90%以上へ上昇させる。特にパターン認識を用いるとよい[4]。

- ある研究における研究者は，短期間ダーモスコピーで観察を行った黒色腫の可能性の低い良性メラノサイト系病変2,497例のうち，16.2%に変化がみられたと報告している[10]。変化は若年者（0〜18歳，19〜35歳）と高齢者においてより頻度が高かった。

▶ 生検

- 異形成母斑と黒色腫の鑑別のために，組織学的所見は重要である。世界的に受け入れられているわけではないが，WHO の Melanoma Program は異形成母斑と分類するための，特徴的所見リスト／診断基準を示している。個々の病変において，2つの大基準と2つの小基準を要する[4]。
  - 大基準は非典型母斑細胞の基底層における増殖と，この増殖のそばかす様所見ないし epithelioid pattern の形成である。
  - 小基準は，(a)層板状線維化または同心円状の好酸球性線維化の存在，(b)血管新生，(c)炎症反応，(d)乳頭間突起の癒合である。これらの基準によって，委員会メンバー間で平均92%の所見の一致が得られた。

鑑別診断

- メラノサイト系母斑：褐色〜茶色，6 mm より小さく，円形で辺縁がはっきりしていることが多い（143章「良性母斑」参照）
- 黒色腫：皮膚癌はしばしば非対称で，辺縁不整，色調は変化に富む。通常直径が6 mm より大きい（147章「小児黒色腫」参照）

治療

▶ 非薬物治療

- 異形成母斑を有している患者において，異形成母斑，黒色腫の家族歴を聴取する。
- いずれの異形成母斑も悪性化するリスクは低く，あらゆる異形成母斑において予防的な切除は勧められない。SOR **C**

▶ 薬物治療

- 5-フルオロウラシル外用，イソトレチノイン全身投与，トレチノイン外用±ヒドロコルチゾン，イミキモド外用を含む，これまでに試みられた薬物治療は，いずれも完全には異形成母斑を破壊できなかった[4]。

▶ 外科治療

- 少なくとも1つの病変を切除することは，診断を組織学的に確定し黒色腫を否定するために適切である。その際には，切除生検を行い，組織学的に異形成母斑か黒色腫かを確定するべきである。異形成母斑は，病理医へ適切な組織を提供するために，通常古典的外科的マージン（約2 mm）を用いて切除される[3]。SOR **C**
- 色素沈着病変の周囲の臨床的に正常な皮膚を，少なくとも2 mm のマージンをとって scoop saucerization を行う方法は，病理目的的切除法として迅速で許容される方法である（図 146-7）。

予防

- 直接の太陽光を避ける。
- 日焼けを抑えるため日焼け止めを用いることも，母斑の出現を減らすのに有効な可能性がある。ある研究では（N = 209，白人の小児），日焼け防止群に割り当てられた小児，なかでもそばかすのある児で，3年のフォローアップ期間で対照群に比して体幹における新出の母斑が有意に少なかった[11]。

予後

- 異形成母斑から黒色腫を生じるリスクは年間1:3,000と見積もられている[1]。しかし，異形成母斑患者においては，皮膚の他の部分から黒色腫を生じるリスクも上昇する。実際の発症率は不明であるが，0.5〜46%の間とされている[4]。非定型母斑の数と相関して，黒色腫のリスクは大幅に上昇する（相対的危険度 [RR] = 6.36，95% CI：3.80，10.33；5個 vs 0個）[12]。
- ある症例対照研究では，非定型母斑症候群患者における黒色腫発症の10年間の累積リスクは10.7%（vs 0.62 対照群）

14

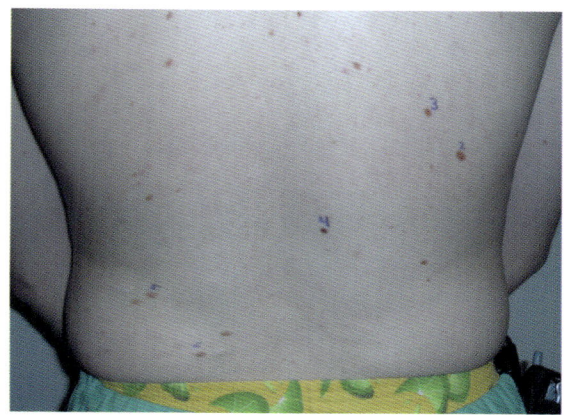

図146-8　若年男性の背部の多発異形成母斑。複数の生検を行っ
たがいずれも陰性だったため，連続的なデジタル写真撮影と異形
成母斑の番号づけによる経過観察が行われた。(Used with permis-
sion from Richard P. Usatine, MD)

と推定されている[13]。

- 異形成母斑は成人期を通して変化することがわかってき
た。異形成母斑の自然歴に関するある研究では，対象とし
たすべての母斑の51%（297/593例）で平均89カ月のフォ
ローアップ期間中に臨床的な変化の徴候が確認された[14]。
成人期における新出の母斑はよくみられ，50歳以上の患者
の20%以上において形成され続ける一方，消えてしまう母
斑もある。小児における異形成母斑は不明な点が多いが，
他の母斑においては変化を認めることが多い（143章「良性
母斑」参照）。

フォローアップ

- 異形成母斑の患者は定期的な皮膚の診察を受け，疑わしい
病変があれば生検をするべきである（図146-7）[4]。
- モニタリングのために全身写真を考慮する（図146-8，146-
9）[4]。5個以上の異形成母斑を有する患者50人における研
究では，基準となるデジタル写真を用いることで，背部，
胸部，腹部の皮膚の自己診察における診断の正確さが改善
し，変化や新出母斑の検出が向上した[15]。個々の異形成母
斑も，皮膚の写真に加えてデジタルダーモスコピー写真を
用いることで，より正確にモニターすることが可能である
（図146-9）。
- 無数の多発異形成母斑を有して黒色腫の家族歴がある患者
は黒色腫を発症するリスクがより高く，黒色腫の発見に熟
練した医療者の定期的なフォローアップを受けることを促
すべきである。
- FAMM症候群の患者は，ブドウ膜黒色腫と同疾患が関連
する可能性があるため，基準としての眼科診察も考慮すべ
きである[4]。
- FAMM症候群と診断された患者の一親等の親族には，異
形成母斑と黒色腫の診察を受けることを勧める必要がある。
異形成母斑患者115名に関するあるコホート研究では，平
均のフォローアップ期間は17.4年（0.0～29.9年）であっ
た[16]。これらの長期のフォローアップ期間で，不完全ないし
狭い範囲で切除された組織学的異形成母斑で，同部位から黒
色腫を発症した患者はいなかった。このことは，軽度～中等
度の異形成母斑の再切除をルーチンとすることは不要である

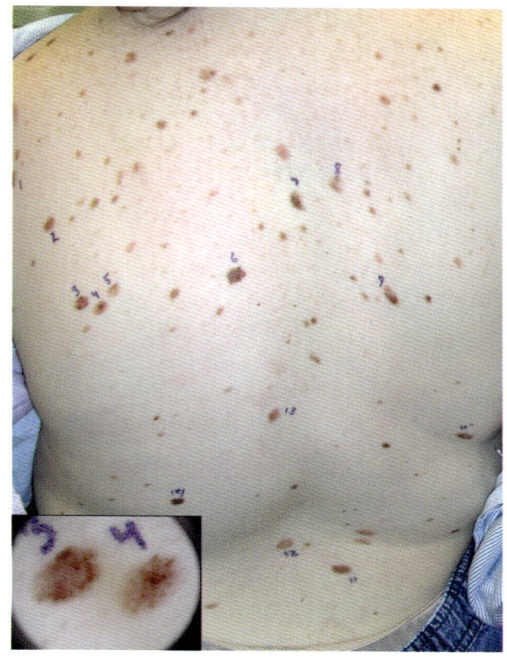

図146-9　この若年女性の背部には15個以上の異形成母斑を認め
る。彼女には黒色腫の既往歴も家族歴もない。これまでに行われた
複数の病変の生検では，異形成母斑のみを認めた。その結果を受
け，彼女は母斑の連続的なデジタル写真とダーモスコピー写真を
撮影しながら，経過観察されている。左下のダーモスコピー画像で
示した母斑3と4は注意を要する。(Used with permission from
Richard P. Usatine, MD)

ことの根拠となる，と著者らは結論づけている[16]。

患者教育

- 異形成母斑患者は自然光ないし人工の紫外線への過剰な曝
露を避け，SPF（紫外線防御指数）30以上の広域帯スペクト
ルの日焼け止めと日焼け防止の服を日常的に使用するべき
である。
- 患者とその家族には既存の母斑の変化を見つけ，黒色腫の
臨床的特徴を識別するための自己診察の方法を教育すべき
である。非対称性や辺縁不整，新出の症状（痛み，掻痒感，
出血，びらんなど），色調や大きさの変化などを探して報告
するように指導を行う。

【Mindy A. Smith, MD, MS／Richard P. Usatine, MD】
（田中広輔　訳）

147 小児黒色腫

症例

父親に黒色腫の家族歴があり，ほくろが多発している13
歳の赤毛の女児が定期の診察に訪れたところ，右頸部に8
mm大のピンク色の薄い丘疹が見つかった。この丘疹はこの
6カ月間に現れ，シャツで擦れることで時々出血していた（図
147-1）。狭くマージンをとって切除生検を行ったところ，深
さ0.7 mm，有糸分裂2個/HPF（high power field）の浸潤性黒

色腫と判明した。女児は小児外科紹介となり，広範囲局所切除と頸部センチネルリンパ節生検が行われ，1つのリンパ節で微小転移が見つかった。PETスキャンで遠隔転移がないことを確認し，リンパ節郭清を受け，その地域の主要な紹介病院にて臨床試験に登録した。女児の予後は慎重に見守る必要があるが，同様の病期の癌を有する成人と同程度である。

疫学

- 非常にまれではあるが，悪性黒色腫は小児において最も頻度の高い皮膚癌で，すべての黒色腫の新規発症例の1%を占める[1]。
- 1973〜2009年の間に，米国の小児1,230人が黒色腫と診断され，これは全体において6例/100万人の頻度である。0〜9歳の小児においては最も頻度が低く，1.1例/100万人であるが，15〜19歳の小児においては最も頻度が高く18例/100万人である[1]。
- 黒色腫の発生率は成人，小児ともに上昇傾向を示し，発生率は小児において年2%ずつ上昇し，成人では年4〜8%上昇している[1]。
- 米国では黒色腫による死亡率は65歳未満の人々において低下傾向にある[2]。
- 黒色腫を発症する生涯リスクは，男性において55人に1人，女性において36人に1人である[3]。

危険因子

危険因子は遺伝的リスク，環境的リスク，表現型リスク（遺伝的リスクと環境的リスクの組み合わせで生じる）があると広く考えられている。たとえば，皮膚の白い児（遺伝的リスク）が日焼けする（環境的リスク）と，そばかす（表現型リスク）と黒色腫をより発症しやすい。成人期と同様に，小児期の日光曝露は黒色腫発症の重要な危険因子である[4]。

▶ 環境的リスク

- 日光曝露
- 日焼け歴は黒色腫のリスクを倍加させ，若年でより影響が大きい。
- 人工的な日焼け
- 免疫抑制状態の病歴
- 社会経済的地位が高い（日焼けをする機会の上昇と関連する傾向がある）

▶ 遺伝的リスク

- 白い皮膚，青または緑の眼，赤髪または金髪
- 小児では女性でよりリスクが高く，成人では男性でよりリスクが高い。
- 一親等以内の黒色腫の家族歴
- 色素性乾皮症，または家族性非典型母斑黒色腫症候群（familial atypical mole melanoma：FAMM）の病歴
- *BRCA2*変異の既往歴を有する場合，ブドウ膜黒色腫のリスクが高くなる[5]。

▶ 表現型リスク

- 母斑の多発
- 先天性母斑（図147-2）

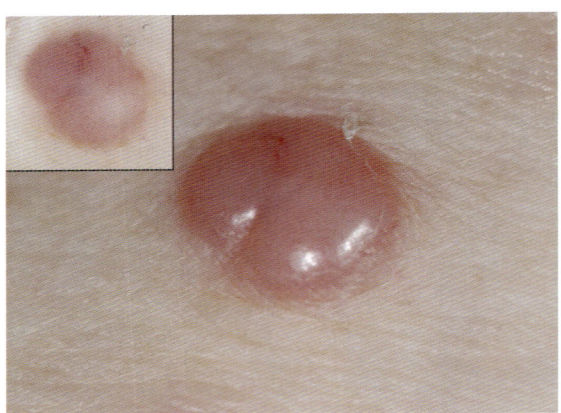

図147-1　無色素性結節型黒色腫。ダーモスコピーにて非定型の血管構造を認める（左上の挿入図参照）。(*Used with permission from Ashfaq A. Marghoob, MD*)

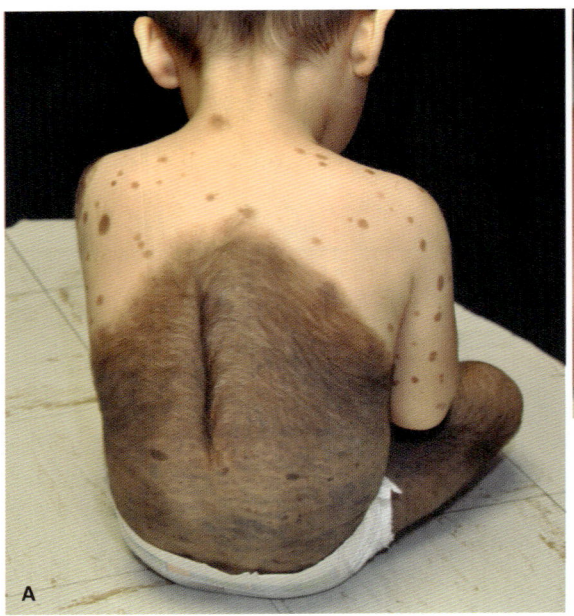

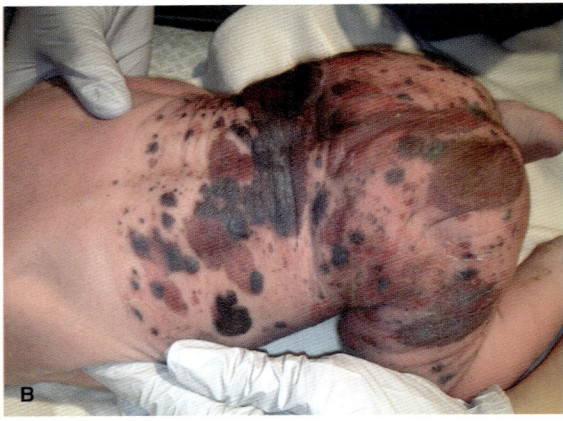

図147-2　**A**：多数の衛星先天性母斑を伴う水着様母斑を有する2歳男児。定期的な皮膚のスクリーニングと母斑の観察が勧められる。(*Used with permission from Richard P. Usatine, MD*)　**B**：出生時に指摘された巨大水着様母斑。暗黒色のほかに変化のある色調を認めることから，非常に注意を要する先天性母斑である。この児も同様に，定期的な母斑の観察を行うべきである。(*Used with permission from Carrie Griffin, MD*)

14

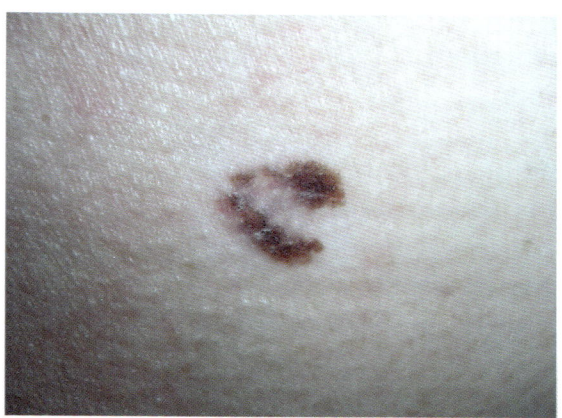

図 147-3　頸部の表在拡大型黒色腫。黒色腫の古典的な ABCDE 基準の所見の多くを認める。（*Used with permission from Richard P. Usatine, MD*）

- 異形成母斑の多発
- 加齢
- 皮膚癌の既往歴

診断

▶ 臨床所見

　小児における黒色腫は，黒色腫のリスクを評価するのに用いられる古典的な ABCDE 基準からは，大きく外れている場合もある[6]。古典的な ABCDE を下記に列挙し，その後に小児の黒色腫の検出感度を上昇させるための新たな基準を示した。

▶ 古典的 ABCDE 基準

　黒色腫を診断するための ABCDE は以下のとおりである（**図 147-3**）[7]。

A＝非対称性（**A**symmetry）：多くの早期黒色腫は非対称である。真ん中を通るように引いた線によって分けられた半分ずつの形が一致しない。良性母斑は通常円形で対称である（**図 147-4**）。

B＝辺縁（**B**order）：早期黒色腫の辺縁はしばしば凹凸があり，波形やギザギザの辺縁を有する場合もある。良性の母斑はより滑らかで凹凸が少ない（**図 147-4**）。

C＝色調の変化（**C**olor variation）：良性母斑は通常は茶一色である。黒色腫はしばしば茶色，褐色，黒と色調が多様だが，赤，白，青を呈する場合もある（**図 147-4，147-5**）。

D＝直径（**D**iameter）が 6 mm 以上：黒色腫は多くの母斑に比べて大きく成長する傾向にある。小児や成人で黒色腫の直径が 6 mm 未満の場合もあるので留意する（**図 147-5**）。

E＝変化（**E**volving）：大きさ，形，症状（搔痒感，圧痛），表面（特に出血），色調が変化する場合がある。

　Cordoro らによる近年の大規模コホート研究の報告において，小児における修正 ABCD 基準が作成，提唱されている[6]。この基準は，**図 147-6** に示した古典的 ABCDE 基準と小児黒色腫が示す他の特徴とを比較したデータに基づいて作成されている。

　小児，特に 13 歳未満の児においては，多くの小児期の黒色腫は，ピンク色〜皮膚色の均一な隆起として現れるため，新たな ABCD 基準を必要とする。修正 ABCD 基準は下記である。

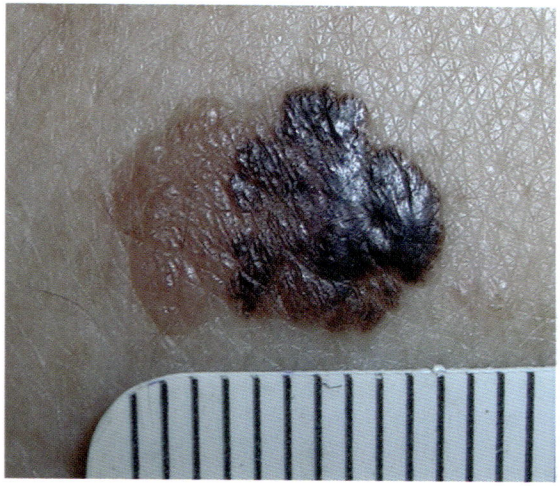

図 147-4　この黒色腫（thin melanoma）は，明らかな非対称性，辺縁不整，色調の変化，径の増大といった特徴を有している。（*Used with permission from Richard P. Usatine, MD*）

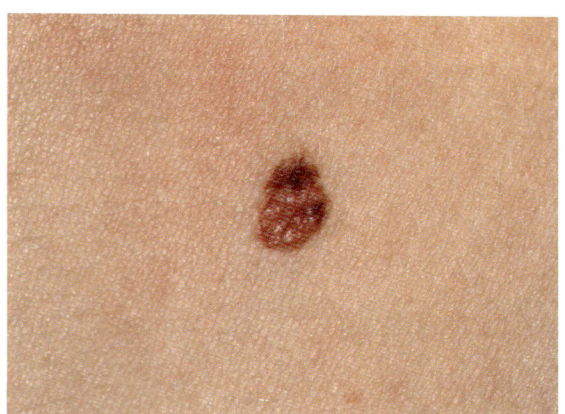

図 147-5　11 歳男児の背部に現れた 4×5 mm の小さな黒色腫。この黒色腫は，非対称性と色調の変化という特徴のみがみられる。（*Used with permission from Kelly M. Cordoro, MD*）

A＝無色素病変（**A**melanotic lesion）：成人に比して小児ではより高頻度にみられる（**図 147-1，147-6，147-7**）。

B＝出血（**B**leeding），隆起（**B**ump）：新出の出血性の丘疹，斑はすべて疑う。

C＝色調が均一（**C**olor uniformity）：小児の黒色腫においては，古典的に黒色腫と関連があるとされる色調の変化ではなく，色調が均一な場合がある。

D＝新規病変（**D**e Novo），直径はいずれの大きさもあり（any **D**iameter）：小児において，前兆なく現れる病変はすべて黒色腫の可能性がある。

　成人の黒色腫の古典的な病型分類（表在拡大型，結節型，悪性黒子型，末端黒子型）は，小児黒色腫の診断においてはあまり関係がない。しかし一方で，多くの小児黒色腫は，特に 10 歳未満の小児においては臨床的，組織学的により曖昧で，これらに分類することができない[6]。すべての病型が，色素がある程度欠乏し病変がピンク色をしている場合，無色素性と

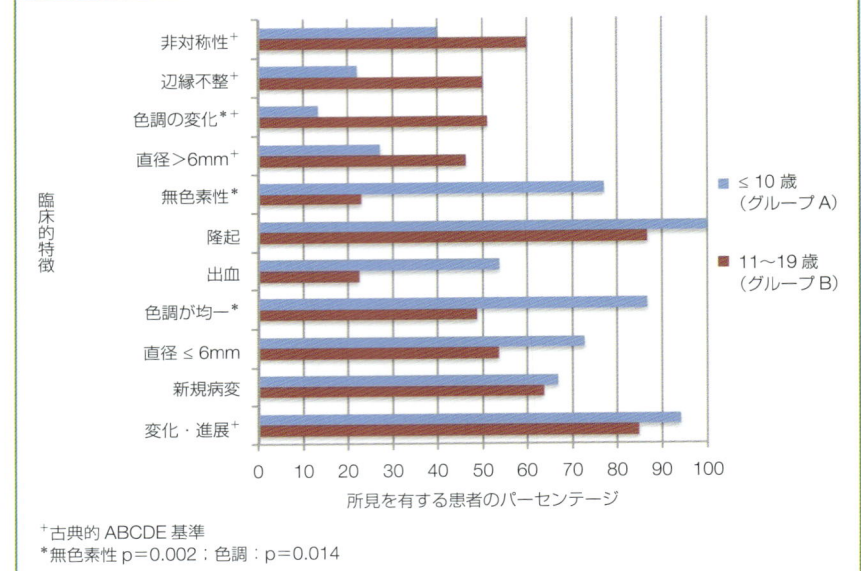

図147-6　古典的 ABCDE 基準と，小児黒色腫においてみられる，その他の特徴の比較。（Used with permission from and copyright Cordoro KM, et al. Pediatric melanoma : Results of a large cohort study and proposal for modified ABCD detection criteria for children. J Am Acad Dermatol. 2013.）

縦軸（臨床的特徴）上から：
非対称性†／辺縁不整†／色調の変化*†／直径＞6mm†／無色素性*／隆起／出血／色調が均一*／直径≦6mm／新規病変／変化・進展†

凡例：■ ≦10 歳（グループ A）／■ 11〜19 歳（グループ B）

横軸：所見を有する患者のパーセンテージ

†古典的 ABCDE 基準
*無色素性 p＝0.002；色調：p＝0.014

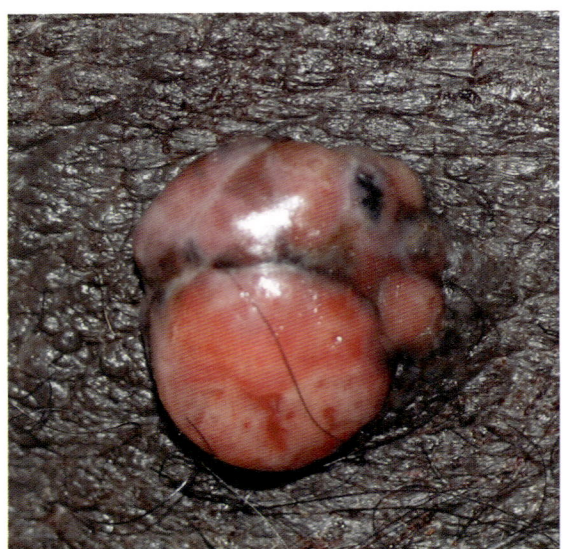

図147-7　広範な先天性メラノサイト系母斑より発症した無色素性黒色腫。患者はわずか 16 歳の男児であった。（Used with permission from Kelly M. Cordoro, MD）

分類される可能性がある。このようなことは，成人ではすべての黒色腫の 5 ％未満に過ぎずまれである。しかし，小児では最大 70 ％の黒色腫が無色素性である可能性がある（**表147-1**）[6]。

- 他のまれな黒色腫の亜型には以下がある。

（1）母斑様黒色腫（nevoid melanoma），（2）悪性青色母斑（malignant blue nevus），（3）線維形成性／紡錘状／神経親和性黒色腫（desmoplastic/spindled/neurotropic melanoma），（4）明細胞肉腫（clear cell sarcoma，実際は黒色腫），（5）animal-type melanoma，（6）眼内黒色腫（ocular melanoma），（7）粘膜（黒子型）黒色腫（mucosal〈lentiginous〉melanoma）[8]。

▶ 典型的分布

小児において最も黒色腫が好発する場所は，女性では体幹と下肢，男性では頭頸部である[1]。

▶ ダーモスコピー

ダーモスコピーは色素性病変の鑑別において，小児では特徴がはっきりしないにもかかわらず，成人と小児いずれにおいても有用な手段である。ダーモスコピーは患者に痛みを与えることなく情報を得られ，生検の要否の判断に役立てることができる[9]。専門家のダーモスコピーによる黒色腫の評価において 401 病変の前向き研究では，ABCDE 基準で感度 66.6 ％であったものが 80 ％に上昇し，特異度も 79.3 ％から 89.1 ％に上昇した（**図147-9**）[9]。

60 人の臨床医（総合医 35 人，皮膚科専門医 10 人，皮膚科研修医 16 人）によって実施されたダーモスコピーの研究では，40 病変の肉眼写真に対して，ABCD 基準，Menzi 法，7 項目チェックリスト，パターン解析を用いて評価を行ったところ，肉眼に比して感度が上昇した[10]。小児においては，黒色腫は良性のダーモスコピー所見と次第に異なる像を呈し，少なくともひとつの黒色腫に特異的な基準を満たすようになる。最も頻度が高いのは非典型的な血管構造，結晶構造である（**図147-1**）[11]。

一般に認められたダーモスコピーにおける黒色腫の局所所見の特徴は，下記である。

- 非典型的ネットワーク（分枝状線条を含む）
- 線条：偽足と放射線状線条
- 非典型的な点と小球
- negative pigment network（陰性色素性ネットワーク）
- 斑点（中心を外れる）
- 斑状部の blue-white veil（青白色調ベール）／peppering（退縮）
- 隆起領域の blue-white veil
- 血管構造
- 末梢の褐色／茶色の無構造領域
- 結晶構造

表 147-1　成人における黒色腫の分類と小児黒色腫の分類との比較（いずれも頻度が高いものから低いもの順）

成人における黒色腫の分類	小児黒色腫の分類
1．表在拡大型黒色腫	1．分類不能または曖昧な黒色腫：小児で見つかる黒色腫の大部分はこれである。小児期の黒色腫はしばしば古典的な組織学的分類より外れる。
2．結節型黒色腫	2．結節型黒色腫：小児の黒色腫では最も頻度の高い分類で，増大傾向のある丘疹や結節として見つかる。平坦な斑は非典型的で短期的な経過観察でよいが，丘疹や隆起性病変は臨床的に黒色腫が疑われる場合には，経過観察せずに生検を行うべきである。
3．悪性黒子型黒色腫	3．表在拡大型黒色腫：垂直方向への浸潤に先立って放射状の拡大パターンを示す。初発症状は平坦またはわずかに隆起して変色した，丘疹ないし斑である。色調は様々であり，褐色，茶色，黒色，赤，青，または白などを含む場合がある。これらの病変は，以前より存在する母斑の辺縁に起こる場合もあり，身体中のどこにでも現れうる。
4．末端黒子型黒色腫	4．Spitz 母斑様黒色腫：Spitz 母斑に類似した特徴を認める，無毛で茶〜赤茶色の色調の滑らかなドーム形の丘疹または結節を呈する（図 147-8）。
5．無色素性黒色腫：成人の黒色腫の 5％未満にすぎない。ピンク〜皮膚色の斑ないし丘疹で，炎症性の丘疹や黒色腫以外の皮膚癌と誤診されやすい。小児では最大 70％の黒色腫が無色素性の可能性がある[6]。	5．末端黒子型黒色腫：手足に現れるこの黒色腫は，小児においてはまれである。

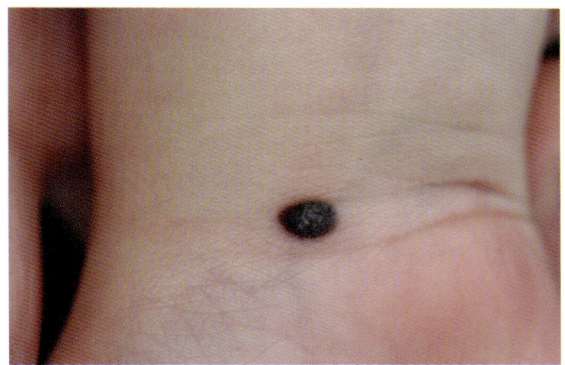

図 147-8　4 歳女児の腰部の Spitz 母斑様黒色腫。(*Used with permission from John L. Pfenninger, MD*)

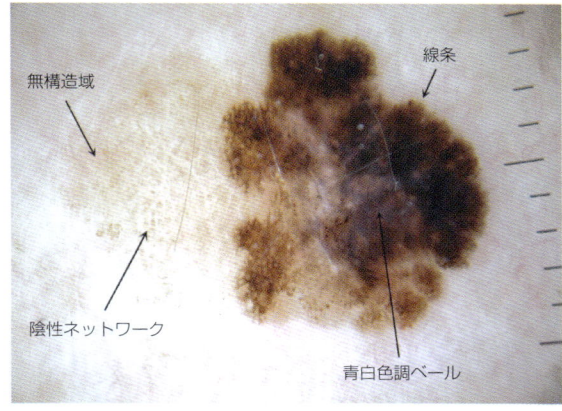

無構造域

線条

陰性ネットワーク

青白色調ベール

図 147-9　この表在拡大型黒色腫では，ダーモスコピー所見における多くの黒色腫の特徴を観察することができる。図 147-4 と同症例のダーモスコピー所見である。(*Used with permission from Richard P. Usatine, MD*)

図 147-9 はこれらの特徴のいくつかを示している。

▶ 生検

　小児においては，診断のまれさと自然と生検を避ける傾向から黒色腫の診断はしばしば遅れる。しかし，黒色腫の診断におけるゴールドスタンダードは，依然として全層皮膚生検である。狭いマージン（2 mm）による完全切除生検が，組織学的診断と腫瘍の進行度分類のためには理想的である。しかし，黒色腫部分の切開生検は予後を悪化させないというエビデンスはあるが，診療所で切除するには病変があまりにも広範である場合など，まれなケースのみに留めるべきである。病理結果と臨床的な印象が大きく異なる場合は，診断した病理医と症例について議論し，臨床写真をまだ渡していない場合は提供する。病理医に "deeper section" や "step section"，つまり同じ "一斤のパン" からより多くの切片を準備してもらう必要があるかもしれない。さらには，黒色腫の診断が予想されたが切開生検の結果が予想に反するものであった場合は，完全切除を行うか，それを行うことのできる外科医に依頼する。

　National Comprehensive Cancer Network（NCCN）の生検の原則に関する黒色腫のガイドラインでは，下記のように述べられている[12]。

- 1〜3 mm のマージンをとった切除生検（elliptical, punch〈病変全体が小さい場合〉, saucerization）が望ましい。その後の正確なリンパ節マッピングを可能とするため，広すぎるマージンは避ける。
- 生検の位置決めは，確実な範囲の切除を念頭に計画すべきである。
- 臨床的に病変の最も厚い部分の全層切開生検またはパンチ生検は，特定の解剖学的領域（例：手掌／足底，指，顔，耳），非常に広範な病変においては許容される。
- 薄片生検（saucerization や deep shave ではなく）は，病理学的診断と厚さ（Breslow thickness）の完全な評価に支障をきたす可能性があるが，悪性の可能性が低い場合は許容される[13]。

　生検の技法に関してはいろいろと厳しい意見はあるものの，scoop shave 生検によって 97％の確率で正確な診断と病期分類が得られるというエビデンスがある[13]。ただし，浅い薄片生検では重要な病期分類に関する情報を見逃し，"過大評価" による不必要なリンパ節生検をまねく可能性がある。

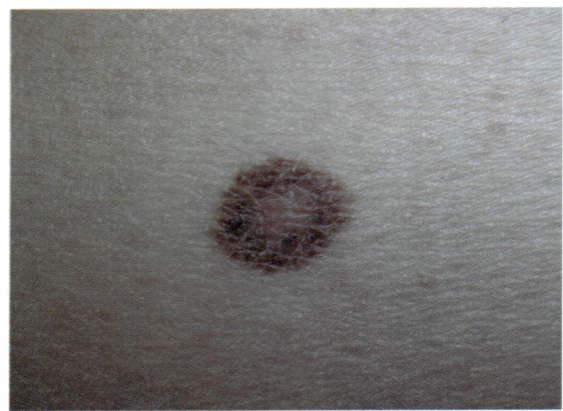

図147-10　この良性複合性異形成母斑は，色調の変化，6 mm より大きいサイズ，といった黒色腫の特徴をいくつか備えている。（*Used with permission from Richard P. Usatine, MD*）

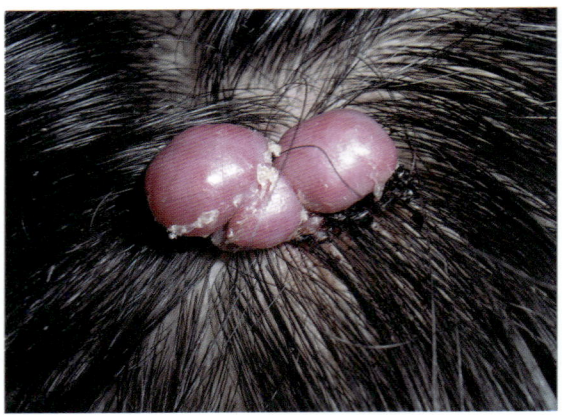

図147-12　この化膿性肉芽腫は，10代患児の頭皮に急激に出現し，容易に出血した。切除して病理に提出し，無色素性黒色腫でないことを確認した。（*Used with permission from Richard P. Usatine, MD*）

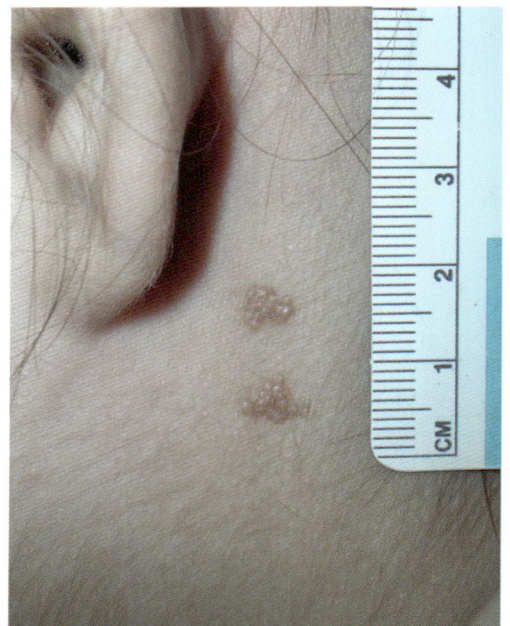

図147-11　これらの表皮母斑のサイズは増大傾向にあったが，メラノサイト由来ではなく，黒色腫を発症する可能性はない。（*Used with permission from Richard P. Usatine, MD*）

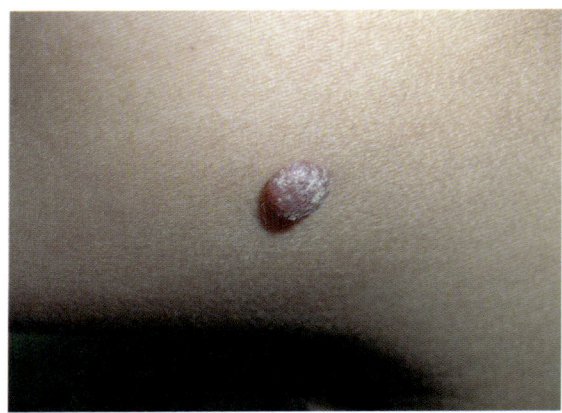

図147-13　若年男児の上腕の化膿性肉芽腫。無色素性黒色腫と類似の所見を呈する。（*Used with permission from Richard P. Usatine, MD*）

鑑別診断

　すべてのタイプの母斑において，黒色腫に似た所見を呈することがある。小児では，メラノサイト系の黒色腫の割合が高いため，多くの炎症性または血管性の丘疹まで鑑別に含めて考える必要がある。すべてのタイプの母斑において，黒色腫に似た所見を呈しうる。先天性母斑は特に広範で非対称である場合がある。そこで，患者に色素沈着の範囲が出生時より今の場所にあるかを尋ね，年月とともにどのように変化したかを検討することが重要である。

- 非典型母斑（異形成母斑とも呼ばれる）：しばしば黒色腫と似た所見を呈す（図147-10）。非典型母斑において黒色腫が疑われる場合は，全層生検を行うか，組織学的評価のため

広範な scoop shave を行う。写真や定期的な診察によるフォローアップは，黒色腫の可能性が低い異形成母斑のみに留めるべきである。

- 表皮母斑：外見は疣状で，胚分裂線に沿って現れることもある。これらは良性で前癌状態ではないが，思春期に急速に増大することがある（図147-11）。
- 化膿性肉芽腫：良性の血管性腫瘍で，急速に増大し，しばしばもろい。しばしば妊娠と関連するが，明らかな誘因なく生じることもあり，無色素性結節性黒色腫に似る（図147-12，147-13）。
- 偽リンパ腫：明らかな落屑を伴わないピンクの丘疹ないし斑が数週間〜数カ月にわたって現れるもので，昆虫やクモによる咬傷歴が関連している場合がある（図147-14）。
- 皮膚線維腫：線維性結節で下肢や前腕に好発する。皮膚色〜黒まであらゆる色調の場合があり，しばしば茶色の暈（ハロー）が周囲を囲んでいる。多くの症例ではピンチテストで皮膚に凹みを生じる。
- 小児に生じる疣：Spitz 母斑や黒色腫を含むメラノサイト病変に似た所見を示す場合がある（図147-15，147-16）。
- 石灰化上皮腫のような良性の付属器腫瘍：結節性黒色腫に

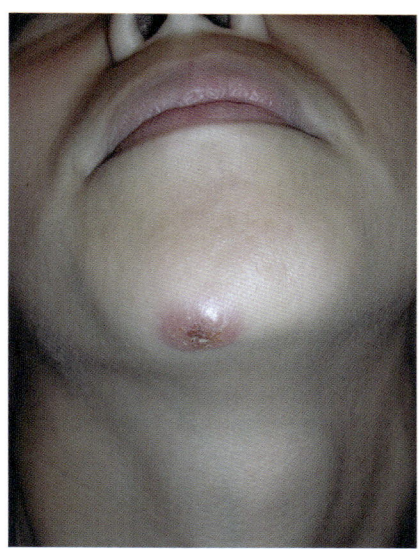

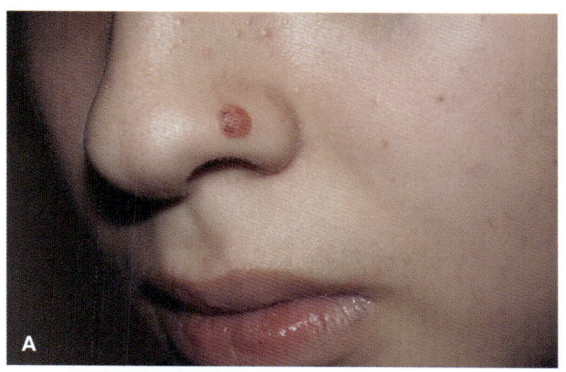

図147-14　11歳女児の顎先に急激に現れたピンクの結節で，数カ月経っても軽快しなかった。病理では偽リンパ腫の所見を認めた。（*Used with permission from Richard P. Usatine, MD*）

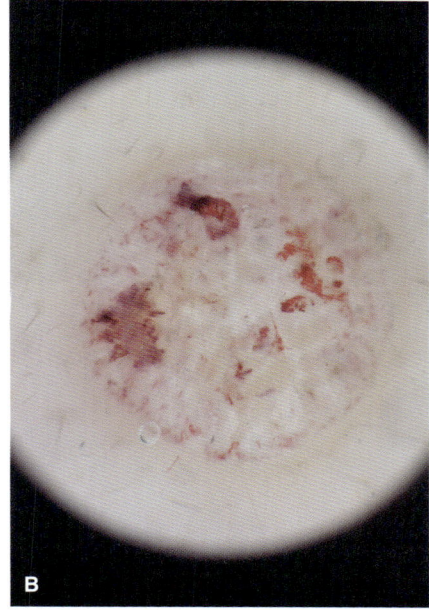

図147-16　この丘疹は外見上はほぼSpitz母斑の特徴を備えている（**A**）。しかし，組織学的にはこの疣は通常とは異なる偽上皮腫性過形成（pseudoepitheliomatous hyperplasia）であると判明した（**B**）。（*Used with permission from Jonathan B. Karnes, MD*）

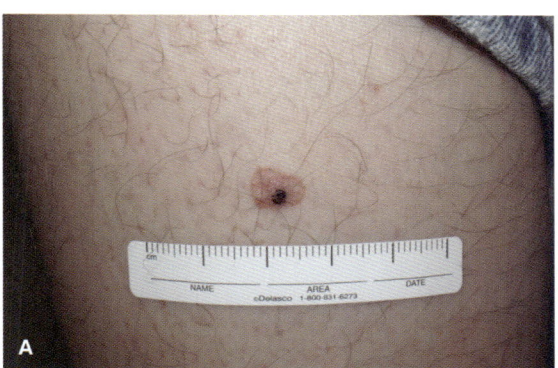

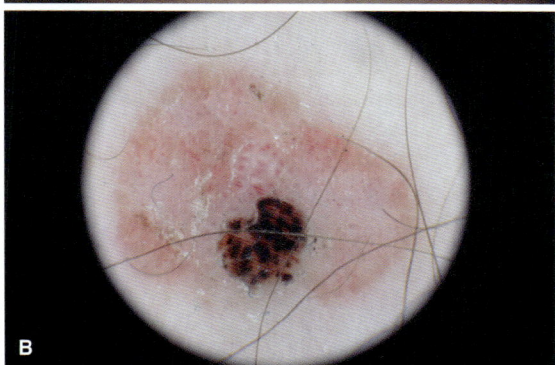

図147-15　10代男児の大腿に突然現れたピンクと黒色の疣で，点状の血管を伴う。いくつかの黒色腫の特徴を有する。**A**：臨床所見，**B**：ダーモスコピー所見。（*Used with permission from Jonathan B. Karnes, MD*）

類似した外観を呈することがあり，頭頸部に現れることがある（図147-17）。

治療

- 皮膚黒色腫はBreslow depthで決定されるマージンをとった皮膚全層の完全切除によって，外科的に治療する。この

depthは，腫瘍の厚さを表皮顆粒層から浸潤の最深部まで顕微鏡の接眼ミクロメーターを用いて測定する。

- 現在，切除マージンは上皮内病変では5mm，浸潤病変では1～2cmが推奨されている。医療センターにおける近年の研究では，Mohs手術で上皮内黒色腫を切除する際に，6mmのマージンに比して9mmのマージンをとることで有意差をもって患者に有益であることがわかった[14]。

- センチネルリンパ節生検は深さ1mm以上の腫瘍において推奨され（図147-18），より薄い病変でも潰瘍や1mm²あたり2つ以上の有糸分裂を有する場合は考慮されるべきである。最新のガイドラインにおいては，1mm²あたり2つ以上の有糸分裂を有する薄い黒色腫の患者においても，センチネルリンパ節生検が考慮されるべきとしている[15]。これらのガイドラインでは，T1aとT1bの腫瘍を分けるのに，Clarkレベルに替わって1mm²あたりの有糸分裂が用いられている[15]。

- 黒色腫の病期分類は腫瘍の厚さと転移を踏まえて決定し，病期が0からⅣに上がるにつれて，統計的に予後は悪化する。皮膚に限局した厚い腫瘍はステージⅡCに達している

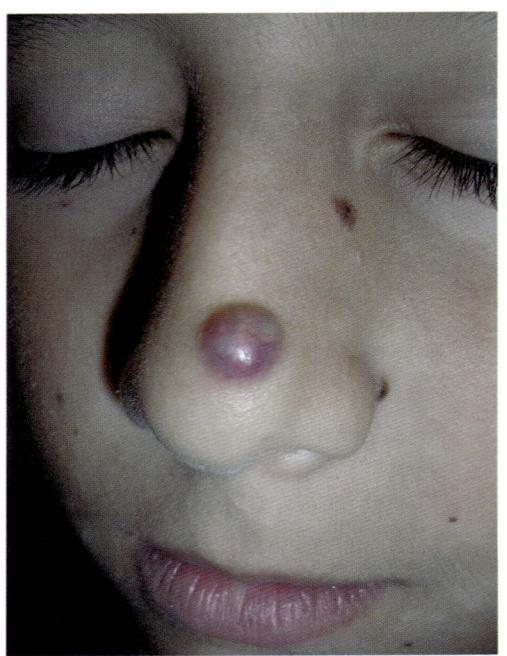

図147-17 数カ月にわたって増大してきた鼻のピンク〜紫色の結節。この結節は切除され，良性の毛母腫（pilomatricoma）と判明した。腫瘍内に石のように硬い石灰化を触知する場合は，同疾患が臨床的に疑われる。（*Used with permission from Richard P. Usatine, MD*）

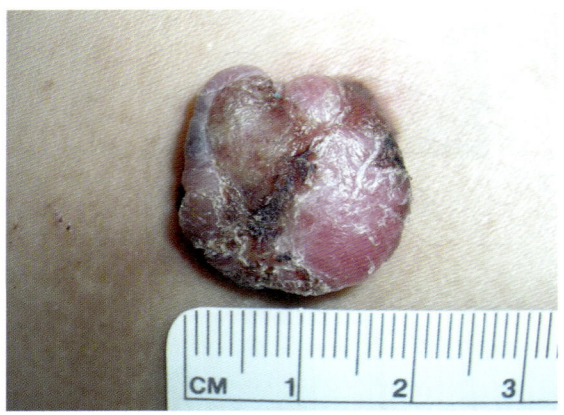

図147-18 背部の厚く潰瘍を伴う結節型黒色腫で，外見は主に無色素性であった。黒色腫は1mmより深く浸潤しており，センチネルリンパ節生検を伴う完全切除が行われた。（*Used with permission from Richard P. Usatine, MD*）

- 近年，転移性黒色腫に対する2つの化学療法薬の新薬が米国食品医薬品局（FDA）に承認された。1つはベムラフェニブで，多くの黒色腫において発現しているBRAF変異を標的としたモノクローナル抗体である。イピリムマブは調節分子CTLA-4をブロックすることで免疫系の抑制を防ぐ。これらの薬は，ともにダカルバジンとの併用で，わずかだが有意な無増悪生存期間（progression free survival）の延長が得られることが成人において示されている。小児においても研究が進行中である[17]。

フォローアップ

フォローアップの必要性は大きくは疾患の病期によって決定される。病期分類基準のアップデートが，American Joint Committee によって公開されている。先述のように，予後は深さの進行，有糸分裂率，潰瘍，リンパ節転移陽性，遠隔転移によって悪化する。

ステージ0とⅠの皮膚黒色腫患者のフォローアップは，皮膚スクリーニングの訓練を受けた内科医による定期的な皮膚の診察である。全身写真が可能なのは限られた地域になるが，多発母斑患者のモニタリングにおいては有用な可能性がある。黒色腫の病歴のある患者における皮膚黒色腫の再発率は，初発の皮膚黒色腫の発症率の10倍を上回ることがわかっており，初回診断の3〜5年以内が最も再発率が高い[18,19]。

患者教育

今後の日光曝露を避け，ほくろの新出や変化などの皮膚の観察を行うよう指導する。人工日焼けは行わないよう指導する。早期黒色腫の発見のための訓練を受けた内科医による，毎年の全身の皮膚診察を推奨する。成人の黒色腫の多くが，小児期の日光曝露に起因して発症する[4]。

【Jonathan B. Karnes, MD／Richard P. Usatine, MD】

（田中広輔 訳）

可能性があり，亜病期分類は腫瘍の厚さと潰瘍の有無に基づいて決定される。あらゆるリンパ節転移はステージⅢまたはそれ以上とされ，リンパ節を越えるあらゆる遠隔転移はステージⅣに分類される[16]。

- 進行期黒色腫の患者は腫瘍内科に紹介すべきであり，多剤化学療法と免疫療法の併用療法を受ける場合がある。多くの研究が進行中であり，インターフェロン2α，ベムラフェニブ，イピリムマブの3つの新薬の進行期黒色腫に対する使用が承認された。小児における治療レジメンは成人のものと同様である。

11 節　浸潤性免疫学

148 環状肉芽腫

症例

　3 歳男児。6 カ月の間，足背に環状発疹を認めていた。今回の受診前に，患児は他の医療機関で体部白癬に処方される複数の局所抗真菌薬軟膏を用いた治療を受けていた。落屑を伴わず，局所抗真菌薬が無効であったことは，環状肉芽腫の診断を示唆している。また足背は環状肉芽腫の好発部位であり，KOH 標本でも菌糸は陰性であった。両親に診断を説明し，治療として局所に中等度のステロイド軟膏を塗布した。病巣内へのステロイド薬の局所注射がより効果的な一方，3 歳児に対しては現実的な治療選択ではない。

概説

　環状肉芽腫（granuloma annulare：GA）は，表皮の淡紅色の小丘疹から環状丘疹として癒合し，落屑を伴わない皮疹で，一般の皮膚疾患である。前述のように，しばしば貨幣状湿疹または体部白癬と間違われる。皮疹の分布パターンと落屑を伴わないことが，重要な診断手がかりである。

疫学

- GA は，女性に男性の約 2 倍多く認める[1]。
- GA は，発生部位により，局所型，播種型，穿孔型，皮下型の 4 つに分類できる。
- 局所型が最も多い[1]。

病因と病態生理

- 原因不明の良性炎症性皮膚疾患である[1]。
- 疾患は自然治癒するが，長年にわたって持続する場合もある。
- 小児では，1 型糖尿病と皮下型 GA の関連性の報告がある。後ろ向き研究では，皮下型 GA で 10 歳未満の 34 人の小児のうち 2 人（5.9％）が 1 型糖尿病を発症したことが報告されている[2,3]。これは小児 1 型糖尿病の罹患率より非常に高い罹患率である一方，因果関係ははっきりしない。
- ウイルス感染（HIV を含む）やボレリア属，レンサ球菌性感染，昆虫刺傷，リンパ腫，結核や外傷との関連が報告されている[4,5]。
- GA のひとつの機序は，マクロファージを介したヘルパーT 細胞（Th_1 リンパ球）の分化による遅延型過敏反応である。これらのマクロファージは，腫瘍壊死因子（TNF）-α やマトリックスメタロプロテアーゼを発現するエフェクター細胞になる。活性化マクロファージは皮膚の膠原質基盤の劣化の原因となる[6]。
- *gil-1* 癌遺伝子の高度な発現と，GA を含む皮膚の肉芽腫性病変の関係が報告されている[7]。

危険因子

　唯一のはっきりした危険因子は，女性であるということで

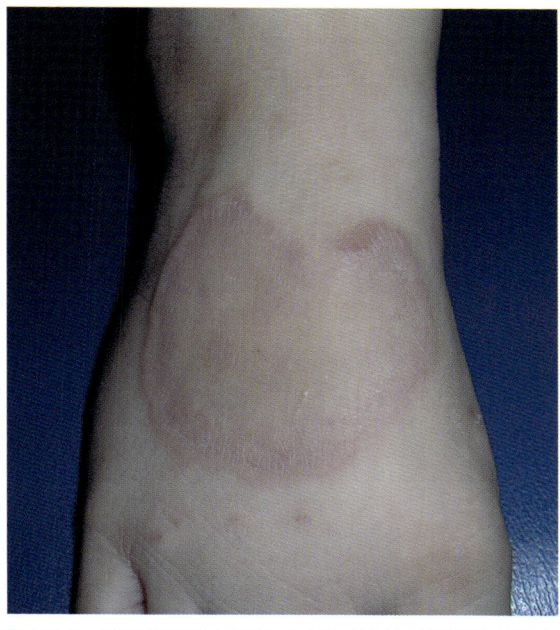

図 148-1　3 歳男児に認められた 6 カ月間続く足背の環状肉芽腫。（*Used with permission from Richard P. Usatine, MD*）

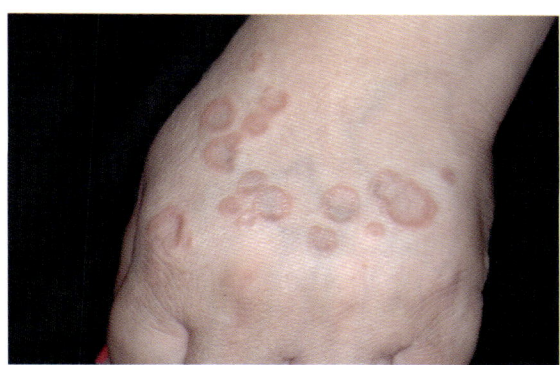

図 148-2　手背に認められた播種型環状肉芽腫。（*Used with permission from Richard P. Usatine, MD*）

ある。ただし，いくつかの関連性が指摘されているが，原因として同定されたものはない。

診断

▶ 臨床所見

　環状の隆起性の辺縁をもつ紅斑性皮膚病変（図148-1，148-2）で，色素沈着を呈したり，青紫色になったりすることがある（図148-3）。環状内部の中央に陥凹があり，大きさは 2 mm～5 cm 大である。GA の古典的な形状は環状であるが，完全な環ではなく弓状の場合もある（図148-4）。最も重要なのは，体部白癬（白癬）でみられるような落屑は認められないことである。

▶ 典型的分布

　GA の 4 つの型の各々は，異なる分布をする。局所型および播種型 GA は，播種性病変が体幹もしくは頸部まで広がる，言い換えれば太陽光に露出する範囲に出現するのが特徴である[8]。

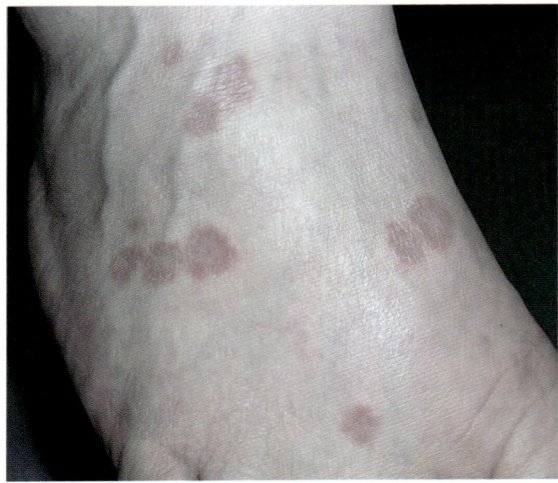

図 148-3　足背に認めた播種型環状肉芽腫。環状部は平坦で多くは結合している。色素沈着を伴う。(*Used with permission from Richard P. Usatine, MD*)

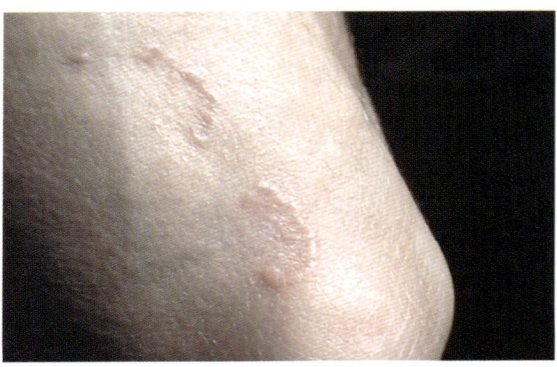

図 148-4　肘に認めた不完全な形状の環状肉芽腫。(*Used with permission from Richard P. Usatine, MD*)

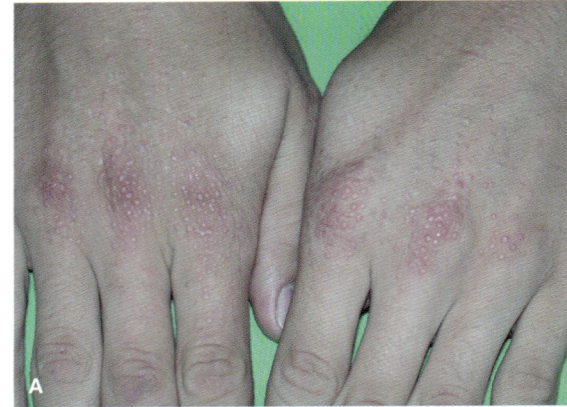

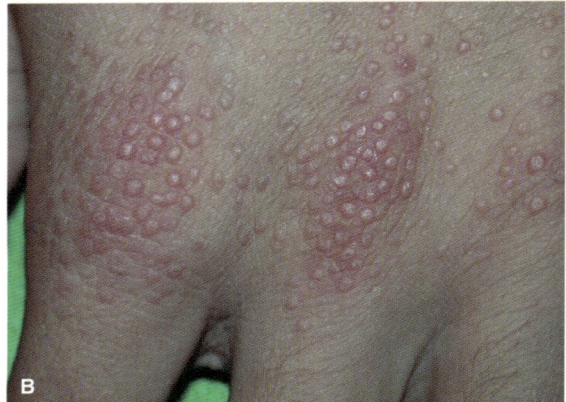

図 148-5　**Ａ**：生後 9 カ月より認めた, 17 歳男児の無症候性の手背の穿孔型環状肉芽腫。6 カ月前に, 病変は両肘にも出現した。以前は伝染性軟属腫と誤診されている。**Ｂ**：Ａの拡大像。小児と若年成人の手背から伸筋背側に認める。(*Used with permission from Eric Kraus, MD*)

1. 局所型：この型は最も一般的で GA の 75％の患者に認める[1]。四肢, 特に手足の背面に単発の病変を形成する特徴がある（**図 148-1**）。

2. 播種型または全身型：成人では多くがこの形状である。四肢から始まり, 体幹から頸部まで広がる（**図 148-2**, **148-3**）。

3. 穿孔型：小児と若年成人に 1〜4 mm 大の環状丘疹を 1〜数百個呈する（**図 148-5**）。丘疹は癒合し環状斑を形成しうる。体中どこにでも出現するが, 四肢, 特に手および指に多く認める[9]。丘疹は, 混濁したクリーム状または透明な粘性の浸出液を滲出することがある。

4. 皮下型：病変は無痛性で, 足, 指, 手, 頭皮, 額に急速に進展する皮下の小結節として現れる。皮下型 GA は平均 3.9 歳と, 特に小児に最も多く認められる（**図 148-6**）[8,10]。これらの病変の境界は, しばしばはっきりせず不明瞭であったりする（**図 148-7**）。それらは単一病巣または散在した病巣として出現する。

● 検査所見

　GA の診断には生検の必要がなく, 臨床症状から診断されることが多い。皮下型 GA は例外で, GA で通常みられる外見とは異なる場合があり, リウマトイド結節と間違えられる

可能性がある。組織学検査では GA の特質であるムチンの増加を認める。組織球の高密な浸潤および血管周囲に散在するリンパ球浸潤を真皮中部に認める。組織球はムチンを取り囲むように柵状に並ぶか, 間質にびまん性に存在する。表皮には明らかな変化は認めない[5]。

鑑別診断

- 体部白癬：隆起した落屑性辺縁をもち, あらゆる体表に出現する。KOH 鏡検法で, 複数の分岐した菌糸を認める（123 章「体部白癬」参照）。

- 遠心性環状紅斑：大腿と下肢に好発する。これらの病変の直径は 2〜5 mm／日の率で拡大し, 辺縁に落屑を伴う[2]。生検は GA との鑑別の手助けとなる。

- 貨幣状湿疹：多くは四肢に認めるが, scaling plaque（落屑を伴う小斑点）と強度の掻痒を伴うことが多い（133 章「貨幣状湿疹」参照）。

- バラ色粃糠疹：落屑が付着した卵円形の皮疹。病変部はほとんど隆起せず落屑を伴うことが GA とは異なる（137 章「バラ色粃糠疹」参照）。

- リウマトイド結節：皮下型 GA とよく似た症状を呈する。これらの小結節は, 関節痛や他の関節炎の臨床症状をもつ患者の肘, 指, その他の関節上にしばしば認められる（172 章「若年性特発性関節炎」参照）。組織学的に GA のムチ

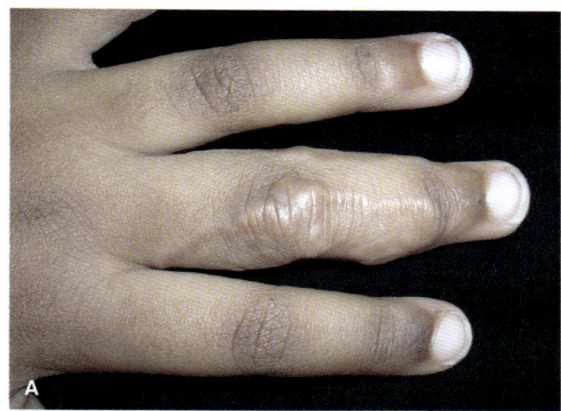

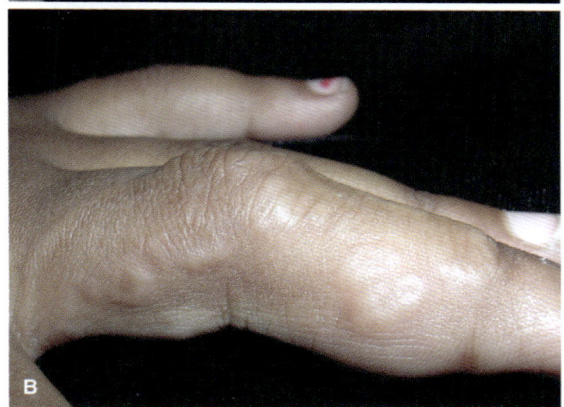

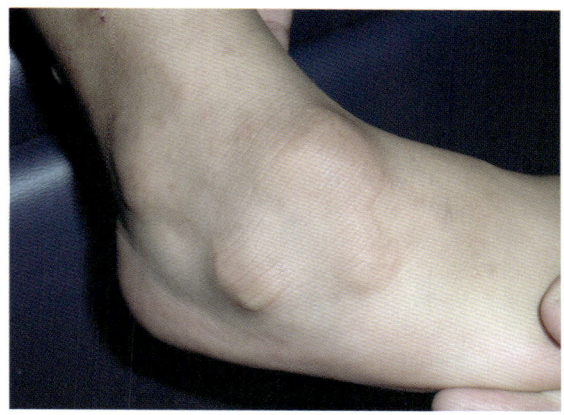

図148-7　4歳男児の足外側の軟部組織浸潤を伴った皮下型環状肉芽腫。(*Used with permission from Richard P. Usatine, MD*)

図148-6　**A**：7歳女児の指背側に認める大きい環状の軟部組織浸潤を伴った皮下型環状肉芽腫。**B**：7歳女児の指の肥厚を伴った小さい環状の皮下型環状肉芽腫。指の解剖学的な歪みを認めた軟部組織浸潤に注目。(*Used with permission from Richard P. Usatine, MD*)

ンと対照的に，フィブリン沈着を伴うリウマトイド結節を認める。

治療

　様々な治療のエビデンスは，個別の症例で確認されたもので無作為化比較試験（RCT）ではない。この疾患は無症状であるため，治療は主に外見をよくするという美容的な面に留まる。びまん性の病変をきたすことが患者の心理的苦痛となり，治療を望む可能性がある。GAは最終的には自然治癒するが，いくつかの治療は永続的な色素沈着や皮膚萎縮を引き起こす場合がある。有効と思われる治療法を下記に示したが，実際には自然経過で治癒する可能性もある。

▶ 局所型 GA
- 後ろ向き研究では，局在型GAの小児42例（平均年齢：8.6年）のうち39例は，2年以内に完全に治癒している。平均治療期間は1年であった。本疾患は自然消退することより，大部分の治療は不必要であると報告されている[9]。治療のひとつの選択肢は，注意深い経過観察である。治療の選択肢を両親と議論した上で，経過観察することが小児では最も適当な場合がある[10,11]。SOR **B**
- 病巣内にステロイドを局所注射することができる。3〜5 mg/mLのトリアムシノロンアセトニド（ケナログ）を27ゲージ針を利用して，直接病変部位に注射する。

SOR **C**　大きな環においては，円の360°に到達させるために，4カ所に局所治療を必要とする場合がある。主な合併症は，注射部位における色素脱失と皮膚萎縮である。
- 凍結療法に関しては，9例に酸化窒素，22例に液体窒素を使用し研究が行われた。結果，1回の冷凍凝固で80％が除去可能であった。しかし病変が4 cm以上の19例中4例では，液体窒素を用いた治療で萎縮性瘢痕が生じた。すべての患者で水ぶくれが生じた[12]。凍結療法は10秒以上の凍結凝固融解サイクルを回避し，治療領域が重ならないようにすることで凝固性萎縮を回避することができる[13]。SOR **C**

▶ 全身型／播種型 GA
- この亜型は治療がより困難で，多くは局所型GAより長い治療経過をたどる。小児では非常にまれであり，すべての研究は成人のみで行われ，また対象者数も少なくランダム化もされていない。臨床研究では，しばしば抗菌薬の使用を必要とし，一部でその有用性が報告されている（リファンピン，オフロキサシン，ミノサイクリン，ダプソン）[14,15]。SOR **C**
- UVA1光線療法は，播種型GAの20例のうち10例で，良好もしくは優れた結果を残している。十分な治療反応を認めた患者でも，光線療法中止後に再発を認めている[16]。SOR **C**
- 5％イミキモド・クリームと0.1％タクロリムス軟膏による局所療法は，成人の小規模試験で有効であった[17,18]。SOR **C**
- 1日400 IUのビタミンEと2,400 mgのジロートンによる治療を受けた成人3例の検討では，すべての症例で3カ月以内に完全な臨床的改善を認めている[20]。SOR **C**

▶ 穿孔型／皮下型 GA
　これらの珍しい型のGAに対する治療データはあまり見受けられないが，患者の重症度や選択により，局所型もしくは播種型GAの治療法が，臨床的判断に基づいて適用される。

予後

　2年以内の自然寛解率は50％であるが，再発率は40％にのぼる[21]。小児GA 34例の研究では1カ月〜7年以内に38％が局所再発，15％が他の部位に再発を認めた。皮膚の変色を認めた3例は丘疹と斑が軽快したのち，炎症後色素沈着を呈する可能性がある。

フォローアップ

　積極的な治療を望む患者については，継続して経過観察を続けるべきである。

患者教育

　この疾患は自然寛解する疾患であることを患者と両親に伝え，安心させることが大切である。外観は不快であるが，最善の治療は病変が自然寛解するまで根気よく経過観察することである。多数の症例検討が試みられてきたが，十分な成果がない。治療により，GA 同様好ましくない副作用が，しかも，より長期間もたらされる可能性もある。

【Melissa Muszynski, MD／Richard P. Usatine, MD】

（本庄明日香／大塚宜一　訳）

149 壊疽性膿皮症

症例

　アフリカへの医療使節団派遣活動の際，皮膚科病棟で診察された壊疽性膿皮症の小児症例。顔面，頸部と胸部に壊疽性膿皮症があり（**図 149-1**），瘢痕化していた。

概説

　壊疽性膿皮症（pyoderma gangrenosum）は，小児期から成人期に生じるまれな皮膚潰瘍性疾患である。原因は不明であるが，好中球性皮膚疾患のひとつであると考えられている。

疫学

- 壊疽性膿皮症の発症は，すべての年齢において年間 10 万人に約 1 人の頻度である[1]。
- 小児の症例は総症例のわずか 3～4％であり，成人症例と比較して臨床的な特徴はあまりみられない[2]。
- 人種差はみられない。
- 性差は女性に少し多い傾向がある。
- 40～50 代に多くみられるが，すべての年齢で生じうる。

病因と病態生理

- 病因はよくわかっていない。
- 針反応（外傷部位の）は一般的に行われるが，壊疽性膿皮症の約 30％の患者で認められると考えられる[1]。
- 多くとも約半数の症例は特発性である[3]。
- 少なくとも 50％の症例に全身性疾患（炎症性腸疾患，血液腫瘍性疾患や関節炎など）を伴う[3]。
- 潰瘍性大腸炎の約 5％，Crohn 病の約 2％の患者に認められる[4,5]（**図 149-2**）。
- 18 歳以下の 46 例の壊疽性膿皮症を対象にした研究では，74％に全身疾患が認められ，成人と同様に潰瘍性大腸炎が最も多かった[2]。
- 病変は一般的に下肢に影響を及ぼしやすいが（**図 149-3**），成人に比べ乳児期は生殖器や肛門周囲[6]，頭部や顔面（**図 149-1**），臀部（**図 149-4**）に潰瘍を認めやすい[7]。
- 生検では通常，潰瘍形成を伴った多核細胞の浸潤，梗塞像

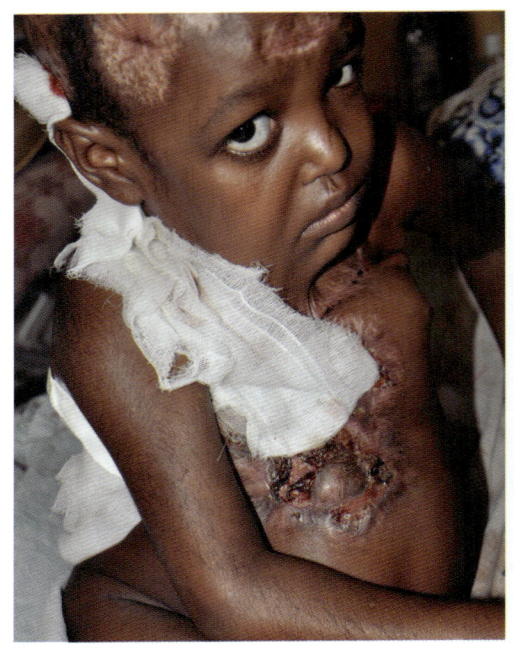

図 149-1　顔面と頸部，胸部に壊疽性膿皮症がみられるアフリカの小児。（*Used with permission from Richard P. Usatine, MD*）

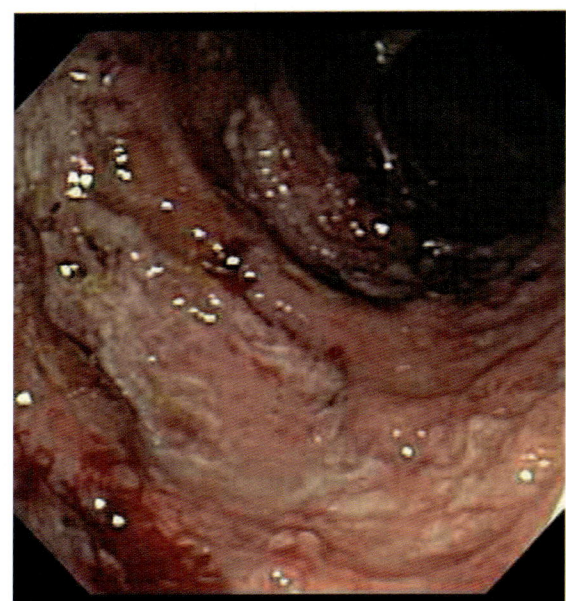

図 149-2　Crohn 病で認められる結腸の脆弱な炎症粘膜。（*Used with permission from Shashi Mittal, MD*）

や膿瘍形成を示す。

危険因子

- 潰瘍性大腸炎
- Crohn 病[3,8]
- 多発関節炎（血清陰性または陽性）
- 血液疾患，（特に骨髄性）白血病
- （主として IgA による）単クローン性 γ グロブリン血症
- 乾癬性関節炎と関節リウマチ

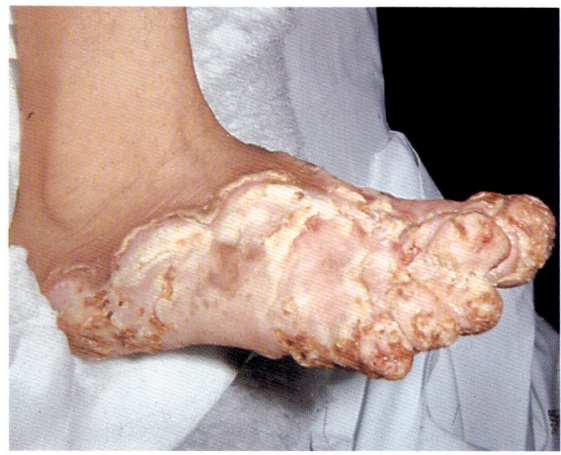

図149-3　小児の足の壊疽性膿皮症。小児ではまれなこの疾患において，下肢は最も頻度が高い疾病部位である。(*Used with permission from Weinberg SW, Prose NS, Kristal L, Color Atlas of Pediatric Dermatology, 4th edition, Figure 15-29, New York, NY：McGraw-Hill, 2008*)

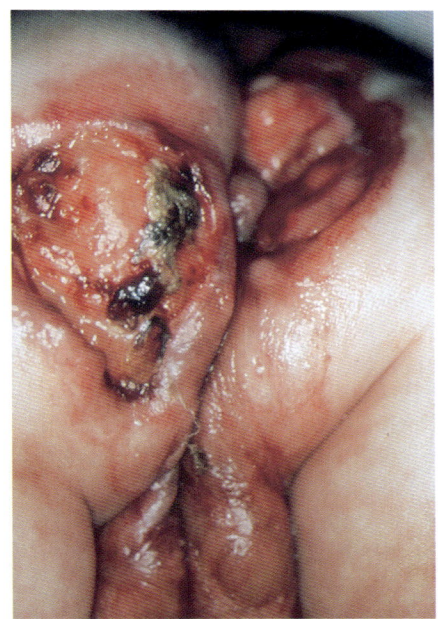

図149-4　幼児の臀部にみられた壊疽性膿皮症。辺縁を中心に侵食された壊死性潰瘍を示す。(*Used with permission Kane KS, Lio P, Stratigos AJ, Johnson RA. Color Atlas and Synopsis of Pediatric Dermatology, 2nd edition, Figure 15-17, New York, NY：McGraw-Hill, 2009*)

- 肝臓病(肝炎，原発性胆汁性胆管炎など)
- 免疫学的疾患(SLE，Sjögren症候群など)

診断

▶ 臨床所見

- 一般的に壊疽性膿皮症は，明確な辺縁と深い痛みを伴う潰瘍を呈する。またそれは通常，青紫色や青色である(図149-3，149-4)。色は"砲金(gun metal)色"といわれることもある。潰瘍の端は徐々に侵食されており，その周囲の皮膚は紅斑性で硬い。一般的には，炎症を伴った膿疱，紅

斑性小結節，または青紫色の出血性ブラとして始まる。その後，中心領域から単一の潰瘍を形成し，壊死する[8]。
- 病変部は痛みを伴い，激痛のことがある[3]。患者は倦怠感，関節痛と筋痛を呈する。
- 壊疽性膿皮症は主に古典型と非定型の2つが存在する[3]。
  - 古典型壊疽性膿皮症：潰瘍の土台に突出する青紫色の辺縁を伴う深い潰瘍が特徴的である[3]。これらの壊疽性膿皮症は一般的に下肢に生じる(図149-3)[3]。
  - 非定型壊疽性膿皮症：水疱膿疱性で湿性の構成要素である。通常，境界周囲がびらん性か表面が潰瘍化しており，多くの場合手背や前腕の伸筋側，顔面に生じる[3]。
- その他の異型
  - ストーマ(小孔)周囲の壊疽性膿皮症は，ストーマ周辺で起こる。この病変は，創傷感染や接触部位の刺激による病変と間違えられることがある[9]。
  - 外陰部や陰茎に生じる壊疽性膿皮症は性器に起こるため，若年における潰瘍形成性の性行為感染症(STD)(軟性下疳や梅毒など)と鑑別が必要である[3]。
  - 口腔内に生じる壊疽性膿皮症は，増殖性化膿性口内炎として知られている。それらは主に炎症性腸疾患患者に起こりやすい[3]。

▶ 典型的分布

一般的には上肢と下肢に起こり，性器，臀部，頭部やストーマ周囲の皮膚に生じることはあまりない。また，頭皮や頸部などでみられることもある(図149-1)。

▶ 検査所見

- 血算や尿検査，肝機能検査は必須検査であり，肝炎を除外することは重要である[3]。血沈や抗核抗体，リウマチ因子が上昇する場合，全身性疾患の指標となる場合がある。梅毒血清反応，電気泳動，皮膚培養も同様である。細菌，真菌，非定型抗酸菌やウイルス感染が疑われる場合，潰瘍やびらん組織を培養することを考慮する[3]。
- 消化器症状が存在する場合，下部消化管内視鏡を施行し，炎症性腸疾患を鑑別することが必要である。

▶ 生検

- 壊疽性膿皮症の特徴的な病理所見がないため，辺縁を含めた活動性の高い領域の生検は，他の潰瘍性皮膚病変を除外するのに重要である。
- 病理医は，臨床経過を確認することも重要である。初期病変の生検では，好中球性の血管病変が認められる。進行した病変では，壊死病変の周りに密な好中球浸潤およびその周辺に若干のリンパ球やマクロファージの浸潤が認められる。潰瘍，梗塞，膿瘍病変の周囲では，線維化を伴った炎症性変化が認められる[10]。

鑑別診断

- 壊疽性膿皮症は，免疫抑制薬の治療後にみられる創傷癒合の除外診断としてあげられる[11]。脈管閉塞性や静脈疾患，血管炎，癌，一次感染，薬物，外因性組織損傷，他の炎症性疾患などとしばしば混同され，誤診されることがある[12]。疑わしい病変の生検は，潰瘍性皮膚病変の原因として壊疽性膿皮症と診断する唯一の方法である。
- 潰瘍形成性のSTD(例：軟性下疳や梅毒)：外陰部や陰茎にみられる壊疽性膿皮症に類似する。これらのSTDは，壊疽性膿皮症より一般的に円弧状であり，適切な検査(軟性下

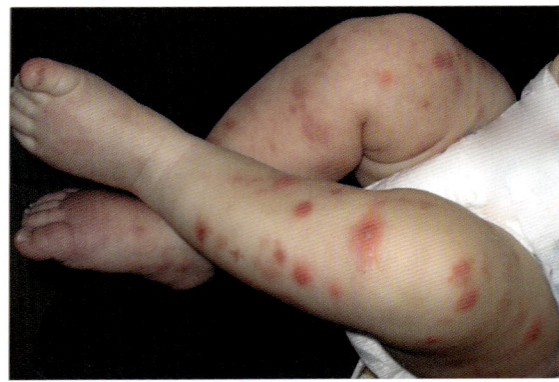

図 149-5　乳児の Sweet 症候群。中心性水疱変化による紅斑が下肢に存在する。(Used with permission Kane KS, Lio P, Stratigos AJ, Johnson RA. Color Atlas and Synopsis of Pediatric Dermatology, 2nd edition, Figure 15-16, New York, NY：McGraw-Hill, 2009)

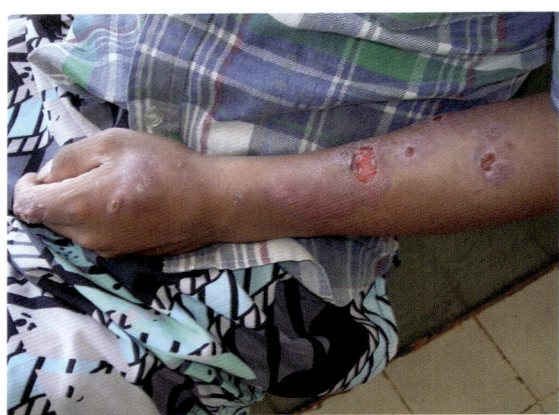

図 149-6　スポロトリクス症(真菌感染)による典型的な胞子繊毛アレルギー性皮膚疹が，手掌から上腕にみられる。このパナマの小児の腕の潰瘍は壊疽性膿皮症に類似している。(Used with permission from Richard P. Usatine, MD)

瘡菌のための梅毒血清反応や細菌培養を含む)で診断されなければならない。これらの検査が陰性で硬性下疳の場合，梅毒血清反応は陽性になるために数週かかり，梅毒は容易に治療可能であることからも，初回が陰性であっても 2 週間，繰り返し検査をしなければならない。(75 章「思春期女性における外陰部の潰瘍性病変」，181 章「梅毒」参照)。

- 急性熱性好中球性皮膚病(Sweet 症候群)：壊疽性膿皮症のような好中球性皮膚疾患であるが，患者は通常全身症状を伴い発熱を認める(図 149-5)。Sweet 症候群の診断は，患者が大基準 2 項目中 2 項目と小基準 4 項目中 2 項目を満たすことによる。大基準は，(a)突然発症する，軟らかく痛みを伴う紅斑で，時に小水疱，膿疱，水疱がみられることがある，(b)主に真皮に生じる好中球性浸潤で白血球破砕性血管炎はみられない，である。小基準は，症状に先行するもしくは同時期にみられる発熱，白血球増多，血沈の亢進など血液検査での異常値，全身ステロイドに対する急速な反応，である。
- 全身性血管炎：鑑別は最も困難であるが，病変部位(過敏反応)に先行する外傷の既往歴や，青紫色に辺縁形成する病変は壊疽性膿皮症を鑑別に考えなくてはならない[12]。
- 膿瘡：潰瘍形成する一種の膿痂疹である。細菌培養は陽性であることが多く，セファレキシンや他の経口抗菌薬が奏効する(99 章「膿痂疹」参照)。
- 潰瘍化したクモ咬創は壊疽性膿皮症ととてもよく似ており，クモ咬傷の既往歴は，壊疽性膿皮症との鑑別に有用である。
- スポロトリクス症：バラ栽培による皮膚損傷から生じうる真菌感染である。通常は上肢に起こることが多く，壊疽性膿皮症に類似している(図 149-6)。既往歴から疑われる場合は，診断のために真菌培養を行う。抗真菌薬の経口投与で治療することができる。
- 静脈不全潰瘍：典型例では内顆にみられ，潰瘍が重症化すると壊疽性膿皮症に酷似する。しかし，それらは小児ではまれであり，通常は重度の脈管閉塞に伴い形成される。これらの徴候と静脈不全の症状は，壊疽性膿皮症との鑑別に重要である。

治療

▶ 非薬物治療

- 病変部の進行を観察するために，深さ，長さと幅などの大きさを診察ごとに記録する[13]。
- 過敏反応が症例の 25〜50% に起こるため，外科的デブリードマンは禁忌であり，外科的処置は病変をより悪くする。SOR Ⓑ

▶ 薬物治療

- 病変部にしばしば疼痛を伴うため，皮膚病変の治療と鎮痛を目的とする。
- 炎症性腸疾患が存在する場合，通常はその治療が優先される。その結果，治癒することも多いが，しばしばステロイドが必要になることもある[13]。SOR Ⓑ
- 局所療法は，重症でない限局性の壊疽性膿皮症に対して第一選択治療である。強力なステロイド軟膏またはタクロリムス軟膏(2 歳以上)から開始する[13-16]。SOR Ⓑ
- 小さい潰瘍であれば，局所にステロイド外用，スルファジアジン銀クリーム，ヨウ化カリウム溶液で管理することができる。SOR Ⓒ
- ステロイドによる病巣内注入は選択肢となる[13,14]。SOR Ⓑ
- 経口ステロイドによる全身投与(例：メチルプレドニゾロン 0.5〜1.7 mg/kg/日，1 日 2 回，3 日間経静脈投与，プレドニゾロン 0.5〜1 mg/kg/日，1 日 1〜2 回，経口投与 80 mg/日を超えない)，経口シクロスポリン(例：5 mg/kg/日)単独または併用投与，などが多くの場合効果的である(しかし対照試験は存在しない)。そのため第一選択薬と考えられている[9,14]。SOR Ⓑ　治療効果は通常急速であり，24 時間以内に壊疽性膿皮症は安定化する[17]。
- 炎症性腸疾患を伴うステロイド不応性の壊疽性膿皮症において，0，2，6 週，その後 8 週毎のインフリキシマブ 5 mg/kg 静注は有効であったと，症例報告や小規模プラセボ対照試験で報告されている[18,19]。SOR Ⓑ　その他，エタネルセプトとアダリムマブなどの生物学的製剤も症状を改善したと報告されている[13]。SOR Ⓒ
- 現在まで，経口ダプソン，アザチオプリン，ミコフェノール酸モフェチル，シクロホスファミド，タクロリムスなど

で治療された症例報告が存在する[14,20]。SOR Ⓒ

紹介

ほとんどの場合，皮膚科医への紹介が必要となる。

予後

- 壊疽性膿皮症の予後は通常良好である。しかし，瘢痕の残存をみることが多く，再発する場合もある（**図149-1**）。
- 多くの患者が最初の免疫抑制療法で改善されるにもかかわらず，患者は難治性の経過をとる可能性があり，多重療法が行われる場合が多い。

フォローアップ

壊疽性膿皮症の疑いがあるすべての患者は，確定診断を得た後，詳細なフォローアップを行う必要があり，常に診断を検証しながら治療を進める必要がある。

患者教育

- 壊疽性膿皮症は，原因不明のまれな潰瘍性皮膚疾患である。
- 皮膚生検は，他の診断を除外するために必要である。
- 大部分の治療は小規模試験の EBM に基づく。
- ステロイドや他の免疫抑制薬の有用性と危険性は説明される必要がある。
- 潰瘍を増悪させるため，外科的治療は禁忌である。

【E. J. Mayeaux, Jr., MD／Richard P. Usatine, MD】
（馬場洋介／大塚宜一　訳）

150 小児サルコイドーシス

症例

顔面に多発性の隆起性病変を認める4歳男児（**図150-1**）。これらの病変の鑑別診断には，皮膚サルコイドーシスと環状肉芽腫などがあげられる。皮膚生検が行われ，サルコイドーシスと診断された。

概説

サルコイドーシス（sarcoidosis）は，皮膚，肺，リンパ節，肝臓，眼などを侵す全身性肉芽腫症である。小児サルコイドーシスの発生頻度に，はっきりとした性差はない[1]。興味深いのは，米国以外の地域では，それぞれの国の数的に優勢な人種に認められる傾向があるという点である[2]。一方，ヨーロッパにおけるスウェーデンや，米国における南大西洋地域と湾岸諸州など，その発生頻度が特定の地域において明らかに高くなっている例もある[3-5]。

小児のサルコイドーシスは，早発型（early onset）と遅発型（late onset）の2つに分けられる。早発型は，出生〜4歳までに発症し，関節炎，発疹，ブドウ膜炎の三徴を呈する[4]。これらの患者では，典型的な肺疾患を約22％に認める[6]。早発型サルコイドーシスの大部分は白人に認められ，これらの患者は重篤な病的状態と機能障害が長引く経過をたどる[7,8]。

全身性の病態を呈する小児遅発型サルコイドーシスでは，肺の合併症を呈するものが多い[6]。軽度の乾性の慢性咳嗽を

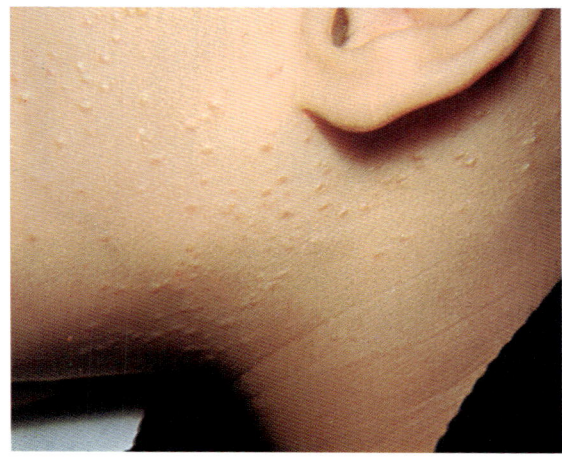

図150-1　サルコイドーシスの4歳男児の顔面の丘疹病変。（Used with permission from Weinberg SW, Prose NS, Kristal L. Color Atlas of Pediatric Dermatology, 4th edition, Figure 15-23, New York, NY：McGraw-Hill, 2008）

主症状として呈しているものが，小児サルコイドーシスの60％近くで，病初期の胸部X線で異常が指摘される[6]。また，20〜30％の年長児には，眼病変を認める[3,9]。症状は，眼の発赤，かすみ目，羞明，眼痛などがある。眼のサルコイドーシスとしては，前眼部に認められるブドウ膜炎を呈する（症例の84％）[9]。その他の合併症としては，視神経炎，帯状角膜変性，白内障，緑内障，網膜血管炎がある。その他の器官臓器の合併症としては，細網内皮系（リンパ節腫脹）[1]，皮膚（結節性紅斑）[2]，筋骨格（関節滲出液，関節痛，筋炎）[2]，腎臓（腎石灰，検尿所見の異常）[3,10]，心血管（不整脈，突然死）[11]，中枢神経系（けいれん発作，脳神経障害，尿崩症，成長ホルモン欠乏症）[6,12,13]，肝臓（肝機能障害）[14]などがある。

別名

若年性早発型サルコイドーシス，若年性遅発型サルコイドーシス，若年性全身性肉芽腫症，小児期サルコイドーシス，びまん浸潤型ループス（皮膚ループスに似ている顔面のサルコイドーシス）

疫学

- 小児年齢層はまれ：思春期および若年成人により多い。
- 男女差なし
- 若年性サルコイドーシスには，早発型および遅発型の2型がある。

早発型
- 生後4年以内の発症
- 関節炎／発疹／ブドウ膜炎の三徴
- 主に白人に多い。
- 進行性に衰弱する経過をたどる。

遅発型
- 年長児，思春期
- 多臓器病変
- 主にアフリカ系アメリカ人に多い。
- 代表的な型として，斑丘疹型，びまん浸潤型，皮内もしくは皮下結節型，瘢痕浸潤型がある。
- 結節性紅斑（EN）は，サルコイドーシス患者の31％に認め，

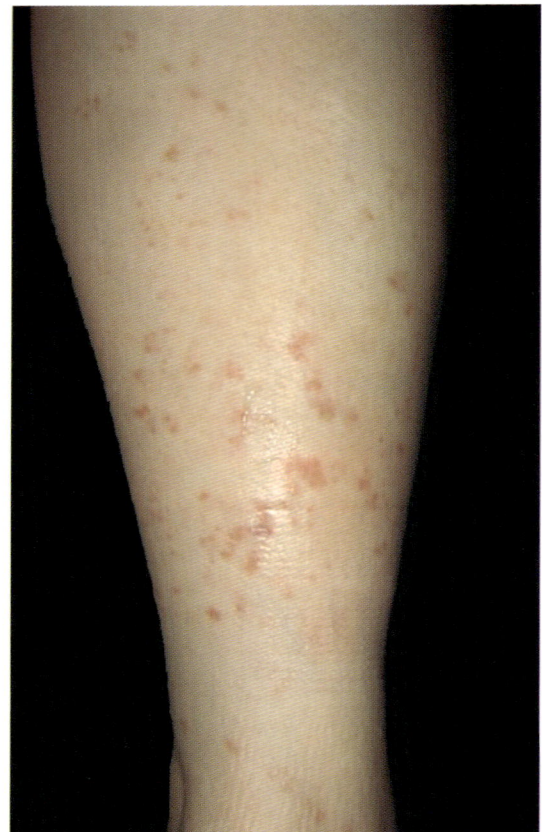

図150-2　下肢に認められる斑丘疹型サルコイドーシス。（Used with permission from Amor Khachemoune, MD）

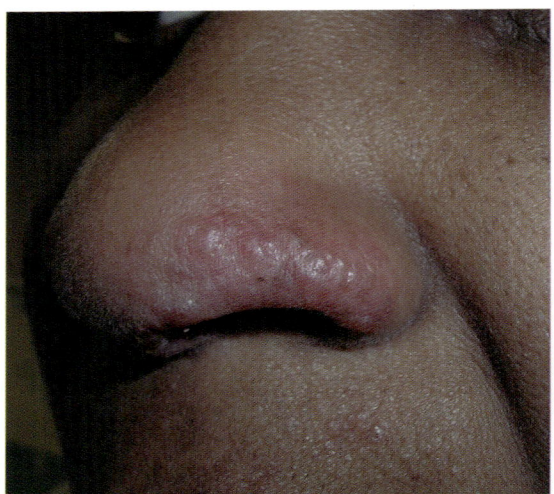

図150-3　鼻端に認められるびまん浸潤型サルコイドーシス。（Used with permission from Richard P. Usatine, MD）

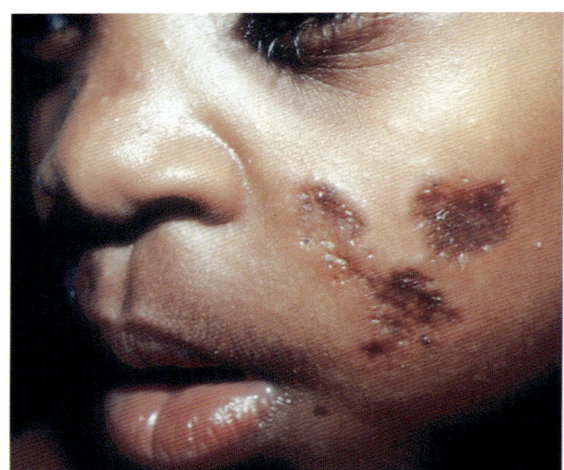

図150-4　びまん浸潤型サルコイドーシス患児の頬に認める青紫色に瘢痕化した斑丘疹。（Used with permission from Kane K, Lio PA, Stratigos AJ, Johnson RA. Color Atlas & Synopsis of Pediatric Dermatology, 2nd edition, Figure 15-18, New York, NY：McGraw-Hill, 2009）

皮膚所見としては最も高頻度に認められる（152章「結節性紅斑」参照）。

病因と病態生理

- サルコイドーシス患者がいる場合，その同胞が発症するリスクが増加することがわかっており，遺伝的素因が指摘されている[15]。
- サルコイドーシスは，未知の病因により複数の器官臓器に肉芽腫症を呈する。
- サルコイド病変の典型的所見は，フィブリノイド壊死は伴うものの，類上皮細胞による非乾酪性限局性肉芽腫の存在によって特徴づけられる。
- 肉芽腫は通常，表皮にあるが，真皮から皮下組織に及ぶものもある。これらの肉芽腫は，その周りにわずかなリンパ球浸潤を伴うだけなので "naked" と呼ばれる。

危険因子

- 陽性家族歴
- アフリカ系人種（この集団では家族内集積がより一般的に認められる）

診断

▶ 臨床所見

皮膚病変が特異的な場合と非特異的な場合とで分ける。

特異的

- 典型的な非乾酪性肉芽腫では，感染，異物，その他の原因を示唆する所見を認めない。
- 外観を損なうが，ほぼ無痛性で潰瘍などを認めることは少ない。
- 赤褐色～紫色で，通常1cm未満の丘疹，斑，小結節などが最も多い。大部分は顔面，頸部，上部背側と四肢に認められる（図150-2）。
- びまん浸潤型サルコイドーシス（図150-3～150-5）は，凍瘡に似た紫がかった光沢をもった皮膚病変を鼻，頬，耳，唇などに呈する。
- 典型的な斑丘疹型サルコイドーシスは，額，四肢，肩などに認められ，慢性の経過をたどるが瘢痕なしで治癒する。
- 典型的な皮内もしくは皮下結節斑は，皮膚色もしくは青紫色がかった，表皮性病変を伴わない病変で，進行した全身

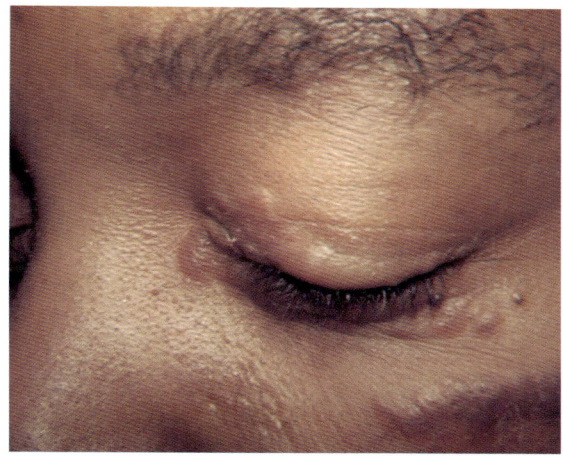

図 150-5　びまん浸潤型サルコイドーシス患児の眼瞼と頬に認められる青紫色の丘疹。(Used with permission from Weinberg S, Prose NS, Kristal L. Color Atlas of Pediatric Dermatology, 4th edition, Fig. 15-25, McGraw-Hill, 2008)

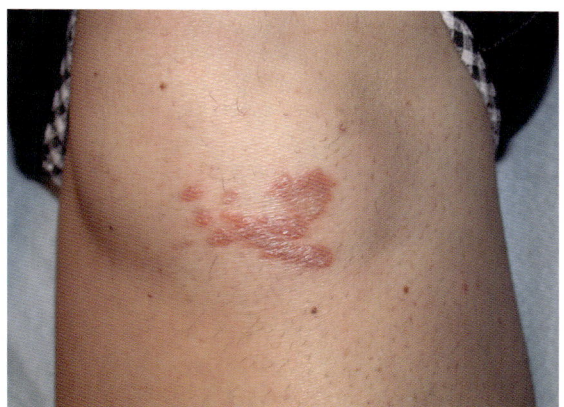

図 150-6　外傷後に出現した膝のサルコイド斑。(Used with permission from Amor Khachemoune, MD)

性サルコイドーシスに認められる。

- 外傷，放射線，手術，タトゥー（入れ墨）によって損傷を受けた古い瘢痕性病変には，サルコイド様肉芽腫の浸潤を伴う可能性がある（図 150-6，150-7）。病変は有痛性で赤〜紫色に変色して硬くみえる。

非特異的

- EN 病変は外観を損なわないが，発熱，多関節痛，時に関節炎や急性虹彩炎を伴う場合は有痛性である。
- EN は，下肢，特に脛骨前面，かかと，膝に突然，発熱や痛みを伴った赤い小結節を呈する。
- EN 小結節は 1〜5 cm の大きさで，通常両側性で色調の変化を伴い，初期は明赤色，それから紫色，最後にあざのような黄色〜緑色を呈する。
- EN は（多くの場合，両側性の）肺門部リンパ節腫脹と，時に前ブドウ膜炎および／または多発関節炎を同時に呈する Löfgren 症候群で認められる。
- 潰瘍は EN ではあまり認められず，瘢痕を残さず治癒する。
- 早発型サルコイドーシスでは，内軟骨膜症を呈することがある[16]。

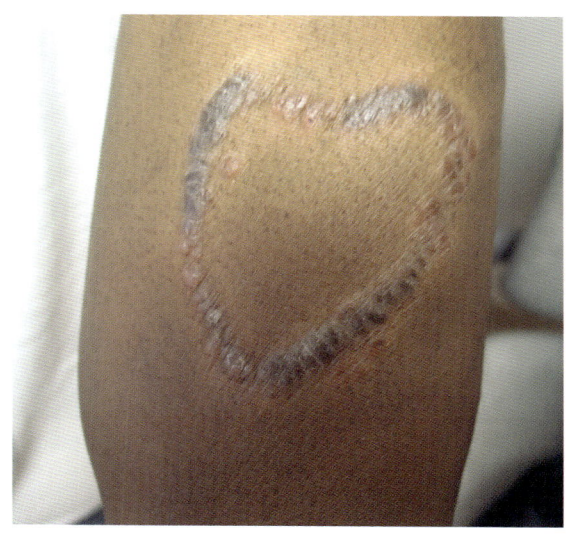

図 150-7　膝の上のハート型タトゥーに形成されたサルコイド斑。(Used with permission from Amor Khachemoune, MD)

▶ 検査所見

- 血球：白血球減少，好酸球増加，貧血などを伴うことがある。
- 血清カルシウムおよび 24 時間尿中カルシウム：49％に尿中カルシウム排泄の増加を認める。また，13％にカルシウム血症を認める。サルコイドーシスで認められるカルシウム血症は，肺マクロファージからビタミン D 代謝産物が過剰に産生され，結果，消化管からのカルシウムの吸収が亢進し生じる。
- 血清アンジオテンシン変換酵素（ACE）の上昇：15 歳以下の小児では，成人より血清 ACE が 40〜50％程度高値であることから，年齢を考慮した正常血清 ACE 値で判断する必要がある[11,17]。
- キチンを含んでいる病原体に対する防御に関係するキトトリオシダーゼは，疾患活動性の指標として有用である：キトトリオシダーゼ活性は，SACE（somatic ACE）およびサルコイドーシスの肺 CT スコアと相関している[18]。
- 血清生化学的検査（たとえばアラニンアミノ基トランスフェラーゼ：ALT），アスパラギン酸アミノトランスフェラーゼ（AST），アルカリホスファターゼ（ALP），血液尿素窒素（BUN），クレアチニン値など。加えて，尿検査では尿蛋白，尿潜血，白血球尿および濃縮障害など。これらの値は，肝臓および腎臓病変を合併するとより上昇する。
- その他：赤血球沈降速度の亢進，尿崩症，腎不全などが特徴的である。

▶ 画像検査

- 胸部 X 線

　　胸郭内のリンパ節腫脹は，右傍気管領域および両側肺門部病変として 95％で検出される[19]。
- ステージ I：両側肺門部リンパ節腫脹を認める（BHL）。
- ステージ II：BHL ＋肺浸潤を認める。
- ステージ III：BHL なしで肺浸潤を認める。
- ステージ IV：肺線維症を認める。
- 胸郭 CT 所見は，リンパ節腫脹もしくは肉芽腫性浸潤を示す。その他の所見として，気管支血管および胸膜下の小結

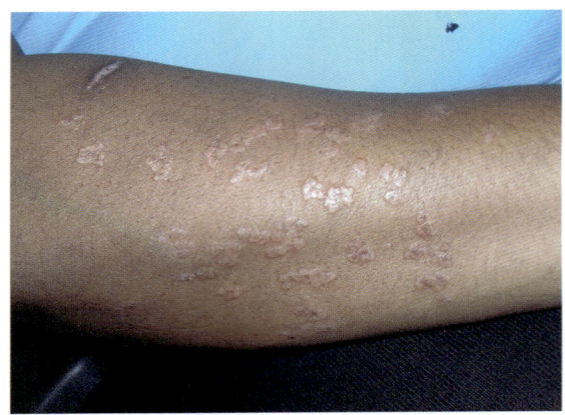

図 150-8　生検で確定診断されたサルコイドーシス女性の腕の肉芽腫斑。彼女はサルコイドーシスの肺病変も有している。（*Used with permission from Richard P. Usatine, MD*）

節の散在，小葉間隔壁の肥厚，蜂巣状像，気管支拡張像，肺硬化像などがある。
- 肺機能：拘束性および閉塞性障害の両者を認めることがある。

▶ 生検
- パンチ生検は，真皮を含む皮膚検体を得るのに適当である。
- EN 小結節が深い場合，生検は皮下組織も含めなければならない。
- 生検標本は，組織学的な検査はもちろん，染色法と培養検査にて感染性因子を除外する目的で用いられる。

鑑別診断
- 皮膚の肉芽腫性サルコイドーシス（図 150-8）
  - 環状肉芽腫（GA）：肉芽腫性皮膚病変のひとつで，成人および小児に単一もしくは複数の環状病変を形成する（148 章「環状肉芽腫」参照）。
  - リウマトイド結節：関節症状を有する疾患の中で，関節リウマチに認められる（172 章「若年性特発性関節炎」参照）。
  - 菌状息肉腫：皮膚リンパ腫のひとつで，いくつもの形態を形成するうちの一系として肉芽腫を形成する。
  - 肉芽腫性口眼周囲皮膚炎：facial Aflo-Caribbean Childhood eruption（アフリカ系カリブ人に認められる顔面の小児期発疹：FACE）としても知られており，思春期前の小児に認められ自然消褪する発疹症である[20]。
- 斑丘疹型
  - 尋常性狼瘡：結核菌による皮膚症状のひとつ。
  - 汗管腫：通常，頬上部から眼瞼下部周辺に現れる小さな良性付属器腫瘍。
  - 黄色板症：黄色腫の中で最も頻度の高い型。眼瞼に認められる良性の黄色いしみ，丘疹，斑など。約 1/2 の黄色板症患者は，脂質異常症を有する（193 章「高脂血症と黄色腫」参照）。
  - 扁平苔癬：ピンク～青紫色の丘疹・斑を呈する搔痒性発疹。体のいたるところで認められるが，最も頻度が高い領域は手首と足首である（138 章「扁平苔癬」参照）。
  - 酒さ性ざ瘡：顔面を中心とした一様な丘疹でできている酒さ。

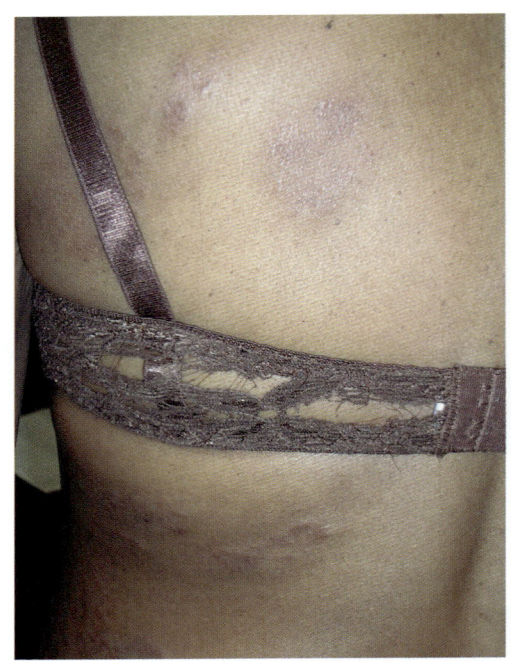

図 150-9　背部における青紫色のサルコイド様丘疹と環状斑の癒合。（*Used with permission from Richard P. Usatine, MD*）

  - ケロイドざ瘡：肌の浅黒い患者に多く認められる。多発性毛囊周囲丘疹・小結節を呈する。最も頻度が高いのは，頸部後面の髪の生え際の部分である。
  - 仮性鬚毛囊炎：濃い皮膚色を呈する患者に多く認められる。顎ひげエリアの内生毛によって生じる。
- 環状型サルコイドーシス（図 150-9）
  - 環状肉芽腫：環状タイプ（148 章「環状肉芽腫」参照）。

治療
- サルコイドーシスの皮膚病変は概して致命的ではない。したがって，皮膚病変の予防もしくは最小に留めることが治療として合理的である。顔面の病変に対しては，美容上の対応が特に重要である。また，病変は痛みを伴うことがあることも認識しておく必要がある。
- （経口および局所の）ステロイドによる治療が，主要な治療法である[3]。SOR **B**
- サルコイドーシスを治療するのに用いられるステロイドの代替薬として，メトトレキセート，アザチオプリン，シクロホスファミド，シクロスポリンなどがある[21,22]。SOR **C**

紹介
- 全身性サルコイドーシス患者では，多分野の専門家による介入が必要である。
- 眼症状のある患者は，眼科医に紹介する（図 150-10）。
- 肺病変のある患者は，呼吸器科医に紹介する。
- サルコイドーシスは，以下の臓器に影響を及ぼす可能性がある。すなわち，肺，細網内皮系，筋骨格，腎臓，心血管，神経，肝臓である。これらを含む全身の徹底的な診察と検査結果をもとに，専門医に適切に紹介する。

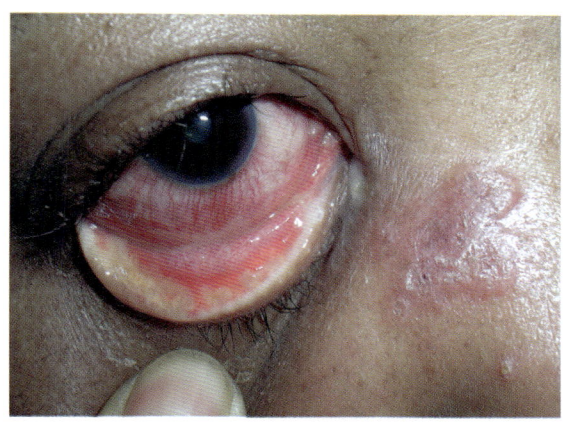

図 150-10　眼球結膜および内側下眼瞼の眼サルコイドーシス。
(*Used with permission from Richard P. Usatine, MD*)

予防とスクリーニング

　原因が十分解明されておらず，予防手段も確立されていない。皮膚サルコイドーシス患者については，臨床的な症状にそって検証されなければならない。

予後

- まれな疾患で，報告される症例数も少ないため，小児期発症サルコイドーシスの予後は不明である。
- 一般的には，アフリカ系アメリカ人の成人の予後は，決してよくはない。早発型においては，80〜100％の患者は，慢性的に衰弱してゆく経過をたどる[7,8]。
- 熱，関節痛，結節性紅斑などの急性もしくは亜急性の症状と，肺門部リンパ節腫脹の寛解率は，およそ 80〜90％である[23]。
- カルシウム血症，皮膚サルコイド病変，全身性リンパ節腫脹を認める症例の予後は悪い[11]。
- 死亡率は，約 1〜5％と推定される[24]。

フォローアップ

　皮膚サルコイドーシス患者は，全身性サルコイドーシスへの進展がないかどうかに注意し，定期的なフォローアップが必要である。

患者教育

　たとえ皮膚が唯一認められる症状である患者においても，全身性サルコイドーシスに起こりうるリスクを説明する必要がある。

【Yoon-Soo Cindy Bae-Harboe, MD／Khashayar Sarabi, MD／
Amor Khachemoune, MD】

（大塚宜一　訳）

12節　過敏性と薬剤への反応

151　多形紅斑，Stevens-Johnson 症候群，中毒性表皮壊死症

14

症例

　14歳男児が前日からの発熱，口唇の剥離を伴う腫脹を主訴に救急治療部を受診した（図 151-1A）。その後48時間以内に，結膜（図 151-1B）と尿道粘膜を含む四肢から体幹に広がる紅斑性丘疹が出現した。図 151-1C にみられるように，症状は背部にも認められた。男児は Stevens-Johnson 症候群と診断され入院した。

概説

　多形紅斑（erythema multiforme：EM），Stevens-Johnson 症候群（Stevens-Johnson syndrome：SJS），中毒性表皮壊死症（toxic epidermal necrolysis：TEN）は，薬物，感染または疾患に反応して起こる過敏性反応（あらかじめ感作された宿主において，正常な免疫系によって生じる望ましくない反応）による皮膚障害の亜型と考えられる。SJS と TEN は，同じような病態によると考えられる重篤な皮膚反応であり，TEN はより重症度が高い。しかし，EM を含むこれら 3 つの疾患が同じスペクトラムに含まれるかどうかは議論の余地がある。

別名

- EM は従来 minor EM とも呼ばれていた。
- SJS は従来 major EM とも呼ばれていた。現在は，すべての種類の EM と異なる疾患概念と考えられている。
- TEN は Lyell 症候群としても知られている。

疫学

- EM の発生率は 1/1,000〜1/1 万人と推定されているが[1]，疾患の正確な発生率は不明である[1]。
- SJS と TEN は珍しい重篤な皮膚反応で，しばしば薬剤に起因する。発症率は，SJS は 1.2〜6/100 万人，TEN は 0.4〜1.2/100 万人と報告されている[2-4]。
- EM の発症年齢は一般的に 10〜30 歳に最も多く，20％が小児および思春期に認められる[5]。
- EM は，男性は女性よりわずかに発症率が高い[5]。

病因と病態生理

　EM の原因物質として，多数の因子が特定された。

- 単純ヘルペスウイルス（HSV）-1 と HSV-2 は最も頻度が高い病原体であり，症例の少なくとも 60％に関与しているとされる（図 151-2）[6,7]。このウイルスは，EM 患者において，血液中[8]ならびに皮膚生検[6]で確認されている。
- SJS と TEN の多くは薬剤に起因する。小児で SJS と TEN を引き起こす薬剤としてよく知られたものに，スルホンアミド抗菌薬や抗けいれん薬であるフェニトイン，カルバマゼピン，ラモトリジンなどがある[3]。
- 感染症の中でもマイコプラズマは，SJS 発症に深く関わっている（図 151-3）[7]。

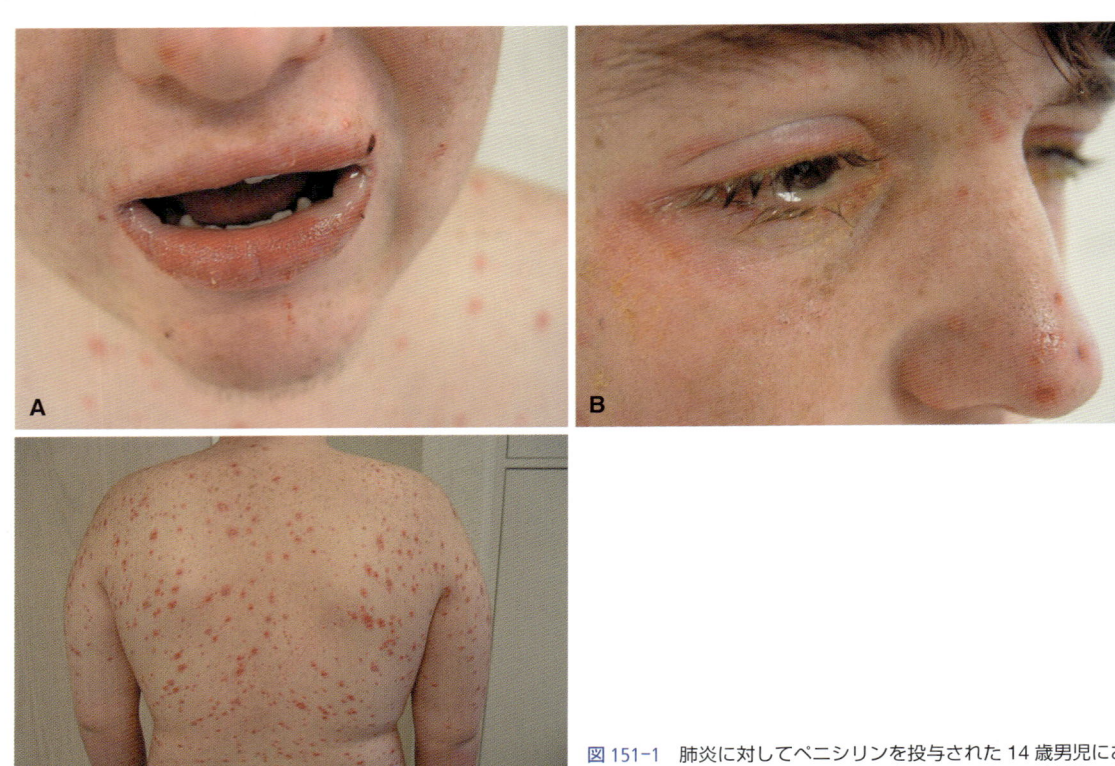

図 151-1　肺炎に対してペニシリンを投与された14歳男児における Stevens-Johnson 症候群(SJS)。**A**：口唇，口腔粘膜の症状。**B**：眼病変。**C**：背部の病変。(*Used with permission from Dan Stulberg, MD*)

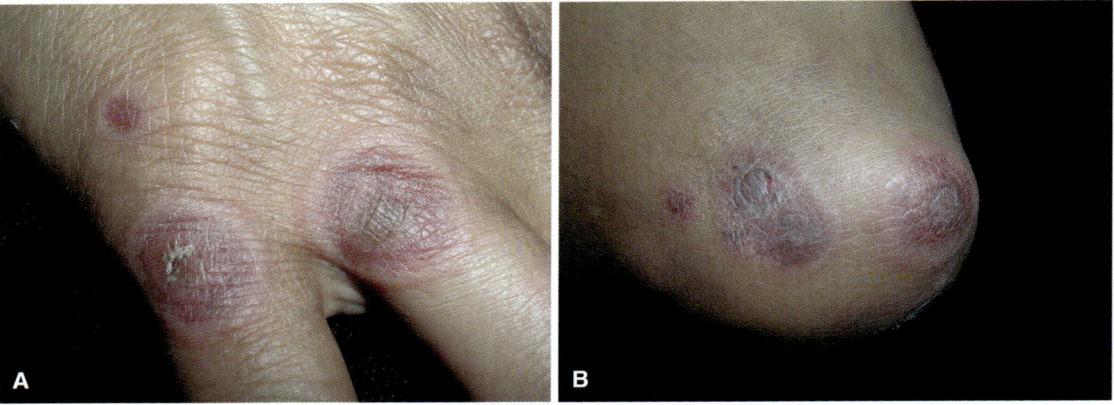

図 151-2　性器ヘルペスを発症するたびに繰り返される多形紅斑。**A**：手の病変。**B**：肘の病変。(*Used with permission from Richard P. Usatine, MD*)

EM，SJS，TEN の発症原因でより一般的でないもの

- 感染症因子(結核，A 群レンサ球菌，B 型肝炎，EBV，野兎病，エルシニア属，エンテロウイルス属，ヒストプラズマ属，コクシジオイデス属など)[1]
- 悪性新生物(白血病，リンパ腫など)[1]
- 抗菌薬(ペニシリン，イソニアジド，テトラサイクリン，セファロスポリン，キノロン類など)，抗けいれん薬(例：フェノバルビタール，バルプロ酸)と NSAID を含む薬剤[1-7]
- 予防接種薬(例：ジフテリア破傷風トキソイド，B 型肝炎，麻疹-流行性耳下腺炎-風疹，灰白髄炎，BCG)[6]

- その他。放射線療法，日光，妊娠，結合織疾患，月経[1]

　EM，SJS，TEN の病因は不明であるが，最近の研究では，ケラチノサイトへの傷害を起こす抗原性刺激に対し，細胞傷害性 T 細胞がはたらき，宿主特異的な細胞性免疫応答の結果発症する可能性が指摘されている[6]。

- SJS と TEN でみられる表皮剥離，皮膚剥離は，皮膚実質の炎症ではなく，表皮性壊死の結果と考えられる。

危険因子

- 特定のヒト白血球抗原(HLA)対立遺伝子をもつ個体が特定の薬を服用する際に，SJS/TEN を発症することが示さ

14

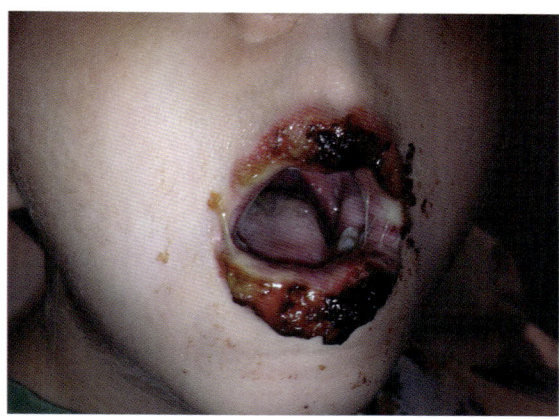

図 151-3　典型的な口腔粘膜の出血性潰瘍，痂皮化を認める SJS の幼児。本児は，呼吸症状を伴うマイコプラズマ感染症と診断された。(Used with permission from Camille Sabella, MD)

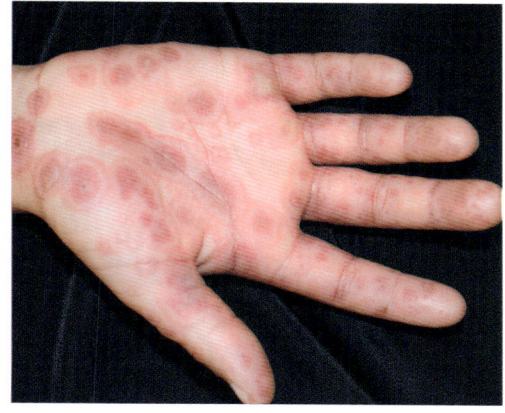

図 151-5　手掌に標的様病変を有する多形紅斑。水疱や痂皮の存在に注目。(Used with permission from Weinberg SW, Prose NS, Kristal L. Color Atlas of Pediatric Dermatology, 4th edition, Figure 13-8, 2008, New York：McGraw-Hill)

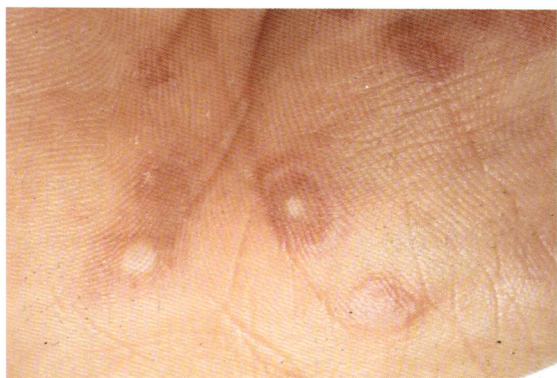

図 151-4　薄暗発赤と白色の中心点を有する，手掌に認めた多形紅斑。(Used with permission from the University of Texas Health Sciences Center, Division of Dermatology)

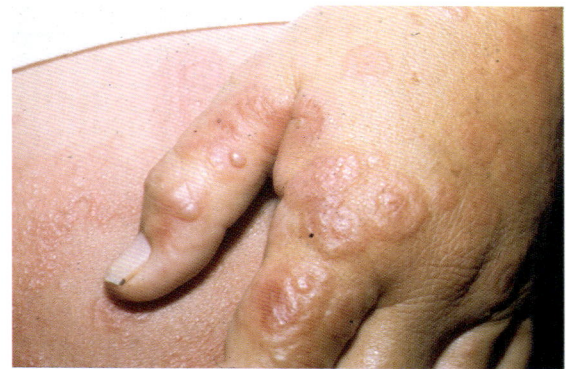

図 151-6　手背に病変を有する小疱や標的様の水疱形成を伴う多形紅斑。(Used with permission from the University of Texas Health Sciences Center, Division of Dermatology)

れている[2]。

- 特定の疾患(HIV/AIDS，悪性または自己免疫疾患など)は危険因子になる[2,9]。

診断

➡ 臨床所見

すべての症例で，皮膚病変の急速な発症を認める。EM は以下の病変を呈する疾患である。

- 古典的な病変は紅斑として始まり，赤い辺縁を有し，中心の赤みは抜けている(虹彩中心病変もしくは bull's-eye lesion と表現される)標的様丘疹または斑を形成し，遠心的に拡大する(図 151-4〜151-7)。標的様丘疹は特徴的だが，確認できないからといって本疾患を否定できるものではない。病変の中心は，小疱やびらんなどの形をとり，表皮の破壊を伴っている。
- 病変は癒合し，暗紫色，もしくは壊死性病変になりうる，直径最高 2 cm の大きな病変を形成しうる。
- 蕁麻疹の病変とは異なり，EM の病変は出現したり消失したりしない。いったん出現すると，数日から数週，治癒するまで固定される。
- 灼熱感または掻痒がみられる場合もあるが，通常症状はない。

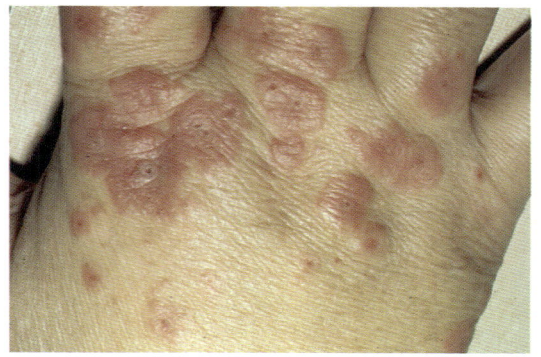

図 151-7　手背に生じた，中心にびらんを形成する小さな標的様の多形紅斑。若干の表皮性びらんが多形紅斑の特徴。(Used with permission from the University of Texas Health Sciences Center, Division of Dermatology)

- 典型的な病変は，永続的な後遺症なしに 2 週間以内に改善する。
- 再発は，HSV 感染症としばしば関連がある(図 151-2)[6,7]。
  SJS と TEN の両者において，くすんだまたは紫色の斑および水疱を形成することがある。体表面積の 10% 未満の場合

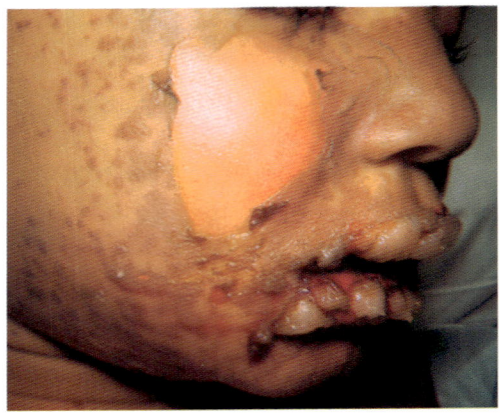

図 151-8　幼児の顔の皮膚，口唇の広範囲な落屑を伴う中毒性表皮壊死症。（Used with permission from Weinberg SW, Prose NS, Kristal L. Color Atlas of Pediatric Dermatology, 4th edition, Figure 13-13, 2008, New York：McGraw-Hill）

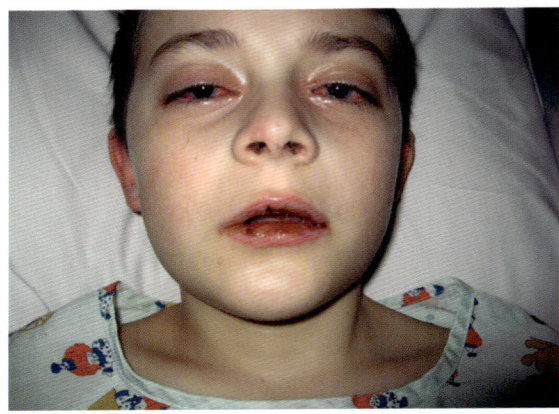

図 151-9　眼と口の病変を伴う SJS。出血性潰瘍と痂皮化に注目。この男児は，輸液と対症療法のため入院を要した。（Used with permission from Kane KS, Lio P, Stratigos AJ, Johnson RA. Color Atlas and Synopsis of Pediatric Dermatology, 2nd edition, Figure 15-7, 2009, New York：McGraw-Hill）

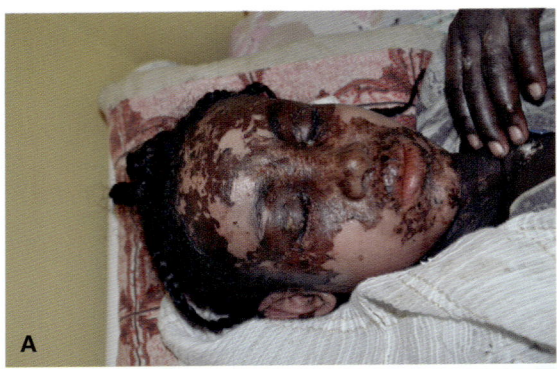

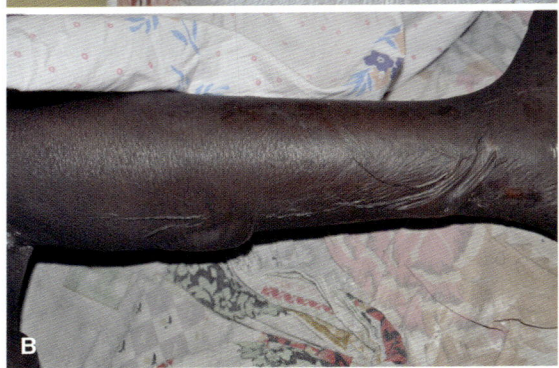

図 151-10　アモキシシリンに起因する中毒性表皮壊死症。**A**：顔の広域な落屑と色素脱失。**B**：水疱を形成し，大きな面で足から剥離している皮膚。（Used with permission from Richard P. Usatine, MD）

SJS と診断され，10〜30％の場合 SJS/TEN が重複し，30％以上の場合 TEN と診断される。

- 病変はより広範囲に広がり，急速に中心性壊死，水疱形成と表皮剥離病変へ進展する（図 151-8）。
- しばしば 39℃ を超える発熱を認める。
- 皮膚病変に加えて，少なくとも 2 つの粘膜表面（例：眼，口腔，上気道，食道，消化管，肛門性器粘膜，図 151-1，151-3，151-9）の病変がある。
- 新しい病変が次々に起こり，治癒に 4〜6 週間かかる可能性がある。
- 表皮剥離は広域に起こる（図 151-10）。
- 小児の場合，Nikolsky 徴候（擦過で皮膚剥離が起こる）がみられることがある。
- 粘膜潰瘍による激痛が起こりうるが，皮膚の圧痛は軽微である。
- 皮膚のびらんは，治療抵抗性の血液喪失，体液喪失や細菌重複感染と敗血症発症のリスク増加につながる。
- これらの患者は，失明につながりうる眼合併症のリスクが

高い。さらなる後遺症としては，気管支炎，間質性肺炎，心筋炎，肝炎，腸炎，多発関節炎，血尿，急性尿細管壊死などがある。

▶ 典型的分布

- EM の発疹の分布は，広範囲に及ぶ。
- 手掌と足底を含む四肢遠位部は，最も一般的である。
- 伸側に発生しやすい。
- 特に SJS において，口腔病変を認める（図 151-1，151-3，151-9）。
- SJS と TEN では，重症なびらんと広範な粘膜病変が生じる（図 151-8，151-10）。

▶ 検査所見と画像検査

- 特異的な検査所見は認めない。診断は，通常，臨床的所見に基づく。
- 日常的な血液検査では，白血球増加，肝臓トランスアミナーゼと血沈の上昇を認めることがある。
- TEN では，白血球減少を認めることがある。

▶ 生検

- 皮膚生検は，他の疾患を除外する確定診断のために行われる。
- EM の組織学的検査では，表皮-真皮接合部にリンパ球浸潤を認める。表皮細胞と壊死性ケラチノサイトの特徴的空胞化が，表皮内で認められる[1]。

鑑別診断

- 蕁麻疹：通常，掻痒を伴う赤い丘疹が特徴。EM とは異な

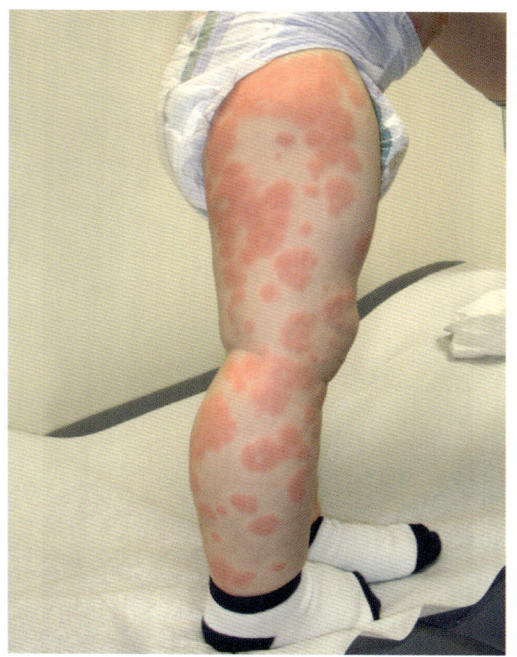

図 151-11　多形性蕁麻疹または多形紅斑の可能性のある臨床症状をもつ，全身状態のよい患児。標的様病変とくすんだ色の中心部をもつ所見は多形紅斑の可能性を疑い，上皮のびらんがなく，手掌に症状がない所見は多形性蕁麻疹の可能性を疑う。これらの病変が 24 時間未満で改善し，抗ヒスタミン薬に反応する場合は多形性蕁麻疹を疑う。その症状が持続し，掻痒感よりも灼熱感を感じ，手掌と足底に症状をきたし，抗ヒスタミン薬に反応しない場合，より多形紅斑を疑う。

り，個々の病変が 24 時間以上続くことはまれである（134 章「蕁麻疹と血管性浮腫」参照）。巨大蕁麻疹（多形性蕁麻疹）は，標的様パターンをもち，EM（**図 151-11**）と混同しうる。

- 川崎病（177 章「川崎病」参照）：発熱は最低 5 日持続し，以下の特徴[10]のうちの少なくとも 4 つ合致する必要がある。
  - 四肢末梢の変化—急性期：手掌・足底紅斑，手足の浮腫。亜急性：発症 2～3 週後に手足の指周辺の皮膚剥離。
  - 多形性発疹
  - 滲出物のない両側性結膜充血
  - 口唇，口腔所見：紅斑，唇割れ，イチゴ舌（第 28 章「猩紅熱とイチゴ舌」参照），口および咽頭粘膜の広汎な充血
  - 頸部リンパ節腫脹（＞直径 1.5 cm，通常片側性）
- 皮膚血管炎（153 章「血管炎」参照）：過敏性反応による症状で，病変は触知可能な丘疹性紫斑病。水疱，蕁麻疹，壊死性潰瘍を形成することがある。IgA 血管炎（小児期で最も頻度が高い皮膚血管炎）において，病変は通常，脚，体幹，臀部に存在する（175 章「IgA 血管炎（Henoch-Schönlein 紫斑病）」参照）。
- ブドウ球菌性熱傷様皮膚症候群（105 章「ブドウ球菌性熱傷様皮膚症候群」参照）：倦怠感，発熱の前駆症状に続いて発疹をきたす。最初は顔，首，腋窩から出現し，鼠径部に拡大することがある。皮膚はきわめて過敏である。SJS，TEN のように，表皮の広域が剥離することがある。TEN とは異なり，ブドウ球菌感染の部位は，たとえば中耳炎，咽頭炎など，通常真皮外であり皮膚自身ではない（99 章「膿痂疹」

参照）。

治療

▶ EM

- 治療は，支持療法が主となる。症状の緩和に，局所軟膏，全身性抗ヒスタミン薬とアセトアミノフェンが有効である場合がある。しかし，これらの治療で疾患経過は左右されない。
- ステロイドの使用は十分に検討されておらず，経過を長引かせたり，HSV 関連の症例で再発の頻度を増加させると考えられる[7]。
- 予防的アシクロビル投与は，再発性 HSV 関連 EM を制御するのに用いられ，若干の効果が報告されている[7]。

▶ SJS と TEN

- 治療は支持療法であり，集中治療または熱傷病床への入院を必要とすることもある。誘発薬剤を速やかに中止させるためにも，早期診断が不可欠である。
- 口の病変は，洗口剤とグリセリン綿で管理する。
- 皮膚病変は，生理食塩水またはブロー液（酢酸アルミニウム水）で洗浄する。
- 不感蒸泄を補うため，輸液が必要である。
- 二次感染の予防のため，日々の検査を行う必要がある。全身性抗菌薬は必要に応じて投与する。
- 眼性後遺症のリスクが高いため，眼科医の診察を受ける必要がある。
- 薬物療法についての検討はよく行われているが，小児においてはあまり検討されていない。成人において，疾患の初期に経静脈的免疫グロブリン（IVIG）投与が経過を短縮し，結果を改善するのに有用であることが示唆されているが，小児においては，IVIG 治療と眼合併症の関連が指摘されている[3,11]。
- ステロイドの全身投与は SJS/TEN の治療の中心であるが，最近の検討では，TEN に対して投与すると，罹患率と死亡率が増加する可能性が指摘されている[11]。
- 議論の余地はあるが，これらの薬物療法（IVIG，ステロイドもしくは両者を組み合せた治療）は，支持療法のみの場合より，重症度の改善ならびによりよい治療効果をもたらすことが指摘されている[4]。
- 他の薬剤としては，サリドマイド，腫瘍壊死因子（TNF）-α 阻害薬，シクロホスファミド，シクロスポリン，血漿交換などが検討され，効果が報告されている。

予防

治療開始前に，SJS/TEN に対する罹患率の高い *HLA* 遺伝子保有者を抽出するマススクリーニングを行う試みが報告されている[2]。

予後

- EM は，通常 1～2 週間以内に，自然に軽快する。
- EM は HSV 感染に伴い再発することが多い。
- SJS と TEN 患者の予後増悪因子として，より高齢であること，病変面積が広いこと，消化管・肺病変を合併することなどが指摘されている。
- SJS/TEN の死亡率は，TEN における疾患重症度スコアに基づいて予測することができる[12]。しかし，このスコアリ

ングシステムは成人の文献に基づくものであり，基準の多くは，小児には適用できない。

- 小児における予後不良予測因子は不明であるが，SJS/TEN 患児の約半分は，長期的な後遺症を抱えることが報告されている。皮膚症状（色素沈着および瘢痕化）と眼症状（ブドウ膜炎，角膜炎，角膜欠損，慢性結膜炎）が一般的である[4]。

フォローアップ

- 合併症のない症例では，特別なフォローアップは不要である。
- major EM（SJS）もしくは前述の主要な合併症を有する場合は，適切な専門家によるフォローアップが必要である。

患者教育

- 薬物が原因であることが判明した際には，まずその薬剤を中止する。
- HSV 関連 EM の患者においては，HSV 感染に伴う再燃リスクの増加を確認する。

【Carolyn Milana, MD／Mindy A. Smith, MD, MS】
（森　真理／大塚宜一　訳）

152 結節性紅斑

症例

　9 歳男児が，2 日前からの発熱と咽頭痛，下肢に外傷歴のない軽度の痛みを伴う発疹を主訴に受診した（図 152-1）。男児の既往歴，薬剤使用歴，薬物アレルギー歴に特記事項はなく，最近の感冒症状や胃腸炎症状も認めなかった。診察で，中咽頭に扁桃発赤と滲出液を認め，両側の下肢には 2〜6 cm 大のわずかに隆起した紅斑を認めた。レンサ球菌迅速試験が陽性であったことから，A 群 β 溶血性レンサ球菌による結節性紅斑と診断した。ペニシリンと NSAID による加療を開始し，6 週間で結節性紅斑は寛解した。

概説

　結節性紅斑（erythema nodosum：EN）は炎症性の皮下脂肪組織炎で，一般的には，皮下にある境界不明瞭な軟らかい紅斑として特徴づけられる。これは慢性炎症，感染症，薬物，悪性腫瘍や未知の因子に起因する反応所見である。

別名

　Löfgren 症候群（肺門リンパ節腫脹を伴う）

疫学

- EN は，約 10 万人に 1〜5 人の頻度で発症する[1]。最も多い型は中隔脂肪織炎（皮下組織の脂肪隔壁の炎症）である[2]。
- 性別による発症頻度は，小児では差はないが，成人では女性は男性の 4.5 倍の頻度で起こる傾向がある[3]。
- 14 歳以上の 5,400 万人を対象とした発生率を検討した文献もある[4]。

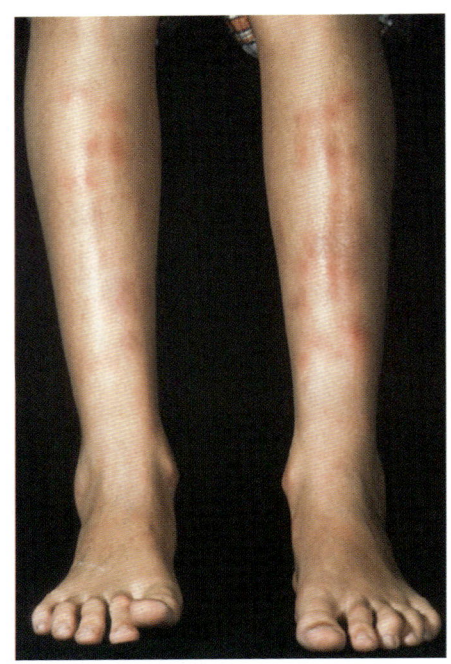

図 152-1　A 群 β 溶血性レンサ球菌に起因する 9 歳男児の結節性紅斑。（*Used with permission from Cleveland Clinic Children's Hospital Photo Files*）

病因と病態生理

- 大部分の EN は，特発性である（図 152-2）。EN が何らかの基礎疾患に先行する一症状として発症することがあるため，正確な頻度は不明だが，EN の 55％ が特発性であると推定されている[5]。発症に季節性の変動が関与している症例もある[6]。特定できる原因として感染症，過敏性，薬剤性，悪性新生物がある。
- EN の最も有効な診断法は病理診断である。EN の定義は，血管炎のない中隔脂肪組織炎である。このパターンを皮膚の特定の領域で認めることは，体温や血流の分布が発症に関連している可能性を示唆する。
- 中隔脂肪織炎は，多形核細胞浸潤を伴う皮下組織にある脂肪小葉の中隔の炎症から始まる。この炎症はその部位に免疫複合体が沈着した結果と考えられる[7]。この炎症反応により，浮腫や出血が惹起され，結節形成，温熱性変化，紅斑の原因となる。
- 浸潤は主に多形核細胞から始まり，リンパ球，組織球が浸潤し，結果，小葉辺縁で線維形成が起こる。瘢痕を残さない完全寛解が典型的な症例ではあるが，若干の微小壊死が残る可能性がある。
- EN の特異的病理所見は，Miescher 肉芽腫である。これは，星形またはバナナの皮を裂いて広げたような形に空隙のまわりを組織球が取り囲んだ小結節である。

危険因子

- EN は A 群 β 溶血レンサ球菌による咽頭炎と関連がある（図 152-1）。数十年にわたる後ろ向き研究では，129 例の EN のうち 28％ が A 群 β 溶血性レンサ球菌感染症と関連していたが[5]，一方で非レンサ球菌による上気道感染が関連

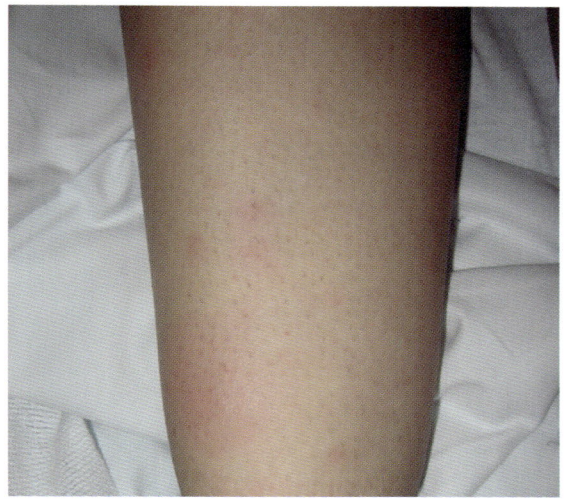

図 152-2　青年の結節性紅斑。軽度圧痛を伴う小結節を認める。
(*Used with permission Kane KS, Lio P, Stratigos AJ, Johnson RA. Color Atlas and Synopsis of Pediatric Dermatology, 2nd edition, Figure 15-4, McGraw-Hill, 2009*)

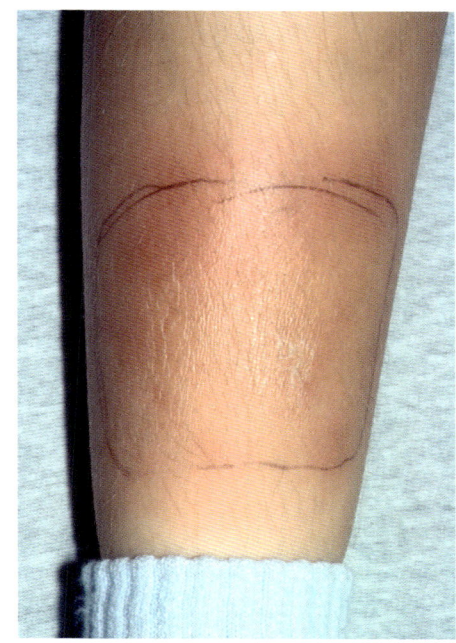

図 152-3　14 歳の炎症性腸疾患に合併した結節性紅斑。消化器症状の発現より前に，結節性紅斑は出現していた。(*Used with permission from Camille Sabella, MD*)

していた症例もある[1]。

- 従来から，結核は EN を引き起こすよく知られた原因で，結核予防ワクチン接種（Calmette-Guérin 菌）による EN の報告もある[8]。しかし，現在では結核自体が先進諸国ではまれな疾患である。

- 原因となる他の感染症として，それほど頻繁ではないがエルシニア属胃腸炎，サルモネラ菌，カンピロバクター，トキソプラズマ症，梅毒，アメーバ症，ジアルジア症，ブルセラ症，癩，クラミジア，マイコプラズマ，ブルセラ属，B 型肝炎（感染症，ワクチンともに），EBV，バルトネラ属，などと関連することがある[4,9,10]。

- 炎症性腸疾患も EN を惹起する危険因子である。通常，消化器症状の増悪時に顕著であるが，消化器症状より先に起こる症例もある（図 152-3）。一般的に，潰瘍性大腸炎より Crohn 病において，より頻度が高い。EN を伴う他の慢性疾患は，Behçet 病，サルコイドーシス，Sweet 病がある[10,11]。

- EN は，ヒストプラズマ症やコクシジオイデス症のような真菌感染症に対する過敏性反応として生じる場合もある[12]。

- 妊娠や経口避妊薬が EN の発症に関わるかどうかは，まだ意見が分かれる。

- 避妊薬の他に EN を引き起こす薬物として，サルファ剤，ペニシリン，臭化物を含む抗菌薬がある。しかし，抗菌薬は，感染症による EN に対しても処方される[10]。

- リンパ腫，急性骨髄性白血病，カルチノイド腫瘍と膵癌は，EN を伴うことがあるため，遷延性の EN の症例では考慮すべきである[10,13]。

診断

▶ 臨床所見

- 診断は，臨床所見で十分なことが多い。
- 病変は，表在で視診よりも触診で気づきやすい深在性小結節である（図 152-2）。

- 初期病変は硬く卵円形で，境界は不明瞭である。
- 病変は紅色であり，熱感や痛みを伴う場合がある（図 152-2）。
- 病変数は 1～10.5 個以上に及び，大きさは 1～15 cm と様々である。
- 経過としては，病変は平坦になり，紫がかった色に変化した後，挫傷のような黄色がかった色に変化していく。
- EN の特徴は，潰瘍や瘢痕を残さず完全寛解することで，発熱，倦怠感などの全身症状や，発疹近くの多発性関節痛と関係している。

▶ 典型的分布

病変は，下肢の前面や側面に現れる（図 152-1，152-2）。

▶ 検査所見

- 血液検査は，原因疾患の特定に有用である。典型的な検査は，血算，生化学，肝機能検査，赤血球沈降速度で，赤血球沈降速度は上昇する。
- レンサ球菌感染症が疑わしい症例では，迅速レンサ球菌検査や咽頭培養などは急性期の診断に最適である。回復期の後ろ向きな診断には，抗ストレプトリジン O 抗体（ASO）値が役立つ[4]。
- サルコイドーシスにおいて，アンジオテンシン変換酵素（ACE）値は診断に有効なこともあるが，感度・特異度ともに高くはない[2]。胸部 X 線や皮膚生検でのサルコイド病変の証明は診断に有用である（150 章「小児サルコイドーシス」を参照）。
- 結核が疑わしいときは，ツベルクリン反応やインターフェロン γ 遊離試験が有用である。

▶ 生検

EN の診断は大部分は診察所見によるが，診断が不明確な場合，皮下脂肪を含む生検が有用である。これは，標準的な

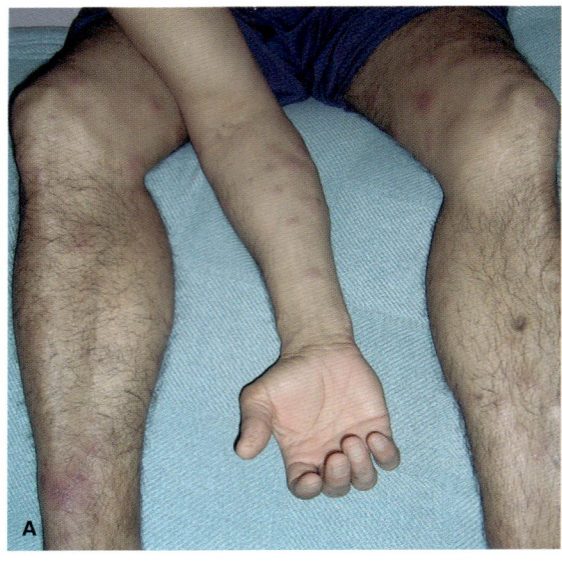
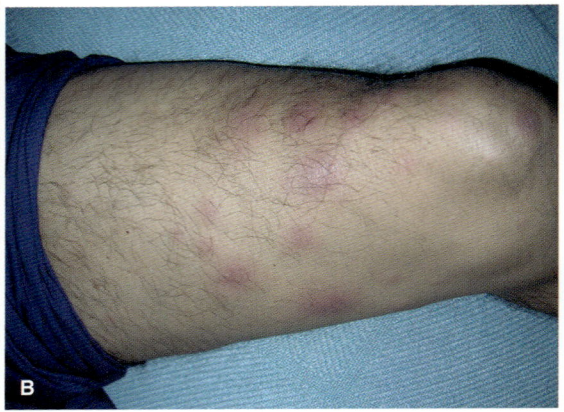

図 152-4　アルマジロから感染した多菌型のハンセン病患者に合併した癩性結節性紅斑。この発疹は，抗菌薬治療を開始したときに発症した。**A**：手足に散在する皮下結節を認める。**B**：癩性結節性紅斑病変部。（*Used with permission from Richard P. Usatine, MD*）

病理検査のために必要なパンチ生検または切開生検でよい。生検をする場合，関節や重要な部位の病変を避け，4 mm の深さで確実に生検する必要がある。

鑑別診断

- 蜂窩織炎：蜂窩織炎では，発熱や他の全身症状をより明らかに呈する傾向がある。EN は複数の位置に現れる傾向があるが，蜂窩織炎は通常 1 カ所に限局していることが多い（103 章「蜂窩織炎」参照）。
- 結節性皮膚および皮下類肉腫（サルコイド）：表皮性病変のない皮膚色変化か，青紫色の変化を呈する。表皮性病変を認めない点で，EN に類似する。皮下類肉腫は，EN の一因でもありうる全身性サルコイドーシスに合併する可能性がある。皮膚生検は，これらの 2 つの疾患を鑑別する最善の方法である。いずれにせよ，治療はサルコイドーシスに準じたものになる（150 章「小児サルコイドーシス」参照）。
- Bazin 硬結性紅斑：女性の下肢背側に生じる小葉性脂肪織炎で，瘢痕もしくは潰瘍を形成することがある[7]。典型的には結核に起因することが多く，EN より慢性化する[2]。
- 癩性結節性紅斑：癩病の患者に生じ，免疫複合体や過敏性反応の関与が考えられている（図 152-4）。癩性結節性紅斑は典型的には，標準的な癩病治療に対する 2 型癩反応（抗原抗体反応を主体としたもの）として生じる[14]。この 2 型癩反応は多菌型のハンセン病患者に起こりやすい。病変は一見，単純な EN のようにみえるが，潰瘍化する可能性がある。
- 感染性脂肪織炎：特に免疫不全患者において重要である。この病変はしばしば非対称性で発熱を伴う。感染性脂肪織炎を疑う場合，病変組織の生検標本を細菌培養（細菌，真菌，抗酸菌）しておくことが重要である。

治療

基礎疾患の検索が重要であり，原因が見つからない場合，エビデンスのある治療方針は限られている。

▶ 非薬物治療

冷却，湿布，罹患四肢の挙上，床上安静，圧迫包帯が痛みを軽減する可能性がある[10]。SOR **C**

▶ 薬物治療

- NSAID などの鎮痛薬で痛みや不快感を軽減させる[15]。SOR **C**
- 経口プレドニゾロンの効果はいまだ議論されるところであるが，サルコイドーシスのような基礎疾患がある場合を除いて，感染症や悪性腫瘍を悪化させる可能性も考慮し，安易に使用するべきではない[1]。SOR **C**
- 経口ヨウ化カリウム（妊娠中は禁忌）は，いくつかの小規模研究で EN の軽減に効果を認めている[6,7]。SOR **B**
- コルヒチン，ヒドロキシクロロキン，ダプソンなどが治療薬としてよく使用される[2,7]。SOR **C**
- ペニシリン，エリスロマイシン，アダリムマブ，エタネルセプト，インフリキシマブ，ミコフェノール酸モフェチル，シクロスポリン，サリドマイド，体外顆粒球除去療法で改善した EN の症例報告がある[1,16,17]。SOR **C**
- ミノサイクリンとテトラサイクリンが EN を改善させた症例報告がある[18]。SOR **C**

予防

手指消毒などの標準感染予防策に，EN の原因となりうる呼吸器感染症の予防効果が期待される。

予後

- EN は通常自然軽快するか，基礎疾患の治療で軽快する。
- 小結節は数週間続く可能性がある。
- 病因次第だが，病変は通常 6 週間で寛解し，潰瘍や瘢痕を残さない。
- 特定の病因が不明な症例では，再発は 33〜41％ に起こる[17]。

フォローアップ

基礎疾患の検索と症状が対症療法により改善していることを確認する必要がある。

患者教育

ほとんどの場合，完全寛解を 3〜6 週以内に認めると説明し患者を安心させることができるが，長い経過では 12 週間持続する症例もあり，一部の症例は再発することも説明する[6]。

【E. J. Mayeaux, Jr., MD】

（山﨑　晋／大塚宜一　訳）

153 血管炎

症例

生来健康な 11 歳女児が脚の発疹と膝の痛みで小児科を受診した。数日前からの腹痛を認めたが，受診日の胃の調子は良好であった。発熱，嘔気・嘔吐，下痢などは認めなかった。右膝の痛みのため，起床時から足を引きずっていた。診察では無熱性で苦悶様ではなかった。患児は右膝の腫脹を伴う特徴的な発疹を認めた（図 153-1）。発疹は点状出血と紫斑であり，軽度触知可能であった。パンツの縫い目で圧迫されていた部分と一致して線状に湿疹を認めた。院内で検尿を実施し，血尿を認めたが蛋白尿は認めなかった。小児科医は IgA 血管炎（Henoch–Schönlein 紫斑病）と診断し，治療計画について患児および母親に話した。

概説

血管炎（vasculitis）は血管壁の炎症と損傷によって特徴づけられる疾患の一群である。血管の炎症が皮膚に限局しているか，複数臓器の障害を認める場合もある。皮膚の血管炎は，炎症が起きている血管の大きさ（小血管，中血管，大血管）と種類（細静脈，細動脈，動脈，静脈）によって分類される。小，中血管は真皮，深在真皮の網状層に認める。臨床症状は炎症の強さと血管の大きさ，種類によって変化する[1]。過敏性血管炎（IgA 血管炎）は白血球破砕性血管炎としても知られている。

疫学

- IgA 血管炎（図 153-1〜153-3）は主に小児に起こり，5,000 人に 1 人の発症率である[2]。これは小児の血管炎の中で最も頻度が高い[3]。
- IgA 血管炎はすべての年齢層で起こりうるが，一般的には 2〜6 歳の小児に多い[3-5]。この疾患は人口 10 万人あたり 70.3 人／年で発症し，男女比は 1.2：1 である[3,4]。
- 白人小児はアフリカ系の小児よりはるかに高い率で IgA 血管炎を発症する[3,4]。

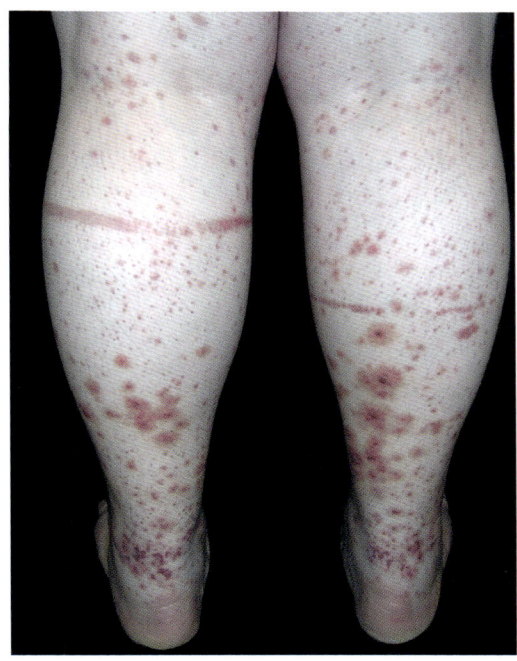

図 153-2　IgA 血管炎では，下肢に触知可能な紫斑を認める。靴下が足を圧迫して形成した病変が靴下のラインとしてみえる。（Used with permission from Richard P. Usatine, MD）

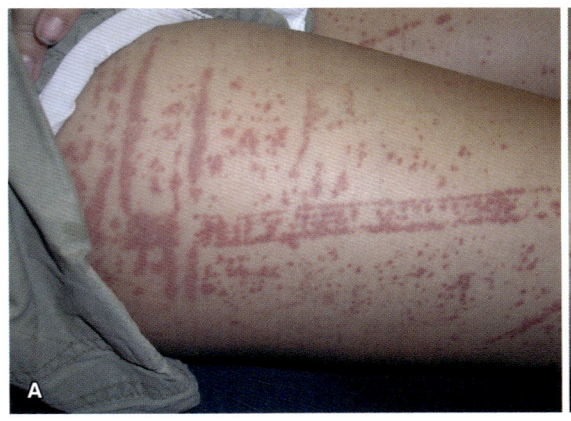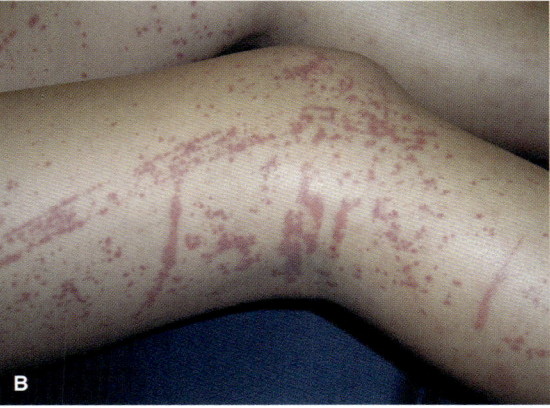

図 153-1　IgA 血管炎の 11 歳女児。**A**：触知可能な紫斑に加えて，患児は腹痛を訴えた。ジーンズの縫い目に沿って形成された紫斑を認める。**B**：患児は膝の痛みと腫脹があり，脚を引きずって歩行していた。（Used with permission from Richard P. Usatine, MD）

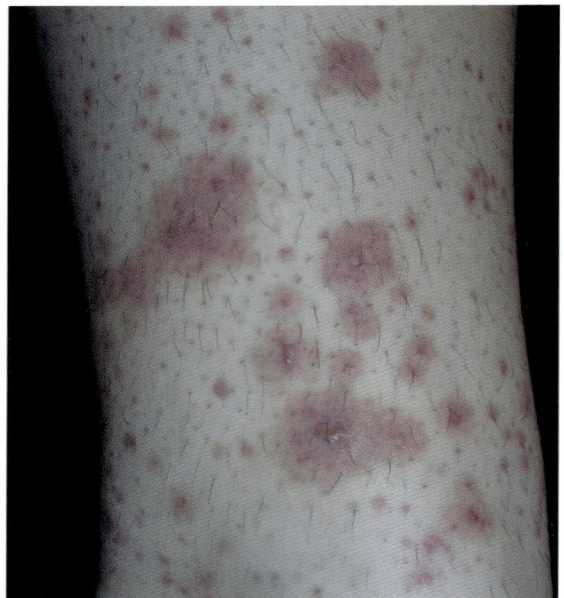

図 153-3　図 152-2 の患児における触知可能な紫斑を拡大した像。いくつかの病変が標的病変のようにみえるが，これは IgA 血管炎であり，多形紅斑ではない。（*Used with permission from Richard P. Usatine, MD*）

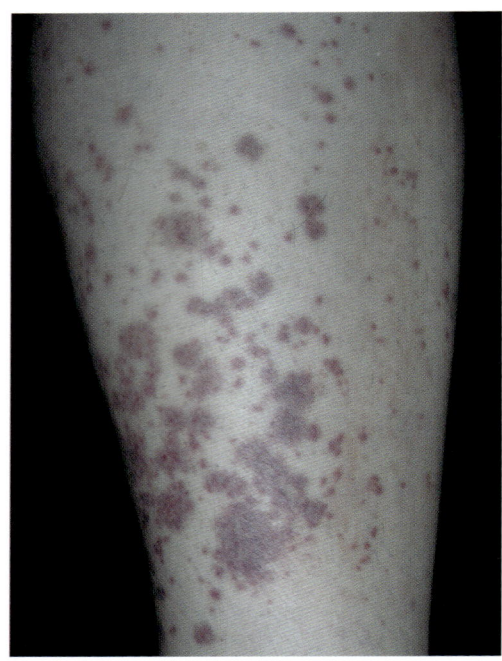

図 153-4　若年女性の脚部の白血球破砕性血管炎。（*Used with permission from Richard P. Usatine, MD*）

- 小児における IgA 血管炎の発症率は成人の 100 倍とされているが，小児においてはそれほど重症ではない[6]。

病因と病態生理

- IgA 血管炎は一般的に予後良好で，自然軽快する疾患である。春に発症しやすい傾向がある。皮膚，腎臓，消化管の血管壁に免疫グロブリン（Ig）A が免疫複合体を形成するために生じる。しばしば 1〜3 週間前にレンサ球菌やウイルス性の急性上気道炎の先行感染を認めることがある。初期症状には，摂食障害や発熱がある。IgA 血管炎患児のほとんどは，関節痛と膝と足関節の腫脹を認める（図 153-1）。半数の症例では再発を認め，特に最初の 3 カ月に多い。再発は一般的に腎炎を合併する患者に認め，初発時よりも症状は軽度である。IgA 血管炎は，触知できる紫斑または下肢に優位な点状出血と，以下の 1 つ以上を呈することで診断される[7,8]。
- 腸管アンギナ（疼痛）
- 関節炎もしくは関節痛
- 消化管出血
- 血尿（腎障害）
- 白血球破砕性血管炎（図 153-4，153-5）は，小血管炎で最も一般的にみられる症状である。前駆症状としては，発熱，倦怠感，筋肉痛，関節痛がある。症状のない局所に皮下出血が出現し触知可能になってくることもある。病変は，一般的に下肢に優位に認められるが，いずれの部位にも生じうる。小病変はかゆみ，痛みを伴うが，小結節，潰瘍，水疱は疼痛が強い場合がある。病変は群発し，1〜4 週間持続して瘢痕を残し，色素沈着を形成し治癒することがある。単発発症（薬剤の反応やウイルス感染）や多発発症（関節リウマチや SLE）を呈することがある。この疾患は通常は自然寛解し，皮膚に限局している。以下より 3 つ以上を認

めることで診断される[9]。
- 16 歳以上（IgA 血管炎ではない）
- 一時的な症状に関連する可能性がある原因薬剤の使用
- 触知可能な紫斑
- 斑点状丘疹
- 皮膚病変の生検で，細動脈または細静脈の周辺に好中球の浸潤を認める。白血球破砕性血管炎の全身症状としては，腎臓疾患，心臓，神経系，消化管，肺，関節症状などを認めることがある。
- 血管炎は，血管壁の炎症と定義される。血管障害の機序は，体液性応答，免疫複合体の沈着，細胞性 T リンパ球応答に伴う肉芽腫の形成からなる[10]。
- 血管炎によって惹起された血管の損傷は，血管の透過性の亢進，血管の脆弱性，動脈瘤の形成，出血，内膜増殖，血栓を起こし，その結果閉塞や局所の虚血をきたすことがある[10]。
- 毛細血管の血管炎は，血中の免疫複合体の形成と毛細静脈への沈着を伴う様々な抗原（薬剤，化学物質，微生物，内因性の抗原）に対する過敏性によって起こる。血管壁に付着した免疫複合体は補体を活性化し，多核球を誘導する。リソソーム酵素が放出されて，小血管壁が損傷し，血管壊死や局所の出血をきたす。
- 小血管の血管炎は皮膚で最も多く，腎臓以外の臓器に重篤な障害をきたすことはまれである。小血管の血管炎は，白血球破砕性血管炎，IgA 血管炎，本態性混合性クリオグロブリン血症，悪性結合織疾患，血清病，血清病様反応，慢性蕁麻疹，急性 B 型または C 型肝炎と関連している。
- 過敏性（白血球破砕性）血管炎によって，真皮の細静脈の急性炎症と壊死が起こる。白血球破砕性血管炎という用語は，白血球が分解される際の組織像を表している。
- 全身性エリテマトーデス（SLE，図 153-6）やその他の結合

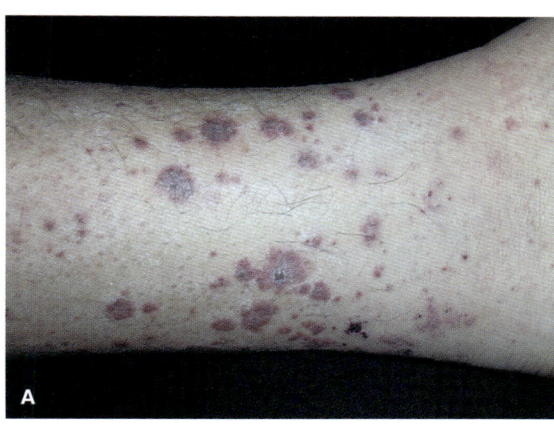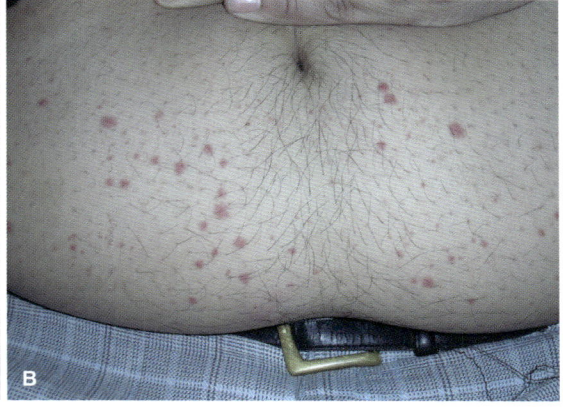

図 153-5　若年男性の白血球破砕性血管炎。**A**：下肢に紫斑を認める。**B**：下腹部にも同様の症状を認める。(*Used with permission from Richard P. Usatine, MD*)

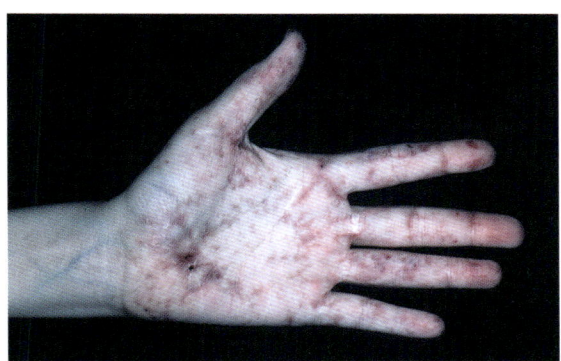

図 153-6　若年のアジア系女性に認める SLE の壊死性血管炎。指先の血管の血流が途絶え，組織壊死を防ぐために高用量の静脈内ステロイドと免疫グロブリンの点滴治療を行った。(*Used with permission from Richard P. Usatine, MD*)

織病を合併した患者の一部は，関連する壊死性血管炎を発症する。それは小さい筋性動脈，動脈，静脈に多く認められる。血管が閉塞をきたし，細胞壊死を生じる(図153-6)。皮膚や内部臓器に生じることがある。

危険因子

- ウイルス感染
- 自己免疫不全
- 薬物アレルギー
- コカイン(レバミゾールに混合されているもの，図153-7)

診断

　障害の危険のある臓器が，遅延または不適切な治療によってさらなる危険にさらされないためにも，まず血管炎の型を確認するより，内臓における血管炎がどの程度進行しているかを把握することが重要である。また，原発性自己免疫疾患によって生じている血管炎を，感染症，薬剤，悪性疾患，SLE のような結合織病など二次的に生じているものから区別することは大変重要である[10]。

▶ 臨床所見

- IgA 血管炎の臨床所見として，下肢と臀部の血小板非減少性の触知可能な紫斑(図153-1〜153-3)，消化器症状，関節

痛と腎炎などを認める。
- 小血管の血管炎は小血管の壊死性炎症によるものであり，「触知可能な紫斑」として見つかることがある。「触知可能な紫斑」は下肢に認めることが多く，数 mm 大から数 cm 大のものまで認められる(図153-1〜153-5)。白血球破砕性血管炎の初期は触知できないことが多い。

▶ 典型的分布

　皮膚血管炎は一般的に下肢に認めることが多いが，手や腹部に認めることもある(図153-1〜153-5)。

▶ 検査所見

　検査では，免疫反応の抗原の同定を施行していく。咽頭培養，抗ストレプトリジン O(ASO)，赤血球沈降速度，血小板，血球算定(CBC)，血清クレアチニン，検尿，抗核抗体，血清蛋白電気泳動，免疫複合体，B 型肝炎表面抗原，C 型肝炎抗体，クリオグロブリン，リウマチ因子などの検査を検討する。活動性の血管炎の場合は，赤血球沈降速度が上昇することが多い。免疫蛍光検査は，病変出現後 24 時間以内に実施されることが望ましい。血管の内外で存在する免疫関連物質は，IgM，C3，フィブリンが多い。小児の血管炎で IgA の存在は，HSP の診断の根拠となる。

- 血清クレアチニン，クレアチニンキナーゼ，肝機能検査，肝炎の血清検査，検尿，胸部 X 線，ECG などの基本的な検査が臓器の深度やタイプの評価に用いられる。

▶ 生検

- 臨床症状が特徴的であり，生検は通常不要である。疑わしい症例において，パンチ生検を実施する場合は，初期の活動性病変(非潰瘍部)，または潰瘍の端から生検する。
- 腎生検は通常不要であるが，腎炎／ネフローゼ症状，高クレアチニン血症，高血圧，乏尿，高蛋白尿(持続的に尿アルブミン／尿クレアチニン比＞100 mg/mmol)，持続性(＞4 週間)の蛋白尿症，GFR＜80 の患者で実施することがある[11]。

鑑別診断

- 黄色苔癬：若い人に多く認める限局性色素性紫斑皮膚症であり，脚部またはその他の部位に認める(図153-8〜153-10)。黄褐色〜金褐色のことがある。
- Majocchi 型の色素性紫斑皮膚症は，環状の顕著な隆起性紅

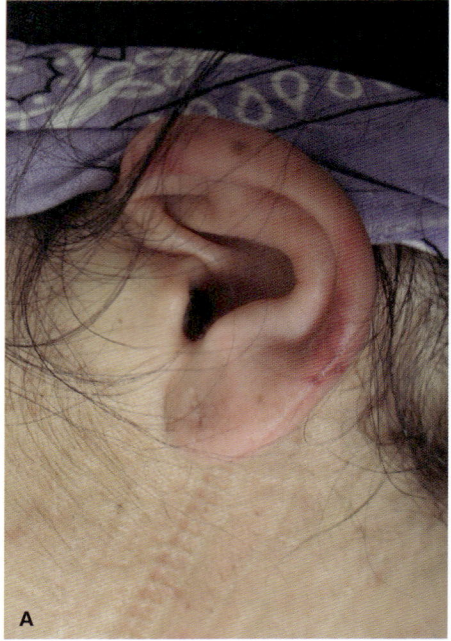

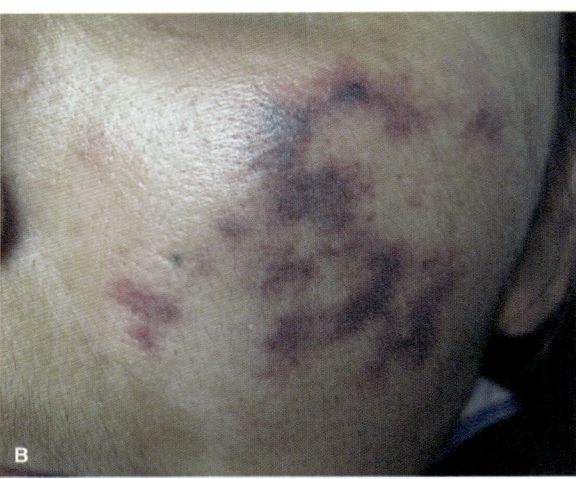

図153-7　**A**：レバミゾールに混合されているコカインによる耳の皮膚の血管炎。（*Used with permission from Jonathan Karnes, MD*）　**B**：レバミゾールに混合されているコカインによる網状（ネット状）の血管炎。網状紫斑といわれる。（*Used with permission from John M. Martin IV, MD*）

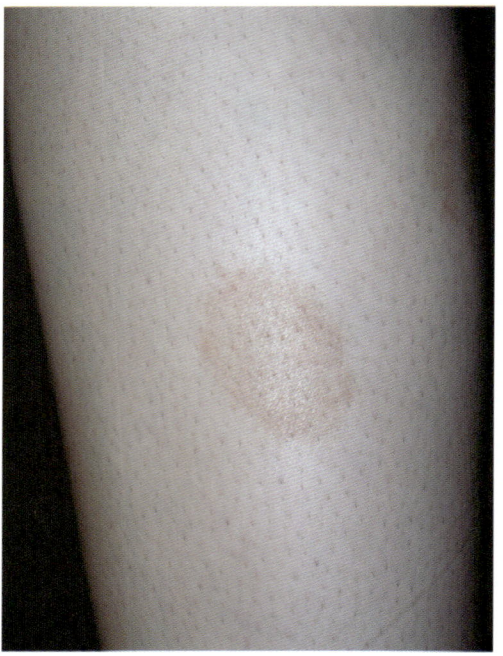

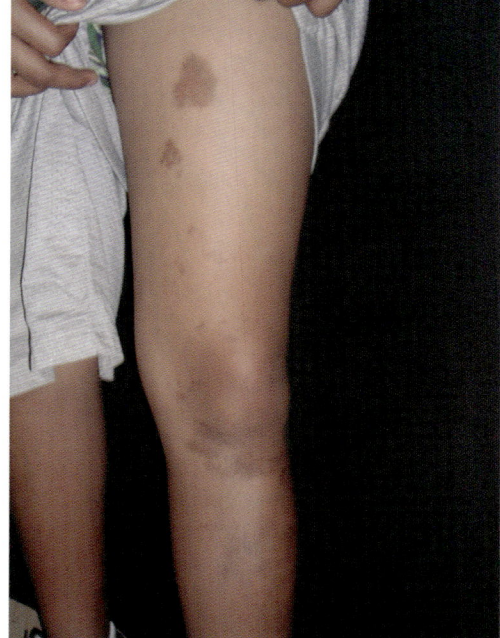

図153-8　16歳女児の脚部の黄色苔癬。典型的な明るいピンク色をしており，リング状や円形を呈することが多い。ダーモスコピーや拡大所見では，ヘモジデリン沈着のあるピンポイントの毛細血管拡張を認める。（*Used with permission from Richard P. Usatine, MD*）

図153-9　8歳男児の脚部の黄色苔癬（色素性紫斑皮膚症）。ヘモジデリン沈着とカイエンペッパー毛細血管炎を認める。色素過剰を認めるが触知可能ではない。（*Used with permission from Richard P. Usatine, MD*）

斑を呈し，毛細血管拡張症を有することがある（図153-11）。ダーモスコピーを用いることで，毛細血管の炎症性変化を意味する赤やピンクの斑点を確認することができる。

●髄膜炎菌血症：中枢神経症状の有無にかかわらず，重症の

紫斑症状を呈する（図153-12）。

●ロッキー山脈紅斑熱：リケッチア感染症であり，ピンク〜明赤色の，圧迫で白くなる1〜5 mmの斑で，掻痒を認めることがある。病変は遠位から，足底と手掌に広がる（図

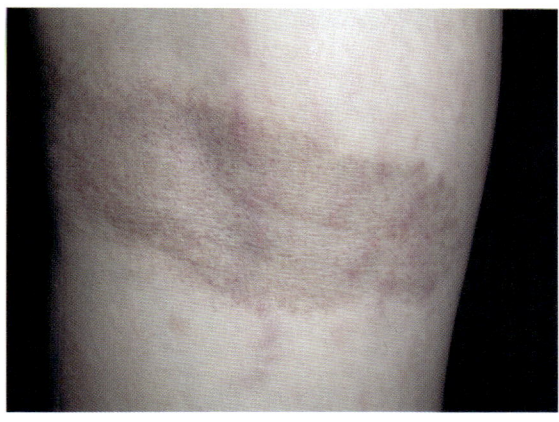

図 153-10　10 代女児の膝窩部の黄色苔癬（色素性紫斑皮膚病）。ヘモジデリン沈着とカイエンペッパー毛細管炎を認める。触知不可能であるが, 10 代においては美容的に問題となることがある。（*Used with permission from Richard P. Usatine, MD*）

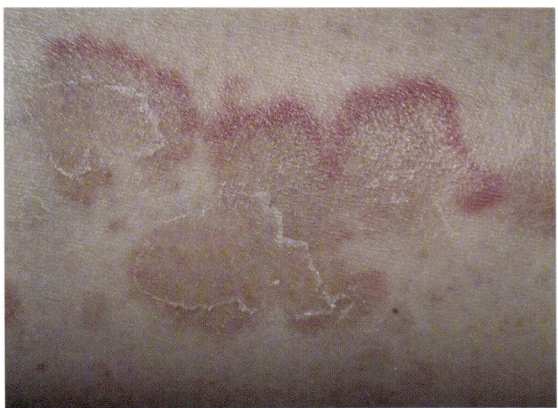

図 153-11　Majocchi 型の色素性紫斑皮膚症。境界明瞭な著明に膨隆した環状の紅斑を認める。（*Used with permission from Suraj Reddy, MD*）

175-5 参照）。

- Stevens-Johnson 症候群と中毒性表皮壊死症（151 章「多形紅斑, Stevens-Johnson 症候群, 中毒性表皮壊死症」参照）
- 免疫性血小板減少性紫斑病：血管炎とは血小板数の測定で容易に鑑別できる。また, 紫斑は通常触知できず, 点状出血は全身のいたるところに出現しうる（図 153-13）。
- 多発血管炎性肉芽腫症：気道, 腎臓, 皮膚に壊死性肉芽腫と血管炎を認める, まれな全身性疾患である。
- Churg-Strauss 症候群（アレルギー性肉芽腫症）：喘息, 一過性肺炎, 好酸球増加に関連した全身性血管炎である。
- コレステロール血栓症の皮膚症状：下肢痛, 網状皮斑（青-赤色斑点の形成, ネット状のパターンの皮膚）, および末梢血流のよい状態でみられる青い足趾などを認める。

治療

▶ 非薬物治療

原則として, 原因抗原を特定し除去する。薬剤に起因する軽度の過敏性血管炎を伴っている場合, 原因薬剤の中止が治療に不可欠である。SOR **C**

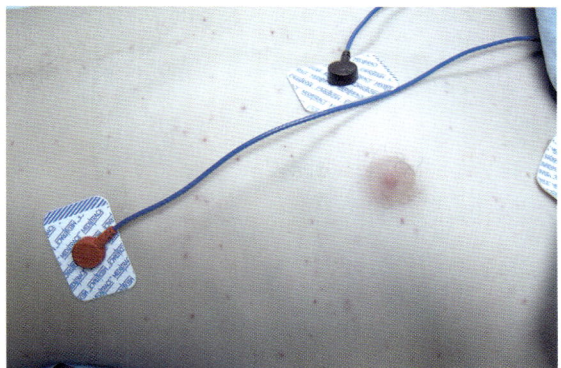

図 153-12　髄膜炎菌血症で入院中の青年の体幹にみられた点状出血。（*Used with permission from Tom Moore, MD*）

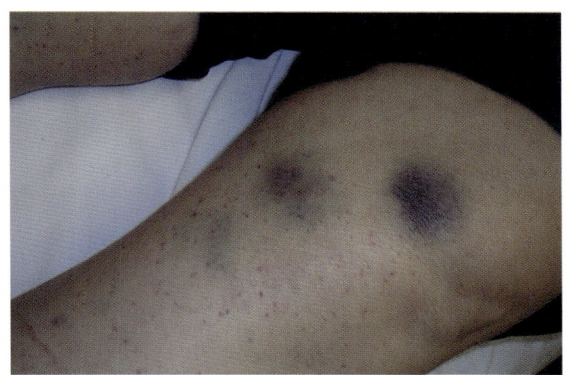

図 153-13　点状出血と紫斑を有する血小板数 3,000 の免疫性血小板減少性紫斑病患者。紫斑が触知不可能なことに注意する。（*Used with permission from Richard P. Usatine, MD*）

▶ 薬物治療

- IgA 血管炎と遷延性過敏性血管炎では, 非ステロイド性抗炎症薬（NSAID）による治療が通常選択される。ステロイドによる治療は, 顕著な腹痛や腎障害のようなより重症な症例で有用なことがある[14]。SOR **B**　ステロイド治療にシクロホスファミドの追加が効果的なことがある。SOR **C**　アザチオプリンが有効なこともある[15]。
- 抗ヒスタミン薬が掻痒に対して使用されることがある。SOR **C**
- 経口プレドニゾロンは内臓障害や, 重度の皮膚血管炎に対して用いられる。短期のプレドニゾロン（1 mg/kg/日）が効果的で, 2 週間以上かけてゆっくりと漸減しなければならない[12,13]。SOR **B**
- コルヒチンとダプソンは好中球の遊走を阻害し, 成人で利用される。しかし小児患者における有用性のデータは限定的である。SOR **B**
- 血管炎に関連した蛋白尿を認める患者で ACE 阻害薬が有用なことがある。しかし腎機能の長期保護の有効性を強く支持するデータはない[17]。

予後

白血球破砕性（過敏性）血管炎において, 皮膚病変は通常後遺症を残さず治癒する。内臓障害（腎臓や肺など）は HSP で最もよく起こり, クリオグロブリン血症や血管炎は SLE に関連

する[16]。広範囲の内部臓器病変が中型血管疾患に併発した場合は，詳細な検査とリウマチ専門医に紹介すべきである。

フォローアップ

特に自己免疫疾患が増悪因子の場合，再発することがある。定期的なモニタリングが必要である。

患者教育

急性の皮膚血管炎の大部分は自然軽快することを伝え，患者と両親を安心させる。

【E. J. Mayeaux, Jr., MD／Nathan Scott Martin, MD／
Richard P. Usatine, MD】

（横倉友諒／大塚宜一　訳）

154 皮膚の薬剤反応

症例

疲労と上気道感染で受診し，咽頭痛のためにアモキシシリンの内服治療を開始した 10 代の大学生。6 日後に，体中に赤い発疹が出現した（図154-1）。発疹とリンパ節腫脹が出現し，家庭医の診察を受けた。モノスポット検査は陽性であった。この麻疹様の発疹は単核球症患者のアモキシシリンによる薬疹に特徴的である。アモキシシリンは中止され，ジフェンヒドラミンが掻痒に対し使用された。

概説

皮膚の薬剤反応は，薬物アレルギーによる皮膚症状である。薬物アレルギーは，通常非過敏性の人に対しては許容される用量の薬への曝露で現れる症状や徴候を確認することで診断される[1]。薬剤によって誘発された有害反応は，通常，タイプ A とタイプ B に分類される。タイプ A が一般的で（80%），その薬剤の薬理反応に起因する。タイプ B は一般的ではなく（10〜15%），特異的で，個々の素因（例：酵素欠損）によるものと考えられる[2]。皮膚の薬剤反応は軽度の皮膚発疹（例：皮疹，蕁麻疹，血管性浮腫）から，重篤な皮膚の薬剤反応（severe cutaneous drug reactions：SCARs）まで認める。重症な薬疹の中には，Stevens-Johnson 症候群（SJS），中毒性表皮壊死症（TEN），薬物による過敏症および好酸球増多症（DRESS）が含まれる[3]。

別名

皮膚有害反応，薬物反応，薬物アレルギー反応に対する副作用。
DRESS 症候群は，薬物性過敏性症候群とも呼ばれる。

疫学

- 皮膚の薬剤反応は，入院患者の 2〜3% に生じる，薬物療法でよく認められる合併症である[4]。
- すべての医薬品副作用の 45% が皮膚の症状を呈するとした報告もある[4]。
- 医薬品副作用の約 1/6 が薬剤過敏性によるものであり，アレルギーまたは非免疫性（偽アレルギー性）反応である[2]。

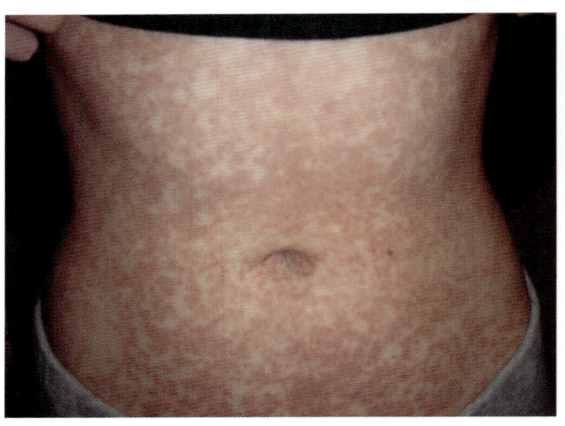

図 154-1　単核球症の 10 代女児におけるアモキシシリンによる発疹。麻疹様発疹を認める。（Used with permission from Richard P. Usatine, MD）

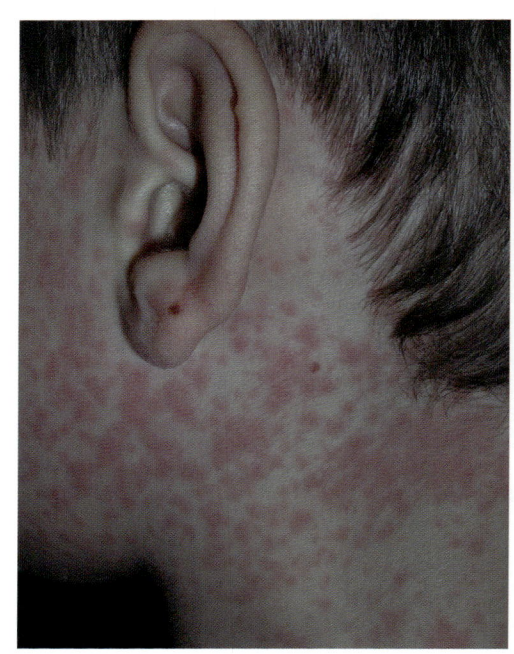

図 154-2　上気道感染の中耳炎の疑いに対し，アモキシシリンを内服した 5 歳男児の斑状丘状薬疹。内服 4 日後に顔と体の至るところに赤い発疹が出現した。この麻疹様発疹はアモキシシリンによる薬疹を代表とする。（Used with permission from Robert Tunks, MD）

- 斑丘疹性発疹（別名：発疹性薬疹）はすべての皮膚の薬剤反応で最も頻度が高く，皮膚反応の 95% に認める[5]。これらは，ウイルス性皮疹としばしば混同される。これは，最も一般的にはアモキシシリンのような β ラクタム系の薬剤，その他バルビツール剤，ゲンタマイシン，イソニアジド，フェニトイン，スルホンアミド，サイアザイド，トリメトプリム-スルファメトキサゾールなどで起こる（図 154-1, 154-2）。
- 蕁麻疹は，皮膚の薬剤反応の 5% に認められる 2 番目に頻度の高い皮膚発疹症である[5]。どんな薬によっても生じうるが，一般的にアスピリン，ペニシリン，サルファ剤，アンジオテンシン変換酵素（ACE）阻害薬，アミノグリコシド，血液製剤などで生じる。蕁麻疹は IgE 反応により薬剤

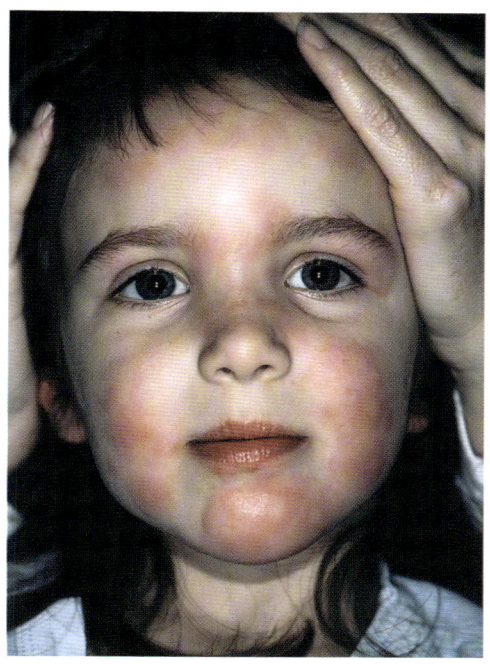

図 154-3　トリメトプリム-スルファメトキサゾールに起因する蕁麻疹様薬疹。(*Used with permission from Richard P. Usatine, MD*)

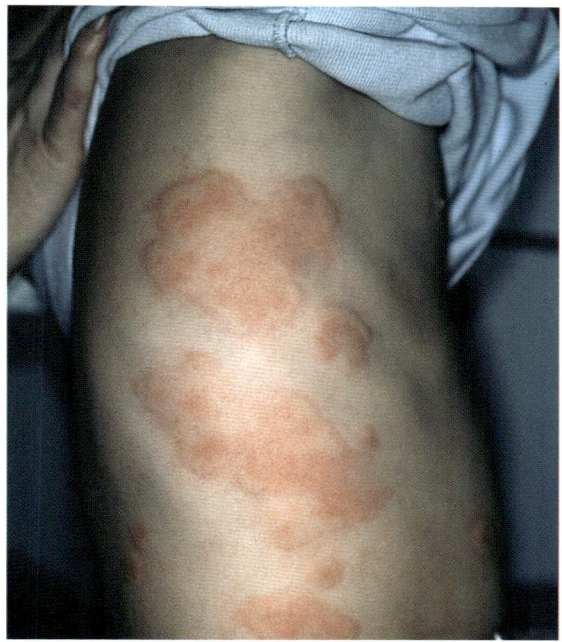

図 154-4　図 154-3 と同患児の巨大蕁麻疹様薬疹。サルファ剤の薬剤反応。(*Used with permission from Richard P. Usatine, MD*)

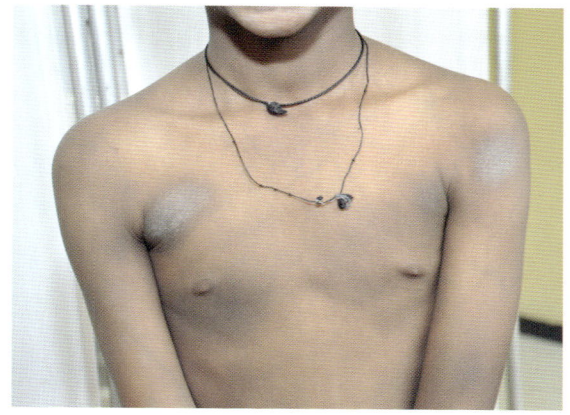

図 154-5　10 歳男児，トリメトプリム-スルファメトキサゾールの固定薬疹による色素沈着。(*Used with permission from Richard P. Usatine, MD*)

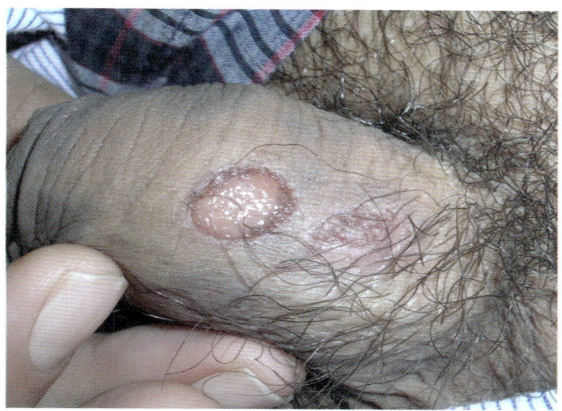

図 154-6　イブプロフェンによる陰茎への青紫色色素沈着と浸食を認める固定薬疹。(*Used with permission from Richard P. Usatine, MD*)

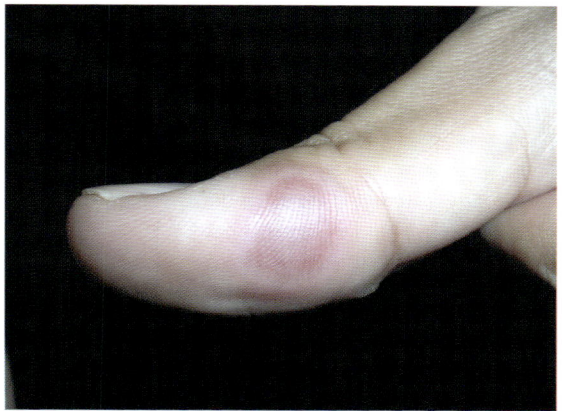

図 154-7　ドキシサイクリンに対する固定薬疹症状。指病変が多形紅斑の標的様病変と類似していることに注意する。しかし中心上皮の破壊が，この標的様病変にはみられない。(*Used with permission from Richard P. Usatine, MD*)

投与後，数分〜数時間以内に生じる(図 154-3，154-4)。
- 薬物性色素沈着は，抗不整脈薬（アミオダロン），抗菌薬（ミノサイクリン），NSAID，化学療法薬剤（アドリアマイシン）で起こる。
- 固定薬疹はフェノールフタレイン，ドキシサイクリン，イブプロフェン，スルホンアミド抗菌薬，バルビツール剤を含む多くの薬物で起こりうる(図 154-5〜154-8)。固定薬

疹は，男性でより一般的に認められる。
- 多形紅斑と SJS は，薬剤反応に続いて起こりうる(図 154-9)。SJS の発生率は，600 万人中 1.2 人と推定される[3]。

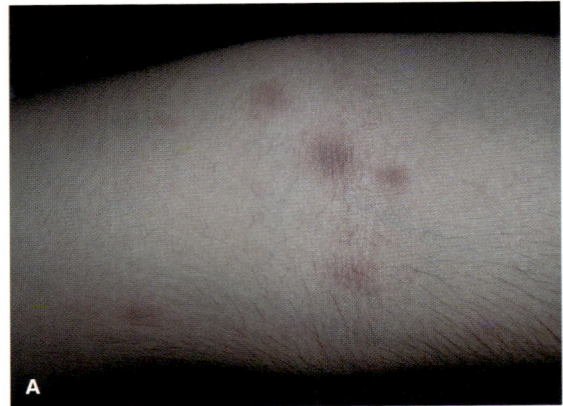

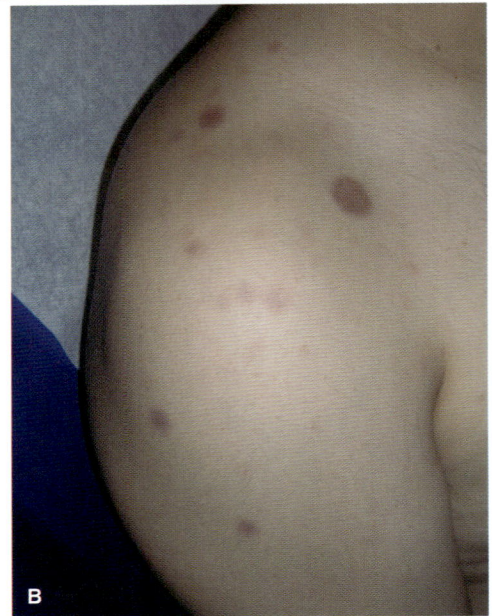

図 154-8　ヒドロコドンによる固定薬疹。腕(**A**)と肩(**B**)。(*Used with permission from Richard P. Usatine, MD*)

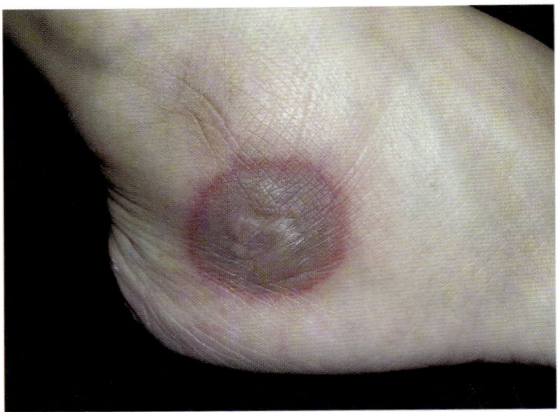

図 154-9　かかとに認めた浅黒い色と淡赤色の環状辺縁をもつ水疱性固定薬疹。(*Used with permission from Richard P. Usatine, MD*)

偽アレルギー性反応の機序は明らかではない[2]。

- NSAID に対する過敏性は非免疫性の反応で，即時型の反応(曝露から数時間以内)と遅延型の反応(投与後 24 時間以上)がある[1]。
- SJS/TEN は一般的にはペニシリンとスルホンアミド抗菌薬が関係しているが，抗けいれん薬，NSAID，アロプリノール，ステロイドで起こることもある。特異的ヒト白血球抗原(HLA)-B 分子が，薬剤もしくはその代謝物をナイーブ CD8 細胞に抗原提示し，その結果，細胞傷害 CD8 細胞が増殖し細胞傷害反応を促して表皮細胞にアポトーシスを誘導する[10]。この経路は SJS に特異的なものではない。

危険因子

　薬物アレルギー反応は，薬用量，期間，投与経路(局所>皮下>筋肉>経口>経静脈)[11]，個々の免疫活性，免疫遺伝素因(女性での頻度が高い)[2]などにより増強する。多剤療法はリスクを増す[11]。

- 以下の HLA を有する患者は，皮膚の薬剤反応のリスクがより高い。
  HLA-B*1502(東南アジアの民族では，カルバマゼピンまたは他の鎮痙薬によって誘発される薬物性 SJS に関して非常に高いリスク)：HLA-B*5801(アロプリノールによって誘発される重篤な皮膚反応に関して高いリスク)：HLA-B*5701(アバカビル〈抗レトロウイルス薬〉に対する過敏性反応に関し高いリスク)：HLA-B*3501，HLA-B*3505，HLA-B*1402，HLACw8(ネビラピン〈抗レトロウイルス薬〉に対する過敏性発疹；後の二者はサルデーニャ島の人に認められる)：HLA-DRB1*0101(肝炎に伴うネビラピンに対する過敏性発疹)[2,6]。
- 過去に薬剤反応の既往があると，再曝露に伴いより早く再燃する場合がある[11]。
- 合併疾患として，特にウイルス感染と自己免疫不全がある[11]。

診断

▶ 臨床所見と典型的分布（頻度の高い重要な薬疹）

- 斑状丘疹：これらの発疹および丘疹様の発赤斑は，薬剤療法が始まった後(多くは 7～10 日以内)から終了して 1～2

- DRESS 症候群は，好酸球増加を伴う肝障害，発熱，リンパ節腫脹で特徴づけられる重篤な有害薬物性反応である。症例報告(N = 172)では，44 の薬が DRESS 症候群と関連していた[6]。DRESS 症候群は鎮痙薬の 1/1,000～1/1 万の割合で起こると推定される[7]。
- 表 154-1 にアレルギー性皮膚薬剤反応に関連した頻度の高い薬剤とその反応率を示す[8]。
- 表 154-2 に，5 年間の検討に基づく薬剤性発疹と関連した様々な薬剤カテゴリーを示す(4 つ以上の疑わしい薬による症例)[9]。

病因と病態生理

　皮膚の薬剤反応では 2 つの機序が考えられる。すなわち，免疫学的機序(全 4 種類の過敏性反応を含む)と非免疫学的機序(偽アレルギー性)。免疫刺激の正確な機序は知られていないが，おそらく薬剤-蛋白質(ハプテン-キャリア)複合体または免疫受容体に対する直接的な相互作用を通して引き起こされる可能性がある(p-i concept)[2]。

表 154-1　少なくとも 1,000 例の薬剤投与でアレルギー皮膚反応を起こした薬剤

薬剤名	薬剤反応数	投与数	反応%	95%CI
フルオロキノロン	16	1,015	1.6	0.8〜2.3
アモキシシリン	40	3,233	1.2	0.9〜1.6
オーグメンチン	12	1,000	1.2	0.5〜1.9
ペニシリン	63	5,914	1.1	0.8〜1.3
ニトロフラントイン	7	1,085	0.6	0.2〜1.1
テトラサイクリン	23	4,981	0.5	0.3〜0.7
マクロライド剤	5	1,435	0.3	0.0〜0.7

(*Source*：Reprinted from：van der Linden PD, van der Lei J, Vlug AE, Stricker BH：Skin reactions to antibacterial agents in general practice. *J Clin Epidemiol*. 1998：(51)703-708. Copyright 1998, with permission from Elsevier.)

表 154-2　薬剤の種類による薬剤関連発疹の出現頻度（4 つ以上の疑わしい薬剤症例）

薬の種類	症例数（N＝82）
抗菌薬	37
鎮痙薬	12
フェニトイン	9
抗不整脈薬	6
カルシウムイオン拮抗薬	3
抗凝固薬	5
エノキサパリン	2
クロピドグレル	2
ワルファリン	1
抗真菌薬	4
抗痛風薬	4
プロトンポンプ阻害薬	4
ACE[1]阻害薬	3
対照薬	3
利尿薬	3
抗炎症薬	2
抗レトロウイルス薬（HIV）	2
抗ウイルス薬	2
β遮断薬	2
化学療法薬	2
その他	11

[1]ACE：アンジオテンシン変換酵素

(*Used with permission from*：Gerson D, Sriganeshan V, Alexis JB. Cutaneous drug eruptions：a 5-year experience. *J Am Acad Dermatol*. 2008 Dec：59(6)：995-999.)

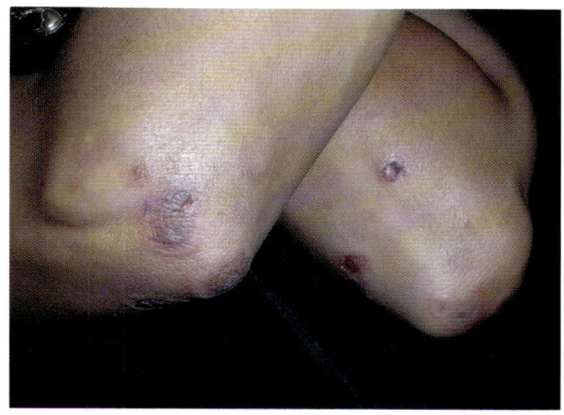

図 154-10　肘の上の多形紅斑。各標的様病変の中央部に上皮破壊を認める。(*Used with permission from Richard P. Usatine, MD*)

週間まで，いつでも起こりうる。通常，上半身または頭頸部から始まり下方へ対称性に四肢まで広がる。発疹は，顔を除いて対称性に全身に広がり癒合傾向を認めることもある（図 154-1）。発疹が収束するにつれて，軽度の落屑を認める。

- 蕁麻疹と血管性浮腫：蕁麻疹は，限局性に蒼白に隆起した紅斑と真皮の浮腫として出現する（図 154-3，154-4）。これらの皮疹は皮膚のあらゆる領域に起こり，通常一過性で，移動性および掻痒性である。血管性浮腫は口唇や眼の周りがむくむなど，より深部の反応を示す（134 章「蕁麻疹と血管性浮腫」参照）。

- 色素沈着：薬剤によって誘発された色素沈着は様々な形状で出現する。アミオダロンは，時間とともに露光領域に暗赤色〜青灰色の病変を生じる。ミノサイクリンは歯肉や歯に青灰色のざ瘡様病変を形成する。フェニトイン（ジランチン）と他のヒダントインは，顔面に黒皮症様の茶色の色素沈着をきたすことがある。

- 非ステロイド性抗炎症薬（NSAID）：NSAID 関連の薬剤ア

レルギーによる皮膚症状は蕁麻疹，血管性浮腫，アナフィラキシーなどがある[1]。これらの反応は単一もしくは複数の NSAID に起因すると考えられる。慢性特発性蕁麻疹患者では，NSAID により悪化する蕁麻疹や血管性浮腫を認める。

- 固定薬疹：単一または複数の境界明瞭な円形であるか，青紫色であるか，水疱を伴う，色素沈着を伴う隆起性病変を形成する（図 154-3〜154-9）。病変部は薬の曝露後に出現し，内服するたびに同部位に再燃する。病変部位は改善したあとも黄斑状の色素沈着を残す（図 154-5，154-8）。病変は手足を含むどこでも起こりうるが，陰茎に出現することが多い（図 154-6）。一般的には，発疹は薬剤投与後 30 分〜8 時間で出現する。病変部が水疱を形成して悪化すると，水疱性固定薬疹が起こり，続いて，落屑と痂皮化が生じる（図 154-9）。

- 多形紅斑：四肢末端または局所に分布する浮腫状の丘疹を呈する。最も重要なのは，標的状に水疱やびらんを形成し，表皮の破壊をきたす（図 154-10）。重症の多形紅斑ではより広範囲に表皮剥離（総体表面積の 10% 未満）をきたすことがある（151 章「多形紅斑，Stevens-Johnson 症候群，中毒性表皮壊死症」参照）。

- SJS：掻痒性の紅斑で，体幹と顔面の広範囲にわたる水疱と，1 つ以上の粘膜のびらんを呈する（図 154-11）。特に上胸部と背部の広範囲にわたる非定型紅斑は，SJS と TEN の潜在的な初期徴候である[11]。灼熱感または疼痛を伴う皮膚はより重症な徴候である。総体表面積の 30% 未満で表皮剥離が起こる。

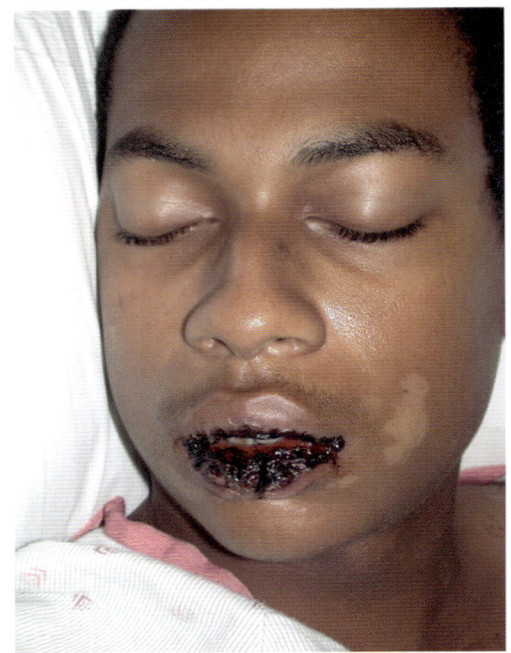

図154-11　サルファ剤の抗生物質に起因する Stevens-Johnson 症候群。(*Used with permission from Eric Kraus, MD*)

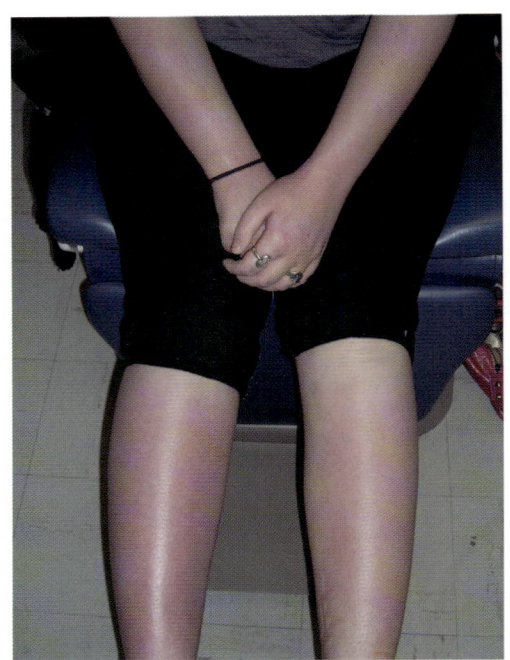

図154-12　好酸球増加と全身性症状を伴う，10代女児における薬剤反応。紅皮症は持続したが治療後退院の後，改善を認めた。(*Used with permission from Richard P. Usatine, MD*)

- TEN：SJS スペクトラムの中で最も重症な状態である。病変が体表の 10% 未満の場合は多形紅斑，10～30% 未満で SJS/TEN，30% 以上で TEN と診断される（151 章「多形紅斑，Stevens-Johnson 症候群，中毒性表皮壊死症」参照）。
- DRESS 症候群，薬物性過敏性症候群（DIHS）：浸潤性の触知可能な病変は潜在的な前兆である[11]。顔面の浮腫や紅斑と斑状丘疹が高熱，全身性リンパ節腫脹および関節痛とともに認められる。薬剤反応による好酸球増加と全身症状は，紅皮症を引き起こす場合もある（図154-12）。好酸球増加や全身の症状が出現するのは，薬剤投与開始から 12 週間程度続くこともある[11]。
- SJS や TEN の原因となるよく知られた薬剤に，スルホンアミド系抗菌薬，アロプリノール，非ステロイド性抗炎症薬（NSAID），アミン系抗てんかん薬（フェニトインとカルバマゼピン），ラモトリジンなどがある（151 章「多形紅斑，Stevens-Johnson 症候群，中毒性表皮壊死症」参照）[12]。SJS/TEN 症例の 50% は原因不明である。
- 急性汎発性発疹性膿疱症（AGEP）：紅斑性皮膚に加え小膿疱を認める薬疹のひとつである（図154-13）。発熱を伴い，膿疱は主に濾胞形成がなく，無菌である。

▶ 検査所見
薬疹の診断は，通常，病歴と診察所見に基づく。
- 固定薬疹は，疑わしい薬剤を経口的に再投与することで症状が誘発されるかどうかを確認し，診断することができる。しかし，これは水疱を形成するような症例では危険である。
- 重篤な例は，全身状態と脱水症の有無を確認するため，血算，血清，生化学検査を行う必要がある。
- より進行の速い症例では，皮膚生検が診断に役立つ。
- 皮内試験は患者にとって危険である可能性がある。パッチテストは有用ではない。

- 通常 WISN 診断のために皮膚生検は必要とされないが，診断の助けとなる。
- 血栓形成傾向（血小板数増加）を WISN で認める場合もある。
- DRESS/DIHS 患者では，異型リンパ球，好酸球増加，リンパ球減少症，肝臓機能障害などが認められることがある。

鑑別診断
- ウイルス性皮疹：全身性斑状丘疹型薬疹のようにみえる。患者が上気道感染に対して抗菌薬を処方され内服した際の発疹は，薬疹よりもむしろウイルス性皮疹である場合がある。この混乱を回避する最善の方法は，薬によるリスクを十分承知した上で，細菌感染症として適切な根拠があるときのみ，抗菌薬を使用することである（108～115 章参照）。
- 蕁麻疹：蕁麻疹の反応は，一過性に出現する境界明瞭な枝分かれした紅斑や浮腫として，表皮に出現する。患者は掻痒感を認める。蕁麻疹を確認することは容易であるが，その原因を特定することはそれほど容易ではない。新しく用いた薬との関連が疑われる場合，多くの場合は，その薬剤を中止して蕁麻疹が治まるか確認することが最もよい方法である（134 章「蕁麻疹と血管性浮腫」参照）。
- 多形紅斑：突然に発症し急速に進行し，向心性に広がり，対称性の皮膚病変を呈する。患者は患部に灼熱感を認めるが掻痒を呈さない。多形紅斑は多くの場合単純ヘルペスウイルス（HSV）またはマイコプラズマ感染に起因するが，薬剤が原因のこともある。詳細な病歴と身体所見の確認が原因の解明に役立つ（151 章「多形紅斑，Stevens-Johnson 症候群，中毒性表皮壊死症」参照）。
- SJS と TEN：水疱，発熱，倦怠感，関節痛，頭痛，咽頭痛，悪心，嘔吐，下痢などとともに全身性皮膚病変を呈す

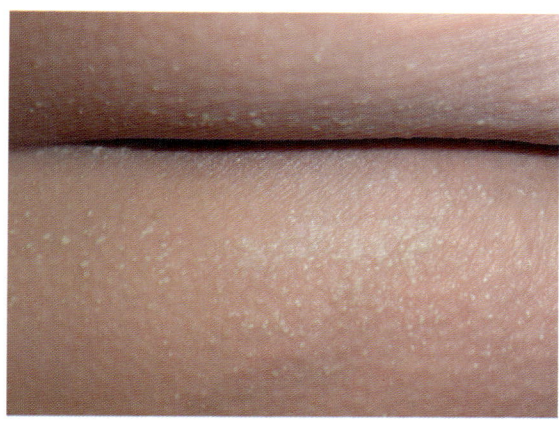

図154-13　薬剤に起因する発疹性膿疱症。紅斑性皮膚による小さい膿疱の一群が臀部でみられる。この患者では，膿疱と紅斑は，背部と臀部の主要部分に認めた。(*Used with permission from Robert T. Gilson, MD*)

る。患者は，口腔粘膜のびらん形成に伴い経口摂取および開口困難となることもある（図154-11）。すべてのSJSとTENが薬剤摂取に起因するわけではないが，臨床医は疑わしい薬物があれば中止させるべきである。SJSとTENは致命的となりうる疾患である（151章「多形紅斑，Stevens-Johnson症候群，中毒性表皮壊死症」参照）。

- DRESS症候群：肝臓（50〜70%に肝炎），腎臓（10%に腎炎），もっとまれには間質性肺炎，大腸炎，心筋炎，耳下腺炎，髄膜炎，脳炎，膵炎など，皮膚以外の臓器障害によって特徴づけられ，この臓器症状は薬剤特異的に出現することが多い[7,13]。DRESS症候群の発症にはヘルペスウイルス感染が関与している[7]。薬剤投与から3週目頃に症状が再燃するのが一般的である。診断基準は以下のすべてを満たすものと定義された。すなわち，薬剤投与から3週間以上経過した後に出現する斑状丘疹，薬剤中断後の遷延する臨床症状，発熱（>38℃），肝機能障害または他臓器障害，白血球異常（異型リンパ球増加，白血球増加，好酸球増加），リンパ節腫脹，HHV6の再活性化[13]。
- バラ色粃糠疹（PR）：斑状丘疹型薬疹に類似した病因不明の発疹である。前駆斑はPRの診断の助けになる。PRにおいて，捲縮輪スケール（collarette scale）を探し，発疹が皮膚線条に沿っているかどうか（背部でクリスマスツリー・パターンを呈している）を確認する。PRまたは多くの薬疹に特異的な臨床検査はなく，これらの特徴はPRの診断の一助となる（137章「バラ色粃糠疹」参照）。
- 梅毒：薬疹に似た皮疹である。既知の病因のない全身性発疹でも，第2期梅毒に起因する場合がある。急速血漿反応抗体（RPR）は第2期梅毒で常に陽性で，容易に測定できる（181章「梅毒」参照）。
- 小児期の慢性水疱性疾患と尋常性天疱瘡：水疱性薬疹に似ている。生検はこれら水疱性疾患を診断する最善の方法である。それらの臨床像は，155章「小児期の慢性水疱性疾患」，156章「天疱瘡」で詳述する。

治療

▶ 非薬物治療

- すべての薬剤反応に対して，可能性のある薬剤の投与を中

止する。高齢の薬疹患者は，複数の投薬による治療を受け，また，疾患が重篤である可能性もあるが，必須でないすべての薬剤を中止しなければならない[5]。**SOR Ⓒ**
- 薬剤が重篤な基礎疾患を治療するために必須である場合，斑状丘疹反応を有する患者は問題のある薬剤でも治療を継続する場合がある[5]。
- 斑状丘疹薬疹はTENのような重篤な薬剤反応の前駆症状ではない[5]。
- 局所損傷治療，挫滅組織切除と植皮術は，壊死の結果生じた損傷を治療するために施行される[15]。

▶ 薬物治療

- 斑状丘疹や蕁麻疹，血管性浮腫のタイプは，抗ヒスタミン薬を用いた治療を行う。血管性浮腫によって気道狭窄が起きている場合，エピネフリン（0.01 mg/kg筋注）と他の治療は必要である[5,13]。**SOR Ⓒ**　一般的にはH_1ブロッカーを始める。蕁麻疹や血管性浮腫の一部の症例では，H_2ブロッカーは，より幅広い抗ヒスタミン効果のため追加される（134章「蕁麻疹と血管性浮腫」参照）。
- ジフェンヒドラミン（ベネドリル）：4〜6時間（一般医薬品）毎に経口摂取。
- ヒドロキシジン（アタラックス）：小児用量0.5〜1.0 mg/kg/分4[5]
- ロラタジン（クラリチン）：1日1回[5]（一般医薬品）
- H_2ブロッカーは，医師の処方薬または一般医薬品として用いられる。
- トリアムシノロンまたはデソニドのような局所ステロイドが，掻痒症状の緩和のために使われることがある[5]。**SOR Ⓒ**
- 経口ステロイドは大部分の薬剤反応には有効ではなかった[5]。**SOR Ⓒ**
- 全身性ステロイドは，DRESS症候群の治療のために推奨される[13,14]。**SOR Ⓒ**
- 固定薬疹は原因薬剤を中止して，病変部に局所コルチコステロイドを塗る[4]。**SOR Ⓒ**

▶ 紹介または入院

SJS，TENとDRESS症候群患者は，通常入院加療とする。
- SJS，TEN，DRESS/DIHS：早期に診断し，問題のある薬剤を中止して経静脈補液と集中治療室（ICU）または熱傷管理室へ入室させる（151章「多形紅斑，Stevens-Johnson症候群，中毒性表皮壊死症」参照）[4,5]。DRESS症候群の患者に対し肝移植が行われることもある[13]。
- 大部分の専門家および研究で，全身性ステロイド投与はDRESS症候群以外には用いないことで意見が一致している[4]。**SOR Ⓒ**
- 栄養補給，厳密な損傷治療，温度調節と抗凝固療法は，推奨される[4]。**SOR Ⓒ**
- 感染症をモニターするため，皮膚生検検体を用いた培養・グラム染色を行うことが望ましい[4]。**SOR Ⓒ**

予防

- 将来的には，HLA関連のスクリーニングと薬剤の不使用にて薬疹は予防される[1]。
- 症状の原因となっている薬剤への再曝露を回避する。
- 東南アジア民族の患者に対するカルバマゼピンによる治療の際には，あらかじめHLA-B*1502のスクリーニングを行うことが，米国FDAとカナダ保健省によって推奨され

ている[1]）。

予後

- 多くの薬剤による皮膚反応は，原因物質の中止で改善する。
- 死亡率は，SJS と DRESS で 10%，TEN で 30〜50% と高い[5,15]。DRESS の可能性のある患者の死亡率は 5%（9/172例）と報告されている[6]。
- DRESS 症候群が治癒した数カ月〜数年後に，1 型糖尿病，自己免疫性甲状腺疾患，移植片対宿主病（GVHD）様の発疹，全身性エリテマトーデスなどの自己免疫疾患が発症する場合がある[7]。ただし，多くの患者は無症状である期間が長く，疾患との関連は明らかにならない。

フォローアップ

- 症例が重症である場合や診断が不確かであるときなど，フォローアップが必要である。原因が明らかで軽症な薬剤反応は，定期的なフォローアップを必要としない。
- DRESS 症候群後の患者においては，自己免疫疾患の発症に関する継続した調査が必要である。

患者教育

- 大部分の薬疹患者は，合併症もなく完全に回復する。原因薬物を中止した後，発疹は徐々に消失する可能性があるが，初期は悪化したり薬疹が軽快するまで 1〜2 週間かかる可能性があることを，あらかじめ説明する。
- 発疹が治まった後，軽度の落屑が起こるのは正常の経過であることを，あらかじめ患者に説明する。薬剤負荷試験で固定薬疹（特に亀頭病変）と確定診断することは，性病の可能性に対する患者の不安を和らげることが期待される。
- 家族に対しては，薬物性発疹の遺伝的素因に関して説明する必要がある。
- 患者は，医療警報プログラムに登録して，アレルギーの既往を記載したブレスレットをつけることが勧められる。

【Richard P. Usatine, MD／Anna Allred, MD／
Mindy A. Smith, MD. MS】

（本庄明日香／大塚宜一　訳）

13 節　水疱性

155　小児期の慢性水疱性疾患

症例

　8 歳女児が 2 日前から顔面，体幹，四肢に水疱を認めた（図155-1）。彼女は水疱のため不快感を訴えたが，掻痒，灼熱感，発熱などは認めなかった。最近罹患した疾病や内服歴はない。生検では，表皮下水疱と真皮乳頭先端に豊富な好中球浸潤を認めた。直接免疫蛍光法により，小児期の慢性水疱性疾患の診断確定となる，基底膜に沿った IgA の線状沈着が明らかとなった。患児はダプソンによる全身治療を開始され，病変は急速に改善した。

概説

　小児期の慢性水疱性疾患（chronic bullous disease of child-hood：CBDC）は，小児で最も頻度が高い自己免疫性水疱症である[1]。この表皮下水疱症は，表皮-真皮接合部の IgA の線状沈着を特徴とし，成人で認められる線状 IgA 皮膚症と同じ免疫病理所見を有する。成人と小児の線状 IgA 皮膚症の形態に多くの共通点を認めるが，CBDC は古典的に 5 歳未満で発症する一方，成人の線状 IgA 皮膚症は 60 歳以降で発症する。CBDC は死亡率は高くないため良性疾患と考えられるが，重症例もあるため，疾患のコントロールを目的とした治療が必要となる。ダプソンやスルファピリジンによる治療で，通常病変は急速に改善する。水疱の重症度と疾患の慢性化に相関は認めない。大半の患者は，発症後数カ月〜数年以内に自然寛解する。

別名

　小児期の IgA 水疱性皮膚症，線状 IgA 皮膚症，小児期の水疱性疾患，小児期の慢性水疱症

疫学

- CBDC の罹患率は 50 万人に 1 人とまれな疾患であるが[2]，小児期の自己免疫性水疱性疾患の中で最も頻度が高い[1]。
- 発症年齢は一般的に 1〜11 歳で中央値は 3.5〜4.5 歳であるが[2]，新生児期発症の症例報告もある[3,4]。
- 発症頻度は発展途上国で増加するようであるが，全人種で発症しうる[2]。
- CBDC の性差に関するデータは不均一で，地域により異なる[5]。男女ともに発症するが，一部の文献ではやや女性優位が認められている[2,6]。

病因と病態生理

- 液性および細胞性免疫応答が CBDC の経過に関係しているが，正確な病因と病態生理は不明である。特徴的な水疱形成は，表皮基底膜部に位置する特異な抗原群に対する IgA 抗体産生の結果生じる。ここ数十年間の研究により，これら標的抗原の大半を占める 17 型コラーゲンの 120 kDa と 97 kDa の蛋白質断片が同定された。180 kDa の水疱

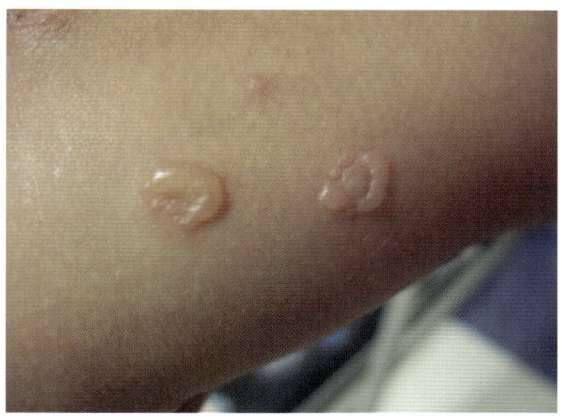

図 155-1　8歳女児の小児期の慢性水疱性疾患。顔面，体幹，四肢に水疱を認めた。水疱は環状や弓状を呈する。(*Used with permission from John Browning, MD*)

性類天疱瘡の抗原（BP180）として知られる17型コラーゲンは，ヘミデスモゾームの膜貫通型蛋白質であり，表皮-真皮接合部の構造維持に関わる[4]。

- CBDCの大半は特発性で，自己抗体産生の誘発事象は不明であるが，多数の誘因が特定されているため，詳細な病歴聴取が必須となる。誘因は以下のとおりである。
  - 感染：直近の上気道感染，胃腸炎，水痘，他のウイルスや細菌感染[2,7]。
  - 薬剤：バンコマイシンの関与が多い。他は，非ステロイド性抗炎症薬（ジクロフェナク，ナプロキセンなど），抗菌薬（アモキシシリン，アモキキシリン-クラブラン酸，アンピシリン，セフトリアキソン-メトロニダゾール，ペニシリンなど），アミオダロン，カプトプリル，フェニトインなどがある[5,6,8]。
  - 皮膚外傷：局所の皮膚損傷，熱傷，紫外線曝露[5-7]。
- CBDCの発症と特定のヒト白血球抗原（HLA）の遺伝子型（HLA-B8，CW7，DR3，DQW2）との強い関連を示唆する文献もある[2,4,9,10]。これらハプロタイプの存在は，特にホモ接合体において[2]疾患の早期発症に関連している[6]。

診断

▶ 臨床所見

- 非特異的な前駆症状が，皮膚病変の発症に先行することがある。
- 水疱は突然出現し，発熱のような全身症状を伴うとは限らない。
- 皮膚病変の分布や形態に関して，疾患の様相は様々である。
- 古典的にCBDCの初期病変は，緊満した透明もしくは出血性の水疱である。小水疱性病変は一見正常な皮膚に発症し，皮膚に紅斑や鋭い痛みを認めることがある。水疱径は様々で，病変はたびたび環状や弓状を呈する（図155-1〜155-4）。
- 改善した病変の周囲に新病変が出現し，CBDCに特徴的な「真珠の首飾り（string of pearls）」や「ロゼット（rosette）」様外観を形成する（図155-2〜155-4，155-7）。
- 粘膜病変は様々な症状を有する患者の大半に認め，口腔内潰瘍，剥離性歯肉炎，びらん性口唇炎，鼻閉，出血などを呈する。眼病変は，光過敏性や乾燥，刺激性を伴う結膜炎

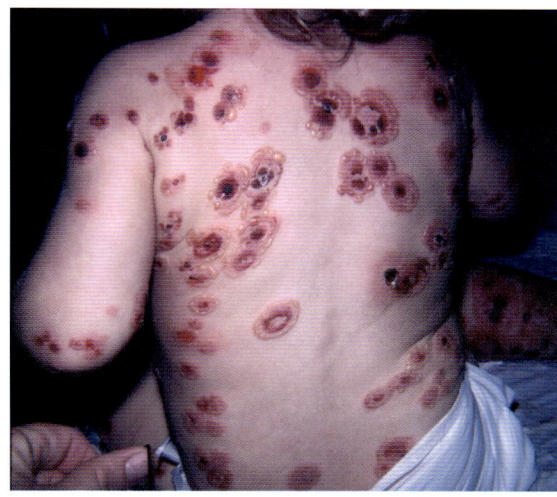

図 155-2　小児期の慢性水疱性疾患の女児に認めた環状の水疱。特徴的な「ロゼット」および「真珠の首飾り」様外観を呈する。(*Used with permission from Jack Resneck, Sr., MD*)

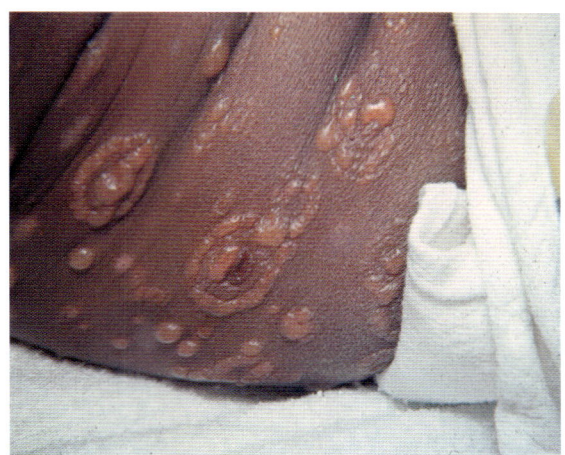

図 155-3　環状病変と「真珠の首飾り」様外観を呈した小児期の慢性水疱性疾患。(*Used with permission from Weinberg SW, Prose NS, Kristal L. Color Atlas of Pediatric Dermatology, 4th edition, Figure 14-28, New York, NY：McGraw-Hill, 2008*)

を認める。眼病変が瘢痕や失明を含む重篤な後遺症へ進行しうることが重要である。

- 患者は無症状，もしくは軽度〜重度の掻痒や灼熱感まで様々な症状を呈する。
- 皮膚病変は，通常初期症状が最も重篤である。それ以降は，万が一発症してもさほど重篤にはならない。
- 治癒した病変が，「炎症後色素異常」として知られる一過性の皮膚の色素脱失や色素沈着を生じることがある。永続的な瘢痕は典型的でない。

▶ 典型的分布

- 病変は限局性もしくは広範囲に及ぶことがある。
- 最も発症しやすい部位は，顔面，体幹，会陰，外性器，大腿である（図155-4，155-5）。
  - 顔面の病変は典型例では，口唇周囲（図155-6）や眼瞼を含む眼周囲に生じる。
  - 病初期に会陰に認める発疹は性的虐待と見誤る[4]。

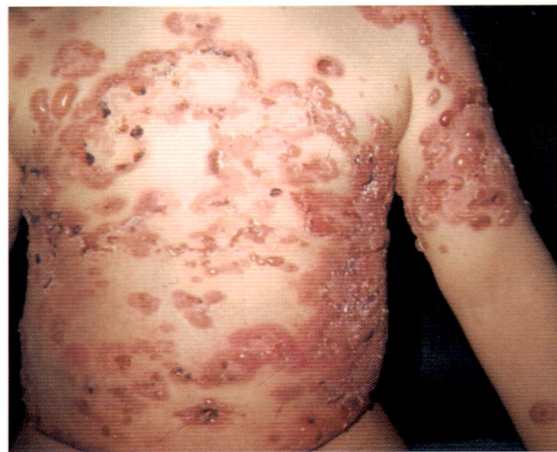

図155-4　体幹と上肢の広範囲に環状病変を有する小児期の慢性水疱性疾患。「真珠の首飾り」様外観を呈する。(*Used with permission from Weinberg SW, Prose NS, Kristal L. Color Atlas of Pediatric Dermatology, 4th edition, Figure 14-30, New York, NY : McGraw-Hill, 2008*)

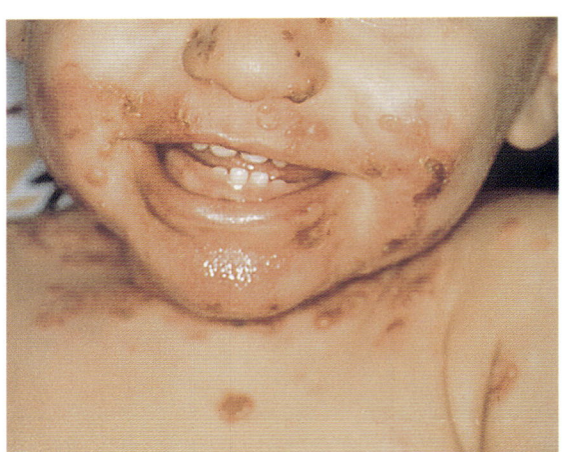

図155-6　13カ月の乳児の顔面に認める小児期の慢性水疱性疾患。(*Used with permission from Kane KS, Lio P, Stratigos AJ, Johnson RA. Color Atlas and Synopsis of Pediatric Dermatology, 2nd edition, Figure 5-4b, 2009, New York : McGraw-Hill*)

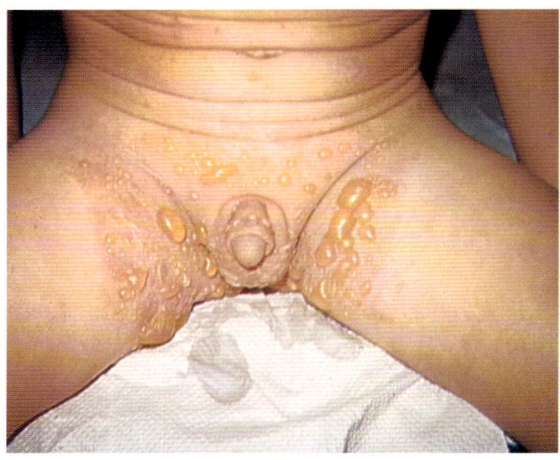

図155-5　陰茎，鼠径部，大腿上部に認める小児期の慢性水疱性疾患。(*Used with permission from Weinberg SW, Prose NS, Kristal L. Color Atlas of Pediatric Dermatology, 4th edition, Figure 14-29, New York, NY : McGraw-Hill 2008*)

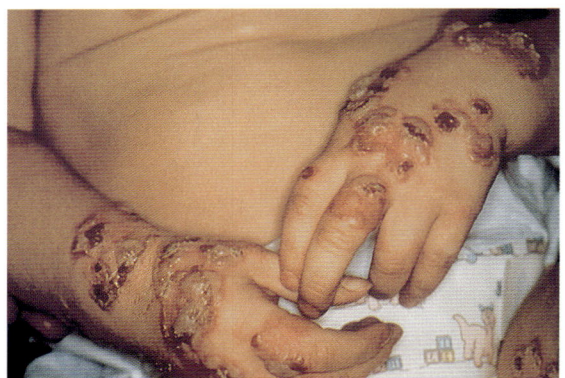

図155-7　13カ月の乳児の手や前腕に認める小児期の慢性水疱性疾患。病変の一部はロゼット様の外観を呈する。(*Used with permission from Kane KS, Lio P, Stratigos AJ, Johnson RA. Color Atlas and Synopsis of Pediatric Dermatology, 2nd edition, Figure 5-4c, New York, NY : McGraw-Hill, 2009*)

- その他の発症部位は手足である（図155-7）。
- 年少児では顔面と会陰の病変が典型的であるが，年長児では通常，より全身性に分布する[4]。

▶ 検査所見

- 血中抗体では，IgA 1 のサブクラスの抗体を測定する。通常，間接免疫蛍光法では陽性率が変動する。患者の90％以上で低力価の自己抗体が検出される[4]。特に，血中 IgA の検出は，その疾患の成人型と比べ，CBDC でより高頻度に認める[6]。血中抗体の検出は，診断に必要ではない。
- ダプソンによる治療開始の前に，全患者はグルコース-6-リン酸脱水素酵素（G6PD）欠損症のスクリーニングをされるべきである。この欠損症の患者では，重篤な溶血発作を生じる危険性がある。他の初期検査として，白血球分画を含めた全血球計算，肝機能検査，腎機能検査，尿検査を施行する。ダプソンによる治療開始後 3 カ月間は，全血球計算を定期的にモニターすべきである。

- ステロイドや免疫抑制薬が治療に使用される場合，治療開始時の全血球計算と包括的な代謝プロファイルは適切な管理のために確認するべきである。

▶ 生検

- CBDC は，臨床的特徴とヘマトキシリン-エオジン（H-E）染色した生検標本や直接免疫蛍光検査の結果と併せて診断される。組織病理は診断の一助になるが，CBDC と水疱性類天疱瘡や疱疹状皮膚炎のような他の重要な疾患との鑑別には十分ではない。そのため免疫病理検査が必要となる。CBDC は組織学的に，基底膜沿いや真皮乳頭先端の表皮下水疱と豊富な炎症性細胞浸潤が特徴である。診断のゴールドスタンダードは，表皮-真皮接合部に沿った線状 IgA 沈着物の免疫組織化学的な証明である。
- 直接免疫蛍光法は，病変部近傍の未発症の皮膚に対して施行すべきである。病変部近傍の皮膚を生検し，検体を special Michel media または滅菌食塩水に入れて送付し，届き次第検体を Michel media へ移すように研究室へ知らせる。診断に最も簡単な方法は，水疱とその近傍の皮膚を薄片生

14

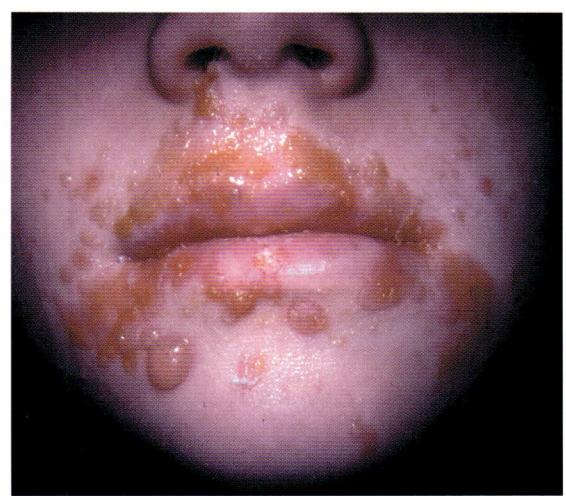

図155-8　小児の顔面に認める水疱性膿痂疹。ハチミツ様の痂皮や大小の水疱を呈する。（*Used with permission from Jack Resneck, Sr., MD*）

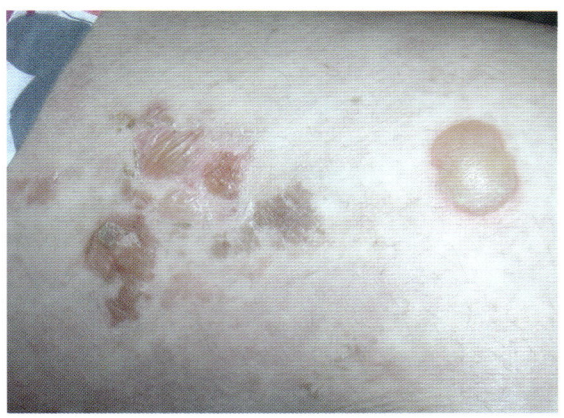

図155-9　15歳女児の脚部に認めた外傷性水疱を伴う単純型表皮水疱症。（*Used with permission from Richard P. Usatine, MD*）

検する。次に生検材料を半分に切り、直接免疫蛍光法用に病変近傍の皮膚を、また通常の病理組織検査用に水疱部を送付する。前腕皮膚からの生検は感度が低く[6]、病初期では偽陰性となり、繰り返し生検を要する場合がある。

鑑別診断

- 水疱性膿痂疹：小児で最も高頻度の水疱性疾患である。細菌による表在性皮膚感染（通常は黄色ブドウ球菌）に続発し、一見正常な皮膚に大小の水疱を認める。通常は顔面や間擦部に生じ、周囲に紅斑を伴うこともある（図155-8、99章「膿痂疹」参照）。

- 水疱性類天疱瘡：小児より高齢者に好発する。病変が表皮深層のため水疱は緊満する。小児の水疱性類天疱瘡は、手掌、足底、顔面に好発するが、全身性に認めることもある[11]。直接免疫蛍光法を含めた生検が診断に必要である。

- 天疱瘡：皮膚や粘膜の弛緩性水疱やびらんを特徴とする、まれな自己免疫性水疱性疾患である。通常成人に認めるが、小児も発症しうる。尋常性天疱瘡では、しばしば口腔粘膜に病変を認める。直接免疫蛍光法を含めた生検が診断に必要である。

- 疱疹状皮膚炎：小児にはまれであり、典型的な発症時期は20～40歳である。集簇した水疱とびらんを呈するヘルペス様の病変が、特に肘や伸側面に生じる。グルテン過敏性腸炎と関連がある。抗グリアジンおよび抗筋内膜抗体の血液検査は、グルテン過敏性腸炎の診断に役立ち、皮膚生検は関連する皮膚疾患の診断に有用である。

- 表皮水疱症：軽微な物理的刺激で水疱を形成する遺伝性水疱性疾患のまれな一系である。この疾患は多くは単純型表皮水疱症で幼少期に顕在化する（図155-9）。
  - 重症例は幼少期で致命的となりうる。直接免疫蛍光法を含む生検が診断に必要である（157章「その他の水疱性皮膚疾患」参照）。

- 多形紅斑：典型的には四肢や粘膜に好発する紅斑性丘疹や水疱病変である。大半の症例は単純ヘルペスウイルス感染症と関連がある。典型的病変は標的様で、水疱を形成する

ことがある（151章「多形紅斑、Stevens-Johnson症候群、中毒性表皮壊死症」参照）。

治療

CBDCの治療は、皮膚や粘膜病変の範囲によって異なり、集学的治療を要することがある。希少疾患であるため、CBDCの治療に関する大規模な二重盲検無作為化比較試験が不足している。通常皮膚科医への紹介は必要であり、適切なタイミングで眼科医、耳鼻咽喉科医、消化器専門医との連携を考慮すべきである。治療は副作用を回避しつつ、水疱の制御達成を初期目標とする。大多数の患者は、スルホンまたはスルホンアミド、抗炎症性抗菌薬、局所ステロイドの治療で速やかに改善する。薬剤性CBDCが疑われる場合、投薬中止が疾患の改善につながることがある。完全な臨床的寛解が期待されれば、薬剤を漸減すべきである。薬剤の維持量決定は必要であり、臨床判断に基づいて計画されなければならない。

▶ 全身療法

スルホン™：ダプソン

ダプソンはCBDC治療の第一選択薬であり、SOR Ⓒ　抗炎症作用と免疫調節作用を有する薬剤として効果を発揮する。

- 低用量で治療を開始し、十分に症状が緩和されるまで徐々に増量する。初期治療の開始量は、1日あたり0.5 mg/kg以下である。大半の患者は、1日あたり約2 mg/kgの投与量で症状の緩和を維持する[12]。粘膜病変はダプソンの単剤治療では十分ではなく[13]、追加の治療が必要になる。

- 全患者は、ダプソンによる治療開始前に、G6PD欠損症のスクリーニングがなされなければならない。この欠乏症患者では、溶血性貧血のリスクが増加する。

- ダプソンを服用する全患者は若干の溶血を認めるため、最初は毎週CBCを測定し、投与量と血球数が安定したら測定回数を減らすことが重要である。

- ダプソン治療に関連する他の副作用は、メトヘモグロビン血症、無顆粒球症を含む骨髄抑制が無顆粒球症、肝炎、末梢神経障害、ダプソン過敏症である[12,13]。

スルホンアミド薬™

スルホンアミド薬は、CBDC治療の第一または第二選択薬と考えられ、有効な代替治療の選択肢である。ダプソンと副作用は類似するが、程度はそれほど重篤ではない。この薬剤

は，単剤として，またはダプソンと併用しても副作用のリスクを高めずに使用できる。

- スルファピリジンとスルファサラジンは，この種類で最も一般的に用いられる薬剤である。しかし，小児の治療量は明確に設定されていない[12]。米国ではスルファピリジンが容易に入手できないため，そのプロドラッグであるスルファサラジンが代わりに使用される[12]。SOR **C**
- トリメトプリム-スルファメトキサゾールなどの他のスルホンアミドも効果的である[5]。SOR **C**
- スルホンアミドの副作用は，溶血，顆粒球減少，再生不良性貧血，膵炎，肝毒性がある[5]。

ステロイドと他の免疫抑制薬™

広範囲や制御不能な疾患では，全身性ステロイドが必要となる。G6PD欠損症のようなダプソンやスルホンアミド薬が禁忌とされる患者で，ステロイドを考慮すべきである。理想的にはステロイドを症状抑制のため短期間使用し，漸減中止する。

- ステロイドの推奨量は，経口プレドニゾロンで1日0.05〜2.0 mg/kg[5]，経口プレドニゾロンで1日1.0 mg/kg[10]である。SOR **C** ステロイド長期使用の副作用を回避するために，1〜3週間の短期治療に続き，3〜6週間での減量が推奨される[10]。
- コルヒチン，アザチオプリン，シクロスポリンなどの他の免疫抑制薬も使用され，一定の効果を認めている[2,5,12,13]。SOR **C**

抗菌薬治療

非サルファ剤の抗菌薬も，CBDC治療の選択肢となりうる。アモキシシリン，ジクロキサシリン，オキサシリン，エリスロマイシン，テトラサイクリンを含む様々な抗菌薬の有効例が報告されている[5,8,12-14,16]。SOR **C** ダプソンやスルホンアミドの治療適応外の患者や，定期的な血液検査が不可能な患者，もしくは治療の補助療法としてこれらの抗菌薬を考慮する。

補助薬

- 静脈的免疫グロブリン療法や免疫吸着療法を含む他の治療法は，難治性の線状IgA疾患の成人で効果を認めている[5]。小児におけるこれらの治療法は十分評価されていない。しかし，静脈的免疫グロブリン療法によるCBDC治療の成功症例の報告がある[16]。SOR **C**

➡ 局所療法

- 軽症のCBDCは，局所ステロイドの単剤治療で改善することがある[13]。SOR **C** 高力価の軟膏は低力価のクリームより効果を認めるようである。SOR **C**
- また，局所ステロイドは全身療法との併用も可能である。

予後

CBDCの大部分の症例は予後良好であるが，一部の患者は失明や嚥下障害に進展しうる眼球や咽頭の重篤な粘膜病変に悩まされる[4]。しかし数カ月〜数年後には大部分の症例は寛解し，病変は瘢痕を残さず治癒する[6]。多くは思春期前に改善するが，一部の患者は成人期まで持続する[6]。特に水疱の重症度と疾患の慢性化の相関は示されていない。

フォローアップ

患者は，疾患の重症度評価や薬剤調整，血液検査のため，主治医による定期的な経過観察が必要である。

患者教育

教育は患者ケアに重要である。患者と家族は，疾患，起こりうる合併症，予後，治療の選択肢について知らされなければならない。

【Holly H. Volz, MD／Richard P. Usatine, MD】

（米山俊之／大塚宜一　訳）

156 天疱瘡

症例

顔面と口に有痛性の水疱を認め来院した10代男児（**図156-1**）。患者は同日，皮膚科へ紹介された。皮膚科医は尋常性天疱瘡（pemphigus vulgaris：PV）が最も疑わしいと考え，確定診断のため，顔面の大小の水疱に対して組織病理診断と直接免疫蛍光抗体法のための薄片生検を行った。病理からPVの確定診断を得られるまで，患児は1日60 mgのプレドニゾロンにて治療を開始された。その後，ステロイド薬減量目的で補助治療も検討され，治療開始2週間後から開始された。

概説

天疱瘡（pemphigus）は，まれな自己免疫性水疱性の皮膚粘膜疾患の一群であり，脆弱な水疱とびらんによって特徴づけられる。天疱瘡の3つの主要な病型として，PV（亜型として増殖性天疱瘡 pemphigus vegetans を含む），落葉状天疱瘡 pemphigus foliaceous（亜型として紅斑性天疱瘡 pemphigus erythematosus を含む），腫瘍随伴性天疱瘡（paraneoplastic pemphigus）がある。すべての型の天疱瘡が，重篤な疾病ないし死亡の原因となる。天疱瘡が治癒することはないが，それでも全身性のステロイド薬と免疫抑制薬の投与によって制御することが可能である。こうした薬剤によって命を救うことができるが，同時に天疱瘡の患者は薬剤により多くの合併症のリスクにさらされることになる。天疱瘡という用語はギリシャ語の *pemphix* に由来しており，これは泡または水疱を意味している。

疫学

3つの主要病型の疫学

- 尋常性天疱瘡（PV，**図156-1〜156-4**）
  - 米国で最も一般的な天疱瘡の一病型である。
  - 年間発生率は人口100万人あたり0.75〜5人である[1]。
  - 通常は30〜50代に発症するが，小児期にも起こりうる[2]。
  - アシュケナージ系ユダヤ人と地中海地方の人々（ラテン系）の有病率が高い[2]。
  - 増殖性天疱瘡はPVの亜型である（**図156-5，156-6**）。
- 落葉状天疱瘡：天疱瘡の一病型である（**図156-7**）。
  - 亜型には紅斑性天疱瘡（紅斑性狼瘡の蝶形紅斑に類似する）とブラジル天疱瘡（fogo salvagem）がある。
  - ブラジル天疱瘡はブラジルにおける落葉状天疱瘡の固有型で，10代や20代が罹患する[1]。

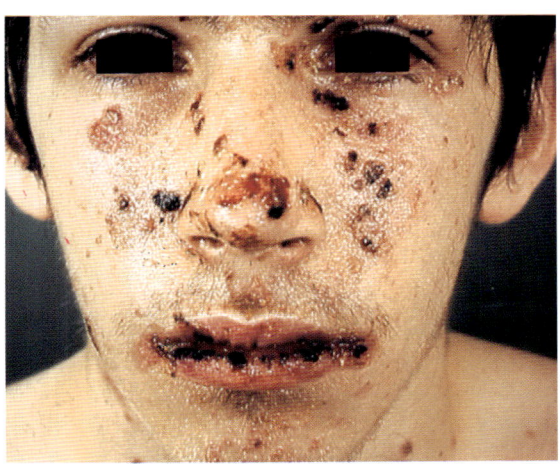

図 156-1　10代男児に発症した，口腔病変を伴う顔面の尋常性天疱瘡（PV）。水疱が破れた際の痂皮に注意する。（*Used with permission from Weinberg SW, Prose NS, Kristal L. Color Atlas of Pediatric Dermatology, 4th edition, Figure 14-2, New York, NY：McGraw-Hill, 2008*）

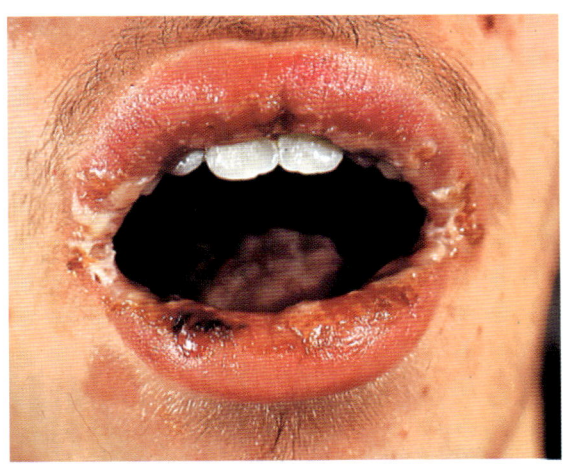

図 156-2　口唇と舌のびらんを伴う PV。ここでは観察できないが，歯肉と口蓋にもびらんを認める。この患者では，食事や水分摂取を試みた際に強い疼痛を認めた。（*Used with permission from Weinberg SW, Prose NS, Kristal L. Color Atlas of Pediatric Dermatology, 4th edition, Figure 14-1, New York, NY：McGraw-Hill 2008*）

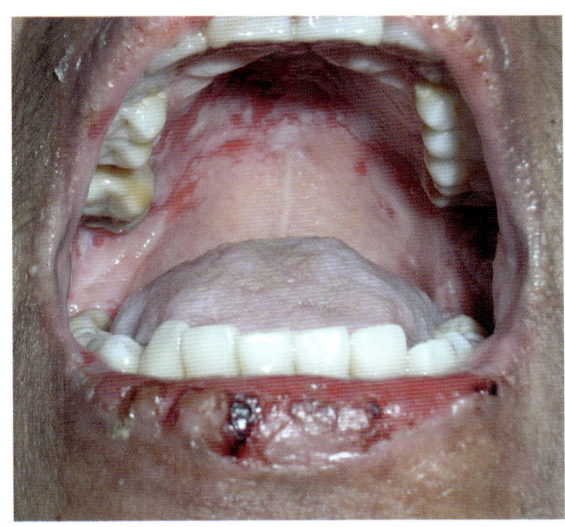

図 156-3　口唇と口蓋を侵した PV。この病変は非常に疼痛が強く，飲食を困難にしていた。（*Used with permission from Dan Shaked, MD*）

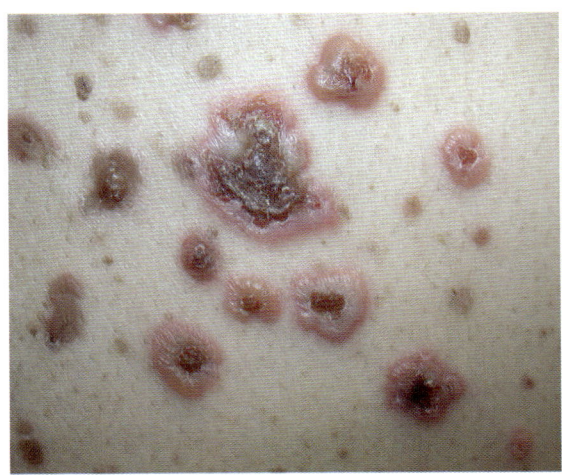

図 156-4　背面の PV。無傷の水疱と痂皮化したものを伴っている。（*Used with permission from of Eric Kraus, MD*）

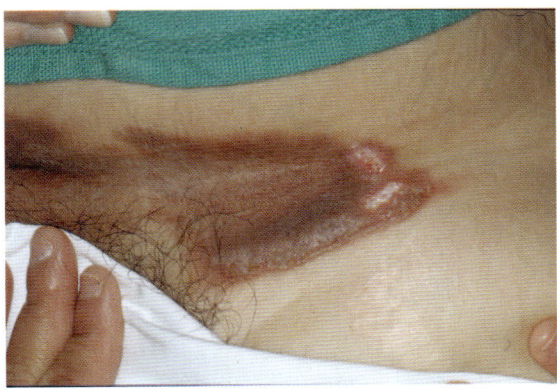

図 156-5　鼠径部の増殖性天疱瘡。（*Used with permission from Eric Kraus, MD*）

- 腫瘍随伴性天疱瘡（PNP）
  - 60代ないしそれ以上に発症する。
  - 未診断の悪性新生物に関連しており，リンパ網内系（悪性リンパ腫などの古称）に多い。

病因と病態生理

- 天疱瘡の三亜型すべてで認められる病態として，棘融解という表皮細胞間が相互に解離する過程がある。これはデスモグレイン（表皮細胞を互いに結合させる接着分子）に対する自己抗体が形成された結果起こる。表皮細胞間の解離は真皮上に裂け目をつくり，これが拡大して水疱を形成する[1]。
- 自己抗体を産生するメカニズムはほとんどの症例で不明である。しかし，落葉状天疱瘡は薬剤に起因することがあり，

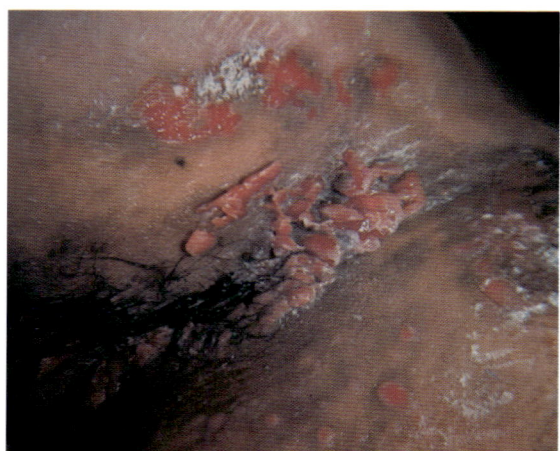

図 156-6　浸潤を伴う炎症と腫大する肉芽を伴う鼠径部の増殖性天疱瘡。（*Used with permission from Weinberg SW, Prose NS, Kristal L. Color Atlas of Pediatric Dermatology, 4th edition, Figure 14-4, New York, NY：McGraw-Hill, 2008*）

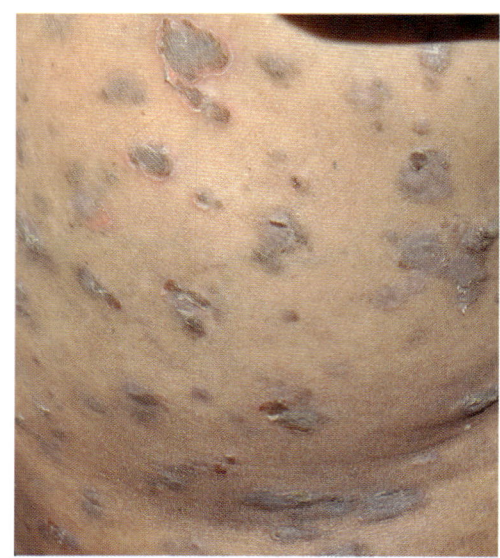

図 156-8　表在性の小水疱とびらんを伴う背部の落葉状天疱瘡。（*Used with permission from Richard P. Usatine, MD*）

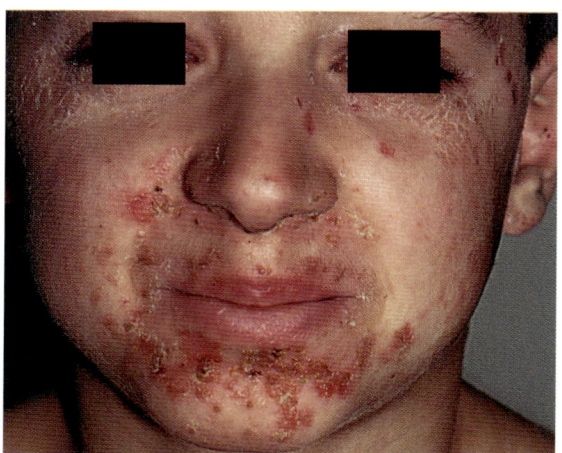

図 156-7　口囲の落葉状天疱瘡。口腔粘膜病変は伴わない。膿痂疹のほうがごく一般的であるため、こうした病変は膿痂疹と間違われることがある。（*Used with permission from Weinberg SW, Prose NS, Kristal L. Color Atlas of Pediatric Dermatology, 4th edition, Figure 14-8, New York, NY：McGraw-Hill, 2008*）

そのうち最も一般的なのはペニシラミン、カプトプリル、ピロキシカムなどのチオール複合体、そしてペニシリンやイミキモド（訳注：尖圭コンジローマと日光角化症の治療薬）など、その他の薬剤である[3]。ブラジル天疱瘡では、感受性をもつヒト白血球抗原（HLA）遺伝子の存在下で、何らかの環境因子がその自己抗体産生を誘導していると推測される[1]。

- 天疱瘡の自己抗体は通常デスモグレイン 1（Dsg1）ないし 3（Dsg3）を標的としている。Dsg1 は通常主として表皮の表層に分布しているが、一方で Dsg3 は表皮の深部と粘膜に発現している。結果として、臨床徴候は抗体のプロフィールに依存している。PV では、抗 Dsg3 抗体のみが存在する場合は限局性の粘膜病変だけを発症するが、抗 Dsg1 抗体と抗 Dsg3 抗体の双方が存在する場合は、皮膚と粘膜の広範な病変を引き起こす。落葉状天疱瘡では、抗 Dsg1 抗体だけが存在するため、粘膜病変は存在せず皮膚病変は表在

型である。
- PNP の患者は、抗 Dsg1 抗体と抗 Dsg3 抗体の双方を有している。ただし、PV とは異なり、PNP ではプラーキン蛋白（他の接着分子）に対する自己抗体も観察され、こうした自己抗体は天疱瘡の信頼できるマーカーとなっている。

診断

▶ 臨床所見

- PV（図 156-1〜156-4）：古典的な病変は弛緩性の水疱で、たやすく破裂しびらんを形成する。水疱の寿命は短いため、診断時にはびらんがより一般的に認められる（図 156-4）。病変は典型的には圧痛を伴い、炎症後の色素沈着を伴って治癒し、瘢痕形成を伴わずに消褪する。Asboe-Hansen 徴候ないし Nikolsky 徴候が陽性のことがあるが、いずれの徴候も診断的ではない。Asboe-Hansen 徴候は、水疱を直接圧迫したときに水疱が周辺皮膚に進展した場合に陽性とする。Nikolsky 徴候は疾病の活動期に水疱を形成していない皮膚に対して側方へ圧力を加えた際に、皮膚が（水疱を形成し）剥けた場合、陽性とする。時に、Asboe-Hansen 徴候もまた Nikolsky 徴候（皮膚の剥離）を伴うことがあり、この場合も Nikolsky（徴候）と呼ばれる。
- 増殖性天疱瘡：PV の亜型で、治癒過程で表皮の進行性増殖を伴う（図 156-5、156-6）。浸潤を伴う炎症とともに腫大した肉芽組織が増生する（図 156-6）。
- 落葉状天疱瘡："コーンフレーク状"と形容される、多発性で赤色の鱗屑を伴い、痂皮性および化膿性の病変が認められる。痂皮を除去すると浅いびらんが現れるが、病変が表層性であるために完全な水疱形成はまれである（図 156-7〜156-10）。

▶ 典型的分布

- PV：すべての重層扁平上皮が侵されうるが、最も多く罹患する粘膜部位は口腔粘膜である。粘膜病変に続いて数週間〜数カ月遅れで、頭皮、顔面あるいは上部胴体へと皮膚病変が続発する。1 カ月以上持続する口腔潰瘍では PV を

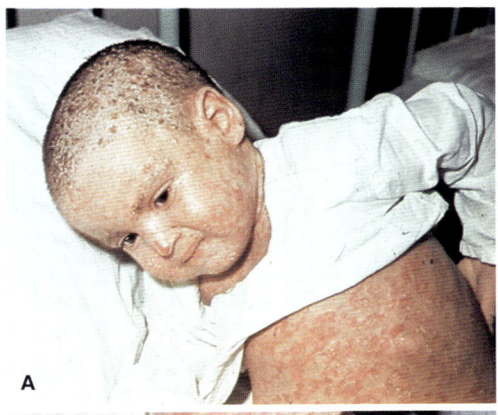

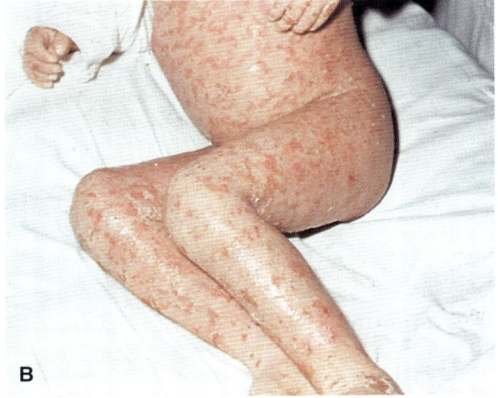

図 156-9　A，B：若年小児における全身の落葉状天疱瘡。水疱形成は表皮の上層で発生する。そのため，無傷の水疱がなく"コーンフレーク状"の痂皮形成だけを認めることはまれではない。(Used with permission from Weinberg SW, Prose NS, Kristal L. Color Atlas of Pediatric Dermatology, 4th edition, Figure 14-6(for part A), Figure 14-7(for part B), New York, NY：McGraw-Hill, 2008)

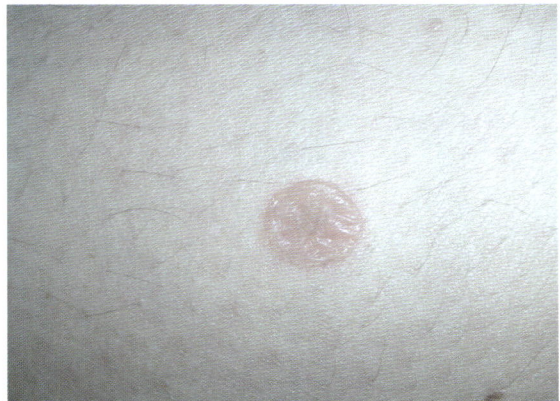

図 156-10　落葉状天疱瘡の患者の脚に発生したばかりの弛緩性水疱。(Used with permission from Richard P. Usatine, MD)

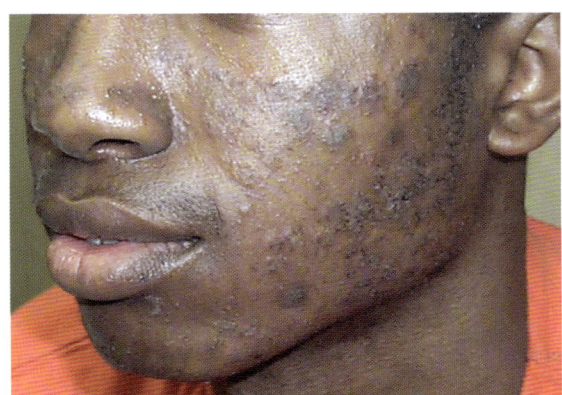

図 156-11　顔面の落葉状(紅斑性)天疱瘡。頬部に蝶形の分布を示している病変に留意する。(Used with permission from Jack Resneck, Sr., MD)

疑う(図 156-2，156-3)。

- 増殖性天疱瘡：典型的には腋窩，鼠径部そして性器部のような間擦部位で認められる(図 156-5，156-6)。
- 落葉状天疱瘡：胸部や背部へと進展することがあるが，最初はまず顔面や頭皮から発症する(図 156-7〜156-10)。落葉状天疱瘡の顔面病変がループス(狼瘡)様の様式をとる場合，これを紅斑性天疱瘡という(図 156-11)。

▶ 検査所見

- 血中の(抗)デスモグレイン抗体濃度が，間接蛍光抗体法を用いることで測定可能とされている。診断に疑問の余地があり，さらなる解析が必要である場合などに用いる検査である。
- すべての全身療法には重篤な副作用を有するため，(治療前の)基準値として血算および肝機能検査，クレアチニン，グルコースを含む総合的な代謝プロフィールの評価が必要である。
- ステロイド誘発性骨粗鬆症のリスクを有する患者は，二重エネルギー X 線測定法(DEXA)によるスキャンを施行されるべきである。

▶ 生検

適切な診断のためには皮膚生検が必要である。棘融解の深度や，抗体複合体の沈着部位が，他の水疱性疾患から天疱瘡を鑑別する上で有用である。2 つの検体が提出されるべきである。水疱の端部から一見正常な周辺表皮を含むように薄片生検を行う。生検は，可能であれば，水疱が破裂していない状態の新しい病変部のものを採取する。検体は 2 分割し，一方は通常の組織病理診断のためにホルマリン固定に供する。残りの半分は，正常な皮膚に接した病変周囲のものを用いる。こちらの切片は直接蛍光抗体法(DIF)のために，生理食塩水ないしミッシェル液(蛍光抗体法に供するための組織保存液)に浸されたガーゼ製のパッド上で提出される。通常の組織病理診では基底層直上の棘融解が認められ，DIF では表皮細胞間隙への抗体沈着が確認される。こうした DIF のパターンは，鶏舎の金網状と呼ばれる(図 156-12)。

鑑別診断

- 小児期慢性水疱性疾患：小児期に最も多い自己免疫性水疱性疾患である。この表皮下水疱を形成する疾患は表皮-真皮接合部の IgA 沈着によって特徴づけられる。典型的な病像は"真珠の首飾り(string of pearls)"にたとえられるような，大小の水疱にとり囲まれた蕁麻疹様の斑状病変である。(155 章「小児期の慢性水疱性疾患」参照)。
- Hailey-Hailey 病(良性家族性天疱瘡)：間擦部位に分布する，痂皮を伴うびらんと脆弱な小水疱を伴う遺伝性皮膚疾

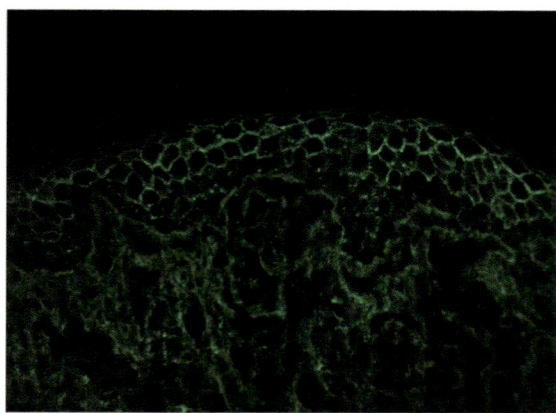

図156-12　尋常性天疱瘡における，表皮細胞周囲のIgG抗体を標的とした直接免疫蛍光抗体法の所見。（*Used with permission from Martin Fernandez, MD, and Richard P. Usatine, MD*）

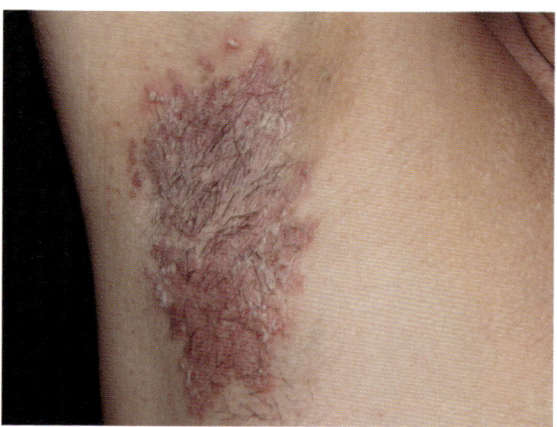

図156-13　腋窩の紅斑と膿疱を伴うHailey-Hailey病（良性家族性天疱瘡）。この疾患は真の天疱瘡ではないが，増殖性天疱瘡に類似する。（*Used with permission from Jonathan B. Karnes, MD*）

患である（図156-13）。臨床的には増殖性天疱瘡に最も類似しているが，真性天疱瘡とはまったく異なる病態生理を有している。この疾患は致死的となることはないため良性と呼称される。組織所見が天疱瘡と異なるため，この診断を得るのには4mmのパンチ生検で十分である。

- 水疱性類天疱瘡：より深部の表皮下層で発症するため水疱は緊満している。粘膜病変はまれである。生検では表皮下の棘融解と，基底膜に沿った免疫グロブリンの沈着像を認める[3]。
- 疱疹状皮膚炎：ことに肘部や表皮伸側に起こる，一群の小水疱やびらんのかたちをとるヘルペス様の病変である。グルテン誘発性（過敏性）腸症に関連している。生検では表皮乳頭の頂部に，IgA免疫複合体の沈着を伴う好中球性の微小膿瘍を認める。血清抗グリアジンおよび抗平滑筋抗体検査がグルテン誘発性腸症の診断の助けになる（157章「その他の水疱性皮膚疾患」参照）。

治療

必ず皮膚科医へのコンサルテーション下で治療を行うべき

である。治療は疾病のコントロールと，病勢の抑制に引き続くその寛解を目指す。治療のゴールは実際にすべての薬物を中止し，完全寛解を得ることである。残念ながら，このゴールに到達することは難しい。天疱瘡の治療に関する研究のほとんどは成人で施行されているため，以下に推奨する治療は成人の諸研究と小児の症例報告や専門家の総説をもとに作成した。

▶ 全身療法

ステロイド薬

ステロイドを減量するための補助療法を併用した経口ステロイド療法は，天疱瘡のすべての病型に対して最も有効な治療法である（2つの無作為化比較試験〈RCT〉がある）[4,5]。SOR **B**

- 治療はステロイドで開始されるべきである[4-6]。SOR **B**　軽症例は1mg/kg/日のプレドニゾロンでコントロールできることもあるが，進行例ないし重症例では2mg/kg/日のより高用量で開始されることがある。SOR **C**　ほとんどの症例では，少なくとも1カ月間はプレドニゾロンを連日続ける必要がある。いったん寛解が得られたら，新規病変の再発を抑制できる最低用量まで，1〜2週間毎に25％ずつ減量する[1]。
- 高用量のステロイド薬を継続する治療法は重篤な副作用をきたしうる。したがって，治療開始2〜4週以内にステロイド薬を減量するための補助治療を開始することが望ましい。補助療法は効果発現までに4〜6週間要する。このため，早期にこうした薬剤を開始することで，ステロイドの早期からの減量が可能になる。ステロイド離脱後にはこうした薬剤単独で寛解を維持することも可能である。

補助療法薬

- 補助療法薬にはアザチオプリン，メトトレキサート，ミコフェノール酸，シクロホスファミド，ダプソン，免疫グロブリン静注療法が含まれる[6-10]。免疫調節薬と併用した場合，ステロイド薬の有効性が増強することがある[5]。
- 成人のPVを対象とした，4つの治療レジメンによる非盲検RCTでは，ステロイドを減量する目的で最も有効な免疫調節薬はアザチオプリンであり，シクロホスファミド（静注でのパルス療法）とミコフェノール酸モフェチルがこれに次ぐ[5]。SOR **B**
- アザチオプリンとメトトレキサートが，しばしば小児の天疱瘡で選択される補助療法薬である[10]。SOR **C**
- ダプソンは天疱瘡の補助療法薬における代替薬のひとつである[6]。SOR **C**　成人のPVを対象とした小規模検討では，ダプソンを投与した11例中8例（73％）の患者が到達目標である7.5mg/日ないしそれ以下のプレドニゾロン投与量に到達したが，プラセボを投与された患者では10例中3例（30％）にすぎなかった。この結果は統計学的に有意ではなく，あくまでも維持期のPVに対してステロイドを減量するための補助薬として有効な傾向があるという結果であった[11]。
- 静注免疫グロブリン（IVIG）が，治療抵抗性の天疱瘡症例に対して補助療法として使用される[6,12-14]。SOR **B**　成人患者を対象としたRCTでは，全身性のステロイド薬治療抵抗性の天疱瘡に対して，5日間の治療サイクルでIVIGが用いられた。この61例のPVないし落葉状天疱瘡の成人患者に対する多施設共同研究では，IVIG治療後に疾患活動性の低下が確認された[14]。SOR **B**

- リツキシマブは B リンパ球の CD20 抗原に対するモノクローナルのキメラ抗体である。投与によって最大で 12 カ月間にわたり，病原性の B 細胞を枯渇させ，結果として形質細胞と循環血中の病原性自己抗体を減少させる。リツキシマブは標準的な免疫抑制療法に加えて，連続した 4 週間毎週静脈内投与される。治療抵抗性の PV や落葉状天疱瘡では，複数の症例報告やコホート研究で有望な結果が示されている[15-18]。SOR **B**

治療による合併症の治療と予防

- 経口ステロイドを投与された患者の 50% で成長抑制が報告されている[19]。
- 肥満とステロイド関連糖尿病もまた発症しうる。良質の食事，運動，そして血糖や HbA$_{1C}$ によるモニターは有用である。

▶ 局所療法

- 孤発性の病変はクロベタゾールのような高力価ステロイドの局所製剤や，20 mg/mL の酢酸トリアムシノロン製剤のような，病変部へのステロイド注射で治療する。口腔内に限局した病変はステロイドの軟膏，スプレーないしトローチ剤で治療する場合がある。
- 生食のパップ剤（圧定布），ないし過マンガン酸カリウムのような静菌的溶液は，病変部を清潔に保つ意味で有用である。口腔内の衛生状態も重要である。0.2% クロルヘキシジンないしは 1：4 に稀釈した過酸化水素水のような含嗽薬が用いられる。疼痛には局所麻酔薬が用いられる[6]。

予後

　天疱瘡は潜在的には命に関わる慢性疾患である。治癒は望めず，長期にわたるステロイドと免疫抑制薬の使用が，患者への感染，敗血症，ステロイド関連糖尿病，ステロイド誘発性骨粗鬆症を含む，多くの合併症のリスクをもたらす。一部の患者は幸運にも寛解に至るが，他方では終生にわたって全身療法を必要とする患者もいる。天疱瘡では治療に関わる合併症こそが最大の有病率と死亡率をもたらしている。

フォローアップ

　治療の調節と疾患活動性，そして薬物副作用のモニターのために，長期にわたるフォローアップが必要である。

患者教育

- 患者に疾患，合併症，薬剤の副作用を理解させる。
- コンタクトスポーツに由来するような，皮膚への外傷を避けるように指導する。同様に，口腔病変はナッツ，刺激のある食物，チップス類，義歯床やブリッジによって増悪する。
- 感染症を予防し，局所の不快感を軽減するために創傷のケアを指導する。
- 国際天疱瘡及び類天疱瘡財団（International Pemphigus Pemphigoid Foundation：IPPF）のような支援団体についての情報を提供する（訳注：日本国内の情報については巻末の参考 URL を参照されたい）。

【Richard P. Usatine, MD／Shashi Mittal, MD】

（稲毛英介／大塚宜一 訳）

157 その他の水疱性皮膚疾患

概説

　天疱瘡と水疱性類天疱瘡以外にも，多くの認識しておくべき重要な水疱性疾患が存在する。（先天性）表皮水疱症（epidermolysis bullosa）は先天性疾患のひとつで，軽微な皮膚への外傷でも水疱形成が引き起こされる。急性苔癬状痘瘡状粃糠疹（pityriasis lichenoides et varioliformis acuta：PLEVA）はリンパ系にまれに起こる造血系の異常で，突然発症し，数週間～数カ月持続する。疱疹状皮膚炎はびらんを反復し，通常はグルテンおよび食物性の腸症に関連している。これらの疾患について概説する。

先天性表皮水疱症

症例

　Dowling–Meara 型の単純型表皮水疱症（epidermolysis bullosa〈EB〉simplex）に罹患している 12 歳女児が，上気道炎でかかりつけの小児科医を受診した。呼吸器系の診察中に，小児科医は体幹，四肢，手（図 157-1）を含む，体の多くの領域に重い水疱形成を認める。女児は小児期の早期に単純性表皮水疱症と診断され，以後は皮膚科医によって経過観察されている。結局女児はウイルス性の上気道炎であるとわかり，抗菌薬は不必要で，標準的な解熱鎮痛薬と水分補給による治療がすすめられた。母親によると女児はかかりつけ皮膚科医の予約が翌月に入っているとのことであった。

疫学

- 表皮水疱症（EB）は，皮膚脆弱性と些細な皮膚外傷により水疱が形成されることによって特徴づけられる，遺伝性疾患のひとつである[1]。
- 常染色体潜性（劣性）遺伝の型と優性遺伝の型があり，疾患重症度には非常に幅があると考えられている。
- 小児期に発症し，後年には四肢の重症栄養障害性変形（dystrophic deformity）が特徴となってくる（図 157-2）。

病因と病態生理

　EB のこれら 3 つの病型では，（皮膚の）別の層で水疱形成が起こっている。

1. 単純型 EB（図 157-1）では（最も表層の）表皮内で水疱が形成される[2,3]。
2. 栄養障害型 EB（dystrophic epidermolysis bullosa）（常染色体顕性（優性）ないし潜性遺伝）では真皮の基底板直下で水疱形成による解離が起こっている（3 つの病型で最も深部の層：図 157-2～157-4）。
3. 接合部型 EB（junctional epidermolysis bullosa）は表皮–真皮接合部で水疱形成が起こる（図 157-5）。

診断

▶ 臨床所見

　四肢末端の皮膚脆弱性と水疱形成が小児期には特徴的であ

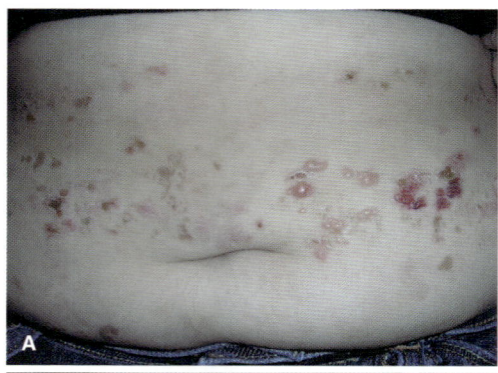

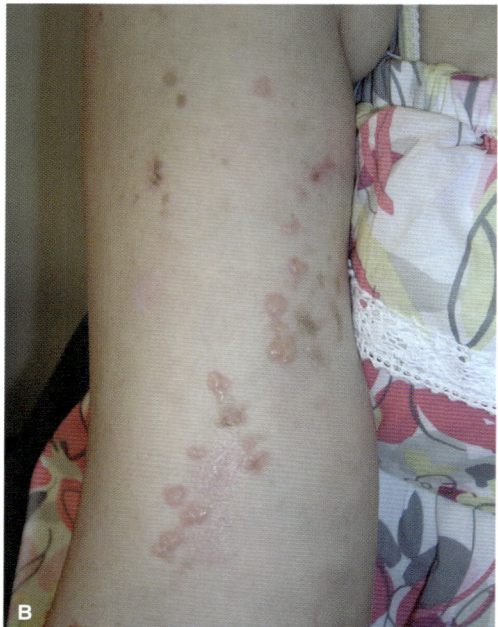

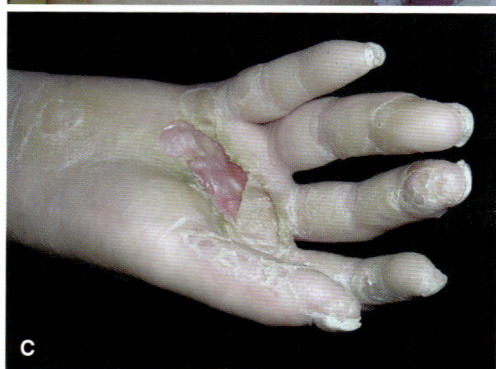

図 157-1　Dowling-Meara 型の単純型表皮水疱症（単純型 EB）である 12 歳女児。体幹（**A**），四肢（**B**），手（**C**）を含む全身の多くの部位に広範で重篤な水疱形成を呈する重症な病型である。（*Used with permission from Richard P, Usatine, MD*）

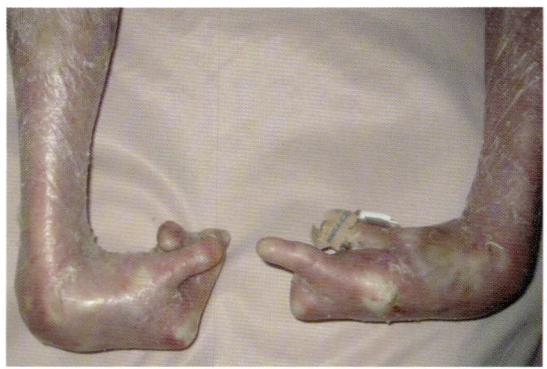

図 157-2　思春期の常染色体潜性遺伝の栄養障害型 EB。手先の手袋（ミトン）状変形と屈曲拘縮を伴う。（*Used with permission from Kane KS, Lio PA, Stratigos AJ, Johnson RA. Color Atlas & Synopsis of Pediatric Dermatology, 2nd edition, Figure 5-3b, New York, NY： McGraw-Hill, 2009*）

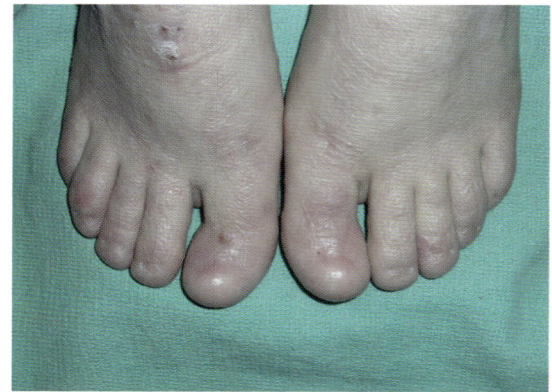

図 157-3　小児期早期から発症した常染色体潜性遺伝の栄養障害型 EB。すべての足趾の爪が脱落している。（*Used with permission from Richard P. Usatine, MD*）

▶ 典型的分布

　外傷によって水疱が近位側へ進展することもあるが，典型的な病変分布は四肢末端（手と足）である。

▶ 検査所見と生検

　診断を確定できるような臨床検査はない。皮膚病理検査のために EB の各病型，すなわち単純型，接合部型，栄養障害型，を鑑別するために，パンチ生検によって適切な組織を得ることが必要である。

鑑別診断

- 水疱性の多形（滲出性）紅斑：時に同様の外見を示すことがあるが，通常四肢遠位に限局することは珍しい。
- ブドウ球菌性熱傷様皮膚症候群：発症時の外表所見が誤認されやすい[4]（105 章「ブドウ球菌性熱傷様皮膚症候群」参照）。

治療

　外傷の一次予防，注意深い創傷ケア，そして合併感染症の治療である。疼痛管理や栄養学的サポートのような，支持療法もしばしば必要になる。栄養障害型の成人期には扁平上皮癌のスクリーニングが重要である[2]。

る。軽微な外傷が重篤な水疱形成に結びつく。病初期から疾病が進行するにつれて，有痛性で患児を衰弱させるような栄養障害性の変形を伴う。四肢の水疱形成を繰り返すことで四肢は癒合し，「手袋（ミトン）状」の変形を呈することがある（図 157-2）。

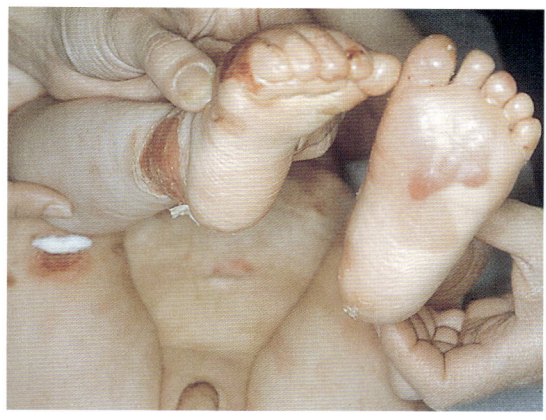

図157-4　新生児における常染色体潜性遺伝の栄養障害型 EB。生直後ないし新生児期から，わずかな傷のついた領域に水疱形成を認める。(*Used with permission from Kane KS, Lio P, Stratigos AJ, Johnson RA. Color Atlas and Synopsis of Pediatric Dermatology, 2nd edition, Figure 5-3a, New York, NY：McGraw-Hill, 2009*)

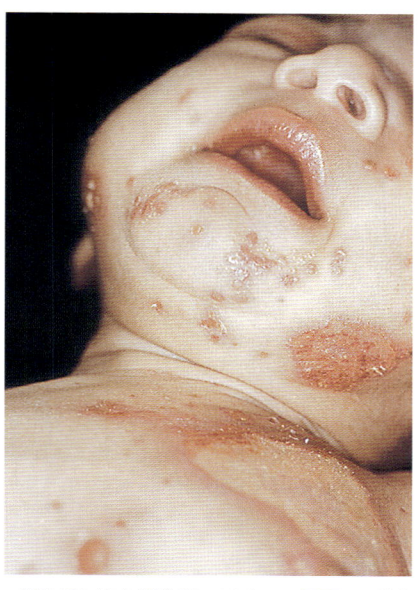

図157-5　新生児の接合部型 EB であり，口周囲，口腔内および消化管の重い病変を認める。本児は入院し，熱傷(集中)治療室で支持療法を受けたが，最終的には敗血症で死亡した。(*Used with permission from Kane KS, Lio P, Stratigos AJ, Johnson RA. Color Atlas and Synopsis of Pediatric Dermatology, 2nd edition, Figure 5-2c, New York, NY：McGraw-Hill, 2009*)

フォローアップ

症状の管理を支援し悪性腫瘍をスクリーニングするために，定期的な皮膚の診察を行う。

患者教育

外傷を避け，感染ないし悪性腫瘍の症状がある場合は速やかに再診する(訳注：本疾患の一部は公費対象の特定疾患であり，小児慢性特定疾患事業の対象疾患でもある)。

急性苔癬状痘瘡状粃糠疹

症例

6 週間にわたる水痘様の皮疹を有する若年男性が来院した(図157-6)。最初男性は水痘と診断され，アシクロビル I コースを処方された。その後疥癬と誤診され，ペルメトリンで治療された。急性苔癬状痘瘡状粃糠疹(PLEVA)という正しい診断が臨床的な体表所見からなされ，生検によって確定された。ドキシサイクリンの経口投与で皮膚病変は消褪した。

疫学

- 急性苔癬状痘瘡状粃糠疹(pityriasis lichenoides et varioliformis acuta：PLEVA)ないし Mucha-Habermann 病，ないし慢性苔癬状粃糠疹は，数週間～数カ月の経過で時に出血性となる一群の小水疱として出現してくる斑状丘疹性の皮疹である(図157-7)[5]。
- 10～20 代の男性に多い傾向がある。
- 就学前，および思春期の小児でも同様に PLEVA が発症する[6]。

病因と病態生理

PLEVA は伝統的に良性の斑状丘疹性疾患に分類されてきた。しかし，PLEVA を皮膚におけるリンパ球性の造血系異常と考えるべきだというエビデンスが増加している[7]。ある

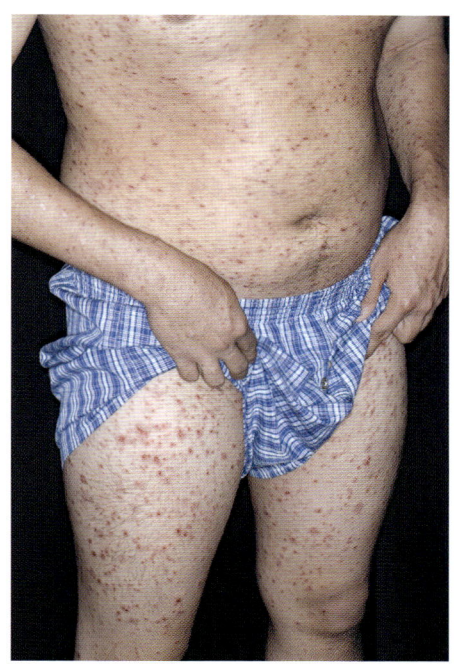

図157-6　急性苔癬状痘瘡状粃糠疹(PLEVA)の大学生。患者の皮膚病変はドキシサイクリンの経口投与によって消褪した。(*Used with permission from Richard P, Usatine, MD*)

いは菌状息肉症の緩徐進行型とも考えられる。

診断

▶ 臨床所見

PLEVA は一群の斑状丘疹性，ないし丘疹落屑性の皮疹で，

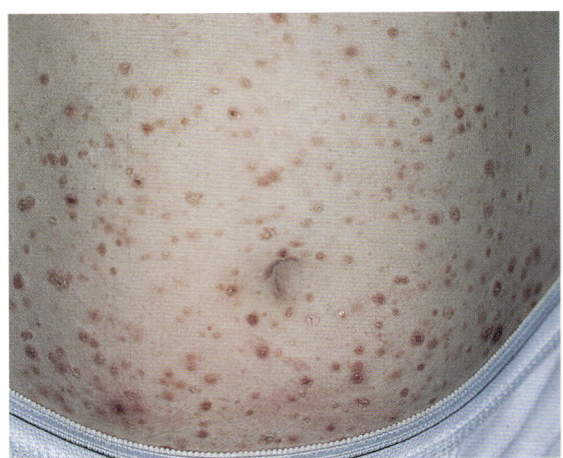

図157-7　PLEVA（Mucha-Habermann病）の10代患児。（*Used with permission from Weinberg SW, Prose NS, Kristal L. Color Atlas of Pediatric Dermatology, 4th edition, Figure 9-35, New York, NY : McGraw-Hill, 2008*）

水疱形成することがあり，時には出血性水疱となる（図157-6，157-7）。水痘に類似しているが，新規病変が数週間～数カ月も持続する。「数週間～数カ月も治癒しない水痘」と考えられるかもしれない。

▶ 典型的分布
　典型的な病変は体幹前面と近位四肢の屈側に現れる。顔面は侵されない。

▶ 検査所見
　生検以外に疾病特異的となるような検査はない。

▶ 生検
　診断をつけるためにパンチ生検が有用である。場合によってはリンパ腫様肉芽腫症と鑑別するために必要である（後述の「鑑別診断」の項参照）。

鑑別診断

- 水痘：水痘に対する直接蛍光抗体法で水痘急性期の確定診断を得ることができる。ウイルス学的検索がなされておらず，水痘のようにみえるものが遷延している場合，PLEVAを考慮しなければならない（第108章「水痘」参照）。
- 慢性苔癬状粃糠疹：PLEVAの慢性型であり，罹病期間と生検所見で鑑別可能である（図157-8）。臨床的にはPLEVAよりも低悪性度の経過をとり，より長期間肉眼的な病変が持続する。
- 多形（滲出性）紅斑：標的状病変を認める，過敏反応による症候群である。こうした標的様病変では水疱ないしびらんを伴うような，中心部表皮の破壊を示す。標的様病変を探すことがPLEVAとの鑑別の助けになる（第14部12節「過敏性と薬剤への反応」参照）。
- リンパ腫様丘疹症：PLEVAに類似した，体幹と四肢の反復する新旧の掻痒を伴う丘疹の一群である。リンパ腫を示唆するような病理所見にもかかわらず，リンパ腫様丘疹症は致死的とはならない。この疾患をPLEVAと鑑別することは，この疾病の患者では合併する悪性腫瘍の検索を行う必要があるため，重要である。通常この疾患の患者はより高齢で，パンチ生検によって診断が得られる。

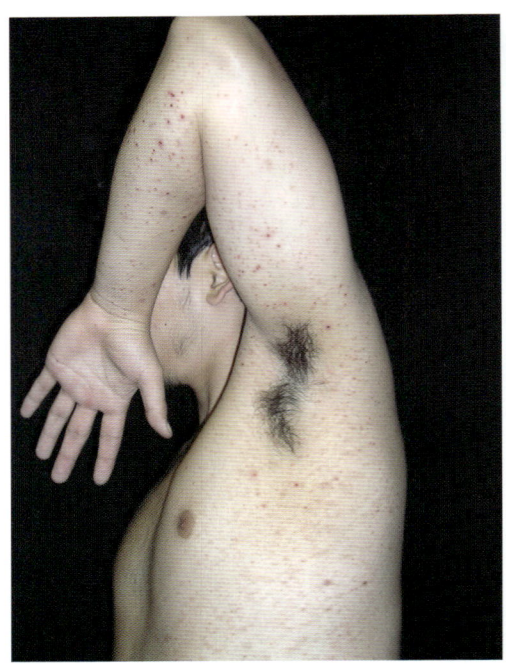

図157-8　慢性苔癬状粃糠疹はPLEVAの慢性型で，数カ月から数年にわたって病変が持続することがある。（*Used with permission from Richard P. Usatine, MD*）

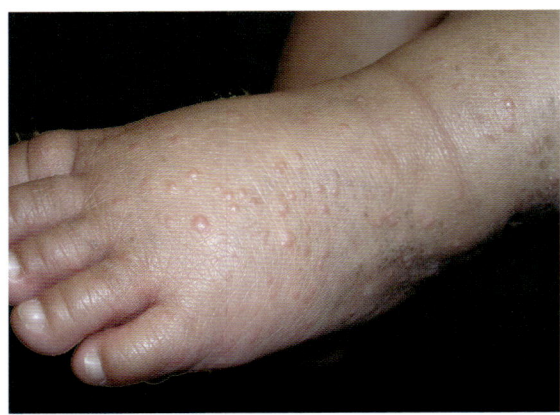

図157-9　Gianotti-Crosti症候群（別名：小児丘疹性肢端皮膚炎）の7カ月児。この四肢末端部の皮疹はウイルス性の上気道感染直後に発症し，上肢，下肢および臀部を侵した。（*Used with permission from Richard P. Usatine, MD*）

- Gianotti-Crosti症候群（小児丘疹性肢端皮膚炎）：PLEVAに類似しているが，病変分布はもっと四肢末端に近い部分である（図157-9）[3]。こうした紅斑性の丘疹や小水疱は四肢に加えて，時には顔面にも見出せる。これは良性の症候群で，2～8週間で消褪するような小児期に罹患する多くのウイルスに関連している。

治療

　UV-A1の光療法がある程度の有効性をもって用いられている[8]。複数の報告で，マクロライドおよびテトラサイクリン系薬剤の有用性が示唆されている。おそらくこうした作用はそれらの抗菌活性ではなく，抗炎症活性によっていると考

14

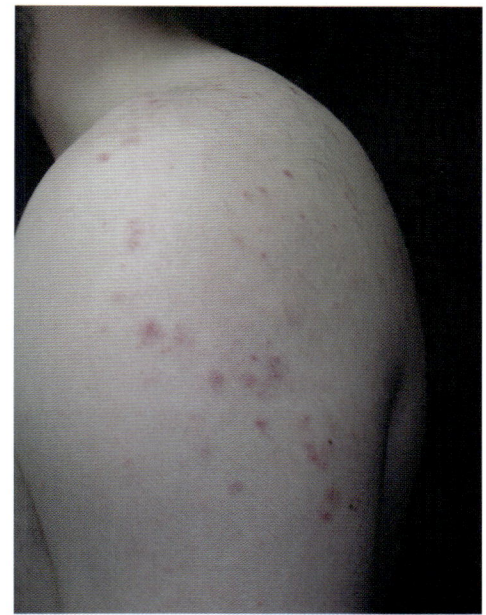

図 157-10　疱疹状皮膚炎とグルテン誘発性腸症の若年男性。こうした絶えず出現する小水疱は脆弱で，すぐに小さなびらん面となる。(*Used with permission from Richard P. Usatine, MD*)

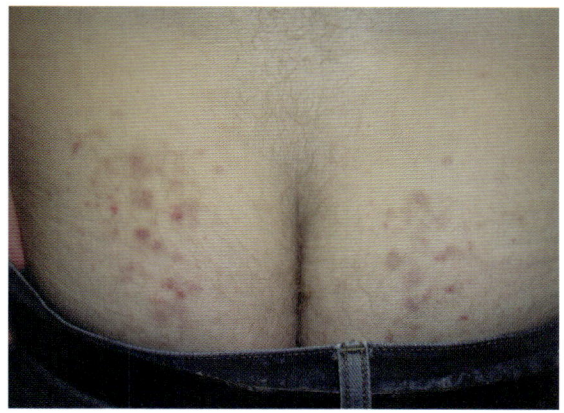

図 157-11　厳密なグルテン除去食にもかかわらず遷延した疱疹状皮膚炎。臀部は好発部位である。患者の消化器症状はグルテン除去食で消失したが，皮疹は軽減しただけであった。この皮疹はダプソンの経口投与で消褪した。(*Used with permission from Richard P. Usatine, MD*)

えられる。

フォローアップ

疾患が消褪するまでの期間，フォローアップが必要となる。

患者教育

通常は一過性の疾患であるが，慢性化した場合は，経口マクロライドないしドキシサイクリンといった治療が有効である。

疱疹状皮膚炎

症例

下痢と吸収不良症候群の病歴がある若年男性で，かつてグルテン誘発性腸症の診断を受けている。グルテン除去食にもかかわらず，肩，背部，四肢，臀部に掻痒を伴う皮疹が持続していた（図 157-10，157-11）。最も可能性の高い疾患は疱疹状皮膚炎であったが，ダプソンの経口投与を開始する前に診断確定目的のパンチ生検が施行された。

疫学

疱疹状皮膚炎（dermatitis herpetiformis）は慢性で反復性の，全身に発生する対称性の水疱性皮疹であり，通常は食物関連性腸症に関連している。20～40代の年齢層に多く，女性より男性に多い。

病因と病態生理

この疾患は血清中に免疫複合体を形成し，皮膚への沈着を引き起こすような，グルテンおよび他の食物関連抗原と関係している。疱疹状という用語は，四肢の伸側や体幹に出現し，

ウイルス感染症およびヘルペスウイルス群と関連のないような一群の小水疱に対して用いられる。この疾患は真皮乳頭の頂部における IgA 抗体の沈着によって特徴づけられる。症例の大部分で空腸絨毛の障害と萎縮（平坦化）を合併するが，これは，時に脂肪便や吸収不良症候群に至るような下痢症に結びつく。

診断

● 臨床所見

臨床的な皮疹はひどい掻痒感，灼熱感，ないし突き刺すような痛みによって特徴づけられ，伸側への特徴的な分布を示す。疱疹状の小水疱や蕁麻疹様の斑が認められるかもしれない。掻痒感が非常に強いために，典型的な病変では診断までに表皮剥離が生じることもある（図 157-10～157-12）。

● 典型的分布

古典的には，病変（および表皮剥離部）は四肢伸側，肩（図157-10），背面下部，そして臀部（図 157-11，157-12）に認められる。

● 検査所見

患者がグルテン誘発性腸症をもつ場合は，抗グリアジン抗体や抗筋内膜抗体が存在する可能性を考慮する。グルテン誘発性腸症の検査として，血中の抗グリアジン抗体検査は感度が高い。

● 生検

パンチ生検によって確定診断が得られる。新規病変群から生検するのが最も望ましい。一般的な病理組織診断によって，真皮乳頭に対する好酸球（浸潤）と好中球性の微小膿瘍，表皮化水疱を認める。直接蛍光抗体法は IgA および補体が真皮乳頭内に沈着しているのを明らかにする。

鑑別診断

● 疥癬：掻痒，小丘疹や小水疱を伴い，同様の外表所見を示すことがある。病変やその分布が疥癬を疑わせる場合，皮膚を掻き取って虫体，糞，虫卵を検索し，除外診断をしなければならない。剥離物の検索は陰性だが疥癬を疑った場合，同様にペルメトリンによるエンピリック治療を考慮す

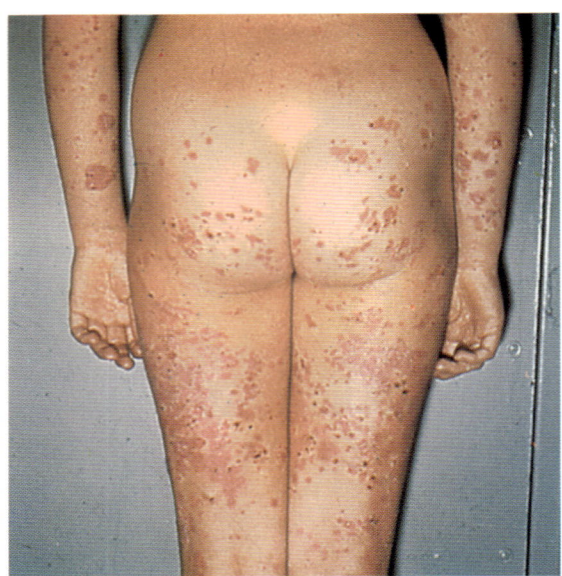

図157-12　グルテン誘発性腸症の女児に発症した疱疹状皮膚炎であり，臀部と上下肢に大小の水疱からなる皮疹を認める。
(*Used with permission from Weinberg SW, Prose NS, Kristal L. Color Atlas of Pediatric Dermatology, 4th edition, Figure 14-32, New York, NY : McGraw-Hill, 2008*)

べきである。病変が持続するならば，疱疹状皮膚炎を疑いパンチ生検を施行しなければならない（128章「疥癬」参照）。

- 貨幣状湿疹や発汗異常性湿疹：鑑別上考慮されることがある。皮疹がステロイド薬に反応することが鑑別の一助となる（130章「アトピー性皮膚炎」参照）。

治療

- グルテン除去食によって，80％の患者は皮疹の改善を示す。これによって得られる利益の大きさはその除去食の厳密さ（徹底ぶり）に依存する[9]。
- グルテン除去食は腸症も改善し，続発症である小腸悪性リンパ腫の発生も抑制するかもしれない。
- ダプソン投与が無期限に必要となることがある[10]。

フォローアップ

疾病を制御し栄養状態をモニターするために，定期的なフォローアップが必要である。

患者教育

すべてのグルテン誘発性腸症患者に対して，栄養学的なカウンセリングが重要である。疱疹状皮膚炎およびグルテン誘発性腸症の患者は小麦を摂取するべきではないが，米，オート麦，トウモロコシは食べることができる。

【Jimmy H. Hara, MD／Richard P. Usatine. MD】
（稲毛英介／大塚宜一　訳）

14節　毛髪と爪の異常

158 円形脱毛症

症例

8歳のヒスパニック系女児が母親に連れてこられた。母親が少女の頭髪にブラシをかけたところ，後頭部に2カ所の脱毛に気づいた。女児に瘙痒や疼痛はみられなかった。母親は，美しい娘の脱毛の進行を心配した。幸いにも脱毛部分は長い髪で覆われており誰にも気づかれず，その他に症状はなく女児は健康であった。母親が後頭部の毛を持ち上げたとき，2カ所の部分脱毛がはっきりと認められた（**図158-1**）。脱毛部分には落屑または瘢痕はみられなかった。母子は，円形脱毛症が治療なしで治癒することを聞いて安心した。母子ともにステロイド薬による局所注射や局所療法を望まなかった。1年後の検診において，女児の頭髪が完全に回復したことが確認された[1]。

概説

円形脱毛症（alopecia areata）は，炎症や瘢痕を生じない脱毛であり一般的な疾患である。脱毛の領域はしばしば丸く，頭皮は脱毛により非常に平滑である。

別名

頭皮の限られた円形脱毛は，「斑状」円形脱毛と呼ばれている。

疫学

- 円形脱毛症は，一生のうちで約1.7％が発症を経験しており，約0.2％に何かしらの影響を及ぼしている[2,3]。
- 男性と女性で性差はみられない。
- 全脱毛または全身性脱毛の患者は，斑状円形脱毛症の患者より発症年齢が若い（**図158-2**）。アトピー性皮膚炎，甲状腺疾患，親族の円形脱毛症既往に多く影響されている[4]。

病因と病態生理

病因は知られていない。しかし，専門家によると，T細胞やサイトカインを含んだ抗体による自己免疫応答の異常が二次的に生じて発症すると考えられている。

危険因子

- 過去に円形脱毛症の既往がある。
- 家族歴を検討した報告では，生涯における円形脱毛症の発生する確率は，きょうだい間で7.1％，両親で7.8％，子どもで5.7％と推定されている[5]。

診断

➡ 臨床所見

- 頭皮に1～数個の1～4cm大の脱毛を突然発症する（**図158-1，158-3**）。円形脱毛症は眉毛やその他の領域にも生じる（**図158-4**）。

14

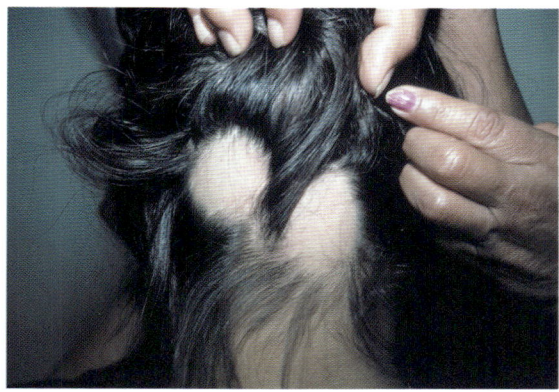

図158-1　8歳女児の円形脱毛症。(*From Usatine R. Bald spots on a young girl. J Fam Pract. 2004；53(1)：33-36. Reproduced with permission from Frontline Medical Communications*)

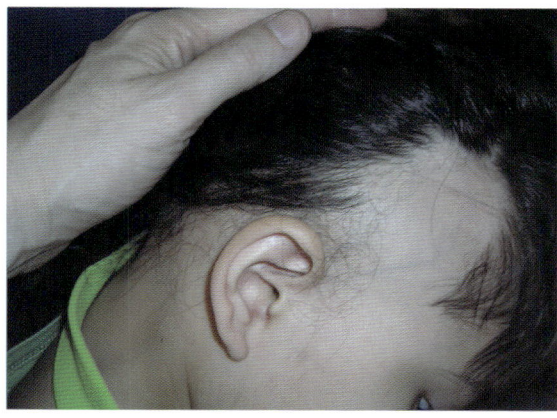

図158-3　2年間持続した円形脱毛症の女児例。(*Used with permission from Richard P. Usatine, MD*)

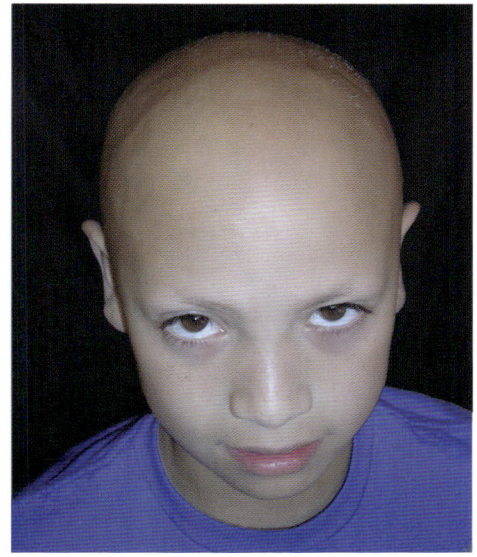

図158-2　3歳で発症した全身性脱毛の10歳男児。頭皮における色素沈着過剰と剥脱は，反復する日焼けによるものである。この男児の睫毛と眉毛の内側は保たれているが，全身性脱毛の多くの小児は，体毛に加えて眉毛や睫毛もない。(*Used with permission from Richard P. Usatine, MD*)

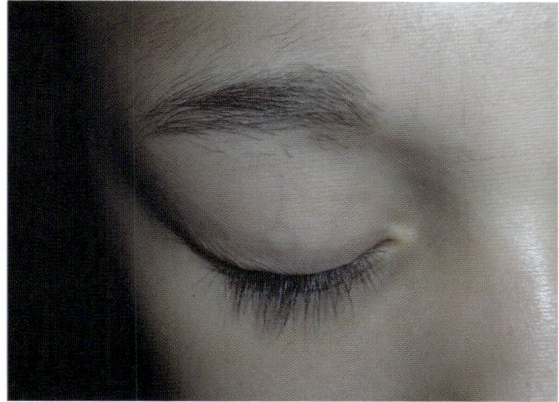

図158-4　眉毛の内側領域に円形脱毛症をみる7歳女児。(*Used with permission from Richard P. Usatine, MD*)

- 病変部の皮膚は平坦で，細く短く伸びた髪を認める。
- "感嘆符毛髪"を，しばしば認める(図158-5)。末端部分の径は正常である一方，近位部分は細くなることが特徴である。
- 毛髪が再生するとき，細く白い毛がしばしばみられる(図158-6)。
- 爪ジストロフィーを認めることがあり，その際は毛髪の再生が悪い傾向を認める。

▶ 典型的分布

- 頭皮や眉毛が典型的であるが，毛髪のある体のいかなる部分にも生じうる。
- 蛇行状脱毛は，脱毛が頭皮上で蛇行状に分布するとき，用いられる用語である(図158-7，158-8)。それらの予後は悪いといわれているが，それを証明する研究は十分ではない。この傾向は牽引性脱毛症でも認められ，理容師は認識

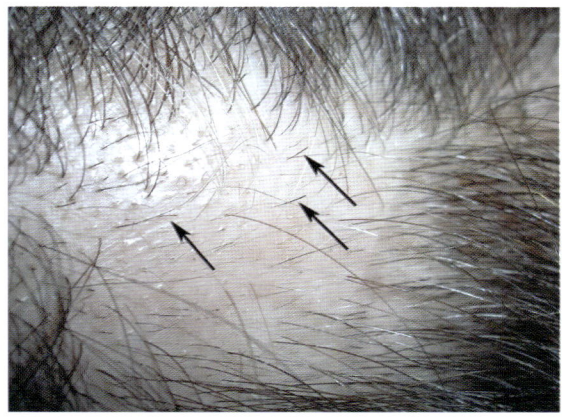

図158-5　写真の症例で"感嘆符毛髪"(矢印)がみられる。これらの毛髪は短く，毛幹から先端に向かって太くなっている。(*Used with permission from Richard P. Usatine, MD*)

しておく必要がある。

▶ 検査所見

- 一般的に診断は病歴と現症で十分可能である(図158-9)。
- 甲状腺機能異常，白斑，悪性貧血はしばしば円形脱毛症を

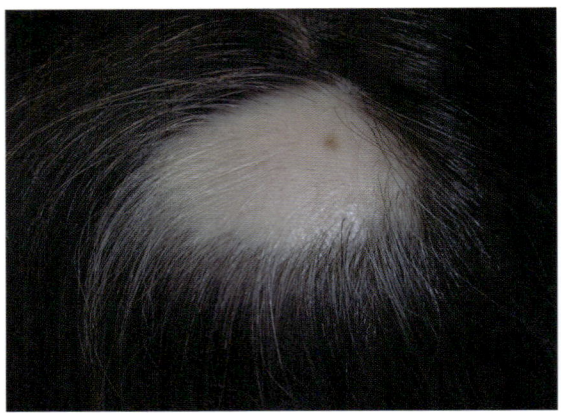

図 158-6　円形脱毛症発症 7 カ月後に生じた新しい白髪。（*Used with permission from Richard P. Usatine, MD*）

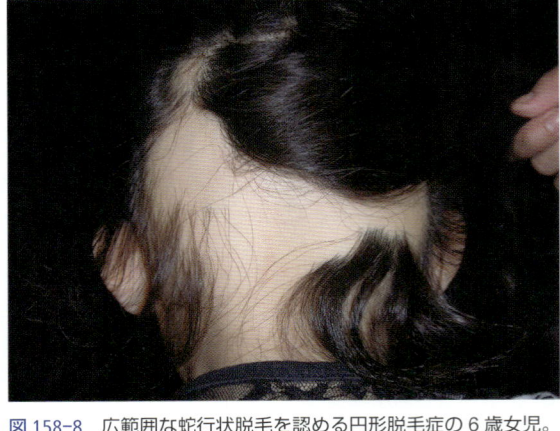

図 158-8　広範囲な蛇行状脱毛を認める円形脱毛症の 6 歳女児。（*Used with permission from Richard P. Usatine, MD*）

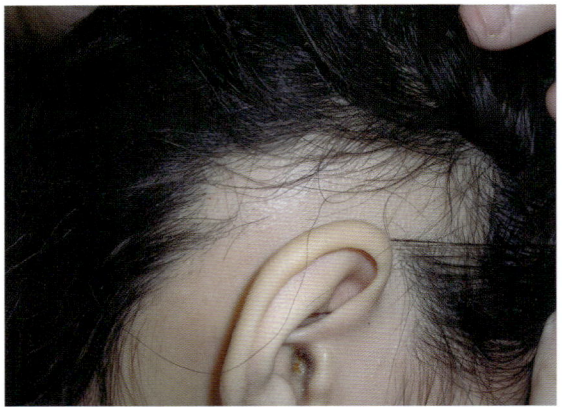

図 158-7　アトピー性皮膚炎の 12 歳女児における円形脱毛症にみる蛇行状脱毛。蛇行状脱毛症とは，脱毛部がヘビのようにうねって現れることによる。（*Used with permission from Richard P. Usatine, MD*）

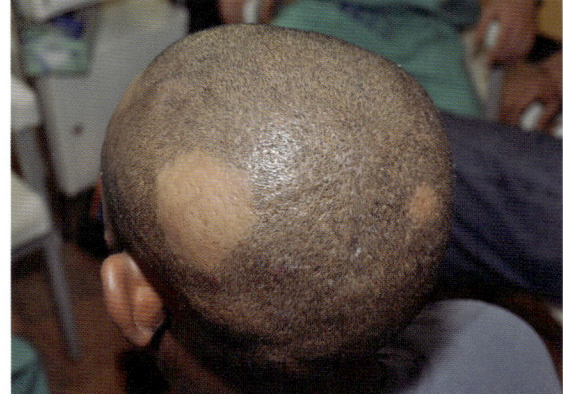

図 158-9　複数の円形脱毛症を認めるアフリカ系の男児。患部は平坦で鱗屑などは認めない。（*Used with permission from Richard P. Usatine, MD*）

伴う。そのためスクリーニング検査として甲状腺機能と貧血（甲状腺刺激ホルモンや血算など）の精査を行うことは有用である。

▶ 生検

診断が不確かでないかぎり必要ない。組織はしばしば好酸球を伴う病変周囲のリンパ球浸潤，および前述した "感嘆符毛髪" を認める（前述の「臨床所見」の項参照）。

鑑別診断

- 抜毛癖：抜毛の既往があり，短く，ちぎれた毛髪が認められる（159 章「牽引性脱毛症と抜毛癖」参照）
- 休止期脱毛：一様に分布した脱毛で，薬物（例：ワルファリン，β遮断薬，リチウムなど）誘発や妊娠後などに起因する。
- 発育相の（anagen）脱毛：薬物の使用歴（例：化学療法）に関連した，一様に分布した脱毛を認める。
- 頭部白癬：皮膚の落屑と炎症が特徴。必要に応じて KOH 検査や菌体の培養を行う（122 章「頭部白癬」参照）。
- 第 2 期梅毒：顎ひげや頭皮に虫食い様所見を認める。危険因子と梅毒血清反応は診断の補助になりうる（181 章「梅毒」参照）。

- 全身性エリテマトーデス：皮膚の瘢痕形成や抗核抗体（ANA）を認める。診断基準と矛盾しない臨床症状をもつ（173 章「全身性エリテマトーデスと皮膚エリテマトーデス」参照）。

治療

- 円形脱毛症は，児とその家族に心理的苦痛を与える。病気の性質や自然経過および可能な治療法などを児と両親に説明することは，きわめて大切である[6]。
- 円形脱毛症の治療薬には，免疫変調薬（ステロイド，アントラリンなど）や生物学的反応修飾物質（ミノキシジルなど）がある[6,7]。SOR **C**
  - 10 歳以上で，頭部の 50% 未満の広さの病変を有する患児においては，一般的な治療法として，病変部へのステロイドの局所注射を行う（**図 158-10**）。SOR **B**
    - 無作為化比較試験（RCT）では局所的な円形脱毛症に対し，病巣内へのトリアムシノロンアセトニド（3 週毎に 10 mg/mL）局所注射は，吉草酸ベタメタゾンとタクロリムスの外用より有効であった[8]。またタクロリムス群では，十分な毛髪の再生がみられなかった[8]。10 mg/mL のトリアムシノロンが治療としてしばしば用

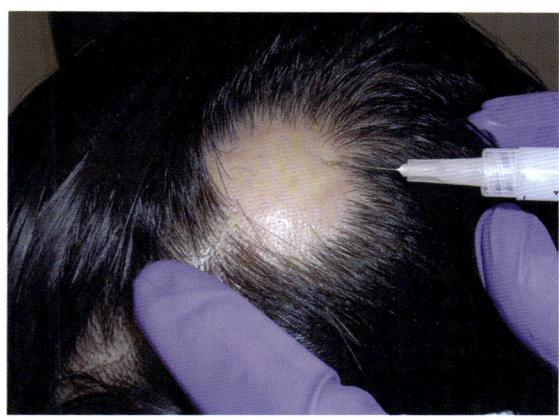

図 158-10　トリアムシノロンアセトニド(5 mg/mL)による局所注入療法。(*Used with permission from Richard P. Usatine, MD*)

いられるが，5 mg/mL よりも頭皮の萎縮がより強かった。頭皮萎縮の危険性が高いと考えられる場合，5 mg/mL から開始し，10 mg/mL への増量を考慮する。

・トリアムシノロンアセトニド(ケナログ)：滅菌生理食塩水にて 5 mg/mL に希釈する。3 mL または 5 mL の注射器と 27 または 30 ゲージ針を使用する。病変部の真皮に 1 回につき 4 mL の量を超えないように注射する。眉毛や顎ひげの場合は 2.5 mg/mL を使用する。SOR **C**

・皮膚萎縮は皮内に注射することや，部位あたりの量と注射頻度(4〜6 週に 1 回)を制限することで減らすことができる。また，萎縮を認める部位に再注射しないことにより，ほとんどの場合，萎縮は自然軽快する。SOR **C**

・自然に再生する可能性があり，ステロイド注射は 6 カ月で，いったん中止すべきである。

● 10 歳未満の患児では 1 日 2 回の 0.1% トリアムシノロン外用薬のような中等度ステロイドが，ひとつの選択肢である。SOR **C**

2008 年のコクランレビューでは，ほとんどの検討が十分な報告ではなく，臨床的効果は断定できないと結論づけている[9]。自然寛解の可能性(特に初期の段階で)を考慮し，治療しない選択肢やかつらを用いる選択肢も検討すべきである[9]。

● かつらや植毛は，治療に反応しない，もしくは治療抵抗性の患者に適応となる。

▶ 補充治療と代替治療

ある RCT は，円形脱毛症における安全かつ有効な治療として，局所のエッセンシャルオイルを用いたアロマテラピーを提案している[10]。有効群では，毎日頭皮にキャリアオイル(ホホバ油とグレープシード)にエッセンシャルオイル(タイム，ローズマリー，ラベンダー，シダーウッド)を混ぜたものを用い，頭皮をマッサージをした。これは，ステロイド薬の使用回避を望む家族には良好な選択肢である。SOR **B**

患者教育と予後

● 通常自然回復するが，円形脱毛症の経過は予測不可能で，しばしば脱毛と毛髪の再生を繰り返すことが特徴的である。

● 全脱毛は，全部の頭皮を意味する。全身性脱毛は，頭皮や頭部と体幹部を含む(図 158-2)。頭部の全脱毛と全身性脱毛の自然治癒は難しい。

● 脱毛症が 1 年以上持続する場合，予後はより悪い。

● 円形脱毛症や全身脱毛は実際に，毛髪を失った直後でも毛囊が再生する能力をもっているかぎり，1 年以上経過していても自然治癒する可能性がある。

● 円形脱毛症の家族歴を有する患者や，より若い発症年齢，免疫不全症の合併，爪ジストロフィー，アトピーや広範囲にわたる脱毛などの予後はより悪い[5]。

フォローアップ

● 自然回復は通常 6〜12 カ月以内に起こり，円形脱毛症における限られた病変での永続的な再生予後は良好である。

● 再成長する毛髪は通常同じ性質と色調であるが，最初は微細な白髪となる場合がある(図 158-5)。

● 10% の患者は，毛髪が再成長せず慢性疾患へ進む。臨床医は必要に応じて全国円形脱毛症財団(National Alopecia Areata Foundation)などの連絡先を提供し，経過観察を促さなければならない。

【Richard P. Usatine, MD】
(馬場洋介，大塚宜一　訳)

159　牽引性脱毛症と抜毛癖

症例

ヒスパニック系の 17 歳女児が，過去 3 カ月間続いている脱毛について，心配した母親に連れられて来院した。医師は抜毛癖(図 159-1)のパターンを確認し，女児が毛髪を引っ張っていないか尋ねた。女児は，現在，同時に 4 つの Advanced-Placement コース(優秀な高校生が履修できる大学レベルの科目)を受講しており，これが非常にストレスになっていると医師に話した。女児は，勉強している間，毛髪をもてあそんでいること，そして時々，毛髪を引っ張って抜いていることを認めた。医師は，女児とその母親に，「抜毛癖」であることを説明した。医師は，女児に毛髪を抜くことを止めるつもりがあるかどうか，また，カウンセリングを受けたいかどうか質問した。女児は，毛髪を抜くのを止めると医師と母親に約束し，この時点ではカウンセリングは受けたくないと申し出た。1 カ月後の経過観察外来が予約された。

概説

牽引性脱毛症(traction alopecia)は，長い期間の恒常的な牽引，または緊張による皮膚乳頭や毛囊の損傷に起因する脱毛症である。堅い三つ編み，特に強く牽引する「コーンロー」のようなヘアスタイルをしている人では，牽引により毛髪の破損をきたす。患者が毛髪を引っ張って抜いてしまう抜毛癖(trichotillomania，ギリシア語で「狂気による抜毛」の意味)は強迫性障害に関連した牽引性脱毛症であり，脱毛の形状はしばしば奇異となる。

疫学

● 牽引性脱毛症(図 159-2，159-3)の発生頻度は不明である。

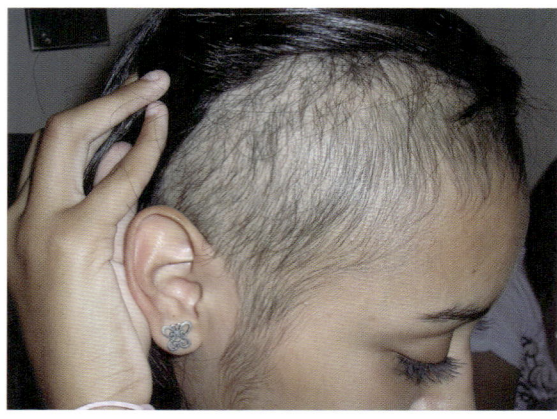

図 159-1　抜毛癖のある 17 歳女児。現在，同時に 4 つの Advanced Placement コースを受講している優秀な学生である。（*Used with permission from Richard P. Usatine, MD*）

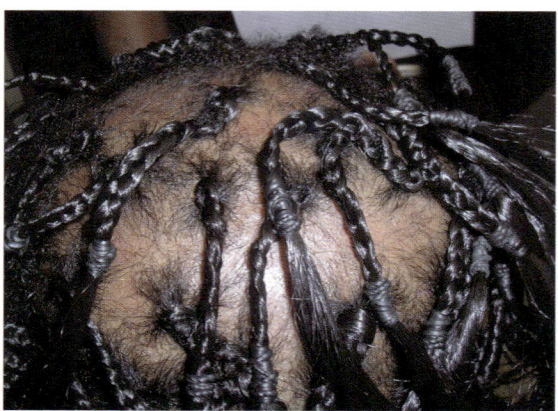

図 159-2　牽引性脱毛症のアフリカ系アメリカ人の女児。母親がきつく女児の毛髪を三つ編みにしていた。（*Used with permission from Richard P. Usatine, MD*）

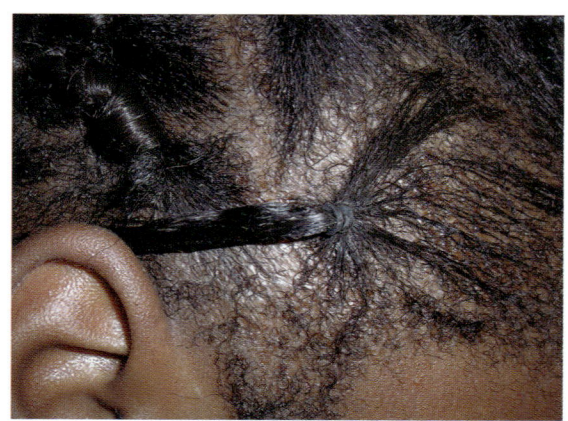

図 159-3　ゴムバンドできつく毛髪を牽引することにより，女児の側頭部頭皮に認められた牽引性脱毛症。（*Used with permission from Richard P. Usatine, MD*）

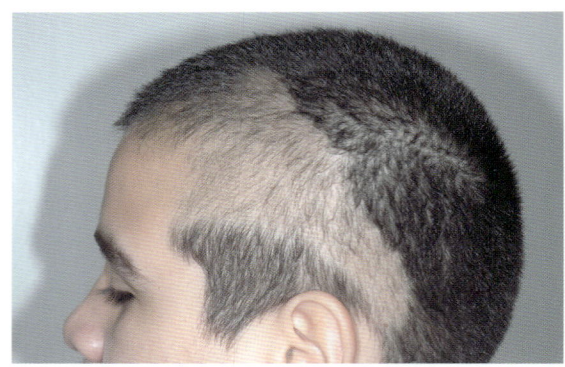

図 159-4　抜毛癖のある 11 歳男児。不完全で変わった幾何学的なパターンの脱毛所見を認める。男児は現在，治療を受け，毛髪も育っている。（*Used with permission from Richard P. Usatine, MD*）

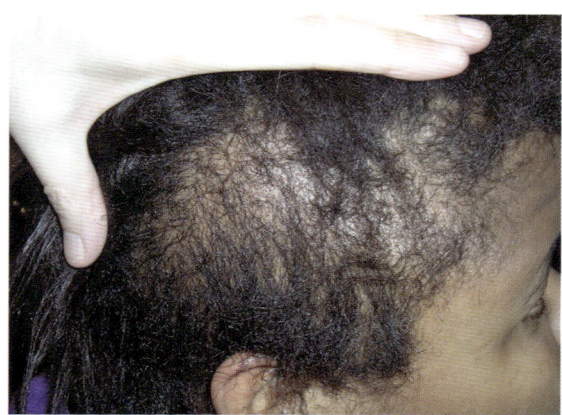

図 159-5　抜毛癖の 12 歳のアフリカ系女児。右側頭部に主だった病変を認める。（*Used with permission from Richard P. Usatine, MD*）

推定される。抜毛癖の平均発症年齢は男児で 8 歳，女児で 12 歳とされ，小児期の脱毛症の原因としては最も頻度が高い[2]。

病因と病態生理

- 牽引性脱毛症は，堅い三つ編み，太い自毛，人工毛髪の使用などにより，毛幹に慢性の牽引力を伴う人に認められる（図 159-2，159-3）[1]。また，ポニーテールなど，毛髪をきつく牽引し，堅くまとめる女性アスリートなどにもよく認められる。

- 毛幹の慢性的牽引による緊張は毛囊内で炎症を引き起こし，最終的には発毛休止に至る。牽引性脱毛症による脱毛も永続的になる可能性があるので，予防と早期治療が重要である。

- 思春期から成人期にかけ，ヘアスタイルとして頻繁に毛髪をきつく三つ編みにしたり牽引したりするアフリカ系の女性を中心に認められる。長期間にわたり人工毛髪や付け毛を着用する人にも見受けられる。また，毛髪を強く牽引したり損傷させるような可能性のある伝統的なヘアスタイルをするインドのシーク教徒の男性や，日本女性などにも認められる。

- 抜毛癖は慢性的な毛髪の牽引と（図 159-1，159-4〜159-

ヘアスタイルなど習慣により異なる。一般的には，女性と小児によく認められる[1]。

- 抜毛癖（図 159-1，159-4〜159-6）の有病率もはっきりしないが，米国男性の約 1.5％，女性の約 3.4％に認められると

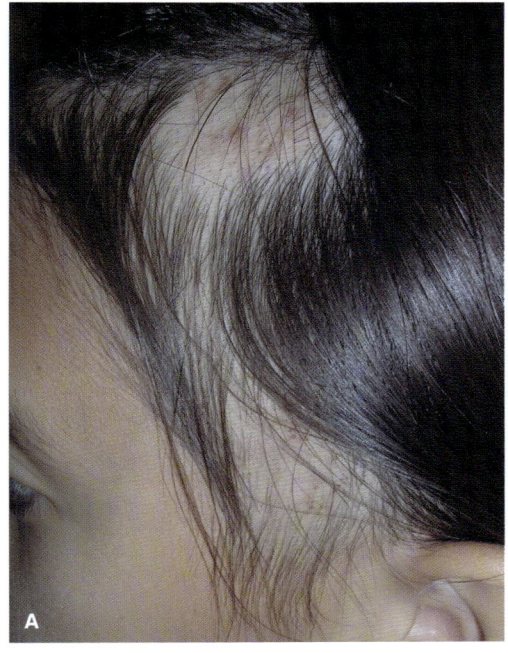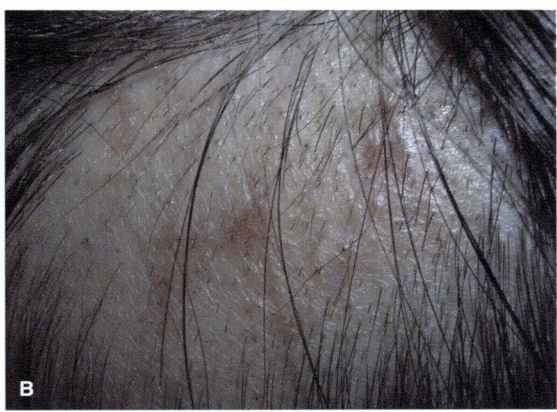

図 159-6　**A**：抜毛癖の 12 歳女児。家族との対立のため，多くのストレスを抱えている。**B**：抜毛癖の近接像。ちぎれた毛髪，あざと表皮剥離を認める。（*Used with permission from Richard P. Usatine, MD*）

6），時に毛髪胃石に至ることがある，毛髪を食べる行為（食毛症）などを呈する牽引性脱毛症の一亜型である。精神医学的には衝動制御障害に分類される[3]。

- 抜毛癖は，重篤な精神障害というより，むしろストレスに対処することができないことの徴候と考えられる。
- 抜毛癖を示す小児は，親のサポートや成熟することで，毛髪を引き抜く行為を止めるようになる。成人で抜毛癖を示す患者に対しては，彼らが問題を意識していても，止めるために精神医学的な介入が必要である。脱毛は，初期であれば元に戻るが，抜毛癖が長引くと，永続的に治らない可能性がある。

診断

▶ 臨床所見

　牽引性脱毛症患者では，病変部で減少した毛嚢が，毛髪密度の低下と一致して認められる。脱毛は通常正面および側頭部に認められるが，誘発させているヘアスタイルにもよる（図 159-2，159-3）。頭皮の炎症や傷は，一般的には認められない。痛みや他の不快感を伴わない。抜毛癖患者の病初期においては，炎症や皮膚落屑などを伴わない，短い，ちぎれた毛髪を有する（図 159-6）。患部は禿げておらず，むしろ，長さの違う毛髪を認める。あるいは，指で引き抜くには短かすぎる毛髪の断端が確認される。脱毛は，不完全な形で奇異なパターンを呈する。頭皮は正常もしくは紅斑と膿疱が認められることがある。慢性的に毛髪を抜くことで，脱毛は永続的になる（図 159-4）。患者は友人もしくは家族によって毛を引っ張られたり，よじられたりしている可能性もある。

▶ 典型的分布

　抜毛癖は，一般的には頭皮に認められるが，患者が触れられるなら，体のどの部分にでも生じうる[1]。牽引性脱毛症も頭部の至るところに生じうるが，最もよく認められるのは，前頭部の毛髪の生え際の部分である。この部分は，三つ編みや巻き髪によって毛髪が顔面から牽引される部位である。

▶ 検査所見

　診断には，臨床検査は必要ない。必要に応じて，虫眼鏡を用いることで，影響を受けた頭皮の毛嚢を確認できる。特に抜毛癖では，患者がその習慣を認めない可能性もあり，他の病因を除外し抜毛癖と診断するために，4 mm のパンチ生検による頭皮生検が必要であることがある。

　甲状腺機能低下症または甲状腺機能亢進症によって，休止期脱毛または円形脱毛を合併する場合がある。病歴と現症から必ずしも自己牽引性脱毛と診断しきれない場合は，甲状腺ホルモン刺激ホルモン（TSH）を測定するとよい。

鑑別診断

- 円形脱毛：ある領域内の毛髪が完全に欠如することと，感嘆符毛髪の存在によって特徴づけられる。感嘆符毛髪は，文字通り頭皮に近い部分の直径が細く，頭皮から離れた部分の直径がより太く感嘆符（「！」）状の形をしている。それらは再生する際，しばしば白髪となる（158 章「円形脱毛症」参照）。
- 頭部白癬：頭皮表面で折りちぎられた毛髪，および皮膚落屑と炎症所見を認める。ウッド灯（紫外線）を当てると，若干の蛍光を発するものもある。KOH 処理し顕微鏡で観察すると，白癬菌を検出する可能性がある。時には，白癬菌感染の診断のために，毛髪や皮膚落屑の培養を行う必要がある（122 章「頭部白癬」参照）。

治療

▶ 非薬物治療

- 牽引性脱毛症になるようなヘアスタイルを止める。きつい三つ編みや堅いポニーテールはしない[1]。SOR Ⓒ

- 抜毛癖では，その理由を解明するために，患者（可能であれば家族も一緒）との対話が重要である。多くの場合，抜毛癖がなくなるまでに解決されなければならない，社会的もしくは感情的な問題がある。
  - 認知行動療法が，抜毛癖の治療として最も有効である[1,3]。SOR **B**
  - 患者が単純な教育では手に負えない場合でも，認知行動療法は通常成功する[5]。SOR **C**

▶ 薬物治療

- 発赤や搔痒を伴う場合，局所ステロイド療法にて頭皮の炎症を減少させる。SOR **C**
- 局所ミノキシジルは，疾患領域の毛髪再生速度を上げるのに用いられる。SOR **C**
- 成人では 20～40 mg/日のフルオキセチン塩酸塩（プロザック），もしくはクロミプラミン（Anafranil）25～250 mg/日（成人）または 1 日最高 3 mg/kg（小児）が，衝動的な毛髪の牽引を軽減する[4-6]。SOR **B**
- オランザピン（Zyprexa）は，抜毛癖の治療薬として，12 週間の無作為化二重盲検プラセボ対照試験で調査された。10 mg/日の用量では，85％の対象者で CGI-重症度スコアが有意に減少した[7]。SOR **B**
- メチルフェニデートも，抜毛癖をもつ注意欠陥多動性障害（ADHD）患者を対象とした 12 週間の検討で，ある程度の効果が確認された[8]。SOR **B**

フォローアップ

　牽引性脱毛症では，定期的なフォローアップは必要ないとされている。しかし，抜毛癖では精神科的もしくは行動カウンセリング療法が必要である。

患者教育

　牽引性脱毛症では，現在のヘアスタイルが脱毛の原因となっており，新しいヘアスタイルに変えることが必要であることを説明する。また，一部の脱毛症は永続的である場合があり，期待するほどの毛髪の再生が保証できないことを患者に説明しておくことも大切である。牽引性脱毛症の予防のために，患児に対しては，類似のヘアスタイルを避けるように指導する。予防は，明らかに最善の治療法である。

　抜毛癖は，毛髪を強く引っ張ったり，きつく巻き込んだりしなければ，自然によくなっていくことを説明する。患者は，ストレスを感じると，しばしば無意識のうちに毛髪を引っ張ったりねじったりする一方，気持ちが落ち着いているときや寝る前などは認めない。このような行動の原因を，調査・検討しなければならない。しばしば，抜毛癖は，（ビーズ遊びや石を磨くことなど）別の行動に置換されうる。

【E. J. Mayeaux, Jr., MD】

（大塚宜一　訳）

160 正常な爪とその異型

症例

　14 歳男児が健診のために受診した。母親が指の爪にある白

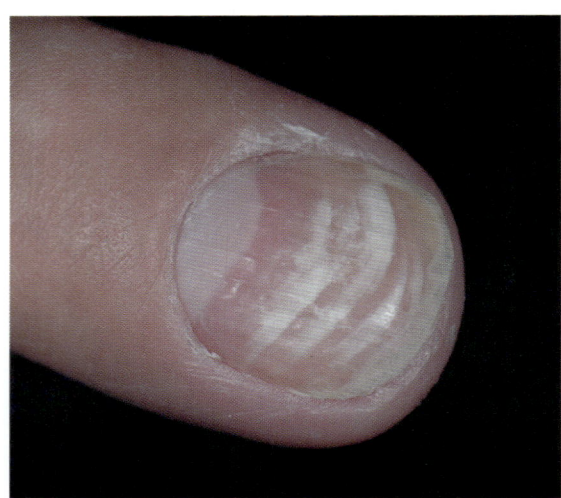

図 160-1　健常者の横断状爪甲白斑（横断状の白い線条）。線が外側襞まで伸びていないことからも，良性のものと思われる。
(Used with permission from Richard P. Usatine, MD)

い線条を指摘した（図 160-1）。1 年前から続いており，ビタミン欠乏症を心配していた。軽い外傷に伴う正常な爪の状態であることを知り，親子ともに安心して帰宅した。

概説

　爪の解剖について図 160-2 に示す。爪単位は，爪母基，爪甲，爪床，表皮，近位および側爪郭と線維膠原性支持組織で構成されている。近位母基が爪甲の表在部分を産生し，遠位母基は深部部分を産生する。爪甲は硬いケラチンと軟らかいケラチンからなり，爪角化を経て形成される。爪角化は毛根鞘角化と類似している[1]。ほとんどの爪異型は，この爪形成の過程の亢進または崩壊の結果生じる。

別名

- 爪甲白斑
  - 横走する線状爪甲白斑
  - 爪白斑
  - 点状爪甲白斑
- 縦状（帯状）の爪甲色素線条（LM）
  - アフリカ系人種における黒爪
- 肥厚爪（爪の過形成）
  - 牡蠣様の奇形
  - 横（水平）方向への爪の肥厚
  - 足の爪の肥厚

疫学

　黒爪（melanonychia）は，多くの場合，孤発ではなく，数本の指でみられる。濃い皮膚色の人種でより多くみられる。アフリカ系アメリカ人では若年成人の最高 77％，50 歳以上のほぼ 100％に良性黒爪が認められる。日本人においては，成人の 10～20％に認められる[1]。黒爪のある成人の 12％，小児の 48％に爪基母斑が合併すると報告されている[2]。他の爪の良性合併症はまだ定かでない。

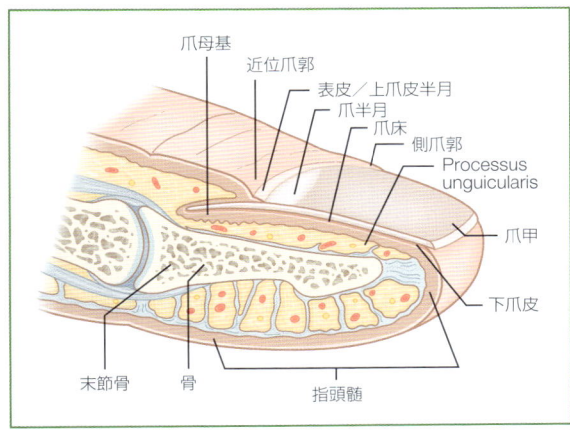

図160-2　爪の解剖。（*Used with permission from Usatine R, Pfenninger J, Stulberg D, Small R. Dermatologic and Cosmetic Procedures in Office Practice. Elsevier, Inc., Philadelphia. 2012*）

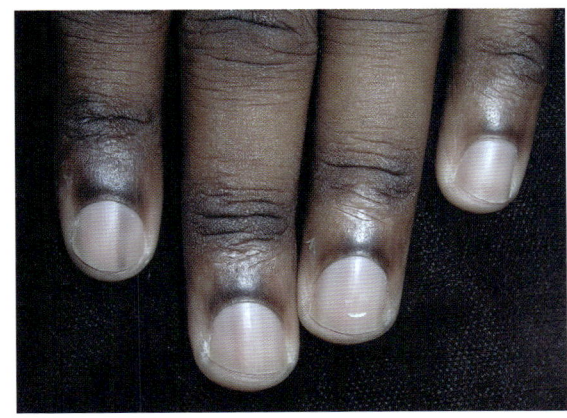

図160-4　複数の指に認められる爪甲色素線条。このように，複数の指にみられる半透明の爪色素沈着の帯は，典型的な人種による爪甲色素線条で，黒色腫は考えにくい。近位爪郭の暗い色素沈着を偽Hutchinson徴候という。（*Used with permission from Richard P. Usatine, MD*）

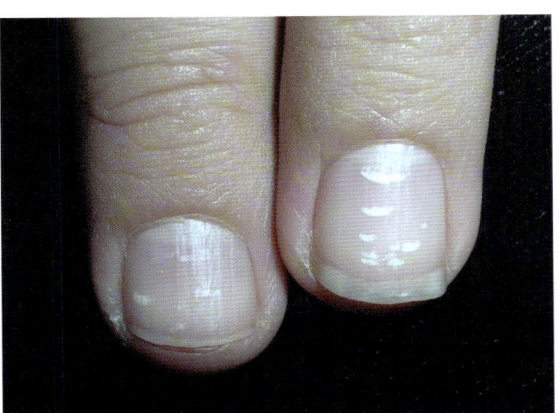

図160-3　点状爪甲白斑。それぞれ独立した白斑や線条が爪に認められる。（*Used with permission from Richard P. Usatine, MD*）

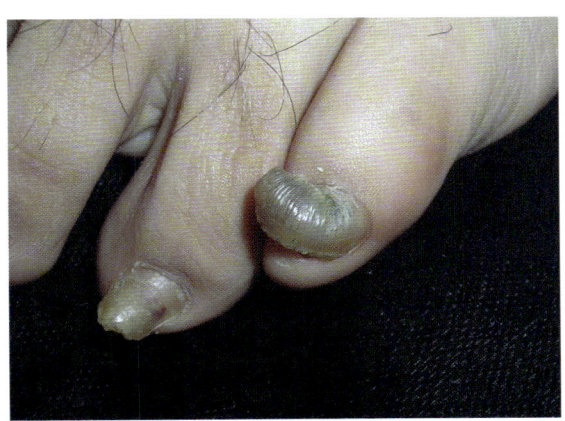

図160-5　爪甲鉤弯症（羊の角状の爪）は，足趾の爪に最も頻度の高い横向きに肥厚する爪肥厚症で，しばしば爪甲真菌症に合併する。（*Used with permission from Richard P. Usatine, MD*）

病因と病態生理

- 爪甲白斑は良性で，孤発あるいは複数の爪にみられ，爪に白斑または白線を認める。部分的に横断する（爪の端から端までではない）白い線条（横断状爪甲白斑，図160-1）や，まだらな白斑（点状爪甲白斑，図160-3）が最も一般的な爪白斑である[3]。小児で最もよくみられ，年齢とともに減る。栄養障害（特にカルシウム欠乏）を心配する親が多いが，それが原因であることは少ない。

- 多くの場合，爪甲白斑の原因は不明のままである。爪表皮や爪基への軽い外傷によるものがほとんどで，小児の爪の訴えとして最も多い症状である[4]。過剰なマニキュアや咬爪症などの神経症的な習癖による場合は習慣の改善が有効である。爪甲白斑は，（円形脱毛や甲状腺疾患などの）自己免疫疾患の間接的な徴候として現れることがある。組織学的には，爪甲は有核細胞が増加し，角質細胞の凝集が欠如することで，キラキラと反射する特性をもつ。

- 爪甲色素線条（LM，もしくは黒爪症）は，爪甲に縦帯状の色素沈着を認める（図160-4）。黒爪は，メラノサイトの活性化に起因する。非遺伝的な爪母基のメラノサイト活性化

の原因として薬物，炎症，外傷，真菌症，全身性疾患，腫瘍（黒色腫など）があげられる[1]。LMは爪母基のほくろ，良性の黒血球過形成または母斑にしばしば起因するが，爪下黒色腫を鑑別する必要がある（161章「色素性爪疾患」参照）。LMの原因が良性の場合，色素細胞性活性化により幅3～5mmの帯がみられるが，黒色腫はより広い帯をつくる傾向がある。多くのほくろや母斑は，黄褐色～茶色の帯を示す。良性の爪帯は，通常，色調や濃さは比較的均一で，拡大するとしても緩徐である[1]。

- 爪肥厚症は，上方もしくは側方へ不透明な爪が過剰に形成された状態である（図160-5）。加齢，真菌感染，外傷などの関与が指摘されており，圧迫により痛みを生じることがある。

- 習慣性チックによる変形（図160-6，160-7）は，近位爪郭への習慣的な刺激に起因する。炎症が生じ，爪甲が波形ようねる形に変形するが，爪自体の形や強度は保たれている。

- 爪甲の横断状の陥凹をBeauライン（Beau線条，Beau線）と呼ぶ（図160-8，160-9）。外傷や重篤な全身性疾患に続発する爪の成長抑制と考えられる[5]。一般的に，いくつか，

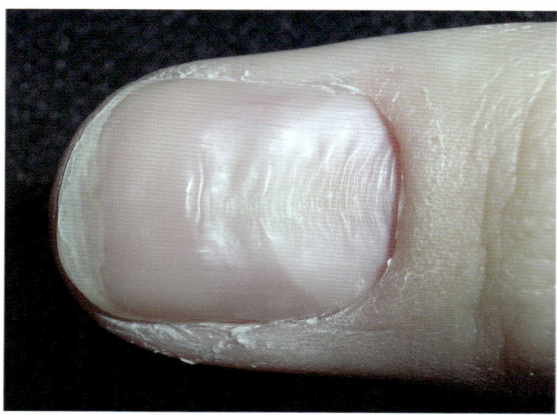

図160-6　母指爪の習慣性チックによる変形。意識的かつ無意識的に近位爪郭と爪をこすったり，いじったりしたことにより，生じた。近位爪郭から水平の溝が形成され，爪の成長とともに遠位に移動する。母指に多くみられる。高校生女児の症例。（*Used with permission from Richard P. Usatine, MD*）

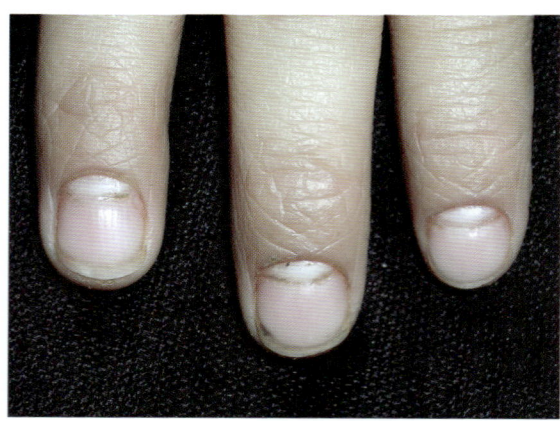

図160-8　約2カ月前に多形紅斑と膜様落屑を呈した男児の指の爪のBeauライン。（*Used with permission from Richard P. Usatine, MD*）

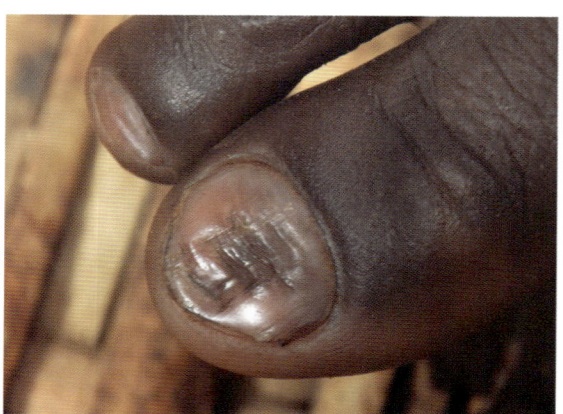

図160-7　しばしば裸足で歩く10代の男児に認められた，母趾爪の習慣性チックによる変形。患児は爪と爪床縁（甘皮）をいじる癖を自覚していた。（*Used with permission from Richard P. Usatine, MD*）

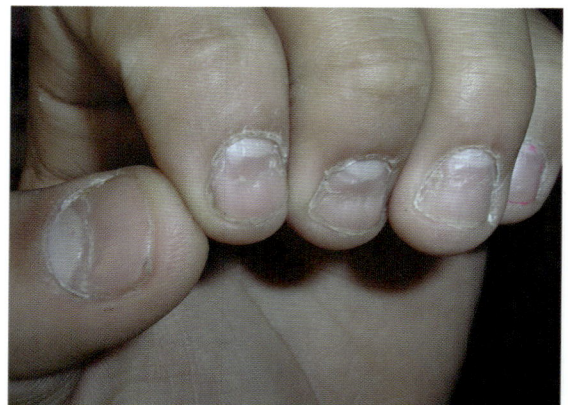

図160-9　4カ月前に肺炎で入院した女児の指の爪のBeauライン。（*Used with permission from Richard P. Usatine, MD*）

またはすべての爪で対称的に現れ，白線を呈することもある。通常，爪の成長とともに数カ月で消失する。Beauラインから近位爪郭までの距離を，6～10日で1mm伸びると換算すると，全身性疾患の発症から，時間を推定することができる[4]。

危険因子

- 爪甲白斑
  - マニキュアや爪強化剤，付け爪などは外傷やアレルギー反応を引き起こす。
  - 職業，スポーツ，趣味などによる反復性外傷。
- 爪甲色素線条
  - 人種
  - 加齢
- 爪肥厚症や爪甲鉤弯症
  - 加齢
  - 真菌感染
- 習慣性チックによる変形

- 心理学的原因
- Beauライン
  - 重症疾患
  - 高熱

診断

▶ 臨床所見

爪疾患の診断には，詳細な病歴聴取と全身の診察が必要である。特に，外傷や最近の病歴について尋ねる。

▶ 検査所見

腎疾患が疑われる場合，尿検査と血清クレアチニン測定を行う。

▶ 画像検査

爪甲色素線条の生検をする領域決定のために，爪甲または爪基のダーモスコピー（皮膚鏡検査）を使用するとよいとの意見もあるが，爪下黒色腫との鑑別方法としては確立していない[2]。SOR **C**

▶ 生検

爪変色の確定診断は，爪甲または爪基の生検により行う。人種により濃い肌色を有する患者が複数の指に透明な爪甲色素線条を認める場合は，経過観察でよい。単一爪の新しい暗

14

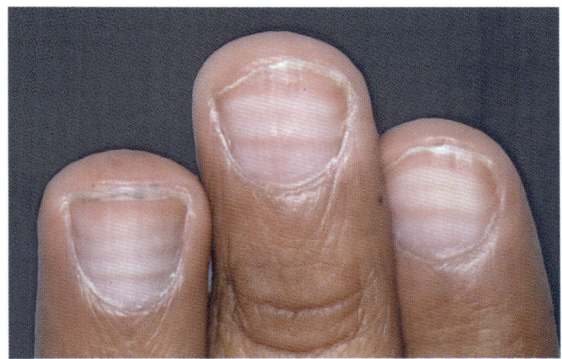

図 160-10　横断する Mees 線，爪半月と並行する弧を描く。
（*Used with permission from Jeffrey Meffert, MD*）

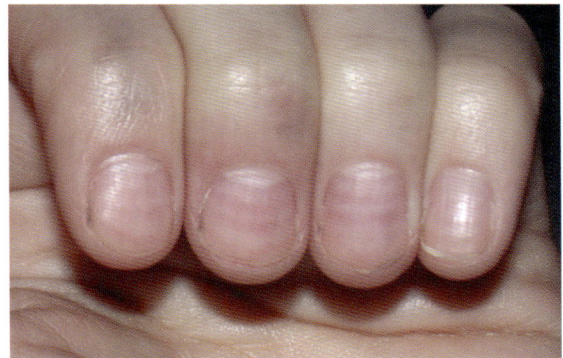

図 160-11　ネフローゼ症候群による慢性低アルブミン血症患者における Muehrcke 線。白い横線は完全に爪床を横断する。Muehrcke 線は爪血管床の異常を意味する。

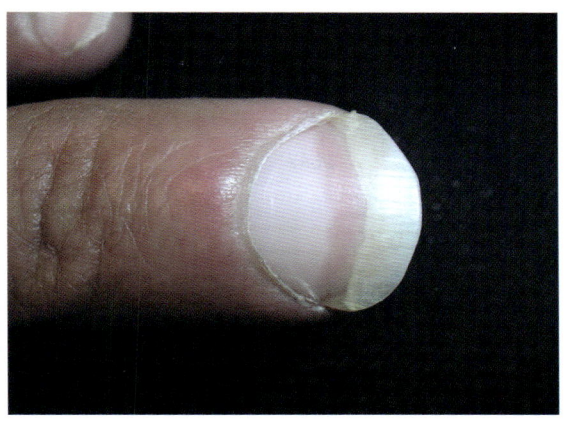

図 160-12　限局性爪甲真菌症(half-and-half nails, Lindsay nails)。爪の近位半分が白く，遠位側がピンク色である。両側の間に明らかな分画線を認める。この患者は，肝硬変を有する。（*Used with permission from Richard P. Usatine, MD*）

（黒色）線は，生検を行われなければならない。暗線の着色が最も暗い部分で 3 mm のパンチ生検を行う。爪基の生検を行う際は，近位爪郭の皮膚を剥離する必要がある。非定型メラニン細胞過形成の組織学的診断は，完全な組織検体が必要である[1]。SOR **C**

鑑別診断

- 爪床の色素性病変は爪甲色素線条(LM)を生じない。LM を起こすのは爪母基の病変のみである。爪床の病変は爪の下で点や発疹をつくるが，線状に伸びることはない。灰色〜茶色や黒色の点が，爪を透過してみられる[6]。

- LM の患者を診たら，必ず鑑別として爪下黒色腫を念頭におく。成人で LM の原因が明らかでない場合，生検を行う。爪郭や爪上皮に色素沈着が波及している状態を Hutchinson 徴候と呼び，爪黒色腫(147 章「小児黒色腫」参照)の重要な指標である。
- 血腫は LM と混同されるが，血腫は爪甲とともに伸び，半月状となる。爪甲に穴をあけると，下にある爪床が明視化され，色調や性状を確認することができる(166 章「爪下血腫」参照)。
- Mees 線と Muehrcke 線は，爪甲白斑症や Beau ラインと混同されやすい。Mees 線は，爪母基から発生して，爪甲を端から端まで横断する複数の白い線である(図 160-10)。重金属中毒や重篤な全身性疾患に起因する。Muehrcke 線は，爪血管床の異常を示唆する爪の白線で，慢性低アルブミン血症や腎障害で起こりうる(図 160-11)。Beau ラインとは対照的に，溝はなく爪の成長とともに移動しない。外傷性の爪病変と全身性疾患による爪病変を鑑別する際に有用な臨床徴候を表 160-1 に示す。
- 爪甲白斑症は限局性爪甲真菌症(half-and-half nails)や Terry nails と鑑別が必要である。限局性爪甲真菌症は腎不全でみられ，白い近位爪が白く，茶色の遠位爪がピンク色〜褐色となる(図 160-12)。Terry nails は肝硬変でみられ，近位爪が白く遠位爪が赤い。

表 160-1　外傷に誘発される爪異常と全身性疾患による爪異常の鑑別

特徴	Mees 線 (図 160-10)	Muehrcke 線 (図 160-11)	Beau ライン (図 160-8, 160-9)	爪甲白斑 (図 160-1, 160-3)
異常が認められる爪の数	孤発性が多いが，いくつかの爪でみられることもある	同時に複数の爪に起こりやすい	数本〜すべての爪に左右対称的に認める	通常 1，2 本の爪に認める
爪の範囲	爪の端から端にわたる	爪床，爪甲の端から端にわたり，圧迫により消える	爪の端から端にわたる	爪甲を横断しないことが多い
線や形状	丸い遠位端で，爪半月と並行する弧を描く	丸い遠位端で，白い横線が爪半月と並行して弧を描く	丸い遠位端で，爪半月と並行する弧を描く	線状で近位爪郭と並行した弧を描く
爪表面の変化	なし	なし	通常，陥凹する	なし
病因	易感染性の爪基による断片化した爪甲	爪血管床の異常	爪の成長抑制	爪甲形成の崩壊
関連症状	化学療法，心不全，重金属中毒などの全身性疾患発作と線条の開始が相関する	慢性低アルブミン血症(肝腎疾患)	手術や重篤病変などの生理的ストレス	外傷(しばしば，同定されない)

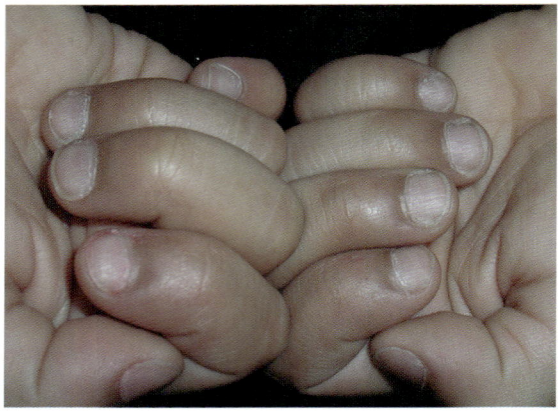

図 160-13　健康な 8 歳女児の Twenty-nail ジストロフィー。すべての指の爪に縦の線条があり，光沢がないことが特徴である。児の皮膚に異常はない。（Used with permission from Richard P. Usatine, MD）

- 習慣性チックによる爪の奇形は，いくつかの爪ジストロフィーとの鑑別が必要である。正中溝状爪ジストロフィーでは，爪甲の中央に縦の溝が，横方向にひびをつくりながら伸びる。慢性爪周囲炎は，近位爪郭のカンジダ感染による炎症で，習慣性チックによる爪奇形に似た波形の爪を呈する。慢性湿疹性炎症も類似した症状を呈する。そのほか，爪甲真菌症，Beau ライン，乾癬性爪病変も，習慣性チックによる奇形と類似した症状を呈することがある[7]。
- Twenty-nail ジストロフィー（図 160-13）は，小児期に始まって，年齢とともに徐々に改善する特発性爪ジストロフィーである。爪は光沢がなく，縦の線条を形成する。多くの場合，指の爪から始まり，足の爪に及ぶ。

治療

▶ 非薬物治療

大部分の爪の変異は，治療を必要としない。美容面では，爪の研磨やマニキュア，付け爪で対処することもある。

▶ 薬物治療

フルオキセチンは，習慣性チックによる奇形に対して有効と報告されている[8]。SOR Ⓒ

【E. J. Mayeaux, Jr., MD】

（大島華倫／大塚宜一　訳）

161　色素性爪疾患

症例

4 歳男児。最近 6 カ月間，右母指に線状の色素沈着を認めている。男児は，1 歳の頃から同じ母指上に 1 本の線状の色素沈着を認めていた。両親は，この色素沈着が危険なものかどうか知りたがっていた。それ以外の点では，男児はまったく健康である。診察では，明らかな 2 本の縦線状の色素沈着を右親指の爪に認めた（図 161-1A）。男児は，小児皮膚科医に紹介された。ダーモスコピーによる検査では，多くの細かい線が確認され，黒色腫が疑われた（図 161-1B）。両親と男児に

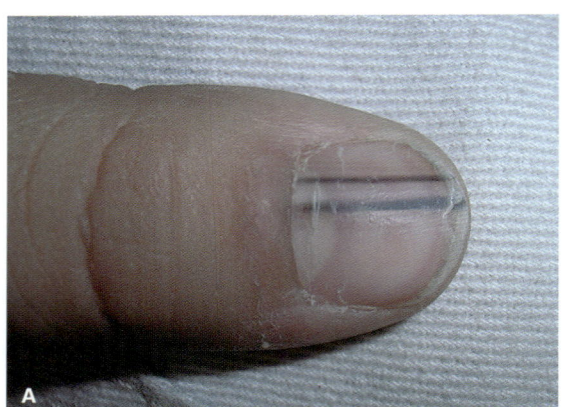

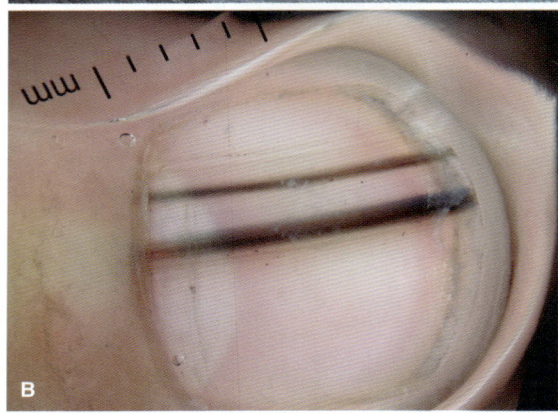

図 161-1　Ａ：顕著な色素沈着を伴う 2 本の線を有する 4 歳男児の右母指の黒爪。2 本の線のうちの 1 本は新しい。Ｂ：ダーモスコピーによる検査では，爪に多くの点と線の色素性母斑を認めた。黒色腫が疑わしいが，成長期の先天性母斑も疑われた。（Used with permission from Richard P. Usatine, MD）

黒色腫の懸念が告げられ，鎮静下で爪床の生検が行われた。鑑別診断には，先天性色素性母斑も含まれる。

概説

爪甲の非定型色素沈着は，多くの場合，真菌感染，良性メラノサイト過形成，母斑と薬物などによる非悪性疾患が原因となる。そのほか，爪下黒色腫が成長した場合もある。臨床医は，非悪性のものと悪性のものを鑑別しなくてはならない。

爪甲色素線条（LM）は，臨床的には爪甲に認められる縦走する帯状の色素沈着を指す（図 161-1〜161-3）。前述以外の原因による場合もあるが，多くは民族に由来した正常な色素沈着である（図 161-3）。それは 1〜数本の指に及び，明るい茶〜黒色まで変化に富み，幅もまちまちで（およそ 2〜4 mm の範囲），境界もはっきりしたものからぼやけたものまで様々である。

別名

先端黒子型黒色腫（acrolentiginous melanoma）＝肢端黒子型黒色腫（acral lentiginous melanoma），爪下黒色腫（subungual melanoma）は，爪を含んでいる一種の肢端黒子型黒色腫である。

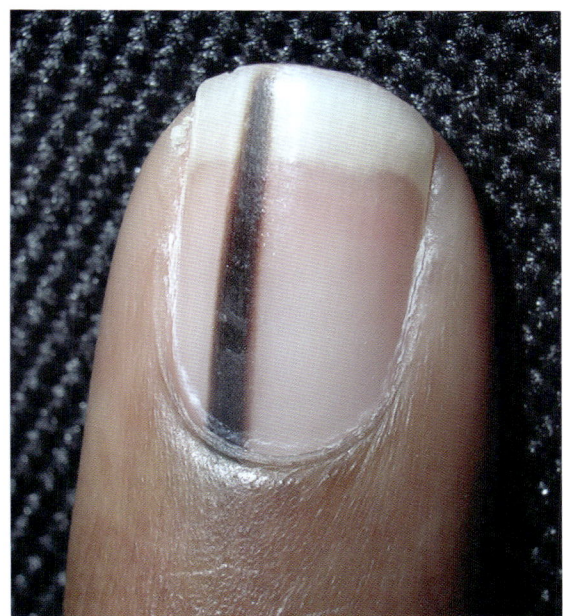

図 161-2　爪甲色素線条。一本の濃い帯状の色素沈着で，爪床稜から爪の先端まで伸びている。黒色腫が疑われた。近位爪で幅が広がっていることは，爪床稜で黒色腫が増殖していることを示すとされたが，生検では良性母斑であった。（Used with permission from Richard P. Usatine, MD）

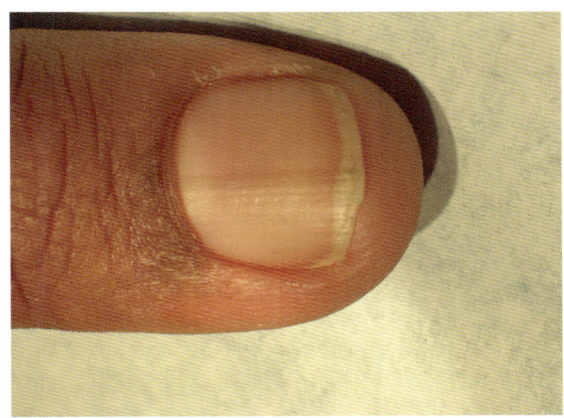

図 161-3　思春期のアフリカ系男性。一方の母指の爪甲に半透明の濃い線が認められた。線は薄く幅も均一だった。患者はおそらく良性であると言われ安心した。しかし，将来，再確認できるように，カルテに記載され，何か急速に変化がある場合は再診するように指示された。（Used with permission from E. J. Mayeaux, Jr., MD）

疫学

- LM は，より肌の黒い人に認められる。20 歳以上のアフリカ系アメリカ人では 77％に認められ，50 歳以上になると，ほぼ 100％に認められる[1,2]。また，日系人においては 10〜20％に認められる。LM は，ヒスパニック系およびその他の肌の浅黒い人種によく見受けられる。LM は白人では珍しく，わずか 1％程度にのみ認められる[1]。
- 黒色腫は米国における癌患者の中で 7 番目に多い疾患である。爪下黒色腫は比較的まれな腫瘍で，その発生頻度はす

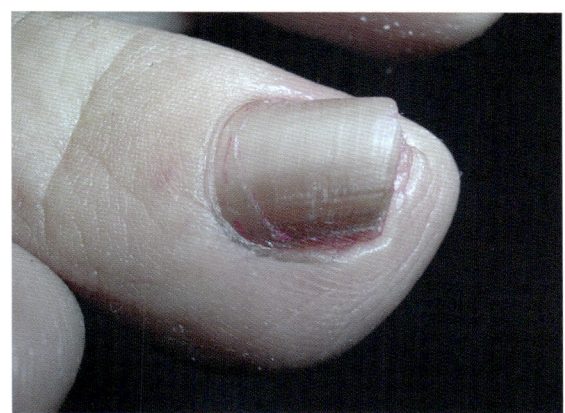

図 161-4　若年者の足の爪に認められる爪甲色素線条。生検では，良性黒色細胞腫であった。（Used with permission from Richard P. Usatine, MD）

べての黒色腫症例の 0.7〜3.5％程度を占めている[3]。

病因と病態生理

- LM は爪母基から生じ，メラニンが増加して爪甲に沈着して生じる。この色素沈着は，メラニン合成の増加，もしくは，メラニン形成細胞の総数の増加によると考えられる（図 161-4）。臨床的に色素が爪甲の背側半に限局している場合は，近位爪床が起源であると考えられる一方，色素が腹側爪甲に限局している場合は，遠位爪床が起源であることを示している。色素が位置しているのが背側か腹側か確認するためには，爪の遠位端を断面図で（ダーモスコピーを用いて）見るとよい。
- LM には慢性外傷に起因するものがある。その場合は，特に足の親指に多い。
- まれに爪を含んで併発している（乾癬，扁平苔癬，アミロイドーシス，限局性強皮症などの）皮膚病変による炎症性変化により，LM を発症する場合がある。
- 小児 LM 症例に生検を行うと，30％で良性黒血球過形成（ほくろ）が観察される[4]。
- ほぼ 50％の小児例に母斑を認める。2/3 の症例で茶〜黒色の色素沈着を認め，1/3 の症例で爪周囲の色素沈着（良性偽 Hutchinson 徴候）が観察される。
- 特定の薬剤，特に化学療法薬と抗マラリア薬（メパクリン，アモジアキン，クロロキンなど）などは LM を生じることがある。
- 内分泌学的障害（Addison 病，Cushing 症候群，甲状腺機能亢進症，先端巨大症など）は，LM の原因となることがある。
- LM の患者では，爪下黒色腫の可能性を常に考慮しなければならない（図 161-5〜161-7）。良性病変を悪性病変と区別することは非常に難しい。いずれの病変も多くの場合，母指または人差し指に発生し，肌の浅黒い人により多く認める[5]。LM の原因が黒色腫であると疑わしい場合，生検を行われなければならない。表 161-1 は，爪下黒色腫の診断のための鑑別のポイントである。多くの爪下黒色腫では外傷の既往歴があるので，この既往歴に騙されないことが重要である（図 161-7）。
- Hutchinson 徴候は，爪郭または指先を含んだ爪甲に隣接し

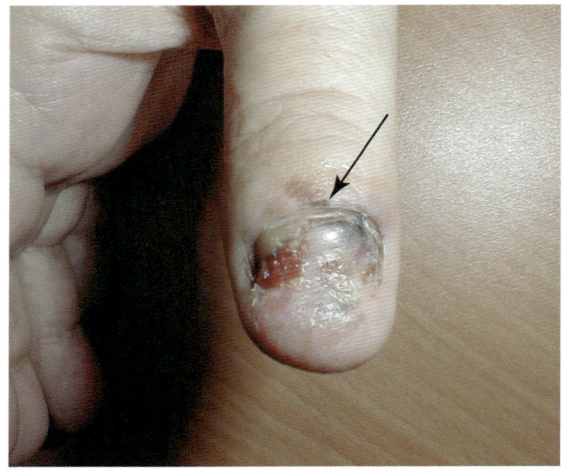

図 161-5　肢端黒子型黒色腫の進展により破壊し潰瘍を呈した母指爪甲。爪郭基部に色素過剰を認め(Hutchinson 徴候，矢印)，黒色腫を示唆する。(*Used with permission from Dr. Dubin at http://www.skinatlas.com*)

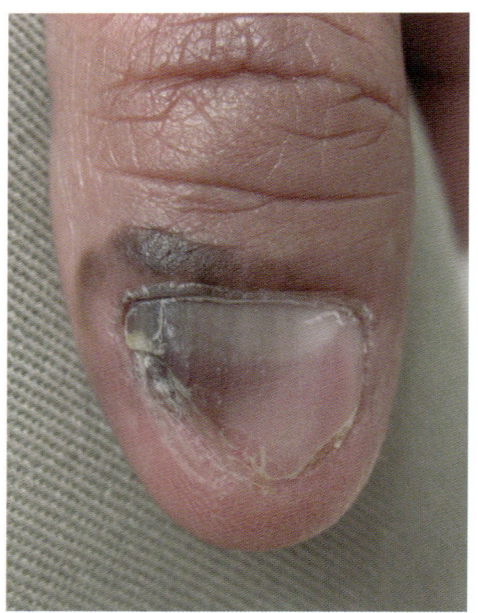

図 161-6　Hutchinson 徴候を強く認める母指肢端黒子型黒色腫。幅 3 mm 以上の帯状の色素沈着が認められる。(*Used with permission from Robert T. Gilson, MD*)

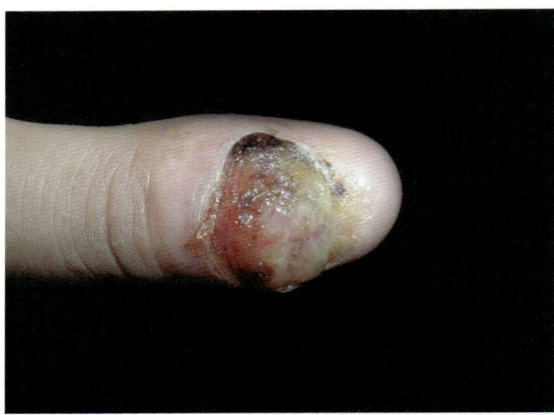

図 161-7　若年女性の小指爪(母指でない)に認める結節性黒色腫。洋服ダンスの引き出しに手を挟んだ後，第 5 指の爪の下に濃い斑点状に出現したと訴えている。それが治癒しなかったため，患者は病院に行き，深刻な状況にあると認識した医師に出会うまで，爪真菌症および爪囲炎として治療されていた。生検がただちに行われ，高い細胞分裂指数と潰瘍を伴った深さ 3 mm 以上に及ぶ厚い結節性黒色腫と確認された。患者は，センチネルリンパ節生検とともに，PIP 関節で指の切断を受けた。(*Used with permission from Richard P. Usatine, MD*)

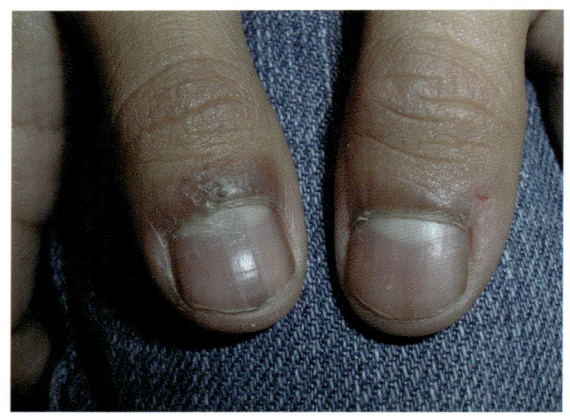

図 161-8　人種的なメラニン沈着症に伴うと考えられる，偽 Hutchinson 徴候を示す小児の爪甲色素線条。右母指爪郭基部の小さい挫傷は，黒色腫ではなく最近の外傷による。(*Used with permission from Richard P. Usatine, MD*)

危険因子

表 161-1 は，爪下黒色腫のリスク因子を示したリストである。

診断

▶ 臨床所見

爪下黒色腫を示唆する ABCDEF 記憶法

- 「A」は，「年齢(Age)」(50〜70 歳に発生率のピーク)と爪下黒色腫が黒色腫例の 1/3 を占めるアフリカ系アメリカ人，アジア人とネイティブアメリカンの「A」を表す。
- 「B」は，茶色(Brown)〜黒色(Black)および 3 mm 以上の「幅(Breadth)」を表す。
- 「C」は，爪辺縁の色の変化(Change)，もしくは適切な治療の後の不変化を表す。

た皮膚にまでおよぶ色素沈着の延長で，爪下黒色腫を疑う重要な指標である(図 161-5〜161-6)[6]。
- 偽 Hutchinson 徴候は，人種的なメラニン沈着症や黒色腫でない良性疾患に続発する後爪郭表皮の暗い色素沈着である(図 161-8)。もうひとつの偽 Hutchinson 徴候は，半透明の表皮下に認められる LM の色素沈着である。外傷や薬物性色素沈着も，偽 Hutchinson 徴候をもたらすことがある。
- 爪下黒色腫の 45〜60% は手に病変を認め，そのほとんどは母指に生じる(図 161-5，161-6)[4]。爪下黒色腫は，足では母趾に生じることがほとんどである[5]。通常，爪下黒色腫が診断される年齢は 60〜70 歳である。男性と女性の発症率はほぼ等しい[5]。

表 161-1	爪甲色素線条が爪下黒色腫である可能性を示唆する診断の手がかり

- Hutchinson 徴候（証明されるまでは黒色腫として扱う）
- 1 本の指
- 60 代以上の高齢
- 爪甲の急速な増大
- 突然の暗色への色調変化および幅の拡大（爪甲色素線条様形態の変化）
- 母指，人差し指または母趾の病変
- 指趾の外傷歴
- 肌の色の濃い人種（特に母指または母趾に病変がある場合）
- 境界が明瞭であるよりは不鮮明
- 悪性黒色腫の病歴
- 黒色腫の危険因子の増加（例：家族性非典型母斑黒色腫症候群〈FAMM〉症候群）
- 爪ジストロフィー（例：部分的な爪破壊または消失）

- 「D」は，この病変がよく認められる指（Digit）を表す。
- 「E」は，延長（Extension）近位から遠位爪郭に拡張した色素沈着を表す（Hutchinson 徴候）。
- 「F」は，異形成母斑や黒色腫の家族歴（Family history）もしくは既往歴を表す。

▶ 典型的分布

　LM や黒色腫は，一般に物をつかむために使われる指（母指，人差し指，中指）に最も認められるが，足の指を含めどんな指にも発生する可能性がある。

▶ 生検

　爪変色の確定診断は，爪母基の生検でなされる。より濃い皮膚色を呈する患者や複数の指に半透明の LM を有する場合は，経過観察でよい。白人に認められる濃い線状病変は，常に生検されなければならない。爪母の最も濃い色の中心部分で 3 mm のパンチ生検を行う（図 161-9）。非定型黒血球過形成の組織学的診断は，病変の完全な除去を必要とする。

鑑別診断

- 爪床の色素性病変：通常，LM を生じることはない。また，爪を通して灰色～茶色もしくは黒色の点として認められる[7]。
- 爪下血腫：LM と混同される可能性があるが，色の変化は爪甲に沿って伸び，近位基部に半月の形状を形成する。爪甲に穴を開けることで，爪床の状態および色調の性質を明視化して確認できる（166 章「爪下血腫」参照）。

治療

▶ 非薬物治療

　良性の LM に対しては治療は必要ない。

▶ 紹介または入院

　原発性爪下黒色腫の治療には，母指病変では指骨間関節の（SOR B），その他の指では遠位または近位指骨間関節（SOR C）と足の指では中足趾節関節の位置での切断が含まれる[8]。表皮内黒色腫に対しては，完全に爪を取り外すことで，指を温存できる場合もある。センチネルリンパ節生検は，病期を確立するために必要である。リンパ節転移もしくは内臓転移が確認されれば化学療法が推奨される。

予後

　5 年生存率は，爪下黒色腫患者のステージ I 期で約 74%，

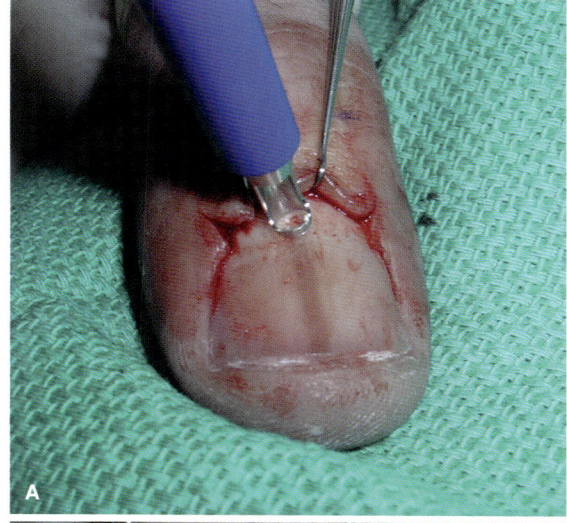
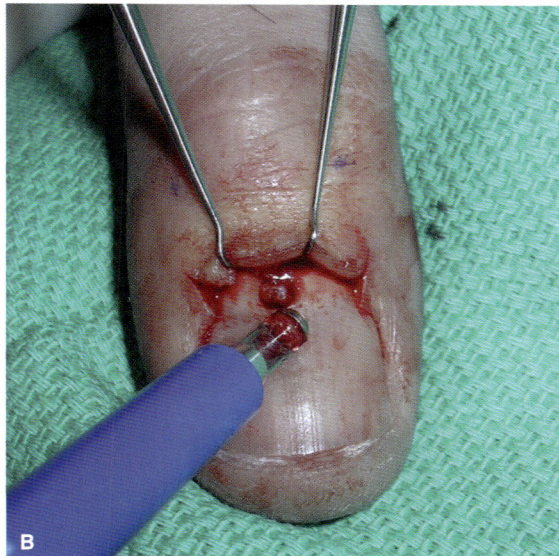

図 161-9　**A**：新しく爪甲色素線条を発症した青年の爪母基生検。近位爪郭は，生検のため後方に反転されている。遠位爪母にある濃い帯に 3 mm のパンチ生検が施行された。**B**：3 mm のパンチ生検部分に病理検査のための標本がある。爪甲色素線条は黒血球過形成に起因している。（*Used with permission from Richard P. Usatine, MD*）

II 期患者で 40% である。生命に関わる負の予後因子としては，診断時のステージ，より深い浸潤を示す Clark レベル，アフリカ系アメリカ人，潰瘍形成などが含まれる[9]。

フォローアップ

　LM は，爪における診断未確定の黒色腫を示している可能性があるため，生検または定期的な経過観察が非常に重要である。少しでも黒色腫の疑いがある場合はただちに生検を行うか，生検のできる専門施設に紹介すべきである。爪甲または爪郭の色素沈着に変化を認める場合は，積極的に生検を行うことを考慮する。

【E. J. Mayeaux, Jr., MD／Richard P. Usatine, MD】

（大塚宜一　訳）

162 陥入爪

症例

　反復する陥入爪を主訴に来院した13歳男児（**図162-1**）。男児は別の目的で来院した。爪母基を切除する目的で局所フェノール法により爪の一部を取り除いた。この治療により，長期間の寛解を得た。

概説

　陥入爪（onychocryptosis または ingrown toenail）は小児期と成人でみられる。不快感や痛みを伴い，治療を希望する患者がしばしばいる。

別名

　爪甲嵌入症，刺爪，巻き爪

疫学

　治療を要しない患者も多くいること，また，届け出の必要な疾患ではないことなどから，陥入爪の有病率は不明である。足の爪（特に第1趾〈母趾〉の爪）に最も起こりやすいが，出生時や乳児期に発症することは非常にまれである。

病因と病態生理

　陥入爪は側面の爪甲が外側爪襞に損傷を与えることにより生じる。爪甲の辺縁が，隣接した爪郭皮膚を巻き込んで穿孔し，外側襞皮膚の損傷が，軽度の浮腫，発赤，痛みを伴う炎症反応を惹き起こす。病状が進行すると，排液，感染，潰瘍を認める症例もある。潰瘍部の治癒中に爪郭の側面が肥大した不良肉芽を形成することが[1]，副作用としてよく知られている（**図162-1**）。

危険因子[1]

- 遺伝的素因
- 履き心地の悪い靴
- 爪甲側面の過剰な爪切り
- 巻き爪変形（**図162-2**）
- 外傷
- キックやランニングが中心のスポーツ
- 多汗
- 横幅の広い爪
- 指の先天奇形
- 爪甲の過剰弯曲
- 爪甲に異常をきたす爪甲真菌症と他の疾患
- 爪溝が深くなるほどの肥満

診断

▶ 臨床所見：病歴と身体所見

　診断は臨床所見に基づき，たいていは難しくはない。特徴的な徴候と症状は，痛み，浮腫，滲出物肉芽組織の形成である（**図162-1**）。

▶ 典型的分布

　母趾に最も好発する。咬爪症がみられる場合を除き，手指

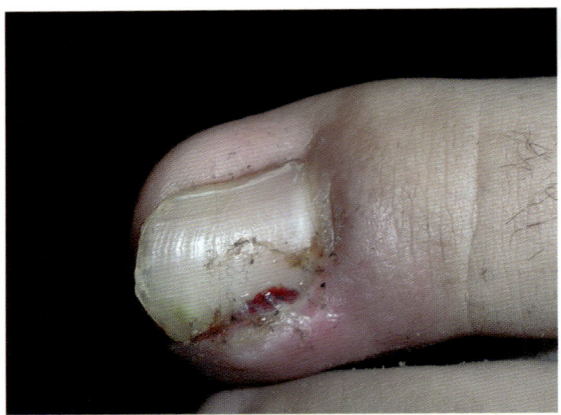

図162-1　13歳男児の陥入爪。局所の発赤と腫脹を認める。（*Used with permission from Richard P. Usatine, MD*）

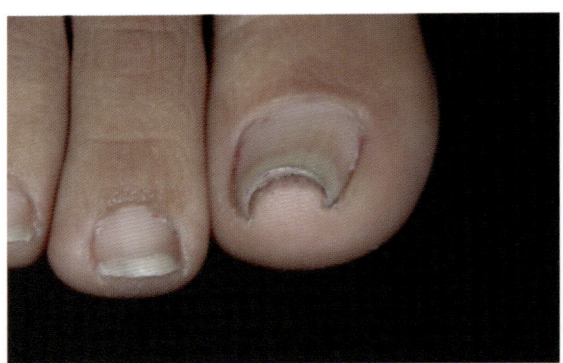

図162-2　巻き爪変形。爪甲嵌入症の原因となる。（*Used with permission from Richard P. Usatine, MD*）

はまれである。

▶ 検査所見

　診断は臨床的になされるため，臨床検査は通常必要ではない。

鑑別診断

- 蜂窩織炎：爪部を超えて発赤，痛み，腫脹を認める（103章「蜂窩織炎」参照）。
- 爪囲炎：爪部の発赤と膿瘍形成（164章「爪囲炎」参照）。
- 偽陥入爪：生後0〜12カ月の乳児にみられ，通常，一過性の変形であり自然軽快する。
- 骨髄炎：足趾の熱感，発赤，疼痛，腫脹を伴う。

治療

　陥入爪の治療は，患者の年齢と病変の重症度により異なる。

▶ 非薬物治療

- 痛みが軽度で浸出液のない軽症例では，1日3回，20分間の足湯をしながら爪甲側面の爪郭を外側に圧迫することで，保存的に治療する方法がある[2]。SOR C
- ほかに，痛みを伴う爪郭部分の爪甲側面を削った後，爪郭の間に綿を挟む方法もある。その他，市販されている道具などを用いた，いくつもの伝統的な治療法がある。見込みのある道具としては，銅-アルミ-マンガンを用いた，もし

14

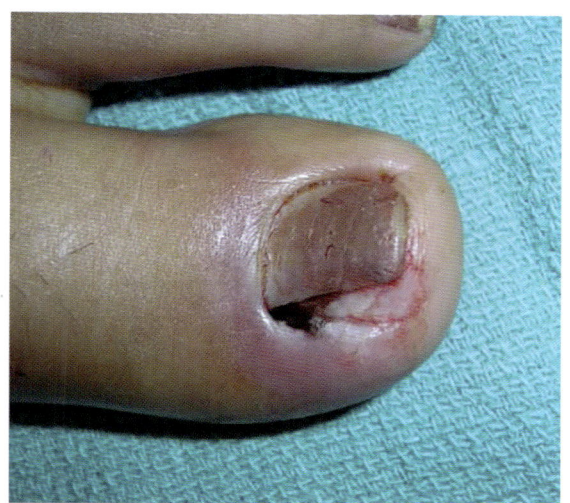

図 162-3　陥入爪のために部分的な抜爪処置を行った状態。
(*Used with permission from Richard P. Usatine, MD*)

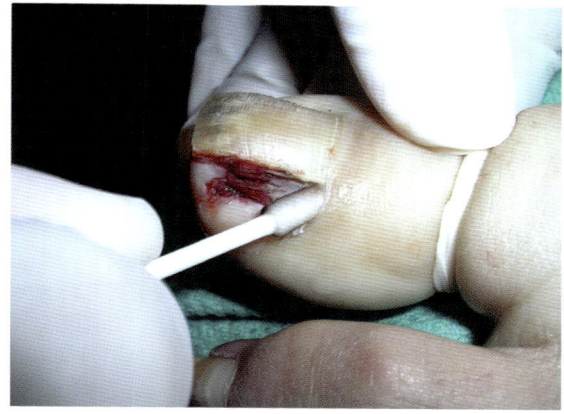

図 162-4　陥入爪の再発予防のため，爪母基を破壊するフェノール法。フェノールが他部位にこぼれないよう注意する。(*Used with permission from Richard P. Usatine, MD*)

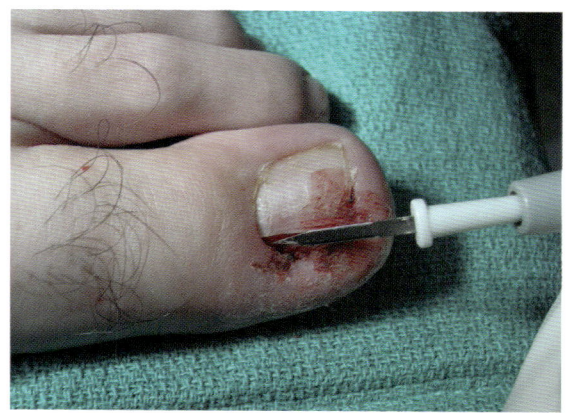

図 162-5　電気メスによって側面の爪母基を切除している様子。再発率の低下につながる。(*Used with permission from Richard P. Usatine, MD*)

くはニッケル–チタンを用いた形状記憶合金などがある[3-5]。

▶ 薬物治療

- 経口抗菌薬の投与で感染症の合併は治療できるが，陥入爪自体の治癒期間や再発率の改善には効果がない[6]。SOR **A**
- medium から high-potency のステロイド外用は，炎症を軽減するために使用されることがあるが，必ず必要なわけではない。
- 抜爪および爪母基除去を施行する症例では，鎮痛薬が必要なことがある。
- 外科的処置のために指ブロック麻酔を必要とするとき，エビネフリン入りリドカインの使用が安全かつ有効である[7]。

▶ 外科治療

- 保存的加療では改善しない重症例（強い発赤，肉芽組織，膿）は，外科処置を必要とする[8,9]。SOR **C**
- 非外科的加療に比べ，外科処置では再発が少ない[10]。
- 外科処置は，爪甲の部分的あるいは全体の切除をすることである。通常，爪郭へ圧排している爪の一部の切除ですむ（図 162-3）。SOR **C**
- 陥入爪を繰り返す症例では，爪母基の除去が有効である。部分的な爪甲切除とフェノール酸による爪母基処理を組み合わせることで（フェノール法）（図 162-4），再発率を 90％以下におさえることができる[8,9,11,12]。SOR **A**
- 陥入爪の外科治療のコクラン・システマティックレビュー（コクランレビュー）において，フェノールを用いての抜爪は，フェノールを使用しない症例に比べて再発率が低い[11]。しかし，フェノールを使用した場合には，単純な抜爪に比べ術後の感染リスクが 5 倍増加する[11,13]。SOR **A**
- 爪母基切除術は 88％濃度フェノールが使用されるほか，10％濃度水酸化ナトリウムが使用されることもあり，どちらの治療の成功率も 95％である[14]。SOR **A**
- フェノール法による部分抜爪のほうが外科的爪母基摘出のみに比べ，治療成績が優れているとする報告がある。手術部への局所抗菌薬の外用療法に感染や再発の予防効果はない。フェノールの使用は，爪母基除去ほど感染症の合併は多くない[15]。SOR **B**
- 外科切除は，高周波凝固法や高周波爪床切除用電気メスな

ど，専用の電気メス装置を用いて施行する（図 162-5）。SOR **C**
- 爪甲切除に替わる外科的加療として，軟部組織の欠損を残すが，病変爪郭の摘徐をする方法がある（Vandenbos 法）。この処置では爪または爪母基の部分は摘除されない。中央値 14 カ月の追跡期間中，陥入爪の再発は認めなかったという報告がある[16]。
- コクラン・システマティックレビューによると，術後の抗菌薬投与，マヌカハニー，パラフィンを使ったポビドンヨード，パラフィンによる保湿，パラフィン・ガーゼによる術後感染のリスク，痛みの程度，治癒期間改善の効果は認められない[10]。

予防

陥入爪を予防する可能性のある方法として，以下がある。
- 爪の先端を丸い形状ではなく直線形になるように手入れをする。
- つま先に過剰な圧力がかからない，サイズの合った靴を履く。
- 爪先のゆったりした靴に替える。
- 足趾を痛める危険がある場合，靴に保護シートを敷く。

フォローアップ

　外科処置後は治療効果の評価と，蜂窩織炎の合併を評価するため，3〜4日後にフォローアップする。

患者教育

- 患者には，外側爪襞への刺激を少なくするような適切な爪切りのしかたを教育する。外側爪甲は外側爪郭まで十分伸びることができるように，水平に爪切りをする。
- 再発を防ぐために，つま先のきつい靴を履かないよう教育する。

【E. J. Mayeaux, Jr., MD／Heather M. Guillot, MD】
（山﨑　晋／大塚宜一　訳）

163 爪真菌症

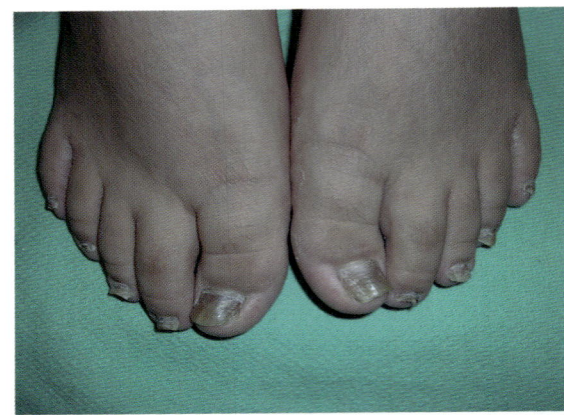

図163-1　小児の爪真菌症。母趾の爪甲は変色し，他の趾先では爪甲剥離症と爪甲下にケラチン残屑を認める。爪の培養検査は陽性であり，診断確定に至った。(*Used with permission from Richard P. Usatine, MD*)

症例

　12歳男児が足の爪の変色と若干の痛みを認め，母親に連れられ受診した（**図163-1**）。水酸化カリウムで処理した後，顕微鏡検査で爪真菌症の臨床診断が確定した。経口テルビナフィンを3カ月間服用し，爪真菌症は改善した。

概説

　爪真菌症（onychomycosis）は，皮膚糸状菌，酵母および非皮膚糸状菌を含むあらゆる真菌によって引き起こされる爪感染症に対して使用される用語である。手足のどの爪にも発症する可能性がある。足の爪真菌症の大半は皮膚糸状菌が原因であり，指の爪真菌症の多くは酵母により生じる。爪真菌症は爪甲をはじめ，爪母基など他の部位にも発症する可能性がある。

別名

　足の爪真菌（toenail fungus），爪白癬（tinea unguium），爪の皮膚糸状菌症（dermatophytosis of nail）

疫学

- 北米における爪真菌症の罹患率は，2〜13％であると報告されている[1]。
- 大半の患者（7.6％）は足趾の爪のみの病変であり，わずか0.15％が指の爪のみの病変である[2]。
- 爪真菌症の有病率は，4〜18％と異なる[3,4]。
- 成人によく認めるが，小児にも生じうる。

病因と病態生理

- 足趾の爪（**図163-1〜163-3**）や指の感染症（**図163-4，163-5**）の大半は，皮膚糸状菌が原因である。
- 非病原性真菌やカンジダ（まれな症候群である慢性皮膚粘膜カンジダ症を含む）も，爪甲に感染することがある（**図163-6**）。
- 皮膚糸状菌による爪真菌症（爪白癬）は，遠位部爪甲下型，近位部爪甲下型，白色表在型の3つの病型がある。
- 遠位部および近位部爪甲下型爪真菌症の大部分は，*Tricho-*

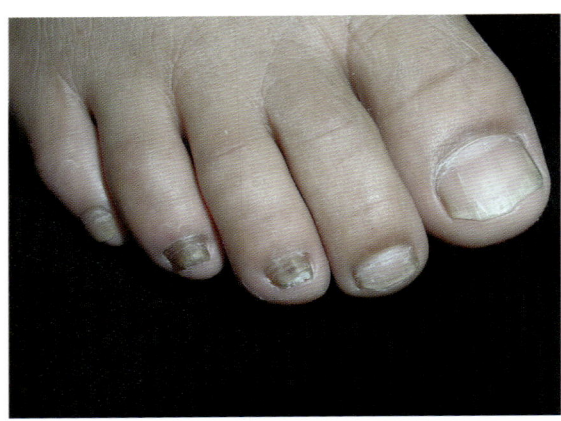

図163-2　爪の擦過物をKOH処理し，顕微鏡で菌糸を確認することで診断された8歳男児の足趾の爪真菌症。(*Used with permission from Richard P. Usatine, MD*)

phyton rubrum が原因である。

- 白色表在型爪真菌症は，*Trichophyton rubrum* が原因との報告もあるが，通常は *Trichophyton mentagrophytes* が原因となる。
- 酵母型爪真菌症は指に好発し，*Candida albicans* が原因となる（**図163-6**）。

危険因子

- 足白癬[5]
- 外傷は感染の原因になるが，爪真菌症と混同しやすい爪異形成を生じることがある[5]
- 高齢[5]
- 水泳[5]
- 糖尿病[5]
- 爪真菌症の家人との同居[5]
- 免疫抑制[6]

診断

▶ 臨床所見

- 遠位部爪甲下型爪真菌症が最多である。

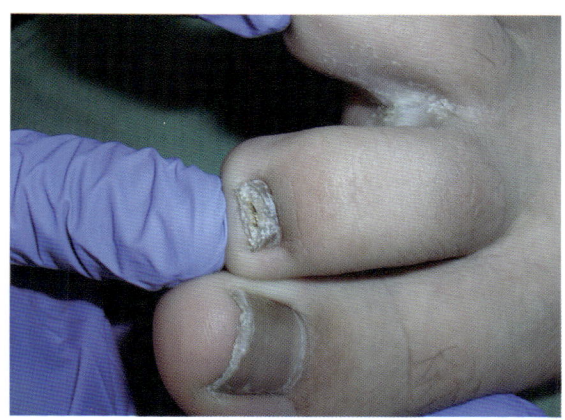

図163-3　ヒスパニック系の14歳男児の爪真菌症。趾間に足白癬を認める。（*Used with permission from Richard P. Usatine, MD*）

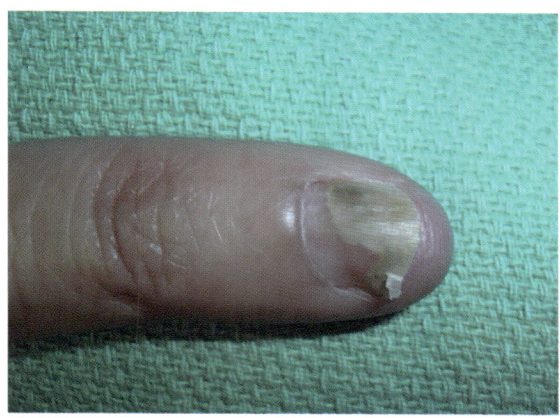

図163-5　爪の擦過物をKOH処理し，顕微鏡で菌糸を確認することで診断された指の爪真菌症。（*Used with permission from Richard P. Usatine, MD*）

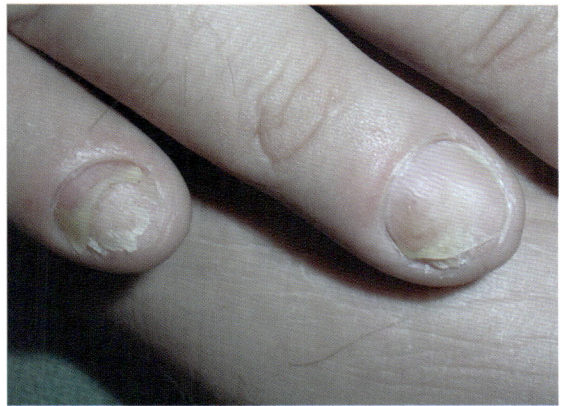

図163-4　爪甲剥離症と爪甲の変性を認めた指の爪真菌症。（*Used with permission from Richard P. Usatine, MD*）

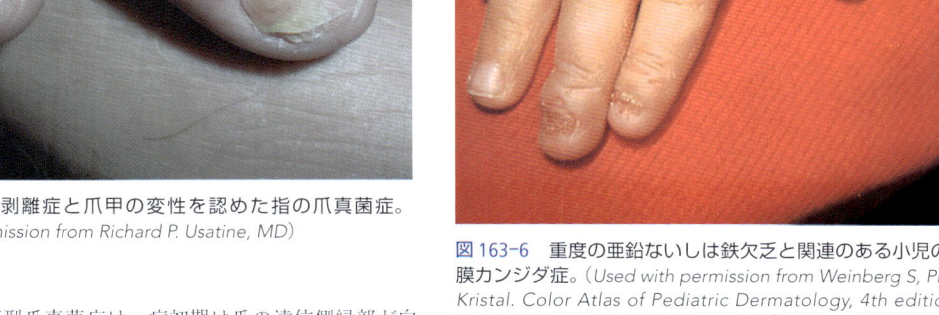

図163-6　重度の亜鉛ないしは鉄欠乏と関連のある小児の皮膚粘膜カンジダ症。（*Used with permission from Weinberg S, Prose NS, Kristal. Color Atlas of Pediatric Dermatology, 4th edition, New York：McGraw-Hill, 2008, Figure 6-47*）

- 遠位部爪甲下型爪真菌症は，病初期は爪の遠位側縁部が白色，黄色，褐色に変色し，次第に爪甲全体へ進展し，爪上皮に向かい緩徐に増殖する。爪甲と爪床の間に集積したケラチン残屑が変色の原因である（**図163-1～163-3**）。
- 近位部爪甲下型爪真菌症は，遠位部爪甲下型爪真菌症に似た方法で進展するが，最初に爪上皮付近に生じ，遠位へと増殖する。通常，重症免疫不全の患者に生じる。
- 白色表在型爪真菌症は，爪甲の表面に斑状の白濁を認め，最終的に爪甲全面に生じる。白色部分は軟らかく，軽く擦過することで鱗屑を得られ，検査や培養に利用できる。

▶ 典型的分布

　爪感染は一趾に生じることもあるが，多くは同時に複数の足趾に生じる（**図163-1～163-3**）。特に免疫不全患者では，同時に手足の爪に感染することがある。

▶ 検査所見

- KOHと培養：爪甲の一部切除片や爪下角化症の擦過物をKOHと顕微鏡で検査するほか，サブロー培地で培養するため，検体を無菌容器に入れ検査室へ送る。
- 皮膚糸状菌検査培地（dermatophyte test medium：DTM）による培養は，サブロー培地による培養の代替法である。DTMはより安価で，医師のいる病院で施行可能であり，

結果は3～7日で判明する。皮膚糸状菌の発育は，培地の色が黄から赤へ変化することで示される。DTMによる培養は，腐生生物が数週間で発育し偽陽性となる可能性があるため，時期を逃さず判読することが重要となる。DTMは特定の原因菌を同定するものではないが，すべての皮膚糸状菌感染症は同様の方法で治療されるため，同定は不必要である。DTMとサブロー培地による培養は強い正負の相関関係を認める[7]。
- 切除片：爪の一部切除片はホルマリンに浸して病理へ送り，真菌要素を確認するため過ヨウ素酸シッフ（periodic acid-Schiff：PAS）染色で調べる。この検査はKOHや培養より感度が高い[8]。
- 診断法の比較
  - Weinbergらによる2003年の研究では，爪真菌症検査の感度は，KOHが80％，Bx/PASが92％，培養が59％であった。特異度は，KOHが72％，Bx/PASが72％，培養が82％であった。陽性的中率は，KOHが88％，Bx/PASが89.7％，培養が90％であった。陰性的中率は，

KOH が 58％，Bx/PAS が 77％，培養が 43％であった[8]。
- Hsiao らによる爪真菌症診断の 2007 年の研究では，KOH，PAS，培養の感度はそれぞれ，87％，81％，67％であり，陰性的中率はそれぞれ，50％，40％，28％であった。KOH が優れていた理由のひとつは，爪検体が鏡検前に少なくとも 30 分間，試験管の中で 20％KOH に浸されたからである[9]。
- KOH が適切に施行され判読されれば，効果は PAS と同等である。KOH はより安価であり，患者が病院にいる間に結果が判明する。仮に KOH が陰性で爪真菌症の疑いが残る場合，次に PAS を施行すればよい。

鑑別診断

- 爪の外傷により爪異形成を生じ，変色や肥厚を生じることがあり，特にランナーの足の大きな爪にみられる。爪真菌症と診断する前に，爪の外傷について問診する。爪真菌症は足の大きな爪によく発症するが，通常他の爪へ感染が拡大する。外傷性変化は関係するひとつの爪だけに認める。
- 乾癬や扁平苔癬による爪の変化は，特に爪が肥厚・変色する場合に爪真菌症と容易に混同されやすい。乾癬でよくみられる爪甲表面の陥凹は，真菌感染症の特徴ではない。乾癬患者が爪真菌症を発症する可能性はある。真菌検査は，その変化が本当に爪真菌症に続発したものかどうかの確認に有用である（165 章「爪乾癬」参照）。
- シュードモナス属による爪の感染は爪甲が青緑色に変色する（図 163-7）。
- 爪甲白斑症は点状や線状の白斑が爪甲近位部に出現し遠位へ進展するため，白色表在型爪真菌症と混同される可能性がある（160 章「正常な爪とその異型」参照）。
- 後爪郭の常習的な引き剥がし。爪自体は硬く無傷であるが，爪甲が波状にうねる（160 章「正常な爪とその異型」参照）。

治療

- 爪真菌症の治療がうまくいかないことがある。大半の局所クリームやローションは，爪甲にあまり浸透せず，爪郭の炎症抑制以外ではほぼ効果を認めない。
- 外科的な爪抜去は，皮膚糸状菌球（爪甲下の皮膚糸状菌と細胞残屑の集積）のため押し上げられた爪甲が圧迫することで生じる疼痛を軽減させるために施行する。一般的に感染は爪母基や爪床に生じるため，シクロピロックスに全身性もしくは局所抗菌薬を追加しなければ再発することが多い。SOR 🄲
- 爪真菌症治療として光線療法に再び注目が集まっており，紫外線療法，近赤外線療法，光線力学的療法，熱蒸散療法が研究されている[10]。同治療におけるレーザーや光線療法の臨床的意義を確定するため，さらなる研究が期待される（訳注：2011 年 2 月にピンポイントフットレーザー PinPointe FootLaser が，爪真菌症の治療法として認可された）。SOR 🄲

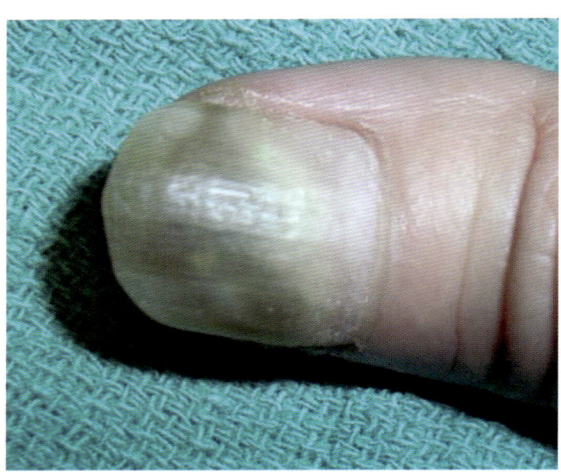

図 163-7　シュードモナス感染で青緑色に変色した爪。（Used with permission from Richard P. Usatine, MD）

表 163-1　爪真菌症の一般的な治療法

薬剤	小児用量	成人用量	治療期間	足の爪の治癒率
グリセオフルビン (Grifulvin V)	15〜20 mg/kg/日	経口 1 回 500 mg・1 日 1 回	4〜9 カ月（指爪），6〜12 カ月（趾爪）	60±6％
テルビナフィン（Lamisil）	10〜20 kg：62.5 mg/日 20〜40 kg：125 mg/日	経口 1 回 250 mg・1 日 1 回	6 週（指爪），12 週（趾爪）	76±3％
テルビナフィン（Lamisil）パルス*	―	経口 1 回 250 mg・1 日 2 回，1 週間投与後 3 週間休薬	2 カ月（指爪），3 カ月（趾爪）	NR
イトラコナゾール (Sporanox)	―	200 mg/日	6 週（指爪），12 週（趾爪）	59±5％
イトラコナゾール (Sporanox)パルス	<20 kg：5 mg/kg/日，1 週間投与後 3 週間休薬 20〜40 kg：100 mg/日，1 週間投与後 3 週間休薬	経口 1 回 200 mg・1 日 2 回，または 5 mg/kg/日，1 週間投与後 3 週間休薬	2 カ月（指爪），3 カ月（趾爪）	63±7％
フルコナゾール（Diflucan）	3〜6 mg/kg，1 日投与後 6 日間休薬	150 mg，1 日投与後 6 日間休薬	12〜16 週（指爪），18〜26 週（趾爪）	48±5％
8％シクロピロックスネイルラッカー（Penlac）	―	爪と周辺部 5 mm に連日塗布	48 週まで	約 7％

NR：記載なし。
*FDA より爪真菌症治療薬に指定されていない。

(From：Harrell TK, Necomb WW, Replogle WH, et al. Onychomycosis：improved cure rates with itraconazole and terbinafine. *J Am Board Fam Pract*. 2000；13（4）：268-273；Bell-Syer S, Porthouse J, Bigby M. Oral treatments for toenail onychomycosis. *Cochrane Database Syst Rev*. 2004；(2)：CD004766. DOI：10.1002/14651858. CD004766；Crawford F, Hart R, Bell-Syer S, et al. Topical treatments for fungal infections of the skin and nails of the foot. *Cochrane Database Syst Rev*. 1999；(3)：CD001434. DOI：10.1002/14651858. CD001434；Havu V, Heikkila H, Kuokkanen K, et al. A double-blind, randomized study to compare the efficacy and safety of terbinafine（Lamisil）with fluconazole（Diflucan）in the treatment of onychomycosis. *Br J Dermatol*. 2000；142（1）：97-102.)

▶ 薬物治療

- テルビナフィンはジェネリックであり，安価な薬剤が多くあるため，経口療法(**表 163-1**)は今や高額ではない。
- コクランレビューにより，テルビナフィンがグリセオフルビンより有効であること，テルビナフィンとイトラコナゾールは無治療より有効であることが明らかにされた[11]。**SOR🅐**
- テルビナフィンは，足の爪真菌症に 3 カ月間連日，指趾の爪病変に 2 カ月間連日使用する[11]。**SOR🅐**
- 別のコクランレビューは，局所療法(シクロピロックスは含まれない)はプラセボと比較し有益性を認めないとする，爪感染症に関する 2 件の臨床試験を明らかにした[12]。**SOR🅐**
- テルビナフィンは好ましい薬物相互作用プロファイルを有し，長期の治癒率は良好である。連日投与が最も効率的な治療法である[6,11]。**SOR🅐**
- イトラコナゾール(Sporanox)は，多くの薬物相互作用をもつ。パルス投与は連日投与と同程度の効果であるが，そのパルス投与でさえ，テルビナフィンより高額になる。皮膚糸状菌以外の真菌による爪真菌症の治療にテルビナフィンが有効でない場合，イトラコナゾールを考慮する。**SOR🅒**
- フルコナゾール(Diflucan)は現在，米国食品医薬品局(FDA)より爪治療に対する認可を受けておらず，他の経口療法と比べ効果は不十分である[6,13]。**SOR🅑**
- 8％シクロピロックスネイルラッカー(Penlac)の連日使用(毎週の爪の洗浄と爪磨きを併用)は，12 歳以上の軽症〜中等症の爪真菌症に対する治療として，FDA が認可した局所治療法である。2 件の無作為化比較試験(RCT)のメタ分析で，賦形剤単独の 1％と比べ，8％に臨床的治癒を認めている[14]。低い治癒率ではあるが，患者の多くで治癒に至らずとも改善を認めている。この局所治療は，経口抗真菌薬を服用できない人に対して，選択肢のひとつとなる。
- アモロルフィンは，皮膚糸状菌，酵母，真菌に対して活性をもつ局所抗真菌薬であり，オーストラリアや英国で販売されているが，米国では使用が認可されていない。5％アモロルフィンネイルラッカーは爪真菌症治療に単剤で使用される。爪の表面を使い捨てのやすりで磨き，アルコール綿で拭いた後，毎週 1 回塗布する。5％アモロルフィンネイルラッカーを 6 カ月間毎週 1 回塗布することで，臨床的，真菌学的治癒はそれぞれ，患者の 38％と 46％に認めた。経口抗真菌薬との併用で，治癒率を上げられる可能性がある[15]。

▶ 補充治療と代替治療

- インターネット上には補完代替医療による治療法が多数存在するが，その大半は臨床効果についてエビデンスをもたないものである。
- メントール含有のチェストラブ(胸部への塗布薬)：爪真菌症治療におけるメントール含有のチェストラブ(Vicks Vapo-Rub)の有効性に関するわずかなデータがある。感染した爪に 48 週間連日薬剤を塗布した 18 人の患者では，4 人(22％)が臨床的，真菌学的治癒を認めた[16]。これら薬剤の有害性は低いものの，幅広く使用を推奨する前に，爪真菌症の有効性を支持するさらなる研究が求められる。

予防

公共の入浴施設やフィットネスクラブなどの特に原因菌に曝露しやすい場所では，履物の適切な使用管理を教育すべきである。

予後

- 未治療の場合，その状態が永久に持続しうる。
- 糖尿病や他の免疫不全状態患者では，爪真菌症は二次性細菌感染症のリスクを増加させる可能性がある[17]。

フォローアップ

基礎疾患に肝疾患がない患者では，治療中の肝機能の定期的なモニタリングは不要と思われる。しかし，テルビナフィンの製造業者は，治療前の血清アミノトランスフェラーゼの確認と治療中の肝毒性で生じうる症状の監視を推奨しているため，多くの臨床医は通常治療前と治療中の検査値を確認している。

患者教育

治療しても 1 年後に爪が正常化しない可能性について，患者に伝えなければならない。治療が進むにつれ正常な爪が生えるはずであり，爪の近位端に一見正常の爪を認めたら，それは治療達成の励みになる。

【E. J. Mayeaux, Jr., MD】
(米山俊之／大塚宜一　訳)

164 爪囲炎

症例

10 代の女児。指の爪郭部に軽度の掻痒と発赤を認めた(**図 164-1**)。小児科医は，美容のために根部を慢性的に押し続けたことによる慢性爪囲炎と診断した。習慣を改善することで，症状は寛解した。

概説

爪囲炎(paronychia)は，爪郭部に限局した表在感染または膿瘍である。爪囲炎は急性または慢性の経過を取りうる。急性爪囲炎では通常爪郭部の急激な疼痛を伴う膿瘍を認める。一般的に切開排膿で治療される(**図 164-2**)。慢性爪囲炎は 6 週間以上，全般的な発赤，軟らかさ，爪郭部の近位または外側の腫脹などの症状が持続するものと定義される。通常非化膿性であり，治療は困難である。

疫学

爪囲炎は最も頻度が高い手の感染症で，米国では手の感染症の 35％を占める[1]。

病因と病態生理

- 爪囲炎は爪郭部と爪甲が損傷，または爪郭部の皮膚が損傷を起こし雑菌が侵入した際に発症する[2]。
- 急性爪囲炎の起炎菌は黄色ブドウ球菌，化膿性レンサ球菌，*Pseudomonas pyocyanea*，*Proteus vulgaris* が続く[3]。
- 慢性爪囲炎は他因子の炎症や細菌や真菌などの種々の微生物の二次性アレルギー症状と考えられている[4]。

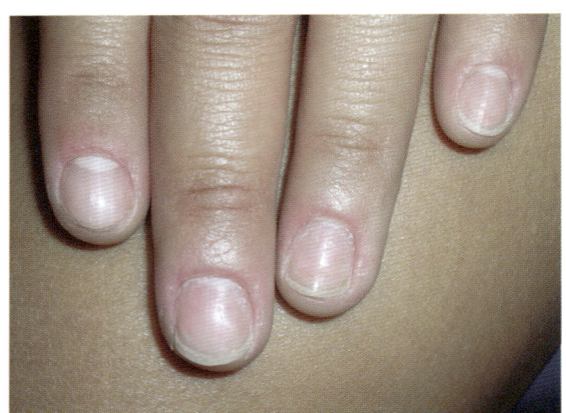

図 164-1　10 代の女児の慢性爪囲炎，美容目的のために爪郭部の皮膚を慢性的に押し戻すことで起きたと考えられる。爪郭部に発赤を認める。（*Used with permission from Richard P. Usatine, MD*）

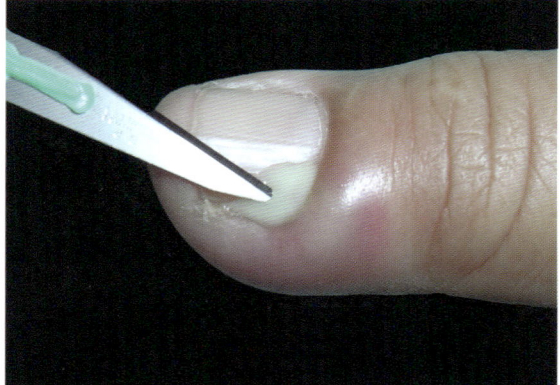

図 164-2　#11 のメスによる急性爪囲炎の切開排膿。切開で新鮮な膿を認める。（*Used with permission from Richard P. Usatine, MD*）

- 未治療の持続性の慢性爪囲炎は，平たい隆起と，波うち，その他の変形を爪甲に起こすことがある（図 164-3，164-4）。

危険因子

- 急性爪囲炎は一般的に咬爪症（図 164-5），吸指癖，誤った爪の手入れ（図 164-6），ささくれ（図 164-7），外傷，人工爪によって生じる[2]。
- 小児では吸指癖や咬爪症から口腔内フローラが直接指に感染して，急性の爪囲炎を起こす傾向がある。
- 免疫系が低下している，糖尿病の患者または口腔内ステロイド使用歴は小児の慢性肺疾患と同様に爪囲炎のリスクを増加させる[5]。
- 爪囲炎は亜鉛欠乏症の症状であることがある[6]。
- レトロウイルス療法，特にインジナビルやラミブジンは爪囲炎の発症率増加との関連が示唆される[7]。いくつかの癌化学療法薬，特にタキサンやアントラサイクリンや上皮成長因子レセプター（EGFR）抑制薬も関連があった[8,9]。

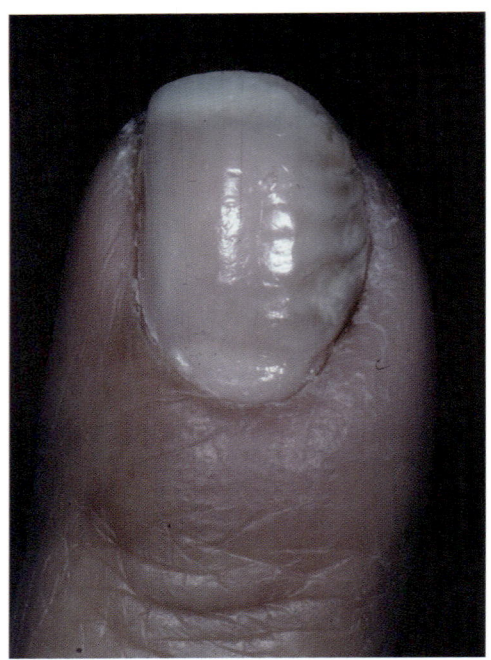

図 164-3　慢性爪囲炎。爪甲の慢性の炎症の結果，平たい隆起を片側に認める。（*Used with permission from Richard P. Usatine, MD*）

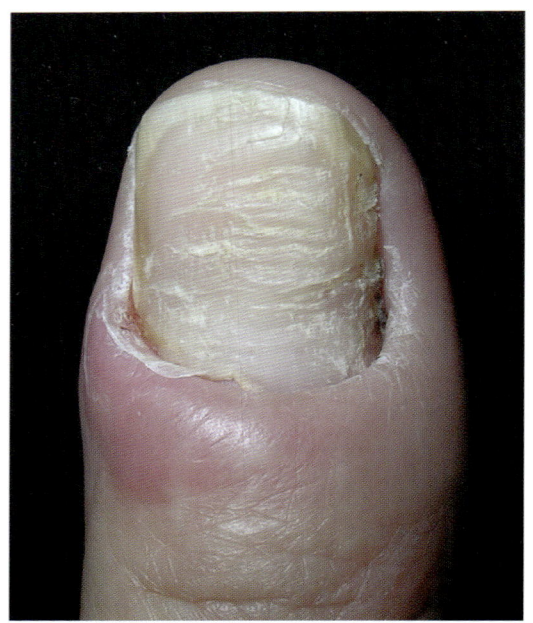

図 164-4　慢性のカンジダ爪囲炎によって，平たい隆起を伴う指の爪の変形を起こしている。（*Used with permission from Richard P. Usatine, MD*）

診断

▶ 臨床所見

　急性爪囲炎は限局した疼痛と圧痛を呈する。爪の根部に紅斑と炎症を認め，通常膿が貯留する（図 164-2，164-5，164-6）。肉芽組織は爪の根元に沿って進展し，蜂窩織炎を発症することがある（164-7）。

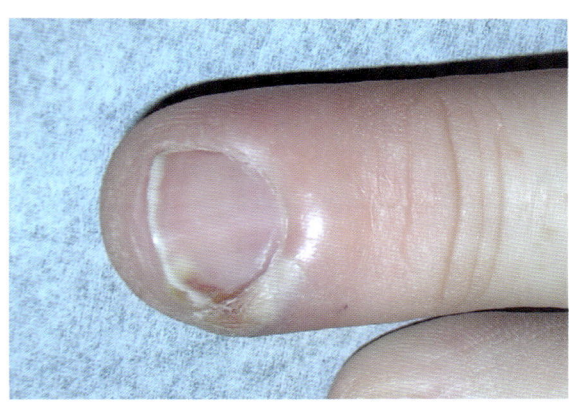

図164-5　咬爪症による急性爪囲炎。膿瘍形成が爪郭部外側から近位まで達している。（Used with permission from E. J. Mayeaux, Jr., MD）

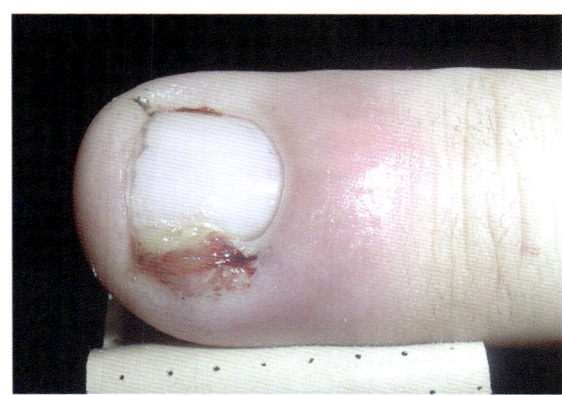

図164-7　指先の皮膚の蜂窩織炎と肉芽を伴った爪囲炎。患者がささくれを処理するようになってから認めるようになった。（Used with permission from Richard P. Usatine, MD）

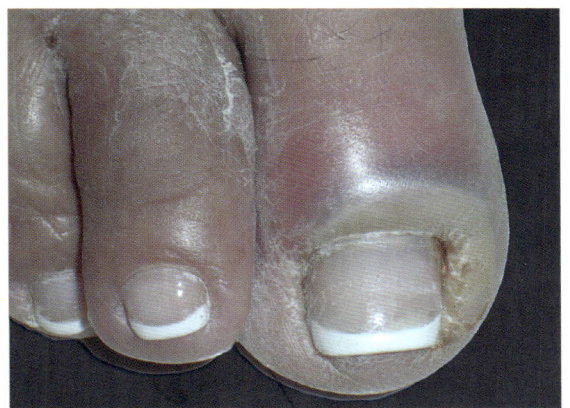

図164-6　急性爪囲炎の母趾。広範囲の爪のマニキュアは，表皮または爪郭部に損傷があると爪囲炎の原因となりうる。（Used with permission from Jennifer P. Pierce, MD）

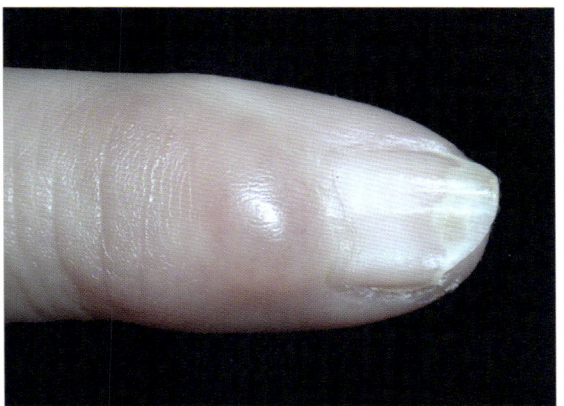

図164-8　若年女性の爪根部，母指の粘液嚢胞は無痛性の腫脹を認める。爪母基の粘液嚢胞による圧迫で爪がへこんでいる領域がある。（Used with permission from Richard P. Usatine, MD）

- 慢性爪囲炎は爪郭部の近位または外側に発赤，軟性，疼痛性腫脹を認める。膿または膿瘍が小さな集簇を形成することもあるが，一般的には発赤と腫脹を認める。最終的に顕著な平たい隆起とともに，爪甲の肥厚と変色を認めうる（図164-1，164-3，164-4 参照）[10]。

鑑別診断

- 粘液嚢胞：爪郭部の外側と近位に疼痛を伴わない腫脹として認める（図164-8）。爪の変形を起こすこともある。
- 巻き爪（陥入爪）：爪甲が爪床と比較して大きい状態である。爪郭部の外側からの圧力によって炎症性疼痛を起こす。爪囲炎と診断されることがあるが，爪郭部の感染に起因する爪囲炎とはタイプが異なる（162章「陥入爪」参照）。
- グロムス腫瘍：通常持続的な疼痛，爪甲の上昇，爪甲の青色変色，半月の消失を呈する。
- ヘルペス性ひょう疽：単純ヘルペスウイルス（HSV）に罹患し急性に小疱または膿疱，重篤な浮腫，紅斑，痛みが出現する。Tzanck 染色で膿疱を染めると多核巨細胞を認める。ウイルス培養で HSV を認める（114章「単純ヘルペス」参照）。
- ひょう疽：爪囲炎と瘭疽は区別しなければならない。瘭疽

は指頭髄の感染である。指先の指腹の激痛，腫脹，紅斑が特徴的である。
- 良性・悪性腫瘍：発赤と腫脹や膨隆が早期より起こりうる。慢性爪囲炎が従来の治療に反応しない場合，常に除外されるべきである。

治療

▶ 非薬物治療

- 膿瘍形成を認めない急性爪囲炎の軽度の症例では，1日に3〜4回の20分温浴で軽快することがある[2]。SOR **C**
- 膿瘍や波動を認めるとき，排液は不可欠である[11]。SOR **C** 指のブロック麻酔が行われる。爪囲炎の爪根部は爪床に平行にメスの刃を入れて切開排膿する（図164-2）。かさぶたができる前に，すべて排液されるように1日4回温浴し，切開を維持する[12]。ぬれ仕事の際は，粘着テープで爪郭を保護する。蜂窩織炎の合併がない場合は抗菌薬は通常必要ない。SOR **C**

▶ 薬物治療

- 炎症を伴う急性症例で膿瘍形成を認めない症例では，局所の抗菌薬クリーム（ムピロシン〈バクトロバン〉，バシトラ

シンなど）と局所ステロイド（ベタメタゾンなど）の混合薬を使用することがある[13]。

- 持続排膿後の病変や，周囲に蜂窩織炎を伴う病変は，抗ブドウ球菌の抗菌薬（セファレキシン 25〜50 mg/kg/日を 6〜8 時間毎，ジクロキサシリン 12.5〜25 mg/kg/日を 6 時間毎）の投与，そして重症な症例では抗菌薬の感受性を得るために培養を行うべきである[13]。クリンダマイシン（20〜40 mg/kg/日を 6〜8 時間毎）もしくはトリメトプリムースルファメトキサゾール（8〜12 mg TMP/kg/日を 12 時間毎）の投与は，市中感染性のメチシリン耐性黄色ブドウ球菌（CA-MRSA）の発生率が高い地域では有効なことがある。
- 指しゃぶりをする小児や爪を噛む癖があり，抗菌薬が必要な患者では，嫌気性菌にも効果のある抗菌薬を使用する。クリンダマイシンやアモキシシリン−クラブラン酸カリウムは，口腔内の感染症の大部分の病原菌に対して感受性がある[14]。
- 慢性爪囲炎の長期治療は，水，爪の外傷，吸指癖や長時間のぬれ（水にさらす）など，疾病の原因を回避することが必要である。局所抗菌薬（ミコナゾールやケトコナゾール）による治療や，局所ステロイドと抗菌薬の混合薬がよいことが示された[2,7]。SOR B　経口抗菌薬は通常不要である[2]。

▶ 外科治療

- 急性爪囲炎の最も一般的な治療は切開排膿である。インフォームドコンセントを得ることを含む基本的な処置と，罹患した指に対して指ブロックを行う。#11 のメスを爪甲に沿って入れる（図 164-2）。排膿を行い被覆する。患者には毎日数回指を温浴させる。蜂窩織炎の合併がなければ抗菌薬は通常不要である[15]。

予防

- ささくれを整え，半月状の滑らかな端と整った曲線をもつ爪型にする。足の爪はつま先の先端と同じ長さに切る。
- 咬爪症，爪いじり，吸指を避ける。
- 指を長時間水にさらすのを回避する。手指消毒の頻度が高い場合，抗菌石鹸を使用して，きれいなタオルで手を拭き，よく乾燥させ，抗菌保湿剤を使用する。手を汗や水滴から守り乾燥させるために，綿の手袋の上から防水手袋を使用する。
- 病原体に曝露する可能性があるとき，ゴムもしくはラテックスフリーの手袋を着用する。
- 糖尿病をコントロールする。
- 指趾を清潔に保つ。
- 皮膚を保湿させ，摩耗，損傷させない。

予後

爪郭部は治療で改善されるが，爪床の変化のいくつかは解決しないことがある。爪囲炎は，まれに遠隔部位の壊死性の軟部組織感染に伴うことがあり[15]，遠隔感染の有無に留意する。

フォローアップ

患者は 1 日に 3〜4 回患部を温浴させ，感染が適度に改善していることを確認するために，切開排膿の数日後，フォローアップに受診させる。

患者教育

爪囲炎を予防，改善する方法を教育する。

【Brian Elkins, MD／E. J. Mayeaux, Jr., MD】

（横倉友諒／大塚宜一　訳）

165　爪乾癬

症例

3 歳女児。1 年間，局所のステロイド薬を使用するも，改善の乏しい頭部から足趾までの発疹を認めていた。女児の母親および彼女の医療記録では重篤なアトピー性皮膚炎との診断を受けていた。医師は女児の皮膚から爪を詳細に診察し，足爪のひび割れによる出血と指爪の肥厚，爪甲陥凹，縦方向へのうねりと爪甲剥離症を確認した（図 165-1）。この新たな診察所見から，医師は，アトピー性皮膚炎ではなく，乾癬をより示唆する皮膚所見に気がついた。このような爪の詳細な診察は，乾癬の正しい診断とより有効な治療に導く。

概説

乾癬は，いくつかの臨床症状を認める皮膚の遺伝性疾患で，患者は世界中で数百万人に及ぶ[1]。爪の症状は一般的であり，多大な美容的な影響を及ぼす。

疫学

- 爪乾癬（psoriatic nail）は乾癬患者の 30〜50％に認め，一生のうち，90％はなんらかの爪の変化を認める[1]。爪乾癬はほとんどの場合，皮膚乾癬を伴うが，爪周囲の皮膚が含まれている必要はない。明らかな皮膚疾患のない爪乾癬は，乾癬の 1〜5％に認める。爪乾癬を認める患者は，関連する関節炎の発生率が高いと考えられる[2]。
- 乾癬でみられる最も頻度が高い爪の変化は，爪甲陥凹である（図 165-1，165-2）。

病因と病態生理

- 乾癬において，爪母基の上皮角質層内の不全角化細胞が正常角化細胞に変わる[3]。近位の爪母基が爪甲の表層部分を形成し，それが基質の一部に含まれ，結果爪甲を陥凹させる（図 165-1，165-2）。この陥凹病変は，極めて小さなものから大きなものまである。乾癬のない人でも爪甲陥凹は認められる。
- 縦方向の爪母基病変は，爪のうねりとひび割れを認める（図 165-3）。横断方向の爪母基病変は単独か複数で「成長停止線（Beau ライン）」を認めることがある（160 章「正常な爪とその異型」参照）。乾癬の爪母基の中間部分の病変は，爪甲白斑症に進行し，爪甲の完全性を減弱させる。
- 角質層の肥厚による爪母基の不全角化の結果，爪母基の変色が起こる。"サーモンスポット"または"油滴"徴候（図 165-4）をもたらす[3]。
- 下爪皮の不全角化細胞の落屑は爪甲剥離症につながる。細菌および真菌感染症を考慮する必要がある（図 165-5）[4]。

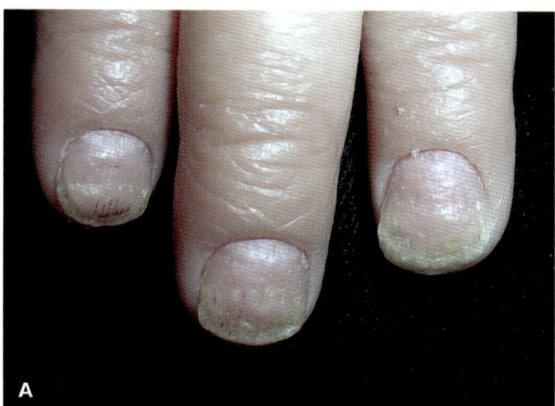

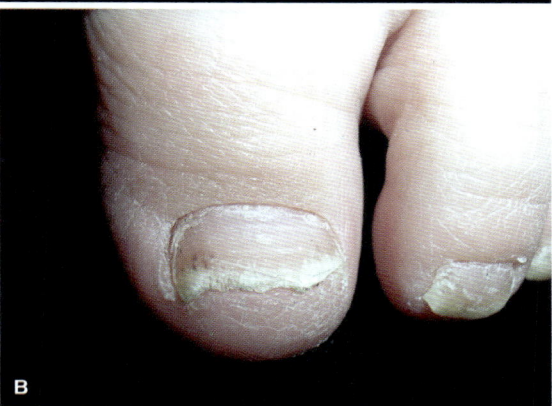

図 165-1　爪乾癬の 3 歳女児。爪乾癬の所見は，皮膚の発疹をアトピー性皮膚炎ではなく乾癬と正しく診断する助けとなった。**A**：手指爪の爪甲陥凹，爪甲剥離症，油滴徴候，縦方向のうねり，線状出血に注目する。**B**：足指爪の線状出血と爪肥厚。(*Used with permission from Richard P. Usatine, MD*)

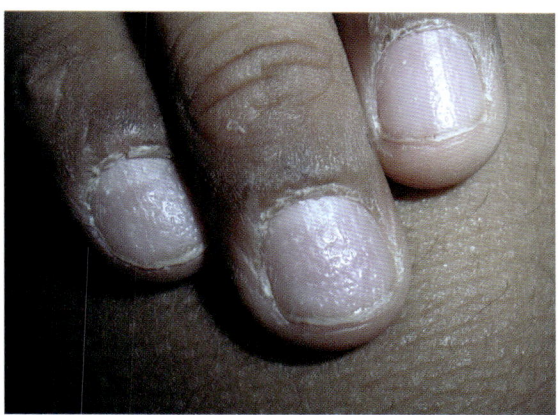

図 165-2　乾癬の男児における爪甲陥凹。(*Used with permission from Richard P. Usatine, MD*)

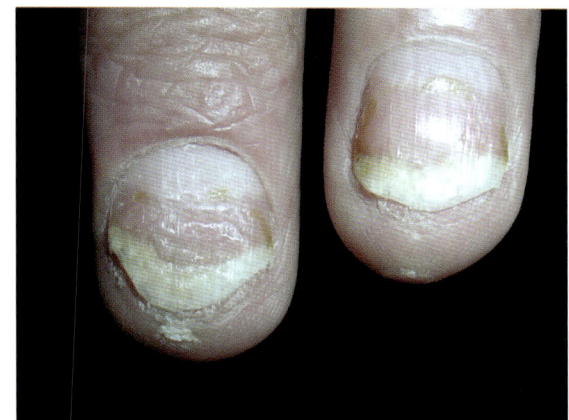

図 165-3　爪乾癬の爪甲剥離症，陥凹，横断／縦断するうねりを示す。(*Used with permission from Richard P. Usatine, MD*)

危険因子

- 皮膚の乾癬
- 乾癬性関節炎
- 爪外傷
- 全般的な乾癬徴候

診断

▶ 臨床所見

- 特徴的な爪所見が皮膚乾癬と共存するとき，爪乾癬の診断がつく。爪甲陥凹と爪甲剥離症は，最も頻度が高い所見である（図 165-1〜165-5）。
- 爪乾癬と爪甲真菌症は，臨床検査のみではしばしば区別がつかないことがある。下爪皮の乾癬は，爪下過角化症と遠位爪甲剥離症（図 165-4, 165-5）をもたらす。外傷は，この過程を進行させる可能性がある。カンジダまたはシュードモナス属による二次的な感染が起こる場合がある（図 165-6）。
- 爪母基乾癬は紙上に落とした 1 滴の油のような限局性の爪甲剥離症をもたらす（油滴徴候，図 165-4, 165-5）。同じ状態は，サーモンスポット徴候とも呼ばれている。
- 広範囲な主爪母基病変は，爪全体の変形と水平方向のうねり病変を生じることがある（図 165-3）。

- 乾癬は皮膚の脈管拡張とねじれを生じ，爪の毛細管出血の病巣に起因した爪母基の線状出血を伴う。浸出血液は爪母基の縦のくぼみの間に閉じ込められ，それを覆う爪甲は爪母基よりも遠位に伸びる（図 165-1, 165-7）。爪乾癬の線状出血は，皮膚の Auspitz 現象に類似している。

▶ 検査所見

KOH 製剤と菌類の培養により通常診断に至る。しかし，最初の試験結果が臨床像と整合していない場合，爪甲の一部の菌類の染色（PAS 染色法）が必要である場合がある[5]。爪乾癬と爪甲真菌症は付随して起こることがある。

▶ 生検

悪性が疑われないかぎり，爪の生検は行わない。

鑑別診断

- 爪甲真菌症：乾癬と同一にみえる遠位爪甲剥離症と過角化症をもたらし，乾癬と合併する場合もある（163 章「爪真菌症」参照）。
- 円形脱毛症：爪のくぼみを示すことがある。一般に，乾癬の爪のくぼみは，より不規則で広い範囲となる。円形脱毛症に認める爪のくぼみはより規則的で，浅く，幾何学的で，細かい陥凹を生じる（158 章「円形脱毛症」参照）。
- 新生物形成および形成異常疾患：単一の爪で乾癬状爪の変

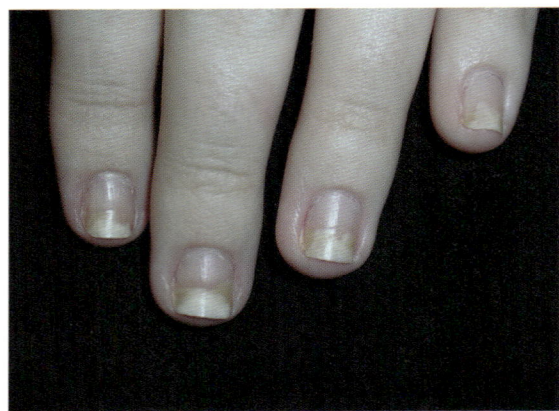

図 165-4　爪乾癬の 10 代女児に伴う爪甲剥離症，油滴徴候。爪甲端は爪母基から離れ，その部分に薄茶色の変色があることに注意する。(*Used with permission from Richard P. Usatine, MD*)

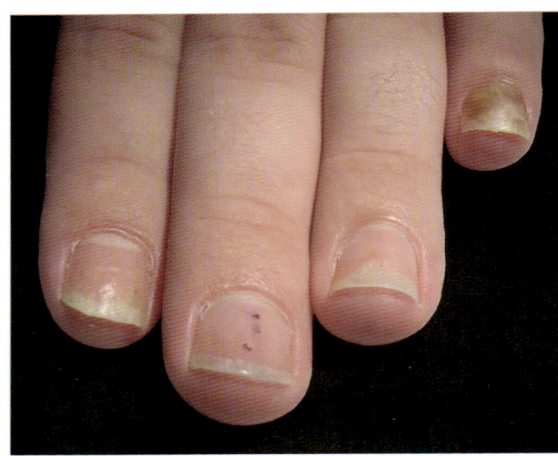

図 165-6　爪乾癬に伴う油滴徴候(第 2 指)，爪甲陥凹(第 2，第 3 指)，爪甲剥離症(第 2，第 4，第 5 指)，二次性緑膿菌感染症(第五指)。(*Used with permission from E. J. Mayeaux, Jr., MD*)

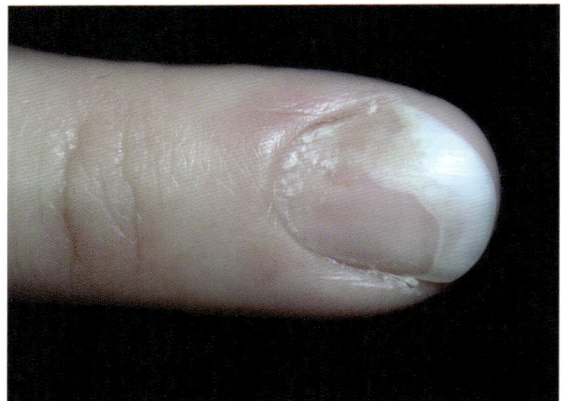

図 165-5　爪乾癬に伴う遠位爪のより小さい爪甲剥離症と近位の油滴徴候。(*Used with permission from Richard P. Usatine, MD*)

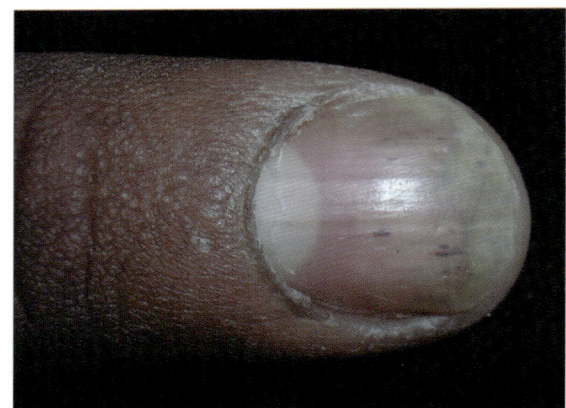

図 165-7　爪乾癬に伴う線状出血と爪甲剥離症。(*Used with permission from Richard P. Usatine, MD*)

化をもたらす可能性がある。Bowen 病，扁平上皮癌と尋常性疣贅は，ひとつの爪下または爪周囲プラークの外観を呈し爪甲破壊を伴う可能性がある。生検により確定診断を行うことができる。

治療

▶ 非薬物治療

- 乾癬の爪疾患は，持続的であり治療が困難である。標準治療を推奨するエビデンスは不十分である。
- 爪甲剥離症の外傷性増悪の回避および異物蓄積の爪は短く切っておくことを勧める[3]。SOR C
- マニキュアは，病変による爪の変化を覆うのに非常に有効である場合がある[6]。SOR C
- 爪みがきは爪表面の不完全性を減弱させる可能性がある[6]。SOR C

▶ 薬物治療

- 爪乾癬疾患に対する特異的な全身性治療のエビデンスは，不十分である。爪疾患に加え，有意な皮膚病変をもつ人々で考慮されなければならない。
- 特に爪母基病変における爪乾癬治療の選択肢のひとつとして，病巣内へのステロイド注射がある。トリアムシノロン

アセトニド(0.4 mL，10 mg/mL)を，指ブロックの後，3 カ月の間隔で爪床，爪母基または近位後爪郭に注射する[3,7]。SOR A　爪下過角化症，爪のうねりや肥厚は爪甲陥凹と爪甲剥離症よりもよく治療に反応し，有効性は少なくとも 9 カ月間持続する[7]。副作用として痛み，爪周囲色素脱失症，爪下出血と萎縮などが報告されている[3]。

- 爪下過角化症，遠位爪剥離症と"油滴"変化を含む爪床病は，爪床の近くの外側爪郭への注射が必要となる。爪床への直接接種は，爪床領域の極度の痛みを伴う。合併症としては，萎縮と爪下血腫形成が多い。
- 局所タザロテンは，24 週間の治療で爪甲剥離症と爪甲陥凹(閉塞下で使用する場合)を改善する[3]。SOR A
- 3〜6 カ月間の狭帯域 UVB とソラレン UVA(PUVA)光線療法は，皮膚乾癬に効果的である。しかし，爪乾癬に対する有効性はほとんどない[3]。
- 全身のレチノイド治療は膿疱性乾癬にしばしば効果的である。早期介入が爪関連の慢性瘢痕形成の予防となる。
- しかし，15〜81 歳の患者を対照とした後ろ向き非対照研究において，インフリキシマブ(5 mg/kg)を 0，2，6，8 週毎に最大 38 週間投与したところ，乾癬の爪病変が改善し

た。本研究は，爪乾癬の存在が乾癬性関節炎の発症頻度を増加させることと関連しており，爪乾癬をより早く治療するべきであることを示唆する。本研究は対照人数が少なく，長期間の追跡調査でもないところに限界がある[8]。SOR **B**

予防[9]

- 水場の仕事や手荒れ材料への曝露時の手袋の着用は，皮膚や爪への外傷を最小限にする。
- 爪を短く手入れすることは，外傷による影響を最小限にできる。
- 皮膚の乾燥または落屑が発現する場合，皮膚軟化剤の使用が有効である。
- 爪表面の処置は，軽い外傷により疾患を悪化させる危険がある。爪甲細片を消去するなどの表皮の手入れは慎重に行わなければならない。

予後

乾癬の爪の変化は，多くは瘢痕化せず可逆的である。全身性膿疱性乾癬の重症例では例外で，不可逆性である場合がある。

フォローアップ

追跡調査は，定期的な皮膚乾癬の経過観察に併せて行う。

患者教育

- 爪乾癬は，主に美容的な問題を伴い，一部の患者で乾癬の陥凹と爪甲剥離症を隠すためにマニキュアまたは人工爪が使われる。履物による圧迫によって爪下過角化症が不快になる場合，爪を切ることで圧力を軽減させることができる。
- 爪床と爪甲の分離を最小限にするため，爪床をよく手入れをするよう患者を指導する。また作業の間，手袋を着用することは爪への外傷を最小限にする。爪下の強い洗浄や擦過は皮膚を傷つけ感染を起こす可能性があるため，回避するように患者を指導する。

【E. J. Mayeaux, Jr., MD／Joshua Rai Clark, MD】

（本庄明日香／大塚宜一　訳）

166 爪下血腫

症例

14歳男児。自動車のドアで指を打撲し，その1週間後に受診した。彼は受傷後，救急対応の専門のクリニックで診察を受け，1週間の経過観察を指示された。治癒期の爪下血腫であることは明白であった（図166-1）。男児の指に可動域制限はなく，痛みもない。痛みがないので，爪穿刺と排液の適応はない。

概説

爪下血腫（subungual hematoma，指の爪または足趾の爪の下の血腫）は，一般的な外傷である。物にぶつけたり，ドアに圧迫されたり，つま先を打ちつけるなど，通常，末節骨への

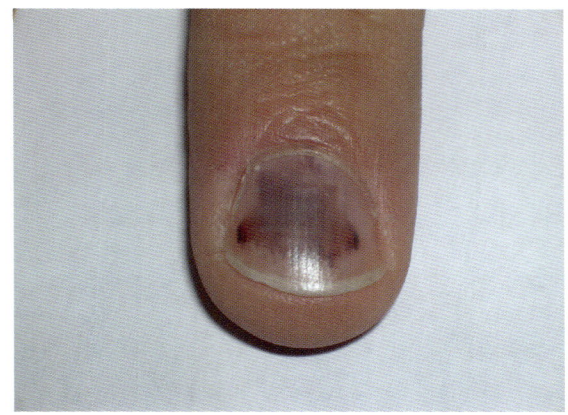

図166-1 自動車のドアで指を受傷し，1週間後に受診した14歳男児。爪下血腫は治癒している。（*Used with permission from E. J. Mayeaux, Jr., MD*)

強打に起因する。受傷により，爪母基または爪床の出血が起こり，結果として爪下血腫が生じる。患者は，通常爪甲の下で暗青色の変色を伴う拍動痛を感じる。爪下血腫には，爪と爪郭は受傷していない軽症である場合と，爪郭と指趾の傷害を伴う重症なものとがある[1]。また，きつい靴による圧迫など，軽症で慢性化している場合，患者がその受傷に気づかないこともありうる。

疫学

爪下血腫は，小児期の外傷として一般的である。

病因と病態生理

- 外傷によって爪母基と爪床の出血が起こり，爪下血腫を形成する。疼痛が存在するとき，軟組織や骨の損傷に起因する場合もあるが，爪板の下の空間内の圧力上昇により神経受容体を圧迫することにより生じる（図166-1〜166-5）。
- ほとんどの場合，変色は爪半月の形に沿って爪甲に起こり，近位と境界をなす。血腫は日々反復される受傷により生じることもあり，移動性がない場合もある。拡張した，非可動性の血腫は，黒色腫などを考慮する。黒色腫が疑われる場合，爪甲の生検を行うべきである。黒色部が血腫だけである場合，黒色部は爪甲と密着していない。
- 爪下血腫の潜在的合併症は，爪甲剥離症（onycholysis，爪床からの爪甲の分離），爪変形（通常，図166-6のように分裂する），感染などがある。受診が遅れたり，骨折を合併していると，合併症をより起こしやすい[2]。

診断

▶ 臨床所見

血腫が進行するにつれて，爪下の拍動痛と暗青色の変色が起こる。痛みは，簡単な穿孔術（図166-2，166-3）を行えば大部分の患者ですぐに改善する。

▶ 画像検査

外傷による末節骨または遠位指節間（DIP）骨折を疑う場合，X線検査を行う。SOR **C**

鑑別診断

- 爪床の母斑：爪床または爪母基に起こる，成長の遅い痛み

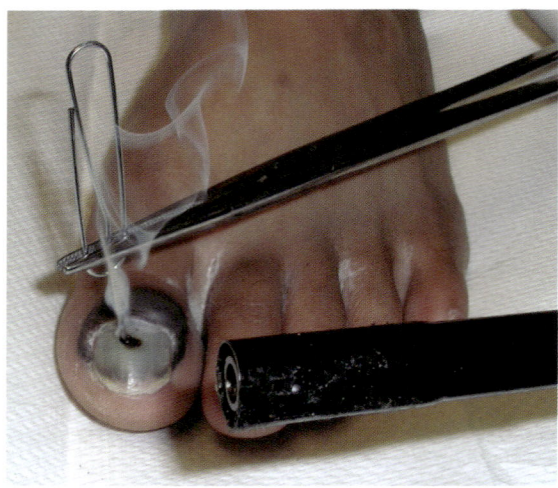

図166-2　鉄材が若年女性の足趾に落下し，爪下血腫をきたした。トーチで加熱された紙用クリップを鉗子で保持して使用し，患者の爪甲を突き刺すことにより，爪下血腫を除去する。（*Used with permission from Richard P. Usatine, MD*）

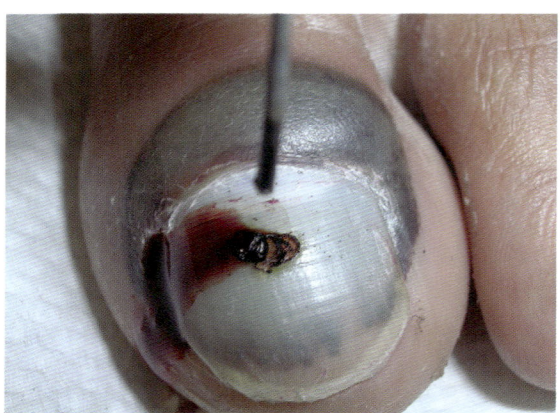

図166-3　加熱された紙クリップで爪甲に孔をあけ，血液を排出させることにより圧力を緩和させると，即時に痛みは軽減した。（*Used with permission from Richard P. Usatine, MD*）

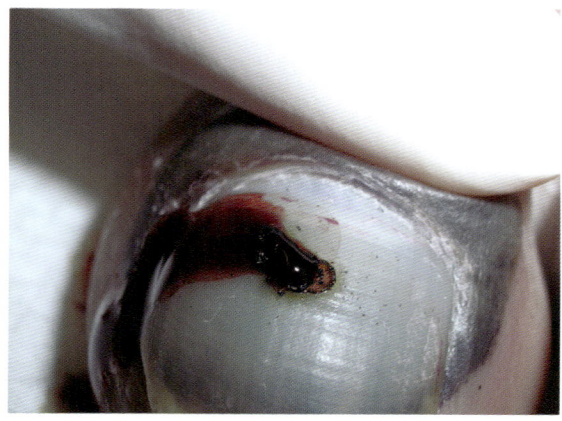

図166-4　爪甲を穿刺し，近位爪郭を少し圧迫すれば，血液は容易に流出する。（*Used with permission from Richard P. Usatine, MD*）

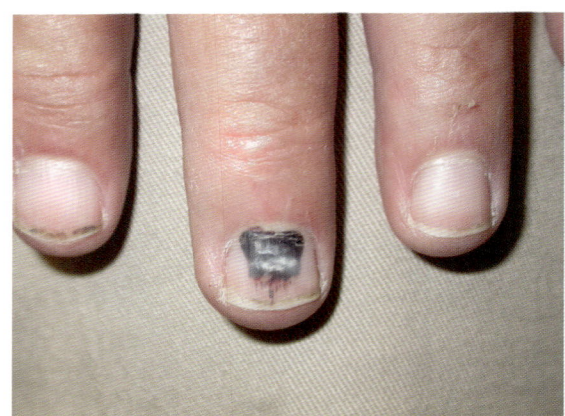

図166-5　思春期の患者における永続的な爪の変色。以前の経過と臨床検査から爪下血腫と正確に診断され，爪甲生検は不要と判断された。（*Used with permission from Richard P. Usatine, MD*）

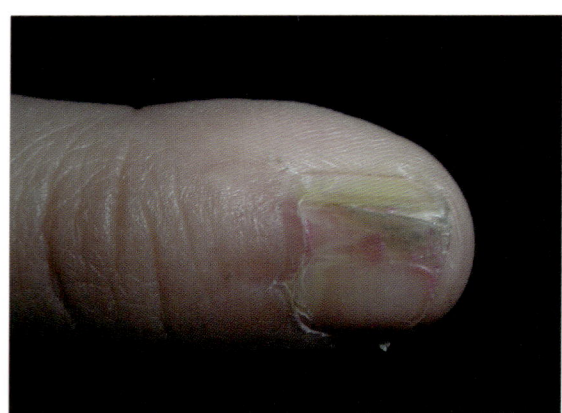

図166-6　6歳女児。車のドアに挟み，救急部で縫合した1年後，爪が分割，変形していた。爪母基は良好に癒合せず，分割されたまま（爪剥離症）である。（*Used with permission from Richard P. Usatine, MD*）

のない黒色点。

- 縦黒爪症：爪母基から始まり，爪の縦方向に帯状に着色する。無痛である（161章「色素性爪疾患」参照）。
- 爪下黒色腫：無痛で暗い帯状の着色として爪母基に発症し，縦方向に延長する。近位の爪郭における色素沈着としても発症する（Hutchinson徴候，161章「色素性爪疾患」参照）。
- 爪下線条出血：爪床で赤みを帯びた縞（線条）として発症する。心内膜炎や乾癬において，より一般的にみられる（165章「爪乾癬」参照）。
- 慢性あるいは再発性爪下血腫の場合，虐待について考慮しなければならない[3]。

治療

▶ 非薬物治療

　爪下血腫の治療は，爪の穿孔，血腫の除去・除圧により痛みを緩和させる。48時間を超えた場合，ほとんどの爪下血腫が凝固していて，痛みが減少しているため，穿孔処置は無効である。SOR ⓒ

くことを患児に知らせる。

【E. J. Mayeaux, Jr., MD】

（森　真理／大塚宜一　訳）

14

▶ 外科治療

- 穿孔される爪甲に神経終末はないので，爪穿孔は痛みを伴わない処置である。鉄材の紙用クリップ（図166-2～166-4）や電気焼灼器具が使用される。この処置により，貯留した血液を流出させる（図166-3, 166-4）。穴は持続的な排液に十分な程度に大きくなければならず，24～36時間継続する排液が可能なようにする。排液の継続する間，穿刺部位は無菌ガーゼで被覆し，ガーゼは毎日替える。火気を使用するので，とくに小児においては極度の注意が必要である。
- 大口径の針の斜角を爪甲に挿入することにより，血腫排液のための孔を作成する[4]。この方法は，処置中の血腫と爪床を圧迫するため，一時的に痛みが増加することもある。
- インスリン用注射器針（29ゲージ）が，遠位部分の爪下血腫の吸引のために有効である[5]。
- PathFormer® のような器具は爪下血腫の上に複数の孔を作成することができ，電気抵抗を監視することにより穿刺の深さを決定し，爪床への不慮の穿刺を回避することができる[6]。

▶ 薬物治療

- 予防的抗菌薬の使用は，爪下血腫と正常の爪郭を有する患者において転帰を改善しない[7]。SOR Ⓑ　予防的抗菌薬が使用される場合，第1世代のセファロスポリンが選択薬であろう（例：セファレキシン 25～50 mg/kg/日を10日間 6～8時間分割）[8,9]。
- 6～8時間毎のイブプロフェン 10 mg/kg（最大量：800 mg）の経口投与が鎮痛に有効で，より痛みが強い場合使われる。SOR Ⓒ

▶ 紹介

- 爪の損傷が25～50％以上である場合，重大な爪床損傷や末節骨骨折合併の可能性もあり，爪床の穿孔ではなく，爪の除去を伴う観察が推奨される場合もある[10,11]。SOR Ⓒ
- より深部の損傷が予想される場合は，指ブロック麻酔の後に爪甲除去を行うことによって爪床の治癒が可能となる[12]。SOR Ⓒ

予後

　爪下血腫の潜在的合併症には，爪甲剝離症，爪変形，爪喪失と感染などがあり，治療介入が遅れた場合，合併症はより高頻度で起こる。

　単純な穿孔術で治療された123例の患者の後ろ向き分析では，患者の85％が非常に良好な結果であり，2％は転帰不良（爪甲縦裂）であった。予後と血腫の大きさ，骨折の合併または感染の存在の結果との間に相関は認めなかった[2]。

フォローアップ

　排液後，2日間，1日に数回温水で洗浄し，その合間は被覆しておく。出血または感染の徴候がある場合は，再診するよう伝える。

患者教育

- 爪下血腫と爪床穿孔術の潜在的な合併症については，患児およびその両親または保護者と話し合われなければならない。
- 残存した変色は通常爪がゆっくり伸びることで改善してい

15 節　色素異常

167　白斑と色素脱失症

症例

　ヒスパニック系の 8 歳男児。皮膚の色素脱失を主訴に来院し（図 167-1），口唇周囲の白斑に対して治療を希望した。ステロイド薬の外用を開始し，効果がない場合，狭帯域 UVB 照射の使用を検討する方針とした。現実的な治療効果に対する希望を患児と母親に与えた。

概説

　白斑（vitiligo）は表皮の色素沈着が低下していく後天性の疾患である。Vitiligo Europian Task Force は，非分節型白斑を「表皮の機能低下と，毛囊メラノサイトの喪失により白く抜けた皮膚病変で，しばしば対称性で，時間経過とともに拡大傾向のある後天性の慢性色素異常症」と定義している[1]。分節型白斑は，神経支配領域に一致して片側性に生じ，分節が複数になることもある[1]。

別名

　尋常性白斑（vitiligo vulgaris）

疫学

- 白斑は，全世界人口の約 0.5～2％に発症する[2,3]。
- どの年齢でも発症しうるが，概して 10～30 代での発症が多い[2]。
- 発症率に，性差はない[2]。
- すべての人種に発症するが，有色人種ではより顕著である。

病因と病態生理

- メラノサイトの破壊を伴う自己免疫疾患である。
- 症例の約 30％に遺伝的素因があり，トルコ人患者の研究では Toll 様受容体（TLR）遺伝子の変異と白斑との関係が報告されている[4]。
- 病気や情動ストレス，皮膚外傷（Koebner 現象）がきっかけで発症，増悪することがある。

診断

▶ 臨床所見

- 辺縁鋸歯状で境界明瞭な脱色素斑（図 167-1～図 167-3）。
- 脱色素斑は，経過とともにしばしば癒合し拡大する。（図 167-4）
- 脱色素斑は日焼けに影響されやすく，正常な皮膚を焼くことは，脱色素斑をより際立たせる。
- 白斑を評価する標準化された方法はないが，手段として，自覚的所見，客観的な評価（例：Vitiligo Area Scoring Index〈VASI〉や，point-count 法），肉眼的な評価（例：写真，

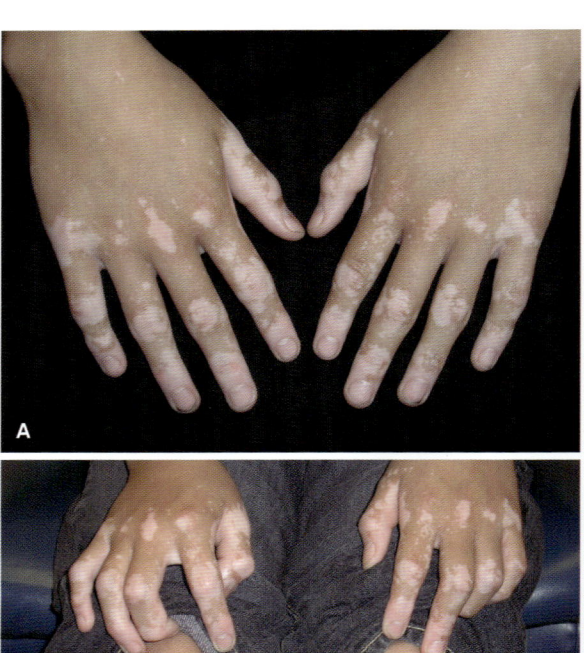
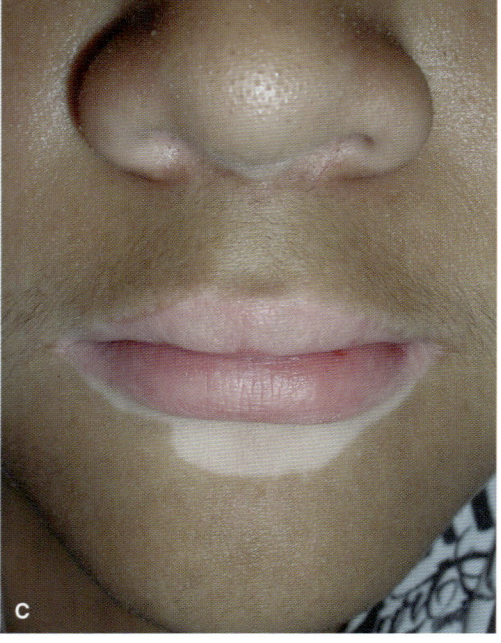

図 167-1　ヒスパニック系の 8 歳男児。**A**：手，**B**：膝と手，**C**：口周囲。それぞれに白斑を認める。（*Used with permission from Richard P. Usatine, MD*）

14

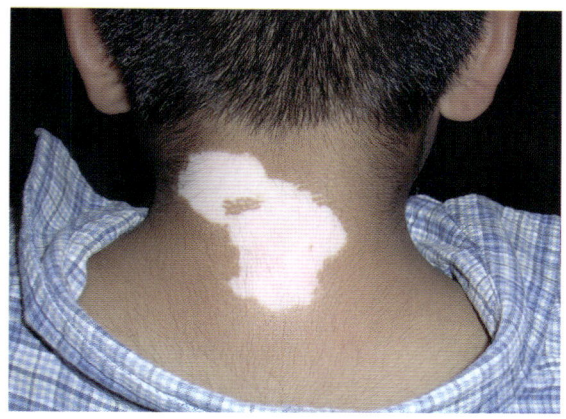

図 167-2　ヒスパニック系男児に合併した頸部の白斑。(*Used with permission from Richard P. Usatine, MD*)

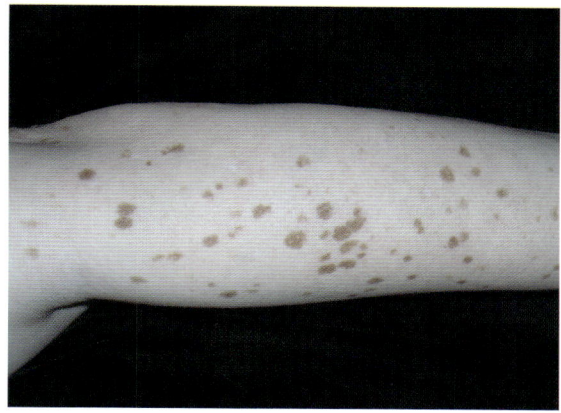

図 167-4　広範囲な白斑のため、皮膚色の残っている範囲が点在している。この女児の父親も同症状を呈していた。(*Used with permission from Richard P. Usatine, MD*)

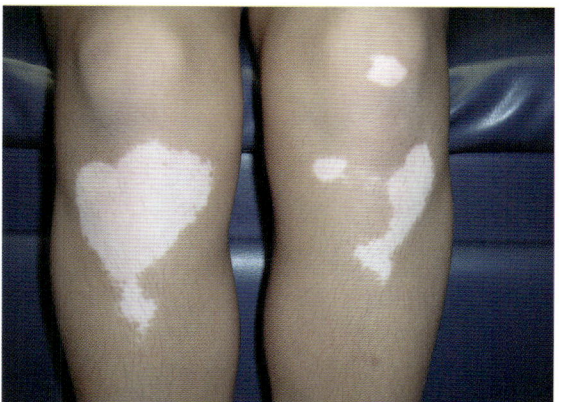

図 167-3　膝の白斑。典型的な鋸歯状辺縁を認める。(*Used with permission from Richard P. Usatine, MD*)

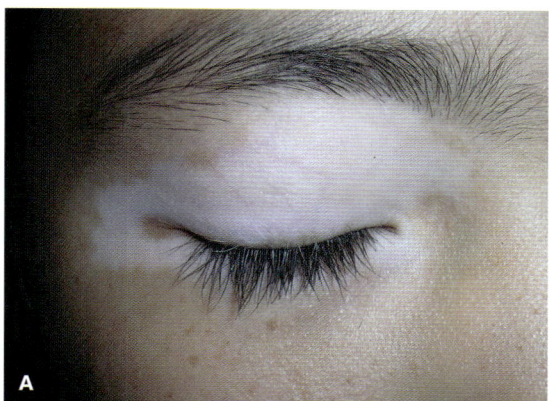

A

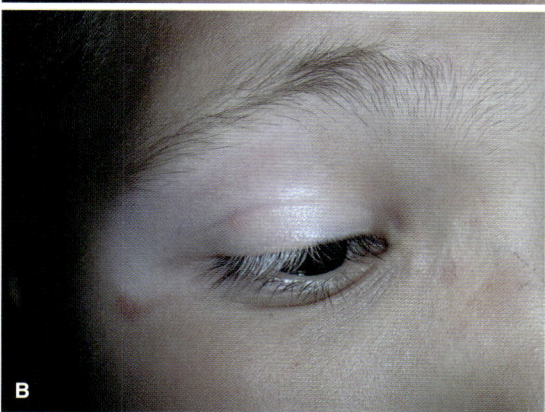

B

図 167-5　白斑は眼周囲に生じることが多い。**A**：正常な睫毛と白斑。**B**：白毛症を合併した白斑。メラノサイトの喪失により、睫毛の一部が白化した。(*Used with permission from Richard P. Usatine, MD*)

データ化された画像の分析)、ミクロ形態的な評価(例：共焦点レーザー顕微鏡法)、客観的な評価(例：ソフトウェア・データベースの画像分析法、分光光度法)がある[5]。いくつかの文献上では、VASI,「9 の法則」、ウッド灯、による評価法が色素病変や白斑の評価に適しているとされている[5]。

- 白斑に合併しやすい疾患として甲状腺疾患[6,7]、先天性母斑(白斑あり vs 白斑なし、6.2% vs 2.8%)[4]、光輪様母斑(Sutton 後天性遠心性白斑)[1]が知られており、また白斑患者の 57% に原発性開放隅角緑内障を認めるという報告もある[8]。

▶ 典型的分布

- 広範囲に認めるが、多くははじめに顔面、手、腕、性器などにみられる。
- 眼、口、臍、肛門のような体の開口部の色素脱失はよくみられる(**図 167-5**)。睫毛が含まれるとき、それは白毛症(leukotrichia)と呼ばれ、他の毛髪が含まれるときは白毛(poliosis)と呼ばれる。
- 白斑は片側性も両側性もありうる。片側性はより発症年齢が若い傾向にある一方、両側性はより薄い皮膚の人に多く、自己免疫疾患を合併しやすい[9]。

▶ 検査所見と画像検査

　甲状腺疾患や糖尿病の合併を鑑別する必要があり、甲状腺刺激ホルモン(**TSH**)や空腹時血糖の検査は重要である[10]。

▶ 生検

　診断が明白でない場合以外に必要はないが、施行する場合は 4 mm のパンチ生検で十分である。

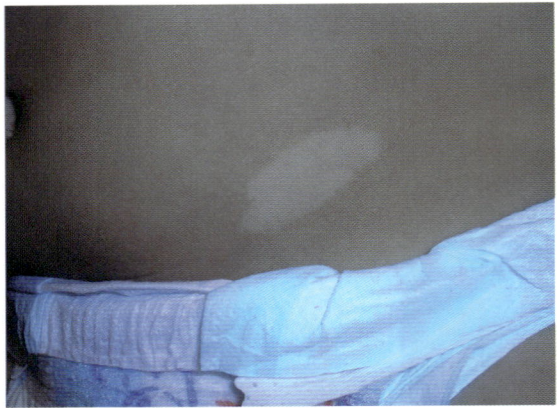

図 167-6　乳児腹部に認めた葉状白斑。結節硬化症の鑑別を忘れてはならないが，患児は神経症状や発育遅延は認めておらず，単純な脱色素性母斑にすぎない。(*Used with permission from Richard P. Usatine, MD*)

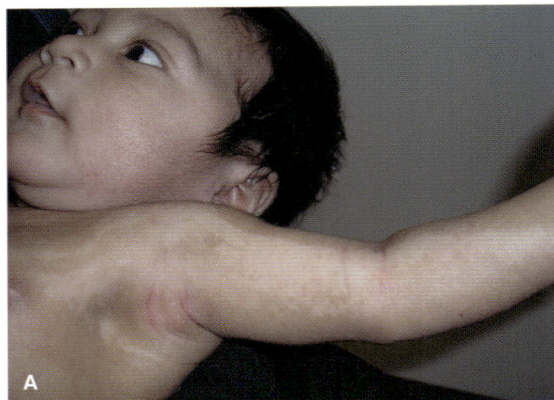

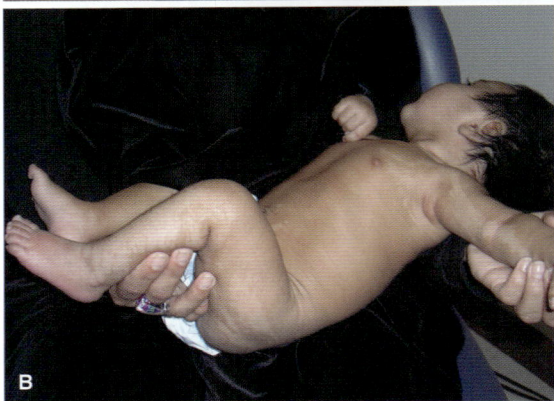

図 167-7　**A**：無色性色素失調症の 2 カ月女児。まれな症候群で，出生時より Blaschko 線に沿って皮膚の低色素部分がみられる。典型的には片側性で，四肢末端へ進展する。**B**：胸部と上肢にらせん状に認める。(*Used with permission from Richard P. Usatine, MD*)

鑑別診断

- 白色粃糠疹：落屑と軽度の掻痒のある脱色素斑。小児に多く，通常湿疹を伴うが，年齢とともに改善していく（130 章「アトピー性皮膚炎」参照）。
- 葉状白斑：葉状の小白斑であり，時間が経過しても大きさ，形状は不変である（図 167-6）。しばしば，結節性硬化症の最も初期の症状として現れ，病変が 3 つ以上ある場合は，鑑別をする必要がある（205 章「結節性硬化症」参照）。
- 光輪様母斑（訳注：Sutton 後天性遠心性白斑）：思春期および若年成人に多く現れ，色素性母斑を中心にその周囲に白斑が生じる（143 章「良性母斑」参照）。
- 無色性色素失調症：出生後まもなく発症し，Blaschko 線に沿う皮膚の低色素斑により特徴づけられる，まれな症候群である。眼疾患，神経疾患，腎疾患の先天異常を伴う可能性があり，それらの合併は白斑と鑑別する際に重要である（図 167-7，167-8）。
- 貧血母斑：先天性の低色素斑であり相対的な大きさや位置は変化しない。局所的なカテコールアミンへの過敏性反応の結果として生じるもので，メラノサイトの減少ではない。病変は，ガラス圧診（スライドガラスによる圧力）では周囲の皮膚と区別がつかない。出生時からの存在は，白斑と鑑別する際に役立つ（図 167-9）。
- 脱色素性母斑：通常出生時から認めるか，幼児期に生じる。メラノサイトは正常数だがメラノソームの減少した病態である。鋸歯状辺縁が多く，出生時からの存在は，白斑との鑑別に役立つ（図 167-10）。

治療

治療効果を評価するため，Vitiligo European Task Force は以下の検査を組み合わせることを提唱している。すなわち，(1)「9 の法則」を用いた病変部の広がり（病変部が体に占める割合）の検査，(2) 0～4 のステージ（0：正常な色素，4：毛髪までの完全な脱色）を用いた手足以外の体幹部の最も大きな白斑部の皮膚や髪における色素沈着レベルの検査，(3) ウッド灯による各部位の最も大きな白斑の進展の検査，を組み合わせた方法である[1]。評価シートは検索・引用することがで

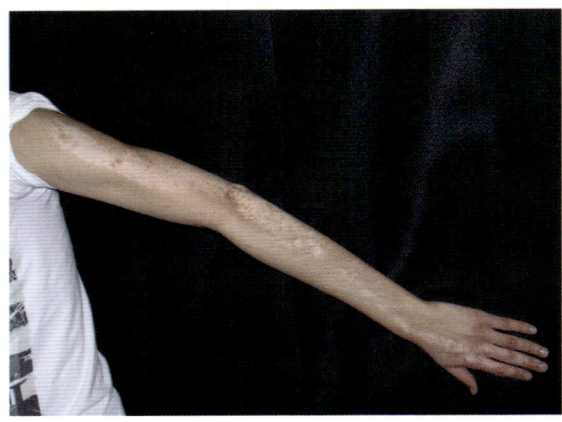

図 167-8　無色性色素失調症の 17 歳男児。出生時から認め，腕の末端へ進展している。片側性の病変であり，出生時から存在しなかった場合，分節型白斑と間違えられる可能性がある。(*Used with permission from Richard P. Usatine, MD*)

きる[1]。

▶ 非薬物治療

- 臨床経過が予測不可能で，状態がほぼ改善しない症例には，皮膚症状を悪化しうる心理的ストレスの存在がないか確認することを忘れてはならない。
- 疾病，ストレス，皮膚外傷のような刺激因子の管理が有効

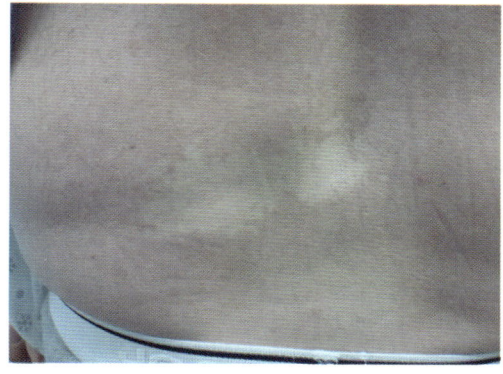

図 167-9　出生時からみられる背部の貧血母斑。局所のカテコール
アミンに対する先天的な過敏性である。ガラス圧診では病変は周
囲の皮膚と区別がつかなかった。不規則な辺縁は，貧血性母斑と脱
色素性母斑でみられる。(*Used with permission from Ryan O'Quinn, MD*)

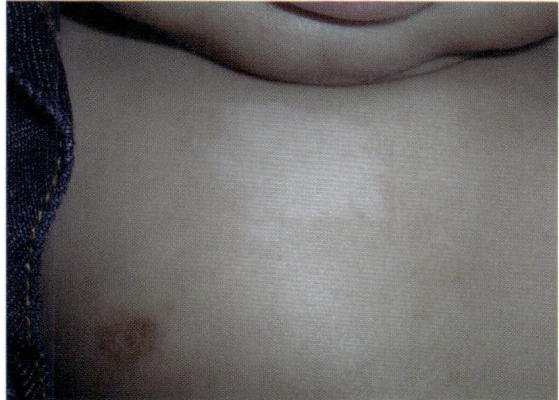

図 167-10　出生時より胸部に脱色素性母斑を認める 4 カ月乳児。
鋸歯状辺縁を認める。白斑は出生時からは認めない。(*Used with permission from Richard P. Usatine, MD*)

な場合がある。SOR **C**

▶ 薬物治療

　白斑のために使われる局所治療薬は，ステロイド，免疫調
節薬，ビタミン D アナログ，ソラレンがあり，局所ステロイ
ド外用薬が最も副作用が多い[11]。SOR **B**　効果のない局所治
療薬として melagenina，局所フェニルアラニン，局所 L-
DOPA（レボドパ），コールタール，anacarcin forte oil，ミノ
キシジルがある[12]。

- 白斑の患児 101 人を対象にした後ろ向き研究では，moder-
ate から high potency のステロイド外用薬により，64％（45/
70 人）は病変の色素回復を認め，24％（17/70 人）は不変，
11％（8/70 人）は増悪した（図 167-11）[13]。SOR **B**　ステロ
イド外用薬の副作用は，81.7±44 日の追跡調査で患者の
26％に認め，ステロイドにより誘発された副腎不全を 2 人
認めた。頭部または頸部が患部の患者では，他の部位が病
変の患者と比較すると，血中コルチゾール値は 8 倍以上も
の異常値になりやすく[13]，そのため，ステロイド外用は頭
頸部を含まない限局性白斑の患者に有効である。SOR **C**
- いくつかの総論から，ステロイド外用薬（potent または
very potent）は限局性白斑（病変範囲が全身の 20％未満）に
対しては優先されるべき治療法で[11,12]，2 カ月以内の使用

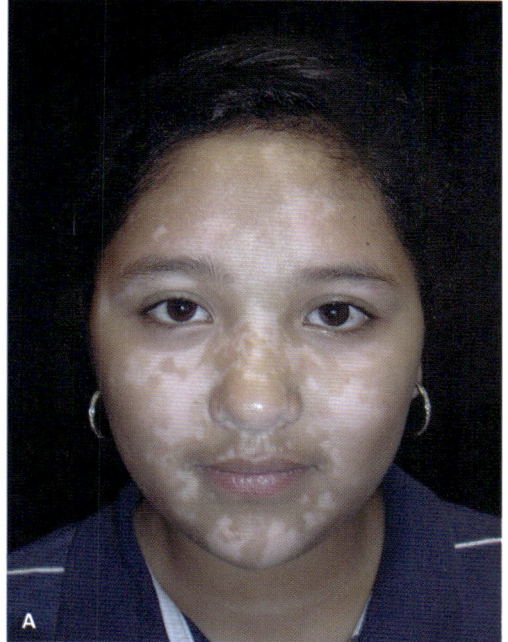

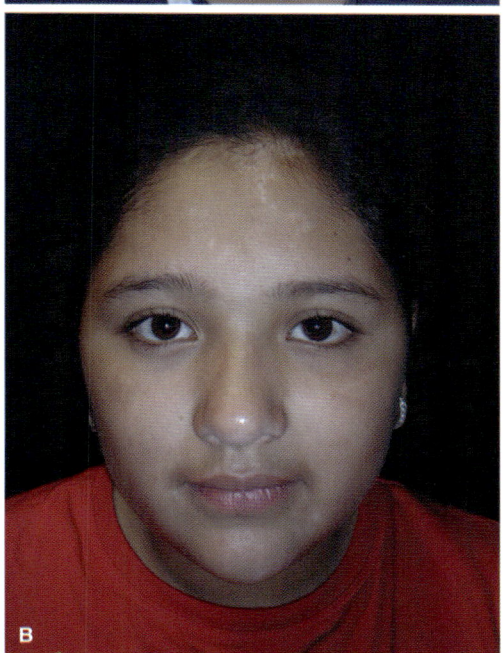

図 167-11　**Ａ**：顔面の白斑を認める 11 歳女児。**Ｂ**：1 日
1，2 回，0.1％トリアムシノロン・クリームを 2 カ月間使
用した後。症状は著明に改善し，皮膚萎縮やステロイドの
副作用は認めなかった。(*Used with permission from Rich-
ard P. Usatine, MD*)

で効果を確認すべきとしている[12]。SOR **B**

- 限局性白斑に対する代替え治療として，免疫調節外用薬
（タクロリムス，ピメクロリムス）は，ステロイド外用に比
べより少ない副作用で，同等の効果を示す[14]。SOR **B**
- 小規模の症例報告（N＝6）では，抗 TNF-α 製剤（インフリ
キシマブ，エタネルセプト，アダリムマブ）は広範囲の非分
節型白斑に対しての有効性は確認されなかった[15]。

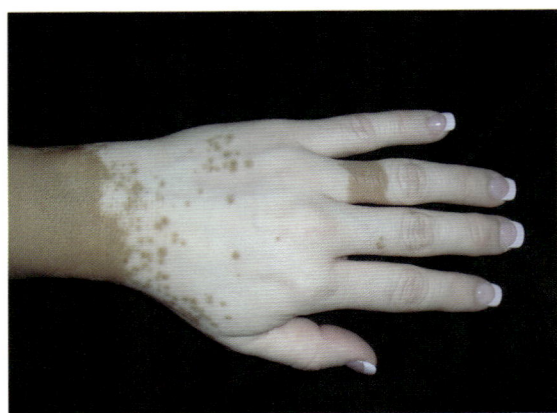

図 167-12 白斑。指輪の下の領域は健常である。狭域帯 UVB 照射療法による加療中。(*Used with permission from Richard P. Usatine, MD*)

▶ 補充治療と代替治療

抗酸化薬は，補助療法として有効な可能性がある[11]。

▶ 他の治療

- 脱色素斑への日焼け止めの使用は，正常皮膚へのさらなる外傷や熱傷を防ぐ[14]。SOR **A**
- 広範囲にわたる白斑では正常の皮膚を漂白することで，境界を目立たなくし美容上の改善が期待できる[14]。SOR **B** ヒドロキノン 20%クリーム（Benoquin）のモノベンジルエーテルは，白斑周辺の皮膚の脱色のために処方することができるが，不可逆的な変化を起こし，日焼けに対して高いリスクを負うことに注意が必要である。

▶ 処置

- 併用療法は単独療法より効果的なようで，大部分の組み合わせには光線療法を含む。狭域帯 UVB 照射は，副作用が少ない最も効果的な治療にみえる（図 167-12）[11,14]。SOR **B** PUVA 療法は 2 番目によい選択で，コクランレビューでは，転帰の有意な改善を示している治療の大多数は何らかの光線療法を併用していた[16]。
- 顔面の限局性白斑において，エキシマレーザーは UVB 照射療法の代替療法として特に良好な成果を認めており，UVB 照射療法より優れている可能性がある。局所の免疫調節物質と結合することによって，治療反応性は増す[14]。SOR **B** 4 例の患者の前向き研究では，週に 1 回，2 回，3 回，治療介入を 12 週間続けた時点での色素回復率はそれぞれ，60%，79%，82%だった[17]。週に 3 回の治療介入群が最も有効だったが，最終的な色素回復率は，治療頻度ではなく治療回数の総数に依存していた。SOR **B**
- どのような白斑のタイプでも，単独療法が最も効果的であるという報告はない。SOR **B**

予後

白斑の予後は様々であるが，通常活動期，非活動期を挟みながら進行する[18]。自然軽快を認めることもあるがまれである。

- 治療反応性は顔面と頸部は最も高く，末端部が最も低い[14]。SOR **B**
- 白斑は，妊娠によって増悪することはない[19]。

フォローアップ

- カウンセリングと感情面への配慮は，フォローアップに欠かせない。
- 今後，様々な併用療法のトライアルが必要と考えられる。

患者教育

- いかに心理的に苦痛でも，良性疾患であるということを説明し安心させる。
- たいていは活動期，非活動期を挟みながら時間とともに徐々に進行していくが，症例ごとに様々な経過をたどる可能性が高いことを説明する。
- 複数の治療法があること，長期間または繰り返し治療が必要となる可能性があることを説明する。

【Richard P. Usatine, MD／Karen A. Hughes, MD／
Mindy A. Smith, MD, MS】

（山﨑　晋／大塚宜一　訳）

168 色素沈着を主徴とする疾患

症例

アフリカ系アメリカ人の 7 歳女児が，掻痒と皮膚の黒ずみを心配した母親に連れられ小児科を受診した。女児は喘息とアレルギー性鼻炎を有している。実際，鼻の掻痒のため女児は診療中，何度も鼻をこすっており，下眼瞼には Morgan-Dennie 皺を認めた（図 168-1A）。また，女児の膝周囲の皮膚には黒ずみが生じていた（図 168-1B）。アトピー性皮膚炎は膝窩に生じることが一般的であり，この女児は明らかにアトピー性の 3 疾患（アトピー性皮膚炎，喘息，アレルギー性鼻炎）を認めた。膝周囲や頸部の黒ずみは，アトピー性皮膚炎に伴う掻痒のため皮膚を掻破することと関連している。小児科医は，アトピー性皮膚炎に対して皮膚軟化剤と局所ステロイドによる，より積極的な治療が必要であることを母親と女児に説明した。患者により治療への反応は異なるため，色素沈着の改善は約束されなかった。

概説

炎症後色素沈着（postinflammatory hyperpigmentation：PIH）は，慢性炎症に反応してメラニンが蓄積し，炎症病変に準じて褐色，黒色，灰色の色素斑を呈する。PIH は，皮膚へのあらゆる刺激で生じうるが，慢性的な刺激や炎症をきたす状態や，Fitzpatrick 分類でより濃い皮膚色であるスキンタイプⅣ，Ⅴ，Ⅵの人で多く認める。PIH の大半は，潜在的炎症状態の治療後 6～12 カ月以内に消退するが，未治療のままであればより重篤で長期化する。症例の女児では，アトピー性皮膚炎を治癒すれば PIH は治療せずに改善しうるが，アトピー性皮膚炎が持続すれば，それが改善するまで PIH は持続すると考えられる。

疫学

- 一般人口における PIH を含む色素増加症の有病率は，クウェートの 0.42%から米ミシガン州のサンプル集団の

14

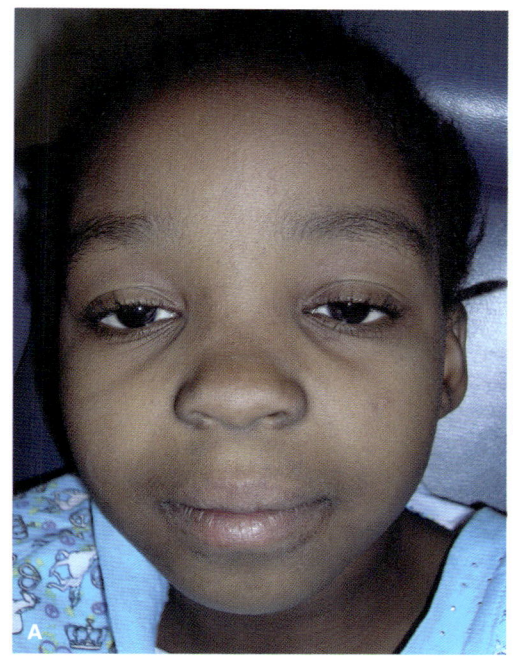

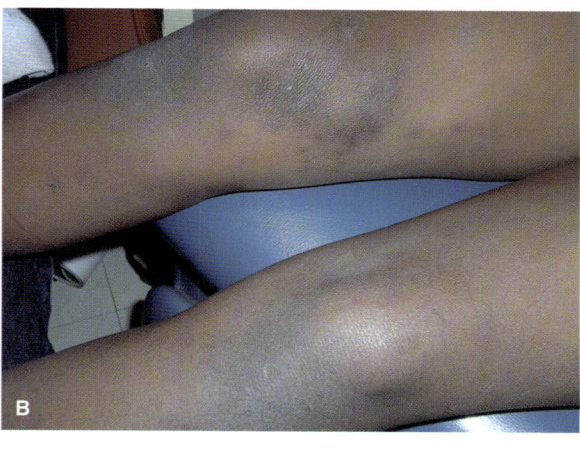

図 168-1　**A**：Morgan-Dennie 皺と鼻の皺を認めた 7 歳女児におけるアトピー性 3 疾患。**B**：同女児の膝周囲に認めた炎症後色素沈着。(*Used with permission from Richard P. Usatine, MD*)

55.9％まで幅がある[1]。

- 米国の小児における有病率は，ケンタッキー州の入院児童のサンプルに基づくとおよそ 22％である[2]。

- PIH は，皮膚の色素沈着で最も頻度の高い病型のひとつである。米国の小児における有病率はよい推定値ではないが，ナイジェリアの研究では入院児童の皮膚病変の 49.5％が PIH であると推定している[3]。成人の研究では，「色素異常症」には黒皮症やほくろ，PIH などの色素増加症も含まれるため，正確な有病率を得るのは困難である。ある研究では，色素異常症がアフリカ系アメリカ人の患者で 2 番目に多い診断であったが，白人患者ではトップ 10 に入らなかった[4]。

- PIH の頻度は，あらゆる年齢で男女差はない[5]。

- PIH は浅黒い肌の人（Fitzpatrick 分類のスキンタイプⅣ，Ⅴ，Ⅵ）に多いため，アジア，アフリカ（図 168-2），南米，ネイティブアメリカンの人々にたびたび認められる[6]。

- 小児で色素沈着の病変を認める年齢は様々で，PIH，温熱性紅斑，融合性細網状乳頭腫症（confluent and reticulated papillomatosis：CARP）は，年少児より年長児や若年成人に多く認められる（図 168-3）[7]。

- 「線状および渦状高色素症（linear and whorled hypermelanosis：LAWH）」など他の色素沈着の病変，太田母斑，カフェオレ斑は，発生学的なモザイクや遺伝子異常と関連があり，出生時や生後数週間以内にみられる（図 168-4，168-5）。蒙古斑の多くは，出生時に認められる（図 168-6）[7]。

- PIH が浅黒い肌の人に多いのと同様に，太田母斑，蒙古斑，カフェオレ斑，CARP はアジア人や黒人により多い[7]。一方，LAWH は人種による偏りはない[8]。

病因と病態生理

- PIH の原因は，尋常性ざ瘡，アトピー性皮膚炎（図 168-7），膿痂疹が一般的であるが，虫刺されや軽症熱傷，薬疹や他

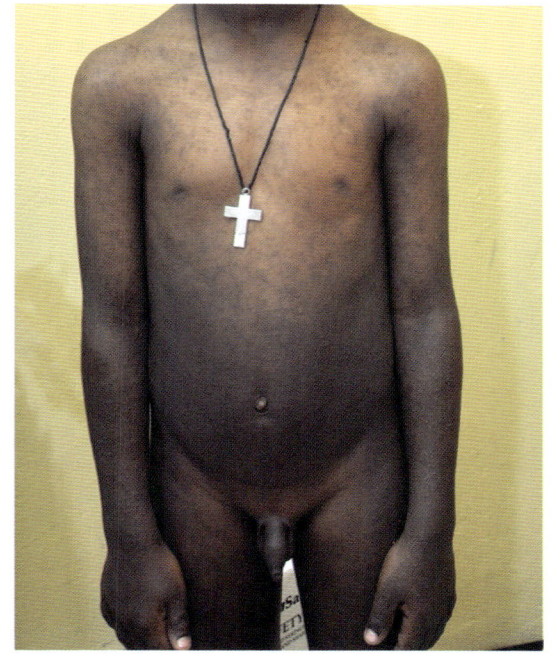

図 168-2　アトピー性皮膚炎の長い既往歴をもち，新規に疥癬と診断されたアフリカ人の男児。炎症後色素沈着が腰部と前腕周囲に集中している。(*Used with permission from Richard P. Usatine, MD*)

の発疹まであらゆる皮膚の傷害で生じることがある[1,5]。

- PIH は，色素沈着が表皮と真皮のどちらに生じたかで分類される。これは，病態生理や特徴的な外観，2 つの分類に関連した治療法の理解に有用である。

- 表皮の色素沈着は，メラノサイトの活性化によりメラニンの産生や放出が促進され，隣接するケラチノサイトへメラニンを蓄積させるはたらきがある炎症性分子（プロスタノ

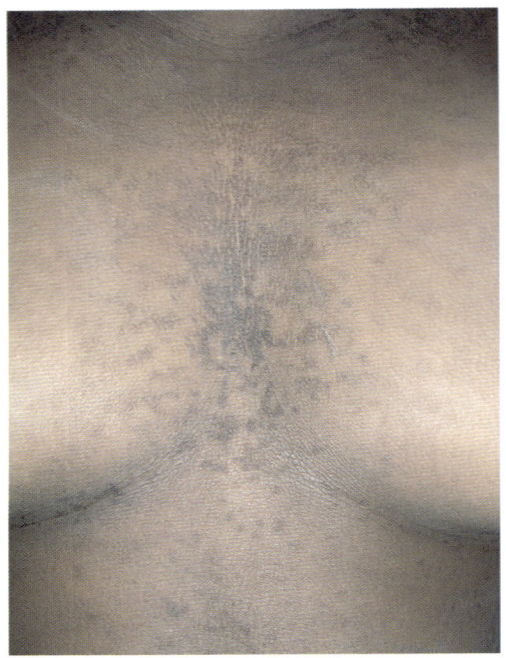

図 168-3　女性化乳房を伴う肥満の 15 歳男児に認めた融合性細網状乳頭腫症。（*Used with permission from Richard P. Usatine, MD*）

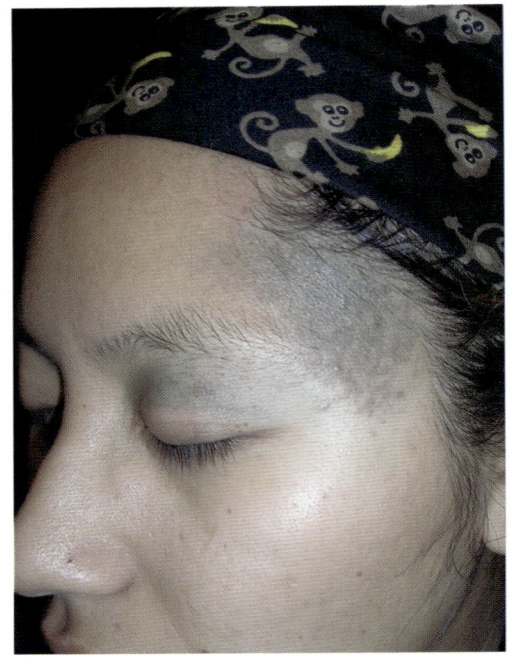

図 168-5　眼周囲に生じた青灰色の太田母斑。（*Used with permission from Richard P. Usatine, MD*）

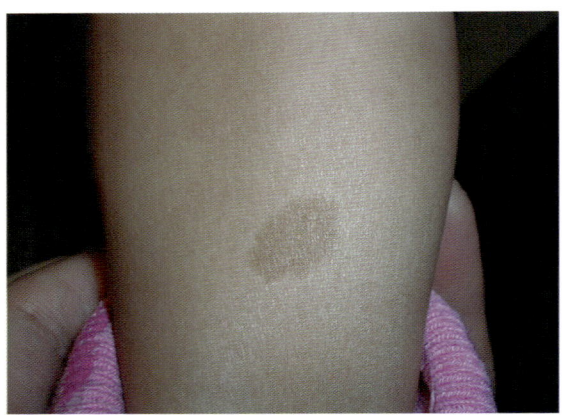

図 168-4　結節性硬化症の女児に認めたカフェオレ斑。（*Used with permission from Richard P. Usatine, MD*）

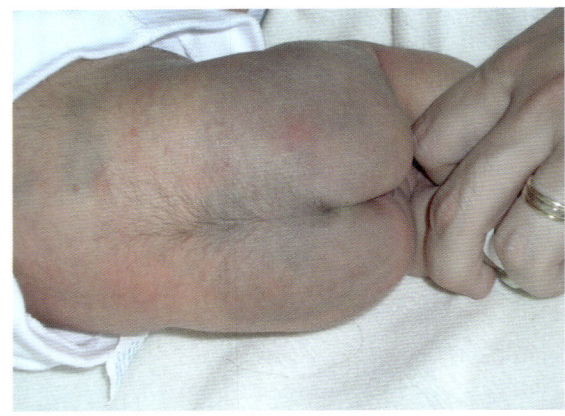

図 168-6　新生児の臀部に認めた真皮メラノサイトーシス（蒙古斑）。（*Used with permission from Richard P. Usatine, MD*）

イド，サイトカイン，ケモカイン，アラキドン酸などの代謝産物）の放出が原因と考えられる[1,5,9,10]。

- 真皮の色素沈着は，炎症でケラチノサイトが壊れ，メラニンが放出され，真皮上層のマクロファージがそれを蓄積することで生じると考えられる[1]。これは組織学的に「色素失調（pigment incontinence）」と呼ばれる。
- 表皮と真皮における色素沈着の違いは，皮膚病変の外見に反映される。真皮の病変は境界不明瞭な青灰色を呈し，表皮の病変はより境界明瞭な黄褐色，茶色，暗褐色を呈する傾向がある[1,11]。
- 色素沈着を生じる他の疾患でも，病態生理と皮膚の外観は関連する。色調や形状は一般的に，メラニンの位置，メラノサイトの過形成，産生されるメラニンの程度などによ

る[7]。

診断

▶ 臨床所見

- 色素沈着の程度は炎症過程の全期間と強い相関関係をもつ。慢性もしくは再発性の炎症過程であれば，色素沈着はより濃く長期間持続する[1]。
- 皮膚色の濃い人は，メラニン色素がより広範囲に密に分布し，多くの色素を蓄積しながら炎症に反応する。PIH はより長期の経過を経るほど，色の濃い病変となる傾向がある[1,12]。
- 紫外線曝露は，色素沈着の病変の濃さや持続期間に相関する[13]。
- 皮膚における色素沈着の深度も PIH の持続期間に影響す

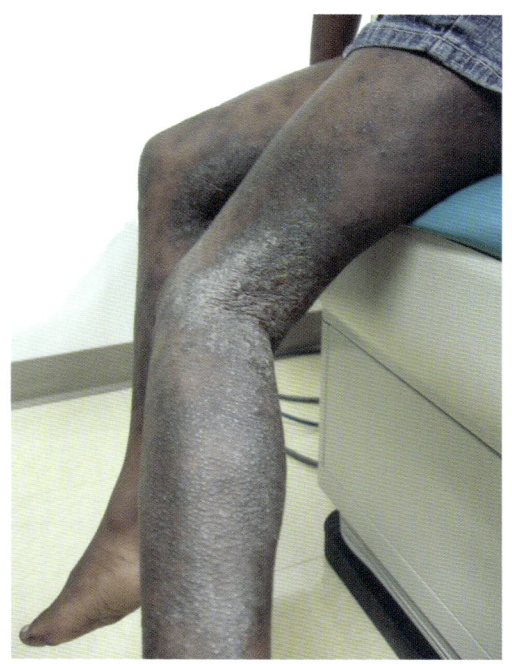

図168-7　重篤なアトピー性皮膚炎をもつアフリカ系小児の脚に認めた炎症後色素沈着。(*Used with permission from John Browning, MD*)

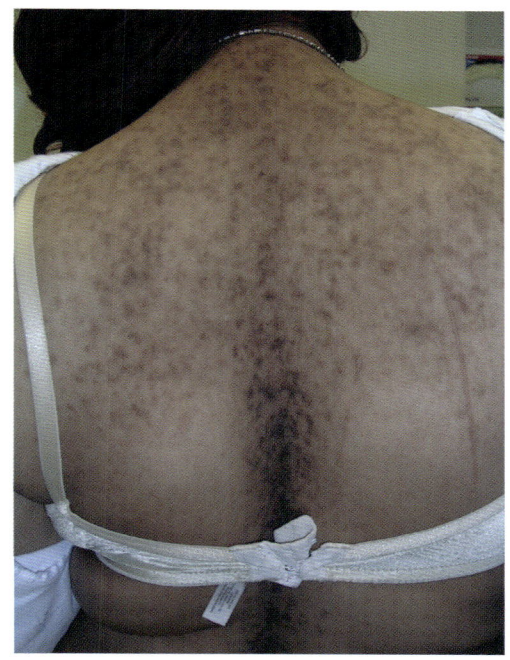

図168-8　アフリカ系アメリカ人の女児の背部に認めた融合性細網状乳頭腫症。(*Used with permission from Richard P. Usatine, MD*)

る。真皮は表皮のように連続してターンオーバーしないため，真皮の色素沈着のほうがより長期化する傾向がある[13]。

▶ 典型的分布
- 典型的な PIH は，初期の炎症過程に続いて斑状やまだら状を呈する[12]。

▶ 検査所見と画像検査
- ウッド灯検査は色素沈着が表皮か真皮かを区別するために用いられる。表皮の病変は境界明瞭で辺縁が目立つ一方，真皮の病変はけば立ち，不明瞭な境界となる[5]。

▶ 生検
皮膚生検は通常不要であるが，病因が不明の場合，4 mm のパンチ生検が PIH の原因の確定に役立つことがある。Fontana-Masson 染色は皮膚のメラニンの確認に用いられ，色素沈着が表皮か真皮かの区別に有用である[5]。

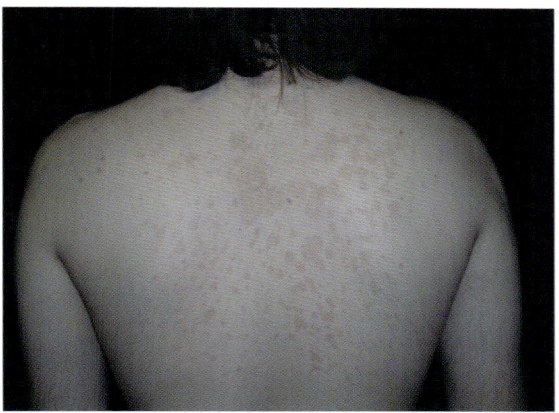

図168-9　16歳男児の背部に認めた癜風。ピンクがかった褐色を呈する。(*Used with permission from Richard P. Usatine, MD*)

鑑別診断

- 融合性細網状乳頭腫症（CARP）：癒合し斑状となる過角化した疣状の褐色丘疹が特徴であり，辺縁は網状で掻痒を伴うことがある（図168-8）。通常は，乳房下部や肩甲骨間から始まり，胸部や腹部へ拡大する（図168-3）。顔面，頸部，四肢，側腹部，臀裂に認めることもある。病因は不明だが，潜在的原因として角化障害，真菌や細菌感染症に対する反応，光線過敏症，アミロイドーシス，遺伝的要因がある[14,15]。
CARP は，臨床所見と特有の組織学的所見により PIH と区別される。CARP は体幹に隆起した角化性丘疹や斑点を形成し，PIH は元の病変部に平坦な斑点を形成する。癜風は体幹の CARP と分布が酷似するが，癜風は鱗屑の付着する斑点を形成し，経口もしくは局所抗真菌薬治療に反応する（図168-9, 168-10）。

CARP はまれな疾患であるが，若年成人（18～21歳）や有色人種に通常認められる。米国では男性より女性に多いが，性差は世界各地で異なる。ミノサイクリンが第一選択薬と考えられるが，症例報告や症例研究ではアジスロマイシン，クラリスロマイシン，フシジン酸，レチノイン酸も有効である[14]。
- 渦状高色素症（LAWH，図168-11）：線状および渦状の斑点を特徴とし，胎生発育の線である Blaschko 線に沿って生じる[16]。病変は体の至る場所で生じうるが，典型的には粘膜，手掌，足底，眼などには認めない[16]。LAWH は生後数週間以内に出現し，1～2歳まで徐々に拡大し濃くなる。正確な原因は不明であるが，潜在的な遺伝的モザイクと関連している可能性がある[8]。LAWH に神経学的異常を合併した症例が報告されているが，合併例はきわめてまれである[16,17]。それ以外に患児が正常で健康であれば，神経学的

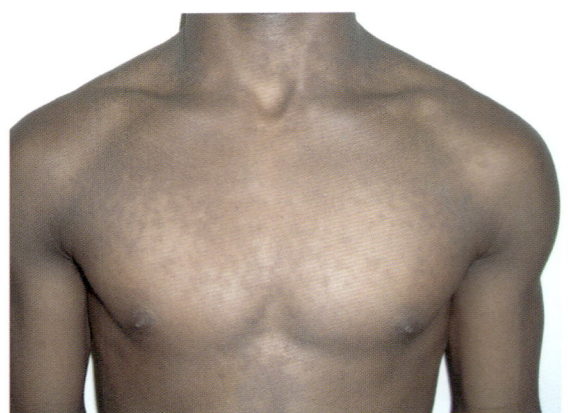

図 168-10　アフリカ系の 10 代男児の胸部にケープ様に分布した癜風。癜風菌(*Malassezia furfur*)による褐色の色素沈着を認める。(*Used with permission from Richard P. Usatine, MD*)

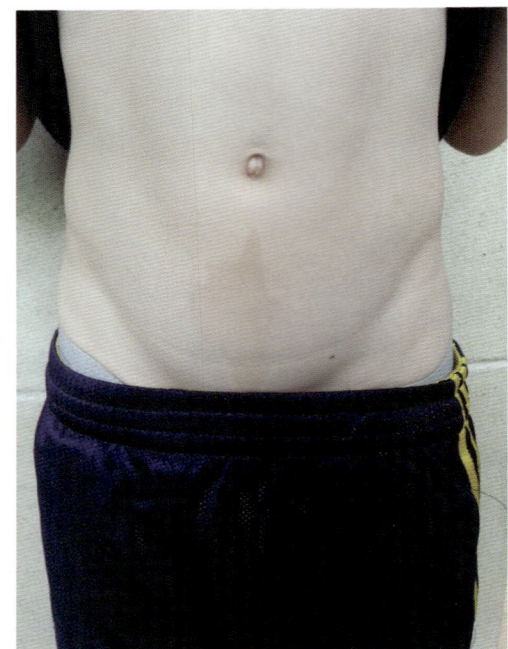

図 168-12　健康な 8 歳男児にみられる分節型色素沈着。病変は生後まもなく淡い斑点として出現し，幼少期により明瞭になった。(*Used with permission from Jennifer Krejci-Mannwaring, MD*)

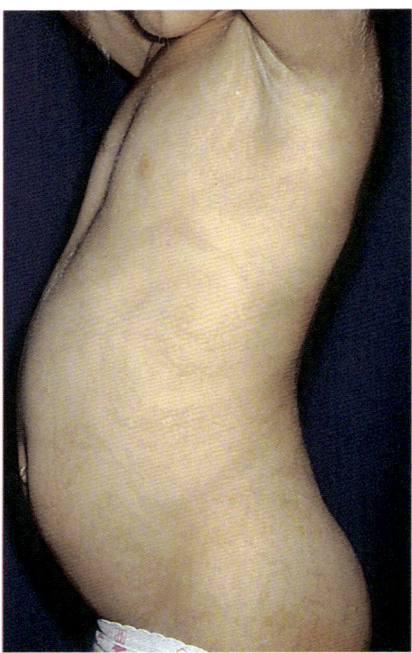

図 168-11　生下時から認めた小児の渦状高色素症。(*Used with permission from Kane KS, Lio P, Stratigos AJ, Johnson RA. Color Atlas and Synopsis of Pediatric Dermatology, 2nd edition, Figure 12-8, New York, NY：McGraw-Hill, 2009*)

評価や脳の画像検査は通常不要である[8]。

- 分節型色素沈着(segmental hyperpigmentation)：生下時もしくは幼少期に体幹の色素斑として出現する。特徴的な模様であり，たいていは腹部正中の皮節に沿って認める(図168-12)。典型的には LAWH のような Blaschko 線様ではなく，カフェオレ斑より幾何学模様となる。関連する既知の異常はなく，体細胞モザイクが原因と考えられる[18]。
- 温熱性紅斑：網目状で茶褐色の色素斑である(図168-13)。多くは長時間熱や紫外線に曝露されることで生じる[19]。小児ではまれであるが，直接膝に小型パソコンを置いて使用した小児の報告例がある[19]。他の原因は，湯たんぽ，電気座布団，電気毛布などである。通常は自然に治癒するが，

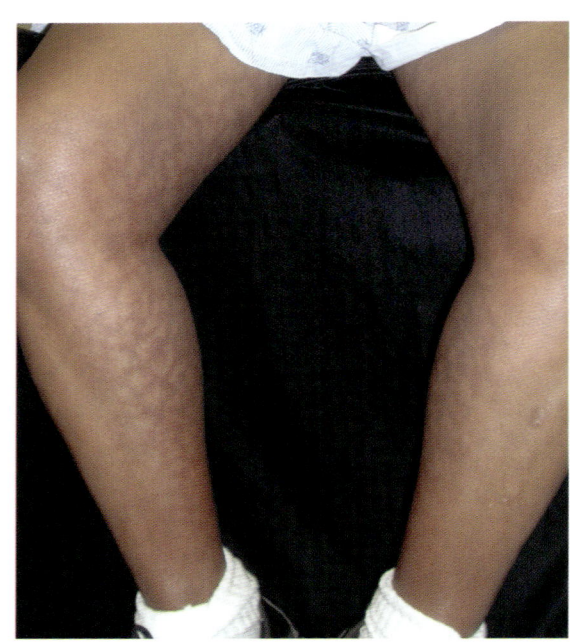

図 168-13　エアコンのない家で暖をとろうと置き型ヒーターに繰り返しまたがったことで生じた温熱性紅斑。(*Used with permission from Richard P. Usatine, MD*)

病変部が長期間繰り返し曝露されることで，扁平上皮癌や Merkel 細胞癌に罹患しやすくなる可能性がある[19]。

- カフェオレ斑：均一な淡褐色を呈する色素斑である(図168-14)。通常は孤立性であり，生後数年間はいつでも出現する可能性があるが，生下時に認めることが多い[20]。カフェオレ斑は白人よりアフリカ系人種に多くみられる。こ

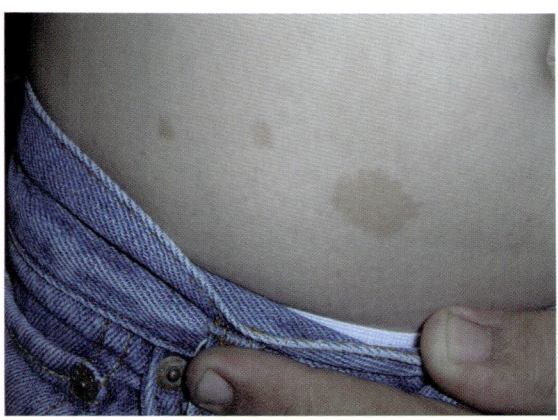

図 168-14　神経線維腫症の患児に認めたカフェオレ斑。（*Used with permission from Richard P. Usatine, MD*）

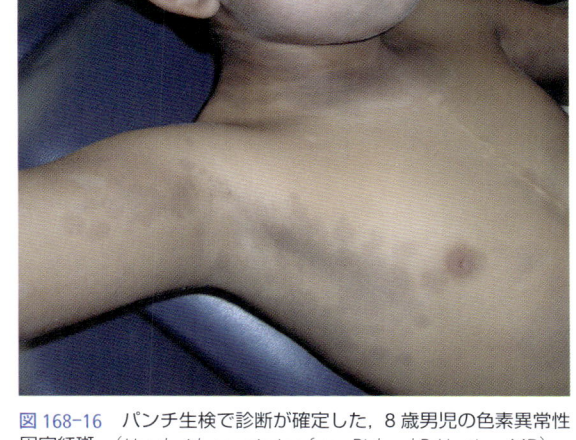

図 168-16　パンチ生検で診断が確定した，8 歳男児の色素異常性固定紅斑。（*Used with permission from Richard P. Usatine, MD*）

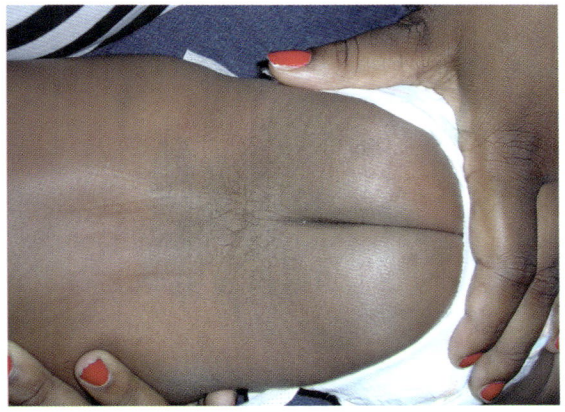

図 168-15　アフリカ系乳児における真皮メラノサイトーシス（蒙古斑）。（*Used with permission from Richard P. Usatine, MD*）

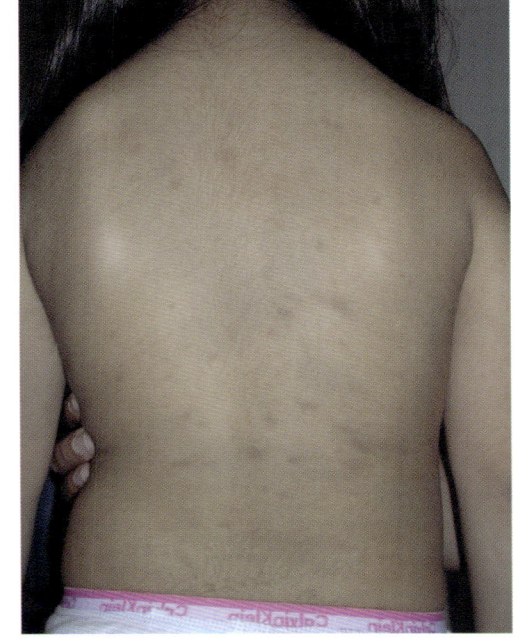

図 168-17　4 歳女児に認めた色素異常性固定紅斑。（*Used with permission from Richard P. Usatine, MD*）

れが成人期まで持続したり多数認められる場合，神経線維腫症，結節性硬化症，McCune-Albright 症候群，Noonan 症候群のような疾患を伴う可能性が高まるため，精査が必要である（図 168-4）[20]。カフェオレ斑を治療する医学的理由はない。これらの病変は，表皮のメラニン，巨大メラノソーム，高密度のメラノサイトが原因である。皮膚の美白クリームは有用ではないが，パルスダイレーザー，エルビウム：YAG，Q スイッチ Nd：YAG，Q スイッチ・ルビー，Q スイッチ・アレキサンドライトを含む複数のレーザーが用いられ，効果を示している。レーザー手術のリスクとして，色素沈着，脱失，瘢痕，不完全除去，再発などがある[21]。

- 真皮メラノサイトーシス（蒙古斑）：青灰色の色素斑で大きさは変化する。これはたいてい新生児や幼児の臀部に認める（図 168-15）[22]。アジア人やアフリカ人の祖先をもつ人々に通常みられるが，あらゆる人種に生じる可能性がある。病変は良性で，他の先天異常と関連せず，多くは 4 歳までに消失するが，残存することもある[22]。自然に退色し，治療の必要はない。
- 色素異常性固定紅斑（erythema dyschromicum perstan：EDP, ashy dermatosis）は，青灰色の色素斑で，辺縁に隆起性紅斑を伴うことが特徴である[23]。体幹，四肢，頸部に好

発する（図 168-16，168-17）。病因不明のこれらの病変は慢性に経過し，時間をかけて拡大し多発する。有病率はラテン系アメリカ人で最も高いが，他の人種にも認められる。EDP は 10～30 歳に多いが，どの年齢でも発症しうる[23]。EDP の治療は限定的であり，病変はしばしば持続する。多くの治療法が試されたが，現在有効なものはない[24]。

- 太田母斑（眼皮膚メラノサイトーシス oculodermal melanocytosis）：青灰色や褐色を呈する斑状病変であり，三叉神経の眼神経と上顎神経の支配領域で，通常片側性に分布する。皮膚に加えて，眼球や口腔粘膜面に認めることがある（図 168-18）[25]。これらの病変は，真皮メラノサイトの過誤腫が原因である。伊藤母斑は同様のプロセスで生じ，通常肩にみられる。これらは生下時に認めることがあり，年齢とともに濃く拡大する傾向がある。アジア人の小児に認められることが多いが，どの人種にも生じ，性差は認めない。

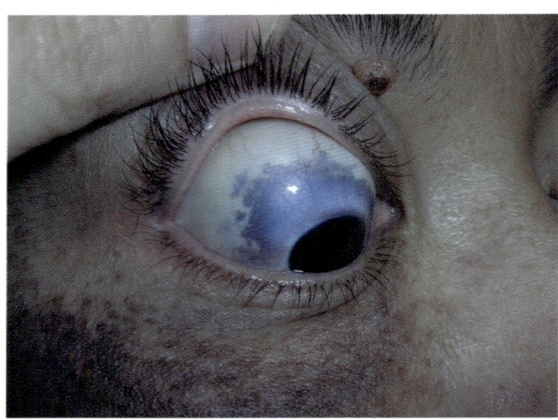

図 168-18　強膜に青灰色の色素沈着を伴った眼周囲の太田母斑。
（*Used with permission from Richard P. Usatine, MD*）

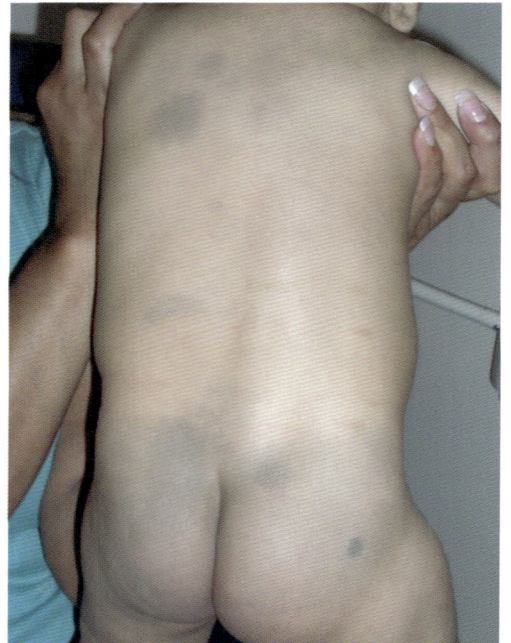

図 168-19　アフリカ系の年少児の背部と臀部に生じた複数の真皮メラノサイトーシス（蒙古斑）。（*Used with permission from Richard P. Usatine, MD*）

太田母斑と伊藤母斑の悪性化のリスクはきわめてまれであるが，眼病変がある場合，緑内障のリスクは高くて 10％である。太田母斑は，Sturge-Weber 症候群，Klippel-Trenaunay-Weber 症候群，神経発達異常にも関連する[25]。これらのリスクがあるため，小児患者では注意深い経過観察が重要である。この真皮の色素沈着は美容的に，Q スイッチ・ルビーレーザー，Q スイッチ・アレキサンドライトレーザー，Q スイッチ Nd：YAG レーザーによるレーザー療法によく反応するが，治療の必要はない[26-28]。

- 色素病変をもつ小児では，鑑別として小児虐待を疑い，除外することが特に重要である[12]。実際に線状や幾何学模様のあざや PIH は，虐待を懸念すべきである。また，小児虐待における背部や臀部の皮膚病変は，色素異常性固定紅斑や蒙古斑（**図 168-19**）に類似するが，外傷の病変は虐待の病

変と比較し早く消退する。

治療

PIH の管理の第一段階は，皮膚の炎症や外傷の誘因を鑑別し，色素病変を呈する他の原因を除外することである。

病変の形状や分布は，基礎疾患のパターンを反映するはずであり，PIH を認める患者の大半は，慢性的な皮膚疾患や外傷の既往歴がある。慢性的な皮膚疾患の既往歴がない場合は，先天的疾患や色素沈着を生じる他の誘因を考えることが重要である。前述の「鑑別診断」を参照のこと。

基礎疾患が治療可能な状態である場合，迅速な治療が不可欠である。PIH を増悪させないために，皮膚の炎症の原因を制御することが必要である[12]。

▶ 非薬物治療

- PIH 治療の第一選択は，連日日焼け止めを使用することである。SPF30 以上の日焼け止めを連用することで，PIH の持続期間を短縮し，残存病変の濃化を防ぐことが示された[1]。局所療法や他の治療で改善しても，短時間の紫外線曝露により急速に元の状態に戻る。行動変容のため，患者に加え両親への教育がしばしば必要になる。皮膚色が濃い人は色素障害を生じやすいが，日焼けしにくいため，日焼け防止を行わないことが多い。「物理的な日焼け止め」（亜鉛やチタンがベースのもの）が好ましいが，色素沈着の濃い皮膚では，塗布により灰色や青紫色が残存するため，美的に受け入れられる製品は少ない。日焼け予防には，太陽光の強い時間帯（午前 10 時〜午後 4 時）の外出を避け，日焼けしやすい部位に応じて，つばの広い帽子や長袖，長ズボンを着用するべきである。

▶ 局所療法

- 様々な局所美白剤が，PIH や他の色素沈着する疾患の治療に用いられている。治療は，ヒドロキノン，レチノイド，メキノール，アゼライン酸，コウジ酸，甘草エキス，アスコルビン酸，ナイアシンアミド，N-アセチルグルコサミン，大豆エキスなどの局所薬剤がある[1,12,29]。一般に美白剤は，真皮の色素沈着より表皮の色素沈着に効果的である[12]。
- PIH の局所療法の第一選択薬はヒドロキノンであり，5％以上の濃度では有効性が変わらないものの，様々な濃度で使用される[13,30]。無作為化比較対照試験により，治療開始 4 週後には開始時と比較して色素沈着の改善が示された[31]。潜在的副作用は，アレルギー性皮膚炎（最多），病変周囲の輪状の色素脱失，まれに逆説的な病変の黒化（外因性組織黒変症 exogenous ochronosis）がある[32]。
- ヒドロキノンの併用療法でさらに有効性が高まる。4％ヒドロキノンと 0.15％レチノールの小規模試験では，色素沈着の程度や病変の大きさにおいて有意な改善を認めた[31]。4％ヒドロキノン，0.1％トレチノインもしくは 0.5％アスコルビン酸，局所ステロイド（デキサメタゾンやフルオシノロンアセトニド）による 3 剤併用療法は，ヒドロキノン単剤や 2 剤併用療法より肝斑の高い完全消失率を示したが，PIH において 3 剤併用療法を行った臨床試験はない[33]。
- PIH 治療におけるトレチノイン（レチノイン酸）単剤の有効性に関するエビデンスが複数ある。ある無作為化比較試験では，コントロール群の 57％の参加者に比べ，治療群の 91％が，臨床的評価のもと有意な改善を認めた[34]。
- 色素沈着の治療における，コウジ酸，アルブチン，ナイア

シンアミド，N-アセチルグルコサミン，アスコルビン酸，甘草エキス，大豆エキスなどの化合物の有効性について限定的なエビデンスがある。これら天然由来の物質の有効性を示すエビデンスの大半は，肝斑治療の臨床試験で得られたものである[29]。このうち，局所大豆エキスが PIH において有意なエビデンスをもつ唯一の薬剤である[13]。これら化合物の多くは，レチノールやレチニルなどレチノイン酸の誘導体を含み，店頭販売で市場に出回っている。

▶ 処置

- 色素沈着病変の治療で用いられる頻度が最も高い処置は，ケミカルピーリングやレーザー療法である。両者は RCT で有効性が示されたが，第二選択の治療法であり，通常は局所薬との併用や，局所薬の無効例で用いられる[21]。
- ケミカルピーリングは色素沈着の治療で施行される[13]。この処置で使用される化学薬品は，グリコール酸，サリチル酸，トリクロロ酢酸である[35,36]。一般的に，表皮のケミカルピーリングは皮膚色の濃い人で推奨され，さらなる PIH のリスクを減らす目的で行われる。副作用は，紅斑，熱傷，刺痛，色素脱失，色素沈着，潰瘍，瘢痕，HSV の再活性化，表皮剥離である。通常，頻回のピーリング（5 回以上）が治療達成に必要となる。
- いくつかの RCT は，ヒドロキノン治療とグリコール酸のケミカルピーリングの併用は，PIH のヒドロキノン治療と同等の有効性があり，より早く劇的な効果を認める傾向があることを示した[37]。色素性乾皮症や先天性色素細胞母斑の小児で良好な結果を認めた症例報告があるが，小児におけるこれらの治療法の安全性を評価したデータはほとんどない[38,39]。
- レーザーは色素沈着の治療に用いられる。Q スイッチ・アレキサンドライト，Q スイッチ・ルビー，Q スイッチ Nd：YAG，非剥離性フラクショナルプロトリシスレーザーは，PIH，蒙古斑，太田母斑，カフェオレ斑など，多くの色素沈着病変の治療に有効である[21,40,41]。システムの波長は病変の深度に併せて正しく調整されなければならず，表皮の色素沈着はより短い波長に，真皮の色素沈着はより長い波長に最もよく反応する[41]。レーザー治療の既知の潜在的副作用である病変の色素沈着や PIH の発症を回避するため，細心の注意を払わなければならない[40]。小児のレーザー使用のレビューでは，レーザー治療は小児において安全であり，場合によっては成人より有効であると結論づけている[41]。

予後

- PIH の期間は，炎症を生じる基礎疾患を制御できるかどうかでまったく異なる。一度基礎疾患が治療されれば，表皮の色素沈着の大半は 6〜12 カ月で改善し，治療により病変が 4 週間程度で急速に改善することもある[5,31]。真皮の色素沈着は比較的経過が長く，治療にかかわらず数年もしくは生涯にわたり持続する可能性がある[5]。

フォローアップ

- PIH を有する小児において，まず行うべきことは基礎原因を治療することである。いったん原因が治療されれば，定期的な経過観察で十分である。顔などの美的に繊細な部位の病変や，患児に心理的苦痛を著しく認める場合には，よ

り強力な治療を考慮しなければならない。

- 心理的苦痛の原因となる先天性の色素沈着病変を有する小児では，両親に現実的な効果を理解してもらいながらも，早期の治療介入を考慮する。もし治療効果があれば，先天性や持続性病変の大半は，レーザー治療のような侵襲的な治療法も適応となる。

患者教育

- PIH は通常，時間経過とともに自然に改善する。初期の目標は，皮膚局所の炎症の原因を特定し除去することである。
- 徹底した紫外線防御は，PIH の悪化を防ぎ，より早期の消退に役立つ。
- PIH が持続する場合，他にも治療の選択肢があるが，様々な効果と副作用を有するため，経過観察で改善しない症例に限られるべきである。

【Sigrid M Collier, MD／Jennifer Krejci-Mannwaring, MD／
Richard P. Usatine, MD】
（米山俊之／大塚宜一　訳）

16 節　遺伝性

169 遺伝性皮膚症

概説

　遺伝性皮膚症（genodermatosis）と呼ばれる皮膚の症状をもつ 100 以上の遺伝的症候群がある。色素沈着（白皮症），角化（魚鱗癬と Darier 病），血管新生（Sturge-Weber 症候群），結合組織（Ehlers-Danlos 症候群），代謝（フェニルケトン尿症），免疫系（Wiskott-Aldrich 症候群），DNA 修復（色素性乾皮症）などの障害がある。一部の教科書では遺伝性皮膚疾患だけを扱っているものもある[1]。この章ではいくつかの遺伝性皮膚疾患の例と写真を提示する。その導入として，とくに Darier 病と先天性爪肥厚症（pachyonychia congenita）に焦点をおく。

Darier 病

症例

　12 歳女児。頸部周囲の魚鱗癬を主訴に小児科を受診した。家族歴で女児の母親，母方の祖母，母方のおば，おじが Darier 病である。Darier 病は常染色体顕性（優性）遺伝の遺伝性皮膚疾患であるため，小児科医は Darier 病の発症と考えた。発疹に伴う掻痒に対して弱いステロイド・クリームを処方した。女児には近医の皮膚科も受診するように勧めた。数年後の再診時には，女児の発疹は増悪していた。検査で頸部周辺と前胸部に赤い脂漏性湿疹を認めた（図 169-1 ～ 169-3）。皮膚科で Darier 病の診断をされたが，急性増悪時に予約が取れなかったため小児科を再診した。患者は以前使用しており 1 カ月前に使いきってしまった 0.1％のトリアムシノロン・クリームの処方を求めた。小児科医は処方して，さらに精査のために皮膚科の予約をするように勧めた。患者は Darier 病に特徴的な赤と白の縞のある爪をしていた（図 169-4）。

疫学

- Darier 病（毛嚢角化症としても知られる）は，約 3 万〜10 万人に 1 人と報告されている。
- 常染色体顕性遺伝のため，男女比は等しい。
- 臨床症状は思春期に明瞭になる。

病因と病態生理

　Darier 病において，12q23-24.1 染色体上の *ATP2A2* 遺伝子の変異が，筋小胞体でカルシウムポンプ（SERCA2）の異常をきたす。この変異がどのような経路で細胞と相互作用するかは不明であるが，結果表皮の異常な分化を生じ[2]，常染色体顕性遺伝形式をとる。

診断

● 臨床所見

　脂漏，角質増殖，黄褐色の丘疹と脂漏性の分布に鱗屑を伴う斑（図 169-1 ～ 169-3）。足は角質増殖斑で覆われることが

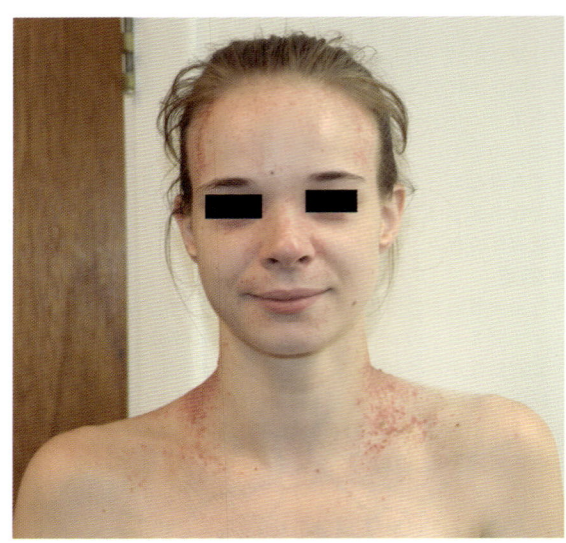

図 169-1　Darier 病の角質の増殖と赤い脂漏性湿疹を顔面，頸部，胸部に認める。常染色体顕性の遺伝性皮膚疾患であるため，患者の母方に症状を認める。（*Used with permission from Yoon Cohen, MD*）

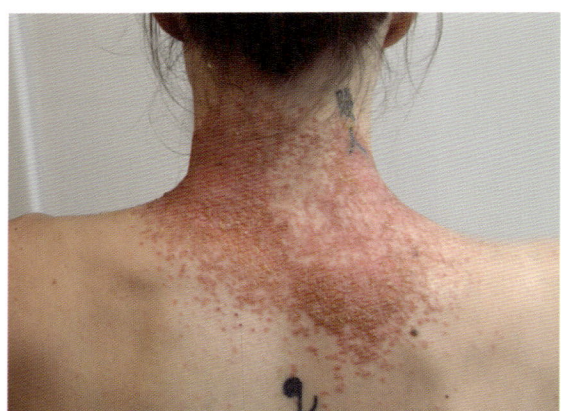

図 169-2　図 169-1 と同患者の後頸部と背部の再燃像。紅斑と角化増殖部位に黄色の脂漏性湿疹を認める。（*Used with permission from Yoon Cohen, MD*）

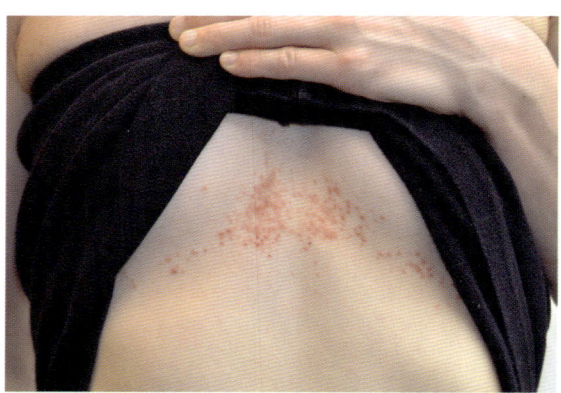

図 169-3　図 169-1 と同患者の胸部所見。胸骨の上から乳房周辺に脂漏を認める。（*Used with permission from Yoon Cohen, MD*）

14

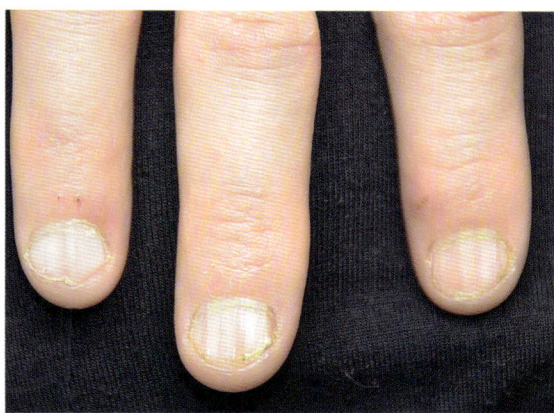

図 169-4　Darier 病，図 169-1 と同患者の爪の所見。赤と白い溝を認める。（*Used with permission from Yoon Cohen, MD*）

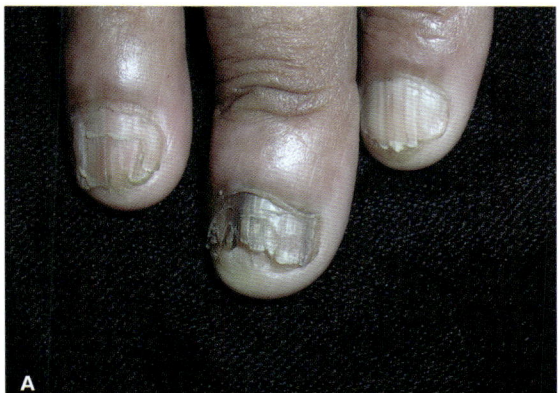

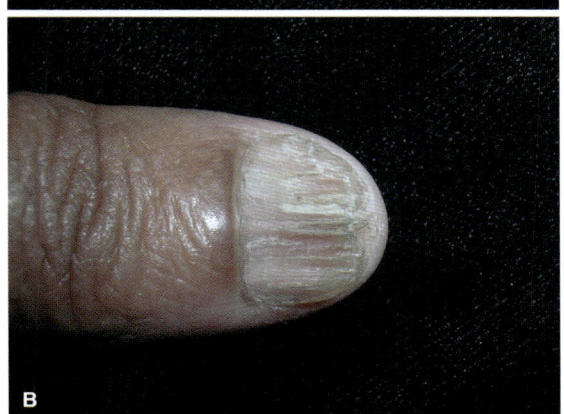

図 169-5　**A**：Darier 病に認める，爪の典型的な縦縞と溝。　**B**：Darier 病で最も特徴的にみられる，爪の先端の V 字型の切れ込み。（*Used with permission from Richard P. Usatine, MD*）

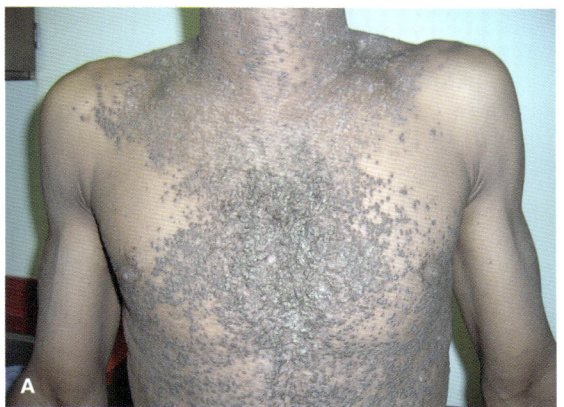

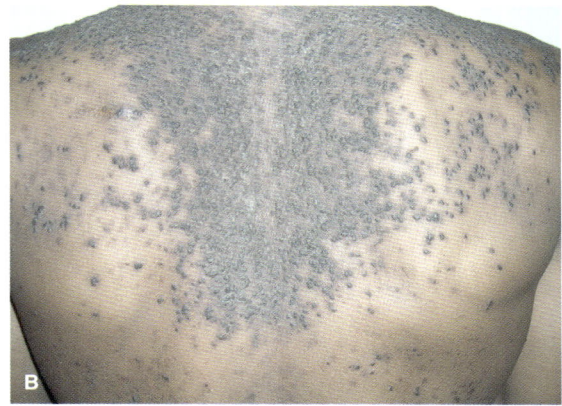

図 169-6　Darier 病の進行期。**A**：胸部の中心と頸部は，角質の増殖と脂漏性の鱗屑で完全に覆われている。**B**：背部の中心も色素過剰の角質の増殖と脂漏性の鱗屑で完全に覆われている。患児の症状は暖かい天候で発疹が増悪し，搔痒と不快臭が増悪する。（*Used with permission from Richard P. Usatine, MD*）

もしくは治療中の症例において耳の後方にのみ症状を認めることがある[3]。爪症状は特徴的である（図 169-4，169-5）。

▶ 検査所見

皮膚生検で特徴的な病理像を呈する。*ATP2A2* 遺伝子の変異の検査を行うことがある。

鑑別診断

- Hailey-Hailey 病（良性家族性天疱瘡）：他の遺伝性皮膚疾患は脂漏性の皮膚分布の角化丘疹とは対照的に，外皮のびらんや弛緩性小水疱をもち擦過部位に分布する。4 mm 針のパンチ生検で，診断ができる。
- 脂漏性皮膚炎：頭皮，顔面の中心と胸部に認める紅斑と黄色の脂漏性鱗屑を伴う薄い斑。まれに Darier 病と同程度に重篤化する（135 章「脂漏性皮膚炎」参照）。

治療

- Darier 病は非常にまれなため，無作為化比較試験（RCT）は行われていない。
- 軽度～中等度の症状は増悪因子（日光，熱，閉塞）の回避や局所治療によって治癒するが，SOR **C** 重症例では経口レチノイドが推奨される。SOR **C**
- 皮膚軟化剤，湿潤剤および角質溶解剤の頻回の使用が，治療の主軸である。SOR **C** プロピレングリコール，尿素と

ある。手掌は陥凹もしくは角化した皮疹と，爪は V 字型に切れ込み，赤と白い溝の縦縞を認めることがある（図 169-4，169-5）。角化した丘疹は日常生活に支障をきたすほどの悪臭を放つことがある（図 169-6）。

▶ 典型的分布

病変は脂漏性の皮膚の部分に認める（顔面，耳，頭皮，胸上部，背上部，鼠径部：図 169-1～169-3，169-6）。腋窩や乳房の下の部分にも認めることがある（図 169-3）。病初期，軽度，

乳酸を含有する多くの医薬部外品や医療用薬品がある。乳酸アンモニウムは市販薬で6%のローションがあり，12%のものは処方される。

- 局所レチノイド（アダパレン，トレチノインまたはタザロテン）は患者によっては効果を認めるが，刺激が強く使用は限定的である。アダパレンは局在の変性に効果的なことがある[4]。SOR C　すべてのレチノイドは妊娠中の使用が禁忌である。
- 局所のステロイドが有用なことがある。顔面，鼠径部，腋窩には副作用を最小限にするために低薬効のステロイドを用いる。SOR C
- いくつかの症例報告では，局所カルシニューリン阻害薬（ピメクロリムスやタクロリムス）が有効なこともある[5,6]。SOR C　これらにはステロイドの皮膚萎縮のような副作用はない，しかし通常より高価であり，悪性腫瘍やリンパ腫などのリスクも指摘されており，議論の余地がある。
- レチノイド（アシトレチン10〜20 mg/日の初期投与，またはイソトレチノイン0.5〜1 mg/kg/日）の全身投与は，重症例に最も有効な治療法と考えられる[2]。SOR C　これらの薬剤は使用経験が豊富な医師によって用いられるべきである。レチノイドの全身投与を受ける患者は催奇形（カテゴリーX）をきたしたり，高脂血症，高トリグリセリド血症，粘膜乾燥，脱毛症，肝臓毒性，気分障害を生じることがあるため，頻回なモニタリングと注意深い精査を必要とする。女性はイソトレチノインの内服終了後少なくとも1カ月，アシトレチン内服終了後少なくとも3年間は妊娠をしてはならない。
- 細菌の二次感染を認める場合は，局所または経口の抗菌薬が炎症を抑えるために必要なことがある。SOR C
- レーザー，放射線，光線力学，遺伝子治療が新しい治療法として開発されている。
- 精巣の異常または角膜混濁を認めた場合，泌尿器科や眼科の専門医に紹介する。SOR C
- 遺伝子治療は研究されているが，現実的な治療の選択肢にはまだ至っていない。
- しばしば合併する悪臭は，顔面の病変と同様に，患者の生活の質に悪影響を与えるため，治療がしばしばなされる。

フォローアップ

　経口レチノイドを内服している場合は脂質と肝機能検査のために3カ月毎のモニターが必要である。患者の二次性の細菌感染の徴候もチェックしなければならない。

患者教育

- 直射日光，熱，密閉や単純ヘルペス（HSV）または水痘−帯状疱疹ウイルスの急性期感染者との接触を避ける。
- 二次性の皮膚の細菌性またはウイルス性の感染徴候に気をつける。

先天性爪肥厚症

症例

　大学生。学校健診とインフルエンザワクチンの接種目的で小児科を受診した。彼は生後から先天性爪肥厚症（pachyo-

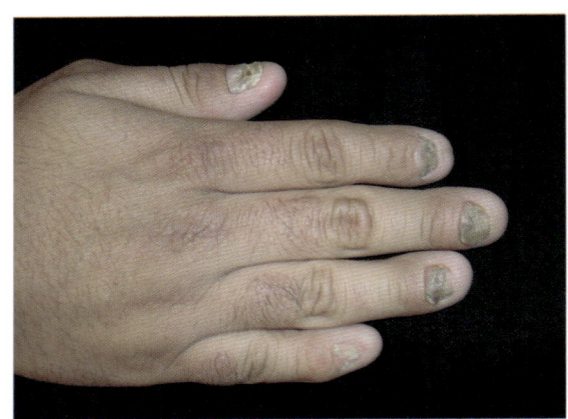

図169-7　先天性爪肥厚症（I型）。角質増殖による爪の形成異常を認める。（*Used with permission from Richard P. Usatine, MD*）

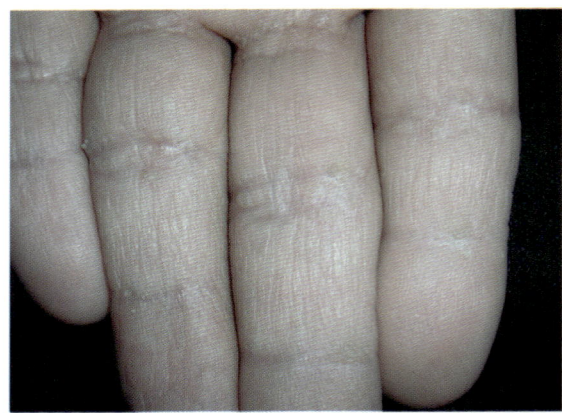

図169-8　先天性爪肥厚症。指の掌側に小さい角化性丘疹を認める。（*Used with permission from Richard P. Usatine, MD*）

nychia congenita）（I型）で，9歳から症状を認めていた。爪の異常（図169-7）があり，手と足と肘の角質増殖性病変（図169-8〜169-10）に痛みを伴うようになっていた。足底の皮膚硬結の疼痛が強く，小石が靴の中に入った状態で歩いているようだ，とたとえた。皮膚科医は肥厚した過角化症の改善のために，12%の乳酸アンモニウムを処方した。また入浴後に足の皮膚硬結と手，肘の丘疹に軽石を使用した。ほかに何か症状を改善するものがないか求められたため，まれな遺伝性疾患でもあることから皮膚科医を紹介した。

疫学

- まれな疾患で有病率は不明である。少なくとも227家系における変異が報告されている[7]。蓄積されたデータは，国際先天性爪肥厚症調査が創設時より解析している。
- スラブ系，ユダヤ系で増加している。男性のほうが女性より発症率が高い[1]。

病因と病態生理

- 先天性爪肥厚症は，中間フィラメントの集簇に関連したケラチン・蛋白質の異常が外胚葉異形成の臨床症状のスペクトルであると考えられる[7]。この障害が，特に擦過刺激などに際し，上皮細胞の異常を形成していると考えられる。

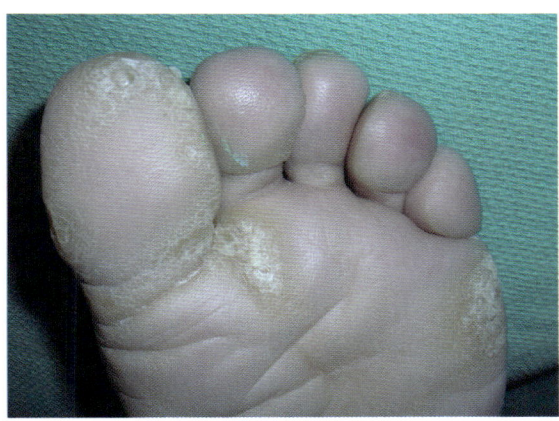

図169-9　先天性爪肥厚症の足底の皮膚結節。この患者は宗教的理由もあり，皮膚硬結の改善のために角質溶解剤の局所療法を行っていた。一時は疼痛のため歩くことがままならず，車いすを使用していた。(*Used with permission from Richard P. Usatine, MD*)

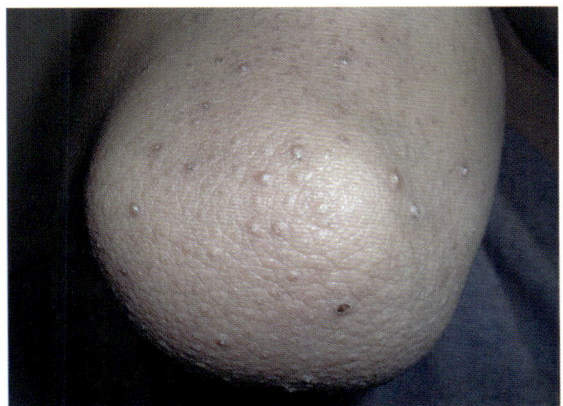

図169-10　先天性爪肥厚症における肘の角質増殖による丘疹を認める。この患者は臀部にも同様の症状を認める。座るときに疼痛を伴うことがある。(*Used with permission from Richard P. Usatine, MD*)

- 全症例の約半数は常染色体顕性遺伝し，残りは自然発生で生じる[1,2]。
- 歴史的に，疾患はJadassohn-Lewand-Sowsky(先天性爪肥厚症Ⅰ型)とJackson-Lawler(先天性爪肥厚症Ⅱ型)の2種類に分類される。国際的なデータの収集と登録の努力によって，2010年国際先天性爪肥厚症シンポジウムで4つの遺伝子変異と臨床症状との相互関係に基づいた新しい分類システムが提案された[7]。
- 4つの遺伝子変異はケラチン遺伝子異常に関連した蛋白質と染色体番号によって名付けられた。すなわち*KRT6A*，*KRT6B*，*KRT16*，*KRT17*である。したがって新しい先天性爪肥厚症の分類方法は以下のとおりである。*PC-K6a*，*PC-K6b*，*PC-K16*，*PC-K17*，*PC-U*(遺伝子の変異が不明の場合)[7]。

診断

- 診断は臨床所見と既知の4つのケラチン遺伝子の検査によってなされる。最も頻度の高い臨床所見は，肥大性の爪

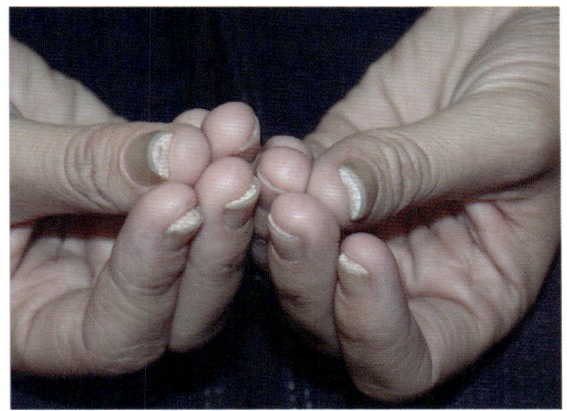

図169-11　先天性爪肥厚症において，10本すべての指の爪が肥厚により遠位爪甲が浮き上がり，ペンチのような変形が起こっている。(*Used with permission from Eric Kraus, MD*)

の変形(図169-7)である。一般に手掌や足底または繰り返し圧力や摩擦を受ける部分の，疼痛を伴う限局性の皮膚の角化を認める(図169-8～169-10)[2,7]。
- 幼少期に認める初発症状としては，典型的な爪の変化以前に爪床の紅斑を認める。
- 爪：横方向に彎曲する爪下の角質増殖(巻き爪効果)と爪甲の遠位が浮き上がる(図169-11)。一般的には20本すべての指趾の爪で起こり，手の爪のほうが足の爪より症状が強い。爪甲が黒くなり，肥厚しもろくなり，爪甲が剥がれるリスクが増加する。ブドウ球菌またはカンジダの爪周囲炎感染と関連がある。
- 皮膚：部分的な対称性の掌蹠角皮症，肘，膝や四肢の伸側の小胞過角化症。多汗，多発性皮脂嚢腫，類表皮嚢胞との関連がある。多発性皮脂嚢腫では，脂質で満たされた表在性皮膚嚢胞が多発する。背部と胸部(図169-12)にしばしば認められる。毛がまばらで抜けやすいことがある(捻転毛)。
- 中咽頭：口腔白色角化症，口角炎や嗄声を伴うことがある。*KRT17*の変異では魔歯を高頻度に認める。
- 眼／耳：まれに角膜ジストロフィー，白内障，過剰な耳垢の蓄積を認める。
- 遺伝子変異と関連した表現型は，以下のとおりである。
  - *KRT6A*と*KRT6B*は，一般的に他の表現型と関連せず，古典的な痛みを伴う爪ジストロフィーと掌蹠角皮症に伴う[2]。
  - *KRT16*は，限局性非表皮溶解性掌蹠角皮症であり，手掌や足底の爪ジストロフィーを伴わない，もしくは軽度に伴う，様々な重症度の角皮症として定義される[2]。
  - *KRT17*は多発性皮脂嚢腫(図169-12)を伴い，爪のジストロフィーは伴わないか軽度に伴い，掌蹠角皮症を認めることがある[2]。

鑑別診断

- 先天性角化異常症：爪ジストロフィー，掌蹠角皮症，多汗と経口白斑症はいずれの疾患でも認めることがあり，先天性爪肥厚症と鑑別することが困難である。しかし，網状の色素過剰症，皮膚腫瘍と血液検査の異常は，先天性角化異常症により多く認める。
- 爪甲真菌症：一般的に20本すべての爪に認めるわけでは

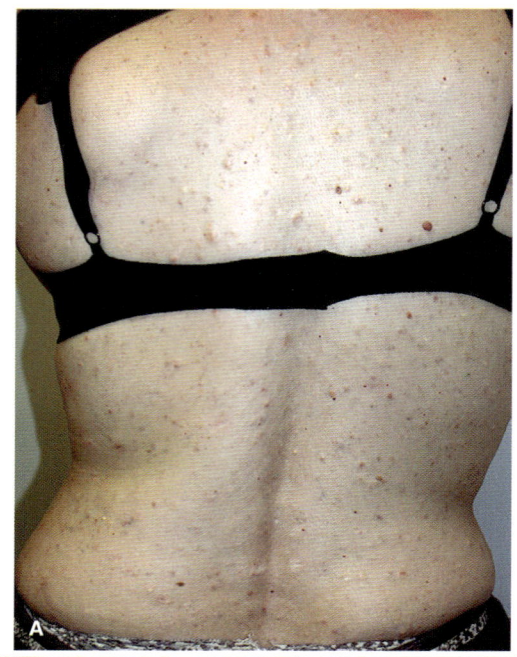

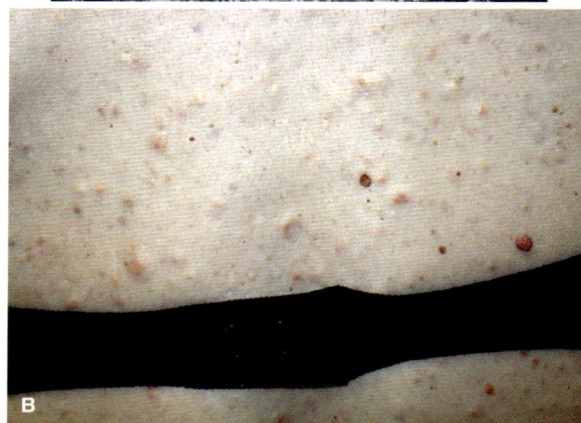

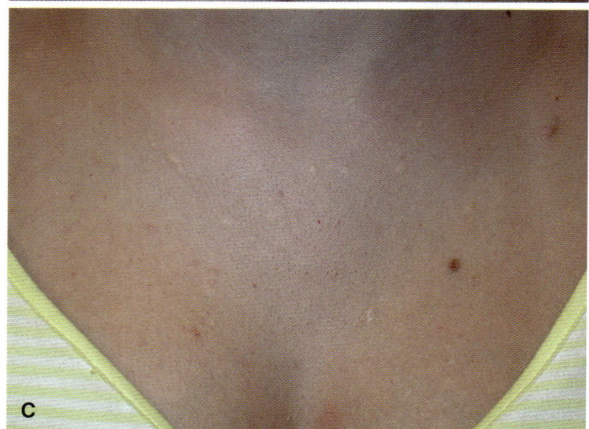

図 169-12 **A**：先天性爪肥厚症Ⅱ型。背部に広範囲な多発性皮脂嚢腫を認める。**B**：多発する皮脂嚢腫の拡大像。**C**：胸部にも多発性の皮脂嚢腫が拡大している。(*Used with permission from Eric Kraus, MD*)

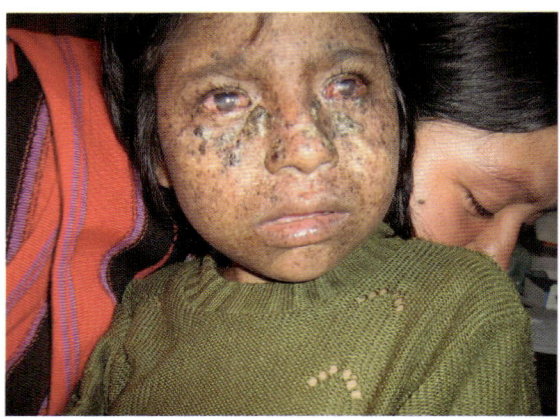

図 169-13 乾皮症色素沈着のグアテマラの8歳女児で広範囲の角化性病変と一部硬結を認め，化学線角化症と初期の扁平上皮癌が疑われる。太陽光による多数の色素過剰のほくろを認める。著しい角膜瘢痕と結膜充血を認める。(*Used with permission from James Halpern, Bryan Hopping, Joshua M Brostoff and Wikimedia Commons*)

なく，疼痛を伴う掌蹠角皮症や他の先天性爪肥厚症所見と一致しない。KOH もしくは病変部の培養を実施する。

- **20 爪異栄養症（20 nail dystrophy）**：先天性爪肥厚症と関連した角皮もしくは他の所見を認めない。遺伝子検査による鑑別を必要とすることがある。

- **掌蹠乾癬**：乾癬は通常マホガニー色（赤茶色）の斑や膿疱を認める。また乾癬の斑がほかにないか，爪の動揺・油滴など他の徴候を認めないかを探す。斑をパンチ生検し典型的な組織の病理学的な所見を調べる。

- **他の掌蹠角皮症**：同様の症状を呈し，症状の表現型や遺伝子検査を実施し，鑑別が必要となることがある。

治療

- 支持療法が主で，年齢と症状の重症度によってそれぞれの患者において調節する。しばしば皮膚の感染が存在することを確認する必要がある。保清方法などについての教育は必須である。

- 過角化症に対する局所療法として乳酸と尿素ベースのクリームとローション剤がある。乳酸アンモニウムは 6％のローション剤を市販薬で購入することができ，12％のローション剤を処方で手に入れられる。SOR **C**

- 電気やすり，歯科用ドリルまたはメスによる機械的な爪削りが行われることがある。マトリックス破壊による爪甲の剥離が重症例で施行されることがある。SOR **C**

- 全身性の抗菌薬または抗真菌薬が感染に対して用いられることがある。SOR **C**

- 足の摩擦と外傷を減らすことで疼痛をやわらげることができる。長時間の歩行や立位を最小限にすることが有効なことがある。患者は快適で通気性のよいものを履き，標準体重を維持しなければならない。SOR **C**

- 擦過刺激や外傷に伴う疼痛の増強を軽減するために，角質の増殖領域の削減などを含む，足の日常的なメンテナンスは欠かせない。斑が硬いときは，削る前に足を温水に浸けることが有効である。皮膚の表面と使用する器具は，感染防止のために清潔を保つ必要がある。水疱を認める場合

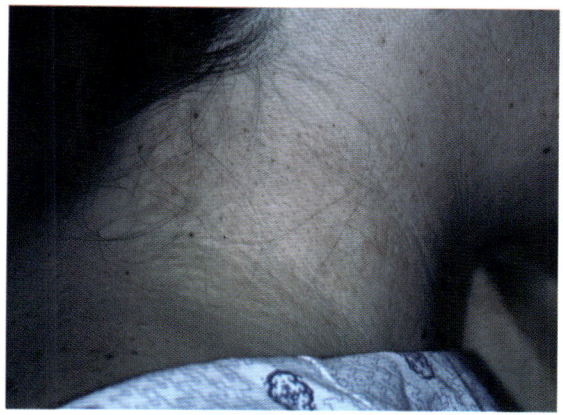

図169-14　弾性線維性仮性黄色腫。典型的な軟性で肥厚した皮膚を頸部に認める。この若年女性は初期の冠動脈疾患を合併していた。(*Used with permission from Richard P. Usatine, MD*)

- は，無菌針で排水する。SOR **C**
- 遺伝子のモジュレーター，ラパマイシン，シンバスタチン，抗TNF生物製剤，ボツリヌス菌などを用いた治療が，現在開発されている[1]。

フォローアップ

　肥厚した皮膚の処置や合併症の治療のために皮膚科や足病科へ紹介する。リスクのある家族のカウンセリングや評価のために遺伝子検査を考慮しなければならない。

患者教育

- 病変は生涯持続する。皮膚や爪への摩擦や外傷，圧力を減らすことで症状が軽快する。熱や汗で症状が増悪することがあるので，避けなければならない。
- 症状が低年齢から観察され，先天性爪肥厚症の家族歴がある場合は，検査による介入が症状発現の防止や重症度の軽減につながらないため，遺伝子検査は実施しない。
- 角膜ジストロフィーに起因する失明をまれに合併する。その他に，関連する合併症のリスクなどは知られていない。

乾皮症色素沈着

　乾皮症色素沈着(xeroderma pigmentosa)は，常染色体潜性(劣性)遺伝の修復異常の疾患であり，主に紫外線損傷に伴う二次性の悪性化に関連する(図169-13)。米国では約100万人に1人の有病率だが，日本での発生率が増加傾向である[8]。初期の症状は幼児期に認められ，日焼けをしやすくなり，太陽光への感度が上昇する。生後1～2年で異常色素斑や末梢血管拡張を，日光照射を受ける部分に認めるようになる。しばらくの後，太陽に露出されていた時間に応じて日光角化症となり，後に様々な形態の皮膚癌へと進行する。眼科症状や神経症状を合併する。治療は徹底した太陽光の回避(外出は早朝と夕方のみにする)と防護壁，癌検診，皮膚癌の摘出，皮膚科，眼科，神経内科への紹介である。

弾性線維性仮性黄色腫

　弾性線維性仮性黄色腫(pseudoxanthoma elasticum)は，結

合組織の遺伝病と考えられる。膜内外輸送体遺伝子におけるまれな変異が臨床症状を引き起こしている。有病率は約10万人に1人である。男女差はない[9]。いくつかの臨床的な特徴が頸部(図169-14)，腋窩，肘前窩，腹部，鼠径，大腿や粘膜などに認められる。過剰でもろく軟らかい皮膚のひだとその上に，黄色の丘疹／斑を形成する。眼は網状血管様線条症，網膜色素変性症を認め，黄斑部変性と網膜出血に関連し失明する場合がある。その他の合併症として，心臓血管系(胃動脈出血)や生殖器系(妊娠初期の流産)を認める。臨床所見より診断されるが，必要に応じて生検を行う。合併症に対して支持療法を行う。

【Olivia Revelo, MD／Michael Babcock, MD／
Richard P. Usatine, MD】

(横倉友諒／大塚宜一　訳)

170 血管およびリンパ管奇形

症例

　アフリカ系アメリカ人の6カ月男児。6カ月健診と予防接種のためにかかりつけ小児科医を受診した。母親は，出生時から児の前額部と右の眉に認められる赤い印(図170-1)が，いずれ消えるかどうか医師に尋ねた。小児科医は児を皮膚科に紹介し，皮膚科医は，これはポートワイン母斑といわれる血管奇形で，その部位に終生残るだろうと説明した。皮膚科医はさらに，より低い可能性だが，これがサーモンパッチで

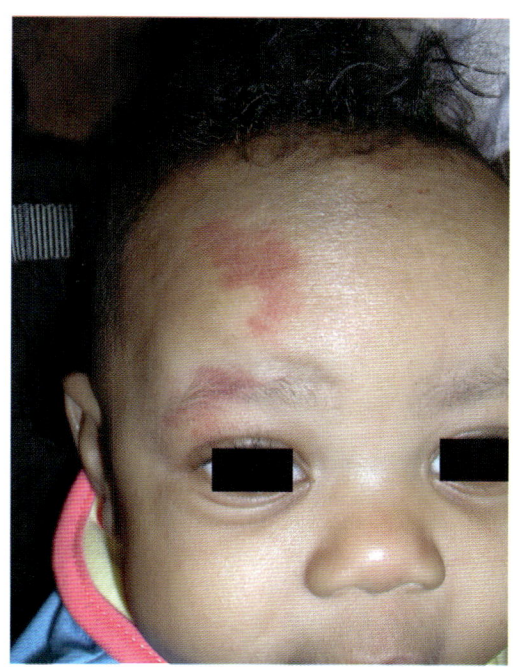

図170-1　6カ月男児の前頭部と右眉にある，生下時からの血管形成異常。病変が正中になく，ほとんどのサーモンパッチよりも暗色調であるため，ポートワイン母斑が最も考えられる。V2領域に病変がなくV1領域だけを侵しているため，Sturge-Weber症候群の部分症状である可能性はきわめて低い。(*Used with permission from Richard P. Usatine, MD*)

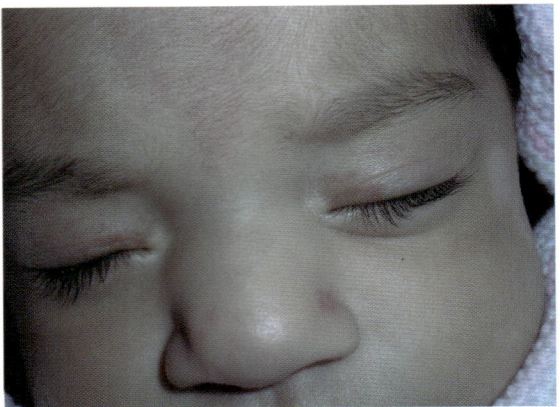

図 170-2　2 カ月児における眼瞼，眉間，前顎と鼻のサーモンパッチ（天使のキス）。ピンク色がかすかで，前額の病変が正中線上にあることに注意する。（*Used with permission from Richard P. Usatine, MD*）

ある可能性もまだ残っていて，その場合は自然消褪するかもしれないと述べた。医師は生検は不要で，血管奇形のために物理的な傷を負わせることは避けるべきだと述べた。V2 領域ではなく V1 領域だけを侵しているため，Sturge-Weber 症候群として知られる神経皮膚症候群（母斑症）の部分症状である可能性がきわめて低い。小児科医は母親を不安にさせないよう Sturge-Weber 症候群のことを持ち出さず，児の発達経過を経過観察し続けることにした。皮膚科医はまた，将来的にこの血管奇形が児の心理的負担となる場合は，レーザー治療も選択肢となることを説明した。

概説

　出生時から存在する血管奇形は，一般的に認められる良性のサーモンパッチから，まれだが重篤な神経皮膚症候群（母斑症，Sturge-Weber 症候群）まで多々ある。皮膚リンパ管の奇形は，比較的まれな限局性リンパ管腫（lymphangioma circumscripta）と呼ばれる疾患でみられる。Osler-Weber-Rendu 症候群（遺伝性出血性毛細血管拡張症，Osler 病とも呼ばれる）はまれな血管の疾患で，常染色体顕性（優性）遺伝である。小児期の血管腫は，93 章「小児期における血管腫と血管奇形」で取り扱われる。

別名

　生下時から存在する血管奇形には 2 つの主要な型がある。
- サーモンパッチ（salmon patch，あるいはコウノトリの噛み跡 stork bite，天使のキス angel kiss，血管性のしみ capillary stain，項部母斑 nuchal nevus，単純性母斑 nevus simplex，血管拡張性母斑 telangiectatic nevus，項部火焔状母斑 nevus flammeus nuchae ともいう）は表在性の血管奇形で，自然消褪する可能性が高い（図 170-2）。「血管性のしみ」という言葉は，この病態がいかに表在性であるかを示している。
- ポートワイン母斑（port-wine stain，あるいは火焔状母斑 nevus flammeus）はより深在性の真皮に存在する血管奇形で，長期にわたり自然消褪しない（図 170-3）。実際には時間の経過とともに大きさや厚さを増し，より結節性になることもある。Sturge-Weber 症候群や Klippel-Trenaunay 症候群に関連している血管奇形はこの型である。

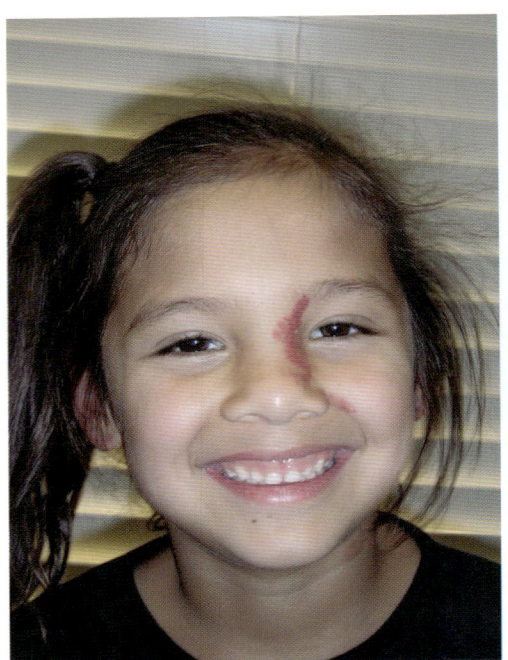

図 170-3　楽しげで健康な 6 歳女児の顔面にあるポートワイン母斑。母親はポートワイン母斑の除去を希望していたが，娘がレーザー治療には幼少すぎることを理解した。（*Used with permission from Richard P. Usatine, MD*）

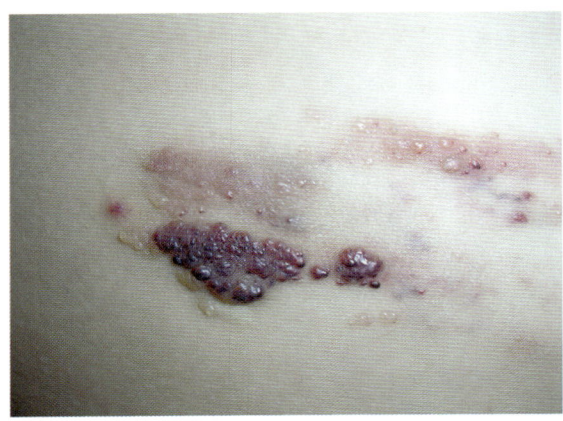

図 170-4　7 歳女児の体幹に生下時から存在する限局性リンパ管腫の拡大像。小水疱の色調は黄色からピンク～赤色まで幅がある。赤色は拡張したリンパ管中の血性成分による。こうしたパターンがカエルの卵に似ていることに注意する。（*Used with permission from Richard P. Usatine, MD*）

- 小囊胞性のリンパ管奇形（microcystic lymphatic malformation）は限局性リンパ管腫ないし皮膚限局性リンパ管腫ともいわれる（図 170-4）。

疫学

- サーモンパッチは "コウノトリの噛み跡" あるいは "天使のキス" としても知られ，新生児の 26〜64％ に認められる[1-4]。顔面の "天使のキス" は消褪傾向が強いが，うなじの "コウノトリの噛み跡"（訳注：いわゆるウンナ母斑）はしばしば残存する（図 170-2）。

14

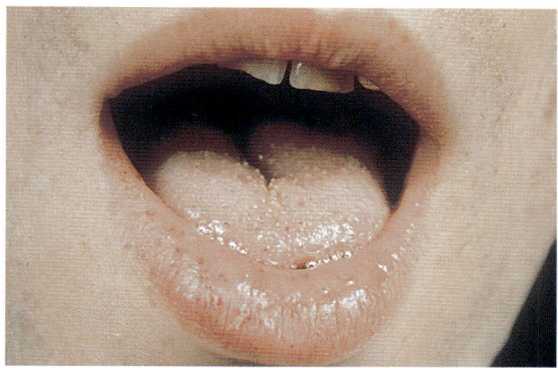

図170-5 10代の遺伝性出血性毛細血管拡張症(Osler-Weber-Rendu 症候群)。反復する鼻出血を起こしており，口唇と舌に血管拡張が認められる。(*Used with permission from Kane KS, Lio P, Stratigos AJ, Johnson RA. Color Atlas and Synopsis of Pediatric Dermatology, 2nd edition, Figure 10-10b, New York, NY: McGraw-Hill, 2009*)

- ポートワイン母斑は先天性の血管奇形で，発生過程での異常として0.6～2.8%の乳児に発生する[3,4]。これは成人期まで残存する。この疾患はKlippel-Trenaunay症候群やSturge-Weber症候群といったまれな症候群との関連が指摘されている(207章「Sturge-Weber症候群」参照)。
- 遺伝性出血性毛細血管拡張症(HHT)は常染色体顕性遺伝の血管疾患で，人口数千人あたり1人が罹患する(図170-5)。ヨーロッパおよび米国の一部ではこの疾患の有病率が高い[5]。
- 限局性リンパ管腫はまれな皮膚疾患で，拡張したリンパ(管)組織からなっている。

病因と病態生理

- ポートワイン母斑は，血管に対する交感神経支配が欠損していることによって起こると考えられている血管の拡張ないし膨脹である。拡張した毛細血管は皮膚の真皮層全体に出現する。
- HHTは9番染色体にあるエンドグリン遺伝子(HHT1型)と，12番染色体にあるactivin receptor-like kinase 1(*ALK-1*)遺伝子(HHT2型)の2つの遺伝子異常に関連している。これらの遺伝子は血管形成と修復に関与している。こうした遺伝子異常によって小動脈が拡張し，毛細血管を介さずに直接小静脈へと結合するようになる。出生時には無症状だが，皮膚，粘膜や消化管の血管拡張がその後に認められる。これに加えてしばしば肝臓(患者の70%まで)，肺(5～30%)，そして脳(10～15%)の血管に動静脈奇形(AVM)が発生する。これらの病変はいずれも脆弱で出血をきたしやすい[5]。
- リンパ管系の先天異常は皮膚，皮下組織や腸を侵すことがある[6]。こうしたリンパ管は本質的には過誤腫であり，限局性リンパ管腫は最も表在性の亜型にあたる。より深在性の亜型は海綿状リンパ管腫(cavernous lymphangioma)および嚢腫性リンパ管腫(cystic hygroma)と呼ばれる。こうした拡張した異所性のリンパ管は皮膚から突出して小水疱を形成する。

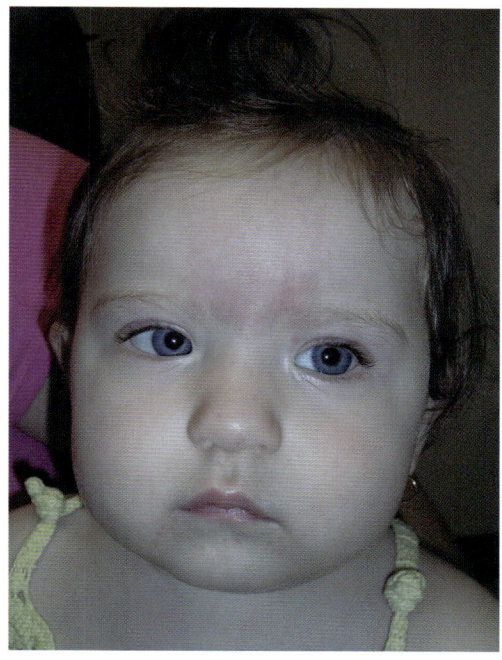

図170-6 他の面では健康な乳児の，前額と眉間にあるサーモンパッチ。多くは自然消褪する。かすかなピンク色で前額病変が正中線上にある。(*Used with permission from Richard P. Usatine, MD*)

診断

▶ 臨床所見

- サーモンパッチは眼瞼，眉間，前額や後頸部の，鮮やかなピンク～サーモンピンクの色調をもつ表在毛細血管の拡張である(図170-2，170-6)。かすかなために児の啼泣時しか見分けられないこともある。前額部のサーモンパッチはほとんど正中線上にある。
- ポートワイン母斑はでこぼこした赤色～紫色の斑点で，乳児期には平滑だが加齢に伴って肥大し，敷石上の外見を呈するようになるかもしれない(図170-1，170-3)。
- Klippel-Trenaunay症候群は血管奇形，静脈瘤，四肢全体や体のその他の部分における軟部組織の過形成によって特徴づけられる。この疾患は足など，単独の四肢での片側肥大症を引き起こすこともある(図170-7)。
- Sturge-Weber症候群はしばしば発達遅滞，てんかん，眼病変などを引き起こす(207章「Sturge-Weber症候群」参照)。
- HHTは下記のCuraçao基準4項目のうち3つに該当する場合に診断される(2項目の場合は疑診例となる)。
  1) 自然発症する反復性鼻出血(しばしば小児期から認められ，90%以上の患者が有している徴候である)
  2) 皮膚粘膜の血管拡張(図170-5，典型的には20代に発症する)
  3) 臓器病変(肺，脳，肝臓，結腸)
  4) 一親等以内の親族罹患[7]
- 限局性リンパ管腫は，一群の，時に密集した皮膚の小水疱として発症する。内部に含有する血性成分の量によって透明，ピンク色～赤色調となる(図170-8，170-9)。これらの小水疱はカエルの卵に似ていることがある(図170-10)。

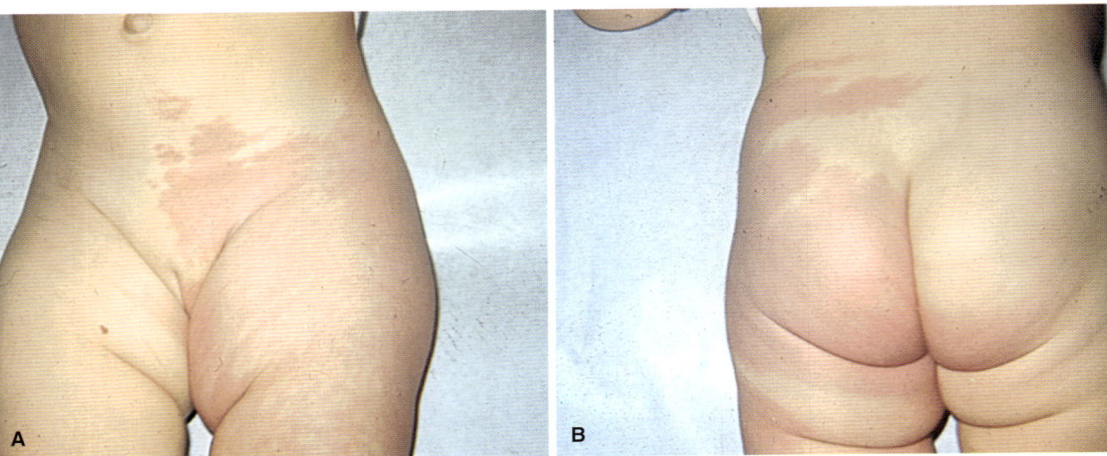

図 170-7　左大腿部のポートワイン母斑を伴う Klippel-Trenaunay 症候群。時間経過とともに血管形成が強くなり，足が肥大する。
A：左大腿前面，**B**：臀部と大腿後面。(Used with permission from Weinberg SW, Prose NS, Kristal L. Color Atlas of Pediatric Dermatology, 4th edition, Figures 20-35 and 20-36, New York, NY：McGraw-Hill, 2008)

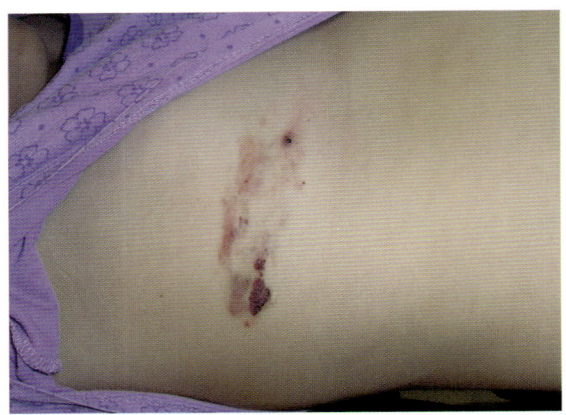

図 170-8　7歳女児。出生直後から存在する体幹の限局性リンパ管腫。無症状だが両親はこれが除去できないかどうか知りたがっている。(Used with permission from Richard P. Usatine, MD)

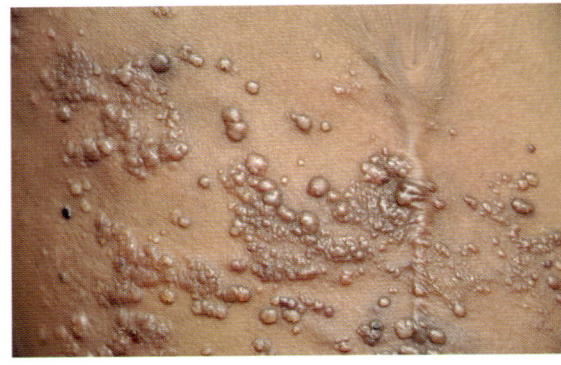

図 170-10　10代患児の手術後に出現した体幹の限局性リンパ管腫。すべての限局性リンパ管腫が先天性であるわけではない。分布パターンがカエルの卵に似ていることに注目。(Used with permission from Richard P. Usatine, MD)

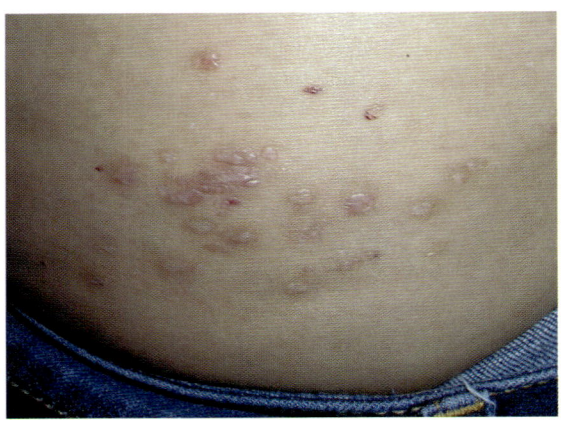

図 170-9　18歳女児の腰まわりの限局性リンパ管腫。硬化療法がある程度有効であった。彼女は追加治療で肌から除去したいと望んでいる。(Used with permission from Richard P. Usatine, MD)

● 典型的分布

- サーモンパッチは眼瞼，眉間，前額部および後頸部に現れる（図 170-2，170-6）。前額部のサーモンパッチはほとんど正中線上にある。
- ポートワイン母斑は粘膜を含む全身に発症するが，顔面や頸部を侵すことが多い（図 170-1，170-3）。Klippel-Trenaunay 症候群の病変は下肢を侵すことが多い（図 170-7）。Sturge-Weber 症候群の診断には三叉神経領域に分布したポートワイン母斑があることが必要である（207章「Sturge-Weber 症候群」参照）。
- HHT の皮膚病変はほんの数個の病変から，舌，口唇，鼻粘膜，上下肢における無数の病変であることもある（図 170-5）。しかし，すべての皮膚領域や内臓が侵されることもある。
- 限局性リンパ管腫の典型的病変部位には体幹（図 170-8～170-10），四肢，舌，外陰部，性器などがある。

● 検査所見

- 良性と思われるサーモンパッチ，ポートワイン母斑，リンパ管腫などで，特に気になる徴候を伴わない患者では臨床

14

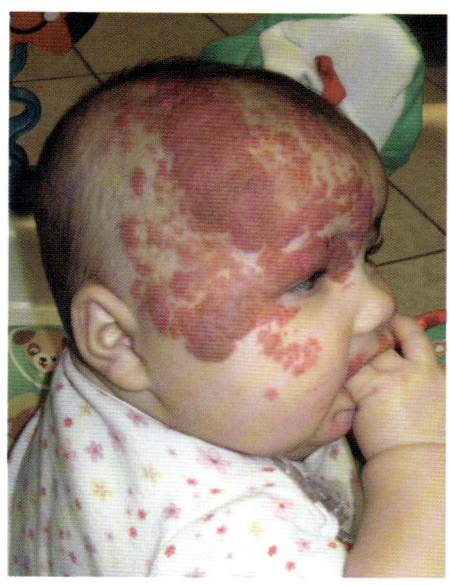

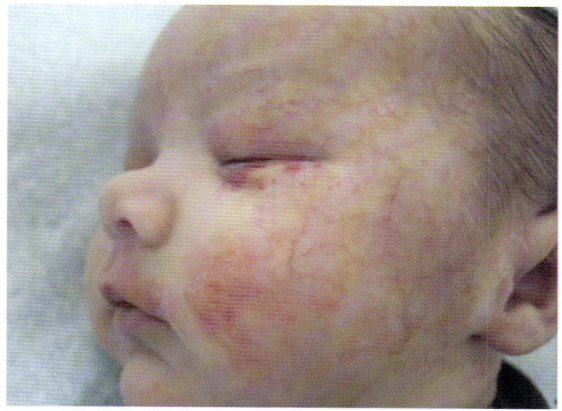

図 170-12　PHACE 症候群の乳児。この症例では血管腫が平坦で無数の血管拡張を伴っており，ポートワイン母斑に類似している。(*Used with permission from John Browning, MD*)

図 170-11　PHACE 症候群の乳児で大きな区域性の血管腫を顔面に伴っている。本児は右眼の先天性コロボーマも認めた。(*Used with permission from angel face.com.*)

検査は必要ない。

- HHT 患者では年 1 回の血算(CBC)と便潜血検査が必要である。反復性の鼻出血および消化管出血に起因する鉄欠乏性貧血のリスクが高いためである。
- Sturge-Weber 症候群が疑われる場合，神経系の画像診断と緑内障検査を施行する。神経系の画像診断ではポートワイン母斑と同側の(脳)軟膜形成異常が認められることがある。脳波検査でてんかん(波)が検出されることがある。また，眼圧上昇や視野障害は緑内障の存在を示唆する(207 章「Sturge-Weber 症候群」参照)。

鑑別診断

- 小児期の血管腫：特に比較的平坦な症例では最も血管奇形と混同されやすい。これらは病態生理からはまったく異なるものである。こうした血管腫は，実際には形成異常ではなく血管系の良性腫瘍である。血管腫は通常隆起しており，時間経過とともに退縮傾向をもつ(93 章「小児期における血管腫と血管奇形」参照)。
- 小児の顔面の血管腫：時に PHACE 症候群の部分症状であることがある(227 章「PHACE 症候群」参照)。こうした病変は区域性であることもあり，三叉神経支配領域(デルマトーム)へ分布する場合には，ポートワイン母斑と混同される(図 170-11，170-12)。
- 大理石様皮膚(cutis marmorata)：乳児で認められる，児が寒冷に曝露すると出現するピンク色，赤色〜青色調の網状の斑点である。通常は下肢に認められ，一過性である(図 170-13)。
- 化膿性肉芽腫で認められる続発性(非先天性)の血管形成異常(分葉性毛細血管腫 lobulated capillary hemangioma)は，先天性の血管およびリンパ管奇形と混同されるが，通常は良好な予後によって区別される。化膿性肉芽腫は出生時には存在せず，しばしば罹患部位の局所の創傷に続発する。これはもろい病変で，易出血性である(142 章「膠原性肉芽

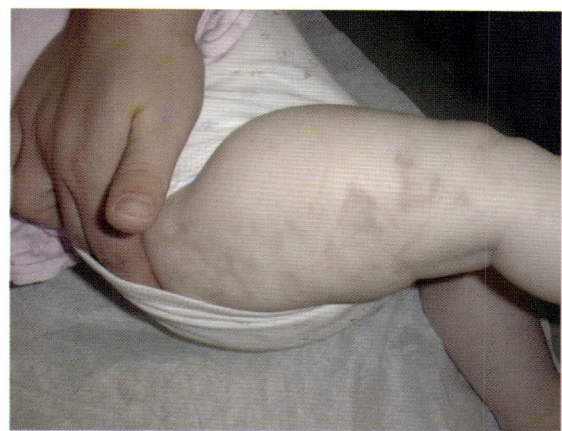

図 170-13　大理石様皮膚の乳児。ピンク色の網状皮疹を呈しているが，これは本児が寒冷曝露した際に認められる。(*Image used with permission from Robert Brodell, MD*)

腫」参照)。

- CREST 症候群(石灰化 calcinosis，Raynaud 現象，食道病変 esophageal involvement，手指硬化症 screlodactyly，血管拡張 telangiectasia)や強皮症では，HHT で認められるような多発性の血管拡張を一般的に認める。それ以外の臨床的特徴や抗核抗体(ANA)などの検査所見によって，こうしたリウマチ性疾患を HHT と鑑別することができる(178 章「強皮症とモルフェア」参照)。

治療

- ポートワイン母斑は化粧で隠すことができるため(巻末の「患者のための URL」参照)，パルスダイレーザー治療に耐えられる 10 代や成人では，美容上の治療オプションとなる。レーザー治療はほとんどのポートワイン母斑をある程度脱色するが，完全消退を得ることは難しく，再発率が高い[8]。
SOR **B**　医学文献についてのコクランレビューでは，パルスダイレーザーは 1〜3 回の治療で発赤の 25% を軽減する効果をもつとされる[9]。
- HHT は治癒することはない。出血の帰結として，時に鉄剤の補充療法や輸血を要することがある。出血に対する治療

についての無作為化比較試験（RCT）はごくわずかしか存在しない。輸血に対して重度依存性の女性患者にはエストロゲン／プロゲステロン補充療法が反復性の出血を減少させる[10]。**SOR B** 鼻出血の治療については症例報告や対照をもたないような研究から，レーザー治療，手術，塞栓術および局所療法がある程度有効である。**SOR C** 焼灼術は局所の組織傷害による合併症のために推奨されない。塞栓術は肝臓，肺，そして脳のAVMに対して報告されている。他の治療が無効の場合，AVMの外科的切除が最後の手段として施行される[5]。HHTに対しては極力最小限の介入に留めるのが望ましく，もし何らかの介入を行う場合は，合併症や再発が頻発するために，この疾患の経験が豊富な専門医に頼るべきである。

- 限局性リンパ管腫に対しては手術，電気外科手術，凍結外科手術，硬化療法，イミキモド局所投与，炭酸ガスレーザーを含む多くの治療が試みられている[11-15]。限局性リンパ管腫に対する炭酸ガスレーザーについてのシステマティックレビューでは，11例の症例報告と5つの症例集積研究を含む28例の独立した患者が検討された。このうち8例は4カ月〜3年の無病期間が得られたが，10例では部分的な再発があり，2例は完全再燃している[16]。
- 生直後からの滲出性で出血を伴い，有痛性の右臀部リンパ管腫を有する16歳女児の症例報告では，著者らがパルスダイレーザー療法を試みた[15]。しかし2回のレーザー療法で改善が得られず，異常なリンパ管に対する電気乾燥療法を3クール施行した。その結果，病変の大部分が合併症なく消退し，疼痛や情動面での苦痛もきたさなくなった[15]。
- 限局性リンパ管腫に対する高周波アブレーション（RFA）と硬化療法の併用療法が，10症例に対して症例集積研究が施行された[11]。治療は病変の完全消失が得られるまで1カ月毎に繰り返された。この併用療法が実施された10人中9人にほぼ完全な病変の消失が得られた。RFAによって病変が焼灼され止血が得られたのに対して，硬化剤は病変の内部と周囲に入り込んでより深部の血管病変に到達し，再発を抑制した[11]。

フォローアップ

- 経過観察の必要性のまったくないものから，定期的な経過観察が必要なHHTやSturge-Weber症候群まで様々である。
- Sturge-Weber症候群の患者は，眼圧検査を含む眼科診察を年1回受けるべきである。**SOR C** （207章「Sturge-Weber症候群」参照）

患者教育

血管疾患が何であれ，これらの疾病の，現在および将来の見通しに関する信頼できる情報が，患者の利益となる。

【Richard P. Usatine, MD／Nathan Hitzeman, MD】
（稲毛英介／大塚宜一 訳）

171 魚鱗癬

症例

兄弟の2人が皮膚の乾燥のためアフリカの医療施設を受診した。臨床医は，肘窩のみを残す前腕全体の広い範囲に認めるX連鎖魚鱗癬と診断した（図171-1）。通訳者の助けを借りて，病状が母親と患児に説明された。母親の父も同じ状態を呈していたが，診断されておらず，医療機関で治療も受けていなかった。考慮された治療は，日々の皮膚軟化剤と角質溶解剤である。

概説

魚鱗癬（ichthyosis）は最近の命名法に関するコンセンサスにより，皮膚の症状に加え，全身の器官を含む症候群として再分類された[1]。本章では，小児科医が比較的遭遇する可能性のある4つの魚鱗癬をあげる。

（1）尋常性魚鱗癬（ichthyosis vulgaris），（2）X連鎖潜性（劣性）魚鱗癬（X-linked recessive ichthyosis），（3）表皮融解性魚鱗癬（epidermolytic ichthyosis），（4）層状魚鱗癬（lamellar ichthyosis）である。

魚鱗癬の主な特徴は，皮膚の肥厚，乾燥，鱗屑性，皮膚炎症，発汗低下などで様々な臨床像と程度がある。処置は典型的症状に対し罹患状態を低下させることを試みて，しばしば皮膚科での専門的な治療を必要とする。

別名

- 表皮融解性魚鱗癬：以前は表皮剥離性角化症（epidermolytic hyperkeratosis），または水疱性魚鱗癬様紅皮症（bullous ichthyosiform erythroderma），非水疱性先天性魚鱗癬様紅皮症（nonbullous congential ichthyosiform erythroderma）または先天性魚鱗癬様紅皮症（congenital ichthyosiform erythroderma）
- 層状魚鱗癬：非水疱性先天性魚鱗癬としても知られている，常染色体潜性先天性魚鱗症（autosomal recessive congenital ichthyoses）

疫学

- 尋常性魚鱗癬：一般的な魚鱗癬（図171-2）で，250人に1人の割合で発症する[2]。
  男女比はほぼ等しい。
- X染色体連鎖性潜性魚鱗癬：男性2,000〜6,000人に1人の割合で発症する[3]。その頻度のため，X染色体連鎖性潜性魚鱗癬の大部分がステロイド・スルファターゼ欠損と関連しているが，ステロイド・スルファターゼ値が正常な魚鱗癬例であってもX連鎖潜性魚鱗癬を除外することはできない[4]。
- 表皮融解性魚鱗癬（水疱性魚鱗癬様紅皮症）：約20万〜30万人に1人の割合で発症する[5]。
- 層状魚鱗癬（非水疱性先天性魚鱗癬様紅皮症）：最も頻度が高いのは常染色体潜性先天性魚鱗癬である（図I71-3）[6,7]。

14

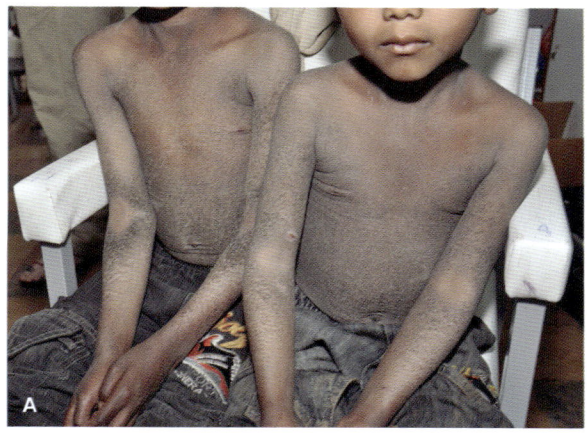

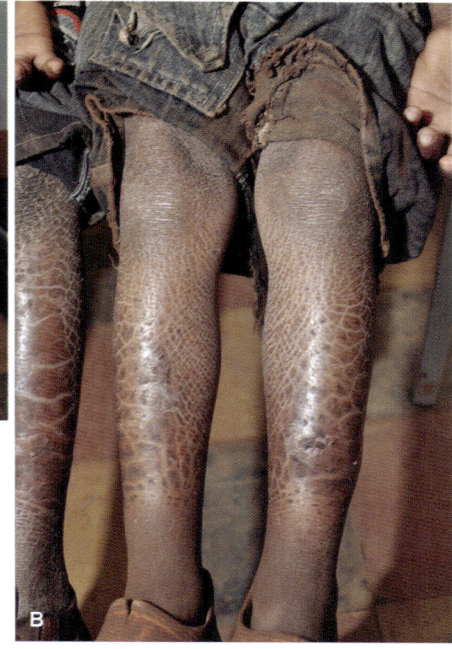

図 171-1 **A**：Ｘ連鎖魚鱗癬の２人の兄弟。肘前窩を残し重症の鱗屑を認める。**B**：同症例。下肢に著明な鱗屑を認める。(*Used with permission from Richard P. Usatine, MD*)

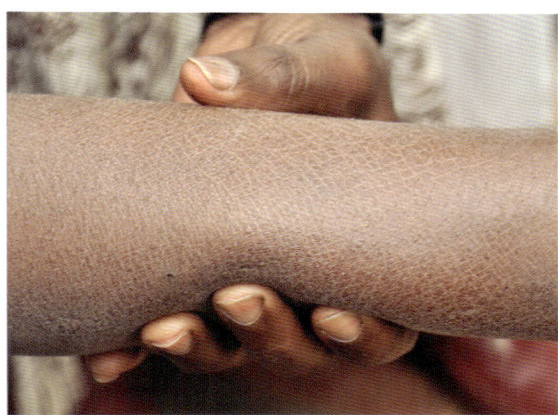

図 171-2 小児期に発症する尋常性魚鱗癬。細かい鱗屑を認める。(*Used with permission from Richard P. Usatine, MD*)

病因と病態生理

- 尋常性魚鱗癬：フィラグリン遺伝子の機能喪失型変異に起因する[2,8]。常染色体顕性（優性）遺伝でＸ連鎖魚鱗癬と類似の分布で，小児期に発症する（図 171-2）。患者は過線状手掌，毛孔性角化症，アトピー性皮膚炎などをしばしば合併するが，これらはＸ連鎖魚鱗癬では一般に伴わない。
- Ｘ連鎖魚鱗癬：ステロイド・スルファターゼ遺伝子の欠失は，デスモソームの低下を阻害することによって，ケラチノサイトを保持する[9]。Ｘ連鎖潜性に遺伝する（図 171-4）。
- 表皮融解性魚鱗癬：常染色体顕性遺伝による変異で不完全な機能のケラチン蛋白質の産生を導く[10]。
- 層状魚鱗癬：トランスグルタミナーゼ１遺伝子の変異に起因する重症でまれな障害である[11]。著明な板状の鱗屑を体の大部分に認める（図 171-3）。患者は，典型的にはコロジオン児（出生時，薄い半透明の膜が児を覆っている）として

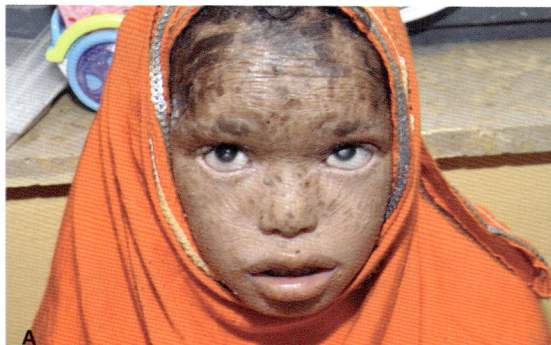

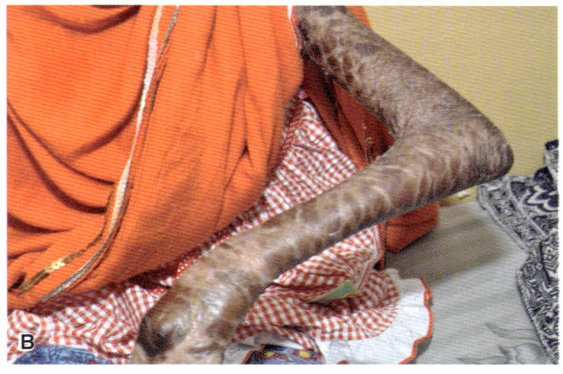

図 171-3 層状魚鱗癬はＸ連鎖魚鱗癬よりまれで，症状も重度である。**A**：層状魚鱗癬の女児で，注目すべき皮膚の重篤な乾燥と深い線上ラインを認める。**B**：患児は腕に重症な影響を受けて完全には肘を伸ばすことができない。(*Used with permission from Richard P. Usatine, MD*)

出生する[12]。

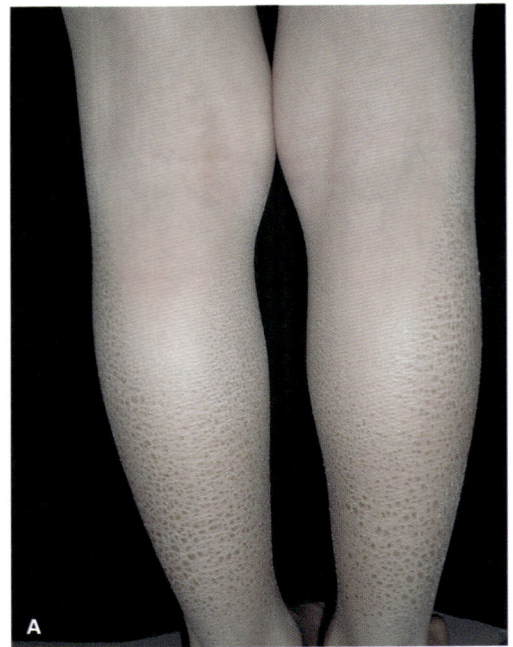

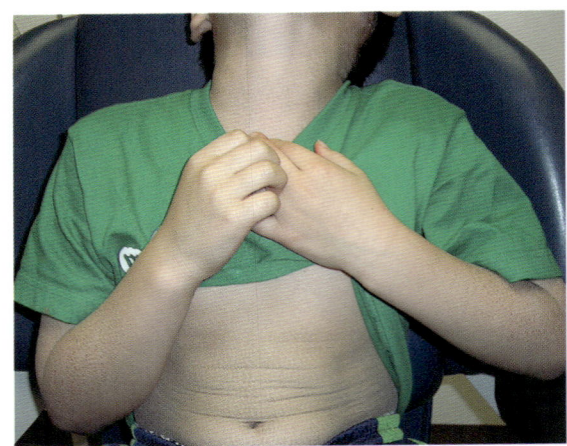

図 171-5　9 歳男児における X 連鎖魚鱗癬。母親は男児の頸部を何度洗っても決してきれいにすることができなかったと話した。これは X 連鎖魚鱗癬で認める "dirty neck" 所見である。もちろん，頸部が不潔なわけではなく，腕と腹部上でも認める魚鱗癬の鱗屑である。(*Used with permission from Richard P. Usatine, MD*)

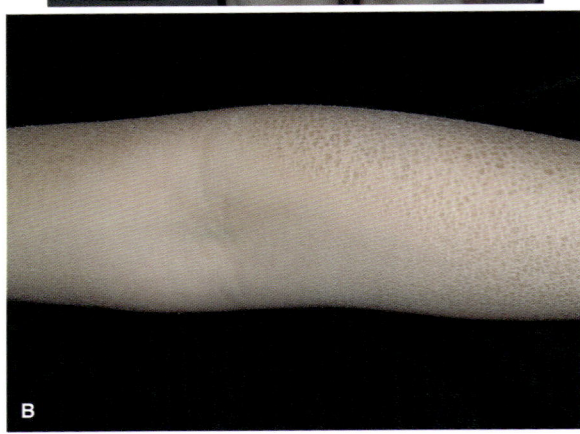

図 171-4　X 連鎖魚鱗癬の 9 歳男児。男児の母方のおじも症状を認めていた。**A**：膝窩以外に症状を認めている魚鱗癬。**B**：肘窩以外に症状を認めている魚鱗癬。(*Used with permission from Richard P. Usatine, MD*)

診断

▶ 尋常性魚鱗癬
- 臨床所見：通常年齢 3～12 カ月の間に発症し，細かい鱗屑を認め，皮膚の表面の亀裂を生じる，様々な程度の乾燥した皮膚，過剰線状皮膚を手掌と足底に生じる[2]。いくつかの例では加齢や暖かい天候により改善するが，その特徴は明確ではない。
- 典型的分布：鱗屑は足，臀部，腹部，体幹部で顕著に認められ，典型例では屈曲部は残存する。
- その他の所見：アトピー性湿疹と毛孔性角化症を伴う。
- 検査：適切な遺伝子検査。

▶ X 連鎖魚鱗癬
- 臨床所見：幼少期から固く付着した，魚鱗様の茶色の鱗屑を認めた。図 171-1，171-4 の男児たちの母親は X 染色体

上の原因遺伝子のキャリアであった。真皮外病変としては，眼や精巣に症状を認める可能性がある。患者は停留精巣および精巣癌もしくは停留精巣のみの発症率が高まる[2,3]。患者は角膜混濁を呈することがあるが，視力には影響を及ぼさない[9,13]。また胎盤のスルファターゼ欠損が分娩進行の妨げとなるため，帝王切開を選択する[14,15]。
- 典型的分布：屈曲部や，顔面，手掌，足底部以外の体の大部分に広がる。特に肘前窩は，残される(図 171-1，171-4)。頸部の症状が顕著な場合があり，患者は "dirty neck" が特徴的である(図 171-5)。
- 検査：血清コレステロール硫酸塩値(硫酸ステロイド・スルファターゼ加水分解コレステロール)が高値となる。ステロイド・スルファターゼ活性を直接測定することも可能である。
- 検査：適切な遺伝子検査。

▶ 表皮融解性魚鱗癬
- 臨床所見：患者は最終的に魚鱗癬に進行する脆弱な皮膚を呈する。生後数時間以内に，軽い外傷でも水疱や皮膚表面の浸食と剥離を生じる場合がある[16]。
- 典型的分布：軽い外傷から生じる水疱形成を伴う出生直後の水疱性疾患として認める。
過角化症の病巣領域と，軽い外傷部位の皮膚の脆弱性の徴候のみでも疑われる。小児期後半に皮膚の過角化症は屈曲部，腹壁と頭皮上で目立つ。
- その他の所見：ブドウ球菌，他の細菌や酵母による感染を起こし，不快な体臭を伴う。
- 検査：適切な遺伝子検査。

▶ 層状魚鱗癬
- 臨床所見：出生時にコロジオン膜(図 171-6)を呈する[12]。コロジオン膜を破った後，皮膚は紅潮し大きく，粗い，暗褐色の鱗屑を認める[17]。
- 典型的分布：体全体に認める，"水着様" 魚鱗癬に起因して部分的に改善することがある。
- その他の所見：眼瞼外反は成長とともに改善されることがあるが，多くの患者では成人期まで持続する可能性があ

14

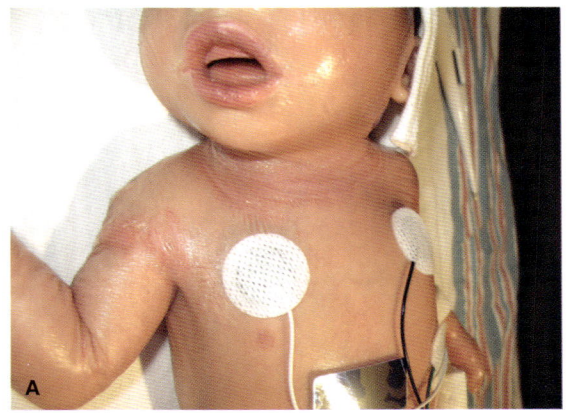

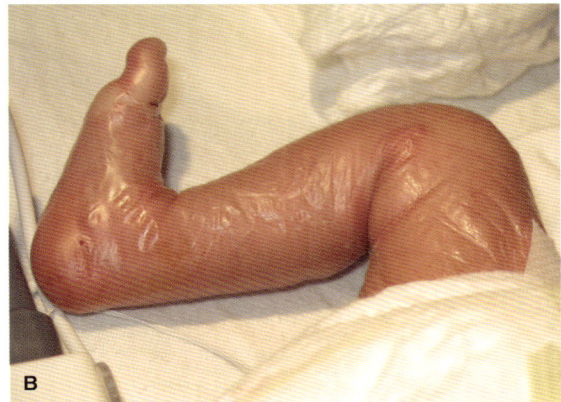

図 171-6　**A**：コロジオン児の出生時。薄い膜を伴う光沢をもつ皮膚、口唇の外反を認めることに注意する。この乳児には眼瞼外反も認めた。**B**：光沢をもつ皮膚所見は下肢で顕著に認める。（Used with permission from Jeffrey Meffert, MD）

る。爪の所見は、うねり、爪下過角化症または形成不全を伴う可能性がある。患者はたいてい汗腺機能の低下に対し対処する。細菌性およびウイルス性皮膚感染はまれであるが、真菌感染は認めることが多い。重篤な層状魚鱗癬は成長に影響を及ぼす可能性があり、ビタミン D を含む、栄養欠乏を認める場合がある。ビタミン D 欠乏はくる病発症のリスクを増加させる[18-20]。

- 検査：ビタミン D 値の測定と適切な遺伝子検査。

鑑別診断

- アトピー性皮膚炎（湿疹）：魚鱗癬よりもより一般的に認められ、全身性の皮膚乾燥（乾燥症）を認め、この乾燥が掻痒を引き起こし、それを反復して擦過して傷をつくることにより、アトピー性皮膚炎への悪循環が起こる。反復性の擦過行動は、皮膚の肥厚（苔癬化）と皮膚擦過痕の悪化につながる。特に、アトピー性皮膚炎はしばしば、「アレルギーマーチ」のはじめとして、食物アレルギー、気管支喘息、アレルギー性鼻炎に関連する（130 章「アトピー性皮膚炎」参照）[21]。
- 後天性魚鱗癬：成人期まで起こらない。遺伝はせず、全身性疾患を伴う場合がある。発症する時期が診断の鍵となる。多くは脚に症状を認め、皮膚は魚の鱗状の鱗屑と類似する（図 171-7）。

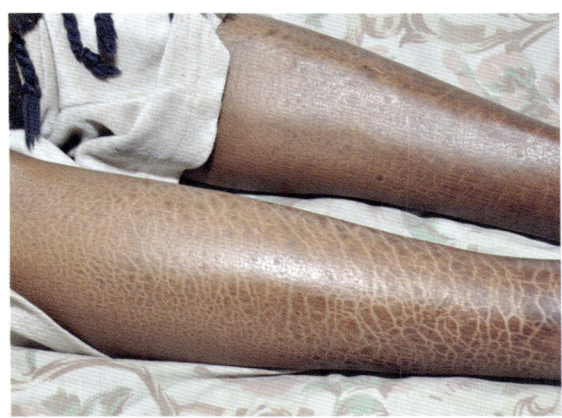

図 171-7　後天性魚鱗癬は成人期に発症し、特に脚に顕著に認める。（Used with permission from Richard P. Usatine, MD）

治療

- 通常、皮膚軟化剤と角質溶解剤の頻回な使用が主な治療である[22]。市販薬および処方薬でワセリン、プロピレングリコール、尿素、乳酸を含む様々な効果的な軟膏がある[22]。効果的な皮膚軟化剤はワセリン、アクアフォアとユーセリンである。乳酸アンモニウムは、6% の市販薬または 12% の処方薬を含む有効な角質溶解剤である。SOR **C**
- 局所サリチル酸製剤は角質溶解剤として鱗屑を除去するために使用されるが、体内への吸収により一部の患者でサリチル酸毒性を認めることがあるため、限られた領域にのみ塗布しなければならない。
- 表皮溶解性魚鱗癬は、年齢とともに改善する傾向がある。新生児で皮膚の剥離を呈する場合、電解質異常と感染性合併のリスク増加により集中治療室での治療を必要とする可能性がある。さらに、患者は、新たな外傷を回避するため、慎重に対応しなければならない。水疱形成に対するケアと皮膚軟化剤の使用は、特に新生児で有効である。加齢につれて、加湿と局所の皮膚軟化剤の使用は処置の基礎である。皮膚を刺激するような表皮溶解剤は回避する。特別な食事制限や活動制限は必要ない。
- アシトレチンのような全身性レチノイドは、医師の判断により重篤な層状魚鱗癬の男児に対し用いられる（図 171-8）。これらの薬剤は強い催奇形性があり、妊娠の可能性のある女性（少なくとも初経前 3 年以内の女性を含む）に対しては回避されなければならない。SOR **C**
- 遺伝子治療は活発に研究されている領域であるが、まだ現実的な治療の選択肢でない。

▶ 紹介

精巣異常または角膜混濁を認める場合、泌尿器科専門医または眼科専門医へ治療を依頼する。

フォローアップ

- 尋常性魚鱗癬：予後良好であるが、治療に難治性であった亀裂のある皮膚から感染を起こす場合がある。
- X 連鎖魚鱗癬：思春期男児は、美容的な問題を経験する可能性がある。さらに、角膜混濁の合併や男性における精巣癌の合併のため、定期的な身体診察を続けて受けなければ

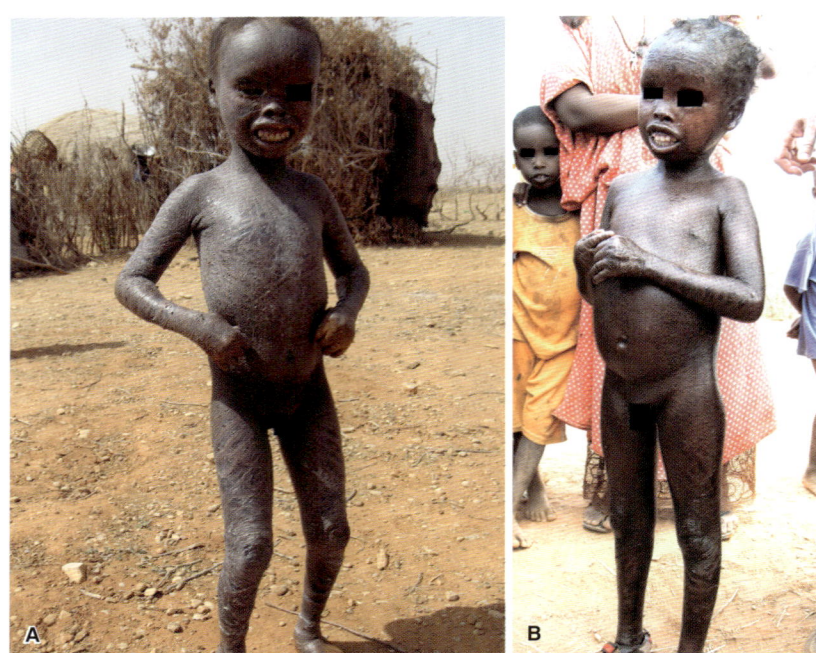

図 171-8　**A**：エチオピアの男児における層状魚鱗癬。**B**：全身性レチノイド(アシトレチン)使用により魚鱗癬が著明に改善した。(*Used with permission from Rick Hodes, MD and Richard Lord*)

ならない。

- 表皮溶解性魚鱗癬：生涯的な管理を必要とするが，年齢とともに改善する傾向がある。
- 層状魚鱗癬：皮膚の評価と治療のため，皮膚科医による特別な処置が推奨される。
- 眼瞼外反患者は，眼科医に紹介しなければならない。

患者教育

- 遺伝性魚鱗癬の小児をもつすべての家族のために，遺伝学カウンセリングを考慮する。

- 尋常性魚鱗癬：患者にとって定期的で一貫した処置が，十分な治療のために重要であることを強調する。
- X 連鎖魚鱗癬：日々の保湿剤の使用(特に乾燥時期や冬季)を指導する。患者は，精巣癌の合併があることを理解し，定期的な自己診察が必要であることを説明しなければならない。
- 層状魚鱗癬：患者に対し，熱射病が高いリスクとなることを説明する。

【William A. Miller, MD, MPH, MSc／Richard P. Usatine, MD】

(本庄明日香／大塚宜一 訳)

第 15 部

リウマチ性疾患

SOR	定義
A	一貫して質が高く，かつ患者指向のエビデンス（科学的根拠）に基づいた推奨*
B	一貫性に欠けた，もしくは質に一部問題がある患者指向のエビデンスに基づいた推奨*
C	これまでのコンセンサス，通常行う診療行為，専門家の意見，疾患指向のエビデンス，または診断・治療・予防・スクリーニングについての症例報告に基づいた推奨*

- SOR：推奨度(strength of recommendation)
- 患者指向のエビデンス：死亡率，罹患率，患者の症状の改善などを意味する。
- 疾患指向のエビデンス：血圧変化，血液生化学所見などを意味する。
- ＊：さらなる詳細情報は，巻末の「付録 A」を参照。

172 若年性特発性関節炎

症例

　2 カ月間持続する左膝関節腫脹が出現した 2 歳の白人女児（図 172-1）。身体診察で，左膝に熱感と可動域制限，関節液貯留を認めた。左脚は右より長く，疼痛を避けるような歩行をしていた。他には全身性の徴候，症状を認めなかった。抗核抗体（ANA）は陽性（160 倍，斑紋型）であり，赤沈は正常であった。女児は少関節型若年性特発性関節炎（少関節型 JIA）と診断された。初めに 12 時間毎の非ステロイド性抗炎症薬（NSAID）の定時投与を行い，滑膜炎にはステロイドの関節内注入を行い，理学療法も施行した。6 週間後には膝関節の可動域は正常となり腫脹も消失した。6 カ月後，細隙灯による定期スクリーニングの眼科診察で，前部ブドウ膜炎が認められた（図 172-2）。ブドウ膜炎に対してステロイド点眼による治療を行ったが，ブドウ膜炎の活動性が持続したため，疾患修飾性抗リウマチ薬であるメトトレキサートが開始された。

概説

　小児の慢性リウマチ性疾患で最も多い若年性特発性関節炎（juvenile idiopathic arthritis：JIA）は[1]，感染症に続発して 16 歳未満で発症し 6 週間以上続く関節炎で，感染後や他の全身的な原因が除外されるものと定義される。JIA は，少関節型（持続型，進展型），多関節型（リウマチ因子〈RF〉陽性），多関節型（RF 陰性），全身型，乾癬性，付着部炎関連，未分類の 7 つの表現型に分類される[2]。

別名

　若年性慢性関節炎（juvenile chronic arthritis），若年性関節リウマチ（juvenile rheumatoid arthritis）

疫学

- JIA は世界中でみられる。
- 有病率は小児 1,000 人あたり最大 1 人程度，新規発症率は小児 10 万人あたり最大 12 人程度である[3]。
- JIA は北欧の家系に多いとされる。
- 少関節型の好発年齢は 1～2 歳であり，1～3 歳と学童期～思春期の二峰性である多関節型 JIA と対照的である。全身型 JIA（sJIA）は幼児期で最も多いが，他の病型は年齢層を通じてほぼ同様である。
- 一般に男児に比べて女児に多く発症するが，病型によって性別の分布は異なる。最も多い少関節型 JIA では幼児期の女児に多く（男児の 3 倍），JIA と診断される症例の約半数を占める。
- 前部非肉芽腫性ブドウ膜炎は，ANA 陽性の少関節型，RF 陰性多関節型 JIA のうち最大 15％程度にみられる（図 172-2）。

病因と病態生理

- JIA の病因は遺伝学的要因，環境要因のいずれもが関係する。
- 滑膜炎とは，滑膜増生と炎症性パンヌス（異常な線維血管

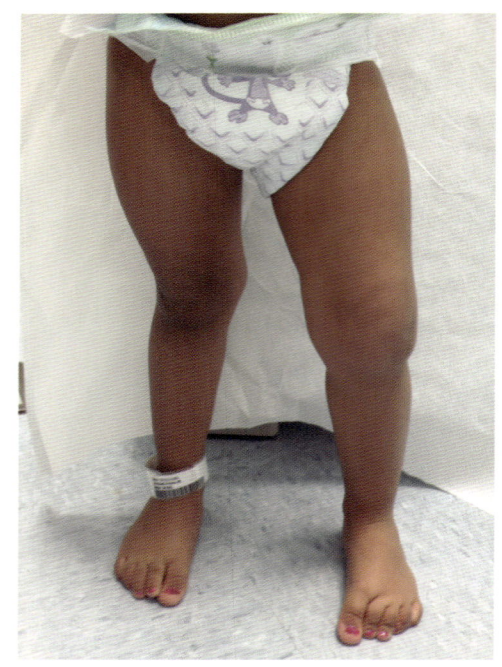

図172-1　少関節型若年性特発性関節炎の 2 歳女児にみられた左膝の腫脹。（*Used with permission from Vidya Raman, MD*）

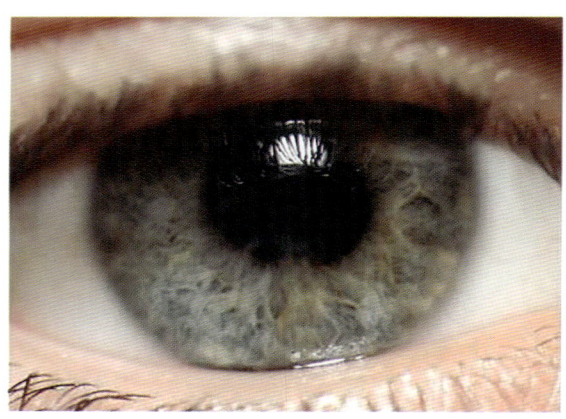

図 172-2　若年性特発性関節炎の患児にみられた，虹彩癒着を合併した前部非肉芽腫性ブドウ膜炎。（*Used with permission from Carol A. Wallace, MD*）

性組織）の増殖を表す。滑膜炎の存在は小児において JIA の診断に用いられる。パンヌスはマクロファージのほかに T リンパ球，B リンパ球からなり，血管新生を伴う（図 172-3）。
- 隣接する軟骨と骨が侵食され障害されることがある。
- まず炎症性マクロファージからサイトカインが放出され，パンヌス形成と軟骨・骨の障害を引き起こす。

危険因子

- 遺伝的要因，異常な免疫反応，そしておそらく環境的誘因が，JIA の病因に関係している。
- HLA クラス I，II アレルの JIA との関連はかなり明らかになっており，すなわち JIA の病因における T 細胞と抗原提示の関与をも示唆する。

15

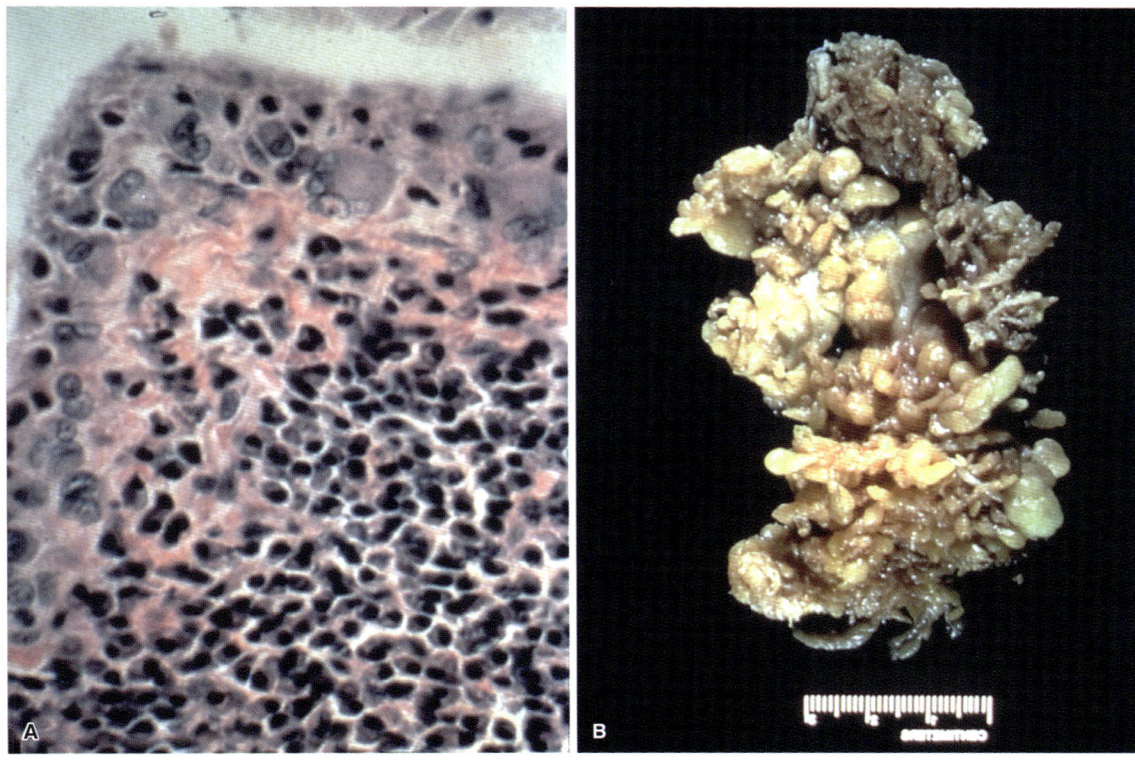

図 172-3　混合するリンパ球とマクロファージからなるパンヌス（**A**）。活動性若年性特発性関節炎患者の関節から切除されたパンヌス（**B**）。（*Used with permission from Carol A. Wallace, MD*）

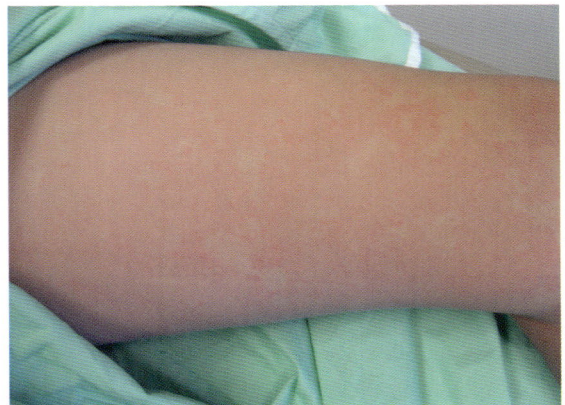

図 172-4　全身型若年性特発性関節炎の患児にみられたサーモン色の一過性，斑状の皮疹。（*Used with permission from Steven Spalding, MD.*）

- 少関節型 JIA と RF 陽性多関節型 JIA のいずれも女性に多いという病態背景には，ホルモンが影響している可能性がある。

診断

▶ 臨床所見[2)]

- 関節炎は次のように定義される。
  - 持続的な関節の腫脹または関節液貯留
  - 1 つ以上の関節に以下の徴候のうち 2 つ以上を認める。
    - ・可動域制限
    - ・圧痛または動作時痛
    - ・触診上の熱感
- 付着部炎は腱，靱帯，関節包，骨に付着する筋膜の部位の炎症と定義される。
- 各々の JIA 亜分類と定義は以下のとおりである。
  - 全身型 JIA（sJIA）：発熱，一過性のサーモン疹（典型的には体幹に生じ搔痒感を伴わない，図 172-4），リンパ節腫脹，肝脾腫といった全身症状が生じ，関節炎が併発または続発する。マクロファージ活性化症候群は治療不十分な sJIA 症例で致命的となることがある。
  - 少関節型 JIA：発症 6 カ月までに，4 カ所以下の関節に関節炎を生じる（図 172-1, 172-5）。少関節型 JIA は発症後 6 カ月以降も罹患関節が変わらない場合は持続型，5 カ所以上に増加する場合は進展型と呼ばれる。持続型少関節型 JIA は，再燃のリスクはあるものの治療により寛解することが多い。
  - 多関節型 JIA：5 関節以上に関節炎を生じる。JIA の ILAR クライテリアにより，リウマチ因子 IgM の有無に基づいてリウマチ因子陽性（seropositive），リウマチ因子陰性（seronegative）に分類される（図 172-6）。RF 陽性多関節型 JIA は，手関節や手足の小関節の対称性関節炎を生じ，皮下のリウマトイド結節や骨びらんを伴うことがあるといった成人の関節リウマチ患者の臨床的，免疫学的特徴と共通する。残念ながら，多関節型 JIA の患者の多くは疾患活動性が持続したまま成人期へ移行し，疾患修飾性抗リウマチ薬や生物学的製剤の治療の継続が必要となる。

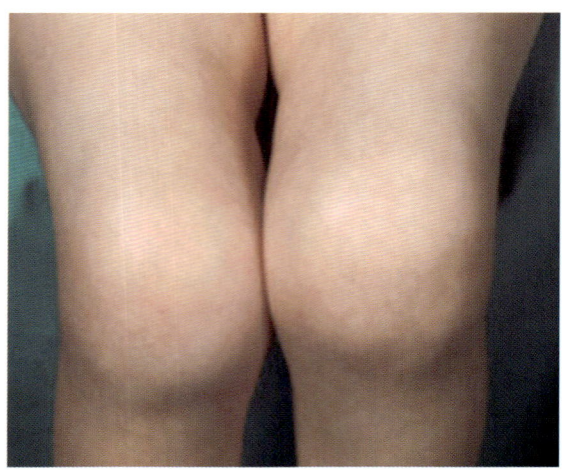

図 172-5　少関節型若年性特発性関節炎の児にみられた左膝関節腫脹。（*Used with permission from the Cleveland Clinic Children's Hospital Photo files*）

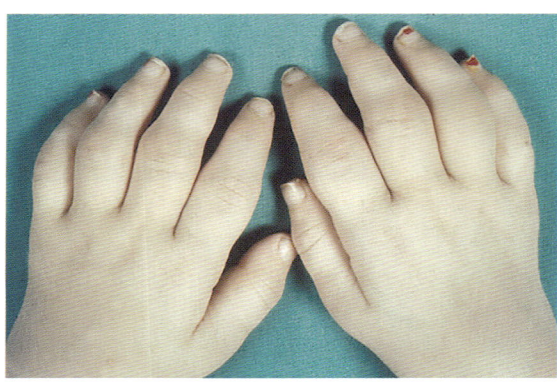

図 172-6　多関節型若年性特発性関節炎の児の小関節炎。（*Used with permission from the Cleveland Clinic Children's Hospital Photo files*）

- 乾癬性 JIA：以下が存在する場合
  - ・関節炎と乾癬
  - ・関節炎と次の三徴のうち 2 つ。(1)指炎，(2)軽度の陥凹から爪甲剥離症までの爪甲変化，(3)第一度近親者の乾癬もしくは乾癬性関節炎の既往。
- 付着部炎関連関節炎（ERA）：関節炎と付着部炎が存在する，または，以下の特徴のうち 2 つ以上を有する関節炎もしくは付着部炎が存在する。仙腸関節痛または炎症性の腰仙部痛，HLA-B27 陽性，8 歳を超えた男児の発症，急性（症候性）前部ブドウ膜炎，第一度または第二度近親者の HLA-B27 関連疾患の家族歴。典型的な付着部炎は，前・後腸骨稜，大腿骨大転子，膝蓋骨，脛骨粗面，アキレス腱，足底筋膜といった下肢の腱付着部に生じる。
  - 未分類 JIA：関節炎や他の症状の特徴がいずれかの JIA 分類に合致しない，または複数の分類に合致するもの。

▶ 検査所見
- JIA の診断において特異的な検査所見はない。
- 血液学的異常は全身炎症の状態を反映する（慢性疾患に伴う貧血，血小板増多，赤血球沈降速度〈赤沈〉の亢進，あるいは全身型 JIA における血小板減少や赤沈の遅延）。

- ANA 陽性例は，少関節型 JIA または RF 陰性多関節型 JIA において慢性前部ブドウ膜炎のリスクが高い。
- 抗環状シトルリン化ペプチド（CCP）抗体は，RF 陽性多関節型 JIA に対して特異度は高いが感度は低い[4]。
- 滑液の細胞数は様々であるが，（特徴的ではないものの）多くの場合で白血球数＜5 万/HPF である。

鑑別診断
- 感染症：ライム病，細菌性（レンサ球菌，ブドウ球菌），ブルセラ症，ウイルス性（インフルエンザ，パルボウイルス）。マイコプラズマは一般に JIA よりも急性の発症であり疫学的に手がかりを有する。
- 細菌性腸炎（エルシニア，大腸菌，サルモネラ菌，赤痢菌，カンピロバクター），尿路感染症（淋菌性）に伴う反応性関節炎：先行する感染や特徴的な随伴症状はこれらの疾患群との鑑別に役立つ。
- 悪性疾患：急性リンパ芽球性白血病（B 前駆細胞性が最も多い），骨転移，原発性骨・軟骨・滑膜・軟部組織腫瘍は，検査所見や画像所見から JIA と区別される。
- 全身性エリテマトーデス，炎症性腸疾患といった関節炎を呈する他の自己免疫疾患：腎，消化器など他の臓器系統が障害されるときに考慮すべきである（173 章「全身性エリテマトーデスと皮膚エリテマトーデス」，59 章「炎症性腸疾患」参照）。
- 代謝性
  - Hurler 症候群：発育遅延，聴力障害，特異的顔貌，心臓の弁膜症といった他症状とともに，骨・関節症状がみられることがある。

治療

▶ 非薬物治療
- 理学療法，作業療法は機能回復，維持と障害予防のために推奨される。
- 少関節型，多関節型 JIA では，前部ブドウ膜炎の眼内所見のスクリーニング目的に，また乾癬性 JIA や付着部炎関連関節炎では主に症候性の強膜炎，上強膜炎の治療のために，眼科での診察を受けるべきである。

▶ 薬物治療
- ステロイド薬関節内注射は少関節型の第一選択治療であり，他の病型でも薬物全身投与にもかかわらず遷延する関節炎に対して行われる[6,7]。SOR **B**
- NSAID[8-12]：疾患活動性は変化させないが疼痛を軽減する。SOR **A**
- ステロイド薬全身投与[5]：治療導入時または少量連日投与で用いる。許容できない小児の副作用を避けるため，全身投与を最小限とすることが必要である。SOR **C**
- 疾患修飾性抗リウマチ薬：メトトレキサート（最も一般的），レフルノミド，スルファサラジン[5,13]。SOR **B**
- 生物学的製剤[14]：炎症性サイトカイン阻害薬
  - 腫瘍壊死因子-α（TNF-α：エタネルセプト，アダリムマブ，インフリキシマブ）[15,16]。多関節型 JIA に対して SOR **A**
  - IL-1（アナキンラ，カナキヌマブ，リロナセプト）
  - IL-6（トシリズマブ）
  - T 細胞標的薬（アバタセプト），B 細胞標的薬（リツキシマブ）

- 免疫修飾薬，生物学的治療の副作用には感染症のリスク増大が含まれる（抗TNF治療による播種性結核）。治療前に潜在性結核のスクリーニングを実施すべきである。
- ステロイド薬長期投与，メトトレキサート，その他の生物学的治療中は，生ワクチン（MMR〈麻疹・風疹・ムンプス〉，水痘）の接種を避ける。

▶ 外科治療

- 滑膜切除術：慢性，持続性の増生滑膜組織を関節鏡により切除する。
- 長期にわたるびらん性関節炎，進行した二次的な骨・関節の変化への再建手術や関節置換術や，長期的な片側の病変に起因する明らかな脚長差の修正。

予後

- 長期にわたる機能的制限が生じることが多く，しばしば成人期まで遷延する[17-19]。
- 近年の治療の進歩，特に生物学的製剤の使用により，短期的・中期的予後は改善している[15,16,20]。

【Shoghik Akoghlanian, MD／Andrew Zeft, MD MPH】

（原　良紀　訳）

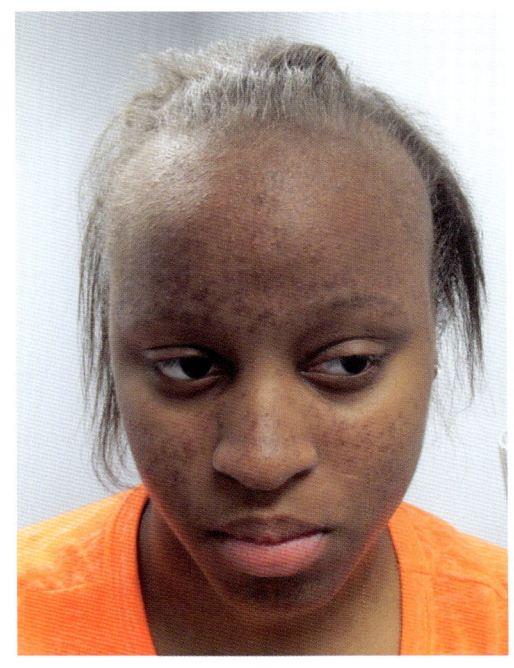

図 173-1　6カ月間続く顔面紅斑と脱毛で来院した，新規発症SLEのアフリカ系アメリカ人の16歳女児。膝の痛みと口腔内潰瘍も認めていた。（Used with permission from Vidya Raman, MD）

173 全身性エリテマトーデスと皮膚エリテマトーデス

症例

　生来健康であったアフリカ系アメリカ人の16歳女児が6カ月間続く脱毛，顔と上肢の皮疹（図173-1，図173-2）を主訴に来院した。1年前から膝と足首に痛みがあり，3カ月前には口腔内潰瘍がみられていたが，それらは治癒していた。血液検査では白血球数 $2,400/\mu L$（正常値 $5,000\sim1万3,000/\mu L$），ヘモグロビン $10.8\,g/dL$（正常値 $11.8\sim16.0\,g/dL$），血小板数 $10.9\times10^4/\mu L$（正常値 $14.2\sim42.4\times10^4/\mu L$）と汎血球減少を認めた。赤沈値は 45 mm/時（正常値 $0\sim15$ mm/時）と亢進していた。抗核抗体（ANA）は640倍と陽性で，抗二本鎖DNA抗体が強陽性であったため，全身性エリテマトーデスと診断された。尿検査では腎病変を疑わせる蛋白尿を認めなかった。女児はプレドニゾロンとヒドロキシクロロキンで治療され，症状は改善した。

概説

　全身性エリテマトーデス（systemic lupus erythematosus：SLE）は慢性炎症性疾患で，皮膚，関節，腎臓，肺，神経系，粘膜を含む体中の多数の臓器を侵しうる。

別名

- 慢性皮膚ループス＝円板状ループス（discoid lupus erhythematosus：DLE）
- 深在性ループス＝ループス脂肪織炎

疫学

- 小児集団の研究は非常に少ないため，小児SLEの真の罹患率を推測するのは困難である。SLE患者のうち約15%が小児期に発症するといわれている。小児SLEは白人女児10

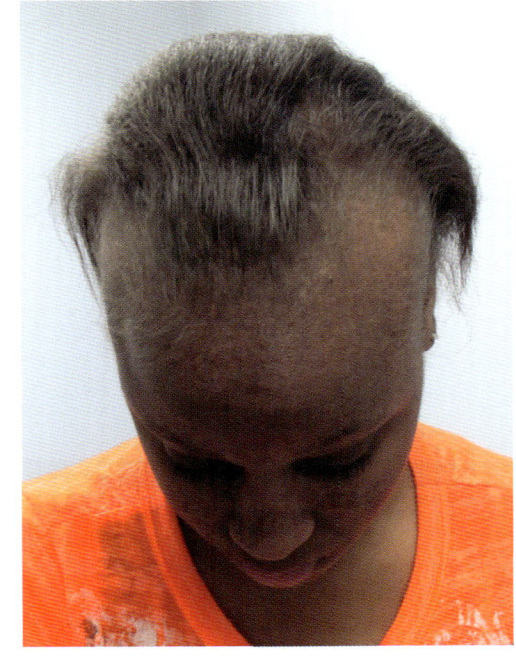

図 173-2　図173-1と同患児。脱毛を認めた。ANAは640倍であった。（Used with permission from Vidya Raman, MD）

万人あたり $6\sim18.9$ 人に発症し，アフリカ系アメリカ人とヒスパニック系ではさらに有病率が高い[1]。
- 小児SLEの平均発症年齢は $12\sim13$ 歳である。
- 成人SLEの最大で25%に発症する円板状ループス（DLE）は，小児ではまれである[3]。DLEのみを認める患者のうち

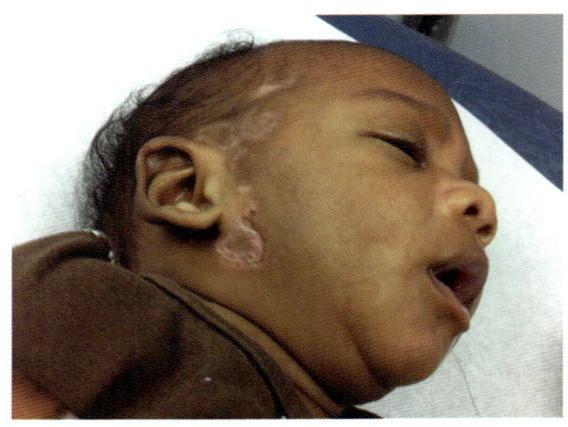

図 173-3　SSA（Ro）抗体と SSB（La）抗体陽性の母体からの経胎盤的な移行抗体による新生児ループス。（*Used with permission from Vidya Raman, MD*）

5〜10％が最終的に SLE を発症するが，軽症の経過をたどることが多い[4]。DLE の病変は通常，周囲に活動性炎症がゆっくりと拡大し，治癒すると中心陥凹瘢痕，萎縮，毛細血管拡張，色素脱失を残す[5]。DLE の男女比は 1：2 である。

病因と病態生理

- SLE は様々な症状を呈する，多臓器にわたる自己免疫性疾患である。最近の知見によれば，遺伝子感受性の高い者が環境曝露することにより自然免疫反応，獲得免疫反応の活性化を引き起こし，自己抗体産生と自己免疫寛容の喪失に至る。
- 小児における最近の研究により，Ⅰ型インターフェロンは T 細胞，B 細胞を活性化する増幅ループを通して病態の中心的役割を有し，治療反応のモニタリングに有用な可能性がある[6]。
- SLE の徴候や症状の多くは，血中の免疫複合体あるいは細胞に対する自己抗体の直接作用により生じる。
- SLE の遺伝的素因が存在する。一卵性双生児における同時発症率は 25〜70％である。母親が SLE であれば娘の発症リスクは 40 倍，息子の発症リスクは 250 倍である。

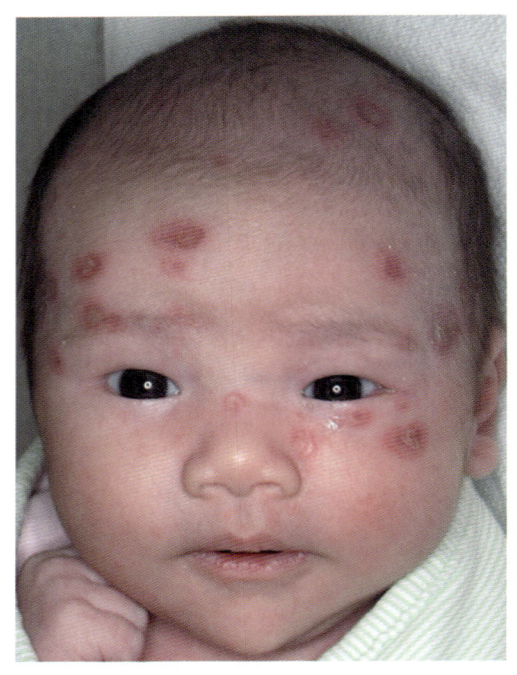

図 173-4　活動期の SLE 母体からの経胎盤的な移行抗体による新生児ループス。（*Used with permission from Warner AM, Frey KA, Connolly S. Annular rash on a newborn. J Fam Pract. 2006；55（2）：127-129. Reproduced with permission from Frontline Medical Communications*）

- SLE の経過は寛解と再燃を繰り返す。臓器障害はしばし年余にわたって進行する。
- まれに，活動期の SLE 母体から経胎盤的に抗体が移行することにより，出生した新生児が皮膚エリテマトーデスや完全房室ブロックを発症することがある（図 173-3，173-4）。

危険因子

- 増悪因子には以下のものが含まれる。
  - 日光曝露（紫外線，とくに UV-B）
  - 感染
  - ストレス

表 173-1　アメリカリウマチ学会の SLE 診断基準[1,2]

基準	定義
頬部紅斑	固定性の紅斑，平坦または隆起性，頬部隆起部を覆う，鼻唇溝は越えない傾向にある。
円板状紅斑	隆起性の斑状紅斑で角化性鱗屑の付着と毛嚢性角栓を伴い，後に萎縮性瘢痕となる。
日光過敏	病歴または医師の観察によって確認される，日光への異常な反応による皮疹。
口腔内潰瘍	医師により観察された口腔または鼻咽頭の潰瘍，通常は無痛。
関節炎	2 カ所以上の末梢関節に起こる，非びらん性関節炎，圧痛，腫脹，液貯留を認める。
漿膜炎	胸痛の病歴，胸膜摩擦音，胸水によって証明された胸膜炎 または 心電図，心膜摩擦音，心嚢水によって証明された心膜炎。
腎障害	0.5 g/日以上または 3＋以上の持続する蛋白尿 または 赤血球，ヘモグロビン，顆粒，尿細管，混合細胞円柱。
神経障害	けいれん または 精神疾患：誘因となる薬物，代謝異常（尿毒症，ケトアシドーシス，電解質異常）がない。
血液学的異常	有害な薬物の投与なしで網状赤血球増多を伴う溶血性貧血 または 白血球減少（2 回以上の検査で<4,000/mm^3） または リンパ球減少（2 回以上の検査で<1,500/mm^3） または 血小板減少（<10 万/mm^3）。
免疫学的異常	抗リン脂質抗体陽性 または 異常な力価の抗 DNA 抗体：自己の DNA に対する抗体 または 抗 Sm 抗体—Sm 核抗原に対する抗体の存在 または 梅毒血清反応偽陽性（6 カ月間の陽性，かつトレポネーマ運動抑制試験またはトレポネーマ蛍光抗体吸収試験で確認する）
抗核抗体（ANA）	"薬剤誘発性ループス"の原因となる薬物が投与されていない経過中いずれかの時点で，免疫蛍光法またはそれと同等の方法で異常な力価の抗核抗体が認められる。

[1]診断には，基準を 4 つ満たす必要がある。
[2]*Modified with permission from Callahan LF, Pincus T. Mortality in the rheumatic diseases. Arthritis Care Res. 1995；8：229.*

15

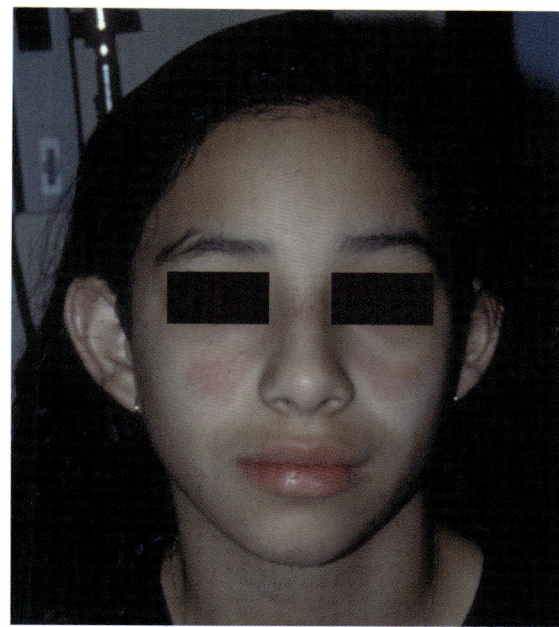

図 173-5 　青年期，ヒスパニック系女児の SLE の頬部紅斑。鼻唇溝には皮疹が及ばず比較的保たれている。（*Used with permission from the University of Texas Health Sciences Center, Division of Dermatology*）

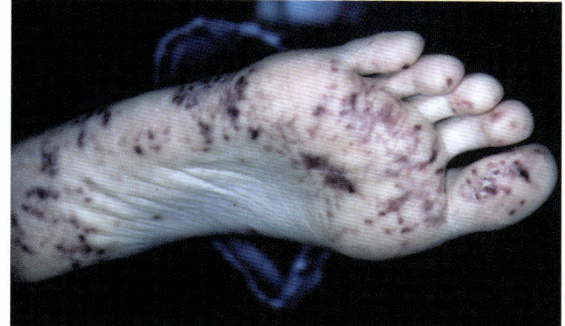

図 173-6 　激しく再燃した日系アメリカ人の SLE 患者にみられた壊死性血管炎。蝕知しうる紫斑が両方の手足に出現した。（*Used with permission from Richard P. Usatine, MD*）

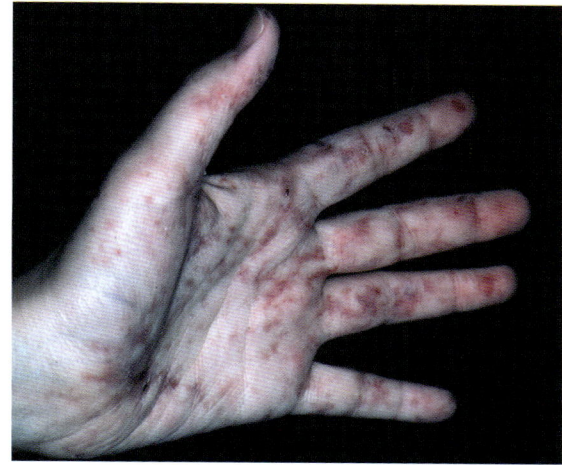

図 173-7 　図 173-6 の SLE 患者の手に生じた壊死性血管炎。（*Used with permission from Richard P. Usatine, MD*）

- 外傷あるいは手術
- 妊娠（とくに産後期）

診断

▶ 臨床所見

- SLE は慢性，再発性で，死に至ることもある炎症性疾患であり，時に診断に難渋することがある。SLE は多臓器系を侵す自己免疫性疾患であり，細胞核に対する自己抗体で臨床的に定義されている。診断のための単一の臨床症状やマーカーはない（表 173-1）。治療により罹患率や死亡率を減少できる[7]ため，正確な診断が重要である。
- SLE はほとんどの場合，来院時に倦怠感，発熱，筋痛，食欲不振，嘔気，体重減少といった全身症状が混在している。症状出現から診断までの期間は平均 5 年である。
- SLE は臨床症状だけでなく，増悪と寛解を繰り返すことに特徴がある。SLE の診断は後述する基準のうち 4 項目以上当てはまることでなされるが，症状の存在は同時でも連続的であっても，初診時に認めたものでも過去の症状でも，いずれでもよい。関節痛はしばし初発症状となることが多いが，通常身体所見に比例しない。多関節炎は左右対称，非びらん性で通常は変形をきたさない。長期に経過すれば，関節リウマチ様のスワンネック変形がしばしみられる。
- 頬部紅斑あるいは蝶形紅斑は鼻梁をまたいで頬に生じる固定性の紅斑で，鼻唇溝を越えない（図 173-5，173-6）。顎や耳にも生じうる。さらに重篤な頬部紅斑では萎縮，瘢痕，色素脱失を生じることもある。
- 皮疹は通常，紫外線（UV）に対する日光過敏と関連している。
- 円板状紅斑は隆起性の斑状紅斑で，角化性鱗屑の付着と毛孔性角栓を伴う。陳旧性病変では萎縮性瘢痕となることが

ある。
- 潰瘍（通常は無痛性）は鼻腔，口腔，膣に多い。
- 胸膜炎は胸膜痛か胸膜摩擦音の確実な既往，あるいは胸水によって証明される。
- 心外膜炎は心電図，心膜摩擦音あるいは心嚢水によって証明される。
- 腎病変は細胞円柱，0.5 g/日以上または 3 ＋以上（定量が行われないとき）の持続する蛋白尿のいずれかである。
- 中枢神経系（CNS）の症状は，軽度認知障害から精神症状，けいれんまで幅がある。CNS のいずれの部位も侵される。難治性の頭痛，記銘力障害および論理思考力障害が SLE 患者の神経症状では最も多い。
- 溶血性貧血，白血球減少（＜4,000/mm^3 が 2 回以上），リンパ球減少（＜1,500/mm^3 が 2 回以上），血小板減少（＜10 万/mm^3，薬剤性を除外）といった血液学的異常を認める。
- 消化器症状には腹痛，下痢，嘔吐がある。小腸穿孔や血管炎が除外診断として重要である。
- 血管炎（図 173-6，173-7）は時に重症化し，網膜血管炎をきたすこともある。
- 抗リン脂質抗体，抗 DNA 抗体，抗 Sm 抗体陽性あるいは梅毒血清反応偽陽性（6 カ月間以上陽性かつトレポネーマ

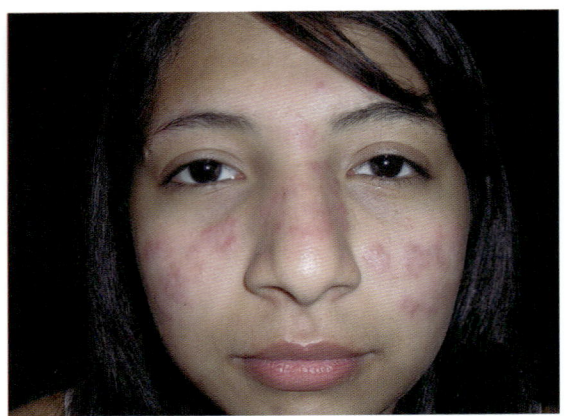

図173-8　10代のヒスパニック系女児の顔にみられた皮膚エリテマトーデス(円板状ループス：DLE)。(Used with permission from Richard P. Usatine, MD)

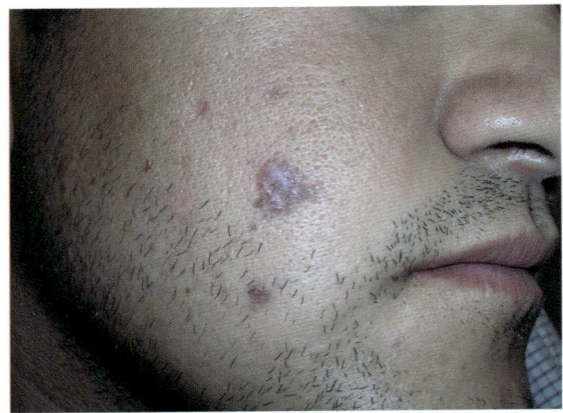

図173-10　若年男性の顔にみられた，色素沈着と瘢痕を伴うDLE。

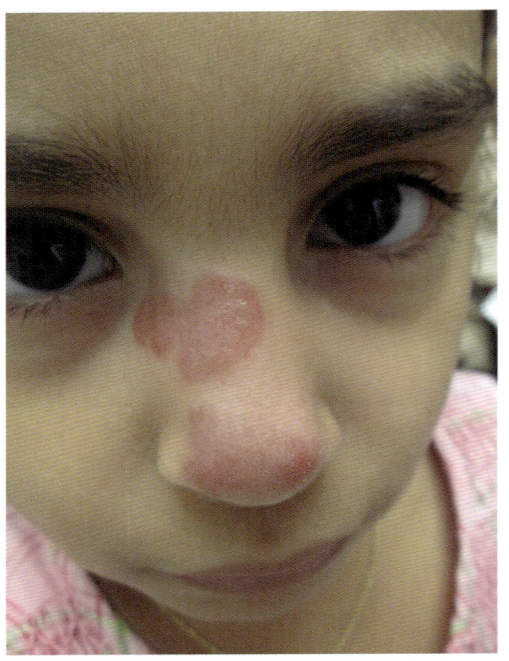

図173-9　5歳女児の顔にみられた皮膚エリテマトーデス。ヒドロキシクロロキンに反応し，顔部病変は改善した。(Used with permission from Lewis Rose, MD)

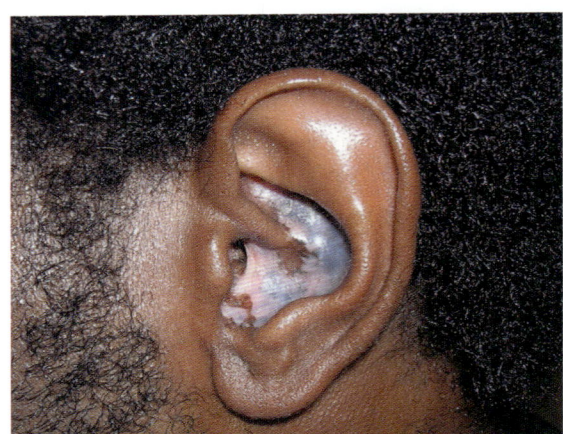

図173-11　色素脱失と瘢痕がみられた耳介内部のDLE。(Used with permission from E. J. Mayeaux, Jr., MD)

▶ 典型的分布

- SLEは蝶のように鼻根部をまたぐ典型的な頬部紅斑で知られている(図173-5，173-13)。
- 円板状皮疹は顔，頸部，頭皮に最もよくみられるが，耳にも生じ，上半身には起こりにくい。
- DLE病変は限局性ないし汎発性にみられる。汎発型DLEはどこにでも起こりうるのに対して，限局型DLEは頭頸部領域のみに起こる。汎発型病変を伴う患者は，よりSLEに進展しやすい。
- 深在性ループスまたはループス脂肪織炎は皮下脂肪組織を主座としたSLEの一病型である。通常は四肢近位側，体幹，乳房，臀部そして顔面に起こる(図173-14)。

▶ 検査所見

- アメリカリウマチ学会は，SLEを疑われ，ほかに説明のつかない症状・徴候を2つ以上認める患者に，ANA検査を推奨している。80倍を超えるANA力価の上昇はアメリカリウマチ学会の診断基準の中で最も感度が高い。発症早期にはANA力価が陰性であっても99%以上のSLE患者が最終的にはANA力価が上昇する[9]。ANA検査はSLEに特異的ではなく，SLEが除外されるANA陽性(通常は<80倍)の原因で最も多いのは他の結合組織病である。ANA力

特異的検査陰性)といった免疫学的異常を認める。

- "薬剤誘発性ループス"の原因となる薬物の投与のない経過中いずれかの時点で，ANAの異常高値が認められる。
- DLE(皮膚エリテマトーデス)病変は散在性の紅斑，わずかに浸潤を触れる丘疹または局面で，しっかりした鱗屑(図173-8〜173-11)が付着し，覆われるのが特徴である。病変が進行するとともに鱗屑はしばしば肥厚し，癒着が強くなっていく。中心部では色素脱失が起こり，活動性のある辺縁には色素沈着が起こる。活動性病変が改善すると萎縮や瘢痕が残る。頭皮に生じた場合，跡に脱毛症が生じる(図173-12)。頭皮の鱗屑を除去すると，毛嚢性角栓による「じゅうたんの留め鋲徴候(carpet tack sign)」を呈する。

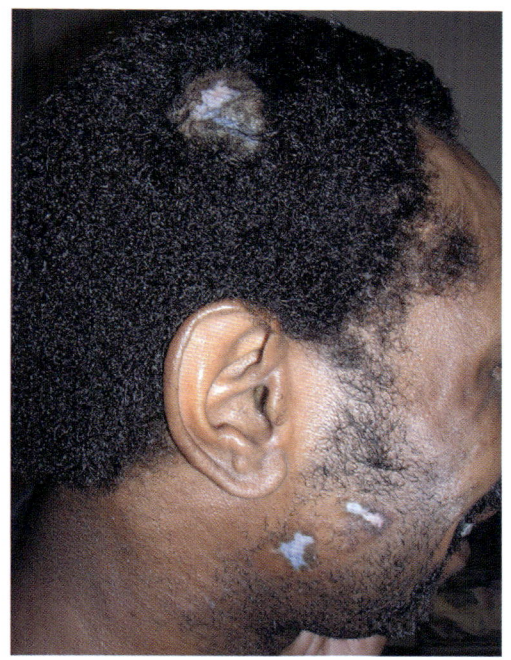

図 173-12　頭皮と顔面にみられた，瘢痕性脱毛症と色素脱失を伴う DLE。(*Used with permission from E. J. Mayeaux, Jr., MD*)

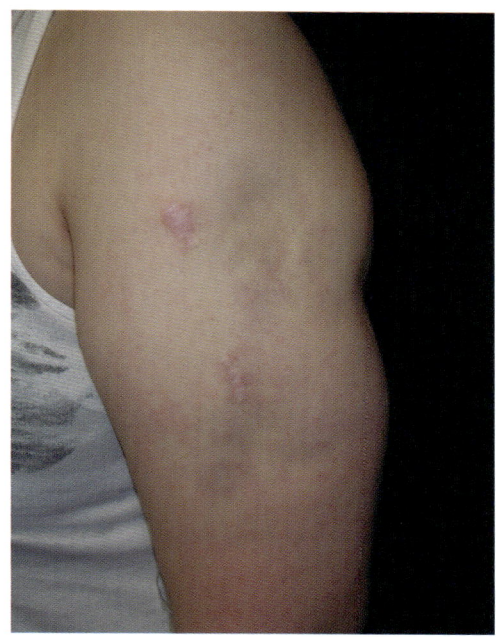

図 173-14　上腕の脂肪織炎の後に限局性の萎縮性変化が生じた深在性ループス。この 10 代患児は顔ともう一方の腕にも深在性ループスを認めていた。この萎縮は治療にもかかわらず，1 年以上にわたって残存した。(*Used with permission from Richard P. Usatine, MD*)

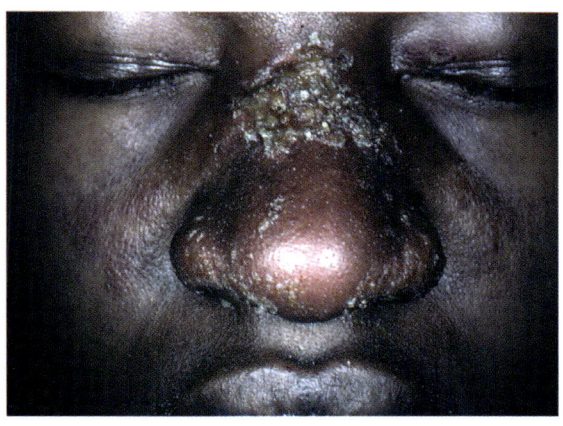

図 173-13　鼻と頬部紅斑にわたる痛みで来院した 18 歳女性。新規発症 SLE による頬部紅斑に合併した伝染性膿痂疹であった。数カ月後，彼女は重篤なループス脳炎を発症した。(*Used with permission from Richard P. Usatine, MD*)

- 強皮症：皮膚硬化と多系統臓器の硬化がみられる(178 章「強皮症とモルフェア」参照)。
- 皮膚筋炎：顔面腫脹，眼周囲の"ヘリオトロープ"疹，Gottron 丘疹，手指の爪周囲紅斑，肢体近位筋の筋力低下がみられる(174 章「若年性皮膚筋炎」参照)。
- 乾癬は肘，膝，頭皮，背部，外陰部を覆う銀白色の鱗屑を生じる。爪にも生じうる(第 136 章「乾癬」参照)。
- 酒さ：全身症状を伴わない顔面中央部の皮膚の紅斑，丘疹，膿疱であり，通常は病変が鼻唇溝にかかる(97 章「酒さ」参照)。
- サルコイドーシス：本疾患もまた皮膚の斑状病変を生じるが，ループスのように皮疹の中心部に病変を認めず，皮膚萎縮などは伴わない(150 章「小児サルコイドーシス」参照)。
- 梅毒：本疾患もまた，DLE 様の斑状の皮疹を生じうる。短い経過と血清反応によって鑑別できる。しかしながら SLE の自己抗体は梅毒血清反応偽陽性を引き起こす点に注意すべきである(181 章「梅毒」参照)。

治療

▶ 非薬物治療

- UV は SLE を増悪させるので，日焼け止め(できれば UV-A と UV-B をともに防ぐもの)の使用を勧める。SOR Ⓒ

▶ 薬物治療

- 関節炎，関節痛，筋痛に対しては，伝統的な SLE の治療である非ステロイド性抗炎症薬(NSAID)やシクロオキシゲナーゼ 2 選択的阻害薬が支持療法として推奨される[12]。SOR Ⓑ
- 抗マラリア薬(ヒドロキシクロロキン最大 6.5 mg/kg/日)

価はスクリーニングと診断に有用だが，疾患活動性のモニタリングには適していない。抗二本鎖 DNA 抗体や抗 Sm 抗体などの特異抗体は確定診断に使用される。

- SLE の活動期の前には抗二本鎖 DNA IgG 力価の上昇ないし補体の低下が先行してみられることが多い[10]。
- DLE のみの患者は一般的に ANA が陰性または低力価であるが，抗 Ro 抗体が低力価であることはほとんどない[11]。

鑑別診断

- 薬剤誘発性ループス：SLE 様の症候群であり，主にプロカインアミド，ヒドララジン，イソニアジド，クロルプロマジン，メチルドパ，キニジンなどの薬剤が原因となる。

は，NSAID に十分反応しない皮膚症状や筋骨格系の症状に最もよく使用される。抗マラリア薬は腎や中枢神経系の重篤な障害を緩和し，SLE の再燃リスクを減少させる[13]。SOR **B**

- グルココルチコイドの全身投与（プレドニゾロン換算で 1〜2 mg/kg/日）単独，または免疫抑制薬との併用は，重大な腎，中枢神経系の障害がある患者，生命を脅かす他の臓器病変がある患者に対して行われる[14]。SOR **B**　低用量グルココルチコイドは重症または難治性の筋骨格系症状の軽減に用いられる。重篤な，生命を脅かす状態にある場合は，3 日連続でステロイドパルス療法を行ってもよい。

- 免疫抑制薬（例：メトトレキサート，シクロホスファミド，アザチオプリン，ミコフェノール酸，リツキシマブ）の投与は，一般的には重症臓器合併症，またはグルココルチコイドの反応が不十分な状況に対して準備しておく[15]。SOR **B**

- B 細胞活性化因子（BAFF）に対するモノクローナル抗体であるベリムマブは軽症〜中等症の成人 SLE に対する治療として最近承認されたが，小児 SLE に対しては未承認である[16]。

- 抗リン脂質抗体の関与などにより血栓症の既往がある患者にはワルファリンによる抗凝固療法が必要であり，動脈血栓症では INR 3：3.5，静脈血栓症では INR 2：3 を目標にする[17]。

- 皮膚エリテマトーデスの治療にはステロイド（外用または局注）と抗マラリア薬がある。SOR **C**　追加治療としてはオーラノフィン，経口または外用レチノイド，免疫抑制薬がある。

予防

増悪因子を避けることで再燃を減らせる可能性がある。

予後

- SLE の臨床経過は様々であり，比較的良好な経過から，臓器不全や死に至ることもある急速進行性の経過まで幅がある。成人に比べ小児では腎，神経病変のリスクが高く，死亡率もより高い。

- SLE における生命予後不良因子は以下のとおりである[18]。
  - 腎病変（とくにびまん性増殖性糸球体腎炎）
  - 高血圧
  - 男性
  - 若年発症
  - 診断時に高齢
  - 社会経済的に貧しい
  - アフリカ系アメリカ人，ヒスパニック系（主に社会経済的状況の低さの反映かもしれない）
  - 抗リン脂質抗体陽性
  - 抗リン脂質抗体症候群
  - 総合的な疾患活動性が高い

フォローアップ

患者は，臓器障害の監視や防止のために定期的に受診すべきである。また，定期受診は薬剤の有効性と副作用を観察し，かつ患者の全般的な管理を調整するために必要である。

患者教育

- UV 曝露は SLE の再燃の誘因となるため，日光を避ける必要があることを患者に教育する。できれば UV-A と UV-B ともにブロックし，最低でも SPF30 の日焼け止めを使用するべきである。

- 喫煙は SLE の発症リスクを高めること，喫煙者は一般的に疾患活動性が高いことから，小児期・青年期の SLE 患者には喫煙しないよう忠告すべきである。抗菌薬の治療が必要となるため，皮疹に感染徴候がみられた場合は患者に報告してもらうようにする（**図 173-13**）。

- サルファ剤は SLE の再燃に関係するため，可能なかぎり使用を避ける。

【Vidya Raman, MD／E. J. Mayeaux, Jr., MD】
（西村謙一　訳）

174　若年性皮膚筋炎

症例

10 代の女児が過去数ヵ月間，顔面や手に新たな発疹を認めていた。通学のほか，女児はウェイトレスとして働いており，重いトレイを運ぶのがつらくなってきたことに気づいていた。また歯肉炎をきたしており，それがその他すべての現象と関連するのではないかと思っていた。内科医は女児の眼周囲にあるヘリオトロープ疹（**図 174-1**）や手背にある Gottron 丘疹（**図 174-2**）に気づいた。内科医は皮膚筋炎かもしれないと考え，近位筋の筋力低下の評価を行った。血液検査では CK および AST の軽度上昇を認めたが，身体所見では近位筋の筋力低下は認められなかった。内科医はダーモスコピーにて女児の爪郭を観察したところ，多くの拡張した毛細血管ループを見つけた（**図 174-3**）。口腔内診察では，歯肉縁炎があり，ダーモスコピーでは同様の拡張した毛細血管ループを歯の周囲に認めた。患者は皮膚筋炎と診断された。患者はプレドニゾロンおよびヒドロキシクロロキンで治療され，著明な改善を認めた。その後，患者は一度も再燃することなく，プレドニゾロンは漸減できた。

概説

若年性皮膚筋炎（juvenile dermatomyositis）は横紋筋および皮膚に症状を呈する，まれな特発性の炎症性疾患である。成人の皮膚筋炎と同様，主に進行性，左右対称性，近位の筋力低下が特徴となる疾患である。皮膚症状は筋症状の有無によらず出現し，ヘリオトロープ疹（**図 174-1**，**174-4〜174-6**），ショール徴候，手指関節の Gottron 丘疹（**図 174-2**，**174-4〜174-7**，**174-8**）を含む。若年性皮膚筋炎は主に筋および皮膚の疾患であるが，心筋炎，血管炎，石灰沈着，間質性肺炎と明確な関連性をもっている[1]。成人の皮膚筋炎と異なり，若年性皮膚筋炎は基礎疾患に悪性腫瘍が関与する可能性が低い。

疫学

- 100 万人口あたり年間 3.2 人の発生[2]。
- 女性に多い[1,2]。

15

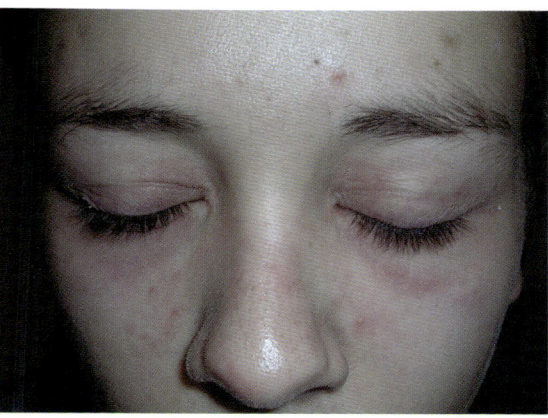

図 174-1　若年性皮膚筋炎と診断された 10 代女児の眼周囲にみられる典型的なヘリオトロープ疹である。ヘリオトロープの疹の名は，紫桃色のヘリオトロープの花の色から連想されたものである。ヘリオトロープ疹は左右対称性である。この発疹はプレドニゾロンおよびヒドロキシクロロキンにより消失した。（*Used with permission from Richard P. Usatine, MD*）

- 小児は成人と比較し，長期予後もよく，生存率も高い[1]。
- 小児の死亡率は成人よりも低い（5.0％未満 vs 20.8％）[1,3,4]。
- 好発年齢は 7 歳である[5-7]。
- 成人と比較し，小児は間質性肺疾患の合併は少ない（小児 14％ vs 成人 35〜40％）[8,9]。
- 成人の 12〜32％に悪性腫瘍と関連があるが，小児の皮膚筋炎では悪性腫瘍は典型的ではない（約 1％の症例にみられる）[1,3,10-12]。

病因と病態生理

- 皮膚筋炎は原因不明の自己免疫疾患と考えられている。環境曝露や感染病原体が病態に関わっている可能性がある[1]。
- ある研究では，小児において疾患につながる特異的な病原体はひとつも判明していないが，発症数ヵ月前に高い確率で感染徴候が認められることが明らかになっている[6]。
- 皮膚筋炎は皮膚や筋を侵す微小血管症である。筋力低下や皮膚症状は，炎症細胞の浸潤や活性化，補体沈着が起こり，筋内膜毛細血管の融解や筋虚血が引き起こされた結果である[13]。
- 筋生検では，血管周囲や筋束周囲の炎症，巣状の筋壊死，血管障害，炎症細胞浸潤（特に CD4 陽性細胞，B 細胞，マクロファージ）が認められる[1,13]。

診断

- 診断は 5 つの項目からなり，確実例（典型的な皮膚所見および筋炎を示す以下の 1〜4 の 3 項目），ほぼ確実例（皮膚所見および筋所見 1〜4 の 2 項目），疑い例（皮膚所見および筋所見 1〜4 の 1 項目）となる[1,14,15]。
  - 筋所見
    1. 数週〜数ヵ月の間に進行する左右対称性の近位筋の筋力低下。
    2. 血中筋酵素（CK，AST，LDH およびアルドラーゼ）の上昇。
    3. 筋の被刺激性を表す筋電図（EMG）の異常。
    4. 筋の壊死もしくは炎症細胞浸潤を伴う筋生検の異常。

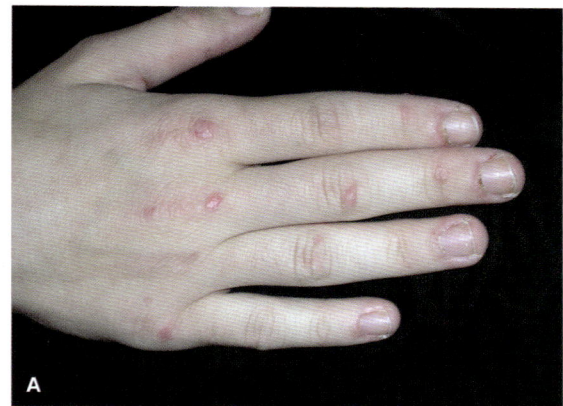

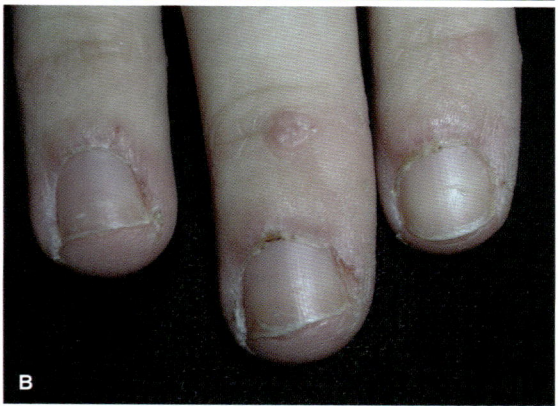

図 174-2　図 174-1 と同患児に認める，手指関節上の Gottron 丘疹を伴う手の病変。爪囲紅斑および爪上皮のささくれを認める（Samitz 徴候）。（*Used with permission from Richard P. Usatine, MD*）

- 皮膚所見：皮膚筋炎に特徴的な皮膚病変の存在。ヘリオトロープ疹（図 174-1，174-4，174-5）や Gottron 丘疹（図 174-4，174-7，174-8）は特有の徴候である。皮膚筋炎に特有ではない症状として，頬部紅斑，爪周囲・爪上皮の変化といったものがある（図 174-2，174-3）。
- 上記の診断基準は古く（1975 年），いくつかの限界があるため，現在批判的な再検討が行われているものの，いまだに「ゴールドスタンダード」とされている。この診断基準は，特異的自己抗体や MRI 所見を含んでいない[5]。
- 拡張した爪郭部毛細血管ループ（図 174-3）は，治療を必要とする皮膚および筋の疾患活動性の指標である。いくつかの論文の著者は，これらの所見を診断基準に加えることを提案している[16,17]。

▶ 臨床所見

- 近位筋の筋力低下がある患者における両眼周囲のヘリオトロープ疹（特異的所見，図 174-1，174-4〜174-6）および落屑を伴う紫色丘疹性皮膚炎は皮膚筋炎を示すものである。
- 頭皮の乾癬様皮膚炎は 25％にみられ，掻痒感は新規発症の若年性皮膚筋炎の 38％にみられる[18]。
- 年長児は階段の昇降，座位からの立ち上がり，髪をとかす行為などが困難となる。とりわけ皮膚症状は，筋症状よりも先，後，もしくは同時に出現するかもしれない。
- 年少児では，臨床医にとって，しばしば近位筋の筋力低下は評価困難である。疑う徴候は，歩行を嫌がる，抱っこを

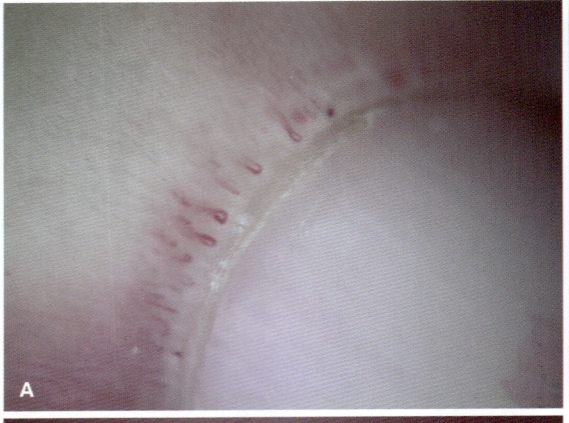

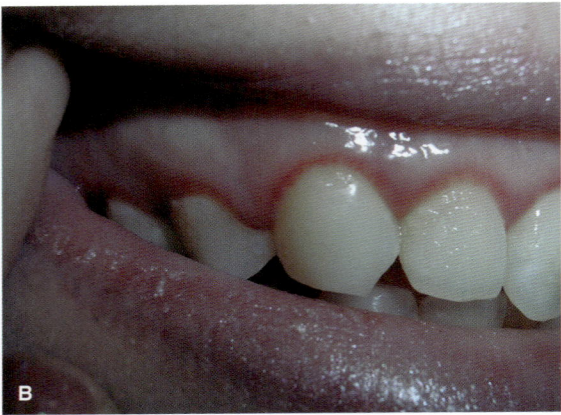

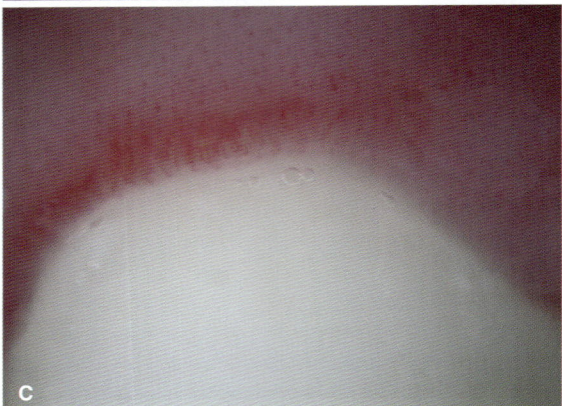

図 174-3　**A**：若年性皮膚筋炎と診断された 10 代女児において ダーモスコピーで爪郭部毛細血管拡張が観察される。**B**：同患児 の歯肉縁炎。**C**：ダーモスコピーで歯肉境界部の毛細血管拡張 ループが観察される。爪郭部および歯肉の所見は治療により消失 した。（*Used with permission from Richard P. Usatine, MD*）

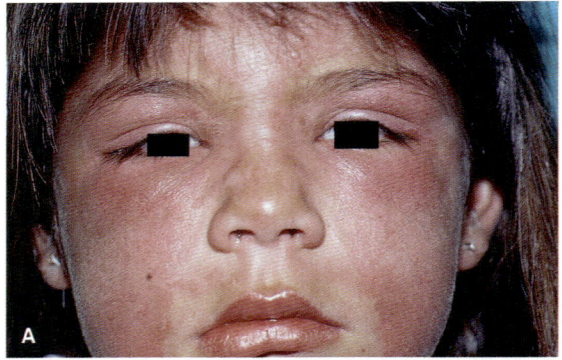

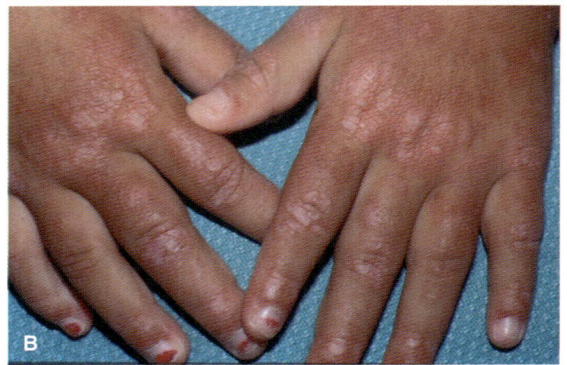

図 174-4　**A**：眼瞼上部に紫桃色のヘリオトロープ疹を伴う若年 性皮膚筋炎の女児。眼瞼上部の浮腫および顔面浮腫もよくみられ る所見である。**B**：手指関節の背側にみられる Gottron 丘疹。 （*Used with permission from Eric Kraus, MD*）

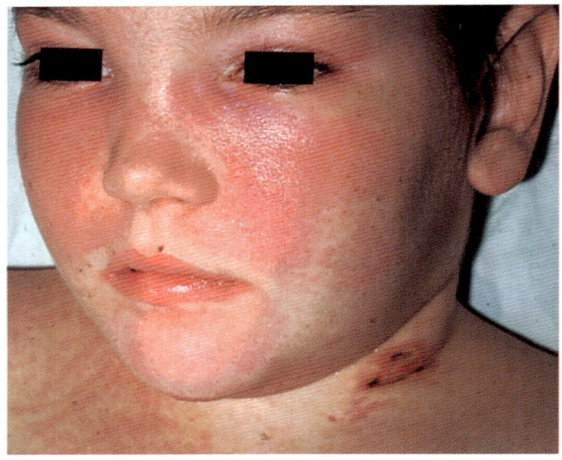

図 174-5　若年性皮膚筋炎の男児の眼周囲にみられるヘリオト ロープ疹。眼瞼上部および顔面浮腫を認める。紅斑は頬部、頸部、 肩にあり、頸部には皮膚潰瘍がある。皮膚潰瘍は、若年性皮膚筋 炎の所見である。（*Used with permission from Weinberg S, Prose NS, Kristal L. Color Atlas of Pediatric Dermatology, 4th edition, New York：McGraw-Hill, 2008*）

求める、床から立ち上がるのを嫌がる、幼児期以降では頭 を上げたままにしておくことが難しい、「Gower 徴候」が みられる、などである[1]。「Gower 徴候」は典型的には筋ジ ストロフィーと関連があるが、筋炎の近位筋の障害でもみ られるものである（図 208-1 参照）。

● 重度の筋障害は嚥下困難、飲料のむせ込み、声の変化など

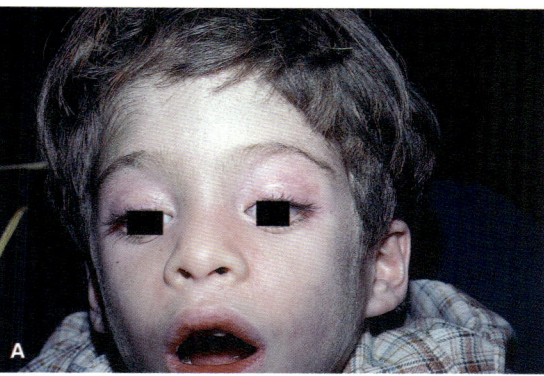

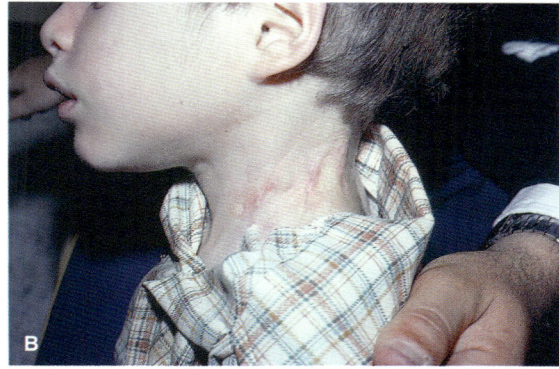

図174-6　若年性皮膚筋炎の5歳男児。**A**：眼周囲のヘリオトロープ疹。**B**：頸部の皮膚石灰沈着。（*Used with permission from Eric Kraus, MD*）

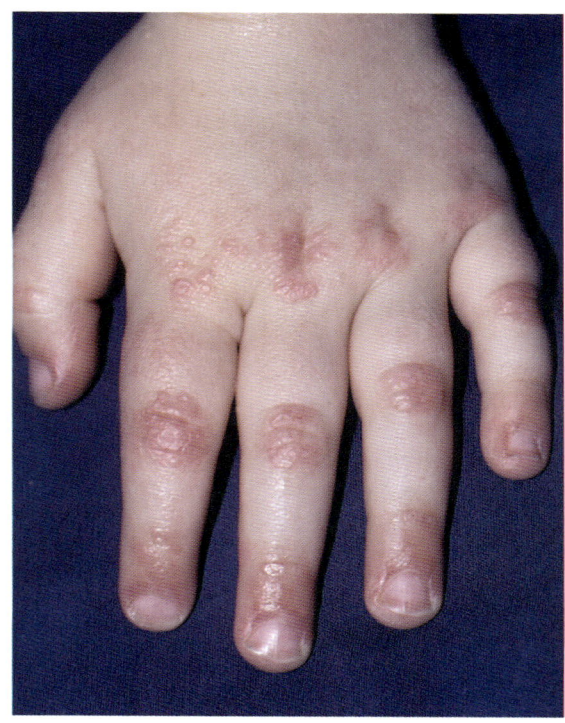

図174-8　著明な Gottron 丘疹を認める男児。紅色丘疹は手指関節上に多く，関節間の皮膚は正常に保たれている。（*Used with permission from Richard P. Usatine, MD, and from Goodall J, Usatine RP. Skin rash and muscle weakness. J Fam Pract. 2005；54（10）：864-868. Reproduced with permission from Frontline Medical Communications*）

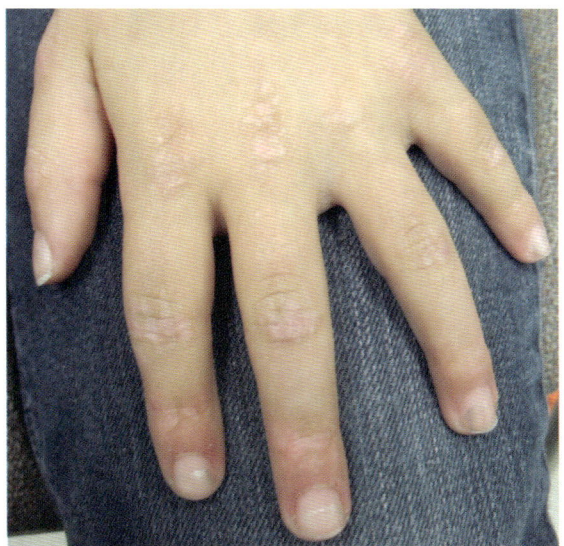

図174-7　指関節背側に Gottron 丘疹を認める患児。（*Used with permission from John Browning, MD*）

があり，また呼吸筋の障害の場合は急性呼吸不全を呈することがある[1,19]。

- 手の症状は爪郭部の異常および Gottron 丘疹がある。Samitz 徴候とも呼ばれる爪上皮（あま皮）のささくれは，爪囲紅斑および毛細血管拡張によるものである（**図174-2，174-3**）。

- 若年性皮膚筋炎は成人と比較し，血管病変と関連することが多い。小児では毛細血管拡張（爪囲および歯肉）がみられることが多い（**図174-3**）[1]。

- 若年性皮膚筋炎における重症の血管障害は，最大で24%の小児に皮膚潰瘍を起こす（**図174-5**）[20]。同様に，血管障害は腹痛，腸管壁気腫，消化管穿孔を伴う胃腸出血が起こるかもしれない。小児の持続的もしくは症状の激しい腹痛を呈する場合，速やかな評価が必要である[21]。

- 表面が平滑で紫や紅色の丘疹や斑を呈する Gottron 丘疹は典型的には手背の指関節上もしくは手指の横に出現する（**図174-2，174-4，174-7，174-8**）。斑状の皮疹は丘疹に合併あるいは単独で出現する可能性がある（**図174-7**）。丘疹は小児期発症皮膚筋炎ではより明瞭な所見を示す。

- 石灰沈着は30%の症例にみられる（**図174-6**）。石灰沈着は炎症部位組織のカルシウムおよびリン酸の沈着によるものであり，機能障害を引き起こすこととなる[5,21-23]。どの部位にも出現する可能性はあるが，典型的には，石灰沈着は関節伸側の表面および四肢の圧力のかかる部位に出現する[22]。早期かつ積極的な治療により，石灰沈着は改善することもある[21,24]。石灰沈着は，潰瘍，神経の絞扼による疼痛，関節拘縮を引き起こすことがある[21]。

- リポジストロフィーは若年性皮膚筋炎の10〜40%の患者に合併する。インスリン抵抗性や耐糖能異常に伴う内臓脂肪および皮下脂肪の喪失が原因である[1,21,25]。

● 典型的分布

- 顔面：特徴的なヘリオトロープ疹が眼周囲に出現する。「ヘ

リオトロープ疹」の名はヘリオトロープの花の色（紫桃色）に由来する。色調は図 174-1 を参照。ヘリオトロープ疹は図 174-4，174-6 のようにくすんだ赤色のときもある。皮疹は左右対称性である。

- 手：Gottron 丘疹（および斑），爪郭や爪上皮の異常が通常認められる（図 174-2，174-4，174-7，174-8）。
- 頸部および上体幹：赤色もしくは多形皮膚萎縮（ポイキロデルマ）の発疹は V ネックもしくはショール状にみられる。多形皮膚萎縮は色調が様々で毛細血管拡張を伴う皮膚の色素沈着をいう。鱗屑を伴うこともあり，乾癬様のこともある。
- 四肢には紅斑局面や鱗屑を伴う丘疹を認めることがある。
- 頭皮はしばしば紅斑や鱗屑を伴うことがあり，頭部脂漏症や乾癬に類似した所見となる。
- 皮疹は日光曝露部位に出現しやすく，また日光曝露により悪化する。このため皮膚所見の多くは顔面や胸の上部に認める。しかし，患者が日光過敏を訴えることはまれである。

▶ 検査所見と診断的検査

- 筋原性酵素の上昇，EMG による炎症所見，筋生検でみられる炎症細胞浸潤が若年性皮膚筋炎の確定診断となる。CK，LDH，アラニンアミノ基転移酵素（ALT），アスパラギン酸アミノ基転移酵素（AST），アルドラーゼといった筋原性酵素は急性期に上昇する。これらのうち 1 つしか上昇しないこともあるので，前述のすべての筋原性酵素を測定することが必要である。
- 特徴的な皮膚所見および筋原性酵素の上昇で診断することがある。症状や検査所見が典型例でない場合は，筋生検を行うべきである[5]。
- MRI の T2 強調画像は，確定診断に至らない症例もしくは疾患活動性の評価に有用である。この撮像法で筋や皮下組織の浮腫を評価することが可能である[5,26]。
- 抗核抗体（ANA），抗 Mi-2 抗体，抗 Jo-1 抗体などの抗体も診断の手助けとなる。皮膚筋炎の診断をするために，これらの抗体を測定することは必須ではない。ANA は若年性皮膚筋炎の患者の 70％以上に認める[27]。抗 Jo-1 抗体や抗 Mi-2 抗体は筋炎特異抗体と考えられており，白人の若年性皮膚筋炎患者のうちの約 5％に陽性となるにすぎない。アフリカ系アメリカ人では陽性率はより高い[13,28]。
- 扁平苔癬や乾癬のような他の丘疹鱗屑性疾患と若年性皮膚筋炎はパンチ生検で鑑別を行う。
- 若年性皮膚筋炎の 7〜19％に間質性肺疾患を合併する[9,29-31]。呼吸機能検査（PFT），胸部 X 線写真，高分解能 CT 検査は，間質性肺疾患を確認するために行われている[32]。拘束性障害もしくは画像上，間質性肺疾患の所見を認める患児の多くは，呼吸困難感を訴えない[9,33]。呼吸症状の有無にかかわらず，若年性皮膚筋炎と診断した小児では肺疾患の評価のために画像検査や PFT を行うことを推奨している専門家もいる[33]。
- PFT は間質性肺疾患に伴う拘束性パターンを示す。PFT の異常所見は併存する呼吸筋の筋力低下に影響を受ける可能性があるため，CT 検査で確認しなければならない。高分解能 CT 検査の異常は患児の健康状態や臓器障害と相関する可能性がある[9]。

▶ 生検

筋生検は，明確に診断がつかない場合や患者に様々な徴候や症状がある場合に一般的に推奨される。皮膚筋炎の筋生検では，筋血管周囲に炎症細胞浸潤を認める。筋線維の萎縮が筋束周辺の末梢部に認められる（筋束周辺萎縮 perifascicular atrophy）。成人症例と比較し，若年性皮膚筋炎は毛細血管障害が多くみられる[1]。筋生検は疾患活動性の決定や疾患の長期経過を予測するのに役立つ[34,35]。

鑑別診断

- 多発性筋炎：炎症性筋疾患のひとつである。若年性皮膚筋炎とは皮膚症状を認めないことから，鑑別される。皮膚筋炎は，筋症状がない場合もある。この皮膚筋炎は，dermatomyositis sine myositis あるいは amyopathic dermatomyositis と呼ばれている。小児では，非常に軽度の筋炎なのか，無治療のまま放置した場合に進行するのかについては，不明である[1]。
- 多形日光疹やその他の光線過敏性反応：皮膚病変が露光部位にみられることが多いため，皮膚筋炎の皮膚所見と間違われるかもしれない。光線過敏性反応を疑う患者には，筋力低下や皮膚筋炎の他の徴候を精査することが管理，経過観察の上で必要である。手部の病変の評価や筋原性酵素の検査が光線過敏性反応と皮膚筋炎の鑑別に役立つかもしれない。
- 若年性特発性関節炎（JIA）：疼痛が関節に局在するのが典型的であるが，小児期における疼痛や発熱の原因となる。全身型 JIA の発疹は発熱に付随する斑状の発疹で，古典的にはサーモンピンク色様であると表現されている。この皮疹は，前述した若年性皮膚筋炎の発疹と特徴的には区別しうる（172 章「若年性特発性関節炎」参照）。
- ウイルス性筋炎：皮膚筋炎と同様，小児の筋肉痛の原因となる。しかし，ウイルス性筋炎は若年性皮膚筋炎でみられるような典型的な皮膚所見を認めない。
- 甲状腺機能低下症：多発性筋炎や皮膚筋炎と同様に近位筋の筋力低下を示す。皮膚症状がみられることもあるが，皮膚筋炎の皮膚症状とは異なっている。筋力低下を認める患者は，皮膚所見によらず，甲状腺機能低下症を除外するために甲状腺刺激ホルモン（TSH）をスクリーニングするべきである（191 章「甲状腺機能低下症」参照）。
- 小児では湿疹が，しばしば皮膚筋炎でもみられるような顔面紅斑の原因となる。当然のことながら，湿疹は筋力低下の原因とはならず，湿疹の紅斑は典型的には四肢の屈曲部に限局する（130 章「アトピー性皮膚炎」参照）。
- ステロイドミオパチーはステロイドの全身投与の副作用により起こることがある。症状は皮膚筋炎や他の自己免疫疾患の治療開始 4〜6 週後に出現する。したがって，筋力がいったん改善した後に，筋力低下が再び出現してきたら，疾患ではなくステロイドによる可能性がある。
- 皮膚筋炎様の反応による類似した皮膚症状が，ペニシラミン，NSAID，カルバマゼピンの開始後に出現し，中止後に改善することがまれにある。
- オーバーラップ症候群：「オーバーラップ」という用語は，皮膚筋炎と，たとえば強皮症，関節リウマチ，全身性エリテマトーデスのような他の結合組織疾患との両方の症状を認めることを示す。強皮症と皮膚筋炎は最も合併しやすいが，強皮皮膚筋炎（sclerodermatomyositis）もしくは混合性結合組織病と呼ばれている。混合性結合組織病では，頬部

紅斑，脱毛，Raynaud 現象，光沢感のある皮膚，近位筋の筋力低下といった，SLE，強皮症，多発性筋炎の特徴的症状を認める。

治療

疾患経過の中心となる自己免疫機序のため，免疫抑制薬もしくは免疫調整薬が筋力低下および皮膚症状に対して行われる。標的抗原がわかりにくいこともあり，治療は非特異的である[1]。治療反応性においては，皮膚症状は必ずしも筋症状と一致するとは限らない。臨床症状の改善の程度および内科医の判断によって治療方針を決定すべきである[36]。筋原性酵素の数値は，疾患活動性が残存している場合でも治療中には正常になることもあるため，治療反応性を評価するための指標として単独で用いるべきではない[5]。筋障害には，経口ステロイド薬，免疫抑制薬，生物学的製剤，免疫グロブリンが有効である。皮膚症状には日焼け止め，ステロイド外用，抗マラリア薬，メトトレキサート，免疫グロブリンが有効である。比較試験がないため，若年性皮膚筋炎の薬物療法はエビデンスに基づいたものというよりも，経験に基づいたものとなる[36]。

▶ 非薬物治療

- 理学療法および作業療法は，筋の機能および筋力を保ち，回復させることが証明されている[37]。
- 光線を避ける手段としては広範囲の波長の日焼け止め，日焼け防止のための上着，さらに日光曝露自体を避けるなどがある[13]。SOR B

▶ 外用治療

- ステロイド外用は難治性皮膚疾患に用いられ，発赤や掻痒感を改善しうる。しかし，治療に難渋する皮膚疾患は，臨床医に全身の疾患活動性が高まっていることを知らせる手がかりになる[1]。SOR B
- ピメクロリムス外用は，難治性の皮膚症状に対し，発赤や掻痒感を軽減させる付加的治療である[1]。

▶ 経口治療

- ステロイド薬は，若年性皮膚筋炎の治療の中心である。筋症状に対する第一選択の治療は，ステロイド減量効果のある免疫抑制薬の併用もしくは非併用での，高用量のステロイド薬，通常はプレドニゾロンの全身投与（2 mg/kg，1日1回投与，最大 60 mg/日）である。小児では免疫抑制薬はメトトレキサート（経口もしくは皮下注）を選ぶことが多い[13,36]。
- 専門家によれば，高用量のステロイド治療開始4週後に，筋力の回復・正常化，筋原性酵素の改善・正常化，皮疹の状態（不変もしくは改善），さらに医師の判断などに基づいて，通常はステロイド減量が行われるべきであるとしている[36]。
- 高用量の経口ステロイドは，少なくとも1～2年かけて，ゆっくりと最小限に減量していくべきである[24,36,38]。
- 高用量のステロイド開始4週後までに治療反応性がみられないと医師が判断した場合，免疫調整薬（免疫グロブリン静注，シクロスポリン，ミコフェノール酸モフェチル，アザチオプリン，生物学的製剤），メチルプレドニゾロンパルス療法の追加治療を考慮すべきである[36]。SOR B
- 治療2～3カ月後までに治療反応性がなければ，診断の見直し，および筋生検の再検を行うべきである[39]。

- メトトレキサートは，ステロイド減量効果を有する薬剤として，若年性皮膚筋炎の筋症状に有効である。初期治療のプレドニゾロンにメトトレキサートを追加することにより，疾患コントロールを改善しステロイド累積投与量を低減させることが示されている[38]。SOR B
- 若年性皮膚筋炎の筋症状に対する経口もしくは皮下注のメトトレキサートは，1 mg/kg 週1回もしくは 15 mg/m^2/週（最大 40 mg）で開始する[1,36]。
- 安全にメトトレキサートを使用する際には，多くの注意事項がある。使用する全患者は，全血算・白血球分画，肝機能，腎機能，肝炎，VZV 抗体価，尿検査，C 反応性蛋白，赤血球沈降速度（赤沈）を行うべきである。潜在性結核症の否定のため，ツベルクリン反応検査か，クォンティフェロン® TB ゴールドを行うべきである。C 型肝炎およびアルコール性肝硬変といった活動性の肝疾患の患者は他の治療を行うべきである。女性患者は，治療中は避妊するべきである。副作用予防のため，メトトレキサート内服中は1日1 mg の葉酸の補充を行う[40]。
- メトトレキサート使用中，患者は，全血算・白血球分画，肝腎機能，尿検査を含め，一般的な検査をフォローするべきである。検査は，治療4週後に行い，以降は8～12週毎に行うべきである[40]。メトトレキサートは，リスクとベネフィットに精通している医師のみが処方すべきである。
- シクロスポリンはステロイド減量効果があり，若年性皮膚筋炎の第二選択薬であるが，治療抵抗性のある病態に対し有用な薬剤である[1,39]。SOR B　血圧，腎機能，肝機能，血液学的指標をモニターしながら，注意深く使用するべきである。副作用は頭痛，振戦，胃腸障害がある[39]。
- シクロスポリンは，若年性皮膚筋炎に合併するステロイド抵抗性の間質性肺疾患に対し，有効であることが証明されている。急速進行性間質性肺炎にはシクロスポリンの導入が推奨されている[33,39]。
- アザチオプリンもまた，若年性皮膚筋炎の第二選択の治療と考えられている[1]。ステロイド減量効果が期待できる薬剤として，広く慢性炎症性疾患に対して使用されている。他の免疫抑制薬と同様，リスクに精通している医師により使用されなければならない。
- カルシニューリン阻害薬であるタクロリムスは第二選択の治療で，シクロスポリンと同様の副作用をもっている。しかし，タクロリムスはシクロスポリンよりも強力である。難治性若年性皮膚筋炎に有効である[1,39]。
- ミコフェノール酸モフェチルは，T 細胞および B 細胞の増殖を抑制し，治療抵抗性の皮膚および筋症状に対しステロイド減量効果のある薬剤である。若年性皮膚筋炎の第二選択薬である[1]。
- ヒドロキシクロロキンは軽症例に対し，ステロイド減量効果のある薬剤である。特に，若年性皮膚筋炎の発疹に対し，有効性が高いといわれている[41,42]。しかしながら，ヒドロキシクロロキンを使用している皮膚筋炎の患者における皮膚症状の悪化や，薬疹が高頻度でみられるなどの報告がある[43,44]。SOR C
- 最近，若年性皮膚筋炎に対して TNF-α 阻害薬を含む生物学的製剤による治療が試みられている。当初の結果は相反ないし思わしくないものであり，さらなる臨床試験を要するものであった。TNF-α 阻害薬であるインフリキシマブ

は，若年性皮膚筋炎の石灰沈着の治療によい効果を得ている[1,45]。

- ビスホスホネートおよびカルシウム拮抗薬などが石灰沈着の治療で用いられている。慢性疼痛，反復感染，機能低下を引き起こす部位に対し，外科的切除が必要になることもある[1]。
- 治療中，前述の薬剤の副作用をに注意し，治療薬に応じて患者をモニターすることが重要である。前述の薬剤投与中患者は妊娠を避ける必要があり，様々な血液・生化学検査を継続的に行うべきである。

▶ 経静脈的治療

- メチルプレドニゾロンパルス療法は，重症若年性皮膚筋炎に推奨される[41]。**SOR C**
- 最も安全で高い効果が得られるステロイド投与方法は，明確ではない。メチルプレドニゾロン静注療法は，中等症の若年性皮膚筋炎患者に対する初期治療として，経口ステロイド薬よりも優れているということは証明されていない。ただし，罹病期間を減少させることによる費用効果はあるかもしれない[46,47]。
- 小児において免疫グロブリン静注療法（IVIG）の有効性を検討する研究は少ない[1]。IVIG はステロイド減量効果を期待できる薬剤として有用かもしれない[48]。IVIG 投与に伴うリスクは，投与時反応（嘔気・嘔吐，発熱，活気不良）や血液製剤への曝露を含んでいる。小児では，製剤内の IgA が関連している可能性がある[49]。**SOR C**
- リツキシマブは B 細胞上の蛋白に対するモノクローナル抗体である。成人の研究では，筋炎の治療に有効である可能性が示されている。現在，若年性皮膚筋炎に対する有用性を確認するためのプラセボ比較試験が行われている[1,39]。

▶ 悪性腫瘍の検索

- 皮膚筋炎の成人例と悪性腫瘍の関連性は，これまでにもよく報告されている。成人の皮膚筋炎は年齢によらず，診断時に年齢や性別と関連する悪性疾患の検索を行うべきである。その一方，孤発の症例報告はしばしばあるが，若年性皮膚筋炎の場合では悪性腫瘍は非常にまれである[3,50]。
- 診断時に悪性疾患を広範囲にわたって検索することは推奨されない[5,50]。
- 基礎疾患として悪性腫瘍を合併している若年性皮膚筋炎の症例は通常，全身のリンパ節腫脹，脾腫，非典型的な発疹といった特徴的な症状を有している。これらの所見がみられる場合，免疫抑制療法の開始前に悪性腫瘍の検索が必要である[50]。
- 若年性皮膚筋炎の患者で最も頻度の高い悪性疾患は，白血病およびリンパ腫である[50]。
- 皮膚筋炎が腫瘍随伴症候群の症状である可能性があるものの，悪性腫瘍と若年性皮膚筋炎との関連性は，まだ不明である。免疫抑制薬の作用に伴う免疫系の変化が悪性腫瘍の発生に影響しているのかもしれない[50]。
- 診断時や治療開始時に悪性腫瘍が疑われなくても，若年性皮膚筋炎の患者は免疫抑制薬の治療中，常に悪性疾患のモニタリングを行うべきである[50]。

予後

若年性皮膚筋炎の死亡率は 5％未満であり，成人例よりも非常に低い[1,3,4]。これにもかかわらず，半数以上の患者が慢性の経過をたどり，診断後 2〜3 年にわたって疾患の活動性が持続し治療薬の継続が必要となる[16,23]。8％の患者は，中等度〜重症の障害が残る[23]。寛解に至る（紅斑，筋炎の活動性の消失，6 カ月間免疫抑制薬を必要としない状況）までの期間の中央値は 4.67 年と報告されている[16]。予後不良例は，治療の遅れ，低用量の治療開始と関係している[24]。皮膚筋炎の合併症であるリポジストロフィーおよび石灰沈着は，疾患活動性が高い期間の長さと関連している[4]。同様に，診断後 3 カ月経過しても，Gottron 丘疹が残っていたり，診断後 6 カ月の時点で Gottron 丘疹に加えて爪郭の毛細血管異常があったりすれば，寛解までの期間がより長くなると予想される[16]。

フォローアップ

患者は，内服薬や治療全体を管理するため，密接に，頻回のフォローアップが必要である。高用量のステロイドやメトトレキサートのような免疫抑制薬には，多くの副作用がある。検査や治療薬の慎重な用量調整によって注意深くフォローすべきである。理学療法，白内障の評価のための眼科的診察，体重測定が必要である。カルシウム，ビタミン D，葉酸などのサプリメントを，処方される強力な治療薬の副作用予防に併用してもよい。長期間，ステロイドを投与している小児は，ステロイドの長期投与に起因する副作用である成長障害もモニターするべきである。

患者教育

日光は皮膚症状を悪化させるため，日焼け予防の重要性について患者と話すべきである。多くの患者は身体機能の低下が進行する可能性があるため，疾患の性質および予後についてカウンセリングすることは重要である。患者は，使用している薬剤が利益とともに多くの危険があることを理解し，主治医に副作用を報告する必要がある。多くの薬剤を使用することから，妊娠可能な女性は，避妊が必要である。

【Margaret L. Burks, MD／Richard P. Usatine, MD】

（野澤　智 訳）

175 IgA 血管炎（Henoch-Schönlein 紫斑病）

症例

生来健康な 8 歳の男児が，2 日前より誘因なく膝と足首の疼痛を訴えた。患児の両親によると，外傷や発熱もなかった。身体診察上，発熱はなく，活気不良もなかった。左膝関節に腫脹と圧痛を認めた（図 175-1）。他の関節の疼痛の訴えはあったが，腫脹や圧痛は認めなかった。臀部から足首にかけて，点状出血斑や紫斑を認めた（図 175-1）。皮疹は圧で消退せず，かすかに触知した。左足の靴下領域に全周性に顕著な点状出血を認めた。さらに母親から聴取したところ，患児は 2 週間前にウイルス性上気道炎に罹患していたとのことであった。尿検査では軽度の血尿を認めたが，蛋白尿は陰性だった。患児に腹痛はなかった。治療は対症療法のみで，ステロイドの全身投与はされなかった。

15

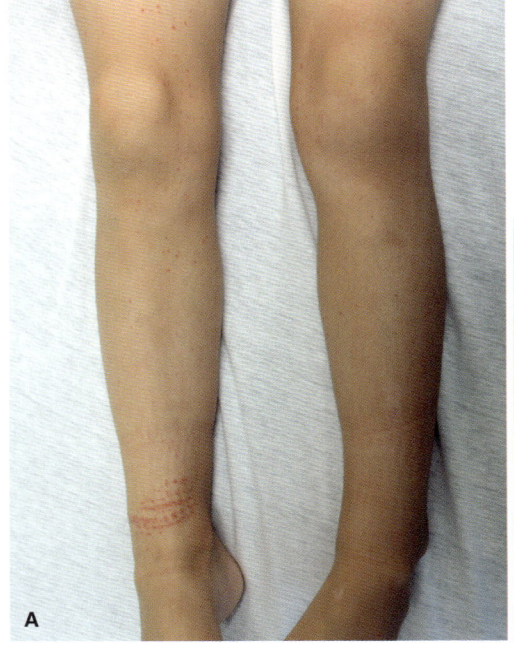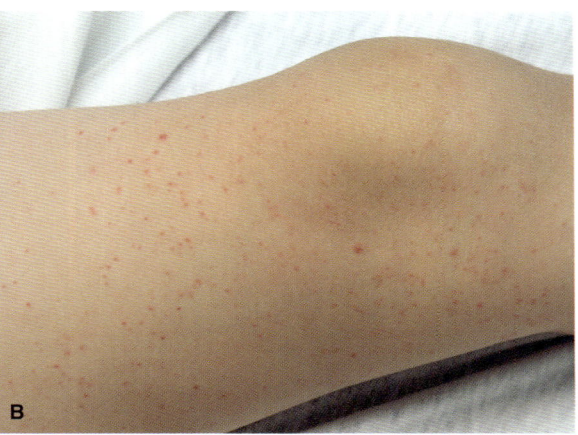

図 175-1　ウイルス性上気道感染症の 2 週間後より 2 日間持続する膝・足関節痛を認めた IgA 血管炎の 8 歳男児。**A**：両側下肢に出現し，右足首の靴下跡に著明に認められた出血斑。左下肢は若干腫脹している。　**B**：わずかに触知可能な点状出血の拡大像。この時点で明らかな紫斑は認めなかった。(*Used with permission from Camille Sabella, MD*)

概説

　IgA 血管炎（以前は Henoch-Schönlein 紫斑病という名称で呼ばれていた）は小児にみられる小血管炎で，触知できる典型的な紫斑を下肢に生じるのが特徴である。皮疹に加えて，関節痛や血尿，腹痛を呈することもある。正確な病気の誘因はわかっていないが，IgA 血管炎の症状は全身の血管への IgA の沈着によって生じる。少数の患者は長期的な腎合併症をきたすが，大半の患者は自然軽快する。

別名

　20 世紀初頭，IgA 血管炎はアナフィラキシーによって生じると考えられていた。その結果，IgA 血管炎はアナフィラクトイド紫斑病と呼ばれた。この呼称は，今でも時折 IgA 血管炎に関連して使用されている[1]。

疫学

- IgA 血管炎は小児の中で最も頻度の高い血管炎である[2]。
- IgA 血管炎はすべての年齢で発症しうるが，2〜6 歳が最も多い[2-4]。
- この疾患は小児 10 万人あたり年間推定 70.3 人発症している[2,3]。
- 男女比は 1.2：1 と，わずかに男児のほうに多く発症している[2,3]。
- 白人小児は，アフリカ系小児よりも発症頻度がとても高い[2,3]。
- 小児における発症率は成人の約 100 倍と報告されているが，小児例は軽症であることが多い[5]。
- 発症時期は秋〜冬が最も多い[1]。

病因と病態生理

- IgA 血管炎は免疫複合体が介在する疾患である[2]。
- 臨床症状は，消化管，腎糸球体，皮膚の小血管への広範囲な IgA の沈着によって生じる[1,4]。IgA は局所的な炎症反応を活性化し，血管の壊死をもたらす[2]。
- IgA は血管系の内皮細胞に結合し，補体や多形核好中球の活性化と続発的な活性酸素の放出により内皮細胞の破壊が生じる。しかし，正確な発症機序はまだ明らかになっていない[6]。

危険因子

- IgA 血管炎は 90％が上気道感染の後に発症している（**図 175-1**）[7]。A 群 β 溶連菌を含め，種々の呼吸器感染の病原体が IgA 血管炎に関与している[1,5,7,8]。
- 多くの研究が，上気道感染の病原体と IgA 血管炎の発症は潜在的な関連があると推測しているが，原因となる単一の病原体は証明されていない[1]。
- IgA 血管炎における腎病変の危険因子は，いまだに不明である。いくつかの研究によれば，発症が年長児であること，紫斑が持続すること，腹痛が重度であることなどが危険因子である[9-11]。
- IgA 血管炎の発症や腎合併症に関する遺伝的感受性の仮説を唱える専門家もいるが，本疾患に関連する決定的な遺伝子多型はまだ見つかっていない[2,6,12]。
- IgA 血管炎は家族性地中海熱の患者において発症頻度が高い[2,13]。

診断

- IgA 血管炎は臨床診断である[5]。

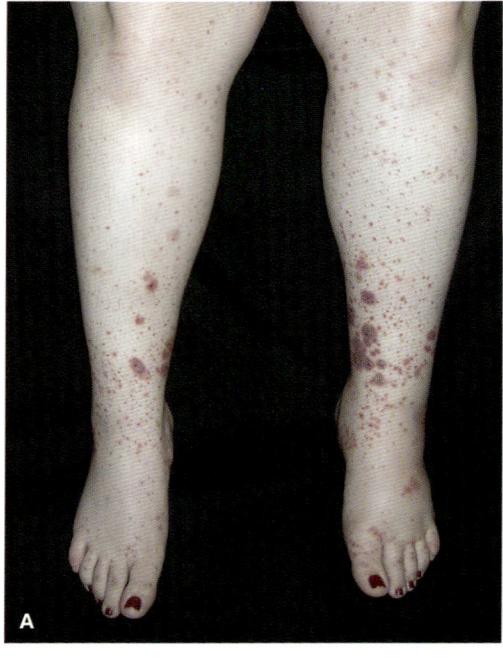
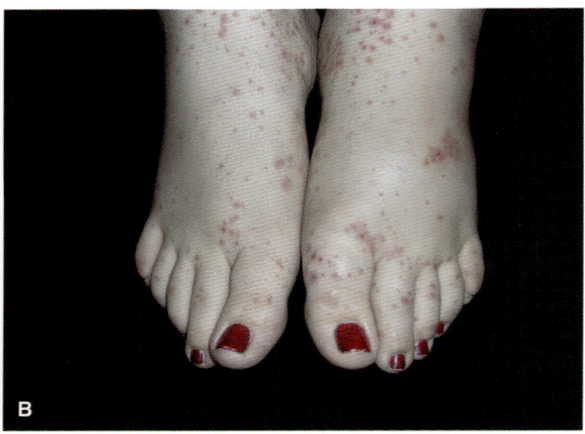

図 175-2　肥満がある女児に発症した IgA 血管炎による皮疹，足関節痛，腫脹。**A**：両下肢の触知可能な紫斑と両足関節腫脹。**B**：出血斑を伴う足部の軟部組織腫脹。（*Used with permission from Richard P. Usatine, MD*）

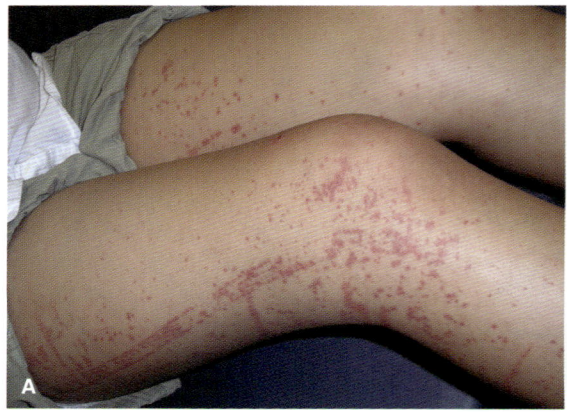
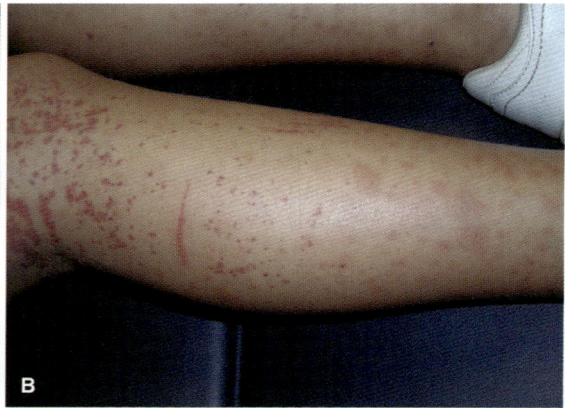

図 175-3　IgA 血管炎の 11 歳女児。皮疹，膝関節痛，すでに改善した腹痛を認めていた。**A**：ジーンズの縫い目で圧迫されていた部位に現れた著明な出血斑。**B**：下肢の点状出血と紫斑。（*Used with permission from Richard P. Usatine, MD*）

- 診断基準は血小板減少によらない触知可能な紫斑の存在（必須の基準と考えられる）と，下記の 4 つの臨床的特徴のうち少なくとも 1 つを認めることである[5,14]。
  - 広範な腹痛
  - いずれかの部位で施行した生検で，IgA の沈着が主体となることを確認
  - 関節炎または関節痛
  - 腎合併症（蛋白尿あるいは血尿，もしくは両方）
- 重症の腎病変が疑われる場合や皮疹が典型的ではない場合を除いて，大半の小児は診断確定のために腎生検や皮膚生検を必要としない[15]。
- 紫斑の生検では，紫斑のない部位の生検でも同様の所見を認めるが，免疫蛍光法で IgA の沈着を認める[15]。
- 腎生検では，メサンギウム増殖と巣状壊死を認め，古典的には「巣状分節状増殖性糸球体腎炎」と表現されている。半月体の形成は急速進行性の症例に顕著である[2,15]。

▶ 臨床所見

- 典型的な触知できる紫斑は診断に不可欠である[2]。紫斑は IgA 血管炎患者の半分以上において主症状であるが，必ずしも初期症状ではない[2,16,17]。
- 関節痛と腹痛は，43％もの患者で典型的な皮疹に先行して生じ，最大 2 週間程度先行することもある[1,2]。
- 紫斑は典型的には直径 2〜10 mm で，散在する点状出血や斑状出血を伴う（**図 175-2**）[1]。
- 発疹は初めの 24 時間は蕁麻疹状や斑状丘疹様であることがある[1]。
- 水疱性の病変を生じることがある[1]。
- 倦怠感や微熱は一般的な症状である[18]。

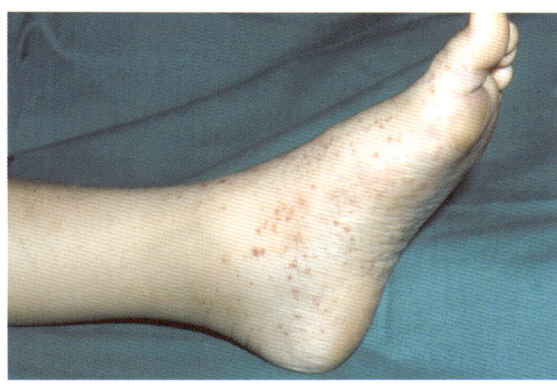

図 175-4　足部に著明にみられた IgA 血管炎の紫斑。（*Used with permission from Camille Sabella, MD*）

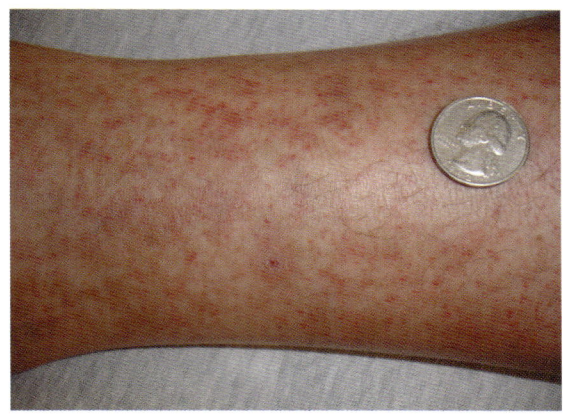

図 175-5　ダニ咬傷の周囲に多数の出血斑が出現したロッキー山紅斑熱。リケッチア病であり血管炎に類似する。（*Used with permission from Tom Moore, MD*）

- 関節痛は，最大 82％の患者に生じる。足部，足関節，膝関節を含む下肢に最も多くみられるが，37％の患者では手部，手関節，肘関節にも生じる[1,2]。
- IgA 血管炎患者の 50〜75％に腹痛がみられる（図 175-3）。それは「疝痛」あるいは「腹部アンギナ」と表現され，嘔吐も伴うことがある[1,2,6]。
- 腹痛は軽度であることが多いが，ひどく衰弱するほど重度となる患者もいる[2]。
- IgA 血管炎による腹痛を認める小児のおよそ半数に，顕性であれ不顕性であれ，消化管出血を認める[1]。
- 腎病変は，およそ 50％の患者に存在する[5,19,20]。
- めったに重症にはならないが，腎病変の徴候としては，軽症で良性のものから，半月体形成を伴い腎不全に至る急速進行性糸球体腎炎まで及ぶ[20,21]。
- 腎炎は，典型的には顕微鏡的血尿を認め，蛋白尿はその時々による。しかし，肉眼的血尿が出現することもある[2,21]。
- 腎病変のある小児では高血圧を呈することもある[2]。
- 頻度は多くない症状ではあるが，男児には精巣の合併症が生じることがある。腫脹と疼痛を伴い，精巣上体炎や精巣炎が生じることがある[1,2,16]。精巣の合併症が主要徴候となる男児もいる[16]。
- 中枢神経系合併症はまれであるが，生じることがある。頭痛，けいれん，頭蓋内出血，脳の血管炎が，約 2％の患者で起こる[2,22]。
- ほとんどの中枢神経系の症状は軽症であり，永続的な後遺症は残さず改善する。重症あるいは致命的な神経系合併症は非常にまれである[22]。

▶ 典型的分布
- 典型的な触知できる紫斑は，対称で主に下肢の伸側（図 175-1〜175-4）や臀部に分布するが，他の部位にも出現することがある[1,2]。
- 紫斑が体幹や顔面に広がる患児もいる[2]。

▶ 検査所見
- IgA 血管炎を診断する単一の検査所見はない[2]。
- 専門家たちは IgA 血管炎の初期の検査として下記を推奨している[2]。
  - 血算（消化管出血による貧血や，白血球増多を認めることがある）
  - 赤血球沈降速度（上昇していることがある）

- 凝固検査（IgA 血管炎では正常である）
  - 生化学（腎機能をモニターする）
  - アルブミン（消化管や腎合併症によって低下する可能性がある）
  - ASO や，抗 DNase-B 抗体（溶連菌の先行感染の可能性のため）
  - 尿検査（蛋白尿や血尿の評価）
  - 紫斑が存在し，診断が明らかでなければ，すべての sepsis work up をすべきである。
- 特に IgA 血管炎の急性期に，血清 IgA 上昇をしばしば認める[6,7]。
- IgA 血管炎では補体は一般的には正常である[23]。

▶ 画像検査
- 画像検査は IgA 血管炎の評価では必須ではない[18]。
- 腸重積は小児における珍しい合併症である[2,12]。腹痛を訴え，腸重積が疑われる患児には，超音波や CT を施行し腸重積の検索を行う[24]。
- MRI は頭蓋内の血管炎が疑われる場合の診断に使用されることがある[22]。

鑑別診断
- IgA 腎症（Berger 病）：同様の腎の徴候，腎生検の組織学的所見を呈し，富核とメサンギウム増殖を認める[2]。IgA 血管炎と IgA 腎症は両者とも IgA の沈着による[4]。IgA 血管炎と IgA 腎症は，同じ病気の過程の異なる徴候を表しているという専門家もいる[23,25]。
- 髄膜炎菌性敗血症：IgA 血管炎と同様に四肢に紫斑が生じることがある[15]。しかし，髄膜炎菌感染症では，発熱や髄膜炎などの他の症状が加わる可能性が高い（図 153-12 参照）。
- 多発血管炎性肉芽腫症（Wegener 肉芽腫症）：蛋白尿と血尿を伴い IgA 血管炎の腎症状に類似することがある[15]。しかし，多発血管炎性肉芽腫症では典型的には上気道病変も伴う。IgA 血管炎と比べて，多発血管炎性肉芽腫症の患者は古典的には c-ANCA が陽性となる[15,18]。
- ロッキー山紅斑熱：触知可能な紫斑を生じることがあり，IgA 血管炎に類似している[18]。しかし，その皮疹は特徴的な広がり方をしており，手掌や足底から始まり，体幹や四

肢に広がる（図175-5，図188-1参照）。

- 皮膚白血球破砕性血管炎：触知可能な紫斑と関節痛が現れることがあるが，皮膚白血球破砕性血管炎では腎への波及は起こらない（153章「血管炎」参照）[15,18]。
- 様々な原因による（小児の白血病を含む）血小板減少に伴う紫斑：IgA血管炎の特徴的な皮疹と紫斑や点状出血の現れ方が類似している。しかし，IgA血管炎は血小板数や凝固能は正常である[15,18]。

治療

- IgA血管炎と診断された小児に対する最適な治療計画に関して，専門家の間での一致した見解はない[2]。
- IgA血管炎の患者すべてにステロイド治療が必要となるわけではない。一般的に，軽症例では対症療法のみを必要とする[15,23]。
- ステロイド治療は，腎への波及の危険性が高い患者と，重症の腎外症状を呈した患者に特に使用するべきだと推奨する専門家もいる[9]。

▶ 非薬物治療

- 軽症例には，補液による支持療法で十分である[18]。
- 関節痛は安静と挙上で軽減する[15,18]。

▶ 薬物治療

- 皮膚病変に対しては，ほとんどの患者は治療を必要とせず，典型的には自然に改善する。しかしながら，水疱性の病変はステロイド治療に反応することがある[2]。
- NSAIDは，IgA血管炎に関連した関節炎に対して使用され，有効である。しかし，NSAIDの腎機能への有害作用に注意すべきである[2]。
- プレドニゾロンは，関節痛や腹痛といった腎外症状の治療に有効であることが証明されている[2,9,12,18]。早期のプレドニゾロンの使用は重症な腎外症状に推奨されており，典型的には1mg/kg/日を2週間使用し，その後の2週間で減量する[9,15]。SOR **C**
  - IgA血管炎による腎炎に対する治療の根拠や，比較試験はない[12]。早期のステロイド投与が腎病変の進行を防ぐのに効果があるかどうかは，議論になっている[9,26]。
  - 尿蛋白が6カ月以上持続する小児は，ACE阻害薬が糸球体の傷害を減じるかもしれない[15,20]。
  - IgA血管炎による急速進行性糸球体腎炎の治療に対するデータはほとんどないが，非対照研究でのデータでは，ステロイドやシクロホスファミド，場合によっては血漿交換などによる積極的な治療が選択肢となるとしている[15,20]。
  - シクロスポリンA，アザチオプリン，シクロホスファミドも急速進行性の病変には有効かもしれない[15,20]。
- 現時点ではデータが不足しているため一般的に推奨される方法ではないが，急速進行性糸球体腎炎に血漿交換を施行した報告がある[20]。

▶ 外科治療

- IgA血管炎による腸重積症の整復で，一般的に成功しないことが多いものの，注腸造影は安全であることが最近のある研究で示された[18,24]。
- IgA血管炎の腸重積症では一般的には回腸結腸型か回腸回腸型で，注腸造影ではしばしば病変に到達しないことがある。後に外科的な整復や切除を要する可能性がある[24]。

▶ 紹介

患児が高血圧，腎機能障害，急性糸球体腎炎，ネフローゼ症候群，持続性の蛋白尿，5日間以上持続する肉眼的血尿がみられる場合には，早急に腎臓の専門医へ紹介すべきである[2]。

予防とスクリーニング

- IgA血管炎は最も頻度の高い小児の血管炎であるにもかかわらず，予防法に関する正確なデータは，文献上も認めない[5]。
- 新たにIgA血管炎と診断された患者への発症時のステロイド治療では，腎炎への進展を防ぐ効果は示されていない[9,12,20,27]。
- 同様に，ステロイドがIgA血管炎再発を防ぐということも示されてはいない[1]。

予後

- 一般的に，IgA血管炎の予後はきわめて良好である。小児の大半は長期的な腎合併症には発展しない[21]。
- IgA血管炎の死亡率は1%未満である[28]。
- IgA血管炎の症状のほとんどは自然軽快し，平均的な症状の持続期間は4週間である[12]。
- 慢性的な腎機能障害はIgA血管炎患者の1.1〜5.0%にしか認めない[10,23,28]。
- 長期的な予後は腎病変の重症度に関連している[2,12]。血尿があり，軽度蛋白尿あるいは蛋白尿のない患者は一般的には経過はとても良好であり，完全に回復するのに対し，診断時に重症な腎病変を伴っている患者の長期予後は不良である[23,29]。
- 小児のIgA血管炎の糸球体腎炎の転帰を確実に予測する単一の予測因子（蛋白尿，血尿，腎機能）はない。しかしながら，発症時の症状と腎炎の重症度は，腎生検よりも長期的な病状の予測因子となることが示されている[29-31]。
- 治療の決定にあたって，診断時の腎症状の重症度を，腎生検の結果と同程度に重要なものとみなすべきだとする研究もある[29]。
- ネフローゼ症候群の患者は予後がより悪く，20〜50%の患者が長期的に腎障害を残す[12,19,21]。
- IgA血管炎発症から1カ月以内に腎症状が発症しなければ，長期的な腎機能の予後もよいだろう[9,29]。
- 小児期にIgA血管炎の既往のある成人女性は，妊娠中に高血圧や蛋白尿を生じる危険が増し，これらの合併症に対する頻繁なモニタリングを必要とする[2]。診断時に腎病変が軽症だったとしても，危険性はある[4,29]。

フォローアップ

- 最初の診断後6カ月で，1/3の患者が再発する[18]。再発は腎病変のある患者でより頻度が高く，初回よりも軽度で短期間であることが多い[1,2,18]。
- IgA血管炎と診断された小児については，診断時に尿検査が正常であったとしても，診断から少なくとも6カ月間は毎月評価することを推奨する専門家もいる[2,21]。
- フォローアップは，蛋白尿と血尿を評価するための尿検査と同様に，血圧もモニターすべきである[2,18]。蛋白尿か血尿があれば，BUNとクレアチニンも評価すべきであ

る[18,21]。

- 6カ月間尿検査が正常であれば，フォローアップは必要ない。しかし，IgA血管炎による腎炎と診断された患者は，6カ月以上のフォローが必要である[19,21]。

患者教育

- 患者に，ほとんどの小児のIgA血管炎は症状が持続するわけではないことを話し，安心させる。
- 腎病変が最も頻度の高い長期合併症であるため，尿検査が何度か必要になるだろう。

【Margaret L. Burks, MD／Richard P. Usatine, MD】
（大原亜沙実　訳）

176　周期性発熱症候群

症例

　白人の6歳男児が，10日間ほど持続する発熱が14カ月間にわたって続いたため，かかりつけの小児科を受診した。この発熱エピソードの間，赤い発疹，非特異的な関節痛，時に下痢を伴う腹痛を認めた。間欠期は無症状であった。彼はプライマリケアクリニックで一連の評価をされた後，潜在的な感染症，消化器疾患，腫瘍性疾患の除外のため小児病院に入院した。精査の結果，非特異的な炎症マーカーの上昇と軽度の白血球増多のみを認めた。小児科医は周期性発熱症候群を疑い，小児リウマチ医に紹介した。男児は発熱エピソードの間に小児リウマチ医の診察を受けた。臨床所見としては背部と体幹の発疹のみを認めた（図176-1）。周期性発熱症候群に

関する精査を行ったところ，腫瘍壊死因子（TNF）の細胞表面受容体をエンコードする遺伝子である*TNFRSF1A*のヘテロ接合型ミスセンス変異を認め，TNF受容体関連周期性症候群（tumor necrosis factor receptor associated periodic syndrome：TRAPS）の診断に至った。男児は可溶性TNF-α受容体融合蛋白であるエタネルセプトで治療され，発作頻度は低くなり，症状も軽減した。

概説

　周期性発熱症候群（periodic fever syndrome）とは，随伴症状を有する発熱発作を特徴とする自己炎症性（AI）疾患の一群を意味し，典型的には6カ月の間に少なくとも7日間続く，3回以上の発熱エピソードがある。上記の症例のように，周期性発熱症候群は単一遺伝子の病因で診断されるにもかかわらず，その表現型は様々である[1]。TRAPS，家族性地中海熱（familial Mediterranean fever：FMF），高IgD症候群（HIDS）としても知られているメバロチンキナーゼ欠損症（mevalonate kinase deficiency：MVK），3つの疾患がオーバーラップした表現型（家族性寒冷自己炎症性症候群，Muckle-Wells症候群，新生児期発症多臓器系炎症性疾患）を含むクリオピリン関連周期症候群（cryopyrin associated periodic syndromes：CAPS）のみならず，遺伝性AI疾患のスペクトラムは拡大しつつある。周期性発熱・アフタ性口内炎・咽頭炎・頸部リンパ節炎症候群（periodic fever, aphthous stomatitis, pharyngitis, cervical adenitis syndrome：PFAPA）またはMarshall症候群は，規則正しい間隔で高熱が生じ，約5日間持続する良性の疾患である（表176-1）[2]。

別名

　周期性発熱症候群，回帰性症候群，自己炎症性疾患

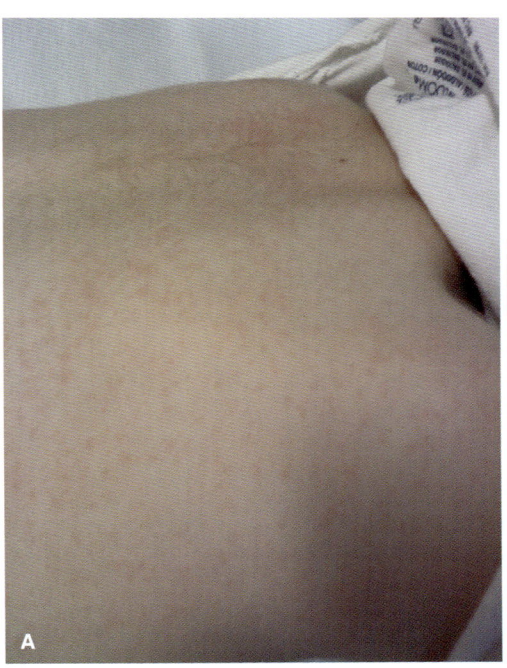
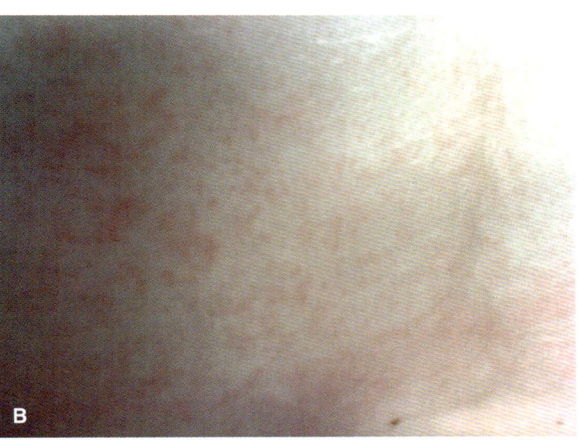

図176-1　**A**：TNF受容体関連周期性症候群（TRAPS）と診断された児の背部に出現した紅斑。**B**：拡大像では，本症の特徴である一部癒合傾向のある斑状紅斑が明らかである。ウイルス性発疹に類似している。（*Used with permission from Andrew Zeft, MD*）

疫学

- 周期性発熱症候群の中で，PFAPA の頻度が最も高いとされている。
- TRAPS は新生児期から成人期まで発症しうるが，幼児期発症が多い。TRAPS は特にアイルランド人の家系に多い。
- FMF はスペイン系ユダヤ人，アルメニア人，トルコ人の家系に多い。FMF の臨床症状は典型的には 10 歳までに生じる。

表 176-1　自己炎症性疾患とその略語の一覧

- TRAPS＝TNF 受容体関連周期性症候群
- FMF＝家族性地中海熱
- MVK＝メバロチンキナーゼ欠損症（HIDS＝高 IgD 症候群）
- CAPS＝クリオピリン関連周期熱症候群；下記を含む。
  - ・FCAS＝家族性寒冷自己炎症性症候群
  - ・MWS＝Muckle-Wells 症候群
  - ・NOMID＝新生児期発症多臓器系炎症性疾患
- PFAPA＝周期性発熱・アフタ性口内炎・咽頭炎・頸部リンパ節炎症候群

- HIDS の最初のエピソードは典型的には 12 カ月までに起こる。HIDS 患者の最初の報告はオランダからであり，西ヨーロッパ系により多いと考えられている。
- フランスでは，NLRP-3（ピリンドメイン）変異をもつ CAPS の有病率は 1/36 万と推定されている[3]。

病因と病態生理

- 自己免疫性機序で起こる古典的なリウマチ性疾患とは異なり，自己炎症性疾患は自己反応性 T リンパ球や病原性となる自己抗体によるものではない。
- 現在判明している AI 疾患に関連するほぼすべての変異は，自然免疫系の中の炎症シグナルの破綻に関連する。その破綻は不活性型 IL-1β 前駆体から活性型 IL-1β への転換にはたらく蛋白複合体であるインフラマソームを活性化する最終共通経路に至る炎症状態を生み出す（図 176-2）。
- ストレスや感染はインフラマソームを介した炎症経路を刺激することにより，発熱発作の引き金になりうる。
- TRAPS は不完全な浸透率を示す常染色体顕性（優性）遺伝

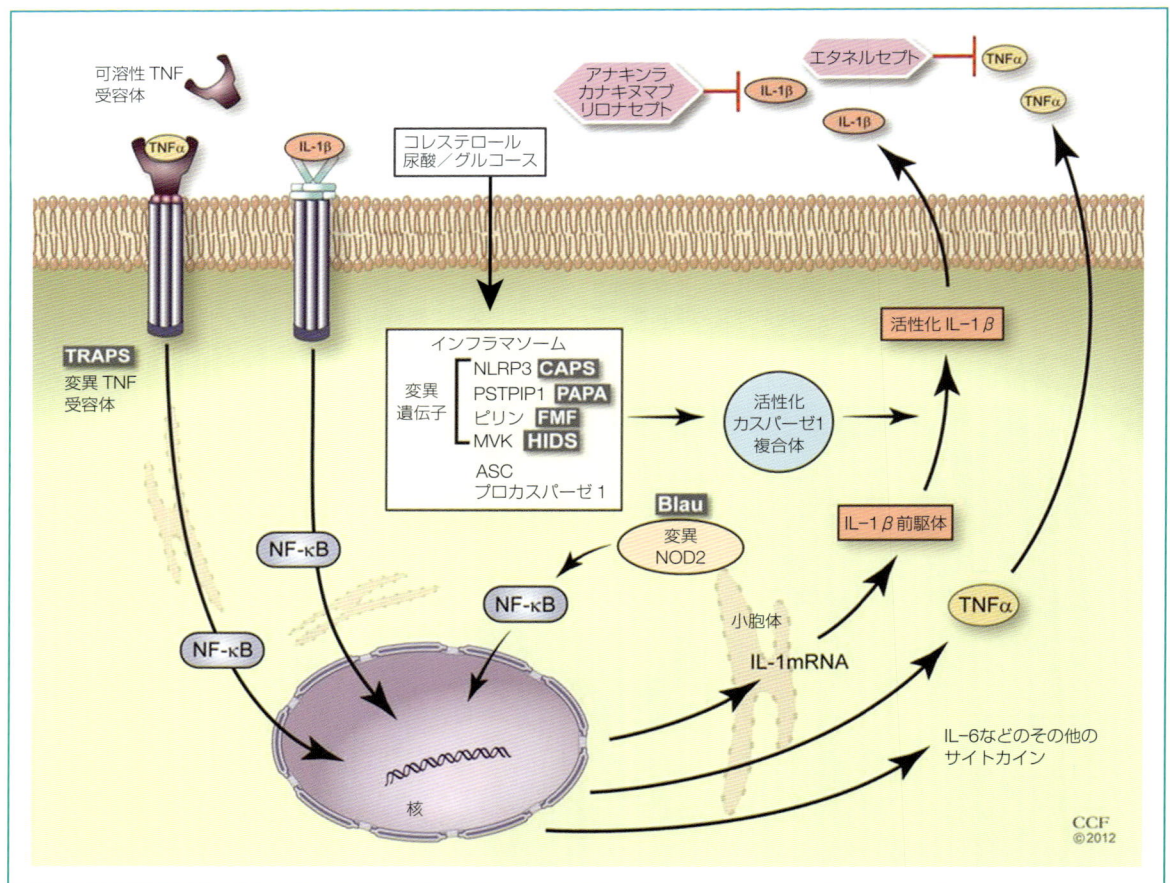

図 176-2　インフラマソームは，不活性型 IL-1β 前駆体から活性型 IL-1β への転換にともにはたらく蛋白複合体である。CAPS，FMF，HIDS においては，変異により刺激されたインフラマソームが IL-1β の活性化をきたす。TRAPS においては，変異 TNF 受容体が切り離され，IL-1β を含む炎症マーカーの翻訳がなされる。

［主な略語］　TRAPS＝TNF 受容体関連周期性症候群，FMF＝家族性地中海熱，MVK＝メバロチンキナーゼ欠損症，HIDS＝高 IgD 症候群，CAPS＝クリオピリン関連周期熱症候群，PAPA 症候群＝化膿性関節炎・壊疽性膿皮症・ざ瘡（pyogenic arthritis, pyoderma gangrenosum, acne）症候群，NF＝核因子，ASC＝アポトーシス関連スペック様カード蛋白，TNF＝腫瘍壊死因子，IL＝インターロイキン

15

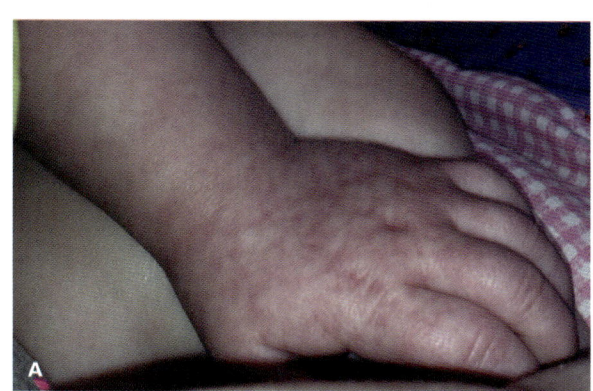
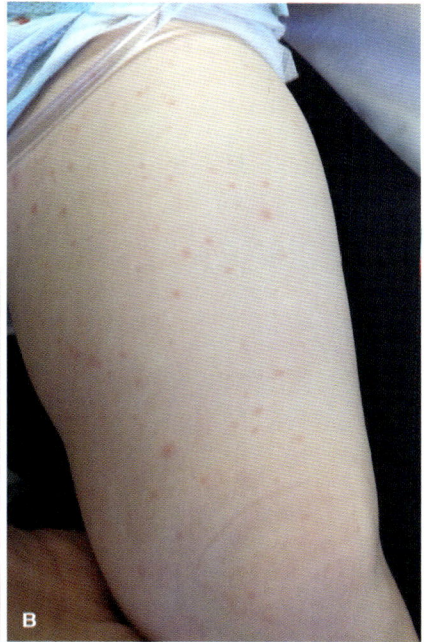

図 176-3　HIDS の児に生じた多形紅斑。**A**：手と前腕にみられる網状の皮疹。**B**：下肢に生じたびまん性の点状皮疹。
（*Used with permission from Sivia Lapidus, MD*）

疾患である。

- CAPS の遺伝形式が常染色体顕性遺伝であるのに対して，FMF と HIDS は常染色体潜性（劣性）遺伝である。

危険因子

- 他疾患によらない繰り返す発熱，難聴（Muckle-Wells 症候群：MWS），腎不全，繰り返す腹痛，アミロイドーシス（腎不全の有無を問わない）などの家族歴[4]。
- PFAPA に関連する遺伝子変異は特定されていないにもかかわらず，家族歴では半数近くの患者が両親か同胞に PFAPA を疑う症状を認める[5]。

診断

　診断のための評価として発熱期間，誘因，症状を記録する症状日誌が非常に重要である。

● 臨床所見

- 発熱，皮疹，漿膜炎，リンパ節腫脹，消化器症状，筋骨格系症状は AI 症候群において最も一般的な症状，徴候である。
  - FMF は短い有症状期（12〜72 時間），発熱（〜90%），虫垂炎を思わせる重度の腹痛（腹膜炎）が特徴的である。慢性関節炎を認めることがあるが，急性単関節炎（膝または足関節が典型的）が生じるのは半数強である。無菌性髄膜炎による頭痛を認めることがある。
  - TRAPS は長い発熱期間（通常 7 日間以上），腹痛，筋痛部位に一致した紅斑性皮疹（典型的には近位から遠位に移動する）（図176-1）が特徴的で，眼周囲の浮腫を伴うこともある。深部組織の生検により下層の筋組織が保たれた好中球性筋膜炎がしばしば認められる。
  - HIDS は頸部リンパ節腫脹（90%）と多形紅斑（80%，典型的には手掌と足底にみられる，図176-3）が特徴であ

る。発作はワクチン接種や感染により誘発され，症状は 3〜7 日間持続し，3〜6 週毎に繰り返す。
  - PFAPA は古典的には周期性発熱，アフタ性口内炎，咽頭炎，頸部リンパ節腫脹を特徴とする。しかし，発熱時にすべての症状が揃うことはまれであり，そのことが診断を困難にする。

● 検査所見

- 急性相反応（ESR，CRP）の上昇は AI 疾患に通常みられる。発作間欠期には正常化することがある。
- FMF はまずはコルヒチンへの反応性により臨床診断するが，*MEFV* 遺伝子変異のシークエンスは確定診断となる。
- TRAPS は *TNFRSF1A* 遺伝子の変異により確定診断される。他の AI 疾患とは異なり，発症前にも急性炎症マーカー（ESR，CRP）が上昇していることがある。
- 通常，尿中メバロン酸は HIDS の発作中に上昇する。メバロン酸キナーゼ遺伝子の変異により確定診断できる。IgD 上昇は特異度が低いものの，HIDS 患者では通常上昇している。

鑑別診断

- 小児において繰り返すウイルス感染症または細菌感染症は，最も多い発熱の原因であるため，初めに除外すべきである。
- 結核菌とダニ媒介性回帰熱は長引く発熱と皮疹を呈することがある。流行地への最近の渡航歴がこれらの診断を考慮する決め手となる。
- 周期性好中球減少症，白血病，リンパ腫，炎症性筋線維芽細胞性腫瘍（"炎症性偽腫瘍"）のような血液疾患も考慮すべきであり，血液・腫瘍医への速やかな紹介が必要となることがある。
- 全身型若年性特発性関節炎（systemic onset juvenile idio-

pathic arthritis：sJIA）は 2 週間以上続く連日の発熱（典型的には発症時）が特徴的であり，本来の周期性発熱症候群とは区別される。1 カ所以上の関節炎，消退する紅斑，リンパ節腫脹，肝脾腫が sJIA の特徴である（172 章「若年性特発性関節炎」参照）。

- 炎症性腸疾患は発熱と腹痛，血便，体重減少，関節または眼合併症を伴う場合に考慮すべきである（59 章「炎症性腸疾患」を参照）。

治療

発作中の解熱剤，鎮痛薬による対症療法は有効であることが多い。

▶ 薬物治療

- ステロイド全身投与は AI 疾患の増悪時に有効な場合がある[6]。SOR C　しかし，ステロイド投与の反復による副作用は懸念すべき問題である。
- TRAPS に対する TNF 受容体融合蛋白であるエタネルセプトの治療効果は様々である[7]。SOR B
- エタネルセプトの効果不十分例にはインターロイキン 1（IL-1）阻害薬（アナキンラ，リロナセプト）が有効であることがある。SOR C
- コルヒチンは FMF 発作の頻度を低下させ症状を軽減するのに非常に有効であり，長期合併症（アミロイドーシス）を防ぐ[6]。SOR A　IL-1 阻害薬は消化器関連の副作用でコルヒチンが不耐容であった症例に有効である[7]。SOR B
- HIDS では非ステロイド性抗炎症薬（NSAID）が症状を緩和しうる。さもなければ，ステロイド全身投与，コルヒチン，TNF 阻害薬または IL-1 阻害薬が有効であることがある[8]。SOR B　幸いなことに，HIDS の発作頻度は通常，年齢とともに低下する[9]。

▶ 外科治療

扁桃腺摘出術は約 2/3 の患者に PFAPA 関連症状の治癒をもたらす[10]。

▶ 紹介

- 周期性発熱症候群を疑った時点で小児リウマチ医や小児感染症医への紹介を考慮すべきである。
- PFAPA 患者に対して扁桃腺摘出術を行う可能性がある場合は，耳鼻咽喉科医への紹介を考慮すべきである。

予後

- 予後は周期性発熱症候群の種類による。近年，疾患概念が確立された多くの疾患においても，合併症に関する領域は進歩してきた。
- PFAPA は通常，徐々に自然治癒する。しかしながら，治癒の時期は様々である。
- FMF の長期合併症（アミロイドーシス）は適切な治療（コルヒチン）で予防できる。

フォローアップ

- 発作の頻度と随伴症状，治療への反応性を評価するため，頻回なフォローアップが必須である。
- 通常は小児リウマチ医や小児感染症医がこれらの患者のフォローアップに携わっていることが多い。

患者教育

- 発熱エピソードと随伴症状を日記にしっかり記録してもらうことが非常に重要である。
- 両親には周期性発熱の正確な病因はわかっていないことが多いことも説明しておくべきである。

【Shoghik Akoghlanian, MD／Andrew Zeft, MD MPH】

（西村謙一　訳）

177 川崎病

症例

1 歳 1 カ月の生来健康な男児が，7 日間持続する高熱と著しい不機嫌のため入院した。両親によるとこの 3 日間で顔，体幹，四肢に赤い発疹が広がり，口唇の発赤と亀裂も生じた。また手足の腫脹も出現した。川崎病が疑われ，入院となった。身体診察上，患児は不機嫌でぐったりとしており，顔，体幹，四肢にびまん性に多形性皮疹（図 177-1）があり，非化膿性の結膜炎と口唇の亀裂（図 177-2），直径 2 cm の有痛性の後頸部のリンパ節，四肢の腫脹（図 177-3）を認めた。男児は経静脈的免疫グロブリン投与と高用量のアスピリンで治療され，完全に回復した。初回の心エコーでは冠動脈の異常は認めなかった。2 週間後，8 週間後のフォローアップの心エコーも正常だった。

概説

川崎病（Kawasaki disease：KD）は，先進国の小児における後天性心疾患の原因のうち最も多くを占めている急性の血管炎である。正確な病因は解明されていないが，この疾患の疫学や臨床像から，感染性の病因があるのではないかと推測されている。診断が臨床的な基準に基づいていること，適切な時期の治療がこの疾患で最も恐れられている合併症である冠動脈病変のリスクを軽減することから，KD の臨床症状を認識することは重要である。

別名

皮膚粘膜リンパ節症候群，川崎症候群

疫学

- 患者の 80％は 5 歳未満である。3 カ月未満や 9 歳以上はまれである[1]。
- 男女比は 3：2 である。
- 温帯気候地域では冬春に発生が多い。
- アジア以外の地域に住んでいるものも含め，アジア系の小児に最も発生が多い[2]。
- この疾患の流行はすべての人種にみられる。
- 再発はめったにない。
- ヒト-ヒト間で広がることはない。

病因と病態生理

- 正確な病因は不明であるが，疫学的な特徴（罹患しやすい年齢層，季節的な好発時期があること，流行があること）

15

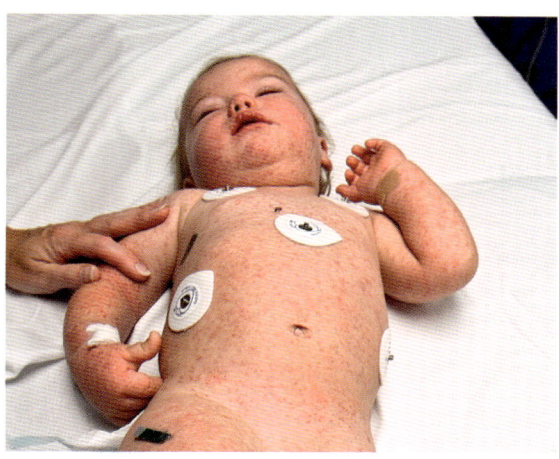

図177-1　1歳1カ月の川崎病患児にみられた多形性皮疹。(*Used with permission from Camille Sabella, MD*)

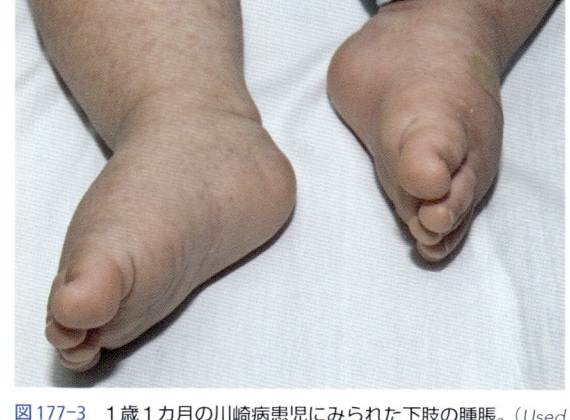

図177-3　1歳1カ月の川崎病患児にみられた下肢の腫脹。(*Used with permission from Camille Sabella, MD*)

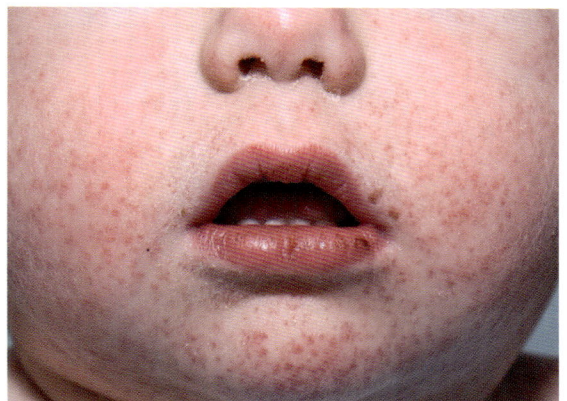

図177-2　1歳1カ月の川崎病患児にみられた口唇の亀裂と発赤。(*Used with permission from Camille Sabella, MD*)

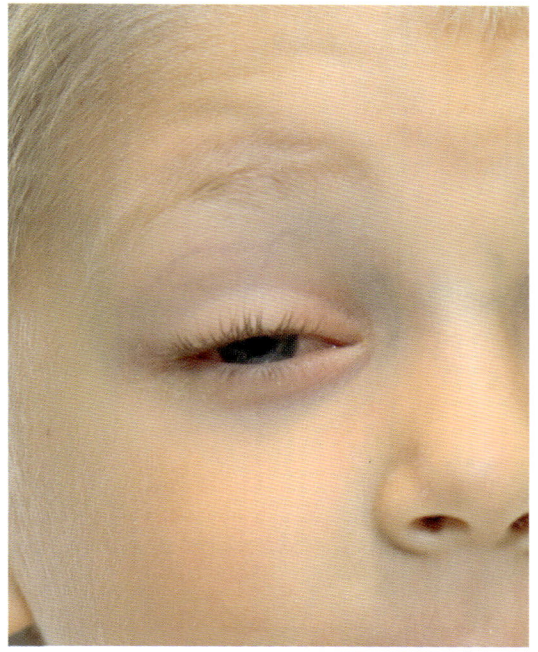

図177-4　川崎病の5歳男児にみられた非化膿性結膜炎。(*Used with permission from Camille Sabella, MD*)

は，感染が病因であることを示唆している。

● 著しい免疫学的な活性化は，血管，特に冠動脈などに炎症細胞浸潤をもたらす。

危険因子

● 生来健康な乳幼児や小児が発症する。
● 5歳未満の乳幼児に最も発生頻度が高い。
● 日本人小児での年間発症は，5歳未満の小児10万人あたり215人である[2]。
● 白人小児の発病率はアジア人の1/10であり，アフリカ系アメリカ人は中間の発生頻度である。
● 罹患患者の冠動脈瘤形成のリスク因子は以下である。
  ● 1歳未満
  ● 16日間以上の発熱の持続
  ● 48時間以上の解熱期間の後の再発熱
  ● 貧血
  ● 血小板減少
  ● 低アルブミン血症

診断

▶ 臨床所見

● KDの3段階の病期は古典的には下記のように説明されている。
  ● 急性期：7～14日持続し，古典的な臨床上の診断基準（次項を参照）を特徴とする期間である。
  ● 亜急性期：おおむね第10～25病日であり，膜様落屑，関節炎，血小板増多などが特徴的である。
  ● 回復期：すべての臨床症状が改善してから，発症6～8週後までの間を指す。
● 典型的な急性期のKDは，臨床的な基準に基づく。5日以上の持続する発熱と，下記の5つの臨床所見のうち4つ以上を伴う。

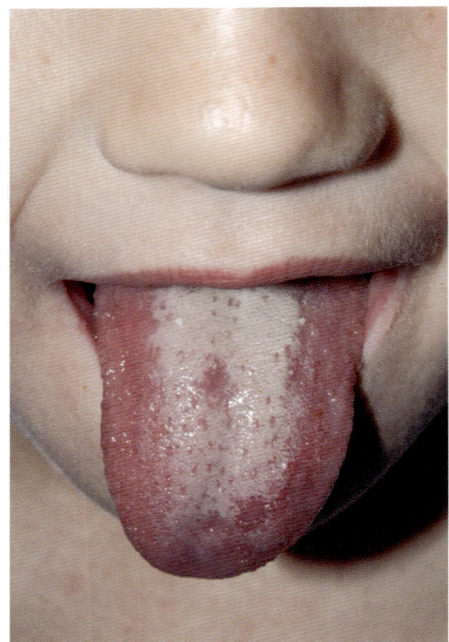

図 177-5　川崎病の男児のイチゴ舌。（*Used with permission from Johanna Goldfarb, MD*）

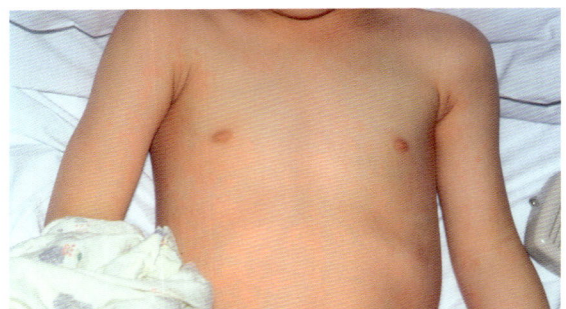

図 177-6　川崎病の5歳男児のびまん性の斑丘疹状皮疹。（*Used with permission from Johanna Goldfarb, MD*）

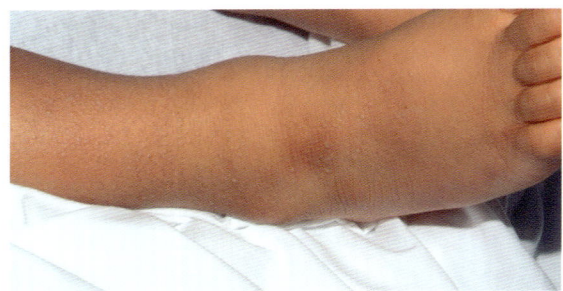

図177-7　川崎病の2歳男児にみられた足関節を含む下肢の腫脹。（*Used with permission from Camille Sabella, MD*）

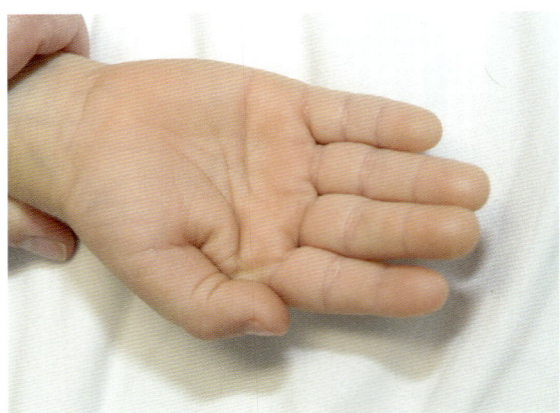

図 177-8　川崎病の5歳男児の手掌の腫脹と紅斑。（*Used with permission from Camille Sabella, MD*）

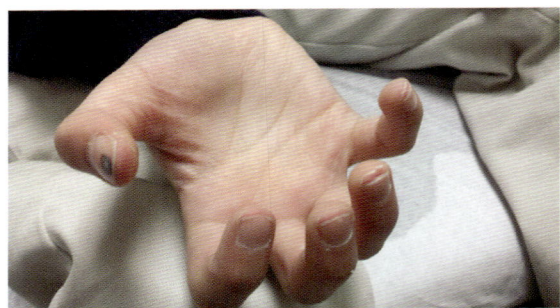

図177-9　不全型川崎病の9歳小児の第10病日に認められた爪囲の膜様落屑。（*Used with permission from Blanca Gonzalez, MD*）

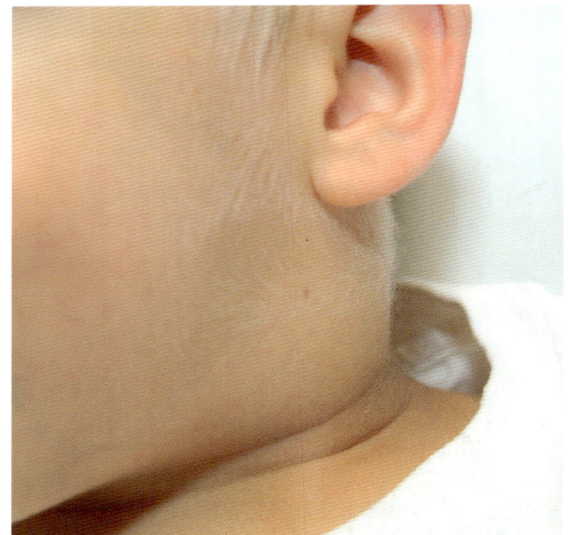

図177-10　川崎病の小児の後頸部のリンパ節腫脹。（*Used with permission from Camille Sabella, MD*）

- 非滲出性の両側眼球結膜充血（**図 177-4**）
- 口腔や咽頭粘膜の発赤，口唇の発赤や亀裂，イチゴ舌（**図 177-5**）
- 多形性の全身性の紅斑（斑丘疹状，麻疹様，猩紅熱様，多形紅斑，**図 177-6**）
- 手足の紅斑・腫脹とそれに続く膜様落屑（**図177-7～177-9**）
- 直径 1.5 cm 以上の頸部リンパ節腫脹（通常は片側性）（**図 177-10**）
- 他にも下記のような所見を認めることがある。

15

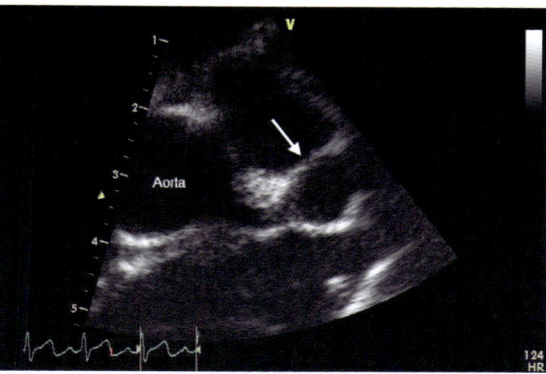

図 177-11　経胸壁二次元心エコーの短軸像で確認された，左前下行枝の囊状の動脈瘤（矢印）。（*Used with permission from Athar M. Qureshi, MD*）

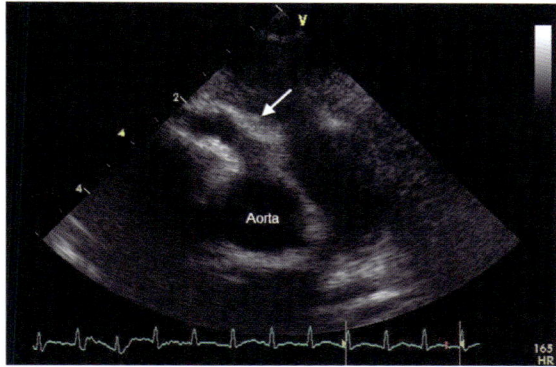

図 177-12　経胸壁二次元心エコーの短軸像で，右冠動脈の紡錘状の動脈瘤（矢印）。（*Used with permission from Athar M. Qureshi, MD*）

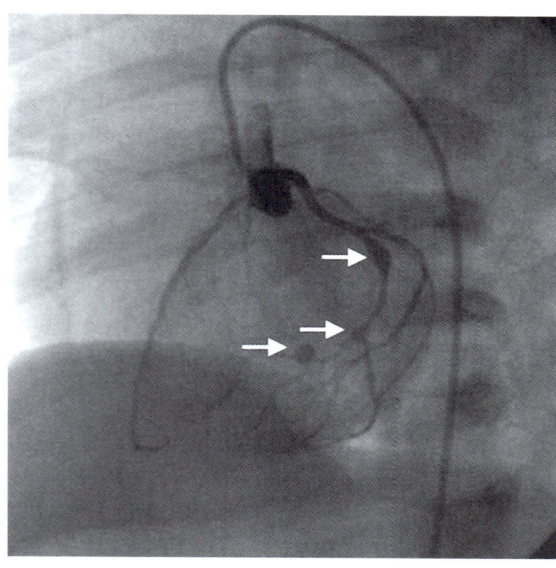

図 177-13　川崎病で冠動脈に異常所見を認めた乳児の左冠動脈造影（側面像）。回旋枝に 3 つの動脈瘤を認める。1 つは紡錘状動脈瘤で（上の矢印），2 つは囊状動脈瘤（下の矢印）。（*Used with permission from Athar M. Qureshi, MD*）

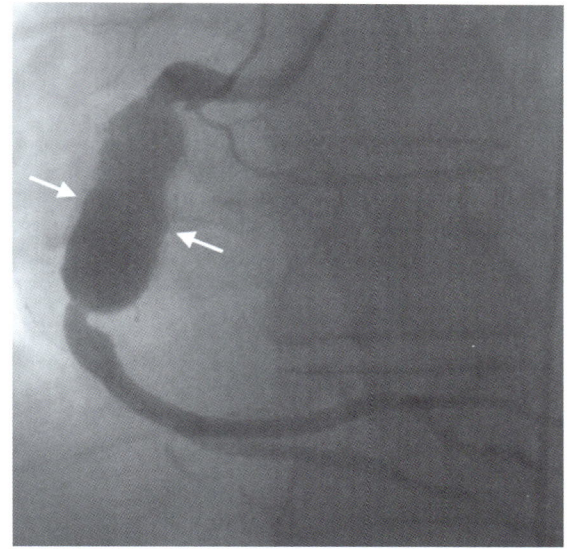

図 177-14　3 歳から巨大右冠動脈瘤（矢印）のフォローをされている 18 歳男性の右冠動脈造影。瘤の周囲に石灰化のふちどりを認め，瘤の近位と遠位に冠動脈の狭窄を認める。（*Used with permission from Athar M. Qureshi, MD*）

- しばしば著明に不機嫌になる
- 腹痛
- 下痢や嘔吐
- 関節炎や関節痛
- 髄膜症
- 冠動脈瘤，心筋炎，心膜炎はよく知られた合併症である。
- 特に乳児期早期の児で不全型 KD になることがあり，一般的には発熱が先行し，他の 5 つの臨床徴候のうち 4 つ未満が認められる。このような場合には診断に困難を伴う場合がある[3,4]。
- 膜様落屑は亜急性期にみられ，通常は第 10〜25 病日に生じる（図 177-9）。

▶ 典型的分布

- KD に関連した皮疹は全身に生じるが，会陰に強く生じることがよくある[5]。
- 軽度の前ブドウ膜炎が 25〜50％の患者に生じる[6]。

▶ 検査所見

- 一般的な検査所見は以下のようになる。
  - 白血球増多
  - 貧血
  - 著明に急性期反応物質が上昇する
  - 無菌性膿尿（尿道炎によって生じる）
  - 肝炎（血清トランスアミナーゼは上昇し，血清ビリルビンは上昇することもしないこともある）
  - 低アルブミン血症
  - 髄液細胞数増加
  - 血小板増加（亜急性期に認める）
- 検査結果は特徴的で診断の助けになるが，診断に必須ではない。
- KD と診断されるべき期間である急性期には血小板増加は認めない。

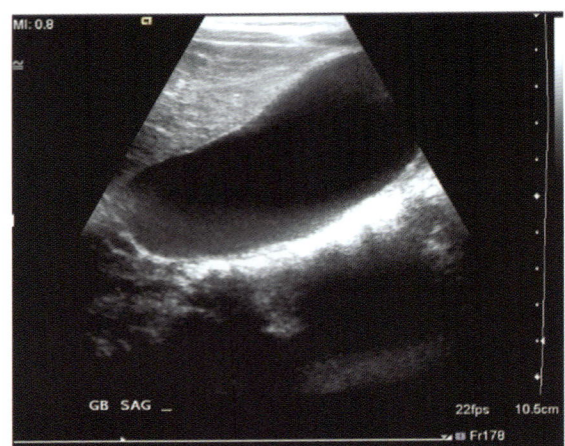

図 177-15　肝臓・胆嚢の超音波検査で胆嚢水腫を認める。川崎病の 10%の患者がこの所見をきたす。(*Used with permission from Camille Sabella, MD*)

▶ 画像検査

- 診断時にはベースラインとして心エコー検査を行い，亜急性期にも繰り返して施行するべきである(診断後 1〜2 週間)[7]。
- 初回と 2 回目の心エコー所見が正常であれば，フォローアップの心エコーは診断の 6〜8 週後に，亜急性期や回復期に異常所見が生じていないかどうかを確認するために行うべきである。
- 囊状や紡錘状の瘤といった異常(図 177-11，177-12)が認められたときは，いつでも追加の検査が必要である。
- 冠動脈の異常(図 177-13)を認めた患者に対して，あるいは巨大瘤(図 177-14)の長期的フォローアップには血管造影が必要となる可能性がある。心臓 CT や MRI も同様に施行されることもあるが，年少児に対しては限界がある。
- KD の小児の約 10%に胆嚢水腫を認める(図 177-15)[8]。

鑑別診断

- KD は，他の多数の小児の発熱性疾患との鑑別が難しい。
- 他の皮膚のしわに著明な皮疹(猩紅熱のように)がなく会陰部のみの著明な皮疹が，KD の特徴である(28 章「猩紅熱とイチゴ舌」参照)。
- 非滲出性の眼球結膜炎の存在は，結膜充血を呈する他の疾患よりも KD を示唆する(12 章「結膜炎」参照)。
- 一般的に，KD の小児は罹患している間はぐったりとしており，これはウイルス感染症や猩紅熱と鑑別するのに役立つ。
- KD の皮疹は多形性であるが，小水疱性や水疱性の病変は典型的ではない。
- 麻疹や(A 群)レンサ球菌は KD と最も類似した一般的な疾患である(111 章「麻疹」参照)。
- 麻疹は，全身状態の悪い小児において，ワクチン接種歴から感受性があると推測される児で考慮すべきである。血清 IgM が麻疹の診断の裏づけになる。
- 臨床的特徴や，GAS の咽頭培養や迅速抗原検査が陽性であることが，GAS 感染症と KD を鑑別する手助けになる。
- KD の鑑別疾患として，ほかには，皮疹を伴うウイルス感

染症(特にアデノウイルス)，毒素性ショック症候群，多形紅斑，若年性特発性関節炎などがある(185 章「毒素性ショック症候群」，151 章「多形紅斑，Stevens-Johnson 症候群，中毒性表皮壊死症」，172 章「若年性特発性関節炎」参照)。

治療

KD は自然軽快する血管炎である。しかしながら，無治療の小児の 20〜25%が冠動脈異常を生じる[9]。治療の目標は，臨床症状を軽減するとともに，炎症を抑制することによって冠動脈異常の進展を防ぐことである。

▶ 薬物治療

- 免疫グロブリン静注(IVIG)と高用量アスピリンの併用を第 10 病日までに投与することで，アスピリン単独の治療で 20〜25%に発生する冠動脈異常を約 5%まで抑制できることが証明されている[9,10]。**SOR Ⓐ**
  - IVIG は，12 時間以上かけて 2 g/kg の単回で投与され，90%の患者に劇的な反応を得られる。
  - アスピリンは，抗炎症量(80〜100 mg/kg/日で 6 時間毎内服)で急性期が終わるまで投与し，その後抗血小板量(3〜5 mg/kg/日)に減量する。経過中に冠動脈の異常が生じず，治療開始から 6〜8 週間後の時点で心エコー上異常がなければ，その時点でアスピリンを中止する。
- KD 患児の約 10%は IVIG 不応であり，IVIG 投与終了の 48 時間後に発熱が残存する。このような児の多くは，2 回目の IVIG に反応する[11-13]。**SOR Ⓐ**
- 2 回の IVIG が無効であった場合の最適の治療は明らかになっていないが，このような児に対しては，しばしばステロイドやインフリキシマブで治療される。**SOR Ⓒ**
- 高用量のアスピリンと IVIG にステロイドを加えた初期治療は有効とは考えられておらず，推奨はされていない[14]。**SOR Ⓐ**
- 冠動脈の異常を認めれば，少量アスピリンによる治療を継続する。大きな瘤であれば，血栓症予防のために，ワルファリンや低分子ヘパリンのような抗凝固療法や，急性の血栓溶解療法の追加を要する[7]。**SOR Ⓒ**

▶ インターベンション治療と外科治療

重大な冠動脈異常のある患者は，経管的冠動脈形成術，冠動脈アテローム除去術，ステント留置術などのインターベンション治療や，冠動脈バイパス手術，心臓移植などといった治療を要することがまれにある。

▶ 紹介

- 心エコーによる小児の冠動脈評価に精通した小児循環器医への紹介が必須である。
- 重大な心臓の異常のある患者の管理には，KD 患児の管理の経験がある小児循環器医を必要とする。

予後

- 無治療では，20〜25%の KD の小児に冠動脈異常が発生する。適切な治療を行うことで，そのリスクは 5%以下に減少する。
- 長期的な予後は冠動脈病変の重症度に依存する。巨大瘤が生じれば外科的介入を要することもあり，予後にはより注意が必要である。

フォローアップ

- 初回入院後の急性期フォローアップは，初期治療に対する治療反応が良好であったか確認するために重要である。
- 以前から述べられていたように，亜急性期と回復期に心エコー検査を繰り返し行うことが推奨されている。
- KD患児の長期管理は冠動脈異常の程度に基づいて行うべきである。
- 冠動脈病変がなかったとしても，早期のアテローム硬化の変化を生じる患者もいるため，心血管リスクの評価は定期的に行うべきである。

患者教育

- 不機嫌や他の川崎病症状を伴い，発熱が遷延する小児には，KDを考慮し注意すべきである。
- KDと診断された場合，経過と合併症に基づき，慎重なフォローアップが必要となる。

【Camille Sabella, MD／Athar M. Qureshi, MD】

（大原亜沙実 訳）

178 強皮症とモルフェア

症例

　1年間続く右上肢の皮膚発赤と拘縮を主訴として4歳男児が受診した。母親はタトゥーシールを貼付した跡と考えていた。同部位に時折，掻痒感と疼痛を認めるようになった。母親は男児の腕がしぼんできたことを心配していた。これまで特記すべき既往疾患や先行する感染症はなく，予防接種は規定通り受けていた。手指に病変が至り，クレヨンを持つことも困難となっていった。診察上は，肩甲部から上腕，前腕，母指と示指に及ぶ広範な皮膚萎縮病変をきたしていた（図178-1）。紹介受診した皮膚科医によりパンチ生検が行われ，モルフェア（限局性強皮症）と診断された。フルチカゾンの外用が行われたが効果に乏しく，メトトレキサートによる全身治療の目的で小児リウマチ医に紹介された。血清学的検査では抗核抗体（ANA）と強皮症抗体は陰性であり，全身性強皮症の所見は認めなかった。

概説

　強皮症scleroderma（ギリシャ語の「硬化scleros」に由来）という単語は皮膚の肥厚・硬化を表す。皮膚の限局した部位のみに現れる場合（モルフェアmorphea〈限局性強皮症localized scleroderma：LSc〉），全身もしくは大部分の皮膚に現れる場合（強皮症），内臓病変を伴う場合（全身性強皮症systemic sclerosis）がある。

疫学

- 強皮症は全年齢で発症しうるが，小児期にみられる臨床様式は成人とはいくぶん異なる。
- 臨床症状としての強皮症の有病率は，全年齢100万人あたり4～253人の範囲で報告されている[1]。
- 小児期の強皮症で最も多い病型は，主に皮膚，皮下の筋膜，

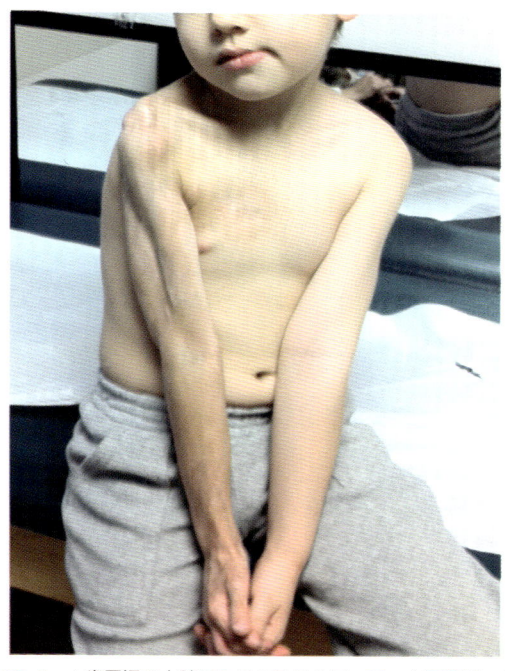

図178-1　4歳男児の上肢にみられるモルフェア。右肩甲部，上腕から示指，母指に至る皮膚拘縮を認める。（Used with permission from Vidya Raman, MD）

筋，骨に病変をきたすモルフェアである。モルフェアは全身性強皮症の10倍の頻度であり，限局性，広汎性，水疱性，深在性，線状強皮症（刀傷に似た前額の垂直瘢痕を特徴とするサーベル状切痕〈剣創状強皮症en coup de sabre〉を含む）などが含まれる[2]。

- 750名の小児LScを対象とした多施設の後ろ向き研究では，最も多い亜型は線状強皮症（65％）であり，広汎性モルフェア（26％），混合型（15％），広汎性（7％），深在性（2％）が続く。全体では，発症年齢の平均は7.3歳（0～16歳，中央値6.1歳）であった[3]。
- 米国では，モルフェアの発症率は全年齢100万人あたり年間25名であった[1]。データは多くないものの，小児期LScは100万人あたり1人程度と推測されている[2]。LScが全身性強皮症に進展することは少なく，時に好酸球性筋膜炎と合併ないし重複することがある[4]。
- 小児全身性強皮症（JSSc）は慢性多系統結合組織病であり，皮膚の硬化性変化と内臓臓器の異常をきたすことが特徴である。米国における全身性強皮症の年間発症率は成人，小児10万人あたり1～2名である[1]。小児期にJSScを発症することは非常にまれであり，全身性強皮症の3％にすぎない[6]。
- JSScのリスクは幼少期には男女で同等であるが，8歳以上では女児の発症は男児の3倍となる[7]。
- 英国，アイルランドにおけるJSScの発症率は，2005～2007年の調査によると小児100万人年あたり0.27人であった[8]。他の集団におけるJSScの発症率は不明である。
- 世界では，米国，オーストラリアにおける強皮症の発生率は日本やヨーロッパより高い[9]。
- この疾患による主要な死因は肺，心，腎病変である[10]。

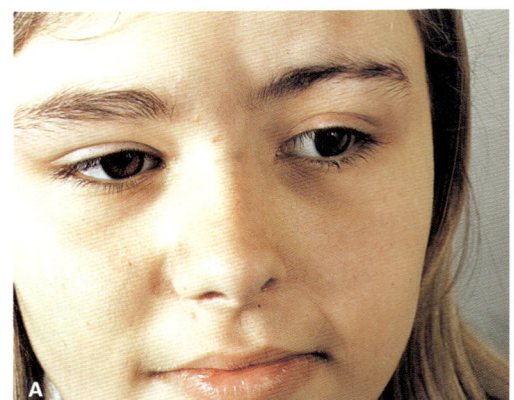
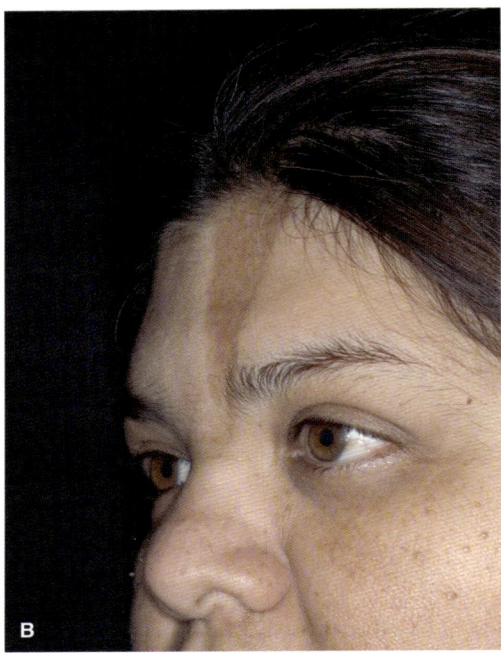

図 178-2　**A**：前額の片側眉部に生じた線状強皮症であり，剣の打撃痕のようにみえることから「サーベル状切痕（剣創状強皮症）」としても知られる。（*Used with permission from Weinberg SW, Prose NS, Kristal L. Color Atlas of Pediatric Dermatology, 4th edition, Figure 17-4, New York, NY：McGraw-Hill, 2008*）　**B**：著明な萎縮と色素沈着を伴う前額のサーベル状切痕。（*Used with permission from Richard P. Usatine, MD*）

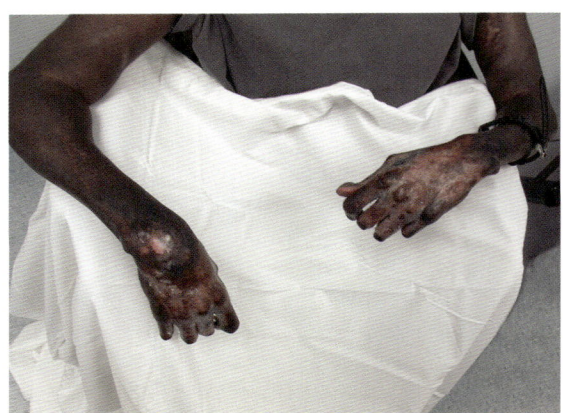

図 178-3　アフリカ系の13歳男児に生じた，まれな限局性強皮症である汎硬化性モルフェア。この疾患でみられる，色素脱失と色素沈着を伴う「縛りつけられた（bound-down）痕のような」皮膚に留意されたい。（*Used with permission from Vidya Raman, MD*）

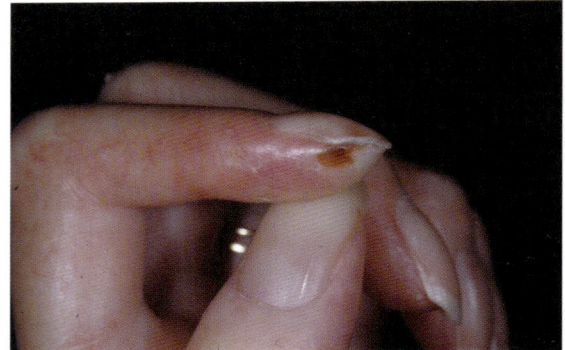

図 178-4　指尖の先細りと斑状の色素沈着を伴う手指硬化。（*Used with permission from Jeffrey Meffert, MD*）

病因と病態生理

- 強皮症の原因と発症機序は不明である。理論的な発症過程には，血管障害，線維芽細胞の機能異常，自己免疫異常が含まれる。
- 強皮症の異常は3つのグループに分類される。限局性強皮症（モルフェア，**図 178-1〜178-3**），全身性強皮症（**図 178-4〜178-7**），皮膚の肥厚と硬化をきたす他の強皮症様疾患である。
- 750名のLSc小児を対象としたヨーロッパでの多施設研究により，有病率と皮膚以外の所見の特徴が明らかとなっ

た[11]。22%の児で何らかの皮膚外症状を認めた。これらの症例の92%で主症状が皮膚病変であった。皮膚外病変の分布は以下のとおりである。

- 関節炎：19%
- 神経所見：4%
- Raynaud 現象：3%
- 血管症状（血管性皮疹，深部静脈塞栓）：2%
- 眼所見：3%
- 消化器症状（GERD）：2%
- 拘束性肺障害：1%
- 心病変（心膜炎，不整脈）2例，腎炎1例
- 全身性強皮症とは，内臓臓器の多彩な線維化病変と炎症細胞浸潤を伴う皮膚の硬化，肥厚を認める全身性疾患を表す。全身性強皮症は広汎性（DcSSc）の病変を呈すること

15

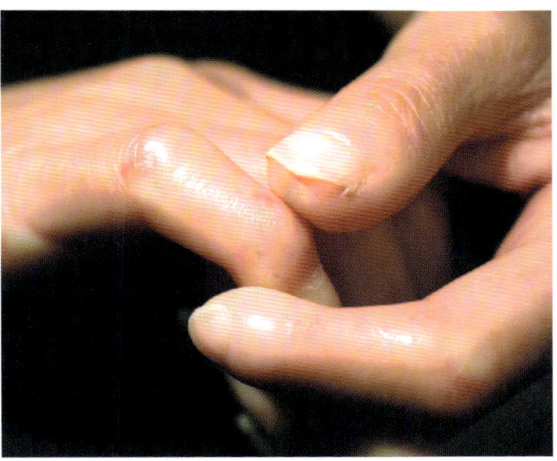

図 178-5 強皮症による，硬く光沢をもつ皮膚変化を伴う手指硬化。(*Used with permission from Everett Allen, MD*)

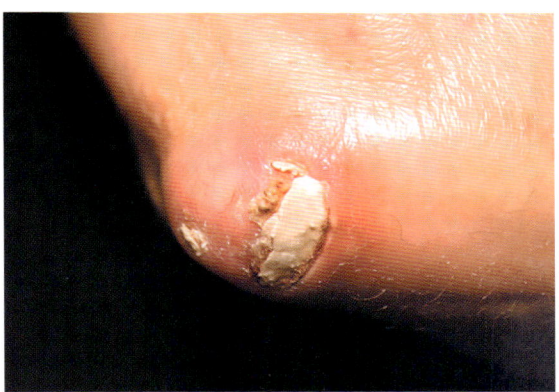

図 178-8 CREST 症候群の患者で認められた肘部の石灰化。(*Used with permission from Everett Allen, MD*)

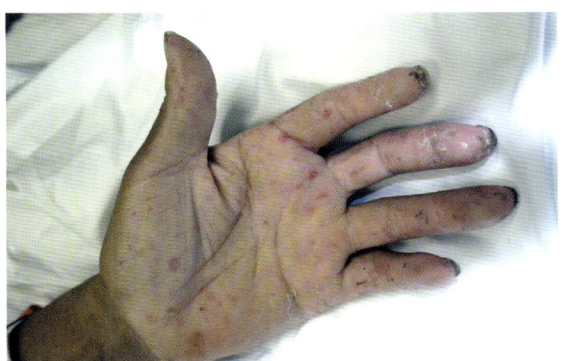

図 178-6 強皮症による手指の毛細血管拡張と壊死。(*Used with permission from Everett Allen, MD*)

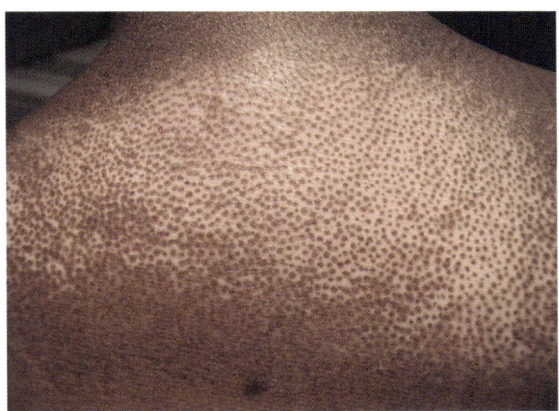

図 178-9 強皮症による斑状の色素脱失。皮膚は "salt and pepper" と呼ばれる所見を呈することがある。(*Used with permission from Ricardo Zuniga-Montes, MD*)

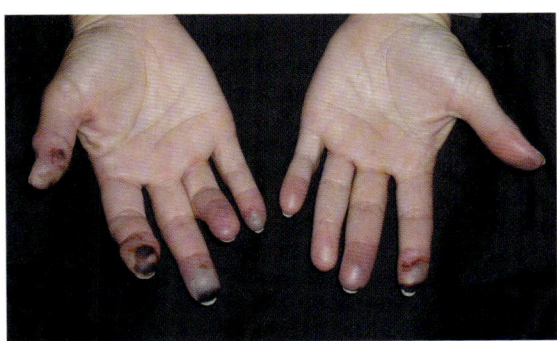

図 178-7 Raynaud 現象による重度の虚血のため生じた指尖部の壊死。(*Used with permission from Ricardo Zuniga-Montes, MD*)

- Raynaud 現象：70%
- MCP または MTP 関節より近位の皮膚硬化：63%
- 筋骨格症状(関節痛，筋力低下，関節炎)：33%
- 体重減少：18%
- 呼吸苦：10%
- 嚥下障害：10%

- 強皮症に伴う血管障害として最も多いのは Raynaud 現象である(図 178-7)。Raynaud 現象は手指の動脈が収縮することで生じる。白色(蒼白)から青色(末端チアノーゼ)，そして紅色(再灌流による充血)に至るのが特徴的な色調変化である。Raynaud 現象は，時に年単位で他の症状に先行する。多くの患者では小血管の構造的変化が進行し血行障害をきたすことから，指尖部の潰瘍や梗塞を生じる。他の血管障害としては肺動脈性高血圧，腎クリーゼ，胃前庭部毛細血管拡張症などがある。
- 皮膚限局型強皮症(LcSSc)は手部に限られた皮膚硬化が多く，顔面や頸部にはやや少ない。時間につれ，前腕遠位部へ進展することがある。しばしば最終的に，Raynaud 現象(図 178-7)，食道運動障害，手指硬化(図 178-4，178-5)，毛細血管拡張(図 178-6)，皮膚石灰化(図 178-8)を呈する CREST 症候群に至る。この病型は小児ではまれである。
- 広汎性強皮症(DcSSc)の患者はしばしば胸部，腹部，上腕，

も，皮膚と隣接組織に限局型(LcSSc)の病変を呈することもある。
- JSSc 患児の多くは Raynaud 現象，あるいは手指，顔面の皮膚変化(こわばり，菲薄化，萎縮)，もしくはその両方を認める。JSSc 患児 153 人を対象とした多施設後ろ向き研究では，発症年齢の中央値は 8.1 歳であり，診断までの平均罹病期間は 1.9 年であった[7]。11% の児に自己免疫疾患の家族歴を認めた。診断時の所見は以下のとおりである。

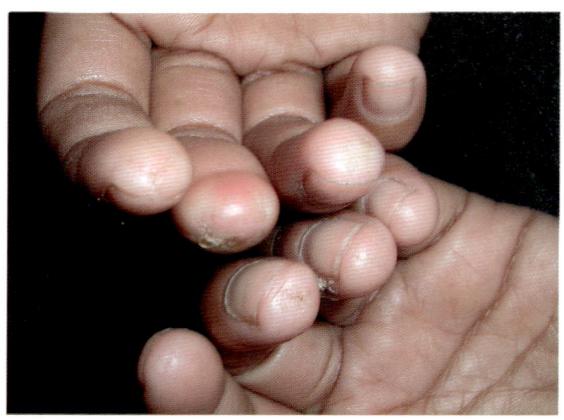

図 178-10　強皮症，手指硬化の患者にみられる指尖部の点状瘢痕と指腹組織の減少。(*Used with permission from Richard P. Usatine, MD*)

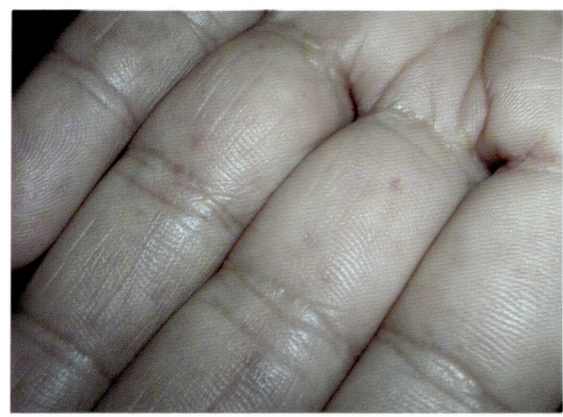

図 178-11　CREST 症候群患者の手にみられる血管拡張。(*Used with permission from Richard P. Usatine, MD*)

肩の皮膚硬化をきたす。皮膚は "salt and pepper" と呼ばれる所見を呈することがある(図178-9)。この病型では虚血，線維化による臓器障害を呈することが LcSSc やモルフェアに比べて多い。

- 関節痛は小児例の約 15％にみられる症状であり，通常は軽度で一過性である。関節拘縮は近位指節間関節や肘にみられることが多い。関節炎，筋炎は小児例の 30％程度に認め，JSSc の診断に先行することがある[7]。筋炎は筋力低下や筋痛をきたし，クレアチニンキナーゼ(CK)上昇を伴う。

- 消化管障害は全身性強皮症の小児の 30～74％にみられる[7,12]が，半数は無症候性である。消化管のいずれの部位にも病変を認めることがある。消化管障害を疑う徴候，症状としては，嚥下障害，窒息感，胸やけ，嚥下後の咳嗽，鼓腸，便秘，下痢，偽性腸閉塞，吸収不良，便失禁である。慢性胃食道逆流が小児では最も多く，誤嚥を反復することによって間質性肺疾患に至ることがある。胃の血管拡張(内視鏡所見は "water-melon stomach" と呼ばれる)は晩期によくみられる所見であり，消化管出血や貧血を呈することがある。

- 肺病変は患者の 70％以上にみられ，労作時呼吸苦や乾性咳嗽を認めることが多い。肺底部の聴診で微細な「ベルクロ」ラ音が聴取されることがある。肺血管障害は全身性強皮症の 10～40％で認め，皮膚限局性で認めることが多い。強皮症患者では肺癌のリスクが約 5 倍となる。

- 剖検のデータから，DcSSc の 60～80％で腎障害の証拠を有することが示された[13]。蛋白尿，血清クレアチニン値の軽度上昇ないし高血圧は患者の 50％に認める[14]。患者の 10～15％は重度の腎障害に進展し，多くは DcSSc である。

- 症候性の心膜炎は患者の 7～20％にみられ，5 年間の死亡率は 75％である[15]。原発性の心臓病変は心膜炎，心嚢液貯留，心筋線維化，心不全，筋炎に関連する心筋炎，伝導障害，不整脈などである[16]。斑状の心筋線維化は全身性強皮症の特徴であり，小血管の攣縮を繰り返すことが原因であると考えられている。不整脈はよくみられ，伝導系の線維化によることが多い。

- 肺血管病変は強皮症の 10～40％にみられ，皮膚限局性で最も多い。間質性肺病変を伴わなくとも生じることがあり，一般に成人の晩期合併症であり，通常は進行性である。

時に肺性心や右心不全を伴うような重度の肺動脈性高血圧，肺血管血栓症をきたしうる。

- 拘縮をきたすことがあり，手指の拘縮が最も多い。ニューロパチーや，頭痛，けいれん発作，脳卒中，血管障害，神経根症，脊髄障害を含む中枢神経系病変をきたしうる。

診断

▶ 臨床所見

- 全身性強皮症と関連疾患は主に，特徴的な臨床所見の存在に基づいて診断される。多彩な皮膚肥厚，硬化を特徴とし，病変の直下の組織も障害されることがある。皮膚の色素変化をきたすことがあり，特に "salt and pepper" 様の所見から斑状の色素脱失まで様々である(図178-9)。他の著明な皮膚病変としては以下のものがある。
  - 病初期の掻痒症，浮腫
  - 手指硬化(図 178-4，178-5)
  - 指尖の潰瘍と点状瘢痕(図 178-6，178-10)
  - 毛細血管拡張(図 178-6，178-11)
  - 皮膚石灰沈着(図 178-8)

- 限局性強皮症(モルフェア)の診断は，内臓病変を伴わない，一領域に限られる典型的な皮膚肥厚，硬化の存在により示唆される。(図 178-1，178-2)。全身性強皮症の診断は一領域に限局しない(すなわち限局性強皮症でない)典型的な皮膚肥厚，硬化により示唆され，中手指節関節(MCP)，中足趾節関節(MTP)より近位に生じる。皮膚症状と 1 つ以上の全身症状が合併した場合は，全身性強皮症の診断が想定される。

- 線状強皮症は小児の LSc の病型として最も多い。通常，線維化病変は体幹では横方向に，四肢では縦方向に長く伸びる。顔面や頭皮に現れる場合，「サーベル状切痕(剣創状強皮症)」と呼ばれる。四肢の成長の非対称や障害に関連して，拘縮や四肢の問題をきたすことがある。

- アメリカリウマチ学会，ヨーロッパ小児リウマチ学会，ヨーロッパリウマチ学会により小児全身性強皮症(JSSc)の診断，分類基準が定義された[17]。16 歳未満で，大基準と 2 つ以上の小基準を満たすとき JSSc と診断される。

- 大基準(必須)：MCP，MTP 関節より近位の皮膚硬化

- 小基準：2 つ以上を満たす。

- 皮膚：手指硬化
- 血管：Raynaud 現象，爪郭毛細血管異常，指尖潰瘍
- 消化器：嚥下困難，胃食道逆流
- 腎臓：腎クリーゼまたは新規の高血圧
- 心臓：不整脈または心不全
- 呼吸器：明らかな肺線維化，拡散能低下，肺高血圧症
- 筋骨格系：腱の摩擦音，関節炎，筋炎
- 神経：ニューロパチー，手根管症候群
- 血清学的検査：抗核抗体，全身性強皮症に選択的な抗体

▶ 検査所見

- 全身性強皮症では斑紋型（speckled），均質型（homogenous），核小体型（nucleolar）の ANA が陽性となることが多く，JSSc 患児の 81〜97％ でみられる[7]。小児の限局型強皮症を対象とした大規模シリーズ研究では 42％ で ANA 陽性であったが，この研究においては ANA 陽性と疾患の経過には相関がなかった[3]。LcSSc では抗セントロメア抗体がしばしば認められる。抗 DNA トポイソメラーゼ I（Scl-70）抗体は全身性強皮症や関連する間質性肺疾患，腎疾患に特異的である[18]。感度は高くないものの，抗 RNA ポリメラーゼ I，III抗体は全身性強皮症に特異的である。臓器障害に特異的な検査もルーチンで行われる。
- 抗セントロメア抗体，抗トポイソメラーゼ I（Scl-70）抗体，抗 RNA ポリメラーゼ抗体や U3-RNP 抗体といった特徴的な自己抗体は全身性強皮症の診断を支持する。
- 筋炎や心症状のある小児では CPK の検査を考慮する。CPK が著明に上昇する小児では心疾患の評価を適切に行うべきである[7]。

▶ 画像検査

　全身性強皮症は全例で，肺病変のスクリーニングとして胸部 X 線検査と呼吸機能検査（PFT）を行うべきである。肺病変で最も多いのは間質性肺疾患と肺高血圧である。PFT に含まれる拡散能検査である DLCO は，全身性強皮症の肺病変に対する検査として最も感度が高い。活動期肺病変をさらに評価する際に高解像度胸部 CT の適応となりうる。

▶ 生検

　臨床診断が不明確である場合や好酸球性筋膜炎のような他疾患を除外する際，パンチ生検によってモルフェアと強皮症を診断することができる。

鑑別診断

- Raynaud 現象，腎不全，胃食道逆流症といった全身性強皮症に関連する症候の特発性発症。
- 全身性エリテマトーデス（SLE）：全身症状と瘢痕化することもある典型的皮疹を呈する。通常は ANA とループス特異的自己抗体が，確定診断に有用である（173 章「全身性エリテマトーデスと皮膚エリテマトーデス」参照）。
- 円板状エリテマトーデス（DLE）：局在性のプラーク形成とその後の瘢痕化をきたす。通常は生検により診断される（173 章「全身性エリテマトーデスと皮膚エリテマトーデス」参照）。
- 粘液水腫：甲状腺機能低下症に関連し，皮膚の肥厚と粗雑化を特徴とする。通常は甲状腺機能検査により診断される（191 章「甲状腺機能低下症」参照）。
- 外陰部から離れて生じた硬化性苔癬はモルフェアに類似する。硬化性苔癬は外陰部（**図178-12**）や肛門周囲にできやす

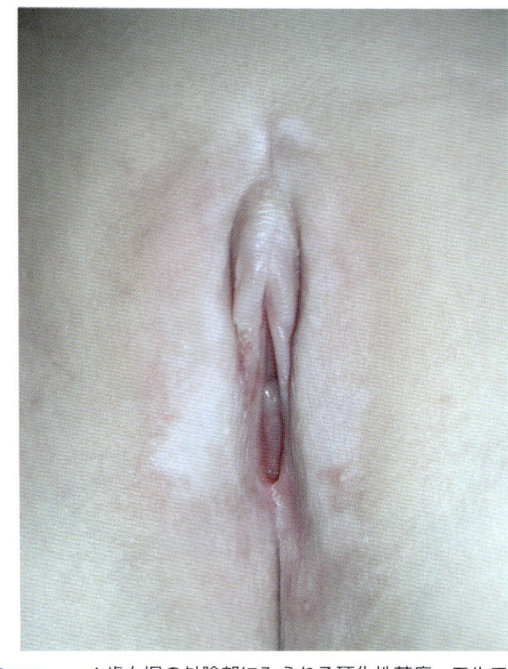

図 178-12　4 歳女児の外陰部にみられる硬化性苔癬。モルフェアや慢性カンジダ感染と混同されることがある。外陰部のかゆみやひりひりする痛み，排尿時痛を訴えることがある。症状の程度は病変の範囲と比例しないこともある。（*Used with permission from Richard P. Usatine, MD*）

いが，体幹上部，胸部，上腕にできることもある。プラークは萎縮してみえるがタバコの薄い巻紙のようなしわはモルフェアとの鑑別の助けになる。パンチ生検により正しく診断することができるであろう。

- 皮膚アミロイドーシス：皮膚の肥厚と硬化をきたす。皮膚生検によりアミロイド沈着が確認できる。通常は生検により診断される。
- 若年性特発性関節炎（若年性関節リウマチ）：関節症状とJSc 様の拘縮を呈することがある（172 章「若年性特発性関節炎」参照）。

治療

▶ 非薬物治療

- モルフェアを含む限局型強皮症は UVA 光線療法で軟化することができる[19]。SOR **B**
- 理学療法とマッサージは LSc の児の多くに推奨される。SOR **C**　日常的な理学療法は身体機能と筋力，関節可動域を維持し，屈曲拘縮を防ぐ。皮膚の弾力を改善するため深部結合組織マッサージを親に指導することがある。関節アライメントと筋力強化に留意することは，線状強皮症では重要である。SOR **C**
- 毛細血管拡張はファンデーションを用いたメイクアップかレーザーによる治療を行う。
- モルフェアの小さい限局性病変は外科的に切除することができるが，病勢がおさまり活動期を脱し，児の成長が終了してから行う[20]。SOR **C**
- 拘縮の改善または防止のため，矯正・機能スプリントを要することがある。スプリントは長期間必要になる場合があ

る。

▶ 薬物治療

- 対症療法としては，皮膚の潤滑，H_1，H_2 ブロッカー，経口ドキセピン，低用量グルココルチコイドが掻痒に対して用いられることがある。**SOR C**
- モルフェアの治療オプションにはクロベタゾールなどのステロイド外用，カルシポトリオール外用などがある[21,22]。**SOR B**
- メトトレキサートは LSc の小児，成人に使用され有効である。（15 mg/m^2/週，最大 25 mg/週の経口，皮下投与を最低 1 年）[23]。**SOR B** グルココルチコイドの併用（プレドニゾン 1 mg/kg/日〈最大 50 mg/日〉の経口投与またはメチルプレドニゾロン 20〜30 mg/kg/日〈最大 1,000 mg/kg/日〉の毎月 3 日間静脈投与）を治療開始 2〜3 カ月に行うことは急速進行例の治療として有用である。
- 高用量経口プレドニゾロンと低用量経口メトトレキサートの併用は，成人と年長児の限局性強皮症に有用である[24]。**SOR B** メトトレキサートは 7.5 mg/週で内服を開始し必要に応じて増量する。長期的ゴールは当然のことながら，経口メトトレキサートをステロイド代替薬として使用しつつプレドニゾロンを減量することである。
- Ca チャネル拮抗薬（ニフェジピン 0.2〜0.3 mg/kg〈最大 10 mg〉の 8 時間毎投与），ジピリダモール，アスピリン，貼付硝酸薬により Raynaud 現象の症状を軽減できる[25,26]。**SOR B** 寒冷刺激，ストレス，ニコチン，カフェイン，交感神経作動性うっ血除去薬を避けるよう患者に指導すべきである。制酸薬は胃食道逆流症に対し経験的に用いられることがある。エリスロマイシンのような蠕動促進薬は食道運動低下のある患者に有効な場合がある。**SOR C**
- 腎障害の治療の中心となるのは，アンジオテンシン転換酵素（ACE）阻害薬を第一選択とする血圧の管理である。**SOR C** 血液透析や腹膜透析が必要に応じて行われる。
- 全身性強皮症に合併する肺高血圧の治療として，エンドセリン受容体拮抗薬であるボセンタン（62.5 mg 1 日 2 回を 4 週間，以降 125 mg 1 日 2 回に増量），ホスホジエステラーゼ-5 阻害薬であるシルデナフィル，種々のプロスタサイクリン剤（エポプロステノール，トレプソスチニル，イロプロストなど）が試みられている。肺の線維性肺胞炎はシクロホスファミドによって治療することがある[27]。**SOR B**
- 筋炎に対しては経口プレドニゾロン 0.3〜0.5 mg/kg/日で治療する。しかし，強皮症に対するステロイドの使用は腎クリーゼのリスク上昇に関連するとの報告があるため，ステロイドを投与する際には血圧や腎機能を慎重にモニタリングする必要がある。**SOR B** 関節痛はアセトアミノフェンや NSAID によって治療することができる。**SOR C**

▶ 紹介

全身性強皮症の患者は，毒性をもつ治療薬を使用する必要のある複雑な疾患であるため，リウマチ医に紹介すべきである。合併症に応じて，強皮症の患者は呼吸器，循環器，腎臓の専門家への紹介も必要になる場合がある。

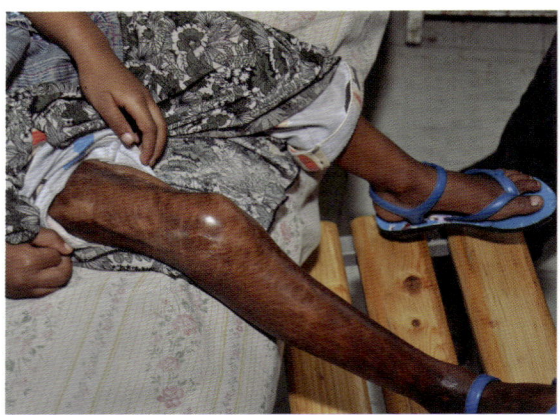

図 178-13　女児の下肢にみられるモルフェア。全身性疾患ではないものの，膝をとりまく皮膚硬化が膝関節の運動と歩行に影響を及ぼしている。（*Used with permission from Richard P. Usatine, MD*）

予後

- 一般に，小児の全身性強皮症の予後は成人より良好である。小児における主な死因は心，腎，肺病変に関連する。心筋症は早期死亡の主要な原因であり，特に小児において顕著である[28]。
- モルフェアの予後は，病変が皮膚のみであるためきわめて良好である。外見については，患者は憂慮するものの生命を脅かすものではない。モルフェアが拡大し肢全体に広がる場合には，機能上の問題をきたす（図 178-13）。

フォローアップ

全身性強皮症は 3〜6 カ月毎に疾患活動性と進行に関して評価を行う必要がある。

患者教育

- 患児と親には，皮膚の外傷（特に手指），寒冷曝露，喫煙を避けるよう指導する。潜在的な合併症と全身的疾患の発症と進行に関する徴候に注意させるようにする。
- 可能なかぎり患児には身体活動を励行する。理学療法は身体機能，筋力，関節の動きを維持し屈曲拘縮を防ぐ。治療計画が不規則であると治療効果が乏しいため，一貫して実施させるべきである。
- 皮膚の刺激，乾燥を避ける。皮膚軟化剤としてラノリンや水溶性クリームを毎日外用することで影響を減らすことができる。
- 寒冷，外傷，熱，日光の曝露を避けるよう患児と親に伝える。寒冷，外傷は症状を増悪させる。日光により色素沈着しやすく，硬化した皮膚は熱が放散しにくくなる。

【E. J. Mayeaux, Jr., MD／Vidya Raman, MD】

（原　良紀　訳）

第 16 部

感染症

SOR	定義
A	一貫して質が高く，かつ患者指向のエビデンス（科学的根拠）に基づいた推奨*
B	一貫性に欠けた，もしくは質に一部問題がある患者指向のエビデンスに基づいた推奨*
C	これまでのコンセンサス，通常行う診療行為，専門家の意見，疾患指向のエビデンス，または診断・治療・予防・スクリーニングについての症例報告に基づいた推奨*

- SOR：推奨度（strength of recommendation）
- 患者指向のエビデンス：死亡率，罹患率，患者の症状の改善などを意味する。
- 疾患指向のエビデンス：血圧変化，血液生化学所見などを意味する。
- ＊：さらなる詳細情報は，巻末の「付録 A」を参照。

179 消化管感染症（下痢を含む）

　腸管（消化管）感染症は，細菌，ウイルスおよび寄生虫を含む多種多様な感染微生物に起因する。この章では，下痢の原因である一般的なウイルスおよび細菌を検討し，その後に重要な寄生虫感染について述べる。

細菌性およびウイルス性胃腸炎

症例

　保育園に通っている3歳男児が，2日前から粘液を伴う血性下痢を認めたため，小児科医を受診した。身体診察にて脱水所見はなく，軽度の腹部圧痛を認めた。小児科医は細菌性の腸管感染症を考慮し便培養を提出し，適切な水分補給を含めた対症療法を指導し，慎重に外来経過観察とした。48時間後に，赤痢菌Shigella sonnei（図179-1）が便培養から検出された。その後も血性下痢が続いていたため，アジスロマイシンを5日間投与し軽快した。治療終了後，2回の便培養陰性を確認した後，保育園への登園を再開した。

概説

　腸管感染症（gastrointestinal infection）は下痢（軟便，水様便）を認め，しばしば発熱，嘔吐，腹痛の症状を伴う。多くは自然回復するが，腸症状および腸外症状を有する疾患に罹患しやすい。

疫学

- 世界的には，下痢は，後遺症と死亡の主要な原因である。
- 米国では，下痢により毎年200万〜400万人が外来受診，22万人が入院，300〜400人が死亡する[1]。
- 発展途上国において，下痢は旅行者感染症における最も頻度の高い疾患である[2]。
- 腸管感染症は，人との接触または汚染食品や水の糞口経路によって起こる。多くの病原体は，ヒトからヒトへの接触，または汚染食品と水から広がる。
- ヒトからヒトへの接触で広められる病原体は，赤痢菌，大腸菌（O157：H7）と，下痢の原因となる大部分のウイルスがある。これらの病原体は一般的に，保育所などを中心に集団発生する。
- 病原体は，サルモネラ菌，カンピロバクター，腸管毒素性大腸菌や，多くのウイルスを含んだ汚染食品および水によって広まる。
- 腸管毒素性大腸菌，サルモネラ菌，カンピロバクター，赤痢菌は，旅行者下痢で最も頻度が高い原因である。
- ペットの爬虫類は，サルモネラ症の一般的な原因である。この感染は，家族（特に乳児）の場合，直接接触がない場合でも起こりうる。サルモネラ菌血症と髄膜炎は，ペットのトカゲから感染することがある。

病因と病態生理

- 胃腸炎の一般的な細菌として，カンピロバクター，サルモネラ，下痢性大腸菌，赤痢菌とエルシニアがある。

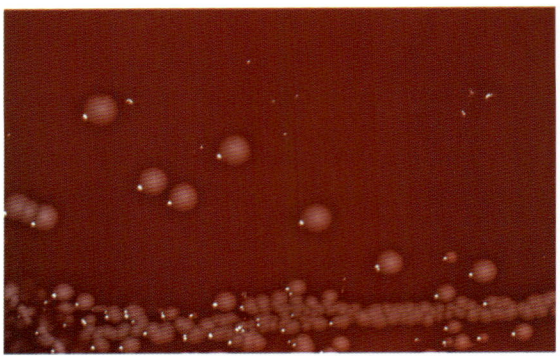

図179-1　血液寒天状培地上の赤痢菌コロニー。（Used with permission from CDC Public Health Image Library）

- 腸管毒素と細胞毒素を含む細菌の毒性性質は，粘着や組織障害を促進させ，結果的に臨床症状が出現する。
- 抗菌薬関連の大腸炎は，Clostridium difficileの毒素産生株により引き起こされる。
- 下痢の一般的なウイルスは，ロタウイルス，腸管アデノウイルス，ノロウイルス，アストロウイルスがある。
- 米国においてロタウイルスワクチンの乳児定期接種導入は，ロタウイルス疾患の入院数を劇的に低下させた[3]。
- ウイルスは粘膜内の細胞を選択的に破壊し，刷子縁酵素を減少させ，腸の体液バランスを変更することにより，下痢をもたらす。
- 宿主因子は，感染とコロニー形成に対する感受性に影響する。免疫不全児と早産児は，より重篤な下痢症状と合併症のリスクがあり，後遺症と死亡率が上昇する。
- 腸管微生物による腸管外症状は，直接的な局所感染または遠隔へ感染が広がったか，免疫活性が惹起された機序の結果である。

危険因子

- 集団保育
- 免疫不全
- 早産
- 十分に加熱調理されなかった食物の摂取
- サルモネラのような感染微生物を保菌する可能性がある動物やペットとの接触
- 発展途上国への旅行

診断

▶ 臨床所見

- 水様便：腸管ウイルスと腸管毒素によって引き起こされるのが特徴である。
- 赤痢：血液と粘液を含む便は，大腸（例：赤痢菌感染）に侵入した細菌原因から生じる。
- 下痢をほとんど，またはまったく伴わない嘔吐：ウイルスもしくは毒素を産生する細菌で生じる。
- 腸間膜リンパ節炎：しばしば細菌性腸胃炎に特徴的である。痛みが右下腹部にある場合，虫垂炎に似た症状が現れる。
- 播種性感染と髄膜炎：サルモネラ菌性胃腸炎の合併症で，大部分は乳幼児に起こる。

- 免疫不全児での播種性疾患：胃腸炎の原因となるすべての細菌で起こりうる。
- 腸管外での免疫性により惹起される症状と病原体に関連する症状は以下である。
  - 結節性紅斑：サルモネラ菌，カンピロバクターとエルシニア属に関連する。
  - Guillain-Barré 症候群：カンピロバクター感染症に続くと考えられている。
  - 反応性関節炎：赤痢菌，サルモネラ菌，エルシニア属とカンピロバクター感染症に関連する。
  - 溶血性尿毒症症候群（HUS）：一般的に志賀毒素産生の大腸菌に最も関連する。
  - けいれん：赤痢の特徴で，下痢発症の前に起こる場合がある。これらは良性で自然回復する。

▶ 検査所見

- 大部分の下痢症状は自然回復する。検査は大部分の症例で必要ない。
- 便は，血液と粘液の存在がないか調べる必要があり，それが病原体に関する手がかりとなる。通常は，侵襲性の病原体（例：志賀毒素産生の大腸菌や赤痢菌のいくつかの血清型）は，血性下痢を生じる。
- 通常，便培養は，便に血液または白血球を含む場合，HUS が疑われる場合，集団発生の場合，免疫不全児の場合，において適応がある。
- ほとんどのルーチン便培養は，カンピロバクター，サルモネラ菌，赤痢菌とエルシニア属種を検査している。大腸菌（O157：H7）の同定は特別な分析が必要であり，HUS が疑われる患者に対して行う。
- 毒素産生の *C. difficile* の同定は，PCR にて施行することができる。
- 便抗原試験は，ロタウイルス感染を検出するのに用いられる。
- HUS が疑われるときは，腎検査と血算が適応である。微小血管障害性溶血性貧血，血小板減少と腎障害は，HUS を疑う（69 章「溶血性尿毒症症候群」参照）。

鑑別診断

- 下痢の他の原因（例：過敏性腸疾患，幼児下痢と炎症性腸疾患）：鑑別診断で考慮する。詳細な病歴と発熱などの関連症状は，臨床的に有用である。診断が難しい場合，便検査は感染性の病因を除外するのに有用である。
- 幼児下痢（小児期の慢性非特異性の下痢）：6 カ月〜5 歳で認める。幼児下痢の小児は，3〜10 回/日の軟便を呈するが，身長も伸び，体重増加も良好である。これらの小児は，治療の必要はない。
- 細菌性胃腸炎：強い腸間膜リンパ節炎を引き起こし，虫垂炎類似の症状を認める。これは昔からエルシニア感染に起因するが，胃腸炎を引き起こす他の細菌で起こる。

治療

▶ 非薬物治療

- 体液量と電解質に対する注意は，すべての下痢症例で最も重要である。
- 経口補液療法は，軽度〜中等度の脱水のある胃腸炎以外には健常な小児において有用な下痢の管理方法である[4]。

- 米国での最近の経口補液療法（例：Pedialyte, Rehydralyte, Enfalyte, CeraLyte-50）は，中軽度の脱水で乳児と小児に使用できるブドウ糖電解質液である。
- 米国と発展途上国での複数の研究は，脱水改善後の下痢症小児に対して早期の年齢相当な食事（ミルクを含む）を与えることは，便の減量，下痢の持続期間の減少と関係していることを示した。

▶ 薬物治療

- 腸管運動抑制薬は乳児と小児で，急性下痢症に対して効果的であるとは示されなかった。また，乳児と小児において鼓腸により全身の中毒症状に関連する。ゆえに，これらの使用は推奨されない。
- プロバイオティクス（特に *Lactobacillus rhamnosus GG*）は，急性ウイルス性胃腸炎の初期に使用することにより，下痢の持続期間を 1 日減らす可能性がある[5,6]。SOR Ⓑ
- プロバイオティクスは，抗菌薬関連下痢症を予防する可能性がある。
- プロバイオティクスが感染性下痢症の予防と抗菌薬関連下痢症の治療に効果があるという証拠はない。
- 特異的なプロバイオティクス使用は，乳児と小児において，臨床試験が十分ではないため，まだ推奨はされていない。
- 抗菌薬治療は，一般的に大部分の急性胃腸炎に対してメリットはない。しかし，ある特異的な症例では有益な可能性がある。
  - 赤痢菌感染症：抗菌薬治療は下痢の持続期間を短縮し，菌の根絶を早めることから効果的である。そのため，重篤な疾患，赤痢，免疫抑制性状態患者に推奨される。その際は，アジスロマイシン，シプロフロキサシン，第 3 世代セファロスポリンが使用される[7]。SOR Ⓑ
  - カンピロバクター感染症：アジスロマイシンとエリスロマイシンは，腸管感染初期に投与されれば，疾患の持続期間と菌の排出を短縮し，再発を防止する[8]。SOR Ⓑ
  - 3 カ月未満児の非チフス性サルモネラ：抗菌薬治療は有益性が証明されていないが，感染の拡大を防止するために乳児では使用される。一方，3 カ月以上の健常な小児におけるサルモネラ胃腸炎の治療は，有益性がないため推奨されない[9]。SOR Ⓒ
  - 旅行者下痢症：アジスロマイシンは，発展途上国において，下痢を呈する小児に勧められる。
  - クロストリジウム感染症：経口的もしくは経静脈的なメトロニダゾール治療が，第一選択薬である。経口バンコマイシン治療は，不応性例に限定される。
  - 腸チフス菌：7 章「グローバルヘルス」参照。
  - コレラ：7 章参照。

▶ 紹介

重篤な脱水，腸管外症状を伴う場合，胃腸炎による合併症の小児は，入院加療および／または，小児消化管専門医または感染症専門医の施設への搬送が必要である。

予防とスクリーニング

- 社会全体と個々に対する衛生習慣の喚起は，下痢性疾患を減少させるために重要である。
- きれいな水，食物，下水を保証することは，下痢性疾患の予防に不可欠である。

- 手指衛生の習慣は，下痢病原体の伝播を防止するのに最も重要な個人手段である。
- 母乳栄養は，下痢性疾患に関連した罹患率と死亡率を低下させる。
- 食品の適切な調理は，汚染と感染の伝播を防止する際に重要である。
- ペットの爬虫類は，幼児と免疫不全児が住む家庭で避けるべきである[9]。
- ロタウイルスワクチンは，生後 2 カ月からすべての乳児に接種されるべきである。2 つのワクチンは現在乳児に適応があり，安全かつ有効である[10]。
- 2 つの腸チフスワクチンは，腸チフスが地域特有である国へ旅行する小児に許諾される。多糖ワクチン・非経口投与薬ワクチンは，2 歳以上の小児に適応される。経口腸チフス生ワクチンは 6 歳以上の小児に適応される[9]。

予後

- 下痢性疾患の罹患率と死亡率は，適切に脱水治療がされたかどうかによる。
- 下痢性疾患の合併症（例：HUS）に対する注意深い適切な対症療法は，罹患率と死亡率を低下させるのに重要である。

フォローアップ

- 下痢性疾患は脱水症を続発するため，慎重な経過観察が必要である。
- 赤痢と志賀毒素産生大腸菌感染症において，集団保育再開前に便培養の陰性の確認が必要である。

患者教育

- 十分な水分補給の重要性は，下痢症の患児の両親に強調するべきである。
- 旅行者は，適切な食物と水の予防措置について教育されるべきである。
- 乳幼児の両親は，食品の適切な調理の重要性に関して教育されるべきである。

寄生虫感染

症例

　肛門の掻痒で苦しんでいる 4 歳男児が外来受診した。診察にて医師は肛門周辺にいくつかの擦過傷を見つけ，蟯虫を疑った。その後，スコッチテープを肛門周囲領域に使用し，テープをガラス標本に配置した。スライド標本の結果は，蟯虫（図 179-2）の成虫と卵子を示した。男児はメベンダゾールの単回投与で治療され，症状は改善した。長期の治癒率を上昇させるために 2 週後にメベンダゾールを再投与した。スコッチテープ試験が陰性の場合でも，メベンダゾールは非常に安全な薬物であるため，医師は経験的に治療することが可能である。もうひとつの方法は，親に朝一番にスコッチテープを男児の肛門周囲に使用してもらい，検査することである（陽性率は，朝がより高い）。

概説

　腸管内寄生虫は，暖かい気温と高湿度，衛生状態不良，汚

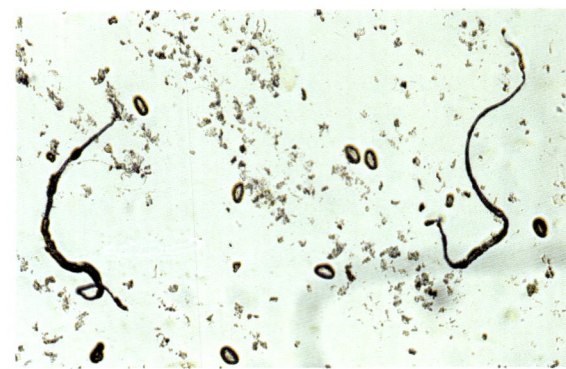

図 179-2　顕微鏡下で蟯虫（成虫と卵子）を認める。肛門の掻痒がある 4 歳男児の肛門周囲スコッチテープ標本。(*Used with permission from James L. Fishback, MD*)

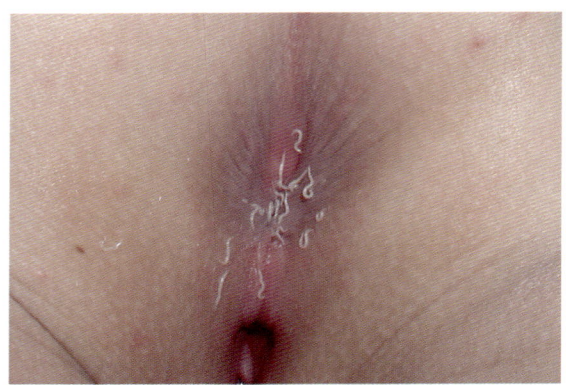

図 179-3　肛門の掻痒がある女児の肛門周囲および会陰部にみられる蟯虫。(*Used with permission from the Atlas of Emergency Medicine and Lawrence E. Heiskell, MD*)

染された水のある場所で，住み込みで働いている人口密集地域（特に小児）で最も頻度が高い。一般的に，寄生虫は症状がないか，消化管内で関連した症状を引き起こす。肺を通過し移動するものもあり，遊走の間に肺症状を引き起こすこともある。診断は，患者の寄生虫に関する病歴と検査により便中に卵子と寄生虫を確認することである。

疫学

- 線虫類は，蟯虫，鉤虫，回虫，糞線虫属と鞭虫を含む門である。
  - *Enterobius vermicularis*（蟯虫）：米国で最も一般的な線虫である。リスクが高いのは，就学前と小学校の小児，施設入所者，蟯虫感染の児をもつ家族である（図 179-3）[11]。
  - *Necator americanus*（鉤虫）：主に米国とオーストラリアでみられる。そして，米国の便研究で同定される 2 番目に頻度が高い線虫である（図 179-4，179-5）[11]。*Ancylostoma duodenale*（鉤虫）は大部分が南ヨーロッパ，北アフリカ，中東とアジアで見つかる[11]。
  - *Ascaris lumbricoides*（回虫）：ヒトで見つかる世界最大で最も頻度が高い回虫である。米国では一般的でないが，大部分は南東の地域でみられる。米国南東部地方を含む熱帯および亜熱帯で見つかる（図 179-6，179-7）[11]。
  - *Strongyloides stercoralis*（糞線虫）：大部分が熱帯および

16

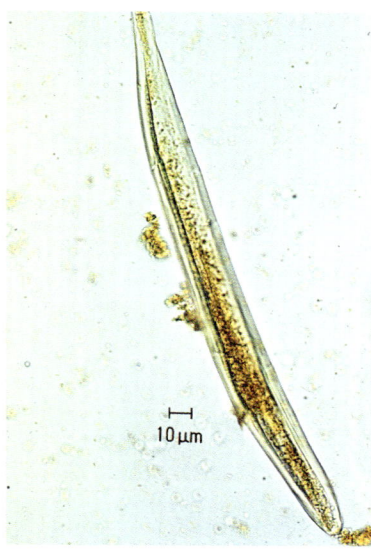

図179-4　鉤虫幼虫は，皮膚を通過することができ，静脈を通じて心臓，肺に入り，気管支経由で咽頭へのぼり，嚥下され腸壁に吸着する。（*Used with permission from James L. Fishback, MD*）

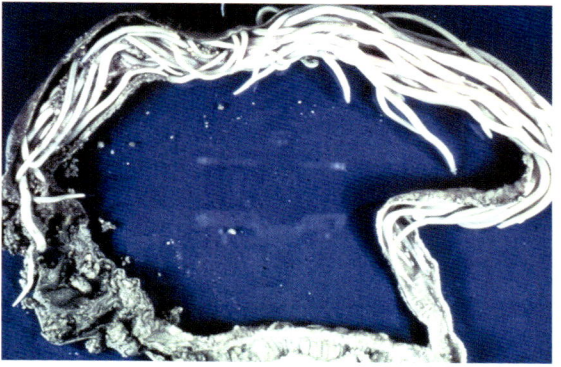

図179-6　腸閉塞症患者の切除された腸での回虫。（*Used with permission from James L. Fishback, MD*）

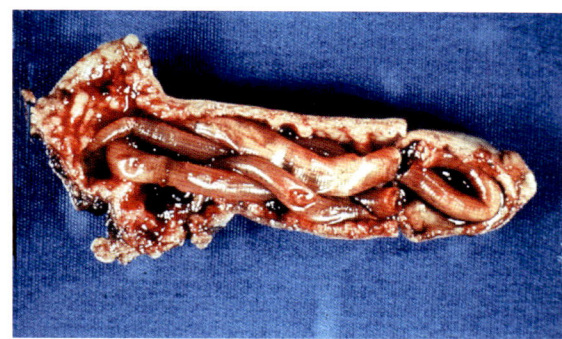

図179-7　急性虫垂炎のため切除された虫垂での回虫。（*Used with permission from James L. Fishback, MD*）

- 原虫類は，ランブル鞭毛虫，クリプトスポリジウム種と赤痢アメーバを含む単細胞生物である。
  - *Giardia lamblia*（ランブル鞭毛虫）：世界的に最も頻度の高い寄生虫病で，米国では蟯虫の次に2番目に頻度が高い。毎年250万の感染症を引き起こす（図179-10）[11]。
  - *Cryptosporidium hominis* と *C. parvum*：正常および免疫不全宿主に下痢性疾患を引き起こす。大きな地域での集団発生は汚染された地方給水タンクとプールで起こり，小さい集団発生は集団保育所を中心に起こる。
  - *Entamoeba histolytica*（赤痢アメーバ）：は世界的にみられ，発展途上国においてより発生率が高い。米国では，高リスク群として，男性同性愛者，旅行者，最近の移民，施設収容者がある[11]。

病因と病態生理

- 線虫類（回虫）
  - *E. vermicularis*（蟯虫，図179-2，179-3）：汚染された物に接触した手が口に入り，経口経路によって感染する。幼虫は小腸で孵化する。成虫は盲腸で生活する。妊娠したメスは，卵を産むために，夜に肛門周囲に移動する。
  - *N. americanus*（鉤虫，図179-4）：幼虫は皮膚を透過することができ，静脈を通じて心臓，肺に入り，気管支から咽頭へ，そして嚥下されて腸壁に吸着する（図179-5）。
  - 摂取された *A. lumbricoides*（回虫，図179-6）の受精卵が孵化した後，幼虫は腸粘膜中から血行に入って，肺を遊走し，咽頭までのぼって嚥下される。最終的に成体回虫

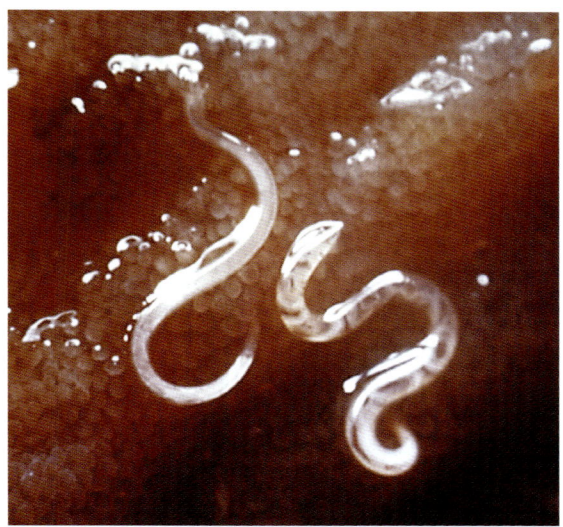

図179-5　腸壁に吸着した成体鉤虫。（*Used with permission from Centers for Disease Control and Prevention*）

亜熱帯でみられるが，米国南部を含む温暖な地域でも見つかる（図179-8）。農村地帯，低所得層などで見つかりやすい[11]。

- *Trichuris trichiura*（鞭虫）：世界的にヒトで見つかる3番目に多い回虫である。感染症は熱帯地域と衛生状態不良地域，小児でより頻度が高い（図179-9）。世界的に8億人が感染していると推定される。鞭虫症は，米国南部にみられる[11]。
- 条虫類は，*Taenia solium*（有鉤条虫）を含む門扁形動物である。
  - *T. solium*（有鉤条虫）：世界中のブタとヒトが隣接して生活する場所でみられる。

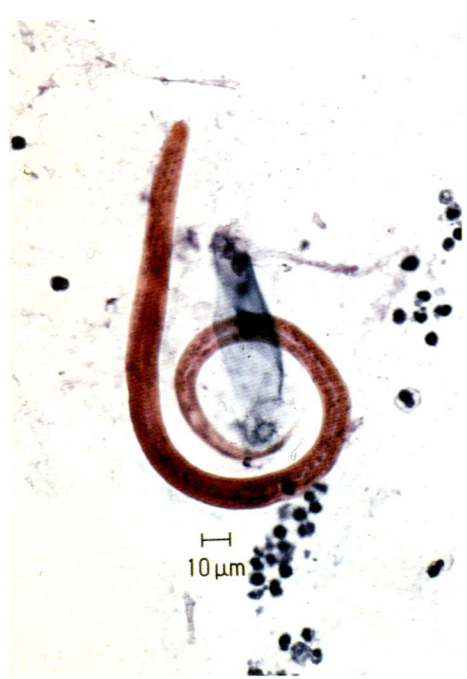

図 179-8　便中の糞線虫の卵子と寄生虫。（Used with permission from James L. Fishback, MD）

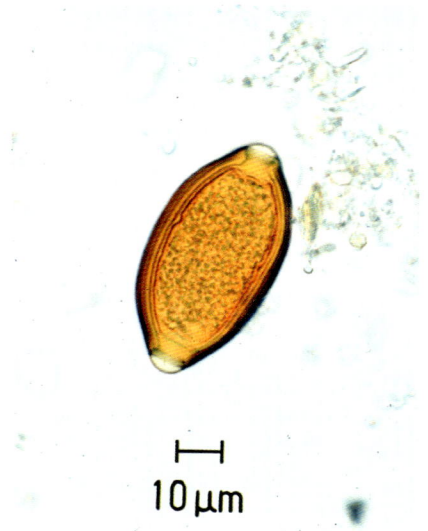

図 179-9　便中の鞭虫卵子。（Used with permission from James L. Fishback, MD）

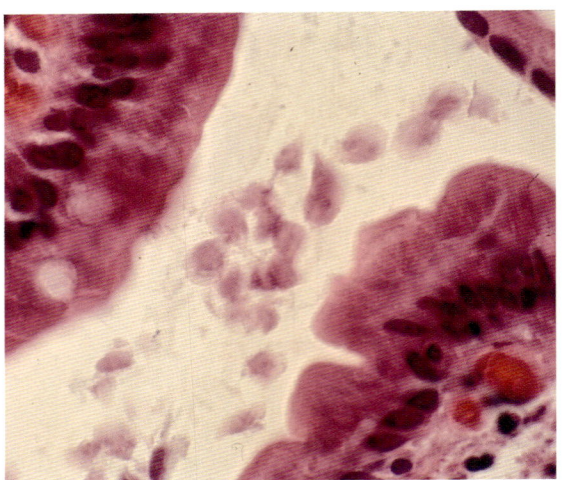

図 179-10　メトロニダゾールでの治療が失敗した慢性ジアルジア症の典型的症状（鼓腸と硫黄臭のげっぷ）の患者。食道胃十二指腸鏡検査による十二指腸生検でのランブル鞭毛虫。（Used with permission from Tom Moore, MD）

化する。成虫は，盲腸または結腸で生活する。
- Cestodes（条虫）：*T. solium* は，不十分な加熱調理された汚染ブタを摂取することによって感染する。*Diphyllobothrium latum* は，生の汚染淡水魚を摂取することによって感染する魚類条虫類である。
- 原虫
  - *G. lamblia* 嚢胞は，汚染された水，食物または媒介物から摂取され，小腸へと移動する（図 179-10）。
  - クリプトスポリジウムは摂取された後，ヒトからヒトへ広がる，もしくは汚染された水の摂取から感染する。
  - *E histolytica* 嚢胞栄養型は，局所的に汚染された食物，水，または性行為中に接触した糞便から摂取される。これらの嚢胞栄養型は大腸に残るか，血行性に脳，肝臓，肺へと移動する。

危険因子

- きれいな水へのアクセスが限られている発展途上国。
- 寄生虫に適した気候環境（温暖で，湿潤な気候）と寄生虫が移動しやすい生活環境（混雑した状態，汚染された給水，不衛生）では，寄生虫感染のリスクが劇的に上昇する。
- 腸内寄生虫がいる人の家族に接触する介護者は，寄生虫に感染する危険がある。
- 小児または不衛生な状態も，危険性が高い。
- 免疫不全患者は，感染するとより重症な経過になる可能性がある。

診断

▶ 臨床所見

- 線虫
  - 蟯虫：肛門周囲掻痒が最も一般的。女性生殖器刺激も報告されている。まれに腹痛または虫垂炎症状がある。乳児は易刺激性だが，無症候性の場合もある[11]。
  - 鉤虫：鉄欠乏性貧血が最も一般的である[11]。
  - 回虫：しばしば無症候性である。虫の数が甚大な場合は，腹痛または腸閉塞を引き起こす。肺では，咳嗽，呼吸困

は小腸で生活する。
- *S. stercoralis*：自由生活と寄生のサイクルがある。寄生のサイクルでは，幼虫は皮膚を透過して，血行に入り肺へと通過し嚥下され，小腸へ到達し（図 179-8），成虫になる。成虫のメスは rhabditiform 幼虫になる卵を産む。自由生活に入ることもあれば，寄生のサイクルにより自家感染を引き起こすこともあり，または，体中に広く散布されることもある。
- 摂取された *T. trichiura*（鞭虫，図 179-9）：卵は小腸で孵

難，喀血，Löffler 症候群を引き起こす。患者は咳嗽で可視虫を出す場合がある。

- 糞線虫：しばしば無症候性である。好酸球は増加する。腹痛，下痢，咳嗽，息切れ，肺では喀血の原因となる。免疫不全患者では腹痛，膨満，敗血症，ショック，死に至る場合もある。
- 鞭虫：しばしば無症候性である。虫の数が甚大な場合は，特に小児において腹痛または腸閉塞を引き起こす。

- 条虫
  - 有鉤条虫：しばしば無症候性である。囊尾虫に成長すると，脳(例：発作，限局性神経性徴候，死亡)，眼，心臓，脊椎に囊胞による局在的な症状を引き起こす危険がある。
- 原虫
  - ランブル鞭毛虫：下痢，悪心，嘔吐，胃内ガス貯留が摂取後 3 週間以内の 1〜14 日後に起こる，もしくは無症候性である。
  - クリプトスポリジウム症：健常な小児において，しばしば無症状感染である。一部の小児は，嘔吐，腹痛，熱を伴う自己回復する水様下痢症を発症する。免疫不全者(特にヒト免疫不全ウイルス感染や他の T 細胞欠損の患者)は吸収不良を伴い，重篤で遷延する下痢性疾患を呈する。また，体重減少をきたし，播種性感染と胆管炎へと進展する。
  - 赤痢アメーバ：無症候性，腸症状(例：大腸炎と虫垂炎)，腸管外(例：肝または肺膿瘍，腹膜炎と皮膚または生殖器病変)を引き起こす。

▶ 臨床所見
- 線虫
  - 蟯虫：肛門周囲領域から集めた卵子の顕微鏡的同定(**図179-2**)。または，朝に洗浄前の肛門周囲領域に透明なテープを貼り，標本に配置する。
  - 鉤虫：便中卵子の顕微鏡的同定。
  - 蛔虫：便中卵子の顕微鏡的同定。
  - 糞線虫：便中卵子(**図179-8**)または十二指腸液体の幼虫の顕微鏡的同定。しばしば複数検体を必要とする。感染が疑われるとき，免疫学的検査は役立つが，幼虫は複数検体でもみられないことがある。免疫学的検査では，過去の感染症なのか，現在の感染症なのかを鑑別できない。
  - 鞭虫：便中卵子の顕微鏡的同定(**図179-9**)。
- 条虫
  - 有鉤条虫：便中の卵子片節の顕微鏡的同定は，テニア条虫症を表す。神経囊尾虫は米国疾病管理予防センター(CDC)にて，イムノブロット法により暫定診断された[11]。
- 原虫
  - ランブル鞭毛虫：便の囊胞栄養型または十二指腸液体または生検での顕微鏡的同定(**図179-10**)。抗原試験と免疫蛍光検査も利用できる。
  - クリプトスポリジウム種：修正抗酸性染色を用いた便中の卵母細胞の顕微鏡的同定。抗原検査も利用でき，一般に使われる。
  - 赤痢アメーバ：便中の囊胞栄養型の顕微鏡的同定(非病原体と区別するのが困難)。腸外病変疾患のための抗体検査。抗原検査は，病原性および非病原性感染を鑑別できる[11]。

▶ 画像検査
- 条虫
  - 有鉤条虫：MRI にて典型的な脳囊胞が確認できる。

鑑別診断

- 腸内寄生虫によると考えられる腹部症状は，以下に起因することもありうる。
  - ウイルスもしくは細菌感染：急性発症の発熱に伴う嘔吐および下痢がある。
  - 過敏性腸疾患：下痢，軟便および／または便秘を伴う腹部けいれんの慢性症状がある。通常，血便，体重減少，貧血はない。
  - 炎症性腸疾患：間欠的な腹痛と血便。下部内視鏡による生検にて診断確定される。
  - 鉄欠乏性貧血：鉤虫は多くの原因のひとつではあるが，それは様々な部位からの失血による。もちろん，鉄欠乏は，鉤虫の存在がなく，鉄欠乏の食事でもみられる。
  - 消化管失血：他の感染炎症，ポリープでみられる。

治療

▶ 薬物治療
以下の薬物用量は，*The Medical Letter* による[12]。
- 線虫
  - 蟯虫：パモ酸ピランテル 11 mg/kg(最大 1 g)1 回投与，2 週間後に再投与。メベンダゾール 100 mg 1 回投与，2 週間後に再投与。
  - 鉤虫：アルベンダゾール 400 mg 1 回投与。またはメベンダゾール 100 mg 1 日 2 回 3 日間もしくは 500 mg 1 回投与。またはパモ酸ピランテル 11 mg/kg(最大 1 g)，3 日間。
  - 蛔虫：アルベンダゾール 400 mg 1 回投与。代替治療メベンダゾール 500 mg 1 回投与。またはイベルメクチン 150〜200 mg/kg 1 回投与。
  - 糞線虫：イベルメクチン 200 μg/kg/日，2 日間。アルベンダゾール 400 mg，1 日 2 回 7 日間。
  - 鞭虫：メベンダゾール 100 mg 1 日 2 回 3 日間，もしくは 500 mg 1 回投与。代替治療アルベンダゾール 400 mg 1 日 1 回 3 日間。イベルメクチン 0.2 mg/kg，3 日間。
- 条虫
  - 有鉤条虫：プラジカンテル 5〜10 mg/kg，1 回投与，腸管感染症時。囊虫症は，けいれん予防投薬とステロイドとアルベンダゾール 15 mg/kg/日(最大 400 mg)，1 日 2 回 8〜30 日間。眼囊胞のための眼科学的検査が推奨される。
- 原虫
  - ランブル鞭毛虫：メトロニダゾール 15 mg/kg/日(最大 750 mg)，分 3，5〜7 日間。チニダゾール 50 mg/kg(最大 2 g)1 回投与。または，ニタゾキサニド 500 mg，1 日 2 回 3 日間(12 歳以上)。200 mg，3 日間(4〜11 歳)。100 mg，1 日 2 回 3 日間(1〜3 歳)。
  - クリプトスポリジウム：ニタゾキサニド 500 mg，1 日 2 回 3 日間(12 歳以上)。200 mg，3 日間(4〜11 歳)。100 mg，1 日 2 回 3 日間(1〜3 歳)。
  - 赤痢アメーバ：メトロニダゾール 35〜50 mg/kg/日(最大 1,500 mg)，分 3，7〜10 日間。または 50 mg/kg/日

（最大 2 g），分 3，3 日間。その後，ヨードキノール 30〜40 mg/kg/日（最大 2 g），分 3，20 日間。または，パロモマイシン 25〜35 mg/kg/日 分 3，7 日間。

▶ 紹介または入院

搬送するか入院させるべき患者は下記のとおり。

- 初回療法に反応しない，反復感染がある。
- 囊尾虫症の疑いがある。
- 閉塞または急性腹症を示唆する重篤な腹部症状の既往。

予防

- きれいで汚染のない水を飲料や調理に使う：流行地域ではペットボトルの水，化学的に処理した水，沸騰させた水を使用する。
- 衛生を保つ。特に手指衛生に留意する。
- 流行地域へ旅行する際，可能なかぎりペットボトルの水を飲む。ペットボトルの水がない場合は，水を塩素もしくはヨウ素消毒，もしくは沸騰させる。歯磨きの際もきれいな水を使用する。流行地域の水で洗われた生野菜のサラダは回避する。
- 汚染された水（きれいな水へのアクセスがない）を飲んでいる発展途上国の小児は，アルベンダゾールで 3〜6 カ月毎の駆虫を考慮する（7 章「グローバルヘルス」参照）。

予後

十分な治療ときれいな水が利用できる場合，予後は大部分の感染症で良好である。

フォローアップ

治療が完全かどうかをフォローアップする。

患者教育

大部分の腸内寄生虫は症状がなく，容易に治療可能である。適切な衛生方法（手指衛生を含む）を実践することによって，他人への感染を回避する。

【Heidi S. Chumley, MD／Camille Sabella, MD】
（松永展明／久田　研 訳）

180 淋菌感染症

症例

　17 歳男児が，3 日間の排尿困難と陰茎分泌物を主訴に小児科外来を受診した。多量の膿性の尿道分泌物を認めた（図180-1）。4 人の女性パートナーと性的活動があった。男児は臨床的に淋菌性尿道炎（gonococcal urethritis）と診断された。尿検体が淋菌とクラミジアのための検査に提出された。淋菌を目的にセフトリアキソン 250 mg の筋肉注射と重複感染の可能性のあるクラミジアを目的に 1 g のアジスロマイシンの経口投与が開始された。その他の性行為感染症（STD）に関する検査の同意を得，パートナーに診断結果を知らせるように指導した。また，安全な性交渉についても指導した。1 週間後の再診では，症状は消失し分泌物も認めなくなった。淋菌の核酸増幅検査（NAAT）は陽性だった。クラミジア，梅毒血

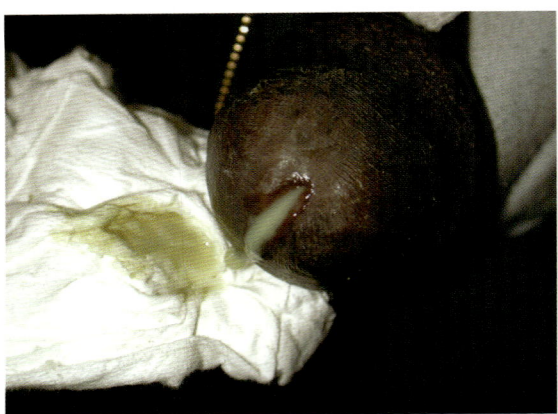

図 180-1　17 歳男児の淋菌性尿道炎の重度の膿性分泌物。（Used with permission from Richard P. Usatine, MD）

清反応（RPR），HIV 検査は陰性だった。この症例は接触者追跡のため保健局に報告された。

概説

　淋菌による感染症は米国で 2 番目に報告の多い STD である。淋菌は，子宮頸管炎，尿道炎，直腸炎，結膜炎を引き起こす可能性がある。未治療の場合は骨盤炎症性疾患（pelvic inflammatory disease：PID）につながり，不妊，子宮外妊娠，慢性骨盤痛のリスクを増加させる。曝露した新生児は，新生児眼炎を発症する可能性がある。診断は臨床的に疑い，尿のNAAT によって確認する。疑われた場合は，淋菌とクラミジアの単独感染もしくは重複感染が，臨床検査によって否定されるまでは，併発しているものとして治療する。

疫学

　15〜19 歳の淋病の罹患率は，2011 年の米国の 10 万人あたり，男児 248.6 人，女児 556.5 人であった。2011 年の統計では，10 万人あたりの淋病罹患率はアフリカ系の男性と女性で427.3 人と最も高率であり，それは白人（25.2 人/10 万人あたり）の 17 倍であった。ヒスパニックは白人の 2.1 倍であった（53.8 人）[1]。

病因と病態生理

- 淋菌は，グラム陰性球菌である。
- 尿道炎は男性において最も頻度が高い感染症であり，潜伏期間は 2〜7 日である。
- 子宮頸管炎は女性で最も頻度が高い感染症であり，潜伏期間は 10 日である。
- 膣炎は青年期ではまれだが，膣粘膜に対するエストロゲンの効果が不足する思春期前女児で認めることがある。
- 肛門直腸もしくは咽頭感染症を引き起こすことがある。
- 新生児眼炎は，出生後 2〜5 日に出現する（72 章「新生児結膜炎」参照）。
- 淋菌性菌血症によって，しばしば皮膚病変を伴う多発関節炎が起こることがある。

16

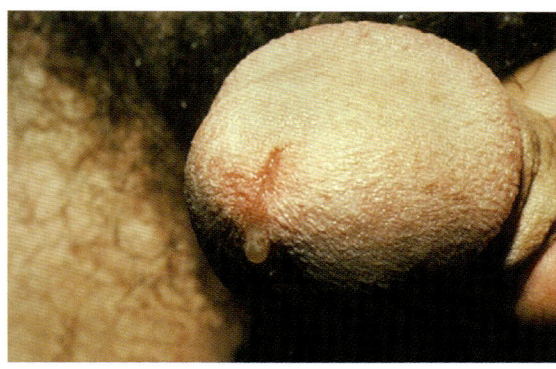

図 180-2　クラミジアに起因する非淋菌性尿道炎。分泌物は淋菌よりも透明で膿性が少ないことに注目。（*Used with permission from Seattle STD/HIV Prevention Training Center, University of Washington*）

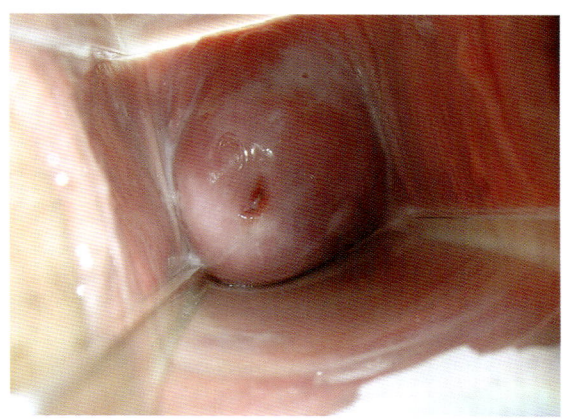

図 180-3　淋病とクラミジア感染が証明された白い帯下を伴う，一見正常にみえる子宮頸部。液体ベースの Pap テストが行われ，淋病とクラミジアが陽性であるとわかった。患者は薬物依存リハビリプログラムに登録し，複数のパートナーと避妊用具を使わない性交の既往があった。（*Used with permission from Richard P. Usatine, MD*）

診断

▶ 臨床所見

　男性の尿道炎の症状は，無症候性であるか，尿道異常分泌物，排尿困難または尿道掻痒として出現する。以下のいずれかが存在するとき，尿道炎と診断される[2]。

- 膿性粘液もしくは膿性異常分泌物（図 180-1，180-2）。
- 初尿で高倍率視野あたり 10 以上の白血球を認めると，白血球エステラーゼテストが陽性となる（これは，尿路感染症〈UTI〉でも認める。しかし，50 歳未満の若年男性における UTI の発生率は，1 年につき 10 万人あたり約 50 人であり，この年齢層における淋菌性尿道炎またはクラミジア尿道炎の発生率より非常に低い）。
- 女性患者は無症候性のことがあり，症状はわずかな分泌物またはわずかな排尿障害や，膿性粘液の腟分泌物などを認める（図 180-3，180-4）。

▶ 検査所見

- NAAT は，無症候性のリスクのある青年期の男児のスクリーニング，症候性の青年期の男児に推奨される検査である[2]。尿は尿道綿棒よりも良好な検体で，尿道損傷もない[2,3]。
- 16 歳以上の女児において，自己収集した陰門腟のスワブは，子宮頸管内擦過スワブと臨床情報としては等価であった[4]。
- 尿道分泌物のグラム染色にて油浸フィールドあたり 5 個以上の白血球（グラム陰性双球菌がみられる場合，淋菌性尿道炎が存在する）。グラム染色は，大部分の症例で同定される。5 個以上の白血球は，クラミジアの 82%，淋菌感染症の 94% でみられた[5]。なお米国では，政府の規制により，グラム染色を病院内で検査できる施設は減少した。
- 男性において，尿の白血球エステラーゼ試験は，低有病率集団においては高い陰性的中率（NPV）をもつが，陽性的中率（PPV）は低い（NPV 96.4% と PPV 35.4%）[6]。NAAT が利用できるときは，一般的に尿道培養は必要ない。
- 淋菌とクラミジアに対する検査が陰性のとき，もしくは未治療のパートナーによる再感染がない患者で，適切な治療にもかかわらず症状が持続する場合には，培養を考慮する。

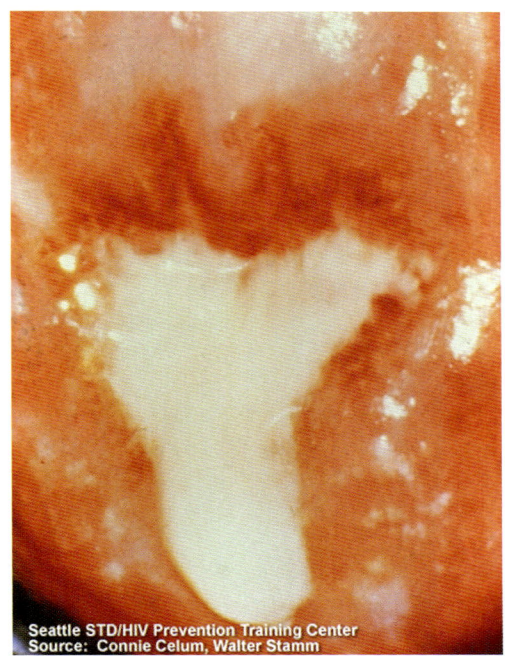

Seattle STD/HIV Prevention Training Center
Source: Connie Celum, Walter Stamm

図 180-4　淋病に感染した子宮頸部からの粘液膿性の分泌物。（*Used with permission from Seattle STD/HIV Prevention Training Center, University of Washington. http://depts.washington.edu/handbook/gallery/index.html image 7-6*）

鑑別診断

　男性における排尿困難は，以下に起因することがある[7]。

- 他の泌尿器系の感染症：膀胱炎，会陰の痛みを伴う前立腺炎，陰嚢痛を伴う前立腺の圧痛のある精巣上体炎があげられる。
- 陰茎病変：単純ヘルペスによる水疱，梅毒，軟性下疳，鼠径リンパ肉芽種による潰瘍，亀頭炎があげられる。
- 機械的な要因：感染を伴わない炎症によって引き起こされた良性前立腺肥大症（BPH）からの閉塞，カテーテル挿入に

伴う外傷，泌尿生殖器癌による尿道狭窄があげられる。
- 炎症性疾患：脊椎感染症，薬物反応，自己免疫疾患

　膣分泌物は，クラミジア，トリコモナス属またはカンジダ症でも一般的に出現する。淋菌との重複感染は，膣分泌物をきたすどんな性感染症も除外するべきである。

治療

　臨床的に疑いが高い場合，結果が判明するまで，男性および女性どちらも経験的に淋菌，クラミジア，トラコーマ症の両方を治療する。男性において，尿道炎の基準を満たす患者を治療する。尿道炎の基準を満たさない排尿困難を伴う患者は，淋菌と C. トラコマチス（*C. trachomatis*）の検査を施行し検査が陽性であれば治療をする。性的パートナーにも検査と治療を受けるように勧める[1]。

▶ 薬物治療
- 2010 年の米国疾病管理予防センター（CDC）STD 治療ガイドラインでは，合併症のない淋菌性尿道炎，子宮頸管炎は，セフトリアキソン 250 mg，筋肉注射，単回投与と，クラミジアの治療にアジスロマイシンまたはドキシサイクリンを加えることを推奨している。米国の大部分の淋菌はドキシサイクリンとアジスロマイシンに感受性を有するため，ルーチンでの同時加療が淋菌の薬剤耐性を進展させる可能性がある[8]。フルオロキノロンと経口セフィキシムは薬剤耐性が高いため避ける[8,9]。SOR Ⓐ
- 2010 年の CDC STD 治療ガイドラインでは，クラミジア尿道炎，子宮頸管炎の治療にアジスロマイシン 1 g，単回経口投与，もしくはドキシサイクリン 100 mg，1 日 2 回経口投与，7 日間を推奨している[10]。SOR Ⓐ
- 許容可能な代替治療として以下がある[10]。
  - エリスロマイシン・ベース 500 mg，1 日 4 回，7 日間
  - エチルコハク酸エリスロマイシン 800 mg，1 日 4 回，7 日間
  - オフロキサシン 300 mg，1 日 2 回経口，7 日間
  - レボフロキサシン 500 mg，1 日 1 回経口，7 日間
- 尿道炎，子宮頸管炎が持続する場合は，膣トリコモナス症の可能性がある。培養を採取し，メトロニダゾール 2 g 単回投与とする。
- 迅速にパートナー治療（EPT）を考慮する。EPT とは，パートナーの臨床評価なしに，パートナーが STD に感染しているものとして薬物治療を開始すること。リーガル・ステータスは，www.cdc.gov/std/ept/legal/default.htm で利用できる。

予防

- 安全な性交渉を教育する。
- 米国予防医療研究班からの提言
  - 性的に活動的な青年期の女性は無症候性であっても淋病のスクリーニングをする。SOR Ⓑ
  - 性的に活動的な青年期の男性に対する無症候性時のスクリーニングは，推奨するだけの十分な証拠がない。SOR Ⓐ
- STD を有する患者において，STD の検査をする場合には淋病を含める。
- すべての新生児で予防点眼を施行する。SOR Ⓐ

予後

　淋菌やクラミジアの尿道炎と子宮頸管炎は適切な抗菌薬によく反応する。再感染を避けるため，パートナーも治療しなければいけない。

フォローアップ

- 治療後に患者とパートナーを再診させ，再発症状がないかを確認する。尿道や子宮頸部の炎症を評価し，淋病とクラミジアの再検査を考慮する。
- CDC は，治療コンプライアンスに問題がある場合，症状が持続する場合，再感染が疑われる場合を除き，ルーチンに淋病の検査を提出する必要はないとしている[8,10]。
- しかし，淋病の治療後も症状が持続する患者には，培養検査をするべきであり，分離されるどんな淋菌に対しても抗菌薬感染性検査を施行するべきである[8]。

患者教育

　CDC は，淋病と診断された患者に以下を推奨している[1]。
- 症状が持続した場合や治療が終了した時点で再診する。
- 治療開始 7 日後，症状改善，性的パートナーが適切に治療を受けたことが確認されるまで，性交は控える。
- HIV と梅毒を含む他の STD の検査を受ける。
- 性的パートナーに治療の必要性を知らせ，EPT を用い直接薬物を届ける。

【Heidi S. Chumley, MD／Richard P. Usatine, MD】
（五十嵐　成／久田　研 訳）

181 梅毒

症例

　1 週間持続する全身の発疹（図 181-1）を主訴に若い女性が受診した。他の随伴症状は認めず，その発疹にかゆみは伴わない。診察時に手にはタトゥーがあり，注射痕が確認でき，ヘロインを使用していることを認めた。薬物使用時の多数の性的パートナーの存在を認め，医師は第 2 期梅毒を疑った。ベンザチンペニシリン 240 万単位の筋注を施行し，RPR とHIV の血液検査を提出した。RPR と HIV 検査は陽性であり，トレポネーマテストも陽性であった。カウンセリングと感染症専門医への紹介のために再診を指示した。感染症専門医は，腰椎穿刺が必要であり，入院もしくは外来で行うかを患者に選択するように電話で指示した。HIV 陽性のため神経梅毒の評価が不可欠である。

概説

　Treponema pallidum に起因する梅毒（syphilis）は，複数の病期に特徴づけられる全身性疾患である。第 1 期梅毒（潰瘍），第 2 期梅毒（皮疹，皮膚粘膜病変，リンパ節腫脹），第 3 期梅毒（心臓病変，ゴム腫）と，初期か遅発性の不顕性梅毒（臨床症状のない血清学検査陽性）がある。神経梅毒は，どの病期でも起こりうる。診断は，トレポネーマテストと非トレポネーマテストを用いる。治療はペニシリンである。用量と期

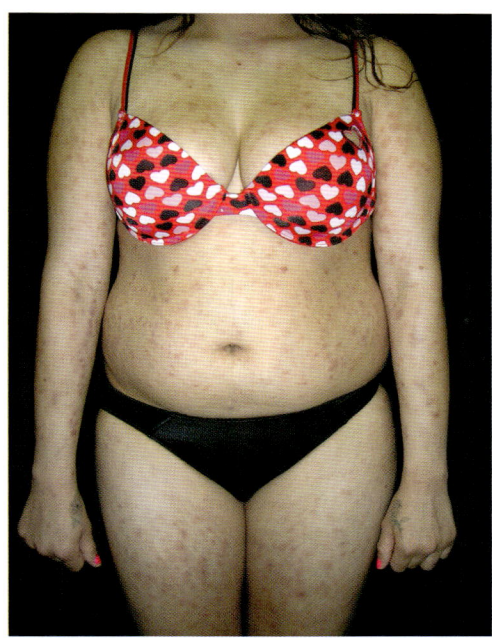

図 181-1　注射での薬物使用と複数の性的パートナーの既往歴を
もつ若年女性における第2期梅毒。HIV検査も陽性であり, 神経梅
毒の合併の有無についても調べられた。(Used with permission
from Richard P. Usatine, MD)

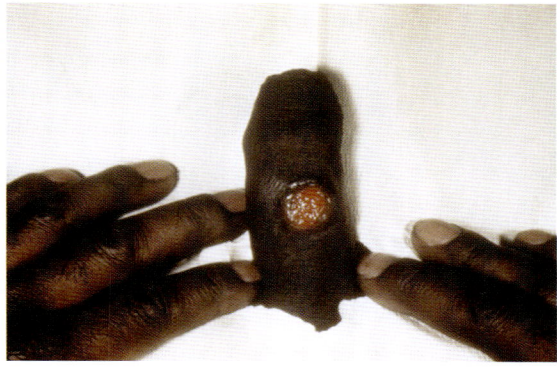

図 181-2　トレポネーマの侵入部位と考えられる無痛性下疳。
(Used with permiss.on from the Public Health Image Library, Cen-
ters for Disease Control and Prevention)

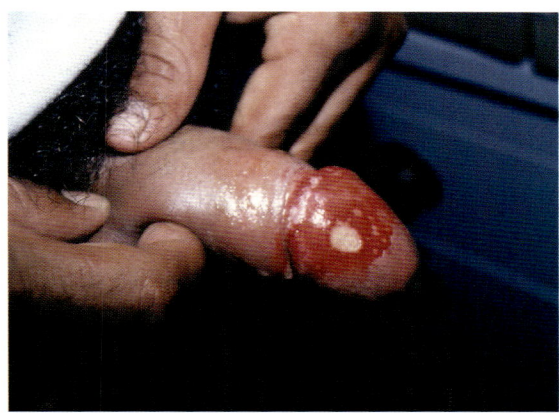

図 181-3　大きい下疳が陰茎の腺にある第1期梅毒。周囲の多発
性の小さな潰瘍は梅毒によるもので, ヘルペスではない。(Used
with permission from Richard P. Usatine, MD)

間は病期に依存する。

別名

lues は, 梅毒の同義語である。

検査に関する略語

▶ 非トレポネーマテスト

- VDRL：Venereal Disease Research Laboratory
- RPR：Rapid Plasma Reagin（迅速血漿レアギン）

▶ トレポネーマテスト

- EIA：Enzyme immunoassay
- TPPA：*T. pallidum* particle agglutination
  （梅毒トレポネーマ粒子凝集テスト）
- FTA-ABS：Fluorescent treponemal antibody absorption
  （蛍光トレポネーマ抗体吸収テスト）
- MHA-TP：Microhemagglutination assay for *T. pallidum*
  （マイクロ赤血球凝集テスト）

疫学

- 米国疾病管理予防センター（CDC）の報告では, 第1期と第
  2期梅毒は, 2007年の1万1,466人から2011年に1万
  3,970人と増加しており, 増加率は22％であった[1]。米国
  で第1, 2期梅毒の割合は, 2011年には10万人あたり4.5
  人で, 2009年（4.6人）から2.2％減少している。これは10
  年間で初めての減少であった[1]。
- 2011年の第1, 2期梅毒の10万人あたりの罹患率は, 0〜
  4歳（0.0）, 5〜9歳（0.0）, 10〜14歳（0.1）と極度に低く,
  25例の報告しかなかった[1]。
- 10万人あたりの第1, 2期梅毒の罹患率は, 15〜19歳では
  3.9人で, 男性（5.4人）は女性（2.4人）より多かった[1]。

- 15〜19歳では, 人種／民族によって罹患率に差を認め,
  2011年は10万人あたりアフリカ系16.7人, ヒスパニック
  系2.5人と白人0.9人であった[1]。
- 2008年の統計では, 第1, 2期梅毒（青年および成人）の報
  告の63％は, 男性と性的関係をもつ男性であった[2]。
- カリフォルニアでの成人報告では, HIV感染患者では
  1,000人あたり62.3人であり, HIV感染のない患者群で
  1,000人あたり0.8人と比べて, HIV感染患者と梅毒の共
  感染が高率であった[3]。
- 2011年に, 先天性梅毒は, 362例（10万出生あたり8.4）の
  症例報告があった[1]。

病因と病態生理

- 梅毒はスピロヘータ *T. pallidum* に起因し, 原発性または二
  次性病変との直接の性的接触を通して感染する。
- 先天性梅毒は, 経胎盤性に感染する。2年以内に感染が成
  立した未治療の母体梅毒がある場合, 胎児の75〜95％は
  感染する。母体の梅毒が妊娠の2年以上前に感染成立して
  いた場合, 胎児の35％は感染する。

危険因子

- 原発性または二次性梅毒患者との性的接触

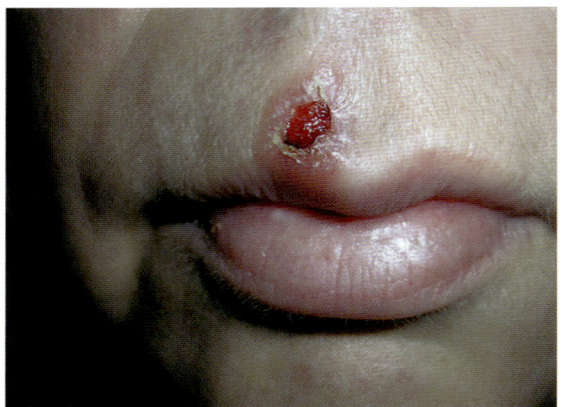

図181-4　若年女性の唇の上にある第1期梅毒の下疳。(Used with permission from Richard P. Usatine, MD)

- 同性愛者の男性
- 売春
- 薬物を使用した性交渉
- HIV/AIDS

診断

▶ 臨床所見

- 第1期梅毒の下疳：通常は無痛性の潰瘍である（図181-2〜181-4）。しかし，痛みがあっても梅毒は除外できない。痛みを伴う生殖器の潰瘍患者は，梅毒とヘルペスの検査を受けなければならない。
- 第2期梅毒は，スピロヘータ血症の影響で，変幻自在な形態の皮疹，扁平コンジローマ，粘膜斑として現れる（図181-5〜181-7）。
- 第3期梅毒は皮膚所見としてゴム腫が出現することがある。しかし，徴候の多くは，心臓および神経疾患のように内在している（例：大動脈炎，脊髄癆と虹彩炎）。第3期梅毒は出現するまでに何年もかかる。ペニシリン治療が容易に可能となった現在では，小児での発症はまれである。
- 神経梅毒は，どの病期でも起こることがある。認知機能障害，視力や聴力喪失，ブドウ膜炎または虹彩炎，運動または感覚異常，脳神経麻痺，または髄膜炎の症状などが，臨床症状として起こる。
- 先天性梅毒
  - 早期の症状（2歳までに起こり，典型的には2〜3カ月以内に現れる）：鼻炎，皮膚粘膜病変，骨変化，肝脾腫，リンパ節腫脹，貧血と黄疸がある（図181-8，181-9）。
  - 晩期の症状（治療なしでは，2歳以降に）：角膜実質炎，第8脳神経性難聴，再発性関節症，サーベル脚，鞍鼻，歯牙異常と神経梅毒がある（図181-10〜181-12）。

▶ 典型的分布

- 第1期梅毒は，通常，生殖器における痛みを伴わない単一潰瘍（下疳）である（図181-2，181-3）。下疳は，口唇上でみられることもある（図181-4）。
- 第2期梅毒は，体幹，手掌，足底に様々な発疹を呈する（図181-5〜181-7）。
- 第2期梅毒の粘膜パッチは，口や生殖器でみつかる（図181-5C）。

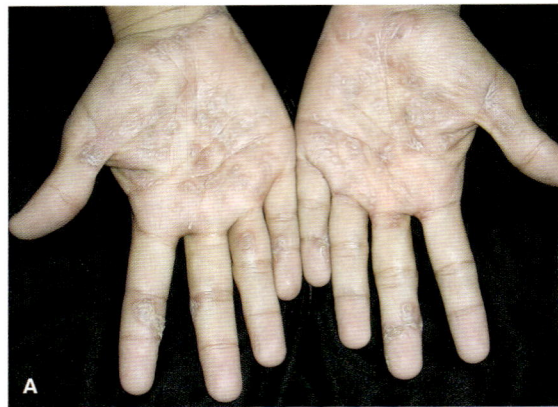

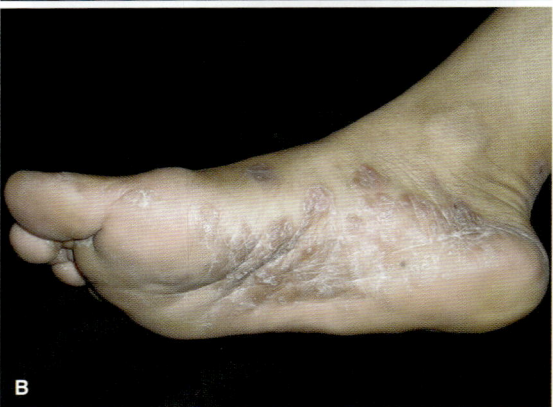

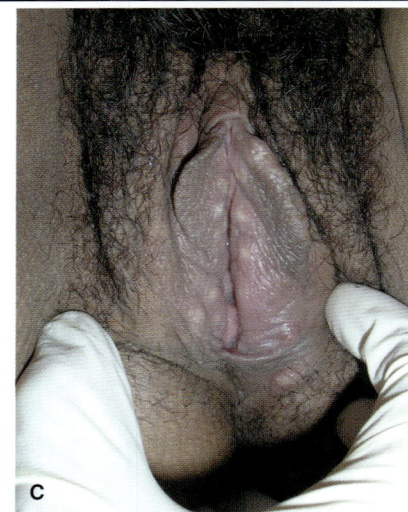

図181-5　妊婦の第2期梅毒。A：典型的な掌側病変。B：典型的な足底病変。C：陰唇上の粘膜パッチ。(Used with permission from Richard P. Usatine, MD)

▶ 検査所見

- 血清検査は抗カルジオリピン抗体を測定する非トレポネーマテスト（RPRまたはVDRL）と，*T. pallidum*の抗体を測定するトレポネーマテスト（EIA，TPPA，FTA-ABS，MHA-TP）がある。
- 世界中で使用されている2つのアルゴリズムがある。
1. 低コストの非トレポネーマテストから始めて，トレポネーマテストで陽性確認する。

16

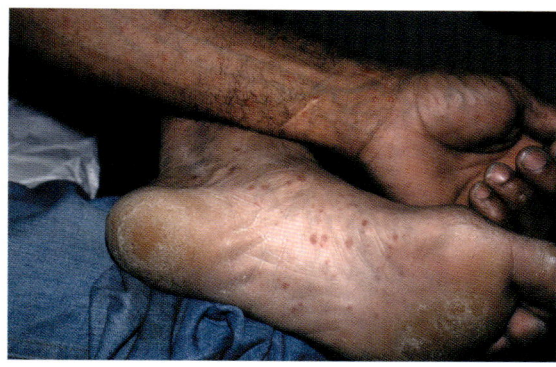

図 181-6　第 2 期梅毒の足と手首のピンクの斑点。(*Used with permission from Richard P. Usatine, MD*)

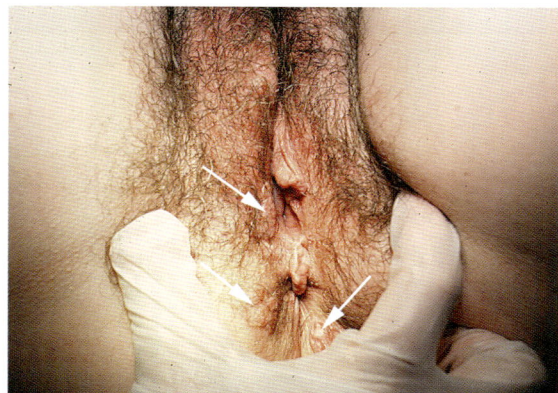

図 181-7　第 2 期梅毒の扁平コンジローマ(矢印)。(*Used with permission from Richard P. Usatine, MD*)

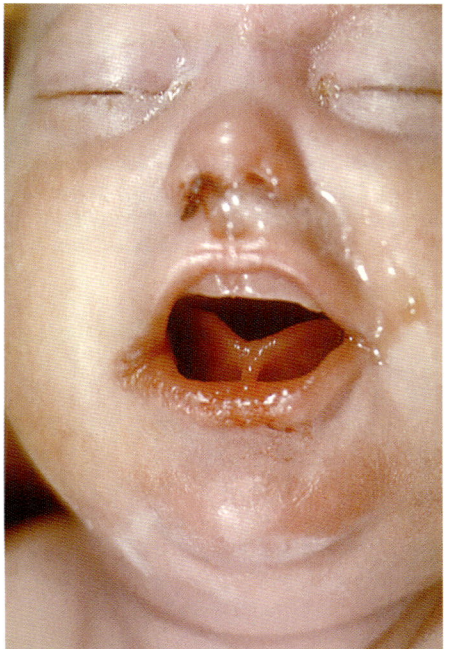

図 181-8　先天性梅毒の新生児。鼻性呼吸(鼻からの粘液分泌物)を認める。(*Used with permission from the CDC/Dr. Norman Cole*)

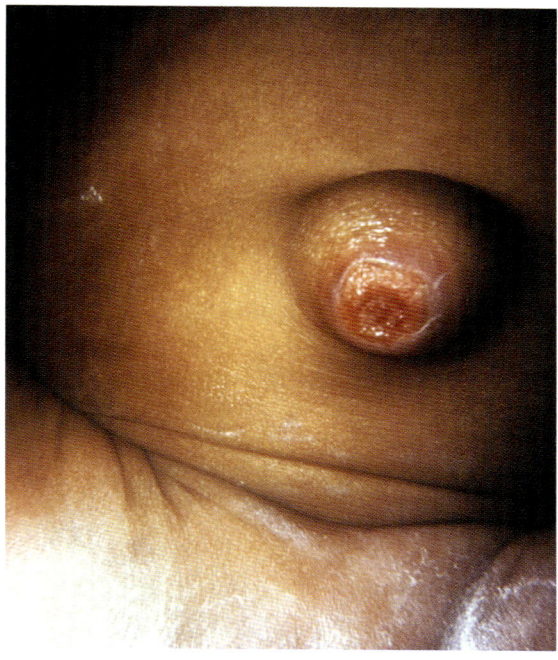

図 181-9　先天性梅毒。臍に炎症病変がある。暗視野検査は，梅毒トレポネーマ・スピロヘータの存在を明らかにした。(*Used with permission from the Public Health Image Library, Centers for Disease Control and Prevention*)

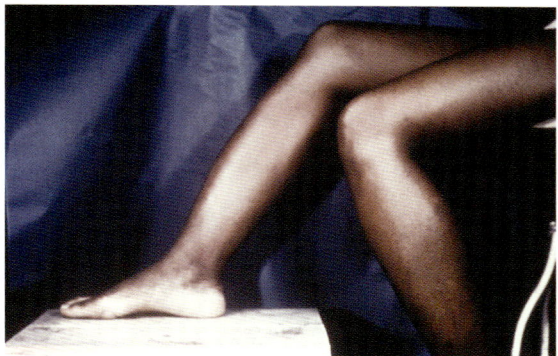

図 181-10　未治療の先天性梅毒によるサーベル脚(脛骨中央部の前彎)もしくは脛骨骨膜炎。(*Used with permission from the CDC/Robert E. Sumpter*)

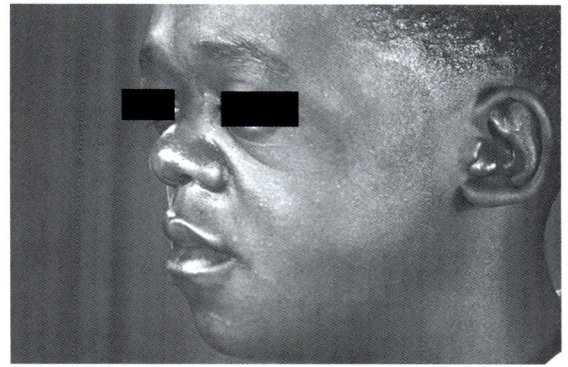

図 181-11　先天性梅毒の 16 歳患児にみられる鞍鼻。(*Used with permission from the Public Health Image Library, Centers for Disease Control and Prevention*)

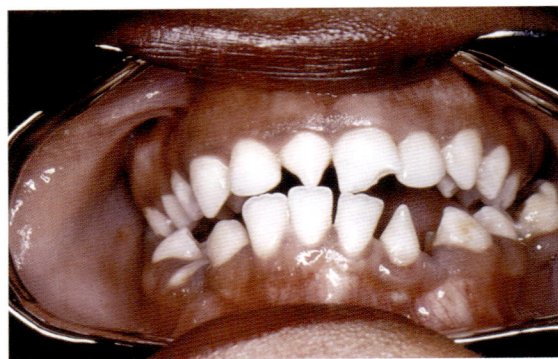

図 181-12　先天性梅毒感染に起因する Hutchinson 切歯（先天性梅毒の徴候として知られる三角形に発露する歯）。(Used with permission from the CDC/Robert E. Sumpter)

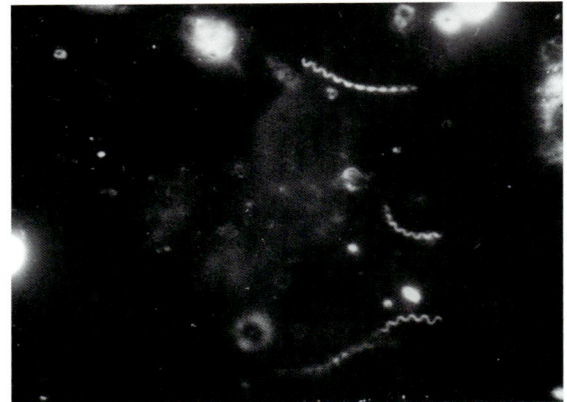

図 181-13　暗視野検鏡下で *T. pallidum* のスピロヘータを確認。(Used with permission from the Public Health Image Library, Centers for Disease Control and Prevention)

2. EIA トレポネーマテストから始め，確認のために非トレポネーマテストを行う。

- 2008 年に CDC は，非トレポネーマテストが陽性であっても，確定診断のために EIA トレポネーマテストを施行することを推奨した。この戦略で非トレポネーマ-トレポネーマテストの順序では同定できなかった陽性検体のうち，3％が追加で識別できた[4]。
- トレポネーマ EIA は曝露を示し感染の活動性は反映せず，非トレポネーマテストは確認が必要となる。
- RPR 陰性 EIA 陽性は，以前の治療の既往，未治療の感染，偽陽性，初期の第 1 期梅毒でありうる。この場合，2 回目のトレポネーマテストで再検査する。
- 暗視野顕微鏡検査法は，湿った皮膚病変（例：下疳，粘膜斑と扁平コンジローマ）を評価することに役立つ（図 181-13）。
- すべての梅毒患者に HIV 検査を施行する（図 181-14）。
- 視覚や聴覚などの神経疾患を示唆する徴候が存在する梅毒患者には，神経梅毒が存在するかどうかを判断するために，脳脊髄液（CSF）の検査，眼科の細隙灯検査，耳鼻科検査が必要である。

鑑別診断

- 単純ヘルペス：米国での性器潰瘍の最も一般的な原因であ

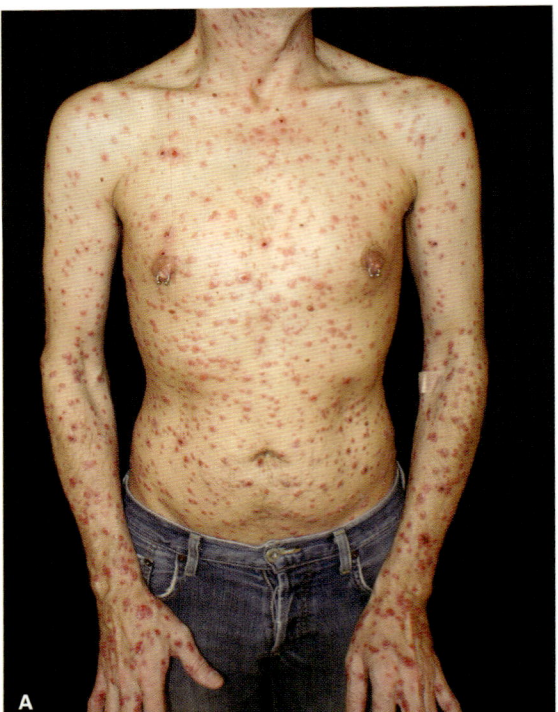

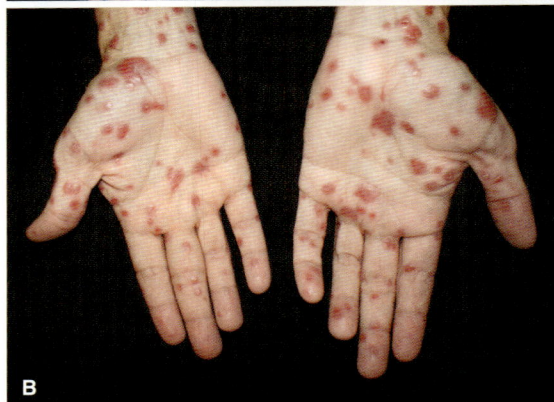

図 181-14　HIV/AIDS の若年男性患者の第 2 期梅毒。**A**：頭からつま先まで全身の典型的な赤い丘疹性落屑性梅毒疹。**B**：手掌の隆起性パッチとプラーク。(Used with permission from Jonathan B. Karnes, MD)

る。痛みを伴い，多くの場合，小水疱から始まる（114 章「単純ヘルペス」参照）。

- 軟性下疳：陰茎または外陰部（図 181-15）の有痛性の丈夫な赤潰瘍。梅毒よりまれであるが，初期の段階では第 1 期梅毒に似ている。梅毒下疳を疑う患者において RPR が陰性で，陰性が持続した場合，軟性下疳菌を鑑別するために培養を提出しなければならない。軟性下疳は激しい痛みを伴う鼠径部リンパ節腫脹とともに現れることも知られている（図 181-16，75 章「思春期女性における外陰部の潰瘍性病変」参照）。
- 薬疹：固定薬疹として，局部に存在する可能性はある。また全身薬疹は，第 2 期梅毒と類似してみえることがある（154 章「皮膚の薬剤反応」参照）。
- 多形紅斑：第 2 期梅毒の発疹のようにみえるが，標的病変

16

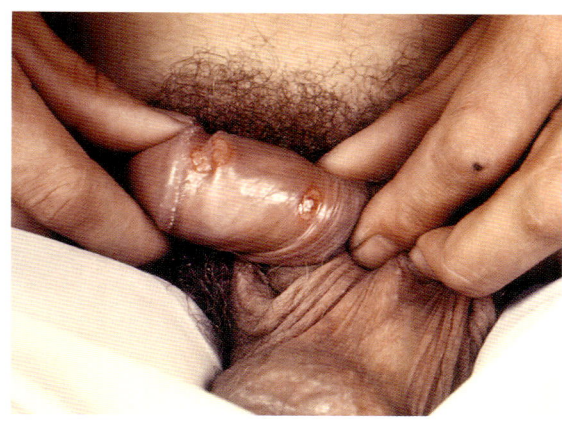

図 181-15　軟性下疳菌に起因する軟性下疳。もともとは，梅毒による下疳と考えられていた。軟性下疳は典型的には，有痛性の肉厚な潰瘍だが，どんな後天的生殖器潰瘍においても鑑別にあげなければならない。(*Used with permission from CDC/Dr. Pirozzi*)

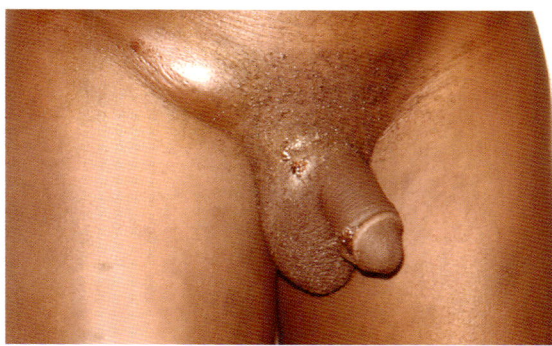

図 181-16　同側鼠径リンパ節腫大を伴う鼠径部および陰茎の軟性下疳。(*Used with permission from CDC/J. Pledger*)

がある(151 章「多形紅斑，Stevens-Johnson 症候群，中毒性表皮壊死症」参照)。
- バラ色粃糠疹：原発斑から始まり背部でクリスマスツリー様の分布をする，自然回復する発疹(137 章「バラ色粃糠疹」参照)。
- 先天性梅毒の鑑別診断は，他の先天性感染，たとえば風疹，サイトメガロウイルス，単純ヘルペスウイルスとトキソプラズマ症を考える(187 章「先天性および周産期感染症」参照)。胎児赤芽球症も，先天性梅毒の鑑別にあがる。

治療

▶ 薬物治療
　ベンザチンペニシリンは，梅毒のすべての病期の治療法である。用量と期間は病期に依存する。以下の治療情報は，CDC からである[5]。
- 第 1 期，第 2 期，早期の潜伏期梅毒(免疫不全がなく妊娠もしていない)
  - 1 カ月以上の小児の第 1 期，第 2 期梅毒：ベンザチンペニシリン 5 万単位/kg を筋肉注射(最大 240 万単位)単回投与
- ペニシリンアレルギー
  - ドキシサイクリン 100 mg 1 日 2 回を 14 日間(8 歳以上)
  - セフトリアキソン 1 g 筋肉注射／静脈注射 1 日 1 回を

10〜14 日間(限られた研究)
  - アジスロマイシン 2 g 単回経口投与。しかし，米国はいくつかの地域でアジスロマイシン耐性梅毒が報告されている。ペニシリンまたはドキシサイクリンを使用できない場合にだけ使用する。同性愛者の男性で使用しない。
- 晩期潜伏梅毒または期間不明の梅毒
  - 小児：ベンザチンペニシリン 5 万単位/kg(最大 240 万単位)を筋肉注射　毎週 1 回 3 週間投与
- ペニシリンアレルギー：ドキシサイクリンは，唯一の代替治療(8 歳以上)
- 先天性，第 3 期，神経梅毒の加療は，2010 年の CDC による Sexually Transmitted Diseases Treatment Guidelines (www.cdc.gov/std/treatment/2010/genitalulcers.htm#syphilis.) を参照のこと。

▶ 紹介または入院
　梅毒病期が不明であるとき，生後 1 カ月未満，ペニシリンアレルギーの妊婦，第 3 期または神経梅毒，治療失敗例は小児の感染症専門家へ紹介を考慮する。

予防

▶ 一次予防
　安全な性交渉：皮膚粘膜梅毒の病変がみられるとき，性交渉で感染伝播する。

▶ 二次予防
- 第 1 期，第 2 期，または早期潜伏梅毒の診断がついている患者のパートナーは(血清学的検査にかかわらず)，90 日以内に治療する。
- 血清学が利用できない場合，またはフォローアップが不確実である場合には，パートナーの診断の 90 日以前に曝露があった場合も推定治療を考慮する[5]。
　先天性梅毒の一次予防：すべての妊婦をスクリーニングして，検査陽性のときは，できるだけ早く治療する。妊娠 16 週以前の治療は，ほとんどの場合胎児損傷を防止する。

予後

　梅毒と診断がつき，適切に治療されれば，予後は良好。

フォローアップ

- 6 カ月後と 12 カ月後に，臨床的，血清学的に再検査する。徴候または症状が持続する，または，非トレポネーマテスト抗体価が治療後 6〜12 カ月後に 2 倍以下に減少しない場合，治療失敗を考慮する。15%は，1 年後，この力価の低下を満たさない[5]。
- 治療失敗者：HIV を再検し，腰椎検査を施行し，陽性なら神経梅毒として加療する。

患者教育

　コンドームは，梅毒の蔓延を防止することができる。患者に HIV 検査を施行し，梅毒が HIV 伝播の危険因子であることを教育する。HIV/AIDS もまた，梅毒の発症の危険因子である(図 181-14)。治療が完了した後も，合併症を予防するためにフォローアップされることの重要性について教育しなければいけない。

【Richard P. Usatine, MD／Heidi Chumley, MD】

(五十嵐　成／久田　研 訳)

182 小児 HIV 感染症

症例

▶ 症例1

　生後6カ月の女児の母親が，児の舌が白く，哺乳不良なことを心配して小児科医を受診した。診察上，児は悪液質を示し，口腔咽頭にかけて鵞口瘡を認めた（図182-1）。また頸部および腋窩リンパ節が腫大していた。ヒト免疫不全ウイルス（human immunodeficiency virus：HIV）抗体価が測定され，陽性であった。HIV DNA-PCR によって診断を確定した。児の母親も検査を施行し，陽性であった。抗レトロウイルス（ARV）治療が施行され，児の症状は改善した。

▶ 症例2

　15歳男児が陰茎からの分泌物と，肛門の疣贅（図182-2）によるかゆみを訴え，地域のクリニックを受診した。問診において，ホームレスであることが分かった。男児は主に男性相手のセックスワーカーとして生計を立てていた。尿による核酸検査ではクラミジアが陽性，また口腔の HIV 迅速抗体検査も陽性であった。ウエスタンブロット試験によって HIV の確定診断となった。

概説

　HIV はレトロウイルスであり，T 細胞性免疫の抑制から播種性感染を引き起こし，また日和見感染を発症させる。

別名

　後天性免疫不全症候群（acquired immunodeficiency syndrome：AIDS）は，病勢が進行した後に認められる臨床的症候群を指す[1]。

疫学

- ヒトは HIV-1 と HIV-2 の唯一の保有宿主として知られている。
- HIV は末梢血単核球，脳細胞，骨髄および生殖管細胞に存在する。
- 性交渉，血液曝露，血液もしくは母乳への粘膜曝露，そして母子間で伝播する[2]。
- 介入が行われずに出産となった場合，母児感染のリスクは約30％である[2]。米国において，このリスクは現在の治療によって1〜2％である。出産時の母体の高 HIV ウイルス量，妊娠中の母体 HIV 初感染，母乳栄養は HIV 感染のリスクを増加させる[3]。
- HIV 陽性者との性行為による感染リスクは0.1〜30％と様々であるが，肛門性交の受け側で最もリスクが高くなる[4]。

病因と病態生理

- レトロウイルス科レンチウイルス属。
- HIV-1 と HIV-2 が存在する。HIV-2 はより軽症の病型をとり，主に西アフリカで認められる。
- RNA ウイルスは，ウイルス RNA を DNA に変換するため，宿主のゲノムに組み込まれる必要がある[2]。

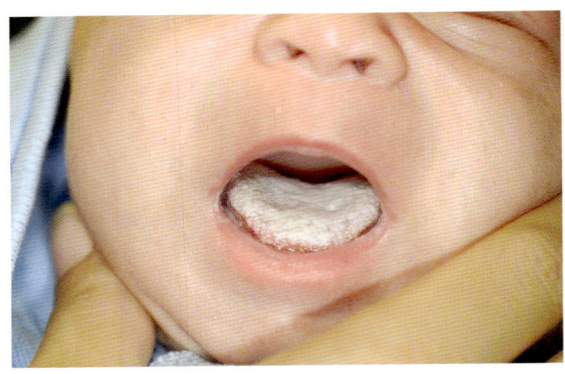

図182-1　HIV 感染乳児における鵞口瘡。（*Used with permission from David Effron, MD*）

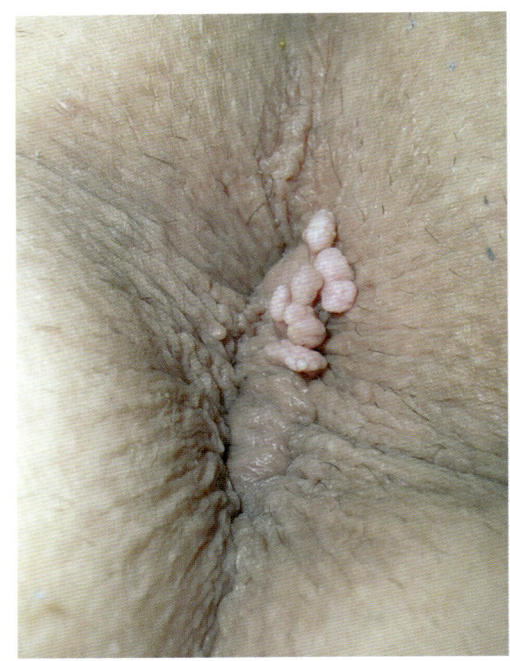

図182-2　HIV に感染している思春期男児のヒトパピローマウイルス感染による肛門疣贅（コンジローマ）。男児は肛門性交の受けの経験があった。（*Used with permission from Richard P. Usatine, MD*）

- 逆転写酵素，インテグラーゼ，プロテアーゼ酵素など，ウイルスの複製，構築，ウイルス粒子の放出に必要な主要な酵素や調節遺伝子は，ウイルスゲノムにエンコードされている（図182-3）。

危険因子

　無防備な性交渉，特に肛門性交の受け，性器潰瘍もしくは性行為感染症（STD）の合併，経静脈的な薬物乱用，母体 HIV 感染症，汚染された血液製剤の輸血，まれに針刺し[2]。

診断

▶ 臨床所見

- 発熱，全身性のリンパ節腫脹，肝脾腫，発育障害，再発性鵞口瘡，持続性の下痢，間質性肺炎，侵襲性細菌感染症，

16

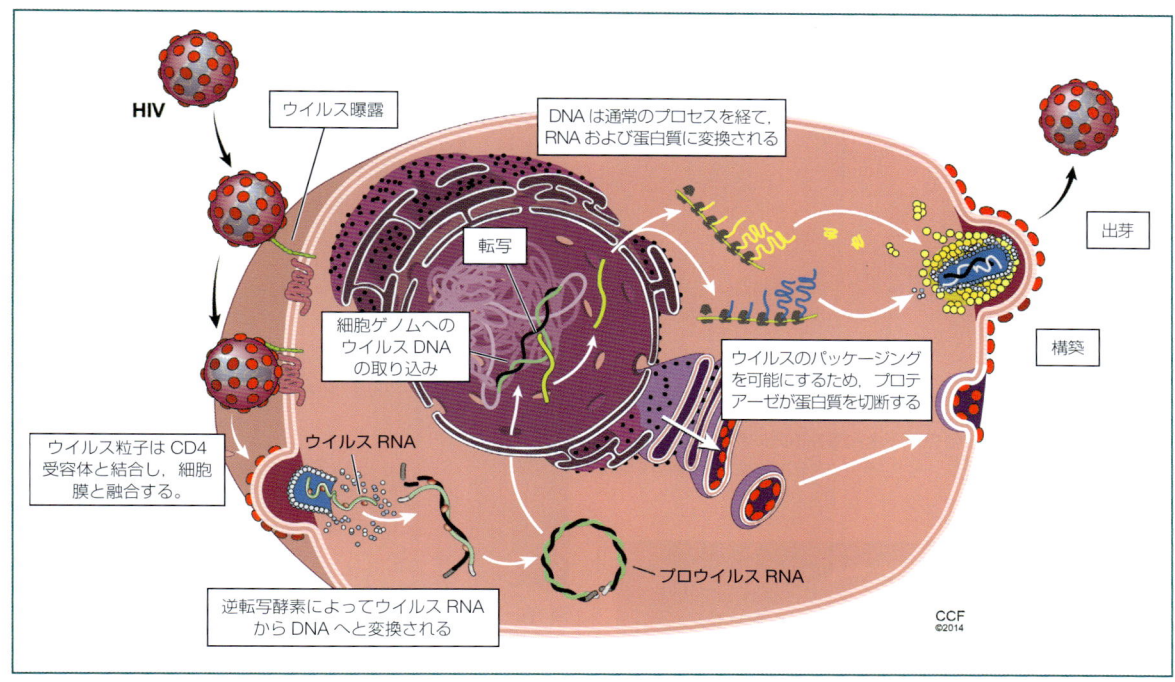

図 182-3　HIV のウイルス複製モデル。(*Used with permission from Cleveland Clinic Center for Medical Art & Photography* © 2014. All *Rights Reserved*)

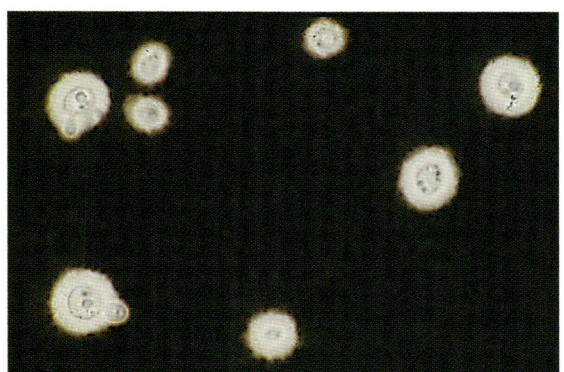

図 182-4　HIV 感染患者における脳脊髄液内の *Cryptococcus neoformans*。インディアン・インク法 (墨汁染色)。(*Used with permission from Rebecca Schein, MD*)

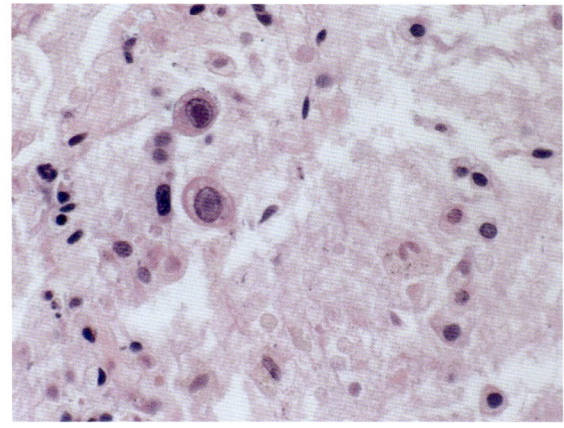

図 182-5　顕微鏡にて有核巨細胞が認められる HIV 感染患者の肺サイトメガロウイルス感染症。(*Used with permission from Rebecca Schein, MD*)

および／または日和見感染症[2]。

- 呼吸器もしくは食道カンジダ症，クリプトコッカス症 (図 182-4)，播種性地域流行性真菌感染症，サイトメガロウイルス (図 182-5)，慢性単純ヘルペス (図 182-6)，JC ウイルスによる進行性多巣性白質脳症 (図 182-7)，ヒトヘルペスウイルス (HHV) 8 型による Kaposi 肉腫 (図 182-8)，*Mycobacterium avium–intracellulare* やその他のマイコバクテリウム属，クリプトスポリジウム症，*Pneumocystis jirovecii* (図 182-9)，トキソプラズマ症などが日和見感染症に含まれる[5]。
- 通常の小児感染症がより重症化して認められる (図 182-10，182-11)。
- 改善しない頸部リンパ節腫大を認めた場合，全身のリンパ節腫大を確認し，また鑑別診断に HIV 感染症を含める (図

182-12)。

▶ 検査所見

- 新生児
  - 母親からの移行抗体が生後 18 カ月まで残存する可能性があるため，この年齢層の診断は HIV DNA–PCR によって行う。生後 2 週間以降に PCR が 2 回陰性であれば，感染を除外できる[6]。
- 生後 18 カ月以降の小児および思春期
  - 初回のスクリーニングとして酵素免疫法による HIV 抗体価の測定を行う。迅速検査を利用することができ，血液もしくは唾液にて施行できる。抗体検査の陽性確認はウエスタンブロット法によって行う[1]。

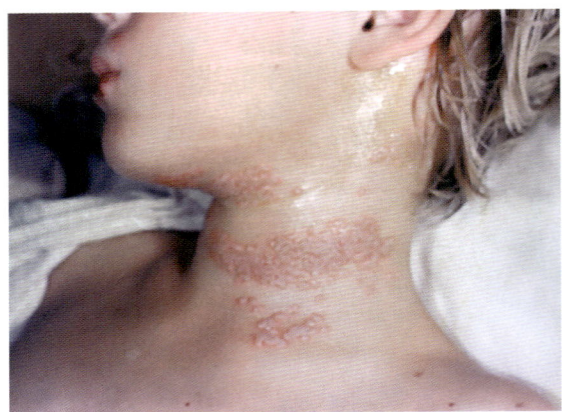

図 182-6　HIV 感染による免疫不全状態の小児に発症した単純ヘルペスによる皮膚感染症。(*Used with permission from Bernard Portnoy, MD*)

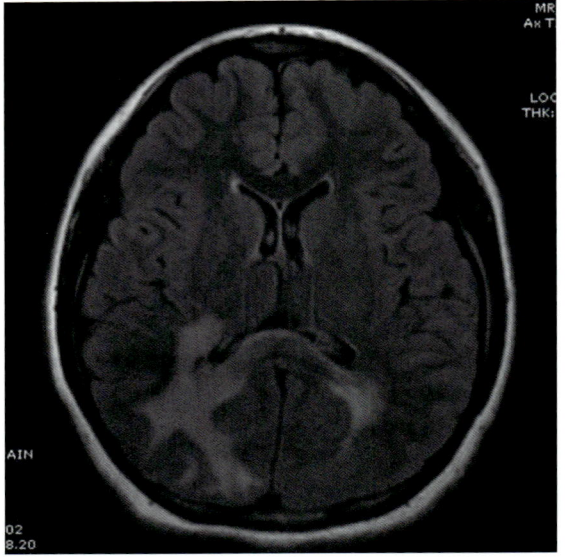

図 182-7　周産期に HIV 感染した 10 代女児の進行性多巣性白質脳症(PML)の MRI 画像。女児は服薬をしていなかった。この MRI 検査後まもなく女児は亡くなった。(*Used with permission from James Homans, MD*)

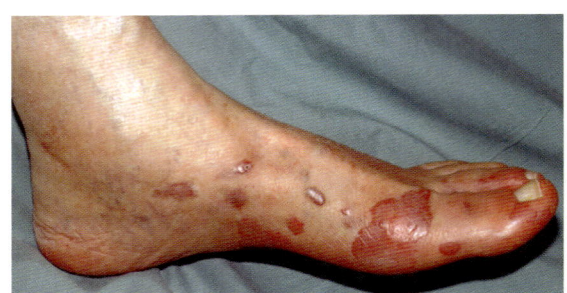

図 182-8　若年成人 HIV 患者における Kaposi 肉腫。(*Used with permission from David Effron, MD*)

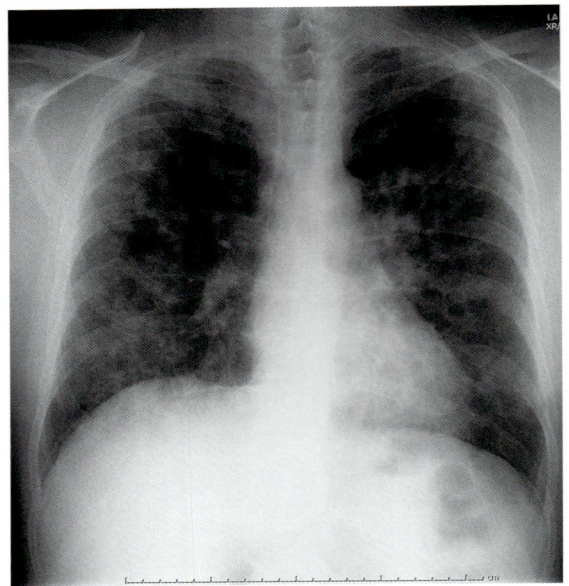

図 182-9　*Pneumocystis jirovecii* 肺炎の胸部 X 線写真。(*Used with permission from Rebecca Schein, MD*)

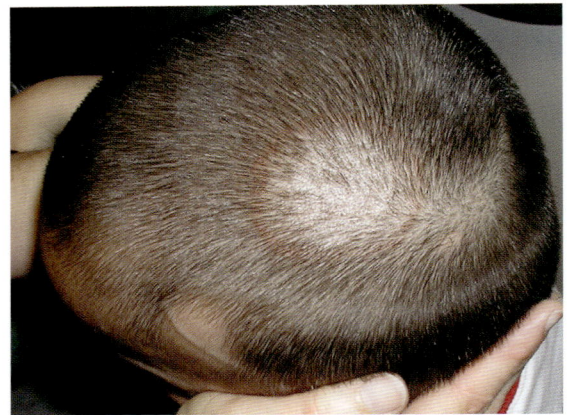

図 182-10　HIV に感染している小児に発症した頭部白癬。(*Used with permission from Ann Petru, MD*)

- 米国予防医学専門委員会(US Preventative Services Task Force)は，15〜65 歳のすべての人が HIV のスクリーニング検査を 1 回は受けることを推奨している。

治療

- 最新の ARV の組み合わせによる治療と最新の推奨は米国国立衛生研究所による AIDS 情報のウェブサイト(National Institutes of Health AIDS info website—http://aidsinfo.nih.gov/)で確認することができる。
- HIV の治療は頻繁に改訂されるガイドライン，ウイルスの薬剤耐性パターン，薬剤の副反応に基づいて決定される。
- CD4 値にかかわらず，すべての HIV 患者に対して最新の推奨による治療を行う。医療的ケア，メンタルヘルスケア，社会的支援プログラムを含む，集学的アプローチが治療に必要である[7]。

16

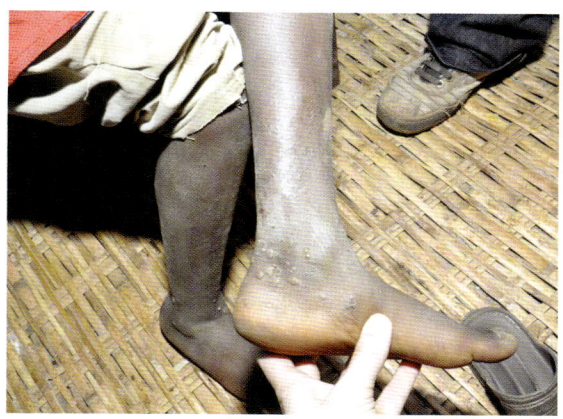

図 182-11　アフリカ系男児の足に疣贅が集簇しており，HIV 検査を施行，結果は陽性であった。小児において，疣贅が 1 つあることは通常よく認められるが，多数集簇している場合，家族の HIV 感染症について尋ねるべきである。母親は自身が HIV 陽性であることを知っていたが，このときまで息子が検査を行うことに抵抗していた。(*Used with permission from Richard P. Usatine, MD*)

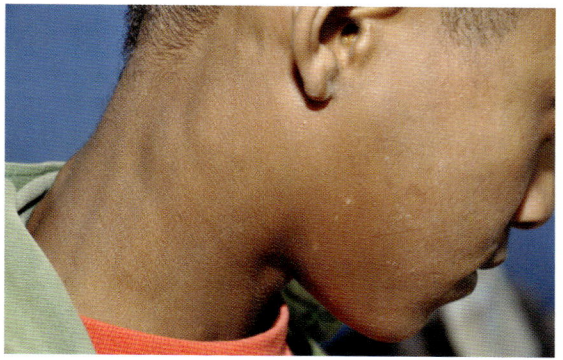

図 182-12　周産期に HIV に感染したアフリカ系 12 歳男児の頸部リンパ節腫大。(*Used with permission from Richard P. Usatine, MD*)

表 182-1　抗レトロウイルス薬			
分類	作用機序	例	追加情報
侵入阻害薬	CCR5 をブロックするか，膜融解を阻止する	マラビロク Enfuvirtide（日本未発売）	・マラビロクは指向性検査を行う必要がある。 ・Enfuvirtide は注射のみ。
核酸系逆転写酵素阻害薬	ヌクレオチド類似体は DNA の伸長を防止する	ジドブジン ラミブジン テノフォビル	・アバカビルは過敏反応を引き起こすことがある。 ・ジドブジン（AZT）は貧血，乳酸アシドーシス，および胃腸の不調の原因となることがある
非核酸系逆転写酵素阻害薬	結合，阻害 逆転写酵素	ネビラピン エファビレンツ エトラビリン	・耐性は急速に起こる。 ・非常に半減期が長い。 ・エファビレンツは中枢神経系の副反応があり，また妊娠初期には禁忌である。
インテグラーゼ阻害薬	細胞ゲノムへの取り込みをブロック	ラルテグラビル Elvitegravir（日本未発売）	
プロテアーゼ阻害薬	結合し，プロテアーゼを阻害	ロピナビル アタザナビル ダルナビル	・リポジストロフィーとの関連。 ・リトナビルは他のプロテアーゼ阻害薬の効果増強のため使用される。

▶ 薬物治療

- HAART 療法（highly active antiretroviral therapy）は，2 つ以上のクラスの薬剤を 3 剤以上組み合わせるものと定義される。
- ARV 薬はウイルスの感染や複製を阻止し，作用機序によって特徴がある。詳細は**表 182-1** を参照のこと[7]。

予防とスクリーニング

- 母児感染
  - すべての妊婦は妊娠初期に HIV 検査を施行し，感染リスクの高い行動をとる妊婦に関しては，妊娠後期もしくは出産時に再度検査を施行すべきである[3]。HIV 陽性妊婦は HAART を用いた治療を行う。新生児は最低 6 週間のジドブジン（AZT）経口にて治療を行う。SOR Ⓐ　症例ごとに追加の治療を推奨する[8]。
- 性行為感染
  - 性的パートナー数の制限，コンドーム使用の推奨，STD の治療，およびパートナーへの通告を推奨する
  - テノフォビルとエムトリシタビンのコンビネーションは，HIV 陽性−陰性カップル（感染の有無が不一致）において感染伝播を減少させることが示されており，曝露前予防投薬（PrEP）に用いられることがある[9]。SOR Ⓑ
- 乱用薬物の静脈注射による感染
  - クリーン・ニードル・プログラムの利用を推奨し，針の共有を避け，メタドンによる離脱維持プログラムへの参加を促し，麻薬関連用品の消毒のため漂白をする。
- 曝露後予防
  - 介入にもかかわらず HIV への曝露が発生した場合，抗レトロウイルス治療のコンビネーションが，高リスク症例の感染予防に使用できる。通常治療は曝露後 72 時間以内に開始し，28 日間継続する[4]。SOR Ⓑ

予後

早期および適切な治療によって，HIV は慢性疾患となった。様々な ARV の長期効果について，さらなる研究がなされている。一般的には，患者は一生を全うできるだろう。

フォローアップ

一般的には 3〜4 カ月おきに患者フォローを行う。治療への反応を確認するため，CD4 値と HIV ウイルス量をフォローし，薬剤の副反応を確認するための検査を行う[7]。

患者教育

- 患者および保護者に対して，服薬を尊守することの重要性と薬剤耐性のリスクについてカウンセリングする。
- 思春期患者に対しては，上記で説明した感染予防の必要性，および予防方法についてカウンセリングする。

【Rebecca Schein, MD】

（小松充孝／久田　研　訳）

183 ライム病

症例

　暑い夏の午後，11 歳女児が 4 日続く微熱と発疹を訴え受診した。身体所見上，児童の肩と脚に，紅斑を伴う環状の皮疹を認めた（図 183-1）。皮疹はこの 3 日間にわたって増大してきており，児童が間欠的な関節痛を訴えると，児童の母親は述べた。児童は虫に刺された覚えはない，とのことであった。1 カ月以内の内服歴はなく，またアレルギー歴もない。最近の旅行について尋ねると，家族でマサチューセッツ州東部のキャンプ場に行き，5 日前に帰ってきたとのことであった。児童はライム病と診断され，ドキシサイクリン 100 mg を 1 日 2 回，14 日間内服にて治療が開始された。抗菌薬治療に速やかに反応し，ライム病の晩期への進行は認められなかった。

概説

　ライム病（Lyme disease）はマダニによって媒介されるスピロヘータである *Borrelia burgdorferi* による感染症である。ライム病の多くは，4〜11 月にかけて米国では北東部にて発症する。インフルエンザ様症状で発症し，遊走性紅斑と呼ばれる特徴的な皮疹を生じる。予防は防虫剤や防護服を使用し，ベクターであるマダニへの曝露を避けることである。

疫学

- 1977 年，米コネチカット州ライム地区において，もとは若

年性関節リウマチと考えられる症状を訴える，多数の患者が報告されはじめた[1]。

- 1981 年，米国の昆虫学者である Dr. Willy Burgdorfer は，米国における主要なベクターであるマダニ（*Ixodes scapularis*〈別名：黒足シカダニ〉，図 183-2）の中腸から，ライム病との関連を強く疑われる病原体を分離した[1]。
- 分離された病原体はスピロヘータであり，発見者の名をとって *B. burgdorferi* と命名された。
- 2007 年の米国疾病管理予防センター（CDC）からの報告によると，ライム病は米国において最も多いダニ媒介性疾患であり，年間 10 万人あたり 7.9 例の発症率である[2]。
- 2010 年において，米国の 12 の州（コネチカット，デラウェア，メイン，メリーランド，マサチューセッツ，ミネソタ，ニュージャージー，ニューハンプシャー，ニューヨーク，ペンシルベニア，バージニア，ウィスコンシン）からライム病症例の 94%が報告されている[3]。
- 2005 年に米国で報告された症例のうち，93%がメリーランド州からメイン州の間に居住しており，10 万人あたり 31.6 例の発症率であった[2]。
- 5〜14 歳までの小児が最も発症率が高く，90%以上の症例が 4〜11 月の間に発症している[2]。

病因と病態生理

- *B. burgdorferi* はマダニがヒトに取りついた後に，マダニの中腸内で増殖を始める。
- *B. burgdorferi* がダニの中腸から唾液腺に移動するには 24〜48 時間必要とする。
- この移動の前では，感染はまれにしか発生しない。
- 一般的な宿主には，野生のネズミ，オジロジカ，家で飼っているペットが含まれる。
- ヒトに感染させるためには，ダニは感染している宿主を吸血する必要がある。
- ライム病患者の 30%が咬まれたことを覚えていない[4]。
- いったん感染すると，ライム病は 3 つの臨床段階（早期局在期，早期拡散期，晩期拡散期）をたどる。

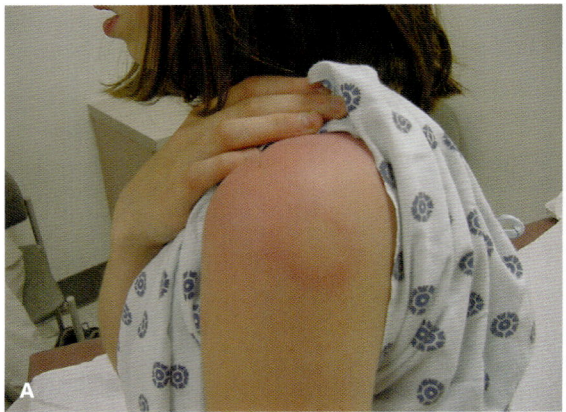
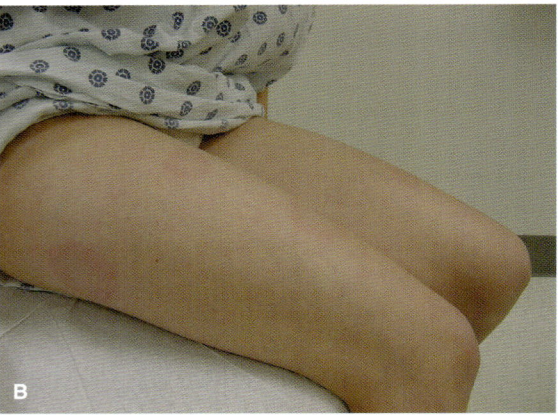

図 183-1　多発性遊走性紅斑，微熱，間欠的な関節痛を呈するライム病早期拡散期の 11 歳女児。**A**：児の肩に環状の遊走性紅斑を認める。**B**：脚には複数のリング状の遊走性紅斑を認める。（*Used with permission from Jeremy Golding, MD*）

16

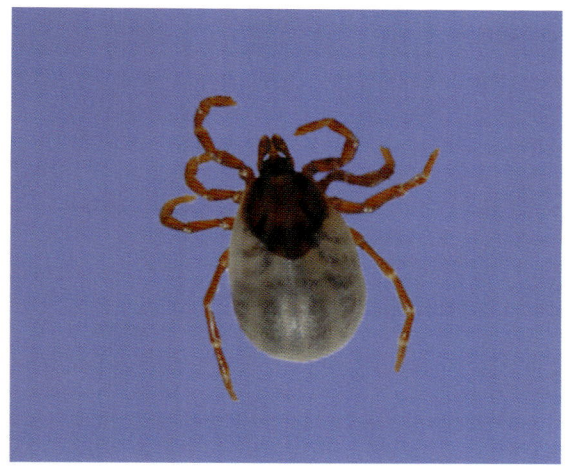

図183-2　シカダニは *Borrelia* のスピロヘータを伝播する。写真は吸血した雌の黒足シカダニ。ダニは小さく，吸血していない状態だと見つけることができないかもしれない。(*Used with permission from Thomas Corson, MD*)

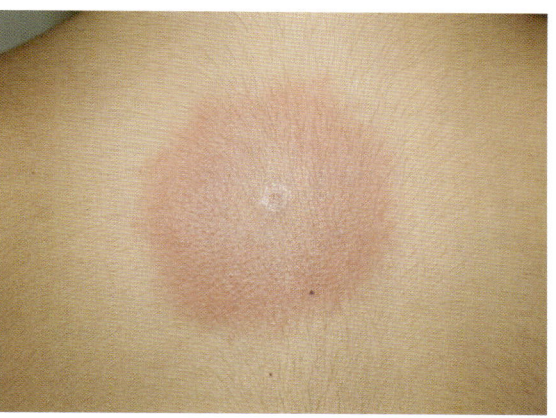

図183-4　ペンシルベニア州西部でキャンプをしてきた11歳男児の背部にある遊走性紅斑。皮疹中央は丘疹状／落屑しており，発赤はやや消退している。(*Used with permission from Charles B. Foster, MD*)

早期拡散期（ダニ咬傷から3〜10週間後）

- 遊走性紅斑：複数の病変（図183-4）
  - 細菌が複数の部位へ播種性に拡散されて発症することがある。
  - 約25％の小児患者ではこれらの病変に基づいてライム病と最初に診断されている。
  - 通常，病変は原発巣よりも小さく，しばしばインフルエンザ様症状を伴う。
- 脳神経麻痺：Bell麻痺（第7脳神経）がライム病における最も多い神経学的症状であり，3〜5％のライム病患児で認められる。しかしながら，どの脳神経も障害されることが報告されている。顔面神経麻痺は下位運動ニューロン病変による顔面の下方および前額部の麻痺である。発症直後から症状は緩やかに改善傾向となるが，8週まで持続し，抗菌薬投与による麻痺症状への影響は認められない（202章「Bell麻痺」参照）。
- 無菌性髄膜炎：患者は細菌性髄膜炎と類似した症状（羞明，項部硬直，頭痛）を訴えるが，症状は一般的にはそれほど重篤ではない。脳神経麻痺症状を合併することもあるし，合併しないこともある[4]。
- 房室ブロック：これはライム病患児では非常にまれな症状である。発症した場合，失神，立ちくらみ，呼吸困難が房室（AV）機能不全における古典的な症状である[3]。しかし，いずれの症状をも認めないこともある。ライム病によるブロックの程度は様々であり，一般的には時折認められる程度である。多くの症例では1週間以内に自然と回復する[4]。
- 非特異的な徴候や症状である倦怠感，筋肉痛，頭痛，発熱，リンパ節腫大などを認めることがある。

晩期拡散期（ダニ咬傷から2〜12カ月後）

- 関節炎：通常，単関節炎の形をとり，90％が膝関節，その他，肩，足首，肘，手首なども障害されることがある。ライム病患児の7％でこれらの症状を認める[4]。浸出液を伴う関節の発赤・腫脹を認めることが多い。治療により，関節炎は数日〜数週間で改善するが，5〜10％の治療患者で再発し，通常再治療によって改善する。免疫性の慢性関節炎は，成人のライム病患者においてまれに認められるが，小児においては非常に珍しい[5]。

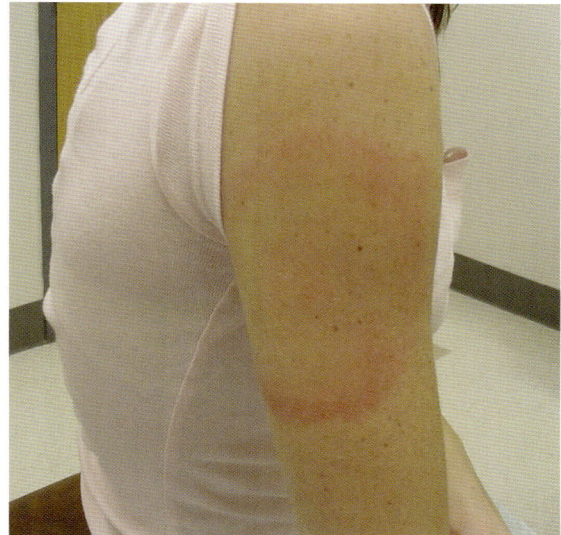

図183-3　右腕に遊走性紅斑を認める12歳女児。環状の境界はやや盛り上がり，中央は消退している。(*Used with permission from Jeremy Golding, MD*)

診断

▶ 臨床所見

早期局在期（ダニ咬傷から3〜32日後）

- 遊走性紅斑（以前の慢性遊走性紅斑）：この疾患特徴的な所見は，ライム病患者の約68％程度に認められる[4]。"bull's-eye"様の発疹であり（図183-1，183-3），この掻痒感のない斑状丘疹は，一般的には感染部位の近くに出現する。紅斑の中心領域は消退しつつ，紅斑周囲は数日をかけて徐々に広がる。治療されなければ，遊走性紅斑は2〜3週間持続する。
- インフルエンザ様症状：約67％の患者がインフルエンザ様の症状（発熱，筋肉痛，頭痛，倦怠感，およびリンパ節腫脹）を発症する。症状は通常7〜10日以内に治まる。

- 早期にライム病に対しての適切な治療を行った小児では，晩期へと進展することがほとんどない。

▶ 検査所見

ライム病の診断は，特に流行地において，適切な病歴および遊走性紅斑の存在によって一般的にはなされる。遊走性紅斑を認めない患者においては，後述する方法を用いた血清検査によって診断される。

- 酵素結合免疫吸着測定法(ELISA，感度 94 %，特異度 97 %)[6]：身体所見上，遊走性紅斑を認めない患者に対しスクリーニング検査として用いられる。感染早期の患者では最大 50 %程度が偽陰性となる。したがって，発症から 4 週間以内の血清学的検査は通常推奨されない。もし疑いが強く残るなら，6 週間あけて回復期の抗体価を評価すべきである[6]。過去の感染は免疫を示さない。ライム抗体価は単核球症，歯周病，結合組織病やその他，まれな疾患で偽陽性を示すことがある[7]。
- ウエスタンブロット法(*B. burgdorferi* に対する IgM と IgG)：ELISA 法にて陽性結果が得られた場合，確定試験のためウエスタンブロット法が用いられる。IgM 抗体はスピロヘータの侵入後，2 週〜6 カ月まで検出することができる。IgG は適切な抗菌薬を投与していても，6 週間後から検出することができる。ライム病の抗体が陽性と判断したならば，速やかに抗菌薬治療を開始すべきである。治療の成功を確認するための繰り返しの検査は，血清学的試験の陽性が持続するためすべきではない。
- ライム病の血清検査は頻回に偽陽性になるため，米国小児科学会は「倦怠感や関節痛などの非特異的な症状を訴える患児に対して，ライム病の事前確率が低いにもかかわらず，親の過度の心配などから広く血清検査がオーダーされているが，これには賛同できない。これらの患者における血清検査の陽性は，ほとんどが偽陽性である。流行地において，不顕性感染や抗体の陽転化も起こりうるため，患者の症状は単に偶然一致したにすぎない。急性ライム病患者のほとんどで感染の徴候(例：遊走性紅斑，顔面神経麻痺，関節炎)が認められる。一般的には特徴的な徴候に非特異的な症状を伴うことはあるが，非特異的な症状がライム病の唯一の症状であることはほとんどない」と述べている[8]。
  次に述べるような臨床像を示す場合，経験的な抗菌薬治療を考慮すべきである(試験は必要ない)。すなわち，遊走紅斑の存在，判明しているダニ咬傷後のインフルエンザ様症状(上気道炎症や消化器症状を認めない)，流行地における，特に 6〜9 月の間の Bell 麻痺，妊娠中のダニ咬傷である。

▶ 検査所見の特徴

- 血算(CBC)：リンパ球増多(1 万 1,000〜1 万 8,000/μL)。貧血，血小板減少はまれ。
- 赤血球沈降速度(ESR)の亢進(>20 mm/時)
- γ-グルタミルトランスフェラーゼ(GGT)とアスパラギン酸アミノトランスフェラーゼ(ALT)の上昇
- 脳脊髄液(CSF)：中枢神経系に合併している場合，髄液細胞増多，蛋白質の上昇。スピロヘータ抗体は検出できることもある。
- 血液培養：あまり得るものがない，推奨されない。
- 神経伝達速度と遊走性紅斑：感覚異常や神経根性疼痛を有する患者において有用である。

鑑別診断 [9]

- 蜂窩織炎：ライム病より進展がより速い。硬結と圧痛はより一般的に認められる(103 章「蜂窩織炎」参照)。
- 蕁麻疹：蕁麻疹が環状の場合，遊走性紅斑に似て見える。通常，蕁麻疹はより広く広がり，膨疹が時間経過で出現したり消退したりするが，遊走性紅斑の皮疹はより固定している(134 章「蕁麻疹と血管性浮腫」参照)。
- ロッキー山紅斑熱：アメリカイヌカクマダニ(*Dermacentor variabilis*)と関連する。皮疹は出血斑であり，全身に広く分布する(175 章「IgA 血管炎(Henoch-Schönlein 紫斑病)」，図 175-5 参照)。患者はしばしばトキシック・アピアランスを示す。
- 皮膚真菌感染症：通常，かゆみを伴い，皮疹は環状となることもある。遊走紅斑では認められない特徴であるスケーリング(複数の角質細胞が固まって剥がれること)を認める。ゆっくりと広がる。環状の体部白癬の様相は遊走性紅斑と見間違うほどの類似性を有する(第 123 章「体部白癬」参照)。
- ダニ咬傷への局所反応：ダニ咬傷は皮膚の局所反応を引き起こすが，時間経過で進展しない。通常，直径 2 cm 未満であり，通常は丘疹である。
- 発熱性ウイルス性疾患(特に夏季のエンテロウイルス感染症)：発熱，筋肉痛，関節痛，および頭痛。消化器症状；咽頭痛および／または咳嗽。
- 顔面神経麻痺：ライム病では両側性のことがある。ライム病と関係のない顔面神経麻痺では，両側性となるのは一般的ではない(202 章「Bell 麻痺」参照)。
- ウイルス性髄膜炎：ウイルス感染によって発症するリンパ球性(無菌性)髄膜炎は，一般的には一過性の経過をたどり，通常一峰性の経過後，数日以内に改善する。
- 若年性特発性関節炎：ライム病の急性関節炎と鑑別できない場合がある。血清学的検査および臨床経過は，鑑別に役立つ(172 章「若年性特発性関節炎」参照)。

治療

▶ 薬物治療

早期局在期

- 8 歳以上：ドキシサイクリン 4 mg/kg/日を分 2，最大 100 mg/回，投与期間 14〜21 日間[5]。SOR🅐
- 8 歳未満，もしくはドキシサイクリンが使用できない者：アモキシシリン 50 mg/kg/日を分 3，最大 500 mg/回。もしくはセフロキシム 30 mg/kg/日を分 2，最大 1,000 mg/回，投与期間 14〜21 日間。

早期拡散期および晩期拡散期

- 複数の遊走性紅斑：早期局在期の経口処方薬と同じだが，投与期間 21 日間。
- 顔面神経麻痺：早期局在期の経口処方薬と同じだが，投与期間 14〜21 日間。
- 関節炎：早期局在期の経口処方薬と同じだが，投与期間 28 日間。
- 持続性もしくは再発性関節炎*：セフトリアキソン 50〜75 mg/kg/日，1 日 1 回静注，最大 2 g/日，投与期間 14〜28 日間。
  - 代替薬：ペニシリン 20 万〜40 万単位/kg/日，分割して 4 時間おきに静注，最大 1,800〜2,400 万単位/日，投与

期間 14〜28 日間。

- セフォタキシム 150〜200 mg/kg/日，分 3〜4 で静注，最大 6 g/日，投与期間 14〜28 日間。
- 早期（再治療）の経口処方薬と同じだが，投与期間 28 日間。

房室ブロックもしくは心筋炎

無症候性であれば経口処方薬を 14〜21 日間。症候性であればセフトリアキソン，もしくはペニシリンの経静脈投与（投与量は前述の「持続性もしくは再発性関節炎*」の項を参照）を 14〜21 日間。

髄膜炎

- セフトリアキソン 50〜75 mg/kg（最大 2 g/日）を 14 日間。代替薬としてセフォタキシム 150〜200 mg/kg/日（最大 6 g/日），分 3〜4[5]。SOR Ⓑ
- ドキシサイクリン（経口）100〜200 mg を 1 日 2 回，14 日間[5]。SOR Ⓑ

▶ 紹介と入院

診断が不明確であり，初期治療への反応が得られない臨床症状が重篤な患者については，紹介を考慮する。

予防

- 防護的な洋服の着用や防虫剤の使用によって，ダニへの曝露を避ける。ダニのいる地域でハイキングなどを行う場合，毎日ダニを確認し，見つけたら即座に除去する。
- マダニの幼虫もしくは成虫が最低 36 時間以上吸血している状態で発見された場合は，マダニを除去して 72 時間以内，その地域におけるマダニの *B. burgdorferi* 感染率が最低 20% 以上，ドキシサイクリンが禁忌でなければ，予防的なドキシサイクリンの内服（200 mg を 1 回内服）が推奨される[5]。

予後

- 従来からの適切な抗菌薬治療が行われた小児の予後は良好である。
- 倦怠感，関節痛，筋肉痛などの非特異的な症状は適切な治療後にも認められるが，数週〜数カ月程度で改善する。これらの症状は病原体の持続感染に起因するものではないため，抗菌薬を繰り返し投与しても，これらの症状の早期改善にはつながらない[3]。
- 適切な治療がなされている場合，失敗はまれであり，長期の経口もしくは経腸的な抗菌薬投与が強く推奨される。自覚症状が持続的に認められる患者に対しては，他の診断はないか検索する，または適切な専門家への紹介を行う。

フォローアップ

抗菌薬治療中の患者は，回復するまでフォローを行う。

患者教育

マダニへの曝露を減らすことにて，予防は達成される。ライム病に罹患する地域に住んでいる場合は，マダニ咬傷を防ぐため防護的な洋服の着用，防虫剤の使用，ダニの確認など簡単に行える対策をとる。これは高リスクの時期である 4〜11 月において，非常に重要である。大多数の治癒が望める早期に治療が開始できるように，ライム病の初期症状を教育すべきである。

皮膚にマダニを見つけたら，先の細いピンセットを用いて早期に取り除く。巻末の「患者向け URL」参照。

【Thomas J. Corson, DO／Richard P. Usatine, MD／
Camille Sabella, MD】

（小松充孝／久田　研 訳）

184 EBV 感染症（伝染性単核球症）

症例

16 歳男児が，7 日間続く激しい咽頭痛，発熱，倦怠感，腹痛のため，小児科医を受診した。両側頸部腫脹と圧痛を訴えた。診察上，白苔を伴う非常に腫脹した扁桃と，両側後頸部に腫大したリンパ節を触知した（図 184-1）。さらに左肋骨縁から 1 cm 下方に脾臓を触知した。異種親和性抗体検査（monospot テスト）が陽性であったため，対症療法で経過がみられた。症状は約 10 日間持続し，その後完全に治癒した。

概説

Epstein-Barr ウイルス（EBV）は，ヘルペスウイルスに属する DNA ウイルスである。伝染性単核球症で最も頻度の高い病原微生物であり，発熱，咽頭炎，頸部リンパ節腫脹などを特徴とする。まれに脳炎，心筋炎，溶血性貧血を起こすことがある[1]。免疫不全者では，致命的な感染を引き起こすことがある[2]。

別名

伝染性単核球症はサイトメガロウイルス（CMV）のような他のウイルスに起因することもあるが，EBV 感染症と伝染

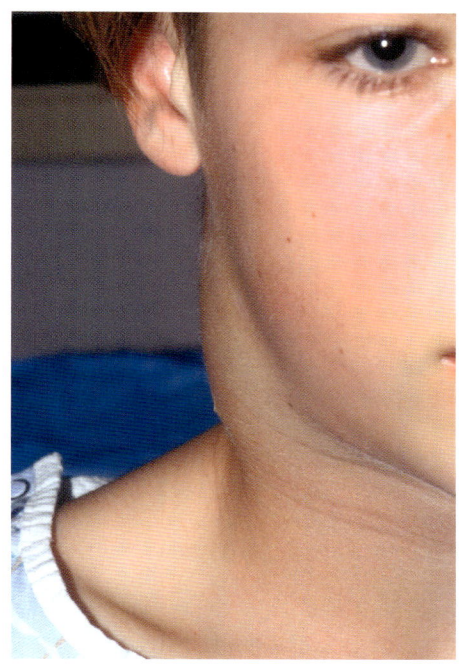

図 184-1　伝染性単核球症の男児の後頸部リンパ節腫脹。（*Used with permission from Johanna Goldfarb, MD*）

性単核球症は同義として扱われる。ほかに，腺症候群，ヒトヘルペスウイルス 4 型，日常的には "kissing disease" と呼ばれる。

疫学

- 環境中に存在する。
- 先進諸国において，乳児および幼児ではみられない。対照的に発展途上国では，6 歳未満の小児の 90％は曝露している[1,3,4]。
- 初感染の多くが，思春期や若年成人に起こる。
- 成人期では，血清学的には 90％以上が過去に EBV に曝露している。
- 季節性変動はなく通年性に起こり，夏季の数カ月間はわずかに多く発生する[5-7]。
- 伝播は主に口腔内分泌物を介して起こり，濃厚なキス，幼児間で共有する玩具などを介して伝播する[8]。
- 小児期の EBV 感染は無症候性の場合がある。
- 青年期の EBV 感染の 30～40％で伝染性単核球症を発症する。
- 潜伏期間は 30～50 日である。

病因と病態生理

- ウイルスは扁桃陰窩の上皮細胞や B リンパ球に感染する[2]。
- 感染した B 細胞によって細網内皮系（扁桃，脾臓，リンパ節）を通じて播種する。
- CD4 と CD8 陽性 T 細胞反応が活性化される。
- ウイルスは宿主に永続的に潜伏感染する。
- 重症度は NK 細胞，CD8 陽性 T 細胞，血液中の血液ウイルス量に関連する[8]。

危険因子

- 先進諸国では，10 代および大学生は最も感染リスクが高い。濃厚なキスや性的活動は，EBV 初感染の危険因子である[8]。
- 糖尿病，HIV，移植患者などの免疫不全宿主や免疫調節薬を使用している患者では，重症化するリスクがある。

診断

- 伝染性単核球症：古典的三徴として，発熱，滲出性咽頭炎，リンパ節腫脹がある。
- 若年小児では症状が軽微で，発熱しかみられないこともある。
- 発熱，筋肉痛，倦怠感，頭痛などの全身症状が，リンパ節腫脹や咽頭炎より，3～5 日間ほど先行することがある。
- 頸部リンパ節腫症は有意な所見であり，"bull's neck" といわれる。後頸部リンパ節は一般的に認められる。滑車状リンパ節も腫大することがある（図 184-1）[9,10]。80％の患者に脾腫を認め，外傷により脾破裂を起こすこともある[11,12]。
- 肝腫大は一般的に認められない。
- 倦怠感は一般的な症状であり，経過の全体を通して持続する。

▶ 眼症状

- 眼窩周囲浮腫は伝染性単核球症の症状として認めることがあり，蜂窩織炎と混同されうる[13,14]。
- 眼腺症候群（無痛性耳介前リンパ節腫脹を伴う眼瞼腫

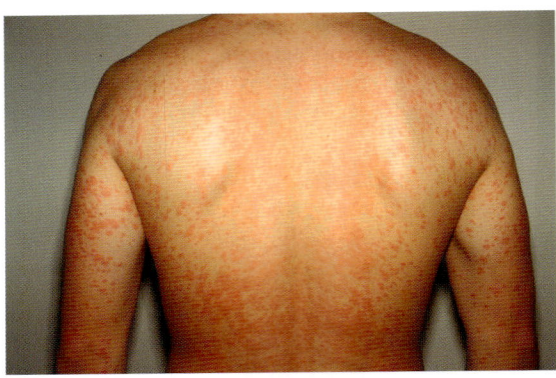

図 184-2　伝染性単核球症の思春期男児における麻疹様発疹。（*Used with permission from Johanna Goldfarb, MD*）

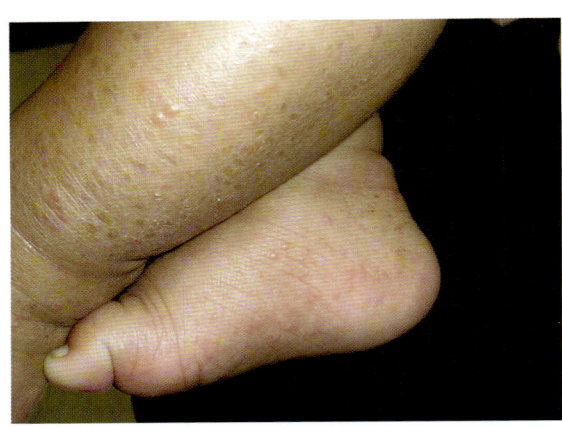

図 184-3　乳児における丘疹状肢端皮膚炎（別名 Gianotti-Crosti 症候群）。（*Used with permission from Richard P. Usatine, MD*）

脹）[15,16]。
- 角膜炎，ブドウ膜炎，急性網膜壊死は一般的には認められない[17,18]。

▶ 皮膚症状

- 発疹は 10％の患者に認める。麻疹様発疹で，通常体幹部や上腕に認められ（図 184-2），時に蕁麻疹または点状出血の場合もある[19-21]。
- アンピシリンを服用した場合，90％以上の患者が発疹を呈する[20]。
- 丘疹状肢端皮膚炎（Gianotti-Crosti 症候群）は，EBV と関連があるといわれ[21]，幼児期から低学年期にみられる傾向がある（図 184-3）。
- 結節性紅斑（図 184-4）。
- 思春期女児における外性器潰瘍形成は，EBV 感染に関連してみられることがあり（急性陰門潰瘍），単独または複数で発症し，非常に強い痛みを伴うことがある[22,23]。

▶ 中枢神経症状

- 中枢および末梢神経系に作用し，脳炎，髄膜炎，脳脊髄炎，神経根炎を起こす[24]。
- 急性散在性脳脊髄炎（ADEM，図 184-5）[25]。
- "不思議の国のアリス" 症候群：形状，大きさ，色の認識などの歪みを経験する異常な感覚のこと。小児では，「物が長く見える」「小さく見える」「異なって見える」と発言する

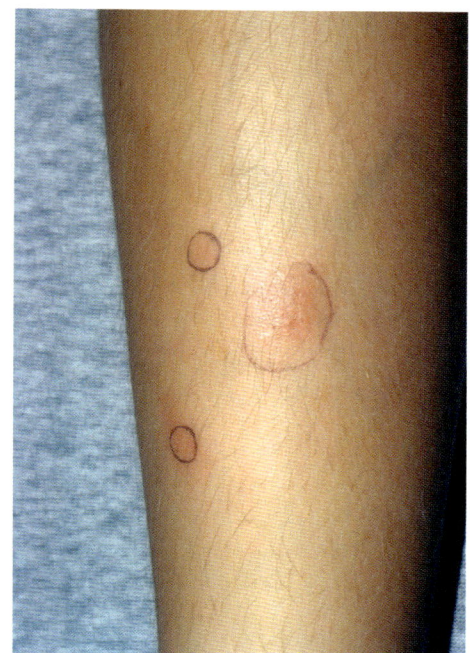

図 184-4　下腿の結節性紅斑。有痛性の結節で，EBV を含む多くの感染症に関連する。（*Used with permission from Camille Sabella, MD*）

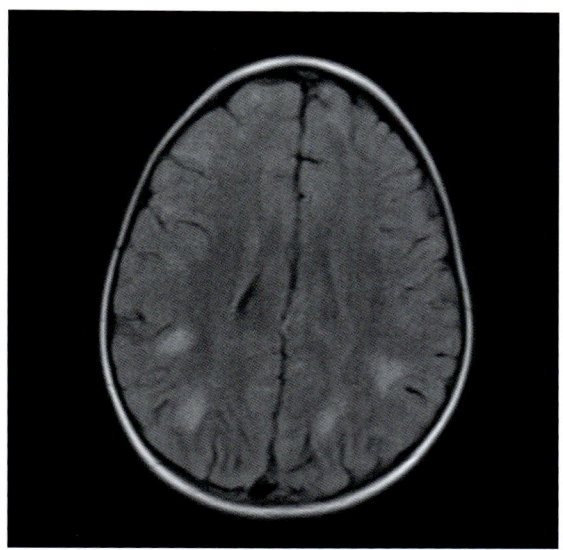

図 184-5　急性散在性脳脊髄炎（ADEM）。後頭および頭頂部で低信号域を示す。EBV を含む多くの病原微生物が ADEM 発症に関連する。（*Used with permission from Neil Friedman, MD*）

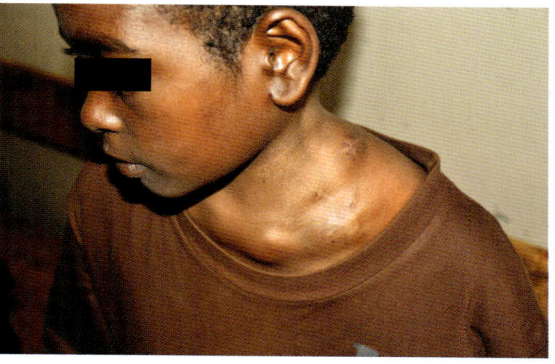

図 184-6　Hodgkin 病男児における頸部および鎖骨上リンパ節腫脹。（*Used with permission from Richard P. Usatine, MD*）

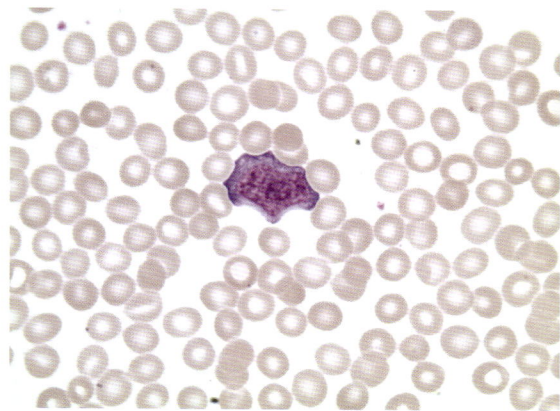

図 184-7　伝染性単核球症に特徴的な，核の不整を伴う異型リンパ球（末梢血スメア）。（*Used with permission from Eric Hsi, MD*）

▶ EBV に関連する小児悪性疾患[2]

- Burkitt リンパ腫
- Hodgkin 病（図 184-6）
- X 連鎖リンパ増殖性症候群（XLPS）
- HIV 感染，または免疫不全（移植など）児における平滑筋肉腫，または臓器移植後のリンパ組織増殖性疾患（PTLD）

▶ 検査所見

- 異型リンパ球：大型で，細胞質にくぼみがある反応性リンパ球（図 184-7）。CMV 感染症でも認めるが，他のウイルス性疾患でみられない[27]。
- 異種親和性抗体：非特異的な抗体であり，多くの抗原と反応する。monospot テストでは，ウマまたはヒツジ赤血球を用いたスライド試験によって抗体を同定する。発症後 2～5 週間で最も増加するが，初めの 1 週間では陰性の場合がある。通常 4 歳未満の小児において 10～50％で陰性である。感度は 80％，特異度は 89～100％であり，本検査が陰性の場合でも，EBV 感染を除外できない[1,28]。
- サイトメガロウイルス関連の伝染性単核球症では，monospot テストは陰性である[29]。
- 抗体検査：4 つの特異抗体が診断に用いられる。すなわち，抗 EA 抗体，抗 VCA-IgM 抗体，抗 VCA-IgG 抗体，抗 EBNA-IgG 抗体（図 184-8）[30]。これらの検査は，異種親和性抗体検査で判別困難な低年齢の小児や，異種親和性抗体検査の結果が陰性であっても感染が疑われる場合の診断に

ことがある。この状態は通常一過性であり伝染性単核球症の改善とともに軽快する[26]。

▶ EBV 感染症の他症状[1,2]

- 心炎，心外膜炎
- 肺炎
- 溶血性貧血
- 一過性血小板減少性紫斑病
- 間質性腎炎

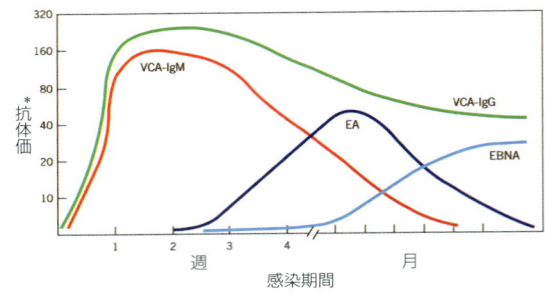

図 184-8　伝染性単核球症における EBV 抗体。病初期では VCA-IgM，VCA-IgG が出現。VCA-IgM は急速に上昇して，約 4 カ月間陽性を維持。VCA-IgG は感染後永続的に陽性。早期抗原(EA)抗体は，VCA 抗体に続いて上昇し，6 カ月以上間陽性を維持し，そのまま陽性が続くこともある。EBNA は感染後 1～3 カ月で上昇し，生涯を通じて陽性のままである[1,30]。*抗体価は血清希釈の逆関数として示す。

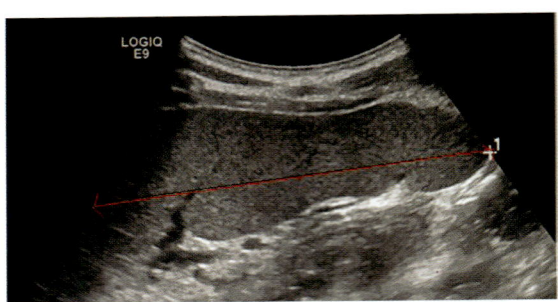

図 184-9　16 歳の伝染性単核球症の脾腫。脾臓は 17cm。青年期の標準的な脾臓サイズは明らかではないが，この年代では 12～13 cm 以内とされる[37,38]。脾臓周辺左下部分の途絶は，脾臓血管によるもので脾破裂ではない。(Used with permission from Blanca Gonzalez, MD)

使用される。

- PCR は中枢神経系感染が疑われるときの髄液中のウイルス検出や，免疫不全患者における血液中のウイルス定量に使用される[31,32]。

鑑別診断[33]

- サイトメガロウイルス：異種親和性抗体検査が陰性の伝染性単核球症で，EBV 感染と区別できない場合がある。通常，血清学的に診断される。
- トキソプラズマ症：EBV 感染と同様の症状を呈するが，咽頭炎や脾腫はしばしば認められない。
- 急性レトロウイルス症候群(急性 HIV)：異種親和性抗体検査が陰性の伝染性単核球症の原因として考えられ，特に疫学的な曝露歴がある場合に疑われる。
- A 型肝炎：一般的には，発熱，悪心，黄疸を起こすが，咽頭炎やリンパ節腫脹は認められない。
- アデノウイルス：一般的には，急性の経過をたどり，脾腫を伴わない。
- エンテロウイルス：乳幼児の発熱の原因としてみられ，これらの年齢における EBV 感染症と同様の症状を呈する。しばしば，ヘルパンギーナまたは手足口病(113 章「手足口病」参照)を発症する。
- ヒトヘルペスウイルス 6 型：乳児における発熱の原因として非常に一般的な原因で，発疹を伴うこともある。
- マイコプラズマ：思春期にみられ，通常，初期の感染巣として呼吸器症状を呈する。
- A 群レンサ球菌：咽頭炎やリンパ節腫脹を認め，EBV との共感染も起こりうる。微生物学的な咽頭検査で除外できる(29 章「咽頭炎」参照)。
- Hodgkin リンパ腫(Hodgkin 病)：リンパ節腫脹，発熱，寝汗，疲労を呈する。リンパ節は大きく，より軟らかいことがあるが，これらの全身症状を有する場合は，単核球症と同様に Hodgkin 病も考慮しなければならない(図 184-6)。Hodgkin 病は，単核球症の発現の後に起こる可能性さえある。

治療

- 対症療法：水分補給，安静。

- 抗菌薬は効果がなく，アモキシシリンを使用すると発疹を引き起こす場合がある。レンサ球菌性咽頭炎を合併している場合，アモキシシリン疹(154 章「皮膚の薬剤反応」参照)を回避するために，アモキシシリンでなくペニシリンを使用する。
- ステロイドはルーチンで必要ない。気道における易感染性をもつ患者に対しては，浮腫を軽減することで有益となる場合がある[34]。SOR ⓒ
- 脾腫がある患者は，脾破裂の危険性があるため，触知しなくなるまではコンタクトスポーツを避けなければならない。
- アシクロビルとガンシクロビルは，in vitro では複製期を抑制することでウイルスに活性があるが，効果は限定的であり，症状を改善したというエビデンスはない。抗ウイルス療法は免疫不全患者で考慮される[35]。

▶ 画像検査

超音波検査は，脾臓の大きさを評価することで，コンタクトスポーツに復帰できる時期を決めるのに役立つ。しかし，正常な脾臓サイズに関連する明確な基準がないのが現状である(図 184-9)[36-39]。

▶ 外科治療

- 脾破裂の場合，保存的なアプローチでも管理できたという報告はあるが[40]，手術が必要となるかもしれない。
- 自然脾破裂はまれではあるが，発症後 2 週以内に最も起こりうる[39]。
- 遅発性破裂は，外傷によって起こる。

予防

ウイルスは長期間唾液中に存在するため，患者が症状を発現する前から感染性を有しており，予防することは難しい。しかし，感染患者は急性期の期間は濃厚なキスや食事，食器の共有を避けるべきである。

予後

- 倦怠感は最長 6 カ月間持続する[41]。倦怠感やその他の非特異的な症状がそれ以続く場合は，活動性ウイルス感染によるとは考えづらく，Hodgkin リンパ腫のような他の疾患を考慮しなければならない。
- 慢性 EBV 感染は非常に珍しく，6 カ月以上伝染性単核球症の症状が持続し，他の臓器症状(肝炎，溶血性貧血)も現れる[42]。

- 永続的に再感染することもある。
- 免疫適合者では，再活性化したとしてもほとんどが無症候性である。
- 一部の患者では，リンパ腫や上皮悪性腫瘍を発症することもある[2]。
- 移植患者で再活性化した場合は，移植後リンパ増殖性疾患に至る可能性がある[43]。

フォローアップ

- スポーツへの参加のためには，かかりつけ医によるフォローアップが必要である。
- 通常，いったん急性期症状と脾腫が治まれば，スポーツへの復帰は可能である。症状発現から6週間という期間が，ガイドラインでしばしばいわれる。

患者教育

- 疾患の予想される経過を，患者と家族を含めて協議しなければならない。
- 初期安静の後，学校や人と物理的に接触することがない活動へ復帰することは，日常生活を再構築するために重要である。

【Blanca E. Gonzalez, MD】
（中尾彰裕／久田　研 訳）

185 毒素性ショック症候群

症例

　11歳男児，12時間前からの発熱，体幹部の発疹，嘔吐，下痢のため救急科を受診した。来院時の体温39.3℃，脈拍140/分，呼吸数40/分，血圧90/60 mm Hg，身体所見上，眼球結膜の充血，口腔粘膜の腫脹，体幹と背中に強度の紅皮症（図185-1）を認めた。臨床検査上，血小板減少，高トランスアミナーゼ血症，同年代の正常値より2倍近いクレアチニン濃度の上昇を認めた。補液施行後PICUへ入院し，循環動態を保つために急速輸液や昇圧剤を投与された。バンコマイシンとクリンダマイシンによる治療を受けた。症状が出現する2，3日前に，スポーツで受傷した下肢の創部から黄色ブドウ球菌が分離された。

概説

　毒素性ショック症候群（toxic shock syndrome：TSS）は，発熱，発疹，血圧低下や，腎不全，心筋機能不全，急性呼吸窮迫症候群（ARDS）などショックに進行しうる多臓器障害によって特徴づけられる急性疾患である。1978年当時では，黄色ブドウ球菌に感染した小児に，またタンポンを使用している月経中の女性に発症するとされていた[1,2]。A群レンサ球菌（GAS）感染症に関連した，毒素性ショック様症候群も同様に報告されている[3,4]。

疫学

▶ ブドウ球菌性毒素性ショック

- 高吸水性タンポンを使用した月経期間とTSS発症に強い

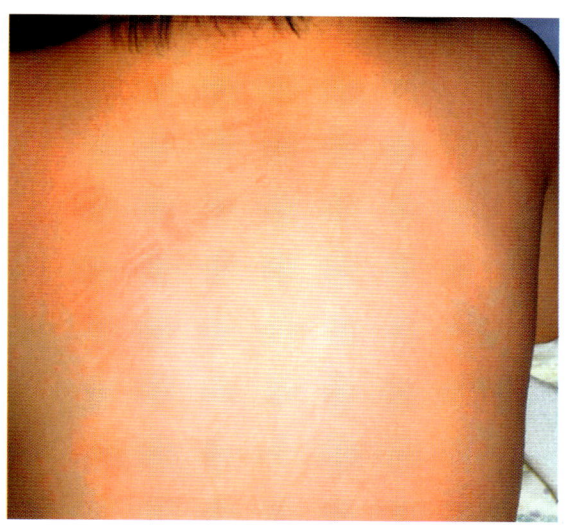

図185-1　毒素性ショック症候群（TSS）の小児の紅皮症。（Used with permission from Johanna Goldfarb, MD）

相関がある[5]。
- 60%が月経中の女性に発症し，40%が男性や非月経期の女性に発症する[6]。
- 過去にTSS毒素への曝露がなく，中和抗体をもっていない若年層により起こりやすい[7]。
- 毒素産生性黄色ブドウ球菌が腟に定着し，TSS毒素-1に抗体をもたない若年女性は，月経期間，特にタンポン使用者ではTSSを発症する危険性が最も高い。
- 黄色ブドウ球菌による局所感染を起こした小児は，TSSを発症しうる。感染部位は，創傷感染，皮膚膿瘍，蜂窩織炎，気道感染など臨床的にはっきり判別できるものや，副鼻腔炎などが潜在している場合がある。

▶ レンサ球菌性毒素性ショック様症候群

- 通常，GAS菌血症と関連があり，多くの場合では，しばしば蜂窩織炎と壊死性筋膜炎と関連する[3,4]。
- 水痘感染に関連し，GASによる皮膚病変を二次的に発症する。

病因と病態生理

- TSS毒素-1，または他のエンテロトキシンを産生する黄色ブドウ球菌によって引き起こされる[8]。
- TSS毒素は，TNFやIL-1などの炎症伝達物質の産生を促すスーパー抗原として作用すると考えられる。これらの媒体は毛細管漏出を引き起こし，血圧低下や多臓器障害を引き起こす[9-11]。
- 血圧低下の程度によって，多臓器障害の範囲が予測される。
- 現在の市中関連型MRSAがTSS毒素を産生するのはまれである[12]。
- GAS毒素性ショック様症候群の大部分の例は，M型1と3による。

危険因子

- 高吸収性タンポンを使用している月経中の若い女性で最も頻度が高い。
- TSS毒素1に対する抗体の欠如は，感染の危険因子である。

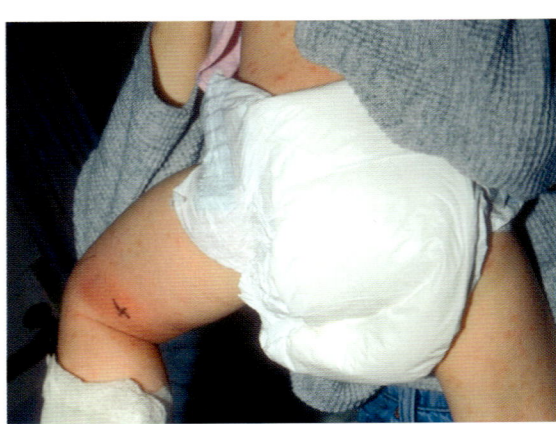

図185-2　水痘罹患後にA群レンサ球菌に起因する二次性蜂窩織炎を発症した小児。(*Used with permission from Camille Sabella, MD*)

- 水痘感染はレンサ球菌性毒素性ショック様症候群の重要な危険因子である(**図185-2**)。

診断

◉ 臨床所見

- TSSとレンサ球菌性毒素性ショック様症候群の臨床定義を**表185-1**，**185-2**に示す。
- 初期の症状として，急性発症の発熱，咽頭痛，筋肉痛を認める。
- 胃腸症状，特に大量下痢がみられる。
- 発疹は紅皮症か猩紅熱様である(**図185-1**，**185-3**)。
- 眩暈，または失神などの血圧低下症状がしばしばみられる。
- イチゴ舌(**図185-4**)，非化膿性結膜充血(**図185-5**)，咽頭発赤は一般的にみられる。
- 意識障害は，血圧低下の徴候である。
- 皮膚の落屑は発疹から7〜21日後に起こり，一般的に全層性，シート状である(**図185-6**)。
- GAS毒素性ショック様症候群の臨床的特徴は，ブドウ球

表185-1　ブドウ球菌性毒素性ショック症候群の臨床定義[1]

臨床所見

1. 発熱：38.9℃以上
2. 発疹：びまん性斑状紅皮症
3. 落屑：特に手掌と足底に，発症から1〜2週間後に出現
4. 低血圧：収縮期血圧が，成人の場合90 mm Hg以下，16歳未満の小児の場合，5パーセンタイル未満，または，起立性低血圧(拡張期血圧が座位と比べて等しいか15 mm Hg上昇する)，起立性失神，起立性めまい
5. 複数の機能障害：下記の3つ以上が当てはまる。
   - 胃腸：病初期の嘔吐，下痢
   - 筋肉：激しい筋肉痛，または正常値上限より2倍以上のクレアチンホスホキナーゼ上昇
   - 粘膜：膣，口咽頭，結膜の充血
   - 腎臓：尿素窒素，クレアチニンの正常上限より2倍以上の上昇，または尿路感染症がない場合での膿尿(白血球＞5/HPF)
   - 肝臓：総ビリルビン，血清グルタミン酸オキサロ酢酸トランスアミナーゼ(SGOT)，もしくは血清グルタミン酸ピルビン酸トランスアミナーゼ(SGPT)
   - 血液：血小板＜10万/mm³
   - 中枢神経系：見当識障害や意識の変容。発熱や血圧低下がない場合，巣症状はない。
6. 陰性検査所見
   - 血液，咽頭，髄液培養(血液培養は，黄色ブドウ球菌で陽性となる場合がある)
   - ロッキー山紅斑熱，レプトスピラ症，麻疹の抗体価上昇

症例分類

- 推定症例：前述の6つの臨床所見のうち5つを満たす。
- 確定症例：落屑を含む6つすべての症状を満たす。ただし落屑が出現するまでに患者が死亡する例が多い。

[1]Adapted from Wharton M, Chorba TL, Vogt RL, Morse DL, Buehler JW. Case definitions for public health surveillance. MMWR Recomm Rep. 1990；39(RR-13)：1-43.

表185-2　レンサ球菌性毒素性ショック様症候群の臨床定義[1]

Ⅰ．A群レンサ球菌の分離

　A．無菌部位からの検出(血液，髄液，腹水，組織生検標本)—確定症例：ⅡA，ⅡBを満たす場合

　B．無菌部位以外からの検出(咽頭，喀痰，膣，開放創，皮膚病変)—推定症例：ⅡA，ⅡBを満たし，他に原因がない場合

Ⅱ．重症度の臨床的徴候

　A．低血圧：成人90 mm Hg以下，小児5パーセンタイル未満

　　　および

　B．以下，2つ以上の徴候が当てはまる

- 腎障害：クレアチニン濃度　成人＞177 μmol/L(2 mg/dL)，小児：年齢相応の正常上限の2倍
- 凝固異常：血小板≦10万/mm³，または播種性血管内凝固症候群(DIC)
- 肝障害：アラニントランスアミナーゼ(ACT)，アスパラギン酸トランスアミナーゼ(AST)，または総ビリルビン酸＞年齢相応の正常上限の2倍
- ARDS
- 落屑を伴うことがある全身性紅斑性発疹
- 壊死性筋膜炎，筋炎，壊疽を含む軟部組織壊死

[1]Adapted from National Notifiable Diseases Surveillance System(NNDSS), 2010 Case Definition；Centers for Disease Control and Prevention. Found at：http://wwwn.cdc.gov/nndss/script/casedef.aspx?CondYrID=858&DatePub=1/1/2010.

16

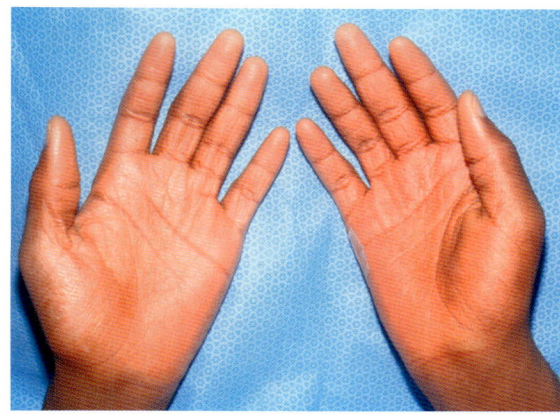

図185-3　初期の TSS に特徴的な手掌紅斑。（*Used with permission from Camille Sabella, MD*）

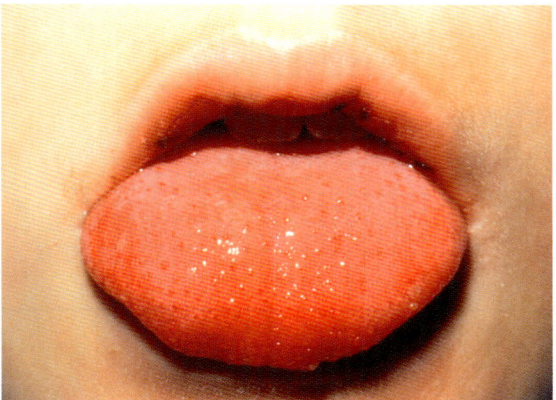

図185-4　TSS の所見のひとつであるイチゴ舌。（*Used with permission from Johanna Goldfarb, MD*）

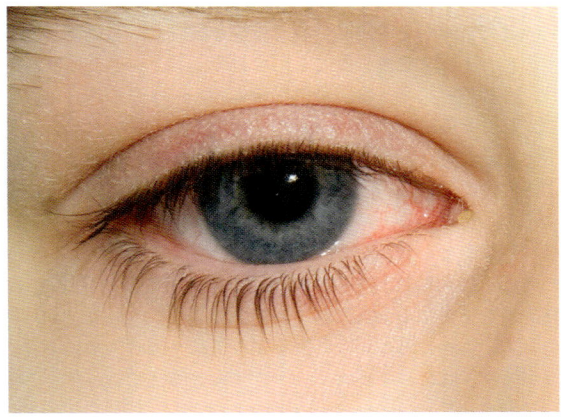

図185-5　TSS 小児における結膜充血。（*Used with permission from Camille Sabella, MD*）

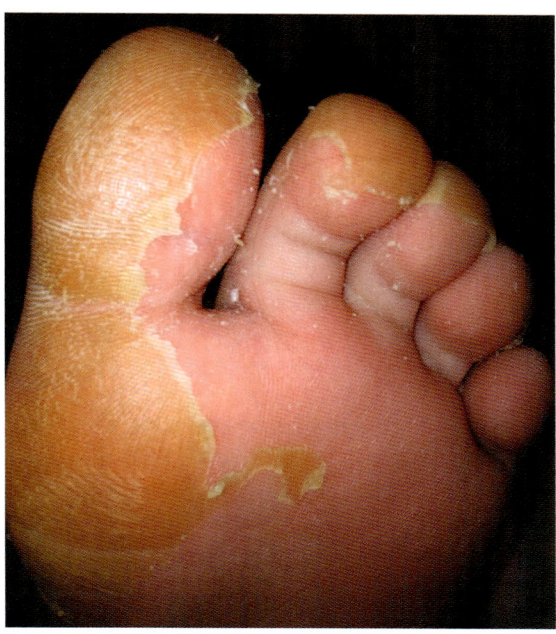

図185-6　TSS 発症後 7～10 日後に起こった膜様落屑。（*Used with permission from Camille Sabella, MD*）

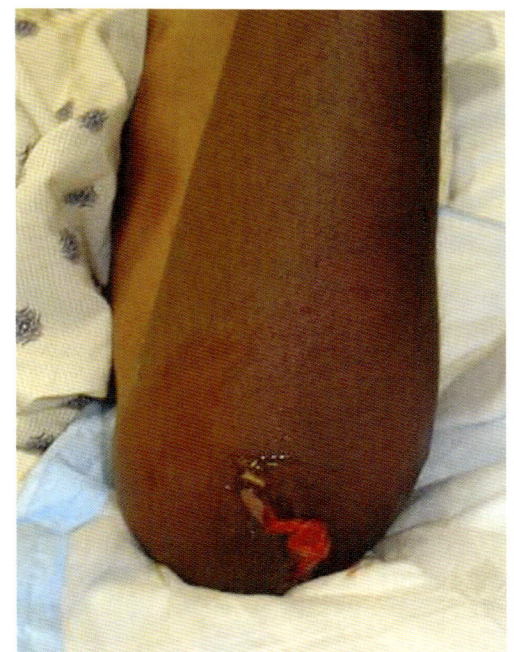

図185-7　A 群レンサ球菌に起因する創傷感染。（*Used with permission from Camille Sabella, MD*）

菌性と類似するが，より頻繁に創傷感染，蜂窩織炎，肺炎に後発する（図185-7）。

▶ 典型的分布

- 発疹は重篤な血圧低下がある場合を除いて，四肢よりも体幹に顕著である。
- 落屑は指，手掌，足底で最も頻度が高い。

▶ 検査所見

- 好中球優位，または幼若な白血球増加を認める。
- 肝機能障害は通常みられ，軽度の血清トランスアミナーゼ上昇，生理的範囲を超える抱合型ビリルビン上昇を認める。
- 腎機能障害をしばしば認める。
- 消耗性凝固障害が起こる場合がある。
- TSS の診断に黄色ブドウ球菌検出の必要はないが，感染巣から同定，排除するために努力をしなければならない。

- GAS 毒素性ショック様症候群の確定診断は，臨床所見に加えて，血液や他の無菌部位からの GAS の検出が必要である（推定例では無菌部位以外からの検出でもよい）。

鑑別診断

- TSS は発熱，発疹（紅皮症），血圧低下などの違いで鑑別する。
- 川崎病は多くの所見で TSS と類似するが，遷延性の発熱，胃腸症状や低血圧の欠如という点で区別することができる。
- 黄色ブドウ球菌以外の微生物に起因する敗血症性ショックでは，通常血液培養が陽性であり，その他の発疹が紅皮症よりも紫斑，さらに結膜炎や粘膜腫脹を認めないことで区別できる。
- ブドウ球菌性熱傷様皮膚症候群や猩紅熱のような他の毒素媒介疾患は，通常 TSS の毒性や血圧低下と関連しない。

治療

▶ 非薬物治療

- 血行動態を維持するための十分な静脈内補液は重要である。
- 変力性サポートは，血行動態と心筋機能不全の程度に応じて必要である。
- 微生物によって産生される毒素を排除するために，いかなる病巣であってもドレナージが重要である。
- タンポンやその他の膣内異物のように，感染を引き起こす可能性があるものは，除去する。

▶ 薬物治療

- TSS の経験的治療は，微生物の根絶と再発の防止を目的とし，黄色ブドウ球菌と GAS をカバーしなければならない。SOR **C**
- バンコマイシンとクリンダマイシンの組み合わせは，黄色ブドウ球菌（MRSA を含む）と GAS をカバーする適切な選択である。SOR **C**
- クリンダマイシンは，毒素産生を阻害するため，併用薬剤として有効である。SOR **C**
- 起因菌が GAS の場合，ペニシリンとクリンダマイシンがしばしば併用される。これは，GAS 皮膚軟部組織感染症において，クリンダマイシンが，感染巣の微生物への高い移行性をもち，その増殖を制限するという優れた効果をもち，抗毒素効果と同様に役立つためである[13,14]。
- ステロイドや IVIG は，重篤なブドウ球菌性毒素性ショック症例で考慮されるが，その有益性を示す臨床データはない[15,16]。SOR **C**
- IVIG は，重篤な GAS 毒素性ショックに効果的な場合がある[17,18]。SOR **B**

▶ 外科治療

- 化膿性感染巣のドレナージと，感染性異物の除去を行うべきである。
- 重篤な蜂窩織炎や壊死性筋膜炎を引き起こす GAS 毒素性ショック様症候群では，感染皮膚や軟部組織に対する早期の外科的検査とデブリードマンが重要である。

▶ 紹介

TSS の所見を認める，もしくは疑われる小児は，入院の上 PICU で管理されるべきである。

予防とスクリーニング

- 年齢相応の水痘予防接種を受けることで，TSS の重要な危険因子である水痘や重症細菌感染のリスクを低下させる。
- 月経に関連する TSS：月経中の女性は夜はタンポンを使用せず，代わりにナプキンを使用するべきである[19]。
- TSS 回復後の患者における黄色ブドウ球菌ルーチンのスクリーニングは議論の余地があり，通常は推奨されない。

予後

- 多くの患者が積極的輸液，化膿性物質の除去，適切な抗菌治療によって改善する[15]。
- TSS の致死率は，成人より小児で低い。
- TSS の死因は，心筋機能不全，難治性ショック，ARDS である。

フォローアップ

TSS の再発は，特にタンポンを使用し続ける女性に起こることがあり，これらの患者はフォローアップされる。

患者教育

外傷または皮膚感染がある小児で，発熱や発疹を認める場合は，精査を勧めなければならない。

【Camille Sabella, MD】
（中尾彰裕／久田　研　訳）

186 小児結核

症例

ヒスパニック系の 17 カ月男児が，2 週間続く咳嗽，喘鳴，発熱と体重減少を主訴に，救急外来を訪れた。患児は米国で生まれ，出稼ぎ農場労働者として働く父親とおじと同居していた。救急外来受診後，彼は細菌性肺炎と喘息の増悪の診断で入院となった。初診時の胸部 X 線（CXR）は，右上葉および下葉の浸潤影（図 186-1）を示した。男児は経静脈的抗菌薬による加療を受けるが，高熱が続いた。男児の母親が結核により死亡したという既往歴が明らかとなったため，ただちに隔離予防策がとられた。ツベルクリン反応検査（TST）は 17 mm の硬結を伴い陽性であり，胸部 CT は気管と右主気管支（図 186-2）を圧排する大きなリンパ節を示した。抗酸菌（AFB）染色および培養のため胃吸引液が採取され，抗結核薬による治療が開始された。培養は，ヒト結核菌が陽性であった。男児の父親，姉妹，おじは，全員がツベルクリン反応陽性であり，活動性肺結核の所見を認めた。彼らは，ただちに精査加療目的に紹介となった。

概説

米国や他の先進諸国における結核（tuberculosis）の著明な減少にもかかわらず，結核は，いまだに発展途上国における罹患の主要原因となっている。現在，世界人口の約 1/3 が結核に感染し，その 90％ を発展途上国が占めていると推定される。小児結核の診断は，先進国の開業医の結核の専門知識

16

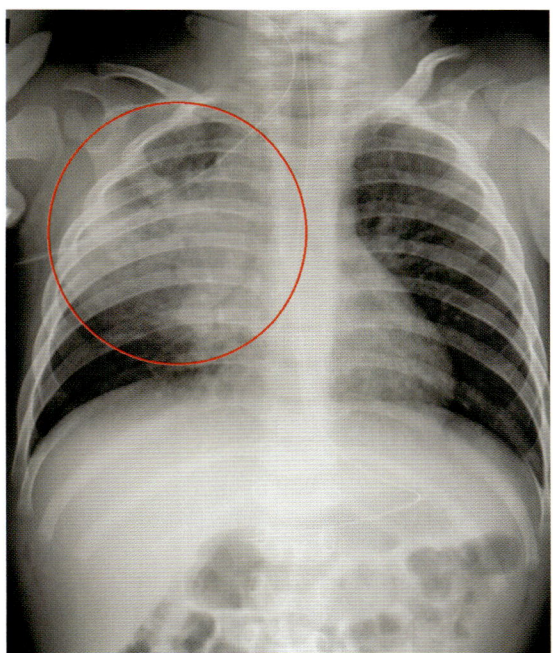

図 186-1 17 カ月男児の胸部 X 線（CXR）の初期肺結核による右上葉と中肺野の浸潤影（円で囲われた部分）。（*Used with permission from Nazha Abughali, MD*）

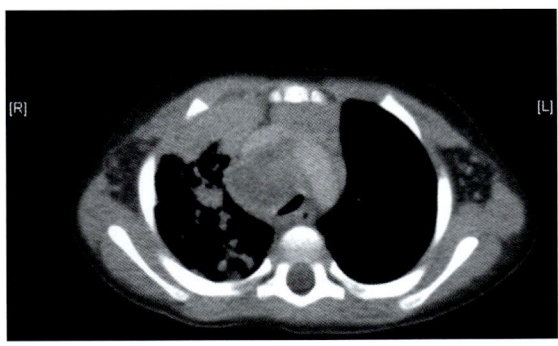

図 186-2 図 186-1 の患児の胸部 CT に認められる，拡大した壊死性のリンパ節によって圧排された気管と右主気管支。（*Used with permission from Nazha Abughali, MD*）

の低下もあいまって，その非特異的な臨床症状と少菌性により難しくなっている。迅速に診断し，適切に抗結核菌治療を開始しなければ，小児の結核は，死亡率と同様に有意な罹患率と関連する。

別名

- 結核：phthisis（癆），consumption（肺病），wasting disease（消耗症），white plague（肺結核）
- scrofula（瘰癧）：結核性リンパ節炎（通常は頸部リンパ節）
- Pott 病（脊椎カリエス）：脊椎の結核

疫学

- 世界保健機関（WHO）から，世界中でおよそ 900 万人の新規の結核，約 150 万の結核による死亡が毎年報告され，そのうち 15 歳未満が 50 万人，死亡が 6 万 4,000 人と推定さ

れる[1]。
- 米国の成人や小児の結核率が着実に減少しているにもかかわらず，結核は，海外出生者と同様に特定の民族や人種の間で発生しつづけている。
- 現在，米国における全結核の 60％以上が海外出生者の間で発生している[2]。
- 小児では，移民や国際的な養子，高い有病率の高い地域からの難民または旅行者を含む，より高い結核感染と疾病率を有する特定の集団。

病因

- 結核は，*Mycobacterium tuberculosis* 複合体群に属する好気性偏好性の抗酸菌に起因する。
- 最も重要な菌種は，ヒトに対して結核を引き起こすヒト結核菌（*M.tuberculosis*）と低温殺菌されていない牛乳の摂取によってヒトが感染するウシ結核菌である[3]。

▶ 伝播

- 主に結核菌を含む飛沫核の吸入による空気感染。
- 小児患者へは，活動性結核の成人や若者から伝播する。
- 咳嗽，くしゃみ，歌うことなどから伝播する。
- 小児が伝播源となることはまれである。
- 通常，成人との密接な接触により感染が伝播する。

病態生理

- 結核菌は肺胞内に沈着し，初期の肺病変もしくは Ghon 病巣を形成する。感染は，所属リンパ節（肺門，縦隔，傍気管，気管分岐部）に広がる。初期の肺病変や初期変化群として知られる局所病変の排膿は，成人と比べて小児において X 線撮影でよりみられるであろう。
- 感染初期には，潜在的に，リンパ節，腎臓，骨，脳，肺を含む体全体に，マイコバクテリウムのリンパ行性に播種する可能性がある。その結果，その後の進行性疾患または再活性化疾患の病巣を形成する。
- 初感染からツベルクリン過敏性発現までの潜伏期間はおよそ 2～10 週で，ツベルクリン反応（TST）の陽性化もしくはインターフェロンγ遊離試験（IGRA）によって示すことができる。

危険因子

▶ 結核感染の危険因子

- 小児の結核感染の最大のリスクは，未治療もしくは不十分な治療を受けた肺結核の成人との接触である。
- 疫学的な危険因子：海外での出生，高い結核流行地域への旅行の既往もしくは投獄の既往。また，以下の危険因子をもつ成人への曝露の既往歴，すなわち海外での出生，静脈注射薬の濫用，ホームレス保護施設の居住者と出稼ぎ農場労働者。

▶ 結核感染から発症への進展の危険因子

- 最近の感染：健常人における結核への進展の危険性は生涯を通じて 5～10％であり，そのうち感染後最初の 2 年間に起こるリスクが 50％である。
- 年齢：乳児と若者は，特に結核の進行の危険がある。結核に感染した 1 歳未満の小児は，進展するリスクが 40％ある。
- 免疫抑制状態：HIV 感染症，高用量ステロイドの長期使用

と，TNF-α拮抗薬の使用。

- 慢性疾患：糖尿病，腎不全，栄養障害，リンパ腫。

診断

▶ 定義

- 結核菌曝露：IGRA・TST陰性，結核に合致する症状，身体所見，放射線学的所見を認めない，感染性のある結核症例への曝露の既往がある患者。
- 潜在性結核感染（LTBI）：IGRAおよび／またはTST陽性だが，結核に合致する症状，身体所見，放射線学的所見を認めない患者は，感染性はない。過敏反応の発症は，結節

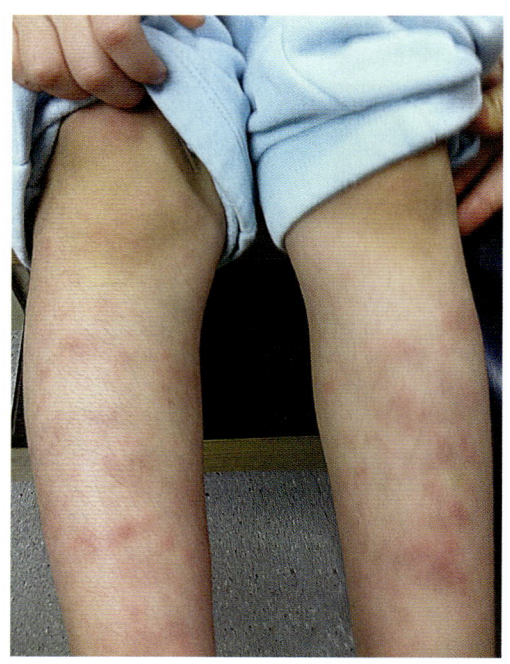

図186-3　結核と診断された若年者にみられる結節性紅斑。(Used with permission from Nazha Abughali, MD)

性紅斑（図186-3）またはフリクテン角結膜炎と関連することがある。

- 結核病（結核）：IGRAおよび／またはTST陽性，結核に合致する臨床症状と徴候（理学的，放射線学的，細菌学的，組織学的）を有する患者。

▶ 臨床所見

- 一般的に，肺病変は成人と小児両者で優勢である。
- 結核は，どんな臓器でも発症することが可能である。しかしながら，肺外結核の頻度と重症度は小児で増加する。小児では，結核の異なる徴候は，異なる潜伏期間後に発生する傾向にある（図186-4）[4]。
- 小児結核の徴候と症状は，併発臓器に依存する。

▶ 分布

▶肺病変

初期結核

- 小児結核において最も頻度が高い病型。
- 小児の多くは無症候性だが，発熱，慢性咳嗽，体重減少をきたすことがある。
- 無症候性の小児の典型的な診断は，TST/IGRA陽性と，肺門もしくは縦隔結節を中心とした胸腔内リンパ節腫脹によるCXRやCTの異常所見（図186-1，186-2，186-5）。
- 気管支の圧排と気管内疾患：拡大した結節は，隣接する気道の圧排もしくは閉塞を引き起こす可能性がある（図186-2）。さらに，気管支閉塞は，気管支内に感染した結節が二次的に浸潤した重症の結核疾患に起因する可能性がある（図186-6）。小児は，慢性咳嗽，喘鳴，または繰り返す局所性の細菌性肺炎を呈する可能性がある。
- 診断：主に臨床的および疫学的な結核への曝露既往に基づいて行う。抗酸菌スメアと培養は，早朝の胃吸引液から得られる。

進行性の初期結核

- 初期の実質病変は，拡大してチーズのようになることがある。これは隣接する気管支へ排膿する可能性があり，局所的な空洞形成や肺の他領域へ広がる（図186-7）。
- 小児は，湿性咳嗽，体重減少，発熱，倦怠感を伴い，重篤

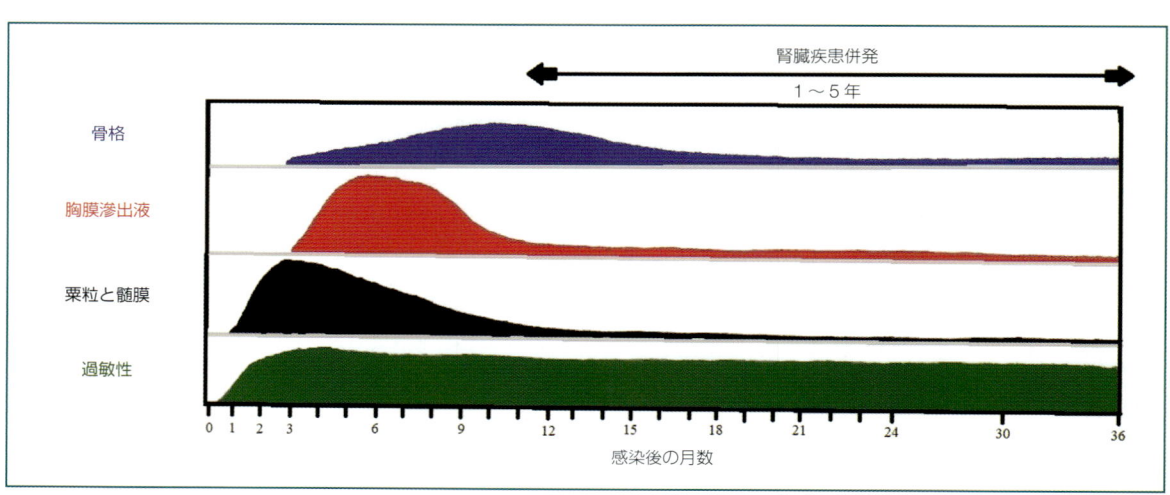

図186-4　小児では，結核の臨床症状は，疾患経過の中で異なる時間に起こる。腎臓疾患併発は，一般的に最後に現れる徴候である。
(Adapted from Marais, BJ, Gie, RP, Schaaf, HS, et al. The natural history of childhood intra-thoracic tuberculosis: A critical review of the pre-chemotherapy literature. Int. J. Tuberc. Lung Dis. 8: 392-402, 2004. "Reprinted with permission of the International Union Against Tuberculosis and Lung Disease. Copyright © The Union.")

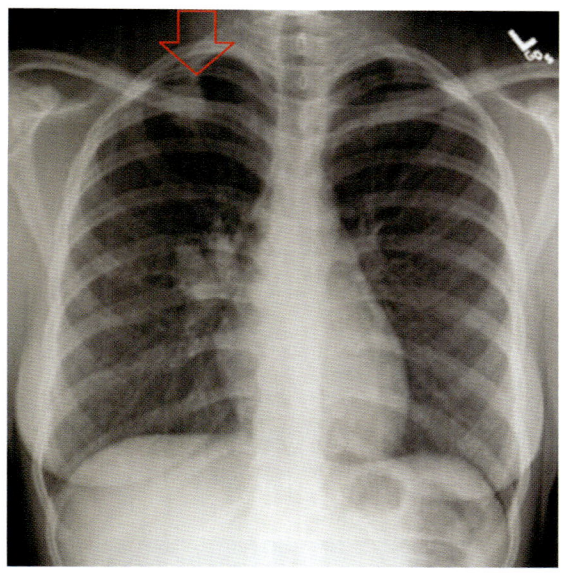

図 186-5　18 歳の初期結核の女性の CXR において，右中葉と上葉(矢印)に浸潤影を伴う右肺門リンパ節腫脹。(*Used with permission from Nazha Abughali, MD*)

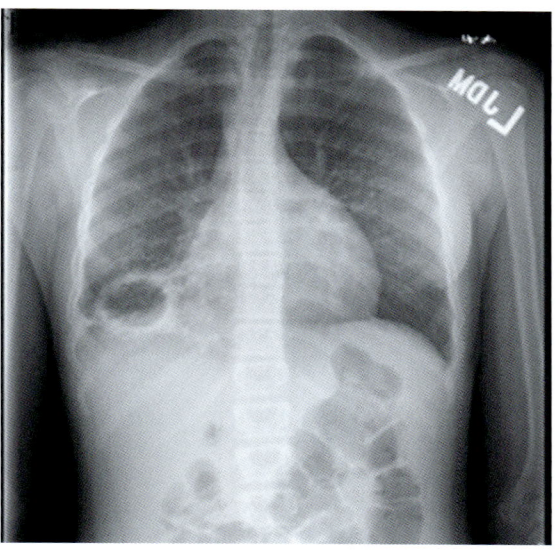

図 186-7　ウガンダから移住した 12 歳女児の CXR，右下葉の結核性空洞。(*Used with permission from Richard Blinkhorn, MD*)

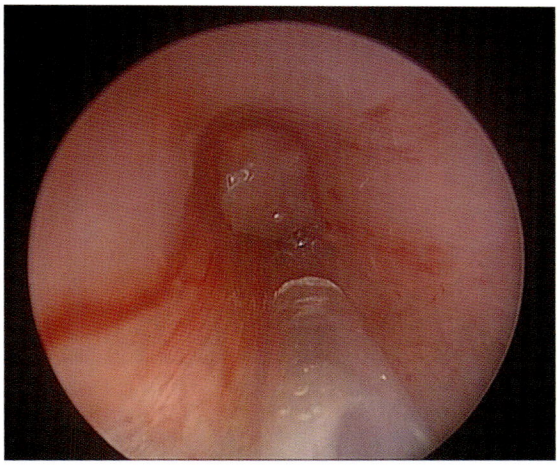

図 186-6　気管内病変による気管支閉塞。(*Used with permission from Nazha Abughali, MD*)

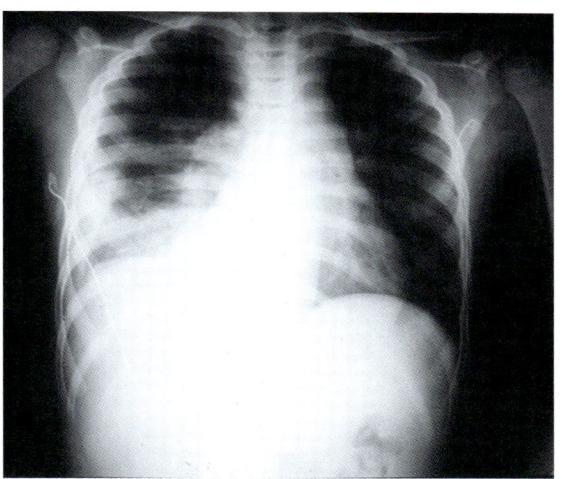

図 186-8　初期結核感染後の右胸水。(*Used with permission from Nazha Abughali, MD*)

である。
- 進行性初期結核は，乳児と免疫不全者で発症しやすい。
- 抗酸菌培養は，痰，胃吸引液，気管支肺胞洗浄から得ることができる。

結核性胸水
- 胸膜滲出液は年長児にしばしば認められ，初感染後，6〜9 カ月以内に現れる(図 186-8)。
- 症状は，発熱，咳嗽，胸痛，息切れとして突然発症する。
- 胸水の多くは，胸膜腔でのマイコバクテリウム抗原に対する過敏反応としての二次的なものと考えられている。
- 胸膜穿刺では，リンパ球優位の細胞増加症を示す。抗酸菌染色は通常陰性である。胸膜生検は，抗酸菌培養陽性で乾酪性肉芽腫を示すことがある。

成人型肺結核
- 以前に治癒した病巣での結核の再燃を示す成人型結核病に

類似。一般に，若者にみられる(図 186-9，186-10)。
- 熱，寝汗，体重減少，咳嗽，倦怠感と時々の喀血などの症状をみる。
- CXR は，空洞形成を伴う肺浸潤影を示す(図 186-7)。
- 患者は非常に伝染しやすく，隔離されなければならない。
- 喀痰は，抗酸菌スメア，培養，感受性のために採取しなければならない。

肺外結核
粟粒結核
- 乾酪性病巣は，通常，多数の臓器に関連して広範囲に播種し，血管内に侵食する。
- 乳児と幼児ではより一般的である。
- 初感染から 2〜6 カ月以内の早期に発生する。
- 患者は，通常，高熱，衰弱，摂食障害や傾眠などの症状をきたす。粟粒結核の小児の約 1/2 は，診断時に髄膜炎の所見がある。

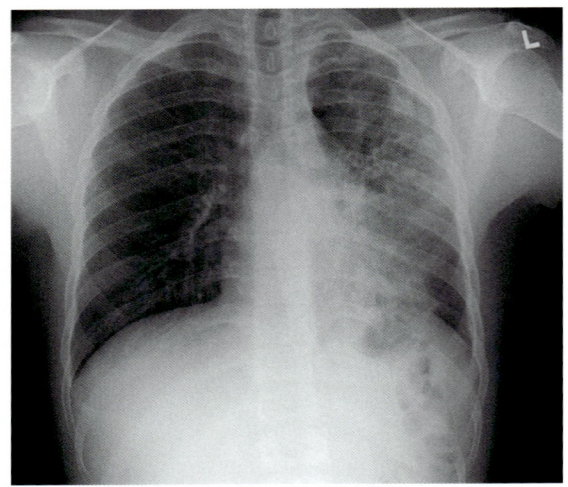

図186-9　結核性肺炎の16歳男児のCXRにて認められた．明らかな左上葉と左下葉の浸潤影．（*Used with permission from Nazha Abughali, MD*）

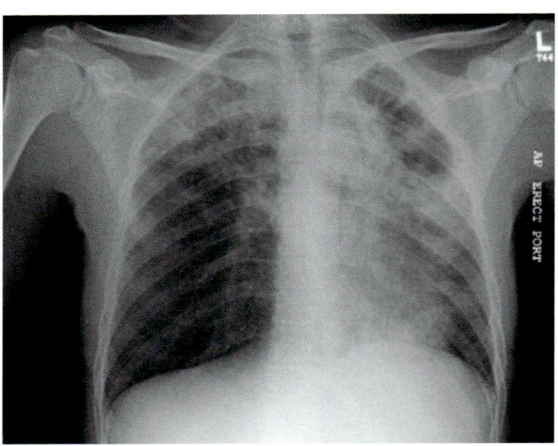

図186-10　結核の若年成人における右上葉の結節性浸潤影と左上葉に空洞性病変をもつ左肺全体の結節性浸潤影．（*Used with permission from Nazha Abughali, MD*）

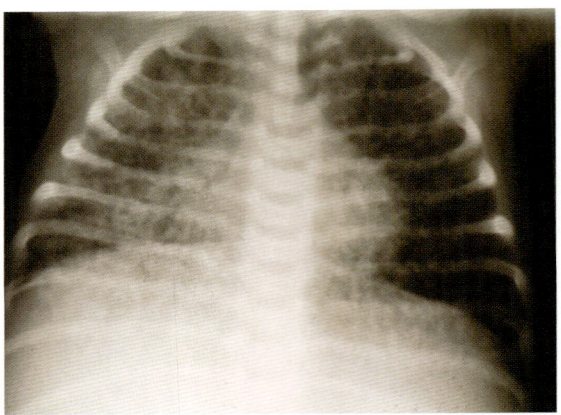

図186-11　先天性結核の乳児の粟粒結核．（*Used with permission from Nazha Abughali, MD*）

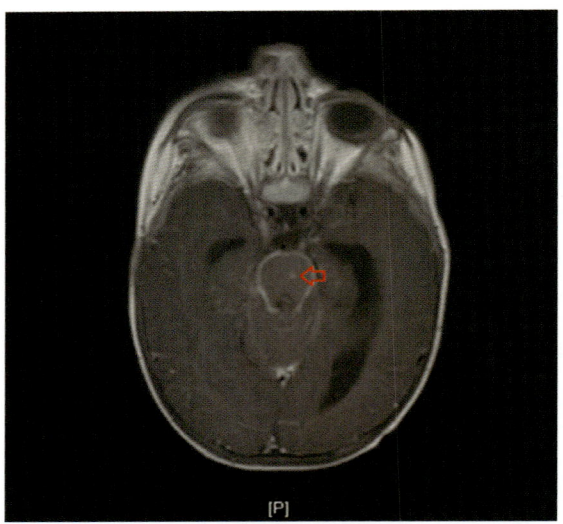

図186-12　10カ月女児の結核性髄膜炎．MRIによる脳軟膜とクモ膜全体の造影効果，脳実質内の造影（矢印）に注目．側脳室後角の拡大は，水頭症の合併を示唆する．（*Used with permission from Nazha Abughali, MD*）

- 身体検査は，肝脾腫と全身性のリンパ節腫大を示すことがある．
- **CXR**は，肺野全体に典型的なびまん性の両側粟粒結核を示す（**図186-11**）．
- 抗酸菌染色，培養，ポリメラーゼ連鎖反応法（**PCR**）は，胃吸引液，気管吸引液，骨髄と肝生検から得られる可能性がある．
- 迅速な診断と治療がない場合，粟粒結核は非常に高い罹患率死亡率を示す．

結核性髄膜炎
- 結核感染症の中で最も重篤な合併症である．
- 初感染後3〜6カ月以内に，6歳未満の小児に頻繁に起こる．
- 主に，第2，6，7脳神経に関連して影響を受ける．
- 臨床的には3つの段階がある．
  - ステージⅠ
    ・典型的には1〜2週間持続する．

・発熱，頭痛，易刺激性，傾眠傾向のような非特異的症状が一般的に認められる．
- ステージⅡ
  ・急激に発症する．
  ・無気力，項部硬直，けいれん，嘔吐，脳神経症状，焦点性の神経徴候，脳炎，見当識障害や言語機能障害が徴候となる．
- ステージⅢ
  ・症状には，昏睡，片麻痺または対麻痺，高血圧，除脳または除皮質硬直や死亡が含まれる．
- 結核性髄膜炎の予後は，疾患の臨床病期と早期の治療開始に相関する．
- 診断は困難である．最大40％はTST陰性，50％はCXRで所見を認めない．
- MRIとCTは，一般的に，脳底髄膜炎，交通性水頭症または脳神経障害を示す（**図186-12，186-13**）．

16

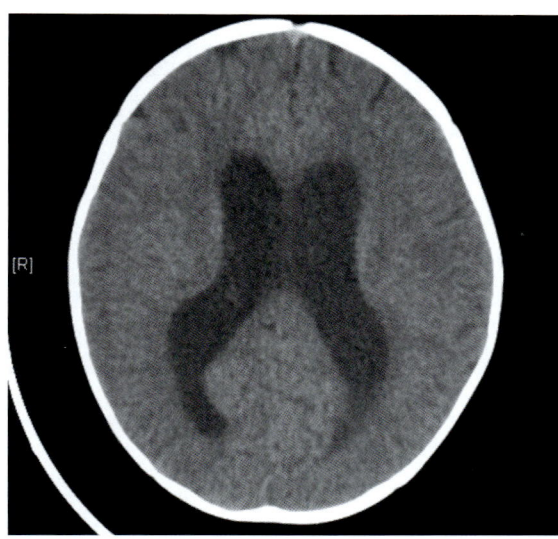

図186-13　図186-11の乳児の頭部CTにみられる結核性髄膜炎に随伴する交通性水頭症。（*Used with permission from Nazha Abughali, MD*）

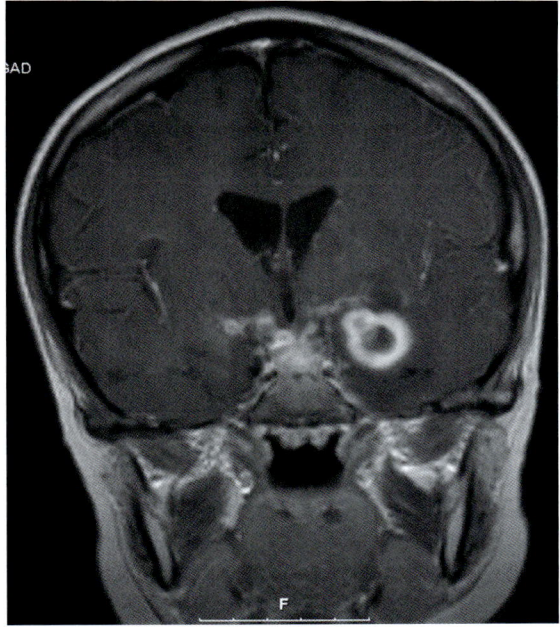

図186-14　結核性髄膜炎の11歳のヒスパニック系小児のガドリニウム造影MRIにおける結核腫。結核腫は，周囲の浮腫を伴う左内側と側頭葉のリング造影効果として表出される。（*Used with permission from Nazha Abughali, MD*）

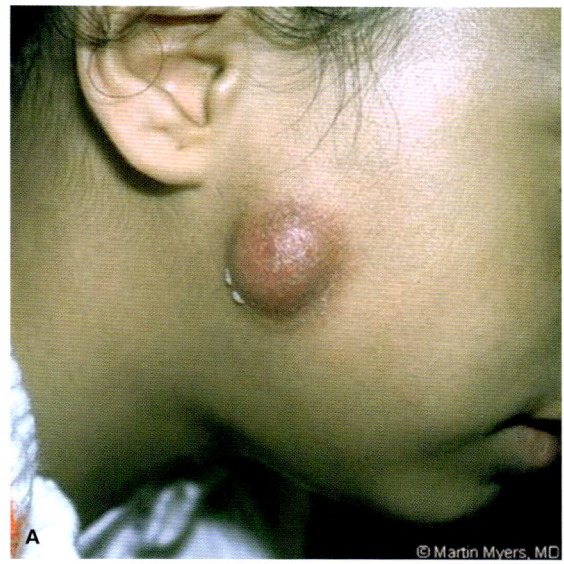

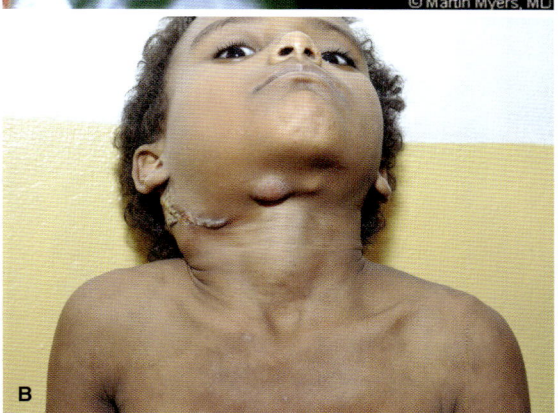

図186-15　**Ａ**：女児のヒト結核菌瘰癧。（*Used with permission from Martin G. Myers, MD*）　**Ｂ**：アフリカの男児のヒト結核菌瘰癧。側頸部の排膿した周囲が痂皮化しているのに注意。（*Used with permission from Richard P. Usatine, MD*）

- 脳脊髄液（CSF）検査は，一般的に，蛋白増加，糖低下，リンパ球優位の白血球増加を示す。脳脊髄液検体は，抗酸菌染色と培養，PCRのために提出しなければならない。
- 結核性脳結核腫は，5％の中枢神経系（CNS）結核の小児に起こる。MRIまたはCTで，リング状造影病変として示される（図186-14）。発展途上国ではより一般的で，小児の頭蓋内の占拠性病変の10〜20％を占める。

結核性リンパ節炎

- 表在性リンパ節を含む結核リンパ節炎は，最も頻度の高い肺外結核である。
- 初感染巣の局所的な進展からも，初感染時の結核菌のリンパ行性からも播種する。
- 多くは頸部に起こる（瘰癧として知られている）。侵襲されるリンパ節は，頻度としては前頸部，後頸部，鎖骨上，顎下，頤下が多い。節は，通常，硬くて無痛性であるが，後には，艶がなく硬く波動性を有するようになる（図186-15）。
- 結核性リンパ節炎（*M. tuberculosis*による）と非結核性リンパ節炎（NTMもしくはMOTT：結核菌以外のマイコバクテリウム）の鑑別は重要である。TSTは，両者で陽転化する可能性がある。IGRA陽転化は，*M. tuberculosis*感染を示唆する（表186-1）。
- 生検は，一般的に必要ない。得られるならば，抗酸菌塗抹培養と感受性検査を実施する必要がある。

骨格系結核

- 骨格系結核の約1/2は脊椎を含む。他の部位には，臀部，膝部，肩部，肘部がある（図186-16）。手指の微小な骨への併発（結核指炎）は，幼児にみられるかもしれない。
- 病因は，主に，小児の初感染後12〜18カ月に起こる再活

表 186-1 ツベルクリン反応検査(TST)とインターフェロンγ 放出試験(IGRA)の比較

TST	IGRA
● 皮内注射	● 血液検査
● 結果は,観察者の判断に依存する。	● 検査室での標準化された結果。
● 検査の専門知識と特殊な機器を必要とする。	● 検査室での専門知識や検査機器が不要。
● 疾患と感染を区別することができない。	● 疾患と感染を区別することができない。
● 2 回の受診を必要とする。	● 1 回の受診。
● 検査を繰り返すことによるブースター効果。	● ブースター効果はない。
● 特異性が低く,BCG 接種後やNTM 感染でも陽性化する。	● *M. tuberculosis* に特異的。
● 全年齢に用いることができる。	● 4 歳より年齢の高い小児に推薦される[注1]。

注 1：4 歳以下の小児に対してはデータが限られる。

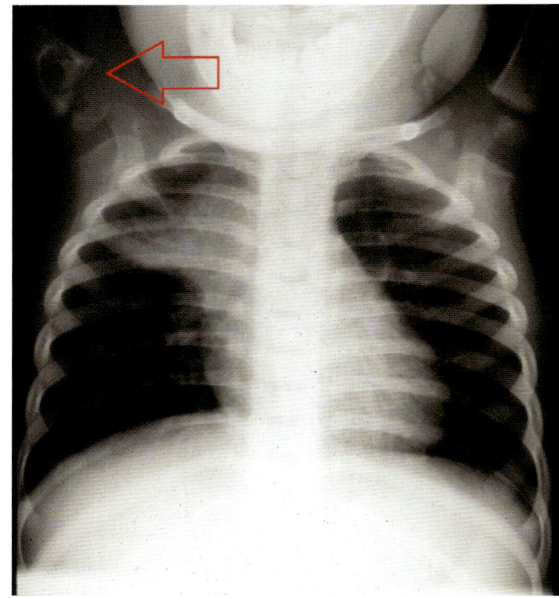

図 186-16　右上葉の浸潤影と右上腕骨骨端線の結核性骨髄炎(矢印)を呈する 18 カ月児のヒト結核菌感染症。(*Used with permission from Nazha Abughali, MD*)

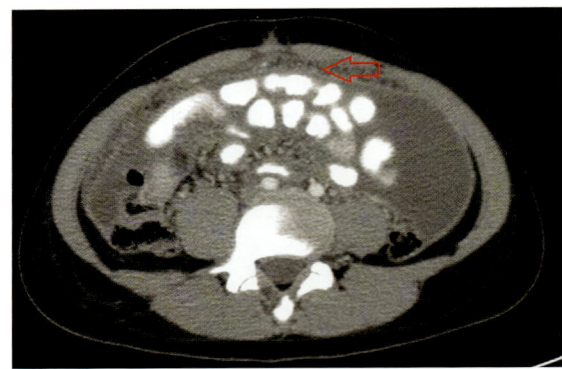

図 186-17　腹部 CT は大網の軟部組織肥厚と周囲の増強効果を伴う,腸間膜腹水の房室化した貯留を呈する。この肥厚は,「固化」(矢印)として知られる。(*Used with permission from Nazha Abughali, MD*)

表 186-2 ツベルクリン反応検査(TST)陽転化に関連する危険因子

硬結サイズ	TST 陽転化に関連する危険因子
≧5 mm	免疫不全状態,結核事例との既知の接触,結核と一致する患者の胸部 X 線像
≧10 mm	若年児(<4 歳),慢性疾患,医療従事者,高い有病率をもつ地域での居住／出生
≧15 mm	陽性とみなされるすべて

表 186-3 ツベルクリン反応検査(TST)とインターフェロンγ 放出試験(IGRA)の推奨される使用方法

TST	<5 歳の小児
IGRA	● BCG(ワクチン)接種既往者。 ● TST の判定のための受診が難しい人。 ● 仕事によって曝露する可能性のある人。
TST+IGRA	● 初回検査が不確定の場合。 ● 初回検査が陰性だが,臨床的に疑いが強い場合や予後が悪い場合。 ● 初回検査が陽性だが,BCG 接種の既往があり,確認検査が必要な場合や非結核性マイコバクテリウムが疑われる場合。

性化に伴う骨や関節滑膜への初感染時の二次的なリンパ行性の播種である。CXR での原発巣の存在は,診断を強く支持する。

● 臨床症状は部位に依存し,影響した関節の局所的な疼痛,膨脹と熱感からなる可能性がある。
● TST は,一般的に陽性である。
● 診断：MRI もしくはレントゲン。滑膜吸引液と骨生検から得た検体の抗酸菌塗抹と培養。

腹部結核

● まれで,結核菌の経口摂取またはリンパ行性の播種により二次的に起こる。
● 腸結核腸炎は,腹痛,下痢,血便と体重減少を呈することがある。回盲部は,浅い潰瘍形成と関連する。
● 結核性腸間膜リンパ節炎は,癒着に伴う激しい腹痛,特に運動後に現れる。
● 結核性腹膜炎は,可塑性,漿液性のいずれの状態もとる。可塑性腹膜炎は,軟らかい腹部所見を呈する。漿液性腹膜炎は,腹水に伴う潜在的な症状を有することもあり,細菌

性腹膜炎のように発熱することもある。

● 診断：腹部 CT では肝臓や脾臓または腸間膜リンパ節内の石灰化や結節を呈することがある。結核性腹膜炎では,CT 所見で,典型的大網硬化を示すこともある(**図 186-17**)。肝臓,リンパ節,大網,腹水のような臓器に関連した生検は,PCR と同様に抗酸菌塗抹培養に用いることができる。

▶ 検査法

現在,結核感染症の診断には TST と IGRA の 2 つの検査がある[5]。

● TST は,LTBI を診断する最も一般的な方法である。ツベルクリンの精製ツベルクリン蛋白体(PPD)を前腕の皮内に注射する。硬結は,結核感染の有無を判断するために測定される(**表 186-2**)。
● インターフェロンγ 放出試験(IGRA)は,結核感染の診断法として最近開発され承認された。現在,2 つの検査法が米国で認可されている。1 つめは,全血のインターフェロンγ 産生能を測定する QuantiFERON-TB(Cellestix, Carnegie, Australia)である。2 つめの検査法は,インターフェロンγ を産生するリンパ球の数を測定する酵素結合免疫ス

16

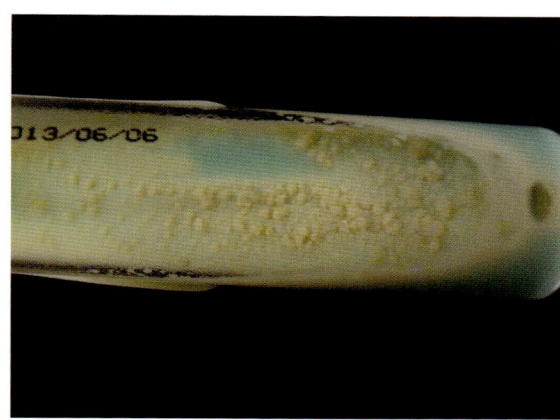

図 186-18　Lowenstein-Jensen 寒天培地上の結核菌のタンクラ
ム様コロニー。（*Used with permission from Joseph Tomashefksi, MD*）

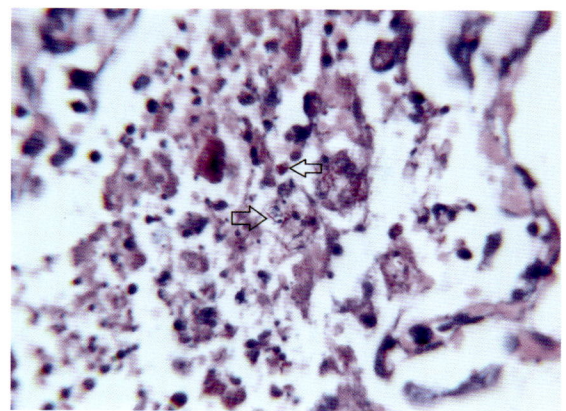

図 186-20　Ziehl-Neelsen 染色でみられる乾酪壊死に関連する
抗酸菌（矢印）。（*Used with permission from Joseph Tomashefski, MD*）

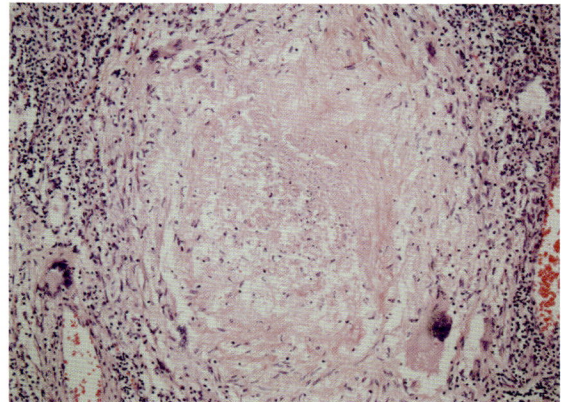

図 186-19　中心乾酪壊死，末梢性類上皮細胞，Langhans 巨細胞
とリンパ球カフを伴う乾酪性肉芽腫。（*Used with permission from Joseph Tomashefski, MD*）

ポット法（ELISPOT，T-SPOT.TB，Oxford Immunotec，
Oxford, UK）である（**表 186-1，186-3**）。両方とも，*M. tuberculosis* 特異性抗原と血液リンパ球の培養を使用する。

▶ その他の検査法および所見

- 最も一般的に使用される抗酸菌染色は，Ziehl-Neelsen 法と蛍光染色法である。抗酸菌塗抹検査では結核菌と非結核菌性マイコバクテリウム（MOTT）を区別することができない。
- 抗酸菌塗抹と培養の検体は，胃吸引液，喀痰，気管支洗浄液，胸水，脳脊髄液，尿，組織培養を用いることができる。幼児の早朝の胃洗浄と年長児の誘導喀痰は，最高の収率をもつ。薬感受性試験は，培養が陽性であれば必ず実施しなければならない。
- 結核菌は非常に増殖の遅い菌である。培養は，固形培地上で増殖するのに 3〜6 週間かかり，薬剤感受性検査を必要とする場合は追加で 4 週間かかる（**図 186-18**）。固形培地の使用は，コロニー形態の観察と菌の定量化を可能とする。増殖は，液体培地を用いることで 1〜3 週間で確認することができる。薬剤感受性検査は 3〜5 日の追加で結果が得られる。
- 臨床検査材料からの結核菌の検出は，核酸増幅検査

（NAAT：PCR を含む）を利用することで，数時間以内に直接検出することが可能である。小児の検討は限定的である。
- 結核菌の培養は，肺結核と臨床的に診断された小児で陽性となるのは 50% 未満である。
- 抗酸菌と肉芽腫が証明されたリンパ節，肝臓，胸膜と腹膜腸間膜のすべての標本の組織学的検査は，結核の診断において非常に参考になることがある（**図 186-19，186-20**）。

▶ 画像検査

- CXR は，TST および／または IGRA 陽性のすべての患者に推薦される。
- 感染の範囲に伴って，骨格の X 線写真，MRI，胸部 CT および／または他の専門的な X 線撮影と同様に頭部 CT が必要かもしれない。

鑑別診断

結核の鑑別診断は，**表 186-4** にまとめた。

治療 [6-9]

- 通常，幼児の結核は伝播しにくく，入院時の隔離対策は必要ない。しかし，小児科病棟に入室する前に，保護者の肺結核を除外する必要がある。
- 咳嗽の症状がある場合，年長児と若者は隔離対策を必要とする。
- 可能なかぎり，抗酸菌培養と薬剤感受性検査はすべての小児において実施すべきである。特に，以下のような結核が疑われる症例。
  - 肺外結核
  - 多剤耐性結核（MDR-TB）の感染源と接触した可能性がある場合
  - HIV 感染
  - 結核の有病率が高い地域での出生もしくは旅行歴があり，MDR-TB による感染が疑われる小児
- 海外出生の小児では特に，世界の異なる地域の薬剤感受性パターンを熟知しておくことが重要である。すべての結核症例は地元の結核プログラムに報告し，すべての家族の接触歴，濃厚接触者の調査を行わなければならない。
- 理想的には，すべての結核患児は，治療のコンプライアンスを確実にするために直接観察で治療しなければならない。

表 186-4　結核の鑑別診断

診断	
肺炎	● 感染性 　　細菌性：肺炎球菌，溶血性レンサ球菌，黄色ブドウ球菌，ノカルジア 　　真菌性：ブラストミセス，ヒストプラズマ，アクチノミセス，非結核性抗酸菌 ● 悪性腫瘍：有棘細胞癌
髄膜炎	● 感染性 　　細菌性：肺炎球菌，髄膜炎菌，ブルセラ 　　真菌性：クリプトコッカス，深在性肉芽腫性真菌感染
脳結核腫	● 膿瘍(細菌性もしくは真菌性) ● 腫瘍
リンパ節腫脹	胸腔内 ● 感染性：真菌(ヒストプラズマ)，HIV，非結核性抗酸菌 ● 悪性腫瘍：Hodgkin リンパ腫，非 Hodgkin リンパ腫 ● その他：サルコイドーシス 末梢性 ● 感染性：非結核性抗酸菌，*Bartonella henselae*，黄色ブドウ球菌，化膿性レンサ球菌，CMV，EBV，HIV，トキソプラズマ ● 悪性腫瘍：リンパ腫
腹膜炎	● 細菌性腹膜炎 ● 腹膜癌症
腸結核腸炎	● 炎症性腸疾患
骨髄炎	● 感染性：A 群溶血性レンサ球菌，黄色ブドウ球菌 ● 真菌性
粟粒結核	● 悪性腫瘍：播種性神経芽細胞腫，甲状腺癌 ● 真菌性：ヒストプラズマ ● リンパ球性間質性肺炎

表 186-5　推奨される結核治療

	第一選択	薬剤耐性に対する推奨
結核菌曝露	4 歳未満の小児と HIV 感染者は，次の検査までイソニアジドまたはリファンピンによる治療を受けなければならない。	専門家にコンサルト注1
潜在性結核感染	イソニアジド：1 日 1 回 9 カ月	リファンピン 6 カ月 専門家にコンサルト注1
髄膜炎を除く肺と肺外疾患	イソニアジド＋リファンピン＋ピラチナミド＋エタンブトールを 2 カ月，その後，イソニアジド＋リファンピンを 4 カ月注2	肺門リンパ節腫脹だけの場合は，イソニアジド＋リファンピン 6 カ月 専門家にコンサルト注1
髄膜炎	イソニアジド＋リファンピン＋ピラチナミド＋[アミノグリコシドまたはエタンブトールまたはエチオナミド]を 2 カ月，その後，イソニアジド＋リファンピンを 7〜11 カ月	ストレプトマイシン耐性の場合，カナマイシン，アミカシンまたはカプレオマイシンを使用 専門家にコンサルト注1

注1：治療期間は HIV 感染者で長く，追加の治療を示されることがある。
注2：初期の CXR で空洞病変が指摘される場合や治療 2 カ月後の喀痰が陽性の場合，治療は 9 カ月に延長される。

▶ 薬物治療
● 小児における初回の治療レジメンの選択は，一般的に以下に従う。
　● 結核の病型
　● 小児もしくは感染源(利用できるならば)の薬剤感受性パターン
　● 国の結核薬剤耐性パターン
● 推奨する治療法の概要については，**表 186-5** を参照。
● ステロイドは，結核性髄膜炎の補助治療として指摘され，気管支内病変または胸水／心嚢液貯留，腹部結核で考慮することがある。SOR C
● ビタミン B6 は，母乳栄養児，HIV 感染者，栄養不良の小児に推薦される。SOR C

▶ 外科治療
● 診断に必要な吸引検体や生検も外科的介入に含む。
● 一部の患者は水頭症を発症し，脳室シャント留置が必要となる。

▶ 紹介
● 感染者は，地域の結核プログラムまたは感染症専門家に紹介しなければならない。

● 眼科医への紹介は，視神経炎の除外のためエタンブトール使用の乳児で必要となる。
● 外科的介入が必要な患者は，適切な外科専門医に紹介する必要がある。

予防とスクリーニング
● 結核予防と感染制御は，医療従事者と公衆衛生局の共通の責任である。医療従事者は，結核が疑われるすべての症例を，地域の結核プログラムに報告することが要求される。さらに，結核プログラムには下記が含まれる。
　● すべての結核曝露者の完全な接触調査
　● 二次検査が実施できるまで，結核に曝露した 4 歳未満の小児すべてに結核予防治療を行う。
　● すべての LTBI に対して治療を行う(特に，若年者，新たな陽転例，免疫不全状態)。
　米国小児科学会(AAP)は，結核のリスクを有する小児に対してスクリーニングを推奨している[2]。

迅速検査
● 小児が結核の人に接触した場合
● 結核の危険性が高い国で出生した小児

16

・X 線撮影にて結核感染を示唆する所見を有する小児

非緊急性検査

・小児の家族が，TST 陽性であった場合。
・結核の危険性が高い地域へ旅行し 1 週間以上滞在した小児，もしくは危険性の高い地域からの移民。

毎年の検査

・HIV 感染小児，投獄中の若年者は，毎年，TST を実施する。
・現在利用できる唯一のワクチンは，BCG ワクチンである。米国とオランダを除いて世界的に使用されている。一般的に，BCG ワクチンは幼児の粟粒結核と結核性髄膜炎に対して低い予防効果を有する。

予後

・小児に対する LTBI イソニアジド治療は，将来的な結核発症予防において 100％に近い効果を有する。
・薬剤感受性の良好な結核における小児の予後は良好で，95〜100％の治癒率を有する。
・早期診断と適切な早期治療がなされなければ，結核性髄膜炎と粟粒結核の罹患率と死亡率は高まる。

フォローアップ

・臨床的に肺結核患者に示されるように，CXR や CT，追加的な画像評価を完了する必要がある。
・中枢神経系感染を併発した患者では，神経科医と脳神経外科医によるフォローアップが必要である。眼科医は，眼病変を併発した患者を追跡調査する必要がある。
・肝炎の既往がある小児が黄疸や嘔吐，腹痛を呈さないかぎりは，定期的な肝機能検査は推奨されない。

【Nazha Abughali, MD／Jessie Maxwell, MD／
Frits van der Kuyp, MD】

（久田　研 訳）

187 先天性および周産期感染症

症例

　生後 7 日の新生児，その体幹および背部の発疹に母親が気づき，救急外来を受診した。発疹の性状は紅斑を伴う水疱性病変であった（図 187-1）。母親は 18 歳，妊婦健診は未受診であり，新生児は正期産で出生した。母親は単純ヘルペスウイルス感染症やその他の性行為感染症の既往については否定した。単純ヘルペスウイルスに対する直接蛍光抗体検査が行われ，結果は陽性であった。また病変部から採取した検体で行ったウイルス培養も陽性であった。髄液検査は正常であり，髄液および血液中の単純ヘルペスウイルス DNA は陰性であった。新生児は入院となり，14 日間のアシクロビル静脈内投与を受け，後遺症なく軽快した。

概説

　新生児は多くの微生物によって感染症を発症しうる。これらの感染症では，子宮内，分娩時および早期新生児期のそれぞれで感染が成立する可能性がある。先天性感染症の大部分

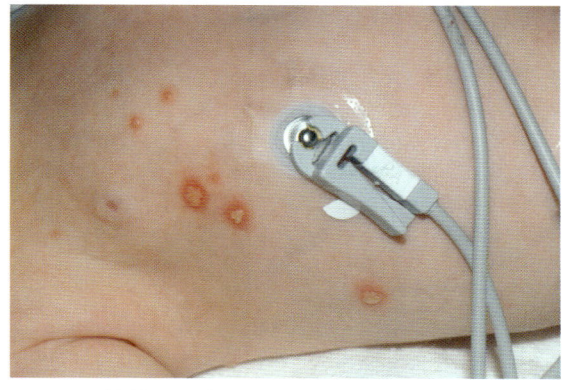

図 187-1　新生児に発症した単純ヘルペスウイルスによる水疱性病変。（*Used with permission from Johanna Goldfarb, MD*）

は不顕性感染となるが，顕性感染を認識することは必要不可欠である。原因微生物に関係なく，先天性感染症の臨床徴候は類似しているが，ある種の臨床徴候や臨床パターンが特有の微生物を指し示す重要な根拠となる場合がある。

疫学

・原因微生物に応じて，その疫学は様々である。

B 群溶血性レンサ球菌（*Streptococcus agalactiae*，**Group B Streptococci：GBS**）

・生後 1 週間以内に発症する早発型感染症の発生率は出生 1,000 人あたり 0.3 人である[1,2]。
・早発型感染症は周産期の B 群溶血性レンサ球菌（B 群溶連菌）感染に伴い発症する。
・妊婦の 15〜40％に生殖器および消化管への B 群溶連菌の定着がみられる。
・B 群溶連菌が定着している母親から出生した新生児では，50〜70％で垂直感染し定着している。分娩時抗菌薬予防投与が行われなかった場合，B 群溶連菌が定着している新生児のうち 1〜2％で早発型敗血症を発症する。危険因子が存在する場合には発症リスクがさらに上昇する（後述の「危険因子」の項参照）。
・早発型 B 群溶連菌感染症の発生率は母体への分娩時，抗菌薬予防投与が導入されたことで有意に減少している[3]。

単純ヘルペスウイルス（**herpes simplex virus：HSV**）

・発生率は 3,200 分娩あたり 1 人と推定されている[4]。
・大部分の新生児が，感染した母親の生殖器から分娩時に HSV に感染する[5]。
・新生児症例の 70％を HSV-2 が占め，残りの 30％が HSV-1 である。
・母体性器への HSV 感染は大部分が無症候性であるため，HSV 感染症を発症した新生児の 60〜80％は性器 HSV 感染症の既往をもたない母親から出生する[5]。
・母親の初感染時に新生児への感染が成立する割合は 35〜50％であるが，一方で再発時は 2〜5％である。

エンテロウイルス属（**Enterovirus**）

・一般的に，新生児は分娩時にエンテロウイルスに感染する。
・温帯地域では一般的に，エンテロウイルス感染は晩夏〜初秋に最も起こりやすい。
・最近の母体発熱や腹痛の存在，産科合併症の欠如，発症時

期（夏季および秋季）は診断に有用な情報となる場合がある[6]。

サイトメガロウイルス（cytomegalovirus：CMV）

- 先天性感染症の中では最も一般的であり，米国では全新生児の約1%が感染しているとされる[7]。
- 子宮内，周産期または生後に母乳や血液を介して感染する。
- 母親の初感染または再感染の結果として新生児へ感染し，母親が初感染である場合，新生児への感染リスクは非常に高い。

トキソプラズマ（*Toxoplasma*）

- 米国での発生率は1,000〜8,000出生あたり1人である[8]。
- トキソプラズマの母体への感染はシストを含む食物の摂取，ネコが排泄したオーシストへの曝露によって成立する。
- 先天性トキソプラズマ感染症は妊娠中の母親への初感染時に発症する。
- 胎児への感染リスクは妊娠期間の進行に伴い上昇する。しかし，妊娠初期（妊娠第1三半期）に胎児が感染した場合に出生後の症状はより重度となる[9]。

風疹（rubella）

- 今日の米国における先天性風疹感染症の発生率は，風疹に対する予防接種の普及により非常に低くなっている。
- すべての先天性風疹感染症は妊娠中の母体への初感染の結果生じる。
- 妊娠第1三半期に母体が感染した場合，胎児に80〜100%の感染リスクが生じる。妊娠第2三半期および第3三半期に母体が感染した場合，リスクは有意に低くなる[10]。

梅毒（syphilis）

- 先天性梅毒の発生率は低下し，2000年の報告で最も低くなった。その後，女性の間で第1期および第2期梅毒が増加しており，それにつれて2005年までの間に先天性梅毒の症例も増加している[11]。

病因と病態生理

- 周産期感染症を引き起こす細菌としては，B群溶連菌，大腸菌（*Escherichia coli*），*Listeria monocytogenes* があげられる。
- 一般的に，早発型感染症を引き起こす細菌は分娩時に新生児へ感染する。
- HSVも一般的には分娩時に新生児へ感染する。非常にまれではあるが子宮内でも感染し，また口唇のHSV感染症から生後に感染し，その結果発症する場合もある。
- 新生児におけるCMV感染症は，母体の初感染や再感染に引き続き，子宮内，分娩時，または生後に母乳や血液を介して感染が成立しうる。
- *Toxoplasma gondii* や風疹による先天性感染症は母体への初感染の結果生じる。
- *Treponema pallidum* による経胎盤感染で先天性梅毒を発症する。胎児は血行性播種の結果感染するため，新生児での臨床徴候は第2期梅毒に類似する。

危険因子

- B群溶連菌による敗血症の危険因子には，以下のものがあげられる。
  - 分娩時における母体へのB群溶連菌の定着
  - 早産（妊娠37週未満）

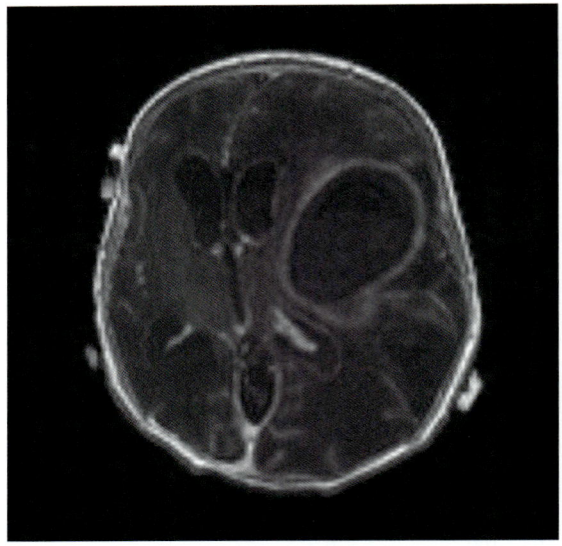

図187-2　生後3週間の新生児。頭部MRIで多発脳膿瘍が認められる。脳膿瘍は新生児髄膜炎の合併症であり，最も一般的な原因は *Citrobacter koseri*，*Serratia marcescens*，大腸菌といったグラム陰性菌である。（*Used with permission from Camille Sabella, MD*）

  - 長期破水（18時間以上）
  - 絨毛羊膜炎／母体発熱
  - B群溶連菌による細菌尿
- 妊婦がエンテロウイルス感染者に接触することが新生児エンテロウイルス感染症の危険因子となる。
- 妊娠中のCMV初感染の危険因子は，特に両親間での，乳幼児との長時間の接触である[12]。
- 妊娠中に調理不十分な豚肉，牛肉，羊肉を摂取することが，母体のトキソプラズマ初感染の重要な危険因子である。
- 予防接種未接種，または不完全接種など，風疹に対する十分な免疫をもたずに妊娠した場合，風疹感染のリスクが高まる。
- 妊娠中の母親が梅毒未治療である場合に，先天性梅毒を発症しうる。

診断

▶ 臨床症状

周産期感染症

- 分娩前後で成立した感染症では多くの場合，その臨床症状は出生後すぐに出現するが，新生児期のどの時期でも発症する可能性は存在する。この場合の原因微生物としては，*S. agalactiae*（B群），大腸菌，*L. monocytogenes*，HSV，エンテロウイルス属があげられる。
- 周産期感染症は肺炎，敗血症性ショック，髄膜炎などとして発症する。脳膿瘍は新生児に感染しやすい原因微生物，特にグラム陰性菌によって発症した髄膜炎に合併する場合がある（図187-2）。
- 新生児期発症の感染症では原因微生物に関係なく，その臨床症状は捉えにくく，また類似している場合がある。さらにこの時期では，敗血症と髄膜炎は臨床的に区別ができない。
- 一般的な徴候としては，体温の不安定さ，呼吸窮迫，無呼

16

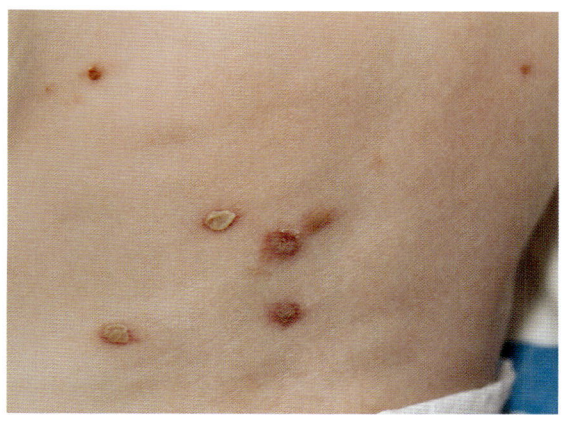

図187-3　生後10日の新生児。単純ヘルペスウイルス感染症に特徴的な，紅量を伴う水疱性病変。（*Used with permission from Blanca E. Gonzalez, MD*）

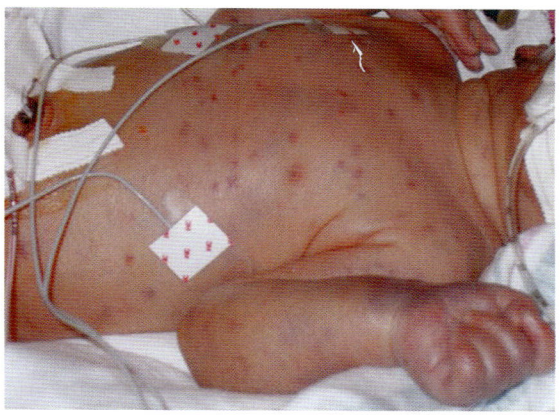

図187-5　髄外造血を示唆するブルーベリーマフィン様皮疹を認めた新生児。古典的には先天性風疹感染症で認められる所見だが，先天性サイトメガロウイルス感染症でも同様に認められる場合がある。（*Used with permission from Shah SS. Pediatric Practice：Infectious Diseases. Figure 50-1. www.accesspediatrics.com*）

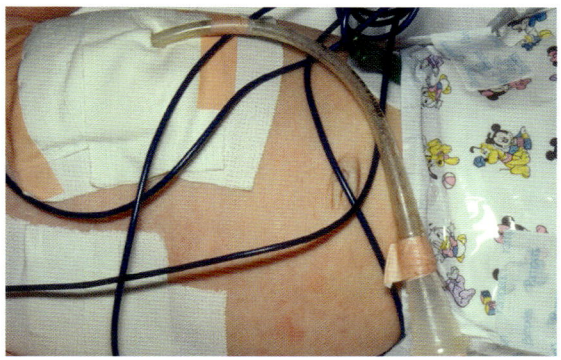

図187-4　新生児エンテロウイルス感染症の重症例。診断に有用とされる軽微な斑状丘疹を認める。（*Used with permission from Camille Sabella, MD*）

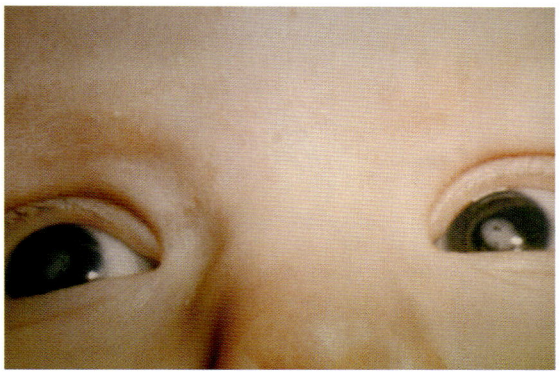

図187-6　先天性風疹症候群に罹患した新生児における両側白内障。（*Used with permission from CDC*）

表187-1 　子宮内感染症の一般的な臨床徴候
・肝脾腫
・黄疸
・発疹
・小頭症
・脳内石灰化
・髄膜脳炎
・網脈絡膜炎
・白内障
・小眼球症
・骨病変
・リンパ節腫脹
・心奇形
・肺炎
・血小板減少
・貧血
・感音性難聴

吸，哺乳不良，不活発，黄疸などがあげられる。

- 新生児 HSV 感染症は，表在型（皮膚，眼，粘膜のみを障害），全身型，中枢神経型に分類される[13]。
- 新生児において，単発性または集簇傾向で紅量を伴う水疱性病変を認めた場合，表在型 HSV 感染症の可能性を考える（図187-3）。
- 新生児エンテロウイルス感染症は軽度で非特異的な場合もあるが，生命を脅かすほどの重篤な症例も存在する。これらの新生児では斑状，斑状丘疹，水疱性，点状出血といっ

た皮疹が出現する場合がある（図187-4）[6]。

子宮内感染

- 子宮内感染症の症状は，出生時または出生直後に出現するが，年月を経て出現する場合も存在する。
- 先天性子宮内感染症の臨床所見は原因微生物に関係なく，類似している。表187-1 に一般的な臨床所見をまとめた。
- ある種の原因微生物による感染症では，より特異的な先天異常を認める場合がある。
  - CMV 感染症では子宮内胎児発育遅延，肝脾腫，黄疸，血小板減少，リンパ節腫脹，点状出血性および紫斑性皮疹（図187-5），小頭症を認め，巨細胞封入体症ともいわれる[14]。
  - 先天性風疹症候群の一般的な徴候としては，肝脾腫，黄疸，白内障（図187-6），ブルーベリーマフィン様皮疹（皮膚での赤血球新生：図187-7），先天性心疾患があげられる。
  - 先天性トキソプラズマ感染症の古典的三徴は網脈絡膜炎，水頭症，脳内石灰化である[15]。
  - 先天性梅毒において，生後3カ月までに認められる早期の所見として，梅毒性鼻炎（snuffles），手掌，足底，口，

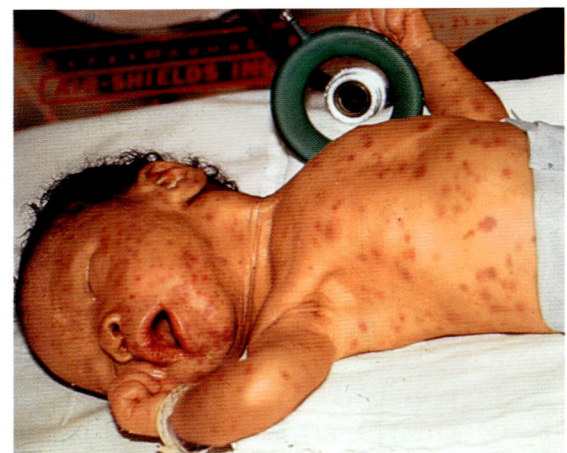

図 187-7　先天性風疹症候群に罹患した新生児。髄外造血を示唆するブルーベリーマフィン様皮疹を認める。また小頭症も認められる。(Used with permission from Weinberg SW, Prose NS, Kristal L. Color Atlas of Pediatric Dermatology, 4th edition, Figure 5-51, New York, NY：McGraw-Hill, 2008)

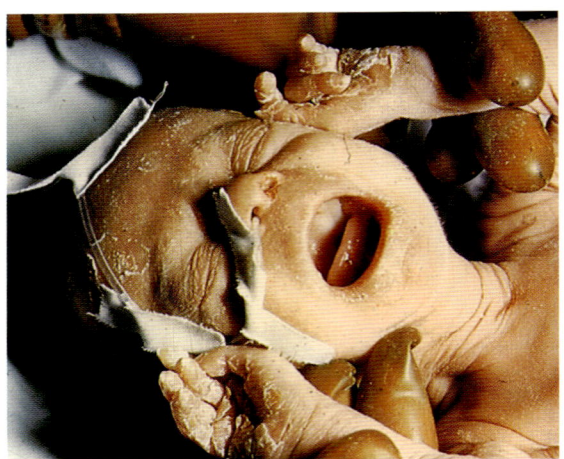

図 187-9　先天性梅毒の乳児。この乳児では手掌を含む四肢および発疹の上に落屑性，水疱性の発疹を認める。(Used with permission from Weinberg SW, Prose NS, Kristal L. Color Atlas of Pediatric Dermatology, 4th edition, Figure 4-1, New York, NY：McGraw-Hill, 2008)

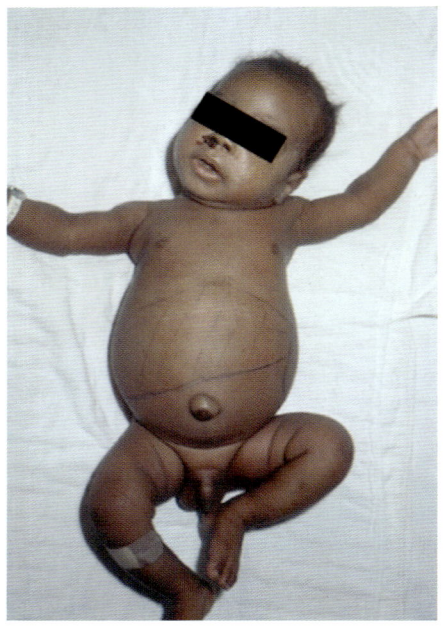

図 187-8　先天性梅毒の新生児。線で印をつけたように肝脾腫があり，右腋窩リンパ節腫脹，血性粘性の鼻汁(snuffles)も認めた。(Used with permission from Camille Sabella, MD)

肛門に出現する斑状丘疹または水疱性発疹，長管骨骨膜炎があげられる(図 187-8，187-9，第 181 章「梅毒」参照)[16]。

▶ 検査所見

- 細菌による敗血症および細菌性髄膜炎の診断は，血液や髄液から微生物が分離されることによりなされる。
- 血液学的異常や炎症マーカーは，新生児敗血症の診断に対する感度，特異度ともに高くない。
- 表在型の新生児単純ヘルペスウイルス感染症の診断に最も有用な方法は，水疱性病変を用いて施行したウイルス培養である。皮膚病変から得られた細胞を直接蛍光抗体検査に

かけることで，迅速診断をつけることが可能である[17,18]。

- 鼻咽頭や結膜，直腸から得られた検体による HSV のウイルス培養は，全身型の HSV 感染症の診断に用いられる。
- 血液単核細胞中の HSV の DNA に対する PCR は，全身型感染症の診断において推奨される[19]。
- 脳脊髄液中の HSV の DNA に対する PCR は，中枢神経系感染症の診断において最適な方法である[20]。
- 鼻咽頭や直腸から得られた検体を用いたエンテロウイルスのウイルス培養は，新生児エンテロウイルス感染症の診断において有用である。脳脊髄液を用いたエンテロウイルス RNA に対する PCR は，エンテロウイルスによる髄膜脳炎の診断においてウイルス培養よりも高い感度を有する[21]。
- 生後 2〜3 週に採取された尿検体で CMV のウイルス培養が陽性となった場合，先天性感染症と判断される。
- 疑診例では風疹ウイルスは尿や脳脊髄液，鼻咽頭から得られた検体を用いた細胞培養によって分離される。風疹特異的 IgG および IgM 抗体価も診断において有用である。
- 先天性トキソプラズマ感染症の診断は困難であり，多くの場合は新生児および母親の血清学的検査によりなされる。新生児の IgG 抗体価の持続高値および上昇，特異的 IgM や IgA の陽性といった所見が診断に有用である。核酸増幅法，胎盤および感染組織の病理組織学的検査，新生児の血液および胎盤のマウス接種試験が有用な場合もある。
- 先天性梅毒の確定診断は困難である。母体および新生児の非トレポネーマ抗体検査およびトレポネーマ特異的抗体検査が陽性である場合には先天性梅毒と考えられる。新生児の非トレポネーマ抗体検査が陽性となり，生後 6 カ月までの間に消失しない場合，出生後に抗体価が上昇する場合，母体の抗体価より乳児の抗体価が 4 倍以上上昇している場合には，先天性感染症が高い確率で示唆される[22]。

▶ 画像検査

- B 群溶連菌などによって引き起こされる新生児肺炎は，新生児呼吸窮迫症候群と区別することが困難である(図 187-10)。
- 脳膿瘍は新生児髄膜炎の合併症としてよく知られており，

16

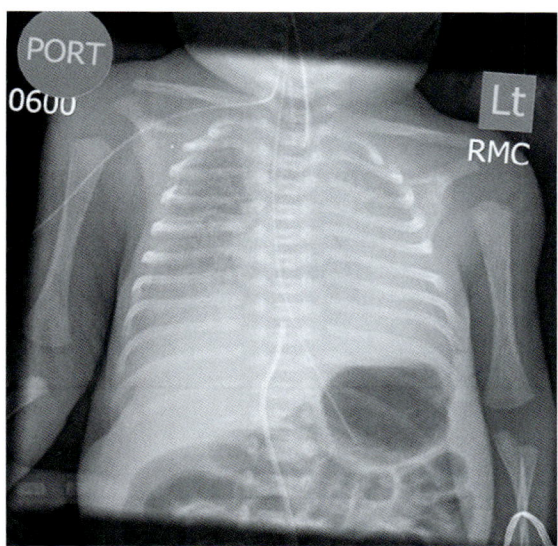

図 187-10　新生児肺炎の胸部単純撮影。(*Used with permission from Camille Sabella, MD*)

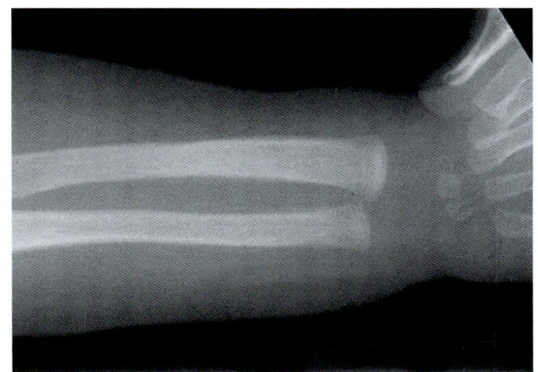

図 187-11　先天性梅毒を発症した乳児の上腕部単純撮影。transverse metaphyseal lucent band という所見が橈骨および尺骨末端に認められ，滑らかに形成された新しい層板骨膜骨が，尺骨骨幹部や骨幹端を巻き込んで出現している。(*Used with permission from Camille Sabella, MD*)

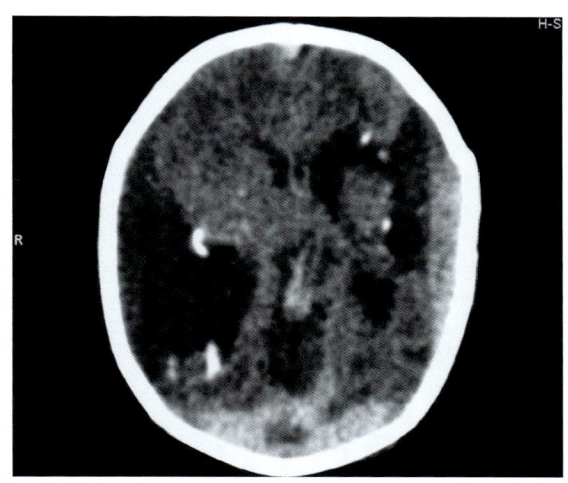

図 187-12　先天性サイトメガロウイルス感染症でみられる脳室周囲石灰化。(*Used with permission from Camille Sabella, MD*)

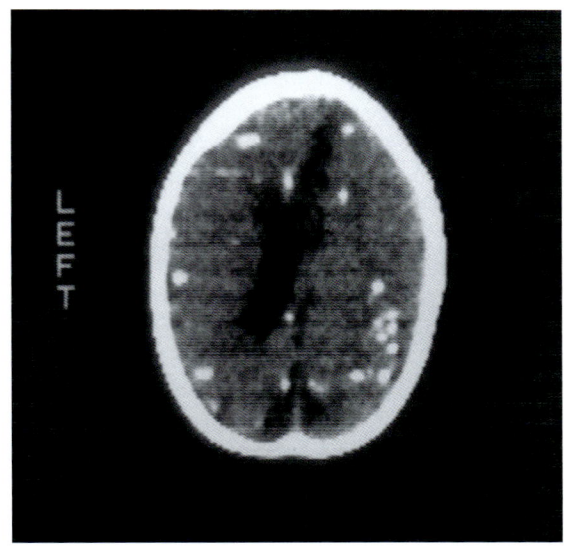

図 187-13　先天性トキソプラズマ感染症において頭部 CT でみられる脳実質内石灰化。(*Used with permission from Camille Sabella, MD*)

グラム陰性菌による髄膜炎の合併症としても比較的よく知られている(図 187-2)。

- 長管骨の骨膜炎または骨軟骨炎は先天性感染症の所見の可能性があり，先天性梅毒において一般的な所見である(図 187-11)。

- 脳内石灰化はサイトメガロウイルスやトキソプラズマによる先天性感染症で認められる。サイトメガロウイルスによって生じる石灰化は，しばしば脳室周囲に分布する(図 187-12)。一方，トキソプラズマによって生じる石灰化は，一般的には脳実質内に分布する(図 187-13)。

鑑別診断

新生児敗血症や髄膜炎は臨床徴候によって，呼吸窮迫症候群や先天性心疾患，代謝異常など，その他の新生児疾患と区別することはしばしば困難である。

治療

▶ 非薬物治療

感染が疑われた，または証明された，すべての新生児に対して適切な呼吸循環管理が行われるべきである。

▶ 薬物治療

- 細菌による敗血症が疑われる新生児に対しては経験的に抗菌薬が開始されるべきであり，その際には B 群溶連菌，大腸菌，*L. monocytogenes* に対して抗菌活性を有する薬剤を選択しなければならない。

- このような乳児に対する適切な治療としては，アンピシリンおよびゲンタマイシンがあげられる。原因微生物が同定された場合には，直接的に効果を発揮する，より特異的な治療に変更することができる。SOR **C**

- 新生児 HSV 感染症に対する最適な治療としては，アシク

ロビル静脈内投与があげられる[23,24]。**SOR A**

- 先天性 CMV 感染症に対する抗ウイルス薬の効果については，近年研究が進んでいる。現時点では先天性 CMV 感染症に対する抗ウイルス薬投与はルーチンでは推奨されていない[25]。**SOR C**
- 先天性トキソプラズマ感染症に対するピリメタミンとスルファジアジンによる早期治療によって，疾患の重症度と後遺症の頻度が減少する[26]。**SOR B**
- 先天性梅毒が疑われた，または証明された新生児に対してはペニシリン G の静脈内投与が推奨される[27,28]。**SOR A**

予防とスクリーニング

- B 群溶連菌を検出するため，妊娠 35〜37 週のすべての妊婦に対して膣および直腸培養を行うべきである[29,30]。
- 以下の条件を満たす母親に対して，分娩時抗菌薬予防投与（ペニシリンが好まれる）が推奨される。
  - B 群溶連菌のスクリーニング検査が陽性。
  - B 群溶連菌による細菌尿が現在の妊娠中に認められている。
  - 以前に出生した子どもが B 群溶連菌感染症に罹患。
- 分娩時に母親の B 群溶連菌の保菌状態が不明の場合には，以下の条件を 1 つでも満たす場合には母親への分娩時抗菌薬予防投与が必要となる。
  - 妊娠 37 週未満での分娩。
  - 破水後 18 時間以上経過している。
  - 分娩時に 38℃以上の発熱を認める。
  - B 群溶連菌の核酸増幅検査（NAAT）が陽性。
- 妊娠初期および，可能ならば分娩時に梅毒に対する血清学的スクリーニングを全女性に対して行うべきである。母親の梅毒に対する血清学的状態が妊娠期間中に少なくとも一度以上確認されていない場合，新生児は退院させるべきではない[27,31]。

予後

- 周産期に発症した細菌による敗血症や髄膜炎の死亡率は 10〜25％である。
- 新生児細菌性髄膜炎の生存者のうち，25〜50％で長期の神経学的後遺症を認める。
- 抗ウイルス薬にて治療した場合においても，新生児における全身型 HSV 感染症の死亡率は 30％に達する。抗ウイルス薬による適切な治療が行われた表在型では，全例生存可能である[24]。
- 全身型および中枢神経型 HSV 感染症の生存者では，一般的に長期の神経学的後遺症を生じる[13,24]。
- 表在型 HSV 感染症の新生児においては，適切な治療が行われた場合であっても，10〜15％で長期の神経学的後遺症を生じる[24]。
- 先天性感染症の予後は非常に多様であり，原因微生物や罹患範囲，影響を受けた臓器に依存する。
- 巨細胞封入体症を発症した新生児の死亡率は 30％であり，一方，症候性の先天性 CMV 感染症の全死亡率は 10〜15％である[14]。
- 長期の神経学的後遺症，特に難聴や知的障害は無症候性の先天性 CMV 感染症乳児であっても 5〜10％で生じる[32-34]。

フォローアップ

　周産期および先天性感染症のすべての小児には，神経発達，聴覚，視覚には特に注意しながら，きめの細かい経過観察が必須である。

患者教育

　妊娠中の女性は子どもに感染症が移行するリスクを少なくするために，良質な妊婦健診を受けるべきである。

【Camille Sabella, MD】
（辻脇篤志／久田　研 訳）

188 人獣共通感染症

症例

　12 歳男児。38.9℃の発熱と気分不快を認めた。2 日後，上肢に赤い発疹が出現し，点状出血になり（**図 188-1**），上肢全体と体幹に広がった。腹痛および頭痛も出現した。病歴では，最近家族と米国南東部の沿岸にキャンプ旅行に出かけていたことが重要である。両親は，男児がキャンプ中に数カ所ダニに咬まれたと証言していた。男児はロッキー山紅斑熱（Rocky Mountain Spotted Fever：RMSF）の暫定診断でドキシサイクリンによる治療が開始となり，数日で症状は軽快した。

概説

　人獣共通感染症（zoonosis）は動物を介してヒトに感染する，病原体による感染症である。感染は動物との直接接触やダニなどの媒介生物を介して起こる（**表 188-1**）。人獣共通感染症には，RMSF，エールリヒア症，野兎病，猫ひっかき病，鼠咬症などがある。

疫学

- RMSF
  - 米国南東部の州（ヴァージニア，ノースカロライナ，サウスカロライナ）と米国中央部の州（テネシー，ミズーリ，アーカンソー，オクラホマ）での発生数が最も多い（19〜77 例/100 万人，2010 年，**図 188-2**）[1]。
  - 全米では年間 2,000 例の報告がある。

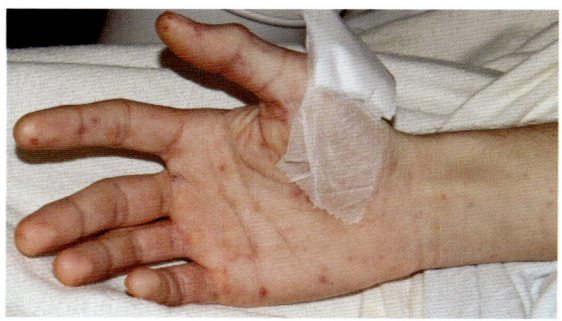

図 188-1　ロッキー山紅斑熱（RMSF）後期の特徴である点状出血発疹。（*Used with permission from Johanna Goldfarb, MD*）

表 188-1　人獣共通感染症の疫学的特徴

病名	病原菌	季節	保有宿主	媒介生物／曝露	危険地域
ロッキー山紅斑熱（RMSF）	*Rickettsia rickettsia*	晩春～初秋	リス，フクロネズミ，ウサギ，イヌ，ネズミなどの野生哺乳類	ダニ：*Darmacentor andersoni*（米国西部）；*Dermacentor variabilis*（米国東部；*Rhipicephalus sanguineus*（アリゾナ州およびメキシコ州）	米国南東部
エールリヒア症／アナプラズマ症	*Ehrlichia chaffeensis*；*E. ewingii*；*Anaplasma phagocytophilum*	晩春～初秋	シカ	ダニ：*Ixodes scapularis* および *Amblyomma americanum*	東部沿岸地域，中南部，中西部，カリフォルニア州北部
野兎病	*Francisella tularensis*	晩春～初秋	ウサギ，野ウサギ，小げっ歯類	直接接触またはダニ	米国中部
鼠咬症	*Streptobacillus moniliformis*（米国），*Spirillum minus*（アジア）	なし	ラット，マウス，リス	直接接触／咬症	
猫ひっかき病	*Bartonella henselae*		ネコ	直接接触	

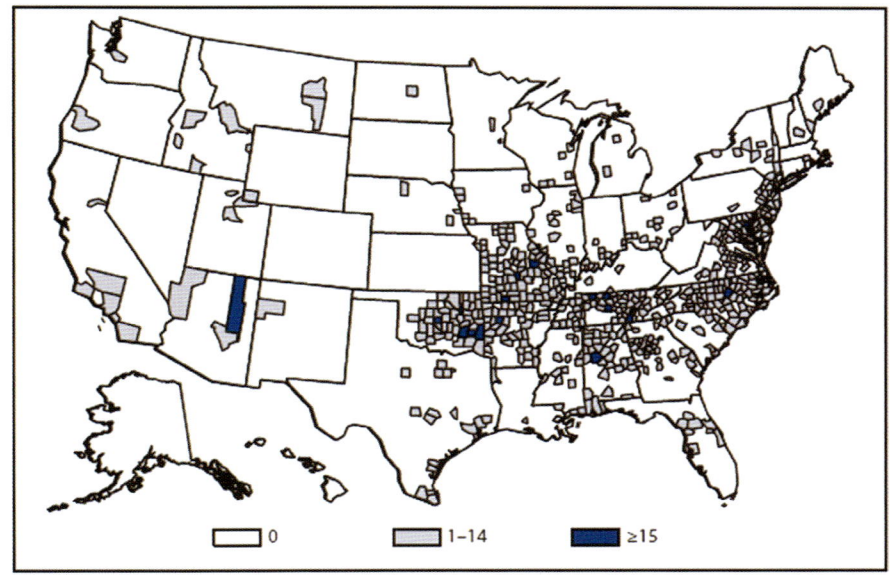

図188-2　RMSFの州別報告数（米国，2010）(*Used with permission from the National Notifiable Disease Surveillance System, Centers for Disease Control and Prevention. MMWR Morb Mortal Wkly Rep. 2012 Jun 1；59(53)：1-111*)

凡例：0 ／ 1-14 ／ ≥15

- そのうち小児例が 1/3 を占める[2,3]。
- エールリヒア症
  - 米国中央部の州（ミズーリ，アーカンソー，オクラホマ）での発生数が最も多く（14～33 例/100 万人，2010 年），米国中央西部の北側と南東部の州でも中規模の発生がある（1.7～14 例/100 万人，2010 年，図 188-3）[1]。
  - 2010 年には約 2,500 例の報告があった。
  - ダニの拡散とともに，流行地域の拡大だけでなく症例報告数も増加することが予測される。
- 野兎病
  - まれである。2010 年全米での報告数は 124 件のみであった[1]。
- 猫ひっかき病
  - 米国疾病管理予防センター（CDC）の届出疾病監視システム（NNDSS）で定期的に報告される疾患ではなく，まれである。

- 鼠咬症
  - NNDSS で定期的に報告される疾患ではなく，まれである。

病因と病態生理

- RMSF
  - 病原微生物は *Rickettsia rickettsii* であり，内皮細胞に感染し，全身の小血管炎を起こす。
  - ダニが自然宿主，保有宿主，媒介生物である。米国の西部ではロッキー山森林マダニ（*Dermacentor andersoni*）が RMSF の最も一般的な媒介生物である（図 188-4）。北米では，*R. rickettsii* の媒介動物として他に 3 種類のダニが確認されている。
- エールリヒア症
  - 病原菌は偏性細胞内グラム陰性菌である *Ehrlichia chaffeensis*，*E. ewingii*，*Anaplasma phagocytophilum* で

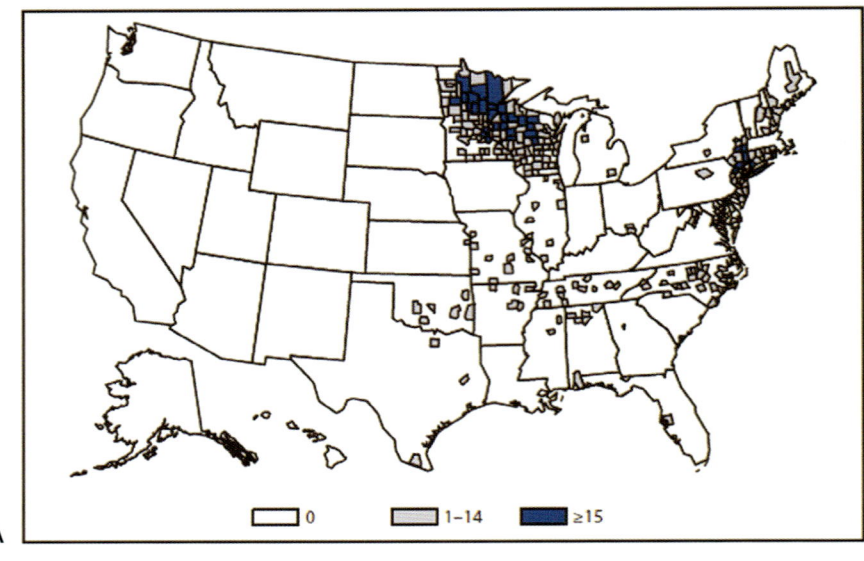

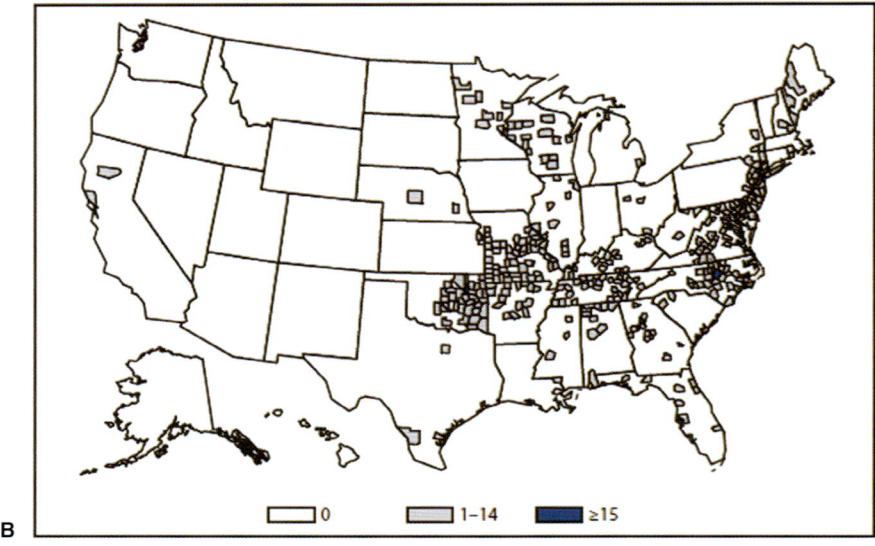

図 188-3　エールリヒア症の州別報告数（米国，2010）。*Anaplasma phagocytophilium* 感染（**A**）と *Ehrlichia chaffeensis* 感染（**B**）。（*Used with permission from the National Notifiable Disease Surveillance System, Centers for Disease Control and Prevention. MMWR Morb Mortal Wkly Rep. 2012；59(53)：1-111*）

あり，異なる分画の白血球に親和性がある。
- 野兎病
  - *Francisella tularensis* が病原菌である。
- 猫ひっかき病
  - *Bartonella henselae* が病原菌である。
- 鼠咬症
  - 米国では，*Streptobacillus moniliformis*，アジアでは *Spirillum minus* が検出されている。

危険因子

- RMSF/エールリヒア症
  - 流行地域でのダニへの曝露および若年齢層が感染の危険因子である。
- 野兎病
  - 感染したウサギ（毛皮を含む）が感染の危険因子である。

- 流行地でのダニ咬症が一般的な伝播様式である。
- 猫ひっかき病
  - ネコ，特に子ネコへの曝露が主要な危険因子である。
  - 少し前にひっかかれたり，咬まれたりした後に生じる。
  - 猫ひっかき病患者のうち約 20〜30％はネコや子ネコへの曝露がない。
- 鼠咬症
  - 感染したげっ歯類が媒介動物である。
  - *S. moniliformis* に汚染された低温殺菌されていないミルク，水，その他の食物の摂取で感染する（Haverhill 熱）。

診断

- RMSF
  - 確定診断のための感度の高い研究室での分析が普及していないため，確定診断は困難である。

16

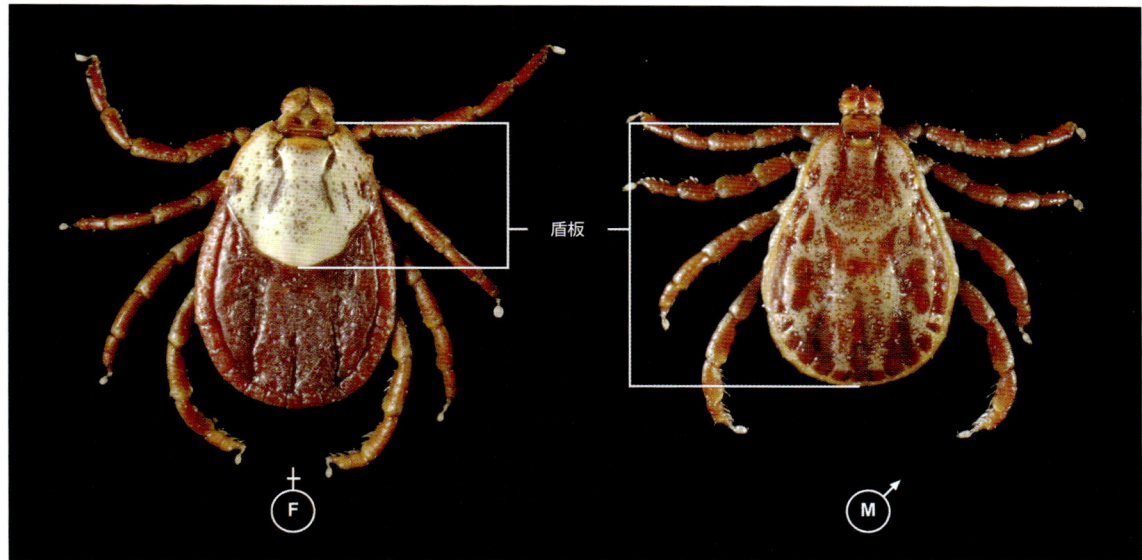

図188-4　ロッキー山森林マダニ（*Dermacentor andersoni*）。*Rickettsia rickettsii* の北米の媒介動物で，RMSF の病原微生物である。メスの盾板（盾）は小さく，オスの盾板は大きい。メスの盾板は，摂食中にメスの腹が膨脹し充血できるよう，背面のわずかな部分を覆うだけである。（*Used with permission from CDC/Dr. Christopher Paddock*）

- 治療の遅れは予後の悪化につながるため，検査結果を待ちながら，疑いの時点で治療は開始したほうがよい[4]。
- CDC の定義[4]では，確定診断は適切な臨床症状と以下を含む。
  - 間接免疫蛍光抗体法（IFA）で，ペア血清（ひとつは発症1週間以内，もうひとつは2〜4週間後）で *R. rickettsii* やその他の紅斑熱群抗原に対する IgG 特異的抗体価の4倍以上の上昇を血清学的に証明すること。
  - または
  - ポリメラーゼ連鎖反応（PCR）法で特定の標的を増幅し，臨床検体（皮膚生検）で *R. rickettsii* やその他の紅斑熱群の DNA を検出すること，もしくは，免疫組織化学染色法で生検または剖検標本から紅斑熱群の抗原を検出すること。
  - または
  - 細胞培養で臨床標本から *R. rickettsii* やその他の紅斑熱群を分離する。
- エールリヒア症
  - CDC の定義[4]では，適切な臨床症状と下記を含む。
    - 急性期（発症時）と回復期（発症4週後）の特異的抗体価の4倍以上の上昇による血清学的診断。
    - または
    - 臨床検体から *Ehrlichia* または *Anaplasma* の DNA を PCR 法で検出。
    - または
    - 生検または剖検標本で *Ehrlichia* 抗原を免疫組織化学染色で検出する。
    - または
    - 細胞培養で臨床検体から *E. chaffeensis* を分離。
  - CDC の定義[4]による疑似例は下記を含む。
    - 末梢血顆粒球，単球，マクロファージの細胞質中の封入体（小胞内に貪食された *Ehrlichia* の塊）を認める（図188-5）。

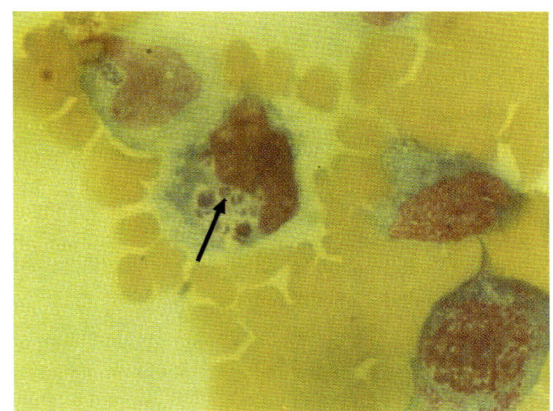

図188-5　顆粒球細胞中の白血球内封入体（矢印）を示す末梢血スメア。これはエールリヒア症の診断の根拠となる。（*Used with permission from Camille Sabella, MD*）

- または
  - IFA 法，酵素結合免疫吸着測定法（ELISA），ドット ELISA，あるいは他の方法で，*Ehrlichia* 抗原に対して IgG または IgM の上昇を血清学的に証明する。
- 野兎病
  - 培養での菌の発育があれば確定診断となる。
    - 病型に応じて，皮膚病変の擦過または切片，リンパ節穿刺または生検，咽頭洗浄液，喀痰検体，胃吸引物が検体として適切である。
    - しかし血液培養はしばしば陰性である。
  - 血清学的診断は，急性期（発病時）と回復期（発病から4週間後）の特異的抗体価で4倍以上の上昇があれば確定診断となる。しかし診断に時間を要するため，急性期管理には有用ではない。
  - 野兎病は以下の場合に推定診断となる。
    - *F. tularensis* 抗原に対する血清抗体価の4倍以上の上

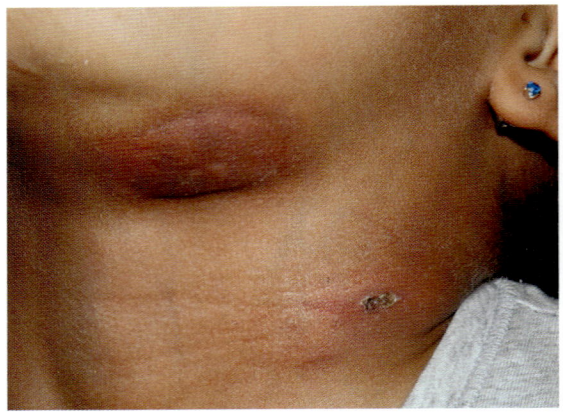

図188-6　細菌侵入部位の痂皮を伴う潰瘍。所属リンパ節の腫脹を伴う。これは野兎病や猫ひっかき病のリンパ節炎における潰瘍リンパ節の特徴である。(*Used with permission from Charles B. Foster, MD*)

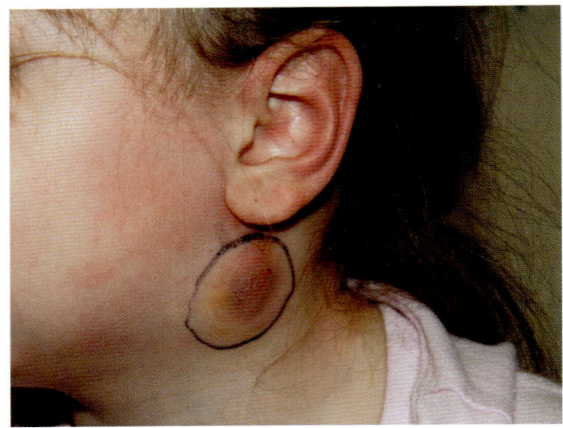

図188-7　波動を伴う猫ひっかき病のリンパ節炎。(*Used with permission from Camille Sabella, MD*)

昇の確証が得られない[5]。
または
・直接蛍光抗体法，免疫組織化学染色法，PCR法を用いた検査結果が陽性である。

- 猫ひっかき病
  - 通常 *Bartonella* 抗原に対する抗体をIFAで血清学的に証明することで診断する[6]。
  - 体液のPCRはCDCや研究所で可能である。
  - Warthin–Starry銀染色で菌の組織病理学的所見は，*B. henselae* 感染に非特異的である。
- 鼠咬症
  - ・*S. moniliformis* 感染の診断は，特殊媒体を用いて，血液培養，滑液，その他の体液で行う。この菌は発育が遅いため培養に3週間かかる。
  - ・*S. minus* 感染の診断は血液や感染した体液の暗視野顕微鏡検査で行う。

▶ 臨床所見

- RMSF
  - 熱，頭痛，倦怠感，筋肉痛，嘔気・嘔吐が初期症状である。
  - これらの症状が数日続いた後，斑状丘疹が出現し，点状出血(後期の所見)になり四肢(手首／足首)を中心に広がる(図188-1)。
  - 無治療では，RMSFは中枢神経系，腎，心臓，肺，消化管の合併症を起こし，しばしば播種性血管内凝固症候群やショックに至る。
  - 治療が遅れると死亡リスクが高まる。
- エールリヒア症
  - 熱，頭痛，倦怠感，筋肉痛が最もよくみられる症状である。
  - 嘔吐，腹痛，関節痛はあまりみられない。
  - 発疹はRMSFより頻度が低いが，成人より小児に多くみられる。
- 野兎病
  - 感染部位によって多彩な症状を示す。
  - ・潰瘍リンパ節型(感染部位の潰瘍が治癒し，限局的に所属リンパ節の腫脹を起こす，図188-6)。

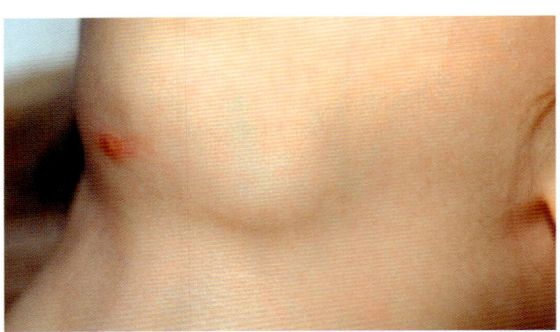

図188-8　猫ひっかき病のリンパ節炎。初期の細菌侵入部位の丘疹と近傍のリンパ節炎。(*Used with permission from Johanna Goldfarb, MD*)

- ・リンパ節型(潰瘍を伴わない)
- ・眼・リンパ節型
- ・口腔咽頭型
- ・腸管型
- ・肺炎型
- 猫ひっかき病
  - 発赤，圧痛，熱感，硬結を伴う所属リンパ節腫脹が最もよくみられる症状である(図188-7)。
  - 侵入部位に原発性の丘疹が診断時にみられる可能性がある(図188-8)。
  - 不明熱，肝腫大，脾臓の石灰化，視神経網膜炎，無菌性髄膜炎はあまりみられない[7,8]。
  - 結膜のParinaud眼腺症候群(同側の耳介前部リンパ節腫脹を伴う結膜炎)が典型的な症状である(図188-9)。
- 鼠咬症
  - 突然発症の発熱，倦怠感，感染部位由来の腫脹，発赤，化膿を伴う筋肉痛が一般的にみられる症状である。
  - 四肢(手掌／足底)中心に広がる丘疹や点状出血斑の頻度が最も高い(図188-10)。
  - *S. moniliformis* 感染の場合，患者の50%が発疹の出現後に移動性多関節炎を呈する。関節炎は *S. minus* 感染ではあまりみられない。
  - 無治療の患者では数週間後に再発することがある。
  - 合併症では敗血症性関節炎，心内膜炎，髄膜炎，膿瘍が

16

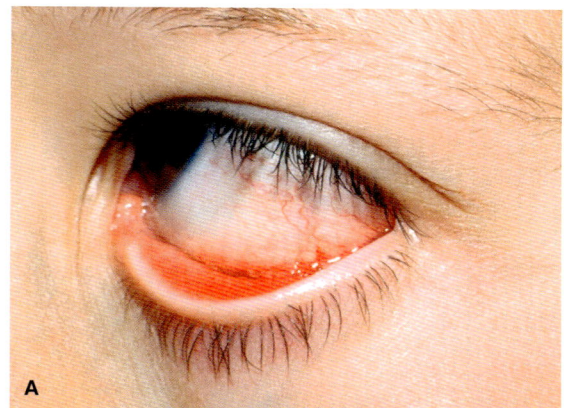

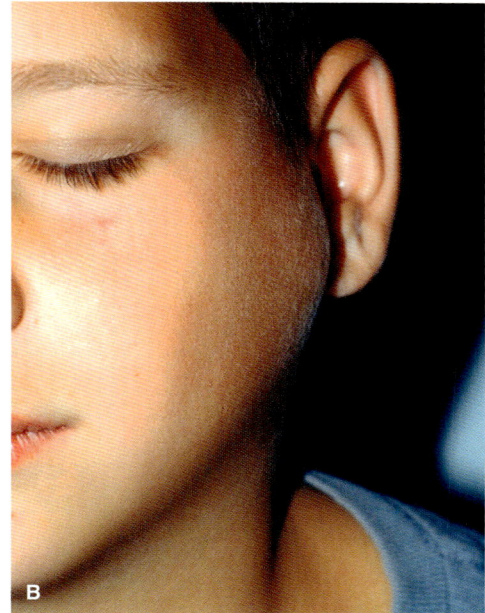

図 188-9　Parinaud 眼腺症候群の網膜炎（**A**）と，耳介前部リンパ節腫脹（**B**）。この患児は血清診断で猫ひっかき病と診断されたが，鑑別診断として野兎病，アデノウイルス感染症，インフルエンザ感染症がある。（*Used with permission from Camille Sabella, MD. From Sabella C, Cunningham RJ III. Intensive Review of Pediatrics, 4th edition. Lippincott Williams Wilkins, p 448, Figure 53-2, 53-3*）

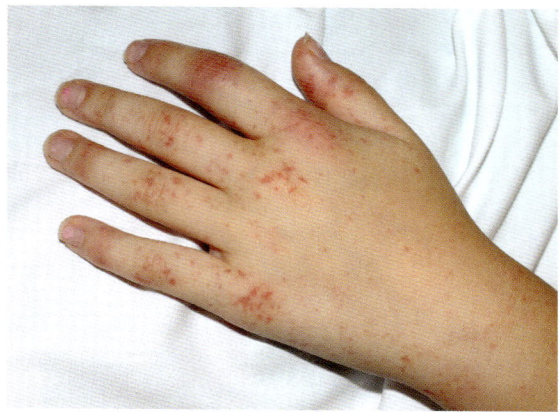

図 188-10　ペットのラットに咬まれた後，鼠咬症を発症した 9 歳女児の丘疹と点状出血発疹。感染部位の腫脹と発赤が人差し指にみられる。（*Used with permission from Camille Sabella, MD*）

明熱を呈することもある[8]。

鑑別診断

- 前述した感染症の多くによる発疹は，髄膜炎菌感染症，川崎病，風疹，麻疹，IgA 血管炎の発疹に類似する（177 章「川崎病」，111 章「麻疹」，175 章「IgA 血管炎（Henoch-Schönlein 紫斑病）」参照）。人獣共通感染症の疫学や獲得経路は，これらの疾患を鑑別するうえで重要な手がかりとなる。
- 猫ひっかき病や野兎病のリンパ節腫脹は，時に，化膿性（ブドウ球菌やレンサ球菌），マイコバクテリア属感染，トキソプラズマ感染のような他の原因によるリンパ節腫脹との鑑別が困難である。完全な曝露歴や細菌の侵入部位の所見が猫ひっかき病や野兎病の診断に有用である。
- Parinaud 眼腺症候群（Henri Parinaud にちなんで名づけられた）の鑑別診断は，野兎病，猫ひっかき病，アデノウイルス，*Haemophilus influenzae* 感染がある。完全な曝露歴およびアデノウイルスや *H. influenzae* の適切な診断的培養は，これらの感染の鑑別に有用である。

治療

▶ 非薬物治療

- これらの人獣共通感染症のいずれにおいても，重症患者の対症療法は必要不可欠である。
- 猫ひっかき病のリンパ節腫脹は通常は自然治癒するため，治療は症状を緩和する目的で行う。
- ダニの除去は，除去中にダニの内容物を患者に放出しないように注意深く行う。

▶ 薬物治療

- RMSF/エールリヒア症
  - これらの感染症の全患者（8 歳未満を含む）に対して，ドキシサイクリンが第一選択である[10]。SOR **A**
- 野兎病
  - ゲンタマイシンまたはストレプトマイシンによる 10 日間の治療が推奨される[11]。SOR **A**
  - 代替薬として，8 歳以上で重症でない患者にはドキシサイクリンによる 14 日間の治療がある。
- 猫ひっかき病

ある[9]。

▶ 追加の検査所見

- 血小板減少症，好中球減少症，低ナトリウム血症，肝トランスアミナーゼの上昇が RMSF で頻度の高い検査所見である。しかし，疾病の後期まで明らかにならない可能性がある。
- 白血球減少症やリンパ球減少症，血小板減少症，肝トランスアミナーゼの上昇はエールリヒア症でよくみられる所見である。

▶ 画像検査

- 猫ひっかき病
  - 猫ひっかき病が疑われた患者では，リンパ節の膿瘍形成の確認のためにしばしば超音波検査を用いる。
  - 超音波検査や CT で，猫ひっかき病患者における肝臓や脾臓の肉芽腫性病変を検出することができる。患者は不

- アジスロマイシンは最初の 1 カ月間はリンパ節のサイズを縮小する可能性があるが，最終的な転帰には影響しない[12]。SOR **B**
- 抗菌薬治療は，肝臓あるいは脾臓の肉芽腫のような全身症状を伴う者や免疫不全者においては[13]，回復を早める可能性がある。しかしこれらの患者における抗菌薬治療の意義は明らかではない。SOR **C**
- アジスロマイシン，ゲンタマイシン，シプロフロキサシン，トリメトプリム-スルファメトキサゾール，リファンピンはこれらの患者において治療のオプションとなる可能性がある。SOR **C**
- 鼠咬症
  - ペニシリン G による 7～10 日間が治療の第一選択である[14]。SOR **A**
  - 心内膜炎ではペニシリン G による 4 週間の投与が推奨される[14]。
  - 重症なペニシリンアレルギーの患者には，ドキシサイクリン，ゲンタマイシン，ストレプトマイシンが推奨される。

▶ 外科治療
- 猫ひっかき病
  - リンパ節病変の針生検は症状緩和のために行う。SOR **C**
  - リンパ節病変の切開やドレナージは，膿瘻を形成する可能性があるため推奨しない。SOR **C**
  - 外科的切除はリンパ節腫大に対してほとんど必要ないが，もし行う場合には，可能なら自然排膿する前に行ったほうがよい。SOR **C**

▶ 紹介
- 感染症科への紹介は，特異的感染症や重症度にもよるが，人獣共通感染症の診断と治療において有用である。
- リンパ節病変の穿刺吸引や，膿瘍のドレナージの際には外科への紹介が必要である。

予防とスクリーニング
- 動物との直接的な接触を避けることが，鼠咬症，猫ひっか

き病，野兎病のような人獣共通感染症のリスクを低下させる。
- 危険地域では，ダニ咬症に対する定期的な評価および迅速なダニの除去が，ダニ媒介感染症の予防につながる。
- ダニに対する家畜の治療は獣医師の指示に従って行うことが推奨される。
- 動物接触によるいかなるひっかき傷や咬まれた部位も，迅速かつ完全にきれいにすることが感染リスクを減らすために重要である。

予後
- RMSF
  - 診断の遅れや，第 5 病日以降に治療が開始された場合には，死亡リスクが上昇する[15,16]。
- エールリヒア症
  - 死亡率は 1～3％（*E. chaffeensis*）～1％未満（*A. phagocytophilum*）と報告されているが，多くは不顕性感染であるため，これは過大評価の可能性がある[17]。
- 野兎病
  - リンパ節膿瘍は適切な治療にかかわらず生じる可能性がある。
- 猫ひっかき病
  - リンパ節腫脹は通常自然治癒し，1～2 カ月で症状消失する。
  - リンパ膿瘍は 25％の症例で起こる。
- 鼠咬症
  - 鼠咬症の経過は急激で致命的となることがある。

患者教育

　両親は，患児が人獣共通感染症に曝露後，感染症状が出現したら，すぐに診察を受けるべきである。

【Lara Danziger-Isakov, MD, MPH／Camille Sabella, MD】

（田中沙季／久田　研 訳）

第 17 部

内分泌疾患

SOR	定義
A	一貫して質が高く，かつ患者指向のエビデンス（科学的根拠）に基づいた推奨*
B	一貫性に欠けた，もしくは質に一部問題がある患者指向のエビデンスに基づいた推奨*
C	これまでのコンセンサス，通常行う診療行為，専門家の意見，疾患指向のエビデンス，または診断・治療・予防・スクリーニングについての症例報告に基づいた推奨*

- SOR：推奨度（strength of recommendation）
- 患者指向のエビデンス：死亡率，罹患率，患者の症状の改善などを意味する。
- 疾患指向のエビデンス：血圧変化，血液生化学所見などを意味する。
- ＊：さらなる詳細情報は，巻末の「付録 A」を参照。

189 糖尿病の概要

症例

　2 週間以上口渇と多尿が増悪している 7 歳女児。以前はなかったが，この 1 週間で数回夜尿がみられる。腹痛，嘔吐はない。身体所見としては口腔内粘膜の乾燥とねばつきが顕著である。最後に健診に来たときに比べて体重が 3 kg 減少している。血糖値を測定（**図 189-1**）すると "高値" を示し，測定可能数値を超えていた。尿検査では尿糖とケトンが陽性であった。基本的な代謝検査結果は，Na 131 mEq/L，重炭酸イオン 20 mEq/L，血漿血糖値 652 mg/dL であった。ヘモグロビン A1c は 10.8% であった。初発の糖尿病の診断にて入院となり，輸液とインスリンにて治療された。入院中，インスリン皮下注が開始され，患児と家族に糖尿病教育が行われた。患児の年齢より 1 型糖尿病（**T1DM**）と思われた。

概説

　典型的な初発糖尿病の症状は，多飲，多尿，体重減少である。

別名

　T1DM はインスリン依存性糖尿病，若年発症糖尿病，自己免疫関連糖尿病とも呼ばれる。

疫学

- 原因不明だが，T1DM の発症は年々約 3% 増加している。
- 小児期と思春期にみられるまれな糖尿病には 2 型糖尿病（T2DM），囊胞性線維症関連糖尿病（CFRD），ステロイド誘発糖尿病があり，また，まれに遺伝型のものもある[1]。
- 米国の 18 歳時の T1DM の有病率は 1,000 人あたり約 2〜3 人である[2]。
- 男女比は 1：1 である。
- T1DM の発症のピークは二峰性で，小学校入学前後（4〜6 歳）と思春期（10〜14 歳）である。
- T2DM の発症頻度も小児肥満の増加に関連して増している。T2DM の発症のピークは思春期である。

病因と病態生理

- T1DM は自己免疫性の膵 β 細胞の破壊により絶対的なインスリン欠乏をきたす。
- T2DM はインスリン耐性により相対的インスリン欠乏をきたす。

危険因子

- 血縁者に T1DM 患者がいる場合，発症のリスクは上昇する。同胞の場合 6%，双生児で 50% 未満。母親よりも父親が T1DM であるほうがリスクは上昇する[2]。
- 肥満，家族歴，少数民族，またインスリン耐性の徴候は T2DM に一般的な危険因子である。

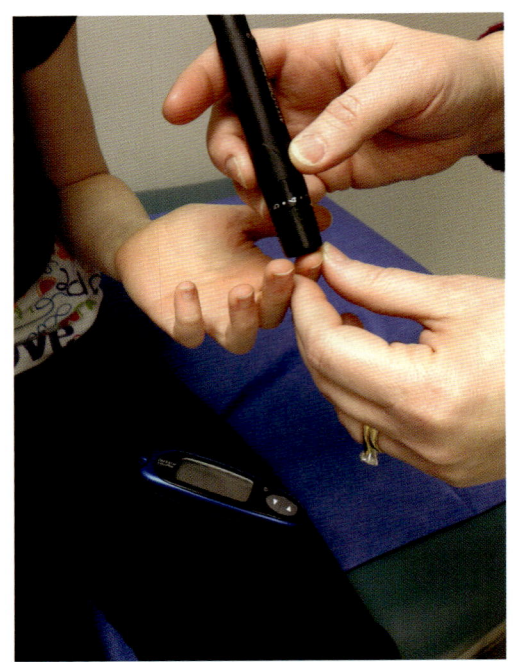

図 189-1　糖尿病が疑われる女児の血糖値測定の様子。（*Used with permission from Todd D. Nebesio, MD*）

診断

▶ 臨床所見

- 初発糖尿病の典型的な症状としては多尿，多飲，多食，体重減少があげられる。
- 糖尿病性ケトアシドーシスを発症した場合は嘔気・嘔吐，腹痛，精神状態の変化，Kussmaul 呼吸がみられる。
- 頸，腋窩，その他の皮膚のしわの黒色表皮腫は，T2DM と肥満でみられるインスリン耐性の徴候である（**図 189-2**，190 章「黒色表皮腫」参照）。インスリン作用に関連する遺伝子欠失は極度のインスリン耐性を引き起こす（**図189-3**）。
- 糖尿病性リポイド類壊死症は，糖尿病患者の 0.5% 未満に起こるまれな皮膚症状であるが，小児にはほとんどみられない（**図 189-4**）。

▶ 検査所見

- 糖尿病の診断基準は，糖尿病症状，随時血糖値が 200 mg/dL 以上，空腹時血糖値が 126 mg/dL 以上，経口的ブドウ糖負荷試験（OGTT）2 時間後血糖値が 200 mg/dL 以上，またはヘモグロビン A1c 6.5% 以上である[3]。典型的な高血糖症状がないのであれば，別の日に再検する必要がある。
- 空腹時血糖値の異常が示唆されるのは 100〜125 mg/dL の間である。OGTT 2 時間後血糖値が 140〜199 mg/dL であれば耐糖能異常が疑われる。空腹時血糖値異常や耐糖能異常がみられるのは糖尿病予備軍であり，将来糖尿病を発症するリスクが高まる。
- 糖尿病自己免疫抗体は T1DM に共通して陽性であるが，T2DM でも少ない割合でみられる。T1DM の最大 25% の患者に肥満があり，T2DM との鑑別に苦慮する[4,5]。
- 尿糖は血糖値が 180 mg/dL より高いときに陽性となる。
- 尿ケトンまたは血中ケトン体が陽性であれば，インスリン欠乏が示唆される。

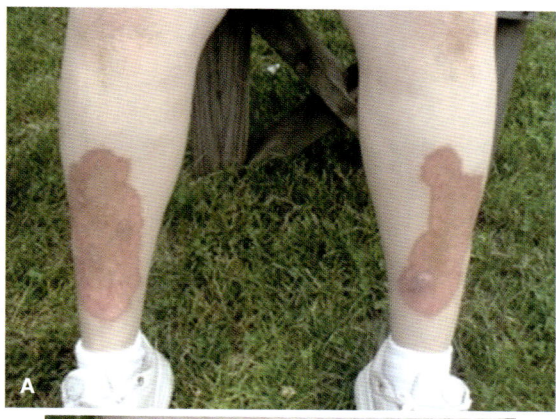

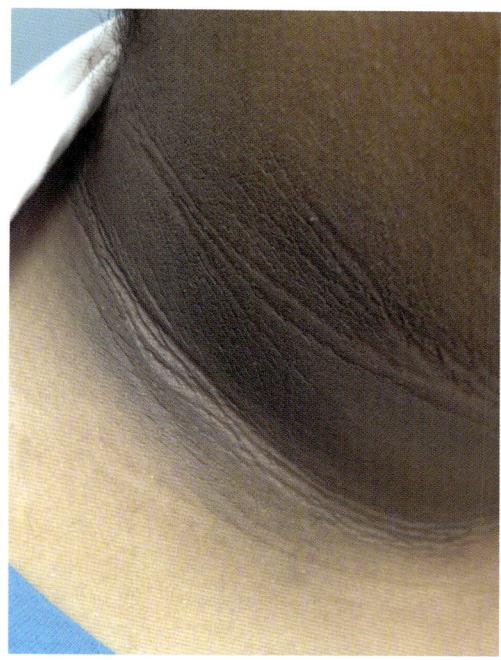

図 189-2　インスリン耐性・肥満のあるアフリカ系アメリカ人の 10 代患児の首にみられた黒色表皮腫。（*Used with permission from Todd D. Nebesio, MD*）

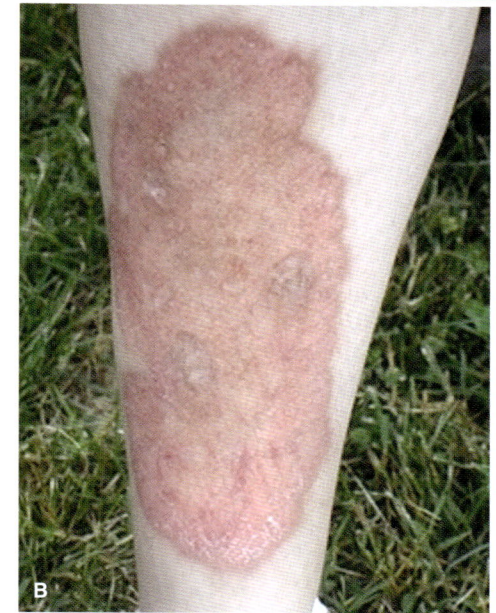

図 189-4　**A**：T1DM の若年女性にみられた糖尿病性リポイド類壊死症。まれな疾患であるが，通常下肢の前脛骨部に起こる。**B**：右脚の病変部の拡大像。（*Used with permission from Todd D. Nebesio, MD*）

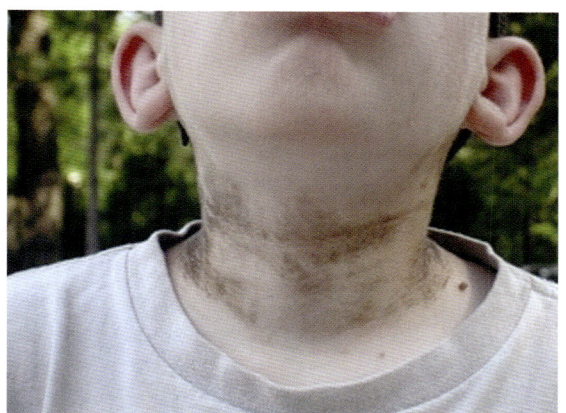

図 189-3　インスリン受容体異常による Rabson-Mendenhall 症候群の男児にみられた，重度のインスリン耐性と黒色表皮腫。（*Used with permission from Todd D. Nebesio, MD*）

- 高血糖は偽性低ナトリウム血症を引き起こす。血糖値が 100 mg/dL 上昇するごとに，血清ナトリウム値は 1.6 mEq/L 減少する。
- T1DM 患者で最も頻度の高い死因は糖尿病性ケトアシドーシスであり，重炭酸イオンが 15 mEq/L 未満のアシドーシスがあるときは糖尿病性ケトアシドーシスを疑う。

鑑別診断

- 高血糖や所見がそろっていれば診断は容易であるが，糖尿病のタイプを見分けるのは困難なこともある。
- 口渇と多尿の鑑別：糖尿病，尿崩症，心因性，高カルシウム血症，甲状腺機能亢進症。

治療

▶ 非薬物治療

- 糖尿病では正常体重，成長を維持するように食事栄養を管理することが大事である。
- 運動と定期的な運動はインスリン作用を促進する。
- 血糖値測定は少なくとも 1 日に 4 回，特に食前と睡眠前に行う（図 189-5）。
- 血液と尿ケトンは血糖が繰り返し上昇する場合や具合が悪く嘔気・嘔吐があるとき，腹痛があるときに測定する。

▶ 薬物治療

- インスリン治療が小児の糖尿病では主要な管理となる。注射場所は腕，大腿，腹部，臀部で，局所の肥厚を避けるために部位を変えながら接種する（図 189-6）。
- 食事の際に速効型摂取インスリンを投与して摂食量をカバーし，血糖値を一定の目標水準に抑える。
- 持効型または基礎インスリンは 1 日に 1 回か 2 回接種し，

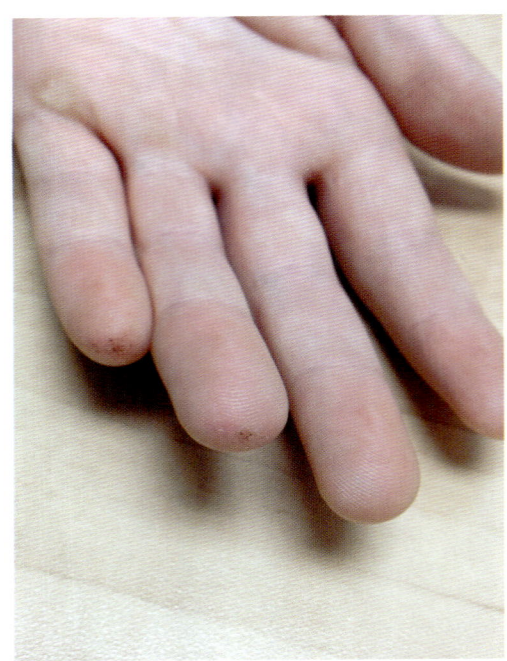

図 189-5　T1DM の 10 代患児の指。指先に血糖値を測定した跡がみられる。（*Used with permission from Todd D. Nebesio, MD*）

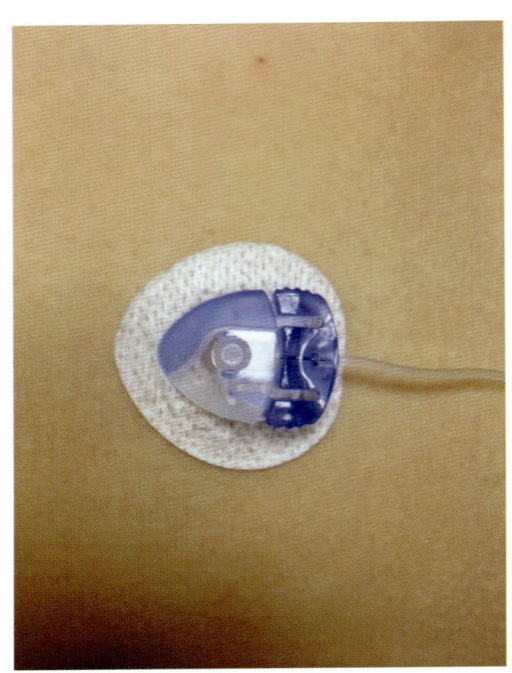

図 189-7　インスリンポンプの部位。上部には前回のポンプ接種の部位がみえる。（*Used with permission from Todd D. Nebesio, MD*）

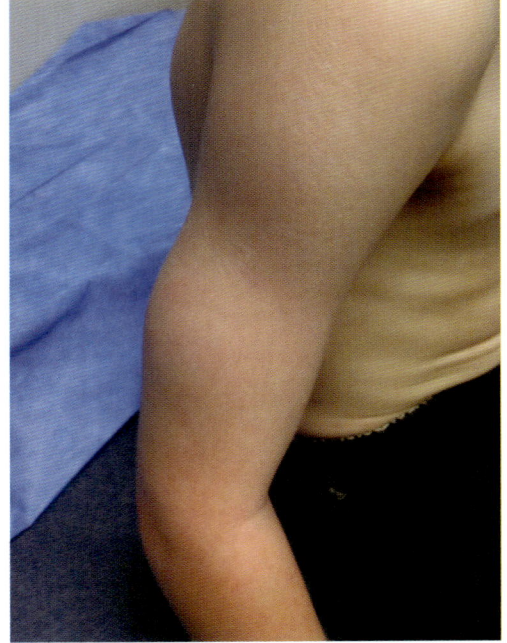

図 189-6　腕の同部位でインスリン接種を繰り返した結果，皮膚の肥厚を生じ，インスリン吸収が遅くなり不安定になった。（*Used with permission from Todd D. Nebesio, MD*）

ケトン産生を抑制する。
- T2DM の患者ではメトホルミン経口投与を行う。

▶ 推奨される治療

　インスリンポンプでは，2〜3 日毎に接種場所を移動させて，超速効型インスリンを持続投与する（図 189-7）。

予防とスクリーニング

- 現時点では T1DM を予防することは不可能である。
- インスリン抵抗性の徴候がある肥満小児や T2DM の家族歴がある場合は，生活習慣の改善によって T2DM の進行は防げる。
- T2DM が進行するリスクのある無症候性の小児では，スクリーニングを 10 歳，あるいは思春期の初期に開始し，以降 3 年毎に行う[6]。

予後

- 血糖値やヘモグロビン A1c の目標値は年齢によって変化する[6,7]。
- T1DM の幼少児では，重度の低血糖は神経発達の障害を引き起こしかねない[7]。
- 糖尿病で糖尿病性ケトアシドーシスを起こす原因として最も頻度の高いものは，インスリン接種が行われていないことによるものである。
- 高血糖による慢性的な合併症は成長障害，腎症，網膜症である[2,5,7]。厳格な治療と血糖管理により糖尿病の合併症は減らせる[8]。
- T1DM では自己免疫疾患のリスクが上昇し，通常は甲状腺疾患やセリアック病の頻度が高い。

フォローアップ

- ヘモグロビン A1c，身長，体重，血圧は 3 カ月毎の来院時にチェックする。
- 散瞳検査は T1DM の発症後 5 年，または 10 歳になったときから毎年施行する。T2DM と診断された場合はすぐに眼科の検査を行う。
- その他の体調や下記の疾患を定期的に調べる；高血圧，脂

質異常症，微量アルブミン尿，精神疾患（例：うつ病，摂食障害），脂肪肝（T2DM で），甲状腺機能低下症とセリアック病（T1DM で）。

患者教育

● 食事量や運動などの生活習慣の改善は，T2DM の発症や進行を予防できる。
● 糖尿病が発症した患者や家族には栄養，運動，血糖値測定などの教育が必要である。

【Todd D. Nebesio, MD】
（柴村美帆　訳）

190 黒色表皮腫

症例

　最近 2 型糖尿病と診断された肥満のある 10 歳女児より，腕の下に“汚れたところ”があり，“きれいにならない”と，かかりつけ小児科医に相談があった（図 190-1）。医師は黒色表皮腫と診断し，母親に体重を減らすこと，食事の改善，運動の重要性を説明した。また，肥満と糖尿病がこの女児にいかに悪影響を及ぼすか，皮膚がどのようになってしまうかについて母親に伝えた。遺伝性についてばかりが強調されがちだが，疾患のリスクは減らすことができるということを重視したい。

概説

● 黒色表皮腫（acanthosis nigricans：AN）は表皮変化を伴った限局性の皮膚色素沈着である。AN はインスリン抵抗性と関連があり，内分泌疾患（例：2 型糖尿病，Cushing 症候群，末端肥大症）や肥満，多嚢胞性卵巣症候群の患者にみられる。

疫学

● 米国南西部の臨床研究ネットワークの横断研究によれば（N＝1133），AN は小児では 17％，成人では 21％にみられる[1]。
● 2 つの研究では，AN は新たに糖尿病と診断された 36％にみられ，肥満のある小児の 39％にみられた[2,3]。AN の有病率は，アフリカ系とヒスパニック系の糖尿病の小児では 60〜92％にも及ぶと報告された[4]。
● AN は Wilms 腫瘍と骨肉腫の患児で報告されてきた[4]。
● 高アンドロゲン血症（HA）とインスリン抵抗性（IR）と黒色表皮腫（AN）は併せて HAIR-AN 症候群と呼ばれ，多嚢胞性卵巣症候群の亜型である（図 190-2）[5-7]。月経異常，高アンドロゲン症状，思春期患者のインスリン抵抗性の原因として多くみられる[6]。ある思春期外来の HAIR-AN 症候群の患者群において，平均年齢は 15.5 歳，診断時の体重の平均は 94.5 kg，平均 BMI は 33 kg/2.6 m であった。
● AN はホルモン治療の副作用としても起こりうる[8]。

病因と病態生理

● AN は，ケラチノサイトが長期間インスリンに曝露された

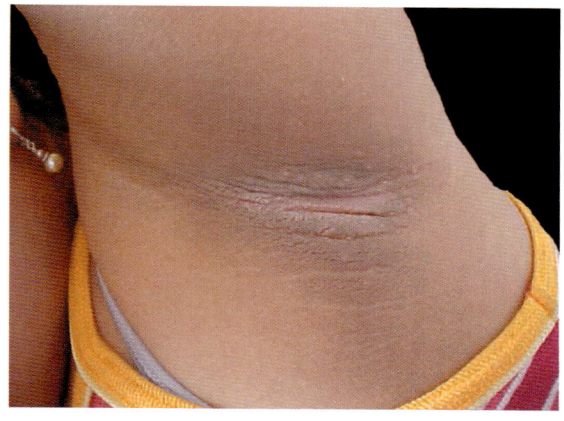

図 190-1　ヒスパニック系の肥満のある 10 歳女児の，左の腋窩の黒色表皮腫（AN）。変色部は軟らかく，線状の皮膚肥厚がある。（Used with permission from Richard P. Usatine, MD）

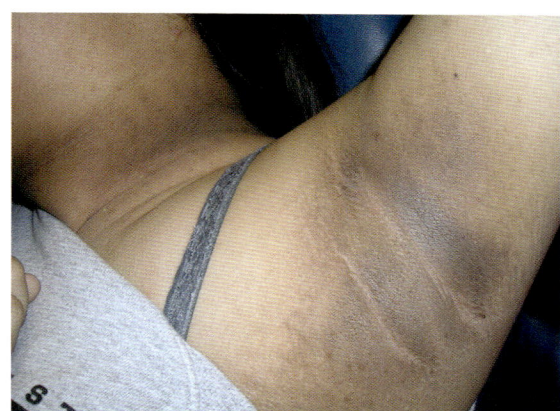

図 190-2　インスリン抵抗性，多毛，二次性無月経のあるヒスパニック系の肥満のある 13 歳女児の頸部と腋窩の AN。HAIR-AN 症候群と診断し治療を行った。（Used with permission from Richard P. Usatine, MD）

結果であり，BMI とは無関係のインスリン感受性の指標である[4]。
● A 型のインスリン抵抗性は肥満患者の AN を産生する原因のようであり，B 型のインスリン抵抗性はインスリン受容体に対する抗体を介して生じ，その他の自己免疫性疾患を伴う患者で AN が起こる原因になっているようである[4]。
● ケラチノサイトの表面にはインスリンとインスリン様成長因子受容体が存在し，表皮でインスリンとインスリン様成長因子受容体が結合することが，AN の発症機序に関連している。
● AN と骨格異常を併存している患者では，線維芽細胞増殖因子受容体 3 型（FGFR3）遺伝子変異を考慮すべきである。（例：致死性骨異形成症，発達の遅れと AN を伴う重症の軟骨形成不全症〈SADDAN 症候群〉，AN を伴う Crouzon 症候群）[9,10]。これらの患者では，インスリン抵抗性が AN の機序ではないようだ[10]。インスリン受容体遺伝子の変異も報告されている[4]。
● トランスフォーミング増殖因子（TGF）-α と上皮成長因子（EGF）の増殖を促進するペプチドを発現した腫瘍細胞が，悪性の AN だと思われる[4]。

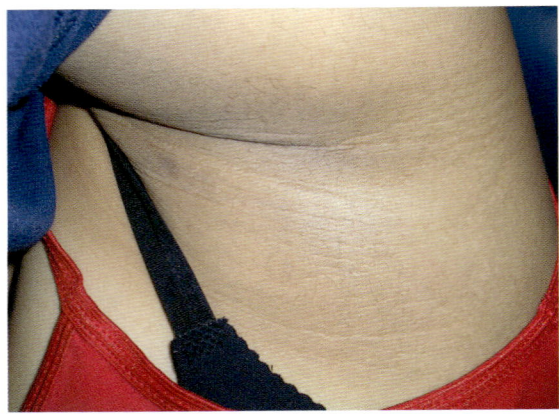

図 190-3　ヒスパニック系の肥満のある 11 歳女児の腋窩の AN。
（*Used with permission from Richard P. Usatine, MD*）

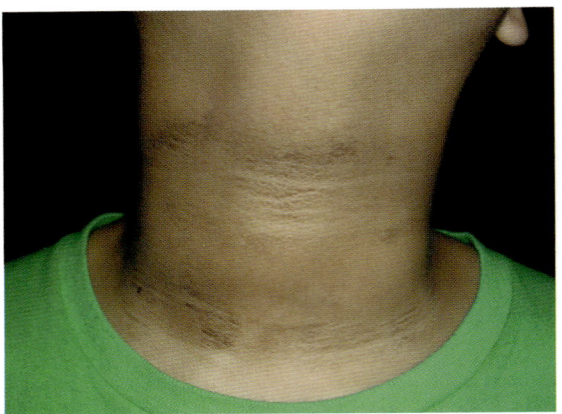

図 190-5　濃厚な糖尿病の家族歴のあるアフリカ系アメリカ人の 12 歳男児の，頸部の AN。この患児は肥満ではなく，この時点では糖尿病もない。AN は首が汚れてみえるが，児の衛生状態はまったく問題ない。（*Used with permission from Richard P. Usatine, MD*）

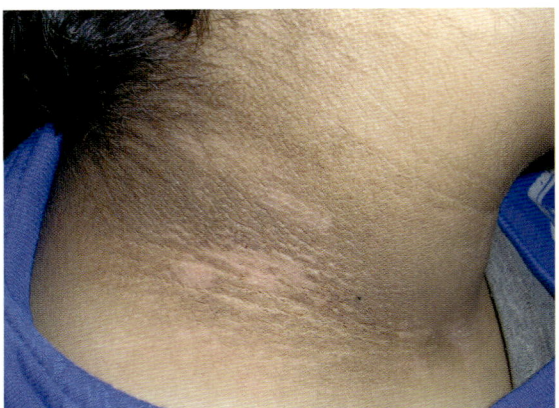

図 190-4　ヒスパニック系の肥満のある 15 歳男児の頸部の AN。
（*Used with permission from Richard P. Usatine, MD.*）

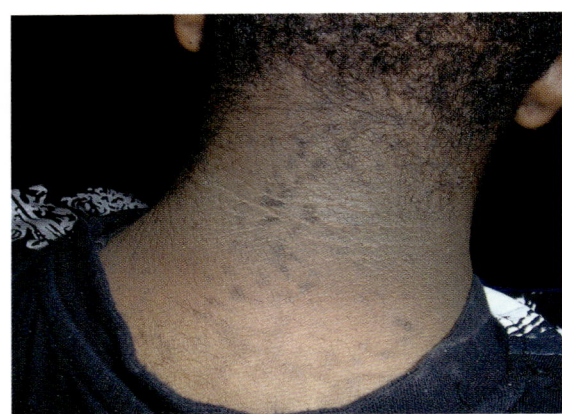

図 190-6　肥満も糖尿病もない 15 歳男児の頸部の AN。患児の母親には重度の AN がある。（*Used with permission from Richard P. Usatine, MD*）

診断

　AN は特徴的な病変があり，インスリン抵抗性またはそのリスクのある患者で臨床的に診断される。

▶ 臨床所見

- AN は，びまん性に肥厚しているむらのある茶色の軟らかい病変から，革のような疣状乳頭腫様の病変まで幅がある（図 190-1〜190-6）。
- HAIR-AN 症候群の女性は AN に加え，男性化徴候がある（例：男性特有の体毛の増加，陰核肥大）[6]。
- AN と肥満と高血圧は，密接な関連がある（図 190-3，190-4）[11]。

▶ 典型的分布

- 通常，頸（図 190-4〜190-6）または皮膚のしわ（例：腋窩〈図 190-1〜190-3〉，乳房下部，鼠径部，会陰部）に起こる。
- 頻度は低いが，乳首，乳輪，会陰，鼠径部，足の伸側表面にもできる[6]。
- 疣状の AN は眼瞼，口唇，頬粘膜に発症しうる[6]。
- 悪性の場合，AN の発症が急激だったり，病変の分布がより広く，眼窩周囲の皮膚や手掌，足底にまで及ぶこともある[12]。

▶ 生検

- 生検が必要なのはごくまれである。
- 表皮の肥厚は軽度であるが，組織学的な検査をすると過角化と乳頭状の肥厚がわかる[13]。

鑑別診断

　その他の皮膚の色素沈着病変で，AN と混同しやすいのは以下のとおりである。

- 頸では，AN は体部白癬（123 章「体部白癬」参照）やアトピー性皮膚炎（130 章「アトピー性皮膚炎」参照）と見間違えやすい。
- ヤマアラシ状魚鱗癬：まれな魚鱗癬で，AN に似た重度の過角化症を生じる。特に手掌や足底などのより広い分布の角化症と，夏季に消失することが特色である[4]。
- 表皮母斑の形状をしたまれな AN もあり，組織学的にその両方の病変の徴候を示す（145 章「表皮母斑と脂腺母斑」参照）[14]。

治療

▶ 非薬物治療

- AN の小児はメタボリック症候群のハイリスクであり，糖尿病の検査とともに脂質の検査を考慮されるべきである。糖尿病の早期診断するマーカーとして AN をスクリーニングするかどうかについては議論がある。若年のネイティブアメリカンのコホート研究（N = 161）によると，インスリン抵抗性のマーカーとして，特異度は AN より低かったものの BMI のほうが感度が高かった[15]。米国疾病管理予防センター（CDC）は AN をスクリーニングとして推奨していない。米国小児科学会は，肥満のある小児では高脂血症と高血糖をスクリーニングすることを推奨している[16]。
- 判明した場合は，根本原因を治療する。食事と運動による減量により，インスリン抵抗性と代償性高インスリン血症の改善が得られ，肥満患者の健康が取り戻せる。
- 薬物誘発性の AN での関連薬物と，関連する悪性腫瘍を除去すると AN は消失する[4]。

▶ 薬物治療

- 角質溶解薬（例：サリチル酸）は外見上の所見を改善する。その他の局所治療薬として有効なものは，0.1％トレチノイン・クリーム（病変が薄くなる），12％乳酸アンモニウムを含んだ混合トレチノイン・クリーム，またはビタミン D 軟膏[17]がある[6]。SOR **C**
- メトホルミン[18]とオクトレオチドも AN の治療に使われる。SOR **C**
- ある大規模な患者群にて，HAIR-AN 症候群の思春期の女児たちは食事，運動，経口避妊薬，メトホルミン（ほとんどの症例）で治療された[6]。経口避妊薬を内服したすべての女児で正常な月経が始まり，にきびと多毛は改善または不変であった。治療で AN が改善したのは，思春期の患者の20％のみであった[6]。

▶ 補充治療と代替治療

- オメガ 3 脂肪酸と食用魚油の補充により AN が改善したという報告もある[19]。SOR **C**

予後

　基礎疾患（例：糖尿病，HAIR-AN 症候群，悪性疾患）が治療されれば AN は改善する[6]。しかし，HAIR-AN 症候群の女児の患者群では，治療により 20％しか AN が改善しなかった[6]。

患者教育

　減量により症状が軽減するので，過体重の患者には食事と運動による減量を奨励すべきである。

【Mindy A. Smith, MD, MS】
（柴村美帆　訳）

191 甲状腺機能低下症

症例

　生後 6 週女児。自宅分娩であり，先天性甲状腺機能低下

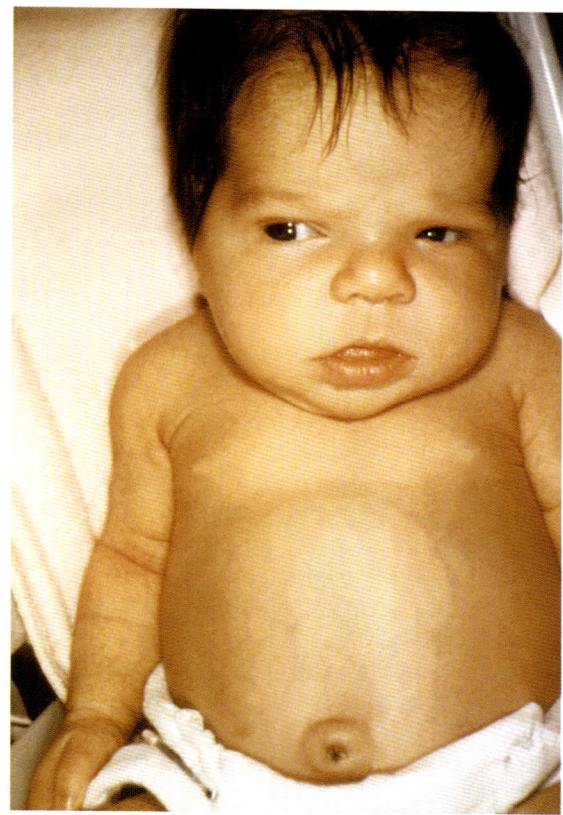

図191-1　黄疸と TSH 上昇でみつかった先天性甲状腺機能低下症の生後 6 週女児。(*Used with permission from the CDC/Dr. Hudson*)

のスクリーニング検査を受けていない。黄疸症状で小児科を受診し，TSH 上昇を伴う甲状腺機能低下がみつかった（**図191-1**）。レボチロキシンの投与が開始され，TSH 値が正常化するまで調整をした。1 歳の受診時，発達は正常であり健康であった。

概説

- 甲状腺機能低下症（hypothyroidism）は甲状腺ホルモンの欠乏により起こり，内因性の甲状腺の疾患からくる甲状腺機能異常であることが多い。小児・成人に共通する非地域性の機能低下型甲状腺腫症で最も一般的なのは慢性リンパ球性（橋本病）甲状腺炎であり，いわゆる自己免疫性甲状腺炎である[1]。
- 先天性甲状腺機能低下症（congenital hypothyroidism：CH）は，甲状腺ホルモン産生の低下あるいは欠乏であり出生時に判明する。歴史的にみてヨウ素欠乏が原因である。ヨウ素が十分摂取できる国では，CH のほとんどは胎児期の発生異常によるものである（例：先天性欠損，低形成，異所性）。その他の原因としては，チロキシン（T_4）合成に関する酵素の遺伝性欠損や，早産，妊娠中の抗甲状腺ホルモン剤の内服があげられる。
- 甲状腺腫はその原因によってびまん性腫大と結節性のものに大別される。米国では，一時的な機能低下や機能正常な甲状腺腫で最も頻度が高いのは甲状腺炎である。
- サブクリニカルな甲状腺疾患とは，無症候またはわずかな

甲状腺症状にもかかわらず異常検査値(TSH上昇と正常範囲のチロキシン値)を示すもののことを指す。

疫学

- スコットランドの疫学調査によると，22歳未満の甲状腺機能低下症は0.135%で，11〜18歳では0.113%であった[2]。これらの値は以前の予測の2倍に及ぶ。後天性の甲状腺機能低下の原因として最も多いのは自己免疫機序によるものである。

- 米国国内でCHは3,000〜4,000出生に1人の割合で発生し，男児と女児の割合は1：2である。小児の認知障害の原因の中で最も予防可能な原因である[3]。キプロス島の人では1,800出生に1人，英国北部のアジア人では918人に1人というように，CHの発症の多い民族もいる(訳注：日本では新生児スクリーニングによって発見されるCHは，約7,000出生に1人である)[4,5]。

- ニュージーランドの研究では，この18年で1万出生あたり2.6人から3.6人へ割合が上昇しているが，これはアジア太平洋地域出身者の増加に比例していると思われる[6]。

- 世界中で，甲状腺腫は内分泌疾患の中で最も頻度が高くヨウ素が適切に摂取できている地域では4〜15%，ヨウ素欠乏地域では90%以上を占める[7]。地域性の甲状腺腫は人口の5%以上で発症しているものと定義される(図191-2，191-3)。

- ほとんどの甲状腺腫は甲状腺機能障害を伴わない。

- 甲状腺機能低下を伴う甲状腺腫の有病率は0.7〜4%と幅がある。思春期の橋本病の発生率は1〜2%である[3]。

- サブクリニカル甲状腺機能低下症は，人口集団の3〜10%に及ぶ[8,9]。

- 甲状腺機能低下とサブクリニカル甲状腺機能低下症の有病率は，以下の特定の基礎疾患により上昇する。Down症(甲状腺治療薬の新処方から割り出した11年間の統計研究によると10.8%)[10]，Turner症候群，1型糖尿病(ある研究によると7.2%の小児がサブクリニカル甲状腺機能低下症であった)[11]，セリアック病，嚢胞性線維腫症(CF)(ある研究によれば129人中108人の小児がヨウ素欠乏であり，11.6%がサブクリニカル甲状腺機能低下症であった)[12]である。白斑を伴う患者では自己免疫性甲状腺疾患が多い。最近の報告では，偏頭痛があるイラン人の5〜15歳の104人の小児のうち，24%がサブクリニカル甲状腺機能低下症があるとされた[13]。

病因と病態生理

甲状腺機能低下は，原発性(例：橋本病，甲状腺低形成)，甲状腺機能亢進症の治療(例：患者自身または妊娠中の抗甲状腺剤や放射線照射，甲状腺摘出)，高線量の頭頸部放射線治療，薬剤(例：リチウム，αインターフェロン)，また，まれであるが下垂体または視床下部障害(例：腫瘍，炎症性，浸潤性，感染，下垂体手術，下垂体放射線治療，頭部外傷)で起こりうる[8]。

橋本甲状腺炎は抗甲状腺ペルオキシダーゼ(TPO)抗体により起こる。

- 橋本甲状腺炎では高度のリンパ球浸潤がみられ，それらは活性化したCD4陽性，CD8陽性T細胞とB細胞である。

- 橋本甲状腺炎では，主にCD8陽性傷害性T細胞を介して

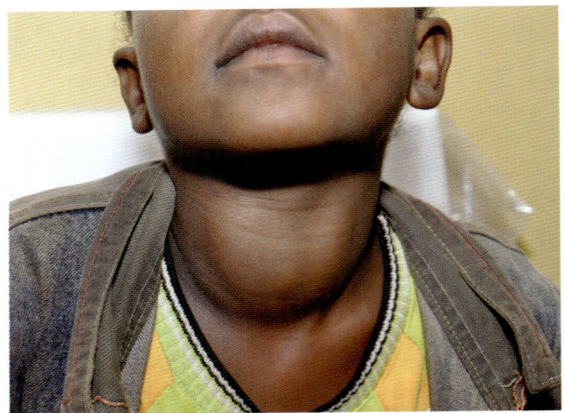

図191-2 地域性甲状腺腫の12歳女児。甲状腺腫大の進行がみられる。(*Used with permission from Richard P. Usatine, MD*)

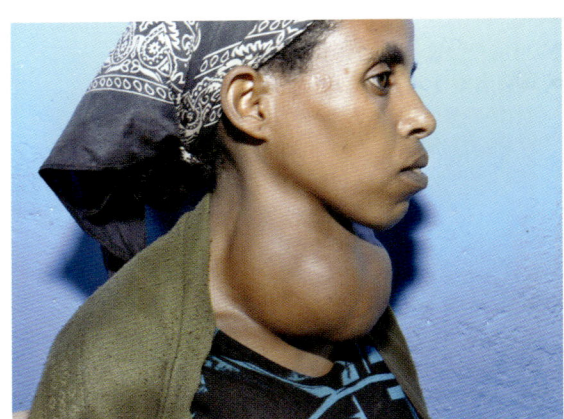

図191-3 地域性甲状腺腫の地域に住んでいるエチオピア人女性の巨大な甲状腺腫。食事にほとんどヨウ素が含まれていないため，多くのエチオピアの成人に大きな甲状腺腫がみられる。(*Used with permission from Richard P. Usatine, MD*)

甲状腺が破壊される。

CHは永久的または一時的なもの，どちらにもなりうる。

- 永久的なものとしては，胎児期の発生異常による先天性欠損，低形成，異所性甲状腺(85%)や，常染色体潜性(劣性)遺伝で起こるチロキシン(T_4)合成酵素欠損(10%)，視床下部または下垂体の低形成による機能異常，または甲状腺ホルモン不応症(5%未満)などがある。ニュージーランドの過去の報告では18年間のCH 330症例のうち86%がシンチスキャンを受けており，そのうち67%で低形成(男女比は1：5)，33%にはホルモン生成異常(男女比は1.0：0.9)があった[6]。

- 甲状腺の低形成は約2%が家族性である。ある家族性症例より，常染色体潜性遺伝甲状腺低形成の主な原因遺伝子である*TSHR*が発見された[14]。

- 一過性甲状腺機能低下の中には，妊娠中の抗甲状腺薬内服や早産，ヨードの欠乏または過剰が原因のものもある。甲状腺腫の寄与因子は，以下のとおりである。

- ヨウ素の欠乏または過剰(図191-2，191-3)

- TSH刺激

- リチウム，アミオダロン，抗けいれん薬，αインターフェロンなどの薬剤

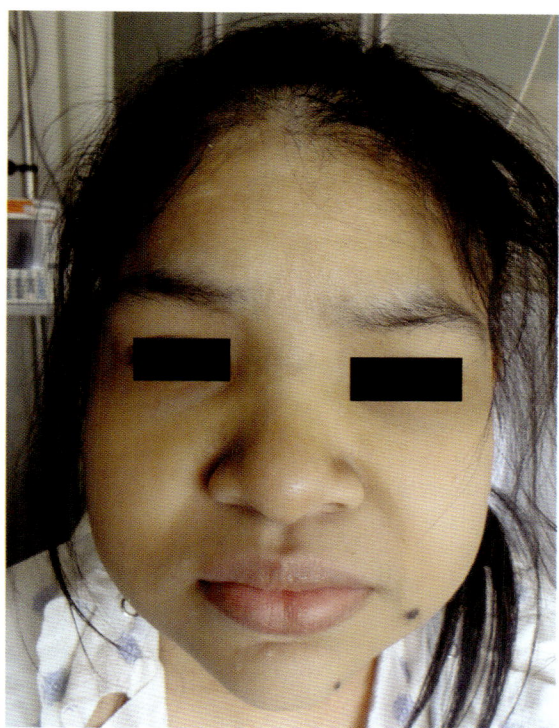

図 191-4　顔面の浮腫に伴う粘液水腫，乾燥肌，頭髪と眉毛の減少。(*Used with permission from the University of Texas Health Sciences Center, Division of Dermatology*)

● 自己免疫機序／遺伝性

危険因子

その他の甲状腺機能低下のリスクとして，以下のものがあげられる[2]。
● 甲状腺ホルモン欠乏症状
● 甲状腺腫
● 甲状腺疾患の既往歴または家族歴
● 甲状腺疾患の治療歴
● 自己免疫性疾患，とくに糖尿病

診断

▶ 臨床所見

自己免疫性甲状腺炎患児たちの多くは，診断時は無症候性である[15]。甲状腺機能低下症の典型的な症状と徴候は以下のとおりである[3]。
● 成長率の低下
● 倦怠感および／または虚弱
● 皮膚の乾燥(図 191-4)，皮膚の冷感
● 体毛の減少(図 191-4)
● 学業成績の低下，集中力低下
● 徐脈
● 深部腱反射の減弱
● 食欲低下にもかかわらず体重が増加する
● 便秘
● 成人の甲状腺機能低下の診断に最も有用な所見は，ある研究によれば，浮腫(陽性尤度比〈LR〉+ 16.2)とアキレス腱反射の遅延(LR + 11.8)である[16]。

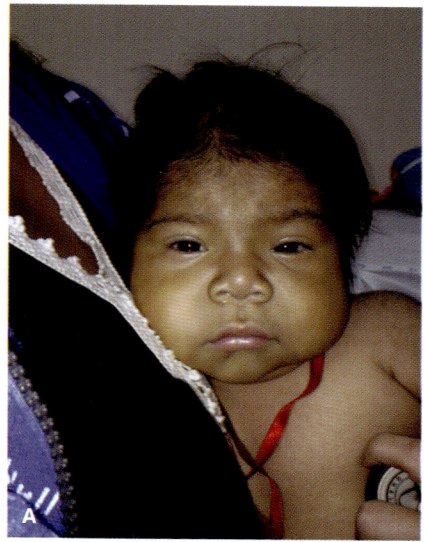

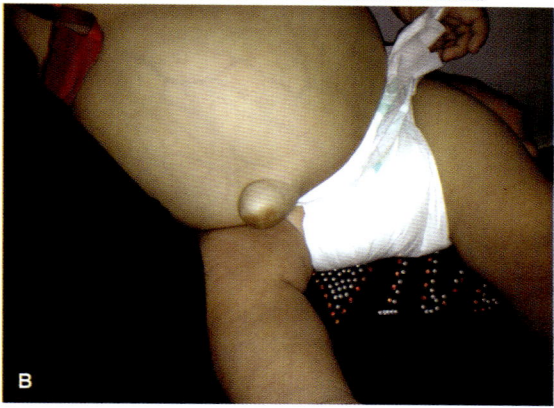

図 191-5　ペルーの先天性甲状腺機能低下症の 3 歳児。この児は医療使節団が医療サービスを提供するまで診断がされずに，発達が遅れている。**A**：頬の浮腫と前頭部の顔面の毛が増量している。**B**：臍ヘルニアの遷延。いまだにおむつをしている。(*Used with permission from Sangeeta Krishna, MD*)

● 中枢性の甲状腺機能低下の診断の手がかりは，下垂体／視床下部の手術または放射線照射，頭痛，視野欠損，眼筋麻痺などである[8]。

CH のある幼児の多く(95％)はほとんど症状がない[3]。CH を疑う特徴としては，以下があげられる[3]。
● 正期産児で，小泉門が開大している。
● 不活発，血圧低下
● かすれた泣き声
● 哺乳不良または巨舌
● 便秘
● 臍ヘルニア(図 191-5)
● 乾燥肌
● 低体温
● 遷延する黄疸
甲状腺腫の特徴は，
● 有痛性の頸の腫瘤性病変はたいてい甲状腺炎である。
● 大きな腫大は触知しなくとも簡単にわかる(図 191-2，191-3)。自己免疫性甲状腺炎の小児症例(N = 61)のうち大多数に甲状腺腫があり，約半数(N = 29)に甲状腺機能正常，9

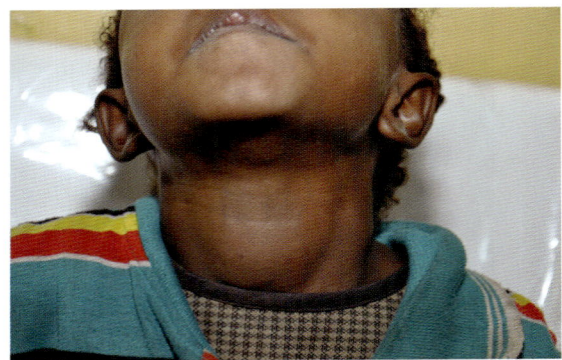

図 191-6　クワシオルコル（低蛋白栄養）と甲状腺腫のあるアフリカの女児。女児が首を伸展させると甲状腺腫がすぐにわかる。（*Used with permission from Richard P. Usatine, MD*）

人に甲状腺機能低下症，7人に機能亢進症がみられた[17]。

- 身体所見をとるときに，頸の伸展（図 191-6），側面からの観察，甲状腺峡部の場所を触知したあとに患者に唾を飲んでもらうと甲状腺腫の指摘がしやすい[18]。
- 左右非対称の甲状腺腫により気管が正中からずれていることがある。

▶ 検査所見と画像検査

甲状腺炎が疑われる場合には，赤血球沈降速度（ESR），そのほか TSH（甲状腺機能低下やサブクリニカル症候群で上昇する），FT₄値（甲状腺機能低下では低下する）を血液検査で調べる。

- 急性肉芽腫性甲状腺炎では，ESR が 50 以上（LR＋95）で，TSH と FT₄は通常正常である。
- 原発性甲状腺機能低下は，TSH が 10 mU/L（LR＋16）で，FT₄は 8 未満（LR＋11）である。
- 症例群の検討では，約半分の自己免疫性甲状腺炎の小児は診断時甲状腺機能は正常であった[15,17]。
- 抗 TPO 抗体と抗サイログロブリン抗体が陽性であれば，橋本甲状腺炎の診断の補助となるが，治療とは関係がない。抗 TPO 抗体は小児患者の大多数，成人患者では 90〜95％で陽性になる[3,15]。
- 新生児甲状腺機能スクリーニング検査が陽性の場合は緊急である[19]。SOR **A**
- CH では，甲状腺超音波検査ならびに RI（放射性核種）画像検査で甲状腺の低形成が指摘できる（症例の 85％にのぼる）。RI シンチグラフィは異所性甲状腺を確かめる"ゴールドスタンダード"と思われる。ある研究（スクリーニング検査で再紹介となった N＝174）では，シンチグラフィでは 151 人は正常な位置の甲状腺であり，超音波検査では正常な甲状腺が欠失しているかどうかについて 95.8％の感度（95％CI，76.8〜99.7），99.3％の特異度（95.8〜100）であった[20]。
- 下垂体性甲状腺機能低下症（中枢性甲状腺機能低下）では，FT₄は低下しているが TSH は正常値（もしくは上昇）を示す[8]。
- 年齢や異なる人種，民族によって基準値が高値に偏るため，今後は TSH の分布にしたがって基準値を変える必要がありそうだ[21]。

鑑別診断

疼痛を伴う頸の腫瘤のような甲状腺腫は，亜急性肉芽腫性甲状腺炎（de Quervain 甲状腺炎〈訳注：スイスの外科医 Fritz de Quervain によって報告された甲状腺炎。ウイルス感染によると考えられている〉）または，甲状腺囊胞または腺腫内出血によることが多い。その他の原因としては以下があげられる。

- 疼痛のある橋本病甲状腺炎：自己抗体陽性と甲状腺機能の低下があれば診断に役立つ。
- 甲状舌管または鰓裂囊胞の感染：時に波動のある，囊胞のような腫瘤を触知する。病変部の感染所見（例：発赤と熱感），全身所見（例：熱）がみられる。非感染時でも甲状舌管囊胞は大きな甲状腺と間違えやすい。
- 急性化膿性甲状腺炎（細菌性）：たいてい局所所見（例：発赤，熱感），感染徴候（例：熱）がある。

無痛性甲状腺腫と甲状腺機能低下症は橋本病でよく起こるが，それ以外にも以下の原因があげられる。

- 甲状腺腫を誘発するような環境要因（例：ヨウ素過剰，キャッサバ〈訳注：キャッサバの成分は甲状腺機能を阻害するチオシアネートに変化する〉，キャベツ，大豆などの食物）
- ヨウ素欠乏
- 薬剤性の阻害（まれ）：リチウム，アミオダロン，α インターフェロンなど

甲状腺機能亢進を伴う無痛性の甲状腺腫は，以下の原因があげられる。

- Basedow 病：緊張症状，疲労，体重減少，高熱不耐性，動悸，眼球突出（192 章「甲状腺機能亢進症」参照）
- 分娩後甲状腺炎（分娩後 3〜6 カ月以内に 2〜16％で起こる）：最近の出産歴。

治療

▶ 非薬物治療

非地域性の甲状腺腫では甲状腺腫を誘発するような環境要因を探り，取り除くこと。

▶ 薬物治療

- 地域性甲状腺腫の患者にはヨウ素を投与する。SOR **C**
- 後天的な甲状腺機能低下症の小児の治療目的は，レボチロキシンにより甲状腺機能を正常化することである[3]。SOR **A** 投与量は 6〜12 カ月児では 5〜8 mcg/kg を，1〜3 歳児には 4〜6 mcg/kg を，3〜10 歳児には 3〜5 mcg/kg を，10〜18 歳児には 2〜4 mcg/kg である[3]。投与は正常 TSH 値の目標値になるように調整する。
- CH の患児の治療目標は，速やかに甲状腺機能を正常にすることである。SOR **A** 1 歳までに血清 T₄は 10〜16 mcg/dL（128.7〜205.9 nmol/L），血清 FT₄は 1.4〜2.3 ng/dL（18.0〜29.6 pmol/L），TSH は＜5 mU/L にする[3]。レボチロキシンの経口投与は 1 日あたり 10〜15 mcg/kg（通常 37.5〜50 mcg/日）とする。認知能を保護するため，正期産児には 50 μg/日の投与を行うことを提案している専門家もいる[3]。しかしコクランレビューでは無作為化試験は 1 つしかなく，初期投与量として低用量に代わって高用量を支持するにはエビデンスが不十分である[22]。保護者が錠剤を砕いて少量の母乳またはミルクまたは水に溶かす。豆乳製品は濃縮された鉄分やカルシウムを含んでおり，チロキシンの吸収を阻害するので避けるべきである。

- 重度の CH の小児で，TSH が正常化している児にジェネリック医薬品よりもレボチロキシン（商品名 Synthroid）のほうがよいかどうかは議論がある[23,24]。
- サブクリニカル甲状腺機能低下症の小児にレボチロキシンを使用すべきかどうかについても議論がある。文献によるシステマティックレビューによると，甲状腺腫増大や抗サイログロブリン抗体が上昇する傾向がある小児，セリアック病の小児，進行性に抗甲状腺ペルオキシダーゼ抗体や TSH が上昇している小児（後述の「予後」の項参照）では，明らかな甲状腺機能低下症が起こる[25]。また，成人で TSH が >10 mIU/L であるときも，甲状腺機能低下を引き起こすことが予想される。
  - 進行のハイリスクにある小児，もしくは甲状腺機能低下症状を呈していたり，妊娠しているような場合は治療することが望ましい[8,26]。SOR **C**
  - 2 つの研究より，サブクリニカル甲状腺機能低下症の小児では，治療により成長率が改善することが明らかになり，自己免疫性甲状腺炎とサブクリニカル甲状腺機能低下の小児の 25～100％で甲状腺サイズの減少がみられた[25]。神経精神機能への効果は確認されず（1 つの研究），治療後の甲状腺機能低下の改善も確認できなかった（1 つの研究）[25]。
  - 12 の小規模無作為化比較試験（RCT）からは，サブクリニカル甲状腺機能低下症の治療は，生命予後や心血管系の死亡率の改善に寄与しないと結論づけられた[27]。
- レボチロキシン治療は小児で甲状腺のサイズを減少させる効果があり，甲状腺機能が正常な場合であっても自己免疫性甲状腺炎の甲状腺腫の治療になりうる[28]。
- 急性化膿性甲状腺炎の患者は 7～10 日間，最も頻度の高い病原菌（すなわち，黄色ブドウ球菌，化膿レンサ球菌，肺炎球菌）に対する抗菌薬で治療する（例：アモキシシリン‐クラブラン酸，第 1 または第 2 世代セフェム）。亜急性甲状腺炎の患者では，ステロイドの経口投与により疼痛や腫脹が改善する。SOR **C**　甲状腺機能亢進症状は β 遮断薬で治療できる。SOR **B**

▶ 合併症と専門医への紹介

- 気管まで圧排するような大きさであったり薬剤に反応しない甲状腺腫は，外科的に治療する。
- 甲状腺機能低下症の小児は小児内分泌科医に紹介するべきである。
- 粘液水腫性昏睡の患者は，入院をして集中治療室でのケアを行うべきである。治療をしないと 100％死亡する。
- 橋本脳症（Hashimoto's encephalopathy）はまれな合併症である。橋本脳症の患者症例（すべて女児，N＝8）では，6 人が T4 と TSH の値が正常であったにもかかわらず，8 人全員が発症時の抗甲状腺ペルオキシダーゼ（TPO）抗体が高値であった（4043.3±2969.8 IU/mL）。ステロイド治療が行われたが 5 人に再発がみられ，4 人は引き続いて甲状腺機能低下がみられた[29]。
- 重症の甲状腺機能低下症は偽性思春期早発症と関連している（1 つの症例集にて 33 例の 24％を占めた）[30]。

予防とスクリーニング

- 米国予防医学専門委員会（USPSTF）は，新生児の CH スクリーニングを推奨している。SOR **A**　スクリーニングは血中 T4 をバックアップとして TSH を，TSH をバックアップとしてプライマリ T4 を，もしくはその両方を初期検査として行い，施行は日齢 2～4 が望ましい。
- ハイリスク群では，定期的なスクリーニングをするべきだろう。Down 症候群の小児を経過観察した研究では，甲状腺機能低下症に早期にレボチロキシン投与を行ったところ，成長率が改善した[31]。
- 妊娠中と非妊時に甲状腺機能低下症のスクリーニングを行うべきかどうかについては，十分なエビデンスがない[32]。しかし，サブクリニカル甲状腺機能低下症のある妊婦では，胎盤早期剥離（3 倍増）や，早産（2 倍増）のリスクが高く，出生児の脳室内出血や呼吸窮迫症候群のリスクも上昇する[33]。参考文献のうちの 1 つの著者らは，甲状腺自己抗体陽性の妊婦をレボチロキシンで治療したところ，早産が減少したということを示した介入試験をみつけた[34]。

予後

- レボチロキシンによる TSH の抑制は橋本甲状腺炎の甲状腺腫を縮小するのに効果があり，継続して投与するべきである。ある成人の研究では，1 年で治療をやめたところ，たったの 11.4％しか甲状腺機能が正常に保てていなかった[35]。
- CH の小児では，特に重度の場合，運動機能や認知機能に障害を残すおそれがある[36]。10 歳児の CH 患者の調査では，疾患要因に関係なく，IQ と運動といった健康に関連した生活の質や自尊心が健常児に比べて低いことが示されている[37]。
- 甲状腺腫で最も大規模な地域研究（Whickham，英国）では，人口の 15.5％で甲状腺腫がみられた[38]。20 年間のフォローアップでは女性の 20％と男性の 5％で甲状腺腫は消失しており，女性の 4％（男性では 0％）で新たな甲状腺腫を発症していた。
- サブクリニカル甲状腺機能低下症の患者には，抗 TPO 抗体が陰性の場合で毎年 2.6％，抗体陽性の場合 4.3％で明らかな甲状腺機能低下の進行を認めた[39]。サブクリニカル甲状腺機能低下症の小児患者のレビューでは，ほとんどの小児が甲状腺機能は正常化するか，同状態のままであった。明らかな機能低下はそれぞれ 0％，28.8％で生じた[25]。サブクリニカル甲状腺機能低下症の小児 92 人の 2 年間のフォローアップ研究では，TSH の正常化がみられた，あるいは不変であったのは 88％を占め，11 人で 10 mU/L を超える上昇があった。この中で明らかな甲状腺機能低下におちいった者はいなかった[40]。

フォローアップ

- CH の小児では血中 T4 と FT4，TSH の濃度を治療後 2～4 週で測定し，生後 6 カ月の間は 1～2 カ月おき，生後 6 カ月～3 歳の間は 3～4 カ月毎に測定フォローをするべきである[3]。甲状腺機能低下が永久的である場合（おそらく約 80％），成長が続く間は 6～12 カ月毎，服薬アドヒアランスが疑わしい場合や異常値が出るときは，より高頻度に採血検査を継続するべきである。
- レボチロキシンを開始して約 6～8 週後と 4～6 カ月後に血中の FT4 と TSH を再検査し，必要に応じて投与量を調整する。正常値である場合，臨床的症候がなければ，成長が止

まるまでは 3〜6 カ月毎に検査を繰り返し，その後は 1 年おきとする[3,20]。SOR **C**

- 生涯にわたり甲状腺ホルモン薬が必要であっても，そのときによって投与量を変更する。たとえば妊娠中（20〜40％）やエストロゲンの併用時，体重増加時，吸収不良のあるとき，*Helicobacter pylori* 関連胃炎や萎縮性胃炎，何かの治療薬を併用しているときなどはチロキシンの投与量を増量するべきである。成長やアンドロゲンの使用，Basedow（Graves）病の再燃，甲状腺結節の増大などに伴い需要量は減少する[8]。
- 橋本甲状腺炎の患者は，関節リウマチ，悪性貧血，全身性エリテマトーデス，Addison 病，セリアック病，白斑などの自己免疫性疾患の頻度が上昇する（ある研究では 14.3％を占める）ため，モニタリングを強化すべきである[41]。

【Mindy A. Smith, MD, MS】

（柴村美帆　訳）

192 甲状腺機能亢進症

症例

　倦怠感，動悸，不眠を訴える 12 歳女児。学校の成績は優秀であったが，授業に集中できなくなり，目の焦点が合いづらくなってきた。甲状腺疾患の家族歴は濃厚で，母親（甲状腺機能低下症），母方のおば（Graves または Basedow 病）がいる。検査では脈拍は 105 回/分，血圧は 112/60 mmHg であり BMI 15 でやや痩せている。軽度の静止時振戦と眼瞼下垂（右＞左）があり，甲状腺は左右対称だがわずかな腫大がみられた（図 192-1）。血液検査では甲状腺刺激ホルモン（TSH）が低値であり，遊離チロキシン（FT_4）が上昇していた。甲状腺のシンチスキャンではびまん性に取り込みが 54％増加しており，結節はなかった（図 192-2）。女児は Basedow 病と診断され，治療の選択肢について家族に提示した。

概説

　Graves 病（Basedow 病：BD）は TSH 受容体の血中抗体が特徴で，甲状腺機能亢進を呈する自己免疫性の甲状腺疾患である[1]。

別名

　甲状腺中毒症（不適切に甲状腺ホルモン値が高い状態）；甲状腺機能亢進症（ホルモン合成の亢進による甲状腺中毒症），自己免疫性甲状腺機能亢進症，von Basedow's disease（ヨーロッパで）

疫学

- BD は小児の甲状腺中毒症で最も多い原因で（最大 95％），小児の有病率は 1：2,000，成人では 1：1 万であり，発生率は 10 万人あたり 0.1〜3 人である[2,3]。発病のピークは青年期である。16 歳以前に甲状腺機能亢進症を発症するのは 1〜5％のみである[4]。
- 成人と同様に，3：1〜5：1 で女性のほうが頻度が高い[4]。
- 自己免疫性甲状腺機能亢進症は BD 妊婦からの出生児の約

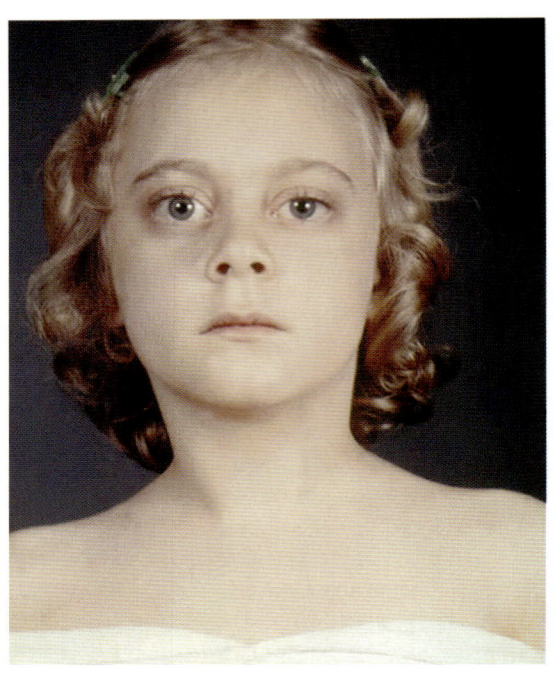

図 192-1　12 歳女児の Basedow 病（BD）。眼瞼が後退し，とくに右眼で眼球が突出している（眼球突出症）。（*Used with permission from Cleveland Clinic Children's Hospital Photo Files*）

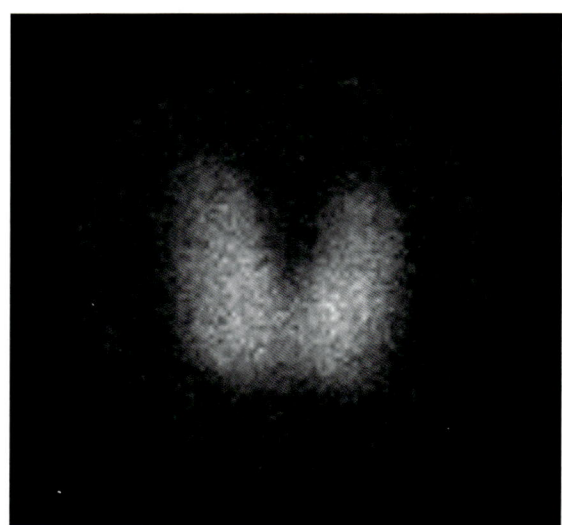

図 192-2　BD の核医学シンチスキャン。びまん性に腫大した甲状腺で，放射性ヨードの取り込みが 54％増加している。（*Used with permission from Richard P. Usatine, MD*）

2％に起こりうるが，たいていは一過性である（3〜12 週以内に消失する）[4,5]。TSH 受容体遺伝子の変異により，先天性甲状腺機能亢進症が持続してしまう症例や，非自己免疫性の家族性甲状腺機能亢進症も報告されている[4]。
- 小児期の甲状腺機能亢進症のまれなケースとしては下垂体腫，機能性甲状腺結節，甲状腺ホルモンの下垂体性不応，甲状腺ホルモンまたはヨウ素の摂取があげられる[4]。甲状腺中毒症を呈する期間は橋本甲状腺炎の一部ではばらつきがみられる（191 章「甲状腺機能低下症」参照）。ある少人

17

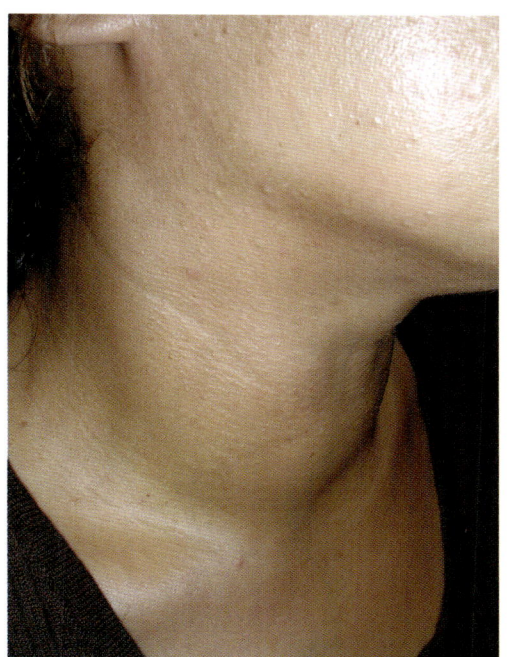

図 192-3　BD で活動性が高く腫大した甲状腺腫の若年女性。このとき，甲状腺中毒症であった。(*Used with permission from Richard P. Usatine, MD*)

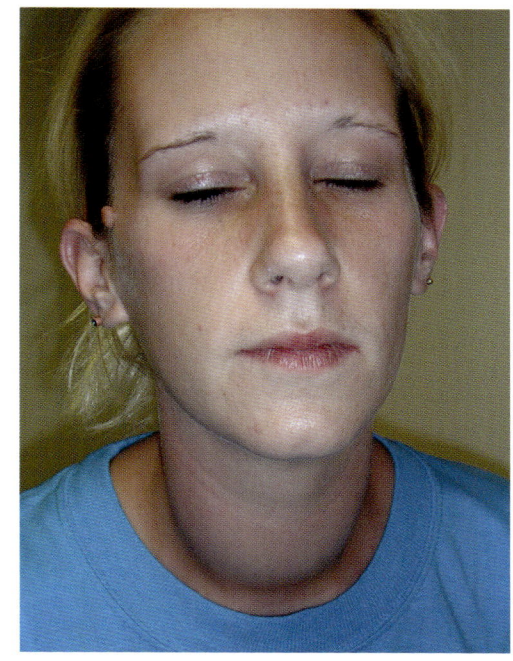

図 192-4　BD 初発の若年女性，甲状腺中毒症で紅潮した皮膚と，一過性の体重減少がみられた。甲状腺はびまん性に腫大している。(*Used with permission from Richard P. Usatine, MD*)

数の患者群(N＝14)の報告では，甲状腺機能亢進症の消失は診断後 8.3±6.3 カ月(3～23 カ月)であった。症状がある期間は診断時点での甲状腺ペルオキシダーゼ抗体の値と相関する[6]。

- Basedow 眼症(後述の「臨床所見」の項参照)は，BD の診断後 18 カ月以内に 80％以上の患者で発症する。眼症は小児でも 30～50％で臨床的に明らかとなる[4,7]。
- 甲状腺機能亢進症を治療しない場合，骨粗鬆症や心房細動，心筋症，うっ血性心不全をまねき，甲状腺中毒症(甲状腺クリーゼ)の死亡率は 20～50％にも及ぶ[8]。新生児では，甲状腺機能亢進症が無治療の場合，神経系の障害が不可逆的となり発達遅滞を引き起こす[4]。

病因と病態生理

- BD の甲状腺機能亢進症は，TSH 受容体を刺激する免疫グロブリン(Ig)G 抗体によるものである[7]。これらの抗体は甲状腺，骨髄，リンパ節で産生される。TSH 受容体の活性化は濾胞の肥大や過形成を引き起こし，甲状腺腫大(甲状腺腫)となり，甲状腺ホルモンの産生も亢進して T_4(約 20～最大 30％)に比してトリヨードサイロニン(T_3)の分画が増える[7]。
- 遺伝的な要因(ヒト白血球抗原-D 関連〈HLA-DR〉，細胞傷害性 T リンパ球抗原 4〈CTLA-4〉の多型などの多遺伝子原性)と身体的精神的ストレス(例：感染，出産，生活上の出来事)といった環境因子がある[4,7]。加えて，インスリン様成長因子 I 受容体(IGF-1R)と結合している線維芽細胞や IGF-1R(＋)表現型の B 細胞が，おそらく結合組織の症状と関連している[9]。BD と橋本甲状腺炎のいずれも，同胞での発症はより多い(191 章「甲状腺機能低下症」参照)。
- 眼病は，自己免疫性抗原抗体の反応が甲状腺のほかにも眼

窩にも直接及んだ結果と思われる。活性化した T 細胞が外眼筋に浸潤しており，それらはサイトカインを放出し，線維芽細胞が活性化され(線維症により複視が生じる)，グリコサミノグリカンの合成が亢進する(水分を含有して肥厚する)[7]。

危険因子

- 特に母系の親戚での甲状腺疾患の家族歴
- 喫煙(Basedow 眼症の大きなリスク)
- McCune-Albright 症候群の小児では，甲状腺機能亢進症と結節性甲状腺腫のリスクが高い[10]。
- 1 型糖尿病が BD のリスクを高めることはないようである[3]。

診断

● 臨床所見

　症状は甲状腺機能亢進症の程度や疾患の長さ(初期症状は非特異的である)，年齢による。先天性甲状腺機能亢進症の小児では出生後早期に不穏，易刺激性，体重増加不良，頻脈の所見がみられることがある。診断が遅れた場合には，早期頭蓋骨癒合症がみられることもある[4]。GD に共通する症状は以下のとおりである[4,7]。

- 神経過敏
- 倦怠感
- 体重減少
- 食欲増進
- 下痢
- 成績低下，不眠症，落ち着きのなさ，易刺激性，夜尿などの行動変化

　疾患の徴候としては，以下のとおりである。

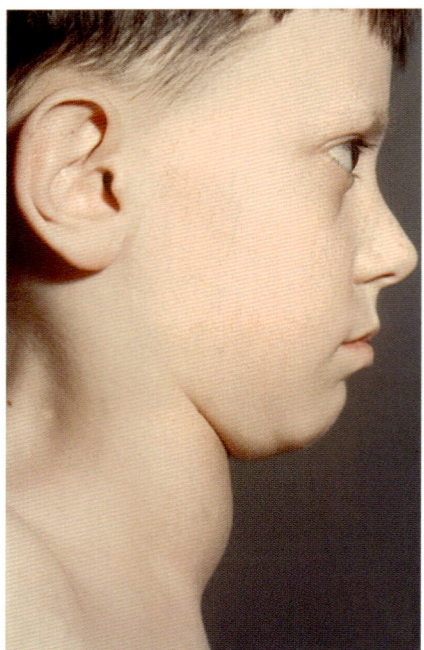

図 192-5　BD の男児，眼球突出とびまん性に腫大した甲状腺。
(*Used with permission from Cleveland Clinic Children's Hospital Photo Files*)

- 頻脈
- 甲状腺腫：甲状腺腫の上に聴診器を当てると甲状腺の血管雑音が聞こえることもある（**図 192-3 ～ 192-5**）。
- 静止時振戦
- 反射亢進
- 皮膚所見
  - 発赤，紅斑，湿潤（末梢循環が増加することによる）
  - 手掌紅斑
- 眼症状は甲状腺機能亢進症がなくても起こることがあり（患者の 20％ほど），軽度の不快感（涙液の増加，ゴロゴロする感じが初期症状）のみであったところから徐々に進行する。BD の眼の所見は小児では軽度であるが，以下のようなものがある[4,7,11]。
  - 瞼が後退する（眼裂が拡大し，強膜部分が広がったようにみえる，**図 192-1，192-5**）。
  - 明らかな眼球突出（前方へ眼球がずれる，**図 192-1，192-5**）。
  - Basedow 眼症は片側または左右非対称に起こる（**図 192-1**）。
  - 外眼筋の機能異常（例：複視），重度の斜視，視神経症は小児ではまれである。

▶ 検査所見と画像検査
- 典型的な症状があり，感度以下または低値の TSH と FT_4 と T_3 の上昇があれば BD と診断できる（T_3 甲状腺中毒症は小児に多く，特に思春期前の子どもに多い）[4]。
- TSH 受容体抗体（診断時成人患者の 70 ～ 100％で陽性）の陽性・陰性尤度比はそれぞれ 247，0.01 である[12]。TSH 受容体抗体は年長児に比べ，幼い（5 歳以前）患者のほうが報告が多い[13]。これらの自己抗体は診断に必須ではない。
- 先天性甲状腺機能亢進症が疑われる児では，出生時（臍帯

血）と母体の抗甲状腺薬の影響がなくなる生後 1 週間のときと，TSH 刺激抗体が残存している生後 6 ～ 8 週で，ヨードサイロニンと抗体を測定することを勧めている専門家もいる[4]。
- 甲状腺超音波検査では甲状腺の腫大や，左右非対称または不整形になっている甲状腺の中に結節が指摘できる。RAI スキャンと取り込み検査は，甲状腺小結節がある場合や，中毒性多結節性甲状腺腫，甲状腺炎，自律機能性結節などで TSH が抑制されており診断がはっきりしないときに施行を検討する[2,4]。橋本甲状腺炎で起こっている甲状腺機能亢進症と BD の鑑別は難しい（191 章「甲状腺機能低下症」参照）。
- BD の小児・成人患者で起こりうる分化型甲状腺癌を疑う場合は，甲状腺結節の針生検施行を考慮すべきである[2]。

鑑別診断
甲状腺機能亢進症のその他の原因としては以下があげられる。
- 自律機能性結節：甲状腺中毒症の原因として一般的ではなく，ほとんどの結節は甲状腺機能亢進症の原因とはならない。これらは正常甲状腺の中に独立した腫大が現れ，甲状腺スキャンにて隔絶された結節として指摘できる。
- 甲状腺刺激ホルモン産生下垂体腺腫（まれ）：腺腫では，視力障害が起こる（眼球突出はない），またその他のホルモン産生刺激症状が起こる（例：血中プロラクチン高値）。
- 甲状腺炎：無痛または有痛性，症状が短期間，RAI スキャンにて取り込みは低下する。
- 外因性の甲状腺ホルモン摂取：処方量や投薬が過量だった既往。

眼症状の所見からの鑑別診断は以下のようなものがある。
- 外眼筋への転移性病変
- 偽性腫瘍：この場合は急性発症で疼痛を伴い，Basedow 眼症とは違いがある。

治療
- 甲状腺機能亢進症の治療には 3 つの選択肢がある。すなわち，以下で述べるように，抗甲状腺薬（ATD），放射線ヨード治療（RAI），手術の 3 つである[4,7]。

▶ 非薬物治療
サングラス装着，人口涙液，夜間に眼瞼を閉じておくテーピングや頭部の支えといった眼症状の支持療法を行う。

▶ 薬物治療
- 甲状腺機能亢進症状はアドレナリン β 受容体遮断薬で調整できる（例：プロプラノロール 1 ～ 2 mg/kg/日　分 2）[2]。**SOR Ⓑ**
- 米国では，小児の第一選択薬として抗甲状腺薬のメチマゾール（0.5 ～ 1 mg/kg/日　分 1）があげられる[1,2,4,7]。**SOR Ⓐ**　起こりうる副作用としては，皮疹，関節痛，肝炎，まれであるが無顆粒球症がある[7]。プロピルチオウラシル（PTU 5 ～ 10 mg/kg を 8 時間毎）はメチマゾールに不応の場合やアレルギーのある小児に使用を考慮する。しかし，PTU はさらに重度の肝障害を起こしうる[1,14]。肝逸脱酵素の基礎値と血算（CBC）（白血球と分画）を測定しておくことが望ましい[15]。
- 抗甲状腺薬（ATD）の投与量は甲状腺機能が正常化した後

で減量ができる(血中チロキシンを正常値に保つために、通常は 1/3 か半分までにする)。あるいは、甲状腺機能低下を誘導するか L-チロキシン治療を開始するときは初期投与量で継続する[4]。この方法で甲状腺機能低下の進行を監視する頻度を減らせるかもしれない。

- メチマゾールは出生前の曝露で奇形リスクが約 3 倍上昇するので、妊娠前や妊娠 3 カ月までの間は PTU が選択される[14]。
- 著明な甲状腺亢進症状の合併症のリスクが高い BD の患者では、RAI の前にメチマゾールでの前投薬治療が勧められる[15]。
- 再燃を防ぐために、12～18 カ月は抗甲状腺薬の調整期間をおく(後述の「フォローアップ」の項参照)[15]。**SOR Ⓐ** 寛解(ATD なしでも甲状腺機能が正常であると定義する)が得られない場合、その他の治療を考慮する[1]。
- ある研究では、ATD 投与後の再燃のハイリスクとして、非白人、若年の患者、診断時の重症度(TSH 受容体抗体高値と FT_4 高値)があげられた[16]。
- 成人に比べて小児では重症の眼症の報告は少なく、おそらく喫煙の曝露がないことに関連していると思われる。Basedow 眼症は重症度によってプレドニゾロンで(2～20 g/日)治療する。長期投与による副作用には肥満、免疫抑制、成長障害があげられる[17]。ソマトスタチンアナログは、成人症例で研究が行われたが、その効果は限局的であった。

▶ 放射線治療

- 放射線ヨード治療(RAI)は米国では最も盛んに行われている治療であるが、妊娠中や授乳中は禁忌である。小児では 1 回の投与量は甲状腺組織の 150 μCi/g が推奨されている[1]。投与量は 220～275 μCi/g の間、さらに大きな甲状腺腫や放射性ヨードの取り込みが乏しい場合は 300 μCi/g まで増量することを推奨している専門家もいる[2]。
- RAI は抗甲状腺薬の初期治療の後でも行える。これらの治療は放射線治療の 3～7 日前には中止しておくべきである[7]。
- 小児での RAI の長期予後は不明である。長期的にフォローアップした(最大 36 年)研究もいくつかあり、いずれも妊孕性、先天奇形、流産、発癌のリスクが通常に比べて上昇していることはなかったが[2]、二次性甲状腺癌の懸念があるため 5 歳未満では通常放射線治療は行わない[2,4]。
- RAI は約 1% の頻度で、数週間、有痛性の甲状腺の炎症を起こしうるが、非ステロイド性抗炎症薬(NSAID)、β 遮断薬、あるいはステロイドで治療ができる[8]。
- また、放射線誘発性甲状腺炎によって眼症が悪化することがある。RAI 治療日または 1 日後より経口グルココルチコイドの内服を開始し、1～3 カ月かけて漸減することで、この副作用を最小限に抑えることができる[2]。

▶ 外科治療

- BD の治療の選択肢のひとつとして、熟練した外科医による甲状腺亜全摘、全摘手術が勧められる[15]。
- 甲状腺腫が巨大である場合、悪性を疑う結節がある場合、ATD の需要量が大きい妊婦、その他の治療で不応であったりアレルギーのある場合に、手術が適応となる。
- 術後管理。小児麻酔が可能な環境で熟練した外科医がいる病院では、ATD 治療で改善しなかった小児の外科治療が適応となる[2]。10 歳未満や、重度の眼症、甲状腺腫大(正常の

2 倍以上)、妊娠を望む若年患者、RAI やフォローアップのアドヒアランスが疑問視される場合には、RAI 治療よりも手術療法が好ましいとしている専門家もいる[2]。

- BD 患者のほとんどでは、手術に先立ってメチマゾールの前治療により甲状腺機能を正常化させておくことが推奨され、レボチロキシンが手術後投与される[15]。濃縮ヨード液(3～5 滴〈50～150 mg/回〉)を術前 7～10 日間投与することで、甲状腺の血流量を減少させて甲状腺ホルモンの産生が抑制される[2]。
- 手術によって、残存甲状腺を小さく(<4 g)すると続発性の甲状腺機能低下症が 50% 以上となる。残存甲状腺が大きい場合(>8 g)、甲状腺機能亢進症の再燃率が高くなる(15%)。
- 手術の合併症としては、成人では、低カルシウム血症(40%)、血腫(2%)、反回神経損傷(2%)、副甲状腺機能低下症(1%)の報告がある[1]。幼少の患児の場合、合併症の割合は増えると思われる。Rivkees は全国データを利用して 22% の 0～6 歳までの小児で術後合併症を報告したが、年長児に比べて 2 倍のリスク増であった[1]。手術の終了時に施行する術後の迅速 PTH 検査は、術後の低カルシウム血症を予測するのに役立つ[2]。
- 眼症状の点からは、複視以外のほとんどの症状は甲状腺機能亢進症のコントロールとともに改善する。

▶ 紹介

- 甲状腺機能亢進症のある、または疑われる小児は、診断と治療のために小児内分泌科医に紹介すべきである。
- 有意な眼症状や臨床症状がある患者では、小児眼科医に紹介する。

予後

- ATD の使用で 3～4 週で症状は改善する。代謝が正常化することで体重増加が起こる(約 4.5 kg)[7]。皮質骨密度も ATD で甲状腺機能が正常化して 2 年以内に正常化する[18]。ATD 投与後の再燃率は 37～70% とばらつきがあり、再燃は通常 6～8 週後以内に起こる。
- RAI では、5～8 週後に 50～75% の患者が甲状腺機能正常となるが、BD 患者の 50～90% で徐々に甲状腺機能低下を引き起こす(1 年で 10～20%、その後は 1 年に 5% ずつ)[8]。BD 患者に RAI をした後、一過性低カルシウム血症が起こることも報告されている[19]。BD 患者の 14%、中毒性腺腫の 10～30%、中毒性甲状腺結節のある 6～18% の患者で放射性ヨードの再治療が必要である[8]。中国人患者の大規模研究(N＝1,874 BD 患児)では、RAI で治癒した割合は半分であり、37.8% が甲状腺機能低下を発症した[20]。再発率は 6.3% で、有害事象は 2% 未満であった。
- 思春期発来前の小児で診断が遅れた場合、身長が高くなり、骨年齢が高くなり、低体重を引き起こす。適切な治療をして思春期を越せば最終予測身長を維持することができる[2]。

フォローアップ

- 治療の目的は、甲状腺機能亢進症状を改善し甲状腺機能が正常である状態を保つことである。初期治療の時期はこまめなフォローが必要である。甲状腺機能亢進症状のための治療薬は治療が進むにしたがってゆっくりと減らしていく。

- 甲状腺機能が正常化したら，ATD の投与量は減量可能であるが，再燃を防ぐために 12〜18 カ月は継続する必要がある。**SOR Ⓐ** 血液検査のフォローアップ（通常，TSH の抑制が長期化しているため，T_4 または T_3）は初期治療後は 4〜6 週おきに，適正量が決まったら 2〜3 カ月おきに行う[2]。寛解が導入できたとしても，再燃の確率は高い（50〜70%）[5]。より長期にわたり治療をすると再燃率は低下するが，約半数の小児で追加治療が必要となる[5]。
- BD と抗甲状腺薬と，腎臓，気道，関節，眼，消化管，脳に起こるミエロペルオキシダーゼ-抗好中球細胞質抗体（MPO-ANCA）関連血管炎の間には関連性がある[2]。BD と薬剤の関連が疑われる場合は，MPO-ANCA の値を調べる（正常範囲は <20 EU/mL）。
- RAI 治療の後，ほとんどの患者は甲状腺機能低下を起こす（最初の 1 年で 20%）ため，定期的な甲状腺機能の検査が必要である。血液検査のフォローアップは最初の 1〜2 カ月以内に（FT_4 と T_3 を）行うことが推奨され，甲状腺機能亢進が継続している場合は 4〜6 週後に再検する。3 カ月経っても治療反応性が低い場合や，6 カ月の時点でも甲状腺機能亢進症がある場合は，RAI の再治療を検討する[7]。
- 手術後は残存甲状腺のサイズによって甲状腺機能低下，あるいは甲状腺機能亢進の再燃を起こす可能性がある。症状の確認と血液検査を定期的に行うべきである。手術とレボチロキシン治療を行った BD 患者では，手術後 6〜8 週後に TSH を測定する[15]。手術後，甲状腺機能亢進が再燃した場合，再手術では合併症が増加するため RAI が考慮される[13]。
- 院内の眼球突出測定計で経過中の眼球突出の変化を追う。
- BD の患者はその他の自己免疫性疾患のハイリスク群である。英国のある甲状腺クリニックの患者の横断研究によれば，自己免疫性疾患（例：関節リウマチ〈3.15%〉，悪性貧血，全身性エリテマトーデス，Addison 病，セリアック病，白斑）が BD 患者では 9.67% にみられた[21]。

患者教育

- 甲状腺機能亢進症状を改善することと，正常な機能を保つことが目的であることを患者に伝える。
- それぞれにメリットとデメリットがあるため，治療の選択肢についてよく話し合い，個人に合わせた治療が行われるべきである。
- どの治療を行ったかにかかわらず，甲状腺機能を長期間モニターしフォローアップすることが必要である。将来的に甲状腺機能低下症を起こす可能性は高く，甲状腺機能亢進症が再燃することも多い。患者自身症状に気をつけておくことや，何かしら再燃症状がないかどうかを報告することが大事である。
- RAI の後では，患者は濃厚な接触（キスを含む）を避けるべきであり，5 日間は他の子どもと接触しないようにする。妊婦には 10 日間接触しないようにする（約 6 フィート〈約 2 m〉の距離をあけておく）。2 時間〜5 日は成人との接近も制限する。排尿時は座り，2 回流水し，ふたを閉める。歯ブラシ，台所用品，皿，タオル，衣類の共用は避けて，それぞれ別個に洗浄する[8]。
- 眼症の経過は甲状腺機能とは比例せず，個人差がある。眼科医を併診することで，追加治療が必要となることがある。

- 禁煙により，眼症の経過がよくなることがある。
- 同胞や子では甲状腺疾患のリスクが高まることを伝え，症状が出ないか気をつけてもらうべきである。

【Mindy A. Smith, MD, MS】
（柴村美帆 訳）

193 高脂血症と黄色腫

症例

幼稚園入園前に身体検査を施行した 5 歳男児。右のアキレス腱の上部に丘疹を指摘された（図 193-1A）。また，両角膜辺縁に若年環と思われるリング状のものがみられた（図 193-1B）。母親は足の丘疹には約 2 カ月前には気づいていたが，角膜の輪状のものには気づいていなかった。担当医は，脂質の上昇を疑い，患児の母親が高脂血症を伴う 2 型糖尿病であることも判明した。空腹時の脂質プロフィールと血糖を調べた結果，家族性高コレステロール血症と診断した（総コレステロール値は 810 mg/dL で LDL コレステロールは 507 mg/dL）。アキレス腱上部の丘疹の腱黄色腫と角膜の若年輪は高脂血症であることを示す。児は内分泌科医に紹介され，母親には，家族全員が検査を受けるべきであることと，低脂肪の食事を摂取するよう伝えられた。

概説

高脂血症（hyperlipidemia）とは，1 つまたはそれ以上の血中脂質成分の濃度が上昇していることを示す（総コレステロール〈TC〉，低比重脂質〈LDL〉，高比重リポ蛋白〈HDL〉，中性脂肪〈TG〉）。黄色腫（xanthoma）は家族性または重度の二次性高脂血症による皮膚の所見であるが，脂質が正常値の患者にも起こりうる。高脂血症は心血管系疾患の主要な改善可能な危険因子である。

疫学

- 12〜19 歳の若年成人の 20.3% が脂質異常症である。男性は女性よりも，少なくとも 1 つの脂質異常症があることが多い（男性 24.3%，女性 15.9%）[1]。
- 全世界で 100 万人に 1 人の割合のホモ接合性の家族性高コレステロール血症の患者は，小児期に手，手首，肘，膝，かかと，臀部の皮膚に皮膚黄色腫を発症する[2]。
- ある疫学研究では，冠動脈疾患のある両親の子どもは小児期に肥満と脂質異常症が多かった[3]。
- 大規模な疫学研究によると，小児の脂質の値は家族の値と相関がある[4]。

病因と病態生理

- 小児や成人でよくみられる脂質異常症の原因は，家族性複合型高脂血症と家族性高コレステロール血症（ヘテロ接合性，図 193-1）である。二次性の原因としては，肥満，メタボリック症候群，甲状腺機能低下症，下垂体機能低下症，糖尿病（1 型，2 型），多嚢胞性卵巣症候群，若年性関節リウマチ，ネフローゼ症候群を含む慢性腎症，川崎病，肝炎である。

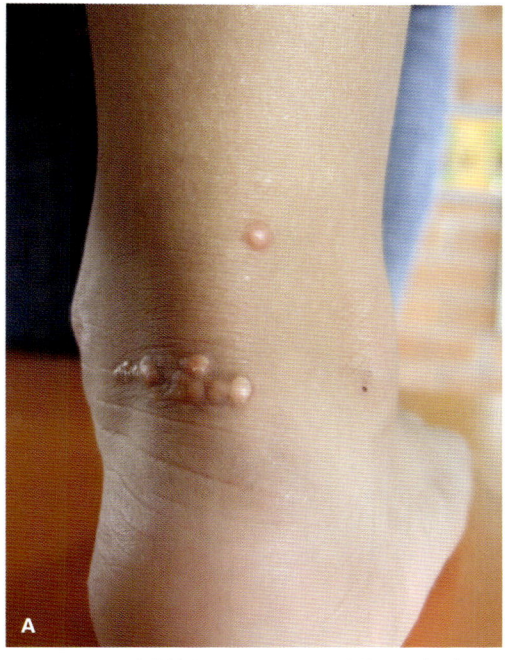
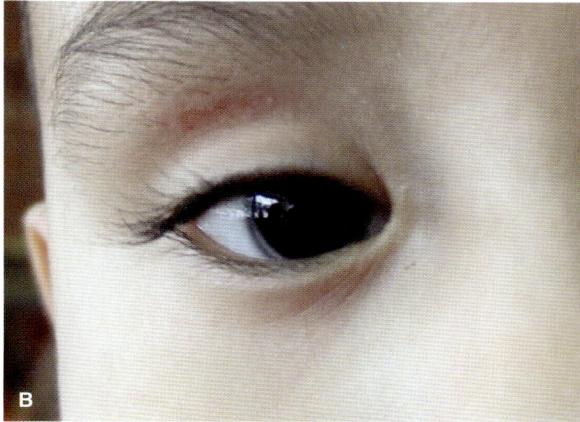

図 193-1　**A**：家族性高コレステロール血症の 5 歳男児，アキレス腱の上部にある腱黄色腫。**B**：同患児の，高脂血症による若年輪。角膜の間質に脂質が浸潤したものの辺縁に正常角膜が残っていることで白い輪状にみえる。（*Used with permission from John Browning, MD*）

- リポ蛋白は脂質と蛋白の複合体で，コレステロールや中性脂肪，脂溶性ビタミンの運搬に必要である。

- 高脂血症は通常，脂質代謝の異常および／または輸送の異常，または二次性の原因（上記参照），喫煙，肥満，薬剤（例：コルチコステロイド，エストロゲン，レチノイド，高用量の β ブロッカー）により起こる。

- LDL コレステロールが増加すると，アテローム動脈硬化性プラークを合併する。これらのプラークは大きくなると血流を阻害し，重要な臓器が虚血状態になる。加えて，プラークが破壊すると凝血塊ができ，心筋梗塞のような疾患の原因になる。

- 中性脂肪の増加は冠動脈心疾患の独立した危険因子であり，肝腫大，脾腫，脂肪肝，膵炎のリスクが上昇する。肥満，運動不足，喫煙，アルコールの過剰摂取，疾患（例：2 型糖尿病，慢性腎不全，ネフローゼ症候群），薬剤（上記参照），遺伝性疾患（例：家族性複合型高脂血症）などが原因となる[5]。

- 生検をすると，若年成人と小児における脂質レベルと動脈の脂質の動態の関連がわかる[6,7]。

- 黄色腫は，皮膚と皮下組織に脂質が沈着したもので，通常原発性または二次性の高脂血症の結果生じる。黄色腫は単クローン性免疫グロブリン血症との関連もある[8]。黄色腫には 5 つの基本形がある。

  - 発疹状黄色腫（隆起発疹状とも呼ぶ）が最も多い。黄色か，色素過剰の丘疹の集簇で，白人では輪状の紅斑（図 193-2），黒人では色素過剰の丘疹がみられる。

  - 腱黄色腫はアキレス腱（図 193-1）と，指の伸筋腱によくみられる。

  - 扁平黄色腫は平坦で，手掌線，顔面，体幹上部，傷跡にみられる。

- 結節状黄色腫は手または大関節上部に最も多くみられる。

- 黄色板腫は眼瞼にみられる黄色の丘疹である（図 193-3）。黄色板腫のある者の 50% は正常の脂質プロフィールである。

危険因子およびハイリスクの状態

高脂血症の小児で，治療を検討すべき危険因子やハイリスクの状態は，以下のものがあげられる[9]。

- 心筋梗塞の家族歴：狭心症，冠動脈のバイパス移植／ステント／血管形成：親，祖父母，おば，おじの突然死（男性では 55 歳未満，女性では 65 歳未満）。

- 治療が必要な高血圧，BMI が 97 パーセンタイル以上，喫煙中であることが，高度な危険因子である。

- 中等度の危険因子には，薬物治療の不要な高血圧，BMI が 95 パーセンタイル以上 97 パーセンタイル未満，HDL コレステロールが 40 mg/dL 未満があげられる。

- ハイリスクの状態には，糖尿病，慢性腎症／末期腎不全／腎移植後，同所性心臓移植後，動脈瘤を合併した川崎病が含まれる。

- 中等度のリスク状態として，消退した冠動脈瘤を合併した川崎病，慢性炎症性疾患（例：全身性エリテマトーデス，若年性関節リウマチ），ネフローゼ症候群，HIV 感染があげられる。

診断

▶ 臨床所見

- 高脂血症のほとんどの患者は無症状である。

- 総コレステロール（2,000 mg/dL を超える）が著明に高値の場合，発疹状黄色腫，または網膜脂質血症（網膜が白くみえる。中性脂肪高値のみでも起こりうる）ができる。LDL の

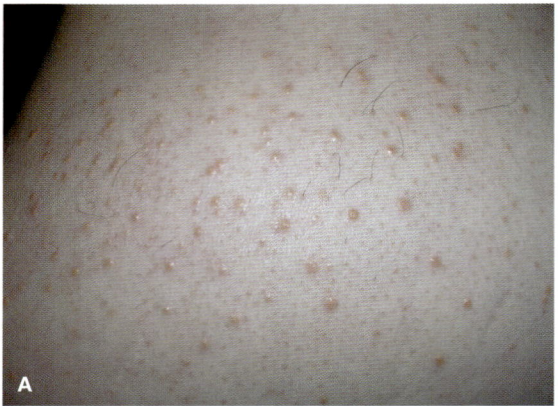

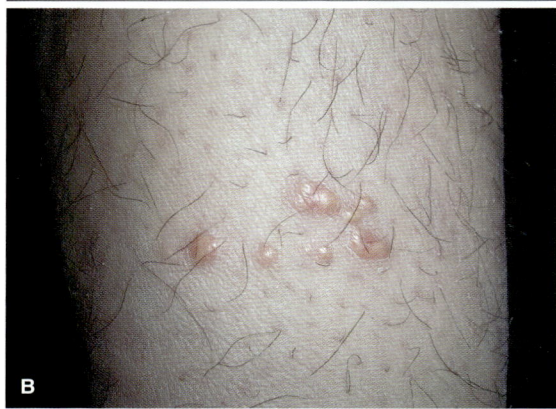

図 193-2　**A**：糖尿病コントロールの悪い若年男性の背部にできた発疹状黄色腫（血糖値は 350 で高脂血症［TG＞9,000 mg/dL，総コレステロール＞800 mg/dL］がある）。**B**：同患者の腕にできた発疹状黄色腫。（*Used with permission from Richard P. Usatine, MD*）

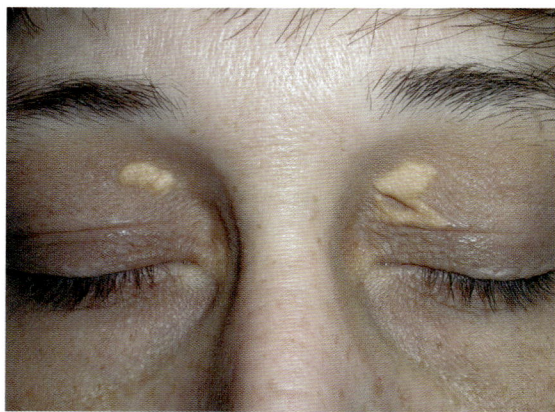

図 193-3　眼周囲にできた黄色板腫（眼瞼黄色腫）。眼瞼の側部の中央にできることが多く，通常は下眼瞼ではなく上眼瞼にみられる。この患者の総コレステロール値は 300 mg/dL を超えている。（*Used with permission from Richard P. Usatine, MD*）

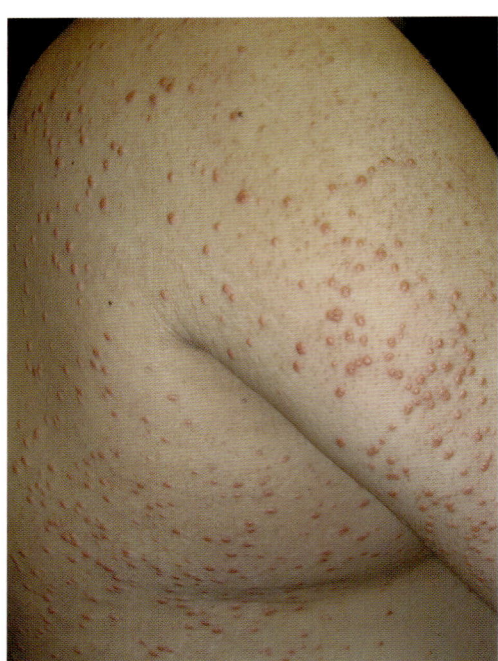

図 193-4　未治療の高脂血症，糖尿病，肥満のある患者の腕と体幹にできた発疹状黄色腫。（*Used with permission from Richard P. Usatine, MD*）

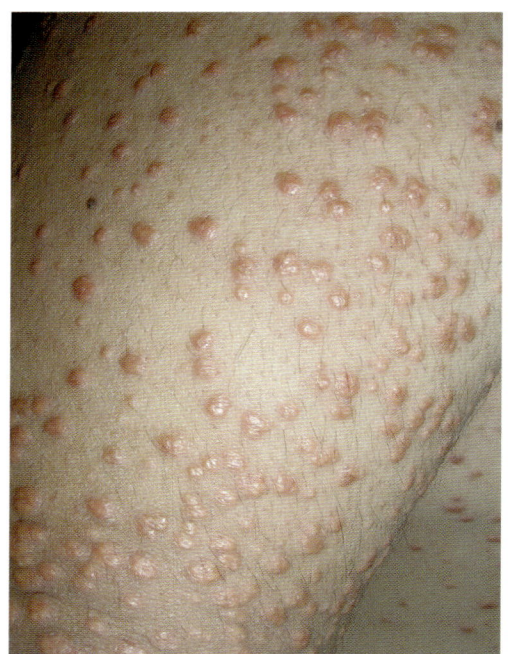

図 193-5　未治療の高脂血症，糖尿病のある患者の発疹状黄色腫の拡大像。（*Used with permission from Richard P. Usatine, MD*）

異常高値は腱黄色腫を生じることがある。

- 黄色腫は黄色の発疹，結節，または腫瘤状で現れる（図 193-1）。
- 発疹状黄色腫（図 193-4，193-5）は肘，膝，臀部に小さな発疹状の集簇で発症し，ブドウ粒くらいの大きさになることもある。

▶ 典型的分布

　黄色腫は皮膚，皮下組織，または腱鞘などの軟部組織の表面にできることが多い。

▶ 検査所見

- 全米コレステロール教育プログラム（NCEP）小児コレステ

表 193-1	小児，成人での血中脂質，リポ蛋白の許容値，境界値，高値の基準[1, 2, 3]		
項目	許容値	境界値	高値
TC	<170	170〜199	≧200
LDL-C	<110	110〜129	≧130
非 HDL-C	<120	120〜144	≧145
アポ B	<90	90〜109	≧110
TG			
0〜9 歳	<75	75〜99	≧100
10〜19 歳	<90	90〜129	≧130
HDL-C	>45	40〜45	<40
アポ A-1	>120	115〜120	<115

[1] 全米コレステロール教育プログラム（NCEP）小児コレステロール値専門委員会による血中脂質，リポ蛋白値基準。Bogalusa Heart Study による非 HDL-C 値と NCEP の小児科専門委員会による LDL-C のカットポイント値は同等であった。アポ B とアポ A-1 の基準値は National Health and Nutrition Examination Survey Ⅲ より。
[2] TC＝総コレステロール，LDL-C＝低比重脂質コレステロール，HDL-C＝高比重脂質コレステロール，TG＝中性脂肪
[3] From：Expert Panel on Integrated Guidelines for Cardiovascular Health and Risk Reduction in Children and Adolescents Summary Report. National Heart Lung and Blood Institute. NIH publication No. 12-7486A. October 2012（reference 33）.

ロール値専門委員会による血中脂質，リポ蛋白値の許容値，境界値，高値の基準は**表 193-1** を参照のこと[10]。境界値と高値のカットポイントはそれぞれ約 95 パーセンタイル，75 パーセンタイルである[11,12]。HDL コレステロールの低値のカットポイントは約 10 パーセンタイルである[13]。

- 甲状腺機能異常が疑われる場合，甲状腺機能低下が脂質異常に関連がないかを確かめるために TSH の値を調べる。

▶ 生検

生検が必要なことはまれである。脂質が充満したマクロファージの集積がみられる。

鑑別診断

黄色腫と間違えやすいその他の発疹は以下のとおりである。
- 伝染性軟属腫：ウイルス感染により起こる。病変部は発疹状になり広がるが，中央に陥凹を認める（115 章「伝染性軟属腫」参照）。
- 弾力線維性仮性黄色腫。皮膚や眼の弾性線維にカルシウムの異常沈殿が起こることでできる（169 章「遺伝性皮膚疾患」参照）。

治療

高脂血症の小児には，食事療法が第一選択となる。小児内分泌科医や栄養士に紹介することも有用である。

▶ 非薬物治療

- 禁煙を強く勧める。禁煙により心血管系と脂質レベル両方のリスクが減少する。SOR Ⓐ
- AAP はすべての小児に 1 日 1 時間，適度〜活発な運動をすることと，座って TV などの画面を見る時間を 2 時間以内にすることを推奨している。
- 専門委員会は，2 歳以上の小児の食事と栄養についての適切な推奨として，2010 全米食事ガイドライン（2010 DGA）を出している。登録栄養士（米国の栄養士資格の 1 つ）への紹介を検討する。
  - CHILD（The Cardiovascular Health Integrated Lifestyle Diet）1 は，脂質異常，過体重，肥満，危険因子／疾患，

若年での心血管疾患の家族歴のある小児の食事療法の改善レベルで最も強度の高いもの。
- ・食事内容：主な飲み物は無脂肪乳。糖分を含む飲み物を制限または避ける。水を推奨。
- ・脂肪：1 日に摂取するカロリー／EER の 25〜30％ に制限する。飽和脂肪は 1 日に摂取するカロリー／EER の 8〜10％。トランス脂肪はできるかぎり避ける。一価不飽和脂肪と多価不飽和脂肪は 1 日に摂取するカロリー／EER の 20％ までに抑える。コレステロールは 300 mg／日未満にして，繊維質をたくさんとることを推奨する。

- CHILD2-LDL　LDL 高値の場合
  食事内容：脂肪は全摂取カロリーの 25〜30％，飽和脂肪は 7％ 以下に，一価不飽和脂肪は 10％，コレステロールは 1 日 200 mg 未満とし，トランス脂肪はなるべく避ける。家族性高コレステロール血症のある 2 歳以上の患者の場合，通常の脂肪の代替補助として植物ステロールエステルおよび／または植物ステノールエステルの使用は 1 日 2 g までとする。
  低脂肪，低飽和脂肪の食事に加えて水溶性オオバコ繊維を，オオバコ入りのシリアルで，2〜12 歳では 6 g／日，12 歳以上は 12 g／日摂取する。

- CHILD2-TG　中性脂肪（TG）高値（空腹時 TG 値が 500 mg/dL 以上，または原発性高中性脂肪血症により随時測定値が 1,000 mg/dL 以上）の場合
  食事内容：脂肪は総カロリーの 25〜30％ とし，一価不飽和脂肪は 10％，飽和脂肪は 7％ 未満とする。コレステロールは 1 日 200 mg 未満，トランス脂肪は避けて，糖分の摂取は減らす（無糖の飲料など）。オメガ 3 脂肪酸の摂取のために魚の食事を増やす。脂質の専門家と共同で治療したほうがよい。

- 高中性脂肪症は，体重減少，食事内容，運動に非常によく反応する。過体重や肥満の小児と成人では中性脂肪が高く，少しの体重減少で中性脂肪の有意な減少と HDL-C の上昇につながるというのは最も重要なことである[14-16]。
- 黄色腫の主な治療は，原因となっている高脂血症があるときは，それを治療することである。

▶ 薬物治療

少なくとも 2 週間，遅くても 12 週以内に 2 回測定した脂質プロフィールの平均値に基づいて投薬治療が必要かどうかを判断する。SOR Ⓒ　薬物治療が必要かどうかの基準値については，脂質異常症小児での多剤併用の安全性や効果の研究をもとにした 1992 NCEP Pediatric Guidelines に基づいて決定する[10]。小児・成人での LDL 値を改善する治療の目標は，LDL-C 値の 95 パーセンタイル（130 mg/dL 以下）である。
- LDL 値の高い小児で薬物治療をする適応は以下のとおりである[10]。
  - 10 歳未満の小児：この年齢層であると，LDL-C が 400 mg/dL 以上のとき（ホモ接合性高コレステロール血症），中性脂肪が 500 mg/dL 以上（原発性高中性脂肪血症），または重度のハイリスクの状態があるときにのみ薬物治療が行われる。SOR Ⓒ
  - 10〜20 歳の小児：平均の LDL-C 値が 250 mg/dL 以上の小児は脂質異常症の専門家に紹介して治療すべきである。生活習慣や食事の改善を 6 カ月試みた後で LDL-C

値が 190 mg/dL 以上である場合は，スタチンによる治療を考慮する[10]。**SOR A**

- 一親等内に心血管疾患や高度の高脂血症やハイリスク疾患の家族歴がなく，LDL-C が 130〜190 mg/dL の小児では，食事療法と BMI 85 パーセンタイル以上とする体重管理を継続するべきである。脂質の専門家と相談して胆汁酸陰イオン交換樹脂吸着薬の投与を検討する[10]。**SOR B**
- 生活習慣改善，食事療法を行っており，一親等に心血管疾患／イベントがある，または少なくとも 1 つの高度の危険因子や疾患がある場合で LDL-C が 160〜189 mg/dL の小児では，スタチン系薬剤の投与を検討する[10]。**SOR B**
- LDL-C が 130〜159 mg/dL の小児で，食事療法，生活習慣の改善をすでに試みており，少なくとも 2 つの高度な危険因子または疾患がある児，あるいは 1 つ以上の高度の危険因子／疾患と 2 つ以上の中等度の危険因子／疾患を併せもつ場合，スタチン系の薬剤投与を検討する[10]。**SOR C**
- 8〜9 歳以上の小児で，一親等内の心血管疾患／イベントの家族歴が複数陽性の場合，または 1 つ以上の高度の危険因子／疾患または中等度の危険因子／疾患生活習慣が 2 つ以上ある場合，生活習慣や食事の改善を行っても LDL-C 値が依然 190 mg/dL 以上のときは，スタチン系の薬剤を考慮する[10]。**SOR B**
- 中性脂肪の値が高い（中性脂肪：空腹時の平均が 500 mg/dL 以上，または原発性高中性脂肪血症による随時測定値が 1,000 mg/dL 以上）か，非 HDL-C が上昇している小児で薬物治療を検討するのは以下の場合である[10]。
  - 脂質の専門家と共同で，CHILD2-TG の食事療法を行い魚油，フィブラート系薬剤，または膵炎の予防のためにナイアシンの投与を検討する[10]。**SOR C**
  - 生活習慣／食事管理の後に空腹時の中性脂肪の値が 200〜499 mg/dL の小児の場合，非 HDL-C の値を再検し，145 mg/dL 未満になるように管理する[10]。**SOR C**
  - 生活習慣／食事管理の後も空腹時の中性脂肪の値が 200〜499 mg/dL，非 HDL-C が 145 mg/dL 以上の場合，魚類油のサプリメントを検討する[10]。**SOR C**
  - LDL-C は目標値になっていて非 HDL-C が 145 mg/dL 以上の 10 歳以上の小児では，脂質の専門家と相談してスタチン系の薬剤の増量か，フィブラート系薬剤かナイアシンの追加を検討する[10]。**SOR C**
- 上記のように，スタチン系の薬剤は LDL-C または非 HDL-C の上昇している小児の初期治療として推奨されている。スタチンの効果と忍容性を立証する，よく計画された小児・思春期者を対象とした短期間研究は複数ある[17-21]。スタチンによって有意に LDL-C 値が下がるとともに，HDL-C 値は上昇し TG は緩やかに減少する。
  - スタチンは最小限の量から，1 日 1 回で開始する。3 カ月続けても LDL-C が目標値まで下がらなければ 1 回分を増量する。
  - スタチンの副作用は標準量ではまれであるが，ミオパチーや肝酵素上昇が起こりうる。小児でスタチンを投与したメタ分析では，スタチン群とプラセボ群で肝酵素上昇が起こる有意差はなかった[22]。ミオパチー（正常上限

の 10 倍以上のクレアチンキナーゼの上昇を伴う筋力低下と筋痛）は通常，成人 1 万人に 1 人未満の頻度である。筋毒性は小児のスタチン使用のメタ分析でスタチン群とプラセボ群で差がなかった[22]。

- スタチンと薬物相互作用を起こすのは，主にチトクロム P-450 で代謝される薬物である。スタチンと相互作用する可能性のある薬剤はフィブラート系，アゾール系抗真菌薬，マクロライド系抗菌薬，抗不整脈薬，プロテアーゼ阻害薬である。
- 胆汁酸陰イオン交換樹脂吸着薬は NCEP Pediatric Guidelines で第一選択薬となっている薬剤である。家族性高コレステロール血症のために LDL-C が異常高値である小児と思春期者で胆汁酸陰イオン交換樹脂吸着薬（コレスチラミン，コレスチポール，コレスベラム）を使用した研究では，LDL-C が 10〜20％低下し，中性脂肪値が正常になることもあった[23-25]。
- 胆汁酸陰イオン交換樹脂吸着薬の主な副作用は，腹部膨満感，嘔気，下痢，便秘などの胃腸症状であり，これらによりアドヒアランスが有意に低下する。
- 胆汁酸陰イオン交換樹脂吸着薬は，単独の治療では LDL-C の低下が得られなかった患者で，スタチンとの併用ができる。ある小児患者の研究では，2 剤併用した場合，副作用が増えることなく効果が得られることがわかった[26]。

▶ 補充治療と代替治療

- 81 人の小児において，マーガリンの代わりに植物性ステノールが豊富なマーガリンを 1 日 20 g の食事脂肪として摂取すると，総コレステロールと LDL-C 値がそれぞれ 5.4％，7.5％低下した[27]。HDL-C と中性脂肪の値には影響がない。安全性も優れていた。
- 一次的，二次的な予防データの分析では，オメガ 3 脂肪酸の補充により死亡率が低下するかどうかははっきりしない。2006 年のメタ分析では，成人において全死亡率や心血管系イベントの減少は指摘できなかった[28]。
- 無作為化クロスオーバー研究では，クルミ（42.5 g/10.1 mJ）と脂肪を含む魚（113 g の鮭，週に 2 回）を健康的な食事に取り入れると，コレステロール値と中性脂肪の値が有意に低下した[29]。メタ分析では，ナッツの摂取（67 g）で脂質の値が低下した[30]。

▶ 外科治療

- 黄色板腫は美容目的で治療の可能性がある。治療としては，手術，電気外科手術，凍結療法，レーザー治療がある。**SOR C**
- 標準治療が失敗した場合，LDL アフェレーシスで脂質レベルが低下し，家族性高コレステロール血症の患者の腱黄色腫が退縮する[31]。**SOR C**

紹介

栄養相談は行うべきであり，特に初期の食事コントロールがうまくいかないときは必要である。食事の指導により，血圧や総コレステロール，LDL コレステロールといった心血管リスク因子の緩やかな改善が得られた[32]。**SOR A**

予防とスクリーニング

- 2012 年に National Heart Lung Blood Institute が改訂した，Integrated Guidelines for Cardiovascular Health and Risk

Reduction in Children and Adolescents の専門委員会がスクリーニングについて述べている[33]。

- 生後〜2 歳まで：脂質スクリーニングは不要。SOR **C**
- 2〜8 歳：ルーチンでの脂質スクリーニングは不要。SOR **B**　心血管疾患の家族歴が陽性であったり，本人が高度の危険因子／疾患（前述の「危険因子」の項参照）をもっているときは，空腹時の脂質プロフィールを 2 回（平均のとり方は前述どおり）を測定する。
- 9〜11 歳：全員の随時脂質プロフィールを測定し，非HDL-C（TC−HDL-C）を算出する。SOR **B**　非 HDL-Cが 145 mg/dL 以上かつ HDL が 40 mg/dL 未満のときは空腹時脂質プロフィールを 2 回測定し，前述のように平均値をとる。
- 12〜16 歳：ルーチンでのスクリーニングは不要。SOR **B**　新たに家族歴がわかったり，患者に新たに危険因子や疾患がわかったときは空腹時の脂質プロフィールを測定する（2 回，平均値）。
- 17〜21 歳：この間に全員にスクリーニングを一度行う。随時脂質プロフィールの測定と非 HDL-C 値の算出を行う。非 HDL-C が 145 mg/dL 以上，HDL-C が 40 mg/dL 未満であれば空腹時脂質プロフィールを 2 回測定し，平均値をとる。SOR **B**
- 小児と思春期者の脂質のスクリーニングにより冠動脈心疾患（CHD）関連イベントの減少や発症を遅らせる効果があるかどうかについては，研究では評価できていない。

予後

- 観察データによると，LDL の 30 mg/dL の上昇ごとに CHDの相対危険度が 30％増加する。
- 高脂血症の治療により，CHD イベントの発生を抑制し，全死亡率も減少すると思われる。
- 高脂血症の治療（食事または薬剤）により，黄色板腫の多くは改善し，黄色腫の約半数は手術で消失，改善し，再発はまれである[34]。

患者教育

- スクリーニングのリスクとベネフィットについて助言をする。
- 高脂血症患者には，生活習慣の改善が大事である。登録栄養士と一緒に管理することが有効である。ある研究では，小児科医院の栄養教育プログラムによって総脂肪，飽和脂肪，コレステロール摂取が減少し，16 週後の総コレステロールと LDL-C 値の有意な低下がみられた[35]。
- 生活習慣が改善しても脂質の上昇が続くときや，CHD の高度の危険因子があるときは薬剤を考慮するべきである。
- 高脂血症および／または糖尿病の患者では，これらの疾患のコントロールを良好な状態に確立して維持することが重要であり，それによって黄色腫も退縮する。

【Alia Chauhan, MD, FAAP／Mindy A. smith, MD, MS】

（柴村美帆 訳）

194 肥満

症例

ヒスパニック系の 13 歳女児。どれだけ洗ってもこすっても落ちない汚れが首に出てきた，などの様々な主訴で小児科を受診した。小児科医師は，肥満に伴って首と腋窩に黒色表皮腫ができているということに気づいた（図 194-1）。母親は肥満があり，2 型糖尿病で入院していた。食事歴を聞くと，母親は伝統的なメキシコ料理をつくり，女児はトルティーヤが大好物であった。またピザ，フレンチフライ，その他のファストフードも大好きであった。女児は優秀な学生であったが，運動やスポーツは好きではない。担当医は，患者のインスリン抵抗性，または 2 型糖尿病を疑い，ヘモグロビンA1c や空腹時血糖といったスクリーニング検査を依頼した。また，カロリーを減らした健康的な食事と運動を増やすように指導した。また，栄養士にも紹介を行った。

概説

小児の肥満（obesity）は，2000 年の米国疾病管理予防センター（CDC）の成長曲線における年齢と性別にあてはまるところの 95 パーセンタイルと BMI が同等，またはそれよりも大きい場合と定義される。85〜95 パーセンタイルでは過体重とする。

疫学

- National Health and Nutrition Examination Surveys（NHNS）によると，1,250 万人の小児と青年（16.9%）が肥満である[1]。全年齢で総合して，やや女児よりも男児のほうが肥満が多い（女児 16.8%，男児 19.3%）。1980 年に比べて小児の肥満の有病率は 3 倍になっている[1]。
- 6〜19 歳の小児で，肥満合併症にかかる直接医療費（処方，外来，救急外来）は年間 140 億 1 千万ドルにのぼる[2]。
- 特に低所得層の小児では肥満患者が多く，低所得層の未就学児の 1/7 が肥満である[3,4]。全米の青年期の長期間健康調査では，低所得世帯と肥満（BMI＞95%）は強い関連があっ

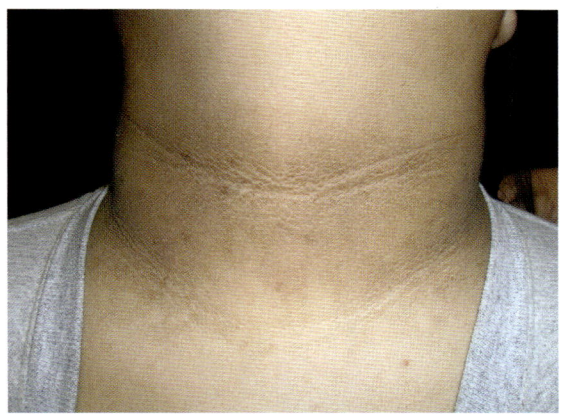

図 194-1　2 型糖尿病の家族歴がある，肥満のある 13 歳女児の首の黒色表皮腫。患児は高カロリー脂肪食を摂取しており，運動不足である。（*Used with permission from Richard P. Usatine, MD*）

た[4]。

- 人種，民族もまた肥満と関係が深く，ネイティブアメリカン／イヌイットの小児で肥満が多い[3]。NHNS の研究（2007～2008）では，ヒスパニック系男児の2～19歳では非ヒスパニック系の白人男児よりも有意に肥満が多く，2～19歳の非ヒスパニック系のアフリカ系女児では非ヒスパニック系の白人女児よりも有意に肥満が多かった[5]。
- 興味深いことに，民族間の影響は，所得により変わってくる。白人の最低所得層の10代女性の肥満の相対危険度は，最高所得層の10代と比較して2.72となる[4]。

病因と病態生理

　肥満は，遺伝性，健康習慣（食事，運動など），環境，文化，時に疾患（後述の「鑑別診断」の項参照），薬剤（ステロイドや抗うつ薬など）などの複合要因で起こる。肥満の原因として最も単純明快な説明は，摂取（食べた物のカロリー量）と消費（運動量）の不均衡とするものである。

- 遺伝性：双生児や同胞，養子縁組によるきょうだいの研究では，肥満の遺伝的要因は40～70％になることが明らかになった。また，ゲノムワイド関連解析により肥満に関係しそうな42の遺伝子が明らかになった[6]。これらの遺伝子のほとんどは，全体のBMI（約 0.17 kg/m²）上昇への影響はわずかである。肥満増悪の累積危険度は，個人の遺伝子型によらず，環境やその他の因子が大きく関わってくる[6]。
- 食事：多くの低所得世帯では，近所に新鮮な食品や健康的な食べ物が揃っているスーパーマーケットがない。一方，カロリーの高い"ジャンクフード"やファストフードはすぐに手に入り，健康的な食事よりも安い。また託児所や学校は子どもたちに健康的な食事を定期的に提供することができていない。糖分の多い飲み物やスナック菓子が学校の自動販売機で売られており，高カロリー食品の摂取は増加している[7]。加えて，その容量は，通常小児が摂取すべき典型量よりもずっと大きいことが多い。これらによって過食が進み，食事やスナック菓子の消費が増加していると考えられる。
- テレビ：座ってテレビを見ることで運動をしなくなり，それと同時に広告を目にすることが多くなってしまう[8]。最近の研究では，1,638 時間のテレビ視聴で9,000 もの食べ物の広告を目にすることになり，フィットネスや良好な栄養についての広告はそのうち165 しかないことがわかった[9]。テレビ視聴でスナック菓子を食べる習慣がついてしまい，正常の睡眠パターンが阻害される。何時間もテレビ視聴をすることで成人でBMIが高くなることが予想される[8]。加えて，寝室にテレビを置くことは，肥満の独立した危険因子である[8]。
- 運動：学校の授業では運動を十分にする時間はなく，小児が1日1時間運動をするという推奨にはほど遠い。また都会や田舎では，安全で魅力的な遊び場，公園，娯楽施設を利用することには限りがあるかもしれない。

危険因子

- 肥満の家族歴：854 人の小児の後ろ向きコホート研究では，肥満のない両親の1～2歳児は成人になって肥満になる確率は8％であったのに対し，両親のどちらかが肥満の場合10～14歳の小児は79％の確率で成人で肥満になる[10]。

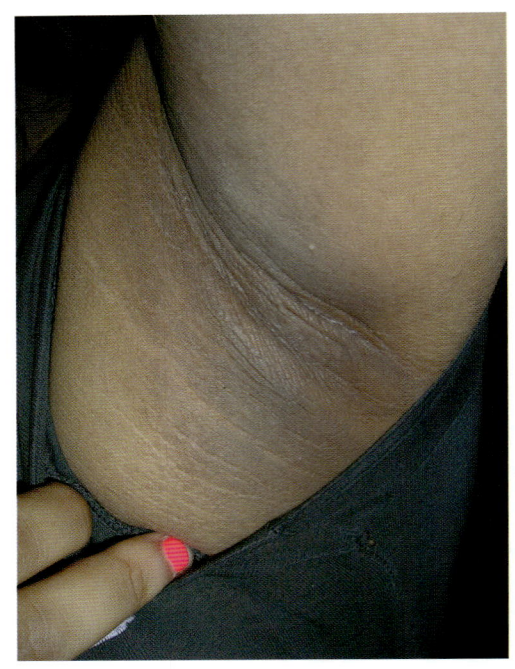

図194-2　肥満のあるヒスパニック系女児の腋窩の黒色表皮腫。
(Used with permission from Richard P. Usatine, MD)

- 食事：高カロリー，野菜や果物の不足，大量のスナック菓子，ファストフード
- 運動不足
- 妊娠糖尿病母体
- 出生時，在胎週数に比して低体重（SFD）
- ストレッサー：Fragile Families and Child Well Being Study の調査では，1～3歳の間の社会的ストレッサーの蓄積により，女児たちの肥満の早期発症の可能性が上昇するとわかった[11]。同時にあるストレッサーの数が多いほど5歳の時点での肥満のリスクが上昇すると予想される。

診断

- 肥満度指数（BMI）は，体重（kg）を身長の2乗（m²）で割った値である。成長期の間の重要な指数であり，2000年のCDC成長曲線の中に正常（＜85 パーセンタイル），過体重（85～94 パーセンタイル），肥満（＞95 パーセンタイル）のいずれに当てはまるかを記録していく。19歳近くになったら，成人の肥満の基準（30 kg/m²）を適用する。2007年，米国小児科学会（AAP）の小児青年期の肥満の専門委員会は重度の肥満の新しいカテゴリーを設け，10～12歳でBMIが30～32 kg/m²，14～16歳では＞34 kg/m²と定義した[12]。
- 2歳までは成長が著しく速いので，BMIを基準に用いるのはふさわしくない。通常BMIは生後8カ月でピークとなり，その後約6歳を最低として低下していく。約8歳で，ほとんどの小児は青年期までBMIでのフォローができるようになる。通常，最低値に達するのが速いほど，後でBMIが上昇することが多い。
- 成人では，体重上昇に加えて腹囲の増大が危険因子となる。小児では，腹囲と皮膚線条の測定が肥満の有効な指標や予測因子とならないため，ルーチンでのフォローは行わない。

17

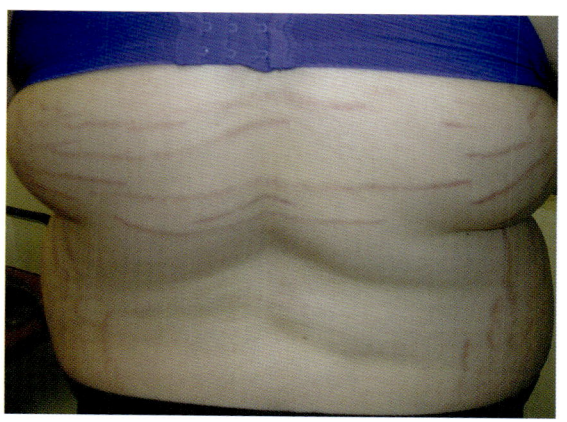

図 194-3　成長期の 10 代患児の肥満による皮膚線条。(Used with permission from Richard P. Usatine, MD)

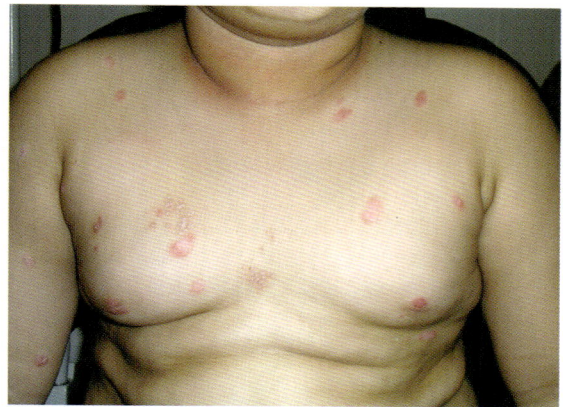

図 194-4　滴状乾癬を伴う肥満男児の偽性女性化乳房。(Used with permission from Richard P. Usatine, MD)

▶ 臨床所見

- 肥満児(図 194-1)は高血圧(2.9 倍),高コレステロール血症(2.1 倍),インスリン抵抗性,2 型糖尿病(2.9 倍)が多くなる。
- 肥満児では喘息が重症化したり,睡眠時無呼吸症であることが多い。
- 肥満児では,非アルコール性脂肪肝疾患や胃食道逆流症の有病率が高くなる。
- 黒色表皮腫は肥満児によくみられる皮膚の症候である(図 194-1,194-2,190 章「黒色表皮腫」参照)。
- 肥満のある小児は皮膚線条がよくみられる(図 194-3)。
- 肥満のある男児は偽性女性化乳房がよくみられる(図 194-4,194-5)。女性化乳房に似ているが,乳腺の発達があるわけではなく,脂肪組織が多くなっているだけである。
- 肥満があると大腿骨頭すべり症,関節の疾患,肉離れ/筋肉痛により,運動が制限されることも多い。
- 肥満児には,うつ,自尊心の低下,差別やいじめの経験がよくある。

▶ 検査所見

- BMI パーセンタイルに基づく推奨基準により,肥満による合併症を診断するために検査を行う[12]。
- 5〜84 パーセンタイルに入る小児では,血液検査は行わな

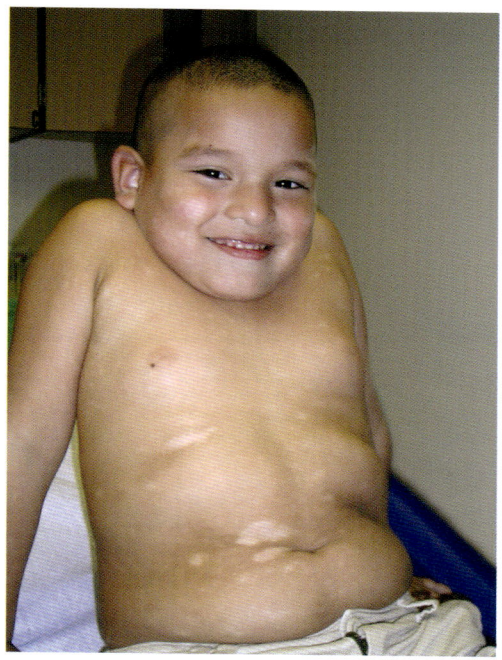

図 194-5　糀糠疹を伴う肥満男児の偽性女性化乳房。(Used with permission from Richard P. Usatine, MD)

くてよい。

- 10 歳以上でその他の危険因子がある 85〜94 パーセンタイルにいる小児,または BMI 95 パーセンタイル以上では半年おきに空腹時血糖,AST,ALT 値を測定することが推奨される。10 歳以上の小児で BMI が 85 パーセンタイルより高い場合は全員,空腹時の脂質を検査する(BMI>85% のままであれば 2 年毎に)。

鑑別診断

肥満のある患者の鑑別診断は,以下のような疾患である。

- 甲状腺機能低下症:頻度は低く,典型例では成長が停止する。血液検査(TSH と遊離チロキシン)で診断をつける(191 章「甲状腺機能低下症」参照)。
- Cushing 症候群:小児での頻度は高くない。内因性または外因性のグルココルチコイドに長く曝露した結果起こり,中心性肥満,紫色の皮膚洗浄,成長停止がみられる。血中または尿中のコルチゾールが不適切に高値であることで診断する(195 章「Cushing 症候群」参照)。
- 多嚢胞性卵巣症候群:排卵低下または無排卵,高アンドロゲン,多嚢胞卵巣のうち 2 つ以上あれば診断基準を満たす。
- Prader-Willi,Lawrence-Moon-Bardet-Biedel 症候群,Albright 遺伝性骨異栄養症,Carpenter 症候群,Cohen 症候群などの遺伝性疾患:これらの小児肥満の症候群は発達の遅れを伴うことが多い。Beckwith-Wiedemann 症候群は空腹時高血糖,Alstrom 症候群は盲目,難聴を伴う。これらの症候群のいずれかを疑う場合は,遺伝学専門医に相談する。
- 薬物:抗うつ薬,抗精神病薬,精神安定剤,グルココルチコイドは体重増加の原因となる。

表194-1　年齢別に推奨される栄養摂取と運動[1]

年齢グループ	栄養摂取	運動
乳児	母乳は肥満の頻度を減らし、生後～6カ月までは推奨される。理想的には、1歳まで継続する。母親は児を最大限健康にできるように、健康な食事習慣のお手本となるようにする。	N/A
幼児、未就学児	食事の嗜好は早く決まってくるので、いろいろな食べ物や食感を早いうちから試す（特に果物、野菜）。満腹になったら児が食べるのをやめるのを許し、食事量調整の手段となる満腹レベルを決めるため、内なる"空腹の合図"に耳を傾けるように教える。	週に5回以上は家族と一緒に食事をとることが勧められる。睡眠時間は最低10.5時間、画面を見る時間は1日2時間以内に制限することで肥満の有病率は減る。
年長児	果物、野菜、穀物、低脂肪乳、低脂肪蛋白質の比率が適切なバランスのよい食事をとるよう勧める。"Choose My Plate"はそれらの割合を理解するための見本である。	児が運動をするためには、楽しくて魅力的な遊びが最もよい。夜間は9時間の睡眠をとる。過度に多忙であったり、睡眠前の食事、電子機器の使用で規則正しい睡眠時間がとれないことがないようにする。

[1]Data from Information from American Academy of Pediatrics : The first year in A Parent's Guide to Childhood Obesity : A Roadmap to Health, edited by SG Hassink, USA, American Academy of Pediatrics, 2006 p.141 ; Hassink SG : Toddler in Pediatric Obesity—Prevention, Intervention, and Treatment Strategies for Primary Care. USA, American Academy of Pediatrics, 2007 p.53 ; Jakicic JM, Clark K, Coleman E, et al. American College of Sports Medicine position stand : appropriate intervention strategies for weight loss and prevention of weight regain for adults. Med Sci Sports Exerc. 2001 ; 33(12) : 2145-2156 ; Anderson SE, Whitaker RC. Household routines and obesity in US preschool-aged children. Pediatrics. 2010 ; 125(3) : 420-428.

治療

- 小児、青年期の肥満の治療の主な目的は、永続的な生活習慣の変化によって健康的な体重とBMIを維持し、長期的な身体、精神的健康の改善を得ることである。段階的な安定した体重減少が得られるかどうか、体重減少のスピード、また、成長に伴い適正なBMIが維持できるかどうかは年齢や治療開始時のBMIによる。BMIの低下により高血圧、糖尿病、脂肪性肝炎、メタボリック症候群の改善が得られる。
- 現在は、効果的な行動療法、薬剤、手術療法などがある。AAPは2～19歳の小児の肥満の治療は4段階あるとしている[12]。最初の3つは非薬物治療によるアプローチである。年齢グループごとの追加の栄養療法、運動の推奨については表194-1に示す。AAPガイドラインには、プライマリケアでスクリーニングを行うための補助となり、健康を導く基本戦略が提示されている[12]。

▶ 非薬物治療

Stage 1：予防、プライマリケア医。肥満の児の管理は適切に訓練された専門家、医療スタッフのいる医院で行う。永続的な生活習慣の改善のためには、家族全体に教育を行うことが重要である。変化はゆっくりと段階を踏んだやり方で起こすべきであり、家族ごとの習慣や文化、基準、決まった食事などに合わせて調整するべきである。

- 栄養：糖分を含んだ飲料の消費をなくすか、制限する。毎日5～9種類の果物、野菜を摂取する。毎日の朝食を健康的なものにする。外食を減らす（とくにファストフード）、自宅での食事の計画を立てて準備をする。1週間に5～6回は家族そろって食事をする。子どもに自分で調整させ、摂食行動を制限するのは避ける。
- 運動：中等度～強度の運動を毎日最低60分。テレビや画面を見る時間は1日2時間以内に制限する（2歳未満ではテレビを見せない）。子どもの寝室には画面やテレビを置かない。毎日のスケジュールに運動の時間を組み込むことは、長期的に体重を維持し再度肥満にならないようにするために非常に重要である[13,22]。
- Stage 1の介入を行っても3～6カ月後に改善を認めない場合は、Stage 2への移行を考慮する。

Stage 2：プライマリケア医のサポート下にて体重維持の計画を立てる。このステージの内容、家族の協力と説明責任を伴う栄養・運動の教育は、Stage 1の推奨内容に統合したものである。

- 栄養士、フォローアップのために動機づけの面接を訓練されたスタッフ、カウンセラーおよび／または理学療法士といった専門家たちも含めて毎月の訪問を提供する。グループセラピーも考慮したい。
- 栄養：Stage 1の栄養の推奨内容に加えて、毎日の主要栄養素（脂肪、炭水化物、蛋白質）、菓子の摂取、年齢に見合った1人分の分量の計画を立てて組み入れる。2011年、それまで使われていた食生ピラミッド（米国農務省〈USDA〉が策定した栄養摂取に関するガイドライン）に代わり、健康な食事を簡約して国民に促進する手段としてUSDAの"Choose My Plate"が使われるようになった[14]。この"Plate"は果物、野菜、穀物、低脂肪乳、低脂肪蛋白質の適切な割り当てを明示している。
- 運動：中等度～強度の高い運動を1日最低60分行い、テレビやその他画面の視聴を1日1時間未満に制限する。日記をつけるなど、自分で栄養や運動を頻回に見直すことは、習慣の改善に有用である[15]。動機づけを維持して目標を達成するために、計画的に介入することが重要である。
- Stage 2の介入を3～6カ月行っても効果がないときは、Stage 3へ進むことを考慮する。

Stage 3：多分野の専門家の総合チーム、小児の体重管理センターを利用する。訓練された多分野の専門家チームにより管理されている小児体重管理センターでは、栄養、運動の教育はStage 1と2の内容を継続する。チームには内科医、行動カウンセラー、登録栄養士、運動の専門家を置く。生活習慣の改善や、栄養、運動の管理、（必要であれば）短期間の節食、定期的な（毎週、または毎月）訪問、目標の設定などで構成されているプログラムを整える。ベースライン測定およびその後は一定の間隔で身体測定を行い、系統的に評価していく。

- 栄養：2～5歳では推奨される体重の減少は1カ月あたり1ポンド（約450 g）未満であり、5歳以上では1週間あたり1～2ポンドとする。米国予防医学専門委員会（USPSTF）は6歳以上の小児では肥満のスクリーニングを行い、体重の適正化を進めるために積極的に包括的な生活習慣の改善を促すよう医師に勧告している[16]。この推奨は、小児の肥満

において中等度〜強度のプログラム（6カ月間以上にわたり，患児および／またはその家族に25時間以上連絡をとった）により，体重が適正化できるというデータに基づいている[14]。

Stage 4：専門治療センターによる介入。重度の肥満のある10代の小児では，Stage 3での内科的体重管理を何度か試みても失敗し，大きな決断ができる成熟した年齢に達し，骨格も成熟した場合には，（肥満手術などの）集約的な介入が考慮される。

▶ 薬物治療

- 小児，青年期の使用が認可されていた薬剤はいくつかあったが，最近はオルリスタットのみが利用可能である。オルリスタットは12〜18歳で使用でき，専門の医師の処方が必要である。オルリスタットは脂肪の吸収を減らす。薬単独では体重減少はわずかであり，食事や運動療法をやめれば体重の大幅な再増加に至るため，毎日の運動と健康的な生活習慣は必ず継続する必要がある。
- メトホルミンは糖尿病の治療でよく使用され，小児の糖尿病への進行を防ぐほかにBMIを低下させることにも効果がある[17]。

▶ 外科治療

- 肥満手術は食事，運動療法とともに行われ，成人で2〜4年後には25〜75 kgの減量が得られる[18]。長期予後のデータは小児ではないが，短期予後は成人とほぼ同様のようだ[19]。
- 青年期の肥満手術（Roux-en-Y胃バイパス，腹腔鏡下調節性胃バンディング術，またはスリーブ状切除術）の適応には特定の基準が用いられる[20]。すなわち，Tanner Stage 4または5であり，最終または最終直前の身長でのBMIが50を超える，または合併症があってBMIが40を超える場合である。外科治療はいくつかの小児病院，または優れた肥満治療センターで行われる。

▶ その他

- 過体重や肥満の小児にはうつ，自尊心の低さ，ボディイメージのゆがみ，いじめなどの精神的な問題が併存することが多くある。
- カロリーオーバーは，栄養摂取以外を目的とした多くの食事習慣／食事行動と関係する（例：ご褒美または罰のために食べ物を使用したり，快楽のために使用するなど）[21]。
- 肥満のある小児，青年の社会生活機能，精神状態を改善するために有用な手段としていくつかの方法がある。
  - 食事の意識：食事の"その瞬間"を大事にする。食べ物の味だけでなく，親しい人との食事の時間を楽しむことが重要である。家族で食事をすることにより家族の結びつきを強め，子どもが満腹になるのをゆっくりにする目的を果たす補助になり，自分自身で満腹感に気づくことで，過食を最小限にすることができる[22]。ヨガは，10代患者の不安をやわらげたり，対処するのを助ける効果的な手段であることが示されている[23]。患者中心のコミュニケーションや動機づけの面談は，家族に健康的な生活習慣への変化を動機づける方向へ向かわせる一連のカウンセリングテクニックとなる。面談のキーとなるのは，（1）間接的な質問，（2）相手の言ったことを反復し，断定的な偏った聞き方をしない，（3）最近の健康的な活動に家族の評価を結びつける，（4）患者（または両親）の成功への自信のレベルを評価する，といったことである[12]。

予防とスクリーニング

　小児や青年期の肥満では予防よりもむしろ治療のほうがずっと難しくなるため，小児科医は肥満の予防を優先すべきである。家族全体との関わりが，肥満予防の成功のキーとなる。個々の家族が生活習慣を変えるためのそれぞれの課題や障壁を明らかにし，変化のスピードのレベルを評価して個々に応じた指導をすることが，小児肥満の予防とスクリーニングの基本的なアプローチとなる。

- 行動変容の汎理論的モデルは，元来のProchaskaとDiclementeによる記述が今日も広く使われている[24]。そこには6段階のステージが提案されている。前熟考期，熟考期，準備期，実行期，維持期，ターミナル期である。変わりたいという気持ちのレベルによって，肥満のリスクや健康体重を維持する利点について話すことは変わってくるだろう。
- これらのステージを通した個人の成果，そして変化に伴って頻繁に起こる葛藤の手助けとなるために，効果的な動機づけを行う面接方法として5つの基本事項があげられる。すなわち，（1）効果的な共感，（2）これまでの行動と目的の間の矛盾を明らかにする，（3）議論は避ける，（4）抵抗を受け入れて進んでいく，（5）自己効力感を支持する[25]。
- 小児科医はBMIを測定し，一致するパーセンタイルを出して，検診で毎年来院したときに成長曲線にプロットしていく[9]。また，家族歴と医学的なリスクの評価とともに血圧をきちんと測るようにする。
- 育児態度：4つの育児態度（権威主義的，高圧的，自由放任主義，育児怠慢）についての研究がいくつかあり，権威主義的な育児が小児の過体重の一番のリスクとなっている[26]。
- 子どもたちの好きな料理に，野菜や果物が見えないように混ぜ込むのは，それらの食べ物への味覚が発達するまでは栄養の改善に役立つ方法である。たとえば，マカロニやチーズの料理にカリフラワーを混ぜたりするなど。

予後

- 過体重の青年期には，同年齢の正常体重の者よりも高血圧，2型糖尿病，脂質異常症，呼吸器疾患（例：喘息または閉塞性睡眠時無呼吸），整形外科疾患（例：O脚，大腿骨頭すべり症），非アルコール性脂肪性肝炎の罹患が多くなっている。肥満があると，うつや自尊心の低下を抱えることもある。
- 肥満がみられた年齢別に，成人でも肥満になるリスクは以下のとおりである[2]。幼児期：14％，就学前：25％，7歳：41％，12歳：75％，青年期：90％。また，半分以上の青年期肥満は，若年成人になっても過体重のままである[27]。
- 成人では，5〜10％体重が減少すれば高血圧，非インスリン依存性糖尿病，冠動脈疾患などの合併症が減少，または消失することが示されている[28]。小児でも同様のことが期待できる。

フォローアップ

　小児科医は毎年BMI（または体重のパーセンタイル）を計算してプロットを行い，成長曲線と比較して過度の体重増加がないかをチェックし，危険因子に基づき肥満のリスクのある患者を割り出して追跡を行ったり，母乳育児のサポート，健康的な食事と適度な運動の推奨，肥満に関連する危険因子

17

の変化のモニターを行っていく[28]。

患者教育

　小児科医は定期的に患者と家族に，果物や野菜，食物繊維，カルシウムを多く含んだ食事をとることや，適切な摂取量を守ること，毎日いろいろな形で運動を行い，小児，青年期になるべく運動に参加するなど，健康的な生活を送る努力をするようアドバイスを行っていく。正常体重を維持し，肥満に関連した合併症を治療することは健康になるだけでなく，生活の質（QOL）の改善にもつながる。

【Stacy McConkey, MD, FAAP／Angela M. Fals, MD, FAAP】

（柴村美帆 訳）

195 Cushing 症候群

症例

　定期健診のため小児科に来院した 1 歳 9 カ月女児。最近体重の増加が著しいことに母親が気づいていた。幼児肥満の所見があり，血圧は 130/90 mmHg であった。成長曲線にも異常があり，彼女の体重は 6 カ月前の健診では 50 パーセンタイルであったが，今は 90 パーセンタイルを超えていた。多毛症があり，額には面皰があった（図 195-1）。尿検査では糖尿があった。担当医は高コルチゾール血症を疑い，小児内分泌科医に紹介した。デキサメタゾン抑制試験ではコルチゾールの抑制がかからず，Cushing 症候群の基準を満たした。腹部 CT スキャンでは副腎腫瘍が明らかになり，切除術を行い副腎腺腫と判明した。その後はグルココルチコイド治療を行い，正常状態を維持している。

概説

　Cushing 症候群は，コルチゾールまたはグルココルチコイドが様々な原因によって過剰産生されることで起こる。内因性の Cushing 症候群における血漿コルチゾール増加は，下垂体からの副腎皮質刺激ホルモン（ACTH）過剰（Cushing 病）または副腎腫瘍からの血漿コルチゾールの過剰産生のどちらかによって生じる。Cushing 症候群は外因性の ACTH またはグルココルチコイドの投与によっても起こる（医原性）。

別名

　高コルチゾール血症（hypercortisolism）

疫学

- 非医原性 Cushing 症候群は小児ではまれである。
- 小児のリンパ球増殖性疾患，ネフローゼ症候群，自己免疫性疾患は外因性 Cushing 症候群の増悪のリスクである。
- Cushing 症候群は 2 型糖尿病で肥満がある場合，発症頻度が上がり，それらの患者の 2〜5％ に発症している[1]。
- Cushing 症候群は男児に比して女児では 2〜3 倍多い。

病因と病態生理

- Cushing 症候群は経口，非経口，または局所のグルココルチコイド投与で起こることが最も多い（外因性または医原

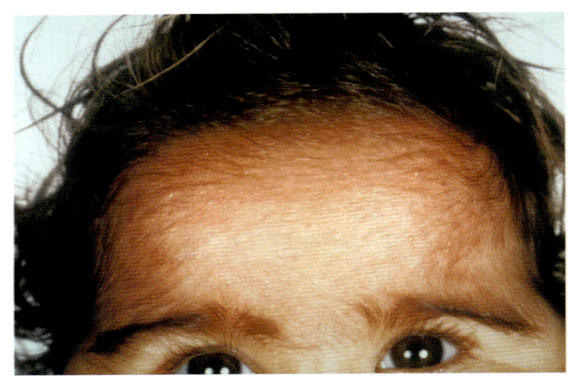

図 195-1　副腎腺腫による Cushing 症候群の女児の額にみられた面皰，稗粒腫，多毛。（*Used with permission from Elumalai Appachi, MD*）

性 Cushing 症候群）。
- 7 歳以上の小児では，真の Cushing 病（下垂体 ACTH の過剰産生による副腎過形成）が Cushing 症候群の原因として最も多い[2]。
- 乳幼児期では，Cushing 症候群は副腎皮質の機能性腫瘍により起こることが多い。乳児の高コルチゾール血症の症状はアンドロゲン，エストロゲン，アルドステロンといったその他のステロイドの過剰症状とともに起こる[3-5]。
- ACTH 依存性 Cushing 症候群は異所性 ACTH 産生でも起こるが，小児ではまれである。小児の異所性 ACTH 産生は膵臓の島細胞癌，神経芽腫，血管周囲細胞腫，Wilms 腫瘍，胸腺カルチノイドと関連がある[6]。

危険因子

- リンパ球増殖性疾患
- ネフローゼ症候群
- 自己免疫性疾患
- 肥満，2 型糖尿病

診断

　臨床所見と特異的な検査結果により診断を行う。

▶ 臨床所見

- 小児の高コルチゾール血症では体重増加と成長停止が早期に起こり，最も確実な指標となる（図 195-2）[3-5]。
- 小児の Cushing 症候群は，進行が緩やかであり症状がそろうのに数年かかることもある。
- 赤ら顔，満月様顔貌（図 195-3）
- バッファローハンプ（水牛様脂肪沈着）を伴う中心性肥満
- 男性化症状
- 顔面や体幹，陰毛の多毛症，面皰，太く低い声，女児ではクリトリス肥大があることもある（図 195-1）。
- 通常高血圧がみられ，それにより心不全を引き起こすことがある。
- 易感染性により敗血症に至ることがある。
- 高血糖と耐糖能異常の頻度が高い。
- 臀部，腹部，大腿に淡紫色の皮膚線条ができることが多い（図 195-4）。
- 思春期の発来が遅れたり，初経があった女児に無月経が起こることがある。

17

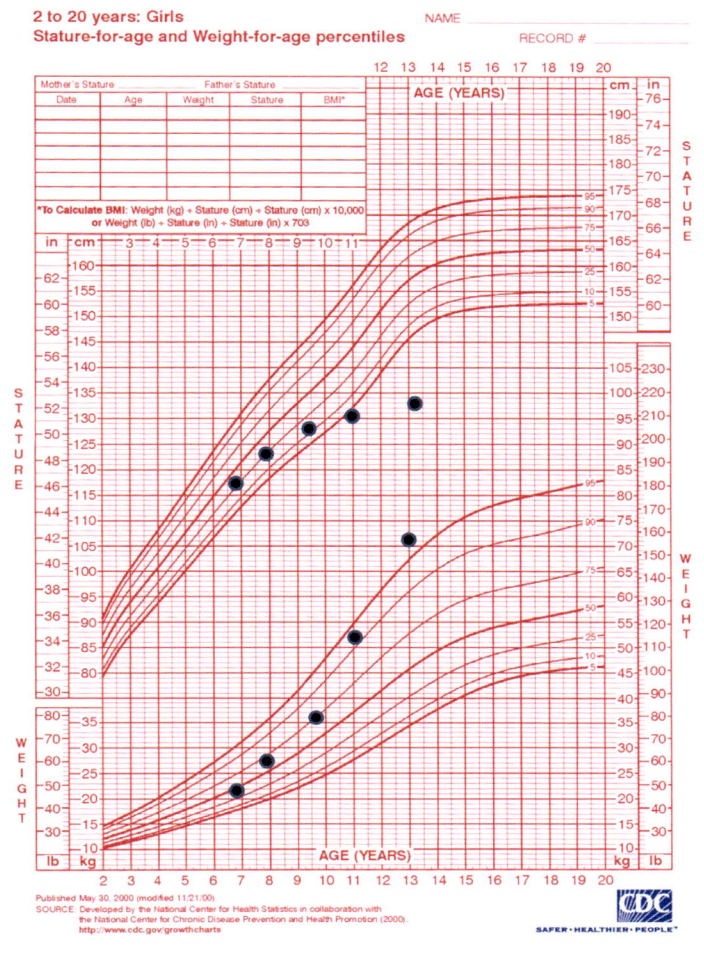

2 to 20 years: Girls
Stature-for-age and Weight-for-age percentiles

図195-2　Cushing 症候群の女児の成長曲線。有意な体重増加と成長停止があり，いずれも Cushing 症候群の典型的な症状である。（*Used with permission from Camille Sabella, MD*）

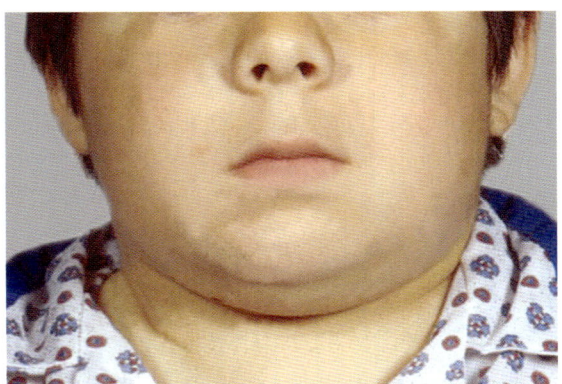

図195-3　Cushing 症候群の男児の満月様顔貌と赤ら顔。（*Used with permission from Cleveland Clinic Children's Hospital Photo Files*）

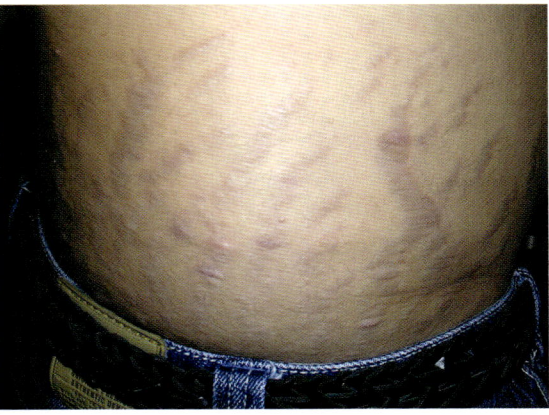

図195-4　13歳男児。グルココルチコイドの投与による外因性 Cushing 症候群で皮膚線条を発症した。（*Used with permission from Richard P. Usatine, MD*）

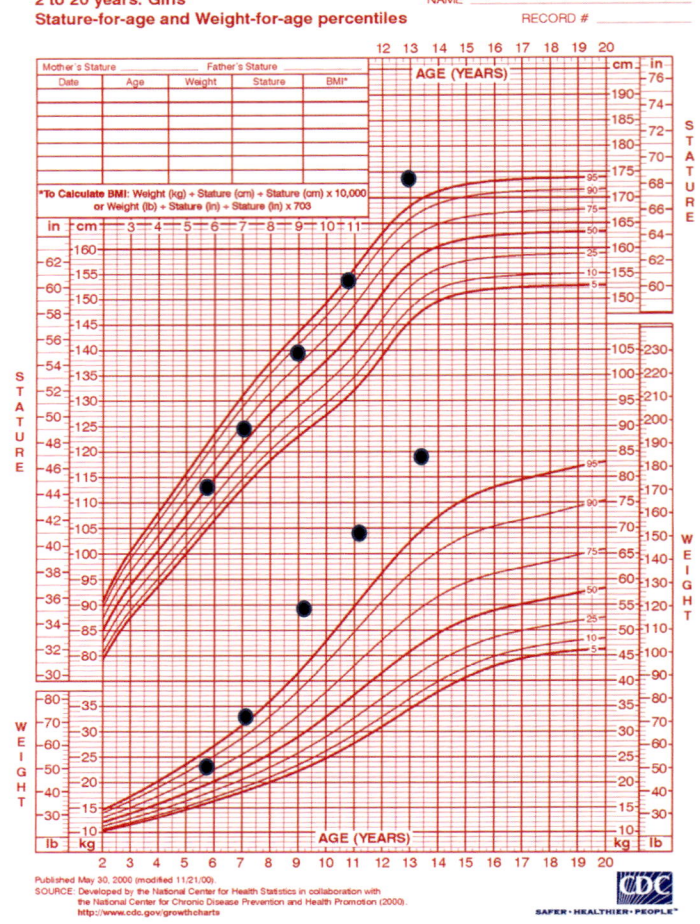

2 to 20 years: Girls
Stature-for-age and Weight-for-age percentiles

図195-5　摂食性外因性肥満の女児の成長曲線。成長速度は体重同様に上昇しており，Cushing 症候群とは違いがあることがわかる。(*Used with permission from Camille Sabella, MD*)

- 虚弱，頭痛，情緒不安定が目立つことがある。
- 骨粗鬆症はよく起こり，病的骨折を起こす。

▶ 検査所見

- Cushing 症候群では，通常まずコルチゾールと ACTH の日内変動の消失が現れる。
- 夜間の血中コルチゾール値が 4.4 μg/dL より高いときは，強く Cushing 症候群を疑う。
- 夜間の唾液中コルチゾール値が増加する。
- 尿中遊離コルチゾールが上昇する。24時間蓄尿で測定することが望ましく，コルチゾール（μg）のグラムクレアチニン比で表す。
- デキサメタゾン抑制試験は，午後 11 時に 25〜30 μg/kg の単回投与（最高 2 mg）を行い，血中コルチゾール値を翌日に測定する。正常の場合では，コルチゾールは 5 μg/dL 未満まで抑制されるが，Cushing 症候群では抑制されない[7]。
- コルチゾール産生腫瘍がある場合は ACTH は抑制され低下しているが，ACTH 産生下垂体腺腫ではそれがみられない[8]。

▶ 画像検査

- 副腎の腺腫を検索するために CT 検査を行う。すべての副腎腫瘍は直径 1.5 cm よりも大きなものである。
- ACTH 産生下垂体腺腫を診断するためには MRI が必要である。

鑑別診断

　単純性肥満の小児にも，皮膚線条や高血圧などの似たような症状があるかもしれないが，成長障害はみられない。単純性肥満では成長が速く，たいてい年齢に対し身長が高くなっている（**図195-5**）。さらに，単純性肥満の小児でも尿中コルチゾール値は上昇しているが，夜間の唾液中のコルチゾール値は正常であり，低用量のデキサメタゾンでコルチゾールの抑制がかかる。

治療

- Cushing 症候群の治療は，ステロイド過剰の基礎疾患の治療が優先される。
- 腫瘍による高コルチゾール血症の場合，通常外科的切除が

行われる。

- ステロイド産生阻害薬，放射線療法は小児の Cushing 症候群の治療では確立した方法ではない。
- コルチゾール産生源の外科的切除後はステロイド代替療法が必須であり，正常の副腎機能に回復するまで行う。

▶ 薬物治療

- シプロヘプタジンは中枢性のセロトニンアンタゴニストである ACTH の産生を抑制し，成人の Cushing 病では治療に使用されてきたが，小児で奏効することはまれであり，副作用により適応できない（体重増加，易刺激性，幻覚）。
- 副腎のステロイド産生阻害薬（メチラポン，ケトコナゾール，アミノグルテチミド，エトミデート）は，手術前に循環血中のコルチゾール値を正常化するために使用されてきたが，小児の Cushing 症候群ではほとんど治療経験がない。

▶ 外科治療

- 小児の Cushing 病では顕微鏡下経蝶形骨洞下垂体腺腫摘出術が適応となる[9,10]。
- 経蝶形骨洞手術の合併症には，尿崩症や髄液鼻漏がある[11]。
- 副腎腫瘍では，通常，副腎摘出術が行われる[12]。
- 副腎摘出後，下垂体腺腫によって ACTH の産生が上昇したり，腫瘍が視神経まで進展したり，メラニン形成細胞を刺激するホルモンにより皮膚の色素沈着が起こることがある。この状態は Nelson 症候群といわれ，小児では非常にまれである。

▶ 紹介

Cushing 症候群が疑われる小児は小児内分泌科医に紹介すべきであり，精密検査や綿密な管理が必要となる。

予防とスクリーニング

健康な無症候の集団で Cushing 症候群をスクリーニングすべきとするデータは存在しないが，成長障害，骨粗鬆症，あざができやすい，といった特異的な症状がある場合は検査をしたほうがよいだろう。長期間のグルココルチコイド治療を受けている患者は，リスクがあるので綿密にモニタリングするべきである。

予後

副腎腺腫の切除術後の予後はよい。副腎癌では転移の頻度が高く，5 年生存率は不良である。

- 経蝶形骨洞手術後の初回寛解の割合は 60～80% であるが，小児患者の約 20% は 5 年以内に再発が認められる[13,14]。

フォローアップ

非外因性の Cushing 症候群では通常，生涯にわたるフォローアップとホルモン代替療法が必要である。

患者教育

- 患者には高血圧，耐糖能異常，情緒不安定といった症状が治療後も続く可能性について伝えなければいけない。
- 患者と両親にはストレス時のステロイド補充についてしっかりと伝える必要がある。医療用識別緊急カードと，想定外の病気の進行や経口摂取ができないときのために，筋注用のグルココルチコイド注射シリンジを携帯するようにする（訳注：日本では緊急カードに注射用量，病名などを記載して携帯するのみ）。

【Elumalai Appachi, MD, MRCP】

（柴村美帆 訳）

196 Addison 病

症例

1 型糖尿病の 14 歳女児。2 カ月にわたる倦怠感，めまい，嘔気で小児科を受診した。身体所見では起立性低血圧がみられ，手背，膝の上部の皮膚に色素沈着がみられた（図 196-1，196-2）。担当医は副腎不全を疑い，すぐに内分泌科に紹介した。早朝の血中コルチゾール低値，副腎皮質刺激ホルモン

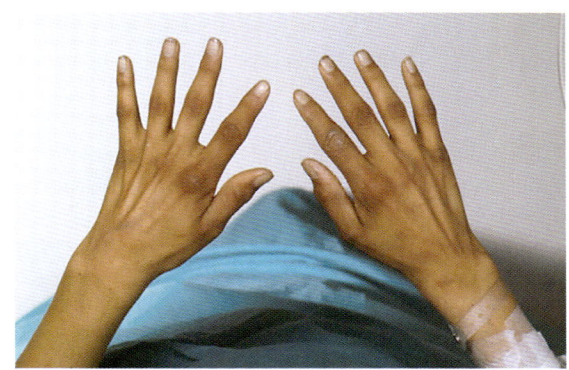

図 196-1　原発性副腎不全の 10 代患児，手の背側に色素沈着を認める。（*Used with permission from Cleveland Clinic Children's Hospital Photo Files*）

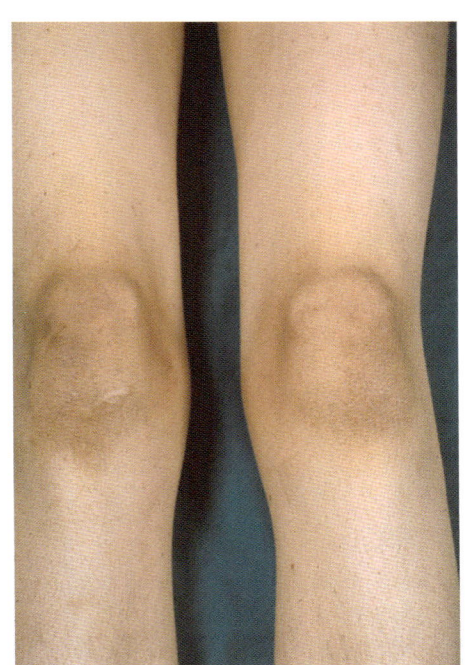

図 196-2　図 196-1 と同患児の両側の膝を覆う色素沈着。（*Used with permission from Cleveland Clinic Children's Hospital Photo Files*）

17

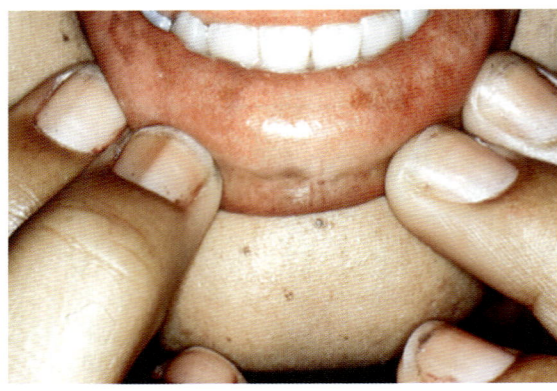

図 196-3　原発性副腎不全の小児の口唇，皮膚，爪の色素沈着。
(Used with permission from Strange GR, Ahrens WR, Schafer-meyer RW, Wiebe RA：Pediatric Emergency Medicine, 3rd edition：http://www.accessemergencymedicine.com. Figure 77-2)

(ACTH)高値，抗副腎皮質抗体陽性であることより，原発性副腎不全と診断された。

概説

Addison 病は，副腎皮質の機能異常または機能低下による原発性副腎不全である。副腎皮質がグルココルチコイド(コルチゾール)とミネラルコルチコイド(アルドステロン)を産生・分泌できなくなると ACTH が上昇し，小児では倦怠感や胃腸症状など全身に症状が出現する。皮膚の色素沈着は特徴的である。小児では，Addison 病で最も頻度が高いのは先天性副腎過形成である(197 章「先天性副腎過形成」参照)。原因として世界全体で 2 番目に頻度が高いのは，結核とその他の肉芽腫性疾患である。先進国では，2 番目に頻度が高いのは自己免疫性疾患で，この章で取り上げる[1]。

別名

原発性副腎機能低下症，副腎皮質機能低下

疫学

- Addison 病はまれな疾患であり，有病率は 100 万人あたり 140 人である[1]。
- 自己免疫性 Addison 病は原発性副腎不全の 15％を占め，通常は小児期に発症する。
  - その他の原因としては感染性，先天性副腎形成不全(DAX1 遺伝子変異による，先天性副腎低形成)，副腎白質ジストロフィーがあげられる[2]。
- 約 1/2 の患者にその他の内分泌腺の自己免疫性疾患がある。多腺性自己免疫性症候群(APS)と呼ばれ，女性のほうが多い(70％)。
  - 単独性の場合は男性のほうが多い(71％)[2]。

病因と病態生理

- Addison 病は副腎の自己免疫性機序の機能低下と考えられており，副腎皮質実質が破壊される。
  - 液性，細胞性免疫の両方が関与していることがわかっている[2]。
- 自己免疫性 Addison 病は，特に多腺性症候群では自己免疫性の病態と関連がある。

- APS1(自己免疫性多腺性内分泌障害-カンジダ症-外胚葉性ジストロフィー〈APECED〉ともいう)：この症候群では副腎不全，副甲状腺機能低下，慢性粘膜皮膚カンジダ症を認める。常染色体潜性(劣性)遺伝であり，AIRE 遺伝子変異が原因である。
- APS2(Schmidt 症候群ともいう)：副腎不全，甲状腺炎，1 型糖尿病を合併し，APS1 よりも頻度が高い[3]。
- アジソン病の症状は，副腎皮質の破壊でコルチゾールとアルドステロンが低下することにより起こる。コルチゾールの低下によってプロオピオメラノコルチンの合成が増加し，このプロオピオメラノコルチンが切断されて ACTH とメラニン細胞刺激ホルモン(MSH)となる。MSH の増加により，メラノサイトにおけるメラニンの合成が亢進し，色素沈着を引き起こす[2]。

危険因子

- 家族歴[3]
- 次にあげるような，その他の自己免疫性疾患：1 型糖尿病，Basedow 病(Graves 病)，副甲状腺機能低下症，下垂体機能低下症，白斑。

診断

▶ 臨床所見

- 小児の Addison 病で最も多い症状は倦怠感，嘔気・嘔吐である。Addison 病の臨床症状はホルモンの欠乏により起こる[2-4]。
- 低アルドステロンにより塩類喪失が起こり，低血圧，めまい，食思不振，体重減少，塩渇望，電解質異常，脱水を呈する[2-4]。
- 低コルチゾールにより，倦怠感，虚弱，朝の頭痛，嘔気・嘔吐，下痢，成長障害が起こる。重度の低血糖も起こりうる[1,2,4]。
- MSH の増加による皮膚色素沈着は舌，歯肉，腋窩のしわ，瘢痕，日光が当たる部位や圧迫された部位で目立つ(図 196-1～196-3)。
- 自己免疫性 Addison 病によって，時にメラノサイトの自己免疫性破壊が起こり，白斑や低色素性病変が出現することも覚えておく[2]。
- 女性では無月経もみられる。

▶ 検査所見

- 血液検査は Addison 病の診断に重要である。副腎皮質機能の検査で副腎不全を診断する。
- 副腎不全を診断するために，早朝の血中コルチゾール値測定または ACTH 刺激試験を行う。まず，コルチゾールの産生がピークとなる午前 8 時に血中コルチゾール値を測定する。低コルチゾール血症があれば副腎不全を疑う。次に，合成 ACTH(コシントロピン)投与前と投与後 60 分の血中コルチゾール値を検査する。副腎不全では血中コルチゾールが低反応となる[4]。
- 血中の ACTH 値は原発性か続発性かによって異なってくる。原発性副腎不全では高 ACTH 値となる[4]。
- 自己免疫性 Addison 病の診断を確定するには，抗副腎皮質抗体，抗 21 水酸化酵素自己抗体などの抗副腎抗体を測定する[3,4]。
  - 陽性であれば，APS の診断のためにその他の内分泌腺

（副甲状腺や甲状腺など）の検査を行う。

- 陰性の場合は結核，副腎白質ジストロフィー，先天性副腎低形成などの，その他の原発性副腎不全の原因を鑑別する。

鑑別診断

- 嘔吐，低ナトリウム血症，高カリウム血症など，塩類喪失による緊急症は，尿路疾患や腎盂腎炎，尿細管間質性腎炎などの症状と混同しやすい。このような症状は，腎の続発性アルドステロン耐性の結果によるものであり，特に乳児に起こる[4]。
- 自己免疫性 Addison 病は，先天性副腎過形成や感染，薬剤性，出血性，副腎白質ジストロフィー，先天性副腎低形成など，その他の原発性副腎不全と明確に鑑別する[2]。

治療

- 自己免疫性の Addison 病には治療法がないが，コルチゾールとアルドステロンの生理的な補充療法が可能である。

▶ 薬物治療

コルチゾールはヒドロコルチゾン，プレドニゾロン，またはデキサメタゾンで補充する。小児では，前者 2 つがよく使われる。ヒドロコルチゾンはプレドニゾロンよりも活性が弱く，半減期が短く，調節がしやすい。そのため，プレドニゾロンの使用頻度は比較的少ない。小児の正常のコルチゾール分泌量は，推定 1 日あたり 7〜12 mg/m^2 である。こまめに成長をみていく必要がある[3]。

- 病気や手術など身体的なストレス下では用量を増量しなければならない。小児では，そのような状況では経口での投与ができないこともあるので，ヒドロコルチゾンの注射投与が望ましい。
- 通常，アルドステロンは 1 日あたりフルドロコルチゾン 0.05〜0.2 mg で補充を行う。乳児ではより高用量が必要であり，1 歳未満では塩化ナトリウムの補充も必要となる。繰り返しになるが，成長のモニターが重要である[3]。

▶ 紹介

内分泌科医による治療・ケアが必須である。

予防とスクリーニング

Addison 病は予防できない。倦怠感や胃腸症状といった非特異的な症状が小児にあるときは，Addison 病をしっかりと鑑別診断できるようにしておく。

予後

グルココルチコイドとミネラルコルチコイドの補充が適正であれば，ほとんどの自己免疫性 Addison 病患者の生命予後は正常と同様である。

フォローアップ

フォローアップについては個々の状況で異なる。内分泌科医が治療，管理に関わるようにする。

患者教育

患者とその家族は緊急時や急な身体的ストレスに備えてステロイド注射器を携帯する。緊急医療用識別ブレスレットも必要だろう。

【Swathi Appachi, BS ／ Elumalai Appachi, MD, MRCP】
（柴村美帆　訳）

197 先天性副腎過形成

症例

正期産，正常経膣分娩にて出生した 3,400 g の新生児。陰核肥大，陰唇腫大があり精巣触知不能であり，外性器異常によって性別判定がはっきりできなかった。尿道／膣の開口部はひとつであった（**図 197-1**）。これらの所見から先天性副腎過形成が疑われた。小児内分泌医にコンサルトし，血中 17-ヒドロキシプロゲステロン値の著明な上昇，46XX 核型を迅速に確認し，21 水酸化酵素欠損による先天性副腎過形成と確定診断した。診断に基づきグルココルチコイドの投与を行い，両親には心理・遺伝カウンセリングを受けてもらった。

概説

先天性副腎過形成（congenital adrenal hyperplasia：CAH）は常染色体潜性（劣性）遺伝で，21 水酸化酵素欠損によるものが 95% と最も多くを占める。典型的な CAH は塩類喪失と単純男性化型を示し，非典型的なもの，または遅発型の場合は症状が軽く，年齢がある程度進むまで顕在化しないことが多い。この章では 21 水酸化酵素欠損による典型的な CAH に焦点を絞る。塩類喪失型の CAH の患者は成長障害，脱水，嘔吐，食思不振を伴う。女児では，外性器の男性化があるため早期の診断ができるが，塩類喪失型の男児の場合は外性器がほぼ正常のため，生後 2〜3 週間くらいまで診断が遅れるこ

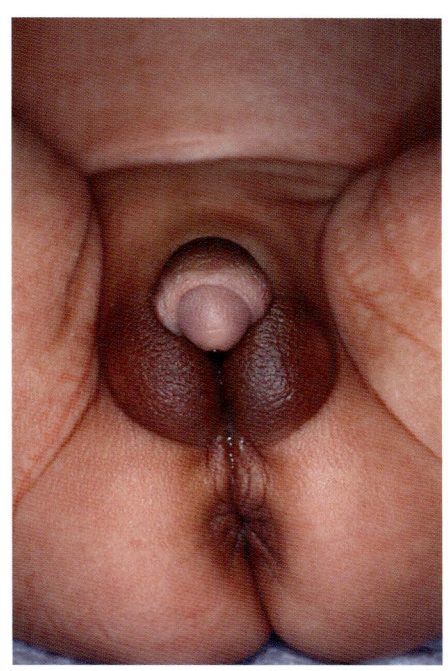

図 197-1　CAH の新生児女児。陰核肥大，腫大して色素沈着のある陰唇，共通尿生殖洞といった外性器異常で性別判定が難しい。
（*Used with permission from Elumalai Appachi, MD*）

17

とが多い。

別名

原発性副腎不全，21 水酸化酵素欠損症，偽性半陰陽

疫学

- 21 水酸化酵素欠損は全 CAH の 95％を占める。
- 21 水酸化酵素欠損は 1 万 5,000 出生に 1 人の割合であり，先天性内分泌疾患の中では最も頻度の高い疾患のひとつである[1-3]。
- CAH は白人とヒスパニックでの頻度は同等であり，アフリカ系アメリカ人ではその約 1/4 と少ない[3]。

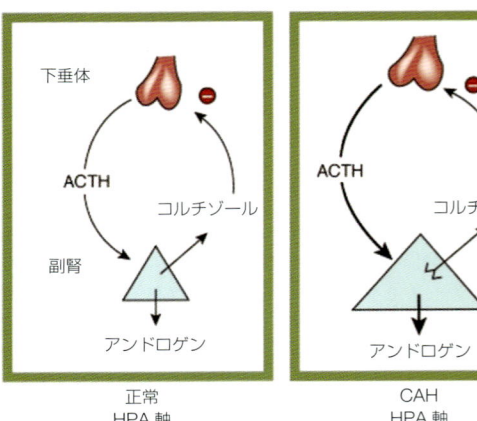

図 197-2　古典的 CAH では，グルココルチコイド合成が障害されていることでネガティブフィードバックがかからなくなり ACTH が過剰となり，それによりアンドロゲンが過剰産生される。HPA ＝視床下部-下垂体（*Used with permission from Kappy, MD, Allen DB, Geffner ME：Pediatric-Practice：Endocrinology：www.access-pediatrics.com. Figure 8-6*）

病因と病態生理

- CAH はコルチゾール生合成（ステロイド産生）に関わる酵素の遺伝性欠損により起こる。
- コルチゾールの減少は副腎皮質刺激ホルモン（ACTH）の分泌を増加させ，欠損酵素の基質を含む，副腎のステロイド産生を刺激する。この慢性的な ACTH による刺激により，副腎皮質の過形成をきたす（図 197-2）。
- 17-ヒドロキシプロゲステロン（17OHP）とその他のステロイド前駆体の蓄積が，アンドロゲン生合成経路へ流れアンドロステンジオンが高値となり，それが副腎外でテストステロンとなる。この経路の偏りの影響は在胎 8〜10 週から始まり，女性器の形成異常を引き起こす（図 197-3）。
- この疾患の臨床症状は以下にあげるいずれか，または両方の病態に関連して起こる。
  - コルチゾール合成障害：ACTH 分泌の増加による 17OHP 上昇やその他の前駆ステロイドの蓄積が起こり，テストステロン産生が増加する。21 水酸化酵素欠損の男児では，増加したテストステロンによる表現型の変化は起こらない。女児の場合，テストステロンの副腎での過剰産生により，重症度は様々であるが外性器の男性化が起こってくる。
  - アルドステロン合成障害：未治療の新生児では，重度の低ナトリウム血症，高カリウム血症，アシドーシスと随伴する低血圧，ショック，心血管虚脱を起こし，死亡することもある。これらは生後 2 週間以内に発症し増悪する。
- その他の CAH（11 水酸化酵素欠損）では，デオキシコルチコステロンといったミネラルコルチコイドの合成が過剰となり，高血圧を引き起こすことがある[1,2]。
- 21 水酸化酵素欠損は *CYP21A2* 遺伝子（*21B*）の欠失，変換，または点変異により起こる。臨床表現型の重症度は，遺伝

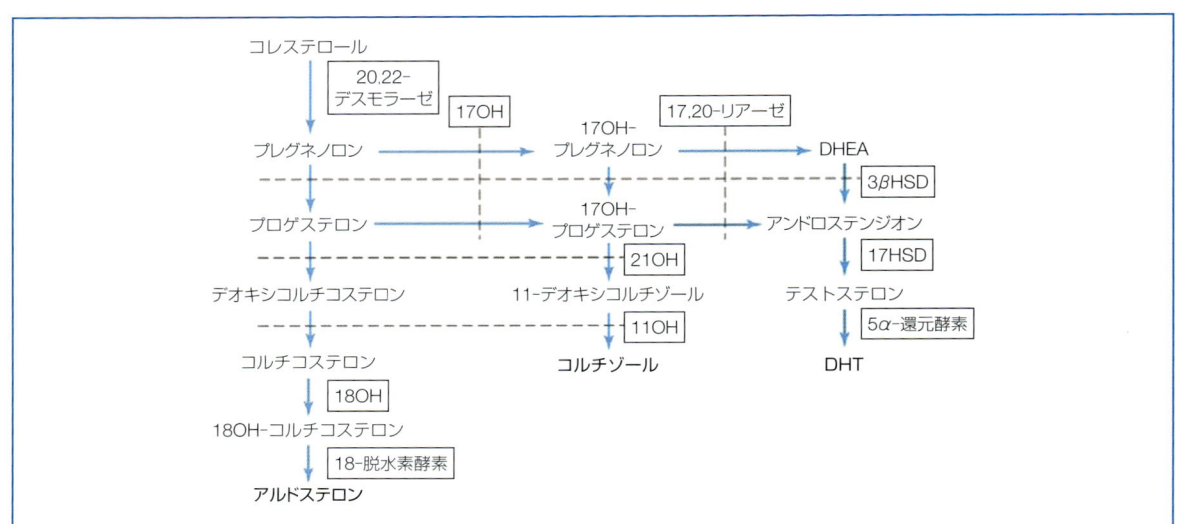

図 197-3　副腎皮質ステロイド合成経路。21 水酸化酵素欠損症では，17OHP（17OH-プロゲステロン，または 17-ヒドロキシプロゲステロン）とその他の前駆体ステロイドが蓄積してしまうことで，アンドロステンジオンの過剰産生とアルドステロンの産生低下が起こる。11OH＝11 水酸化酵素，17OH＝17 水酸化酵素，18OH＝18 水酸化酵素，21OH＝21 水酸化酵素，3βHSD＝3β-ヒドロキシステロイド脱水素酵素，17HSD＝17-ヒドロキシステロイド脱水素酵素（17-ケトステロイド還元酵素），DHEA＝デヒドロエピアンドロステロン，DHT＝ジヒドロテストステロン（*Used with permission from Cunningham MD, Eyal FG, Tuttle D：Neonatology：Management, Procedures, On-Call Problems, Diseases, and Drugs, 6th edition. www.accesspediatrics.com. Figure 82-1.*）

子変異がヘテロ変異かホモ変異に相関がある[4]。

危険因子

- 常染色体潜性遺伝
- 近親婚

診断

- 21水酸化酵素欠損症の新生児スクリーニングは，新生児スクリーニングプログラムのルーチンになっている。このスクリーニングでは，日齢2〜4の間に足底採血による濾紙血サンプルを使って17OHPの測定を行っている[5]。
- 新生児スクリーニング検査によって，臨床検査を行っていない場合でも早期診断と早期治療が可能となる。これにより副腎クリーゼや死亡を防ぐことができ，性別判定も早期に行うことができる。

▶ 臨床所見

- 女児の場合，通常，生下時に外性器異常がみつかる（図197-1，197-4）。クリトリス肥大，部分的，または完全な陰唇癒合などが特徴である。膣には通常，尿道と共通の開口部がある（尿生殖洞）。クリトリスはペニスにも見えるほど肥大していることがある。尿道はその下方にあるため，女児の場合，尿道下裂と停留睾丸のある男児と間違えてしまうことがある。陰唇陰嚢隆起部の色素沈着も頻度が高い。最も男性化徴候の重症度が高いのは，塩類喪失型21-水酸化酵素欠損症の女児である。ただし抗ミュラー管ホルモン（AMH）は分泌されないため，罹患女性は正常に卵巣が形成され，精巣は形成されず，体内の生殖器は正常である。
- 男児は出生時の外見は正常である。典型的には生後10〜14日で体重減少，哺乳不良，嘔吐，脱水，ショック，低ナトリウム血症，高カリウム血症，高窒素血症をきたす。こ

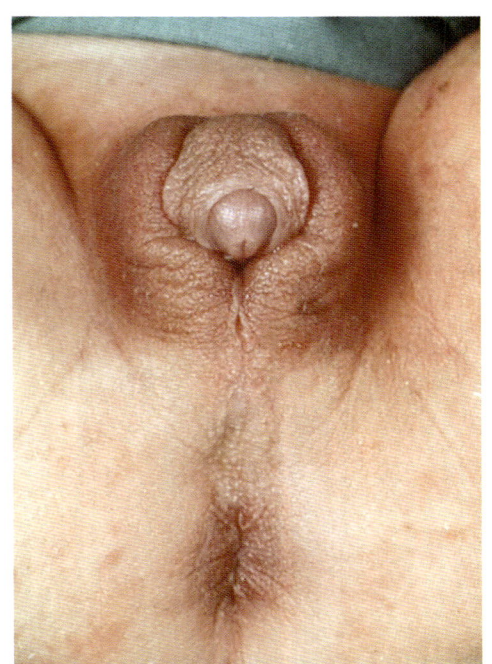

図197-4　CAHの女児の陰核肥大と陰唇の腫大（*Used with permission from Cleveland Clinic Children's Hospital Photo Files.*）

のように，男児の場合は副腎不全症状がはっきりするまで診断がされない可能性がある。状態が急速に悪化することがあるので，罹患男児は女児の場合よりも致死率が高い。

▶ 検査所見

- 古典的CAHの新生児では，副腎皮質が高度に刺激を受けているため著明に副腎皮質ホルモンの値が上昇する。17OHP（随時またはACTH刺激下で）の血中濃度の著明な高値は古典型21水酸化酵素欠損症に特徴的である。
- 迅速な核型診断（X・Y染色体の間期核FISH解析）で児の遺伝学的性別を速やかに決定することができ，診断と性別判定の重要な第一段階となる。
- 塩類喪失型の場合，血中コルチゾール値はたいてい低値である。単純男性化型の場合は正常なことが多いが，ACTHと17OHPが高値であるのに対して不適切に低値である。
- 17OHPに加えて，罹患女性ではアンドロステンジオンとテストステロンが上昇している。罹患男性の場合，テストステロンの値が上昇するのは年齢がある程度いってからであり，新生児期は正常と変わらない。
- 罹患新生児では尿中17-ケトステロイドとプレグナネトリオールが上昇している。測定には24時間蓄尿が必要であり，診断ワークアップに用いられることは少ない[5]。

▶ 画像検査

外性器異常のある新生児の場合，子宮の有無や，生殖腺の位置をみるのに超音波検査が有用である。

鑑別診断

- 外性器異常のある新生児の評価の第一段階は，生殖器の解剖，尿道口の位置，陰嚢または陰唇を触診し，鼠径部の睾丸を探知するといった身体診察を行うことである。生殖器が触知される場合はたいてい精巣組織の存在が示唆され，遺伝学的には男児である。超音波検査と迅速な核型検査は性別判定に有用である。
- 新生児敗血症，感染症はアシドーシス，脱水，電解質異常を呈するため，適切な培養検査を行って除外するべきである（187章「先天性および周産期感染症」参照）。
- 腎形成異常：腎形成異常の新生児では低ナトリウム血症，アシドーシスがみられ，CAHと混同しやすい。腎超音波検査などのワークアップにより通常は診断が可能である。

治療

- 新生児でのCAHの管理には，小児内分泌科医のコンサルテーションが必須である[1,2,6,7]。
- コルチゾール欠乏に対しては，グルココルチコイドを投与する。グルココルチコイドは副腎皮質のアンドロゲンの過剰産生を抑制し，過成長，骨格の成熟化，男性化などの症状を最小限に抑える効果もある。

▶ 薬物治療

- 新たに診断された新生児の場合，その他の副腎不全よりもグルココルチコイドの需要量は多くなる。
- 塩類喪失型の新生児では（アルドステロン欠乏），フルドロコルチゾンによるミネラルコルチコイドの補充が必要である。生後数カ月はミネラルコルチコイドの補充の需要量は非常に多く，たいていはナトリウム補充も必要になる[7]。

▶ 外科治療

- 著明な男性化徴候のある女児では，生後2〜6カ月で外科

治療を行う。重度の陰核肥大がある場合，陰核海綿体の部分切除，神経血管束の保存をしてクリトリスの減量を図る。しかし，中等度の陰核肥大の場合は，外科的介入がなくても成長につれて目立たなくなることもある。

- 膣形成術と尿生殖洞修正術は陰核の手術の際に同時に行われることが多い。青年期に再調整が必要になることが多い[8]。

予防とスクリーニング

- 21水酸化酵素欠損症罹患男児では，重症の副腎不全になるまで診断ができないことが多いため，米国のすべての州とその他多くの国で新生児スクリーニング制度が設けられている。足底採血にて濾紙に吸わせた血液を乾燥させ，17OHPを測定する。その同じカードを使って，甲状腺機能低下症やフェニルケトン尿症など，その他の先天性疾患のスクリーニングも同時に行っている。罹患の可能性がある場合，すぐに両親に連絡し，追加の検査（電解質，17OHP再検）を生後約2週で行うようにする。
- 出生前診断を行うことによって，罹患女児が適切な胎児治療を受けられるようにできる。リスクのある妊婦（両親がヘテロ接合体とわかっている場合）には，妊娠がわかった時点でデキサメタゾンを投与することで副腎アンドロゲンなどの胎児副腎からのステロイド産生を抑制し，罹患女児の外性器の男性化を改善することができる[9]。絨毛膜絨毛生検により胎児の性別や遺伝子型を判定し，その結果によって罹患女児の場合のみ治療を継続するようにする。
- 母親の血漿から胎児細胞を分離して*CYP21*遺伝子解析を行うことで，早期に胎児が罹患女児であることを把握できる。

予後

　適切な治療を行った場合，CAHの予後は良好である。死亡することはほとんどなく，適切な薬物治療と，必要な場合は外科治療も行うことで生命予後は正常である。

フォローアップ

- CAHの小児，乳幼児は小児内分泌科医の定期的なフォローアップが必要である。
- ストレス時は必ずグルココルチコイドの増量が必要である。

患者教育

- 診断の確定した際には，患児には心理社会的カウンセリングや遺伝カウンセリングを提供すべきである。
- 患児には，医師や親から年齢と発達に応じた方法で，病気について説明する。細やかな気遣いをもって明確に情報を伝え，適切な間隔をおいてそれを繰り返す。
- 女児の患者の親は，男性的な行動を示す傾向があり，それについて事前にカウンセリングを受けるべきである。
- 思春期の女児は性心理的なカウンセリングを受けるべきである。
- 患者には生涯にわたって治療とモニタリングが必要であることをしっかりと理解させる。
- CAH罹患女性の妊孕性低下の報告がある。適切な年齢になったときに，患者と話し合うことが必要である。
- ストレス時は必ずグルココルチコイドの増量が必要である

ことを患者本人と両親へ伝え理解してもらう。

- 緊急時に投与できるように，ヒドロコルチゾンの注射製剤を自宅にそなえ，本人が携帯できるようにする（患者が意識不明となったり，重症の下痢を発症したときなどのため）。
- CAH患者は疾患についての説明と状態，治療について記載された医療用カード，アクセサリーを身に着けておく。

【Elumalai Appachi, MD, MRCP】
（柴村美帆 訳）

198 くる病

症例

　2歳男児。ここ最近，興奮しやすく，成長が芳しくないようだということで母親とともに小児科を受診した。母親への問診を進めると，男児は足の痛みも訴えており，「アヒル歩行」をしているとのことだった。検査をすると，手関節の拡大と脚の変形，肋骨軟骨接合部の隆起（くる病念珠，図198-1，198-2）を認めた。男児の食事について聞くと，偏食が激しく，飲み物はフルーツジュースしか飲まず，それらはビタミンDの強化はされていなかった。担当医はくる病を疑い，血中アルカリホスファターゼを検査したところ上昇がみられ，ビタミンD値（25-OHビタミンD）は低値であった。脛骨と大腿のX線検査では骨幹端と成長板の距離の拡大がみられた（図198-3）。ビタミンDとカルシウム製剤の処方を行い，補充開始3カ月後，男児の症状は消失し，X線検査の再

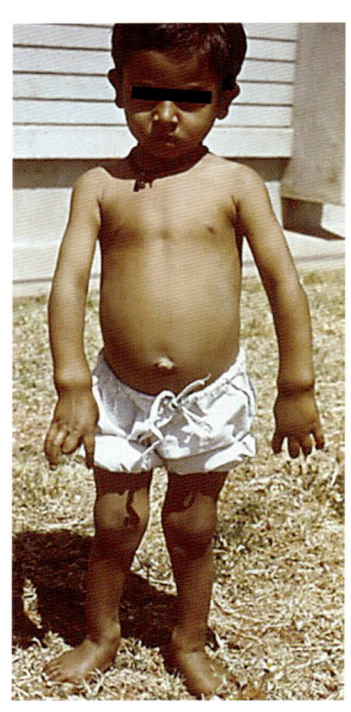

図198-1　手関節が拡大し，脚の変形，前腕の変形，前頭隆起を認める，栄養性くる病の男児。（*Used with permission from Cleveland Clinic Children's Hospital Photo Files.*）

検では成長板の拡大が改善し骨幹端で硬化の密度が高くなっている所見が得られた。

概説

- くる病（rickets）は，特に骨端での骨の石灰化障害を伴う小児の疾患で，成長板の拡大，骨痛，骨強度の低下，骨変形，低カルシウム（Ca）血症症状を呈する[1-3]。この状態は主に栄養障害が原因であり，特にビタミンD欠乏が重要であるが，カルシウムまたはリンの欠乏も起こる。遺伝性，続発性（カルシウムとリンの腎からの喪失）が原因のくる病もある。くる病の管理は病因により異なる。栄養障害は補充療法で改善可能である。

別名

小児の骨軟化症，骨軟化症（成人のくる病）

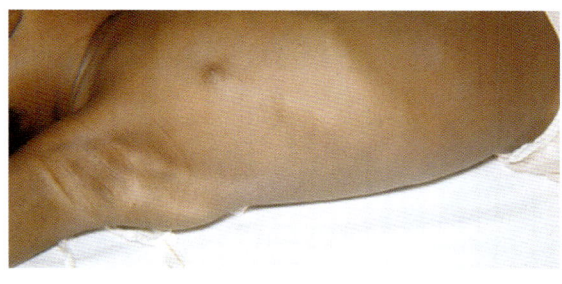

図198-2　図198-1と同患児の肋骨軟骨接合部の隆起（くる病念珠）。（*Used with permission from Cleveland Clinic Children's Hospital Photo Files.*）

疫学

- 米国の栄養性くる病は比較的少ない。1986〜2003年の報告では，その間に166症例がくる病と診断されている[4]。
- 米国ではビタミンD欠乏に陥りやすい冬に出生した母乳栄養の乳児では，1〜78％の幅で低ビタミンD症になっている。ビタミンD欠乏は年齢，冬季，BMI高値，アフリカ系アメリカ人種と関連があり，結果的に副甲状腺ホルモン（PTH）が上昇している[5]。
- 遺伝性のくる病は非常にまれであり，最も多いX連鎖低リン血症性くる病（XLH）で有病率は2万人に1人である[6]。

病因と病態生理

- くる病は類骨，骨基質蛋白質，成長骨（骨端線優位）の骨石灰化低下と定義される。骨構造はカルシウムとリン酸ヒドロキシアパタイト結晶が鉱物成分として構成されている。成長骨の鉱化に異常があると骨幹端の成長に障害が出るうえ，全身性に骨の軟化が起こる[1]。
- 骨の鉱化はリン酸カルシウムの産生に依存しており，それらはビタミンD，PTH，ホスファトニン（訳注：リン調節蛋白）で調整されている。
  - ビタミンDのほとんどは紫外線B波の曝露により，皮膚で生成される。ビタミンDは，植物に存在するビタミンD_2と牛乳のような動物の産生物にあるビタミンD_3からも摂取できる。ビタミンDは肝臓で25-1,25$(OH)_2$-Dにより25(OH)-D（カルシジオール）に変換される。25(OH)-Dはその後，腎の1αヒドロキシ酵素により1,25$(OH)_2$-D（カルシトリオール）となる。1,25$(OH)_2$-Dは活性化ビタミンDであり，カルシウムとリンの吸収を亢進させる[2]。
  - イオン化カルシウムの減少はPTH放出を促進させる。

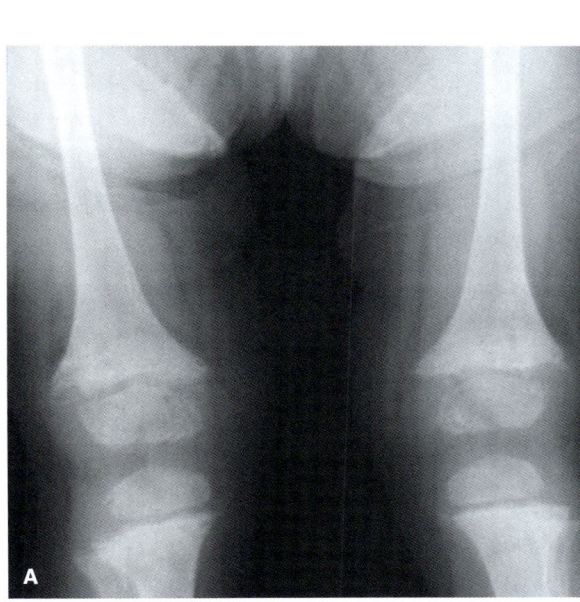

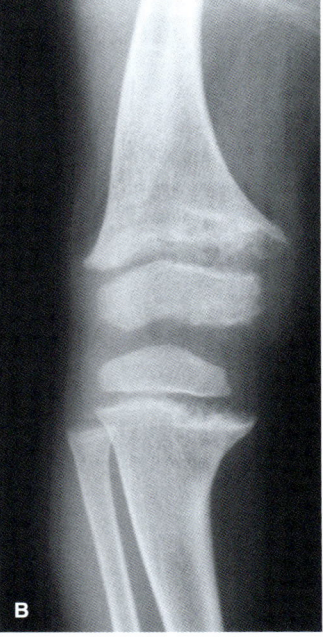

図198-3　骨幹端の盃状陥凹（cupping）とけば立ち（fraying）があり，脛骨と大腿骨の変形を認める。**A**：両側，**B**：片側側面。（*Used with permission from Cleveland Clinic Children's Hospital Photo Files*）

カルシウムの恒常性を維持するために，PTH は骨からカルシウムを放出するよう骨の再吸収を促進し，1,25 $(OH)_2$-D 合成を亢進させ，カルシウムとリン結合物の産生を減らすためにリンの排泄を増やし，カルシウム遊離が促進される[2]。

- ホスファトニンのうち，とくに線維芽細胞増殖因子-23（FGF-23）は，骨の骨細胞から分泌される蛋白質で，腎尿細管でのリン酸の再吸収と 1α 水酸化酵素活性化を抑制する[7]。

- くる病の病因は，大きくは骨硬化の異常に基づいて以下のように分類される。ビタミン D の異常，カルシウム欠乏，リン酸欠乏，腎調節の異常。

- ビタミン D の異常はさらに栄養性（ビタミン D 欠乏），続発性（異栄養または慢性腎不全），または遺伝性（ビタミン D 依存性くる病 1 型と 2 型）に分類される。

  - 栄養性ビタミン D 欠乏は日光曝露が不適切な場合に起こる。食事摂取の少ない，皮膚色が濃い小児はさらにリスクが高い。

  - 二次性のビタミン D の異常は，Crohn 病などの腸疾患やその他脂肪の吸収の障害される疾患でビタミン D 吸収が落ちることにより起こる。慢性腎不全では 1,25 $(OH)_2$-D の合成が障害されて，ビタミン D 欠乏になる。

  - ビタミン D 依存性くる病 1 型は，常染色体潜性（劣性）遺伝で発症し，1α 水酸化酵素が変異することで 1,25 $(OH)_2$-D の合成が障害される。ビタミン D 依存性くる病 2 型も常染色体潜性遺伝形式で，1,25 $(OH)_2$-D に正常に反応できるようにはたらくビタミン D の受容体に異常がある[8]。

- 葉物野菜と乳製品に含まれるカルシウムの不足は，特殊な食生活をしていたり，ミルクアレルギーのある小児に多い。健康な小児ではリン欠乏はまれであるが，拒食症や吸収不良がある場合には起こる。

- カルシウムとリンの恒常性の腎調節の障害は，遺伝性（XLH，常染色体顕性（優性）低リン血症性くる病，常染色体潜性低リン血症性くる病，高 Ca 尿を伴う遺伝性低リン血症性くる病）と，続発性（Fanconi 症候群，尿細管アシドーシス，腫瘍関連）に分けられる。

- XLH くる病はホスファトニンである FGF-23 を不活化する *PHEX* の遺伝子変異を認める（つまり FGF-23 の不活化が障害されている）。その結果，リンの再吸収阻害や 1α 水酸化酵素を不活化する FGF-23 が過剰発現しており，リンの再吸収と 1,25 $(OH)_2$-D 合成は低下することとなる（P の再吸収阻害が過剰になるため P の排泄過剰となる）。

- 常染色体顕性低リン血症性くる病（ADHR）では，FGF-23 の切断部位の変異により FGF-23 の不活化ができなくなっている。XLH と同様，FGF-23 が増加していることからリンの再吸収が減少し，1,25 $(OH)_2$-D 産生も減少する。

- 常染色体潜性低リン血症性くる病（ARHR）は非常にまれな疾患で，*DMP1* 遺伝子の変異により起こり，よってこの疾患も FGF-23 の上昇が促進される。リンの再吸収が減少し，1,25 $(OH)_2$-D 産生も減少する。

- 高 Ca 尿症を伴う遺伝性低リン血症性くる病（HHRH）は常染色体潜性遺伝で，近位尿細管の Na-P チャネルの変異が原因である。それによるリンの再吸収障害から血清リンが減少し，1,25 $(OH)_2$-D 産生が刺激され，PTH が抑制され，

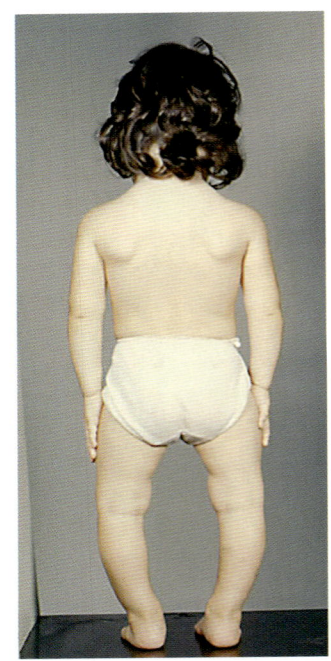

図 198-4　くる病患児の変形した脚の写真。（*Used with permission from Cleveland Clinic Children's Hospital Photo Files.*）

腸管でのカルシウムの再吸収が増加することで高 Ca 尿症をきたす。

- 近位尿細管の再吸収障害により，続発性のリンとカルシウムの喪失が起こる。この病態を起こす疾患のひとつに Fanconi 症候群があげられ，全般的な近位尿細管の機能不全のため低リン血症，尿細管アシドーシスをきたしカルシウムの再吸収も障害される。

- その他の続発性くる病には，間葉腫瘍が分泌するホスファトニンによりリン酸排泄亢進と 1,25 $(OH)_2$-D 産生の減少をきたす腫瘍誘発性くる病がある。

危険因子

- くる病で最も多いのは食餌性である。小児でビタミン D 欠乏が増悪しやすい危険因子は，過度な完全母乳栄養，高緯度地域（40° を越える）に在住していること，濃い皮膚色，日光曝露の少なさ，年長（青年期），BMI 高値，である[2,4,5]。

- 先進国ではカルシウム欠乏はまれであるが，ミルクアレルギーの子どもや，吸収不良症候群，特殊な食事をとっている場合などではみられる[1]。

- リン欠乏は非常にまれであるが，拒食症，吸収不良症候群，またはアルミニウム含有の制酸剤を使用している小児では起こりうる。

診断

▶ 臨床所見

- くる病の一般的な症状は，肋骨軟骨接合部の隆起（くる病念珠），骨端線閉鎖の遅延，頭蓋骨の軟化（頭蓋癆），脚の変形（O 脚），胸郭下縁の水平の陥凹溝（Harrison 溝），アヒル歩行，手首と足関節の拡張といった骨格の異常である（図 198-1，198-2，198-4〜198-6）。

  - 患児は骨痛，疲れ，歩行できないといった症状を訴える。

17

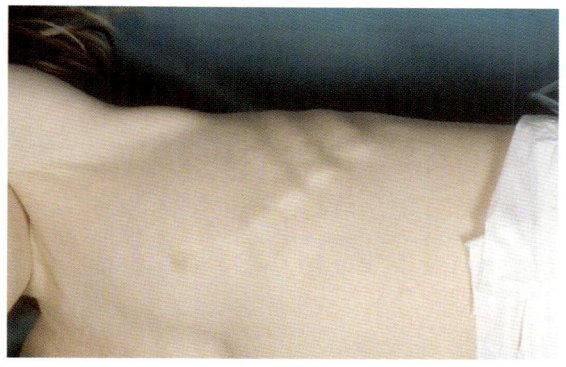

図198-5　肋骨軟骨接合部の隆起（くる病念珠）と，胸郭下縁の水平の陥凹溝（Harrison溝）。（*Used with permission from Cleveland Clinic Children's Hospital Photo Files.*）

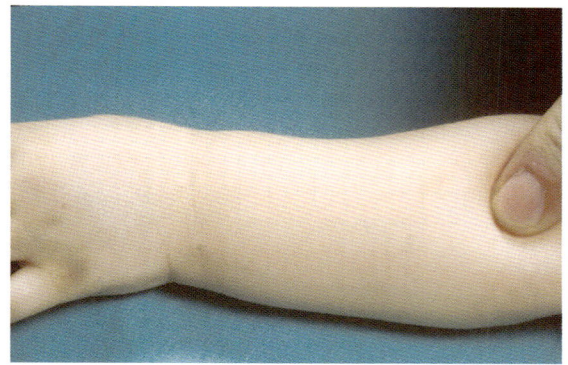

図198-6　図198-5と同患児の手関節の拡大。（*Used with permission from Cleveland Clinic Children's Hospital Photo Files.*）

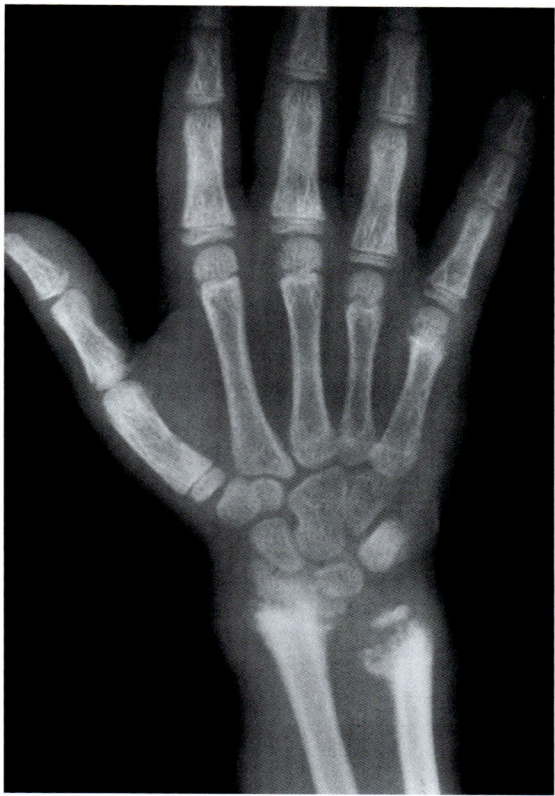

図198-7　くる病患児の，手骨のびまん性の軟化と手根骨骨幹端の重度のけば立ち。（*Used with permission from Cleveland Clinic Children's Hospital Photo Files*）

　両親は成長障害や生歯の遅れに気づくことが多い。
- ビタミンD欠乏によるくる病の場合，患児はさらに易興奮性があったり低Ca血症の症状を呈する。乳幼児では，けいれんやテタニーを起こすこともある。年長児の低Ca血症では，無呼吸発作，低血圧，反射亢進，心筋症，喘鳴を伴うことがある[2]。

▶ 検査所見
- くる病の病因によって所見は異なる。
- 検査の第一段階としては，まず骨代謝のマーカーですべてのくる病で上昇を認めるアルカリホスファターゼを評価する。
- 次に，25（OH）-Dを測定する。小児では25（OH）-Dは50 nmol/L以上が正常である。患児がビタミンD欠乏の場合，1,25（OH）$_2$-Dは低値～高値まで幅があるが25（OH）-Dは低値であり，PTHは上昇，Ca値は正常または減少している[2]。
- 25（OH）-Dが正常の場合，次に1,25（OH）$_2$-Dを測定する。ビタミンD依存性くる病2型では上昇がみられ，1型では低下している[2]。
- Ca，リン，PTH値も調べる。
- 慢性腎不全では，リンが上昇しており，高PTH，1,25（OH）$_2$-D低下を認める[2]。
- 食餌性のCa欠乏では，リンが低下しており，PTHは上昇し代償性に1,25（OH）$_2$-Dが増加している。Ca値は正常～

低下している。リン欠乏では，Ca値は正常で，リンの低下，PTHは低下～正常，1,25（OH）$_2$-Dは上昇している[2]。
- 遺伝性のくる病ではリン恒常性調節異常があり，通常，Ca値は正常，代償性の1,25（OH）$_2$-D上昇を認めないリン低下があり，PTHと25（OH）-Dは正常である。これらの疾患を鑑別するためには，尿中リンとCaを測定する。尿中リンはすべての遺伝性くる病で上昇しており，尿中CaはHHRHでのみ高値となる[2]。
- 続発性のくる病では，腎の恒常性欠損によって，1,25（OH）$_2$-Dの代償性上昇を伴わない血清リン低値と尿中リン排泄の増加を認める[2]。

▶ 画像検査
　初期には，X線画像で骨幹端と成長板の境界が不明瞭となり，骨減少の所見がある。くる病が進行すると，成長板の拡大に引き続いて骨幹端の拡大がみられる（図198-3，198-7）[2]。

鑑別診断
- 若年性特発性関節炎：骨痛，脆弱性，骨折がみられる。しかし，これらの患者では関節の腫脹と全身性の特徴がある（172章「若年性特発性関節炎」参照）。
- 筋ジストロフィー：近位筋力の低下とクレアチニンキナーゼ値の上昇を認める（208章「Duchenne筋ジストロフィー」参照）。
- 甲状腺機能低下：甲状腺機能低下の臨床症状があり，甲状腺ホルモンの検査値異常をみることで鑑別する（191章「甲

状腺機能低下症」参照)。

- 多発筋炎：筋痛があり，特有の検査結果により診断ができる。
- 悪性腫瘍(骨原発または二次性骨浸潤)：適切な組織検査で診断を行う。

治療

病因によって治療は異なり，発症原因を除去できるように家族への教育が大事である。

▶ 非薬物治療

ビタミン D 欠乏性くる病の場合，日光への適切な曝露を促すとビタミン D 欠乏が改善する。直射日光に当たる部分を制限できるよう，適切な衣類を用いて乳幼児を直射日光から守らなければいけないという推奨とのバランスをとりたい。

▶ 薬物治療

- ビタミン D 欠乏(≦37.5 nmol/L)を認める場合，米国小児科学会(AAP)の推奨に沿ってエルゴカルシフェロールと Ca 補充を行う[2]。
  - エルゴカルシフェロール(ビタミン D_2)
    - ・1 カ月未満：400 IU/日での維持に引き続いて 1,000 IU/日
    - ・1〜12 カ月：400 IU/日での維持に引き続いて 1,000〜5,000 IU/日
    - ・>12 カ月：400 IU/日での維持に引き続いて 5,000 IU/日以上
    - ・10 代〜成人：5 万 IU/週×8 週
  - カルシウム
    - ・30〜75 mg/kg/日分 3 投与，2〜4 週かけて 30 mg/kg まで減らして中止する。
- コレカルシフェロール(ビタミン D_3)は成人のビタミン D 欠乏でよく使用され，エルゴカルシフェロールの 3 倍の活性をもち，小児でもビタミン D 欠乏の治療の代替療法として使用できる可能性が示唆されている[9]。しかし，乳幼児や小児における毒性と安全性のデータが不足しており，現時点では標準の推奨治療にはなっていない。
- ビタミン D 依存性くる病 1 型では，低値〜正常の Ca 値と高値〜正常の PTH 値を維持するために，カルシトリオール(1,25(OH)$_2$-D)補充(0.25〜2 μg/日)を行う(尿中カルシウム値の目標は<4 mg/kg/日である)[10]。
- ビタミン D 依存性くる病 2 型では，エルゴカルシフェロール，カルシジオール，またはカルシトリオールの高用量で治療する(2 μg/日)。治療抵抗性の場合，Ca 静注で治療する[10]。
- 慢性腎不全の患者にはカルシトリオール，低リン食，リン吸着薬で治療を行う[10]。
- Ca の食餌性欠乏の場合，補充を行う。1〜3 歳：700 mg/日，4〜8 歳：1,000 mg/日，9〜18 歳：1,300 mg/日[2]。
- XLH，ADHR，ARHR の場合は，カルシトリオール(30〜70 ng/kg/日分 2)とリン補充(1〜3 g，分 4〜5)で治療を行う[11]。

▶ 外科治療

未治療で骨格の異常が進行してしまった場合，変形を治すために外科治療が必要になる(例：脊柱側彎)。

▶ 紹介

- ビタミン D 欠乏の症例では，3 カ月間のビタミン D と Ca 補充でも X 線写真にて治癒の所見がみられなければ小児内分泌科医に紹介する。治療のコンプライアンス不良やその他の薬剤との相互作用については，常に気をつけておく必要がある(例：抗けいれん薬，グルココルチコイド)。
- くる病の原因が腎臓であった場合は，小児腎臓専門医に紹介する。
- くる病が遺伝性によるものであった場合も，小児内分泌科医に相談する。
- 吸収不良によるくる病が疑われるときは，小児消化器科医に紹介する。

予防とスクリーニング

- ハイリスクの小児や成長障害，易興奮性，運動発達遅滞を認める小児には，ビタミン D 欠乏をすぐに疑ってスクリーニングをかけるべきである。血清 25(OH)-D とアルカリホスファターゼの測定をスクリーニングとして行う。担当医がこれらの結果で高値を疑う場合は結果によらず，橈尺骨，脛骨，大腿骨の遠位断端の X 線写真を撮影する[2]。
- 極端な完全母乳栄養の乳児や小児で，ビタミン D 強化ミルクを 1 日 1 L 飲めない場合は，ビタミン D の補充を 400 IU/日から始める。高緯度地域(40° 以上)で暮らす皮膚色の濃い人種の乳幼児は，800 IU/日のビタミン D 補充を行うべきである[3]。SOR C

予後

- 通常，食餌性のビタミン D，Ca 欠乏の小児は治療によく反応し，それとともに臨床症状や X 線画像の所見の改善が得られる。
- 遺伝性または二次性のくる病では，予後は個々のケースにより異なる。

フォローアップ

- ビタミン D 欠乏の小児は，以下のように経過をみていく。
  - 1 カ月後：Ca，リン，アルカリホスファターゼ
  - 3 カ月後：Ca，リン，マグネシウム，アルカリホスファターゼ，25(OH)-D，尿中 Ca/クレアチニン，X 線写真
  - 1 年後およびその後毎年：25(OH)-D
- その他の病因によるくる病では，小児内分泌科医やその他の専門家の推奨する管理を行う。

患者教育

- ビタミン D 欠乏の患者には，ビタミン D 強化乳(豆乳を含む)の導入，葉物野菜(Ca)，適切な乳製品の摂取といったバランスのよい食事の重要性を教育する。
- 皮膚癌のリスクとの兼ね合いもあるが，ある程度の日光浴の必要性について伝えるべきである。屋外で遊んだり，屋外でのスポーツに参加することは推奨されるが，紫外線防止剤や直射日光から肌を守るような適切な衣類を使用する。日光は皮膚癌や紫外線による老化のリスクとなる。ビタミン D を含む高品質の小児用のビタミン剤はたくさんあり，ビタミン D のためだけに日光対策なしで屋外で無理に小児を遊ばせる必要はない。

【Di Sun, BS, MPH／Elumalai Appachi, MD, MRCP】

(柴村美帆 訳)

199 思春期遅発症

症例

　特に既往歴のない14歳男児。友人と比べ思春期の徴候が少なく，低身長であることを主訴に，かかりつけの小児科を受診した。父親が，自分自身も"遅咲き"だったと担当医に伝えた。身長は5パーセンタイルに沿って成長しており，体重は10パーセンタイルであった。性成熟度はTanner分類1で精巣は思春期前のサイズであったが，それ以外の身体所見は正常であった。体質性思春期遅発症・低身長と診断され，家族の問診により予想される成長と発達を見直し，経過観察を勧められた（図199-1）。15歳になると自然と性的な成熟が始まり，その後まもなく成長速度が増加した。

概説

　思春期遅発症（delayed puberty）は二次性徴発来が男児では14歳，女児では13歳になってもみられないものと定義される。思春期遅発の男児の大半は，低身長を伴う体質性思春期遅発症（CDGP）であり，身体所見は正常で低身長であっても成長カーブは正常である。病的な思春期遅発症は性腺機能不全，ゴナドトロピン単独欠損，汎下垂体機能低下，その他慢性の基礎疾患といった原発性内分泌疾患によるものである。

疫学

● CDGPは男女ともに起こる唯一最多の思春期遅発症である。基礎疾患を除外できてはじめて診断が可能である[1]。
● CDGPは女児よりも男児のほうが多い。
● 原発性性腺機能低下症のひとつに高ゴナドトロピン性性腺機能低下があるが，女児のほうが頻度が高い。

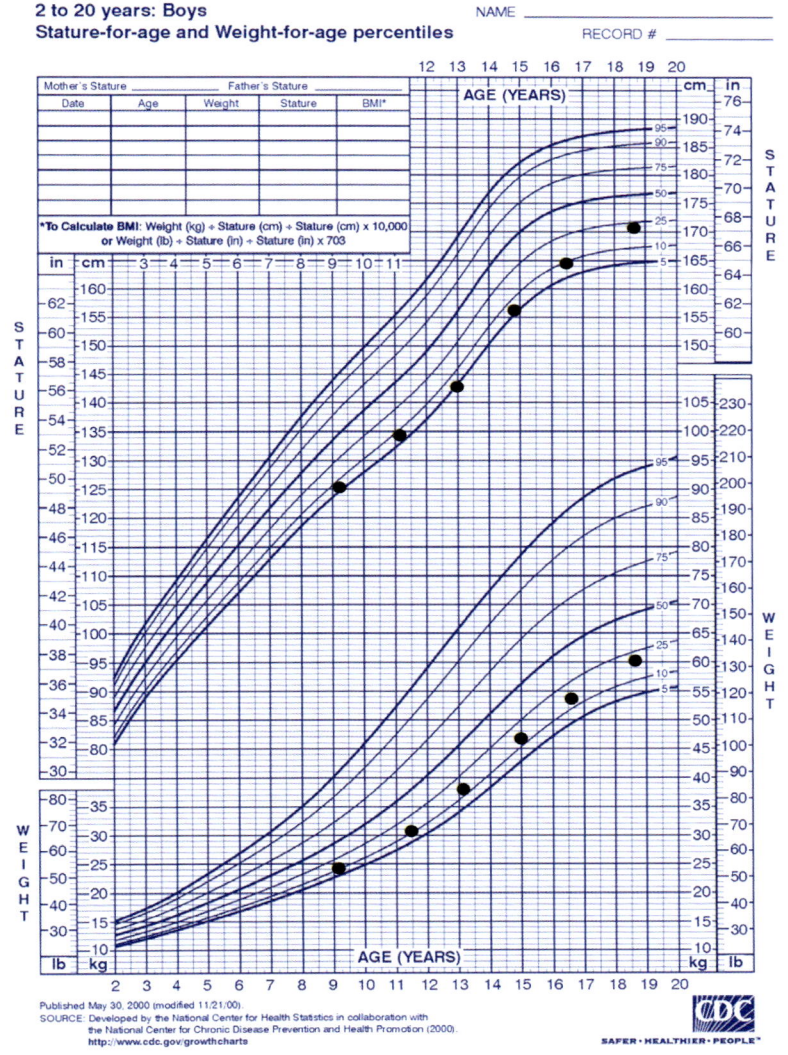

図199-1　典型的な体質性思春期遅発症（CDGP）の男児の成長曲線。（Used with permission from Camille Sabella, MD）

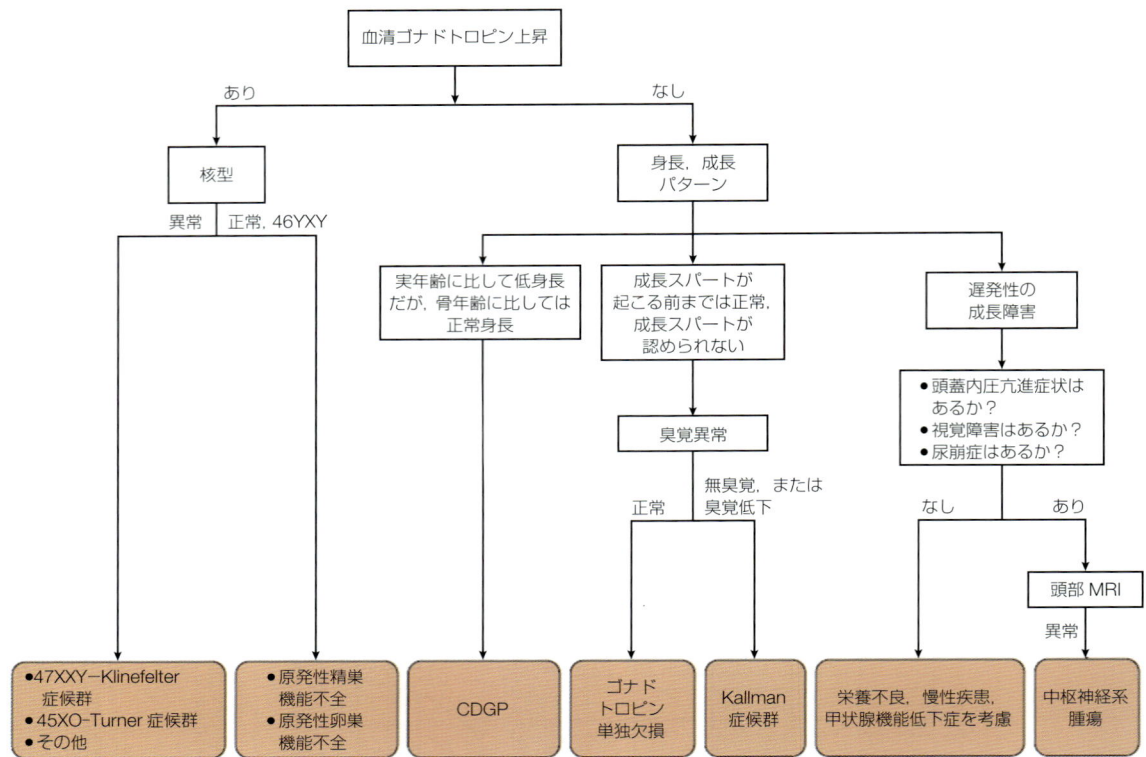

図199-2　14歳男児，13歳女児の思春期遅発症の診断チャート。(Used with permission from Rudolph CD, Rudolph AM, Lister GE, First LR, Gershon AA：Rudolph's Pediatrics, 22nd edition：www.accesspediatrics.com. Figure 541-4)

- 競泳選手，体操選手，バレエダンサーは機能性低ゴナドトロピン性性腺機能低下のリスクがある。

病因と病態生理

- CDGPは男女ともに起こる唯一最多の思春期遅発症である。原因はわかっていないが，環境因子，常染色体顕性の遺伝性素因などが考えられる[1-3]。
- 高ゴナドトロピン性性腺機能低下の原因としては，Turner症候群，性腺発育不全，化学療法，精巣や卵巣への放射線療法，自己免疫性卵巣機能不全があげられる。卵胞刺激ホルモン（FSH）著明高値であることから診断がつく。
- 機能性低ゴナドトロピン性性腺機能低下（FHH）は，思春期遅発症の男女の20%でみられる。背景として摂食障害（拒食症，過食症），その他炎症性腸疾患，セリアック病，嚢胞線維腫症，甲状腺機能低下などの慢性全身性疾患がある。女児では，過度の運動によって初経の遅れがみられることは比較的多くある。このような状況では脂肪は減少しているが，筋肉量が多くなっているため，BMIはたいてい正常範囲である。
- 永続的低ゴナドトロピン性性腺機能低下（PHH）は，思春期遅発症の男児の10%，女児の20%にみられ，以下の2つの型がある。（1）ゴナドトロピン単独欠損（IGD），（2）複合下垂体ホルモン欠損症（MPHD）[2,3]。
  - FHHのリスクがなく，男児では18歳までに，女児では16歳までに思春期到来がない場合は，ほとんどがPHHである。
  - PPHによる思春期遅発症の男児の約半数は，臭覚の障害

（無臭覚症または臭覚低下）を認め，Kallman症候群と呼ばれる。最も多い型はX染色体上の遺伝子変異である。
- 後天性のMPHDは視床下部-下垂体軸の腫瘍，または頭頸部腫瘍で放射線治療を行って下垂体部が照射野に含まれていた場合に起こる。ランゲルハンス細胞組織球増殖症のような浸潤性病態がMPHDの原因であることはまれである。

危険因子

- 遺伝性素因：CDGPの50〜75%に少なくとも片方の親の思春期の遅れがあり，遺伝形式は常染色体優性であることがほとんどである[1]。
- 思春期遅発の原因として多いもののひとつに，女児の体脂肪の減少がある。
- 過度の運動。
- 慢性疾患や肥満が思春期遅発に関与していることもある。

診断

- 小児や10代の食習慣の確認，思春期の遅れや慢性の疾患を確認するのには，定期健康診断が適している。女児では乳房，男児では外性器の成熟度をTanner分類で確認することも含めて，全身の所見を診ることが重要である。
- 各定期健診時に，身長と体重を成長曲線に正確にプロットすることが重要である。
- 思春期遅発症の評価に関する診断のアプローチについては，図199-2を参照のこと。
- CDGPは女児には少ないので，特に原発性性腺機能低下を

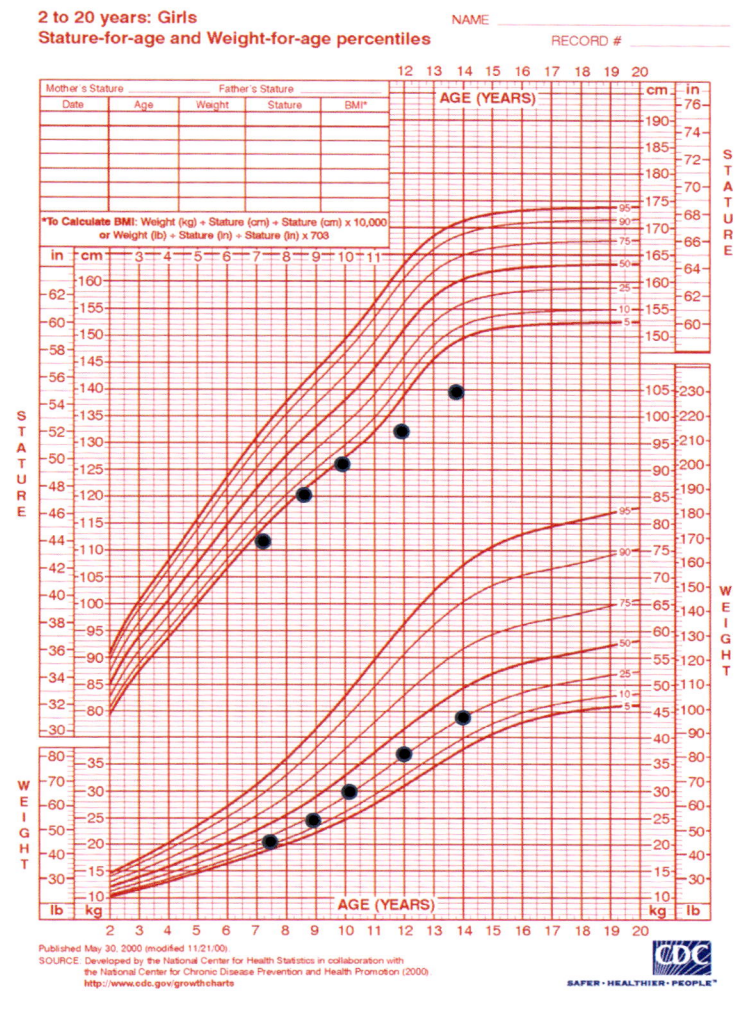

2 to 20 years: Girls
Stature-for-age and Weight-for-age percentiles

NAME
RECORD #

図 199-3　思春期遅発症のある Turner 症候群の女児の成長曲線。成長速度の低下があり，特有の臨床症状を認めた。(*Used with permission from Camille Sabella, MD*)

除外するために精査が必要となることがある。

▶ 臨床所見

- CDGP の男児はほとんどが成長曲線でみると 10 パーセンタイルに位置するが，成長速度は正常であり 1 年あたり 4〜6 cm の成長がみられる(図 199-1)。
- 成長速度が低下し，思春期発来の遅れがみられる女児では Turner 症候群を考慮する(図 199-3)。頻度の高い所見としては，高口蓋，翼状頸，盾状胸，広がっている乳首間隔などがあげられる(図 199-4)。
- 頸の腫瘤は甲状腺機能低下を示唆する。
- 内臓脂肪がまったくみられないときは，慢性疾患あるいは摂食障害，または過度の運動によるものが考えられる。
- 副腎からのアンドロゲン分泌を反映するため，陰毛があることでは思春期発来を除外できない。乳房の発達から 3 年以内に初経がない女児では，思春期遅発症の精査を行ったほうがよい。

▶ 検査所見

- 下垂体-性腺系の活性評価のための血液検査(黄体化ホルモン〈LH〉，FSH は全員に，テストステロンは男児で，エストラジオールは女児で)の測定では，結果は臨床症状によって異なってくるだろう[3]。
- 慢性の基礎疾患のある児では，血算，血液生化学，甲状腺機能，セリアック病と嚢胞性線維症のスクリーニング検査が有用である。

▶ 画像検査

低身長の原因として良性なものかどうかを見分けたり，成人身長の予測を行うため，左手と手関節の骨年齢を測定することは大変有用である。

鑑別診断

思春期遅発症の原因や評価については図 199-2 にまとめた。

治療

- CDGP の青年期では，精神社会的な支援と自信づけが重要である。
- 患児が自分自身の思春期の遅れや低身長について苦にして

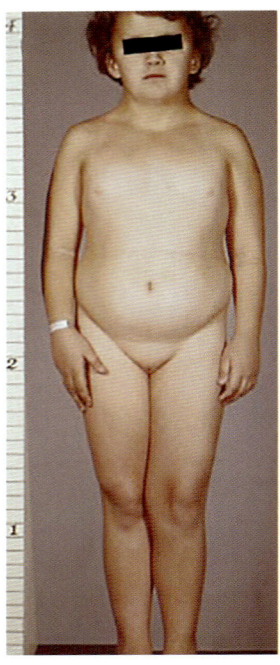

図199-4　思春期遅発のある Turner 症候群の女児。低身長，盾状胸，幅広い乳首間隔，軽度の翼状頸を認める。(*Used with permission from Cleveland Clinic Children's Hospital Photo Files*)

いない場合は，自然に思春期が来るのを期待して経過をみるのもひとつの選択肢である。

- 多くの 10 代の患者で特に男児の場合，思春期が遅れていることに耐えられず，成長スパートと性成熟を惹起するための性ホルモン製剤（男児へのテストステロン筋肉注射や女児への経口エストラジオール）の短期投与を望む。この治療は安全で効果がある方法で，成人身長にも悪影響を及ぼさない[4,5]。
  - エジプトの CDGP の 14～18 歳までの男児を対象とした最大の無作為化試験では，148 人に対して 6 カ月間毎月エナント酸テストステロンを注射し，50 人の未治療コントロール群を置いた。両群の 12 カ月後の最終評価では，治療群で成長と性成熟の改善を認め，平均精巣容量がコントロール群よりも大きくなっていた。治療群では，全員が結果に満足したのに対し，未治療群では満足したのは 40％のみであった[6]。
  - CDGP の 40 人にプラセボまたは oxandrolone を 1 年間割り当てた無作為化プラセボコントロール試験では，身長の伸びが治療群では平均 9.5 cm に対し，プラセボ群では 6.8 cm で，治療群ではプラセボ群に比して体重も 2.4 kg 増加していた[7]。
- 臨床症状や検査値から PHH，MPHD または原発性性腺機能低下と考えられるときには，2 年毎に増量を行いながら性ホルモン製剤の長期間投与を行う[8]。
- 慢性疾患のある患者の思春期遅発症では，栄養状態や成長を最大限にできるように，性ホルモン製剤の治療を継続する必要がある。

▶ **紹介**
- 以下にあげるような児は，精査のために小児内分泌科医への紹介が必要である。

- 16～17 歳になっても思春期発来がなく，CDGP ではなさそうな男児。
- テストステロン治療を始めても 16～17 歳までに思春期発来のない CDGP の男児。
- 14～15 歳になっても思春期発来のない女児，または性腺機能不全あるいは FSH 上昇を認める女児。
- 重度の低身長または成長障害のある思春期遅発の男女。

フォローアップ

- 治療を行わなかった CDGP の患児では慎重な経過観察を行い，成長が正常のままで性成熟も進行がみられることを確認していく（女児では乳房発達，男児では精巣とペニスの増量）。
- テストステロン注射を受けている男児では，性成熟の段階を観察していく。

予後

- CDGP の小児は経過をみているうちにだんだんと性成熟が得られ，短期間の性ホルモン剤の投与を行った場合はすぐに改善がみられる。
- 性腺無形成や性腺機能不全で FSH 上昇がみられる原発性性腺機能不全の男女では，長期にわたる性ホルモン補充療法が必要である。たいていは正常の成長と二次性徴の発来が得られるが，妊孕性については厳しいことが多い。

患者教育

- CDGP によると思われる思春期遅発の男児の家族には，発達には個人差が大きいことを理解してもらい，ほとんどのケースで時間が解決することを伝え，安心してもらう。
- 児が健康な場合，診断根拠となる検査は X 線での骨年齢などに限られ，その結果から成長が完全となるまではたっぷりと時間があることを家族と本人に伝える。
- 成長や性成熟について気に病んでいる男児には，短期のテストステロン注射治療を行うと早期の成長スパートが得られ，性成熟もぐっと進む。
- 患者が非常に痩せている場合，アスリート，拒食症，または慢性疾患を伴う場合には，体重が増やせれば性成熟も進む可能性があることを家族に指導する。

【Elumalai Appachi, MD, MRCP】

（柴村美帆　訳）

200 思春期早発症

症例

乳輪の突出（つぼみ様），陰毛が出現し，体臭があるため小児科を受診した 4 歳の白人女児。身体所見では，Tanner 分類 3 の乳房発達と陰毛がみられた。また，陰核肥大も認めた（**図200-1**）。小児内分泌科医へ紹介され，骨年齢，エストラジオール，脳 MRI 検査が行われた。骨年齢は実年齢よりも高く 7 歳であり，エストラジオール高値であることから早期の性成熟を裏づけた。脳 MRI では正常であった。特発性中枢性思春期早発症と診断され，治療方法について家族と話し合うこ

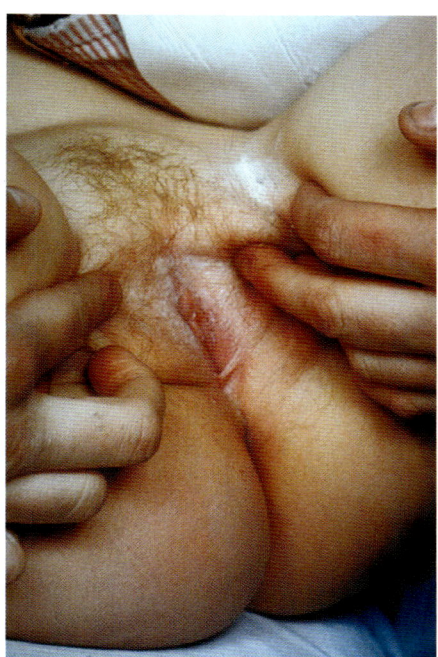

図 200-1　特発性中枢性思春期早発症の 4 歳女児，陰毛と陰核肥大を認める。（*Used with permission from Elumalai Appachi, MD*）

とになった。

概説

　人種によって思春期が発来する正常年齢には幅がある。早期，早熟思春期とは性成熟の開始が白人女児では 7 歳未満，アフリカ系アメリカ人の女児では 6 歳，男児ではすべての人種で 9 歳未満で始まることと定義される。中枢性思春期早発症は，視床下部-下垂体系の性腺刺激ホルモン放出ホルモン（GnRH）依存性の活性化により二次性徴の発来をきたすものである。

別名

　早期思春期

疫学

- 有病率は 10 万人の女児のうち 15〜30 人と推定され，男児では 1〜15 倍少ない[1,2]。
- 特発性思春期早発症は男児よりも女児のほうが多い。
- アフリカ系アメリカ人の女児では，白人の女児よりも二次性徴の発来が早い。したがって，女児の早発思春期の診断は人種により異なる。
- 男児の成熟については，民族や人種間で差はない。
- 早発思春期が起こる年齢は，病因によって異なる。早い場合は生後 1 カ月に起こることもある。

病因と病態生理

　中枢性，GnRH 依存性思春期早発症は特発性，または中枢神経系（CNS）の異常により起こる[3,4]。

- 特発性思春期早発症が女児の場合では 90％を占める。臨床症状，生化学，画像検査で異常が指摘されず，その他の思春期早発症と診断できなかったときの除外診断となる。

- 男児の場合は，特発性は女児よりも少なく，CNS 異常が 25〜75％の思春期早発症の男児にみつかる。
- CNS 異常による思春期早発症で最も多いのは，視床下部神経過誤腫である。良性の先天性の GnRH 産生腫瘍で，脈動性にゴナドトロピン分泌が促進され，性腺が小児期に刺激を受けて性ホルモンの分泌が亢進する[5]。
- その他の CNS の構造性異常としては松果体腫や星細胞腫，神経節細胞腫，上衣細胞腫，視神経膠腫のほかに，脳室形成異常やくも膜嚢胞といった先天奇形によるものがあげられる。
- 神経線維腫症と結節性硬化症，また急性頭部外傷のような CNS の損傷，水頭症，中枢神経系感染，頭蓋放射線照射でも思春期早発症が起こる。

　GnRH 非依存性思春期早発症の原因としては，以下のようなものがある[6]。

- McCune-Albright 症候群：女児のほうが多い。（G 蛋白結合受容体で細胞内情報伝達を担う）G 蛋白の α サブユニットをコードする遺伝子（*GNAS1*）の体細胞性活性型変異により，ホルモンの自律性過剰分泌（リガンド非依存性の受容体機能亢進）が起こる。この疾患では甲状腺機能亢進，高コルチコイド症状，ソマトロピン亢進症，低リン血症のようなその他の内分泌異常をきたす。
- 卵巣腫瘍，嚢胞は同性的（本来の性と同じ性成熟の変化），または異性的（本来の性とは反対に）思春期変化を起こす。
- テストステロン産生精巣 Leydig 細胞腫のような精巣腫瘍では，若年男児に同性的な思春期変化を起こす。
- 家族性男性 GnRH 非依存性偽思春期早発：別名はテストステロン過剰症。黄体形成ホルモン（LH）受容体が遺伝子変異で活性化し，精巣の増大はないがペニスの明らかな増大を認める。
- 先天性副腎過形成：男女ともに発症し，CYP21A2（21 水酸化酵素），CYP11B1（11β 水酸化酵素），3βHSD 酵素のいずれかの欠損で起こる。早期に骨年齢の成熟が進む。たいてい男児の場合は陰毛や面皰，体臭，精巣増大を伴わないペニスサイズの増大など同性的な変化で，女児の場合は異性的な変化（男性化徴候）が起こる。
- 副腎腫瘍：男女ともに発症しうる。通常，男児の場合は同性的，女児の場合は異性的変化（男性化徴候）を伴う。
- 異所性ヒト絨毛性ゴナドトロピン（hCG）：絨毛芽腫，肝芽腫，松果体胚細胞腫などで産生される。発症するのは主に男児で，精巣のテストステロン産生が亢進する。
- 外因性エストロゲン：経口薬（避妊ピル，蛋白同化ステロイド）または局所薬によるもの。エストロゲンは皮膚から速やかに吸収されるので，化粧品や頭髪クリーム，豊胸クリームに含まれるエストロゲンで，女児で乳房の発達，男児では女性化乳房がみられる。
- 長期にわたる重度の甲状腺機能低下症では，男女ともに思春期早発が起こることがある。

危険因子

- 中枢神経系の損傷
- 家族歴陽性
- 肥満
- 発展途上国の児が養子になること：低栄養の状態から正常〜過剰な栄養環境に移行することで，思春期早発をきた

17

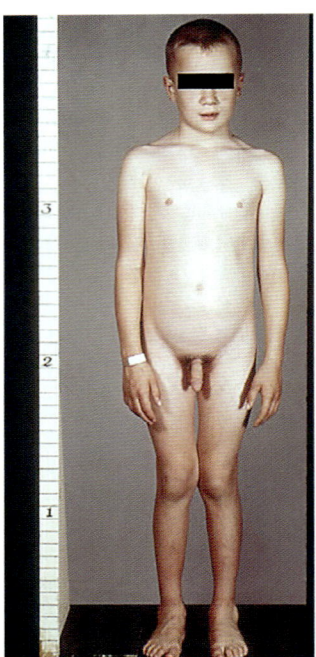

図 200-2　思春期早発症の 5 歳男児，ペニスの増大と陰毛の発達がある。（*Used with permission from Cleveland Clinic Children's Hospital Photo Files*）

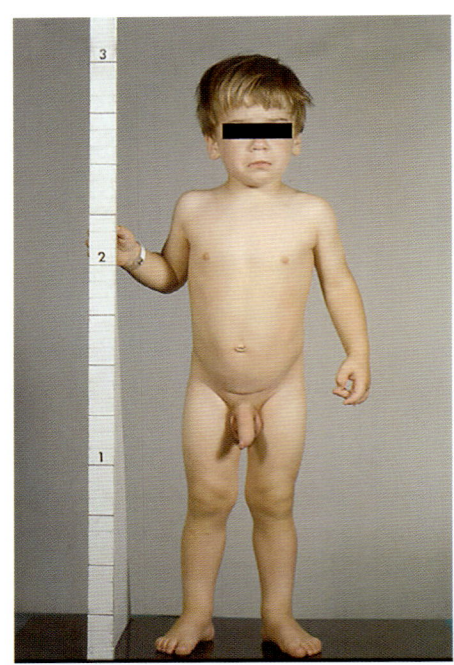

図 200-3　思春期早発症の 2 歳男児，ペニスと精巣の増大を認める。（*Used with permission from Cleveland Clinic Children's Hospital Photo Files*）

しうると考えられる。

診断

　丁寧な問診と身体所見より病因，病状についての多くの情報が得られる。Tanner（性成熟のステージ）分類は，思春期の進み具合を判断するのに使う。

● 臨床所見

- 白人の女児では 7 歳前，アフリカ系アメリカ人の場合は 6 歳前に乳房のつぼみや陰毛の発達がある，あるいは 9 歳より前に初経があるときは思春期早発を疑う。
  - 思春期早発のはじめの徴候は乳房の発達である。陰毛の発達が同時に起こることもあるが，大体は後で起こる。外性器の成熟，腋毛の出現，月経の発来がそれに続く。陰核肥大が起こることもある（図 200-1）。初期の月経のサイクルは通常の思春期のものよりも不整である。
- 男児では，9 歳より前に精巣と陰毛の発達がみられるのが思春期早発症状である（図 200-2，200-3）。
  - 精巣の増大に続いてペニスの発達，陰毛の出現，面皰が出てくる。通常勃起がみられ，夢精をすることもある。声が野太くなり成長のスパートがみられる。
  - 中枢性思春期早発の男児では，精巣のサイズがペニスに比して不均衡に大きい。末梢性の場合は精巣に比べてペニスが不均衡に大きくなる。
- 身長の伸びる速度は性成熟が進む間増加するが，最終成人身長は骨端線早期閉鎖により低くなる（小児期は身長が高く成人で低くなる）。
- 体臭，面皰，情緒不安定を伴うこともある。
- CNS の異常が原因であれば，思春期の徴候とともに頭痛や視覚障害が出る。
- 甲状腺機能低下があるときは，寒がり，倦怠感，眠気，頭髪や皮膚の変化，便秘が起こる。
- 以下にあげるような病因別の特異的徴候がある。
  - 甲状腺機能低下では粘液水腫がみられる。
  - 神経線維腫症ではカフェオレ斑がみられる。
  - McCune-Albright 症候群：罹患女児の思春期早発がみられる平均年齢は 3 歳で，乳房発達と性器出血がみられる。カフェオレ斑と線維性骨異形成がある。

● 検査所見

- LH，卵胞刺激ホルモン（FSH），性ホルモン（男児では血清テストステロン値，女児ではエストラジオール値）を測定する。
  - LH，FSH の測定値は変動し，臨床所見，骨年齢，性ホルモン値との相関をみるようにする。単一の測定は望ましくない。
  - GnRH 刺激テストで，ゴナドトロピン（LH，FSH）と性腺ホルモン（女児ではエストラジオール，男児ではテストステロン）を測定するほうが，各項目を別に測定するよりも有意義である。
  - 思春期早発では，テストステロンやエストラジオールの値は患児の性成熟の度合いに対しては相当の値になっているが，実年齢に対するものとしては不適切な値を示している。
- 甲状腺機能低下症を疑うときは甲状腺ホルモンの値を調べる。
- 副腎性の病因が考えられるときには，デヒドロエピアンドロステンジオン硫酸塩（DHEA-S），アンドロステンジオン，17-ヒドロキシプロゲステロンを測定する。
- hCG 産生腫瘍を疑う場合は，血清 hCG 値の測定を行う。

● 画像検査

- 思春期早発の患者では，X 線写真の骨年齢を調べ，実年齢

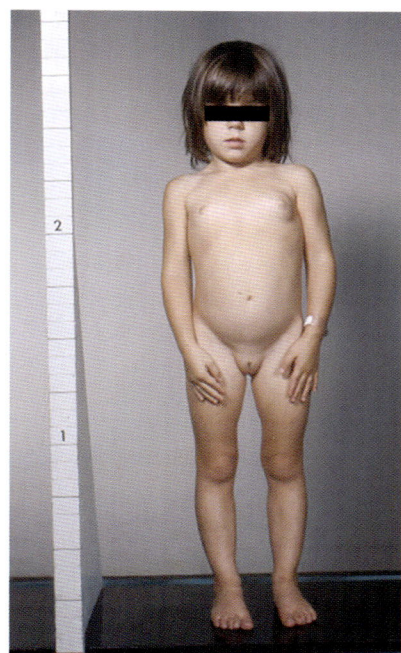

図200-4　早発乳房（乳房のつぼみ）を認める2歳女児。その他の性成熟や思春期の徴候は認めない。（*Used with permission from Cleveland Clinic Children's Hospital Photo Files*）

よりも高い（通常は2年以上）小児では真の思春期早発と診断する。

- 中枢性思春期早発症の診断には頭部MRIを用いる。6歳未満の場合はすべての男女で施行したほうがよい。
- 身体所見上，非中枢性の思春期早発が疑われるときは，副腎，卵巣の腫瘍や嚢胞の有無をみるために，骨盤，腹部の超音波検査あるいはCT検査を施行する。

鑑別診断

早発乳房：良性の早期乳房発達の過程であり，陰毛や腋毛，成長曲線などのその他の思春期徴候を認めない（**図200-4**）。通常1〜4歳の女児にみられ，骨年齢の進行は認めない。

早発副腎皮質性二次性徴：その他の男性化徴候はなく，陰毛，腋毛，体臭のいずれかがみられる良性の徴候である。骨年齢は著明にではないが，少し進行している。

早発月経：その他の思春期徴候はないが，月経のみが通常1〜2回みられる。病因は不明だが良性である。

- 2歳までに一過性の乳房発達がみられることはよくある。出生時に乳房発達があり，持続する女児もいる。
- 成長や骨の成熟は正常〜わずかに進行している。
- 生殖器にはエストロゲン刺激の徴候はない。
- 乳房の発達は2年後には退行することもあるが，3〜5年続くことが多い。進行していくことはまれである。
- 正常な月経は通常の年齢で起こり，妊孕性は正常である。
- FSH，LH，エストラジオール値は通常低値であり，診断に有用な検査ではない。
- GnRHアナログ刺激によるLHの反応は思春期前相当である。
- 超音波検査では，卵巣，子宮のサイズは思春期前相当である。

- 良性の徴候であるが，10%が中枢性思春期早発症となるため，経過観察を続けることが重要である。
- 白人の女児では7歳の前，アフリカ系女児では6歳の前，男児では9歳以前に陰毛，またそれほど頻度は高くないが体臭や面皰が，思春期や男性化の徴候を伴わずに出現することもあり，その他の成熟徴候も認めない。
- 男児よりも女児に多く，アフリカ系のほうが頻度が高いと思われる。
- 女児では恥丘，陰唇，男児では会陰，陰嚢の発毛。腋毛は通常後でみられる。これらはCNSの異常を伴う児により多い。
- 性腺の発達は別に起こる。
- 罹患児はわずかに身長が高く，骨成熟が進行している。
- 副腎アンドロゲン（DHEA-S，アンドロステンジオン）値は少し上昇しているが，陰毛のTannerステージは正常である。
- 良性の徴候は治療不要である。しかし，早発副腎皮質性二次性徴の女児を長期間フォローアップしたところ，成人での高インスリン血症，メタボリック症候群，高アンドロゲン，多嚢胞性卵巣症候群のリスクが20%上昇することが示唆された。

治療

- 病因によって治療内容は異なってくる。思春期発来の適切な年齢まで性成熟を遅らせて，骨端線の早期閉鎖による最終身長の低下を予防することが重要である。
- 児と家族の精神的なサポートも重要である。
- 外因性ホルモンの摂取をしている場合，原因を除去すると速やかに改善する。
- 機能性卵巣嚢胞は良性で，通常治療なしで自然に退行する。

▶ 薬物治療

- 中枢性思春期早発症では，GnRHアナログが主力の治療薬である。これらの薬剤はGnRHの持続的な血清濃度の上昇を促し，内因性の拍動性GnRH分泌を抑える働きがある[7-10]。SOR🅐
- 最もよく使用されるアナログ製剤はリュープロリド酢酸塩で，注射または皮下埋め込みで投与する。注射は痛みが強く，最も多い合併症のひとつに無菌性膿瘍がある。
- GnRHアナログで最終身長に関して最もよい結果が得られるのは，6歳より前に診断された場合である。6〜8歳で診断および治療を受けた場合4.2cm身長が高くなったのに対し，6歳より前に治療された場合は8.2cm平均身長が高くなった。中枢性思春期早発症の児の成人身長は，GnRHアナログの治療を行うと，治療が導入される前と比較して8〜12cm高くなる[8-10]。
- 視床下部過誤腫の管理にはGnRHアゴニストを使用し，これらの先天性の病変は通常外科的治療は必要ではない[5]。
- 非中枢性のゴナドトロピン非依存性思春期早発症は，GnRHアゴニストに反応しない。この疾患の小児では，エストロゲンまたはアンドロゲン過剰の原因となる基礎疾患の除去が治療のカギとなる。
- 先天性副腎過形成にはステロイドを使用する（197章「先天性副腎過形成」参照）。
- McCune-Albright症候群の治療は難しい。アロマターゼ阻害薬か部分的エストロゲン受容体阻害薬を使う臨床試験が

行われている。ほとんどの薬剤が効果不十分であり，卵巣や子宮サイズの増大が起こる可能性がある[10]。

- 中枢性思春期早発症では，骨密度を保つためにカルシウムとビタミン D の補充を行う。SOR C

▶ 外科治療

- CNS の腫瘍では，場所，サイズ，病変の型によって手術が必要になる。
- 精巣，副腎，卵巣腫瘍は通常外科的切除を行う。
- hCG 分泌腫瘍は手術，放射線，化学療法を組み合わせて治療を行う。

▶ 紹介

- 思春期早発症の診断や治療には，小児内分泌科医が関わるべきである。

予防とスクリーニング

思春期早発症を指摘するには，定期健診にて成長，性成熟について注意してみることが重要である。

予後

- 原因になっている基礎疾患により予後は異なる。

- 中枢性思春期早発症の治療で予測身長は高くなるが，実際の骨端線閉鎖後の成人身長は，患者の親の身長中間値よりも約 1 SD 下方となる。
- コンプライアンス不良，不適切な量，頻回の投与などの理由で GnRH アナログパルスが適切に抑制されない場合は治療不全となる。

フォローアップ

- GnRH アナログ治療の最初の数カ月は注意してフォローを行い，視床下部-性腺系が確実に抑制されていること，薬剤耐性，薬剤投与計画の遵守を確認する。
- フォローアップの頻度は年齢，病因，進行具合により異なる。
- ホルモン値と骨年齢は 3〜12 カ月毎に再検する必要がある。

【Elumalai Appachi, MD, MRCP】

（柴村美帆　訳）

第 18 部

神経疾患

SOR	定義
A	一貫して質が高く，かつ患者指向のエビデンス（科学的根拠）に基づいた推奨*
B	一貫性に欠けた，もしくは質に一部問題がある患者指向のエビデンスに基づいた推奨*
C	これまでのコンセンサス，通常行う診療行為，専門家の意見，疾患指向のエビデンス，または診断・治療・予防・スクリーニングについての症例報告に基づいた推奨*

- SOR：推奨度（strength of recommendation）
- 患者指向のエビデンス：死亡率，罹患率，患者の症状の改善などを意味する。
- 疾患指向のエビデンス：血圧変化，血液生化学所見などを意味する。
- ＊：さらなる詳細情報は，巻末の「付録 A」を参照。

201 頭痛

症例

　15歳女児が片頭痛を主訴に母と来院した。女児は嘔気，羞明，音過敏を伴う片側の拍動性頭痛を反復して認めた。また，鋸歯状の模様を特徴とする視覚性前兆を訴えた（**図201-1**）。以前は3カ月毎に片頭痛を認めたが，現在はほぼ毎週症状がみられ，そのたびに学校を欠席していた。それ以外のストレス要因はなかった。母親も片頭痛を認めたが，予防薬の服用で十分な効果が得られていた。

概説

　小児の半数以上が1年以内に1回の頭痛を認めている。頭痛は一次性頭痛と二次性頭痛のいずれかに区別され，危険信号の有無は二次性頭痛の原因を見分けるのに有用な指標となる。最も一般的な一次性頭痛は，緊張型頭痛と片頭痛である。過度の内服薬の服用は頭痛治療を複雑にする。治療と予後は頭痛の型により決まる。

疫学

- 小児の頭痛の有病率は増加している。11～13歳がピークである。
- 小児の53%は1年以内に1回の頭痛を認めている[1]。
- 小児の反復性緊張型頭痛（tension-type headache：TTH）の有病率は15.9%である[1]。
- 小児の慢性（月15日以上）TTHの有病率は0.9%である[1]。
- 小児の片頭痛の有病率は9.2%である[1]。
- 慢性連日性頭痛の生涯有病率は4～5%である[2]。
- 群発頭痛の生涯有病率は0.2～0.3%である[1]。

病因と病態生理

- 小児および思春期者の最も一般的な頭痛の原因は，片頭痛およびTTHである[3]。
- TTHの病因は不明であるが，頭部および頸部の筋肉の求心性末梢神経の活性化が原因の可能性がある[4]。
- 片頭痛の原因は，遺伝性の中枢感覚神経処理の異常が原因と考えられている[5]。硬膜血管からの侵害受容性入力が背側縫線核や青斑核，大縫線核で異常に調節されていることが考えられ，この異常活性は発作急性期にPETで観察できる。
- 群発頭痛は視床下部を含む三叉神経の活性化が原因として考えられているが，その発生機序は不明である[6]。

危険因子

　片頭痛：60%以上に家族歴がある。

診断

　頭痛日誌は診断や診療に有用である。

▶ 臨床所見

- 二次的要因が疑われる危険信号[3]。
  - 今までに経験したことのない激しい頭痛
  - 最近起こり始めた頭痛

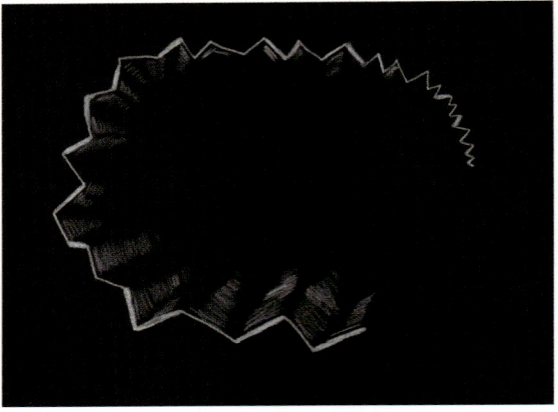

図201-1　片頭痛患者がしばしば表現する鋸歯状の模様による視覚性前兆。これは閃輝暗点と呼ばれ，中世都市の要塞の形に似ている。（*Used with permission from Richard P. Usatine, MD*）

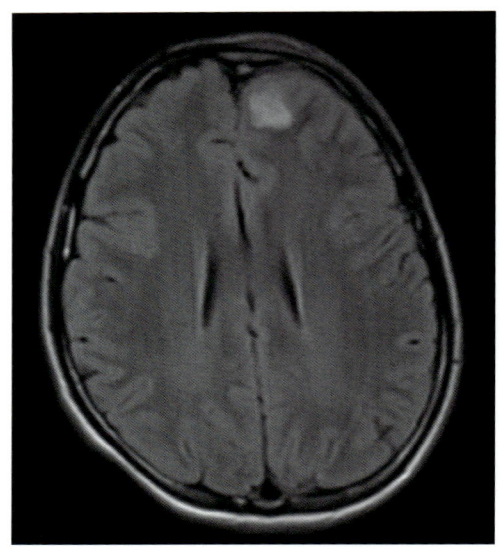

図201-2　副鼻腔炎の合併症として認めた左前頭極の頭蓋内膿瘍の頭部MRI画像。14歳男児例で重度の頭痛と神経学的局所徴候を認めた。（*Used with permission from Camille Sabella, MD*）

- 重症度と頻度が増加する頭痛
- 朝方に起こる激しい嘔吐を伴う頭痛
- Valsalva手技により増強する頭痛
- 神経巣症状，けいれん，乳頭浮腫を伴う頭痛（**図201-2～201-4**）
- 後頭部に局在する頭痛
- 反復性TTH：両側性の軽度～中等度の嘔気・嘔吐を伴わない圧痛（拍動性ではない）を少なくとも10回認める。頭痛は労作によって増強せず，羞明や音過敏はまれで，頻度は月15日より少ない[7]。
- 片頭痛：片側拍動性の中等度～重度の頭痛を少なくとも5回認める。頭痛はしばしば視覚性前兆や視野欠損を伴い，1[3]～72時間持続する。また，運動によって増強し，嘔気・嘔吐，羞明や音過敏を伴う[7]。小児例は両側性頭痛や立ちくらみ，思考困難や疲労感を認めることもある[3]。
- 慢性連日性頭痛（CDH）：1日に4時間以上の頭痛が月15

18

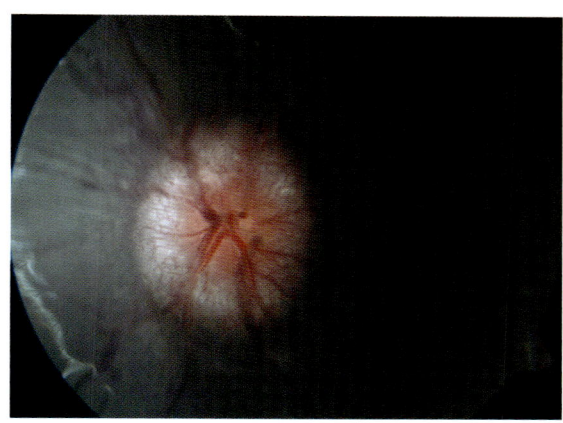

図 201-3　青年例の眼底検査で認めた乳頭浮腫。頭蓋内圧亢進を示す。（*Used with permission from Paul Rychwalski, MD*）

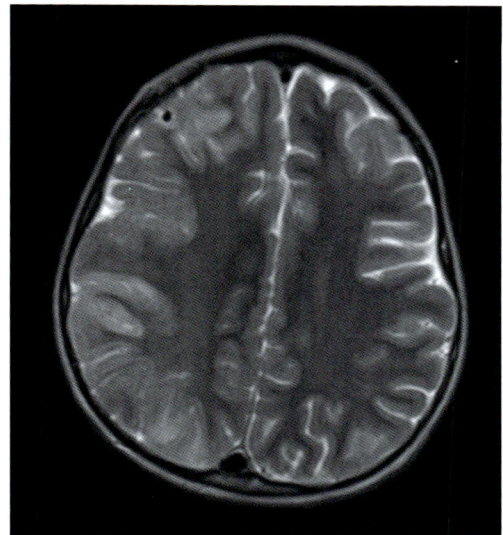

図 201-4　小児の肺炎球菌髄膜炎による右大脳半球のびまん性虚血性変化，および左前側頭部の斑状の虚血性変化。患児は発熱および重度の頭痛，倦怠感を認めて来院した。（*Used with permission from Camille Sabella, MD*）

日以上あり，その状態が 3 カ月間持続している[2]。4 病型に分類される。

- 慢性片頭痛：関連する症状は減少するが頻度が増加する反復性片頭痛。不定期に起こる典型的な緊張性頭痛に似ている。過剰な服薬をしばしば伴う[2]。
- 慢性 TTH：両側性。非拍動性で嘔気は伴わない。羞明もしくは音過敏を認めることがある[2]。
- 新規発症持続性連日性頭痛：頭痛の既往歴がなく，突然連日性頭痛が発症する。患者はたいてい，どこでいつ頭痛が起こり始めたかを正確に覚えている[2]。
- 持続性片側頭痛：増悪する慢性片側性頭痛で，多くの場合同側の自律神経所見を伴う。
- 薬物乱用頭痛：CDH のうちの一病型を伴う。トリプタンやオピオイドのような急性期の治療薬を月 10 日以上服薬，または複合鎮痛薬を月 15 日以上の頻度で 3 カ月以上服薬している[7]。

- 群発頭痛：三叉神経・自律神経性頭痛の中で最も一般的な型である。反復性もしくは慢性な経過で，三叉神経領域の片側の鋭く刺すような痛みが同側の交感神経所見を伴って 15 分～3 時間持続する[2]。一般的に 10 歳以上の小児に起こるが，低年齢の小児例の報告もある[3]。
- 副鼻洞性頭痛：膿性鼻汁，副鼻腔炎の併発，顔や頭部に局在する頭痛を認める。

▶ 典型的分布
- 典型的な緊張性頭痛は両側性である。
- 典型的な片頭痛や群発頭痛は片側性である。

▶ 検査所見
- 一般的には適応とならない。
- 感染が疑われるような二次的要因がある場合に行う。

▶ 画像検査
- 一般的には適応とならない。
- 危険信号を認める場合（図 201-2～201-4）は MRI 検査を行う。

鑑別診断
- 一般的な一次性頭痛は反復性 TTH や片頭痛，CDH を含む。
- 二次性頭痛は外傷，血管障害，薬物使用，全身性疾患／感染，代謝異常症，副鼻腔や眼疾患が含まれる。
- 薬物乱用性頭痛は一次性頭痛を伴ってみられることが多いが，二次性頭痛に伴う場合もある。

治療
一般的な治療指針としては，以下があげられる[8]。
- 診断を確定する。
- 身体的，精神的な合併症を評価する。
- 経過を追うために頭痛日誌を用いる。
- 患者および家族に教育する。
- 現実的な目標を設定する。
- 引き金となる要因を同定し，ストレスを増強する感情的な悪循環を減らす。
- 規則正しい生活を維持する。

反復性 TTH
- 急性期治療
  - NSAID，アセトアミノフェン，アスピリン（15 歳以上）は急性の症状に有用である[8]。
  - オピオイドの使用は避ける。
  - 急性期治療は薬物乱用頭痛の危険性を減らすために，週 3 回より少なくする[4]。
- 頭痛が週 1 回の頻度で起こる場合は，予防的治療を考慮する。
  - アミトリプチリン 1 mg/kg/日が効果的なことがある。
  - バイオフィードバック法は有効であることがある[4]。
  - 鍼療法は役立つことがある[4]。

片頭痛
- 急性期の片頭痛には段階的に治療を進める。
  - 一般的な鎮痛薬から始める。アセトアミノフェンやイブプロフェンはしばしば効果がある[8]。
  - 制吐剤の使用を考慮する[8]。
  - トリプタンのような片頭痛に特異的な治療は，それ以前の薬が効かない症例に使用する[9]。スマトリプタン点鼻やリザトリプタン 5 mg 錠または口腔内崩壊剤，ゾルミ

トリプタンも効果がある[8]。

- 頭痛が月 3 回以上の頻度で起こり，それが生活に支障をきたしている場合には，予防的治療を検討する。また一般的な鎮痛薬を月 15 日以上使用する場合や，オピオイドやトリプタンの使用，複数の鎮痛薬を月 10 日以上使用する場合は，薬物乱用頭痛を引き起こす危険性を減らすために予防的治療を検討する。
  - アミトリプチリン 1 mg/kg/日，バルプロ酸ナトリウム 15～45 mg/kg/日，トピラマート 2～3 mg/kg/日（最高 100 mg/日まで）は，片頭痛の発作頻度を 50％以上減少させたという報告がある[8]。一方でプロプラノロールの発作効果は一定しておらず，アレルギー性皮膚炎の小児例で喘息が増強したという報告がある[8]。
- 認知行動療法，バイオフィードバック法，ストレスへの対策，音楽療法，生活スタイルの改良も有用な場合がある[9]。

群発頭痛

- 急性期治療
  - 高流量酸素吸入療法 10～15 L/分[6]。
  - スマトリプタン点鼻または皮下注射は小児では保険適応外の治療であるが，有効である可能性がある[8]。
  - 思春期にはプレドニゾロンは効果がある[8]。
- ベラパミルは予防的治療として有用な可能性がある[8]。
- 難治例には他の内科的または外科治療の適応を評価することを勧める。

薬物乱用頭痛

- 慢性的な薬物使用が日々の頭痛に関連していることを患者に教育する[10]。
- すぐに服薬を中止する（安全と判断された場合），または過剰な内服薬を漸減する[10]。

▶ 紹介

- 診断がはっきりしない場合や治療が無効な場合は，専門医へ紹介する。
- 治療が難しい薬物乱用頭痛例は専門医へ紹介を考慮する。

予防

- 急性期は内服の頻度を厳密に観察する。単純な鎮痛薬は月に 15 日未満，トリプタン製剤や組み合わせた投薬は，月に 10 日未満にするよう患者に指導する。
- 適切な予防的治療は頭痛の頻度を減らし，CDH への進行を防げる。

予後

- 片頭痛：再発しやすい。頻回な片頭痛はしばしば予防的治療効果を下げる。
- 緊張性頭痛：予後は不明である。成人例は慢性頭痛へ進行する傾向がある。
- 群発頭痛：予後は不明である。完全寛解例から慢性化する例まで予後に幅がある[6]。

フォローアップ

- 二次性頭痛の原因は，速やかに評価し治療を進める必要がある。
- 一次性頭痛に対する診察の頻度は頭痛の病型や重症度，治療への反応で決める。

患者教育

急性期は厳密に内服の回数を観察する。薬物乱用の危険性を減らすために，鎮痛薬の使用は週に 2～3 回を超えないように患者に指導する。

【Heidi S. Chumley, MD】
（星野　愛　訳）

202 Bell 麻痺

症例

10 代女児が 2 日前から顔の左半側が動かなくなり，両親と一緒に来院した。彼女は外傷や数日前の耳感染の既往はなく，その他は健康であった。検査では額のしわよせができず，閉眼が弱く，口角が下がっていた（図202-1）。血球数や血糖値は異常なかった。彼女は Bell 麻痺と診断され，眼潤滑剤の処方と左眼を保湿するように指導された。医師はステロイド治療が有効で，内服しない小児例よりも予後がよいことを説明した。彼女は（両親も合意の下で）ステロイド治療は選択しなかった。彼女は数週間後に完治した。

概説

Bell 麻痺（Bell's palsy）は特発性の顔面神経麻痺で，額のしわの消失，弱い閉眼，口角の下垂を認める。治療は眼の保護である。経口ステロイド治療は成人例では標準的な治療であるが，小児例では議論の余地がある。完全回復の予後は良好である。

別名

特発顔面麻痺

疫学

- 発症率は 10 万人あたり 18.8 人とされている[1]。
- 発症率は年齢により増加し，女児により発症が多い[1]。
- 急性末梢顔面神経麻痺の症例の 70％は特発性（Bell 麻痺）であり，30％は外傷，糖尿病，多発神経炎，腫瘍，帯状疱疹やハンセン病（図202-2），ボレリア菌による感染症などの要因により発症する[2]。

病因と病態生理

- Bell 麻痺の病因は議論の余地があり，明確な原因はいまだ不明であるが，ヘルペス属のひとつがウイルス性病因となっているという説が有力である。
- 顔面神経は神経圧迫により炎症を起こす。
- 顔面神経圧迫は表情筋や前舌を司る味覚，痛覚，唾液腺および涙腺の分泌に関連する神経線維の損傷を引き起こす。
- 一側性の顔面の上方および下方の麻痺（図202-1）は，下位運動ニューロン型の麻痺である。上位運動ニューロン型の麻痺（例：脳梗塞）の場合には，両側神経支配である顔面 1/3 上方の眼輪筋，前頭筋，皺眉筋は麻痺がなく，顔面の下方 2/3 が麻痺する。

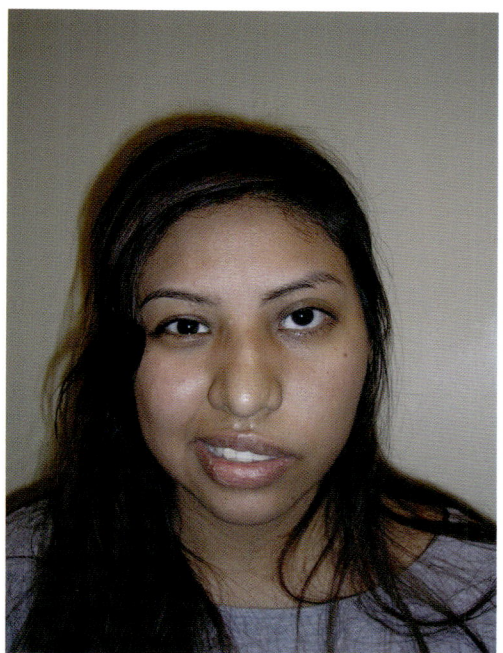

図 202-1　10 代女児の 2 日前から認める Bell 麻痺。笑って眉毛を上げるように指示すると，顔面の左半側の額のしわよせの欠如や口角が下がっていることがわかる。(*Used with permission from Richard P. Usatine, MD*)

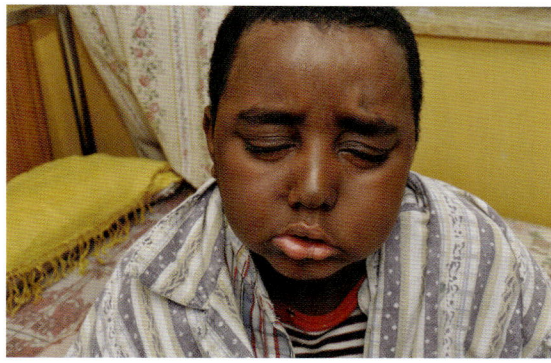

図 202-2　ハンセン病により二次的に起こった Bell 麻痺。顔の低色素斑はハンセン症の特徴的な症候である。ハンセン病治療に対する免疫反応の調整としてステロイド治療を行っていることから，Cushing 様顔貌も認める。(*Used with permission from Richard P. Usatine, MD*)

診断

▶ 臨床所見

- 患側の全顔面神経麻痺：眉毛挙上の消失，閉眼障害，口角下垂
- 耳介後部痛
- 角膜の乾燥
- 涙分泌障害
- 聴覚過敏
- 味覚変化

▶ 検査所見

通常は適応とならない。

- 白血病の鑑別に血液検査を考慮する。
- ライム病の発生地域では血清検査を考慮する。
- 糖尿病発症の危険性がある患者は糖尿病の検査を行う。

▶ 画像検査

非典型的な症候を認める際は，占拠性病変を精査する目的での MRI 検査を考慮する。

鑑別診断

- 顔面神経麻痺で最も多いのは Bell 麻痺（40〜70％）である。下記が鑑別にあげられる。
  - 感染（13〜36％）：中耳炎や帯状疱疹，発生地域ではライム病も鑑別する必要がある。顔面神経麻痺はライム病で最も頻度の高い神経症状である（183 章「ライム病」参照）。
  - 外傷（19〜21％）：顔面損傷，中耳の外傷
  - 先天性顔面神経麻痺（8〜14％）
  - 腫瘍（2〜3％）：コレステリン腫，白血病，顔面神経腫瘍
- 脳梗塞を含む上位運動ニューロン障害：眉のしわよせ，閉眼，まばたきは問題なくできる。
- 微小血管障害による顔面神経障害：多くは糖尿病患者にみられる。
- 孤発性動眼神経麻痺：複視，上瞼下垂（眼瞼下垂）を含む神経学的徴候を認める。神経学的検査で前方視をさせると障害側の眼位が外下方に偏位し，内転眼球運動が遅く，眼球は正中位を超えて内転ができない。上方視も障害される。下方視させると上斜筋により障害側が内転する。瞳孔は正常か拡大する。直接および間接の対光反射は，反応が遅いか消失している（遠心路の障害）。瞳孔拡大（散大）は初期の徴候の可能性がある。

治療

▶ 非薬物治療

人工涙液や潤滑剤，瞼を閉じることで眼の保護をする。SOR **C**

▶ 薬物治療

- Bell 麻痺の小児例へのステロイド治療のシステマティックレビューによれば，比較対照試験はなく，小児例へのステロイドの効果を明らかにする，さらなる試験が推奨された[3]。
- 新規の研究結果やコクラン・システマティックレビュー（コクランレビュー）は，成人例へのステロイド全身投与を支持している。ステロイド治療は完治に至らない率を 33％から 23％に減少することができた（リスク比 0.71）[4]。SOR **A**
  - コクランレビューで解析されているステロイドの投与量は，経口メチルプレドニゾロン 1 mg/kg/日を 10 日間投与し，その後 3〜5 日間で漸減する方法や，プレドニゾロンは 60 mg 連日 5 日間投与後，10 mg 毎 5 日間かけて漸減（計 10 日間投与）する投与法などがある。ある研究では高用量プレドニゾロン静脈投与が使用されている。
- コクランレビューは抗ウイルス薬の使用は支持していない。アシクロビルやバラシクロビル投与は，プラセボ投与と比較し明らかな有効性は認められていない。抗ウイルス薬はステロイド治療より完全回復に対する効果が少ないとされる[5]。SOR **A**

18

▶ 紹介

　長期的な顔面麻痺の持続は，Bell麻痺の外科治療の経験のある耳鼻咽喉科か形成外科へ紹介することを検討する。局所の筋移植や微小血管吻合を利用した組織移植などの手術により，顔面筋の動きが一部回復する場合もある[6]。SOR ●

予後

　完全回復となる予後は良好である。

フォローアップ

　2～3週間後に患者の回復程度の評価観察をし，回復がみられない場合は診断の再検討を考慮する。

患者教育

- 多くの患者は自然回復する。ステロイド治療は成人例には適応があるが，小児例への治療は議論の余地がある。
- 95％の小児例は完治する。70％は3週間以内に回復する。

【Heidi S. Chumley, MD】
（星野　愛 訳）

203 硬膜下血腫

症例

　生来健康な2カ月男児がけいれんを認め母親と受診した。母親は男児がけいれんの数時間前から興奮しやすく，哺乳が進まないことに気づいていた。母親はなんらかの外傷や発熱については強く否定した。検査では網膜出血を認めたが，その他の外傷や感染の徴候はなかった。男児は易興奮性で反応に乏しく，ぐったりしていた。緊急で頭部CT検査を行ったところ，硬膜下血腫を認めた（**図203-1**）。脳外科に相談し，緊急的に頭蓋骨切除および血腫除去術が施行された（**図203-2**）。児童虐待の調査が進められた。

概説

　硬膜下血腫（subdural hematoma：SH）はどの年代にも起こりうるが，多くは乳児期に認める。大部分のSHは外傷によって引き起こされる。症状は一般的に非特異的で，乳児では易興奮性や哺乳力低下を認め，幼児以上になると錯乱状態や頭痛を訴える場合もある。治療については速やかに脳外科医へ相談する必要がある。

疫学

- SHはすべての年代に起こりうる。
- 8％の新生児は無症候性である[1]。
- 英国の人口調査によると，0～1歳児のSHの発症率は10万人に24人と報告されている[2]。
- 治療を施された0～17歳児の外傷性SHの死亡率は約22％である[3]。

病因と病態生理

- SHの多くは外傷性である。偶発的または意図的に頭部を直接損傷する，または揺さぶられることにより発症する。

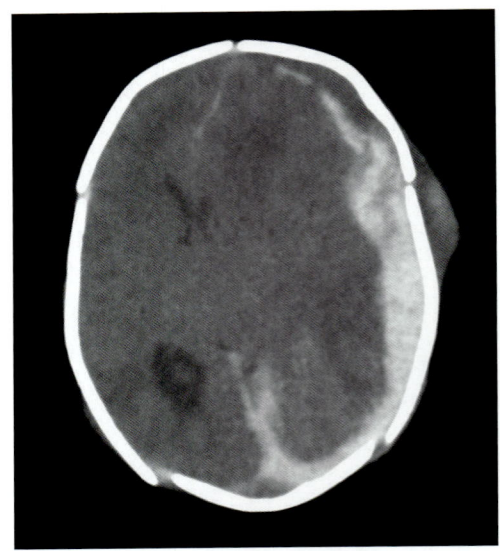

図203-1　2カ月児の例。頭部CT画像では左半球に広範囲に急性硬膜下血腫を認め，血腫が正中線を左から右半球に圧迫している。本児に対する児童虐待が疑われた。（*Used with permission from Camille Sabella, MD*）

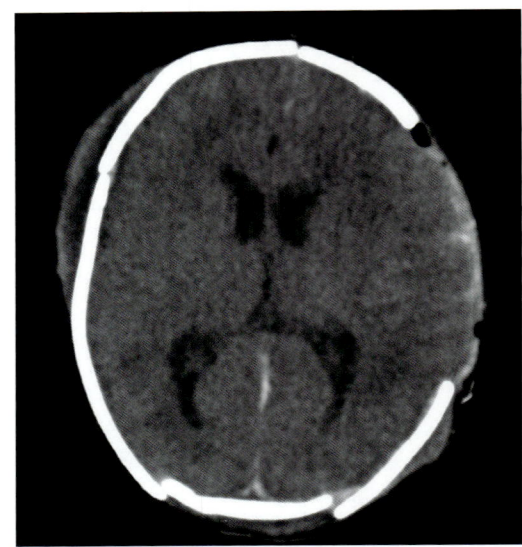

図203-2　図203-1に示した2カ月児の頭蓋骨切除および血腫除去術後の頭部CT画像。血腫による圧迫が明らかに改善した。（*Used with permission from Camille Sabella, MD*）

- 非偶発的外傷，転落，自動車事故は最も多い外傷性SHの原因である。
- 外傷のない出産でもSHが起こりうる。
- 頭蓋内の脳へ急激な剪断力が脳表や半球の架橋静脈に伝わり[2]，硬膜下腔を通る脆弱な架橋静脈を引き裂き，急性硬膜下血腫（**図203-1**）を引き起こす[2]。
- 損傷後3日～3週間に硬膜下血腫による出血は吸収される。水成分が血腫に引き込まれ血液が希釈される。単純CTでは白色より灰色に近い色調へと変化する[2]。
- 血腫が吸収されない場合，出血部位は均一に水成分が多く単純CTではより低信号となる。新たな出血や石灰化（慢性

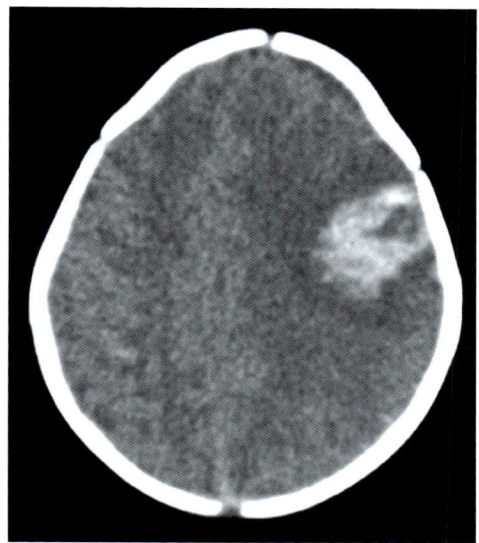

図 203-3　新生児出血性疾患の乳児例に合併した出血性梗塞の頭部 CT 画像。(*Used with permission from Camille Sabella, MD*)

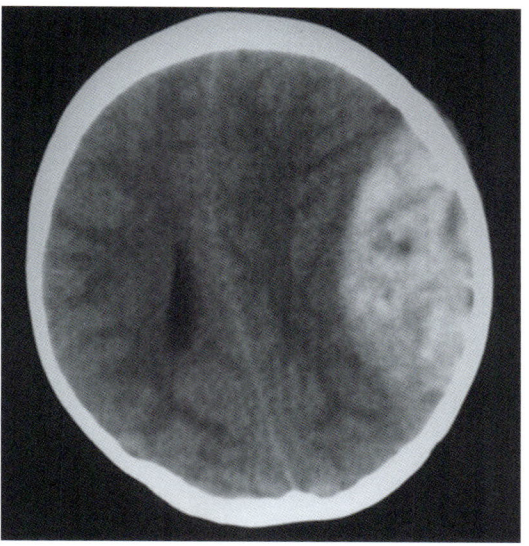

図 203-4　硬膜外血腫の頭部 MRI 画像。典型的な両凸のレンズ様の所見を示す。(*Used with permission from Strange GR, Ahrens WR, Schafermeyer RW, Wiebe RA. Pediatric Emergency Medicine, 3rd edition：http://www.accessemergencymedicine.com. Figure 29-2, with permission*)

SH）を呈する場合もある[2]。単純 CT では，しばしば脳実質と等信号となる。

- 非外傷性の原因には出血性疾患や抗凝固療法による出血，髄膜炎，脊椎麻酔などの神経系処置の合併症による出血も含まれる。

危険因子

小児の予後不良例[4]
- 早期のけいれん発作
- 無呼吸
- 頭蓋内圧亢進および／または低血圧
- 網膜出血
- 頭蓋骨骨折
- 脳浮腫

診断

　臨床的特徴は多くは非特異的で，受傷起点が不明であると診断が困難である。
- 乳児例は傾眠傾向，易興奮性，低緊張，哺乳力低下，けいれん発作が出現することがある[2]。
- 小児例では嘔吐，けいれん発作，頭痛，錯乱状態を認めることがある。

▶ 典型的分布

　SH は定義上は硬膜下腔に生じ，頭頂部に認めることが多い。

▶ 画像検査

　急性 SH は単純 CT 検査で簡単に評価することができる（図 203-1）。亜急性および慢性 SH は，CT 上で脳実質と区別がつきにくい。造影 CT や MRI 検査がより有用である。

鑑別診断

　非特異的症状の原因は下記のような疾患があり，神経学的画像評価により鑑別できる。
- 敗血症や髄膜炎などの感染性疾患：熱，白血球増多，血液

培養陽性，脳脊髄液に髄膜炎の所見を認める。
- 出血性（図 203-3）または虚血性脳卒中または一過性脳虚血発作：先天性心疾患，溶血性貧血，膠原病性血管炎，血栓症などの脳卒中の危険因子をもつ場合は考慮する（204 章「脳血管障害」参照）。
- 原発性または転移性悪性腫瘍：腫瘍歴や腫瘍の危険因子を有する。
　頭蓋内出血には，その他に下記のような疾患があり，神経学的画像評価により鑑別できる。
- 硬膜外出血（図 203-4）：眼の水晶体の形に似た両凸の境界明瞭な高吸収域を認める。
- くも膜下出血（図 203-5）：大脳の脳溝に沿った高吸収域を認める。
- 脳実質出血：硬膜と離れた領域に高吸収域を認める。

治療

　多くの SH は外科治療が行われ，保存的治療のエビデンスはほとんど報告されていない（図 203-2）。
- 重度脳障害の患者についてはグラスゴー・コーマ・スケール（Glasgow Coma Scale）を判定し，12 以下の症例には気道確保を考慮する。
- SH が疑われる患者については緊急単純 CT 検査を行う。
- 単純 CT 検査で明らかに評価できなかった場合は，特に受傷後 2 ～ 3 日以内であれば造影 CT や MRI 検査を行う。
- 急激な神経症状の進行や脳浮腫，脳正中線の偏位が疑われる場合は，脳外科治療が可能な病院に緊急に紹介する。
- SH で神経巣症状が安定している患者も適切に脳外科に相談をする。
- SH の乳児例は，児童虐待やネグレクトについての検索をする[2,4]。SOR Ⓒ

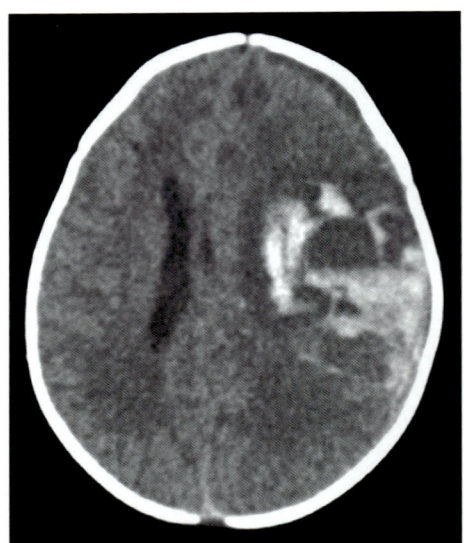

図203-5　高吸収域を示すくも膜下出血（灰色にみえる脳組織よりも骨のように白くみえる）。図203-3と同じ乳児例。（*Used with permission from Camille Sabella, MD*）

予防

- 自動車事故を減らす安全対策に従う。
- スポーツやレクリエーション活動では推奨された防具を使用し，頭部外傷後の復帰はガイドラインに準拠する。

予後

- 0〜17歳における外傷性SHの死亡率は22%である[3]。
- 非外傷性SHの乳児例の死亡率は11〜36%である。生存できた乳児例の大半は，学習障害から重度精神運動障害におよぶ長期にわたる後遺症を認める[4]。
- 偶発的な外傷による小児のSHは比較的予後がよく，半数以上は予後良好である[4]。
- 分娩によるSHは概して無症状で，治療をしなくても4週間以内に改善する[4]。

フォローアップ

- フォローアップはSHの重症度や治療法によって決まる。
- フォローアップは脳神経外科およびかかりつけ医が一緒になり，SHに対する治療や最大限の機能回復を促すための診療を進めることが理想的である。

患者教育

- SHを含めたいくつかの緊急性の高い頭部外傷については，早急に医療処置を受けるように指導する。
- SHの乳児例については，両親や保護者に児童虐待やネグレクトの評価の必要性を十分に話す。

【Heidi S. Chumley, MD】
（星野　愛　訳）

204 脳血管障害

症例

　特発性拡張型心筋症と重度の心室機能不全を既往にもつ16歳男児が嘔吐，錯乱，不随意運動，不明瞭な発話を認め受診した。診察では活気がなく，指鼻試験では測定障害を認め，運動失調や急な動作変換で協調運動障害がみられた。両心室機能不全は悪化しており，心エコーで左心尖部に大きな血栓を認めた。また頭部CT検査で左小脳梗塞を認めた（**図204-1**）。抗凝固療法および対処療法を行い，神経学的な症状は改善がみられた。患児は最終的に心臓移植術が行われた。

概説

　脳血管障害（cerebral vascular accident：CVA）は，小児ではまれな疾患である。基礎疾患のある症例では，虚血性梗塞や出血性梗塞がしばしば起こる。急性期治療は主に対症療法である。再発の防止が重要である。

別名

脳卒中

疫学

- CVAは1年間に約10万人に2人の割合で起こる[1]。
- 脳血管障害患者の約50%が虚血性梗塞で，残りの50%が出血性病変である[1]。
- 出血性エピソードの10%が脳静脈洞血栓（CVST）による[2]。
- 巣症状を認める50%の患者は，以前に脳卒中の脳血管障害を指摘されている[3]。

病因と病態生理

- 虚血性CVAは様々な基礎疾患の二次的な合併症として起こる。
  - 基礎疾患は約2/3の患者にみられる[2]。
  - 主要な基礎疾患は先天性心疾患，鎌状赤血球症，感染，易血栓形成状態である。
  - もやもや病は米国ではまれであるが，日本では最も多い要因である。
  - 線維筋性異形成は若年成人により多くみられる。
- 出血性CVAは血管の破綻による脳内の出血で起こる。多くは血管障害や血栓障害が原因である。

危険因子

虚血性脳血管障害

- 先天性心奇形（**図204-1**）
- 脳血管異常
- 鎌状赤血球症（10%は20歳までに脳梗塞を発症する，**図204-2**）
- 膠原病性血管病変
- 感染（髄膜炎および敗血症）
- 易血栓形成の危険因子（高ホモシステイン血症，高リポプロテイン血症，プロテインCおよびプロテインS欠乏，第V因子Leidenおよび抗リン脂質抗体陽性）

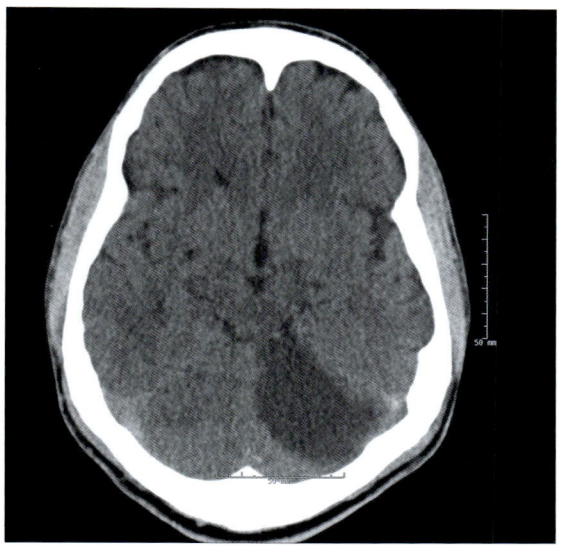

図204-1 16歳男児の拡張型心筋症および重度心室機能不全に合併した急性／亜急性の左小脳梗塞の頭部 CT 画像。(*Used with permission from Camille Sabella, MD*)

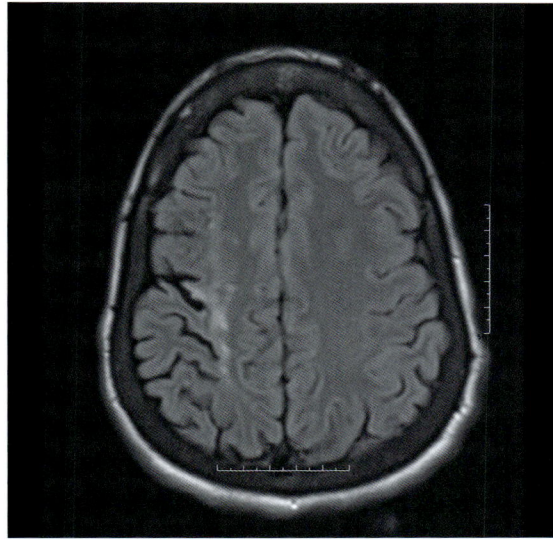

図204-2 鎌状赤血球症患者の頭部 MRI 画像。中大脳動脈領域に梗塞を認め，右前頭頂葉の萎縮を認める。(*Used with permission from Stefanie Thomas, MD*)

- 前兆を伴う片頭痛，特に喫煙，妊娠，経口避妊薬使用では危険性が高い。
- 外傷

出血性脳血管障害
- 動静脈奇形，動静脈瘻またはその他の血管異常
- 凝固異常症（図204-3）
- 鎌状赤血球症
- 外傷

診断

　CVA の診断は，死亡率を最小限に抑えるために適切に行われるべきである。

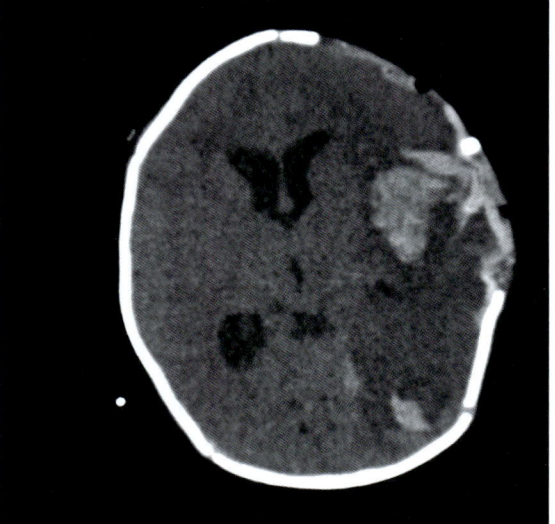

図204-3 新生児の出血性疾患に併発する左中大脳および後大脳動脈の出血性梗塞。巣性脳出血および，それによる脳圧迫を解除するための頭蓋骨切除術後の頭部 CT 画像。(*Used with permission from Camille Sabella, MD*)

▶ 臨床所見
- 危険因子の既往歴や一時的な虚血発作（TIA）や梗塞の既往がある。
- 急性発症する神経学的症候や CVA の領域による症状（次項「典型的分布」参照）。
- 出血性脳血管障害は，頭痛や急激に進行する神経学的機能低下を認める。若年齢の小児では頭痛，嘔吐，片麻痺を伴うけいれんを呈することは少ない。

▶ 典型的分布
　TIA や脳卒中は脳のどの領域でも起こりうる。一般的な領域および症状は下記に示したとおりである。
- 中大脳動脈
  - 前枝梗塞は対側の片麻痺や顔面，上肢の感覚障害を引き起こす。障害領域が優位半球の場合は表出性失語を認める。
  - 下枝梗塞は同名半盲や対側の書画感覚障害や立体認知障害，病態失認，対側の半側空間無視を引き起こす。障害領域が優位半球の場合は受容性失語を認める。
- 内頸動脈梗塞（虚血性梗塞の約20％）の場合は，対側の片麻痺や感覚障害，同名半盲を認める。優位半球障害では失語症もみられる。
- 後大脳動脈梗塞は対側の視野の同名半盲を認める。

▶ 検査所見（補助的検査も含む）
　これらの検査は，特に脳卒中の原因がただちに明らかにならない場合の急性脳血管障害の診療に役立つことがある。
- 血栓症や多血症に対して血球数（CBC）を行う。
- 赤血球沈降速度（ESR）は，膠原病性血管病変が疑われる場合に有用である。
- 神経症状の原因として低血糖の除外のために，血糖値を測定する。
- 鎌状赤血球症のスクリーニング結果が不明の場合には評価を行う。
- 易血栓形成の要因としては，ホモシステイン高値，高リポ

プロテイン血症，プロテインCおよびプロテインS欠乏，第V因子Leiden変異および抗リン脂質抗体陽性などがある。さらに，まれな易血栓形成の原因検査を考慮する場合もある。

▶ 画像検査

- 画像検査は可能なかぎり速やかに行う。頭部CT，MRI検査は虚血性や出血性病変の鑑別，病変部位の判定に有用である。MRAは非侵襲的に多くの血管病変を同定する[2]。
- 塞栓症を疑う場合は心エコーを行う。

鑑別診断

急性の神経機能障害の他の原因を下記に示す。

- 脳腫瘍：一般的な症状は頭痛やいれんであるが，病変による神経巣症状を呈することもある。CTやMRIは脳占拠性病変を診断し，脳血管障害からの鑑別に有用である。
- 片頭痛：羞明や嘔吐を伴う拍動性や片側の頭痛を認める。片麻痺や失語は前兆の一症状の可能性がある。
- 低血糖症：広範な脳血管障害の症候群と類似した混迷状態を呈するが，血糖値を測定することで容易に鑑別できる。
- 多発性硬化症：時間の経過で増悪寛解を繰り返し，多彩な神経症候を示す。視野障害はしばしば起こる。頭部MRIはCVAとの鑑別に有用である。

治療

急性虚血性脳卒中

- 急性虚血性脳卒中の支持療法：発熱がある場合は熱のコントロールを行い，酸素受容低下がある場合は酸素投与を進める。高血圧および低血圧に対する血圧調整，血糖値の補正，脱水および貧血の治療を行う[2]。SOR **C**
- 抗てんかん薬の予防投与は必要ではない[2]。
- 低用量未分画ヘパリンまたは非分画ヘパリンによる抗凝固療法を1週間を目安に行い，その間に抗凝固療法が適応となる危険因子の有無を評価する[2]。
- 易血栓形成要因の危険因子が1つでもある小児例は，検査を進める。

急性出血性脳血管障害

- 呼吸努力への適切な補助を行い，高血圧の調整，けいれん予防，頭蓋内圧亢進に対する管理を行う。
- 脳神経外科医に相談する。
- 非外傷性出血性梗塞の小児例は，血管異常や凝固異常について評価する。多くの症例に基礎疾患が見つかる。

特別な病態

- 鎌状赤血球症（SCD）
  - 脳梗塞の危険性があるSCDの患者には，経頭蓋ドプラを施行する。脳血流速度200 cm/秒以上の小児は年間10%で脳梗塞に罹患する[4]。
  - 脳血流速度が高値のSCD患者に長期の輸血療法を勧める。それにより脳梗塞の危険性が90%抑えられる[4]。SOR **A**

予防

- SCDの一次予防としては，脳血流速度を測定し，適応があれば交換輸血の対応をする。先天性心疾患に対しては修復術を勧める。
- 二次予防

- 虚血性梗塞
  - 反復性の心源性の塞栓症やCVST，凝固亢進症の危険性のある小児には抗凝固療法を行う[2]。SOR **C**
  - アスピリン3〜5 mg/kg/日は，SCDではない急性虚血性脳卒中患者で，再発性脳塞栓症や重度の凝固亢進症の高いリスクがない場合に使用する[2]。SOR **C**
  - ホモシステイン低値の急性虚血性脳卒中の小児例は食事制限や葉酸，ビタミンB_{12}，B_6の補充を行う[2]。SOR **C**
  - 急性虚血性梗塞の既往がある成人は経口避妊薬の服用を避ける。
- 出血性脳血管障害
  - 重症の凝固因子欠乏症の場合は，適した凝固因子の補充療法を進める。
  - 先天性血管奇形の患者は，外科的修復術の評価のために紹介をする。

予後

CVAの予後は虚血や出血の大きさや部位，症状に気づいた時間，治療を行った施設により様々である。

- 死亡率は20%である[5]。
- 再発率は高い。
- 50%以上が認知や運動機能障害を残す[5]。

フォローアップ

- 急性脳血管障害の症状を認める患者は入院し，速やかに治療可能な原因に対する治療を行う。可能であれば脳卒中ユニットか，もしくはそうした施設での最善の診療を実施する。
- 脳血管障害治療やリハビリテーションが行われた後に，定期的に二次的予防のための適切な対応を行う。

患者教育

脳血管障害に罹患した患者に対し，基礎疾患のワークアップ検査の必要性や脳血管障害の再発の危険性，危険性を減らすための二次的予防対策の必要性について教育する。

【Heidi S. Chumley, MD】

（星野　愛　訳）

205 結節性硬化症

症例

2歳女児が健診で小児科を受診した。患児は体幹にある複数の白斑を指摘された（図205-1〜205-3）。この所見を確認した上で，医師は頭部MRI検査を行った。MRI検査で側脳室に突出する上衣下結節の所見を認め，結節性硬化症と診断された。腎および心エコーを検査したが，いずれも異常は指摘されなかった。女児に対し小児神経科医，小児発達専門医および皮膚科医による集学的治療が進められた。

概説

結節性硬化症（tuberous sclerosis：TS，または tuberous

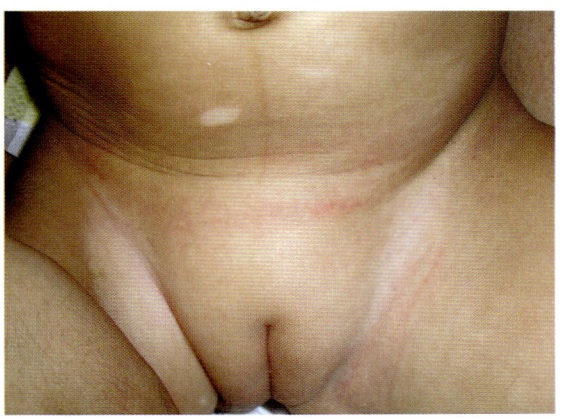

図 205-1 腹部に低色素斑または葉状白斑を認める2歳女児の結節性硬化症(TSC)。診察で5カ所以上の病変を認めた。この所見により医師は頭部 MRI 検査を施行した。複数の結節が見つかり，診断を確定した。(*Used with permission from Richard P. Usatine, MD*)

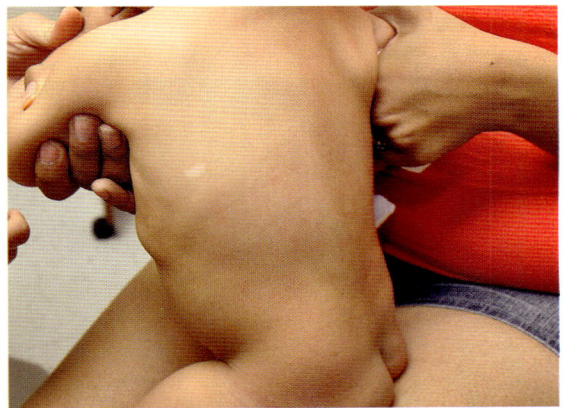

図 205-2 図 205-1 と同患児に認めた背中の低色素斑または葉状白斑。(*Used with permission from Richard P. Usatine, MD*)

sclerosis complex：TSC)は遺伝性の神経皮膚および多臓器障害で，特に皮膚，脳，腎臓，心臓，眼に認める過誤腫を特徴とする[1,2]。TSC は幅広い臨床像や神経学的後遺症をもたらす。

別名

- Bourneviller-Pringle 病，エピロイア，母斑症 TS，結節性硬化症 1，結節性硬化症複合体

疫学

- TSC は男女比に差はなく，すべての民族で発症する。
- 罹患率は 6,000～1 万人に 1 人である[3]。
- 片親が罹患していると，児の罹患率は 50%である。両親が罹患していない場合でも，第一子が罹患していると 22 人に 1 人の割合で次の子が発症する。第一子および第二子が罹患すると，3 人に 1 人の割合で次の子が発症する。
- TSC の家族歴をもつのは新規に診断をされた患者の 7～37%にすぎない。

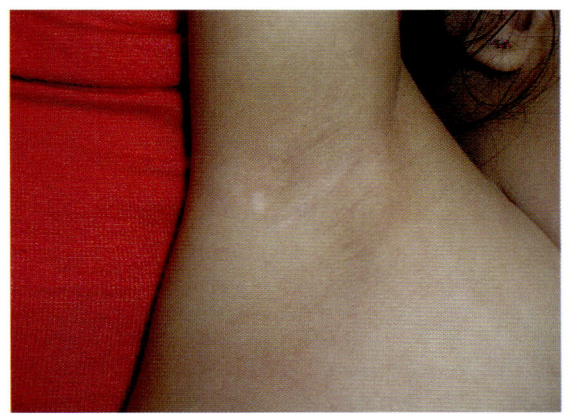

図 205-3 図 205-1 と同患児に認めた腋窩の低色素斑または葉状白斑。(*Used with permission from Richard P. Usatine, MD*)

病因と病態生理

- TSC は *TSC1* および *TSC2* の 2 つの遺伝子上の変異が原因である。いずれか一方の遺伝子変異で TSC が発症する。
- TSC は常染色体顕性(優性)遺伝形式でほぼ完全浸透とされているが，発症年齢，重症度に関して表現度に幅があり，特定の遺伝子型に対する症状は異なる。
- この多様性は，体細胞モザイク，*TSC1* 遺伝子および *TSC2* 遺伝子間の差異，それらの遺伝子上の変異による多様性，野生型遺伝子コピー内の二次的な体細胞変異が多くの病理的変化に必要であるなどの要因によるものである。
- 症例の約 65%は自然変異である。
- *TSC1* 遺伝子は 9 番染色体長腕上(9q34)に *TSC2* 遺伝子は 16 番染色体短腕上(16p13.3)に同定されている。これらの遺伝子はそれぞれハマルチンとツベリンをコードしている。この 2 つの蛋白質は蛋白複合体として機能する，もしくは同じ細胞内経路で隣接して機能すると考えられている。そのため，いずれの遺伝子変異であっても発症につながる[2,4]。
- TSC1 と TSC2 はいずれも癌抑制の機能があり，機能しなくなると細胞増殖が制御できず過誤腫の増殖を引き起こす。

危険因子

片親か同胞が罹患している(常染色体顕性遺伝形式)。

診断

▶ 臨床所見

- 皮膚症状
  - TSC 患者の 90%以上に低色素斑または葉状白斑を認める。白斑は早くて 2 歳までに出現し，年齢とともにはっきりしてくる(図 205-1～205-3)。新生児や色白の人は補助器具として紫外線(ウッド灯)を使用しないと判別しにくい。
  - 顔面の血管線維腫(脂腺腫)は血管と結合組織からなり，TSC 患者の約 75%にみられる。この皮膚所見は学童期に特徴的で，頬部に蝶形にピンク～赤色の小丘状疹がみられる(図 205-4～205-6)。
  - シャグリーン斑または粒起革様斑は，TSC 患者の 20～

18

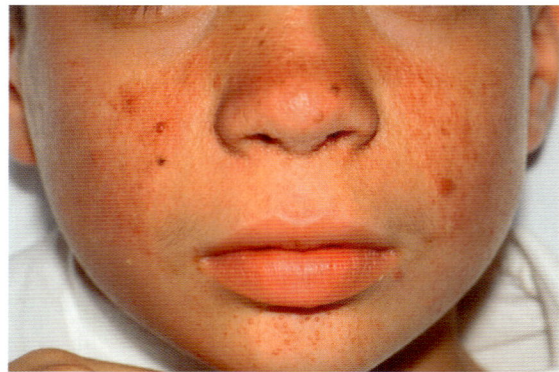

図205-4　TSC の小児例に認めた蝶形の顔面血管線維腫（脂腺腫）。（*Used with permission from Elumalai Appachi, MD*）

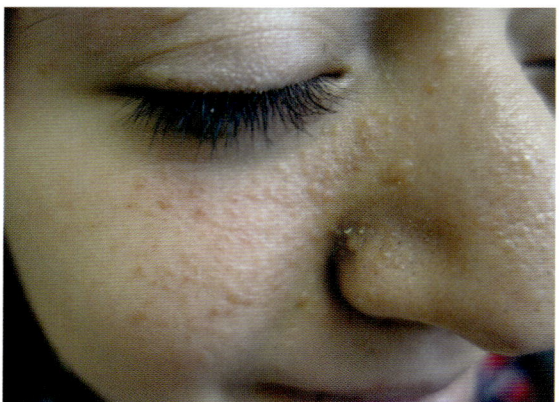

図205-5　10代の TSC に認めた鼻および顔面の血管線維腫。この所見は思春期のざ瘡と区別が難しい。（*Used with permission from Emily Becker, MD*）

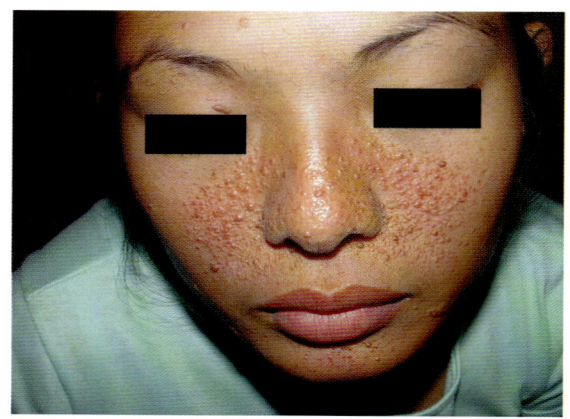

図205-6　10代の TSC に認めた鼻および顔面の血管線維腫（脂腺腫とも呼ばれる）。（*Used with permission from Marisa Pongprutthipan, MD*）

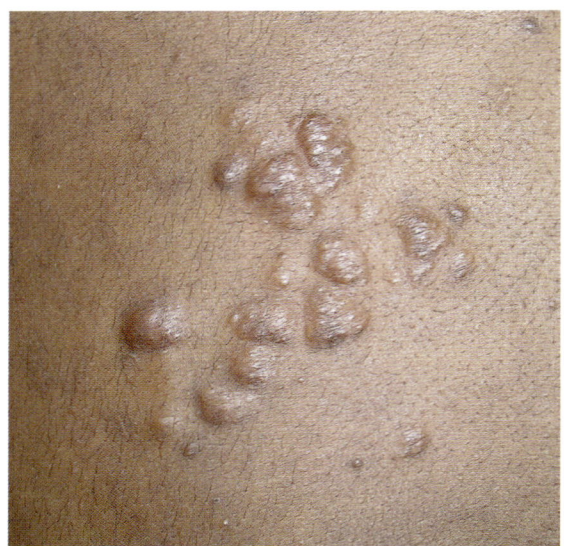

図205-7　シャグリーン斑（膠原腫）は少し明るい結合織斑で，若年齢の TSC 患者の背部に認める。（*Used with permission from Richard P. Usatine, MD*）

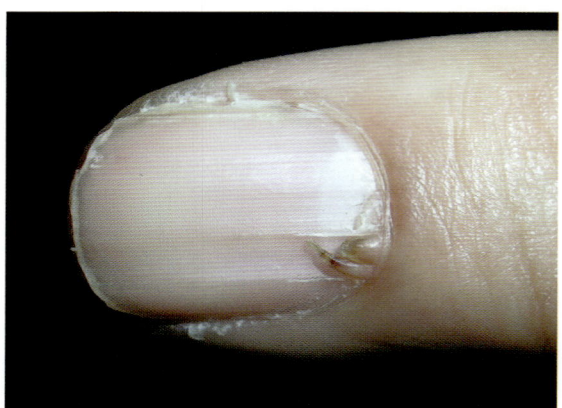

図205-8　TSC 例の爪囲線維腫（Koenen 腫瘍）。この所見は高年齢にみられ，小児例では通常はみられない。（*Used with permission from Richard P. Usatine, MD*）

30％に認める。この所見は膠原線維の増加によるもので，腰仙部に認めることが多い。病変は不整な形をし，色状は灰緑色〜淡茶で，敷石あるいはオレンジの皮のような外見をもつ不均一に肥厚した皮疹である（図205-7）。

- 爪囲下および爪の線維腫は，平滑で硬く結節様または肉質な斑で爪や爪床部に隣接してみられる。この所見は多くは高年齢で出現し，小児例ではあまりみられない（図205-8〜205-10）。

- カフェオレ斑は TSC 患者の30％に認める。多くの TSC 患者のカフェオレ斑は 6 個以下であるが，神経線維腫症患者は少なくとも 6 個以上認める（206章「神経線維腫症」参照）。

- 神経症状
  - 多様な神経症状を認める。
  - TSC 患者の半数は知的には正常である。
  - 神経合併症がある場合には，死亡や障害の主な原因となり，生活の質に影響することが多い。
  - けいれんは最も多い神経合併症であり，75〜90％の患者に認める。多くは点頭てんかんや焦点性運動発作，全般性強直間代発作である[3,4]。
  - 自閉症，注意欠陥・多動性障害，睡眠障害は行動障害で頻度の高い症候である。

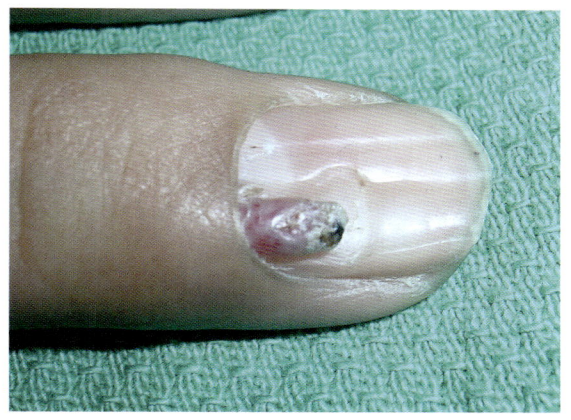

図 205-9　若年成人の TSC 例にみられた爪囲線維腫(Koenen 腫瘍)。(*Used with permission from Richard P. Usatine, MD*)

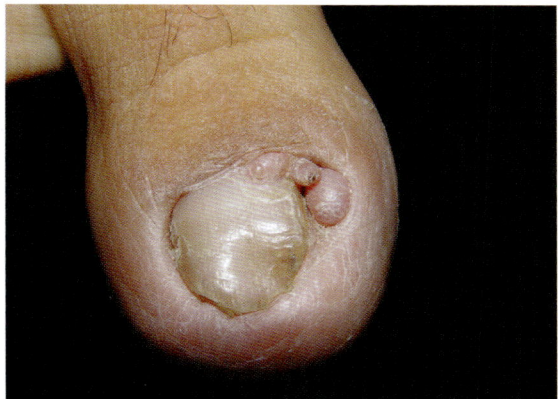

図 205-10　10 代の TSC 例にみられた爪囲線維腫。線維腫により爪がゆがんでいる。(*Used with permission from Marisa Pongprutthipan, MD*)

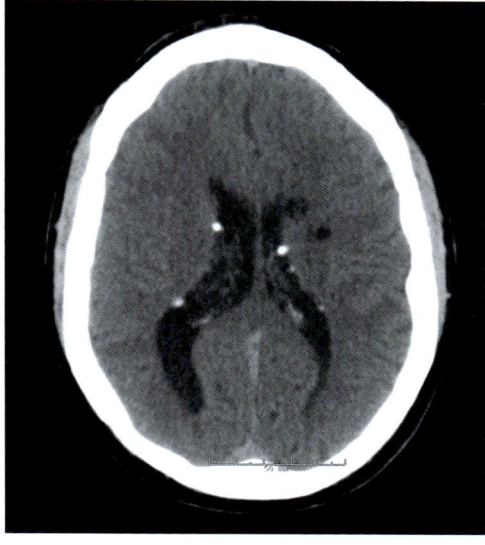

図 205-11　10 代の TSC 例の頭部 CT 検査で認めた両側性の石灰化した上衣下結節。(*Used with permission from Elumalai Appachi, MD*)

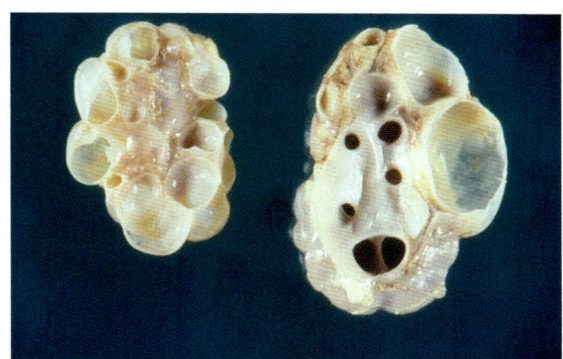

図 205-12　10 代の TSC 患者の剖検。両側性の多発性腎嚢胞がみられる。(*Used with permission from Elumalai Appachi, MD*)

- 頭蓋内病変としては結節，上衣下結節，上衣下巨細胞性星細胞腫などを認める(図 205-11)[5]。
- 多数の大脳皮質結節を認める症例は，より重度の認知障害や難治性てんかんを認めやすい。
- 約 5％の患者は上衣下巨細胞性星細胞腫を認め，閉塞性水頭症に進展することがある。
- 腎症状
  - 腎合併症による死亡率は 2 番目に高い。
  - 最も多い腎病変は血管筋脂肪腫で，約 75～80％の小児例に認め，高年齢の小児や成人例ではさらに頻度が高い。これらは良性の血管，平滑筋，脂肪由来の腫瘍である。この病変はしばしば多発性，両側性で，年齢に応じ大きさや数が増加する[6]。
  - 腎嚢胞は 2 番目に多い腎病変である(図 205-12)。4 cm 以上の嚢胞は症候性になりやすく，側腹部痛や肉眼的血尿，または圧痛を伴う腫瘤を触診する。
- 心症状
  - 心横紋筋腫は多くは無症状であるが，血流障害や弁の機能不全，不整脈(特に Wolff-Parkinson-White〈WPW〉症候群)，脳血栓栓塞症を呈する場合がある。
  - 心病変で最も頻度が高いのが出生後の心不全である。多

くはこの病変は数年で縮小する。
- 眼症状
  - 網膜過誤腫は 40～50％の TSC 患者にみられ，病変は 1/3 が両側性である。多くは無症状であるが，黄斑に大きな病変があると視力障害を生じる場合がある。
- 呼吸器症状
  - リンパ管筋腫症は約 1％の TSC 患者で認める。自然気胸や進行性の肺疾患は成人女性に主にみられる。

▶ 診断基準

　TSC の診断基準は特異的な臨床所見によって定められている[7]。

- 大症状
  - 顔面の血管線維腫または前額部の結合織よりなる局面(図 205-4～205-6)。
  - シャグリーン斑(結合組織神経，図 205-7)。
  - 3 つ以上の白斑(図 205-1～205-3)。
  - 非外傷性爪部あるいは爪囲線維腫(図 205-8～205-10)
  - リンパ脈管筋腫症
  - 腎血管筋脂肪腫

18

- 心横紋筋腫
- 多発性網膜過誤腫
- 脳過誤腫（大脳皮質結節）
- 脳室上衣下結節（図205-11）
- 脳室上衣下巨細胞性星細胞腫
- 小症状
  - 散在性小白斑（多発性の1～2mm低色素斑）
  - 歯肉の線維腫
  - 歯エナメル質の多発性小腔
  - 過誤腫性直腸ポリープ
  - 多発性腎嚢胞（図205-12）
  - 腎以外の過誤腫
  - 骨嚢胞
  - 網膜無色素斑
  - 放射状大脳白質神経細胞移動線
- これらの診断基準によれば，TSCの確定診断は大症状および小症状の数により決まる。
  - Definete：大症状2つ（腎血管筋脂肪腫および肺リンパ管筋腫症のみの成人女性例は除く），または大症状1つと小症状2つ
  - Probable：大症状1つと小症状1つ
  - Suspected：大症状1つのみ，もしくは大症状は認めないが，2つもしくはそれ以上の小症状を認める場合

▶ 検査所見
- TSC1およびTSC2遺伝子のTSC原因遺伝子変異の解析は臨床的に行われている。
- 臨床像による診断基準で確定していないProbableあるいはSuspected例で，TSC1もしくはTSC2遺伝子の変異が，診断確定に最も有用な検査である。

▶ 画像検査
- 上衣下結節や巨細胞性星細胞腫では高頻度に石灰化を認め，頭部CT検査で検出されやすい（図205-11）。
- MRI検査は皮質および皮質下結節，ヘテロトピア，特に石灰化のない小上衣下結節の検出感度が高い。
- けいれんを認める症例は脳波を施行すべきである。
- 心臓と腎臓のエコーはTSCと診断された全例に施行すべきである。

鑑別診断

- TSCはてんかんや認知機能障害のいずれの小児例にも考慮される疾患である。大半は診断基準に従い，臨床的診察および検査により診断を明らかにすることができる。
- 点頭てんかん（West症候群）の乳児例はTSCについて評価をする必要がある。
- 側脳質の石灰化は先天性CMV感染症に関連することがある。このような症例はTSCで特徴的な皮膚病変は認めず，先天性感染の他の臨床所見を認める。
- TSCの腎嚢胞は多嚢胞性腎疾患と混同されうる。このような場合，頻度の高い神経症状によってTSCの診断が示唆される。

治療

▶ 非薬物治療
- 治療は対症療法で，症状や病変を認める臓器別に治療を進めるべきである。

- 多部門によるアプローチが最も推奨され，患者の生活の質や予後の改善を目的として進められるべきである。
- 知的発達障害が明確になった場合は，早期治療介入や特別な教育を進めるべきである。
- てんかん発作や不整脈があれば，その治療が最優先である。

▶ 薬物治療
- てんかん発作は抗てんかん薬で調整する。発作型により推奨される薬剤を選択する。
- ビガバトリンは点頭てんかんに効果があると報告されており，重症例の認知機能障害の予防に寄与する可能性がある[8]。SOR B
- ラモトリギンは全般発作に効果がある[9]。

▶ 外科治療
- 脳外科的治療介入は，頭蓋内圧亢進や巨細胞性星細胞腫による難治性てんかん症例に考慮すべきである。SOR C
- 顔面の血管線維腫は美容の面で問題になる場合があり，皮膚剥離術やレーザー治療をする場合もある。SOR C

▶ 紹介
　TSC診断を受けた場合や疑われた際には，多部門によるアプローチが必要であり，皮膚科専門医，神経専門医，腎臓専門医，心臓専門医，眼科専門医への紹介を積極的に進めるべきである。

予防とスクリーニング

- TSCに関連する遺伝子変異が同定された場合は，家族は着床前診断を選択する場合がある。この検査は体外受精後の胚に針生検で単細胞解析を行い，変異をもつ可能性の低い胚を選択し着床させる方法である。
- TSC1およびTSC2遺伝子変異の出生前検査は，絨毛採取または羊水穿刺が可能である[9]。
- TSCを発症した患者でのTSC1またはTSC2遺伝子の疾患特異的な変異が同定された場合に，その患者の家族にDNA解析による着床前および出生前診断を行うことができる[10]。
- TSCの臨床的多様性は家族内であっても顕著であり，出生前診断で重症度や予後を判定できないことを両親に伝える必要がある。
- 両親のいずれかがTSCである場合，胎児エコーを妊娠中に行う。また新生児期は胎児期より評価がしやすいため，出生後も心エコーを繰り返し評価すべきである。心電図も不整脈の評価のために行う。
- TSCの家族歴がない子どもが本疾患と診断された場合は，両親について下記の検査を行う。
  - 皮膚の精査（普通光およびウッド灯での評価）
  - 眼科的検査
  - 頭部CTまたはMRI
  - 腎エコー
- 親がTSCに罹患しているかどうかを評価することの意義は，その親に腎疾患のスクリーニングなどの適切なフォローアップを提供することができ，また次子がTSCであるリスク評価を適切に行うことができる点にある。

予後

　平均余命は併発する感染や難治性てんかん，他の合併症が主たる原因で，以前は短縮していた。しかし，画像診断や治

療が向上し TSC 患者の生活の質や平均余命は改善した。

フォローアップ

- 合併する疾患や臓器に精通する多部門による経過観察が重要である。
- 神経，腎臓，呼吸器系の腫瘍についてスクリーニングを継続して行うことが推奨される。

【Carla Torres-Zegarra, MD／Elumalai Appachi, MD, MRCP】

（星野　愛　訳）

206 神経線維腫症

症例

　無症状の 12 歳女児が健康診断でカフェオレ斑を 6 個（図 206-1A）と，腋窩に散在する色素斑（図 206-1B）を指摘された。その時点では神経線維腫は気づかれていなかった。両親には神経線維腫を認めていないが，神経線維腫が診断として検討された。眼科医に紹介され，また脊柱側弯症について入念に評価された。やがて女児に神経線維腫が見つかり，最終的に孤発性の神経線維腫症 I 型（NF-1）と診断された。

概説

　神経線維腫症 I 型（neurofibromatosis type I：NF-1）は頻度の高い常染色体顕性（優性）遺伝形式の疾患で，腫瘍形成を伴いやすい特性がある。カフェオレ斑はしばしば最初の臨床徴候である。その他に神経線維腫や腋窩および鼠径の色素斑，視神経膠腫，虹彩小結節（Lisch 結節），蝶形骨形成不全と多彩な臨床症状を呈する。現時点での治療は，認知機能障害，脊柱側弯症などの整形外科的な問題，腫瘍の臓器圧迫，悪性腫瘍への転化などの合併症に対する，早期発見とモニタリングである。

別名

　カフェオレスポットはカフェオレ斑と同義語である。

疫学

- NF-1 の頻度は比較的頻度が高い。出生率は 1/3,000 で，一般人口の 5,000 人に 1 人である[1]。
- 常染色体顕性遺伝形式であるが，50％は孤発例である[1]。
- 小児期に診断されることが多い。

病因と病態生理

- NF-1 遺伝子変異（17 番染色体長腕）により癌原遺伝子 Ras 蛋白（腫瘍形成を促進する）を不活化するニューロフィブロミンの機能喪失が引き起こされる。
- ニューロフィブロミンの機能低下は神経皮膚組織の Ras 蛋白機能を増強し，癌の発生および増殖を引き起こす[1]。

危険因子

　NF-1 の一親等血縁者。

診断

　NF-1 の診断は，以下の少なくとも 2 つの症状をもつことによってなされる[2]。

- 2 個またはそれ以上の神経線維腫（図 206-2，206-3），もしくは 1 個またはそれ以上の叢状神経線維腫（図 206-4，206-5）
- 6 個またはそれ以上のカフェオレ斑，大きさは思春期以前で 0.5 cm かそれ以上，思春期以降で 1.5 cm かそれ以上（図

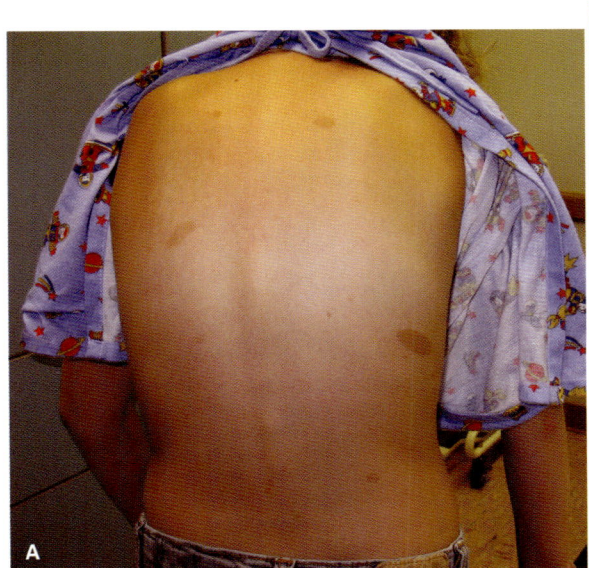
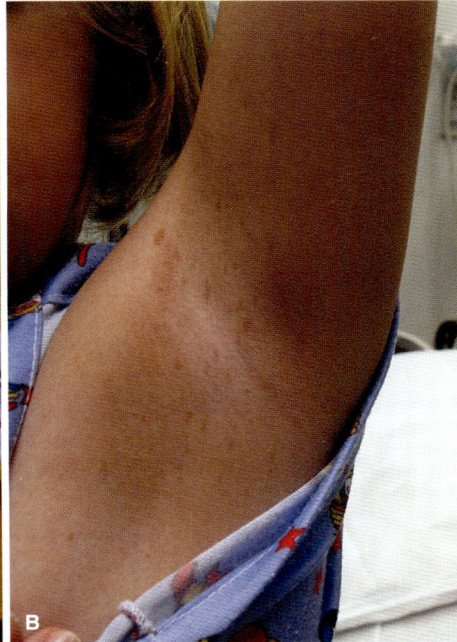

図 206-1　**A**：6 個以上のカフェオレ斑（0.5 cm もしくはそれ以上）を認める 12 歳女児。**B**：腋窩の色素斑（Crow 徴候）。女児に神経線維腫は認めなかったが，神経線維腫症の診断基準に合致した。（*Used with permission from Emily Scott, MD*）

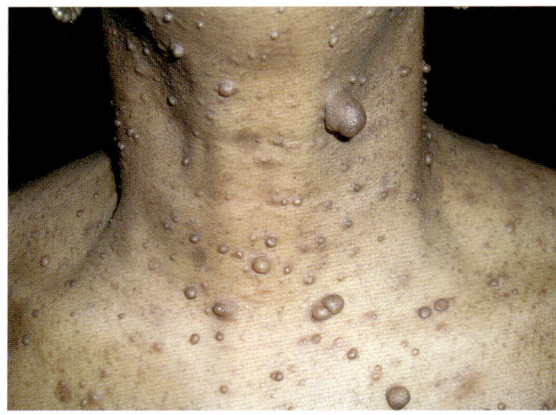

図 206-2　頸部および上胸部の神経線維腫の拡大像。腫瘤は軟性で円形である。(*Used with permission from Richard P. Usatine, MD*)

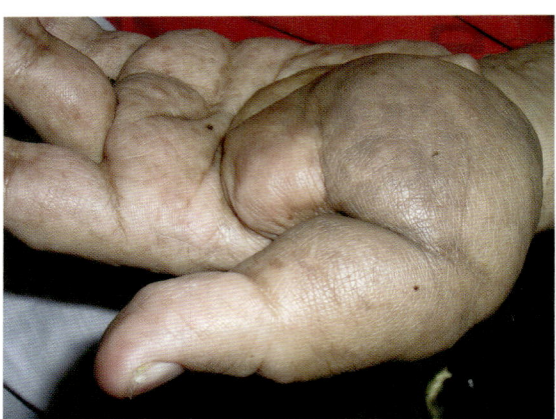

図 206-5　母指球に蓑虫のような叢状神経線維腫を認める。これは末梢神経鞘由来の良性腫瘍で，大半は無症状である。(*Used with permission from Richard P. Usatine, MD*)

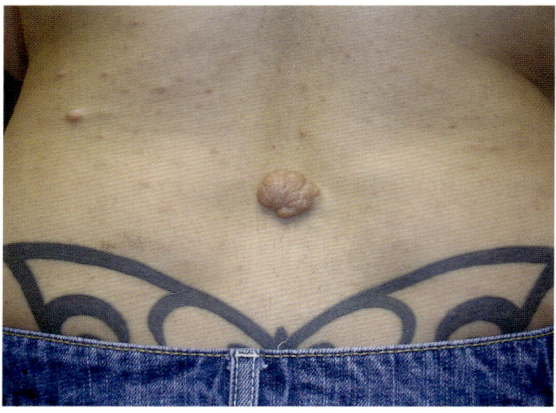

図 206-3　10代の神経線維腫症患児に認めた背部の大きな神経線維腫。(*Used with permission from Richard P. Usatine, MD*)

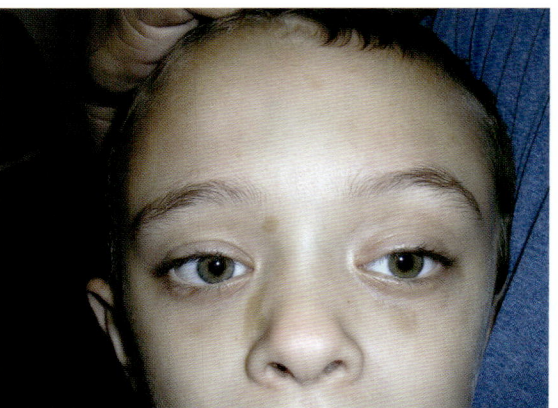

図 206-6　顔面にカフェオレ斑を認める7歳男児の神経線維腫症例。(*Used with permission from Richard P. Usatine, MD*)

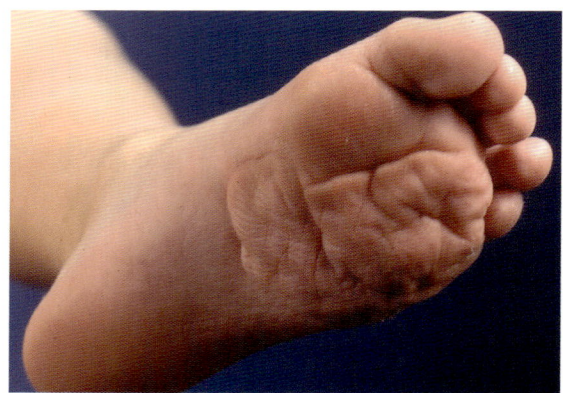

図 206-4　足底部に叢状神経線維腫を認めた小児の神経線維腫症（NF-1）例。この皮下腫瘤は軟性で無症候性である。患児はカフェオレ斑や多発性の神経線維腫を認める。(*Used with permission from Fitzpatrick dermatology Atlas*)

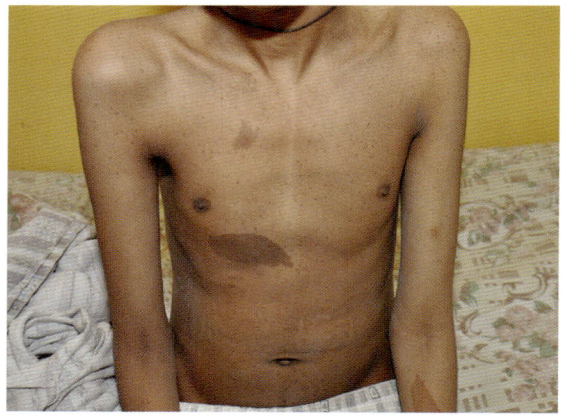

図 206-7　神経線維腫症によるカフェオレ斑を認めたハンセン病のアフリカ人男児。(*Used with permission from Richard P. Usatine, MD*)

206-6〜206-9）
- 腋窩または鼠径の色素斑（図 206-1B，206-9B）
- 視神経膠腫
- 2個またはそれ以上の Lisch 結節（色素性虹彩過誤腫，図

206-10）
- 蝶形骨形成不全または長管骨骨皮質の形成不全および菲薄化
- NF-1 の一親等血縁者

18

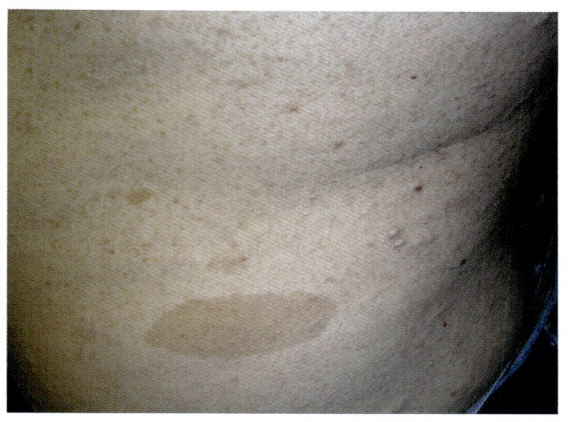

図 206-8　カフェオレ斑および小型の神経線維腫を背部に認めた神経線維腫症例。(*Used with permission from Richard P. Usatine, MD*)

▶ 臨床所見

病歴と身体所見

- 95％の NF-1 患者にカフェオレ斑を認め，多くは 1 歳までに出現する。
- 90％は腋窩および鼠径の色素斑を認める（図 206-1B，206-9B）。
- 81％は学習障害や注意欠陥多動性障害，軽度知的障害などの認知機能障害を呈する[3]。
- 神経鞘，頭蓋内および脊髄の腫瘍を認める。
- 皮膚もしくは皮下神経線維腫を認める（図 206-2，206-3）。
- 蝶形骨形成不全，長管骨骨皮質の菲薄化，脊柱側弯症，低身長などの他の骨病変を認める（図 206-9）。
- Lisch 結節，若年性緑内障を含む眼病変を認める（図 206-10）。

▶ 検査所見

遺伝子検査の適応は次の子どもを望む両親である。

▶ 画像検査

NF-1 の診断のための検査として一般的ではないが，腫瘍による臓器圧迫が疑われる場合は検査の必要がある。

鑑別診断

カフェオレ斑は NF-1 で有意な所見であるが，下記のような場合にも認められる。

- 正常小児：13～27％の 10 歳以下の小児で，少なくとも 1 個のカフェオレ斑を認める。
- 神経線維腫 II 型（NF-2）：前庭神経鞘腫，NF-2 の家族歴，髄膜腫，神経膠腫，神経鞘腫，若年性後嚢下水晶体混濁，皮質白内障などを認める。
- 結節性硬化症：血管神経腫（鼻唇溝，頬部，下顎に多く認める皮膚色の毛細血管拡張性丘疹，低色素性の卵形～葉状斑）（205 章「結節性硬化症」参照）。
- McCune-Albright 症候群：骨の線維性異形成や内分泌腺のホルモン過剰産生症を認める。
- Fanconi 貧血：汎血球減少，低身長，上肢奇形，生殖器変化，骨格形奇形，眼や眼瞼奇形，腎先天奇形，耳介奇形，難聴，心肺奇形を認める。
- 限局性 NF：一定の皮膚部分に限定して神経線維腫を認める。非常にまれである。

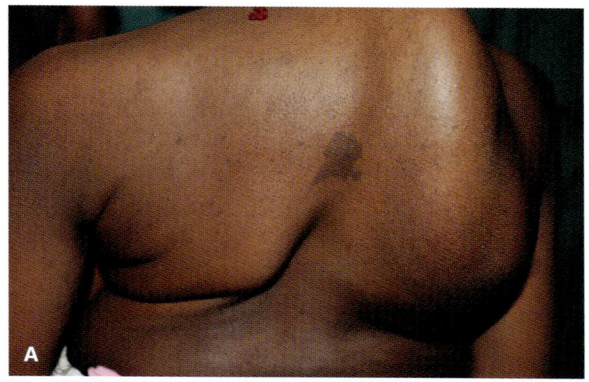

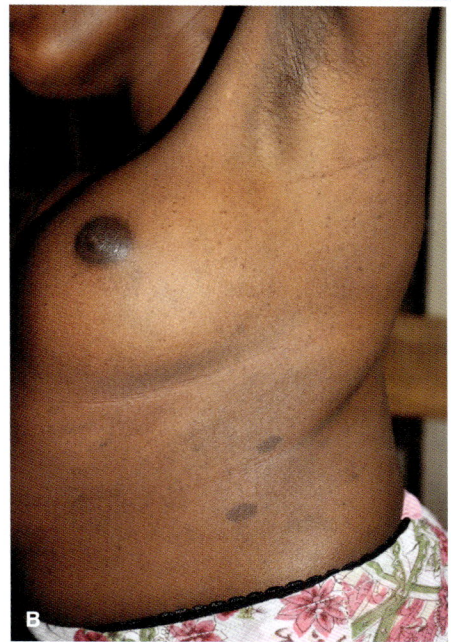

図 206-9　**Ａ**：重度の側弯とカフェオレ斑を背部に認めた 10 代の神経線維腫の女児。**Ｂ**：同症例に腋窩の色素斑（Crow 徴候）を認めた。(*Used with permission from Richard P. Usatine, MD*)

- Bloom 症候群：成長障害，低身長を認め，腫瘍を合併しやすい。顔面に毛細血管拡張性紅斑，口唇炎を認める。顔は細く，鼻が高く，大きい耳を認める特徴的な顔貌である。四肢も長い。
- 毛細血管拡張性運動失調症：進行性の神経疾患で，小脳性運動失調，免疫不全，多臓器にわたる障害，眼および皮膚の毛細血管拡張症を特徴とし，悪性腫瘍を合併しやすい。
- Proteus 症候群：過誤腫を認める非常にまれな疾患で，多臓器が障害される。専門家によれば，「エレファントマン」で有名なジョセフ・メリックは，NF ではなく Proteus 症候群であったと考えられている。

治療

早期発見と合併症状に対する治療を進める。

- 小児例は 1 年に 2 回評価を行う。SOR **C**
- 知的なスクリーニングを行い，介入のために早期に紹介する。SOR **C**
- 脊柱側弯を評価し，それに応じて治療する。

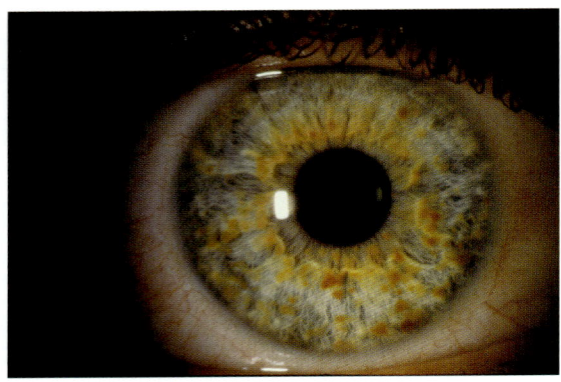

図206-10　Lisch結節（色素性虹彩過誤腫）は青色の虹彩表面に認める明黄色から茶色の丘状の結節である。これはNF-1の眼症状で多く認めるが，視力には影響しない。（*Used with permission from Paul Comeau*）

- 毎年眼科医に紹介し，眼病変の診察を行う。
- 患者より希望があれば，カフェオレ斑の治療や専門機関へ紹介をする。ビタミンD$_3$アナログ（カルシポトリオール，ドボネックス軟膏）による局所治療，レーザー治療は単独でカフェオレ斑に有効な治療である[4,5]。**SOR B**　ある研究では，NF-1患者の色素斑に対して，光線と高周波エネルギー温熱効果による治療（IPL-RF）にビタミンD$_3$軟膏治療を併せて行うと色素斑が薄くなり，効果があったと報告している[6]。**SOR B**　カルシポトリオールは乾癬症に治療が認められており，NF-1の皮膚色素過剰に対しては適応外使用となる[4,6]。**SOR B**
- 未検査の一親等血縁者がいれば評価をする。**SOR C**
- 腫瘍の外科的摘出は主要な臓器圧迫がある例（例：脊髄障害，視神経膠腫）について行う，または腫瘍が急速に拡大する場合や悪性腫瘍への進展が懸念される場合は外科治療を進める。

予後

- 多彩な合併症状のため，予後の予測が困難である。
- 悪性の末梢神経鞘腫に進行する生涯リスクは10％である。

フォローアップ

- 小児例に対する一次医療として，血圧を含め半年毎に評価をすべきである。
- 眼科的診察は毎年行い，視神経膠腫，緑内障の評価，早期発見に努める必要がある。神経線維腫や叢状神経腫は眼瞼に認める場合がある。前者は問題になることが少ないが（図206-10），後者は眼瞼下垂を呈し，外科治療を必要とする場合がある。
- NF-1患者をもつ両親が次の出産を希望する場合は，遺伝カウンセリングを勧める。

【Heidi S. Chumley, MD】
（星野　愛　訳）

207　Sturge-Weber症候群

症例

3歳女児が発達の遅れと難治性けいれんを主訴に小児神経科を受診した。けいれんは生下時から認める焦点発作で，2剤の抗てんかん薬を内服していても発作は治まらなかった。身体所見で顔面に大きな両側性のポートワイン母斑を認めた（図207-1）。神経専門医はSturge-Weber症候群を疑い，画像検査および眼科での評価を進めた。MRI検査では軟膜血管腫が見つかり，眼科診察で緑内障と診断された。Sturge-Weber症候群の診断が確定し，両親に疾患について説明した。患児のてんかんに対する抗てんかん治療が最大限に行われ，眼科で緑内障の治療が進められた。

概説

Sturge-Weber症候群（SWS）は孤発性の先天性神経皮膚症候群で，ポートワイン母斑として知られている顔面の毛細血管奇形，緑内障を含む眼病変，脈絡膜血管腫，軟膜血管腫を特徴とする。けいれん，発達遅滞，緑内障が主な臨床像である。SWSは*GNAQ*遺伝子変異に関連している。

別名

脳三叉神経領域血管腫症，脳顔面血管腫症。ポートワイン母斑は火炎状母斑とも呼ばれる。

疫学

SWSは2万～5万人の出生児に1人の割合で孤発的に発症する。性差はない[1]。

病因と病態生理

- SWSは*GNAQ*遺伝子の体細胞性変異が原因で，これはSWS患者の皮膚や脳組織の全ゲノム解析で明らかになった[1]。
- *GNAQ*遺伝子はGαqをコードする。GαqはG蛋白と受容体，下流のシグナル分子と共役してはたらくG蛋白のαサブユニットである。
- 胎児の外胚葉組織でこの変異が毛細血管の発生に影響し，毛細血管奇形を引き起こす[1]。ポートワイン母斑は毛細血管の増殖というよりは，毛細血管や皮膚静脈の拡張と考えられている[2]。

診断

▶ 臨床所見

- SWSの身体所見は皮膚，眼，中枢神経に認め，多くは顔面の毛細血管病変および軟膜血管腫により診断される[2]。
- 皮膚病変
  - SWSの最も特徴的な症候は，その色合いからポートワイン母斑と呼ばれる顔面の毛細血管奇形である（図207-1～207-3）。
  - しばしば混同して考えられているが，毛細血管奇形は皮膚の血管腫とは異なる。SWSには眼および中枢神経系の血管腫を認めるが，ポートワイン母斑は血管腫ではな

18

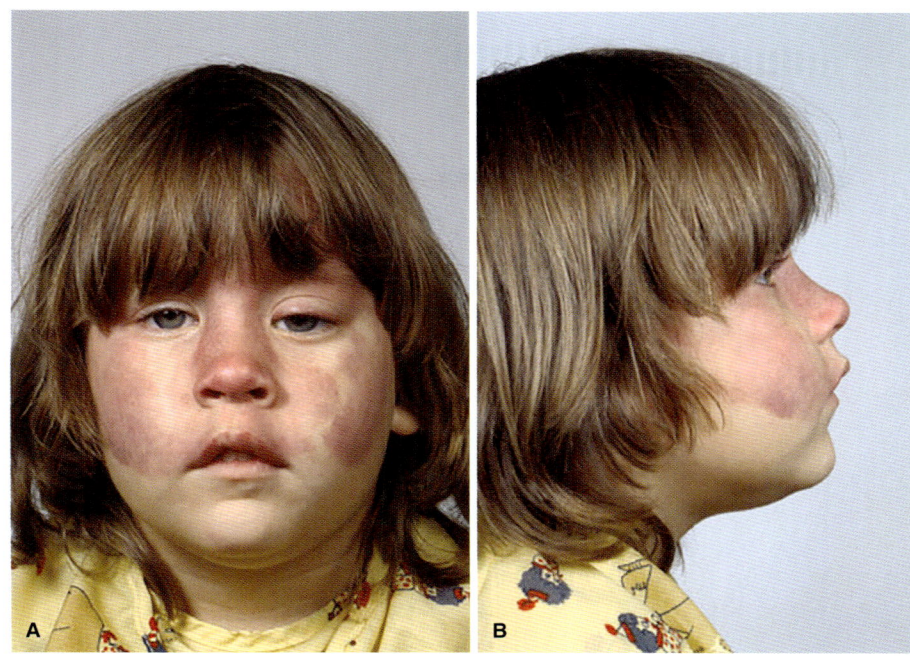

図 207-1　Sturge-Weber 症候群の小児例に認めたポートワイン母斑（**A**：正面像，**B**：側面像）。両側性は一般的ではない。母斑は軟膜血管腫などの頭蓋内病変と関連している。（*Used with permission from Cleveland Clinic Children's Hospital Photo Files*）

い。
- 三叉神経の少なくとも眼枝が障害される。これは前額および上眼瞼部に分布する。
- 多くは片側性であるが，両側にポートワイン母斑を認める例は中枢神経系の障害がより強い傾向がある[2,3]。
- 神経病変
  - 小児の SWS はポートワイン母斑と同側に軟膜毛細管静脈奇形もしくは血管腫を頭頂部または後頭部に認める（図 207-4）。脳実質は萎縮または石灰化している[2]。
  - けいれんは多く認める神経合併症で，SWS 患者の 23〜83％に起こる。どの年代でも発症するが，2 歳前に出現することが多い。典型例では焦点性運動発作だが，二次性全般化も認める。点頭てんかんはあまり一般的ではないが，認める場合もある。初回のけいれんは発熱に伴って出現することが多い。両側の軟膜血管腫を認める患者は，てんかんもより難治である[2]。
  - 発達遅滞障害は約半数に認める。障害の程度は一般的にはけいれんの早期の発症年齢と関連している。
  - 反復する頭痛も多く認める症状である。
  - 片麻痺や視野欠損を伴う脳梗塞様の発作も認める場合がある。
- 眼病変
  - 緑内障は SWS で多く認める眼病変であり，30〜70％といわれている。緑内障も大半はポートワイン母斑と同側に認める。症状は小児期早期より出現し，緩徐進行性である。そのため三叉神経の第 1 枝領域にポートワイン母斑を認める新生児や小児例は必ず眼科的検査をすべきである[2]。
  - 脈絡膜血管腫は SWS の多くの患者に認め，多くはポートワイン母斑と同側に出現する（図 207-5）。これらの病

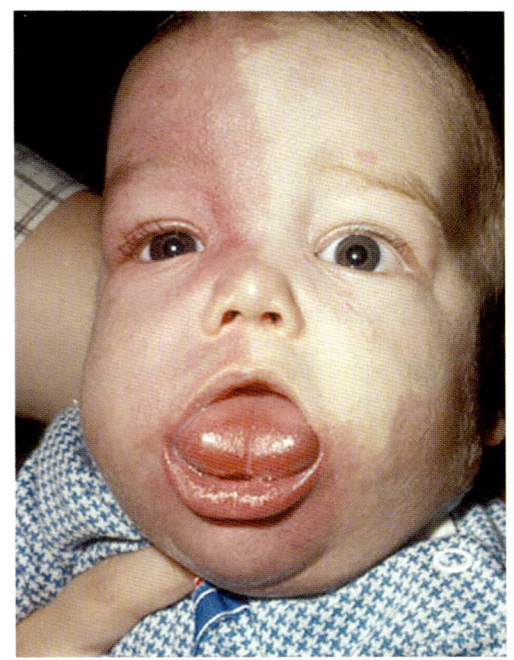

図 207-2　Sturge-Weber 症候群によるけいれん，および発達遅滞を認める乳児例のポートワイン母斑。（*Used with permission from Cleveland Clinic Children's Hospital Photo Files*）

変は網膜色素上皮細胞の変性，線維化，嚢胞状網膜変性によって起こり，失明につながる場合もある。脈絡膜血管腫は軟膜血管腫を示唆する所見である[2]。

■ 画像検査

- 眼科的検査に加え，三叉神経第 1 枝領域のポートワイン母

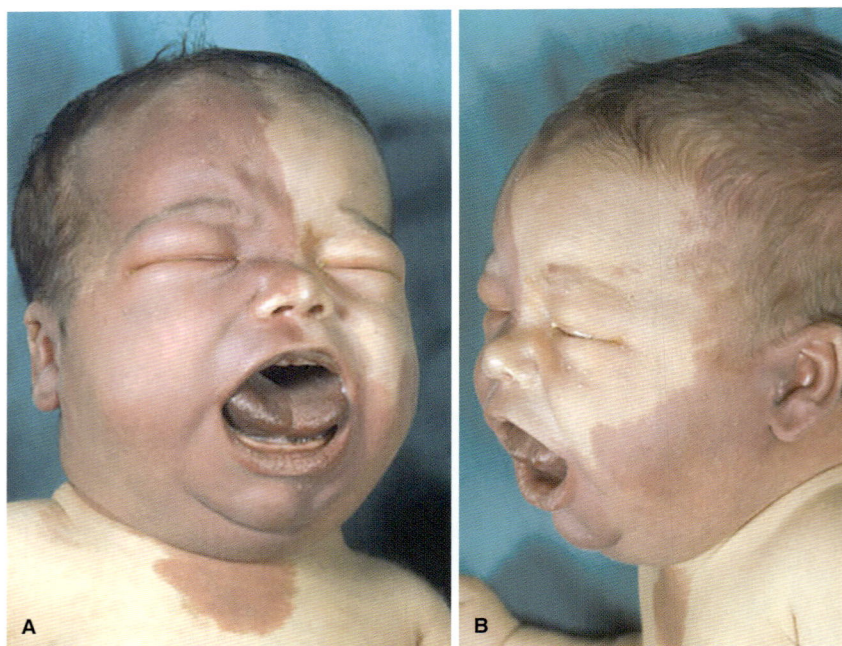

図 207-3　両側のポートワイン母斑の正面像（**A**）と側面像（**B**）。図 207-2 と同患児である。（*Used with permission from Cleveland Clinic Children's Hospital Photo Files*）

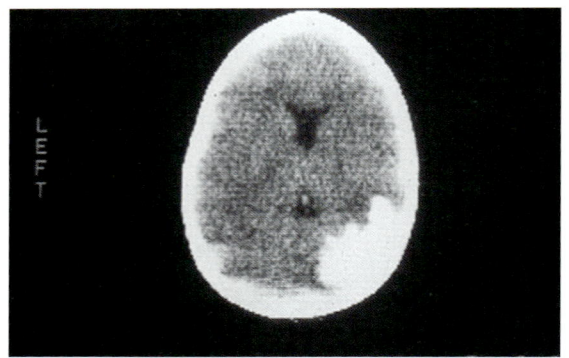

図 207-4　ポートワイン母斑，けいれん，発達遅滞を認めた小児例の軟膜血管腫の頭部 CT 像。（*Used with permission from Cleveland Clinic Children's Hospital Photo Files*）

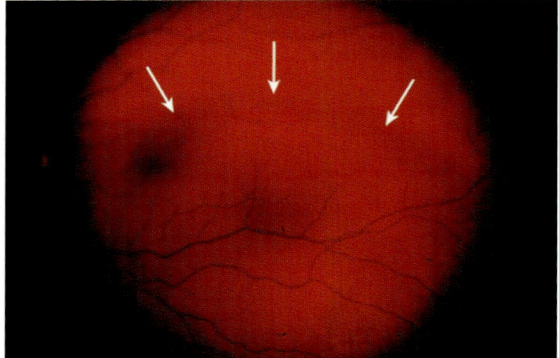

図 207-5　Sturge-Weber 症候群患者の脈絡膜血管腫。矢印は血管腫の上縁を示している。血管腫によって中心窩を含む網膜後部が引き上げられている。（*Used with permission from Lueder GT. Pediatric Practice Ophthalmology：Figure 32-19, and www. accesspediatrics.com.*）

斑を認める乳児例は，特に造影頭部 MRI 検査を進めるべきである。

- 新生児のときの画像検査で異常がなくても，1～2 年毎もしくは，けいれんや緑内障などの症状が出現した際に繰り返し画像評価をする[4]。
- 頭蓋内石灰化（線路様の石灰化）は単純 CT 検査で認める場合がある（図 207-6）。これは皮質の石灰化である。
- 軟膜血管腫は多く認める所見で，けいれんの原因になる（図 207-4）。

鑑別診断

- 母斑を有する 8～20％が神経合併症を認めるにすぎないので，ポートワイン母斑だけでは SWS の診断として十分ではない。多くの顔面ポートワイン母斑症例は SWS ではない（図 207-7，207-8）。

- 皮節に沿って認める顔面血管腫はポートワイン母斑と混同されやすい（図 207-9）。ポートワイン母斑は血管腫より平坦であるが，多くの血管腫のように自然によくなるわけではない。血管腫は毛細血管奇形とは異なり，良性血管腫瘍である（93 章「小児期における血管腫と血管奇形」参照）。大きな顔面の血管腫は PHACE 症候群にもみられる（227 章「PHACE 症候群」参照）。
- ポートワイン母斑を伴い毛細血管拡張奇形，静脈およびリンパ管奇形，四肢の肥大を呈する患者は Klippel-Trenaunay 症候群である[3]。

治療

SWS の治療法は確立していない。けいれんの発作調整や

18

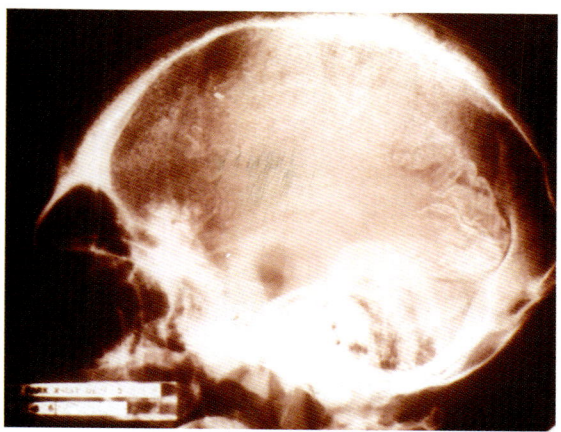

図 207-6　Sturge-Weber 症候群患者の頭蓋骨 X 線撮影で認めた頭蓋内石灰化病変。線路様模様を呈し，脳萎縮を伴う。この疾患に特徴的な脳実質の石灰化所見である。（*Used with permission from Elumalai Appachi, MD*）

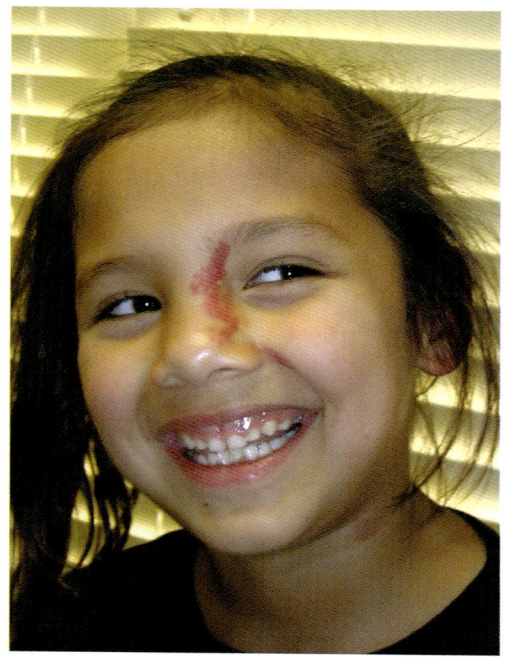

図 207-8　健常な女児に認めたポートワイン母斑。女児は学校生活も問題なく，けいれんも認めず，認知機能も正常である。（*Used with permission from Richard P. Usatine MD*）

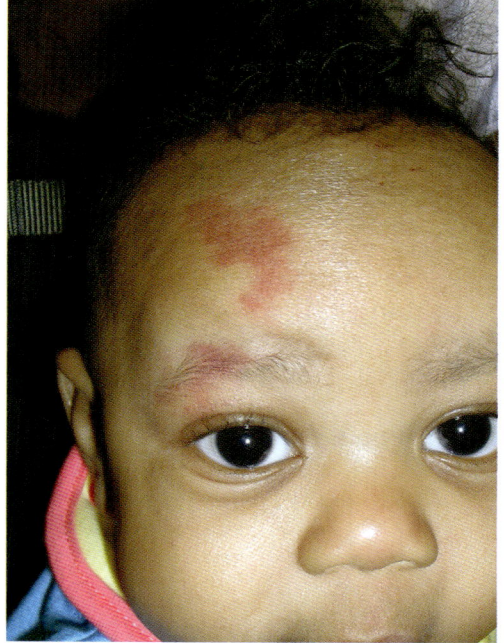

図 207-7　乳児の Sturge-Weber 症候群に認めた三叉神経第 1 枝領域のポートワイン母斑。この児はけいれんを認めず，発達正常である。（*Used with permission from Richard P. Usatine MD*）

緑内障などの眼病変に対する治療を進める。

▶ 非薬物治療

　ある研究ではケトン療法が反復するけいれんに効果があることを報告している[3]。

▶ 薬物治療

- SWS 患者のてんかん治療は難しく，抗てんかん薬（AED）を 1 剤以上使用する場合が多い。しかし，薬物治療はけいれん発作の増加による認知機能障害を抑える意味で重要である[3]。
  - けいれんが発症したら発作活動を抑制するために積極的に AED を開始する。
  - 2～3 剤の最大使用量の AED を服薬してもけいれん発作

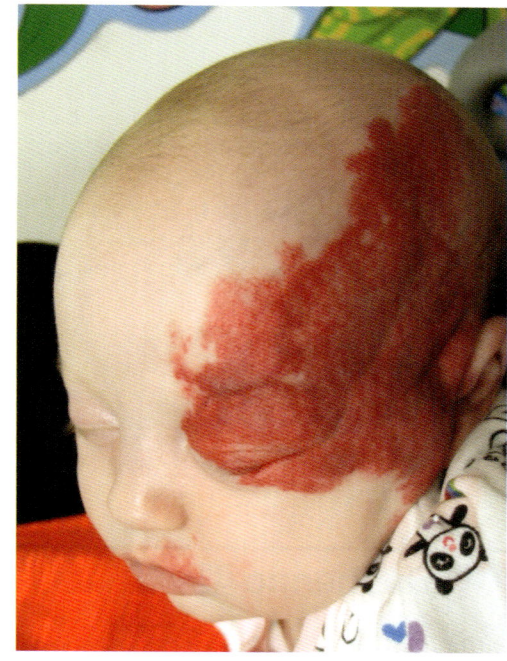

図 207-9　大きな血管腫を認める乳児。患児は PHACE 症候群ではなかった。これはポートワイン母斑ではなく血管腫である。血管腫はポートワイン母斑のように平坦ではない。この血管腫はプロプラノロールを使用し時間をかけて改善した。（*Used with permission from John Browning, MD*）

が調整できない場合は，ケトン療法や外科治療などの他の治療を検討すべきである。

▶ 外科治療

- SWS 患者の緑内障に外科治療を選択することがある。外

科治療には毛様体の凍結凝固療法，隅角切開，線維柱帯切開術を含む[5,6]。
- ある小規模研究では，発作起源部の脳部分切除や半球切除術が長期間の発作調整に効果的であることが示された。しかしこれらの手術による合併症，特に半球切除に関連する片麻痺および同側性半盲などもあるため，外科手術の選択は家族と十分に話し合う必要がある[3]。
- ポートワイン母斑はパルスダイレーザーによる治療がある[2]。これは美容的治療で保険外の治療になる。

▶ 紹介
- 特に三叉神経第1枝領域のポートワイン母斑を呈する新生児は，眼科に紹介する必要がある。小児例の綿密な観察は緑内障の発症を評価するために必要である[2]。
- 同様に軟膜血管腫を認める症例の場合は特に，画像評価やけいれん治療について神経専門医，てんかん専門医に相談するべきである。
- 内科治療を進めてもけいれんが反復する症例は，脳外科医に外科治療について相談をする必要がある。

予防とスクリーニング
- SWS は孤発性であるため，発症予防が困難である。
- しかし，顔面にポートワイン母斑を認める新生児や小児例は眼科的な検査を十分に行うことが推奨される。
- 神経画像は顔面のポートワイン母斑を伴う小児例に必要な検査で，異常所見がない場合でも1〜2年毎に評価すべきである。

予後
- 予後は眼病変の重症度や軟膜血管腫の大きさによる。
- 緑内障の外科治療選択の評価は予後をよくするために必要である。
- 早期のけいれん発作症例や軟膜血管腫を伴う症例は，発達遅滞や認知機能障害の原因になる。したがって，綿密なけいれん発作の観察が必要である。しかし，どの年代にも認知機能障害は起こりうる[3]。

フォローアップ
　合併する疾患別にフォローアップするべきである。眼科医，小児神経医は SWS の小児例を十分に追う必要がある。

【Swathi Appachi, BS／Elumalai Appachi, MD, MRCP】
(星野　愛　訳)

208　Duchenne 型筋ジストロフィー

症例
　Duchenne 型筋ジストロフィー（Duchenne muscular dystrophy：DMD）の9歳男児が定期検査で受診した。患児は3歳のときにつま先立ち歩きで転倒しやすいことから初めて受診し，DMD と診断された。患児は12〜14カ月で独歩可能であったが，同年代の子どもと比較し歩くスピードが遅く，歩いてついていくことが困難であった。診断がついたときに，階段を一段昇れたが，それ以上昇降することが難しいことを

家族が訴えていた。患児は床から起き上がることも困難で，膝に手をついて体を起こしたり，家具に手をかけて立ち上がる様子（Gower 徴候）がみられた（図208-1）。また，動揺歩行を認め，動作がぎこちなく転倒しがちで，走行でより症状が顕著にみられた。

概説
- 筋ジストロフィーの分類で最も多い型である。
- 2〜5歳で発症し，対称性の近位の筋力低下を認め，床からの立位困難，階段の昇降困難，動揺歩行，転びやすいことから気づかれる。
- 7〜13歳で典型例では歩行不能になる。
- 20〜30代で心筋症や呼吸筋低下による進行性の呼吸不全を呈する。
- DMD はジストロフィンをコードする *DMD* 遺伝子の変異により起こる。
- X 連鎖潜性（劣性）遺伝形式：男性に発症するが，女性保因者も X 染色体の不活化（Lyon 仮説）による DMD の特徴を認める場合もある。
- 遺伝子変異により表現型は多彩である。
  - ジストロフィンの欠損は重症 DMD の表現型を呈する。
  - 対立遺伝子内である程度のジストロフィンが保たれていると，より軽症の Becker 型筋ジストロフィー（BMD）や骨格筋障害はほとんど，またはまったく認めない拡張型心筋症（DCM）になる（表208-1）。
- 1851年，Edward Meryon が医学論文に初めて DMD の症例報告をした。
- 1868年，フランスの神経内科医の Duchenne de Boulogne が一連の DMD 小児例を報告し，後に病名に彼の名前がついた。
- 1954年，臨床および遺伝的因子を基に Walton と Nattrass が初めて筋ジストロフィーを分類した。
- 1986年，*DMD* 遺伝子は Luis Kunkel（ポジショナルクローニング，逆遺伝学）により同定された。

別名
- ジストロフィン異常症
- 偽仮性肥大筋ジストロフィー

疫学[1]
- DMD は頻度の高い遺伝性疾患のひとつで，男児出生3,500人に1人の頻度である。
- BMD は男児出生3万〜3万5,000人に1人の頻度である。
- DMD は，最も頻度の高い小児期の筋疾患である。

病因と病態生理
- DMD は *DMD* 遺伝子のフレームシフト変異，点変異，重複により蛋白質の完全欠損を呈する。一方 BMD は *DMD* 遺伝子のインフレーム変異や重複により発現蛋白の大きさが変化するものの，ジストロフィンの機能は部分的に保たれている[2]。
  - DMD の約65％と BMD の85％は *DMD* 遺伝子の欠失による。残りは点変異か，まれに重複による。
- 変異は約1/3の症例に起こる。2/3の症例は母由来の遺伝性である。

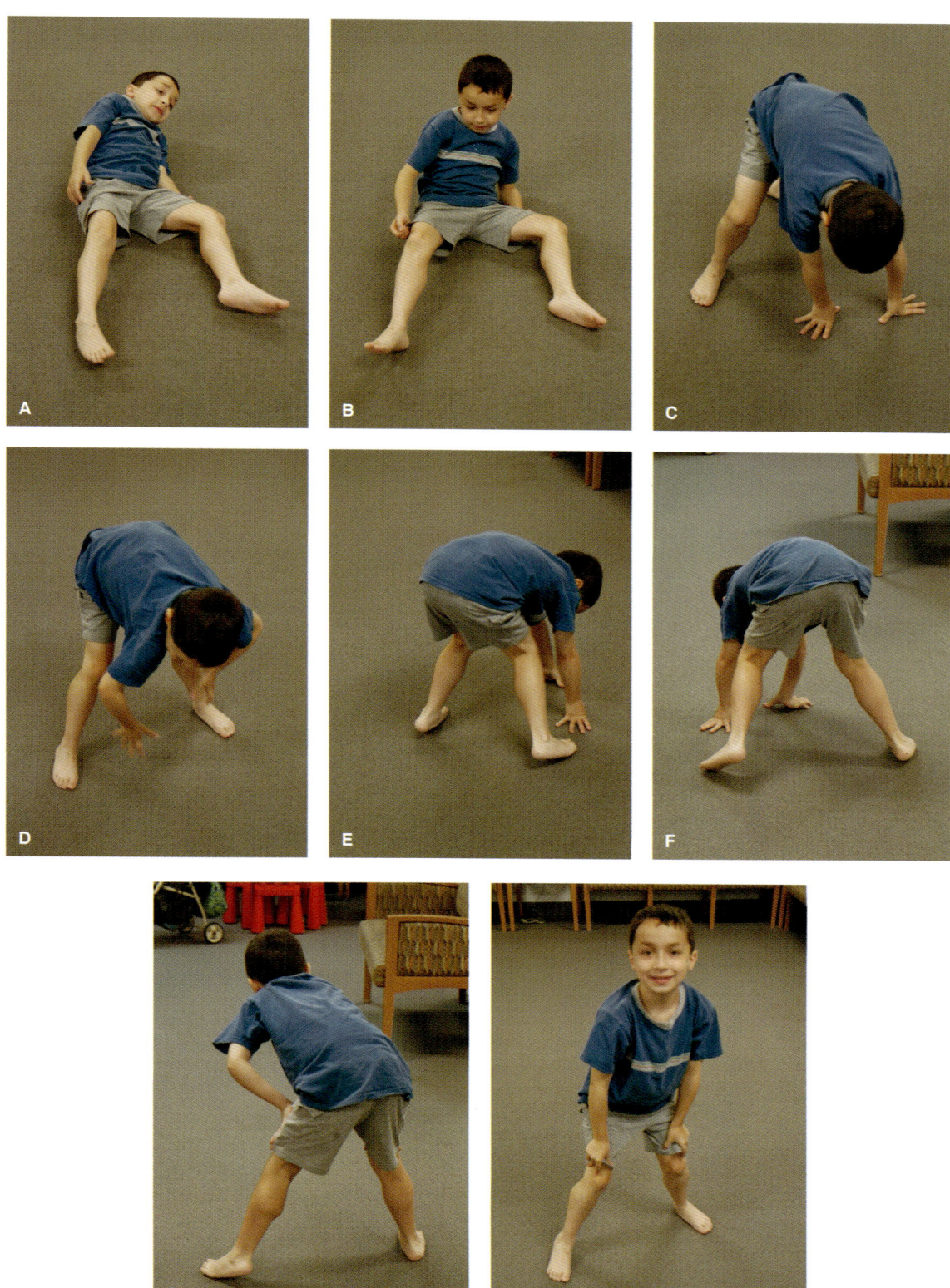

図 208-1　Gower 徴候。立つ際に，床に手を置いてうつ伏せで這うような姿勢になり（**A～D**），両足を広く開いて固定し（**E, F**），手を足元にゆっくり近づけて膝や物を頼りに体を起こす（**G, H**）。（*Used with permission from Neil Friedman, MD*）

表208-1　Duchenne型およびBecker型筋ジストロフィーの比較

	Duchenne型	Becker型
症状の出現する年齢	3～5歳	5～10歳，時に青年期
歩行不能	13歳前	16歳以上
寿命	20代前半：心肺機能不全	症例により様々：長期生存が可能
クレアチンキナーゼ	高値（正常値の10～100倍）	高値（正常値の10～100倍）
心筋症	末期－進行例	早期から認め，筋力低下に比較して顕著。初発症状である場合もあり。
ジストロフィン	欠損（<5%）	量と質の低下（>10%）
遺伝子変異	大欠失：約2/3 小欠失，点変異，重複：約1/3	大欠失：約2/3 小欠失，点変異，重複：約1/3

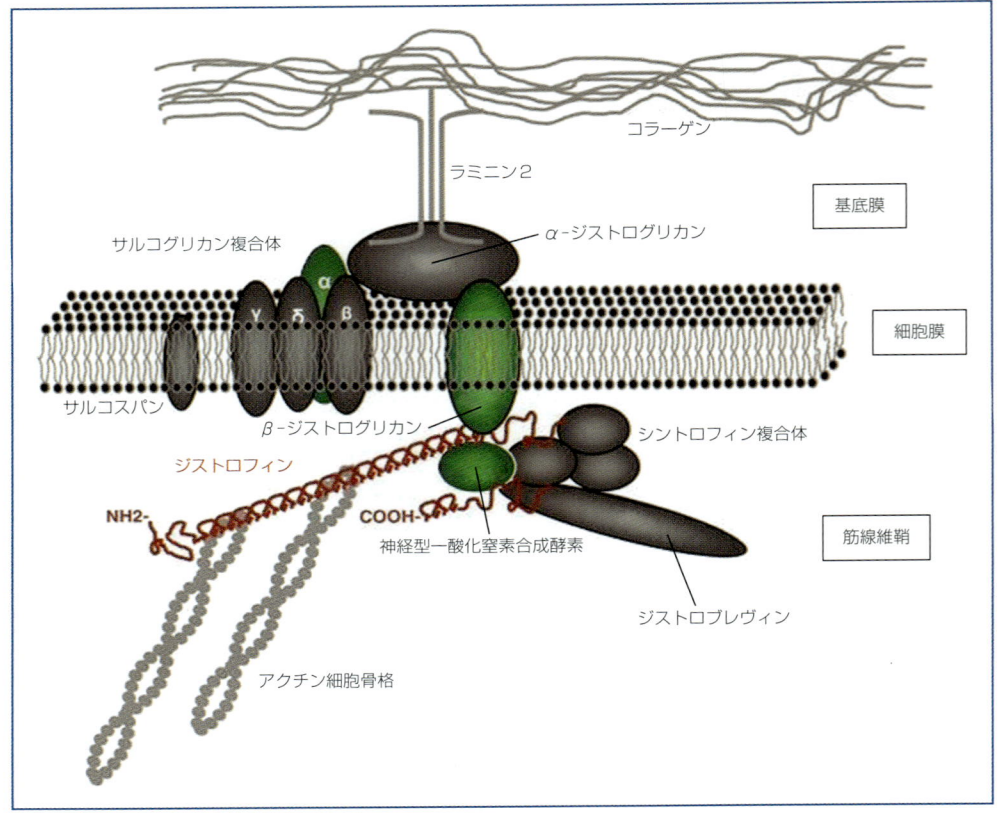

図208-2　ジストロフィン関連糖蛋白複合体。（*Reprinted by permission from Macmillan Publishers Ltd：Molecular Therapy〔Mol Ther.2012 Feb；20(2)：462-7〕, Copyright 2012*）

- *DMD*遺伝子はヒトの遺伝子の中でも大きく（全遺伝子の0.1%），全長2.6 Mb，79エクソンある。
- ジストロフィン蛋白は大きく，アクチン細胞骨格が筋線維膜のジストロフィン関連糖蛋白（DAG）に結合する主な役割をもつ筋膜下の構造蛋白である（**図208-2**）[3]。
- ジストロフィンの欠損は筋障害や炎症性変化により最終的に筋線維が脱落し，結合組織や脂肪蓄積物に置き換わる。これは不可逆的な変化である[4]。

危険因子

- DMDの家族歴がある。
  - X連鎖潜性遺伝形式。
  - 2/3の症例は母親が保因者であり，残りは変異である。

診断

▶ 臨床所見

- 初期は骨盤腰帯に進行性，対称性の近位の筋力低下を認める。その後，肩帯，頸部と遠位筋にも症状が出る。
- ふくらはぎの肥大はよくみられる症状である（偽性肥大，**図208-3**）。
- Gower徴候（**図208-1**）：DMDの特異的な症状ではないが，近位の骨盤腰帯の筋力低下を示唆する所見である。
- 一般的につま先歩きを伴う動揺歩行
- 反射消失または低下
- アキレス腱の拘縮
- 症状が進むと脊柱側弯を認める。
- BMDはDMDと似ているが，発症が遅く緩徐で，症状がより多彩に進行する。

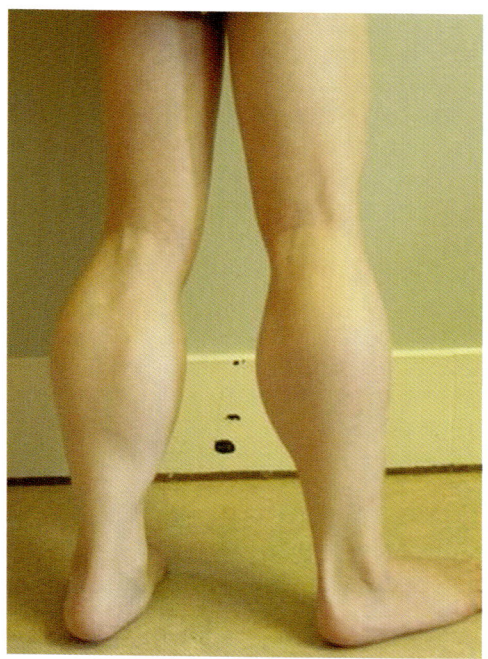

図208-3　DMD患者のふくらはぎの仮性肥大。(*Used with permission from Neil Friedman, MBChB*)

▶ 典型的分布

初期は近位の骨盤帯の筋力低下で，肩帯や頸部の屈筋伸筋や遠位の上下肢筋に時間の経過とともに進行する。

▶ 検査所見

CK（クレアチンキナーゼ）：すべての DMD および BMD 症例で異常高値を示す。しかし，この結果で DMD と BMD，神経筋疾患の他の型を鑑別することはできない。

- EMG（筋電図），神経伝導検査：有用性は低いが，壊死性ミオパチーの所見が得られる。この検査も DMD と BMD，神経筋疾患の他の型を鑑別できない。

- 分子遺伝学的検査
  - マルチプレックス PCR によるエクソン解析などにより，初期のスクリーニングで 2/3 の症例は検出可能であるが，MLPA 法やアレイ CGH と比較して小さな欠失，点変異，重複については検出できない場合がある。
  - 初期のスクリーニングで検出されなかった場合は，ゲノム DNA の全塩基配列解析を検討する。

- 筋生検：遺伝的検査を行うことで生検の必要が減るが，生検では筋線維の大小不同で筋破壊がみられ，中心核の増加，筋が脂肪や結合組織に置き換わり，分断された筋線維が観察される。
  - 免疫染色により DMD ではジストロフィン蛋白が欠損し（少数の痕跡程度の反応を示す線維がみられることがある），BMD では染色が不均一で不完全な様子が確認できる（図208-4）。
  - ウェスタンブロットではジストロフィンの定量解析が可能で，DMD では基本的に欠損（<10％），BMD では質および量が減少している。

▶ 画像検査

通常は適応とならないが，超音波や MRI 検査で筋肉が脂肪に置換されていることが観察される。

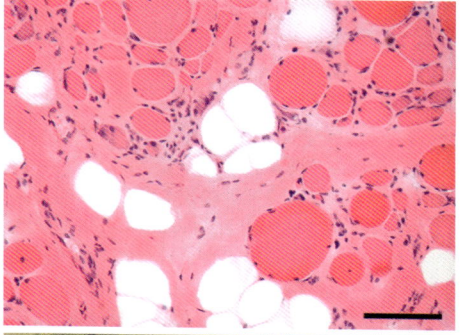
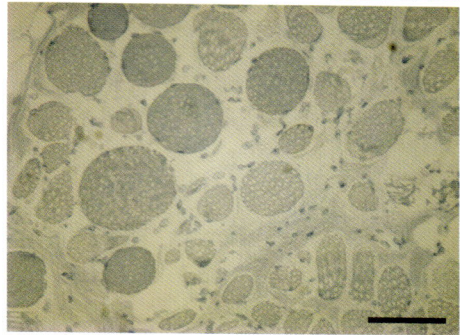
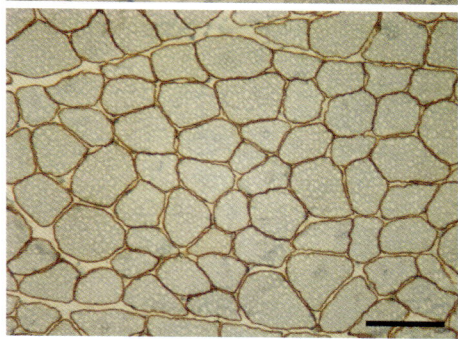

図208-4　DMD。左：ヘマトキシリン・エオジン染色を行った筋組織標本では，損傷によるジストロフィー所見を示す。線維の大きさが明らかに大小不同で，筋内膜の線維化および脂肪化がみられる。大きな線維は早期に壊死しヒアリン化している。いくつか筋細胞核が中央に存在する。いくつかの小線維は好塩基性で核が大きく線維再生の所見を示す。中央：ジストロフィン抗体を用いた免疫染色。ジストロフィンの発現がない。右：ジストロフィン抗体を用いた免疫染色の陽性対照。目盛り＝100 μm。(*Used with permission from Susan M. Staugaitis, MD, PhD*)

鑑別診断

- 肢帯型筋ジストロフィー，Emery-Dreifuss 型筋ジストロフィー，顔面肩甲上腕型筋ジストロフィーを含む他の筋ジストロフィー：発症年齢，筋力低下の様式，関節拘縮障害によって鑑別が可能である。
- 脊髄筋萎縮症：舌の攣縮（前角細胞障害），筋力低下の様式，早期発症例は DMD と区別がつく。
- 皮膚筋炎：炎症性ミオパチーは下肢近位筋の筋力低下である。症状の期間は短く，筋痛や不快感，ヘリオトロープ疹，爪の毛細血管拡張や Gottron 丘疹は DMD と区別できる点である（174章「若年性皮膚筋炎」参照）。

18

治療

▶ 非薬物治療

- 対症療法[5-7]
  - 呼吸器系：SOR **A**
  - 肺機能評価モニタリング
  - 手動や器械による排痰補助の技術は必要である。
  - 朝方の頭痛や疲労感，吐き気の原因になる睡眠時閉塞性無呼吸発作，夜間の換気不全に対して，持続性陽圧呼吸（CPAP）による治療が効果的である。
  - 心病変：DMD は拡張型心筋症や心不全への進行が避けられない。早期発見と心不全や心筋線維化への薬物治療は，症状の軽減と延命につながる可能性がある。SOR **A**
  - 整形外科的異常：拘縮の外科的解除術や側弯の修復術は，肺機能の保護や座位姿勢保持やケアを容易にする。SOR **A**
  - 骨の健康：歩行不能やステロイド治療により，骨密度低下のリスクが増加する。
  - 血清中のカルシウムやリン，アルカリホスファターゼを測定する。
  - 25-ヒドロキシビタミン D（25-OHD）値は年に1〜2回測定する。
  - マグネシウムおよび副甲状腺ホルモン値を評価する。
  - 尿検査（カルシウム，ナトリウム，クレアチニン）
  - 骨密度検査（DEXA）。
    - 基準は3歳以上，もしくはステロイド治療開始時
    - 骨折歴や長期のステロイド治療など，リスクが高い症例および DEXA Z スコア＜−2 の症例は毎年骨密度を評価すべきである。
  - 認知機能障害，学習障害：DMD ではしばしば合併する症状である。適切に評価を進め，障害がある場合は個別の教育方針を含め検討する必要がある。自閉症も DMD と関連がある。適切に臨床状況を把握する必要がある。
  - 非特異的治療
    - 理学療法や作業療法は可動性を促進し，拘縮予防につながる。
    - 水中療法

▶ 薬物治療

- 病因に対する薬物治療
  - ステロイド[5,8,9]：SOR **A**
    - 早期のステロイド治療は，現在使用可能な唯一の治療である。筋力低下の進行を遅くすることは可能であるが，病気を治す治療ではない。
    - 側弯の危険性を軽減し，または肺や心機能を維持する

のに有効な可能性がある。
    - ステロイド投与開始至適時期についてのガイドラインはない。
    - 歩行可能な小児例に推奨されるステロイドの投与開始量は，毎朝 0.75 mg/kg であり，間欠的投与法として 0.75 mg/kg を毎月連日 10 日間を投与する方法や，週末の金土曜日に高用量 5 mg/kg を投与する方法がある。最大効果ではないが，ある程度の効果が認められる最少量は，プレドニゾロン 0.3 mg/kg 連日投与と考えられている。
  - 実験的／研究段階の治療
    - 遺伝子欠失を補う細胞療法：筋芽細胞移植
    - 遺伝子発現調整および修正：エクソンスキッピング療法，変異抑制
    - 遺伝子治療：ウイルスベクターを経由した遺伝子挿入

▶ 紹介

- 多科の専門医，専門職種による診療を必要とする：神経科医，循環器専門医，呼吸器専門医，整形外科医，内分泌腺専門医，臨床遺伝専門医，作業療法，栄養士，社会福祉士，ケアマネージャー。
- 適応があれば，心理社会的サポートを検討する。

予防とスクリーニング

- 患者個人やその家族の遺伝カウンセリングをする。
- リスクのある女性は保因者診断が可能である。
- 特異的な遺伝子変異が保因者に同定されている場合は，出生前診断や着床前診断が可能である。
- 最近の研究では DMD の診断のために，新生児血クレアチンキナーゼによるスクリーニング検査の実現可能の評価が進行中である。

予後

- 現時点で DMD と BMD の根本的治療はない。
- DMD の寿命は積極的な適切な治療が施されていても 20〜30 代である。
- BMD は長期生存が望めるが，病気の重症度による。
- BMD の心病変は筋力低下による不均衡で，早期より起こることがある。心臓移植を検討すべきである。

フォローアップ

慢性疾患：定期的な医療ケアを受け，多専門職種による観察が必要である。

【Neil Friedman, MBChB】

（星野　愛　訳）

第 19 部

血液疾患・悪性腫瘍

SOR	定義
A	一貫して質が高く，かつ患者指向のエビデンス（科学的根拠）に基づいた推奨*
B	一貫性に欠けた，もしくは質に一部問題がある患者指向のエビデンスに基づいた推奨*
C	これまでのコンセンサス，通常行う診療行為，専門家の意見，疾患指向のエビデンス，または診断・治療・予防・スクリーニングについての症例報告に基づいた推奨*

- SOR：推奨度（strength of recommendation）
- 患者指向のエビデンス：死亡率，罹患率，患者の症状の改善などを意味する。
- 疾患指向のエビデンス：血圧変化，血液生化学所見などを意味する。
- ＊：さらなる詳細情報は，巻末の「付録 A」を参照。

209 鉄欠乏性貧血

症例

　生後24カ月の女児。身長50パーセンタイル，体重95パーセンタイルで全身状態は良好である。心拍数150回/分，血圧85/50 mmHg，呼吸数15回/分。まだ哺乳瓶を卒業できておらず，1日38オンス（約1.2 L）の牛乳を飲んでいるという。黄疸はないが，眼球結膜の貧血を認める（図209-1）。肝脾腫はない。眼球結膜の貧血と食事歴を考慮して血液検査を施行したところ，白血球数5,100/mm³，ヘモグロビン6.1 g/dL，血小板数49.9万/mm³であり，小球性低色素性貧血と赤血球形態異常（軽度の大小不同と多染性）を認めた。好塩基性斑点は認めなかった。鉄欠乏性貧血と診断し，経口鉄剤の内服を開始した。また，1日のミルク摂取量を20オンス（約600 mL）までに制限するよう指示した。1カ月後にヘモグロビンは8 g/dLとなった。ヘモグロビン値の正常化を確認してから3カ月間，鉄剤の内服を継続した。

概説

　鉄欠乏性貧血（iron deficiency anemia）は，世界的にみても最も一般的な貧血である[1]。人工乳などの食品への鉄添加やサプリメントの普及によって減少してきているものの，なお頻繁に遭遇する疾患である。

疫学

- 成熟児では，生後9カ月未満で鉄が欠乏することはまれである。
- 通常，成熟児では生下時の貯蔵鉄は高値で，生後4～6カ月までに不足することはない。急激な成長と摂取量不足のため，生後9～18カ月で鉄が欠乏しやすくなる。
- 鉄欠乏性貧血は，1～2歳の幼児の7%，思春期の女児の9%にみられる[2]。
- 早期の牛乳摂取開始，1日24オンス（約700 mL）以上の牛乳摂取は危険因子である。
- 牛乳を過剰に摂取している幼児では，鉄欠乏性貧血がしばしばみられる。牛乳に含まれる鉄は少なく，また，牛乳で満腹になり他の食品から十分な栄養を摂取できなくなるおそれがある。さらに，牛乳を過剰に摂取すると軽度の消化管出血を伴うこともある。
- 早産児は，生下時の貯蔵鉄が少なく，また成長スピードも速いため，鉄欠乏性貧血になりやすい。

病因と病態生理

- 鉄欠乏性貧血は，赤血球産生に必要な鉄が欠乏することによって生じる。体内の鉄の大部分は循環赤血球のヘモグロビンに分布している。
- 残りの鉄はフェリチン内に貯蔵されている。フェリチンは細胞内蛋白のひとつで，あらゆる細胞に存在するが，特に骨髄・肝臓・脾臓に多く発現している。体内の鉄は，主に肝臓内のフェリチンに貯蔵されている。一部の鉄（0.1%）はトランスフェリンと結合し，循環血漿内に存在している。
- 赤血球が破壊され体内循環からはずれると，マクロファー

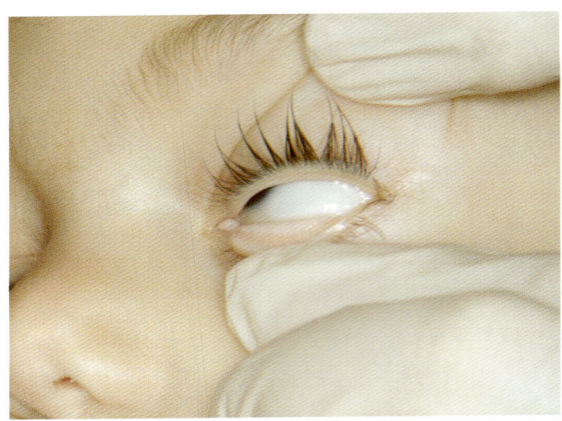

図209-1　鉄欠乏性の重症貧血。眼瞼結膜の貧血を認める。（Used with permission from Margaret C Thompson, MD PhD）

ジによって効率よく鉄が回収され，新しい赤血球産生に再利用される。体外へ排泄される鉄はごく一部のみで，この分は経口摂取により補われている。
- 排泄量が（食事やサプリメントからの）摂取量を上回ると，貯蔵鉄が減少し鉄欠乏性貧血となる。以下の状況で生じやすい。
  - 出血
    ・消化管出血（Crohn病，牛乳の過剰摂取，消化性潰瘍，静脈瘤，鉤虫感染症など）
    ・月経に伴う子宮からの出血
    ・尿路からの出血
  - 偏食
  - 吸収障害
    ・セリアック病
    ・Crohn病
    ・十二指腸切除術後
    ・プロトンポンプ阻害薬，H_2受容体拮抗薬
    ・限局性腸炎
    ・カルシウムやフィチン酸，タンニンなどの過剰摂取

危険因子

- 社会経済的な危険因子（低所得，少数民族，母体の貧血など）[3,4]
- 早期の牛乳摂取開始（1歳未満の乳児）
- 1日24オンス（約700 mL）以上の牛乳摂取
- 氷食症（氷を無性に食べたくなる疾患），異食症（食物でないものを摂取すること）

診断

▶ 臨床所見

- 他の貧血と同様に，貧血の重症度や発症からの期間により臨床症状は異なる。
- 主な症状は，倦怠感，無気力，頻脈，労作時息切れなどである。
- 主な身体所見は，顔面蒼白，粘膜蒼白（眼瞼結膜や歯肉，図209-1，209-2），青色強膜などである。
- スプーン状の爪（匙状爪，図209-3）や舌乳頭萎縮は，小児ではあまりみられない。

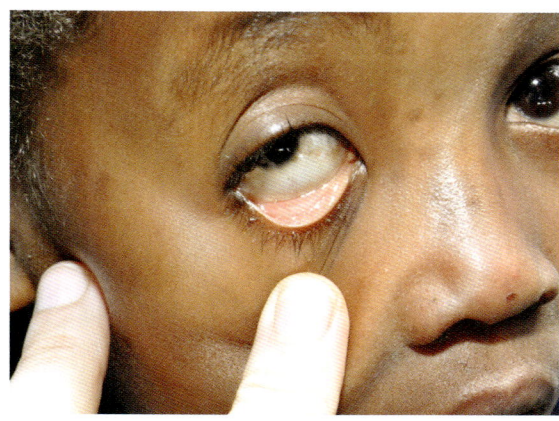

図 209-2　鉄欠乏性貧血による眼瞼結膜の貧血所見。この児はアフリカ農村部の極貧地域で暮らしており，食事からの鉄摂取量が不足していた。（Used with permission from Richard P. Usatine, MD）

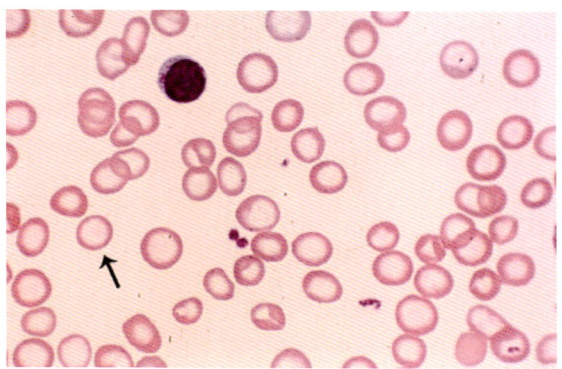

図 209-4　鉄欠乏性貧血に特徴的な小球性低色素性の赤血球（末梢血）。（Used with permission from Lichtman MA, Shafer MS, Felgar RE, Wang N. Lichtman's Atlas of Hematology. http://www.accessmedicine.com.）

- 貯蔵鉄が減少すると，はじめに鉄欠乏性赤血球新生が起こる。この段階では MCV の低下はなく，ごく軽度のヘモグロビン低下を認めるが，通常は無症状である。鉄欠乏が遷延すると，MCV とヘモグロビンの低下を伴う真の鉄欠乏性貧血となる。
- 病歴や身体所見から鉄欠乏の原因が特定できない場合には，尿検査で尿路からの出血を検索することも有用である。慢性疾患が疑われる場合には，一般的な生化学検査を行って肝疾患や腎疾患を鑑別する。消化管出血が疑われる場合には便潜血検査を行う。

鑑別診断

- 他に小球性貧血を呈する疾患として，サラセミアや慢性疾患による貧血（炎症性の貧血）がある。家族歴や食事内容，医学的状態や検査所見などによって鑑別する（表 209-1）。
- 先天性あるいは後天性の鉄芽球性貧血はまれである。後天性鉄芽球性貧血の原因として，鉛中毒やイソニアジド中毒が知られている。
- その他のまれな小球性貧血として，先天性トランスフェリン欠乏症，銅欠乏症，リンパ増殖性疾患（Castleman 病）などがある。

治療

▶ 非薬物治療

- 出血が持続している場合には，出血源を特定する。
- 偏食により鉄の摂取が不足している場合には，栄養指導が有用なこともある。
- 牛乳過剰摂取に伴う鉄欠乏性貧血においては，牛乳の 1 日摂取量を 20〜24 オンス（約 600〜700 mL）までに制限する。
- 鉄欠乏性貧血に対する赤血球輸血は，極端なヘモグロビン低値や心不全がみられるとき，適切に鉄を補充しても出血量が骨髄での産生を上回る（あるいは同等の）ときにのみ行う。

▶ 薬物治療

- 鉄は，経口，経静脈注射，筋肉内注射の 3 つの投与法がある。いずれの投与法でも，通常 3〜4 日以内に末梢血網状赤血球が増加する。
- 経口鉄剤は，安価だが十分な効果を示すことが多い。

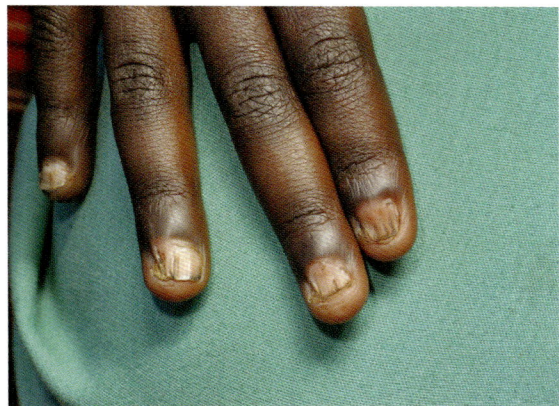

図 209-3　図 209-2 と同患児の匙状爪（スプーン状の爪）。この村の子どもたちは，食事は 1 日に 1〜2 回で，肉は 1 年に 1 回食べられるかどうかという生活をしている。（Used with permission from Richard P. Usatine, MD）

▶ 検査所見

- 末梢血標本で小球性低色素性の赤血球がみられ（図 209-4），平均赤血球容積（MCV）および平均赤血球ヘモグロビン量（MCH）は低値を示す。
- また，赤血球サイズは大小不均一で，赤血球容積分布幅（RDW）は高値を示す。
- 網状赤血球数は低値，あるいは貧血の割に正常値を示す。
- 血清フェリチンは網内系と肝臓における貯蔵鉄の量を反映する。フェリチン低値は鉄欠乏性貧血における最も特異的な検査所見である。しかし，フェリチンは急性相反応物質であり，感染症や慢性炎症により上昇することがあるため，感度は低い。また，フェリチンが正常でも必ずしも鉄欠乏性貧血を除外できるわけではない。
- 血清鉄は一般的には低値となり，総鉄結合能（TIBC）は高値となる。
- 血清トランスフェリン受容体は，赤血球新生の活性を反映しており，これも鉄動態の非特異的指標となる。鉄欠乏において増加し，慢性炎症と鉄欠乏性貧血を鑑別するうえで役立つ[5]。

19

表 209-1　小球性貧血の検査所見

検査項目	鉄欠乏性貧血	サラセミア （サラセミア形質を含む）	慢性炎症
フェリチン	低	正常	低〜高
血清鉄	低	正常〜増加	低
総鉄結合能（TIBC）	高	正常	低
トランスフェリン受容体	増加	正常〜増加	正常
平均赤血球容積（MCV）	低	低 貧血の程度の割に低値	
赤血球数	低	低〜高 （十分な代償が働いていれば高値）	低

- 色々な薬理学機序の経口鉄剤があるが，いずれも鉄成分量 3〜6 mg/kg を分 3〜4 で投与する。少なくともヘモグロビンが正常化してから 3 カ月間は内服を継続する必要がある。ビタミン C と一緒に摂取することで吸収が高まるので，食間にビタミン C ジュースで鉄剤を内服するよう推奨する専門家もいる[6]。SOR **C**
- 吐き気や便秘などの副作用は，小児ではあまりみられない。一時的な歯牙着色を認めることはあるが，あくまで一時的であり，内服後に口をゆすぐことで予防できる。
- 吸収障害がある場合や患者のコンプライアンスが悪い場合，急速な補充が必要な場合には，経静脈的に鉄を投与する[7]。経静脈投与の鉄剤には，以下の 3 種類がある（我が国で使用されている非経口鉄剤は含糖酸化鉄剤フェジン®であり注意）。
  - デキストラン鉄は経静脈投与が可能だが，筋肉内注射可能な唯一の薬剤でもある。一度に大量に投与できるので，1 回の注射で十分な補充を行えるという利点がある。しかし，アナフィラキシーなどのアレルギー反応を引き起こすリスクが有意に高い。筋肉内注射は近年あまり行われなくなってきているが，行う場合には Z-track 法を用いる。筋肉内注射は，痛みや皮膚の色素沈着と吸収効率のむらが生じやすい。
- グルコン酸鉄は経静脈投与薬剤であり，アレルギー反応のリスクがきわめて低い。鉄デキストランと比較して最大投与量が少ないため，十分な補充を行うためには 1 週間に 1 回のペースで複数回投与する必要がある。小児薬用量は確立していないが，血液透析患者の用量に準じて 0.12 mL/kg あるいは成分量で 1.5 mg/kg，1 回最大量は 125 mg とされる。
- スクロース鉄も経静脈投与薬剤であり，アレルギー反応のリスクは低い。小児薬用量は確立していないが，血液透析患者の用量に準じて 0.05 mg/kg，1 回最大量は 200 mg とされる。

▶ 紹介

- 貧血が重症である場合は，血液内科医にコンサルトする。
- 出血源の特定が必要な場合には，消化器内科医や婦人科医にコンサルトする。

予防とスクリーニング

- 米国小児科学会（AAP）の栄養委員会では，成熟児における鉄欠乏性貧血を予防するため以下の提言を示している[8]。
  - 少なくとも生後 6 カ月までは母乳栄養を行うのが望ましい。完全母乳栄養の児には，生後 4 カ月から鉄剤（1 mg/kg/日）の投与を開始し，離乳食で十分量の鉄を摂取できるようになるまで継続する。

- 生後 12 カ月未満で卒乳した乳児には，牛乳ではなく鉄が添加された人工乳を飲ませる。
- 母乳栄養でない乳児には，1 歳までは鉄が添加された人工乳を飲ませる。
- 生後 4〜6 カ月より，鉄が添加されたシリアルや鉄の多く含まれる離乳食を食べさせはじめる。
- 母乳栄養の早産児は，生後 1 カ月までには 2 mg/kg/日の鉄剤内服を開始し，鉄が添加された人工乳へ移行するか，離乳食で鉄を 2 mg/kg/日以上摂取できるようになるまで継続する。
- すべての子どもを対象に，生後 12 カ月時にヘモグロビンを測定するとともに，鉄欠乏性貧血の危険因子を評価する。
- 幼児には 1 日 20 オンス（約 600 mL）以上の牛乳を飲ませないようにする。

予後

- 他に合併症がない場合には，鉄欠乏性貧血を完全に解消すれば予後はきわめてよい。
- 貧血が進行すると，心拡大，乳児では成長・発達の遅れ，年長児では成績の低下，持久力の低下などが生じる[9,10]。

フォローアップ

- 治療反応性を評価するため，治療開始の 4 週間後にヘモグロビンを測定する。
- 1 カ月後にヘモグロビンが少なくとも 1 g/dL 上昇していれば，鉄欠乏と診断してよい。
- 治療反応が不十分な場合は，ヘモグロビンが正常化するまで 2〜3 カ月毎に再検する。
- ヘモグロビンが正常化してから，少なくとも 3 カ月間は治療を継続する。これは貯蔵鉄を補充するためである。

患者教育

- 乳児期の鉄欠乏を予防するために，親や保護者に適切な栄養指導を行う。
- 幼児期には牛乳やジュースを制限するべきであることも伝える。

【Margaret C. Thompson, MD, PhD】
（半谷まゆみ　訳）

210 免疫性血小板減少性紫斑病

症例

　生後22カ月の男児。背部に暗紫色のあざが複数出現したため，小児科を受診した（図210-1）。両下肢（図210-2）および頸部と頬にもあざを認めた。あざは2〜3日前より出現し，その3週間前には嘔気・嘔吐・下痢の症状があったという。免疫性血小板減少性紫斑病（ITP）を疑い，CBCをオーダーした。白血球数，分画，ヘモグロビンは正常だが，血小板数は7,000/μLであった。肝機能検査，プロトロンビン時間（PT），部分トロンボプラスチン時間（PTT）は正常であった。ITPと診断し，入院のうえ安静とし，免疫グロブリン点滴静注療法を開始した。3日間で血小板数は急速に回復し，近日再診を予定して退院した。

概説

　免疫性血小板減少性紫斑病（immune thrombocytopenia purpura：ITP）は，血小板の破壊亢進により血小板減少（血小板数<10万/μL）を呈する後天性の疾患である。かつては特発性血小板減少性紫斑病と呼ばれていた。ITPは急性と慢性に分けられる。急性ITPは持続期間が6カ月未満であるのに対し，慢性ITPは6カ月以上持続する。

別名

　特発性血小板減少性紫斑病

疫学

- 発症率は10万人あたり3〜8人と推定される[1-3]。
- 急性ITPは小児における出血性疾患のうち最多である。
- 好発年齢は2〜10歳で，発症のピークは2〜5歳である[2]。
- 8歳未満では男児に多く，8歳以上では性差がない[2]。
- 冬と春に多い。
- 約2/3の症例で，6週間以内の先行するウィルス感染のエピソードを認める[4]。

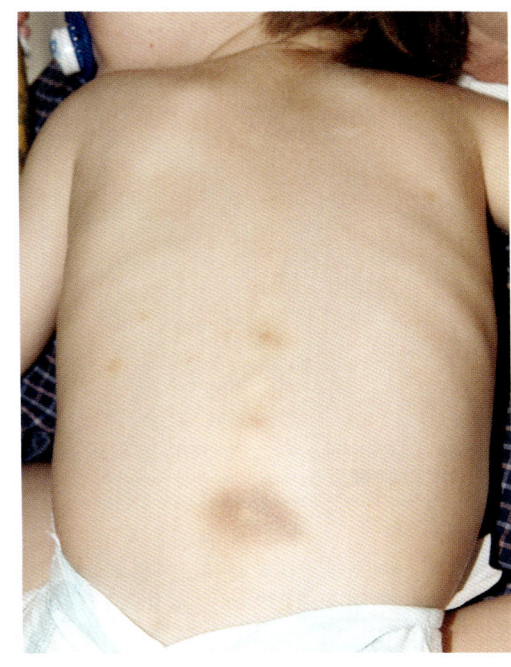

図210-1　免疫性血小板減少性紫斑病。背部に紫斑および出血斑，顔面に点状出血を認める。（Used with permission from Margaret C Thompson, MD, PhD）

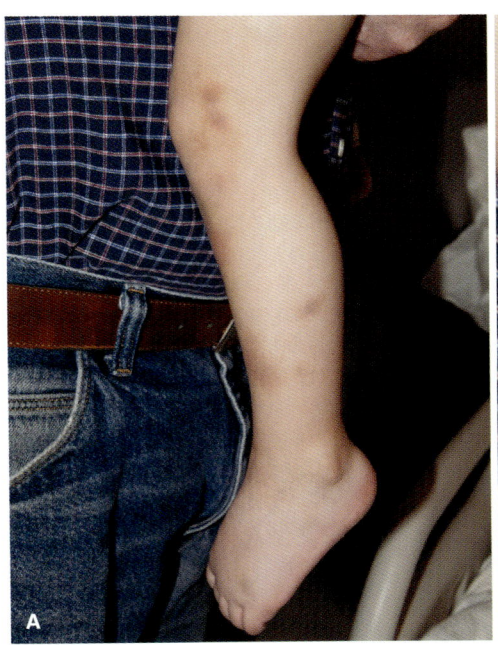
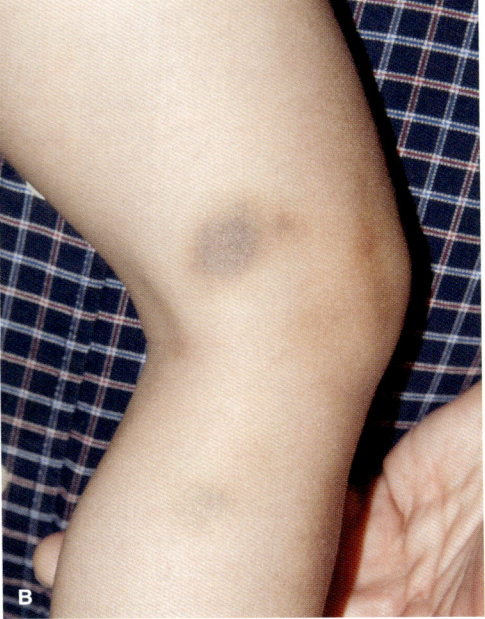

図210-2　図210-1と同患児。**A**：下肢に大きな紫斑を認める。**B**：出血斑の拡大像。（Used with permission from Margaret C Thompson, MD, PhD）

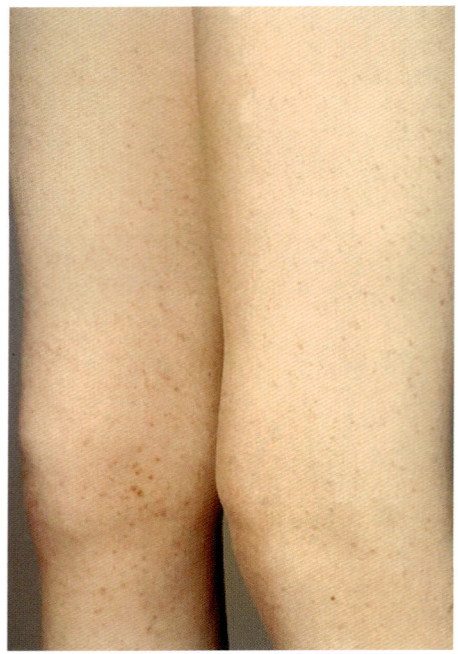

図 210-3　免疫性血小板減少性紫斑病。両下肢に多数の点状出血を認める。(*Used with permission from Cleveland Clinic Children's Hospital Photo Files*)

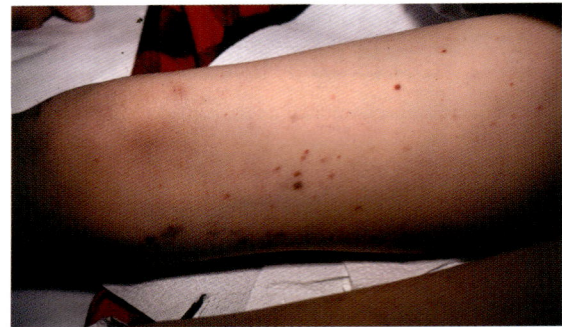

図 210-4　水痘感染後の免疫性血小板減少性紫斑病。点状出血と紫斑を認める。血小板数は 1 万/μL で，歯肉出血も認めている。
(*Used with permission from Richard P. Usatine, MD*)

- 慢性 ITP は，症状出現から 6 カ月以上持続する血小板減少症と定義される。小児 ITP の 10〜20％が該当する。
- 慢性 ITP は年少児よりも思春期（および成人）に多くみられる。男性よりも女性に多く，膠原病などの自己免疫系の基礎疾患が関与している可能性がある。

病因と病態生理

- ITP は，血小板膜上の糖蛋白に対する自己抗体が産生されることによる，免疫介在性疾患である[5]。
- 抗体の結合した血小板は，脾臓や網内系で破壊される。
- 急性 ITP と慢性 ITP は，病態生理学的機序が異なる。急性 ITP は，ウィルスや細菌感染に対して産生された抗体が血小板抗原へ交差反応を示すことにより生じると考えられている。一方，慢性 ITP は，免疫制御の異常が関与していると考えられている。実際，慢性 ITP の患者ではトロンボポエチン濃度が低く，また，慢性 ITP の患者の巨核球は生体外での成長が遅いことがわかっている。
- 麻疹・流行性耳下腺炎・風疹（MMR）ワクチン接種後に ITP を発症することがまれにある。ワクチン接種後に軽度の血小板減少を認めることは珍しくないが，症状を伴うほどの血小板減少症（＜5 万/μL）の頻度は 3 万〜4 万分の 1 程度である。ワクチン接種から発症までの期間は 6 週間以内で，多くの症例は 1 カ月以内に回復し，小児例の 93％は 6 カ月以内に回復する[6,7]。
- ワクチン接種関連 ITP の症例はワクチン接種により ITP が再燃することがある。一方，ワクチン接種関連 ITP でなければ，ワクチン接種により ITP が再燃することはない。
- その他のワクチンの接種後に ITP を発症することはあまりない。

診断

　血小板 1 系統のみの減少を認めて他に症状がない場合には，本疾患を疑う。特に 10 歳未満の小児では，先行感染がしばしばみられる。

▶ 臨床所見

- 急にあざや出血・点状出血が出現し，他には症状がない，というのが最も典型的な経過である。
- 粘膜出血，特に鼻出血や歯肉出血を伴うことがある。
- 身体所見では，点状出血や紫斑，出血斑などの出血所見を認める（図 210-1〜210-4）。
- 鼻孔や歯肉，消化管，泌尿生殖器，膣などの粘膜出血を伴うこともある。
- 月経過多を伴うこともある。
- 出血の程度は，通常血小板減少の程度と相関する。
- 皮膚や粘膜の出血を認めるほかは，通常全身状態は良好である。一部の症例で脾臓を触知することがあるが，リンパ節腫脹や肝腫大，脾腫大は認めない。
- 約 1〜3％の頻度で重篤な消化管出血や頭蓋内出血を合併する。このような症例は，血小板数が 2 万/μL 未満のことが多い。
- 頭蓋内出血は ITP の合併症のうち最も重篤で，0.1〜1.0％の頻度で生じる[2,8]。

▶ 検査所見

- 血小板数が 10 万/μL 未満であれば血小板減少と診断されるが，臨床症状を認めているときには 2 万/μL 未満のことが多い。
- 白血球系は正常で，大出血がなければ貧血も認めない。
- 末梢血液像では顆粒減少を伴わない巨大血小板を認める。赤血球と白血球の形態は正常である。
- 骨髄像（診断には不要）では，3 系統とも造血は正常で，巨核球は正常あるいは増加を示す。
- 抗血小板抗体の検査は感度が低く，診断に必要な検査ではない。
- 平均血小板容積（MPV）は上昇することもあるが，感度・特異度ともに高くない。
- プロトロンビン時間および部分トロンボプラスチン時間は正常である。

鑑別疾患

- 血小板減少症は，産生低下あるいは破壊亢進により生じる。

- 産生低下の原因として下記がある。
  - 感染症：主としてウイルス感染症
  - 骨髄不全症：再生不良性貧血など
  - 骨髄浸潤：白血病などの腫瘍性浸潤など
  - 薬剤性
  - 栄養欠乏：ビタミン B_{12} や葉酸など
  - 肝不全によるトロンボポエチン合成障害
  - 血小板産生障害を伴う遺伝性疾患：血小板減少-橈骨欠損(TAR)症候群，巨大血小板症，Bernard Soulier 症候群，先天性無巨核球性血小板減少症，Wiskott-Aldrich 症候群
  - 血小板産生低下をきたす疾患の多くは，少なくとももう1系統の産生低下を伴うため，ITP との鑑別が可能である。
- 破壊亢進の原因として下記がある。
  - 新生児同種免疫血小板減少症(NAIT)：新生児期に発症
  - 薬剤性(抗てんかん薬など)
  - 溶血性尿毒症症候群(HUS)や播種性血管内凝固症候群(DIC)，血栓性血小板減少性紫斑病(TTP)，Kasabach-Merritt 症候群，血栓症などの血小板消費：これらの疾患では，ITP と比較して全身症状が多く出現する。
  - 物理的な破壊
  - 鎌状赤血球，慢性肝疾患，von Willebrand 病の 2B 型や血小板型における脾機能亢進を伴った血小板破壊

治療と管理

- 小児 ITP の 80％は無治療でも自然寛解する。
- 診断時は血小板減少が著しいことが多いが，通常 6 週間以内に回復する。
- ITP の患児には，活動制限，特にコンタクトスポーツを制限することが推奨される。
- 抗血小板薬の内服は避ける。
- 治療の目的は，自然寛解までに出血するリスクを下げるために血小板数を増加させることである。しかし，治療介入を行うことで頭蓋内出血などの臨床的に重篤な出血を実際に防ぐことができるかどうかは不明である。
- ITP の管理において，治療介入と非介入を比較した無作為化試験は存在しない。このため，多くの場合は担当する臨床医の裁量によって管理される。
- 小児血液内科医の多くは，自然経過を考慮し，出血症状がなければ治療介入せず，こまめにフォローする。
- 血小板数が 2 万/μL あるいは 1 万/μL であれば治療を開始する医師もいる。
- 米国血液学会は，重篤な出血がある，あるいは血小板数が 1 万/μL 未満の小児 ITP 症例には，治療介入を推奨している[9]。

薬物治療

- 無治療でも通常は自然寛解するが，症状を呈するほどの血小板減少期間は薬物療法により短縮できることがわかっている。薬物療法には，ステロイド薬や免疫グロブリン点滴静注療法(IVIG)，抗 D(Rho)抗体などがある[10-16]。SOR C
- 薬物療法が必要な場合には，以下の治療が一般的である。
  - ステロイド薬：経口プレドニンを開始し，血小板数をモニターしながら数週間かけて漸減する。急性白血病が ITP と誤診されていることもあるため，ステロイド薬を第一選択にはせず，ステロイドを開始する前には骨髄検査を施行することが多い。しかし，最近のガイドラインでは，病歴や身体所見，全血球数，末梢血液像が ITP に矛盾する場合や，他の診断を示唆する所見がある場合以外は，骨髄検査を行わないよう推奨している。SOR C
  - IVIG：特に重篤な急性出血を伴う場合，1～2 回の IVIG が第一選択となりうる。通常 24 時間以内に血小板数が増加しはじめ，数日間で回復する。効果は一時的で数週間しか持続しないこともあるが，1 回の投与で十分なこともある。副作用として，頭痛や嘔気，無菌性髄膜炎などがあり，急性頭蓋内出血の症状と類似している。SOR C
  - 抗 D(Rho)抗体：この治療の適応は Rh 陽性で脾臓のある患者に限定される。抗 D 抗体を投与することにより溶血性貧血を生じ，これと競合する血小板の破壊が緩和される。溶血によりヘモグロビンは低下し，通常は軽度だが時に重篤な貧血を呈することもある。Evans 症候群やすでに貧血のある場合など，溶血性貧血を呈している患者に対しては投与すべきでない。
  - 血小板輸血：急性の重篤な出血がある症例に限られる。輸血された血小板は自己の血小板とともに速やかに破壊されるため，通常短期的な効果しか得られない。

外科治療

- 薬物療法の効果が乏しく 1 年以上にわたり血小板減少が持続している場合や，重篤な出血のリスクがあるほどベースラインの血小板数が少ない場合，患者の QOL が損なわれている場合には，脾摘を考慮する。
- 脾摘を行う前に，インフルエンザ菌 b 型，肺炎球菌，髄膜炎菌など莢膜を有する病原体に対する予防接種は完了しておくようにする。

紹介

診断や管理を行う上でも，入院や治療・フォローの要否を決定する上でも，血液内科医に相談することが重要である。

予後

- 約 90％の症例は自然寛解する。
- 約 10％の症例は慢性 ITP に移行する。
- 小児例の約 20％は診断時に粘膜出血や点状出血，内出血を認めるが，重篤な出血を呈するのは 2.9％にすぎない。
- ITP の最重症合併症は頭蓋内出血であり，発症頻度はきわめて低い(0.1～1％)。経験的には血小板数が 1 万/μL 未満の場合に生じやすい。

フォローアップ

- ITP の管理においては，急性の出血をこまめに確認することが重要である。
- 自然寛解を確認する上でも，治療効果を確認する上でも，重篤な出血のリスクを把握する上でも，血小板数をこまめにフォローアップすることが重要である。

患者教育

- 出血のリスクと，出血を予防する方法について，家族に詳しく伝える必要がある。
- 活動制限については，血小板数と出血リスクを考慮して相談する。

【Margaret C. Thompson, MD, PhD】

(半谷まゆみ 訳)

211 鎌状赤血球症

症例

鎌状赤血球症の4歳男児。大腿，腰背部，胸腹部の疼痛が出現し増悪するため，救急外来を受診した。大腿部の疼痛が出現したのは2日前で，イブプロフェンを内服したが改善しないという。胸痛は今日からで，歩行や食事もしようとしない。受診時は頻呼吸を認め，パルスオキシメーターで測定したところ酸素飽和度は室内気で84％で，鼻カヌラで2Lの酸素を開始したところ95％まで上昇した。胸部単純写真では両側胸水を認めた（図211-1）。急性胸部症候群と診断し，小児集中治療室へ入院のうえ，点滴，疼痛管理，抗菌薬で治療したところ，回復した。

概説

鎌状赤血球症（sickle cell disease：SCD）は遺伝疾患群のひとつで，ヘモグロビンβ鎖をコードする遺伝子の少なくとも一方が変異することによって生じる。この遺伝子変異によって赤血球が鎌状になり，その結果，低酸素とアシドーシスによって多系統が慢性進行性に障害される。鎌状赤血球形質（SCT）は，ヘモグロビンβ鎖の遺伝子の片方が変異している状態を指す。このような人は一般的に無症状である。ヘモグロビンSS病（SCD-SS）ではβ鎖の遺伝子が両方とも変異している[1]。

別名

- 鎌状赤血球貧血，ヘモグロビンSS病（SCD-SS）。
- ヘモグロビンSC病（SCD-SC）およびヘモグロビンSβサラセミア（SCD-S-βサラセミア）は，SCD-SSとは異なる変異による鎌状赤血球症である。

疫学

- 米国におけるSCDの罹患者数は9～10万人である。
- アフリカ系の人でのSCDの頻度は500人に1人程度である。
- ヒスパニック系アメリカ人でのSCDの頻度は3万6,000人に1人程度である。
- アフリカ系の人での鎌状赤血球形質の頻度は12人に1人程度である[2]。

病因と病態生理

- ヘモグロビンβ鎖をコードする遺伝子の6番目のアミノ酸がグルタミン酸からバリンに置換し，赤血球の構造が損なわれることが，SCDの原因である。
- この変異により，脱酸素化赤血球が鎌状に変形して赤血球膜が脆弱になり，血管内皮への接着や，静脈閉塞症を引き起こす。また，赤血球の寿命は10～20日に短縮する。
- ヘモグロビンC病の点変異では，ヘモグロビンβ鎖をコードする遺伝子の6番目のアミノ酸がグルタミン酸からリジンに置換し，赤血球の構造が損なわれる。
- この変異により，細胞内カリウムの喪失と細胞内脱水が生じ，血液の粘性が高まって血管が閉塞する。

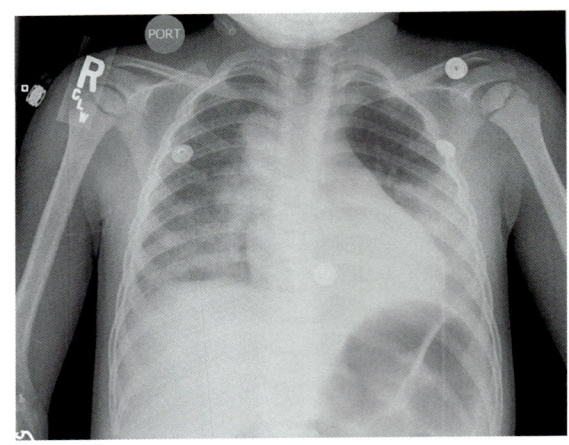

図211-1　鎌状赤血球症（SCD）に合併した急性胸部症候群。
（*Used with permission from Arunkumar Modi, MD, MPH*）

- SCDで臨床的に問題となるのは，不可逆的に鎌状化した赤血球が血管閉塞を起こすことで組織が虚血に陥り，低酸素とアシドーシスをきたすことである。

危険因子

- ヘモグロビンSは，かつて熱帯熱マラリアが流行した地域で多くみられる。アフリカ西海岸，アフリカ中部，インド，サウジアラビア，地中海沿岸などに加えて，南米でもみられる。
- ヘモグロビンCはアフリカ西部に多い。
- 米国では，SCDはアフリカ系アメリカ人で最も頻度が高い。

診断

▶ 臨床所見

SCDは，慢性進行性の多系統障害である[3]。急性期の臨床症状は大きく分けて3つある。

- 血管閉塞
  - 血管閉塞発作は，骨，肺，肝臓，脾臓に生じるのが一般的である。
  - 最も典型的な急性疼痛発作は，骨の梗塞や関節周囲組織の虚血である。
  - びまん性あるいは限局した疼痛と圧痛，腫脹，可動域制限を認めることが多い。
  - 指炎（手足指候群）は中手骨および中足骨，指節骨の疼痛・腫脹がみられるもので，2歳未満の児に好発する（図211-2，211-3）。
  - 大血管や小血管の動脈瘤が閉塞し，脳血管障害が生じることもある。
  - 急性胸部症候群では，発熱，咳嗽，痰，呼吸困難，低酸素などのうち1つ以上の症状がみられ，胸部単純X線写真で新しい浸潤影を認めるものである。鎌状赤血球による肺塞栓が原因と考えられており，背景に感染が伴うこともある（図211-1）[4]。
  - 持続勃起症は，陰茎海綿体の梗塞によって痛みを伴う持続的な勃起が生じる病態である。
- 溶血
  - 溶血発作は，普段のレベル以上に溶血が起こったときに

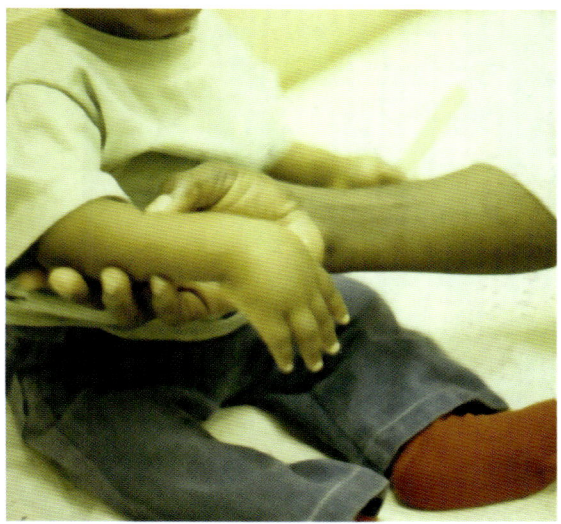

図 211-2　SCD の指炎。疼痛を伴う手指の腫脹を特徴とする。
(*Used with permission from http://www.accessemergencymedi cine.com.*)

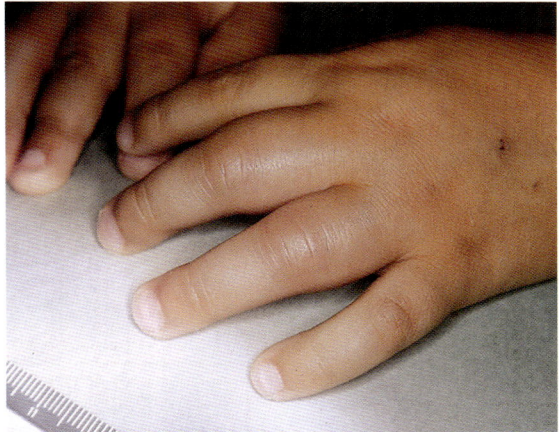

図 211-3　SCD の血管閉塞発作による急性の指炎。(*Reproduced with permission from Knoop et al., The Atlas of Emergency Medicine, 3rd edition, McGraw-Hill, 2010, Figure 14-67*)

生じる。

- 骨髄における網状赤血球産生の亢進が一時的に抑制されるのが，無形成発作である。多くのウイルス感染や細菌感染により生じるが，最も頻度が高いのはパルボウイルス B19 によるものである(図 211-4)。
- 胆嚢炎は胆石や慢性的な溶血性貧血が原因となって生じる。
- 脾臓血球貯留は，急激な貧血や血小板減少の進行を受けて，血液が脾臓内に急速に貯蔵されることである。
- 感染
  - SCD の患者は，機能的に無脾状態であるため，感染のリスクが高い。特に，肺炎球菌やインフルエンザ菌，髄膜炎菌など莢膜を有する病原体に感染しやすい。
  - 肺炎球菌感染による重症敗血症は，予防接種が普及する以前は特に頻度が高く，SCD 患者の幼少期における死因として最多であった[5]。

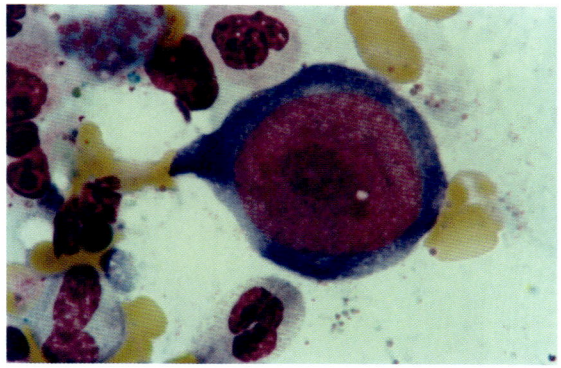

図 211-4　パルボウイルス B19 による無形成発作をきたした患者の末梢血でみられた巨大前赤芽球。このウイルスは赤血球の前駆細胞に感染しやすい性質をもつ。巨大前赤芽球は未熟な赤血球に同ウイルスが感染していることを意味する。(*Used with permission from Camille Sabella, MD*)

  - 骨髄炎は骨の壊死した部分に好発し，起炎菌はサルモネラ菌，黄色ブドウ球菌が大部分を占める。
- SCD の慢性合併症は，持続的な虚血による障害が原因で，肺や心臓，腎臓，中枢神経系，筋骨格，尿路，眼科などの合併症がある。
- SCD の長期にわたる症状として，発育遅延，前額部突出(図 211-5)，慢性貧血による症状(図 211-6)，思春期遅発などがある。
- 慢性的な赤血球輸血を施行されていると，鉄過剰による臓器障害のリスクがある。

▶ 検査所見

- SCD はヘモグロビンの電気泳動検査をすることで確定診断できる。
- 2006 年 5 月 1 日現在，米国では全州ですべての新生児を対象とした SCD のスクリーニングが行われている[6]。
- 米国の新生児スクリーニングではヘモグロビン S の有無を検査しており，SCD の患者のほぼ全例が生下時に診断される。
- SCD の新生児スクリーニングでは，各種のヘモグロビンの発現量を調べる。生まれたばかりの健常児では胎児ヘモグロビン(HbF)が成人ヘモグロビン(HbA)より多く，スクリーニング結果は「FA」と記される。SCD の患者では，ヘモグロビン S，ヘモグロビン F，そして病型によってヘモグロビン A または C を認める[3]。
- 末梢血塗抹標本では鎌状の形をした赤血球が観察される(図 211-7)。SCD-Sβ サラセミアの患者では，小赤血球症や標的細胞もみられる。

▶ 画像検査

- 単純骨 X 線写真では，骨梗塞や骨髄炎を検出することができる(図 211-8)。ただし，梗塞と骨髄炎の鑑別は時に困難である。
- 胸部単純 X 線写真は，急性胸部症候群(図 211-1)の診断に有用である。
- 経頭蓋ドプラ検査(TCD)では，血流速度を測定することによって脳梗塞のリスクを評価できる。この検査は年に 1 回施行すべきである[1,3]。
- 無血管性骨壊死や骨髄炎が疑われるときには，骨 MRI を施行する(図 211-9)。

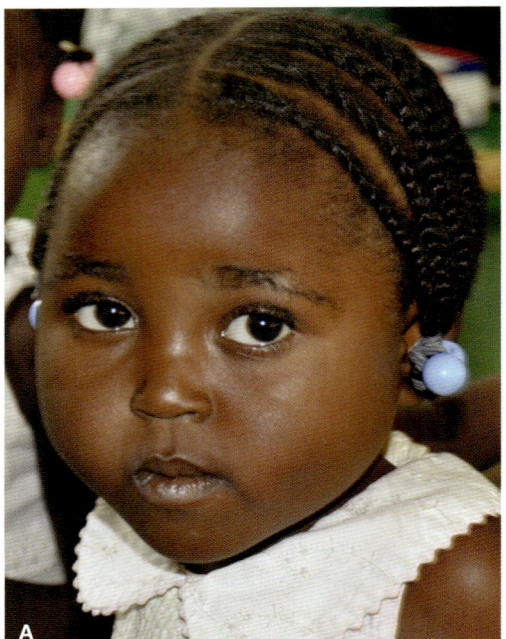
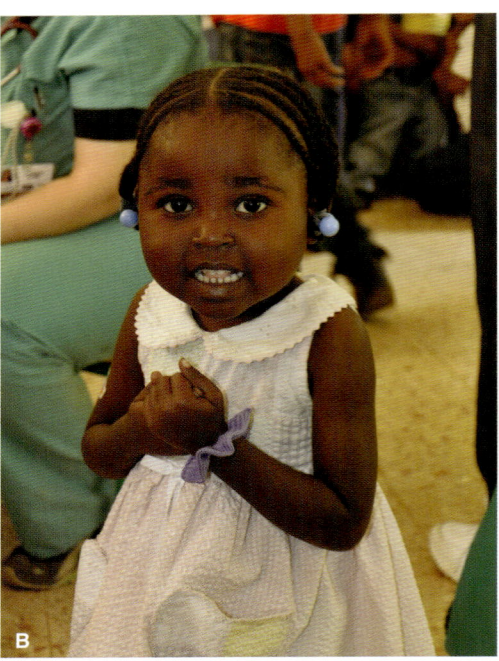

図 211-5　前額部突出（**A**）と発育遅延（**B**）。この女児はハイチ出身で，SCD の治療を受けていなかった。（*Used with permission from Richard P. Usatine, MD*）

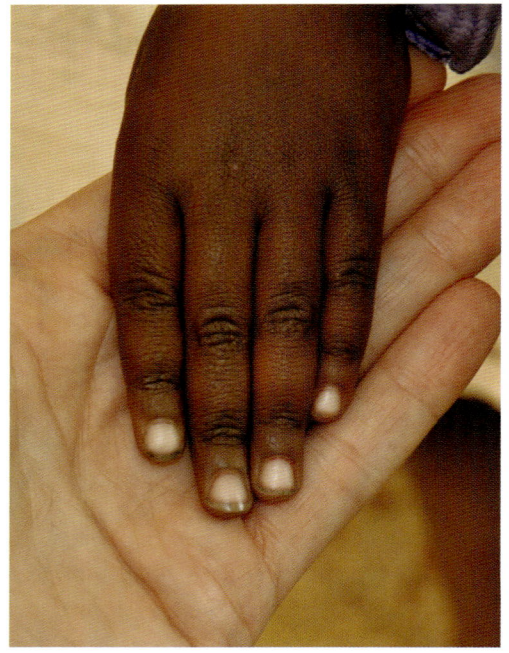

図 211-6　白色爪床。図 211-5 と同患児。（*Used with permission from Richard P. Usatine, MD*）

- 慢性貧血に伴う心合併症は心エコーでモニターする。

鑑別診断

- β 鎖遺伝子の鎌状変異をもつ状態は，鎌状赤血球形質，SCD-SS のほかに 3 つあり，これらは臨床的な重症度が異なる。
  - このうちの 2 つは，SCD と β サラセミアの合併である。

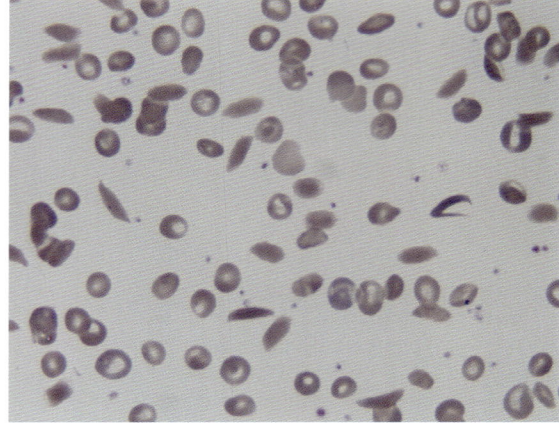

図 211-7　SCD 患者の末梢血塗抹標本。三日月形や鎌状の細胞を多数認める。（*Used with permission from Gary Ferenchick MD*）

　　β 鎖遺伝子の片方のコピーに鎌状赤血球変異があり，もう片方のコピーは β 鎖の形は正常だが数の少ない（あるいは欠如している）質的欠陥をもつ。ヘモグロビン S に加えて正常なヘモグロビン A も産生されるヘモグロビン S β サラセミアプラス（SCD-Sβ^+）と，正常なヘモグロビン A が産生されないヘモグロビン S β サラセミアヌル（SCD-Sβ^0）がある。

- ヘモグロビン SC（SCD-SC）は，β 鎖遺伝子の片方のコピーには鎌状赤血球変異があり，もう片方のコピーにはヘモグロビン C の変異がある。
- これらの疾患の臨床症状は様々であるが，一般的にヘモグロビン S の割合が高いほど重症である。したがって，SCD-SS および SCD-Sβ^0が最重症で，SCD-SC および SCD-Sβ^+は比較的軽症のことが多い。

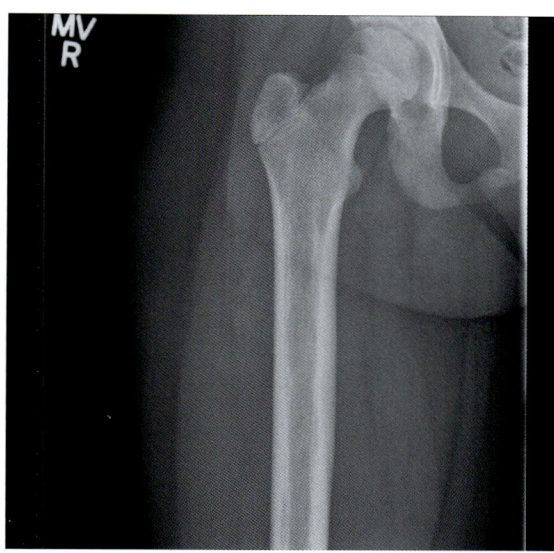

図 211-8　単純 X 線写真における大腿骨の梗塞像。SCD の 14 歳女児。大腿骨の近位および骨幹部に「骨内骨様」の所見を認める。(*Used with permission from Margaret C. Thompson, MD, PhD*)

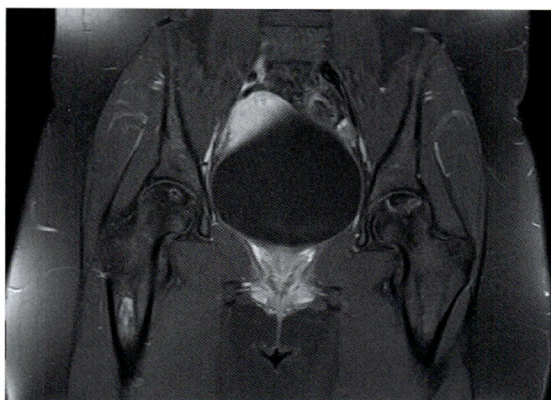

図 211-9　両側大腿骨頭の骨壊死。10 代の SCD 患者における MRI 所見である。(*Used with permission from Arunkumar Modi, MD, MPH*)

治療

- SCD の唯一の根治療法は造血幹細胞移植であり，かつてはよく行われていた。しかし，移植には重篤な合併症や制約があるため，現在では必ずしも標準治療ではない[3]。
- 新生児を対象としたスクリーニングによって，早期に診断されるようになった。早い段階から専門機関で管理し患者教育を行うことで，SCD 患者の有症率および死亡率は減少した。
- 栄養指導，家族教育，感染予防，感染時の迅速な対応，予想される事態の説明など，日常における健康管理を行うことで，SCD 患者の寿命は著しく向上している。
- SCD 患者は，血液内科医のいる専門施設で総合的に管理するのが望ましい[3]。

▶ 非薬物治療

- SCD 患者は，通常の年齢相応の予防接種に加えて，インフルエンザ菌 b 型，髄膜炎菌，23 価肺炎球菌ワクチンを接種

するべきである。また，毎年インフルエンザの予防接種を受けるべきである。[3,7,8] SOR Ⓐ
- 輸血や交換輸血が必要となることもある。特に，急性胸部症候群，脳卒中，脾臓血球貯留や麻酔前などに必要である[3]。SOR Ⓑ
- 高リスクの SCD 患者では，長期的な合併症を軽減する目的で，慢性的な輸血や交換輸血，アフェレーシスが行われることがある。SOR Ⓒ
- 定期的な輸血を行っている患者では，輸血による鉄過剰症や同種抗体を生じるリスクが高くなる。
- SCD 患者は，補液をしっかり行う必要がある。また，入院時には注意深く輸液管理を行う必要がある。

▶ 薬物治療

- 小児の SCD 患者では，アモキシシリンまたはペニシリンの予防投与を行うことで，肺炎球菌による敗血症を防ぐことができる。このため，生後 2 カ月から予防投与を開始し，5 歳まで継続する[9-11]。SOR Ⓐ
- 赤血球産生が亢進するため，葉酸サプリメントが必要である[3]。SOR Ⓑ
- ヒドロキシ尿素はヘモグロビン F の産生を亢進させるため，SCD の合併症予防に有用である[12-14]。SOR Ⓐ
- 発熱した場合には，適切に評価を行い，感染が除外されるまでは経験的な経静脈的抗菌薬投与を行う[3]。
- 急性疼痛発作や指炎をきたした症例では，非ステロイド性抗炎症薬やオピオイドが必要になることもある。可能であれば外来治療とするが，経静脈的投与のために入院を要することが多い。

▶ 外科治療

無血管性骨壊死や胆嚢炎などの合併症の治療として，外科的介入が必要となることがある。

▶ 紹介

SCD 患者は全例，診断時に血液疾患を専門とする施設へ紹介することが望ましい。

予防とスクリーニング

- 全乳児を対象として，生下時に SCD のスクリーニング検査が行われている[6]。
- ガイドラインに従って，合併症のスクリーニングを行う[3]。

予後

- SCD-SS の寿命の中央値は大きく改善してきており，男性は約 42 歳，女性は約 48 歳である。SCD-SC では，男性は 60 歳，女性は 68 歳である。有症状の場合は早期に死亡することが多い。ヘモグロビン F の割合は予後予測因子である[15]。

フォローアップ

SCD の患者は，少なくとも年に 1 回は血液内科医とかかりつけ医を受診するべきである。

患者教育

患者およびその家族には，フォローや感染徴候出現時の迅速な対応が重要であることをしっかり伝える。

【Arunkumar Modi, MD, MPH／Margaret C. Thompson, MD, PhD】

（半谷まゆみ　訳）

212 神経芽腫

症例

　3歳女児。1カ月前からの食思不振，易疲労感，易刺激性を主訴に救急部を受診した。外傷歴はなかったが，眼窩周囲の出血斑（アライグマの目）を認めた（図212-1）。神経芽腫が疑われ，CTを施行した。眼窩CTでは眼窩の骨のびらんと骨膜反応を認めた。腹部MRIで副腎の原発腫瘍を認めた。副腎腫瘍の生検により神経芽腫の確定診断に至った。化学療法への反応は良好だった。

概説

　神経芽腫（neuroblastoma）は胎児性の小児悪性腫瘍のひとつで，原始神経堤細胞から発生した交感神経が腫瘍化したものである。

疫学

- 神経芽腫は小児に発生する頭蓋外固形腫瘍のうち最も頻度が高く，15歳未満の小児癌の8〜10％を占める[1]。
- 米国では年間600〜650例である。
- 発症率は10万出生あたり約14人である。
- 15歳未満の小児では，年間10万人あたり約0.8〜1人が発症する。
- 乳児では最も頻度が高い癌である（12カ月未満では，100万人あたり年間58人が発症）。
- 診断時年齢の中央値は17〜22カ月である。90％の症例は5歳までに診断される。10歳以上の症例はまれである。
- 全小児癌の死亡の約15％を占める。
- 白人に多い。
- わずかに男児が多い（男女比 1.2：1）[2]。

病因と病態生理

- 神経芽腫は，原始交感神経節細胞より発生し，組織学的に神経芽腫，神経節芽腫，神経節腫に分類される。交感神経節の存在する部位，あるいは副腎髄質に発生する。多くの症例において神経芽腫の病因は不明であるが，約20％の腫瘍でみられる発癌遺伝子 *MYCN* の増幅，1p36や11qの欠失，18カ月未満の症例など，分子的異常が同定されるものもある[3]。
- 神経芽腫の1〜2％は家族性で，不完全浸透の常染色体顕性（優性）遺伝形式をとる。家族性神経芽腫では，早期発症，両側副腎発症や多病巣発症がみられる。*Phox2B* や *ALK* 遺伝子の変異との関連が示唆されている[4]。
- *Phox2B* の変異は Haddad 症候群とも関連している。Haddad 症候群はまれな先天性の神経堤障害で，Hirschsprung 病，先天性中枢性低換気症候群，交感神経節腫瘍を呈する。
- 神経芽腫は胎児期に超音波検査で発見されることもあるが，無治療で消退あるいは分化することが多い。

危険因子

- 疫学研究では，神経芽腫の原因となる環境要因は同定されていない[1]。

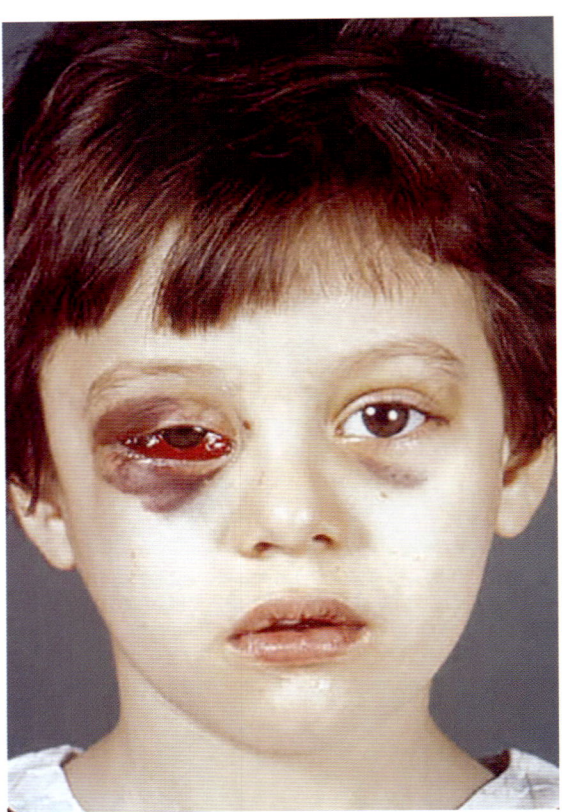

図 212-1　神経芽腫の3歳女児例。眼窩周囲に出血斑（アライグマの目）を認める。この症例の原発巣は副腎で，眼の腫瘍は転移であった。（*Used with permission from Cleveland Clinic Children's Hospital Photo Files*）

- 発症率に地域性がないことから，遺伝要因が大きいことが示唆されている[4]。

診断

　原発巣の部位や病期，腫瘍随伴症候群の有無により臨床症状は異なる。約65％の症例では診断時に転移病変を認める。

▶ 臨床所見

- 副腎原発の腫瘍では，自覚症状を伴わない腹部腫瘤を触知するほか，便秘，腎動脈圧排による高血圧，早期満腹感などを認めることがある。
- 下交感神経鎖由来の神経芽腫では，尿失禁や下肢の運動障害などの脊髄圧迫症状を認めることがある。
- 胸部原発の腫瘍では上大静脈症候群を，上頸神経節由来の腫瘍では Horner 症候群（図212-2）を呈することがある。
- 転移病変による症状は部位により異なり，眼窩周囲の出血斑（アライグマの目，図212-1，212-3）や骨転移に伴う骨痛，肝腫大，"ブルーベリーマフィン"様の皮疹などがある。広範な骨髄浸潤がある症例では，貧血や血小板減少などの徴候や症状を認めることもある（図212-4）。
- 全身症状として，体重減少や易刺激性，発熱などがみられる。
- 腫瘍で産生されるカテコールアミンによる高血圧や，血管作動性腸管ペプチド（VIP）による下痢を認めることもある。
- オプソクローヌス・ミオクローヌスは，神経芽腫に伴う自

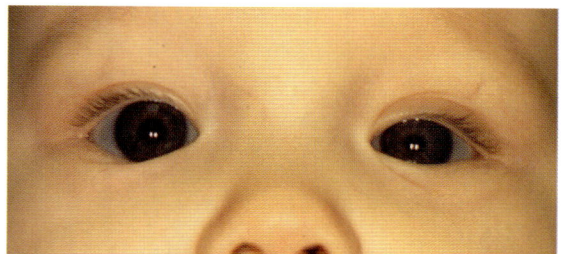

図212-2　神経芽腫の患児における Horner 症候群。左眼は瞳孔が小さく眼瞼下垂もみられる。(Used with permission from Access Pediatrics, Lueder, Pediatric Practice Ophthalmology, Figure 18-1, McGraw Hill)

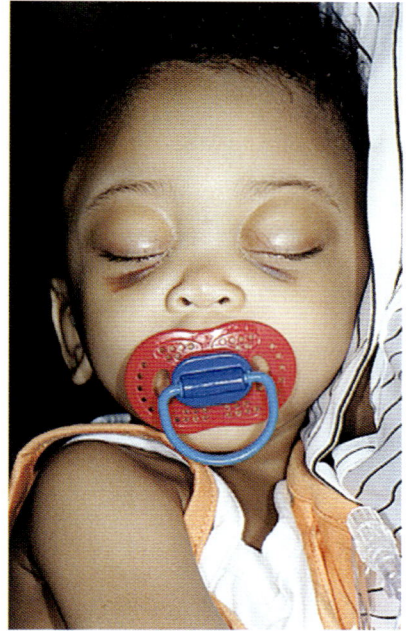

図212-3　神経芽腫の 11 カ月乳児例。両側眼窩周囲の出血斑(アライグマの目)を認める。(Used with permission from Binita R. Shah, MD, Atlas of Pediatric Emergency Medicine, Figure 8-4, www. accessemergencymedicine, McGraw Hill)

己免疫性の傍腫瘍症候群である。オプソクローヌスは，速くて方向性のない，無秩序な動きをする不随意の眼球運動である。

- 1 歳未満の乳児では，皮下結節や肝臓への浸潤など広範囲の転移を認めるにもかかわらず，骨髄浸潤は少なく原発巣も小さいことがある。このような症例の病期は「4S」と呼ばれ，骨やその他の部位の転移を認める症例は除外される。診断時に病気が広範囲に及んでいるにもかかわらず，予後はきわめてよい。

▶ 典型的分布

- 副腎を含め，交感神経鎖の存在する部位であればどこにでも発生しうる。神経芽腫の約 65％が腹部に発生し，40％は副腎，25％は傍脊椎神経節に発生する。15％は後縦隔腫瘍として胸部に発生し，5％は骨盤部に，3％は頸部に，12％はその他の部位に発生する。
- 乳児では胸部や頸部に原発巣があることが比較的多く，年長児では腹部原発が多い。

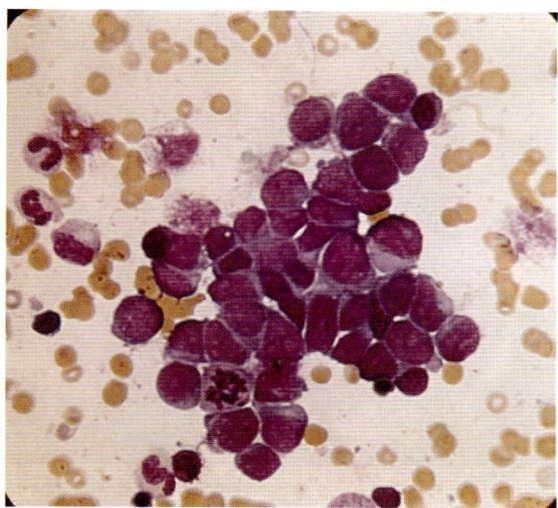

図212-4　骨髄中の神経芽腫細胞。転移性神経芽腫の症例。(Used with permission from Cleveland Clinic Children's Hospital Photo Files)

- 転移病変は，診断時年齢が 1 歳以上の症例に多くみられ，リンパ行性にも血行性にも進展しうる。頻度の高い転移部位は，所属リンパ節や遠隔のリンパ節，骨(長管骨や頭蓋骨)，骨髄，肝臓，皮膚などである[2,4]。肺や脳への転移は 3％未満とまれである[4]。

▶ 検査所見

- 尿では，尿中カテコールアミン，バニリルマンデル酸(VMA)，ホモバニリル酸(HVA)を測定する。これらは大部分の神経芽腫から分泌される。
- 全血球計算値では骨髄浸潤の有無を評価できる。
- 一般的な生化学検査では，肝機能や腎機能のほか，腫瘍崩壊症候群の有無を評価できる。
- 確定診断やリスクに基づいたステージ分類には生検が必要不可欠である。検体は原発巣あるいは転移巣から採取する。病理学的には小円形の青い腫瘍細胞である。神経芽細胞の分化度や分裂指数によって低リスクと高リスクに分けられる[2,3]。
- 骨髄転移の有無を評価する目的で，両側の骨髄生検が必須である(図212-4)。

▶ 画像検査

- 原発巣の評価のために CT および／あるいは MRI を施行する。原発巣は被膜に覆われておらず，重要な周囲組織に進展していることがしばしばある(図212-5)。
- 副腎原発腫瘍の場合には，転移病変検索のために腹部および骨盤部の CT を施行する。
- MIBG シンチグラフィは，ヨード-123 標識のメタヨードベンジルグアニジンというラジオアイソトープを用いた核医学的検査である。MIBG は，カテコールアミン産生腫瘍に発現しているノルエピネフリン輸送体に特異的に取り込まれる。MIBG はカテコールアミン産生腫瘍に対しては感度も特異度もきわめて高く，転移巣を評価したり原発巣の MIBG 感度を評価したりするために施行する[5]。
- 骨シンチグラフィを行うこともあるが，MIBG シンチグラフィで陽性であれば割愛されることが多い。

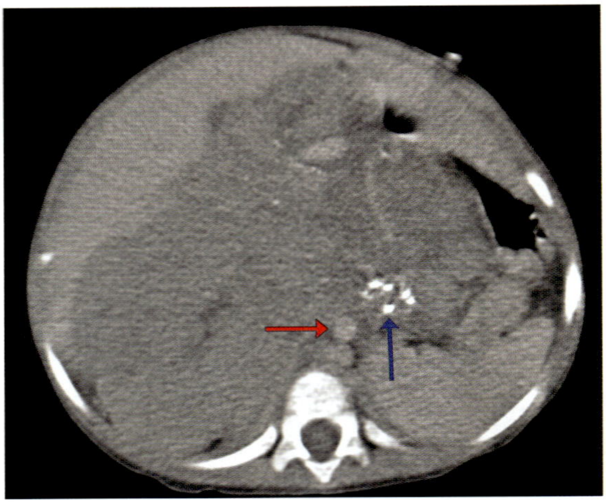

図 212-5　神経芽腫の 2 歳女児例。CT で大きくて内部が不均一な上腹部腫瘤を認める。腫瘤は境界不明瞭で，大動脈(赤矢印)を巻き込んで進展し，腎臓を圧排し，点状石灰化を伴う(青矢印)。いずれも神経芽腫に典型的な所見である。(*Used with permission from Margaret C. Thompson, MD, PhD*)

鑑別診断

- Wilms 腫瘍：全身状態のよい子どもに無症状の側腹部腫瘤を認めるのが典型的である(213 章「Wilms 腫瘍」参照)。
- 副腎出血：一般的には重症敗血症や重度の外傷に合併する。
- 横紋筋肉腫：骨格筋に発生する軟部組織悪性腫瘍である。組織生検により神経芽腫と鑑別する。

治療

- 診断時年齢，診断時病期，治療開始前の腫瘍の組織診断，細胞遺伝学的な変異の有無に基づいて層別化した治療を行う。細胞遺伝学的な変異には，NMYC 増幅や診断時月齢 18 カ月未満の患者における DNA 二倍体などがある。
- 副腎腫瘍は胎児期に指摘されることがある。このような腫瘍は自然消退する可能性があるため，増大したり症状が出現したりする場合には切除するが，基本的には経過観察することが多い。
- MYCN 増幅のない 4S では，腫瘍が自然消退することが多い。巨大な副腎原発腫瘍によって肝腫大や呼吸不全をきたしているなど有症状の場合には，化学療法および／あるいは低線量の放射線療法を行う[3]。
- 低リスク群は，生物学的因子によらないステージ 1 の症例と，ステージ 2 で生物学的因子が予後良好な症例である。再発リスクが低いため，手術療法のみ行う。再発してしまった場合は化学療法により高率に救命できる。生存率は 95 ％以上である[2,4]。
- 中間リスク群は，転移病変はないが原発巣を 50 ％未満(生検のみも含む)しか切除できておらず，かつ MYCN の増幅がない症例である。転移病変があっても，年齢が 18 カ月未満で生物学的因子が予後良好な場合は中間リスクとして治療することがある。治療は，まず手術を行ってから，残存病変に対する放射線治療と 2 〜 8 コースの化学療法を行う。この群の治療成績は 95 ％以上である[2]。
- MYCN 増幅のある症例は，ステージ 1 を除いてすべて高リスク群として治療する。強力な寛解導入療法，手術，幹細胞移植を併用した大量化学療法による地固め療法，放射線療法，免疫療法，レチノイン酸を用いた分化誘導療法など，多角的な治療を行う[2,3]。このような強い治療を行っても生存率は 40 〜 50 ％で，重篤な治療合併死亡も起こりうる。

▶ 外科治療

周産期の 4S に分類される腫瘍以外はすべて，原発巣の切除が必要である。

予防とスクリーニング

乳児期の神経芽腫スクリーニングが有用であるかどうかが検証されてきた。スクリーニングによって予後のよい腫瘍を検出してしまうため神経芽腫の発生率は 2 倍になったが，死亡率の改善にはつながらなかった。したがって，神経芽腫のスクリーニングを全例に行うことは推奨されない[2]。

予後

- 低リスク群の神経芽腫：5 年生存率は 95 ％以上
- 中間リスク群の神経芽腫：5 年生存率は 95 ％以上
- 高リスク群の神経芽腫：長期生存率は 30 〜 40 ％

【Meghan Drayton Jackson, DO／
Margaret C. Thompson, MD, PhD】

(半谷まゆみ　訳)

213 Wilms 腫瘍

症例

既往歴に特記すべきことのない 6 歳男児。1 カ月前からの腹部膨満を主訴として小児科を受診した。腹部症状や胃腸の症状はない。身体診察では左腹部が硬く触れた。超音波検査では腎臓から発生しているようにみえる腫瘤を認め，小児腫瘍科へ紹介された。腹部 CT では左腹部全体を占める巨大な腎腫瘍を認め，Wilms 腫瘍が疑われた(図 213-1)。胸部 CT などの検査を行ったが，転移病変は認めなかった。腎摘出術を行い(図 213-2)，腫瘍病理で Wilms 腫瘍と診断され，予後良好な組織型であった。化学療法後，再発なく経過している。

概説

Wilms 腫瘍を含めた腎臓の癌は，15 歳未満の小児癌の約 6.3 ％，20 歳未満の小児癌の 4.4 ％を占める[1]。治療は，手術療法と化学療法，放射線療法である。複数の治療を組み合わせることで，予後良好な組織型の腫瘍であれば，病期が進行していても 85 ％以上の長期治癒率が得られている。

別名

腎芽腫

疫学

- 米国では，腎悪性腫瘍と診断される 20 歳未満の小児は年間約 550 人で，このうち約 500 人が Wilms 腫瘍である[1]。
- 15 歳未満の小児における腎悪性腫瘍のうち約 95 ％が Wilms 腫瘍である。

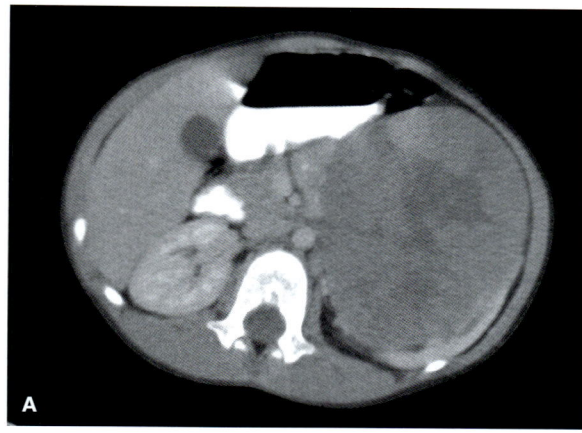
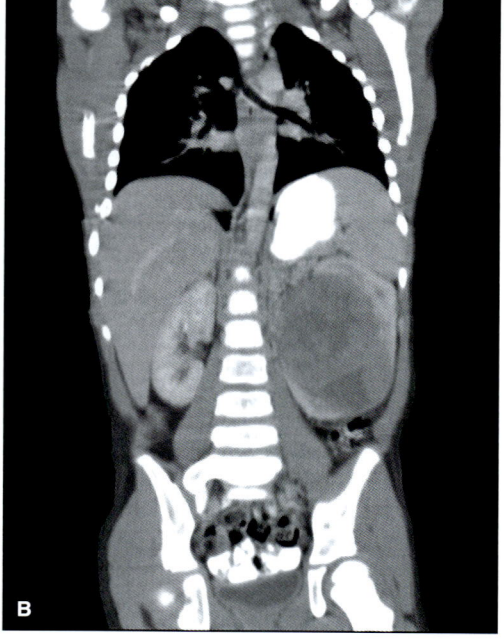

図 213-1　Wilms 腫瘍の 6 歳男児の腹部 CT(**A**：横断および **B**：冠状断)。左側に巨大な腎腫瘤を認める。腫瘤は被膜に覆われ，石灰化は伴っていない。右腎は正常である。(*Used with permission from Stefanie Thomas, MD*)

19

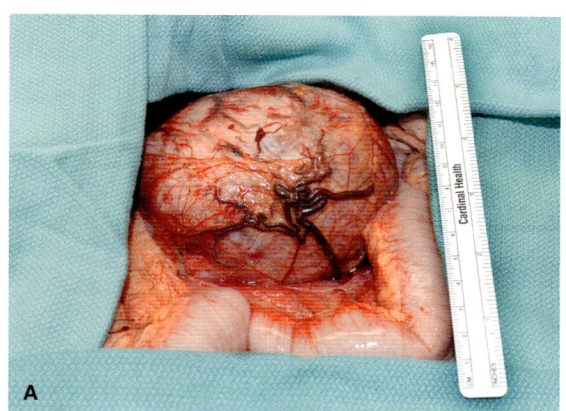
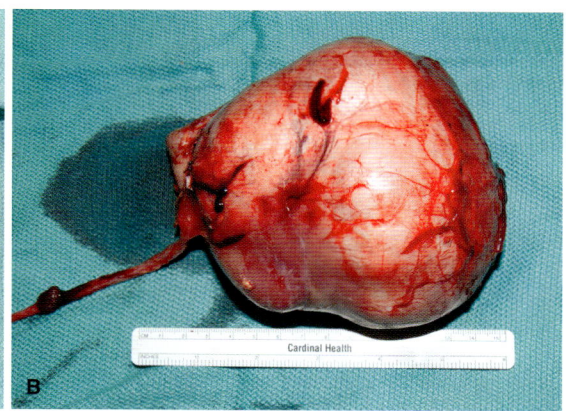

図 213-2　図 213-1 と同患児における巨大な腎腫瘤の術中肉眼所見(**A**)と摘出標本(**B**)。腎実質との境界は明瞭で被膜に覆われている。病理で予後良好な組織型の Wilms 腫瘍と診断された。(*Reprinted with permission, Cleveland Clinic Center for Medical Art & Photography © 2012-2013. All Rights Reserved*)

- Wilms 腫瘍の好発年齢は 5 歳未満であり，2 歳までの発症が特に多い[1]。

病因と病態生理

- Wilms 腫瘍は腎臓の胎児性悪性腫瘍である。
- 胎児期の腎細胞の残留物である腎芽組織遺残から発生するとされる。腎芽組織遺残は出生時に約 1% の頻度で認められるが，通常は早期に退縮あるいは分化する[2]。
- 周産期を過ぎても認められる腎芽組織遺残は，前癌病変と考えられている。
- Wilms 腫瘍の大半は，特に危険因子のない健康な小児に発生する。
- 約 10% の症例は先天的な尿路奇形を合併し，何らかの表現型を認める症候群に合併することもある。
- 合併する尿路奇形は，停留精巣や尿道下裂などである。
- 合併する症候群は，過成長を呈するものと呈さないものに

大別される。
- 過成長を呈する症候群
  - Beckwith-Wiedemann 症候群(Wilms 腫瘍に加え，巨人症，巨舌，臍帯ヘルニア，眼球突出，耳介溝，腎腫大，膵臓肥大，片側肥大などの特徴をもつ)
  - Perlman 症候群(Wilms 腫瘍，胎児巨人症，内臓肥大，特異顔貌，腎芽細胞腫症を伴う両側腎過誤腫)
  - 単独の片側肥大
  - Sotos 症候群(大頭)
  - Simpson-Golabi-Behemel 症候群(Wilms 腫瘍，内臓肥大，ブルドッグ顔貌，先天性心疾患，多指症)
- 過成長を呈さない症候群
  - WAGR 症候群(Wilms 腫瘍，無虹彩，泌尿生殖器奇形，精神発達遅滞)
  - 単独の無虹彩症
  - Denys-Drash 症候群(Wilms 腫瘍，進行性腎障害，男

性仮性半陰陽）
- ・Li-Fraumeni 症候群（家族性 Wilms 腫瘍）
- Wilms 腫瘍の約1～3％は家族性で，通常は不完全浸透の顕性（優性）遺伝形式をとる[3]。
- 孤発例においても家族発生を含めた遺伝的素因のある症候群においても，Wilms 腫瘍の原因遺伝子が複数同定されている。
- 遺伝性症候群における遺伝子変異には，生殖細胞系列の変異もあり，これは遺伝することも新規変異として獲得されることもある。
- Wilms 腫瘍の発生には，癌抑制遺伝子の変異に加えてエピジェネティックな変化も関与していることがわかってきている[4]。

診断

▶ 臨床所見

- 一般的には，本人は無症状で，保護者が上腹部の腫瘤に気づくことが多い。
- その他の所見と頻度は下記のとおりである。
  - 腹痛（20～30％）
  - 発熱（20～30％）
  - 血尿（20～30％）
  - 高血圧（25％）
  - 貧血（腫瘍内への出血）
- 発症時年齢の中央値は，片側例では42～47カ月，両側例では30～33カ月である[5]。
- 5～10％の症例は，多中心性あるいは両側性（ステージⅤ）である。
- 両側性で多中心性の症例は，基本的には何らかの疾病素因となる症候群や，腎芽細胞遺残，先天奇形を合併しているか，あるいは家族性の腫瘍である[6]。
- 腎外原発腫瘍が腹腔内や骨盤内に発生することもあるが，まれである[7]。
- 腎被膜を越えて，腎洞や腎血管系，尿管に局所浸潤することもある[8]。
- 約15～20％の症例で所属リンパ節転移がみられる[8]。
- 血行性転移の好発部位は肺であるが，肝や骨，骨髄，脳にも転移することがある[7]。

▶ 検査所見

- 初診時には，腎機能，電解質，尿，全血球計算，肝機能の検査を行う。
- 腫瘍検体は，予後良好な組織型か退形成型か，腫瘍の拡がりはどうか，断端は陰性かどうか，などを評価する。

▶ 画像検査

- 原発巣の CT 検査
  - 一般的には被膜に覆われ，腎臓内から発生している腫瘍として描出される。通常石灰化はない。被膜に覆われていて石灰化を伴わない腫瘍であるという点で神経芽腫と鑑別できる（図213-1）[7]。
  - 腹部および骨盤 CT は，リンパ節転移や対側腎の腫瘍病変を評価するのに有用である。
- 腎臓超音波検査では，腎動脈や腎静脈内の血栓の有無を評価できる。
- 胸部 CT では，肺病変の有無を評価できる（図213-3）。
- 胸部単純 X 線写真でも転移病変が描出されることはある

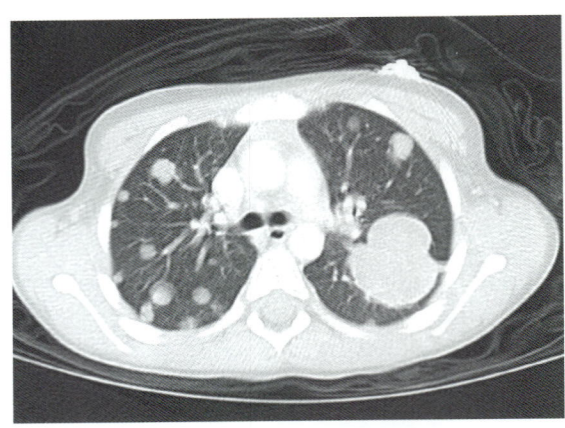

図213-3　胸部 CT による Wilms 腫瘍の多発肺転移。（*Used with permission from Stefanie Thomas, MD*）

が，病期決定のための転移検索には不十分である（図213-4）。
- 原発巣の MRI は，Wilms 腫瘍と腎芽組織遺残との区別に有用なことがある。

鑑別診断

- Wilms 腫瘍と類似する良性病変には以下のようなものがある。
  - 先天性中胚葉性腎腫，びまん性過形成辺葉腎芽腫症（前癌病変），腎芽組織遺残（前癌病変），多発性腎嚢胞疾患
- Wilms 腫瘍と類似する悪性病変には以下のようなものがある。
  - 腎明細胞肉腫，腎悪性横紋筋肉腫様腫瘍，腎細胞癌，神経芽腫
- 経験豊富な小児放射線科医であれば，画像検査からこれらの病変と Wilms 腫瘍を鑑別できることもあるが，最終的には病理で診断される。

治療

- 治療は，病期，組織（予後良好な組織型か退形成型か），手術で完全摘出ができたかどうかにより，リスクに応じて層別化して行う[9]。
- 生検（針生検も含む）を行うと病期が進行するため，可能であれば生検を行わず一期的な完全摘出を目指す。
- 米国では，まず腫瘍摘出を行い，術中に腫瘍を破裂させることなく完全摘出できたかどうか，また腫瘍の組織型に応じて，術後化学療法を行うのが一般的である。
- ヨーロッパでは，暫定診断のもとにまず術前化学療法を行い，その後に手術と術後化学療法を行うのが一般的である。
- 術前あるいは術中に所属リンパ節転移や腫瘍破裂を認めた症例や，術前に生検を施行してしまった症例では，腹部あるいは側腹部に放射線照射を行う必要がある。
- 放射線治療は肺などの転移巣に対しても有効である。
- 両側性（ステージⅤ）の症例では腎臓を温存し，必要であれば腎部分切除を行う。生検は原則行わない。放射線療法の適応は，それぞれの原発巣の局所浸潤や所属リンパ節転移を評価して決定する。
- 標準的な抗腫瘍薬は，ビンクリスチン，アクチノマイシン

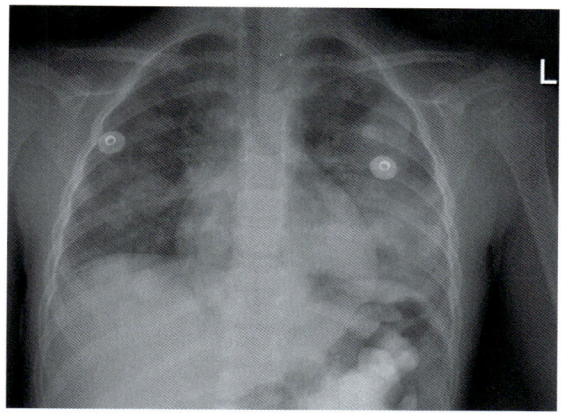

図 213-4　図 213-3 と同患児。胸部単純 X 線写真でも両肺に転移性の多発結節を認める。（*Used with permission from Stefanie Thomas, MD*）

D，ドキソルビシン，シクロホスファミド，エトポシドである。退形成型の腫瘍や化学療法に抵抗性の腫瘍の場合には他の薬剤を加える。

予防とスクリーニング

- Beckwith-Wiedemann，WAGR 症候群，Denys-Drash，特発性片側肥大，孤発性無虹彩などの素因となる症候群や，家族性 Wilms 腫瘍の家族歴がある場合には，8 歳になるまで 3 カ月毎に超音波検査でスクリーニングを行う[10]。

予後

- Wilms 腫瘍の全生存率は 90％である[11]。
- 予後良好な組織型では，診断時に転移のある症例（病期 4）や両側性の症例を含めても，4 年生存率は 80％以上である[11]。
- 退形成型の予後は悪く，病期 1 および 2 の 4 年生存率は約 80％，病期 4 の 4 年生存率は 33％である[11]。
- Wilms 腫瘍の長期生存者を対象とした研究によると，治療から 25 年経過した時点での何らかの慢性症状の累積発症率は 65％，重篤な慢性症状の累積発症率は 24％であった。晩期合併症には下記のものがある[12]。
  - ドキソルビシン投与や全肺への放射線照射後の心筋症，不整脈，左心不全
  - 腎摘出術による末期腎不全
  - ドキソルビシンやアルキル化薬剤の投与，放射線治療後の二次癌
  - 骨盤への放射線照射やアルキル化薬剤投与後の急性卵巣不全や月経不順
  - アルキル化薬剤投与後の精子減少症や無精子症
  - 脊椎を照射野に含む放射線治療による低身長

【Stefanie Thomas, MD／Margaret C. Thompson, MD, PhD】

（半谷まゆみ　訳）

214 ランゲルハンス細胞組織球症

症例

生後 3 カ月の女児。生下時からの紅斑を主訴に小児科を受診した。両親によると，生まれたときから顔面と体幹に紅斑があり，その部位の皮膚は赤くなっていた。生後 2 週間はわずかに紅斑が広がった程度であったが，その後は赤褐色へと色味が増して表面がざらつくようになり，頭部，顔面，体幹，背部，そして両下肢にも広がった（図 214-1，214-2）。また，右眼は目やにがたまって，ここ数日しっかり目を開けられない状態であるとのことだった。紅斑の性状から皮膚科にコンサルトしたところ，皮膚生検では免疫組織化学で CD1 陽性であり，ランゲルハンス細胞組織球症の診断に矛盾しない所見が得られた。追加で行った頭部単純 X 線写真では，眼窩骨病変が指摘された（図 214-3）。化学療法を行い，再発なく経過している。

概説

ランゲルハンス細胞組織球症（Langerhans cell histiocytosis：LCH）は，皮膚のランゲルハンス細胞に類似した組織球細胞のクローン増殖を特徴とする疾患で，様々な臓器に広く浸潤して拡大していく[1]。浸潤の程度は様々であるため，病気の広がりに応じて治療法を選択する。

別名

- 骨の好酸球性肉芽腫：単一の骨に限局している LCH
- Hand-Schuller-Christian 病：眼球突出，尿崩症，頭蓋骨病変を伴う LCH
- Letterer-Siwe 病：多発性多臓器性の LCH
- Hashimoto-Pritzker 病：乳児における LCH の紅斑で，通常自然消退する。
- ヒスチオサイトーシス X

疫学

- 発症頻度は，15 歳未満の小児では 100 万人あたり約 2～10

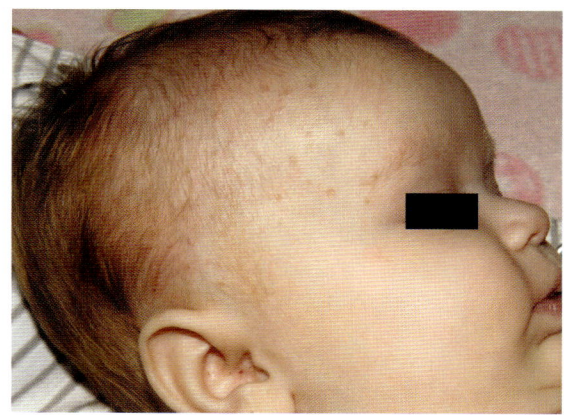

図 214-1　ランゲルハンス細胞組織球症（LCH）。顔面および頭部に赤褐色の丘疹を多数認める。乳児脂漏性皮膚炎と混同しやすい。（*Used with permission from Stefanie Thomas, MD*）

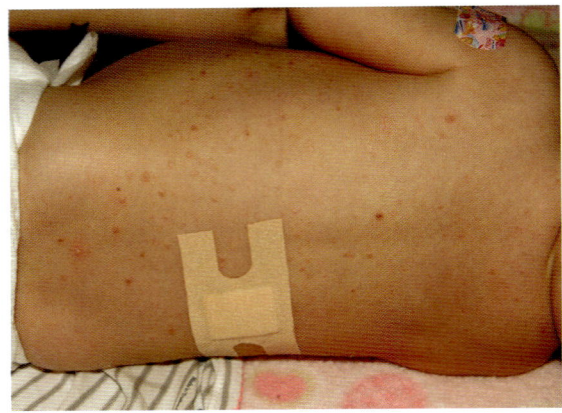

図 214-2　図 214-1 と同患児。背部に多数の丘疹，小水疱，痂皮化した丘疹を認める。前に丘疹があったところには炎症後の色素脱失を認めている。（*Used with permission from Stefanie Thomas, MD*）

人で，発症時月齢の中央値は 30 カ月である[2]。
- 男女比は 1：1 である[2]。

病因と病態生理

- はっきりした病因は特定されていない。
- 悪性の形質転換（増殖性とクローン性）と，免疫調節不全の双方の特徴を呈する[1]。
- 近年，*BRAF* 遺伝子の変異が高頻度にみられることが発見された[3]。

危険因子

　LCH の発症に関与する因子は同定されていない。

診断

▶ 臨床所見
- 最も典型的な症状は皮疹と骨病変で，疼痛を伴うこともあれば無症状のこともある（図 214-1〜214-3）。
- 発熱や体重減少，下痢，浮腫，呼吸困難などの非特異的な炎症反応を呈することもある[1]。
- 下垂体への浸潤がしばしばみられ，多飲多尿などの尿崩症状を呈することもある[1]。
- その他，浸潤する臓器によって様々な症状を呈する。

▶ 典型的分布
- 皮膚病変や骨病変の生じる部位は広く多彩である。
- 臓器・組織への浸潤は単一のことも複数のこともある。
- 浸潤臓器は高リスク臓器と低リスク臓器に分類される。高リスク臓器は，骨髄，肝臓，脾臓，肺である。低リスク臓器は，皮膚，骨，リンパ節，消化器系，下垂体である。高リスク臓器への浸潤を認める場合の予後は不良である。
- 骨病変の好発部位は頭蓋骨である（図 214-3）が，大腿骨や肋骨，上腕骨，椎骨にも発生しうる（図 214-4）。

▶ 検査所見
- 基本的には生検により診断される。皮膚病変があれば，皮膚生検が最も侵襲の少ない診断法である。
- 免疫組織化学解析では CD207（ランゲリン）と CD1a が陽性となる[1]。
- Birbeck 顆粒（ランゲルハンス細胞にみられるテニスラ

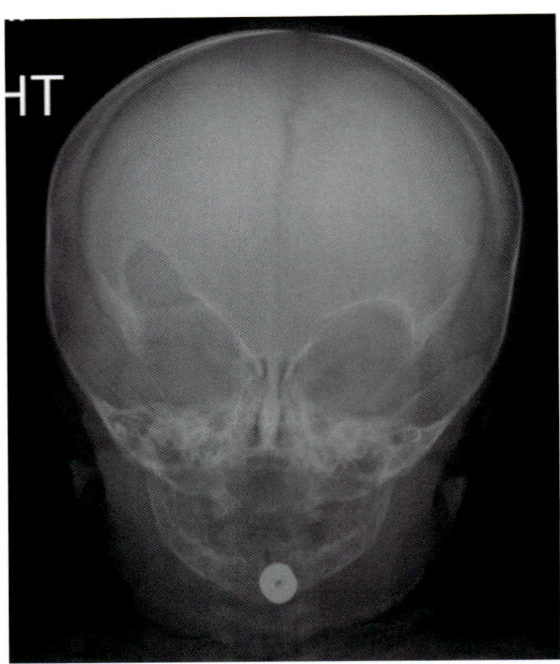

図 214-3　図 214-1 と同患児。頭部単純 X 線写真で右眼窩の側壁に溶骨性変化を認める。（*Used with permission from Stefanie Thomas, MD*）

ケット状の形をした小器官）は電子顕微鏡でみられる LCH の特徴的な所見だが，診断に不可欠なものではない（図 214-5）。
- 浸潤している臓器により，他の検査所見にも影響が出る。

▶ 画像検査
- 溶骨性病変は単純 X 線写真で描出されやすい（図 214-3）。
- 下垂体浸潤の評価は頭部 MRI で行うのが一般的である。

鑑別診断

- 皮膚 LCH の鑑別疾患には，脂漏性湿疹，新生児中毒性紅斑，肥満細胞症，腸性肢端皮膚炎，乳児の肢端膿疱症，良性頭部組織球症がある（図 140-7 参照）。これらの疾患に対して適切な治療または経過観察を行っても皮膚所見が改善しない場合には，LCH を疑うべきである。
- 椎体 LCH の鑑別疾患には脊椎結核があるが，詳細な病歴聴取と生検結果により除外できる。

治療

　治療は病変の部位とその広がりによって異なる。

▶ 非薬物治療
　皮膚単独の LCH に対しては，特に乳児例では，経過観察のみでよい場合がある。

▶ 薬物治療
- 皮膚単独の LCH に対しては，ステロイド外用薬を用いることがあるが，これだけでは効果は乏しい[4]。経口メトトレキサートが用いられることもある[5]。
- 骨の単独病変に対しては，経口ステロイドまたは病変部へのステロイド注射を行う[6]。
- 椎体や頭蓋骨など高リスク部位の骨の単独病変に対しては，全身化学療法を行う。

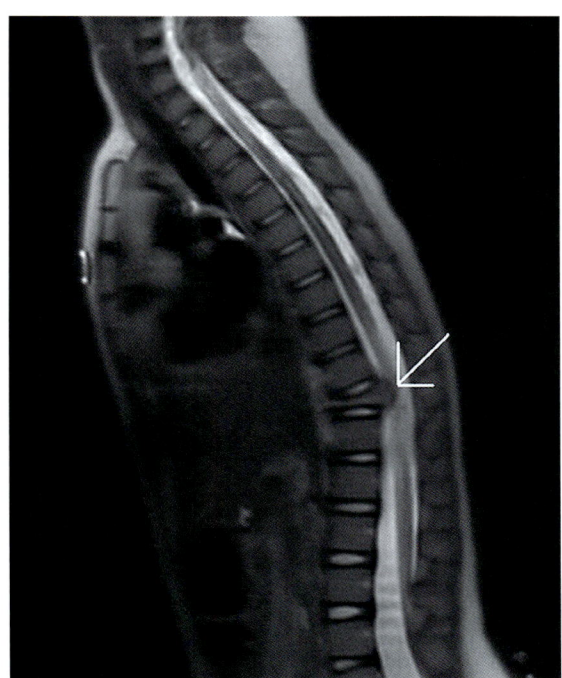

図 214-4　扁平椎（椎体の扁平化；矢印）。LCH の患者の椎骨浸潤に特徴的な所見である。(*Used with permission from Margaret C. Thompson, MD*)

- 単一臓器（骨など）内に複数の病変がある場合には，特に下垂体への再発リスクを下げるために全身化学療法を行う。
- 多臓器に病変を認める場合や高リスク臓器に浸潤している場合には，全身化学療法を行う。ビンブラスチン，経口ステロイド，6-メルカプトプリンを用いるのが一般的で，治療期間は通常 1 年間である。

▶ 外科治療

　骨の単独病変であれば，整形外科医による掻爬術だけで有効な場合もある。

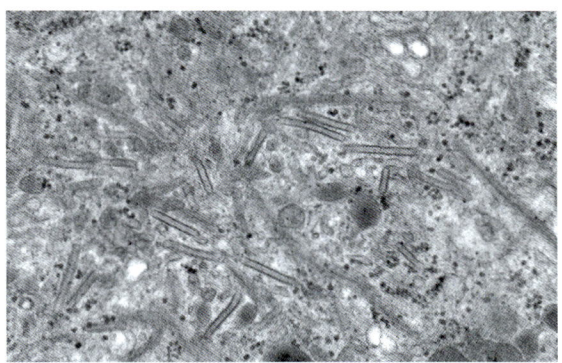

図 214-5　Birbeck 顆粒。LCH の患者における皮膚生検の電子顕微鏡所見。(*Used with permission from Melissa Piliang, MD*)

▶ 紹介

　血液内科医に紹介するのが望ましい。

予後

- 高リスク臓器への浸潤がない，単独臓器内の LCH の乳児は，非常に予後がよい[1]。
- 2 歳未満で，特に多臓器に病変を認める場合は，予後が不良である。高リスク臓器への浸潤がない症例では，集学的治療を行うことで生存率が格段に改善してきている[7]。
- 高リスク臓器への浸潤を認める症例では，集学的治療の進歩により死亡率が 44％から 27％にまで低下した[7]ものの，依然予後は不良である。
- 高リスク臓器への浸潤を認める症例で，治療開始から 6 週間以内に反応がみられない場合は死亡率がきわめて高い[1]。
- 皮膚に限局した LCH の乳児例は多臓器 LCH へ進展することがよくあるので，他の臓器への進展がないか定期的にモニターすべきである[4]。

【Stefanie Thomas, MD／Margaret C. Thompson, MD】
（半谷まゆみ　訳）

19

第 20 部

アレルギーおよび免疫疾患

SOR	定義
A	一貫して質が高く，かつ患者指向のエビデンス（科学的根拠）に基づいた推奨*
B	一貫性に欠けた，もしくは質に一部問題がある患者指向のエビデンスに基づいた推奨*
C	これまでのコンセンサス，通常行う診療行為，専門家の意見，疾患指向のエビデンス，または診断・治療・予防・スクリーニングについての症例報告に基づいた推奨*

- SOR：推奨度（strength of recommendation）
- 患者指向のエビデンス：死亡率，罹患率，患者の症状の改善などを意味する。
- 疾患指向のエビデンス：血圧変化，血液生化学所見などを意味する。
- *：さらなる詳細情報は，巻末の「付録 A」を参照。

215 アレルギー性鼻炎

症例

　9歳女児が小児科医に，持続する鼻づまり，鼻汁，間欠的なくしゃみとかゆみの症状で受診した。女児の症状は通年性だが，春と秋に症状の悪化がみられた。診察では，両側の目の下のくま（図215-1），両側の結膜炎（図215-2），浮腫状で蒼白な下鼻甲介（図215-3）と大量の透明な水様性鼻汁を認めた。市販の抗ヒスタミン薬では効果が乏しかったため，毎日使用するステロイド点鼻薬を処方された。これにより症状はかなり改善したが消失はしなかった。女児はアレルギー専門医の診察を受けて，羽毛枕を使用して寝ていること，2匹の猫を飼っていること，春に屋外にいると眼のかゆみと充血がみられることを話した。生活環境抗原に対する皮膚プリックテストでは，ダニ，ネコ，イネ科の植物の花粉とブタクサの花粉に陽性反応がみられた（図215-4，215-5）。ダニ，ネコや屋外の花粉を避けるように勧められた。さらに女児のステロイド点鼻薬の使い方とアドヒアランスについて確認され，増悪時の治療のために抗ヒスタミン点鼻薬が追加された。

概説

　アレルギー性鼻炎（allergic rhinitis）は，動物のフケ・ダニ・カビの胞子・花粉・ゴキブリやネズミなどを含む，空気中のアレルゲンに感受性をもつ患者に起こる上気道症状の一連の症候群である。多くの患者は三大アレルギー疾患であるアトピー性皮膚炎・アレルギー性鼻炎・気管支喘息の既往がある。これらの症状は季節性，あるいは季節的な悪化を伴う通年性の経過をとる。

別名

　枯草熱，アレルギー，花粉症，鼻風邪

疫学

- 6歳までに42%の子どもが医師からアレルギー性鼻炎の診断を受けている[1]。
- 屋外の花粉による季節性アレルギー性鼻炎は2歳以前にはめったに発症しない。しかし，室内アレルゲンに対する感作は1歳までに出現しうる。
- アレルギー性鼻炎の有病率は，幼少期から青年期の間に増加する。
- アレルギー性鼻炎は様々な遺伝的背景をもつ人々にみられる。しかし，西洋化した国の都市や郊外地域で育った，あるいはより高い社会経済的階級で育った人に多くみられる傾向がある[2]。

危険因子

- アレルギー性鼻炎は，遺伝的な素因をもつ人が，一般的な空気中アレルゲンに曝露されて起こる。
- アレルギー性鼻炎やすべてのアレルギー疾患の有病率は，都会的な／西洋化した地域社会で育った人々により高く，

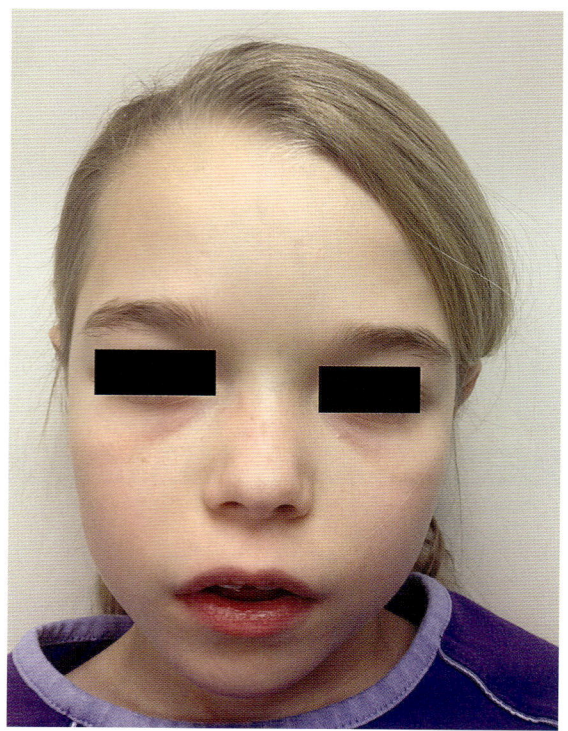

図215-1　アレルギー性鼻炎の小児にみられた口呼吸と目の下のくま。（Used with permission from Brian Schroer, MD）

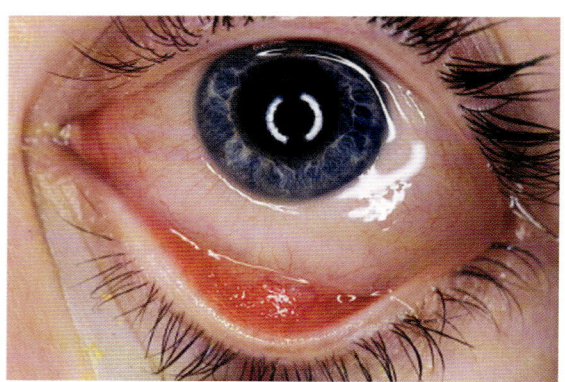

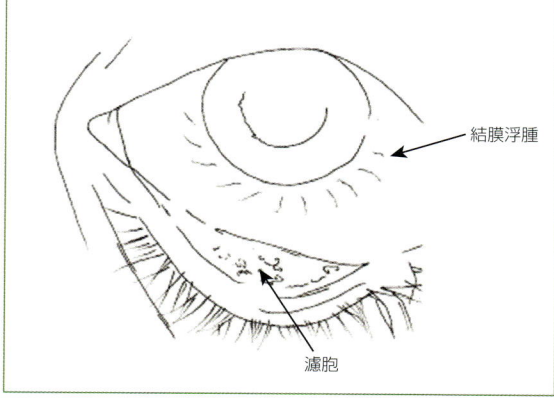

結膜浮腫

濾胞

図215-2　アレルギー性結膜炎の患者にみられた結膜充血と結膜浮腫。（Used with permission from Strange GR, Ahrens WH, Schafermeyer RW, Wiebe R. Pediatric Emergency Medicine 3rd edition. Figure 69-1, New York：McGraw-Hill；2009）

この傾向はすべての人種にみられる。
- ほとんどの患者はアレルギー疾患の家族歴をもっている。

病因と病態生理

- 遺伝的素因をもっている人が空気中に浮遊しているアレルゲンに曝露し，アレルゲンが鼻粘膜に入り込み，IgEと呼ばれる特異的なアレルギーの抗体と結びつき，アレルギー性鼻炎の症状を起こす。
- IgE抗体がアレルゲンを認識すると，肥満細胞の脱顆粒や細胞内シグナル伝達が開始され，ヒスタミンなどの貯蔵されていたメディエーターが放出され，ロイコトリエンなどの他の炎症性サイトカインが産生される。
- ヒスタミンや他のメディエーターはくしゃみやかゆみを起こす。
- 遅発性の炎症反応は鼻づまりや鼻漏を引き起こす。
- ネコ，イヌ，ゴキブリやダニなどの室内アレルゲンは一年中存在するため，通年性のアレルギー性鼻炎の原因となる。
- カビの胞子は天候が暖かく湿ってくると生育し始める。
- 樹木の花粉，イネ科植物の花粉，雑草の花粉は植物の10%で産生され，風により花粉を媒介する。花粉は開花時に風に乗り，まき散らされ，季節性のアレルギー性鼻炎の原因

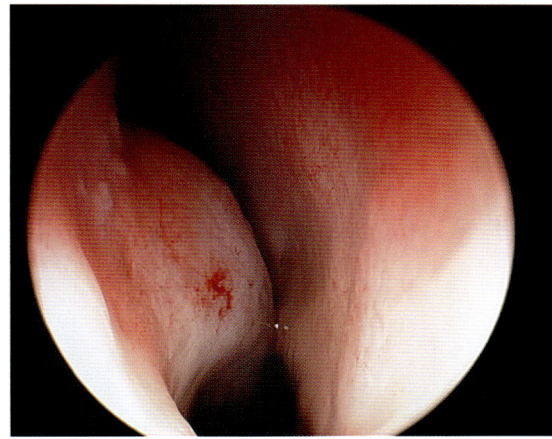

図215-3　小児の鼻内視鏡検査で認めた，アレルギー性鼻炎に典型的な薄く透明な粘液産生を伴った右下鼻甲介の肥大。(*Used with permission from Prashant Malhotra, MD*)

となる。
- バラ，デイジー，サクラなど，花の目立つ植物は，花粉が重いために鼻や眼に入りにくく，アレルギー性鼻炎を起こさない。これらの植物は，花から花に花粉を媒介するハチや昆虫などの媒介者を引きつける目的で，花をつける。

診断

アレルギー性鼻炎の診断は，既知のアレルゲンへの曝露後に，典型的な症状が出現したという病歴により行う。市販の抗ヒスタミン経口薬治療への反応も診断の補助となりうるが，重症のアレルギー症状を呈する患者の鼻閉や鼻漏を改善させることはないだろう。身体所見では，肥厚した蒼白な下鼻甲介(図215-3)に透明な水様性鼻汁がみられ，口呼吸(図215-1)，結膜炎(図215-2)，鼻梁部のしわ(図215-6)，Dennie-Morgan徴候(下眼瞼のしわ，図215-7)，高口蓋がみられる。身体所見は診断の補助となるが，確定診断はできない[2]。

▶ 臨床所見

- 鼻づまり，鼻閉，鼻呼吸ができない，目の下のくま
- 鼻汁：鼻から出る，あるいは咽頭へ流れ落ちる透明な水様性粘液
- くしゃみ：朝あるいは，アレルゲンが周りにあるときのくしゃみ発作
- かゆみ：鼻こすり
- のどのかゆみ，耳のかゆみ
- 屋外にいるときのアレルギー性結膜炎の症状と関連する症状：眼の充血，かゆみ，腫脹，涙目，あるいは咳・胸部絞扼感・息切れ・喘鳴などの喘息症状

▶ 検査所見

- 皮膚プリックテストや皮内テストは，診察室ですぐに簡単に行うことができる。皮膚テストが陽性のときは，それぞれのアレルゲンに対して小さい膨疹ができる(図215-4，215-5)。
- 関連のあるアレルゲンの特異的IgE抗体の血液検査も行うことができるが，皮膚プリックテストに比べると感度は低い[3]。
- 皮膚や血液検査が陽性のときは，病歴と照らし合わせて判断するべきである。

▶ 画像検査

CT検査はポリープ(図215-8，215-9)や，含気鼻甲介(中鼻

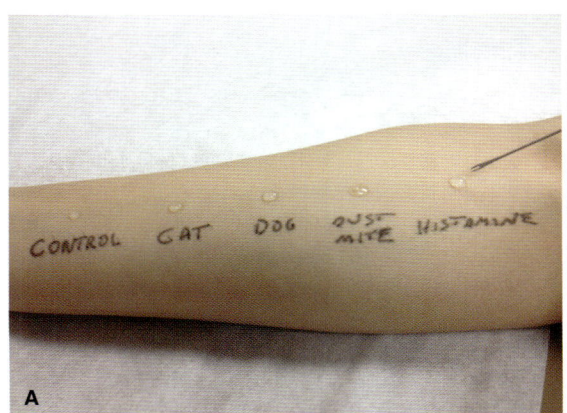
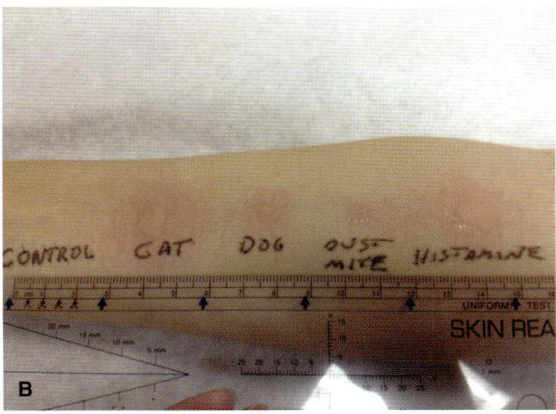

図215-4　皮膚プリックテストでみられた膨疹と発赤。**A**：プリック前，**B**：15分後。(*Used with permission from Brian Schroer, MD*)

20

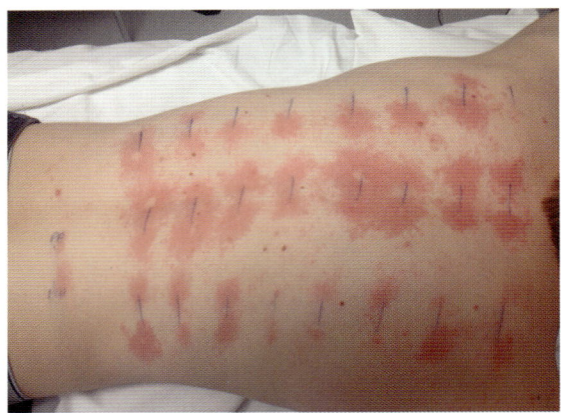

図 215-5　小児の皮膚プリックテストで認めた，複数のアレルゲンに対する陽性所見の膨疹と発赤。（*Used with permission from Brian Schroer, MD*）

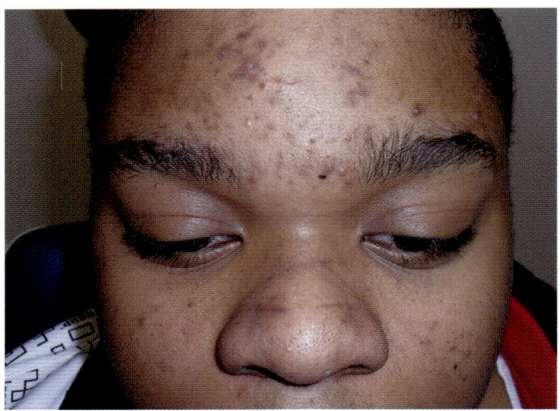

図 215-6　アレルギー性鼻炎の 10 代の青年。鼻梁部のしわがみられる。彼は診察室で鼻こすりをしていた。（*Used with permission from Richard P. Usatine, MD*）

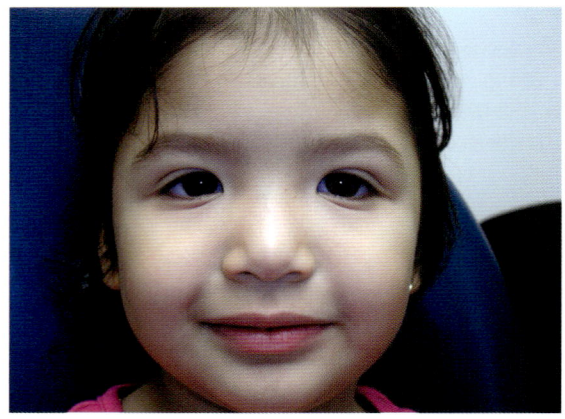

図 215-7　三大アレルギー疾患をもつ女児にみられた Dennie-Morgan 徴候（下眼瞼に認めるしわ）。（*Used with permission from Richard P. Usatine, MD*）

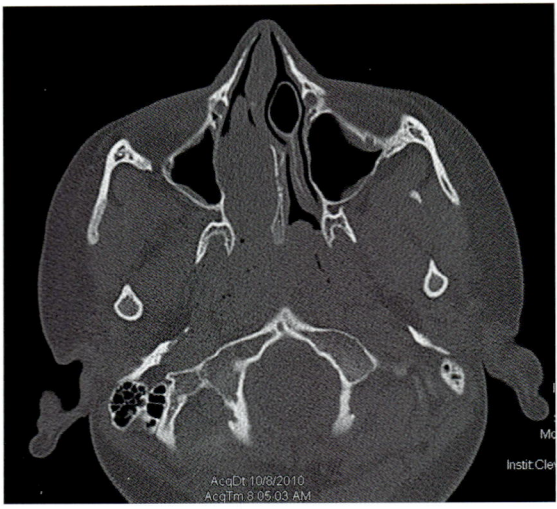

図 215-8　鼻づまり症状がある小児にみられた右側ポリープと鼻中隔弯曲を伴う左側含気鼻甲介。（*Used with permission from Prashant Malhotra, MD*）

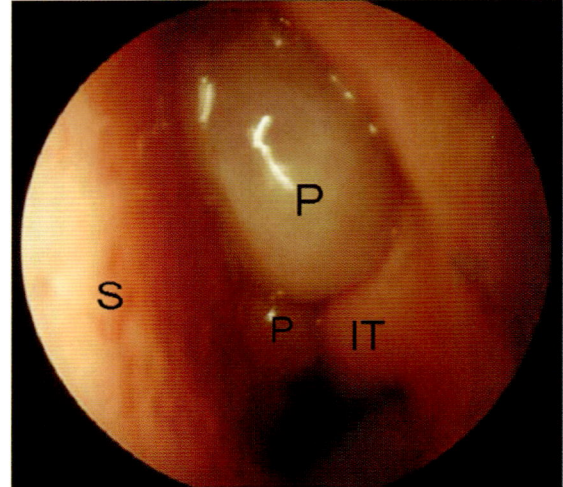

図 215-9　左側の鼻内視鏡検査で小児にみられた鼻ポリープ。P＝ポリープ，S＝鼻中隔，IT＝下鼻甲介（*Used with permission from Rudolph's Pediatrics 22nd edition, e-370-1, www.accesspediatrics.com.*）

鑑別診断

- 非アレルギー性鼻炎：天候の変化，冷気，香水，タバコの煙，大気汚染やクリーニングの薬品や化学物質などの強い臭気に曝露されたときに，非常に似た症状がみられる。アレルギー性鼻炎の患者の 34％は非アレルギー性の誘因ももっており，これは混合性鼻炎と呼ぶことができる[4]。非アレルギー性鼻炎は様々な形態があり，血管運動性鼻炎，味覚性鼻炎，職業性鼻炎や薬剤性鼻炎などを含む[5]。

- 感染性の鼻副鼻腔炎：急性のウイルス感染または細菌感染症により，しばしば急激な鼻づまりと粘稠で変色した鼻汁を認める。これは，アレルギー性鼻炎の薄く水様性の鼻汁とは異なる。慢性鼻副鼻腔炎の診断は，12 週間以上続く鼻づまり，粘液膿性鼻汁，顔面痛，嗅覚異常などの病歴から

甲介の空洞形成，図 215-8）あるいは Haller 蜂巣（眼窩下篩骨蜂巣）などの解剖学的変化や慢性鼻副鼻腔炎など，鼻づまりを起こす他の原因を精査するときに役立つ。

診断し，鼻内視鏡検査やCTやMRIによる画像検査で確定診断する（26章「副鼻腔炎」参照）[6]。

- 鼻ポリープ：アレルギー性鼻炎の後やアレルゲンの感作がなくても，鼻ポリープはできる。特徴的な症状は，嗅覚異常，無嗅覚症，難治性鼻づまり（図215-8，215-9）である。
- アデノイド肥大：鼻咽頭の閉塞により鼻づまり，鼻漏，いびき，目の下のくまがみられるが，くしゃみやかゆみ，他のアレルギー疾患はみられない。
- 解剖学的異常：鼻中隔弯曲，含気鼻甲介（図215-8），Haller蜂巣は閉塞を起こし，鼻づまりがみられる。

治療

▶ 非薬物治療

- アレルゲンの回避：アレルギー性鼻炎の第一の治療は既知の誘因を避けることである。空気中のアレルゲンのアレルギー検査の結果を用いて，動物のフケ，ダニ，ゴキブリ，ネズミ，カビの胞子や樹木・イネ科の植物・雑草の花粉など。アレルゲンを絞り込んで回避することが有効である。
- 動物のフケを回避するには，家から完全に動物を排除する必要がある。なぜならどんなネコやイヌもアレルギーを起こす可能性があるからである[7]。SOR **A**
- ゴキブリやネズミのアレルゲンの回避には，食糧源の縮小や専門の害虫駆除業者を利用するなどの包括的な有害生物防除措置も含まれる[2,3]。SOR **A**
- 室内の湿度を低下させる（湿気を減らす），枕，マットレス，ベッド上の掛け布団に特殊なダニカバーを使用する，じゅうたんを硬い板ばりなどの床に替えること，そして頻回に掃除機をかけたり掃除をすることで，ダニのアレルゲンを減少させることができる[2,3]。SOR **A**
- セントラルエアコン（集中空調装置）はカビ胞子への曝露を減少させることができるが，カビ胞子は屋内・屋外の両方のいたるところに存在する。SOR **C** カビ胞子の量は，しばし屋外のカビ胞子の産生量に依存するが，特に暖かく湿度が高い気候のときに増える。
- 屋外の花粉を回避するには，花粉のピークの季節には外出を控える必要があるかもしれない。これらのピークの季節は，主に春に受粉する樹木や春・初夏のイネ科の植物，秋の雑草の地理的要因によって異なる。
- 据え置き式または携帯用のHEPA（高性能微粒子除去フィルター）は屋外アレルゲンを減少することができるが，多くの室内アレルゲンには有用ではない。SOR **B**
- 個人用の加湿器は，相対的な湿度を上げることで，ダニの生存を可能にしてしまい，そのダニがカビ胞子を拡散させるため，推奨されない。SOR **C**

▶ 薬物治療

- 他に有効な手段がない場合は，短時間・長時間作用の抗ヒスタミン経口薬，ステロイド点鼻薬，抗ヒスタミン点鼻薬が有用である。ステロイド点鼻薬は，くしゃみ，かゆみ，鼻漏，鼻づまりを含むすべての典型的な症状を最もよく軽減する。毎日使用可能であり，最も多いとされる鼻出血を含め，副作用はほとんどみられない[2,3]。SOR **A**
- 抗ヒスタミン点鼻薬は，ステロイド点鼻薬の使用にもかかわらず生じるすべての鼻症状に有効であり，また鼻症状が頻回でないときも有効である。抗ヒスタミン点鼻薬は通常鼻から口に流れ込むと不快な味がするため，上手にスプ

レーし，使用を最少限に抑える[2,3]。SOR **A**
- 第2世代，長時間作用型の，鎮静作用のない抗ヒスタミン経口薬は，くしゃみやかゆみの症状には有用だが，鼻づまりや鼻漏症状には効果がない。
- アレルギー免疫療法

アレルゲンの回避や薬物治療が十分に効果的でないときは，アレルギー免疫療法が考慮されうる。

- アレルゲンの注射療法は，アレルギー性鼻炎，結膜炎，気管支喘息の症状や，薬物療法の必要性を低下させることが以前から証明されている[2]。SOR **A**
- 本治療は，それぞれの患者に特異的な，自然に生育したものを精製したアレルゲンを含む皮下注射を増量しながら頻回に行う。
- 3〜5年後には，この治療によりアレルゲンへの免疫反応が変化し，症状が改善され，中止後もその状態が数年持続する[2]。SOR **A**
- 欠点は，頻回の受診に伴う時間と費用，注射部位の反応，そしてごくまれに生じるアナフィラキシーである。

▶ 補充治療と代替治療

- ハチが集める花粉はアレルギー性鼻炎症状を改善するための民間療法として使用されてきた。アレルギー性鼻炎への効果を支持する無作為（ランダム）化比較研究はなく，アレルギー患者の治療におけるアナフィラキシーも報告されている。
- ハチが集める花粉は，アレルギー性鼻炎の原因となる典型的な植物の花粉ではない。そのため，定期的にこれらの花粉を摂取しても，アレルギー免疫治療における脱感作は導かない。しかし，高い感受性をもつ患者では，いくつかの花粉は交差反応を起こし，高度に感作された患者における大量経口摂取は，局所・全身のアレルギー反応を引き起こす可能性がある。SOR **C**

▶ 外科治療

鼻ポリープや慢性鼻副鼻腔炎が存在する場合は，手術は症状を改善する可能性がある。

▶ 紹介

- 患者が，抗ヒスタミン経口薬やステロイド点鼻薬などの典型的な治療に反応しないときは，アレルギー専門医による別の診断が必要である。
- アデノイド肥大や，症状を起こす他の解剖学的な原因が疑われる場合は，耳鼻咽喉科医に手術の相談をするべきである。

予防とスクリーニング

- アレルギー感作の予防についての確立された方法はない。
- イヌやネコを室内で飼うことが，むしろアレルギー性鼻炎を防ぐかどうかは議論されている。
- 典型的なアレルギー性鼻炎の症状をもつ患者，とりわけ，アトピー性皮膚炎，食物アレルギーや気管支喘息などのアレルギー疾患の既往がある患者は，アレルギー性鼻炎を疑うべきである。

予後

通常40代，50代までは，アレルギーをもっている患者も，その後アレルギーはおさまりうる。ただ，老年期まで症状が持続する患者もいる。

フォローアップ

　フォローアップは，症状の頻度や重症度，気管支喘息などの合併症の評価期間に基づく。

【Brian Schroer, MD】
（早野聡子　訳）

216 DiGeorge 症候群

症例

　新生児の女児。小顎，球状の鼻尖，折れ曲がった耳輪（図216-1），上眼瞼が腫れぼったい眼，高口蓋，粘膜下口蓋裂を認めた。胎児期に Fallot 四徴症と診断されており，生後 48 時間以内に，治療を要する低 Ca 血症によるテタニーをきたした。胸部単純 X 線検査にて明らかな胸腺陰影の欠損を認めた（図216-2）。免疫学的検査では，CD3 陽性 T 細胞が 500/mm^3 未満であった。染色体検査にて，染色体 22q11.2 の欠失を認めた。生後 1 週間で心内修復術が行われ，循環器，免疫，代謝に関する綿密なフォローアップを要した。

概説

　DiGeorge 症候群（DGS）は 22.q11 欠失症候群，または口蓋心臓顔面症候群（VCFS）としても知られており，特異的な臨床徴候を示す。古典的な臨床徴候は円錐動脈管や心臓の異常，胸腺低形成，低 Ca 血症であるが，表現型は多様性に富んでいる。

別名

- 口蓋心臓顔面症候群（VCFS）
- 22.q11 欠失症候群（22qDS）
- 先天性胸腺低形成／無形成
- 円錐動脈幹異常顔貌症候群
- Shprintzen 症候群
- Strong 症候群

疫学

- DGS は最も多い微小欠失症候群である。
- 米国の人口研究において，頻度はおよそ 3,000〜6,000 人に 1 人の割合である[1]。
- この頻度は両親が罹患者である場合に増加する可能性がある。しかし，表現型が軽度な患者が診断されないことにより，この数字は過小評価されている可能性があり，特にアフリカ系アメリカ人においてその可能性がある[2]。
- 性別，人種，地理的分布は均等である[3]。
- 典型的には新生児期に発症するが，部分的な DGS や軽症の表現型では診断が遅れる場合がある。

病因と病態生理

- DGS の徴候は胚形成における第 3，4 咽頭嚢の発生異常によるものであり，その異常により，胸腺，副甲状腺が低形成／無形成となる。同時期に形成される器官である，大血管，食道，口蓋垂，心臓，顔面，耳などの異常にも関連する[4]。
- 最も多い遺伝子欠失は染色体 22q11.2 におけるヘミ接合の微小欠失である[3]。欠失の大きさと表現型との間に関連はない。
- 臨床徴候は，障害された臓器と，その程度によって決まる。

危険因子

- 90％以上が孤発例であり，遺伝ではない。
- 親が 22q11.2 欠失の場合は，常染色体顕性（優性）遺伝の様式にて子に遺伝する[3]。

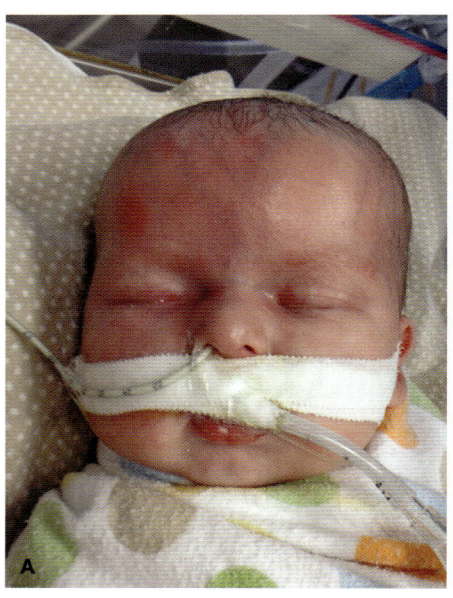
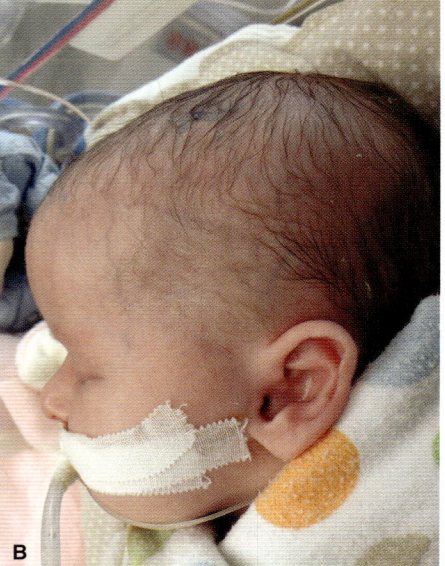

図 216-1　DiGeorge 症候群の新生児女児。小顎，折れ曲がった耳輪，球状の鼻尖などの特異的顔貌を認める。**A**：正面像，**B**：側面像。（*Used with permission from Brian Schroer, MD*）

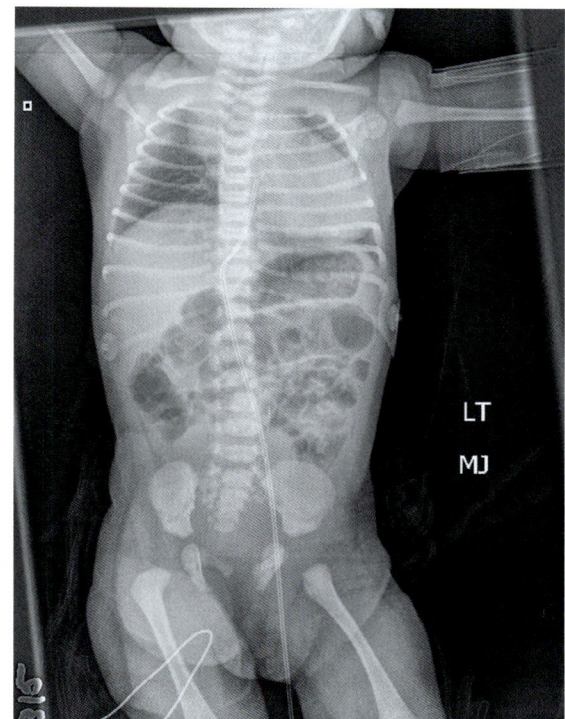

図 216-2　DiGeorge 症候群の新生児女児。胸腺陰影の縮小と，Fallot 四徴症による心拡大を認める。心内修復術時に，胸腺組織をまったく認めなかった。（*Used with permission from Brian Schroer, MD*）

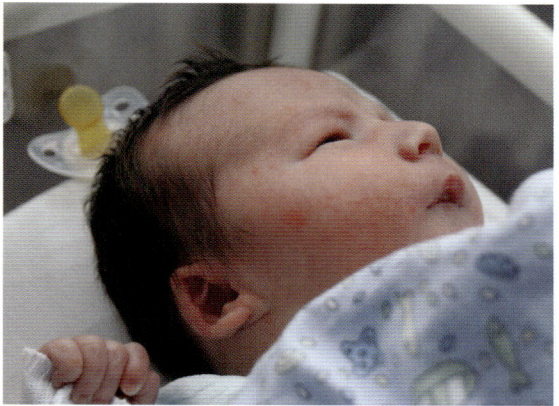

図 216-3　22q11.2 欠失症候群の新生児男児。低位で後方へ回旋した耳介を認める。（*Used with permission from Gregor Dueckers, MD and Tim Niehues, MD*）

診断

■ 臨床所見

- 臨床徴候により診断され，確定診断は染色体 22q11.2 の欠失の同定による。
- 部分型 DGS は最も多い表現型であり，胸腺と副甲状腺の低形成を認める。免疫不全と低 Ca 血症の重症度は低形成の程度によって異なるが，新生児期に致命的な免疫不全をきたすことは少ない。
- 完全型 DGS は全体の 1% 未満であり，胸腺と副甲状腺の完全な無形成を認める[4]。完全型 DGS では重症複合型免疫不全症（SCID）に類似した複雑型免疫不全をきたし，日和見感染を罹患しやすいため，適切な時期に確定診断することが重要である。無治療では 1 年以内に死亡するためである。

■ DiGeorge 症候群(DGS)の診断基準

　一般的には，以下の徴候の 2 つ以上を認めた場合は，染色体 22q11.2 の欠失の検査を行うべきである。

- 低 Ca 血症
- 免疫不全（CD3 陽性 T 細胞＜1,500/mL）。
- 特異的な顔貌
  - 低位で後方へ回旋した耳介，折れ曲がった耳輪（図 216-1，216-3，216-4）
  - 高い鼻根，鼻梁（図 216-1，216-3，216-5）
  - 球状の鼻尖（図 216-1，216-4，216-5）
  - 眼間離開
- 発達または行動の異常
- 口蓋裂，粘膜下口蓋裂，音声障害など口蓋の異常

- 円錐動脈幹異常

■ 検査所見

- FISH 法により染色体 22q11.2 の欠失を同定する。
- 染色体 SNP マイクロアレイは"ジーンチップ"を用い，複数の微小欠失や重複症候群を検出する。FISH 法よりも感度が高い。
- 典型的な表現型にもかかわらず染色体 22q11.2 の欠失を認めない場合，22q11.2 欠失と関連がある *TBX1* 遺伝子の点変異を検索する[1]。
- 合併症や免疫機能を評価するための血液検査を行う。検査結果は胸腺と副甲状腺の低形成の程度に依存する。
  - 総 Ca およびイオン化 Ca
  - 副甲状腺ホルモン
  - TSH
  - 血算と分画
  - フローサイトメトリーによる T 細胞，B 細胞サブセットの解析（CD3，CD4，CD8，CD19）
  - T 細胞，B 細胞マイトジェン刺激検査（リンパ球幼若化試験），ATP 測定
  - 診断時，6 カ月後，12 カ月後の総免疫グロブリン値およびワクチンに対する特異抗体価

■ 画像検査

- 完全型 DGS では，胸部 X 線検査にて胸腺陰影の欠損を認める（図 216-2）。しかし，ほとんどの乳幼児患者では胸腺は低形成であり，胸腺陰影を認める（図 216-6）。
- 先天性心疾患は胎児期超音波検査または新生児期の心臓超音波検査にて認められる。
- 腹部膨満，嘔吐，排便がない，さらに懸念すべき臨床症状や徴候を認めるときは，腸回転異常の有無を評価するための画像検査を行う。
- 小頭症を認める場合，MRI を行う。
- 腎臓エコーにて，構造異常，無形成，異形成，低形成，水腎症などの奇形を認めることがある。哺乳障害を認める場合は，嚥下機能の評価を行う必要がある[2]。

鑑別診断

- CHARGE 症候群：眼コロボーマ，先天性心疾患，後鼻孔閉鎖，成長・発達の遅れ，外性器異常，耳の異常を特徴と

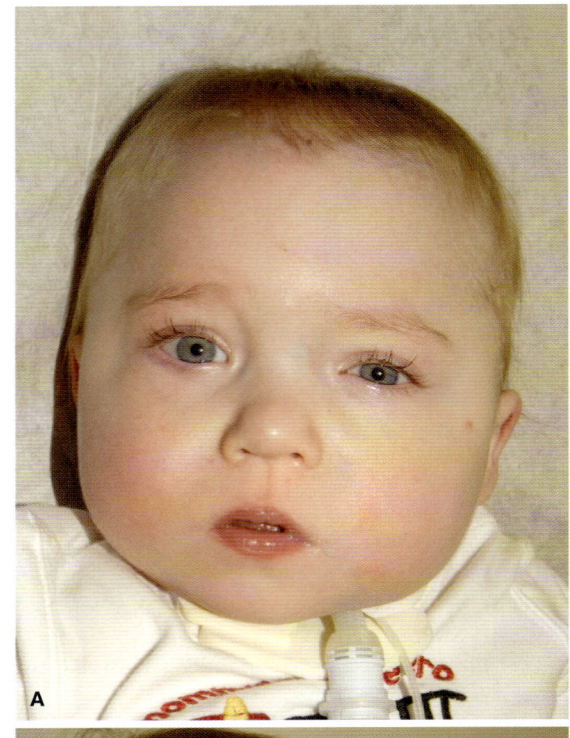

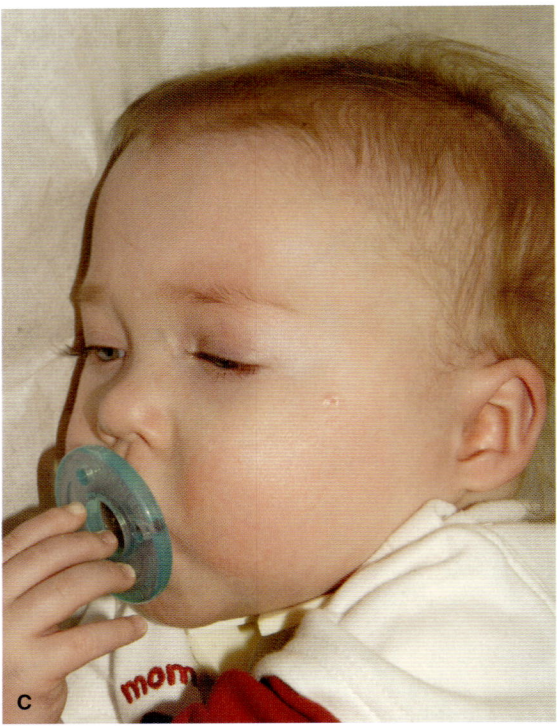

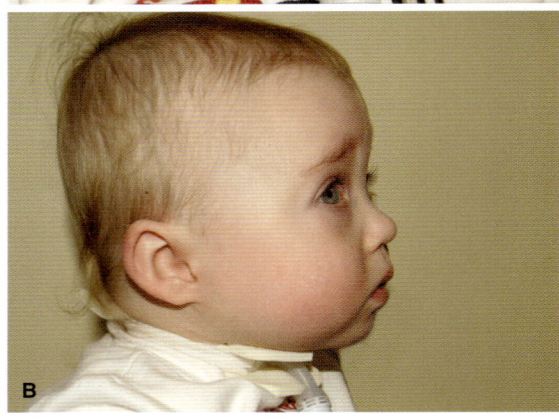

図 216-4　DiGeorge 症候群の 13 カ月男児。上眼瞼が腫れぼったく重なった眼，球状の鼻尖，小顎，後方へ回旋した耳介を認める。**A**：正面像，**B**：側面像，**C**：斜位像。(*Used with permission from Brian Schroer, MD*)

する遺伝子疾患。

- Zellweger 症候群：ミエリンの変性が原因の遺伝子疾患で，中枢神経症状，先天性心疾患，哺乳障害，聴覚障害，視覚障害，肝障害を特徴とする。
- 歌舞伎症候群：特異的顔貌(弓状の眉，長い睫毛，切れ長の眼瞼裂，外反した眼瞼，平坦で広がった鼻尖，大きく突出した耳たぶ)，小頭症，筋緊張低下を特徴とする遺伝子疾患。
- Smith-Lemli-Opitz 症候群：コレステロール合成異常が原因の遺伝子疾患で，多発奇形，特異的顔貌，発達の遅れを特徴とする。
- Goldenhar 症候群(眼耳脊椎症候群)：頬骨，顎，口，耳，眼および／または椎骨の奇形を特徴とする遺伝子疾患(34章「頭頸部の先天奇形」参照)。
- 先天性副甲状腺機能低下症：重度の低 Ca 血症を認めるが，顔貌の異常や先天性心疾患は認めない。
- 胎児アルコール症候群：特異的顔貌(瞼裂短縮を伴う眼間

離開，小上顎，内眼角贅皮)，成長障害，中枢神経異常，VSD や ASD といった先天性心疾患を認める(**図 216-7**)
- 完全型 DGS の SCID：新生児期に重度の免疫不全を認める。

治療

- DGS の管理は，臨床徴候や奇形の重症度，年齢により異なる。
- 症状に応じて，循環器科，遺伝科，免疫科，耳鼻咽喉科科，泌尿器科，内分泌科など集学的なアプローチが必要となる。
- 完全型 DGS における重症免疫不全症，先天性心疾患，重症の低 Ca 血症など，致命的な病態は新生児期に遅れなく評価する必要がある。

▶ 免疫

- 不全型 DGS：本型の患者の多くで，T 細胞の機能はほとんど正常である。T 細胞の産生や機能の異常は，多くの患者で時間経過とともに改善する。一部の患者においては，進

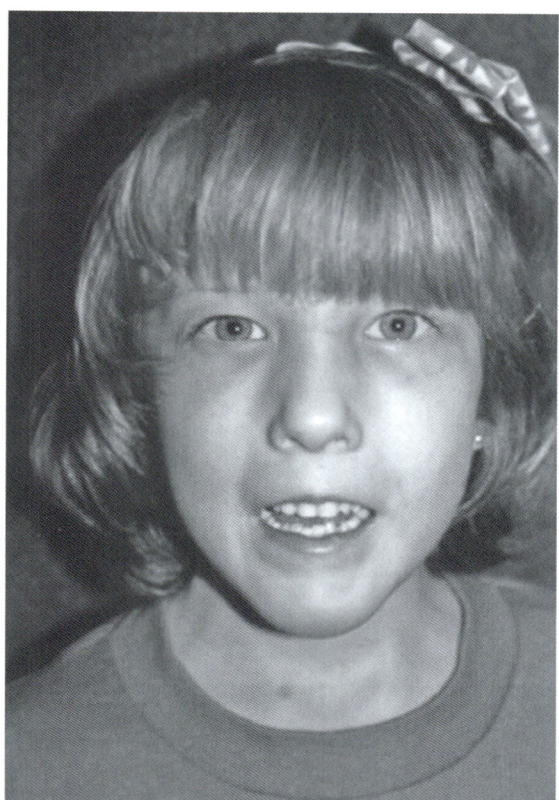

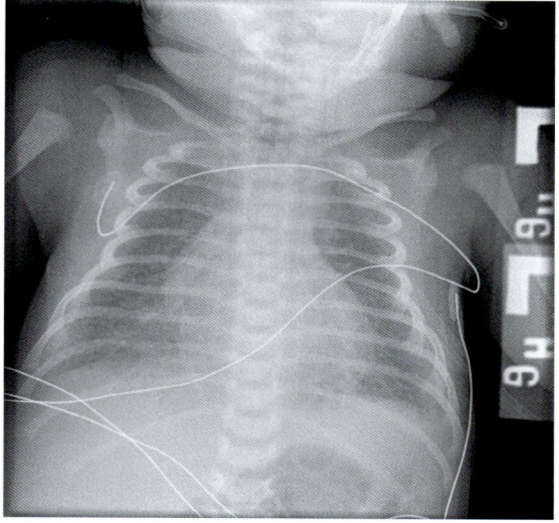

図 216-6　Fallot 四徴症を合併した DiGeorge 症候群の新生児。胸部 X 線にて正常な胸腺陰影を認める。（*Used with permission from Lisanne Newton, MD*）

20

図 216-5　DiGeorge 症候群の 6 歳女児。高い鼻根と鼻梁，球状の鼻尖，小口を認める。（*Used with permission from Jorde LB, Carey JC, Bamshad MJ, White RL. Medical Genetics. St. Louis, MO：Mosby；2006. Rudolph's Pediatrics, 22nd edition. www. accesspediatrics.com. The McGraw Hill Companies.*）

行性の T 細胞産生の減少を認めるが，この場合は加齢とともに感染の危険性が増加する可能性がある[5]。

- 副鼻腔や肺の感染が最も多く，抗菌薬による適切な治療が必要である。体液性免疫不全に対しては，必要に応じて免疫グロブリンの補充を行う。

- 完全型 DGS：完全型 DGS の児では SCID に類似した状態となるため，隔離が必要である。完全型 DGS と診断したら，非血縁の胸腺培養細胞移植や骨髄，造血細胞の移植が可能な施設への速やかな紹介が望ましい。生着の成功率を最大に上げるために，重大な感染症を起こす前に移植を行うことが望ましい。真菌やウィルス感染，ニューモシスチス肺炎など日和見感染のリスクが高く，T 細胞数や機能に応じて予防的な抗菌薬投与が必要となる。しかしながら，状態が安定している児に対しては T 細胞の発達を監視しながら経過観察する場合もある。

▶ 心臓

特定の心奇形においては治療が必要であり，心臓外科／心臓胸部外科へ紹介を要する。

▶ 内分泌

低 Ca 血症：新生児期に速やかな診断，治療を行うことにより，けいれんなどの合併症を予防することができる可能性がある。これは心奇形に対する手術前や心不全を合併した患者では特に重要となる。

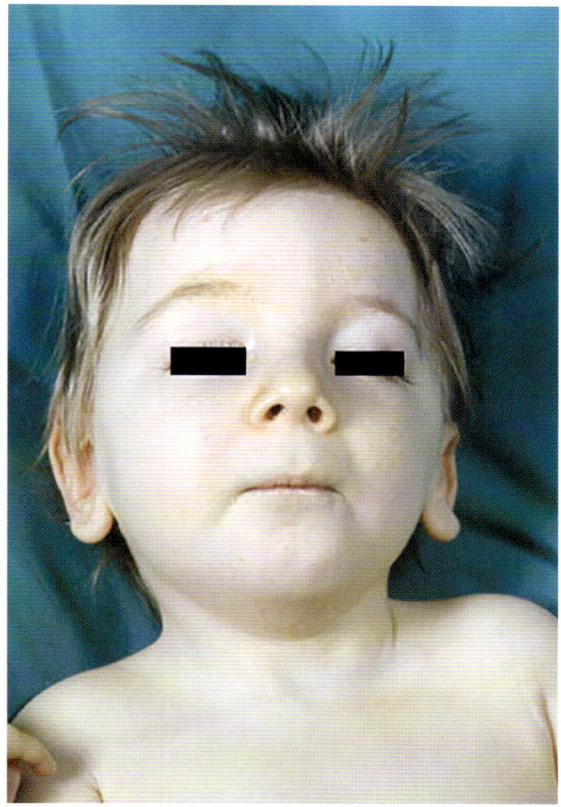

図 216-7　胎児アルコール症候群の新生児。特異的顔貌（眼間離開を伴った狭眼裂，小上顎，内眼角贅皮）を認める。（*Used with permission from Cleveland Clinic Children's Hospital Photo Files*）

▶ 栄養

口蓋裂の合併にもよるが，乳児期初期に極度の哺乳障害，嚥下障害をきたすことがあり，両親が苦労する場合がある。咽頭筋，舌，食道筋の協調不良による可能性がある。

▶ 非薬物治療

前述のとおり，DGS の管理の多くは非薬理学的治療であり，薬物治療は臨床症状の表現型や，行動・精神的な問題により大きく異なる。

▶ 薬物治療

- 低 Ca 血症は，Ca やビタミン D，副甲状腺ホルモンの補充により治療する。
- 免疫不全が重度の場合は，予防的抗菌薬投与を行う。SOR ⓒ もしくは，特定の感染症を標的にした抗菌薬を使用すべきである。
- 免疫グロブリン値や機能が低い場合は，免疫グロブリンの経静脈的投与を行う。SOR ⓒ

▶ 外科治療

- 外科治療は，先天性心疾患，完全型 DGS における胸腺移植，口蓋裂などに行われる可能性がある。

▶ 紹介

- 合併する奇形により，適切な小児領域の専門家へ紹介する。
- 循環器科，心臓胸部外科，内分泌科，遺伝科，免疫科，耳鼻咽喉科へ定期的に紹介する。
- 遺伝科は，確定診断や将来の妊娠出産の問題の相談において有用である。

予防とスクリーニング

▶ スクリーニング

- 現在，DGS に対する新生児スクリーニング検査はない。
- 完全型 DGS については，いくつかの州で SCID の検索に用いられている T Cell Receptor Excision Circle（Trec）という新生児スクリーニング法により診断できる可能性がある。
- 患児と同じ遺伝子異常が両親に発見された場合は，常染色体顕性遺伝と同様に 50％の確率で次子も同じ異常をもつリスクがある。
- 両親に同じ遺伝子異常を認めない場合は，次子が同じ異常をもつ可能性は低く，1％未満である。
- 胎児期のスクリーニング検査の選択肢としては，第 2 三半期のレベル II 超音波検査，胎児心臓超音波検査，羊水穿刺，絨毛検査などがある。羊水や絨毛で，FISH 法や SNP アレイが可能となる[3]。

▶ 予防接種

- 生ワクチン（ロタウイルス，MR ワクチン，ムンプスワクチン，水痘）を行うかどうかは，T 細胞の機能低下の程度により異なり，患者ごとの検討が必要である。
- 一般的には，DGS の患者に対する生ワクチンの接種は，免疫機能がより十分に発達する 1 歳になるまでは差し控え，免疫学の専門家へ紹介した後に行うべきである。

予後

- 予後は，免疫不全の程度や他の奇形の程度，特に先天性心疾患に大きく依存する。
- 小児期の死亡率はおよそ 4％である[1]。
- 胸腺移植を受けた乳児の生存率は約 75％である。死因の大部分は感染症である[6]。

フォローアップ

- 発達の遅れ，学習障害，言語の遅れ，聴覚障害，視覚障害に特に注意して，定期的なフォローアップを行うことが重要である。
- 青年期の DGS 患者では，統合失調感情障害や統合失調症，大うつ病などの精神疾患のリスクが高い。

患者教育

- DGS の患者は，臨床的特徴や，臓器障害の程度によって個々に治療されるべきである。
- 大多数の患者が正常に近い免疫機能を有しており，感染症が問題になる場合も軽度か中等度であり，成長とともに改善する場合が多い。
- DGS の乳児の管理は，先天心疾患の有無とその重症度により大きく異なる。
- 多くの DGS 患者で，最良の健康状態と QOL を保つために，様々な専門家による定期的なフォローアップが必要である。

【Lisanne Newton, MD／Brian Schroer, MD】

（福冨崇浩 訳）

217 原発性線毛機能不全症

症例

慢性の湿性咳嗽と発熱の精査のため来院した 13 歳男児。生後すぐより持続的な鼻炎，膿性鼻汁，反復性中耳炎を認めていた。過去 1 年間で 3 回，胸部 X 線撮影は施行されずに肺炎の診断で治療されていた。身体所見では心音は右側で強く聴取され，触診で脈の最強点は右第 5 肋間であった。胸部 X 線写真では右胸心を伴う内臓逆位を認める（図 217-1）。副鼻腔の CT では慢性の副鼻腔炎を認めた（図 217-2）。原発性線毛機能不全症が疑われ，鼻粘膜上皮の生検を行ったところ，線毛構造や機能の異常を認めた。これにより原発性線毛機能不全症の確定診断がなされ，主治医は患者やその両親に原発性線毛機能不全症と内臓逆位について説明した。今後の感染症に対しては積極的な治療が必要であると伝えられた。

概説

原発性線毛機能不全症（primary ciliary dyskinesia：PCD）は線毛構造や線毛機能の異常により肺，副鼻腔，中耳からの細菌の排出が障害され反復感染を繰り返す。内臓逆位，鼻ポリープ，前頭洞の形成不全などのその他の疾患と関連があることがある。臨床症状としては慢性咳嗽，慢性鼻副鼻腔炎，反復性の副鼻腔・肺感染や中耳炎などが含まれる。

別名

原発性線毛機能障害（primary cilia disorder），線毛不動症候群（immotile cilia syndrome：ICS），Kartagener 症候群：内臓逆位，気管支拡張症，副鼻腔炎（PCD による二次性のもの）を含む 3 症状を認めるもの。

疫学

PCD は常染色体潜性（劣性）遺伝形式であり，約 1 万〜3 万出生に 1 人の頻度でみられる[1-3]。

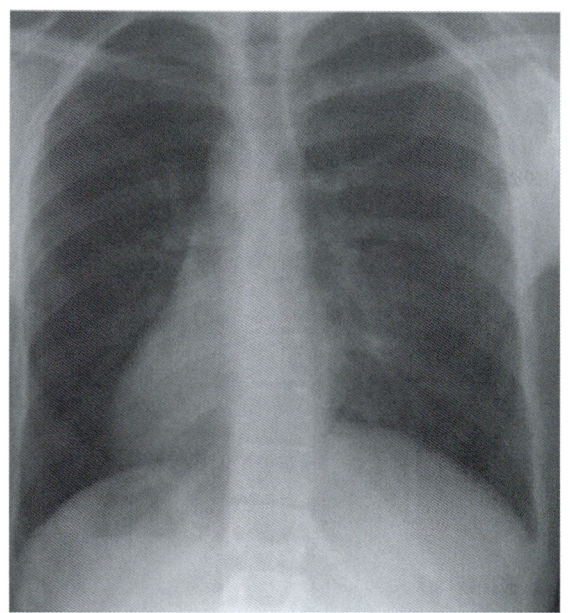

図217-1　Kartagener症候群の13歳男児の胸部X線写真でみられた右胸心。(*Used with permission from McGraw-Hill Fig 30-6a. Clement P, Fisher BT. Chapter 30. Rhinosinusitis. In：Shah SS, ed. Pediatric Practice：Infectious Disease. New York：McGraw-Hill；2009*)

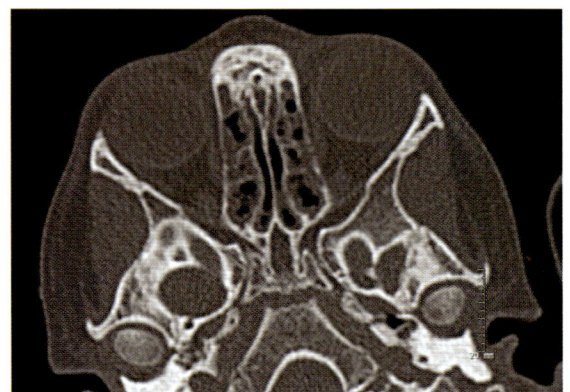

図217-2　慢性副鼻腔炎の患者の副鼻腔CT。副鼻腔の軟部組織の腫脹を認める。(*Used with permission from Camille Sabella, MD*)

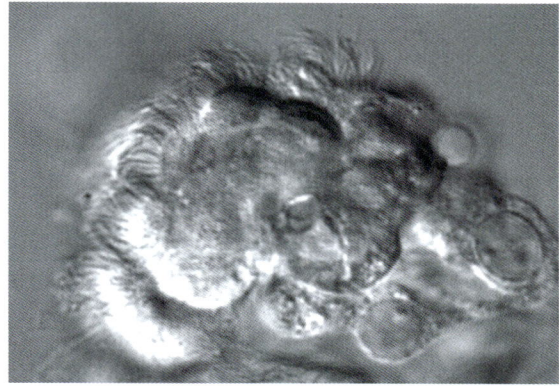

図217-3　運動性線毛の電子顕微鏡写真。長い湾曲した線毛が活発に動いている像を認める。(*Used with permission from Ian Myles MD, Steve Holland MD, and Harry Malech, MD. Scans were obtained for diagnostic and research purposes after informed consent under NIH IRB approved protocols*)

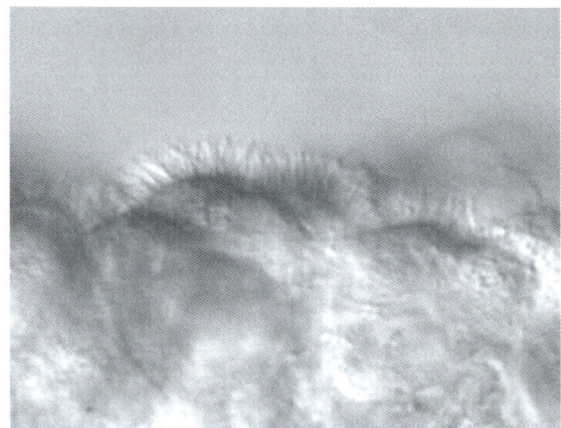

図217-4　欠陥のある線毛の電子顕微鏡写真。直線状で運動性を欠いた線毛を認める。(*Used with permission from Ian Myles MD, Steve Holland MD, and Harry Malech, MD. Scans were obtained for diagnostic and research purposes after informed consent under NIH IRB approved protocols.*)

217-5）。

- 線毛の協調運動障害があると，粘液の排出障害がみられ，結果的により頻繁で重症な感染症がみられる。さらに男性不妊の原因となる精子の運動障害を引き起こし，女性不妊の原因となる卵管の機能障害を引き起こすこともある[4]。

診断

- 特徴的な臨床症状を呈し，鼻甲介の粘膜など上気道の上皮から生検した検体の電子顕微鏡所見で線毛の超微細構造に特徴的な異常を認めることで診断ができる。
- サッカリンテスト：サッカリン（もしくは放射性トレーサー染色粒子）の微粒子を鼻甲介の下方に置いて，患者が甘いと感じるまでの時間や，咽頭に染色トレーサーが見えるまでの時間を測定することで，鼻の上皮の線毛機能を評価する[5]。
- 鼻の呼気NO測定はPCDのスクリーニングに有効である。PCDの患者では呼気NO値が低値もしくは検出されない[6]。

病因と病態生理

PCDは線毛運動の振動の強さや振動数を調節する外側のダイニン腕に存在する蛋白質をコードする遺伝子の変異により引き起こされる。

- 運動性の線毛は電子顕微鏡の断面像では，9個の二重の微小管の円柱が，中心部にみられる一組の微小管を取り囲むような"9＋2"配列として観察される（図217-3）。
- 欠陥のある線毛は，中心部の微小管や外側のダイニン腕が存在しない感覚線毛や一次線毛に似ている。そのため"9＋0"配列となり，これらの構造は運動性を失ってしまう（図217-4）。
- 胚形成期の線毛障害は内臓逆位あるいは完全内臓逆位などの体の左右の位置異常を引き起こすことがある（図217-1，

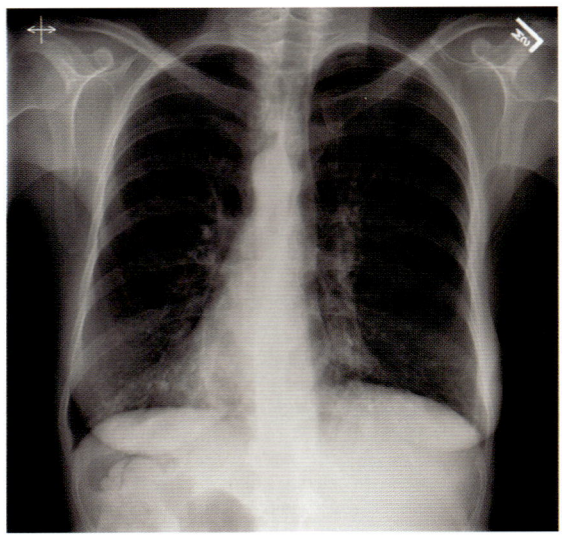

図 217-5　完全内臓逆位の若い女性の胸部 X 線写真。内臓の完全な鏡面像を認める。(*Used with permission from Ian Myles MD, Steve Holland MD, and Harry Malech, MD. Scans were obtained for diagnostic and research purposes after informed consent under NIH IRB approved protocols.*)

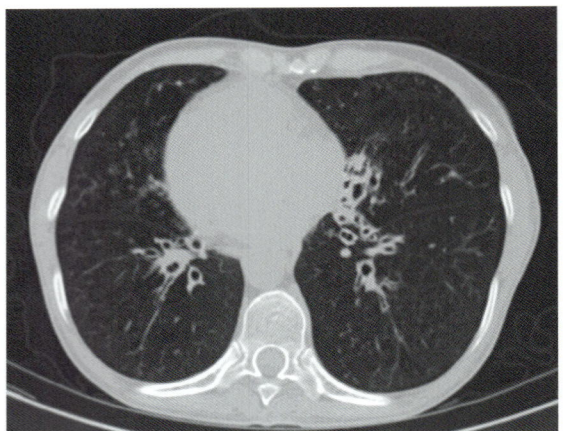

図 217-6　気管支拡張症の胸部 CT の冠状断画像。(*Used with permission from Ian Myles MD, Steve Holland MD, and Harry Malech, MD. Scans were obtained for diagnostic and research purposes after informed consent under NIH IRB approved protocols.*)

▶ 臨床所見

- 新生児期の原因不明の呼吸障害[7]。
- 副鼻腔炎，気管支炎，気管支拡張症(**図 217-6**)，肺炎，中耳炎などの慢性の反復性の呼吸器感染症を認める。気管支拡張症は，反復感染により気管支の弾性組織や平滑筋が障害されて，二次的にみられる不可逆的な気管支の拡張である。
- 反復感染により中耳が障害されてみられる伝導性の聴覚障害[8]。
- PCD の 50％では完全内臓逆位(明らかな生理学的な異常を伴わない内臓臓器すべての鏡面像)を認める(**図 217-5**)[9]。
- 男性の約 50％が精子の運動異常により不妊となる。女性でも同様に卵管の機能異常による不妊が報告されている[4]。

▶ 検査所見

呼吸器の培養検査(典型的には喀痰培養)は，病原体の特定を行い，より正確な抗菌薬による治療を行うためには必要である。

▶ 画像検査

- 胸部単純 X 線写真および／または胸部 CT は気道病変の範囲や重症度，気管支拡張症の同定には必要である。
- 症状から副鼻腔の病変が疑われる場合には，副鼻腔の画像検査(副鼻腔 X 線撮影，より好ましいのは副鼻腔 CT)を行うべきである。

鑑別診断

- 嚢胞性線維症：類似した経過で発症し，必ず除外する必要がある(51 章「嚢胞性線維症」参照)。
- 免疫不全症：類似した臨床所見を呈するが，血清中の免疫グロブリンや B 細胞，T 細胞の検査で除外できる(218 章「B 細胞免疫不全症」，219 章「SCID とその他の原発性免疫不全症」，220 章「慢性肉芽腫症」参照)。
- アレルギー性鼻炎と気管支喘息：類似した臨床所見を呈するが，一般的には標準治療によく反応する(49 章「喘息と呼吸機能検査」，215 章「アレルギー性鼻炎」参照)。
- 胃食道逆流症(GERD)：逆流に特徴的な症状を認め，一般的には慢性的な感染症にはならない。
- Young 症候群：慢性的な副鼻腔や肺の感染を伴う男性不妊症(濃縮された分泌液による精巣上体の閉塞)[10]。
- 多発血管炎性肉芽腫症：慢性の肺や副鼻腔の病変とともに上気道，下気道症状が出現する。
- 内臓逆位や右胸心：線毛機能障害を伴わない単独の病変としてみられることもある。

治療

- 現時点では線毛機能障害を改善させる特異的な治療はない。治療は経験的なものであり，線毛機能障害によって引き起こされた症状を標的とした治療であり，他の嚢胞性線維症などの肺疾患の治療を転用したものにすぎない。
- 肺疾患
  - スパイロメトリーによる呼吸機能検査により，閉塞性障害の重症度を特定する。
  - 排痰を促すために，パーカッション，体位ドレナージ，ベスト型排痰振動補助装置，呼吸法の訓練などを利用する。
- 慢性・反復性の耳の感染症。必要時には補聴器や言語療法を用いた正式な聴力の評価を行う。
- 気道(気管支，副鼻腔，中耳)の細菌感染を認めた場合には，不可逆的な障害をきたさないために，抗菌薬による迅速な治療が必要である。
- 咳は排痰の効果的な機序であるため，患者はなるべく咳をするように指導されるべきであり，深呼吸や咳を促すような活動(例：精力的な運動)も勧めるべきである。
- 呼吸器感染症の病原体である百日咳，インフルエンザ菌 b 型(Hib)，肺炎球菌，インフルエンザに対する予防接種は行うべきである。
- 末期の肺病変の患者では肺移植が施行されている。
- 典型的には，内臓逆位に関しては，外科的介入が必要な生

理学的な異常がなければ，特に介入は必要とされない。
- 男性不妊においては精子の採取や体外受精は有効とされている。

フォローアップ

患者は定期的さらに臨床症状に合わせて，呼吸器科，耳鼻咽喉科や循環器科の専門科により診療されるべきである。

患者教育

- 患者は最新のワクチン接種を行い，鎮咳薬の使用は控え，気道粘膜を障害し粘液分泌を促進させるような呼吸器感染症，喫煙，他の汚染物質への曝露は避ける必要がある。
- 満期出生にもかかわらず新生児期にみられる呼吸障害，慢性の副鼻腔や肺疾患，気管支拡張症，内臓逆位，その他の位置異常，男性不妊などのPCDを示唆する症状や所見を認める家族がいる場合はPCDの精査を行うべきである。

【Timothy Campbell, MD／Brain Schroer, MD】

（只木弘美 訳）

218 B細胞免疫不全症

症例

13カ月男児が高熱，咳嗽，経口摂取不良を主訴に入院となった。患児は，肺炎球菌性肺炎と診断された（**図218-1**）。経静脈的・経口の抗菌薬治療への反応良好で，肺炎は完治した。出生歴に特記すべきことはなく，満期産で出生体重は3.3kgであった。4カ月時に中耳炎に罹患し，経口抗菌薬により治癒したが，その後も上気道感染と中耳炎を反復している。また，8カ月時には黄色ブドウ球菌の蜂窩織炎で入院となった。いずれの感染も短期間の抗菌薬治療への反応は良好であった。また，12カ月までにすべてのワクチンの接種は終了していた。診察では，顔色は蒼白で，身長・体重ともに3パーセンタイル未満，顔貌の異常はなく発達は正常であった。母方のおじにも幼少期に同様の既往があったという。免疫学的精査により，著明な低γグロブリン血症とワクチン抗体価の低値が明らかになった。遺伝子検査でBTK遺伝子の変異が確認され，X連鎖無γグロブリン血症と診断された。免疫グロブリン補充のための経静脈的免疫グロブリン補充療法が開始された。その後12カ月間は，著明に感染機会が減少し，成長も改善した。

概説

B細胞免疫不全症（B cell immunodeficiency）は，原発性免疫不全症の約半数を占める。B細胞の分化障害や機能不全による複数からなる疾患群である。Bリンパ球の主な役割は，外来抗原を認識，排除するための抗体を産生することである。Bリンパ球の機能不全は，抗体産生障害をもたらし，主に夾膜を有する細菌による，尋常でない反復感染を呈する。

B細胞免疫不全症は，臨床的重症度，遺伝形式，発症年齢によって病型分類される。本章で詳しく述べるが，疾患群としては，臨床像，診断・評価方法，治療・管理については共通である。

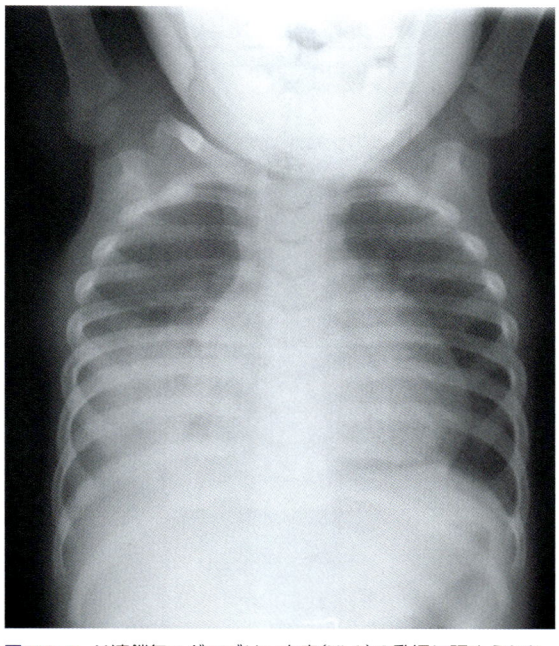

図218-1　X連鎖無γグロブリン血症（XLA）の乳児に認められた，胸部単純X線写真における右中葉の陰影。血液培養で肺炎球菌が同定された。（*Used with permission from Camille Sabella, MD*）

別名

- 液性免疫不全症
- 免疫グロブリン欠損症
- X連鎖無γグロブリン血症（XLA）/Bruton 無γグロブリン血症
- 分類不能型免疫不全症（CVID）
- 後天性低γグロブリン血症
- 乳児一過性低γグロブリン血症
- 高IgM症候群

疫学

- B細胞免疫不全は原発性免疫不全症の約半数を占める[1]。
- IgA欠損症が最も多い（ヨーロッパ系で700人に1人の割合）[2]。
- 2番目に多いのはCVID（3万～5万人に1人）[3]。
- XLAなどの早期発症のB細胞免疫不全はまれである（出生男子20万人に1人）[2]。
- XLA患者の85％は，重度の低γグロブリン血症やB細胞の著明な減少あるいは欠損を呈する[1]。
- 原発性B細胞免疫不全症の発症年齢は様々である。
- 免疫グロブリンの欠乏の程度は，疾患の重症度や発症年齢に強く関係する。低もしくは無γグロブリン血症の場合は，低年齢で発症する。
- 重症の低γグロブリン血症を呈する疾患は，たいてい6～18カ月の間に発症する。初発の感染は，経胎盤由来の母親の移行抗体が減少する生後4カ月頃から起こりうる。
- CVIDの患者は，4歳程度で発症することもあるが，ほとんどは20～40歳の成人期に発症する。
- 一過性の新生児低γグロブリン血症の患者は低IgGを示す

表 218-1　主な B 細胞免疫不全症の遺伝形式と遺伝子変異

B 細胞免疫不全	遺伝形式	遺伝子変異
CVID	様々	様々（*TACI* 遺伝子変異-AD）
XLA[注1]	XL	*BTK*
常染色体潜性無 γ グロブリン血症	AR	*BLNK*, *LRRC8*, *μ*, *λ5*, *Igα*
特異抗体産生不全症	不明	不明
高 IgM 症候群[注1]	AR	*AID*, *UNG*
選択的抗体産生不全症 • IgA • IgG サブクラス • IgE • IgM	様々	IgA 陽性 B 細胞への最終分化障害
新生児一過性低 γ グロブリン血症	不明	分化障害：ヘルパー T 細胞の成熟遅延など

注 1：高 IgM 症候群の原因となる X 染色体連鎖性の変異は，細胞性免疫不全を合併し，複合型免疫不全症に分類される。
AD＝常染色体顕性（優性），XL＝X 連鎖，AR＝常染色体潜性（劣性），AID＝活性化誘導アデノシンデアミナーゼ欠損，UNG＝ウラシル DNA グリコシラーゼ欠損症
（*Used with permission from Chatila TA：Immunologic Disorders, in Rudolph's Pediatrics, 22nd edition, edited by C Rudolph, et al. McGraw-Hill, 2011. Section 13*）

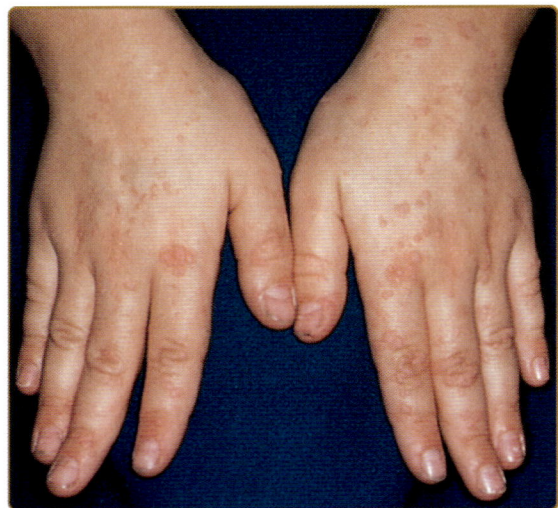

図 218-2　分類不能型免疫不全症（CVID）の女児の手背の難治性の尋常性疣贅。（*Used with permission from RL Fuleihan, AS Paller：Genetic Immunodeficiency Disease, in Fitzpatrick's Dermatology in General Medicine, 8th edition, edited by LA Goldsmith, et al. McGraw-Hill, 2012. Chapter 143*）

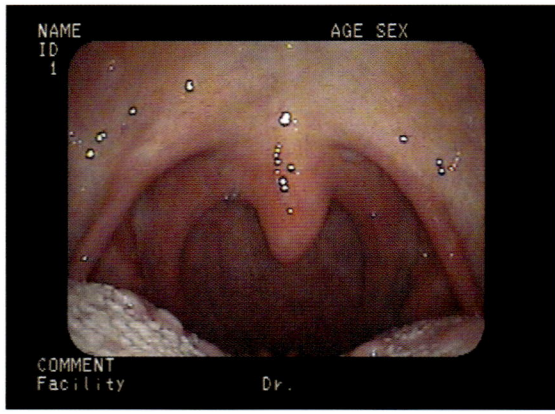

図 218-3　口蓋扁桃を認めない XLA 患者の中咽頭所見。（*Used with permission from David Kosakowski, MD*）

が，IgA と IgM は低い場合と低くない場合がある。免疫グロブリン値は低いが，成長とともに上昇する。

病因と病態生理

- B 細胞は骨髄で産生され，リンパ節，脾臓，粘膜関連リンパ組織（MALT）を含む末梢のリンパ組織で成熟する。
- B 細胞免疫不全は分子レベルでの欠損に起因し，それにより B 細胞の成熟分化が障害され，B 細胞の機能に必要とされる B 細胞と T 細胞の相互作用も障害される。
- これらの分子レベルでの欠損の原因は，遺伝によるものや特発性の変異など様々である。
- 表 218-1 に主な B 細胞免疫不全の遺伝形式や遺伝子変異を列挙した[4]。

診断

▶ 臨床所見

- 発熱の反復
- 莢膜を有する化膿性の細菌による反復感染（インフルエンザ菌，肺炎球菌，黄色ブドウ球菌，髄膜炎菌など）。
- 慢性の消化管感染症（ランブル鞭毛虫，カンピロバクター）。
- エンテロウイルス感染（コクサッキーウイルス，ECHO ウイルス，野生株またはワクチン由来のポリオウイルス）。
- ウイルスによる日和見感染は B 細胞性免疫不全症ではまれだが，T 細胞機能不全を含む CVID の一部にみられる（図 218-2）。
- 成長発達障害
- 慢性下痢症
- 自己免疫疾患の合併（糖尿病，自己免疫性肝炎，自己免疫性溶血性貧血，免疫（特発）性血小板減少性紫斑病，関節リウマチ，間質性肺疾患，炎症性腸疾患，ブドウ膜炎など）。
- 免疫不全症や頻回の感染症の家族歴

▶ 身体所見

- 口蓋扁桃がほとんどなく，リンパ節も触知しない（これは重症の低 γ グロブリン血症を合併する B 細胞の発生早期の欠損においてのみみられる，図 218-3）。
- 末梢リンパ節，腸間膜リンパ節，扁桃腺，肝臓，脾臓における結節性リンパ過形成
- 肝脾腫（図 218-4）
- 慢性の関節炎と関節腫脹

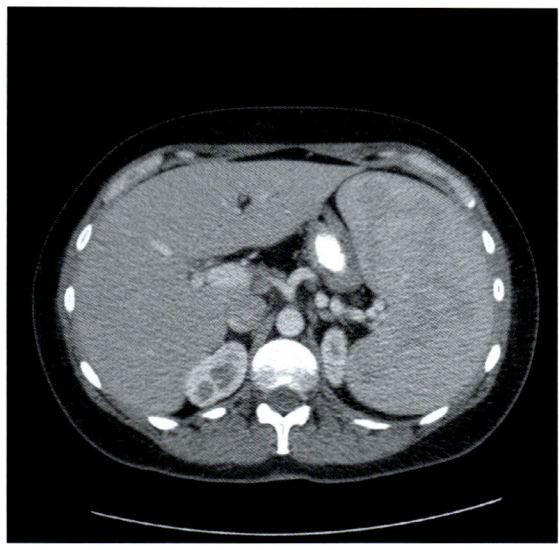

図 218-4　CVID の女性患者の脾腫。(*Used with permission from James Fernandez, MD*)

- 気管支拡張症(**図 218-5**，**218-7**)
- 皮膚や内臓の肉芽腫病変(**図 218-6**，**218-7**)

▶ 検査所見

- 血清 IgG，IgA，IgM，IgE
- ワクチン抗体価
  - 肺炎球菌抗原の血清型(多糖体抗原)
  - Hib(多糖体抗原)
  - ジフテリア(蛋白抗原)
  - 破傷風(蛋白抗原)
- ワクチン抗体価が低ければ，それらに関連するワクチンを接種し，4〜6 週間あけて抗体産生を再評価する。
- 一連の基本的なワクチン接種が終了していない乳児は同種血球凝集素価を測定する
- フローサイトメトリーによる B 細胞数の測定
- B 細胞の異常と遺伝子検査
- **表 218-2** に，それぞれの疾患に共通してみられる検査所見を示す。

▶ 画像検査

- CT 検査は，アデノイドの大きさの評価，感染症，肉芽腫，気管支拡張症などの B 細胞性免疫不全症の急性および慢性の合併症の有無の検索に有用である。
- MRI 検査は軟部組織の感染症の評価に有用なことがある。
- 画像検索は症状のある部位に限局して行われるべきである。

鑑別診断

- 複合型免疫不全症-原発性および後天性(HIV):複合型免疫不全症の患児は B 細胞単独よりも，B 細胞と T 細胞両方の免疫不全の症状をきたす(219 章「SCID とその他の原発性免疫不全」参照)。
- 蛋白漏出性胃腸症:慢性の心疾患などにより，二次性に腸管内へ免疫グロブリンが漏出する。一般的に免疫グロブリン補充療法は無効。
- ネフローゼ症候群:免疫グロブリンの質と量の喪失(67 章「ネフローゼ症候群」参照)。

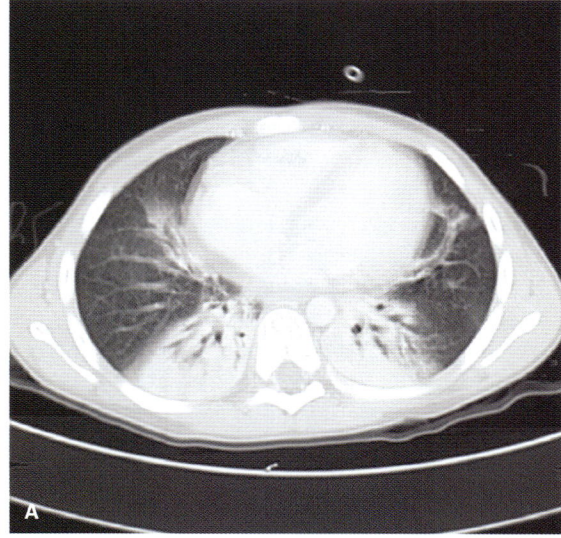

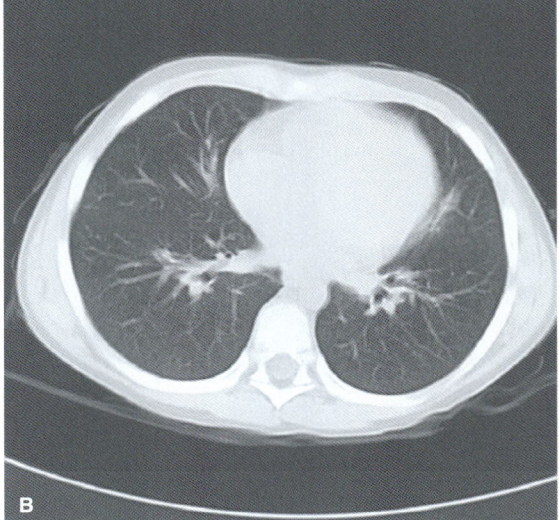

図 218-5　CVID の 10 歳男児の初診時とフォローアップ時の胸部 CT。**A**:初診時は両側の初期の気管支拡張症と tree-in-bud appearance を認める。**B**:2 カ月間の免疫グロブリン補充療法と抗菌薬治療後のフォローアップの CT では肺実質病変は消失した。(*Used with permission from Fiorino, EK, Panitch HB:Recurrent Pneumonia, in Pediatric Practice:Infectious Disease, edited by SS Shah, McGraw-Hill;2009. Chapter 35*)

- 栄養失調症または蛋白産生能の低下:この場合は明らかな病歴と身体所見を伴うだろう。
- 慢性疾患の患児において用いられる長期間のステロイド薬や免疫抑制薬，B 細胞傷害性の薬剤による後天性液性免疫不全症。

治療

治療の目的は感染の機会を減らすことと，気管支拡張症などの慢性合併症の進行を最小限にくい止めることである。

▶ 非薬物治療

手指衛生や感染症の人への接触を避けるなどの標準的感染防御対策が，病原体への曝露を減らす。

▶ 薬物治療

- 免疫グロブリンの補充療法は，免疫グロブリン欠損症およびそれに伴った症状がある患者における基本的治療である[5-9]。SOR A

- 免疫グロブリンの補充には 2 種類の経路がある。
  - 3～4 週間毎の経静脈的投与
  - 週 1 回の皮下投与
- 急性期の感染症には，早期に抗菌薬治療を開始すると同時に，可能であれば病原体を特定し薬剤感受性を調べる。
- 抗菌薬の予防投与は，慢性の感染症の予防に有効なこともある。一方，耐性菌の危険も考慮されるべきであり，免疫グロブリンの補充療法中にもかかわらず臨床症状が持続する患児には，予防内服が適応となる場合がある。SOR C
- 歯科処置や手術の前には抗菌薬の予防投与が推奨される。SOR C
- 不活化ワクチンは安全に施行でき，一定の効果も期待できる。患者だけでなく，一緒に住んでいる家族も毎年のインフルエンザワクチンを接種すべきである[10]。SOR C
- 生ワクチンはすべての B 細胞免疫不全の患者において禁忌である[10]。SOR C

▶ 紹介

以下のいずれかの臨床像があれば免疫専門医に紹介すべきである[11]。

- 1 年に 4 回以上の中耳炎罹患
- 1 年に 2 回以上の重篤な副鼻腔炎罹患
- 2 カ月以上の抗菌薬投与にもかかわらず効果が乏しい，もしくは抗菌薬の経静脈投与を必要とする感染症の罹患
- 2 回以上の肺炎の罹患歴
- 反復性の深部皮膚や臓器の膿瘍
- 原発性免疫不全症の家族歴がある
- 2 回以上の敗血症を含む重篤な感染症

予防とスクリーニング

定期診察の際に，成長発育，感染の頻度と重症度を評価する。

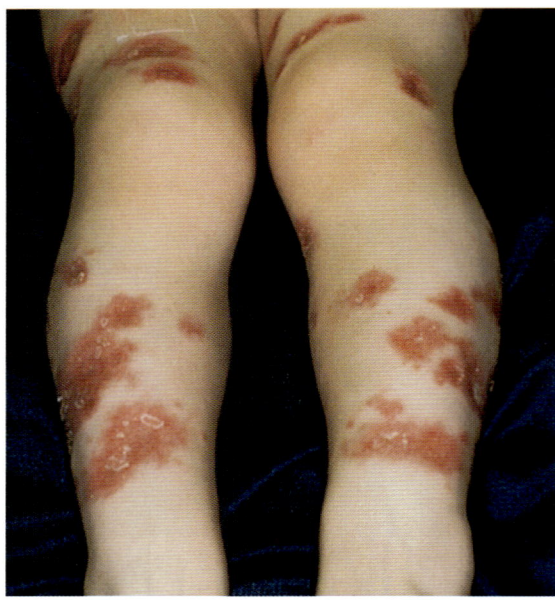

図 218-6　CVID 患児の脚の非乾酪性肉芽腫。培養と特殊染色でも起因菌は検出されなかった。（Used with permission from RL Fuleihan, AS Paller：Genetic Immunodeficiency Disease, in Fitzpatrick's Dermatology in General Medicine, 8th edition, edited by LA Goldsmith, et al. McGraw-Hill；2012. Chapter 143）

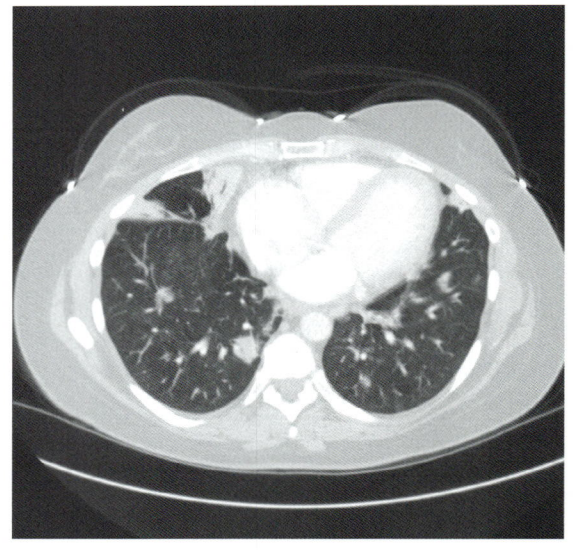

図 218-7　CVID 患者の気管支拡張症と肺肉芽腫。（Used with permission from James Fernandez, MD）

表 218-2　B 細胞免疫不全症の検査所見

B 細胞免疫不全	B/T 細胞	免疫グロブリン（Ig）	ワクチン抗体価	
			蛋白抗原	多糖体抗原
CVID	様々：正常もしくは低 B/T 細胞	低 IgG，低 IgA か低 IgM	通常低	通常低
XLA	極低もしくは無 B 細胞	すべての Ig が極低もしくは無	なし	なし
常染色体潜性無 γ グロブリン血症	極低もしくは無 B 細胞	すべての Ig が低もしくは無	なし	なし
特異抗体産生不全症	正常	正常	通常は正常	低
高 IgM 血症	正常	・正常もしくは高 IgM ・低 IgA，低 IgG	IgM のみ	IgM のみ
選択的抗体産生不全症 ・IgA ・IgG サブクラス ・IgE ・IgM（まれ）	正常	Ig 分画の欠損もしくは極低値	通常は正常	様々
新生児一過性低 γ グロブリン血症	正常	低 IgG	通常は正常	通常は正常

予後

- 免疫グロブリン欠損の重症度によって予後は異なるが，免疫グロブリン補充療法を受けているB細胞免疫不全患者の予後は，一般的にはよい。
- 重症低γグロブリン血症を伴う患者の場合は，早期の免疫グロブリン補充療法の開始が予後改善にきわめて重要である。
- B細胞免疫不全患者は悪性腫瘍や自己免疫性疾患に罹患する危険が高く，その結果死亡率も高い。
- 続発する慢性疾患の後遺障害は予後不良の予測因子となる。

フォローアップ

- B細胞免疫不全と診断された患者は，免疫専門医による定期的なフォローアップを行う。
- 血液検査と画像検査を行う頻度は，免疫グロブリン不全の程度と臨床症状の重症度による。

【Ahila Subramanian, MD, MPH／Brian Schroer, MD】

（石津博子　訳）

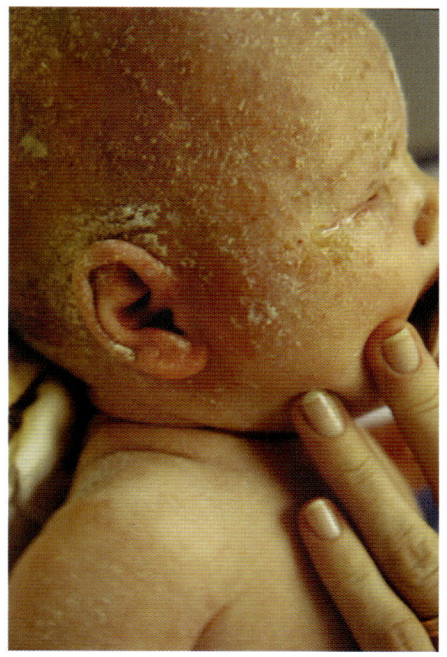

図219-1　母体のTリンパ球による剥脱性皮膚炎を呈した重症複合型免疫不全症の児。(*Used with permission from Tim Niehues, MD and Gregor Dückers, MD*)

219 SCID（重症複合型免疫不全症）とその他の原発性免疫不全症

症例

　2カ月半男児。10日間続く下痢のため，小児科を受診した。下痢は経口ロタウイルスワクチンを含む初回の予防接種後すぐに発症した。経腟分娩で出生し，出生体重と身長は55パーセンタイルであった。周囲流行は認めなかった。体重と身長は2カ月の時点で15パーセンタイルであり，受診時はそのときよりさらに低値であった。また38.3℃の発熱があり，舌と咽頭に鵞口瘡を認め，顔と手に鱗屑性発疹を認めた（図219-1，219-2）。末梢血はリンパ球が1,200/μLであった。胸部X線は胸腺陰影を認めず，びまん性に浸潤影を認めた。ただちに専門家（免疫学者）による診察と治療が行われた。T細胞とB細胞の分画を測定したところ，リンパ球の90％はB細胞であると判明し，さらに母親由来のT細胞とNK細胞のみをわずかに認めた。免疫グロブリンの静注（IVIG）による治療が行われ，*Pneumocystis jirovecii*感染予防のため，トリメトプリム-スルファメトキサゾールが投与された。そして骨髄移植のため，免疫病の専門施設に紹介された。骨髄移植は成功した。

概説

　複合型免疫不全症候群はTリンパ球の機能不全を起こす遺伝的な欠損により生じる。B細胞による抗体産生にはT細胞が必要であるため，複合型免疫不全症候群の患者は，細菌，ウイルス，真菌による皮膚や副鼻腔と肺感染症のみならず日和見感染をもきたしやすい。いくつかの症候群において免疫調節不全は，自己免疫疾患や自己炎症疾患の原因となる。重症複合型免疫不全症（severe combined immunodeficiency：SCID）と診断されることは，治療しなければ2歳以前に死亡することを意味するため，診断を迅速に行う必要がある。一方，Wiskott-Aldrich症候群や高IgE症候群，毛細血管拡張性

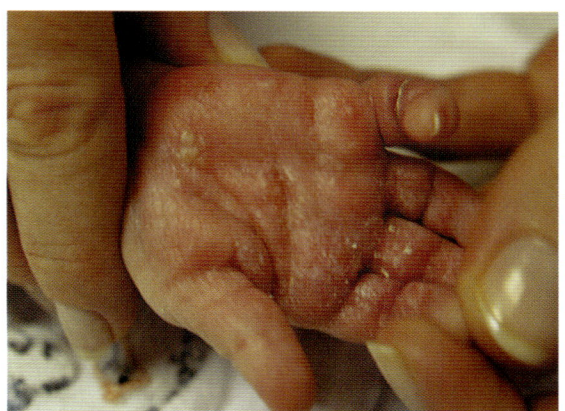

図219-2　図219-1と同患児の手掌にみられた剥脱性皮膚炎。(*Used with permission from Tim Niehues, MD and Gregor Dückers, MD. Reprinted from Clinical Immunology, 2010, p.187, with permission from Elsevier*)

運動失調などの原発性免疫不全症は，比較的年長者に発症する。

別名

　原発性もしくは先天性免疫不全，スイス型無γグロブリン血症，T細胞欠乏症，バブル・ボーイ病（Bubble Boy Disease）

疫学

- SCIDは非常にまれな疾患であり，発症率は10万人中1.8人といわれている[1]。
- 米ウィスコンシン州で行われた，Trec（T-cell receptor excision circles）を用いた新生児スクリーニングの発見率

表 219-1　代表的な複合型免疫不全症候群の欠損遺伝子と，遺伝様式，罹患しやすい特徴的な感染症

疾患	遺伝子変異	遺伝様式	感染症
SCID			
T− B+ NK−	共通 γ 鎖（最多 45〜50%） JAK3	XL-IL2RG AR-JAK3	粘膜カンジダ症，ニューモシスチス属，慢性下痢，弱毒化ワクチンによる重症ウイルス感染症
T− B+ NK+	Il-7Rα 鎖 CD3 コンポーネント	AR-IL-7RA AR-CD3δ, ε, ζ	
T− B− NK+	RAG1/2 Artemis DNA リガーゼⅣ	AR-RAG1/RAG2 AR-DCLER1C AR-LIG4	
T− B− NK−	アデノシンデアミナーゼ 細網異形成症	AR-ADA AR-AK2	
ZAP70 欠損症	ζ 鎖関連蛋白 70	AR-ZAP70	SCID と同様
T+ B+ NK+ CD8 リンパ球減少症 CD4 機能不全	T 細胞受容体関連 チロシンキナーゼの欠損	AR-P56lck	
完全型 DiGeorge 症候群	22q11 欠失	AD 孤発性の 22q11	SCID と同様
Nijmegen 染色体 不安定症候群	DNA 修復メカニズム	AR-NBN	ウイルス性上気道炎，尿路感染症，消化管感染症
DNA リガーゼⅣ欠損症	DNA 修復メカニズム	AR-LIG	様々な重症度 SCID と同様かそれ以下
高 IgE 症候群 （HIES）	STAT3	AD-STAT3	cold abscess，黄色ブドウ球菌による膿痂疹や肺膿瘍アスペルギルス属，シュードモナス属，ニューモシスチス属，粘膜カンジダ症（図 219-3），肺副鼻腔ヘモフィルス属，肺炎球菌
	DOCK8	AR-DOCK8	重症ウイルス性皮膚感染（図 219-4，219-5），軟属腫，疣贅，細菌や真菌感染症 膿瘍や肺嚢胞は形成しない。
	TAK2	AR-TYK2	非結核性抗酸菌
高 IgM 症候群	CD40 リガンド，CD40	XL-CD40L AR-CD40	複合型免疫不全症： 　気道感染症（被包性細菌），ニューモシスチス，クリプトスポリジウム，ヒストプラズマ
	AID-B 細胞クラススイッチ遺伝子 ウラシル DNA グリコシラーゼ	AR-AID AR-UNG	液性免疫不全 肺副鼻腔感染症，非日和見感染症
毛細血管拡張性運動失調症	ATM	AR-ATM	肺副鼻腔感染症，日和見感染はまれ，気道以外の感染症
慢性粘膜カンジダ症	AIRE STAT1 Rare-Lyp，Dectin-1，TLR3	AR-AIRE AD-STAT1 AR	粘膜表面と皮膚，爪の浸潤性カンジダ感染症
Wiskott-Aldrich 症候群	Wiskott-Aldrich 症候群蛋白 （WASP 遺伝子）	XL-WAS	肺炎球菌，髄膜炎菌，インフルエンザ菌，ニューモシスチス，軟属腫，水痘，真菌はまれ

AD＝常染色体顕性（優性），AR＝常染色体潜性（劣性），XL＝X 染色体連鎖性

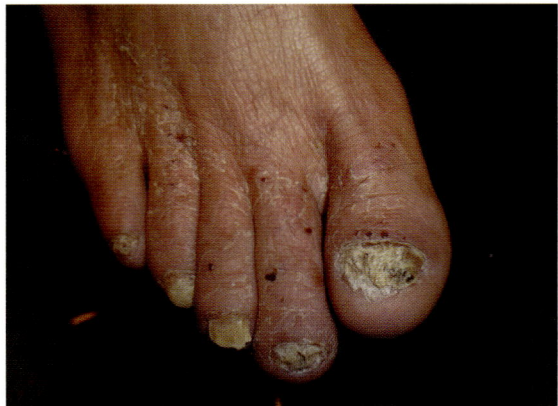

図 219-3　常染色体顕性遺伝性高 IgE 症候群の足趾の爪真菌症と皮膚の重症湿疹。（Used with permission from Tim Niehues, MD and Gregor Dückers, MD）

は 10 万試験中 1.64 である。Trec スクリーニングではいくつかの非典型的な SCID 患者をを見逃す場合がある[2]。
- これらの疾患の病因は遺伝性から変異を含めて多彩である。

- 遺伝様式（表 219-1）
  - 変異：すべての先天性免疫不全症は変異として発症しうる。
  - 診断される前の低年齢で死亡している患者が存在するため，すべての複合型免疫不全症の割合は少なく見積もられる傾向にある。

病因と病態生理

表 219-1 にそれぞれの原発性免疫不全症の原因遺伝子と罹患しやすい感染症について示す。表にはすべての免疫不全症は含まれていないが，代表例を列挙した。

危険因子

- 反復感染や幼少期の予期せぬ死亡の家族歴
- 先天性免疫不全と診断されたことのある両親
- 血族結婚

診断

▶ 臨床所見（表 219-2）

- 免疫不全症の患者のほとんどは初回の健診で成長障害を指

表219-2　複合型免疫不全症とそれらの特徴，臨床症状，非感染性の合併症

症候群	特徴的な身体所見，検査所見 放射線所見	重篤な非感染性合併症	Trec による新生児 スクリーニング
SCID	発育不良 母体免疫細胞移植からの GvHD による湿疹	悪性腫瘍 GvHD による剝脱性皮膚炎 （図 219-1, 219-2, 219-6, 219-7）	検出可
ZAP70 欠損症	正常胸腺像，リンパ球数の正常 もしくは増加	自己免疫性炎症性腸疾患 自己免疫性血球減少症	検出可
Omenn 症候群 RAG1/RAG2	好酸球性紅皮症 リンパ節腫脹 肝脾腫 オリゴクローナル T 細胞の伸展	悪性腫瘍	検出可
DNA リガーゼⅣ 欠損症 （図 219-8）	小頭症 細く面長な顔 汎血球減少症 光線過敏症 乾癬	発達遅滞 放射線感受性 光線過敏症 悪性腫瘍	検出可
完全型 DiGeorge 症候群	低位で後方に回旋した耳介 両眼隔離 丸い鼻 口蓋裂，喉頭部欠損	円錐動脈幹異常 低カルシウム血症 自己免疫疾患	検出可
Nijmegen 染色体 不安定症候群	小頭症 細く面長な顔 低身長	軽度の知的障害 悪性腫瘍	検出可
高 IgE 症候群 AR-DOCK8	AD-HIES にみられるような臨床的 特徴はない	神経学的合併症 自己免疫疾患	検出可
高 IgE 症候群 AD-STAT3 （図 219-9）	幅広い鼻梁と大きな鼻尖 肺囊胞 前頭隆起 荒れた顔の皮膚 乳歯の脱落遅延 脊柱側弯	重症アトピー性皮膚炎 骨折 血管奇形 リンパ腫	検出不可
毛細血管拡張性 運動失調症 （図219-10, 219-11）	進行性小脳運動失調症 眼皮膚毛細血管拡張症	放射線感受性光線過敏症 糖尿病 悪性腫瘍 易出血性	検出できるかもしれない[3]
高 IgM 症候群 AID 欠損症	リンパ組織過形成 欠損に基づく変化 下痢や肝疾患，胆管炎，胆管癌	自己免疫疾患	検出不可
慢性皮膚粘膜 カンジダ症 （図 121-8 参照）	広範囲に及ぶ皮膚粘膜真菌感染症 爪真菌症 白斑 円形脱毛症	自己免疫疾患，内分泌疾患 悪性腫瘍	検出不可
Wiskott- Aldrich 症候群	湿疹 リンパ節腫脹，肝脾腫 血小板サイズの減少	自己免疫疾患 悪性腫瘍 易出血性	検出不可

20

摘される。
- 乳児の SCID はしばしば特徴的な身体所見を示さないことがある。
- 幼児や年長児の免疫不全症では診断のきっかけとなる特徴的な症状を示す。
- *P. jirovecii* やマイコバクテリアなどの非典型的な感染（日和見感染）や，非常に重篤で複雑な感染症などの基礎疾患の存在を疑わせる所見である。
- 新生児湿疹や移植片対宿主病（GvHD）などの皮疹が出現する

▶ 検査所見
- 末梢血と蛍光活性化細胞分類（FACS）：総リンパ球数が 2,500/mm³ 未満や T 細胞が 20％未満の場合，複合型不全症を疑う必要がある。FACS はフローサイトメトリーの一種である。
- 著しく活性化した母体由来の T 細胞（HLA DR⁺/CD45⁺/RO⁺）が，児の血液中に HLA タイピングにより証明される。
- 対照の 10％未満の反応を示すリンパ球抗原刺激試験は速やか，かつ詳細な検査が必要である。

- 臨床症状に基づく専門的な遺伝子検査は，先天性免疫不全を専門とする医療機関で行う必要がある。
- Trec の新生児スクリーニングは，多くの複合型免疫不全症を発見できるが，それはすべての疾患ではない（表219-2）。

▶ 画像検査
- 胸部 X 線での胸腺の欠損は T 細胞性免疫不全症の早期からみられる徴候である。また非典型的な肺炎像を示すこともある。
- 顔面や骨の変化は特定の免疫不全症で現れる。
- SCID のいくつかの型は放射線検査をすることにより，放射線への感受性が増大するため，放射線検査をする場合には注意を要する。これらの患者においては，X 線画像検査は悪性腫瘍の危険の増加の原因となる。

鑑別診断
- 健康な児であるにもかかわらず再発する感染症は，末梢血により評価され，T，B リンパ球分画の確認により鑑別されうる。
- 血清免疫グロブリン値は合併症の程度や病型を確定するのに有効である。

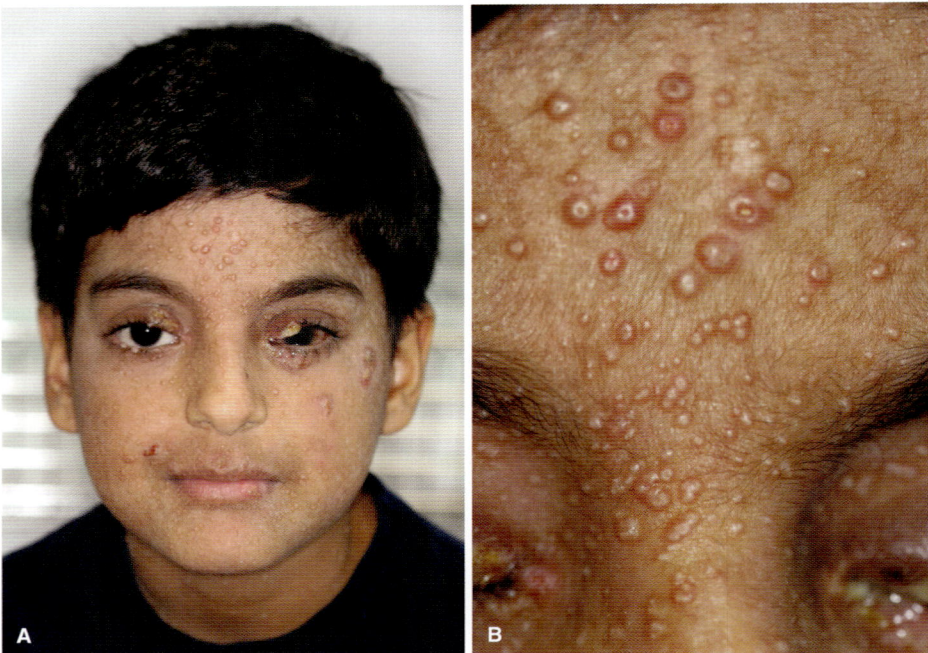

図 219-4　常染色体潜性遺伝性高 IgE 症候群の男児のウイルス感染による播種性軟属腫と両側の上眼瞼肉芽腫（**A**）と拡大像（**B**）。（*Used with permission from Tim Niehues, MD and Gregor Dückers, MD. Photo B is reprinted from Journal of Allergy and Clinical Immunology, 2009, p.1296, with permission from Elsevier*）

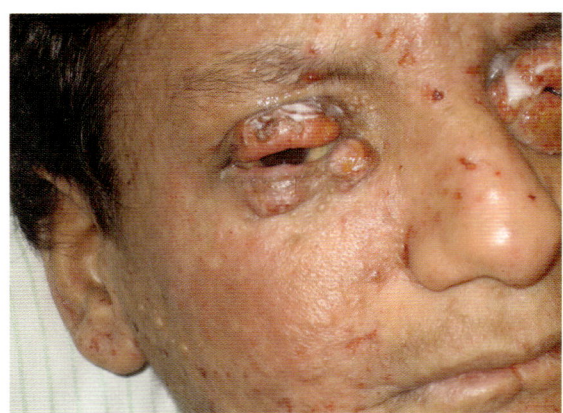

図 219-5　常染色体潜性遺伝性高 IgE 症候群の患者における上眼瞼の重症ウイルス感染症。（*Used with permission from Tim Niehues, MD and Gregor Dückers, MD*）

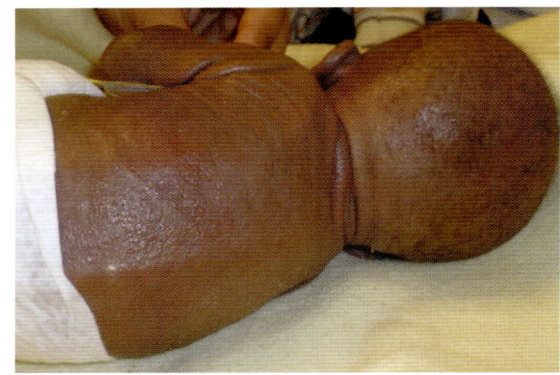

図 219-7　図 219-6 と同患児の背部と頭皮の剥脱性皮膚炎。（*Used with permission from Tim Niehues, MD and Gregor Dückers, MD*）

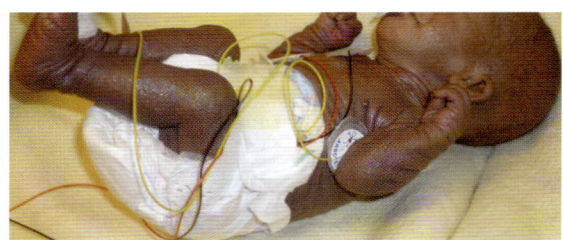

図 219-6　原因不明の症候群に合併した SCID が疑われる生後 5 週の児の剥脱性皮膚炎。（*Used with permission from Tim Niehues, MD and Gregor Dückers, MD*）

- 染色体異常による疾患（DiGeorge 症候群や CHARGE 連合）は T 細胞数の減少を認めるが，一定の T 細胞数は保たれている。これらの疾患の患者は，他に特有の先天的障害をもつことが多い（骨格や円錐動脈幹の異常，低カルシウム血症など）。22q11 に関する遺伝子検査により診断される。（216 章「DiGeorge 症候群」参照）。
- X 連鎖無 γ グロブリン血症（XLA）などの先天性液性免疫不全症。これらの疾患の患者の T 細胞数は正常だが，B 細胞と抗体の欠損がある。母体から移行した抗体があるため，1～2 歳くらいに発症することが多い（218 章「B 細胞免疫不全症」参照）。
- 栄養障害や代謝異常（例：葉酸吸収障害）による発育不全と反復する感染症（53 章「発育不全」参照）。
- HIV 感染症：正常な胸腺影と正常もしくは増加した免疫グ

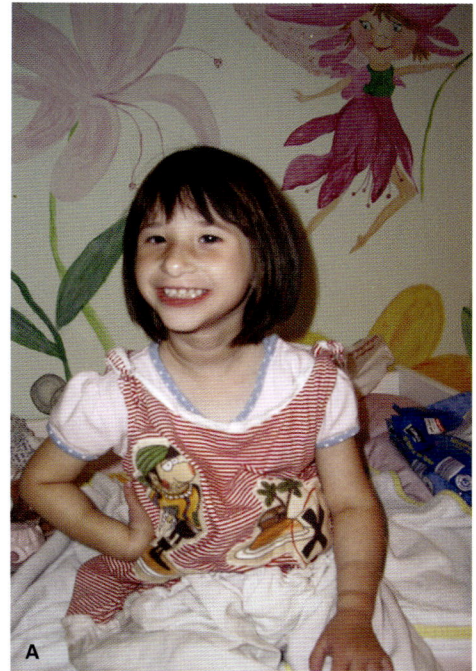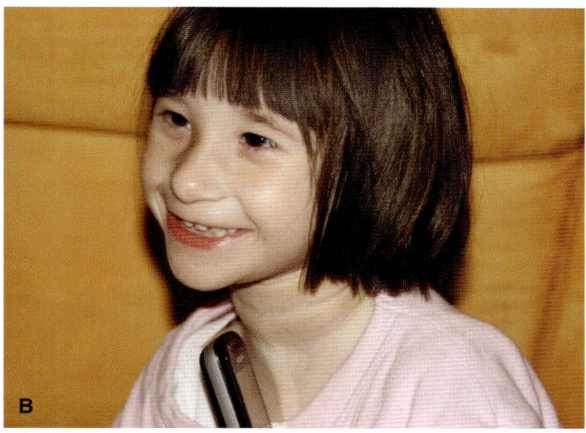

図219-8　DNAリガーゼⅣ欠損症患児の小頭症と細く面長な顔面の全体像（**A**）と拡大図（**B**）。（*Used with permission from Tim Niehues, MD and Gregor Dückers, MD. Reprinted from Wahn／Niehues Primäre Immundefekte, 2013, p.22, with permission from Marseille Verlag*）

ロブリン値を示し，通常は母体感染がある（182章「小児HIV感染症」参照）。
- 癌などによる二次的な骨髄機能不全。
- 腸管リンパ管拡張症：重篤な蛋白漏出性胃腸症や免疫グロブリンの欠乏が起こる。
- 持続的なドレナージが必要な先天的もしくは後天的な乳び胸は，免疫グロブリンとリンパ球数の低下を認める。

治療

複合型免疫不全症の疑いがあれば，速やかに小児免疫疾患専門医による評価が必要である。

▶ 非薬物治療
- 接触予防策や飛沫予防策などにより患者を感染から守るべきである。
- 輸血は避けること。もし輸血が必要な場合でも，ドナーリンパ球による致死的な GvHD の予防のためにフィルターを用いて残存リンパ球を除去する。
- 特定の免疫不全症の患者では遺伝子治療が行われる（アデノシンデアミナーゼ〈ADA〉欠損症，X連鎖潜性遺伝の原発性複合免疫不全症（*IL-2RG* 遺伝子による X-SCID）[4,5]。SOR Ⓐ
- ADA 欠損症ではポリエチレングリコール（PEG）-ADA 酵素補充療法が試されている[6]。SOR Ⓐ

▶ 薬物治療
- 早期かつ積極的な感染症の診断とその治療
- 遺伝子変異を基準に，IVIG や *P. jirovecii* への予防治療，幹細胞移植，予防的抗菌薬を考慮する。
- 骨髄移植は様々なタイプの複合型免疫不全症で効果がある[7]。

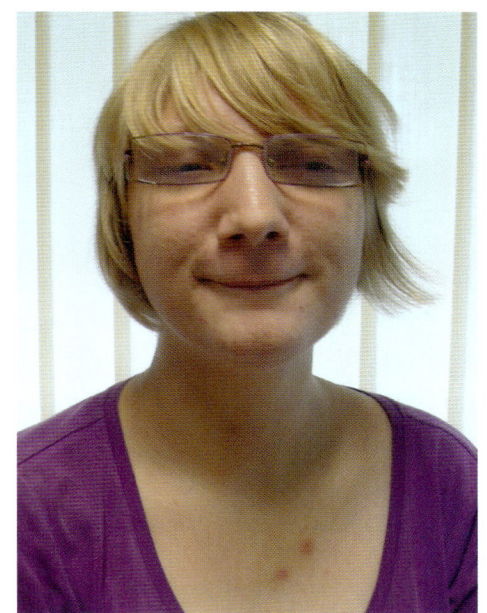

図219-9　常染色体顕性遺伝性高 IgE 症候群の 18 歳女性の幅広い鼻梁，くぼんだ目，胸部の湿疹性病変と顔面の荒れた皮膚などの特徴的な顔貌。（*Used with permission from Gregor Dückers, MD and Tim Niehues, MD*）

▶ 紹介
複合型免疫不全の患者は，免疫不全の専門医や専門施設をすぐに受診する必要がある。

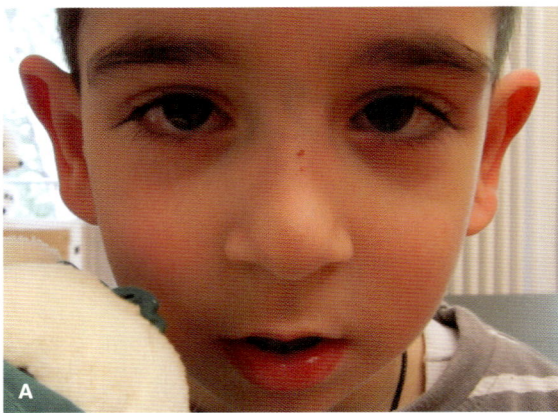
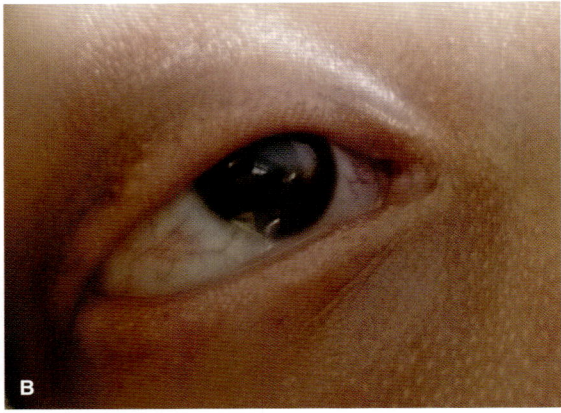

図 219-10　血管拡張性失調症患児における両側（**A**）と右眼の結膜毛細管拡張症（**B**）。（*Used with permission from Tim Niehues, MD and Gregor Dückers, MD*）

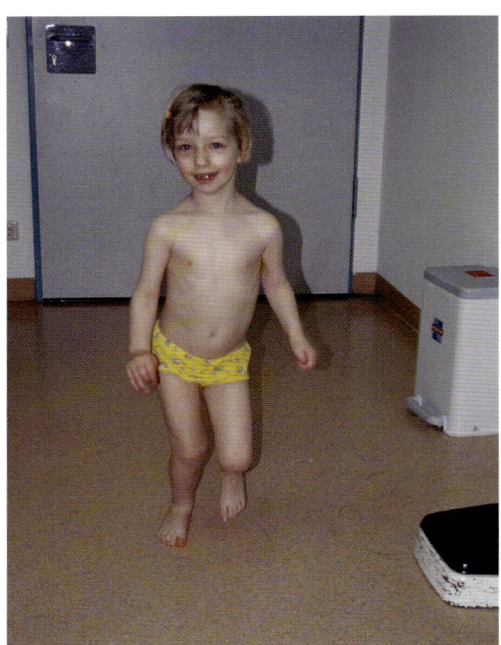

図 219-11　血管拡張性失調症にみられる歩行の変化。（*Used with permission from Tim Niehues, MD and Gregor Dückers, MD*）

予防とスクリーニング

　米国の多くの州や地域で新生児に対し，Trec や κ-deleting recombination excision circles（Krec）を用いた複合型や液性免疫不全のスクリーニングが行われている。感染症に罹患する前に早期に診断，介入できる。

予後

● 予後は特定の遺伝子変異や個々の臨床的な状況による。
● 迅速な診断がなされなければ，多くの患者は感染や炎症の合併症で死亡する。

フォローアップ

　患者は原発性免疫不全を扱っている専門施設でフォローす

るべきである。

【Brian Schroer, MD／Tim Niehues, MD／Gregor Dückers, MD】
（藤田真弓　訳）

220　慢性肉芽腫症

症例

　最近，持続性の肺炎を呈している 4 歳男児。詳細な既往歴によれば，男児は肺炎，黄色ブドウ球菌，*Burkholderia cepacia* による肺炎，リンパ節膿瘍を含む感染症を何度か繰り返している。両親によれば，男児は先月 1 カ月以上にわたり，何回かの抗菌薬を処方されたが，呼吸器症状が改善しないという。免疫不全症の家族歴はない。身体所見としては肋骨弓下に軽度の陥没呼吸を認め，両肺野に広くラ音を聴取した。胸部 X 線写真では上中肺野に両側性の浸潤影がみられ，CT により多病巣性の肺炎が判明した（**図 220-1**）。気管支肺胞洗浄と血清学的検査により，侵襲性の肺アスペルギルス症と診断され，患児は抗真菌薬の治療を受けた。これまでの病歴や感染症の原因菌を踏まえて免疫不全症に対する精査がなされ，この児は慢性肉芽腫症であることが判明した。

概説

　慢性肉芽腫症（chronic granulomatous disease：CGD）は，食細胞による細胞内での微生物に対する殺菌機能異常の結果，細菌や真菌感染を反復し，肉芽腫を形成する疾患である。食細胞は活性酸素化合物を産生するための酵素欠損により，貪食した微生物を殺菌することができない。最も頻度が高く，重症型の CGD は X 連鎖性の病型（全 CGD 症例の約 70％）で，男児のみにみられる。

別名

　CGD，慢性食細胞機能不全，慢性家族性肉芽腫症，敗血症性進行性肉芽腫症，致死的小児肉芽腫症，好中球無力症，先天性食細胞機能不全，Bridges-Good 症候群，Quie 症候群

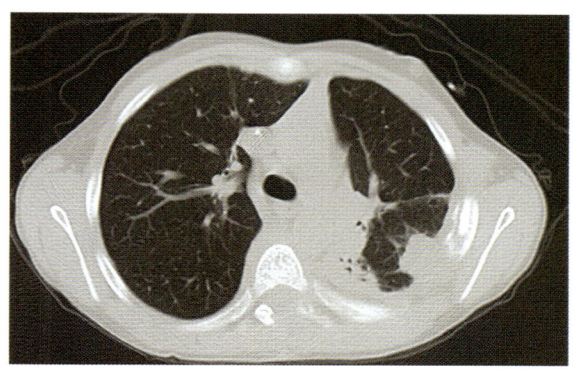

図 220-1　慢性肉芽腫症児の胸部 CT における多病巣性の肺炎。
(*Used with permission from Alison Greiwe, MD*)

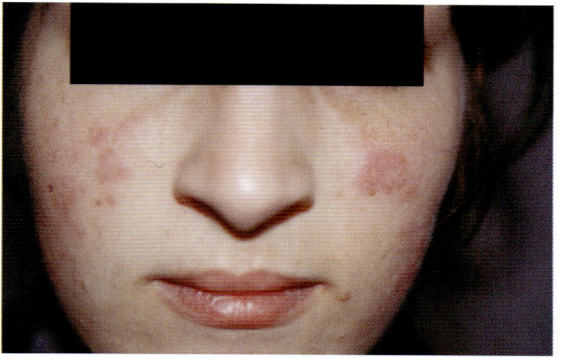

図 220-2　慢性肉芽腫症患児の母親にみられる円板状エリテマトーデス。保因者における X 染色体不活化の概念を示すものである。(*Used with permission from Gregor Dückers, MD, and Tim Niehues, MD*)

疫学

- CGD は米国においては約 20 万人に 1 人の割合でみられる[1]。
- CGD の頻度は民族差や人種差はなく，小児期から成人期後期までみられる。
- ほとんどの患者は幼児期に診断を受けている。

病因と病態生理

- 正常の食細胞は，カタラーゼ陽性の細菌や真菌を直接殺菌するために不可欠である，スーパーオキシドのような活性化酸素化合物をつくるために NADPH 酸化酵素を利用している。
- NADPH 酸化酵素は，呼吸バーストを触媒する酵素であり，サブユニットからなる複合体である。CGD では，4 つのサブユニットの 1 つが欠損している[2]。
- CGD の約 2/3 の症例では，X 連鎖性の遺伝形式をとる gp91phox の欠損が原因となっている。P22phox，p47phox，p67phox の欠損に伴う CGD は常染色体潜性(劣性)遺伝形式をとる。最近発見された 5 つめのサブユニットである p40phox も同様に CGD の常染色体潜性遺伝形式にも寄与していると判明した[3]。
- 遺伝子変異により，これらのサブユニットの 1 つが欠損したり機能的に活性化されなかったりすると，多くの微生物(一般的にブドウ球菌やアスペルギルス，セラチア，ノカルジア，*Burkholderia* など)への易感染性を引き起こす。

危険因子

CGD の危険因子は以下の因子である。
- 両親が遺伝子変異の保因者であり，常染色体潜性遺伝形式により子に遺伝する可能性がある場合。
- ほとんどの遺伝子変異が X 連鎖性であるため，男児である。
- 原因不明の再発性あるいは慢性の感染症の家族歴。
- 変異によるものもまれにある[4]。

診断

- 診断される年齢の中央値は 2 歳半〜3 歳である[5]。
- 広域スペクトラムの抗菌薬が使用された場合や，臨床症状があまり重篤でない場合(常染色体潜性遺伝形式の本疾患ではそうであるように)は診断が遅れることがある。

- 保因者である女性は，機能している遺伝子の高度なライオニゼーション(X 染色体の不活性化)によってモザイクパターンとなることにより，いくつかの症状が出現することがある。円板状エリテマトーデス(円板状ループス)がみられることもある(図220-2)[6]。しかし，ほとんどの女性保因者は無症状である。

▶ 臨床所見

感染

- 再発性あるいは通常みられない重症の細菌感染や真菌感染，肺炎，膿瘍，化膿性リンパ節炎(図 220-3)，骨髄炎(図 220-4)，菌血症／真菌血症，表在性皮膚感染症，肝膿瘍(図 220-5)，脾膿瘍，脳膿瘍などが最も多くみられる。
- 米国やヨーロッパの患者ではブドウ球菌や *Burkholderia* が培養される。CGD で分離される真菌はアスペルギルスやノカルジア属である[7]。

炎症

- 繰り返す発熱あるいは不明熱
- 消化器，泌尿生殖器，呼吸器，中枢神経系など複数の臓器を障害するびまん性肉芽腫
- 異常な創傷治癒過程(図 220-6)
- CGD 患者の臨床像は炎症性腸疾患に似た特徴をもつ場合がある[8]。

▶ 身体所見

- 成長障害／低身長
- リンパ節腫脹
- 肝脾腫
- 皮膚膿瘍

▶ 検査所見

- ジヒドロダミン(DHR)試験：この試験はより簡便で客観的で正確であり，より有用なスクリーニング検査として NBT 色素還元試験から置き換わっている[9]。
- 遺伝子変異解析：診断が確定し，遺伝形式も判明するため，遺伝カウンセリングに有益な情報となる。
- 通常みられない，まれな病原体を積極的に検索することが必要である(図 220-7)。これは熟練した微生物検査室の助けを必要とする。

▶ 画像所見

- X 線写真は肺炎の診断に役立つ。
- CT 画像は肺，脾臓，肝臓などの膿瘍の大きさや数，場所

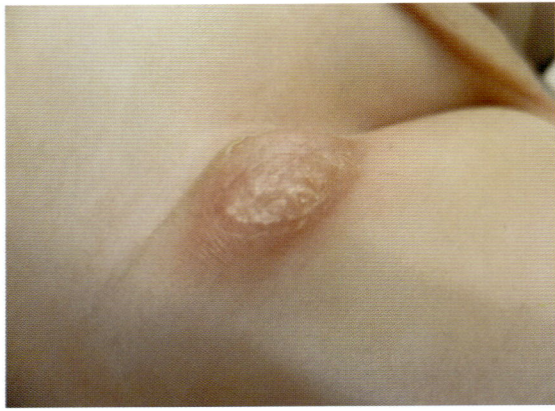

図 220-3　慢性肉芽腫症患児における波動性の鼠径部リンパ節炎。(*Used with permission from Gregor Dückers, MD and Tim Niehues, MD*)

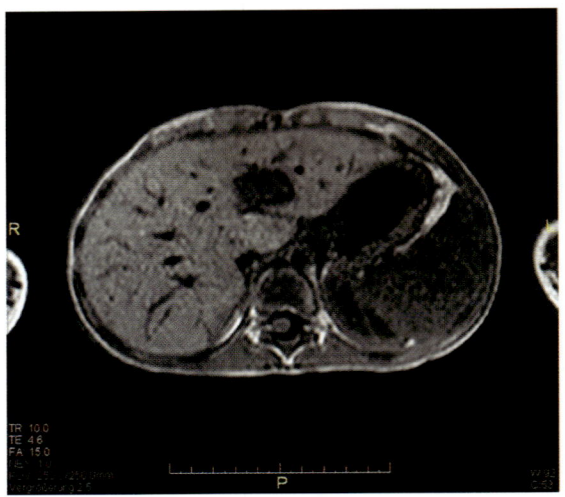

図 220-5　慢性肉芽腫症患児における肝膿瘍。(*Used with permission from Gregor Dückers, MD and Tim Niehues, MD*)

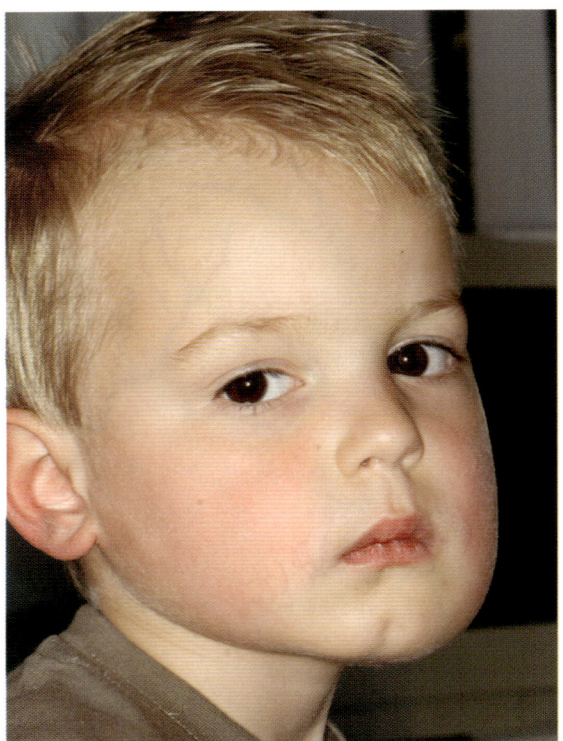

図 220-4　慢性肉芽腫症患児の左下顎骨の骨髄炎。(*Used with permission from Gregor Dückers, MD and Tim Niehues, MD*)

などを評価するのに有用である(図 220-5)。

鑑別診断

　カタラーゼ陽性微生物による重症で，あるいは再発性の感染症は以下に示した疾患の可能性もあり，CGD を鑑別するときには考慮すべきである。

- その他の原発性免疫不全症(B 細胞機能異常，高 IgE 症候群〈HIES〉，白血球接着不全症，補体欠損症，ミエロペルオキシダーゼ欠損症)：218 章「B 細胞免疫不全症」，219 章「SCID とその他の原発性免疫不全症」参照。
- 二次性免疫不全　HIV ウイルス感染(HIV/AIDS)：182 章

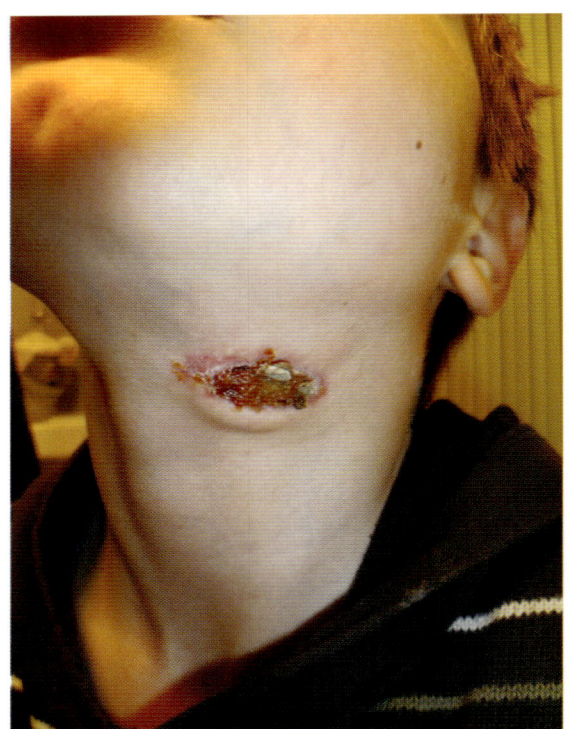

図 220-6　感染性リンパ節炎の切開排膿後に，創傷治癒障害を呈した慢性肉芽腫症患児。(*Used with permission from Gregor Dückers, MD and Tim Niehues, MD*)

「小児 HIV 感染症」参照。
- 代謝性疾患(囊胞性線維症，G6PD 欠損症)：51 章「囊胞性線維症」参照。
- 炎症性疾患(Crohn 病)：59 章「炎症性腸疾患」参照。

治療

　他の原発性免疫不全症と同様，CGD においても診断と感染症治療は早く積極的に行うべきである。

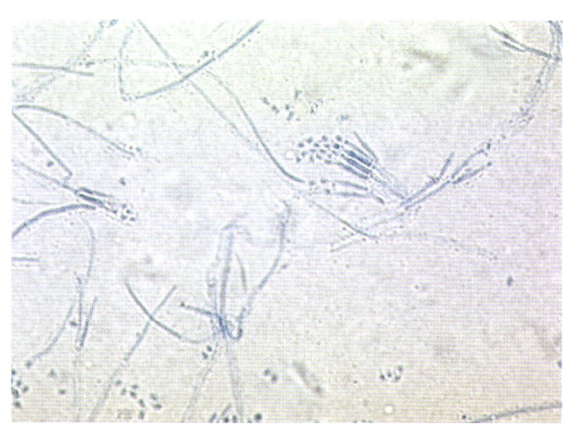

図 220-7　骨髄炎を合併した慢性肉芽腫症患者から分離された *Geosmithia* 属（真菌）。（*Used with permission from Gregor Dückers, MD, and Tim Niehues, MD*）

テロイド療法により軽快させることができる。SOR **C**

▶ 外科治療

肝膿瘍やリンパ節膿瘍，閉塞性あるいは痛みの強い肉芽腫は，ステロイド療法が無効であるときは，外科的に排膿や切除を行うことが多い。SOR **C**

▶ 根治療法

- 幹細胞移植（SCT）は有意に症状を改善する。SCT は抗菌薬や抗真菌薬の予防投与にもかかわらず，重症の感染症に苦しむ子どもたちのよい選択肢のひとつである[12]。SOR **C**
- 遺伝子治療は行われてはいるが，長期の予後やリスクがまだ不明である。SOR **C**

▶ 紹介

- 免疫不全が疑われる患者は全員，免疫専門医に紹介すべきである。
- 真菌感染や重症細菌感染症の治療に関しては，感染症専門医への紹介が必要である。
- 肉芽腫の形成により痛みを伴う場合や臓器障害がある場合は，外科に紹介すべきである。
- 遺伝専門医への紹介は，新たに診断された患者の家族にとって有益である。家族は保因者かどうかの検査に関するメリットとリスクについて，遺伝カウンセリングを受けることができる。また，患者自身が成人して希望する場合には，妊娠・出産における問題点や，子孫への CDG の遺伝のリスクについて話し合うことになるかもしれない。

予防とスクリーニング

- CGD は遺伝疾患であり，予防することはできない。
- CGD の家族歴がわかっている場合は，妊娠前の遺伝カウンセリングが有益であろう。
- CGD 患者はアスペルギルス曝露のリスクがあるため，建築現場やトンネル内に長時間とどまることなどは避けるべきである。

予後

- より重症な X 連鎖 CGD 患者は，10 代前半で罹病率と死亡率が増加し，問題となる。
- 幹細胞移植の成功率の増加とともに，有効な細胞内にはたらく抗菌薬，抗真菌薬の予防投与により，CGD 患者の予後は過去 20 年間で有意に改善した。

フォローアップ

重症な合併症を防ぐためには，感染や炎症に対する速やかで積極的な治療が最も重要であり，CGD 患者は専門施設での頻回の受診を必要とする。

【Justin Greiwe, MD／Gregor Dückers, MD／Tim Niehues, MD／Brian Schroer, MD】

（塩谷裕美　訳）

▶ 非薬物療法

- 患者，家族，周囲の人々に手指衛生を含む標準予防策を徹底する。
- 可能なかぎり発熱している人や病人との接触を避けること。
- すべての予防接種は CGD の子どもたちにとって安全であり，基本的なスケジュールにのっとって行われるべきである。彼らは生ワクチンも受けられる（訳注：日本において行われている BCG 接種は CGD 患者には禁忌である）。
- CGD に対する遺伝子治療研究が現在進行中であり，難治で生命を脅かす感染症が問題となる患者にとって有効かもしれない。しかしながら，治療としての遺伝子治療はまだ現実的なものではない[10]。

▶ 薬物治療

- ST（トリメトプリム–スルファメトキサゾール）合剤やイトラコナゾールのような抗菌薬や抗真菌薬による予防投与は第一選択の治療であり，よく行われている[10]。SOR **C**
- 免疫学的治療（IFN-γ 療法）。ある二重盲検試験で，IFN-γ の皮下注射を受けた患者において重症感染症を有意に抑制したことが報告されている[11]。SOR **B**　IFN-γ 投与については発熱や筋肉痛などの副反応，時間的な制約（1 週間に 3 回の接種），コストなどの問題もある。

▶ 感染の治療

- 培養，生検など原因検索を積極的に行い，目的菌を絞って経静脈的に数週にわたり治療を行う。SOR **C**
- 感染症時の白血球注入療法については有効かもしれないが，CGD の治療経験豊富な限られた専門施設で行われるべきである。SOR **C**

▶ 炎症の治療

- 胃，尿管，膀胱など近くの臓器を圧迫し閉塞起点となる，もしくは痛みの原因となる肉芽腫に対しては，短期間のス

第 21 部

遺伝性疾患

SOR	定義
A	一貫して質が高く，かつ患者指向のエビデンス（科学的根拠）に基づいた推奨*
B	一貫性に欠けた，もしくは質に一部問題がある患者指向のエビデンスに基づいた推奨*
C	これまでのコンセンサス，通常行う診療行為，専門家の意見，疾患指向のエビデンス，または診断・治療・予防・スクリーニングについての症例報告に基づいた推奨*

- SOR：推奨度（strength of recommendation）
- 患者指向のエビデンス：死亡率，罹患率，患者の症状の改善などを意味する。
- 疾患指向のエビデンス：血圧変化，血液生化学所見などを意味する。
- ＊：さらなる詳細情報は，巻末の「付録 A」を参照。

221 Down 症候群

症例

　日齢 2 の新生児が, 嘔吐を主訴に救急外来を受診した。母親は 25 歳で, 独身で妊婦健診は受けていなかった。患児は自宅で, 在胎 39 週に経腟分娩で出生した。母親によると, 患児は哺乳しようとすると常に嘔吐し, 嘔吐物の性状は泥状で緑色であった。患児は内眼角贅皮, 吊り上った眼瞼, 平坦な鼻梁, 猿線, 小さい耳を認めた (図 221-1, 221-2)。診察した医師は Down 症候群を疑い, 腹部 X 線を行い, Down 症候群に合併率の多い十二指腸閉鎖を示唆するダブルバブルサインを認めた (図 221-3)。患児には十二指腸閉鎖の外科的手術が無事施行された。染色体検査により, 患児は Down 症候群と診断された。

概説

　Down 症候群は過剰 21 番染色体により正常とは異なった表現型を呈する[1,2]。患児は先天性心疾患, 血液学的異常, 筋骨格系の異常, 視覚および聴覚の異常などを認めることがある[3]。Down 症候群発症の確率は, 母親の年齢により異なる[4]。

別名

　21 トリソミー

疫学

- Down 症候群は染色体異常疾患の中で最も頻度が高く, 米国では 691 人に 1 人の割合で発症する[5]。
- Down 症候群と胎児診断された場合, 米国では 67%(61〜93%)の割合で妊娠中絶されている[6]。
- 白色人種に比較して, アフリカ系アメリカ人の Down 症候群の確率は 77% であり, ヒスパニック系での Down 症候群の確率は 112% である。これらの発症率の相違は, 胎児診断の普及や, 妊娠中絶の決定, もしくは研究の方法の相違を反映していると考えられる[7]。
- 出生時年齢の上昇に伴い Down 症候群の発症率も上昇するが, 約 80% の Down 症候群は, 母体年齢が 35 歳以下のときに出生する[4]。

病因と病態生理

- 95% の Down 症の患児は, 21 番染色体不分離により, 完全な 3 つの染色体をもつ[2]。
  - 86% は母親由来の染色体で, 75% が減数第二分裂時に, 25% が減数第一分裂時に発生する。9% は父親由来である。有糸分裂時の異常は 5% 以下である[1]。
  - これら染色体不分離の発生は, 母体の加齢により増加し, 遺伝子組換えの頻度と相関する[1]。
- 3〜4% の Down 症候群は, 21 番染色体長腕と 14 番染色体長腕の転座である Robertson 型転座を含む 21 番染色体の転座を原因とする。患児が均衡型転座であった場合, 両親のどちらかが表現型の上で正常ではないことを確認するために, 検査がなされるべきである[1]。
- 1〜2% の Down 症候群は, 21 トリソミーと通常の染色体の

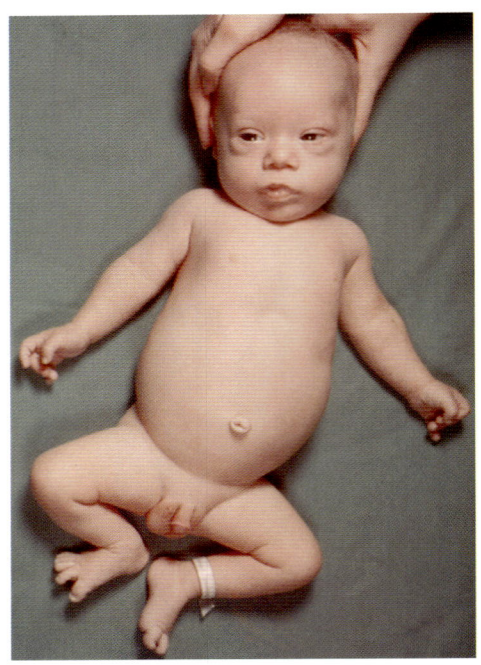

図 221-1　Down 症候群の乳児における内眼角贅皮, 吊り上った眼裂, 平坦な鼻梁, 第 1 および第 2 趾長の大きな差。(*Used with permission from Cleveland Clinic Children's Hospital Photo Files*)

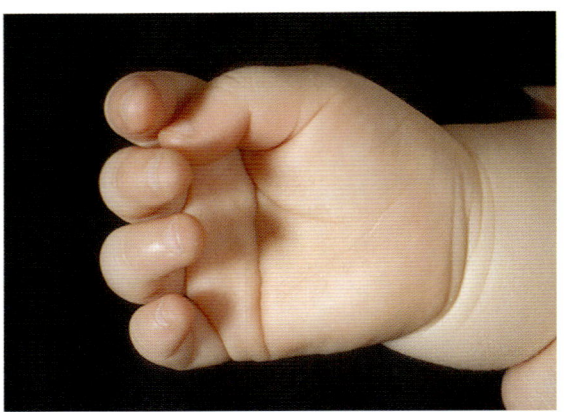

図 221-2　Down 症候群の乳児における単独の横断する手掌線 (猿線)。これは Down 症候群の約 50% に認めるが, Down 症候群ではない乳児および小児でも認める場合がある。(*Used with permission from Cleveland Clinic Children's Hospital Photo Files*)

モザイク型である[1]。
- Down 症候群に特徴的な表現型は, 中枢神経系で最もよく研究されている。病理組織学的研究により, 大脳皮質のニューロン数が減少し, 樹状突起の発達が 4 カ月で不活性化し, シナプス数も減少し, ミエリン化の遅滞を認めることが証明されている[1]。

危険因子

- 母体の高齢化が染色体不分離に関する最も重要な危険因子であり, 次に環境障害による卵母細胞への影響の蓄積や, 減数分裂の低下が因子となる[1]。
- 減数分裂時の組換えの変化や, 減数分裂の減少や有糸分裂

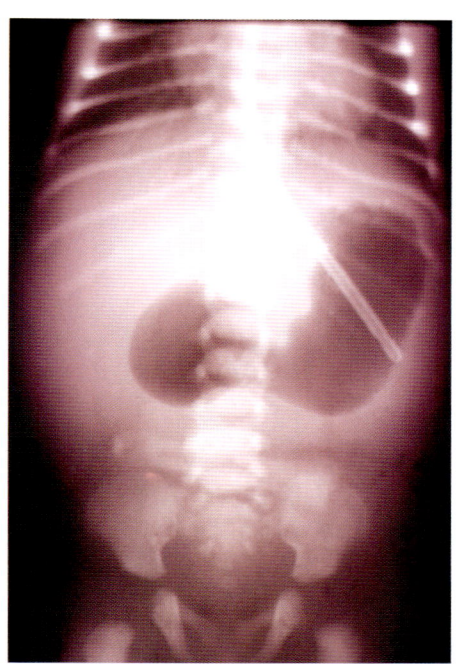

図221-3 十二指腸閉鎖における腹部X線写真のダブルバブルサイン。Down 症候群の患児は十二指腸閉鎖の確率が増加する。(Used with permission from Elumalai Appachi, MD)

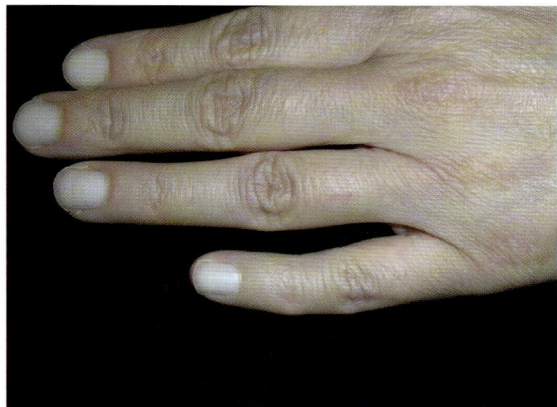

図221-4 斜指症(1 本の指が他の指に向かって曲がっている)は通常 Down 症候群に認める。(Used with permission from Richard P. Usatine, MD)

時の変換により，Down 症候群発症の危険性は増す[1]。
- 母体の飲酒，被ばく，社会的および経済的な環境的要因も Down 症候群の危険因子となるとされている。しかしこれらは，まだ学術的には確認されていない[7]。

診断

▶ 臨床所見

Down 症候群の典型的な臨床症状は以下のとおりである。
- 筋緊張低下(図 221-1)
- 第 1 および第 2 趾長の大きな差(図 221-1)
- 斜指症(ある指の他の指への傾斜もしくは弯曲，最も多いのは第 5 指が他の 4 本の指の方向を向く，図 221-4)。
- 猿線(図 221-2)

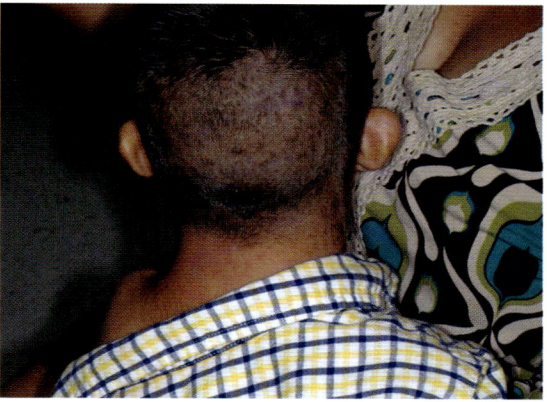

図221-5 Down 症候群の男児の低位置の小さな耳。この男児は外皮に生じる疥癬症を頭頸部に認める。(Used with permission from Richard P. Usatine, MD.)

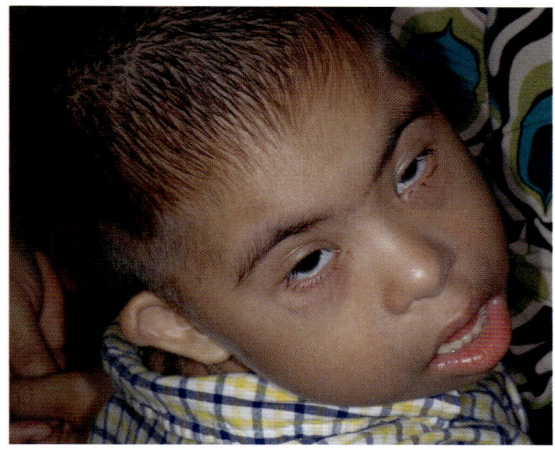

図221-6 図 221-5 と同男児の内眼角贅皮，吊り上った眼裂，平坦な鼻梁。(Used with permission from Richard P. Usatine, MD.)

- 短頭症などの頭頸部の異常
- 低い付着位置の小さい耳(図 221-5)
- 内眼角贅皮，吊り上った眼裂(図 221-6，221-7)
- 平坦な鼻梁(図 221-6，221-7)
- Brushfield spot(虹彩の白い点，図 221-8)。
  聴覚低下および鼻腔狭窄の原因となりうる顎および咽頭の形成不全をきたす可能性もある[2,3]。
  発達の初期において，Down 症候群の患児は正常下限の発達を示す。しかし認識能力の発達は思春期で停止する。60 歳以上の Down 症候群において，75％の症例は Alzheimer 病となる[3]。
- Down 症候群は他の多くの徴候を示す。
  - 聴覚低下(75％)
  - 白内障，斜視，屈折異常などの眼疾患(60％)
  - 房室中隔欠損症を最多とする先天性心疾患(50％)(47 章「心疾患を合併する先天奇形症候群」参照)。
  - 消化管閉鎖(12％，図 221-3)
  - 甲状腺疾患(4～18％)
  - 多血(18～64％)
  - けいれん(1～13％)
  - 骨髄増殖性疾患(10％)

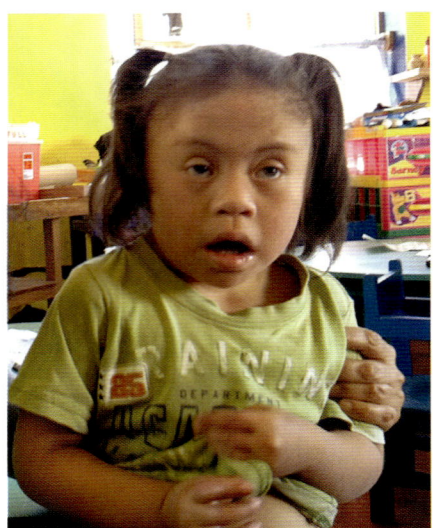

図221-7 Down症候群の3歳女児における内眼角贅皮，吊り上がった眼裂，平坦な鼻梁。この女児はペルーの糖尿病の患児のシェルターに住んでおり，Ⅳ度の汎収縮期雑音を認め，心不全徴候を示し，診断されていない心室中隔欠損症の可能性がある。（*Used with permission from Sangeeta Krishna, MD.*）

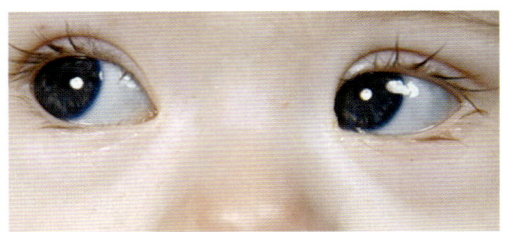

図221-8 Down症候群の患児の虹彩の白い点（Brushfield spot）。Down症候群の患児の90％に認めるが，Down症候群以外の児にも認める。（*Used with permission from Cleveland Clinic Children's Hospital Photo Files.*）

- セリアック病（5％）
- 白血病（1％）
- 環軸関節亜脱臼（1〜2％）
- 自閉症（1％）
- Hirschsprung病（1％以下）[3]
- 注意欠陥・多動性障害（6.1％），行為障害（5.4％），攻撃的行動（6.5％）などの行動障害。うつ病（6.1％）[3]

▶ 検査所見

- 胎児期に検査が行われていない場合，診察所見からDown症候群が疑われた場合（筋緊張低下や特徴的顔貌など），FISH法により21トリソミーは1〜2日で判明する。また，完全な転座が描出可能な細胞遺伝学的解析による確定診断が必要となる[2]。
- Down症候群と診断されたら，新生児の患児には十二指腸閉鎖，鎖肛，哺乳力障害，吸気および呼気性喘鳴，red reflex testによる先天性白内障，聴性脳幹反応検査による聴力低下の検査などを行うべきである[2]。
- 将来的な白血病や多血の危険因子である一過性骨髄増殖性疾患を含む異常をチェックするため，血算を施行すべきである。先天性甲状腺機能低下症の評価のために，甲状腺刺激ホルモンとT3およびT4も検査されるべきである[2]。

▶ 画像検査

- すべてのDown症候群の児は，先天性心疾患の有無を評価するため，心臓超音波検査が施行されるべきである[2]。
- 臨床的な徴候があれば，哺乳力不足に対しては嚥下に関する検査で，気道異常については喉頭鏡で，十二指腸閉鎖については腹部X線検査で評価可能である（図221-3）[2]。

鑑別診断

- 診察により，猿線や内眼角贅皮などを単独で認めても，それらは健常者でも認めることがあり，Down症候群だと決定づけることはできない。臨床的徴候によりDown症候群の疑いがある場合は，遺伝学的検査が有用である。
- 18トリソミーの場合は，揺り椅子状の足底，重度の神経発達遅滞などを認める。
- Zellweger症候群，ペルオキシソーム形成障害に伴う疾患，炭素数26の極長鎖脂肪酸増加疾患，炭素数26が炭素数22の脂肪酸に対して増加する極長鎖脂肪酸増加疾患，および線維芽細胞や羊膜細胞の数が増加する極長鎖脂肪酸増加疾患など。

治療

- Down症候群の患児の治療は，家族の教育，Down症候群に伴う疾患の早期治療のためのスクリーニング，健康状態がよくても全身状態の観察のための定期的な外来に焦点をあてて行う。

▶ 非薬物治療

- 両親に対しては，患児に発生すると予測されることについて教育する。Down症候群の患児は，気道の易感染性が増加する危険性がある。血行動態異常をきたす先天性心疾患を合併している場合は，出生時から生後12カ月まで，RSウイルス感染症の予防を行う[2]。SOR **A**
- 頸部脊髄の過度の伸展や屈曲を避けるために，すべての両親に対し環軸関節亜脱臼について教育する[2]。
- 繰り返す耳の感染，耳漏，難聴がないか，1年に1回検査する。耳鼻科への通院は必須である[2]。
- 1年に1回は，両親に睡眠時無呼吸の有無について確認をとる。臨床症状を認める患児には，睡眠時の検査が施行可能で，4歳までに施行することが推奨されている。睡眠時呼吸障害と診断された患児は，耳鼻咽喉科か呼吸器科へ紹介する[2]。
- 患児がけいれんを起こしたことがあるか否か尋ね，必要があれば小児神経科へ紹介する[2]。
- Down症候群の患児は，生後6カ月以内に斜視と白内障の有無の評価のために眼科へ紹介されるべきである。5歳までに，眼科医でフォローされている50％の患児は，屈折異常が原因で弱視に至っている[2]。
- 定期的な検診で，成長障害，経口摂取低下もしくは多呼吸などの心不全症状の有無についてチェックする[2]。
- 甲状腺機能低下症の評価のためのTSHを含んだ採血を一年に1回は行う。血算および網状赤血球の検査を，鉄欠乏性貧血のチェックのために行う。平均赤血球容積は45％の患児で上昇し，フェリチンは慢性的な炎症により上昇していると考えられる。そのため，これらのデータは，鉄欠乏性貧血のスクリーニングには使用不可能である[2]。

- 両親の生活習慣や社会的立場が考慮されるべきである。両親の自閉症や注意欠陥障害，多動症，認知障害が疑われる場合には，小児精神科へ紹介する[2]。
- 両親をサポートグループへ紹介し，行動発達や神経学的発達の援助をする[2]。

▶ 治療

- Down 症候群に特有の治療法は存在しない。症状や状態に応じて治療されるべきである。

▶ 外科治療

- 白内障の場合，先天性心疾患を伴う場合，十二指腸閉鎖を伴う場合は，手術が必要となる。
- 環軸椎亜脱臼を伴う場合は，挿管管理中に危険を伴うことを念頭に置くべきである。

▶ 紹介

- 生後 6 カ月までの間に，すべての Down 症候群患者は眼科へ紹介され，斜視，白内障，弱視について検査されるべきである。
- 4 歳までに，睡眠時呼吸障害について検査する。
- 心臓超音波を行うために，小児循環器科に紹介する。
- 白血球，ヘモグロビンもしくはヘマトクリットの増加を認めた場合は，血液腫瘍の専門家に紹介する。
- 吸気および呼気性喘鳴を示す場合，もしくは睡眠時の無呼吸発作を認める場合は，呼吸器科を紹介する。
- 繰り返す中耳炎を示す場合は，耳鼻咽喉科を紹介する。
- 消化管閉鎖を認める場合は，小児外科を紹介する。
- 嚥下障害もしくは誤嚥性肺炎を認める場合は呼吸器科へ紹介する。栄養を維持するために胃瘻造設術が必要となるかもしれない。

予防とスクリーニング

- Down 症候群のスクリーニングは，すべての年齢層の妊婦に対して行われるべきである。
- 妊娠第一期の検査としては，後頸部に存在する低エコー域（nuchal translucency），母体の β-hCG の増加，妊娠関連血漿蛋白質 A の低下を調べる。これらは Down 症候群に関連する。これらの検査結果と母体年齢により，Down 症候群児の妊娠の可能性が推測されるべきである。この検出方法は，82〜87％の感度がある。母体年齢の増加により偽陽性の確率が高くなる[6,8]。
- Down 症候群児妊娠の可能性の高い妊婦は，絨毛検査を妊娠第 1 三半期に行うことができる。もしくは Quad Screen Test（母体血清 β-hCG，非抱合型エストリオール，α フェトプロテインもしくはインヒビン A の測定）によるスクリーニングも可能である[6,8]。
- 妊娠第 1 三半期のスクリーニングを行わなかった妊婦は，妊娠第 2 三半期でも Quad Screen Test が可能である。Down 症候群の特徴として，α フェトプロテインとエストリオールの低下，インヒビン A および βhCG の増加を認める傾向にある。Down 症候群のリスクのある妊婦は，Quad Screen Test 単独では感度は 80％だが，妊娠第 1 三半期スクリーニング検査と組み合わせることにより 95％の感度と 5％の偽陽性となる[6,8]。
- Down 症候群児妊娠のリスクが 1/270 以上である妊婦で，より正確な診断を望む場合は，妊娠第 2 三半期に羊水検査を行うことができる。羊水検査では染色体異常の最終診断を行うことができる[6,8]。

予後

- 日常のケアや行動支援により，神経認知の遅れが激しくない Down 症候群の患児は日常生活の通常の活動に加わることが可能である[9]。
- 早期の Alzheimer 病発症率の増加しており，寿命は 50〜60 歳と短い[3]。
- 幼児期〜20 歳では，先天性心疾患合併の Down 症候群患者の死亡率が最も高い[9]。
- 出生直後〜10 歳まででは，非ヒスパニック系の白人の Down 症候群患児の生存率は，非ヒスパニック系のアフリカ系アメリカ人の Down 症候群患児よりも高い[9]。

フォローアップ

- Down 症候群患児は，最低でも 1 年に 1 回，小児科医の検診を受ける必要がある。
- Down 症候群患児は，状態に応じて，小児科の各種専門医を定期的に受診すべきである。

患者教育

- 筋緊張低下，歯の発達遅滞，低い知能指数など，予測される事柄について両親は教育されるべきである。環軸椎亜脱臼の危険性について，両親は理解するべきである。
- 甲状腺機能低下症，聴力低下，中耳疾患，閉塞性睡眠時呼吸障害，心不全，視力異常，貧血やリンパ増殖性疾患などの血液学的異常などが発症したときに注意すべき徴候について，家族は教育を受けるべきである。
- 患児の障害は時に親の大きな負担になる。家族が支援グループと交流することを強く促すべきである。

【Di Sun, BS, MPH／Elumalai Appachi, MD, MRCP】

（高橋　健 訳）

222 Turner 症候群

症例

6 歳女児が，数週間前に母親に気づかれた下肢の腫脹を主訴に，小児科外来を受診した。全身状態は良好であった。成長曲線は標準の 5 パーセンタイル以下であった。右側に左側より重症の下肢の浮腫を認め，耳介低位，眼瞼下垂，軽度の小顎症を認めた（図 222-1，222-2）。小児科医は Turner 症候群を疑い，小児内分泌専門医に紹介し，45,XO の核型を認めた。患児および両親はカウンセリングと教育を受け，患児は成長ホルモン療法を受け，結果は効果的であった。腎臓および心臓のスクリーニングテストは正常であった。

概説

Turner 症候群は 1 つの X 染色体の欠失であり，低身長の女性の表現型で，正常な性成熟の欠如および様々な身体的所見をもつ。

21

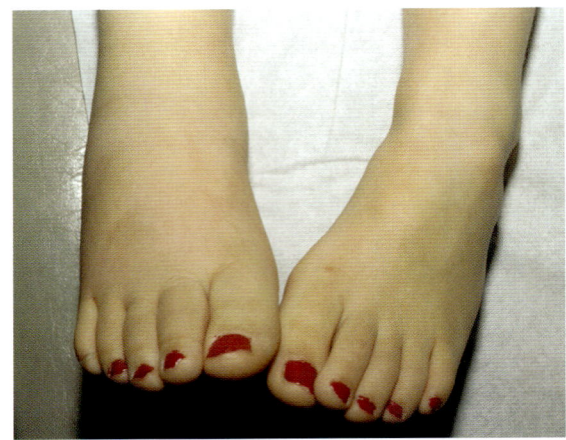

図222-1　6歳のTurner症候群における，右側に特に優位な，下肢のリンパ浮腫。これはこの女児の症候群の特徴的な所見であった。(*Used with permission from Camille Sabella, MD*)

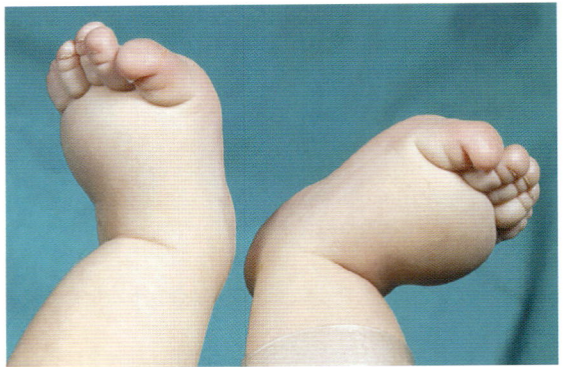

図222-3　Turner症候群の新生児のリンパ浮腫。Turner症候群の30%は出生時にリンパ浮腫を示す。(*Used with permission from Cleveland Clinic Children's Hospital Photo Files*)

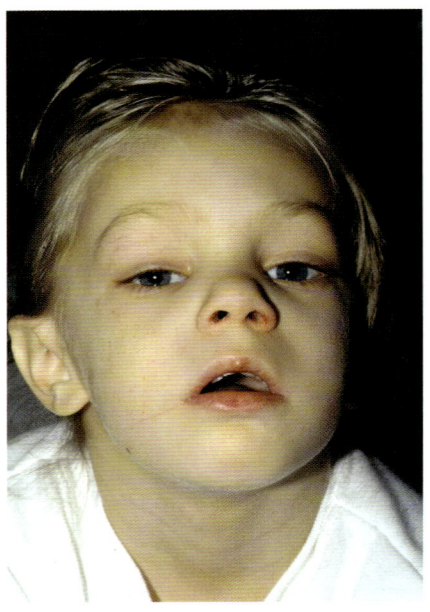

図222-2　図222-1と同女児における耳介低位，低い髪の生え際，軽度の眼瞼下垂，小さな下顎。(*Used with permission from Camille Sabella, MD*)

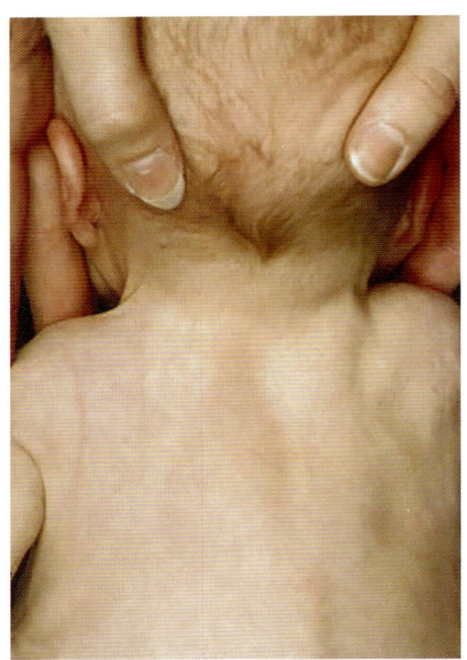

図222-4　Turner症候群の新生児における皮膚の弛み，および翼状頸。(*Used with permission from Cleveland Clinic Children's Hospital Photo Files*)

別名

性腺形成不全，X染色体が1つしか存在しないことによる表現型の変異，Bonnevie-Ullrich症候群，Xモノソミーなど。

疫学

- Turner症候群はX染色体に関連した，最も多い染色体異常である。
- Turner症候群は妊娠第1三半期の自然流産の原因であり，染色体異常による自然流産の約20%の原因となっている。
- 発生頻度は1/2,500〜1/5,000であり，生存して出生した児の5〜10%のみが，特徴的顔貌を示す[1]。
- 約5万〜7万5,000人のTurner症候群が米国に存在する。

病因と病態生理

- Turner症候群は，女性の性染色体の完全もしくは部分的な欠損で，大部分は核型45,XOもしくはモザイク型（核型46,XX/45,XOもしくは46,XY/45,XO）である。
- 妊娠時の母体年齢とは無関係である。

診断

- Turner症候群の診断は，身体的特徴により疑われ，染色体検査で確定される。低身長の女児は，Turner症候群を鑑別診断するために染色体検査が施行されるべきである[2,3]。

▶ 臨床所見

- 30%の症例で，リンパ浮腫と翼状頸（30%の患者で認める）により出生時に気づかれる（図222-3，222-4）[4]。

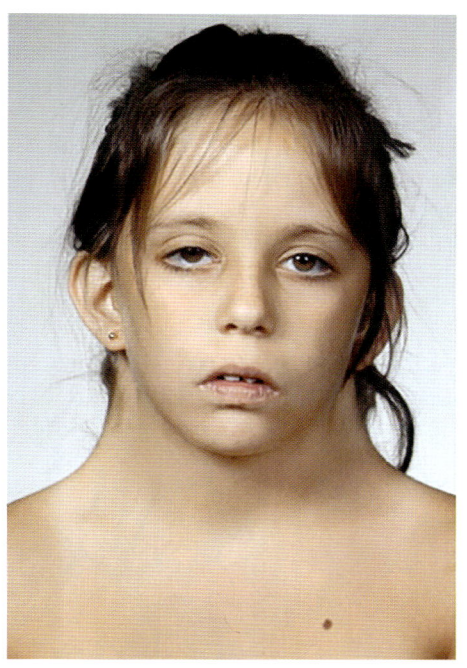

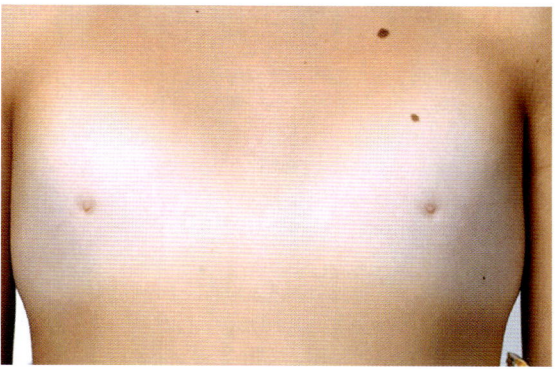

図 222-6　図 222-5 と同女児の離れた乳頭および幅広い盾状の胸。（*Used with permission from Cleveland Clinic Children's Hospital Photo Files*）

図 222-5　思春期の Turner 症候群における翼状頸。耳介低位，低い髪の毛の生え際，軽度の眼瞼下垂。（*Used with permission from Cleveland Clinic Children's Hospital Photo Files*）

- 成長障害と低身長[2]
- 頸部のリンパ浮腫と翼状頸は通常乳児期に発生するが，思春期に発症する場合もありうる（図 222-1，222-3～222-5）。
- 皮膚の弛みおよび翼状頸（図 222-5）
- 盾様の胸と離れた乳頭（図 222-6，222-7）
- 第 4 および第 5 中手骨および中足骨の短縮を 50％ の患者で認める。
- 突出するか低位の耳，低い髪の生え際，眼瞼下垂および眼間解離などの特徴的顔貌（図 222-2，222-5）
- 特に翼状頸を認める症例での大動脈二尖弁，大動脈基部拡張，大動脈縮窄症（50％）などの心血管異常[5]
- 早期の閉経
- 馬蹄腎，骨盤内腎，特発性高血圧および腎尿路感染症などの腎臓の異常
- 繰り返す中耳炎（75％）と軽度の神経学的徴候
- 難聴[6]
- 骨異常
- 哺乳障害
- 甲状腺機能低下および甲状腺炎
- 月経開始の遅れ
- 不妊
- 学習障害

▶ 検査所見
- 診断を確定するために染色体核型検査を行う。
- 甲状腺機能低下症の有無を観察するために，甲状腺ホルモン検査を行う。
- すべての Turner 症候群患者で聴力のスクリーニングを行う。

▶ 画像検査
- 心血管系の異常をスクリーニングするために，心臓超音波

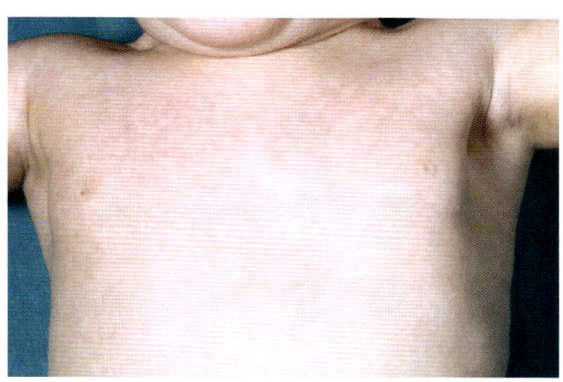

図 222-7　Turner 症候群の幼児で認めた，幅広い乳頭間と頸部にみられる弛んだ皮膚。（*Used with permission from Cleveland Clinic Children's Hospital Photo Files*）

を行う。
- 腎臓異常のスクリーニングのために，腎臓超音波を行う。

鑑別診断
- Noonan 症候群：主に男性で Turner 症候群と似た特徴をもつが，女性でも発生しうる（226 章「Noonan 症候群」参照）。
- 先天性リンパ性浮腫：出生時に存在しうるが，他の Turner 症候群の徴候を認めず，正常核型である。

治療

▶ 非薬物治療
- 聴覚スクリーニング検査と補聴器は，聴覚障害に対して必要となる可能性がある。
- 患児と家族のカウンセリングと状態の監視は，治療に重要である。

▶ 薬物治療
- 成長ホルモン投与はすべての患児に適応し，最大限の成長を得るため，早期から導入する[7-12]。SOR Ⓐ
- エストロゲン補充療法は，卵胞刺激ホルモンと黄体形成ホルモン血中濃度が増加したら，思春期から開始する。13～15 歳までは，最大限の成長を得るためにエストロゲン補充療法はなるべく開始しない[13-15]。SOR Ⓐ
- 思春期の間は，性的成熟と最大限の骨の発達および骨粗鬆

21

症の予防のため，エストロゲンはプロゲステロンとともに周期的に投与されるべきである。

- 甲状腺機能低下症を認めれば，甲状腺ホルモン補充療法が必要となる。
- 肥満への対応が必要となるであろう。糖尿病，骨粗鬆症および高血圧などの合併を防ぐために，栄養と運動についての生活様式の教育を導入する。

▶ 外科治療

- Y染色体のモザイク型のTurner症候群の場合，悪性腫瘍の発生を防ぐため，性腺の摘出が行われる場合がある。
- 大動脈縮窄症や大動脈二尖弁に対しては，手術が必要とされる可能性がある。

▶ 紹介

- 内分泌学，遺伝学，栄養学を含む多方面の専門家によるチームでの対応が推奨される。
- 年齢によって，各科への紹介が行われる。

予防とスクリーニング

- 胎児エコーにより，囊胞水腫や浮腫を四肢に認めた場合は，Turner症候群が疑われる。
- 絨毛膜絨毛検査や羊水検査により，出生前の確定診断は可能である。

予後

- 寿命は健常者と同じである。
- 成長ホルモン投与を行っても，最終身長は平均より低い[16,17]。
- 不妊治療により妊娠が可能となっても，大部分のTurner症候群患者には生殖能力がない。

フォローアップ

- 聴力障害を認めた場合は，特に言語能力の評価が必要である。
- 1年に1〜2回，循環器医による心臓超音波検査を行う。
- 1年に1〜2回，甲状腺ホルモンを調べる。
- 内分泌専門医による診察と，10歳以降は卵胞刺激ホルモンおよび黄体形成ホルモンなどの検査を定期的に行う。
- 思春期の二次性徴の評価が必要である。
- 社会的な適応に注意し，支援グループへの連絡を用意する。

【Elumalai Appachi, MD, MRCP】

（高橋　健　訳）

223 Marfan症候群

症例

14歳女児が健診のため小児科医を受診した。小児科医は，年齢に比して高い身長，細長い指，関節過伸展，身長よりも長いアームスパンに気づいた（**図223-1〜223-3**）。また，児は高口蓋と収縮期心雑音と認めた。小児科医は患児を循環器医に紹介した。心臓超音波検査により，僧帽弁の閉鎖不全を伴わない僧帽弁の逸脱および大動脈基部の拡張を認めた。小児科医と循環器科医はMarfan症候群を疑い，フィブリリン1

変異の検査により確定診断された。小児科医は，多方面の専門家によるチームをつくり，眼科検査，頻回の循環器科医，整形外科医，遺伝学医による外来フォローを計画した。

概説

Marfan症候群は結合組織の遺伝性疾患であり，細胞外マトリックス蛋白であるフィブリリン1（FBN1）を規定する遺伝子異常に由来する。Marfan症候群の表現型は多彩であり，しばしば骨格，心臓血管系および眼の異常を伴う。

疫学

- Marfan症候群の発生頻度は5,000〜1万人に1人である[1]。
- Marfan症候群は常染色体顕性（優性）遺伝である。そのため，親から50％の確率で遺伝する。

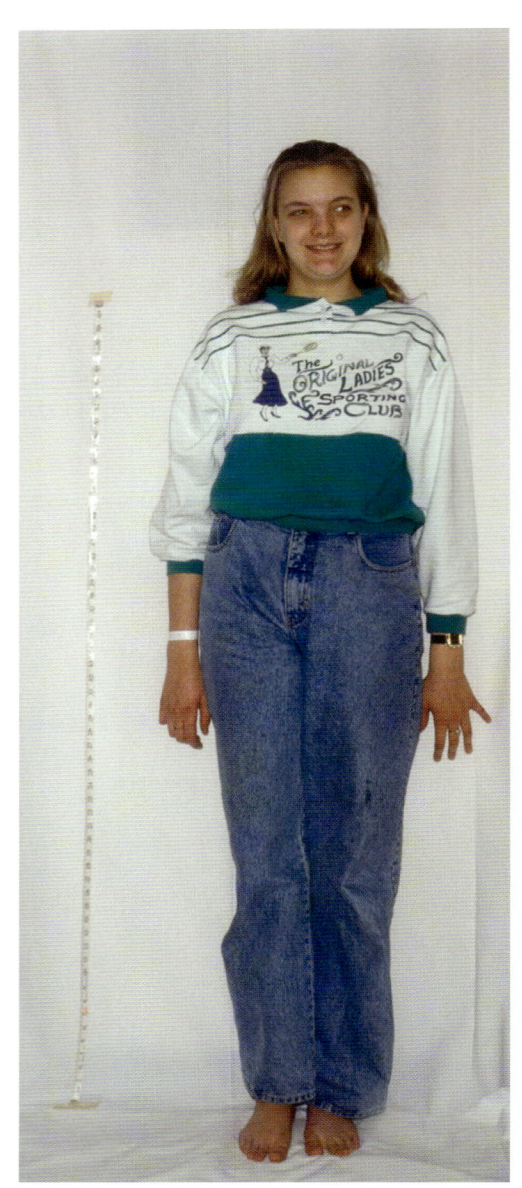

図223-1　14歳女児のMarfan症候群の症例で，高身長，上腕長の前腕長に対する短縮，アームスパンの身長に対する比率の増加を示す。（*Used with permission from Elumalai Appachi, MD*）

- 約 1/3 の症例は新たな遺伝子変異による孤発例であり，しばしば父親の年齢に関係する。

病因と病態生理

- Marfan 症候群はミクロフィブリルの主要構成要素である FBN1 の生成異常と関連する。FBN1 の遺伝子異常は，Marfan 症候群の診断基準を満たす患者の 95％で発見される[2,3]。
- FBN1 の遺伝子座は 15 番染色体長腕(15q21)に位置し，遺伝子が 65 個のエクソンを含む。FBN1 の異常は 1,000 以上発見され，多くは各家系に特有のものである[4,5]。
- 患者の症状は，結合組織の構造的異常に由来する。FBN1 の減少により弾性線維の断裂に加えて，弾性線維の沈着の異常の原因となる。大動脈，皮膚その他の結合組織でのエラスチンの減少は，臨床症状発現の原因となる結合組織の退行変性を加速的に悪化させる。
- FBN1 の遺伝子異常は，重度の急速な悪化をきたす新生児型の Marfan 症候群から，小児期や思春期早期の水晶体亜脱臼や骨格異常のような孤立した症状まで，広い範囲の表現型と関連がある。

診断

- Marfan 症候群の診断は，臨床症状の診断基準による。Marfan 症候群を強く疑う症例については，FBN1 の遺伝子検査を行うべきである。また診断基準を満たしていない両

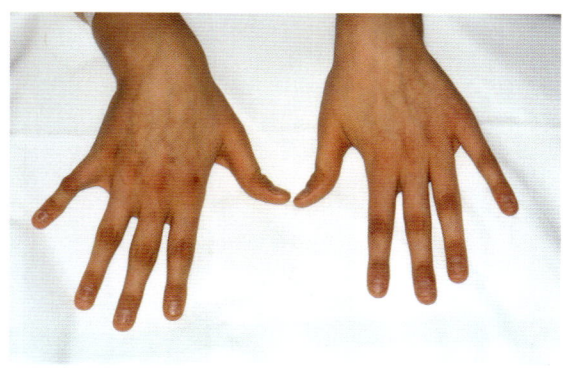

図 223-2　図 223-1 と同女児のクモ状指(細長い指)。ただし，これは Marfan 症候群に特異的な特徴というわけではない。(*Used with permission from Elumalai Appachi, MD*)

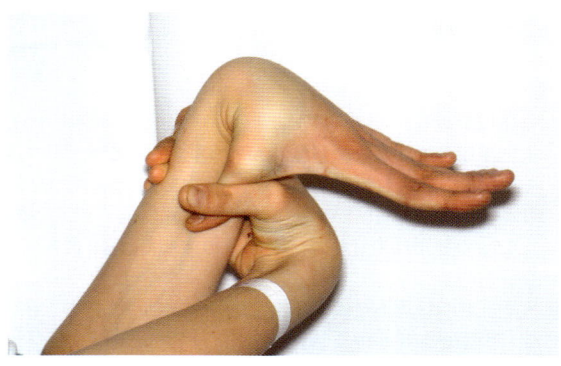

図 223-3　図 223-1 と同女児の第 1 指関節の過伸展。(*Used with permission from Elumalai Appachi, MD*)

親についても，児の Marfan 症候群が疑われる場合は，遺伝子検査を行うべきである[6]。
- 改訂された Ghent の診断基準[7]をもとに，下記のいずれかの症状を認めれば確定診断となる。
  - 大動脈基部の拡張(Z スコアが 2 以上)かつ水晶体亜脱臼(Z スコアは Valsalva 洞の部位の通常の測定方法により，体表面積で補正してある)
  - 大動脈基部の拡張(Z スコアが 2 以上)かつ FBN1 遺伝子異常
  - 大動脈基部の拡張(Z スコアが 2 以上)かつシステミックスコア(詳細は後述)が 7 以上
  - 水晶体亜脱臼および FBN1 遺伝子異常
  - Marfan 症候群の家族歴および水晶体亜脱臼
  - Marfan 症候群の家族歴およびシステミックスコアが 7 以上
  - 20 歳未満で Marfan 症候群の家族歴および大動脈基部の拡張(Z スコア 3 以上)，もしくは 20 歳以上で大動脈基部の拡張(Z スコア 2 以上)
- 大動脈基部の拡張が Z スコア 3 未満であり，かつ FBN1 遺伝子異常を認める 20 歳以下の症例。
- Marfan 症候群のシステミックスコアは下記のとおりである。
  - リストサインおよびサムサイン(3 点，図 223-4，223-5)
  - リストサインもしくはサムサイン(1 点)
  - 鳩胸(2 点，図 223-6B)
  - 漏斗胸(1 点，図 223-6A)
  - 後足部の変形(2 点)
  - 偏平足(1 点，図 223-7)
  - 気胸(2 点)
  - 脊柱硬膜の拡張(2 点)
  - 寛骨臼突出(2 点)
  - 上腕長の前腕長に対する短縮，もしくは両手を広げた長さ(アームスパン)の身長に対する比率の増加(1 点，図 223-1)
  - 側弯症もしくは脊椎すべり症(1 点，図 223-8)
  - 肘の伸展制限(1 点)
  - 眼裂下方傾斜，眼球陥没，下顎の後退，頬骨の形成不全等の頭蓋顔面の特徴(少なくとも，これらの徴候の 3 つがみられれば 1 点)
  - 皮膚線条(1 点，図 223-9)
  - 近視(1 点)
  - 僧帽弁逸脱症(1 点)

▶ 臨床所見

骨格系

- 一般的に長管骨の過成長を認め，高身長の原因となる。
- バランスの悪い骨格の成長を認め，アームスパンが身長の 1.05 倍以上となり，上腕長の前腕長に対する短縮がみられる(図 223-1)。
- 一般的にクモ状指(長い蜘蛛のような指)を認める(図 223-2)。長い指と関節の過伸展により特徴づけられる(図 223-3)。
  - リストサイン：手首を握ったときに，親指が小指の第 1 関節を越える(図 223-4)。
  - サムサイン：もしくは検者のサポートの有無にかかわらず，手のひらで包み込まれたとき，親指の末節骨が尺骨

21

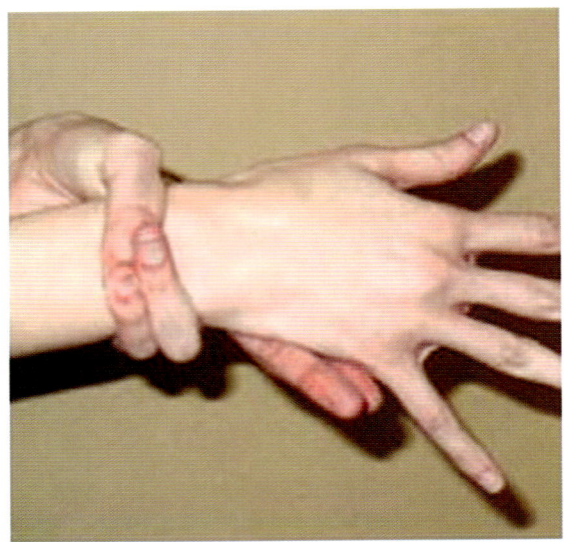

図223-4 Marfan症候群の患児のリストサイン。手首を握った際に親指が小指の第1関節を越える。(Used with permission from Rudolph CD, Rudolph AM, Lister G, First LR, Gershon AA：Rudolph's Pediatrics, 22nd edition. www.accesspediatrics.com. Figure 181-1B, New York：McGraw-Hill)

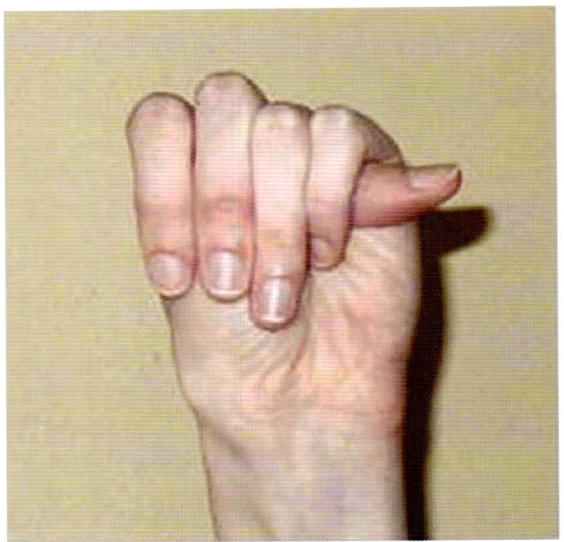

図223-5 Marfan症候群の患児のサムサイン。親指を中にして手を握った際に、尺側から親指の遠位関節が完全に出る。(Used with permission from Rudolph CD, Rudolph AM, Lister G, First LR, Gershon AA：Rudolph's Pediatrics, 22nd edition. www.accesspediatrics.com. Figure 181-1C, New York：McGraw-Hill)

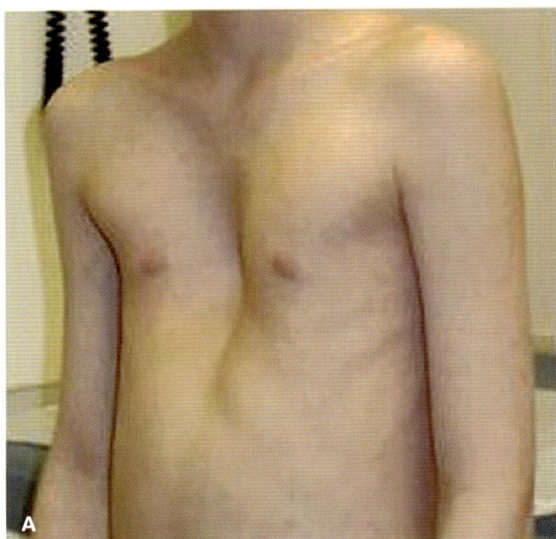

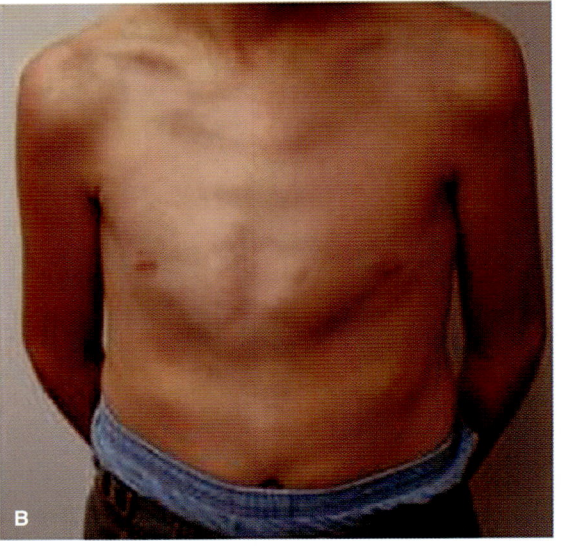

図223-6 肋骨の過成長による漏斗胸(A)、および鳩胸(B)がみられるMarfan症候群の2症例。(Used with permission from Rudolph CD, Rudolph AM, Lister G, First LR, Gershon AA：Rudolph's Pediatrics, 22nd edition. www.accesspediatrics.com. Figure 181-1 D and E, New York：McGraw-Hill)

のラインを完全に越える(図223-5)。

- 肋骨の過成長により前方に押し出されると鳩胸に，後方に押されると漏斗胸となる(図223-6)。
- 胸腰部の側弯はMarfan症候群の約半数に認め，程度は軽度から重度まで様々で，進行性となる可能性がある(図223-8)。
- 偏平足は多くの症例に認めるが，無症状の軽度のものから重度の変形まである(図223-7)。

循環器系

- 心血管系の合併は，Marfan症候群発症および死亡の主要な原因である。

- 大動脈瘤および大動脈解離は，最も生命を脅かす症状である。加齢とともに増加するため，超音波その他の検査により，一生フォローアップしてゆく必要がある。
- 大動脈の拡張は進行性で，大部分の症例では18歳未満で発症する。
- 大動脈弁の機能不全は遅発性であり，大動脈基部の拡張に伴い大動脈弁輪が伸展されることが原因である。
- 房室弁もなんらかの機能不全が発症する。房室弁の肥厚や逸脱をしばしば認める。弁閉鎖不全の程度は症例により

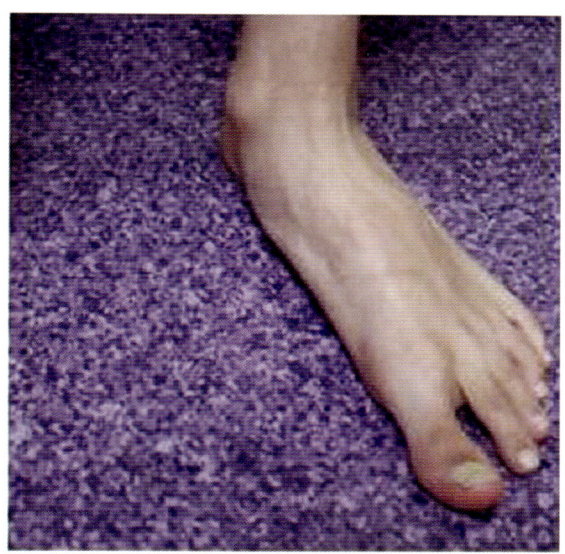

図 223-7　Marfan 症候群における偏平足（平坦な足）。（*Used with permission from Rudolph CD, Rudolph AM, Lister G, First LR, Gershon AA：Rudolph's Pediatrics, 22nd edition. www.accesspediatrics.com. Figure 181-1 F, New York：McGraw-Hill*）

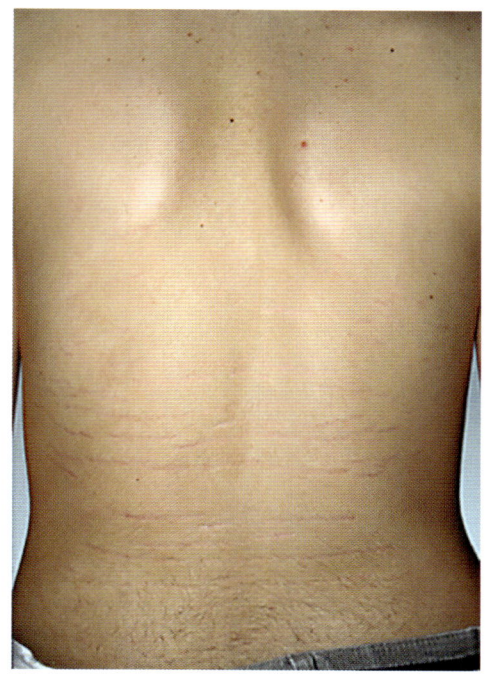

図 223-9　Marfan 症候群における水平方向の皮膚線条。急速な成長により，典型的には成長方向とは垂直の方向に形成される。（*Used with permission from Cleveland Clinic Children's Hospital Photo Files.*）

21

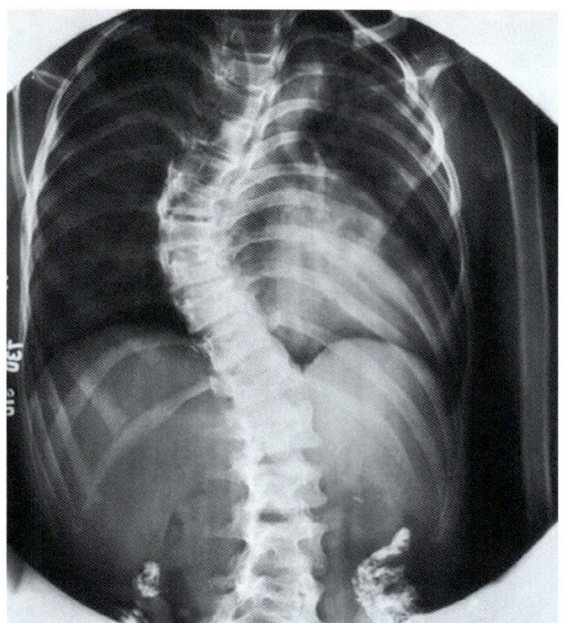

図 223-8　Marfan 症候群における重度の側弯。（*Used with permission from Cleveland Clinic Children's Hospital Photo Files*）

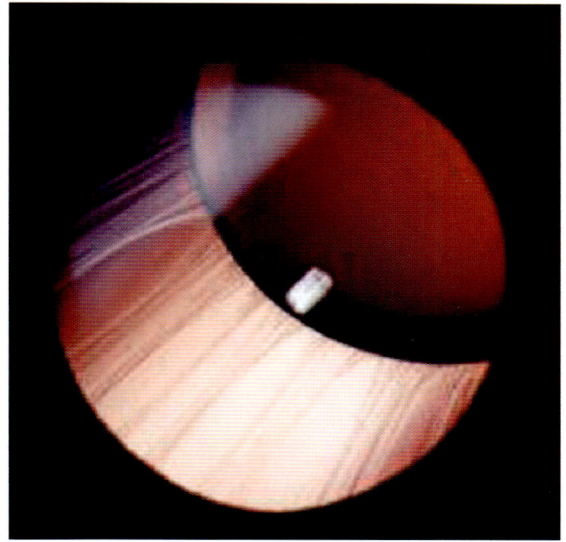

図 223-10　Marfan 症候群における水晶体亜脱臼（水晶体の位置異常）。（*Used with permission from David Dreis, MD, in Rudolph CD, Rudolph AM, Lister LE, First LR, Gershon AA：Rudolph's Pediatrics, 22nd edition. www.accesspediatrics.com. Figure 181-1H, New York：McGraw-Hill.*）

様々である。
- その他，心室性および上室性不整脈や拡張型心筋症等の心血管徴候を含む。患者は心不全，肺高血圧，もしくは突然死の可能性がある。

視覚系
- 近視は視覚系の問題で最も頻繁に発生し，小児期から急速に進行しうる。
- 水晶体亜脱臼は 70％の症例に発生する（図 223-10）。Marfan 症候群にしばしば発生する症状で，一般に 10 歳未満か

ら発症する。瞳孔を散大させた後の細隙灯検査は，この所見を評価する最も信頼性の高い検査である。
- 扁平角膜，角膜剥離，緑内障なども発症しうる。

呼吸器系
- 漏斗胸や脊椎側弯は拘束性肺疾患の原因となりうる。
- 気腫性嚢胞やブレブ（bleb）の有無にかかわらず，拡張した

気道遠位部により，気胸を発症しやすくなり，約15%の Marfan 症候群に自然気胸を発生する。

皮膚

- 急速な成長を示す徴候である皮膚線条は一般的な症状である。これらは典型的には水平方向に，背部下方と鼠径部，腋窩に好発する（**図223-9**）。
- Marfan 症候群では，鼠径部とその他の部位のヘルニア発症率が増加し，出生直後から思春期まで発症しうる。手術を要する可能性が高く，再発する。

▶ 検査所見

- 分子解析による *FBN1* 変異を特定することが，確定診断にとって最も重要である。
- 心血管系の異常の有無を判定するために，全例心臓超音波検査を必要とする。
- urine cyanide nitroprusside test もしくはホモシスチンの血中濃度は，似た臨床症状をきたすホモシスチン尿症を除外するために行われるべきである。

鑑別診断

- Ehlers-Danlos 症候群：僧帽弁逸脱や萎縮性瘢痕，関節過伸展，管腔器官の破裂など，Marfan 症候群と類似した臨床症状を示す可能性がある（224章「Ehlers-Danlos 症候群」参照）。
- ホモシスチン尿症：水晶体亜脱臼や骨格系の異常など，類似した臨床症状を示す可能性がある。この疾患は常染色体潜性（劣性）遺伝を示し，認知障害や血栓塞栓症の危険性がある。血清ホモシスチン濃度が上昇している。
- Loeys-Dietz 症候群：頬部低形成，高口蓋，小顎症，鳩胸，側弯，関節過伸展，脊柱硬膜の拡張，大動脈基部の拡張や解離などの症状を認める。指は長くなる傾向を示すが，長管骨の過成長はわずかか，もしくは認めず，水晶体亜脱臼は認めない。

治療

- 合併症の発見と予防のために，多方面の専門家のチームが関わり，患者と家族への援助を用意することが必要である。
- 治療の目標に，大動脈疾患の減少がある。そのためには運動制限，手術，薬剤による治療がある。

▶ 非薬物治療

- 健康促進，皮膚の成長，協調運動，筋骨格系の健康，社会適応のために，すべての患者は運動を行うことを推奨されるが，Marfan 症候群の患者は外傷や合併症をきわめて負いやすい[6]。
- 大動脈解離や網膜剥離の危険性を減少させるために，しばしば激しい運動やスポーツ活動の制限が推奨される。
- 一般的に，大動脈拡張や重度の弁疾患を認めない場合，Marfan 症候群の患者は競技的ではない活動を行うことが推奨される。

▶ 薬物治療

- 大動脈壁の血流からのストレス軽減のため，以前から β 遮断薬は Marfan 症候群の標準的な治療と考えられてきた。**SOR C** しかし，全例に投与するほどのエビデンスは存在しない[8]。
- アンジオテンシンⅡ受容体タイプ1遮断薬であるロザルタンは，病的な大動脈の成長を防ぎ，大動脈壁厚と構造を正

常化することが，症例数は少ないものの研究によって示された[9]。現在無作為化比較試験（RCT）が行われている。

▶ 外科治療

- 大動脈瘤の手術は，寿命を延ばす最も重要な原因である。
- 大動脈の手術適応は下記のとおりである[10]。
  - 大動脈最大径が 5 cm 以上
  - 1 年あたりの大動脈径の増加が 1 cm 以上
  - 進行性の大動脈弁閉鎖不全症

▶ 紹介

- 長期間にわたる治療については，多方面の専門家の参加が重要であり，循環器科医，眼科医，整形外科医，遺伝専門医を含むべきである。

予防とスクリーニング

- 遺伝子異常が確認されている家族がいれば，胎児期のテストは可能である。状態の重症度は予測不可能であるため，妊娠初期以前に検査と計画を行っておくことが望ましい。
- 心臓血管系が原因の死を防ぐことが最も重要であり，循環器科医が頻回の診察を行う必要がある。
- たとえ大動脈拡張がわずかで，拡張の速度が遅い場合でも，1 年に 1 回は心臓超音波検査を行うことが推奨されている[6]。異常が発見された場合は，より頻回の検査が必要である。

予後

- 予後は，臨床症状と治療により異なる。
- 小児期早期では，大動脈解離は大変まれである。
- 一般的に，特に大動脈の手術後では，正常の長さの寿命が得られる。

フォローアップ

- Marfan 症候群の患者にとって，医療の拠点をもつことが重要である。そこを中心に様々な専門家による医療を用意し，精神的な手助けを提供する。
- 1 年に 1 回の心臓超音波検査に加えて，循環器科医の診察は必須である。
- すべての Marfan 症候群の患者は，1 年に 1 回の眼科の受診が推奨されている。
- 脊椎側弯のスクリーニングとして，6 歳までは 1 年に 1 回，6〜18 歳は半年に 1 回，18 歳以上は 1 年に 1 回行うことが推奨されている。

【Elumalai Appachi, MD, MRCP】
（高橋　健 訳）

224 Ehlers-Danlos 症候群

症例

　12 歳男児が，膝の痛みを主訴に，独歩で小児科を受診した。診察時に低身長，皮膚の過伸展および関節の過動性を認めた（**図 224-1，224-2**）。母親によると，家族の中に関節過動性，脱臼および捻挫を発症する者がいる。小児科医は臨床的に Ehlers-Danlos 症候群と診断し，超音波検査を行ったが正

常であった。

概説

　Ehlers-Danlos 症候群（EDS）は遺伝的に様々な状態のグループに分類され，結合組織の脆弱性により皮膚，靭帯，関節，血管および内臓の疾患を示す。臨床像は，軽度の皮膚の過伸展や関節の過動性から，運動不可能な状態で生命を脅かす血管病変の合併まで，様々である。

別名

　遺伝的軟骨低形成

疫学

- EDS は約 5,000 人に 1 人の割合と推定されている[1]。
- 最近の分類では，EDS の診断は臨床症状と生化学的な診断基準による[2]。
- EDS の分類は下記のとおりである。
  - 古典型：2 万～4 万人に 1 人
  - 関節型：1 万～1 万 5,000 人に 1 人
  - 血管型：25 万人に 1 人。EDS の 5% を占め，成人まで診断されない。
  - 脊柱側弯型：大変まれ
  - 多発性関節弛緩型：大変まれ
  - 皮膚弛緩型：大変まれ
- 血管型 EDS は中型および大型の血管および中空器官の破裂を突然きたすため，最も危険である。特に大腸と子宮の危険性が高い。血管イベントは主に 30～40 代で発症する。

病因と病態生理

- 常染色体潜性（劣性）遺伝である皮膚弛緩型と脊柱側弯型以外のほとんどすべての EDS は，常染色体顕性（優性）遺伝である。きわめてまれに X 染色体関連の型も存在する。
- 多臓器（皮膚，腱，血管および内臓）の細胞外マトリックスのコラーゲン構造の成熟障害が，すべての型の EDS に共通している。
- 古典型 EDS は，COL5A 遺伝子の変異による V 型コラーゲン欠損と COL1A1 変異による I 型コラーゲンの形成異常と関係する。
- 関節型 EDS の正確な病因は不明である。
- 血管型 EDS は III 型コラーゲンの異常を認め，COL3A1 遺伝子の変異による[3]。
- 脊柱側弯型 EDS はリシルヒドロキシラーゼ（PLOD）の異常による，コラーゲン変性疾患である。
- 多発性関節弛緩型 EDS は COL1A2 変異に由来する I 型コラーゲン異常による。

危険因子

　EDS の家族歴

診断

- EDS の診断は臨床症状により，6 つの主要タイプに分類されている。
- 大および小診断基準が各型で定められている。1 つ，もしくはそれ以上の大診断基準の存在は，高い確率で EDS を示唆し，可能であれば検査により確定することが推奨され

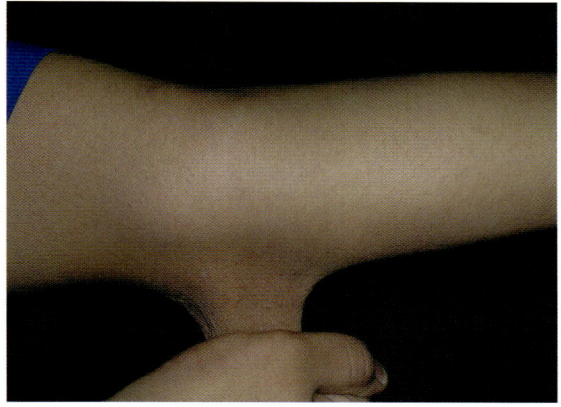

図 224-1　Ehlers-Danlos 症候群（EDS）の男児における皮膚の過伸展。（*Used with permission from Richard P. Usatine, MD*）

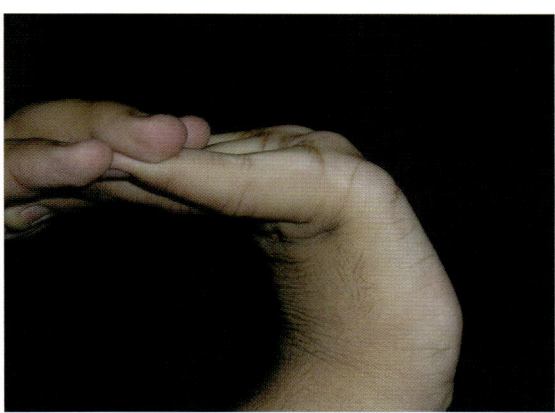

図 224-2　図 224-1 と同男児の指関節の過動性。（*Used with permission from Richard P. Usatine, MD*）

ている。

- 小診断基準はあまり特異的ではないが，1 つ，もしくはそれ以上の小診断基準の存在は，診断に役立つ場合がある。しかし大診断基準を満たさず，小診断基準のみを満たす場合は，診断確定には至らない。
- 家族歴はすべての型で小診断基準となる。
- 皮膚の過伸展（図 224-1）は，機械的な力に対する主観的な評価ではなく，抵抗を感じるまで皮膚をつまみ上げて測定する。
- 関節の過動性は Beighton scale を用いて測定されるべきである。スコアが 5 点以上の場合は過動性と定義される。
  - 五指の受動的背屈が 90° 以上（片側：1 点，両側：2 点）
  - 親指の前腕への受動的屈曲（片側：1 点，両側：2 点）
  - 肘関節の過動性が 10° 以上（片側：1 点，両側：2 点）
  - 膝関節の過動性が 10° 以上（片側：1 点，両側：2 点）
  - 膝を伸展したまま手掌を床につくことができる（1 点）
- あざは打撲による皮膚の変色と定義され，頻回に同じ部位に観察され，茶色い変色の原因となる。

▶ 臨床所見

- 古典型 EDS
  - 皮膚の過伸展，萎縮性瘢痕および関節の過動性は主要徴候である（図 224-1～224-3）。

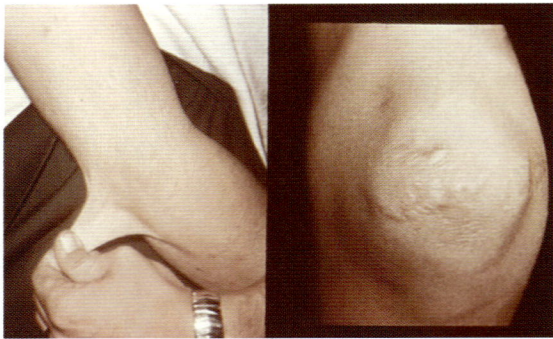

図224-3　古典型EDSの症例の皮膚の過伸展(左)と膝の萎縮性瘢痕(右)。(Used with permission from Cleveland Clinic Children's Photo Files)

- 皮膚所見が目立つが,程度は症例により大きく異なる。
- 小診断基準は下記のものを含む。
  - ・滑らかなビロードのような肌
  - ・軟らかい偽腫瘍:瘢痕の上に形成される石灰化病変(図224-4)
  - ・皮下の楕円状の腫瘤:小さく,硬く,嚢胞様で,前腕などの皮膚に結節状に存在する。
  - ・筋力の低下,全体的な運動の発達遅滞
  - ・打撲傷の易形成性
  - ・脱臼や捻挫などの過動性に伴う症状
  - ・組織の伸展性および脆弱性の徴候(食道裂孔ヘルニア,骨盤臓器の逸脱,早期の関節炎,頸管無力症)[4)]
- 関節型EDS
  - しばしば関節痛,脱臼,歩行不能を示す。皮膚病変はそれほど目立たない。
  - 大診断基準は大関節の過動性と皮膚病変(皮膚の過伸展もしくは滑らかな皮膚)である。
  - 小症状は反復的な関節脱臼や慢性的な関節や四肢痛である。
- 血管型EDS
  - EDSの中で最も重症型である[4,5)]。
  - 大診断基準の症状は下記を含む。
    - ・血管,腸管もしくは子宮の脆弱性や破裂
    - ・打撲傷の易形成性
    - ・薄い,半透明の皮膚
    - ・特徴的な顔貌(厚みのない,繊細な縮こまった鼻,くぼんだ頬,特徴的な凝視する眼)
    - ・発生率は30%以下であり,小児期では頻度は少ない。
  - 小診断基準
    - ・小関節の過動性
    - ・歯肉の後退
    - ・自然気胸や血胸
    - ・腱や筋肉の断裂
    - ・静脈瘤の易形成性
    - ・頸動脈海綿静脈洞瘻
    - ・内反尖足(内反足)
    - ・肢端早老症(図224-5)
  - 血管型EDSは重症であり,治療のために早期発見が重要である[3,6-8)]。
- 脊柱側弯型EDS

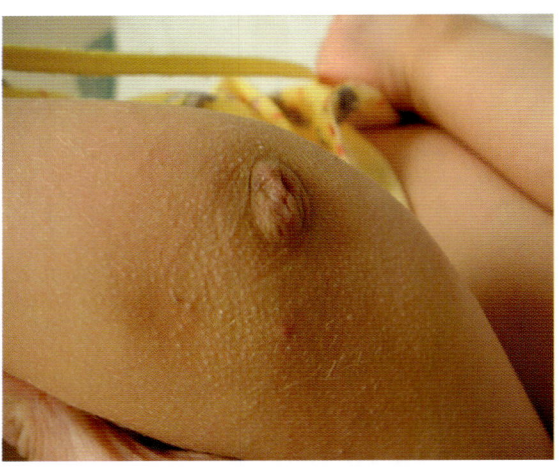

図224-4　EDSの女児の肘の小さな肉質の偽腫瘍。これらは皮膚から石灰化した脂肪のヘルニア形成を意味する。(Used with permission from Weinberg S, Prose NS, Kristal L:Color Atlas of Pediatric Dermatology, 4th edition:www.accesspediatrics.com. Figure 11-10. New York:McGraw-Hill, 2009)

- 出生時の筋低形成,関節過動性,進行性の側弯,眼球の脆弱性が著明な特徴である。
- 僧帽弁逸脱や大動脈基部拡張などの所見を認める場合もある。
- 多発性関節弛緩型EDS
  - 繰り返す関節亜脱臼を伴う多くの関節過動性,先天性股関節脱臼,皮膚の過伸展,組織の脆弱性および萎縮性瘢痕が特徴である。
- 皮膚弛緩型EDS
  - 皮膚の脆弱性,垂れ下がる余剰皮膚,内出血が形成されやすい,大きなヘルニア,などが特徴である。

▶ 検査所見
- 古典型EDSの診断目的で,Ⅴ型コラーゲンの遺伝的かつ生化学的な異常について検査する。
- 関節型EDS診断のための分子学的検査は,現時点ではない。
- 線維芽細胞の培養か,COL3A1変異の同定による生化学的および遺伝学的検査によるⅢ型コラーゲンの分子学的異常の検出により,血管型EDSを確定診断可能である。

▶ 画像検査
- 単純X線写真は,皮下の楕円体の原因となる,脛もしくは前腕に沿った石灰化結節を描出可能である。
- 僧帽弁逸脱と大動脈拡張を描出するため,心臓超音波検査が施行されるべきである。

鑑別診断
- Marfan症候群:類似した心血管病変を示す。しかしMarfan症候群は,Marfan症候群の他の特徴が通常存在するので,EDSとは鑑別診断可能である(223章「Marfan症候群」参照)。
- 骨形成不全症:類似した徴候を示す。しかし青色強膜や骨形成不全症における骨折などにより鑑別診断可能である(225章「骨形成不全症」参照)。
- 常染色体顕性皮膚弛緩症:まれには内臓障害を伴うが,通常皮膚病変に限定される。

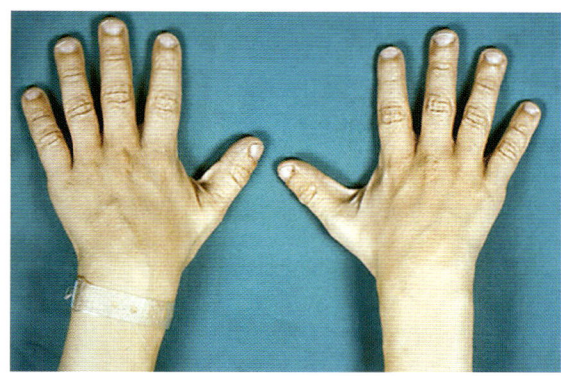

図224-5　血管型EDSの小児における肢端早老症（脆弱な，薄い，小児早期に加齢した皮膚をみる）（Used with permission from Cleveland Clinic Children's Hospital Photo Files.）

- 家族性関節過動性：関節型EDSとは鑑別診断が困難であるが，関節型EDSの診断基準がその手助けとなる。
- 小児早期であざができやすいなどの症状があれば，事故ではない外傷を常に考えるべきである（8章「身体的児童虐待」参照）。

治療

- すべての患者は遺伝について，遺伝外来を受診するべきである。
- 大部分の皮膚および関節病変は保存的かつ予防的に行われるべきである。EDSにおける関節過動性および痛みは通常手術を必要としない。
- 血管型EDSに対しては，
  - 組織の脆弱性が増すために，特別な手術治療が必要となる。
  - 特に心臓に病変がある場合は，患者はコンタクトスポーツを避けるように指導されるべきである。
  - 大動脈解離の原因となる血圧の上昇に対しては，β遮断薬を積極的に使うべきである。
  - 血管型EDSの女性は，子宮，腸管および大動脈の破裂の危険性について忠告されるべきである。妊娠は最大25％の死亡の危険性があるが，出生の可能性はある[4,5,9]。

▶ 非薬物治療
筋肉を鍛えるための運動療法は効果的である。

▶ 薬物治療
- 循環器系の合併症例，特に大動脈基部の拡張症例には，β遮断薬がしばしば処方される。**SOR** Ⓒ

▶ 外科治療
- 個々の症例の状態に応じて手術は考慮されるべきである。
- 関節亜脱臼や関節痛の原因となる関節不安定は，しばしば手術を必要とする。
- 手術修復や関節靭帯を締めることが行われるが，靭帯の縫合はされない場合が多い。
- 手術に適さない，血管の脆弱性などの組織強度の減弱は，EDS患者の手術の合併症のリスクである。また創傷治癒はしばしば遅延し，不完全である。
- 手術時は，より注意深い組織の扱いと，通常より長い術後安静期間が必要である。
- EDSにおいては，局所麻酔は効果が少ない。

- 患者は一般的に，EDS患者の経験のある熟練者がいる専門の手術センターへ紹介されるべきである。創傷治癒と術中の内臓破裂の可能性は考慮されるべきである。
- 血管型EDSにおいては，血管はしばしば脆弱であり，吻合が容易ではないため，大動脈瘤の治療は困難である[3]。

▶ 紹介
- EDSの型を決定するための皮膚生検を行うために，皮膚科へ紹介されるべきである。
- 循環器科，整形外科，一般外科，理学療法も必要とされる。

予後

- 予後はEDSの型により多彩である。
  - 血管型EDSは，25％の症例が25歳までに，80％より多くの症例が40歳までに重大な合併症を併発する。大部分の血管の合併症は大動脈剥離を含む。血管疾患は典型的には30〜50代に発症する。平均寿命は48歳である。死因の大部分は大動脈破裂である。

フォローアップ

多くの専門家の密接なフォローがしばしば必要とされる。整形外科，一般外科，皮膚科的および理学療法が必要とされるであろう。

【Elumalai Appachi, MD, MRCP】
（高橋　健 訳）

225　骨形成不全症

症例

ある病院で新生児が小児科を受診したところ，診察所見上，青色強膜と下肢の変形を認めた（**図225-1**）。X線写真により下肢長管骨の多発性骨折を認めた（**図225-2**）。妊娠第2三半期の胎児超音波スクリーニング検査では長管骨の内反，骨折，短い四肢を認め，骨形成不全症の疑いであった。患児には支持療法が行われ，遺伝科と整形外科に紹介された。I型コラーゲンの変異を認め，骨形成不全症と診断された。

概説

骨形成不全症（osteogenesis imperfecta）は，骨格の脆弱性のため頻回の骨折を認める遺伝性疾患である。4つの主要な型があり，骨および皮膚の細胞外物質の蛋白の主要構成要素であるI型コラーゲンの構造状もしくは量的な異常による。

別名

骨粗鬆症（1型骨形成不全症），先天性骨形成不全（3型骨形成不全症）

疫学

- 骨形成不全症の出生頻度は約1/2万である。米国では，2万〜5万人の患者が存在する[1]。
- 骨形成不全症は8つの型に分類され，臨床徴候，放射線学的所見，遺伝の型および分子生物学的検査の結果により分類される。

21

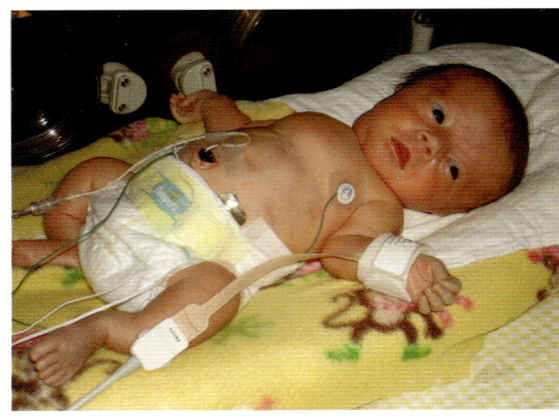

図225-1　青色強膜と四肢の変形を示す日齢3の骨形成不全症の新生児。診断は出生前より胎児超音波にて四肢の変形のために疑われていた。(*Used with permission from Betsy Tapani*)

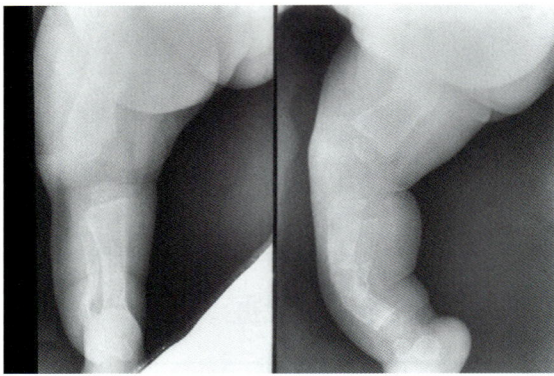

図225-2　骨形成不全症の出生時の多発性骨折。(*Used with permission from Cleveland Clinic Children's Hospital Photo Files*)

- 1～4型は最も多く，5～8型は非常にまれである[2]。
- 1型が最も多く，常染色体顕性(優性)遺伝を示す。4型も常染色体顕性遺伝である。2型および3型は，通常変異による。
- 2型は最も重症型で，50％の症例は死産である。
- 骨形成不全の常染色体顕性遺伝(1型および4型)はすべての人種および民族に同等に発症し，常染色体潜性(劣性)遺伝(2型および3型)は近親婚をする人々に主に発生する。

病因と病態生理

- 1～4型骨形成不全症はⅠ型コラーゲンの遺伝子異常により，5～8型形成不全症はその他のまだ判明していない遺伝子異常による。
- 1型および4型骨形成不全症は常染色体顕性遺伝の遺伝形式で，原因はⅠ型コラーゲンのα1およびα2鎖を規定するCOL1A1およびCOL1A2の遺伝子異常である。
- 主なコラーゲンの構造異常は以下の2種類である。
  1. 80％は点変異であり，らせん構造のグリシン残基の置換，もしくは他のアミノ酸のCプロペプチドの重要な残基の置換による。
  2. 20％は孤発性のエクソンのスプライシングの障害による。
- 臨床的に軽症の1型骨形成不全症は量的な欠損である。α1

(Ⅰ)の機能喪失変異であり，正常コラーゲンの総量の低下を認める[3]。
- 2型および3型は常染色体潜性遺伝を示し，大部分の症例がCOL1A1およびCOL1A2の新しい点変異と関連がある。
- コラーゲンの構造異常は骨の全体的な異常をきたす。骨器質は異常なⅠ型コラーゲンの微小線維を含み，ⅢおよびⅤ型コラーゲンは相対的に増加する。

危険因子

- 1型もしくは4型骨形成不全症の親。
- 2型，3型骨形成不全症の血族結婚。

診断

- 大部分の症例で，臨床の場で診断される。
- 診断が困難な場合は，コラーゲンおよび遺伝子の検査が診断の助けとなる。

▶ 臨床所見

- 脆弱な骨，青色強膜，早期からの感音性難聴は骨形成不全症の最も重要な徴候である(図225-1)。
- 共通の特徴は，骨の脆弱性，軽い外傷による繰り返す骨折，易傷性である。
- 感音性難聴は1型骨形成不全症で小児期から発症する。
- 妊娠第2三半期の胎児超音波のスクリーニングにより長管骨の弯曲，骨折，四肢短縮とその他の骨異常を示す可能性がある。
- 大多数の骨折は，小児期に発症する。
- 青色強膜は，強膜の菲薄化が原因である。
- 一部の患者は低身長を示し，後に聴力障害を示す。
- 特定の特徴は，1型骨形成不全症に特徴的である。
  - 1型骨形成不全(軽症)
    ・主要な徴候は，青色強膜，小児期の再発性骨折，挫傷の易形成性，関節弛緩と聴力障害(30～60％)を示し，しばしば20～30代で進行する。
    ・骨折は中等度～重度の外傷で生じ，出生時はまれであり，思春期以降は減少する。
    ・骨の変形は通常認めない。
    ・家族に比較して低身長を発症することもある。
    ・故意の外傷との鑑別診断は困難である。
  - 2型骨形成不全症(出生前死亡)
    ・最も重症型である。
    ・子宮内で，もしくは呼吸不全により新生児期に死亡する。
    ・四肢の骨と結合織の極度の脆弱性。
    ・X線写真でしわくちゃに見える子宮内での長管骨の多発性骨折は確証的である。
    ・四肢は短く弯曲している。下肢は外転を保持されるため，蛙の脚の位置となる。
    ・多発性肋骨骨折は数珠玉様像となり，小さい胸郭は呼吸不全の原因となる。
    ・大きく軟らかい頭蓋骨と大泉門開大は一般的に認める所見である。
  - 3型骨形成不全症(重篤な，進行性の変形)
    ・致死型ではないが，重度の身体障害を示す。
    ・通常新生児期に多発性骨折で発症する。
    ・低体重出生や子宮内骨折を認める。

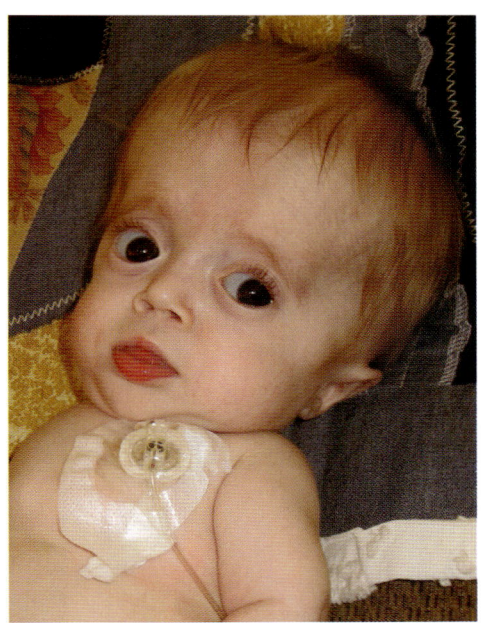

図 225-3　青色強膜，大頭症，三角形の顔を示す生後 10 カ月の骨形成不全症の乳児例。(*Used with permission from Betsy Tapani*)

- ・相対的な大頭症，逆三角形の顔，青色強膜を示す（図 225-3）。
- ・出生後，微細な外傷でも骨折を発症し，変形とともに治癒する。
- ・骨器質の不規則な配列のため，骨幹端はポップコーン様となる。
- ・胸郭は基部で開大し，胸筋の異常を頻繁に認める。
- ・大部分の患者は脊柱側弯症と脊椎骨圧縮を示す。
- ・脊椎側弯のため，肺機能は悪化する。
- ・重度の低身長が一般的である（図 225-4）。
- ● 4 型骨形成不全症（軽度～中等度）
  - ・多彩な臨床症状を示す。
  - ・子宮内骨折も発症しうる。
  - ・脛骨の弯曲はこの型の骨形成不全症の主要症状であり，骨折は合併しない場合もある。
  - ・患児は整形外科治療とリハビリ療法が必要となるが，通常歩行は可能となる。
  - ・思春期以降は骨折の発症率が減少する。X 線写真では骨粗鬆様であり，骨幹端開大と脊椎骨圧縮を示す。
  - ・低身長は他の骨形成不全症と同様に一般的である。
- ● 5 型（皮膚硬結過形成）および 6 型骨形成不全症（骨ミネラル化異常）
  - ・これらの型は 4 型骨形成不全症と類似するが，骨の組織学的所見は異なる。
  - ・5 型の患者は，仮骨過形成，骨膜靭帯の石灰化，放射線不透過性の骨幹端横走帯をもつ。
  - ・コラーゲン異常の欠如は，異なった病型群であることを示唆する。遺伝形式は不明である。
- ● 7 型および 8 型骨形成不全症（潜性遺伝型）
  - ・Ⅰ型プロコラーゲンの翻訳後の変異に含まれる蛋白の機能喪失型変異である。
  - ・臨床的には 2 型および 3 型と共通の部分が多い。しか

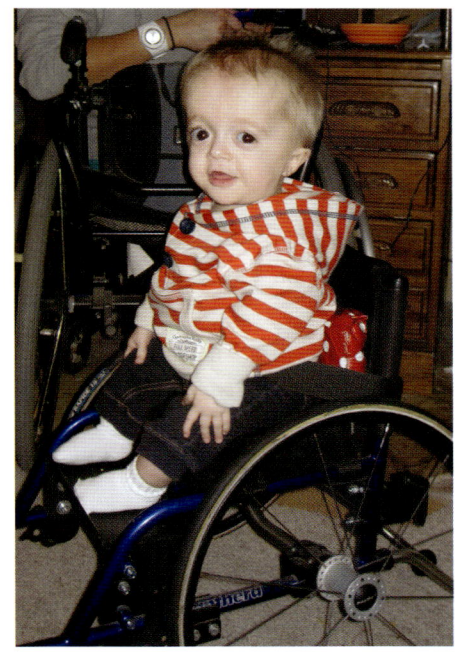

図 225-4　楽しそうにしている 3 型骨形成不全症の男児。身長は同年代の平均身長より低い。彼は移動には車椅子を上手に利用している。彼は家族から愛されている。(*Used with permission from Betsy Tapani*)

し白い強膜，rhizomelia（前腕と上腕などの，四肢の遠位部の長さの不均衡），小さい，もしくは正常の頭位などは，2 型および 3 型の所見とは異なる。
- ・生存例は重度の骨軟骨異形成と極端な低身長を示す。

▶ 検査所見
　コラーゲンおよび DNA の解析により遺伝子異常が観察される。

▶ 画像検査
- ● 骨折と骨質を検査するために通常の X 線検査を施行する（図 225-2，225-5）。
- ● 二重エネルギー X 線吸収測定は，しばしば骨形成不全症の確定診断となる。

鑑別診断
- ● 児童虐待：事故ではない外傷を，骨形成不全症と鑑別診断するのは困難である。他の事故ではない外傷の証拠（網膜出血，頭蓋内出血）に加えて，社会心理的な要素の検査は，児童虐待の鑑別診断の補助となる（8 章「身体的児童虐待」参照）。
- ● くる病：骨形成不全症と同様の骨折を示す場合がある。くる病は，病歴，特徴的な検査所見（アルカリホスファターゼの上昇および副甲状腺ホルモンの上昇）により鑑別可能である。特徴的な X 線写真（198 章「くる病」参照）も鑑別診断の補助となる。
- ● 骨粗鬆症：小児では大変まれである。

治療
- ● 遺伝子治療は研究されているが，根本的な治療はない。
- ● 対症療法は関節可動性の改善と，筋力の強化である。

21

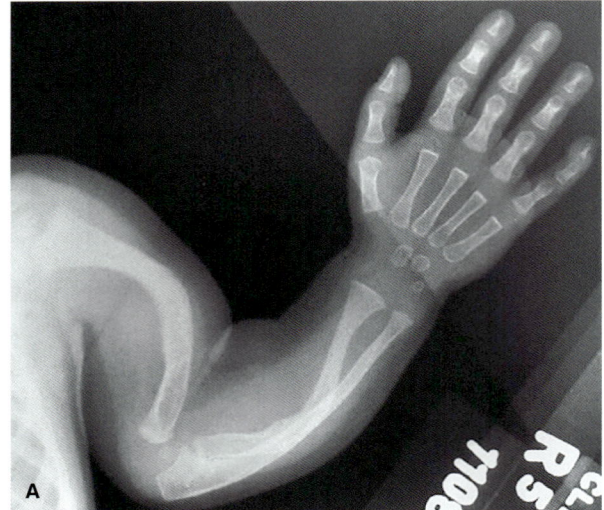

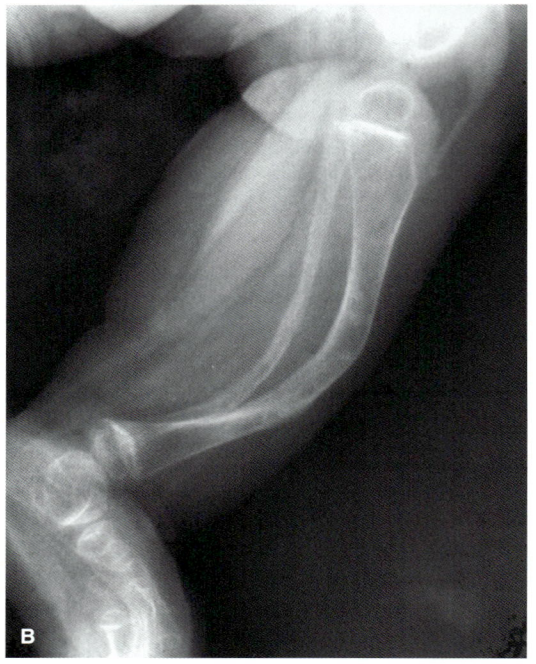

図 225-5　骨形成不全症におけるビスホスホネート治療施行前の，重度の長管骨の変形と多発性骨折。**A**：腕，**B**：足。(*Used with permission from Cleveland Clinic Children's Hospital Photo Files.*)

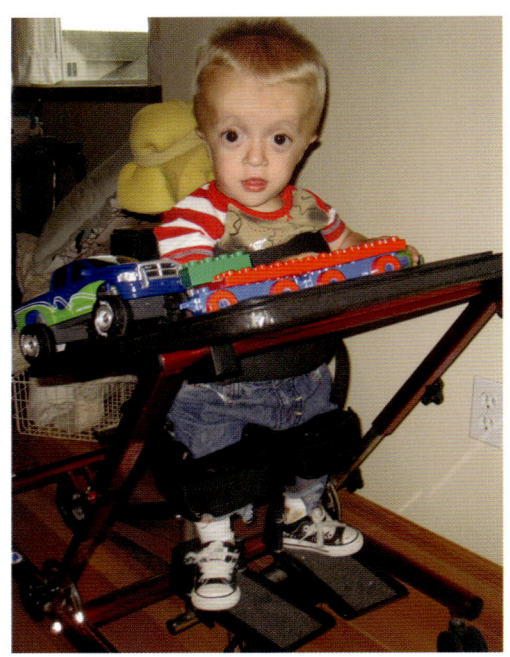

図 225-6　3 歳 8 カ月の骨形成不全症の男児。運動機能とバランス機能を改善するため，自宅での理学療法の一部として，特殊な装置を使用している。(*Used with permission from Betsy Tapani*)

非薬物治療
- 理学療法による関節可動性の改善と筋力の増強が重要である（図 225-6）。
- 作業療法は日常生活の改善，社会的環境と調和すること，および教育成就を目的とする。
- 理学療法や作業療法時は，より重度な骨折を避けるために注意を払うべきである。症例によっては，得られる利点より危険性のほうが大きい。
- 難聴，神経学的および循環・呼吸器系の合併症に対して，治療は必要に応じて適切に行われる。

薬物治療
- ビスホスホネートは 3 型，もしくはより重度の骨形成不全症に使用され，骨折の減少と骨質の改善をもたらす[4]。

- ビスホスホネートの静脈投与もしくは経口投与により，痛みの緩和などの症状の改善，活動性の亢進，骨折の頻度の減少などの結果を認める[5-7]。
- パミドロナートの使用は，骨端線帯（"シマウマの線 zebra line" として知られている）の原因となる。これらの線自体は問題ではないが，X 線写真上興味深い所見を示す（図 225-7）。
- コクランレビューでは，ビスホスホネートの静脈内投与と経口投与は，骨形成不全症の患児の骨ミネラル密度を増加させると報告している[8]。
- 遺伝子治療および骨髄移植の効果は不明で，現在調査中である[9]。

外科治療
- 手術による金属製の棒の挿入は長管骨の内側固定を改善し，繰り返す骨折をコントロールし，機能を障害する骨の変形を改善する（図 225-8）。
- 脊椎後方固定術：重度の脊椎側弯症には必要である。
- 四肢長調節術と角度異常の調整が必要になるであろう[7,10,11]。

紹介
- 遺伝子検査は，診断が疑わしい症例では，骨形成異常症の型を知るため，および遺伝相談のために必要とされるであろう。
- 臨床症状の傾向と重症度に応じ，整形外科，呼吸器科，神経科への紹介が必要とされるであろう。
- 経過観察と初期検査のため聴力障害を示す場合，聴覚学の専門医への紹介は重要である。

予防とスクリーニング
- 骨形成不全症患者の家族には遺伝相談が必要である。

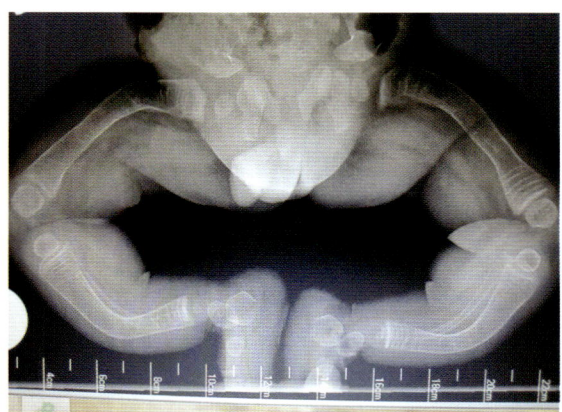

図225-7 骨折予防のためのパミドロナート投与中の8カ月の患児の下肢の弯曲と骨端線帯。この患児は何回も繰り返しパミドロナートを投与され，"シマウマの線"として知られる骨端線帯を認める。(*Used with permission from Betsy Tapani*)

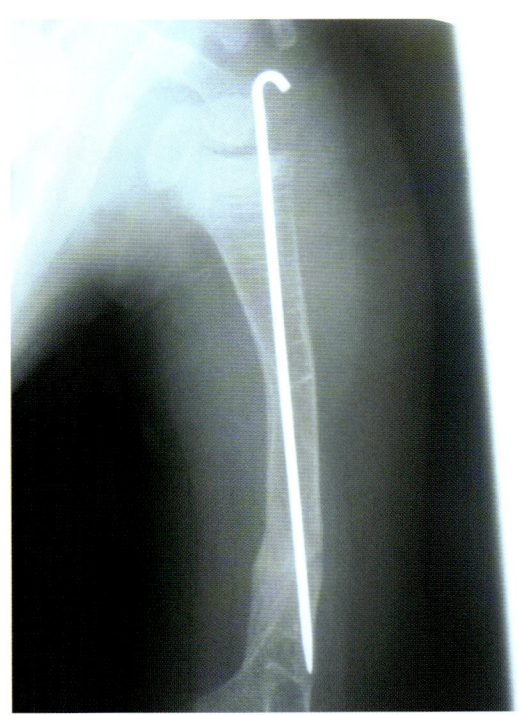

図225-8 繰り返す骨折予防のため，また機能障害の原因となる骨変形を改善するため，上腕骨に金属棒が挿入されている，2歳の骨形成不全症の男児。(*Used with permission from Betsy Tapani*)

- 絨毛膜絨毛採取により，異常なコラーゲンやコラーゲン変異の解析が行われる。

予後

- 骨形成不全症の予後は型と重症度により個人差が大きい。一般的に10歳以上生存すると予後は改善する。
- 1型：寿命は健常者と類似する。
- 2型：予後不良である。
- 3型：呼吸器感染症や骨折など同時発生する問題により，寿命は短い。

フォローアップ

- 聴覚機能に対するフォローアップが重要である。
- 整形外科によるフォローアップは大部分の骨形成不全症で行われる。

【Elumalai Appachi, MD, MRCP】

（高橋　健　訳）

226 Noonan 症候群

症例

3歳男児が健康診断で小児科を受診した。診察中，小児科医は子どもらしい表情に乏しい顔，余剰皮膚を伴った短頸，毛髪線低位，耳介低位，幅広い短い鼻（図226-1）などの症状に気がついた。体重増加は平均的であったが，身長は25パーセンタイル以下であった。駆出性収縮期雑音を聴取した。小児科医は小児循環器医へ紹介し，臨床所見と心臓超音波検査により肺動脈狭窄症と診断された。以上の所見より，小児科医と小児循環器医はNoonan 症候群と診断し，遺伝子検査により確定診断された。多くの領域にわたる医療が計画されている。

概説

Noonan 症候群は常染色体顕性（優性）遺伝であり，多彩な表現型を示し，特徴的な顔貌，発達遅滞，学習障害，低身長，先天性心疾患，腎奇形，リンパ系の形成異常，異常出血傾向などの多系統の疾患が特徴である。Noonan 症候群が原因の遺伝子異常は，RAS-MAPK 経路にあり，同経路の異常調節をもたらす。

別名

男性 Turner 症候群

疫学

- 初めに Jacqueline Noonan により肺動脈狭窄，低身長，胸郭変形および軽度の発達遅滞を認めた9人の患者が報告された[1,2]。
- 1,000〜2,500 人に1人の割合で発症する[2]。
- 初めは Turner 症候群の亜型の男性症例として報告されたが，現在は女性でも発症することが認められている。
- 完全な浸透度の常染色体顕性遺伝形式であるが，表現型は様々である。
- 先天性心疾患は80〜90％に発症する。
- 21トリソミーに続き，先天性心疾患の原因として Noonan 症候群は2番目に多い症候群である。

病因と病態生理

- 常染色体顕性遺伝である。
- RAS-MAPK シグナル経路の8つの遺伝子は，Noonan 症候群，またはきわめて類似した状態の原因遺伝子となる（*PTPN11*, *SOS1*, *KRAS*, *NRAS*, *RAF1*, *BRAF*, *SHOC2*, *CBL*）。

21

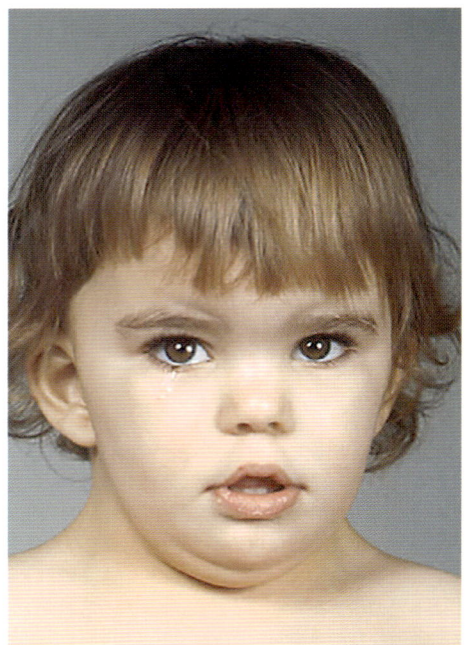

図 226-1　余剰皮膚を伴った短頸，毛髪線低位，耳介低位，幅広い短い鼻などの特徴的な顔貌の Noonan 症候群の男児。この男児は，両眼間解離（間隔のあいた眼）も示す。Noonan 症候群では，ミオパチーに似た，表情に乏しい顔も認める。（*Used with permission from Cleveland Clinic Children's Hospital Photo Files*)

- RAS-MAPK 経路はよく研究されている。細胞増殖，細胞分化，残存，代謝を刺激する成長因子，サイトカイン，ホルモンなどの細胞外リガンドであり，形質変換経路の重要な膜貫通受容体である。
- Noonan 症候群は染色体 12q24.1 および *PTPN11* と関与し，蛋白質 SHP2 を規定している。SHP2 は膜貫通受容体で重要な役割をもち，心臓の半月弁の形成を含むいくつかの発達を制御し，*PTPN11* はその遺伝子の候補と考えられている。
- Noonan 症候群の 50％ がミスセンス変異によるものであり，すなわち *PTPN11* の機能獲得変異による[3,4]。

危険因子

- 常染色体顕性遺伝であり，50％ の遺伝率である。

診断

診断は臨床症状と遺伝子検査による。

▶ 臨床所見

- 特徴的な顔貌は特に小児期早期において，Noonan 症候群の診断へ導く。眼間解離（間隔のあいた眼），大きい突出した眼，内角贅皮，眼瞼下垂，両端の下がったアーモンド形眼瞼裂を一般的に認める。他の徴候として，後方にある耳介低位，特徴的な上口唇，余剰の皮膚のある短頸，後部の毛髪線低位などを認める（図 226-1）[2]。
- 思春期に，顔の輪郭は逆三角形になり，広い額，尖った細い顎を示す。眼の突出は目立たなくなり，頸部は長くなり，翼状頸もしくは僧帽筋はより目立つようになる（図 226-2，226-3）。
- 多様な心血管病変が Noonan 症候群には発症しうる。最も

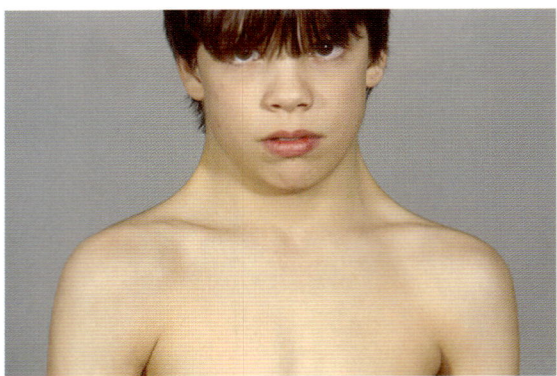

図 226-2　思春期の Noonan 症候群男児の眼間解離，尖った顎，翼状頸および目立つ僧帽筋。（*Used with permission from Cleveland Clinic Children's Hospital Photo Files*)

頻度が高いのは肺動脈狭窄（しばしば肺動脈弁異形成を伴い，頻度は 50～60％）であり，心筋肥厚（20％），二次孔型心房中隔欠損症（6～10％）を伴う場合もある[5,6,7]。
- 低身長は 50～75％ に認め，成長ホルモン欠乏症，分泌障害，成長ホルモン抵抗性を認める場合がある。二次性徴は健常児に比較すると遅発性である[8]。
- Noonan 症候群のほとんどの乳児は栄養摂取障害を示し，成長の遅れの原因となる。哺乳力低下，哺乳時間の延長，繰り返す嘔吐も報告され，25％ の乳児は 2 週間以上のチューブ栄養を必要とする。胃食道逆流症も一般的に認める[6,8]。
- Noonan 症候群と診断された 80％ 以上の男児は片側性もしくは両側性の停留精巣を呈する。男性の性腺機能不全も報告されており，停留精巣ではなく，原発性のセルトリ細胞の機能不全に起因する。
- 小児の推定 30％ の症例は脊髄の奇形を示し，2/3 の症例で外科的修復術が推奨される。胸郭変形（上部もしくは下部の鳩胸），左右に間隔の開いた乳頭，外反肘と X 脚も報告されている。
- 一過性の単球増加，血小板減少症，骨髄増殖性疾患などの血液疾患を認める場合があり，最も頻度の高い血液学的疾患は，凝固因子異常による異常出血である。若年性骨髄単球性白血病，急性骨髄性白血病と B 細胞型急性リンパ性白血病などの血液腫瘍が報告されている。
- リンパ系の異常（最も一般的に末梢性のリンパ浮腫）は 20％ 以下の頻度で認めるが，かなりの罹患率となる可能性がある。末梢性のリンパ浮腫は乳児で発症する可能性があり，数年間の経過で治癒するか，思春期もしくは成人期に悪化する場合もある。
- 大部分の症例において知能は正常範囲であり，知能指数は 70～120 である。
- 約 10％ の症例において感音性難聴による低周波領域の聴覚障害を認め，25％ では高周波領域で認める。骨異常を含む内耳構造異常が報告されている。
- 言語発達の遅滞は健常児に比較すると多く，もし認めた場合は読解および筆記困難をきたす危険性が高い。
- 95％ 以上の症例において，斜視，屈折誤差，弱視または眼振など，少なくとも 1 つの特徴的な眼所見を示す。2/3 の症例は，白内障を含む前眼房の異常を示す。視神経乳頭ド

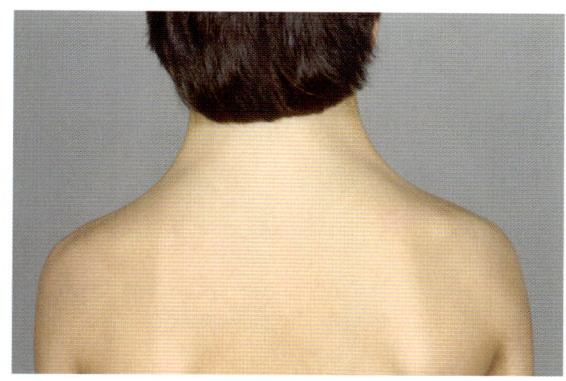

図 226-3　図 226-2 と同男児の，目立つ僧帽筋と翼状頸。（*Used with permission from Cleveland Clinic Children's Hospital Photo Files*）

ルーゼン，視神経板形成不全，コロボーマ，有髄視神経などを含む眼底の変化は約 20% に認める。

- 多発性色素性母斑，カフェオレ斑，ほくろなどの異常色素沈着が発症しうる。通常上腕と顔面の毛孔性角化症を認め，頭髪と眉毛の発達を妨げる。頭髪はしばしば太く巻き毛状であるが，薄いまばらな頭髪も報告されている。

▶ 検査所見

- 遺伝子の試験は一般的に施行可能である。RAS の変化に由来する疾患に関連するすべての遺伝子を同時に検査したり，各遺伝子に対するシークエンス解析に比較して安価に施行したりすることが可能である。検査が陽性であれば確定診断となるが，検査が陰性であっても疾患の否定はできない。
- 血算，プロトロンビン時間，活性化部分トロンボプラスミン時間は診断時に行い，乳児期に初回検査が行われた場合は，6～12 カ月後に再度施行する。

▶ 画像検査

- 心臓超音波検査と心電図は，当疾患の診断時に行う。
- 腎臓超音波検査は，当疾患の診断時に，すべての患者に対して行う。

鑑別診断

- LEOPARD 症候群：常染色体顕性遺伝であり，ほくろ，心電図異常，眼間解離，肺動脈狭窄症，性器異常，精神発達遅滞，聴覚障害などを伴う。多くの患者は肥大型心筋症を伴う。しばしば *PTPN11* のミスセンス変異を原因とし，*RAF1* 変異が原因となる場合もある。
- cardio-facio-cutaneous（CFC）症候群：多発性の先天奇形と知的障害，発育障害，低身長，先天性心疾患，特徴的な顔貌を呈する。患者は丸い膨らんだ鼻の先端，広い鼻根部，厚い口唇，粗い顔貌を示す。患児はしばしば毛嚢角化症，疎らな眉毛と睫毛，魚鱗癬（171 章「魚鱗癬」参照）を示す。また中等度の知的障害を示す[9]。魚鱗癬は分子遺伝学的検査により，Noonan 症候群と鑑別可能である。
- Costello 症候群：高出生時体重，成長障害，発達遅滞，疎な顔貌，広い鼻梁，弛緩した軟らかい皮膚，進行性色素沈着，深い手掌および足底のしわ，顔面または肛門周囲の乳頭腫，早老と脱毛，重度の知的遅滞，手首および指の屈曲もしくは尺側偏位，心臓の異常（最も多いものは肺動脈狭

窄と肥大型心筋症）などを乳児期から認める。
- Turner 症候群：女児にのみ発症の可能性があり，染色体検査により診断できる。患者は通常左心系の異常（Noonan 症候群が右心系の異常であるのに対して）を示し，二次性徴はないか，途中でとまり，性器発育異常を呈する[10]。
- Aarskog 症候群：*FGD1* 遺伝子の変異による X 染色体異常であり，Noonan 症候群類似の表現型を呈する可能性がある。この症候群では先天性心疾患は認めず，ショール様の陰嚢（ショールのように陰茎周囲を取り囲む陰嚢）を呈する。

治療

多種の学問領域にわたる専門家による診療が欠かせない。

▶ 非薬物治療

- 成長発達のスクリーニングを 1 年に 1 回行う。
- 心電図検査や心臓超音波検査を含めた循環器医による心臓の評価を診断時に行う。
- 神経・精神的テストを行う。
- 成長状況は頻回にチェックされるべきである。成長障害および二次性徴の遅れを認める場合には，内分泌専門医へ紹介する。
- 視覚および聴覚検査を行う。
- 外科治療に先立ち，凝固系の検査を含めた血液検査を 6～12 カ月に 1 回，行う。
- 1 年に 1 回髄液の検査を行う。

▶ 薬物治療

- 成長障害に対し，成長ホルモン投与を含む治療を行う[11]。SOR Ⓒ
- 甲状腺機能低下症には，甲状腺ホルモン投与を用意する。
- 二次性徴の遅れに対しては，エストロゲンもしくはテストステロンを用意する。

▶ 外科治療

- 停留精巣に対しては，1 歳までに精巣固定術を行う。
- 必要に応じて先天性心疾患に対して手術を行う。

▶ 紹介

- 遺伝相談と外来フォローを行う。
- 循環器医による心臓の評価を行う。
- 二次性徴の遅滞を伴う患児（13 歳までに乳房発達のない女児，14 歳までに精巣発達のない男児）は，小児内分泌専門医へ紹介されるべきである。
- 栄養摂取不良に関する栄養指導や，繰り返す嘔吐に関しては，小児消化器専門医を紹介する。
- 小児外科および術前の出血の危険性の評価について：必要であれば血液専門医に紹介する。

予防とスクリーニング

胎児超音波が Noonan 症候群の特徴を示したら，出生前のスクリーニングを行う[12]。

予後

予後は心疾患の重症度による。

フォローアップ

多種の専門家による，Noonan 症候群の医学的および発達の合併症に関して，定期的で詳細なフォローアップ外来がし

ばしば必要となる。

【Elumalai Appachi, MD, MRCP】

（高橋　健訳）

227 PHACE 症候群

症例

　生後 5 カ月時に PHACE 症候群と診断された 2 歳 5 カ月の女児が，皮膚科に定期的な健診で受診した。女児は顔面，胸部，右前腕に多発性の血管腫，小眼球症，角膜混濁，胸骨陥凹を認めた。皮膚科医は PHACE 症候群の診察所見と認めた。精密検査により右眼の前部の発育異常および眼圧の上昇を認めた。MRI および MRA により，女児の右側小脳低形成と，多発性の血管異常を認めた（図 227-1，227-2）。顔面の血管腫はレーザー治療を施行され，同時に上口唇の瘢痕過形成は除去された。女児は臨床的には良好な状態である。顔面および右前腕の血管腫，小眼球症，胸骨陥凹に対しては特に治療は行っていない（図 227-3，227-4）。

概説

　血管腫は乳児期に始まり，最も普遍的な良性腫瘍である。乳児の血管腫の奇形と関連して，脳，小脳の血管構造，心血管系，眼球，胸壁などにより PHACE 症候群の診断に導かれ，顔面や頭部に認める大きな分節状の血管腫，1 つ以上の先天奇形，多くは構造上のもしくは脳血管系の奇形，心血管系の異常と関連する。1996 年，Frieden は下記の所見の頭文字を症候群の名前として提案した[1]。

P：後頭蓋窩形成異常（Posterior fossa），Dandy-Walker 奇形（図 227-1）

H：血管腫（Hemangioma），通常大きく分節状で，プラーク状病変である（図 227-5）

A：血管異常（Arterial anomaly，図 227-2）

C：心臓奇形（Cardiac anomaly）と大動脈縮窄症（Coarctation of the aorta）

E：小眼球症（図 227-3），眼球突出，コロボーマ，網膜血管異常，視神経萎縮，虹彩肥大もしくは形成不全を含む眼球異常（Eye abnormality）。コロボーマとは眼の構造のひとつの孔で，失明の原因となりうる（図 227-6）。

　胸骨の亀裂もしくは孔，もしくは臍上部の縦溝などの腹部の奇形も関連する可能性がある（図 227-4）。

別名

　PHACES 症候群，PHACE 連合，Pascual-Castroviejo 症候群 II 型，胸骨形成不全，血管形成不全連合，皮膚血管腫，血管奇形複合

疫学

- PHACE 症候群は明らかに女児に多く，患児の 80% は女児である。
- 70% の患児はひとつの皮膚外病変を示すのみである。
- 一般的ではないが，Sturge-Weber 症候群よりも頻度が高い[2]。

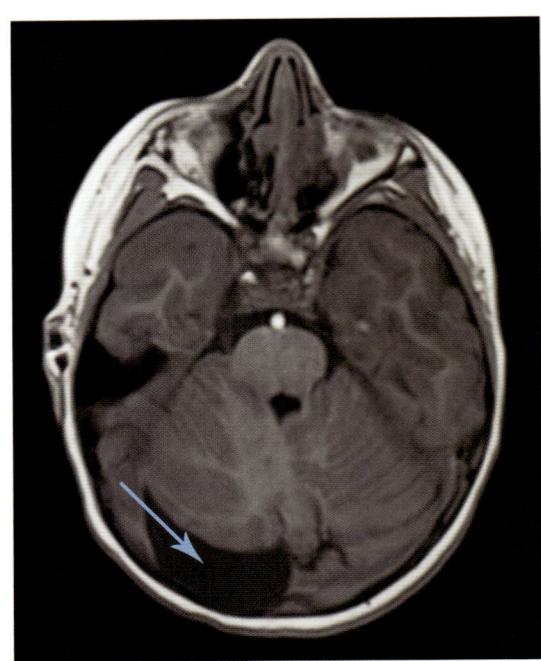

図 227-1　右側小脳低形成，クモ膜嚢胞の存在のため右上方へ移動した低形成の大脳半球を示す PHACE 症候群の患者の頭部 MRI 所見。（*Used with permission from Carla Torres-Zegarra, MD*）

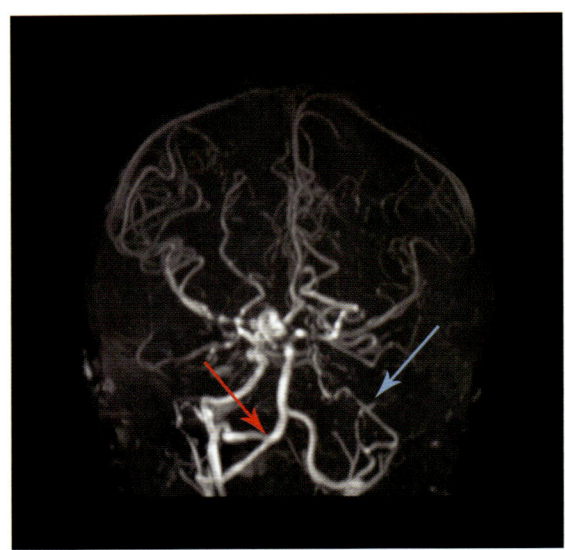

図 227-2　著明な低形成を伴った，左内頸動脈の低形成（青矢印）および重複右垂直動脈（赤矢印）を示す PHACE 症候群の患者の頭部 MRA。（*Used with permission from Carla Torres-Zegarra, MD*）

- PHACE 症候群のすべての徴候を認める症例は少ないため，あまり認識されていない。
- ほとんどの患児は満期，正常体重で出生し，PHACE 症候群以外の乳児血管腫の患児がより早産，低体重で出生するのとは対照的である[3]。

病因と病態生理

- PHACE 症候群の正確な病因は不明である。
- 女児に多い理由は X 連鎖顕性（優性）遺伝であり，男児では

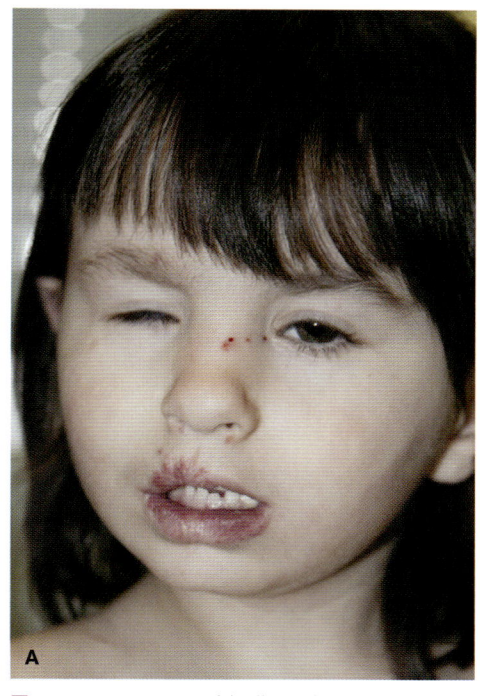
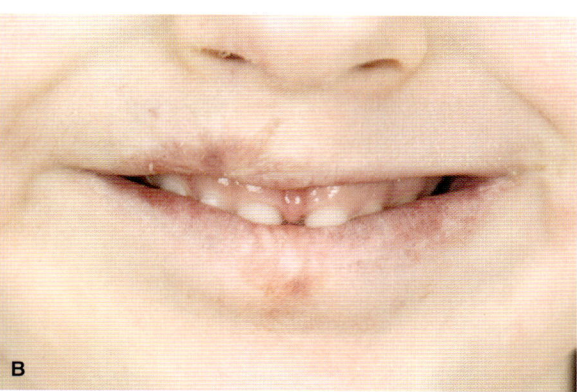

図 227-3　**A**：PHACE 症候群の 2 歳半女児。多発性の顔の血管腫および右眼の小眼球症を示す。**B**：口唇の血管腫に対する
レーザー治療後の過形成瘢痕が明らかである。（*Used with permission from Carla Torres-Zegarra, MD*）

21

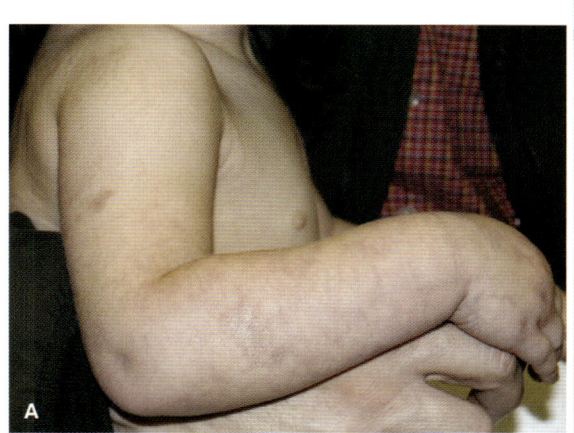
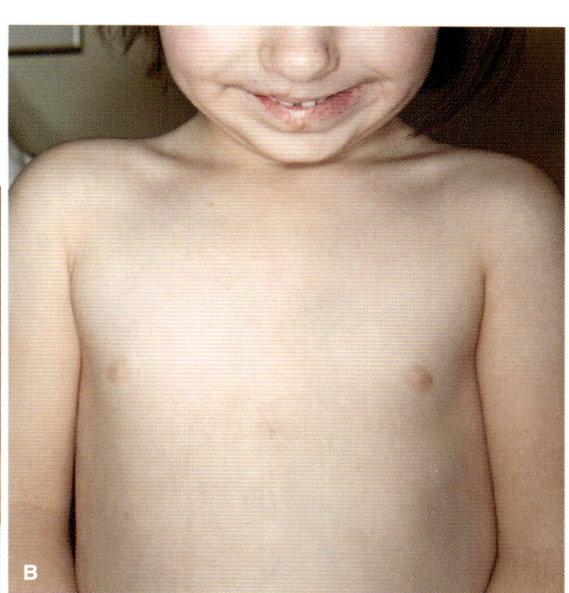

図 227-4　図 227-3 と同女児の腕に残存する血管腫（**A**）および胸骨陥凹（**B**）。（*Used with permission from Carla Torres-Zegarra, MD*）

致死的になるためと考えられているが，最近疑問が呈されている[4]。

- PHACE 症候群の構造上の異常は，これらが形態発生の早期に起こることを示唆する。異常の発生時期は，おそらくは在胎 6〜8 週前後で，血管系の発生より前，もしくは発生時である。
- HOX および Eph 遺伝子の両者は毛細血管，胸骨，眼，神経および甲状腺の発生と関連があり，PHACE 症候群発症に重要な役割をしていると考えられる。

- 長期予後は不明であり，大部分の症例は診断されておらず，データが不足している。
- PHACE 症候群の患児では，進行性の血管障害により生後 1 年以内に失神発作を呈する危険性がある。

危険因子

- 顔面の血管腫の大きさと分布は，PHACE 症候群への進展に重要な役割を担っているようである。
- 分節状の乳児血管腫は局所的な乳児血管腫ではなく，真皮

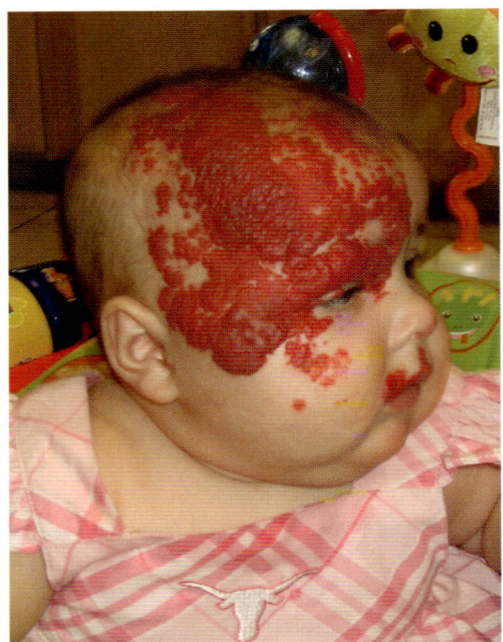

図 227-5　プロプラノロール治療開始前の PHACE 症候群の5カ月女児の，顔面の大きな分節状血管腫。（*Used with permission from AngelPHACE.com.*）

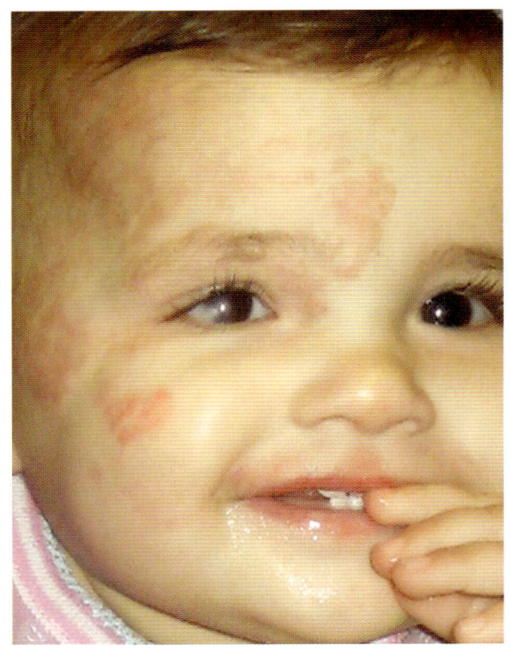

図 227-6　図 227-5 と同女児の右眼の虹彩のコロボーマ（孔）。光を感じることはできるが，通常の視力はもっていない。（*Used with permission from AngelPHACE.com.*）

外病変の表出と関連している可能性がある[2,5]。

- 顔面血管腫の乳児のうち，2～3％の患児は少なくとも1つの PHACE 症候群の真皮外病変へと進展し，分節状の顔面血管腫の 20％は，1つもしくはそれ以上の PHACE 症候群の徴候である奇形へと進展する可能性がある[2]。

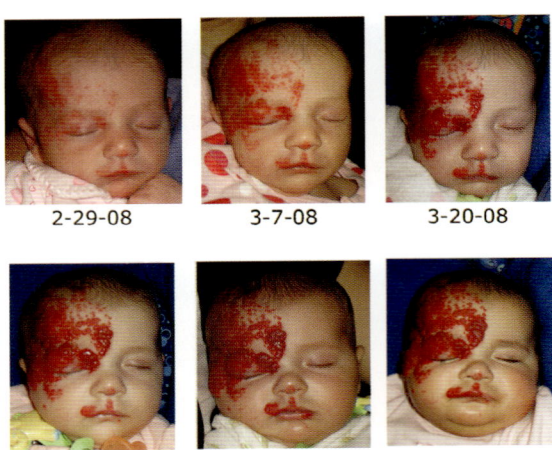

図 227-7　PHACE 症候群の大きな分節状血管腫の進行。（*Used with permission from AngelPHACE.com.*）

2-29-08　3-7-08　3-20-08
4-15-08　5-13-08　6-29-08

診断

▶ 臨床所見

- 通常顔面もしくは頭部に存在する大きな血管腫（図 227-5）があれば，PHACE 症候群を疑う。1歳までは血管腫は拡大する可能性が高い（図 227-7）。
- 存在を認識し，早期に診断することが重要である。
- プラーク様の分節状血管腫があれば，診断が考慮されるべきである。
- PHACE 症候群の所見は下記のような様々な範囲のものを含む[1,6]。
  - 大きな顔面血管腫（図 227-5）
  - Dandy-Walker 奇形を含む後頭蓋窩形成異常（図 227-1）
  - 血管異常（図 227-2）
  - 心臓もしくは大血管異常
  - まれな眼科的異常（図 227-3，227-6）
  - 胸骨の裂溝，臍上部の縦溝，胸骨陥凹などの胸腹壁異常（図 227-4）。
- 脳血管異常は PHACE 症候群において皮膚以外では最も多い異常である。特に動脈系の異常が特徴であり，他の神経皮膚疾患からの鑑別は難しい。
- ほとんどの乳児の神経学的所見は正常である。そのためスクリーニングは神経学的所見に基づくべきではない。
- この疾患では，大動脈縮窄症が，最も重要な心血管系の所見である。
- 小眼球症，視神経低形成，胎児血管系の残存，朝顔様の眼底異常などを含む眼科的な異常が報告されている。
- 胸骨の裂溝および臍上部の縦裂が最も多い腹壁の異常であるが，胸骨の孔，くぼみ，丘疹などのわずかな病変もありうる。

▶ 画像検査

- 様々な画像診断が PHACE 症候群の診断に用いられる。
  - MRI と MRA は後頭蓋窩形成異常および血管異常を描出するために用いる。
  - 心血管系の異常のために心臓超音波検査を用いる。
  - 超音波検査もしくは CT を内臓の合併を描出するために

表227-1　PHACE 症候群と Sturge-Weber 症候群の特徴の違い

病変	PHACE 症候群	Sturge-Weber 症候群
血管病変	血管腫	ポートワイン母斑
中枢神経系血管病変	異常動脈	軟膜血管腫
中枢神経構造的病変	Dandy-Walker 複合，後頭蓋窩奇形，小脳低形成	通常異常なし
眼異常	小眼球症，視神経低形成，白内障，視神経血管分布亢進，コロボーマ	緑内障，視神経血管分布亢進，牛眼

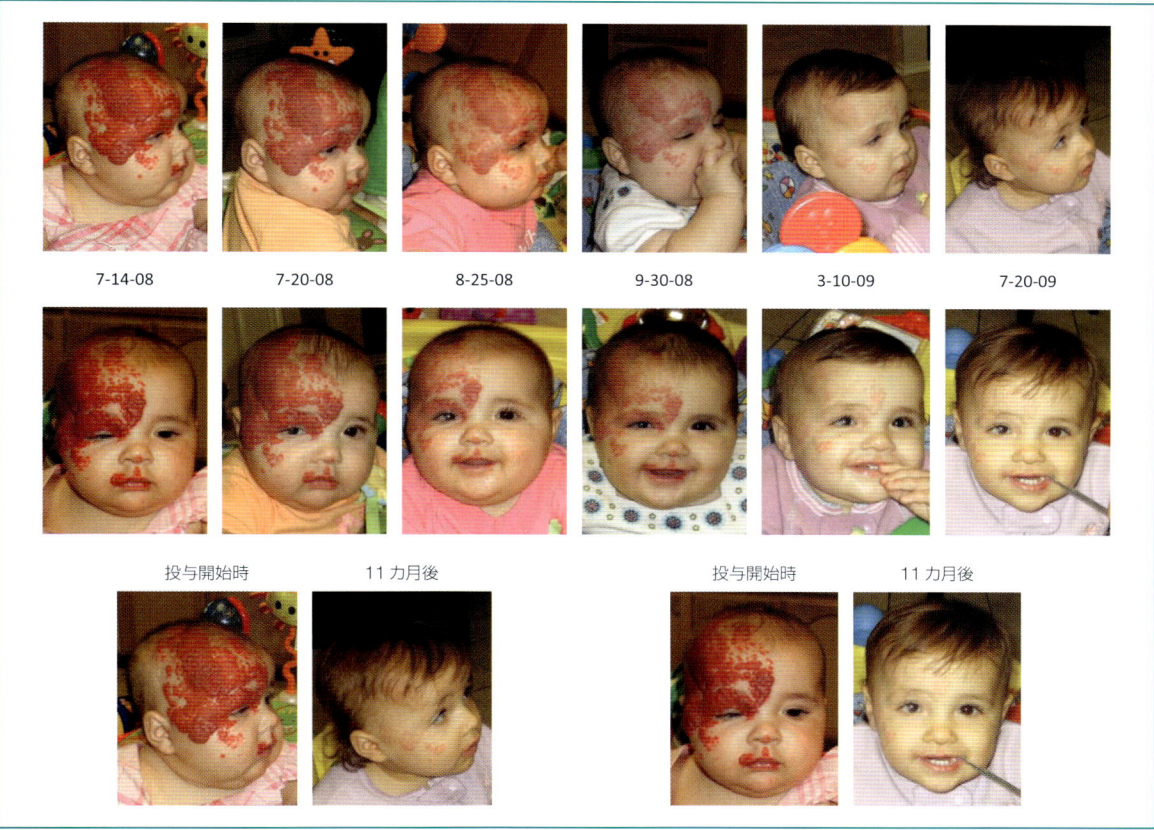

図227-8　プロプラノロール投与開始後約 11 カ月間の，PHACE 症候群の乳児における，大きな分節状血管腫の改善。最初はプレドニゾロンも併用されていたが，途中で中止された。右眼のコロボーマにも注意。(*Used with permission from AngelPHACE.com.*)

用いる。

鑑別診断

- 血管腫の早期においては，Sturge-Weber 症候群と関連したポートワイン母斑と誤診される可能性がある。しかし，ポートワイン母斑では血管腫のように増殖したり退縮したりはしない（93 章「小児における血管腫と血管奇形」参照）。
- PHACE 症候群と Sturge-Weber 症候群の違いを表227-1 に示した（207 章「Sturge-Weber 症候群」参照）。

治療

- 特徴的な分節状の血管腫に対しては脳，心臓，眼などの評価を行うように推奨されているが，治療，危険性，予後，予測に基づく手引きの指標をつくるには，データが少なすぎる[3]。
- PHACE 症候群であると疑われた乳児と小児には，診断さ

れていない特徴所見を調べるために，眼科的検査を行うべきである。
- MRI および MRA による頭部画像診断は，分節状血管腫をもつすべての乳児に対して推奨される。
- 大動脈弓およびこの疾患に関連した心臓病を描出するために，心臓超音波検査の施行が推奨される。
- 血管腫に対する治療は，経過観察，プロプラノロール投与，レーザー治療があり，病期と疾患部位により選択される。SOR Ⓒ
- 現在ではプロプラノロールは大きな分節状血管腫の治療に使用されるが（図227-8），少なくとも理論上はこの症候群に合併する狭窄性の血管において，梗塞の原因となる可能性があることを考慮する。そのため，PHACE 症候群の危険性のある乳児にプロプラノロールを投与する前に，心臓系および神経系の画像診断は行っておくべきである[3]。SOR Ⓒ

21

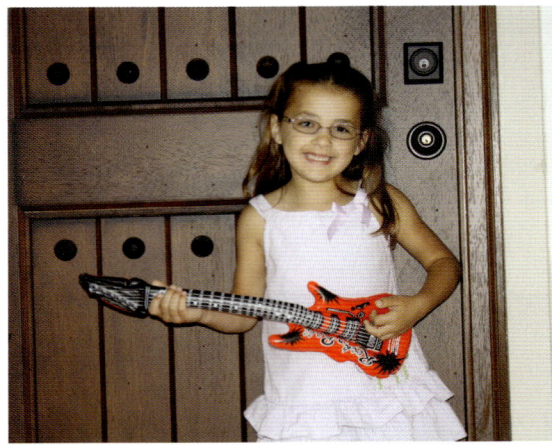

図 227-9　図 227-5，227-6，227-8 と同女児。幼稚園初日で，血管腫はほとんど完全に消失している。（*Used with permission from AngelPHACE.com.*）

- PHACE 症候群では乳児期の虚血発作の危険性が増加するため，アスピリンの投与は推奨されている。しかしながら投与による利点の証拠はない。**SOR C**

紹介
- PHACE 症候群の疑いのある患児は，この疾患の治療の経験があり，多方面からの学術的な診断と治療アプローチが可能な医療施設へ紹介されるべきである。
- そのような施設への紹介が不可能であれば，別個に専門家への紹介も必要である。
  - 小児皮膚科は血管腫へのプロプラノロールの使用経験があると考えられるが，特に大学などの研究機関などで，この治療を受けることができると考えられる。
  - 神経科，循環器科，眼科への紹介も必須である。

予後
- 現時点では，神経学的および循環器学的な予後は不明である。
- PHACE 症候群のさらなる理解のために，本疾患の登録システムが設立された。
- 顔面血管腫の予後は，特にプロプラノロールを用いた治療において通常良好である（図 227-8，227-9）。

フォローアップ
- フォローの方法は，初期に診断される臨床的特徴により決定される。
- 異常が発見されても，画像診断などの頻度について，標準的な方法はない。

患者教育
　顔面血管腫に対するプロプラノロール治療は成果をあげている（図 227-8，227-9）。本章の写真を本症候群患児の両親に見せることは改善への希望を与えるだろう。適切な治療を提供するケアが本症候群の治療にとって重要である。

【Carla Torres-Zegarra, MD／Joan Tamburro, DO／
Allison Vidimos, MD】

（高橋　健 訳）

228　色素失調症候群

症例
　日齢 6 の女児が，腕と胸に発疹を認めたために，両親とともに救急外来を受診した。両親はこの 3 日間，女児の間欠的な右眼の偏位と上肢が硬くなることに気がついていた。これらの症状は約 30 秒間持続し，1 日に 3 回発症し，チアノーゼも認めた。家族歴では母方のおばにけいれん発作を認めていた。診察上，患児は静かで，周囲に関心がなく，バイタルサインは安定していた。また，紅斑性丘疹と小嚢を認め，それらのうちいくつかは腕と全胸部にまで広がり痂疲化していた（図 228-1）。病変部位の直接蛍光抗体テストおよび培養により，単純ヘルペスウイルスは陰性であった。皮膚生検では，多くの好酸球と大きな異常角化細胞を伴う海綿状皮膚炎を示した。皮膚病変と神経学的な徴候により，患児は色素失調症候群と診断された。遺伝学的，神経学的，眼科的な助言が行われた。

概説
- 色素失調症候群（incontinentia pigmenti）は X 染色体関連（X 連鎖）顕性（優性）遺伝の疾患で，通常男児では致死的であり，出生時に 50% の症例が特徴的な皮膚所見を示す。色素失調症候群はまれな遺伝性皮膚疾患で，新生児期から発症する。
- この疾患は外胚葉および中胚葉起源であり，皮膚組織，歯，眼および中枢神経系，その他の器官が病変部位に含まれる[1]。

別名
Bloch-Sulzberger 症候群

疫学
- 色素失調症候群の頻度は 1/4 万であり[1]，他の人種に比較して白人に多い。
- X 連鎖顕性遺伝性疾患のため，男児の胎児は通常生存せず，生存例の 97% は女児である。
- 色素失調症候群は高い浸透度を示す。大部分の症例は，生後数カ月以内に発生する[2]。

病因と病態生理
- この X 連鎖顕性遺伝の疾患は，NEMO（NF-κ 必須のモジュレーターであり，別名 IKKγ ともいわれる）の変異に由来する。*NEMO* 遺伝子は，腫瘍壊死因由来のアポトーシス，炎症，免疫応答などに対して作用する，様々なケモカイン，サイトカイン，接着因子を制御する蛋白を規定する[3]。
- この変異遺伝子により，内皮細胞その他の細胞は好酸球細胞に特異的に作用する遊走因子を過剰発現し，この疾患の血清好酸球増加の原因となる。
- 皮膚病変は広範にわたり，好酸球の関与を認める。他の因子とともに好酸球は過剰な炎症を誘導し，皮膚のみではなく内皮細胞にも影響を与える。

- この炎症は血管閉塞の原因となり、虚血をもたらし、色素失調症候群の網膜および神経系の臨床症状の原因となる。

危険因子

- 家族歴が唯一わかっている危険因子である。
- 出生した男児は、過剰X染色体（XXY）をもつKlinefelter症候群と関連している可能性がある。

診断

▶ 臨床所見

- 皮膚病変は顕著で、4つの病期に分類される[4]。
  - 第1期：紅斑性丘疹および水疱は、Blaschko線（例：毛、メラニン細胞およびエクリン腺などの皮膚とその付属物に沿った、胚発生の時期に遊走した線）に沿って線状に現れる。（図228-2〜228-4）。発症は通常出生時もしくは新生児期から認める。通常各皮膚症状は1〜2週間持続する。
  - 第2期：小囊期であり、角質増殖性小隆起の丘疹もしくは、斑が線状か渦巻き様に認められる（図228-1、228-2）。第2期は通常数週間〜数カ月続く。
  - 第3期：過色素沈着の縞模様が大理石様もしくは渦巻き

様に、典型的には生後3〜6カ月に認められる。しばしば思春期から消失し始めるが、成人期まで残存する場合もある（図228-5）。
  - 第4期：20〜30代で、色素過剰の線は、色素脱失か萎縮性になる。
- すべての病変は同時に発生しうる。また胎児期から発生する場合もある。斑状脱毛症、縮れた頭髪、爪の変形などのさらなる皮膚病変が発症する場合もある。
- 下記に記載した全身性の異常は80%の患児に発生する。
  - 歯牙の異常（歯の円錐奇形）。
  - 眼異常（斜視、白内障、失明の原因となる網膜脈管の変化）。
  - 神経学的異常（けいれん、知的障害、精神発達遅滞、痙性対麻痺）。
  - 構造上の異常（頻度は低い）。
- 1993年にLandyとDonnaiは色素失調症候群の臨床診断基準を提案した[5]。診断基準は、一親等内の色素失調症候群疑いの患者がいるか否かに焦点をあてている。もし同患の親族が存在する場合は、下記の1つでも該当すれば色素失調症候群の診断となる。
  - 典型的な皮膚症状の既往がある、もしくは現在認めること。
  - 青白い、無毛の、萎縮性の縞状の線形成
  - 歯牙の異常
  - 網膜疾患
  - 多発性の男児流産
- 一親等以内に色素失調症候群の患者が存在しない場合は、診断は大症状および小症状の各基準にしたがう。
  - 大症状：乳児から大人まで発症する皮膚病変。
    ・身体のあらゆる部分に認める（顔面には少ない）、水疱形成後の紅斑性病変。通常は線状の分布を示す。
    ・線状もしくは渦巻き状に、Blaschko線に沿って、主に体幹（顔面には少ない）に認める色素過剰沈着。思春期に退色する。
    ・青白い、無毛の、萎縮した直線状の線条もしくは小片状の病変。
  - 小症状
    ・歯牙低形成もしくは無形成（部分的もしくは完全歯牙

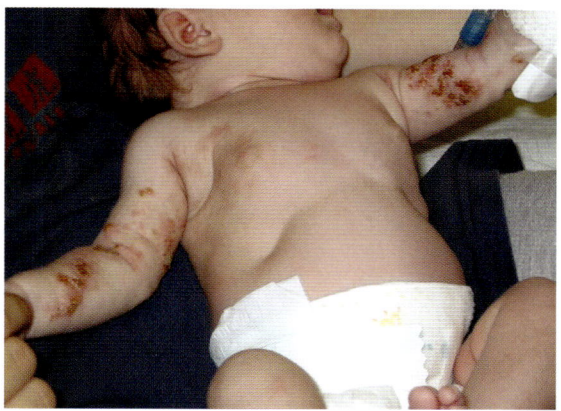

図228-1　上肢と体幹に紅斑性丘疹と小囊を認め、多くは角化を示す、色素性失調症の新生児。（*Used with permission from Camille Sabella, MD*）

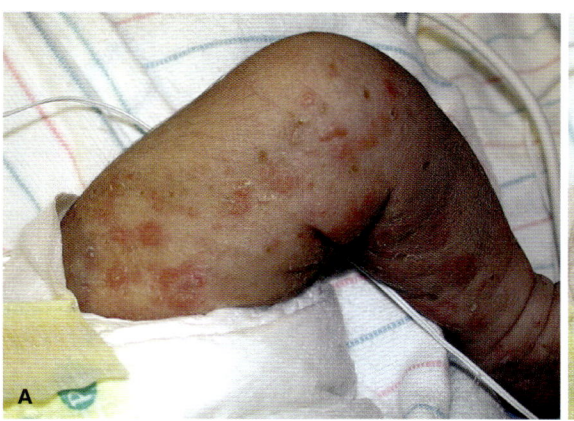
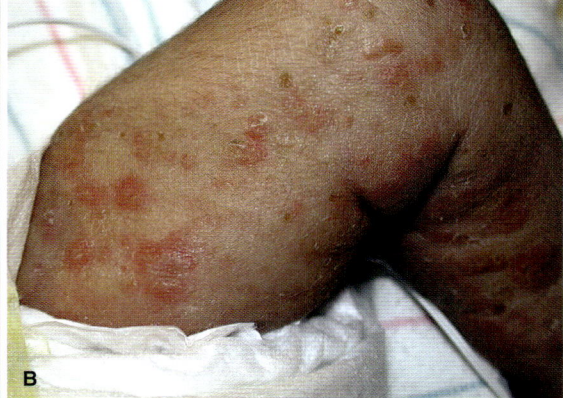

図228-2　色素性失調症患児。線状のパターンに現れた、下肢の紅斑性丘疹および水疱（**A**）およびその拡大図（**B**）。角化とプラークも認める。（*Used with permission from Eric Kraus, MD*）

21

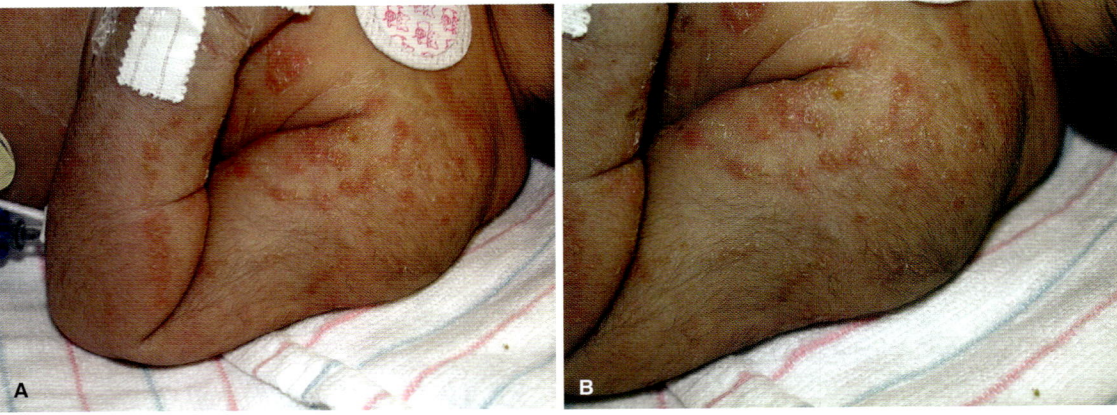

図 228-3　図 228-2 と同患児。上肢および胸部の水疱状および痂皮化病変（**A**）。**B** はその拡大図。前腕の線状の病変の分布に注意。
（*Used with permission from Eric Kraus, MD*）

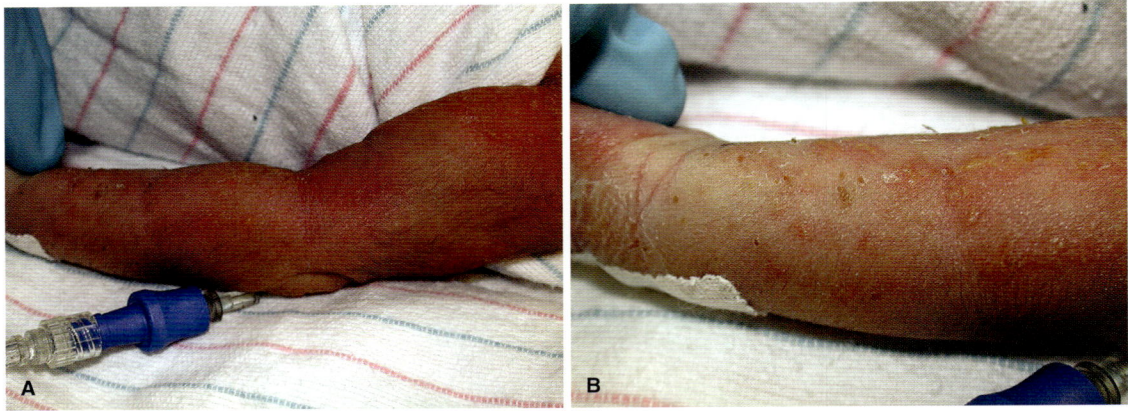

図 228-4　図 228-2, 228-3 と同患児。線状分布の丘疹および水疱（**A**）。**B** は水疱状および痂皮化病変の拡大図。（*Used with permission from Eric Kraus, MD*）

　欠損），矮小歯（小さい歯），異常な形態の歯
　・脱毛症，針金状の粗い毛
　・軽度のうねった，もしくは陥凹した爪，過形成の，もしくは立方体状の爪
　・網膜異常
- 一親等に色素失調症候群が存在しない場合，1 つの大症状と 2 つ以上の小症状が診断に必要である。小症状を認めない場合は，色素失調症候群以外の診断を考慮すべきである。

▶ 検査所見
- 臨床診断は皮膚生検で確定診断される。海綿状の皮膚炎と好酸球性と大きな異常角化細胞を小嚢期に認める。
- 乳児期早期に末梢好酸球増加を認める[2,3]。
- 分子学的診断は，患者の 85％ に認められる *NEMO* 遺伝子（NF-κB 必須モジュレーター遺伝子）の変異を発見すれば可能である[2,4]。

▶ 画像検査
- 一般的に，MRI などの頭部画像診断は，色素失調症候群による血管閉塞性病変を検査するために行うべきである。
- けいれんを認めたら，脳波検査を行うべきである。

鑑別診断
- 新生児中毒性紅斑：自然治癒する斑点，丘疹状の発疹で，

通常は日齢 2 に認める。（92 章「乳児期の生理的皮膚変化」参照）。
- 単純ヘルペス感染症：小嚢状病変もしくは紅斑をしばしば認める。小嚢状病変を認めるすべての新生児は，病変部の直接のウイルステストにより除外診断されるべきである（114 章「単純ヘルペス」，187 章「先天性および周産期感染症」参照）。
- びまん性皮膚肥満細胞症：お湯やその他の物理的な刺激を受けた場合に蕁麻疹を示す（134 章「蕁麻疹と血管性浮腫」参照）。患者は水疱性肥満細胞症をきたす可能性もあり，その場合は色素失調症候群とよく似た痂皮化病変を示す（図 228-6）。これら 2 つの疾患は生検で鑑別できる。
- 伊藤白斑[6]：過色素沈着ではなく色素脱失であり，輪状斑，縞状もしくはパッチ状で，全身，四肢，顔面で Blaschko 線に沿って出現する（図 228-7）。色素失調症に認められるような丘疹，小水疱，痂皮はない（167 章「白斑と色素脱失症」参照）。

治療
- 特別な治療薬もしくは治療方法は存在しない。遺伝子治療は現時点では不可能である。治療はその時点での症状への対症療法となる。

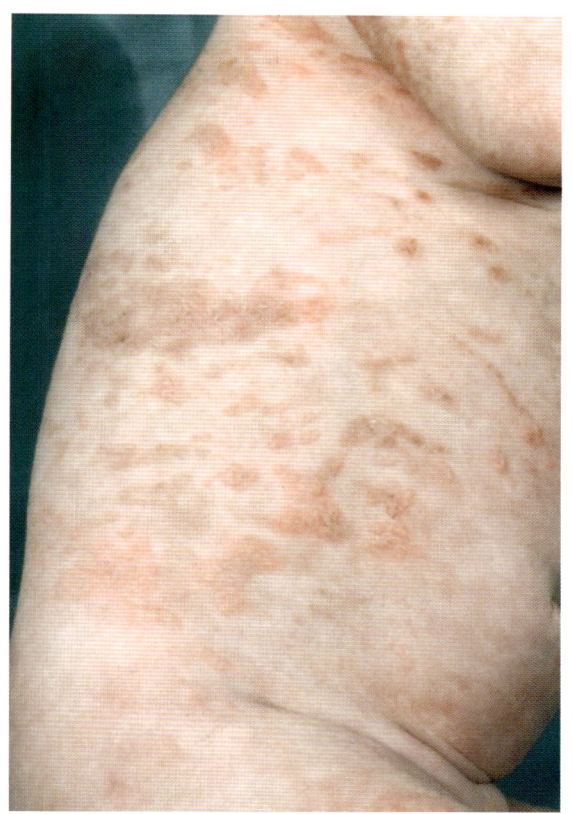

図228-5　色素失調症候群の大理石様の色素過沈着プラーク。(*Used with permission from Cleveland Clinic Children's Photo Files*)

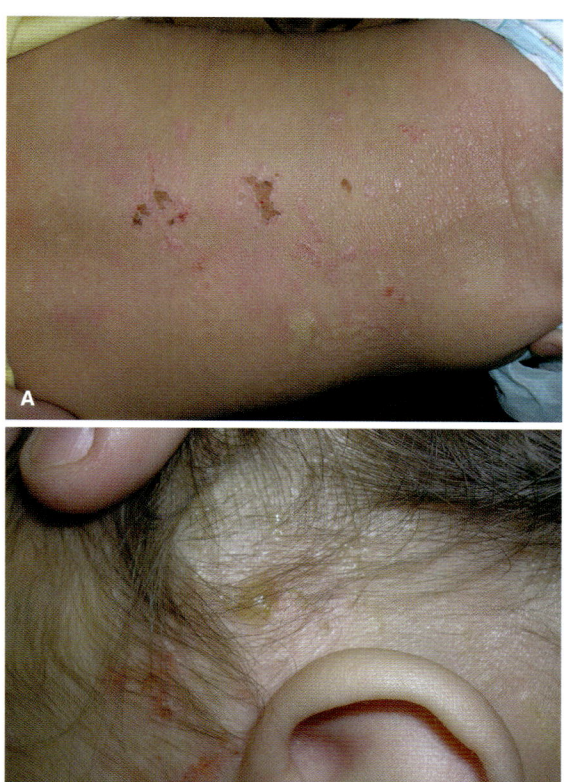

図228-6　背部(**A**)および頭部(**B**)に膨疹，水疱，痂疲化を示す9カ月乳児。(*Used with permission from Richard P. Usatine, MD*)

- 局所的な皮膚治療は，感染や過剰な瘢痕形成を防ぐために必要である。
- 通常色素失調症候群は，思春期もしくは成人期までに治癒なしで治癒する。
- 視力低下は，水晶体の修正，内服，もしくは重症例では手術により治療する。
- 歯の異常は歯科専門医により治療される。
- けいれん，筋攣縮，軽度の麻痺などの神経学的症状は，神経専門医の助言のもと，内服，医療器具により治療される。
- 発達遅滞があれば，発達に関する治療を行う。

▶ 紹介

色素失調症候群は多岐にわたる疾患なので，皮膚科，遺伝科，眼科，神経科，歯科など，様々な科を受診するべきである。

予防とスクリーニング

- 疾患を認めたら，家族の診察と，母親の遺伝子検査をするべきである。
- 妊婦が色素失調症候群であった場合(*IKBKG*変異)，遺伝する確率は50％である。ほとんどの男児は子宮内で死亡するため，実際にはこの母親からはそれぞれ33％の確率で，疾患のある女児，疾患のない女児，疾患のない男児が出生する。
- 両親が色素失調症候群ではなく，もしくは色素失調症候群関連の*IKBKG*遺伝子異常がなくて児が色素失調症候群で

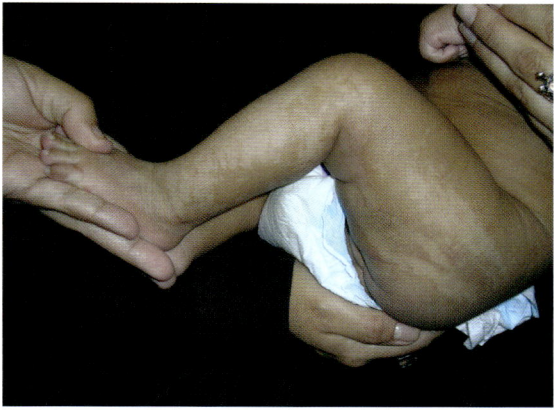

図228-7　臀部から下肢に線状もしくは渦巻き状の色素脱失を示す伊藤白斑の2カ月乳児。これらの色素脱失病変は体幹から同側の上肢まで延長していて，Blaschko線に沿っている。(*Used with permission from Richard P. Usatine, MD*)

あった場合，次の世代の児が色素失調症候群になる確率は1％以下である[7]。

- 色素失調症候群の家族歴のある場合，羊水穿刺もしくは絨毛採取によるDNA検査を行うことで胎児診断が可能である。

予後

- 皮膚症状は通常改善し，しばしば完全消失するが，予後は残存する神経学的機能障害による。
- 男児生存例は，遺伝の均一性もしくはモザイク型であろう。臨床的および組織学的に色素失調症候群の特徴をもつ 18 人の男児に対して行ったポリメラーゼ連鎖反応分析（PCR）法では，15 人は白血球 DNA の正常 *NEMO* 遺伝子をもち，3 人は正常 *NEMO* 遺伝子と色素失調症候群の女児が示す *NEMO* 遺伝子変異を認め，モザイク型と診断された[4]。

フォローアップ

フォローアップの方法は，症状次第である。

患者教育

家族は疾患の遺伝学について教育されるべきであり，遺伝子カウンセリングは遺伝した家族全員に行われるべきである。

【Carla Torres-Zegarra, MD／Elumalai Appachi, MD. MRCP】

（高橋　健 訳）

第 22 部

薬物乱用

SOR	定義
A	一貫して質が高く，かつ患者指向のエビデンス（科学的根拠）に基づいた推奨*
B	一貫性に欠けた，もしくは質に一部問題がある患者指向のエビデンスに基づいた推奨*
C	これまでのコンセンサス，通常行う診療行為，専門家の意見，疾患指向のエビデンス，または診断・治療・予防・スクリーニングについての症例報告に基づいた推奨*

• SOR：推奨度（strength of recommendation）
• 患者指向のエビデンス：死亡率，罹患率，患者の症状の改善などを意味する。
• 疾患指向のエビデンス：血圧変化，血液生化学所見などを意味する。
＊：さらなる詳細情報は，巻末の「付録 A」を参照。

229 薬物乱用による疾患

症例

　若い母親と彼女の 4 人の子どもたちは，様々な健康上の理由でホームレスシェルターの中の無料診療所で診療を受けている（図 229-1）。女性は現在意識清明で酔っていないが，長期間のコカイン使用歴と中毒の既往がある（図 229-2）。子どもたちは生後 3 カ月〜5 歳である。彼女は一番下の子を出産した後，最近まで彼女の母親と同居していたが，再びコカインを使用しだしたとき，家から追い出された。彼女は自分の写真を見せられ，自分がいかに落ち込んでいる様子であるかに気がつき，右の写真の使用を許可した。この写真は，薬物乱用がまねいたうつ状態，ホームレス，母子家庭，という一連の結果を如実に示しており，彼女は薬物乱用の恐ろしさを知らせるために，この写真を読者に提示するよう頼んだ。時間のみが，4 人の子どもたちのおかれた状況を改善するであろう。彼らは育児放棄，虐待，日常的な問題行動，里親制度などを含む，様々な問題に晒されている。彼らは薬物乱用につながる，より高い危険性にも晒されている。子どもたちの健康を管理するには，薬物中毒に伴う疾患と家族への影響を理解しておく必要がある。

概説

　薬物使用により生じる中毒症は，脳機能が変化し，個人の自制心の制御を喪失させる。中毒は，後天的に遺伝子が変化することによる。多くの遺伝子が脳機能に影響を与え，それが行動や遺伝的変異に影響を与える。これらの遺伝子は，環境への感受性が異なり，そのことが脳の高次機能の変化の引き金となり，中毒へと発展する結果となる。中毒は，慢性的な疾患として理解され，専門家と社会的サポートにより治療されるべきである。

疫学

- 米国では 2010 年現在，推定で 12 歳から成人期までの 6,960 万人がタバコ製品を使用している。これは，この年代の人口の 27.4％ に相当する。さらに 5,830 万人（同人口比 23％）が現在喫煙しており，1,320 万人（同 5.2％）が葉巻を吸い，890 万人（同 3.5％）は無煙煙草を使用し，220 万人（同 0.8％）がパイプの喫煙者である[1]。
- 2010 年現在，12 歳から成人期までの米国人の推定 2,260 万人が，現在も違法ドラッグを使用している。これは同年代の人口の 8.9％ に相当する[1]。
- マリファナは，最も多く用いられている違法ドラッグである。（1,740 万人の使用者がいる，図 229-3，229-4）。マリファナ使用者は，現在の違法ドラッグ使用者の 76.8％ に相当する。現在の違法ドラッグ使用者の中で，60.1％ はマリファナのみを，16.7％ はマリファナとそれ以外の違法ドラッグを，残りの 23.2％ はマリファナ以外の違法ドラッグのみを使用していた[1]。
- 2010 年現在，コカイン使用者は 150 万人である[1]。
- 2010 年現在，メタンフェタミン使用者は 35 万 3,000 人である（図 229-5）[1]。

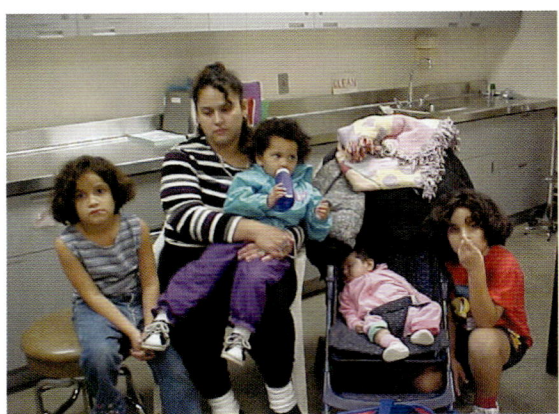

図 229-1　ホームレスシェルターで子どもたちと一緒にいるコカイン中毒の母親。彼女の薬物中毒のために，彼らはホームレスとなった。（*Used with permission from Richard P. Usatine, MD*）

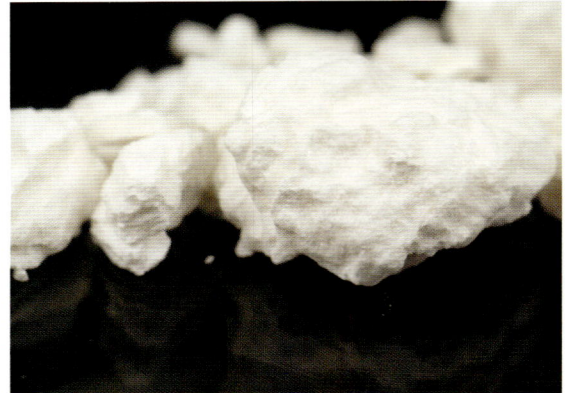

図 229-2　精製されたコカイン。（*Used with permission from DEA*）

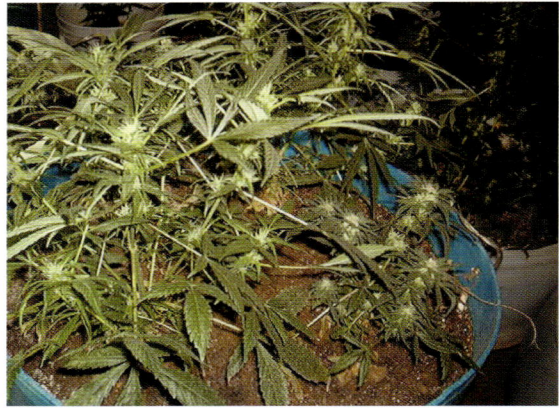

図 229-3　自家栽培されたマリファナ。（*Used with permission from DEA*）

- 2010 年現在，69 万 5,000 人（0.3％）の幻覚剤の「エクスタシー」使用者を含む，幻覚剤使用者は 120 万人（0.5％）である（図 229-6）[1]。
- 2010 年現在，14 万人が初回はヘロインを使用している（図 229-7）[1]。
- 2010 年現在，12 歳から成人期までの 900 万人（3.6％）がマ

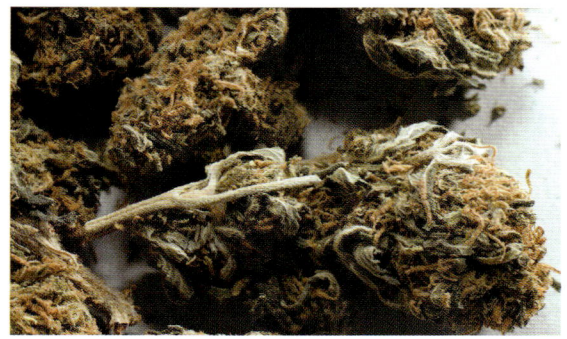

図229-4　喫煙のために用意されたマリファナ。(Used with permission from DEA)

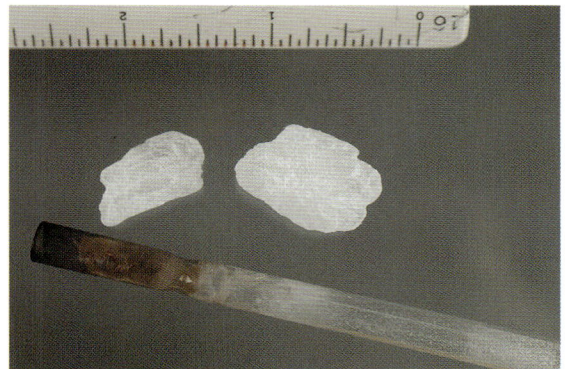

図229-5　ナイフとメタンフェタミンの結晶。(Used with permission from DEA)

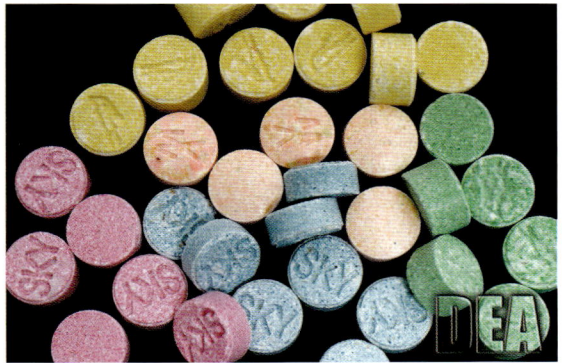

図229-6　幻覚剤の「エクスタシー」は，しばしば人々が夜どおし踊り続けるような場所で乱用され，脱水症状で倒れる者もいる。(Used with permission from DEA)

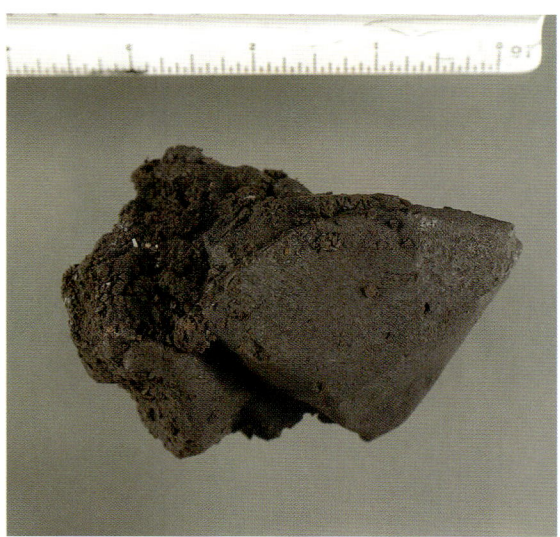

図229-7　注射用の黒色タールのヘロイン。(Used with permission from DEA)

■ タバコおよびアルコールとの関連

- 2010年現在，12～17歳の違法ドラッグ使用者をみてみると，過去1カ月に喫煙した者（52.9％）のほうが，過去1カ月で喫煙しなかった者（6.2％）より8.5倍も高率であった[1]。
- 違法ドラッグの使用は，過去1カ月のアルコール摂取の程度とも関連がある。2010年現在，12～17歳の若者で大量に飲酒をする者（すなわち一度に5杯以上［この場合の「一度」とは，一気に，あるいは2～3時間以内に，という意味］の飲酒を1カ月間に5日以上），あるいは，その70.6％が違法ドラッグの使用者でもあり，非飲酒家の若者（5.1％）より多い[1]。

病因と病態生理

- 薬物常用は脳の疾患である。最初の薬物使用は自由意志であるかもしれないが，薬物乱用は遺伝子の発現と脳回路に変調をきたし，人の行動に影響を与える。一度中毒が進行すれば，これらの脳の変調は個人の自由意志の決定能力を低下させ，薬物への渇望および使用へと導く[2]。
- 薬物常用は多因子疾患である。多くの遺伝子は直接もしくは間接的に神経伝達物質，薬物代謝経路，行動様式に影響を与えている。例として，ドーパミンやオピオイドの受容体の多様性が脳の報酬系への活性化に影響を与える[3]。
- 後天的遺伝学的機序であり，これら薬物が遺伝子発現の変化の引き金となり，報酬系と多幸感の感情の調節の役割を担っていると考えられている[3]。たとえば，遺伝的因子に加えて，環境因子や依存につながる行動が，薬物乱用の危険性を増す可能性がある。
- 家族，双生児，養子に関する研究では，遺伝子がアルコール依存症への進展に重要な役割をもつことが示され，男女ともアルコール依存症の遺伝率は50～60％であった。重要な遺伝子は，アルコール代謝や，γ-アミノ酪酸（GABA），内因性モルフィネ様物質（脳内麻薬の），ドーパミン性，アセチルコリン性，またセロトニンの伝達物質に関するものを含む[4]。
- アルコール依存症，失神の既往，初めての酩酊の年齢，ア

リファナ以外の違法ドラッグを使用している。大部分（700万人，2.7％）が処方された薬を含む精神療法用の薬を治療目的以外で用いている。このうち，510万人は鎮痛剤を，220万人は精神安定剤を，110万人は興奮性の薬剤を，37万4,000人は鎮静剤を用いている[1]。

- 過去12カ月以内で鎮痛剤を用いた者のうち，55％は友人もしくは親戚などから無料で手に入れたものである。他の17.3％は医者から処方されたものであった。また，4.4％が鎮痛剤を不法な密売人から手に入れ，0.4％がインターネットから購入したと答えている[1]。

22

ルコールへの反応の程度による依存行動が，5 番染色体長腕にある遺伝子上の GABA 受容体 1〜4 の一塩基型遺伝子多型と関連する[5]。

- 依存症の精神衛生上の問題と慢性疼痛疾患は，薬物乱用疾患罹患と高率に関連する。一般的に，抑うつ気分や疼痛に対して自己判断で薬物を使用し始める。
- 中毒の医学的な転帰は，その影響が広域にわたり，社会的に大きな負担をもたらす結果となる。心血管疾患，失神，癌，HIV/AIDS，肝炎および肺疾患は薬物乱用で増悪しうる。これらのうちいくつかは，高用量もしくは長期間の薬物使用時に影響が表れるが，なかには，たった 1 回の使用で影響が出る場合もある[2]。
- 乱用および中毒になる物質の分類
  - 抑制剤：アルコール，鎮静剤，睡眠薬，オピオイド，抗不安薬
  - 刺激剤：コカイン，アンフェタミン，ニコチン
  - 幻覚剤：大麻，フェンサイクリジン（PCP），LSD
  - 吸入毒物
- おおよその薬物効果の発現時期
  - 吸入もしくは喫煙の 7〜10 秒後
  - 静脈注射の 15〜30 秒後
  - 筋肉注射もしくは皮下注射の 3〜5 分後
  - 点鼻の 3〜5 分後

危険因子

- 家族歴
- 中毒の既往歴

診断

中毒物質使用による中毒の診断は，薬物使用に関連した病態学的行動様式をもとに行う[6]。DSM V は 11 の診断基準を設けている。そのひとつの例は，11 の症状からアルコール中毒性疾患を診断する基準である。もしひとつが大麻やコカインのような他の薬物に置き換えられても，同じ診断基準が適用される。

アルコール中毒は，アルコール飲酒の問題となる行動が臨床的に悪化したり危機的状況にあるとき，少なくとも下記の項目のうち，2 項目がこの 12 カ月以内にみられる場合に診断される。

1. しばしば自分が意図するよりも多い量，もしくは長い間飲酒している。
2. 断酒か減量したいという望みがあるか，もしくは望んでも失敗してしまう。
3. アルコール摂取および，その影響から回復するために多大な時間を必要とする。
4. 飲酒への強い願望，衝動がある。
5. 繰り返す飲酒により，仕事，学校，家庭での主要な役割を十分に行うことができなくなっている。
6. アルコールが原因で，持続したり繰り返したりするような，社会的もしくは個人的問題があるにもかかわらず，飲酒を続けてしまう。
7. 飲酒のため，重要な社会的，職業的，創造的な活動をあきらめたり，減らしたりしている。
8. 肉体的に有害な状態となりうるような，繰り返しての飲酒。

9. アルコールが持続的，もしくは繰り返す肉体的もしくは精神的な問題の原因となりうることを知りながら，飲酒を続けてしまう。
10. 下記のような耐性がみられる。
    - 酩酊状態を得るために，明らかに飲酒量が増量し続けている。
    - 以前と同量のアルコールを飲んでも，明らかに効果が減弱している。
11. 下記により定義される離脱現象
    - 特徴的なアルコールの離脱症候群（アルコール離脱症の診断基準などを参照）。
    - アルコール（もしくはベンゾジアゼピンのような関連物質）が離脱症候群を軽減，もしくは避けるために使用される。

重症度は認められる症状の数に基づき層別化される。
　　軽度：2〜3 症状
　　中等度：4〜5 症状
　　重度：6 症状もしくはそれ以上[6]

▶ 薬物中毒に伴い認められる臨床症状

- 酩酊状態により，下記の徴候がみられることがある。
  - 刺激に対して：瞳孔散大，血圧，呼吸数，心拍数および体温の上昇。
  - うつ状態に対して：血圧，呼吸数，心拍数，体温の低下。オピオイドは縮瞳の，アルコールは瞳孔散大の原因となる。
  - 離脱症状は，中枢神経系における中毒物質の減少により進行する。離脱症状の反応は薬物により様々である。アルコール離脱は，死因のひとつであり，危険なタイプの離脱のひとつである。

▶ 検査所見

- すべての静脈注射型の薬剤使用者と，危険度の高い性行為を行っている者は，HIV 感染症（同意のもとに），B 型肝炎，C 型肝炎，梅毒（迅速血清抗体反応［RPR］）のスクリーニングが行われるべきである。
- 多数の性的パートナーがいる者，もしくは薬物を得るために性行為を用いる者は，性行為感染症（STD）の危険性が高まるため，検査を受けるべきである。
- 一般的な中毒性薬物の尿検査は，既往にない他の薬物を同定することができる。ほとんどの検査機関は，処方された薬剤と，鎮静剤など処方されていない薬物の区別は可能である。中毒物質は体内でそれぞれ異なる半減期をもち，尿中にはそれぞれ異なる期間で認められる。マリファナは長い半減期を経て排泄され，使用後 1 カ月で検出されるが，多くの他の薬剤は使用後数日で消失する。

鑑別診断

薬物中毒による疾病は複数のものが同時に存在し，経過は複雑であり，様々な精神医学的治療を必要とする。

- 気分障害・不安障害：特にうつ，躁うつ病，パニック障害，一般的な不安障害など。薬物常用者は薬物中毒から，こうした症状へ進行する可能性がある。しかしながら気分障害および不安障害が薬物の使用に先立つ場合があり，自分でこうした症状を治療したいという欲求から，薬物を使用し始めることもある。薬物中止が可能なうちに，こうした患者を診断することが最良の方法である。

- 統合失調症：薬剤は一時的な精神病や妄想の原因となりうるが，薬剤中止後もこれらの症状が持続する場合は，統合失調症や他の精神病の原因を考慮する。
- 人格障害：同時に存在しうる障害の複雑な組み合わせがあり，薬物中毒と混同される場合がある。薬物を常用する患者が高額な薬物のために罪を犯すときなど，反社会的な人格障害を有するように見えるかもしれない。もしこうした行動が，薬物使用を中止したときに持続しなければ，この診断は使わないことが最良である。

治療と管理

- 常用（依存）を理解するには，次の "3つのC" が助けになる。
  - 薬物使用への強い欲望（Compulsion to use）。
  - 薬物使用の制御不能（lack of control）。
  - 有害な結果となるにもかかわらず薬剤使用を継続する（Continued use despite adverse consequences）。
- 禁煙を試みている喫煙者を助けるための "5つのA"，すなわち「尋ねる（Ask）」「助言する（Advise）」「推測する（Assess）」「補助する（Assist）」「手配する（Arrange）」を用いる。これはどの薬物中毒にも当てはめることができる[7]。
- 喫煙をやめさせることを目的として，カウンセリングと薬剤治療を行う。
- 飲酒について質問するとき，CAGE質問票を用いる[7]。
  - Cut down：飲酒中止（飲酒をやめるべきだと感じたことはあるか？）
  - Annoyed：悩ます（周囲の人々に飲酒を非難されて，悩むことはあるか？）
  - Guilty：罪の意識（飲酒をよくないことだと感じるか？もしくは罪の意識を感じているか？）
  - Eye opener：目覚めの一杯（朝一番に，神経を落ち着かせるため，もしくは二日酔いを克服するために飲酒したことはあるか？）
  上の質問に対し該当する項目が1つならば「危険」，2つならば「中毒」，3〜4つならば「依存症」と解釈できる。ただし，これはあくまでスクリーニングのための手段であり，さらなる評価が常に必要である。
- 「12段階プログラム（12-step programs）」が推奨される。これらは世界中の数百万人の人々にとって，とても有用である。
- 病院−地域に基づいた中毒患者プログラムを紹介する。なかには解毒に関する内容を含み，プログラム開始前に解毒を行うプログラムもある。宿泊して治療を行うプログラムや，外来通院プログラム，自立プログラムもある。各地域のプログラムについて学び，彼らと共に行うべきである。
- 慢性疼痛のためにアヘン性の鎮痛剤を処方するときは，4つの影響（次の "4つのA"）について考える。すなわち患者が，
  - 適切な鎮痛剤（Analgesia）を受け取っているか？
  - 日常生活の活動性（Activities）が改善しているか？
  - 副作用（Adverse）はないか？
  - 常用につながるような行動をとったり，常軌を逸した（Aberrant）薬剤を使用したりしていないか？[8]

- 患者が常軌を逸した薬剤を使用している場合は，下記のことを考慮する。
  - 中毒の可能性
  - 処方された薬で適切な疼痛緩和が得られていない可能性
  - 精神障害を併発している可能性
  - 違法に鎮痛剤を分配されている可能性[9]
- 偏った判断をせず，患者が問題を抱え，助けを求めていることに同調し，手をさしのべる。
- 手助けするため，両親と家族を参加させる。
- 誠実な関心と配慮を示す。偏見をなくすことで患者が中毒を克服できるよう，より成功に導く機会を得るであろう。
- 先進的な脳画像検査および遺伝学的検査によって，中毒の生理学的な根拠を理解しやすくなり，中毒に伴う疾患に対し，よりよい治療を提供することが可能となる。

▶ 回復期にある患者

- 回復期の患者に対する処方は注意深くなければならない。術後のハイドロコドン（バイコジン）のような単純な処方でも，回復期にある中毒患者を再び中毒に向かわせる可能性がある。
- アヘン様物質およびベンゾジアゼピン系の薬剤の処方は，他によい代替薬がある場合は避けるべきである。可能ならば，疼痛にはNSAIDを用いる。不安に対して薬剤が必要な場合は，選択的セロトニン再取り込み阻害薬（SSRI），他の抗うつ薬，もしくはブスピロンを使用する。
- アヘン様物質が必要とされるならば，使用量と使用方法を患者と一緒に監視すべきである。第三者か保証人に使用量の監視に協力してもらい，再発を防ぐべきである。
- 再発を防ぐために，目標を共有し，それに対して素直に向き合うべきである。

フォローアップ

- すべての型の薬物中毒の治療において，フォローアップは大変重要である。薬物中毒は慢性的な状態であり（高血圧や糖尿病と類似），節度を維持するための介入が必要である。
- フォローアップの頻度と厳しさは，薬剤・薬物の種類や常用の程度，および患者により異なる。
- 再発した患者についてあきらめてはいけない。長期間の薬剤中止が達成されるまでは，しばしば1回以上の再発は覚悟する必要がある。

患者教育

　中毒は病気であり，道徳の欠如によるものではないことを患者に説明する。患者へ地域の治療プログラムの存在を伝え，助けを得られるように，その情報を提供する。患者がまだ援助を受ける用意ができていなければ，将来のために連絡先を渡す。「12段階プログラム」は大変効果的で，非喫煙者などを含めて，誰でも無料で行うことが可能なので，その価値についても説明する。

【Richard P. Usatine, MD／Heidi Chumley, MD／

Kelli Hejl Foulkrod, MS】

（田久保憲行 訳）

付　録

SOR	定義
A	一貫して質が高く，かつ患者指向のエビデンス（科学的根拠）に基づいた推奨*
B	一貫性に欠けた，もしくは質に一部問題がある患者指向のエビデンスに基づいた推奨*
C	これまでのコンセンサス，通常行う診療行為，専門家の意見，疾患指向のエビデンス，または診断・治療・予防・スクリーニングについての症例報告に基づいた推奨*

- SOR：推奨度（strength of recommendation）
- 患者指向のエビデンス：死亡率，罹患率，患者の症状の改善などを意味する。
- 疾患指向のエビデンス：血圧変化，血液生化学所見などを意味する。
- ＊：さらなる詳細情報は，巻末の「付録 A」を参照。

A 科学的根拠に基づく医療（EBM）の解釈

「科学的根拠に基づく医療——それは新しいものなのか？」私の父は信じられないというように尋ねた。「今までお前たちは何をやっていたのだ？」

患者たちは，私の父のように，われわれ医師は当然科学的根拠に基づいたものを自分たちに推奨していると思っている。関係のある科学的根拠がないかもしれない，もしくはわれわれがその科学的根拠を入手できないかもしれない，という考えは，彼らのほとんどには思いも寄らない。だからと言って，そのような科学的根拠が医療行為において最も大切なものである，または患者がそうした推奨に盲目的に従うわけではない。私にとって科学的根拠は，合理的な検査を始め，治療計画の輪郭を描くスタート地点である。

「科学的根拠に基づく医療（evidence-based medicine：EBM）」という言葉が議論されるようになったのは，私の記憶では1990年代の初めだった[1,2]。われわれは，出版された文献を評価し，その質，適正さ，患者の治療への関連性を決める技術を高める必要があった。教育者として，研究者として，私は文献を批判的に吟味するという試みに興味を持ち，その新しく見つかった技術を他の者へ教えた。しかし臨床医として最も興味があったのは，臨床的な疑問に答えることであり，それも限られた時間の中でそれを行うことであった。疑問に対する要約された答え（科学的根拠の量や質についての情報や，複数の研究間で情報が一貫しているかどうかが記載されたもの）を提供してくれる手段や資料に，私は迅速にたどり着く必要があったからである。

文献を格付けする方法はたくさんあったが，実際には個々の臨床研究に加え，あたかも一夜にして現れたような，科学的根拠に基づく，あるいは専門家の意見に基づく（consensus-based）莫大な数のガイドラインを理解しようと努力している多忙な臨床家のニーズを満たすものは，ほぼ皆無であった。2004年，アメリカの家庭医とプライマリケアの雑誌，および家庭医療調査ネットワークの編集者たちが，「必要条件を満たす推奨度の強さ（strength of recommendation：SOR）」による分類法，いわゆるSOR分類を発表したが，これは必要を満たしていると思われた（図A-1）[3]。この分類法は研究の質を評価する既存のシステムを利用し，疾患指向の思考（例：血圧や血液の化学的変化）より，むしろもっとも現実の問題に直結する患者指向の思考（例：死亡率，罹患率，症状の改善）を取り入れている。SOR🅐の推奨は，一貫して良質な，患者指向の科学的根拠に基づくものであり，SOR🅑は一貫性に欠けた，もしくは質に一部問題がある患者指向の科学的根拠に基づいている。さらにSOR🅒は，今までのコンセンサス，通常行う診療行為，専門家の意見，疾患指向の科学的根拠，症例報告などに基づいている（図A-1，図A-2）。

われわれは本書を制作するにあたり，各章の諸項目（「疫学」「病因」「病態生理」「危険因子」「診断」「鑑別診断」「治療」「予防」「予後」「フォローアップ」など）において，情報を支える患者指向的な科学的根拠を示し，可能なかぎりSOR分類を明記することを心がけた。さらに本書では，各項目を箇条書きで提示することにより，臨床医が現場でいだく疑問の回答を迅速に見つけることを可能にし，また，それを支持

する質の高い患者指向の科学的根拠によりその確からしさを示すようにした。

たとえば，副鼻腔炎の疑いのある子どもの親が，生理食塩水の経鼻噴霧や鼻づまりのための抗充血薬よりも，抗菌薬が必要なのではないか，という質問を投げかけてきたとする。26章「副鼻腔炎」の「薬物療法」の項に記したように，抗ヒスタミン薬や抗充血薬は，症状の緩和に効果がないうえ，重大な副作用に関連しているという強いデータ（SOR🅐）がある。一方，子どもの副鼻腔炎に対する生理食塩水の経鼻噴霧に関するデータはない。抗菌薬の使用については，わずかな潜在的効果（臨床的失敗が約10％減少する）と有害事象のリスク（下痢が半分弱〈44％〉，皮疹，頭痛，めまい，疲労感；もっともこれらが原因で，薬物療法を継続できなくなることはほとんどない）が存在する。

この情報をもっている医師は，両親と選択肢について議論し，潜在的な利益とリスクについても調べることができる。特に複数の選択肢がある難しい症例では，医師の経験や両親の好みは，意思決定に重要な要素となる。実際，EBMのひとつの定義は，「臨床的経験を伴った最善の科学的根拠と患者の価値観の統合」である。

さらに本書では，臨床医が科学的根拠に基づく情報を患者に説明する際に，患者の理解を助けるようないくつかの概念を採用した。治療による有害な転帰の減少効果は，相対的に示されることが多い，すなわち「相対危険度減少（relative risk reduction：RRR）」，もしくは対照（コントロール）群と治療介入群の有害な転帰のパーセンテージの差を，対照群における有害な転帰のパーセンテージで除したものとして示される。しかし，この数字はしばしば大きくなり，その使用は治療の重要性を過大評価するだけでなく，臨床的な妥当性を見失うことにつながる。より重要な意味をもつ言葉として，「絶対リスク減少率（absolute risk reduction：ARR）」，すなわち二群間のリスクの差がある。この数値は，治療必要例数（number needed to treat：NNT）を得るために使うことができる。NNTとは，ひとつの悪い結果を予防する，もしくはひとつの良い結果をもたらすために治療が必要な患者の数である。NNTは，100％をARRで割ることで計算される。NNTは，われわれにとっても，患者にとっても，より簡単に理解できるものである。NNTの例は，章末のBox A-1を参照。

本書で使われているもうひとつの言葉は，「尤度比（likelihood ratio：LR）」である。この数値は，診断的検査の感度や特異度に基づくものであり，検査が陽性（LR＋）だった患者が病気をもっている可能性や，検査が陰性（LR－）だった患者が病気をもっていない可能性を決めるのに使われる。LRは，ある検査結果が，対象疾患に罹患した患者において期待される尤度と対象疾患に罹患していない患者において期待される尤度を比べたものと定義される[4]。陽性尤度比（LR＋）［感度/（100－特異度）］，あるいは陰性尤度比（LR－）［（100－感度）/特異度］に，検査前確率を乗ずることで検査後確率を得ることができる。計算図表を使うと，より簡単にこれらの数字を使って，検査前確率から検査後確率へ変換することができる（巻末の参考文献4のウェブサイト参照）。10以上のLR＋は，確定診断をするのに強い根拠とみなされ，0.1以下のLR－は除外診断をするのに強い根拠とみなされる。

われわれは情報が豊富な環境において医療を行う上で，特権を与えられると同時に呪われているのである。われわれ

推奨度に対する格付けと，その背景にある個別の研究の質に対する格付けの方法

一般的には，読者にとってカギとなる推奨に対してのみ，「推奨度（SOR）」の格付けが必要とされる。推奨は，入手可能な最も質の高い科学的根拠に基づいているべきである。たとえば，ビタミンEはいくつかのコホート研究（研究の質レベル2）で心血管保護作用があると示されていたが，質の高い複数のランダム化比較試験（レベル1）ではこの効果が確認できなかった。そのため，臨床的な推奨はレベル1の研究の記載に基づくことが望ましい。

SOR（推奨度）	定義
A	一貫して良質な，かつ患者指向の科学的根拠に基づいた推奨。*
B	一貫性に欠けた，もしくは質に一部問題がある患者指向の科学的根拠に基づいた推奨。*
C	これまでのコンセンサス，通常行う診療行為，専門家の意見，疾患指向の科学的根拠，または診断・治療・予防・スクリーニングについての症例報告に基づいた推奨。*

患者指向のアウトカムを測定するための研究が良質か／限定的な質か，結果が研究間で一貫性があるか／否か，の判断は，下の表を使用する。

研究の質	研究のタイプ		
	診断	治療，予防，スクリーニング	予後
レベル1 良質な患者指向の科学的根拠	●実証されている臨床的診断基準 ●良質な研究のSR/メタ分析 ●良質な診断的コホート研究	●一貫した結果を伴ったRCTのSR/メタ分析 ●良質な個別のRCT‡ ●全か無の研究§	●良質なコホート研究のSR/メタ分析 ●良好なフォローをされた，前向きコホート研究
レベル2 質に一部問題のある患者指向の科学的根拠	●実証されていない臨床的診断基準 ●質の低い研究のSR/メタ分析，または結果が一貫していない研究 ●質の低い診断的コホート研究，または診断的症例対照試験§	●質の低い研究，または一貫した結果を伴わない研究のSR/メタ分析 ●質の低い臨床研究‡，または前向きコホート研究 ●症例対照試験	●質の低い研究，または一貫した結果を伴わないコホート研究のSR/メタ分析 ●フォローが不十分な後ろ向きコホート研究 ●症例対照研究 ●症例報告
レベル3 その他の科学的根拠	コンセンサスによるガイドライン，基礎研究からの推定，慣習的な診療，専門家の意見，その他の疾患指向の科学的根拠（患者指向と疾患指向の中庸のアウトカムや，生理学的なアウトカムのみのものも含む），診断・治療・予防・スクリーニングの症例報告		

研究間での一貫性	
一貫している	ほとんどの研究で同様もしくは少なくとも矛盾しない結果が出ている場合（矛盾していないことについては，研究間の差で説明可能であるべきである），もしくは質が高く，最新の系統的レビューやメタ分析により推奨が支持されている場合。
一貫していない	研究結果間にかなりの変動があり，一貫性に欠ける場合。もしくは質が高くても，最新の系統的レビューやメタ分析が，推奨を支持する一貫した科学的根拠を示していない場合。

*患者指向の科学的根拠は，患者にとって重要なアウトカムを測定するものである。たとえば，罹患率，死亡率，症状の改善，コストの削減，生活の質などである。一方，疾患指向の科学的根拠とは，患者指向と疾患指向の中庸のアウトカム，生理学的なアウトカム，副次的なアウトカムなどであり，それらは患者のアウトカムを改善したりしなかったりする。たとえば，血圧，血液化学，生理機能，病理学的検査などである。

†良質な診断的コホート研究とは，研究デザイン，適切なサンプル数，適切な患者選択，盲検化，一貫性があり，正しく定義された参照基準があることが必要である。

‡質の高いRCTとは，患者割り付けが隠されていて，もし可能なら盲検化され，包括解析され，十分な統計学的差異があり，適切なフォロー数をもつ（80％以上）研究である。

§全か無かの研究では，治療がアウトカムに劇的な変化を与えるものである。たとえば，髄膜炎に対する抗菌薬や，虫垂炎に対する外科治療であり，それは比較試験の研究が不可能である。

SR＝系統的レビュー，RCT＝ランダム化（無作為化）比較試験

図 A-1　推奨度に対する格付けと，その背景にある個別の研究の質に対する格付けの方法
（*Used with permission from Ebell MH, Siwek J, Weiss BD, et al. Simplifying the language of evidence to improve patient care：Strength of recommendation taxonomy〈SORT〉. J. Fam Pract 2004；53（2）：110-120. With permission from Frontline Medical Communications*）

付録

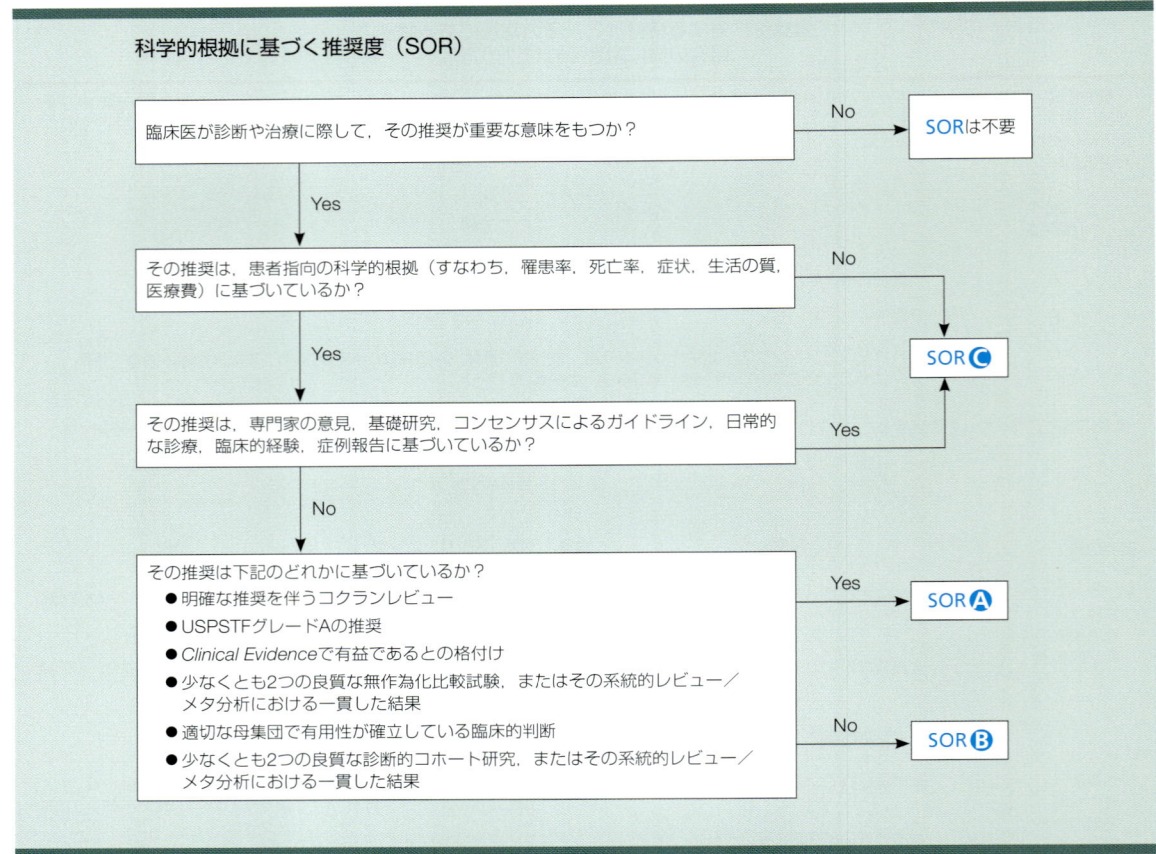

図 A-2　科学的根拠に基づく推奨度（SOR）の評価
（*Used with permission from Ebell MH, Siwek J, Weiss BD, et al. Simplifying the language of evidence to improve patient care：Strength of recommendation taxonomy（SORT）. J. Fam Pract 2004；53（2）：110-120. With permission from Frontline Medical Communications.*）

は，患者に最良の科学を提供できるように，本書では科学的根拠と臨床上の推奨とを結びつけることを念頭においた。科学的根拠が欠けているときはそのことを明らかにし，決定に責任を共有するような，率直で正直な議論をわれわれはお勧めする。患者たちが人間主義と同時に科学に期待することは当然のことである。そして，われわれは当然それに応えるべきではないだろうか？

> **BOX A-1　治療必要例数（NNT）の考えかた**
>
> 　痛み止めの新薬が発売され，無作為化比較試験で，介入群の70％，対照群の20％に有意な効果を認めたとすると，ARRは50％となる。この場合，NNTは100％/50％＝2と計算される。1人の患者が良好な疼痛コントロールを受けるために必要なのは，平均してたった2人の患者であるということになる。もしARRが10％（介入群の30％，対照群の20％に有益だった場合）だとすると，NNT＝10となり，1人の患者が治療の恩恵を受けるためには，平均で10人の治療が必要ということになる。

【Mindy A. Smith, MD, MS】
（林　裕介 訳）

B　ステロイド外用薬の局所，病変部への投与

表 B-1　ステロイド外用薬の強さ一覧

一般名と強さ	商品名
クラス 1：Superpotent	
ベタメタゾンジプロピオン酸エステル*	ジプロゾン 軟膏 0.05%
ジフロラゾン二酢酸エステル**	ソルコン 軟膏 0.05%
クロベタゾールプロピオン酸エステル	ティモベート クリーム／ゲル／軟膏／シャンプー／スプレー／泡 0.05%, Cormax, Clobex, Clarelux, Olux
ハロベタゾールプロピオン酸エステル*	ウルトラベート クリーム／軟膏 0.05%
クラス 2：Potent	
アムシノニド	シクロコート クリーム／軟膏／ローション 0.1%
ベタメタゾンジプロピオン酸エステル	ジプロゾン 軟膏 0.05%
デソキシメタゾン	トピコート クリーム 0.25%, ゲル 0.05%, 軟膏 0.25%
ジフロラゾン二酢酸エステル**	ソルコン, ApexiCon 軟膏 0.05%
フルオシノニド	リデックス, リデモール, Lyderm, Tiamol, Topactin, トプシム, Vanos クリーム 0.05%, 0.1%／軟膏／ジェル 0.05%
ハルシノニド	Halog クリーム／軟膏／局所用溶液 0.1%
クラス 3：Upper mild-strength	
ベタメタゾン吉草酸エステル*	ジプロゾン, Luxiq, Dermabet, アルファトレックス, Diprolene AF, Diprolene Glycol, ジプロゾン, Valnac, BetaVal クリーム／ローション 0.05%または 0.1%, 泡 0.12%
ジフロラゾン二酢酸エステル**	Psorcon, ApexiCon, ApexiCon E クリーム 0.05%
フランカルボン酸モメタゾン	エロコン クリーム／ローション／軟膏 0.1%
トリアムシノロンアセトニド	ケナログ 局所用, Pediaderm, Triacet, Tranex クリーム 0.5%
クラス 4：Mild-strength	
デソキシメタゾン	トピコート LP クリーム 0.05%
フルオシノロンアセトニド	Synalar-HP クリーム 0.2%；Synalar 軟膏 0.025%
フルドロキシコルチド	コルドラン 軟膏 0.05%
トリアムシノロンアセトニド	アリストコート, ケナログ 軟膏 0.1%
クラス 5：Lower mild-strength	
ベタメタゾンジプロピオン酸エステル	ジプロゾン ローション 0.05%
ベタメタゾン吉草酸エステル	バリソン クリーム 0.1%, Betatrex 0.1%
フルオシノロンアセトニド	Synalar クリーム 0.025%
フルドロキシコルチド	コルドラン クリーム 0.05%
ヒドロコルチゾン酪酸エステル	ロコイド クリーム 0.1%
吉草酸ヒドロコルチゾン	Westcort クリーム 0.2%
プレドニカルバート	Dermatop クリーム／軟膏 0.1%
トリアムシノロンアセトニド	ケナログ クリーム／軟膏 0.1%
クラス 6：Mild	
プロピオン酸アルクロメタゾン	Aclovate クリーム／軟膏 0.05%
トリアムシノロンアセトニド	アリストコート クリーム 0.1%
デソニド	Desonate, デソウェン, Tridesilon, Verdeso クリーム／ローション／軟膏 0.05%, 泡 0.05%, ゲル 0.05%
フルオシノロンアセトニド	Synalar クリーム／液 0.01%, Capex シャンプー, Dermasmooth 0.01%
ベタメタゾン吉草酸エステル	バリソン ローション 0.1%
クラス 7：Least potent	
ヒドロコルチゾン	ハイトン, コルタート, Unicort, 他の市販薬 クリーム／ローション／泡

*12 歳未満には推奨されていない。
**小児においては安全性および効果が確立されていない。

（訳注）米国と日本ではステロイド外用薬の強さの分類が異なるので注意。日本では下記のように分類される。

■日本におけるステロイド外用薬の分類
Ⅰ群（strongest：最も強い）
Ⅱ群（very strong：とても強い）
Ⅲ群（strong：強い）
Ⅳ群（medium：中程度）
Ⅴ群（weak：弱い）

付録

表 B-2 ステロイド局所薬の一般的な副作用

- ●皮膚萎縮
  - ・最も一般的な副作用。
  - ・表皮の菲薄化がほんの数日内に始まっている可能性がある。
  - ・真皮の菲薄化が起こるには通常数週間かかる。
  - ・通常ステロイドの中止後 2 ヵ月以内に回復する。
- ●毛細血管拡張
  - ・顔面，頸部，胸郭上部に最も起こりやすい。
  - ・ステロイドの中止で減少傾向となるが，回復不能のこともある。
- ●皮膚線条
  - ・通常屈曲部付近にみられる（鼠径部，腋窩，代替内側）。
  - ・通常永久に残るが，時とともに目立たなくなる。
- ●紫斑
  - ・しばしば軽微な外傷の後にみられる。
  - ・真皮の血管周囲支持組織の減少が関与している。
- ●色素脱失
  - ・ステロイドの中止で回復する。
- ●ざ瘡状発疹
  - ・特に「Potent」「Super potent」を使用したときに顔面に好発する。
  - ・通常回復する。
- ●微細毛発育
  - ・ステロイドの中止で回復する。
- ●感染
  - ・肌のウイルス，細菌，真菌感染を悪化させる可能性がある。
  - ・異型白癬を引き起こす可能性がある。
- ●視床下部-下垂体-副腎系の抑制
  - ・局所使用ではまれである。
  - ・「Super potent」のステロイドを週あたり 30 g 以上使用する場合は，3～4 週以内に留めるべきである。
  - ・小児に週あたり 10 g 以上使用する場合や，高齢者に使用する場合は，それぞれ肌が薄いため，より危険性が高い。

表 B-3 病巣へのステロイドの注入濃度

症状	トリアムシノロンアセトニド液の濃度(mg/ml)
ざ瘡（図 B-1）	2～2.5
円形脱毛症（図 B-2）	5～10
環状肉芽腫	5～10
乾癬	5～10
肥大した扁平苔癬	5～10
結節性痒疹	10
化膿性汗腺炎	10
ケロイド，過形成性癖痕（図 B-3）	10～40

病巣にステロイドを注入する際の痛みを最小限にするためには，27 または 30 ゲージ針を使うとよい。ステロイド溶液は注入するために清潔な生食で作製されたものを使う。その溶液注入に伴う痛みはリドカインで溶かしたステロイドを注入するとより小さくなる。注入中に針が外れるのを防止するためにルアーロックシリンジが有用である。病巣への注入方法の詳細は，Usatine R, Pfenninger J, Stulberg D, Small R. *Dermatologic and Cosmetic Procedures in Office Practice*. Philadelphia, PA : Elsevier ; 2012. を参照。この教科書と付属の CD は http://www.usatinemedia.com から電子媒体で購入することもできる。

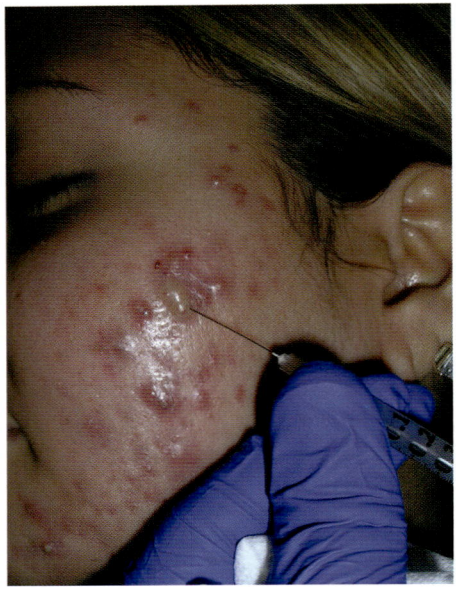

図 B-1　疼痛を伴う囊胞性ざ瘡に 2 mg/mL トリアムシノロンを 30 ゲージ針を使用し注入。（*Used with permission from Richard P. Usatine, MD*）

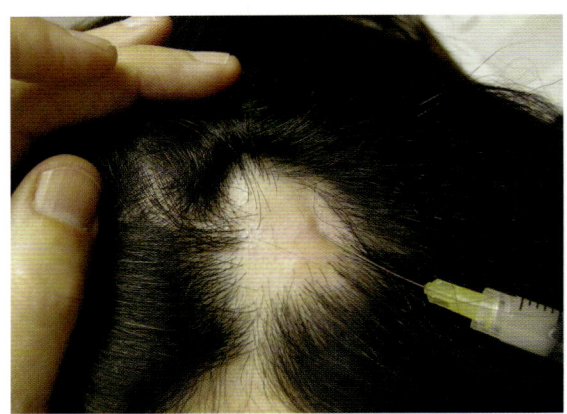

図 B-2　円形脱毛症に 5 mg/mL トリアムシノロンをルアーロックシリンジに 27 ゲージ針を装着し注入。（*Used with permission from Richard P. Usatine, MD*）

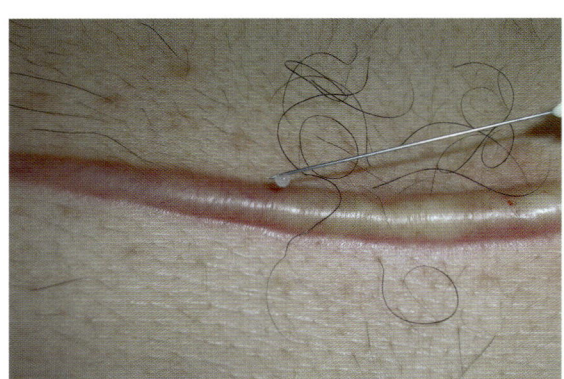

図 B-3　過形成性癖痕に 10 mg/mL トリアムシノロンをルアーロックシリンジに 27 ゲージ針を装着し注入。（*Used with permission from Richard P. Usatine, MD*）

（岩崎志穂　訳）

URL，参考文献

2 章

◆参考文献

1. Street, RL. Communication. Physician's communication and parents' evaluations of pediatric consultations. *Medical care* 1991；29：1146–1152.

2. American Academy of Pediatrics, Committee on psychosocial aspects of child and family health. The new morbidity revisited：a renewed commitment to the psychosocial aspects of pediatric care. *Pediatrics* 2001；108：1227–1230.

3. Rushforth H. Practitioner review：communicating with hospitalized children：review and application of research pertaining to children's understanding of health and illness. *J child Pediatr Psychol Psychiatry* 1999；40：683–69.

4. Tates K, Meeuwesen L. Doctor–parent–child communication. A review of the literature. *Soc Sci Med* 2001；52：839–851.

5. Van Dulmen AM. Children's contributions to pediatric outpatient encounters. *Pediatrics* 1998；102：563–568.

6. Lask B. Talking with children. *Br J Hosp Med* 1992；47：688–690.

7. American Academy of Pediatrics. Family Pediatrics. *Report of the Task Force on the Family Pediatrics* 2003；111（S2）：1541–1571.

8. Kahn RS, Wise PH, Finkelstein JA, et al. The scope of unmet maternal health needs in pediatric settings. *Pediatrics.* 1999；103：576–581.

9. Wissow LS. Pediatrician interview style and mothers' disclosure of psychosocial issues. *Pediatrics.* 1994；93：289–295.

10. Rider EA. Communication and relationships with children and parents. In：Novack DH, Clark W, Saizow R, Daetwyler C, eds. *doc.com：an interactive learning resource for healthcare comm. unication.* 2006. Available at：http://webcampus.drexelmed.edu/doccom/user/. Accessed February 9, 2008.

3 章

◆医療従事者向け URL

· Johnson BH：Family–centered care：four decades of progress. *Fam Syst Health.* 2000；18（2）：133–156.

· Johnson B, Abraham M, Conway J, et al. *Partnering With Patients and Families to Design a Patient– and Family–Centered Health Care System：Recommendations and Promising Practices.* Bethesda, MD：Institute for Family–Centered Care；2008.

· Institute for Healthcare Improvement. Available at：http://www.ihi.org/ihi, accessed September 13, 2013.

· American Hospital Association. *Strategies for Leadership：Patient– and Family–Centered Care. Chicago, IL：American Hospital Association*；2004. Available at：http://www.aha.org/aha/issues/Communicating–With–Patients/pt–family–centered–care.html, accessed May 12, 2013.

· Institute of Medicine, Committee on Quality Health Care in America. *To Err is Human：Building a Safer Health System.* Washington, DC：National Academies Press；1999.

· Tearing down the walls. *Healthc Exec.* 2005；1（5）：2–6.

· Sodomka P, Scott HH, Lambert AM, Meeks BD：*Patient and family centered care in an academic medical center：informatics, partnerships and future vision.* In：Weaver CA, Delaney CW, Weber P, Carr R, eds. Nursing and Informatics for the 21st Century：An International Look at Practice, Trends and the Future. Chicago, IL：Healthcare Information and Management Systems Society；2006：501–506.

· Dowling J, Vender J, Guilianelli S, Wang B：A model of family–centered care and satisfaction predictors：the Critical Care Family Assistance Program. Chest. 2005；128（3）：81S–92S.

◆参考文献

1. Patient– and Family–Centered Care and the Pediatrician's Role. *Pediatrics* February 1, 2012；129（2）：394–404.

2. Institute For Patient–And Family–Centered Care. Available at：http//www.ipfcc.org, accessed May 22, 2013.

3. Institute of Medicine. *Committee on Quality Health Care in America. Crossing the Quality Chasm：A New Health System for the 21st Century.* Washington, DC：National Academies Press；2001.

4. Conway J, Johnson BH, Edgman–Levitan S, et al. *Partnering with patients and families to design a patient– and family–centered health care system：a roadmap for the future—a work in progress.* Bethesda, MD：Institute for Family–Centered Care and Institute for Healthcare Improvement；2006.

5. Muething SE, Kotagal UR, Schoettker PJ, Gonzalez del Rey J, DeWitt TG. *Family–centered bedside rounds：a new approach to patient care and teaching. Pediatrics.* 2007；119（4）：829–832.

6. American Academy of Pediatrics. Family pediatrics. Report of the Task Force on the Family. *Pediatrics.* 2003；111（s2）：1539–1587.

7. National Initiative for Children's Healthcare Quality. Available at：http://www.nichq.org/nichq, accessed May 12, 2013.

8. Britto MT, Anderson JM, Kent WM, et al. Cincinnati Children's Hospital Medical Center：transforming care for children and families. *Jt Comm J Qual Patient Saf.* 2006；32（10）：541–548.

9. Cooley WC, McAllister JW. Building medical homes：improvement strategies in primary care for children with special health care needs. *Pediatrics.* 2004；113（5）：1499–1506.

10. MacKean GL, Thurston WE, Scott CM. Bridging the divide between families and health professionals' perspectives on family–centered care. *Health Expect.* 2005；8（1）：74–85.

4 章

◆医療従事者向け URL

· American Academy of Pediatrics and the American College of Obstetricians and Gynecologists：*Guidelines for Perinatal Care*, edited by Riley LE, Stark AR. Elk Grove Village, WA；2012.

· American Heart Association and American Academy of Pediatrics. *Neonatal Resuscitation Textbook*, edited by Kattwinkel JK. American Academy of Pediatrics and the American Heart Association：2011.

◆保護者向け URL

· Shelov, SP, Altman TR：*Caring for Your Baby and Young Child Birth to Age 5.* American Academy of Pediatrics. Elk Grove Village, WA：2009.

· Meek JY：New Mother's Guide to Breastfeeding, American Academy of Pediatrics, Elk Grove Village, WA：2011. http://www.marchofdimes.com/baby/bringinghome_indepth.html.

◆参考文献

1. US Department of Health and Human Services, Centers for Disease Control and Prevention：Births：Preliminary data for 2011. *NationalVital Statistics Reports.* 2012；61（5）：1–13.

2. US Department of Health and Human Services, Centers for Disease control and Prevention. Deaths：Preliminary Data for 2011. *NationalVital Statistics Reports.* 2012；61（6）：1–11.

3. US Department of Health and Human Services, Centers for Disease control and

Prevention：Infant Mortality Statistics From the 2008 Period Linked Birth/Infant Death Data Set. *National Vital Statistics Reports*. 2012；60(5)：1–13.

4. US Department of Health and Human Services, Centers for Disease control and Prevention：Update on Overall Prevalence of Major Birth Defects–Atlanta, Georgia, 1978–2005. *MMWR*. 2008；57(01)：1–5.

5. American Heart Association：*American Academy of Pediatrics：Neonatal Resuscitation Textbook*, edited by Kattwinkel JK. American Heart Association and the American Academy of Pediatrics：2011.

6. American Academy of Pediatrics, The American College of Obstetricians and Gynecologists：Care of the Newborn, in American Academy of Pediatrics. *The American College of Obstetricians and Gynecologists：Guidelines for Perinatal Care*, edited by Riley LE, Stark AR. Elk Grove Village, WA：2012：274.

7. Adamkin DH. Committee on Fetus and Newborn：Postnatal Glucose Homeostasis in Late– Preterm and Term Infants. *Pediatrics* 2011；127(3)：575–579.

8. Ballard, JL, Khoury, JC, Wedig, K et al. New Ballard Score, expanded to include extremely premature infants. *J. Pediatr*. 1991；119(3)：417–423.

9. Committee on Infectious Diseases and Committee on Fetus and Newborn：Policy statement– Recommendations for the Prevention of Perinatal Group B Streptococcal(GBS)Disease. Pediatrics 2011；128：611–616.

10. Polin, RA. Committee on Fetus and Newborn：Management of Neonates with Suspected or Proven Early– Onset Bacterial Sepsis. *Pediatrics* 2012；129：1006–1015.

11. American Heart Association：*American Academy of Pediatrics：Textbook of neonatal resuscitation 6th edition*, edited by Kattwinkel JK. Elk Grove Village,IL：2011.

12. American Academy of Pediatrics Committee on Fetus and Newborn：Controversies Concerning Vitamin K and the Newborn. Pediatrics. 2003；112(1)：191–192.

13. Hammerschlag MR, Cummings C, Roblin PM, et al. Efficacy of Neonatal Ocular Prophylaxis for the Prevention of Chlamydial and Gonococcal Conjunctivitis. *N Engl J Med*. 1989；320(12)：769–772.

14. Finnegan LP, Connaughton JF Jr, Kron RE, et al. Neonatal abstinence syndrome：assessment and management. *Addict. Dis*. 1975；2(1–2)：141–58.

15. American Academy of Pediatrics：The American College of Obstetricians and Gynecologists：Care of the Newborn, in American Academy of Pediatrics, The American College of Obstetricians and Gynecologists：Guidelines for Perinatal

16. American Academy of Pediatrics：Red Book：2012 Report of the Committee on Infectious Diseases. Edited by Pickering LK. American Academy of Pediatrics, Elk Grove Village, IL：2012：369–390.

17. Bhutani VK. Committee on Fetus and Newborn American Academy of Pediatrics：Phototherapy to prevent severe neonatal hyperbilirubinemia in the newborn infant 35 or more weeks of gestation. *Pediatrics*. 2011；128(4)：e1046–52.

18. American Academy of Pediatrics Subcommittee on Hyperbilirubinemia：Management of Hyperbilirubinemia in the Newborn Infant 35 or More Weeks of Gestation. *Pediatrics*. 2004；114(1)：297–316.

19. Committee on Fetus and Newborn：Policy statement：Hospital Stay for Healthy Term Newborns. *Pediatrics*. 2010；125(2)：405–409.

20. National Conference of State legislatures：Newborn hearing screening laws, http://www.ncsl.org/issues–research/health/newborn–hearing–screening–state–laws.aspx, Washington, DC：2011.

21. Joint Committee on Infant Hearing：Principles and guidelines for early hearing detection and intervention programs. *Pediatrics*. 2007；120(4)：898–921.

22. American Academy of Pediatrics Section on Cardiology and Cardiac Surgery Executive committee：Policy Statement–Endorsement of health and human services recommendation for pulse oximetry screening for critical congenital heart disease. *Pediatrics*. 2012；129(1)：190–192.

23. Kemper AR, Mahle WT, Martin GR, et al. Strategies for Implementing Screening for Critical Congenital Heart Disease. *Pediatrics*. 2011；128(5)：e1259–e1267.

24. Kaye CI. American Academy of Pediatrics Committee on Genetics：Newborn screening fact sheets. *Pediatrics*. 2006；118(3)：e934–63.

25. American Academy of Pediatrics Newborn Screening Authoring Committee：Newborn screening expands：recommendations for pediatricians and medical home– implications for the system. *Pediatrics*. 2008；121(10)：192–217.

26. Bull MJ, Engle WA, the Committee on Injury, Violence and Poison Prevention, et al. Safe transportation of preterm and low birth weight infants at hospital discharge. *Pediatrics*. 2009；123(5)：1424–1429.

27. AAP Committee on Infectious Diseases：Policy statement. Recommended Childhood and Adolescent Immunization Schedules–United States. *Pediatrics*. 2012；129(2)：385–386.

28. Wagner CL, Greer FR, American Academy of Pediatrics Section on Breastfeeding, et al. Prevention of rickets and vitamin D deficiency in infants, children,

and adolescents. *Pediatrics*. 2008；122(5)：1142–52.

29. Maeda JL, Chari R, Elixhauser A. *Healthcare Cost and Utilization Project(HCUP)：Circumcisions Performed in U. S. Community Hospitals, 2009：Statistical Brief #126*. http://www.hcup–us.ahrq.gov/reports/statbriefs/sb126.jsp. Rockville, MD：2012.

30. American Academy of Pediatrics Task Force on Circumcision：Male circumcision. *Pediatrics*. 2012；130(3)：e756–85.

31. Committee on Quality Improvement, Subcommittee on Developmental Dysplasia of the Hip：American Academy of Pediatrics：Clinical practice guideline：early detection of developmental dysplasia of the hip. *Pediatrics*. 2000；105(4 Pt 1)：896–905.

32. Datar A, Sood N. Impact of postpartum hospital–stay legislation on newborn length of stay, readmission, and mortality in California. *Pediatrics*. 2006；118(1)：63–72.

33. Escobar GJ, Greene JD, Hulac P., et al. Rehospitalization after birth hospitalization：patterns among infants of all gestations. *Arch. Dis. Child*. 2005；90(2)：125–131.

34. Task force on Sudden Infant Death Syndrome：Policy Statement：SIDS and Other Sleep– Related Deaths：Expansion of Recommendations for a Safe Infant Sleeping Environment. *Pediatrics*. 2011；128(5)：1030–1039.

5 章

◆患者および家族向け URL
- www.wish.org
- www.starlight.org
- www.togetherforshortlives.org
- www.familyvoices.org
- Children's Hospice and Palliative Care Coalition—www.chpcc.org

◆医療従事者向け URL
- Center to Advance Palliative Care(CAPC)—www.capc.org.
- American Academy of Hospice and Palliative Medicine(AAHPM)—www.aahpm.org.
- American Academy of Pediatrics Section on Hospice and Palliative Medicine—www.aap.org-section.
- National Hospice and Palliative Care Organization(NHPCO)—www.nhpco.org/pediatrics.
- *When Children Die：Improving Palliative and End–of–Life Care for Children and Their Families*, a report published by The National Academies：2003.
- *Palliative Care for Infants, Children and Adolescents*, a textbook edited by B Carter, M Levetown, and S Friebert. The National Academies Press is the publisher：2011.
- American Academy of Pediatrics statement on Pediatric Palliative Care—

http://pediatrics.aappublications.
org/content/106/2/351.full.

◆参考文献

1. Kochanek KD, Xu J, Murphy SL, Minino AM, Hsiang-Ching K. Deaths：Final data for 2009. *National Vital Statistics Reports.* 2011；60：1-117.

2. Friebert S. *NHPCO facts and figures：Pediatric palliative and hospice care in America.* 2009 National Hospice and Palliative Care Organization；2009. http://www.nhpco.org/sites/default/files/public/quality/Pediatric_Facts-Figures.pdf, accessed December 1, 2013.

3. Kochanek KD, Kirmeyer SE, Martin JA, Strobino DM, Guyer B. Annual summary of vital statistics. *Pediatrics.* 2012；129：338-348.

4. World Health Organization：Global Health Observatory：Under-five mortality. http://www.who.int/gho/child_health/mortality/mortality_under_five_text/en/index.html, Geneva, Switzerland 2012.

5. Ventura SJ, Curtin SC, Abma J, Henshaw SK. Estimated pregnancy rates and rates of pregnancy outcomes for the United States, 1990-2008. *National Vital Statistics Reports.* 2012；60：1-22.

6. Minino AM, Murphy SL. Death in the United States, 2010. *NCHS Data Brief.* 2012；99：1-8.

7. World Health Organization. Levels and trends in child mortality report 2011. http://childinfo.org/files/Child.Mortality_Report_2011.pdf, accessed December 1, 2013.

8. Patton GC, Coffey C, Cappa C, et. al. Health of the world's adolescents：a synthesis of internationally comparable data. *Lancet.* 2012；379：1665-1775.

9. Dussel V, Kreicbergs U, Hilden JM, et al. Looking beyond where children die：determinants and effects of planning a child's location of death. *Journal of Pain and Symptom Management.* 2009；37：33-43.

10. Feudtner C, Feinstein JA, Satchell M, Zhao H, Kang TI. Shifting place of death among children with complex chronic conditions in the United States, 1989-2003. *JAMA.* 2007；297：2725-2732.

11. Siden H, Miller M, Straatman L, Omesi L, Tucker T, Collins JJ. A report on location of death in paediatric palliative care between home, hospice and hospital. *Palliative Medicine.* 2008；22：831-834.

12. Knapp CA, Shenkman EA, Marcu Mi, Madden VL, Terza JV. Pediatric palliative care：describing hospice users and identifying factors that affect hospice expenditures. *Journal of Palliative Medicine.* 2009；12：223-229.

13. Dickens DS. Comparing pediatric deaths with and without hospice support. *Pediatr Blood Cancer.* 2010；54：746-750.

14. Hendrickson KC. Morbidity, Mortality and parental grief：A Review of the literature on the relationship between the death of a child and the subsequent health of parents. *Palliative and Supportive Care.* 2008；7：109-119.

15. Christianson A, Howson CP, Modell B. *Executive summary of March of Dimes global report on birth defects：the hidden toll of dying and disabled children.* March of Dimes Birth Defects Foundation White Plains, New York, NY；2006.

16. Gilboa SM, Salemi JL, Nembhard WN, Fixler DE, Correa A. Mortality resulting from congenital heart disease among children and adults in the United States, 1999 to 2006. *Circulation.* 2010；122：2254-2263.

17. Yanni E, Grosse SD, Yang O, et al. Trends in pediatric sickle cell disease-related mortality in the United States 1983-2002. *Journal of Pediatrics.* 2008；154：541-545.

18. Centers for Disease Control and Prevention：Spina bifida and anencephaly before and after the folic acid mandate-United States 1995-1996 and 1999-2000. *MMWR.* 2004；53：362-365.

19. Centers for Disease Control and Prevention. Vital signs：Unintentional injury deaths among persons aged 0-19 years-United States, 2000-2009. *MMWR.* 2012；61：1-7.

20. Centers for Disease Control and Prevention. Sudden unexpected infant death. http://www.cdc.gov/sids./Atlanta, GA；2012.

21. Centers for Disease Control and Prevention. Eliminate disparities in infant mortality. http://www.cdc.gov/omhd/amh/factsheets/infant.htm. Atlanta, GA；2007.

22. Christian CW, Sege RD. Child fatality review. *Pediatrics.* 2010；126：592-596.

23. Department of Health and Human Services. Child Maltreatment 2010. Available at http://archive.acf.hhs.gov/programs/cb/pubs/cm10/cm10.pdf, accessed November 12, 2012.

24. Mulye TP, Park MJ, Nelson CD, Adams SH, Irwin CE, Brindis CD. Trends in adolescent and young adult health in the United States. *Journal of Adolescent Health.* 2009；45：8-24.

25. Centers for Disease Control and Prevention：Suicide Prevention. http://www.cdc.gov/ViolencePrevention/pub/youth_suicide.html. Atlanta, GA；2012.

26. Centers for Disease Control and Prevention. Suicide：risk and protective factors. http://www.cdc.gov/ViolencePrevention/suicide/riskprotectivefactors.html. Atlanta, GA；2012.

27. Smith M, Seibel NL et al. Outcomes for children and adolescents with cancer：challenges for the twenty-first century. *Journal of Clinical Oncology.* 2010；28：2625-2634.

28. Armstrong Gt, Liu Q, Yutaka Y, Neglia JP, Leisenring W, Robison LL. Mertens AC. Late mortality among 5-year survivors of childhood cancer：A summary from the childhood cancer survival study. *Journal of Clinical Oncology.* 2009；27：2328-2338.

29. Linabery AM, Ross JA. Childhood and adolescent cancer survival in the US by race and ethnicity for the diagnostic period 1975-1999. *Cancer.* 2008；113：2575-2596.

30. Bhatia S. Disparities in Cancer Outcomes：Lessons learned from children with cancer. *Pediatr Blood Cancer.* 2011；56：994-1002.

31. Costa GA, Delgado AF, Ferraro A, Okay TS. Application of the Pediatric Risk of Mortality Score（PRISM）score and determination of mortality risk：factors in a tertiary pediatric intensive care unit. *Clinics.* 2010；65：1087-1092.

32. Feudtner C, Kang T, Hexem KR et al. Pediatric palliative care patients：A prospective multicenter cohort study. *Pediatrics.* 2011；127：1094-1101.

33. Association for Children with Life-threatening or Terminal Conditions and their Families and the Royal College of Paediatrics and Child Health：*A guide to the development of children's palliative care services：report of the joint working party.* Bristol, UK；1997.

34. Weissman MD. Identifying patients in need of a palliative care assessment in a hospital setting：a consensus report from the Center to Advance Palliative Care. *Journal of Palliative Medicine.* 2011；14：1-8.

35. Center to Advance Palliative Care：Consult triggers. http://www.capc.org/signup?tool=/clinical-tools/consult-triggers. New York, NY；2012.

36. Thompson LA, Knapp, Madden V, Shenkman E. Pediatricians' Perceptions of and Preferred Timing for Pediatric Palliative Care. *Pediatrics.* 2009；123：e777.

37. Davies B, Sehring SA, Partridge JC, et al. Barriers to palliative care for children：Perceptions of pediatric health care providers. *Pediatrics.* 2008；121：282-288.

38. Graham RJ, Levetown M, Comeau M. *Decision Making, in Palliative Care for Infants, Children and Adolescents,* edited by B Carter, M Levetown, S Friebert. Baltimore：Johns Hopkins University Press；2011：139-168.

39. Wolfe J, Holcombe EG, Klar N et al. Symptoms and suffering at the end of life in children with cancer. *The New England Journal of Medicine.* 2000；342：326-333.

40. Wolfe J, Hammel JF, Edwards KE et al. Easing of suffering in children with cancer at the end of life：is care changing? *Journal of Clinical Oncology.* 2008；26：1717-1723.

41. Graham RJ, Zeltzer L, Hellsten M. Holistic Management of Symptoms, in Palliative Care for Infants, Children and Adolescents, edited by B Carter, M Levetown, S Friebert. Baltimore：Johns Hopkins University Press；2011：244–274.

42. Hudson P, Remedios C, Zordan R, et al. Guidelines for the Psychosocial and Bereavement support of family caregivers of palliative care patients. Journal of Palliative Medicine. 2012；15：696–702.

43. National Hospice and Palliative Care Organization：NHPCO Facts and Figures：Hospice Care in America；2009 edition.

44. Taylor S, Haase–Casanovas S, Weaver T, Kiddy J. Garralda EM. Child involvement in the pediatric consultation：a qualitative study of children and carers' views. Child Care Health Dev. 2010；36：678–85.

45. Friebert S, Bower KA, Lookabaugh B. Caring for Pediatric Patients, in UNIPAC：A resource for Hospice and Palliative Medicine Physicians, edited by CP Storey. Glenview, IL；2012：5–7.

46. Zelcer S, Cataudella D, Calmey E, Bannister SL. Palliative care of children with brain tumors：a parental perspective. Arch Pediatric Adolesc Med. 2010；164：225–230.

47. Knapp C, Komatz K. Preferences for end–of–life care for children with cancer. CMAJ. 2011；183：e1250–1251.

48. Orloff SF, Toce SS, Sumner L, Grimes LA. Bereavement, in Palliative Care for Infants, Children and Adolescents, edited by B Carter, M Levetown, S Friebert. Baltimore：Johns Hopkins University Press；2011：275–308.

49. Dexter L, Morrison W, Koch KD, Feudtner C. Spiritual Dimensions, in Palliative Care for Infants, Children and Adolescents, edited by B Carter, M Levetown, S Friebert. Baltimore：Johns Hopkins University Press；2011：227–243.

50. Bercovitz A, Sengupta M, Jones A, Jones A, Harris–Kojetin LD. Complementary and Alternative Therapies in Hospice：The National Home and Hospice Care Survey：United States, 2007. National Health Statistics Reports. 2011：33.

51. Levetown M, Meyer EC, Gray D. Communication skills and relational abilities, in Palliative Care for Infants, Children and Adolescents, edited by B Carter, M Levetown, S Friebert. Baltimore：Johns Hopkins University Press；2011：169–201.

52. Orloff SF, Jones B, Ford K. Psychosocial needs of the child and family, in Palliative Care for Infants, Children and Adolescents, edited by B Carter, M Levetown, S Friebert. Baltimore：Johns Hopkins University Press；2011：202–226.

53. Aging With Dignity. Five Wishes Resources：Pediatric My Wishes. http://agingwithdignity.org/catalog/product_info.php?products_id=85. Tallahassee, FL：2012.

54. Dominica SF. After the child's death：family care, in Oxford Textbook of Palliative Care for Children, edited by A Goldman, R Hain, S Liben. Oxford：Oxford University Press；2006：183.

55. Committee on Palliative and End–of–Life Care for Children and Their Families：Care and caring from diagnosis through death and bereavement. When Children Die：Improving Palliative and End–of–Life Care for Children and Their Families. Washington, DC：The National Academies Press；2003：151.

6 章

◆医療従事者向け URL
国際医療支援
- Doctors Without Borders—**www.doctorswithoutborders.org.**
- International Health Volunteers (IHVO)—**www.internationalhealthvolunteers.org.**
- Rick Hodes website—**www.rickhodes.org.**

障がい者のケア
- US Department of Justice—**www.usdoj.gov/crt/ada/cguide.htm.**
- Social Security Administration—**www.ssa.gov/disability** (information on benefits).
- Information on sports events for the disabled—**www.dsusa.org**.
- **www.disabilityinfo.gov.**

ホームレスのケア
- National Coalition for the Homeless—**http://www.nationalhomeless.org.**
- National Alliance to End Homelessness—**http://www.naeh.org.**
- US Department of Housing and Urban Development—**www.hud.gov/homeless/index.cfm.**
- Veterans Affairs—**www1.va.gov/homeless/.**
- **www.askmewhyihurt.com.**

◆参考文献

1. United Nations High Commissioner for Refugees (UNHCR). http://www.unhcr.org/pages/49c3646c11.html, accessed April 26, 2012.

2. Center for Disease Control (CDC). http://www.cdc.gov/globalhealth/gdder/ierh/FAQ.htm#What health issues are most important early in an emergency?, accessed April 26, 2012.

3. Global Health Overview. http://www.globalissues.org/article/588/global–health–overview, accessed October 2013.

4. Liebe S, Elliott A, Bien M. Student interest and knowledge concerning global health electives：a USD Sanford School of Medicine study. S D Med. 2013；66(6)：231–233.

5. Thompson MJ, Huntington MK, Hunt DD, et al. Educational effects of international health electives on U.S. and Canadian medical students and residents：a literature review. Acad Med. 2003；78(3)：342–347.

6. Jeffrey J, Dumont RA, Kim GY, Kuo T. Effects of international health electives on medical student learning and career choice：results of a systematic literature review. Fam Med. 2011；43(1)：21–28.

7. World Health Organization. Peru. http://www.who.int/countries/per/en/, accessed October 2013.

8. Martimianakis MA, Hafferty FW. The world as the new local clinic：a critical analysis of three discourses of global medical competency. Soc Sci Med. 2013；87：31–38.

9. Rassiwala J, Vaduganathan M, Kupershtok M, et al. Global Health Educational Engagement–A Tale of Two Models. Acad Med. 2013；25.

10. Rowson M, Smith A, Hughes R, et al. The evolution of global health teaching in undergraduate medical curricula. Global Health. 2012；13：8：35.

11. Imperato PJ. A third world international health elective for U.S. medical students：the 25–year experience of the State University of New York, Downstate Medical Center. BMC. 2004；29(5)：337–373.

12. World Health Organization. Water–Related Diseases. Malnutrition. http://www.who.int/water_sanitation_health/diseases/malnutrition/en/, accessed October 2013.

13. World Health Organization. Progress on Sanitation and Drinking Water：2013 Update. http://apps.who.int/iris/bitstream/10665/81245/1/9789241505390_eng.pdf, accessed October 2013.

14. World Health Organization African Region. Ethiopia. http://www.who.int/countries/eth/en/, accessed November 2013.

15. Department of Health and Human Services. The Surgeon General's Call to Action to Improve the Health and Wellness of Persons with Disabilities., http://www.ncbi.nlm.nih.gov/books/NBK44667/pdf/TOC.pdf, accessed April 25, 2007.

16. Prevalence of disabilities and associated health conditions among adults—United States, 1999. MMWR Morb Mortal Wkly Rep. 2001；50(07)：120–125.

17. Centers for Disease Control and Prevention. National Prevention Information Network, http://www.cdcnpin.org/scripts/population/homeless.asp, accessed May 1, 2012.

18. National Resource Center on Homelessness and Mental Illness. Who Is Homeless? http://homeless.samhsa.gov/Resource/View.aspx?id=32511.

19. Centers for Disease Control and Prevention：Enumerating deaths among

homeless persons：comparison of medical examiner data and shelter–based reports—Fulton County, Georgia, 1991. *MMWR Morb Mortal Wkly Rep.* 1993；42（37）：719, 725–726.

7 章

◆患者／医療従事者向け URL

- Traveler's Health from the Centers for Disease Control and Prevention is a comprehensive site that includes information on more than 200 international destinations, travel vaccinations, diseases related to travel, illness and injury abroad, finding travel health specialists, insect protection, safe food and water, and a survival guide—**http://wwwnc.cdc.gov/travel/**.

- The Yellow Book 2012 is available online as a reference for those who advised international travelers about health risks—**http://wwwnc.cdc.gov/travel/page/yellowbook–2012–home.htm.**

- Detailed vaccine information for travel can be obtained at the CDC website on vaccinations. This includes information on yellow fever vaccine, typhoid vaccine, and routine vaccines—**http://wwwnc.cdc.gov/travel/page/vaccinations.htm.**

- Vaccine information can be looked up by specific destination on the traveler's health website—**http://wwwnc.cdc.gov/travel/**.

- U. S. Department of State International Travel Site, including country specific information, travel alert, and travel warnings—**http://travel.state.gov/travel/travel_1744.html.**

- Centers for Disease Control and Prevention. *Malaria*—**http://www.cdc.gov/malaria.**

- World Health Organization. **http://www.who.int/malaria/en/.**

- PubMed Health. *Leishmaniasis*—**http://www.ncbi.nlm.nih.gov/pubmedhealth/PMH0002362/.**

- Centers for Disease Control and Prevention. *Parasites – Leishmaniasis*—**http://www.cdc.gov/parasites/leishmaniasis/.**

◆参考文献

1. Kaplan JP, Bond TC, Merson MH, et al. Towards a common definition of global health. *Lancet.* 2009；373：1993–1995.

2. Brown TM, Cueto M, Fee E. The World Health Organization and the transition from "international" to "global" public health. *Am J Public Health.* 2006；96：62–72.

3. Central Intelligence Agency. *The World Factbook.* www.cia.gov/library/publications/the–world–factbood/geos/cy.html, accessed September 20, 2012.

4. Waterkeyn J, Carincross S. Creating demand for sanitation and hygiene through community health clubs：a cost–effective intervention in two districts in Zimbabwe. *Soc Sci Med.* 2005；61（9）：1958–1970.

5. World Health Organization. *VIP and ROEC latrines.* www.who.int/water_sanitation_health/hygiene/emergencies/fs3_5.pdf, accessed September 21, 2012.

6. UNICEF and WHO. *Progress on Drinking Water and Sanitation 2012 Update.* www.wssinfo.org/fileadmin/user_upload/resources/JMP–report–2012–en.pdf, accessed September 21, 2012.

7. Epstein J, Hoffman S. Typhoid fever. In：Guerrant, RL, Walker DH, Weller PF, eds. *Tropical Infectious Diseases：Principles, Pathogens & Practice.* 2nd ed. Philadelphia, PA：Elsevier；2006：220–240.

8. Araujo–Jorge T, Callan M, Chappuis F, et al. Multisystem diseases and infections. In：Eddleston M, Davidson R, Brent A, Wilkinson R, eds. *Oxford Handbook of Tropical Medicine.* 3rd ed. New York, NY：Oxford University Press；2008：665–739.

9. Boggild AK, Van Voorhis WC, Liles WC. Travel–acquired illnesses associated with fever. In：Jong E, Sanford E, eds. *Travel and Tropical Medicine Manual.* 4th ed. Philadelphia, PA：Saunders Elsevier；2008.

10. Gilbert D, Moellering R, Eliopoulos G, Chambers H, Saag M. *The Sanford Guide to Antimicrobial Therapy.* 41st Ed. Sperryville, VA：Antimicrobial Therapy；2011.

11. Cravioto A, Lanata CF, Lantagne DS, Nair GB. *Final Report of the Independent Panel of Experts on the Cholera Outbreak in Haiti 2011.* http://www.un.org/News/dh/infocus/haiti/UN–cholera–report–final.pdf, accessed September 21, 2012.

12. Levine MM, Gotuzzo E, and Sow SO. Cholera Infections. In：Guerrant RL, Walker DH, Weller, PF. eds. Tropical Infectious Diseases：Principles, Pathogens & Practice, 2nd Ed Philadelphia, PA：Elsevier；2006：273–282.

13. Penny ME. Diarrhoeal Diseases. In：Eddleston M, Davidson R, Brent A, Wilkinson R. eds. Oxford Handbook of Tropical Medicine 3rd Ed. New York, NY：Oxford University Press；2008：213–267.

14. Centers for Disease Control and Prevention. *Cholera Diagnosis and Testing.* http://www.cdc.gov/cholera/diagnosis.html, accessed September 21, 2012.

15. Centers for Disease Control and Prevention. *Recommendations for the Use of Antibiotics for the Treatment of Cholera.* http://www.cdc.gov/cholera/treatment/antibiotic–treatment.html, accessed September 21, 2012.

16. Centers for Disease Control and Prevention. *Domestic Intestinal Parasite Guidelines.* http://www.cdc.gov/immigrantrefugeehealth/guidelines/domestic/intestinal–parasites–domestic.html, accessed September 21, 2012.

17. Keiser J, Utzinger J. Efficacy of current drugs against soil–transmitted helminth infections：systematic review and meta–analysis. *JAMA.* 2008；299（16）：1937–1948.

18. Knopp S, Mohammed K, Speich B, et al. Mebendazole administered alone or in combination with ivermectin against *Trichuris trichiura*：a randomized controlled trial. *Clin. Infect. Dis.* 2010；51（12）：1420–1428.

19. World Health Organization. *Model Formulary for Children, 2010.* http://www.who.int/selection_medicines/list/WMFc_2010.pdf, accessed September 21, 2012.

20. Mendelson M. Gastroenterology. In：Eddleston M, Davidson R, Brent A, Wilkinson R, eds. *Oxford Handbook of Tropical Medicine.* 3rd ed. New York, NY：Oxford University Press；2008：269–327.

21. Alderman H, Shekar M. Nutrition, food security and health. In：Kliegman RM, Behrman RE, Jenson HB, Bonita, Stanton, eds. *Nelson Textbook of Pediatrics.* 19th ed. St. Louis, MO：Saunders；2011.

22. Kosek M, Black R, Keusch G. Nutrition and micronutrients in tropical infectious diseases. In：Guerrant, RL, Walker DH, Weller PF, eds. *Tropical Infectious Diseases：Principles, Pathogens & Practice.* 2nd ed. Philadelphia, PA：Elsevier；2006：36–52.

23. Diop el HI, Dossou NI, Ndour MM, Briend A, Wade S. Comparison of the efficacy of a solid ready–to–use food and a liquid, milk–based diet for the rehabilitation of severely malnourished children：a randomized trial. *Am J Clin Nutr.* 2003；78：302–307.

24. Branca F, Ferrari M. Impact of micronutrient deficiencies on growth：the stunting syndrome. *Ann Nutr Metab.* 2002；46 Suppl 1：8–17.

25. Burgess A. Mother and child undernutrition—vitamin A deficiency. *So. Sudan. Med. J.* 2008；1：13. http://www.southsudanmedicaljournal.com/assets/images/Articles/feb08/image2.jpg, accessed September 21, 2012.

26. World Health Organization. *Global Prevalence of Vitamin A Deficiency in Populations at Risk 1995–2005.* In：WHO Global Database on Vitamin A Deficiency. http://whqlibdoc.who.int/publications/2009/9789241598019_eng.pdf, accessed Sept 21, 2012.

27. World Health Organization. *Micronutrient Deficiencies：Vitamin A Deficiency.* http://www.who.int/nutrition/topics/vad/en/index.html, accessed Sept 21, 2012.

28. Mayo–Wilson E, Imdad A, Herzer K,

Yakoob MY, Bhutta ZA. Vitamin A supplements for preventing mortality, illness, and blindness in children aged under 5： systematic review and meta-analysis. *BMJ*. 2011；343：d5094.

29. Brown K, Wuehler S, Peerson J. The importance of zinc in human nutrition and estimation of the global prevalence of zinc deficiency. *Food Nutr Bull*. 2001；22：113–169.

30. World Health Organization. *Implementing the New Recommendations of the Clinical Management of Diarrhea. Guidelines for Policy Makers and Programme Managers*. Geneva, Switzerland：World Health Organization；2006. http://whqlibdoc.who.int/publications/2006/9241594217_eng.pdf, accessed September 21, 2012.

31. Baqui AH, Black RE, Shams EA, et al. Effect of zinc supplementation started during diarrhoea on morbidity and mortality in Bangladeshi children：community randomised trial. *BMJ*. 2002；325：1059.

32. Brown K, Wuehler S, Peerson J. The importance of zinc in human nutrition and estimation of the global prevalence of zinc deficiency. *Food Nutr Bull*. 2001. http://archive.unu.edu/unupress/food/fnb22-2.pdf, accessed September 21, 2012.

33. World Health Organization. *Micronutrient Deficiencies. Iron Deficiency Anaemia*. http://www.who.int/nutrition/topics/ida/en/index.html, accessed September 21, 2012.

34. Horton S, Miloff, A. Iodine status and availability of iodized salt：an across-country analysis. *Food Nutr. Bull*. 2010；31：214–220.

35. World Health Organization. *Iodine Status Worldwide*. http://whqlibdoc.who.int.publications/2004/9241592001.pdf, accessed September 21, 2012.

36. Day N. Malaria. In：Eddleston M, Davidson R, Brent A, Wilkinson R, eds. *Oxford Handbook of Tropical Medicine*. 3rd ed. New York, NY：Oxford University Press；2008：31–65.

37. Ashley E, White N. Malaria diagnosis and treatment. In：Jong E, Sanford E, eds *Travel and Tropical Medicine Manual*. 4th ed. Philadelphia, PA：Saunders Elsevier；2008：303–321.

38. Hoffman S, Campbell C, White N. Malaria. In：Guerrant, RL, Walker DH, Weller PF, eds. *Tropical Infectious Diseases；Principles, Pathogens & Practice*. 2nd ed. Philadelphia, PA：Elsevier；2006：1024–1062.

39. Centers for Disease Control. *Treatment of Malaria（Guidelines for Clinicians）*. April 2011. http://www.cdc.gov/malaria/resources/pdf/clinicalguidance.pdf, accessed September 21, 2012.

40. World Health Organization. *10 Facts on Malaria*. http://www.who.int/features/factfiles/malaria/en/index.html, accessed September 21, 2012.

41. Centers for Disease Control and Prevention. Parasites—*Leishmaniasis*. http://www.cdc.gov/parasites/leishmaniasis/, accessed September 15, 2012.

42. Singh S. New developments in diagnosis of leishmaniasis. *Indian J Med Res* 2006；123：311–330.

43. Ryan T. Dermatology. In：Eddleston M, Davidson R, Brent A, Wilkinson R, eds. *Oxford Handbook of Tropical Medicine*. 3rd ed. New York, NY：Oxford University Press；2008：566.

44. Schwartz E. Leishmaniasis：In：Jong E, Sanford E, eds. *Travel and Tropical Medicine Manual*. 4th ed. Philadelphia, PA：Saunders Elsevier；2008：532–542.

45. Pub Med Health. *Leishmaniasis*. http://www.ncbi.nlm.nih.gov/pubmedhealth/PMH0002362/, accessed September 15, 2012.

46. Pearson R, Weller P, Guerrant R. Chemotherapy of parasitic diseases. In：Guerrant, RL, Walker DH, Weller PF, eds. *Tropical Infectious Diseases；Principles, Pathogens & Practice*. 2nd ed. Philadelphia, PA：Elsevier；2006：142–168.

47. World Health Organization. *Prevention of Blindness and Visual Impairment, Priority Eye Diseases；Trachoma*. http://www.who.int/blindness/causes/priority/en/index2.html, accessed September 21, 2012.

48. Yorston D. Ophthalmology. In：Eddleston M, Davidson R, Brent A, Wilkinson R, eds. *Oxford Handbook of Tropical Medicine*. 3rd ed. New York, NY：Oxford University Press；2008：523.

49. Global Leprosy Situation, 2012. *Wkly Epidemiol Rec*. 2012；87（34）：317–328.

50. World Health Organization. *Leprosy Fact Sheet No.101*. http://www.who.int/mediacentre/factsheets/fs101/en/index.html, accessed August 26, 2012.

51. World Health Organization. *Leprosy Elimination. WHO Multidrug Therapy*. http://www.who.int/lep/mdt/en/index.html, accessed August 26, 2012.

52. Meyers W. Leprosy. In：Guerrant, RL, Walker DH, Weller PF, eds. *Tropical Infectious Diseases；Principles, Pathogens & Practice*. 2nd ed. Philadelphia, PA：Elsevier；2006：436.

53. Gormus BJ, Meyers WM. Underexplored experimental topics related to integral mycobacterial vaccines for leprosy. *Expert Rev Vaccines*. 2003；2（6）：791–804.

54. Sapienza A, Green S. Correction of the claw hand. *Hand Clin* 2012；28（1）：53–66.

55. National Institutes of Health Clinical Guidelines Portal. *Federally Approved HIV/AIDS Medical Practice Guidelines*. http://www.aidsinfo.nih.gov/contentfiles/lvguidelines/adult_oi_041009.pdf, accessed September 21, 2012.

56. World Health Organization. *TB/HIV FACTS 2011–2012*. http://www.who.int/tb/publications/TBHIV_Facts_for_2011.pdf, accessed September 21, 2012.

57. Johnson J, Ellner J. Tuberculosis and atypical mycobacterial infections. In：Guerrant, RL, Walker DH, Weller PF, eds. *Tropical Infectious Diseases；Principles, Pathogens & Practice*. 2nd ed. Philadelphia, PA：Elsevier；2006：411.

58. National Institutes of Health Clinical Guidelines Portal. *Considerations for Antiretroviral Use in Patients with Coinfections；Mycobacterium Tuberculosis Disease with HIV Coinfection*. http://www.aidsinfo.nih.gov/guidelines/html/1/adult-and-adolescent-treatment-guidelines/27/, accessed September 21, 2012.

8 章

◆患者向け URL

・ Child Help—**http://childhelp.org/.**
・ Prevent Child Abuse America—**http://www.preventchildabuse.org/index.shtml.**

◆医療従事者向け URL

・ Mechanisms of Injury in Childhood phone app/computer program—**http://www.childrensmercy.org/mic/.**
・ The American Academy of Pediatrics Evaluation of Suspected Child Physical Abuse—**http://pediatrics.aappublications.org/cgi/content/full/119/6/1232.**
・ The American Professional Society on the Abuse of Children—**www.apsac.fmhi.usf.edu/index.asp.**
・ Child Abuse Evaluation & Treatment for Medical Providers—**http://www.childabusemd.com/index.shtml.**

◆参考文献

1. U.S. Department of Health and Human Services, Administration for Children and Families, Administration on Children, Youth and Families, Children's Bureau. 2010. *Child Maltreatment 2009*. http://www.acf.hhs.gov/programs/cb/stats_research/index.htm#can, accessed March 2012.

2. Giardino AP, Alexander R. *Child Maltreatment：A Clinical Guide and Reference*. St. Louis, MO：G.W. Medical；2005.

3. Bavolek S. *The Nurturing Parent Programs*. Washington, DC：Office of Juvenile Justice and Delinquency Prevention, U.S. Department of Justice；2000.

4. Helfer RM. The etiology of child abuse. *Pediatrics*. 1973；51（4）：777–779.

5. Kellogg ND. American Academy of Pediatrics, Committee on Child Abuse and Neglect. Evaluation of suspected child physical abuse. *Pediatrics*. 2007；119（6）：1232–1241.

6. Maguire S, Mann MK, Sibert J, Kemp A.

Are there patterns of bruising in childhood which are diagnostic or suggestive of abuse? A systematic review. *Arch Dis Child*. 2005；90：182–186.

7. Maguire S, Moynihan S, Mann M, et al. A systematic review of the features that indicate intentional scalds in children. *Burns*. 2008；34（8）：1072–1081.

8. Maguire S. Which injuries may indicate child abuse? *Arch Dis Child Educ Pract Ed*. 2010；95：170–177.

9. Maguire S, Pickerd N, Farewell D, et al. Which clinical features distinguish inflicted from non–inflicted brain injury? A systematic review. *Arch Dis Child*. 2009；94：860–867.

10. Maguire S, Kemp AM, Lumb R, Farewell D. Estimating the probability of abusive head trauma：A pooled analysis. *Pediatrics*. 2011；128（3）：e550–e564.

11. Jenny C, Hymel KP, Ritzen A, et al. Analysis of missed cases of abusive head trauma. *JAMA*. 1999；282（7）：621–626.

12. Kellogg ND. American Academy of Pediatrics, Committee on Child Abuse and Neglect. Oral and dental aspects of child abuse and neglect. *Pediatrics*. 2005；116（6）：1565–1568.

13. Jackson J, Carpenter S, Anderst J. Challenges in the evaluation for possible abuse：presentations of congenital bleeding disorders in childhood. *Child Abuse Negl*. 2012；36：127–134.

14. Lindberg D, Makoroff K, Harper N, et al. Utility of hepatic transaminases to recognize abuse in children. *Pediatrics*. 2009；124（2）：509–516.

15. American Academy of Pediatrics Section on Radiology. Diagnostic imaging of child abuse. *Pediatrics*. 2009；123（5）：1430–1435.

16. Rubin DM, Christian CW, Bilaniuk L, et al. Occult head injury in high risk abused children. *Pediatrics*. 2003；111（6）：1382–1386.

17. Sugar NF, Taylor JA, Feldman KW. Bruises in infants and toddlers：those who cruise rarely bruise. *Arch Pediatr Adolesc Med*. 1999；153：399–403.

18. American Academy of Pediatrics, Committee on Child Abuse and Neglect：When inflicted skin injuries constitute child abuse. *Pediatrics*. 2002；110（3）：644–645.

19. Dunstan FD, Guildea ZE, Kontos K, et al. A scoring system for bruise patterns：a tool for identifying abuse. *Arch Dis Child*. 2002；86：330–333.

20. Maguire S, Mann MK, Sibert J, Kemp A. Can you age bruises accurately in children? A systematic review. *Arch Dis Child*. 2005；90：187–189.

21. Block RW, Krebs NF. Failure to thrive as a manifestation of child neglect. *Pediatrics*. 2005；116（5）：1234–1237.

22. Anderst J, Kellogg N, Jung I. Is the diagnosis of physical abuse changed when Child Protective Services consults a Child Abuse Pediatrics subspecialty group as a second opinion? *Child Abuse Negl*. 2009；33（8）：481–489.

23. American Academy of Pediatrics, Council on Child and Adolescent Health. The role of home–visitation programs in improving health outcomes for children and families. *Pediatrics*. 1998；101（3）：486–489.

24. Barr RG, Barr M, Fujiwara T, et al. Do educational materials change knowledge and behavior about crying and shaken baby syndrome? A randomized controlled trial. *CMAJ*. 2009；180（7）：727–733.

25. Dubowitz H, Feigelman S, Lane W, Kim J. Pediatric primary care to help prevent child maltreatment：the safe environment for every kid（SEEK）model. *Pediatrics*. 2009；123（3）：858–864.

26. Prinz RJ, Sanders MR, Shapiro CJ, et al. Population–based prevention of child maltreatment：the U.S. triple p system population trial. *Prev Sci*. 2009；10（1）：1–12.

27. Timmer SG, Urquiza AJ, Zebell NM, McGrath JM. Parent–child interaction therapy：application to maltreating parent–child dyads. *Child Abuse Negl*. 2005；29（7）：825–842.

9 章

◆患者向け URL
- Child Help—**http://childhelp.org/.**
- National Child Abuse Hotline—**1–800–422–4453.**
- Prevent Child Abuse America—**http://www.preventchildabuse.org/index.shtml.**
- National Center for Missing and Exploited Children—**http://www.missingkids.com/.**

◆医療従事者向け URL
- The American Academy of Pediatrics Guidelines for the Evaluation of Sexual Abuse of Children—**http://pediatrics.aappublications.org/content/103/1/186.full.**
- National Guideline Clearing House—When to suspect child maltreatment. **http://www.guideline.gov/content.aspx?id=15523.**
- Child Welfare Information Gateway provides state statutes on child abuse and neglect—**http://www.childwelfare.gov/systemwide/laws_policies/state/can/.**

◆参考文献
1. U.S. Department of Health and Human Services：Administration of Children, Youth and Families. *Child Maltreatment：2008*. Washington, DC：Government Printing Office；2010.

2. U.S. Department of Health and Human Services, Youth and Families：*Child Maltreatment 1998*. Washington, DC：Gov-

ernment Printing Office；1999.

3. Finkelhor D. Current information on the scope and nature of child sexual abuse. *Future Child*. 1994；4（2）：31–53.

4. Summit R. Child sexual abuse accommodation syndrome. *Child Abuse Negl*. 1983；7（2）：177–193.

5. Berenson AB, Chacko MR, Weimann CM, et al. A case–control study of anatomic changes resulting from sexual abuse. *Am J Obstet Gynecol*. 2000；182（4）：820–831.

6. Heger A, Ticson L, Velasquez O, et al. Children referred for possible sexual abuse：Medical findings in 2384 children. *Child Abuse Negl*. 2002；26（6–7）：645–659.

7. Adams JA, Harper K, Knudson S, Revilla J. Examination findings in legally confirmed child sexual abuse：It's normal to be normal. *Pediatrics*. 1994；94（3）：310–317.

8. Kellogg ND, Menard SW, Santos A. Genital anatomy in pregnant adolescents："normal" does not mean "nothing happened." *Pediatrics*. 2004；113（1）：e67–e69.

9. Kellogg ND. The evaluation of sexual abuse in children. *Pediatrics*. 2005；116（2）：506–512.

10 章

◆患者向け URL
- The American Academy of Ophthalmology—**http://www.geteyesmart.org/eyesmart/diseases/chalazion-stye/index.cfm.**
- The American Academy of Family Physicians has a patient handout in English or Spanish on stye—**www.familydoctor.org/familydoctor/en/diseases-conditions/sty.html.**

◆医療従事者向け URL
- *Hordeolum and Stye in Emergency Medicine*—**www.emedicine.medscape.com/article/798940.**
- *Chalazion*—**http://emedicine.medscape.com/article/1212709.**
- *Chalazion Injection Demonstration*—**www.youtube.com/watch?v=yYCCkDZwKgg.**
- *Chalazion Incision and Curettage*—**www.youtube.com/watch?v=tdKw_zjYCf8.**

◆参考文献
1. Garcia CA, Pinheiro FI, Montenegro DA, et al. Prevalence of biomicroscopic findings in the anterior segment and ocular adnexa among schoolchildren in Natal, Brazil. *Arq Bras Oftalmol*. 2005；68（2）：167–170.

2. Lindsley K, Nichols JJ, Dickersin K. Interventions for acute internal hordeolum. *Cochrane Database Syst Rev*. 2010；（9）：CD00742.

3. Hirunwiwatkul P, Wachirasereechai K.

Effectiveness of combined antibiotic ophthalmic solution in the treatment of hordeolum after incision and curettage : a randomized, placebo-controlled trial : a pilot study. *J Med Assoc Thai*. 2005 ; 88 (5) : 647–650.

4. Chung CF, Lai JS, Li PS. Subcutaneous extralesional triamcinolone acetonide injection versus conservative management in the treatment of chalazion. *Hong Kong Med J*. 2006 ; 12 (4) : 278–281.

5. Ahmad S, Baig MA, Khan MA, et al. Intralesional corticosteroid injection vs surgical treatment of chalazia in pigmented patients. *J Coll Physicians Surg Pak*. 2006 ; 16 (1) : 42–44.

6. Goawalla A, Lee V. A prospective randomized treatment study comparing three treatment options for chalazia : triamcinolone acetonide injections, incision and curettage and treatment with hot compresses. *Clin Experiment Ophthalmol*. 2007 ; 35 (8) : 706–712.

7. Dhaliwal U, Bhatia A. A rationale for therapeutic decision-making in chalazia. *Orbit*. 2005 ; 24 (4) : 227–230.

11 章

◆患者向け URL
· FamilyDoctor.org. Patient handout on *Corneal Abrasions*—**http://familydoctor.org/familydoctor/en/prevention-wellness/staying-healthy/first-aid/corneal-abrasions.html.**

◆医療従事者向け URL
· Cao C. *Corneal Foreign Body Removal*—**http://emedicine.medscape.com/article/82717.**

◆参考文献
1. Michael JG, Hug D, Dowd MD. Management of corneal abrasion in children : a randomized clinical trial. *Ann Emerg Med*. 2002 ; 40 : 67–72

2. Wilson SA, Last A. Management of corneal abrasions. *Am Fam Physician*. 2004 ; 1 (70) : 123–128.

3. Weissman BA. *Care of the Contact Lens Patient : Reference Guide for Clinicians*. St Louis, MO : American Optometric Association ; 2000.

4. Turner A, Rabiu M. Patching for corneal abrasion. *Cochrane Database Syst Rev*. 2006 Apr 19 ; (2) : CD004764.

5. Smith CH, Goldman RD. Topical nonsteroidal anti-inflammatory drugs for corneal abrasions in children. *Can Fam Physician*. 2012 ; 58 (7) : 748–9.

6. Calder LA, Balasubramanian S, Fergusson D. Topical nonsteroidal anti-inflammatory drugs for corneal abrasions : meta-analysis of randomized trials. *Acad Emerg Med*. 2005 May ; 12 (5) : 467–73.

7. Upadhyaya MP, Karmacharyaa PC, Kairalaa S, et al. The Bhaktapur eye study : ocular trauma and antibiotic prophylaxis for the prevention of corneal ulceration in Nepal. *Br J Ophthalmol*. 2001 ; 85 : 388–392.

12 章

◆患者向け URL
· PubMed Health. *Conjunctivitis*—**www.ncbi.nlm.nih.gov/pubmedhealth/PMH0002005/.**
· American Academy of Ophthalmology has patient information under For Patients and the Public—**www.aao.org.**
· American Academy of Ophthalmology. *Conjunctivitis : What Is Pink Eye?*—**www.geteyesmart.org/eyesmart/diseases/conjunctivitis.cfm.**
· Centers for Disease Control and Prevention has patient information in English and Spanish—**www.cdc.gov.**
· Centers for Disease Control and Prevention. *Conjunctivitis (Pink Eye)*—**www.cdc.gov/conjunctivitis/index.html.**
· The Livestrong foundation has auditory patient information on YouTube. *Conjunctivitis Health Byte*—**www.youtube.com/watch?v=O8LkDfbLCaY** ; *and A Healthy Byte : Pink Eye*—**www.youtube.com/watch?v=Hp28hS7XYCo&feature=relmfu.**

◆医療従事者向け URL
· Agency for Healthcare Research and Quality. *Conjunctivitis* guidelines—**www.guidelines.gov/content.aspx?id=13501.**

◆参考文献
1. Smith AF, Waycaster C. Estimate of the direct and indirect annual cost of bacterial conjunctivitis in the United States. *BMC Ophthalmol*. 2009 ; 9 : 13.

2. Singh K, Axelrod S, Bielory L. The epidemiology of ocular and nasal allergy in the United States, 1988–1994. *J Allergy Clin Immunol*. 2010 ; 126 (4) : 778–783.

3. Gigliotti F, Williams WT, Hayden FG, et al. Etiology of acute conjunctivitis in children. *J Pediatr*. 1981 ; 98 (4) : 531–536.

4. Meltzer JA, Kunkov D, Crain EF. Identifying children at low risk for bacterial conjunctivitis. *Arch Pediatr Adolesc Med*. 2010 ; 124 : 263–267.

5. Patel PB, Diaz MC, Bennett JE, Attia MW. Clinical features of bacterial conjunctivitis in children. *Acad Emerg Med*. 2007 ; 14 (1) : 1–5.

6. Sambursky R, Tauber S, Schirra F, et al. The RPS adeno detector for diagnosing adenoviral conjunctivitis. *Ophthalmology*. 2006 ; 113 (10) : 1758–1764.

7. Bremond-Gignac D, Mariani-Kurkdjian P, Beresniak A, et al. Efficacy and safety of azithromycin 1.5% eye drops for purulent bacterial conjunctivitis in pediatric patients. *Pediatr Infect Dis J*. 2010 ; 29 (3) : 222–226.

8. Cochereau I, Meddeb-Ouertani A, Khairallah M, et al. 3-day treatment with azithromycin 1.5% eye drops versus 7-day treatment with tobramycin 0.3% for purulent bacterial conjunctivitis : multicentre, randomized and controlled trial in adults and children. *Br J Ophthalmol*. 2007 ; 91 (4) : 465–469.

9. Gross RD, Hoffman RO, Lindsay RN. A comparison of ciprofloxacin and tobramycin in bacterial conjunctivitis in children. *Clin Pediatr (Phila)*. 1997 ; 36 (8) : 435–444.

10. Miller IM, Vogel R, Cook TJ, Wittreich J. Topically administered norfloxacin compared with topically administered gentamicin for the treatment of external ocular bacterial infections. The Worldwide Norfloxacin Ophthalmic Study Group. *Am J Ophthalmol*. 1992 ; 113 (6) : 638–644.

11. DeLeon J, Silverstein BE, Allaire C, et al. Besifloxacin ophthalmic suspension 0.6% administered twice daily for 3 days in the treatment of bacterial conjunctivitis in adults and children. *Clin Drug Investig*. 2012 ; 32 (5) : 303–317.

12. Szaflik J, Szaflik JP, Kaminska A. Clinical and microbiological efficacy of levofloxacin administered three times a day for the treatment of bacterial conjunctivitis. *Eur J Ophthalmol*. 2009 ; 19 (1) : 1–9.

13. Williams L, Malhotra Y, Murante B, et al. A single-blinded randomized clinical trial comparing polymyxin B-trimethoprim and moxifloxacin for treatment of acute conjunctivitis in children. *J Pediatr*. 2013 Apr ; 162 (4) : 857–861.

14. Keating GM. Moxifloxacin 0.5% ophthalmic solution : in bacterial conjunctivitis. *Drugs*. 2011 ; 71 (1) : 89–99.

15. Benitez-Del-Castillo J, Verboven Y, Stroman D, Kodjikian L. The role of topical moxifloxacin, a new antibacterial in Europe, in the treatment of bacterial conjunctivitis. *Clin Drug Investig*. 2011 ; 31 (8) : 543–557.

16. Mishra GP, Tamboli V, Jwala J, Mitra AK. Recent patents and emerging therapeutics in the treatment of allergic conjunctivitis. *Recent Pat Inflamm Allergy Drug Discov*. 2011 ; 5 (1) : 26–36.

17. Ohnsman CM. Exclusion of students with conjunctivitis from school : policies of state departments of health. *J Pediatr Ophthalmol Strabismus*. 2007 ; 44 (2) : 101–105.

13 章

◆患者向け URL
· **http://www.ncbi.nlm.nih.gov/pubmedhealth/PMH0002000/.**

◆医療従事者向け URL
· **http://emedicine.medscape.com/article/798323.**

◆参考文献
1. Wakefield D, Chang JH. Epidemiology

of uveitis. *Int Ophthalmol Clin.* 2005；45（2）：1–13.

2. Foster CS. Diagnosis and treatment of juvenile idiopathic arthritis–associated uveitis. *Curr Opin Ophthalmol.* 2003；14（6）：395–398.

3. Gritz DC, Wong IG. Incidence and prevalence of uveitis in northern California：the Northern California Epidemiology of Uveitis Study. *Ophthalmology.* 2004；111（3）：491–500.

4. Brazis PW, Stewart M, Lee AG. The uveo–meningeal syndromes. *Neurologist.* 2004；10（4）：171–134.

5. Capsi RR. A look at autoimmunity and inflammation in the eye. *J Clin Invest.* 2010；120（9）：3073–3083.

6. Uyama M. Uveitis in sarcoidosis. *Int Ophthalmol Clin.* 2002；42（1）：143–150.

14 章

◆患者向け URL
- *American Association for Pediatric Ophthalmology and Strabismus*—**http://www.aapos.org/terms/conditions/72.**
- **Children's Hospital Colorado—http://www.childrenscolorado.org/wellness/info/parents/21306.aspx.**

◆医療従事者向け URL
- *EyeWiki*—**http://eyewiki.aao.org/Congenital_Nasolacrimal_Duct_Obstruction.**

Contains videos of the surgical procedures along with referenced text on NLDO.

◆参考文献

1. Lee, KA. Congenital Nasolacrimal Duct Obstruction. Available at：http://eyewiki.aao.org/Congenital_Nasolacrimal_Duct_Obstruction, accessed January 22, 2013.

2. Zappia RJ, Milder B. Lacrimal Drainage Function 2. The Flourescein Dye Disappearance Test. *Am J Ophthalmol.* 1972；74（1）：160–2.

3. MacEwen, CJ, Young, JDH. The fluorescein disappearance test（FDT）：an evaluation of its use in infants. *J Pediatr Ophthalmol and Strabismus.* 1991；28：302–305.

4. Peterson, RA, Robb, RM. The Natural Course of Congenital Obstruction of the Nasolacrimal Duct. *J Pediatr Ophthalmol and Strabismus.* 1978；15：246–250.

5. MacEwen, CJ, Young, JDH. Epiphora During the First Year of Life. *Eye.* 1991；5：596–600.

6. Paul, TO, Shepard, R. Congenital Nasolacrimal Duct Obstruction：Natural History and the Timing of Optimal Intervention. *J Pediatr Ophthalmol Strabismus.* 1994；31：362–367.

7. Guerry D, Kendig EL. Congenital Impatency of the Nasolacrimal Duct. *Arch Ophthalmol.* 1948；39：193–204.

8. Cassady JV. Developmental Anatomy of Nasolacrimal Duct. *Arch Ophthalmol.* 1952；47：141–158.

9. Coats D, Brady McCreery KM, Plager et al：Outflow Drainage Anomalies in Down's Syndrome. *Ophthalmol.* 2003；110：1437–1441.

10. Ahn Yuen SJ, Oley C, Sullivan TJ. Lacrimal Outflow Dysgenesis. *Ophthalmol.* 2004；111：1782–1790.

11. Prabhakaran VC, Davis G, Wormald PJ, Selva D. Congenital Absence of the Nasolacrimal Duct in Velocardiofacial Syndrome. *J AAPOS.* 2008；12：85–86.

12. Baskin DE, Reddy AV, Chu YI, Coats DK. The timing of antibiotic administration in the management of infant dacryocystitis. *J AAPOS.* 2008；12：456–459.

13. Crigler L. The treatment of congenital dacryocystitis. *JAMA.* 1923；81：21–4.

14. Kushner BJ. Congenital nasolacrimal system obstruction. *Arch Ophthalmol.* 1982；100：597–600.

15. Katowitz JA, Welsh, MG. Timing of Initial Probing and Irrigation in Congenital Nasolacrimal Duct Obstruction. *Ophthalmol.* 1987；94：698–705.

16. Pediatric Eye Disease Investigator Group. Primary Treatment of Nasolacrimal Duct Obstruction with Probing in Children Younger than 4 Years. *Ophthalmol.* 2008；115：577–584.

17. Pediatric Eye Disease Investigator Group. Resolution of Congenital Nasolacrimal. Duct Obstruction With Nonsurgical Management. *Arch Ophthalmol.* 2012；130：730–734.

18. Pediatric Eye Disease Investigator Group. Primary treatment of Nasolacrimal Duct Obstruction With Balloon Catheter Dilation in Children Less than Four Years Old. *JAAPOS.* 2008；12：451–455.

19. Pediatric Eye Disease Investigator Group. Balloon Catheter Dilation and Nasolacrimal Intubation for Treatment of Nasolacrimal Duct Obstruction Following a Failed Probing. *Arch Ophthalmol.* 2009；127：633–639.

15 章

◆患者／医療従事者向け URL
- American Association for Pediatric Ophthalmology and Strabismus—**www.aapos.org.**
- Children's Eye Foundation—**www.childrenseyefoundation.org.**
- American Academy of Pediatrics—Ophthalmology sub–section—**www.aap.org.**
- American Academy of Ophthalmology—**www.aao.org.**

◆参考文献

1. Abrahamsson M, Magnusson G, Sjöstrand J. Inheritance of strabismus and the gain of using heredity to determine populations at risk of developing strabismus. *Acta Ophthalmol Scand.* 1999；77：653.

2. Greenberg AE, Mohney BG, Diehl NN, Burke JP. Incidence and types of childhood esotropia：a population–based study. *Ophthalmology.* 2007；114：170.

3. Williams C, Northstone K, Howard M, et al. Prevalence and risk factors for common vision problems in children：data from the ALSPAC study. *Br J Ophthalmol.* 2008；92：959.

4. Varma R, et al. Prevalence of Amblyopia and Strabismus in African–American and Hispanic Children Aged 6 Months to 72 Months：The Multi–Ethnic Pediatric Eye Disease Study. *Ophthalmology.* 2008；115（7）：1229–1236.

5. Von Noorden, GK, Campos, EC. Binoculer：Vision and Ocular Motility, Sixth edition, St. Louis：Mosby；2002：134.

6. Gunton, KB. Advances in amblyopia：what have we learned from PEDIG trials? *Pediatrics.* 2013；131（3）：540–547.

7. Repka, MX, Wallace, DK, Beck, RW, Kraker, RT, Birch, EE, Cotter, SA, Donahue, S., et al. Two–year follow–up of a 6–month randomized trial of atropine vs patching for treatment of moderate amblyopia in children. *Archives of ophthalmology.* 2005b；123（2）：149–157.

8. Scheiman, MM, Hertle, RW, Beck, RW, Edwards, AR, Birch, E, Cotter, SA, Crouch, ERJ, et al. Randomized trial of treatment of amblyopia in children aged 7 to 17 years. *Archives of ophthalmology.* 2005；123（4），437–447.

9. Repka, MX, Holmes, JM, Melia, BM, Beck, RW, Gearinger, MD, Tamkins, SM, & Wheeler, DT. The effect of amblyopia therapy on ocular alignment. *Journal of AAPOS.* 2005a；9（6）：542–545.

10. Gusek–Schneider, G, & Boss, A. Results following eye muscle surgery for secondary sensory strabismus. *Strabismus.* 2010；18（1），24–31.

11. Hopker, LM, & Weakley, DR. Surgical results after one–muscle recession for correction of horizontal sensory strabismus in children. *Journal of AAPOS.* 2013；17（2）：174–176.

12. Lennerstrand, G. Strabismus and eye muscle function. *Acta ophthalmologica Scandinavica.* 2007；85（7）：711–723.

13. Repka, MX, Holmes, JM, Melia, BM, Beck, RW, Gearinger, MD, Tamkins, SM, & Wheeler, DT. The effect of amblyopia therapy on ocular alignment. *Journal of AAPOS.* 2005；9（6）：542–545.

14. American Academy of Pediatrics. Eye examination in infants, children, and young adults by pediatricians. *Pediatrics.* 2003；Apr；111（4,1）：902–907.

15. American Academy of Pediatrics. Instrument–based pediatric vision screening policy statement. *Pediatrics.* 2012；130（5）：983–6.

16 章

◆患者向け URL

・Retinoblastoma Treatment（PDQ®）, Patient Version, from the National Cancer Institute at the National Institutes of Health—**http://cancer.gov/cancertopics/pdq/treatment/retinoblastoma/patient.**

・Understanding Cancer Series, Gene Testing, from the National Cancer Institute at the National Institutes of Health—**http://cancer.gov/cancertopics/understandingcancer/genetesting.**

・Retinoblastoma, from the American Cancer Society—**http://www.cancer.org/cancer/retinoblastoma/index.**

◆医療従事者向け URL

・Approach to the child with leukocoria, UpToDate—**www.uptodate.com/contents/approach-to-the-child-with-leukocoria.**

・Overview of retinoblastoma, UpToDate—**www.uptodate.com/contents/overview-of-retinoblastoma.**

・Retinoblastoma Treatment（PDQ®）, Health Professional Version, from the National Cancer Institute at the National Institutes of Health—**http://cancer.gov/cancertopics/pdq/treatment/retinoblastoma/HealthProfessional.**

◆参考文献

1. Traboulsi EI, ed : *Genetic Diseases of the Eye*, second ed. New York : Oxford UP : 2012.

2. Singh A. *Clinical Ophthalmic Oncology*, first ed., Saunders : Philadelphia, PA : 2007.

3. Boubacar T, Fatou S, Fousseyni T, et al. A 30-month prospective study on the treatment of retinoblastoma in the Gabriel Toure Teaching Hospital, Bamako, Mali. *Br J Ophthalmol*. 2010 : 94 : 467-469.

4. Broaddus E, Topham A, Singh AD. Incidence of retinoblastoma in the USA : 1975-2004. *Br J Ophthalmol*. 2009 : 93 : 21-23.

5. Lohmann DR, Gallie BL. Retinoblastoma. In : *GeneReviews at GeneTests : Medical Genetics Information Resource*（database online）. Pagon RA, Bird TD, Dolan CR, et al., eds. University of Washington, Seattle. 1997-2012. www.ncbi.nlm.nih.gov/books/NBK1452, accessed on December 24, 2012.

6. *Retinoblastoma Treatment（PDQ®）Health Professional Version—Intraocular Retinoblastoma Treatment*. Retinoblastoma Treatment（PDQ®）—National Cancer Institute. http://cancer.gov/cancertopics/pdq/treatment/retinoblastoma/HealthProfessional/page5, accessed December 1, 2013.

7. National Institutes of Health. National Cancer Institute. *Clinical Trials Search Results*. Search : Retinoblastoma, COG. http://www.cancer.gov/clinicaltrials/search/results?protocolsearchid=11288725, accessed December 1, 2013.

8. Esmaeli B, ed. Ophthalmologic Oncology. In : *MD Anderson Solid Tumor Oncology Series*, Pollock, RE, ed., New York : Springer Science+Business Media, LLC : 2011.

9. Linn MA. Intraocular retinoblastoma : the case for a new group classification. *Ophthalmol Clin North Am*. 2005 : 18（1）: 41-53.

10. Chawla B, Sharma S, Sen S, et al. Correlation between clinical features, magnetic resonance imaging, and histopathologic findings in retinoblastoma : a prospective study. *Ophthalmology*. 2012 : 119 : 850-856.

11. Abramson DH, Lawrence SD, Beaverson KL, et al. Systemic carboplatin for retinoblastoma : change in tumour size over time. *Br J Ophthalmol*. 2005 : 89 : 1616-1619.

12. Shields CL, Mashayekhi A, Cater J, et al. Chemoreduction for retinoblastoma. Analysis of tumor control and risks for recurrence in 457 tumors. *Am J Ophthalmol*. 2004 : 138 : 329-337.

13. Shields CL, Ramasubramanian A, Thangappan A, et al. Chemoreduction for group E retinoblastoma : comparison of chemoreduction alone versus chemoreduction plus low-dose external radiotherapy in 76 eyes. *Ophthalmology*. 2009 : 116 : 544-551.

14. Hurwitz RL, Shields CL, Shields JA, et al. Retinoblastoma. In : *Principles and Practice of Pediatric Oncology*, 6th ed, Pizzo PA, Poplack DG, eds. Lippincott Williams & Wilkins, Philadelphia, PA : 2011 : 809.

15. Howard GM, and Ellsworth RM. Differential diagnosis of retinoblastoma. A statistical survey of 500 children. I. Relative frequency of the lesions which simulate retinoblastoma. *Am J Ophthalmol*. 1965 : 60 : 610-618.

16. Shields CL, Gorry T, and Shields JA. Outcome of eyes with unilateral sporadic retinoblastoma based on the initial external findings by the family and the pediatrician. *J Pediatr Ophthalmol Strabismus*. 2004 : 41 : 143-149.

17. Shields CL, Mashayekhi A, Au AK, et al. The International Classification of Retinoblastoma predicts chemoreduction success. *Ophthalmology*. 2006 : 113 : 2276-2280.

18. Shields CL, Mashayekhi A, Demirci H, et al. Practical Approach to Management of Retinoblastoma. *Arch Ophthalmol*. 2004 : 122 : 729-735.

19. Kim JW, Kathpalia V, Dunkel IJ, et al. Orbital recurrence of retinoblastoma following enucleation. *Br J Ophthalmol*. 2009 : 93 : 463-467.

20. Broaddus E, Topham A, and Singh AD. Survival with retinoblastoma in the USA : 1975-2004. *Br J Ophthalmol*. 2009 : 93 : 24-27.

21. Kleinerman RA, Schonfeld SJ, and Tucker MA. Sarcomas in hereditary retinoblastoma. *Clin Sarcoma Res*. 2012 : 4 : 2 : 15.

17 章

◆患者向け URL

・Periorbital Cellulitis—**www.ncbi.nlm.nih.gov/pubmedhealth/PMH0001971/.**

◆医療従事者向け URL

・Periorbital and Orbital Cellulitis—**http://pedsinreview.aappublications.org/content/31/6/242.full.**

・Preseptal Cellulitis—**http://emedicine.medscape.com/article/1218009.**

・Periorbital Infections—**http://emedicine.medscape.com/article/798397.**

◆参考文献

1. Isreale V, Nelson JD. Periorbital and orbital cellulitis. *Pediatr Infect Dis J*. 1987 : 6（4）: 404-410.

2. Hauser A, Fogarasi S. Periorbital and Orbital Cellulitis. *Pediatrics in Review*. 2010 : 31 : 242.

3. Botting AM, McIntosh D, Mahadevan M. Pediatric pre- and post-septal periorbital infections are different diseases. A retrospective review of 262 cases. *Int J Pediatr Otorhinolaryngol*. 2008 : 72 : 377.

4. Ambati BK, Ambati J, Azar N, et al. Periorbital and orbital cellulitis before and after the advent of Haemophilus influenzae type B vaccination. *Ophthalmology*. 2000 : 107 : 1450-1453.

5. Blomquist PH. Methicillin-resistant Staphylococcus aureus infections of the eye and orbit. *Trans Am Ophtha lmol Soc*. 2006 : 104 : 322-345.

6. Smith TF, O'Day D, Wright PF. Clinical implications of preseptal（periorbital）cellulitis in childhood. *Pediatrics*. 1978 : 62 : 1006.

7. Chaudhry IA, Shamsi FA, Elzaridi E, et al. Inpatient preseptal cellulitis : experience from a tertiary eye care centre. *Br J Ophthalmol*. 2008 : 92 : 1337.

8. Baker RC, Bausher JC. Meningitis complicating acute bacteremic facial cellulitis. *Pediatr Infect Dis*. 1986 : 5（4）: 421-423.

9. American Academy of Pediatrics : Haemophilus influenzae infections. In : Pickering LK, Baker CJ, Kimberlin DW, Long SS, eds. Red Book : 2012 Report of the Committee on Infectious Diseases. Elk Grove Village, IL : American Academy of Pediatrics. 2012 : 345-352.

18 章

◆患者向け URL

・Orbital Cellulitis—**www.uptodate.com/contents/orbital-cellulitis-the-basics?source=search_result&**

search=orbital+cellulitis&selected Title=3〜24.

· Orbital Cellulitis—**www.ncbi.nlm.nih. gov/pubmedhealth/PMH0002007.**

◆医療従事者向け URL

· Periorbital and Orbital Cellulitis— **http://pedsinreview.aappublica tions.org/content/31/6/242.extract.**

· Orbital Cellulitis—**http://emedicine. medscape.com/article/1217858.**

◆参考文献

1. Hauser A and Fogarasi S. Periorbital and Orbital Cellulitis. *Pediatrics in Review*. 2010；31；242.

2. Botting AM, McIntosh D, Mahadevan M. Pediatric pre- and post-septal peri-orbital infections are different diseases. A retrospective review of 262 cases. *Int J Pediatr Otorhinolaryngol*. 2008；72；377.

3. Seltz LB, Smith J, Durairaj VD, Enzenauer R, Todd J. Microbiology and Antibiotic Management of Orbital Cellu-litis. *Pediatrics*. 2011；127；e566.

4. Swift AC, Charlton G. Sinusitis and the acute orbit in children. *J Laryngol Otol*. 1990；104；213.

5. Ambati BK, Ambati J, Azar N, et al. Periorbital and orbital cellulitis before and after the advent of Haemophilus influenzae type B vaccination. *Ophthalmol-ogy*. 2000；107；1450–1453.

6. Bilyk JR. Periocular infection. *Current Opinion in Ophthalmology*. 2007；18；414–423.

7. Nageswaran S, Woods CR, Benjamin DK Jr, et al. Orbital cellulitis in children. *Pediatr Infect Dis J*. 2006；25；695.

8. McKinley SH, Yen MT, Miller AM, Yen KG. Microbiology of pediatric orbital cel-lulitis. *Am J Ophthalmol*. 2007；144；497.

19 章

◆患者向け URL

· The National Eye Institute has informa-tion for children, parents, teachers, and coaches—**www.nei.nih.gov/sports.**

· Play Hard Play Safe Web site has recom-mended eye protection by sport—**www. lexeye.com.**

◆医療従事者向け URL

· Coalition to prevent eye injuries has a variety of handouts suitable for displaying or giving to patients—**www.sport seyeinjuries.com.**

◆参考文献

1. Sheppard J. Hyphema. *Medscape Refer-ence*. http://emedicine.medscape.com/article/119016, accessed June 15, 2012.

2. Schein OD, Hibberd PL, Shingleton BJ, et al. The spectrum and burden of ocular injury. *Ophthalmology*. 1988；95（3）；300–305.

3. Gharaibeh A, Savage HI, Scherer RW, et al. Medical interventions for traumatic hyphema. *Cochrane Database Syst Rev*. 2011；19（1）；CD005431.

4. Walton W, Von HS, Grigorian R, Zarbin M：Management of traumatic hyphema. *Surv Ophthalmol*. 2002；47（4）；297–334.

5. Rocha KM, Martins EN, Melo LA Jr, Moraes NS：Outpatient management of traumatic hyphema in children：Prospec-tive evaluation. *J AAPOS*. 2004；8（4）；357–361.

6. Harrison A, Telander DG：Eye injuries in the youth athlete：a case-based approach. *Sports Med*. 2002；131（1）；33–40.

7. Lai JC, Fekrat S, Barron Y, Goldberg MF：Traumatic hyphema in children：risk factors for complications. *Arch Oph-thalmol*. 2001；119（1）；64–70.

8. Spoor TC, Kwitko GM, O'Grady JM, Ramocki JM：Traumatic hyphema in an urban population. *Am J Ophthalmol*. 1990；109（1）；23–27.

20 章

◆患者向け URL

· Preauricular tags—**http://nlm.nih. gov/medlineplus/ency/article/ 003304.htm.**

◆医療従事者向け URL

· Preauricular tags—**http://emedicine. medscape.com/article/845288.**

◆参考文献

1. Roth DA, Hildesheimer M, Bardenstein S, et al. Preauricular skin tags and ear pits are associated with permanent hearing impairment in newborns. *Pediatrics*. 2008；122（4）；e844–e890.

2. Beswick R, Discoll C, Kei J. Monitoring for postnatal hearing loss using risk fac-tors：a systematic literature review. *Ear Hear*. 2012；33（6）；745–56.

3. Ostrower ST. Preauricular cysts, pits, and fissures. http://emedicine.med scape.com/article/845288–overview #a05, accessed July 20, 2011.

4. Deshpande SA, Watson H. Renal ultra-sound not required in babies with isolated minor ear abnormalities. *Arch Dis Child Fetal Neonatal Ed*. 2006；91；F29–F30.

5. Kohelet D, Arbel E. A prospective search for urinary tract abnormalities in infants with isolated preauricular tags. *Pediatrics*. 2000；105；E61.

21 章

◆患者向け URL

· **www.familydoctor.org/online/ famdocen/home/common/ear/ 657.html.**

· **www.healthychildren.org/English/ health-issues/conditions/ear-nose-throat/Pages/Swimmers-Ear-in-Children.aspx.**

◆医療従事者向け URL

· **www.emedicine.medscape.com/ article/84923**

· **www.emedicine.medscape.com/ article/763918**

◆参考文献

1. Hajioff D, MacKeith S. Otitis externa. *Clin Evid（Online）*. 2010；pii；0510.

2. Raza SA, Denholm SW, Wong JC. An audit of the management of otitis externa in an ENT casualty clinic. *J Laryngol Otol*. 1995；109；130–133.

3. Kaushik V, Malik T, Saeed SR. Interven-tions for acute otitis externa. *Cochrane Database Syst Rev*. 2010；（1）；CD004740.

4. Rosenfeld RM, Brown L, Cannon CR, et al. American Academy of Otolaryngol-ogy—Head and Neck Surgery Founda-tion. Clinical practice guideline：acute otitis externa. *Otolaryngol Head Neck Surg*. 2006；134（4）；S4–S23.

5. Garry JP, Bhalla SK. Otitis Externa. Updated November 12, 2012. http://emedicine.medscape.com/article/84923–overview, accessed on February 28, 2013.

22 章

◆患者向け URL

AOM

· **www.nlm.nih.gov/medlineplus/ ency/article/000638.htm.**

· **www.nidcd.nih.gov/health/hear ing/earinfections.**

· **www.familydoctor.org/online/ famdocen/home/common/ear/ 055.html.**

· **www.kidshealth.org/PageManager. jsp?dn=familydoctor&lic=44&arti cle_set=22743.**

· **www.nhs.uk/conditions/Otitis-media/Pages/Introduction.aspx.**

OME

· **http://familydoctor.org/online/ famdocen/home/common/ear/ 330.html.**

· **http://www.nlm.nih.gov/medline plus/ency/article/007010.htm.**

◆医療従事者向け URL

AOM

· Clinical Practice Guideline：The diagno-sis and management of acute otitis media from the American Academy of Pediat-rics. *Pediatrics*. 2013；131；e964–e99.

· Guideline：diagnosis and management of acute otitis media. Clinical Practice Guideline by the American Academy of Family Physicians, American Academy of Otolaryngology–Head and Neck Surgery, and American Academy of Pediatrics Sub-committee on Management of Acute Oti-tis Media. *Pediatrics*. 2004；113；1451–1465.

· British Columbia Guidelines for AOM—**http://www.bcguidelines.ca/pdf/ otitaom.pdf.**

OME

· Guideline：otitis media with effusion. Clinical Practice Guideline by the American Academy of Family Physicians, American Academy of Otolaryngology–Head and Neck Surgery, and American Academy of Pediatrics Subcommittee on Otitis Media With Effusion. *Pediatrics*. 2004；113：1412–1429.

・British Columbia Guidelines for OME— **http://www.bcguidelines.ca/pdf/otitome.pdf.**

◆参考文献

1. Bondy J, Berman S, Glazner J, Lezotte D. Direct expenditures related to otitis media diagnoses：extrapolations from a pediatric medicaid cohort. *Pediatrics*. 2000；105(6)：E72.

2. Teele DW, Klein JO, Rosner BA. Epidemiology of otitis media during the first seven years of life in children in greater Boston：a prospective, cohort study. *J Infect Dis*. 1989；160(1)：83–94.

3. Paradise JL, Rockette HE, Colborn DK, et al. Otitis media in 2253 Pittsburgh–area infants：prevalence and risk factors during the first two years of life. *Pediatrics*. 1997；99(3)：318–333.

4. Del Mar C, Glasziou P, Hayem M. Are antibiotics indicated as initial treatment for children with acute otitis media? A meta–analysis. *BMJ*. 1997；314：1526–1529.

5. Nyquist AC, Gonzales R, Steiner JF, Sande MA. Antibiotic prescribing for children with colds, upper respiratory tract infections, and bronchitis. *JAMA*. 1998；279：875.

6. Guideline：otitis media with effusion. Clinical practice guideline by the American Academy of Family Physicians, American Academy of Otolaryngology–Head and Neck Surgery, and American Academy of Pediatrics Subcommittee on Otitis Media With Effusion. *Pediatrics*. 2004；113：1412–1429.

7. Rovers MM, Schilder AG, Zielhuis GA, Rosenfeld RM. Otitis media. *Lancet*. 2004；363：465.

8. Casey JR, Adlowitz DG, Pichichero ME. New patterns in the otopathogens causing acute otitis media six to eight years after introduction of pneumococcal conjugate vaccine. *Pediatr Infect Dis J*. 2010；29(4)：304–309.

9. McEllistrem MC. Acute otitis media due to penicillin–nonsusceptible *Streptococcus pneumoniae* before and after the introduction of the pneumococcal conjugate vaccine. *Clin Infect Dis*. 2005；40(12)：1738–1744.

10. Ruuskanen O, Arola M, Heikkinen T, Ziegler T. Viruses in acute otitis media：increasing evidence for clinical significance. *Pediatr Infect Dis J*. 1991；10：425.9.

11. Froom J, Culpepper L, Jacobs M, et al. Antimicrobials for acute otitis media? A review from the International Primary Care Network. *BMJ*. 1997；315：98–102.

12. Perera R, Haynes J, Glasziou PP, Heneghan CJ. Autoinflation for hearing loss associated with otitis media with effusion. *Cochrane Database Syst Rev*. 2006；(4)：CD006285.

13. Lieberthal AS, Carroll AE, Chonmaitree T, et al. The diagnosis and management of acute otitis media. *Pediatrics*. 2013；131：e964–e99.

14. Takata GS, Chan LS, Morphew T, et al. Evidence assessment of the accuracy of methods of diagnosing middle ear effusion in children with otitis media with effusion. *Pediatrics*. 2003；112：1379–1387.

15. Gamboa S, Park MK, Wanserski G, Lo V. Clinical inquiries. Should you use antibiotics to treat acute otitis media in children? *J Fam Pract*. 2009；58(11)：602–604.

16. Damoiseaux RA, Rovers MM. AOM in children. *Clin Evid* (*Online*). 2011 May 10；2011. pii：0301.

17. Foxlee R, Johansson AC, Wejfalk J, et al. Topical analgesia for acute otitis media. *Cochrane Database Syst Rev*. 2006；3：CD005657.

18. Rovers MM, Glasziou P, Appelman CL, et al. Antibiotics for acute otitis media：a meta–analysis with individual patient data. *Lancet*. 2006；368：1429–1435.

19. Kozyrskyj AL, Klassen TP, Moffatt M, Harvey K. Short–course antibiotics for acute otitis media. *Cochrane Database Syst Rev*. 2010；(9)：CD001095.

20. Spiro DM, Tay KY, Arnold DH, et al. Wait–and–see prescription for the treatment of acute otitis media：a randomized controlled trial. *JAMA*. 2006；296：1235–1241.

21. Coleman C, Moore M. Decongestants and antihistamines for acute otitis media in children. *Cochrane Database Syst Rev*. 2008；3：CD001727.

22. Griffin G, Flynn CA. Antihistamines and/or decongestants for otitis media with effusion (OME)in children. *Cochrane Database Syst Rev*. 2011；(9)：CD003423.

23. Simpson SA, Lewis R, van der Voort J, Butler CC. Oral or topical nasal steroids for hearing loss associated with otitis media with effusion in children. *Cochrane Database Syst Rev*. 2011；(5)：CD001935.

24. Gulani A, Sachdev HS. Zinc supplements for preventing otitis media. *Cochrane Database Syst Rev*. 2012；(4)：CD006639.

25. McDonald S, Langton Hewer CD, Nunez DA. Grommets (ventilation tubes)for recurrent acute otitis media in children. *Cochrane Database Syst Rev*. 2008；(4)：CD004741.

26. Paradise JL, Dollaghan CA, Campbell TF, et al. otitis media and tympanostomy tube insertion during the first three years of life：developmental outcomes at the age of four years. *Pediatrics*. 2003；112：265–277.

27. Paradise JL, Feldman HM, Campbell TF, et al. Tympanostomy tubes and developmental outcomes at 9 to 11 years of age. *N Engl J Med*. 2007；356：300–302.

28. Jansen AGSC, Hak E, Veenhoven RH, Damoiseaux RAMJ, Schilder AGM, Sanders EAM. Pneumococcal conjugate vaccines for preventing otitis media. *Cochrane Database Syst Rev*. 2009；(2)：CD001480.

29. Leach AJ, Morris PS. Antibiotics for the prevention of acute and chronic suppurative otitis media in children. *Cochrane Database Syst Rev*. 2006；(4)：CD004401.

30. Azarpazhooh A, Limeback H, Lawrence HP, Shah PS. Xylitol for preventing acute otitis media in children up to 12 years of age. *Cochrane Database Syst Rev*. 2011；(11)：CD007095.

31. Rosenfeld RM. Natural history of untreated otitis media. *Laryngoscope*. 2003；113：1645–1657.

32. Raimer PL. *Parents Can Be Reliable Predictors in the Resolution or Persistence of Acute Otitis Media Following Antibiotic Treatment*. University of Michigan Department of Pediatrics Evidence–based Pediatrics Web site. 2005. http://www.med.umich.edu/pediatrics/ebm/cats/omparent.htm, accessed February 2012.

23 章

◆患者向け URL

・ **www.webmd.com/cold–and–flu/ear–infection/mastoiditis–symptoms–causes–treatments.**

◆医療従事者向け URL

・ *Pocket guide to antimicrobial therapy in otolaryngology and head and neck surgery*, 13th edition, 2007— **www.entnet.org/EducationAndResearch/upload/AAO–PGS–9_4_2.pdf.**

◆参考文献

1. Lewis K, Shapiro NL, Cherry JD. Mastoiditis. In：Feigin RD, Cherry JD, Demmler– Harrison GJ, Kaplan SL, eds. *Textbook of Pediatric Infectious Diseases, 6th ed.*, Philadelphia, PA：Saunders；2009：238.

2. Ghaffar FA, Wördemann M, McCracken GH Jr：Acute mastoiditis in children：a seventeen–year experience in Dallas, Texas. *Pediatr Infect Dis J*. 2001；20：376.

3. Anderson KJ. Mastoiditis. *Pediatr Rev*. 2009；30：233.

4. Ongkasuwan J, Valdez TA, Hulten KG, et al. Pneumococcal mastoiditis in children and the emergence of multidrug–resistant serotype 19A isolates. *Pediatrics*. 2008；122：34.

5. Luntz M, Brodsky A, Nusem S, et al. Acute mastoiditis—the antibiotic era：a multicenter study. *Int J Pediatr Otorhinolaryngol*. 2001；57：1.

6. van den Aardweg MT, Rovers MM, de

Ru JA, et al. A systematic review of diagnostic criteria for acute mastoiditis in children. *Otol Neurotol*. 2008；29：751.

7. Wald ER, Conway JH. Mastoiditis. In：Long SS, Pickering LK, Prober CG, eds. *Principles and Practice of Pediatric Infectious Diseases, 4th ed*, Edinburgh：Elsevier Saunders；2012：222.

8. Katz A, Leibovitz E, Greenberg D, et al. Acute mastoiditis in Southern Israel：a twelve year retrospective study（1990 through 2001）. *Pediatr Infect Dis J*. 2003；22：878.

9. Bilavsky E, Yarden–Bilavsky H, Samra Z, et al. Clinical, laboratory, and microbiological differences between children with simple or complicated mastoiditis. *Int J Pediatr Otorhinolaryngol*. 2009；73：1270.15.

10. Oestreicher–Kedem Y, Raveh E, Kornreich L, et al. Complications of mastoiditis in children at the onset of a new millennium. *Ann Otol Rhinol Laryngol*. 2005；114：147.

11. Tamir S, Schwartz Y, Peleg U, et al. Acute mastoiditis in children：is computed tomography always necessary? *Ann Otol Rhinol Laryngol*. 2009；118：565.

12. Bluestone CD. Clinical course, complications, and sequelae of acute otitis media. *Pediatr Inf Dis J*. 2000；19：S37.

13. Ionnis M, Psarommatis A, Charalampos V, et al. Algorithmic management of pediatric acute mastoiditis. *Int J Pediatr Otorhinolaryngol*. 2012；（76）：791–796.

14. Moore JA, Wei JL, Smith HJ, et al. Treatment of pediatric suppurative mastoiditis：Is peripherally inserted central catheter（PICC）antibiotic therapy necessary? *Otolaryngol Head Neck Surg*. 2006；135：（1）：106–110.

15. El–Kashlan HK, Harker LA, Shelton C, et al. Complications of temporal bone infections. In：Flint, PW, Haughey, BH, Lund, VJ, Niparko, JK, Richardson, MA, Robbins, KT, and Thomas, JR. *Otolaryngology–Head & Neck Surgery*, Elsevier：Maryland Heights, MO；2010：1979–1998.

16. Leskinen K. Complications of acute otitis media in children. *Curr Allergy Asthma Rep*. 2005；5：308.

24 章

◆患者向け URL

· www.emedicinehealth.com/foreign_body_ear/article_em.htm.
· www.webmd.com/a–to–z–guides/foreign–body–in–the–ear.

◆医療従事者向け URL

· www.entusa.com/external_ear_canal.htm.
· www.nlm.nih.gov/medlineplus/ency/article/000052.htm.
· http://emedicine.medscape.com/article/763712–overview.

◆参考文献

1. Balbani AP, Sanchez TG, Butugan O, et al. Ear and nose foreign body removal in children. *Int J Pediatr Otorhinolaryngol*. 1998；46：37–42.

2. Mishra A, Shukla GK, Bhatia N. Aural foreign bodies. Indian *J Pediatr*. 2000；67：267–269.

3. Ansley JF, Cunningham MJ. Treatment of aural foreign bodies in children. *Pediatrics*. 1998；101：638–641.

4. Baker MD. Foreign bodies of the ears and nose in childhood. *Pediatr Emerg Care*. 1987；3：67–70.

5. Ryan C, Ghosh A, Wilson–Boyd B, et al. Presentation and management of aural foreign bodies in two Australian emergency departments. *Emerg Med Australas*. 2006；18：372–378.

6. Perera H, Fernando SM, Yasawardena AD, et al. Prevalence of attention deficit hyperactivity disorder（ADHD）in children presenting with self–inserted nasal and aural foreign bodies. *Int J Pediatr Otorhinolaryngol*. 2009；73（10）：1362–1364.

7. Ansley JF, Cunningham MJ. Response to O'Donovan. Glue ear and foreign body. *Pediatrics*. 1999；103（4）：857.

8. Marin JR, Trainor JL. Foreign body removal from the external auditory canal in a pediatric emergency department. *Pediatr Emerg Care*. 2006；22：630–634.

9. Thompson SK, Wein RO, Dutcher PO. External auditory canal foreign body removal：management practices and outcomes. *Laryngoscope*. 2003；113：1912–1915.

10. DiMuzio J Jr, Deschler DG. Emergency department management of foreign bodies of the external ear canal in children. *Otol Neurotol*. 2002；23：473–475.

25 章

◆患者向け URL

· www.mayoclinic.com/health/nasal–polyps/DS00498.
· Nasal Polyps—www.nlm.nih.gov/medlineplus/ency/article/001641.htm.

◆医療従事者向け URL

· Nasal Polyps—www.emedicine.medscape.com/article/994274.
· Nonsurgical Treatment of Nasal Polyps—www.emedicine.medscape.com/article/861353.

◆参考文献

1. McClay JE. *Nasal Polyps*. Available at http://emedicine.medscape.com/article/994274, accessed July 20, 2011.

2. Bae JS, Pasaje CF, Park BL, et al. Genetic associations of CIITA variations with nasal polyp pathogenesis in asthmatic patients. *Mol Med Report*. 2012［epub ahead of print］.

3. Burduk OK, Kaczmarek A, Budzynska A, et al. Detection of Helicobacter pylori and cagA gene in nasal polyps and benign laryngeal diseases. *Arch Med Res*. 2011；42：686–689.

4. Pawliczak R, Lewandowska–Polak A, Kowalski ML. Pathogenesis of nasal polyps：an update. *Curr Allergy Asthma Rep*. 2005；5：463–471.

5. Tewfik TL. *Angiofibroma*. Available at http://emedicine.medscape.com/article/872580, accessed July 20, 2011.

6. Hoving EW. Nasal encephaloceles. *Childs Nerv Syst*. 2000；16：702–706.

7. Rudmik L, Schlosser RJ, Smith TL, Soler ZM. Impact of tropical nasal steroid therapy on symptoms of nasal polyposis：a meta–analysis. *Laryngoscope*. 2012；122：1431–1437.

8. Joe SA, Thambi R, Huang J. A systematic review of the use of intranasal steroids in the treatment of chronic rhinosinusitis. *Otolaryngol Head Neck Surg*. 2008；139（3）：340–347.

9. Martinez–Devesa P, Patiar S. Oral steroids for nasal polyps. *Cochrane Database Syst Rev*. 2011；6（7）：CD005232.

10. Vaidyanathan S, Barnes M, Williamson P, et al. Treatment of chronic rhinosinusitis with nasal polyposis with oral steroids followed by topical steroids：a randomized trial. *Ann Intern Med*. 2011；154（5）：293–252.

11. Van Zele T, Gevaert P, Holtappels G, et al. Oral steroids and doxycycline：two different approaches to treat nasal polyps. *J Allergy Clin Immunol*. 2010；125（5）：1069–1076.e4.

12. Johansson L, Oberg D, Melem I, Bende M. Do topical nasal decongestants affect polyps? *Acta Otolaryngol*. 2006；126：288–290.

13. Stewart RA, Ram B, Hamilton G, et al. Montelukast as an adjunct to oral and inhaled steroid therapy in chronic nasal polyposis. *Otolaryngol Head Neck Surg*. 2008；139（5）：682–687.

14. Vento SI, Blomgren K, Hytonen M, et al. Prevention of relapses of nasal polyposis with intranasal triamcinolone acetonide after polyp surgery：a prospective, double–blind, placebo–controlled, randomized study with a 9–month follow–up. *Clin Otolaryngol*. 2012；37：117–123.

15. Vento SI, Ertama LO, Hytonen ML, et al. Nasal polyposis：clinical course during 20 years. *Ann Allergy Asthma Immunol*. 2000；85：209–214.

26 章

◆患者向け URL

· http://www.niaid.nih.gov/topics/sinusitis/Pages/Index.aspx.
· http://kidshealth.org/parent/infections/bacterial_viral/sinusitis.html#.

◆医療従事者向け URL
・ Clinical Practice Guideline for the Diagnosis and Management of Acute Bacterial Sinusitis in Children Aged 1 to 18 Years—**www.pediatrics.aappublications.org/content/early/2013/06/19/peds.2013–1071.**
・ Chow AW, Benninger MS, Brook I, et al. IDSA clinical practice guideline for acute bacterial rhinosinusitis in children and adults. *Clin Infect Dis.* 2012；54（8）：e72–e112. http://cid.oxfordjournals.org/content/54/8/1041.long.

◆参考文献
1. DeMuri GP, Wald ER. Acute bacterial sinusitis in children. *N Engl J Med.* 2012；367：1128–34.
2. Ramadan HH. Pediatric sinusitis：update. *J Otolaryngol.* 2005；34（1）：S14–7.
3. Revai K, Dobbs LA, Nair S, et al. Incidence of acute otitis media and sinusitis complicating upper respiratory tract infection：the effect of age. *Pediatrics.* 2007；119（6）：e1408–1412.
4. Chen CF, Wu KG, Hsu MC, Tang RB. Prevalence and relationship between allergic diseases and infectious diseases. *J Microbiol Immunol Infect.* 2001；34：57–62.
5. Wald ER, Guerra N, Byers C. Upper respiratory tract infections in young children：duration of and frequency of complications. *Pediatrics.* 1991；87：129–133.
6. Holleman DR Jr, Williams JW Jr, Simel DL. Usual care and outcomes in patients with sinus complaints and normal results of sinus roentgenography. *Arch Fam Med.* 1995；4：246–251.
7. Gordts F, Clement PA, Destryker A, et al. Prevalence of sinusitis signs on MRI in a non–ENT pediatric population. *Rhinology.* 1997；35：154–157.
8. Benninger MS, Payne SC, Ferguson BJ, et al. Endoscopically directed middle meatal cultures versus maxillary sinus taps in acute bacterial maxillary rhinosinusitis：a meta–analysis. *Otolaryngol Head Neck Surg.* 2006；134（1）：3–9.
9. Chow AW, Benninger MS, Brook I, et al. IDSA clinical practice guideline for acute bacterial rhinosinusitis in children and adults. *Clin Infect Dis.* 2012；54（8）：e72–e112.
10. Karmazyn BK, Gunderman R, Coley BD, et al. ACR Appropriateness Criteria® sinusitis − child. Available at http://www.guideline.gov/content.aspx?id=15752&search=rhinosinusitis, accessed October 2012.
11. Bhattacharyya N, Lee LN. Evaluating the diagnosis of chronic rhinosinusitis based on clinical guidelines and endoscopy. *Otolaryngol Head Neck Surg.* 2010；143（1）：147–151.
12. DeMuri GP, Wald ER. Complications of acute bacterial sinusitis in children. *Pediatr Infect Dis J.* 2011；30：701–702.
13. Germiller JA, Monin DL, Sparano AM, et al. Intracranial complications of sinusitis in children and adolescents. *Arch Otolaryngol Head Neck Surg.* 2006；132：969–976.
14. Shaikh N, Wald ER, Pi M. Decongestants, antihistamines and nasal irrigation for acute sinusitis in children. *Cochrane Database Syst Rev.* 2012；（9）：CD007909.
15. Harvey R, Hannan SA, Badia L, Scadding G. Nasal saline irrigations for the symptoms of chronic rhinosinusitis. *Cochrane Database Syst Rev.* 2007；（3）：CD006394.
16. Zalmanovici Trestioreanu A, Yaphe J. Intranasal steroids for acute sinusitis. *Cochrane Database Syst Rev.* 2009, Issue 4. Art. No.：CD005149.
17. Wald ER, Nash D, Eickhoff J. Effectiveness of amoxicillin–clavulanate potassium in the treatment of acute bacterial sinusitis in children. Pediatrics. 2009；124：9–15.
18. Wald ER, Chiponis D, Ledesma–Medina J. Comparative effectiveness of amoxicillin and amoxicillin–clavulanate potassium in acute paranasal sinus infections in children：a double–blind, placebo–controlled trial. *Pediatrics.* 1986；77：795–800.
19. Ahovuo–Saloranta A, Rautakorpi U–M, Borisenko OV, et al. Antibiotics for acute maxillary sinusitis. Cochrane Database Syst Rev. 2008；（2）：CD000243.
20. Thorp BD, McKinney KA, Rose AS, Ebert CS Jr：Allergic fungal sinusitis in children. *Otolaryngol Clin North Am.* 2012；45（3）：631–642.
21. van den Aardweg MTA, Schilder AGM, Herkert E, et al. Adenoidectomy for recurrent or chronic nasal symptoms in children. *Cochrane Database Syst Rev.* 2010；（1）：CD008282.
22. Zuliani G, Carron M, Gurrola J, et al. Identification of adenoid biofilms in chronic rhinosinusitis. *Int J Pediatr Otorhinolaryngol.* 2006；70（9）：1613–1617.
23. Khalil HS, Nunez DA. Functional endoscopic sinus surgery for chronic rhinosinusitis. Cochrane Database Syst Rev. 2006；3：CD004458.
24. Bebert RL 2nd, Brent JP 3rd. Meta–analysis of outcomes of pediatric functional endoscopic sinus surgery. *Laryngoscope.* 1998；108（6）：796–9.
25. Ramadan HH. Chronic rhinosinusitis in children. *Int J Pediatr.* 2012；2012：573942. Epub 2011 Oct 5.

27 章

◆患者向け URL
・ University of Maryland Medical Center—**www.umm.edu/patiented/articles/what_symptoms_of_sinusitis_000062_4.htm.**
・ —www.boogordoctor.com/2010/04/8–complications–of–sinusitis–3–that–can–kill/.

◆医療従事者向け URL
・ Clinical practice guideline：management of sinusitis. *Pediatrics.* 2001；108（3）：798–808. Available at **www.pediatrics.aappublications.org/content/108/3/798.full,** accessed October 2012.
・ Chow AW, Benninger MS, Brook I, et al. IDSA clinical practice guideline for acute bacterial rhinosinusitis in children and adults. *Clin Infect Dis.* 2012；54（8）：e72–e112.

◆参考文献
1. Botting AM, McIntosh D, Mahadevan M, et al. Paediatric pre– and post–septal peri–orbital infections are different diseases：a retrospective review of 262 cases. *Int J Pediatr Otorhinolaryngol.* 2008；72：377–383.
2. Herrmann BW, Forsen JW Jr：Simultaneous intracranial and orbital complications of acute rhinosinusitis in children. *Int J Pediatr Otorhinolaryngol.* 2004；68：619–625.
3. Rosenfeld EA, Rowley AH. Infectious intracranial complications of sinusitis, other than meningitis, in children：12–year review. *Clin Infect Dis.* 1994；18：750–754.
4. Chandler JR, Langenbrunner DJ, Stevens ER. The pathogenesis of orbital complications in acute sinusitis. *Laryngoscope.* 1970；80：1414–1428.
5. Duse M, Caminiti S, Zicari AM. Rhinosinusitis：prevention strategies. *Pediatr Allergy Immunol.* 2007；18（18）：71–74.
6. Principi N, Esposito S. New insights into pediatric rhinosinusitis. *Pediatr Allergy Immunol.* 2007；18（18）：7–9.
7. El Hakim et al. *Int J Pediatr Otorhinolaryngol.* 2006；70：1383–1387.
8. Pelton RW, Smith ME, Patel BC, et al. Cosmetic considerations in surgery for orbital subperiosteal abscess in children：Experience with a combined transcaruncular and transnasal endoscopic approach. *Arch Otolaryngol Head Neck Surg.* 2003；129：652–655.
9. Edmundson, N, Parikh S. Complications of Acute Bacterial Sinusitis in Children. *Pediatr Ann.* 2008；37（10）：680–685.
10. Hicks CW, Weber JG, Reid JR, and Moodley M. Identifying and Managing Intracranial Complications of Sinusitis in Children. *Pediatr Infect Dis J* 2011；30：3.
11. Ryan JT, Preciado DA, Bauman N, et al. Management of pediatric orbital cellulitis in patients with radiographic findings of subperiosteal abscess. *Otolaryngol Head Neck Surg.* 2009；140：907–911.
12. Chow AW, Benninger MS, Brook I, et al. IDSA clinical practice guideline for acute bacterial rhinosinusitis in children

and adults. *Clin Infect Dis.* 2012；54（8）：e72–e112.

13. Goytia VK, Giannoni CM, and Edwards MS. Intraorbital and Intracranial Extension of Sinusitis：Comparative Morbidity. *J Pediatr* 2011；158：3：486–491.

14. Fokkens W, Lund V, Mullol J. EP3OS. European position on rhinosinusitis and nasal polyps 2007. *Rhinology.* 2007；20：1–139.

15. Park AH, Muntz HR, Smith ME, Afify Z, Pysher T, Pavia A. Pediatric invasive fungal rhinosinusitis in immunocompromised children with cancer. *Otolaryngol Head Neck Surg.* 2005；133（3）：411–416.

16. Idris N, Lim LH. Nasal eschar：a warning sign of potentially fatal invasive fungal sinusitis in immunocompromised children. *J Pediatr Hematol Oncol.* 2012；34（4）：e134–136.

17. Kasapoglu F, Coskun H, Ozmen OA, Akalin H, Ener B. Acute invasive fungal rhinosinusitis：evaluation of 26 patients treated with endonasal or open surgical procedures. *Otolaryngol Head Neck Surg.* 2010；143（5）：614–620.

18. Blitzer A, Lawson W, Meyers BR, et al. Patient survival factors in paranasal sinus mucormycosis. *Laryngoscope* 1980；90：635–648.

19. Johnson PJ, Lydiatt WM, Huerter JV, et al. Invasive fungal sinusitis following liver or bone marrow transplantation. *Am J Rhinol.* 1994；8：77–83.

28 章

◆参考文献

1. Cunningham MW. Pathogenesis of group A streptococcal infections. *Clin Microbiol Rev.* 2000；13（3）：470–511.

2. Cherry JD. Contemporary infectious exanthems. *Clin Infect Dis.* 1993；16（2）：199–205.

3. Hahn RG, Knox LM, Forman TA. Evaluation of poststreptococcal illness. *Am Fam Physician.* 2005；71（10）：1949–1954.

4. Newburger JW, Takahashi M, Gerber MA, et al. Diagnosis, treatment, and long–term management of Kawasaki disease：a statement for health professionals from the committee on rheumatic fever, endocarditis and Kawasaki disease, council on cardiovascular disease in the young, American Heart Association. *Circulation.* 2004；110（17）：2747–2771.

5. Pickering LK, Baker CJ, Kimberlin DW, Long SS, et al. In：*Red Book：2012 Report of the Committee on Infectious Diseases.* 29th ed. American Academy of Pediatrics；Elk Grove, IL：2012.

6. Casey JR, Pichichero ME. Meta–analysis of cephalosporin versus penicillin treatment of group A streptococcal tonsillo-pharyngitis in children. *Pediatrics.* 2004；113（4）：866–882.

7. Freeman AF, Shulman ST. Kawasaki disease：summary of the American Heart Association guidelines. *Am Fam Physician.* 2006；74（7）：1141–1148.

29 章

◆患者向け URL

- **www.familydoctor.org/familydoctor/en/diseases–conditions/sore–throat.html.**
- **www.nlm.nih.gov/medlineplus/ency/article/000639.htm.**
- Mononucleosis information for patients—**www.nlm.nih.gov/medlineplus/infectiousmononucleosis.html.**

◆医療従事者向け URL

- Shulman ST, Bisno AL, Clegg HW, et al. Clinical practice guideline for the diagnosis and management of group A streptococcal pharyngitis：2012 update by the Infectious Diseases Society of America. *Clin Infect Dis.* 2012；55（10）：1279–1282.
- **www.aapredbook.aappublications.org/content/.**
- Modified Centor Score for Strep Pharyngitis. 咽頭炎の原因が溶連菌かどうかを評価して，管理方針をサポートするサイト。—**www.mdcalc.com/modified–centor–score–for–strep–pharyngitis.**

このサイトにある溶連菌の原因が溶連菌かどうかを推定する基準は：

- 38 度以上の発熱がある（1 点）
- 咳がない（1 点）
- 前頸部リンパ節に圧痛がある（1 点）
- 扁桃腺が腫脹しているか滲出物付着がある（1 点）
- 年齢
  - 15 歳未満（1 点）
  - 15～45 歳（0 点）
  - 45 歳以上（−1 点）

このスコアが−1～0 点なら，A 群 β 溶連菌（GAS）の可能性は約 1％で，4～5 点なら約 51％ となる[31]。このように，このスコアリング評価法は A 群 β 溶連菌による咽頭炎と診断することにはあまり適さないが，点数が小さいときは，A 群 β 溶連菌による咽頭炎の可能性は小さいということがいえる。このスコアリング評価法は，咽頭培養または A 群溶連菌抗原迅速診断の必要性を決めるのに役立つ。

◆参考文献

1. Vital Health and Statistics. US Department of Health and Human Services, Series 13, Number 169 April 2011：Ambulatory Medical Care Utilization Estimates for 2007.

2. Pappas DE, Hendley JO. The Common Cold. In：Long SS, Pickering LK, Prober CG, eds. Principles and Practice of Pediatric Infectious Diseases. 4th edition. Philadelphia, PA：Elsevier/Saunders；2012.

3. Bottin R, Marioni G, Rinaldi R, et al. Deep neck infection：A present–day complication. A retrospective review of

83 cases（1998–2001）. *Eur Arch Otorhino-laryngol.* 2003；260（10）：576–579.

4. Richtsmeier WJ, Shikhari AM. The physiology and immunology of the pharyngeal lymphoid tissue. *Otolaryngol Clin North Am.* 1987；20：219–228.

5. Richtsmeier WJ. Human interferon production in tonsil and adenoid tissue cultures. *Am J Otolaryngol.* 1983；4（5）：325–333.

6. Ruohola A, Waris M, Allander T, et al. Viral etiology of common cold in children, Finland. *Emerg Infect Dis.* 2009；15：344–345.

7. Gwaltney JM Jr, Phillips CD, Miller RD, et al. Computed tomographic study of the common cold. *N Engl J Med.* 1994；330：25–30.

8. Kristo A, Uhari M, Luotonen J, et al. Paranasal sinus findings in children during respiratory infection evaluated with magnetic resonance imaging. *Pediatrics.* 2003；111：e586–e589.

9. Aung K, Ojha A, Lo C. *Viral Pharyngitis.* http://emedicine.medscape.com/article/225362–overview, accessed March 2013.

10. Halsey ES. *Bacterial Pharyngitis.* Available at http://emedicine.medscape.com/article/225243–overview, accessed March 2013.

11. Guilherme L, Kalil J, Cunningham M. Molecular mimicry in the autoimmune pathogenesis of rheumatic heart disease. *Autoimmunity.* 2006；39（1）：31–39.

12. Shulman ST, Bisno AL, Clegg HW, et al. Clinical practice guideline for the diagnosis and management of group A streptococcal pharyngitis：2012 update by the Infectious Diseases Society of America. *Clin Infect Dis.* 2012 Nov 15；55（10）：1279–1282.

13. Ebell MH. Sore throat. In：Sloane PD, Slatt LM, Ebell MH, Jacques LB, eds. *Essentials of Family Medicine.* Baltimore, MD. Lippincott Williams & Wilkins：2002：727–738.

14. Wang LF, Kuo WR, Tsai SM, Huang KJ. Characterizations of life–threatening deep cervical space infections：a review of one hundred ninety–six cases. *Am J Otolaryngol.* 2003；24（2）：111–117.

15. Papesch M, Watkins R. Epstein–Barr virus infectious mononucleosis. *Clin Otolaryngol Allied Sci.* 2001；26（1）：3–8.

16. Wiesner PJ. Gonococcal pharyngeal tonsillar infections. *Clin Obstet Gynecol.* 1981；18：121–128.

17. Marshall GS, Edwards KM, Butler J, Lawton AR. Syndrome of periodic fever, pharyngitis, and aphthous stomatitis. *J Pediatr.* 1987；110（1）：43–46.

18. Licameli G, Lawton M, Kenna M, Dedeoglu F. Long–term surgical outcomes of adenotonsillectomy for PFAPA syndrome. *Arch Otolaryngol Head Neck Surg.* 2012；138（10）：902–906.

19. Caruso TJ, Prober CG, Gwaltney JM Jr: Treatment of naturally acquired common colds with zinc: A structured review. Clin Infect Did. 2007; 45: 569–574.

20. Candy B, Hotopf M. Steroids for symptom control in infectious mononucleosis. Cochrane Database Syst Rev. 2006; 3: CD004402.

21. Spinks A, Glasziou PP, Del Mar CB. Antibiotics for sore throat. Cochrane Database Syst Rev. 2006; (4): CD000023.

22. Sugita R, Kawamura S, Icikawa G, et al. Microorganisms isolated from peritonsillar abscess and indicated chemotherapy. Arch Otolaryngol Head Neck Surg. 1982; 108: 655–658.

23. Palumbo FM. Pediatric considerations of infections and inflammations of Waldeyer's ring. Otolaryngol Clin North Am. 1987; 20(2): 311–316.

24. Perlmutter SJ, Leitman SF, Garvey MA, et al. Therapeutic plasma exchange and intravenous immunoglobulin for obsessive–compulsive disorder and tic disorders in childhood. Lancet. 1999; 354 (9185): 1153–1158.

25. Orvidas LJ, Slattery MJ. Pediatric autoimmune neuropsychiatric disorders and streptococcal infections: role of otolaryngologist. Laryngoscope. 2001; 111 (9): 1515–1519.

26. Baugh RF, Archer SM, Mitchell RB, et al. Clinical practice guideline: tonsillectomy in children. Otolaryngol Head Neck Surg. 2011; 144(1): S1–S30.

27. Neill RA, Scoville C. Clinical inquiries. What are the indications for tonsillectomy in children? J Fam Pract. 2002; 51 (4): 314.

28. American Academy of Pediatrics. Group A Streptococcal infections. In: Pickering LK, Baker CJ, Kimberlin DW, Long SS, eds. Red Book: 2012 Report of the Committee on Infectious Diseases. 29th ed. Elk Grove Village, IL: American Academy of Pediatrics; 2012: 668–680.

29. Hamm RM, Hicks RJ, Bemben DA. Antibiotics and respiratory infections: Are patients more satisfied when expectations are met. J Fam Pract. 1996; 43(1): 56–62.

30. Ong S, Nakase J, Moran GJ, et al. Antibiotic use for emergency department patients with upper respiratory infections: prescribing practices, patient expectations, and patient satisfaction. Ann Emerg Med. 2007; 50(3): 213–220.

31. McIsaac WJ, Goel V, To T, Low DE. The validity of a sore throat score in family practice. CMAJ 2000; 163: 811–815.

30 章

◆患者向け URL
· Acute Upper Airway Obstruction— **www.nlm.nih.gov/medlineplus/ency/article/000067.htm.**
· Bacterial Tracheitis—**www.ncbi.nlm.nih.gov/pubmedhealth/PMH0001983.**
· Hereditary Angioedema—**www.nlm.nih.gov/medlineplus/ency/article/001456.htm.**

◆参考文献
1. Zoorob R, Sidani M, Murray J. Croup: an overview. Am Fam Physician. 2011; 83 (9): 1067–1073.

2. Rotta AT, Wiryawan B. Respiratory emergencies in children. Respir Care. 2003; 48(3): 248–260.

3. Progress toward eliminating Haemophilus influenzae type b disease among infants and children—United States, 1987–1997. MMWR Morb Mortal Wkly Rep. 1998; 47(46): 993–998.

4. Lang DM, Aberer W, Bernstein JA, Chng HH, Grumach AS, Hide M, et al. International consensus on hereditary and acquired angioedema. Ann Allergy Asthma Immunol. 2012; 109(6): 395–402.

5. Scolnik D, Coates AL, Stephens D, Da Silva Z, Lavine E, Schuh S. Controlled delivery of high vs low humidity vs mist therapy for croup in emergency departments. JAMA. 2006; 295(11): 1274–1280.

6. Moore M, Little P. Humidified air inhalation for treating croup. Cochrane Database Syst Rev. 2010; (9): CD002870.

7. Moore M, Little P. Humidified air inhalation for treating croup. Fam Pract. 2007; 24(4): 295–301.

8. Frazier MD, Cheifitz IM. The Role of Heliox in Paediatric Respiratory Disease. Paediatr Respir Rev. 2010 Mar; 11(1): 46–53.

9. Bjornson C, Russell KF, Vandermeer B, Durec T, Klassen TP, Johnson DW. Nebulized epinephrine for croup in children. Cochrane Database of Systematic Reviews 2011, Issue 2.

10. de Benedictis FM, Bush A. Corticosteroids in respiratory diseases in children. Am J Respir Crit Care Med. 2012; 185 (1): 12–23.

11. Russell KF, Liang Y, O'Gorman K, Johnson DW, Klassen TP. Glucocorticoids for croup. Cochrane Database of Systematic Reviews 2011, Issue 1.

12. Khemani RG, Randolph A, Markovitz B. Corticosteroids for the prevention and treatment of post–extubation stridor in neonates, children and adults. Cochrane Database of Systematic Reviews 2009, Issue 3.

13. Cicardi, M., Bork, K., Caballero, T., Craig, T., Li, H. H., Longhurst, H., Reshef, A., Zuraw, B. and on behalf of HAWK (Hereditary Angioedema International Working Group): Evidence-based recommendations for the therapeutic management of angioedema owing to hereditary C1 inhibitor deficiency: consensus report of an International Working Group. Allergy 2012; 67: 147–157.

14. Hsu D, Shaker M. An update on hereditary angioedema. Curr Opin Pediatr. 2012; 24(5): 638–646.

15. Schneider L, Hurewitz D, Wasserman R, Obtulowicz K, Machnig T, Moldovan D, Reshef A, Craig TJ. C1–INH concentrate for treatment of acute hereditary angioedema: a pediatric cohort from the I.M.P.A.C.T. studies. Pediatr Allergy Immunol. 2013; 24: 54–60.

16. Longhurst HJ, Farkas H, Craig T, Aygören–Pürsün E, Bethune C, Bjorkander J et al. HAE international home therapy consensus document. Allergy, Asthma & Clinical Immunology 2010; 6: 22.

17. Lang DM, Werner A, Bernstein JA, Chng HH, Grumach AS, Hide M, et al. International consensus on hereditary and acquired angioedema. Ann Allergy Asthma Immunol. 2012; 109: 395–402.

18. Chadha NK, James A. Adjuvant antiviral therapy for recurrent respiratory papillomatosis. Cochrane Database of Systematic Reviews 2012, Issue 12.

19. Venkatesan NN, Pine HS, Underbrink MP. Recurrent Respiratory Papillomatosis. Otolaryngol Clin North Am. 2012; 45 (3): 671–ix.

20. Mudry P, Vavrina M, Mazanek P, Machalova M, Litzman J, Sterba J. Recurrent laryngeal papillomatosis: successful treatment with human papillomavirus vaccination. Arch Dis Child. 2011; 96: 476–477.

21. Larson DA, Derkay CS. Epidemiology of recurrent respiratory papillomatosis. APMIS 2012; 118: 450–454.

22. Oudjhane K, Bowen A, Oh KS, Young LW. Pulmonary edema complicating upper airway obstruction in infants and children. Can Assoc Radiol J. 1992; 43 (4): 278–282.

23. Lang SA, Duncan PG, Shephard DA, Ha HC. Pulmonary oedema associated with airway obstruction. Can J Anaesth. 1990; 37(2): 210–8.

24. Seigler RS. Bacterial tracheitis: recognition and treatment. J S C Med Assoc. 1993; 89: 83–87.

25. Shargorodsky J, Whittemore KR, Lee GS. Bacterial tracheitis: a therapeutic approach. Laryngoscope 2010; 120: 2498–2501.

26. Cook JR, Hill DA, Humphrey PA. Squamous cell carcinoma arising in recurrent respiratory papillomatosis with pulmonary involvement: emerging common pattern of clinical features and human papillomavirus serotype association. Mod Pathol. 2000; 13: 914–918.

31 章

◆患者向け URL
· **www.emedicine.medscape.com/**

article/1002527–overview.

◆医療従事者向け URL
・ www.ncbi.nlm.nih.gov/pmc/arti
cles/PMC3299329.

◆参考文献
1. Landry AM, Thompson DM. Laryngomalacia：disease presentation, spectrum, and management. *Int J Pediatr*. 2012；2012：753526. Epub 2012 Feb 27.
2. Thompson DM. Abnormal sensorimotor integrative function of the larynx in congenital laryngomalacia：a new theory of etiology. *Laryngoscope*. 2007；117(6)：1–33.
3. Thompson DM. Laryngomalacia：factors that influence disease severity and outcomes of management. *Curr Opin Otolaryngol Head Neck Surg*. 2010；18(6)：564–570.
4. Richter GT, Thompson DM. The surgical management of laryngomalacia. *Otolaryngol Clin North Am*. 2008；41(5)：837–864, vii.
5. Wright CT, Goudy SL. Congenital laryngomalacia：symptom duration and need for surgical intervention. *Ann Otol Rhinol Laryngol*. 2012；121(1)：57–60.

32 章

◆患者向け URL
・ www.thyroidcancer.com/thyro
glossal–duct–cyst.html.

◆医療従事者向け URL
・ Agarwal AK, Kanekar：Imaging of Head and Neck Spaces for Diagnosis and Treatment Submandibular and Sublingual Spaces. *Otolaryngol Clinics of North Am*. 2012；45(6)：1311–1323.

◆参考文献
1. Ellis PD, van Nostrand AW. The applied anatomy of thyroglossal tract remnants. *The Laryngoscope*. 1977；87：765–770.
2. Tunkel DE, Domenech EE. Radioisotope scanning of the thyroid gland prior to thyroglossal duct cyst excision. *Archives of otolaryngology—head & neck surgery*. 1998；124：597–599；discussion 600–591.
3. Allard RH. The thyroglossal cyst. *Head & neck surgery*. 1982；5：134–146.
4. Mondin V, Ferlito A, Muzzi Eet al. Thyroglossal duct cyst：personal experience and literature review. *Auris, nasus, larynx*. 2008；35：11–25.
5. Schroeder JW Jr, Mohyuddin N, Maddalozzo J. Branchial anomalies in the pediatric population. *Otolaryngol Head Neck Surg*. 2007；37：289–295.
6. Gilbey LK, Girod CE. Blue Rubber bleb nevus syndrome：endobronquial involvement presenting as chronic cough. *Chest*. 2003；124：760–763.
7. Marianowski R, Ait Amer JL, Morisseau–Durand MP, Manach Y, Rassi S. Risk factors for thyroglossal duct remnants after Sistrunk procedure in a pediatric

population. *International journal of pediatric otorhinolaryngology*. 2003；67：19–23.
8. Turkyilmaz Z, Sonmez K, Karabulut Ret al. Management of thyroglossal duct cysts in children. *Pediatrics international：official journal of the Japan Pediatric Society*. 2004；46：77–80.
9. Brousseau VJ, Solares CA, Xu M, Krakovitz P, Koltai PJ. Thyroglossal duct cysts：presentation and management in children versus adults. *International journal of pediatric otorhinolaryngology*. 2003；67：1285–1290.

33 章

◆患者向け URL
・ www.webmd.com/a–to–z–guides/
swollen–lymph–nodes–topic–over
view.

◆医療従事者向け URL
・ Pocket Guide to Antimicrobial Therapy in Otolaryngology. Head and Neck Surgery. 13th edition, 2007, The American Academy of Otolaryngology.
・ Head and Neck Surgery Foundation—www.entnet.org/EducationAndResearch/upload/AAO–PGS–9–4–2.pdf.

◆参考文献
1. Ferrer R. Lymphadenopathy：Differential diagnosis and Evaluation. *Am Fam Physician*. 1998；58(6)：1313–1320.
2. Rosenfeld RM. Cervical Adenopathy. In：*Pediatric Otolaryngology*. Charles D. Bluestone, Sylvan E. Stool, Cuneyt M. Alper, Ellis M. Arjmand, Margaretha L. Casselbrant, Joseph E. Dohar, and Robert F. Yellon, eds. Philadelphia, PA：Elsevier；2003：1665–1680.
3. Wetmore RF and Potsic WP. Differential Diagnosis of Neck Masses. In：*Otolaryngology–head & neck surgery*. Paul W. Flint, Bruce H. Haughey, Valerie J. Lund, John K. Niparko, Mark A. Richardson, K. Thomas Robbins, and J. Regan Thomas, eds. Maryland Heights, MO. Elselvier 2010：1979–1998.
4. Lindeboom JA, Kuijper EJ, Bruijnesteijn van Coppenraet ES, Lindeboom R, Prins JM. Surgical excision versus antibiotic treatment for nontuberculous mycobacterial cervicofacial lymphadenitis in children：a multicenter, randomized, controlled trial. *Clin Inf Dis*. 2007；44：1057–1064.

34 章

◆患者向け URL
・ Cleft Palate Foundation—www.cleft
line.org.
・ Vascular Birthmarks Foundation—www.
birthmark.org.

◆医療従事者向け URL
・ American Cleft Palate–Craniofacial Association（ACPCA）—www.acpa–cpf.

org.
・ Cleft Palate Foundation—www.cleft
line.org.

◆参考文献
1. Isaacson G. An Approach to Congenital Malformations of the Head and Neck. *Otolaryngol Clin N Am*. 2007；40：1–8.
2. Szeremeta W, Parikh TD, Widelitz JS. Congenital nasal malformations. *Otolaryngol Clinic North Amer*. 2007；40：97–112.
3. Lee WT, Koltai PJ. Nasal deformity in neonates and young children. *Ped Clinic North Amer*. 2003；50：459–467.
4. Arosarena OA. Cleft lip and palate. *Otolaryngol Clin N Am*. 2007；40：27–60.
5. Sreetharan V, Kangesu L, Sommerlad BC. Atypical congenital dermoid of the face：a 25–year experience. *Journal of Plast, Reconst Aesth Surg*. 2007；60：1025–1029.
6. Kelley P. Microtia and Congenital Aural Atresia. *Otolaryngol Clin N Am*. 2007；40：61–80.
7. Mueller et al. Congenital malformations of the oral cavity. *Otolaryngol Clin N Am*. 2007；40：141–160.
8. Toso A, Colombani F, Averono G, Aluffi P, Pia F. Lingual thyroid causing dysphagia and dyspnoea. Case reports and review of the literature. *Acta Otorhinolaryng Italica*. 2009；29：213–217.
9. Nield LS, Stenger JP, Kamat D. Common pediatric dental dilemmas. *Clinical Pediatrics*. 2008；47(2)：99–105.
10. Hasanov A, Musayev J, Onal B et al. Gingival granular cell tumor of the newborn：a case report and review of the literature. *Turkish J of Pathology* 2011；27(2)：161–163.
11. Koeller KK, Alamo L, Adair CF et al. Congenital cystic masses of the neck：radiologic–pathologic correlation. *Radiographics* 1999；19：121–146.
12. Cummings CW et al. Cummings：Otolaryngology：Head and Neck Surgery. 4th Ed. Ch 171 Developmental Anatomy. Elsevier Inc. 2005 US MD Consult
13. Acierno SP et al. Congenital cervical cysts, sinuses, and fistulae. *Otolaryngol Clin N Am*. 2007；40：161–176.
14. Eppley BL, Van Aalst JA, Robey A, Havlik RJ, Sadove MA. The spectrum of orofacial clefting. *Plast Reconst Surg*. 2005；115：101e–114e.
15. Hartzell et al. *Otolaryngol Clin North Am*. 2012；45(3)：545–56, vii.
16. Buckmiller L. Update on hemangiomas and vascular malformations. *Curr Opin Otololaryngol Head Neck Surg*. 2004；12：476–487.
17. Adams et al. Head and neck malformation treatment. *Otolaryngol Head Neck Surg*. 2012；147(4)：627–639.
18. Passos–Bueno MR, Ornelas CC, Fanganiello RD. Syndromes of the first and second branchial arches：a review. *Am J of*

Med Genet Part A. 2009 ; 149A : 1853–1859.

19. Katzen JT, McCarthy JG. Syndromes involving craniosynostosis and midface hypoplasia. *Otolaryngol Clin N Am*. 2000 ; 33(6) : 1257–1284.

20. Marom T, Roth Y, Goldfarb A, et al. Head and neck manifestations of 22q11.2 deletion syndromes. *Eur Arch Otorhinolaryngol*. 2012 ; 269 : 381–387.

21. Senel E, Kocak H, Akbiyik F et al. From branchial fistula to a branchiootorenal syndrome : a case report and review of the literature. *J of Pediatric Surgery*. 2009 ; 44 : 623–625.

22. Riley EP, Infante MA, Warren KR. Fetal alcohol spectrum disorders : an overview. *Neuropsychol Rev*. 2011 ; 21 : 73–80.

23. Isaacson G. An Approach to Congenital Malformations of the Head and Neck. *Otolaryngol Clin N Am*. 2007 ; 40 : 1–8.

35 章

◆患者向け URL

・ Children's Physician Network. *Geographic Tongue*—**www.cpnonline.org/CRS/CRS/pa_gtongue_hhg.htm.**

・ Medline Plus. *Geographic Tongue*—**www.nlm.nih.gov/medlineplus/ency/article/001049.htm.**

◆医療従事者向け URL

・ Medscape. *Geographic Tongue*—**www.emedicine.medscape.com/article/1078465.**

・ Mayo Clinic. *Geographic Tongue*—**www.mayoclinic.com/health/geographic–tongue/DS00819.**

◆参考文献

1. Redman RS. Prevalence of geographic tongue, fissured tongue, median rhomboid glossitis, and hairy tongue among 3,611 Minnesota schoolchildren. *Oral Surg Oral Med Oral Pathol*. 1970 ; 30 : 390–395.

2. Shulman JD, Carpenter WM. Prevalence and risk factors associated with geographic tongue among US adults. *Oral Dis*. 2006 ; 12 : 351–356.

3. Assimakopoulos D, Patrikakos G, Fotika C, Elisaf M. Benign migratory glossitis or geographic tongue : an enigmatic oral lesion. *Am J Med*. 2002 ; 113 : 751–755.

4. Espelid M, Bang G, Johannessen AC, et al. Geographic stomatitis : report of 6 cases. *J Oral Pathol Med*. 1991 ; 20 : 425–428.

5. Darwazeh AM, Almelaih AA. Tongue lesions in a Jordanian population. Prevalence, symptoms, subject's knowledge and treatment provided. *Med Oral Patol Oral Cir Bucal*. 2011 ; 16 : e745–e749.

6. Abe M, Sogabe Y, Syuto T, et al. Successful treatment with cyclosporin administration for persistent benign migratory glossitis. *J Dermatol*. 2007 ; 34 : 340–343.

7. Reamy BV, Derby R, Bunt CW. Common tongue conditions in primary care. *Am Fam Physician*. 2010 ; 81 : 627–634.

8. Ishibashi M, Tojo G, Watanabe M, et al. Geographic tongue treated with topical tacrolimus. *J Dermatol Case Rep*. 2010 ; 4 : 57–59.

9. Gonsalves W, Chi A, Neville B. Common oral lesions : part 1. Superficial mucosal lesions. *Am Fam Physician*. 2007 ; 75 : 501–507.

36 章

◆患者向け URL

・ Centers for Disease Control and Prevention. *Brush Up on Healthy Teeth*—**www.cdc.gov/OralHealth/pdfs/BrushUpPoster.pdf.**

・ Douglass JM, Douglass AB, Silk HJ : Your baby's teeth. *Am Fam Physician*. 2004 ; 70 : 2121. **www.aafp.org/afp/20041201/2121ph.html.**

・ **www.mychildrensteeth.org/education/.**

・ **www.mouthhealthy.org/en/babies–and–kids/.**

◆医療従事者向け URL

・ American Academy of Pediatric Dentistry—**www.aapd.org/.**

・ Smiles for Life : A National Oral Health Curriculum—**www.smilesforlifeoralhealth.org/.**

・ Centers for Disease Control and Prevention. *Preventing Cavities, Gum Disease, Tooth Loss, and Oral Cancers at a Glance 2011*—**www.cdc.gov/chronicdisease/resources/publications/AAG/doh.htm.**

◆参考文献

1. U.S. Department of Health and Human Services. *Oral Health in America : A Report of the Surgeon General–Executive Summary*. Rockville, MD : US Department of Health and Human Services, National Institute of Dental and Craniofacial Research, National Institutes of Health, 2000. http://www.nidr.nih.gov/sgr/execsumm.htm, accessed April 20, 2012.

2. Centers for Disease Control and Prevention. *Oral Health : Preventing Cavities, Gum Disease, and Tooth Loss, and Oral Cancers*. http://www.cdc.gov/chronicdisease/resources/publications/AAG/doh.htm, accessed April 20, 2012.

3. Centers for Disease Control and Prevention. *Oral Health Resources : New Report Finds Improvements in Oral Health of Americans*. http://www.cdc.gov/oralhealth/publications/library/pressreleases/improvements.htm, accessed April 20, 2012.

4. American Academy of Pediatric Dentistry. Council on Clinical Affairs. *Policy on Early Child Caries(ECC : Classifications, Consequences, and Prevention Strategies)(Revised 2011)*. http://www.aapd.org/media/policies_guidelines/p_eccclassifications.pdf, accessed April 20, 2012.

5. National Institutes of Health. Consensus Development Conference Statement, March 26–28, 2001. *Diagnosis and Management of Dental Caries Throughout Life*. http://consensus.nih.gov/2001/2001DentalCaries115html.htm, accessed April 20, 2012.

6. American Academy of Pediatric Dentistry. Clinical Affairs Committee—Infant Oral Health Subcommittee. *Guideline on Infant Oral Health Care(Revised 2011)*. http://www.aapd.org/media/policies_guidelines/g_infantoralhealthcare.pdf, accessed April 20, 2012.

7. American Academy of Pediatric Dentistry. Liaison with Other Groups Committee, Council on Clinical Affairs. *Guideline on Fluoride Therapy*, p. 90. http://www.aapd.org/media/Policies_Guidelines/G_FluorideTherapy.pdf, accessed April 20, 2012.

8. Adair SM. Evidence base use of fluoride in contemporary pediatric dental medicine. *Pediatr Dent*. 2006 ; 28(2) : 133–142, discussion 192–198.

9. American Academy of Pediatric Dentistry, Council on Clinical Affairs. *Policy on Dietary Recommendation for Infants, Children and Adolescents(Revised 2008)*. http://www.aapd.org/media/policies_guidelines/p_dietaryrec.pdf, accessed April 20, 2012.

10. Iada H, Auinger P, Billings RJ, Weitzman M. Association between infant breast feeding and early childhood caries in the United States. *Pediatrics*. 2007 ; 120(4) : 936–952.

37 章

◆患者向け URL

・ American Dental Association—**www.mouthhealthy.org/en/az–topics/d/dental–emergencies.aspx.**

・ *Dental Injuries : A Field Side Guide for Parents, Athletic Trainers, and Dentists*—**www.sickkids.ca/pdfs/Dentistry/12902–DentalInjuries.pdf.**

◆医療従事者向け URL

・ International Association of Dental Traumatology guidelines—**www.iadt–dentaltrauma.org/GUIDELINES_Book.pdf.**

・ American Academy of Pediatric Dentistry Guideline on Management of Acute Dental Trauma—**www.aapd.org/media/Policies_Guidelines/G_Trauma.pdf.**

◆参考文献

1. Bastone EB, Freer TJ, McNamara JR. Epidemiology of Dental Trauma : A Review of the Literature. *Aust Dent J*. 2000 ; (45)1 : 2–9.

2. Glendor U. Aetiology and risk factors related to traumatic dental injuries—a

review of the literature. *Dent Traumatol*. 2009；25：19–31.

3. Needleman HL. Orofacial trauma in child abuse：types, prevalence, management, and the dental profession's involvement. *Pediatr Dent*. 1986；8：71–80.

4. The Dental Trauma Guide. http://dentaltraumaguide.org/Copenhagen, Denmark, 2010.

38 章

◆患者向け URL

舌強直症

- www.nlm.nih.gov/medlineplus/ency/article/001640.htm.
- www.ncbi.nlm.nih.gov/pubmedhealth/PMH0002606/.
- pediatrics.aappublications.org/content/110/5/e63.full.

歯肉炎

- www.perio.org/consumer/children.htm.
- www2.aap.org/ORALHEALTH/pact/ch13_sect2.cfm.
- www.aapd.org/media/Policies_Guidelines/E_PeriodontalDisease.pdf.
- www.emedicine.medscape.com/article/763801–overview.

粘液囊胞

- www.ncbi.nlm.nih.gov/pubmedhealth/PMH0002605.

歯肉線維腫

- www.emedicine.medscape.com/article/1080948–overview.

◆参考文献

1. VGA Suter, MM Bornstein：Ankyloglossia：Facts and Myths in Diagnosis and Treatment. *J Periodontol*. 2009；80：1204–1219.

2. Jorgenson RJ, Shaprio SD, Salinas CF, Levin LS. Intraoral Findings and anomalies in neonates. *Pediatrics*.1982；69：577–582.

3. Bjornsson A, Arnason A, Tippet P. X–linked Cleft palate and ankyloglossia in an Icelandic Family. *Cleft Palate J*. 1989；26：3–8.

4. Ballard JL, Auer CE, Khoury JC. Ankyloglossia：Assessment, incidence and effect of frenuloplasty on the breastfeeding dyad. *Pediatrics*. 2002；110：e63.

5. Harris EF, Friend GW, Tolley EA. Enhanced prevalence of ankyloglossia with maternal cocaine use. *Cleft Palate Craniofac J*. 1992；9：72–76.

6. Hogan M, Westcott C, Griffiths M. Randomized controlled trial of division of tongue–tie in infants with feeding problems. *J Paediatr Child Health*. 2005；41：246–250.

7. Wright JE. Tongue–tie. *J Paediatr Child Health*. 1995；31：276–278.

8. Jenkins WMM, Papapanou PN. Epidemiology of Periodontal Disease in Children and Adolescents. *Periodontology*. 2000；

26：16–32.

9. Kelly JE, Sanchez MJ. Periodontal disease and oral hygiene among children. United States. *Vital Health Stat 1*. 1972；11（117）：1–28.

10. Moore W, Holdeman L, Smibert R, et al. Bacteriology of experimental gingivitis in children. *Infect Immun*. 1984；46：1–6.

11. Nakagawa S, Fujii H, Machida Y, Okuda K. A longitudinal study from prepuberty to puberty of gingivitis. Correlation between the occurrence of *Prevotella intermedia* and sex hormones. *J Clin Periodontol*. 1994；21：658.

12. De Pommereau V, Dargent–Par C, Robert JJ, Brion M. Periodontal status in insulin–dependent diabetic adolescents. *J Clin Periodontol*. 1992；19：628–632.

13. KN Varlinkova, R Kabaktchieva：Oral health Status Assessment Indicators in a Child Dental Patient. *Journal of IMAB*. 2008；14（2）：1–101.

14. American Academy of Pediatric Dentistry. http://www.aapd.org/media/Policies_Guidelines/E_PeriodontalDisease.pdf, accessed March 27, 2013.

15. MM Nico, SV Lourenco, JH Park：Mucocele in Pediatric Patients：Analysis of 36 Children. *Pediatric Dermatology*. 2008；25（3）：308–311.

16. LA Alves, R DiNicolo, L Shintome, CS Barbosa：Retention mucocele on the lower lip associated with inadequate use of pacifier. *Dermatol Online J*. 2010；16（7）：9.

17. RN Bahadure, P Fulzele, N Badole, S Baliga：Conventional surgical Treatment of Oral Mucocele：A series of 23 cases. *Eur J Paediatric Dent*. 2012；13（2）：143–146.

18. IM Martinez, C Bonet–Coloma, J Ata–Ali–Mahmud, et al. Clinical Characteristics, Treatment and Evolution of 89 Mucoceles in Children. *J Oral Maxillfac Surg*. 2010；68（10）：2468–2471.

19. A Buchner, A Shnaiderman, M Vared：Pediatric localized reactive gingival lesions：A retrospective study from Israel. *Pediatric Dentistry*. 2010；32：486–492.

20. A Buchner, A Shnairderman–Shapiro, M Vered：Relative Frequency of Localized Reactive Hyperplastic Lesions of the Gingiva：A Retrospective study of 1675 cases from Israel. *J Oral Pathol Med*. 2010；39：631–638.

39 章

◆患者向け URL

- www.healthychildren.org/English/health–issues/conditions/skin/Pages/Herpes–Simplex–Virus–Cold–Sores.aspx.
- http://www.nlm.nih.gov/medlineplus/coldsores.html.

◆医療従事者向け URL

- American Academy of Pediatrics. Herpes simplex virus infections. In：Pickering LK, Baker CJ, Kimberlin DW, Long SS, eds. *Red Book*：*2012 Report of the Committee on Infectious Diseases*. Elk Grove Village, IL：American Academy of Pediatrics；2012：398–408.

◆参考文献

1. Prober CG. Herpes simplex virus. In：Long S, Pickering L, Prober, C, eds. *Principles and practice of pediatric infectious diseases*. Livingstone Elsevier. Philadelphia；2008：1012–1021.

2. Whitley RJ, Roizman B. Herpes simplex virus infections. *Lancet* 2001；357：1513.

3. Stanberry LR, Kern ER, Richards JT, et al. Genital herpes in guinea pigs：Pathogenesis of the primary infection and description of recurrent disease. *J Infect Dis*. 1983；146：397.

4. Kuzushima K, Kimura H, Kino Y, et al. Clinical manifestations of primary herpes simplex virus type 1 infection in a closed community. *Pediatrics*. 1991；87：152.

5. Spruance SL, Overall JC, Kern ER, et al. The natural history of recurrent herpes simplex labialis：Implications for antiviral therapy. *N Engl J Med*. 1977；297：69.

6. Moseley RC, Corey L, Benjamin D, et al. Comparison of viral isolation, direct immunofluorescence, and indirect immunoperoxidase techniques for detection of genital herpes simplex virus infection. *J Clin Microbiol*. 1981；13：913.

7. Goldstein LC, Corey L, McDougall JK, et al. Monoclonal antibodies to herpes simplex viruses：Use in antigenic typing and rapid diagnosis. *J Infect Dis*. 1983；147：829.

8. Pouletty P, Chomel JJ, Thouvenot D, et al. Detection of herpes simplex virus in direct specimens by immunofluorescence assay using a monoclonal antibody. *J Clin Microbiol*. 1987；25：958.

9. Amir J, Harel L, Smetana Z, et al. Treatment of herpes simplex gingivostomatitis with acyclovir in children：A randomised double blind placebo controlled study. *BMJ*. 1997；314：1800.

10. Spruance SL, Stewart JCB, Rowe NH, et al. Treatment of recurrent herpes simplex labialis with oral acyclovir. *J Infect Dis*. 1990；161：185.

11. Spruance SL, Schnipper LE, Overall JC Jr, et al. Treatment of herpes simplex labialis with topical acyclovir in polyethylene glycol. *J Infect Dis*. 1982；146：85.

12. Rooney JF, Straus SE, Mannix ML, et al. Oral acyclovir to suppress frequently recurrent herpes labialis：A double–blind, placebo–controlled trial. *Ann Intern Med*. 1993；118：268.

13. Spruance SL, Freeman DJ, Steward JC, et al. The natural history of ultraviolet radiation–induced herpes simplex labialis and response to therapy with peroral and

topical formulation of acyclovir. *J Infect Dis*. 1991；163：728.

14. Spruance SL, Hamill ML, Hoge WS. Acyclovir prevents reactivation of herpes simplex labialis in skiers. *JAMA*. 1988；260：1597.

40 章

◆患者向け URL
・MedicineNet.com. *Canker Sores（Aphthous Ulcers）*——**www.medicinenet.com/canker_sores/article.htm.**

◆医療従事者向け URL
・Dermnet NZ. *Aphthous Ulcers*——**www.dermnetnz.org/site-age-specific/aphthae.html.**
・eMedicine. *Aphthous Ulcers*——**www.emedicine.medscape.com/article/867080.**
・eMedicine. *Aphthous Stomatitis*——**www.emedicine.medscape.com/article/1075570.**
・Keogan MT. Clinical Immunology Review Series：an approach to the patient with recurrent orogenital ulceration, including Behçet's syndrome. *Clin Exp Immunol*. 2009. **http://www.ncbi.nlm.nih.gov/pmc/articles/PMC2674035/.**

◆参考文献
1. Femiano F, Lanza A, Buonaiuto C, Gombos F, Nunziata M, Piccolo S, and Cirillo N. Guidelines for diagnosis and management of aphthous stomatitis. *Pediatr Infect Dis J*. 2007；26（8）：728-732.
2. Messadi DV, Younai F. Aphthous ulcers. *Dermatol Ther*. 2010；23：281-290.
3. Borra RC, Andrade PM, Silva ID, et al. The Th1/Th2 immune-type response of the recurrent aphthous ulceration analyzed by cDNA microarray. *J Oral Pathol Med*. 2004；33：140-146.
4. Sun A, Wang JT, Chia JS, Chiang CP. Levamisole can modulate the serum tumor necrosis factor-alpha level in patients with recurrent aphthous ulcerations. *J Oral Pathol Med*. 2006；35：111-116.
5. Keogan MT. Clinical Immunology Review Series：an approach to the patient with recurrent orogenital ulceration, including Behçet's syndrome. *Clin Exp Immunol*. 2009；156（1）：1-11.
6. Bell J. Amlexanox for the treatment of recurrent aphthous ulcers. *Clin Drug Investig*. 2005；25：555-566.
7. Rodriguez M, Rubio JA, Sanchez R. Effectiveness of two oral pastes for the treatment of recurrent aphthous stomatitis. *Oral Dis*. 2007；13：490-494.
8. Descroix V, Coudert AE, Vige A, et al. Efficacy of topical 1% lidocaine in the symptomatic treatment of pain associated with oral mucosal trauma or minor oral aphthous ulcer：a randomized, double-blind, placebo-controlled, parallel-group, single-dose study. *J Orofac Pain*.

2011；25：327-332.
9. Alidaee MR, Taheri A, Mansoori P, et al. Silver nitrate cautery in aphthous stomatitis：a randomized controlled trial. *Br J Dermatol*. 2005；153：521-525.
10. Rhodus NL, Bereuter J. An evaluation of a chemical cautery agent and an anti-inflammatory ointment for the treatment of recurrent aphthous stomatitis：a pilot study. *Quintessence Int*. 1998；29：769-773.
11. Yasui K, Kurata T, Yashiro M, et al. The effect of ascorbate on minor recurrent aphthous stomatitis. *Acta Paediatr*. 2010；99：442-445.
12. Garavello W, Pignataro L, Gaini L, et al. Tonsillectomy in children with periodic fever with aphthous stomatitis, pharyngitis, and adenitis syndrome. *J Pediatr*. 2011；159：138-142.
13. Meiller TF, Kutcher MJ, Overholser CD, et al. Effect of an antimicrobial mouthrinse on recurrent aphthous ulcerations. *Oral Surg Oral Med Oral Pathol*. 1991；72：425-429.
14. Volkov I, Rudoy I, Freud T, et al. Effectiveness of vitamin B12 in treating recurrent aphthous stomatitis：a randomized, double-blind, placebo-controlled trial. *J Am Board Fam Med*. 2009；22：9-16.

41 章

◆患者向け URL
・**www.news-medical.net/health/Symptoms-of-cyanosis.aspx.**
◆医療従事者向け URL
・**www.emedicine.medscape.com/article/1105946.**
◆参考文献
1. Dickinson CJ, Martin JF. Megakaryocytes and platelet clumps as the cause of finger clubbing. *Lancet*. 1987；330（8573）：1434-1435.
2. Dickinson CJ. The aetiology of clubbing and hypertrophic osteoarthropathy. *Eur J Clin Invest*. 1993；23（6）：330-338.
3. Nadas AS and Fyler DC. Hypoxemia. In：Keane JF, Lock JE and Fyler DC, eds. *Nadas' Pediatric Cardiology, 2nd ed*. Elsevier, 2006；97-101.
4. Brickner ME, Hillis LD, Lange RA. Congenital heart disease in adults. Second of two parts. *N Engl J Med*. 2000；342（5）：334-342.

42 章

◆患者向け URL
心房中隔欠損症
・**www.my.clevelandclinic.org/disorders/atrial_septal_defect/hic_atrial_septal_defect_asd.aspx.**
心室中隔欠損症
・**www.my.clevelandclinic.org/heart/disorders/congenital/septal.aspx.**

動脈管開存症
・**www.my.clevelandclinic.org/childrens-hospital/health-info/diseases-conditions/heart/hic-Patent-Ductus-Arteriosus.aspx.**
◆医療従事者向け URL
心房中隔欠損症
・**www.ncbi.nlm.nih.gov/pubmedhealth/PMH0001210.**
・**www.cdc.gov/ncbddd/heartdefects/index.html.**
心室中隔欠損症
・**www.emedicine.medscape.com/article/892980-overview.**
動脈管開存症
・Moss and Adams' Heart Disease in Infants, Children, and Adolescents：Including the Fetus and Young Adult, Section VI, Chapter 31.[14]
◆参考文献
1. Wang ZJ, Reddy GP, Gotway MB, Yeh BM, Higgins CB. Cardiovascular shunts：Mr imaging evaluation1. *Radiographics*. 2003；23（1）：S181-S194.
2. Feldt RH, Avasthey P, Yoshimasu F, Kurland LT, Titus JL. Incidence of congenital heart disease in children born to residents of olmsted county, minnesota, 1950-1969. *CORD Conference Proceedings*. 1971；46（12）：794-799.
3. Radzik D, Davignon A, van Doesburg N, Fournier A, Marchand T, Ducharme G. Predictive factors for spontaneous closure of atrial septal defects diagnosed in the first 3 months of life. *Journal of the American College of Cardiology*. 1993；22（3）：851-853.
4. Helgason H, Jonsdottir G. Spontaneous closure of atrial septal defects. *Pediatr Cardiol*. 1999；20（3）：195-199.
5. McMahon CJ, Feltes TF, Fraley JK, Bricker JT, Grifka RG, Tortoriello TA, Blake R, Bezold LI. Natural history of growth of secundum atrial septal defects and implications for transcatheter closure. *Heart*. 2002；87（3）：256-259.
6. Senocak F, Karademir S, Cabuk F, Onat N, Koc S, Duman A. Spontaneous closure of interatrial septal openings in infants：An echocardiographic study. *Int J Cardiol*. 1996；53（3）：221-226.
7. Botto LD, Correa A, Erickson JD. Racial and temporal variations in the prevalence of heart defects. *Pediatrics*. 2001；107（3）：E32.
8. Report of the new england regional infant cardiac program. *Pediatrics*. 1980；65（2）：375-461.
9. Mahony L, Carnero V, Brett C, Heymann MA, Clyman RI. Prophylactic indomethacin therapy for patent ductus arteriosus in very-low-birth-weight infants. *N Engl J Med*. 1982；306（9）：506-510.
10. Ellison RC, Peckham GJ, Lang P, Talner NS, Lerer TJ, Lin L, Dooley KJ, Nadas AS. Evaluation of the preterm infant for patent ductus arteriosus. *Pediatrics*. 1983；71

(3)：364–372.

11. Jacobs JP, Giroud JM, Quintessenza JA, Morell VO, Botero LM, van Gelder HM, Badhwar V, Burke RP. The modern approach to patent ductus arteriosus treatment：Complementary roles of video–assisted thoracoscopic surgery and interventional cardiology coil occlusion. *The Annals of thoracic surgery*. 2003；76（5）：1421–1427；discussion 1427–1428.

12. Schmidt B, Davis P, Moddemann D, Ohlsson A, Roberts RS, Saigal S, Solimano A, Vincer M, Wright LL. Long–term effects of indomethacin prophylaxis in extremely–low–birth–weight infants. *N Engl J Med*. 2001；344（26）：1966–1972.

13. Koch J, Hensley G, Roy L, Brown S, Ramaciotti C, Rosenfeld CR. Prevalence of spontaneous closure of the ductus arteriosus in neonates at a birth weight of 1000 grams or less. *Pediatrics*. 2006；117（4）：1113–1121.

14. Allen HD. *Moss and adams heart disease in infants, children, and adolescents：Including the fetus and young adult*. Philadelphia, PA：Wolters Kluwer Health/Lippincott Williams & Wilkins；2013.

43 章

◆患者向け URL
・ Congenital Heart Disease. John Hopkins University—**www.pted.org.**
・ **www.my.clevelandclinic.org/childrens–hospital/health–info/diseases–conditions/heart/hic–pediatric–congenital–heart–defects.aspx.**
◆医療従事者向け URL
・ **www.emedicine.medscape.com/article/900574.**
◆参考文献

1. Hoffman JL, Kaplan S. The incidence of congenital heart disease. *J Am Coll Cardiol*. 2002；39（12）：1890–1900.

2. Silberbach M, Hannon D. Presentation of congenital heart disease in the neonate and young infant. *Pediatr Rev*. 2007；28（4）：123–131.

3. Lacro RV. Dysmorphology and Genetics. In：Keane JF, Lock JE and Fyler DC, eds. *Nadas' Pediatric Cardiology, 2nd ed*. Elsevier, 2006；49–72.

4. Jenkins KJ, Correa A, Feinstein JA, et al. Noninherited risk factors and congenital cardiovascular defects：current knowledge：a scientific statement from the American Heart Association Council on Cardiovascular Disease in the Young：endorsed by the American Academy of Pediatrics. *Circulation*. 2007；115：2995–3014.

5. Rachael L. Cordina and David S. Celermajer：Chronic cyanosis and vascular function：implications for patients with

cyanotic congenital heart disease. *Cardiology in the Young* 2010；242–253.

44 章

◆患者向け URL
・ The American Heart Association has information about who is at risk for bacterial endocarditis and a printable wallet card for at–risk patient, available in English or Spanish—**www.heart.org/HEARTORG/Conditions/CongenitalHeartDefects/TheImpactofCongenitalHeartDefects/Infective–Endocarditis_UCM_307108_Article.jsp.**
◆医療従事者向け URL
・ The American Heart Association guidelines on endocarditis prophylaxis—**www.circ.ahajournals.org/content/116/15/1736.full.pdf.**
・ Guidelines on Infective Endocarditis：Diagnosis, Antimicrobial Thherapy, and Management of Complications—**www.circ.ahajournals.org/content/111/23/e394.full.**
・ MedCalc has an interactive Web site with Duke criteria for Infective Endocarditis—**www.medcalc.com/endocarditis.html.**
◆参考文献

1. Knirsch W, Nadal D. Infective endocarditis in congenital heart disease. *Eur J Pediatr*. 2011；170（9）：1111–1127.

2. Pasquali SK, Xia H, Zeinab M, et al. Trends in endocarditis hospitalizations at US children's hospitals：Impact of the 2007 American Heart Association Antiobiotic Prophylaxis Guidelines. *Amer Heart J*. 2012；163（5）：894–899.

3. Prendergast BD. The changing face of infective endocarditis. *Heart*. 2006；92（7）：879–885.

4. Gewitz MH. *Pediatric Bacterial Endocarditis*. http://emedicine.medscape.com/article/896540, accessed May 17, 2011.

5. Habib G. Management of infective endocarditis. *Heart*. 2006；92（1）：124–130.

6. Penk JS, Webb CL, Shulman ST, Anderson EJ. Echocardiography in pediatric infective endocarditis. *Pediatr Infect Dis J*. 2011；3（12）：1109–1111.

7. Falagas ME, Matthaiou DK, Bliziotis IA. The role of aminoglycosides in combination with a beta–lactam for the treatment of bacterial endocarditis：a meta–analysis of comparative trials. *J Antimicrob Chemother*. 2006；57（4）：639–647.

8. Wilson W, Taubert KA, Gewitz M, et al. Prevention of infective endocarditis：a guideline from the American Heart Association. *Circulation*. 2007；116：1736–1754.

9. Baddour LM, Wilson WR, Bayer AS, et al. American Heart Association Scientific Statement on Infective Endocarditis. *Cir-*

culation. 2005；111：e394–e434.

45 章

◆患者向け URL
・ **www.www.ncbi.nlm.nih.gov/pubmedhealth/PMH0004388/.**
◆医療従事者向け URL
・ **www.my.americanheart.org/professional/General/Rheumatic–Fever–and–Strep–Throat_UCM_423927_Article.jsp.**
・ **www.who.int/cardiovascular_diseases/resources/trs923/en.**
◆参考文献

1. Carapetis, J.R., et al. The global burden of group A streptococcal diseases. *Lancet Infect Dis*. 2005；（11）：685–694.

2. Markowitz M, Kaplan EL. Reappearance of rheumatic fever. In：Barness LA, ed. *Advances in Pediatrics*. Chicago, Year Book Medical Publishers；1989：39–66.

3. Veasy LG, Wiedmeier SE, Orsmond GS, et al. Resurgence of acute rheumatic feve in the intermountain area of the US. *N Engl J Med*. 1987；316：421–427.

4. Wald ER, Dashefsky B, Feidt C, et al. Acute rheumatic fever in Western Pennsylvania and the tri–state area. *Pediatrics*. 1987；80：371–374.

5. Dajani AS, Ayoub E, Bierman FZ, et al. Guidelines for the diagnosis of rheumatic fever：Jones criteria, updated 1992. *Circulation*. 1993；87：302–307.

6. Ferrieri, P. Proceedings of the Jones Criteria workshop. *Circulation*. 2002；106（19）：2521–2523.

7. Gerber, M.A., et al. Prevention of rheumatic fever and diagnosis and treatment of acute Streptococcal pharyngitis：a scientific statement from the American Heart Association Rheumatic Fever, Endocarditis, and Kawasaki Disease Committee of the Council on Cardiovascular Disease in the Young, the Interdisciplinary Council on Functional Genomics and Translational Biology, and the Interdisciplinary Council on Quality of Care and Outcomes Research：endorsed by the American Academy of Pediatrics. *Circulation*. 2009；119（11）：1541–1551.

8. United Kingdom and United States Joint Report：The treatment of acute rheumatic fever in children. *Circulation*. 1955；11：343.

9. Cilliers A, Manyemba J, Adler AJ, Saloojee H. Anti–inflammatory treatment for carditis in acute rheumatic fever. *Cochrane Database of Systematic Reviews* 2012；6.

10. Cilliers, AM. Rheumatic fever and its management. *BMJ*. 2006；333：1153.

11. Skoularigis J, Sinovich V, Joubert G, Sareli P. Evaluation of the long–term results of mitral valve repair in 254 young patients with rheumatic mitral regurgitation. *Circulation*. 1994；90：II167.

46 章

◆患者向け URL

Wolff-Parkinson-White 症候群
- http://my.clevelandclinic.org/heart/disorders/electric/wpw.aspx.

QT 延長症候群
- http://my.clevelandclinic.org/heart/disorders/electric/longqtsyndrome.aspx.

完全房室ブロック
- http://www.chop.edu/service/cardiac-center/heart-conditions/heart-block.html.

◆医療従事者向け URL

Wolff-Parkinson-White 症候群
- http://www.hrsonline.org/News/Press-Releases/2012/05/Management-Of-Asymptomatic-Patients-With-Wolff-Parkinson-White#axzz2VWWD0EKU.

QT 延長症候群
- 2013 HRS/EHRA/APHRS Expert Consensus Statement on the Diagnosis and Management of Patients with Inherited Primary Arrhythmia Syndromes. Developed in partnership with the Heart Rhythm Society (HRS), the European Heart Rhythm, Association (EHRA), a registered branch of the European Society of Cardiology, and the Asia Pacific Heart Rhythm Society (APHRS) ; and in collaboration with the American College of Cardiology Foundation (ACCF), the American Heart Association (AHA), the Pediatric and Congenital Electrophysiology Society (PACES) and the Association for European Pediatric and Congenital Cardiology (AEPC).

完全房室ブロック
- http://emedicine.medscape.com/article/894596-overview.

◆参考文献

1. Calkins H, Sousa J, el-Atassi R, Rosenheck S, de Buitleir M, Kou WH, Kadish AH, Langberg JJ, Morady F. Diagnosis and cure of the wolff-parkinson-white syndrome or paroxysmal supraventricular tachycardias during a single electrophysiologic test. N Engl J Med. 1991 ; 324 (23) : 1612-1618.

2. Hiss RG, Lamb LE. Electrocardiographic findings in 122,043 individuals. Circulation. 1962 ; 25 : 947-961.

3. Cohen MI, Triedman JK, Cannon BC, Davis AM, Drago F, Janousek J, Klein GJ, Law IH, Morady FJ, Paul T, Perry JC, Sanatani S, Tanel RE. Paces/hrs expert consensus statement on the management of the asymptomatic young patient with a wolff-parkinson-white (wpw, ventricular preexcitation) electrocardiographic pattern : Developed in partnership between the pediatric and congenital electrophysiology society (paces) and the heart rhythm society (hrs). Endorsed by the governing bodies of paces, hrs, the american college of cardiology foundation (accf), the american heart association (aha), the american academy of pediatrics (aap), and the canadian heart rhythm society (chrs). Heart Rhythm. 2012 ; 9(6) : 1006-1024.

4. Bromberg BI, Lindsay BD, Cain ME, Cox JL. Impact of clinical history and electrophysiologic characterization of accessory pathways on management strategies to reduce sudden death among children with wolff-parkinson-white syndrome. Journal of the American College of Cardiology. 1996 ; 27(3) : 690-695.

5. Sarubbi B, Scognamiglio G, Limongelli G, Mercurio B, Pacileo G, Pisacane C, Russo MG, Calabrò R. Asymptomatic ventricular pre-excitation in children and adolescents : A 15 year follow up study. Heart. 2003 ; 89(2) : 215-217.

6. Ackerman MJ, Clapham DE. Ion channels—basic science and clinical disease. New England Journal of Medicine. 1997 ; 336(22) : 1575-1586.

7. Schwartz PJ, Moss AJ, Vincent GM, Crampton RS. Diagnostic criteria for the long qt syndrome. An update. Circulation. 1993 ; 88(2) : 782-784.

8. Goldenberg I, Moss AJ. Long qt syndrome. Journal of the American College of Cardiology. 2008 ; 51(24) : 2291-2300.

9. Aziz PF, Wieand TS, Ganley J, Henderson J, Patel AR, Iyer VR, Vogel RL, McBride M, Vetter VL, Shah MJ. Genotype- and mutation site-specific qt adaptation during exercise, recovery, and postural changes in children with long-qt syndrome. Circulation : Arrhythmia and Electrophysiology. 2011 ; 4(6) : 867-873.

10. Roden DM. Long-qt syndrome. New England Journal of Medicine. 2008 ; 358 (2) : 169-176.

11. Epstein AE, DiMarco JP, Ellenbogen KA, Estes NAM, Freedman RA, Gettes LS, Gillinov AM, Gregoratos G, Hammill SC, Hayes DL, Hlatky MA, Newby LK, Page RL, Schoenfeld MH, Silka MJ, Stevenson LW, Sweeney MO. 2012 accf/aha/hrs focused update incorporated into the accf/aha/hrs 2008 guidelines for device-based therapy of cardiac rhythm abnormalities : A report of the american college of cardiology foundation/american heart association task force on practice guidelines and the heart rhythm society. Circulation. 2013 ; 127(3) : e283-e352

12. Schwartz PJ, Priori SG, Cerrone M, Spazzolini C, Odero A, Napolitano C, Bloise R, De Ferrari GM, Klersy C, Moss AJ, Zareba W, Robinson JL, Hall WJ, Brink PA, Toivonen L, Epstein AE, Li C, Hu D. Left cardiac sympathetic denervation in the management of high-risk patients affected by the long-qt syndrome. Circulation. 2004 ; 109(15) : 1826-1833.

13. Behr E, Wood DA, Wright M, Syrris P, Sheppard MN, Casey A, Davies MJ, McKenna W. Cardiological assessment of first-degree relatives in sudden arrhythmic death syndrome. The Lancet. 2003 ; 362 (9394) : 1457-1459.

14. Ackerman MJ, Priori SG, Willems S, Berul C, Brugada R, Calkins H, Camm AJ, Ellinor PT, Gollob M, Hamilton R, Hershberger RE, Judge DP, Le Marec H, McKenna WJ, Schulze-Bahr E, Semsarian C, Towbin JA, Watkins H, Wilde A, Wolpert C, Zipes DP. Hrs/ehra expert consensus statement on the state of genetic testing for the channelopathies and cardiomyopathies : This document was developed as a partnership between the heart rhythm society (hrs) and the european heart rhythm association (ehra). Europace. 2011 ; 13(8) : 1077-1109.

15. Silvetti MS, Drago F, Grutter G, De Santis A, Di Ciommo V, Ravà L. Twenty years of paediatric cardiac pacing : 515 pacemakers and 480 leads implanted in 292 patients. Europace. 2006 ; 8(7) : 530-536.

16. Sachweh JS, Vazquez-Jimenez JF, Schöndube FA, Daebritz SH, Dörge H, Mühler EG, Messmer BJ. Twenty years experience with pediatric pacing : Epicardial and transvenous stimulation. European Journal of Cardio-Thoracic Surgery. 2000 ; 17(4) : 455-461.

17. Kojic EM, Hardarson T, Sigfusson N, Sigvaldason H. The prevalence and prognosis of third-degree atrioventricular conduction block : The reykjavik study. J Intern Med. 1999 ; 246(1) : 81-86.

18. Gilchrist AR. The action of atropine in complete heart-block. QJM. 1933 ; 2 (4) : 483-498.

19. Friedman RA. Congenital av block : Pace me now or pace me later? Circulation. 1995 ; 92(3) : 283-285.

20. Aziz P, Serwer G, Bradley D, LaPage M, Hirsch J, Bove R, Ohye R, Dick M, II. Pattern of recovery for transient complete heart block after open heart surgery for congenital heart disease : Duration alone predicts risk of late complete heart block. Pediatr Cardiol. 2013 ; 34(4) : 999-1005.

21. Brucato A. Prevention of congenital heart block in children of ssa-positive mothers. Rheumatology. 2008 ; 47(suppl 3) : iii35-iii37.

22. Esscher E. Congenital complete heart block. Acta Pædiatrica. 1981 ; 70(1) : 131-136.

23. Sholler GF, Walsh EP. Congenital complete heart block in patients without anatomic cardiac defects. American Heart Journal. 1989 ; 118(6) : 1193-1198.

47 章

◆患者向け URL

Down 症候群
- www.ndss.org/Resources/Health-Care/Associated-Conditions/The-Heart-Down-Syndrome/.

Turner 症候群
- http://my.clevelandclinic.org/childrens-hospital/health-info/diseases-conditions/endocrinology/hic-turner-syndrome.aspx.

DiGeorge 症候群
- http://ghr.nlm.nih.gov/condition/22q112-deletion-syndrome.

William 症候群
- www.williams-syndrome.org/what-is-williamssyndrome
- http://www.williams-syndrome.org/what-is-williams-syndrome.

Marfan 症候群
- http://my.clevelandclinic.org/heart/disorders/aorta_marfan/default.aspx.

◆医療従事者向け URL

Down 症候群
- http://www.ndss.org/Resources/Health-Care/Associated-Conditions/The-Heart--Down-Syndrome/.

Turner 症候群
- http://pediatrics.aappublications.org/content/123/5/1423.full.

DiGeorge 症候群
- Practical Guidelines for Managing Patients with 22q11.2 Deletion Syndrome—www.sciencedirect.com/science/article/pii/S0022347611002447.

William 症候群
- www.orpha.net/consor/cgi-bin/OC_Exp.php?Lng=GB&Expert=904.0.
- http://circ.ahajournals.org/content/121/13/e266.full.

Marfan 症候群
- 2013 Updated guidelines on Health Supervision for Children with Marfan Syndrome from the Committee on Genetics of the American Academy of Pediatrics—http://pediatrics.aappublications.org/content/132/4/e1059.abstract.

◆参考文献

1. Irving CA, Chaudhari MP. Cardiovascular abnormalities in down's syndrome：Spectrum, management and survival over 22 years. *Archives of disease in childhood*. 2012；97（4）：326–330.
2. Donaldson MD, Gault EJ, Tan KW, Dunger DB. Optimising management in turner syndrome：From infancy to adult transfer. *Archives of disease in childhood*. 2006；91（6）：513–520.
3. Zehr KJ, Gillinov AM, Redmond JM, Greene PS, Kan JS, Gardner TJ, Reitz BA, Cameron DE. Repair of coarctation of the aorta in neonates and infants：A thirty-year experience. *The Annals of thoracic sur-gery*. 1995；59（1）：33–41.
4. Hellenbrand WE, Allen HD, Golinko RJ, Hagler DJ, Lutin W, Kan J. Balloon angioplasty for aortic recoarctation：Results of valvuloplasty and angioplasty of congenital anomalies registry. *The American journal of cardiology*. 1990；65（11）：793–797.
5. Bondy CA. Care of girls and women with turner syndrome：A guideline of the turner syndrome study group. *The Journal of clinical endocrinology and metabolism*. 2007；92（1）：10–25.
6. Graham TP, Jr., Driscoll DJ, Gersony WM, Newburger JW, Rocchini A, Towbin JA. Task force 2：Congenital heart disease. *Journal of the American College of Cardiology*. 2005；45（8）：1326–1333.
7. Shprintzen RJ. Velo-cardio-facial syndrome：30 years of study. *Dev Disabil Res Rev*. 2008；14（1）：3–10.
8. Wilson TA, Blethen SL, Vallone A, Alenick DS, Nolan P, Katz A, Amorillo TP, Goldmuntz E, Emanuel BS, Driscoll DA. Digeorge anomaly with renal agenesis in infants of mothers with diabetes. *Am J Med Genet*. 1993；47（7）：1078–1082.
9. Bassett AS, McDonald-McGinn DM, Devriendt K, Digilio MC, Goldenberg P, Habel A, Marino B, Oskarsdottir S, Philip N, Sullivan K, Swillen A, Vorstman J. Practical guidelines for managing patients with 22q11.2 deletion syndrome. *The Journal of pediatrics*. 2011；159（2）：332–339.e331.
10. Stromme P, Bjornstad PG, Ramstad K. Prevalence estimation of williams syndrome. *J Child Neurol*. 2002；17（4）：269–271.
11. Nickerson E, Greenberg F, Keating MT, McCaskill C, Shaffer LG. Deletions of the elastin gene at 7q11.23 occur in approximately 90% of patients with williams syndrome. *Am J Hum Genet*. 1995；56（5）：1156–1161.
12. Soper R, Chaloupka JC, Fayad PB, Greally JM, Shaywitz BA, Awad IA, Pober BR. Ischemic stroke and intracranial multifocal cerebral arteriopathy in williams syndrome. *J Pediatr*. 1995；126（6）：945–948.
13. Wessel A, Gravenhorst V, Buchhorn R, Gosch A, Partsch CJ, Pankau R. Risk of sudden death in the williams-beuren syndrome. *Am J Med Genet A*. 2004；127A（3）：234–237.
14. Broder K, Reinhardt E, Ahern J, Lifton R, Tamborlane W, Pober B. Elevated ambulatory blood pressure in 20 subjects with williams syndrome. *Am J Med Genet*. 1999；83（5）：356–360.
15. Collins RT, 2nd, Aziz PF, Gleason MM, Kaplan PB, Shah MJ. Abnormalities of cardiac repolarization in williams syndrome. *The American journal of cardiology*. 2010；106（7）：1029–1033.
16. Wessel A, Pankau R, Kececioglu D, Ruschewski W, Bürsch JH. Three decades of follow-up of aortic and pulmonary vascular lesions in the williams-beuren syndrome. *American Journal of Medical Genetics*. 1994；52（3）：297–301.
17. Ammash NM, Sundt TM, Connolly HM. Marfan syndrome-diagnosis and management. *Curr Probl Cardiol*. 2008；33（1）：7–39.
18. McKusick VA. The defect in marfan syndrome. *Nature*. 1991；352（6333）：279–281.
19. De Paepe A, Devereux RB, Dietz HC, Hennekam RC, Pyeritz RE. Revised diagnostic criteria for the marfan syndrome. *Am J Med Genet*. 1996；62（4）：417–426.
20. Loeys BL, Dietz HC, Braverman AC, Callewaert BL, De Backer J, Devereux RB, Hilhorst-Hofstee Y, Jondeau G, Faivre L, Milewicz DM, Pyeritz RE, Sponseller PD, Wordsworth P, De Paepe AM. The revised ghent nosology for the marfan syndrome. *J Med Genet*. 2010；47（7）：476–485.
21. Loeys BL, Schwarze U, Holm T, Callewaert BL, Thomas GH, Pannu H, De Backer JF, Oswald GL, Symoens S, Manouvrier S, Roberts AE, Faravelli F, Greco MA, Pyeritz RE, Milewicz DM, Coucke PJ, Cameron DE, Braverman AC, Byers PH, De Paepe AM, Dietz HC. Aneurysm syndromes caused by mutations in the tgf-beta receptor. *N Engl J Med*. 2006；355（8）：788–798.
22. Wenstrup RJ, Meyer RA, Lyle JS, Hoechstetter L, Rose PS, Levy HP, Francomano CA. Prevalence of aortic root dilation in the ehlers-danlos syndrome. *Genet Med*. 2002；4（3）：112–117.
23. Ahimastos AA, Aggarwal A, D'Orsa KM, Formosa MF, White AJ, Savarirayan R, Dart AM, Kingwell BA. Effect of perindopril on large artery stiffness and aortic root diameter in patients with marfan syndrome：A randomized controlled trial. *JAMA：the journal of the American Medical Association*. 2007；298（13）：1539–1547.
24. Yang HH, Kim JM, Chum E, van Breemen C, Chung AW. Long-term effects of losartan on structure and function of the thoracic aorta in a mouse model of marfan syndrome. *British journal of pharmacology*. 2009；158（6）：1503–1512.
25. Brooke BS, Habashi JP, Judge DP, Patel N, Loeys B, Dietz HC III. Angiotensin II blockade and aortic-root dilation in Marfan's syndrome. *N Engl J Med*. 2008；358：2787–2795.
26. Bhudia SK, Troughton R, Lam BK, Rajeswaran J, Mills WR, Gillinov AM, Griffin BP, Blackstone EH, Lytle BW, Svensson LG. Mitral valve surgery in the adult marfan syndrome patient. *The Annals of thoracic surgery*. 2006；81（3）：843–848.
27. Vardulaki KA, Prevost TC, Walker NM, Day NE, Wilmink ABM, Quick CRG,

Ashton HA, Scott RAP. Growth rates and risk of rupture of abdominal aortic aneurysms. *British Journal of Surgery*. 1998；85（12）：1674–1680.

48 章

◆参考文献

1. American Academy of Pediatrics Subcommittee on Diagnosis and Management of Bronchiolitis：Diagnosis and management of bronchiolitis. *Pediatrics*. 2006；118（4）：1774–1793.

2. Alverson, B and Ralston, SL. Management of Bronchiolitis：Focus on Hypertonic Saline. *Contemporary Pediatrics*. 2011；30–36.

3. McConnochie KM, Roghmann KJ. Parental smoking, presence of older siblings, and family history of asthma increase risk of bronchiolitis. *Am J Dis Child*. 1986；140（8）：806–812.

4. Meissner, CH. Selected populations at increased risk from respiratory syncytial virus infection. *The Pediatric Infectious Disease Journal*. 2003；22（2）：S40–S45.

5. The IMpact–RSV study group：Palivizumab, a humanized respiratory syncytial virus monoclonal antibody, reduces hospitalization from respiratory syncytial virus infection in highrisk infants. *Pediatrics*. 1998；102：531–537.

6. Feltes TF, Cabalka AK, Meissner HC, et al. Palivizumab prophylaxis reduces hospitalization due to respiratory syncytial virus in young children with hemodynamically significant congenital heart disease. *J Pediatr*. 2003；143：532–540.

7. Romero JR. Palivizumab prophylaxis of respiratory syncytial virus disease from 1998 to 2002：results from four years of palivizumab usage. *Pediatr Infect Dis J*. 2003；22（2 suppl）：S46–S54.

49 章

◆患者向け URL

一般的情報は以下を参照。

・American Lung Association—**www. lung.org/lung–disease/asthma/**.

・National Library of Medicine—**www. nlm.nih.gov/medlineplus/asthma. html.**

◆医療従事者向け URL

・National Asthma Education and Prevention Program—**www.nhlbi.nih.gov/ guidelines/asthma/asthsumm.pdf.**

・Centers for Disease Control and Prevention—**www.cdc.gov/nchs/fastats/ asthma.htm.**

◆参考文献

1. Centers for Disease Control and Prevention. Asthma in the US. Available at http://www.cdc.gov/VitalSigns/ Asthma/index.html, accessed December 2012.

2. Tsai CL, Lee WY, Hanania NA, Camargo

CA Jr：Age–related differences in clinical outcomes for acute asthma in the United States, 2006–2008. *J Allergy Clin Immunol*. 2012；129（5）：1252–1258.

3. Karaca–Mandic P, Jena AB, Joyce GF, Goldman DP. Out–of–pocket medication costs and use of medications and health care services among children with asthma. *JAMA*. 2012；307（12）：1284–1291.

4. Bacharier LB, Cohen R, Schweiger T, et al. Determinants of asthma after severe respiratory syncytial virus bronchiolitis. *J Allergy Clin Immunol*. 2012；130（1）：91–100.

5. National Asthma Education and Prevention Program Expert Panel Report 3 （2007）. Available at http://www.nhlbi. nih.gov/guidelines/asthma/asthsumm. pdf, accessed February 2012.

6. Roett MA, Gillespie C. Asthma. In：Sloane PD, Slatt LM, Ebell MH, Smith MA, Power D, Viera AJ, eds. *Essential of Family Medicine*. Philadelphia, PA：Lippincott Williams & Wilkins；2011：607–623.

7. Schauberger EM, Ewart SL, Arshad SH, et al. Identification of ATPAF1 as a novel candidate gene for asthma in children. *J Allergy Clin Immunol*. 2011；128（4）：753–760.

8. Bisgaard H, Jensen SM, Bønnelykke K. Interaction between asthma and lung function growth in early life. *Am J Respir Crit Care Med*. 2012；185（11）：1183–1190.

9. Arshad SH, Kurukulaaratchy RJ, Fenn M, Matthews S. Early life risk factors for current wheeze, asthma, and bronchial hyperresponsiveness at 10 years of age. *Chest*. 2005；127（2）：502–508.

10. Beasley RW, Clayton TO, Crane J, et al. Acetaminophen use and risk of asthma, rhinoconjunctivitis, and eczema in adolescents：International Study of Asthma and Allergies in Childhood Phase Three. *Am J Respir Crit Care Med*. 2011；183（2）：171–178.

11. Holgate ST. The acetaminophen enigma in asthma. *Am J Respir Crit Care Med*. 2011；183（2）：147–151.

12. Reponen T, Lockey J, Bernstein DI, et al. Infant origins of childhood asthma associated with specific molds. *J Allergy Clin Immunol*. 2012；130（3）：639–644.

13. Arvaniti F, Priftis KN, Papadimitriou A, et al. Salty–snack eating, television or video–game viewing, and asthma symptoms among 10– to 12–year–old children：the PANACEA study. *J Am Diet Assoc*. 2011；111（2）：251–257.

14. Herr M, Just J, Nikasinovic L, et al. Influence of host and environmental factors on wheezing severity in infants：findings from the PARIS birth cohort. *Clin Exp Allergy*. 2012；42（2）：275–283.

15. Chipps BE, Zeiger RS, Borish L, et al.

Key findings and clinical implications from The Epidemiology and Natural History of Asthma：Outcomes and Treatment Regimens （TENOR）study. *J Allergy Clin Immunol*. 2012；130（2）：332–342.

16. Darrow LA, Hess J, Rogers CA, et al. Ambient pollen concentration and emergency department visits for asthma and wheeze. *J Allergy Clin Immunol*. 2012；130（3）：630–638.

17. Kapoor R, Menon C, Hoffstad O, et al. The prevalence of atopic triad in children with physician–confirmed atopic dermatitis. *J Am Acad Dermatol*. 2008；58（1）：66–73.

18. Hwang CY, Chen YJ, Lin MW, et al. Prevalence of atopic dermatitis, allergic rhinitis and asthma in Taiwan：a national study 2000–2007. *Acta Derm Venereol*. 2010；90（6）：589–594.

19. Spergel JM. From atopic dermatitis to asthma. *Ann Allergy Asthma Immunol*. 2010；105（2）：99–106.

20. Wildfire JJ, Gergen PJ, Sorkness CA, et al. Development and validation of the Composite Asthma Severity Index–an outcome measure for use in children and adolescents. *J Allergy Clin Immunol*. 2012；129（3）：694–701.

21. Bacharier LB, Guilbert TW. Diagnosis and management of early asthma in preschool–aged children. *J Allergy Clin Immunol*. 2012；130（2）：287–296.

22. Zeiger RS, Schatz M, Zhang F, et al. Elevated exhaled nitric oxide is a clinical indicator of future uncontrolled asthma in asthmatic patients on inhaled corticosteroids. *J Allergy Clin Immunol*. 2011；128（2）：412–414.

23. van der Valk R, Baraldi E, Stern G, et al. Daily exhaled nitric oxide measurements and asthma exacerbations in children. *Allergy*. 2012；67（2）：265–271.

24. Jenkins C, Seccombe L, Tomlins R. Investigating asthma symptoms in primary care. *BMJ*. 2012；344：e2734.

25. Herr M, Just J, Nikasinovic L, et al. Risk factors and characteristics of respiratory and allergic phenotypes in early childhood. *J Allergy Clin Immunol*. 2012；130（2）：389–396.

26. Mendes FA, Goncalves RC, Nunes MP, et al. Effects of aerobic training on psychosocial morbidity and symptoms in patients with asthma：a randomized clinical trial. *Chest*. 2010；138（2）：331–337.

27. Lanphear BP, Hornung RW, Khoury J, et al. Effects of HEPA air cleaners on unscheduled asthma visits and asthma symptoms for children exposed to secondhand tobacco smoke. *Pediatrics*. 2011；127（1）：93–101.

28. Arvaniti F, Priftis KN, Papadimitriou A, et al. Adherence to the Mediterranean type of diet is associated with lower prevalence of asthma symptoms, among

10–12 years old children：the PANACEA study. *Pediatr Allergy Immunol*. 2011；22（3）：283–289.

29. Coffman JM, Cabana MD, Halpin HA, Yelin EH. Effects of asthma education on children's use of acute care services：a meta-analysis. Pediatrics. 2008；121（3）：575–586.

30. Rhee H, Belyea MJ, Hunt JF, Brasch J. Effects of a peer-led asthma self-management program for adolescents. *Arch Pediatr Asolesc Med*. 2011；165（6）：513–519.

31. Al-sheyab N, Gallagher R, Crisp J, Shah S. Peer-led education for adolescents with asthma in Jordan：a cluster-randomized controlled trial. *Pediatrics*. 2012；129（1）：e106–112.

32. Bruzzese JM, Sheares BJ, Vincent EJ, et al. Effects of a school-based intervention for urban adolescents with asthma：a controlled trial. *Am J Respir Crit Care Med*. 2011；183（8）：998–1006.

33. Coffman JM, Cabana MD, Yelin EH. Do school-based asthma education programs improve self-management and health outcomes? *Pediatrics*. 2009；124（2）：729–742.

34. Zeiger RS, Mauger D, Bacharier LB, et al. Daily or intermittent budesonide in preschool children with recurrent wheezing. *N Engl J Med*. 2011；365（21）：1990–2001.

35. Ducharme FM, Ni Chroinin M, Greenstone I, Lasserson TJ. Addition of long-acting beta2-agonists to inhaled steroids versus higher dose inhaled steroids in adults and children with persistent asthma. *Cochrane Database Syst Rev*. 2010；（4）：CD004933.

36. Ni Chroinin M, Lasserson TJ, Greenstone I, Ducharme FM. Addition of long-acting beta2-agonists to inhaled corticosteroids for chronic asthma in children. *Cochrane Database Syst Rev*. 2009；（3）：CD007949.

37. McMahon AW, Levenson MS, McEvoy BW, et al. Age and risks of FDA-approved long-acting β_2-adrenergic receptor agonists. *Pediatrics*. 2011；128（5）：e1147–1154.

38. Lemanske RF Jr, Mauger DT, Sorkness CA, et al. Step-up therapy for children with uncontrolled asthma receiving inhaled corticosteroids. *N Engl J Med*. 2010；362（11）：975–985.

39. Zhang L, Axelsson I, Chung M, Lau J. Dose response of inhaled corticosteroids in children with persistent asthma：a systematic review. *Pediatrics*. 2011；127（1）：129–138.

40. Bhogal SK, McGillivray D, Bourbeau J, et al. Early administration of systemic corticosteroids reduces hospital admission rates for children with moderate and severe asthma exacerbation. *Ann Emerg Med*. 2012；60（1）：84–91.

41. Busse WW, Morgan WJ, Gergen PJ, et al. Randomized trial of omalizumab（anti-IgE）for asthma in inner-city children. *N Engl J Med*. 2011；364（11）：1005–1015.

42. Hughes JR, Stead LF, Lancaster T. Antidepressants for smoking cessation. *Cochrane Database Syst Rev*. 2007；（1）：CD000031.

43. Stead LF, Perera R, Bullen C, Mant D, Lancaster T. Nicotine replacement therapy for smoking cessation. *Cochrane Database Syst Rev*. 2008；（1）：CD000146.

44. Stead LF, Bergson G, Lancaster T. Physician advice for smoking cessation. *Cochrane Database Syst Rev*. 2008；（2）：CD000165.

45. Chan WW, Chiou E, Obstein KL, et al. The efficacy of proton pump inhibitors for the treatment of asthma in adults：a meta-analysis. *Ann Intern Med*. 2011；171（7）：620–629.

46. Writing Committee for the American Lung Association Asthma Clinical Research Centers, Holbrook JT, Wise RA, Gold BD, et al. Lansoprazole for children with poorly controlled asthma：a randomized controlled trial. *JAMA*. 2012；307（4）：373–381.

47. Rowe BH, Spooner CH, Ducharme FM, et al. Corticosteroids for preventing relapse following acute exacerbations of asthma. *Cochrane Database Syst Rev*. 2007；（3）：CD000195.

48. Maslova E, Granström C, Hansen S, et al. Peanut and tree nut consumption during pregnancy and allergic disease in children-should mothers decrease their intake? Longitudinal evidence from the Danish National Birth Cohort. *J Allergy Clin Immunol*. 2012；130（3）：724–732.

49. Silvers KM, Frampton CM, Wickens K, et al. Breastfeeding protects against current asthma up to 6 years of age. *J Pediatr*. 2012；160（6）：991–996.

50. Nurmatov U, Devereux G, Sheikh A. Nutrients and foods for the primary prevention of asthma and allergy：systematic review and meta-analysis. *J Allergy Clin Immunol*. 2011；127（3）：724–733.e1–30.

51. Loss G, Apprich S, Waser M, et al. The protective effect of farm milk consumption on childhood asthma and atopy：the GABRIELA study. *J Allergy Clin Immunol*. 2011；128（4）：766–773.e4.

52. Murphy VE, Namazy JA, Powell H, et al. A meta-analysis of adverse perinatal outcomes in women with asthma. *BJOG*. 2011；118（11）：1314–1323.

53. Belanger K, Hellenbrand ME, Holford TR, Bracken M. Effect of pregnancy on maternal asthma symptoms and medication use. *Obstet Gynecol*. 2010；115（3）：499–567.

54. Forno E, Fuhlbrigge A, Soto-Quiros ME, et al. Risk factors and predictive clinical scores for asthma exacerbations in childhood. *Chest*. 2010；138（5）：1156–1165.

55. Liu AH, Gilsenan AW, Stanford RH, et al. Status of asthma control in pediatric primary care：results from the pediatric Asthma Control Characteristics and Prevalence Survey Study（ACCESS）. *J Pediatr*. 2010；157（2）：276–281.

56. Janson SL, McGrath KW, Covington JK, et al. Objective airway monitoring improves asthma control in the cold and flu season：a cluster randomized trial. *Chest*. 2010；138（5）：1148–1149.

57. Dweik RA, Boggs PB, Erzurum SC, et al. An official ATS clinical practice guideline：interpretation of exhaled nitric oxide levels（FENO）for clinical applications. *Am J Respir Crit Care Med*. 2011；184（5）：602–615.

58. Fassl BA, Nkoy FL, Stone BL, et al. The Joint Commission Children's Asthma Care quality measures and asthma readmissions. *Pediatrics*. 130（3）：482–491.

59. Martinez FD, Chinchilli VM, Morgan WJ, et al. Use of beclomethasone dipropionate as rescue treatment for children with mild persistent asthma（TREXA）：a randomized, double-blind, placebo-controlled trial. *Lancet*. 2011；377（9766）：650–657.

60. Britton J. Passive smoking and asthma exacerbation. *Thorax*. 2005；60：794–795.

50 章

◆患者向け URL
・ www.healthychildren.org／English／health-issues／conditions／chest-lungs／Pages／Pneumonia.aspx.
・ www.nhlbi.nih.gov／health／health-topics／topics／pnu／.
・ www.nlm.nih.gov／medlineplus／pneumonia.html.

◆医療従事者向け URL
・ http://pediatrics.aappublications.org／content／128／6／e1677.full.

◆参考文献

1. Esposito S, Cohen R, Domingo JD, et al. Antibiotic therapy for pediatric community-acquired pneumonia：do we know when, what and for how long to treat? *Pediatr Infect Dis J*. 2012；31（6）：e78–85.

2. Mullholland K. Magnitude of the problem of childhood pneumonia. *Lancet*. 1999；354：590–592.

3. Buie VC, Owings MF, DeFrances CJ, Golosinskiy A. National Hospital Discharge Survey：2006 summary. National Center for Health Statistics. *Vital Health Stat*. 13（168）. 2010. Available at http://www.cdc.gov／nchs／data／series／sr_13／sr13_168.pdf, accessed October 2012.

4. Centers for Disease Control and Prevention. Pneumonia hospitalizations

among young children before and after introduction of pneumococcal conjugate vaccine–United States, 1997–2006. *MMWR*. 2009；58(1)：1–4.

5. File TM. Case studies of lower respiratory tract infections：community–acquired pneumonia. *Am J Med*. 2010；123：4 Suppl）：S4–15.

6. Xu J, Kochanek MA, Murphy SL, Tejada–Vera B. Deaths：final data for 2007. *Natl Vital Stat Rep*. 2010；58(19)：1–136.

7. Kochanek KD, Xu JQ, Murphy SL, Miniño AM, Kung H. Deaths：Final Data for 2009. National Vital Statistics Reports；vol 60 no 3. Hyattsville, MD：National Center for Health Statistics. 2011. Available at http://www.cdc.gov/nchs/data/nvsr/nvsr60/nvsr60_03.pdf, accessed October 2012.

8. Don M, Canciani M, Korppi M. Community–acquired pneumonia in children：what's old？What's new？*Acta Paediatr*. 2010；99(11)：1602–1608.

9. Stein RT, Marostica PJC. Community–acquired pneumonia：a review and recent advances. *Pediatr Pulmonol*. 2007；42：1095–1103.

10. Juvén T, Mertsola J, Waris M, et al. Etiology of community–acquired pneumonia in 254 hospitalized children. *Pediatr Infect Dis J*. 2000；19(4)：293–298.

11. De Schutter I, De Wachter E, Crokaert F, et al. Microbiology of bronchoalveolar lavage fluid in children with acute nonresponding or recurrent community–acquired pneumonia：identification of nontypeable Haemophilus influenzae as a major pathogen. *Clin Infect Dis*. 2011；52(12)：1437–1444.

12. Marrie TJ, Campbell GD, Walker DH, Low DE. Pneumonia. In：Kasper DL, Braunwald E, Fauci AS, Hauser SL, Longo DL, Jameson JL eds. *Harrison's Principles of Internal Medicine*, 16th ed. New York：McGraw–Hill, 2005：1528–1541.

13. Heiskanen–Kosma T, Korppi M, Jokinen C, Heinonen K. Risk factors for community–acquired pneumonia in children：a population–based case control study. *Scand J Infect Dis*. 1997；29(3)：281–285.

14. Grant CC, Emery D, Milne T, et al. Risk factors for community–acquired pneumonia in pre–school–aged children. *J Paediatr Child Health*. 2012；48(5)：402–412.

15. Juven T, Ruuskanen O, Mertsola J. Symptoms and signs of community–acquired pneumonia in children. *Scand J Prim Health Care*. 2003；21：52–56.

16. Korppi M, Don M, Valent F, Canciani M. The value of clinical features in differentiating between viral, pneumococcal and atypical bacterial pneumonia in children. *Acta Paediatr*. 2008；97：943–947.

17. Mahabee–Gittens EM, Grupp–Phelan

J, Brody AS, et al. Identifying children with pneumonia in the emergency department. *Clin Pediatr*（Phila）. 2005；44：427–435.

18. Palafox M, Guiscafré H, Reyes H, et al. Diagnostic value of tachypnoea in pneumonia defined radiologically. *Arch Dis Child*. 2000；82：41–45.

19. Bradley JS, Byington CL, Shah SS, et al. The management of community–acquired pneumonia in infants and children older than 3 months of age：clinical practice guidelines by the Pediatric Infectious Diseases Society and the Infectious Diseases Society of America. *Clin Infect Dis*. 2011；53(7)：e25–76.

20. Esposito S, Tagliabue C, Picciolli I, et al. Procalcitonin measurements for guiding antibiotic treatment in pediatric pneumonia. *Respir Med*. 2011；105(12)：1939–1945.

21. Murdoch DR, O'Brien KL, Driscoll AJ, et al. Laboratory methods for determining pneumonia etiology in children. *Clin Infect Dis*. 2012；54(S2)：S146–152.

22. Hazir T, Nisar YB, Qazi SA, et al. Chest radiography in children aged 2–59 months diagnosed with non–severe pneumonia as defined by World Health Organization：Descriptive multicentre study in Pakistan. *BMJ*. 2006；333：629.

23. Butler K, Pusic M. Pediatric Considerations. In：Schwartz DT, Reisdorff EJ eds. *Emergency Radiology*. New York：McGraw–Hill, 2000：610–615.

24. Reynolds JH, McDonald G, Alton H, Gordon SB. Pneumonia in the immunocompetent patient. *Br J Radiol*. 2010；83(996)：998–1009.

25. Scott JAG, Wonodi C, Moisi JC, et al. The definition of pneumonia, the assessment of severity and clinical standardization in the Pneumonia Etiology Research For Child Health Study. *Clin Infect Dis*. 2012；54(S2)：S109–116.

26. Gilchrist FJ. Is the use of chest physiotherapy beneficial in children with community–acquired pneumonia？*Arch Dis Child*. 2008；93(2)：176–178.

27. Lukrafka JL, Fuchs SC, Fischer GB, et al. Chest physiotherapy in paediatric patients hospitalized with community–acquired pneumonia：a randomised clinical trial. *Arch Dis Child*. 2012；97(11)：967–971.

28. Shah SS, Hall M, Newland JG, et al. Comparative effectiveness of pleural drainage procedures for the treatment of complicated pneumonia in childhood. *J Hosp Med*. 2011；6(5)：256–263.

29. Kabra SK, Lodha R, Pandey RM. Antibiotics for community–acquired pneumonia in children. *Cochrane Database of Syst Rev*. 2010；(3)：.CD004874.

30. Mulholland S, Gavranich JB, Gillies MB, Chang AB. Antibiotics for community–acquired lower respiratory tract

infections secondary to Mycoplasma pneumoniae in children. *Cochrane Database Syst Rev*. 2012；(9)：CD004875.

31. Weiss AK, Hall M, Lee GE, et al. Adjunct corticosteroids in children hospitalized with community–acquired pneumonia. *Pediatrics*. 2011；127(2)：e255–263.

32. Chang CC, Cheng AC, Chang AB. Over–the–counter（OTC）medications to reduce cough as an adjunct to antibiotics for acute pneumonia in children and adults. *Cochrane Database Syst Rev*. 2012；(2)：CD006088.

33. Basnet S, Shrestha PS, Sharma A, et al. A randomized controlled trial of zinc as adjuvant therapy for severe pneumonia in young children. *Pediatrics*. 2012；129(4)：701–708.

34. Srinivasan MG, Ndeezi G, Mboijana CK, et al. Zinc adjunct therapy reduces case fatality in severe childhood pneumonia：a randomized double blind placebo–controlled trial. *BMC Med*. 2012 Feb 8；10：14.

35. Centers for Disease Control and Prevention. Pneumococcal disease. Available at http://www.cdc.gov/vaccines/pubs/pinkbook/pneumo.html, accessed February 2012.

36. Hedlund J. Community–acquired pneumonia requiring hospitalisation. Factors of importance for the short–and long term prognosis. *Scand J Infect Dis Suppl*. 1995；95：1–60.

37. Edmond K, Scott S, Korczak V, et al. Long term sequelae from childhood pneumonia：systematic review and meta–analysis. *PLoS One*. 2012；7(2)：e31239.

 51 章

◆患者向け URL

・ CF foundation—**www.cff.org.**

・ NIH CF website—**www.nhlbi.nih.gov/health/health–topics/topics/cf.**

・ CF community support resources—**www.cfri.org/cfsupport.shtml.**

・ CF gene mutations—**www.cftr2.org.**

◆医療従事者向け URL

・ **http://pedsinreview.aappublications.org/content/30/8/302.full?sid=a05fb5ed–0219–4bc0–a89c–dc92cbe6a5dc.**

・ CF gene database—**www.cftr2.org/browse.php.**

・ European CF guidelines—**www.ecfs.eu/ecfs_guidelines.**

◆参考文献

1. Montgomery GS, Howenstine M：Cystic fibrosis. *Pediatr Rev Am Acad Pediatr*. 2009；30(8)：302–309；quiz 310.

2. *Cystic Fibrosis Foundation － Patient Registry Report*. Bethesda, MD；2011. Available at：http://www.cff.org/livingwithcf/

qualityimprovement/patientregistryreport/, accessed September 3, 2013.

3. Strausbaugh SD, Davis PB：Cystic fibrosis：a review of epidemiology and pathobiology. *Clin Chest Med.* 2007；28(2)：279–288.

4. Rohlfs EM, Zhou Z, Heim RA, et al. Cystic Fibrosis Carrier Testing in an Ethnically Diverse US Population. *Clin Chem.* 2011；57(6)：841–848.

5. Gibson RL, Burns JL, Ramsey BW：Pathophysiology and management of pulmonary infections in cystic fibrosis. *Am J Respir Crit Care Med.* 2003；168(8)：918–951.

6. Moran A, Becker D, Casella SJ, et al. Epidemiology, pathophysiology, and prognostic implications of cystic fibrosis–related diabetes：a technical review. *Diabetes Care.* 2010；33(12)：2677–2683.

7. Goss CH, Ratjen F：Update in cystic fibrosis 2012. *Am J Respir Crit Care Med.* 2013；187(9)：915–919.

8. Wagener JS, Zemanick ET, Sontag MK：Newborn screening for cystic fibrosis. *Curr Opin Pediatr.* 2012；24(3)：329–335.

9. Knowles M, Gatzy J, Boucher R：Increased bioelectric potential difference across respiratory epithelia in cystic fibrosis. *N Engl J Med.* 1981；305：1498–1495.

10. Panitch HB：Evaluation of recurrent pneumonia. *Pediatr Infect Dis J.* 2005；24(3)：265–266.

11. Sawicki GS, Tiddens H：Managing treatment complexity in cystic fibrosis：challenges and opportunities. *Pediatr Pulmonol.* 2012；47(6)：523–533.

12. Cohen–Cymberknoh M, Shoseyov D, Kerem E：Managing Cystic Fibrosis：Strategies That Increase Life Expectancy and Improve Quality of Life. *Am J Respir Crit Care Med.* 2011；183(11)：1463–1471.

13. Harms HK, Matouk E, Tournier G, et al., on behalf of DNase International Study Group. Multicenter, open–label study of recombinant human DNase in cystic fibrosis patients with moderate lung disease. *Pediatr Pulmonol.* 1998；26：155–161.

14. Saiman L, Marshall BC, Mayer–Hamblett N, Burns JL, Quittner AL, Cibene DA, Coquillette S, Fieberg AY, Accurso FJ, Campbell PW 3rd, et al. Azithromycin in patients with cystic fibrosis chronically infected with Pseudomonas aeruginosa：a randomized controlled trial. *JAMA.* 2003；290(13)：1749–1756.

15. Southern KW, Barker PM, Solis–Moya A, Patel L：Macrolide antibiotics for cystic fibrosis. *Cochrane Database Syst Rev.* 2011；(12)：CD002203. Epub 2011 Dec 7.

16. Fredericksen B, Koch C, Hoiby N：Antibiotic treatment of initial colonization with *Pseudomonas aeruginosa* postpones chronic infection and prevents deterioration of pulmonary function in cystic fibrosis. *Pediatr Pulmonol.* 1997；23：330–335.

17. Cystic Fibrosis Foundation, Borowitz D, Robinson KA, et al. Cystic Fibrosis Foundation evidence–based guidelines for management of infants with cystic fibrosis. *J Pediatr.* 2009；155(6)：S73–93.

18. Liou TG, Adler FR, Cox DR, Cahill BC：Lung transplantation and survival in children with cystic fibrosis. *N Engl J Med.* 2007；357：2143–2152.

52 章

◆患者向け URL

先天性肺葉性肺気腫

- www.emedicinehealth.com/emphysema_congenital_lobar-health/article_em.htm.

◆医療従事者向け URL

先天性肺静脈欠損

- Vyas HV, Greenberg SB, Krishnamurthy R：MR Imaging and CT Evaluation of Congenital Pulmonary Vein Abnormalities in Neonates and Infants. *RadioGraphics.* 2012；32：87–98.

気管気管支

- Congenital malformations of the Trachea—www.emedicine.medscape.com/article/837827.

気管支原性嚢胞

- Pediatric Bronchogenic Cyst—www.emedicine.medscape.com/article/1005440.

- Bronchogenic Cyst Imaging—www.emedicine.medscape.com/article/354447.

先天性肺葉性肺気腫

- Imaging in Congenital Lobar Emphysema—www.emedicine.medscape.com/article/407635.

CCAM

- Cystic Adenomatoid Malformation Treatment and Management—www.emedicine.medscape.com/article/1001488–overview.

- Imaging in Congenital Cystic Adenomatoid Malformation—www.emedicine.medscape.com/article/407407–overview.

肺分画症

- Pulmonary sequestration Imaging—www.emedicine.medscape.com/article/412554–overview.

肺無形成

- Congenital lung malformations—www.emedicine.medscape.com/article/905596–overview.

◆参考文献

1. Beerman, LB, Oh KS, Park SC, Freed MD, Sondheimer HM, Fricker FJ, Mathews RA, Fischer DR. Unilateral Pulmonary Vein Atresia：Clinical and Radiographic Spectrum. *Pediatric Cardiology.* 1983；4(2)：105–112.

2. Kim Y, Yoo IR, Ahn MI, Han DH. Asymptomatic adults with isolated unilateral right pulmonary vein atresia：multidetector CT findings. *British Journal of Radiology.* 2011；84(1002)：e109–e113.

3. Heyneman LE, Nolan RL, Harrison JK, McAdams HP. Congenital Unilateral Pulmonary vein atresia radiologic findings in 3 adult patients. *Am J Roentgenol.* 2001；177(3)：681–685.

4. Mataciunas M, Gumbiene L, Cibiras S, Tarutis V, Tamosiunas AE. CT angiography of mildly symptomatic, isolated, unilateral right pulmonary vein atresia. *Pediatr Radiol.* 2009；39(10)：1087–1090.

5. Cullen S, Deasy PF, Tempany E, Duff, DF. Isolated pulmonary vein atresia. *British Heart Journal* 1990；63：350–354.

6. Pourmoghadam KK, Moore JW, Khan M, Geary EM, Madan N, Wolfson BJ, et al. Congenital unilateral pulmonary venous atresia：definitive diagnosis and treatment. *Pediatr Cardiol.* 2003；24：73–79.

7. Ghaye B, Szapiro D, Fanchamps JM, Dondelinger RF. Congenital bronchial anomalies revisited. *RadioGraphics.* 2001；21：105–119.

8. McLaughlin FJ, Strieder DJ, Harris GB, Vawter GP, Eraklis AJ. Tracheal bronchus：association with respiratory morbidity in childhood. *J Pediatr.* 1985；106(5)：751–755.

9. O'Sullivan BP, Frassica JJ, Rayder SM. Tracheal bronchus：a cause of prolonged atelectasis in intubated children. *Chest.* 1998；113(2)：537–540.

10. Gower WA, Mc–Grath–Morrow SA, MacDonald KD, Fishman EK. Tracheal bronchus in a 6–month–old infant identified by CT with three–dimensional airway reconstruction. *BMJ Case Rep.* 2009；bcr2006071100.

11. Doolittle AM, Mair EA. Tracheal bronchus：Classification, endoscopic analysis and airway management. *Otolaryngol Head Neck Surg.* 2002；126(3)：240.

12. Petroze R, McGahren ED. *Pediatric chest II：Benign tumors and cysts. Surg Clin North Am.* 2012；92(3)：645–658.

13. Limaïem F, Ayadi–Kaddour A, Djilani H, Kilani T, El Mezni F. Pulmonary and mediastinal bronchogenic cysts：a clinicopathologic study of 33 cases. *Lung.* 2008；186(1)：55–61.

14. McAdams HP, Kirejcyzk WM, Rosado–de–Christenson ML, Matsumoto S. Bronchogenic cyst：imaging features with clinical and histopathological correlation. *Radiology.* 2000；217：441–446.

15. Jeung MY, Gasser B, Gangi A et al. Imaging of cystic masses of the mediastinum. *Radiographics.* 2002；22：S79–93.

16. Fievet L, D'Journo XB, Guys JM, Thomas PA, De Lagausie P. Bronchogenic

cyst：best time for surgery? *Ann Thorac Surg.* 2012；94(5)：1695–1699.

17. Nasr A, Bass J. Thoracoscopic versus open resection of congenital lung lesions：a meta–analysis. *J Pediatr Surg.* 2012；47(5)：857–861.

18. Mendeloff EN. Sequestrations, Congenital Cystic Adenomatoid Malformations and Congenital Lobar Emphysema. *Semin Thorac Cardiovasc. Surg.* 2004；16：209–214.

19. R Ulku, Onat S, Ozcelik C. Congenital lobar emphysema：Differential diagnosis and therapeutic approach. *Pediatrics International.* 2008；50：658–661.

20. Sadaqat M, Malik JA, Karim R. Congenital lobar emphysema in an adult. *Lung India.* 2011；28：67–69.

21. Epelman M, Kreiger PA, Servaes S, Victoria T, Hellinger JC. Current imaging of prenatally diagnosed congenital lung lesions. *Semin Ultrasound CT MR.* 2010；31(2)：141–157.

22. Lee EY, Boiselle PM, Cleveland RH. Multidetector CT evaluation of congenital lung anomalies. *Radiology.* 2008；247(3)：632–648.

23. Olutoye OO, Coleman BG, Hubbard AM, Adzick NS. Prenatal diagnosis and management of congenital lobar emphysema. *J Pediatr Surg.* 2000；35(5)：792–795.

24. Ozçelik U, Göçmen A, Kiper N, Doğru D, Dilber E, Yalçin EG. Congenital lobar emphysema：evaluation and long–term follow–up of thirty cases at a single center. *Pediatr Pulmonol.* 2003；35(5)：384–391.

25. Azizkhan RG, Crombleholme TM. Congenital cystic lung disease：contemporary antenatal and postnatal management. *Pediatr Surg Int.* 2008；24：643–657.

26. Stocker JT, Madewell JE, Drake RM. Congenital cystic adenomatoid malformation of the lung. *Hum Pathol.* 1977；8：155–171.

27. Aslan AT, Yalcin E, Soyer T, Dogru D, Talim B, Ciftci AO, Ozcelik U, Kiper N. Prenatal period to adolescence：The variable presentations of congenital cystic adenomatoid malformation. *Pediatr Int.* 2006；48(6)：626–630.

28. Winters WD, Effmann EL. Congenital masses of the lung：prenatal and postnatal imaging evaluation. *J Thorac Imaging.* 2001；16(4)：196–206.

29. Eber E. Antenatal diagnosis of congenital thoracic malformations：early surgery, late surgery, or no surgery? *Semin Respir Crit Care Med.* 2007；28(3)：355–366.

30. Muller CO, Berrebi D, Kheniche A, Bonnard A. Is radical lobectomy required in congenital cystic adenomatoid malformation? *J Pediatr Surg.* 2012；47(4)：642–645.

31. Corbett HJ, Humphrey GME. Pulmonary sequestration. *Paediatric Respiratory Reviews.* 2004；5：59–68.

32. Guidry C, McGahren ED. Pediatric chest I：Developmental and physiologic conditions for the surgeon. *Surg Clin North Am.* 2012；92(3)：615–643.

33. Bratu I, Flageole H, Chen MF, Di Lorenzo M, Yazbeck S, Laberge JM. The multiple facets of pulmonary sequestration. *J Pediatr Surg.* 2001；36(5)：784–790.

34. Mendeloff EN. Sequestrations, congenital cystic adenomatoid malformations, and congenital lobar emphysema. *Semin Thorac Cardiovasc Surg.* 2004；16(3)：209–214.

35. Abbey P, Das CJ, Pangtey GS, Seith A, Dutta R, Kumar A. Imaging in bronchopulmonary sequestration. *Journal of Medical Imaging and Radiation Oncology* 2009；53：22–31.

36. Kestenholz PB, Schneiter D, Hillinger S, Lardinois D, Weder W. Thoracoscopic treatment of pulmonary sequestration. *Eur J Cardiothorac Surg.* 2006；29(5)：815–818.

37. Nazir Z, Qazi SH, Ahmed N, Atiq M, Billoo AG. Pulmonary agenesis − vascular airway compression and gastroesophageal reflux influence outcome. *J Pediatr Surg.* 2006；41(6)：1165–1169.

38. Cunningham ML, Mann N. Pulmonary agenesis：a predictor of ipsilateral malformations. *Am J Med Genet.* 1997；70(4)：391–398.

39. Thomas RJ, Lathif HC, Sen S, Zachariah N, Chacko J. Varied presentations of unilateral lung hypoplasia and agenesis：a report of four cases. *Pediatr Surg Int.* 1998；14(1–2)：94–95.

40. Meller CH, Morris RK, Desai T, Kilby MD. Prenatal diagnosis of isolated right pulmonary agenesis using sonography alone：case study and systematic literature review. *J Ultrasound Med.* 2012；31(12)：2017–2023.

53 章

◆患者向け URL

· www.gikids.org/content/33/en/Digestive–Topics.
· http://kidshealth.org › Parents › Growth & Development
· http://www.livestrong.com › ... › Malnutrition

◆医療従事者向け URL
· www.emedicine.medscape.com/article/985140–overview.
· www.clinicalkey.com/topics/pediatrics/failure–to–thrive.html.
· www.dhs.wisconsin.gov/wic/WICPRO/CYSHCN/08–charts.pdf.

◆参考文献
1. Daniel M, Kleis L, Pinar Cemeroglu A. Etiology of Failure to Thrive in Infants and Toddlers Referred to a Pediatric Endocri-nology Outpatient Clinic. *Clin Pediatr.* 2008；47(8)：762–765.

2. Levy Y, Levy A, Zangen T, et al. Diagnostic clues for identification of nonorganic vs organic causes of food refusal and poor feeding. *J Pediatr Gastroenterol Nutr.* 2009；48(3)：355–362.

3. de Onis M, Garza C, Onyango AW, et al. Comparison of the WHO child growth standards and the CDC 2000 growth charts. *J Nutr.* 2007；137(1)：144–148.

4. Waterlow JC. Classification and Definition of Protein Calorie Malnutrition. *Br Med J.* 1972；3：566–569.

5. Cole S, Lanham J. Failure to Thrive：An Update. *Am Fam Physician.* 2011；83(7)：829–834.

6. Homnick DN, Homnick BD, Reeves AJ, et al. Cyproheptadine is an effective appetite stimulant in cystic fibrosis. *Pediatr Pulmonol.* 2004；38(2)：129–34.

7. Rudolf MC, Logan S. What is the long term outcome for children who fail to thrive? A systematic review. *Arch Dis Child.* 2005；90(9)：925–931.

54 章

◆患者向け URL

· www.ncbi.nlm.nih.gov/pubmedhealth/PMH0001311/.
· http://digestive.niddk.nih.gov/ddiseases/pubs/gerinchildren/.
· www.gikids.org/content/8/en/Reflux–GERD.
· www.gikids.org/content/5/en/eosinophilicesophagitis.
· http://digestive.niddk.nih.gov/ddiseases/pubs/gerdinfant/index.aspx.

◆医療従事者向け URL
· www.naspghan.org/user–assets/Documents/pdf/PositionPapers/FINAL%20–%20JPGN%20GERD%20guideline.pdf.
· www.naspghan.org/user–assets/Documents/pdf/CDHNF%20Old%20Site/Eosinophilic%20Esophagitis%20Medical%20Professional%20Resources/EoEinChildrenandAdults_SystematicReview_DiagnosisandTreatment.pdf.
· http://emedicine.medscape.com/article/930029.

◆参考文献
1. Nelson SP, Chen EH, Syniar GM, Christoffel KK. Pediatric Practice Research Group. Prevalence of symptoms of gastroesophageal reflux during infancy. A pediatric practice–based survey. *Arch Pediatr Adolesc Med.* 1997；151(6)：569–572.

2. Nelson SP, Chen EH, Syniar GM, Christoffel KK. Pediatric Practice Research Group. Prevalence of symptoms of gastroesophageal reflux during childhood：a pediatric practice–based survey.

Arch Pediatr Adolesc Med. 2000 Feb；154
（2）：150–154.

3. Gössler A, Schalamon J, Huber–Zeyringer A, Höllwarth ME. Gastroesophageal reflux and behavior in neurologically impaired children. *J Pediatr Surg*. 2007；42（9）：1486–1490.

4. Heine RG, Nethercote M, Rosenbaum J, Allen KJ. Emerging management concepts for eosinophilic esophagitis in children. *J Gastroent Hepat*. 2011；26（7）：1106–1113.

5. Straumann A, Aceves SS, Blanchard C, Collins MH, Furuta GT, Hirano I, Schoepfer AM, Simon D, Simon H–U. Pediatric and adult eosinophilic esophagitis：similarities and differences. *Allergy*. 2012；67：477–490.

6. Sullivan, J and Sundaram, Shikha S. Gastroesophageal Reflux. *Pediatrics in Review*. 2012；33；243.

7. Vandplas, Y. Thickened infant formula does what it has to do：decrease regurgitation. *Pediatrics*. 2009；123（3）.

8. Markowitz JE, Spergel JM, Ruchelli E,Liacouras CA. Elemental diet is an effective treatment for eosinophilic esophagitis in children and adolescents. *Am J Gastroenterol*. 2003；98：777–782.

9. Dohil R, Newbury R, Fox L, Bastian J,Aceves SS. Oral viscous budesonide is effective in children with eosinophilicesophagitis in a randomized, placebo–controlled）trial. *Gastroenterology*. 2010；139（2）：418–429.

55 章

◆患者向け URL

・Kidshealth—**http://kidshealth.org/parent/medical/digestive/peptic_ulcers.html.**
・National Digestive Diseases Information Clearing House—**http://digestive.niddk.nih.gov/ddiseases/pubs/pepticulcers_ez/index.htm.**

◆医療従事者向け URL

・**http://emedicine.medscape.com/article/181753–overview.**

◆参考文献

1. Del Valle J. Peptic ulcer disease and related disorders. In：Kasper DL, Braunwald E, Fauci AS, Hauser SL, Longo DL, Jameson JL, eds. *Harrison's Principles of Internal Medicine*, 16th ed. New York, NY：McGraw–Hill；2005：1746–1762.

2. McPhee SJ, Papadakis MA, Tierney LW Jr：*Current Medical Diagnosis and Treatment*. New York, NY：McGraw–Hill；2007.

3. Shaoul R, Levine A. Letter to the Editor. Non–helicobacter, non–NSAIDs peptic disease in children. *J Pediatr Gastroenterol Nutr*. 2010；51（5）：685.

4. Tam YH, Lee KH, To KF, et al. *Helicobacter pylori*–positive versus *Helicobacter pylori*–negative idiopathic peptic ulcers in children with their long term outcomes. *J Pediatr Gsatroenterol Nutr*. 2009；48：299–305.

5. Oderda G, Mura S, Valori A, Brustia R. Idiopathic peptic ulcers in children. *J Pediatr Gsatroenterol Nutr*. 2009；48：268–270.

6. Ford AC, Marwaha A, Lim A, Moayyedi P. What is the prevalence of clinically significant endoscopic findings in subjects with dyspepsia? Systematic review and meta–analysis. *Clin Gastroenterol Hepatol*. 2010；8（10）：830–837.

7. Sýkora J, Rowland M. Helicobacter pylori in pediatrics. *Helicobacter*. 2011；16（1）：59–64.

8. Brown K, Lundborg P, Levinson J, Yang H. Incidence of peptic ulcer bleeding in the US pediatric population. *J Pediatr Gsatroenterol Nutr*. 2011；33（5–6）：221–226.

9. Urganci N, Ozcelik G, Kalyoncu D, et al. Serum gastrin levels and gastroduodenal lesions in children with chronic renal failure on continuous ambulatory peritoneal dialysis：a single–center experience. *Eur J Gastroenterol Hepatol*. 2012；24（8）：924–928.

10. Drumm B, Rhoads JM, Stringer DA, et al. Peptic ulcer disease in children：etiology, clinical findings, and clinical course. *Pediatrics*. 1988；82（3 Pt 2）：410–414.

11. Anand BS, Bank S, Qureshi WA, et al. *Peptic Ulcer Disease*. http://emedicine.medscape.com/article/181753–overview, accessed January 2013.

12. Ertem D. Clinical Practice：*Helicobacter pylori* infection in childhood. *Eur J Pediatr*. 2012；DOI 10.1007/s00431–012–1823–4.

13. Goodman KJ, Correa P, Mera R, et al. Effect of Helicobacter pylori infection on growth velocity of school–age Andean children. *Epidemiology*. 2011；22（1）：118–126.

14. Khanna B, Banatvala N, Israel NR, Gold BD. Helicobacter pylori acquisition in infancy following decline of maternal passive immunity：an IgG and IgM response. *J Pediatr Gastroenterol Nutr*. 1995；21（3）：342.

15. Chong SKF, Eizember L, Lou O, et al. Peptic Ulcer disease in children is infrequently associated with helicobacter pylori infection. *J Pediatr Gsatroenterol Nutr*. 1995；21：342.

16. Hassal E, Dimmick JE. Unique features of Helicobacter pylori disease in children. *Dig Dis Sci*. 1991；36：417–423.

17. Elitsur Y, Lawrence Z. Non–Helicobacter pylori related duodenal ulcer disease in children. *Helicobacter*. 2001；6：239–243.

18. Ramakrishnan K, Salinas RC. Peptic ulcer disease. *Am Fam Physician*. 2007；76（7）：1005–1012.

19. Li J, Wang F, Zhou Q, et al. IL–1 polymorphisms in children with peptic symptoms in South China. *Helicobacter*. 2011；16（3）：246–251.

20. Fuller–Thomson E, Bottoms J, Brennenstuhl S, Hurd M. Is childhood physical abuse associated with peptic ulcer disease? Findings from a population–based study. *J Interpers Violence*. 2011；26（16）：3225–3247.

21. Aldoori WH, Giovannucci EL, Stampfer MJ, et al. A prospective study of alcohol, smoking, caffeine, and the risk of duodenal ulcer in men. *Epidemiology*. 1997；8（4）：420–424.

22. Garrow D, Delegge MH. Risk factors or gastrointestinal ulcer disease in the US population. *Dig Dis Sci*. 2010；55（1）：66–72.

23. Veres G, Korponay–Szabó I, Maka E, et al. Duodenal ulceration in a patient with celiac disease and plasminogen I deficiency：coincidence or cofactors? *Pediatrics*. 2011；128（5）：e1302–1306.

24. Tolia V, Dubois RS. Peptic ulcer disease in children and adolescents：a ten year experience. *Clin Pediatr*（Phila）. 1983；22（10）：665–669.

25. Chey WD, Wong BCY. Practice Parameters Committee of the American College of Gastroenterology. American College of Gastroenterology guideline on the management of *Helicobacter pylori* infection. *Am J Gastroenterol*. 2007；102：1808–1825.

26. Koletzko S, Jones NL, Goodman KJ, et al. H pylori Working Groups of ESPGHAN and NASPGHAN. Evidence–based guidelines from ESPGHAN and NASPGHAN for Helicobacter pylori infection in children. *J Pediatr Gastroenterol Nutr*. 2011；53（2）：230–243.

27. Abdulqawi K, El–Mahalaway AM, Abdelhameed A, Abdelwahab AA. Correlation of serum antibody titres with invasive methods for rapid detection of Helicobacter pylori infections in symptomatic children. *Int J Exp Pathol*. 2012；93（4）：295–304.

28. Plunkett A, Beattie RM. Recurrent abdominal pain in childhood. *J R Soc Med*. 2005；98（3）：101–106.

29. Tam PKH, Saing H. The use of H_2–receptor antagonist in the treatment of peptic ulcer disease in children. *J Pediatr Gastroenterol Nutr*. 1989；8：41–46.

30. Terrin G, Passariello A, De Curtis M, et al. Ranitidine is associated with infections, necrotizing enterocolitis and fatal outcome in newborns. *Pediatrics*. 2012；129（1）：e40–45.

56 章

◆患者向け URL

・NASPGHAN patient hand–out on rare earth magnets—**www.naspghan.org/user-assets/Documents/Magnet%20patient%20education%20handout%20with%20picture%20**

July%202012（3）%20%20（2）.pdf.
・United States Consumer Products Safety Commission patient information on magnets—**www.cpsc.gov/info/magnets/index.html**.
・SAFEKIDS.ORG—**www.safekids.org/our-work/blog/magnet-poisoning.html**.
・National Capital Poison Center patient information on button batteries—**www.poison.org/battery**.

◆医療従事者向け URL
・National Capital Poison Center provider guideline on management of button batteries—**www.poison.org/battery/guideline.asp**.
・NASPGHAN Issue Brief—Preventing Magnet Ingestions by Children, June 2012—**www.naspghan.org/user-assets/Documents/pdf/Advocacy/July%202012/Magnet%20Ingestion%20One%20Pager.pdf**.
・Management of ingested foreign bodies and food impactions. ASGE Standards of Practice Committee. *Gastrointest Endosc*. 2011；73（6）：1085–1091.

◆参考文献
1. Bronstein AC, Spyker DA, Cantilena LR Jr, Green JL, Rumack BH, Dart RC. 2010 Annual Report of the American Association of Poison Control Centers' National Poison Data System （NPDS）：28th Annual Report. *Clin Toxicol （Phila）*. 2011；49（10）：910–941.
2. Cheng W, Tam PK. Foreign-body ingestion in children：experience with 1265 cases. *J Pediatr Surg*. 1999；34：1472–1476.
3. Litovitz T, Whitaker N, Clark L, White NC, Marsolek M. Emerging battery ingestion hazard：Clinical implications. *Pediatrics*. 2010；125（6）：1168–1177.
4. Garland, S. Memorandum, subject：NEISS estimates and analysis of reported incidents related to ingestion of small, strong magnets that are part of a set of magnets of various sizes. Bethesda, MD：Division of Hazard Analysis, Directorate for Epidemiology, U.S. Consumer Product Safety Commission；2012.
5. Kay M, Wyllie R. Pediatric foreign bodies and their management. *Curr Gastroenterol Rep*. 2005；7（3）：212–218.
6. Chandra S, Hiremath G, Kim S, Enav B. Magnet ingestion in children and teenagers：an emerging health concern for pediatricians and pediatric subspecialists. *J Pediatr Gastroenterol Nutr*. 2012；54（6）：828.
7. Lao J, Bostwick HE, et al. Esophageal food impaction in children. *Pediatr Emerg Care*. 2003；19：402–407.
8. ASGE Standards of Practice Committee, Ikenberry SO, Jue TL, Anderson MA, Appalaneni V：Management of ingested foreign bodies and food impactions. *Gastrointest Endosc*. 2011；73（6）：1085–
1091.

---

57 章

◆患者向け URL
・Healthychildren.Org from the American Academy of Pediatrics—**www.healthychildren.org/English/health-issues/conditions/abdominal/Pages/Infant-Vomiting.aspx**.
・**www.nlm.nih.gov/medlineplus/ency/article/000970.htm**.

◆医療従事者向け URL
・Aspelund G, Langer JC：Current management of hypertrophic pyloric stenosis. *Semin Pediatr Surg*. 2007；16（1）：27–33.

◆参考文献
1. Ranells S, Carver J, Kirby, R. Infantile Hypertrophic Pyloric Stenosis：Epidemiology, Genetics and Clinical Update. *Advances in Pediatrics*. 2011；（58）：195–206.
2. Krogh C, Fischer TK, Skotte L, et al. Familial aggregation and heritability of pyloric stenosis. *JAMA*. 2010；303：2393–2399.
3. Krogh C, Gortz S, Wohlfahrt J, Biggar R, Melbye M, Fischer TK. Pre-and Perinatal Risk Factors for Pyloric Stenosis and Their Influence on the Male Predominance. *Am J Epidemiol*. 2012；176（1）：24–31.
4. Pandya S & Heiss K. Pyloric Stenosis in Pediatric Surgery：An Evidence- Based Review. *Surg Clin N Am*. 2012；92：527–539.
5. Krogh C, Biggar R, Fischer T et al. Bottle-feeding and the Risk of Pyloric Stenosis. *Pediatrics*. 2012；130（4）：1–7.
6. Hua L, Shi D, Bishop PR, et al. The role of UGT1A1*28 mutation in jaundiced infants with hypertrophic pyloric stenosis. *Pediatr Res*. 2005；58（5）：881–884.
7. Hernanz-Schulman M, Berch BR, Neblett III W. Imaging of Infantile Hypertrophic Pyloric Stenosis （IIHPS）. In：Medina LS, Blackmore CC editors. *Evidence-Based Imaging：Optimizing Imaging in Patient Care*. New York：Springer；2010：447–457.
8. Sola JE, Neville HL. Laparoscopic vs open pyloromyotomy：a systematic review and meta-analysis. *J Pediatr Surg*. 2009；44（8）：1631–1637.
9. Oomen, MW, Hoekstra LT et al. Open Versus Laparoscopic Pyloromyotomy for Hypertrophic Pyloric Stenosis：A Systematic Review and Meta-Analysis Focusing on Major Complications. *Surg Endosc*. 2012；26：2104–2110.
10. Yamashiro Y, Mayama H, Yamamoto K, et al. Conservative Management of infantile pyloric stenosis by nasoduodenal feeding. *Eur J Pediatr*. 1981；136：187.
11. Kawahar H, Takama Y et al. Medical Treatment of Infantile Hypertrophic Pyloric Stenosis：Should We Always Slice
Pyloric Stenosis：Should We Always Slice

---

the Olive? *J Pediatr Surg*. 2005；40（12）：1848–1851.
12. Saps M, Bonilla S. Early life events：infants with pyloric stenosis have a higher risk of developing chronic abdominal pain in childhood. *J Pediatr* 2011；159（4）：551–4 e1.

---

58 章

◆患者向け URL
・**www.nlm.nih.gov/medlineplus/ency/article/000958.htm**.

◆医療従事者向け URL
・**www.nlm.nih.gov/medlineplus/ency/article/000958.htm**.
・Kennedy M and Liacouras CA：Intussusception. Nelson Textbook of Pediatrics, 19th ed, edited by Kliegman RM, Stanton BM, St. Geme JW, Schor NF, Behrman RE. Philadelphia, Elsevier Inc.；2011, p. 1287–1289.
・**www.accesspediatrics.com/videoplayer.aspx?aid=8146025**.

◆参考文献
1. Stringer MD, Pablot SM, Brereton RJ. Paediatric intussusception. *Br J Surg*. 1992；79：867–876.
2. Bines J, Ivanoff B. *Acute Intussusception in Infants and Children*. Geneva, Switzerland：World Health Organization；2002. Report 02.19
3. Hutchison IF, Olayiwola B, Young DG. Intussusceptionin infancy and childhood. *Br J Surg*. 1980；67：209–212.
4. Intussusception Among Recipients of Rotavirus Vaccine–United States, 1998–1999. Centers for Disease Control and Prevention. *MMWR Morb Mortal Wkly Rep*. 1999；48（27）：577–581.
5. Centers for Disease Control and Prevention. Postmarketing Monitoring of Intussusception After RotaTeq™ Vaccination–United States, February 1, 2006–February 15, 2007. *MMWR Morb Mortal Wkly Rep*. 2007；56（10）：218–222.
6. Shui IM, Baggs, J, Patel M, Parashar UD, Rett M, Belongia EA, Hambidge SJ, Glanz JM, Klein NP, Weintraub E. Risk of intussusception following administration of a pentavalent rotavirus vaccine in US infants. *JAMA*. 2012；307（6）598–604.
7. Weihmiller SN, Buonomo C, and Bachur R. Risk Stratification of Children Being evaluated for Intussusception. *Pediatrics*. 2011；127（2）：e296–e303.
8. Mandeville K, Chien M, Willyerd FA, Mandell G, Hostetler MA, Bulloch B. Intussusception：clinical presentations and imaging characteristics. *Pediatr Emerg Care*. 2012；28（9）：842–844.
9. Roskind CG, Kamdar G, Ruzal-Shapiro CB, Bennett JE, Dayan PS. Accuracy of plain radiographs to exclude the diagnosis of intussusception. *Pediatr Emerg Care*. 2012；28（9）：855–858.
10. van den Ende ED, Allema JH, Haze-

broek FW, Breslau PJ. Success with hydrostatic reduction of intussusception in relation to duration of symptoms. *Arch Dis Child*. 2005；90(10)：1071–1072.

59 章

◆患者向け URL
- Crohn's & Colitis Foundation of America （CCFA）—**www.ccfa.org.**
- **www.webmd.com/ibd–crohns– disease/crohns–disease/inflamma tory–bowel–syndrome.**
- Inflammatory Bowel Disease—**www. gastro.org/patient–center/diges tive–conditions/inflammatory– bowel–disease#Inflammatory Bowel Disease.**

◆医療従事者向け URL
- Glick S., Carvalho R：Inflammatory Bowel Disease. *Pediatrics in Review* 2011；32：14.
- **www.cdc.gov/ibd.**

◆参考文献
1. Glick S., Carvalho R. Inflammatory Bowel Disease. *Pediatrics in Review*. 2011；32：14.
2. Loftus EV, Jr：Clinical epidemiology of inflammatory bowel disease：Incidence, prevalence, and environmental influences. *Gastroenterology*. 2004；126：1504–1517.
3. Kugathasan S, Judd RH, Hoffmann RG, et al. Epidemiologic and clinical characteristics of children with newly diagnosed inflammatory bowel disease in Wisconsin：a statewide population–based study. *J Pediatr*. 2003；143：525–531.
4. Weinstein TA, Levine M, Pettei MJ, Gold DM, Kessler BH, Levine JJ. Age and family history at presentation of pediatric inflammatory bowel disease. *J Pediatr Gastroenterol Nutr*. 2003；37：609–613.
5. Halfvarson J, Bodin L, Tysk C, Lindberg E, Jarnerot G. Inflammatory bowel disease in a Swedish twin cohort：a long–term follow–up of concordance and clinical characteristics. *Gastroenterology*. 2003；124：1767–17736.
6. Kleinman RE, Baldassano RN, Caplan A, et al. Nutrition support for pediatric patients with inflammatory bowel disease：a clinical report of the North American Society for Pediatric Gastroenterology, Hepatology and Nutrition. *J Pediatr Gastroenterol Nutr*. 2004；39：15–27.
7. Benchimol EI, Seow CH, Steinhart AH, et al. Traditional corticosteroids for induction of remission in Crohn's disease. *Cochrane Database Syst Rev*. 2008；16：CD006792.
8. Seow CH, Benchimol EI, Griffiths AM, et al. Budesonide for induction of remission in Crohn's disease. *Cochrane Database Syst Rev*. 2008；16：CD000296.
9. Behm BW, Bickston SJ. Tumor necrosis factoralpha antibody for maintenance of remission in Crohn's disease. *Cochrane Database Syst Rev*. 2008；CD006893.
10. Telander RL, Schmeling DJ. Current surgical management of Crohn's disease in childhood. *Semin Pediatr Surg*. 1994；3：19–27.

60 章

◆患者向け URL
- Green, P, Jones R. Celiac Disease：A Hidden Epidemic. New York, NY：Harper Collins；2010.
- **Gluten–Free Diet—www.gluten freediet.ca.**
- Korn, D. Kids with Celiac Disease：A Family Guide to Raising Happy, Healthy, Gluten–free Children. Bethesda：Woodbine House；2001.
- Korn, D. Living Gluten–Free for Dummies. 2nd edition. Hoboken；Wiley Publishing；2010.

◆医療従事者向け URL
- GIKids—**www.gikids.org/content/ 3/en/Celiac–Disease.**
- National Institutes of Health Celiac Disease Awareness Campaign—**www. celiac.org.**
- **www.naspghanfoundation.org.**
- **www.naspghan.org.**

◆参考文献
1. Fasano A, Catassi C. Celiac disease. *N Engl J Med*. 2012；367：2419.
2. Gujral N, Freeman HJ, and Thomson ABR. Celiac disease：Prevalence, diagnosis, pathogenesis and treatment. *World J. Gastroenterol*. 2011；18：1636.
3. Hill ID, Dirks MH, Liptak GS, et al. Guideline for the diagnosis and treatment of celiac disease in children：Recommendations of the North American Society of Pediatric Gastroenterology, Hepatology, and Nutrition. *J. Pediatr. Gastroenterol. Nutr*. 2005；40：1.
4. Husby S, Koletzko S, Korpany–Szabo IR, et al. European Society of Pediatric Gastroenterology, Hepatology, and Nutrition guidelines for the diagnosis of celiac disease. *J. Pediatr. Gastroenterol. Nutr*. 2012；54：136.
5. A–Kader HH, Alexander F, Alonso EM, et al. Pediatric Gastrointestinal and Liver Disease, edited by R Wyllie and JS Hyams. Philadelphia, Saunders Elsevier Inc.；2006, 520.
6. Plenge RM. Unlocking the pathogenesis of celiac disease. *Nat. Genet*. 2010；42：281.
7. Fasano A. Systemic autoimmune disorders in celiac disease. *Curr Opin Gastroenterol*. 2006；22：674.
8. Fasano A, Berti I, Gerarduzzi T, et al. Prevalence of celiac disease in at–risk and not at–risk groups in the United States. *Arch. Intern. Med*. 2003；163：286.
9. Leffler DA, Schuppan D. Update on Serologic Testing in Celiac Disease. *Am. J. Gastroenterol*. 2010；105：2520.
10. Oberhuber G, Granditsch G, and Vogelsang H. The histopathology of coeliac disease：time for a standardized report scheme for pathologists. *Eur. J. Gastroenterol. Hepatol*. 1999；11：1189.
11. North American Society for Pediatric Gastroenterology, Hepatology and Nutrition. GIKids. http://www.gikids.org/content/3/en/Celiac–Disease, accessed on December 1, 2013.
12. Askling J, Linet M, Gridley G, et al. Cancer Incidence in a Population–Based Cohort of Individuals Hospitalized With Celiac Disease or Dermatitis Herpetiformis. *Gastroenterology*. 2002；123：1428.

61 章

◆患者向け URL
- **www.naspghan.org/user–assets/ documents/pdf/positionpapers/ cholestaticjaundiceininfants.pdf.**
- **http://emedicine.medscape.com/ article/927029–overview.**

◆医療従事者向け URL
- **http://accesspediatrics.com/ abstract/55944887.**
- **http://accesspediatrics.com/con tent/55943109.**
- Chardot C, Carton M, Spire–Bendelac N, Le Pommelet C, Golmard JL, Auvert B：Prognosis of biliary atresia in the era of liver transplantation：French national study from 1986 to 1996. *Hepatology*. 1999；30：606–611.
- Shneider BL, Brown MB, Haber B, et al. A multicenter study of the outcome of biliary atresia in the US, 1997 to 2000. *J Pediatr*. 2006；148：467–474.

◆参考文献
1. Moyer V, Freese DK, Whitington PF, Olson AD, Brewer F, Colletti RB, et al. Guideline for the evaluation of cholestatic jaundice in infants：Recommendations of the North American Society for Pediatric Gastroenterology, Hepatology and Nutrition. *J Pediatr Gastroenterol Nutr*. 2004；39(2)：115–128.
2. Dick MC, Mowat AP. Hepatitis syndrome in infancy—an epidemiological survey with 10 year follow up. *Arch Dis Child*. 1985；60(6)：512–516.
3. Suchy FJ. Neonatal cholestasis. *Pediatr Rev*. 2004；25(11)：388–396.
4. De Bruyne R, Van Biervliet S, Vande Velde S, Van Winckel M. Clinical practice：Neonatal cholestasis. *Eur J Pediatr*. 2011；170(3)：279–84.
5. Vajro P, Ferrante L, Paolella G. Alagille syndrome：An overview. *Clin Res Hepatol Gastroenterol*. 2012；36(3)：275–277.
6. Miethke A, MD, Balistreri W. Approach to neonatal cholestasis. *In*：Walker's Pediatric Gastrointestinal Disease, Fifth edition, edited by Kleinman R, Goulet O, Mieli–Vergani G, et al. Shelton, CT. People's Medical Publishing House, 2008；

789–799.

7. Chardot C, Carton M, Spire–Benelac N, et al. Is the Kasai operation still indicated in children older than 3 months diagnosed with biliary atresia? J Pediatr. 2001；138：224–228.

8. Mieli–Vergani G, Howard ER, Portman B, et al. Late referral for biliary atresia—missed opportunities for effective surgery. Lancet. 1989；1：421–423.

9. Altman RP, Lilly JR, Greenfeld J, et al. A multivariable risk factor analysis of the portoenterostomy（Kasai）procedure for biliary atresia. Ann Surg. 1997；226：348–353.

10. Mowat AP, Davidson LL, Dick MC. Earlier identification of biliary atresia and hepatobiliary disease：selective screening in the third week of life. Arch Dis Child. 1995；72：90–92.

11. Schoen BT, Lee H, Sullivan K, Ricketts RR. The Kasai portoenterostomy：when is it too late? J Pediatr Surg. 2001；36（1）：97–99.

12. Wong KK, Chung PH, Chan IH, Lan LC, Tam PK. Performing Kasai portoenterostomy beyond 60 days of life is not necessarily associated with a worse outcome. J Pediatr Gastroenterol Nutr. 2010；51（5）：631–634.

62 章

◆患者向け URL

Hirschsprung 病
・ www.digestive.niddk.nih.gov/ddiseases/pubs/hirschsprungs_ez.
・ www.cincinnatichildrens.org/health/h/hirschsprung.

肛門直腸奇形—鎖肛
・ www.pullthrough.org.
・ www.pediatricsurgerymd.org/AM/Template.cfm?Section=Resources_for_Parents&TEMPLATE=/CM/ContentDisplay.cfm&CONTENTID=1535.
・ www.cincinnatichildrens.org/health/a/anorectal–malformations.

直腸脱
・ www.livestrong.com/article/220449–rectal–prolapse–in–children.

裂肛
・ www.patient.co.uk/health/Anal–Fissure.htm.

肛門周囲膿瘍と痔瘻
・ www.pedsurg.ucsf.edu/conditions–procedures/perirectal–abscessfistula.aspx.

◆医療従事者向け URL

Hirschsprung 病
・ www.aafp.org/afp/2006/1015/p1319.html.

肛門直腸奇形—鎖肛
・ www.ncbi.nlm.nih.gov/pmc/articles/PMC1971061.

直腸脱
・ www.patient.co.uk/doctor/Rectal–Prolapse.htm.

裂肛
・ www.cpnonline.org/CRS/CRS/pa_analfis_hhg.htm.

肛門周囲膿瘍と痔瘻
・ www.patient.co.uk/doctor/Anorectal–Abscess.htm.

◆参考文献

1. Russell MB, Russell CA, Niebuhr E. An epidemiological study of Hirschsprung's disease and additional anomalies. Acta Paediatr. 1994；83（1）：68–71.

2. Amiel J, Lyonnet S. Hirschsprung disease, associated syndromes, and genetics：a review. J Med Genet. 2001；38（11）：729–739.

3. Bordeaux MC, Forcet C, Granger L, Corset V, Bidaud C, Billaud M, et al. The RET proto–oncogene induces apoptosis：a novel mechanism for Hirschsprung disease. EMBO J. 2000；19（15）：4056–4063.

4. Dasgupta R, Langer JC. Transanal pull–through for Hirschsprung disease. Semin Pediatr Surg. 2005；14（1）：64–71.

5. Tannuri U, Romao RL. Transanal endorectal pull–through in children with Hirshsprung disease–technical refinements and comparison of results with the Duhamel procedure. J Pediatr Surg. 2009；44（4）：767–772.

6. Moore SW. The contribution of associated congenital anomalies in understanding Hirschsprung's disease. Ped Surgery Int. 2006；22（4）：305–315.

7. Dasgupta R, Langer JC. Evaluation and management of persistent problems after surgery for Hirschsprung disease in a child. J Pediatr Gastroenterol Nutr. 2008；46（1）：13–19.

8. Spouge D, Baird PA. Imperforate anus in 700,000 consecutive liveborn infants. Am J Med Genet Suppl. 1986；2：151–161.

9. Stephens FD. Embryology of the cloaca and embryogenesis of anorectal malformations. Birth Defects Orig Artic Ser. 1988；24（4）：177–209.

10. Levitt MA, Peña A. Pediatric Surgery. In：Coran AG, Caldamone A, Adzick NS, Krummel TM, Laberge J–M, Shamberger R, eds. Expert Consult—Online and Print. Mosby；2012：848.

11. Smith ED, Saeki M. Associated anomalies. Birth Defects Orig Artic Ser. 1988；24（4）：501–549.

12. deVries PA, Peña A. Posterior sagittal anorectoplasty. Journal of Pediatric Surgery. 1982；17（5）：638–643.

13. Levitt MA, Kant A, Peña A. The morbidity of constipation in patients with anorectal malformations. J Pediatr Surg. 2010；45（6）：1228–1233.

14. Abrahamian FP, Lloyd–Still JD. Chronic constipation in childhood：a longitudinal study of 186 patients. J Pediatr Gastroenterol Nutr. 1984；3（3）：460–467.

15. Koivusalo A, Pakarinen M, Rintala R. Laparoscopic suture rectopexy in the treatment of persisting rectal prolapse in children：a preliminary report. Surg Endosc. 2006；20（6）：960–963.

16. Kopel FB. Gastrointestinal manifestations of cystic fibrosis. Gastroenterology. 1972；62（3）：483–491.

17. Rintala R, Lindahl H, Louhimo I. Anorectal malformations—results of treatment and long–term follow–up in 208 patients. Ped Surgery Int. 1991.

18. Antao B, Bradley V, Roberts JP, Shawis R. Management of rectal prolapse in children. Dis Colon Rectum. 2005；48（8）：1620–1625.

19. Ashcraft KW, Garred JL, Holder TM, Amoury RA, Sharp RJ, Murphy JP. Rectal prolapse：17–year experience with the posterior repair and suspension. Journal of Pediatric Surgery. 1990；25（9）：992–995.

20. Husberg B, Malmborg P, Strigård K. Treatment with botulinum toxin in children with chronic anal fissure. Eur J Pediatr Surg. 2009；19（5）：290–292.

21. Cohen A, Dehn TC. Lateral subcutaneous sphincterotomy for treatment of anal fissure in children. Br J Surg. 1995；82（10）：1341–1342.

22. Nelson R. Non surgical therapy for anal fissure. Cochrane Database Syst Rev. 2006；（4）：CD003431.

23. Kenny SE, Irvine T, Driver CP, Nunn AT, Losty PD, Jones MO, et al. Double blind randomised controlled trial of topical glyceryl trinitrate in anal fissure. Arch Dis Child. 2001；85（5）：404–407.

24. Macdonald A, Wilson–Storey D, Munro F. Treatment of perianal abscess and fistula–in–ano in children. Br J Surg. 2003；90（2）：220–221.

25. Fitzgerald RJ, Harding B, Ryan W. Fistula–in–ano in childhood：a congenital etiology. Journal of Pediatric Surgery. 1985；20（1）：80–81.

26. Shafer AD, McGlone TP, Flanagan RA. Abnormal crypts of Morgagni：the cause of perianal abscess and fistula–in–ano. Journal of Pediatric Surgery. 1987；22（3）：203–204.

27. Watanabe Y, Todani T, Yamamoto S. Conservative management of fistula in ano in infants. Ped Surgery Int. 1998；13（4）：274–276.

28. Rosen NG, Gibbs DL, Soffer SZ, Hong A, Sher M, Peña A. The nonoperative management of fistula–in–ano. Journal of Pediatric Surgery. 2000；35（6）：938–939.

63 章

◆患者向け URL
・ American Academy of Pediatrics（AAP）. Right from the start：ABCs of Good Nutrition for Young Children—www.

URL・参考文献

patiented.aap.org/content.aspx?aid=5705.
・www2.aap.org/obesity.
◆医療従事者向け URL
・www.health.gov/dietaryguidelines/dga2005/toolkit/default.htm.
・www.apps.nccd.cdc.gov/dnpabmi/.
・Centers for Disease Control and Prevention. Trends in the Prevalence of Extreme Obesity Among US Preschool–Aged Children Living in Low–Income Families. 1998–2010. *JAMA*. 2012；308（24）：2563–2565.
◆参考文献
1. Gordon CM, DePeter KC, Feldman HA, Grace E, Emans SJ. Prevalence of vitamin D deficiency among healthy adolescents. *Arch Pediatr Adolesc Med*. 2004；158（6）：531–537.
2. Wan P, Moat S, Anstey A. Pellagra：a review with emphasis on photosensitivity. *Br J Dermatol* 2011；164（6）：1188–1200.
3. Wang K, Pugh EW, Griffen S, Doheny KF, Mostafa WZ, al–Aboosi MM, et al. Homozygosity mapping places the acrodermatitis enteropathica gene on chromosomal region 8q24.3. *Am J Hum Genet*. 2001；68（4）：1055–1060.
4. Ishida T, Himeno K, Torigoe Y, Inoue M, Wakisaka O, Tabuki T, et al. Selenium deficiency in a patient with Crohn's disease receiving long–term total parenteral nutrition. *Intern Med*. 2003；42（2）：154–157.
5. Maffeis C. Aetiology of overweight and obesity in children and adolescents. *Eur J Pediatr*. 2000；159（1）：S35–44.
6. Tanumihardjo SA. Assessing vitamin A status：past, present and future. *J Nutr*. 2004；134（1）：290S–293S.
7. Krebs NF, Himes JH, Jacobson D, Nicklas TA, Guilday P, Styne D. Assessment of child and adolescent overweight and obesity. *Pediatrics*. 2007；120（4）：S193–228.
8. Barlow SE, for the Expert Committee：Expert committee recommendations regarding the prevention, assessment, and treatment of child and adolescent overweight and obesity：summary report. *Pediatrics*. 2007；120（4）：S164–S192.
9. Misra M, Pacaud D, Petryk A, Collett–Solberg PF, Kappy M, Drug and Therapeutics Committee of the Lawson Wilkins Pediatric Endocrine Society：Vitamin D deficiency in children and its management：review of current knowledge and recommendations. *Pediatrics*. 2008；122（2）：398–417.

64 章

◆医療従事者向け URL
・*Urinalysis*—**www.library.med.utah.edu/WebPath/TUTORIAL/URINE/URINE.html.**
◆参考文献
1. Meyers KEC. Evaluation of hematuria in children. *Urol Clin North Am*. 2004；31：559–573.
2. Vehaskari VM, Rapola J, Koskimies O, et al. Microscopic hematuria in school children：epidemiology and clinicopathologic evaluation. *J Pediatr*. 1979；95（1）：676–684.
3. Ingelfinger JR, Davis AE, Grupe WE. Frequency and etiology of gross hematuria in a general pediatric setting. *Pediatrics*. 1977；59：557–561.
4. Rahmam AJ, Naz F, Ashraf S. Significance of pyuria in the diagnosis of urinary tract infections in neonates. *J Pak Med Assoc*. 2011；61（1）：70–73.
5. Jan SL, Wu MC, Lin MC, et al. Pyuria is not always sterile in children with Kawasaki disease. *Pediatr Int*. 2010；52（1）：113–117.
6. Shike H, Kanegave JT, Best BM, et al. Pyuria associated with acute Kawasaki disease and fever from other causes. *Pediatr Infect Dis J*. 2009；28（5）：440–443.
7. White B. Diagnosis and treatment of urinary tract infections in children. *Am Fam Physician*. 2011；83（4）：409–415.
8. Montini G, Tullus K, Hewitt I. Febrile urinary tract infections in children. *N Engl J Med*. 2011；365：239–250.
9. Tworek JA, Wilkinson DS, Walsh MK. The rate of manual microscopic examination of urine sediment：a College of American Pathologists Q–Probes study of 11,243 urinalysis tests from 88 institutions. *Arch Pathol Lab Med*. 2008；132（12）：1868–1873.
10. Fallahzadeh MH, Fallahzadeh MK, Shahriari M, et al. Hematuria in patients with Beta–thalassemia major. *Iran J Kidney Dis*. 2010；4（2）：133–136.
11. Alchi B, Jayne D. Membranoproliferative glomerulonephritis. *Pediatr Nephrol*. 2010；25：1409–1418.
12. Jones R, Charlton J, Latinovic R, Gulliford MC. Alarm symptoms and identification of non–cancer diagnoses in primary care：cohort study. *BMJ*. 2009；339：b3094. doi：10.1136/bmj.b3094.
13. Chiang LW, Jacobsen AS, Ong CL, Huang WS. Persistent sterile pyuria in children? Don't forget tuberculosis! *Singapore Med J*. 2010；51（3）：e48–50.
14. Zorc JJ, Levine DA, Platt SL. Clinical and demographic factors associated with urinary tract infection in young febrile infants. *Pediatrics*. 2005；116（3）：644–648.
15. Alchi B, Jayne D. Membranoproliferative glomerulonephritis. *Pediatr Nephrol*. 2010；25：1409–1418.
16. Jauhola O, Ronkainen J, Koskimies O, et al. Renal manifestations of Henoch–Schonlein purpura in a 6–month prospective study of 223 children. *Arch Dis Child*.

2010；95（11）877–882.
17. Shaikh N, Morone NE, Lopez J, et al. Does this child have a urinary tract infection? *JAMA*. 2007；298（24）：2895–2904.
18. Coley BD, Gunderman R, Bulas D, et al. *Expert Panel on Pediatric Imaging*. ACR Appropriateness Criteria® hematuria – child ［online publication］. Reston, VA：American College of Radiology（ACR）；2009. Available at http://www.guideline.gov/content.aspx?id=15750&search=hematuria+children, accessed January 2013.
19. Whiting P, Westwood M, Watt I, et al. Rapid tests and urine sampling techniques for the diagnosis of urinary tract infection（UTI）in children under five years：a systematic review. *BMC Pediatr*. 2005；5（1）：4.
20. Subcommittee on Urinary Tract Infection, Steering Committee on Quality Improvement and Management, Roberts KB, Downs SM, Finnell SM, et al. Urinary tract infection：clinical practice guideline for the diagnosis and management of the initial UTI in febrile infants and children 2 to 24 months. *Pediatrics*. 2011；128（3）：595–610.
21. Mori R, Yonemoto N, Fitzgerald A, et al. Diagnostic performance of urine dipstick testing in children with suspected UTI：a systematic review of relationship with age and comparison with microscopy. *Acta Paediatr*. 2010；99（4）：581–584.
22. Karmazyn B, Coley BD, Binkovitz LA, et al. *Expert Panel on Pediatric Imaging*. ACR Appropriateness Criteria® urinary tract infection—child ［online publication］. Reston, VA：American College of Radiology（ACR）；2012. Available at http://www.guideline.gov/content.aspx?id=37938&search=pyelonephritis+children, accessed January 2013.
23. Hodson EM, Willis NS, Craig JC. Antibiotics for acute pyelonephritis in children. *Cochrane Database Syst Rev*. 2007；（4）：CD003772.
24. Institute for Clinical Systems Improvement（ICSI）. *Preventive services for children and adolescents*. Bloomington, MN：Institute for Clinical Systems Improvement（ICSI）；2011. Available at http://www.guideline.gov/content.aspx?id=35090&search=urinalysis+and+screening, accessed January 2013.
25. Children's Oncology Group. *Long–term follow–up guidelines for survivors of childhood, adolescent, and young adult cancers*. Sections 38–91：radiation. Bethesda, MD：Children's Oncology Group；2008 Oct. 117 p. ［357 references］. Available at http://www.guideline.gov/content.aspx?id=15470&search=urinalysis+and+screening, accessed January 2013.
26. Cho BS, Hahn WH, Cheong HI, et al. A

nationwide study of mass urine screening tests on Korean school children and implications for chronic kidney disease management. *Clin Exp Nephrol.* 2013；17：205–210.

27. Conway PH, Cnaan A, Zaoutis T, et al. Recurrent urinary tract infections in children：risk factors and association with prophylactic antimicrobials. *JAMA.* 2007；298(2)：179–186.

28. Montini G, Rigon L, Zucchetta P, et al. IRIS Group. Prophylaxis after first febrile urinary tract infection in children? A multicenter, randomized, controlled, noninferiority trial. *Pediatrics.* 2008；122(5)：1064–1071.

65 章

◆患者向け URL

・Your child has hydronephrosis. In：*National Kidney Foundation A to Z Health Guide–Children.* New York, NY：National Kidney Foundation, Inc.：2012. **http://www.kidney.org/atoz/content/hydronephrosis.cfm.**

・*UPJ Obstruction.* The New York Times Health Guide. The New York Times Company, 2012. **http://health.nytimes.com/health/guides/disease/upj-obstruction/overview.html.**

◆医療従事者向け URL

・Baskin LS：Congenital ureteropelvic junction obstruction. In：Rose BD（Ed）, UpToDate, Watham, MA, 2012.

・Shulam PG：Ureteropelvic junction obstruction. In：Litwin MS, Saigal CS, eds. *Urologic Diseases in America.* US Department of Health and Human Services, Public Health Service, National Institutes of Health, National Institute of Diabetes and Digestive and Kidney Diseases. Washington, DC：US Government Printing Office, 2007：323–332. **http://kidney.niddk.nih.gov/statistics/uda/Ureteropelvic_Junction_Obstruction-Chapter09.pdf.**

◆参考文献

1. Grisoni ER, Gauderer MW, Wolfson RN, Izant RJ, Jr：Antenatal ultrasonography：the experience in a high risk perinatal center. *J Pediatr Surg.* 1986；21(4)：358–361.

2. Elder JS. Antenatal hydronephrosis. Fetal and neonatal management. *Pediatr Clin North Am.* 1997；44(5)：1299–1321.

3. Damen–Elias HA, De Jong TP, Stigter RH, Visser GH, Stoutenbeek PH. Congenital renal tract anomalies：outcome and follow–up of 402 cases detected antenatally between 1986 and 2001. *Ultrasound Obstet Gynecol.* 2005；25(2)：134–143.

4. Sairam S, Al–Habib A, Sasson S, Thilaganathan B. Natural history of fetal hydronephrosis diagnosed on mid–trimester

ultrasound. *Ultrasound Obstet Gynecol.* 2001；17(3)：191–196.

5. Coelho GM, Bouzada MC, Pereira AK, Figueiredo BF, Leite MR, Oliveira DS, et al. Outcome of isolated antenatal hydronephrosis：a prospective cohort study. *Pediatr Nephrol.* 2007；22(10)：1727–1734.

6. Feldman DM, DeCambre M, Kong E, Borgida A, Jamil M, McKenna P, et al. Evaluation and follow–up of fetal hydronephrosis. *J Ultrasound Med.* 2001；20(10)：1065–1069.

7. Scott JE, Renwick M. Antenatal renal pelvic measurements：what do they mean? *BJU Int.* 2001；87(4)：376–380.

8. Brown T, Mandell J, Lebowitz RL. Neonatal hydronephrosis in the era of sonography. *AJR Am J Roentgenol.* 1987；148(5)：959–963.

9. Johnston JH, Evans JP, Glassberg KI, Shapiro SR. Pelvic hydronephrosis in children：a review of 219 personal cases. *J Urol.* 1977；117(1)：97–101.

10. Karnak I, Woo LL, Shah SN, Sirajuddin A, Ross JH. Results of a practical protocol for management of prenatally detected hydronephrosis due to ureteropelvic junction obstruction. *Pediatr Surg Int.* 2009；25(1)：61–67.

11. Robson WJ, Rudy SM, Johnston JH. Pelviureteric obstruction in infancy. *J Pediatr Surg.* 1976；11(1)：57–61.

12. Snyder HM, 3rd, Lebowitz RL, Colodny AH, Bauer SB, Retik AB. Ureteropelvic junction obstruction in children. *Urol Clin North Am.* 1980；7(2)：273–290.

13. Kim YS, Do SH, Hong CH, Kim MJ, Choi SK, Han SW. Does every patient with ureteropelvic junction obstruction need voiding cystourethrography? *J Urol.* 2001；165(6)：2305–2307.

14. Dwoskin JY. Ureteropelvic junction obstruction and sibling uropathology. *Urology.* 1979；13(2)：153–154.

15. Karami H, Kazemi B, Jabbari M, Rahjoo T, Golshan A. Mutations in intron 8 and intron 9 of Wilms' tumor genes in members of family with ureteropelvic junction obstruction. *Urology.* 2009；74(1)：116–118.

16. Cohen B, Goldman SM, Kopilnick M, Khurana AV, Salik JO. Ureteropelvic junction obstruction：its occurrence in 3 members of a single family. *J Urol.* 1978；120(3)：361–364.

17. He JL, Liu JH, Liu F, Tan P, Lin T, Li XL. Mutation screening of BMP4 and Id2 genes in Chinese patients with congenital ureteropelvic junction obstruction. *Eur J Pediatr.* 2012；171(3)：451–456.

18. Wang GJ, Brenner–Anantharam A, Vaughan ED, Herzlinger D. Antagonism of BMP4 signaling disrupts smooth muscle investment of the ureter and ureteropelvic junction. *J Urol.* 2009；181(1)：401–

407.

19. Klemme L, Fish AJ, Rich S, Greenberg B, Senske B, Segall M. Familial ureteral abnormalities syndrome：genomic mapping, clinical findings. *Pediatr Nephrol.* 1998；12(5)：349–356.

20. Carr M, Casale P. Anomalies and surgery of the ureter in children. In：Wein A, Kavoussi L, Novick A, Partin A, Peters C, eds. *Campbell–Walsh Urology,* 10th ed.：2011：3212–3245.

21. Pitts WR, Jr, Muecke EC. Horseshoe kidneys：a 40–year experience. *J Urol.* 1975；113(6)：743–746.

22. Das S, Amar AD. Ureteropelvic junction obstruction with associated renal anomalies. *J Urol.* 1984；131(5)：872–874.

23. Kolln CP, Boatman DL, Schmidt JD, Flocks RH. Horseshoe kidney：a review of 105 patients. *J Urol.* 1972；107(2)：203–204.

24. Bove P, Ong AM, Rha KH, Pinto P, Jarrett TW, Kavoussi LR. Laparoscopic management of ureteropelvic junction obstruction in patients with upper urinary tract anomalies. *J Urol.* 2004；171(1)：77–79.

25. Jabbour ME, Goldfischer ER, Klima WJ, Stravodimos KG, Smith AD. Endopyelotomy after failed pyeloplasty：the long–term results. *J Urol.* 1998；160(3)：690–693.

26. Gleason PE, Kelalis PP, Husmann DA, Kramer SA. Hydronephrosis in renal ectopia：incidence, etiology and significance. *J Urol.* 1994；151(6)：1660–1661.

27. Uehling DT, Gilbert E, Chesney R. Urologic implications of the VATER association. *J Urol.* 1983；129(2)：352–354.

28. Yiee JH, Johnson–Welch S, Baker LA, Wilcox DT. Histologic differences between extrinsic and intrinsic ureteropelvic junction obstruction. *Urology.* 2010；76(1)：181–184.

29. Alcaraz A, Vinaixa F, Tejedo–Mateu A, Fores MM, Gotzens V, Mestres CA, et al. Obstruction and recanalization of the ureter during embryonic development. *J Urol.* 1991；145(2)：410–416.

30. Ruano–Gil D, Coca–Payeras A, Tejedo–Mateu A. Obstruction and normal recanalization of the ureter in the human embryo. Its relation to congenital ureteric obstruction. *Eur Urol.* 1975；1(6)：287–293.

31. Hanna MK, Jeffs RD, Sturgess JM, Barkin M. Ureteral structure and ultrastructure. Part II. Congenital ureteropelvic junction obstruction and primary obstructive megaureter. *J Urol.* 1976；116(6)：725–730.

32. Gosling JA, Dixon JS. Functional obstruction of the ureter and renal pelvis. A histological and electron microscopic study. *Br J Urol.* 1978；50(3)：145–152.

33. Richstone L, Seideman CA, Reggio E, Bluebond-Langner R, Pinto PA, Trock B, et al. Pathologic findings in patients with ureteropelvic junction obstruction and crossing vessels. *Urology*. 2009；73（4）：716-719.

34. Zeltser IS, Liu JB, Bagley DH. The incidence of crossing vessels in patients with normal ureteropelvic junction examined with endoluminal ultrasound. *J Urol*. 2004；172（6）：2304-2307.

35. Scott JE, Renwick M. Urological anomalies in the Northern Region Fetal Abnormality Survey. *Arch Dis Child*. 1993；68（1）：22-26.

36. Ulman I, Jayanthi VR, Koff SA. The long-term followup of newborns with severe unilateral hydronephrosis initially treated nonoperatively. *J Urol*. 2000；164（3）：1101-1105.

37. Koff SA. Postnatal management of antenatal hydronephrosis using an observational approach. *Urology*. 2000；55（5）：609-611.

38. Alagiri M, Polepalle SK. Dietl's crisis：an under-recognized clinical entity in the pediatric population. *Int Braz J Urol*. 2006；32（4）：451-453.

39. Flotte TR. Dietl syndrome：intermittent ureteropelvic junction obstruction as a cause of episodic abdominal pain. *Pediatrics*. 1988；82（5）：792-794.

40. Heinlen JE, Manatt CS, Bright BC, Kropp BP, Campbell JB, Frimberger D. Operative versus nonoperative management of ureteropelvic junction obstruction in children. *Urology*. 2009；73（3）：521-525.

41. Ross SS, Kardos S, Krill A, Bourland J, Sprague B, Majd M, et al. Observation of infants with SFU grades 3-4 hydronephrosis：worsening drainage with serial diuresis renography indicates surgical intervention and helps prevent loss of renal function. *J Pediatr Urol*. 2011；7（3）：266-271.

42. Chertin B, Pollack A, Koulikov D, Rabinowitz R, Hain D, Hadas-Halpren I, et al. Conservative treatment of ureteropelvic junction obstruction in children with antenatal diagnosis of hydronephrosis：lessons learned after 16 years of follow-up. *Eur Urol*. 2006；49（4）：734-738.

43. Nakada S, Hsu T. Management of upper urinary tract obstruction. In：Wein A, Kavoussi L, Novick A, Partin A, Peters C, eds. *Campbell-Walsh Urology*, 10th ed；2011：1122-1168.

44. Salem YH, Majd M, Rushton HG, Belman AB. Outcome analysis of pediatric pyeloplasty as a function of patient age, presentation and differential renal function. *J Urol*. 1995；154（5）：1889-1893.

45. Pohl HG, Rushton HG, Park JS, Belman AB, Majd M. Early diuresis renogram findings predict success following pyelo-

plasty. *J Urol*. 2001；165（6）：2311-2315.

46. Bansal R, Ansari MS, Srivastava A, Kapoor R. Long-term results of pyeloplasty in poorly functioning kidneys in the pediatric age group. *J Pediatr Urol*. 2012；8（1）：25-28.

47. Blanc T, Muller C, Abdoul H, Peev S, Paye-Jaouen A, Peycelon M, et al. Retroperitoneal Laparoscopic Pyeloplasty in Children：Long-Term Outcome and Critical Analysis of 10-Year Experience in a Teaching Center. *Eur Urol*. 2012；11.

48. Singh P, Dogra PN, Kumar R, Gupta NP, Nayak B, Seth A. Outcomes of robot-assisted laparoscopic pyeloplasty in children：a single center experience. *J Endourol*. 2012；26（3）：249-253.

49. Kim EH, Tanagho YS, Traxel EJ, Austin PF, Figenshau RS, Coplen DE. Endopyelotomy for Pediatric Ureteropelvic Junction Obstruction：A Review of our 25-Year Experience. *J Urol*. 2012；188（4）：1628-1633.

50. Psooy K, Pike JG, Leonard MP. Long-term followup of pediatric dismembered pyeloplasty：how long is long enough? *J Urol*. 2003 May；169（5）：1809-1812；author reply 1812.

51. Almodhen F, Jednak R, Capolicchio JP, Eassa W, Brzezinski A, El-Sherbiny M. Is routine renography required after pyeloplasty? *J Urol*. 2010；184（3）：1128-1133.

52. O'Reilly PH, Brooman PJ, Mak S, Jones M, Pickup C, Atkinson C, et al. The long-term results of Anderson-Hynes pyeloplasty. *BJU Int*. 2001；87（4）：287-289.

53. Boubaker A, Prior JO, Meyrat B, Bischof Delaloye A, McAleer IM, Frey P. Unilateral ureteropelvic junction obstruction in children：long-term followup after unilateral pyeloplasty. *J Urol*. 2003；170（1）：575-579.

54. Chertin B, Pollack A, Koulikov D, Rabinowitz R, Shen O, Hain D, et al. Does renal function remain stable after puberty in children with prenatal hydronephrosis and improved renal function after pyeloplasty? *J Urol*. 2009；182（4）：1845-1848.

55. Braga LH, Lorenzo AJ, Bagli DJ, Keays M, Farhat WA, Khoury AE, et al. Risk factors for recurrent ureteropelvic junction obstruction after open pyeloplasty in a large pediatric cohort. *J Urol*. 2008；180（4）：1684-1688.

56. Lim DJ, Walker RD, 3rd. Management of the failed pyeloplasty. *J Urol*. 1996；156（2）：738-740.

57. Nirmal TJ, Singh JC. Follow-up after pyeloplasty：How long? *Indian J Urol*. 2008；24（3）：429-430.

58. Park J, Kim WS, Hong B, Park T, Park HK. Long-term outcome of secondary endopyelotomy after failed primary intervention for ureteropelvic junction obstruction. *Int J Urol*. 2008；15（6）：490-494.

59. Veenboer PW, Chrzan R, Dik P, Klijn AJ, de Jong TP. Secondary endoscopic pyelotomy in children with failed pyeloplasty. *Urology*. 2011；77（6）：1450-1454.

60. Thomas JC, DeMarco RT, Donohoe JM, Adams MC, Pope JC, 4th, Brock JW, 3rd edition：Management of the failed pyeloplasty：a contemporary review. *J Urol*. 2005；174（6）：2363-2366.

61. Shapiro EY, Cho JS, Srinivasan A, Seideman CA, Huckabay CP, Andonian S, et al. Long-term follow-up for salvage laparoscopic pyeloplasty after failed open pyeloplasty. *Urology* 2009；73（1）：115-118.

62. Sundaram CP, Grubb RL, 3rd, Rehman J, Yan Y, Chen C, Landman J, et al. Laparoscopic pyeloplasty for secondary ureteropelvic junction obstruction. *J Urol*. 2003；169（6）：2037-2040.

63. Niver BE, Agalliu I, Bareket R, Mufarrij P, Shah O, Stifelman MD. Analysis of robotic-assisted laparoscopic pyeloplasty for primary versus secondary repair in 119 consecutive cases. *Urology*. 2012；79（3）：689-694.

64. Helmy TE, Sarhan OM, Hafez AT, Elsherbiny MT, Dawaba ME, Ghali AM. Surgical management of failed pyeloplasty in children：single-center experience. *J Pediatr Urol*. 2009；5（2）：87-89.

65. Yamacake KG, Nguyen HT. Current management of antenatal hydronephrosis. *Pediatr Nephrol*. 2012.

66 章

◆患者向け URL

- National Kidney Foundation（800-622-9010）——**www.kidney.org.**
- National Kidney Disease Education Program——**www.nkdep.nih.gov.**
- National Institutes of Health, PubMed Health. *Polycystic Kidney Disease*——**www.ncbi.nlm.nih.gov/pubmedhealth/PMH0001531/.**

◆医療従事者向け URL

- Roser T. *Polycystic Kidney Disease*——**www.emedicine.medscape.com/article/244907-overview.**

◆参考文献

1. Asplin JR, Coe FL. Tubular disorders. In：Kasper DL, Braunwald E, Fauci AS, Hauser SL, Longo DL, Jameson JL, eds. *Harrison's Principles of Internal Medicine*, 16th ed. New York, NY：McGraw-Hill；2005：1694-1696.

2. Dell KM. The spectrum of polycystic kidney disease in Children. *Adv Chronic Kidney Dis*. 2011；18（5）：339-347.

3. NeumannHP, Jilg C, Bacher J, et al. Epidemiology of autosomal-dominant polycystic kidney disease：an in-depth clini-

cal study for south–western Germany. *Nephrol Dial Transplant*. 2013 Jan 8.〔Epub ahead of print〕.

4. Grantham JJ. Autosomal dominant polycystic kidney disease. *Ann Transplant*. 2009；14(4)：86–90.

5. Harris PC, Torres V.. Polycystic kidney disease. *Annu Rev Med*. 2009；60：321–337.

6. Reed BY, Masoumi A, Elhassan E, et al. Angiogenic growth factors correlate with disease severity in young patients with autosomal dominant polycystic kidney disease. *Kidney Int*. 2011；79(1)：128–134.

7. Lennerz JK, Spence DC, Iskandar SS, et al. Glomerulocystic kidney：one hundred–year perspective. *Arch Pathol Lab Med*. 2010；134(4)：583–605.

8. Firinci F, Soylu A, Demir BK, et al. An 11–year–old child with Autosomal Dominant Polycystic Kidney Disease who presented with nephrolithiasis. *Case Rep Med*. 2012；2012：428749.

9. Orskov B, Christensen KB, Feldt–Rasmussen B, Strandgaard S. Low birth weight is associated with earlier onset of end–stage renal disease in Danish patients with autosomal dominant polycystic kidney disease. *Kidney Int*. 2012；81(9)：919–924.

10. Dias NF, Lanzarini V, Onuchic LF, Koch VH. Clinical aspects of autosomal recessive polycystic kidney disease. *J Bras Nefrol*. 2010；32(3)：263–267.

11. Mekahli D, Woolf AS, Bockenhauer D. Similar renal outcomes in children with ADPKD diagnosed by screening or presenting with symptoms. *Pediatr Nephrol*. 2010；25(11)：2275–2282.

12. Nicolau C, Torra R, Bandenas C, et al. Autosomal dominant polycystic kidney disease types 1 and 2：assessment of US sensitivity for diagnosis. *Radiology*. 1999；213(1)：273–276.

13. Cadnapaphornchai MA, Masoumi A, Strain JD, et al. Magnetic resonance imaging of kidney and cyst volume in children with ADPKD. *Clin J Am Soc Nephrol*. 2011；6(2)：369–376.

14. Sallee M, Rafat C, Zahar JR, et al. Cyst infections in patients with autosomal dominant polycystic kidney disease. *Clin J Am Soc Nephrol*. 2009；4(7)：1183–1189.

15. Barua M, Pei Y. Diagnosis of autosomal–dominant polycystic kidney disease：an integrated approach. *Semin Nephrol*. 2010；30(4)：356–365.

16. Kummer S, Sagir A, Pandey S, et al. Liver fibrosis in recessive multicystic kidney diseases：transient elastography for early detection. *Pediatr Nephrol*. 2011；26(5)：725–731.

17. Klahr S, Breyer JA, Beck GJ, et al. Dietary protein restriction, blood pressure control, and the progression of polycystic kidney disease. Modification of Diet in Renal Disease Study Group. *J Am Soc Nephrol*. 1995；6(4)：1318.

18. Schrier R, McFann K, Johnson A, et al. Cardiac and renal effects of standard versus rigorous blood pressure control in autosomal–dominant polycystic kidney disease：results of a seven–year prospective randomized study. *J Am Soc Nephrol*. 2002；13(7)：1733–1739.

19. Patch C, Charlton J, Roderick PJ, Gulliford MC. Use of antihypertensive medications and mortality of patients with autosomal dominant polycystic kidney disease：a population–based study. *Am J Kidney Dis*. 2011；57(6)：856–862.

20. Zeltner R, Poliak R, Stiasny B, et al. Renal and cardiac effects of antihypertensive treatment with ramipril vs metoprolol in autosomal dominant polycystic kidney disease. *Nephrol Dial Transplant*. 2008；23(2)：573–579.

21. Cadnapaphornchai MA, George DM, Masoumi A, et al. Effect of statin therapy on disease progression in pediatric ADPKD：design and baseline characteristics of participants. *Contemp Clin Trials*. 2011；32(3)：437–445.

22. Walz G, Budde K, Mannaa M, et al. Everolimus in patients with autosomal dominant polycystic kidney disease. *N Engl J Med*. 2010；363(9)：830–840.

23. Serra AL, Poster D, Kistler AD, et al. Sirolimus and kidney growth in autosomal dominant polycystic kidney disease. *N Engl J Med*. 2010；363(9)：820–829.

24. Hogan MC, Masyuk TV, Page LJ, et al. Randomized clinical trial of long–acting somatostatin for autosomal dominant polycystic kidney and liver disease. *J Am Soc Nephrol*. 2010；21(6)：1052–1061.

25. Park EY, Woo YM, Park JH. Polycystic kidney disease and therapeutic approaches. *BMB Rep*. 2011；44(6)：359–368.

26. Jacquet A, Pallet N, Kessler M, et al. Outcomes of renal transplantation in patients with autosomal dominant polycystic kidney disease：a nationwide longitudinal study. *Transpl Int*. 2011；24(6)：582–587.

27. Alam A, Perrone RD. Management of ESRD in patients with autosomal dominant polycystic kidney disease. *Adv Chronic Kidney Dis*. 2010；17(2)：164–172.

28. Jacquet A, Pallet N, Kessler M, et al. Outcomes of renal transplantation in patients with autosomal dominant polycystic kidney disease：a nationwide longitudinal study. *Transpl Int*. 2011；24(6)：582–587.

29. Klahr S, Breyer JA, Beck GJ, et al. Dietary protein restriction, blood pressure control, and the progression of polycystic kidney disease. Modification of Diet in Renal Disease Study Group. *J Am Soc Nephrol*. 1995；6(4)：1318.

30. Pei Y. Practical genetics for autosomal dominant polycystic kidney disease. *Nephron Clin Pract*. 2011；118(1)：c19–c30.

31. Norman J. Fibrosis and progression of autosomal dominant polycystic kidney disease(ADPKD). *Biochim Biophys Acta*. 2011；1812(10)：1327–1336.

32. Ozkok A, Akpinar TS, Tufan F, et al. Clinical characteristics and predictors of progression of chronic kidney disease in autosomal dominant polycystic kidney disease：a single center experience. *Clin Exp Nephrol*. 2012 Oct 20.(Epub ahead of print)

33. Roy S, Dillon MJ, Trompeter RS, Barratt TM. Autosomal recessive polycystic kidney disease：long–term outcome of neonatal survivors. *Pediatr Nephrol*. 1997；11(3)：302–306

34. Chapal M, Debout A, Dufay A, et al. Kidney and liver transplantation in patients with autosomal recessive polycystic kidney disease：a multicentric study. *Nephrol Dial Transplant*. 2012；27(5)：2083–2088.

35. Herden U, Kemper M, Ganschow R, et al. Surgical aspects and outcome of combined liver and kidney transplantation in children. *Transpl Int*. 2011；24(8)：805–811.

36. Nishiura JL, Neves RF, Eloi DR, et al. Evaluation of nephrolithiasis in autosomal dominant polycystic kidney disease patients. *Clin J Am Soc Nephrol*. 2009；4(4)：838–844.

37. Bae KT, Grantham JJ. Imaging for the prognosis of autosomal dominant polycystic kidney disease. *Nat Rev Nephrol*. 2010；6(2)：96–106.

38. Hwang JH, Park HC, Jeong JC, et al. Chronic asymptomatic pyuria precedes overt urinary tract infection and deterioration of renal function in autosomal dominant polycystic kidney disease. BMC Nephrol. 2013；Jan 7；14：1. doi：10.1186/1471–2369–14–1.

39. Lau EC, Janson MM, Roesler MR, et al. Birth of a healthy infant following preimplantation PKHD1 haplotyping for autosomal recessive polycystic kidney disease using multiple displacement amplification. *J Assist Reprod Genet*. 2010；27(7)：397–407.

40. Vora N, Perrone R, Bianchi DW. Reproductive issues for adults with autosomal dominant polycystic kidney disease. *Am J Kidney Dis*. 2008；51(2)：307–318.

67 章

◆患者向け URL

- Nephrotic Syndrome—**http://kidneyweb.net/handouts.htm.**

- **www.uptodate.com/contents/the–nephrotic–syndrome–beyond–the–basics.**

◆医療従事者向け URL
・ http://emedicine.medscape.com/article/982920–overview.
◆参考文献
1. Nephrotic syndrome in children : prediction of histopathology from clinical and laboratory characteristics at time of diagnosis. A report of the International Study of Kidney Disease in Children. *Kidney Int*. 1978；13（2）：159–165.
2. Primary nephrotic syndrome in children : clinical significance of histopathologic variants of minimal change and of diffuse mesangial hypercellularity. A Report of the International Study of Kidney Disease in Children. *Kidney Int*. 1981；20（6）：765–771.
3. Hogg RJ, Portman RJ, Milliner D, Lemley KV, Eddy A, Ingelfinger J. Evaluation and management of proteinuria and nephrotic syndrome in children : recommendations from a pediatric nephrology panel established at the National Kidney Foundation conference on proteinuria, albuminuria, risk, assessment, detection, and elimination（PARADE）. *Pediatrics*. 2000；105（6）：1242–1249.
4. Haws RM, Baum M. Efficacy of albumin and diuretic therapy in children with nephrotic syndrome. *Pediatrics*. 1993；91（6）：1142–1146.
5. Butani L. Gross hematuria in minimal–change disease nephrotic syndrome. *Pediatr Nephrol*. 2006；21（11）：1783.
6. Hinkes BG, Mucha B, Vlangos CN, Gbadegesin R, Liu J, Hasselbacher K, Hangan D, Ozaltin F, Zenker M, Hildebrandt F. Nephrotic syndrome in the first year of life : two thirds of cases are caused by mutations in 4 genes（NPHS1, NPHS2, WT1, and LAMB2）. *Arbeitsgemeinschaft für Paediatrische Nephrologie Study Group*. *Pediatrics*. 2007；119（4）：e907–919. Epub 2007.
7. Tarshish P, Tobin JN, Bernstein J, Edelmann CM Jr : Prognostic significance of the early course of minimal change nephrotic syndrome : report of the International Study of Kidney Disease in Children. *J Am Soc Nephrol*. 1997；8（5）：769–776.

68 章
◆患者向け URL
・ www.nlm.nih.gov/medlineplus/ency/article/000503.htm.
◆医療従事者向け URL
・ www.emedicine.medscape.com/article/240337–overview.
◆参考文献
1. Rodriguez–Iturbe B, Musser JM. The current state of poststreptococcal glomerulonephritis. *J Am Soc Nephrol*. 2008；19（10）：1855–1864.
2. Rodriguez–Iturbe B, Batsford S. Pathogenesis of poststreptococcal glomerulonephritis a century after clemens von pirquet. *Kidney Int*. 2007；71（11）：1094–1104.
3. Jennette JC. Rapidly progressive crescentic glomerulonephritis. *Kidney Int*. 2003；63（3）：1164–1177.
4. Rodríguez–Iturbe B, Rubio L, García R. Attack rate of poststreptococcal nephritis in families : a prospective study. *The Lancet*. 1981；317（8217）：401–403.
5. Eison TM, Ault B, Jones D, Chesney R, Wyatt R. Post–streptococcal acute glomerulonephritis in children : clinical features and pathogenesis. *Pediatric Nephrology*. 2011；26（2）：165–180.
6. Couser WG. Rapidly progressive glomerulonephritis : classification, pathogenetic mechanisms, and therapy. *Am J Kidney Dis*. 1988；11（6）：449–464.

69 章
◆患者向け URL
・ www.kidney.niddk.nih.gov/kudiseases/pubs/childkidneydiseases/hemolytic_uremic_syndrome.
・ aHUS—www.ghr.nlm.nih.gov/condition/atypical–hemolytic–uremic–syndrome.
◆医療従事者向け URL
・ http://emedicine.medscape.com/article/982025.
◆参考文献
1. Gasser C, Gautier E, Steck A, Siebenmann RE, Oechslin R. Hemolytic–uremic syndrome : bilateral necrosis of the renal cortex in acute acquired hemolytic anemia（Article in German）. *Schweiz Med Wochenschr*. 1955；85（38–39）：905–909.
2. Gould LH, Demma L, Jones TF, et al. Hemolytic uremic syndrome and death in persons with Escherichia coli O157 : H7 infection, Foodborne Diseases Active Surveillance Network sites, 2000–2006. *Clin Infect Dis*. 2009；49：1480–1485.
3. Verweyen HM, Karch H, Brandis M, Zimmerhackl LB. Enterohemorrhagic Escherichia coli infections : following transmission routes. *Pediatr Nephrol*. 2000；14：73–83.
4. Scheiring J, Andreoli SP, Zimmerhackl LB. Treatment and outcome of Shiga–toxin –associated hemolytic uremic syndrome（HUS）. *Pediatr Nephrol*. 2008；23：1749–1760.
5. Taylor CM. Enterohaemorrhagic Escherichia coli and Shigella dysenteriae type 1–induced haemolytic uraemic syndrome. *Pediatr Nephrol*. 2008；23：1425–1431.
6. Besbas N, Karpman D, Landau D, Loirat C, Proesmans W, Remuzzi G, et al. A classification of hemolytic uremic syndrome and thrombotic thrombocytopenic purpura and related disorders. *Kidney Int*. 2006；70：423–431.
7. Waters AM, Licht C. aHUS caused by complement dysregulation : new therapies on the horizon. Pediatr Nephrol. 2011；26（1）：41–57. Erratum in : *Pediatr Nephrol*. 2013；28（1）：165.
8. Ariceta G, Besbas N, Johnson S, Karpman D, Landau D, Licht C, et al. Guideline for the investigation and initial therapy of diarrhea negative hemolytic uremic syndrome. *Pediatr Nephrol*. 2009；24（4）：687–696.
9. Loirat C, Fremeaux–Bacchi V. Atypical hemolytic uremic syndrome. *Orphanet J Rare Dis*. 2011；6：60.
10. Tarr PI, Gordon CA, Chandler WL. Shiga–toxin–producing Escherichia coli and haemolytic uraemic syndrome. *Lancet*. 2005；365：1073–1086.
11. Wong CS, Jelacic S, Habeeb RL, Watkins SL, Tarr PI. The risk of the hemolytic–uremic syndrome after antibiotic treatment of Escherichia coli O157 : H7 infections. *N Engl J Med*. 2000；342：1930–1936.
12. Keir LS, Marks SD, Kim JJ. Shiga–toxin–associated hemolytic uremic syndrome : current molecular mechanisms and future therapies. *Drug Des Devel Ther*. 2012；6：195–208.
13. Keir L, Coward RJM. Advances in our understanding of the pathogenesis of glomerular thrombotic microangiopathy. *Pediatr Nephrol*. 2011；26：523–533.
14. Legendre CM, Licht C, Muus P, Greenbaum LA, Babu S, Bedrosian C,et al. Terminal complement inhibitor eculizumab in atypical hemolytic–uremic syndrome. *N Engl J Med*. 2013；368（23）：2169–2181.
15. US Food and Drug Administration, US Department of Health and Human Services. http://www.fda.gov/AboutFDA/CentersOffices/OfficeofMedicalProductsandTobacco/CDER/ucm273089.htm, accessed on 2013
16. Westra D, Wetzels JF, Volokhina EB, van den Heuvel LP, van de Kar NC. A new era in the diagnosis and treatment of atypical haemolytic uraemic syndrome. *Neth J Med*. 2012；70（3）：121–129.
17. Noris M, Remuzzi G. Hemolytic uremic syndrome. *J Am Soc Nephrol*. 2005；16：1035–1050.

70 章
◆患者向け URL
・ National Kidney and Urologic Diseases Information Clearinghouse. *Kidney Stones in Children*—http://kidney.niddk.nih.gov/KUDiseases/pubs/stoneschildren/.
・ National Kidney and Urologic Diseases Information Clearinghouse. *Diet for Kidney Stone Prevention*—http://kidney.niddk.nih.gov/kudiseases/pubs/

kidneystonediet/.
- *The Oxalate Content of Food*—www.ohf. org/docs/Oxalate2008.pdf.

◆医療従事者向け URL
- American Urologic Association. *2007 Guideline for the Management of Ureteral Calculi*—www.auanet.org/content/clinical-practice-guidelines/clinical-guidelines.cfm?sub=uc.
- European Association of Urology. *Guidelines on Urolithiasis*, update March 2011—www.uroweb.org/gls/pdf/18_Urolithiasis.pdf.

◆参考文献
1. VanDervoort K, Wiesen J, Frank R, et al. Urolithiasis in pediatric patients : a single center study of incidence, clinical presentation and outcome. *J Urology*. 2007 ; 177 : 2300-2305.
2. Tanaka ST, Pope JC IV. Pediatric stone disease. *Curr Uro Rep*. 2009 ; 10 : 138-143.
3. Dwyer ME, Krambeck AE, Bergstralh EJ, et al. Temporal trends in incidence of kidney stones among children : a 25-year population based study. *J Urology*. 2012 ; 188 : 247-252.
4. Habbig S, Beck BB, Hoppe B. Nephrocalcinosis and urolithiasis in children. *Kidney Int*. 2011 ; 80 : 1278-1291.
5. Gnessin E, Chertin L, Chertin B. Current management of paediatric urolithiasis. *Pediatr Surg Int*. 2012 ; 28 : 659-665.
6. Gabrielsen JS, Laciak RJ, Frank EL, et al. Pediatric urinary stone composition in the United States. *J Urology*. 2012 ; 187 ; 2182-2187.
7. Sas DJ, Hulsey TC, Shatat IF, Orak JK. Increasing incidence of kidney stones in children evaluated in the emergency department. *J Pediatr*. 2010 ; 157(1) : 132-136.
8. Taylor EN, Stampfer MJ, Curhan GC. Obesity, weight gain, and the risk of kidney stones. *JAMA*. 2005 ; 293(4) : 455-462.
9. Worcester EM, Coe FL. Calcium kidney stones. *N Engl J Med*. 2010 ; 363 : 954-963.
10. Johnson EK, Faerber GJ, Roberts WW, et al. Are stone protocol computed tomography scans mandatory for children with suspected urinary calculi? *Urology*. 2011 ; 78 : 662-667.
11. Frasetto L, Kohlstadt I. Treatment and prevention of kidney stones : an update. *Am Fam Physician*. 2011 ; 84(11) : 1234-1242.
12. Hollingsworth JM, Rogers MA, Kaufman SR, et al. Medical therapy to facilitate urinary stone passage : a meta-analysis. *Lancet*. 2006 ; 368 : 1171-1179.
13. Tekin A, Tekgul S, Atsu N, et al. Oral potassium citrate treatment for idiopathic hypocitruria in children with calcium urolithiasis. *J Urology*. 2002 ; 168(6) : 2572-2574.

71 章

◆患者向け URL
- www.healthychildren.org/English/health-issues/conditions/heart/Pages/High-Blood-Pressure-in-Children.aspx.
- www.heart.org/HEARTORG/Conditions/HighBloodPressure/UnderstandYourRiskforHighBloodPressure/High-Blood-Pressure-in-Children_UCM_301868_Article.jsp.
- www.vasculardisease.org/renovascular-hypertension-ras.

◆医療従事者向け URL
- *Clinical Hypertension and Vascular Diseases*. Pediatric Hypertension, edited by J. T. Flynn et al. DOI 10.1007/978-1-60327-824-9_20.
- www.emedicine.medscape.com/article/245140.

◆参考文献
1. Gill DG, Mendes de Costa B, Cameron JS, et al. Analysis of 100 children with severe and persistent hypertension. *Arch Dis Child*. 1976 ; 51 : 951-956.
2. Wyszynska T, Cichocka E, Wieteska-Klimczak A, et al. A single pediatric center experience with 1025 children with hypertension. *Acta Paediatrica*. 1992 ; 81 : 244-246.
3. Marks SD, Tullus K. Update on imaging for suspected renovascular hypertension in children and adolescents. *Curr Hypertens Rep*. 2012 ; 14 : 591-595.
4. Frush DP. Pediatric abdominal CT angiography. *Pediatr Radiol*. 2008 ; 38(2) : S259-66.
5. Tan KT, van Beek EJ, Brown PW, et al. Magnetic resonance angiography for the diagnosis of renal artery stenosis : A meta-analysis. *Clin Radiol*. 2002 ; 57 : 617-624.
6. Wong H, Hadi M, Khoury T, et al. Management of severe hypertension in a child with tuberous sclerosis-related major vascular abnormalities. *J Hypertens*. 2006 ; 24 : 597-598.
7. Shroff R, Roebuck DJ, Gordon I, et al. Angioplasty for renovascular hypertension in children : 20-year experience. *Pediatrics*. 2006 ; 118 : 268-725.
8. Bayrak HA, Numan F, Cantasdemir M, et al. Percutaneous balloon angioplasty of renovascular hypertension in pediatric cases. *Acta Chir Belg*. 2008 ; 6 : 708-714.
9. Klimberg IW, Locke DR, Hawkins IF, Jr., et al. Absolute ethanol renal angioinfarction for control of hypertension. *Urology*. 1989 ; 33 : 153-158.
10. McLaren CA, Roebuck DJ. Interventional radiology for renovascular hypertension in children. *Techniques in Vascular & Interventional Radiology*. 2003 ; 6 : 150-157.
11. Stanley JC, Criado E, Upchurch GR, Jr., et al. Pediatric renovascular hypertension : 132 primary and 30 secondary operations in 97 children. *Journal of Vascular Surgery*. 2006 ; 44 : 1219-1229.
12. *American Academy of Pediatrics*, Bright Futures, 2013.

72 章

◆患者向け URL
- www.cdc.gov/conjunctivitis/newborns.html.
- www.uptodate.com/contents/newborn-conjunctivitis-the-basics?source=see_link.

◆医療従事者向け URL
- Committee on Infectious Diseases American Academy of Pediatrics. *Red Book : 2012 Report of the Committee on Infectious Diseases*, 29th, Pickering, LK, eds., American Academy of Pediatrics. Elk Grove Village, IL ; 2012.

◆参考文献
1. Rours IG, Hammerschlag MR, Ott A, et al. Chlamydia trachomatis as a cause of neonatal conjunctivitis in Dutch infants. *Pediatrics*. 2008 ; 121 : e321.
2. Hammerschlag MR, Cummings C, Roblin PM, et al. Efficacy of neonatal ocular prophylaxis for the prevention of chlamydial and gonococcal conjunctivitis. *N Engl J Med*. 1989 ; 320 : 769.
3. Kimberlin DW. Herpes simplex virus infections of the newborn. *Semin Perinatol*. 2007 ; 31 : 19.
4. Hammerschlag MR. Neonatal conjunctivitis. *Pediatr Ann*. 1993 ; 22(6) : 346-351.
5. Shah SS, Gallagher PG. Complications of conjunctivitis caused by *Pseudomonas aeruginosa* in a newborn intensive care unit. *Pediatr Infect Dis J*. 1998 ; 17(2) : 97-102.
6. Teoh DL, Reynolds S. Diagnosis and management of pediatric conjunctivitis. *Pediatr Emerg Care*. 2003 Feb ; 19(1) : 48-55.
7. Committee on Infectious Diseases American Academy of Pediatrics. Red Book : 2012 Report of the Committee on Infectious Diseases, 29th, Pickering, LK, eds., *American Academy of Pediatrics*. Elk Grove Village, IL ; 2012.
8. Koumans EH, Rosen J, van Dyke MK, et al. Prevention of mother-to-child transmission of infections during pregnancy : implementation of recommended interventions, US, 2003-2004. *Am J Obstet Gynecol*. 2012 ; 206 : 158.e1.
9. Black CM. Current methods of laboratory diagnosis of Chlamydia trachomatis infections. *Clin Microbiol Rev*. 1997 ; 10 : 160.
10. Centers for Disease Control and Prevention(CDC). Hypertrophic pyloric stenosis in infants following pertussis prophylaxis with erythromycin—Knoxville, Tennessee, 1999. *MMWR Morb Mor-*

tal Wkly Rep. 1999；48：1117.

73 章

◆患者向け URL
腹壁破裂
- **www.cdc.gov/ncbddd/birthdefects/Gastroschisis.html.**
- **www.nlm.nih.gov/medlineplus/ency/article/000992.htm.**

臍帯ヘルニア
- **www.cdc.gov/ncbddd/birthdefects/omphalocele.html.**
- **www.ncbi.nlm.nih.gov/pubmedhealth/PMH0001989/.**

◆医療従事者向け URL
腹壁破裂
- **www.ncbi.nlm.nih.gov/pubmed/19635303.**

臍帯ヘルニア
- **http://emedicine.medscape.com/article/975583.**
- **http://omphalocele.net/wordpress/wp-content/uploads/2010/03/sdarticle.pdf.**

◆参考文献

1. Sadler TW. The embryologic origin of ventral body wall defects. *Semin Pediatr Surg.* 2010；19（3）：209–214.
2. Suver D, Lee SL, Shekherdimian S, et al. Left–sided gastroschisis：higher incidence of extraintestinal congenital anomalies. *Am J Surg.* 2008；195（5）：663–666.
3. Owen A, Marven S, Johnson P, et al. Gastroschisis：a national cohort study to describe contemporary surgical strategies and outcomes. *J Pediatr Surg.* 2010；45（9）：1808–1816.
4. Castilla EE, Mastroiacovo P, Orioli IM. Gastroschisis：international epidemiology and public health perspectives. *Am J Med Genet C Semin Med Genet.* 2008；148C（3）：162–179.
5. Fillingham A, Rankin J. Prevalence, prenatal diagnosis and survival of gastroschisis. *Prenat Diagn.* 2008；28（13）：1232–1237.
6. Feldkamp ML, Carey JC, Sadler TW. Development of gastroschisis：review of hypotheses, a novel hypothesis, and implications for research. *Am J Med Genet A.* 2007；143（7）：639–652.
7. Fillingham A, Rankin J. Prevalence, prenatal diagnosis and survival of gastroschisis. *Prenat Diagn.* 2008；28（13）：1232–1237.
8. Saller DN Jr, Canick JA, Palomaki GE, et al. Second–trimester maternal serum alpha–fetoprotein, unconjugated estriol, and hCG levels in pregnancies with ventral wall defects. *Obstet Gynecol.* 1994；84（5）：852–855.
9. Ledbetter, DJ. Congenital abdominal wall defects and reconstruction in pediatric surgery. Gastroschisis and Omphalocele. *Surg Clin N Am.* 2012；92：713–727.
10. Ruano R, Picone O, Bernardes L, et al. The association of gastroschisis with other congenital anomalies：how important is it? *Prenat Diagn.* 2011；31（4）：347–350.
11. Molik KA, Gingalewski CA, West KW, et al. Gastroschisis：a plea for risk categorization. *J Pediatr Surg.* 2001；36（1）：51–55.
12. Oldham KT, Coran AG, Drongowski RA, et al. The development of necrotizing enterocolitis following repair of gastroschisis：a surprisingly high incidence. *J Pediatr Surg.* 1988；23（10）：945–949.
13. Lao OB, Larison C, Garrison MM, et al. Outcomes in neonates with gastroschisis in U.S. children's hospitals. *Am J Perinatol.* 2010；27（1）：97–101.
14. Davies BW, Stringer MD. The survivors of gastroschisis. *Arch Dis Child.* 1997；77（2）：158–160.
15. van Eijck FC, Wijnen RM, van Goor H. The incidence and morbidity of adhesions after treatment of neonates with gastroschisis and omphalocele：a 30–year review. *J Pediatr Surg.* 2008；43（3）：479–483.
16. Frolov P, Alali J, Klein MD. Clinical risk factors for gastroschisis and omphalocele in humans：a review of the literature. *Pediatr Surg Int.* 2010；26（12）：1135–1148.
17. Stoll C, Alembik Y, Dott B, et al. Omphalocele and gastroschisis and associated malformations. *Am J Med Genet A.* 2008；146A（10）：1280–1285.
18. Lee SL, Beyer TD, Kim SS, et al. Initial nonoperative management and delayed closure for treatment of giant omphaloceles. *J Pediatr Surg.* 2006；41（11）：1846–1849.

74 章

◆患者向け URL
- Centers for Disease Control and Prevention. *Sexually Transmitted Diseases* page— **www.cdc.gov/std/.**
- Planned Parenthood— **www.plannedparenthood.org/cameron-willacy/images/South-Texas/What_Every_Woman_Needs_to_Know_English.pdf.**
- Illinois Department of Public Health. *Vaginitis*— **www.idph.state.il.us/public/hb/hbvaginitis.htm.**

◆医療従事者向け URL
- Centers for Disease Control and Prevention. *2010 Guidelines for Treatment of Sexually Transmitted Diseases*— **www.cdc.gov/std/treatment/2010/STD-Treatment-2010-RR5912.pdf.**
- Centers for Disease Control and Prevention. *Self–Study STD Module–Vaginitis*— **http://www2a.cdc.gov/stdtraining/self-study/vaginitis/default.htm**
- Centers for Disease Control and Prevention. Vaginitis slides— **http://www2a.cdc.gov/stdtraining/ready-to-use/vaginitis.htm**
- eMedicine— **www.emedicine.medscape.com/article/257141-overview.**
- American Family Physician— **www.aafp.org/afp/20000901/1095.html.**

◆参考文献

1. Centers for Disease Control and Prevention. *Guidelines for Treatment of Sexually Transmitted Diseases.* http://www.cdc.gov/std/treatment/2010/STD-Treatment-2010-RR5912.pdf, accessed December 24, 2011.
2. Joishy M, Ashtekar CS, Jain A, Gonsalves R. Do we need to treat vulvovaginitis in prepubertal girls? *BMJ.* 2005；330：186.
3. Forhan SE, Gottlieb SL, Sternberg MR, et al. Prevalence of sexually transmitted infections among female adolescents aged 14 to 19 in the United States. Pediatrics 2009；124：1505.
4. Anderson M, Karasz A, Friedland S. Are vaginal symptoms ever normal? A review of the literature. *MedGenMed.* 2004；6：49.
5. Garden AS. Vulvovaginitis and other common childhood gynaecological conditions. *Arch Dis Child.* Educ Pract Ed. 2011；96：73.
6. Stricker T, Navratil F, Sennhauser FH. Vaginal foreign bodies. *J Paediatr Child Health.* 2004；40（4）：205–207.
7. Stricker T, Navratil F, Sennhauser FH. Vulvovaginitis in prepubertal girls. *Arch Dis Child.* 2003；88：324.
8. Zhang J, Thomas AG, Leybovich E. Vaginal douching and adverse health effects：A meta–analysis. *Am J Public Health.* 1997；87：1207–1211.
9. Hassan S, Chatwani A, Brovender H, et al. Douching for perceived vaginal odor with no infectious cause of vaginitis：a randomized controlled trial. *J Low Genit Tract Dis.* 2011；15（2）：128–133.
10. Zhang J, Hatch M, Zhang D, et al. Frequency of douching and risk of bacterial vaginosis in African–American women. *Obstet Gynecol.* 2004；104（4）：756–760.
11. Sobel JD. Vaginitis. *N Engl J Med.* 1997；337：1896–1903.
12. Tosh AK, Van Der Pol B, Fortenberry JD, et al. Mycoplasma genitalium among adolescent women and their partners. *J Adolesc Health.* 2007；40：412.
13. Monroe KW, Weiss HL, Jones M, Hook EW, 3rd：Acceptability of urine screening for *Neisseria gonorrheae* and *Chlamydia trachomatis* in adolescents at an urban emergency department. *Sex Transm Dis.* 2003；30：850–853.
14. Pirotta M, Gunn J, Chondros P, et al. Effect of lactobacillus in preventing post–antibiotic vulvovaginal candidiasis：A

randomised controlled trial. *BMJ*. 2004；329：548.

75 章
◆患者向け URL
性器ヘルペス（単純ヘルペスウイルス感染）
・**www.cdc.gov/std/Herpes/STD Fact‒Herpes.htm.**
・**www.cdc.gov/std/herpes/STD Fact‒herpes‒detailed.htm.**
思春期女性における皮膚・粘膜の梅毒
・**www.cdc.gov/std/syphilis/STD Fact‒Syphilis.htm.**
軟性下疳
・**www.emedicine.medscape.com/ article/214737‒overview.**
・**www.nlm.nih.gov/medlineplus/ ency/article/000635.htm.**
Beçet 病
・**www.behcets.com/site/pp.asp?c= bhJIJSOCJrH&b=262161.**
・**www.medicinenet.com/behcets_ syndrome/article.htm.**
◆医療従事者向け URL
性器ヘルペス（単純ヘルペスウイルス感染）
・**www.cdc.gov/std/treatment/2010/ STD‒Treatment‒2010‒RR5912.pdf.**
・**www.cdc.gov/std/treatment/2010/ genital‒ulcers.htm#hsv.**
思春期女性における皮膚・粘膜の梅毒
・**www.cdc.gov/std/treatment/2010/ genital‒ulcers.htm#hsv.**
軟性下疳
・**www.cdc.gov/std/stats10/figures/ 48.htm.**
・**www.cdc.gov/std/treatment/2010/ genital‒ulcers.htm#hsv.**
Beçet 病
・**www.niams.nih.gov/Health_Info/ Behcets_Disease/default.asp.**
◆参考文献

1. Chayavichitsilp P, Buckwalter JV, Krakowski AC, Friedlander SF. Herpes Simplex. *Pediatrics in Review* 2009；30；119.
2. MMWR April 23, 2010/59(15)：456‒459, NHANES 2005‒2008. National Health and Nutrition examination survey.
3. Fleming DT, McQuillan GM, Johnson RE, et al. Herpes simplex virus type 2 in the United States, 1976 to 1994. *N Engl J Med*. 1997；337：1105‒1111.
4. Forhan SE, Gottlieb SL, Sternberg MR, et al. Prevalence of sexually transmitted infections among female adolescents aged 14 to 19 in the United States. *Pediatrics*. 2009；124：1505.
5. Centers for Disease Control and Prevention. *2010 Guidelines for Treatment of Sexually Transmitted Diseases*. http://www.cdc.gov/std/treatment/2010/STD‒Treatment‒2010‒RR5912.pdf, accessed December 1, 2011.
6. Centers for Disease Control and Prevention. *Sexually Tansmitted Diseases Guidelines*. http://www.cdc.gov/std, accessed December 1, 2013.
7. Lee V, Kinghorn G. Syphilis and Update. *Clinical Medicine* 2008；8(3)：330‒333.
8. Hyman E. Syphilis. *Pediatrics in Review*. 2006；27(1)：37‒39.
9. Centers for Disease Control and Prevention. *Sexually Transmitted Diseases, Statistics*. http://www.cdc.gov/std/stats10/figures/48.htm, accessed December 1, 2013.
10. Lewis DA. Chancroid：Clinical manifestations, diagnosis, and management. *Sex Trans Infect*. 2003；79：68‒71.
11. Centers for Disease Control and Prevention. *Sexually Transmitted Diseases Guidelines*. http://www.cdc.gov/std/treatment/2010/genital‒ulcers.htm#chancroid, accessed December 1, 2013.
12. Orle KA, Gates CA, Martin DH, Body BA, Weiss JB. Simultaneous PCR detection of Haemophilus ducreyi, Treponema pallidum, and herpes simplex virus types 1 and 2 from genital ulcers. *J Clin Microbiol*. 1996；34(1)：49.
13. Pineton de Chambrun M, Wechsler B, Geri G, Cacoub P, Saadoun D. New Insights into the pathogenesis of Behcet's disease. *Autoimmunity reviews*. 2012；1：687‒698.
14. Yesudian PD, Edirisinghe DN, Mahony CO. Behcet's disease. *International Journal of STD and AIDS*. 2007；18：221‒227.
15. Karincaoglu Y, Borlu M, Toker SC, Akman A, Onder M, Gunasti S et al. Demographic and clinical properties of jeuvenile‒onset Behcets disease：a controlled multicenter study. *J Am Acad Dermatol*. 2008；58：579‒584.
16. Ozen S. Pediatric onset Behcet disease. *Current opinion in Rheumatology*. 2010；22：585‒589.
17. Hatemi G, Seyahi E, Fresko I, Hamuryudan V. Behcet's syndrome：a critical digest of the recent literature. *Clinical Experimental Rheumatology*. 2012：30(72)：S80‒S89.

76 章
◆患者向け URL
・Centers for Disease Control and Prevention. *Bacterial Vaginosis Fact Sheet*—**www.cdc.gov/std/BV/STDFact‒Bacterial‒Vaginosis.htm.**
・MedicineNet.com—**www.medicinenet.com/bacterial_vaginosis/article.htm.**
◆医療従事者向け URL
・Centers for Disease Control and Prevention. *2010 Guidelines for Treatment of Sexually Transmitted Diseases*—**www.cdc.gov/std/treatment/2010/STD‒Treatment‒2010‒RR5912.pdf.**
◆参考文献

1. Centers for Disease Control and Prevention. *Guidelines for Treatment of Sexually Transmitted Diseases*. http://www.cdc.gov/std/treatment/2010/STD‒Treatment‒2010‒RR5912.pdf, accessed December 24, 2011.
2. Martius J, Krohn MA, Hillier SL, et al. Relationships of vaginal lactobacillus species, cervical chlamydia trachomatis, and bacterial vaginosis to preterm birth. *Obstet Gynecol*. 1988；71：89‒95.
3. Gorgos LM, Marrazzo JM. Sexually transmitted infections among women who have sex with women. *Clin Infect Dis*. 2011；53(3)：S84‒S91.
4. Klebanoff MA, Nansel TR, Brotman RM, et al. Personal hygienic behaviors and bacterial vaginosis. *Sex Transm Dis*. 2010；37：94.
5. Burtin P, Taddio A, Ariburnu O, et al. Safety of metronidazole in pregnancy：a meta‒analysis. *Am J Obstet Gynecol*. 1995；172(2 Pt 1)：525‒529.
6. Sobel JD, Ferris D, Schwebke J, et al. Suppressive antibacterial therapy with 0.75% metronidazole vaginal gel to prevent recurrent bacterial vaginosis. *Am J Obstet Gynecol*. 2006；194：1283‒1289.
7. Reichman O, Akins R, Sobel JD. Boric acid addition to suppressive antimicrobial therapy for recurrent bacterial vaginosis. *Sex Transm Dis*. 2009；36：732‒734.
8. Baylson FA, Nyirjesy P, Weitz MV. Treatment of recurrent bacterial vaginosis with tinidazole. *Obstet Gynecol*. 2004；104(5 Pt 1)：931‒932.
9. Anukam KC, Osazuwa E, Osemene GI, et al. Clinical study comparing probiotic Lactobacillus GR‒1 and RC‒14 with metronidazole vaginal gel to treat symptomatic bacterial vaginosis. *Microbes Infect*. 2006；8：2772.
10. Ya W, Reifer C, Miller LE. Efficacy of vaginal probiotic capsules for recurrent bacterial vaginosis：a double‒blind, randomized, placebo‒controlled study. *Am J Obstet Gynecol*. 2010；203：120.

77 章
◆患者向け URL
・MedicineNet. *Vaginal Yeast Infection(Yeast Vaginitis)*—**www.medicinenet.com/yeast_vaginitis/article.htm.**
・MedLinePlus. *Yeast Infections*—**www.nlm.nih.gov/medlineplus/yeastinfections.html.**
・eMedicine Health. *Candidiasis*—**www.emedicinehealth.com/candidiasis_yeast_infection/article_em.htm.**
◆医療従事者向け URL
・Centers for Disease Control and Prevention. *2010 Guidelines for Treatment of Sexually Transmitted Diseases*—**www.cdc.gov/std/treatment/2010/STD‒Treatment‒2010‒RR5912.pdf.**
・American Family Physician. Management of vaginitis. *Am Fam Physician*. 2004；70：2125‒2132.—**www.aafp.org/afp/20041201/2125.html.**
・eMedicine. *Candidiasis*—**www.emedi**

cine.medscape.com/article/213853–overview.

・eMedicine. *Vulvovaginitis in Emergency Medicine*—www.emedicine.medscape.com/article/797497–overview.

◆参考文献

1. Centers for Disease Control and Prevention. *2010 Guidelines for Treatment of Sexually Transmitted Diseases*. http://www.cdc.gov/std/treatment/2010/STD–Treatment–2010–RR5912.pdf, accessed November 2, 2011.

2. Joishy M, Ashtekar CS, Jain A, Gonsalves R. Do we need to treat vulvovaginitis in prepubertal girls? *BMJ*. 2005；330：186.

3. Goldacre MJ, Watt B, Loudon N, et al. Vaginal microbial flora in normal young women. *Br Med J*. 1979；1：1450.

4. Hurley R, De Louvois J. Candida vaginitis. *Postgrad Med J*. 1979；55：645.

5. Sobel JD. Epidemiology and pathogenesis of recurrent vulvovaginal candidiasis. *Am J Obstet Gynecol*. 1985；152：924.

6. Shalev E, Battino S, Weiner E, et al. Ingestion of yogurt containing acidophilus compared with pasteurized yogurt as prophylaxis for recurrent candidal vaginitis and bacterial vaginosis. *Arch Fam Med*. 1996；5：593–596.

7. Cohen DA, Nsuami M, Etame RB, et al. A school–based chlamydia control program using DNA amplification technology. *Pediatrics*. 1998；（1）：101.

8. Horowitz BJ, Giaquinta D, Ito S. Evolving pathogens in vulvovaginal candidiasis：implications for patient care. *J Clin Pharmacol*. 1992；32：248.

9. Foxman B. The epidemiology of vulvovaginal candidiasis：risk factors. *Am J Public Health*. 1990；80：329.

10. Sobel JD. *Candida vaginitis. Infect Dis Clin Pract*（Baltim Md）. 1994；3：334.

11. Swartz JH, Lamkins BE. A rapid, simple stain for fungi in skin, nail scrapings, and hair. *Arch Dermatol*. 1964 Jan；89：89–94.

12. Sobel JD, Brooker D, Stein GE, et al. Single oral dose fluconazole compared with conventional clotrimazole topical therapy of candida vaginitis. *Am J Obstet Gynecol*. 1995；172：1263–1238.

13. Pirotta M, Gunn J, Chondros P, et al. Effect of lactobacillus in preventing post–antibiotic vulvovaginal candidiasis：a randomised controlled trial. *BMJ*. 2004；329：548.

14. Van Kessel K, Assefi N, Marrazzo J, Eckert L. Common complementary and alternative therapies for yeast vaginitis and bacterial vaginosis：a systematic review. *Obstet Gynecol Surv*. 2003；58（5）：351–358.

15. Boskey ER. Alternative therapies for bacterial vaginosis：a literature review and acceptability survey. *Altern Ther Health Med*. 2005；11（5）：38–43.

78 章

◆患者向け URL

・Centers for Disease Control and Prevention information—www.dpd.cdc.gov/dpdx/HTML/Trichomoniasis.htm.

・Medline–plus—www.nlm.nih.gov/medlineplus/ency/article/001331.htm.

・Centers for Disease Control and Prevention. *STDs*：*Trichomoniasis*—www.cdc.gov/std/trichomonas/default.htm.

・PubMed Health. *Trichomoniasis*—www.ncbi.nlm.nih.gov/pubmedhealth/PMH0002307/.

・MedLinePlus. *Trichomoniasis*—www.nlm.nih.gov/medlineplus/trichomoniasis.html.

・eMedicine Health. *Trichomoniasis*—www.emedicinehealth.com/trichomoniasis/article_em.htm.

◆医療従事者向け URL

・www.emedicine.medscape.com/article/230617.

・Centers for Disease Control and Prevention. *2010 Guidelines for Treatment of Sexually Transmitted Diseases*—www.cdc.gov/std/treatment/2010/STD–Treatment–2010–RR5912.pdf.

◆参考文献

1. Sutton M, Sternberg M, Koumans EH, et al. The prevalence of *Trichomonas vaginalis* infection among reproductive–age women in the United States, 2001–2004. *Clin Infect Dis*. 2007；45：1319.

2. Weinstock H, Berman S, Cates W Jr：Sexually transmitted diseases among American youth：incidence and prevalence estimates, 2000. *Perspect Sex Reprod Health*. 2004；36（1）：6–10.

3. Forhan SE, Gottlieb SL, Sternberg MR, et al. Prevalence of sexually transmitted infections among female adolescents aged 14 to 19 in the United States. *Pediatrics*. 2009；124：1505.

4. Centers for Disease Control and Prevention. *2010 Guidelines for Treatment of Sexually Transmitted Diseases*. http://www.cdc.gov/std/treatment/2010/STD–Treatment–2010–RR5912.pdf, accessed December 1, 2011.

5. Gjerdngen D, Fontaine P, Bixby M, et al. The impact of regular vaginal pH screening on the diagnosis of bacterial vaginosis in pregnancy. *J Fam Pract*. 2000；49：3–43.

6. Cotch MF, Pastorek JG 2nd, Nugent RP, et al. *Trichomonas vaginalis* associated with low birth weight and preterm delivery：the Vaginal Infections and Prematurity Study Group. *Sex Transm Dis*. 1997；24：353–360.

7. Sorvillo F, Smith L, Kerndt P, Ash L. *Trichomonas vaginalis*, HIV, and African–Americans. *Emerg Infect Dis*. 2001；7（6）：927–932.

8. Kingston MA, Bansal D, Carlin EM.

'Shelf life' of Trichomonas vaginalis. *Int J STD AIDS*. 2003 Jan；14（1）：28–9.

9. Van Der PB, Kraft CS, Williams JA. Use of an adaptation of a commercially available PCR assay aimed at diagnosis of chlamydia and gonorrhea to detect *Trichomonas vaginalis* in urogenital specimens. *J Clin Microbiol*. 2006；44：366–373.

10. Nye MB, Schwebke JR, Body BA. Comparison of APTIMA *Trichomonas vaginalis* transcription–mediated amplification to wet mount microscopy, culture, and polymerase chain reaction for diagnosis of trichomoniasis in men and women. *Am J Obstet Gynecol*. 2009；200：188–197.

11. Lobo TT, Feijó G, Carvalho SE, Costa PL, Chagas C, Xavier J, Simoes–Barbosa A. A comparative evaluation of the Papanicolaou test for the diagnosis of trichomoniasis. *Sex Transm Dis*. 2003；30（9）：694–699.

12. Epling J. What is the best way to treat trichomoniasis in women?（Cochrane review）*Am Fam Physician*. 2001；64：1241–1243.

13. Mammen–Tobin A, Wilson JD. Management of metronidazole–resistant *Trichomonas vaginalis*—a new approach. *Int J STD AIDS*. 2005；16（7）：488–490.

14. Hager WD. Treatment of metronidazole–resistant *Trichomonas vaginalis* with tinidazole：case reports of three patients. *Sex Transm Dis*. 2004；31（6）：343–345.

15. Kirkcaldy RD, Augostini P, Asbel LE, Bernstein KT, Kerani RP, Mettenbrink CJ, Pathela P, Schwebke JR, Secor WE, Workowski KA, Davis D, Braxton J, Weinstock HS. Trichomonas vaginalis antimicrobial drug resistance in 6 US cities, STD Surveillance Network, 2009–2010. *Emerg Infect Dis*. 2012；18（6）：939–943.

16. d'Oro LC, Parazzini F, Naldi L, La Vecchia C. Barrier methods of contraception, spermicides, and sexually transmitted diseases：a review. *Genitourin Med*. 1994；70：410.

79 章

◆患者向け URL

・eMedicine Health. *Cervicitis*—www.emedicinehealth.com/cervicitis/article_em.htm.

・eMedicine Health. *Chlamydia*—www.emedicinehealth.com/chlamydia/article_em.htm.

・CDC patient information—www.cdc.gov/std/Chlamydia/STDFact–Chlamydia.htm.

◆医療従事者向け URL

・CDC. *Sexually Transmitted Diseases*（STDs）*2010*：*Diseases Characterized by Urethritis and Cervicitis*—www.cdc.gov/std/treatment/2010/urethritis–and–cervicitis.htm.

・*Cervicitis*—www.emedicine.med–

scape.com/article/253402.

◆参考文献

1. Centers for Disease Control and Prevention. *Sexually Transmitted Diseases (STDs) 2010 : Diseases Characterized by Urethritis and Cervicitis.* http://www.cdc.gov/std/treatment/2010/urethritis-and-cervicitis.htm, accessed December 23, 2012.

2. Centers for Disease Control and Prevention. *Sexually Transmitted Disease Surveillance, 2009—Chlamydia.* http://www.cdc.gov/std/stats09/default.htm, accessed December 25, 2011.

3. World Health Organization. *Chlamydia Trachomatis. Initiative for Vaccine Research.* http://www.who.int/vaccine_research/diseases/soa_std/en/index.html, accessed December 2, 2011.

4. Centers for Disease Control and Prevention. http://www.cdc.gov/std/Chlamydia/STDFact-Chlamydia.htm, accessed December 23, 2012.

5. Skolnik NS. Screening for Chlamydia trachomatis infection. *Am Fam Physician.* 1995 ; 51 : 821–826.

6. Forhan SE, Gottlieb SL, Sternberg MR, et al. Prevalence of sexually transmitted infections among female adolescents aged 14 to 19 in the United States. *Pediatrics.* 2009 ; 124 : 1505.

7. Schillinger JA, Dunne EF, Chapin JB, et al. Prevalence of Chlamydia trachomatis infection among men screened in 4 U.S. cities. *Sex Transm Dis.* 2005 ; 32（2）: 74–77.

8. Mishori R, McClaskey EL, Winkleprins VJ. Chlamydia Trachomatis Infections : Screening, Diagnosis, and Management. *Am Fam Physician.* 2012 ; 86（12）: 1127–1132.

9. Hu VH, Harding-Esch EM, Burton MJ, Bailey RL, Kadimpeul J, Mabey DC. Epidemiology and control of trachoma : Systematic review. *Trop Med Int Health.* 2010 ; 15（6）: 673–691.

10. Martius J, Krohn MA, Hillier SL, et al. Relationships of vaginal lactobacillus species, cervical *Chlamydia trachomatis*, and bacterial vaginosis to preterm birth. *Obstet Gynecol.* 1988 ; 71 : 89–95.

11. Ness RB, Goodman MT, Shen C, Brunham RC. Serologic evidence of past infection with *Chlamydia trachomatis*, in relation to ovarian cancer. *J Infect Dis.* 2003 ; 187 : 1147–1152.

12. Datta SD, Sternberg M, Johnson RE, et al. Gonorrhea and *Chlamydia* in the United States among persons 14 to 39 years of age, 1999 to 2002. *Ann Intern Med.* 2007 ; 147 : 89.

13. Monroe KW, Weiss HL, Jones M, Hook EW 3rd : Acceptability of urine screening for *Neisseria gonorrheae* and *Chlamydia trachomatis* in adolescents at an urban emergency department. *Sex Transm Dis.* 2003 ; 30 : 850.

14. Rietmeijer CA, Bull SS, Ortiz CG, et al. Patterns of general health care and STD services use among high-risk youth in Denver participating in community-based urine *Chlamydia* screening. *Sex Transm Dis.* 1998 ; 25 : 457.

15. Doshi JS, Power J, Allen E. Acceptability of chlamydia screening using self-taken vaginal swabs. *Int J STD AIDS.* 2008 ; 19 : 507–509.

16. Cook RL, Hutchison SL, Østergaard L, Braithwaite RS, Ness RB. Systematic review : noninvasive testing for *Chlamydia trachomatis* and *Neisseria gonorrhoeae.* *Ann Intern Med.* 2005 ; 142（11）: 914–925.

17. Bachmann LH, Johnson RE, Cheng H, et al. Nucleic acid amplification tests for diagnosis of *Neisseria gonorrhoeae* and *Chlamydia trachomatis* rectal infections. *J Clin Microbiol.* 2010 ; 48 : 1827–1832.

18. Bachmann LH, Johnson RE, Cheng H, et al. Nucleic acid amplification tests for diagnosis of *Neisseria gonorrhoeae* oropharyngeal infections. *J Clin Microbiol.* 2009 ; 47 : 902–907.

19. Chernesky M, Freund GG, Hook E, III, et al. Detection of *Chlamydia trachomatis* and *Neisseria gonorrhoeae* infections in North American women by testing Sure-Path liquid-based Pap specimens in APTIMA assays. *J Clin Microbiol.* 2007 ; 45 : 2434–2438.

20. Lau C–Y, Qureshi AK. Azithromycin versus doxycycline for genital chlamydial infections : A meta-analysis of randomized clinical trials. *Sex Transm Dis.* 2002 ; 29 : 497–502.

80 章

◆患者向け URL

· http://www.cancer.org/healthy/findcancerearly/womenshealth/non-cancerousbreastconditions/non-cancerous-breast-conditions-fibroadenomas.

· http://emedicine.medscape.com/article/345779-overview.

◆参考文献

1. Greydanus DE, Matytsina L, Gains M. Breast disorders in children and adolescents. *Prim Care.* 2006 ; 33 : 455.

2. Templeman C, Hertweck SP. Breast disorders in the pediatric and adolescent patient. *Obstet Gynecol Clin North Am.* 2000 ; 27 : 19.

3. Schairer C, Brinton LA, Hoover RN. Methylxanthines and benign breast disease. *Am J Epidemiol.* 1986 ; 124 : 603.

4. Levinson W, Dunn PM. Nonassociation of caffeine and fibrocystic breast disease. *Arch Intern Med.* 1986 ; 146 : 1773.

5. Jacobson MF, Liebman BF. Caffeine and benign breast disease. *JAMA.* 1986 ; 255 : 1438.

6. Fornage BD, Lorigan JG, Andry E. Fibroadenoma of the breast : sonographic appearance. *Radiology.* 1989 ; 172 : 671.

7. Sickles EA, Filly RA, Callen PW. Benign breast lesions : ultrasound detection and diagnosis. *Radiology.* 1984 ; 151 : 467.

8. De Silva NK, Brandt ML. Disorders of the breast in children and adolescents, Part 2 : breast masses. *J Pediatr Adolesc Gynecol.* 2006 ; 19 : 415.

9. Smith GE, Burrows P. Ultrasound diagnosis of fibroadenoma—is biopsy always necessary? *Clin Radiol.* 2008 ; 63 : 511.

10. Jayasinghe Y, Simmons PS. Fibroadenomas in adolescence. *Curr Opin Obstet Gynecol.* 2009 ; 21 : 402.

11. Chao TC, Lo YF, Chen SC, Chen MF. Sonographic features of phyllodes tumors of the breast. *Ultrasound Obstet Gynecol.* 2002 ; 20 : 64.

12. ACOG Committee on Adolescent Health Care. ACOG Committee Opinion No. 350, November 2006 : Breast concerns in the adolescent. *Obstet Gynecol.* 2006 ; 108 : 1329.

81 章

◆患者向け URL

· Website of association of professional piercers—**www.safepiercing.org.**

◆医療従事者向け URL

· Tattoo reactions—**www.emedicine.medscape.com/article/1124433.**

· Website of association of professional piercers—**www.safepiercing.org.**

◆参考文献

1. Braverman S. One in five US adults now has a tattoo. New York : Harris Interactive ; 2012（http://www.harrisinteractive.com/vault/Harris%20Poll%2022%20-Tattoos_2.23.12.pdf）.

2. Tiggemann M, Hopkins L. Tattoos and piercings : body expression of uniqueness. *Body Image.* 2011 ; 8（3）: 245–250.

3. Wittman-Price RA, Gittings KK, Collins KM. Nurse and body art : what's your perception? *Nursing.* 2012 ; 42（6）: 62–64.

4. Desai NA, Smith ML. Body art in adolescents : paint, piercings, and perils. *Adolesc Med.* 2011 ; 022 : 97–118.

5. Mayers LB, Judelson DA, Moriarty BW et al. Prevalence of body art（body piercing and tattooing）in university undergraduates and incidence of medical complications. *Mayo Clin Proc.* 2002 ; 77 : 29–34.

6. Center For Disease Control and Prevention. *The Hidden Dangers of Getting Inked.* http://blogs.cdc.gov/publichealthmatters/2012/08/ the-hidden-dangers-of-getting-inked/, accessed March 16, 2014.

7. Braverman PK. Body art : piercing, tattooing, and scarification. *Adolesc MedClin.* 2006 ; 17（3）: 505–519.

8. Website of association of professional piercers. http://www.safepiercing.org.

82 章

◆患者向け URL
- www.nlm.nih.gov/medlineplus/ency/article/000983.htm.
- www.healthychildren.org/English/health-issues/conditions/orthopedic/Pages/Nursemaids-Elbow.aspx.

◆医療従事者向け URL
- www.accesspediatrics.com/videoplayer.aspx?aid=8146001.

◆参考文献

1. Macias CG, Bothner J, Wiebe R. A comparison of supination/flexion to hyperpronation in the reduction of radial head subluxations. *Pediatrics*. 1998；102：e10.
2. Schunk JE. Radial head subluxation：epidemiology and treatment of 87 episodes. *Ann Emerg Med*. 1990；19：1019.
3. Joffe MD, Loiselle JM. *Textbook of Pediatric Emergency Medicine*. Philadelphia：Lippincott Williams.Wilkins；2006：1695–1696.
4. Quan L, Marcuse EK. The epidemiology and treatment of radial head subluxation. *Am J Dis Child*. 1985；139：1194.
5. Sacchetti A, Ramoska EE, Galcow C. Nonclassic history in children with radial head subluxations. *J Emerg Med*. 1990；8：151.
6. Macias CG, Wiebe R, Bothner J. History and radiographic findings associated with clinically suspected radial head subluxations. *Pediatr Emerg Care*. 2000；16：22.

83 章

◆患者向け URL
- American Academy of Orthopedic Surgeons. Patient information handout under *Broken Collarbone*—www.orthoinfo.aaos.org/topic.cfm?topic=A00072.

◆医療従事者向け URL
- Wheeless' Textbook of Orthopaedics—www.wheelessonline.com/ortho/clavicular_fractures_in_children.
- www.orthobullets.com/pediatrics/4123/medial-clavicle-physeal-fractures.

◆参考文献

1. Kubiak R, Slongo T. Operative treatment of clavicle fractures in children：a review of 21 years. *J Pediatr Orthop*. 2002；22：736–739.
2. Lenza M, Buchbinder R, Johnston RV, Belloti JC, Faloppa F. Surgical versus conservative interventions for treating fractures of the middle third of the clavicle. *Cochrane Database of Systematic Reviews*. 2013；6.
3. Soto F, Fiesseler F, Morales J, Amato C. Presentation, evaluation, and treatment of clavicle fractures in preschool children presenting to an emergency department. *Pediatr Emerg Care*. 2009；25(11)：744–747.
4. Caird MS. Clavicle shaft fractures：are

children little adults. *J Pediatr Orthop*. 2012；32(1)：S1–4.

5. Vander Have KL, Perdue AM, Caird MS, Farley FA. Operative versus nonoperative treatment of midshaft clavicle fractures in adolescents. *J Pediatr Orthop*. 2010；92(6)：811.

84 章

◆患者向け URL
- www.emedicine.medscape.com/article/824949-overview.
- CDC Fact Sheet：Preventing Falls—www.cdc.gov/safechild/Falls/index.html.

◆医療従事者向け URL
- *Wheeless' Textbook of Orthopaedics* has additional information about the types of distal radius fractures, classification systems, and radiographic findings—www.wheelessonline.com/ortho/12591.
- www.posna.org/education/StudyGuide/fracturesOfShaftOfRadius.asp.

◆参考文献

1. Farrell C, Rubin DM, Downes K, Dormans J, Christian CW. Symptoms and time to medical care in children with accidental extremity fractures. *Pediatrics*. 2012；129(1)：e128–133.
2. Valeria G, Francesca G, Mancusi C, et al. pattern of fractures across pediatric age groups：analysis of individual and lifestyle factors. *BMC Public Health*. 2010；10：656.
3. Nellans KW, Kowalski E, Chung KC. The Epidemiology of Distal Radius Fractures. *Hand Clin*. 2012 28(2)：113–125.
4. Khosla S, Melton LJ, Dekutoski MB, Achenback SJ, Oberg AL, Riggs BL. Incidence of childhood distal forearm fractures over 30 years：a population-based study. *JAMA*. 2003；290(11)：1479–1485.
5. Wheeless CR. Wheeless' Textbook of Orthopaedics. Pediatric Radial Fractures. http://www.wheelessonline.com/ortho/pediatric_distal_radius_fracture, accessed on Dec 11, 2012.
6. Boutis K, Willan A, Babyn P, Goeree R, Howard A. Cast versus splinting in children with minimally angulated fractures of the distal radius：a randomized controlled trial. *CMAJ*. 2010；182(14)：1507–1512.
7. Noonan KJ and Price TP. Forearm and Distal Radius Fractures in Children. *Journ Am Acad Ortho Surg*. 1998；6(3)：146–156.

85 章

◆患者向け URL
- Patient.co.uk has patient information on metatarsal fractures—www.patient.co.uk/health/Metatarsal-Frac

tures.htm.

◆医療従事者向け URL
- The Ottawa ankle rules are available in several places online including—www.mdcalc.com/ottawa-ankle-rules.

◆参考文献

1. Singer G, Cichocki M, Schalamon J, Eberl R, Hollwarth ME. A study of metatarsl fractures in children. *J Bone Joint Surg AM*. 2008；90(4)：772–776.
2. Lehman RC, Torg JS, Pavlov H, Delee JC. Fractures of the base of the fifth metatarsal distal to the tuberosity：A review. *Foot Ankle*. 1987；7：245–252.
3. Banal F, Gandjbakhch F, Foltz V, et al. Sensitivity and specificity of ultrasonography in early diagnosis of metatarsal bone stress fractures：a pilot study of 37 patients. *J Rheumatol*. 2009；36(8)：1715–1719.
4. Herrera-Soto JA, Scherb M, Duffy MF, Albright JC. Fractures of the fifth metatarsal in children and adolescents. *J Pediatr Orthop*. 2007；27(4)：427–431.
5. Stiell IG, Greenberg GH, Mcknight RD, et al. Decision rules for the use of radiography in acute ankle injuries. Refinement and prospective validation. *JAMA*. 1993；269：1127–1132.
6. Dowling S, Spooner CH, Liang Y, et al. Accuracy of Ottawa Ankle Rules to exclude fractures of the ankle and midfoot in children：a meta-analysis. *Acad Emerg Med*. 2009；16(4)：277–287.
7. Konkel KF, Menger AG, Retzlaff SA. Nonoperative treatment of fifth metatarsal fractures in an orthopaedic suburban private multi-speciality practice. *Foot Ankle Int*. 2005；26：704–707.
8. Portland G, Kelikian A, Kodros S. Acute surgical management of jones' fractures. *Foot Ankle Int*. 2003；24：829–833.
9. Hatch RL, Alsobrook JA, Clugston JR. Diagnosis and management of metatarsal fractures. *Am Fam Physician*. 2007；76(6)：817–826.
10. Cakir H, Van Vliet-Koppert ST, Van Lieshout EM, et al. Demographics and outcome of metatarsal fractures. *Arch Orthop Trauma Surg*. 2011；131(2)：241–245.

86 章

◆患者向け URL
- Ponseti International Website—www.ponseti.info.
- www.nlm.nih.gov/medlineplus/ency/article/001228.htm.
- www.healthychildren.org/English/health-issues/conditions/developmental-disabilities/Pages/Congenital-Abnormalities.aspx.
- www.my.clevelandclinic.org/orthopaedics-rheumatology/diseases-conditions/congenital-clubfoot.aspx.

◆医療従事者向け URL
・ **www.accesspediatrics.com/con
tent.aspx?aid= 7020352#7020390.**
・ **www.accesspediatrics.com/con
tent.aspx?aid= 56825070#56825073.**
◆参考文献
1. Dobbs MD, Gurnett CA. Update on clubfoot：etiology and treatment. *Clin Orthop Relat Res.* 2009；467（5）：1146–53.
2. Cooper DM, Deitz FR. Treatment of idiopathic clubfoot：A thirty–year follow up note. *J Bone Joint Surg Am.* 1995；77：1477–1489.
3. Roye DP Jr, Roye BD. Idiopathic Congenital Talipes Equinovarus. *J Am Acad Orthop Surg.* 2002；10（4）：239–48.
4. Wynne–Davies R. Genetic and environmental factors in the etiology of talipes equinovarus. *Clin Orthop Relat Res.* 1972；84：29–38.
5. Noonan KJ, Richards BS. Nonsurgical Management of idiopathic clubfoot. *J Am Acad Orthop Surg.* 2003；11（6）：392–402.
6. Kasser, JR. The Foot, in Lovell and Winter's Pediatric Orthopaedics, edited by Morrissy RT, Weinstein SL. Philadelphia, PA：Lippencott Williams and Wilkins；2006：1262–1277.
7. Heilig MR, Matern RV, Rosenzweig SD, Bennet JT. Current management of idiopathic clubfoot questionnaire：a multicentric study. *J Pediatr Orthop.* 2003；23（6）：780–787.
8. Richards BS, Faulks S, Rathjen KE, Karol LA, Johnston CE, Jones SA. A comparison of two nonoperative methods of idiopathic clubfoot correction：the Ponseti method and the French functional（physiotherapy）method. *J Bone Joint Surg Am.* 2008；90（11）：2313–2321.
9. Abdelgawad AA, Lehman WB, van Bosse HJ, Scher DM, Sala DA. Treatment of idiopathic clubfoot using the Ponseti method：minimum 2–year follow up. *J Pediatr Orthop B.* 2007；16（2）：98–105.

87 章
◆患者／医療従事者向け URL
・ **www.orthoinfo.aaos.org/topic.
cfm?topic=a00347.**
・ **www.aafp.org/afp/2006/1015/
p1310.html.**
・ **www.tsrhc.org/developmental–
hip-dysplasia.htm.**
・ **www.emedicine.medscape.com/
article/1248135.**
◆参考文献
1. Herring JA. Tachdjian's Pediatric Orthopaedics, 4th edition. Chapter 16：Developmental Dysplasia of the Hip. Saunders–Elsevier, Philadelphia, PA；2008：637–770.
2. Committee on Quality Improvement, Subcommittee on Developmental Dyspla-

sia of the Hip：Clinical Practice Guideline：Early Detection of Developmental Dysplasia of the Hip. *American Academy of Pediatrics.* 2000；105（4）：896–905.
3. American Academy of Orthopaedic Surgeons：Developmental Dislocation（Dysplasia）of the Hip（DDH）. http://orthoinfo.aaos.org/topic.cfm?topic=a00347. Rosemont, IL, 2009.
4. American Academy of Family Physicians：Developmental Dysplasia of the Hip. http://www.aafp.org/afp/2006/1015/p1310.html. Leawood, KS, 2006.
5. Texas Scottish Rite Children's Hospital：Hip Dysplasia and Perthes. http://www.tsrhc.org/developmental–hip-dysplasia.htm. Dallas, TX, 2011.
6. Ballock RT, Richards BS. Hip Dysplasia：Early diagnosis makes a difference. *Contemporary Pediatrics.* 1997；14：108.

88 章
◆患者向け URL
・ **www.mayoclinic.com/health/legg–
calve–perthes–disease/DS00654.**
・ **www.nonf.org/perthesbrochure/
perthes–brochure.htm.**
◆医療従事者向け URL
・ **www.mdconsult.com/das/pdxmd/
body/389636709–3/0?type=med&
eid=9–u1.0–_1_mt_5082301&tab=L.**
◆参考文献
1. Kim HKW. Legg–Calvé–Perthes Disease. *Journal of the American Academy of Orthopaedic Surgeons.* 2010；18（11）：676–686.
2. Kim HKW. Pathophysiology and New Strategies for the Treatment of Legg–Calvé–Perthes Disease. *The Journal of Bone and Joint Surgery.* 2012；94–A（7）：659–669.
3. Herring JA, Kim HT, Browne R. Legg–Calve–Perthes Disease Part II：Prospective Multicenter Study of the Effect of Treatment on Outcome. *The Journal of Bone and Joint Surgery.* 2004；86（10）：2121–2134.
4. Flynn JM, Widmann RF. The Limping Child：Evaluation and Diagnosis. *The Journal of the American Academy of Orthopaedic Surgeons.* 2001；9（2）：89–98.
5. Schoenecker PL, Clohisy JC, Millis MB, Wenger DR. Surgical Management of the Problematic Hip in Adolescent and Young Adult Patients. *Journal of the American Academy of Orthopaedic Surgeons.* 2011；19（5）：275–286.
6. Wiig O, Terjesen T, Svenningsen S. Prognostic factors and outcome of treatment in Perthes' disease：A prospective study of 368 patients with five–year follow–up. *The Journal of Bone and Joint Surgery*［Br］. 2008；90（10）：1362–1371.
7. Herring JA, ed：Legg–Calvé–Perthes Disease. In：*Tachdjian's Pediatric Orthopaedics.* Fourth. Philadelphia, PA：Saunders

Elsevier；2008：771–826.
8. McAndrew M, Weinstein S. A Long Term Follow–up of Legg–Calve–Perthes Disease. *J Bone Joint Surg*［Am］. 1984；66（6）：860–869.

89 章
◆患者向け URL
・ The American Academy of Orthopedic Surgery—**www.orthoinfo.aaos.org/
topic.cfm?topic=a00052.**
・ The US National Library of Medicine—**www.ncbi.nlm.nih.gov/pubmed
health/PMH0001967.**
◆医療従事者向け URL
・ The Pediatric Orthopedic Society of North America—**www.posna.org/
education/StudyGuide/slipped
CapitalFemoralEpiphysis.asp.**
・ Medscape Reference—**www.emedi
cine.medscape.com/article/91596.**
◆参考文献
1. Lehmann CL, et al. The epidemiology of slipped capital femoral epiphysis：an update. *J Pediatr Orthop.* 2006；26（3）：286–290.
2. Larson AN, et al. Incidence of slipped capital femoral epiphysis：a population–based study. *J Pediatr Orthop B.* 2010；19（1）：9–12.
3. Novais EN. Slipped capital femoral epiphysis：prevalence, pathogenesis, and natural history. *Clin Orthop Relat Res.* 2012；9.
4. Kelsey JL. Epidemiology of slipped capital femoral epiphysis：A review of the literature. *Pediatrics.* 1973；51：1042.
5. Brown, D. Seasonal variation of slipped capital femoral epiphysis in the US. *J Pediatr Orthop.* 2004；24（2）：139–143.
6. Aronson J, Tursky EA. The torsional basis for slipped capital femoral epiphysis. *Clin Orthop Relat Res.* 1996；322：37.
7. Weiner D. Pathogenesis of slipped capital femoral epiphysis：current concepts. *J Pediatr Orthop B.* 1996；5（2）：67–73.
8. Loder RT, et al. Slipped capital femoral epiphysis associated with endocrine disorders. *J Pediatr Orthop.* 1995；15（3）：349–356.
9. Mooney JF, et al. Management of unstable/acute slipped capital femoral epiphysis：results of a survey of the POSNA membership. *J Pediatr Orthop.* 2005；25（2）：162–166.
10. Wells D. Review of slipped capital femoral epiphysis associated with endocrine disease. *J Pediatr Orthop.* 1993；13（5）：610–614.
11. Davidson RS, Weitzel P, Stanton R, et al. Slipped capital femoral epiphysis（SCFE）：a multicenter review of the complications by treatment group in 432 hips. Paper presented at the annual meeting of the Pediatric Orthopedic Society of North America, Miami, Fla, April 30,

1995.

12. Betz RR, Steel HH, Emper WD, et al. Treatment of slipped capital femoral epiphysis. *J Bone Joint Surg*. 1990；72A：587.

13. Kibiloski LJ, Doane RM, Karol LA, et al. Biomechanical analysis of single- versus double-screw fixation in slipped capital femoral epiphysis at physiological load levels. *J Pediatr Orthop*. 1994；14：627.

14. O'Beirne J, McLoughlin R, Dowling F, et al. Slipped upper femoral epiphysis：internal fixation using single central pins. *J Pediatr Orthop*. 1989；9：304.

15. Popejoy D. Prediction of contralateral slipped capital femoral epiphysis using the modified Oxford bone age score. *J Pediatr Orthop*. 2012；32（3）：290-294.

16. Loder RT, Richards BS, Shapiro PS, et al. Acute slipped capital femoral epiphysis：the importance of physeal stability. *J Bone Joint Surg*. 1993；75A：1134.

90 章

◆患者向け URL

・ **www.healthychildren.org/English/health-issues/injuries-emergencies/sports-injuries/Pages/Knee-Pain-and-Osgood-Schlatter-Disease.aspx.**

・ **www.orthoinfo.aaos.org/topic.cfm?topic=a00411.**

◆医療従事者向け URL

・ National Athletic Trainers' Association position statement：prevention of pediatric overuse injuries—**www.guideline.gov/content.aspx?id=38462.**

◆参考文献

1. Osgood RB. Lesions of the tibial tubercle occurring during adolescence. *Boston Med Surg J*. 1903；148：114.

2. Schlatter C. Verletzungen des schnabelforminogen fortsatzes der oberen tibiaepiphyse. *Beitre Klin Chir Tubing*. 1903；38：874.

3. Ehrenborg G. The Osgood-Schlatter lesion. A clinical study of 170 cases. *Acta Chir Scand*. 1962；124：89-105.

4. Krause BL, Williams JP, Catterall A. Natural history of Osgood-Schlatter disease. *J Pediatr Orthop*. 1990；10：65-68.

5. Demirag B, Ozturk C, Yazici Z, Sarisozen B. The pathophysiology of Osgood-Schlatter disease：a magnetic resonance investigation. *J Pediatr Orthop B*. 2004；13：379-382.

6. Aparicio G, Abril JC, Calvo E, Alvarez L. Radiologic study of patellar height in Osgood-Schlatter disease. *J Pediatr Orthop*. 1997；17：63-66.

7. Hussain A, Hagroo GA. Osgood-Schlatter disease. *Sports Exer Injury*. 1996；2：202-206.

8. Mital MA, Matza RA, Cohen J. The so-called unresolved Osgood-Schlatter lesion. *J Bone Joint Surg Am*. 1980；62：

732-739.

9. Kujala UM, Kvist M, Heinonen O. Osgood-Schlatter's disease in adolescent athletes. Retrospective study of incidence and duration. *Am J Sports Med*. 1985；13：236-241.

10. Beovich R, Fricker PA. Osgood-Schlatter's disease. A review of the literature and an Australian series. *Aust J Sci Med Sport*. 1988；20：11-13.

11. Gerulis V, Kalesinskas R, Pranckevicius S, Birgeris P. Importance of conservative treatment and load restriction to the course of Osgood-Schaltter's disease. *Medicina*. 2004；40（4）：363-369.

12. Levine J, Kashyap S. A new conservative treatment of Osgood-Schlatter disease. *Clin Orthop*. 1981；158：126-128.

13. Topol GA, Podesta LA, Reeves KD, Raya MF, Fullerton BD, Yeh HW. Hyperosmolar dextrose injection for recalcitrant Osgood-Schlatter disease. *Pediatrics*. 2011；128（5）：e1121-1128.

14. Orava S, Malinen L, Karpakka JJ, et al. Results of surgical treatment of unresolved Osgood-Schlatter lesion. *Ann Chir Gynaecol*. 2000；89：298-302.

15. Glynn MK, Regan BF. Surgical treatment of Osgood-Schlatter's disease. *J Pediatr Orthop*. 1983；3：216-219.

16. Flowers MJ, Bhadreshwar DR. Tibial tuberosity excision for symptomatic Osgood-Schlatter disease. *J Pediatr Orthop*. 1995；15：292-297.

17. Weiss JM, Jordan SS, Andersen JS, Lee BM, Kocher M. Surgical treatment of unresolved Osgood-Schlatter disease：ossicle resection with tibial tubercleplasty. *J Pediatr Orthop*. 2007；27（7）：844-847.

18. Pihalajamaki HK, Visuri TI. Long-term outcome after surgical treatment of unresolved Osgood-Schlatter disease in young me：surgical technique. *J Bone Joint Surg Am*. 2010；92（1）：258-264.

91 章

◆患者向け URL

・ The Scoliosis Research Society has a helpful site that is easy to navigate and is very informative—**www.srs.org/patient_and_family/scoliosis.**

・ The National Institute of Health also has a helpful site, which even gives links to scholarly articles—**www.nlm.nih.gov/medlineplus/scoliosis.html.**

・ The Pediatric Orthopedic Society of North America provides a complete patient guide—**www.settingscoliosisstraight.org/education.**

◆医療従事者向け URL

・ The Scoliosis Research Society website has specific links for providers—**www.srs.org/professionals/conditions_and_treatment.**

・ The American Academy of Orthopedic

Surgery provides up-to-date information and scholarly articles—**www.orthoportal.aaos.org/oko/default.**

・ Free patient handouts are provided at the National Institute of Health website—**www.nlm.nih.gov/medlineplus/ency/article/001241.htm.**

◆参考文献

1. Perdriolle R, Vidal J. Thoracic idiopathic scoliosis curve evolution and prognosis. *Spine*. 1985；10：785.

2. Montgomery F, Willner S. The natural history of idiopathic scoliosis：Incidence of treatment in 15 cohorts of children born between 1963 and 1977. *Spine*. 1997；22：772.

3. McMaster MJ. Infantile Idiopathic Scoliosis：Can it be prevented? *J Bone Joint Surg Br*. 1983；65：612.

4. Robinson CM, McMaster MJ. Juvenile idiopathic scoliosis：Curve patterns and prognosis in one hundred and nine patients. *J Bone Joint Surg Am*. 1996；78：1140.

5. Koop SE. Infantile and juvenile idiopathic scoliosis. *Orthop Clin North Am*. 1988；19：331.

6. Ramirez N, Johnston CE, Browne RH. The prevalence of back pain in children who have idiopathic scoliosis. *J Bone Joint Surg Am*. 1997；79：364.

7. Ward K, Ogilvie JW, Singleton, MS, et al. Validation of DNA-based prognostic testing to predict spinal curve progression in Adolescent Idiopathic Scoliosis. *Spine*. 2010；35（25）：1455-1464.

8. Mooney V, Gulick J, Pozos R. A preliminary report on the effect of measured strength training in adolescent idiopathic scoliosis. *J Spinal Disord*. 2000；13：102.

9. Nachemson AL, Peterson L-E. Effectiveness of treatment with a brace in girls who have adolescent idiopathic scoliosis. *J Bone Joint Surg（am）*. 1995；77：815-822.

10. Lonstein JE, Carlson JM. The prediction of curve progression in untreated idiopathic scoliosis during growth. *J Bone Joint Surg Am*. 1984；66：1061.

11. Risser JC. The iliac apophysis：an invaluable sign in the management of scoliosis. *Clin Orthop*. 1958；11：111.

12. Weinstein SL, Ponseti IV. Curve progression in idiopathic scoliosis. *J Bone Joint Surg Am*. 1983；65：447.

13. Pehrsson K, Bake B, Larsson S, et al：Lung Function in adult idiopathic scoliosis：A 20 year follow up. *Thorax*. 1991；46：474.

14. Bertrand SL, Drvaric DM, Lange N et al：Electrical stimulation for idiopathic scoliosis. *Clin Orthop Relat Res*. 1992；176.

15. Richards BS. The effects of growth on the scoliotic spine following posterior spinal fusion. In：Buckwalter JA, et al, eds. *Skeletal Growth and Development：*

Clinical Issues and Basic Science Advances. Rosemont, IL：American Academy of Orthopedic Surgeons；1998：577.

16. Cehn ZY, Wong HK, Chan YH. Variability of somatosensory evoked potential monitoring during scoliosis surgery. *J Spinal Disord Tech.* 2004；17：470.

17. American Academy of Orthopedic Surgeons：*School Screening Programs for the Early Detection of Scoliosis.* Rosemont, IL. American Academy of Orthopedic Surgeons；1992.

18. Lloyd–Roberts GC, Pilcher MF. Structural idiopathic scoliosis in infancy：A study of the natural history of 100 patients：*J Bone Joint Surg Br.* 1965；47；520.

92 章

◆患者向け URL

・Milia—**www.ncbi.nlm.nih.gov/ pubmedhealth/PMH0002343/.**

・Neonatal acne—**www.womenshealth caretopics.com/baby_acne.htm.**

・Mongolian spot—**www.nlm.nih.gov/ medlineplus/ency/article/001472. htm.**

・ETN—**www.nlm.nih.gov/medline plus/ency/article/001458.htm.**

◆医療従事者向け URL

・**www.adhb.govt.nz/newborn/ teachingresources/dermatology/ BenignLesions.htm.**

・**www.aafp.org/afp/2008/0101/p47. html.**

◆参考文献

1. McLaughlin MR, O'Connor NR, Ham P. Newborn skin：part II. Birthmarks. *Am Fam Physician.* 2008；77（1）：56–60.

2. Agrawal R. *Pediatric Milia.* http:// emedicine.medscape.com/article/ 910405–overview, accessed February 2013.

3. Friedlander SF, Baldwin HE, Mancini AJ, et al. The acne continuum：an age–based approach to therapy. *Semin Cutan Med Surg.* 2011；30（3 Suppl）：S6–11.

4. Ashrafi MR, Shabanian R, Mohammadi M, Kavusi S. Extensive Mongolian spots：a clinical sign merits special attention. *Pediatr Neurol.* 2006；34（2）：143–145.

5. Cordova A. The Mongolian spot：a study of ethnic differences and a literature review. *Clin Pediatr（Phila）.* 1981；20（11）：714–719.

6. Clemons RM. Issues in newborn care. *Prim Care.* 2000；27（1）：251–267.

7. Liu C, Feng J, Qu R. Epidemiologic study of the predisposing factors in erythema toxicum neonatorum. *Dermatology.* 2005；210（4）：269–272.

8. Kanada KN, Merin MR, Munden A, Friedlander SF. A prospective study of cutaneous findings in newborns in the United States：correlation with race,

ethnicity, and gestational status using updated classification and nomenclature. *J Pediatr.* 2012；161（2）：240–245.

9. Monteagudo B, Labandeira J, Cabanillas M, et al. Prospective study of erythema toxicum neonatorum：epidemiology and predisposing factors. *Pediatr Dermatol.* 2012；29（2）：166–168.

10. Johr RH, Schachner LA. Neonatal dermatologic challenges. *Pediatr Rev.* 1997；18（3）：86–94.

11. Mallory SB. Neonatal skin disorders. *Pediatr Clin North Am.* 1991；38（4）：745–761.

12. Keitel HG, Yadav V. Etiology of toxic erythema. Erythema toxicum neonatorum. *Am J Dis Child.* 1963；106：306–309.

13. Selmogul MA, Dilmen U, Karkelleoglu C, et al. Picture of the month. Harlequin color change. *Arch Pediatr Adolesc Med.* 1995；149（10）：1171–1172.

93 章

◆患者向け URL

・Vascular Birthmarks Foundation—**www. birthmark.org.**

◆医療従事者向け URL

・National Organization of Vascular Anomalies（NOVA）—**www.novanews.org.**

◆参考文献

1. Antaya R. *Infantile Hemangioma.* http:// emedicine.medscape.com/article/ 1083849, accessed July 16, 2011.

2. Elewski BE, Hughey LC, Parsons ME. *Differential Diagnosis in Dermatology.* St. Louis, MO：Elsevier；2005：545.

3. McDermott AL, Dutt SN, Shavda SV, Morgan DW. Maffucci's syndrome：clinical and radiological features of a rare condition. *J Laryngol Otol.* 2001；115（10）：845–847.

4. Barnhill RL. Vascular tumors. In：Hunt SJ, Santa Cruz DJ, Barnhill RL, eds. *Textbook of Dermatopathology.* New York：McGraw–Hill；1998：821.

5. Yan AC, Chamlin SL, Liang MG, et al. Fibrosarcoma：a masquerader of ulcerated hemangioma. *Pediatr Dermatol.* 2006；23（4）：330–334.

6. Enjolras O, Wassef M, Mazoyer E, et al. Infants with Kasabach–Merritt syndrome do not have "true" hemangiomas. *J Pediatr.* 1997；130（4）：631–640.

7. Sadan N, Wolach B. Treatment of hemangiomas of infants with high doses of prednisone. *J Pediatr.* 1996；128（1）：141–146.

8. Garzon MC, Lucky AW, Hawrot A, Frieden IJ. Ultrapotent topical corticosteroid treatment of hemangiomas of infancy. *J Am Acad Dermatol.* 2005；52：281–286.

9. Sloan G, Reinisch J, Nichter L, et al. Intralesional corticosteroid therapy for infantile hemangiomas. *Plast Reconstr Surg.* 1989；83：459–466.

10. Poetke M, Phillip C, Berlien HP. Flashlamp–pumped pulsed dye laser for hemangiomas in infancy：treatment of superficial vs. mixed hemangiomas. *Arch Dermatol.* 2000；136（5）：628–632.

11. Demiri EC, Pelissier P, Genin–Etcheberry T, et al. Treatment of facial haemangiomas：the present status of surgery. *Br J Plast Surg.* 2001；54（8）：665–674.

12. Eedy DJ, Breathnach SM, Walker NPJ. *Surgical Dermatology.* Oxford, UK：Blackwell Science；1996：245.

13. Oranje AP, Janmohamed SR, Madern GC, de Laat PC. Treatment of small superficial haemangioma with timolol 0.5% ophthalmic solution：a series of 20 cases. *Dermatology.* 2011；223：330–334.

14. Chakkittakandiyil A, Phillips R, Frieden IJ, et al. Timolol maleate 0.5% or 0.1% gel–forming solution for infantile hemangiomas：a retrospective, multicenter, cohort study. *Pediatr Dermatol.* 2012；29：28–31.

15. Semkova K, Kazandjieva J. Topical timolol maleate for treatment of infantile haemangiomas：preliminary results of a prospective study. *Clin Exp Dermatol.* 2012.

94 章

◆患者／医療従事者向け URL

・Medscape. *Acropustulosis of Infancy*—**http://emedicine.medscape.com/ article/1109935.**

・Medscape. *Transient Neonatal Pustular Melanosis*—**http://emedicine.medscape. com/article/1112258–overview.**

◆参考文献

1. Ruggero C, Gelmetti C. *Pediatric Dermatology and Dermatopathology：A Concise Atlas.* London, UK：Martin Dunitz；2002.

2. Weinberg S, Prose NS, Leonard K. *Color Atlas of Pediatric Dermatology,* 3rd ed. New York：McGraw–Hill；1998.

3. Kane KS, Bissonette J, Baden HP, et al. *Color Atlas and Synopsis of Pediatric Dermatology.* New York：McGraw–Hill；2002.

4. Odom RB, James WD, Timothy GB. *Andrews' Diseases of the Skin, Clinical Dermatology,* 9th ed. Philadelphia, PA：Saunders；2000.

5. Pride H. *Acropustulosis of Infancy.* http:// www.emedicine.com/derm/topic8.htm, accessed March 30, 2012.

6. Silverman RA. *Neonatal Pustular Melanosis.* http://www.emedicine.com/ped/ topic698.htm, accessed March 5, 2012.

7. Cohen BA. *Pediatric Dermatology,* 3rd ed. Philadelphia, PA：Elsevier Mosby；2005.

95 章

◆患者向け URL

・FamilyDoctor.org. *Diaper Rash*—**www.**

familydoctor.org/familydoctor/en/diseases–conditions/diaper–rash.html.

- WebMD. *Diaper Rash–Topic Overview*—**www.children.webmd.com/tc/diaper–rash–topic–overview.**

◆医療従事者向け URL

- Medscape. *Diaper Rash*—**www.emedicine.medscape.com/article/801222.**

◆参考文献

1. Dib R. *Diaper Rash*. http://emedicine.medscape.com/article/801222–overview#a0199. Updated March 17, 2010.
2. Adalat S, Wall D, Goodyear H. Diaper dermatitis–frequency and contributory factors in hospital attending children. *Pediatr Dermatol*. 2007；24（5）：483–488.
3. Adam R. Skin care of the diaper area. *Pediatr Dermatol*. 2008；25（4）：427–433.
4. Paradisi A, Capizzi R, Ghitti F, et al. Jacquet erosive diaper dermatitis：a therapeutic challenge. *Clin Exp Dermatol*. 2009：34（7）：e385–e386.
5. Al–Faraidy N, Al–Natour S. A forgotten complication of diaper dermatitis：granuloma Gluteale Infantum. *J Family Community Med*. 2010：17（2）：107–109.
6. Heath C, Desai N, Silverberg N. Recent microbiological shifts in perianal bacterial dermatitis：Staphylococcus aureus predominance. *Pediatr Dermatol*. 2009：26（6）：696–700.
7. Davies MW, Dore AJ, Perissinotto KL. Topical vitamin A, or its derivatives, for treating and preventing napkin dermatitis in infants. *Cochrane Database Syst Rev*. 2005 Oct 19：（4）：CD004300.
8. Baer EL, Davies MW, Easterbrook KJ. Disposable nappies for preventing napkin dermatitis in infants. *Cochrane Database Syst Rev*. 2006 Jul 19：（3）：CD004262.

96 章

◆患者向け URL

- PubMed Health has a good patient education information—**www.ncbi.nlm.nih.gov/pubmedhealth/PMH0001876/.**

◆医療従事者向け URL

- Usatine R, Pfenninger J, Stulberg D, Small R：*Dermatologic and Cosmetic Procedures in Office Practice*. Philadelphia：Elsevier；2012—Covers how to do acne surgery, steroid injections for acne, chemical peels, PDT and laser treatment for acne. It is also available as an app：**www.usatinemedia.com.**

◆参考文献

1. Purdy S, de Berker D. Acne vulgaris. *Clin Evid（Online）*. 2011 Jan 5：2011. pii：1714.
2. Smith EV, Grindlay DJ, Williams HC. What's new in acne? An analysis of systematic reviews published in 2009–2010. *Clin Exp Dermatol*. 2011；36：119–122.
3. Strauss JS, Krowchuk DP, Leyden JJ, et al. Guidelines of care for acne vulgaris management. *J Am Acad Dermatol*. 2007；56：651–663.
4. Shirakawa M, Uramoto K, Harada FA. Treatment of acne conglobata with infliximab. *J Am Acad Dermatol*. 2006；55：344–346.
5. Grunwald MH, Amichai B. Nodulocystic eruption with musculoskeletal pain. *J Fam Pract*. 2007；56：205–206.
6. AHRQ. *Management of Acne*. http://www.ahrq.gov/clinic/epcsums/acnesum.htm［serial online］. 2001.
7. Draelos ZD, Carter E, Maloney JM, et al. Two randomized studies demonstrate the efficacy and safety of dapsone gel, 5% for the treatment of acne vulgaris. *J Am Acad Dermatol*. 2007；56：439–410.
8. Webster GF, Guenther L, Poulin YP, et al. A multicenter, double–blind, randomized comparison study of the efficacy and tolerability of once–daily tazarotene 0.1% gel and adapalene 0.1% gel for the treatment of facial acne vulgaris. *Cutis*. 2002：69（2 Suppl）：4–11.
9. Garner SE, Eady EA, Popescu C, et al. Minocycline for acne vulgaris：efficacy and safety. *Cochrane Database Syst Rev*. 2003：CD002086.
10. Maleszka R, Turek–Urasinska K, Oremus M, et al. Pulsed azithromycin treatment is as effective and safe as 2–week–longer daily doxycycline treatment of acne vulgaris：a randomized, double–blind, noninferiority study. *Skinmed*. 2011：9：86–94.
11. Enshaieh S, Jooya A, Siadat AH, Iraji F. The efficacy of 5% topical tea tree oil gel in mild to moderate acne vulgaris：a randomized, double–blind placebo–controlled study. *Indian J Dermatol Venereol Leprol*. 2007：73：22–25.
12. Karvonen SL. Acne fulminans：report of clinical findings and treatment of twenty–four patients. *J Am Acad Dermatol*. 1993；28：572–579.
13. Seukeran DC, Cunliffe WJ. The treatment of acne fulminans：a review of 25 cases. *Br J Dermatol*. 1999；141：307–309.
14. Tanghetti E, Dhawan S, Green L, et al. Randomized comparison of the safety and efficacy of tazarotene 0.1% cream and adapalene 0.3% gel in the treatment of patients with at least moderate facial acne vulgaris. *J Drugs Dermatol*. 2010；9：549–558.
15. Leyden J, Thiboutot DM, Shalita AR, et al. Comparison of tazarotene and minocycline maintenance therapies in acne vulgaris：a multicenter, double–blind, randomized, parallel–group study. *Arch Dermatol*. 2006；142：605–612.
16. Yeung CK, Shek SY, Bjerring P, et al. A comparative study of intense pulsed light alone and its combination with photodynamic therapy for the treatment of facial acne in Asian skin. *Lasers Surg Med*. 2007；39：1–6.
17. Wiegell SR, Wulf HC. Photodynamic therapy of acne vulgaris using 5–aminolevulinic acid versus methyl aminolevulinate. *J Am Acad Dermatol*. 2006；54：647–651.
18. Horfelt C, Funk J, Frohm–Nilsson M, et al. Topical methyl aminolaevulinate photodynamic therapy for treatment of facial acne vulgaris：results of a randomized, controlled study. *Br J Dermatol*. 2006；155：608–613.

97 章

◆患者向け URL

- National Rosacea Society. Its mission is to improve the lives of people with rosacea by raising awareness, providing public health information, and supporting medical research—**www.rosacea.org/.**

◆医療従事者向け URL

- The National Rosacea Society also has an excellent set of materials that are geared for physicians—**www.rosacea.org/.**

◆参考文献

1. Zhao YE, Wu LP, Peng Y, Cheng H. Retrospective analysis of the association between Demodex infestation and rosacea. *Arch Dermatol*. 2010：146：896–902.
2. Wilkin J, Dahl M, Detmar M, et al. Standard classification of rosacea：report of the National Rosacea Society Expert Committee on the Classification and Staging of Rosacea. *J Am Acad Dermatol*. 2002；46：584–587.
3. van Zuuren EJ, Kramer S, Carter B, et al. Interventions for rosacea. *Cochrane Database Syst Rev*. 2011：（3）：CD003262.
4. Yoo J, Reid DC, Kimball AB. Metronidazole in the treatment of rosacea：do formulation, dosing, and concentration matter? *J Drugs Dermatol*. 2006；5：317–319.
5. Kocak M, Yagli S, Vahapoglu G, Eksioglu M. Permethrin 5% cream versus metronidazole 0.75% gel for the treatment of papulopustular rosacea. A randomized double–blind placebo–controlled study. *Dermatology*. 2002；205：265–270.
6. Gollnick H, Blume–Peytavi U, Szabo EL, et al. Systemic isotretinoin in the treatment of rosacea—doxycycline– and placebo–controlled, randomized clinical study. *J Dtsch Dermatol Ges*. 2010；8：505–515.
7. Schechter BA, Katz RS, Friedman LS. Efficacy of topical cyclosporine for the treatment of ocular rosacea. *Adv Ther*. 2009；26：651–659.

98 章

◆患者向け URL
- Patient education materials at Medline Plus—**www.nlm.nih.gov/medline plus/hidradenitissuppurativa. html.**

◆医療従事者向け URL
- **http://emedicine.medscape.com/ article/1073117-overview.**

◆参考文献
1. Jemec GB, Wendelboe P. Topical clindamycin versus systemic tetracycline in the treatment of hidradenitis suppurativa. *J Am Acad Dermatol.* 1998；39：971–974.
2. Gener G, Canoui–Poitrine F, Revuz JE, et al. Combination therapy with clindamycin and rifampicin for hidradenitis suppurativa：a series of 116 consecutive patients. *Dermatology.* 2009；219：148–154.
3. van der Zee HH, Boer J, Prens EP, Jemec GBE. The effect of combined treatment with oral clindamycin and oral rifampicin in patients with hidradenitis suppurativa. *Dermatology.* 2009；219：143–147.
4. Yazdanyar S, Boer J, Ingvarsson G, et al. Dapsone therapy for hidradenitis suppurativa：a series of 24 patients. *Dermatology.* 2011；222(4)：342–346.
5. Boer J, Nazary M. Long–term results of acitretin therapy for hidradenitis suppurativa. Is acne inversa also a misnomer? *Br J Dermatol.* 2011；164：170–175.
6. Delage M, Samimi M, Atlan M, et al. Efficacy of infliximab for hidradenitis suppurativa：assessment of clinical and biological inflammatory markers. *Acta Derm Venereol.* 2011；91：169–171.
7. Miller I, Lynggaard CD, Lophaven S, et al. A double–blind placebo–controlled randomized trial of adalimumab in the treatment of hidradenitis suppurativa. *Br J Dermatol.* 2011；165：391–398.
8. Highton L, Chan WY, Khwaja N, Laitung JK. Treatment of hidradenitis suppurativa with intense pulsed light：a prospective study. *Plast Reconstr Surg.* 2011；128：459–466.
9. Kagan RJ, Yakuboff KP, Warner P, Warden GD. Surgical treatment of hidradenitis suppurativa：a 10–year experience. *Surgery.* 2005；138：734–740.
10. Rieger UM, Erba P, Pierer G, Kalbermatten DF. Hidradenitis suppurativa of the groin treated by radical excision and defect closure by medial thigh lift：aesthetic surgery meets reconstructive surgery. *J Plast Reconstr Aesthet Surg.* 2009；62：1355–1360.

99 章

◆参考文献
1. Studdiford J, Stonehouse A：Bullous eruption on the posterior thigh 1. *J Fam Pract.* 2005；54：1041–1044.
2. Koning S, Verhagen AP, van–Suijlekom–Smit LWA, et al. Interventions for impetigo. *Cochrane Database Syst Rev.* 2012；CD003261.
3. Stevens DL, Bisno AL, Chambers HF, et al. Practice guidelines for the diagnosis and management of skin and soft–tissue infections. *Clin Infect Dis.* 2005；41：1373–1406.
4. Naimi TS, LeDell KH, Como–Sabetti K, et al. Comparison of community– and health care–associated methicillin–resistant *Staphylococcus aureus infection. JAMA.* 2003；290：2976–2984.
5. Wendt C, Schinke S, Württemberger M, et al. Value of whole–body washing with chlorhexidine for the eradication of methicillin–resistant *Staphylococcus aureus*：a randomized, placebo–controlled, double–blind clinical trial. *Infect Control Hosp Epidemiol.* 2007；28(9)：1036–1043.
6. Tong SY, Andrews RM, Kearns T, et al. Trimethoprim–sulfamethoxazole compared with benzathine penicillin for treatment of impetigo in aboriginal children：a pilot randomised controlled trial. *J Paediatr Child Health.* 2010；46(3)：131–133.

100 章

◆患者向け URL
- **www.ncbi.nlm.nih.gov/pubmed health/PMH0001826/.**

◆医療従事者向け URL
- **http://emedicine.medscape.com/ article/1070456.**

◆参考文献
1. Luelmo–Aguilar J, Santandreu MS. Folliculitis recognition and management. *Am J Clin Dermatol.* 2004；5(5)：301–310.
2. Habif T. *Clinical Dermatology,* 5th ed. Philadelphia, PA：2010.
3. Levy AL, Simpson G, Skinner RB Jr：Medical pearl：circle of desquamation, a clue to the diagnosis of folliculitis and furunculosis caused by *Staphylococcus aureus. J Am Acad Dermatol.* 2006；55(6)：1079–1080.
4. Stulberg DL, Penrod MA, Blatny RA. Common bacterial skin infections. *Am Fam Physician.* 2002；66(1)：119–124.
5. Neubert U, Jansen T, Plewig G. Bacteriologic and immunologic aspects of Gram–negative folliculitis：a study of 46 patients. *Int J Dermatol.* 1999；38(4)：270–274.
6. Boer A, Herder N, Winter K, Falk T. Herpes folliculitis：clinical histopathological, and molecular pathologic observations. *Br J Dermatol.* 2006；154(4)：743–746.
7. Weinberg JM, Mysliwiec A, Turiansky GW, et al. Viral folliculitis. Atypical presentations of herpes simplex, herpes zoster, and molluscum contagiosum. *Arch Dermatol.* 1997；133(8)：983–986.
8. Labandeira J, Suarez–Campos A, Toribio J. Actinic superficial folliculitis. *Br J Dermatol.* 1998；138(6)：1070–1074.
9. Gupta AK, Batra R, Bluhm R, et al. Skin diseases associated with *Malassezia* species. *J Am Acad Dermatol.* 2004；51(5)：785–798.

101 章

◆患者向け URL
- International Hyperhidrosis Society—**www.sweathelp.org.**

◆医療従事者向け URL
- Medscape. *Pitted Keratolysis*—**http:// emedicine.medscape.com/article/ 1053078-overview.**

◆参考文献
1. Shenoi SD, Davis SV, Rao S, et al. Dermatoses among paddy field workers—a descriptive, cross–sectional pilot study. *Indian J Dermatol Venereol Leprol.* 2005；71：254–258.
2. Conklin RJ. Common cutaneous disorders in athletes. *Sports Med.* 1990；9：100–119.
3. Bolognia J, Jorizzo J, Rapini R. *Dermatology,* 2nd ed. Philadelphia, PA：Mosby；2008：1088–1089.
4. Takama H, Tamada Y, Yano K, et al. Pitted keratolysis：clinical manifestations in 53 cases. *Br J Dermatol.* 1997；137(2)：282–285.
5. Longshaw C, Wright J, Farrell A, et al. Kytococcus sedentarius, the organism associated with pitted keratolysis, produces two keratin–degrading enzymes. *J Appl Microbiol.* 2002；93(5)：810–816.
6. Vadoud–Seyedi J. Treatment of plantar hyperhidrosis with botulinum toxin type A. *Int J Dermatol.* 2004；43(12)：969–971.

102 章

◆患者向け URL
- PubMed Health. *Erythrasma*—**www. ncbi.nlm.nih.gov/pubmedhealth/ PMH0002441/.**
- Dermnet NZ. *Erythrasma*—**www.derm netnz.org/bacterial/erythrasma. html.**

◆医療従事者向け URL
- Medscape. *Erythrasma*—**http://emedi cine.medscape.com/article/1052532.**

◆参考文献
1. Kibbi AG, Bahhady RF, Saleh Z, Haddad FG. *Erythrasma.* http://emedicine.med scape.com/article/1052532–overview#a0199, accessed April 2, 2012.
2. Ahmed I, Goldstein B. Diabetes mellitus. *Clin Dermatol.* 2006；24(4)：237–246.
3. Holdiness MR. Management of cutaneous erythrasma. *Drugs.* 2002；62(8)：

1131–1141.

4. James WD, Berger TG, Elston DM. *Andrew's Diseases of the Skin Clinical Dermatology*, 10th ed. London, UK：Saunders/Elsevier；2006.

5. Karakatsanis G, Vakirlis E, Kastoridou C, Devliotou-Panagiotidou D. Coexistence of pityriasis versicolor and erythrasma. *Mycoses*. 2004；47(7)：343–345.

6. Holdiness MR. Erythrasma and common bacterial skin infections. *Am Fam Physician*. 2003；15：67(2)：254.

7. Miller SD, David-Bajar K. Images in clinical medicine. A brilliant case of erythrasma. *N Engl J Med*. 2004；14：351(16)：1666.

8. Avci O, Tanyildizi T, Kusku E. A comparison between the effectiveness of erythromycin, single-dose clarithromycin and topical fusidic acid in the treatment of erythrasma. *J Dermatolog Treat*. 2011 Sep 18〔Epub ahead of print〕.

103 章

◆患者向け URL
- Medline Plus for patients—**www.nlm.nih.gov/medlineplus/cellulitis.html.**

◆医療従事者向け URL
- Clinical Practice Guidelines from the Royal Children's Hospital Melbourne—**www.rch.org.au/clinicalguide/guideline_index/Cellulitis_and_Skin_Infections/.**
- **http://emedicine.medscape.com/article/214222.**

◆参考文献
1. O'Sullivan C, Baker MG. Serious skin infections in children：a review of admissions to Gisborne Hospital(2006–2007). *N.Z. Med J*. 2012；55–69.

2. Chira S, Miller LG. *Staphylococcus aureus* is the most common identified cause of cellulitis：a systematic review. *Epidemiol Infect*. 2010；138：313–317.

3. Khawcharoenporn T, Tice A. Empiric outpatient therapy with trimethoprim-sulfamethoxazole, cephalexin, or clindamycin for cellulitis. *Am J Med*. 2010；123：942–950.

4. Moran GJ, Krishnadasan A, Gorwitz RJ, et al. Methicillin-resistant S. *aureus* infections among patients in the emergency department. *N Engl J Med*. 2006；355：666–674.

5. Stevens DL, Bisno AL, Chambers HF, et al. Practice guidelines for the diagnosis and management of skin and soft-tissue infections. *Clin Infect Dis*. 2005；41：1373–1406.

6. Wells RD, Mason P, Roarty J, Dooley M. Comparison of initial antibiotic choice and treatment of cellulitis in the pre- and post-community-acquired methicillin-resistant *Staphylococcus aureus* eras. *Am J Emerg Med*. 2009；27：436–439.

7. Gutierrez K, et al. Staphylococcal infections in children, California, USA, 1985–2009. *Emerg. Infect. Dis*. 2013：10–20.

8. Morris AD. Cellulitis and erysipelas. *Clin Evid*(*Online*). 2008(2)：2008.

104 章

◆患者向け URL
- Skinsight article on abscess—**www.skinsight.com/adult/abscess.htm.**

◆医療従事者向け URL
- Gillian R：How do you treat an abscess in the era of increased community-associated MRSA(MRSA)？*J Emerg Med*. 2011；41：276–281.
- **www.sciencedirect.com/science/article/pii/S0736467911004252#ref_bib17.**

◆参考文献
1. Moran GJ, Krishnadasan A, Gorwitz RJ, et al. Methicillin-resistant S. aureus infections among patients in the emergency department. *N Engl J Med*. 2006；355：666–674.

2. O'Sullivan C. Baker MG. Serious skin infections in children：a review of admissions to Gisborne Hospital(2006–2007). *N.Z. Med J*. 2012；55–69.

3. Gillian R. How do you treat an abscess in the era of increased community-associated methicillin-resistant Staphylococcus aureus(MRSA)？*J Emerg Med*. 2011；41：276–281.

4. Gutierrez K, et al. Staphylococcal infections in children, California, USA, 1985–2009. *Emerg. Infect. Dis*. 2013：10–20.

5. Abrahamian FM, Shroff SD. Use of routine wound cultures to evaluate cutaneous abscesses for community-associated methicillin-resistant *Staphylococcus aureus*. *Ann Emerg Med*. 2007；50：66–67.

6. Sorensen C, Hjortrup A, Moesgaard F, Lykkegaard-Nielsen M. Linear incision and curettage vs. deroofing and drainage in subcutaneous abscess. A randomized clinical trial. *Acta Chir Scand*. 1987；153：659–660.

7. Usatine R, Pfenninger J, Stulberg D, Small R. *Dermatologic and Cosmetic Procedures in Office Practice*. Philadelphia：Elsevier；2012.

8. O'Malley GF, Dominici P, Giraldo P, et al. Routine packing of simple cutaneous abscesses is painful and probably unnecessary. *Acad Emerg Med*. 2009；16：470–473.

9. Duong M, Markwell S, Peter J, Barenkamp S. Randomized, controlled trial of antibiotics in the management of community-acquired skin abscesses in the pediatric patient. *Ann Emerg Med*. 2010；55：401–407.

10. Schmitz GR, Bruner D, Pitotti R, et al. Randomized controlled trial of trimethoprim-sulfamethoxazole for uncomplicated skin abscesses in patients at risk for community-associated methicillin-resistant *Staphylococcus aureus infection*. *Ann Emerg Med*. 2010；56：283–287.

11. Rajendran PM, Young D, Maurer T, et al. Randomized, double-blind, placebo-controlled trial of cephalexin for treatment of uncomplicated skin abscesses in a population at risk for community-acquired methicillin-resistant Staphylococcus aureus infection. *Antimicrob Agents Chemother*. 2007；51：4044–4048.

12. Singer AJ, Thode HC Jr：Systemic antibiotics after incision and drainage of simple abscesses：a meta-analysis. *Emerg. Med. J*. 2013. Published online May 18, 2013.

105 章

◆患者向け URL
- **www.nlm.nih.gov/medlineplus/ency/article/001352.htm.**
- **http://emedicine.medscape.com/article/788199-overview.**

◆医療従事者向け URL
- American Academy of Pediatrics. Staphylococcal infections. In：Pickering LK, Baker CJ, Kimberlin DW, Long SS, eds. *Red Book*：*2012 Report of the Committee on Infectious Diseases*. Elk Grove Village, IL：American Academy of Pediatrics；2012：653–668.
- **http://emedicine.medscape.com/article/1053325.**
- **http://www.accesspediatrics.com/content.aspx?aID=7027999.**

◆参考文献
1. Yamasaki O, et al. Clinical manifestations of staphylococcal scalded-skin syndrome depend on serotypes of exfoliative toxins. *J Clin Microbiol*. 2005；43：1890–1893.

2. Melish ME, Glasgow LA, Turner MD. The staphylococcal scalded-skin syndrome：isolation and partial characterization of the exfoliative toxin. *J Infect Dis*. 1972；125：129–140.

3. Hanakawa Y, Stanley JR. Mechanisms of blister formation by staphylococcal toxins. *J Biochem*(*Tokyo*). 2004；136：747–750.

4. Lillibridge CB, Melish ME, Glasgow LA. Site of action of exfoliative toxin in the staphylococcal scaled-skin syndrome. *Pediatrics*. 1972；50：728–738.

5. Melish ME, Glasgow LA. The staphylococcal scalded-skin syndrome. *N Engl J Med*. 1970；282：1114–1119.

6. Melish ME, Glasgow LA. Staphylococcal scalded skin syndrome：the expanded clinical syndrome. *J Pediatr*.1971；78：958–967.

7. Patel GK, Finlay AY. Staphylococcal scalded skin syndrome：diagnosis and management. *Am J Clin Dermatol*. 2003；4：165–175.

106 章

◆患者向け URL

- www.cdc.gov/ncidod/dbmd/dis easeinfo/groupastreptococcal_ g.htm.
- www.pamf.org/health/healthinfo/ index.cfm?A=C&hwid=hw140405.

◆医療従事者向け URL

- Practice Guidelines for the Diagnosis and Management of Skin and Soft–Tissue Infections—http://cid.oxfordjourn als.org/content/41/10/1373.full# sec–6.

◆参考文献

1. Usatine RP, Sandy N. Dermatologic emergencies. *Am Fam Physician*. 2010；82：773–780.
2. Koukouras D, Kallidonis P, Panagopou- los C, et al. Fournier's gangrene, a uro- logic and surgical emergency：presenta- tion of a multi–institutional experience with 45 cases. *Urol Int*. 2011；86：167– 172.
3. Eneli I, Davies HD. Epidemiology and outcome of necrotizing fasciitis in chil- dren：an active surveillance study of the Canadian paediatric surveillance pro- gram. *J Pediatr*. 2007；151：79–84
4. Zerr DM, Alexander ER, Duchin JS, et al. A case–control study of necrotizing fasciitis during primary varicella. *Pediat- rics*. 1999；103：783–790.
5. Stevens DL, Tanner MH, Winship J, et al. Severe group A streptococcal infections associated with a toxic shock–like syn- drome and scarlet fever toxin A. *N Engl J Med*. 1989；321：1–7.
6. Horseman MA, Surani S. A comprehen- sive review of Vibrio vulnificus：an important cause of severe sepsis and skin and soft–tissue infection. *Int J Infect Dis*. 2011；15：e157–e166.
7. Stevens DL, Bisno AL, Chambers HF, et al. Practice guidelines for the diagnosis and management of skin and soft–tissue infections. *Clin Infect Dis*. 2005；41：1373–1406.
8. Cheung JP, Fung B, Tang WM, Ip WY. A review of necrotising fasciitis in the extremities. *Hong Kong Med J*. 2009；15：44–52.
9. Angoules AG, Kontakis G, Drakoulakis E, et al. Necrotising fasciitis of upper and lower limb：a systematic review. *Injury*. 2007；38(5)：S19–S26.
10. Endorf FW, Cancio LC, Klein MB. Necrotizing soft–tissue infections：clini- cal guidelines. *J Burn Care Res*. 2009；30：769–775.
11. Centers for Disease Control and Pre- vention：Management of Vibrio vulnifi- cus wound infections. Available online at http://www.cdc.gov/nczved/divisions/ dfbmd/diseases/vibriov/index. html#treatment.
12. Escobar SJ, Slade JB Jr, Hunt TK, Cianci P. Adjuvant hyperbaric oxygen therapy(HBO2)for treatment of necro- tizing fasciitis reduces mortality and amputation rate. *Undersea Hyperb Med*. 2005；32：437–443.
13. Kao LS, Lew DF, Arab SN, et al. Local variations in the epidemiology, microbiol- ogy, and outcome of necrotizing soft–tis- sue infections：a multicenter study. *Am J Surg*. 2011；202：139–145.

107 章

◆患者向け URL

- http://en.wikipedia.org/wiki/ Ecthyma_gangrenosum.

◆医療従事者向け URL

- Weinberg S, Prose NS, Kristal L：Section 15. Cutaneous Manifestations of Systemic Disease. In：Weinberg S, Prose NS, Kristal L, eds. *Color Atlas of Pediatric Der- matology*. 4th ed. New York：McGraw– Hill；2008. http://www.accesspedi atrics.com/content/6988322. Accessed March 4, 2013.

◆参考文献

1. Jackson MA. Bacterial skin infections. In：Feigin RD, Cherry JD, Demmler– Harrison GJ, and Kaplan SL, eds. Feigin and Cherry's textbook of pediatric infec- tious diseases. 6th ed. Philadelphia：Elsevier Saunders；2009：784–794.
2. Agger WA, Mardan A. *Pseudomonas aeru- ginosa* infections of intact skin. *Clin Infect Dis*. 1995；20(2)：302–308.
3. Bodey GP. Dermatologic manifestations of infections in neutropenic patients. *Infect Dis Clin North Am*. 1994；8：655–675.
4. Somer T, Finegold SM. Vasculitides asso- ciated with infections, immunizations, and antimicrobial drugs. *Clin Infect Dis*. 1995；20(4)：1010–1036.

108 章

◆患者向け URL

- KidsHealth. *Chickenpox*—www.kid shealth.org/parent/infections/ skin/chicken_pox.html.
- MedlinePlus. *Chickenpox*—www.nlm. nih.gov/medlineplus/chickenpox. html.

◆医療従事者向け URL

- Centers for Disease Control and Preven- tion. *Varicella(Chickenpox) Vaccination*— www.cdc.gov/vaccines/vpd–vac/ varicella/default.htm.
- Centers for Disease Control and Preven- tion. *Slide Set：Overview of VZV Disease & Vaccination for Health–care Professionals*— www.cdc.gov/vaccines/vpd–vac/ shingles/downloads/VZV_clini cal_slideset_Jul2010.ppt.

◆参考文献

1. Wharton M. The epidemiology of vari- cella–zoster infections. *Infect Dis Clin North Am*. 1996；10(3)：571–581.
2. CDC Chickenpox and Pregnancy. http://www.cdc.gov/pregnancy/infec tions–chickenpox.html, accessed Decem ber 31, 2012.
3. Meyers JD. Congenital varicella in term infants：risk reconsidered. *J Infect Dis*. 1974；129：215.
4. Prober CG, Gershon AA, Grose C, et al. Consensus：varicella–zoster infections in pregnancy and the perinatal period. *Pedi- atr Infect Dis J*. 1990；9：865.
5. Centers for Disease Control and Pre- vention(CDC). Decline in annual inci- dence of varicella—selected states, 1990–2001. *MMWR Morb Mortal Wkly Rep*. 2003；52(37)：884–885.
6. Grose C. Variation on a theme by Fenner：the pathogenesis of chickenpox. *Pediatrics*. 1981；68(5)：735–737.
7. Schlossberg D, Littman M. Varicella pneumonia. *Arch Intern Med*. 1988；148 (7)：1630–1632.
8. Belay ED, Bresee JS, Holman RC, et al. Reye's syndrome in the US from 1981 through 1997. *N Engl J Med*. 1999；340 (18)：1377–1382.
9. Ogilvie MM. Antiviral prophylaxis and treatment in chickenpox. A review pre- pared for the UK advisory group on chickenpox on behalf of the british soci- ety for the study of infection. *J Infect*. 1998；36(1)：31–38.
10. Prevention of varicella：recommenda- tions of the Advisory Committee on Immunization Practices(ACIP). Centers for Disease Control and Prevention. *MMWR Morb Mortal Wkly Rep*. 1996；45 (RR–11)：1–36.
11. Centers for Disease Control and Pre- vention(CDC). A new product(VariZIG) for postexposure prophylaxis of varicella available under an investigational new drug application expanded access proto- col. *MMWR Morb Mortal Wkly Rep*. 2006；55：209.
12. CDC Varicella Vaccination：Informa- tion for Health Care Providers–Routine Varicella Vaccination. http://www.cdc. gov/vaccines/vpd–vac/varicella/hcp– routine–vacc.htm, accessed August 5, 2012.

109 章

◆患者向け URL

- Centers for Disease Control and Preven- tion. *Vaccine Information Statements*— www.cdc.gov/vaccines/pubs/vis/.
- Medinfo UK. *Shingles(Herpes Zoster)*— www.medinfo.co.uk/conditions/ shingles.html.
- The Skin Site. *Herpes Zoster(Shingles)*— www.skinsite.com/info_herpes_ zoster.htm.
- MedlinePlus. *Shingles*—www.nlm.nih. gov/medlineplus/ency/article/ 000858.htm.

◆医療従事者向け URL
・ MedlinePlus. *Shingles*—**http://emedi cine.medscape.com/article/ 218683.**
・ Stankus SJ, Dlugopolski M, Packer D. Management of herpes zoster（shingles）and PHN. *Am Fam Physician.* 2000；61[8]：2437–2444—**http://www.aafp.org/ afp/20000415/2437.html.**
・ Varicella–Zoster Infections. *Red Book* 2012：774–789—**http://aapred book.aappublications.org/con tent/current.**

◆参考文献
1. Usatine RP, Clemente C. Is herpes zoster unilateral? *West J Med.* 1999；170（5）：263.
2. Gnann JW Jr, Whitley RJ. Clinical practice. Herpes zoster. *N Engl J Med.* 2002；347（5）：340–346.
3. Oxman MN. Immunization to reduce the frequency and severity of herpes zoster and its complications. *Neurology.* 1995；45（12：8）：S41–S46.
4. Harpaz R, Ortega–Sanchez IR, Seward JF；Advisory Committee on Immunization Practices（ACIP）Centers for Disease Control and Prevention（CDC）. Prevention of herpes zoster：recommendations of the Advisory Committee on Immunization Practices（ACIP）. *MMWR Recomm Rep.* 2008；57（RR–5）：1–30.
5. Stankus SJ, Dlugopolski M, Packer D. Management of herpes zoster（shingles）and postherpetic neuralgia. *Am Fam Physician.* 2000；61（18）：2437–2444, 2447–2448.
6. Yawn BP, Saddier P, Wollan PC, et al. A population–based study of the incidence and complication rates of herpes zoster before zoster vaccine introduction. *Mayo Clin Proc.* 2007；82（11）：1341–1349.
7. Arvin AM, Pollard RB, Rasmussen LE, Merigan TC. Cellular and humoral immunity in the pathogenesis of recurrent herpes viral infections in patients with lymphoma. *J Clin Invest.* 1980；65（4）：869–878.
8. Adour KK. Otological complications of herpes zoster. *Ann Neurol.* 1994；35：S62–S64.

110 章

◆患者向け URL
・ American Family Physician. *What You Should Know About HZO*—**www.aafp. org/afp/2002/1101/p1732.html.**
・ EyeMDLink.com. *Eye Herpes（Ocular Herpes）*—**www.eyemdlink.com/Cond tion.asp?ConditionID=223.**

◆医療従事者向け URL
・ Medscape. *Herpes Zoster Ophthalmicus*—**http://emedicine.medscape.com/ article/783223.**
・ Shaikh S, Ta CN. Evaluation and management of HZO. *Am Fam Physician.* 2002；

66[9]：1723–1730—**http://www.aafp. org/afp/20021101/1723.html.**

◆参考文献
1. Pavan–Langston D. Herpes zoster ophthalmicus. *Neurology.* 1995；45（12：8）：S50–S51.
2. Severson EA, Baratz KH, Hodge DO, Burke JP. Herpes zoster ophthalmicus in Olmsted County, Minnesota：Have systemic antivirals made a difference? *Arch Ophthalmol.* 2003；121（3）：386–390.
3. Zaal MJ, Völker–Dieben HJ, D'Amaro J. Prognostic value of Hutchinson's sign in acute herpes zoster ophthalmicus. *Graefes Arch Clin Exp Ophthalmol.* 2003；241（3）：187–191.
4. Liesegang TJ. Corneal complications from herpes zoster ophthalmicus. *Ophthalmology.* 1985；92（3）：316–324.
5. Liesegang TJ. Herpes zoster ophthalmicus natural history, risk factors, clinical presentation, and morbidity. *Ophthalmology.* 2008；115（2 Suppl）：S3–S12.
6. Albrecht Ma：*Clinical Features of Varicella–Zoster Virus Infection：Herpes Zoster.* http://www.uptodate.com/contents/ clinical–manifestations–of–varicella–zos ter–virus–infection–herpes–zoster, accessed September 3, 2012.
7. McGill J, Chapman C, Mahakasingam M. Acyclovir therapy in herpes zoster infection. A practical guide. *Trans Ophthalmol Soc U K.* 1983；103（Pt 1）：111–114.
8. Gnann JW Jr, Whitley RJ. Clinical practice. Herpes zoster. *N Engl J Med.* 2002；347（5）：340–346.
9. Oxman MN. Immunization to reduce the frequency and severity of herpes zoster and its complications. *Neurology.* 1995；45（12：8）：S41–S46.
10. Miserocchi E, Waheed NK, Dios E, et al. Visual outcome in herpes simplex virus and varicella zoster virus uveitis：a clinical evaluation and comparison. *Ophthalmology.* 2002；109（8）：1532–1537.
11. Zaal MJ, Volker–Dieben HJ, D'Amaro J. Visual prognosis in immunocompetent patients with herpes zoster ophthalmicus. *Acta Ophthalmol Scand.* 2003；81（3）：216–220.

111 章

◆患者向け URL
・ Measles from KidsHealth—**http://kid shealth.org/parent/infections/ bacterial_viral/measles.html# cat20028.**
・ Centers for Disease Control and Prevention, Two Options for Protecting Your Child Against Measles, Mumps, Rubella, and Varicella—**www.cdc.gov/vac cines/vpd–vac/combo–vaccines/ mmrv/vacopt–factsheet–parent. htm.**
・ Centers for Disease Control and Prevention, Measles：Make Sure Your Child Is

Fully Immunized—**www.cdc.gov/ Features/Measles/.**
・ Centers for Disease Control and Prevention, Who Should NOT Get Vaccinated with the MMRV（Measles, Mumps, Rubella, and Varicella）vaccine—**www. cdc.gov/vaccines/vpd–vac/should– not–vacc.htm#mmrv.**

◆医療従事者向け URL
・ MedlinePlus–Measles—**www.nlm.nih. gov/medlineplus/measles.html.**
・ CDC Measles—**http://www.cdc. gov/measles/index.html.**
・ Centers for Disease Control and Prevention, Manual for the Surveillance of Vaccine–Preventable Diseases（4th edition, 2008）. Chapter 7：Measles. **www.cdc. gov/vaccines/pubs/surv–manual/ chpt07–measles.html.**
・ Centers for Disease Control and Prevention, Epidemiology and Prevention of Vaccine–Preventable Diseases, The Pink Book：Course Textbook, 12th edition （April 2011）：Measles. **www.cdc. gov/vaccines/pubs/pinkbook/ meas.html.**

◆参考文献
1. Centers for Disease Control and Prevention. *Manual for the Surveillance of Vaccine–Preventable Diseases*（5th edition, 2012）. Chapter 7：Measles. http:// www.cdc.gov/vaccines/pubs/surv–man ual/chpt07–measles.html, accessed December 18, 2012.
2. World Health Organization. *Global eradication of measles：report by the Secretariat.* http://apps.who.int/gb/ebwha/pdf_ files/WHA63/A63_18–en.pdf, accessed December 18, 2012.
3. MMWR Morb Mortal Wkly Rep. 2012 Feb 3；61（4）：73–8. Progress in global measles control, 2000–2010. Centers for Disease Control and Prevention（CDC）. Accessed December 18, 2012
4. Carrillo–Santisteve P, Lopalco PL. Measles still spreads in Europe：who is responsible for the failure to vaccinate? *Clin Microbiol Infect.* 2012；18（5）：50–56.
5. Kaplan LJ, Daum RS, Smaron M, McCarthy CA. Severe measles in immunocompromised patients. *JAMA.* 1992；267：1237.
6. Johnson RT, Griffin DE, Hirsch RL, et al. Measles encephalomyelitis —clinical and immunologic studies. *N Engl J Med.* 1984；310：137.
7. Bellini WJ, Rota JS, Lowe LE, et al. Subacute sclerosing panencephalitis：More cases of this fatal disease are prevented by measles immunization than was previously recognized. J Infect Dis. 2005；192：1686.
8. Anselem O, Tsatsaris V. Measles and pregnancy. *Presse Med.* 2011；40（11）：1001–1007.
9. Chiba ME, Saito M. Measles infection in

pregnancy. *J Infect*. 2003；47（1）：40–44.

112 章

◆患者向け URL
- Centers for Disease Control and Prevention（CDC）. *Parvovirus B19 and Fifth Disease*—**www.cdc.gov/parvovirusB19/fifth–disease.html.**
- Centers for Disease Control and Prevention（CDC）. *Pregnancy and Fifth Disease*—**www.cdc.gov/parvovirusB19/pregnancy.html.**
- eMedicine health. *Fifth Disease*—**www.emedicinehealth.com/fifth_disease/article_em.htm.**
- PubMed Health. *Fifth Disease*—**www.ncbi.nlm.nih.gov/pubmedhealth/PMH0001972/.**

◆医療従事者向け URL
- Medscape. *Fifth Disease or Erythema Infectiosum*—**http://emedicine.medscape.com/article/801732.**

◆参考文献
1. Young NS, Brown KE. Parvovirus B19. *N Engl J Med*. 2004；350（6）：586–597.
2. American Academy of Pediatrics. *Red Book：2006 Report on the Committee of Infectious Diseases*. 2006：484–487.
3. Naides SJ. Erythema infectiosum（fifth disease）occurrence in Iowa. *Am J Public Health*. 1988；78（9）：1230–1231.
4. Serjeant GR, Serjeant BE, Thomas PW, et al. Human parvovirus infection in homozygous sickle cell disease. *Lancet*. 1993；341（8855）：1237–1240.
5. Jordan JA. Identification of human parvovirus B19 infection in idiopathic nonimmune hydrops fetalis. *Am J Obstet Gynecol*. 1996；174（1 Pt 1）：37–42.
6. Enders M, Weidner A, Zoellner I, et al. Fetal morbidity and mortality after acute human parvovirus B19 infection in pregnancy：prospective evaluation of 1018 cases. *Prenat Diagn*. 2004；24（7）：513–518.
7. Enders M, Weidner A, Rosenthal T, et al. Improved diagnosis of gestational parvovirus B19 infection at the time of nonimmune fetal hydrops. *J Infect Dis*. 2008；197：58. http://www.ncbi.nlm.nih.gov/pubmed?term=20729141.
8. de Jong EP, de Haan TR, Kroes ACM, et al. Parvovirus B19 infection in pregnancy. *J Clin Virol*. 2006；36（1）：1–7.

113 章

◆患者向け URL
- Centers for Disease Control and Prevention. *CDC Feature：Hand, Foot, and Mouth Disease*—**www.cdc.gov/Features/HandFootMouthDisease/.**
- Centers for Disease Control and Prevention. *About Hand, Foot and Mouth Disease*（HFMD）—**www.cdc.gov/hand–foot–mouth/about/.**
- eMedicine. *Hand, Foot and Mouth Disease*—**www.emedicinehealth.com/hand_foot_and_mouth_disease/article_em.htm.**

◆医療従事者向け URL
- NHS Clinical Knowledge Summaries. *Hand, Foot and Mouth Disease*—**www.cks.nhs.uk/hand_foot_and_mouth_disease/evidence/references#.**
- Frydenberg A, Starr M. Hand, foot and mouth disease. *Aust Fam Physician*. 2003；328：594–595. **http://www.racgp.org.au/afp/200308/20030805starr2.pdf.**
- Centers for Disease Control and Prevention. *Hand, Foot, and Mouth Disease*（HFMD）—**www.cdc.gov/hand–foot–mouth/index.html.**
- A Guide to Clinical Management and Public Health Response for Hand, Foot and Mouth Disease（HFMD）. **GuidancefortheclinicalmanagementofHFMD.pdf**
- A Quick Reference Sheet for Coxsackievirus A6 Questions—**www.cdph.ca.gov/programs/cder/Documents/CDPH%20–%20Enterovirus%20Quicksheet.doc.pdf.**

◆参考文献
1. Chang LY, King CC, Hsu KH, et al. Risk factors of enterovirus 71 infection and associated hand, foot, and mouth disease/herpangina in children during an epidemic in Taiwan. *Pediatrics*. 2002；109（6）：e88.
2. Chong CY, Chan KP, Shah VA, et al. Hand, foot and mouth disease in Singapore：a comparison of fatal and non–fatal cases. *Acta Paediatr*. 2003；92（10）：1163–1169.
3. Frydenberg A, Starr M. Hand, foot and mouth disease. *Aust Fam Physician*. 2003；32（8）：594–595.
4. Centers for Disease Control and Prevention（CDC）. Notes from the field：severe hand, foot, and mouth disease associated with coxsackievirus A6—Alabama, Connecticut, California, and Nevada, November 2011–February 2012. *MMWR Morb Mortal Wkly Rep*. 2012；61：213–3.
5. World Health Organization Regional Office for the Western Pacific Region. *News Release：Severe hand, foot and mouth disease killed Cambodian children*. http://www.wpro.who.int/mediacentre/releases/2012/20120713/en/index.html, accessed December 8, 2012.
6. Inyo County Health and Human Services, Public Health Division—Inyo County Health Brief http://www.nih.org/docs/ICPHB_hand_foot_7_18_12.pdf. 2012.
7. Flett K, Youngster I, Huang J, McAdam A, Sandora TJ, Rennick M, et al. Hand, foot, and mouth disease caused by coxsackievirus A6 ［letter］. *Emerg Infect Dis* ［Internet］. 2012 Oct［date cited］. http://dx.doi.org/10.3201/eid1810.120813.
8. Chan KP, Goh KT, Chong CY, et al. Epidemic hand, foot and mouth disease caused by human enterovirus 71, Singapore. *Emerg Infect Dis*. 2003；9（1）：78–85.
9. Chen SC, Chang HL, Yan TR, et al. An eight–year study of epidemiologic features of enterovirus 71 infection in Taiwan. *Am J Trop Med Hyg*. 2007；77（1）：188–191.
10. US Food and Drug Administration. Drug Safety Communication：http://www.fda.gov/drugs/drugsafety/ucm250024.htm, accessed December 8, 2012.

114 章

◆患者向け URL
- National Institute of Allergy and Infectious Diseases. *Genital Herpes*—**www.niaid.nih.gov/topics/genitalherpes/Pages/default.aspx.**
- Centers for Disease Control and Prevention. *Genital Herpes–CDC Fact Sheet*—**www.cdc.gov/std/Herpes/STD–Fact–Herpes.htm.**
- Skinsight. *Herpetic Whitlow–Information for Adults*—**www.skinsight.com/adult/herpeticWhitlow.htm.**

◆医療従事者向け URL
- Medscape. *Herpes Simplex*—**http://emedicine.medscape.com/article/218580.**
- Medscape. *Dermatologic Manifestations of Herpes Simplex*—**http://emedicine.medscape.com/article/1132351.**
- Usatine RP, Tinitigan R. Nongenital HSV. *Am Fam Physician*. 2010；82[9]：1075–1082—**www.aafp.org/afp/2010/1101/p1075.html.**
- Emmert DH. Treatment of common cutaneous HSV infections. *Am Fam Physician*. 2000；61[6]：1697–1704—**www.aafp.org/afp/20000315/1697.html.**

◆参考文献
1. Whitley RJ, Kimberlin DW, Roizman B. Herpes simplex viruses. *Clin Infect Dis*. 1998；26：541–555.
2. Chayavichitsilp P, Buckwalter JV, Krakowski AC, Friedlander SF. Herpes simplex. *Pediatr Rev*. 2009；30（4）：119–129.
3. Arduino PG, Porter SR. Oral and perioral herpes simplex virus type 1（HSV–1）infection：review of its management. *Oral Dis*. 2006；12（3）：254–270.
4. Hollier LM, Wendel GD. Third trimester antiviral prophylaxis for preventing maternal genital herpes simplex virus（HSV）recurrences and neonatal infection. *Cochrane Database Syst Rev*. 2008；23（1）：CD004946.
5. Fleming DT, McQuillan GM, Johnson

RE, et al. Herpes simplex virus type 2 in the United States, 1976 to 1994. *N Engl J Med*. 1997；337：1105–1111.

6. Centers for Disease Control and Prevention. *2010 Guidelines for Treatment of Sexually Transmitted Diseases*. http://www.cdc.gov/std/treatment/2010/STD–Treatment–2010–RR5912.pdf, accessed December 1, 2011.

7. Forhan SE, Gottlieb SL, Sternberg MR, et al. Prevalence of sexually transmitted infections among female adolescents aged 14 to 19 in the United States. *Pediatrics*. 2009；124：1505.

8. Gill MJ, Arlette J, Buchan K. Herpes simplex virus infection of the hand. A profile of 79 cases. *Am J Med*. 1988；84：89–93.

9. Mertz GJ. Epidemiology of genital herpes infections. *Infect Dis Clin North Am*. 1993；7：825–839.

10. Clark JL, Tatum NO, Noble SL. Management of genital herpes. *Am Fam Physician*. 1995；51：175–182, 187–188.

11. Centers for Disease Control and Prevention（CDC）. Seroprevalence of herpes simplex virus type 2 among persons aged 14–49 years—United States, 2005–2008. *MMWR Morb Mortal Wkly Rep*. 2010；59(15)：456–459.

12. Emmert DH. Treatment of common cutaneous herpes simplex virus infections. *Am Fam Physician*. 2000；61(6)：1697–1706, 1708.

13. Amir J, Harel L, Smetana Z, Varsano I. Treatment of herpes simplex gingivostomatitis with aciclovir in children：a randomised double blind placebo controlled study. *BMJ*. 1997；21；314(7097)：1800–1803.

14. Sacks SL, Thisted RA, Jones TM, et al. Docosanol 10% Cream Study Group. Clinical efficacy of topical docosanol 10% cream for herpes simplex labialis：a multi–center, randomized, placebo–controlled trial. *J Am Acad Dermatol*. 2001；45(2)：222–230.

15. Usatine RP, Tinitigan R. Nongenital herpes simplex virus. *Am Fam Physician*. 2010；82(9)：1075–1082.

16. Martin ET, Krantz E, Gottlieb SL, Magaret AS, Langenberg A, Stanberry L, Kamb M, Wald A. A pooled analysis of the effect of condoms in preventing HSV–2 acquisition. *Arch Intern Med*. 2009；169(13)：1233–1240.

115 章

◆患者向け URL
・ Centers for Disease Control and Prevention. Molluscum（Molluscum Contagiosum）—**www.cdc.gov/ncidod/dvrd/molluscum.**
・ Pubmed Health. Molluscum Contagiosum—**www.ncbi.nlm.nih.gov/pubmedhealth/PMH0001829.**

・ American Academy of Dermatology. Molluscum Contagiosum—**www.aad.org/skin–conditions/dermatology–a–to–z/molluscum–contagiosum.**
・ eMedicine. Molluscum Contagiosum—**www.emedicinehealth.com/molluscum_contagiosum/article_em.htm.**
・ MedlinePlus. Molluscum Contagiosum—**www.nlm.nih.gov/medlineplus/ency/article/000826.htm.**

◆医療従事者向け URL
・ eMedicine. Molluscum Contagiosum—**http://emedicine.medscape.com/article/910570.**
・ eMedicine. Molluscum Contagiosum in ED—**http://emedicine.medscape.com/article/762548.**
・ Centers for Disease Control and Prevention. Clinical Information：Molluscum Contagiosum—**www.cdc.gov/ncidod/dvrd/molluscum/clinical_overview.htm.**

◆参考文献
1. Konya J, Thompson CH. Molluscum contagiosum virus：antibody responses in persons with clinical lesions and seroepidemiology in a representative Australian population. *J Infect Dis*. 1999；179(3)：701–704.

2. Dohil MA, Lin P, Lee J, et al. The epidemiology of molluscum contagiosum in children. *J Am Acad Dermatol*. 2006；54(1)：47–54.

3. Calista D, Boschini A, Landi G. Resolution of disseminated molluscum contagiosum with highly active anti–retroviral therapy（HAART）in patients with AIDS. *Eur J Dermatol*. 1999；9(3)：211–213.

4. Schwartz JJ, Myskowski PL. Molluscum contagiosum in patients with human immunodeficiency virus infection. *J Am Acad Dermatol*. 1992；27(4)：583–588.

5. Cotell SL, Roholt NS. Images in clinical medicine. Molluscum contagiosum in a patient with the acquired immunodeficiency syndrome. *N Engl J Med*. 1998；338(13)：888.

6. van der Wouden JC, van der Sande R, van Suijlekom–Smit LW, et al. Interventions for cutaneous molluscum contagiosum. Cochrane *Database Syst Rev*. 2009；7(4)：CD004767.

7. Syed TA, Lundin S, Ahmad M. Topical 0.3% and 0.5% podophyllotoxin cream for self–treatment of molluscum contagiosum in males. A placebo–controlled, double–blind study. *Dermatology*. 1994；189(1)：65–68.

8. Hengge UR, Esser S, Schultewolter T, et al. Self–administered topical 5% imiquimod for the treatment of common warts and molluscum contagiosum. *Br J Dermatol*. 2000；143(5)：1026–1031.

9. Barba AR, Kapoor S, Berman B. An open label safety study of topical imiquimod 5% cream in the treatment of Molluscum

contagiosum in children. *Dermatol Online J*. 2001；7(1)：20.

10. Theos AU, Cummins R, Silverberg NB, Paller AS. Effectiveness of imiquimod cream 5% for treating childhood molluscum contagiosum in a double–blind, randomized pilot trial. *Cutis*. 2004；74(2)：134–138, 141–142.

11. Papa CM, Berger RS. Venereal herpes–like molluscum contagiosum：treatment with tretinoin. *Cutis*. 1976；18(4)：537–540.

12. Silverberg NB, Sidbury R, Mancini AJ. Childhood molluscum contagiosum：experience with cantharidin therapy in 300 patients. *J Am Acad Dermatol*. 2000；43(3)：503–507.

13. Yoshinaga IG, Conrado LA, Schainberg SC, Grinblat M. Recalcitrant molluscum contagiosum in a patient with AIDS：combined treatment with CO(2)laser, trichloroacetic acid, and pulsed dye laser. *Lasers Surg Med*. 2000；27(4)：291–294.

14. Hanna D, Hatami A, Powell J, et al. A prospective randomized trial comparing the efficacy and adverse effects of four recognized treatments of molluscum contagiosum in children. *Pediatr Dermatol*. 2006；23(6)：574–579.

15. Wetmore SJ. Cryosurgery for common skin lesions. Treatment in family physicians' offices. *Can Fam Physician*. 1999；45：964–974.

16. Romiti R, Ribeiro AP, Romiti N. Evaluation of the effectiveness of 5% potassium hydroxide for the treatment of molluscum contagiosum. *Pediatr Dermatol*. 2000；17：495.17.

17. Binder B, Weger W, Komericki P, Kopera D. Treatment of molluscum contagiosum with a pulsed dye laser：Pilot study with 19 children. *J Dtsch Dermatol Ges*. 2008；6：121.

18. Lee R, Schwartz RA. Pediatric molluscum contagiosum：reflections on the last challenging poxvirus infection, part 1. *Cutis*. 2010；86(5)：230–236.

116 章

◆患者向け URL
・ **www.healthychildren.org/English/health–issues/conditions/skin/Pages/Warts.aspx.**
・ **http://kidshealth.org/parent/infections/skin/wart.html.**
・ eMedicine Health—**www.emedicinehealth.com/warts/article_em.htm.**
・ BUPA. *Warts and verrucas patient information*—**www.bupa.co.uk/individuals/health–information/directory/w/warts–and–verrucas?tab=Resources.**
・ **www.webmd.com/skin–problems–and–treatments/features/warts–on–children.**
・ MayoClinic.com. Common warts—

www.mayoclinic.com/health/common-warts/DS00370.

◆医療従事者向け URL

- *eMedicine. Nongenital Warts*—http://emedicine.medscape.com/article/1133317.
- For information on treating warts including how to dilute Candida antigen：Usatine R, Pfenninger J, Stulberg D, Small R. *Dermatologic and Cosmetic Procedures in Office Practice*. Philadelphia, PA：Elsevier；2012 or may be purchased at purchased as an electronic application at www.usatinemedia.com.
- Cutaneous warts：An evidence-based approach to therapy. *Am Fam Physician*. 2005；72：647-652. Available online at www.aafp.org/afp/20050815/647.html.
- Medline Plus—www.nlm.nih.gov/medlineplus/ency/article/000885.htm.
- Cochrane review. *Topical Treatments for Cutaneous Warts*—www.cochrane.org/reviews/en/ab001781.html.

◆参考文献

1. Mulhem E, Pinelis S. Treatment of non-genital cutaneous warts. *Am Fam Physician*. 2011；84（3）：288-293.
2. Henderson MD, Abboud J, Cogan CM, Poisson LM, Eide MJ, Shwayder TA, Lim HW. Skin-of-color epidemiology：A report of the most common skin conditions by race. *Pediatr Dermatol*. 2012；29（5）：584-589.
3. Micali G, Dall'Oglio F, Nasca MR, et al. Management of cutaneous warts：an evidence-based approach. *Am J Clin Dermatol*. 2004；5（5）：311-317.
4. Kilkenny M, Marks R. The descriptive epidemiology of warts in the community. *Australas J Dermatol*. 1996；37：80-86.
5. Sterling JC, Handfield-Jones S, Hudson PM. British Association of Dermatologists. Guidelines for the management of cutaneous warts. *Br J Dermatol*. 2001；144（1）：4-11.
6. Tomson N, Sterling J, Ahmed I, Hague J, Berth-Jones J. Human papillomavirus typing of warts and response to cryotherapy. *J Eur Acad Dermatol Venereol*. 2011；25（9）：1108-1111.
7. Gibbs S, Harvey I, Sterling JC, Stark R. Local treatments for cutaneous warts. *Cochrane Database Syst Rev*. 2001；（2）：CD001781.
8. Massing AM, Epstein WL. Natural history of warts. A two-year study. *Arch Dermatol*. 1963；87：306-310.
9. Rivera A, Tyring SK. Therapy of cutaneous human papillomavirus infections. *Dermatol Ther*. 2004；17（6）：441-448.
10. Tey HL, Tan ES, Tan FG, Tan KL, Lim IS, Tan AS. Reducing anxiety levels in pre-school children undergoing cryotherapy for cutaneous viral warts：use of a portable video player. *Arch Dermatol*. 2012；148（9）：1001-1004.
11. Kwok CS, Holland R, Gibbs S. Efficacy of topical treatments for cutaneous warts：a meta-analysis and pooled analysis of randomized controlled trials. *Br J Dermatol*. 2011；165：233.
12. Micali G, Dall'Oglio F, Nasca MR. An open label evaluation of the efficacy of imiquimod 5% cream in the treatment of recalcitrant subungual and periungual cutaneous warts. *J Dermatolog Treat*. 2003；14：233-236.
13. Hengge UR, Esser S, Schultewolter T, et al. Self-administered topical 5% imiquimod for the treatment of common warts and molluscum contagiosum. *Br J Dermatol*. 2000；143：1026-1031.
14. Grussendorf-Conen EI, Jacobs S. Efficacy of imiquimod 5% cream in the treatment of recalcitrant warts in children. *Pediatr Dermatol*. 2002；19：263-266.
15. Yilmaz E, Alpsoy E, Basaran E. Cimetidine therapy for warts：a placebo-controlled, double-blind study. *J Am Acad Dermatol*. 1996；34（6）：1005-1007.
16. Tabrizi SN, Garland SM. Is cryotherapy treating or infecting? *Med J Aust*. 1996；164（5）：263.
17. Wenner R, Askari SK, Cham PM, et al. Duct tape for the treatment of common warts in adults：a double-blind randomized controlled trial. *Arch Dermatol*. 2007；143（3）：309-313.
18. Allen AL, Siegfried EC. What's new in human papillomavirus infection. *Curr Opin Pediatr*. 2000；12：365-369.
19. Sterling JC, Handfield-Jones S, Hudson PM. Guidelines for the management of cutaneous warts. *Br J Dermatol*. 2001；144：4-11.

117 章

◆患者向け URL

- KidsHealth—www.kidshealth.org/parent/infections/skin/wart.html.
- American Academy of Dermatology—www.aad.org/public/Publications/pamphlets/Warts.htm.
- MedlinePlus. *Warts*—www.nlm.nih.gov/medlineplus/ency/article/000885.htm.

◆医療従事者向け URL

- Bacelieri R, Johnson SM：Cutaneous warts. An evidence-based approach to therapy. *Am Fam Physician*. 2005；72：647-652—www.aafp.org/afp/20050815/647.html.
- Cochrane Review. *Topical Treatments for Cutaneous Warts*—www.cochrane.org/reviews/en/ab001781.html.
- Treatment of warts is covered extensively in：Usatine R, Pfenninger J, Stulberg D, Small R. *Dermatologic and Cosmetic Procedures in Office Practice*. Elsevier, Inc., Philadelphia. 2012. This can also be purchased as an electronic application at www.usatinemedia.com.

◆参考文献

1. Williams H, Pottier A, Strachan D. Are viral warts seen more commonly in children with eczema? *Arch Dermatol*. 1993；129：717-720.
2. Mulhem E, Pinelis S. Treatment of non-genital cutaneous warts. *Am Fam Physician*. 2011；84（3）：288-293.
3. Sterling JC, Handfield-Jones S, Hudson PM. British Association of Dermatologists. Guidelines for the management of cutaneous warts. *Br J Dermatol*. 2001；144（1）：4-11.
4. Tey HL, Tan ES, Tan FG, Tan KL, Lim IS, Tan AS. Reducing anxiety levels in pre-school children undergoing cryotherapy for cutaneous viral warts：use of a portable video player. *Arch Dermatol*. 2012；148（9）：1001-1004.
5. Gibbs S, Harvey I. Topical treatments for cutaneous warts. *Cochrane Database Syst Rev*. 2006；（3）：CD001781.
6. Lockshin NA. Flat facial warts treated with fluorouracil. *Arch Dermatol*. 1979；115：929-1030.
7. Lee S, Kim J-G, Chun SI. Treatment of verruca plana with 5% 5-fluorouracil ointment. *Dermatologica*. 1980；160：383-389.
8. Cutler K, Kagen MH, Don PC, et al. Treatment of facial verrucae with topical imiquimod cream in a patient with human immunodeficiency virus. *Acta Derm Venereol*. 2000；80：134-135.
9. Kim MB. Treatment of flat warts with 5% imiquimod cream. *J Eur Acad Dermatol Venereol*. 2006；20（10）：1349-1350.
10. Schwab RA, Elston DM. Topical imiquimod for recalcitrant facial flat warts. *Cutis*. 2000；65：160-162.
11. Ritter SE, Meffert J. Successful treatment of flat warts using intralesional Candida antigen. *Arch Dermatol*. 2003；139（4）：541-542.
12. Kartal Durmazlar SP, Atacan D, Eskioglu F. Cantharidin treatment for recalcitrant facial flat warts：a preliminary study. *J Dermatolog Treat*. 2009；20（2）：114-119.
13. Tabrizi SN, Garland SM. Is cryotherapy treating or infecting? *Med J Aust*. 1996；164（5）：263.

118 章

◆患者向け URL

- eMedicineHealth. *Genital Warts（HPV Infection）*—www.emedicinehealth.com/genital_warts/article_em.htm.
- PubMed Health. *Genital Warts*—www.ncbi.nlm.nih.gov/pubmedhealth/PMH0001889/.
- American Academy of Dermatology. *Genital Warts*—www.aad.org/skin-conditions/dermatology-a-to-z/genital-warts.

・MedlinePlus. *Genital Warts*—**www.nlm. nih.gov/medlineplus/ency/arti cle/000886.htm.**

◆医療従事者向け URL

・Centers for Disease Control and Prevention. *Genital Warts*—**www.cdc.gov/ std/treatment/2010/genital–warts. htm.**

・Medscape. *Genital Warts*—**http://emed icine.medscape.com/article/ 1118201.**

・Medscape. *Genital Warts in Emergency Medicine*—**http://emedicine.medscape. com/article/763014.**

◆参考文献

1. Centers for Disease Control and Prevention. *2010 Guidelines for Treatment of Sexually Transmitted Diseases*. http://www. cdc.gov/std/treatment/2010/STD– Treatment–2010–RR5912.pdf, accessed December 1, 2011.

2. Burk RD, Kelly P, Feldman J, et al. Declining prevalence of cervicovaginal human papillomavirus infection with age is independent of other risk factors. *Sex Transm Dis*. 1996；23：333–341.

3. Syrjänen S. Current concepts on human papillomavirus infections in children. *APMIS*. 2010；118(6–7)：494–509.

4. Hsu JYC, Chen ACH, Keleher A, McMillan NAJ, Antonsson A. Shared and persistent asymptomatic cutaneous human papillomavirus infections in healthy skin. *J Med Virol*. 2009；81：1444–1449.

5. Medeiros LR, Ethur AB, Hilgert JB, Zanini RR, Berwanger O, Bozzetti MC, Mylius LC. Vertical transmission of the human papillomavirus：a systematic quantitative review. Cad Saude Publica. 2005；21(4)：1006–1015.

6. Cohen BA, Honig P, Androphy E. Anogenital warts in children. Clinical and virologic evaluation for sexual abuse. *Arch Dermatol*. 1990；126(12)：1575–1580.

7. Centers for Disease Control and Prevention(CDC). FDA licensure of quadrivalent human papillomavirus vaccine (HPV4, Gardasil)for use in males and guidance from the Advisory Committee on Immunization Practices(ACIP). *MMWR Morb Mortal Wkly Rep*. 2010；59 (20)：630–632.

8. Gotovtseva EP, Kapadia AS, Smolensky MH, Lairson DR. Optimal frequency of imiquimod(Aldara)5% cream for the treatment of external genital warts in immunocompetent adults：a meta–analysis. *Sex Transm Dis*. 2008；35(4)：346–351.

9. Mayeaux EJ Jr, Dunton C. Modern management of external genital warts. *J Low Genit Tract Dis*. 2008；12：185–192.

10. Langley PC, Tyring SK, Smith MH. The cost effectiveness of patient–applied versus provider–administered intervention strategies for the treatment of external

genital warts. *Am J Manag Care*. 1999；5 (1)：69–77.

11. Thornsberry L, English JC 3rd：Evidence–based treatment and prevention of external genital warts in female pediatric and adolescent patients. J Pediatr Adolesc Gynecol. 2012；25(2)：150–154.

12. Usatine R, Stulberg D. Cryosurgery. In：Usatine R, Pfenninger J, Stulberg D, Small R, eds. *Dermatologic and Cosmetic Procedures in Office Practice*. Philadelphia：Elsevier；2012：182–198.

13. Gupta AK, Koren G, Shear NH. A double–blind, randomized, placebo–controlled trial of eutectic lidocaine/prilocaine cream 5%(EMLA)for analgesia prior to cryotherapy of warts in children and adults. *Pediatr Dermatol*. 1998；15：129e33.

14. Moresi JM, Herbert CR, Cohen BA. Treatment of anogenital warts in children with topical 0.05% podofilox gel and 5% imiquimod cream. *Pediatr Dermatol*. 2001；18：448e50.

15. Leclair E, Black A, Fleming N. Imiquimod 5% cream treatment for rapidly progressive genital condyloma in a 3–year–old girl. *J Pediatr Adolesc Gynecol*. 2012；25(6)：e119–21. doi：10.1016.

119 章

◆患者向け URL

・MayoClinic. *Plantar Warts*—**www.mayo clinic.com/health/plantar–warts/ DS00509.**

・MedlinePlus. Warts—**www.nlm.nih. gov/medlineplus/warts.html.**

・Fort Drum Medical Activity. *Patient Education Handouts：Warts and Plantar Warts*—**www.drum.amedd.army.mil/pt_ info/handouts/warts_Plantar.pdf.**

◆医療従事者向け URL

・Bacelieri R, Johnson SM：Cutaneous warts：an evidence–based approach to therapy. *Am Fam Physician*. 2005；72⁴：647–652—**www.aafp.org/afp/ 20050815/647.html.**

・Medscape. *Nongenital Warts*—**http:// emedicine.medscape.com/article/ 1133317.**

◆参考文献

1. Laurent R, Kienzler JL. Epidemiology of HPV infections. *Clin Dermatol*. 1985；3 (4)：64–70.

2. Johnson ML, Roberts J. Skin conditions and related need for medical care among persons 1–74 years. Rockville, MD. US Department of Health, Education, and Welfare；1978：1–26.

3. Williams HC, Pottier A, Strachan D. The descriptive epidemiology of warts in British schoolchildren. *Br J Dermatol*. 1993；128：504–511.

4. Kilkenny M, Merlin K, Young R, Marks R. The prevalence of common skin conditions in Australian school students：1.

Common, plane and plantar viral warts. *Br J Dermatol*. 1998；138：840–845.

5. Holland TT, Weber CB, James WD. Tender periungual nodules. Myrmecia(deep palmoplantar warts). *Arch Dermatol*. 1992；128(1)：105–106, 108–109.

6. Beutner, KR. Nongenital human papillomavirus infections. *Clin Lab Med*. 2000；20：423–430.

7. Berman A, Domnitz JM, Winkelmann RK. Plantar warts recently turned black. *Arch Dermatol*. 1982；118：47–51.

8. Landsman MJ, Mancuso JE, Abramow SP. Diagnosis, pathophysiology, and treatment of plantar verruca. *Clin Podiatr Med Surg*. 1996；13(1)：55–71.

9. Gibbs S, Harvey *Cochrane Summaries. Topical Treatments for Cutaneous Warts*. http:// www.cochrane.org/reviews/en/ ab001781.html, accessed April 1, 2008.

10. Cockayne S, Hewitt C, Hicks K, et al. Cryotherapy versus salicylic acid for the treatment of plantar warts(verrucae)：a randomized controlled trial. *BMJ*. 2011；342：d3271.

120 章

◆患者向け URL

・Doctor fungus—**www.doctorfungus. org/.**

◆医療従事者向け URL

・Fungal skin from New Zealand—**www. dermnetnz.org/fungal/.**

・Doctor fungus from the US—**www. doctorfungus.org/.**

・World of dermatophytes from Canada—**www.provlab.ab.ca/mycol/tutori als/derm/dermhome.htm.**

・Swartz Lamkins fungal stain can be easily purchased online at—**www.delasco. com/pcat/1/Chemicals/Swartz_ Lamkins/dlmis023/.**

◆参考文献

1. Thomas B. Clear choices in managing epidermal tinea infections. *J Fam Pract*. 2003；52：850–862.

2. Crawford F, Hart R, Bell–Syer S, et al. Topical treatments for fungal infections of the skin and nails of the foot. *Cochrane Database Syst Rev*. 2000；(2)：CD001434.

3. Crawford F, Hollis S. Topical treatments for fungal infections of the skin and nails of the foot. *Cochrane Database Syst Rev*. 2007；(3)：CD001434.

4. Gonzalez U, Seaton T, Bergus G, et al. Systemic antifungal therapy for tinea capitis in children. *Cochrane Database Syst Rev*. 2007；(4)：CD004685.

5. Bell–Syer SE, Hart R, Crawford F, et al. Oral treatments for fungal infections of the skin of the foot. *Cochrane Database Syst Rev*. 2002；(2)：CD003584.

6. Tey HL, Tan AS, Chan YC. Meta–analysis of randomized, controlled trials comparing griseofulvin and terbinafine in the treatment of tinea capitis. *J Am Acad Der-*

matol. 2011；64：663–670.

121 章
◆患者向け URL
・www.babycenter.com/0_thrush-in-babies_92.bc.
・www.nlm.nih.gov/medlineplus/ency/article/000626.htm.
◆医療従事者向け URL
・Pediatric Candidiasis—http://emedicine.medscape.com/article/962300.
・Cutaneous Candidiasis—http://emedicine.medscape.com/article/1090632.
・Intertrigo—http://emedicine.medscape.com/article/1087691.
◆参考文献
1. Spiliopoulou A, Dimitriou G, Jelastopulu E, Giannakopoulos I, Anastassiou ED, Christofidou M. Neonatal intensive care unit candidemia：epidemiology, risk factors, outcome, and critical review of published case series. Mycopathologia. 2012；173(4)：219–228.
2. Scheinfeld N. Cutaneous Candidiasis. http://emedicine.medscape.com/article/1090632, accessed May 27, 2013.
3. Pappas PG, Rex JH, Sobel JD, et al. Guidelines for treatment of candidiasis. Clin Infect Dis. 2004；38：161–189.
4. Spraker MK, Gisoldi EM, Siegfried EC, et al. Topical miconazole nitrate ointment in the treatment of diaper dermatitis complicated by candidiasis. Cutis. 2006；77(2)：113–120.
5. Kirkpatrick CH. Chronic mucocutaneous candidiasis. Pediatr Infect Dis J. 2001；20(2)：197–206.

122 章
◆患者向け URL
・Medline Plus article for patients—www.nlm.nih.gov/medlineplus/ency/article/000878.htm.
◆医療従事者向け URL
・www.emedicine.com/DERM/topic420.htm.
◆参考文献
1. Johnston KL, Chambliss ML, DeSpain J. Clinical inquiries. What is the best oral antifungal medication for tinea capitis? J Fam Pract. 2001；50：206–207.
2. Tey HL, Tan AS, Chan YC. Meta-analysis of randomized, controlled trials comparing griseofulvin and terbinafine in the treatment of tinea capitis. J Am Acad Dermatol. 2011；64(4)：663–670.
3. Gupta AK, Cooper EA, Bowen JE. Meta-analysis：griseofulvin efficacy in the treatment of tinea capitis. J Drugs Dermatol. 2008；7(4)：369–372.
4. González U, Seaton T, Bergus G, et al. Systemic antifungal therapy for tinea capitis in children. Cochrane Database Syst Rev. 2007；(4)：CD004685.
5. Kakourou T, Uksal U. European Society for Pediatric Dermatology. Guidelines for the management of tinea capitis in children. Pediatr Dermatol. 2010；27(3)：226–228.
6. Pride HB, Tollefson M, Silverman R. What's new in pediatric dermatology？Part II. Treatment. J Am Acad Dermatol. 2013；68(6)：899.e1–899.e11.
7. Elewski BE, Cáceres HW, DeLeon L, El Shimy S, Hunter JA, Korotkiy N, et al. Terbinafine hydrochloride oral granules versus oral griseofulvin suspension in children with tinea capitis：results of two randomized, investigator-blinded, multicenter, international, controlled trials. J Am Acad Dermatol. 2008；59：41–54.
8. Friedlander SF, Aly R, Krafchik B, Blumer J, Honig P, Stewart D, et al. Terbinafine in the treatment of Trichophyton tinea capitis：a randomized, double-blind, parallel-group, duration-finding study. Pediatrics. 2002；109：602–607.
9. Deng S, Hu H, Abliz P, Wan Z, Wang A, Cheng W, et al. A random comparative study of terbinafine versus griseofulvin in patients with tinea capitis in western china. Mycopathologia. 2011；172：365–372.
10. Gupta AK, Drummond-Main C. Meta-analysis of randomized, controlled trials comparing particular doses of griseofulvin and terbinafine for the treatment of tinea capitis. Pediatr Dermatol. 2013；30：1–6.
11. Grover C, Arora P, Manchanda V. Comparative evaluation of griseofulvin, terbinafine and fluconazole in the treatment of tinea capitis. Int J Dermatol. 2012；51：455–458.
12. Greer DL. Successful treatment of tinea capitis with 2% ketoconazole shampoo. Int J Dermatol. 2000；39(4)：302–304.
13. Chen C, Koch LH, Dice JE, et al. A randomized, double-blind study comparing the efficacy of selenium sulfide shampoo 1% and ciclopirox shampoo 1% as adjunctive treatments for tinea capitis in children. Pediatr Dermatol. 2010；27(5)：459–462.
14. Higgins EM, Fuller LC, Smith CH. Guidelines for the management of tinea capitis. British Association of Dermatologists. Br J Dermatol. 2000；143(1)：53–58.

123 章
◆患者向け URL
・VisualDxHealth. Ringworm—www.visualdxhealth.com/adult/tineaCorporis.htm.
・Medline Plus Medical Encyclopedia—www.nlm.nih.gov/medlineplus/ency/article/000877.htm.
◆医療従事者向け URL
・eMedicine topic—www.emedicine.com/DERM/topic421.htm.
・Doctor Fungus Web site—www.doctorfungus.org/.
・Swartz–Lamkins fungal stain can be easily purchased online at：www.delasco.com/pcat/1/Chemicals/Swartz_Lamkins/dlmis023/.
◆参考文献
1. Thomas B. Clear choices in managing epidermal tinea infections. J Fam Pract. 2003；52：850–862.
2. Crawford F, Hollis S. Topical treatments for fungal infections of the skin and nails of the foot. Cochrane Database Syst Rev. 2007；3：CD001434.
3. Budimulja U, Bramono K, Urip KS, et al. Once daily treatment with terbinafine 1% cream(Lamisil)for one week is effective in the treatment of tinea corporis and cruris. A placebo-controlled study. Mycoses. 2001；44：300–306.
4. Lebwohl M, Elewski B, Eisen D, Savin RC. Efficacy and safety of terbinafine 1% solution in the treatment of interdigital tinea pedis and tinea corporis or tinea cruris. Cutis. 2001；67：261–266.
5. Boonk W, de Geer D, de Kreek E, et al. Itraconazole in the treatment of tinea corporis and tinea cruris：comparison of two treatment schedules. Mycoses. 1998；41：509–514.
6. Voravutinon V. Oral treatment of tinea corporis and tinea cruris with terbinafine and griseofulvin：A randomized double blind comparative study. J Med Assoc Thai. 1993；76：388–393.
7. Gupta AK, Chaudhry M, Elewski B. Tinea corporis, tinea cruris, tinea nigra, and piedra. Dermatol Clin. 2003；21(3)：395–400.
8. Hand JW, Wroble RR. Prevention of tinea corporis in collegiate wrestlers. J Athl Train. 1999；34(4)：350–352.

124 章
◆患者向け URL
・Medscape Family Medicine. Tinea Cruris in Men：Bothersome But Treatable—www.medscape.com/viewarticle/512992.
・Medline Plus. Jock Itch—www.nlm.nih.gov/medlineplus/ency/article/000876.htm.
◆医療従事者向け URL
・DermNet NZ. Fungal Skin Infections—www.dermnetnz.org/fungal/.
・Doctor Fungus—www.doctorfungus.org/.
・Medscape. Tinea Cruris—http://emedicine.medscape.com/article/1091806.
◆参考文献
1. Panackal AA, Halpern EF, Watson AJ. Cutaneous fungal infections in the United States：analysis of the National Ambulatory Medical Care Survey(NAMCS)and National Hospital Ambulatory Medical

Care Survey（NHAMCS），1995–2004. *Int J Dermatol*. 2009；48（7）：704–712.

2. Wiederkehr M, Schwartz RA. *Tinea Cruris*, http://emedicine.medscape.com/article/1091806–overview, accessed April 2, 2012.

3. Ingordo V, Naldi L, Fracchiolla S, Colecchia B. Prevalence and risk factors for superficial fungal infections among Italian Navy cadets. *Dermatology*. 2004；209（3）：190–196.

4. Patel GA, Wiederkehr M, Schwartz RA. Tinea cruris in children. *Cutis*. 2009；84（3）：133–137.

5. Selden ST. *Intertrigo*, http://emedicine.medscape.com/article/1087691–overview, accessed April 2, 2012.

6. Drake LA, Dinehart SM, Farmer ER, et al. Guidelines of care for superficial mycotic infections of the skin：tinea corporis, tinea cruris, tinea faciei, tinea manuum, and tinea pedis. Guidelines/Outcomes Committee. American Academy of Dermatology. *J Am Acad Dermatol*. 1996；34（2 Pt 1）：282–286.

7. Nadalo D, Montoya C, Hunter–Smith D. What is the best way to treat tinea cruris? *J Fam Pract*. 2006；55：256–258.

8. Singal A, Pandhi D, Agrawal S, Das S. Comparative efficacy of topical 1% butenafine and 1% clotrimazole in tinea cruris and tinea corporis：a randomized, double–blind trial. *J Dermatolog Treat*. 2005；16（506）：331–335.

9. Nozickova M, Koudelkova V, Kulikova Z, Malina L, Urbanowski S, Silny W. A comparison of the efficacy of oral fluconazole, 150 mg/week versus 50 mg/day, in the treatment of tinea corporis, tinea cruris, tinea pedis, and cutaneous candidosis. *Int J Dermatol*. 1998；37：703–705.

10. Boonk W, de Geer D, de Kreek E, Remme J, van Huystee B. Itraconazole in the treatment of tinea corporis and tinea cruris：comparison of two treatment schedules. *Mycoses*. 1998；41：509–514.

11. Voravutinon V. Oral treatment of tinea corporis and tinea cruris with terbinafine and griseofulvin：a randomized double blind comparative study. *J Med Assoc Thai*. 1993；76：388–393.

125 章

◆患者向け URL

- eMedicineHealth. *Athlete's Foot*—**www.emedicinehealth.com/athletes_foot/article_em.htm.**

◆医療従事者向け URL

- Medscape. *Tinea Pedis*—**http://emedicine.medscape.com/article/1091684.**

◆参考文献

1. Robbins C. *Tinea Pedis*. http://www.emedicine.com/DERM/topic470.htm, accessed June 24, 2007.

2. Seebacher C, Bouchara JP, Mignon B.

Updates on the epidemiology of dermatophyte infections. *Mycopathologia*. 2008；166（5–6）：335–352.

3. Crawford F, Hart R, Bell–Syer S, Torgerson D, Young P, Russell I. Topical treatments for fungal infections of the skin and nails of the foot. *Cochrane Database Syst Rev*. 2000；CD001434.

4. Kienke P, Korting HC, Nelles S, Rychlik R. Comparable efficacy and safety of various topical formulations of terbinafine in tinea pedis irrespective of the treatment regimen：results of a meta–analysis. *Am J Clin Dermatol*. 2007；8（6）：357–364.

5. Bell–Syer SE, Hart R, Crawford F, Torgerson DJ, Tyrrell W, Russell I. Oral treatments for fungal infections of the skin of the foot. *Cochrane Database Syst Rev*. 2002；CD003584.

6. Thomas B. Clear choices in managing epidermal tinea infections. *J Fam Pract*. 2003；52：850–862.

7. Zatcoff RC, Smith MS, Borkow G. Treatment of tinea pedis with socks containing copper–oxide impregnated fibers. *Foot（Edinb）*. 2008；18（3）：136–141.

126 章

◆患者向け URL

- **www.skinsight.com/adult/tineaVersicolor.htm.**

◆医療従事者向け URL

- **http://emedicine.medscape.com/article/1091575.**

◆参考文献

1. Bolognia J, Jorizzo J, Rapini R. *Dermatology*. St. Louis, MO. Mosby；2003.

2. Hu SW, Bigby M. Pityriasis versicolor：a systematic review of interventions. *Arch Dermatol*. 2010；146（10）：1132–1140.

3. Lange DS, Richards HM, Guarnieri J, et al. Ketoconazole 2% shampoo in the treatment of tinea versicolor：a multicenter, randomized, double–blind, placebo–controlled trial. *J Am Acad Dermatol*. 1998；39（6）：944–950.

4. Bhogal CS, Singal A, Baruah MC. Comparative efficacy of ketoconazole and fluconazole in the treatment of pityriasis versicolor：a one year follow–up study. *J Dermatol*. 2001；28（10）：535–539.

5. Farschian M, Yaghoobi R, Samadi K. Fluconazole versus ketoconazole in the treatment of tinea versicolor. *J Dermatolog Treat*. 2002；13（2）：73–76.

6. Gupta AK, Del Rosso JQ. An evaluation of intermittent therapies used to treat onychomycosis and other dermatomycoses with the oral antifungal agents. *Int J Dermatol*. 2000；39（6）：401–411.

7. Wahab MA, Ali ME, Rahman MH, et al. Single dose（400 mg）versus 7 day（200 mg）daily dose itraconazole in the treatment of tinea versicolor：a randomized clinical trial. *Mymensingh Med J*. 2010；19（1）：72–76.

8. Faergemann J, Gupta AK, Mofadi AA, et al. Efficacy of itraconazole in the prophylactic treatment of pityriasis（tinea）versicolor. *Arch Dermatol*. 2002；138：69–73.

127 章

◆患者向け URL

- eMedicineHealth. *Lice*—**www.emedicinehealth.com/lice/article_em.htm.**

- Centers for Disease Control and Prevention. *Parasites–Lice*—**www.cdc.gov/parasites/lice/index.html.**

◆医療従事者向け URL

- Centers for Disease Control and Prevention. *Parasites*—**www.cdc.gov/ncidod/dpd/parasites/lice/default.htm.**

- Medscape. *Pediculosis（Lice）*—**http://emedicine.medscape.com/article/225013.**

◆参考文献

1. Usatine RP, Halem L. A terrible itch：*J Fam Pract*. 2003；52（5）：377–379.

2. Araujo A, Ferreira LF, Guidon N, et al. Ten thousand years of head lice infection. *Parasitol Today*. 2000；16（7）：269.

3. Roberts RJ. Clinical practice. Head lice. *N Engl J Med*. 2002；346：1645.

4. Frankowski BL, Weiner LB. Head Lice. *Pediatrics*. 2002；110（3）：638–643.

5. Pickering LK, Baker CJ, Long SS, McMillan JA. *Red Book：2006 Report of the Committee on Infectious Diseases*, 27th ed. Elk Grove Village, IL. American Academy of Pediatrics；2006：488–493.

6. Maguire JH, Pollack RJ, Spielman A. Ectoparasite infestations and arthropod bites and stings. In：Kasper DL, Fauci AS, Longo DL, Braunwald EB, Hauser SL, Jameson JL, eds. *Harrison's Principles of Internal Medicine*, 16th ed. New York, NY：McGraw–Hill；2005：2601–2602.

7. Flinders DC, De Schweinitz P. Pediculosis and scabies. *Am Fam Physician*. 2004；69（2）：341–348.

8. Darmstadt GL. Arthropod bites and infestations. In：Behrman RE, Kliegman RM, Jenson HB, eds. *Nelson Textbook of Pediatrics*, 16th ed. Philadelphia, PA：Saunders；2000：2046–2047.

9. Jahnke C, Bauer E, Hengge UR, Feldmeier H. Accuracy of diagnosis of pediculosis capitis：visual inspection vs wet combing. *Arch Dermatol*. 2009；145（3）：309–313.

10. Hipolito RB, Mallorca FG, Zuniga–Macaraig ZO, et al. Head lice infestation：single drug versus combination therapy with one percent permethrin and trimethoprim/sulfamethoxazole. *Pediatrics*. 2001；107（3）：E30.

11. Meinking TL, Clineschmidt CM, Chen C, et al. An observer–blinded study of 1 percent permethrin creme rinse with and without adjunctive combing in patients

with head lice. *J Pediatr.* 2002；141（5）：665–670.

12. Meinking TL, Serrano L, Hard B, et al. Comparative in vitro pediculicidal efficacy of treatments in a resistant head lice population in the US. *Arch Dermatol.* 2002；138（2）：220–224.

13. Meinking TL, Villar ME, Vicaria M, et al. The clinical trials supporting benzyl alcohol lotion 5 percent（Ulesfia）：a safe and effective topical treatment for head lice（pediculosis humanus capitis）. *Pediatr Dermatol.* 2010；27（1）：19–24.

14. Stough D, Shellabarger S, Quiring J, Gabrielsen AA Jr：Efficacy and safety of spinosad and permethrin creme rinses for pediculosis capitis（head lice）. *Pediatrics.* 2009；124（3）：e389–e395.

15. *Ivermectin Lotion 0.5%（Sklice）Clinical Review（NDA）.* http://www.fda.gov/downloads/Drugs/DevelopmentApprovalProcess/DevelopmentResources/UCM295584.pdf, accessed April 13, 2012.

16. Lebwohl M, Clark L, Levitt J. Therapy for head lice based on life cycle, resistance, and safety considerations. *Pediatrics.* 2007；119（5）：965–974.

17. Dodd CS. Interventions for treating head lice. *Cochrane Database Syst Rev.* 2006；（4）：CD001165.

128 章

◆患者向け URL
・ **www.cdc.gov/parasites/scabies/.**
・ **www.ncbi.nlm.nih.gov/pubmed health/PMH0001833/.**

◆医療従事者向け URL
・ **http://emedicine.medscape.com/article/1109204.**
・ **http://dermnetnz.org/arthropods/scabies.html.**

◆参考文献

1. Hengge UR, Currie B, Jäger G, et al. Scabies：a ubiquitous neglected skin disease. *Lancet Infect Dis.* 2006；6（12）：769–779.

2. Ogunbiyi AO, Owoaje E, Ndahi A. Prevalence of skin disorders in school children in Ibadan, Nigeria. *Pediatr Dermatol.* 2005；22：6–10.

3. Yap FB-B, Elena E, Pabalan M. Prevalence of scabies and head lice among students of secondary boarding schools in Kuching, Sarawak, Malaysia. *Pediatr Infect Dis J.* 2010；29：682–683.

4. Paller AS, Mancini AJ. Scabies. In：Paller AS, Mancini AJ, eds. *Hurwitz Clinical Pediatric Dermatology：A Textbook of Skin Disorders of Childhood and Adolescence.* Philadelphia, PA：Saunders；2006：479–488.

5. Centers for Disease Control and Prevention. *Scabies：Epidemiology and Risk Factors.* http://www.cdc.gov/parasites/scabies/epi.html, accessed April 2012.

6. Albrecht J, Bigby M. Testing a test. Critical appraisal of tests for diagnosing scabies. *Arch Dermatol.* 2011；147（4）：494–497.

7. Fox GN, Usatine RP. Itching and rash in a boy and his grandmother. *J Fam Pract.* 2006；55（8）：679–684.

8. Dupuy A, Dehen L, Bourrat E, et al. Accuracy of standard dermoscopy for diagnosing scabies. *J Am Acad Dermatol.* 2007；56（1）：53–62.

9. Walter B, Heukelbach J, Fengler G, et al. Comparison of dermoscopy, skin scraping, and the adhesive tape test for the diagnosis of scabies in a resource–poor setting. *Arch Dermatol.* 2011；147（4）：468–473.

10. Lacarrubba F, Musumeci ML, Caltabiano R, et al. High–magnification video-dermatoscopy：a new noninvasive diagnostic tool for scabies in children. *Pediatr Dermatol.* 2001；18（5）：439–441.

11. Walton SF, Currie BJ. Problems in diagnosing scabies, a global disease in human and animal populations. *Clin Microbiol Rev.* 2007；20（2）：268–279.

12. Centers for Disease Control and Prevention. *Scabies：Treatment.* http://www.cdc.gov/parasites/scabies/treatment.html, accessed April 2012.

13. Strong M, Johnstone PW. Interventions for treating scabies. *Cochrane Database Syst Rev.* 2007；3：CD000320.

14. Currie BJ, McCarthy JS. Permethrin and ivermectin for scabies. *N Engl J Med.* 2010；362（8）：717–725.

15. Carson CF, Hammer KA, Riley TV. *Melaleuca alternifolia*（Tea Tree）oil：a review of antimicrobial and other medicinal properties. *Clin Microbiol Rev.* 2006；19（1）：50–62.

129 章

◆患者／医療従事者向け URL
・ eMedicine. *Dermatology*—**http://emedicine.medscape.com/article/1108784.**
・ eMedicine. *Pediatrics*—**http://emedicine.medscape.com/article/998709.**
・ CDC—**http://www.cdc.gov/parasites/zoonotichookworm/health_professionals/index.html.**

◆参考文献

1. Usatine RP. A rash on the feet and buttocks. *West J Med.* 1999；170（6）：334–335.

2. Bowman D, Montgomery S, Zajac A, et al. Hookworms of dogs and cats as agents of cutaneous larva migrans *Trends Parasitol.* 2010；26（4）：162–167.

3. Heukelbach J, Feldmeier H. Epidemiological and clinical characteristics of hookworm–related cutaneous larva migrans. *Lancet Infect Dis.* 2008；8（5）：302–309.

4. Feldmeier H, Heukelbach J. Epidermal parasitic skin diseases：a neglected category of poverty–associated plagues. *Bull World Health Organ.* 2009；87（2）：152–159.

5. Montgomery S. Cutaneous larva migrans. In：*Infectious Disease Related to Travel. CDC Yellow Book.* 2012. http://wwwnc.cdc.gov/travel/yellowbook/2012/chapter–3–infectious–diseases–related–to–travel/cutaneous–larva–migrans.htm, accessed October 26, 2012.

6. Hotez P, Brooker S, Bethony J, et al. Hookworm infection. *N Engl J Med.* 2004；351（8）：799–807.

7. Jelinek T, Maiwald H, Nothdurft H, Loscher T. Cutaneous larva migrans in travelers：Synopsis of histories, symptoms and treating 98 patients. *Clin Infect Dis.* 1994；19：1062–1066.

130 章

◆参考文献

1. Hanifin JM, Cooper KD, Ho VC, et al. Guidelines of care for atopic dermatitis. *J Am Acad Dermatol.* 2004；50：391–404.

2. Rance F, Boguniewicz M, Lau S. New visions for atopic eczema：an iPAC summary and future trends. *Pediatr Allergy Immunol.* 2008；19（19）：17–25.

3. Simpson EL. Prevalence and morphology of hand eczema in patients with atopic dermatitis. *Dermatitis.* 2006；17：123–127.

4. Huang JT, Abrams M, Tlougan B, et al. Dilute bleach baths for *Staphylococcus aureus* colonization in atopic dermatitis to decrease disease severity. *Pediatrics.* 2009；123（5）：e808–e814.

5. Chisolm SS, Taylor SL, Balkrishnan R, et al. Written action plans：potential for improving outcomes in children with atopic dermatitis. *J Am Acad Dermatol.* 2008；59：677–683.

131 章

◆患者向け URL
・ PubMed Health. *Contact Dermatitis*—**www.ncbi.nlm.nih.gov/pubmedhealth/PMH0001872/.**
・ The T.R.U.E. Test website has a wealth of information on reading labels, common allergens and patch testing for patients—**www.truetest.com/.**

◆医療従事者向け URL
・ American Family Physician. *Diagnosis and Management of Contact Dermatitis*—**www.aafp.org/afp/2010/0801/p249.html.**
・ The T.R.U.E. Test website has a wealth of information on patch testing for health care professionals—**www.truetest.com/.**

◆参考文献

1. Usatine RP. A red twisted ankle. *West J*

Med. 1999；171：361–362.

2. Halstater B, Usatine RP. Contact dermatitis. In：Milgrom E, Usatine RP, Tan R, Spector S, eds. *Practical Allergy*. Philadelphia, PA：Elsevier；2004.

3. Usatine RP, Riojas M. Diagnosis and management of contact dermatitis. *Am Fam Physician*. 2010；82：249–255.

4. Beltrani VS, Bernstein IL, Cohen DE, Fonacier L. Contact dermatitis：a practice parameter. *Ann Allergy Asthma Immunol*. 2006；97：S1–S38.

5. Krob HA, Fleischer AB Jr, D'Agostino R Jr, Haverstock CL, Feldman S. Prevalence and relevance of contact dermatitis allergens：a meta–analysis of 15 years of published T.R.U.E. test data. *J Am Acad Dermatol*. 2004；51：349–353.

6. Bourke J, Coulson I, English J. Guidelines for the management of contact dermatitis：an update. *Br J Dermatol*. 2009；160：946–954.

7. Bonitsis NG, Tatsioni A, Bassioukas K, Ioannidis JP. Allergens responsible for allergic contact dermatitis among children：a systematic review and meta–analysis. *Contact Dermatitis*. 2011；64：245–257.

8. Belsito D, Wilson DC, Warshaw E, et al. A prospective randomized clinical trial of 0.1% tacrolimus ointment in a model of chronic allergic contact dermatitis. *J Am Acad Dermatol*. 2006；55：40–46.

9. Nicholson PJ, Llewellyn D, English JS. Evidence–based guidelines for the prevention, identification and management of occupational contact dermatitis and urticaria. *Contact Dermatitis*. 2010；63：177–186.

133 章

◆患者向け URL
・http://emedicine.medscape.com/article/1132622–overview.
・www.nationaleczema.org/living–with–eczema/tips/ask–the–experts/eczema–herpeticum.
◆医療従事者向け URL
・Varicelliform eruption—www.emedicine.com/derm/topic 204.htm.
◆参考文献

1. Knoell K, Greer K. Atopic dermatitis. Pediatrics in review 1999：20(2)：46–52.

2. Schroeder HF, Elgueta NA, Martínez GMJ. Eczema herpeticum caused by herpes simplex virus type 2. Review of the literature about one case. *Rev Chilena Infectol*. 2009；26(4)：356–359.

3. Kramer S, Thomas C, Tyler W, Elston D. Kaposi's varicelliform eruption：A case report and review of the literature. *Cutis*. 2004；73：115–122.

4. Wollenberg A, Zoch C, Wetzel S, Plewig G, Przybilla B. Predisposing factors and clinical features of eczema herpeticum：a retrospective analysis of 100 cases. *J Am Acad Dermatol*. 2003；49：198–205.

5. Sanderson IR, L A Brueton L, Savage M, and Harper J. Eczema herpeticum：a potentially fatal disease. *Br Med J*(*Clin Res Ed*). 1987；294(6573)：693–694.

6. Moseley RC, Corey L, Benjamin D, et al. Comparison of viral isolation, direct immunofluorescence, and indirect immunoperoxidase techniques for detection of genital herpes simplex virus infection. *J Clin Microbiol*. 1981；13：913.

7. Goldstein LC, Corey L, McDougall JK, et al. Monoclonal antibodies to herpes simplex viruses：Use in antigenic typing and rapid diagnosis. *J Infect Dis*. 1983；147：829.

8. Pouletty P, Chomel JJ, Thouvenot D, et al. Detection of herpes simplex virus in direct specimens by immunofluorescence assay using a monoclonal antibody. *J Clin Microbiol*. 1987；25：958.

9. Nikkels AF, Pièrard GE. Treatment of mucocutaneous presentations of herpes simplex virus infections. *Am J Clin Dermatol*. 2002；3(7)：475.

10. Wetzel S, Wollenberg A. Eczema herpeticatum. Hautarzt. 2006；57(7)：586–591.

11. Aronson P, Yan A C, Mittal M, Mohamad Z, Shah S. Delayed Acyclovir and Outcomes of Children Hospitalized With Eczema Herpeticum. *Pediatrics*. 2011；128(6)：1161–1167.

133 章

◆患者向け URL
・American Academy of Dermatology. *Nummular Dermatitis*—www.aad.org/skin–conditions/dermatology–a–to–z/nummular–dermatitis.
・British Association of Dermatologists. *Discoid Eczema*—www.bad.org.uk/site/811/Default.aspx.
◆医療従事者向け URL
・Medscape. *Nummular Dermatitis*—http://emedicine.medscape.com/article/1123605.
◆参考文献

1. Bolognia J. *Dermatology*. St. Louis, MO：Mosby/Elsevier；2008.

2. Miller J. *Nummular Dermatitis*, http://emedicine.medscape.com/article/1123605, updated May 20, 2011, accessed November 12, 2011.

3. Tanaka T, Satoh T, Yokozeki H. Dental infection associated with nummular eczema as an overlooked focal infection. *J Dermatol*. 2009；36(8)：462–465.

4. Aoyama H, Tanaka M, Hara M, Tabata N, Tagami H. Nummular eczema：an addition of senile xerosis and unique cutaneous reactivities to environmental aeroallergens. *Dermatology*. 1999；199(2)：135–139.

5. Wilkinson DS. Discoid eczema as a consequence of contact with irritants. *Contact Dermatitis*. 1979；5(2)：118–119.

6. Moore MM, Elpern DJ, Carter DJ. Severe, generalized nummular eczema secondary to interferon alfa–2b plus ribavirin combination therapy in a patient with chronic hepatitis C virus infection. *Arch Dermatol*. 2004；140(2)：215–217.

7. Shen Y, Pielop J, Hsu S. Generalized nummular eczema secondary to peginterferon Alfa–2b and ribavirin combination therapy for hepatitis C infection. *Arch Dermatol*. 2005；141(1)：102–103.

8. Bettoli V, Tosti A, Varotti C. Nummular eczema during isotretinoin treatment. *J Am Acad Dermatol*. 1987；16(3 Pt 1)：617.

9. Adachi A, Horikawa T, Takashima T, Ichihashi M. Mercury–induced nummular dermatitis. *J Am Acad Dermatol*. 2000；43(2)：383–385.

10. Gutman AB, Kligman AM, Sciacca J, James WD. Soak and smear：a standard technique revisited. *Arch Dermatol*. 2005；141(12)：1556–1569.

11. Roberts H, Orchard D. Methotrexate is a safe and effective treatment for paediatric discoid(nummular)eczema：a case series of 25 children. *Australas J Dermatol*. 2010；51(2)：128–130.

12. Drake LA, Millikan LE. The antipruritic effect of 5% doxepin cream in patients with eczematous dermatitis. Doxepin Study Group. *Arch Dermatol*. 1995；131(12)：1403–1408.

13. Boyle RJ, Bath–Hextall FJ, Leonardi–Bee J, Murrell DF, Tang ML. Probiotics for treating eczema. *Cochrane Database Syst Rev*. 2008；(4)：CD006135.

134 章

◆患者向け URL
・eMedicineHealth.com is a consumer health site with information and support groups—www.emedicinehealth.com/hives_and_angioedema/article_em.htm.
◆医療従事者向け URL
・Well–written guidelines based upon a joint initiative of a number of European dermatology, allergy, and immunology organizations—http://onlinelibrary.wiley.com/doi/10.1111/j.1398–9995.2009.02178.x/full.
◆参考文献

1. Zuberbier T, Asero R, Bindslev–Jensen C, et al. EAACI/GA(2)LEN/EDF/WAO guideline：management of urticaria. *Allergy*. 2009；64：1427–1443.

2. Baxi S, Dinakar C. Urticaria and angioedema. *Immunol Allergy Clin North Am*. 2005；25：353–367, vii.

3. Usatine RP. Urticaria and agioedema. In：Milgrom E, Usatine RP, Tan R, Spector S, eds. *Practical Allergy*. Philadelphia, PA：Elsevier；2003：78–96.

4. Finn AF Jr, Kaplan AP, Fretwell R, et al. A double–blind, placebo–controlled trial of fexofenadine HCl in the treatment of chronic idiopathic urticaria. *J Allergy Clin Immunol.* 1999；104：1071–1078.

5. Ortonne JP, Grob JJ, Auquier P, Dreyfus I. Efficacy and safety of desloratadine in adults with chronic idiopathic urticaria：a randomized, double–blind, placebo–controlled, multicenter trial. *Am J Clin Dermatol.* 2007；8：37–42.

6. Ortonne JP. Chronic urticaria：a comparison of management guidelines. *Expert Opin Pharmacother.* 2011；12(17)：2683–2693.

7. Okubo Y, Shigoka Y, Yamazaki M, Tsuboi R. Double dose of cetirizine hydrochloride is effective for patients with urticaria resistant：a prospective, randomized, non–blinded, comparative clinical study and assessment of quality of life. *J Dermatolog Treat.* 2011.［Epub ahead of print］

8. Grattan C, Powell S, Humphreys F. Management and diagnostic guidelines for urticaria and angio–oedema. *Br J Dermatol.* 2001；144：708–714.

9. Lin RY, Curry A, Pesola GR, et al. Improved outcomes in patients with acute allergic syndromes who are treated with combined H1 and H2 antagonists. *Ann Emerg Med.* 2000；36：462–468.

10. Weinstein ME, Wolff AH, Bielory L. Efficacy and tolerability of second– and third–generation antihistamines in the treatment of acquired cold urticaria：a meta–analysis. *Ann Allergy Asthma Immunol.* 2010；104：518–522.

11. Pollack CV Jr, Romano TJ. Outpatient management of acute urticaria：the role of prednisone. *Ann Emerg Med.* 1995；26：547–551.

12. Vena GA, Cassano N, D'Argento V, Milani M. Clobetasol propionate 0.05% in a novel foam formulation is safe and effective in the short–term treatment of patients with delayed pressure urticaria：a randomized, double–blind, placebo–controlled trial. *Br J Dermatol.* 2006；154：353–356.

13. Stolz LE, Horn PT. Ecallantide：a plasma kallikrein inhibitor for the treatment of acute attacks of hereditary angioedema. *Drugs Today (Barc).* 2010；46：547–555.

135 章

◆患者向け URL
・PubMed Health. Seborrheic Dermatitis—**www.ncbi.nlm.nih.gov/pubmedhealth/PMH0001959/.**
◆医療従事者向け URL
・Medscape. Seborrheic Dermatitis—**http://emedicine.medscape.com/article/1108312.**
◆参考文献

1. Foley P, Zuo Y, Plunkett A, Merlin K, Marks R. The frequency of common skin conditions in preschool–aged children in Australia：seborrheic dermatitis and pityriasis capitis (cradle cap). *Arch Dermatol.* 2003；139(3)：318–322.

2. Breunig Jde A, de Almeida HL Jr, Duquia RP, Souza PR, Staub HL. Scalp seborrheic dermatitis：prevalence and associated factors in male adolescents. *Int J Dermatol.* 2012；51(1)：46–49.

3. Schechtman RC, Midgley G, Hay RJ. HIV disease and Malassezia yeasts：a quantitative study of patients presenting with seborrhoeic dermatitis. *Br J Dermatol.* 1995；133(5)：694–698.

4. Gaitanis G, Magiatis P, Hantschke M, Bassukas ID, Velegraki A. The Malassezia genus in skin and systemic diseases. *Clin Microbiol Rev.* 2012；25(1)：106–141.

5. Naldi L, Alfredo Rebora A. Seborrheic dermatitis. *N Engl J Med.* 2009；360；4：387–396.

6. Hay RJ. Malassezia, dandruff and seborrheic dermatitis：an overview. *Br J Dermatol.* 2011；165(2)：2–8.

7. Danby FW, Maddin WS, Margesson LJ, Rosenthal D. A randomized, double–blind, placebo–controlled trial of ketoconazole 2% shampoo versus selenium sulfide 2.5% shampoo in the treatment of moderate to severe dandruff. *J Am Acad Dermatol.* 1993；29：1008–1012.

8. Pierard–Franchimont C. A multicenter randomized trial of ketoconazole 2% and zinc pyrithione 1% shampoos in severe dandruff and seborrheic dermatitis. *Skin Pharmacol Appl Skin Physiol.* 2002；15(6)：434–441.

9. Aly R. Ciclopirox gel for seborrheic dermatitis of the scalp. *Int J Dermatol.* 2003；42(1)：19–22.

10. Lebwohl M, Plott T. Safety and efficacy of ciclopirox 1% shampoo for the treatment of seborrheic dermatitis of the scalp in the US population：results of a double–blind, vehicle–controlled trial. *Int J Dermatol.* 2004；43(1)：17–20.

11. Chosidow O, Maurette C, Dupuy P. Randomized, open–labeled, non–inferiority study between ciclopiroxolamine 1% cream and ketoconazole 2% foaming gel in mild to moderate facial seborrheic dermatitis. *Dermatology.* 2003；206：233–240.

12. Pierard GE, Pierard–Franchimont C, Van CJ, Rurangirwa A, Hoppenbrouwers ML, Schrooten P. Ketoconazole 2% emulsion in the treatment of seborrheic dermatitis. *Int J Dermatol.* 1991；30：806–809.

13. Katsambas A, Antoniou C, Frangouli E, Avgerinou G, Michailidis D, Stratigos J. A double–blind trial of treatment of seborrheic dermatitis with 2% ketoconazole cream compared with 1% hydrocortisone cream. *Br J Dermatol.* 1989；121：353–357.

14. Dupuy P, Maurette C, Amoric JC, Chosidow O. Randomized, placebo–controlled, double–blind study on clinical efficacy of ciclopiroxolamine 1% cream in facial seborrheic dermatitis. *Br J Dermatol.* 2001；135：1033–1037.

15. Vena GA, Micali G, Santoianni P, Cassano N, Peruzzi E. Oral terbinafine in the treatment of multi–site seborrheic dermatitis：a multicenter, double–blind placebo–controlled study. *Int J Immunopathol Pharmacol.* 2005；18：745–753.

16. Scaparro E, Quadri G, Virno G, Orifici C, Milani M. Evaluation of the efficacy and tolerability of oral terbinafine (Daskil) in patients with seborrheic dermatitis. A multicentre, randomized, investigator–blinded, placebo–controlled trial. *Br J Dermatol.* 2001；135(4)：854–857.

17. Firooz A, Solhpour A, Gorouhi F, et al. Pimecrolimus cream, 1%, vs hydrocortisone acetate cream, 1%, in the treatment of facial seborrheic dermatitis：a randomized, investigator–blind, clinical trial. *Arch Dermatol.* 2006；142：1066–1067.

18. Freeman SH. Efficacy, cutaneous tolerance and cosmetic acceptability of desonide 0.05% lotion (Desowen) versus vehicle in the short–term treatment of facial atopic or seborrheic dermatitis. *Australas J Dermatol.* 2002；43(3)：186–189.

19. Rigopoulos D, Ioannides D, Kalogeromitros D, Gregoriou S, Katsambas A. Pimecrolimus cream 1% vs. betamethasone 17–valerate 0.1% cream in the treatment of seborrheic dermatitis. A randomized open–label clinical trial. *Br J Dermatol.* 2004；135：1071–1075.

20. Warshaw EM, Wohlhuter RJ, Liu A, et al. Results of a randomized, double–blind, vehicle–controlled efficacy trial of pimecrolimus cream 1% for the treatment of moderate to severe facial seborrheic dermatitis. *J Am Acad Dermatol.* 2007；57(2)：257–264.

21. Parsad D, Pandhi R, Negi KS, Kumar B. Topical metronidazole in seborrheic dermatitis—a double–blind study. *Dermatology.* 2001；202：35–37.

22. Koca R. Is topical metronidazole effective in seborrheic dermatitis? A double–blind study. *Int J Dermatol.* 2003；42(8)：632–635.

23. Satchell AC, Saurajen A, Bell C, Barnetson RS. Treatment of dandruff with 5% tea tree oil shampoo. *J Am Acad Dermatol.* 2002；47(6)：852–855.

24. Smith SA, Baker AE, Williams JH. Effective treatment of seborrheic dermatitis using a low dose, oral homeopathic medication consisting of potassium bromide, sodium bromide, nickel sulfate, and sodium chloride in a double–blind, placebo–controlled study. *Altern Med Rev.* 2002；7(1)：59–67.

136 章

◆患者向け URL

・The National Psoriasis Foundation—**www.psoriasis.org/.**
・About psoriasis in children—**www.psoriasis.org/learn_children.**
・Psoriasis Association—**www.psoriasis-association.org.uk/ pages/view/ about-psoriasis/children-and-psoriasis.**

◆医療従事者向け URL

・Hsu S, Papp KA, Lebwohl MG, et al. Consensus guidelines for the management of plaque psoriasis. *Arch Dermatol.* 2012；148（1）：95–102. **http://archderm.ama-assn.org/cgi/content/short/148/1/95.**
・National Guideline Clearinghouse. Guidelines of Care for the Management of Psoriasis and Psoriatic Arthritis. Section 3. Guidelines of Care for the Management and Treatment of Psoriasis with Topical Therapies—**www.guidelines.gov/content.aspx?id=14572&search=psoriasis.**
・The National Psoriasis Foundation—**www.psoriasis.org/health-care-providers/treating-psoriasis.**
・Medscape. *Psoriasis*—**http//emedicine.medscape.com/article/1943419.**
・Medscape. *Guttate Psoriasis*—**http//emedicine.medscape.com/article/1107850.**

◆参考文献

1. Menter A, Korman NJ, Elmets CA, et al. Guidelines of care for the management of psoriasis and psoriatic arthritis. Section 3. Guidelines of care for the management and treatment of psoriasis with topical therapies. *J Am Acad Dermatol.* 2009；60：643–659.

2. Gelfand JM, Stern RS, Nijsten T, et al. The prevalence of psoriasis in African Americans：results from a population-based study. *J Am Acad Dermatol.* 2005；52：23–26.

3. Henseler T, Christophers E. Psoriasis of early and late onset：characterization of two types of psoriasis vulgaris. *J Am Acad Dermatol.* 1985；13：450–456.

4. Radtke MA, Folster-Holst R, Beikert F, Herberger K, Augustin M. Juvenile psoriasis：rewarding endeavours in contemporary dermatology and pediatrics. *G Ital Dermatol Venereol.* 2011；146：31–45.

5. Sticherling M, Minden K, Kuster RM, Krause A, Borte M.［Psoriasis und Psoriasis arthritis in childhood and adolescence. Overview and consensus statement of the 9th Worlitz Expert Round Table Discussion 2006 for the Society for Child and Adolescent Rheumatology］. *Z Rheumatol.* 2007；66：349–354.

6. Menter A, Weinstein GD. An overview of psoriasis. In：Koo YM, Lebwohl MD, Lee CS, eds. *Therapy of Moderate-to-Severe Psoriasis.* London, UK：Informa Healthcare；2008：1–26.

7. Jankovic S, Raznatovic M, Marinkovic J, et al. Risk factors for psoriasis：a case-control study. *J Dermatol.* 2009；36：328–334.

8. Ozden MG, Tekin NS, Gurer MA et al. Environmental risk factors in pediatric psoriasis：a multicenter case-control study. *Pediatr Dermatol.* 2011；28：306–312.

9. Callen JP, Krueger GG, Lebwohl M, et al. AAD consensus statement on psoriasis therapies. *J Am Acad Dermatol.* 2003；49：897–899.

10. Afifi T, de Gannes G, Huang C, Zhou Y. Topical therapies for psoriasis：evidence-based review. *Can Fam Physician.* 2005；51：519–525.

11. Nast A, Kopp I, Augustin M, et al. German evidence-based guidelines for the treatment of Psoriasis vulgaris（short version）. *Arch Dermatol Res.* 2007；299：111–138.

12. Kimball AB, Gold MH, Zib B, Davis MW. Clobetasol propionate emulsion formulation foam 0.05%：review of phase II open-label and phase III randomized controlled trials in steroid-responsive dermatoses in adults and adolescents. *J Am Acad Dermatol.* 2008；59：448–54, 454.

13. de Jager ME, de Jong EM, van de Kerkhof PC, Seyger MM. Efficacy and safety of treatments for childhood psoriasis：a systematic literature review. *J Am Acad Dermatol.* 2010；62：1013–1030.

14. Bruner CR, Feldman SR, Ventrapragada M, Fleischer AB Jr：A systematic review of adverse effects associated with topical treatments for psoriasis. *Dermatol Online J.* 2003；9：2.

15. Mason J, Mason AR, Cork MJ. Topical preparations for the treatment of psoriasis：a systematic review. *Br J Dermatol.* 2002；146：351–364.

16. Brune A, Miller DW, Lin P, et al. Tacrolimus ointment is effective for psoriasis on the face and intertriginous areas in pediatric patients. *Pediatr Dermatol.* 2007；24：76–80.

17. Lebwohl M, Freeman AK, Chapman MS, et al. Tacrolimus ointment is effective for facial and intertriginous psoriasis. *J Am Acad Dermatol.* 2004；51：723–730.

18. Martin EG, Sanchez RM, Herrera AE, Umbert MP. Topical tacrolimus for the treatment of psoriasis on the face, genitalia, intertriginous areas and corporal plaques. *J Drugs Dermatol.* 2006；5：334–336.

19. Ibbotson SH, Bilsland D, Cox NH, et al. An update and guidance on narrowband ultraviolet B phototherapy：a British Photodermatology Group Workshop Report. *Br J Dermatol.* 2004；151：283–297.

20. Asawanonda P, Nateetongrungsak Y. Methotrexate plus narrowband UVB phototherapy versus narrowband UVB phototherapy alone in the treatment of plaque-type psoriasis：a randomized, placebo-controlled study. *J Am Acad Dermatol.* 2006；54：1013–1018.

21. Lebwohl M, Drake L, Menter A, et al. Consensus conference：acitretin in combination with UVB or PUVA in the treatment of psoriasis. *J Am Acad Dermatol.* 2001；45：544–553.

22. Rosmarin DM, Lebwohl M, Elewski BE, Gottlieb AB. Cyclosporine and psoriasis：2008 National Psoriasis Foundation Consensus Conference. *J Am Acad Dermatol.* 2010；62：838–853.

23. Montaudie H, Sbidian E, Paul C, et al. Methotrexate in psoriasis：a systematic review of treatment modalities, incidence, risk factors and monitoring of liver toxicity. *J Eur Acad Dermatol Venereol.* 2011；25 Suppl 2：12–18.

24. de Jager ME, de Jong EM, van de Kerkhof PC, Seyger MM. Efficacy and safety of treatments for childhood psoriasis：a systematic literature review. J Am Acad Dermatol 2010；62：1013–1030.

25. Saporito FC, Menter MA. Methotrexate and psoriasis in the era of new biologic agents. *J Am Acad Dermatol.* 2004；50：301–309.

26. Kalb RE, Strober B, Weinstein G, Lebwohl M. Methotrexate and psoriasis：2009 National Psoriasis Foundation Consensus Conference. *J Am Acad Dermatol.* 2009；60：824–837.

27. Pearce DJ, Klinger S, Ziel KK, et al. Low-dose acitretin is associated with fewer adverse events than high-dose acitretin in the treatment of psoriasis. *Arch Dermatol.* 2006；142：1000–1004.

28. Sbidian E, Maza A, Montaudie H, et al. Efficacy and safety of oral retinoids in different psoriasis subtypes：a systematic literature review. *J Eur Acad Dermatol Venereol.* 2011；25 Suppl 2：28–33.

29. Hsu S, Papp KA, Lebwohl MG, et al. Consensus guidelines for the management of plaque psoriasis. *Arch Dermatol.* 2012；148：95–102.

30. Sivamani RK, Goodarzi H, Garcia MS, et al. Biologic therapies in the treatment of psoriasis：a comprehensive evidence-based basic science and clinical review and a practical guide to tuberculosis monitoring. *Clin Rev Allergy Immunol.* 2012 Feb 5.［Epub ahead of print.］

31. Gottlieb A, Korman NJ, Gordon KB, et al. Guidelines of care for the management of psoriasis and psoriatic arthritis：section 2. Psoriatic arthritis：overview and guidelines of care for treatment with an emphasis on the biologics. *J Am Acad Dermatol.* 2008；58：851–864.

32. Paller AS, Siegfried EC, Langley RG et al. Etanercept treatment for children and adolescents with plaque psoriasis. *N Engl J*

Med. 2008；358：241–251.

33. Landells I, Paller AS, Pariser D et al. Efficacy and safety of etanercept in children and adolescents aged > or = 8 years with severe plaque psoriasis. *Eur J Dermatol*. 2010；20：323–328.

34. Spuls PI, Bossuyt PM, van Everdingen JJ, et al. The development of practice guidelines for the treatment of severe plaque form psoriasis. *Arch Dermatol*. 1998；134：1591–1596.

35. Owen CM, Chalmers RJ, O'Sullivan T, Griffiths CE. A systematic review of anti-streptococcal interventions for guttate and chronic plaque psoriasis. *Br J Dermatol*. 2001；145：886–890.

36. de Jager ME, de Jong EM, Meeuwis KA, van de Kerkhof PC, Seyger MM. No evidence found that childhood onset of psoriasis influences disease severity, future body mass index or type of treatments used. *J Eur Acad Dermatol Venereol*. 2010；24：1333–1339.

37. Pariser DM, Leonardi CL, Gordon K, Gottlieb AB, Tyring S, Papp KA, Li J, Baumgartner SW. Integrated safety analysis：Short– and long–term safety profiles of etanercept in patients with psoriasis. *J Am Acad Dermatol*. 2012；67（2）：245–256.

137 章

◆患者向け URL

· Mayo Clinic. *Pityriasis Rosea*—**www.mayoclinic.com/health/pityriasis-rosea/DS00720.**

· WebMD. *Pityriasis Rosea：Topic Overview*—**www.webmd.com/skin-problems-and-treatments/tc/pityriasis-rosea-topic-overview.**

◆医療従事者向け URL

· Medscape. *Pityriasis Rosea in Emergency Medicine*—**http://emedicine.medscape.com/article/762725.**

· American Academy of Dermatology. *Pityriasis Rosea*—**www.aad.org/skin-conditions/dermatology-a-to-z/pityriasis-rosea.**

◆参考文献

1. Stulberg DH, Wolfrey J. Pityriasis rosea. *Am Fam Physician*. 2004；69：87–92, 94.

2. Browning JC. An update on pityriasis rosea and other similar childhood exanthems. *Curr Opin Pediatr*. 2009；21（4）：481–485.

3. Youngquist S, Usatine R. It's beginning to look a lot like Christmas. *West J Med*. 2001；175（4）：227–228.

4. Habif TP. Clinical *Dermatology*, 5th ed. St Louis, MO. Mosby；2009：316–319.

5. Sharma PK, Yadav TP, Gautam RK, et al. Erythromycin in pityriasis rosea：a double–blind, placebo–controlled clinical trial. *J Am Acad Dermatol*. 2000；42（2 Pt 1）：241–244.

6. Rasi A, Tajziehchi L, Savabi–Nasab S.

Oral erythromycin is ineffective in the treatment of pityriasis rosea. *J Drugs Dermatol*. 2008；7（1）：35–38.

7. Amer H, Fischer H. Azithromycin does not cure pityriasis rosea. *Pediatrics*. 2006；117（4）：1702–1705.

8. Chuh AA, Dofitas BL, Comisel GG, et al. Interventions for pityriasis rosea. *Cochrane Database Syst Rev*. 2007；（2）：CD005068.

138 章

◆患者向け URL

· Handout available—**http://familydoctor.org/600.xml.**

· Online support group for LP—**www.mdjunction.com/lichen-planus.**

· Online support group for oral LP—**http://bcdwp.web.tamhsc.edu/iolpdallas/.**

◆医療従事者向け URL

· Usatine RP, Tinitigan M. Diagnosis and treatment of LP. *Am Fam Physician*. 2011；84（1）：53–60. Available online—**www.aafp.org/afp/2011/0701/p53.html#afp20110701p53-b14.**

◆参考文献

1. Chuang T–Y, Stitle L. http://emedicine.medscape.com/article/1123213–overview, accessed September 20, 2011.

2. Wolff K, Johnson RA. *Fitzpatrick's Color Atlas and Synopsis of Clinical Dermatology*, 6th ed. New York, NY：McGraw–Hill；2009：128–133.

3. Jue MS, Lee JW, Ko JY, et al. Childhood lichen planus with palmoplantar involvement. *Ann Dermatol*. 2010；22（1）：51–53.

4. Handa S, Sahoo B. Childhood lichen planus：a study of 87 cases. *Int J Dermatol*. 2002；41（7）：423–427.

5. Zakrzewska JM, Chan ES–Y, Thornhill MH. A systematic review of placebo–controlled randomized clinical trials of treatments used in oral lichen planus. *Br J Dermatol*. 2005；153：336–341.

6. Laeijendecker R, Tank B, Dekker SK, Neumann HA. A comparison of treatment of oral lichen planus with topical tacrolimus and triamcinolone acetonide ointment. *Acta Derm Venereol*. 2006；86（3）：227–229.

7. Walton KE, Bowers EV, Drolet BA, Holland KE. Choldhood lichen planus：demographics of a U.S. population. *Pediatr Dermatol*. 2010；27（1）：34–38.

8. Habif TP. *Clinical Dermatology：A Color Guide to Diagnosis and Therapy*, 5th ed. Philadelphia, PA：Mosby；2010.

9. Shengyuan L, Songpo Y, Wen W, et al. Hepatitis C virus and lichen planus：a reciprocal association determined by a meta–analysis. *Arch Dermatol*. 2009；145（9）：1040–1047.

10. Limas C, Limas CJ. Lichen planus in children：a possible complication of

hepatitis B vaccines. *Pediatr Dermatol*. 2002；19（3）：204–209.

11. Luis–Montoya P, Domínguez–Soto L, Vega–Memije E. Lichen planus in 24 children with review of the literature. *Pediatr Dermatol*. 2005；22（4）：295–298.

12. Mérigou D, Léauté–Labrèze C, Louvet S, et al. Lichen planus in children：role of the campaign for hepatitis B vaccination. *Ann Dermatol Venereol*. 1998；125（6–7）：399–403.

13. Paller AS, Mancini AJ. *Hurwitz Clinical Pediatric Dermatology：A Textbook of Skin Disorders of Childhood and Adolescence*, 3rd ed. Philadelphia, PA：Elsevier Saunders；2006.

14. Di Fede O, Belfiore P, Cabibi D, et al. Unexpectedly high frequency of genital involvement in women with clinical and histological features of oral lichen planus. *Acta Derm Venereol*. 2006；86（5）：433–438.

15. Imail SB, Kumar SK, Zain RB. Oral lichen planus and lichenoid reactions：etiopathogenesis, diagnosis, management and malignant transformation. *J Oral Sci*. 2007；49（2）：89–106.

16. Cevasco NC, Bergfeld WF, Remzi BK, de Knott HR. A case–series of 29 patients with lichen planopilaris：the Cleveland Clinic Foundation experience on evaluation, diagnosis, and treatment. *J Am Acad Dermatol*. 2007；57（1）：47–53.

17. Lodi G, Scully C, Carrozzo M, et al. Current controversies in oral lichen planus：report of an international consensus meeting, part 2. Clinical management and malignant transformation. *Oral Surg Oral Med Oral Pathol Oral Radiol Endod*. 2005；100：164–178.

18. Cribier B, Frances C, Chosidow O. Treatment of lichen planus. An evidence–based medicine analysis of efficacy. *Arch Dermatol*. 1998；134（12）：1521–1530.

19. Corrocher G, Di Lorenzo G, Martinelli N, et al. Comparative effect of tacrolimus 0.1% ointment and clobetasol 0.05% ointment in patients with oral lichen planus. *J Clin Periodontol*. 2008；35（3）：244–249.

20. Carbone M, Arduino PG, Carrozzo M, et al. Topical clobetasol in the treatment of atrophic–erosive oral lichen planus：a randomized controlled trial to compare two preparations with different concentrations. *J Oral Pathol Med*. 2009；38（2）：227–233.

21. Choonhakarn C, Busaracome P, Sripanidkulchai B, Sarakam P. The efficacy of aloe vera gel in the treatment of oral lichen planus：a randomized controlled trial. *Br J Dermatol*. 2008；158（3）：573–577.

22. Salazar SN. Efficacy of topical Aloe vera in patients with oral lichen planus：a randomized double–blind study. *J Oral Pathol Med*. 2010；39（10）：735–740.

23. De Moraes PC, Teixeira RG, Tacchelli DP, et al. Atypical case of oral lichen planus in a pediatric patient：clinical presentation and management. *Pediatr Dent*. 2011；33（5）：445–447.

24. Conrotto D, Carbone M, Carrozzo M, et al. Ciclosporine vs. clobetasol in the topical management of atrophic and erosive oral lichen planus：a double–blind, randomized controlled trial. *Br J Dermatol*. 2006；138（1）：139–145.

25. Swift JC, Rees TD, Plemons JM, et al. The effectiveness of 1% pimecrolimus cream in the treatment of oral erosive lichen planus. *J Periodontol*. 2005；76（4）：627–635.

26. Volz T, Caroli U, Ludtke H, et al. Pimecrolimus cream 1% in erosive oral lichen planus—a prospective randomized double–blind vehicle–controlled study. *Br J Dermatol*. 2008；159（4）：936–941.

27. Thongprasom K, Carrozzo M, Furness S, Lodi G. Interventions for treating oral lichen planus. *Cochrane Database Syst Rev*. 2011；（7）：CD001168.

28. Rajar UD, Majeed R, Parveen N, et al. Efficacy of aloe vera gel in the treatment of vulval lichen planus. *J Coll Physicians Surg Pak*. 2008；18（10）：612–614.

29. McPherson T, Cooper S. Vulval lichen sclerosis and lichen planus. *Dermatol Ther*. 2010；23（5）：523–532.

30. Thongprasom K, Dhanuthai K. Steroids in the treatment of lichen planus：a review. *J Oral Sci*. 2008；50（4）：377–385.

31. Asch S, Goldenberg G. Systemic treatment of cutaneous lichen planus：an update. *Cutis*. 2011；87（3）：129–134.

32. Wackernagel A, Legat FJ, Hofer A, et al. Psoralen plus UVA vs. UVB–311 nm for the treatment of lichen planus. *Photodermatol Photoimmunol Photomed*. 2007；23（1）：15–19.

33. van der Hem PS, Egges M, van der Wal JE, Roodenburg JL. CO$_2$ laser evaporation of oral lichen planus. *Int J Oral Maxillofac Surg*. 2008；37（7）：630–633.

34. Cafaro A, Albanese G, Arduino PG, et al. Effect of low–level laser irradiation on unresponsive oral lichen planus：early preliminary results in 13 patients. *Photomed Laser Surg*. 2010；28 Suppl 2：S99–S103.

139 章

◆患者向け URL

- Lichen nitidus—**http://us.cnn.com/HEALTH/library/lichen–nitidus/DS00721.html.**
- Lichen striatus—**http://www.dermnetnz.org/dermatitis/lichen–striatus.html.**

◆医療従事者向け URL

- Lichen nitidus—**http://emedicine.medscape.com/article/1123127.**

- Lichen striatus—**emedicine.medscape.com/article/1111723.**

◆参考文献

1. Mu EW, Abuav R, Cohen BA. Facial Lichen Striatus in Children：Retracing the Lines of Blaschko. *Pediatric Dermatology*. 2013；30（3）：364–366.

2. Wanat KA, Elenitsas R, Chachkin S, Lubinski S, Rosenbach M. Extensive lichen nitidus as a clue to underlying Crohn's disease. *Journal of the American Academy of Dermatology*. 2012；67（5）：e218–220.

3. Cakmak SK, Unal E, Gonul M, Yayla D, Ozhamam E. Lichen Nitidus with Involvement of the Palms. *Pediatric Dermatology*. 2013；1–2.

4. Vozza A, Baroni A, Nacca L, Piccolo V, Falleti J, Vozza G. Lichen striatus with nail involvement in an 8–year–old child. *The Journal of Dermatology*. 201；38（8）：821–823.

5. Lee WJ, Park OJ, Won CH, Chang SE, Lee MW, Choi JH, Moon KC. Penile lichen nitidus successfully treated with topical pimecrolimus 1% cream. *The Journal of Dermatology*. 2013；40：1–2.

140 章

◆患者向け URL

- Juvenile Xanthogranuloma（JXG）Online Support—**www.jxgonlinesupport.org/p/home.html.**
- Histiocytosis Association—**www.histio.org/page.aspx?pid=391.**

◆医療従事者向け URL

- eMedicine—**http://emedicine.medscape.com/article/1111629–overview.**
- DermNet NZ—**www.dermnetnz.org/lesions/xanthogranuloma.html.**

◆参考文献

1. Freyer, D et al. Juvenile Xanthogranuloma：Forms of Systemic Disease and their Clinical Implications. *Journal of Pediatrics*. 1996；129（2）：227–237.

2. Janssen, D and Harms, D. Juvenile Xanthogranuloma in Childhood and Adolescence：A Clinicopathologic Study of 129 Patients From the Kiel Pediatric Tumor Registry. *American Journal of Surgical Pathology*. 2005；29（1）：21–28.

3. Chang, MW et al. The Risk of Intraocular Juvenile Xanthogranuloma：Survey of Current Practices and Assessment of Risk. *Journal of American Academy of Dermatology*. 1996；34（3）：445–449.

4. Bologna, J et al. Dermatology volume 2. Juvenile Xanthogranuloma. 2003；Mosby；Spain：1436–1438.

5. Puttgen, KB. Juvenile xanthogranuloma. UpToDate. http://www.uptodate.com/contents/juvenile–xanthogranuloma–jxg. Accessed on March 29, 2014.

6. Hernandez–Martin, A et al. Juvenile Xanthogranuloma. *Journal of American Academy of Dermatology*. 1997；36（3）：355–367.

7. Wagner, A. Lumps and Bumps in Childhood. *Current Problems in Dermatology*. 1996 Jul–Aug；8（4）：137–188.

8. Patrizi, A et al. Langerhan cell hystiocytosis and juvenile xanthogranuloma. Two case reports. *Dermatology*. 2004；209（1）：57–61.

9. Yu, H et al. A Child with Coexistent Juvenile Xanthogranuloma and Langerhan Cell Histiocytosis. *Journal of American Academy of Dermatology*. 2010；62（2）：329–332.

10. Chang, MW et al. Update on Juvenile Xanthogranuloma：Unusual Cutaneous and Systemic Variants. *Seminars in Cutaneous Medicine and Surgery*. 1999；18（3）：195–205.

141 章

◆患者向け URL

- MedlinePlus. *Keloids*—**www.nlm.nih.gov/medlineplus/ency/article/000849.htm.**
- Skinsight. *Keloid Information for Adults*—**www.skinsight.com/adult/keloid.htm.**

◆医療従事者向け URL

- Medscape. *Keloid and Hypertrophic Scar*（Dermatology）—**http://emedicine.medscape.com/article/1057599.**
- Medscape. *Keloids*（Plastic Surgery）—**http://emedicine.medscape.com/article/1298013.**
- Usatine R, Pfenninger J, Stulberg D, Small R：Dermatologic and Cosmetic Procedures in Office Practice. Philadelphia, PA：Elsevier；2012. Available as a text with DVD or electronic application. Contains details, photographs and videos on how to use cryosurgery and intralesional injections to treat keloids—**http://usatinemedia.com/Usatine_Media_LLC/DermProcedures_Overview.html.**

◆参考文献

1. Chike–Obi CJ, Cole PD, Brissett AE. Keloids：pathogenesis, clinical features, and management. *Semin Plast Surg*. 2009；23：178–184.

2. Alhady SM, Sivanantharajah K. Keloids in various races. A review of 175 cases. *Plast Reconstr Surg*. 1969；44（6）：564–566.

3. Juckett G, Hartman–Adams H. Management of keloids and hypertrophic scars. *Am Fam Physician*. 2009；80（3）：253–260.

4. Urioste SS, Arndt KA, Dover JS. Keloids and hypertrophic scars：review and treatment strategies. *Semin Cutan Med Surg*. 1999；18：159–171.

5. Leventhal D, Furr M, Reiter D. Treatment of keloids and hypertrophic scars：

a meta–analysis and review of the literature. *Arch Facial Plast Surg.* 2006；8：362–368.

6. O'Brien L, Pandit A. Silicon gel sheeting for preventing and treating hypertrophic and keloid scars. *Cochrane Database Syst Rev.* 2006；(1)：CD003826.

7. Williams CC, De Groote S. Clinical inquiry：what treatment is best for hypertrophic scars and keloids? *J Fam Pract.* 2011；60(12)：757–758.

8. Shaffer JJ, Taylor SC, Cook–Bolden F. Keloidal scars：a review with a critical look at therapeutic options. *J Am Acad Dermatol.* 2002；46：S63.

9. Patel PJ, Skinner RB Jr：Experience with keloids after excision and application of 5% imiquimod cream. *Dermatol Surg.* 2006；32：462.

10. Stashower ME. Successful treatment of earlobe keloids with imiquimod after tangential shave excision. *Dermatol Surg.* 2006；32：380–386.

11. Malhotra AK, Gupta S, Khaitan BK, Sharma VK. Imiquimod 5% cream for the prevention of recurrence after excision of presternal keloids. *Dermatology.* 2007；215：63–65.

12. Layton AM, Yip J, Cunliffe WJ. A comparison of intralesional triamcinolone and cryosurgery in the treatment of acne keloids. *Br J Dermatol.* 1994；130：498–501.

13. Alster TS, Williams CM. Treatment of keloid sternotomy scars with 585 nm flashlamp–pumped pulsed–dye laser. *Lancet.* 1995；345：1198.

14. Asilian A, Darougheh A, Shariati F. New combination of triamcinolone, 5–fluorouracil, and pulsed–dye laser for treatment of keloid and hypertrophic scars. *Dermatol Surg.* 2006；32：907–915.

15. Yosipovitch G, Widijanti SM, Goon A, Chan YH, Goh CL. A comparison of the combined effect of cryotherapy and corticosteroid injections versus corticosteroids and cryotherapy alone on keloids：a controlled study. *J Dermatolog Treat.* 2001；12：87–89.

16. Boutli–Kasapidou F, Tsakiri A, Anagnostou E, Mourellou O. Hypertrophic and keloidal scars：an approach to polytherapy. *Int J Dermatol.* 2005；44：324–327.

17. Layton AM, Yip J, Cunliffe WJ. A comparison of intralesional triamcinolone and cryosurgery in the treatment of acne keloids. *Br J Dermatol.* 1994；130：498–501.

18. Darougheh A, Asilian A, Shariati F. Intralesional triamcinolone alone or in combination with 5–fluorouracil for the treatment of keloid and hypertrophic scars. *Clin Exp Dermatol.* 2009；34：219–223.

19. Sclafani AP, Gordon L, Chadha M, Romo T, III. Prevention of earlobe keloid recurrence with postoperative corticosteroid injections versus radiation therapy：a randomized, prospective study and review of the literature. *Dermatol Surg.* 1996；22：569–574.

142 章

◆患者向け URL

・ www.nlm.nih.gov/medlineplus/ency/article/001464.htm.

・ www.ncbi.nlm.nih.gov/pubmed health/PMH0002435/.

◆医療従事者向け URL

・ http://emedicine.medscape.com/article/910112.

◆参考文献

1. Lin RL, Janniger CK. Pyogenic granuloma. *Cutis.* 2004；74(4)：229–233.

2. Teknetzis A, Tonannides D, Vakali G, et al. Pyogenic granulomas following topical application of tretinoin. *J Eur Acad Dermatol Venereol.* 2004；18(3)：337–339.

3. Yuan K, Lin MT. The roles of vascular endothelial growth factor and angiopoietin–2 in the regression of pregnancy pyogenic granuloma. *Oral Dis.* 2004；10(3)：179–185.

4. Kumar GS, Bandyopadhyay D. Granuloma pyogenicum as a complication of decorative nose piercing：report of eight cases from eastern India. *J Cutan Med Surg.* 2012；16(3)：197–200.

5. Acharya PN, Gill D, Lloyd T. Pyogenic granuloma：a rare side complication from an orthodontic appliance. *J Orthod.* 2011；38(4)：290–293.

6. Blickenstaff RD, Roenigk RK, Peters MS, et al. Recurrent pyogenic granuloma with satellitosis. *J Am Acad Dermatol.* 1989；21：1241–1244.

7. Chen D, Hu XJ, Lin XX, et al. Nodules arising within port–wine stains：a clinicopathologic study of 31 cases. *Am J Dermatopathol.* 2011；33(2)：144–151.

8. Liu S, Yang C, Xu S, et al. Pyogenic granuloma arising as a complication of 595 nm tunable pulsed dye laser treatment of port–wine stains：report of four cases. *Dermatol Surg.* 2010；36(8)：1341–1343.

9. Eickhorst KM, Nurzia MJ, Barone JG. Pediatric pyogenic granuloma of the glans penis. *Urology.* 2003；61(3)：644.

10. Piraccini BM, Bellavista S, Misciali C, et al. Periungual and subungual pyogenic granuloma. *Br J Dermatol.* 2010；163(5)：941–953.

11. Zaballos P, Llambrich A, Cuellar F, et al. Dermoscopic findings in pyogenic granuloma. *Br J Dermatol.* 2006；154(6)：1108–11.

12. Oiso N, Kawada A. Dermoscopy of pyogenic granuloma on the lip：the differing appearances of vascular structures with and without pressure. *Eur J Dermatol.*

2011；21(3)：441.

13. Astner S, González S, Cuevas J, et al. Preliminary evaluation of benign vascular lesions using in vivo relectance confocal microscopy. *Dermatol Surg.* 2010；36(7)：1099–1110.

14. Goldenberg G, Krowchuk DP, Jorizzo JL. Successful treatment of a therapy–resistant pyogenic granuloma with topical imiquimod 5% cream. *J Dermatolog Treat.* 2006；17(2)：121–123.

15. Losa Iglesias ME, Becerro de Bengoa Vallejo R. Topical phenol as a conservative treatment for periungual pyogenic granuloma. *Dermatol Surg.* 2010；36(5)：675–678.

16. Gilmore A, Kelsberg G, Safranek S. Clinical inquiries. What's the best treatment for pyogenic granuloma? *J Fam Pract.* 2010；59(1)：40–42.

17. Hammes S, Kaiser K, Pohl L, et al. Pyogenic granuloma：treatment with the 1,064–nm long–pulsed neodymium–doped yttrium aluminum garnet laser in 20 patients. *Dermatol Surg.* 2012；38(6)：918–923.

18. Pagliai KA, Cohen BA. Pyogenic granuloma in children. *Pediatr Dermatol.* 2004；21：10–13.

143 章

◆患者向け URL

・ VisualDxHealth. Good information for parents with excellent photographs—www.skinsight.com/child/commonAcquiredNevusMole.htm.

・ MedlinePlus—www.nlm.nih.gov/medlineplus/moles.html.

・ American Osteopathic College of Dermatology—www.aocd.org/skin/dermatologic_diseases/moles.html.

◆医療従事者向け URL

・ http://emedicine.medscape.com/article/1058445–overview.

◆参考文献

1. Crane LA, Mokrohisky ST, Dellavalle RP, et al. Melanocytic nevus development in Colorado children born in 1998：a longitudinal study. *Arch Dermatol.* 2009；145(2)：148–156.

2. Aguilera P, Puig S, Guilabert A, et al. Prevalence study of nevi in children from Barcelona. Dermoscopy, constitutional and environmental factors. *Dermatology.* 2009；18(3)：203–214.

3. McCalmont T. *Melanocytic Nevi.* http://emedicine.medscape.com/article/1058445–overview#a0199, Aaccessed April 2013.

4. Zembowicz A, Phadke PA. Blue nevi and variants：an update. *Arch Pathol Lab Med.* 2011；135(3)：327–336.

5. Schafer T, Merkl J, Klemm E, et al. The Epidemiology of nevi and signs of skin aging in the adult general population：Results of the KORA–Survey 2000. *J*

Invest Dermatol. 2006；126（7）：1490–1496.

6. Gandini S, Sera F, Cattaruzza MS, et al. Meta–analysis of risk factors for cutaneous melanoma：I. Common and atypical nevi. *Eur J Cancer.* 2005；41（1）：28–44.

7. Aalborg J, Morelli JG, Mokrohisky ST, et al. Tanning and increased nevus development in very–light–skinned children without red hair. *Arch Dermatol.* 2009；145（9）：989–996.

8. Mahé E, Beauchet A, de Paula Corrêa M, et al. Outdoor sports and risk of ultraviolet radiation–related skin lesions in children：evaluation of risks and prevention. *Br J Dermatol.* 2011；165（2）：360–367.

9. Mahé E, Beauchet A, Aegerter P, Saiag P. Neonatal blue–light phototherapy does not increase nevus count in 9–year–old children. *Pediatrics.* 2009；123（5）：e896–e900.

10. Csoma Z, Tóth–Molnár E, Balogh K, et al. Neonatal blue light phototherapy and melanocytic nevi：a twin study. *Pediatrics.* 2011；128（4）：e856–64.

11. Harrison SL, Buettner PG, MacLennan R. Body–site distribution of MN in young Australian children. *Arch Dermatol.* 1999；135（1）：47–52.

12. Zalaudek I, Docimo G, Argenziano G. Using dermoscopic criteria and patient–related factors for the management of pigmented melanocytic nevi. *Arch Dermatol.* 2009；145（7）：816–826.

13. Haliasos HC, Zalaudek I, Malvehy J, et al. Dermoscopy of benign and malignant neoplasms in the pediatric population. *Semin Cutan Med Surg.* 2010；29（4）：218–231.

14. Menzies SW, Stevenson ML, Altamura D, Byth K. Variables predicting change in benign melanocytic nevi undergoing short–term dermoscopic imaging. *Arch Dermatol.* 2011；147（6）：655–659.

15. Jakobiec FA, Bhat P, Colby KA. Immunohistochemical studies of conjunctival nevi and melanomas. *Arch Ophthalmol.* 2010；128（2）：174–183.

16. Lee TK, Rivers JK, Gallagher RP. Site–specific protective effect of broad–spectrum sunscreen on nevus development among white schoolchildren in a randomized trial. *J Am Acad Dermatol.* 2005；52（5）：786–792.

17. Crane LA, Asdigian NL, Barón AE, et al. Mailed intervention to promote sun protection of children：a randomized controlled trial. *Am J Prev Med.* 2012；43（4）：399–410.

18. Sommer LL, Barcia SM, Clarke LE, Helm KF. Persistent melanocytic nevi：a review and analysis of 205 cases. *J Cutan Pathol.* 2011；38（6）：503–507.

19. Goodson AG, Florell SR, Boucher KM, Grossman D. Low rates of clinical recurrence after biopsy of benign to moderately dysplastic melanocytic nevi. *J Am Acad Dermatol.* 2010；62（4）：591–596.

20. Gupta M, Berk DR, Gray C, et al. Morphologic features and natural history of scalp nevi in children. *Arch Dermatol.* 2010；146（5）：506–511.

144 章

◆患者向け URL

- **www.nevus.org/faqs–about–cmn_id555.html.**
- **www.nevusnetwork.org.**

◆医療従事者向け URL

- **http://emedicine.medscape.com/article/1118659–overview.**
- **www.dermatlas.org.**

◆参考文献

1. Lyon VB. Congenital melanocytic nevi. *Pediatr Clin N Am.* 2010；57：1155–1176.

2. Kanada KN, Merin MR, Munden A, Friedlander：A prospective study of cutaneous findings in newborns in the United States：correlation with race, ethnicity, and gestational status using updated classification and nomenclature. *J Pediatr.* 2012；161（2）：240–245.

3. Gallus S, Naldi L. Oncology Study Group of the Italian Group for Epidemiologic Research in Dermatology. Distribution of congenital melanocytic naevi and congenital naevus–like naevi in a survey of 3406 Italian schoolchildren. *Br J Dermatol.* 2008；159（2）：433–438.

4. Krengel S, Hauschild A, Schafer T. Melanoma risk in congenital melanocytic naevi：a systematic review. *Br J Dermatol.* 2006 Jul；155（1）：1–8.

5. Bett BJ. Large or multiple congenital melanocytic nevi：occurrence of cutaneous melanoma in 1008 persons. *J Am Acad Dermatol.* 2005；52（5）：793–797.

6. Marghoob AA, Agero AL, Benvenuto–Andrade C, et al. Large congenital melanocytic nevi, risk of cutaneous melanoma, and prophylactic surgery. *J Am Acad Dermatol.* 2006；54（5）：868–870.

7. Sahin S, Levin L, Kopf AW, Rao BK, Triola M, Koenig K, Huang C, Bart R. Risk of melanoma in medium–sized congenital melanocytic nevi：A follow–up study. *J Am Acad Dermatol.* 1998；39：428–433.

8. Seidenari S, Pellacani G, Martella A, et al. Instrument–, age– and site–dependent variations of dermoscopic patterns of congenital melanocytic naevi：a multicentre study. *Br J Dermatol.* 2006；155（1）：56–61.

9. Minagawa A, Koga H, Saida T. Dermoscopic characteristics of congenital melanocytic nevi affecting acral volar skin. *Arch Dermatol.* 2011；147（7）：809–913.

10. Arneia JS, Gosain AK. Giant congenital melanocytic nevi. *Plast Reconstr Surg.* 2009；124（1）：1e–13e.

11. Kinsler V, Bulstrode N. The role of surgery in the management of congenital melanocytic naevi in children：a perspective from Great Ormond Street Hospital. *J Plast Reconstr Aesthet Surg.* 2009；62（5）：595–601.

12. Ferguson RE Jr, Vasconez HC. Laser treatment of congenital nevi. *J Craniofac Surg.* 2005；16（5）：908–914.

13. Al–Hadithy N, Al–Nakib K, Quaba A. Outcomes of 52 patients with congenital melanocytic naevi treated with UltraPulse Carbon Dioxide and Frequency Doubled Q–Switched Nd–Yag laser. *J Plast Reconstr Aesthet Surg.* 2012；65（8）：1019–1028.

14. Habif T. Clinical Dermatology：A Color Guide to Diagnosis and Therapy. Fourth Edition. Mosby, 2003.

145 章

◆患者向け URL

- Support group—**www.nevus.org/other–kinds–of–nevi_id559.html.**
- **http://ghr.nlm.nih.gov/condition/epidermal–nevus.**

◆医療従事者向け URL

- Nevus sebaceous—**http://emedicine.medscape.com/article/1058733–overview.**
- Epidermal nevus syndrome—**http://emedicine.medscape.com/article/1117506–overview.**

◆参考文献

1. Vidaurri–de la Cruz H, Tamayo–Sanchez L, Duran–McKinster C, et al. Epidermal nevus syndromes：clinical findings in 35 patients. *Pediatr Dermatol.* 2004；21（4）：432–439.

2. Rogers M, McCrossin I, Commens C. Epidermal nevi and the epidermal nevus syndrome. A review of 131 cases. *J Am Acad Dermatol.* 1989；20（3）：476–488.

3. Brandling–Bennett HA, Morel KD. Epidermal Nevi. *Pediatr Clin N Am.* 2010；57：1177–1198.

4. Menascu S, Donner EJ. Linear nevus sebaceous syndrome：case reports and review of the literature. *Pediatr Neurol.* 2008；38（3）：207–210.

5. Happle R. The group of epidermal nevous syndromes. Part I. Well defined phenotypes. *J Am Acad Dermatol.* 2010；63：1–22.

6. Hammadi AA. *Nevus sebaceous.* Emedicine. Last updated May 29, 2012. http://emedicine.medscape.com/article/1058733–overview, accessed November 2012.

7. Carlson JA, Cribier B, Nuovo G, et al. Epidermodysplasia verruciformis–associated and genital–mucosal high–risk human papillomavirus DNA are prevalent in nevus sebaceus of Jadassohn. *J Am Acad Dermatol.* 2008；59（2）：279–294.

8. Boyce S, Alster TS. CO_2 laser treatment of epidermal nevi：long–term success. *Dermatol Surg.* 2002；28（7）：611–614.

9. Davison SP, Khachemoune A, Yu D, Kauffman LC. Nevus sebaceus of Jadassohn revisited with reconstruction options. *Int J Dermatol*. 2005；44（2）：145–150.

10. Santibanez–Gallerani A, Marshall D, Duarte AM, et al. Should nevus sebaceus of Jadassohn in children be excised? A study of 757 cases, and literature review. *J Craniofac Surg*. 2003；14（5）：658–660.

11. Chepla KJ, Gosain AK. Giant nevus sebaceous：definition, surgical techniques, and rationale for treatment. *Plast Reconstr Surg*. 2012；130（2）：296e–304e.

12. Aguayo R, Pallarés J, Casanova JM, et al. Squamous cell carcinoma developing in Jadassohn's sebaceous nevus：case report and review of the literature. *Dermatol Surg*. 2010；36（11）：1763–1768.

13. Davies D. Rogers M. Review of neurological manifestations in 196 patients with sebaceous naevi. *Australas J Dermatol*. 2002；43（1）：20–23.

146 章

◆患者向け URL
- **www.nlm.nih.gov/medlineplus/moles.html.**
- **www.cancer.gov/cancertopics/wyntk/moles–and–dysplastic–nevi.**

◆医療従事者向け URL
- **www.dermatlas.com.**
- **http://emedicine.medscape.com/article/1056283–overview.**
- **www.ncbi.nlm.nih.gov/books/NBK7030/.**

◆参考文献

1. Clarke LE. Dysplastic nevus. *Clin Lab Med*. 2011；31：255–265.

2. Synnerstad I, Nilsson L, Fredrikson M, Rosdahl I. Frequency and distribution pattern of melanocytic naevi in Swedish 8–9–year–old children. *Acta Derm Venereol*. 2004；84（4）：271–276.

3. Haley JC, Hood AF, Chuang TY, Rasmussen J. The frequency of histologically dysplastic nevi in 199 pediatric patients. *Pediatr Dermatol*. 2000；17（4）：266–269.

4. Friedman RJ, Farber MJ, Warycha MA, et al. The "dysplastic" nevus. *Clin Dermatol*. 2009；27：103–115.

5. Mooi WJ. The dysplastic naevus. *J Clin Pathol*. 1997；50：711–715.

6. Woodhouse J, Maytin EV. Eruptive nevi of the palms and soles. *J Am Acad Dermatol*. 2005；52（5：1）：S96–S100.

7. Friedman RJ, Farber MJ, Warycha MA, et al. The "dysplastic" nevus. *Clin Dermatol*. 2009；27：103–115.

8. Elder DE. Dysplastic naevi：an update. *Histopathology*. 2010；56（1）：112–120.

9. Burroni M, Sbano P, Cevenini G, et al. Dysplastic naevus vs. in situ melanoma：digital dermoscopy analysis. *Br J Dermatol*. 2005；152（4）：679–684.

10. Menzies SW, Stevenson ML, Altamura D, Byth K. Variables predicting change in benign melanocytic nevi undergoing short–term dermoscopic imaging. *Arch Dermatol*. 2011；147（6）：655–659.

11. Lee TK, Rivers JK, Gallagher RP. Site–specific protective effect of broad–spectrum sunscreen on nevus development among white schoolchildren in a randomized trial. *J Am Acad Dermatol*. 2005；52（5）：786–792.

12. Gandini S, Sera F, Cattaruzza MS, et al. Meta–analysis of risk factors for cutaneous melanoma：I. Common and atypical naevi. *Eur J Cancer*. 2005；41（1）：28–44.

13. Marghoob AA, Kopf AW, Rigel DS, et al. Risk of cutaneous malignant melanoma in patients with "classic" atypical–mole syndrome. A case–control study. *Arch Dermatol*. 1994；130：993–998.

14. Trock B, Synnestvedt M, Humphreys T. Natural history of dysplastic nevi. *J Am Acad Dermatol*. 1993；29（1）：51–57.

15. Oliveria SA, Chau D, Christos PJ, et al. Diagnostic accuracy of patients in performing skin self–examination and the impact of photography. *Arch Dermatol*. 2004；140（1）：57–62.

16. Hocker TL, Alikhan A, Comfere NI, Peters MS. Favorable long–term outcomes in patients with histologically dysplastic nevi that approach a specimen border. *J Am Acad Dermatol*. 2013；68（4）：545–51.

147 章

◆参考文献

1. Wong JR, Harris JK, Rodriguez–Galindo C, Johnson KJ. Incidence of childhood and adolescent melanoma in the United States：1973–2009. *Pediatrics*. 2013；131（5）：846–854.

2. Jemal A, Saraiya M, Patel P, et al. Recent trends in cutaneous melanoma incidence and death rates in the United States, 1992–2006. *J Am Acad Dermatol*. 2011；65（5：1）：S17–25.e1–3.

3. Siegel R, Naishadham D, Jemal A. Cancer statistics, 2012. *CA Cancer J Clin*. 2012；62（1）：10–29.

4. Whiteman DC, Whiteman CA, Green AC. Childhood sun exposure as a risk factor for melanoma：a systematic review of epidemiologic studies. *Cancer Causes Control*. 2001；12（1）：69–82.

5. Moran A, O'Hara C, Khan S, et al. Risk of cancer other than breast or ovarian in individuals with BRCA1 and BRCA2 mutations. *Familial Cancer*. 2011；11（2）：235–242.

6. Cordoro KM, Gupta D, Frieden IJ, McCalmont T, Kashani–Sabet M. Pediatric melanoma：Results of a large cohort study and proposal for modified ABCD detection criteria for children. *J Am Acad*

Dermatol. 2013.

7. Thomas L, Tranchand P, Berard F, Secchi T, Colin C, Moulin G. Semiological value of ABCDE criteria in the diagnosis of cutaneous pigmented tumors. *Dermatology*（*Basel*）. 1998；197（1）：11–17.

8. MD JLB, MD JLJ, MD RPR. *Dermatology e–dition：Text with Continually Updated Online Reference, 2–Volume Set, 2e*. 2nd ed. Mosby；2007.

9. Benelli C, Roscetti E, Pozzo VD, Gasparini G, Cavicchini S. The dermoscopic versus the clinical diagnosis of melanoma. *Eur J Dermatol*. 1999；9（6）：470–476.

10. Dolianitis C, Kelly J, Wolfe R, Simpson P. Comparative performance of 4 dermoscopic algorithms by nonexperts for the diagnosis of melanocytic lesions. *Archives of Dermatology*. 2005；141（8）：1008–1014.

11. Haliasos EC, Kerner M, Jaimes N, et al. Dermoscopy for the Pediatric Dermatologist Part III：Dermoscopy of Melanocytic Lesions. *Pediatr Dermatol*. 2013；30（3）：281–293.

12. Coit DG, Andtbacka R, Bichakjian CK, et al. NCCN Melanoma Panel. *Melanoma. J Natl Compr Canc Netw*. 2009；7（3）：250–275.

13. Zager JS, Hochwald SN, Marzban SS, et al. Shave biopsy is a safe and accurate method for the initial evaluation of melanoma. *J. Am. Coll. Surg*. 2011；212（4）：454–460.

14. Kunishige JH, Brodland DG, Zitelli JA. Surgical margins for melanoma in situ. *J Am Acad Dermatol*. 2012；66（3）：438–444.

15. Lens MB, Dawes M, Goodacre T, Bishop JAN. Excision margins in the treatment of primary cutaneous melanoma：a systematic review of randomized controlled trials comparing narrow vs wide excision. *Arch Surg*. 2002；137（10）：1101–1105.

16. Balch CM, Gershenwald JE, Soong S–J, et al. Final version of 2009 AJCC melanoma staging and classification. *J. Clin. Oncol*. 2009；27（36）：6199–6206.

17. Lee B, Mukhi N, Liu D. Current management and novel agents for malignant melanoma. *J Hematol Oncol*. 2012；5（1）：3–3.

18. Tsao H, Atkins MB, Sober AJ. Management of cutaneous melanoma. *N. Engl. J. Med*. 2004；351（10）：998–1012.

19. Levi F, Randimbison L, Te V–C, La Vecchia C. High constant incidence rates of second cutaneous melanomas. *Int. J. Cancer*. 2005；117（5）：877–879.

148 章

◆患者向け URL
- Skinsight. Granuloma Annulare：Information for Adults—**www.skinsight.com/adult/granulomaAnnulare.**

URL・参考文献

htm.
◆医療従事者向け URL
・ Medscape. *Granuloma Annulare*—**http://emedicine.medscape.com/article/1123031.**
◆参考文献
1. Cyr PR. Diagnosis and management of granuloma annulare. *Am Fam Physician*. 2006；74（10）：1729–1484.
2. Agrawal, AK, Kammen, BF, Guo H, et al. An unusual presentation of subcutaneous granuloma annulare in associateion with juvenile–onset diabetes：case report and literature review. *Pediatr Dermatolo*. 2012；29（2）：202–205.
3. Grogg KL, Nascimento AG. Subcutaneous granuloma annulare in childhood：clinicopathologic features in 34 cases. *Pediatrics* 2001；107：e42
4. Ghadially R, Garg A. *Granuloma Annulare*. http://emedicine.medscape.com/article/1123031–overview, accessed May 10, 2012.
5. Ko CJ, Glusac EJ, Shapiro PE. Noninfectious granulomas. In：Elder DE, ed. *Lever's Histopathology of the Skin*, 10th ed. Philadelphia, PA：Lippincott Williams & Wilkins；2009：361–364.
6. Fayyazi A, Schweyer S, Eichmeyer B, et al. Expression of IFN–gamma, coexpression of TNF–alpha and matrix metalloproteinases and apoptosis of T lymphocytes and macrophages in granuloma annulare. *Arch Dermatol Res*. 2000；292：384–390.
7. Macaron NC, Cohen C, Chen SC, Arbiser JL. gli–1 Oncogene is highly expressed in granulomatous skin disorders, including sarcoidosis, granuloma annulare, and necrobiosis lipoidica diabeticorum. *Arch Dermatol*. 2005；141：259–262.
8. Habif TP. *Clinical Dermatology*, 4th ed. St Louis, MO. Mosby；2004.
9. Smith MD, Downie JB, DiCostanzo D. Granuloma annulare. *Int J Dermatol*. 1997；36：326–333.
10. Martinón–Torres F, Martinón–Sánchez JM, Martinón–Sánchez F. Localized granuloma annulare in children：a review of 42 cases. *Eur J Pediatr*. 1999；158（10）：866.
11. Paller AS and Mancini AJ. *Hurwitz Clinical Pediatric Dermatology*, 4th Edition, Philadelphia, PA：Elsevier；2011.
12. Blume–Peytavi U, Zouboulis CC, Jacobi H, et al. Successful outcome of cryosurgery in patients with granuloma annulare. *Br J Dermatol*. 1994；130（4）：494–497.
13. Lebwohl MG, Berth–Jones M, Coulson I. *Treatment of Skin Disease, Comprehensive Therapeutic Strategies*, 2nd ed. St. Louis, MO：Mosby；2006：251.
14. Marcus DV, Mahmoud BH, Hamzavi IH. Granuloma annulare treated with rifampin, ofloxacin, and minocycline

combination therapy. *Arch Dermatol*. 2009；145（7）：787–789.
15. Czarnecki DB, Gin D. The response of generalized granuloma annulare to Dapsone. *Acta Derm Venereol*（Stockh）. 1986；66：82–84.
16. Schnopp C, Tzaneva S, Mempel M, et al. UVA1 phototherapy for disseminated granuloma annulare. *Photodermatol Photoimmunol Photomed*. 2005；21（2）：68–71.
17. Badavanis G, Monastirli A, Pasmatzi E, Tsambaos D. Successful treatment of granuloma annulare with imiquimod cream 5%：a report of four cases. *Acta Derm Venereol*. 2005；85（6）：547–548.
18. Jain S, Stephens CJM. Successful treatment of disseminated granuloma annulare with topical tacrolimus. *Br J Dermatol*. 2004；150：1042–1043.
19. Looney M. Isotretinoin in the treatment of granuloma annulare. *Ann Pharmacother*. 2004；38（3）：494–497.
20. Smith KJ, Norwood C, Skelton H. Treatment of disseminated granuloma annulare with a 5–lipoxygenase inhibitor and vitamin E. *Br J Dermatol*. 2002；146（4）：667–670.
21. Reisenauer A, White KP, Korcheva V, White CR. Non–infectious granulomas. In：Bolognia JL, Jorizzo JL, Schaffer JV, eds. *Dermatology*, 2nd ed. Philadelphia, PA：Elsevier；2012.

149 章

◆患者向け URL
・ American Autoimmune Related Diseases Association, Inc. Tel：800–598–4668—**www.aarda.org/.**
・ Crohn's and Colitis Foundation of America. Tel：800–932–2423—**www.ccfa.org.**
◆医療従事者向け URL
・ Medscape. *Pyoderma Gangrenosum*—http://emedicine.medscape.com/article/1123821.
・ MayoClinic. *Pyoderma Gangrenosum*—**www.mayoclinic.com/health/pyoderma–gangrenosum/DS00723.**
・ Wollina U. PG–a review. *Orphanet J Rare Dis*. 2007；2：19—**www.ncbi.nlm.nih.gov/pmc/articles/PMC1857704/.**
◆参考文献
1. Brooklyn T, Brooklyn T, Dunnill G, Probert C. Diagnosis and treatment of pyoderma gangrenosum. *BMJ*. 2006；333（7560）：181–184.
2. Graham JA, Hansen KK, Rabinowitz LG, Esterly NB. Pyoderma gangrenosum in infants and children. Pediatr Dermatol. 1994；11（1）：10–17.
3. Jackson JM, Callen JP. *Pyoderma Gangrenosum*. http://emedicine.medscape.com/article/1123821–overview, accessed on March 30, 2012.
4. Mir–Madjlessi SH, Taylor JS, Farmer RG. Clinical course and evolution of ery-

thema nodosum and pyoderma gangrenosum in chronic ulcerative colitis：a study of 42 patients. *Am J Gastroenterol*. 1985；80（8）：615–620.
5. McCallum DI, Kinmont PD. Dermatological manifestations of Crohn's disease. *Br J Dermatol*. 1968；80（1）：1–8.
6. Burgess NA. Pyoderma gangrenosum with large circumferential perianal skin loss in a child. *Br J Clin Pract* 1991；45：223–224.
7. Prystowsky JH, Kahn SN, Lazarus GS. Present status of pyoderma gangrenosum. *Arch Dermatol*. 1989；125：57–64.
8. Habif T. *Clinical Dermatology*, 4th ed. Philadelphia, PA：Mosby；2004：653–654.
9. Keltz M, Lebwohl M, Bishop S. Peristomal pyoderma gangrenosum. *J Am Acad Dermatol*. 1992；27（2）：360–364.
10. Su WP, Schroeter AL, Perry HO, Powell FC. Histopathologic and immunopathologic study of pyoderma gangrenosum. *J Cutan Pathol*. 1986；13（5）：323–330.
11. Banga F, Schuitemaker N, Meijer P. Pyoderma gangrenosum after caesarean section：a case report. *Reprod Health*. 2006；3：9.
12. Weenig RH, Davis MD, Dahl PR, Su WP. Skin ulcers misdiagnosed as pyoderma gangrenosum. *N Engl J Med*. 2002；347（18）：1412–1418.
13. Miller J, Yentzer BA, Clark A, et al. Pyoderma gangrenosum：a review and update on new therapies. *J Am Acad Dermatol*. 2010；62（4）：646–654.
14. Reichrath J, Bens G, Bonowitz A, Tilgen W. Treatment recommendations for pyoderma gangrenosum：an evidence–based review of the literature based on more than 350 patients. *J Am Acad Dermatol*. 2005；53（2）：273–283.
15. Nybaek H, Olsen AG, Karlsmark T, Jemec GB. Topical therapy for peristomal pyoderma gangrenosum. *J Cutan Med Surg*. 2004；8（4）：220–223.
16. Jackson JM. TNF– alpha inhibitors. *Dermatol Ther*. 2007；20（4）：251–264.
17. Chow RK, Ho VC. Treatment of pyoderma gangrenosum. *J Am Acad Dermatol*. 1996；34（6）：1047–1060.
18. De la Morena F, Martín L, Gisbert JP, et al. Refractory and infected pyoderma gangrenosum in a patient with ulcerative colitis：response to infliximab. *Inflamm Bowel Dis*. 2007；13（4）：509–510.
19. Brooklyn TN, Dunnill MG, Shetty A, et al. Infliximab for the treatment of pyoderma gangrenosum：a randomised, double blind, placebo controlled trial. *Gut*. 2006；55（4）：505–509.
20. Eaton PA, Callen JP. Mycophenolate mofetil as therapy for pyoderma gangrenosum. *Arch Dermatol*. 2009；145（7）：781–785.

150 章

◆患者向け URL

・National Heart, Lung, and Blood Institute. *What Is Sarcoidosis?*— www.nhlbi.nih.gov/health/dci/Diseases/sarc/sar_whatis.html.

◆医療従事者向け URL

・Medscape. *Dermatologic Manifestations of Sarcoidosis*—http://emedicine.medscape.com/article/1123970.

◆参考文献

1. Fretzayas A, Moustaki M, Vougiouka O. The puzzling clinical spectrum and course of juvenile sarcoidosis. *World J Pediatr*. 2011；7（2）：103–110.
2. Shetty AK, Gedalia A. Childhood sarcoidosis：a rare but fascinating disorder. *Pediatr Rheumatol Online*. 2008；6：6.
3. Shetty AK, Gedalia A. Sarcoidosis：a pediatric perspective. *Clin Pediatr（Phila）*, 1998；37：707–717.
4. Cimaz R, Ansell BM. Sarcoidosis in the pediatric age. *Clin Exp Rheumatol*. 2002；20：231–237.
5. Pattishall EN, Kendig EL Jr：Sarcoidosis in children. *Pediatr Pulmonol*. 1996；22：195–203.
6. Pattishall EN, Strope GL, Spinola SM, Denny FW. Childhood sarcoidosis. *J Pediatr*. 1986；108：169–177.
7. Hetherington S. Sarcoidosis in young children. *Am J Dis Child*. 1982；136：13–15.
8. Fink CW, Cimaz R. Early onset sarcoidosis：not a benign disease. *J Rheumatol*. 1997；24：174–177.
9. Kataria S, Trevathan GE, Holland JE, Kataria YP. Ocular presentation of sarcoidosis in children. *Clin Pediatr（Phila）*. 1983；22：793–797.
10. Blau EB. Familial granulomatous arthritis, iritis, and rash. *J Pediatr*. 1985；107：689–693.
11. Milman N, Hoffmann AL, Byg KE. Sarcoidosis in children. Epidemiology in Danes, clinical features, diagnosis, treatment and prognosis. *Acta Paediatr*. 1998；87：871–878.
12. Koné–Paut I, Portas M, Wechsler B, Girard N, Raybaud C. The pitfall of silent neurosarcoidosis. *Pediatr Neurol*. 1999；20：215–218.
13. Basdemir D, Clarke W, Rogol AD. Growth hormone deficiency in a child with sarcoidosis. *Clin Pediatr（Phila）*. 1999；38：315–316.
14. Bean MJ, Horton KM, Fishman EK. Concurrent focal hepatic and splenic lesions：a pictorial guide to differential diagnosis. *J Comput Assist Tomogr*. 2004；28：605–612.
15. Rybicki BA, Iannuzzi MC, Frederick MM, Thompson BW, Rossman MD, Bresnitz EA, et al. Familial aggregation of sarcoidosis. A case–control etiologic study of sarcoidosis（ACCESS）. *Am J Respir Crit Care Med*. 2001；164：2085–2091.
16. Lee JH, Lim YJ, Lee S, Joo KB, Choi YY, Park CK, Lee YH. Early–onset childhood sarcoidosis with incidental multiple enchondromatosis. *J Korean Med Sci*. 2012 Jan；27（1）：96–100.
17. Bénéteau–Burnat B, Baudin B, Morgant G, Baumann FC, Giboudeau J. Serum angiotensin–converting enzyme in healthy and sarcoidotic children：comparison with the reference interval for adults. *Clin Chem*. 1990；36：344–346.
18. Rust M, Bergmann L, Kühn T, Tuengerthal S, Bartmann K, Mitrou PS, et al. Prognostic value of chest radiograph, serumangiotensin–converting enzyme and T helper cell count in blood and in bronchoalveolar lavage of patients with pulmonary sarcoidosis. *Respiration*. 1985；48：231–236.
19. Park HJ, Jung JI, Chung MH, Song SW, Kim HL, Baik JH, et al. Typical and atypical manifestations of intrathoracic sarcoidosis. *Korean J Radiol*. 2009；10：623–631.
20. Lucas CR, Korman NJ, Gilliam AC. Granulomatous periorificial dermatitis：a variant of granulomatous rosacea in children? *J Cutan Med Surg*. 2009；13（2）：115–118.
21. Cron RQ, Sharma S, Sherry DD. Current treatment by United States and Canadian pediatric rheumatologists. *J Rheumatol*. 1999；26：2036–2038.
22. Yasui K, Yashiro M, Tsuge M, Manki A, Takemoto K, Yamamoto M, et al. Thalidomide dramatically improves the symptoms of early–onset sarcoidosis/Blau syndrome：its possible action and mechanism. *Arthritis Rheum*. 2010；62：250–257.
23. Tsagris VA, Liapi–Adamidou G. Sarcoidosis in infancy：a case with pulmonary involvement as a cardinal manifestation. *Eur J Pediatr*. 1999；158：258–260.
24. Statement on sarcoidosis. Joint Statement of the American Thoracic Society（ATS）, the European Respiratory Society（ERS）and the World Association of Sarcoidosis and Other Granulomatous Disorders（WASOG）adopted by the ATS Board of Directors and by the ERS Executive Committee, February 1999. *Am J Respir Crit Care Med*. 1999；160：736–755.

151 章

◆患者向け URL

・Erythema multiforme—www.nlm.nih.gov/medlineplus/ency/article/000851.htm.

◆医療従事者向け URL

・Medscape. *Erythema Multiforme*—http://emedicine.medscape.com/article/1122915.
・Medscape. *Stevens–Johnson Syndrome*—http://emedicine.medscape.com/article/1197450.

◆参考文献

1. Shaw JC. Erythema multiforme. In：Noble J, Green H, Levinson W, et al, eds. *Textbook of Primary Care Medicine*, 3rd ed. St. Louis, MO：Mosby；2001：815–816.
2. Tan SK, Tay YK. Profile and Pattern of Stevens–Johnson syndrome and toxic epidermal necrolysis in a general hospital in Singapore：treatment outcomes. *Acta Derm Venereol*. 2012；92（1）：62–66.
3. Finkelstein Y, Soon GS, Acuna P, et al. Recurrence and outcomes of Stevens–Johnson syndrome and toxic epidermal necrolysis in children. *Pediatrics*. 2011；128（4）：723–728.
4. Del Pozzo–Magana BR, Lazo–Langner A, Carleton B. A systematic review of treatment of drug–induced Stevens–Johnson syndrome and toxic epidermal necrolysis in children. *J Popul Ther Clin Pharmacol*. 2011；18：e121–e133.
5. Plaza JA. *Erythema Multiforme*. Updated July 29, 2011. http://emedicine.medscape.com/article/1122915–overview, accessed January 2012.
6. Darmstadt GL. Erythema multiforme. In：Long S, Pickering L, Prober C, eds. *Principles and Practice of Pediatric Infectious Diseases*, 2nd ed. New York, NY：Churchill Livingstone；2003：442–444.
7. Morelli JG. Vesiculobullous disorders. In：Behrman R, Kliegman RM, Jenson HB, eds. *Nelson Textbook of Pediatrics*, 19th ed. Philadelphia, PA：Saunders；2011：2241–2249.
8. Weston WL. Herpes associated erythema multiforme. *J Invest Dermatol*. 2005；124（6）：xv–xvi.
9. Sanmarkan AD, Tukaram S, Thappa DM, et al. Retrospective analysis of Stevens–Johnson syndrome and toxic epidermal necrolysis over a period of 10 years. *Indian J Dermatol*. 2011；56（1）：25–29.
10. Newburger JW, Takahashi M, Gerber MA, et al. Diagnosis, treatment, and long–term management of Kawasaki disease：a statement for health professionals from the Committee on Rheumatic Fever, Endocarditis and Kawasaki Disease, Council on Cardiovascular Disease in the Young, American Heart Association. *Circulation* 2004；110（17）：2747–2771.
11. Worswick S, Cotliar J. Stevens–Johnson syndrome and toxic epidermal necrolysis：a review of treatment options. *Dermatol Ther*. 2011；24（2）：207–218.
12. Bastuji–Garin S, Fouchard N, Bertocchi M, et al. SCORTEN：a severity of illness score for toxic epidermal necrolysis. *J Invest Dermatol*. 2000；115（2）：149–153.

152 章

◆患者向け URL

・NYU Department of Pediatrics Division of Pediatric Rheumatology. *Erythema Nodosum*—**http://pediatrics.med. nyu.edu/rheumatology/conditions-we-treat/conditions/erythema-nodosum.**

・MedicineNet. *Erythema Nodosum*—**www. medicinenet.com/erythema_nodosum/article.htm.**

◆医療従事者向け URL

・Medscape. *Erythema Nodosum*—**http:// emedicine.medscape.com/article/ 1081633-overview.**

・Schwartz RA, Nervi SJ. Erythema nodosum：a sign of systemic disease. *Am Fam Physician*. 20071；75（5）：695–700. Available at **http://www.aafp.org/ afp/2007/0301/p695.html.**

・Consultant for Pediatricians：*Erythema Nodosum*—**www.pediatricsconsultant360.com/content/erythema-nodosum.**

◆参考文献

1. Schwartz RA, Nervi SJ. Erythema nodosum：a sign of systemic disease. *Am Fam Physician*. 2007；75（5）：695–700.

2. Atzeni F, Carrabba M, Davin JC, et al. Skin manifestations in vasculitis and erythema nodosum. *Clin Exp Rheumatol*. 2006；24（1：40）：S60–S66.

3. Garcia–Porrua C, González–Gay MA, Vázquez–Caruncho M, et al. Erythema nodosum：etiologic and predictive factors erythema nodosum and erythema induratum in a defined population. *Arthritis Rheum*. 2000：43：584–592.

4. Gonzalez–Gay MA, Garcia–Porrua C, Pujol RM, Salvarani C. Erythema nodosum：a clinical approach. *Clin Exp Rheumatol*. 2001；19（4）：365–368.

5. Cribier B, Caille A, Heid E, Grosshans E. Erythema nodosum and associated diseases. A study of 129 cases. *Int J Dermatol*. 1998；37（9）：667–672.

6. Hannuksela M. Erythema nodosum. *Clin Dermatol*. 1986；4（4）：88–95.

7. Requena L, Requena C. Erythema nodosum. *Dermatol Online J*. 2002；8（1）：4.

8. Fox MD, Schwartz RA. Erythema nodosum. *Am Fam Physician*. 1992；46（3）：818–822.

9. Shimizu M, Hamaguchi Y, Matsushita T, Sakakibara Y, Yachie A. Sequentially appearing erythema nodosum, erythema multiforme and Henoch–Schönlein purpura in a patient with Mycoplasma pneumoniae infection：a case report. *J Med Case Rep*. 2012 Nov 23；6（1）：398.

10. Day AS, Ledder O, Leach ST, Lemberg DA. Crohn's and colitis in children and adolescents. World J Gastroenterol. 2012；18（41）：5862–5869.

11. Gilchrist H, Patterson JW. Erythema nodosum and erythema induratum（nodular vasculitis）：diagnosis and manage-

12. Body BA. Cutaneous manifestations of systemic mycoses. *Dermatol Clin*. 1996；14（1）：125–135.

13. Cho KH, Kim YG, Yang SG, et al. Inflammatory nodules of the lower legs：a clinical and histological analysis of 134 cases in Korea. *J Dermatol*. 1997；24：522–529.

14. Van Brakel WH, Khawas IB, Lucas SB. Reactions in leprosy：an epidemiological study of 386 patients in west Nepal. *Lepr Rev*. 1994；65（3）：190–203.

15. Ubogy Z, Persellin RH. Suppression of erythema nodosum by indomethacin. *Acta Derm Venereol*. 1982；62：265.

16. Allen RA, Spielvogel RL. Erythema nodosum. In：Lebwohl MG, Heymann WR, Berth–Jones J, Coulson I, eds. *Treatment of Skin Disease*, 3rd ed. Philadelphia, PA：Saunders；2010：223–225.

17. Gilchrist H, Patterson JW. Erythema nodosum and erythema induratum（nodular vasculitis）：diagnosis and management. *Dermatol Ther*. 2010；23（4）：320–327.

18. Davis MD. Response of recalcitrant erythema nodosum to tetracyclines. *J Am Acad Dermatol*. 2011；64（6）：1211–1212.

ment. Dermatol Ther. 2010；23（4）：320–327.

153 章

◆患者向け URL

・MedicineNet. *Vasculitis（Arteritis, Angiitis）*—**www.medicinenet.com/vasculitis/article.htm.**

・National Kidney and Urologic Diseases Information Clearinghouse. *Henoch–Schönlein Purpura*—**http://kidney. niddk.nih.gov/kudiseases/pubs/ HSP/.**

・National Heart Blood and Lung Institute. *What Is Vasculitis?*—**www.nhlbi.nih. gov/health/dci/Diseases/vas/vas_ whatis.html.**

◆医療従事者向け URL

・Roane DW, Griger DR：An approach to diagnosis and initial management of systemic vasculitis. *Am Fam Physician* 1999：60：1421–1430—**www.aafp.org/ afp/991001ap/1421.html.**

・Sharma P, Sharma S, Baltaro R, Hurley J：Systemic vasculitis. *Am Family Physician* 2011；83（5）：556–565—**www.aafp. org/afp/2011/0301/p556.html.**

◆参考文献

1. Stone JH, Nousari HC. "Essential" cutaneous vasculitis：what every rheumatologist should know about vasculitis of the skin. *Curr Opin Rheumatol* 2001；13（1）：23–34.

2. Gardner–Medwin JM, Dolezalova P, Cummins C, Southwood TR. Incidence of Henoch–Schönlein purpura, Kawasaki disease, and rare vasculitides in children

of different ethnic origins. *Lancet* 2002：360（9341）：1197–1202.

3. McCarthy HJ, Tizard EJ. Clinical practice：Diagnosis and management of Henoch–Schonlein purpura. *Eur J Pediatr*. 2010；169：643–650.

4. Gardner–Medwin JM, Dolezalova P, Cummins C, Southwood TR. Incidence of Henoch–Schönlein purpura, Kawasaki disease, and rare vasculitides in children of different ethnic origins. *Lancet*. 2002；360（9341）：1197–1202.

5. Aalberse J, Dolman K, Ramnath G, et al. Henoch Schönlein purpura in children：an epidemiological study among Dutch paediatricians on incidence and diagnostic criteria. *Ann Rheum Dis*. 2007；66（12）：1648–1650.

6. Ozen S. The spectrum of vasculitis in children. *Best Pract Res Clin Rheumatol*. 2002；16：411–425.

7. Michel BA, Hunder GG, Bloch DA, Calabrese LH. Hypersensitivity vasculitis and Henoch–Schönlein purpura：a comparison between the 2 disorders. *J Rheumatol*. 1992；19：721.

8. Ozen S, Pistorio A, Iusan SM, et al. EULAR/PRINTO/PRES criteria for Henoch–Schönlein purpura, childhood polyarteritis nodosa, childhood Wegener granulomatosis and childhood Takayasu arteritis：Ankara 2008. Part II：Final classification criteria. Ann *Rheum Dis*. 2010；69：798.

9. Calabrese LH, Michel BA, Bloch DA, et al. The American College of Rheumatology 1990 criteria for the classification of hypersensitivity vasculitis. *Arthritis Rheum* 1990；33：1108.

10. Sharma P, Sharma S, Baltaro R, Hurley J. Systemic vasculitis. *Am Fam Physician* 2011；83（5）：556–565.

11. Brogan P, Eleftheriou D, Dillon M. Small vessel vasculitis. *Pediatric Nephrology*. 2010；25：1025–1035.

12. Martinez–Taboada VM, Blanco R, Garcia–Fuentes M, Rodriguez–Valverde V. Clinical features and outcome of 95 patients with hypersensitivity vasculitis. *Am J Med*. 1997；102：186–191.

13. Sais G, Vidaller A, Jucgla A, et al. Colchicine in the treatment of cutaneous leukocytoclastic vasculitis. Results of a prospective, randomized controlled trial. *Arch Dermatol*. 1995；131：1399–1402.

14. Weiss PF, Feinstein JA, Luan X, et al. Effects of corticosteroid on Henoch–Schonlein purpura：A systematic review. *Pediatrics*. 2007；120：1079–1087.

15. Saulsbury FT. Henoch–Schönlein purpura. *Curr Opin Rheumatol* 2001；13：35–40.

16. Roane DW, Griger DR. An approach to diagnosis and initial management of systemic vasculitis. *Am Fam Physician*. 1999；60：1421–1430.

17. Zaffanello, M. & Fanos, V. 2009. Treat-

ment–based literature of Henoch–Schonlein purpura nephritis in childhood. *Pediatric Nephrology*. 2009；24：1901–1911.

154 章

◆患者向け URL

・ MedlinePlus. *Drug Allergies*—**www.nlm.nih.gov/medlineplus/ency/article/000819.htm.**

・ Mayo Clinic. *Stevens–Johnson Syndrome*—**www.mayoclinic.com/print/stevens–johnson–syndrome/DS00940/DSECTION=all&METHOD=print.**

◆医療従事者向け URL

・ **www.patient.co.uk/doctor/Drug–Eruptions.htm.**

・ **http://dermnetnz.org/reactions/drug–eruptions.html.**

・ Medscape. *Drug Eruptions*—**http://emedicine.medscape.com/article/1049474–overview.**

If the skin eruption is rare, serious, or unexpected, the drug reaction should be reported to the manufacturer and FDA.

◆参考文献

1. Sánchez–Borges M. NSAID hypersensitivity（respiratory, cutaneous, and generalized anaphylactic symptoms）. *Med Clin North Am*. 2010；94(4)：853–864.

2. Pichler WJ, Adam J, Daubner B, et al. Drug hypersensitivity reactions：pathomechanism and clinical symptoms. *Med Clin North Am*. 2010；94(4)：645–664.

3. Phillips EJ, Chung WH, Mockenhaupt M, et al. Drug hypersensitivity：pharmacogenetics and clinical syndromes. *J Allergy Clin Immunol*. 2011；127(3)：S60–S66.

4. Nigen S, Knowles SR, Shear NH. Drug eruptions：approaching the diagnosis of drug–induced skin diseases. *J Drugs Dermatol*. 2003；2(3)：278–299.

5. Habif T. *Skin Disease Diagnosis and Treatment*, 2nd ed. Philadelphia, PA：Mosby；2005.

6. Cacoub P, Musette P, Descamps V, et al. The DRESS syndrome：a literature review. *Am J Med*. 2011；124(7)：588–597.

7. Kano Y, Ishida T, Kazuhisa K, Shiohara T. Visceral involvements and long–term sequelae in drug–induced hypersensitivity syndrome. *Med Clin North Am*. 2010；94(4)：743–759.

8. van der Linden PD, van der Lei J, Vlug AE, Stricker BH. Skin reactions to antibacterial agents in general practice. *J Clin Epidemiol*. 1998；(51) 703–708.

9. Gerson D, Sriganeshan V, Alexis JB. Cutaneous drug eruptions：a 5–year experience. *J Am Acad Dermatol*. 2008 Dec；59(6)：995–999.

10. Fernando SL, Broadfoot J. Prevention of severe cutaneous adverse drug reactions：the emerging value of pharmaco-

genetic screening. *CMAJ*. 2010；182(5)：476–480.

11. Scherer K, Bircher AJ. Danger signs in drug hypersensitivity. *Med Clin North Am*. 2010；94(4)：681–689.

12. Chosidow OM, Stern RS, Wintroub BU. Cutaneous drug reactions. In：Kasper DL, Fauci AS, Longo DL, Braunwald EB, Hauser SL, Jameson JL, eds. *Harrison's Principles of Internal Medicine*, 16th ed. New York, NY：McGraw–Hill；2005：318–324.

13. Schnyder B. Approach to the patient with drug allergy. *Med Clin North Am*. 2010；94(4)：665–679.

14. Husain Z, Reddy BY, Schwartz RA. DRESS syndrome：Part II. Management and therapeutics. *J Am Acad Dermatol*. 2013；(68)：709.e1–709.e9.

15. Mockenhaupt M, Norgauer J. Cutaneous adverse drug reactions：Stevens–Johnson syndrome and toxic epidermal necrolysis. *Allergy Clin Immunol Int*. 2002；14：143–150.

155 章

◆患者向け URL

・ Great Ormond Street Hospital in the United Kingdom—**http://www.gosh.nhs.uk/medical–conditions/search–for–medical–conditions/chronic–bullous–disease–of–childhood/.**

◆医療従事者向け URL

・ Medscape—**http://emedicine.medscape.com/article/1063590.** Linear IgA Dermatosis.

・ Information on how to perform the appropriate biopsy can be found in Usatine R, Pfenninger J, Stulberg D, Small R. *Dermatologic and Cosmetic Procedures in Office Practice*. Philadelphia, PA：Elsevier；2012. The text and the accompanying videos can also be purchased as an electronic application at：**www.usatinemedia.com.**

◆参考文献

1. Mihai S, Sitaru C. Immunopathology and molecular diagnosis of autoimmune bullous diseases. *J Cell Mol Med*. 2007；11(3)：462–481.

2. Brenner S, Mashiah J. Autoimmune blistering diseases in children：signposts in the process of evaluation. *Clin Dermatol*. 2000；18(6)：711–724.

3. Kishida Y, Kameyama J, Nei M, Hashimoto T, Baba K. Linear IgA bullous dermatosis of neonatal onset：case report and review of the literature. *Acta Paediatr*. 2004；93(6)：850–852.

4. Mintz EM, Morel KD. Clinical features, diagnosis, and pathogenesis of chronic bullous disease of childhood. *Dermatol Clin*. 2011；29(3)：459–462, ix.

5. Fortuna G, Marinkovich MP. Linear immunoglobulin A bullous dermatosis.

Clin Dermatol. 2012；30(1)：38–50.

6. Venning VA. Linear IgA disease：clinical presentation, diagnosis, and pathogenesis. *Dermatol Clin*. 2011；29(3)：453–8, ix.

7. Ljubojevic S, Lipozencic J. Autoimmune bullous diseases associations. *Clin Dermatol*. 2012；30(1)：17–33.

8. Sansaricq F, Stein SL, Petronic–Rosic V. Autoimmune bullous diseases in childhood. *Clin Dermatol*. 2012；30(1)：114–127.

9. Patricio P, Ferreira C, Gomes MM, Filipe P. Autoimmune bullous dermatoses：a review. *Ann NY Acad Sci*. 2009；1173：203–210.

10. Lara–Corrales I, Pope E. Autoimmune blistering diseases in children. *Semin Cutan Med Surg*. 2010；29(2)：85–91.

11. Bickle K, Roark TR, Hsu S. Autoimmune bullous dermatoses：a review. *Am Fam Physician*. 2002；65：1861–1870.

12. Mintz EM, Morel KD. Treatment of chronic bullous disease of childhood. *Dermatol Clin*. 2011；29(4)：699–700.

13. Ng SY, Venning VV. Management of linear IgA disease. *Dermatol Clin*. 2011；29(4)：629–630.

14. Kharfi M, Khaled A, Karaa A, Zaraa I, Fazaa B, Kamoun MR. Linear IgA bullous dermatosis：the more frequent bullous dermatosis of children. *Dermatol Online J*. 2010；16(1)：2.

15. Jablonska S, Chorzelski TP, Rosinska D, Maciejowska E. Linear IgA bullous dermatosis of childhood（chronic bullous dermatosis of childhood）. *Clin Dermatol*. 1991；9(3)：393–401.

16. Nanda A, Khawaja F, Nanda M, Al–Sabah H, Selim MK, Dvorak R, et al. Linear immunoglobulin a bullous disease of childhood responsive to intravenous immunoglobulin monotherapy. Pediatr Dermatol 2012；29(4)：529–532.

156 章

◆患者向け URL

・ MedlinePlus. *Pemphigus*—**www.nlm.nih.gov/medlineplus/pemphigus.html.**

・ Mayo Clinic. *Pemphigus*—**www.mayoclinic.com/health/pemphigus/DS00749.**

・ International Pemphigus Pemphigoid Foundation—**www.pemphigus.org/.**

・ 難病情報センターの指定難病に関する手引き：http://www.nanbyou.or.jp/entry/153 [訳者による追加情報]

◆医療従事者向け URL

・ Medscape. *Pemphigus Vulgaris*—**http://emedicine.medscape.com/article/1064187.**

・ Information on how to perform the appropriate biopsy can be found in Usatine R, Pfenninger J, Stulberg D, Small R：*Dermatologic and Cosmetic Procedures in Office Practice*. Philadelphia, PA：Else-

URL・参考文献

vier；2012. The text and the accompanying videos can also be purchased as an electronic application at：**www.usatinemedia.com.**

・日本皮膚科学会による国内ガイドライン（公開されている）：https://www.dermatol.or.jp/uploads/uploads/files/guideline/1372913421_1.pdf［訳者による追加情報］

◆参考文献
1. Bystryn JC, Rudolph JL. Pemphigus. *Lancet*. 2005；366：61–73.
2. Ettlin DA. Pemphigus：*Dent Clin North Am*. 2005；49：107–1ix.
3. Bickle K, Roark TR, Hsu S. Autoimmune bullous dermatoses：a review. *Am Fam Physician*. 2002；65：1861–1870.
4. Beissert S, Mimouni D, Kanwar AJ, Solomons N, Kalia V, Anhalt GJ. Treating pemphigus vulgaris with prednisone and mycophenolate mofetil：a multicenter, randomized, placebo–controlled trial. *J Invest Dermatol*. 2010；130：2041–2048.
5. Chams–Davatchi C, Esmaili N, Daneshpazhooh M, et al. Randomized controlled open–label trial of four treatment regimens for pemphigus vulgaris. *J Am Acad Dermatol*. 2007；57：622–628.
6. Harman KE, Albert S, Black MM. Guidelines for the management of pemphigus vulgaris. *Br J Dermatol*. 2003；149：926–937.
7. Frew JW, Martin LK, Murrell DF. Evidence–based treatments in pemphigus vulgaris and pemphigus foliaceus. *Dermatol Clin*. 2011；29：599–606.
8. Martin LK, Werth VP, Villanueva EV, Murrell DF. A systematic review of randomized controlled trials for pemphigus vulgaris and pemphigus foliaceus. *J Am Acad Dermatol*. 2011；64：903–908.
9. Singh S. Evidence–based treatments for pemphigus vulgaris, pemphigus foliaceus, and bullous pemphigoid：a systematic review. *Indian J Dermatol Venereol Leprol*. 2011；77：456–469.
10. Wananukul S, Pongprasit P. Childhood pemphigus. *Int J Dermatol*. 1999；38(1)：29–35.
11. Werth VP, Fivenson D, Pandya AG, et al. Multicenter randomized, double–blind, placebo–controlled, clinical trial of dapsone as a glucocorticoid–sparing agent in maintenance–phase pemphigus vulgaris. *Arch Dermatol*. 2008；144：25–32.
12. Sami N, Qureshi A, Ruocco E, Ahmed AR. Corticosteroid–sparing effect of intravenous immunoglobulin therapy in patients with pemphigus vulgaris. *Arch Dermatol*. 2002；138：1158–1162.
13. Gurcan HM, Jeph S, Ahmed AR. Intravenous immunoglobulin therapy in autoimmune mucocutaneous blistering diseases：a review of the evidence for its efficacy and safety. *Am J Clin Dermatol*. 2010；11：315–326.
14. Amagai M, Ikeda S, Shimizu H, et al. A randomized double–blind trial of intravenous immunoglobulin for pemphigus. *J Am Acad Dermatol*. 2009；60：595–603.
15. Fuertes I, Guilabert A, Mascaró JM Jr, Iranzo P. Rituximab in childhood pemphigus vulgaris：a long–term follow–up case and review of the literature. *Dermatology*. 2010；221(1)：13–16.
16. Kanwar AJ, Sawatkar GU, Vinay K, Hashimoto T. Childhood pemphigus vulgaris successfully treated with rituximab. *Indian J Dermatol Venereol Leprol*. 2012；78(5)：632–634.
17. Mamelak AJ, Eid MP, Cohen BA, Anhalt GJ. Rituximab therapy in severe juvenile pemphigus vulgaris. *Cutis*. 2007；80(4)：335–340.
18. Connelly EA, Aber C, Kleiner G, Nousari C, Charles C, Schachner LA. Generalized erythrodermic pemphigus foliaceus in a child and its successful response to rituximab treatment. *Pediatr Dermatol*. 2007；24(2)：172–176.
19. Gürcan H, Mabrouk D, Razzaque Ahmed A. Management of pemphigus in pediatric patients. *Minerva Pediatr*. 2011；63(4)：279–291.

157 章

◆患者向け URL
・Genetics Home Reference. Epidermolysis Bullosa Simplex—**http://ghr.nlm.nih.gov/condition=epidermolysisbullosasimplex.**
・National Institute of Arthritis and Musculoskeletal and Skin Diseases. Epidermolysis Bullosa—**www.niams.nih.gov/Health_Info/Epidermolysis_Bullosa/default.asp.**
・DermNet NZ. Pityriasis Lichenoides—**http://dermnetnz.org/scaly/pityriasis–lichenoides.html.**
・PubMed Health. Dermatitis Herpetiformis—**www.ncbi.nlm.nih.gov/pubmedhealth/PMH0002451/.**

◆医療従事者向け URL
・Medscape. *Epidermolysis Bullosa*—**http://emedicine.medscape.com/article/1062939.**
・Medscape. *Pityriasis Lichenoides*—**http://emedicine.medscape.com/article/1099078.**
・Medscape. *Dermatitis Herpetiformis*—**http://emedicine.medscape.com/article/1062640.**

◆参考文献
1. Horn HM, Tidman MJ. The clinical spectrum of epidermolysis bullosa. *Br J Dermatol*. 2002；146(2)：267–274.
2. Fine JD, Johnson LB, Weiner M, et al. Epidermolysis bullosa and the risk of life–threatening cancers：the National EB Registry experience, 1986–2006. *J Am Acad Dermatol*. 2009；60(2)：203–211.
3. Paller AS, Mancini AJ. Bullous diseases in children. In：Paller AS, Mancini AJ, eds. *Hurwitz's Clinical Pediatric Dermatology*, 3rd ed. Philadelphia, PA：Elsevier；2006：345.
4. Patel GK, Finlay AY. Staphylococcal scalded skin syndrome：diagnosis and management. *Am J Clin Dermatol*. 2003；4(3)：165–175.
5. Bowers S, Warshaw EM. Pityriasis lichenoides and its subtypes. *J Am Acad Dermatol*. 2006；55(4)：557–572.
6. Ersoy–Evans S, Greco MF, Mancini AJ, et al. Pityriasis lichenoides in childhood：a retrospective review of 124 patients. *J Am Acad Dermatol*. 2007；56(2)：205–210.
7. Magro C, Crowson AN, Kovatich A, Burns F. Pityriasis lichenoides：a clonal T–cell lymphoproliferative disorder. *Hum Pathol*. 2002；33(8)：788–795.
8. Pinton PC, Capezzera R, Zane C, De Panfilis G. Medium–dose ultraviolet A1 therapy for pityriasis lichenoides et varioliformis acuta and pityriasis lichenoides chronica. *J Am Acad Dermatol*. 2002；47(3)：410–414.
9. Patient.co.uk. *Dermatitis Herpetiformis*. http://www.patient.co.uk/showdoc/40001007/. Accessed October 7, 2007.
10. AGA Institute：AGA Institute Medical Position Statement on the Diagnosis and Management of Celiac Disease. *Gastroenterology*. 2006；131(6)：1977–1980.

158 章

◆患者向け URL
・The National Alopecia Areata Foundation（**http://www.naaf.org/**）publishes a newsletter and can provide information regarding these support groups as well as hairpiece information.
・**www.niams.nih.gov/hi/topics/alopecia/ff_alopecia_areata.htm.**

◆医療従事者向け URL
・British Association of Dermatologists' guidelines for the management of alopecia areata 2012—**http://www.alopeciaonline.org.uk/viewNews.asp?news_id=121.**

◆参考文献
1. Usatine RP. Bald spots on a young girl. *J Fam Pract*. 2004；53：33–36.
2. Firooz A, Firoozabadi MR, Ghazisaidi B, Dowlati Y. Concepts of patients with alopecia areata about their disease. *BMC Dermatol*. 2005；5：1.
3. Springer K, Brown M, Stulberg DL. Common hair loss disorders. *Am Fam Physician*. 2003；68：93–102.
4. Goh C, Finkel M, Christos PJ, Sinha AA. Profile of 513 patients with alopecia areata：associations of disease subtypes with atopy, autoimmune disease and positive family history. *J Eur. Acad Dermatol Venereol*. 2006；20(9)：1055–1060.
5. Blaumeiser B, van der Goot I, Fimmers R, et al. Familial aggregation of alopecia areata. *J Am Acad Dermatol*. 2006；54：

627–632.

6. Garg, S and Messenger, AG. Alopecia areata：evidence–based treatments. *Semin. Cutan. Med. Surg.* 2009；28（1）；15–18.

7. Price VH. Treatment of hair loss. *N Engl J Med.* 1999；341：964–973.

8. Kuldeep C, Singhal H, Khare AK, et al. Randomized comparison of topical betamethasone valerate foam, intralesional triamcinolone acetonide and tacrolimus ointment in management of localized alopecia areata. *Int J Trichology.* 2011；3：20–24.

9. Delamere FM, Sladden MM, Dobbins HM, Leonardi–Bee J. Interventions for alopecia areata. *Cochrane Database Syst Rev.* 2008：16（2）：CD004413.

10. Hay IC, Jamieson M, Ormerod AD. Successful treatment of aromatherapy. Successful treatment for alopecia areata. *Arch Dermatol.* 1998；134：1349–1352.

159 章

◆患者向け URL

・Trichotillomania Support and Therapy Site. *Emphasis on Growth*—**www.trichotillomania.co.uk/.**

・WebMD. *Mental Health and Trichotillomania*—**www.webmd.com/anxiety–panic/guide/trichotillomania.**

・*Traction Alopecia：Causes and Treatment Options*—**www.traction–alopecia.com/.**

・MedlinePlus. *Trichotillomania*—**http://www.nlm.nih.gov/medlineplus/ency/article/001517.htm.**

・Mental Health America. *Trichotillomania*—**www.nmha.org/go/information/get–info/trichotillomania.**

◆医療従事者向け URL

・*Trichotillomania*—**http://emedicine.medscape.com/article/1071854–overview.**

・*Traction Alopecia*—**www.emedicine.com/derm/topic895.htm.**

◆参考文献

1. Springer K, Brown M, Stulberg DL：Common hair loss disorders. *Am Fam Physician.* 2003；68：93–102, 107–108.

2. Messinger ML, Cheng TL：Trichotillomania. *Pediatr Rev.* 1999；20：249–250.

3. Bloch MH, Landeros–Weisenberger A, Dombrowski P, et al. Systematic review：pharmacological and behavioral treatment for trichotillomania. *Biol Psychiatry.* 2007；62（8）：839–846.

4. Christenson GA, Crow SJ：The characterization and treatment of trichotillomania. *J Clin Psychiatry.* 1996；57（8）：42–47.

5. Streichenwein SM, Thornby JI：A long–term, double–blind, placebo–controlled crossover trial of the efficacy of fluoxetine for trichotillomania. *Am J Psychiatry.* 1995；152：1192–1196.

6. Ninan PT, Rothbaum BO, Marsteller FA, et al. A placebo–controlled trial of cognitive–behavioral therapy and clomipramine in trichotillomania. *J Clin Psychiatry.* 2000；61：47–50.

7. Van Ameringen M, Mancini C, Patterson B, et al. A randomized, double–blind, placebo–controlled trial of olanzapine in the treatment of trichotillomania. *J Clin Psychiatry.* 2010；71（10）：1336–1343.

8. Golubchik P, Sever J, Weizman A, Zalsman G：Methylphenidate treatment in pediatric patients with attention–deficit/hyperactivity disorder and comorbid trichotillomania：a preliminary report. *Clin Neuropharmacol.* 2011；34（3）：108–110.

160 章

◆患者向け URL

・*Melanonychia*—**www.diseasesatoz.com/melanonychia.htm.**

◆医療従事者向け URL

・Emedicine. *Nail Surgery*—**www.emedicine.com/derm/topic818.htm.**

・Color pictures at Dermatlas.org—**www.dermatlas.com/derm/** and select body site：nails（all）.

・Medscape. *Melanonychia*—**http://emedicine.medscape.com/article/1375850–overview#showall.**

・Medscape Education. *Examining the Fingernails*—**http://www.medscape.org/viewarticle/571916_2.**

・DermnetNZ. "*Nail Diseases*"—**http://dermnetnz.org/hair–nails–sweat/nails.html.**

◆参考文献

1. Ruben B：Pigmented lesions of the nail unit：clinical and histopathologic features. *Semin Cutan Med Surg.* 2010；29：148–158.

2. Tosti A, Piraccini BM, de Farias DC：Dealing with melanonychia. *Semin Cutan Med Surg.* 2009；28：49–54.

3. Grossman M, Scher RK：Leukonychia. Review and classification. *Int J Dermatol.* 1990；29：535–541.

4. Baran R, Kechijian P：Diagnosis and management. *J Am Acad Dermatol.* 1989；21：1165–1175.

5. Daniel CR, Zaias N：Pigmentary abnormalities of the nails with emphasis on systemic diseases. *Dermatol Clin.* 1988；6：305–313.

6. Noronha PA, Zubkov B：Nails and nail disorders in children and adults. *Am Fam Physician.* 1997；55：2129–2140.

7. Farnell EA 4th：Bilateral thumbnail deformity. *J Fam Pract.* 2008；57（11）：743–745.

8. Vittorio CC, Phillips KA：Treatment of habit–tic deformity with fluoxetine. *Arch Dermatol.* 1997；133（10）：1203–1204.

161 章

◆患者向け URL

・Medscape. *Nail Diseases In Childhood*—**www.medscape.com/viewarticle/585158_8.**

・DermNet NZ. *Subungual Melanoma*—**http://dermnetnz.org/hair–nails–sweat/melanoma–nailunit.html.**

◆医療従事者向け URL

・DermNet NZ. *Nail Diseases*—**http://dermnetnz.org/hair–nails–sweat/nails.html.**

・eMedicine. *Nail Surgery*—**www.emedicine.com/derm/topic818.htm.**

・Braun RP, Baran R, Le Gal FA, et al. Diagnosis and management of nail pigmentation. *J Am Acad Dermatol.* 2007；56：[5] 835–847.

・Jellinek N. Nail matrix biopsy of longitudinal melanonychia：diagnostic algorithm including the matrix shave biopsy. *J Am Acad Dermatol.* 2007；56：[5] 803–810.

・Usatine R. Nail procedures. In：Usatine R, Pfenninger J, Stulberg D, Small R, eds. *Dermatologic and Cosmetic Procedures in Office Practice.* Philadelphia, PA：Elsevier；2012：216–228. The whole procedure depicted in **Figure 161–9** is described in detail.

◆参考文献

1. Baran R, Kechjijian P：Longitudinal melanonychia（melanonychia striata）：diagnosis and management. *J Am Acad Dermatol.* 1989；21：1165–1175.

2. Ruben B：Pigmented lesions of the nail unit：clinical and histopathologic features. *Semin Cutan Med Surg.* 2010；29：148–158.

3. Finley RK, Driscoll DL, Blumenson LE, Karakousis CP：Subungual melanoma：an eighteen year review. *Surgery.* 1994；116：96–100.

4. Goettmann–Bonvallot S, André J, Belaich S：Longitudinal melanonychia in children：a clinical and histopathologic study of 40 cases. *J Am Acad Dermatol.* 1999；41：17–22.

5. Papachristou DN, Fortner JG：Melanoma arising under the nail. *J Surg Oncol.* 1982；21：219–222.

6. Mikhail GR：Hutchinson's sign. *J Dermatol Surg Oncol.* 1986；12：519–521.

7. Baran R, Perrin C：Linear melanonychia due to subungual keratosis of the nail bed：report of two cases. *Br J Dermatol.* 1999；140：730–733.

8. Moehrle M, Metzger S, Schippert W, et al. "Functional" surgery in subungual melanoma. *Dermatol Surg.* 2003；29（4）：366–374.

9. O'Leary JA, Berend KR, Johnson JL, et al. Subungual melanoma：a review of 93 cases with identification of prognostic variables. *Clin Orthop Relat Res.* 2000；378：206–212.

162 章

◆患者向け URL

- Ingrown Toenails information at the familydoctor.org—**http://familydoctor. org/online/famdocen/home/common/skin/disorders/208.html.**
- NYU Department of Pediatrics：Ingrown Toenail—**www.mch.com/page/EN/ 4317/Skin-And-Rashes/Ingrown-toenail.aspx.**

◆医療従事者向け URL

- Medscape Emedicine Article "Ingrown Nails"—**http://emedicine.medscape. com/article/909807-overview# showall.**

◆参考文献

1. Siegle RJ, Swanson NA. Nail surgery：a review. *J Dermatol Surg Oncol*. 1982；8 （8）：659–666.
2. Connolly B, Fitzgerald RJ. Pledgets in ingrowing toenails. *Arch Dis Child*. 1988； 63：71.
3. Nazari S. A simple and practical method in treatment of ingrown nails：splinting by flexible tube. *J Eur Acad Dermatol Venereol*. 2006；20（10）：1302–1306.
4. Arai H. Formable acrylic treatment for ingrowing nail with gutter splint and sculptured nail. *Int J Dermatol*. 2004；43 （10）：759–765.
5. Ishibashi M, Tabata N, Suetake T, et al. A simple method to treat an ingrowing toenail with a shape–memory alloy device. *J Dermatolog Treat*. 2008；19（5）：291–292.
6. Reyzelman AM, Trombello KA, Vayser DJ, et al. Are antibiotics necessary in the treatment of locally infected ingrown toenails? *Arch Fam Med*. 2000；9：930.
7. Altinyazar HC, Demirel CB, Koca R, Hosnuter M. Digital block with and without epinephrine during chemical matricectomy with phenol. *Dermatol Surg*. 2010；36（10）：1568–1571.
8. Grieg JD, Anderson JH, Ireland AJ, Anderson JR. The surgical treatment of ingrowing toenails. *J Bone Joint Surg Br*. 1991；73：131.
9. Vaccari S, Dika E, Balestri R, et al. Partial excision of matrix and phenolic ablation for the treatment of ingrowing toenail：a 36–month follow–up of 197 treated patients. *Dermatol Surg*. 2010；36 （8）：1288–1293.
10. Eekhof JAH, Van Wijk B, Knuistingh Neven A, van der Wouden JC. Interventions for ingrowing toenails. Cochrane Database of Systematic Reviews 2012, Issue 4. Art. No.：CD001541. DOI 10.1002/14651858.CD001541.pub3
11. Rounding C, Bloomfield S. Surgical treatments for ingrowing toe–nails. *Cochrane Database Syst Rev*. 2005；（2）： CD001541.
12. Islam S, Lin EM, Drongowski R, et al. The effect of phenol on ingrown toenail excision in children. *J Pediatr Surg*. 2005； 40：290–292.
13. Kaleel SS, Iqbal S, Arbuthnot J, et al. Surgical options in the management of ingrown toenails in paediatric age group. *The Foot*. 2007；17：214–217.
14. Bostanci S, Kocyigit P, Gurgey E. Comparison of phenol and sodium hydroxide chemical matricectomies for the treatment of ingrowing toenails. *Dermatol Surg*. 2007；33：680–685.
15. Bos AM, van Tilburg MW, van Sorge AA, Klinkenbijl JH. Randomized clinical trial of surgical technique and local antibiotics for ingrowing toenail. *Br J Surg*. 2007；94：292–296.
16. Haricharan RN, Masquijo J, Bettolli M. Nail–fold excision for the treatment of ingrown toenail in children. *J Pediatr*. 2012.

163 章

◆患者向け URL

- eMedicineHealth. *Onychomycosis*— **http://www.emedicinehealth.com/ onychomycosis/article_em.htm.**
- Familydoctor.org website. *Fungal Infections of Fingernails and Toenails*—**http://familydoctor.org/online/famdocen/ home/common/infections/common/fungal/663.html.**
- MedicineNet. *Fungal Nails*（*Onychomycosis, Tinea Unguium*）—**http://www.medicinenet.com/fungal_nails/article. htm.**

◆医療従事者向け URL

- Tosti A. *Onychomycosis*—**http://emedicine.medscape.com/article/ 1105828–overview.** Accessed November 25, 2011.
- Roger P, Bassler M；American Family Physician. *Treating Onychomycosis*—**http:// www.aafp.org/afp/20010215/663. html.** Accessed November 25, 2011.
- Elewski BE. Onychomycosis：pathogenesis, diagnosis, and management. *Clin Microbiol Rev*. 1998；11³：415–429. **http://www.ncbi.nlm.nih.gov/ pmc/articles/PMC88888/.** Accessed November 25, 2011.
- DermNetNZ. *Fungal Nail Infections*— **http://dermnetnz.org/fungal/ onychomycosis.html.** Accessed November 25, 2011.
- Roberts DT, Taylor WD, Boyle J. Guidelines for treatment of onychomycosis. *Br J Dermatol*. 2003；148：402–410. **http:// www.bad.org.uk/for–the–public/ patient–information–leaflets/fungal–infections–of–the–nails?q= Fungal infections of the nails.** Accessed November 25, 2011.

◆参考文献

1. Kemna ME, Elewski BE. A U.S. epidemiologic survey of superficial fungal diseases. *J Am Acad Dermatol*. 1996；35（4）： 539–542.
2. Gupta AK. Prevalence and epidemiology of onychomycosis in patients visiting physicians' offices：A multicenter Canadian survey of 15,000 patients. *J Am Acad Dermatol*. 2000；43：244.
3. Erbagci Z, Tuncel A, Zer Y, Balci I. A prospective epidemiologic survey on the prevalence of onychomycosis and dermatophytosis in male boarding school residents. *Mycopathologia*. 2005；159：347.
4. Sahin I, Kaya D, Parlak AH, et al. Dermatophytoses in forestry workers and farmers. *Mycoses*. 2005；48：260.
5. Sigurgeirsson B, Steingrímsson O. Risk factors associated with onychomycosis. *J Eur Acad Dermatol Venereol*. 2004；18：48.
6. Harrell TK, Necomb WW, Replogle WH, et al. Onychomycosis：improved cure rates with itraconazole and terbinafine. *J Am Board Fam Pract*. 2000；13 （4）：268–273.
7. Elewski BE, Leyden J, Rinaldi MG, Atillasoy E. Office practice–based confirmation of onychomycosis：a US nationwide prospective survey. *Arch Intern Med*. 2002；162：2133.
8. Weinberg JM, Koestenblatt EK, Tutrone WD, et al. Comparison of diagnostic methods in the evaluation of onychomycosis. *J Am Acad Dermatol*. 2003；49（2）： 193–197.
9. Hsiao YP, Lin HS, Wu TW, et al. A comparative study of KOH test, PAS staining and fungal culture in diagnosis of onychomycosis in Taiwan. *J Dermatol Sci*. 2007； 45（2）：138–140.
10. Bornstein E. A review of current research in light–based technologies for treatment of podiatric infectious disease states. *J Am Podiatr Med Assoc*. 2009；99 （4）：348–352.
11. Bell–Syer S, Porthouse J, Bigby M. Oral treatments for toenail onychomycosis. *Cochrane Database Syst Rev*. 2004； （2）：CD004766. DOI：10.1002/ 14651858. CD004766.
12. Crawford F, Hart R, Bell–Syer S, et al. Topical treatments for fungal infections of the skin and nails of the foot. *Cochrane Database Syst Rev*. 1999；（3）：CD001434. DOI：10.1002/14651858. CD001434.
13. Havu V, Heikkila H, Kuokkanen K, et al. A double–blind, randomized study to compare the efficacy and safety of terbinafine（Lamisil）with fluconazole（Diflucan）in the treatment of onychomycosis. *Br J Dermatol*. 2000；142（1）：97–102.
14. Gupta AK, Joseph WS. Ciclopirox 8% nail lacquer in the treatment of onychomycosis of the toenails in the United States. *J Am Podiatr Med Assoc*. 2000；90 （10）：495–501.
15. Baran R, Kaoukhov A. Topical antifungal drugs for the treatment of onychomycosis：An overview of current strategies for monotherapy and combination therapy. *J Eur Acad Dermatol Venereol*. 2005； 19：21.

16. Derby R, Rohal P, Jackson C, et al. Novel treatment of onychomycosis using over-the-counter mentholated ointment : a clinical case series. *J Am Board Fam Med.* 2011 ; 24 : 69.

17. Bristow IR, Spruce MC. Fungal foot infection, cellulitis and diabetes : a review. *Diabet Med.* 2009 ; 26 : 548.

164 章
◆患者向け URL
- Paronychia @ FamilyDoctor.org—**http://familydoctor.org/family doctor/en/diseases-conditions/paronychia.html.**
- Paronychia（nail fold infection）@ DermNet NZ—**http://dermnetnz.org/fungal/paronychia.html.**

◆医療従事者向け URL
- Rigopoulos D. Acute and chronic paronychia. *Am Fam Physician.* 2008 ; 77（3）: 339–346. **http://www.aafp.org/afp/2008/0201/p339.html.**
- eMedicine Paronychia—**http://www.emedicine.com/emerg/topic357.htm.**

◆参考文献
1. Rockwell PG. Acute and chronic paronychia. *Am Fam Physician.* 2001 ; 63（6）: 1113–1116.

2. Hochman LG. Paronychia : more than just an abscess. *Int J Dermatol.* 1995 ; 34 : 385–386.

3. Ritting AW. Acute paronychia. *J Hand Surg Am.* 2012 ; 37（5）: 1068–1070.

4. Tully AS. Evaluation of Nail Abnormalities. *Am Fam Physician.* 2012 ; 85（8）: 779–787.

5. Shah KN. Nail disorders as signs of pediatric systemic disease. *Curr Probl Pediatr Adolesc Health Care.* 2012 ; 42（8）: 204–211.

6. Yan AC. Skin signs of pediatric nutritional disorders. *Curr Probl Pediatr Adolesc Health Care.* 2012 ; 42（8）: 212–217.

7. Tosti A, Piraccini BM, D'Antuono A, et al. Paronychia associated with antiretroviral therapy. *Br J Dermatol.* 1999 ; 140（6）: 1165–1168.

8. Belloni B. Cutaneous drug eruptions associated with the use of new oncological drugs. *Chem Immunol Allergy.* 2012 ; 97 : 191–202.

9. Gilbar P. Nail toxicity induced by cancer chemotherapy. *J Oncol Pharm Pract.* 2009 ; 15（3）: 143–155.

10. Canales FL, Newmeyer WL 3d, Kilgore ES. The treatment of felons and paronychias. *Hand Clin.* 1989 ; 5 : 515–523.

11. Keyser JJ, Littler JW, Eaton RG. Surgical treatment of infections and lesions of the perionychium. *Hand Clin.* 1990 ; 6（1）: 137–153.

12. Zuber T, Mayeaux EJ Jr : Atlas of Primary Care Procedures. Philadelphia, PA : Lippincott, Williams, & Wilkins :

2003 : 233–238.

13. Rigopoulos D. Acute and chronic paronychia. *Am Fam Physician.* 2008 ; 77（3）: 339–346.

14. Brook I. Aerobic and anaerobic microbiology of paronychia. *Ann Emerg Med.* 1990 ; 19 : 994–996.

15. Mayeaux EJ Jr : Paronychia Surgery. In : Mayeaux EJ Jr. *The Essential Guide to Primary Care Procedures.* Philadelphia : Wolters Kluwer ; Lippincott, Williams, & Wilkins. 2009.

16. Losanoff JE. Can paronychia cause a remote necrotizing soft tissue infection? *Emerg Med.* 2011 ; 40（1）: e11–e13.

165 章
◆患者向け URL
- National Psoriasis Foundation. *Hands, Feet and Nails—***www.psoriasis.org/page.aspx?pid=445.**
- eMedicineHealth. *Nail Psoriasis—***www.emedicinehealth.com/nail_psoriasis/article_em.htm.**

◆医療従事者向け URL
- Medscape. *Nail Psoriasis : Overview of Nail Psoriasis—***http://emedicine.medscape.com/article/1107949.**
- DermNet NZ. *Nail Psoriasis—***http://dermnetnz.org/scaly/nail-psoriasis.html.**

◆参考文献
1. Jiaravuthisan MM, Sasseville D, Vender RB, et al. Psoriasis of the nail. Anatomy, pathology, clinical presentation, and a review of the literature on thereapy. *J Am Acad Dermatol.* 2007 ; 57（1）: 1–27.

2. Noronha PA, Zubkov B : Nails and nail disorders in children and adults. *Am Fam Physician.* 1997 ; 55（6）: 2129–2140.

3. Edwards F, de Berker D : Nail psoriasis : clinical presentation and best practice recommendations. *Drugs.* 2009 ; 69（17）: 2351–2361.

4. Jiaravuthisan MM, Sasseville D, Vender RB, et al. Psoriasis of the nail : anatomy, pathology, clinical presentation, and a review of the literature on therapy. *J Am Acad Dermatol.* 2007 ; 57（1）: 1–27.

5. Grammer-West NY, Corvette DM, Giandoni MB, Fitzpatrick JE : Clinical pearl : nail plate biopsy for the diagnosis of psoriatic nails. *J Am Acad Dermatol.* 1998 ; 38（2 : 1）: 260–262.

6. de Berker D : Management of psoriatic nail disease. *Semin Cutan Med Surg.* 2009 ; 28（1）: 39–43.

7. de Berker DA, Lawrence CM : A simplified protocol of steroid injection for psoriatic nail dystrophy. *Br J Dermatol.* 1998 ; 138（1）: 90–95.

8. Fabroni C, Gori A, Troiano M, Prignano F, Lotti T : Infliximab efficacy in nail psoriasis. A retrospective study in 48 patients. *J European Academy of Dermatology and Venereology.* 2011 ; 25 : 549–553.

9. André J : Artificial nails and psoriasis. *J Cosmet Dermatol.* 2005 ; 4（2）: 103–106.

166 章
◆患者向け URL
- eMedicineHealth. *Subungual Hematoma—***www.emedicinehealth.com/subungual_hematoma_bleeding_under_nail/article_em.htm.**
- HealthSquare. *Subungual Hematoma—***www.healthcentral.com/symptoms/guide-154582-75.html.**
- WebMD. *Subungual Hematoma—***www.webmd.com/skin-problems-and-treatments/bleeding-under-nail.**

◆医療従事者向け URL
- American Family Physician. *Fingertip Injuries—***http://www.aafp.org/afp/20010515/1961.html.**
- InteliHealth. *Nail Trauma—***www.intelihealth.com/IH/ihtIH/WSIHW000/9339/25971.html.**

◆参考文献
1. Roser SE, Gellman H. Comparison of nail bed repair versus nail trephination for subungual hematomas in children. *J Hand Surg Am.* 1999 ; 24 : 1166–1170.

2. Meek S, White M. Subungual haematomas : is simple trephining enough? *J Accid Emerg Med.* 1998 ; 15 : 269–271.

3. Gavin LA, Lanz MJ, Leung DY, Roesler TA. Chronic subungual hematomas : a presumed immunologic puzzle resolved with a diagnosis of child abuse. *Arch Pediatr Adolesc Med.* 1997 ; 151 : 103–105.

4. Bonisteel PS. Practice tips. Trephining subungual hematomas. *Can Fam Physician* 2008 ; 54 : 693.

5. Kaya TI, Tursen U, Baz K, Ikizoglu G. Extra-fine insulin syringe needle : an excellent instrument for the evacuation of subungual hematoma. *Dermatol Surg.* 2003 ; 29 : 1141.

6. Salter SA, Ciocon DH, Gowrishankar TR, Kimball AB. Controlled nail trephination for subungual hematoma. *Am J Emerg Med.* 2006 ; 24 : 875

7. Seaberg DC, Angelos WJ, Paris PM. Treatment of subungual hematomas with nail trephination : a prospective study. *Am J Emerg Med.* 1991 ; 9 : 209–210.

8. Kensinger DR, Guille JT, Horn BD, Herman MJ. The stubbed great toe : importance of early recognition and treatment of open fractures of the distal phalanx. *J Pediatr Orthop* 2001 ; 21 : 31.

9. Fox IM. Osteomyelitis of the distal phalanx following trauma to the nail. A case report. *J Am Podiatr Med Assoc.* 1992 ; 82 : 542.

10. Zook EG, Guy RJ, Russell RC. A study of nail bed injuries : causes, treatment, and prognosis. *J Hand Surg Am.* 1984 ; 9 : 247–252.

11. Zacher JB. Management of injuries of the distal phalanx. *Surg Clin North Am.*

1984；64：747-760.

12. Hart RG, Kleinert HE. Fingertip and nail bed injuries. *Emerg Med Clin North Am.* 1993；11：755-765.

167 章

◆患者向け URL
・National Institutes of Health. *Vitiligo*—**http://health.nih.gov/topic/Vitiligo.**
・National Organization for Albinism and Hypopigmentation—**http://www.healthfinder.gov/orgs/HR2242.htm.**
・National Vitiligo Foundation—**http://nvfi.org/index.php.**
・MedLine Plus. *Vitiligo*—**http://www.nlm.nih.gov/medlineplus/ency/article/003224.htm.**

◆医療従事者向け URL
・Medscape. *Vitiligo*—**http://emedicine.medscape.com/article/1068962.**
・National *Vitiligo* Foundation. A Handbook for Physicians—**http://nvfi.org/pages/info_physician_handbook.php.**

◆参考文献
1. Taïeb A, Picardo M；VETF Members：The definition and assessment of vitiligo：a consensus report of the Vitiligo European Task Force. *Pigment Cell Res.* 2007；20（1）：27-35.

2. Njoo MD, Westerhof W. Vitiligo：pathogenesis and treatment. Am *J Clin Dermatol.* 2001；2（3）：167-181.

3. Krüger C, Schallreuter KU. A review of the worldwide prevalence of vitiligo in children/adolescents and adults. *Int J Dermatol.* 2012 Mar 27. doi：10.1111/j.1365-4632.2011.05377.x.［Epub ahead of print］.

4. Karaca N, Ozturk G, Gerceker BT, et al. TLR2 and TLR4 gene polymorphisms in Turkish vitiligo patients. *J Eur Acad Dermatol Venereol.* 2012 Mar 16. doi：10.1111/j.1468-3083.2012.04514.x.［Epub ahead of print］.

5. Alghamdi KM, Kumar A, Taïeb A, Ezzedine K. Assessment methods for the evaluation of vitiligo. *J Eur Acad Dermatol Venereol.* 2012 Mar 15. doi：10.1111/j.1468-3083.2012.04505.x.［Epub ahead of print］.

6. Schallreuter KU, Lemke R, Brandt O, et al. Vitiligo and other diseases：coexistence or true association? Hamburg study on 321 patients. *Dermatology.* 1994；188（4）：269-275.

7. Hegedüs L, Heidenheim M, Gervil M, et al. High frequency of thyroid dysfunction in patients with vitiligo. *Acta Derm Venereol.* 1994；74（2）：120-123.

8. Rogosić V, Bojić L, Puizina-Ivić N, et al. Vitiligo and glaucoma – an association or a coincidence? A pilot study. *Acta Dermatovenerol Croat.* 2010；18（1）：21-26.

9. Barona MI, Arrunátegui A, Falabella R, Alzate A. An epidemiologic case-control study in a population with vitiligo. *J Am Acad Dermatol.* 1995；33（4）：621-625.

10. Hacker SM. Common disorders of pigmentation：When are more than cosmetic cover-ups required? *Postgrad Med.* 1996；99（6）：177-186.

11. Bacigalupi RM, Postolova A, Davis RS. Evidence-based, non-surgical treatments for vitiligo：a review. *Am J Clin Dermatol.* 2012 Mar 16. doi：10.2165/11630540-000000000-00000.［Epub ahead of print］.

12. Hossani-Madani AR, Halder RM. Topical treatment and combination approaches for vitiligo：new insights, new developments. *G Ital Dermatol Venereol.* 2010；145（1）：57-78.

13. Kwinter J, Pelletier J, Khambalia A, Pope E. High-potency steroid use in children with vitiligo：a retrospective study. J *Am Acad Dermatol.* 2007；56（2）：236-241.

14. Forschner T, Buchholtz S, Stockfleth E. Current state of vitiligo therapy—evidence-based analysis of the literature. *J Dtsch Dermatol Ges.* 2007；5（6）：467-475.

15. Alghamdi KM, Khurrum H, Taieb A, Ezzedine K. Treatment of generalized vitiligo with anti-TNF-α agents. *J Drugs Dermatol.* 2012；11（4）：534-539.

16. Whitton ME, Pinart M, Batchelor J, et al. Interventions for vitiligo. *Cochrane Database Syst Rev.* 2010；（1）：CD003263.

17. Hofer A, Hassan AS, Legat FJ, et al. Optimal weekly frequency of 308-nm excimer laser treatment in vitiligo patients. *Br J Dermatol.* 2005；152（5）：981-985.

18. Viles J, Monte D, Gawkrodger DJ. Vitiligo. *BMJ.* 2010；341：c3780.

19. Horev A, Weintraub AY, Sergienko R, et al. Pregnancy outcome in women with vitiligo. *Int J Dermatol.* 2011；50（9）：1083-1085.

168 章

◆患者向け URL
・**www.nlm.nih.gov/medlineplus/ency/article/003242.htm.**
・**www.skinsight.com/infant/cafeauLaitMacule.htm.**
・**www.dermnetnz.org/colour/pigmentation.html.**

◆医療従事者向け URL
・**http://emedicine.medscape.com/article/1069191-overview.**

◆参考文献
1. Davis EC, Callender VD. Postinflammatory hyperpigmentation：a review of the epidemiology, clinical features, and treatment options in skin of color. *J Clin Aesthet Dermatol.* 2010；3（7）：20-31.

2. Hubert JN, Callen JP, Kasteler JS. Prev-

alence of cutaneous findings in hospitalized pediatric patients. *Pediatr Dermatol.* 1997；14（6）：426-429.

3. Okafor OO, Akinbami FO, Orimadegun AE, Okafor CM, Ogunbiyi AO. Prevalence of dermatological lesions in hospitalized children at the University College Hospital, Ibadan, Nigeria. *Niger J Clin Pract.* 2011；14（3）：287-292.

4. Alexis AF, Sergay AB, Taylor SC. Common dermatologic disorders in skin of color：a comparative practice survey. *Cutis.* 2007；80（5）：387-394.

5. Lacz NL, Vafaie J, Kihiczak NI, Schwartz RA. Postinflammatory hyperpigmentation：a common but troubling condition. *Int J Dermatol.* 2004；43（5）：362-365.

6. Epstein JH. Postinflammatory hyperpigmentation. *Clin Dermatol.* 1989；7（2）：55-65.

7. Taieb A, Boralevi F. Hypermelanoses of the newborn and of the infant. *Dermatol Clin.* 2007；25（3）：327-336, viii.

8. Loomis CA. Linear hypopigmentation and hyperpigmentation, including mosaicism. *Semin Cutan Med Surg.* 1997；16（1）：44-53.

9. Tomita Y, Maeda K, Tagami H. Melanocyte-stimulating properties of arachidonic acid metabolites：possible role in postinflammatory pigmentation. *Pigment Cell Res.* 1992；5（5 Pt 2）：357-361.

10. Ortonne JP. Retinoic acid and pigment cells：a review of in-vitro and in-vivo studies. *Br J Dermatol.* 1992；127（41）：43-47.

11. Pandya AG, Guevara IL. Disorders of hyperpigmentation. *Dermatol Clin.* 2000；18（1）：91-98, ix.

12. Ruiz-Maldonado R, Orozco-Covarrubias ML. Postinflammatory hypopigmentation and hyperpigmentation. *Semin Cutan Med Surg.* 1997；16（1）：36-43.

13. Callender VD, St Surin-Lord S, Davis EC, Maclin M. Postinflammatory hyperpigmentation：etiologic and therapeutic considerations. *Am J Clin Dermatol.* 2011；12（2）：87-99.

14. Jang HS, Oh CK, Cha JH, Cho SH, Kwon KS. Six cases of confluent and reticulated papillomatosis alleviated by various antibiotics. *J Am Acad Dermatol.* 2001；44（4）：652-655.

15. Scheinfeld N. Confluent and reticulated papillomatosis：a review of the literature. *Am J Clin Dermatol.* 2006；7（5）：305-313.

16. Di Lernia V. Linear and whorled hypermelanosis. *Pediatr Dermatol.* 2007；24（3）：205-210.

17. Nehal KS, PeBenito R, Orlow SJ. Analysis of 54 cases of hypopigmentation and hyperpigmentation along the lines of Blaschko. *Arch Dermatol.* 1996；132（10）：1167-1170.

18. Hogeling M, Frieden IJ. Segmental pigmentation disorder. *Br J Dermatol.* 2010；

162（6）：1337–1341.

19. Arnold AW, Itin PH. Laptop computer–induced erythema ab igne in a child and review of the literature. *Pediatrics*. 2010；126（5）：e1227–1230.

20. Shah KN. The diagnostic and clinical significance of cafe–au–lait macules. *Pediatr Clin North Am*. 2010；57（5）：1131–1153.

21. Polder KD, Landau JM, Vergilis–Kalner IJ, Goldberg LH, Friedman PM, Bruce S. Laser eradication of pigmented lesions：a review. *Dermatol Surg*. 2011；37（5）：572–595.

22. Cordova A. The Mongolian spot：a study of ethnic differences and a literature review. *Clin Pediatr（Phila）*. 1981；20（11）：714–719.

23. Osswald SS, Proffer LH, Sartori CR. Erythema dyschromicum perstans：a case report and review. *Cutis*. 2001；68（1）：25–28.

24. Torrelo A, Zaballos P, Colmenero I, Mediero IG, de Prada I, Zambrano A. Erythema dyschromicum perstans in children：a report of 14 cases. *J Eur Acad Dermatol Venereol*. 2005；19（4）：422–426.

25. Sinha S, Cohen PJ, Schwartz RA. Nevus of Ota in children. *Cutis*. 2008；82（1）：25–29.

26. Chang CJ, Kou CS. Comparing the effectiveness of Q–switched Ruby laser treatment with that of Q–switched Nd：YAG laser for oculodermal melanosis（Nevus of Ota）. *J Plast Reconstr Aesthet Surg*. 2011；64（3）：339–345.

27. Liu J, Ma YP, Ma XG, et al. A retrospective study of q–switched alexandrite laser in treating nevus of ota. *Dermatol Surg*. 2011；37（10）：1480–1485.

28. Fusade T, Lafaye S, Laubach HJ. Nevus of Ota in dark skin–an uncommon but treatable entity. *Lasers Surg Med*. 2011；43（10）：960–964.

29. Leyden JJ, Shergill B, Micali G, Downie J, Wallo W. Natural options for the management of hyperpigmentation. *J Eur Acad Dermatol Venereol*. 2011；25（10）：1140–1145.

30. Perez–Bernal A, Munoz–Perez MA, Camacho F. Management of facial hyperpigmentation. *Am J Clin Dermatol*. 2000；1（5）：261–268.

31. Cook–Bolden FE, Hamilton SF. An open–label study of the efficacy and tolerability of microencapsulated hydroquinone 4% and retinol 0.15% with antioxidants for the treatment of hyperpigmentation. *Cutis*. 2008；81（4）：365–371.

32. Lynde CB, Kraft JN, Lynde CW. Topical treatments for melasma and postinflammatory hyperpigmentation. *Skin Therapy Lett*. 2006；11（9）：1–6.

33. Taylor SC, Torok H, Jones T, et al. Efficacy and safety of a new triple–combination agent for the treatment of facial

melasma. *Cutis*. 2003；72（1）：67–72.

34. Bulengo–Ransby SM, Griffiths CE, Kimbrough–Green CK, et al. Topical tretinoin（retinoic acid）therapy for hyperpigmented lesions caused by inflammation of the skin in black patients. *N Engl J Med*. 1993；328（20）：1438–1443.

35. Grimes PE. The safety and efficacy of salicylic acid chemical peels in darker racial–ethnic groups. *Dermatol Surg*. 1999；25（1）：18–22.

36. Grover C, Reddu BS. The therapeutic value of glycolic acid peels in dermatology. *Indian J Dermatol Venereol Leprol*. 2003；69（2）：148–150.

37. Burns RL, Prevost–Blank PL, Lawry MA, Lawry TB, Faria DT, Fivenson DP. Glycolic acid peels for postinflammatory hyperpigmentation in black patients. A comparative study. *Dermatol Surg*. 1997；23（3）：171–174；discussion 175.

38. Nelson BR, Fader DJ, Gillard M, Baker SR, Johnson TM. The role of dermabrasion and chemical peels in the treatment of patients with xeroderma pigmentosum. *J Am Acad Dermatol*. 1995；32（4）：623–626.

39. O'Neill TB, Rawlins J, Rea S, Wood F. Treatment of a large congenital melanocytic nevus with dermabrasion and autologous cell suspension（ReCELL（R））：a case report. *J Plast Reconstr Aesthet Surg*. 2011；64（12）：1672–1676.

40. Tierney EP, Hanke CW. Review of the literature：Treatment of dyspigmentation with fractionated resurfacing. *Dermatol Surg*. 2010；36（10）：1499–1508.

41. Cordisco MR. An update on lasers in children. *Curr Opin Pediatr*. 2009；21（4）：499–504.

169 章

◆患者向け URL

Darier 病

- There are patient advocacy groups for several genetic skin conditions. A quick search online can obtain their websites and contact information.

- The American Academy of Dermatology has a summer camp that is free of charge for children with skin conditions called Camp Discovery—**www.campdiscovery.org/**.

弾性線維性仮性黄色腫

- Genetics Home Reference—**http://ghr.nlm.nih.gov/condition/pachyonychia–congenita.**

- Pachyonychia Congenita Project—**www.pachyonychia.org.**

- International Pachyonychia Congenita Research Registry（IPCRR）—**www.pachyonychia.org.**

◆医療従事者向け URL

Darier 病

- A helpful free online resource for the genodermatoses, or any genetic disease, is

the Online Mendelian Inheritance of Man website—**www.omim.org.**

- For information on laboratories that perform rare genetic tests and clinics that perform prenatal diagnostic testing for certain conditions—**www.genetests.org.**

- Skin Advocate is a free application for mobile devices that is provided by the Society of Investigative Dermatology. Patient advocacy groups—**www.skinadvocateapp.com.**

弾性線維性仮性黄色腫

- A helpful free online resource for the genodermatoses, or any genetic disease for that matter, is the Online Mendelian Inheritance of Man website—**www.omim.org.**

- For information on laboratories that perform rare genetic tests and clinics that perform prenatal diagnostic testing for certain conditions—**www.genetests.org.**

- Skin Advocate is a free application for mobile devices that is provided by the Society of Investigative Dermatology. It lists contact information for various patient advocacy groups.

◆参考文献

1. Spitz J：*Genodermatoses：A Clinical Guide to Genetic Skin Disorders*, 2nd ed. Philadelphia, PA：Lippincott Williams & Wilkins；2005.

2. Bolognia J, Jorizzo J, Rapini R：*Dermatology*. London, UK：Mosby；2003.

3. James W, Berger T, Elston D：*Andrews' Diseases of the Skin：Clinical Dermatology*, 11th ed. Amsterdam, The Netherlands：Elsevier；2011.

4. Casals M, Campoy A, Aspiolea F, et al. Successful treatment of linear Darier disease with topical adapalene. *J Eur Acad Dermatol Venerol*. 2009；23（2）：237–238.

5. Pérez–Carmona L, Fleta–Asín B, Moreno–García–Del–Real C, et al. Successful treatment of Darier disease with topical pimecrolimus. *Eur J Dermatol*. 2011；21（2）：301–302.

6. Rubegni P, Poggiali S, Sbano P, et al. A case of Darier disease successfully treated with topical tacrolimus. *J Eur Acad Dermatol Venereol*. 2006；20（1）：84–87.

7. Smith, F et al. Pachyonychia Congenita. *Gene Reviews*. 2006；U of WA, Seattle；http://www.ncbi.nlm.nih.gov/books/NBK1280/#_ncbi_dlg_citbx_NBK1280.

8. Lehmann AR, McGibbon D, Stefanini M：Xeroderma pigmentosum. *Orphanet Journal of Rare Diseases*. 2011；6：70. http://www.ncbi.nlm.nih.gov/pubmed/22044607.

9. Sharon TF and Bercovitch L：Pseudoxanthoma elasticum. *Gene Reviews*. 2001；U of WA, Seattle；http://www.ncbi.nlm.nih.gov/books/NBK1113/#_ncbi_dlg_citbx_NBK1113.

170 章

◆患者向け URL

- Stork Bite—**www.nlm.nih.gov/med lineplus/ency/article/001388.htm.**
- HHT Foundation International. Excellent patient information on HHT can be found at the Foundation's website—**www.hht. org.**
- Covermark. Port–wine stains are often psychologically distressing. Cosmetic makeup may be purchased through Covermark—**www.covermark.com.**
- Dermablend is another effective cosmetic product for port–wine stains—**www. dermablend.com.**

◆医療従事者向け URL

- Capillary malformation—**http:// emedicine.medscape.com/article/ 1084479.**
- Medscape. *Laser Treatment of Acquired and Congenital Vascular Lesions*—**http:// emedicine.medscape.com/article/ 1120509.**

◆参考文献

1. Monteagudo B, Labandeira J, Leon–Muinos E et al. Prevalence of birthmarks and transient skin lesions in 1,000 Spanish newborns. *Actas Dermosifiliogr* 2011；102：264–269.
2. Moosavi Z, Hosseini T. One–year survey of cutaneous lesions in 1000 consecutive Iranian newborns. *Pediatr Dermatol.* 2006；23：61–63.
3. Lorenz S, Maier C, Segerer H, Landthaler M, Hohenleutner U. Skin changes in newborn infants in the first 5 days of life. *Hautarzt* 2000；51：396–400.
4. Shih IH, Lin JY, Chen CH, Hong HS. A birthmark survey in 500 newborns：clinical observation in two northern Taiwan medical center nurseries. *Chang Gung Med J.* 2007；30：220–225.
5. Grand'Maison A. Hereditary hemorrhagic telangiectasia. *CMAJ* 2009；180：833–835.
6. Patel GA, Schwartz RA. Cutaneous lymphangioma circumscriptum：frog spawn on the skin. *Int J Dermatol.* 2009；48：1290–1295.
7. Shovlin CL, Guttmacher AE, Buscarini E et al. Diagnostic criteria for hereditary hemorrhagic telangiectasia（Rendu–Osler–Weber syndrome）. *Am J Med Genet.* 2000；91：66–67.
8. Lanigan SW, Taibjee SM. Recent advances in laser treatment of port–wine stains. *Br J Dermatol.* 2004；151：527–533.
9. Faurschou A, Olesen AB, Leonardi–Bee J, Haedersdal M. Lasers or light sources for treating port–wine stains. *Cochrane Database Syst Rev.* 2011；CD007152.
10. van CE, Rutgeerts P, Vantrappen G. Treatment of bleeding gastrointestinal vascular malformations with oestrogen–progesterone. *Lancet.* 1990；335：953–955.
11. Niti K, Manish P. Microcystic lymphatic malformation（lymphangioma circumscriptum）treated using a minimally invasive technique of radiofrequency ablation and sclerotherapy. *Dermatol Surg.* 2010；36：1711–1717.
12. Ikeda M, Muramatsu T, Shida M et al. Surgical management of vulvar lymphangioma circumscriptum：two case reports. *Tokai J Exp Clin Med.* 2011；36：17–20.
13. AlGhamdi KM, Mubki TF. Treatment of lymphangioma circumscriptum with sclerotherapy：an ignored effective remedy. *J Cosmet Dermatol.* 2011；10：156–158.
14. Wang JY, Liu LF, Mao XH. Treatment of lymphangioma circumscriptum with topical imiquimod 5% cream. *Dermatol Surg.* 2012；38：1566–1569.
15. Emer J, Gropper J, Gallitano S, Levitt J. A case of lymphangioma circumscriptum successfully treated with electrodessication following failure of pulsed dye laser. *Dermatol Online J.* 2013；19：2.
16. Savas JA, Ledon J, Franca K, Chacon A, Zaiac M, Nouri K. Carbon dioxide laser for the treatment of microcystic lymphatic malformations（lymphangioma circumscriptum）：a systematic review. *Dermatol Surg.* 2013；39：1147–1157.

171 章

◆患者向け URL

- Foundation for Ichthyosis and Related Skin Types—**www.firstskinfounda tion.org.**
- **www.ichthyosis.com and www.ich thyosis.org.uk** have support groups and information for patients and their parents.
- The American Academy of Dermatology has a summer camp that is free of charge for children with chronic skin conditions called Camp Discovery—**www.camp discovery.org.**

◆医療従事者向け URL

- **http://emedicine.medscape.com/ article/1198130.**
- A helpful free online resource for the genodermatoses, or any genetic disease for that matter, is the Online Mendelian Inheritance of Man website—**www. omim.org.**
- For information on laboratories that perform rare genetic tests and clinics that perform prenatal diagnostic testing for certain conditions—**www.genetests. org.**
- Skin Advocate is a free application for mobile devices that is provided by the Society of Investigative Dermatology. It lists contact information for various patient advocacy groups—**https:// itunes.apple.com/us/app/skin advocate/id465525999?mt=8.**

◆参考文献

1. Oji V et al. Revised nomenclature and classification of inherited ichthyoses：results of the First Ichthyosis Consensus Conference in Soreze 2009. *J Am Acad Dermatol.* 2010；63（4）：607–641.
2. Thyssen JP, Godoy–Gijon, E and Elias, PM. Ichthyosis vulgaris：the filaggrin mutation disease. *Br J Dermatol.* 2013；168（6）：1155–1166.
3. Ingordo V, et al. X–linked ichthyosis in southern Italy. *J Am Acad Dermatol.* 2003；49（5）：962–963.
4. Craig WY, et al. Prevalence of steroid sulfatase deficiency in California according to race and ethnicity. *Prenat Diagn.* 2010；30（9）：893–898.
5. DiGiovanna JJ and Bale SJ. Clinical heterogeneity in epidermolytic hyperkeratosis. *Arch Dermatol.* 1994；130（8）：1026–1035.
6. Bale, SJ and Doyle, SZ. The genetics of ichthyosis：a primer for epidemiologists. *J Invest Dermatol.* 1994；102（6）：49S–50S.
7. Bale, SJ and Richard, G. *Autosomal recessive congenital ichthyosis. GeneReviews*［*Sitio en Internet*］. Seattle, WA. University of Washington, Seattle；2001.
8. Harding CR, Aho S, and Bosko, CA. Filaggrin—revisited. *Int J Cosmet Sci.* 2013.
9. Fernandes NF, Janniger, CK and Schwartz, RA. *X–linked ichthyosis：an oculocutaneous genodermatosis. J Am Acad Dermatol.* 2010；62（3）：480–485.
10. Oji, V and Traupe, H. Ichthyosis：clinical manifestations and practical treatment options. *Am J Clin Dermatol.* 2009；10（6）：351–364.
11. Oji, V and Traupe, H. Ichthyoses：differential diagnosis and molecular genetics. *Eur J Dermatol.* 2006；16（4）：349–359.
12. Prado R et al. Collodion baby：an update with a focus on practical management. *J Am Acad Dermatol.* 2012；67（6）：1362–1374.
13. Haritoglou C et al. Corneal manifestations of X–linked ichthyosis in two brothers. *Cornea.* 2000；19（6）：861–863.
14. Bradshaw KD and Carr, BR. Placental sulfatase deficiency：maternal and fetal expression of steroid sulfatase deficiency and X–linked ichthyosis. *Obstet Gynecol Surv.* 1986；41（7）：401–413.
15. Rizk DE and Johansen, KA. Placental sulfatase deficiency and congenital ichthyosis with intrauterine fetal death：case report. *Am J Obstet Gynecol.* 1993；168（2）：570–571.
16. Lacz NL, Schwartz RA, and Kihiczak G. Epidermolytic hyperkeratosis：a keratin 1 or 10 mutational event. *Int J Dermatol.* 2005；44（1）：1–6.
17. Rodriguez–Pazos L et al. Autosomal recessive congenital ichthyosis. *Actas Dermosifiliogr.* 2013；104（4）：270–284.

18. Kothari D et al. Ichthyosis associated with rickets in two Indian children. *Indian J Dermatol*. 2013；58（3）：244.

19. Sathish Kumar T et al. Vitamin D deficiency rickets with Lamellar ichthyosis. *J Postgrad Med*. 2007；53（3）：215–217.

20. Thacher TD et al. *Nutritional rickets in ichthyosis and response to calcipotriene*. Pediatrics. 2004；114（1）：e119–123.

21. Carlsten C. et al. Atopic dermatitis in a high–risk cohort：natural history, associated allergic outcomes, and risk factors. *Ann Allergy Asthma Immunol*. 2013；110（1）：24–28.

22. Hernandez–Martin A et al. A systematic review of clinical trials of treatments for the congenital ichthyoses, excluding ichthyosis vulgaris. *J Am Acad Dermatol*. 2013；69（4）：544–549 e8.

172 章

◆患者向け URL

· http://my.clevelandclinic.org/childrens–hospital/health–info/diseases–conditions/rheumatology/hic–Juvenile–Idiopathic–Arthritis.aspx.
· www.healthychildren.org/English/health–issues/conditions/orthopedic/pages/Juvenile–Idiopathic–Arthritis.aspx?nfstatus=401&nftoken=00000000–0000–0000–0000–000000000000&nfstatusdescription=ERROR%3a+No+local+token.
· Arthritis Foundation—www.arthritis.org.
· American College of Rheumatology—www.rheumatology.org.
· Pediatric Rheumatology International Trials Organization—www.printo.it/pediatric–rheumatology/index.htm.

◆医療従事者向け URL

· www.rheumatology.org/Practice/Clinical/Guidelines/Juvenile_Idiopathic_Arthritis/.
· http://emedicine.medscape.com/article/1007276.

◆参考文献

1. Gowdie, PJ and Tse, SM. Juvenile idiopathic arthritis. *Pediatr Clin North Am*. 2012；59（2）：301–327.

2. Petty, RE et al. International League of Associations for Rheumatology classification of juvenile idiopathic arthritis：second revision, Edmonton. 2001. *J Rheumatol*. 2004；31（2）：390–392.

3. Gabriel SE, Michaud K. Epidemiological studies in incidence, prevalence, mortality, and comorbidity of the rheumatic diseases. *Arthritis Res Ther*. 2009；11（3）：1–16.

4. Tebo A, et al. Profiling anti–cyclic citrillinated peptide anibodies in patients with juvenile idiopathic arthritis. *Pediatric Rheumatology Online Journal*. 2012；10（1）：29.

5. Beukelman, T., et al. 2011 American College of Rheumatology recommendations for the treatment of juvenile idiopathic arthritis：initiation and safety monitoring of therapeutic agents for the treatment of arthritis and systemic features. *Arthritis Care Res*. 2011；63（4）：465–482.

6. Zulian F, Martini G, Gobber D, Plebani M, Zacchello F, Manners P. Triamcinolone acetonide and hexacetonide intra–articular treatment of symmetrical joints in juvenile idiopathic arthritis：a double–blind trial. *Rheumatology*. 2004；43：1288–1291.

7. Sherry DD, Stein LD, Reed AM, Schanberg LE, Kredich DW. Prevention of leg length discrepancy in young children with pauciarticular juvenile rheumatoid arthritis by treatment with intraarticular steroids. *Arthritis Rheum*. 1999；42：2330–2334.

8. Giannini EH, Brewer EJ, Miller ML, Gibbas D, Passo MH, Hoyeraal HM, et al. for the Pediatric Rheumatology Collaborative Study Group. Ibuprofen suspension in the treatment of juvenile rheumatoid arthritis. *J Pediatr*. 1990；117：645–652.

9. Bhettay E. Double–blind study of sulindac and aspirin in juvenile chronic arthritis. *S Afr Med J*. 1986；70：724–726.

10. Kvien TK, Hoyeraal HM, Sandstad B. Naproxen and acetylsalicylic acid in the treatment of pauciarticular and polyarticular juvenile rheumatoid arthritis：assessment of tolerance and efficacy in a single–centre 24–week double–blind parallel study. *Scand J Rheumatol*. 1984；13：342–350.

11. Haapasaari J, Wuolijoki E, Ylijoki H. Treatment of juvenile rheumatoid arthritis with diclofenac sodium. *Scand J Rheumatol*. 1983；12：325–330.

12. Brewer EJ, Giannini EH, Baum J, Bernstein B, Fink CW, Emery HM, et al. Aspirin and fenoprofen（Nalfon）in the treatment of juvenile rheumatoid arthritis results of the double blind–trial：a segment II study. *J Rheumatol*. 1982；9：123–138.

13. Wallace CA, Giannini EH, Spalding SJ, Hashkes PJ, et al. and for the Childhood Arthritis and Rheumatology Research Alliance. Trial of early aggressive therapy in polyarticular juvenile idiopathic arthritis. *Arthritis & Rheumatism*. 2012；64：2012–2021.

14. Ringold S, Weiss Pamela F, Beukelman T, DeWitt EM, Ilowite NT, Kimura Y, Laxer RM, Lovell DJ, Nigrovic PA, Robinson AB, Vehe RK. Update of the 2011 American College of Rheumatology Recommendations for the Treatment of Juvenile Idiopathic Arthritis：Recommendations for the Medical Therapy of Children With Systemic Juvenile Idiopathic Arthritis and Tuberculosis Screening Among Children Receiving Biologic Medications. *Arthritis & Rheumatism*. 2013；65（10）：2499–2512.

15. Lovell DJ, Giannini EH, Reiff A, Cawkwell GD, Silverman ED, Nocton JJ, et al. for the Pediatric Rheumatology Collaborative Study Group. Etanercept in children with polyarticular juvenile rheumatoid arthritis. *N Engl J Med*. 2000；342：763–769.

16. Lovell DJ, Ruperto N, Goodman S, Reiff A, Jung L, Jarosova K, et al. Adalimumab with or without methotrexate in juvenile rheumatoid arthritis. *N Engl J Med*. 2008；359：810–820.

17. Zak M, Pedersen FK. Juvenile chronic arthritis into adulthood：a long–term follow–up study. *Rheumatology*. 2000；39：198–204.

18. Minden K, Niewerth M, Listing J, Biedermann T, Bollow M, Schontube M, et al. Long–term outcome in patients with juvenile idiopathic arthritis. *Arthritis Rheum*. 2002；46：2392–2401.

19. Bowyer SL, Roettcher PA, Higgins GC, Adams B, Myers LK, Wallace C, et al. Health status of patients with juvenile rheumatoid arthritis at 1 and 5 years after diagnosis. *J Rheumatol*. 2003；30：394–400.

20. Lovell DJ, Reiff A, Ilowite NT, Wallace CA, Chon Y, Lin SL, et al. for the Pediatric Rheumatology Collaborative Study Group. Safety and efficacy of up to eight years of continuous etanercept therapy in patients with juvenile rheumatoid arthritis. *Arthritis Rheum*. 2008；58：1496–1504.

173 章

◆患者向け URL

· Arthritis Foundation—www.arthritis.org/conditions–treatments/disease–center/systemic–lupus–erythematosus–lupus–sle/.
· PubMed Health：Systemic lupus erythematosus—www.ncbi.nlm.nih.gov/pubmedhealth/PMH0001471/.
· Mayo Clinic：Lupus—www.mayoclinic.com/health/lupus/DS00115.
· Womenshealth.gov：Lupus fact sheet—http://www.womenshealth.gov/publications/our–publications/fact–sheet/lupus.pdf.

◆医療従事者向け URL

· Medscape：Systemic Lupus Erythematosus（SLE）—http://emedicine.medscape.com/article/332244–overview.
· Medscape：Discoid Lupus Erythematosus—http://emedicine.medscape.com/article/1065529–overview.

◆参考文献

1. Malleson PN, Fung MY, et al. The inci-

dence of pediatric rheumatic diseases：results from the Canadian Pediatric Rheumatology Association Disease Registry. *J Rheumatol*. 1996；23：1981–1987.

2. Danchenko N, Satia JA, Anthony MS. Epidemiology of systemic lupus erythematosus：a comparison of worldwide disease burden. *Lupus*. 2006；15(5)：308–318.

3. Pistiner M, Wallace DJ, Nessim S, et al. Lupus erythematosus in the 1980s：A survey of 570 patients. *Semin Arthritis Rheum*. 1991；21：55.

4. Healy E, Kieran E, Rogers S. Cutaneous lupus erythematosus－a study of clinical and laboratory prognostic factors in 65 patients. *Ir J Med Sci*. 1995；164：113.

5. Rowell NR. Laboratory abnormalities in the diagnosis and management of lupus erythematosus. *Br J Dermatol*. 1971；84：210.

6. Liu Z, Davidson A. Taming lupus－a new understanding of pathogenesis is leading to clinical advances. *Nature Medicine*. 18：6：871–882.

7. Gill JM, Quisel AM, Rocca PV, Walters DT. Diagnosis of systemic lupus erythematosus. *Am Fam Physician*. 2003；68：2179–2186.

8. Hochberg MC. Updating the American College of Rheumatology revised criteria for the classification of SLE［letter］. *Arthritis Rheum*. 1997；40：1725.

9. Tan EM, Cohen AS, Fries JF, et al. The 1982 revised criteria for the classification of systemic lupus erythematosus. *Arthritis Rheum*. 1982；25：1271–1277.

10. Kao AH, Navratil JS, Ruffing MJ, et al. Erythrocyte C3d and C4d for monitoring disease activity in systemic lupus erythematosus. *Arthritis Rheum*. 2010；62：837.

11. Provost TT. The relationship between discoid and systemic lupus erythematosus. *Arch Dermatol*. 1994；130：1308.

12. Lander SA, Wallace DJ, Weisman MH. Celecoxib for systemic lupus erythematosus：case series and literature review of the use of NSAIDs in SLE. *Lupus*. 2002；11：340.

13. Fessler BJ, Alarcon GS, McGwin G Jr., et al. Systemic lupus erythematosus in three ethnic groups：XVI. Association of hydroxychloroquine use with reduced risk of damage accrual. *Arthritis Rheum*. 2005；52：1473–1480.

14. Parker BJ, Bruce IN. High dose methylprednisolone therapy for the treatment of severe systemic lupus erythematosus. *Lupus*. 2007；16：387–393.

15. Fortin PR, Abrahamowicz M, Ferland D, et al. Steroid–sparing effects of methotrexate in systemic lupus erythematosus：a double–blind, randomized, placebo–controlled trial. *Arthritis Rheum*. 2008；59：1796.

16. FDA news release. FDA approves Benlysta to treat lupus. www.fda.gov/News-Events/Newsroom/PressAnnouncements/ucm246489.htm, accessed February 18, 2012.

17. Erkan D, Lockshin MD. New treatments for antiphospholipid syndrome. *Rheum Dis Clin N Am*. 2006；32：129–148.

18. Cervera R, Khamashta MA, Font J, et al. Morbidity and mortality in systemic lupus erythematosus during a 10–year period：a comparison of early and late manifestations in a cohort of 1,000 patients. *Medicine*. 2003；82：299.

174 章

◆患者向け URL
- The Myositis Association—**www.myositis.org.**
- American College of Rheumatology—**www.rheumatology.org/practice/clinical/patients/diseases_and_conditions/dermatomyositis.asp.**
- National Institute of Neurological Disorders and Stroke. *NINDS Dermatomyositis Information Page*—**www.ninds.nih.gov/disorders/dermatomyositis/dermatomyositis.htm.**

◆医療従事者向け URL
- Medscape. *Juvenile Dermatomyositis*—**http://emedicine.medscape.com/article/1417215.**

◆参考文献

1. Robinson AB, Reed AM. Clinical features, pathogenesis and treatment of juvenile and adult dermatomyositis. *Nat Rev Rheumatol*. 2011；7(11)：664–675.

2. Mendez EP. et al. US incidence of juvenile dermatomyositis, 1995–1998：results from the National Institute of Arthritis and Musculoskeletal and Skin Diseases Registry. *Arthritis Care Res*. 2003；49：300–305.

3. Na SJ, Kim SM, Sunwoo IN, Choi YC. Clinical characteristics and outcomes of juvenile and adult dermatomyositis. *J. Korean Med. Sci*. 2009；24：715–721.

4. Ravelli A, et al. Long–term outcome and prognostic factors of juvenile dermatomyositis：a multinational, multicenter study of 490 patients. *Arthritis Care Res*. 2010；62：63–72.

5. Feldman BM, Rider LG, Reed AM, Pachman LM. Juvenile dermatomyositis and other idiopathic inflammatory myopathies of childhood. *Lancet*. 2008；371：2201–2212.

6. Pachman, LM, et al. History of infection before the onset of juvenile dermatomyositis：results from the National Institute of Arthritis and Musculoskeletal and Skin Diseases Research Registry. *Arthritis Rheum*. 2005；53：166–172.

7. Rider LG, Miller FW. Deciphering the clinical presentations, pathogenesis, and treatment of the idiopathic inflammatory myopathies. *JAMA*. 2011；305：183–190.

8. Connors GR, Christopher–Stine L, Oddis CV, Danoff SK. Interstitial lung disease associated with the idiopathic inflammatory myopathies：what progress has been made in the past 35 years? *Chest*. 2010；138：1464–1474.

9. Sanner H, et al. Pulmonary outcome in juvenile dermatomyositis：a case–control study. *Ann. Rheum. Dis*. 2011；70：86–91.

10. Hill CL Zhang Y, Sigurgeirsson B, Pukkala E, et al. Frequency of specific cancer types in dermatomyositis and polymyositis：a population–based study. *Lancet*. 2001；357：96–100.

11. Huang YL, Chen YJ, Lin MW, Wu CY, et al. Malignancies associated with dermatomyositis and polymyositis in Taiwan：a nationwide population–based study. *British Journal of Dermatology*. 2009；161：854–860.

12. Sigurgeirsson B, Lindelof B, Edhag O, et al. Risk of cancer in patients with dermatomyositis or polymyositis. A population–based study. *N Engl J Med*. 1992；326：363–367.

13. Wedderburn LR, Rider, LG. Juvenile dermatomyositis：new developments in pathogenesis, assessment and treatment. *Best Pract. Res. Clin. Rheumatol*. 2009；23：665–678.

14. Bohan A, Peter JB. Polymyositis and dermatomyositis(first of two parts). *N Engl J Med*. 1975；292(7)：344–347.

15. Bohan A, Peter JB. Polymyositis and dermatomyositis(second of two parts). *N Engl J Med*. 1975；292(8)：403–407.

16. Stringer E, Singh–Grewal D, Feldman BM. Predicting the course of juvenile dermatomyositis：significance of early clinical and laboratory features. *Arthritis Rheum*. 2008；58：3585–3592.

17. Schmeling H, Stephens S, Goia C. et al. Nailfold capillary density is importantly associated over time with muscle and skin disease activity in juvenile dermatomyositis. *Rheumatology*. 2011；50：885–893.

18. Peloro TM, Miller OF, Hahn TF, and Newman ED. Juvenile dermatomyositis：a retrospective review of a 30–year experience. *J Am Acad Dermatol*. 2001；43(1)：28–34.

19. Fathi M, Lundberg IE, and Tomling, G. Pulmonary complications of polymyositis and dermatomyositis. *Semin. Respir*. Crit. Care Med. 2007；28：451–458.

20. Rider LG, Lachenbruch PA, Monroe JB, et al. Damage extent and predictors in adult and juvenile dermatomyositis and polymyositis as determined with the myositis damage index. *Arthritis & Rhematism*. 2007；60(11)：3425–3435.

21. Lowry CA, Pilkington CA. Juvenile dermatomyositis：extramuscular manifestations and their management. *Curr. Opin. Rheumatol*. 2009；21：575–580.

22. Eidelman N et al. Microstructure and

mineral composition of dystrophic calcification associated with the idiopathic inflammatory myopathies. *Arthritis Res. Ther.* 2009 ; 11 : R159.

23. Huber AM, et al. Medium– and long–term functional outcomes in a multicenter cohort of children with juvenile dermatomyositis. *Arthritis Rheum.* 2000 ; 43 : 541–549.

24. Bowyer SL, Blane CE, Sullivan, DB, Cassidy JT. Childhood dermatomyositis : factors predicting functional outcome and development of dystrophic calcification. *J. Pediatr.* 1983 ; 103 : 882–888.

25. Huemer C, et al. Lipodystrophy in patients with juvenile dermatomyositis—evaluation of clinical and metabolic abnormalities. *J. Rheumatol.* 2001 ; 28 : 610–615.

26. Kimball AB, Summers RM, Turner M, et al. Magnetic resonance imaging detection of occult skin and subcutaneous abnormalities in juvenile dermatomyositis. Implications for diagnosis and therapy. *Arthritis Rheum* 2000 ; 43 : 1866–1873.

27. Wedderburn LR, et al. HLA class II haplotype and autoantibody associations in children with juvenile dermatomyositis and juvenile dermatomyositis–scleroderma overlap. *Rheumatology.* 2007 ; 46 : 1786–1791.

28. O'Hanlon TP, et al. HLA polymorphisms in African Americans with idiopathic inflammatory myopathy : allelic profiles distinguish patients with different clinical phenotypes and myositis autoantibodies. *Arthritis Rheum.* 2006 ; 54 : 3670–3681.

29. Chiu SK, Yang YH, Wang LC, et al. Ten–year experience of juvenile dermatomyositis : a retrospective study. *J Microbiol Immunol Infect.* 2007 ; 40 : 68–73.

30. Morinishi Y, Oh–Ishi T, Kabuki T, et al. Juvenile dermatomyositis : clinical characteristics and the relatively high risk of interstitial lung disease. *Mod Rheumatol.* 2007 ; 17 : 413–417.

31. Constantin T, Ponyi A, Orban I, et al. National registry of patients with juvenile idiopathic inflammatory myopathies in Hungary : clinical characteristics and disease course of 44 patients with juvenile dermatomyositis. *Autoimmunity.* 2006 ; 39 : 223–232.

32. Fathi M, Dastmalchi M, Rasmussen E, et al. Interstitial lung disease, a common manifestation of newly diagnosed polymyositis and dermatomyositis. *Ann Rheum Dis.* 2004 ; 63 : 297–301.

33. Kobayashi I, Yamada M, Takahashi Y, et al. Interstitial lung disease associated with juvenile dermatomyositis : clinical features and efficacy of cyclosporin A. *Rheumatology*（Oxford）. 2003 ; 42 : 371–374.

34. Lopez de Padilla CM, et al. Plasmacytoid dendritic cells in inflamed muscle of patients with juvenile dermatomyositis.
Arthritis Rheum. 2007 ; 56 : 1658–1668.

35. Miles L, et al. Predictability of the clinical course of juvenile dermatomyositis based on initial muscle biopsy : a retrospective study of 72 patients. *Arthritis Rheum.* 2007 ; 17 : 725–730.

36. Huber AM, Robinson AB, Reed AM, et al. Consensus treatments for moderate juvenile dermatomyositis : beyond the first two months. Results of the Second Childhood Arthritis and Rheumatology Research Alliance Consensus Conference. *Arthritis Care and Research.* 2012 ; 64（4）: 546–553.

37. Omori CH, Silva CA, Sallum AM, et al. Exercise training in juvenile dermatomyositis. *Arthritis Care and Research.* 2012 ; 54（8）: 1186–1194.

38. Ramanan AV, et al. The effectiveness of treating juvenile dermatomyositis with methotrexate and aggressively tapered corticosteroids. *Arthritis Rheum.* 2005 ; 52 : 3570–3578.

39. Aggarwal R, Oddis CV. Therapeutic approaches in myositis. *Curr Rheumatol Rep.* 2011 ; 13（3）: 182–191.

40. Niehues T, Horneff G, Michels H, Höck MS, and Schuchmann L. Evidence–based use of methotrexate in children with rheumatic diseases : a consensus statement of the Working Groups Pediatric Rheumatology Germany（AGKJR）and Pediatric Rheumatology Austria. *Rheumatol Int.* 2005 ; 25 : 160–178.

41. Stringer E, et al. Treatment approaches to juvenile dermatomyositis（JDM）across North America : The Childhood Arthritis and Rheumatology Research Alliance（CARRA）JDM Treatment Survey. *J. Rheum.* 2010 ; 37 : 1953–1961.

42. Woo TY, Callen JP, Voorhees JJ, Bickers DR, Hanno R, Hawkins C. Cutaneous lesions of dermatomyositis are improved by hydroxychloroquine. *J Am Acad Dermatol.* 1984 ; 10 : 592–600.

43. Bloom BJ, Tucker LB, Klein–Gitelman M, Miller LC, Schaller JG. Worsening of the rash of juvenile dermatomyositis with hydroxychloroquine therapy. *J Rheumatol.* 1994 ; 21 : 2171–2172.

44. Pelle MT, Callen JP. Adverse cutaneous reactions to hydroxychloroquine are more common in patients with dermatomyositis than in patients with cutaneous lupus erythematosus. *Arch Dermatol.* 2002 ; 138 : 1231–1233.

45. Riley P. et al. Effectiveness of infliximab in the treatment of refractory juvenile dermatomyositis with calcinosis. *Rheumatology*（Oxford）. 2008 ; 47 : 877–880.

46. Seshadri R, Feldman BM, Ilowite N, Cawkwell G, Pachman LM. The role of aggressive corticosteroid therapy in patients with juvenile dermatomyositis : a propensity score analysis. *Arthritis Rheum.* 2008 ; 59 : 989–995.

47. Klein–Gitelman MS, Waters T, Pachman LM. The economic impact of intermittent high–dose intravenous versus oral corticosteroid treatment of juvenile dermatomyositis. *Arthritis Care Res.* 2000 ; 13 : 360–368.

48. Lang BA, Laxer RM, Murphy G, Silverman ED, Roifman CM. Treatment of dermatomyositis with intravenous gammaglobulin. *Am J Med.* 1991 ; 91 : 169–172.

49. Manlhiot C, et al. Safety of intravenous immunoglobulin in the treatment of juvenile dermatomyositis : adverse reactions are associated with immunoglobulin A content. *Pediatrics.* 2008 ; 121 : e626–e630.

50. Morris P, Dare J. Juvenile dermatomyositis as a paraneoplastic phenomenon : an update. *J. Pediatr. Hematol. Oncol.* 2010 ; 32 : 189–191.

51. Huber AM, et al. Medium– and long–term functional outcomes in a multicenter cohort of children with juvenile dermatomyositis. *Arthritis Rheum.* 2000 ; 43 : 541–549.

175 章

◆患者向け URL

- Kids Health : Henoch–*Schönlein Purpura*—**http://kidshealth.org/parent/medical/heart/hsp.html.**
- Mayo Clinic : Henoch–*Schonlein Purpura*—**www.mayoclinic.com/health/henoch–schonlein–purpura/DS00838.**

◆医療従事者向け URL

- The Johns Hopkins Vasculitis Center. *Henoch Schonlein Purpura*—**www.hopkinsvasculitis.org/types–vasculitis/henochschnlein–purpura.**
- Medscape. *Henoch–Schonlein Purpura*—**www.emedicine.medscape.com/article/984105.**

◆参考文献

1. Saulsbury, FT. Henoch–Schönlein purpura in children. Report of 100 patients and review of the literature. *Medicine*（Baltimore）. 1999 ; 78（6）: 395–409.

2. McCarthy HJ, Tizard EJ. Clinical practice : Diagnosis and management of Henoch–Schonlein purpura. *Eur J Pediatr.* 2010 ; 169 : 643–650.

3. Gardner–Medwin JM, Dolezalova P, Cummins C, Southwood TR. Incidence of Henoch–Schönlein purpura, Kawasaki disease, and rare vasculitides in children of different ethnic origins. *Lancet.* 2002 ; 360（9341）: 1197–1202.

4. Aalberse J, Dolman K, Ramnath G, et al. Henoch Schönlein purpura in children : an epidemiological study among Dutch paediatricians on incidence and diagnostic criteria. *Ann Rheum Dis.* 2007 ; 66（12）: 1648–1650.

5. Ozen S. The spectrum of vasculitis in

children. *Best Pract Res Clin Rheumatol.* 2002；16：411–425.

6. Yang YH, Chuang YH, Wang LC, et al. The immunobiology of Henoch–Schonlein Purpura. *Autoimmun Rev.* 2008；7：179–184.

7. Ozaltin F, Bakkaloglu A, Ozen S, et al. The significance of IgA class of antineutrophil cytoplasmic antibodies（ANCA）in childhood Henoch–Schönlein purpura. *Clin Rheumatol.* 2004；23（5）：426–429.

8. Al Shayyeb M, Batieha A, El–Shanti H, et al. Henoch–Schonlein purpura and streptococcal infection：a prospective case–control study. *Annals of Tropical Paediatrics.* 1999；19：253–255.

9. Ronkainen J, Koskimies O, Ala–Houhala M, et al. Early prednisone therapy in Henoch–Schönlein purpura：a randomized, double–blind, placebo–controlled trial. *J Pediatr.* 2006；149（2）：241–247.

10. Kaku Y, Nohara K, Honda S. Renal involvement in Henoch–Schönlein purpura：a multivariate analysis of prognostic factors. *Kidney Int.* 1998；53：1755–1759.

11. Sano H, Izumida M, Shimizu H, Ogawa Y. Risk factors of renal involvement and significant proteinuria in Henoch–Schönlein purpura. *Eur J Pediatr.* 2002；161：196–201.

12. Saulsbury FT. Henoch–Schonlein purpura. *Current Opinion in Rheumatology.* 2010；22：598–602.

13. Ozçakar ZB, Yalçinkaya F, Cakar N, et al. MEFV mutations modify the clinical presentation of Henoch–Schönlein purpura. *J Rheumatol.* 2008；35（12）：2427–2429.

14. Ozen S, Ruperto N, Dillon MJ, et al. EULAR/PReS endorsed consensus criteria for the classification of childhood vasculitides. *Ann Rheum Dis.* 2006；65（7）：936–941.

15. Brogan P, Eleftheriou D, Dillon M. Small vessel vasculitis. *Pediatr Nephrol.* 2010；25：1025–1035.

16. Ha TS, Lee JS. Scrotal involvement in childhood Henoch–Schönlein purpura. *Acta Paediatr.* 2007；96（4）：552–555.

17. Robson WL, Leung AK. Henoch–Schonlein purpura. *Adv Pediatr.* 1994；41：163–194.

18. Reamy BV, Williams PM, Lindsay TJ. Henoch–Schonlein purpura. *Am Fam Physician.* 2009；80（7）：697–704.

19. Jauhola O, Ronkainen J, Koskimies O, et al. Renal manifestations of Henoch–Schonlein purpura in a 6–month prospective study of 223 children. *Arch Dis Child.* 2010；95：877–882.

20. Zaffanello M, Fanos V. Treatment–based literature of Henoch–Schonlein purpura nephritis in childhood. *Pediatr Nephrol.* 2009；24：1901–1911.

21. Narchi H. Risk of long term renal impairment and duration of follow up recommended for Henoch–Schönlein purpura with normal or minimal urinary findings：a systematic review. *Arch Dis Child.* 2005；90（9）：916–920.

22. Wen YK, Yang Y, Chang CC. Cerebral vasculitis and intracerebral hemorrhage in Henoch–Schönlein purpura treated with plasmapheresis. *Pediatr Nephrol.* 2005；20（2）：223–225.

23. Roberti I, Reisman L, Churg J. Vasculitis in childhood. *Pediatr Nephrol.* 1993；7：479–489.

24. Schwab J, Benya E, Lin R, Majd K. Contrast enema in children with Henoch–Schönlein purpura. *J Pediatr Surg.* 2005；40（8）：1221–1223.

25. Meadow SR, Scott DG. Berger disease：Henoch–Schonlein syndrome without the rash. *J Pediatr.* 1985；106：27–32.

26. Huber AM, King J, McLaine P, Klassen T, Pothos M. A randomized, placebo–controlled trial of prednisone in early Henoch–Schönlein purpura. *BMC Med.* 2004；2：7.

27. Chartapisak W, Opastiraku S, Willis NS, et al. Prevention and treatment of renal disease in Henoch–Schonlein purpura：a systematic review. *Arch Dis Child.* 2009；94：132–137.

28. Stewart M, Savage JM, Bell B, McCord B. Long term renal prognosis of Henoch–Schönlein purpura in an unselected childhood population. *Eur J Pediatr.* 1988；147：113–115.

29. Ronkainen J, Nuutinen M, Koskimies O. The adult kidney 24 years after childhood Henoch–Schonlein purpura：a retrospective cohort study. *Lancet.* 2002；360：666–670.

30. Coppo R, Mazzucco G, Cagnoli L, Lupo A, Schena FP. Long–term prognosis of Henoch–Schönlein nephritis in adults and children. *Nephrol Dial Transplant.* 1997；12：2277–2283.

31. Mir S, Yavascan O, Mutlubas F, et al. Clinical outcome in children with Henoch– Schönlein nephritis. *Pediatr Nephrol.* 2007；22：64–70.

176 章

◆患者／医療従事者向け URL

· **http://my.clevelandclinic.org/ orthopaedics–rheumatology/dis eases–conditions/periodic–fever– syndrome.aspx.**
· **www.rheumatology.org/practice/ clinical/patients/diseases_and_ conditions/pfapa.asp.**
· NOMID alliance—**http://www.nomi dalliance.org/index.php.**
· Pediatric Rheumatology International Trials Organization—**www.printo.it/ pediatric–rheumatology/informa tion/UK/index.htm.**
· **http://pedsinreview.aappublica**

tions.org/content/30/5/e34.full. pdf+html.

◆参考文献

1. Zeft AS, Spalding SJ. Autoinflammatory syndromes：fever is not always a sign of infection. *Cleve Clin J Med.* 2012；79（8）：569–581.

2. Marshall SJ, Edwards KM, and Lawton AR. PFAPA syndrome. *Pediatr Infect Dis J.* 1989；8（9）：658–659.

3. Cuisset L, et al. Mutations in the autoinflammatory cryopyrin–associated periodic syndrome gene：epidemiological study and lessons from eight years of genetic analysis in France. *Ann Rheum Dis.* 2011；70（3）：495–499.

4. Shinar Y, et al. Guidelines for the genetic diagnosis of hereditary recurrent fevers. *Ann Rheum Dis.* 2012；71（10）：1599–1605.

5. Cochard M, et al. PFAPA syndrome is not a sporadic disease. *Rheumatology（Oxford）.* 2010；49（10）：1984–1987.

6. Ter Haar N, et al. Treatment of autoinflammatory diseases：results from the Eurofever Registry and a literature review. *Ann Rheum Dis.* 2013；72（5）：678–685.

7. Bulua AC, et al. *Efficacy of etanercept in the tumor necrosis factor receptor–associated periodic syndrome：a prospective, open–label, dose–escalation study. Arthritis Rheum.* 2012；64（3）：908–913.

8. Bodar et al. On–demand anakinra treatment is effective in mevalonate kinase deficiency. *Ann Rheum Dis.* 2011；70（12）：2155–2158.

9. Zemer D, et al. Colchicine in the prevention and treatment of the amyloidosis of familial Mediterranean fever. *N Engl J Med.* 1986；314（16）：1001–1005.

10. Hashkes PJ, et al. Rilonacept for colchicine–resistant or –intolerant familial Mediterranean fever：a randomized trial. *Ann Intern Med.* 2012；157（8）：533–541.

11. van der Hilst, JC, et al. Long–term follow–up, clinical features, and quality of life in a series of 103 patients with hyperimmunoglobulinemia D syndrome. *Medicine（Baltimore）.* 2008.87（6）：301–310.

12. Licameli G ,et al. Long–term surgical outcomes of adenotonsillectomy for PFAPA syndrome. *Arch Otolaryngol Head Neck Surg.* 2012；138（10）：902–906.

177 章

◆患者向け URL

· **www.nhlbi.nih.gov/health/health– topics/topics/kd/treatment.html.**
· **www.healthychildren.org/English/ health–issues/conditions/heart/ pages/Kawasaki–Disease.aspx?.**
· **www.ncbi.nlm.nih.gov/pubmed health/PMH0001984/.**
· **www.kdfoundation.org/.**

◆医療従事者向け URL
- **www.cdc.gov/kawasaki/.**
- Holman RC, Curns AT, Belay ED, Steiner CA, Schonberger LB：Kawasaki syndrome hospitalizations in the United States, 1997 and 2000. *Pediatrics*. 2003；112：495–501.
- Newburger JW, Takahashi M, Gerber MA：Diagnosis, treatment, and long-term management of Kawasaki disease：a statement for health professionals from the Committee on Rheumatic Fever, Endocarditis and Kawasaki Disease, Council on Cardiovascular Disease in the Young, American Heart Association. *Circulation* 110（2004）：2747–2771.

◆参考文献
1. Holman RC, Belay ED, Christensen KY. Hospitalizations for Kawasaki syndrome among children in the United States, 1997–2007. *Pediatr Infect Dis J*. 2010；29：483–488.
2. Nakamura Y, Yashiro M, Uehara R. Epidemiologic features of Kawasaki disease in Japan：results of the 2007–2008 nationwide survey. *J Epidemiol*. 2010；20：302–307.
3. Rosenfeld EA, CorydonKE, Shulman ST. Kawasaki disease in infants less than one year of age. *J Pediatr*. 1995；126：524–529.
4. Rowley AH, Gonzalez–Crussi F, Gidding SS, Duffy CE, Shulman ST. Incomplete Kawasaki disease with coronary artery involvement. *J Pediatr*. 1987；110：409–413.
5. Friter BS, Lucky AW. The perineal eruption of Kawasaki syndrome. *Arch Dermatol*. 1988；124：1805–1810.
6. Burke MJ, Rennebohm RM. Eye involvement in Kawasaki disease. *J Pediatr Ophthalmol Strabismus*. 1981；18：7–12.
7. Newburger JW, Takahashi M, Gerber MA. Diagnosis, treatment, and long-term management of Kawasaki disease：a statement for health professionals from the Committee on Rheumatic Fever, Endocarditis and Kawasaki Disease, Council on Cardiovascular Disease in the Young, American Heart Association. *Circulation*. 2004；110：2747–2771.
8. Tizard EJ, Suzuki A, Levin M, Dillon MJ. Clinical aspects of 100 patients with Kawasaki disease. *Arch Dis Child*. 1991；66：185–188.
9. Newburger JW, Takahashi M, Burns JC. The treatment of Kawasaki syndrome with intravenous gamma globulin. *N Engl J Med*. 1986；315：341–347.
10. Newburger JW, Takahashi M, Beiser AS. A single intravenous infusion of gamma globulin as compared with four infusions in the treatment of acute Kawasaki syndrome. *N Engl J Med*. 1991；324：1633–1639.
11. Sundel RP, Burns JC, Baker A. Gamma globulin re–treatment in Kawasaki disease. *J Pediatr*. 1993；123：657–659.
12. Burns JC, Capparelli EV, Brown JA. Intravenous gamma–globulin treatment and retreatment in Kawasaki disease. US/Canadian Kawasaki Syndrome Study Group *Pediatr Infect Dis J*. 1998；17：1144–1148.
13. Han RK, Silverman ED, Newman A, McCrindle BW. Management and outcome of persistent or recurrent fever after initial intravenous gamma globulin therapy in acute Kawasaki disease. *Arch Pediatr Adolesc Med*. 2000；154：694–699.
14. Newburger JW, Sleeper LA, McCrindle BW. Randomized trial of pulsed corticosteroid therapy for primary treatment of Kawasaki disease *N Engl J Med*. 2007；356：663–675.

178 章

◆患者向け URL
- American College of Rheumatology. *Handout on Localized Scleroderma*—**www.niams.nih.gov/Health_Info/Scleroderma/default.asp.**
- Arthritis Foundation. Handout on scleroderma—**www.afstore.org/Products–By–Topic/Other–Diseases/SCLERODERMA–FREE–PDF.**
- The John Hopkins Scleroderma Center：Living with Scleroderma—**www.hopkinsscleroderma.org/patients/living–scleroderma/.**
- Cleveland Clinic：Pediatric Scleroderma—**http://www.cchs.net/health/health–info/docs/1600/1679.asp?index=4910.**

◆医療従事者向け URL
- National Institute of Arthritis and Musculoskeletal and Skin Diseases. *Handout on Health*：Scleroderma—**www.niams.nih.gov/Health_Info/Scleroderma/default.asp.**
- The John Hopkins Scleroderma Center—**http://emedicine.medscape.com/article/331864.**

◆参考文献
1. Lawrence RC, Helmick CG, Arnett FC, et al. Estimates of the prevalence of arthritis and selected musculoskeletal disorders in the United States. *Arthritis Rheum*. 1998；41（5）：778–799.
2. Peterson LS, Nelson AM, Su WP. Classification of morphea（localized scleroderma）. *Mayo Clin Proc*. 1995；70：1068.
3. Zulian F, Athreya BH, Laxer R, et al. Juvenile localized scleroderma：clinical and epidemiological features in 750 children. An international study. *Rheumatology*（Oxford）. 2006；45：614.
4. Rossi P, Fossaluzza V, Gonano L. Localized scleroderma evolving into systemic sclerosis. *J Rheumatol*. 1985；12：629.
5. Kornreich HK, King KK, Bernstein BH, et al. Scleroderma in childhood. *Arthritis Rheum*. 1977；20：343.
6. Cassidy JT, Sullivan DB, Dabich L, Petty RE. Scleroderma in children. *Arthritis Rheum*. 1977；20：351.
7. Martini G, Foeldvari I, Russo R, et al. Systemic sclerosis in childhood：clinical and immunologic features of 153 patients in an international database. *Arthritis Rheum*. 2006；54：3971.
8. Herrick AL, Ennis H, Bhushan M, et al. Incidence of childhood linear scleroderma and systemic sclerosis in the UK and Ireland. *Arthritis Care Res*（Hoboken）. 2010；62：213.
9. Chifflot H, Fautrel B, Sordet C, et al. Incidence and prevalence of systemic sclerosis：a systematic literature review. *Semin Arthritis Rheum*. 2008；37（4）：223–235.
10. Steen VD, Lucas M, Fertig N, Medsger TA Jr：Pulmonary arterial hypertension and severe pulmonary fibrosis in systemic sclerosis patients with a nucleolar antibody. *J Rheumatol*. 2007；34（11）：2230–2235.
11. Zulian F, Vallongo C, Woo P, et al. Localized scleroderma in childhood is not just a skin disease. *Arthritis Rheum*. 2005；52：2873.
12. Akesson A, Wollheim FA. Organ manifestations in 100 patients with progressive systemic sclerosis：a comparison between the CREST syndrome and diffuse scleroderma. *Br J Rheumatol*. 1989；28（4）：281–286.
13. Medsger TA Jr, Masi AT. Survival with scleroderma. II. A life–table analysis of clinical and demographic factors in 358 male U.S. veteran patients. *J Chronic Dis*. 1973；26（10）：647–660.
14. Tuffanelli DL, Winkelmann RK. Systemic scleroderma, a clinical study of 727 cases. *Arch Dermatol*. 1961；84：359–371.
15. Janosik DL, Osborn TG, Moore TL, et al. Heart disease in systemic sclerosis. *Semin Arthritis Rheum*. 1989；19（3）：191–200.
16. Byers RJ, Marshall DA, Freemont AJ. Pericardial involvement in systemic sclerosis. *Ann Rheum Dis*. 1997；56（6）：393–394.
17. Zulian F, Woo P, Athreya BH, et al. The Pediatric Rheumatology European Society/American College of Rheumatology/European League against Rheumatism provisional classification criteria for juvenile systemic sclerosis. *Arthritis Rheum*. 2007；57：203.
18. Reveille JD, Solomon DH. Evidence–based guidelines for the use of immunologic tests：Anticentromere, Scl–70, and nucleolar antibodies. *Arthritis Rheum*. 2003；49（3）：399–412.
19. Kreuter A, Breuckmann F, Uhle A, et al. Low–dose UVA1 phototherapy in systemic sclerosis：effects on acrosclerosis. *J Am Acad Dermatol*. 2004；50（5）：740–

20.　Lapiere JC, Aasi S, Cook B, Montalvo A. Successful correction of depressed scars of the forehead secondary to trauma and morphea en coup de sabre by en bloc autologous dermal fat graft. *Dermatol Surg.* 2000；26：793.

21.　Seyger MM, van den Hoogen FH, de Boo T, de Jong EM. Low-dose methotrexate in the treatment of widespread morphea. *J Am Acad Dermatol.* 1998；39（2：1）：220-225.

22.　Cunningham BB, Landells ID, Langman C, et al. Topical calcipotriene for morphea/linear scleroderma. *J Am Acad Dermatol.* 1998；39：211.

23.　Zulian F, Martini G, Vallongo C, et al. Methotrexate treatment in juvenile localized scleroderma：a randomized, double-blind, placebo-controlled trial. *Arthritis Rheum.* 2011；63：1998.

24.　Kreuter A, Gambichler T, Breuckmann F, et al. Pulsed high-dose corticosteroids combined with low-dose methotrexate in severe localized scleroderma. *Arch Dermatol.* 2005；141（7）：847-852.

25.　Thompson AE, Shea B, Welch V, et al. Calcium-channel blockers for Raynaud's phenomenon in systemic sclerosis. *Arthritis Rheum.* 2001；44（8）：1841-1847.

26.　Clifford PC, Martin MF, Sheddon EJ, et al. Treatment of vasospastic disease with prostaglandin E1. *Br Med J.* 1980；281（6247）：1031-1034.

27.　Tashkin DP, Elashoff R, Clements PJ, et al. Cyclophosphamide versus placebo in scleroderma lung disease. *N Engl J Med.* 2006；354（25）：2655-2666.

28.　Quartier P, Bonnet D, Fournet JC, et al. Severe cardiac involvement in children with systemic sclerosis and myositis. *J Rheumatol.* 2002；29：1767.

179 章

◆患者向け URL
細菌性およびウイルス性胃腸炎
・**wwwnc.cdc.gov/travel.**
・**http://patiented.aap.org/content. aspx?aid=5473.**
・**www.healthychildren.org/english/ tips-tools/symptom-checker/ pages/Diarrhea.aspx.**
寄生虫感染
・The Centers for Disease Control and Prevention division of parasitic diseases has information on many parasitic diseases—**www.cdc.gov/parasites.**

◆医療従事者向け URL
細菌性およびウイルス性胃腸炎
・American Academy of Pediatrics. *Red Book：2012 Report of the Committee on Infectious Diseases.* Pickering LK, ed. 29th ed. Elk Grove Village, IL：American Academy of Pediatrics；2012.
・**http://pedsinreview.aappublica tions.org/content/33/11/487.**

extract.
寄生虫感染
・Centers for Disease Control and Prevention（CDC）—**www.cdc.gov/para sites.**
・The Medical Letter's "Drugs for Parasitic Infections" is available online at **www. medletter.com** for individual and institutional subscribers.

◆参考文献
1.　Centers for Disease Control and Prevention. Prevention of rotavirus gastroenteritis among infants and children. Recommendations of the Advisory Committee on Immunization Practices. *MMWR.* 2006；55：1-53.

2.　http://wwwnc.cdc.gov/travel/page/travelers-diarrhea.

3.　http://www.cdc.gov/vaccines/pubs/surv-manual/chpt13-rotavirus.html.

4.　Hartling L, Bellemar S, Wiebe N, et al. Oral versus intravenous rehydration for treating dehydration due to gastroenteritis in children. *Cochrane Database Syst Rev.* 2006；3CD004390.

5.　Allen SJ, Okoko B, Martinez E, Gregorio G, Dans LF. Probiotics for treating infectious diarrhoea. *Cochrane Database Syst Rev.* 2004；（2）：CD003048.

6.　Thomas DW, Greer FR. Committee on Nutrition. Clinical report—probiotics and prebiotics in pediatrics. *Pediatrics.* 2010；126：1217-1222.

7.　American Academy of Pediatrics：Shigella infections. *Red Book：2012 Report of the Committee on Infectious Diseases.* Pickering LK, ed. 29th ed. Elk Grove Village, IL：American Academy of Pediatrics；2012：645-647.

8.　American Academy of Pediatrics. Campylobacter infections. *Red Book：2012 Report of the Committee on Infectious Diseases.* Pickering LK, ed. 29th ed. Elk Grove Village, IL：American Academy of Pediatrics；2012：262-264.

9.　American Academy of Pediatrics. Salmonella Infections. *Red Book：2012 Report of the Committee on Infectious Diseases.* Pickering LK, ed. 29th ed. Elk Grove Village, IL：American Academy of Pediatrics；2012：635-640.

10.　American Academy of Pediatrics. Rotavirus infections. *Red Book：2012 Report of the Committee on Infectious Diseases.* Pickering LK, ed. 29th ed. Elk Grove Village, IL：*American Academy of Pediatrics.* 2012：626-629.

11.　Centers for Disease Control and Prevention. *Parasites.* http://www.cdc.gov/parasites, accessed September 11, 2011.

12.　The Medical Letter. Drugs for parasitic infections. Treatment guidelines. 2nd ed, 2010. http://secure.medicalletter.org/system/files/private/parasitic.pdf, accessed September 11, 2011.

180 章
◆患者向け URL
・Centers for Disease Control and Prevention—**www.cdc.gov/std/Gonor rhea/STDFact-gonorrhea.htm.**
◆医療従事者向け URL
・The Centers for Disease Control and Prevention（CDC） website has the latest epidemiologic data and management recommendations—**www.cdc.gov/std/ default.htm.**
・The newest CDC Treatment Guidelines—**www.cdc.gov/std/treat ment.**
・The Practitioners Handbook for the Management of Sexually Transmitted Diseases. From the Seattle STD/HIV Prevention Training Center. Includes an image gallery—**http://depts.wash ington.edu/handbook/index.html.**

◆参考文献
1.　U.S. Centers for Disease Control and Prevention. http://www.cdc.gov/std/stats10/chlamydia.htm, accessed September 2, 2012.

2.　Brill JR. Diagnosis and treatment of urethritis in men. *Am Fam Physician.* 2010；81（7）：873-878.

3.　Sugunendran H, Birley HD, Mallinson H, et al. Comparison of urine, first and second endourethral swabs for PCR based detection of genital Chlamydia trachomatis infection in male patients. *Sex Transm Infect.* 2001；77（6）：423-426.

4.　Stewart CM, Schoeman SA, Booth RA, et al. Assessment of self taken swabs versus clinician taken swab cultures for diagnosing gonorrhea in women：single centre, diagnostic accuracy study. *BMJ.* 2012；345：e8107.

5.　Geisler WM, Yu S, Hook EW III. Chlamydial and gonococcal infection in men without polymorphonuclear leukocytes on Gram stain：implications for diagnostic approach and management. *Sex Transm Dis.* 2005；32（10）：630-634.

6.　Bowden FJ. Reappraising the value of urine leukocyte esterase testing in the age of nucleic acid amplification. *Sex Transm Dis.* 1998；25（6）：322-326.

7.　Bremnor J, Sadovsky R. Evaluation of dysuria in adults. *Am Fam Physician.* 2002；65（8）：1589-1596.

8.　Centers for Disease Control and Prevention（CDC）. *Sexually Transmitted Diseases Treatment Guidelines, 2010：Gonococcal-infections.* http://www.cdc.gov/std/treatment/2010/gonococcal-infections.htm, accessed September 2, 2012.

9.　Update to CDC's Sexually Transmitted Diseases Treatment Guidelines, 2010：Oral Cephalosporins No Longer a Recommended Treatment for Gonococcal Infections. *MMWR.* 2012；61（31）：590-594. http://www.cdc.gov/mmwr/preview/mmwrhtml/mm6131a3.htm?s_cid=mm6131a3_w, accessed September

2, 2012.

10. Centers for Disease Control and Prevention(CDC). *Sexually Transmitted Diseases Treatment Guidelines, 2010*: *Chlamydial Infections*. http://www.cdc.gov/std/treatment/2010/chlamydial–infections.htm, accessed September 2, 2012.

181 章

◆患者向け URL

・Centers for Disease Control and Prevention(CDC). *Sexually Transmitted Diseases*(*STDs*): *Syphilis–CDC Fact Sheet*—**www.cdc.gov/std/syphilis/stdfact–syphilis.htm.**

◆医療従事者向け URL

・**http://emedicine.medscape.com/article/229461.**

・The Centers for Disease Control and Prevention. *Sexually Transmitted Diseases Treatment Guidelines*—**www.cdc.gov/std/treatment/2010/toc.htm.**(Also available to download as an ebook for Apple iPad, iPhone, or iPod Touch—**www.cdc.gov/std/2010–ebook.htm.**)

◆参考文献

1. Centers for Disease Control and Prevention(CDC). *Sexually Transmitted Diseases Surveillance. Syphilis*. http://www.cdc.gov/std/stats10/Syphilis.htm, accessed February 21, 2013.

2. Centers for Disease Control and Prevention(CDC). *Sexually Transmitted Diseases. Syphilis*. http://www.cdc.gov/std/syphilis/, accessed April 8, 2014.

3. Horberg MA, Ranatunga DK, Quesenberry CP, et al. Syphilis epidemiology and clinical outcomes in HIV–infected and HIV–uninfected patients in Kaiser Permanente Northern California. *Sex Transm Dis*. 2010; 37(1): 53–58.

4. Centers for Disease Control and Prevention(CDC): Syphilis testing algorithms using treponemal tests for initial screening－four laboratories, New York City, 2005–2006. *MMWR Morb Mortal Wkly Rep*. 2008; 57(32): 872–875.

5. Centers for Disease Control and Prevention(CDC): *Sexually Transmitted Diseases Treatment Guidelines, 2010*: *Diseases Characterized by Genital, Anal, or Perianal Ulcers*. http://www.cdc.gov/std/treatment/2010/genital-ulcers.htm#syphilis, accessed April 8, 2014.

182 章

◆患者向け URL

・The Body: the Complete HIV/AIDS Resource—**www.thebody.com.**

・AIDS Alliance for Children, Youth, & Families—**www.aids–alliance.org.**

・Project Inform—**www.projectinform.org.**

◆医療従事者向け URL

・NIH website: AIDSinfo Offering information on HIV/AIDS treatment, prevention and research—**www.aidsinfo.nih.gov/.**

・CDC website: Act Against AIDS—**www.cdc.gov/actagainstaids/index.html.**

・WHO guidelines on HIV/AIDS—**www.who.int/publications/guidelines/hiv_aids/en/index.html.**

◆参考文献

1. Schneider E, Whitmore S, Glynn MK, et al. Revised Surveillance Case Definitions for HIV Infection Among Adults, Adolescents, and Children Aged <18 Months and for HIV Infection and AIDS Among Children Aged 18 Months to <13 Years—United States, 2008. *MMWR Reccommendations and Reports*. 2008; 57(RR10): 1–8.

2. American Academy of Pediatrics: Human Immunodeficiency Virus Infection. In *Red Book*: *2012 Report of the Committee on Infectious Disease*, edited by LK Pickering, CJ Baker, DW Kimberlin, SS Long. Elk Grove Village, IL: American Academy of Pediatrics; 2012: 418–438.

3. Chou, R, Cantor AG, Zakher B, Bougatsos C: Screening for HIV in Pregnant Women: Systematic Review to Update the 2005 U.S. Preventive Services Task Force Recommendation. *Annals of Internal Medicine*. 2012; 157(10): 719–728.

4. Landovitz, RJ, Currier, JS: Postexposure Prophylaxis for HIV Infection. *The New England Journal of Medicine*. 2009; 361(18): 1768–1775.

5. Recommendations from CDC, the National Institutes of Health, the HIV Medicine Association of the Infectious Diseases Society, and the American Academy of Pediatrics: Guidelines for the Prevention and Treatment of Opportunistic Infections Among HIV–Exposed and HIV–Infected Children. *MMWR Reccommendations and Reports*. 2009; 58(RR–11): 1–165.

6. Read, JS: From the American Academy of Pediatrics: Diagnosis of HIV–1 Infection in Children Younger Than 18 Months in the United States. *Pediatrics*. 2007; 120(6): e1547–e1562.

7. HHS Panel on Antiretroviral Therapy and Medical Mangement of HIV–infected Children: Guidelines for the Use of Antiretroviral Agents in Pediatric HIV Infection. http://aidsinfo.nih.gov/content files/PediatricGuidelines.pdf.

8. Nielsen–Saines, K, Watts, H and Veloso, VG, et al. Three postpartum Antiretroviral regimens to prevent intrapatum infection. *The New England Journal of Medicine*. 2012; 366(25): 2368–2379.

9. Smith, DK, Thigpen, M and Nesheim, S, et al. Interim Guidance for Clinicians Considering the Use of Preexposure Prophylaxis for the Prevention of HIV Infection in Heterosexually Active Adults.

MMWR. 2012; 61(31): 586–589.

183 章

◆患者向け URL

・Centers for Disease Control and Prevention(CDC). *Lyme Disease*—**www.cdc.gov/lyme/.**

・Centers for Disease Control and Prevention(CDC). *Tick Removal*—**www.cdc.gov/lyme/removal/index.html.**

◆医療従事者向け URL

・Centers for Disease Control and Prevention(CDC). *Lyme Disease*—**www.cdc.gov/lyme/.**

◆参考文献

1. Sternbach G, Dibble CL. Willy Burgdorfer: Lyme disease. *J Emerg Med*. 1996; 14(5): 631–634.

2. Centers for Disease Control and Prevention. Lyme disease—United States, 2003–2005. *MMWR Morb Mortal Wkly Rep*. 2007; 56(23): 573–576.

3. Centers for Disease Control and Prevention. *Lyme Disease*. http://www.cdc.gov/lyme, accessed December 7, 2013.

4. Meyerhoff JO. *Lyme Disease*. http://emedicine.medscape.com/article/330178, accessed December 7, 2013.

5. Wormser GP, Dattwyler RJ, Shapiro ED, et al. The clinical assessment, treatment, and prevention of lyme disease, human granulocytic anaplasmosis, and babesiosis: clinical practice guidelines by the Infectious Diseases Society of America. *Clin Infect Dis*. 2006; 43(9): 1089–1134.

6. *Lyme Disease Executive Summary*. http://www.harp.org/eng/kaiserslymesummary.htm, accessed December 7, 2013.

7. Columbia University Medical Center Lyme and Tick–Borne Diseases Research Center. http://www.columbia–lyme.org/, accessed December 7, 2013.

8. American Academy of Pediatrics. Lyme disease. *Red Book*: *2012 Report of the Committee on Infectious Diseases*. Pickering LK, ed. 29th ed. Elk Grove Village, IL: American Academy of Pediatrics; 2012: 474, 479.

9. American College of Physicians. *Differential Diagnosis of Lyme Disease*. http://www.acponline.org/journals/news/jun07/critters.pdf, accessed December 7, 2013.

184 章

◆患者向け URL

・**http://my.clevelandclinic.org/disorders/mononucleosis/hic_overview.aspx.**

・**www.healthychildren.org/English/health–issues/conditions/infections/Pages/Infectious–Mononucleosis.**

・**www.emedicinehealth.com/**

epstein–barr_virus_infection/article_em.htm.

◆医療従事者向け URL

- http://www.cdc.gov/epstein–barr/about–mono.html.
- http://pedsinreview.aappublications.org/content/32/9/375.short.

◆参考文献

1. Bravender T. Epstein–Barr virus, cytomegalovirus, and infectious mononucleosis. *Adolesc Med State Art Rev*. 2010；21（2）：251–264.
2. Macsween KF, Crawford DH. *Epstein–Barr virus–recent advances. Lancet Infect Dis*. 2003；3（3）：131–140.
3. Gonzalez Saldana N, et al. Clinical and laboratory characteristics of infectious mononucleosis by Epstein–Barr virus in Mexican children. *BMC Res Notes*. 2012；5：361.
4. Pereira MS, Blake JM, and Macrae AD. EB virus antibody at different ages. *Br Med J*. 1969；4（5682）：526–527.
5. Grotto I, et al. Clinical and laboratory presentation of EBV positive infectious mononucleosis in young adults. *Epidemiol Infect*. 2003；131（1）：683–689.
6. Levine H et al. Secular and seasonal trends of infectious mononucleosis among young adults in Israel：1978–2009. *Eur J Clin Microbiol Infect Dis*. 2012；31（5）：757–760.
7. Son, KH, Shin MY. Clinical features of Epstein–Barr virus–associated infectious mononucleosis in hospitalized Korean children. *Korean J Pediatr*. 2011；54（10）：409–413.
8. Balfour HH, Jr, et al. Behavioral, virologic, and immunologic factors associated with acquisition and severity of primary epstein–barr virus infection in university students. *J Infect Dis*. 2013；207（1）：80–88.
9. Abdel–Aziz M, et al. Epstein–Barr virus infection as a cause of cervical lymphadenopathy in children. *Int J Pediatr Otorhinolaryngol*. 2011；75（4）：564–567.
10. Selby CD, Marcus HS, and Toghill PJ. Enlarged epitrochlear lymph nodes：an old physical sign revisited. *J R Coll Physicians Lond*. 1992；26（2）：159–161.
11. Konvolinka CW, Wyatt DB. Splenic rupture and infectious mononucleosis. *J Emerg Med*. 1989；7（5）：471–475.
12. Aldrete JS. Spontaneous rupture of the spleen in patients with infectious mononucleosis. *Mayo Clin Proc*. 1992；67（9）：910–912.
13. van Hasselt W, Schreuder RM, and Houwerzijl EJ. Periorbital oedema. *Neth J Med*. 2009；67（8）：338–339.
14. Bass MH. Periorbital edema as the initial sign of infectious mononucleosis. *J Pediatr*. 1954；45（2）：204–205.
15. Charbel Issa P, et al. Oculoglandular syndrome associated with reactivated Epstein–Barr–virus infection. *Br J Ophthalmol*. 2008；92（6）：740,855.
16. Meisler DM, Bosworth, DE and Krachmer, JH. Ocular infectious mononucleosis manifested as Parinaud's oculoglandular syndrome. *Am J Ophthalmol*. 1981；92（5）：722–726.
17. Matoba AY. Ocular disease associated with Epstein–Barr virus infection. *Surv Ophthalmol*. 1990；35（2）：145–150.
18. Lau CH, et al. Acute retinal necrosis features, management, and outcomes. *Ophthalmology* 2007；114（4）：756–762.
19. de Moraes JC et al. Etiologies of rash and fever illnesses in Campinas, Brazil. *J Infect Dis*. 2011；204（2）：S627–S636.
20. Jappe U. Amoxicillin–induced exanthema in patients with infectious mononucleosis：allergy or transient immunostimulation? *Allergy*. 2007；62（12）：1474–1475.
21. Mendoza N, et al. Mucocutaneous manifestations of Epstein–Barr virus infection. *Am J Clin Dermatol*. 2008；9（5）：295–305.
22. DeKlotz CM and Frieden, IJ. Picture of the month quiz case. Vulvar ulcerations resulting from acute Epstein–Barr virus infection. *Arch Pediatr Adolesc Med*. 2008；162（1）：86–87.
23. Sardy M, et al. Genital ulcers associated with Epstein–Barr virus infection（ulcus vulvae acutum）. *Acta Derm Venereol*. 2011；91（1）：55–59.
24. Bathoorn E, et al. Primary Epstein–Barr virus infection with neurological complications. *Scand J Infect Dis*. 2011；43（2）：136–144.
25. Dale RC. Acute disseminated encephalomyelitis. *Semin Pediatr Infect Dis*. 2003；14（2）：90–95.
26. Hausler M, et al. Neurological complications of acute and persistent Epstein–Barr virus infection in paediatric patients. *J Med Virol*. 2002；68（2）：253–263.
27. Brigden ML, et al. Infectious mononucleosis in an outpatient population：diagnostic utility of 2 automated hematology analyzers and the sensitivity and specificity of Hoagland's criteria in heterophile–positive patients. *Arch Pathol Lab Med*. 1999；123（10）：875–881.
28. Ventura KC and Hudnall, SD. Hematologic differences in heterophile–positive and heterophile–negative infectious mononucleosis. *Am J Hematol*. 2004；76（4）：315–318.
29. Klemola E, et al. Infectious–mononucleosis–like disease with negative heterophil agglutination test. Clinical features in relation to Epstein–Barr virus and cytomegalovirus antibodies. *J Infect Dis*. 1970；121（6）：608–614.
30. Klutts JS, et al. Evidence–based approach for interpretation of Epstein–Barr virus serological patterns. *J Clin Microbiol*. 2009；47（10）：3204–3210.
31. Weinberg A, et al. Quantitative CSF PCR in Epstein–Barr virus infections of the central nervous system. *Ann Neurol*. 2002；52（5）：543–548.
32. Schonberger S, et al. Prospective, comprehensive, and effective viral monitoring in children undergoing allogeneic hematopoietic stem cell transplantation. *Biol Blood Marrow Transplant*. 2010；16（10）：1428–1435.
33. Horwitz CA, et al. Heterophil–negative infectious mononucleosis and mononucleosis–like illnesses. Laboratory confirmation of 43 cases. *Am J Med*. 1977；63（6）：947–957.
34. Candy B, Hotopf M. Steroids for symptom control in infectious mononucleosis. *Cochrane Database Syst Rev*. 2006（3）：CD004402.
35. Gershburg E, Pagano JS. Epstein–Barr virus infections：prospects for treatment. *J Antimicrob Chemother*. 2005；56（2）：277–281.
36. Hosey RG, et al. Ultrasonographic evaluation of splenic enlargement in athletes with acute infectious mononucleosis. *Br J Sports Med*. 2008；42（12）：974–977.
37. McCorkle R, et al. Normative spleen size in tall healthy athletes：implications for safe return to contact sports after infectious mononucleosis. *Clin J Sport Med*. 2010；20（6）：413–415.
38. O'Connor TE, et al. Return to contact sports following infectious mononucleosis：the role of serial ultrasonography. *Ear Nose Throat J*. 2011；90（8）：E21–E24.
39. Rinderknecht AS, Pomerantz, WJ. Spontaneous splenic rupture in infectious mononucleosis：case report and review of the literature. *Pediatr Emerg Care*. 2012；28（12）：1377–1379.
40. Stephenson JT, DuBois, JJ. Nonoperative management of spontaneous splenic rupture in infectious mononucleosis：a case report and review of the literature. *Pediatrics*. 2007；120（2）：e432–e435.
41. Katz BZ, et al. Exercise tolerance testing in a prospective cohort of adolescents with chronic fatigue syndrome and recovered controls following infectious mononucleosis. *J Pediatr*. 2010；157（3）：468–472.
42. Kimura H. Pathogenesis of chronic active Epstein–Barr virus infection：is this an infectious disease, lymphoproliferative disorder, or immunodeficiency? *Rev Med Virol*. 2006；16（4）：251–261.
43. Hatton O, Martinez OM, and Esquivel CO. Emerging therapeutic strategies for Epstein–Barr virus＋ post–transplant lymphoproliferative disorder. *Pediatr Transplant*. 2012；16（3）：220–229.

185 章

◆患者向け URL

- www.ncbi.nlm.nih.gov/pubmedhealth/PMH0001676.

· www.toxicshock.com.
· www.nlm.nih.gov/medlineplus/ency/article/000653.htm.

◆医療従事者向け URL

· Wiesenthal AM, Todd JK. Toxic shock syndrome in children aged 10 years or less. *Pediatrics*. 1984；74：112–117.
· American Academy of Pediatrics. Committee on Infectious Diseases. Severe invasive group A streptococcal infections：a subject review. *Pediatrics*. 1998；101：136–140.

◆参考文献

1. Todd J, Fishaut M, Kapral F, et al. Toxic shock syndrome associated with phage-group I staphylococci. *Lancet*. 1978；2：116–118.
2. Shands KN, Schmid GP, Dan BB, et al. Toxic shock syndrome in menstruating women：association with tampon use and *Staphylococcus aureus* and clinical features in 52 cases. *N Engl J Med*. 1980；303：1436–1442.
3. Stevens DL. Invasive group A streptococcus infections. *Clin Infect Dis*. 1992；14：2–11.
4. Wheeler MC, Roe MH, Kaplan EL, et al. Clinical, epidemiological, and microbiological correlates of an outbreak of group A streptococcal septicemia in children. *JAMA*. 1991；266：533–537.
5. Schlech WF, Shands KN, Reingold AL, et al. Risk factors for development of toxic shock syndrome：association with a tampon brand. *JAMA*. 1982；248：835–839.
6. Todd JK, Weisenthal AM, Ressman M, et al. Toxic shock syndrome. II. Estimated occurrence in Colorado as influenced by case ascertainment methods. *Am J Epidemiol*. 1985；122：857–867.
7. Todd JK. Toxic shock syndrome. *Clin Microbiol Rev*. 1988；1：432–446.
8. Marples RR, Wieneke AA. Enterotoxins and toxic-shock syndrome toxin–1 in nonenteric staphylococcal disease. *Epidemiol Infect*. 1993；110：477–488.
9. Akatusuka H, Imanishi K, Inada K, et al. Production of tumour necrosis factors by human T cells stimulated by a superantigen, toxic shock syndrome toxin–1. *Clin Exp Immunol*. 1994；96：422–426.
10. Hackett SP, Stevens DL. Superantigens associated with staphylococcal and streptococcal toxic shock syndrome are potent inducers of tumor necrosis factorbeta synthesis. *J Infect Dis*. 1993；168：232–235.
11. Schlievert PM. Role of superantigens in human disease. *J Infect Dis*. 1993；167：997–1002.
12. American Academy of Pediatrics. Staphylococcal infections. In：Pickering LK, Baker CJ, Kimberlin DW, Long SS, eds. *Red Book*：*2012 Report of the Committee on Infectious Diseases*. Elk Grove Village, IL：American Academy of Pediatrics；2012：653–668.
13. Stevens DI, Gibbons AE, Bergstrom R, et al. The Eagle effect revisited：efficacy of clindamycin, erythromycin, and penicillin in the treatment of streptococcal myositis. *J Infect Dis*. 1988；158：23–28.
14. Zimbelman J, Palmer A, Todd J. Improved outcome of clindamycin compared with beta–lactam antibiotic treatment of invasive *Streptococcus pyogenes* infection. *Pediatr Infect Dis J*. 1999；18：1096–1100.
15. Todd JK, Ressman M, Caston SA, et al. Corticosteroid therapy for patients with toxic shock syndrome. *JAMA*. 1984；252：3399–3402.
16. Barry W, Hudgins L, Donta ST, et al. Intravenous immunoglobulin therapy for toxic shock syndrome. *JAMA*. 1992；267：3315–3316.
17. Kaul R, McGeer A, et al. Intravenous immunoglobulin therapy for streptococcal toxic shock syndrome：a comparative observational study. The Canadian Streptococcal Study Group. *Clin Infect Dis*. 1999；28：800–807.
18. Norrby–Teglund A, Muller MP, McGeer A, et al. Successful management of severe group A streptococcal soft tissue infections using an aggressive medical regimen including intravenous polyspecific immunoglobulin together with a conservative surgical approach. *Scand J Infect Dis*. 2005；37：166–172.
19. Todd, JK. Toxic shock syndrome. In：Long SS, Pickering LK, Prober CG, eds. Priciples and practice of pediatric infectious diseases. 3rd edition. Philadelphia, PA：Elsevier；2008：110–113.

186 章

◆患者向け URL

· CDC website has fact sheets available for patients—**www.cdc.gov/tb/publications/factsheets/general/tb.htm.**

◆医療従事者向け URL

· TB program information is also available at the CDC website—**www.cdc.gov/tb/programs/Evaluation/Default.htm.**
· CDC website has fact sheets available for providers—**www.cdc.gov/tb/publications/factsheets/general/tb.htm.**

◆参考文献

1. World Health Organization. *Tuberculosis*. http://www.who.int/topics/tuberculosis/en/, accessed 2012.
2. Red Book Online. *Tuberculosis*. http://aapredbook.aappublications.org/content/1/SEC131/SEC283.body, accessed 2012.
3. Centers for Disease Control. *Tuberculosis*. http://www.cdc.gov/tb/statistics/default.htm, accessed 2012.
4. Marais, BJ, Gie, RP, Schaaf, HS, et al. The natural history of childhood intra–thoracic tuberculosis：A critical review of the pre–chemotherapy literature. *Int. J. Tuberc. Lung Dis*. 2004；8：392–402.
5. Center for Disease Control：Updated Guidelines for Using Interferon Gamma Release Assays to Detect Mycobacterium tuberculosis Infection—United States, 2010. www.cdc.gov/mmwr/pdf/rr/rr5905.pdf.
6. Fitzgerald, DW, Sterling, TR, Haas, DW：Mandell：Mandell, Douglas, and Bennett's Principles and Practice of Infectious Diseases. In：*Mycobacterium Tuberculosis*, 7th ed. Philadelphia, PA：Churchill Livingstone, Elsevier；2009：3129–3163.
7. Starke JR, Feigin RD, Cherry J, Demmler–Harrison GJ, Kaplan SL, eds. *Tuberculosis*. St. Louis, MO：Saunders Elsevier；2009：771–786.
8. Newton SM, Brent AJ, Aderson S, et al. Pediatric Tuberculosis. *Lancet Infect Dis*. 2008；8：498–510. http://www.cdc.gov/mmwr/preview/mmwrhtml/rr5905a1.htm?s_cid=rr5905a1_e. Mazurek, GH, Jereb, J, Vernon, A, et al. 2010.
9. Cruz, AT, Starke, JR：Pediatric Tuberculosis. *Pediatrics in Review*. 2010；31：13–26.

187 章

◆患者向け URL

· **www.congenitalcmv.org/public.htm.**
· **www.cmvfoundation.org.**
· **www.bcm.edu/pediatrics/cmvregistry.**
· **www.cdc.gov/features/pregnancy.**
· **www.cdc.gov/Features/PrenatalInfections.**

◆医療従事者向け URL

· American Academy of Pediatrics. Pickering LK, Baker CJ, Kimberlin DW, Long SS, eds. *Red Book*：*2012 Report of the Committee on Infectious Diseases*. Elk Grove Village, IL：American Academy of Pediatrics；2012.
· Corey L, Wald A. Maternal and neonatal herpes simplex virus infections. *N Engl J Med*. 2009；361：1376–1385.
· James SH, Kimberlin DW, Whitley RJ. Antiviral therapy for herpesvirus central nervous system infections：Neonatal herpes simplex virus infection, herpes simplex encephalitis, and congenital cytomegalovirus infection. *Antiviral Res*. 2009；83：207–213.

◆参考文献

1. Centers for Disease Control and Prevention. 2011 Active Bacterial Core Surveillance Report, Emerging Infections Program Network, Group B Streptococcus. http://www.cdc.gov/abcs/reports–findings/survreports/gbs10.pdf.
2. Bizzarro MJ, Raskind C, Baltimore RS. Seventy–five years of neonatal sepsis at Yale：1928–2003. *Pediatrics* 2005；116：

595–602.

3. Schrag SJ, Zywicki S, Farley MM, Reingold AL, Harrison LH, Lefkowitz LB et al. Group B streptococcal disease in the era of intrapartum antibiotic prophylaxis. *N Engl J Med.* 2000；342(1)：15–20.

4. Brown ZA, Wald A, Morrow RA, SElke S, Zeh J, Corey L. Effect of serologic status and cesarean delivery on transmission rates of herpes simplex virus from mother to infant. *JAMA.* 2003；289：203–209.

5. Brown ZA, Selke SA, Zeh J, et al. The acquisition of herpes simplex virus during pregnancy. *N Engl J Med.* 1997；337：509–515.

6. Lake AM, Lauer BA, Clark JC, Wesenberg RL, McIntosh K. Enterovirus infections in neonates. *J Pediatr.* 1976；89：787–791.

7. Gaytant MA, Steegers EAP, Semmekrot BA, Merkus HMMW, Galama JMD. Congenital cytomegalovirus infection：review of the epidemiology and outcome. *Obstet Gynecol Surv.* 2002；57：245–256.

8. Remington JS, McLeod R, Thuilliez P, and Desmonts G. *Toxoplasmosis.* In：JS Remington, JO Klein, CB Wilson, eds. Infectious Diseases of the Fetus and Newborn Infant, 7th ed. St. Louis, MO：Elsevier Saunders, Philadelphia；2011.

9. Dunn, M Wallon, Peyron F. Mother–to–child transmission of toxoplasmosis：risk estimates for clinical counseling. *Lancet.* 1999；353：1829–1833.

10. Miller E, Cradock–Watson JE, Pollock JE. Consequences of confirmed maternal rubella at successive stages of pregnancy. *Lancet* 1982；8302：782–784.

11. Centers for Disease Control and Prevention. Congenital syphilis–United States, 2003–2008. *MMWR.* 2010；59：413–417.

12. Kenneson A, Cannon MJ. Review and meta–analysis of the epidemiology of congenital cytomegalovirus(CMV) infection. *Rev Med Virol.* 2007；17(4)：253–276.

13. Kimberlin DW, Lin CY, Jacobs RF, et al. Natural history of neonatal herpes simplex virus infections in the acyclovir era. *Pediatrics.* 2001；108：223–229.

14. Boppana SB, Pass RF, Britt WJ, Stagno S, Alford CA. Symptomatic congenital cytomegalovirus infection：neonatal morbidity and mortality. *Pediatr Infect Dis J.* 1992；11：93–99.

15. Brown ED, Chau JK, Atashband S, et al. A systematic review of neonatal toxoplasmosis exposure and sensorineural hearing loss. *Int J Pediatr Otorhinolaryngol.* 2009；73：707–711.

16. Brion LP, Manuli M, Rai B, et al. Long–bone radiographic abnormalities as a sign of active congenital syphilis in asymptomatic newborns. Pediatrics. 1991；88：1037–1040.

17. Goldstein LC, Corey L, McDougall JK, et al. Monoclonal antibodies to herpes simplex viruses：Use in antigenic typing and rapid diagnosis. *J Infect Dis.* 1983；147：829.

18. Pouletty P, Chomel JJ, Thouvenot D, et al. Detection of herpes simplex virus in direct specimens by immunofluorescence assay using a monoclonal antibody. *J Clin Microbiol.* 1987；25：958.

19. American Academy of Pediatrics. Herpes simplex. In：Pickering LK, Baker CJ, Kimberlin DW, Long SS, eds. *Red Book：2012 Report of the Committee on Infectious Diseases.* Elk Grove Village, IL；2012：398–408.

20. Lakeman FD, Whitley RJ. Diagnosis of herpes simplex encephalitis：application of polymerase chain reaction to cerebrospinal fluid from brainbiopsied patients and correlation with disease. *J Infect Dis.* 1995；171：857.

21. Sawyer M, Holland D, Aintablian N, et al. Diagnosis of enteroviral central nervous system infection by polymerase chain reaction during a large community outbreak. *Pediatr Infect Dis J.* 1994；13：177–182.

22. American Academy of Pediatrics. Syphilis. In：Pickering LK, Baker CJ, Kimberlin DW, Long SS, eds. *Red Book：2012 Report of the Committee on Infectious Diseases.* Elk Grove Village, IL；2012：690–703.

23. Whitley R, Arvin A, Prober C, et al, and the NIAID Collaborative Antiviral Study Group. A controlled trial comparing vidarabine with acyclovir in neonatal herpes simplex virus infection. *N Engl J Med.* 1991；324：444–449.

24. Kimberlin DW, Lin CY, Jacobs RF, et al, and the NIAID Collaborative Antiviral Study Group. Safety and efficacy of high–dose intravenous acyclovir in the management of neonatal herpes simplex virus infections. *Pediatrics.* 2001；108：230–238.

25. American Academy of Pediatrics. Cytomegalovirus infection. In：Pickering LK, Baker CJ, Kimberlin DW, Long SS, eds. *Red Book：2012 Report of the Committee on Infectious Diseases.* Elk Grove Village, IL；2012：300–305.

26. McLeod R, Boyer K, Karrison T, et al. Outcome of treatment for congenital toxoplasmosis, 1981–2004：the National Collaborative Chicago–Based, Congenital Toxoplasmosis Study. *Clin Infect Dis.* 2006；42：1383–1394.

27. American Academy of Pediatrics. Syphilis. In：Pickering LK, Baker CJ, Kimberlin DW, Long SS, eds. *Red Book：2012 Report of the Committee on Infectious Diseases.* Elk Grove Village, IL；2012：690–703.

28. Centers for Disease Control and Prevention. Sexually transmitted infection treatment guidelines—United States, 2010. *MMWR Recomm Rep.* 2010；59：1–110.

29. Centers for Disease Control and Prevention. Prevention of perinatal group B streptococcal disease. Revised guidelines from CDC, 2010. *MMWR Recomm Rep.* 2010；59：1–36.

30. American Academy of Pediatrics, Committee on Infectious Diseases. Recommendations for the prevention of perinatal group B streptococcal(GBS) disease. Pediatrics. 2011；128(3)：611–616.

31. Wolff T, Shelton E, Sessions C, Miller T. Screening for syphilis infection in pregnant women：evidence for the US Preventive Services Task Force reaffirmation recommendation statement. *Ann Intern Med.* 2009；150(10)：710–716.

32. Kumar ML, Nankervis GM, Jacobs IB, et al. Congenital and postnatally acquired cytomegalovirus infections：long term follow–up. *J Pediatr.* 1984；104：674–679.

33. Saigal S, Luynk O, Larke B, et al. The outcome in children with congenital cytomegalovirus infection：a longitudinal follow–up study. *Am J Dis Children.* 1982；136：896–901.

34. Pass RF, Fowler KB, Boppana S. Clinical importance of cytomegalovirus infection：an overview. In：Landini MP, ed. *Progress in Cytomegalovirus Research.* New York, NY：Elsevier Science Publishers；1991：3–10.

188 章

◆患者向け URL

- Centers for Disease Control and Prevention—**www.cdc.gov.** Offers many resources on zoonoses including the following：
  - Rocky Mountain spotted fever(RMSF)—**www.cdc.gov/rmsf/.**
  - Cat scratch disease—**http://www.cdc.gov/healthypets/.**

◆医療従事者向け URL

- Centers for Disease Control and Prevention—**www.cdc.gov.**
- Morbidity and Mortality Weekly from the Centers for Disease Control and Prevention—**www.cdc.gov/mmwr.**
- National Notifiable Disease Surveillance System(NNDSS) —**wwwn.cdc.gov/nndss.**
- American Academy of Pediatrics. Pickering LK, Baker CJ, Kimberlin DW, Long SS, eds. *Red Book：2012 Report of the Committee on Infectious Diseases.* Elk Grove Village, IL：American Academy of Pediatrics；2012.

◆参考文献

1. Centers for Disease Control and Prevention(CDC). *MMWR Morb Mortal Wkly Rep.* 2012；59(53)：1–111.

2. Treadwell TA, Holman RC, Clarke MJ, et al. Rocky Mountain spotted fever in the United States 1993–1996. *Am J Trop Med Hyg*. 2000；63：21–26.

3. Chapman AS, Murphy SM, Demma LJ, et al. Rocky Mountain spotted fever in the United States, 1997–2002. *Vector Borne Zoonotic Dis*. 2006；6：170–178.

4. Centers for Disease Control and Prevention. Diagnosis and management of tickborne rickettsial diseases：Rocky Mountain spotted fever, ehrlichiosis, and anaplasmosis—United States. A practical guide for physicians and other health care and public health professionals. *MMWR Morb Mortal Wkly Rep*. 2006；55（RR–4）：1–29.

5. Chu MC, Weyant RS. Francisella and Brucella. In：Murray PR, Baron EJ, Pfaller MA, et al., eds. *Manual of Clinical Microbiology, 8th ed*. Washington, DC；American Society for Microbiology；2003：789–808.

6. Murakami K, Tsukahara M, Tsuneoka H, et al. Cat scratch disease：analysis of 130 seropositive cases. *J Infect Chemother*. 2002；8：686–691.

7. Arisoy ES, Correa AG, Wagner ML, et al. Hepatosplenic cat–scratch disease in children：selected clinical features and treatment. *Clin Infect Dis*. 1999；28：778–784.

8. Jacobs RF, Schutze GE. *Bartonella henselae* as a cause of prolonged fever and fever of unknown origin in children. *Clin Infect Dis*. 1998；26：80–84.

9. Hagelskjaer L, Sorensen I, Randers E. *Streptobacillus moniliformis* infection：2 cases and a literature review. *Scand J Infect Dis*. 1998；30：309.

10. American Academy of Pediatrics. Rocky Mountain Spotted Fever. In：Pickering LK, Baker CJ, Kimberlin DW, Long SS, eds. *Red Book：2012 Report of the Committee on Infectious Diseases*. Elk Grove Village, IL：American Academy of Pediatrics；2012：623–625.

11. American Academy of Pediatrics. Tularemia. In：Pickering LK, Baker CJ, Kimberlin DW, Long SS, eds. *Red Book：2012 Report of the Committee on Infectious Diseases*. Elk Grove Village, IL：American Academy of Pediatrics；2012：768–769.

12. Bass JW, Freitas BC, Freitas AD, et al. Prospective randomized double blind placebo–controlled evaluation of azithromycin for treatment of cat–scratch disease. *Pediatr Infect Dis J*. 1998；17：147–152.

13. American Academy of Pediatrics. Cat Scratch Disease（Bartonella henselae）. In：Pickering LK, Baker CJ, Kimberlin DW, Long SS, eds. *Red Book：2012 Report of the Committee on Infectious Diseases*. Elk Grove Village, IL：American Academy of Pediatrics；2012：269–271.

14. American Academy of Pediatrics. Rat–Bite Fever. In：Pickering LK, Baker CJ, Kimberlin DW, Long SS, eds. *Red Book：2012 Report of the Committee on Infectious Diseases*. Elk Grove Village, IL：American Academy of Pediatrics；2012：608–609.

15. Kirkland KB, Wilkiinson WE, Sexton DJ. Therapeutic dealy and mortality in cases of rocky mountain spotted fever. *Clin Infect Dis*. 1995；20（5）：1118.

16. Buckingham SC, Marshall GS, Schutze GE, et al. Clinical and laboratory features, hospital course, and outcome of rocky mountain spotted fever in children. *J Pediatr*. 2007；150（2）：180.

17. Bakken JS, Dumler JS. Human granulocytic ehrlichiosis. *Clin Infect Dis*. 2000；31（2）：554.

189 章

◆患者向け URL
- www.childrenwithdiabetes.com.
- www.jdrf.org.
- www.diabetes.org.

◆医療従事者向け URL
- www.cdc.gov/diabetes/projects/cda2.htm.
- Fagot–Campagna A, Pettitt DJ, Engelgau MM, Burrows NR, Geiss LS, Valdez R, et al. Type 2 diabetes among North American children and adolescents：An epidemiologic review and a public health perspective. *J Pediatr* 2000；136（5）：664–672.

◆参考文献
1. Steck AK, Winter WE. Review of monogenic diabetes. *Curr Opin Endocrinol Diabetes Obes*. 2011；18：252–258.

2. Cooke DW, Plotnick L. Type 1 diabetes mellitus in pediatrics. *Pediatr Rev*. 2008；29：374–385.

3. American Diabetes Association. Diagnosis and classification of diabetes mellitus. *Diabetes Care*. 2013；36（1）：S67–79.

4. Jones KL. Role of obesity in complicating and confusing the diagnosis and treatment of diabetes in children. *Pediatrics*. 2008；12：361–368.

5. Rosenbloom AL, Silverstein JH, Amemiya S, Zeitler P, Klingensmith GJ. Type 2 diabetes in children and adolescents. *Pediatr Diabetes*. 2009；10（12）：17–32.

6. American Diabetes Association. Standards of medical care in diabetes－2013. *Diabetes Care*. 2013；36（1）：S11–66.

7. Silverstein J, Klingensmith G, Copeland K, et al. Care of children and adolescents with type 1 diabetes. *Diabetes Care*. 2005；28：186–212.

8. The Diabetes Control and Complications Trial（DCCT）Research Group. The effect of intensive treatment of diabetes on the development and progression of long–term complications in insulin–dependent diabetes mellitus. *N Engl J Med*. 1993；329：977–986.

190 章

◆患者向け URL
- www.ncbi.nlm.nih.gov/pubmedhealth/PMH0001855/.
- www.nlm.nih.gov/medlineplus/ency/article/000852.htm.

◆医療従事者向け URL
- Diabetes Public Health Resource, National Center for Chronic Disease Prevention and Health Promotion of the Centers for Disease Control and Prevention—www.cdc.gov/diabetes/news/docs/an.htm.

◆参考文献
1. Kong AS, Williams RL, Smith M, et al. Acanthosis nigricans and diabetes risk factors：prevalence in young persons seen in southwestern US primary care practices. *Ann Fam Med*. 2007；5：202–208.

2. Litonjua P, Pinero–Pilona A, Aviles–Santa L, et al. Prevalence of acanthosis nigricans in newly–diagnosed type 2 diabetes. *Endocr Pract*. 2004；10：101–106.

3. Miura N, Ikezaki A, Iwama S, et al. Genetic factors and clinical significance of acanthosis nigricans in obese Japanese children and adolescents. *Acta Paediatr*. 2006；95：170–175.

4. Sinha S, Schwartz RA. Juvenile acanthosis nigricans. *J Am Acad Dermatol*. 2007；57：502–508.

5. McClanahan KK, Omar HA. Navigating adolescence with a chronic health condition：a perspective on the psychological effects of HAIR–AN syndrome on adolescent girls. *Scientific World Journal*. 2006；6：1350–1358.

6. Omar HA, Logsdon S, Richards J. Clinical profiles, occurrence, and management of adolescent patients with HAIR–AN syndrome. *Scientific World Journal*. 2004；4：507–511.

7. Esperanza LE, Fenske NA. Hyperandrogenism, insulin resistance, and acanthosis nigricans（HAIR–AN）syndrome：spontaneous remission in a 15–year–old girl. *J Am Acad Dermatol*. 1996；34（5）：892–897.

8. Downs AM, Kennedy CT. Somatotrophin–induced acanthosis nigricans. *Br J Dermatol*. 1999；141：390–391.

9. Blomberg M, Jeppesen EM, Skovby F, Benfeldt E. FGFR3 mutations and the skin：report of a patient with a FGFR3 gene mutation, acanthosis nigricans, hypochondroplasia and hyperinsulinemia and review of the literature. *Dermatology*. 2010；220（4）：297–305.

10. Alatzoglou KS, Hindmarsh PC, Brain C, et al. Acanthosis nigricans and insulin sensitivity in patients with achondroplasia and hypochondroplasia due to FGFR3 mutations. *J Clin Endocrinol Metab*. 2009；94（10）：3959–3963.

11. Otto DE, Wang X, Tijerina SL, et al. A comparison of blood pressure, body mass index and acanthosis nigricans in school–

age children. *J Sch Nurs*. 2010；26（3）：223-229.

12. Stulberg DL, Clark N. Hyperpigmented disorders in adults：part II. *Am Fam Physician*. 2003；68：1963-1968.

13. Sibbald RG, Landolt SJ, Toth D. Skin and diabetes. *Endocrinol Metab Clin North Am*. 1996；25（2）：463-472.

14. de Waal AC, van Rossum MM, Bovenschen HJ. Extensive segmental acanthosis nirgricans form of epidermal nevus. *Dermatol Online J*. 2010；16（6）：7.

15. Nsiah-Kumi PA, Beals J, Lasley S, et al. Body mass index percentile more sensitive than acanthosis nigricans for screening Native American children for diabetes risk. *J Natl Med Assoc*. 2010；102（10）：944-949.

16. Barlow SE. Expert committee recommendations regarding the prevention, assessment, and treatment of child and adolescent overweight and obesity：summary report. *Pediatrics*. 2007；120（4）：S164-S192.

17. Hermanns-Le T, Scheen A, Pierard GE. Acanthosis nigricans associated with insulin resistance：pathophysiology and management. *Am J Clin Dermatol*. 2004；5（3）：199-203.

18. Wasniewska M, Arrigo T, Crisafulli G, et al. Recovery of acanthosis nigricans under prolonged metformin treatment in an adolescent with normal weight. *J Endocrinol Invest*. 2009；32：939-940.

19. Sheretz EF. Improved acanthosis nigricans with lipodystrophic diabetes during dietary fish oil supplementation. *Arch Dermatol*. 1988；124：1094-1096.

20. Rosenbach A, Ram R. Treatment of acanthosis nigricans of the axillae using a long-pulsed（5-msec）alexandrite laser. *Dermatol Surg*. 2004；30（8）：1158-1160.

191 章

◆患者向け URL

- Booklets from the American Thyroid Association—**www.thyroid.org/patients/brochures.html.**
- National Library of Medicine—**www.nlm.nih.gov/medlineplus/thyroiddiseases.html.**

◆医療従事者向け URL

- **http://reference.medscape.com/article/922777.**
- Counts D, Varma SK. Hypothyroidism in children. Pediatr Rev. 2009；30（7）：251-257.

◆参考文献

1. Wasniewska M, Vigone MC, Cappa M, et al. Study Group for Thyroid diseases of Italian Society for Pediatric Endocrinology. Acute suppurative thyroiditis in childhood：relative frequency among thyroid inflammatory diseases. *J Endocrinol Invest*. 2007；30：346-347.

2. Hunter I, Greene SA, MacDonald TM, Morris AD. Prevalence and aetiology of hypothyroidism in the young. *Arch Dis Child*. 2000；83：207-210.

3. Counts D, Varma SK. Hypothyroidism in children. *Pediatr Rev*. 2009；30（7）：251-257.

4. Skordis N, Toumba M, Savva SC, et al. High prevalence of congenital hypothyroidism in the Greek Cypriot population：results of the neonatal screening program 1990-2000. *J Pediatr Endocrinol Metab*. 2005；18：453-461.

5. Rosenthal M, Addison GM, Price DA. Congenital hypothyroidism：increased incidence in Asian families. *Arch Dis Child*. 1988；63：790-793.

6. Albert BB, Cutfield WS, Webster D, et al. Etiology of increasing incidence of congenital hypothyroidism in New Zealand from 1993-2010. *J Clin Endocrinol Metab*. 2012；3155-3160.

7. Wang C, Crapo LM. The epidemiology of thyroid disease and implications for screening. *Endocrinol Metab Clin North Am*. 1997；26（1）：189-218.

8. McDermott MT. In the clinic. Hypothyroidism. *Ann Intern Med*. 2009；151（11）：ITC61.

9. Fatourechi V. Subclinical hypothyroidism：an update for primary care physicians. *Mayo Clin Proc*. 2009；84（1）：65-71.

10. Carroll KN, Arbogast PG, Dudley JA, Cooper WO. Increase in incidence of medically treated thyroid disease in children with Down syndrome after rerelease of American Academy of Pediatrics Health Supervision guidelines. *Pediatrics*. 2008；122（2）：e493-498.

11. Denzer C, Karges B, Näke A, et al. Subclinical hypothyroidism and dyslipidemia in children and adolescents with type 1 diabetes mellitus. *Eur J Endocrinol*. 2013 Feb 5.［Epub ahead of print］.

12. Naehrlich L, Dörr HG, Bagheri-Behrouzi A, Rauh M. Iodine deficiency and subclinical hypothyroidism are common in cystic fibrosis patients. *J Trace Elem Med Biol*. 2012 Oct 26.［Epub ahead of print］.

13. Fallah R, Mirouliaei M, Bashardoost N, Partovee M. Frequency of subclinical hypothyroidism in 5- to 15-year-old children with migraine headache. *J Pediatr Endocrinol Metab*. 2012；25（9-10）：859-862.

14. Cangul H, Aycan Z, Saglam H, et al. TSHR is the main causative locus in autosomal recessively inherited thyroid dysgenesis. *J Pediatr Endocrinol Metab*. 2012；25（5-6）：419-426.

15. Skarpa V, Kappaousta E, Tertipi A, et al. Epidemiological characteristics of children with autoimmune thyroid disease. *Hormones*（*Athens*）. 2011；10（3）：207-214.

16. Zulewski H, Müller B, Exer P, et al. Estimation of tissue hypothyroidism by a new clinical score：Evaluation of patients with various grades of hypothyroidism and controls. *J Clin Endocrinol Metab*. 1997；82：771-776.

17. Roth C, Scortea M, Stubbe P, et al. Autoimmune thyroiditis in childhood-epidemiology, clinical and laboratory findings in 61 patients. *Exp Clin Endocrinol Diabetes*. 1997；105（4）：66-69.

18. Siminoski K. Does this patient have a goiter? *JAMA*. 1995；273（10）：813-819.

19. American Academy of Pediatrics, Rose SR；Section on Endocrinology and Committee on Genetics, American Thyroid Association, Brown RS；Public Health Committee, Lawson Wilkins Pediatric Endocrine Society, Foley T, Kaplowitz PB, Kaye CI, Sundararajan S, Varma SK. Update of newborn screening and therapy for congenital hypothyroidism. *Pediatrics*. 2006；117：2290-2303.

20. Ohnishi H, Inomata H, Watanabe T. Clinical utility of thyroid ultrasonography in the diagnosis of congenital hypothyroidism. *Endocr J*. 2002；49：293-297.

21. Surks MI, Boucai L. Age- and race-based serum thyrotropin reference limits. *J Clin Endocrinol Metab*. 2010；95（2）：496-502.

22. Ng SM, Anand D, Weindling AM. High versus low dose of initial thyroid hormonr replacement for congenital hypothyroidism. *Cochrane Database Syst Rev*. 2009；（1）：CD006972.

23. Carswell JM, Gordon JH, Popovsky E, et al. Generic and brand-name L-thyroxine are not bioequivalent for children with severe congenital hypothyroidism. *J Clin Endocrinol Metab*. 2013；98（2）：610-607.

24. Lomenick JP, Wang L, Ampah SB, et al. Generic levothyroxine compared with Synthroid in young children with congenital hypothyroidism. *J Clin Endocrinol Metab*. 2013；98（2）：653-658.

25. Monzani A, Prodam F, Rapa A, et al. Endocrine disorders in childhood and adolescence. Natural history of subclinical hypothyroidism in children and adolescents and potential effects of replacement therapy：a review. *Eur J Endocrinol*. 2012；168（1）：R1-R11.

26. Fatourechi V. Subclinical hypothyroidism：an update for primary care physicians. *Mayo Clin Proc*. 2009；84（1）：65-71.

27. Villar HCCE, Saconato H, Valente O, Atallah ÁN. Thyroid hormone replacement for subclinical hypothyroidism. *Cochrane Database Syst Rev*. 2007；（3）：CD003419.

28. Svensson J, Ericsson US, Nilsson P, et al. Levothyroxine treatment reduces thyroid size in children and adolescents with chronic autoimmune thyroiditis. *J Clin Endocrinol Metab*. 2006；91（5）：1729-

1734.

29. Mamoudjy N, Korff C, Maurey H, et al. Hashimoto's encephalopathy：identification and long–term outcome in children. *Eur J Paediatr Neurol*. 2012 Dec 3.［Epub ahead of print］

30. Cabrera SM, Dimeglio LA, Eugster EA. Incidence and characteristics of pseudoprecocious because of severe primary hypothyroidism. *J Pediatr*. 2013；162（3）：637–639.

31. Kowalczyk K, Pukajło K, Malczewska A, et al. L–thyroxine therapy and growth processes in children with Down syndrome. *Adv Clin Exp Med*. 2013；22（1）：85–92.

32. United States Preventive Services Task Force. *Screening for Thyroid Disease*. http://www.uspreventiveservicestaskforce.org/uspstf/uspsthyr.htm, accessed November 2011.

33. Casey BM, Dashe JS, Spong CY, et al. Perinatal significance of isolated maternal hypothyroxinemia identified in the first half of pregnancy. *Obstet Gynecol*. 2007；109：1129–1135.

34. Stagnaro–Green A. Material thyroid disease and preterm delivery. *J Clin Endocrinol Metab*. 2009；94（1）：21–25.

35. Comtois R, Faucher L, Lafleche L. Outcome of hypothyroidism cause by Hashimoto's thyroiditis. *Arch Intern Med*. 1995；155（13）：1404–1408.

36. van der Sluijs Veer L, Kempers MJ, Wiedijk BM, et al. Evaluation of cognitive and motor development in toddlers with congenital hypothyroidism diagnosed by neonatal screening. *J Dev Bahv Pediatr*. 2012；33（8）：633–640.

37. van der Sluijs Veer L, Kempers MJ, Maurice–Stam H, et al. Health–related quality of life and self–worth in 10–year old children with congenital hypothyroidism diagnosed by neonatal screening. *Child Adolesc Psychiatry Ment Health*. 2012；6（1）：32.

38. Wang C, Crapo LM. The epidemiology of thyroid disease and implications for screening. *Endocrinol Metab Clin North Am*. 1997；26（1）：189–218.

39. Vanderpump MP, Tunbridge WM, French JM, et al. The incidence of thyroid disorders in the community：a twenty–year follow–up of the Whickham Survey. *Clin Endocrinol（Oxf）*. 1995；43（1）：55–68.

40. Wasniewska M, Salerno M, Cassio A, et al. Prospective evaluation of the natural course of idiopathic subclinical hypothyroidism in childhood and adolescence. *Eur J Endocrinol*. 2009；160（3）：417–421.

41. Boelaert K, Newby PR, Simmonds MJ, et al. Prevalence and relative risk of other autoimmune diseases in subjects with autoimmune thyroid disease. *Am J Med*. 2010；123（2）：183.e1–183.e9.

◼192 章

◆患者向け URL

・Booklets from the American Thyroid Association—**www.thyroid.org/patients/brochures.html.**

・National Library of Medicine—**www.nlm.nih.gov/medlineplus/thyroiddiseases.html.**

・National Graves' Disease Foundation—**www.ngdf.org.**

◆医療従事者向け URL

・Bahn RS, Burch HB, Cooper DS, et al. Hyperthyroidism and other causes of thyrotoxicosis：management guidelines of the American Thyroid Association and the American Association of Clinical Endocrinologists. *Thyroid*. 2011；21（6）：593–641.

・Bauer AJ. Approach to the pediatric patient with Graves' disease：when is definitive therapy warranted? *J Clin Endocrinol Metab*. 2011；96（3）：580–588.

◆参考文献

1. Rivkees SA. Pediatric Graves disease：controversies in management. *Horm Res Paediatr*. 2010；74：305–311.

2. Bauer AJ. Approach to the pediatric patient with Graves' disease：when is definitive therapy warranted? *J Clin Endocrinol Metab*. 2011；96（3）：580–588.

3. Lombardo F, Messina MF, Salzano G, et al. Prevalence, presentation and clinical evolution of Graves' disease in children and adolescents with type 1 diabetes mellitus. *Horm Res Pediatr*. 2011；76（4）：221–225.

4. Bettendorf M. Thyroid disorders in children from birth to adolescence. *Eur J Nucl Med*. 2002；29（2）：S439–S446.

5. Léger J, Carel JC. Hyperthyroidism in childhood：causes, when and how to treat. *J Clin Res Pediatr Endocrinol*. 2012 Nov 15.［Epub ahead of print］

6. Wasniewska M, Corrias A, Salerno M, et al. Outcomes of children with hashitoxicosis. *Horm Res Paediatr*. 2012；77（1）：36–40.

7. Brent GA. Graves' disease. *N Engl J Med*. 2008；358（24）：2594–2605.

8. Ross DS. Radioiodine therapy for hyperthyroidism. *N Engl J Med*. 2011；364：542–550.

9. Douglas RS, Naik V, Hwang CJ, et al. B cells from patients with Graves' disease aberrantly express the IGF–1 receptor：implications for disease pathogenesis. *J Immunol*. 2008；181（8）：5768–5774.

10. Tessaris D, Corrias A, Matarazzo P, et al. Thyroid abnormalities in children and adolescents with McCune–Albright syndrome. *Horm Res Paediatr*. 2012；78（3）：151–157.

11. Gogakos AI, Boboridis K, Krassas GE. Pediatric aspects in Graves' orbitopathy. *Pediatr Endocrinol Rev*. 2010；7（2）：234–244.

12. Costagliola S, Marganthaler NG, Hoer-mann R, et al. Second generation assay for thyrotropin receptor antibodies has superior diagnostic sensitivity for Graves' disease. *J Clin Endocrinol Metab*. 1999；84：90–97.

13. Kaguelidou F, Carel JC, Léger J. Graves' disease in childhood：advances in management with antithyroid drug therapy. *Horm Res*. 2009；71：310–317.

14. Krassas S, Tzotzas T, Krassas GE. Toxicological considerations for antithyroid drugs in children. *Expert Opin Drug Metab Toxicol*. 2011；7（4）：399–410.

15. Bahn RS, Burch HB, Cooper DS, et al. Hyperthyroidism and other causes of thyrotoxicosis：management guidelines of the American Thyroid Association and the American Association of Clinical Endocrinologists. *Thyroid*. 2011；21（6）：593–641.

16. Kaguelidou F, Alberti C, Castanet M, et al. Predictors of autoimmune hyperthyroidism relapse in children after discontinuation of antithyroid drug treatment. *J Clin Endocrinol Metab*. 2008；93：3817–3826.

17. Krassas GE, Gogakos A. Thyroid–associated ophthalmopathy in juvenile Graves' disease—clinical, endocrine and therapeutic aspects. *J Pediatr Endpcrinol Metab*. 2006；19（10）：1190–1206.

18. Numbenjapon N, Costin G, Pitukcheewanont P. Normalization of cortical bone density in children and adolescents with hyperthyroidism treated with antithyroid medication. *Osteoporos Int*. 2012；23（9）：2277–2282.

19. Komarovskiy K, Raghavan S. Hypocalcemia following treatment with radioiodine in a child with Graves' disease. *Thyroid*. 2012；22（2）：218–222.

20. Chao M, Jiawei X, Guoming W, et al. Radioiodine treatment for pediatric hyperthyroid Graves' disease. *Eur J Pediatr*. 2009；168（10）：1165–1169.

21. Boelaert K, Newby PR, Simmonds MJ, et al. Prevalence and relative risk of other autoimmune diseases in subjects with autoimmune thyroid disease. *Am J Med*. 2010；123（2）：183.e1–183.e9.

◼193 章

◆患者向け URL

For general information, these sites are helpful：

・National Institute of Heart, Lung and Blood—**www.nhlbi.nih.gov/health/public/heart/chol/wyntk.htm.**

・National Library of Medicine—**www.nlm.nih.gov/medlineplus/cholesterol.html.**

◆医療従事者向け URL

・Expert Panel on Integrated Guidelines for Cardiovascular Health and Risk Reduction in Children and Adolescents Summary Report. National Heart Lung and

URL・参考文献

Blood Institute. NIH publication No. 12–7486A. October 2012, **http://www.nhlbi.nih.gov/guidelines/cvd_ped/peds_guidelines_sum.pdf.** Also available at：**http://www.nhlbi.nih.gov/guidelines/cvd_ped/index.htm.**

・NCEP Expert Panel of Blood Cholesterol Levels in Children and Adolescents. National Cholesterol Education Program（NCEP）：Highlights of the report of the Expert Panel on Blood Cholesterol Levels in Children and Adolescents. *Pediatrics.* 1992；89：495–501. Updated and available online at：**http://www.nhlbi.nih.gov/guidelines/cvd_ped/chapter9.htm.**

◆参考文献

1. Prevalence of abnormal lipid levels among youths—United States, 1999–2006. *MMWR Morb Mortal Wkly Rep.* 2010；59(02)：29–33, http://www.cdc.gov/mmwr/preview/mmwrhtml/mm5902a1.htm, accessed April 2013.

2. Rader DJ, Hobbs HH. Disorders of lipoprotein metabolism. In：Kasper DL, Braunwald E, Fauci AS, Hauser SL, Longo DL, Jameson JL, eds. *Harrison's Principles of Internal Medicine.* New York, NY：McGraw–Hill；2005：2286–2298.

3. Bao W, Srinivasan SR, Valdez R, et al. Longitudinal changes in cardiovascular risk from childhood to young adulthood in off spring of parents with coronary artery disease：Bogalusa Heart Study. *JAMA.* 1997；278(21)：1749–1754.

4. Schrott HG, Bucher KA, Clark WR, Lauer RM. The Muscatine hyperlipidemia family study program. *Prog Clin Biol Res.* 1979；32：619–646.

5. Third report of the National Cholesterol Education Program(NCEP) Expert Panel on Detection, Evaluation, and Treatment of High Blood Cholesterol in Adults.(Adult Treatment Panel III), Executive Summary.(NCEP/NHLBI., 2004–07–13). http://www.nhlbi.nih.gov/guidelines/cholesterol/index.htm, accessed April 2013.

6. Kwiterovich PO Jr. Prevention of coronary disease starting in childhood：what risk factors should be identified and treated? *Coron Artery Dis.* 1993；4(7)：611–630.

7. Pathological Determinants of Atherosclerosis in Youth(PDAY) Research Group. Relationship of atherosclerosis［in young men］to serum lipoprotein cholesterol concentrations and smoking. *JAMA.* 1990；264：3018–3024.

8. Szalat R, Arnulf B, Karlin L, et al. Pathogenesis and treatment of xanthomatosis associated with monoclonal gammopathy. *Blood.* 2011；118(14)：3777–3784.

9. Kavey RE, Allada V, Daniels SR, et al. American Heart Association Expert Panel on Population and Prevention Science；American Heart Association Council on Cardiovascular Disease in the Young；American Heart Association Council on Epidemiology and Prevention；American Heart Association Council on Nutrition, Physical Activity and Metabolism；American Heart Association Council on High Blood Pressure Research；American Heart Association Council on Cardiovascular Nursing；American Heart Association Council on the Kidney in Heart Disease；Interdisciplinary Working Group on Quality of Care and Outcomes Research. Cardiovascular risk reduction in high–risk pediatric patients：a scientific statement from the American Heart Association Expert Panel on Population and Prevention Science；the Councils on Cardiovascular Disease in the Young, Epidemiology and Prevention, Nutrition, Physical Activity and Metabolism, High Blood Pressure Research, Cardiovascular Nursing, and the Kidney in Heart Disease；and the Interdisciplinary Working Group on Quality of Care and Outcomes Research：endorsed by the American Academy of Pediatrics. *Circulation.* 2006；114(24)：2710–2738.

10. NCEP Expert Panel of Blood Cholesterol Levels in Children and Adolescents. National Cholesterol Education Program（NCEP）：Highlights of the report of the Expert Panel on Blood Cholesterol Levels in Children and Adolescents. *Pediatrics.* 1992；89：495–501.

11. Bachorik PS, Lovejoy KL, Carroll MD, Johnson CL. Apolipoprotein B and AI distributions in the United States, 1988–1991：results of the National Health and Nutrition Examination Survey III（NHANES III）. *Clin Chem.* 1997；43(12)：2364–2378.

12. Srinivasan SR, Myers L, Berenson GS. Distribution and correlates of non–high–density lipoprotein cholesterol in children：the Bogalusa Heart Study. *Pediatrics.* 2002；110(3)：e29.

13. Bachorik PS, Lovejoy KL, Carroll MD, Johnson CL. Apolipoprotein B and AI distributions in the United States, 1988–1991：results of the National Health and Nutrition Examination Survey III（NHANES III）. *Clin Chem.* 1997；43(12)：2364–2378.

14. Epstein LH, Kuller LH, Wing RR, et al. The effect of weight control on lipid changes in obese children. *Am J Dis Child.* 1989；143(4)：454–457.

15. Nemet D, Barkan S, Epstein Y, et al. Short– and long–term beneficial effects of a combined dietary–behavioral–physical activity intervention for the treatment of childhood obesity. *Pediatrics.* 2005；115(4)：e443–e449.

16. Becque MD, Katch VL, Rocchini AP, et al. Coronary risk incidence of obese adolescents：reduction by exercise plus diet intervention. *Pediatrics.* 1988；81(5)：605–612.

17. Wiegman A, Hutten BA, de Groot E, et al. Efficacy and safety of statin therapy in children with familial hypercholesterolemia：a randomized controlled trial. *JAMA.* 2004；292(3)：331–337.

18. van der Graaf A, Nierman MC, Firth JC, et al. Efficacy and safety of fluvastatin in children and adolescents with heterozygous familial hypercholesterolemia. *Acta Paediatrica.* 2006；95：1461–1466.

19. Clauss SB, Holmes KW, Hopkins P, et al. Efficacy and safety of lovastatin therapy in adolescent girls with heterozygous familial hypercholesterolemia. *Pediatrics.* 2005；116(3)：682–688.

20. de Jongh S, Ose L, Szamosi T, et al. Simvastatin in Children Study Group. Efficacy and safety of statin therapy in children with familial hypercholesterolemia：a randomized, double–blind, placebo–controlled trial with simvastatin. *Circulation.* 2002；106(17)：2231–2237.

21. Avis HJ, Hutten BA, Gagne C, et al. Efficacy and safety of rosuvastatin therapy for children with familial hypercholesterolemia. *J Am Coll Cardiol.* 2010；55：1121–1126.

22. Avis HJ, Vissers MN, Stein EA, et al. A systematic review and meta–analysis of statin therapy in children with familial hypercholesterolemia. *Arterioscle Thromb Vasc Biol.* 2007；27：1803–1810.

23. Tonstad S, Knudtzon J, Sivertsen M, Refsum H, Ose L. Efficacy and safety of cholestyramine therapy in peripubertal and prepubertal children with familial hypercholesterolemia. *J Pediatr.* 1996；129(1)：42–49.

24. Tonstad S, Sivertsen M, Aksnes L, Ose L. Low dose colestipol in adolescents with familial hypercholesterolaemia. *Arch Dis Child.* 1996；74(2)：157–160.

25. Stein EA, Marais AD, Szamosi T, et al. Colesevelam hydrochloride：efficacy and safety in pediatric subjects with heterozygous familial hypercholesterolemia. *J Pediatr.* 2010；156(2)：231–236.

26. McCrindle BW, Helden E, Cullen–Dean G, Conner WT. A randomized crossover trial of combination pharmacologic therapy in children with familial hyperlipidemia. *Pediatr Res.* 2002；51(6)：715–721.

27. Tammi A, Rönnemaa T, Gylling H, et al. Plant stanol ester margarine lowers serum total and low–density lipoprotein cholesterol concentrations of healthy children：the STRIP project. Special Turku Coronary Risk Factors Intervention Project. *J Pediatr.* 2000；136(4)：503–510.

28. Hooper L, Thompson RL, Harrison RA, et al. Risks and benefits of omega 3 fats for mortality, cardiovascular disease,

and cancer : systematic review. *BMJ*. 2006 ; 332 : 752–760.

29. Rajaram S, Haddad EH, Mejia A, Sabaté J. Walnuts and fatty fish influence different serum lipid fractions in normal to mildly hyperlipidemic individuals : a randomized controlled study. *Am J Clin Nutr*. 2009 ; 89(5) : 1657S–1663S.

30. Sabaté J, Oda K, Ros E. Nut consumption and blood lipid levels : a pooled analysis of 25 intervention trials. *Arch Intern Med*. 2010 ; 170(9) : 821–827.

31. Scheel AK, Schettler V, Koziolek M, et al. Impact of chronic LDL apheresis treatment on Achilles tendon affection in patients with severe familial hypercholesterolemia : a clinical and ultrasonographic 3–year follow–up study. *Atherosclerosis*. 2004 ; 174(1) : 133–139.

32. Brunner E, Rees K, Ward K, Burke M, Thorogood M. Dietary advice for reducing cardiovascular risk. *Cochrane Database Syst Rev*. 2007 ; (4) : CD002128.

33. Expert Panel on Integrated Guidelines for Cardiovascular Health and Risk Reduction in Children and Adolescents Summary Report. National Heart Lung and Blood Institute. NIH publication No. 12–7486A. October 2012, http://www.nhlbi.nih.gov/guidelines/cvd_ped/peds_guidelines_sum.pdf, accessed April 2013.

34. Fair KP. Xanthoma treatment and management. In : emedicine. Medscape. http://emedicine.medscape.com/article/1103971–treatment#a1128, accessed April 2013.34

35. Kuehl KS, Cockerham JT, Hitchings M, et al. Effective control of hypercholesterolemia in children with dietary interventions based in pediatric practice. *Prev Med*. 1993 ; 22(2) : 154–166.

194 章

◆患者向け URL
・Medline Plus. National Library of Medicine—**www.nlm.nih.gov/medlineplus/obesity.html.**
・US Department of Agriculture—**www.choosemyplate.gov.**
・Let's Move—**www.letsmove.gov.**

◆医療従事者向け URL
・Academy of Nutrition and Dietetics—**www.eatright.org.**
・Alliance for a Healthier Generation—**www.healthiergeneration.org.**
・American Academy of Pediatrics books—**www.aap.org.**
  ~ A Parent's Guide to Childhood Obesity : A Roadmap to Health
  ~ Pediatric Nutrition Handbook
  ~ Pediatric Obesity Clinical Decision Support Chart
  ~ Pediatric Obesity – Prevention, Intervention, and Treatment Strategies for Primary care
・American Academy of Sports Medicine—**www.acsm.org.**
・American Society of Bariatric Physicians—**www.asbp.org.**
・The Obesity Society—**www.obesity.org.**
・UCSD School of Medicine : The HOPE Obesity Project.
・Centers for Disease Control and Prevention. Overweight and Obesity—**www.cdc.gov/obesity/index.html.**

◆参考文献
1. Centers for Disease Control and Prevention. Prevalence of Obesity in the United States, 2009–2010. Available at http://www.cdc.gov/nchs/data/databriefs/db82.pdf, accessed March 2012.
2. Rome ES. Obesity prevention and treatment. *Pediatr Rev*. 2011 ; 32(9) : 363–373.
3. Centers for Disease Control. Overweight and Obesity. Available at http://www.cdc.gov/obesity/data/index.html, accessed March 2013.
4. Graham EA. Economic, racial, and cultural influences on the growth and maturation of children. *Pediatr Rev*. 2005 ; 26(8) : 290–294.
5. Ogden C, Carroll M. Prevalence of obesity among children and adolescents : United States, trends 1963–1965 through 2007–2008. National Health and Nutrition Examination Survey NHANES. Available at http://www.cdc.gov/nchs/data/hestat/obesity_child_07_08/obesity_child_07_09.htm, accessed March 2013.
6. Manco M, Dallapiccola B. Genetics of pediatric obesity. *Pediatrics*. 2012 ; 130(1) : 123–133.
7. Centers for Disease Control. Children's Food Environment State Indicator Report, 2011. Available at http://www.cdc.gov/obesity/downloads/childrensfoodenvironment.pdf, accessed March 2013.
8. Strasburger VC. Children, adolescents, obesity, and the media. *Pediatrics*. 2011 ; 128(1) : 201–208.
9. Gantz W, Schwartz N, Angelini JR, Rideout V. *Food for Thought : Television Food Advertising to Children in the United States*. Menlo Park, CA. Kaiser Family Foundation ; 2007.
10. Witaker RC, Wright JA, Pepe MS, et al. Predicting obesity in young adulthood from childhood and parental obesity. *N Engl J Med*. 1997 ; 337 : 869–873.
11. Suglia SF, Duarte CS, Chamber EC, Boynton–Jarrett R. Cumulative social risk and obesity in early childhood. *Pediatrics*. 2012 ; 129(5) : e1173–e1179.
12. Barlow SE, and Expert Committee. Expert committee recommendations regarding the prevention, assessment, and treatment of child and adolescent overweight and obesity : summary report. *Pediatrics*. 2007 ; 120(4) : s164–s192.
13. Jakicic JM, Clark K, Coleman E, et al. American College of Sports Medicine position stand : appropriate intervention strategies for weight loss and prevention of weight regain for adults. *Med Sci Sports Exerc*. 2001 ; 33(12) : 2145–2156.
14. United States Department of Agriculture. Choose My Plate. Available at http://www.choosemyplate.gov, accessed March 2013.
15. Burke LE, Wang J, Sevick MA. Self–monitoring in weight loss : a systematic review of the literature. *J Am Diet Assoc*. 2011 ; 111(1) : 92–102.
16. US Preventive Services Task Force. Screening for obesity in children and adolescents : US Preventive Services Task Force recommendation statement. *Pediatrics*. 2010 ; 125(2) : 361–367.
17. Kendall D, Vail A, Amin R, et al. Metformin in obese children and adolescents : the MOCA trial. *J Clin Endocrinol Metab*. 2013 ; 98(1) : 322–329.
18. Douketis JD, Macie C, Thabane L, Williamson DF. Systematic review of long–term weight loss studies in obese adults : clinical significance and applicability to clinical practice. *Int J Obes(Lond)*. 2005 ; 29(10) : 1153–1167.
19. Ciangura C, Basdevant A. Bariatric surgery in young massively obese diabetic patients. *Diabetes Metab*. 2009 ; 35(6 Pt 2) : 532–536.
20. Perez MK, Nield LS. When to consider surgery for an obese teen. *Consultant for Pediatricians*. 2009 ; 8(12) : 430–431.
21. Pinto C. Book review : body image, eating disorders, and obesity in youth, 2nd edition. *Eur Eat Disord Rev*. 2010 ; 18(3) : 244.
22. Hammons AJ, Fiese BH. Is frequency of shared family meals related to the nutritional health of children and adolescents? *Pediatrics*. 2011 ; 127(6) : e1565–e1574.
23. Browser D. Yoga good for teen anxiety. *J Dev Behav Pediatr*. 2012 ; 33 : 193–201.
24. Prochaska JO, Velicer WF. The transtheoretical model of health behavior change. *Am J Health Promot*. 1997 ; 12(1) : 38–48.
25. University of California San Diego School of Medicine : The HOPE obesity project. American Board of Pediatrics, 2010–2013.
26. Rhee KE, Lumeng JC, Appugliese DP, Kaciroti N, Bradley RH. Parenting styles and overweight status in first grade. *Pediatrics*. 2006 ; 117(6) : 2047–2054.
27. Krebs NF, Jacobson MS, American Academy of Pediatrics Committee on Nutrition : Prevention of pediatric overweight and obesity. *Pediatrics*. 2003 ; 112(2) : 424–430.
28. Blackburn G. Effect of degree weight loss on health benefits. *Obes. Res*. 1995 ; 3(2) : 211s–216s.

195 章

◆患者向け URL

- www.cushingsdisease.com.
- www.nlm.nih.gov/medlineplus/ency/article/000348.htm.

◆医療従事者向け URL

- Cushing's Support and Research Foundation—www.csrf.net/.
- National Endocrine and Metabolic Disease Services—http://endocrine.niddk.nih.gov/pubs/cushings/cushings.htm.
- Pituitary Network Association—http://www.pituitary.org/disorders/cushings_disease.aspx.

◆参考文献

1. Catargi B, Rigalleau V, Poussin A, et al. Occult Cushing's syndrome in type–2 diabetes. *J Clin Endocrinol Metab*. 2003；88：5808–5813.
2. McArthur RG, Cloutier MD, Hayles AB, Sprague RG. Cushing's disease in children. Findings in 13 cases. *Mayo Clin Proc*. 1972；47：318–326.
3. Joshi SM, Hewitt RJ, Storr HL, et al. Cushing's disease in children and adolescents：20 years of experience in a single neurosurgical center. *Neurosurgery*. 2005；57：281–285.
4. Kanter AS, Diallo AO, Jane JA Jr, et al. Single–center experience with pediatric Cushing's disease. *J Neurosurg*. 2005；103：413–420.
5. Devoe DJ, Miller WL, Conte FA, et al. Long–term outcome of children and adolescents following transsphenoidal surgery for Cushing disease. *J Clin Endocrinol Metab*. 1997；82：3196–3202.
6. Styne DM, Isaac R, Miller WL, et al. Endocrine, histological, and biochemical studies of adrenocorticotropin–producing islet cell carcinoma of the pancreas in childhood with characterization of proopiomelanocortin. *J Clin Endocrinol Metab*. 1983；57：723–731
7. Findling JW, Raff H, Aron DC. The low–dose dexamethasone suppression test：a reevaluation in patients with Cushing's syndrome. *J Clin Endocrinol Metab*. 2004；89：1222–1226.
8. Batista DL, Riar J, Keil M, Stratakis CA. Diagnostic tests for children who are referred for the investigation of Cushing syndrome. *Pediatrics*. 2007；120(3)：e575–586.
9. Styne DM, Grumbach MM, Kaplan SL, Wilson CB, Conte FA. Treatment of Cushing's disease in childhood and adolescence by transsphenoidal microadenomectomy. *N Engl J Med*. 1984；310：889–894.
10. Magiakou MA, Mastorakos G, Oldfield EH, et al. Cushing's syndrome in children and adolescents. Presentation, diagnosis, and therapy. *N Engl J Med*. 1994；331：629–636.
11. Massoud AF, Powell M, Williams RA, Hindmarsh PC, Brook CG. Transsphenoidal surgery for pituitary tumors. *Arch Dis Child*. 1997；76：398–404.
12. Savage et al, 2008Savage MO, Chan LF, Grossman AB, et al. Operative management of Cushing syndrome secondary to micronodular adrenal hyperplasia. *Surgery*. 2008；143：750–758.
13. Leinung MC, Kane LA, Scheithauer BW, Carpenter PC, Laws ER Jr., Zimmerman D. Long term follow–up of transsphenoidal surgery for the treatment of Cushing's disease in childhood. *J Clin Endocrinol Metab*. 1995；80：2475–2479.
14. Storr HL, Afshar F, Matson M, et al. Factors influencing cure by transsphenoidal selective adenomectomy in paediatric Cushing's disease. Eur J Endocrinol. 2005；152：825–833.

196 章

◆患者向け URL

- National Institutes of Health—www.nlm.nih.gov/medlineplus/ency/article/000378.htm.
- National Adrenal Diseases Foundation—www.nadf.us/diseases/addisons.htm.

◆医療従事者向け URL

- www.ncbi.nlm.nih.gov/pubmedhealth/PMH0001416/.
- http://emedicine.medscape.com/article/919077.

◆参考文献

1. Ten S, New M, and Maclaren N. Clinical Review 130：Addison's Disease 2001. *J Clin Endocrinol Metab*. 2001；86(7)：2909–2922.
2. Neiman LK, Chanco Turner ML. Addison's Disease. *Clinics in Dermatology*. 2006 Jul；24(4)：276–280.
3. Neary N and Nieman. Adrenal insufficiency：etiology, diagnosis and treatment. *Curr Opin Endocrinol Diabetes Obes*. 2010；17(3)：217–223.
4. Simm PJ, McDonnell CM, Zacharin MR. Primary adrenal insufficiency in childhood and adolescence：advances in diagnosis and management. *J Pediatr Child Health*. 2004；40(11)：596–599.

197 章

◆患者向け URL

- The Magic Foundation：Congenital adrenal hyperplasia—www.magicfoundation.org/www/docs/100.
- www.congenitaladrenalhyperplasia.org.
- National Adrenal Diseases Foundation—www.nadf.us/diseases/cah.htm.

◆医療従事者向け URL

- www.ncbi.nlm.nih.gov/pubmedhealth/PMH0001448/.
- www.ncbi.nlm.nih.gov/pmc/articles/PMC3329455/.

◆参考文献

1. Speiser PW, White PC：Congenital adrenal hyperplasia. *N Engl J Med*. 2003；349：776–788.
2. Merke DP, Bornstein SR：Congenital adrenal hyperplasia. *Lancet*. 2005；365：2125–2136.
3. Therrell BL Jr, Berenbaum SA, Manter–Kapanke V, et al. Results of screening 1.9 million Texas newborns for 21–hydroxylase–deficient congenital adrenal hyperplasia. *Pediatrics*. 1998；101：583–590.
4. White PC, Tusie–Luna MT, New MI, Speiser PW：Mutations in steroid 21–hydroxylase(CYP21). *Hum Mutat*.1994；3：373–378.
5. Forest MG：Recent advances in the diagnosis and management of congenital adrenal hyperplasia due to 21–hydroxylase deficiency. *Hum Reprod Update*. 2004；10：469–485.
6. Van der Kamp HJ, Otten BJ, Buitenweg N, et al. Longitudinal analysis of growth and puberty in 21–hydroxylase deficiency patients. *Arch Dis Child*. 2002；87：139–144.
7. Mullis PE, Hindmarsh PC, Brook CG：Sodium chloride supplement at diagnosis and during infancy in children with salt–losing 21–hydroxylase deficiency. *Eur J Pediatr*. 1990；150：22–25.
8. Schnitzer HH, Donahoe PK：Surgical treatment of congenital adrenal hyperplasia. *Endocrinol Metab Clin North Am*. 2001；30：137–154.
9. Fernandez–Balsells MM, Muthusamy K, Smushkin G, et al. Prenatal dexamethasone use for the prevention of virilization in pregnancies at risk for classical congenital adrenal hyperplasia due to 21–hydroxylase(CYP21A2)deficiency：a systematic review and meta–analyses. *Clin Endocrinol*(*Oxf*). 2010；73：436–444.

198 章

◆患者向け URL

- Medline—www.nlm.nih.gov/medlineplus/rickets.html.
- www.healthychildren.org/English/news/Pages/Preterm–Infants–Need–Vitamin–D–and–Calcium–Supplements–Says–AAP.aspx.
- Vitamin D facts—http://ods.od.nih.gov/factsheets/VitaminD–Quick Facts.
- Calcium facts—http://ods.od.nih.gov/factsheets/Calcium–Quick Facts.
- Information for healthy diet—www.choosemyplate.gov/food–groups/downloads/MyPlate/DG2010Brochure.pdf.

◆医療従事者向け URL

- http://pediatrics.aappublications.org/content/122/2/398.long.
- http://pediatrics.aappublications.

org/content/122/5/1142.long.

◆参考文献

1. Wharton B, Bishop N. Rickets. *Lancet*. 2003；362：1389–1400.

2. Misra M, Pacaud D, Petryk A, Collett–Solberg PF, Kappy M. Drug and Therapeutics Committee of the Lawson Wilkins Pediatric Endocrine Society. Vitamin D deficiency in children and its management：review of current knowledge and recommendations. *Pediatrics*. 2008；122（2）：398–417.

3. Wagner CL, Greer FR. American Academy of Pediatrics Section on Breastfeeding, American Academy of Pediatrics Committee on Nutrition. Prevention of rickets and vitamin D deficiency in infants, children, and adolescents. *Pediatrics*. 2008；122（5）：1142–1152.

4. Weisberg P, Scanlon KS, Li R, Cogswell ME. Nutritional rickets among children in the United States：review of cases reported between 1986 and 2003. *Am J Clin Nutr*. 2004；80（6）：1697S–705S.

5. Rovner AJ, O'Brien KO. Hypovitaminosis d among healthy children in the united states：A review of the current evidence. *Arch Pediatr Adolesc Med*. 2008；162（6）：513–519.

6. Tenenhouse HS. X–linked hypophosphataemia：a homologous disorder in humans and mice. *Nephrol Dial Transplant*. 1999；14（2）：333–341.

7. Renkema KY, Alexander RT, Bindels RJ, Hoenderop JG. Calcium and phosphate homeostasis：concerted interplay of new regulators. *Ann Med*. 2008；40（2）：82–91.

8. Cheng JB, Levine MA, Bell NH, et al. Genetic evidence that human CYPR1 enzyme is a key vitamin D 25–hydroxylase. *Proc Natl Acad Sci*. 2004；101：7711–7715.

9. Gordon CM, Williams AL, Feldman HA, May J, Sinclari L, Vasquez A, Cox JE. Treatment of hypovitaminosis D in infants and toddlers. *J Clin Endocrinol Metab*. 2008；93（7）：2716–2721.

10. Demay MB. Rickets caused by impaired vitamin D activation and hormone resistance：pseudovitamin D deficiency rickets and hereditary vitamin D–resistant rickets. In：Favus MJ, ed. *Primer on the Metabolic Bone Diseases and Disorders of Mineral Metabolism*, 6th ed. Washington, DC：American Society for Bone and Mineral Research；2006：338–341.

11. Makitie O, Doria A, Kooh SW, et al. Early treatment improves growth and biochemical and radiographic outcome in X–linked hypophosphatemic rickets. *J Clin Endocrinol Metab*. 2003；88：3591–3597.

199 章

◆患者向け URL

- www.healthychildren.org/English/ages–stages/gradeschool/puberty/Pages/Delayed–Puberty.aspx.
- http://children.webmd.com/growth–delay–constitutional.
- http://kidshealth.org/teen/sexual_health/changing_body/delayed_puberty.html.

◆医療従事者向け URL

- www.nejm.org/doi/full/10.1056/NEJMcp1109290.
- www.ncbi.nlm.nih.gov/pubmed/11932291.

◆参考文献

1. Sedlmeyer IL, Palmert MR：Delayed puberty：analysis of a large case series from an academic center. *J Clin Endocrinol Metab*. 2002；87：1613–1620.

2. Kaplowitz PB：Delayed puberty. *Pediatr Rev*. 2010；31：189–195.

3. Palmert MR, Dunkel L：Clinical practice. Delayed puberty. *N Engl J Med*. 2012；366：443–453.

4. Harrington J, Palmert MR：Clinical review：Distinguishing constitutional delay of growth and puberty from isolated hypogonadotropic hypogonadism：critical appraisal of available diagnostic tests. *J Clin Endocrinol Metab*. 2012；97：3056–3067.

5. Crowne EC, Shalet SM, Wallace WH, Eminson DM, Price DA：Final height in boys with untreated constitutional delay in growth and puberty. *Arch Dis Child*. 1990；65：1109–1112.

6. Soliman A, Abdul Khadir MM, Asfour M：Testosterone treatment in adolescent boys with constitutional delay of growth and puberty. *Metabolism*. 1995；44：1013–1015.

7. Wilson DM, McCauley E, Brown DR, et al. Oxandrolone therapy in constitutionally delayed growth and puberty. *Pediatrics* 1995；96：1095–1100.

8. Richman RA, Kirsch LR：Testosterone treatment in adolescent boys with constitutional delay in growth and development. *N Engl J Med*. 1988；319：1563–1567.

200 章

◆患者向け URL

- http://kidshealth.org/PageManager.jsp?article_set=22543&lic=410&cat_id=10008.
- www.ncbi.nlm.nih.gov/pubmedhealth/PMH0002152.
- www.everydayhealth.com/kids–health/a–parents–guide–to–precocious–puberty.aspx.

◆医療従事者向け URL

- http://emedicine.medscape.com/article/924002–overview.
- http://omim.org/entry/176400.

◆参考文献

1. Muir A. Precocious puberty. *Pediatr Rev*. 2006；27：373–381.

2. Carel JC, Léger J. Clinical practice：Precocious puberty. *N Eng J Med*. 2008；358：2366–2377.

3. Kaplowitz P. Clinical characteristics of 104 children referred for evaluation of precocious puberty. *J Clin Endocrinol Metab*. 2004；89：3644–3650.

4. Cesario SK, Hughes LA. Precocious puberty：a comprehensive review of literature. *J Obstet Gynecol Neonatal Nurs*. 2007；36：263–274.

5. Maixner W. Hypothalamic hamartomas—Clinical, neuropathological and surgical aspects. *Childs Nerv Syst*. 2006；22：867–873.

6. Stephen MD, Zage PE, Waguespack SG. Gonadotropin dependent precocious puberty：neoplastic causes and endocrine considerations. *Int J Pediatr Endocrinol*. 2011；2011：184502.

7. Carel JC, Eugster EA, Rogol A, et al. Consensus statement on the use of gonadotropin–releasing hormone analogs in children. *Pediatrics*. 2009；123：e752–62.

8. Fuld K, Chi C, Neely EK. A randomized trial of 1– and 3–month depot leuprolide doses in the treatment of central precocious puberty. *J Pediatr*. 2011；159：982–987.

9. Eugster EA, Clarke W, Kletter GB, et al. Efficacy and safety of histrelin subdermal implant in children with precocious puberty：a multicenter trial. *J Clin Endocrinol Metab* 2007；92：1697–1704.

10. John SF. Treatment and outcomes of Precocious puberty. *J Clin Endocrinol Metab* 2013, 98（6）：2198–2007.

201 章

◆患者向け URL

National headache foundation has information for patients on many topics including：

- Migraine—www.headaches.org/education/Headache_Topic_Sheets/Migraine.
- Medication Overuse Headache—www.headaches.org/education/Headache_Topic_Sheets/Analgesic_Rebound.
- Cluster Headache—www.headaches.org/education/Headache_Topic_Sheets/Cluster_Headaches.
- New Daily Persistent Headache—www.headaches.org/education/Headache_Topic_Sheets/New_Daily_Persistent_Headache.

◆医療従事者向け URL

- The Institute for Clinical Systems Improvement has a comprehensive guideline on the diagnosis and treatment of headache—www.icsi.org/guide

lines_and_more/gl_os_prot/
other_health_care_conditions/
headache/headache__diagnosis_
and_treatment_of__guideline_.
html.

- The International Headache Society has a searchable website to assist with headache classification using ICHD–II criteria—**http://ihs–classification.org/en/02_klassifikation/.**

◆参考文献

1. Stovner LJ, Andree C. Prevalence of headache in Europe：a review for the Eurolight project. *J Headache Pain*. 2010；11（4）：289–299.
2. Bigal ME, Lipton RB. The differential diagnosis of chronic daily headaches：an algorithmic–based approach. *J Headache Pain*. 2007；8（5）：263–272.
3. Ozge A, Termine C, Antonaci F, Natriashvili S, Guidetti V, Wöber–Bingöl C. Overview of diagnosis and management of paediatric headache. Part 1：diagnosis. *J Headache Pain*. 2011；12（1）：13–23.
4. Loder E, Rizzoli P. Tension–type headache. *BMJ*. 2008；336（7635）：88–92.
5. Sprenger T, Goadsby PJ. Migraine pathogenesis and state of pharmacological treatment options. *BMC Med*. 2009；7：71.
6. Leroux E, Ducros A. Cluster headache. *Orphanet J Rare Dis*. 2008；3：20.
7. Headache Classification Subcommittee of the International Headache Society. The International Classification of Headache Disorders：2nd edition. *Cephalalgia*. 2004；24（1）：9–160.
8. Termine C, Ozge A, Antonaci F, Natriashvili S, Guidetti V, Wöber–Bingöl C. Overview of diagnosis and management of paediatric headache. Part II：therapeutic management. *J Headache Pain*. 2011；12（1）：25–34.
9. Buse DC, Rupnow MFT, Lipton RB. Assessing and managing all aspects of migraine：migraine attacks, migraine–related functional impairment, common comorbidities, and quality of life. *Mayo Clin Proc*. 2009；84（5）：422–435.
10. Evers S, Jensen R. Treatment of medication overuse headache—guideline of the EFNS headache panel. *Eur J Neurol*. 2011；18（9）：1115–1121.

202 章

◆患者向け URL

- The American Academy of Family Physicians has written and auditory information in English and in Spanish—**www.familydoctor.org.**
- FamilyDoctor.org. *Bell's Palsy Overview*—**http://familydoctor.org/familydoctor/en/diseases–conditions/bells–palsy.html.**
- The National Institute of Neurologic Disorders and Stroke has written and audi-

tory patient information in English and Spanish—**http://www.ninds.nih.gov/disorders/bells/bells.htm.**

◆医療従事者向け URL

- The Cochrane Collaborative contains updated systematic reviews of steroid and/or antiviral treatment of Bell palsy at **http://onlinelibrary.wiley.com/doi/10.1002/14651858.CD001942.pub4/full.**
- **http://onlinelibrary.wiley.com/doi/10.1002/14651858.CD001869.pub4/full.**

◆参考文献

1. Rowhani–Rahbar A, Baxter R, Rasgon B, et al. Epidemiologic and clinical features of Bell's palsy among children in Northern California. *Neuroepidemiology*. 2012；38（4）：252–258.
2. Berg T, Jonsson L, Engstrom M：Agreement between the Sunnybrook, House–Brackmann, and Yanagihara facial nerve grading systems in Bell's palsy. *Otol Neurotol*. 2004；25（6）：1020–1026.
3. Pitaro J, Waissbluth S, Daniel SJ：Do children with Bell's palsy benefit from steroid treatment? A systematic review. *Int J Pediatr Otorhinolaryngol*. 2012；76（7）：921–926.
4. Salinas RA, Alvarez G, Daly F, Ferreira J：Corticosteroids for Bell's palsy（idiopathic facial paralysis）. *Cochrane Database Syst Rev*. 2010；（3）：CD001942.
5. Lockhart P, Daly F, Pitkethly M, et al. Antiviral treatment for Bell's palsy（idiopathic facial paralysis）. *Cochrane Database Syst Rev*. 2009；（4）：CD001869.
6. Chuang DC：Free tissue transfer for the treatment of facial paralysis. *Facial Plast Surg*. 2008；24（2）：194–203.

203 章

◆患者向け URL

- MedlinePlus. *Subdural Hematoma*—**www.nlm.nih.gov/medlineplus/ency/article/000713.htm.**

◆医療従事者向け URL

- **http://emedicine.medscape.com/article/1137207.**
- Glasgow Coma Scale Calculator—**www.mdcalc.com/glasgow–coma–scale–score.**

◆参考文献

1. Whitby EH, Griffiths PD, Rutter S, et al. Frequency and natural history of subdural haemorrhages in babies and relation to obstetric factors. *Lancet*. 2004；363（9412）：846–851.
2. Minns RA：Subdural haemorrhages, haematomas, and effusions in infancy. *Arch Dis Child*. 2005；90（9）：883–884.
3. Kalanithi P, Schubert RD, Lad SP, Harris OA, Boakye M：Hospital costs, incidence, and inhospital mortality rates of traumatic subdural hematoma in the United States. *J Neurosurg*. 2011；115

（5）：1013–1018.
4. Jayawant S, Parr J：Oucome following subdural haemorrhages in infancy. *Arch Dis Child*. 2007；92（4）：343–347.

204 章

◆患者向け URL

- The National Stroke Association has patient information on pediatric stroke—**www.stroke.org/site/PageServer?pagename = PEDSTROKE**
- The Children's Hemiplegia and Stroke Association has an infant and child stroke fact sheet available—**www.chasa.org/wp–content/uploads/2011/06/chasa_pediatric_stroke_fact_sheet_2012.pdf.**

◆医療従事者向け URL

- The American Heart Association and American Stoke Association have management guidelines—**http://stroke.ahajournals.org.proxy.kumc.edu:2048/content/39/9/2644.full.pdf+html.**

◆参考文献

1. Fullerton HJ, Wu YW, Zhao S, Johnston SC：Risk of stroke in children：ethnic and gender disparities. *Neurology*. 2003；61：189–194.
2. Roach ES, Golomb MR, Adams S, et al. Management of Stroke in Infants and Children：A Scientific Statement from a special writing group of the American Heart Association Stroke Council and the Council on Cardiovascular Disease in the Young. *Stroke*. 2008；39：2644–2691.
3. Ganesan V, Prengler M, McShane MA, Wade AM, Kirkham FJ：Investigation of risk factors in children with arterial ischemic stroke. *Ann Neurol*. 2003；53：167–173.
4. Adams RJ, McKie VC, Hsu L, et al. Prevention of a first stroke by transfusions in children with sickle cell anemia and abnormal results on transcranial Doppler ultrasonography. *N Engl J Med*. 1998；339：5–11.
5. Pappachan J, Kirkham FJ：Cerebrovascular disease and stroke. *Arch Dis Child*. 2008；93：890–898.

205 章

◆患者向け URL

- The Tuberous Sclerosis Alliance Web Site—**www.tsalliance.org.**
- National Institute of Neurologic Disorders and Stroke：Tuberous Sclerosis Information Page—**www.ninds.nih.gov/disorders/tuberous_sclerosis/tuberous_sclerosis.htm.**
- Genetics Home Reference：Tuberous Sclerosis—**http://ghr.nlm.nih.gov/condition/tuberous–sclerosis–complex.**

◆医療従事者向け URL
・ **www.rarediseases.org.**
・ **http://emedicine.medscape.com/article/1177711.**

◆参考文献
1. Stanley B., Vail E., Thiele E. Tuberous Sclerosis Complex：Diagnostic Challenges, Presenting Symptoms, and Commonly Missed Signs. *Pediatrics.* 2011；127（1）：125–129.
2. Crino PB, Nathanson KL, Henske EP. The tuberous sclerosis complex. *N Engl J Med.* 2006；355：1345.
3. Osborne JP, Fryer A, Webb D. Epidemiology of tuberous sclerosis. *Ann NY Acad Sci.* 1991；615：125.
4. Schwartz RA, Fernández G, Kotulska K, Jóźwiak S. Tuberous sclerosis complex：advances in diagnosis, genetics, and management. *J Am Acad Dermatol.* 2007；57：189.
5. Houser OW, Shepherd CW, Gomez MR. Imaging of intracranial tuberous sclerosis. *Ann NY Acad Sci.* 1991；615：81–93.
6. O'Callaghan FJ, Noakes M, Martyn C, Osborne JP. An epidemiological study of renal pathology in tuberous sclerosis complex. *BJU Int.* 2004；94：853–857.
7. Roach ES, Sparagana SP. Diagnosis of tuberous sclerosis complex. *J Child Neurol.* 2004；19：643–649.
8. Parisi P, Bombardieri R, Curatolo P. Current role of vigabatrin in infantile spasms. *Eur J Paediatr Neurol.* 2007；11：331–336.
9. Curatolo P, Bombardieri R, Jozwiak S. Tuberous sclerosis. *Lancet.* 2008；372：657.
10. Hallett L, Foster T, Liu Z, et al. Burden of disease and unmet needs in tuberous sclerosis complex with neurological manifestations：systematic review. *Curr Med Res Opin.* 2011；27：1571.

206 章
◆患者向け URL
・ Neurofibromatosis, Inc. has a variety of resources including NF specialists by location—**www.nfinc.org.**
◆医療従事者向け URL
・ Neurofibromatosis, Inc. has a variety of patient education materials, information about local support groups, ongoing clinical trials, and camp New Friends for children with NF—**www.nfinc.org.**
・ The National Institute of Neurological Diseases and Stroke has patient information at its *Neurofibromatosis Information Page*—**www.ninds.nih.gov/disorders/NF/NF.htm.**
◆参考文献
1. Yohay K：Neurofibromatosis types 1 and 2. *Neurologist.* 2006；12（2）：86–93.
2. Hirsch NP, Murphy A, Radcliffe JJ：Neurofibromatosis：clinical presentations and anaesthetic implications. *Br J Anaesth.*

2001；86（4）：555–564.
3. Hyman SL, Shores A, North KN. The nature and frequency of cognitive deficits in children with neurofibromatosis type 1. *Neurology.* 2005；65（7）：1037–1044.
4. Nakayama J, Kiryu H, Urabe K, et al. Vitamin D3 analogues improve café au lait spots in patients with von Recklinghausen's disease：experimental and clinical studies. *Eur J Dermatol.* 1999；9（3）：202–206.
5. Shimbashi T, Kamide R, Hashimoto T：Long-term follow-up in treatment of solar lentigo and café–au–lait macules with Q–switched ruby laser. *Aesthetic Plast Surg.* 1997；21（6）：445–448.
6. Yoshida Y, Sato N, Furumura M, Nakayama J：Treatment of pigmented lesions of neurofibromatosis 1 with intense pulsed–radio frequency in combination with topical application of vitamin D_3 ointment. *J Dermatol.* 2007；34（4）：227–230.

207 章
◆患者向け URL
・ The Sturge–Weber Foundation—**www.sturge–weber.org.**
・ National Institutes of Health NINDS—**www.ninds.nih.gov/disorders/sturge_weber/sturge_weber.htm.**
◆医療従事者向け URL
・ **www.rarediseases.org/.**
・ **http://emedicine.medscape.com/article/1177523.**
◆参考文献
1. Shirley MD, Tang H, Gallione CJ, Baugher JD, Frelin LP, Cohen B, North PE, Marchuk DA, Comi AM, Pevsner J：Sturge–Weber syndrome and port–wine stains caused by somatic mutation in GNAQ. *N Engl J Med.* 2013；368（21）：1971–1979.
2. Baselga E. Sturge：Weber Syndrome. Seminars in Cutaneous Medicine and Surgery. 2004；23（2）：87–98.
3. Lo W, Marchuk DA, Ball KL, Juhasz C, Jordan LC, Ewen JB, Comi A：Brain Vascular Malformation Consortium National Sturge–Weber Syndrome Workgroup. Updates and future horizons on the understanding, diagnosis, and treatment of Sturge–Weber syndrome brain involvement. *Dev Med Child Neurol.* 2012；54（3）：214–223.
4. Truhan AP, Filipek PA：Magnetic resonance imaging. Its role in the neuroradiologic evaluation of neurofibromatosis, tuberous sclerosis, and Sturge–Weber syndrome. *Arch Dermatol.* 1993 Feb；129（2）：219–226.
5. van Emelen C, Goethals M, Dralands L, Casteels I：Treatment of glaucoma in children with Sturge–Weber syndrome. *J Pediatr Ophthalmol Strabismus.* 2000；37（1）：29.

6. Olsen KE, Huang AS, Wright MM：The efficacy of goniotomy/trabeculotomy in early–onset glaucoma associated with the Sturge–Weber syndrome. *J AAPOS.* 1998；2（6）：365.

208 章
◆患者向け URL
・ Muscular dystrophy—**www.mda.org.**
・ Muscular Dystrophy Campaign–UK—**www.muscular–dystrophy.org.**
・ Parent Project Muscular Dystrophy—**www.parentprojectmd.org.**
◆医療従事者向け URL
・ Muscular dystrophy—**www.mda.org.**
・ European Neuromuscular Centre（ENMC）—**www.enmc.org.**
◆参考文献
1. Emery AEH：Population frequencies of inherited neuromuscular diseases－a world survey. *Neuromuscul Disord.* 1991；1：19–29.
2. Koenig M, Beggs AH, Moyer, et al. The molecular basis for Duchenne versus Becker muscular dystrophy：correlation of severity with type of deletion. *Am J Hum Genet.* 1989；45：498–506.
3. Dalkilic I, Kunkel LM：Muscular dystrophies：genes to pathogenesis. *Curr Opin Genet Dev.* 2003；13：231–238.
4. Deconinck N, Dan B：Pathophysiology of Duchenne muscular dystrophy：current hypotheses. *Pediatr Neurol.* 2007；36：1–7.
5. Bushby K, Finkel R, Birnkrant DJ, et al：Diagnosis and management of Duchenne muscular dystrophy, part 1：diagnosis, and pharmacological and psychosocial management. *Lancet Neurol.* 2010；9：77–93.
6. Bushby K, Finkel R, Birnkrant DJ et al：Diagnosis and management of Duchenne muscular dystrophy, part 2：implementation of multidisciplinary care. *Lancet Neurol.* 2010；9：177–189.
7. American Academy of Pediatrics Section on Cardiology and Cardiac Surgery. Clinical Report：Cardiovascular health supervision for individuals affected by Duchenne or Becker muscular dystrophy. *Pediatrics.* 2005；116：1569–1573.
8. Moxley RT 3rd, Ashwal S, Pandya S, et al. Practice parameter：corticosteroid treatment of Duchenne dystrophy：report of the Quality Standards Subcommittee of the American Academy of Neurology and the Practice Committee of the Child Neurology Society. *Neurology.* 2005；64：13–20.
9. Manzur AY, Kuntzer T, Pike M, et al. Glucocorticoid corticosteroid therapy in Duchenne muscular dystrophy. *Cochrane Database Syst Rev.* 2008；(1)：CD003725.

209 章

◆患者向け URL

- http://patiented.aap.org/content. aspx?aid=6578.
- http://emedicine.medscape.com/ article/202333-overview.
- www.healthychildren.org/English/ News/pages/AAP-Offers-Guidance-to-Boost-Iron-Levels-in-Children.aspx?nfstatus=401& nftoken.

◆医療従事者向け URL

- http://pediatrics.aappublications. org/content/108/3/e56.full.

◆参考文献

1. Cogswell et. al. Assessment of iron deficiency in US preschool children and non-pregnant females of childbearing age：National Health and Nutrition Examination Survey 2003-2006, The American Journal of Clinical Nutrition. *Am J Clin Nutr.* 2009；89（5）：1334-1342.

2. Iron deficiency in the United States, 1999-2000. *MMWR Morb Mortal Wkly Rep.* 2002；51（40）：897-899.

3. Bogen DL, Duggan AK, Dover GJ, Wilson MH. Screening for iron deficiency anemia by dietary history in a high-risk population. *Pediatrics.* 2000；105（6）：1254-1259.

4. Brotanek JM, Gosz J, Weitzman M, Flores G. Iron deficiency in early childhood in the United States：risk factors and racial/ethnic disparities. *Pediatrics.* 2007；120（3）：568-575.

5. Punnonen K, Irjala K, Rajamaki A. Serum transferrin receptor and its ratio to serum ferritin in the diagnosis of iron deficiency. *Blood.* 1997；89（3）：1052-1057.

6. Abrams SA, O'Brien KO, Wen J, et al. Absorption by 1-year old children of an iron supplement given with cow's milk or juice. *Pediatr Res.* 1996；39：171.

7. Silverstein S and Rodgers G. Parenteral Iron Therapy Options. *American Journal of Hematology.* 2004；76：74-78

8. Baker RD, Greer FR, and the Committee on Nutrition：Diagnosis and prevention of iron deficiency and iron deficiency anemia in infants and young children（0-3 months of age）. *Pediatrics.* 2010；126：1040-1050.

9. Eden AN. Iron deficiency and impaired cognition in toddlers：an underestimated and undertreated problem. *Paediat Drugs.* 2005；7（6）：347-352.

10. Lozoff B, Jimenez E, Hagen J, Mollen E, Wolf AW. Poorer behavioral and developmental outcome more than 10 years after treatment for iron deficiency in infancy. *Pediatrics.* 2000；105（4）：E51.

210 章

◆患者向け URL

- www.nlm.nih.gov/medlineplus/ ency/article/000535.htm.
- www.nhlbi.nih.gov/health/health-topics/topics/itp/.
- www.itpfoundation.org/.
- http://pdsa.org/about-itp-in-children.html.

◆医療従事者向け URL

- http://emedicine.medscape.com/ article/202158.

◆参考文献

1. Fogarty PF, Segal JB. The epidemiology of immune thrombocytopenic purpura. *CurrOpinHematol.* 2007；14：515-519. http://www.ncbi.nlm.nih.gov/pubmed/17934361.

2. Zeller B, Helgestad J, Hellebostad M, et al. Immune thrombocytopenic purpura in childhood in Norway：a prospective, population-based registration. *PediatrHematolOncol.* 2000；17（7）：551-558. http://www.ncbi.nlm.nih.gov/pubmed/15981751.

3. Segal JB, Powe N. Prevalence of immune thrombocytopenia：analyses of administrative data. *J ThrombHaemost.* 2006；4（11）：2377-2383. http://www.ncbi. nlm.nih.gov/pubmed/16869934

4. Kühne T, Buchanan GR, Zimmerman S, et al. A prospective comparative study of 2540 infants and children with newly diagnosed idiopathic thrombocytopenic purpura（ITP）from the Intercontinental Childhood ITP Study Group. *J Pediatr.* 2003；143：605.

5. Cooper N, Bussel J. The pathogenesis of immune thrombocytopaenic purpura. *Br J Haematol.* 2006；133：364.

6. O'Leary ST, Glanz JM, McClure DL, et al. The risk of immune thrombocytopenicpurpura after vaccination in children and adolescents. *Pediatrics.* 2012；129（2）：248-255.

7. Mantadakis E, Farmaki E, Buchanan GR. Thrombocytopenicpurpura after measles-mumps-rubella vaccination：a systematic review of the literature and guidance for management. *J Pediatr.* 2010；156（4）：623-628.

8. Kühne T, Berchtold W, Michaels LA, et al. Newly diagnosed immune thrombocytopenia in children and adults：a comparative prospective observational registry of the Intercontinental Cooperative Immune Thrombocytopenia Study Group. *Haematologica.* 2011；96：1831.

9. Nunert C, Lim W, Crowther M, Cohen A, Solbert L, Crowther MA. The American Society of Hematology 2011 evidence-based practice guideline for immune thrombocytopenia. *Blood.* 2011；117：4190-4207.

10. Provan D, Stasi R, Newland AC, et al. International consensus report on the investigation and management of primary immune thrombocytopenia. *Blood.* 2010；115：168.

11. Kühne T. Update on the Intercontinental Cooperative ITP Study Group（ICIS）andon the Pediatric and Adult Registry on Chronic ITP（PARC ITP）. *Pediatric Blood Cancer.* 2013；60（1）：S15.

12. Buchanan GR, Holtkamp CA. Prednisone therapy for children with newly diagnosed idiopathic thrombocytopenic purpura. A randomized clinical trial. *Am J Pediatr Hematol Oncol.* 1984；6：355.

13. Imbach P, Wagner HP, Berchtold W, et al. Intravenous immunoglobulin versus oral corticosteroids in acute immune thrombocytopenic purpura in childhood. *Lancet.* 1985；2：464.

14. Tarantino MD, Madden Rm, Fennewald DL, et al. Treatment of childhood acute immune thrombocytopenic purpura with anti-D immune globulin or pooled immune globulin. *J Pediatr.* 1999；134：21.

15. Scaradavou A, Woo B, Woloski BM, et al. Intravenous anti-D treatment of immune thrombocytopenic purpura：experience in 272 patients. *Blood* 1997；89：2689.

16. Blanchette V, Carcao M. Approach to the investigation and management of immune thrombocytopenicpurpura in children. *Semin Hematol.* 2000；37（3）：299-314.

211 章

◆患者向け URL

- Sickle cell disease homepage at CDC—www.cdc.gov/ncbddd/sicklecell/index.html.
- National heart, lung and blood institute at National Institute of Health—www.nhlbi.nih.gov/health/health-topics/topics/sca/.

◆医療従事者向け URL

- www.cdc.gov/NCBDDD/sicklecell/recommendations.html.
- http://pedsinreview.aappublications.org/content/28/7/259.extract.
- www.jpeds.com/article/S0022-3476（08）00861-5/abstract.

◆参考文献

1. American Academy of Pediatrics Health Supervision for Children with Sickle Cell Disease, Section on Hematology/Oncology and Committee on Genetics. *Pediatrics.* 2002；109（3）：526-535.

2. National Heart, Lung, and Blood Institute. Disease and conditions index. Sickle cell anemia：who is at risk? Bethesda, MD：US Department of Health and Human Services, National Institutes of Health, National Heart, Lung, and Blood Institute；2009. http://www.nhlbi.nih. gov/health/dci/Diseases/Sca/SCA_ WhoIsA-tRisk.html, accessed on February 3, 2014.

3. National Institutes of Health. The Management of Sickle Cell Disease, 4th Ed. revised June 2002. NIH National Heart,

Lung and Blood Institute. NIH Publication No. 02–2117. http://www.nhlbi.nih.gov/health/prof/blood/sickle/sc_mngt.pdf, accessed on August 2, 2007.

4. Poncz M, Kane E, Gill FM. Acute chest syndrome in sickle cell disease：etiology and clinical correlates. *J Pediatr* 1985；107：861–866.

5. Leikin SL, Gallagher D, Kinney TR, et al. Mortality in children and adolescents with sickle cell disease. Cooperative Study of Sickle Cell Disease. *Pediatrics*. 1989；84：500–508.

6. U.S. Preventive Services Task Force. Screening for Sickle Cell Disease in Newborns：U.S. Preventive Services Task Force Recommendation Statement. AHRQ Publication No. 07–05104–EF–2, September 2007. http://www.uspreventiveservicestaskforce.org/uspstf07/sicklcell/sicklers.htm, accessed on December 1, 2013.

7. Committee on Infectious Diseases. American Academy of Pediatrics. Policy statement：recommendations for the prevention of pneumococcal infections, including the use of pneumococcal conjugate vaccine（Prevnar）, pneumococcal polysaccharide vaccine, and antibiotic prophylaxis. *Pediatrics*. 2000；106：362–366.

8. Overturf GD, the American Academy of Pediatrics Committee on Infectious Disease. Technical report：prevention of pneumococcal infections, including the use of pneumococcal conjugate and polysaccharide vaccine, and antibiotic prophylaxis. *Pediatrics*. 2000；106（2 Pt 1）：367–376.

9. Gaston MH, Verter JI, Woods G, et al. Prophylaxis with oral penicillin in children with sickle cell anemia. A randomized trial. *N Engl J Med* 1986；314：1593–9.

10. Powars D, Overturf G, Weiss J, et al. Pneumococcal septicemia in children with sickle cell anemia. Changing trend of survival. *JAMA*. 1981；245：1839–1842.

11. Falletta JM, Woods RM, Verter JI, et al. Discontinuing penicillin prophylaxis in children with sickle cell anemia. *J Pediatr*. 1995；127：685–690.

12. Heeney, MM, Ware, RE. An Update on Pediatric Oncology and Hematology Hydroxyurea for Children with Sickle Cell Disease. *Hematology/Oncology Clinics of North America* 2010；24（1）：199–214.

13. Charache S, Terrin ML, Moore RD, et al. Multicenter Study of Hydroxyurea in Sickle Cell Anemia. Effect of hydroxyurea on the frequency of painful crises in sickle cell anemia. *N Engl J Med*. 1995；332：1317–1322.

14. Kinney TR, Helms RW, O'Branski EE, et al. Safety of hydroxyurea in children with sickle cell anemia：results of the HUG–KIDS study, a phase I/II trial.

Blood. 1999；94：1550–1554.

15. Platt OS et al. Mortality in sickle cell disease. Life expectancy and risk factors for early death. *N Eng J Med*. 1994；330（23）：1639–1644.

212 章

◆患者向け URL

· http://kidshealth.org/parent/medical/cancer/neuroblastoma.html.
· www.cancer.gov/cancertopics/types/neuroblastoma.
· www.childrensoncologygroup.org/index.php/neuroblastoma.

◆医療従事者向け URL
· http://emedicine.medscape.com/article/988284.

◆参考文献

1. Goodman MT, Gurney JG, Smith MA, Olshan, AF：Sympathetic Nervous System Tymors ICCC IV in Ries LAG, Smith MA, Gurney JG, Linet M, Tamra T, Young JL, Bunin GR,（eds）. *Cancer Incidence and Survival among Children and Adolescents：United States SEER Program 1975–1995*, National Cancer Institute, SEER Program. NIH Pub. No. 99–4649. Bethesda, MD, 1999.

2. Park JR, Eggert A, Caron H：An Update on Pediatric Oncology and Hematology Neuroblastoma. *Biology, Prognosis, and Treatment, Hematology/Oncology Clinics of North America* 2010；24（1）：65–86.

3. Øra I, Eggert, A：Progress in treatment and risk stratification of neuroblastoma：Impact on future clinical and basic research. *Seminars in Cancer Biology*. 2011；21：217–228.

4. Zage PE, Ater, JL. Neuroblastoma. In：Kliegman, RM, Stanton, BF, St. Geme, JW, Schor, NF, Behrman, RE, eds. Nelson *Textbook of Pediatrics, 19th ed.* Philadelphia：Saunders, Elsevier, Inc.；2011：1753–1757.

5. Taggart et al. Comparison of Iodine–123 Metaiodobenzylguanidine（MIBG）Scan and ［18F］ Fluorodeoxyglucose Positron Emission Tomography to Evaluate Response After Iodine–131 MIBG Therapy for Relapsed Neuroblastoma. *JCO*. 2009；27（32）：5343–5349.

213 章

◆患者向け URL

· Children's Oncology Group—www.curesearch.org/Wilms–Tumor–in–Children.
· American Cancer Society—www.cancer.org/cancer/wilmstumor/index.

◆医療従事者向け URL
· National Cancer Institute—www.cancer.gov/cancertopics/pdq/treatment/wilms/HealthProfessional.

· http://emedicine.medscape.com/article/453076.

◆参考文献

1. Bernstein L, Linet M, Smith MA, et al. Cancer incidence and survival among children and adolescents：United States SEER Program 1975–1995, SEER Program. Bethesda, MD, National Cancer Institute, 1999；79.

2. Breslow, Alshan et al. Age distributions, birthweights, nephrogenics rests and heterogeneity in the pathogenesis of Wilms tumor. *Pediatric Blood Cancer*. 2006；47：260–267.

3. Rahman et al. Penetrance of Mutations in the Familial Wilms Tumor Gene FWT1, *JNCI J Natl Cancer Inst*. 2000；92（8）：650–652.

4. Dome JS, Huff, V. Wilms Tumor Overview in GeneReviews™, Pagon RA, Adam MP, Bird RD et al, editors. NCBI Bookshelf. www.geneclinics.org；www.genetests.org.

5. Breslow N, Beckwith JB, Ciol M, Sharples K. Age distribution of Wilms' tumor：report from the National Wilms' Tumor Study. *Cancer Res*. 1988；48：1653.

6. Owens CM, Brisse HJ, Olsen OE, et al. Bilateral disease and new trends in Wilmstumour. *PediatrRadiol*. 2008；38：30–39.

7. Pizzo PA, Poplack DG. Principles and Practice of Pediatric Oncology, 6th edition. Philadelphia, PA. Lippincott Williams & Wilkins, 2010.

8. Breslow N, Sharples K, Beckwith JB, et al. Prognostic factors in nonmetastatic, favorable histology Wilms' tumor. Results of the Third National Wilms' Tumor Study. *Cancer* 1991；68：2345–2353.

9. Metzger ML, Dome JS. Current therapy for Wilms' tumor. *Oncologist*. 2005；10（10）：815–826.

10. http://www.cancer.gov/cancertopics/pdq/treatment/wilms/HealthProfessional/page1#Section_558

11. Dome et al. Children's Oncology Group's 2013 blueprint for research：renal tumors. *Pediatric Blood Cancer*. 2013；60（6）：994–1000.

12. Sadak, KT, Ritchey ML, Dome JS. Paediatric genitourinary cancers and late effects of treatment. *Nature Reviews Urology*. 2013；10：15–25.

214 章

◆患者向け URL

· National Cancer Institute—www.cancer.gov/cancertopics/pdq/treatment/lchistio/Patient.

◆医療従事者向け URL
· National Cancer Institute—www.cancer.gov/cancertopics/pdq/treatment/lchistio/HealthProfessional.
· Histiocyte Society—www.histiocyte

society.org/sslpage.aspx?pid=707.

◆参考文献

1. Pizzo PA, Poplack DG：*Principles and Practice of Pediatric Oncology*（Sixth edition）. Philadelphia, PA：Lippincott Williams & Wilkins；2010.

2. Salotti JA, Nanduri V, Pearce MS, et al. Incidence and clinical features of Langerhans cell histiocytosis in the UK and Ireland. *Arch Dis Child.* 2009；94（5）：376–380.

3. Badalain-Very G, Vergilio HA, et al. Recurrent BRAF mutations in Langerhans cell histiocytosis. *Blood.* 2010；116（11）：1919–1923.

4. Lau L, Krafchik B, Trebo MM, et al. Cutaneous Langerhans cell histiocytosis in children under one year. *Pediatr Blood Cancer.* 2006；46（1）：66–71.

5. Steen AE, Steen KH, Bauer R, et al. Successful treatment of cutaneous Langerhans cell histiocytosis with low-dose methotrexate. *Br J Dermatol.* 2001；145（1）：137–140.

6. Baptista AM, Camargo AF, de Camargo OP, et al. Does adjunctive chemotherapy reduce remission rates compared to cortisone alone in unifocal or multifocal histiocytosis of bone? *Clin Orthop Relat Res.* 2012；470（3）：663–669.

7. Gadner H, Grois N, Pötschger U, et al. Improved outcome in multisystem Langerhans cell histiocytosis is associated with therapy intensification. *Blood.* 2008；111（5）：2556–2562.

215 章

◆患者向け URL

· **www.AAAAI.org.**
· **www.ACAAI.org.**

◆医療従事者向け URL

· Practice Parameters—**www.AAAAI. org.**
  - The diagnosis and management of rhinitis—An updated practice parameter（2008）.
  - Allergen immunotherapy—A practice parameter third update（2011）.
  - Allergy diagnostic testing—An updated practice parameter（2008）.
  - The diagnosis and management of sinusitis—A practice parameter update（2005）.

◆参考文献

1. Wright AL, Holberg CJ, Martinez FD, et al. Epidemiology of physician-diagnosed allergic rhinitis in childhood. *Pediatrics.* 1994；94：895–901.

2. Joint Task Force on Practice Parameters, American Academy of Allergy, Asthma and Immunology, American College of Allergy, Asthma and Immunology, Joint Council of Allergy, Asthma and Immunology. Allergen immunotherapy：A practice parameter second update. *J Allergy Clin Immunol.* 2007；20（S）：S25–85.

3. Wallace DV, Dykewicz MS, Bernstein DI, et al. The diagnosis and management of rhinitis：An updated practice parameter. *J Allergy Clin Immunol.* 2008；122（2）：S1–84.

4. Settipane RA, Charnock DR：Epidemiology of rhinitis：Allergic and nonallergic. *Clin Allergy Immunol.* 2007；19：23–34.

5. Schroer B, Pien LC：Nonallergic rhinitis：Common problem, chronic symptoms. *Cleve Clin J Med.* 2012；79：285–93.

6. Bhattacharyya N：The role of CT and MRI in the diagnosis of chronic rhinosinusitis. *Curr Allergy Asthma Rep.* 2010；10：171–174.

7. Lockey RF：The myth of hypoallergenic dogs（and cats）. *J Allergy Clin Immunol.* 2012；130：910–991.

216 章

◆患者向け URL

· Immune Deficiency Foundation—**http://primaryimmune.org.**
· Patient & Family Handbook for Primary Immunodeficiency Diseases, 5th edition, IDF- Immune Deficiency Foundation. Chapter 13 DiGeorge Syndrome—**http://primaryimmune.org/wp-content/uploads/2013/06/IDF_ Patient_Family_Handbook_5th_ Edition.pdf.**

◆医療従事者向け URL

· AAAAI（American Academy of Allergy, Asthma and Immunology）on DiGeorge Syndrome—**http://www.aaaai.org/ conditions-and-treatments/pri-mary-immunodeficiency-disease/ digeorge-syndrome.aspx.**
· Bassett AS, et al. Practical Guidelines for Managing Patients with 22q11.2. Deletion Syndrome. *J Pediatric.* 2011；159：2. **http://www.ncbi.nlm.nih.gov/ pmc/articles/PMC3197829/.**
· Markert ML, Devlin BH, McCarthy EA：Thymus transplantation. *Clin Immunol.* 2010；135（2）：236–246. **http://ncbi. nlm.nih.gov/pmc/articles/ PMC3646264.**

◆参考文献

1. McDonald-McGinn DM, Sullivan KE：Chromosome 22q11.2 deletion syndrome（DiGeorge syndrome/velocardiofacial syndrome）. *Medicine*（Baltimore）. 2011；90（1）：1–18.

2. Kobrynski LJ, Sullivan KE：Velocardiofacial syndrome, DiGeorge syndrome：The chromosome 22q11.2 deletion syndromes. *Lancet.* 2007；370（9596）：1443–1452.

3. Bassett AS, McDonald-McGinn DM, Devriendt K, Digilio MC, Goldenberg P, Habel A, et al. Practical guidelines for managing patients with 22q11.2 deletion syndrome. *J Pediatr.* 2011；159（2）：

332,9.e1.

4. Buckley RH：Primary cellular immuno-deficiencies. *J Allergy Clin Immunol.* 2002；109（5）：747–757.

5. Chinen J, Rosenblatt HM, Smith EO, Shearer WT, Noroski LM：Long-term assessment of T-cell populations in DiGeorge syndrome. *J Allergy Clin Immunol.* 2003；111（3）：573–579.

6. Ryan AK, Goodship JA, Wilson DI, Philip N, Levy A, Seidel H, et al. Spectrum of clinical features associated with interstitial chromosome 22q11 deletions：A european collaborative study. *J Med Genet.* 1997；34（10）：798–804.

217 章

◆患者向け URL

· **www.pcdfoundation.org.**
· **http://rarediseasesnetwork.epi. usf.edu/gdmcc/learnmore/faqs. htm.**

◆医療従事者向け URL

· **www.nhlbi.nih.gov/health/health-topics/topics/pcd/.**
· **http://ghr.nlm.nih.gov/condition/ primary-ciliary-dyskinesia.**

◆参考文献

1. Afzelius BA, Stenram U. Prevalence and genetics of immotile-cilia syndrome and left-handedness. *Int J Dev Biol.* 2006；50：571–573.

2. Ferkol T. Primary ciliary dyskinesia（immotile cilia syndrome）. In：Kliegman R, Stanton B, St. Geme B, Schor N, Behrman R, eds. *Nelson Textbook of Pediatrics*, 19th ed. Philadelphia：Saunders；2011：1497.

3. Seaton D. Bronchiectasis. In：Seaton A, Seaton D, Leitch AG, eds. Crofton and Douglas's Respiratory Diseases, 5th Ed. Oxford, UK：Blackwell Science Ltd.；2008：794–828.

4. McComb P, Langley L, Villalon M, et al. The oviductal cilia and kartagener's syndrome. *Fertil Steril.* 1986；46：412–416.

5. Karja J, Nuutinen J. Immotile cilia syndrome in children. *Int J Pediatr Otorhinolaryngol.* 1983；5：275–279.

6. Corbelli R, Bringolf-Isler B, Amacher A, et al. Nasal nitric oxide measurements to screen children for primary ciliary dyskinesia. *Chest.* 2004；126：1054–1059.

7. Coren ME, Meeks M, Morrison I, et al. Primary ciliary dyskinesia：Age at diagnosis and symptom history. *Acta Paediatr.* 2002；91：667–669.

8. Pruliere-Escabasse V, Coste A, Chauvin P, et al. Otologic features in children with primary ciliary dyskinesia. *Arch Otolaryngol Head Neck Surg.* 2010；136：1121–1126.

9. Noone PG, Leigh MW, Sannuti A, et al. Primary ciliary dyskinesia：Diagnostic and phenotypic features. *Am J Respir Crit Care Med.* 2004；169：459–467.

10. Handelsman DJ, Conway AJ, Boylan

LM, et al. Young's syndrome—Obstructive azoospermia and chronic sinopulmonary infections. *N Engl J Med.* 1984；310：3–9.

11. Primary immunodeficiency resource center. Jeffrey Modell Foundation. *10 Warning Signs of Primary Immunodeficiency.* http://www.info4pi.org/aboutPI. 2009.

ciency diseases：an update on the classification from the international union of immunological societies expert committee for primary immunodeficiency. *Front Immunol.* 2014；22(5)：162.

218 章
◆患者向け URL
・Immune Deficiency Foundation—**http://primaryimmune.org.**
・Primary immunodeficiency resource center of Jeffrey Modell Foundation—**www.info4pi.org/jmf/.**
◆医療従事者向け URL
・American Academy of Allergy, Asthma, & Immunology, practice parameters, position statements—**www.aaaai.org.**
◆参考文献
1. Hoernes, M, Reinhard S, Reichenbach, J. Modern management of primary B–cell immunodeficiencies. *Pediatr Allergy and Immunology.* 2011；22：758–769.
2. Hauk P, Johnston R, Lieu A. Immunodeficiency. In WH Hay, et al, eds. *Current Diagnosis & Treatment：Pediatrics 20th ed*, New York：McGraw–Hill；2011. Chapter 31.
3. Bonilla, F. *Primary Humoral Immune Deficiencies：An Overview.* http://www.uptodate.com/contents/primary–humoral–immune–deficiencies.htm. 2012.
4. Chatila TA. Immunologic Disorders. In：C Rudolph, et al. *Rudolph's Pediatrics, 22nd ed.*, New York：McGraw–Hill；2011. Section 13.
5. Cunningham–Rundles C, Siegal FP, Smithwick EM, et al. Efficacy of intravenous immunoglobulin in primary humoral immunodeficiency disease. *Ann Intern Med.* 1984；101：435–439.
6. Bernatowska E, Madalinski K, Janowicz W, et al. Results of a prospective controlled two–dose crossover study with intravenous immunoglobulin and comparison(retrospective)with plasma treatment. *Clin Immunol Immunopathol.* 1987；43：153–162.
7. Buckley RH, Schiff RI. The use of intravenous immune globulin in immunodeficiency diseases. *N Engl J Med.* 1991；325：110–117.
8. Schwartz SA. Intravenous immunoglobulin treatment of immunodeficiency disorders. *Pediatr Clin North Am.* 2000；47：1355–1369.
9. Steihm ER. Human intravenous immunoglobulin in primary and secondary antibody deficiencies. *Pediatr Infect Dis J.* 1997；16(7)：696–707.
10. American Academy of Pediatrics. Immunization in Special Clinical Circumstances. In：Pickering LK, Baker CJ, Kimberlin DW, Long SS, eds. *Red Book：2012 Report of the Committee on Infectious Diseases, 29th ed.* Elk Grove Village, IL：American Academy of Pediatrics；2012：74–90.

219 章
◆患者向け URL
・Immune Deficiency Foundation—**http://primaryimmune.org.**
・Primary immunodeficiency resource center of Jeffrey Modell Foundation—**www.info4pi.org/jmf.**
◆医療従事者向け URL
・NIH(National Institutes of Health)Genetics Home Reference—**http://ghr.nlm.nih.gov.**
・American Academy of Allergy, Asthma, & Immunology—**www.aaaai.org.**
・National Center for Biotechnology Information NIH—**www.ncbi.nlm.nih.gov.**
・European Society for primary immunodeficiencies—**www.esid.org.**
・Primary immunodeficiency diseases—An update on the classification from the internationalunion of immunological societies expert committee for primary immunodeficiency.[8]
◆参考文献
1. Yee A, DeRavin SS, Elliott E, Ziegler JB：Severe combined immunodeficiency：a national surveillance study. Pediatr Allergy Immunol. 2008；19(4)：298–302.
2. Buckley RH：The long quest for neonatal screening for severe combined immunodeficiency. J All Clin Immunol. 2012；129(3)：597–604.
3. Mallott J, Kwan A, Church J, Gonzalez–Espinosa D, Lorey F, Tang LF, Sunderam U, Rana S, Srinivasan R, Brenner SE, Puck J. Newborn screening for SCID identifies patients with ataxia telangiectasia. J Clin Immunol. 2013；33(3)：540–549.
4. Booth, C：. Gaspar ,H.B, .Thrasher ,A.J：. Gene therapy for primary immunodeficiency. Current opinion in pediatrics. *Curr Opin Pediatr.* 2011；23(6)：659–666.
5. Aiuti A, Cattaneo F, Galimberti S, Benninghoff U, et al. Gene therapy for immunodeficiency due to adenosine deaminase deficiency. *The New England Journal of Medicine.* 2009；360(5)：447–458.
6. Hershfield, M.S：. PEG–ADA：an alternative to haploidentical bone marrow transplantation and an adjunct to gene therapy for adenosine deaminase deficiency. *Hum Mutat.* 1995；5(2)：107–112.
7. Slater MA, Gennery AR. Advances in hematopoietic stem cell transplantation for primary immunodeficiency. *Expert Rev Clin Immunol.* 2013；9(10)：991–999.
8. Al–Herz W, et al. Primary immunodefi-

220 章
◆患者向け URL
Organizations Providing General Support
・Jeffrey Modell Foundation(JMF)—**www.info4pi.org/jmf.**
・Chronic Granulomatous Disorder Research Trust(CGD)—**www.cgd.org.uk.**
・Chronic Granulomatous Disease Association, Inc.—**www.cgdassociation.org.**
・Genetic Alliance—**www.geneticalliance.org.**
・National Organization for Rare Disorders(NORD)—**www.rarediseases.org.**
Social Networking Websites
・DNAandU.org is a web site and blog that collects firsthand stories from people facing issues, making tough decisions, and using genomic(DNA)information in their own health care—**www.dnaandu.org.**
・Madisons Foundation—**www.madisonsfoundation.org.**
・RareShare is an online social hub dedicated to patients, families and health care professionals affected by rare medical disorders—**www.rareshare.org.**
◆医療従事者向け URL
・**www.aaaai.org/conditions–and–treatments/primary–immunodeficiency–disease/chronic–granulomatous–disease.aspx.**
・The American Society of Gene & Cell Therapy—**www.asgct.org/general–public/educational–resources/gene–therapy–and–cell–therapy–for–diseases/immunodeficiency–diseases.**
・Genetics Home Reference(GHR)contains information on chronic granulomatous disease—**http://ghr.nlm.nih.gov/condition/chronic–granulomatous–disease.**
・The National Institute of Allergy and Infectious Diseases(NIAID)supports scientists developing better ways to diagnose, treat, and prevent the many infectious, immunologic, and allergic diseases that afflict people worldwide—**www.niaid.nih.gov/topics/immuneDeficiency/Understanding/Pages/cgd.aspx.**
・The National Organization for Rare Disorders(NORD)—**www.rarediseases.org/rare–disease–information/rare–diseases/viewSearchResults?term=Granulomatous%20Disease,%20Chronic.**
・The Online Mendelian Inheritance in Man

（OMIM）—**http://omim.org/entry/306400.**

◆参考文献

1. Winkelstein JA, Marino MC, Johnston RB Jr, et al. Chronic granulomatous disease. Report on a national registry of 368 patients. *Medicine*(*Baltimore*). 2000；79（3）：155–169.

2. Van den Berg JM, van Koppen E, Ahlin A, Belohradsky BH, Bernatowska E, et al. *Chronic Granulomatous Disease*：*The European Experience*. 2009；4（4）：e5234.

3. Matute JD, Arias AA, et al. A new genetic subgroup of chronic granulomatous disease with autosomal recessive mutations in p40 phox and selective defects in neutrophil NADPH oxidase activity. *Blood*. 2009；114（15）：3309–3315.

4. Anderson–Cohen M, Holland SM, et al. Severe phenotype of chronic granulomatous disease presenting in a female with a de novo mutation in gp91–phox and a non–familial, extremely skewed X chromosome inactivation. *Clin Immunol*. 2003；109（3）：308–317.

5. Rosenzweig SD, Holland SM. Chronic granulomatous disease：Pathogenesis, clinical manifestations, and diagnosis. UpToDate http://www.uptodate.com/contents/chronic–granulomatous–disease–pathogenesis–clinical–manifestations–and–diagnosis?source=search_result&search=chronic+granulomatous+disease&selectedTitle=1%7E81.

6. Barton LL, Johnson CR. Discoid lupus erythematosus and X–linked chronic granulomatous disease. *Pediatr Dermatol*. 1986；3（5）：376–369.

7. Johnston RB Jr：Clinical aspects of chronic granulomatous disease. *Curr Opin Hematol*. 2001；8（1）：17–22.

8. Marciano BE, Rosenzweig SD, Kleiner DE, et al. Gastrointestinal involvement in chronic granulomatous disease. *Pediatrics*. 2004；114（2）：462–468.

9. N. Franklin Adkinson et al. *Middleton's Allergy*：*Principles and Practice, 7th Edition*. NewYork：Elsevier Mosby；2009

10. Seger RA. Modern management of chronic granulomatous disease. *Br J Haematol*. 2008；140（3）：255–266.

11. The International Chronic Granulomatous Disease Cooperative Study Group：A controlled trial of interferon gamma to prevent infection in chronic granulomatous disease. *N Engl J Med*. 1991；324：509–516.

12. Kang EM, Marciano BE, et al. Chronic granulomatous disease：overview and hematopoietic stem cell transplantation. *J Allergy Clin Immunol*. 2011；127（6）：1319–1326.

221 章

◆患者向け URL

- National Down Syndrome Society—**www.ndss.org.**
- National Down Syndrome Congress—**www.ndsccenter.org.**
- For families with a new diagnosis of DS—**www.brightertomorrows.org.**
- Pamphlet for new families—**www.ndss.org/PageFiles/2981/NDSS–NPP_English_LR.pdf.**
- Location of support groups—**www.ndss.org/Resources/Local–Support.**

◆医療従事者向け URL

- Prenatal Diagnosis—**www.guideline.gov/content.aspx?id=10921.**
- **http://emedicine.medscape.com/article/943216.**
- Management of DS patient：Bull MJ, Committee on Genetics. Health supervision for children with Down syndrome. *Pediatrics*. 2011；128（2）：393–406. **http://pediatrics.aappublications.org/content/128/2/393.full.pdf.**

◆参考文献

1. Hernandez D, Fisher EM：Down syndrome genetics：unravelling a multifactorial disorder. *Hum Mol Genet*. 1996；5：1411–1416.

2. Bull MJ：Committee on Genetics. Health supervision for children with Down syndrome. *Pediatrics*. 2011；128（2）：393–406.

3. Roizen NJ, Patterson D：Down's syndrome. *Lancet*. 2003；361（9365）：1281–1289.

4. Resta RG：Changing demographics of advanced maternal age（AMA）and the impact on the predicted incidence of Down syndrome in the US：Implications for prenatal screening and genetic counseling. *Am J Med Genet A*. 2005；133A（1）：31–36.

5. Parker SE, Mai CT, Canfield MA, et al. Updated National Birth Prevalence estimates for selected birth defects in the United States, 2004–2006. *Birt Defects Res A Clin Mol Teratol*. 2010；88（12）：1008–1016.

6. Natoli JL, Ackerman DL, McDermott S, Edwards JG：Prenatal diagnosis of Down syndrome：a systematic review of termination rates（1995–2011）. *Prenat Diagn*. 2012；32（2）：142–153.

7. Sherman SL, Allen EG, Bean LH, Freeman SB：Epidemiology of Down syndrome. *Ment Retard Dev Disabil Res Rev*. 2007；13（3）：221–227.

8. Driscoll DA, Gross S：Prenatal Screening for Aneuploidy. *N Engl J Med*. 2009；360（24）：2556–2562.

9. Kucik JE, Shin M, Siffel C, Marengo L, Correa A：Congenital Anomaly Multistate Prevalence and Survival Collaborative. Trends in survival among children with Down syndrome in 10 regions of the United States. *Pediatrics*. 2013；131（1）：e27–36.

222 章

◆患者向け URL

- Turner Syndrome Society of the US—**www.turner–syndrome–us.org.**
- Alliance of Genetic Support Groups—**http://www.geneticalliance.org.**

◆医療従事者向け URL

- **http://ghr.nlm.nih.gov/condition/turner–syndrome.**
- **http://rarediseases.info.nih.gov/gard/7831/resources/resources/1.**

◆参考文献

1. Sybert VP. Turner syndrome. In：Cassiday SB, Allanson JA, eds. *Management of Genetic Syndromes*. Hoboken, NJ. John Wiley & Sons；2005：589–606.

2. Styne DM. New aspects in the diagnosis and treatment of pubertal disorders. *Pediatr Clin North Am*. 1993；44：505.

3. Saenger P, Wikland KA, Conway GS, et al. Recommendations for the diagnosis and management of Turner syndrome. *J Clin Endocrinol Metab*. 2001；86：3061–3069.

4. Bellini C, Boccardo F, Campisi C, et al. Lymphatic dysplasias in newborns and children：the role of lymphoscintigraphy. *J Pediatr*. 2008；152：587–589.

5. Bondy CA. Congenital cardiovascular disease in Turner syndrome. *Congenit Heart Dis*. 2008；3：2–15.

6. Morimoto N, Tanaka T, Taiji H, et al. Hearing loss in Turner syndrome. *J Pediatr*. 2006；149：697–701.

7. Bondy CA. Turner Syndrome Study Group. Care of girls and women with Turner syndrome：a guideline of the Turner Syndrome Study Group. *J Clin Endocrinol Metab*. 2007；92：10–25.

8. Donaldson MD, Gault EJ, Tan KW, Dunger DB. Optimising management in Turner syndrome：from infancy to adult transfer. Arch Dis Child. 2006；91：513–520.

9. Reiter EO, Blethen SL, Baptista J, Price L. Early initiation of growth hormone treatment allows age–appropriate estrogen use in Turner's syndrome. *J Clin Endocrinol Metab*. 2001；86：1936–1941.

10. Davenport ML, Crowe BJ, Travers SH, et al. Growth hormone treatment of early growth failure in toddlers with Turner syndrome：a randomized, controlled, multicenter trial. *J Clin Endocrinol Metab*. 2007；92：3406–3416.

11. Bolar K, Hoffman AR, Maneatis T, Lippe B. Long–term safety of recombinant human growth hormone in Turner syndrome. *J Clin Endocrinol Metab*. 2008；93：344–351.

12. Carel JC. Growth hormone in Turner syndrome：twenty years after, what can we tell our patients？ *J Clin Endocrinol*

Metab. 2005；90：3793–3794.

13. Drobac S, Rubin K, Rogol AD, Rosenfield RL. A workshop on pubertal hormone replacement options in the United States. *J Pediatr Endocrinol Metab.* 2006；19：55–64.

14. Piippo S, Lenko H, Kainulainen P, Sipilä I. Use of percutaneous estrogen gel for induction of puberty in girls with Turner syndrome. *J Clin Endocrinol Metab.* 2004；89：3241–3247.

15. Ankarberg-Lindgren C, Elfving M, Wikland KA, Norjavaara E. Nocturnal application of transdermal estradiol patches produces levels of estradiol that mimic those seen at the onset of spontaneous puberty in girls. *J Clin Endocrinol Metab.* 2001；86：3039–3044.

16. Quigley CA. Growth hormone treatment of non-growth hormone-deficient growth disorders. *Endocrinol Metab Clin North Am.* 2007；36：131–186.

17. Plotnick L, Attie KM, Blethen SL, et al. Growth hormone treatment of girls with Turner syndrome：the National Cooperative Growth Study experience. *Pediatrics* 1998；102：479.

223 章

◆患者向け URL
・National Marfan Foundation—**www. marfan.org.**
・**www.webmd.com/heart-disease/ guide/marfan-syndrome.**

◆医療従事者向け URL
・**http://pediatrics.aappublications. org/content/132/4/e1059.full. html.**

◆参考文献

1. Dietz HC, Loeys B, Carta L, Ramirez F. Recent progress towards a molecular understanding of Marfan syndrome. *Am J Med Genet C Semin Med Genet.* 2005；139C (1)：4–9.

2. Loeys BL, Dietz HC, Braverman AC, et al. The revised Ghent nosology for the Marfan syndrome. *J Med Genet.* 2010；47 (7)：476–485.

3. Attanasio M, Lapini I, Evangelisti L, et al. FBN1 mutation screening of patients with Marfan syndrome and related disorders：detection of 46 novel FBN1 mutations. *Clin Genet.* 2008；74(1)：39–46.

4. Judge DP, Dietz HC. Marfan's syndrome. *Lancet.* 2005；366(9501)：1965.

5. Ramirez F, Godfrey M, Lee B, et al. Marfan syndrome and related disorders. In：Scriver CR, Beaudet AL, Sly WS, et al., eds. *The Metabolic and Molecular Basis of Inherited Disease.* New York：McGraw Hill；1995：4079.

6. Tinkle BT, Saal HM and the Committee on Genetics：Health supervision for children with Marfan syndrome. *Pediatrics.* 2013；132：e1059.

7. Loeys BL, Dietz HC, Braverman AC, et al. The revised Ghent nosology for the Marfan syndrome. *J Med Genet.* 2010；47：476–485.

8. Yetman AT, Bornemeier RA, McCrindle BW, et al. Beta-blocker therapy does not alter the rate of aortic root dilation in pediatric patients with Marfan syndrome. *J Pediatr.* 2007；150：77–82.

9. Brooke BS, Habashi JP, Judge DP, Patel N, Loeys B, Dietz HC III. Angiotensin II blockade and aortic-root dilation in Marfan's syndrome. *N Engl J Med.* 2008；358：2787–2795.

10. Gott VL, Cameron DE, Alejo DE, et al. Aortic root replacement in 271 Marfan patients：a 24-year experience. *Ann Thorac Surg.* 2002；73(2)：438–443.

224 章

◆患者向け URL
・**www.medicinenet.com/ehlers-danlos_syndrome/article.htm.**
・**www.ncbi.nlm.nih.gov/pubmed health/PMH0002439/.**
・Ehlers-Danlos National Foundation— **www.ednf.org.**

◆医療従事者向け URL
・**www.pathology.washington.edu/ clinical/collagen/index.php/dis orders/ehlers-danlos/.**
・**www.ncbi.nlm.nih.gov/books/ NBK1494/.**
・**http://emedicine.medscape.com/ article/1114004.**

◆参考文献

1. http://ghr.nlm.nih.gov/condition/ ehlers-danlos-syndrome.

2. Beighton P, De Paepe A, Steinmann B, Tsipouras P, Wenstrup RJ：Ehlers-Danlos syndromes：revised nosology, Villefranche, 1997, for the Ehlers-Danlos National Foundation(USA) and Ehlers-Danlos Support Group(UK). *Am J Med Genet.* 1998；77：31–37.

3. Pepin M, Schwarze U, Superti-Furga A, Byers PH：Clinical and genetic features of Ehlers-Danlos syndrome type IV, the vascular type. *N Engl J Med.* 2000；342：673–680.

4. Pyeritz R：Ehlers-Danlos syndrome. *N Engl J Med.* 2000；342：730.

5. Oderich GS：Current concepts in the diagnosis and management of vascular Ehlers-Danlos syndrome. *Perspect Vasc Surg Endovasc Ther.* 2006；18：206.

6. Fernandes NF, Schwartz RA：A "hyperextensive" review of Ehlers-Danlos syndrome. *Ped Dermatol.* 2008；82：242.

7. Gawthrop G：Ehlers-Danlos syndrome. *BMJ.* 2008；335：448–450.

8. Parapia LA, Jackson C：Ehlers-Danlos syndrome—a historical review. *Br J Haematol.* 2008；141：32–35.

9. Prahlow JA：Death due to Ehlers-Danlos syndrome type IV. *Am J Forensic Med Pathol.* 2005；26：78.

225 章

◆患者向け URL
・The Osteogenesis Imperfecta—**www. oif.org.**
・National Institutes of Health：Osteoporosis and Related Bone Diseases—**www. osteo.org.**
・The Osteogenesis Imperfecta Clinic at Kennedy Krieger Institute—**www. osteogenesisimperfecta.org.**

◆医療従事者向け URL
・**http://emedicine.medscape.com/ article/947588.**

◆参考文献

1. Marini JC. Osteogenesis imperfecta：comprehensive management. *Adv Pediatr.* 1988；35：391.

2. Glorieux FH, Rauch F, Plotkin H, Ward L, et al. Type V Osteogenesis Imperfecta：A New Form of Brittle Bone Disease. *J Bone Miner Res.* 2000；15：1650–1658.

3. Barnes AM, Chang W, Morello R, Cabral WA, et al. Deficiency of cartilage-associated protein in recessive lethal osteogenesis imperfecta. *N Engl J Med.* 2006；355：2757–2764.

4. Rauch F, Glorieux FH. Osteogenesis imperfecta, current and future medical treatment. *Am J Med Genet.* Part C. 2005；139C：31–37.

5. Zacharin M, Kanumakala S. Pamidronate treatment of less severe forms of osteogenesis imperfecta in children. *J Pediatr Endocrinol Metab.* 2004；17：1511–1517.

6. DiMeglio LA, Ford L, McClintock C, Peacock M. Intravenous pamidronate treatment of children under 36 months of age with osteogenesis imperfecta. *Bone* 2004；35：1038–1045.

7. Zeitlin A, Frassier F, Glorieux FH. Modern approach to children with osteogenesis imperfecta. *J Pediatr Orthop B.* 2003；12：77–87.

8. Phillipi CA, Remmington T, Steiner RD. Biphosphonate therary for osteogenesis imperfect. *Cochrane database syst Rev.* 2008；(4)：CD005088.

9. Chamberlain JR, Schwarze U, Wang PR, et al. Gene targeting in stem cells from individuals with osteogenesis imperfecta. *Science.* 2004；303：1198–1201.

10. Saldanha KA, Saleh M, Bell MJ, Fernandes JA. Limb lengthening and correction of deformity in the lower limbs of children with osteogenesis imperfecta. *J Bone Joint Surg Br.* 2004；86：259–265.

11. Wilkinson JM, Scott BW, Clarke AM, Belle MJ. Surgical stabilisation of the lower limb in osteogenesis imperfecta using the Sheffield Telescopic Intramedullary Rod System. *J Bone Joint Surg Br.* 1998；80：999–1004.

226 章

◆患者向け URL
- www.teamnoonan.org.
- http://www.teamnoonan.org/information/.
- www.teamrasopathies.org.

◆医療従事者向け URL
- http://pediatrics.aappublications.org/content/126/4/746.full.pdf+html.
- http://www.teamnoonan.org/information/.

◆参考文献
1. Noonan JA, Ehmke DA. Associated non-cardiac malformations in children with congenital heart disease. *J Pediatr*. 1963；31：150–153.
2. Romano AA, Allanson JE, Dahlgren J et al. Noonan Syndrome：Clinical Features, Diagnosis, and Management Guidelines. *Pediatrics*. 2010；126：746–759.
3. Schubbert S, Zenker M, Rowe SL, et al. Germline KRAS mutations cause Noonan syndrome. *Nat Genet*. 2006；38（3）：331–336.
4. Tartaglia M, Mehler EL, Goldberg R, et al. Mutations in *PTPN11*, encoding the protein tyrosine phosphatase SHP–2, cause Noonan syndrome. *Nat Genet*. 2001；29（4）：465–468.
5. Patton MA. Noonan syndrome：a review. *Growth Genet Horm* 1994；33：1–3.
6. Shaw AC, Kalidas K, Crosby AH, Jeffery S, Patton MA. The natural history of Noonan syndrome：a long–term follow–up study. *Arch Dis Child* 2007；92：128–132.
7. Marino B, Digilio MC, Toscano A, Giannotti A, Dallapiccola B. Congenital heart diseases in children with Noonan syndrome：an expanded cardiac spectrum with high prevalence of atrioventricular canal. *J Pediatr*. 1999；135（6）：703–706.
8. Sharland M, Burch M, McKenna WM, Patton MA. A clinical study of Noonan syndrome. *Arch Dis Child*. 1992；67（2）：178–183.
9. Roberts A, Allanson J, Jadico SK, et al. The cardiofaciocutaneous syndrome. *J Med Genet*. 2006；43（11）：833–842.
10. Loscalzo ML. Turner syndrome. *Pediatr Rev*. 2008；29（7）：219–227.
11. Romano AA, Blethen SL, Dana K, Noto RA. Growth hormone treatment in Noonan syndrome：the National Cooperative Growth Study experience. *J Pediatr*. 1996；128：S18–21.
12. Lee K, Williams B, Roza K, et al. *PTPN11* analysis for the prenatal diagnosis of Noonan syndrome in fetuses with abnormal ultrasound findings. *Clin Genet*. 2009；75（2）：190–194.

227 章

◆患者向け URL
- Information about the PHACE registry may be found on the Texas Children's Hospital Dermatology web site—www.texaschildrens.org/Locate/Departments-and-Services/Dermatology/Research/.
- PHACE syndrome community—http://www.phacesyndromecommunity.org/.
- National Organization of Vascular Anomalies—www.novanews.org.
- AngelPHACE.com—Web site started by the parents of the girl shown in **Figures 227-5** through **227-9**.

◆医療従事者向け URL
- A prospective study of PHACE syndrome in infantile hemangiomas：demographic features, clinical findings, and complications. *Am J Med Genet A*. 2006；140：975–986. www.ncbi.nlm.nih.gov/pubmed/16575892.

◆参考文献
1. Frieden IJ et al. PHACE syndrome：the association of posterior fossa malformations, hemangiomas, arterial anomalies, coarctation of aorta and cardiac defects, and eye abnormalities. *Arch Dermatol*. 1996；132：307–311.
2. Metry DW, Haggstrom AN, Drolet BA, et al. A prospective study of PHACE syndrome in infantile hemangiomas：demographic features, clinical findings, and complications. *Am J Med Genet*. 2006；140：975–986.
3. Metry DW, Garzon MC, Drolet BA, et al. PHACE syndrome：Current knowledge, future directions. *Pediatr Dermatol*. 2009；26：381–389.
4. Metry DW, Siegel DH, Cordisco MR, et al. A comparison of disease severity among affected male versus female patients with PHACE syndrome. *J Am Acad Dermatol*. 2008；58：81–87.
5. Chiller KG, Passaro D, Frieden IJ：Hemangiomas of infancy：clinical characteristics, morphologica subtypes and their relationship to race, ethnicity and sex. *Arch Dermatol*. 2002；138：1567–1576.
6. Metry D et al. Consensus Statement on Diagnostic Criteria for PHACE Syndrome. *Pediatrics*. 2009；124：1447–1456.

228 章

◆患者向け URL
- Incontinentia Pigmenti International Foundation—www.ipif.org.
- NINDS Incontinentia Pigmenti Information Page—www.ninds.nih.gov/disorders/incontinentia_pigmenti/incontinentia_pigmenti.htm#What_is_the_prognosis.

◆医療従事者向け URL
- http://emedicine.medscape.com/article/1114205.
- http://archderm.jamanetwork.com/article.aspx?articleid=479497.

◆参考文献
1. Spallone A：Incontinentia pigmenti（Bloch–Sulzberger syndrome）：seven case reports from one *family. British Journal of Ophthalmology*. 1987；（71）：629–634.
2. Berlin A, Paller A, Chan L. Incontinentia pigmenti：A review and update on the molecular basis of pathophysiology. *J Am Acad Dermatol*. 2002；（47）：169–187.
3. Kitakawa D, Campos Fontes P, Cintra Magalhães F, Dias Almeida J, Guimarães Cabral L：Incontinentia pigmenti presenting as hypodontia in a 3–year–old girl：a case report. *Journal of Medical Case Reports*. 2009；（3）：1943–1947.
4. Hadj–Rabia S, Froidevaux D, Bodak N, Hamel–Teillac D, Smahi A, Touil J, Fraitag S, de Prost Y, Bodemer C：Clinical Study of 40 Cases of Incontinentia Pigmenti. *Arch Dermatol*. 2003；139：（9）1163–1170.
5. Landy SJ, Donnai D：Incontinentia pigmenti（bloch–sulzberger syndrome）. *J Med Genet*. 1993；30（1）：53–59.
6. Ciarallo L, Paller A：Two Cases of Incontinentia Pigmenti Simulating Child Abuse *Pediatrics*. 1997；100（4）：1–5.
7. Scheuerle A, Ursini M：Incontinentia Pigmenti：Bloch–Sulzberger Syndrome. GeneReviews™〔Internet〕. Pagon RA, Adam MP, Bird TD, et al., eds. University of Washington, Seattle；1993–2013.

229 章

◆患者向け URL
- Alcoholics Anonymous（AA）—Meetings and the Big Book are free. The Big Book is online for free in three languages. www.alcoholics–anonymous.org/.
- Narcotics Anonymous（NA）—Meetings are free. The *Basic Text* costs $10；it is similar to the AA big book, but the language is more up to date and readable. http://www.na.org/.
- Cocaine Anonymous（CA）—Meetings are free. Their first book *Hope, Faith and Courage：Stories from the Fellowship of Cocaine Anonymous* was published in 1994 and sells for $10. www.ca.org.
- Crystal Meth Anonymous（12–step meetings）—www.crystalmeth.org.

◆医療従事者向け URL
- The National Institute on Drug Abuse（NIDA）. *Medical Consequences of Drug Abuse*—www.nida.nih.gov/consequences.
- Substance Abuse and Mental Health Services Administration—www.samhsa.gov.
- Drug Enforcement Agency. *Multi–Media Library*（includes many images of illegal drugs）—www.usdoj.gov/dea/multimedia.html.

◆参考文献

1. Substance Abuse and Mental Health Services Administration, *Results from the 2010 National Survey on Drug Use and Health : Summary of National Findings*, NSDUH Series H–41, HHS Publication No.(SMA)11–4658. Rockville, MD : Substance Abuse and Mental Health Services Administration ; 2011. Report online at : http://www.samhsa.gov/data/NSDUH/2k10NSDUH/2k10Results.pdf.
2. The National Institute on Drug Abuse (NIDA). *Medical Consequences of Drug Abuse.* http://www.nida.nih.gov/consequences/, accessed April 24, 2012.
3. Baler RD, Volkow ND : Addiction as a systems failure : focus on adolescence and smoking. *J Am Acad Child Adolesc Psychiatry.* 2011 ; 50(4) : 329–339.
4. Dick DM, Bierut LJ : The genetics of alcohol dependence. *Curr Psychiatry Rep.* 2006 ; 8 : 151–157.

5. Dick DM, Plunkett J, Wetherill LF, et al. Association between GABRA1 and drinking behaviors in the collaborative study on the genetics of alcoholism sample. *Alcohol Clin Exp Res.* 2006 ; 30(7) : 1101–1110.
6. The American Psychiatric Association. *Diagnostic and Statistical Manual of Mental Disorders*, 5th ed(DSM–V). Washington, DC : American Psychiatric Association, 2013.
7. Fiore MC, Bailey WC, Cohen SJ, et al. *Treating Tobacco Use and Dependence. Quick Reference Guide for Clinicians.* Rockville, MD : U.S. Department of Health and Human Services, Public Health Service ; 2000.
8. Ewing JA : Detecting alcoholism : the CAGE questionnaire. *JAMA.* 1984 ; 252 (14) : 1905–1907.
9. Passik SD, Kirsh KL, Whitcomb L, et al. A new tool to assess and document pain outcomes in chronic pain patients receiving opioid therapy. *Clin Ther.* 2004 ; 26 (4) : 552–561.

付録 A

◆参考文献

1. Evidence–Based Medicine Working Group. Evidence–based medicine. A new approach to teaching the practice of medicine. *JAMA.* 1992 ; 268 : 2420–2425.
2. Shaughnessy AF, Slawson DC, Bennett JH. Becoming an information master : a guidebook to the medical information jungle. *J Fam Pract.* 1994 ; 39 : 489–499.
3. Ebell MA, Siwek J, Weiss BD, et al. Strength of Recommendation Taxonomy (SORT) : a patient–centered approach to grading evidence in the medical literature. *J Fam Pract.* 2004 ; 53(2) : 111–120.
4. Center for Evidence–Based Medicine. http://www.cebm.net/index.aspx?o=1162, accessed May 12, 2014.

和文索引

和文索引

欧文索引

欧文索引

◆ 総監訳
• 五十嵐　隆（いがらし たかし）　　国立成育医療研究センター 理事長／東京大学名誉教授

◆ 監訳（五十音順）
• 伊藤秀一（いとう しゅういち）　　横浜市立大学大学院医学研究科発生成育小児医療学 主任教授
• 岡　　明（おか あきら）　　　　東京大学医学部小児科 教授
• 賀藤　均（かとう ひとし）　　　国立成育医療研究センター 病院長
• 清水俊明（しみず としあき）　　順天堂大学医学部小児科 教授
• 三牧正和（みまき まさかず）　　帝京大学医学部小児科 主任教授

カラー版
国際診療のための小児科アトラス大事典

2019 年 2 月 9 日　初版第 1 刷発行

編　集　　リチャード・P・ユーサティーン／カミーユ・サベッラ／
　　　　　ミンディ・アン・スミス／E・J・メイヨー Jr.／
　　　　　ハイディ・S・チャムリー／エルマライ・アパッチ
総監訳　　五十嵐　隆
監　訳　　伊藤秀一／岡　　明／賀藤　均／清水俊明／三牧正和

発行人　　西村正徳
発行所　　西村書店
　　　　　東京出版編集部
　　　　　〒 102-0071 東京都千代田区富士見 2-4-6
　　　　　Tel.03-3239-7671　Fax.03-3239-7622
　　　　　www.nishimurashoten.co.jp
印　刷　　三報社印刷株式会社
製　本　　株式会社難波製本